Robbins Patología humana

Robbins Patología humana

8.ª edición

Vinay Kumar, MBBS, MD, FRCPath
Alice Hogge and Arthur Baer Professor
Chair, Department of Pathology
Vice Dean, Division of Biological Sciences and the Pritzker School of Medicine
University of Chicago
Chicago, Illinois

Abul K. Abbas, MBBS
Professor and Chair, Department of Pathology
University of California, San Francisco
San Francisco, California

Nelson Fausto, MD
Chair, Department of Pathology
University of Washington School of Medicine
Seattle, Washington

Richard N. Mitchell, MD, PhD
Associate Professor
Department of Pathology and Health Sciences and Technology
Brigham and Women's Hospital and Harvard Medical School
Boston, Massachusetts

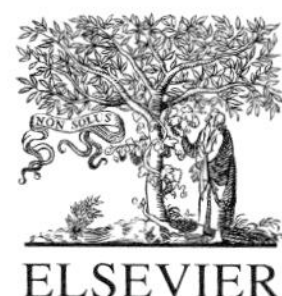

ELSEVIER

Ámsterdam Barcelona Beijing Boston Filadelfia Londres Madrid
México Milán Múnich Orlando París Roma Sídney Tokio Toronto

Es una publicación

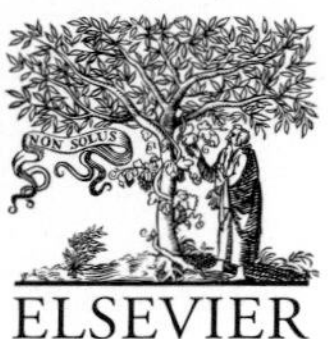

ELSEVIER

Edición en español de la 8.ª edición de la obra original en inglés
Robbins Basic Pathology

Revisión científica
Lluís Colomo Saperas
Antonio Martínez Pozo
Alfons Nadal Serra

Especialistas en Anatomía Patológica
Servei d'Anatomia Patològica. Hospital Clínic. Barcelona
Profesores Associados de la Universitat de Barcelona

ISBN edición original: 978-1-4160-2973-1
ISBN edición española: 978-84-8086-332-2

Coordinación y producción editorial: EdiDe, S.L.

DEDICATORIA

A la memoria de los doctores
Stanley L. Robbins (1915-2003)
y
Ramzi S. Cotran (1932-2000)

Apreciados amigos, respetados compañeros
y profesores entregados.

Dejan un legado de excelente calidad
que enriquecerá las vidas de futuras generaciones
de médicos.

Colaboradores

Charles E. Alpers, MD
Professor of Pathology and Adjunct Professor of Medicine
Department of Pathology
University of Washington Medical Center
Seattle, Washington

Jon C. Aster, MD, PhD
Associate Professor of Pathology
Department of Pathology
Brigham and Women's Hospital
Boston, Massachusetts

Agnes B. Fogo, MD
Professor of Pathology, Medicine, and Pediatrics
Director, Renal/EM Laboratory
Vanderbilt University Medical Center
Nashville, Tennessee

Matthew P. Frosch, MD, PhD
C.S. Kubik Laboratory for Neuropathology
Department of Pathology
Massachusetts General Hospital
Boston, Massachusetts

Alexander J.F. Lazar, MD, PhD
Assistant Professor of Pathology
Departments of Pathology and Dermatology
Sarcoma Research Center
University of Texas MD Anderson Cancer Center
Houston, Texas

Anirban Maitra, MBBS
Associate Professor of Pathology, Oncology, and Genetic Medicine
The Sol Goldman Pancreatic Cancer Research Center
Johns Hopkins University School of Medicine
Baltimore, Maryland

Anthony Montag, MD
Professor
Department of Pathology
University of Chicago
Chicago, Illinois

Frederick J. Schoen, MD, PhD
Professor of Pathology and Health Sciences and Technology
Harvard Medical School
Executive Vice-Chairman
Brigham and Women's Hospital
Boston, Massachusetts

Thomas P. Stricker, MD, PhD
Department of Pathology
University of Chicago
Chicago, Illinois

Prefacio

Los notables avances realizados en el estudio de los mecanismos de la enfermedad humana hacen que éste sea un momento apasionante para los estudiantes de Patología. Hemos intentado captar este entusiasmo en *Robbins Patología humana*. Igual que en ediciones anteriores, ésta se ha revisado ampliamente y algunas áreas se han escrito de nuevo. Se incluyen los últimos descubrimientos, como la función de los micro-ARN en la regulación génica y su impacto para desentrañar enfermedades humanas como el cáncer. Estos avances en ciencias básicas nos ayudan, en última instancia, a comprender las enfermedades en cada paciente individual. Por lo tanto, nos hemos esforzado por incluir el impacto de los avances científicos en enfermedades de los sistemas y aparatos orgánicos descritos en todo el libro. Si bien muchos otros de los grandes avances de laboratorio aún no han llegado a la cabecera del enfermo, los hemos incluido en pequeñas «dosis» para que los estudiantes empiecen a apreciar el entusiasmo que encontrarán durante su carrera.

Sabiendo que el estudiante de Medicina actual se siente desbordado cuando intenta sintetizar las bases de los últimos conocimientos, hemos introducido una nueva característica a esta edición. En todo el texto aparecen cuadros resumen resaltados diseñados para que los estudiantes memoricen los mensajes clave. Nos encantaría que estudiantes y profesores nos comentaran la utilidad de esta novedad.

Se han añadido nuevas imágenes artísticas a todo color (esquemas, diagramas de flujo y representaciones gráficas de enfermedades) para facilitar el entendimiento de conceptos difíciles, como la base molecular del cáncer, las interacciones del virus de la inmunodeficiencia humana (VIH) con sus receptores, y la base bioquímica de la apoptosis celular. Se han añadido más ilustraciones, siendo en total más de 1.000, y se han cambiado el formato y las gamas de color de las tablas para una mayor claridad.

A pesar de los grandes cambios y revisiones, nuestros objetivos siguen siendo esencialmente los mismos. Como en ediciones anteriores, nos hemos esforzado por ofrecer una visión equilibrada, precisa y actualizada de las bases de la patología. Se resaltan los cambios macroscópicos y microscópicos para facilitar su consulta. Se mantiene el énfasis en las correlaciones clinicopatológicas y, siempre que se ha creído necesario, se ha resaltado el impacto de la patología molecular en el ejercicio de la medicina. Nos complace decir que todo esto lo hemos conseguido sin aumentar el volumen del libro. La adición de páginas nuevas se justifica con los cuadros resumen y las nuevas ilustraciones.

Seguimos creyendo firmemente que la claridad de la redacción y la utilización adecuada del lenguaje aumentan la comprensión y facilitan el proceso de aprendizaje. Generaciones de estudiantes nos han dicho que disfrutan leyendo este libro. Esperamos que esta edición valga la pena y posiblemente mejore la tradición de las anteriores.

Agradecimientos

Un esfuerzo de esta envergadura no habría podido realizarse sin la ayuda de muchas personas. Primero y sobre todo, queremos dar las gracias a los colaboradores de varios capítulos. Muchos ya han participado en la hermana mayor de este texto, *Robbins y Cotran Patología estructural y funcional*. Están incluidos en el índice y también en los capítulos. Gracias a cada uno de ellos.

Beverly Shackelford (UT Southwestern en Dallas), que ha ayudado a uno de nosotros (VK) durante los últimos 23 años, ha seguido siendo la «persona clave» para asegurar que todos hicieran su trabajo y sirvieran de enlace con los editores. Ni un millón de gracias son suficientes para pagar la deuda que tenemos con ella. Debemos dar las gracias a Vera Davis y Ruthie Cornelius por coordinar el trabajo en Chicago, y a Ana Narvaez en San Francisco. Tenemos la suerte de seguir colaborando con Jim Perkins, cuyas ilustraciones dan vida a ideas abstractas y aclaran conceptos difíciles.

Muchos compañeros han mejorado el texto al aportar críticas en sus áreas de interés. Entre ellos se incluyen los Dres. Pedram Argani, Eugene Chang, Suzanne Conzen, Jennifer Cuthbert, Gerard Evan, Sandeep Gurbuxani, Aliya Husain, Ron McLawhon, Kay Macleod, Raminder Kumar, Tamara Lotan, Marcus Peter, Rish Pai, Peter Pytel, Paul Schumacker, Brad Stohr, Helen Te, Ken Thompson y Rebecca Wilcox. Otros nos han proporcionado joyas fotográficas de sus colecciones personales. Tienen nuestro agradecimiento individualizado en los créditos por su colaboración. Pedimos disculpas por cualquier omisión involuntaria.

Debemos agradecer el trabajo de las personas de Elsevier que han participado en la elaboración de este libro. Este texto ha tenido la suerte de estar en manos de Jacquie McMahon y Rebecca Gruliow, nuestras directoras de Desarrollo. También debemos dar las gracias a Mary Stermel (directora de Proyectos) y a Ellen Zanolle (directora de Diseño). Hemos tenido la suerte de volver a trabajar con Ellen Sklar como directora de Producción. Pocos pueden equiparar su dedicación a la calidad y el conocimiento de la complejidad de la elaboración de un tratado. William Schmitt, director de Edición de Tratados Médicos, ha seguido siendo nuestro animador y amigo.

Empresas como ésta exigen un peaje muy costoso para las familias de los autores. Les damos las gracias por tolerar nuestras ausencias, física y emocionalmente. Nos sentimos dichosos y reforzados por su apoyo y amor incondicionales, y por compartir con nosotros la creencia de que nuestros esfuerzos valen la pena y son útiles. Gracias sobre todo a nuestras esposas Raminder Kumar, Ann Abbas, Ann DeLancey y Diane Mitchell, quienes siguen ofreciendo en silencio su gran apoyo.

Y por último, Vinay Kumar da la bienvenida a tres nuevos colaboradores de esta edición: Abul Abbas, Nelson Fausto y Rick Mitchell. Si bien sus nombres aparecen por primera vez en la cubierta del libro, ya habían colaborado en otros textos de la familia Robbins. Estamos unidos no sólo por ser coautores sino también por compartir la visión de la excelente calidad de la docencia. A pesar de las diferentes opiniones y de los estilos individuales, esta asociación ha aumentado nuestro respeto mutuo, y nuestra amistad cada día es más sólida.

VK

AA

NF

RM

Índice*

*Los capítulos en los que no se menciona a ninguno de los colaboradores han sido escritos por los editores.

Capítulo 1

Lesión celular, muerte celular y adaptaciones

INTRODUCCIÓN A LA PATOLOGÍA

Traducida literalmente, la patología es el estudio (*logos*) de la enfermedad (*pathos*). Es una disciplina que conecta la práctica clínica y la ciencia básica, e implica la investigación de las causas (*etiología*) de la enfermedad, así como de los mecanismos subyacentes (*patogenia*) que dan lugar a los signos y síntomas de presentación del paciente. Los patólogos utilizan una variedad de técnicas moleculares, microbiológicas e inmunológicas para comprender los cambios bioquímicos, estructurales y funcionales que se producen en las células, tejidos y órganos. Para obtener los diagnósticos y guiar el tratamiento, los patólogos identifican los cambios en el aspecto macroscópico o microscópico (*morfología*) de las células y los tejidos y las alteraciones bioquímicas en los líquidos orgánicos (como sangre y orina). Tradicionalmente, la disciplina se divide en anatomía patológica general y sistémica; la primera se centra en las respuestas celulares y tisulares fundamentales a los estímulos patológicos, mientras que la última examina las respuestas particulares de órganos especializados. En este libro se describen, en primer lugar, los principios básicos de la anatomía patológica general y a continuación los procesos de las enfermedades específicas en los órganos individuales.

VISIÓN GENERAL DE LAS RESPUESTAS CELULARES AL ESTRÉS Y A LOS ESTÍMULOS NOCIVOS

Las células participan activamente en su medio ambiente, ajustando de modo constante su estructura y función para acomodarse a las demandas cambiantes y a los diversos tipos de estrés extracelular. Las células tienden a mantener su medio intracelular dentro de una gama más bien estrecha de parámetros fisiológicos; es decir, mantienen una *homeostasia* normal. Cuando las células se encuentran con diversos tipos de estrés o de estímulos patológicos, pueden sufrir adaptación, alcanzando un nuevo estado de equilibrio y preservando la viabilidad y la función. Las principales respuestas adaptativas son *hipertrofia*, *hiperplasia*, *atrofia* y *metaplasia*. Si se supera la capacidad de adaptación o si el estrés externo es inherentemente nocivo, se produce una *lesión celular* (Fig. 1-1). Dentro de ciertos límites, la lesión es *reversible*, y las células vuelven a su estado basal estable; sin embargo, un estrés intenso o persistente da lugar a una *lesión irreversible* y a la muerte de las células afectadas. La *muerte celular* es uno de los acontecimientos más cruciales en la evolución de la enfermedad en cualquier tejido u órgano. Se produce como consecuencia de diversas causas, como son isquemia (ausencia de flujo de sangre), infecciones, toxinas y reacciones inmunitarias. La muerte celular es también un proceso normal y esencial en la embriogénesis, el desarrollo de los órganos y en el mantenimiento de la homeostasia.

Las relaciones entre las células normales, adaptadas y lesionadas de modo reversible e irreversible están bien ilustradas por las respuestas del corazón a los diferentes tipos de estrés (Fig. 1-2). El miocardio sometido a una mayor carga persis-

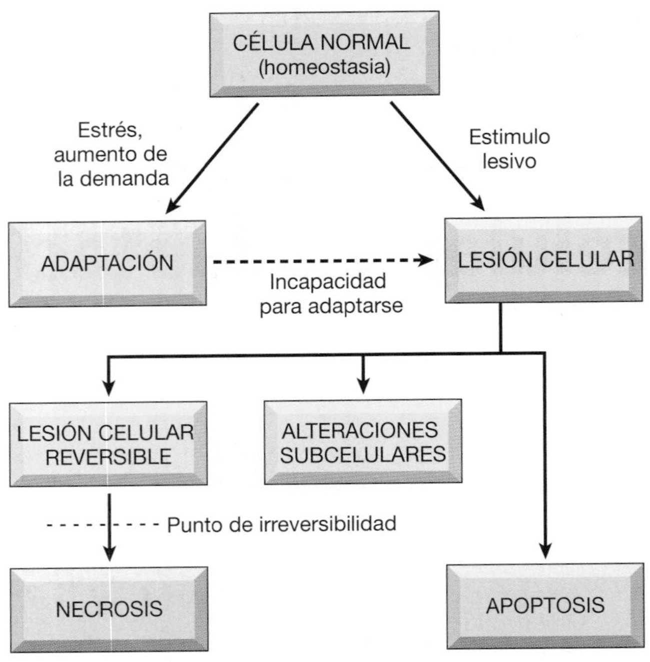

Figura 1-1

Estadios en la respuesta celular al estrés y a los estímulos lesivos.

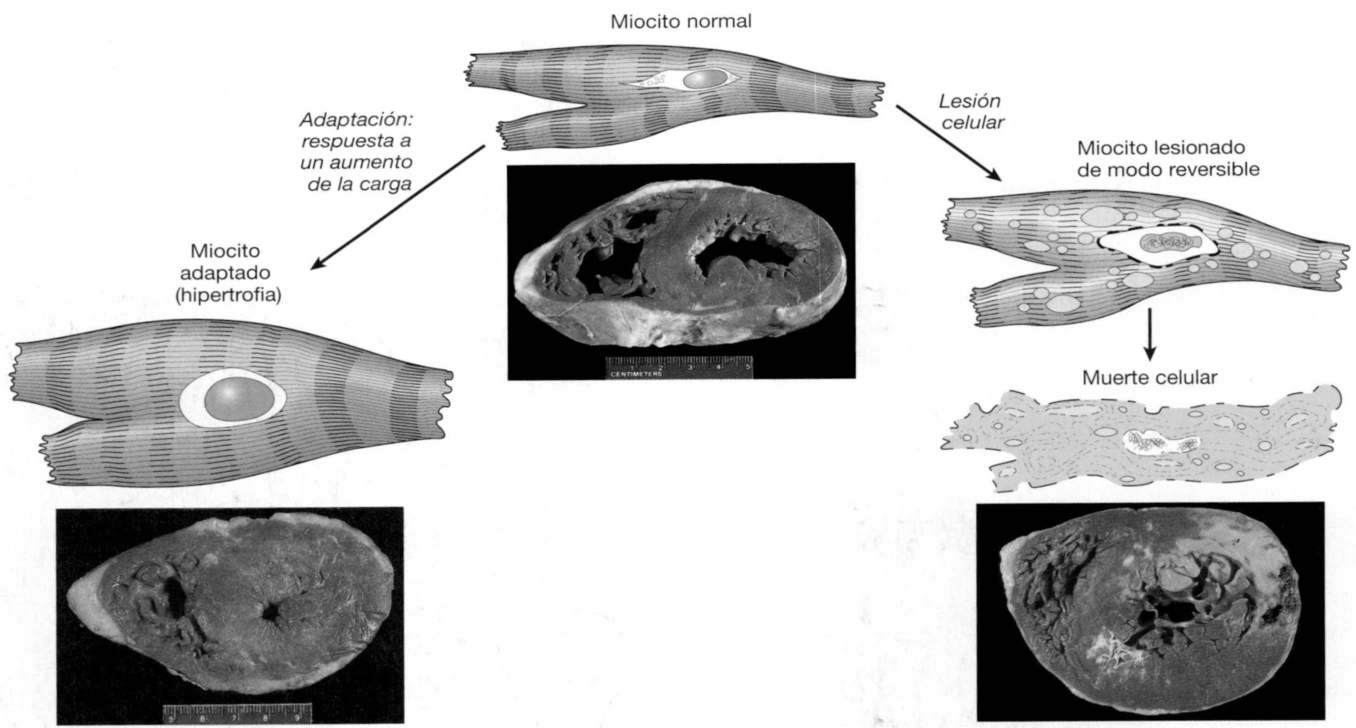

Figura 1-2

Relación entre células miocárdicas normales, adaptadas, lesionadas de modo reversible y muertas. La adaptación celular aquí ilustrada es la hipertrofia, el tipo de lesión reversible es la isquemia, y la lesión irreversible es la necrosis coagulativa isquémica. En el ejemplo de la hipertrofia miocárdica (*inferior izquierda*), la pared ventricular izquierda tiene un grosor mayor de 2 cm (normal, 1-1,5 cm). El miocardio lesionado de modo reversible muestra efectos funcionales sin cambios macroscópicos ni al microscopio óptico, o cambios reversibles como la hinchazón celular y el cambio graso (aquí mostrados). En la muestra con necrosis (*inferior derecha*) el área clara transmural de la parte posterolateral del ventrículo izquierdo representa un infarto miocárdico agudo. Las tres secciones transversales han sido teñidas con cloruro de trifeniltetrazolio, sustrato enzimático que tiñe el miocardio viable de color fucsia. La ausencia de tinción se debe a pérdida enzimática después de la muerte celular.

tente, como en la hipertensión o con una válvula estenótica, se adapta sufriendo un proceso de *hipertrofia* (aumento del tamaño de las células individuales y, en último término, de la totalidad del corazón) para generar la mayor fuerza contráctil requerida. Si el aumento de la demanda no se ve aliviado, o si el miocardio se ve sometido a una disminución del flujo sanguíneo (*isquemia*) por una arteria coronaria ocluida, las células musculares pueden sufrir lesión. El miocardio puede lesionarse de modo reversible si el estrés es ligero o si la oclusión arterial es incompleta o suficientemente breve, o puede sufrir una lesión irreversible (*infarto*) después de una oclusión completa o prolongada. Obsérvese también que los tipos de estrés y de lesión afectan no sólo a la morfología, sino también al estado funcional de las células y los tejidos. Así, los miocitos lesionados de modo reversible no están muertos y pueden parecerse morfológicamente a los miocitos normales; sin embargo, de modo transitorio no son contráctiles y, por consiguiente, incluso una lesión leve puede tener un impacto clínico letal. Que una forma de estrés específica induzca adaptación o cause una lesión reversible o irreversible depende no sólo de la naturaleza e intensidad del estrés, sino también de otras variables, como son el metabolismo celular, el flujo sanguíneo y el estado nutricional.

En este capítulo se describe, primero, cómo se adaptan las células a los tipos de estrés y a continuación las causas, mecanismos y consecuencias de las diversas formas de daño celular agudo, que incluyen la lesión celular reversible, alteraciones subcelulares y muerte celular. Para concluir otros tres procesos afectan a las células y a los tejidos: acumulaciones intracelulares, calcificación patológica y envejecimiento celular.

ADAPTACIONES CELULARES AL ESTRÉS

Las adaptaciones son cambios reversibles en el número, tamaño, fenotipo, actividad metabólica o funciones de las células en respuesta a los cambios en sus medios ambientales. Las *adaptaciones fisiológicas* suelen representar respuestas de las células a la estimulación normal por hormonas o sustancias químicas endógenas (p. ej., aumento de tamaño por inducción hormonal de la mama y del útero durante el embarazo). Las *adaptaciones patológicas* son respuestas al estrés que permiten a las células modular su estructura y función y escapar así de la lesión. Tales adaptaciones pueden adoptar diversas formas.

Hipertrofia

La hipertrofia es un aumento del tamaño de las células, lo que da lugar a un incremento del tamaño del órgano. Sin embargo, la hiperplasia (que se describe a continuación) se caracteriza por un aumento en el número de células. Dicho de otro modo, en la hipertrofia pura no hay nuevas células, sólo células de mayor tamaño, agrandadas por una mayor cantidad de proteínas estructurales y organelas. La hiperplasia es una respuesta adaptativa de las células capaces de replicación, mientras que la hipertrofia se da cuando las células son incapaces de dividirse. *La hipertrofia puede ser fisiológica o patológica* y está causada por una mayor demanda funcional o por una estimulación hormonal específica. La hipertrofia y la hiperplasia pueden ocurrir también juntas y, evidentemente, ambas dan lugar a un órgano con aumento de volumen (*hipertrófico*). Así, el agrandamiento fisiológico masivo del útero durante el embarazo se produce como consecuencia de una hipertrofia del músculo liso e hiperplasia del músculo liso estimuladas por los estrógenos (Fig. 1-3). Sin embargo, las células musculares estriadas, tanto en el músculo esquelético como en el corazón, pueden sufrir sólo hipertrofia en respuesta a un aumento de la demanda porque en el adulto tienen una capacidad limitada para dividirse. Por consiguiente, el levantador de pesas entusiasta puede llegar a desarrollar un físico torneado sólo por hipertrofia de las células musculares esqueléticas individuales inducidas por un aumento del traba-

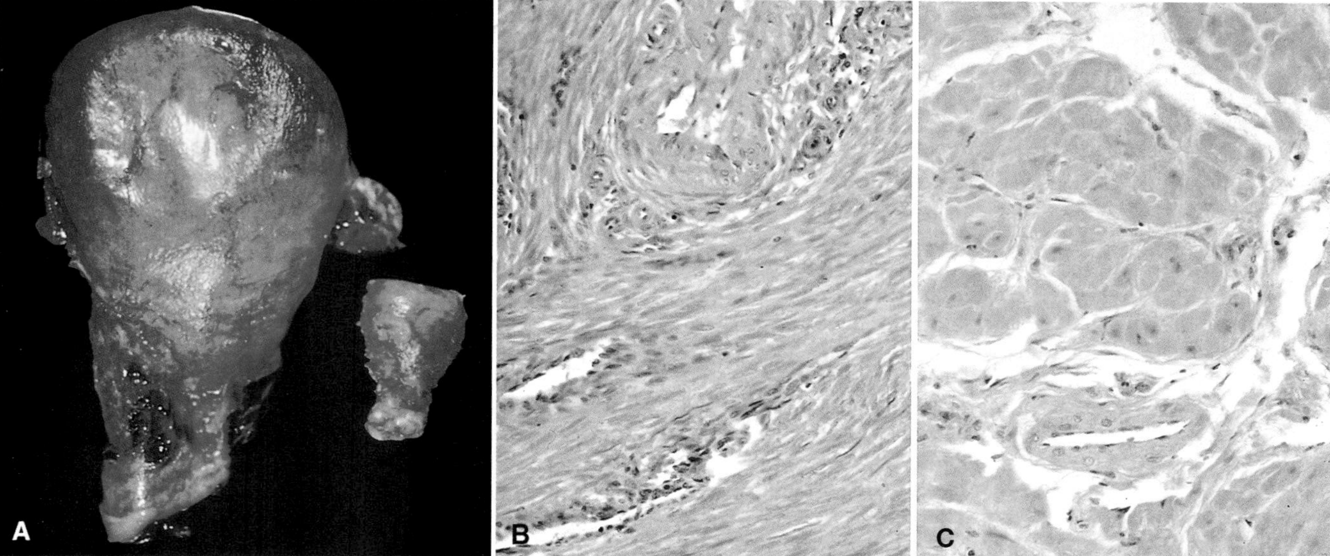

Figura 1-3

Hipertrofia fisiológica del útero durante el embarazo. **A**, aspecto macroscópico de un útero normal (*derecha*) y de un útero grávido (*izquierda*) que fue extirpado por hemorragia posparto. **B**, células musculares lisas pequeñas fusiformes de un útero normal. Compárese con (**C**) células musculares lisas grandes, rechonchas, hipertrofiadas de un útero grávido (**B** y **C**, mismo aumento).

jo. Entre los ejemplos de la hipertrofia celular patológica figura el aumento de volumen cardíaco que se produce con hipertensión o valvulopatía aórtica (v. Fig. 1-2).

Los mecanismos que inducen hipertrofia cardíaca implican al menos dos tipos de señales: *desencadenantes mecánicos*, como la distensión, y *desencadenantes tróficos*, como la activación de los receptores α-adrenérgicos. Estos estímulos accionan vías de transducción de señales que llevan a la inducción de un número de genes, que a su vez estimulan la síntesis de numerosas proteínas celulares, como son factores de crecimiento y proteínas estructurales. El resultado es la síntesis de más proteínas y miofilamentos por célula, que consigue un mejor rendimiento y, por tanto, un equilibrio entre la demanda y la capacidad funcional de la célula. También puede haber un cambio de las proteínas contráctiles de formas adultas a fetales o neonatales. Por ejemplo, durante la hipertrofia muscular, la cadena pesada de α-miosina es sustituida por la forma β de la cadena pesada de miosina, que tiene una contracción más lenta y más económica desde el punto de vista energético. Cualesquiera que sean los mecanismos exactos de la hipertrofia, se alcanza un límite y pasado éste el agrandamiento de la masa muscular no puede compensar ya la mayor carga. Cuando sucede esto en el corazón, se producen varios cambios «degenerativos» en las fibras miocárdicas, de los que los más importantes son la fragmentación y la pérdida de elementos miofibrilares contráctiles. No están del todo comprendidas las variables que limitan la hipertrofia continuada y que causan los cambios regresivos. Puede haber límites finitos de la vasculatura para abastecer de modo adecuado a las fibras agrandadas, de las mitocondrias para producir adenosina trifosfato (ATP), o de la maquinaria biosintética para proporcionar las proteínas contráctiles u otros elementos citoesqueléticos. El resultado neto de estos cambios es la dilatación ventricular y, en último término, insuficiencia cardíaca, secuencia de acontecimientos que ilustra cómo una *adaptación al estrés puede progresar a una lesión celular funcionalmente significativa si no se alivia el estrés.*

Hiperplasia

Tal como se ha descrito anteriormente, se produce hiperplasia si la población celular es capaz de replicación; puede producirse con hipertrofia y con frecuencia en respuesta a los mismos estímulos.

La hiperplasia puede ser fisiológica o patológica.

- Los dos tipos de *hiperplasia fisiológica* son: 1) la *hiperplasia hormonal*, ejemplificada por la proliferación del epitelio glandular de la mama femenina en la pubertad y durante el embarazo, y 2) la *hiperplasia compensadora*, es decir, la que se produce cuando una porción del tejido se elimina o está enferma. Por ejemplo, cuando se realiza una resección parcial del hígado, la actividad mitótica en las células restantes comienza ya a las 12 horas, restableciendo a la larga el peso normal del hígado. Los estímulos para la hiperplasia en este marco son factores de crecimiento polipeptídicos producidos por los hepatocitos remanentes, así como por células no parenquimatosas del hígado. Después de la restauración de la masa hepática, varios inhibidores del crecimiento «desconectan» la proliferación celular (capítulo 3).
- La mayoría de las formas de *hiperplasia patológica* están causadas por una estimulación excesiva de tipo hormonal o de factores de crecimiento. Por ejemplo, después de un período menstrual normal hay un brote de proliferación epitelial uterina que normalmente se halla regulada de modo muy ajustado, estimulada por hormonas hipofisarias y estrógenos ováricos e inhibida por la progesterona. Sin embargo, si se altera el equilibrio entre el estrógeno y la progesterona, se produce una hiperplasia endometrial, causa común de un sangrado menstrual anormal. La hiperplasia es también una respuesta importante de las células del tejido conjuntivo en la cicatrización de las heridas, en la que los fibroblastos proliferantes y los vasos sanguíneos ayudan a la reparación (Capítulo 3). En este proceso los factores de crecimiento se producen por los leucocitos en respuesta a la lesión y por las células de la matriz extracelular. La estimulación por factores de crecimiento se halla también implicada en la hiperplasia que se asocia con ciertas infecciones víricas; por ejemplo, los papilomavirus causan verrugas cutáneas y lesiones en las mucosas compuestas de masas de epitelio hiperplásico. Aquí los factores de crecimiento pueden estar producidos por el virus o por las células infectadas. Es importante observar que en todas estas situaciones el proceso hiperplásico permanece controlado; si cede la estimulación hormonal o de los factores de crecimiento, desaparece la hiperplasia. Es esta sensibilidad a los mecanismos reguladores normales lo que distingue las hiperplasias patológicas benignas del cáncer, en el que los mecanismos del control del crecimiento se vuelven desregulados o inefectivos (capítulo 6). No obstante, la hiperplasia patológica constituye un suelo fértil en el que, a la larga, puede surgir la proliferación cancerosa. Así, las pacientes con hiperplasia del endometrio tienen un mayor riesgo de desarrollar cáncer endometrial, y ciertas infecciones por papilomavirus predisponen a cánceres cervicales (Capítulo 19).

Atrofia

Se conoce como atrofia la reducción en el tamaño de la célula por la pérdida de sustancia celular. Cuando se halla afectado un número suficiente de células, el tejido o el órgano entero disminuye de tamaño, volviéndose atrófico (Fig. 1-4). Debe subrayarse que *aunque las células atróficas pueden tener una función disminuida, no están muertas.*

Las causas de atrofia incluyen una disminución de la carga de trabajo (p. ej., inmovilización de un miembro para permitir la curación de una fractura), pérdida de inervación, disminución de la irrigación, nutrición inadecuada, pérdida de la estimulación endocrina, y envejecimiento (atrofia senil). Aunque algunos de estos estímulos son fisiológicos (p. ej., la pérdida de la estimulación hormonal en la menopausia) y otros patológicos (p. ej., desnervación), los cambios celulares fundamentales son idénticos. Representan una retirada de la célula a un menor tamaño en el que la supervivencia es aún posible; se logra un nuevo equilibrio entre el tamaño celular y la disminución de la irrigación, nutrición o estimulación trófica.

La atrofia es el resultado de una disminución de la síntesis de proteínas y de un aumento de la degradación de proteínas en las células. Disminuye la síntesis de proteínas por una reducción de la actividad metabólica. La degradación de las proteínas celulares se produce principalmente por la *vía de la ubicuitina-proteosoma*. Una deficiencia en nutrientes y el desuso pueden activar las ubicuitina-ligasas, que unen múltiples copias del pequeño péptido ubicuitina a las proteínas celulares

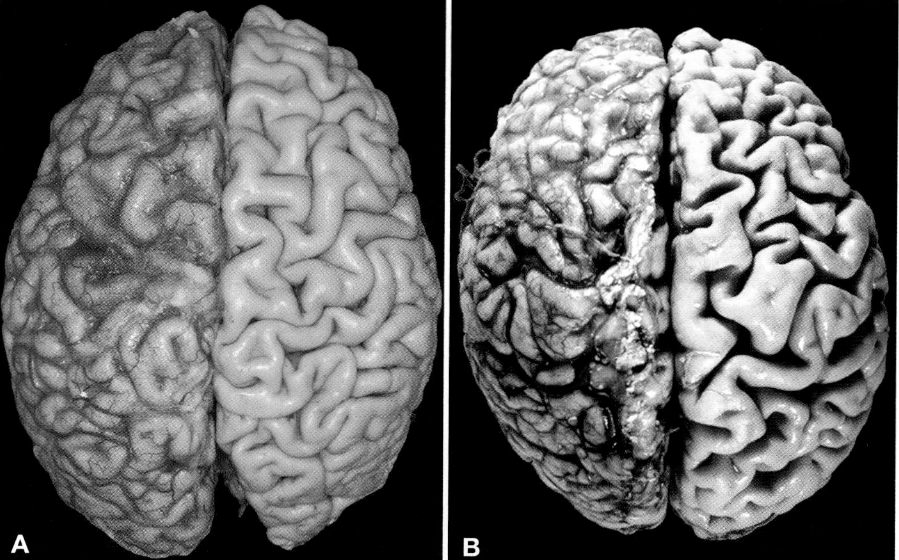

Figura 1-4

Atrofia. **A**, cerebro normal de un adulto joven. **B**, atrofia del cerebro de un varón de 82 años de edad con enfermedad aterosclerótica. La atrofia del cerebro se debe al envejecimiento y a la disminución del riego sanguíneo. Obsérvese que la pérdida de sustancia cerebral estrecha las circunvoluciones y ensancha los surcos. Se han apartado las meninges de la mitad derecha de cada muestra para dejar al descubierto la superficie del cerebro.

y considerar como objetivo estas proteínas para su degradación en los proteasomas. Se cree también que esta vía es responsable de una proteólisis acelerada observada en una variedad de estados catabólicos, entre ellos la caquexia por cáncer.

En muchas situaciones la atrofia se acompaña también de un aumento de la *autofagia*, lo que da lugar a un aumento del número de *vacuolas autofágicas*. La autofagia («comerse a sí mismo») es el proceso por el cual las células inanes comen sus propios componentes con el fin de encontrar nutrientes y sobrevivir. Más adelante se describe este proceso.

Metaplasia

La metaplasia es un cambio reversible en el que un tipo de célula adulta (epitelial o mesenquimatosa) es sustituido por otro tipo de célula adulta. En este tipo de adaptación celular, las células sensibles a un estrés particular son sustituidas por otros tipos celulares más capaces de resistir el ambiente adverso. Se piensa que la metaplasia surge por una «reprogramación» genética de las células madre más que por transdiferenciación de las células ya diferenciadas.

La metaplasia epitelial se ve ejemplificada por el cambio escamoso que se produce en el epitelio respiratorio en los habituados a fumar cigarrillos (Fig. 1-5). Las células del epitelio columnar ciliadas normales de tráquea y bronquios son sustituidas focalmente o ampliamente por células epiteliales escamosas estratificadas. La deficiencia en vitamina A puede inducir también una metaplasia escamosa en el epitelio respiratorio. El epitelio escamoso estratificado «duro» puede ser capaz de sobrevivir en circunstancias que el epitelio especializado más frágil no toleraría. *Aunque el epitelio escamoso metaplásico tiene ventajas para la supervivencia, se pierden importantes mecanismos protectores*, como la secreción de moco y la eliminación de materias particuladas por los cilios. Por consiguiente, la metaplasia epitelial es una espada de doble filo; además, *las influencias que inducen la transformación metaplásica, si son persistentes, pueden predisponer a la transformación maligna del epitelio*. En efecto, en una forma común de cáncer de pulmón, la metaplasia escamosa del epitelio respiratorio coexiste con frecuencia con cánceres compuestos de células escamosas malignas. Se piensa que fumar causa inicialmente una metaplasia escamosa, y los cánceres surgen posteriormente en algunos de estos focos alterados. No siempre es necesario que se produzca metaplasia en la dirección del epitelio columnar a escamoso; en el reflujo gástrico crónico, el epitelio escamoso estratificado normal de la parte inferior del esófago puede sufrir una transformación metaplásica a epitelio columnar de tipo gástrico o intestinal. También puede producirse metaplasia en las células mesen-

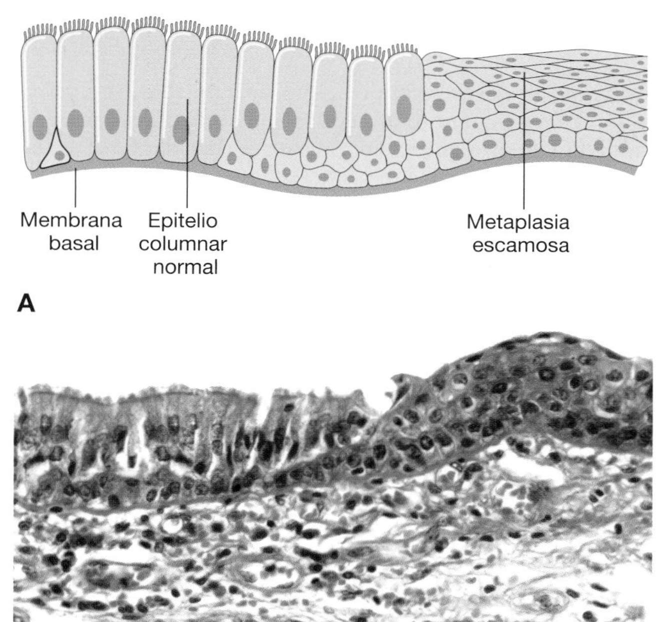

Figura 1-5

Metaplasia de epitelio columnar (*izquierda*) a epitelio escamoso (*derecha*) en un bronquio, mostrada (**A**) esquemáticamente y (**B**) histológicamente.

quimatosas, pero menos claramente como respuesta adaptativa. Por ejemplo, en ocasiones se forma hueso en tejidos blandos, sobre todo en focos de lesión.

RESUMEN

Adaptaciones celulares al estrés

- *Hipertrofia*: aumento del tamaño de las células y del órgano, con frecuencia en respuesta a una mayor carga de trabajo; inducida por estrés mecánico y por factores de crecimiento; se produce en tejidos incapaces de división celular.
- *Hiperplasia*: aumento del número de células en respuesta a hormonas y otros factores de crecimiento; se produce en los tejidos cuyas células son capaces de dividirse.
- *Atrofia*: disminución del tamaño celular y del órgano como consecuencia de una disminución del aporte de nutrientes o por desuso; se asocia con una disminución de la síntesis y con una mayor degradación proteolítica de las organelas celulares.
- *Metaplasia*: cambio en el fenotipo de células diferenciadas, con frecuencia en respuesta a irritación crónica que hace que las células sean más capaces de resistir el estrés; por lo general, inducida por una vía de diferenciación alterada de células madre tisulares; puede dar lugar a una disminución de las funciones o a una mayor propensión a la transformación maligna.

VISIÓN GENERAL DE LESIÓN Y MUERTE CELULARES

Tal como se describe al principio del capítulo, se produce lesión celular cuando las células son sometidas a estrés de modo tan intenso que ya no son capaces de adaptarse o cuando son expuestas a agentes inherentemente dañinos o sufren anomalías intrínsecas. Diferentes estímulos lesivos afectan a varias vías metabólicas y organelas celulares. La lesión puede progresar a través de un estadio reversible y culminar en la muerte celular (v. Fig. 1-1).

- *Lesión celular reversible*. En los estadios iniciales o en las formas leves de lesión los cambios funcionales y morfológicos son reversibles si se elimina el estímulo dañino. En este estadio, aunque puede haber anomalías estructurales y funcionales significativas, la lesión típicamente no ha progresado a un daño grave de la membrana y a la disolución nuclear.
- *Muerte celular*. Con un daño continuado, la lesión se vuelve irreversible, y en este momento la célula ya no se puede recuperar y muere. *Hay dos tipos de muerte celular, necrosis y apoptosis, que difieren en su morfología, mecanismos y funciones en la enfermedad y fisiología* (Fig. 1-6 y Tabla 1-1). Cuando el daño en las membranas es intenso,

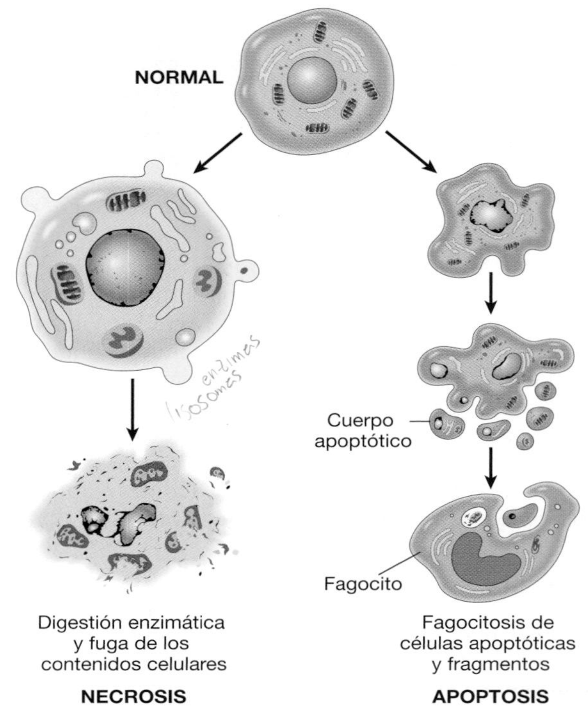

Figura 1-6

Características celulares de necrosis (*izquierda*) y apoptosis (*derecha*). (Adaptada de Walker NI, et al: Patterns of cell death. Methods Archiv Exp Pathol 13:18-32, 1988. Con permiso de S. Karger, Basilea, Suiza.)

Tabla 1-1 Características de la necrosis y de la apoptosis

Característica	Necrosis	Apoptosis
Tamaño celular	Aumentado (hinchazón)	Reducido (retracción)
Núcleo	Picnosis → cariorrexis → cariólisis	Fragmentación en fragmentos del tamaño de nucleosoma
Membrana plasmática	Rota	Intacta; estructura alterada, especialmente la orientación de los lípidos
Contenidos celulares	Digestión enzimática; pueden salir de la célula	Intactos; pueden ser liberados en cuerpos apoptóticos
Inflamación adyacente	Frecuente	No
Papel fisiológico o patológico	Invariablemente patológica (culminación de la lesión celular irreversible)	Con frecuencia fisiológica, medio para eliminar células no deseadas, puede ser patológica después de algunas formas de lesión celular, especialmente daño del ADN

las enzimas se escapan fuera de los lisosomas, penetran en el citoplasma y digieren la célula, lo que da lugar a la *necrosis*. Los contenidos celulares salen también a través de la membrana plasmática dañada y desencadenan una reacción en el huésped (inflamación). La necrosis es la vía principal de muerte celular en las lesiones más comunes, como las resultantes de isquemia, exposición a toxinas, diversas infecciones y traumatismos. Cuando una célula carece de factores de crecimiento o cuando se daña el ADN de la célula o las proteínas sin posibilidad de reparación, la célula se mata a sí misma mediante otro tipo de muerte, denominada *apoptosis*, que se caracteriza por disolución nuclear sin una pérdida completa de la integridad de la membrana. La apoptosis es un tipo de muerte celular activa, dependiente de energía, y con una regulación muy ajustada que se observa en algunas situaciones específicas. *Mientras que la necrosis es siempre un proceso patológico, la apoptosis sirve en muchas funciones normales y no necesariamente se asocia con una lesión celular patológica.* Más adelante, en este capítulo, se describen las características morfológicas, los mecanismos y la significación de estas dos vías de muerte.

CAUSAS DE LESIÓN CELULAR

Las causas de lesión celular oscilan entre el traumatismo físico importante de un accidente automovilístico a un único defecto génico que da lugar a una enzima defectuosa que sirve de fundamento a una enfermedad metabólica específica. La mayoría de los estímulos lesivos pueden agruparse en las siguientes categorías.

Privación de oxígeno. La *hipoxia*, o deficiencia de oxígeno, interfiere con la respiración oxidativa aerobia y es una causa extraordinariamente importante y común de lesión y muerte celulares. Debe distinguirse de la *isquemia*, que es una pérdida de la irrigación en un tejido debida a dificultad en el flujo arterial o a disminución del drenaje venoso. Mientras que la isquemia es la causa más común de hipoxia, la deficiencia de oxígeno puede ser también el resultado de una oxigenación inadecuada de la sangre, como en la neumonía, o una reducción de la capacidad transportadora de oxígeno de la sangre, como en la anemia por pérdida de sangre o por intoxicación por monóxido de carbono (CO). (El CO forma un complejo estable con la hemoglobina que impide la unión del oxígeno.)

Agentes químicos. Son muy numerosas las sustancias químicas que pueden lesionar las células; incluso sustancias inocuas como la glucosa o la sal, si se hallan suficientemente concentradas, pueden alterar el ambiente osmótico de modo que se produce lesión o muerte celulares. El oxígeno a presiones parciales suficientemente elevadas es también tóxico. Los agentes conocidos comúnmente como venenos causan un daño intenso en la célula al alterar la permeabilidad de la membrana, la homeostasia osmótica, o la integridad de una enzima o cofactor, y la exposición a estos venenos puede culminar en la muerte de la totalidad del organismo. Otros agentes potencialmente tóxicos se encuentran a diario en nuestro medio ambiente; comprenden los contaminantes del aire, insecticidas, CO, asbestos y estímulos «sociales», como el etanol. Incluso los medicamentos pueden causar la muerte celular o lesión tisular en un paciente susceptible o si se utilizan de modo excesivo o inapropiado (Capítulo 8).

Agentes infecciosos. Van desde los virus submicroscópicos a las tenias de 1 m de longitud; entre medias se encuentran las rickettsias, bacterias, hongos y protozoos. En el Capítulo 9 se comentan los diversos modos por los que los patógenos infecciosos pueden causar lesión.

Reacciones inmunológicas. Aunque el sistema inmunitario defiende el organismo frente a los microbios patógenos, las reacciones inmunitarias pueden dar lugar también a lesión celular y tisular. Entre los ejemplos figuran las reacciones autoinmunitarias frente a los propios tejidos y reacciones alérgicas frente a sustancias ambientales en individuos genéticamente susceptibles (Capítulo 5).

Defectos genéticos. Los defectos genéticos pueden dar lugar a cambios patológicos tan notables como las malformaciones congénitas asociadas con el síndrome de Down o tan sutiles como la sustitución de un único aminoácido en la hemoglobina S, que da lugar a la anemia de células falciformes. Los defectos genéticos pueden causar lesión celular debido a deficiencia de proteínas funcionales, como las enzimas en los errores innatos del metabolismo, o acumulación de ADN dañado o proteínas mal plegadas, y ambas desencadenan la muerte celular cuando ya no se puede producir su reparación. Las variaciones en la composición genética pueden influir también sobre la susceptibilidad de las células a la lesión por agentes químicos y otras agresiones ambientales.

Desequilibrios nutricionales. Incluso en la era actual de brote de prosperidad global, las deficiencias nutricionales siguen siendo una causa importante de lesión celular. La insuficiencia proteicocalórica en poblaciones desfavorecidas es sólo el ejemplo más obvio; las deficiencias vitamínicas específicas no son infrecuentes incluso en países desarrollados con elevados estándares de vida (Capítulo 8). Irónicamente, excesos en la nutrición son también causas importantes de morbilidad y mortalidad; por ejemplo, la obesidad aumenta de modo acusado el riesgo de diabetes mellitus tipo 2. Además, las alimentaciones ricas en grasa animal se hallan muy implicadas en el desarrollo de aterosclerosis, así como en una mayor vulnerabilidad a muchos trastornos, incluido el cáncer.

Agentes físicos. El traumatismo, las temperaturas extremas, la radiación, el choque eléctrico y los cambios repentinos en la presión atmosférica tienen efectos muy variados sobre las células (Capítulo 8).

Envejecimiento. La senescencia celular lleva a alteraciones en las capacidades replicativas y de reparación de las células individuales y de los tejidos. Todos estos cambios dan lugar a una menor capacidad para responder al daño y, en último término, a la muerte de las células y del organismo. Al final de este capítulo se describen los mecanismos en el envejecimiento celular.

MORFOLOGÍA DE LA LESIÓN CELULAR Y TISULAR

Es útil describir las alteraciones básicas que se producen en las células dañadas antes de describir los mecanismos bioquímicos que causan estos cambios. Todos los tipos de estrés y las influencias nocivas ejercen sus efectos primero en el ámbito molecular o bioquímico. *Puede perderse la función celular mucho antes de que se produzca la muerte celular, y los cambios morfológicos de la lesión celular (o muerte) se aprecian mucho después* (Fig. 1-7). Por ejemplo, las células miocárdicas se vuelven acontráctiles después de 1 a 2 minutos de isquemia, aunque no mueren hasta que han transcurrido de 20 a 30 minutos de isquemia. Estos miocitos no parece que hayan muerto por microscopia electrónica durante 2 a 3 horas, y por microscopia óptica durante 6 a 12 horas.

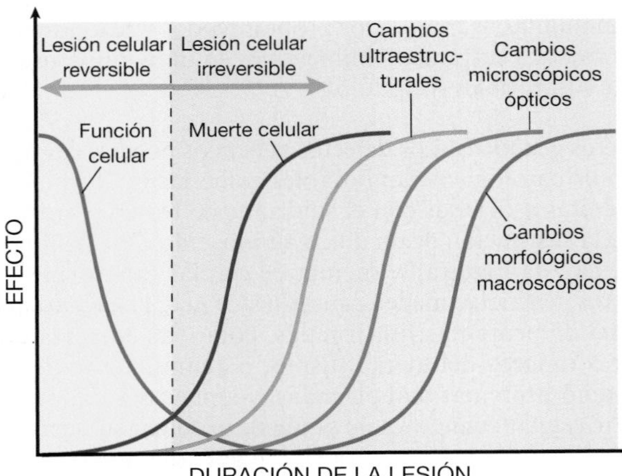

Figura 1-7

Relación entre función celular, muerte celular y los cambios morfológicos de la lesión celular. Obsérvese que las células pueden convertirse rápidamente en afuncionales después del comienzo de la lesión, aunque se hallen aún viables, con daño potencialmente reversible; una mayor duración de la lesión puede llevar, a la larga, a lesión irreversible y muerte celular. Obsérvese también que la muerte celular precede típicamente a los cambios morfológicos ultraestructurales, microscópicos ópticos y macroscópicos.

Los trastornos celulares de la lesión reversible pueden ser reparados y, si remite el estímulo lesivo, la célula vuelve a la normalidad. La lesión persistente o excesiva, no obstante, da lugar a que las células pasen el nebuloso «punto de no retorno» a una *lesión irreversible* y *muerte celular*. Siguen sin comprenderse bien los acontecimientos que determinan cuándo la lesión reversible se convierte en irreversible y progresa a la muerte celular. La relevancia clínica de esta cuestión es clara; cuando se pueda responder seremos capaces de idear estrategias para prevenir que la lesión celular tenga consecuencias perjudiciales permanentes. Aunque no hay correlatos morfológicos o bioquímicos definitivos de irreversibilidad, *dos fenómenos caracterizan de modo sólido la irreversibilidad: la incapacidad para revertir la disfunción mitocondrial* (ausencia de fosforilación oxidativa y generación de ATP) incluso después de la resolución de la lesión original, y *trastornos profundos en la función de la membrana*. Tal como se ha descrito anteriormente, la lesión de las membranas lisosómicas da lugar a la disolución enzimática de la célula lesionada, que es característica de la necrosis.

Diferentes estímulos lesivos pueden inducir la muerte por necrosis o apoptosis (v. Fig. 1-6 y Tabla 1-1). Tal como se ha mencionado anteriormente y se detallará más adelante, una reducción intensa de ATP y la pérdida de la integridad de la membrana se asocian típicamente con necrosis. La apoptosis es un proceso activo y regulado que no se asocia con la reducción de ATP y tiene muchas características singulares, que se describen más adelante en este capítulo.

Lesión reversible

Los dos fenómenos principales de la lesión celular reversible son la *hinchazón celular* y el *cambio graso*. La hinchazón celular es el resultado del fracaso de las bombas de iones dependientes de energía de la membrana plasmática, lo que lleva a la incapacidad para mantener una homeostasia iónica e hídrica. El cambio graso se produce en la lesión hipóxica y en varias formas de lesión tóxica o metabólica y se manifiesta por el aspecto de vacuolas lipídicas pequeñas o grandes en el citoplasma. Se produce, principalmente, en las células implicadas en el metabolismo graso y dependientes de éste, como los hepatocitos y las células miocárdicas. Más adelante en este capítulo se describen los mecanismos del cambio graso.

Morfología

Hinchazón celular (Fig. 1-8B), la primera manifestación de casi todas las formas de lesión en las células, es difícil de apreciar al microscopio óptico; puede ser más manifiesta considerando el órgano en su totalidad. Cuando afecta a muchas células de un órgano causa una cierta palidez, aumento de la turgencia y del peso del órgano. El examen microscópico puede poner de manifiesto unas vacuolas pequeñas y transparentes en el interior del citoplasma; representan segmentos del RE distendidos y pellizcados. Este patrón de lesión no letal se denomina en ocasiones **cambio hidrópico** o **degeneración vacuolar**. La hinchazón celular es reversible. El **cambio graso** se manifiesta por la aparición de vacuolas lipídicas en el citoplasma. Se encuentra, principalmente, en las células que participan en el metabolismo graso (p. ej., hepatocitos y células miocárdicas) y es también reversible. Las células lesionadas pueden mostrar también un aumento de la tinción eosinofílica, que se vuelve mucho más pronunciada con la progresión a la necrosis (descrita más adelante).

Los cambios ultraestructurales de la lesión celular reversible se ilustran esquemáticamente en la Figura 1-9 e incluyen: 1) alteraciones de la membrana plasmática, como formación de vesículas, borrado o distorsión de las microvellosidades y aflojamiento de las uniones intercelulares; 2) cambios mitocondriales, como hinchazón y la aparición de densidades amorfas ricas en fosfolípidos; 3) dilatación del RE con desprendimiento de ribosomas y disociación de polisomas, y 4) alteraciones nucleares, con formación de grumos de cromatina.

Necrosis

El término *necrosis* fue utilizado por vez primera por los morfólogos para referirse a una serie de cambios que acompañan a la muerte celular, resultantes, en gran medida, de la acción degenerativa de enzimas sobre las células letalmente lesionadas. Las células necróticas son incapaces de mantener la integridad de la membrana y sus contenidos con frecuencia salen al exterior. Las enzimas responsables de la digestión de la célula derivan de los lisosomas de las propias células que se están muriendo o de los lisosomas de los leucocitos que están reclutados como parte de la reacción inflamatoria frente a las células muertas.

Morfología

En un patrón común de muerte celular resultante de la ausencia de oxígeno, las células necróticas muestran un **aumento**

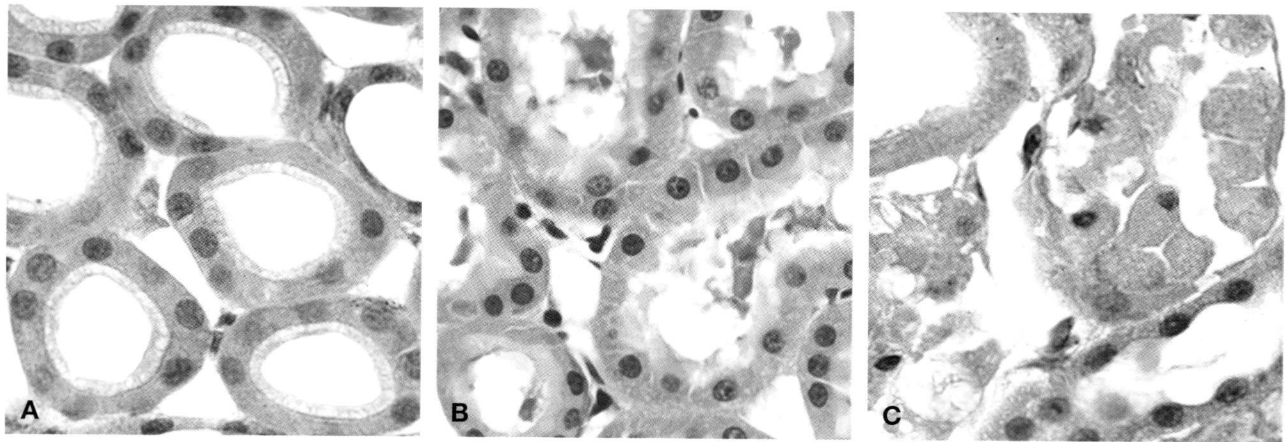

Figura 1-8

Cambios morfológicos en la lesión celular reversible e irreversible (necrosis). **A**, túbulos renales normales con células epiteliales viables. **B**, lesión isquémica temprana (reversible) que muestra vesículas en la superficie, aumento de la eosinofilia del citoplasma, e hinchazón de algunas células. **C**, lesión necrótica (irreversible) de células epiteliales, con pérdida de núcleos y fragmentación de células y fuga de los contenidos. En la Figura 1-9 se muestran las características ultraestructurales de estos estadios de la lesión celular. (Cortesía de los doctores Neal Pinckard y M.A. Venkatachalam, University of Texas Health Sciences Center, San Antonio.)

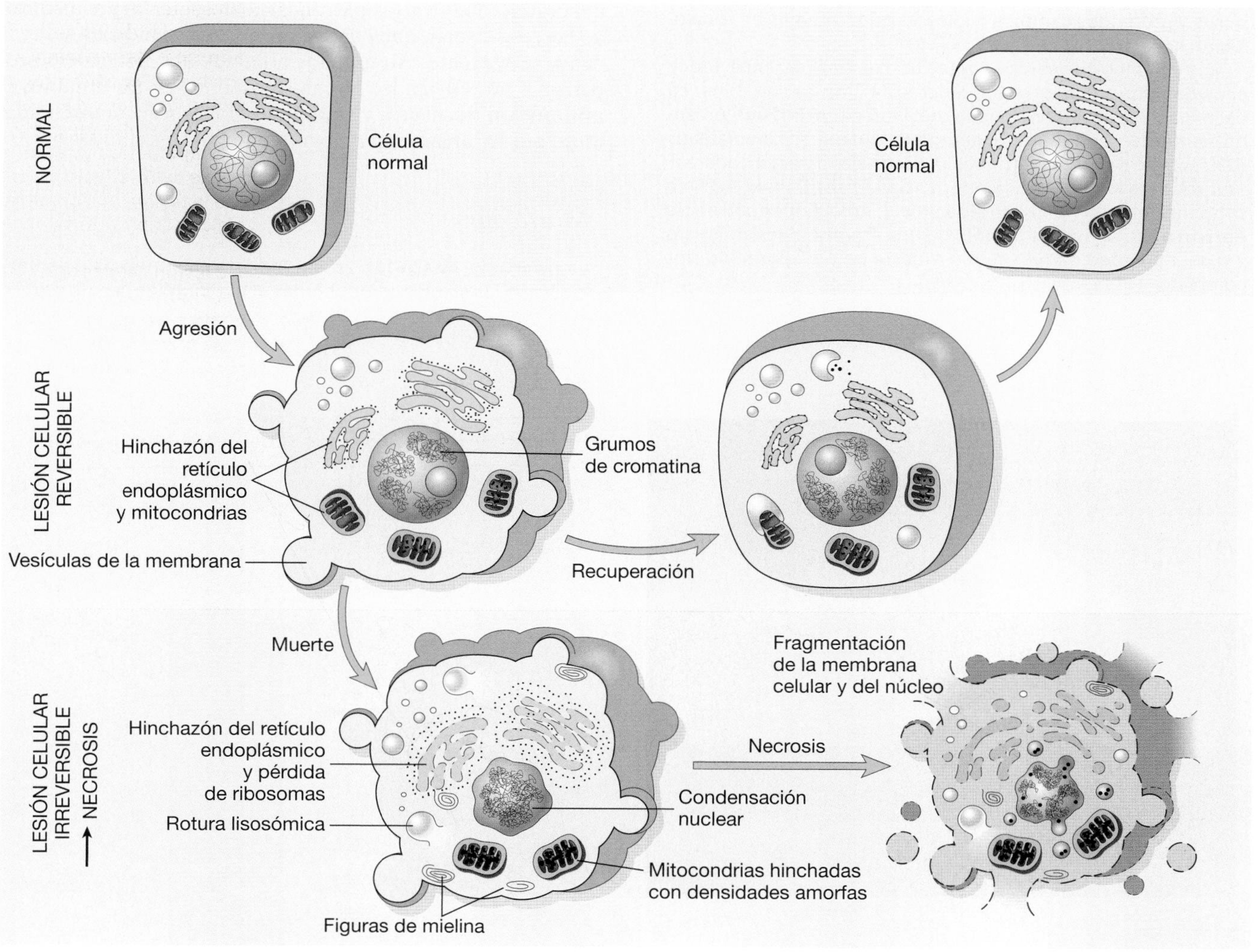

NORMAL
Célula normal
Célula normal
Agresión
LESIÓN CELULAR REVERSIBLE
Hinchazón del retículo endoplásmico y mitocondrias
Grumos de cromatina
Vesículas de la membrana
Recuperación
Muerte
LESIÓN CELULAR IRREVERSIBLE → NECROSIS
Fragmentación de la membrana celular y del núcleo
Hinchazón del retículo endoplásmico y pérdida de ribosomas
Necrosis
Condensación nuclear
Rotura lisosómica
Mitocondrias hinchadas con densidades amorfas
Figuras de mielina

Figura 1-9

Célula normal y cambios en la lesión celular reversible e irreversible (necrosis).

de eosinofilia (es decir, una tinción rosa por la eosina, la «E» en la «H&E»). Este hecho es, en parte, atribuible a un aumento de la unión de la eosina a las proteínas citoplásmicas desnaturalizadas y en parte, a la pérdida de basofilia que normalmente está impartida por el ácido ribronucleico (ARN) en el citoplasma (basofilia es la tinción en azul por la hematoxilina, la «H» en «H&E»). La célula puede tener un aspecto homogéneo más vidrioso que las células viables, sobre todo debido a la pérdida de partículas de glucógeno. Cuando las enzimas han digerido las organelas citoplásmicas, el citoplasma se vuelve vacuolado y tiene un aspecto apolillado. Las células muertas pueden ser sustituidas por masas fosfolipídicas grandes y espirales, denominadas **figuras de mielina**, que derivan de las membranas celulares dañadas. Se piensa que son el resultado de la disociación de lipoproteínas con el desenmascaramiento de grupos fosfátidos, lo que promueve la captación y la intercalación de agua entre las pilas laminares de las membranas. Estos precipitados de fosfolípidos son fagocitados a continuación por otras células o degradados aún más a ácidos grasos; la calcificación de tales residuos de ácidos grasos da lugar a la generación de jabones de calcio. Así, las células muertas pueden, a la larga, **calcificarse**. Por microscopia electrónica (v. Fig. 1-9), las células necróticas se caracterizan por discontinuidades en la membrana plasmática y de las organelas, una acusada dilatación de mitocondrias con el aspecto de grandes densidades amorfas, rotura de lisosomas, figuras de mielina intracitoplásmicas y profundos cambios nucleares que culminan en la disolución nuclear.

Los cambios nucleares adoptan uno de tres patrones, todos ellos debidos a la degradación del ADN y de la cromatina. La basofilia de la cromatina puede debilitarse (**cariólisis**), presumiblemente secundaria a actividad desoxirribonucleásica (DNasa). Un segundo patrón es la **picnosis**, caracterizada por una retracción nuclear y aumento de la basofilia; el ADN se condensa en una masa retraída sólida; en el tercer patrón, la **cariorrexis**, el núcleo picnótico sufre fragmentación. En 1 a 2 días, el núcleo de una célula muerta ha desaparecido por completo.

RESUMEN

Alteraciones morfológicas en las células lesionadas

- *Lesión celular reversible*: hinchazón celular, cambio graso, formación de vesículas de la membrana plasmática y pérdida de microvellosidades, dilatación del RE, eosinofilia (debida a una disminución del ARN citoplásmico).
- *Necrosis*: aumento de la eosinofilia; retracción, fragmentación y disolución nucleares; degradación de la membrana plasmática y de las membranas de las organelas; figuras de mielina; escape y digestión enzimática de los contenidos celulares.
- *Apoptosis*: condensación de la cromatina nuclear; formación de cuerpos apoptóticos (fragmentos de núcleos y citoplasma).

Patrones de la necrosis tisular

La necrosis de una colección de células en un tejido o en un órgano, por ejemplo en el miocardio isquémico, da lugar a la muerte de la totalidad del tejido y, en ocasiones, de la totalidad del órgano. Hay varios patrones morfológicamente distintos de necrosis tisular, que pueden proporcionar indicios sobre la causa subyacente. Aunque los nombres que describen estos patrones no reflejan los mecanismos iniciales, los nombres se utilizan con frecuencia y sus implicaciones son comprendidas tanto por los anatomopatólogos como por los clínicos.

Morfología

La **necrosis coagulativa** es una forma de necrosis tisular en la que las células componentes están muertas pero la arqui-

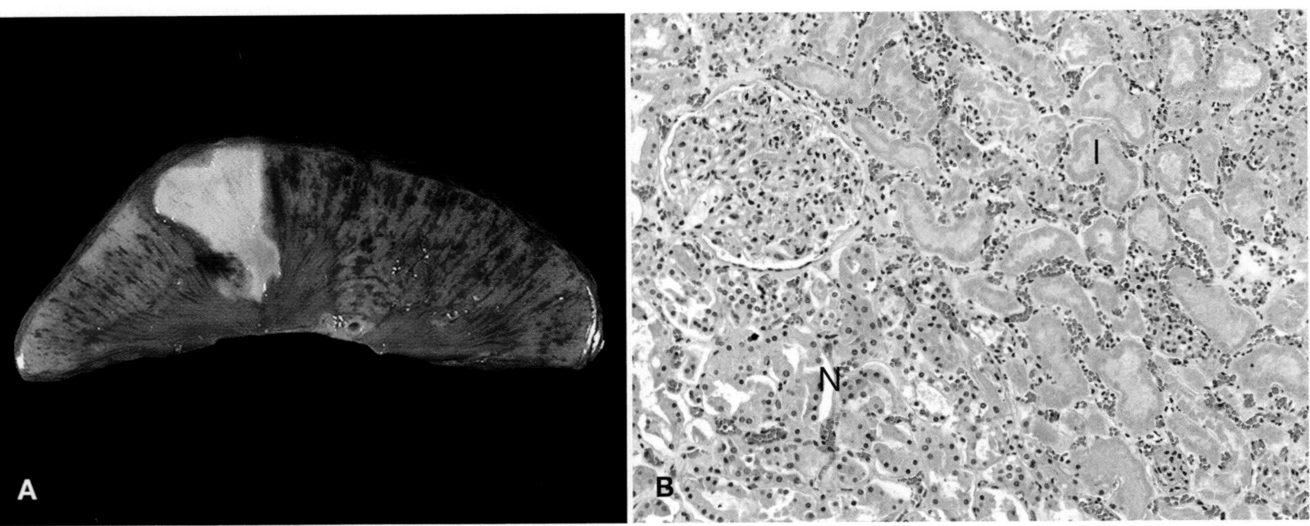

Figura 1-10

Necrosis coagulativa. **A**, infarto renal cuneiforme (amarillo) con preservación de los contornos. **B**, vista microscópica del borde del infarto, con células renales normales (N) y necróticas en el infarto (I). Las células necróticas muestran unos contornos preservados con pérdida de núcleos, y se observa un infiltrado inflamatorio (difícil de discernir a este aumento).

tectura tisular básica está preservada durante al menos unos días (Fig. 1-10). Los tejidos afectados adoptan una textura firme. Presumiblemente, la lesión desnaturaliza no sólo las proteínas estructurales, sino también las enzimas y, de este modo, bloquea la proteólisis de las células muertas; como consecuencia, pueden persistir células eosinofílicas anucleadas durante días a semanas. En último término, las células necróticas son eliminadas de los restos celulares por fagocitosis de los leucocitos infiltrantes y por la digestión de las células muertas llevada a cabo por las enzimas lisosómicas de los leucocitos. La necrosis coagulativa es característica de los **infartos** (áreas de necrosis isquémica) en todos los órganos sólidos excepto el cerebro.

La **necrosis liquefactiva** se observa en las infecciones bacterianas o, en ocasiones, fúngicas focales, porque los microbios estimulan la acumulación de células inflamatorias y las enzimas de los leucocitos digieren («licuan») el tejido. Por razones no del todo comprendidas, la muerte hipóxica de las células en el interior del sistema nervioso central con frecuencia provoca la necrosis liquefactiva (Fig. 1-11). Cualquiera que sea la patogenia, la liquefacción digiere completamente las células muertas, lo que da lugar a la transformación del tejido en una masa líquida viscosa. Si el proceso fue comenzado por una inflamación aguda, con frecuencia el material es una masa de color amarillo cremoso que se denomina **pus** (Capítulo 2).

Aunque la **necrosis gangrenosa** no constituye un patrón distintivo de la muerte celular, se sigue utilizando este término en la práctica clínica. Suele aplicarse a una extremidad, por lo general la pierna, que ha perdido su irrigación y ha sufrido una necrosis coagulativa que afecta a múltiples capas tisulares. Cuando se superpone una infección bacteriana, la necrosis coagulativa se modifica por una acción liquefactiva de las bacterias y los leucocitos atraídos (la denominada **gangrena húmeda**).

Se encuentra la **necrosis caseosa** muy frecuentemente en los focos de infección tuberculosa. El término «caseoso» (similar a queso) deriva del aspecto blanco amarillento friable de la zona de necrosis (Fig. 1-12). En el examen microscópico, el foco necrótico se muestra como una colección de células fragmentadas o lisadas con un aspecto granular amorfo. A diferencia de la necrosis coagulativa, la arquitectura tisular se halla completamente obliterada y no pueden discernirse los contornos celulares. La necrosis caseosa se rodea con frecuencia por un borde inflamatorio distintivo; este aspecto es característico de un foco de inflamación conocido como **granuloma** (Capítulo 2).

La **necrosis grasa**, término que se halla bien fijado en la jerga médica, hace referencia a áreas focales de destrucción grasa, que típicamente son consecuencia de la liberación de lipasas pancreáticas activadas al interior de la sustancia del páncreas y a la cavidad peritoneal. Esta situación se produce en la urgencia abdominal dramática conocida como pancreatitis aguda (Capítulo 17). En este trastorno, las enzimas pancreáticas que han escapado de las células acinares y de los conductos licuan las membranas de las células grasas en el peritoneo, y las lipasas parten los ésteres de triglicéridos contenidos en el interior de las células grasas. Los ácidos grasos liberados se combinan con el calcio y producen áreas de color blanco tiza visibles a simple vista (saponificación grasa), que permiten al cirujano y al anatomopatólogo identificar las lesiones (Fig. 1-13). En el

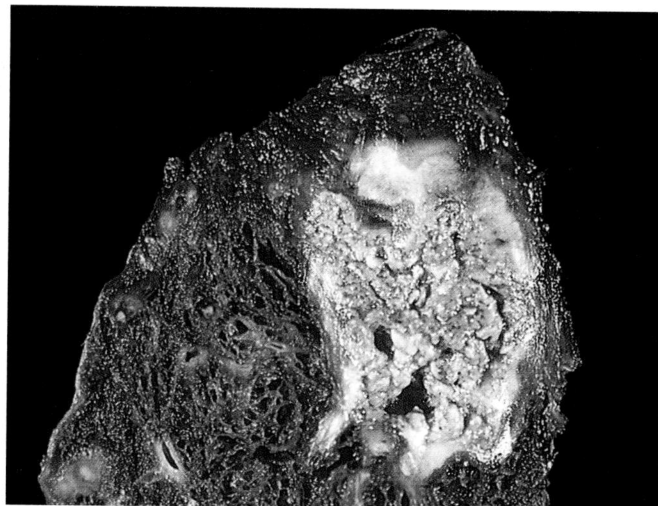

Figura 1-12

Necrosis caseosa. Pulmón tuberculoso con una gran zona de necrosis caseosa que contiene restos blanco-amarillentos parecidos al queso.

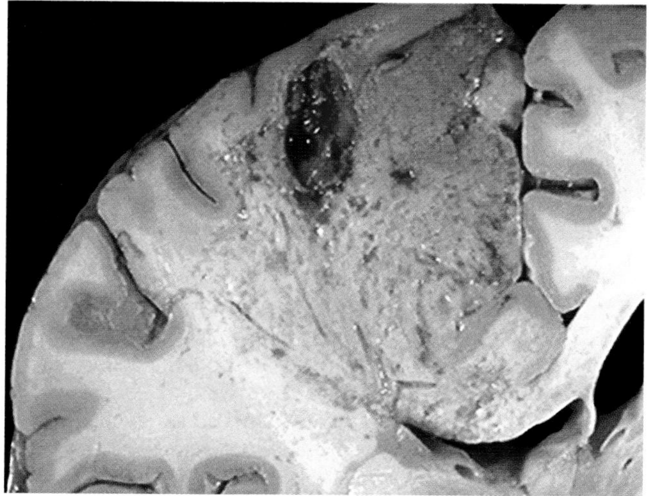

Figura 1-11

Necrosis liquefactiva. Infarto cerebral que muestra disolución del tejido.

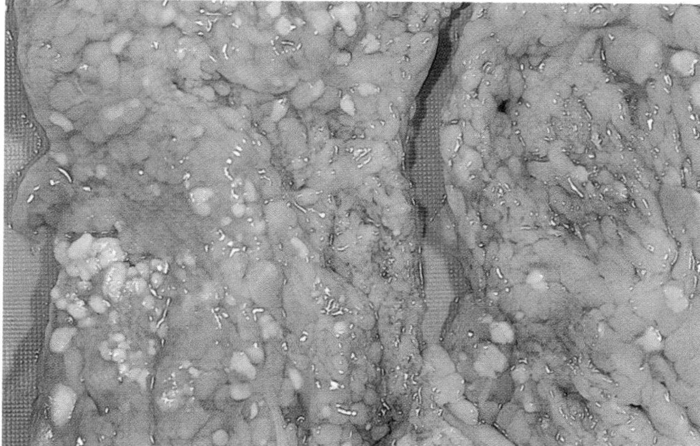

Figura 1-13

Necrosis grasa en la pancreatitis aguda. Las zonas de depósitos de color blanco tiza representan focos de necrosis grasa con formación de jabones de calcio (saponificación) en los sitios de degradación lipídica en el mesenterio.

examen histológico, los focos de necrosis contienen unos contornos sombreados de células grasas necróticas con depósitos de calcio basófilos, rodeados por una reacción inflamatoria.

La **necrosis fibrinoide** es una forma especial de necrosis observada generalmente en las reacciones inmunitarias que afectan a los vasos sanguíneos. Este patrón de necrosis es prominente cuando se depositan complejos de antígenos y anticuerpos en las paredes de las arterias. Los depósitos de estos «inmunocomplejos», junto con la fibrina que se ha escapado de los vasos, dan lugar a un aspecto rosa brillante y amorfo en las tinciones de H&E, denominado «fibrinoide» (parecido a la fibrina) por los anatomopatólogos (Fig. 1-14). En el Capítulo 5 se describen las enfermedades mediadas inmnunológicamente (p. ej., poliarteritis nudosa) en las que se observa este tipo de necrosis.

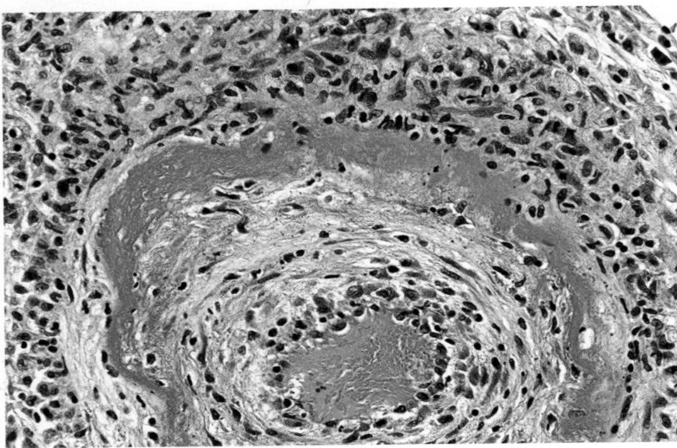

Figura 1-14

Necrosis fibrinoide en una arteria en un paciente con poliarteritis nudosa. La pared de la arteria muestra una zona circunferencial de necrosis de color rosa brillante con acumulación de proteínas e inflamación (núcleos oscuros de los neutrófilos).

La fuga de proteínas intracelulares a través de la membrana celular dañada y, en último término, a la circulación proporciona un medio para detectar la necrosis específica de un tejido por medio del empleo de muestras de sangre o de suero. El músculo cardíaco, por ejemplo, contiene una isoforma singular de la enzima creatina cinasa y de la proteína contráctil troponina, mientras que el epitelio de las vías biliares hepáticas contiene una isoforma termorresistente de la enzima fosfatasa alcalina, y los hepatocitos contienen transaminasas. La lesión irreversible y la muerte celular en estos tejidos se reflejan en un aumento de las concentraciones séricas de dichas proteínas, y la determinación de las concentraciones séricas se utiliza clínicamente para valorar el daño en estos tejidos.

Respuestas subcelulares a la lesión

Hasta ahora nos hemos centrado principalmente en el tejido en su totalidad o en la célula como unidad. Sin embargo, ciertos agentes y estímulos de estrés inducen alteraciones distintivas que afectan sólo a las organelas subcelulares. Aunque algunas de estas alteraciones se producen en la lesión letal aguda, otras se observan en formas crónicas de lesión celular, y otras son respuestas adaptativas. En esta sección describimos algunas de estas reacciones más comunes e interesantes.

Autofagia. El término autofagia hace referencia a la digestión lisosómica de los propios componentes celulares y contrasta con la *heterofagia*, en la que una célula (por lo general un macrófago) ingiere sustancias del medio exterior para su destrucción intracelular (Fig. 1-15). Se cree que la autofagia es un mecanismo de supervivencia en tiempos de carencia de nutrientes, de modo que la célula inane vive comiendo sus propios contenidos. En este proceso, las organelas intracelulares y las porciones de citosol son secuestradas, primero, a partir del citoplasma, en una *vacuola autofágica* formada de regiones libres de ribosomas del RE rugoso (RER). La vacuola se funde con los lisosomas para formar un *autofagolisosoma*, y los componentes celulares son digeridos por las enzimas lisosómicas. Varias proteínas que detectan la carencia de nutrientes dan comienzo a la autofagia. Si no se corrige este estado, la autofagia puede también señalizar la muerte celular por apoptosis, un modo de decir a una célula estresada o inane que ya no puede arreglárselas viviendo de sus propias organelas.

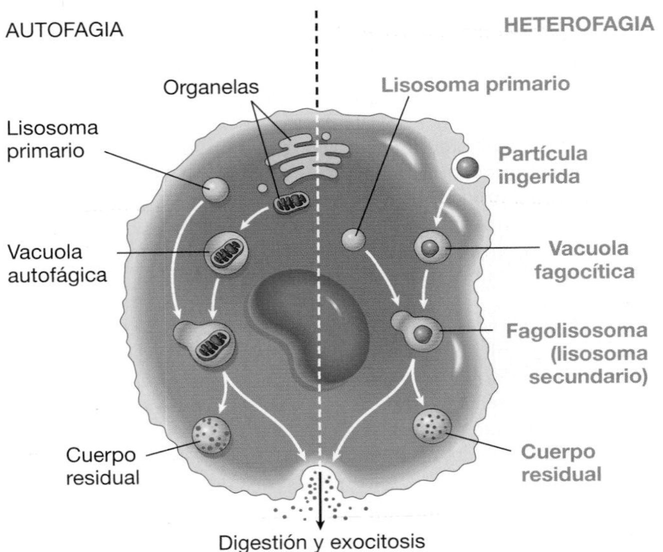

Figura 1-15

Autofagia (*derecha*) y heterofagia (*izquierda*). (Revisada de Fawcett DW: A Textbook of Histology, 11.ª ed. Filadelfia, WB Saunders, 1986, p 17.)

Las enzimas de los lisosomas pueden degradar la mayoría de las proteínas e hidratos de carbono, aunque algunos lípidos permanecen sin digerir. Los lisosomas con restos no digeridos pueden persistir en el interior de las células en forma de *cuerpos residuales* o pueden expulsarse. Los gránulos del *pigmento lipofuscina* representan material indigerible resultante de la peroxidación de lípidos mediada por radicales libres. Ciertos pigmentos indigeribles, como las partículas de carbono inhaladas de la atmósfera o el pigmento inoculado en tatuajes, pueden persistir en los fagolisosomas de los macrófagos durante décadas (descrito más adelante).

Los lisosomas son también depósitos en los que las células secuestran materiales que no pueden ser completamente degradados. Los *trastornos de almacenamiento lisosómico* hereditarios, causados por deficiencias en enzimas que degradan diversas macromoléculas, dan lugar a colecciones anormales de metabolitos intermedios en los lisosomas de las células por todo el organismo; las neuronas son especialmente susceptibles a sufrir una lesión letal por tales acumulaciones (Capítulo 7).

Inducción (hipertrofia) del RE liso. El RE liso (REL) se halla implicado en el metabolismo de varias sustancias químicas, y las células expuestas a estos productos químicos muestran hipertrofia del RE como respuesta adaptativa que puede tener importantes consecuencias funcionales. Por ejemplo, los barbitúricos son metabolizados en el hígado por el sistema oxidasa de función mixta del citocromo P-450 que se encuentra en el REL. El empleo prolongado de barbitúricos lleva a un estado de tolerancia, con una disminución de los efectos del fármaco y la necesidad de utilizar dosis cada vez mayores. Esta adaptación se debe a un mayor volumen (hipertrofia) del REL de los hepatocitos y a un aumento de la actividad enzimática P-450. Aunque se cree con frecuencia que la modificación mediada por P-450 es una «destoxificación», muchos compuestos se hacen *más* lesivos por este proceso; un ejemplo es el tetracloruro de carbono, que se describe más adelante. Además, los productos formados por este metabolismo oxidativo incluyen especies reactivas del oxígeno (ERO), que pueden lesionar la célula. Las células adaptadas a un fármaco tienen una mayor capacidad para metabolizar otros compuestos tratados por el mismo sistema. Así, si los pacientes que toman fenobarbital para la epilepsia aumentan su ingesta de alcohol, pueden tener concentraciones subterapéuticas de la medicación antiepiléptica por inducción del REL en respuesta al alcohol.

Alteraciones mitocondriales. Tal como se describe más adelante, la disfunción mitocondrial desempeña una función importante en la lesión celular aguda y en la muerte celular. No obstante, en algunas afecciones patológicas no letales puede haber alteraciones en el número, tamaño, forma y, presumiblemente, también en la función de las mitocondrias. Por ejemplo, en la hipertrofia celular hay un aumento en el número de mitocondrias en las células; a la inversa, las mitocondrias disminuyen en número durante la atrofia celular (probablemente por autofagia). Las mitocondrias pueden adoptar unas formas extraordinariamente grandes y anormales (*megamitocondrias*), como se observan en los hepatocitos en varias deficiencias nutricionales y en la hepatopatía alcohólica. En ciertas enfermedades metabólicas hereditarias del músculo esquelético, las *miopatías mitocondriales*, los defectos en el metabolismo mitocondrial se asocian con un mayor número de mitocondrias anormalmente grandes que contienen crestas anormales.

Anomalías citoesqueléticas. El citoesqueleto consta de filamentos de actina y de miosina, microtúbulos y diversas clases de filamentos intermedios; otras varias formas no polimerizadas y no filamentosas de proteínas contráctiles contribuyen también al andamiaje celular. El citoesqueleto es importante en muchas funciones celulares, que comprenden:

- Transporte intracelular de organelas y moléculas.
- Mantenimiento de una arquitectura celular básica (p. ej., polaridad celular, distinguiendo el arriba y el abajo).
- Transmisión de las señales célula-célula y célula-matriz extracelular al núcleo.
- Mantenimiento de fuerza mecánica para la integridad tisular.
- Movilidad celular.
- Fagocitosis.

Las células y los tejidos responden a los diferentes tipos de estrés medioambiental (p. ej., estrés por cizallamiento o aumento de presiones en el corazón) remodelando de modo constante su andamiaje intracelular. Se producen anomalías del citoesqueleto en una variedad de estados patológicos. Estas anomalías pueden manifestarse por un aspecto y funcionamiento anormales de la célula (miocardiopatía hipertrófica; Capítulo 11), movimientos aberrantes de las organelas intracelulares, locomoción celular defectuosa, o acumulaciones intracelulares de material fibrilar como en la hepatopatía alcohólica (Capítulo 16). Las perturbaciones en la organización de los *microtúbulos* pueden causar esterilidad al inhibir la motilidad de los espermatozoides, así como un movimiento ciliar defectuoso de los cilios del epitelio respiratorio, lo que da lugar a infecciones crónicas debido a una eliminación defectuosa de las bacterias inhaladas (*síndrome de Kartagener, o de cilios inmóviles*). Los microtúbulos son también esenciales para la migración y fagocitosis de los leucocitos. Los fármacos que previenen la polimerización de los microtúbulos (p. ej., colchicina) son útiles para el tratamiento de la gota, en la que los síntomas se deben al movimiento de los macrófagos hacia los cristales de urato con los posteriores intentos frustrados en la fagocitosis e inflamación. Dado que los microtúbulos forman el huso mitótico, los fármacos que se unen a los microtúbulos (p. ej., alcaloides de la vinca) son también antiproliferativos y pueden, por consiguiente, ser útiles como agentes antitumorales.

RESUMEN

Alteraciones subcelulares en la lesión celular: efectos de los agentes lesivos sobre las organelas y componentes celulares

Algunas formas de lesión celular afectan a organelas particulares y tienen manifestaciones singulares.

- *Autofagia*: en las células con carencia de nutrientes, las organelas se hallan encerradas en vacuolas que se fusionan con los lisosomas. Las organelas son digeridas pero en algunos casos permanece pigmento indigerible (p. ej., lipofuscina).
- *Hipertrofia del REL*: las células expuestas a las toxinas que son metabolizadas en el REL muestran hipertrofia del RE, mecanismo compensador para aumentar al máximo la eliminación de toxinas.
- *Alteraciones mitocondriales*: se observan cambios en el número, tamaño y forma de las mitocondrias en diversas adaptaciones y respuestas a la lesión crónica.
- *Alteraciones citoesqueléticas*: algunos fármacos y toxinas interfieren en el ensamblaje y funciones de los filamentos citoesqueléticos o dan lugar a acumulaciones anormales de filamentos.

MECANISMOS DE LESIÓN CELULAR

Después de la descripción de las causas de lesión y necrosis celulares y sus correlatos morfológicos y funcionales, describimos con más detalle la base molecular de la lesión celular, y a continuación se ilustran los principios importantes con unos ejemplos seleccionados de tipos comunes de lesión. Los mecanismos bioquímicos que vinculan cualquier lesión con las manifestaciones celulares y tisulares resultantes son complejos, interconectados y entretejidos con muchas vías metabólicas intracelulares. Por consiguiente, con frecuencia es difícil localizar con exactitud alteraciones moleculares específicas causadas por una lesión particular. No obstante, varios principios generales son relevantes en la mayoría de las formas de lesión celular:

- *La respuesta celular a los estímulos lesivos depende del tipo, duración e intensidad de la lesión.* Así, unas dosis bajas de toxinas o una breve duración de la isquemia puede llevar a lesión celular reversible, mientras que unas dosis de toxinas mayores o unos intervalos isquémicos más prolongados pueden dar lugar a una lesión irreversible y muerte celular.
- *Las consecuencias de un estímulo lesivo dependen del tipo, estado, adaptabilidad y composición genética de la célula lesionada.* La misma lesión tiene desenlaces muy diferentes dependiendo del tipo celular; así, el músculo esquelético estriado de la pierna se acomoda a la isquemia completa durante 2 a 3 horas sin lesión irreversible, mientras que el músculo cardíaco muere después de sólo 20 a 30 minutos. El estado nutricional (u hormonal) también puede ser importante; claramente, un hepatocito repleto de glucógeno tolera la isquemia mucho mejor que uno que acaba de quemar su última molécula de glucosa. También puede ser importante la diversidad determinada genéticamente en las vías metabólicas. Por ejemplo, cuando se exponen a la misma dosis de una toxina, los individuos que heredan variantes en los genes que codifican el citocromo P-450 pueden catabolizar la toxina a diferentes velocidades, lo que lleva a desenlaces diferentes. En la actualidad se llevan a cabo grandes esfuerzos para comprender la función de los polimorfismos genéticos en las respuestas a los fármacos y toxinas y en la susceptibilidad a la enfermedad. El estudio de tales interacciones se denomina farmacogenómica.
- *La lesión celular es la consecuencia de anomalías funcionales y bioquímicas en uno o más de varios componentes celulares esenciales* (Fig. 1-16). Las dianas más importantes de los estímulos lesivos son: 1) las mitocondrias, los sitios de generación de ATP; 2) las membranas celulares, de las que depende la homeostasia iónica y osmótica de la célula y de sus organelas; 3) la síntesis de proteínas; 4) el citoesqueleto, y 5) el aparato genético de la célula.

Depleción de ATP

El ATP, el depósito de energía de la célula, está producido principalmente por la fosforilación oxidativa de la adenosina difosfato (ADP) durante la reducción del oxígeno en el sistema de transporte de electrones de las mitocondrias. Además, la vía glucolítica puede generar ATP en ausencia de oxígeno utilizando glucosa derivada de la circulación o de la hidrólisis del glucógeno intracelular. Las principales causas de depleción de ATP son un menor aporte de oxígeno y nutrientes, daño mitocondrial, y las acciones de algunas toxinas (p. ej., cianuro). Los tejidos con una mayor capacidad glucolítica (p. ej., el hígado) son capaces también de sobrevivir mejor a la pérdida de oxígeno y a la menor fosforilación oxidativa que los tejidos con capacidad limitada para la glucólisis (p. ej., el cerebro). Se requiere fosfato de alta energía en forma de ATP para la práctica totalidad de los procesos sintéticos y degradativos en el interior de la célula, como son el transporte a través de la membrana, síntesis de proteínas, lipogénesis y las reacciones de desacilación-reacilación necesarias para el recambio de fosfolípidos. *La depleción de ATP a menos del 5 al 10% de los niveles normales tiene efectos generalizados sobre muchos sistemas celulares críticos* (Fig. 1-17).

- Se produce una disminución de la actividad de la *bomba de sodio dependiente de energía de la membrana plasmática,* lo que da lugar a una acumulación intracelular de sodio y a la salida de potasio. La ganancia neta de soluto se acompaña de ganancia isoosmótica de agua, lo que origina una *hinchazón celular* y la dilatación del RE.

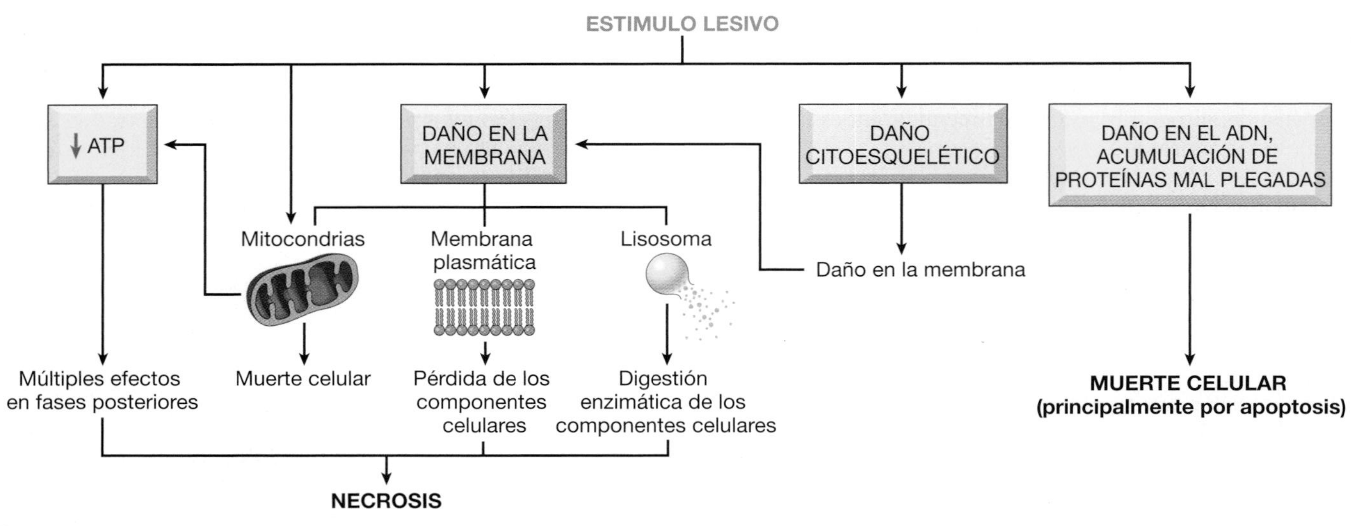

Figura 1-16

Principales sitios celulares y bioquímicos de daño en la lesión celular. Obsérvese que la pérdida de adenosina trifosfato (ATP) da lugar, primero, a una lesión reversible (no mostrada) y culmina en necrosis. El daño mitocondrial puede llevar a una lesión reversible y muerte por necrosis o apoptosis.

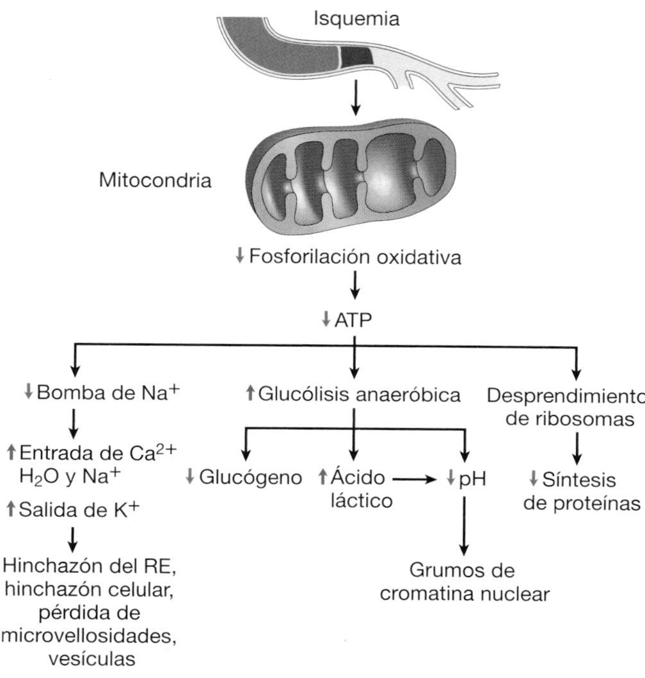

Figura 1-17

Consecuencias funcionales y morfológicas iniciales de la disminución de adenosina trifosfato (ATP) durante la lesión celular. RE, retículo endoplásmico.

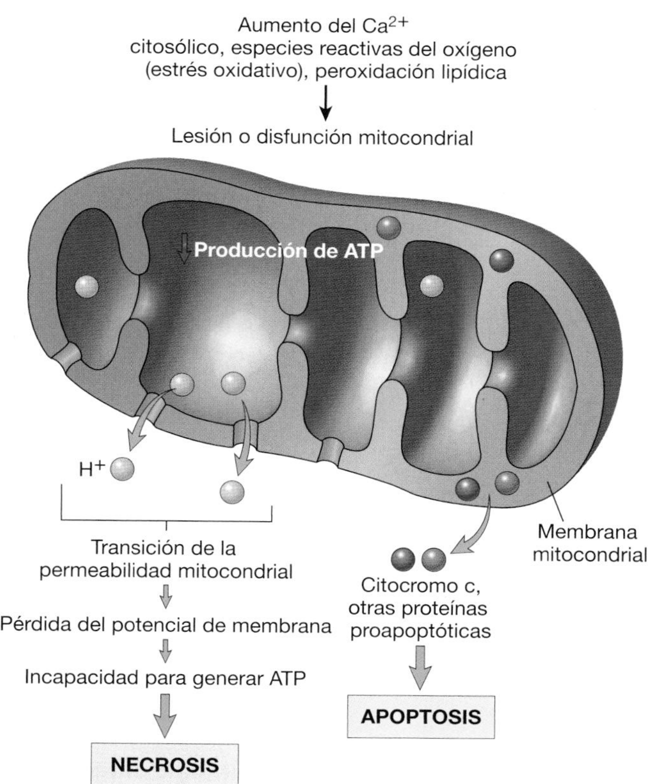

Figura 1-18

Consecuencias de la disfunción mitocondrial, que culmina en la muerte celular por necrosis o apoptosis. ATP, adenosina trifosfato.

- Hay un *aumento* compensador *en la glucólisis anaeróbica* con el fin de mantener las fuentes de energía de la célula. Como consecuencia, se consumen rápidamente los depósitos intracelulares de glucógeno, y se acumula ácido láctico, lo que lleva a una disminución del pH intracelular y a una menor actividad de muchas enzimas celulares.
- El *fracaso de la bomba de Ca^{2+}* lleva a entrada de Ca^{2+}, con efectos dañinos sobre numerosos componentes celulares, que se describen más adelante.
- La depleción de ATP prolongada o empeorada causa *desestructuración del aparato sintético de proteínas*, que se manifiesta en forma de desprendimiento de los ribosomas del retículo endoplásmico rugoso (RER) y disociación de polisomas en monosomas, con la consiguiente reducción en la síntesis de proteínas. En último término, hay un daño irreversible en las membranas mitocondriales y lisosómicas, y la célula sufre necrosis.

Daño mitocondrial

Las mitocondrias son los abastecedores celulares de la energía que sostiene la vida en forma de ATP, pero son también participantes críticos en la lesión y muerte celulares. Las mitocondrias pueden ser lesionadas por aumentos del Ca^{2+} citosólico, especies reactivas del oxígeno (que se describen más adelante), y privación de oxígeno, y son, por ende, sensibles a prácticamente todos los tipos de estímulos lesivos, incluidas la hipoxia y las toxinas. Hay dos consecuencias importantes del daño mitocondrial (Fig. 1-18):

- El daño mitocondrial da lugar con frecuencia a la formación de un conducto de alta conductancia en la membrana mitocondrial, denominado poro de transición de permeabilidad mitocondrial. La apertura de este conducto lleva a la pérdida del potencial de membrana mitocondrial y a cambios de pH, lo que da lugar al *fracaso de la fosforilación oxidativa y a la depleción progresiva de ATP*, culminando en necrosis de la célula.
- Las mitocondrias contienen también varias proteínas que son capaces de activar vías apoptóticas, incluido el citocromo *c* (la principal proteína implicada en el transporte de electrones). La mayor permeabilidad de la membrana mitocondrial puede dar lugar a la fuga de estas proteínas al citosol y *muerte por apoptosis*. Así, el citocromo *c* desempeña una doble función en la supervivencia y muerte celulares; en su localización normal en el interior de las mitocondrias, es esencial para la generación de energía y la vida de la célula, pero cuando las mitocondrias resultan dañadas de modo tan intenso que se produce la fuga del citocromo *c*, dan la señal a las células para que se mueran.

Aflujo de calcio

El calcio libre en el citosol se halla mantenido normalmente por transportadores de calcio dependientes de ATP a concentraciones que son hasta 10.000 veces más bajas que la concentración del calcio extracelular o del calcio intracelular secuestrado en las mitocondrias y el RE. La isquemia y ciertas toxinas causan un aumento de la concentración de calcio citosólico, inicialmente por liberación de Ca^{2+} de los depósitos intracelulares, y posteriormente como consecuencia de un aumento de la entra-

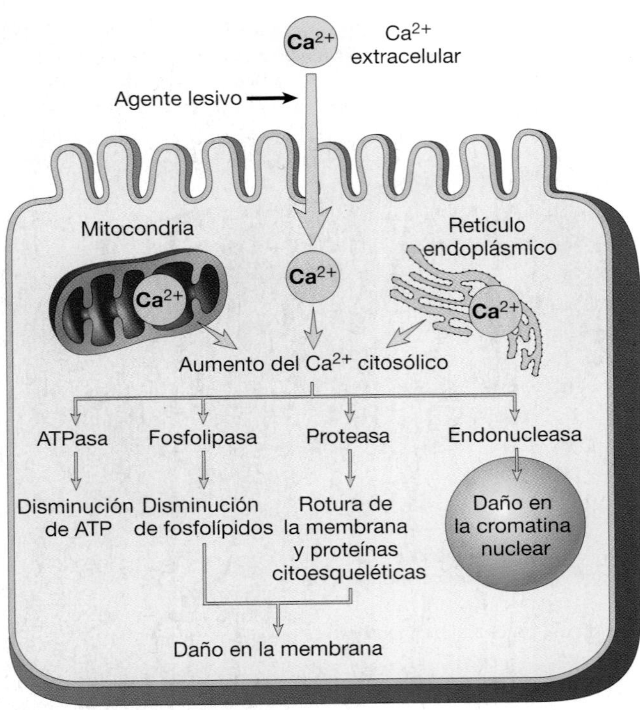

Figura 1-19

Orígenes y consecuencias del aumento de calcio citosólico en la lesión celular. ATP, adenosina trifosfato; ATPasa, adenosina trifosfatasa.

da a través de la membrana plasmática. *El aumento del Ca^{2+} activa numerosas enzimas*, con efectos celulares potencialmente perjudiciales (Fig. 1-19). Estas enzimas incluyen fosfolipasas (que causan daño en las membranas), proteasas (que rompen proteínas de las membranas y citoesqueléticas), endonucleasas (que son responsables de la fragmentación del ADN y de la cromatina) y adenosina trifosfatasas (ATPasas; acelerando así la depleción de ATP). El aumento en las concentraciones de Ca^{2+} intracelular da lugar también a la inducción de la apoptosis, por activación directa de caspasas y aumentando la permeabilidad mitocondrial. La importancia del Ca^{2+} en la lesión celular fue establecida por el hallazgo de que la depleción de Ca^{2+} extracelular retrasa la muerte celular después de la hipoxia y de la exposición a algunas toxinas.

Acumulación de radicales libres derivados del oxígeno (estrés oxidativo)

Los radicales libres son especies químicas con un único electrón no pareado en una órbita externa. Tales estados químicos son extraordinariamente inestables y reaccionan fácilmente con sustancias químicas inorgánicas y orgánicas; al ser generados en las células atacan ávidamente los ácidos nucleicos así como una variedad de proteínas y de lípidos celulares. Además, los radicales libres dan comienzo a reacciones autocatalíticas; las moléculas que reaccionan con radicales libres son convertidas a su vez en radicales libres, propagando de este modo la cadena de daño. Las *especies reactivas del oxígeno* (ERO) son un tipo de radical libre derivado del oxígeno cuya función en la lesión celular está bien establecida. Son producidas normalmente en las células durante la respiración mitocondrial y la generación de energía, pero son degradadas y eliminadas por los sistemas de defensa celular. Cuando aumenta la producción de ERO o los sistemas de limpieza son inefectivos, el resultado es un exceso de estos radicales libres, lo que lleva a un estado denominado *estrés oxidativo*. La lesión celular en muchas circunstancias implica daño por radicales libres; estas situaciones incluyen la isquemia-reperfusión (descrita más adelante), lesión por agentes químicos y radiación, toxicidad por oxígeno y otros gases, envejecimiento celular, destrucción microbiana por las células fagocíticas, y lesión celular causada por las células inflamatorias.

La acumulación de radicales libres viene determinada por las velocidades de producción y de eliminación (Fig. 1-20).

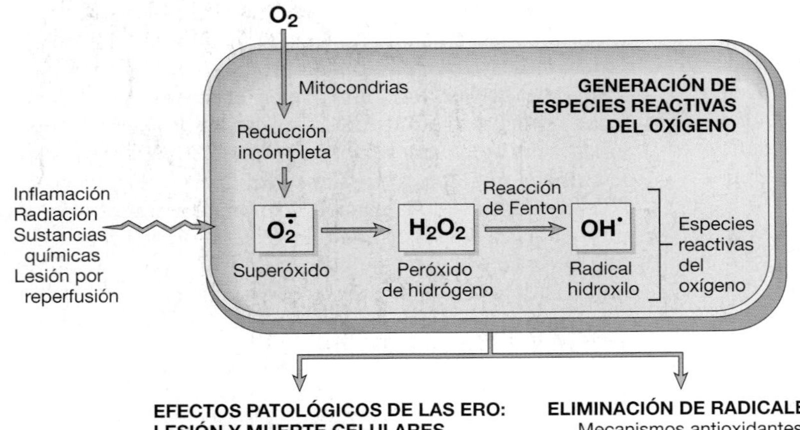

Figura 1-20

Papel de las especies reactivas del oxígeno (ERO) en la lesión celular. El O_2 se convierte en superóxido ($O_2^{\bar{\cdot}}$) por enzimas oxidativas en el retículo endoplásmico, mitocondrias, membrana plasmática, peroxisomas y citosol. El $O_2^{\bar{\cdot}}$ se convierte a H_2O_2 por dismutación y, de éste, a $OH^{\bullet}$ por la reacción de Fenton catalizada por Cu^{2+}/Fe^{2+}. El H_2O_2 deriva también directamente de oxidasas en los peroxisomas (no mostrado). Tampoco se muestra otro radical libre potencialmente lesivo, el oxígeno atómico. El daño resultante por radicales libres en los lípidos (por peroxidación), proteínas y ácido desoxirribonucleico (ADN) lleva a diversas formas de lesión celular. Las principales enzimas antioxidantes son la superóxido dismutasa (SOD), catalasa y glutatión peroxidasa.

Varias reacciones son responsables de la *generación de radicales libres.*

- Las reacciones de reducción-oxidación (redox) que se producen durante el metabolismo mitocondrial. Durante la respiración normal, por ejemplo, el oxígeno molecular es reducido secuencialmente en las mitocondrias al añadir cuatro electrones para generar agua. En este proceso se generan pequeñas cantidades de especies intermedias tóxicas por la reducción parcial del oxígeno; en éstas se incluyen los radicales superóxido ($O_2^{\bar{\bullet}}$), peróxido de hidrógeno (H_2O_2), y $OH^{\bullet}$. Los metales de transición como cobre y hierro también aceptan o donan electrones libres durante ciertas reacciones intracelulares y catalizan así la formación de radicales libres, como en la reacción de Fenton ($Fe^{2+} + H_2O_2 \rightarrow Fe^{3+} + OH^{\bullet} + OH^{-}$).
- La absorción de energía radiante (p. ej., luz ultravioleta, rayos X). La radiación ionizante puede hidrolizar el agua en radicales libres de hidroxilo ($OH^{\bullet}$) e hidrógeno ($H^{\bullet}$).
- El metabolismo enzimático de sustancias químicas exógenas (p. ej., tetracloruro de carbono; v. más adelante).
- Inflamación, porque los radicales libres son producidos por los leucocitos que penetran en los tejidos (v. Capítulo 2).
- El óxido nítrico (NO), mediador químico importante sintetizado normalmente por una variedad de tipos celulares (Capítulo 2), puede actuar como radical libre o puede ser convertido a especies de nitrito muy reactivas.

Las células han desarrollado muchos *mecanismos para eliminar los radicales libres* y de este modo reducir al mínimo la lesión. Los radicales libres son inherentemente inestables y se descomponen espontáneamente. Hay también varios sistemas enzimáticos y no enzimáticos que contribuyen a la inactivación de las reacciones de los radicales libres (v. Fig. 1-20).

- La velocidad de descomposición espontánea se ve significativamente aumentada por la acción de superóxido dismutasas (SOD) que se encuentran en muchos tipos celulares (que catalizan la reacción $2O_2^{\bar{\bullet}}\ 2H \rightarrow H_2O_2 + O_2$).
- La glutatión (GSH) peroxidasa protege también frente a la lesión al catalizar el desdoblamiento de radicales libres: $2OH^{\bullet} + 2GSH \rightarrow 2H_2O + GSSG$ (homodímero de glutatión). El cociente intracelular entre glutatión oxidado (GSSG) y glutatión reducido (GSH) es un reflejo del estado oxidativo de la célula y un aspecto importante de la capacidad celular para catabolizar radicales libres.
- La catalasa, presente en los peroxisomas, dirige la degradación de peróxido de hidrógeno ($2H_2O_2 \rightarrow O_2 + 2H_2O$).
- Los antioxidantes endógenos o exógenos (p. ej., vitaminas E, A y C y el β-caroteno) pueden bloquear la formación de radicales libres o limpiarlos una vez se han formado.
- Tal como se ha mencionado anteriormente, el *hierro* y el *cobre* pueden catalizar la formación de ERO. Las concentraciones de estos metales reactivos se reducen por unión de los iones a las proteínas de almacenamiento y transporte (p. ej., transferrina, ferritina, lactoferrina y ceruloplasmina), disminuyendo de este modo la formación de ERO.

Las ERO tienen muy diversos efectos sobre las células y han sido implicadas incluso en la activación de células por una variedad de estímulos fisiológicos. Sin embargo, tres reacciones son particularmente relevantes en relación con la *lesión celular mediada por radicales libres* (v. Fig. 1-20):

- *Peroxidación lipídica de las membranas.* Los enlaces dobles en los lípidos poliinsaturados de la membrana son vulnerables al ataque por los radicales libres derivados del oxígeno. Las interacciones de los radicales con los lípidos producen peroxidasas, que son inestables y reactivas, y a continuación se produce una reacción autocatalítica en cadena.
- *Enlaces entre proteínas.* Los radicales libres promueven los enlaces cruzados de las proteínas por mediación de sulfhidrilos, lo que da lugar a un aumento de la degradación o de pérdida de la actividad enzimática. Las reacciones de los radicales libres pueden también causar de modo directo fragmentación polipeptídica.
- *Fragmentación del ADN.* Las reacciones de los radicales libres con la timina en el ADN nuclear y mitocondrial producen roturas en las cadenas sencillas. Se ha implicado este daño del ADN en la muerte, envejecimiento y transformación maligna de las células.

Defectos en la permeabilidad de la membrana

Una pérdida temprana de la permeabilidad de la membrana selectiva que lleva, en último término, a un daño de la membrana manifiesto es una característica consistente de la mayoría de las formas de lesión celular (excepto la apoptosis). La membrana plasmática puede resultar dañada por isquemia, diversas toxinas microbianas, componentes líticos del complemento y una variedad de agentes físicos y químicos. Varios mecanismos bioquímicos pueden contribuir al daño en la membrana (Fig. 1-21):

- *Disminución de la síntesis de fosfolípidos.* La producción de fosfolípidos en las células puede verse reducida cuando se produce una disminución de las concentraciones de ATP, lo que lleva a una disminución de las actividades enzimáticas dependientes de energía. La menor síntesis de fosfolípidos puede afectar a todas las membranas celulares,

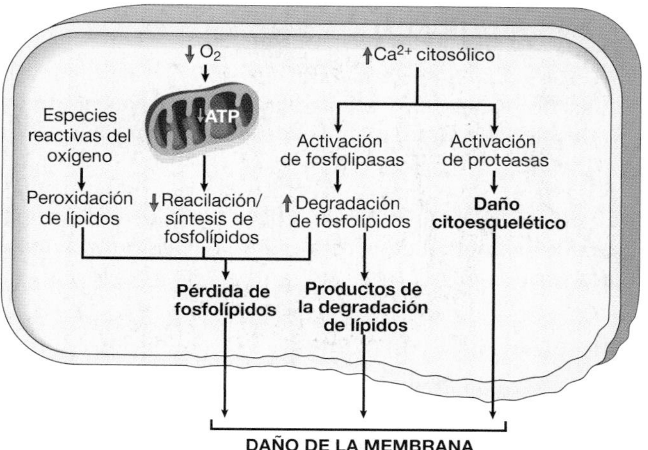

Figura 1-21

Mecanismos del daño de la membrana en la lesión celular. La disminución de O_2 y el aumento del Ca^{2+} citosólico se observan típicamente en la isquemia, pero pueden acompañar a otras formas de lesión celular. Las especies reactivas del oxígeno, que con frecuencia se producen en la reperfusión de los tejidos isquémicos, causan también daño en la membrana (no mostrado).

incluidas las propias mitocondrias, exacerbando así la pérdida de ATP.

- *Aumento de la degradación de fosfolípidos.* La lesión celular intensa se asocia con un aumento de la degradación de los fosfolípidos de la membrana debido, probablemente, a activación de fosfolipasas endógenas por un aumento de las concentraciones de Ca^{2+} citosólico.
- *ERO.* Los radicales libres del oxígeno causan lesión en las membranas celulares por peroxidación de lípidos; descrito anteriormente.
- *Anomalías citoesqueléticas.* Los filamentos citoesqueléticos sirven como anclas que conectan la membrana plasmática al interior de la célula. La activación de proteasas por un aumento del Ca^{2+} citosólico puede causar daño en los elementos citoesqueléticos.
- *Productos de la degradación de los lípidos.* Comprenden ácidos grasos libres no esterificados, acil carnitina y lisofosfolípidos, productos catabólicos que se sabe que se acumulan en las células lesionadas como consecuencia de la degradación de los fosfolípidos. Tienen un efecto detergente sobre las membranas. También se insertan en el interior de la bicapa lipídica de la membrana o se intercambian con fosfolípidos de la membrana, pudiendo producir cambios en la permeabilidad y alteraciones electrofisiológicas.

Los sitios más importantes de daño de la membrana durante la lesión celular son la membrana mitocondrial, la membrana plasmática y las membranas de los lisosomas.

- *Daño en la membrana mitocondrial.* Tal como se ha descrito anteriormente, el daño en las membranas mitocondriales da lugar a una menor producción de ATP, que culmina en necrosis, y liberación de proteínas que desencadenan la muerte apoptótica.
- *Daño en la membrana plasmática.* El daño en la membrana plasmática lleva a la pérdida del equilibrio osmótico y la entrada de líquidos e iones, así como a la pérdida de los contenidos celulares. También puede producirse en las células una fuga de metabolitos que son vitales para la reconstitución de ATP, disminuyendo más aún los depósitos de energía.
- La *lesión de las membranas lisosómicas* da lugar a la fuga de las enzimas al citoplasma y activación de las hidrolasas ácidas en el pH ácido intracelular de la célula lesionada (p. ej., isquémica). Los lisosomas contienen RNasas, DNasas, proteasas, glucosidasas y otras enzimas. La activación de estas enzimas lleva a la digestión enzimática de los componentes celulares y las células mueren por necrosis.

Daño en el ADN y proteínas

Las células tienen mecanismos que reparan el daño en el ADN, pero si éste es demasiado intenso como para ser corregido (p. ej., después de una lesión por radiación o estrés oxidativo), la célula inicia su programa de suicidio y muere por apoptosis. Se desencadena una reacción similar por unas proteínas plegadas de modo inapropiado, que puede ser el resultado de mutaciones hereditarias o de desencadenantes externos, como radicales libres. Dado que estos mecanismos de lesión celular causan típicamente apoptosis, se describen más adelante en este capítulo.

RESUMEN

Mecanismos de la lesión celular

- *Depleción de ATP*: fracaso de las funciones dependientes de energía → lesión reversible → necrosis.
- *Daño mitocondrial*: depleción de ATP → fracaso de las funciones celulares dependientes de energía → en último termino, necrosis; en algunas condiciones, fuga de las proteínas, lo que causa apoptosis.
- *Aflujo de calcio*: activación de enzimas que dañan los componentes celulares y pueden también desencadenar la apoptosis.
- *Acumulación de especies reactivas del oxígeno*: modificación covalente de las proteínas, lípidos y ácidos nucleicos celulares.
- *Aumento de la permeabilidad de las membranas celulares*: puede afectar a la membrana plasmática, membranas lisosómicas, membranas mitocondriales; culmina típicamente en necrosis.
- *Acumulación de ADN dañado y de proteínas mal plegadas*: desencadena apoptosis.

EJEMPLOS DE LESIÓN CELULAR Y DE NECROSIS

Para ilustrar la evolución y los mecanismos bioquímicos de la lesión celular, concluimos con algunos ejemplos de lesión celular reversible y de necrosis observados comúnmente.

Lesión isquémica e hipóxica

La isquemia, o disminución del flujo sanguíneo en un tejido, es la causa más común de lesión celular en la medicina clínica. En contraste con la hipoxia, en la que puede continuar la generación de energía por glucólisis anaerobia (aunque menos eficientemente que por las vías oxidativas), la isquemia compromete también la liberación de sustratos para la glucólisis. En consecuencia, cesa también la generación de energía anaeróbica en los tejidos isquémicos después de que se hayan agotado los sustratos potenciales o cuando la glucólisis sea inhibida por la acumulación de metabolitos que normalmente podrían ser eliminados por el flujo sanguíneo. Por consiguiente, *la isquemia lesiona los tejidos más deprisa que la hipoxia*. Los cambios bioquímicos y estructurales en las células carentes de oxígeno se han descrito en detalle anteriormente y más adelante se recapitula la secuencia de los acontecimientos.

La anomalía bioquímica fundamental en las células hipóxicas que lleva a lesión celular es una menor generación intracelular de ATP, como consecuencia de un menor aporte de oxígeno. Como se describió anteriormente, la pérdida de ATP lleva al *fracaso de muchos sistemas celulares dependientes de energía que incluyen*: 1) las *bombas iónicas* (que lleva a la hinchazón celular y entrada de Ca^{2+}, con sus consecuencias perjudiciales); 2) *agotamiento de los depósitos de glucógeno*, que se manifiesta histológicamente por una menor tinción de los hidratos de carbono (p. ej., por la tinción del ácido peryódico de Schiff), con acumulación de ácido láctico, lo que disminuye el pH intracelular, y 3) *reducción en la síntesis de proteínas*.

Las consecuencias funcionales pueden ser graves en este estadio. Por ejemplo, el músculo cardíaco cesa de contraerse a los 60 segundos de oclusión coronaria. Sin embargo, la pérdida de contractilidad no significa la muerte celular. Si continúa la hipoxia, el empeoramiento de la disminución de ATP causa un mayor deterioro, con pérdida de las microvellosidades y formación de «vesículas» (v. Fig. 1-9). En este momento, la totalidad de la célula y sus organelas (mitocondrias, RE) se hallan acusadamente hinchadas, con aumento en las concentraciones de agua, sodio y cloruro y una menor concentración de potasio. *Si se restablece el oxígeno, todas estas alteraciones son reversibles.*

En caso de persistir la isquemia, se produce a continuación una lesión irreversible y necrosis. La lesión irreversible se asocia con una intensa hinchazón de las mitocondrias, daño extenso en las membranas plasmáticas e hinchazón de los lisosomas (v. Fig. 1-9). Puede producirse una entrada masiva de calcio al interior celular. La muerte es, principalmente, por necrosis, pero también puede contribuir a ella la apoptosis; la vía apoptótica se activa probablemente por liberación de moléculas proapoptóticas a partir de las mitocondrias con fugas. Los componentes celulares se degradan progresivamente y se produce una fuga generalizada de las enzimas celulares al espacio extracelular. Por último, las células muertas pueden llegar a ser sustituidas por grandes masas compuestas de fosfolípidos en forma de figuras de mielina. Éstas son luego fagocitadas por los leucocitos o degradadas aún más a ácidos grasos que pueden llegarse a calcificar.

Lesión por isquemia-reperfusión

Si las células resultan lesionadas de modo reversible, el restablecimiento del flujo sanguíneo puede dar lugar a la restauración celular. Sin embargo, bajo ciertas circunstancias, la restitución del flujo de sangre a unos tejidos isquémicos, pero por lo demás viables, da lugar, paradójicamente, a una lesión exacerbada y acelerada. Como consecuencia, los tejidos sufren la pérdida de células *además de las que se encuentran dañadas irreversiblemente al final del episodio isquémico.* Esta lesión, denominada *lesión por isquemia-reperfusión*, es un proceso clínicamente importante que puede contribuir de modo significativo al daño tisular en los infartos miocárdico y cerebral.

Varios mecanismos pueden dar cuenta de la exacerbación de la lesión celular como consecuencia de la reperfusión en los tejidos isquémicos:

- Puede iniciarse un nuevo daño durante la reoxigenación por aumento de la generación de *ERO* a partir de las células parenquimatosas y endoteliales, y de los leucocitos infiltrantes. Cuando aumenta el aporte de oxígeno, puede haber un aumento correspondiente en la producción de ERO, especialmente porque el daño mitocondrial lleva a una reducción incompleta del oxígeno, y por la acción de las oxidasas de los leucocitos, células endoteliales o células parenquimatosas. Los mecanismos de defensa celular antioxidante también pueden hallarse comprometidos por isquemia, favoreciendo así la acumulación de radicales libres.
- La lesión isquémica se asocia con *inflamación*, que puede aumentar con la reperfusión debido a un mayor aflujo de leucocitos y proteínas plasmáticas. Los productos de los leucocitos activados pueden causar una mayor lesión tisular (capítulo 2). La activación del *sistema del complemento* puede contribuir también a la lesión por isquemia-reperfusión. Algunos anticuerpos tienen propensión a depositarse en los tejidos isquémicos por razones desconocidas, y cuando se reanuda el flujo sanguíneo, las proteínas del complemento se unen a los anticuerpos depositados, son activadas y se exacerba la lesión celular y la inflamación.

Lesión química (tóxica)

Las sustancias químicas inducen la lesión celular por uno de dos mecanismos generales.

- *Algunos productos químicos actúan directamente combinándose con un componente molecular u organela celular crítica.* Por ejemplo, en la intoxicación por cloruro de mercurio, el mercurio se une a los grupos sulfhidrilo de diversas proteínas de la membrana celular inhibiendo del transporte dependiente de ATP y aumentando la permeabilidad de la membrana. Muchos agentes quimioterápicos antineoplásicos inducen también daño celular por efectos citotóxicos directos. En tales casos, *el mayor daño es el sufrido por las células que utilizan, absorben, excretan o concentran el compuesto.*
- *Otras muchas sustancias químicas que intrínsecamente no son biológicamente activas han de ser convertidas primero a metabolitos tóxicos reactivos que, a continuación, actúan sobre las células diana.* Esta modificación suele llevarse a cabo generalmente por las oxidasas de función mixta P-450 en el retículo endoplásmico liso del hígado y de otros órganos. Aunque los metabolitos podrían causar daño en la membrana y lesión celular por unirse de modo covalente directo a las proteínas y lípidos, el mecanismo de lesión celular más importante implica la formación de radicales libres. El *tetracloruro de carbono* (CCl_4, utilizado ampliamente en la industria de la limpieza en seco pero prohibido en la actualidad) y el analgésico *paracetamol* pertenecen a esta categoría. El CCl_4, por ejemplo, es convertido al radical libre tóxico $CCl_3^{\bullet}$, principalmente en el hígado. Los radicales libres causan peroxidación autocatalítica de los fosfolípidos membranarios, con una rápida degradación del RE. Menos de 30 minutos después de la exposición al CCl_4, se produce una disminución en la síntesis proteica hepática de las enzimas y de las proteínas plasmáticas; en 2 horas se produce una hinchazón del retículo endoplásmico liso y disociación de los ribosomas del retículo endoplásmico liso. Hay una disminución en la exportación de lípidos desde los hepatocitos, como consecuencia de su incapacidad para sintetizar apoproteína con el fin de formar complejos con triglicéridos y facilitar de este modo la secreción de lipoproteínas; el resultado es el «hígado graso» de la intoxicación por CCl_4. A continuación se produce lesión mitocondrial, y posteriormente los depósitos de ATP disminuidos dan lugar a un transporte iónico defectuoso e hinchazón celular progresiva; las membranas celulares son dañadas aún más por los aldehídos grasos producidos por la peroxidación de lípidos en el RE. El resultado final puede ser una entrada de calcio y, en último término, la muerte celular.

APOPTOSIS

La *apoptosis* es una vía de muerte celular inducida por un programa de suicidio regulado de modo muy ajustado en el que las células destinadas a morir activan enzimas capaces de degradar el ADN de la propia célula y las proteínas nucleares y citoplásmicas. Los fragmentos de las células apoptóticas se desprenden a continuación, dando el aspecto que es responsable del nombre (*apoptosis*, «soltarse»). La membrana plasmática de la célula apoptótica permanece intacta, pero la membrana se ve modificada de tal modo que la célula y sus fragmentos se convierten en dianas llamativas para los fagocitos. La célula muerta es eliminada rápidamente antes de que sus componentes se hayan liberado y, por consiguiente, la célula muerta por esta vía no desencadena una reacción inflamatoria en el huésped. Así, la apoptosis difiere de la necrosis, que se caracteriza por la pérdida de la integridad de la membrana, digestión enzimática de las células, fuga de los contenidos celulares y, frecuentemente, reacción de huésped (v. Fig. 1-6 y Tabla 1-1). Sin embargo, la apoptosis y la necrosis coexisten en ocasiones, y la apoptosis inducida por algunos estímulos patológicos puede progresar a necrosis.

Causas de apoptosis

La apoptosis se produce en muchas situaciones normales y sirve para eliminar células potencialmente dañinas y células que han sobrevivido a su utilidad. Es también un acontecimiento patológico cuando las células son dañadas más allá de una posible reparación, sobre todo cuando el daño afecta al ADN o a las proteínas de la célula; en estas situaciones, la célula dañada irreparablemente es eliminada.

Apoptosis en situaciones fisiológicas

La muerte por apoptosis es un fenómeno normal que sirve para eliminar las células que ya no son necesarias y para mantener una cifra constante de diversas poblaciones celulares en los tejidos. Es importante en las siguiente situaciones:

- *La destrucción programada de las células durante la embriogénesis*, incluida la implantación, organogénesis, involución del desarrollo y metamorfosis. El término «muerte celular programada» fue acuñado originalmente para denotar la muerte de tipos celulares específicos en momentos definidos durante el desarrollo de un organismo. La apoptosis es un término genérico para este patrón de muerte celular, con independencia del contexto, pero a menudo se utiliza de modo intercambiable con el de «muerte celular programada».
- *La involución de los tejidos dependientes de hormonas con la privación hormonal*, tal como sucede en la degradación de las células endometriales durante el ciclo menstrual, y la regresión de la mama en la lactancia después del destete.
- *La pérdida celular en las poblaciones celulares en proliferación*, como en los epitelios de las criptas intestinales, con el fin de mantener una cifra constante.
- Muerte de células que han cumplido su finalidad útil, como los neutrófilos en una respuesta inflamatoria aguda, y los linfocitos al final de la respuesta inmunitaria. En estas situaciones, las células sufren apoptosis porque se ven privadas de las señales de supervivencia necesarias, como los factores de crecimiento.
- *Eliminación de linfocitos autorreactivos potencialmente dañinos*, antes o después de haber completado su maduración, con el fin de prevenir reacciones frente a los propios tejidos (Capítulo 5).
- *Muerte celular inducida por los linfocitos T citotóxicos*, mecanismo de defensa frente a virus y tumores que sirve para destruir y eliminar células infectadas por virus y neoplásicas (Capítulo 5).

Apoptosis en situaciones patológicas

La apoptosis elimina las células que se hallan genéticamente alteradas o lesionadas sin posibilidad de reparación sin desencadenar una reacción intensa en el huésped, manteniendo así el daño lo más contenido posible.

La muerte por apoptosis es responsable de la pérdida de células en varios estados patológicos:

- *Daño en el ADN.* La radiación, los fármacos citotóxicos anticancerosos, las temperaturas extremas e incluso la hipoxia pueden dañar el ADN, ya directamente o mediante la producción de radicales libres. Si los mecanismos de reparación no pueden hacer frente a la lesión, la célula desencadena mecanismos intrínsecos que inducen la apoptosis. En estas situaciones, la eliminación de la célula puede ser una mejor alternativa que arriesgarse a que se produzcan mutaciones en el ADN dañado, que pueden progresar a una transformación maligna. Estos estímulos lesivos causan apoptosis si el daño es leve, pero dosis mayores del mismo estímulo dan lugar a la muerte celular por necrosis. La inducción de apoptosis de las células cancerosas es el efecto deseado de los agentes quimioterápicos, muchos de los cuales actúan dañando el ADN.
- *Acumulación de proteínas mal plegadas.* Pueden surgir proteínas plegadas de modo inapropiado debido a mutaciones en los genes codificadores de estas proteínas o por factores extrínsecos, como el daño causado por radicales libres. Una acumulación excesiva de estas proteínas en el RE lleva a una afección denominada *estrés del RE*, que culmina en la muerte apoptótica de las células.
- *Lesión celular en ciertas infecciones*, sobre todo en las infecciones víricas, en las que la pérdida de células infectadas se debe, en gran parte, a muerte apoptótica que puede ser inducida por el virus (como en las infecciones por adenovirus y por el virus de la inmunodeficiencia humana) o por una respuesta inmunitaria del huésped (como en la hepatitis vírica).
- *Atrofia patológica en órganos parenquimatosos después de la obstrucción de conductos*, como sucede en el páncreas, glándula parótida y riñón.

Mecanismos de la apoptosis

La apoptosis es un proceso enzimático activo en el que las nucleoproteínas son degradadas y a continuación la célula es fragmentada. Antes de comentar los mecanismos moleculares, es útil revisar la morfología de esta vía de muerte celular.

Morfología

En las secciones tisulares teñidas por H&E, las células apoptóticas se muestran como masas redondas u ovales con un citoplasma intensamente eosinofílico (Fig. 1-22). Los núcleos muestran diversos estadios de condensación y agregación de la cromatina y, en último término, cariorrexis; en el ámbito molecular este hecho se ve reflejado en la fragmentación del

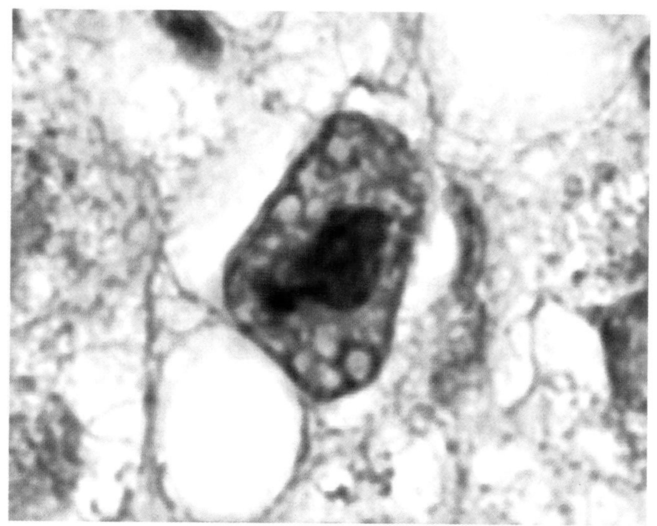

Figura 1-22

Apoptosis de una célula hepática en la hepatitis vírica. La célula está reducida de tamaño y contiene un citoplasma eosinófilo brillante y un núcleo condensado.

ADN en fragmentos del tamaño de los nucleosomas. Las células se retraen rápidamente, forman brotes citoplásmicos y se fragmentan en **cuerpos apoptóticos** compuestos de vesículas de citosol y organelas delimitadas por membrana (Fig. 1-6). Dado que estos fragmentos son rápidamente expulsados y fagocitados sin desencadenar una respuesta inflamatoria, una apoptosis sustancial puede ser histológicamente indetectable.

El acontecimiento fundamental en la apoptosis es la activación de las enzimas denominadas *caspasas* (así denominadas porque son proteasas de *c*isteína que cortan proteínas por los residuos de *asp*ártico). Las caspasas activadas cortan numerosas dianas, culminando en la activación de nucleasas que degradan el ADN y otras enzimas que presumiblemente destruyen las nucleoproteínas y las proteínas citoesqueléticas. La activación de las caspasas depende de un equilibrio muy bien ajustado entre las vías moleculares proapoptóticas y antiapoptóticas. Convergen dos vías distintas en la activación de las caspasas, denominadas *vía mitocondrial* y *vía de los receptores de muerte*. Aunque estas vías pueden interactuar, son inducidas generalmente bajo diferentes condiciones, afectan a distintas moléculas y desempeñan diferentes funciones en la fisiología y en la enfermedad (Fig. 1-23).

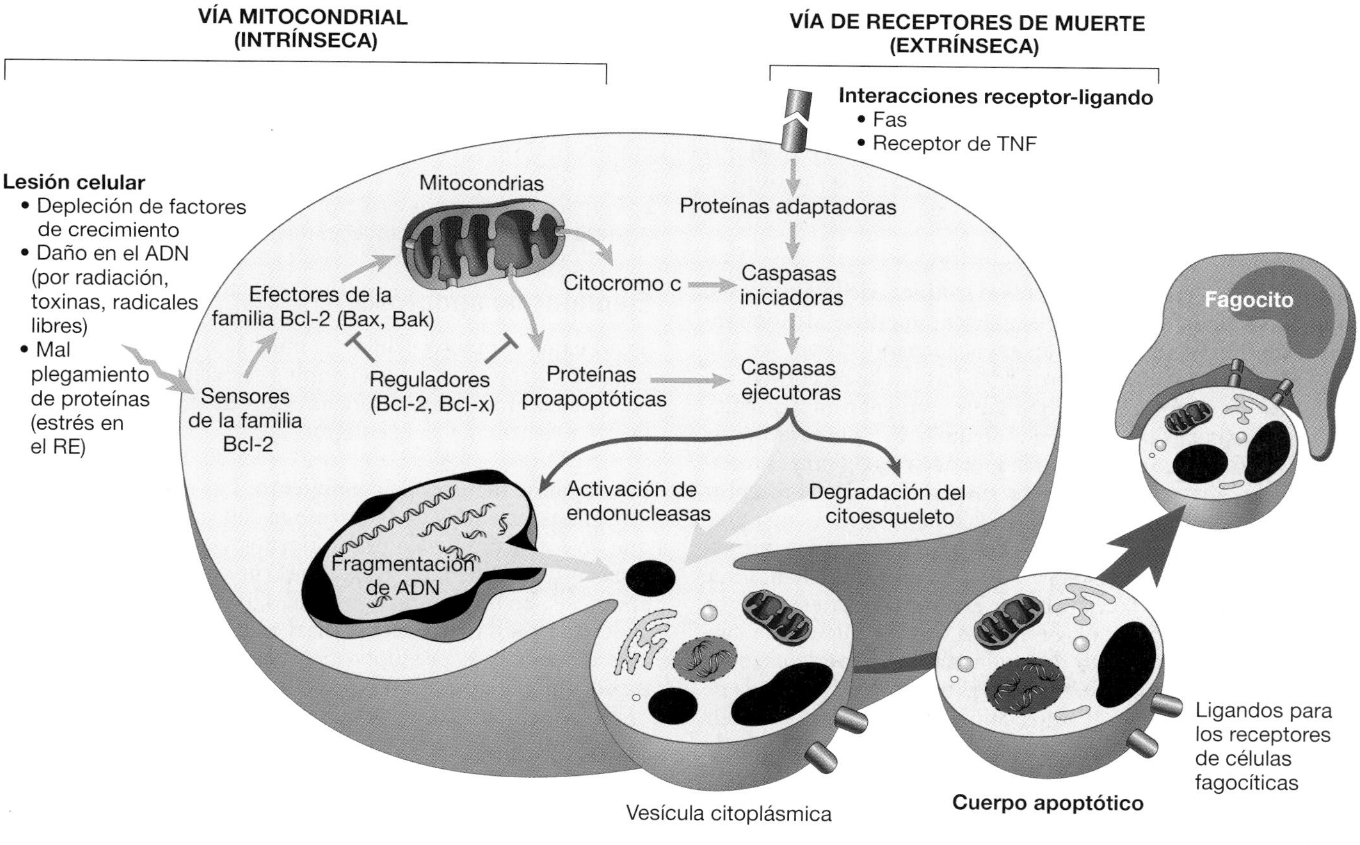

VÍA MITOCONDRIAL (INTRÍNSECA)

VÍA DE RECEPTORES DE MUERTE (EXTRÍNSECA)

Interacciones receptor-ligando
- Fas
- Receptor de TNF

Lesión celular
- Depleción de factores de crecimiento
- Daño en el ADN (por radiación, toxinas, radicales libres)
- Mal plegamiento de proteínas (estrés en el RE)

Mitocondrias

Proteínas adaptadoras

Efectores de la familia Bcl-2 (Bax, Bak)

Citocromo c

Caspasas iniciadoras

Sensores de la familia Bcl-2

Reguladores (Bcl-2, Bcl-x)

Proteínas proapoptóticas

Caspasas ejecutoras

Fagocito

Activación de endonucleasas

Degradación del citoesqueleto

Fragmentación de ADN

Ligandos para los receptores de células fagocíticas

Cuerpo apoptótico

Vesícula citoplásmica

Figura 1-23

Mecanismos de la apoptosis. Las dos vías de la apoptosis difieren en su inducción y regulación, y ambas culminan en la activación de las caspasas «ejecutoras». La inducción de la apoptosis depende de un equilibrio entre las señales proapoptóticas y antiapoptóticas y de las proteínas intracelulares. La figura muestra las vías que inducen la muerte celular apoptótica, y las proteínas antiapoptóticas que inhiben la incontinencia de las mitocondrias y la activación de las caspasas dependiente del citocromo c y así funcionan como reguladoras de la apoptosis mitocondrial.

Vía mitocondrial (intrínseca) de la apoptosis. Las mitocondrias contienen varias proteínas que son capaces de inducir la apoptosis; estas proteínas incluyen el citocromo *c* y antagonistas de inhibidores citosólicos endógenos de la apoptosis. La elección entre la supervivencia y la muerte celular viene determinada por la permeabilidad mitocondrial, controlada por una familia de más de 20 proteínas, cuyo prototipo es Bcl-2. Cuando las células están privadas de factores de crecimiento y de hormonas tróficas, se hallan expuestas a agentes que dañan el ADN, o se acumulan cantidades inaceptables de proteínas mal plegadas, se activa un grupos de sensores. Algunos de estos sensores, que son miembros de la familia Bcl-2, activan a su vez dos miembros proapoptóticos de la familia denominados Bax y Bak, que se dimerizan, y se insertan en la membrana mitocondrial y forman conductos por los que se escapan al citosol el citocromo *c* y otras proteínas mitocondriales. Otros sensores relacionados inhiben las moléculas proapoptóticas Bcl-2 y Bcl-x_L (v. más adelante), con el mismo resultado final, la fuga de las proteínas mitocondriales. El citocromo c, junto con algunos cofactores, activa la caspasa-9, mientras que otras proteínas bloquean los antagonistas de las caspasas que funcionan como inhibidores fisiológicos de la apoptosis. El resultado neto es la activación de la cascada de las caspasas, que en último término lleva a la fragmentación nuclear. Si las células están expuestas a factores de crecimiento y otras señales de supervivencia, sintetizan miembros antiapoptóticos de la familia Bcl-2, cuyos dos miembros principales son la propia Bcl-2 y Bcl-x_L. Estas proteínas antagonizan Bax y Bak y limitan de este modo el escape de las proteínas proapoptóticas mitocondriales. Las células privadas de factores de crecimiento no sólo activan las proteínas proapoptóticas, sino que también muestran unas menores concentraciones de Bcl-2 y de Bcl-x_L, desequilibrando más aún el equilibrio hacia la muerte. La vía mitocondrial parece ser la vía responsable de la mayoría de las situaciones de apoptosis, como se describe más adelante.

Vía de los receptores de muerte (extrínseca) de la apoptosis. Muchas células expresan moléculas de superficie, denominadas receptores de muerte, que desencadenan la apoptosis. La mayoría de éstas son miembros de la familia de receptores del factor de necrosis tumoral (TNF) que contienen en sus regiones citoplásmicas un «dominio de muerte» conservado, así denominado porque media en la interacción con otras proteínas. Los receptores de muerte proapoptóticos son el receptor tipo I para TNF y Fas (CD95). Fas-ligando (FasL) es una proteína de membrana expresada principalmente en los linfocitos T activados. Cuando estas células T reconocen dianas que expresan Fas, las moléculas Fas se entrecruzan por FasL, y se unen a proteínas adaptadoras, que a su vez se unen a la caspasa-8. El agrupamiento de muchas moléculas de caspasa lleva a su activación, comenzando de este modo la cascada de las caspasas. En muchos tipos celulares la caspasa-8 puede cortar y activar un miembro proapoptótico de la familia Bcl-2 denominado Bid, alimentando así la vía mitocondrial. La activación combinada de ambas vías asesta un golpe letal a la célula. Las proteínas celulares, en especial una antagonista de las caspasas denominada FLIP, bloquean la activación de las caspasas en fases posteriores de los receptores de muerte. Es interesante señalar que algunos virus producen homólogos de FLIP, y se sugiere que éste es un mecanismo utilizado por los virus para mantener vivas las células infectadas. La vía de los receptores de muerte está implicada en la eliminación de los linfocitos autorreactivos y en la destrucción de las células diana por algunos linfocitos T citotóxicos.

Eliminación de las células apoptóticas. Las células apoptóticas sufren varios cambios en sus membranas que promueven su fagocitosis. En las células normales, la fosfatidilserina se halla presente en la capa interna de la membrana plasmática, pero en las células apoptóticas este fosfolípido «se suelta» y se expresa en la capa externa de la membrana, en donde es reconocido por los macrófagos. Las células que se están muriendo por apoptosis segregan también factores solubles que reclutan fagocitos. Se facilita así una rápida eliminación de las células muertas antes de que sufran daño membranario secundario y liberen sus contenidos celulares (lo que puede dar lugar a inflamación). Algunos cuerpos apoptóticos expresan glucoproteínas adhesivas que son reconocidas por los fagocitos, y los propios macrófagos producen proteínas que se unen a las células apoptóticas (pero no a las células vivas) y seleccionan como objetivo las células muertas para ser interiorizadas. Se ha demostrado que numerosos receptores de los macrófagos están implicados en la unión e interiorización de las células apoptóticas. Este proceso de fagocitosis de las células apoptóticas es tan eficiente que las células muertas desaparecen sin dejar rastro, y la inflamación está virtualmente ausente.

Aunque hemos subrayado las distinciones entre necrosis y apoptosis, estas dos formas de muerte celular pueden coexistir y hallarse relacionadas mecánicamente. Por ejemplo, el daño en el ADN (observado en la apoptosis) activa una enzima denominada poli-ADP(ribosa) polimerasa, que disminuye los aportes celulares de nicotinamida adenina dinucleótido, lo que lleva a una disminución en las concentraciones de ATP y, en último término, a la necrosis. En efecto, incluso en situaciones comunes, como la isquemia, se ha sugerido que la muerte celular temprana puede ser atribuida, en parte, a apoptosis, y la necrosis es el tipo dominante de muerte celular posteriormente, con el empeoramiento de la isquemia.

Ejemplos de apoptosis

Se sabe que la muerte celular en muchas situaciones está causada por apoptosis, y los ejemplos seleccionados listados a continuación ilustran la función de esta vía de muerte en la fisiología normal y en la enfermedad.

Privación de factores de crecimiento. Las células sensibles a hormonas privadas de la hormona relevante, los linfocitos que no son estimulados por antígenos y citocinas, y las neuronas privadas del factor de crecimiento nervioso mueren por apoptosis. En todas estas situaciones, la apoptosis se ve desencadenada por la vía mitocondrial y es atribuible a la activación de miembros proapoptóticos de la familia Bcl-2 y a una menor síntesis de Bcl-2 y Bcl-x_L.

Daño en el ADN. La exposición de las células a la radiación o a agentes quimioterápicos induce daño en el ADN y si éste es lo suficientemente intenso que no puede ser reparado, desencadena la muerte apoptótica. Cuando se daña el ADN, se acumula la proteína p53 en las células. Detiene primero el ciclo celular (en la fase G_1) para dar tiempo a la reparación (Capítulo 6). Sin embargo, si el daño es demasiado grande para ser reparado con éxito, la proteína p53 desencadena la apoptosis, principalmente activando los sensores que a la larga activan Bax y Bak, y estimulando la síntesis de miembros proapoptóticos de la familia Bcl-2. Cuando la proteína p53 está mutada o ausente (como en algunos cánceres), es incapaz de inducir la apoptosis, de modo que se permite a las células con el ADN dañado que sobrevivan. En tales células, el daño del ADN puede dar lugar a mutaciones o translocaciones que llevan a transformación neoplásica (Capítulo 6).

Acumulación de proteínas mal plegadas. Durante la síntesis proteica normal, las chaperonas del RE controlan el plegamiento apropiado de las proteínas acabadas de sintetizar, y los polipéptidos mal plegados son ubicuitinados y seleccionados como diana para la proteólisis. No obstante, si las proteínas no plegadas o mal plegadas se acumulan en el RE por mutaciones heredadas o por estrés, inducen el «estrés del RE» que desencadena numerosas respuestas celulares, denominadas de forma colectiva *respuesta de las proteínas no plegadas.* Esta respuesta activa las vías de señalización que aumentan la producción de chaperonas y retrasan la traducción de las proteínas, reduciendo de este modo los niveles de proteínas mal plegadas en la célula. Sin embargo, si la respuesta es incapaz de hacer frente a la acumulación de proteínas mal plegadas, el resultado es la activación de caspasas que llevan a la apoptosis. La acumulación intracelular de proteínas anormalmente plegadas, causada por mutaciones, envejecimiento o factores ambientales desconocidos, se reconoce en la actualidad como característica de numerosas enfermedades neurodegenerativas, como las de Alzheimer, Huntington y Parkinson, y posiblemente la diabetes tipo II. La privación de glucosa y oxígeno y el estrés como el calor, dan lugar también a un mal plegamiento de las proteínas, culminando en la lesión y muerte celulares.

Apoptosis de los linfocitos autorreactivos. Todos los individuos producen, habitualmente, linfocitos capaces de reconocer autoantígenos. Si estos linfocitos encuentran autoantígenos, las células mueren por apoptosis. Se ha implicado en este proceso tanto la vía mitocondrial como la vía de receptor de muerte Fas (Capítulo 5). No lograr la apoptosis de los linfocitos autorreactivos es una de las causas de enfermedades autoinmunitarias.

Apoptosis mediada por linfocitos T citotóxicos. Los linfocitos T citotóxicos (CTL) reconocen antígenos extraños presentados en la superficie de células infectadas del huésped y células tumorales (Capítulo 5). Con la activación, las proteasas de los gránulos de los CTL, denominadas *granzimas,* penetran en las células diana. Las granzimas degradan las proteínas en los residuos de aspartato y son capaces de activar las caspasas celulares. De este modo, los CTL destruyen las células diana induciendo directamente la fase efectora de la apoptosis, sin comprometer mitocondrias o receptores de muerte. Los CTL expresan también FasL sobre su superficie y pueden destruir las células diana por ligadura de los receptores Fas.

RESUMEN

Apoptosis

- Mecanismo de muerte celular regulado que sirve para eliminar las células indeseadas e irreparablemente dañadas, con la menor reacción posible del huésped.
- Caracterizada por: degradación enzimática de las proteínas y del ADN, comenzada por caspasas; y reconocimiento y eliminación de las células muertas por los fagocitos.
- Comenzada por dos vías principales:
  - La *vía mitocondrial* (*intrínseca*) es desencadenada por la pérdida de señales de supervivencia, daño del ADN y acumulación de proteínas mal plegadas (estrés del RE); asociación con fuga de proteínas proapoptóticas a partir de la membrana mitocondrial al citoplasma, en donde desencadenan la activación de caspasas; inhibida por los miembros antiapoptóticos de la familia Bcl, que son inducidos por las señales de supervivencia incluidos los factores de crecimiento.
  - La *vía de receptores de muerte* (*extrínseca*) es responsable de la eliminación de linfocitos autorreactivos y daño por linfocitos T citotóxicos; se inicia por el compromiso de los receptores de muerte (miembros de la familia TNF) por ligandos en las células adyacentes.

Esta descripción de la apoptosis concluye la descripción de la lesión celular y de la muerte celular; estos procesos son la causa originaria de muchas enfermedades comunes. Para finalizar este capítulo, se incluyen unas breves consideraciones de otros tres procesos: la acumulación intracelular de diversas sustancias y la acumulación extracelular de calcio, ambos asociados con frecuencia con lesión celular, y el envejecimiento celular.

ACUMULACIONES INTRACELULARES

Bajo ciertas circunstancias las células pueden acumular cantidades anormales de diversas sustancias, que pueden ser inocuas o asociarse con diversos grados de lesión. La sustancia puede localizarse en el citoplasma, en el interior de las organelas (típicamente lisosomas) o en el núcleo, y puede ser sintetizada por las células afectadas o producida en otra parte.

Hay tres vías principales de acumulación intracelular anormal (Fig. 1-24):

- Se produce una sustancia normal a una velocidad normal o aumentada, pero la velocidad metabólica es inadecuada para eliminarla. Un ejemplo de este tipo de proceso es el cambio graso en el hígado.
- Una sustancia endógena normal o anormal se acumula debido a defectos genéticos o adquiridos en su plegamiento, empaquetado, transporte o secreción. Las mutaciones que causan un plegamiento y transporte defectuosos pueden llevar a acumulación de proteínas (p. ej., deficiencia en antitripsina α_1).
- Un defecto hereditario en una enzima puede dar lugar a incapacidad para degradar un metabolito. Los trastornos resultantes reciben la denominación de tesaurismosis (Capítulo 7).
- Se deposita y acumula un sustancia exógena anormal porque la célula no tiene el mecanismo enzimático para degradar dicha sustancia ni la capacidad para transportarla a otros sitios. Las acumulaciones de partículas de carbón o de sílice son ejemplos de este tipo de alteración.

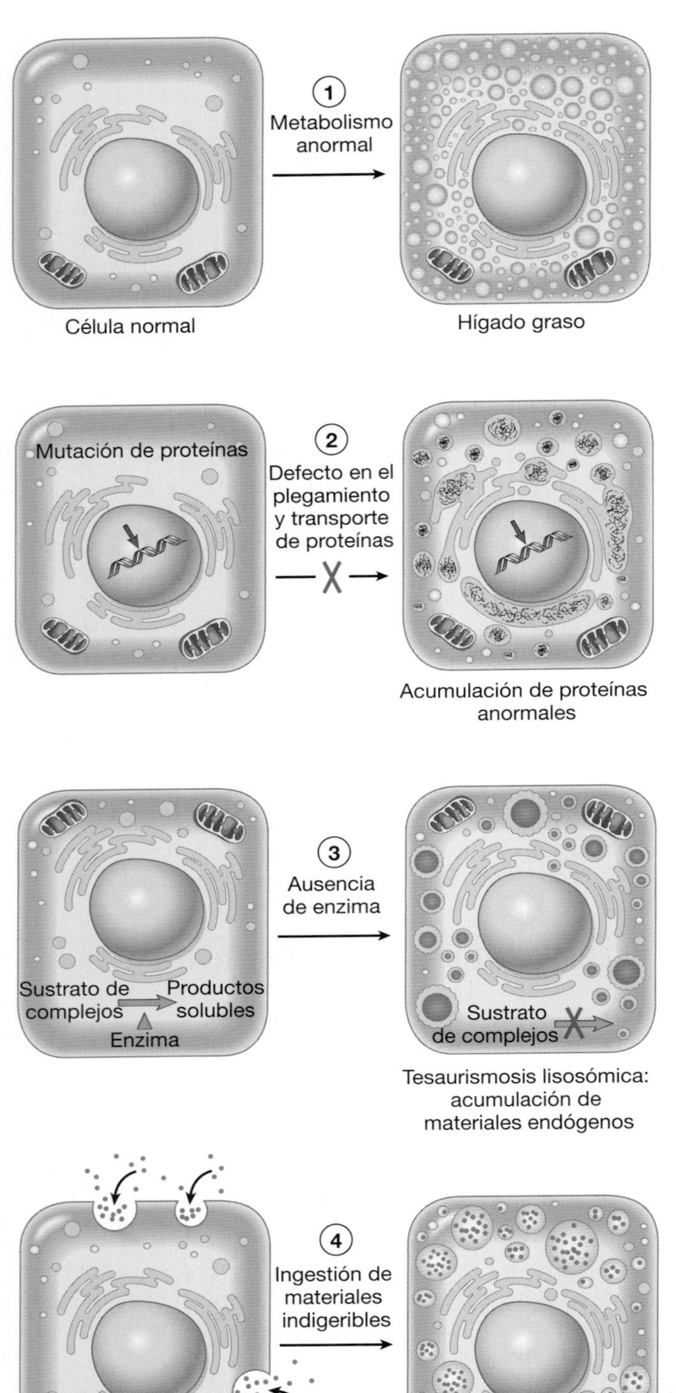

Figura 1-24

Mecanismos de la acumulación intracelular. (1) Metabolismo anormal, como en el cambio graso en el hígado. (2) Mutaciones que causan alteraciones en el plegamiento y transporte de las proteínas, de modo que se acumulan moléculas defectuosas en el interior de la célula. (3) Deficiencia de enzimas críticas responsables de la degradación de ciertos compuestos, que causan la acumulación de sustratos en los lisosomas, como en las tesaurismosis lisosómicas. (4) Incapacidad para degradar las partículas fagocitadas, como en la acumulación del pigmento de carbón.

Cambio graso (esteatosis). El término *cambio graso* hace referencia a cualquier acumulación anormal de triglicéridos en el interior de las células parenquimatosas. Lo más frecuente es observarlo en el hígado, dado que este órgano es el principal implicado en el metabolismo de las grasas, pero puede darse también en el corazón, músculo esquelético, riñón y otros órganos. La esteatosis puede estar causada por toxinas, malnutrición proteica, diabetes mellitus, obesidad y anoxia. *El abuso de alcohol y la diabetes asociada con obesidad son las causas más comunes de cambio graso* (hígado graso) en el hígado en las naciones industrializadas.

Los ácidos grasos libres del tejido adiposo o del alimento ingerido son normalmente transportados a los hepatocitos, en donde son esterificados a triglicéridos, convertidos a colesterol o fosfolípidos, u oxidados a cuerpos cetónicos (Fig. 1-25A). Algunos ácidos grasos libres son también sintetizados a partir del acetato dentro de los hepatocitos. La salida de triglicéridos de los hepatocitos requiere la formación de complejos con apoproteínas para formar lipoproteínas, que son capaces de entrar en la circulación (Capítulo 7). Una acumulación excesiva de triglicéridos puede ser la consecuencia de defectos en cualquier etapa desde la entrada de los ácidos grasos hasta la salida de las lipoproteínas, explicando así la ocurrencia del hígado graso después de diversos ataques hepáticos. Las hepatotoxinas (p. ej., alcohol) alteran la función mitocondrial y del RE e inhiben así la oxidación de los ácidos grasos; el CCl_4 y la malnutrición proteica disminuyen la síntesis de apoproteínas; la anoxia inhibe la oxidación de los ácidos grasos; y la inanición aumenta la movilización de ácidos grasos de los depósitos periféricos.

La significación del cambio hepático depende de la causa e intensidad de la acumulación. Cuando es ligera puede no tener efecto sobre la función celular. Un cambio graso más intenso puede de modo transitorio alterar la función celular, pero a menos que algún proceso intracelular vital esté irreversiblemente alterado (p. ej., en la intoxicación por CCl_4), el cambio graso es reversible. En la forma grave, el cambio graso puede preceder a la muerte celular y puede ser una lesión temprana en una hepatopatía grave denominada esteatohepatitis no alcohólica (Capítulo 16).

Morfología

En cualquier localización, la acumulación grasa se muestra en forma de vacuolas transparentes dentro de las células parenquimatosas. Se requieren técnicas de tinción especiales para distinguir la grasa del agua intracelular o del glucógeno, que pueden producir también vacuolas transparentes pero tienen una significación diferente. Para identificar la grasa microscópicamente, los tejidos han de ser procesados para ser seccionados sin los solventes utilizados típicamente en la preparación de muestras. Por consiguiente, las porciones tisulares son generalmente congeladas para permitir el corte de secciones finas para el examen histológico; la grasa se identifica a continuación por tinción con Sudan IV u *oil red O* (tiñe la grasa de color rojo-naranja). Se puede identificar el glucógeno por tinción para polisacáridos utilizando el ácido peryódico de Schiff (que tiñe el glucógeno de rojo-violeta). Si las vacuolas no se tiñen para grasa o glucógeno, presumiblemente están compuestas principalmente de agua.

El cambio graso se observa muy comúnmente en el hígado y en el corazón. Un cambio graso ligero en el **hígado** puede no afectar a su aspecto macroscópico. Al incrementar la acumula-

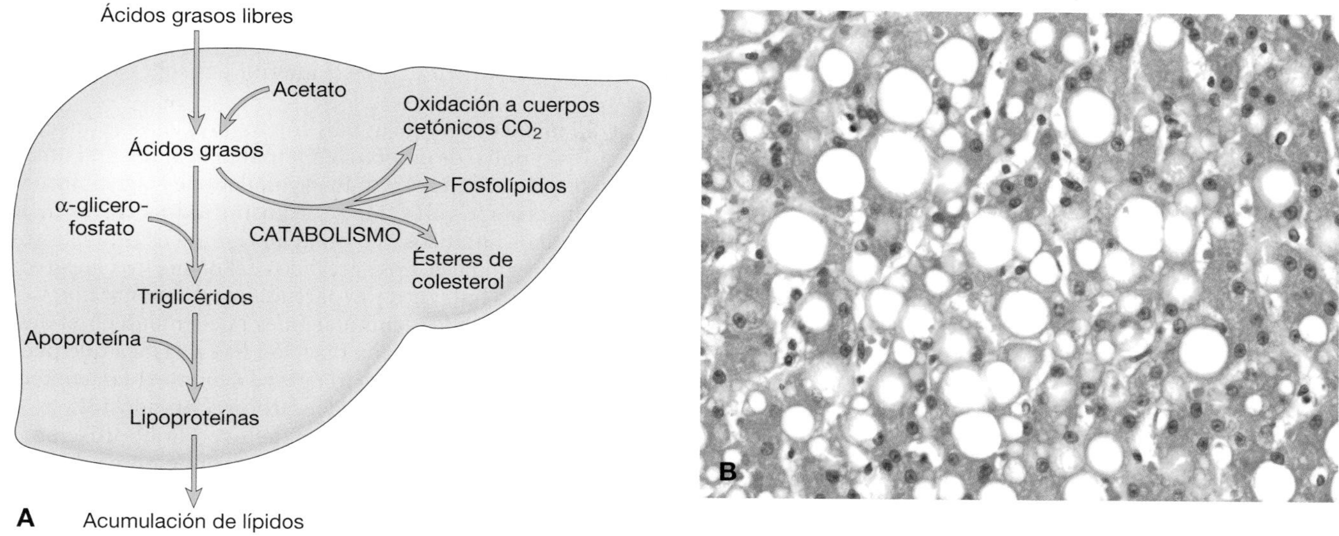

Figura 1-25

Hígado graso. **A**, posibles mecanismos que llevan a la acumulación de triglicéridos en el hígado graso. Las alteraciones en cualquiera de las etapas de captación, catabolismo o secreción pueden llevar a la acumulación de lípidos. **B**, detalle a gran aumento del cambio graso en el hígado. En la mayoría de las células, el núcleo bien preservado se apretuja en el ribete desplazado del citoplasma alrededor de la vacuola grasa. (**B**, cortesía del doctor James Crawford, Department of Pathology, University of Florida School of Medicine, Gainesville, Florida.)

ción, el órgano aumenta de volumen y progresivamente se vuelve amarillo hasta que, en casos extremos, puede pesar de 3 a 6 kg (1,5-3 veces el peso normal) y tener un aspecto de color amarillo brillante, blando y graso. Se observa un cambio graso temprano por microscopia óptica en forma de pequeñas vacuolas grasas en el citoplasma alrededor del núcleo. En estadios posteriores, las vacuolas se fusionan para crear espacios vacíos que desplazan el núcleo a la periferia celular (Fig. 1-25B). En ocasiones, las células contiguas se rompen y los glóbulos grasos encerrados se unen para producir los denominados quistes grasos.

En el **corazón** el lípido se encuentra en forma de pequeñas gotitas, que se dan en forma de uno de dos patrones. Una hipoxia moderada prolongada (como en la anemia grave) da lugar a depósitos de grasa intracelular focales, creando unas bandas macroscópicas de miocardio de color amarillo que se alternan con bandas de un corazón no afectado más oscuras, de color rojo-pardo (efecto «atigrado»). El otro patrón del cambio graso está producido por una hipoxia más profunda o por algunas formas de lesión tóxica (p. ej., difteria) y muestra unos miocitos afectados de modo más uniforme.

Colesterol y ésteres de colesterol. El metabolismo celular del colesterol se halla regulado de modo muy ajustado para asegurar una síntesis de la membrana celular normal sin acumulación intracelular significativa. No obstante, las células fagocíticas pueden llegar a estar sobrecargadas de lípidos (triglicéridos, colesterol y ésteres de colesterol) en diversos procesos patológicos.

Los macrófagos en contacto con restos de lípidos de las células necróticas o formas anormales (p. ej., oxidadas) de lipoproteínas pueden llegar a estar atestados con lípido fagocitado. Estos macrófagos pueden hallarse repletos de vacuolas de lípidos diminutas unidas a la membrana, impartiendo un aspecto espumoso a su citoplasma (*células espumosas*). En la *aterosclerosis*, las células musculares lisas y los macrófagos se hallan repletos de vacuolas lípidas compuestas de colesterol y de ésteres de colesterol; confieren a las placas ateroscleróticas su color amarillo característico y contribuyen a la patogenia de la lesión (Capítulo 10). En los síndromes hiperlipémicos hereditarios y adquiridos, los macrófagos acumulan colesterol intracelular; cuando están presentes en el tejido conjuntivo subepitelial de la piel o en los tendones, las agrupaciones de estos macrófagos espumosos forman masas denominadas *xantomas*.

Proteínas. Las acumulaciones de proteínas morfológicamente visibles son mucho menos comunes que las acumulaciones de lípidos; pueden producirse porque se presentan excesos a las células o porque las células sintetizan cantidades excesivas. En el riñón, por ejemplo, cantidades mínimas de albúmina filtrada a través del glomérulo son reabsorbidas normalmente por pinocitosis en los túbulos contorneados proximales. No obstante, en los trastornos con importante fuga de proteínas a través del filtro glomerular (p. ej., síndrome nefrótico), hay una reabsorción muy superior de proteínas. Las vesículas pinocíticas que contienen estas proteínas se fusionan con los lisosomas, lo que da lugar al aspecto histológico de gotitas citoplásmicas hialinas de color rosa (Fig. 1-26). El proceso es reversible; si cede la proteinuria, las gotitas de proteínas son metabolizadas y desaparecen. Otro ejemplo es la acusada acumulación de inmunoglobulinas recién sintetizadas que puede producirse en el RER de algunas células plasmáticas, formando los *cuerpos de Rusell* eosinófilos redondeados.

También se observan acumulaciones de proteínas intracelulares en ciertos tipos de lesión celular. Por ejemplo, el cuerpo de Mallory, o «hialina alcohólica», es una inclusión eosinofílica citoplásmica en las células hepáticas que es muy característica de la hepatopatía alcohólica (Capítulo 16). Tales inclusiones están compuestas principalmente de filamentos intermedios agregados que presumiblemente resisten la degradación. La maraña neurofibrilar que se encuentra en

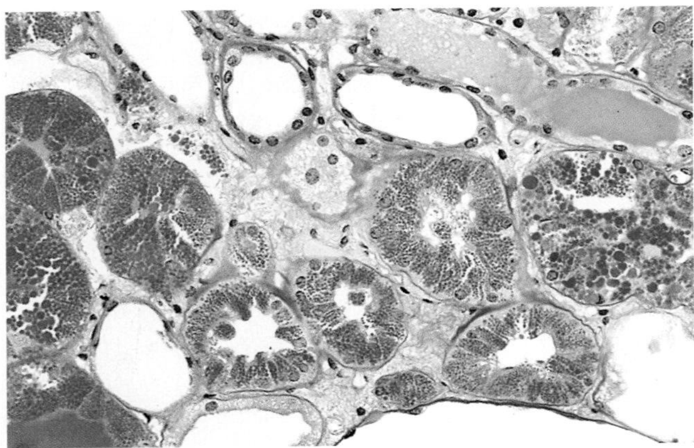

Figura 1-26

Reabsorción de proteínas en forma de gotitas en el epitelio tubular renal. (Cortesía del doctor Helmut Rennke, Department of Pathology, Brigham and Women's Hospital, Boston, Massachusetts.)

el cerebro de la enfermedad de Alzheimer es una inclusión de agregados de proteínas asociados a microtúbulos y neurofilamentos, reflejo de la desestructuración del citoesqueleto neuronal (capítulo 23).

Glucógeno. Unos depósitos intracelulares excesivos de glucógeno se asocian con anormalidades en el metabolismo de la glucosa o del glucógeno. En una diabetes mellitus mal controlada, el ejemplo principal del metabolismo anómalo de la glucosa, se acumula glucógeno en el epitelio tubular renal, miocitos cardíacos y células β de los islotes de Langerhans. Se acumula también glucógeno en el interior celular en un grupo de trastornos genéticos estrechamente relacionados denominados de modo colectivo *enfermedades de almacenamiento del glucógeno*, o *glucogenosis* (Capítulo 7). En estas enfermedades, los defectos enzimáticos en la síntesis o degradación del glucógeno dan lugar a una acumulación masiva que, de modo secundario, lleva a lesión y muerte celulares.

Pigmentos. Los pigmentos son sustancias coloreadas que o bien son exógenas, procedentes del exterior del organismo, o endógenas, sintetizadas en el interior de éste.

- El pigmento exógeno más común es el *carbón* (un ejemplo es el polvo de carbón), contaminante ambiental ubicuo en la vida urbana. Cuando es inhalado, es fagocitado por los macrófagos alveolares y transportado a través de los conductos linfáticos a los ganglios linfáticos traqueobronquiales regionales. Los agregados del pigmento ennegrecen los ganglios linfáticos y el parénquima pulmonar (*antracosis*). Unas grandes acumulaciones pueden inducir el desarrollo de enfisema o una reacción fibroblástica que puede dar lugar a una neumopatía grave denominada neumoconiosis de los trabajadores del carbón (Capítulo 13).
- Los pigmentos endógenos incluyen la lipofuscina, la melanina y ciertos derivados de la hemoglobina. La *lipofuscina*, o pigmento del desgaste, es un material intracelular granuloso insoluble de color amarillo pardusco que se acumula en una variedad de tejidos (sobre todo en el corazón, hígado y cerebro) en función de la edad o atrofia. La lipofuscina representa complejos de lípidos y proteínas que derivan de la peroxidación catalizada por radicales libres de lípidos poliinsaturados de las membranas subcelulares. No es lesiva para las células pero es un importante marcador de una lesión anterior por radicales libres. El pigmento pardo (Fig. 1-27), cuando se halla en grandes cantidades, imparte un aspecto al tejido que se denomina *atrofia parda*. Al microscopio electrónico, el pigmento aparece como gránulos perinucleares electrodensos (Fig. 1-27B).
- La *melanina* es un pigmento endógeno de color pardonegro producido en los melanocitos después de una oxidación de la tirosina a dihidroxifenilalanina catalizada por la tirosinasa. Es sintetizada exclusivamente por los melanocitos localizados en la epidermis y actúa como pantalla frente a la radiación ultravioleta dañina. Aunque los melanocitos son la única fuente de melanina, los queratinocitos basales adyacentes de la piel pueden acumular el pigmento (p. ej., en las pecas), al igual que los macrófagos dérmicos.

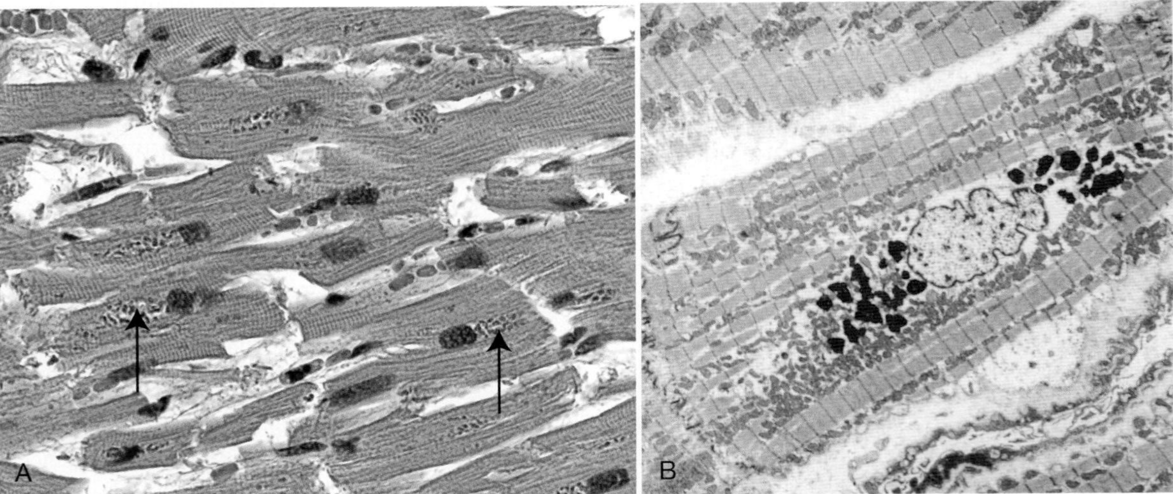

Figura 1-27

Gránulos de lipofuscina en un miocito cardíaco. **A**, microscopia óptica (depósitos indicados por *flechas*). **B**, microscopia electrónica. Obsérvese la localización intralisosómica perinuclear.

- La *hemosiderina* es un pigmento granular derivado de la hemoglobina, con un color de amarillo dorado a pardo y se acumula en los tejidos en donde hay un exceso local o sistémico de hierro. El hierro es normalmente almacenado dentro de las células en asociación con la proteína *apoferritina*, formando micelas de ferritina. El pigmento hemosiderina representa grandes agregados de estas micelas de ferritina, fácilmente visualizados por microscopia óptica y electrónica; el hierro puede identificarse sin ambigüedad por la reacción histoquímica del azul de Prusia (Fig. 1-28). Aunque la acumulación de hemosiderina suele ser patológica, pequeñas cantidades de este pigmento son normales en los fagocitos mononucleares de la médula ósea, bazo e hígado, en donde hay una degradación eritrocitaria.
- El exceso local de hierro y, en consecuencia, de hemosiderina, es consecuencia de hemorragia. El mejor ejemplo es el cardenal común. Después de la lisis de los hematíes en el sitio de hemorragia, los restos de los hematíes son fagocitados por los macrófagos; el contenido de hemoglobina es catabolizado a continuación por los lisosomas con acumulación del hierro heme en la hemosiderina. La gama de colores por los que pasa la equimosis refleja estas transformaciones. El color rojo-azul original de la hemoglobina es transformado a tonos variables de verde-azul por la formación local de biliverdina (bilis verde) y bilirrubina (bilis roja) del fragmento del heme; los iones de hierro de la hemoglobina se acumulan en forma de hemosiderina de color amarillo-dorado.
- Cuando se produce una sobrecarga sistémica de hierro, la hemosiderina se deposita en muchos órganos y tejidos, lo que se denomina *hemosiderosis* (Capítulo 12). Se encuentra al principio en los fagocitos mononucleares del hígado, médula ósea, bazo y ganglios linfáticos y en macrófagos dispersos por todos los otros órganos. Al producirse una acumulación progresiva, las células parenquimatosas de todo el organismo (pero principalmente el hígado, páncreas, corazón y órganos endocrinos) se vuelven «bronceadas» a medida que se va acumulando el pigmento. Se produce hemosiderosis en el marco de: 1) un aumento de la absorción del hierro de la alimentación; 2) alteración en la utilización del hierro; 3) anemias hemolíticas, y 4) transfusiones (los hematíes transfundidos constituyen una carga exógena de hierro). En la mayoría de los casos de hemosiderosis sistémica, el pigmento de hierro no daña las células parenquimatosas ni altera la función del órgano a pesar de acumulaciones impresionantes (Fig. 1-28). Sin embargo, se observan acumulaciones más extensas de hierro en la *hemocromatosis hereditaria* (Capítulo 16), con lesión tisular que incluye fibrosis hepática, insuficiencia cardíaca y diabetes mellitus.

CALCIFICACIÓN PATOLÓGICA

La calcificación patológica es un proceso común en una amplia variedad de estados patológicos; implica la sedimentación anormal de sales de calcio, junto con pequeñas cantidades de hierro, magnesio y otros minerales. Cuando se produce la acumulación en tejidos muertos o que se están muriendo, se denomina *calcificación distrófica; se produce en ausencia de trastornos metabólicos del calcio* (es decir, con concentraciones séricas normales de calcio). Sin embargo, la acumulación de sales de calcio en los tejidos normales se conoce como *calcificación metastásica y casi siempre refleja un cierto deterioro en el metabolismo del calcio (hipercalcemia)*. Debe observarse que mientras que la hipercalcemia no es un requisito para la calcificación distrófica, la puede exacerbar.

Calcificación distrófica. La calcificación distrófica se encuentra en áreas de necrosis de cualquier tipo. Es virtualmente inevitable en los *ateromas* de la aterosclerosis avanzada, asociada con lesión de la íntima en la aorta y grandes arterias y se caracteriza por la acumulación de lípidos (Capítulo 10). Aunque la calcificación distrófica puede ser un hallazgo incidental que indica una lesión celular pasada insignificante, puede ser también causa de disfunción de un órgano. Por ejemplo, puede desarrollarse calcificación en las válvulas cardíacas envejecidas o dañadas, lo que da lugar a un movimiento valvular muy limitado. La calcificación distrófica de las válvulas aórticas es una causa importante de estenosis aórtica en las personas de edad avanzada (Fig. 1-29).

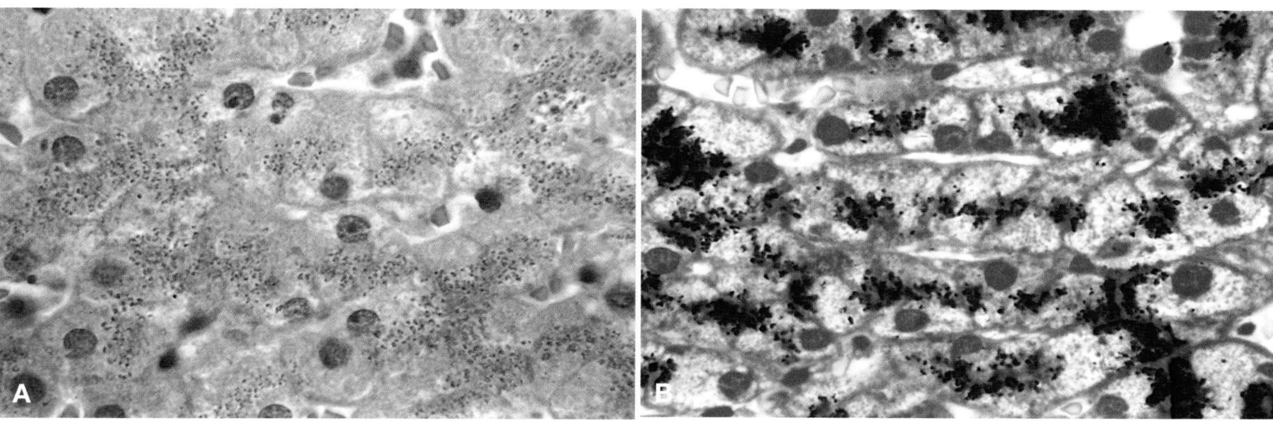

Figura 1-28

Gránulos de hemosiderina en las células hepáticas. **A**, sección teñida con H&E que muestra un pigmento finamente granular de color dorado-pardo. **B**, reacción del azul de Prusia, específica del hierro.

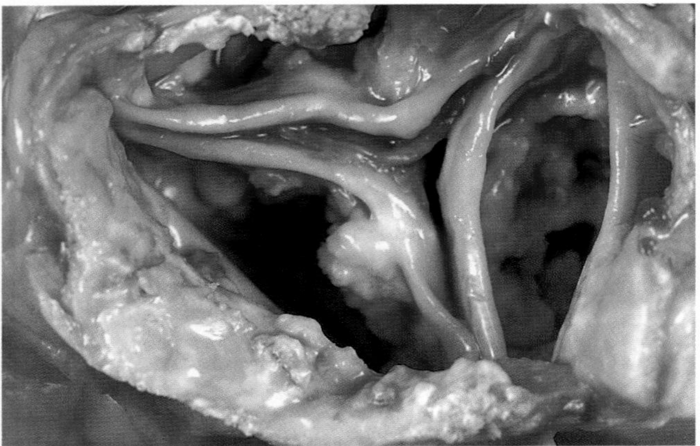

Figura 1-29

Calcificación de la válvula aórtica. Vista desde arriba de una válvula aórtica no abierta en un corazón con estenosis aórtica calcificada. Las valvas semilunares están engrosadas y fibróticas. Detrás de cada valva se encuentran masas grandes e irregulares de calcificación distrófica que impiden una apertura normal de las valvas.

Morfología

Con independencia del sitio, las sales de calcio se muestran macroscópicamente como gránulos o grumos blancos finos, que al tacto se sienten como depósitos arenosos. En ocasiones, un ganglio linfático tuberculoso se convierte esencialmente en una piedra radiopaca. Histológicamente, la calcificación se muestra como depósitos basófilos intracelulares, extracelulares o de ambos tipos. Con el tiempo, puede formarse hueso heterotópico en el foco de calcificación.

La patogenia de la calcificación distrófica implica la *iniciación* (o nucleación) y la *propagación*, y ambas pueden ser intracelulares o extracelulares; el producto final a la larga es la formación de *fosfato de calcio* cristalino. La iniciación en sitios extracelulares se produce en vesículas rodeadas de membrana de aproximadamente 200 nm de diámetro; en el cartílago y hueso normales se las conoce como *vesículas de la matriz* y en la calcificación patológica derivan de células en degeneración. Se piensa que el calcio se concentra inicialmente en estas vesículas por su afinidad por los fosfolípidos de la membrana, mientras que los fosfatos se acumulan como resultado de la acción de fosfatasas unidas a la membrana. La iniciación de la calcificación intracelular se produce en las mitocondrias de las células muertas o que se están muriendo y que han perdido su capacidad para regular el calcio intracelular. Después de la iniciación en cualquier localización se produce la propagación de la formación de cristales. Este fenómeno depende de la concentración de Ca^{2+} y de PO_4^- en los espacios extracelulares, presencia de inhibidores minerales, y grado de colagenización, que favorece la velocidad del crecimiento de los cristales.

Calcificación metastásica. La calcificación metastásica puede producirse en los tejidos normales cuando hay hipercalcemia. Las cuatro causas principales de hipercalcemia son: 1) *aumento de la secreción de hormona paratiroidea*, debido a tumores paratiroideos primarios o a la producción de proteína relacionada con la hormona paratiroidea por otros tumores malignos; 2) *destrucción de hueso*, debida a los efectos de un recambio acelerado (p. ej., *enfermedad de Paget*), inmovilización, o tumores (aumento del catabolismo óseo asociado con mieloma múltiple, leucemia o metástasis esqueléticas difusas); 3) *trastornos relacionados con la vitamina D*, que incluyen intoxicación por vitamina D y *sarcoidosis* (en la que los macrófagos activan un precursor de la vitamina D), y 4) *insuficiencia renal*, en la que la retención de fosfato lleva a *hiperparatiroidismo secundario*.

Morfología

La calcificación metastásica puede producirse extensamente por todo el organismo pero afecta principalmente a los tejidos intersticiales de la vasculatura, riñones, pulmones y mucosa gástrica. Los depósitos de calcio se asemejan morfológicamente a los descritos en la calcificación distrófica. Aunque por lo general no causan disfunción clínica, las calcificaciones extensas en los pulmones pueden producir radiografías muy notables y déficits respiratorios, y los depósitos masivos en el riñón (**nefrocalcinosis**) pueden causar daño renal.

RESUMEN

Depósitos y calcificaciones intracelulares anormales

- Los depósitos anormales de materiales en las células y en los tejidos son consecuencia de un aporte excesivo o de un transporte o catabolismo defectuosos.
- Depósitos de *lípidos*:
  - *Cambio graso*: acumulación de triglicéridos libres en las células, resultado de una ingesta excesiva o de un transporte defectuoso (con frecuencia debido a defectos en la síntesis de las proteínas de transporte); manifestación de lesión celular reversible.
  - *Depósitos de colesterol*: resultado de un catabolismo defectuoso y de una ingesta excesiva; en los macrófagos y células musculares lisas de las paredes vasculares en la aterosclerosis.
- Depósitos de *proteínas*: proteínas reabsorbidas en los túbulos renales; inmunoglobulinas en las células plasmáticas.
- Depósitos de *glucógeno*: en los macrófagos de los pacientes con defectos en las enzimas lisosómicas que metabolizan el glucógeno (tesaurismosis de glucógeno).
- Depósito de *pigmentos*: pigmentos típicamente indigestibles, como carbón, lipofuscina (producto de desecho de la peroxidación de los lípidos), hierro (por lo general, debido a sobrecarga, como en la hemosiderosis).
- Calcificaciones patológicas:
  - *Calcificación distrófica*: depósito de calcio en sitios de lesión celular y de necrosis.
  - *Calcificación metastásica*: depósito de calcio en tejidos normales, causado por hipercalcemia (por lo general, como consecuencia de un exceso de hormona paratiroidea).

ENVEJECIMIENTO CELULAR

El envejecimiento celular es el resultado de un declinar progresivo en la capacidad proliferativa, de la duración de la vida de las células y de los efectos de una exposición continuada a factores exógenos que causan acumulación de daño celular y molecular (Fig. 1-30). El proceso de envejecimiento está conservado desde las levaduras hasta los humanos y, al menos en los organismos de modelos simples, parece que está regulado por un número limitado de genes. La idea de que el envejecimiento está controlado por unos genes particulares ha espoleado un enorme interés en la definición de sus vías moleculares y en diseñar vías para manipular un proceso que otrora era considerado inexorable. Se sabe o se sospecha de varios mecanismos responsables del envejecimiento celular.

- *Daño en el ADN.* El envejecimiento celular se asocia con un aumento en el daño en el ADN, que puede suceder durante la replicación normal de éste y verse aumentado por radicales libres. Aunque la mayor parte del daño en el ADN es reparado por las enzimas de reparación de éste, persiste parte del daño y se va acumulando a medida que envejece la célula. Algunos síndromes del envejecimiento se asocian con defectos en los mecanismos de reparación del ADN, y la duración de la vida de los animales modelo puede aumentar si se favorecen las respuestas al daño en el ADN o si se introducen proteínas que estabilizan el ADN. De hecho, la intervención que de modo más consistente ha prolongado la duración de la vida en la mayoría de las especies es la *restricción calórica*. Se ha propuesto recientemente que la restricción calórica impone un nivel de estrés que activa las proteínas de la familia Sirtuina, como Sir2, que funcionan como histona desacetilasas. Estas proteínas pueden desacetilar y de este modo activar las enzimas reparadoras del ADN, estabilizándolo; en ausencia de estas proteínas, el ADN es propenso al daño.
- *Disminución de la replicación celular.* Todas las células normales tienen una capacidad limitada de replicación, y después de un número fijo de divisiones la célula se detiene en un estado terminal en que no se divide, conocido como *senescencia replicativa*. El envejecimiento se asocia con una senescencia replicativa progresiva de las células. Las células de los niños tienen la capacidad de experimentar más ciclos de replicación que las de las personas mayores. Sin embargo, las células de los pacientes con *síndrome de Werner*, rara enfermedad caracterizada por un envejecimiento prematuro, tienen una duración de la vida *in vitro* acusadamente reducida. En las células humanas, el mecanismo de senescencia replicativa implica una replicación incompleta y un acortamiento progresivo de los telómeros, lo que en último término da lugar a parada del ciclo celular. Los *telómeros* son cortas secuencias repetidas de ADN presentes en las terminaciones lineales de los cromosomas y son importantes para asegurarse una replicación completa de las terminaciones cromosómicas y proteger a las terminaciones para que no se fusionen y se degraden. Cuando las células somáticas se replican, una pequeña sección del telómero no se duplica, y los telómeros se vuelven progresivamente más cortos. A medida que se vuelven más cortos, las terminaciones de los cromosomas no pueden ser protegidas y se observan como ADN roto, que señaliza la parada del ciclo celular. Por lo general, se mantienen las longitudes de los telómeros por adición de nucleótidos mediada por una enzima denominada *telomerasa*. Ésta es un complejo ARN-proteína especializada que utiliza su propio ARN como molde para añadir nucleótidos a los extremos de los cromosomas. La actividad telomerásica se expresa en las células germinales y se halla presente a bajos niveles en las células madre, pero suele estar ausente en la mayoría de los tejidos somáticos (Fig. 1-31). Por consiguiente, a medida que las células envejecen sus telómeros se vuelven más cortos y abandonan el ciclo celular, lo que da lugar a incapacidad para generar nuevas células con las que reemplazar las dañadas. A la inversa, en las células cancerosas inmortales, la telomerasa es reactivada y los telómeros no están acortados, lo que sugiere que la elongación telomérica podría ser una etapa importante, posiblemente esencial, en la for-

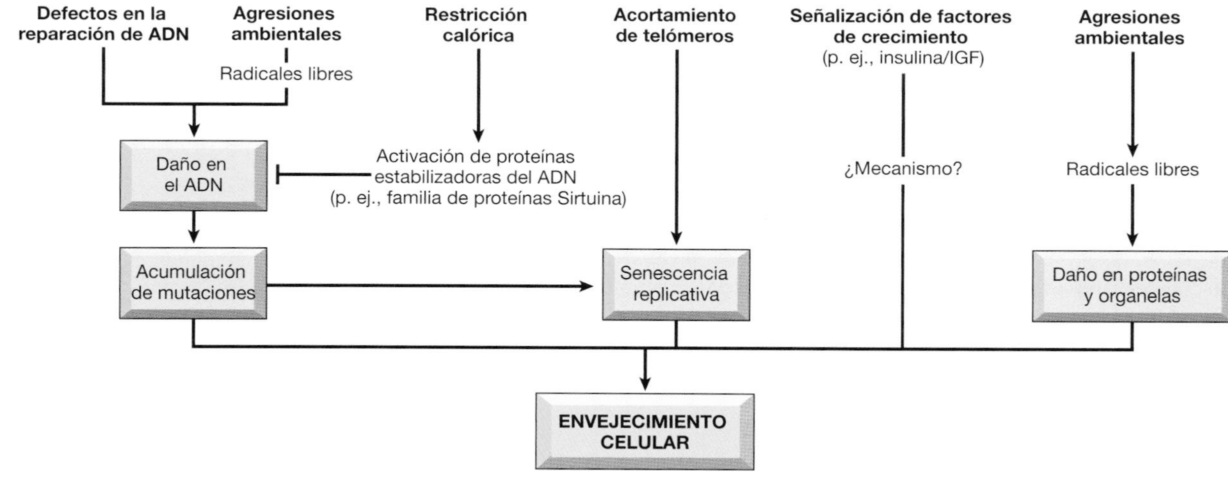

Figura 1-30

Mecanismos del envejecimiento celular. Entre las diversas vías que contribuyen al envejecimiento de las células y organismos, muchas han sido definidas en modelos de organismos simples, y su relevancia en relación con el envejecimiento en humanos sigue siendo un área de activa investigación. IGF, factor de crecimiento del tipo insulina.

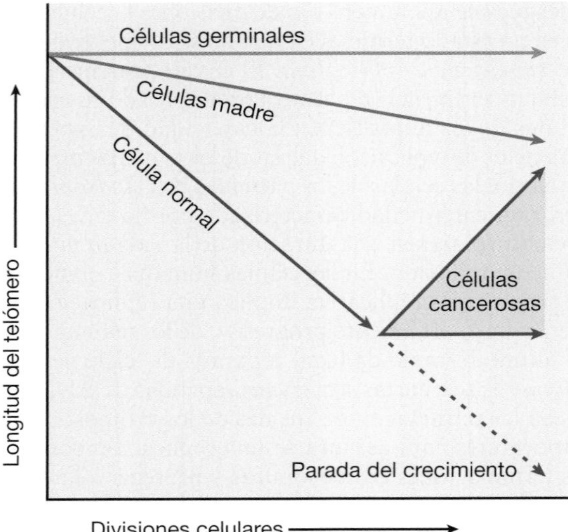

Figura 1-31

Función de los telómeros y de la telomerasa en la senescencia replicativa de las células. La longitud del telómero está representada frente al número de divisiones celulares. En las células somáticas normales no hay actividad telomerásica y los telómeros se acortan progresivamente al aumentar el número de divisiones celulares hasta que se detiene el crecimiento o se produce la senescencia. Las células germinales y las células madre contienen telomerasa activa, pero sólo las células germinales tienen suficientes niveles de enzima para estabilizar completamente la longitud del telómero. En las células cancerosas, la telomerasa se reactiva con frecuencia. (Modificada con permiso de Macmillan Publishers Ltd, de Holt SE, et al: Refining the telomer-telomerase hypothesis of aging and cancer. Nat Biotechnol 14:836, 1996.)

mación de los tumores. Este hecho se describe más detalladamente en el Capítulo 6. No obstante, a pesar de tales atractivas observaciones, aún debe establecerse totalmente la relación de la actividad y la longitud del telómero con el envejecimiento y el cáncer.

- *Menor capacidad regenerativa de las células madre tisulares*. Estudios recientes sugieren que con la edad se acumula la proteína p16 (CDKN2A) en las células madre, que progresivamente pierden su capacidad para autorrenovarse. La proteína p16 es un inhibidor fisiológico de la progresión del ciclo celular; como se describe en el capítulo 6, la supresión o las mutaciones con pérdida de función de p16 se asocian con el desarrollo de cáncer.
- *Acumulación de daño metabólico*. La duración de la vida celular está también determinada por un equilibrio entre el daño resultante de acontecimientos metabólicos que se producen en el interior de la célula y las respuestas moleculares contrapuestas que pueden reparar el daño. Un grupo de productos potencialmente tóxicos del metabolismo normal son las especies reactivas del oxígeno. Como se describe anteriormente en este capítulo, estos productos derivados de la fosforilación oxidativa causan modificaciones covalentes de las proteínas, lípidos y ácidos nucleicos. Un mayor daño oxidativo podría ser consecuencia de una exposición ambiental repetida a tales influencias, como la radiación ionizante junto con una progresiva reducción de los mecanismos de defensa antioxidante. Las organelas celulares dañadas se acumulan a medida que las células envejecen. También podría ser el resultado del declinar en la función proteosómica, la máquina proteolítica que sirve para eliminar proteínas intracelulares anormales e indeseadas.
- Los estudios en organismos modelo, como el gusano *Caenorhabditis elegans,* han demostrado que los factores de crecimiento, como el factor de crecimiento tipo insulina, y las vías de señalización intracelular desencadenadas por estas hormonas, tienden a reducir la duración de la vida. Los mecanismos que subyacen no se comprenden totalmente, pero estos factores de crecimiento pueden atenuar las respuestas de Sir2 al estrés celular y reducir así la estabilidad del ADN.

RESUMEN

Envejecimiento celular

- Es consecuencia de la combinación de un daño celular acumulado (p. ej., por radicales libres), menor capacidad para dividirse (senescencia replicativa), y menor capacidad para reparar el ADN dañado.
- *Acumulación de daño en el ADN*: mecanismos defectuosos de reparación del ADN; la reparación del ADN puede ser activada por restricción calórica (que prolonga la longevidad en los organismos modelo).
- *Senescencia replicativa*: menor capacidad de las células para dividirse por unas menores cantidades de telomerasa y acortamiento progresivo de las terminaciones cromosómicas (telómeros).
- *Otros factores*: acumulación progresiva de daño metabólico; posibles papeles de los factores de crecimiento que promueven el envejecimiento en organismos modelo simples.

Debe resultar manifiesto que las diversas formas de deterioros y adaptaciones celulares descritas en este capítulo cubren un amplio espectro, que va desde las adaptaciones en el tamaño, crecimiento y función celulares hasta las formas reversibles e irreversibles de lesión celular aguda y el tipo regulado de muerte celular representado por la apoptosis. En este libro se hace referencia a todas estas alteraciones porque la lesión en todos los órganos y, en último término, todas las enfermedades clínicas surgen a partir de deterioros en la estructura y función celulares.

BIBLIOGRAFÍA

Balaban RS, Nemoto S, Finkel T: Mitochondria, oxidants, and aging. Cell 120:483, 2005. *[Una buena revisión de la función de los radicales libres en el envejecimiento.]*

Blackburn EH: Switching and signaling at the telomere. Cell 106:661, 2001. *[Esta revisión describe la estructura de los telómeros y los mecanismos moleculares de la función de los telómeros.]*

Danial NK, Korsmeyer SJ: Cell death: critical control points. Cell 116:205, 2004. *[Excelente revisión de la regulación de la apoptosis, con énfasis en la familia de proteínas Bcl-2.]*

Debnath J, Baehrecke EH, Kroemer G: Does autophagy contribute to cell death? Autophagy 1:66, 2005. *[Moderna discusión de las posibles conexiones entre la autofagia y la apoptosis.]*

Finkel T: Oxidant signals and oxidative stress. Curr Opin Cell Biol 15:247, 2003. *[Revisión de las funciones fisiológica y patológica de los radicales libres derivados del oxígeno.]*

Frey N, Olson EN: Cardiac hypertrophy: the good, the bad, and the ugly. Annu Rev Physiol 65:45, 2003. *[Excelente discusión de los mecanismos de la hipertrofia muscular, utilizando el corazón como paradigma.]*

Fuchs E, Cleveland DW: A structural scaffolding of intermediate filaments in health and disease. Science 279:514, 1998. *[Sucinta visión panorámica de la función del citoesqueleto en la adaptación y enfermedad celulares.]*

Green DR, Kroemer G. The pathophysiology of mitochondrial cell death. Science 305:626, 2004. *[Visión panorámica de una de las dos vías principales de la apoptosis.]*

Guarente L, Picard F. Calorie restriction—the SIR2 connection. Cell 120:473, 2005. *[Conceptos actuales del envejecimiento y de cómo la restricción calórica pueden retrasar el proceso.]*

Hathway DE: Toxic action/toxicity. Biol Rev Camb Philos Soc 75:95, 2000. *[Visión panorámica bien escrita de las vías básicas de la lesión tóxica y de las respuestas celulares a ellas.]*

Kaminski KA, et al: Oxidative stress and neutrophil activation—the two keystones of ischemia/reperfusion injury. Int J Cardiol 86:41, 2002. *[Discusión de la patogenia de la lesión por isquemia-reperfusión.]*

Kaufman RJ: Orchestrating the unfolded protein response in health and disease. J Clin Invest 110:1389, 2002. *[Excelente discusión de cómo las células se protegen de las proteínas mal plegadas y de cómo la acumulación de estas proteínas puede desencadenar la muerte celular.]*

Lavrik I, Golks A, Krammer PH. Death receptor signaling. J Cell Sci 118:265, 2005. *[Revisión de la vía de los receptores de muerte en la apoptosis.]*

Levine B. Eating oneself and uninvited guests: autophagy-related pathways in cellular defense. Cell 120:159, 2005. *[Moderna revisión de los mecanismos y fisiología de la autofagia.]*

Lombard DB, et al: DNA repair, genome stability, and aging. Cell 120:497, 2005. *[Papel del daño en el ADN en el envejecimiento celular.]*

McKinnell IW, Rudnicki MA: Molecular mechanisms of muscle atrophy. Cell 119:907, 2004. *[Discusión de los mecanismos de la atrofia celular.]*

Newmeyer DD, Ferguson-Miller S: Mitochondria: releasing power for life and unleashing the machineries of death. Cell 112:481, 2003. *[Excelente revisión de las muchas funciones de las mitocondrias, con énfasis en su función en la muerte celular.]*

Ravichandran KS: «Recruitment signals» from apoptotic cells: invitation to a quiet meal. Cell 113:817, 2003. *[Discusión de cómo las células apoptóticas son fagocitadas y eliminadas.]*

Szabo C: Mechanisms of cell necrosis. Crit Care Med 33:S530, 2005.

Tosh D, Slack JM: How cells change their phenotype. Nat Rev Mol Cell Biol 3:187, 2002. *[Revisión de la metaplasia y de las funciones de las células madre y de la reprogramación genética.]*

Toyokuni S: Reactive oxygen species-induced molecular damage and its application in pathology. Pathol Int 49:91, 1999. *[Revisión de los mecanismos de la lesión por radicales libres y patologías asociadas.]*

Zheng D, Saikumar P, Weinberg JM, Venkatachalam MA: Calcium in cell injury and death. Annu Rev Pathol 1:405, 2006. *[Reciente revisión de las conexiones entre el calcio y la lesión celular.]*

Ziegler U, Groscurth P: Morphological features of cell death. News Physiol Sci 19:124, 2004. *[Excelente y sencilla descripción de la morfología de la muerte celular y de los métodos para detectar las células apoptóticas.]*

Capítulo 2

Inflamación aguda y crónica

VISIÓN GENERAL DE LA INFLAMACIÓN

La supervivencia de todos los organismos requiere que puedan eliminar los agentes invasores extraños, como patógenos infecciosos, y los tejidos dañados. Estas funciones están mediadas por una compleja respuesta del huésped denominada *inflamación. La inflamación es una respuesta protectora cuya intención es eliminar la causa inicial de la lesión celular, así como las células y los tejidos necróticos resultantes de la lesión original.* La inflamación cumple su misión protectora diluyendo, destruyendo o neutralizando los agentes perjudiciales (p. ej., microbios y toxinas). A continuación, pone en marcha los acontecimientos que en último término curan y reparan los sitios de la lesión (Capítulo 3). Sin inflamación, las infecciones pasarían desapercibidas y las heridas nunca cicatrizarían. En el contexto de las infecciones, la inflamación forma parte de una respuesta protectora más amplia que los inmunólogos denominan *inmunidad innata* (Capítulo 5).

Aunque la inflamación ayuda a eliminar las infecciones y otros estímulos nocivos y da comienzo a la reparación, la reacción inflamatoria y el posterior proceso reparador pueden causar un daño considerable. Los componentes de la reacción inflamatoria que destruyen y eliminan los microbios y los tejidos muertos son capaces de lesionar también los tejidos normales. Por consiguiente, la lesión puede acompañar a reacciones inflamatorias beneficiosas completamente normales y la patología puede incluso convertirse en la característica dominante si la reacción es muy intensa (p. ej., cuando la infección es grave), prolongada (p. ej., cuando el agente causal resiste la erradicación), o inapropiada (p. ej., cuando se dirige frente a autoantígenos en enfermedades autoinmunitarias, o a antígenos ambientales generalmente inocuos en trastornos alérgicos). Algunas de las enfermedades más desconcertantes en los humanos son trastornos en los que la base fisiopatológica es una inflamación inapropiada, con frecuencia crónica. Por ello, el proceso de la inflamación es fundamental en la práctica totalidad de la medicina clínica.

Las células y las moléculas de la defensa del huésped circulan normalmente en la sangre, y el objetivo de la reacción inflamatoria es llevarlas al sitio de la infección o del daño tisular. Varios tipos de células y de moléculas desempeñan funciones importantes en la inflamación. Éstas comprenden los leucocitos de la sangre y las proteínas plasmáticas, células de las paredes vasculares y células y matriz extracelulares (MEC) del tejido conjuntivo circundante (Fig. 2-1).

La inflamación puede ser aguda o crónica. La aguda tiene un comienzo rápido y corta duración, que va de pocos minu-

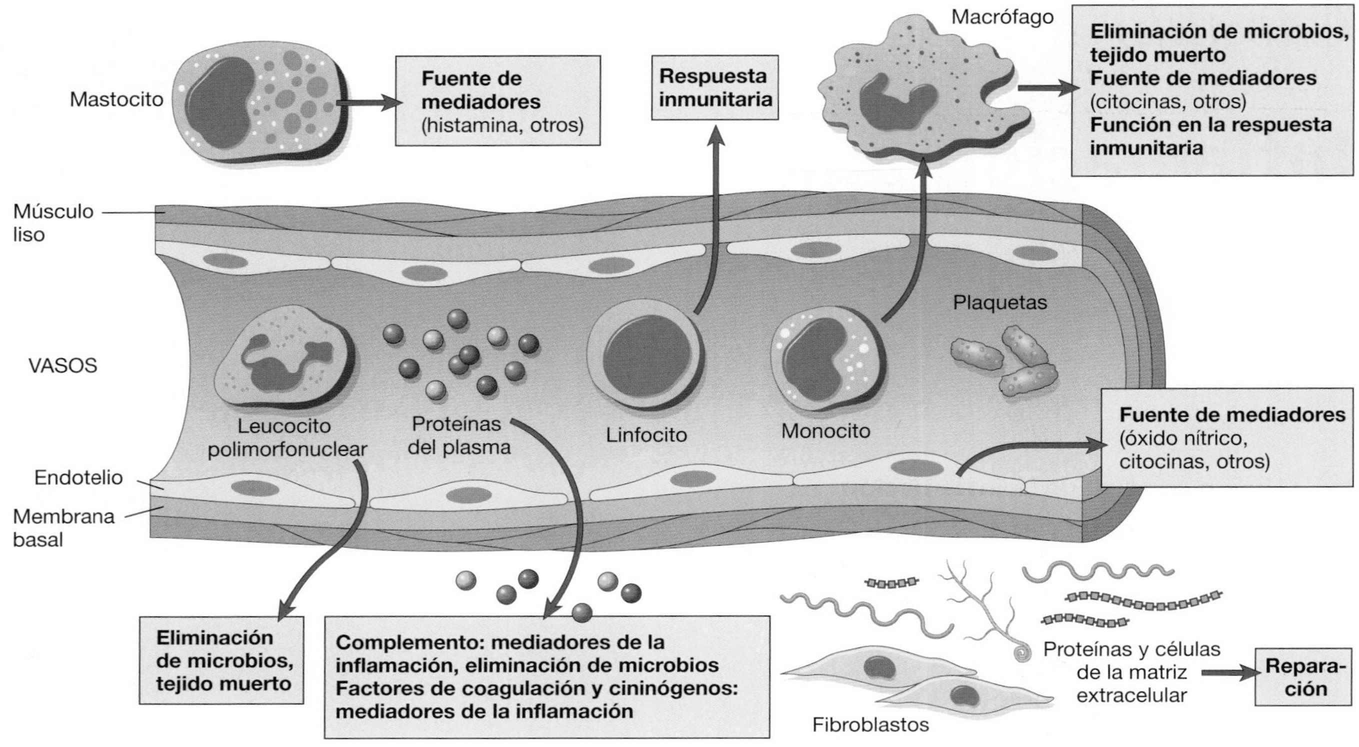

Figura 2-1

Componentes de las respuestas inflamatorias aguda y crónica y sus principales funciones. Los papeles de estas células y moléculas en la inflamación se describen en este capítulo.

tos a varios días, y se caracteriza por exudación de líquido y proteínas plasmáticas y acumulación predominantemente de leucocitos polimorfonucleares. La inflamación crónica puede ser más insidiosa, tiene una mayor duración (de días a años) y queda tipificada por el aflujo de linfocitos y macrófagos con proliferación vascular y fibrosis (cicatrización) acompañantes. Sin embargo, como se describe más adelante, estas formas básicas de inflamación pueden superponerse, y muchas variables modifican su curso y aspecto histológico.

Todas las reacciones inflamatorias agudas siguen una secuencia bastante estereotípica en la que los vasos sanguíneos y los leucocitos son los principales participantes. Cuando un huésped se encuentra con un agente lesivo (p. ej., un microbio) o células muertas, los fagocitos residentes en los tejidos intentan eliminar estos agentes. Al mismo tiempo, los fagocitos y otras células del huésped reaccionan a la presencia de una sustancia extraña o anormal liberando varias moléculas de proteínas y lípidos que funcionan como mediadores químicos de la inflamación. También se producen mediadores a partir de las proteínas plasmáticas que reaccionan con los microbios o con los tejidos lesionados. Algunos de estos mediadores actúan sobre los pequeños vasos sanguíneos de la vecindad y promueven la salida de plasma y el reclutamiento de leucocitos circulantes en el sitio en donde se localiza el agente causal. Los leucocitos reclutados son activados por el agente lesivo y por mediadores producidos localmente, y los leucocitos activados intentan eliminar el agente causal por fagocitosis. Un efecto secundario desafortunado de los leucocitos es que pueden dañar los tejidos normales del huésped.

Las manifestaciones externas de la inflamación, que con frecuencia se denominan sus signos cardinales, son consecuencia de cambios vasculares y del reclutamiento celular: calor, rubor y tumor. Las dos características cardinales adicionales de la inflamación aguda, dolor y pérdida de la función (*functio laesa*), se producen como consecuencia de la elaboración de mediadores y del daño mediado por los leucocitos. Cuando se elimina el agente lesivo y los mecanismos antiinflamatorios se vuelven activos, el proceso remite y el huésped vuelve a un estado de salud normal. Si no se puede eliminar rápidamente el agente lesivo, el resultado puede ser una inflamación crónica.

RESUMEN

Características generales de la inflamación

- La inflamación es una respuesta beneficiosa del huésped a los invasores extraños y al tejido necrótico, pero es por sí misma capaz de causar daño tisular.
- Los principales componentes de la inflamación son una reacción vascular y una respuesta celular; ambas se activan por mediadores que derivan de las proteínas plasmáticas y diversas células.
- Se puede recordar las etapas de la respuesta inflamatoria con las cinco R: 1) reconocimiento del agente lesivo; 2) reclutamiento de leucocitos; 3) retirada o eliminación del agente; 4) regulación (control) de la respuesta, y 5) resolución (reparación).

- El desenlace de la inflamación aguda es la eliminación del estímulo nocivo, seguida de un declinar de la reacción y la reparación del tejido lesionado, o una lesión persistente que da lugar a una inflamación crónica.

INFLAMACIÓN AGUDA

La inflamación aguda es una respuesta rápida a un agente lesivo, microbios y a otras sustancias extrañas que está diseñada para liberar leucocitos y proteínas plasmáticas en los sitios de lesión. En el foco lesivo, los leucocitos eliminan a los invasores y comienzan el proceso de digerir y deshacerse de los tejidos necróticos.

La inflamación aguda tiene dos componentes principales (Fig. 2-2):

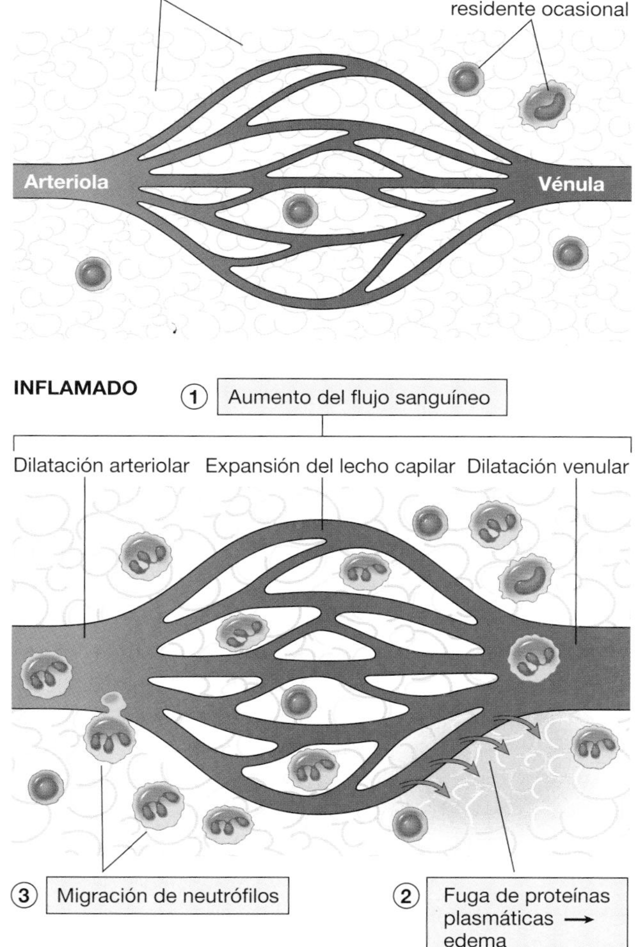

Figura 2-2

Principales manifestaciones locales de la inflamación aguda, en comparación con el estado normal: 1) dilatación vascular y aumento del flujo sanguíneo (que causa eritema y calor); 2) extravasación y acumulación de líquido plasmático y de proteínas (edema), y 3) migración leucocitaria (principalmente de neutrófilos) y acumulación en el sitio de lesión.

- *Cambios vasculares*: alteraciones en el calibre vascular que dan lugar a un aumento del flujo sanguíneo (*vasodilatación*) y a cambios estructurales que permiten a las proteínas plasmáticas abandonar la circulación (*aumento de la permeabilidad vascular*).
- *Acontecimientos celulares*: migración de los leucocitos de la microcirculación y acumulación en el foco de lesión (*reclutamiento y activación celulares*). Los leucocitos principales en la inflamación aguda son los neutrófilos (leucocitos polimorfonucleares).

Estímulos para la inflamación aguda

Las reacciones inflamatorias agudas pueden ser desencadenadas por varios estímulos.

- Las *infecciones* (bacterianas, víricas, fúngicas, parasitarias) se encuentran entre las causas más comunes y médicamente importantes de inflamación.
- Los *traumatismos* (contusos y penetrantes) y los *agentes físicos y químicos* (lesión térmica, p. ej., quemaduras o congelación; radiación; algunas sustancias químicas ambientales) lesionan las células del huésped y desencadenan reacciones inflamatorias.
- La *necrosis tisular* (de cualquier causa), incluida la isquemia (como en el infarto de miocardio) y la lesión física y química.
- *Cuerpos extraños* (astillas, suciedad, suturas).
- *Reacciones inmunitarias* (también denominadas reacciones de hipersensibilidad) frente a sustancias ambientales o frente a los propios tejidos. Dado que estos estímulos para las respuestas inflamatorias no pueden eliminarse, tales reacciones tienden a ser persistentes, tienen con frecuencia características de inflamación crónica y son causas importantes de morbilidad y mortalidad. En ocasiones se emplea el término «enfermedad inflamatoria por mediación inmunitaria» para referirse a este grupo de trastornos.

Cada uno de estos estímulos puede inducir reacciones con algunas características distintivas, pero todas las reacciones inflamatorias tienen las mismas características básicas. Describimos, en primer lugar, las reacciones típicas de la inflamación aguda y sus características morfológicas y, a continuación, los mediadores químicos responsables de estas reacciones.

Cambios vasculares

Cambios en el calibre y flujo vascular. Los cambios en los vasos sanguíneos comienzan rápidamente después de la infección o lesión pero pueden desarrollarse a velocidades variables, dependiendo de la naturaleza e intensidad del estímulo inflamatorio original.

- Después de una vasoconstricción transitoria (que dura sólo unos segundos) se produce una *vasodilatación* arteriolar, lo que da lugar a un aumento localizado del flujo de sangre y a una congestión de los lechos capilares en sentido posterior (v. Fig. 2-2). Esta expansión vascular es la causa del enrojecimiento (*eritema*) y aumento del calor que, de modo característico, se observan en la inflamación aguda.
- A medida que la microvasculatura se vuelve más permeable, el líquido rico en proteínas pasa a los tejidos extravas-

culares. Se origina así una mayor concentración de los hematíes, aumentando por consiguiente la viscosidad de la sangre y produciendo un enlentecimiento de la circulación. Estos cambios se ven reflejados microscópicamente por numerosos vasos pequeños dilatados repletos de hematíes y con un flujo sanguíneo lento, proceso denominado *estasis*.

- A medida que se desarrolla la estasis, los leucocitos (principalmente neutrófilos) comienzan a acumularse en la superficie del endotelio vascular, proceso denominado *marginación*. Es la primera etapa en el viaje de los leucocitos a través de la pared vascular hacia el interior del tejido intersticial (descrito más adelante).

Aumento de la permeabilidad vascular. En la fase inicial de la inflamación, la vasodilatación arteriolar y el aumento del flujo sanguíneo llevan a un aumento de la presión hidrostática intravascular, lo que da lugar al paso de líquido de los capilares a los tejidos (Fig. 2-3). Este líquido, denominado *trasudado*, es esencialmente un ultrafiltrado de plasma sanguíneo y contiene pocas proteínas. Sin embargo, la trasudación se ve pronto eclipsada por un aumento de la permeabilidad vascular que permite el paso de líquido rico en proteínas e incluso de células (denominado *exudado*) al intersticio. La pérdida de líquido rico en proteínas al espacio perivascular reduce la presión osmótica intravascular y aumenta la presión osmótica del líquido intersticial. El resultado neto es una salida de agua e iones a los tejidos extravasculares. La acumulación de líquido en los espacios extravasculares recibe el nombre de *edema*; el líquido puede ser un trasudado o un exudado. Mientras los exudados son típicos de la inflamación, los trasudados se acumulan en diversas afecciones no inflamatorias, que se mencionan en la Figura 2-3 y se describen con más detalle en el Capítulo 4.

Varios mecanismos pueden contribuir a un aumento de la permeabilidad vascular en las reacciones inflamatorias agudas.

- *La contracción de la célula endotelial, que lleva a hiatos intercelulares en las vénulas poscapilares* es la causa más frecuente del aumento de la permeabilidad vascular. Es un proceso reversible desencadenado por la histamina, la bradicinina, los leucotrienos y otros muchos mediadores químicos. Se produce la contracción de la célula endotelial rápidamente después de la unión de los mediadores a receptores específicos, suele tener una corta duración (15-30 minutos) y recibe la denominación de *respuesta transitoria inmediata*. Citocinas como el factor de necrosis tumoral (TNF) y la interleucina-1 (IL-1) pueden inducir una retracción más lenta y más prolongada de las células endoteliales debido a cambios en el citoesqueleto. Esta reacción puede tardar de 4 a 6 horas en desarrollarse después del desencadenante inicial y persistir durante 24 horas o más.

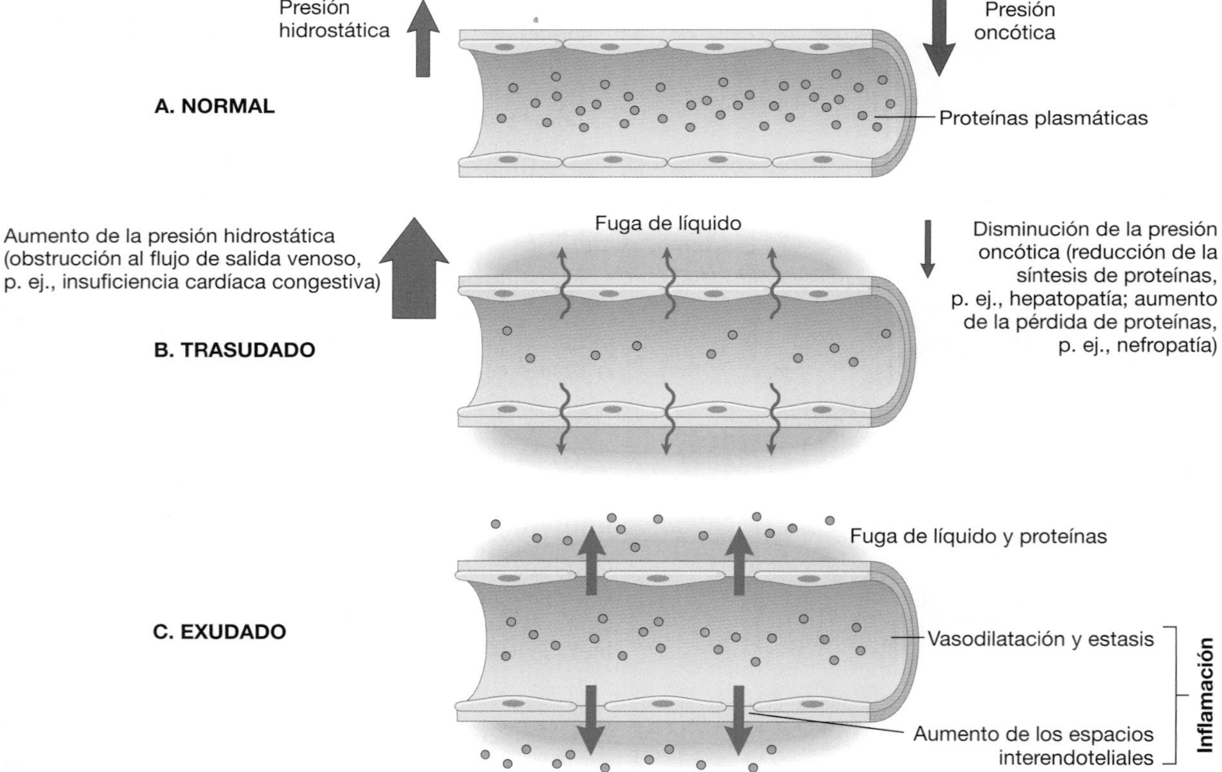

Figura 2-3

Formación de los trasudados y exudados. **A**, la presión hidrostática normal (*flechas azules*) es de aproximadamente 32 mmHg en el extremo arterial de un lecho capilar y de 12 mmHg en el extremo venoso; la presión coloidosmótica media es de aproximadamente 25 mmHg (*flechas verdes*), que es igual a la presión capilar media. Por consiguiente, el flujo neto a través del lecho vascular es casi nulo. **B**, se forma un trasudado cuando el líquido se fuga debido a un aumento de la presión hidrostática o disminución de la presión osmótica. **C**, se forma un exudado en la inflamación porque aumenta la permeabilidad vascular como consecuencia del incremento en los espacios interendoteliales.

• La *lesión endotelial* da lugar a fuga vascular al causar necrosis y desprendimiento de las células endoteliales. Por lo general, se observa una lesión directa en las células endoteliales después de las lesiones graves (p. ej., quemaduras y algunas infecciones). En la mayoría de los casos, la fuga comienza inmediatamente después de la lesión y persiste durante varias horas (o días) hasta que los vasos dañados se trombosan y curan. Por consiguiente, esta reacción es conocida como *respuesta inmediata mantenida*. Las vénulas, capilares y arteriolas pueden hallarse afectadas, dependiendo de la localización de la lesión. La lesión directa sobre las células endoteliales puede inducir también una *extravasación prolongada retardada* que comienza con un retraso de 2 a 12 horas, dura varias horas o incluso días y afecta a las vénulas y capilares. Entre los ejemplos figuran la lesión térmica de leve a moderada, ciertas toxinas bacterianas y la radiación X o utravioleta (p. ej., las quemaduras solares que aparecen por la noche después de haber tomado el sol).
• Puede producirse una *lesión endotelial mediada por leucocitos* como consecuencia de la acumulación de leucocitos a lo largo de la pared vascular. Tal como se describe más adelante, los leucocitos activados liberan muchos mediadores tóxicos que pueden causar lesión o desprendimiento endotelial.
• El *aumento de la transcitosis* de proteínas por una vía vesicular intracelular aumenta la permeabilidad venular, especialmente después de la exposición a ciertos mediadores, como el factor de crecimiento endotelial vascular (VEGF). La transcitosis se produce a través de canales formados por la fusión de vesículas intracelulares.
• *Extravasación de los nuevos vasos sanguíneos*. Tal como se describe en el Capítulo 3, la reparación tisular implica la formación de nuevos vasos (*angiogénesis*). Estos esbozos vasculares permanecen con fugas hasta que las células endoteliales proliferantes maduran lo suficiente para formar uniones intercelulares. Las nuevas células endoteliales tienen también una mayor expresión de receptores para los mediadores vasoactivos, y algunos de los factores que inducen la angiogénesis (p. ej., VEGF) inducen directamente una mayor permeabilidad vascular vía transcitosis.

Aunque estos mecanismos son independientes, todos ellos pueden participar en la respuesta a un estímulo dado. Por ejemplo, en una quemadura térmica, la extravasación es el resultado de una contracción endotelial mediada químicamente, así como una lesión directa y un daño endotelial mediados por leucocitos.

Respuestas de los vasos linfáticos. Gran parte del énfasis en la descripción de la inflamación se pone en las reacciones de los vasos sanguíneos, pero los linfáticos participan también en la respuesta. Como es bien sabido, la pequeña cantidad de líquido intersticial formado normalmente es eliminado por la circulación linfática. En la inflamación, el flujo linfático aumenta y ayuda a evacuar el líquido del edema del espacio extravascular. Dado que las uniones de los vasos linfáticos son laxas, el líquido linfático se equilibra al final con el líquido extravascular. Además del líquido, los leucocitos y los restos celulares pueden encontrar su camino a la linfa. En las reacciones inflamatorias intensas, especialmente en las causadas por microbios, los vasos linfáticos pueden transportar el agente causal; pueden llegar a inflamarse de modo secundario (*linfangitis*), al igual que los ganglios linfáticos de drenaje (*linfadenitis*). Los ganglios linfáticos inflamados se hallan con frecuencia aumentados de tamaño debido a la hiperplasia de los folículos linfáticos y al aumento en la cifra de células fagocíticas que revisten los senos de los ganglios linfáticos. Esta constelación de cambios patológicos recibe la denominación de linfadenitis reactiva o inflamatoria (Capítulo 12). Para los clínicos, la presencia de estrías rojas cerca de una herida cutánea es un signo revelador de infección en una herida. Estas formaciones estriadas siguen el curso de los canales linfáticos y son diagnósticas de linfangitis; puede, acompañarse de hipertrofia dolorosa de los ganglios linfáticos de drenaje, lo que indica linfadenitis.

RESUMEN

Reacciones vasculares en la inflamación aguda

• La *vasodilatación* está inducida por mediadores químicos como la histamina (comentada más adelante) y es la causa del eritema y de la estasis del flujo sanguíneo.
• El *aumento de la permeabilidad vascular* está inducido por la histamina, cininas y otros mediadores que producen hiatos entre las células endoteliales, por lesión endotelial directa o mediada por leucocitos, y por un aumento en el paso de líquidos a través del endotelio; la mayor permeabilidad vascular permite que las proteínas plasmáticas y los leucocitos penetren en los sitios de infección o de daño tisular; el escape de líquido a través de los vasos sanguíneos da lugar a edema.

Acontecimientos celulares: reclutamiento y activación de los leucocitos

Tal como se ha descrito anteriormente, una función importante de la respuesta inflamatoria es liberar leucocitos en el sitio de lesión y activarlos. Los leucocitos ingieren los agentes causales, destruyen las bacterias y otros microbios, y eliminan el tejido necrótico y las sustancias extrañas. Un precio que se paga por la potencia ofensiva es que, una vez activados, pueden inducir daño tisular y prolongar la inflamación, ya que los productos de los leucocitos que destruyen los microbios pueden también lesionar los tejidos normales del huésped. Por consiguiente, la clave para la función normal de los leucocitos en la defensa del huésped es asegurarse de que sean reclutados y activados sólo cuando es necesario (es decir, en respuesta a invasores extraños y tejidos muertos).

Reclutamiento de leucocitos

La secuencia de acontecimientos en el reclutamiento de los leucocitos a partir de la luz vascular al espacio extravascular consta de: 1) marginación, adhesión al endotelio y rodamiento a lo largo de la pared vascular; 2) firme adhesión al endotelio; 3) transmigración entre las células endoteliales, y 4) migración en los tejidos intersticiales hacia un estímulo quimiotáctico (Fig. 2-4). El rodamiento, la adhesión y la transmigración están mediados por la unión de moléculas de adhesión complementarias en los leucocitos y superficies endoteliales (ver más adelante). Mediadores químicos –quimioatractantes y ciertas citocinas– afectan a estos procesos modulando la expresión o avidez de superficie de las molécu-

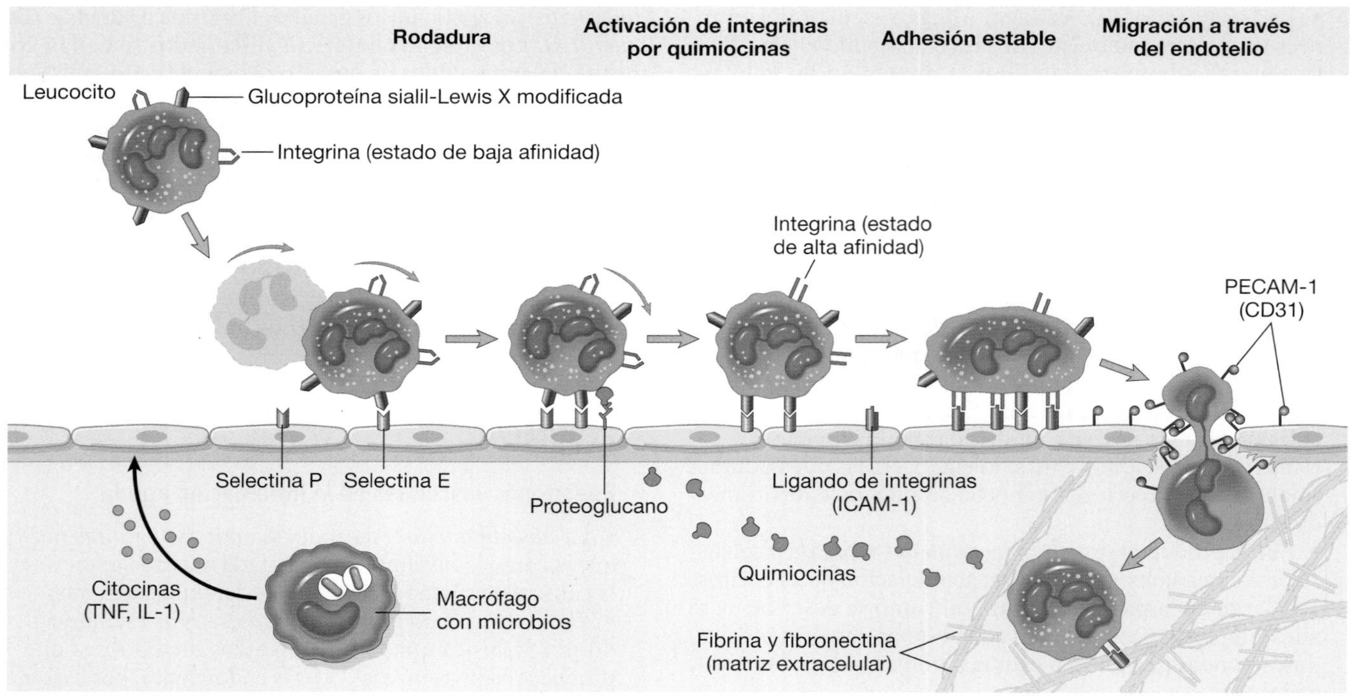

Figura 2-4

Proceso de la migración leucocitaria a través de los vasos sanguíneos, mostrado aquí en relación con los neutrófilos. En primer lugar, los leucocitos ruedan sobre sí mismos, luego se activan y se adhieren al endotelio, a continuación transmigran a través del endotelio, agujerean la membrana basal y migran hacia los quimioatrayentes emanados de la fuente de la lesión. Las diferentes moléculas desempeñan funciones predominantes en las diferentes etapas de este proceso –las selectinas en la rodadura; las quimiocinas (generalmente mostradas unidas a los proteoglucanos) en la activación de los neutrófilos para aumentar la avidez de las integrinas; integrinas en la adhesión firme, y CD31 (PECAM-1) en la transmigración. ICAM-1, molécula 1 de adhesión intercelular; IL-1,interleucina 1; PECAM-1, molécula 1 de adhesión de la célula endotelial a plaquetas; TNF, factor de necrosis tumoral.

las de adhesión y estimulando el movimiento direccional de los leucocitos.

Marginación y rodamiento. Al fluir la sangre de los capilares a las vénulas poscapilares, las células circulantes son lanzadas por el flujo laminar contra la pared vascular. Además, los hematíes tienden a moverse más rápidamente que los leucocitos, de mayor tamaño. Como consecuencia, los leucocitos son empujados fuera de la columna axial central y tienen así una mejor oportunidad para interactuar con las células endoteliales de revestimiento, especialmente cuando hay estasis. Este proceso de acumulación leucocitaria en la periferia de los vasos se denomina *marginación*. Posteriormente, los leucocitos ruedan sobre la superficie endotelial, transitoriamente adhiriéndose a lo largo del camino, proceso que recibe la denominación de *rodamiento* (o *rodadura*).

Las débiles y transitorias adhesiones implicadas en el rodamiento están mediadas por la familia de moléculas de adhesión *selectinas* (Tabla 2-1). Éstas son receptores expresados en los leucocitos y en el endotelio que contienen un dominio extracelular que se une a azúcares (de aquí la parte *lectina* del nombre). Los tres miembros de esta familia son la selectina E (denominada también CD62E), expresada en las células endoteliales; la selectina P (CD62P), presente en el endotelio y en las plaquetas, y la selectina L (CD62L), en la superficie de la mayoría de los leucocitos. Las selectinas se unen a oligosacáridos sialilados (p. ej., sialil-Lewis X en los leucocitos), que están ligados a glucoproteínas de tipo mucina en diversas células. Las selectinas endoteliales se expresan típicamente en bajas concentraciones o no se hallan presentes en las células normales. Se sobrerregulan después de la estimulación por mediadores específicos. Por consiguiente, la unión de los leucocitos queda restringida en gran parte al endotelio en los sitios de infección o de lesión tisular (donde se producen los mediadores). Por ejemplo, en las células endoteliales no activadas, la selectina P se encuentra principalmente en los cuerpos intracelulares de Weibel-Palade; sin embargo, a los pocos minutos de exposición a mediadores como histamina o trombina, la selectina P se distribuye por la superficie celular, donde puede facilitar la unión leucocitaria. De modo similar, la selectina E, que no se expresa en el endotelio normal, está inducida después de la estimulación por mediadores inflamatorios como IL-1 y TNF.

Adhesión y transmigración. La siguiente etapa en la reacción de los leucocitos es una firme *adhesión* a las superficies endoteliales. Esta adhesión se halla mediada por *integrinas* expresadas en las superficies celulares de los leucocitos que interactúan con sus ligandos en las células endoteliales (ver Fig. 2-4 y Tabla 2-1). Las integrinas son glucoproteínas heterodiméricas transmembrana (compuestas por diferentes cadenas α y β) que también funcionan como receptores celulares para la matriz extracelular (Capítulo 3). Las integrinas se expresan normalmente sobre las membranas plasmáticas de los leucocitos en una forma de baja afinidad y no se adhieren a sus ligandos apropiados hasta que los leucocitos son activados por quimiocinas. Éstas son citocinas quimioatrayentes secretadas por muchas células en los sitos de inflamación y se

Tabla 2-1 Moléculas de adhesión endoteliales y leucocitarias

Molécula endotelial	Molécula leucocitaria	Función principal
Selectina P	Proteínas sialil-Lewis X modificadas	Rodadura (neutrófilos, monocitos, linfocitos)
Selectina E	Proteínas sialil-Lewis X modificadas	Rodadura y adhesión (neutrófilos, monocitos, linfocitos T)
GlyCam-1, CD34	Selectina L	Rodadura (neutrófilos, monocitos)*
ICAM-1 (familia inmunoglobulinas)	Integrinas CD11/CD18 (LFA-1, Mac-1)	Adhesión, detención, transmigración (neutrófilos, monocitos, linfocitos)
VCAM-1 (familia inmunoglobulinas)	Integrina VLA-4	Adhesión (eosinófilos, monocitos, linfocitos)
CD31	CD31	Transmigración (todos los leucocitos)

*Las interacciones L-selectina-CD34 se hallan también implicadas en el «asentamiento» de los linfocitos circulantes en las vénulas endoteliales altas de los ganglios linfáticos. ICAM-1, molécula 1 de adhesión intercelular; LFA-1, antígeno 1 asociado a la función leucocitaria; VCAM-1, molécula 1 de adhesión de la célula vascular; VLA-4, antígeno 4 muy tardío.

muestran unidas a proteoglucanos sobre la superficie endotelial. (Las citocinas se describen más adelante.) Cuando los leucocitos adherentes se encuentran con las quimiocinas mostradas, las células se activan y sus integrinas sufren cambios en su conformación y se agrupan, convirtiéndose así en una forma de gran afinidad. Al mismo tiempo, otras citocinas, sobre todo TNF e IL-1 (secretadas también en los sitios de infección y de lesión), activan las células endoteliales para aumentar su expresión de ligandos para integrinas. Estos ligandos incluyen ICAM-1 (molécula 1 de adhesión intercelular), que se une a las integrinas LFA-1 (CD11a/ CD18) y Mac-1 (CD11b/CD18), y VCAM-1 (molécula 1 de adhesión a la célula vascular), que se une a la integrina VLA-4 (ver Tabla 2-1). El resultado neto de la mayor afinidad de las integrinas estimuladas por citocinas y el aumento de la expresión de los ligandos de integrinas es una unión estable de los leucocitos a las células endoteliales en los sitios de inflamación.

Después de ser detenidos en la superficie endotelial, los leucocitos *migran* a través de la pared vascular principalmente al escurrirse entre las células en las uniones intercelulares (aunque también se ha descrito un movimiento intracelular a través del citoplasma celular). Este movimiento de los leucocitos, denominado *diapédesis*, se produce principalmente en las vénulas de la vasculatura sistémica; también se ha observado en los capilares de la circulación pulmonar. La migración de los leucocitos está accionada por las quimiocinas producidas en los tejidos extravasculares, que estimulan el movimiento de los leucocitos hacia su gradiente químico. Además, PECAM-1 (molécula 1 de adhesión de la célula endotelial a plaquetas, denominada también CD31), una molécula de adhesión celular expresada en los leucocitos y en las células endoteliales, media en la unión de los acontecimientos requeridos para que los leucocitos atraviesen el endotelio. Después de pasar a través del endotelio, los leucocitos cruzan las membranas basales vasculares degradándolas focalmente con colagenasas segregadas.

Quimiotaxis. Después de extravasarse de la sangre, los leucocitos migran hacia los sitios de infección o lesión a lo largo de un gradiente químico por un proceso denominado *quimiotaxis*. Tanto sustancias exógenas como endógenas pueden ser quimiotácticas para los leucocitos, como son: 1) productos bacterianos, sobre todo péptidos con terminales *N*-formilmetionina; 2) citocinas, especialmente las de la familia *quimiocinas*; 3) componentes del sistema del complemento, sobre todo C5a, y 4) productos de la vía metabólica de la lipoxigenasa del ácido araquidónico (AA), sobre todo leucotrieno B_4 (LTB_4). Estos mediadores, que se describen más adelante con más detalle, se producen en respuesta a infecciones y daño tisular y durante las reacciones inmunológicas. La infiltración leucocitaria en todas estas situaciones es consecuencia de las acciones de diversas combinaciones de mediadores.

Las moléculas quimiotácticas se unen a receptores específicos de la superficie celular, la familia de receptores acoplados constituida por siete proteínas G transmembrana. La unión de quimioatrayentes inicia señales de transducción mediadas por proteínas G, algunas de las cuales llevan a un aumento del calcio citosólico, que desencadena el ensamblaje de los elementos citoesqueléticos contráctiles necesarios para el movimiento. Los leucocitos se mueven extendiendo *seudópodos* que se anclan en la MEC y a continuación tiran de la célula en dirección de la extensión. Así, en el frente de avance del seudópodo, los monómeros de actina se polimerizan en filamentos largos; al mismo tiempo, se desensamblan los filamentos de actina en otras partes de la célula para permitir el flujo en dirección del seudópodo que se está extendiendo. La dirección de tal movimiento está especificada por una mayor densidad de las interacciones receptor-ligando quimiotáctico en el frente de avance de la célula.

El tipo de leucocito que migra varía con la edad de la respuesta inflamatoria y con el tipo del estímulo. En la mayoría de las formas de inflamación aguda *predominan los neutrófilos en el infiltrado inflamatorio durante las primeras 6 a 24 horas y son sustituidos por monocitos a las 24 a 48 horas* (Fig. 2-5). Varias características de los leucocitos explican esta secuencia: los neutrófilos son más numerosos en la sangre, responden más rápidamente a las quimiocinas, y pueden unirse de modo más firme a las moléculas de adhesión que son inducidas rápidamente en las células endoteliales, como las selectinas P y E. Además, después de introducirse en los tejidos, los neutrófilos tienen una corta vida –mueren por apoptosis y desaparecen en 24 a 48 horas– mientras que los monocitos sobreviven más tiempo. Sin embargo, hay excepciones a este patrón de exudación celular. En ciertas infecciones (p. ej., las causadas por *Pseudomonas*) el infiltrado celular está dominado por neutrófilos reclutados continuamente durante varios días; en las infecciones víricas, los linfocitos pueden ser

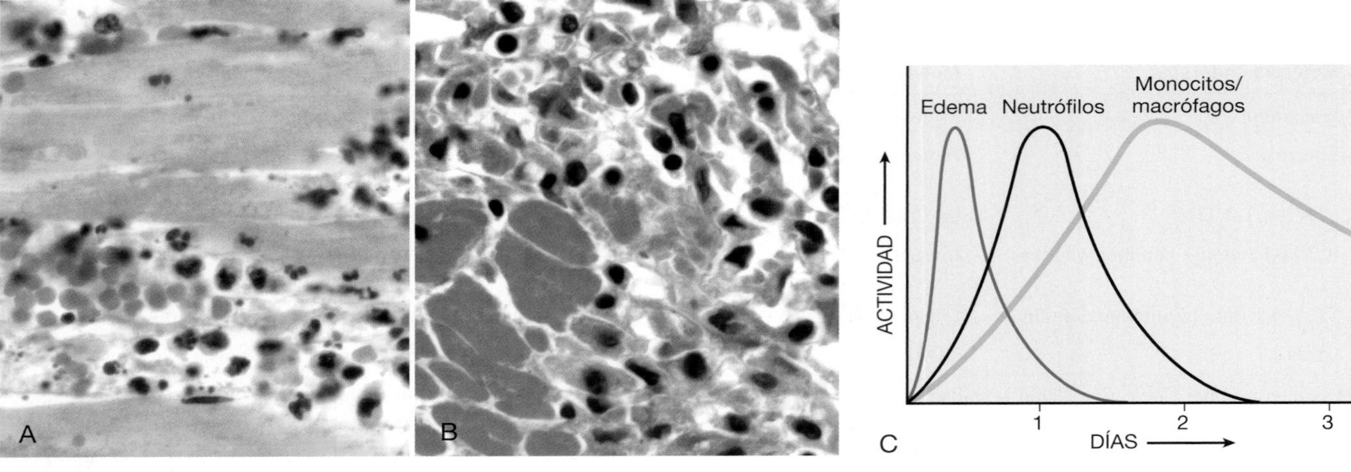

Figura 2-5

Naturaleza de los infiltrados leucocitarios en las reacciones inflamatorias. Las microfotografías muestran una reacción inflamatoria en el miocardio después de una necrosis isquémica (infarto). **A**, infiltrados (neutrófilos) tempranos y vasos sanguíneos congestionados. **B**, infiltrados celulares tardíos (mononucleares). **C**, las cinéticas del edema y de la infiltración celular son aproximaciones. Por simplicidad, se muestra el edema como una respuesta transitoria aguda, aunque también se pueden producir picos secundarios de edema tardío e infiltración por neutrófilos.

las primeras células en llegar, y en algunas reacciones de hipersensibilidad, los granulocitos eosinofílicos pueden ser el principal tipo celular.

RESUMEN

Reclutamiento de leucocitos en los sitios de inflamación

- Los leucocitos son reclutados desde la sangre al tejido extravascular, donde pueden localizarse los patógenos infecciosos o los tejidos dañados, migran al sitio de infección o lesión tisular y son activados para llevar a cabo sus funciones.
- El reclutamiento de los leucocitos es un proceso en varias etapas que consta de una unión laxa al endotelio y rodamiento sobre éste (mediado por selectinas), unión firme al endotelio (mediada por integrinas), y migración a través de los espacios interendoteliales.
- Varias citocinas promueven la expresión de selectinas y de ligandos de integrinas sobre el endotelio (TNF, IL-1), aumentan la avidez de las integrinas por sus ligandos (quimiocinas) y promueven la migración direccional de los leucocitos (también quimiocinas); muchas de estas citocinas son producidas por macrófagos tisulares y otras células que responden a los patógenos o a los tejidos lesionados.
- Los neutrófilos predominan al principio del infiltrado inflamatorio y más tarde son sustituidos por macrófagos.

Activación de leucocitos

Una vez que los leucocitos han sido reclutados en el sitio de infección o de necrosis tisular, deben activarse para llevar a cabo sus funciones. Los estímulos para la activación incluyen microbios, productos de las células necróticas y varios mediadores que se describen más adelante. Los leucocitos expresan sobre su superficie diferentes tipos de receptores que notan la presencia de microbios. Éstos comprenden los receptores de tipo Toll (TLR, *Toll-like receptors*), así denominados por su homología con la proteína Toll de *Drosophila*), que reconoce la endotoxina (LPS) y otros muchos productos bacterianos y víricos; los receptores de siete proteínas G transmembrana, que reconocen ciertos péptidos bacterianos y mediadores producidos en respuesta a los microbios, y otras familias de receptores (Fig. 2-6). El compromiso de estos receptores por los productos microbianos o por diversos mediadores de la inflamación induce numerosas respuestas en los leucocitos que son parte de sus funciones defensivas normales y se agrupan bajo el término genérico de *activación leucocitaria* (ver Fig. 2-6). La activación leucocitaria da lugar al aumento de muchas funciones:

- Fagocitosis de las partículas, una etapa inicial en la eliminación de las sustancias dañinas.
- Producción de sustancias que destruyen los microbios fagocitados y eliminan los tejidos muertos; estos productos leucocitarios incluyen enzimas lisosómicas y especies reactivas del oxígeno y del nitrógeno.
- Producción de mediadores que amplifican la reacción inflamatoria, incluidos los metabolitos del ácido araquidónico y citocinas.

Fagocitosis. La fagocitosis consta de tres etapas distintas pero interrelacionadas (Fig. 2-7): 1) reconocimiento y unión de la partícula al leucocito; 2) interiorización, con la posterior formación de una vacuola fagocítica, y 3) destrucción y degradación del material ingerido.

Los leucocitos se unen a la mayoría de los microorganismos y células muertas y los ingieren a través de receptores de superficie específicos que reconocen los componentes de los microbios y de las células muertas o las proteínas del huésped,

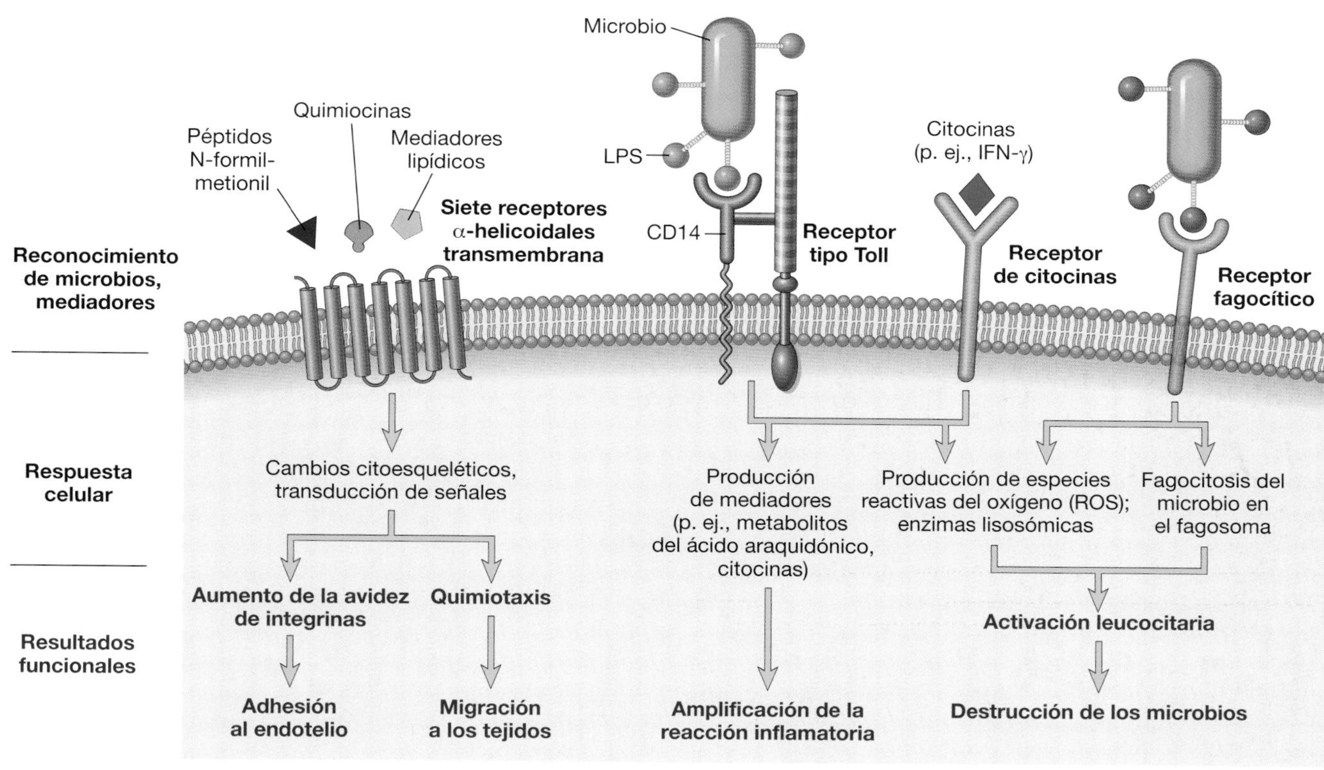

Figura 2-6

Activación leucocitaria. Varias clases de receptores en la superficie celular de los leucocitos reconocen estímulos diferentes. Los receptores inician respuestas que median en las funciones de los leucocitos. Sólo se han ilustrado algunos receptores (ver texto para detalles). El LPS se une, primero, a una proteína circulante fijadora de LPS (no mostrada). IFN-γ, interferón γ; LPS, lipopolisacárido.

denominadas *opsoninas*, que recubren los microbios y los toman como diana para la fagocitosis (proceso denominado *opsonización*). Las opsoninas más importantes son anticuerpos de la clase inmunoglobulina G (IgG) y se unen a antígenos de superficie microbianos, a productos de degradación de la proteína C3 del complemento (descrito más adelante), y a lectinas plasmáticas fijadoras de hidratos de carbono denominadas *colectinas*, que se unen a los grupos azucarados de la pared celular microbiana. Estas opsoninas se hallan presentes en la sangre para recubrir microbios o se producen en respuesta a los microbios. Los leucocitos expresan receptores para las opsoninas que facilitan una rápida fagocitosis de los microbios recubiertos. Estos receptores incluyen el receptor Fc para la IgG (denominado FcγRI), receptores 1 y 3 del complemento (CR1 y 3) para fragmentos del complemento, y C1q para las colectinas.

La unión de las partículas opsonizadas desencadena la *interiorización*; además, la unión de IgG a FcR y la unión de los productos del complemento a los receptores C3 induce la activación celular, que aumenta la degradación de los microbios ingeridos. En la interiorizacion se extienden seudópodos alrededor de la diana, formando en último término una vacuola fagocítica. A continuación, la membrana de la vacuola se fusiona con la membrana de un gránulo lisosómico, lo que da lugar a la descarga de los contenidos de los gránulos al interior del *fagolisosoma*.

Destrucción y degradación de los microbios. La culminación de la fagocitosis de los microbios es la destrucción y degradación de las partículas ingeridas. Las etapas clave en esta reacción son la producción de sustancias microbicidas dentro de los lisosomas y la fusión de los lisosomas con los fagosomas, exponiendo así de modo selectivo las partículas ingeridas a los mecanismos destructores de los leucocitos. Las sustancias microbicidas más importantes son las especies reactivas del oxígeno (ROS); ver Fig. 2-7) y las enzimas lisosómicas. La fagocitosis estimula un *estallido oxidativo* caracterizado por un aumento súbito del consumo de oxígeno, catabolismo del glucógeno (glucogenólisis), aumento de la oxidación de la glucosa y producción de ROS. La generación de metabolitos del oxígeno se debe a una rápida activación de la nicotinamida adenina dinucleótido fosfato reducido (NADPH) oxidasa leucocitaria, denominada *fagocito oxidasa*, que oxida el NADPH y, en el proceso, convierte el oxígeno a ión superóxido ($O_2^{\bar{\bullet}}$). A continuación, el superóxido es convertido por dismutación espontánea a peróxido de hidrógeno ($O_2^{\bar{\bullet}}$ + 2H + H_2O_2). Estas ROS actúan como radicales libres y destruyen los microbios; los mecanismos de acción de los radicales libres se describen en el Capítulo 1. Las cantidades de H_2O_2 producidas son, generalmente, insuficientes para destruir la mayoría de las bacterias (aunque para hacerlo puede ser suficiente la formación de superóxido y de radical hidroxilo). Sin embargo, los lisosomas de los neutrófilos (denominados *gránulos azurófilos*) contienen la enzima mieloperoxidasa (MPO) y en presencia de un halógeno como Cl^-, la MPO convierte el H_2O_2 en $HOCl^\bullet$ (radical hipocloroso). El $HOCl^\bullet$ es un poderoso oxidante y agente antimicrobiano (el NaOCl es el ingrediente activo en la lejía) que destruye las bacterias por halogenación, o por peroxidación de las proteí-

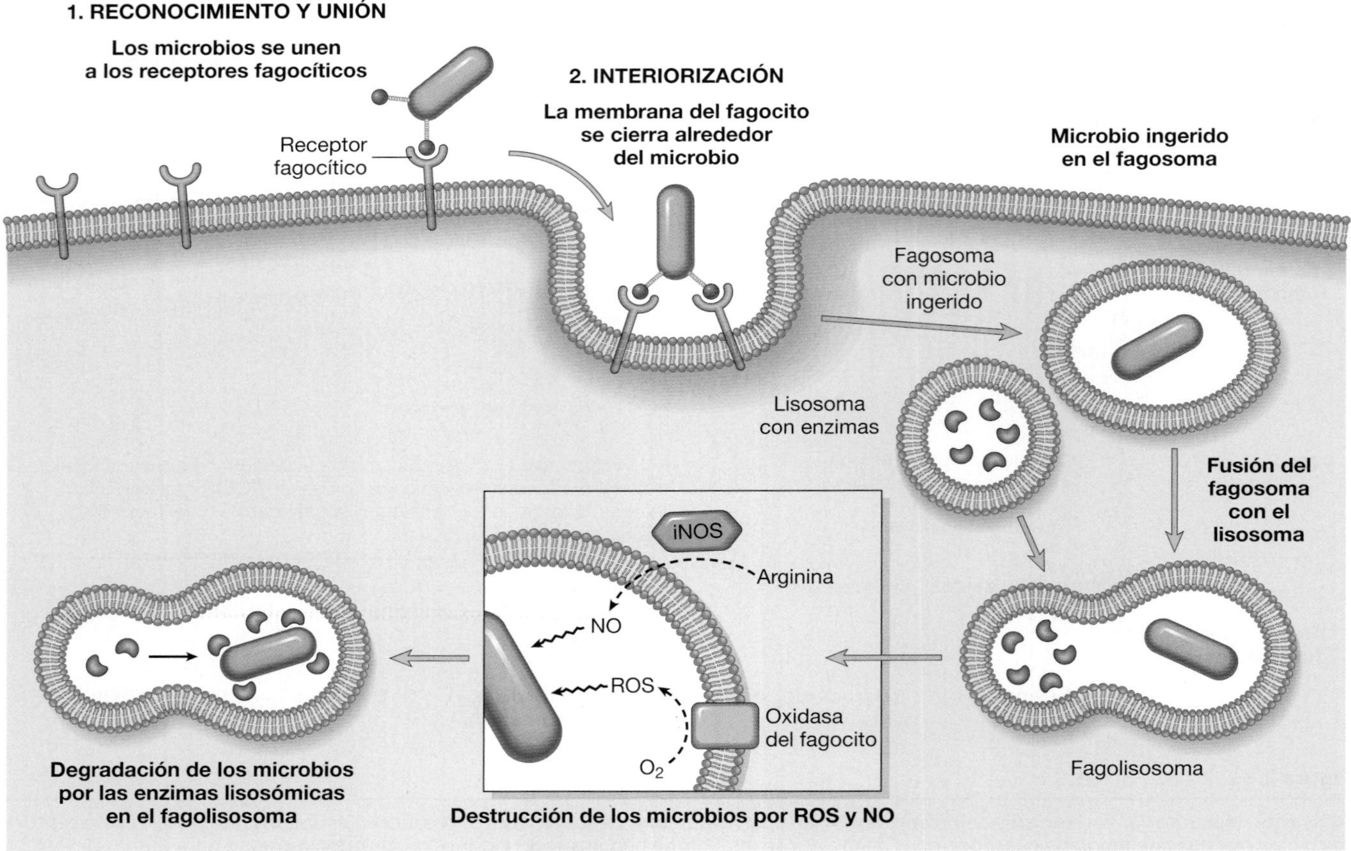

Figura 2-7

La fagocitosis de una partícula (p. ej., una bacteria) implica: 1) inserción y unión de la partícula a los receptores sobre la superficie leucocitaria: 2) interiorización y fusión de la vacuola fagocítica con gránulos (lisosomas), y 3) destrucción de la partícula ingerida. iNOS, sintasa inducible del óxido nítrico; NO, óxido nítrico; ROS, especies reactivas del oxígeno.

nas y lípidos. Afortunadamente, la oxidasa del fagocito se activa solamente después de que su unidad citosólica se haya traslocado a la membrana del fagolisosoma; así, los productos finales reactivos son generados principalmente en el interior de las vesículas y el propio fagocito no resulta dañado. Después del estallido de oxígeno, el H_2O_2 es finalmente degradado a agua y O_2 por las acciones de la catalasa y otras ROS resultan también degradadas (Capítulo 1). Las especies reactivas del nitrógeno, sobre todo NO, actúan del mismo modo que las ROS.

Los microorganismos muertos son degradados a continuación por la acción de las hidrolasas ácidas lisosómicas. Quizá la enzima lisosómica más importante implicada en la destrucción bacteriana sea la elastasa.

Es importante observar que, además de las ROS y de las enzimas, otros diversos constituyentes de los gránulos leucocitarios son capaces de destruir los agentes patógenos. Éstos comprenden la *proteína bactericida aumentadora de la permeabilidad* (que causa activación de la fosfolipasa y la degradación de los fosfolípidos membranarios), la *lisozima* (que causa la degradación de los oligosacáridos del recubrimiento bacteriano), la *proteína básica mayor* (importante constituyente de los gránulos eosinófilos que es citotóxica para los parásitos) y las *defensinas* (péptidos que destruyen los microbios al crear agujeros en sus membranas).

Lesión tisular inducida por leucocitos

Los leucocitos son causas importantes de lesión en las células y tejidos normales bajo ciertas circunstancias:

- Como parte de la reacción de defensa normal frente a los microbios infecciosos, cuando los tejidos se lesionan. En algunas infecciones difíciles de erradicar, como la tuberculosis y ciertas enfermedades víricas, contribuye más a la patología la respuesta del huésped que el propio microbio.
- Como intento normal de eliminar los tejidos dañados y muertos (p. ej., después del infarto de miocardio). La inflamación puede prolongar y exacerbar las consecuencias lesivas, especialmente con la reperfusión (Capítulo 1).
- Cuando la respuesta inflamatoria se dirige de modo inapropiado frente a los tejidos del huésped, como en ciertas enfermedades autoinmunitarias, o cuando el huésped reacciona de modo excesivo frente a sustancias ambientales no tóxicas, como las enfermedades alérgicas que inducen el asma (comentado en el Capítulo 5).

En todas estas situaciones, los mecanismos por los cuales los leucocitos dañan los tejidos normales son los mismos que los implicados en la defensa antimicrobiana, porque una vez activados los leucocitos, sus mecanismos efectores no distinguen entre el agresor y el huésped. Durante la activación y la fagocitosis, los leucocitos pueden liberar productos tóxicos no sólo al interior del fagolisosoma, sino también al espacio extracelular. Las más importantes de estas sustancias son las *enzimas lisosómicas* presentes en los gránulos y las *especies reactivas del oxígeno y del nitrógeno*. En efecto, si no se comprueban o si se dirigen inapropiadamente contra los tejidos del huésped, los propios leucocitos se convierten en agentes agresores. La lesión tisular dependiente de los leucocitos es la causa de muchas enfermedades humanas agudas y crónicas (Tabla 2-2), como se pondrá de manifiesto en los comentarios de trastornos específicos en este libro.

Tabla 2-2 Ejemplos clínicos de lesión inducida por leucocitos: trastornos inflamatorios*

Enfermedad	Células y moléculas implicadas en la lesión
Aguda	
Síndrome de distrés respiratorio agudo	Neutrófilos
Rechazo agudo de trasplante	Linfocitos; anticuerpos y complemento
Asma	Eosinófilos; anticuerpos IgE
Glomerulonefritis	Anticuerpos y complemento; neutrófilos, monocitos
Shock séptico	Citocinas
Vasculitis	Anticuerpos y complemento; neutrófilos
Crónica	
Artritis	Linfocitos, macrófagos; anticuerpos
Asma	Eosinófilos, otros leucocitos; anticuerpos IgE
Aterosclerosis	Macrófagos; ¿linfocitos?
Rechazo crónico de trasplante	Linfocitos; citocinas
Fibrosis pulmonar	Macrófagos; fibroblastos

*En la lista figuran ejemplos seleccionados de enfermedades en las que la respuesta inflamatoria del huésped y la lesión tisular acompañante desempeñan una función significativa en la enfermedad. Estos trastornos y su patogenia se describen con detalle en los capítulos posteriores.

Los contenidos de los gránulos lisosómicos son secretados por los leucocitos al medio extracelular por varios mecanismos.

- Si la vacuola fagocítica permanece transitoriamente abierta al exterior antes del cierre completo del fagolisosoma (*regurgitación durante la alimentación*).
- Si las células encuentran materiales que no pueden ser fácilmente ingeridos, como los inmunocomplejos depositados sobre superficies lisas inamovibles (p. ej., membrana basal glomerular), el intento de fagocitar estas sustancias (*fagocitosis frustrada*) desencadena una fuerte activación leucocitaria, y se liberan enzimas lisosómicas al tejido circundante o a la luz.
- Después de la fagocitosis de las sustancias potencialmente dañinas, como los cristales de urato, que dañan la membrana del fagolisosoma.

Los leucocitos activados, especialmente los macrófagos, secretan también muchas *citocinas*, que estimulan aún más la inflamación y tienen importantes efectos sistémicos, que se describirán más adelante.

RESUMEN

Mecanismos efectores de los leucocitos

- Los leucocitos pueden eliminar los microbios y las células muertas por fagocitosis y, a continuación, por su destrucción en los lisosomas.
- La destrucción está causada por radicales libres (ROS, NO) generados en los leucocitos activados y enzimas lisosómicas.
- Pueden liberarse enzimas y ROS al ambiente extracelular.
- Los mecanismos que funcionan para eliminar microbios y células muertas (el papel fisiológico de la inflamación) son también capaces de dañar los tejidos normales (las consecuencias patológicas de la inflamación).

Defectos de la función leucocitaria

Dado que los leucocitos desempeñan una función central en la defensa del huésped, no es sorprendente que los defectos en la función leucocitaria, tanto adquiridos como hereditarios, lleven a una mayor susceptibilidad a las infecciones que pueden ser recurrentes o graves (Tabla 2-3). Las causas más frecuentes de inflamación defectuosa son la supresión de la médula ósea causada por tumores, quimioterapia o radiación (como consecuencia se produce una disminución de la cifra de leucocitos), y enfermedades metabólicas como la diabetes (que causa unas funciones leucocitarias anormales) se describen en otra parte de este libro.

Los trastornos genéticos, aunque individualmente infrecuentes, ilustran la importancia de las vías moleculares particulares en la respuesta inflamatoria compleja. Algunas de las enfermedades hereditarias mejor comprendidas son las siguientes:

- *Defectos en la adhesión leucocitaria. En el defecto de adhesión leucocitaria de tipo 1* (*LAD-1*), la síntesis defectuosa de la unidad β CD18 de las integrinas leucocitarias LFA-1 y Mac-1 lleva a una alteración de la adhesión leucocitaria al endotelio y la migración a través de éste, y a una fagocitosis defectuosa y generación de un estallido oxidativo. *El defecto de adhesión leucocitaria de tipo 2* (*LAD2*) está causado por un defecto en el metabolismo de la fucosa que da lugar a la ausencia de sialil-Lewis X, el oligosacárido de los leucocitos que se une a las selectinas sobre el endotelio activado. Sus manifestaciones clínicas son similares a las de la LAD-1 pero más leves.
- *Defectos en la actividad microbicida*. Un ejemplo es la *enfermedad granulomatosa crónica*, deficiencia genética en uno de los diversos componentes de la fagocito oxidasa responsable de la generación de ROS. En estos pacientes, la interiorización de las bacterias no da lugar a la

Tabla 2-3 Defectos de la función leucocitaria

Enfermedad	Defecto
Adquirida	
Supresión de la médula ósea: tumores, radiación y quimioterapia	Producción de leucocitos
Lesión térmica, diabetes, cáncer, sepsis, inmunodeficiencias	Quimiotaxis
Hemodiálisis, diabetes mellitus	Adhesión
Leucemia, anemia, sepsis, diabetes, neonatos, malnutrición	Fagocitosis y actividad microbicida
Genética	
Déficit 1 de adhesión leucocitaria	Cadena β de integrinas CD11/CD18
Déficit 2 de adhesión leucocitaria	Fucosil transferasa requerida para la síntesis de oligosacárido sialilado (receptor de selectinas)
Enfermedad granulomatosa crónica autosómica recesiva ligada a X	Disminución de estallido oxidativo NADPH oxidasa (componente de membrana) NADPH oxidasa (componentes citoplásmicos)
Déficit de mieloperoxidasa (MPO)	Ausencia del sistema MPO-H_2O
Síndrome de Chédiak-Higashi	Proteína implicada en el acoplamiento y fusión de las membranas de organelas

Modificada de Gallin JI: Disorders of phagocytic cells. En Gallin JI, et al (eds.): Inflammation: Basic Principles and Clinical Correlates, 2.ª ed. Nueva York, Raven Press, 1992, pp 860, 861.

activación de los mecanismos de destrucción dependientes del oxígeno. En un intento por controlar estas infecciones, los microbios quedan rodeados por macrófagos activados, formando los «granulomas» (ver más adelante) que confieren a la enfermedad su patología y nombre distintivos.

- *Defectos en la formación del fagolisosoma.* Uno de estos trastornos, el *síndrome de Chédiak-Higashi*, es una enfermedad autosómica recesiva que es consecuencia de un tráfico intracelular desordenado de organelas, que a la larga impide la fusión de los lisosomas con los fagosomas. También se halla afectada la secreción de gránulos secretores líticos por los linfocitos T citotóxicos, lo que explica la inmunodeficiencia grave observada en este trastorno.
- Se ha demostrado que algunos pacientes, muy pocos, son portadores de mutaciones en las vías de señalización del receptor de tipo Toll.

Desenlaces de la inflamación aguda

Aunque las consecuencias de la inflamación aguda se modifican por la naturaleza e intensidad de la lesión, el sitio y tejido afectados, y la capacidad del huésped para organizar una respuesta, la *inflamación aguda* tiene, generalmente, uno de estos tres desenlaces (Fig. 2-8):

- *Resolución.* Cuando la lesión es limitada o de breve duración, no ha habido daño tisular o éste es mínimo, y cuando el tejido es capaz de sustituir cualquier célula lesionada de modo irreversible, el desenlace habitual es la restauración a una normalidad histológica y funcional. La *terminación de la respuesta inflamatoria aguda* implica la neutralización, descomposición o degradación enzimática de los diversos mediadores químicos, la normalización de la permeabilidad vascular y el cese de la migración leucocitaria con la posterior muerte (por apoptosis) de los neutrófilos extravasados. Además, los leucocitos comienzan a producir mediadores que inhiben la inflamación y limitan de este modo la reacción. En último término, los esfuerzos combinados del drenaje linfático y de la ingestión por los macrófagos de los restos necróticos llevan a la eliminación del líquido de edema, células inflamatorias y detritus del campo de batalla (Fig. 2-9).
- La *progresión a la inflamación crónica* puede seguir a la inflamación aguda si no se elimina el agente causal. En algunos casos, puede haber signos de inflamación crónica al comienzo de la lesión (p. ej., en las infecciones víricas o en las respuestas inmunitarias a los autoantígenos). Según la extensión y continuación de la lesión tisular inicial, así como la capacidad de los tejidos afectados para volver a crecer, la inflamación crónica puede seguirse del restablecimiento de la estructura y función normales o puede llevar a cicatrización.
- La *cicatrización o fibrosis* (Capítulo 3) es la consecuencia de una destrucción tisular sustancial o cuando se produce la inflamación en tejidos que no se regeneran. Además, los exudados fibrinosos extensos (debidos al aumento de la permeabilidad vascular) pueden no ser absorbidos completamente y son *organizados* por crecimiento del tejido conjuntivo, con fibrosis resultante. Pueden formarse *abscesos* en el marco de unos infiltrados de neutrófilos extensos (ver más adelante) o en ciertas infecciones bacterianas o fúngicas (se dice entonces que estos organismos son *piogénicos* o «formadores de pus»). Dada la destrucción tisular de base (incluido el daño en la MEC), el *desenlace habitual de la formación de abscesos es la cicatrización.*

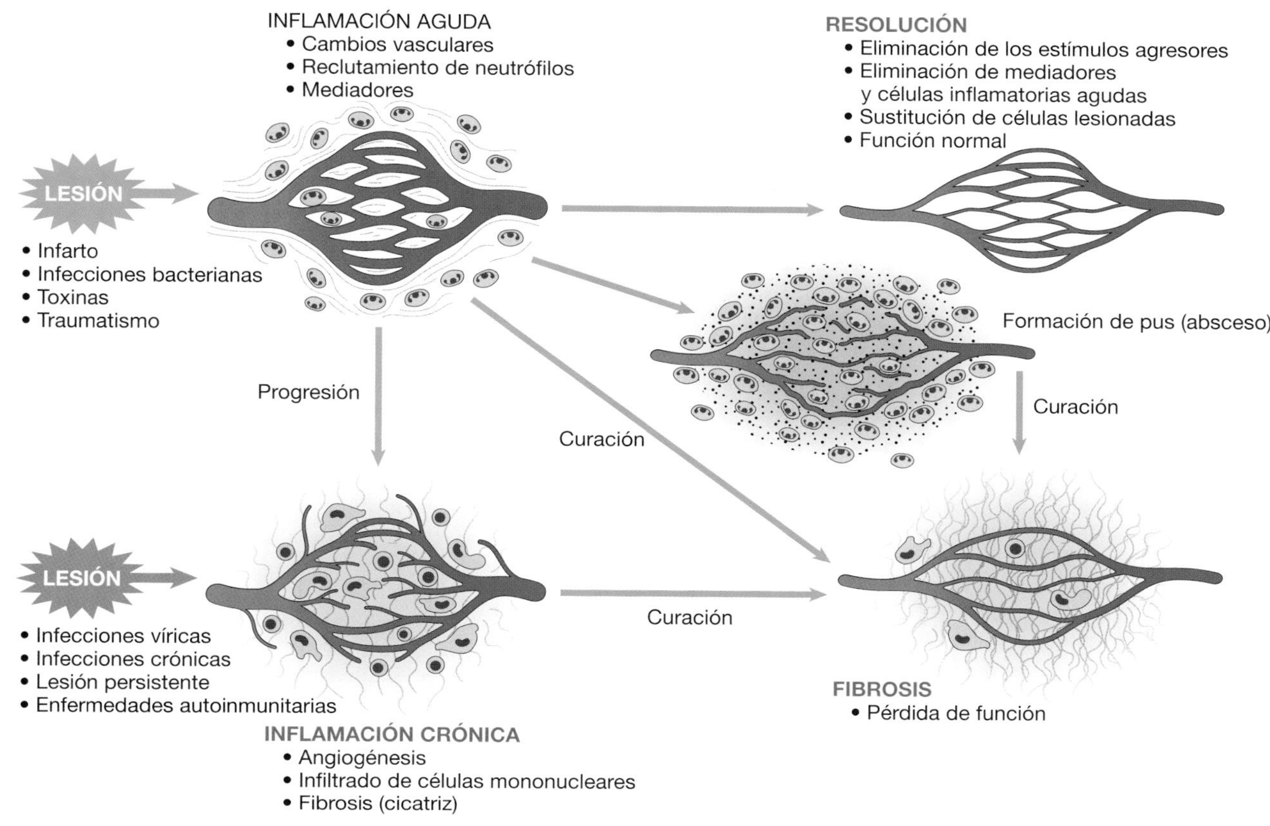

Figura 2-8

Resultados de la inflamación aguda: resolución, curación por cicatrización (fibrosis) o inflamación crónica (v. texto).

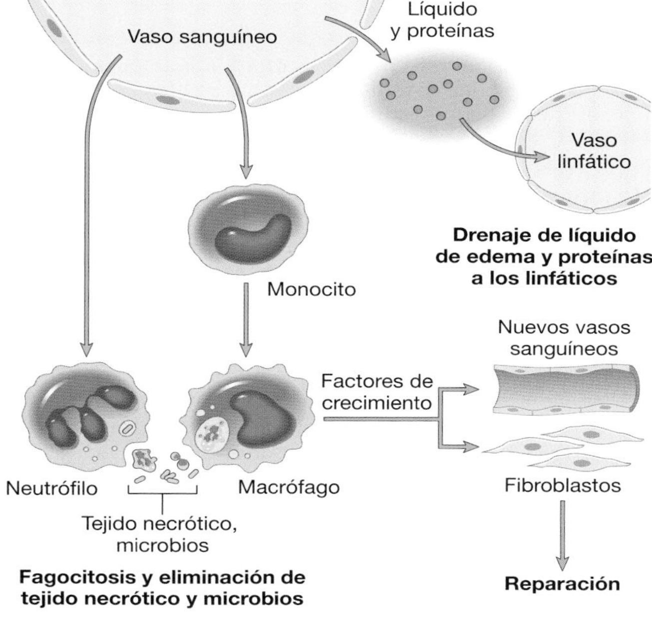

Figura 2-9

Acontecimientos en la resolución de la inflamación. Los fagocitos eliminan líquido, leucocitos y tejido muerto, y el líquido y las proteínas se eliminan por el drenaje linfático. (Modificada de Haslett C, Henson PM: En Clark R, Henson PM [eds.]: The Molecular and Cellular Biology of Wound Repair. Nueva York, Plenum Press, 1996. Con amable permiso de Springer Science y Business Media.)

RESUMEN

Secuencia de acontecimientos en la inflamación aguda

- Los cambios vasculares en la inflamación aguda se caracterizan por un aumento del flujo sanguíneo secundario a dilatación arteriolar y del lecho capilar (eritema y calor).
- El aumento de la permeabilidad vascular, por un ensanchamiento de las uniones celulares interendoteliales de las vénulas o por lesión celular endotelial directa, da lugar a un exudado de líquido extravascular rico en proteínas (edema tisular).
- Los leucocitos, inicialmente los neutrófilos de modo predominante, se adhieren al endotelio a través de moléculas de adhesión y, a continuación, abandonan la microvasculatura y migran al sitio de lesión bajo la influencia de agentes quimiotácticos.
- A continuación se produce la fagocitosis, destrucción y degradación del agente causal.
- Los defectos genéticos o adquiridos en las funciones leucocitarias dan lugar a infecciones recurrentes.
- El desenlace de la inflamación aguda puede ser la eliminación del exudado con restauración de la arquitectura tisular normal (resolución), transición a una inflamación crónica, o destrucción amplia del tejido que da lugar a cicatrización.

PATRONES MORFOLÓGICOS DE LA INFLAMACIÓN AGUDA

Las reacciones vasculares y celulares que caracterizan la inflamación aguda se reflejan en el aspecto morfológico de la reacción. La intensidad de la respuesta inflamatoria, su causa específica y el tejido particular afectado pueden modificar la morfología básica de la inflamación aguda produciendo unos aspectos distintivos. La importancia del reconocimiento de estos patrones morfológicos es que con frecuencia se asocian con estímulos desencadenantes y situaciones clínicas diferentes.

Morfología

La **inflamación serosa** se caracteriza por un derrame de un líquido acuoso, relativamente pobre en proteínas que, dependiendo del sitio de lesión, deriva del suero o de las secreciones de las células mesoteliales que revisten las cavidades peritoneal, pleural y pericárdica. La ampolla cutánea resultante de una quemadura o infección vírica es un buen ejemplo de un derrame seroso acumulado en el interior o debajo de la epidermis de la piel (Fig. 2-10). El líquido de una cavidad serosa recibe la denominación de **derrame**.

La **inflamación fibrinosa** se produce como consecuencia de lesiones más intensas, que dan lugar a una mayor permeabilidad vascular que permite que las moléculas de gran tamaño (como el fibrinógeno) atraviesen la barrera endotelial. Histológicamente, la fibrina extravascular acumulada presenta un aspecto de malla de hebras eosinofílicas o en ocasiones de un coágulo amorfo (Fig. 2-11). Es característico de la inflamación un exudado fibrinoso, en el revestimiento de las cavidades corporales, como en las meninges, pericardio y pleura. Tales exudados pueden ser degradados por fibrinólisis, y los restos acumulados pueden ser eliminados por los macrófagos, lo que da lugar al restablecimiento de una estructura tisular normal (**resolución**). Sin embargo, cuando no se llega a eliminar por completo la fibrina, se produce un crecimiento de fibroblastos y de vasos sanguíneos (**organización**), que lleva en último término a cicatrización y puede tener consecuencias clínicas significativas. Por ejemplo, la organización de un exudado pericárdico fibrinoso forma un tejido cicatricial denso que se extiende por el espacio pericárdico o lo oblitera y limita la función miocárdica.

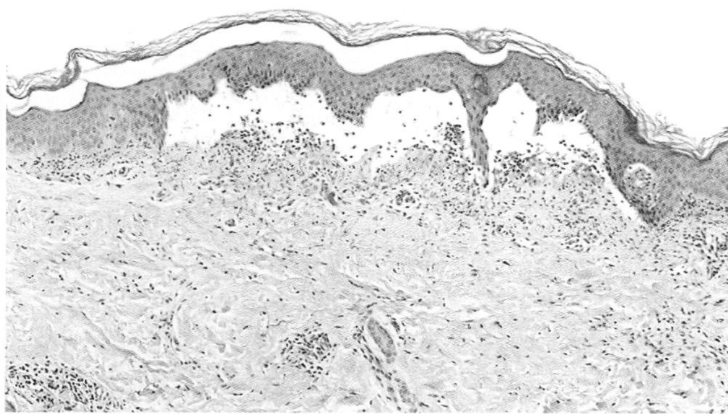

Figura 2-10

Inflamación serosa. Imagen a bajo aumento de una sección de una ampolla cutánea que muestra la epidermis separada de la dermis por una colección focal de derrame seroso.

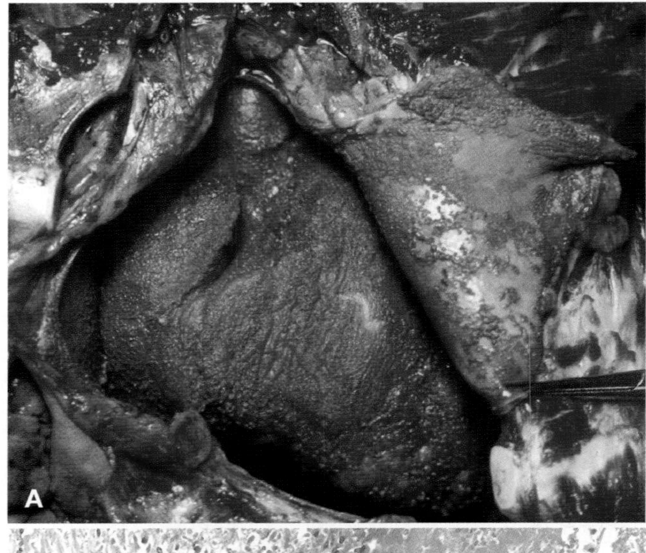

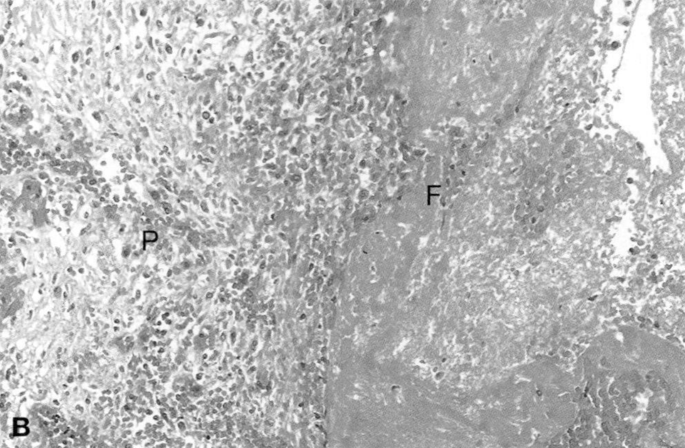

Figura 2-11

Pericarditis fibrinosa. **A**, depósitos de fibrina en el pericardio. **B**, exudado de fibrina en forma de malla de color rosa (F) que cubre la superficie del pericardio (P).

La **inflamación supurativa (purulenta)** se manifiesta por la presencia de grandes cantidades de exudado purulento (pus) que consta de neutrófilos, células necróticas y líquido de edema. Ciertos organismos (p. ej., estafilococos) reciben en consecuencia la denominación de piogénicos. Los **abscesos** son colecciones focales de pus que pueden estar causadas por la siembra de organismos piogénicos en el interior de un tejido o por infecciones secundarias de focos necróticos. Típicamente, los abscesos tienen una gran región central necrótica con un borde de neutrófilos preservados (Fig. 2-12) y una zona circundante de vasos dilatados y proliferación fibroblástica indicativa de una reparación temprana. Con el tiempo, el absceso puede llegar a estar completamente separado por la formación de una pared y, en último término, ser sustituido por tejido conjuntivo.

Una **úlcera**, o excavación, es un defecto local en la superficie de un órgano o tejido que se produce por necrosis de células y desprendimiento (eliminación) de tejido inflamatorio necrótico (Fig. 2-13). La ulceración puede producirse sólo cuando hay necrosis tisular e inflamación resultante en la superficie o en su cercanía. Lo más frecuente es encontarla en: 1) la necrosis inflamatoria de la mucosa de la boca, estómago, intestinos o tracto genitourinario, y 2) necrosis tisular e inflamación subcutánea de las extremidades inferiores en las personas mayores

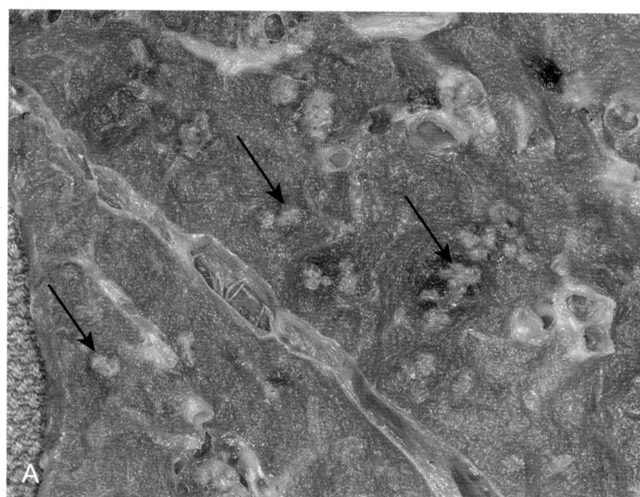

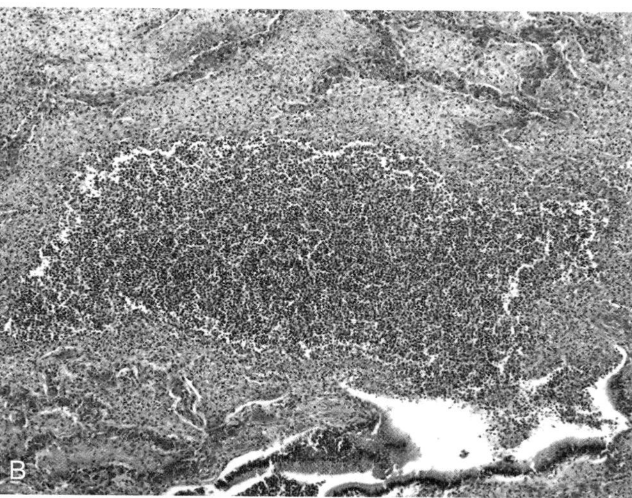

Figura 2-12

Inflamación purulenta. **A**, múltiples abscesos bacterianos en el pulmón (*flechas*) en un caso de bronconeumonía. **B**, el absceso contiene neutrófilos y restos celulares y se halla rodeado por vasos sanguíneos congestionados.

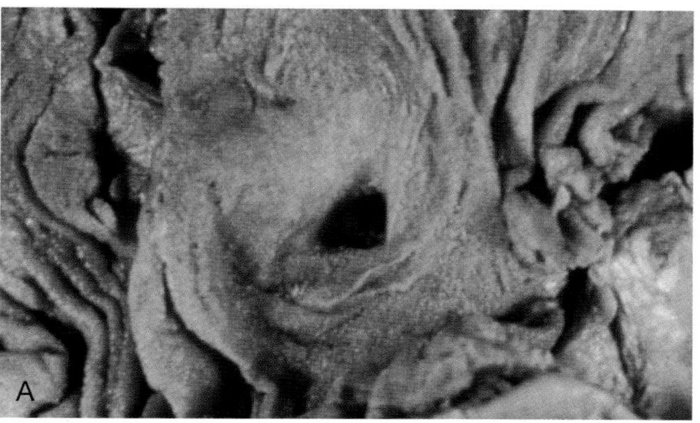

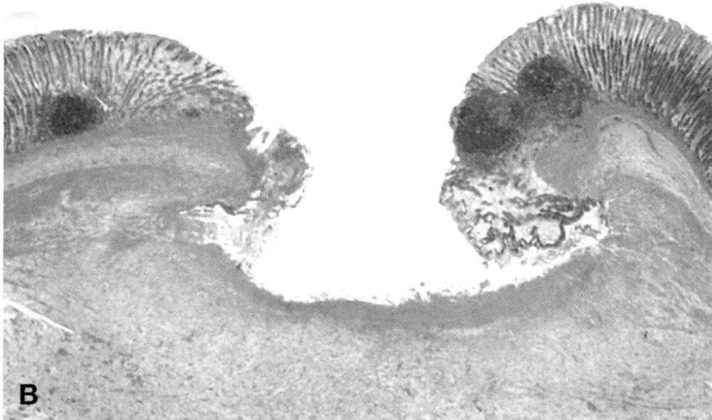

Figura 2-13

Morfología de una úlcera. **A**, úlcera duodenal crónica. **B**, sección a bajo aumento del cráter de una úlcera duodenal con un exudado inflamatorio agudo en la base.

que tienen trastornos circulatorios que predisponen a una extensa necrosis. El mejor ejemplo de ulceraciones es la úlcera péptica del estómago o duodeno, en la que coexiste la inflamación aguda con la inflamación crónica. Durante el estadio agudo, hay una intensa infiltración de polimorfonucleares y dilatación vascular en los márgenes del defecto. Con la cronicidad, se desarrolla en los márgenes y la base de la úlcera una cicatrización con acumulación de linfocitos, macrófagos y células plasmáticas.

MEDIADORES QUÍMICOS DE LA INFLAMACIÓN

Una vez descritos los acontecimientos vasculares y celulares en la inflamación aguda, y las alteraciones morfológicas acompañantes, describimos a continuación los mediadores químicos responsables de estos acontecimientos. Se conocen muchos mediadores y se ha utilizado este conocimiento para designar un gran arsenal de fármacos antiinflamatorios, que son prominentes en las estanterías de las farmacias. En este apartado subrayamos las propiedades generales de los mediadores de la inflamación y destacamos sólo algunas de las moléculas más importantes.

- *Los mediadores pueden ser producidos localmente por células en el sitio de la inflamación, o pueden estar circulando en el plasma* (habitualmente sintetizados por el hígado) como precursores inactivos que se activan en el sitio de la inflamación (Fig. 2-14 y Tabla 2-4). Los mediadores derivados de las células se hallan secuestrados normalmente en gránulos intracelulares y son secretados rápidamente con la activación celular (p. ej., histamina en las células cebadas) o se sintetizan *de novo* en respuesta a un estímulo (p. ej., prostaglandinas y citocinas). Los mediadores derivados de las proteínas del plasma (proteínas del complemento, cininas) sufren habitualmente una escisión proteolítica para adquirir sus actividades biológicas.
- *La mayoría de los mediadores inducen sus efectos al unirse a receptores específicos en las células diana.* Los mediadores pueden actuar sólo sobre una o muy pocas dianas, o tener acciones muy generalizadas, con desenlaces diferentes según el tipo de célula afectada. Algunos mediadores tienen actividades enzimáticas directas, tóxicas o de ambos tipos (p. ej., proteasas lisosómicas y ROS).

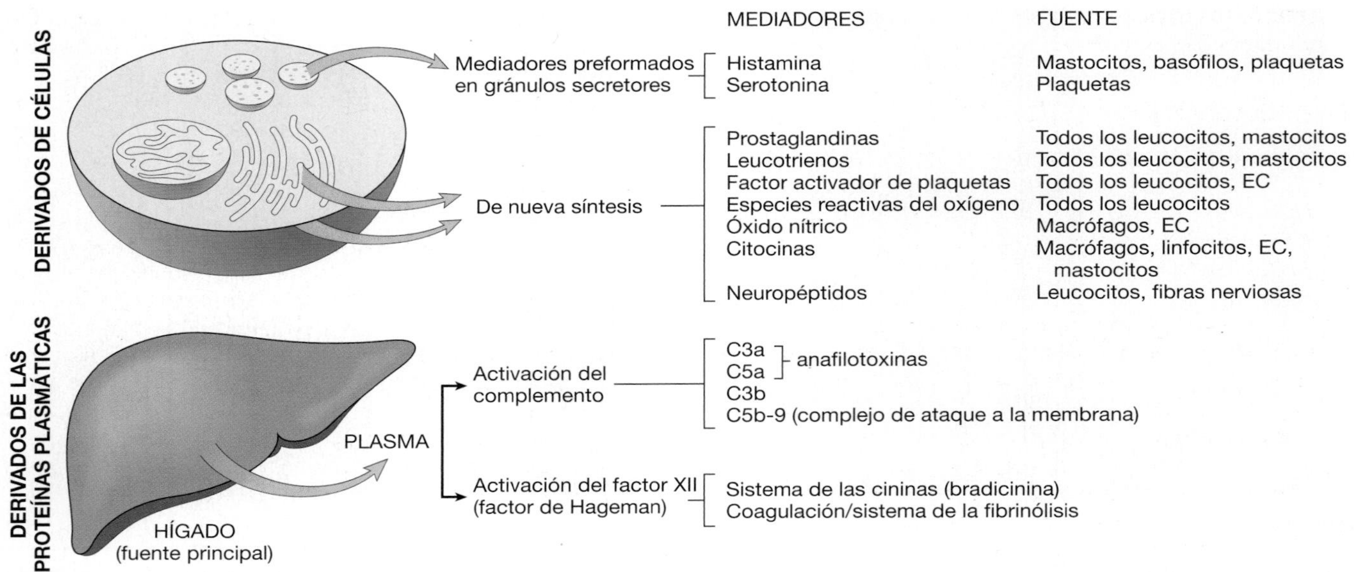

Figura 2-14

Principales mediadores químicos de la inflamación. EC, células endoteliales.

• *Los mediadores pueden estimular las células diana para liberar moléculas efectoras secundarias.* Diferentes mediadores pueden tener acciones similares y en este caso pueden ampliar una respuesta particular o pueden tener efectos opuestos, sirviendo de este modo para controlar la respuesta.

• *Las acciones de la mayoría de los mediadores se hallan reguladas de modo muy ajustado.* Una vez activados y liberados de la célula, los mediadores se descomponen rápidamente (p. ej., metabolitos del ácido araquidónico), se inactivan por enzimas (p. ej., la cininasa inactiva la bradicinina), son eliminados (p. ej., los antioxidantes limpian los

Tabla 2-4 Acciones de los principales mediadores de la inflamación

Mediador	Origen	Principales acciones
Derivados de células		
Histamina	Mastocitos, basófilos, plaquetas	Vasodilatación, aumento de la permeabilidad vascular, activación endotelial
Serotonina	Plaquetas	Vasodilatación, aumento de la permeabilidad vascular
Prostaglandinas	Mastocitos, leucocitos	Vasodilatación, dolor, fiebre
Leucotrienos	Mastocitos, leucocitos	Aumento de la permeabilidad vascular, quimiotaxis, adhesión y activación leucocitarias
Factor activador de plaquetas	Leucocitos, células endoteliales	Vasodilatación, aumento de la permeabilidad vascular, adhesión leucocitaria, quimiotaxis, desgranulación, estallido oxidativo
Metabolitos del oxígeno	Leucocitos	Destrucción de microbios, daño tisular
Óxido nítrico	Endotelio, macrófagos	Relajación del músculo liso vascular; destrucción de microbios
Citocinas (p. ej., TNF IL-1)	Macrófagos, linfocitos, células endoteliales, mastocitos	Activación endotelial local (expresión de moléculas de adhesión), respuesta de fase aguda sistémica; en infecciones graves, shock séptico
Quimiocinas	Leucocitos, macrófagos activados	Quimiotaxis, activación leucocitaria
Derivados de las proteínas plasmáticas		
Complemento	Plasma (producido en el hígado)	Quimiotaxis y activación leucocitarias, opsonización, vasodilatación (estimulación de mastocitos)
Cininas	Plasma (producidas en el hígado)	Aumento de la permeabilidad vascular, contracción del músculo liso, vasodilatación, dolor
Proteasas activadas durante la coagulación	Plasma (producidas en el hígado)	Activación endotelial, reclutamiento de leucocitos

IL-1, interleucina-1; TNF, factor de necrosis tumoral.

metabolitos tóxicos del oxígeno), o inhibidos (proteínas inhibidoras del complemento).

Mediadores derivados de células

Los macrófagos tisulares, células cebadas y células endoteliales en el sitio de la inflamación, así como los leucocitos que son reclutados para dirigirse a dicho sitio desde la sangre son, todas ellas, células capaces de producir diferentes mediadores de la inflamación.

Aminas vasoactivas. Las dos aminas vasoactivas, histamina y serotonina, se almacenan como moléculas preformadas en las células cebadas y otras células y se encuentran entre los primeros mediadores que se liberan en las reacciones inflamatorias agudas. La *histamina* la producen muchos tipos de células, sobre todo las células cebadas adyacentes a los vasos, así como los basófilos y las plaquetas circulantes. La histamina preformada se libera de los gránulos de las células cebadas en respuesta a varios estímulos: 1) lesión física, como traumatismo o calor; 2) reacciones inmunitarias que afectan a la unión de anticuerpos IgE a los receptores Fc de las células cebadas (Capítulo 5); 3) fragmentos de C3a y C5a del complemento, las denominadas *anafilotoxinas* (ver más adelante); 4) proteínas liberadoras de histamina derivadas de los leucocitos; 5) neuropéptidos (p. ej., sustancia P), y 6) ciertas citocinas (p. ej., IL-1 e IL-8). En los humanos, la histamina causa dilatación arteriolar y es el principal mediador de la fase inmediata del aumento de la permeabilidad vascular, induciendo una contracción endotelial venular e hiatos interendoteliales. Poco después de su liberación, la histamina es inactivada por la histaminasa.

La *serotonina* (5-hidroxitriptamina) es también un mediador vasoactivo preformado, con efectos similares a los de la histamina. Se encuentra, principalmente, en el interior de los gránulos de cuerpos densos plaquetarios (junto con histamina, adenosina difosfato y calcio) y es liberada durante la agregación plaquetaria (Capítulo 4).

Metabolitos de ácido araquidónico (AA): prostaglandinas, leucotrienos y lipoxinas. Los productos derivados del metabolismo del AA afectan a varios procesos biológicos, incluidas la inflamación y la hemostasia. Los metabolitos del AA (también denominados *eicosanoides*) pueden mediar en, virtualmente, todas las etapas de la inflamación (Tabla 2-5); su síntesis aumenta en los sitios de respuesta inflamatoria y los agentes que inhiben su síntesis también disminuyen la inflamación. Se puede pensar que son como hormonas de corto alcance que actúan localmente en el sitio de generación y luego se descomponen espontáneamente o son destruidas enzimáticamente. Los leucocitos, las células cebadas, las células endoteliales y las plaquetas son las fuentes principales de los metabolitos del AA en la inflamación.

El AA es un ácido graso poliinsaturado de 20 átomos de carbono (con cuatros enlaces dobles) derivado principalmente del ácido linoleico de la alimentación y presente en el organismo en su forma esterificada como componente de los fosfolípidos de la membrana celular. Es liberado de los fosfolípidos por medio de fosfolipasas celulares que han sido activadas por estímulos mecánicos, químicos o físicos o por mediadores inflamatorios como C5a. El metabolismo del AA sigue una de las dos principales vías enzimáticas: la *ciclooxigenasa* estimula la síntesis de *prostaglandinas y tromboxanos*, y la *lipoxigenasa* es responsable de la producción de *leucotrienos* y *lipoxinas* (Fig. 2-15).

- *Vía de la ciclooxigenasa.* Los productos de esta vía incluyen la prostaglandina E_2 (PGE_2), PGD_2, $PGF\alpha_2$, PGI_2 (prostaciclina) y tromboxano A_2 (TXA_2), cada uno de ellos derivados por la acción de una enzima específica sobre un intermediario en la vía metabólica. Algunas de estas enzimas tienen una distribución tisular restringida. Por ejemplo, las plaquetas contienen la enzima tromboxano sintasa, y por ello TXA_2, un potente agente agregador plaquetario y vasoconstrictor, es la principal PG producida en estas células. Por otra parte, las células endoteliales carecen de tromboxano sintasa pero contienen prostaciclina sintasa, que es responsable de la formación de PGI_2, vasodilatador y potente inhibidor de la agregación plaquetaria. En el Capítulo 4 se comentan en mayor detalle los papeles opuestos de TXA_2 y de PGI_2 en la hemostasia. La PGD_2 es el principal metabolito de la vía de la ciclooxigenasa en las células cebadas; junto con la PGE_2 y la $PGF\alpha_2$ (que se hallan distribuidas más ampliamente) causa vasodilatación y potencia la formación de edema. Las PG se hallan también implicadas en la patogenia del dolor y la fiebre en la inflamación; la PGE_2 aumenta la sensibilidad del dolor a una variedad de otros estímulos e interactúa con las citocinas para causar fiebre.
- *Vía de la lipoxigenasa.* La 5-lipoxigenasa es la enzima metabolizadora del AA predominante en los neutrófilos. El derivado 5-hidroperoxi del AA, 5-HPETE (ácido 5-hidroperoxieicosatetraenoico), es muy inestable y se reduce a 5-HETE (ácido 5-hidroxieicosatetraenoico) (que es quimiotáctico para los neutrófilos) o es convertido en una familia de compuestos denominados de modo colectivo *leucotrienos* (ver Fig. 2-15). El primer leucotrieno generado a partir del 5-HPETE se denomina *leucotrieno A_4* (LTA_4), que a su vez da lugar a LTB_4 o LTC_4. El LTB_4 es producido por los neutrófilos y algunos macrófagos y es un potente agente quimiotáctico para los neutrófilos. El LTC_4 y sus posteriores metabolitos, LTD_4 y LTE_4, son producidos principalmente en las células cebadas y causan vasoconstricción, broncoespasmo y aumento de la permeabilidad vascular.

Las lipoxinas funcionan principalmente como inhibidores de la inflamación. Una vez que los leucocitos se introducen en los tejidos, cambian gradualmente sus principales productos AA derivados de la lipoxigenasa a lipoxinas, que inhiben la quimiotaxis de los neutrófilos y su adhesión

Tabla 2-5 Principales acciones inflamatorias de los metabolitos del ácido araquidónico (eicosanoides)

Acción	Eicosanoide
Vasodilatación	PGI_2 (prostaciclina), PGE_1, PGE_2, PGD_2
Vasoconstricción	Tromboxano A_2, leucotrienos C_4, D_4, E_4
Aumento de la permeabilidad vascular	Leucotrienos C_4, D_4, E_4
Quimiotaxis, adhesión leucocitaria	Leucotrieno B_4

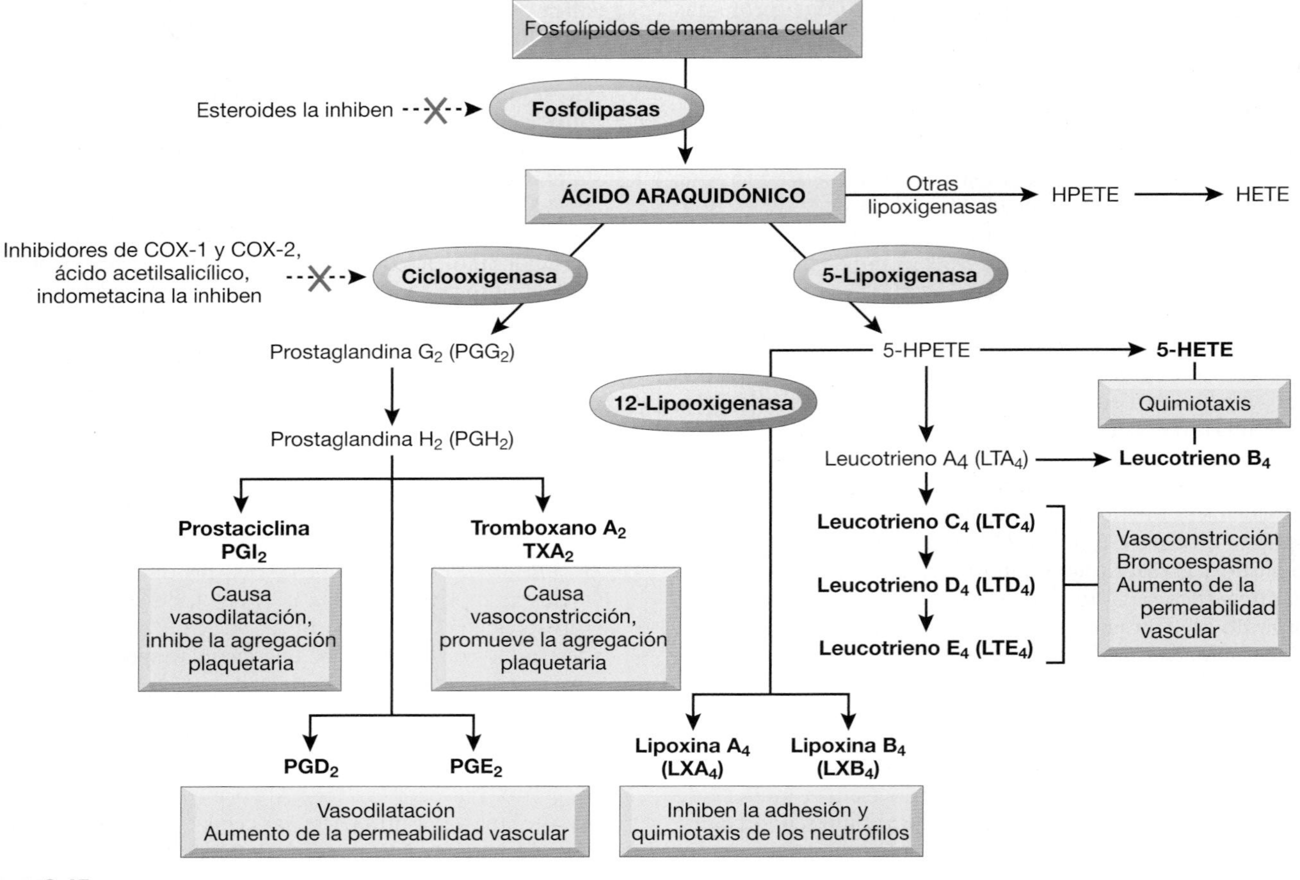

Figura 2-15

Generación de los metabolitos del ácido araquidónico y sus funciones en la inflamación. Obsérvense las actividades enzimáticas cuya inhibición por medio de una intervención farmacológica bloquea las vías principales (indicadas por una X en rojo). COX-1, COX-2, ciclooxigenasa 1 y 2; HETE, ácido hidroxieicosatetraenoico; HPETE, ácido hidroperoxieicosatetraenoico.

al endotelio, sirviendo de este modo como antagonistas endógenos de los leucotrienos. Las plaquetas que se activan y adhieren a los leucocitos son también fuentes importantes de lipoxinas. Las plaquetas solas no pueden sintetizar las lipoxinas A_4 y B_4 (LXA_4 y LXB_4), pero pueden formar estos mediadores a partir de un metabolito derivado de los neutrófilos adyacentes por una vía biosintética transcelular. Por este mecanismo, los productos del AA pueden pasar de una célula a otra.

El papel central de los eicosanoides en los procesos inflamatorios se ve subrayado por la utilidad clínica de los agentes que bloquean la síntesis de los eicosanoides. El ácido acetilsalicílico y la mayoría de los fármacos antiinflamatorios no esteroideos (AINE), como el ibuprofeno, inhiben la actividad de la ciclooxigenasa y, de este modo, toda la síntesis de PG (de ahí su eficacia en el tratamiento del dolor y la fiebre). Hay dos formas de enzima ciclooxigenasa, denominadas COX-1 y COX-2. La COX-1, pero no la COX-2, se expresa en la mucosa gástrica y las PG mucosas generadas por COX-1 protegen frente al daño inducido por el ácido. Así, la inhibición de las ciclooxigenasas por el ácido acetilsalicílico y otros fármacos antiinflamatorios no esteroideos (que inhiben tanto la COX-1 como la COX-2) predispone a la úlcera gástrica. Para preservar los efectos antiinflamatorios de la inhibición de la ciclooxigenasa previniendo los efectos dañinos sobre la mucosa gástrica, se dispone en la actualidad de inhibidores muy selectivos de la COX-2 . Sin embargo, estudios clínicos recientes ponen de manifiesto que los inhibidores de la COX-2 también presentan problemas. Parece que afectan a la síntesis de PGI_2 más que a la producción de TXA_2 y por ello pueden inducir un estado protrombótico, y esto causaría una mayor incidencia de cardiopatía isquémica. Los glucocorticoides, potentes agentes antiinflamatorios, actúan en parte inhibiendo la actividad de la fosfolipasa A_2 e inhiben así la liberación del AA a partir de los lípidos de la membrana.

Factor activador de plaquetas. Originalmente denominado así por su capacidad para agregar plaquetas y causar desgranulación, el factor activador de plaquetas (PAF, *platelet-activating factor*) es otro mediador derivado de los fosfolípidos con un amplio espectro de efectos inflamatorios. El PAF es *acetil-gliceril-éter-fosforilcolina*; se genera a partir de los fosfolípidos de la membrana de los neutrófilos, monocitos, basófilos, células endoteliales y plaquetas (y otras células) por la acción de la fosfolipasa A_2. Actúa directamente sobre las células diana a través de un receptor específico acoplado a la proteína G. Además de estimular las plaquetas, el PAF causa vasoconstricción y broncoconstricción y es de 100 a 1.000 veces más potente que la histamina en la inducción de vasodilatación y aumento de la permeabilidad vascular. El PAF puede desencadenar la mayoría de las reacciones de la inflamación, incluida una mayor adhesión leucocitaria, quimiotaxis, desgranulación leucocitaria y el estallido oxidativo; estimula también la síntesis de otros mediadores, sobre todo eicosanoides.

Citocinas. Las citocinas son productos polipeptídicos de muchos tipos celulares que funcionan como mediadores de la inflamación y de las respuestas inmunitarias (Capítulo 5). Diferentes citocinas se hallan implicadas en las reacciones inmunitarias e inflamatorias tempranas frente a los estímulos nocivos y en las respuestas inmunitarias tardías adaptativas frente a los microbios. Algunas citocinas estimulan los precursores de la médula ósea para producir más leucocitos, reemplazando así los que se consumen durante la inflamación y las respuestas inmunitarias. Las citocinas caracterizadas molecularmente reciben la denominación de *interleucinas* (abreviadas IL y numeradas), haciendo referencia a su capacidad para mediar en las comunicaciones entre los leucocitos. No obstante, muchas interleucinas actúan sobre células distintas a los leucocitos, y muchas citocinas que sí actúan sobre los leucocitos no reciben la denominación de interleucinas por razones históricas.

Las principales citocinas en la inflamación aguda son el TNF y la IL-1, así como un grupo de citocinas quimioatrayentes denominadas *quimiocinas*. Otras citocinas que son más importantes en la inflamación crónica incluyen el interferón-γ (IFN-γ) e IL-12.

Factor de necrosis tumoral e interleucina-1. El TNF y la IL-1 están producidos por macrófagos activados, así como por células cebadas, células endoteliales y algunos otros tipos celulares (Fig. 2-16). Su secreción se ve estimulada por productos microbianos, como endotoxinas bacterianas, inmunocomplejos y productos de los linfocitos T generados durante las respuestas inmunitarias adaptativas. La principal función de estas citocinas en la inflamación es en la *activación endotelial.* Tanto el TNF como la IL-1 estimulan la expresión de las moléculas de adhesión sobre las células endoteliales, lo que da lugar a una mayor unión y reclutamientos leucocitarios, y favorecen la producción de otras citocinas (sobre todo quimiocinas) y eicosanoides. El TNF aumenta también la trombogenicidad del endotelio y causa agregación y activación de los neutrófilos, y la IL-1 activa los fibroblastos tisulares, lo que da lugar a una mayor proliferación y producción de la MEC.

Aunque el TNF y la IL-1 son secretados por los macrófagos y otras células en los sitios de inflamación, pueden entrar en la circulación y actuar en sitios diferentes para inducir la *reacción de fase aguda sistémica* que con frecuencia se asocia con infección y enfermedades inflamatorias. Los componentes de esta reacción incluyen fiebre, letargo, síntesis hepática de diversas proteínas de fase aguda, pérdida metabólica (*caquexia*), liberación de neutrófilos a la circulación y liberación de hormona adrenocorticotropa (incluida la síntesis y liberación de corticosteroides). Estas manifestaciones sistémicas de la inflamación se describen más adelante en este capítulo.

Quimiocinas. Las *quimiocinas* son una familia de proteínas pequeñas (8-10 kD) estructuralmente relacionadas que actúan principalmente como quimioatrayentes para diferentes subgrupos de leucocitos. Las dos funciones principales de las quimiocinas son el reclutamiento de leucocitos en la inflamación y la organización anatómica normal de las células en

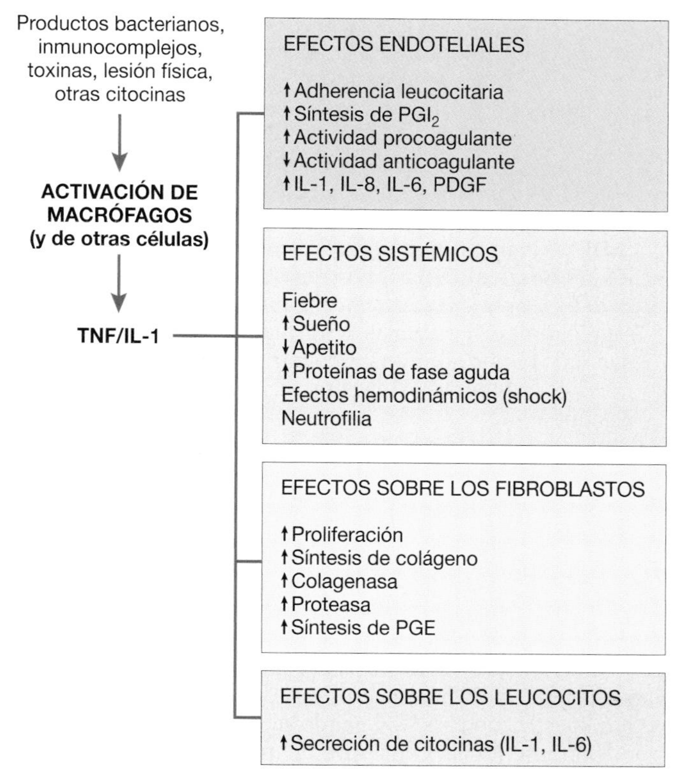

Figura 2-16

Efectos principales del factor de necrosis tumoral (TNF) y de la interleucina 1 (IL-1) en la inflamación. PDGF, factor de crecimiento derivado de las plaquetas; PGE, prostaglandina E; PGI, prostaglandina I.

los tejidos linfoides y otros tejidos. Las combinaciones de quimiocinas que se producen de modo transitorio en respuesta a estímulos inflamatorios reclutan poblaciones celulares particulares (p. ej., neutrófilos, eosinófilos o linfocitos) a los sitios de inflamación. Las quimiocinas activan también los leucocitos; una consecuencia de tal activación, mencionada anteriormente, es la mayor afinidad de las integrinas leucocitarias para sus ligandos en las células endoteliales. Algunas quimiocinas se producen de modo constitutivo en tejidos y son responsables de la distribución anatómica de diferentes poblaciones celulares en los tejidos (p. ej., distribución de linfocitos T y B en áreas diferentes de ganglios linfáticos y del bazo). Muchas quimiocinas se muestran unidas a proteoglucanos en las células endoteliales o en la MEC, proporcionando unos elevados gradientes de concentraciones donde son necesarios. Las quimiocinas median sus actividades uniéndose a receptores específicos acoplados a la proteína G en las células diana; dos de estos receptores de quimiocinas (denominados CXCR4 y CCR5) son correceptores importantes para la unión y entrada del virus de la inmunodeficiencia humana (VIH) en los linfocitos (Capítulo 5).

Las quimiocinas se clasifican en cuatro grupos basándose en la disposición de residuos de cisteína altamente conservados. Los dos grupos principales son las quimiocinas CXC y CC:

- Las quimiocinas CXC tienen un aminoácido que separa las cisteínas conservadas y actúan principalmente sobre los neutrófilos. La IL-8 es típica de este grupo; está producida por macrófagos activados, células endoteliales, células cebadas y fibroblastos, principalmente en respuesta a los productos microbianos y otras citocinas como IL-1 y TNF.

- Las quimiocinas CC tienen residuos de cisteína adyacentes e incluyen la proteína 1 quimioatrayente de monocitos (MCP-1) y la proteína 1α inflamatoria de macrófagos (MIP-1α) (ambas quimiotácticas predominantemente para los monocitos), RANTES (*regulated on activation normal T expressed and secreted*) (quimiotáctico expresado y segregado por las células T normales y regulado por activación) (factor quimiotáctico para las células T CD4+ de memoria y monocitos), y eotaxina (quimiotáctica para los eosinófilos).

Especies reactivas del oxígeno (ROS). Las ROS son sintetizadas por la vía de la NADPH oxidasa (fagocito oxidasa) y son liberadas por los neutrófilos y macrófagos que son activados por los microbios, inmunocomplejos, citocinas y otros estímulos inflamatorios. La síntesis y regulación de estos radicales libres derivados del oxígeno se describen en el Capítulo 1, en el contexto de la lesión celular. Cuando se producen las ROS en el interior de los lisosomas, destruyen los microbios fagocitados y las células necróticas, de modo muy parecido a lo que sucede con el NO. Cuando se secretan a niveles bajos, pueden aumentar la expresión de quimiocinas, citocinas y moléculas de adhesión, amplificando así la cascada de los mediadores inflamatorios. A mayores niveles, estos mediadores son responsables de la lesión tisular por varios mecanismos que incluyen: 1) daño endotelial, con trombosis y aumento de la permeabilidad; 2) activación de proteasas e inactivación de antiproteasas, con un aumento neto en la degradación de la MEC, y 3) lesión directa sobre otros tipos celulares (p. ej., células tumorales, hematíes, células parenquimatosas). Afortunadamente, se hallan presentes varios mecanismos protectores antioxidantes (p. ej., catalasa, superóxido dismutasa y glutatión) en los tejidos y en la sangre para reducir al mínimo la toxicidad de los metabolitos del oxígeno (Capítulo 1).

Óxido nítrico. El *NO* es un gas radical libre soluble y de vida corta producido por muchos tipos celulares y capaz de mediar en varias funciones (Fig. 2-17). En el sistema nervioso central, regula la liberación de neurotransmisores así como el flujo sanguíneo. Los macrófagos lo utilizan como metabolito citotóxico para destruir microbios y células tumorales. Cuando es producido por las células endoteliales (donde fue originalmente denominado *factor de relajación derivado del endotelio*), causa relajación del músculo liso y vasodilatación.

El NO es sintetizado *de novo* a partir de L-arginina, oxígeno molecular y NADPH por la enzima óxido nítrico sintasa (NOS). Hay tres isoformas de NOS, con diferentes distribuciones tisulares. El tipo I (nNOS) es una NOS neuronal expresada de modo constitutivo que no desempeña una función significativa en la inflamación. El tipo II (iNOS) es una enzima inducible presente en los macrófagos y en las células endoteliales; es inducida por numerosas citocinas y mediadores inflamatorios, sobre todo por IL-1, TNF e IFN-γ y exotoxinas bacterianas, y es responsable de la producción de NO en las reacciones inflamatorias. La iNOS se halla también presente en otros muchos tipos celulares como hepatocitos, miocitos cardíacos y epitelio respiratorio. El tipo III (eNOS) es una

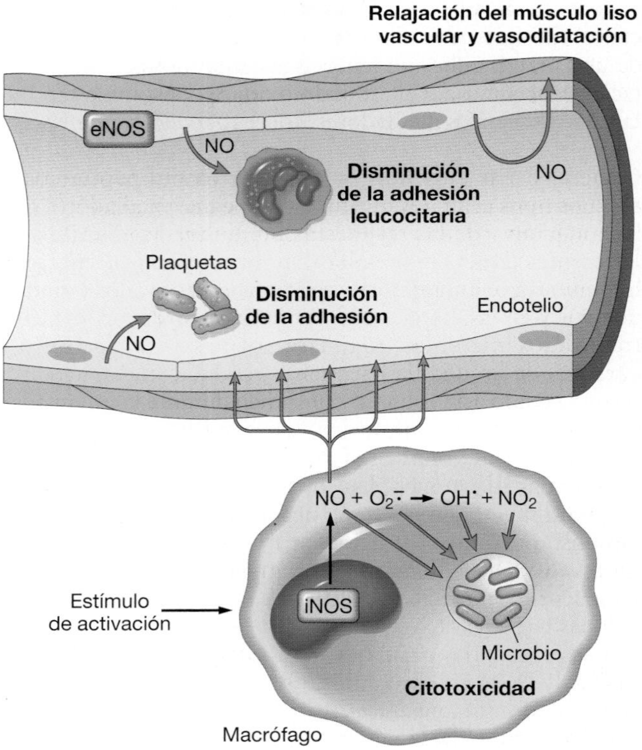

Figura 2-17

Fuentes y efectos del óxido nítrico (NO) en la inflamación. El NO sintetizado por las células endoteliales (sobre todo por la NO sintasa de tipo III de la célula endotelial [eNOS]) y por los macrófagos (sobre todo por la NO sintasa inducible de tipo II [iNOS]) causa vasodilatación y reduce la adhesión de las plaquetas y de los leucocitos; el NO producido en los fagocitos es también citotóxico para los microbios.

NOS sintetizada de modo constitutivo que se encuentra principalmente (pero no de modo exclusivo) en el interior del endotelio.

El NO desempeña muchos papeles en la inflamación (ver Fig. 2-17), que incluyen: 1) relajación del músculo liso vascular (vasodilatación); 2) antagonismo de todos los estadios de la activación plaquetaria (adhesión, agregación y desgranulación); 3) reducción del reclutamiento de leucocitos en los sitios inflamatorios, y 4) acción como agente microbicida (citotóxico), con o sin radicales superóxido, en los macrófagos activados.

Enzimas lisosómicas de los leucocitos. Los gránulos lisosómicos de los neutrófilos y monocitos contienen muchas moléculas que pueden mediar en la inflamación aguda. Pueden ser liberadas después de la muerte celular, por fuga durante la formación de la vacuola fagocítica, o durante intentos fútiles de fagocitar superficies grandes e indigeribles, tal como se ha descrito anteriormente. Las más importantes de estas moléculas lisosómicas son enzimas. Las *proteasas ácidas* tienen unos pH ácidos óptimos y son generalmente activas sólo en el interior de los fagolisosomas, mientras que las *proteasas neutras*, que incluyen elastasa, colagenasa y catepsina, son activas en la MEC y causan lesión tisular destructiva y deformante al degradar la elastina, colágeno, membrana basal y otras proteínas de la matriz. Las proteasas neutras pueden también desdoblar las proteínas del complemento C3 y C5 directamente para generar los mediadores vasoactivos C3a y C5a y pueden generar péptidos parecidos a la bradicinina a partir del cininógeno.

Los efectos potencialmente dañinos de las enzimas lisosómicas son comprobados por *antiproteasas* presentes en el suero y en los líquidos tisulares. Éstas comprenden la α_1-antitripsina, el principal inhibidor de la elastasa de los neutrófilos, y la α_2-macroglobulina. Las deficiencias en estos inhibidores pueden dar lugar a una activación mantenida de las proteasas leucocitarias, lo que da lugar a la destrucción tisular en los sitios de acumulación leucocitaria. Por ejemplo, la deficiencia en α_1-antitripsina en el pulmón puede producir enfisema panacinar grave (Capítulo 13).

Neuropéptidos. Al igual que las aminas vasoactivas, los neuropéptidos pueden comenzar respuestas inflamatorias; son proteínas pequeñas, como la *sustancia P*, que transmiten señales de dolor, regulan el tono vascular y modulan la permeabilidad vascular. Las fibras nerviosas que secretan neuropéptidos son especialmente prominentes en el pulmón y en el tracto gastrointestinal.

RESUMEN

Principales mediadores de la inflamación derivados de células

- *Aminas vasoactivas*: histamina, serotonina; los principales efectos son vasodilatación y aumento de la permeabilidad vascular.
- *Metabolitos del ácido araquidónico*: *prostaglandinas* y *leucotrienos*; existen varias formas y se hallan implicados en las reacciones vasculares, quimiotaxis leucocitaria y otras reacciones de la inflamación; antagonizados por lipoxinas.
- *Citocinas*: proteínas producidas por muchos tipos celulares; suelen tener una acción de corto alcance; median en múltiples efectos, principalmente en el reclutamiento y migración leucocitarias; las principales en la inflamación aguda son TNF, IL-1 y quimiocinas.
- *Especies reactivas del oxígeno*: función en la destrucción microbiana, lesión tisular.
- *Óxido nítrico*: vasodilatación, destrucción microbiana.
- *Enzimas lisosómicas*: función en la destrucción microbiana, lesión tisular.

Mediadores derivados de las proteínas plasmáticas

Las proteínas circulantes de tres sistemas interrelacionados, los sistemas del complemento, de las cininas y de la coagulación, se hallan implicadas en varios aspectos de la reacción inflamatoria.

Complemento. El *sistema del complemento* consta de proteínas plasmáticas que desempeñan una importante función en la defensa del huésped (inmunidad) y en la inflamación. Con la activación, varias proteínas del complemento recubren (opsonizan) las partículas, como los microbios, para su fagocitosis y destrucción, y contribuyen a la respuesta inflamatoria aumentando la permeabilidad vascular y la quimiotaxis de los leucocitos. La activación del complemento genera en último término un complejo de ataque a la membrana similar a un poro (MAC, *porelike membrane attack complex*) que hace agujeros en las membranas de los microbios invasores.

Los componentes del complemento (numerados C1 a C9) se hallan en el plasma en formas inactivas, y muchos de ellos se activan por proteólisis adquiriendo ellos mismos actividad proteolítica y formando una cascada enzimática. La etapa crítica en la generación de productos del complemento biológicamente activos es la activación del tercer componente, C3 (Fig. 2-18). La escisión del C3 se produce: 1) por la *vía clásica*, desencadenada por la fijación del primer componente del complemento C1 a los complejos antígeno-anticuerpo; 2) por la *vía alternativa*, desencadenada por polisacáridos bacterianos (p. ej., endotoxina) y otros componentes de la pared celular, e implicando a un grupo distinto de proteínas plasmáticas que incluyen la *properdina* y los *factores B* y *D*, y 3) por la *vía de las lectinas*, en la que la lectina del plasma se une a residuos de manosa en los microbios y activa un componente temprano de la vía clásica (pero en ausencia de anticuerpos). Las tres vías llevan a la formación de una *C3 convertasa* que desdobla C3 a C3a y C3b. C3b se deposita sobre la superficie celular o microbiana en donde se activó el complemento y después se une al complejo C3 convertasa para formar C5 convertasa; este complejo escinde C5 para generar C5a y C5b e iniciar los estadios finales del ensamblaje de C6 a C9. Hay muchas conexiones entre los diferentes sistemas circulantes de la inflamación y de la coagulación. Por ejemplo, la trombina (generada durante la coagulación de la sangre) puede escindir C5 desencadenando de este modo la vía del complemento. Los factores derivados del complemento que se producen a lo largo de la vía afectan a una variedad de fenómenos en la inflamación aguda:

- *Efectos vasculares*. C3a y C5a aumentan la permeabilidad vascular y causan vasodilatación al inducir la liberación de histamina de las células cebadas. Estos productos del complemento se denominan también *anafilotoxinas* porque sus acciones se parecen mucho a las de las células cebadas, que son los principales efectores de la reacción alérgica grave denominada anafilaxia (Capítulo 5). C5a activa también la vía de la lipoxigenasa del metabolismo del AA en los neutrófilos y macrófagos, causando liberación de mediadores más inflamatorios.
- *Activación, adhesión y quimiotaxis de los leucocitos*. C5a activa los leucocitos, aumentando su adhesión al endotelio y es un potente agente quimiotáctico para los neutrófilos, monocitos, eosinófilos y basófilos.
- *Fagocitosis*. Cuando se fijan a una superficie microbiana, C3b y su producto proteolítico inactivo iC3b actúan como opsoninas, aumentando la fagocitosis por los neutrófilos y macrófagos, que expresan receptores para estos productos del complemento.

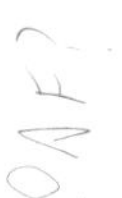

La activación del complemento se halla controlada de modo muy ajustado por las *proteínas reguladoras* circulantes y asociadas a las células. La presencia de estos inhibidores en las membranas de las células del huésped protege las células normales frente a un daño inapropiado durante las reacciones protectoras contra los microbios. Sin embargo, una activación inapropiada o excesiva del complemento (p. ej., en las enfermedades mediadas por anticuerpos) puede sobrepasar

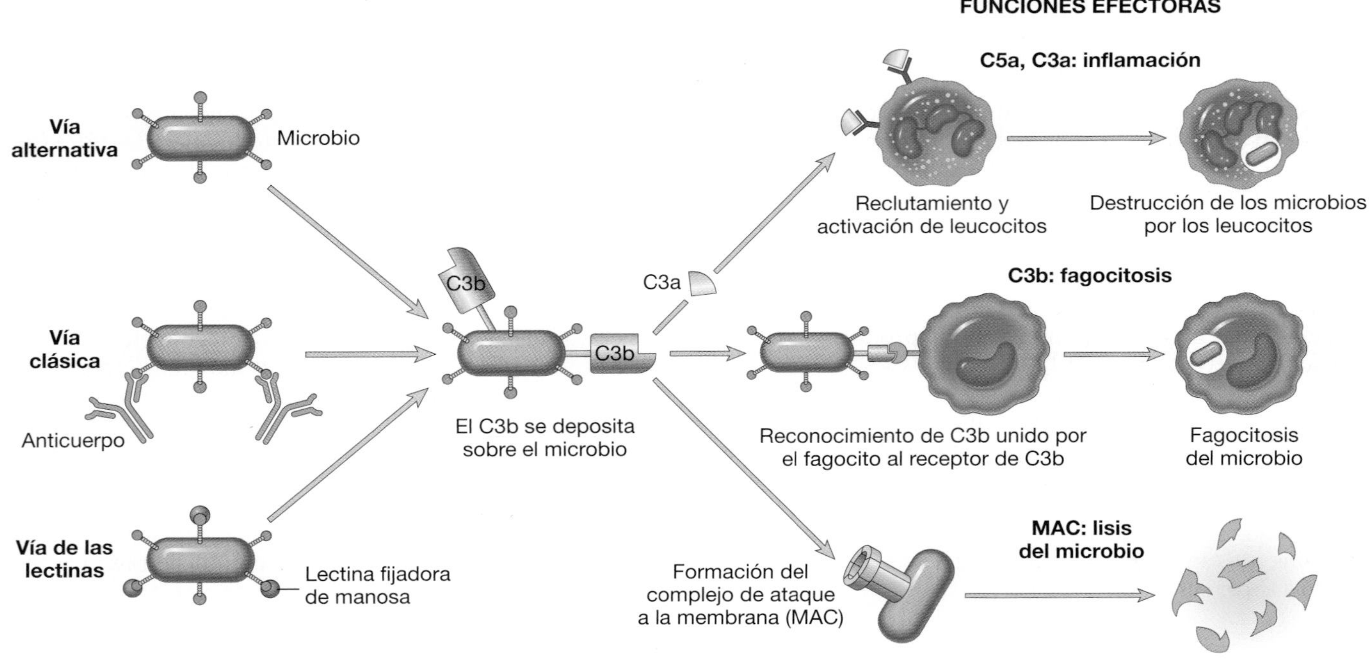

Figura 2-18

Activación y funciones del sistema del complemento. La activación del complemento por vías diferentes da lugar a la escisión del C3. Las funciones del complemento se hallan mediadas por los productos de fragmentación del C3 y otras proteínas del complemento y por el complejo de ataque de membrana (MAC).

los sistemas reguladores, y es así como la activación del complemento es responsable de la lesión tisular grave en varios trastornos inmunológicos (Capítulo 5).

Sistemas de la coagulación y de las cininas. Un acontecimiento central en la generación de varios mediadores circulantes de la inflamación es la activación del *factor Hageman* (Fig. 2-19). El factor Hageman activado (factor XIIa) inicia cuatro sistemas implicados en la respuesta inflamatoria: 1) el sistema de las cininas, produciendo cininas vasoactivas; 2) el sistema de la coagulación, induciendo la activación de la trombina, fibrinopéptidos y factor X, todos con propiedades inflamatorias; 3) el sistema fibrinolítico, produciendo plasmina e inactivando trombina, y 4) el sistema del complemento, produciendo las anafilotoxinas C3a y C5a. El factor Hageman (también conocido como *factor XII* de la *cascada de la coagulación intrínseca*) es una proteína sintetizada por el hígado que circula en forma inactiva hasta que se encuentra con el colágeno, membrana basal o plaquetas activadas (p. ej., en un sitio de lesión endotelial). Con la asistencia de un cininógeno de elevado peso molecular (HMWK, *high molecular weight kininogen*), el factor XII sufre a continuación un cambio en su conformación (convirtiéndose en factor XIIa), exponiendo un centro activo de serina que puede desdoblar varios sustratos proteicos de los sistemas de la cinina y la coagulación.

En el sistema de la *coagulación* (Capítulo 4), la cascada proteolítica accionada por el factor XIIa lleva a la activación de la *trombina*, que a continuación escinde el fibrinógeno soluble circulante para generar un *coágulo de fibrina* insoluble. El *factor Xa*, un metabolito intermedio en la cascada de la coagulación, causa aumento de la permeabilidad vascular y migración leucocitaria. La trombina participa en la inflamación uniéndose a receptores activados por proteasas que se expresan en las plaquetas, células endoteliales y otros muchos tipos celulares. La unión de la trombina a estos receptores de las células endoteliales lleva a su activación y a una mayor adhesión leucocitaria. Además, la trombina genera *fibrinopéptidos* (durante la escisión del fibrinógeno) que aumentan la permeabilidad vascular y son quimiotácticos para los leucocitos.

Al tiempo que el factor Hageman activado está induciendo la coagulación, activa el *sistema fibrinolítico*. Este mecanismo existe para limitar la coagulación al escindir la fibrina, solubilizando de este modo el coágulo de fibrina. Sin fibrinólisis y otros mecanismos reguladores, el comienzo de la cascada de la coagulación, incluso por una lesión trivial, culminaría en una coagulación continua e irrevocable de la totalidad de la vasculatura (Capítulo 4). El *activador del plasminógeno* (liberado del endotelio, leucocitos y otros tejidos) y la *calicreína* escinden el *plasminógeno*, proteína plasmática encerrada en el coágulo de fibrina en evolución. El producto resultante, la *plasmina*, es una proteasa multifuncional que escinde la fibrina y es, por ende, importante en la lisis de los coágulos. Sin embargo, la fibrinólisis participa también en múltiples etapas en los fenómenos vasculares de la inflamación. Por ejemplo, los productos de degradación de la fibrina aumentan la permeabilidad vascular, mientras que la plasmina escinde la proteína del complemento C3, lo que da lugar a la producción de C3a, vasodilatación y aumento de la permeabilidad vascular. La plasmina puede también activar el factor de Hageman, amplificando de este modo la totalidad del conjunto de respuestas.

La activación del *sistema de las cininas* lleva, en último término, a la formación de *bradicinina* a partir de su precursor

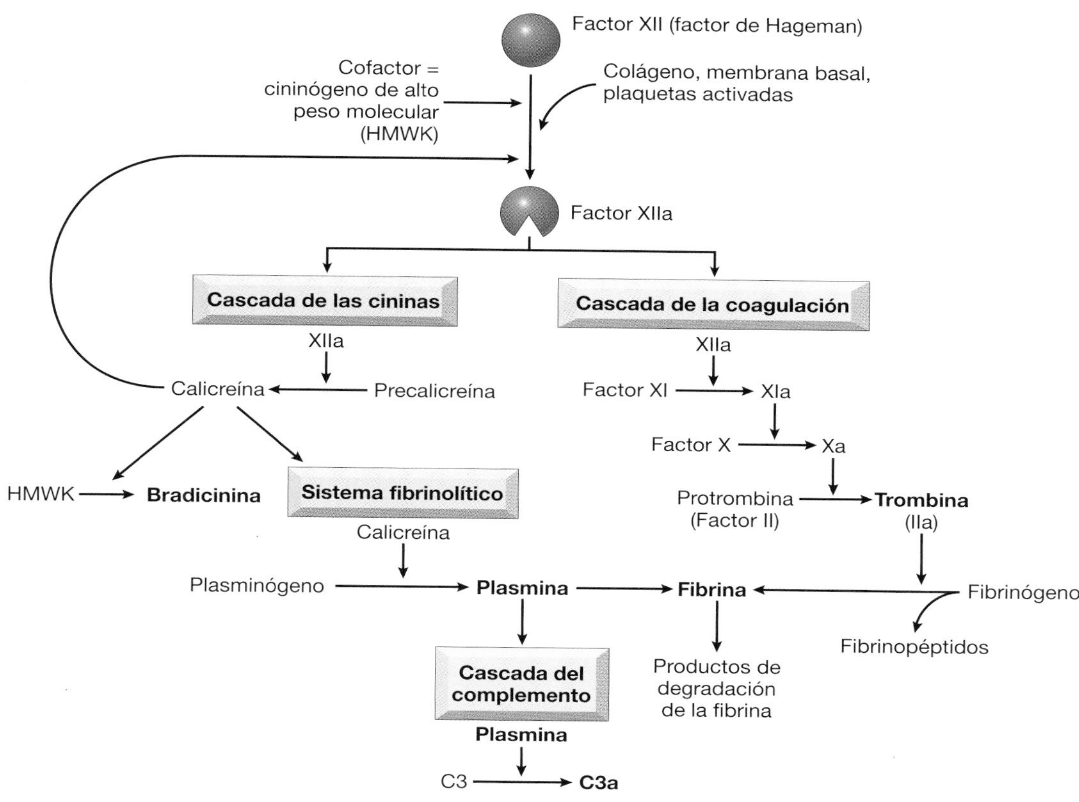

Figura 2-19

Interrelaciones entre los cuatro sistemas mediadores del plasma desencadenados por la activación del factor XII (factor de Hageman). Ver texto para detalles.

circulante, HMWK (v. Fig. 2-19). Al igual que la histamina, la bradicinina causa aumento de la permeabilidad vascular, dilatación arteriolar y contracción del músculo liso bronquial. Causa también dolor cuando se inyecta en la piel. Las acciones de la bradicinina son de corta duración porque es rápidamente degradada por cininasas presentes en el plasma y en los tejidos. Es importante observar que la *calicreína*, un metabolito intermedio en la cascada de la cinina con actividad quimiotáctica, es también un potente activador del factor Hageman y constituye así otra conexión entre los sistemas de la cinina y la coagulación.

RESUMEN

Mediadores derivados de las proteínas plasmáticas en la inflamación

- *Proteínas del complemento*. La activación del sistema del complemento por microbios o anticuerpos lleva a la generación de múltiples productos de degradación, que son responsables de la quimiotaxis de los leucocitos, opsonización, fagocitosis de microbios y otras partículas y destrucción celular.
- *Proteínas de la coagulación*. El factor XII activado desencadena las cascadas de la coagulación, de las cininas y del complemento, y activa el sistema fibrinolítico.
- *Cininas*. Producidas por escisión proteolítica de precursores; median en la reacción vascular, el dolor.

Es evidente, a partir de las descripciones precedentes, que muchas moléculas se hallan implicadas en los diferentes aspectos de la reacción inflamatoria y éstas interactúan con frecuencia, se amplifican y se antagonizan. De este popurrí de mediadores químicos, es posible identificar los posibles contribuyentes a los diversos componentes de la inflamación aguda (Tabla 2-6). A pesar de nuestra comprensión muy sofisticada de estos mediadores, no comprendemos aún del todo por qué algunos estímulos desencadenan reacciones inflamatorias. Por ejemplo, hemos mencionado desde el comienzo que las células necróticas son un estímulo poderoso para la inflamación, pero aún no está del todo claro cómo las células muertas desencadenan esta reacción. La propia hipoxia induce una respuesta inflamatoria, en parte estimulando la producción de mediadores, como el factor de crecimiento endotelial vascular (VEGF), que aumenta la permeabilidad vascular.

INFLAMACIÓN CRÓNICA

La inflamación crónica es una inflamación de duración prolongada (de semanas a meses y años) en la que *la inflamación activa, la lesión tisular y la cicatrización se suceden simultáneamente*. En contraste con la inflamación aguda, que se distingue por los cambios vasculares, edema y un infiltrado predominantemente de neutrófilos, la inflamación crónica se caracteriza por (Fig. 2-20; v. también Fig. 2-8):

Tabla 2-6 Función de los mediadores en las diferentes reacciones de la inflamación

Vasodilatación	Prostaglandinas Óxido nítrico Histamina
Aumento de la permeabilidad vascular	Histamina y serotonina C3a y C5a (liberando aminas vasoactivas de los mastocitos, otras células) Bradicinina Leucotrienos C_4, D_4, E_4 PAF Sustancia P
Reclutamiento y activación de leucocitos	TNF, IL-1 Quimiocinas C3a, C5a Leucotrieno B_4 (Productos bacterianos, p. ej., péptidos *N*-formil metil)
Fiebre	IL-1, TNF Prostaglandinas
Dolor	Prostaglandinas Bradicinina Neuropéptidos
Daño tisular	Enzimas lisosómicas de los leucocitos Metabolitos del oxígeno Óxido nítrico

IL-1, interleucina-1; PAF, factor activador de plaquetas; TNF, factor de necrosis tumoral.

- *Infiltración con células mononucleares*, incluidos macrófagos, linfocitos y células plasmáticas.
- *Destrucción tisular*, en gran medida inducida por los productos de las células inflamatorias.
- *Reparación, que implica la proliferación de nuevos vasos (angiogénesis) y fibrosis.*

Como se indica en la Figura 2-8, la inflamación aguda puede progresar a inflamación crónica. Esta transición se produce cuando no puede resolverse la respuesta aguda, ya sea por la persistencia del agente lesivo o por interferencia con el proceso de cicatrización normal. Por ejemplo, una úlcera péptica del duodeno muestra inicialmente inflamación aguda seguida por el comienzo de los estadios de resolución. Sin embargo, los brotes recurrentes de lesión del epitelio duodenal interrumpen este proceso y dan lugar a una lesión caracterizada por inflamación aguda y crónica (Capítulo 15). Otra posibilidad es que algunas formas de lesión (p. ej., infecciones víricas) den lugar a una respuesta que implica una inflamación crónica desde el comienzo.

La inflamación crónica surge en las siguientes situaciones:

- *Infecciones persistentes* por microbios difíciles de erradicar como micobacterias, *Treponema pallidum* (organismo causal de la sífilis) y ciertos virus y hongos, todos los cuales tienden a establecer infecciones persistentes y desencadenar una respuesta inmunitaria mediada por los linfocitos T denominada *hipersensibilidad retardada* (Capítulo 5). De hecho, la mayoría de las infecciones víricas desencadenan reacciones inflamatorias crónicas dominadas por linfocitos y macrófagos.

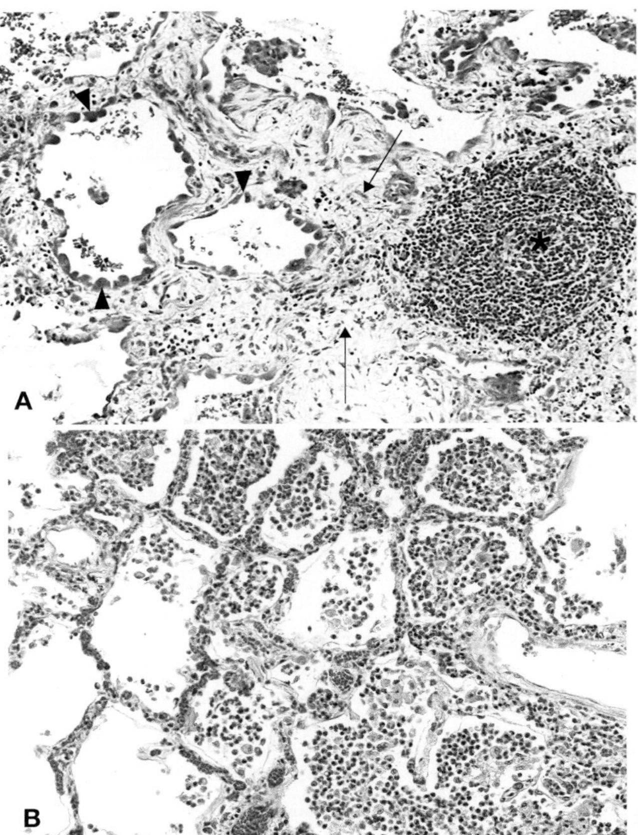

Figura 2-20

A, inflamación crónica en el pulmón, que muestra los rasgos histológicos característicos: colección de células inflamatorias crónicas (*asterisco*), destrucción del parénquima (alvéolos normales sustituidos por espacios recubiertos de epitelio cuboideo, *puntas de flecha*) y sustitución por tejido conjuntivo (fibrosis, *flechas*). **B**, en contraste, en la inflamación aguda del pulmón (bronconeumonía aguda) los neutrófilos rellenan los espacios alveolares y los vasos sanguíneos están congestionados.

- *Enfermedades inflamatorias de mediación inmunitaria (enfermedades por hipersensibilidad).* Las enfermedades causadas por una activación excesiva e inapropiada del sistema inmunitario se reconocen cada vez más como importantes problemas de salud (Capítulo 5). Bajo ciertas condiciones se desarrollan reacciones inmunitarias frente a los tejidos del propio individuo, lo que lleva a las *enfermedades autoinmunitarias*. En estas enfermedades, los autoantígenos provocan una reacción inmunitaria que se autoperpetúa y que da lugar a daño tisular e inflamación crónica. La inflamación secundaria a autoinmunidad desempeña una función importante en varias enfermedades crónicas comunes y debilitantes, como la artritis reumatoide y la enfermedad inflamatoria intestinal. Las respuestas inmunitarias frente a las sustancias ambientales comunes son la causa de las *enfermedades alérgicas,* como el asma bronquial. Las enfermedades de mediación inmunitaria pueden mostrar patrones morfológicos mixtos de inflamación aguda y crónica porque se caracterizan por brotes repetidos de inflamación. Dado que no se pueden eliminar los antígenos desencadenantes, estos trastornos tienden a ser crónicos e intratables.

• *Exposición prolongada a agentes potencialmente tóxicos.* Entre los ejemplos figuran los materiales exógenos no degradables, como las partículas de sílice inhaladas, que pueden inducir una respuesta inflamatoria crónica en los pulmones (*silicosis*, Capítulo 13), y agentes endógenos como los componentes lípidos plasmáticos elevados de modo crónico, que pueden contribuir a la *aterosclerosis* (Capítulo 10).

Células inflamatorias crónicas y mediadores

Una característica fundamental de la inflamación crónica es su persistencia, y ésta es el resultado de las complejas interacciones entre las células que son reclutadas en el sitio de inflamación y son activadas en este lugar. La comprensión de la patogenia de las reacciones inflamatorias requiere la apreciación de estas células y sus respuestas y funciones biológicas.

Macrófagos. Los *macrófagos*, las células dominantes de la inflamación crónica, son células tisulares derivadas de los *monocitos* de la sangre circulante después de su migración a partir del torrente circulatorio. Los macrófagos se hallan normalmente diseminados de modo difuso en la mayoría de los tejidos conjuntivos, y también se encuentran en órganos como el hígado (donde se denominan *células de Kupffer*), bazo y ganglios linfáticos (denominados *histiocitos sinusales*), sistema nervioso central (*células microgliales*) y pulmones (*macrófagos alveolares*). En conjunto, estas células comprenden el denominado *sistema fagocítico mononuclear*, también conocido por el antiguo nombre de sistema reticuloendotelial. En todos los tejidos, los macrófagos actúan como filtros para la materia particulada, microbios y células senescentes, así como de centinelas para alertar a los componentes específicos del sistema inmunitario adaptativo (linfocitos T y B) frente a los estímulos lesivos (Capítulo 5).

La semivida de los monocitos circulantes es de, aproximadamente, 1 día; bajo la influencia de moléculas de adhesión y de factores quimiotácticos comienzan a migrar al sitio de lesión en las 24 a 48 horas siguientes al comienzo de la inflamación aguda, tal como se ha descrito anteriormente. Cuando los monocitos alcanzan el tejido extravascular, sufren una transformación a macrófagos de mayor tamaño, que tienen unas semividas mayores y una mayor capacidad para la fagocitosis que los monocitos de la sangre. Los macrófagos pueden también *activarse*, lo que da lugar a un mayor tamaño celular, mayor contenido de enzimas lisosómicas, metabolismo más activo y mayor capacidad para destruir los organismos ingeridos. Por microscopia óptica, los macrófagos activados son grandes, lisos y de color rosa (en la tinción de hematoxilina y eosina); este aspecto puede ser similar al de las células epiteliales escamosas, y las células con este aspecto reciben en ocasiones la denominación de *células epitelioides*. Las señales de activación incluyen la *endotoxina* bacteriana y otros productos microbianos, citocinas secretadas por los linfocitos T sensibilizados (en particular, la citocina IFN-γ), varios mediadores producidos durante la inflamación aguda y proteínas de la MEC como fibronectina. Después de la activación, los macrófagos secretan una amplia variedad de productos biológicamente activos que, si no son regulados, pueden dar lugar a lesión tisular y fibrosis que son características de la inflamación crónica (Fig. 2-21). Estos productos incluyen:

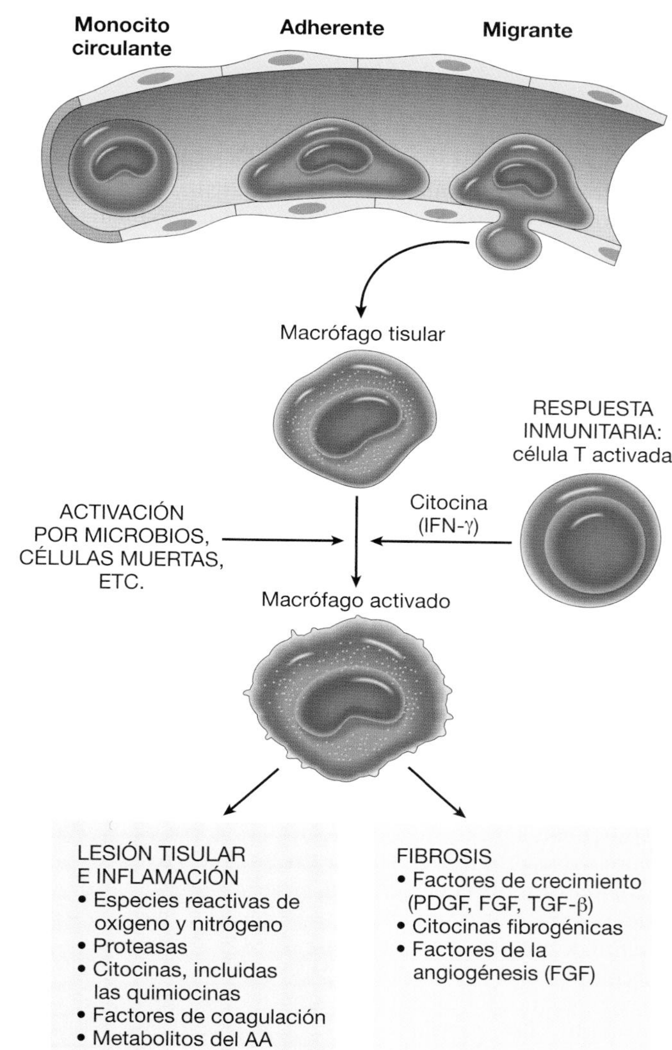

Figura 2-21

Funciones de los macrófagos activados en la inflamación crónica. Los macrófagos se activan por estímulos no inmunológicos como endotoxinas bacterianas o citocinas de células T activadas inmunológicamente, en particular por interferón-γ (IFN-γ). Se indican los productos producidos por los macrófagos activados que causan lesión tisular y fibrosis. AA, ácido araquidónico; PDFG, factor de crecimiento derivado de las plaquetas; FGF, factor de crecimiento de fibroblastos; TGF-β, factor transformador de crecimiento β.

• *Proteasas ácidas y neutras.* Recuérdese que las proteasas neutras se hallaban también implicadas como mediadores del daño tisular en la inflamación aguda. Otras enzimas, como el *activador del plasminógeno*, amplifican en gran medida la generación de sustancias proinflamatorias.
• *Ros y NO.*
• *Metabolitos del AA (eicosanoides).*
• *Citocinas* como IL-1 y TNF, así como una variedad de *factores de crecimiento* que influyen sobre la proliferación de células musculares lisas y fibroblastos y sobre la producción de la MEC.

Después de que se elimine el estímulo iniciador y ceda la reacción inflamatoria, los macrófagos en último término mueren o se vuelven a los linfáticos. En los sitios de inflamación crónica, no obstante, persiste la acumulación de macrófagos, y éstos pueden proliferar. La liberación continua de quimiocinas derivadas de los linfocitos y de otras citocinas constituye un importante mecanismo por el que se reclutan los macrófagos a los sitios de inflamación o son inmovilizados en ellos. El IFN-γ puede inducir también la fusión de los macrófagos en grandes células multinucleadas llamadas *células gigantes*.

Linfocitos, células plasmáticas, eosinófilos y células cebadas. Los linfocitos son movilizados al escenario de cualquier estímulo inmunitario específico (p. ej., infecciones) así como de inflamación no mediada por inmunidad (p. ej., debida a infarto o traumatismo tisular). Tanto los linfocitos T como B migran a los sitios inflamatorios utilizando algunas de las mismas moléculas de adhesión y quimiocinas que reclutan otros leucocitos. Los linfocitos y los macrófagos interactúan de modo bidireccional, y estas interacciones desempeñan una función importante en la inflamación crónica (Fig. 2-22). Los macrófagos muestran antígenos a las células T, expresan moléculas de membrana (denominadas *coestimuladores*) y producen citocinas (sobre todo IL-12) que estimulan las respuestas de las células T (Capítulo 5). Los linfocitos T activados, a su vez, producen citocinas, y una de éstas, el IFN-γ, es un poderoso activador de los macrófagos, promocionando más presentación de antígenos y secreción de citocinas. El resultado es un ciclo de reacciones celulares que alimentan y mantienen la inflamación crónica. Las células plasmáticas se desarrollan a partir de los linfocitos B activados y producen anticuerpos dirigidos frente a antígenos persistentes en el sitio inflamatorio o frente a componentes tisulares alterados. En algunas reacciones inflamatorias crónicas intensas, la acumulación de linfocitos, células presentadoras de antígenos y células plasmáticas puede adoptar las características morfológicas de los órganos linfoides conteniendo centros germinales bien formados. Este patrón de organogénesis linfoide se observa con frecuencia en la membrana sinovial de pacientes con artritis reumatoide de larga duración.

Los *eosinófilos* se encuentran característicamente en los sitios inflamatorios alrededor de las infecciones parasitarias o como parte de reacciones inmunitarias mediadas por la IgE, típicamente asociadas con *alergias*. Su reclutamiento está accionado por moléculas de adhesión similar a las utilizadas por los neutrófilos y por quimiocinas específicas (p. ej., eotaxina) derivadas de los leucocitos o de las células epiteliales. Los gránulos eosinófilos contienen una proteína básica mayor, una proteína catiónica tóxica para los parásitos pero causa también de necrosis en las células epiteliales.

Las *células cebadas* (o mastocitos) son células centinela ampliamente distribuidas en los tejidos conjuntivos por todo el organismo y pueden participar en las respuestas inflamatorias tanto agudas como crónicas. En los individuos atópicos (individuos propensos a reacciones alérgicas) las células cebadas se hallan «armadas» con anticuerpo IgE específico para ciertos antígenos ambientales. Cuando posteriormente se encuentran con estos antígenos, las células cebadas recubiertas con IgE liberan histamina y metabolitos del AA que desencadenan los cambios vasculares tempranos de la inflamación aguda. Las células cebadas armadas con IgE son participantes centrales en las *reacciones alérgicas*, incluido el *shock anafiláctico* (Capítulo 5). Los mastocitos pueden elaborar también citocinas como el TNF y quimiocinas, y pueden desempeñar un papel beneficioso en algunas infecciones.

Un importante hecho: *aunque los neutrófilos son las clásicas marcas distintivas de la inflamación aguda, muchas formas de inflamación crónica pueden, no obstante, continuar mostrando infiltrados de neutrófilos extensos* como consecuencia de microbios o células necróticas persistentes o de mediadores elaborados por los macrófagos.

Inflamación granulomatosa

La inflamación granulomatosa es un patrón distintivo de la inflamación crónica caracterizado por agregados de macrófagos activados que adoptan un aspecto epitelioide. Los granulomas se encuentran en ciertos estados patológicos específicos; en consecuencia, el reconocimiento del patrón granulomatoso es importante por el número limitado de afecciones (algunas potencialmente mortales) que lo causan (Tabla 2-7). Los granulomas se pueden formar en el marco de respuestas de células T persistentes a ciertos microbios (como *Mycobacterium tuberculosis*, *T. pallidum* u hongos), donde las citocinas derivadas de las células T son responsables de la activación crónica de los macrófagos. *La tuberculosis es el prototipo de enfermedad granulomatosa causada por infección y debe ser siempre excluida como causa cuando se identifiquen granulomas.* También se pueden desarrollar granulomas en respuesta a cuerpos extraños relativamente inertes (p. ej., sutura o astilla), formándose los denominados *granulomas de cuerpo*

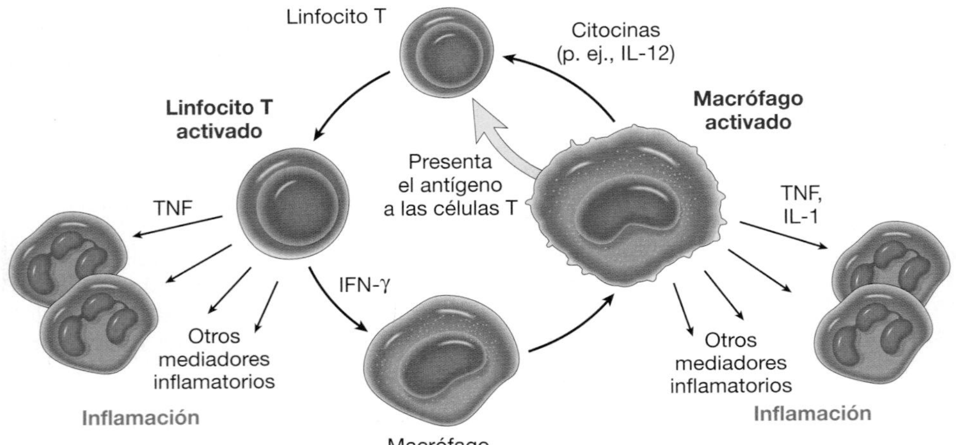

Figura 2-22

Interacciones macrófago-linfocito en la inflamación crónica. Los linfocitos y los macrófagos activados se estimulan mutuamente y ambos tipos celulares liberan mediadores inflamatorios que afectan a otras células. IFN-γ, interferón-γ; IL-1, interleucina 1; TNF, factor de necrosis tumoral.

Tabla 2-7 Ejemplos de enfermedades con inflamación granulomatosa

Enfermedad	Causa	Reacción tisular
Tuberculosis	*Mycobacterium tuberculosis*	Tubérculo no caseoso (prototipo de granuloma): foco de células epitelioides rodeado por fibroblastos, linfocitos, histiocitos y ocasionales células gigantes Tubérculo caseoso: restos granulares amorfos centrales, pérdida de todo detalle celular; bacilos ácido-alcohol resistentes
Lepra	*Mycobacterium leprae*	Bacilos ácido-alcohol resistentes en macrófagos; granulomas no caseosos
Sífilis	*Treponema pallidum*	Goma: lesión de microscópica a visible a simple vista; pared circundante de histiocitos; infiltrado de células plasmáticas; células centrales necróticas sin pérdida del contorno celular
Enfermedad por arañazo de gato	Bacilos gramnegativos	Granuloma redondeado o estrellado que contiene restos granulares centrales y neutrófilos reconocibles; células gigantes infrecuentes
Sarcoidosis	Etiología desconocida	Granulomas no caseosos con abundantes macrófagos activados
Enfermedad de Crohn (enfermedad inflamatoria intestinal)	Reacción inmunitaria frente a bacterias intestinales, autoantígenos	Ocasionales granulomas no caseosos en la pared intestinal, con denso infiltrado inflamatorio crónico

extraño. La formación de un granuloma «separa por medio de una pared» de modo efectivo al agente causal y es, por tanto, un mecanismo de defensa útil. Sin embargo, la formación de un granuloma no siempre lleva a la erradicación del agente causal, que con frecuencia es resistente a la destrucción o degradación, y la inflamación granulomatosa con la posterior fibrosis puede incluso ser la principal causa de disfunción del órgano en algunas enfermedades como la tuberculosis.

Morfología

En las preparaciones habituales de hematoxilina y eosina (Fig. 2-23), las células epitelioides de los granulomas tienen un citoplasma granular de color rosa con límites celulares mal delimitados. Los agregados de macrófagos epitelioides se hallan rodeados por un collar de linfocitos que secretan citocinas responsables de la activación continua de los macrófagos. Los granulomas evolucionados pueden tener un borde de fibroblastos y de tejido conjuntivo. Frecuentemente, pero no de modo invariable, se observan **células gigantes** de 40 a 50 µm de diámetro en los granulomas. Constan de un gran citoplasma y muchos núcleos y derivan de la fusión de 20 o más macrófagos. En los granulomas asociados con ciertos organismos infecciosos (más clásicamente el bacilo tuberculoso), una combinación de hipoxia y de lesión por radicales libres lleva a una zona de necrosis central. Macroscópicamente, tiene un aspecto granular, como queso y recibe el nombre de **necrosis caseosa** (Capítulos 1 y 13). Microscópicamente, este material necrótico se muestra como restos amorfos, sin estructura y granulosos, con una pérdida completa de los detalles celulares. La cicatrización de los granulomas se acompaña de fibrosis que puede ser muy extensa.

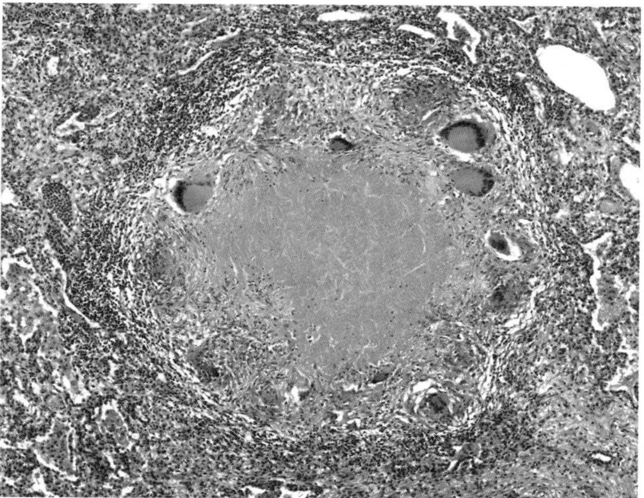

Figura 2-23

Granuloma típico resultante de infección por *Mycobacterium tuberculosis* que muestra necrosis caseosa central, macrófagos epitelioides activados, muchas células gigantes y acumulación periférica de linfocitos.

RESUMEN

Características de la inflamación crónica

- Respuesta prolongada del huésped a un estímulo persistente.
- Causada por microbios que resisten la eliminación, respuestas inmunitarias frente a los antígenos propios y ambientales y algunas sustancias tóxicas (p. ej., sílice); es la base de muchas enfermedades médicamente importantes.
- Caracterizada por inflamación coexistente, lesión tisular, intento de reparación por cicatrización y respuesta inmunitaria.
- El infiltrado celular consta de macrófagos, linfocitos, células plasmáticas; con frecuencia la fibrosis es prominente.
- Mediada por citocinas producidas por macrófagos y linfocitos T (sobre todo linfocitos T); las interacciones bidireccionales entre estas células tienden a amplificar y prolongar la reacción inflamatoria.

EFECTOS SISTÉMICOS DE LA INFLAMACIÓN

Cualquiera que haya sufrido un brote intenso de una enfermedad vírica (como la gripe) ha experimentado los efectos sistémicos de la inflamación, denominados colectivamente *reacción de fase aguda*, o síndrome de respuesta inflamatoria sistémica. *Las citocinas TNF, IL-1 e IL-6* son los mediadores más importantes de la reacción de fase aguda. Estas citocinas son producidas por los leucocitos (y otros tipos celulares) en respuesta a la infección o en reacciones inmunitarias y son liberadas sistémicamente. Con frecuencia, el TNF induce la producción de IL-1, que a su vez estimula la producción de IL-6, formando una cascada de citocinas. El TNF y la IL-1 tienen acciones biológicas similares, aunque éstas pueden diferir de modos sutiles (v. Fig. 2-16). La IL-6 estimula la síntesis hepática de numerosas proteínas plasmáticas, descritas más adelante.

La respuesta de fase aguda consta de varios cambios clínicos y patológicos.

- *Fiebre*, caracterizada por una elevación de la temperatura corporal, generalmente de 1 a 4 °C. Es una de las manifestaciones más prominentes de la respuesta de fase aguda, especialmente cuando la inflamación está causada por infección. La fiebre se produce en respuesta a sustancias denominadas *pirógenos* que actúan estimulando la síntesis de PG en las células vasculares y perivasculares del hipotálamo. Los productos bacterianos, como los lipopolisacáridos (LPS; denominados *pirógenos exógenos*) estimulan los leucocitos para que liberen citocinas como IL-1 y TNF (denominados *pirógenos endógenos*) que aumentan los niveles de ciclooxigenasa que convierte el AA en prostaglandinas. En el hipotálamo, las PG, especialmente la prostaglandina E_2 (PGE_2), estimulan la producción de neurotransmisores, que funcionan para readaptar el ajuste de temperatura a un nivel más alto. Los AINE, incluido el ácido acetilsalicílico, reducen la fiebre al inhibir la ciclooxigenasa y bloquear la síntesis de PG. Se ha demostrado que una temperatura corporal elevada ayuda a los anfibios a defenderse de infecciones microbianas, y se supone que la fiebre hace lo mismo en los mamíferos, aunque se desconoce su mecanismo.
- *Concentraciones plasmáticas elevadas de las proteínas de fase aguda*, que son proteínas plasmáticas, sintetizadas principalmente en el hígado, cuyas concentraciones pueden aumentar varios cientos de veces como parte de la respuesta a los estímulos inflamatorios. Tres de las proteínas mejor conocidas son la proteína C reactiva (PCR), el fibrinógeno y la proteína amiloide A sérica (SAA). La síntesis de estas moléculas está aumentada por los hepatocitos por la regulación de citocinas, especialmente la IL-6. Muchas de las proteínas de fase aguda, como PCR y SAA, se unen a las paredes de las células microbianas y pueden actuar como opsoninas y fijar complemento, promoviendo así la eliminación de los microbios. El fibrinógeno se une a los hematíes haciendo que formen pilas (*rouleaux*) que sedimentan más rápidamente por unidad de gravedad que los hematíes tomados individualmente. Ésta es la base para determinar la *velocidad de sedimentación globular* (VSG) como prueba sencilla para la respuesta inflamatoria sistémica causada por cualquier tipo de estímulo, incluyendo el LPS. En la actualidad, se utilizan las concentraciones séricas elevadas de la PCR como marcador de mayor riesgo de infarto de miocardio o de accidente cerebrovascular en los pacientes con vasculopatía aterosclerótica. Se cree que la inflamación está implicada en el desarrollo de la aterosclerosis (Capítulo 10) y una PCR aumentada es una medida de inflamación.
- La *leucocitosis* es una característica frecuente de las reacciones inflamatorias, especialmente de las inducidas por infecciones bacterianas. El recuento leucocitario suele elevarse a 15.000 o 20.000 células/µl, pero en ocasiones puede alcanzar cifras extraordinariamente elevadas, hasta de 40.000 e incluso 100.000 células/µl. Estas extremas elevaciones reciben la denominación de *reacciones leucemoides* porque son similares a los recuentos celulares obtenidos en la leucemia. La leucocitosis se produce inicialmente por una liberación acelerada de células a partir de la reserva posmitótica de la médula ósea (causada por citocinas, incluidos el TNF y la IL-1) y se asocia, por consiguiente, con una elevación del número de neutrófilos más inmaduros en la sangre (*desviación a la izquierda*). La infección prolongada estimula también la producción de los factores estimulantes de colonias (CSF, *colony-stimulating factors*), que aumentan la producción de leucocitos por la médula ósea, lo que compensa la pérdida de estas células en la reacción inflamatoria. La mayoría de las infecciones bacterianas inducen un aumento en el recuento de neutrófilos, denominado *neutrofilia*. Las infecciones víricas, como la mononucleosis infecciosa, la parotiditis y la rubéola, se asocian con un aumento del número de linfocitos (*linfocitosis*). El asma bronquial, la fiebre del heno y las infestaciones por parásitos implican un aumento en la cifra absoluta de eosinófilos, produciéndose *eosinofilia*. Ciertas infecciones (fiebre tifoidea e infecciones causadas por algunos virus, rickettsias y ciertos protozoos) se asocian paradójicamente con un menor número de leucocitos circulantes (*leucopenia*), probablemente debido a un secuestro inducido por citocinas de los linfocitos en los ganglios linfáticos.
- Otras manifestaciones de la respuesta de fase aguda incluyen aumento de la frecuencia cardíaca y de la presión arterial; disminución de la sudación, principalmente por redirección del flujo de sangre del lecho cutáneo al vascular para reducir al mínimo la pérdida de calor por la piel; y escalofríos (tamblores), enfriamiento (percepción de tener frío porque el hipotálamo reajusta la temperatura corporal), anorexia, somnolencia y malestar, probablemente por la acción de las citocinas sobre las células cerebrales. La inflamación crónica se asocia con un síndrome de emaciación denominado *caquexia*, que es principalmente el resultado de la supresión del apetito mediada por el TNF y la movilización de los depósitos de grasa.
- En las infecciones bacterianas graves (*sepsis*), las grandes cantidades de organismos y de LPS en la sangre o en el tejido extravascular estimulan la producción de enormes cantidades de varias citocinas, sobre todo TNF, así como IL-12 e IL-1. Como consecuencia, los niveles circulantes de éstas aumentan y la naturaleza de la respuesta del huésped cambia. Unos niveles elevados de TNF causan coagulación intravascular diseminada (CID), hipoglucemia y shock por hipotensión. Esta tríada clínica se describe como *shock séptico*, y se comenta más detalladamente en el Capítulo 4.

RESUMEN

Efectos sistémicos de la inflamación

- *Fiebre*: las citocinas (TNF, IL-1) estimulan la producción de prostaglandinas en el hipotálamo.
- Producción de *proteínas de fase aguda*: proteína C reactiva, otras; síntesis estimulada por citocinas (IL-6, otras) que actúan sobre las células hepáticas.
- *Leucocitosis:* las citocinas (factores estimulantes de colonias) estimulan la producción de leucocitos a partir de los precursores en la médula ósea.
- En algunas infecciones graves, *shock séptico*: disminución de la presión arterial, coagulación intravascular diseminada, anomalías metabólicas; inducidas por unos niveles elevados de TNF.

Habiendo concluido la descripción de los acontecimientos celulares y moleculares en la inflamación aguda y crónica, deben considerarse los cambios inducidos por los intentos del organismo de cicatrizar el daño, el proceso de *reparación*. Tal como se describe a continuación, en el Capítulo 3, la reparación comienza casi tan pronto como se inician los cambios inflamatorios e implica varios procesos, incluidos la proliferación y diferenciación celulares y el depósito de la MEC.

BIBLIOGRAFÍA

Cook-Mills JM, Deem TL: Active participation of endothelial cells in inflammation. J Leuk Biol 77:487, 2005. *[Revisión de las moléculas de adhesión endoteliales y su regulación.]*

Cotran RS, Mayadas TN: Endothelial adhesion molecules in health and disease. Pathol Biol 46:164, 1998. *[Visión de conjunto bien escrita de las moléculas que median en la adhesión leucocitaria y sus mecanismos de regulación.]*

Coughlin SR: Thrombin signaling and protease-activated receptors. Nature 407:258, 2000. *[Excelente revisión de la función de los receptores activados por proteasas en la inflamación.]*

Funk CD: Prostaglandins and leukotrienes: advances in eicosanoid biology. Science 294:1871, 2001. *[Actualización de esta familia de mediadores.]*

Gabay C, Kushner I: Acute-phase proteins and other systemic responses to inflammation. N Engl J Med 30:448, 1999. *[Descripción de las proteínas de la respuesta de fase aguda.]*

Graham DJ: COX-2 inhibitors, other NSAIDs and cardiovascular risk. The seduction of common sense. JAMA 296: published online Sep. 12, 2006. *[Análisis crítico de los efectos indeseados de los inhibidores de la COX-2.]*

Guo RF, Ward PA: Role of C5a in inflammatory responses. Annu Rev Immunol 23:821, 2005. *[Actualización de la función de esta proteína del complemento en la inflamación.]*

Jaeschke H, Smith CW: Mechanisms of neutrophil-induced parenchymal injury. J Leukoc Biol 61:647, 1997. *[Revisión de las vías y mediadores de la lesión mediada por neutrófilos.]*

Johnston B, Butcher EC: Chemokines in rapid leukocyte adhesion triggering and migration Semin Immunol 14:83, 2002. *[Buena actualización de la función de las quimiocinas en la inflamación.]*

Laroux FS, et al: Role of nitric oxide in inflammation. Acta Physiol Scand 173:113, 2001. *[Revisión de las muchas acciones del NO.]*

Lentsch AB, Ward PA: Regulation of inflammatory vascular damage. J Pathol 190:343, 2000. *[Discusión de los mecanismos del daño endotelial y del aumento de la permeabilidad vascular.]*

Luster AD, Alon R, von Andrian UH: Immune cell migration in inflammation: present and future therapeutic targets. Nat Immunol 6:1182, 2005. *[Excelente revisión de la base molecular del reclutamiento de leucocitos en la inflamación.]*

Muller WA: Leukocyte-endothelial cell interactions in the inflammatory response. Lab Invest 82:521, 2002. *[Revisión de los mecanismos de migración de los leucocitos a través de los vasos sanguíneos.]*

Munford RS: Severe sepsis and septic shock: the role of Gram-negative bacteremia. Annual Review of Pathology: Mechanisms of Disease 1:467, 2006.

Saharinen P, et al: Lymphatic vasculature: development, molecular regulation, and role in tumor metastasis and inflammation. Trends Immunol 25:387, 2004. *[Excelente revisión de la biología de los vasos linfáticos.]*

Sallusto F, Mackay CR: Chemokines and their receptors in homeostasis and inflammation. Curr Opin Immunol 16:724, 2004. *[Revisión actualizada.]*

Segal AW: How neutrophils kill microbes. Annu Rev Immunol 23:197, 2005. *[Buena revisión de los mecanismos microbicidas de los leucocitos.]*

Serhan CN, Savill J: Resolution of inflammation: the beginning programs the end. Nat Immunol 6:1191, 2005. *[Excelente discusión de los mecanismos implicados en la terminación de la respuesta inflamatoria.]*

Underhill DM, Ozinsky A: Phagocytosis of microbes: complexity in action. Annu Rev Immunol 20:825, 2002. *[Excelente revisión de la biología y mecanismos moleculares de la fagocitosis.]*

Capítulo 3

Reparación tisular: regeneración, curación y fibrosis

Un aspecto crítico para la supervivencia de un organismo es la capacidad para reparar el daño causado por las lesiones tóxicas y la inflamación. La respuesta inflamatoria a los microbios y tejidos lesionados no sólo sirve para eliminar estos peligros sino que también pone en marcha el proceso de reparación. El término *«reparación»* hace referencia al restablecimiento de la arquitectura y función tisulares después de una lesión. Se produce por dos tipos de reacciones (Fig. 3-1). Algunos tejidos son capaces de reemplazar los componentes dañados y esencialmente retornar a un estado normal; este proceso recibe la denominación de *«regeneración»*. Si los tejidos lesionados son incapaces de un restablecimiento completo, o si las estructuras de soporte del tejido han resultado seriamente dañadas, la reparación se produce depositando tejido conjuntivo (fibroso), proceso denominado *«cicatrización»*, que da lugar a la *«formación de una cicatriz»*. Aunque la cicatriz fibrosa no es normal, proporciona la suficiente estabilidad estructural para que el tejido lesionado suela ser capaz de funcionar. Después de varios tipos de lesión, tanto la regeneración como la formación de cicatriz contribuyen en diversos grados a la reparación a largo plazo. El término *«fibrosis»* se utiliza muy comúnmente para describir el extenso depósito de colágeno que se produce en los pulmones, hígado, riñón y otros órganos como consecuencia de inflamación crónica, o en el miocardio después de necrosis isquémica (infarto). Si se desarrolla fibrosis en un espacio tisular ocupado por un exudado inflamatorio, se denomina *«organización»* (como en la neumonía organizada que afecta al pulmón).

La reparación implica la proliferación de varias células y unas interacciones estrechas entre las células y la matriz extracelular (MEC). Por lo tanto, la comprensión del proceso de reparación requiere un cierto conocimiento del control de la proliferación celular y de las funciones de la MEC. En este capítulo describimos, en primer lugar, los principios de la proliferación celular, el papel de las células madre en la homeostasia tisular y la función de los factores de crecimiento en la proliferación de los diferentes tipos celulares implicados en la reparación. Se sigue de un comentario de algunas propiedades importantes de la MEC y del modo en que se implica en la reparación. Estas secciones ponen los cimientos para considerar las características más destacadas de la regeneración y cicatrización por la formación de cicatriz, concluyendo con una descripción de la curación de las heridas cutáneas como ilustración del proceso de reparación.

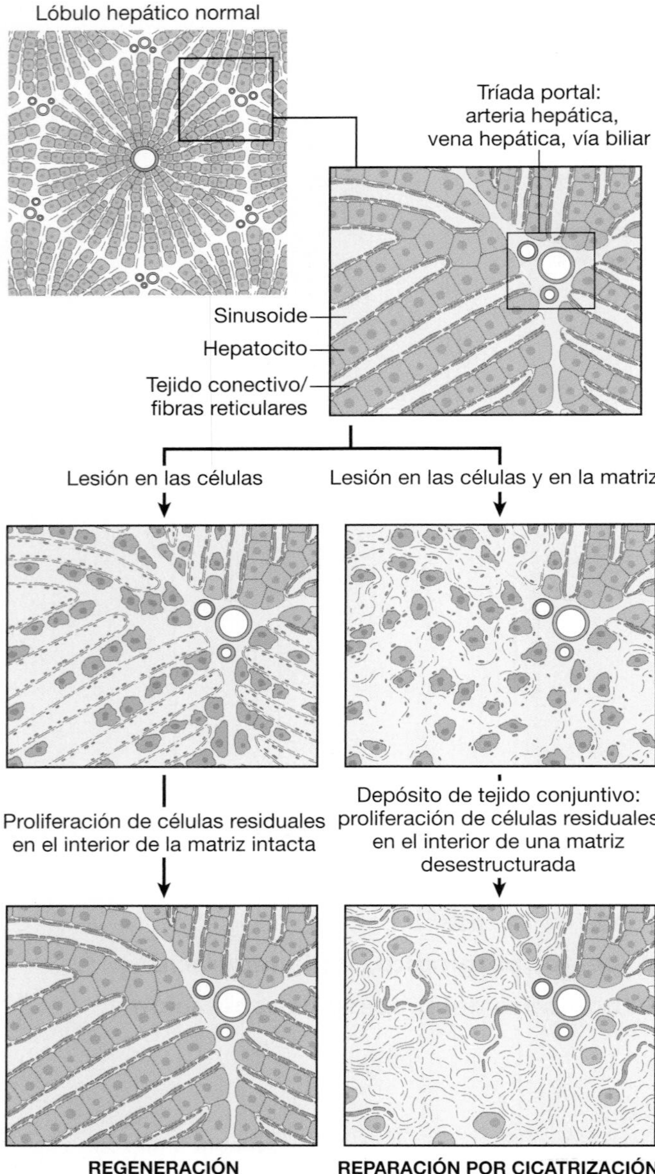

Figura 3-1

Mecanismos de reparación tisular. En este ejemplo, la lesión en el hígado es reparada por regeneración si sólo han resultado dañados los hepatocitos, o por depósito de tejido fibroso si también ha resultado dañada la matriz.

CONTROL DE LA PROLIFERACIÓN CELULAR

Tal como se describe más adelante, durante la reparación tisular proliferan varios tipos celulares. Incluyen los restos del tejido lesionado (que intentan restablecer la estructura normal), las células del endotelio vascular (para crear nuevos vasos que proporcionen los nutrientes necesarios para el proceso de reparación) y los fibroblastos (la fuente del tejido fibroso que forma la cicatriz con el fin de rellenar los defectos que no pueden corregirse por la regeneración) (Fig. 3-1). La proliferación de estos tipos celulares está accionada por proteínas que, en conjunto, reciben la denominación de «*factores de crecimiento*». La producción de los factores de crecimiento polipeptídicos, respuestas de las células a estos factores, y la capacidad de estas células para dividirse y expandirse en números, son todos ellos importantes determinantes de la suficiencia del proceso de reparación. En las siguientes secciones describimos la regulación de la proliferación celular y la naturaleza y actividades de los factores de crecimiento.

El número normal de las poblaciones celulares está determinado por la proliferación celular, la muerte celular por apoptosis y la aparición de nuevas células diferenciadas a partir de las células madre (Fig. 3-2). Describimos, en primer lugar, la proliferación celular y las células madre, y a continuación, la capacidad de los diferentes tejidos para dividirse y autorrenovarse.

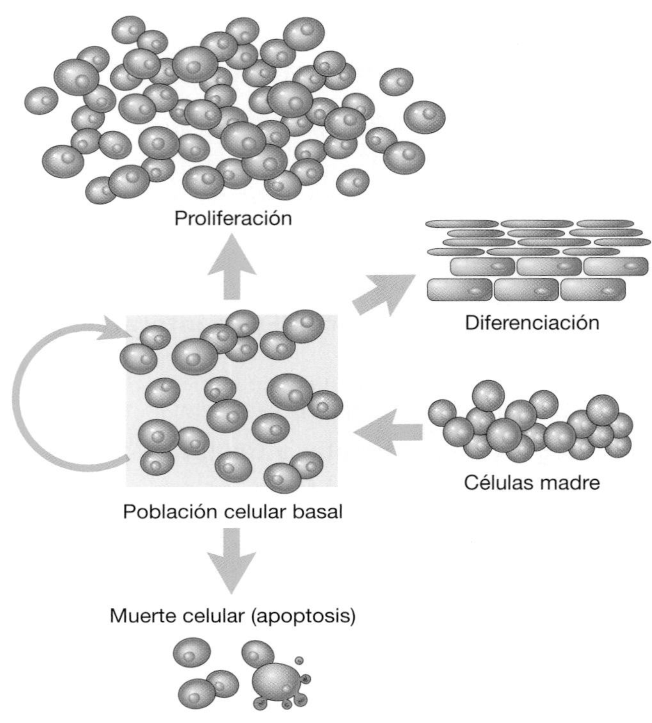

Figura 3-2

Mecanismos reguladores de las poblaciones celulares. El número de células puede alterarse por un aumento o disminución de las tasas de producción de las células madre, muerte celular por apoptosis, o cambios en las tasas de proliferación o diferenciación. (Modificada de McCarthy NJ, et al: Apoptosis in the development of the immune system: growth factors, clonal selection and *bcl-2.* Cancer Metastasis Rev 11:157, 1992.)

Ciclo celular

Para comprender la proliferación celular fisiológica (como en la reparación) y la proliferación patológica (como en el cáncer), es importante aprender sobre el ciclo celular y su regulación. Resumimos brevemente las características principales del ciclo celular y sus mecanismos de control. En el capítulo 6 se describen con detalle estos temas en el contexto de la neoplasia.

Los procesos clave en la proliferación de las células son la replicación del ADN y la mitosis. La secuencia de acontecimientos que controlan estos dos procesos se conoce como «*ciclo celular*». Éste consta de una serie de etapas en las que la

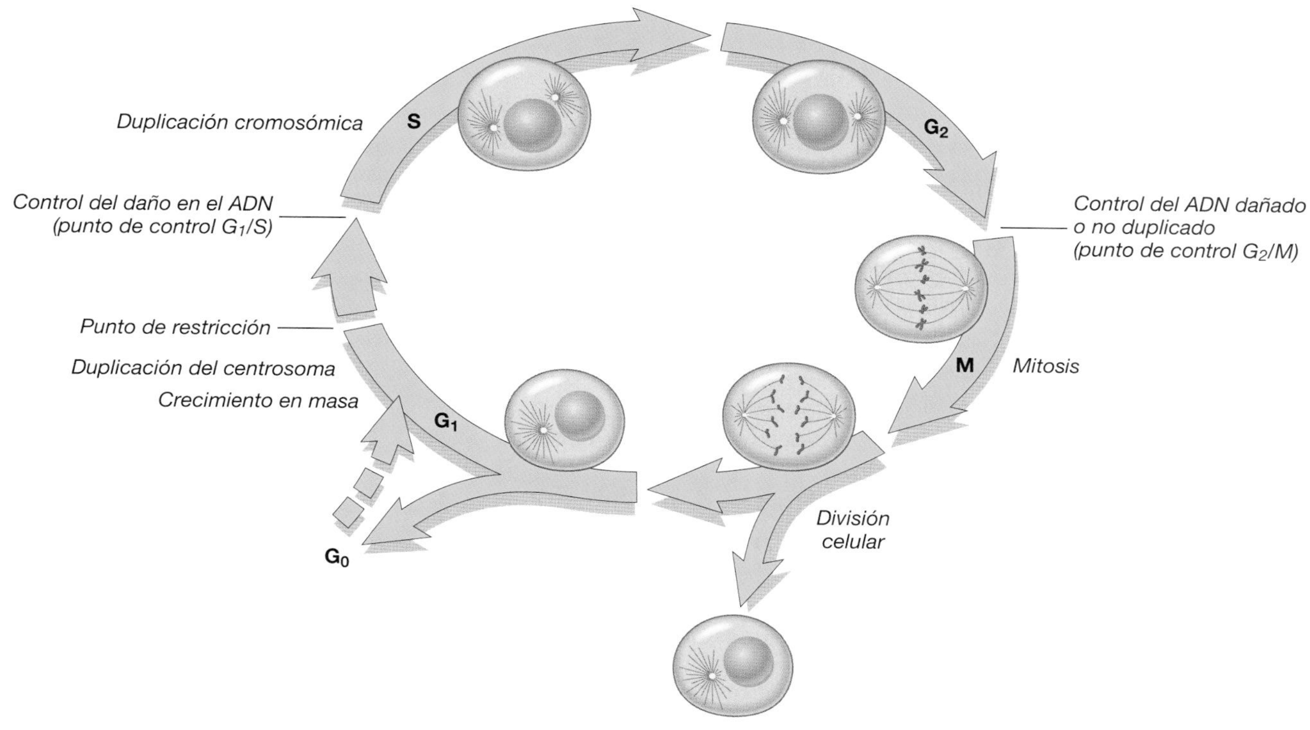

Figura 3-3

Poblaciones celulares y marcas del ciclo. Obsérvense las etapas del ciclo celular (G_0, G_1, S, G_2 y M), el punto de restricción G_1, y los puntos de control $G_{1/S}$ y G_2/M. Mientras que algunas poblaciones celulares ciclan y proliferan continuamente (p. ej., epidermis, epitelio GI), otras son quiescentes (en G_0) pero pueden entrar en el ciclo celular (p. ej., hepatocitos); las células permanentes (p. ej., neuronas y miocitos cardíacos) no tienen la capacidad de proliferar (ver texto). (Modificada de Pollard TD, Earnshaw WC: Cell Biology. Filadelfia, WB Saunders, 2002.)

célula comprueba la exactitud del proceso y se da instrucciones a sí misma para seguir a la siguiente etapa (Fig. 3-3). Debido a su papel central en la regulación del crecimiento, el *ciclo celular tiene múltiples controles*, tanto positivos como negativos. El ciclo consta de la fase 1 de crecimiento presintético (G_1), la fase de síntesis del ADN (*S*), la fase 2 de crecimiento premitótica (G_2), y la fase mitótica (*M*). Las células que no se están dividiendo se encuentran en parada del ciclo celular en G_1 o salen del ciclo para entrar en la llamada fase G_0. Cualquier estímulo que inicie la proliferación celular, como la exposición a factores de crecimiento, necesita promover la transición G_0/G_1 y la entrada de las células en la primera fase del ciclo, es decir, G_1. Una mayor progresión viene determinada por la capacidad de la célula para atravesar un mecanismo de control de calidad intrínseco para la integridad celular, conocido como «*punto de control*» («punto de restricción»). Los puntos de control previenen la replicación del ADN o mitosis de las células dañadas y bien de modo transitorio detienen el ciclo celular para permitir la reparación del ADN o eliminan de modo irreversible las células dañadas por apoptosis. La progresión a través del ciclo celular desde G_1 se regula por proteínas denominadas «*ciclinas*», que forman complejos con enzimas denominadas «*cinasas dependientes de ciclina*» (*CDK*). Las CDK trabajan promoviendo la replicación del ADN y diversos aspectos del proceso mitótico y son requeridas para la progresión del ciclo celular; se suprimen durante G_1 por múltiples mecanismos (capítulo 6). Tal como describimos más adelante, una acción principal de los factores de crecimiento es superar estos puntos de control liberando la supresión de la actividad de las CDK. Una vez que las células entran en la fase S, el ADN se replica y la célula progresa hasta G_2 y la mitosis.

Capacidades proliferativas de los tejidos

La capacidad de los tejidos para repararse se ve influida de modo crítico por su capacidad proliferativa intrínseca. A tenor de este criterio, los tejidos del organismo se dividen en tres grupos.

Tejidos que se dividen continuamente. Las células de estos tejidos (denominados también «*tejidos lábiles*») se pierden y se reemplazan de modo continuo por maduración de las células madre y por proliferación de células maduras. Las células lábiles incluyen células hematopoyéticas de la médula ósea y la mayoría de los epitelios superficiales, como las superficies escamosas estratificadas de la piel, cavidad oral, vagina y cuello del útero; los epitelios cuboides de los conductos de salida de los órganos exocrinos (p. ej., glándulas salivales, páncreas, vías biliares); el epitelio columnar del tracto gastrointestinal, útero y las trompas de Falopio; y el epitelio transicional del tracto urinario. Estos tejidos pueden regenerarse fácilmente después de la lesión con la condición de que esté preservada la reserva de células madre.

Tejidos estables. Las células de estos tejidos son quiescentes (en la fase G_0 del ciclo celular) y tienen sólo una actividad replicativa mínima en su estado normal. No obstante, son capaces de proliferar en respuesta a la lesión o pérdida de masa tisular. Las células estables constituyen el «*parénquima*» de la mayoría de los tejidos sólidos, como hígado, riñón y páncreas. Incluyen también células endoteliales, fibroblastos y células musculares lisas; la proliferación de estas células es particularmente importante en la curación de las heridas. Con la excepción del hígado, los tejidos estables tienen una capacidad limitada para regenerarse después de la lesión.

Tejidos permanentes. Se considera que las células de estos tejidos están terminalmente diferenciadas y no son proliferativas en la vida posnatal. La mayoría de las neuronas y de las células musculares cardíacas pertenecen a esta categoría. Así, la lesión cerebral o cardíaca es irreversible y da lugar a una cicatriz porque las neuronas y los miocitos cardíacos no se dividen. Se produce una replicación y diferenciación limitadas de las células madre en algunas áreas del cerebro adulto, y hay ciertas pruebas de que las células del músculo cardíaco pueden proliferar después de la necrosis miocárdica. No obstante, cualquiera que sea la capacidad proliferativa que pueda existir en estos tejidos es insuficiente para producir regeneración tisular después de la lesión. Se suele clasificar el músculo esquelético como tejido permanente, pero las células satélites unidas a la vaina endomisial proporcionan una cierta capacidad regenerativa en este tejido. En los tejidos permanentes, la reparación está típicamente dominada por la formación de cicatrices.

Con la excepción de los tejidos compuestos principalmente por células permanentes que no se dividen (p. ej., músculo cardíaco y nervio), la mayoría de los tejidos maduros contienen proporciones variables de tres tipos celulares: células que se dividen continuamente, células quiescentes que pueden volver al ciclo celular y células que no se dividen.

Células madre

En la mayoría de los tejidos que se dividen continuamente las células maduras están terminalmente diferenciadas y tienen una vida corta. A medida que las células maduras mueren, el tejido es recambiado por la diferenciación de células generadas a partir de células madre. Así, en estos tejidos hay un equilibrio homeostático entre la replicación y la diferenciación de las células madre y la muerte de las células maduras plenamente diferenciadas. Tales relaciones son particularmente manifiestas en el epitelio poliestratificado de la piel y del tracto gastrointestinal, en el que se han identificado grupos de células madre cerca de la capa basal del epitelio. Las células se van diferenciando progresivamente a medida que migran a las capas superiores del epitelio; en último término mueren y son eliminadas de la superficie del tejido.

Las células madre se caracterizan por dos propiedades importantes: capacidad de autorrenovación y replicación asimétrica. La replicación asimétrica de las células madre significa que después de cada división celular, parte de la progenie entra en una vía de diferenciación, mientras que otras células permanecen indiferenciadas, reteniendo su capacidad de autorrenovación. Las células madre con la capacidad de generar múltiples linajes celulares (*«células madre pluripotentes»*) pueden aislarse de embriones y se denominan *«células madre embrionarias»* (CME). Como se ha descrito anteriormente, las células madre se hallan normalmente presentes en los tejidos proliferativos y generan linajes celulares específicos para cada tejido. Sin embargo, se reconoce en la actualidad que células madre con la capacidad de generar múltiples linajes se hallan presentes en la médula ósea y otros tejidos de los individuos adultos. Estas células se denominan *«células madre tisulares»* o *«células madre adultas»*. Es objeto de activa investigación y de muchas disputas si las células madre tisulares tienen una capacidad de diferenciación similar (denominada *«plasticidad de diferenciación»*) a la de las CME. Las *células madre de la médula ósea* tienen gran capacidad de diferenciación, y pueden generar grasa, cartílago, hueso, endotelio y músculo. Esta plasticidad de desarrollo fue interpretada, al principio, como consecuencia de la *«transdiferenciación»*, es decir, el cambio en el programa de diferenciación de una célula ya profesional. Lo más probable, no obstante, es que la plasticidad de desarrollo implique la selección de una vía específica a partir de las muchas vías de diferenciación disponibles en las células progenitoras no profesionales.

El nuevo campo de la *«medicina regenerativa»* tiene como principal objetivo la regeneración y repoblación de órganos dañados utilizando células madre embrionarias o adultas. Una de las perspectivas más interesantes en este campo es el tipo de tratamiento con células madre conocido como *«clonación terapéutica»*. Las principales etapas de este procedimiento se ilustran en la Figura 3-4. Otras estrategias terapéuticas potenciales con el empleo de células madre implican el trasplante de células madre a áreas de lesión, movilización de células madre a partir de la médula ósea al tejido lesionado y empleo de sistemas de cultivo de células madre para producir grandes cantidades de células diferenciadas para su trasplante en el tejido lesionado.

RESUMEN

Proliferación celular, ciclo celular y células madre

- La proliferación celular está regulada por ciclinas que, cuando forman complejos con cinasas dependientes de ciclina (CDK), regulan la fosforilación de las proteínas implicadas en la progresión del ciclo celular que lleva a replicación del ADN y mitosis.
- El ciclo celular se halla regulado de modo muy ajustado por estimuladores e inhibidores, y contiene puntos de control intrínsecos para prevenir la replicación de células anormales.
- Los tejidos se dividen en lábiles, estables y permanentes, de acuerdo a la capacidad proliferativa de sus células.
- Los tejidos que se dividen continuamente (tejidos lábiles) contienen células madre que se diferencian para reponer las células perdidas y mantener la homeostasia tisular.
- Las células madre de embriones (CME) son pluripotentes; los tejidos adultos, sobre todo la médula ósea, contienen células madre capaces de generar múltiples linajes celulares.

NATURALEZA Y MECANISMOS DE ACCIÓN DE LOS FACTORES DE CRECIMIENTO

La proliferación celular puede desencadenarse por muchos mediadores químicos, como factores de crecimiento, hormonas y citocinas. Aunque las hormonas y muchas citocinas se hallan implicadas en la estimulación o inhibición del crecimiento celular, tienen otras muchas funciones y se describen

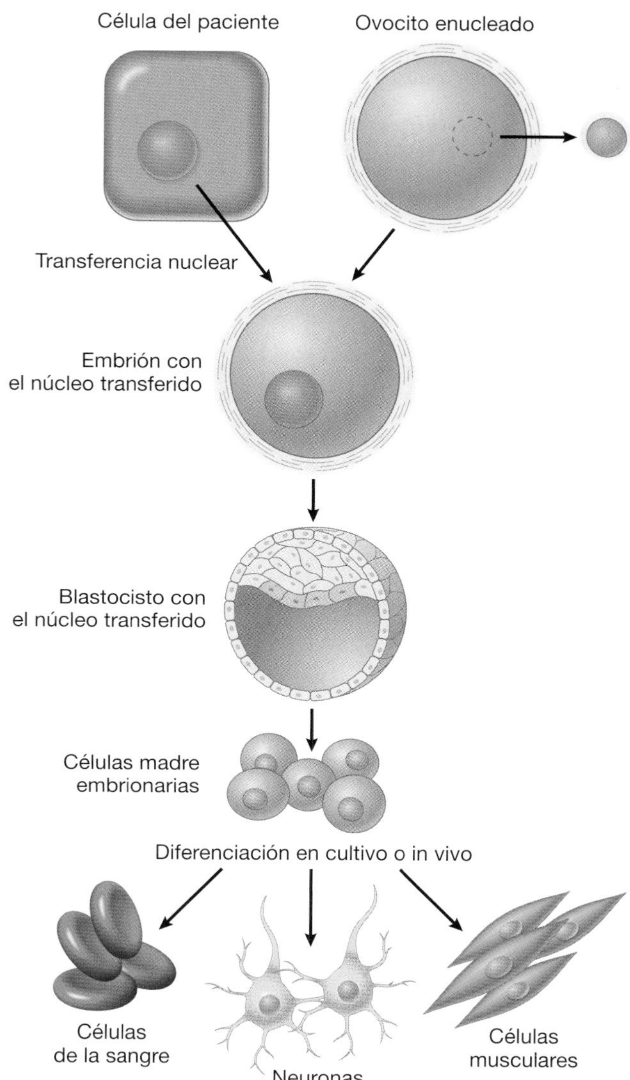

Figura 3-4

Etapas implicadas en la clonación terapéutica utilizando células madre embrionarias (CME) para terapia celular. En este procedimiento se introduce el núcleo diploide de una célula de un paciente en un ovocito enucleado. El ovocito es activado y el cigoto se divide para convertirse en un blastocisto que contiene ADN donante. El blastocisto se disocia para obtener células ES; éstas son capaces de diferenciarse en varios tejidos, ya en cultivo o después del trasplante en el donante. El objetivo del procedimiento es reconstituir o repoblar los órganos dañados de un paciente utilizando las células de éste para evitar el rechazo inmunológico. (Modificada de Hochedlinger K, Jaenisch R: Nuclear transplantation, embryonic stem cells, and the potential for cell therapy. N. Engl J Med 349:275, 2003. Copyright © 2003 Massachusetts Medical Society. Adaptada, con permiso, 2006. Reservados todos los derechos.)

habitualmente de modo separado (se las alude en varias secciones de este libro). También son importantes inductores de la replicación celular las señales de la MEC, y se describen más adelante. Esta sección se centra en los «*factores de crecimiento polipeptídicos*», cuya función principal es promover la supervivencia y proliferación celulares, y son importantes en la regeneración y cicatrización.

La expansión de las poblaciones celulares suele implicar un aumento en el tamaño celular (crecimiento), división celular (mitosis) y protección de la muerte por apoptosis (supervivencia). Hablando en sentido estricto, el término «factores de crecimiento» debería utilizarse para las proteínas que aumentan el tamaño celular, y «mitógenos» y «factor de supervivencia» deberían utilizarse en el caso de moléculas con las otras actividades. Sin embargo, muchos factores de crecimiento tienen todas estas actividades y, por convención, se utiliza el término «factor de crecimiento» para una proteína que expande las poblaciones celulares al estimular la división celular (generalmente acompañado por aumento del tamaño celular), promoviendo la supervivencia celular.

La mayoría de los factores de crecimiento tienen efectos pleiotrópicos; es decir, además de estimular la proliferación celular, estimulan la migración, diferenciación y contractilidad, y favorecen la síntesis de proteínas especializadas (como colágeno en los fibroblastos). Un factor de crecimiento puede actuar sobre un tipo de célula específica o sobre múltiples tipos celulares. Los factores de crecimiento inducen la proliferación celular uniéndose a receptores específicos y afectan a la expresión de genes cuyos productos tienen habitualmente varias funciones –reparan los bloqueos en la progresión del ciclo celular (promoviendo así la replicación), previenen la apoptosis y favorecen la síntesis de proteínas celulares en preparación para la mitosis. Una actividad principal de los factores de crecimiento es estimular la función de los genes del control del crecimiento, muchos de los cuales se denominan «*protooncogenes*» porque las mutaciones en ellos llevan a una proliferación celular descontrolada característica del cáncer (oncogénesis) (capítulo 6). Algunos factores de crecimiento estimulan la proliferación de algunas células e inhiben el ciclo de otras. En efecto, un factor de crecimiento puede tener efectos opuestos sobre la misma célula dependiendo de su concentración. Un ejemplo de ello es el factor de crecimiento transformador β (TGF-β).

Hay una lista enorme (y siempre creciente) de factores de crecimiento conocidos. Más que intentar una catalogación exhaustiva, subrayaremos sólo algunas moléculas seleccionadas que contribuyen a la reparación tisular (Tabla 3-1). Muchos de los factores de crecimiento implicados en la reparación están producidos por leucocitos que son reclutados al sitio de lesión o activados en este sitio como parte del proceso inflamatorio. Otros factores de crecimiento son producidos por las células parenquimatosas o las células estromales (tejido conjuntivo) en respuesta a lesión o pérdida celulares. Más adelante describimos los principios generales del funcionamiento de estos factores de crecimiento. Volveremos a las funciones de los factores de crecimiento individuales en el proceso de reparación más adelante en este capítulo.

Mecanismos de señalización de los receptores de los factores de crecimiento

Las principales vías de señalización intracelular inducidas por los receptores de los factores de crecimiento son similares a las de otros muchos receptores celulares que reconocen ligandos extracelulares. La unión de un ligando a su receptor desencadena una serie de acontecimientos por los que se transducen las señales extracelulares al interior de la célula, lo que lleva a la estimulación o represión de la expresión génica. La señalización puede producirse directamente en la misma célula, entre células adyacentes o a mayores distancias (Fig. 3-5).

Tabla 3-1 Factores de crecimiento y citocinas en la regeneración y curación de las heridas

Citocina	Símbolo	Origen	Funciones
Factor de crecimiento epidérmico	EGF	Macrófagos activados, glándulas salivales, queratinocitos y otras muchas células	Mitógeno para queratinocitos y fibroblastos; estimula la migración de los queratinocitos y la formación de tejido de granulación
Factor de crecimiento transformador α	TGF-α	Macrófagos activados, linfocitos T, queratinocitos y otras muchas células	Similar al EGF; estimula la replicación de los hepatocitos y de muchas células epiteliales
Factor de crecimiento del hepatocito (factor dispersador)	HGF	Células mesenquimales	Favorece la proliferación de las células epiteliales y endoteliales y de los hepatocitos; aumenta la motilidad celular
Factor de crecimiento de la célula endotelial vascular (isoformas A, B, C, D)	VEGF	Células mesenquimales	Aumenta la permeabilidad vascular; mitógeno para las células endoteliales (véase texto)
Factor de crecimiento derivado de plaquetas (isoformas A, B, C, D)	PDGF	Plaquetas, macrófagos, células endoteliales, queratinocitos, células musculares lisas	Quimiotáctico para los PMN, macrófagos, fibroblastos, y células musculares lisas; activa los PMN, macrófagos y fibroblastos; mitógeno para los fibroblastos, células endoteliales y células musculares lisas; estimula la producción de MMP, fibronectina y HA; estimula la angiogénesis y el remodelado de la herida; regula la expresión de integrinas
Factor de crecimiento de fibroblastos 1 (ácido), 2 (básico) y familia	FGF-1, 2	Macrófagos, células cebadas, linfocitos T, células endoteliales, fibroblastos y muchos tejidos	Quimiotáctico para los fibroblastos; mitógeno para los fibroblastos y queratinocitos; estimula la migración de los queratinocitos, angiogénesis, contracción de la herida y depósito de matriz
Factor de crecimiento transformador β (isoformas 1, 2, 3)	TGF-β	Plaquetas, linfocitos T, macrófagos, células endoteliales, queratinocitos, células musculares lisas, fibroblastos	Quimiotáctico para los PMN, macrófagos, linfocitos, fibroblastos y células musculares lisas; estimula la síntesis de TIMP, angiogénesis y fibroplasia; inhibe la producción de MMP y la proliferación de queratinocitos; regula la expresión de integrinas y de otras citocinas
Factor de crecimiento de los queratinocitos (FGF-7)	KGF	Fibroblastos	Estimula la migración, proliferación y diferenciación de los queratinocitos

HA, ácido hialurónico; MMP, metaloproteasas de la matriz; PMN, leucocitos polimorfonucleares; TIMP, inhibidor tisular de metaloproteasas de la matriz. (Modificada de Schwartz SI: Principles of Surgery. McGraw Hill, Nueva York, 1999.)

- Señalización «*autocrina*», en la que una sustancia actúa predominantemente (o incluso exclusivamente) sobre la célula que la secreta. Esta vía es importante en la respuesta inmunitaria (p. ej., proliferación linfoide inducida por algunas citocinas) y en la hiperplasia epitelial compensadora (p. ej., regeneración hepática).
- Señalización «*paracrina*», en la que una sustancia afecta a células en la vecindad inmediata de la célula que ha liberado el agente. Esta vía es importante para reclutar células inflamatorias al sitio de infección (capítulo 2) y para la curación de las heridas.
- Señalización «*endocrina*», en la que una sustancia reguladora, como una hormona, se libera al torrente circulatorio y actúa sobre células diana a distancia.

Las proteínas receptoras se localizan generalmente en la superficie celular, pero pueden ser intracelulares; en este caso, los ligandos han de ser suficientemente hidrófobos para penetrar en la célula (p. ej., vitamina D u hormonas esteroides y tiroideas). *La unión de un ligando a su receptor en la superficie celular lleva a una cascada de acontecimientos intracelulares secundarios que culminan en la activación o represión de un factor de transcripción, lo que produce respuestas celulares.* En el caso de algunos receptores intracelulares, la unión del ligando lleva a la formación de complejos receptor-ligando que se asocian directamente con el ADN nuclear y activan o desconectan la transcripción génica. En algunos casos, los factores de transcripción citoplásmicos denominados STAT (descritos más adelante) migran al núcleo y se unen al ADN directamente. Con independencia de su origen, los factores de transcripción se unen a los promotores y potenciadores (*enhancers*) génicos para desencadenar o inhibir la transcripción.

La Figura 3-6 presenta una visión panorámica de la transducción de señales que se originan a partir de tres tipos de receptores: receptores con actividad tirosina cinasa, receptores acoplados a la proteína G y receptores sin actividad enzimática intrínseca:

- *Receptores con actividad cinasa intrínseca.* Suelen ser moléculas diméricas transmembrana con un dominio extracelular de unión de ligandos; la unión del ligando origina una dimerización estable con la posterior fosforilación de las subunidades del receptor. Una vez fosforilados, los

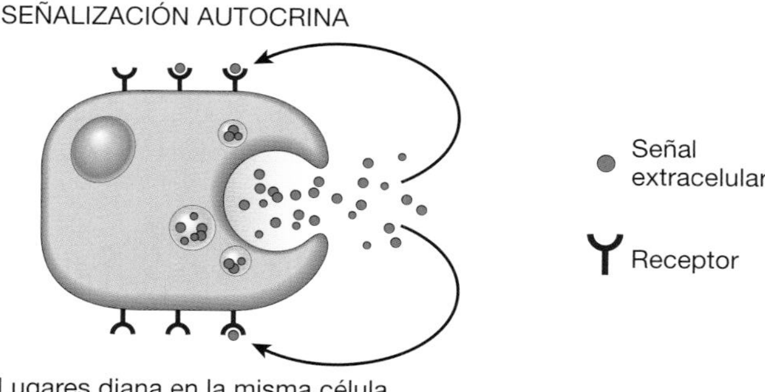

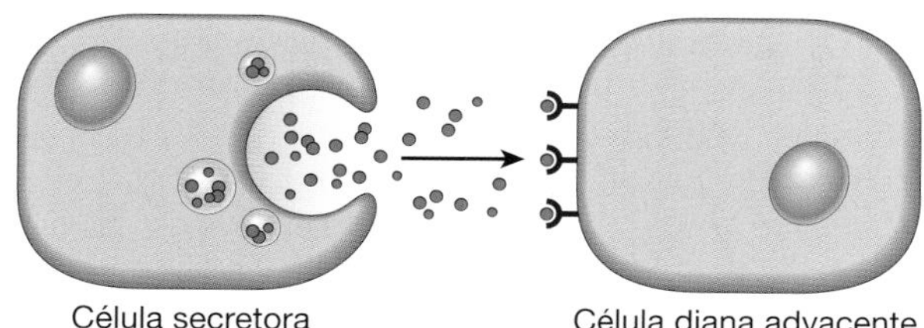

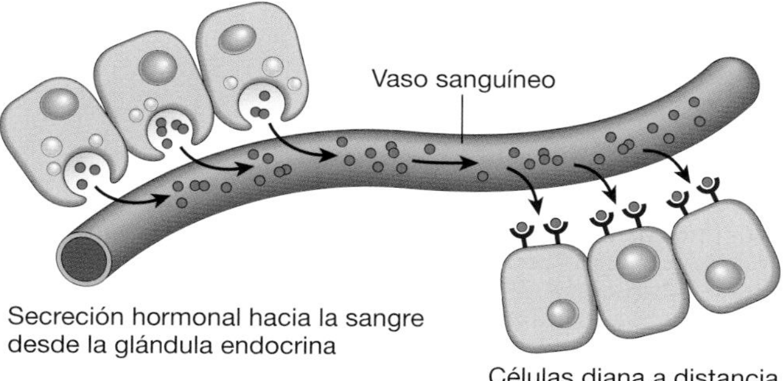

Figura 3-5

Patrones de señalización extracelular que demuestran la señalización autocrina, paracrina y endocrina (ver texto). (Modificada de Lodish, et al [eds]: Molecular Cell Biology, 3.ª ed. Nueva York, WH Freeman, 1995.)

receptores pueden activar otras proteínas intracelulares (p. ej., RAS, fosfatidilinositol 3-[PI3] cinasa, fosfolipasa Cγ [PLC-γ]) y estimular una cascada de acontecimientos que llevan a la entrada en el ciclo celular y a la progresión del ciclo celular, o inducción de otros programas de transcripción. Una vía especialmente importante estimulada por la activación de *RAS* es la *cascada de la proteincinasa activada por mitógenos* (MAP), que se halla implicada en la señalización intracelular de muchos factores de crecimiento, que incluyen el *factor de crecimiento epidérmico* (EGF), el *factor de crecimiento endotelial vascular* (VEGF), el *factor de crecimiento fibroblástico* (EGF) y el *factor de crecimiento del hepatocito* (HGF).

• *Receptores acoplados a la proteína G.* Estos receptores contienen siete segmentos transmembrana alfa helicoidales y se los conoce también como *siete receptores transmembrana unidos a la proteína G (seven transmembrane G-protein-coupled receptors)*. Después de la unión del ligando, los receptores se asocian con proteínas intracelulares (proteínas G) de unión a la guanosina trifosfato (GTP) que contienen guanosina difosfato (GDP). La unión de las proteínas G causa el intercambio de GDP con GTP, lo que da lugar a la activación de las proteínas. Entre las diversas vías de transducción activadas por los receptores acoplados a la proteína G se encuentran las implicadas en el *AMP cíclico (AMPc), y la generación de inositol-1,4,5,-trifosfato (*IP_3*) que libera calcio del retículo endoplásmico.* Los receptores de esta categoría constituyen la mayor familia de receptores de la membrana plasmática (se han identificado más de 1.500 miembros) e incluyen los de la adrenalina, vasopresina, serotonina, histamina y glucagón, así como las quimiocinas (Capítulo 2).

• *Receptores sin actividad enzimática intrínseca.* Suelen ser moléculas transmembrana monoméricas con un dominio extracelular de unión a ligando; la interacción con el ligando induce un cambio de conformación intracelular que permite la asociación con proteincinasas intracelulares denominadas *Janus cinasas* (JAK). La fosforilación de las JAK activa los factores de transcripción citoplásmicos denominados *STAT (signal transducers and activators of transcription)*, que enlazan directamente con el núcleo. Los ligandos para estos receptores incluyen muchas citocinas, interferones, factores estimulantes de colonias, hormona del crecimiento y eritropoyetina.

Obsérvese que no todos los ligandos inducen señales estimuladoras; en efecto, las señales inhibidoras del crecimiento que inducen una inhibición directa o inhibición causada por contacto entre células (*«inhibición por contacto»*) son igualmente importantes. Por ejemplo, el receptor del TGF-β tiene actividad cinasa intrínseca, y cuando forma un complejo con TGF-β fosforila proteínas intracelulares específicas, que a su vez aumentan la síntesis de inhibidores de CDK y bloquean la actividad de factores de transcripción y la progresión del ciclo celular.

RESUMEN

Factores de crecimiento, receptores y transducción de señales

• Los factores de crecimiento polipeptídicos actúan de modo autocrino, paracrino o endocrino.

• Los factores de crecimiento se producen de modo transitorio en respuesta a un estímulo externo y actúan uniéndose a receptores celulares. Las diferentes clases de receptores de factores de crecimiento incluyen receptores con actividad cinasa intrínseca, receptores acoplados a la proteína G y receptores sin actividad cinasa intrínseca.

• Los factores de crecimiento, como EGF y HGF, se unen a receptores con actividad cinasa intrínseca y desencadenan una cascada de acontecimientos de fosforilación a través de MAP cinasas, que culminan en la activación de factores de transcripción y replicación de ADN.

• Las citocinas se unen generalmente a receptores sin actividad cinasa; tales receptores interactúan con factores de transcripción citoplásmicos que se mueven al interior del núcleo.

• La mayoría de los factores de crecimiento tienen múltiples efectos, como migración y diferenciación celulares, estimulación de la angiogénesis y fibrogénesis, además de proliferación celular.

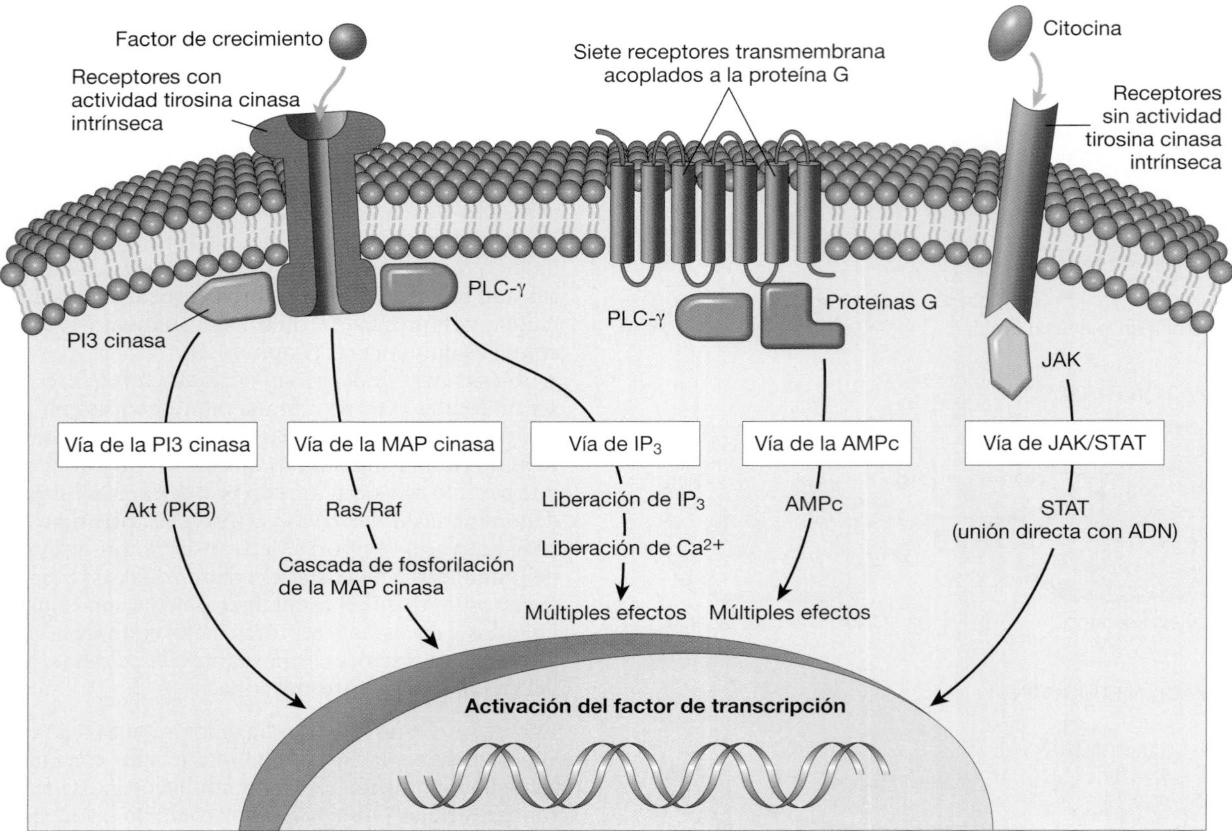

Figura 3-6

Panorámica de los principales tipos de receptores de la superficie celular y sus principales vías de transducción de señales que llevan a la activación de factores de transcripción (ver texto). Se muestran los receptores con actividad tirosina cinasa intrínseca, siete receptores transmembrana acoplados a la proteína G, y receptores sin actividad tirosina cinasa intrínseca. AMPc, adenosina monofosfato cíclico; IP_3, inositol trifosfato; JAK, Janus cinasa; MAP cinasa, proteína cinasa activada por mitógenos; PI3 cinasa, fosfatidilinositol 3-cinasa; PKB, proteína cinasa B (conocida también como Akt); PLC-γ, fosfolipasa Cγ; STAT, transductores de señales y activadores de transcripción.

MATRIZ EXTRACELULAR (MEC) E INTERACCIONES CÉLULA-MATRIZ

La reparación tisular depende no sólo de la actividad de factores de crecimiento, sino también de interacciones entre las células y los componentes de la MEC. Ésta es un complejo macromolecular *dinámico que se está remodelando constantemente*, se sintetiza localmente, y se ensambla formando una malla que rodea las células. Constituye una proporción significativa de cualquier tejido. La MEC secuestra agua, lo que proporciona turgencia a los tejidos blandos, y minerales, confiriéndole rigidez al hueso. Al aportar un sustrato para la adhesión celular y servir como reservorio de factores de crecimiento, *la MEC regula la proliferación, el movimiento y la diferenciación de las células que viven en su interior*. La síntesis y degradación de la MEC acompaña a la morfogénesis, curación de heridas, procesos fibróticos crónicos e invasión tumoral y metástasis.

La MEC se da en dos formas básicas: *matriz intersticial* y *membrana basal* (Fig. 3-7).

Matriz intersticial. Se halla presente en los espacios entre las células del tejido conjuntivo y entre el epitelio y las estructuras de sostén vasculares y musculares lisas; se sintetiza por las células mesenquimales (p. ej., fibroblastos) y tiende a formar un gel amorfo tridimensional. Sus principales constituyentes son colágenos fibrilares y no fibrilares, así como fibronectina, elastina, proteoglucanos, hialuronato y otros elementos (descritos más adelante).

Membrana basal. La disposición aparentemente al azar de la matriz intersticial en los tejidos conjuntivos se vuelve muy organizada alrededor de las células epiteliales, endoteliales y células musculares lisas, formando la membrana basal especializada. La membrana basal se halla situada por debajo del epitelio y es sintetizada por el epitelio que la recubre y las células mesenquimales por debajo de ella; tiende a formar una malla a manera de «enrejado de gallinero». Sus principales constituyentes son colágeno amorfo no fibrilar de tipo IV y laminina (v. más adelante).

Funciones de la matriz extracelular

La MEC es mucho más que un rellenador de espacio alrededor de las células. Sus diversas funciones incluyen:

- *Sostén mecánico* para el anclaje de la célula y la migración celular, y mantenimiento de la polaridad celular.

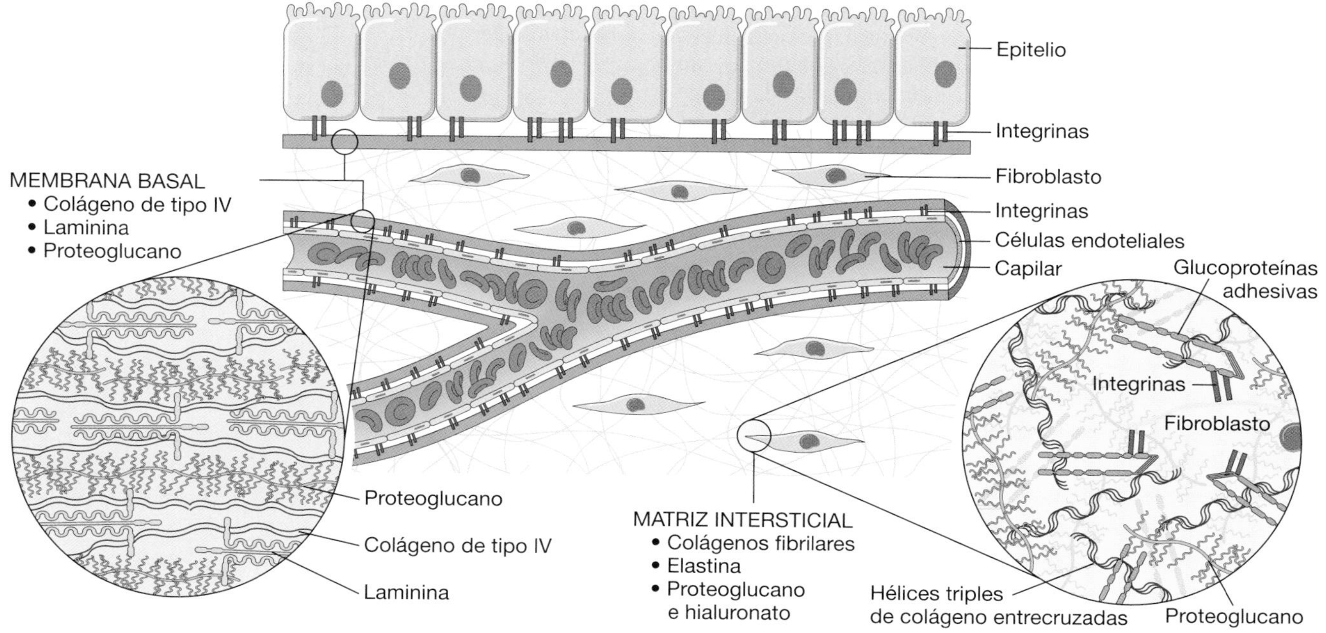

Figura 3-7

Principales componentes de la matriz extracelular (MEC), incluyendo colágenos, proteoglucanos y glucoproteínas adhesivas. Obsérvese que aunque hay una cierta superposición en sus constituyentes, la membrana basal y la MEC intersticial tienen diferentes composiciones y arquitectura generales. Tanto las células epiteliales como las mesenquimales (p. ej., fibroblastos) interactúan con la MEC por medio de integrinas. Para simplificar el diagrama muchos componentes de la MEC no se han incluido (p. ej., elastina, fibrilina, hialuronato, sindecán).

- *Control del crecimiento celular.* Los componentes de la MEC pueden regular la proliferación celular señalizando a través de receptores celulares de la familia de las integrinas.
- *Mantenimiento de la diferenciación celular.* El tipo de las proteínas de la MEC puede afectar al grado de diferenciación de las células del tejido, actuando también en gran medida por medio de las integrinas de superficie.
- *Andamiaje para la renovación tisular.* El mantenimiento de la estructura tisular normal requiere una membrana basal o andamiaje estromal. La integridad de la membrana basal o la estroma de las células parenquimatosas es crítica para la regeneración organizada de los tejidos. Es particularmente llamativo que, aunque las células lábiles y estables sean capaces de regeneración, la lesión de estos tejidos da lugar a la restitución de una estructura normal sólo si la MEC no está dañada. Los trastornos en estas estructuras llevan al depósito de colágeno o a la formación de cicatriz (v. Fig. 3-1).
- *Establecimiento de microambientes tisulares.* La membrana basal actúa como frontera entre el epitelio y el tejido conjuntivo situado por debajo y forma también parte del aparato de filtración del riñón.
- *Almacenamiento y presentación de moléculas reguladoras.* Por ejemplo, los factores de crecimiento, como FGF y HGF, son excretados y almacenados en la MEC en algunos tejidos. Se permite, de este modo, la utilización rápida de factores de crecimiento después de la lesión local o durante la regeneración.

Componentes de la matriz extracelular

Hay tres componentes básicos en la MEC: 1) proteínas estructurales fibrosas, como colágeno y elastinas, que confieren fuerza tensil y retracción; 2) geles hidratados, como proteoglucanos e hialuronato, que permiten la elasticidad y la lubricación, y 3) glucoproteínas adhesivas que conectan los elementos de la matriz entre sí y con las células (v. Fig. 3-7).

Colágeno. Los colágenos son proteínas estructurales fibrosas que confieren fuerza tensil; sin ellos, los seres humanos quedarían reducidos a un amasijo de células conectadas por neuronas. Los colágenos están compuestos por tres cadenas polipeptídicas distintas trenzadas en una triple hélice. Las proteínas del colágeno son ricas en hidroxiprolina e hidroxilisina. Se han identificado, aproximadamente, 30 tipos de colágeno, algunos de los cuales son únicos de células y de tejidos específicos. Algunos tipos de colágeno (p. ej., tipos I, II, III y V) forman «*fibrillas*» por un entrecruzamiento lateral de las triples hélices. Los colágenos fibrilares representan una proporción importante del tejido conjuntivo en la curación de las heridas y, particularmente, en las cicatrices. La fuerza tensil de los colágenos fibrilares deriva de su entrecruzamiento, que es el resultado de enlaces covalentes catalizados por la enzima lisil-oxidasa. Este proceso depende de la vitamina C; por consiguiente, los niños con deficiencia en ascorbato tienen deformidades esqueléticas, sangran con facilidad debido a una membrana basal vascular débil y cicatrizan mal. Los defectos genéticos en estos colágenos causan enfermedades como la osteogénesis imperfecta y el síndrome de Ehlers-Danlos. Otros colágenos no son fibrilares y pueden formar la membrana basal (tipo IV) o ser componentes de otras estructuras, como los discos intervertebrales (tipo IX) o las uniones dermoepidérmicas (tipo VII).

Elastina. Aunque la fuerza tensil deriva de los colágenos fibrilares, la capacidad de los tejidos para retraerse y volver a una estructura basal después de un estrés físico viene conferida por el tejido elástico. Esto es especialmente importante en las paredes de los grandes vasos (que deben acomodarse a un flujo pulsátil recurrente), así como en el útero, piel y ligamentos. Morfológicamente, las fibras elásticas constan de un núcleo central de *elastina* rodeado por una malla de glucoproteína de *fibrilina*. Al igual que los colágenos, las elastinas requieren una glicina en cada tercera posición, pero difieren del colágeno por tener menos enlaces cruzados. La malla de fibrilina sirve como andamio para el depósito de elastina y el ensamblaje de fibras elásticas; los defectos en la síntesis de fibrilina llevan a anomalías esqueléticas y a un debilitamiento de las paredes aórticas (*síndrome de Marfan*; Capítulo 7).

Proteoglucanos e hialuronato. Los proteoglucanos forman geles compresibles muy hidratados que confieren elasticidad y lubricación (como en el cartílago de las articulaciones). Constan de polisacáridos largos, denominados «*glucosaminoglucanos*» (los ejemplos son el *dermatán sulfato* y el *heparán sulfato*) unidos a una cadena principal proteica. El *hialuronato* (ácido hialurónico o hialuronán), una enorme molécula compuesta de muchas repeticiones disacáridas sin una parte central proteica, es también constituyente importante de la MEC. Debido a su capacidad para fijar agua, forma una matriz viscosa gelatinosa. Además de proporcionar compresibilidad a un tejido, los proteoglucanos sirven también como reservorios para factores de crecimiento secretados en la MEC (p. ej., FGF y HGF). Los proteoglucanos pueden ser también proteínas integrales de la membrana celular y tienen varias funciones en la diferenciación, migración y adhesión celulares. Por ejemplo, el proteoglucano transmembrana *sindecán* tiene unidas cadenas de hialuronato que pueden fijar factores de crecimiento de la matriz, como FGF, facilitando la interacción del FGF con los receptores de la superficie celular (Fig. 3-8). El *sindecán* se asocia también con el citoesqueleto actínico intracelular y ayuda de este modo a mantener la morfología normal de la lámina epitelial.

Glucoproteínas adhesivas y receptores de adhesión. Las glucoproteínas adhesivas y los receptores de adhesión son moléculas estructuralmente diversas implicadas en la adhesión intercelular, unión entre las células y la MEC y la unión entre los componentes de la MEC. Las glucoproteínas adhesivas incluyen la fibronectina (componente principal de la MEC intersticial) y la laminina (constituyente principal de la membrana basal); son descritos aquí como prototipos del grupo globalmente. Los receptores de adhesión, denominados también moléculas de adhesión (CAM, *cell adhesion molecules*), se agrupan en cuatro familias: inmunoglobulinas, cadherinas, selectinas e integrinas. Sólo describimos aquí las integrinas.

La «*fibronectina*» es un heterodímero de gran tamaño (450 kD) con uniones disulfuro sintetizada por una variedad de células, que incluyen los fibroblastos, monocitos y endotelio. El ARN mensajero (ARNm) de la fibronectina tiene dos formas de escisión (*splicing forms*), que generan fibronectina tisular y plasmática. Las fibronectinas tienen dominios específicos que se unen a un amplio espectro de componentes de la MEC (p. ej., colágeno, fibrina, heparina y proteoglucanos) y pueden unirse también a integrinas celulares a través de un motivo tripeptídico de arginina-glicina-ácido aspártico (abreviado RGD). La fibronectina tisular forma agregados fibrilares en los sitios de curación de las heridas; la fibronectina plasmática se une a la fibrina para formar un coágulo de sangre provisional en una herida, que sirve como sustrato para la sedimentación de la MEC y la reepitelización.

La «*laminina*» es la glucoproteína más abundante de la membrana basal. Es un heterotrímero con forma de cruz de 820 kD que conecta las células a los componentes subyacentes de la MEC como el colágeno de tipo IV y el heparán sulfato. Además de mediar en la unión a la membrana basal, la laminina puede también modular la proliferación, diferenciación y motilidad celulares.

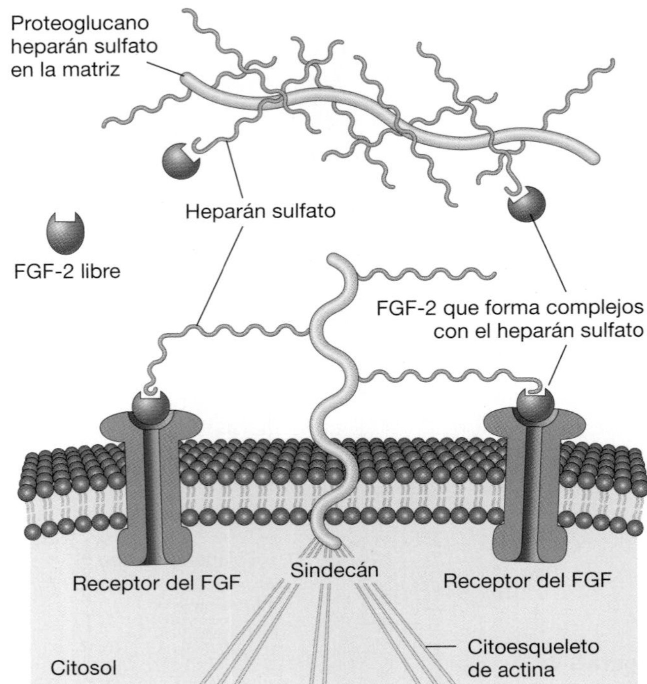

Figura 3-8

Los proteoglucanos de la MEC y de las células actúan como reservorios de factores de crecimiento. El heparán sulfato se une al factor de crecimiento de fibroblastos básico (FGF-2) secretado a la MEC. Cualquier lesión posterior en la MEC puede liberar FGF-2, que estimula el reclutamiento de células inflamatorias, la activación de fibroblastos y la formación de nuevos vasos. El sindecán es un proteoglucano de la superficie celular con una proteína central transmembrana y cadenas laterales de glucosaminoglucano extracelular unidas. Las cadenas de glucosaminoglucanos se unen también al FGF-2 de la MEC y median también en interacciones con receptores de FGF de la superficie celular. La cola citoplásmica del sindecán se une al citoesqueleto de actina intracelular y ayuda a mantener la arquitectura de las láminas epiteliales. (Modificada de Lodish H, et al [eds]: Molecular Cell Biology, 3.ª ed. Nueva York, WH Freeman, 1995.)

Las «*integrinas*» son una familia de glucoproteínas heterodiméricas transmembrana compuestas por cadenas α y β que son los principales receptores celulares para los componentes de la MEC, como fibronectinas y lamininas. Ya se han descrito algunas de las integrinas como moléculas superficiales de los leucocitos que median en la firme adhesión y transmigración a través del endotelio en los sitios de inflamación, y las citaremos de nuevo al tratar de la agregación plaquetaria en el capítulo 4. Las integrinas se hallan presentes en la membrana plasmática de la mayoría de las células animales, con excepción de los hematíes. Se unen a muchos componentes de la MEC a través de motivos RGD, iniciando cascadas de señalización que pueden afectar a la motilidad, proliferación y diferenciación celulares. Sus dominios intracelulares se unen a filamentos de actina en complejos de adhesión focales a través de proteínas adaptadoras, como talina y vinculina (Fig. 3-9). La transducción de señales de integrina utiliza las mismas vías

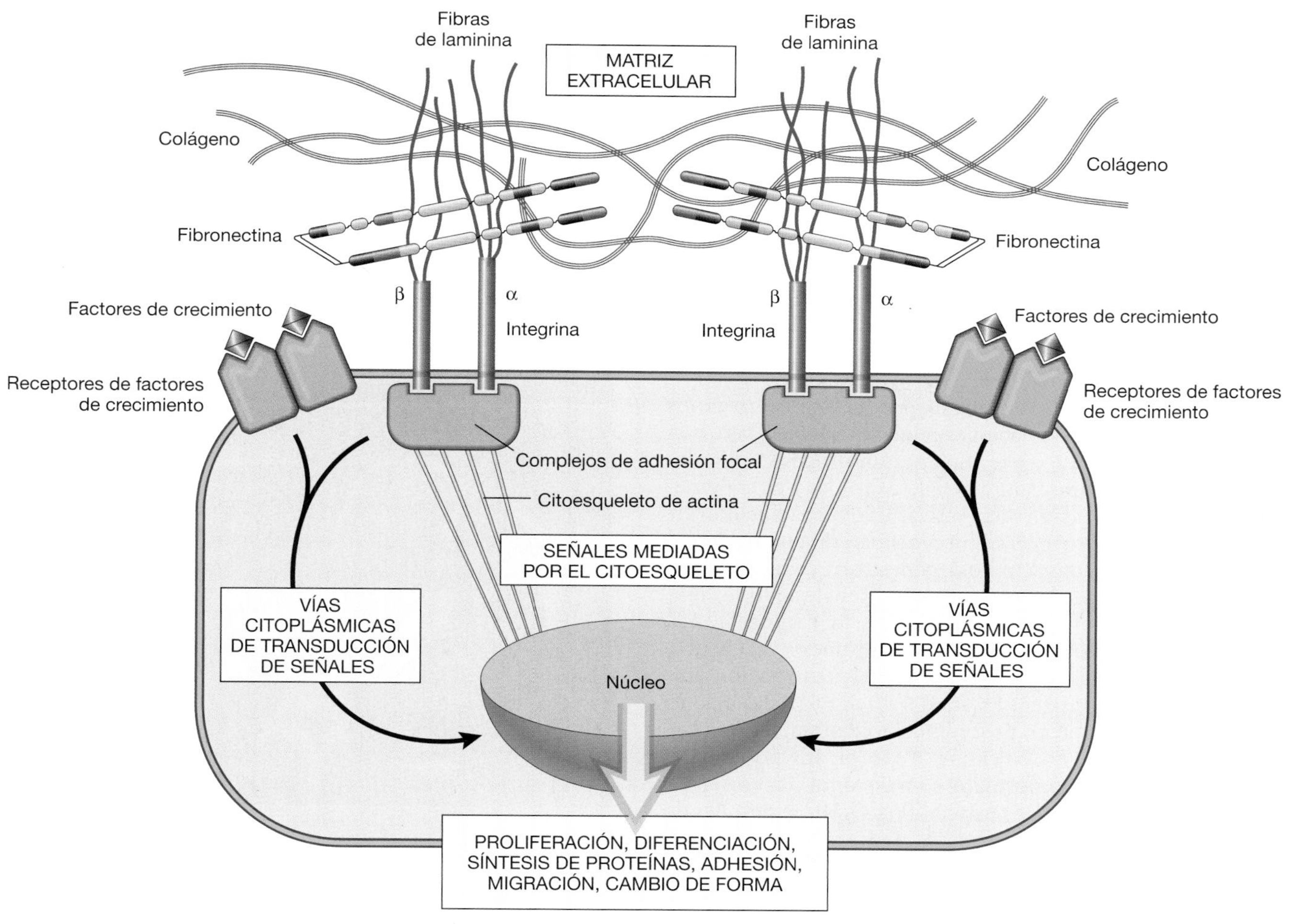

Figura 3-9

Mecanismos por los que los componentes de la MEC (p. ej., fibronectina y laminina) y los factores de crecimiento pueden influir en la proliferación, motilidad, diferenciación y síntesis proteica celulares. Las integrinas se unen a la MEC e interactúan con el citoesqueleto en los complejos de adhesión focales (agregados de proteínas que incluyen vinculina, α-actina y talina). Esto puede iniciar la producción de segundos mensajeros intracelulares o puede mediar directamente en las señales nucleares. Los receptores de la superficie celular para los factores de crecimiento activan las vías de transducción de señales que se superponen con las activadas por integrinas. Las señales recibidas a partir de los factores de crecimiento y los componentes de la MEC son integradas por la célula para producir varias respuestas, incluidos cambios en la proliferación, motilidad y diferenciación celulares.

de señalización intracelulares utilizadas por los receptores de los factores de crecimiento; por ejemplo, la adhesión a la fibronectina mediada por integrinas puede activar elementos de las vías de la MAP cinasa, PI3 cinasa y proteína cinasa C. De este modo, las fuerzas mecánicas extracelulares pueden acoplarse a vías intracelulares sintéticas y transcripcionales (Fig. 3-9).

RESUMEN

Matriz extracelular y reparación tisular

- La MEC consta de: matriz intersticial entre las células, compuesta de colágenos y de varias glucoproteínas; y membranas basales por debajo de los epitelios y de los vasos circundantes, compuestas de colágeno no fibrilar y de laminina.
- La MEC desempeña varias funciones importantes:
  - Proporciona sostén mecánico a los tejidos; éste es el papel de los colágenos y de la elastina.
  - Actúa como sustrato para el crecimiento celular y la formación de microambientes tisulares.
  - Regula la proliferación y la diferenciación celulares; los proteoglucanos se unen a los factores de crecimiento y los muestra a elevadas concentraciones, y la fibronectina y la laminina estimulan las células por medio de los receptores celulares de integrinas.
- Se requiere una MEC intacta para la regeneración tisular, y si está dañada, la reparación sólo puede llevarse a cabo por formación de cicatriz.

Una vez descritos los componentes básicos de la reparación tisular, describimos la reparación por regeneración y por formación de cicatriz.

REGENERACIÓN CELULAR Y TISULAR

Tal como hemos descrito anteriormente, la renovación celular se produce de modo continuo en los tejidos lábiles, como la médula ósea, epitelio intestinal y la piel. El daño en los epitelios o un aumento de la pérdida de células de la sangre puede corregirse por la proliferación y diferenciación de las células madre y, en la médula ósea, por proliferación de progenitores más diferenciados. La renovación de las células hematopoyéticas está accionada por factores de crecimiento denominados «*factores estimulantes de colonias*» (CSF), producidos en respuesta a un mayor consumo o pérdida de las células sanguíneas. No se sabe si los factores de crecimiento desempeñan un papel en la renovación de los epitelios lábiles.

La regeneración tisular puede producirse en órganos parenquimatosos con poblaciones celulares estables, pero con la excepción del hígado, éste suele ser un proceso limitado. Los tejidos del páncreas, suprarrenales, tiroides y pulmón tienen una cierta capacidad regenerativa. La extirpación quirúrgica del riñón provoca en el riñón contralateral una respuesta compensadora que consta tanto de hipertrofia como de hiperplasia de las células de los conductos proximales. No se comprenden los mecanismos iniciales de esta respuesta. Sin embargo, mucho más espectacular es la respuesta regenerativa del hígado que se produce después de la extirpación quirúrgica de tejido hepático. Hasta del 40 al 60% del hígado puede ser extirpado en un procedimiento denominado «trasplante de donante vivo», en el que se extirpa una porción del hígado de un individuo normal y se trasplanta a un receptor con hepatopatía en estadio terminal (Fig. 3-10), o después de hepatectomías parciales efectuadas para extirpación de un tumor. En todas estas situaciones, la resección del tejido desencadena una respuesta proliferativa de los hepatocitos restantes (que normalmente se hallan en estado quiescente) y la posterior replicación de las células hepáticas no parenquimatosas. En sistemas experimentales, la replicación del hepatocito después de la hepatectomía parcial da comienzo por citocinas (p. ej., factor de necrosis tumoral [TNF] e interleucina 6 [IL-6]) que «preparan» las células para la replicación al estimular la transición de G_0 a G_1 en el ciclo celular. La progresión por todo el ciclo celular depende de la actividad de factores de crecimiento, como *HGF y la familia de factores EGF, que incluye el factor de crecimiento transformador α.*

- El *HGF* es producido por fibroblastos, células endoteliales y células no parenquimatosas del hígado. Induce la proliferación de los hepatocitos y de la mayoría de las células epiteliales, incluidas las de la piel, glándulas mamarias y pulmones. El HGF se une a un receptor tirosina cinasa específico (MET), que con frecuencia se sobreexpresa en cánceres humanos.
- El *EGF* y el *TGF-α* comparten un receptor común (receptor del factor de crecimiento epidérmico, o EGFR) con actividad tirosina cinasa intrínseca. El EGFR es realmente una familia de receptores que responden al EGF, TGF-α y otros ligandos de la familia EGF. El EGF/TGF-α es mitógeno para los hepatocitos y la mayoría de las células epiteliales, incluidos los queratinocitos. En la curación de las heridas cutáneas, el EGF lo producen los queratinocitos, macrófagos y otras células inflamatorias. El EGFR principal (con frecuencia denominado EGFR1 o ERB B1) se sobreexpresa con frecuencia en los tumores de pulmón y en algunos de cerebro y es una importante diana terapéutica para el tratamiento de estas afecciones. ERB B2 (conocido también como HER-2/NEU) ha recibido gran atención debido a su sobreexpresión en cánceres de mama, en los que es también una diana terapéutica (descrito en el Capítulo 6).

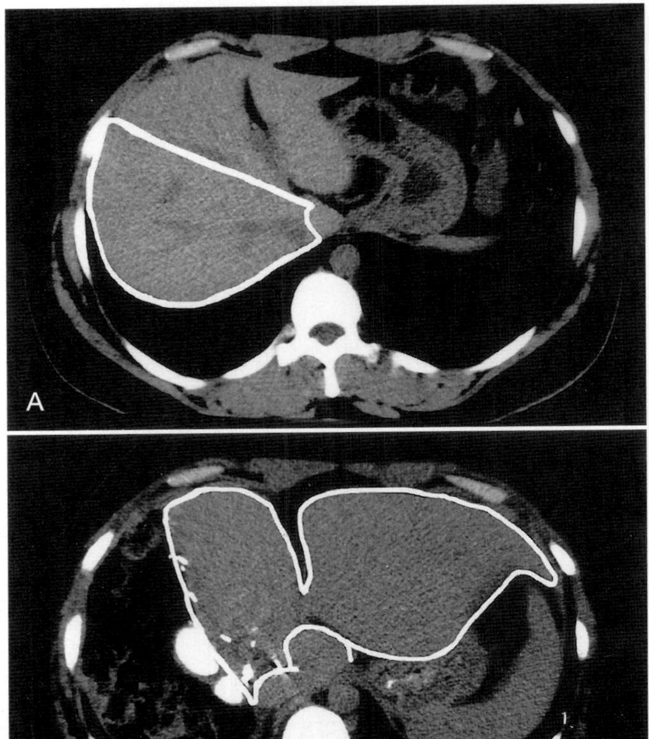

Figura 3-10

Regeneración del hígado humano. Exploraciones con tomografía computarizada del hígado donante en trasplante de hígado de donante vivo. **A**, hígado del donante antes de la operación. Obsérvese el lóbulo derecho (*contorno*), que será extirpado y utilizado como trasplante. **B**, exploración del mismo hígado 1 semana después de la resección del lóbulo derecho; obsérvese el aumento de volumen del lóbulo izquierdo (*contorno*) sin recrecimiento del lóbulo derecho. (Cortesía de R. Troisi, MD, Ghent University, Flandes, Bélgica.)

Debe subrayarse que puede producirse regeneración extensa o hiperplasia compensadora sólo si el tejido residual se halla estructural y funcionalmente intacto, como después de la resección quirúrgica parcial. Por el contrario, si el tejido está dañado por infección o inflamación, la regeneración es incompleta y se acompaña de cicatrización.

REPARACIÓN POR TEJIDO CONJUNTIVO

Si la lesión tisular es intensa o crónica y da lugar a daño en las células parenquimatosas y epitelios así como en el armazón estromal, o si resultan lesionadas las células que no se dividen, no puede efectuarse la reparación por regeneración sola. En estas circunstancias, la reparación se produce por sustitución de las células no regeneradas por tejido conjuntivo, o por una combinación de regeneración de algunas células y formación de cicatriz.

La reparación comienza en las 24 horas siguientes a la lesión por migración de fibroblastos e inducción de fibroblastos y proliferación de células endoteliales. Entre el tercer y quinto día, aparece un tipo de tejido especializado, característico de la cicatrización, denominado «*tejido de granulación*». Este término deriva del aspecto macroscópico granular blando de color rosa, como el que se observa debajo de una costra de una herida cutánea. Su aspecto histológico se caracteriza por la proliferación de fibroblastos y nuevos capilares delicados de paredes delgadas (angiogénesis), en una MEC laxa (Fig. 3-11A). El tejido de granulación acumula después, de modo progresivo, matriz de tejido conjuntivo, lo que a la larga lleva a la formación de una cicatriz (Fig. 3-11B) que con el tiempo puede remodelarse.

La reparación por depósito de tejido conjuntivo consta de cuatro procesos secuenciales:

- Formación de nuevos vasos sanguíneos (*angiogénesis*).
- Migración y proliferación de fibroblastos.
- Depósito de MEC (*formación de cicatriz*).
- Maduración y reorganización del tejido fibroso (*remodelado*).

Angiogénesis

Los vasos sanguíneos se ensamblan por dos procesos: *vasculogénesis*, en la que la malla vascular primitiva se ensambla a partir de *angioblastos* (precursores de células endoteliales) durante el desarrollo embrionario; y *angiogénesis*, o *neovascularización*, en la que de los vasos preexistentes surgen brotes capilares para producir nuevos vasos (Fig. 3-12). La angiogénesis es un proceso crítico en la curación de los sitios de lesión, en el desarrollo de circulaciones colaterales en lugares de isquemia, y al permitir que los tumores aumenten de tamaño más allá de las restricciones de su aporte vascular original. Recientemente, se ha observado que células precursoras endoteliales pueden migrar de la médula ósea a áreas de lesión y participar en la angiogénesis en estas localizaciones. Son muchas las investigaciones realizadas para comprender los mecanismos que generan la angiogénesis y se están elaborando tratamientos para aumentar el proceso (p. ej., para mejorar el flujo de sangre en un corazón devastado por aterosclerosis coronaria) o para inhibirlo (para frustrar el crecimiento de un tumor).

A continuación se enumeran las principales etapas que se producen en la angiogénesis a partir de los vasos preexistentes.

- Vasodilatación en respuesta al óxido nítrico y aumento de la permeabilidad del vaso preexistente inducido por el factor de crecimiento endotelial vascular (VEGF).
- Migración de células endoteliales hacia el área de lesión tisular.
- Proliferación de células endoteliales inmediatamente detrás del frente de avance de las células migratorias.
- Inhibición de la proliferación de células endoteliales y remodelado en tubos capilares.
- Reclutamiento de células periendoteliales (pericitos para capilares pequeños y células musculares lisas para vasos mayores) para formar el vaso maduro.

Como se ha descrito, las células endoteliales precursoras de la médula ósea pueden contribuir también a la angiogénesis. Se desconoce la naturaleza del mecanismo por el cual las células precursoras endoteliales localizadas en la médula ósea migran a los sitios de lesión. Estas células pueden participar en la sustitución de las células endoteliales perdidas, en la reendotelización de los implantes vasculares, en la neovascularización de las heridas cutáneas y de tejidos isquémicos, y en el desarrollo de tumores.

Los nuevos vasos formados durante la angiogénesis presentan fugas porque las uniones interendoteliales se hallan incompletamente formadas y porque el VEGF aumenta la permeabilidad del vaso. Estas fugas explican por qué el tejido de granulación es, con frecuencia, edematoso y explican, en parte, el edema que puede persistir en las heridas en curación bastante tiempo después de que se haya resuelto la respuesta

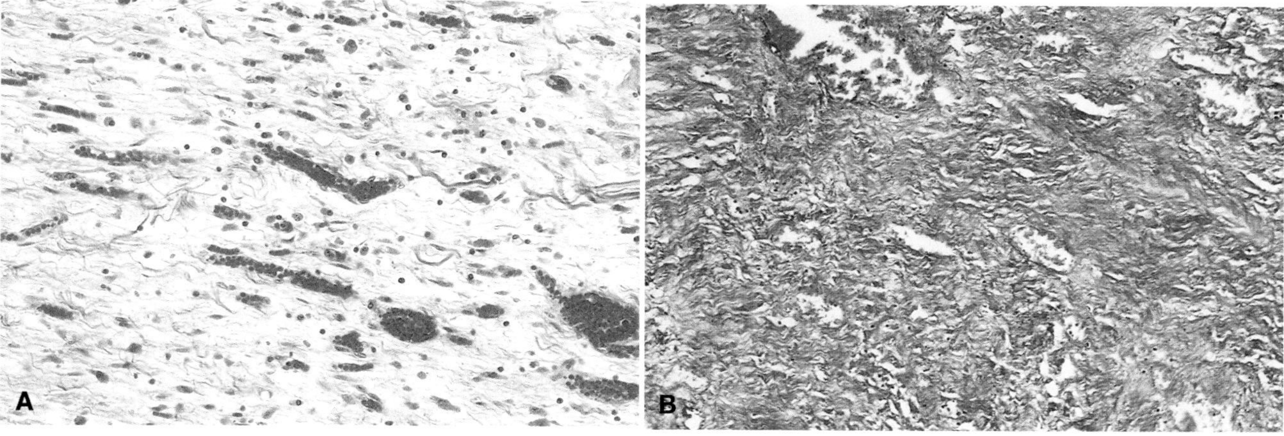

Figura 3-11

A, tejido de granulación que muestra numerosos vasos sanguíneos, edema y una MEC laxa que contiene ocasionales células inflamatorias. El colágeno está teñido de azul tras la tinción de tricrómico; en este momento se puede observar una mínima cantidad de colágeno maduro. **B**, tinción de tricrómico de la cicatriz madura que muestra colágeno denso con escasos canales vasculares.

A. Angiogénesis por movilización de CPE a partir de la médula ósea

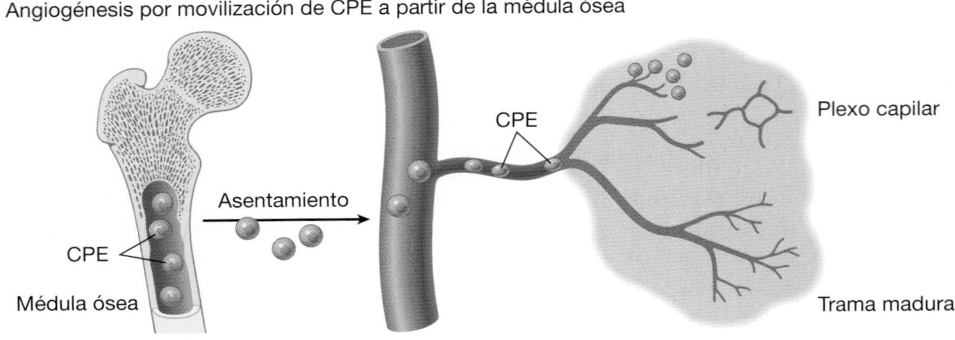

B. Angiogénesis a partir de los vasos preexistentes

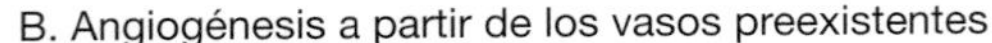

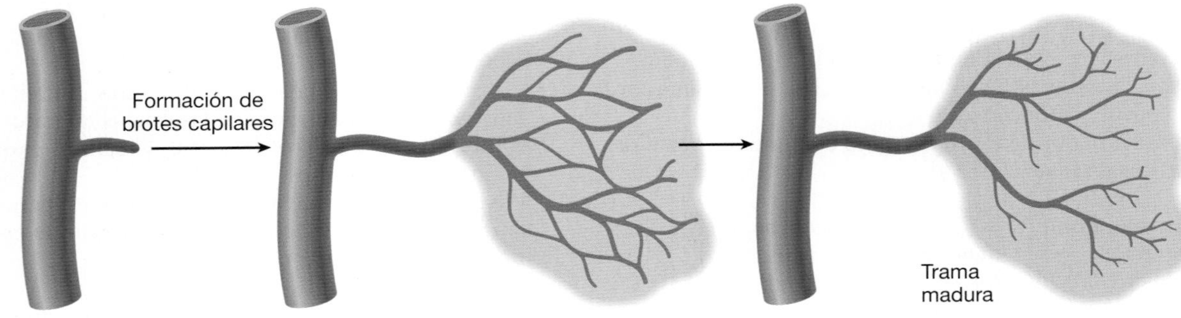

Figura 3-12

Angiogénesis por, **A**, movilización de las células precursoras endoteliales (CPE) de la médula ósea, y **B**, a partir de vasos preexistentes en el sitio de lesión. Las CPE pueden ser movilizadas a partir de la médula ósea y migrar al sitio de lesión o de crecimiento del tumor. En estos lugares, las CPE se diferencian y forman una red madura al unirse a los vasos preexistentes. En la angiogénesis a partir de los vasos preexistentes, las células endoteliales de estos vasos se convierten en móviles y proliferan para formar brotes capilares. Con independencia del mecanismo de la angiogénesis, la maduración vascular requiere el reclutamiento de pericitos y de células musculares lisas para formar la capa periendotelial. (Modificada de Conway EM et al., Molecular mechanisms of blood vessel growth. Cardiovasc Res 49:507, 2001.)

inflamatoria aguda. Las proteínas estructurales de la MEC participan en el proceso de formación de brotes vasculares en la angiogénesis en gran medida por interacciones con receptores de integrinas en las células endoteliales. Las proteínas no estructurales de la MEC contribuyen a la angiogénesis desestabilizando las interacciones célula-MEC para facilitar una migración celular continuada (p. ej., *trombospondina* y *tenascina* C) o degradar la MEC para permitir el remodelado y el crecimiento de vasos (p. ej., *activador del plasminógeno* y *metaloproteasas de la matriz* [MMP]).

Factores de crecimiento implicados en la angiogénesis. Varios factores inducen la angiogénesis, pero los más importantes son el *VEGF* y *el factor de crecimiento de fibroblastos básico* (FGF-2).

Los VEGF constituyen una familia de factores de crecimiento que incluyen el VEGF (A, B, C y D). VEGF-A suele denominarse VEGF; el VEGF-C regula de modo selectivo la vasculatura linfoide. Los VEGF son glucoproteínas diméricas con muchas isoformas. A continuación se describen algunas de las propiedades de los VEGF:

- Los VEGF se expresan a bajos niveles en la mayoría de los tejidos y a muy altos niveles en los podocitos renales y en las células miocárdicas.
- Los VEGF se unen a una familia de receptores (VEGFR-1, 2 y 3) con actividad tirosinacinasa. El más importante de estos receptores para la angiogénesis es el VEGF-2, que queda restringido a las células endoteliales. Mutaciones de este receptor dan lugar a la ausencia de vasculogénesis.
- Varios agentes pueden inducir los VEGF y *el principal es la hipoxia*. Otros inductores son el factor de crecimiento derivado de las plaquetas (PDGF), TGF-β y TGF-α.

En la angiogénesis que se origina a partir de los vasos locales preexistentes, el VEGF estimula tanto la proliferación como la motilidad de las células endoteliales iniciando así el proceso de formación de brotes capilares. En la angiogénesis que afecta a las células precursoras endoteliales a partir de la médula ósea, el VEGF actúa a través del VEGFR-2 para movilizar estas células de la médula ósea e inducir la proliferación y la motilidad de estas células a los sitios de angiogénesis. Con independencia del proceso que lleva a la formación de capilares, es preciso que los nuevos vasos sean estabilizados por el reclutamiento de pericitos y de células musculares lisas y por el depósito de tejido conjuntivo. Las *angiopoyetinas 1* y *2* (*Ang 1* y *Ang 2*) y los factores de crecimiento PDGF y TGF-β participan en el proceso de estabilización. En particular, Ang 1 interactúa con un receptor de las células endoteliales denominado Tie2 para reclutar células periendoteliales. PDGF participa en el reclutamiento de células musculares lisas; TGF-β favorece la producción de proteínas de la MEC.

Los *FGF* constituyen una familia de factores con más de 20 miembros. Los mejor caracterizados son *FGF-1* (*FGF ácido*) y *FGF-2* (*FGF básico*). Estos factores de crecimiento son producidos por muchos tipos celulares y se unen a una familia de receptores de la membrana plasmática que tienen actividad tirosina cinasa. El FGF liberado puede unirse al heparán sulfato y almacenarse en la MEC. El FGF-2 participa en la angiogénesis sobre todo al estimular la proliferación de células endoteliales. Promueve también la migración de macrófagos y fibroblastos al área dañada, y estimula la migración de células epiteliales para cubrir las heridas epidérmicas. El *factor de crecimiento de los queratinocitos* (FGF-7) puede participar en la curación de las heridas cutáneas aumentando la proliferación y la migración de los queratinocitos y puede proteger también la integridad del epitelio de la cavidad oral y del tracto gastrointestinal.

Migración de fibroblastos y depósito de la MEC (formación de cicatriz)

La «*formación de cicatriz*» se construye sobre el armazón del tejido de granulación de nuevos vasos y MEC laxa que se desarrollan en una fase temprana en el sitio de reparación. Se produce en dos etapas: *1) migración y proliferación de fibroblastos en el sitio de lesión, y 2) depósito de MEC por estas células*. El reclutamiento y la estimulación de los fibroblastos están accionados por muchos factores de crecimiento, *que incluyen PDFG, FGF-2 (descrito anteriormente) y TGF-β*. Una fuente de estos factores es el endotelio activado, pero lo que es más importante, los factores de crecimiento se elaboran también por células inflamatorias. Los macrófagos en particular son importantes constituyentes celulares del tejido de granulación y, además de eliminar los restos extracelulares y fibrina en el sitio de lesión, elaboran numerosos mediadores que inducen la proliferación de fibroblastos y la producción de la MEC. Los sitios de inflamación son también ricos en células cebadas, y con un ambiente quimiotáctico apropiado también puede haber linfocitos. Cada uno de estos factores puede contribuir directa o indirectamente a la proliferación y activación de los fibroblastos.

A medida que progresa la cicatrización, el número de fibroblastos proliferantes y de nuevos vasos disminuye; sin embargo, los fibroblastos adoptan progresivamente un fenotipo más sintético y, por ende, hay mayor depósito de MEC. La síntesis de colágeno, en particular, es crítica para el desarrollo de la resistencia en el sitio de curación de una herida. Tal como se describirá más adelante, la síntesis de colágeno por los fibroblastos comienza en una fase temprana de la curación de una herida (días 3 a 5) y continúa durante varias semanas, dependiendo del tamaño de la herida. Como se describe más adelante, muchos de los mismos factores de crecimiento que regulan la proliferación de fibroblastos participan también estimulando la síntesis de la MEC. *Sin embargo, la acumulación neta de colágeno depende no sólo de una mayor síntesis, sino también de una menor degradación de colágeno* (descrita más adelante). Por último, el tejido de granulación evoluciona a una cicatriz compuesta, en gran medida, de fibroblastos fusiformes inactivos, colágeno denso, fragmentos de tejido elástico y otros componentes de la MEC (v. Fig. 3-11B). A medida que madura la cicatriz hay una progresiva regresión vascular que, en último término, transforma el tejido de granulación ricamente vascularizado en una cicatriz pálida, en gran medida avascular.

Factores de crecimiento implicados en el depósito de la MEC y en la formación de la cicatriz. Muchos factores de crecimiento se hallan implicados en estos procesos, incluyendo TGF-β, PDGF y FGF. Dado que FGF se halla también implicado en la angiogénesis, se describió anteriormente. Aquí se describen brevemente algunas propiedades de TGF-β y PDGF.

TGF-β pertenece a una familia de polipéptidos homólogos (TGF-β1, β2 y β3) que incluye otros miembros, como proteínas morfogenéticas óseas, activinas e inhibinas. TGF-β1 tiene una amplia distribución y se le suele denominar TGF-β. El factor activo se une a dos receptores de la superficie celular con actividad serina/treonina cinasa, desencadenando la fosforilación de los factores de transcripción denominados *smads*. TGF-β tiene muchos efectos y con frecuencia contrarios, dependiendo del tipo celular y del estado metabólico del tejido. En el contexto de la inflamación y reparación, TGF-β tiene dos funciones principales:

- *Es un potente agente fibrogénico*. Estimula la producción de colágeno, fibronectina y proteoglucanos e inhibe la degradación de colágeno al disminuir la actividad proteasa y aumentar la actividad de los inhibidores tisulares de las proteasas, conocidas como TIMP (descritas más adelante). TGF-β se halla implicado no sólo en la formación de la cicatriz después de una lesión, sino también en el desarrollo de fibrosis en el pulmón, hígado y riñones que sigue a la inflamación crónica.
- *Inhibe la proliferación de linfocitos y puede tener un potente efecto antiinflamatorio*. Los ratones que carecen de TGF-β tienen una inflamación generalizada y abundante proliferación de linfocitos.

PDGF pertenece a una familia de proteínas estrechamente relacionadas, y cada una de ellas consta de dos cadenas, designadas A y B. Hay cinco isoformas principales de PDGF, denominadas AA, AB, BB, CC y DD. Las PDGF se unen a receptores designados como PDGFR α y PDGFR β. El PDGF BB es el prototipo de la familia y recibe la denominación de PDGF. Se almacena en las plaquetas, es liberado con la activación plaquetaria y es producido por células endoteliales, macrófagos activados, células musculares lisas y muchas células tumorales. PDGF causa migración y proliferación de fibroblastos, células musculares lisas y macrófagos.

Las *citocinas* (descritas en el Capítulo 2 como mediadores de la inflamación y en el capítulo 5 en el contexto de las respuestas inmunitarias) pueden también funcionar como factores de crecimiento y participar en el depósito de la MEC y en la formación de la cicatriz. La IL-1 y el TNF, por ejemplo, inducen proliferación fibroblástica y pueden tener un efecto fibrogénico. Son también quimiotácticos para los fibroblastos y estimulan la síntesis de colágeno y colagenasa por estas células.

MEC y remodelado tisular

La transición desde el tejido de granulación a la cicatriz implica cambios en la composición de la MEC; incluso después de su síntesis y depósito, la MEC de la cicatriz continúa siendo modificada y remodelada. *El desenlace del proceso de reparación es, en parte, un equilibrio entre la síntesis y la degradación de la MEC*. Se han descrito anteriormente las células y los factores que regulan la síntesis de la MEC. La *degradación* de los colágenos y de otros componentes de la MEC la lleva a cabo una familia de metaloproteínasas de la matriz (MMP), que dependen de *iones cinc* para su actividad. Se debe distinguir las MMP de la elastasa de los neutrófilos, catepsina G, plasmina y de otras *serinproteasas* que pueden también degradar la MEC pero que no son metaloenzimas. Las MMP incluyen las *colagenasas intersticiales*, que escinden el colágeno fibrilar (MMP-1, 2 y 3); *gelatinasas* (MMP-2 y 9), que degradan el colágeno amorfo y la fibronectina; y las *estromelisinas* (MMP-3, 10 y 11), que degradan una variedad de constituyentes de la MEC, incluidos proteoglucanos, laminina, fibronectina y colágeno amorfo.

Las MMP son producidas por varios tipos celulares (fibroblastos, macrófagos, neutrófilos, células sinoviales y algunas células epiteliales) y su síntesis y secreción se hallan reguladas por factores de crecimiento, citocinas y otros agentes (Fig. 3-13). Su síntesis es inhibida por el TGF-β y puede ser suprimida farmacológicamente con esteroides. Dado el potencial de causar estragos en los tejidos, *la actividad de las MMP se halla controlada de modo muy ajustado*. Así, se elaboran habitualmente como precursores inactivos (*zimógeno*) que han de ser activados primero; esta activación se lleva a cabo por ciertos mediadores o proteasas (p. ej., plasmina) probablemente presentes sólo en los sitios de lesión. Además, las colagenasas activadas pueden ser rápidamente inhibidas por inhibidores tisulares específicos de las metaloproteasas (TIMP), producidos por la mayoría de las células mesenquimales. Las MMP y sus inhibidores se hallan espacial y temporalmente regulados en las heridas en cicatrización. Son esenciales para el desbridamiento de los sitios lesionados y en el remodelado de la MEC.

Una familia grande e importante de enzimas relacionadas con las MMP se denomina *ADAM* (una desintegrina y metaloproteasa). Las ADAM están ancladas en la membrana plasmática y escinden y liberan los dominios extracelulares de las proteínas de superficie celulares, como TNF, TGF-α y otros miembros de la familia EGF.

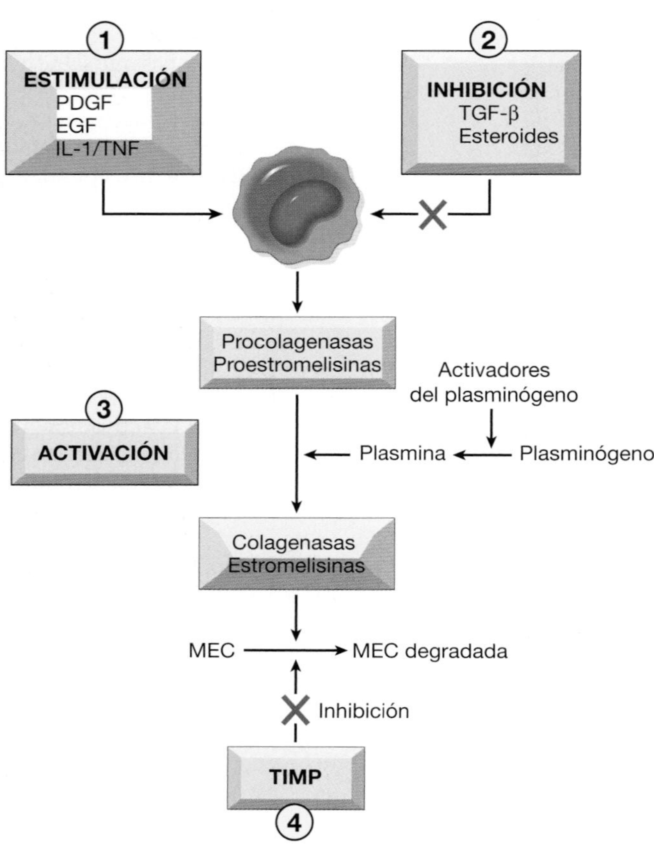

Figura 3-13

Regulación de las metaloproteasas de la matriz. Los cuatro mecanismos mostrados incluyen: 1) regulación de la síntesis por una variedad de factores de crecimiento o citocinas; 2) inhibición de la síntesis por corticosteroides o TGF-β; 3) regulación de la activación de precursores secretados pero inactivos, y 4) bloqueo de las enzimas por inhibidores tisulares específicos de las metaloproteasas (TIMP). MEC, matriz extracelular; EGF, factor de crecimiento epidérmico; IL-1, interleucina 1; PDGF, factor de crecimiento derivado de plaquetas; TNF, factor de necrosis tumoral. (Modificada de Matrisian LM: Metalloproteinases and their inhibitors in matrix remodeling. Trends Genet 6:122, 1990.)

RESUMEN

Regeneración y reparación por tejido conjuntivo

- Los tejidos pueden ser reparados por regeneración con restablecimiento completo de la forma y de la función, o por sustitución con tejido conjuntivo y formación de cicatriz.
- Los principales componentes de la reparación por tejido conjuntivo son la angiogénesis, migración y proliferación de fibroblastos, síntesis de colágeno o remodelado de tejido conjuntivo.
- La reparación por tejido conjuntivo comienza con la formación de tejido de granulación y culmina depositando tejido fibroso.
- Múltiples factores de crecimiento estimulan la proliferación de los tipos celulares implicados en la reparación.
- El TGF-β es un potente agente fibrogénico; el depósito de MEC depende del equilibrio entre agentes fibrogénicos, metaloproteasas (MMP) que digieren la MEC, e inhibidores tisulares de las MMP (TIMP).

CURACIÓN DE LA HERIDA CUTÁNEA

Ya se han descrito los aspectos generales de la cicatrización. En esta sección se describen de modo específico la curación de las heridas de la piel (*curación de la herida cutánea*). Éste es un proceso que implica tanto la regeneración epitelial como la formación de cicatriz de tejido conjuntivo y es, por ello, ilustrativo de los principios generales que se aplican a la curación de la herida en todos los tejidos. Tipos de células especializadas eliminan, primero, la lesión desencadenante y, después, de modo progresivo, construyen el andamiaje para rellenar cualquier defecto. La reepitelización de la superficie de la herida tiene lugar, principalmente, por migración celular a partir de los bordes de la herida. Los acontecimientos están orquestados por la interrelación de los factores de crecimiento y la MEC; también contribuyen las condiciones físicas, incluidas las fuerzas generadas por los cambios en la forma celular. Ya se han descrito las propiedades de los diversos factores de crecimiento implicados en la reparación; la Tabla 3-2 lista los principales factores que actúan en cada etapa de la curación de la herida. Sin embargo, hay que ser conscientes de que diferentes tejidos en el organismo tienen células y características específicas que modifican el esquema básico aquí descrito.

Tabla 3-2 Factores de crecimiento y citocinas involucrados en las etapas de la curación de heridas

Proliferación epitelial	EGF, TGF-α, KGF, HGF
Quimiotaxis de monocitos	PDGF, FGF, TGF-β
Migración de fibroblastos	PDGF, FGF, TGF-β
Proliferación de fibroblastos	PDGF, EGF, FGF, TNF
Angiogénesis	VEGF, Ang, FGF
Síntesis de colágeno	TGF-β, PDGF
Secreción de colagenasas	PDGF, FGF, EGF, TNF; inhibe TGF-β

Ang, angiopoyetina; TNF, factor de necrosis tumoral. Ver Tabla 3-1 para el resto de abreviaturas.

La curación de la herida cutánea tiene tres fases principales: *1) inflamación, 2) formación de tejido de granulación, y 3) depósito de MEC y remodelado* (Fig. 3-14). Las heridas de mayor tamaño también *se contraen* durante el proceso de curación (comentado más adelante). Tal y como ya hemos visto, los acontecimientos en la curación de la herida se superponen en gran medida y no pueden separarse completamente uno de otro. A tenor de la naturaleza de la herida, *la curación de las heridas cutáneas puede producirse por primera o por segunda intención.*

Curación por primera intención

Uno de los ejemplos más simples de la reparación de una herida es la curación de una incisión quirúrgica limpia y no infectada aproximada por suturas quirúrgicas (Fig. 3-15). Recibe la denominación de *«unión primaria»* o *«curación por primera intención»*. La incisión causa solamente desestructuración local de la continuidad de la membrana basal epitelial y muerte de un número relativamente escaso de células epiteliales y del tejido conjuntivo. Como consecuencia, la regeneración

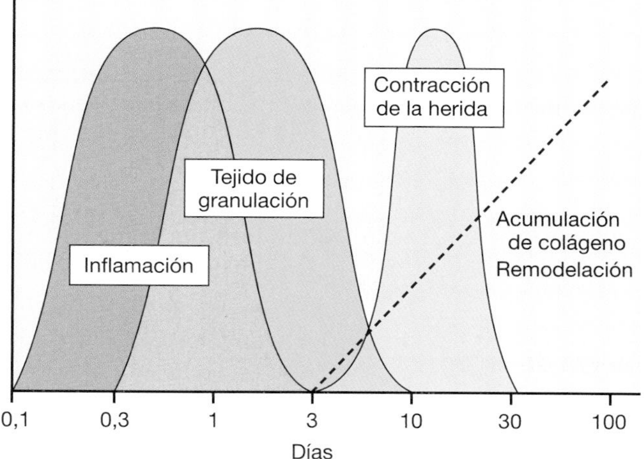

Figura 3-14

Fases de la curación de la herida. La contracción de la herida se produce sólo en la curación por segunda intención (v. texto). (Datos de Clark RAF: Cutaneous wound repair. I. Basic biologic considerations. J Am Acad Dermatol 13:702, 1985.)

epitelial predomina sobre la fibrosis. Se forma una pequeña cicatriz, pero hay una mínima contracción de la herida. El espacio incisional estrecho se llena, primero, con fibrina-sangre coagulada, que es rápidamente invadida por tejido de granulación y cubierta por un nuevo epitelio.

A las 24 horas se observan neutrófilos en el borde de la incisión que migran hacia el *coágulo de fibrina*. Las células basales en el borde del corte de la epidermis comienzan a mostrar un aumento en la actividad mitótica. Entre las 24 y 48 horas las células epiteliales a partir de ambos bordes han comenzado a migrar y proliferar a lo largo de la dermis, depositando componentes de la membrana basal a medida que van progresando. Las células se reúnen en la línea media por debajo de la costra de superficie y producen una capa epitelial delgada pero continua.

En el tercer día, los neutrófilos han sido sustituidos en gran medida por macrófagos y, de modo progresivo, el tejido de granulación invade el espacio de la incisión. Las fibras de colágeno son ahora manifiestas en los bordes de la incisión, pero se orientan verticalmente y no tienden un puente sobre la incisión. Continúa la proliferación de células epiteliales, produciéndose una capa gruesa que cubre la epidermis.

En el quinto día, la neovascularización alcanza su máximo ya que el tejido de granulación rellena el espacio incisional. Las fibras de colágeno se vuelven más abundantes y comienzan a tender un puente sobre la incisión. La epidermis recupera su grosor normal cuando la diferenciación de las células superficiales produce una arquitectura epidérmica madura con queratinización de la superficie.

Durante la segunda semana, hay una acumulación continua de colágeno y proliferación de fibroblastos. Han disminuido de modo considerable el infiltrado leucocitario, el edema y el aumento de vascularidad. Comienza el largo proceso de «blanqueado» que se lleva a cabo por un aumento en el depósito de colágeno en el interior de la cicatriz incisional y regresión de los conductos vasculares.

Al final del primer mes, la cicatriz comprende un tejido conjuntivo celular en gran medida desprovisto de células inflamatorias y cubierto por una epidermis esencialmente normal. Sin embargo, los anejos dérmicos destruidos en la línea de la incisión se han perdido de modo permanente. La fuerza tensil de la herida aumenta con el tiempo, como se describe más adelante.

Curación por segunda intención

Cuando la pérdida celular o tisular es más extensa, como en las grandes heridas, formación de abscesos y úlceras, el proceso de reparación es más complejo, así como después de un infarto en los órganos parenquimatosos. En la curación por segunda intención, también conocida como *curación por unión secundaria* (Figs. 3-15 y 3-16), la reacción inflamatoria es más intensa, hay un desarrollo abundante de tejido de granulación y la herida se contrae por acción de *miofibroblastos*. A continuación se produce acumulación de MEC y la formación de una gran cicatriz.

La curación secundaria difiere de la curación primaria en varios aspectos:

- *Se forma un coágulo de mayor tamaño o costra* rico en fibrina y fibronectina en la superficie de la herida.
- *La inflamación es más intensa* porque los grandes defectos tisulares tienen un mayor volumen de restos necróticos,

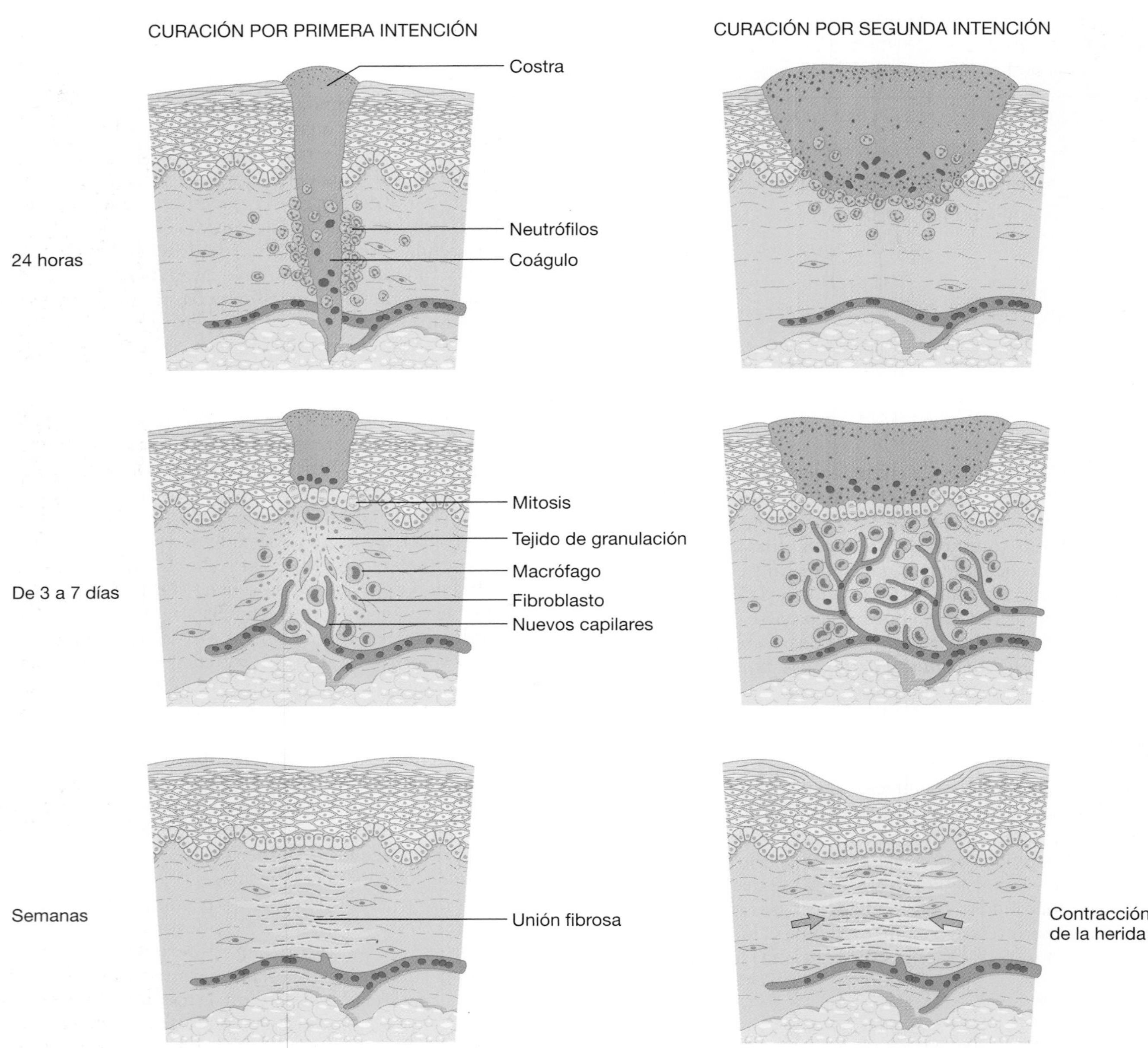

Figura 3-15

Etapas en la curación de la herida por primera intención (*izquierda*) y segunda intención (*derecha*). Obsérvese en ésta la gran cantidad de tejido de granulación y la contracción de la herida.

exudado y fibrina que deben ser eliminados. En consecuencia, los mayores defectos tienen un mayor potencial de lesión secundaria mediada por la inflamación (capítulo 2).

- *Se forman unas cantidades mucho mayores de tejido de granulación.* Los mayores defectos requieren un mayor volumen de tejido de granulación para rellenar los huecos y proporcionar el armazón de base para que vuelva a crecer el tejido epitelial. Un mayor volumen de tejido de granulación suele dar lugar a una mayor masa de tejido cicatricial.
- *La curación secundaria implica la contracción de la herida.* Al cabo de 6 semanas, por ejemplo, los grandes defectos cutáneos pueden reducirse al 5 o 10% de su tamaño original, en gran parte por contracción. Este proceso se ha atribuido a la presencia de «*miofibroblastos*», que son fibroblastos modificados que exhiben muchas de las características ultraestructurales y funcionales de las células musculares lisas contráctiles.

Fuerza de la herida

Las heridas cuidadosamente suturadas tienen aproximadamente el 70% de la fuerza de la piel no lesionada, en gran parte debido a la colocación de las suturas. Cuando éstas se retiran, por lo general al cabo de la primera semana, la fuerza de la herida es de, aproximadamente, el 10% de la fuerza de la piel no lesionada, pero aumenta rápidamente durante las siguientes 4 semanas. La recuperación de la fuerza tensil es consecuencia de la síntesis de colágeno que supera la degra-

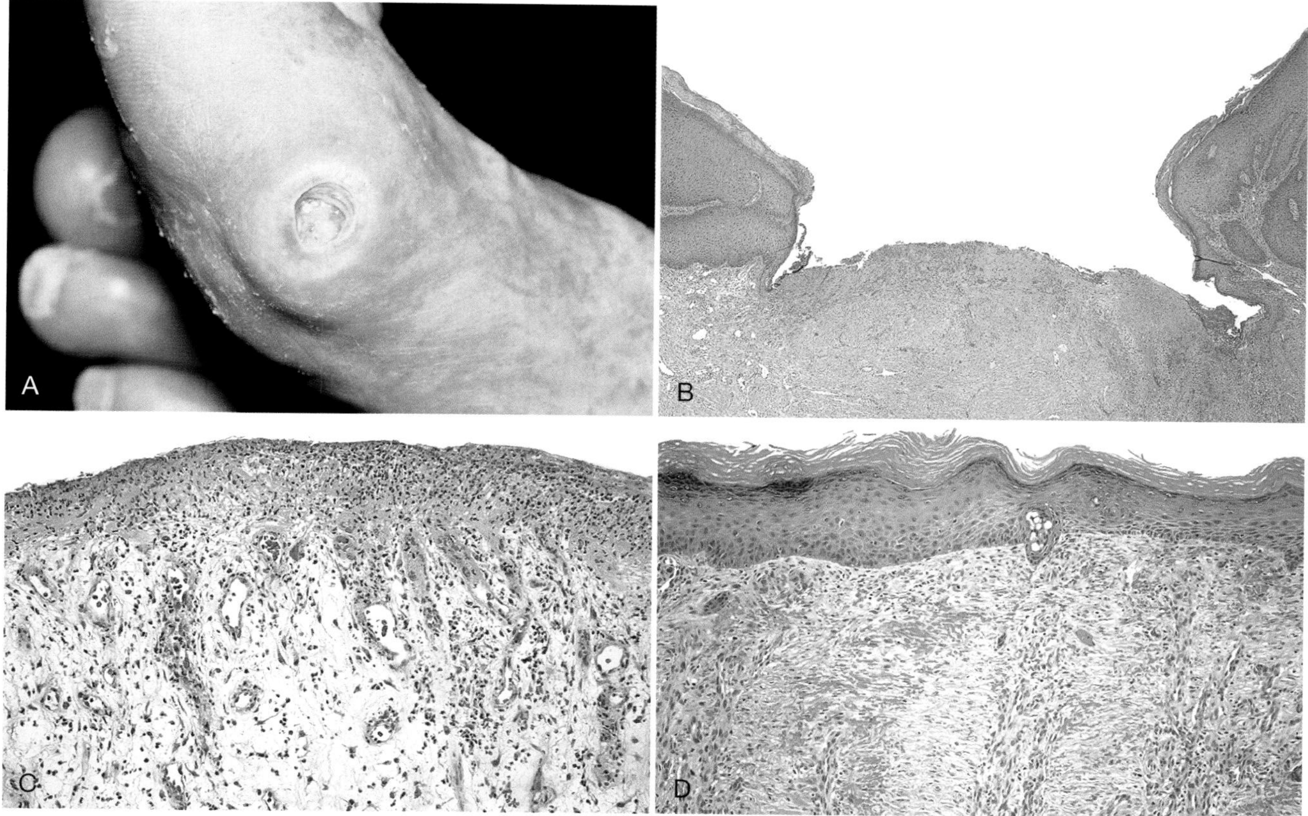

Figura 3-16

Curación de las úlceras cutáneas. **A**, úlcera por presión de la piel, frecuentemente encontrada en pacientes diabéticos. **B**, úlcera cutánea con amplia separación entre los bordes de la lesión. **C**, una capa delgada de reepitelización epidérmica, y extensa formación de tejido de granulación en la dermis. **D**, Reepitelización continua de la epidermis y contracción de la herida. (Cortesía de Z. Argenyi, MD, University of Washington, Seattle.)

dación durante los primeros 2 meses, y de las modificaciones estructurales del colágeno (p. ej., entrecruzamiento y aumento del tamaño de la fibra) cuando la síntesis declina posteriormente. La fuerza de la herida alcanza, aproximadamente, del 70 al 80% de lo normal a los 3 meses, pero, por lo general, no mejora sustancialmente pasado este momento.

ASPECTOS PATOLÓGICOS DE LA REPARACIÓN

La curación de las heridas puede alterarse por una variedad de influencias, reduciendo frecuentemente la calidad o la suficiencia del proceso reparador. *Particularmente importantes son las infecciones y la diabetes*. Las variables que modifican la curación de la herida pueden ser extrínsecas (p. ej., infección) o intrínsecas al tejido lesionado:

- La *infección* es la causa aislada más importante del retraso en la cicatrización; prolonga la fase de inflamación del proceso y aumenta potencialmente la lesión del tejido local. La *nutrición* tiene efectos profundos sobre la curación de la herida; los déficits proteicos, por ejemplo, y sobre todo el déficit de vitamina C, inhiben la síntesis de colágeno y retrasan la cicatrización. Los «*glucocorticoides*» (esteroides) tienen unos efectos antiinflamatorios bien documentados, y su administración puede dar lugar a una escasa fuerza de la herida debido a una menor fibrosis. En algunos casos, no obstante, los efectos antiinflamatorios de los glucocorticoides son deseables. Por ejemplo, en las infecciones corneales, los glucocorticoides se prescriben en ocasiones (junto con antibióticos) para reducir la probabilidad de opacidad que pueden ser consecuencia del depósito de colágeno. Las *variables mecánicas*, como aumento de la presión local o la torsión, pueden ser causa de que las heridas se separen o sufran «*dehiscencia*». Una «*mala perfusión*» debida a arteriosclerosis, diabetes o a un drenaje venoso obstruido (p. ej., en las venas varicosas), también altera la cicatrización. Por último, los «*cuerpos extraños*», como fragmentos de acero, vidrio o incluso hueso dificultan la cicatrización.
- *El tipo (y volumen) del tejido lesionado* es crítico. *El restablecimiento completo puede producirse sólo en los tejidos compuestos por células estables y lábiles*; aun así, una lesión extensa da probablemente lugar a una regeneración tisular incompleta y al menos a una pérdida parcial de la función. *La lesión de los tejidos compuestos por células permanentes da lugar inevitablemente a cicatrización*, con intentos como máximo de una compensación funcional por parte de los elementos viables restantes. Así sucede en la curación del infarto de miocardio.

- La *localización de la lesión* y el carácter del tejido en el que sucede son también factores importantes. Por ejemplo, *en la inflamación que se origina en espacios tisulares (p. ej., cavidades pleural, peritoneal, sinovial) se producen grandes exudados*. Puede producirse una posterior reparación por digestión del exudado, iniciada por las enzimas proteolíticas de los leucocitos y resorción del exudado licuado, que recibe la denominación de «*resolución*», y en ausencia de necrosis celular, suele restablecerse la arquitectura tisular normal. Sin embargo, en el marco de mayores acumulaciones, el exudado sufre «*organización*»: el tejido de granulación crece al interior del exudado y, en último término, se forma una cicatriz fibrosa.

Las aberraciones en el crecimiento celular y en la producción de la MEC pueden producirse incluso en lo que comienza siendo una curación normal de la herida.

Por ejemplo, la acumulación de cantidades exuberantes de colágeno puede dar lugar a unas cicatrices prominentes y elevadas conocidas como «*queloides*» (Fig. 3-17). Parece haber una predisposición hereditaria a la formación de queloides, y la afección es más común en los negros. Las heridas en curación pueden generar también un tejido de granulación excesivo que sobresale por encima del nivel de la piel circundante y obstaculiza la reepitelización. Recibe la denominación de «*granulación exuberante*» o «*carne prominente*», y el restablecimiento de la continuidad epitelial requiere el cauterio o la resección quirúrgica del tejido de granulación.

Los mecanismos subyacentes de *fibrosis* asociada con enfermedades inflamatorias crónicas, como artritis reumatoide, fibrosis pulmonar y cirrosis tienen muchas similitudes con los implicados en la curación normal de una herida. En estas enfermedades, la estimulación persistente de la fibrogénesis es el resultado de reacciones inmunitarias crónicas que sostienen la síntesis y la secreción de factores de crecimiento, citocinas fibrogénicas y proteasas. Por ejemplo, la degradación del colágeno por colagenasas, normalmente importante en el remodelado de la herida, es responsable de gran parte de la destrucción de la articulación que se observa en la artritis reumatoide (Capítulo 5).

RESUMEN

Curación de las heridas cutáneas y aspectos patológicos de la reparación

- Las principales fases de la curación de las heridas cutáneas son: inflamación, formación de tejido de granulación y remodelado de la MEC.
- Las heridas cutáneas pueden curar por unión primaria (primera intención) o por unión secundaria (segunda intención); la curación secundaria implica una mayor extensión de la cicatriz y contracción de la herida.
- La cicatrización de la herida puede alterarse por muchas afecciones, sobre todo infección y diabetes; el tipo, volumen y localización de la lesión son factores importantes para la cicatrización.
- La producción excesiva de MEC puede causar queloides en la piel.
- La estimulación persistente de la síntesis de colágeno en las enfermedades inflamatorias crónicas lleva a fibrosis del tejido.

PANORÁMICA DEL PROCESO DE REPARACIÓN

En este capítulo se describen los diversos procesos de la reparación tisular y sus mecanismos moleculares. La Figura 3-18 muestra una visión panorámica de estos procesos. No todas las lesiones dan lugar a daño permanente, y los tejidos estables, como el hígado y el epitelio tubular del riñón, pueden crecer para compensar la pérdida tisular. Así, algunas lesiones pueden resolverse con restauración casi completa de la estructura y función por regeneración celular y tisular. Lo más frecuente, dependiendo del tipo y extensión de la lesión, naturaleza del tejido lesionado y persistencia de los estímulos inflamatorios, es que la lesión dé lugar a un cierto grado de cicatrización residual. Aunque es funcionalmente imperfecta, una cicatriz proporciona, de forma permanente, un parche resistente que permite que continúe funcionando el resto del parénquima intacto. En ocasiones, no obstante, la cicatriza-

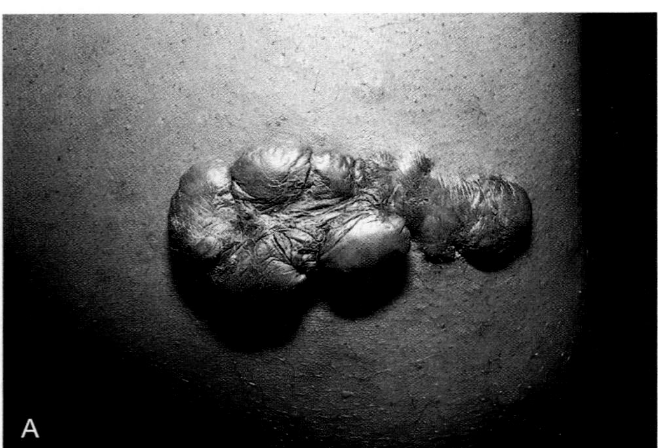

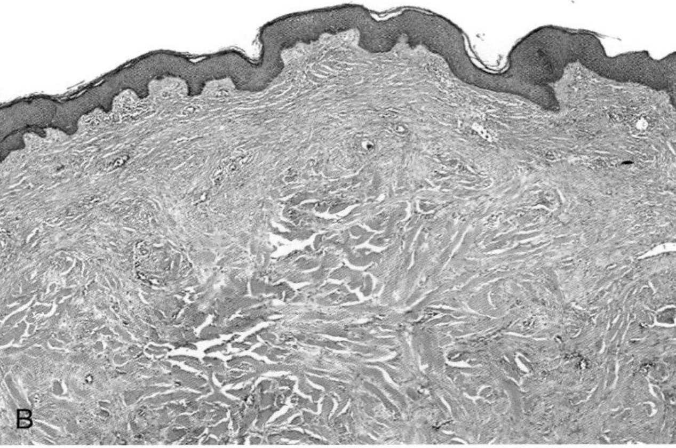

Figura 3-17

Queloide. **A**, exceso de depósito de colágeno en la piel que forma una cicatriz sobreelevada denominada queloide. **B**, depósito grueso de tejido conjuntivo en la dermis. (**A**, de Murphy GF, Herzberg AJ: Atlas of Dermatology, Filadelfia, WB Saunders, 1996. **B**, cortesía de Z. Argenyi, MD, University of Washington, Seattle.)

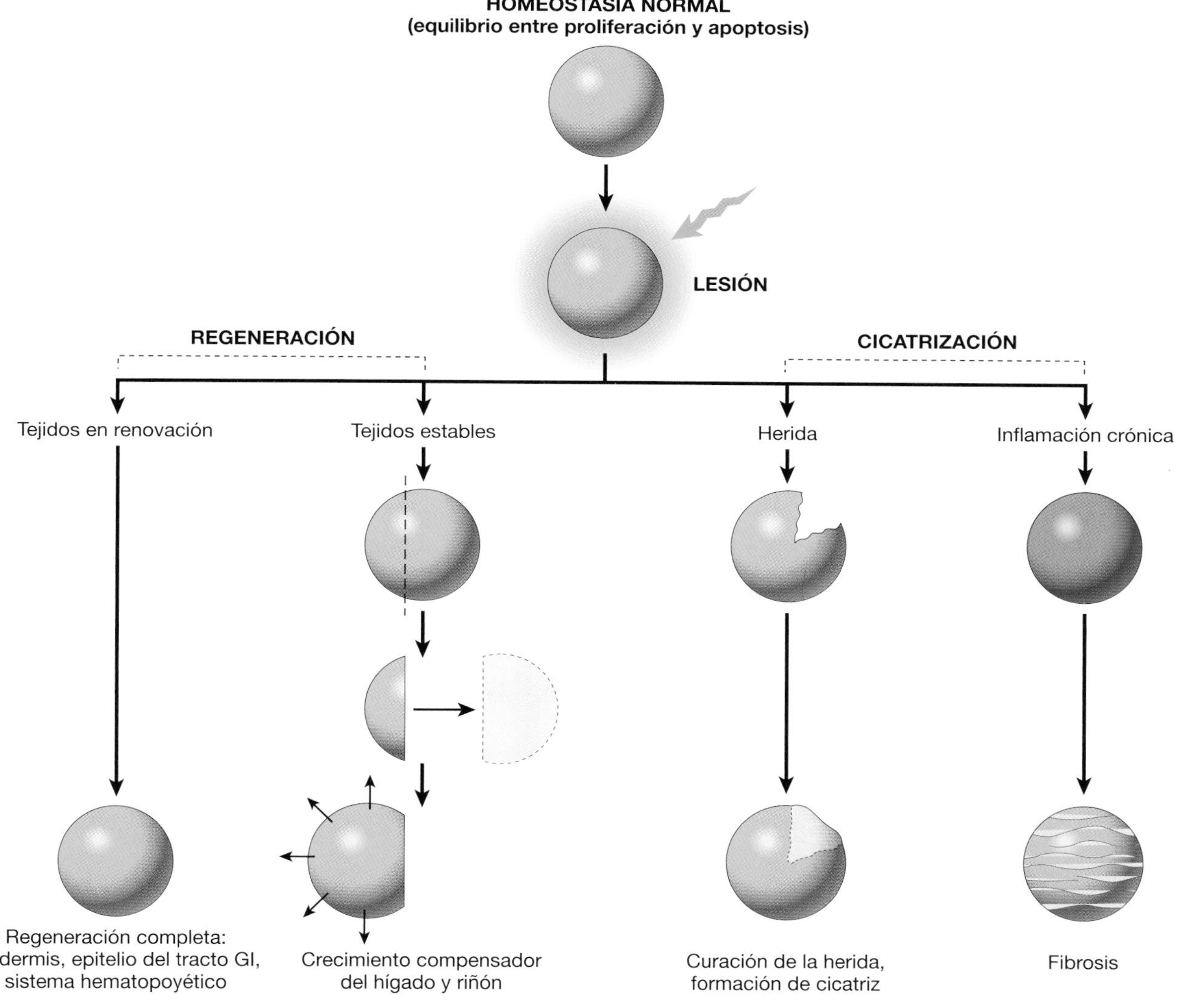

Figura 3-18

Visión panorámica de las respuestas reparadoras. La reparación después de la lesión puede producirse por regeneración de células o tejidos que restablecen la estructura tisular normal, o por cicatrización, que lleva a la formación de una cicatriz. La inflamación crónica puede causar fibrosis masiva.

ción puede ser tan grande que da lugar a una fibrosis masiva, o puede estar situada de tal modo que causa una disfunción permanente. En un infarto de miocardio cicatrizado, por ejemplo, el tejido fibroso no sólo representa una pérdida de músculo funcionante sino que, al afectar al sistema de conducción, puede causar bloqueos cardíacos o proporcionar una superficie para la formación de un trombo.

BIBLIOGRAFÍA

Armulik L, et al: Endothelial/pericyte interactions. Circ Res 97:512, 2005. *[Revisión del proceso de maduración vascular y de sus anomalías.]*

Aicher A, et al: Mobilizing endothelial progenitor cells. Hypertension 45:321, 2005. *[Revisión de los datos sobre la participación de las células precursoras endoteliales de la médula ósea en la angiogénesis.]*

Bartek J, et al: Checking on DNA damage in S phase. Nat Rev Mol Cell Biol 5:792, 2004. *[Comentario sobre los puntos de control del ciclo celular.]*

Bjerknes M, Cheng H: Gastrointestinal stem cells. II Intestinal stem cells. Am J Physiol Gastrointest Liver Physiol 289:G381, 2005. *[Excelente revisión de la dinámica de las poblaciones celulares en los epitelios intestinales y del papel de la señalización Notch y Wnt.]*

Byrne AM, et al: Angiogenic and cell survival functions of vascular endothelial growth factor (VEGF). J Cell Mol Med 9:777, 2005. *[Revisión pormenorizada de las funciones de VEGF en las diversas respuestas biológicas, incluida la curación de la herida y las perspectivas de las estrategias terapéuticas con los receptores VEGF como dianas.]*

Carmeliet P: Angiogenesis in life, disease and medicine. Nature 438:932, 2005. *[Revisión actual de los principales aspectos de la angiogénesis normal y anormal.]*

Carlson BM: Some principles of regeneration in mammalian systems. Anat Rec 287:4, 2005. *[Revisión muy cuidada de los aspectos evolutivos y de los mecanismos generales de la regeneración de extremidades y de órganos.]*

Eswarakumar VP, et al: Cellular signaling by fibroblast growth factor receptors. Cytokine Growth Factor Rev 16:139, 2005. *[Revisión extensa de los mecanismos de la transducción de señales y de las respuestas celulares inducidas por los FGF.]*

Evans M: Embryonic stem cells: a perspective. Novartis Found Symp 265:98, 2005. *[Revisión muy básica y bien escrita de las principales propiedades de las células madre.]*

Falanga V (ed): *Cutaneous Wound Healing*. London, Martin Dunitz, 2001. *[Libro extenso que contiene capítulos sobre los aspectos básicos y clínicos de la curación de las heridas.]*

Falanga V: Wound healing and its impairment in the diabetic foot. Lancet 366:1736, 2005. *[Revisión de las fases y de los mecanismos de la curación de las heridas cutáneas y de la obstaculización del proceso en las heridas crónicas.]*

Fausto N: Liver regeneration and repair: hepatocytes, progenitor cells and stem cells. Hepatology 39:1477, 2004. *[Revisión de los mecanismos celulares y moleculares de la regeneración hepática.]*

Feng XH, Derynck R: Specificity and versatility in TGF-β signaling through Smads. Annu Rev Cell Dev Biol 21:659, 2005. *[Revisión de las vías de transducción de señales en las que se hallan implicados los smads y las múltiples respuestas biológicas desencadenadas por TGF-β.]*

Finch PW, Rubin JS: Keratinocyte growth factor/fibroblast growth factor 7, a homeostatic factor with therapeutic potential for epithelial protection and repair. *[Revisión del papel del KGF en el mantenimiento de la integridad de los epitelios de superficie y de los estudios clínicos en marcha.]*

Henry G, Garner WL: Inflammatory mediators in wound healing. Surg Clin North Am 83:483, 2003. *[Revisión de las interacciones entre inflamación y curación de las heridas.]*

Holterman CE, Rudnicki MA: Molecular regulation of satellite cell function. Semin Cell Dev Biol 16:575, 2005. *[Discusión de los mecanismos de separación del músculo esquelético.]*

Hynes RO: Integrins: bidirectional, allosteric signaling machines. Cell 110:673, 2002. *[Excelente revisión de los mecanismos moleculares de señalización de integrinas, relacionando los componentes de la MEC con las vías intracelulares de transducción de señales.]*

Jones PF: Not just angiogenesis—wider role for the angiopoietins. J Pathol 201:515, 2003. *[Revisión general de los papeles biológicos de las angiopoyetinas.]*

Lee JW, Juliano R: Mitogenic signal transduction by integrin- and growth factor receptor—mediated pathways. Mol Cell 17:188, 2004. *[Otra excelente revisión sobre la señalización por integrinas.]*

Martin P, Leibovich SJ: Inflammatory cells during wound repair: the good, the bad, and the ugly. Trends Cell Biol 15:599, 2005. *[Buena revisión de los múltiples papeles de las células inflamatorias en la reparación.]*

Mott JD, Werb Z: Regulation of matrix biology by matrix metalloproteinases. Curr Opin Cell Biol 16:558, 2004. *[Interesante análisis de los múltiples efectos de las metaloproteasas sobre la MEC y de las moléculas ancladas en la superficie celular.]*

Nagy JA, Dvorak AM, Dvorak HF: VEGF-A and the induction of pathological angiogenesis. Annual Review of Pathology: Mechanisms of Disease, Vol. 2:251, 2007. *[Revisión de la angiogénesis fisiológica y patológica.]*

Reed SI: Ratchets and clocks: the cell cycle, ubiquitylation and protein turnover. Nat Rev Mol Cell Biol 4:855, 2003. *[Revisión de los mecanismos reguladores de las transiciones en el ciclo celular, con una especial atención en los mecanismos postranslacionales.]*

Singer AJ, Clark RA: Cutaneous wound healing. N Engl J Med 341:738, 1999. *[Excelente y bellamente ilustrada revisión sobre la curación de las heridas cutáneas.]*

Singh AB, Harris RC: Autocrine, paracrine and juxtacrine signaling by EGFR ligands. Cell Signal 17:1183, 2005. *[Revisión de los mecanismos de escisión de las moléculas precursoras y de la transducción de señales por miembros de la familia EGF.]*

Tammela T, et al: The biology of vascular endothelial growth factors. Cardiovasc Res 65:550, 2005. *[Revisión de los efectos angiogénicos y linfangiogénicos de los VEGF.]*

Taub R: Liver regeneration: from myth to mechanism. Nat Rev Mol Cell Biol 5:836, 2004. *[Extensa revisión de los mecanismos moleculares de la regeneración hepática.]*

Tomasek JJ, et al: Myofibroblasts and mechano-regulation of connective tissue remodeling. Nat Rev Mol Cell Biol 3:349, 2002. *[Revisión de los miofibroblastos y de la contracción de la herida.]*

Vats A, et al: Stem cells. Lancet 366:592, 2005. *[Comentarios generales sobre los planteamientos generales con el empleo de células madre.]*

Wormald S, Hilton DJ: Inhibitors of cytokine signal transduction. J Biol Chem 279:821, 2004. *[Revisión de la vía JAK/STAT y sus inhibidores.]*

Capítulo 4

Trastornos hemodinámicos, trombosis y shock

La salud de las células y de los tejidos depende no sólo de una *circulación intacta* que aporte oxígeno y retire los deshechos, sino también de una *homeostasia normal de los fluidos*. La homeostasia normal de los líquidos necesita de integridad de la pared del vaso así como del mantenimiento de la presión intravascular y de la osmolaridad dentro de un determinado rango fisiológico. El aumento del volumen o de la presión intravascular, el descenso del contenido de proteínas, o las alteraciones de la función endotelial pueden dar lugar a un desplazamiento neto de agua hacia fuera a través de la pared vascular. Dicha extravasación de agua en el espacio intersticial se denomina *edema*; dependiendo de su localización, el edema puede tener efectos mínimos o importantes. Así el edema en las extremidades inferiores produce fundamentalmente hinchazón; sin embargo, en los pulmones el líquido del edema llenará los alvéolos y pueden dar lugar a dificultades respiratorias con riesgo vital.

La homeostasia normal de los fluidos también significa el mantenimiento de la sangre como líquido hasta que una lesión necesita de la formación de un coágulo. La ausencia de coagulación tras una lesión vascular da lugar a una *hemorragia*; el sangrado local puede comprometer la perfusión tisular regional, mientras que una hemorragia más extensa puede dar lugar a hipotensión (*shock*) y muerte. Por el contrario, la formación inapropiada de coágulos (trombosis) o la migración éstos (*embolia*) puede obstruir el flujo sanguíneo a los tejidos y producir la muerte celular (*infarto*).

La homeostasia anormal de los líquidos (es decir, hemorragia o trombosis) está detrás de las tres causas de mortalidad y morbilidad más importantes de la sociedad occidental: infarto de miocardio, tromboembolia pulmonar y accidente cerebrovascular (ictus).

EDEMA

Alrededor del 60% del peso del cuerpo es agua, dos tercios de la cual son intracelulares y el resto está en el compartimento extracelular, fundamentalmente como líquido intersticial, sólo el 5% del agua total del cuerpo está en el plasma. El término edema significa un aumento de líquido en el espacio del tejido intersticial; las colecciones de líquido en las distintas cavidades se denominan *hidrotórax*, *hidropericardio*, o *hidroperitoneo* (esta última se llama con más frecuencia *ascitis*). La *anasarca* es un edema grave y generalizado con una profunda hinchazón del tejido subcutáneo.

Existen varias categorías fisiopatológicas de edema (Tabla 4-1). El mecanismo del edema inflamatorio implica, fundamentalmente, un aumento de la permeabilidad y se describe en el Capítulo 2; las *causas no inflamatorias de edema* se describen más adelante.

El movimiento del líquido entre los espacios vascular e intersticial se controla fundamentalmente por los efectos opuestos de la presión vascular hidrostática y la presión coloi-

Tabla 4-1 Categorías fisiopatológicas de edema

Aumento de la presión hidrostática

Alteración del retorno venoso
  Insuficiencia cardíaca congestiva
  Pericarditis constrictiva
  Ascitis (cirrosis hepática)
  Obstrucción o compresión venosa
    Trombosis
    Presión externa (p. ej., masa)
    Inactividad de la extremidad inferior con un tiempo prolongado de pie o hacia abajo
Dilatación arteriolar
  Calor
  Disregulación neurohumoral

Reducción de la presión osmótica del plasma (hipoproteinemia)
Glomerulopatías pierde proteínas (síndrome nefrótico) Cirrosis hepática (ascitis) Malnutrición Gastroenteropatía pierde proteínas
Obstrucción linfática
Inflamatoria Neoplásica Posquirúrgica Postirradiación
Retención de sodio

Exceso de ingesta de sal con insuficiencia renal
Aumento de resorción tubular de sodio
  Hipoperfusión renal
  Aumento de la secreción de renina-angiotensina-aldosterona

Inflamación
Inflamación aguda Inflamación crónica Angiogénesis

Modificada de Leaf A, Cotran RS: Renal Pathophysiology, 3.ª ed., Nueva York, Oxford University Press, 1985, p 146.

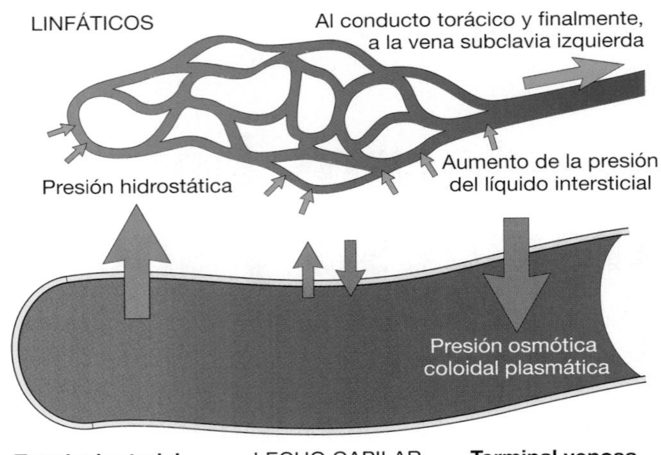

Figura 4-1

Variables que afectan al tránsito del líquido a través de la pared capilar. Las fuerzas hidrostáticas y osmóticas capilares están normalmente equilibradas de forma que no exista una ganancia o pérdida neta de líquido a través del lecho capilar. Sin embargo, el aumento de la presión hidrostática o la disminución de la presión osmótica plasmática lleva a una acumulación neta de líquido extravascular (edema). Conforme aumenta la presión del líquido intersticial, los linfáticos tisulares retiran mucha parte del exceso de volumen, llevándolo finalmente a la circulación a través del conducto torácico. Si la capacidad de los linfáticos para drenar el líquido tisular se ve sobrepasada, se produce un edema tisular persistente.

de osmótica del plasma. Normalmente, la salida del líquido al espacio intersticial desde las arteriolas o la microcirculación está casi equilibrada con el flujo hacia dentro en las terminaciones venulares; los linfáticos drenan una pequeña cantidad residual del exceso del líquido intersticial. Tanto el aumento de la presión capilar como la disminución de la presión coloidal osmótica puede dar lugar a un aumento del líquido intersticial (Fig. 4-1). Conforme el líquido extravascular se acumula en cualquiera de los dos casos, el aumento de la presión tisular hidrostática o de la presión osmótica plasmática logra, finalmente, un nuevo equilibrio, y el agua vuelve a entrar en las vénulas. El exceso de edema intersticial se elimina por el drenaje linfático, y acaba volviendo al torrente circulatorio a través del conducto torácico (Fig. 4-1); claramente, la obstrucción linfática (p. ej., por cicatrices o tumores) puede alterar también el drenaje del líquido y producir edema. Por último, la retención de sodio (con su agua obligatoriamente asociada) debido a la enfermedad renal también puede producir edema.

El edema que se produce con una sobrecarga de volumen o de presión, o en condiciones de reducción de las proteínas plasmáticas, es típicamente un *trasudado* pobre en proteínas; tiene una densidad específica de menos de 1,012. Por el contrario, debido al aumento de la permeabilidad vascular, el edema inflamatorio es un exudado rico en proteínas con una densidad específica que suele ser superior a 1,020 (v. Fig. 2-3, Capítulo 2).

Aumento de la presión hidrostática. Los aumentos *localizados* en la presión intravascular pueden ser consecuencia de una alteración del retorno venoso; por ejemplo, la trombosis venosa profunda de los miembros inferiores puede producir un edema restringido a la porción distal de la pierna afectada. Los aumentos *generalizados* en la presión venosa, con edema sistémico resultante, se producen con más frecuencia en la *insuficiencia cardíaca congestiva* (Capítulo 11), que afecta a la función del ventrículo derecho. Aunque el aumento de la presión venosa hidrostática contribuye, la patogénesis del edema cardíaco es más compleja (Fig. 4-2). En la insuficiencia cardíaca congestiva, el gasto cardíaco disminuido se traduce en una reducción de la perfusión renal. La hipoperfusión renal a su vez estimula el eje renina-angiotensina-aldosterona, induciendo una retención de sodio y de agua por los riñones (*hiperaldosteronismo secundario*). Este mecanismo normalmente funciona para aumentar el volumen vascular, por lo tanto, mejorar el gasto cardíaco para restablecer la perfusión renal normal. Sin embargo, si el corazón en fallo no puede aumentar el gasto cardíaco, la sobrecarga extra de líquido produce un aumento de la presión venosa y finalmente, edema. A no ser que se restablezca el gasto cardíaco o se reduzca la retención renal de agua (p. ej., por restricción hídrica, diuréticos o antagonistas de la aldosterona), se produce un ciclo de retención renal de líquidos y de empeoramiento del edema. Aunque la restricción de sal, los diuréticos y los antagonistas de la aldosterona se describen aquí en el contexto del edema en la insuficiencia cardíaca congestiva, se debe comprender que también son de valor en el manejo del edema generalizado que resulta de otras causas distintas.

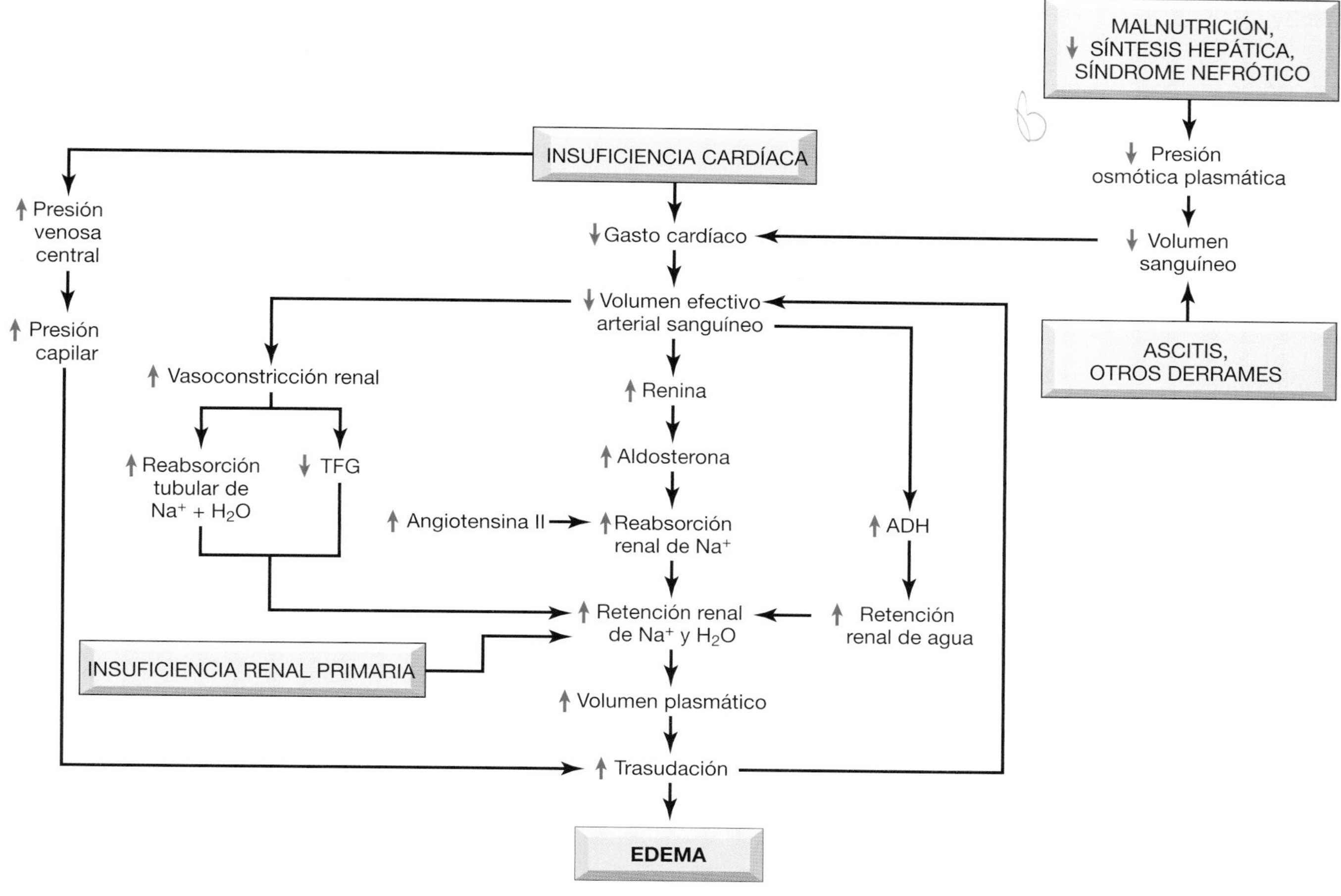

Figura 4-2

Vías que dan lugar a edema sistémico debido a insuficiencia cardíaca primaria, insuficiencia renal primaria, o reducción de la presión osmótica plasmática (p. ej., por malnutrición, disminución de la síntesis hepática, o pérdida de proteínas por síndrome nefrótico). ADH, hormona antidiurética; TFG, tasa de filtrado glomerular.

Presión osmótica plasmática reducida. La albúmina es la proteína sérica principal responsable del mantenimiento de la presión osmótica coloide intravascular; la reducción de la presión osmótica se produce cuando la albúmina se sintetiza de forma inadecuada o se pierde de la circulación. Una causa importante de pérdida de albúmina es el *síndrome nefrótico* (Capítulo 14), en el que las paredes de los capilares glomerulares tienen extravasaciones; los pacientes se presentan típicamente con edemas generalizados. La reducción de la síntesis de albúmina se produce en el contexto de la enfermedad hepática difusa (p. ej., cirrosis, Capítulo 16) o debido a una malnutrición proteica (Capítulo 8). En cada caso, la reducción de la presión osmótica plasmática da lugar a un desplazamiento neto del líquido al tejido intersticial con la consiguiente contracción del volumen plasmático. Previsiblemente, la reducción del volumen intravascular da lugar a una hipoperfusión renal seguida de un hipoaldosteronismo secundario. Por desgracia, la sal y el agua retenidos no pueden corregir el déficit del volumen plasmático dado que persiste el defecto primario de las bajas proteínas séricas. Al igual que con la insuficiencia cardíaca congestiva, el edema precipitado por la hipoproteinemia se ve exacerbado por la retención secundaria de sal y líquidos.

Obstrucción linfática. La afectación del drenaje linfático y el consiguiente *linfedema* suelen ser localizados; puede ser consecuencia de una obstrucción inflamatoria o neoplásica. Por ejemplo, la infección parasitaria *filariasis* puede producir una extensa fibrosis de los linfáticos y ganglios inguinales. El edema resultante de los genitales externos y las extremidades inferiores puede ser tan masivo que se ha denominado *elefantiasis*. El cáncer de mama se puede tratar con resección y/o irradiación de las adenopatías axilares asociadas; la cicatriz resultante y la pérdida de drenaje linfático pueden producir un edema grave de las extremidades superiores. En el carcinoma de mama, la infiltración y la obstrucción de los linfáticos superficiales también puede producir edema de la piel que lo recubre, la denominada *piel de naranja*. Dicha superficie con pequeñas fóveas o hundimientos es consecuencia de la acentuación de las depresiones en la piel en los lugares de los folículos pilosos.

Retención de agua y sodio. La retención de sal puede ser también una causa primaria de edema. El aumento de la sal, con la obligatoria retención de agua acompañante, produce tanto un aumento de la presión hidrostática (debido a la expansión del volumen intracelular) como una reducción de la presión vascular osmótica. La retención de sal puede producir un compromiso de la función renal, como en la *glomerulonefritis postestreptocócica* y en la *insuficiencia renal aguda* (Capítulo 14).

RESUMEN

Edema

- El edema es una extravasación de líquido desde los vasos a los espacios intersticiales; el fluido puede ser pobre (trasudado) o rico (exudado) en proteínas.
- El edema es consecuencia de una de las siguientes situaciones:

  Aumento de la presión hidrostática, producida por una reducción en el retorno venoso (como en la insuficiencia cardíaca).

  Disminución de la presión coloidal osmótica, producida por una reducción de la concentración de albúmina plasmática (debido a una disminución de la síntesis, como en la hepatopatía, o a un aumento de la pérdida, como en la patología renal).

  Obstrucción linfática que afecta a la eliminación intersticial de líquido (como en la cicatrización, los tumores o determinadas infecciones).

  Retención primaria renal de sodio (en la insuficiencia renal).

  Aumento de la permeabilidad vascular.

Morfología

El edema es fácil de reconocer macroscópicamente; microscópicamente, el líquido del edema se ve reflejado primariamente en la zona clara y en la separación de los elementos de la matriz extracelular con una discreta hinchazón de las células. Aunque cualquier órgano o tejido del organismo se puede ver afectado, el edema se encuentra con más frecuencia en los tejidos subcutáneos, pulmones y cerebro.

El **edema subcutáneo** puede ser difuso o más marcado en regiones con elevadas presiones hidrostáticas; la distribución final depende de la etiología de base. Incluso el edema difuso suele ser más marcado en determinadas partes del cuerpo; una distribución que depende de la gravedad se conoce como **edema postural** (p. ej., el que afecta a las piernas cuando se está de pie, o al sacro al estar tumbado). **El edema postural es un rasgo característico de la insuficiencia cardíaca, especialmente del ventrículo derecho**. El edema por **disfunción renal** o **síndrome nefrótico** suele ser más grave que el edema cardíaco **y afecta a todas las partes del cuerpo en igual forma**. Sin embargo, el edema grave al inicio de la enfermedad se puede manifestar de forma desproporcionada en los tejidos con una matriz de tejido conjuntivo laxa (p. ej., los párpados, produciendo **edema periorbitario**). La presión del dedo sobre el tejido subcutáneo edematoso desplaza el líquido intersticial y deja una depresión con la forma del dedo, el denominado **edema de fóvea**.

El **edema pulmonar** es un problema clínico común que se observa con más frecuencia en el marco de la insuficiencia ventricular (con una distribución postural en los pulmones), pero que también se produce en la insuficiencia renal, el síndrome de distrés respiratorio agudo (SDRA; Capítulo 13), las infecciones pulmonares, y las reacciones de hipersensibilidad. Los pulmones pesan típicamente de dos a tres veces su peso normal, y los cortes muestran líquido espumoso y a veces teñido de sangre que es una mezcla de aire, líquido del edema y hematíes extravasados.

El **edema cerebral** puede localizarse en lugares de lesión local (p. ej., infarto, abscesos o neoplasias) o puede ser generalizado, como en la encefalitis, las crisis hipertensivas, o la obstrucción al flujo venoso de salida del cerebro. El traumatismo puede resultar en un edema local o generalizado, dependiendo de la naturaleza y de la extensión de la lesión. Con un edema generalizado, el cerebro está hinchado de forma global con un estrechamiento de los surcos y unas circunvoluciones distendidas que muestran signos de aplanamiento frente al cráneo que no es flexible (Capítulo 23).

Correlación clínica. Los efectos del edema pueden ir desde una simple molestia a producir un desenlace fatal rápidamente. El edema del tejido subcutáneo en la insuficiencia renal o cardíaca es importante, en primer lugar, porque indica una enfermedad de base; no obstante, cuando es grave también puede alterar la cicatrización de las heridas o la curación de una infección. En contraposición, el edema pulmonar puede producir la muerte al interferir con la función ventilatoria normal. No sólo se acumula el líquido en los septos alveolares alrededor de los capilares e impide la difusión de oxígeno, sino que también el líquido del edema crea en los espacios alveolares un ambiente favorable para la infección bacteriana. El edema cerebral es grave y puede ser mortal. Si es grave, puede producir *herniación* (extrusión del cerebro) a través del foramen magno; el aporte del tronco vascular también se puede ver comprimido por el edema y producir un aumento de la presión intracraneal. Cualquiera de estas situaciones puede lesionar los centros del tronco cerebral y producir la muerte (Capítulo 23).

HIPEREMIA Y CONGESTIÓN

Los términos *hiperemia* y *congestión* indican un aumento local del volumen de sangre en un determinado tejido. La hiperemia es un proceso activo que resulta de un aumento del flujo sanguíneo debido a la dilatación arterial (es decir, en lugares de inflamación o en el músculo esquelético durante el ejercicio). El tejido afectado está más rojo de lo normal por la ingurgitación con sangre oxigenada. La congestión es un proceso pasivo que resulta de un retorno venoso alterado hacia fuera del tejido. Puede producirse sistémicamente, como en la insuficiencia cardíaca, o puede ser local, como consecuencia de una obstrucción venosa aislada. El tejido tiene un color rojoazulado (cianosis), especialmente cuando empeora la congestión, que produce una acumulación de hemoglobina desoxigenada en los tejidos afectados (Fig. 4-3).

La congestión de los lechos capilares tiene una estrecha relación con el desarrollo del edema, de forma que la congestión y el edema con frecuencia se producen juntos. En la congestión de larga evolución, denominada *congestión pasiva crónica*, la estasis de la sangre mal oxigenada produce hipoxia crónica, lo que a su vez da lugar a degeneración o muerte de las células parenquimatosas y la consiguiente fibrosis tisular. La rotura de los capilares en los lugares de congestión crónica también produce pequeños focos de hemorragia; la fagocitosis y el catabolismo de los restos eritrocitarios puede dar lugar a acúmulos de macrófagos llenos de hemosiderina.

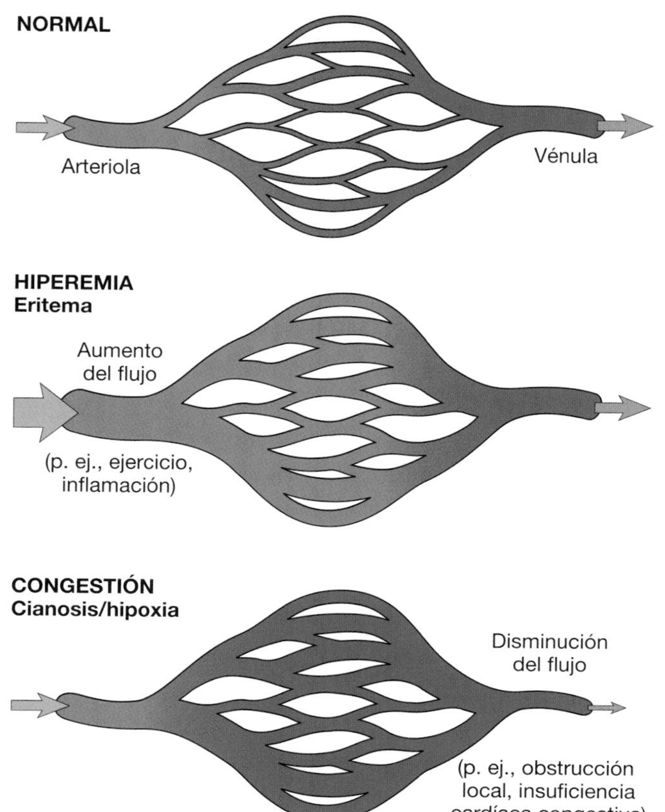

Figura 4-3

Hiperemia frente a congestión. En ambos casos existe un aumento de volumen y de la presión sanguínea en un determinado tejido con una dilatación capilar asociada y la potencial extravasación de líquido. En la hiperemia, el aumento de flujo aferente da lugar a una ingurgitación con sangre oxigenada, dando lugar a un *eritema*. En la congestión, la disminución del flujo eferente da lugar a un lecho capilar hinchado con sangre venosa desoxigenada, que resulta en *cianosis*.

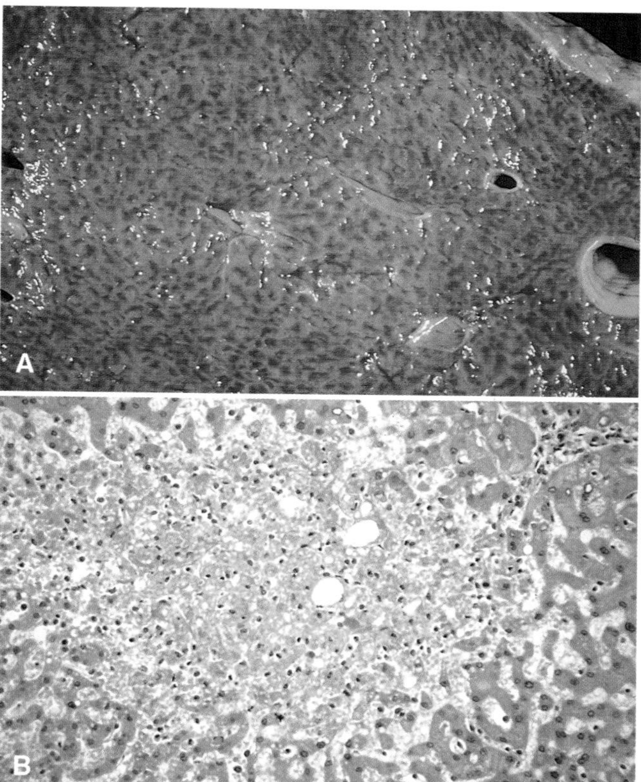

Figura 4-4

Hígado con congestión pasiva crónica y necrosis hemorrágica. **A**, las áreas centrales están rojas y ligeramente deprimidas en comparación con el parénquima viable marrón que está alrededor, formando el patrón de «hígado en nuez moscada» (denominado así porque se parece al patrón alternante de claro y oscuro que se ve cuando se corta una nuez moscada entera). **B**, necrosis centrolobulillar con hepatocitos en degeneración y hemorragia. (Cortesía del doctor James Crawford, Department of Patology, University of Florida, Gainesville, Florida.)

Morfología

Las superficies de corte de los tejidos hiperémicos o congestivos son hemorrágicas y húmedas. Microscópicamente, la **congestión pulmonar aguda** se caracteriza por capilares alveolares ingurgitados con sangre, puede haber también asociado un edema alveolar septal y/o una hemorragia focal intraalveolar mínima. En la **congestión pulmonar crónica**, los septos se engrosan y se vuelven fibróticos, y los espacios alveolares pueden contener numerosos macrófagos llenos de hemosiderina («células de la insuficiencia cardíaca»). En la **congestión hepática aguda**, la vena central y los sinusoides están dilatados con sangre, y puede haber incluso una degeneración hepatocitaria central; los hepatocitos periportales, mejor oxigenados por su proximidad con las arteriolas hepáticas, sufren una hipoxia menos grave y pueden desarrollar sólo cambios grasos. En la **congestión pasiva crónica** del hígado las regiones centrales de los lóbulos hepáticos son macroscópicamente rojo-marronáceas y ligeramente deprimidas (por la pérdida de células) y se acentúan frente a las zonas que las rodean de hígado no congestionado, más claro y algunas veces graso (hígado «en nuez moscada»; Fig. 4-4A). Microscópicamente, existe una necrosis centrolobulillar con separación de hepatocitos, hemorragia, y macrófagos cargados de hemosiderina (Fig. 4-4B). En la congestión hepática grave de larga evolución (asociada con más frecuencia a la insuficiencia cardíaca), se puede desarrollar fibrosis hepática («cirrosis cardíaca»). Es importante destacar esto porque como la porción central del lóbulo hepático es el último en recibir sangre, la necrosis centrolobulillar puede ocurrir también si hay una reducción del flujo sanguíneo hepático (incluyendo shock por cualquier causa); no existe necesidad de que exista una congestión hepática previa.

HEMORRAGIA

La hemorragia es la extravasación de sangre desde los vasos en el espacio extravascular. Como se describió anteriormente, el sangrado capilar se puede producir en determinadas situaciones de congestión crónica. Varios trastornos clínicos que se conocen de forma conjunta como *diátesis hemorrágicas* producen una mayor tendencia a la hemorragia (generalmente con una lesión mínima). La rotura de las grandes arterias o venas produce una hemorragia grave, y casi siempre se debe a una lesión vascular, incluyendo traumatismos, aterosclerosis, o erosiones inflamatorias o neoplásicas de la pared del vaso.

- La hemorragia puede ser externa o estar limitada a un tejido; cualquier acumulación se conoce como *hematoma*. Los hematomas pueden ser relativamente insignificantes (p. ej., un hematoma o cardenal) o pueden producir un sangrado tan grande que provoque la muerte (p. ej., un hematoma retroperitoneal masivo por rotura de un aneurisma disecante de aorta; Capítulo 10).
- Hemorragias mínimas (de 1 a 2 mm) en la piel, las membranas mucosas o las superficies serosas se denominan *petequias* (Fig. 4-5A) y se asocian típicamente con una presión vascular localmente aumentada, recuentos bajos de plaquetas (*trombopenia*), plaquetas funcionalmente defectuosas, o deficiencias en los factores de coagulación.
- Hemorragias ligeramente más grandes (de 3 a 5 mm) que se denominan *púrpura* y se pueden asociar con muchos de los mismos trastornos que producen las petequias; además, la púrpura se puede producir con traumatismos, inflamación vascular (*vasculitis*), o aumento de la fragilidad vascular.
- Hematomas subcutáneos más grandes (de 1 a 2 cm) (hematomas) que se denominan *equimosis*. Los eritrocitos en estas hemorragias locales son fagocitados y degradados por los macrófagos; la hemoglobina (color azul-rojizo) se convierte enzimáticamente en bilirrubina (color azul verdoso) y, finalmente, en hemosiderina (marrón dorado), lo que explica los cambios de color característicos en un hematoma.
- Grandes acúmulos de sangre en cada una de las cavidades del cuerpo se denominan *hemotórax, hemoperitoneo, hemopericardio* o *hemartrosis* (en las articulaciones). Los pacientes con una hemorragia extensa a veces desarrollan ictericia por la rotura masiva de los hematíes y el aumento sistémico de la bilirrubina.

El significado clínico de la hemorragia depende del volumen y de la velocidad de pérdida de sangre. La pérdida rápida de hasta el 20% del volumen sanguíneo o las pérdidas lentas de cantidades incluso mayores pueden tener un impacto escaso en adultos sanos; pérdidas mayores, no obstante, pueden producir un *shock hipovolémico* (*hemorrágico*) (descrito más adelante). El lugar del sangrado también es importante; un sangrado que sería trivial en el tejido subcutáneo puede producir la muerte si ocurre en el cerebro (Fig. 4-5B). Por último, los sangrados crónicos o recurrentes externos (p. ej., una úlcera péptica o sangrado menstrual) pueden producir una pérdida neta de hierro, que frecuentemente acaba con una anemia ferropénica. Sin embargo, cuando se retienen los hematíes (p. ej., con una hemorragia en cavidades del cuerpo o en tejidos), el hierro se puede reutilizar para la síntesis de hemoglobina.

HEMOSTASIA Y TROMBOSIS

La *hemostasia normal* es consecuencia de procesos estrechamente regulados que mantienen la sangre en estado líquido, libre de coágulos en los vasos normales mientras se induce la rápida formación de un *coágulo hemostático* localizado en el lugar de una lesión vascular. La forma patológica de hemostasia es la *trombosis*; implica la formación de coágulos (*trombos*) en vasos no lesionados o la oclusión trombótica de un vaso tras una lesión relativamente menor. Tanto la hemostasia como la trombosis afectan a tres componentes: la *pared vascular*, las *plaquetas* y la *cascada de la coagulación*. A continuación se describe el proceso de la hemostasia normal y su regulación.

Hemostasia normal

La secuencia de acontecimientos en el lugar de la lesión vascular se muestra en la Figura 4-6. Tras una lesión inicial, se produce un breve período de *vasoconstricción arteriolar*, fundamentalmente como resultado de los mecanismos neurogénicos reflejos, que se ve aumentado por la secreción local de factores como la *endotelina* (un potente vasoconstrictor derivado del endotelio; Fig. 4-6A). El efecto es transitorio, y el sangrado volvería a aparecer si no fuera por la activación de las plaquetas y de los sistemas de coagulación.

La *lesión endotelial* también expone la matriz extracelular endotelial muy trombogénica, lo que permite que las plaquetas se adhieran y se activen. La *activación* de las plaquetas da lugar a un cambio espectacular de la forma (de pequeños dis-

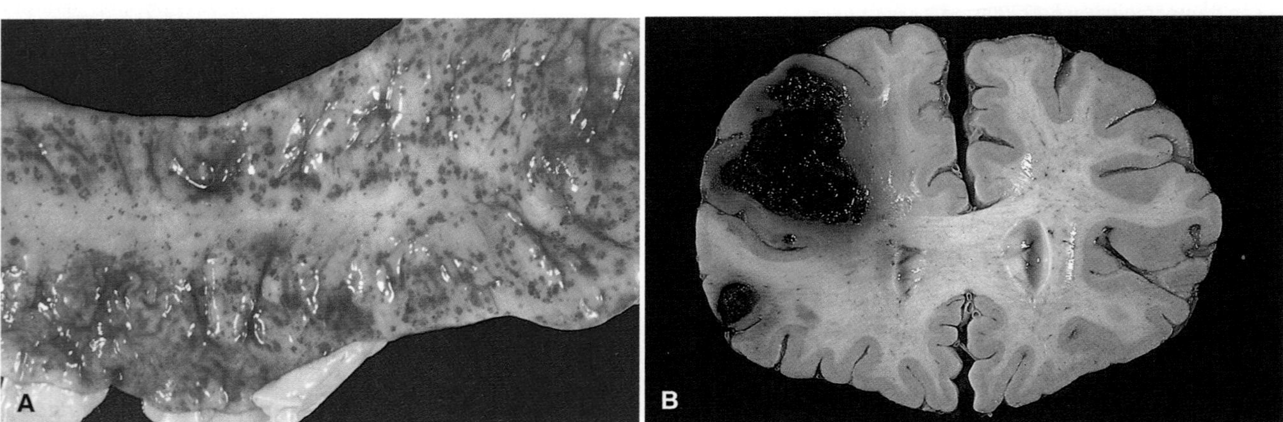

Figura 4-5

A, hemorragias petequiales puntiformes de la mucosa del colón, una consecuencia de la trombopenia. **B**, hemorragia intracerebral fatal. Incluso volúmenes relativamente pequeños de sangrado en una localización crítica, o en un espacio cerrado (como el cráneo), pueden tener un pronóstico fatal.

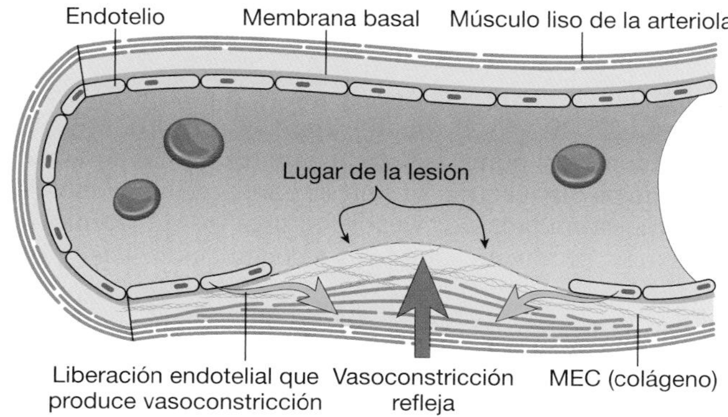

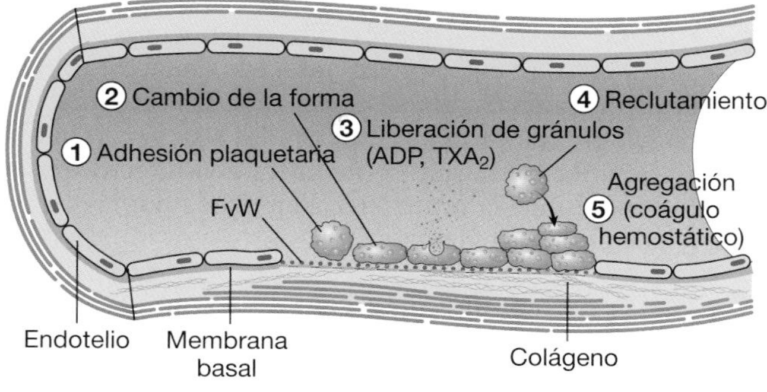

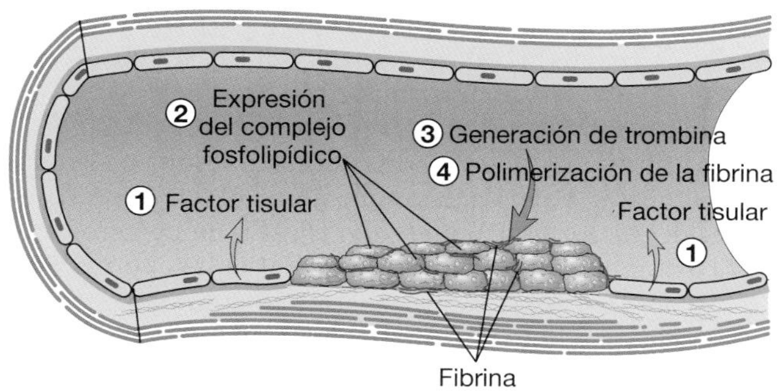

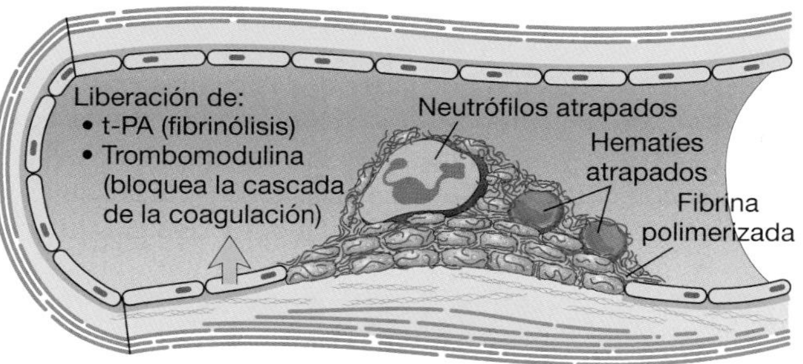

cos redondeados a placas planas con un aumento marcado de la superficie) y la liberación de los gránulos de secreción. A los pocos minutos los productos secretados han reclutado plaquetas adicionales (agregación) para formar un coágulo hemorrágico; este proceso es la *hemostasia primaria* (Fig. 4-6B).

El *factor tisular* también se expone en el lugar de la lesión. También conocido como *factor III* o *tromboplastina*, el factor tisular es una glucoproteína procoagulante unida a la membrana sintetizada por el endotelio. Actúa en conjunción con el factor VII (v. más adelante) como la principal vía *in vivo* para activar la cascada de la coagulación, lo que culmina en la *generación de trombina*. La trombina escinde el fibrinógeno circulante en *fibrina* insoluble, creando depósitos de un entramado de fibrina. La trombina induce a su vez un mayor reclutamiento de plaquetas y liberación de gránulos. La secuencia de la *hemostasia secundaria* (Fig. 4-6C) dura más que el coágulo plaquetario inicial.

La fibrina polimerizada y los agregados plaquetarios forman un coágulo sólido permanente para prevenir una hemorragia adicional. En esta fase, los mecanismos contrarreguladores (p. ej., el *activador tisular del plasminógeno*, t-PA), se ponen en marcha para limitar el coágulo hemostático al lugar de la lesión (v. Fig. 4-6D).

En las siguientes secciones se describen los principales acontecimientos en mayor detalle.

Endotelio

Las células endoteliales modulan varios, y frecuentemente opuestos, aspectos de la hemostasia normal. El equilibrio entre las actividades endoteliales protrombóticas y antitrombóticas determina si ocurre la formación, propagación o disolución del trombo. De forma basal, las células endoteliales muestran propiedades antiplaquetarias, anticoagulantes y fibrinolíticas; sin embargo, son capaces (tras lesión o activación) de mostrar numerosas actividades procoagulantes (Fig. 4-7). Se debería recordar también que el endotelio puede ser activado por agentes infecciosos, factores hemodinámicos y por mediadores plasmáticos y (lo más significativo) por citocinas (Capítulo 2).

Propiedades antitrombóticas

Bajo determinadas circunstancias, las células endoteliales mantienen un ambiente que favorece el flujo del líquido sanguíneo mediante el bloqueo de la adhesión y de la agregación

Figura 4-6

Hemostasia normal. **A**, tras la lesión vascular, los factores neurohormonales normales inducen una vasoconstricción transitoria. **B**, las plaquetas se adhieren (vía los receptores GpIb) a la matriz extracelular expuesta (MEC) mediante la unión al factor von Willebrand (FvW) y son activadas, sufriendo un cambio de forma y la liberación de los gránulos de secreción. El adenosín difosfato (ADP) y el tromboxano A_2 (TXA_2) liberados dan lugar a la agregación plaquetaria (a través de la unión del fibrinógeno al receptor plaquetario GpIIb-IIIa), para formar el coágulo hemostático primario. **C**, la activación local de la cascada de la coagulación (que afecta al factor tisular y a los fosfolípidos plaquetarios) resulta en la polimerización de la fibrina, «cementando» las plaquetas en un coágulo hemostático secundario. **D**, mecanismos contrarreguladores, como la liberación de t-PA (activador tisular del plasminógeno, un producto fibrinolítico) y trombomodulina (que interfiere con la cascada de la coagulación), limitan el proceso hemostático al lugar de la lesión.

INHIBE LA TROMBOSIS

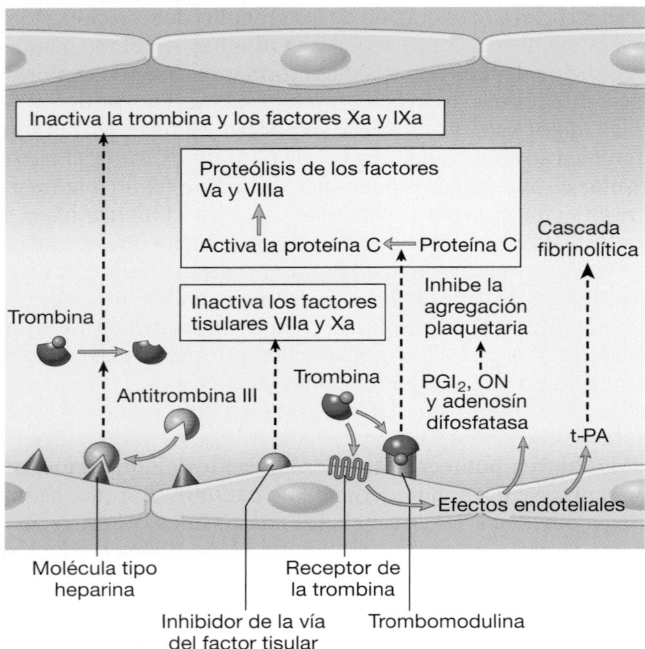

FAVORECE LA TROMBOSIS

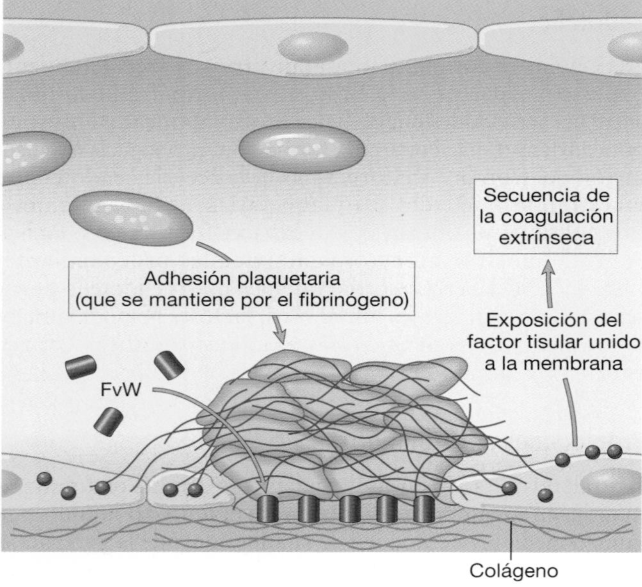

Figura 4-7

Actividades procoagulantes y anticoagulantes del endotelio. No se muestran las actividades profibrinolíticas y antifibrinolíticas del endotelio (v. texto). ON, óxido nítrico; PGI_2, prostaciclina; t-PA, activador tisular del plasminógeno; FvW, factor von Willebrand. El receptor de la trombina también se conoce como receptor activado de la proteasa (PAR, v. texto).

plaquetaria, la inhibición de la cascada de la coagulación, y la lisis de los coágulos sanguíneos.

Efectos antiplaquetarios. Un endotelio intacto evita que las plaquetas (y los factores plasmáticos de la coagulación) interaccionen con la MEC subendotelial altamente trombogénica. Las plaquetas no activadas no se adhieren al endotelio, una propiedad intrínseca a la membrana plasmática del endotelio. Además, si las plaquetas se activan (p. ej., tras una lesión endotelial local), la adhesión al endotelio *no* lesionado de los alrededores se inhibe por la prostaciclina endotelial (PGI_2) y el óxido nítrico (Capítulo 2). Ambos mediadores son potentes vasodilatadores e inhibidores de la agregación plaquetaria; su síntesis por las células endoteliales está estimulada por varios factores (p. ej., trombina y citocinas) producidos durante la coagulación. Las células endoteliales también producen adenosín difosfatasa, que degrada el adenosín difosfato (ADP) y además inhibe la agregación plaquetaria (v. más adelante).

Efectos anticoagulantes. Los efectos anticoagulantes están mediados por moléculas de tipo heparina asociadas a la membrana y por trombomodulina (v. Fig. 4-7). Las *moléculas de tipo heparina* actúan indirectamente; son cofactores que permiten que la *antitrombina III* inactive la trombina, el factor Xa, y otros varios factores de la coagulación (v. más adelante). La *trombomodulina* también actúa indirectamente; se une a la trombina, convirtiéndola de un factor procoagulante en uno anticoagulante capaz de activar la proteína C anticoagulante. La proteína C activada, a su vez, inhibe la coagulación por la escisión proteolítica de los factores Va y VIIIa que necesita a la proteína S, sintetizada por las células endoteliales, como cofactor.

Propiedades fibrinolíticas. Las células endoteliales sintetizan el activador tisular del plasminógeno (t-PA), favoreciendo la actividad fibrinolítica para eliminar los depósitos de fibrina de las superficies endoteliales (v. Fig. 4-6D).

Propiedades protrombóticas

Mientras que las células endoteliales muestran propiedades que generalmente limitan la coagulación sanguínea, también pueden volverse protrombóticas, con actividades que afectan a las plaquetas, las proteínas de la coagulación, y el sistema fibrinolítico. La lesión endotelial resulta en la adhesión plaquetaria al colágeno subendotelial que se produce a través del *factor von Willebrand* (*FvW*), un cofactor esencial para la unión de las plaquetas al colágeno y a otras superficies. El FvW (tanto circulante como unido al colágeno) se sintetiza fundamentalmente en el endotelio normal. La pérdida del endotelio expone el FvW previamente depositado y permite que el FvW circulante también se una a la membrana basal; rápidamente, las plaquetas se adhieren después a través de los receptores de su glucoproteína Ib (GpIb) (Fig. 4-8).

Citocinas como el factor de necrosis tumoral (TNF) o la interleucina-1 (IL-1), así como la endotoxina bacteriana, inducen la producción por parte de las células endoteliales de *factor tisular*; como se describe más adelante, el factor tisular activa la vía extrínseca de la coagulación. Mediante la unión con el factor IXa y Xa activados (v. más adelante), las células endoteliales aumentan la actividad catalítica de estos factores de la coagulación. Por último, las células endoteliales también segregan *inhibidores del activador del plasminógeno* (IAP), que deprimen la fibrinólisis (no se muestra en la Fig. 4-7).

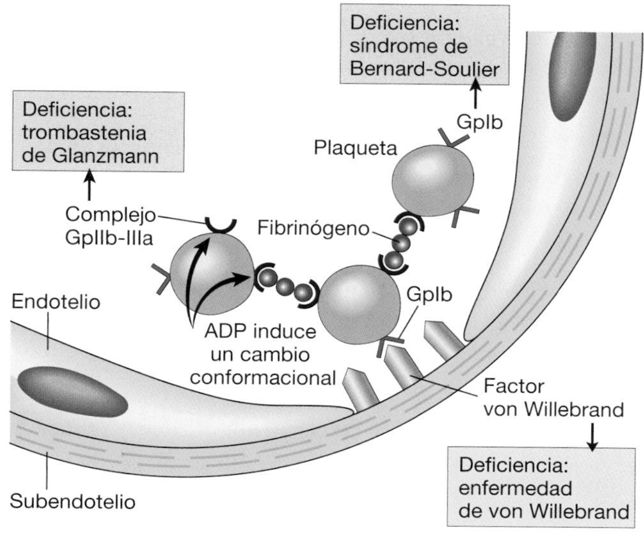

Figura 4-8

Adhesión y agregación plaquetaria. El factor von Willebrand funciona como un puente de adhesión entre el colágeno subendotelial y el receptor de la glucoproteína Ib (GpIb). La agregación se logra mediante la unión del fibrinógeno a los receptores plaquetarios GpIIb-IIIa y logrando que se unan muchas plaquetas. Los defectos congénitos en varios receptores o en las moléculas que actúan como puente dan lugar a las enfermedades indicadas en los recuadros coloreados. ADP, adenosín difosfato.

RESUMEN

Contribución de las células endoteliales a la coagulación

- Las células endoteliales intactas mantienen el flujo de sangre líquida mediante una inhibición activa de la adhesión plaquetaria, evitando la activación de los factores de la coagulación, y lisando los coágulos de sangre que se pueden formar.
- Las células endoteliales se pueden estimular por lesión directa o por varias citocinas que se producen durante la inflamación. Dicha estimulación resulta en expresión de proteínas procoagulantes (p. ej., factor tisular y FvW) que contribuyen a la formación local de trombos.
- La pérdida de integridad endotelial expone el FvW subyacente y el colágeno de la membrana basal, ambos sustratos para la agregación plaquetaria y la formación de trombos.

Plaquetas

Las plaquetas pueden desempeñar una función crítica en la hemostasia normal. Cuando son circulantes y no están activadas, son discos lisos ligados a la membrana que expresan receptores de varias glucoproteínas de la familia de las integrinas y que contienen dos tipos de gránulos:

- Gránulos α que expresan la molécula de adhesión P-selectina en sus membranas (Capítulo 2) y que contienen fibrinógeno, fibronectina, factores V y VIII, factor plaquetario 4 (una citocina que se une a la heparina), factor de crecimiento derivado de las plaquetas (PDGF) y factor de crecimiento transformante α (TGF-α).
- Cuerpos densos o gránulos δ, que contienen nucleótidos de adenina (ADP y ATP), calcio ionizado, histamina, serotonina y adrenalina.

Tras la lesión vascular, las plaquetas se encuentran con las proteínas constituyentes de la MEC (de las que el colágeno es la más importante) y proteínas adicionales (siendo crítico el FvW), que normalmente no están expuestas cuando la capa endotelial está intacta. Tras el contacto con estas proteínas, las plaquetas sufren tres reacciones: 1) adhesión y cambio de la forma; 2) secreción (reacción de liberación), y 3) agregación (v. Fig. 4-6B).

Adhesión plaquetaria. La adhesión a la MEC está mediada, en gran medida, por las interacciones con el FvW que actúa como un puente entre los receptores de la superficie plaquetaria (p. ej., GpIb) y el colágeno expuesto (v. Fig. 4-8). Aunque las plaquetas se pueden adherir directamente a la MEC, las asociaciones FvW-GpIb son necesarias para superar la gran fuerza de la corriente del flujo sanguíneo. Las deficiencias genéticas de FvW (enfermedad de von Willebrand, Capítulo 12) o de sus receptores resultan en la diátesis hemorrágica, lo que resalta la importancia de estas interacciones. Por el contrario, el fallo del procesamiento proteolítico normal del FvW desde los multímeros de alto peso molecular a formas más pequeñas lleva a una agregación plaquetaria aberrante en la circulación; este defecto del procesamiento del FvW produce la *púrpura trombocitopénica trombótica*, una de las llamadas *microangiopatías trombóticas* (v. Capítulo 12).

Secreción (reacción de liberación). La secreción de ambos tipos de gránulos ocurre poco después de la adhesión. Varios agonistas se pueden unir a receptores específicos de la superficie plaquetaria e iniciar una cascada intracelular de fosforilación que puede producir degranulación. La liberación del contenido de los cuerpos densos es especialmente importante, dado que es necesario calcio en la cascada de la coagulación y el ADP es un potente mediador de la *agregación plaquetaria* (plaquetas que se adhieren a otras plaquetas, se describe más adelante). El ADP también induce por sí mismo una liberación adicional de ADP plaquetario, amplificando el proceso de agregación. Por último, la activación plaquetaria aumenta la superficie de expresión de los *complejos fosfolipídicos*, lo que proporciona una nucleación crítica y un lugar de unión para el calcio y los factores de coagulación en la *vía intrínseca de la coagulación* (v. más adelante).

Agregación plaquetaria. La agregación sigue a la adhesión plaquetaria y la liberación de gránulos. Además del ADP, el tromboxano A_2 (TXA_2; Capítulo 2) sintetizado por las plaquetas también es un estímulo importante para la agregación plaquetaria. El ADP y el tromboxano A_2, de forma conjunta, conducen un proceso autocatalítico que favorece la formación de un agregado plaquetario cada vez mayor, el *coágulo hemostático primario*. Esta agregación primaria es reversible. Sin embargo, con la activación de la cascada de la coagulación, la generación de la *trombina* resulta en dos procesos que dan lugar a un coágulo hemostático irreversible. La trombina se une al receptor de la superficie plaquetaria (receptor activado por proteasa, o PAR; v. más adelante); en asociación con ADP y TXA_2, esta interacción induce una mayor agregación plaquetaria. Sigue la *contracción plaquetaria*, creando una masa fusionada irreversible de plaquetas («metamorfosis viscosa») que constituye el *coágulo hemostático secundario* definitivo. Al mismo tiempo, la trombina convierte el fibrinógeno en *fibrina* dentro y alrededor del coágulo plaquetario, lo que contribuye a la estabilidad global del coágulo (v. más adelante).

Tanto los eritrocitos como los leucocitos se encuentran en los coágulos hemostáticos; los leucocitos se adhieren a las plaquetas y al endotelio mediante las moléculas de adhesión y contribuyen a la respuesta inflamatoria que acompaña a la trombosis. La trombina también contribuye mediante la estimulación directa de los neutrófilos y la adhesión de los monocitos, y con la generación de *productos de rotura de la fibrina* por la escisión del fibrinógeno con actividad quimiotáctica.

Importancia del fibrinógeno en la agregación plaquetaria. La unión del ADP a su receptor plaquetario induce un cambio conformacional de los receptores de la GpIIb-IIIa, lo que permite que se unan al fibrinógeno. Éste actúa entonces para conectar muchas plaquetas juntas y formar así agregados grandes (v. Fig. 4-8). La importancia de estas interacciones está ampliamente demostrada por las diátesis hemorrágicas que se producen en los pacientes con deficiencia congénita o con proteínas GpIIb-IIIa inactivas. Además, el reconocimiento clínico de la función central de estos receptores de las GpIIb-IIIa en la agregación plaquetaria dio lugar al desarrollo de antagonistas que pueden bloquear de forma potente la agregación plaquetaria, bien mediante la interferencia con la unión del ADP, como el clopidogrel, o bien por la unión a los receptores GpIIb-IIIa, como los anticuerpos monoclonales.

Interacción de las plaquetas y del endotelio. La interacción de las plaquetas y del endotelio tiene un gran impacto en la formación de un coágulo. La prostaglandina PGI_2 (sintetizada por el endotelio) es un vasodilatador e inhibe la agregación plaquetaria, mientras que el TXA_2 es una prostaglandina derivada de las plaquetas que activa la agregación plaquetaria y es un potente vasoconstrictor. Los efectos mediados por la PGI_2 y por el TXA_2 constituyen vías exquisitamente equilibradas para la modulación de la función plaquetaria humana: en una situación normal, la agregación plaquetaria intravascular se evita, mientras que las lesiones endoteliales favorecen la formación de coágulos hemostáticos. El uso clínico de aspirina (un inhibidor de la ciclooxigenasa) en pacientes con riesgo de trombosis coronaria tiene que ver con su capacidad de inhibir la síntesis de TXA_2. De una forma similar a la de la PGI_2, el óxido nítrico también actúa como vasodilatador e inhibidor de la agregación plaquetaria (v. Fig. 4-7).

RESUMEN

Agregación plaquetaria

- La lesión endotelial expone la MEC de la membrana basal subyacente; las plaquetas se adhieren a la MEC y se activan mediante la unión al FvW a través de los receptores plaquetarios GpIb.
- Tras la activación, las plaquetas secretan productos de los gránulos que incluyen calcio (que activa las proteínas de la coagulación), y ADP (que produce una mayor agregación y desgranulación plaquetaria). Las plaquetas activadas también sintetizan TXA_2 (aumentan la activación plaquetaria y producen vasoconstricción).
- Las plaquetas activadas exponen complejos fosfolipídicos que proporcionan una importante superficie para la activación de las proteínas de la coagulación (v. más adelante).
- El ADP liberado estimula la formación de un coágulo hemostático primario mediante la activación de los receptores plaquetarios GpIIb-IIIa, lo que a su vez facilita la unión del fibrinógeno y el entrecruzamiento.
- La formación del coágulo hemostático secundario definitivo requiere de la activación de la trombina a fibrinógeno escindido y la formación de fibrina polimerizada mediante la cascada de la coagulación (v. más adelante).

Cascada de la coagulación

La *cascada de la coagulación* constituye el tercer componente del proceso hemostático y es un contribuyente principal de la trombosis. La vías se presentan de forma esquemática en la Figura 4-9; sólo se describen aquí los principios generales.

- La cascada de la coagulación es esencialmente una serie amplificada de conversiones enzimáticas; cada paso en el proceso escinde proteolíticamente una proenzima inactiva en una enzima activa, lo que finalmente culmina en la formación de *trombina*; la trombina es la enzima reguladora más importante en el proceso de la coagulación. Convierte el *fibrinógeno* soluble plasmático en monómeros de *fibrina* que polimerizan en un gel insoluble; este gel encapsula las plaquetas y otras células circulantes en el coágulo hemostático secundario definitivo. Los polímeros de fibrina se estabilizan mediante la actividad del entrecruzamiento de la transglutaminasa del factor XIIIa.
- Cada reacción en la vía es consecuencia del ensamblaje de un compuesto complejo de una *enzima* (factor de la coagulación activado), un *sustrato* (forma proenzimática del factor de la coagulación) y un *cofactor* (acelerador de la reacción). Estos componentes se unen en un *complejo fosfolipídico* y se mantienen unidos por *iones de calcio*. Por ello, los coágulos tienden a permanecer localizados en los lugares ricos en fosfolípidos donde se puede producir dicho ensamblaje, por ejemplo, la superficie de las plaquetas activadas. Dos de dichas reacciones esenciales para la conversión secuencial del factor X a factor Xa y luego el factor II (protrombina) a IIa (trombina) se ilustran en la Figura 4-10. A modo de explicación, la capacidad de los factores de coagulación II, XII, IX y X para unirse al calcio requiere que grupos γ-carboxilo adicionales se añadan enzimáticamente a determinados residuos de ácido glutámico de estas proteínas. Esta reacción necesita la vitamina K como cofactor y se ve antagonizada por fármacos como la *cumarina*, que por lo tanto es útil para los pacientes que requieren anticoagulación de forma crónica o como la warfarina, que se puede usar como raticida por producir la exanguinación.
- El esquema de la coagulación sanguínea se ha clasificado tradicionalmente en vías *extrínseca* e *intrínseca* que convergen en la activación del factor X (v. Fig. 4-9). La vía

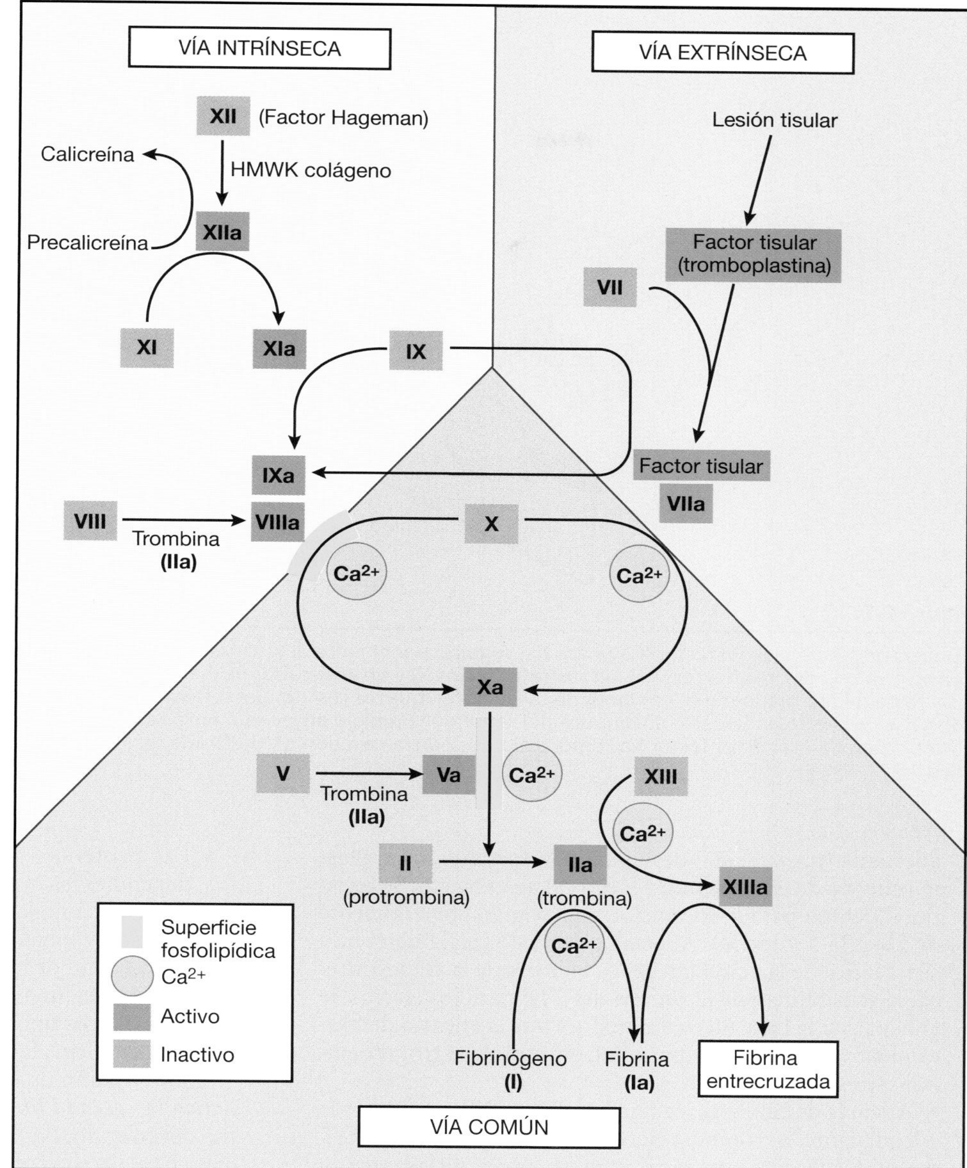

Figura 4-9

La cascada clásica de la coagulación. Fíjese en el nexo común entre las vías intrínseca y extrínseca a nivel de la activación del factor IX. Los factores en los recuadros rojos representan moléculas inactivas; los factores activados están indicados con subíndice *a* en un recuadro verde. HMWK, cininógeno de alto peso molecular. No se muestran las vías inhibidoras de la coagulación (v. Figs. 4-7 y 4-12).

extrínseca se denominó así porque requiere de la adición de un desencadenante extrínseco (originalmente proporcionado por extractos tisulares); la vía intrínseca requiere sólo la exposición del factor XII (factor Hageman) a una superficie trombogénica (incluso sería suficiente una superficie de cristal). Sin embargo, esta clasificación, aunque útil para las pruebas clínicas (v. más adelante), es en gran medida un artefacto de las pruebas *in vitro*, dado que existen varias interconexiones entre las dos vías. La vía extrínseca es la más importante fisiológicamente de las dos a la hora de desencadenar la coagulación tras un daño vascular; se activa mediante el *factor tisular* (conocido también como *tromboplastina* o factor III), una lipoproteína ligada a la membrana expresada en los lugares de lesión (v. Fig. 4-9).

• El laboratorio de patología clínica valora las dos vías usando dos pruebas estándar: *tiempo de protrombina* (TP) y *tiempo de tromboplastina parcial* (TTP).

La prueba del TP hace una detección sistemática de la actividad de las proteínas en la vía intrínseca (factores VII, X, II, V y fibrinógeno) mediante la adición de fosfolípidos y de factor tisular al plasma con citrato del paciente (el citrato de sodio quela cualquier calcio presente y evita la formación espontánea de coágulos). La reacción de coagulación se comienza al añadir calcio exógeno, y se registra el tiempo para la formación del coágulo de fibrina (generalmente, de 11 a 13 segundos). Típicamente, se expresa como la razón del TP del paciente frente al TP medio para un grupo de pacientes normales, lo que se conoce como razón normalizada internacional (INR). Además de su valor como prueba de detección sistemática de la actividad normal de los factores de la vía extrínseca, el TP también es sensible para ver los efectos de los dicumarínicos. Se usa, por tanto, para controlar la eficacia de la anticoagulación con dicumarínicos; idealmente, se mantiene un INR entre 2 y 3 en los pacientes que reciben estos fármacos.

La prueba del TTP mide la actividad de las proteínas en la vía intrínseca (factores XII, XI, IX, VIII, X, V, II y fibrinógeno) mediante la adición primero de una superficie

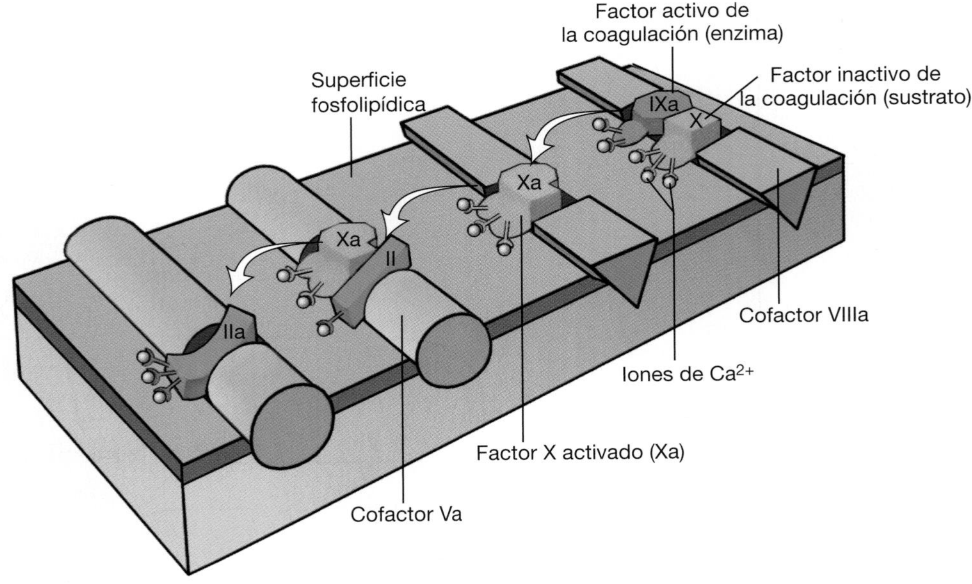

Figura 4-10

Conversión secuencial del factor X a factor Xa, seguido por el factor II (protrombina) a factor IIa (trombina). El complejo de reacción inicial consiste en una enzima (factor IXa), un sustrato (factor X) y un acelerador de la reacción (factor VIIIa), todos ellos ensamblados en la superficie fosfolipídica plaquetaria. Los iones de calcio hacen que los componentes permanezcan unidos y son esenciales para la reacción. El factor Xa se convierte en la parte enzimática del segundo complejo adyacente en la cascada de la coagulación, convirtiendo el sustrato protrombina en IIa usando el factor Va como acelerador de la reacción. (Modificada de Mann KG: the biochemistry of coagulation. Clin Lab Med 4:217, 1984.)

adecuada (p. ej., cristal deslustrado) y fosfolípidos al plasma citrado de un paciente, y luego calcio exógeno. Se registra el tiempo para la formación del coágulo (generalmente de 28 a 35 segundos). Además de su valor en la detección sistemática de la actividad de los factores de la vía intrínseca, la sensibilidad de la prueba del TTP para los efectos de la heparina la hace útil para monitorizar la eficacia del tratamiento con heparina para la trombosis y el tromboembolismo agudos.

- Además de catalizar los pasos finales en la cascada de la coagulación, la trombina ejerce una gran variedad de efectos en la vasculatura local y en el medio inflamatorio; incluso participa activamente en la limitación de la extensión del proceso hemostático (Fig. 4-11). La mayor parte de estos efectos mediados por la trombina se producen mediante receptores activados por una proteasa que pertenecen a la familia de las siete proteínas transmembrana acopladas a las proteínas G (v. Fig. 4-7).
- Una vez activada, la cascada de la coagulación debe restringirse al sitio local de lesión vascular para evitar que se propaguen los coágulos por todo el árbol vascular. Además de la restricción de la activación del factor a los lugares de fosfolípidos expuestos, tres categorías de anticoagulantes naturales funcionan para controlar la coagulación: las *antitrombinas*, las *proteínas C y S*, y el *inhibidor de la vía del factor tisular* (TFPI).
  - Las antitrombinas (p. ej., antitrombina III) inhiben la actividad de la trombina y de otras serinproteasas, los factores IXa, Xa, XIa y XIIa. La antitrombina III se activa mediante la unión de las moléculas de tipo heparina a las células endoteliales, de ahí la utilidad de la administración de heparina en situaciones clínicas para reducir la actividad trombótica (v. Fig. 4-7).
  - Las proteínas C y S son dos proteínas vitamina K dependientes que inactivan los cofactores Va y VIIIa. La activación de la proteína C por la trombomodulina se describió más pronto; la proteína S es un cofactor de la actividad de la proteína C (v. Fig. 4-7).
  - El TFPI es una proteína secretada por el endotelio (y por otros tipos celulares) que inactiva el factor Xa y los complejos factor tisular-factor VIIa (v. Fig. 4-7).
- La activación de la cascada de la coagulación también activa la *cascada fibrinolítica* que modera el tamaño último del coágulo. La fibrinólisis se lleva mayoritariamente a cabo por la actividad enzimática de la *plasmina*, que rompe la fibrina e interfiere con su polimerización (Fig. 4-12). Los *productos resultantes de degradación de la fibrina* (PDF, o *productos de escisión de la fibrina*) también actúan como anticoagulantes débiles. Como correlación clínica, niveles elevados de los PDF (los laboratorios clínicos miden con más frecuencia el *dímero D*) son útiles en el diagnóstico de las situaciones trombóticas anormales, incluyendo la coagulación intravascular diseminada (CID), la trombosis venosa profunda, o el tromboembolismo pulmonar (descrito con más detalle más adelante).

La plasmina se genera por la degradación enzimática del precursor plasmático inactivo de la circulación *plasminógeno*, bien por la vía que depende del factor XII o bien por activadores del plasminógeno (Pas, v. Fig. 4-12). El más importante de los Pas, es el t-PA, que se sintetiza fundamentalmente por las células endoteliales y es más activo cuando se une a la fibrina. La afinidad por la fibrina hace que el t-PA sea un agente terapéutico útil, dado que confina su actividad fibrinolítica en gran medida a los lugares con una trombosis reciente. El PA de tipo urocinasa (u-PA) es otro PA presente en el plasma y en varios tejidos; puede

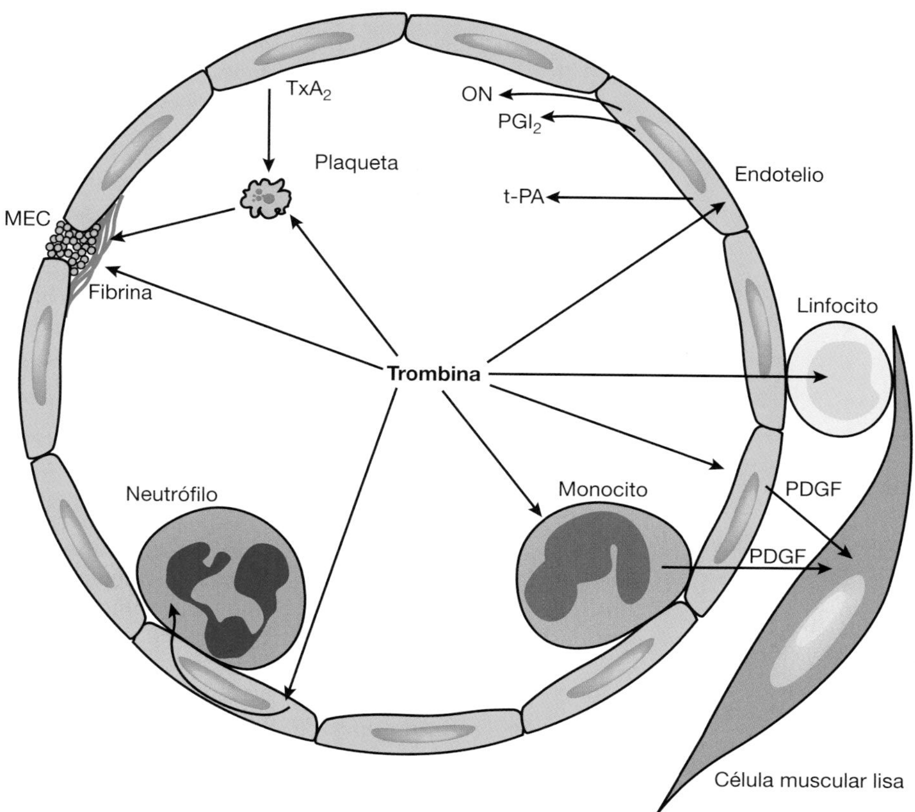

Figura 4-11

Función de la trombina en la hemostasia y en la activación celular. La trombina desempeña una función crítica en la generación de la fibrina entrecruzada mediante la escisión del fibrinógeno a fibrina y la activación del factor XIII. Mediante los receptores activados por las proteasas (PAR, v. texto), la trombina también modula varias actividades celulares. Induce directamente la agregación plaquetaria y la secreción de TxA_2 y puede activar el endotelio para generar la molécula de adhesión de los leucocitos y una variedad de mediadores fibrinolíticos (t-PA), vasoactivos (ON, PGI_2), y citocinas (PDGF). La trombina activa también directamente los leucocitos. MEC, matriz extracelular; ON, óxido nítrico; PDGF, factor de crecimiento derivado de las plaquetas; PGI_2, prostaciclina; TxA_2, tromboxano A_2; t-PA, factor activador del plasminógeno. Ver la Figura 4-7 para moduladores adicionales de la actividad de la trombina, como la antitrombina III y la trombomodulina. (Cortesía de Shaun Coughlin, MD, PhD, Cardiovascular Research Institute, University of California en San Francisco; modificada con autorización.)

activar la plasmina en la fase líquida. Por último, el plasminógeno se puede escindir a su forma activa por el producto bacteriano estreptocinasa, una actividad que puede ser clínicamente significativa en varias infecciones bacterianas. Al igual que con cualquier potente regulador, la actividad de la plasmina también está estrechamente restringida. Para evitar el exceso de plasmina por la lisis indiscriminada de los trombos en cualquier parte del organismo, la plasmina libre forma rápidamente un complejo con la α_2-antiplasmina circulante y es inactivada (v. Fig. 4-12).

- Las células endoteliales modulan a su vez el equilibrio entre coagulación/anticoagulación mediante la liberación de IAP, que bloquean la fibrinólisis y confieren un efecto procoagulante global (v. Fig. 4-12). Los IAP están aumen-

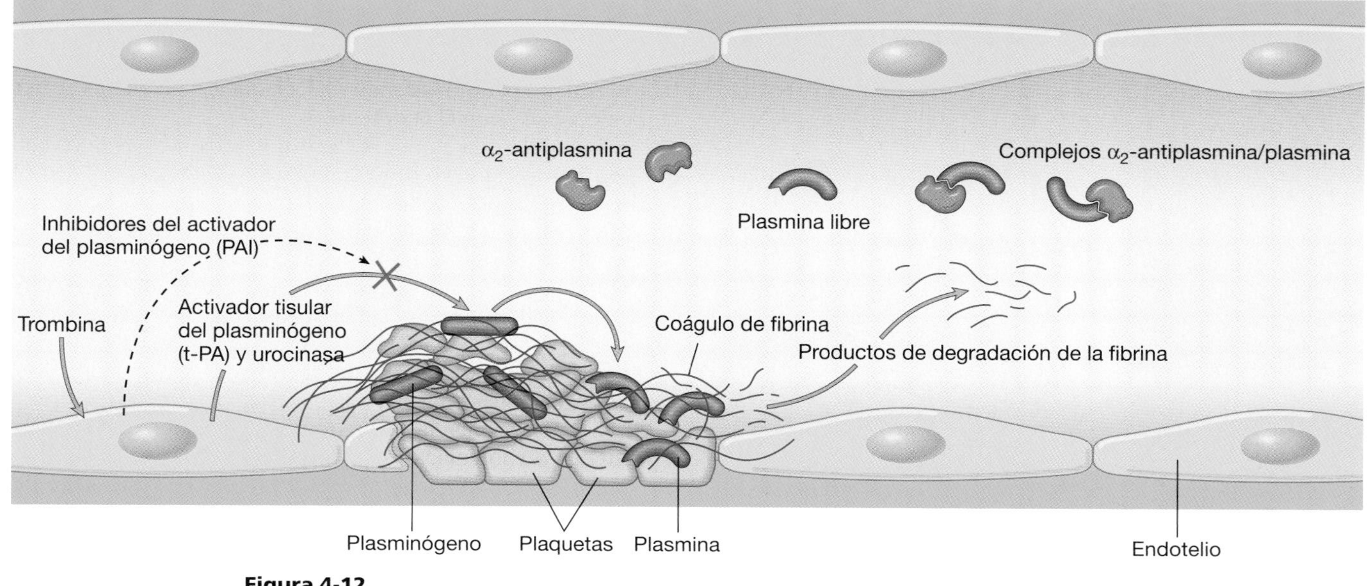

Figura 4-12

El sistema fibrinolítico ilustra varios activadores e inhibidores del plasminógeno (v. texto).

tados por determinadas citocinas y probablemente desempeñan una función en la trombosis intravascular que acompaña a la inflamación grave.

RESUMEN

Factores de la coagulación

- La coagulación se produce a través de una conversión enzimática secuencial de una cascada de proteínas circulantes y sintetizadas localmente. El factor tisular elaborado en los lugares de lesión es el iniciador más importante de la cascada de la coagulación; en la fase final de la coagulación, la trombina convierte el fibrinógeno en fibrina insoluble, lo que ayuda a formar el coágulo hemostático definitivo.
- La coagulación está normalmente circunscrita a los lugares de lesión vascular por:
  - Limitación de la actividad enzimática a los complejos fosfolipídicos proporcionados por las plaquetas activadas.
  - Anticoagulantes naturales elaborados en varios sitios de lesión endotelial o durante la activación de la cascada de la coagulación.
  - Inducción de las vías fibrinolíticas que afectan a la plasmina mediante las actividades de varios PA.

Trombosis

Después de la descripción del proceso de la hemostasia normal, corresponde describir la disregulación que subyace a la formación de un trombo.

Patogénesis. Existen tres influencias primarias para la formación de un trombo (llamada la *tríada de Virchow*): 1) lesión endotelial; 2) estasis o turbulencias del flujo sanguíneo, y 3) hipercoagulabilidad sanguínea (Fig. 4-13).

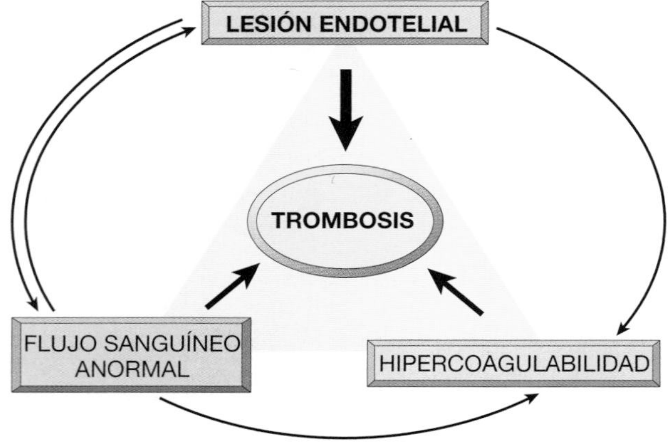

Figura 4-13

Tríada de Virchow en la trombosis. La integridad del endotelio es el factor más importante. La lesión de las células endoteliales puede alterar también el flujo sanguíneo local y afectar a la coagulación. El flujo sanguíneo anormal (estasis o turbulencia), a su vez, puede producir daño endotelial. Los factores pueden actuar de forma independiente o se pueden combinar para favorecer la formación de trombos.

Lesión endotelial. Tiene una influencia dominante, dado que la pérdida endotelial por sí misma puede producir trombosis. Es especialmente importante para la formación del trombo que se produce en el corazón o en la circulación arterial, donde los flujos sanguíneos normalmente elevados pueden evitar la formación de coágulos al impedir la adhesión plaquetaria o diluyendo los factores de coagulación. Por ello, la formación de trombos dentro de las cámaras cardíacas (p. ej., tras la lesión endotelial por un infarto de miocardio), sobre las placas ulceradas en las arterias ateromatosas, o en los lugares de lesiones traumáticas o inflamatorias vasculares (*vasculitis*) está en gran parte en función de la lesión endotelial. Claramente, la pérdida física de endotelio lleva a la exposición de la MEC subendotelial, la adhesión de las plaquetas, la liberación de factor tisular, y la depleción local de PGI_2 y de los activadores del plasminógeno. *Sin embargo, es importante destacar que el endotelio no necesita estar denudado o físicamente alterado para contribuir al desarrollo de trombosis; cualquier alteración en el equilibrio dinámico de las actividades protrombóticas y antitrombóticas del endotelio puede influir en los eventos locales de coagulación* (v. Fig. 4-7). Por tanto, la disfunción del endotelio puede elaborar grandes cantidades de factores procoagulantes (p. ej., moléculas de adhesión de las plaquetas, factor tisular, inhibidores del activador del plasminógeno) o puede sintetizar menos efectores anticoagulantes (p. ej., trombomodulina, PGI_2, t-PA). La disfunción endotelial significativa (en ausencia de pérdida celular endotelial) puede producirse en la hipertensión, el flujo turbulento sobre las válvulas cicatriciales, o por la acción de las endotoxinas bacterianas. Incluso influencias relativamente sutiles, como la homocistinuria, hipercolesterolemia, radiación, o productos absorbidos por el humo de los cigarrillos, pueden ser fuentes de disfunción endotelial.

Alteraciones del flujo sanguíneo normal. La turbulencia contribuye a la trombosis arterial o cardíaca al producir una lesión o disfunción endotelial, así como por la formación de contracorrientes y de focos de estasis; la estasis es el principal contribuyente para el desarrollo del trombo venoso. El flujo sanguíneo normal es *laminar*, con el flujo de plaquetas centralmente en la luz del vaso, separado del endotelio por una zona clara de movimientos más lentos de plasma. La estasis y la turbulencia, por tanto:

- Alteran el flujo laminar y hacen que las plaquetas entren en contacto con el endotelio.
- Evitan la dilución de los factores activados de la coagulación por el nuevo flujo de sangre.
- Retrasan el flujo hacia dentro de los inhibidores de los factores de la coagulación y permiten que se forme un trombo.
- Favorecen la activación endotelial, resultando en trombosis local, adhesión de leucocitos, etc.

La turbulencia y la estasis contribuyen a la trombosis en varias situaciones clínicas. Las placas ateroscleróticas ulceradas no sólo exponen la MEC subendotelial, sino que también producen turbulencias. Las dilataciones anormales aórticas y arteriales, denominadas *aneurismas*, crean una estasis local y en consecuencia, son terreno fértil para la trombosis (Capítulo 10). El infarto agudo de miocardio da lugar a un miocardio focalmente no contráctil; la remodelación ventricular tras los infartos más lejanos puede producir la formación de un aneurisma. En ambos casos los trombos cardíacos murales se forman con más facilidad por la estasis sanguínea local (capítulo 11). La estenosis de la válvula mitral (p. ej., tras una cardiopatía reumática) da lugar a dilatación del ventrículo izquierdo. En unión con la fibrilación auricular, una aurícula dilatada es un lugar de estasis profunda y una localización primaria para el desarrollo de trombos. Los *síndromes de hiperviscosidad* (como la *policitemia*, Capítulo 12), aumentan la resistencia al flujo y pueden producir estasis en los vasos pequeños; los hematíes deformados en la anemia falciforme (capítulo 12) producen oclusiones vasculares, con estasis resultante que también predispone a la trombosis.

Hipercoagulabilidad. La hipercoagulabilidad generalmente contribuye con menos frecuencia a las situaciones trombóticas pero es un componente importante en la ecuación. Se define someramente como cualquier alteración de las vías de la coagulación que predispone a la trombosis, y se puede dividir en trastornos *primarios* (genéticos) y *secundarios* (adquiridos) (Tabla 4-2).

- Situaciones de hipercoagulabilidad primarias (hereditarias). De las causas hereditarias de hipercoagulabilidad, las mutaciones en el gen del factor V y en el gen de la protrombina son las más comunes:
  - Alrededor del 2 al 15% de los caucásicos son portadores de una mutación específica del factor V (denominada mutación de Leiden por la ciudad holandesa donde se describió por primera vez); entre los pacientes con trombosis venosa recurrente, la frecuencia es mucho más elevada, aproximándose al 60% en algunos estudios. La mutación resulta en un factor Va que no puede escindirse (y por tanto, inactivarse) por la proteína C; como consecuencia, se pierde una importante vía antitrombótica contrarreguladora (v. Fig. 4-7).
  - Una única sustitución de un nucléotido (G por A) en la región 3´ no traducida del gen de la protrombina es un alelo bastante común (entre el 1 y el 2% de la población) y da lugar a un aumento de la transcripción de la protrombina, y a un riesgo casi tres veces mayor de trombosis venosas.

Tabla 4-2 Estados de hipercoagulabilidad

Primarios (genéticos)
Comunes
Mutación en el gen del factor V (factor V Leiden)
Mutación en el gen de la protrombina
Mutación en el gen del metiltetrahidrofolato reductasa
Raros
Deficiencia de antitrombina III
Deficiencia de proteína C
Deficiencia de proteína S
Muy raros
Defectos de la fibrinólisis
Secundarios (adquiridos)
Alto riesgo de trombosis
Reposo prolongado en cama o inmovilización
Infarto de miocardio
Fibrilación auricular
Daño tisular (cirugía, fracturas, quemaduras)
Cáncer
Válvulas cardíacas protésicas
Coagulación intravascular diseminada
Trombopenia inducida por heparina
Síndrome antifosfolípido (síndrome de anticoagulante lúpico)
Menor riesgo de trombosis
Miocardiopatía
Síndrome nefrótico
Estados de hiperestrogenismo (embarazo)
Uso de anticonceptivos orales
Anemia falciforme
Consumo de tabaco

Estados de hipercoagulabilidad primaria menos frecuentes son las deficiencias hereditarias de anticoagulantes como la antitrombina III, la proteína C o la proteína S; los pacientes afectados presentan típicamente trombosis venosas y tromboembolias recurrentes en la adolescencia o al inicio de la vida adulta. Los niveles congénitamente elevados de homocisteína también contribuyen a las trombosis venosas y arteriales (y al desarrollo de aterosclerosis, v. Capítulo 10), los efectos protrombóticos de la homocisteína se atribuyen a la inhibición de la antitrombina III y/o la trombomodulina. Las mutaciones puntuales en los genes de la metiltetrahidrofolato reductasa se asocian con una homocisteinemia leve en determinadas poblaciones blancas y asiáticas, aunque la asociación de las mutaciones con trombosis no está bien establecida.

Aunque estos trastornos hereditarios son causas raras de estados de hipercoagulabilidad significativos por sí mismos, colectivamente son significativos por dos razones. En primer lugar, las mutaciones se pueden heredar de forma conjunta, y el riesgo resultante de diátesis trombótica es sinérgico. En segundo lugar, los pacientes con estas mutaciones tienen una frecuencia significativamente mayor de trombosis venosa en el marco de otros factores de riesgo adquiridos (p. ej., embarazo o reposo prolongado en cama). Por tanto, la heretocigosidad para el factor V de Leiden (que por sí misma puede no ser significativa) puede ser suficientemente sinérgica con la inactividad forzada durante un vuelo largo en avión como para producir una trombosis venosa profunda. Por tanto, las causas hereditarias de hipercoagulabilidad se deben considerar en pacientes jóvenes (es decir, de menos de 50 años), incluso si existen otras etiologías adquiridas (v. más adelante).

- Situaciones de hipercoagulabilidad adquiridas (secundarias). Al contrario de lo que ocurre con los trastornos hereditarios, la patogénesis de las *diátesis trombóticas adquiridas* suele ser multifactorial y, por tanto, más complicada (v. Tabla 4-2). En algunas situaciones (p. ej., la insuficiencia cardíaca o los traumatismos), la estasis o la lesión vascular puede ser lo más importante. La hipercoagulabilidad se asocia con el uso de anticonceptivos orales y con estados hiperestrogénicos como el embarazo, probablemente por el aumento de la síntesis hepática de factores de la coagulación y la reducción de la síntesis de antitrombina III. En los cánceres diseminados, la liberación de productos procoagulantes por parte del tumor predispone a la trombosis. La hipercoagulabilidad que se observa conforme se envejece se ha atribuido a un aumento de la agregación plaquetaria y a una reducción de la liberación endotelial de PGI_2. El consumo de tabaco y la obesidad favorecen la hipercoagulabilidad por mecanismos desconocidos.

Entre las causas adquiridas de diátesis trombótica, la *trombopenia inducida por heparina* (TIH) y el *síndrome antifosfolípido* (previamente conocido como el *síndrome del anticoagulante lúpico*) merecen atención especial.

- En hasta el 5% de la población se observa la trombopenia inducida por heparina, que se produce cuando la administración de heparina no fraccionada (para la anticoagulación terapéutica) induce autoanticuerpos frente a complejos de heparina y proteínas de la membrana plaquetaria (factor plaquetario 4) (Capítulo 12). Este anticuerpo se une a complejos similares presentes en la plaqueta y la superficie endotelial, dando lugar a la activación plaquetaria y a la lesión de la célula endotelial, y a un *estado protrombótico neto*. La aparición del síndrome de TIH se puede reducir con el uso de heparinas de bajo peso molecular que conservan su actividad anticoagulante pero tienen la ventaja adicional de una semivida sérica prolongada.
- El síndrome del anticuerpo antifosfolípido tiene manifestaciones muy variables, incluyendo trombosis recurrente, abortos de repetición, vegetaciones en las válvulas cardíacas, y trombopenia; se asocia con autoanticuerpos dirigidos contra los fosfolípidos aniónicos (p. ej., cardiolipina cardíaca) o, más precisamente antígenos plasmáticos proteicos que quedan al descubierto por la unión a dichos fosfolípidos (p. ej., protrombina). *In vivo* estos anticuerpos inducen un *estado de hipercoagulabilidad*, mediante la inducción de la activación plaquetaria o la interferencia con la producción endotelial de PGI_2. No obstante, *in vitro* (en ausencia de plaquetas y de endotelio) los anticuerpos simplemente interfieren con el ensamblaje del complejo fosfolipídico y, por tanto, inhiben la coagulación (de ahí la denominación de *anticoagulante lúpico*). Los pacientes con anticuerpos frente a las cardiolipinas tienen unas pruebas serológicas falsamente positivas para la sífilis porque el antígeno en las pruebas estándar está embebido en cardiolipinas.

Existen dos tipos de síndrome antifosfolípido. Muchos pacientes tienen un *síndrome antifosfolípido secundario* debido a una enfermedad autoinmunitaria bien definida, como el lupus eritematoso sistémico (Capítulo 5). Por el contrario, los que muestran sólo manifestaciones de hipercoagulabilidad sin evidencia de otro trastorno autoinmunitario definido se denominan *síndrome antifosfolípido primario*. Los pacientes con síndrome antifosfolípido tienen mayor riesgo de padecer un acontecimiento fatal (hasta el 7% en algunas series). El tratamiento implica anticoagulación, con inmunosupresión en los casos refractarios. Aunque los anticuerpos antifosfolípido se asocian con diátesis trombóticas, también se han identificado en un 5 a un 15% de personas aparentemente normales, lo que implica que es una causa necesaria pero no suficiente para producir un síndrome antifosfolípido florido.

Morfología

Los trombos se pueden desarrollar en cualquier parte del sistema cardiovascular (p. ej., las cavidades cardíacas, o las válvulas, o en arterias, venas o capilares). El tamaño y la forma de los trombos depende del lugar de origen y de la causa. Los trombos arteriales o cardíacos comienzan típicamente en los lugares de lesión endotelial o turbulencia; los trombos venosos se producen característicamente en los lugares de estasis. Los trombos se unen localmente a la superficie vascular subyacente; los trombos arteriales tienden a crecer en dirección retrógrada desde el punto de unión, mientras que los trombos venosos se extienden en la dirección del flujo sanguíneo (por tanto, tienden a propagarse hacia el corazón). La porción de la propagación de un trombo tiende a estar poco unida y, por tanto, muestra tendencia a fragmentarse, generando un **émbolo**.

Los trombos pueden tener macroscópicamente (y microscópicamente) laminaciones aparentes denominadas **líneas de Zahn**; éstas representan capas pálidas de plaquetas y de fibrina que alternan con capas más oscuras, ricas en eritrocitos. Dichas líneas son significativas sólo en cuanto a que representan trombosis en el marco del flujo sanguíneo; su presencia puede distinguir, por tanto, la trombosis pre mórtem de los coágulos blandos no laminados que se producen post mórtem (v. también más adelante). Aunque dichas líneas no son típicamente aparentes en las venas o en las arterias más pequeñas (los trombos formados en flujos venosos lentos generalmente se parecen a la sangre estáticamente coagulada), la valoración cuidadosa generalmente muestra laminaciones mal definidas. Los trombos que se producen en las cavidades cardíacas o en la luz aórtica se denominan **trombos murales**. La contracción miocárdica anormal (consecuencia de arritmias, miocardiopatía dilatada, o infarto de miocardio) o lesión endomiocárdica (producida por miocarditis, traumatismo por catéteres) favorece los trombos cardíacos murales (Fig. 4-14A), mientras que las placas ateroscleróticas ulceradas y la dilatación de los aneurismas favorece la trombosis aórtica (Fig. 4-14B).

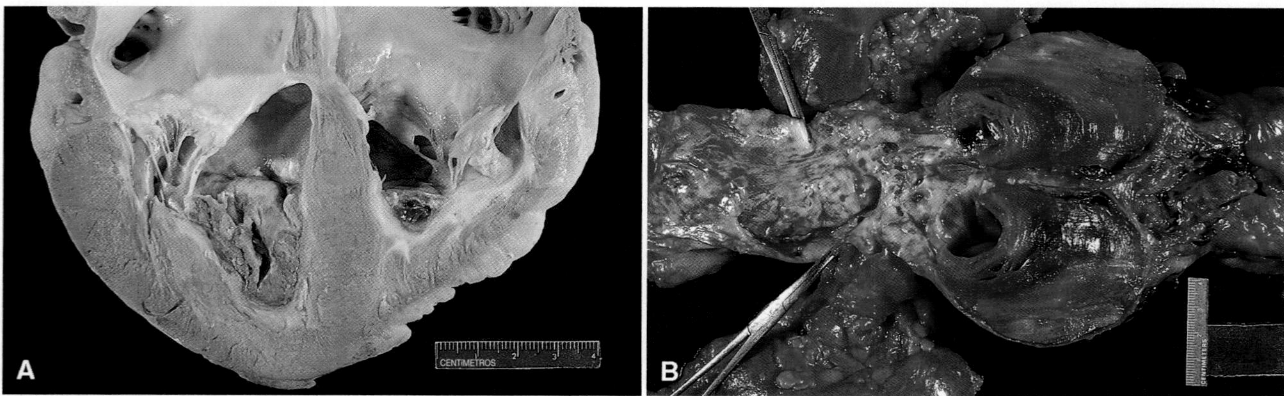

Figura 4-14

Trombo mural. **A**, trombos en los ápex del ventrículo derecho e izquierdo, con una cicatriz fibrosa blanca. **B**, trombo laminado en un aneurisma aórtico dilatado. Existen numerosos trombos murales friables sobre lesiones ateroscleróticas avanzadas de la aorta más proximal (*izquierda de la fotografía*).

Los **trombos arteriales** son frecuentemente oclusivos, y producidos por la activación de las plaquetas y la coagulación; típicamente son una red friable de plaquetas, fibrina, eritrocitos y leucocitos en degeneración. Aunque los trombos arteriales suelen estar sobre una placa aterosclerótica, puede verse implicada otra lesión vascular (vasculitis, traumatismo).

La **trombosis venosa** (flebotrombosis) es casi siempre oclusiva, y el trombo puede crear un largo cilindro de la luz; la trombosis venosa es, en gran medida, el resultado de la activación de la cascada de la coagulación, y las plaquetas desempeñan una función secundaria. Debido a que estos trombos se forman en la circulación venosa lenta, tienen tendencia a contener eritrocitos y, por tanto, se denominan trombos rojos o de estasis. Las venas de las extremidades inferiores son las que se afectan con más frecuencia (90% de las trombosis venosas); no obstante, los trombos venosos se pueden producir en las extremidades superiores, el plexo periprostático, o las venas ováricas o periuterinas; bajo circunstancias especiales se pueden ver en los senos durales, la vena porta o la vena hepática.

Los **coágulos post mórtem** algunas veces se pueden confundir en la necropsia con los trombos venosos. Sin embargo, los trombos post mórtem son gelatinosos, con una porción roja oscura abajo, donde los hematíes se han establecido por gravedad, y un sobrenadante amarillo en «grasa de pollo», y no suelen estar unidos a la pared subyacente. En contraposición, los trombos rojos son más firmes y están localmente unidos, y el corte muestra capas grises de fibrina.

Los trombos de las válvulas cardíacas se llaman **vegetaciones**. Las infecciones bacterianas o fúngicas diseminadas por la sangre pueden producir daño valvular, y dar lugar por ello a unas grandes masas trombóticas (endocarditis infecciosa, Capítulo 11). Las vegetaciones estériles también se pueden desarrollar sobre válvulas no infectadas en estados de hipercoagulabilidad, la denominada **endocarditis no bacteriana trombótica** (Capítulo 11). Con menos frecuencia, la endocarditis estéril verrugosa (endocarditis de Libman-Sacks) se puede producir en el marco del lupus eritematoso sistémico (Capítulo 5).

Evolución de la trombosis. Si el paciente sobrevive a la trombosis inicial, en los días o semanas siguientes los trombos sufren la combinación de los siguientes eventos:

- *Propagación*. Los trombos acumulan más plaquetas y fibrina, y finalmente causan la obstrucción del vaso.
- *Embolización*. Los trombos se separan o fragmentan y se transportan a otros puntos del lecho vascular.
- *Disolución*. Los trombos desaparecen por la actividad fibrinolítica.
- *Organización y recanalización*. Los trombos inducen inflamación y fibrosis (*organización*). Se pueden finalmente *recanalizar* (restablecer algún grado de flujo) o se pueden incorporar a la pared vascular engrosada.

La propagación se describió anteriormente, y la embolización se desarrolla en detalle más adelante. La disolución es el resultado de la activación fibrinolítica, que da lugar a una rápida disminución del tamaño e incluso la lisis total de los trombos *recientes*. Con los trombos más antiguos, la polimerización extensa de la fibrina hace que el trombo sea mucho más resistente a la proteólisis, y la lisis es ineficaz. Esto es clínicamente significativo porque la administración terapéutica de agentes fibrinolíticos (p. ej., el t-PA en el marco de una trombosis coronaria aguda) suele ser efectiva sólo en las primeras horas de formación del trombo.

Los trombos más antiguos se organizan por crecimiento hacia dentro de las células endoteliales, células musculares lisas, y fibroblatos en un coágulo rico en fibrina (Fig. 4-15). Los canales capilares se forman finalmente, de forma que hasta un límite, se pueden crear conductos a lo largo de la longitud del trombo y, por tanto, restablecer la continuidad de la luz original. Aunque los canales pueden no restablecer de forma satisfactoria el flujo en muchos vasos obstruidos, la recanalización podría convertir un trombo en una masa vascularizada de tejido conjuntivo que finalmente se incorpora en la pared del vaso y continúa como una hinchazón subendotelial. Por último, con la contracción de las células mesenquimales sólo permanece un acúmulo fibroso para señalar el lugar original del trombo. Ocasionalmente, en lugar de la organización, el centro del trombo sufre una digestión enzimática, presumiblemente por la liberación de enzimas lisosomales de los leucocitos y las plaquetas atrapadas.

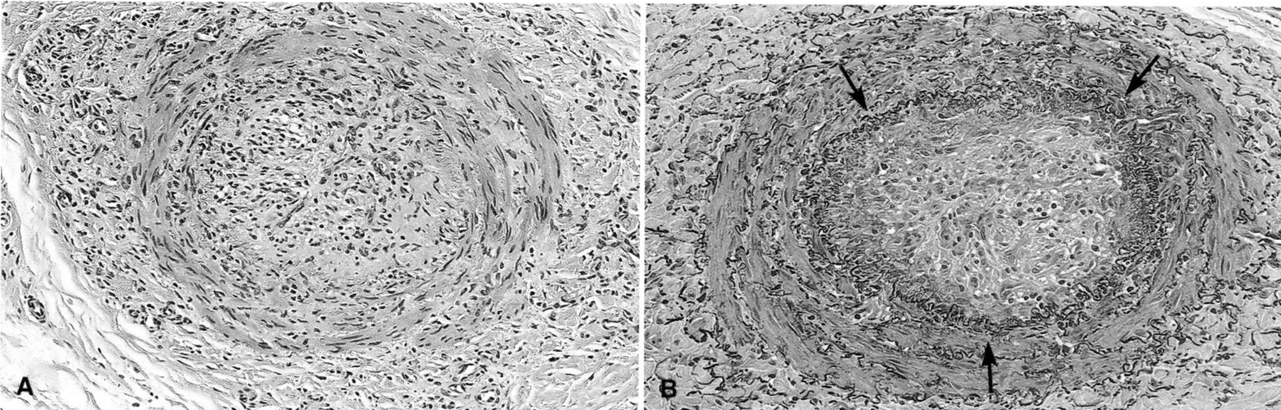

Figura 4-15

Visión de bajo aumento de una arteria con un trombo antiguo. **A**, sección teñida con hematoxilina eosina. **B**, tinción para tejido elástico. La luz original está dibujada por la lámina elástica interna (*flechas*) y está totalmente ocupada por un trombo organizado, ahora con varios canales de recanalización (*espacios en blanco*).

Correlaciones clínicas. Trombosis venosa frente a trombosis arterial. Los trombos son significativos porque *producen la obstrucción de las arterias y de las venas y son fuentes potenciales de émbolos.* Qué efecto es más importante depende del lugar de la trombosis. Los trombos venosos pueden producir congestión y edema en los lechos vasculares distales a la obstrucción, pero son más problemáticos por su capacidad de embolizar los pulmones y producir la muerte (ver más adelante). Por el contrario, mientras los trombos arteriales pueden embolizar e incluso producir un infarto tisular (ver más adelante), su función en la obstrucción vascular en los sitios críticos (p. ej., vasos coronarios y cerebrales) es mucho más significativa clínicamente.

Trombosis venosa (flebotrombosis). La mayor parte de los trombos venosos se producen en las venas profundas o superficiales de la pierna. Los trombos venosos superficiales se producen en el sistema de la safena, especialmente cuando hay varices. Dichos trombos superficiales pueden producir una congestión local, inflamación, dolor, y dolor a la palpación a lo largo del curso de la vena afectada, pero rara vez embolizan. Sin embargo, el edema local y la afectación del drenaje venoso predisponen a la infección de la piel suprayacente por traumatismos menores y al desarrollo de *úlceras varicosas.* Los trombos profundos en las venas más grandes de las piernas a nivel y más abajo de la articulación de la rodilla (p. ej., venas poplíteas, femorales e ilíacas) son más graves porque pueden embolizar. Aunque pueden producir dolor local y edema, la obstrucción venosa puede ser rápidamente compensada por canales colaterales o de *bypass*. En consecuencia, las trombosis venosas profundas son completamente asintomáticas en alrededor del 50% de los pacientes y se reconocen de forma retrospectiva sólo tras haber embolizado.

La trombosis venosa profunda se puede producir con estasis o en una variedad de situaciones de hipercoagulabilidad, como se describió previamente (v. Tabla 4-2). La insuficiencia cardíaca es una razón obvia para la estasis de la circulación venosa. Los traumatismos, la cirugía y las quemaduras generalmente resultan en una reducción de la actividad física, una lesión de los vasos, la liberación de sustancias procoagulantes de los tejidos y/o la reducción de la actividad de la t-PA. Existen muchas influencias que contribuyen a la propensión trombótica del periparto y el posparto; además del potencial de infusión del líquido aminiótico en la circulación durante el parto (v. más adelante), el final del embarazo y el posparto se asocian con hipercoagulabilidad. La liberación de procoagulantes asociados con los tumores son los responsables de un aumento de los fenómenos trombóticos que se observan en los cánceres diseminados (la llamada *tromboflebitis migratoria*, o *síndrome de Trousseau*). Independientemente del contexto clínico, la edad avanzada, el reposo en cama, y la inmovilización aumentan el riesgo de trombosis venosa profunda porque la reducción de la actividad física disminuye el efecto de ordeñamiento de los músculos de la parte inferior de la pierna sobre los vasos y, por tanto, disminuye el retorno venoso.

Trombosis cardíaca y arterial. La *aterosclerosis* es un desencadenante fundamental de la trombosis, porque se asocia con una pérdida de la integridad endotelial y un flujo vascular anormal (v. Fig. 4-14B). Los trombos murales cardíacos se pueden producir en el marco de un infarto de miocardio en relación con la contracción muscular discinética, así como con el daño del endocardio adyacente (v. Fig. 4-14A). La *cardiopatía reumática* (v. Capítulo 11) puede producir trombos murales auriculares debido a la estenosis mitral, seguida de dilatación de la aurícula izquierda y la consiguiente fibrilación auricular. Además de las consecuencias obstructivas, los trombos murales cardíacos y aórticos también pueden embolizar periféricamente. Casi cualquier tejido se puede ver afectado, pero el cerebro, los riñones y el bazo son las principales dianas por su gran volumen de flujo sanguíneo.

RESUMEN

Trombosis

- El desarrollo de los trombos depende de la contribución relativa de los componentes de la tríada de Virchow:
  - Lesión endotelial (p. ej., toxinas, hipertensión, inflamación o productos metabólicos).
  - Flujo sanguíneo anormal –estasis o turbulencia (p. ej., debido a aneurismas, placas ateroscleróticas).
  - Hipercoagulabilidad, que puede ser primaria (p. ej., factor V de Leiden, aumento de la síntesis de protrombina, deficiencia de antitrombina III) o secundaria (p. ej., reposo en cama, daño tisular, neoplasias malignas).
- Los trombos se pueden propagar, resolver, organizarse o embolizar.
- La trombosis produce daño tisular por la oclusión local vascular o por embolización distal.

EMBOLIA

Un émbolo es una masa intravascular sólida, líquida o gaseosa que es transportada por la sangre a un lugar lejano de su lugar de origen. Casi el 99% de todos los émbolos representan alguna parte de un trombo fragmentado, de ahí el término *tromboembolia.* Entre las formas raras de émbolos se incluyen las embolias grasas, las burbujas de aire o de nitrógeno, los restos ateroscleróticos (*émbolos de colesterol*), los fragmentos tumorales, los fragmentos de médula ósea, o los cuerpos extraños como las balas. Sin embargo, a no ser que se especifique otra cosa, una embolia suele considerarse de origen trombótico. Inevitablemente, los émbolos se alojan en vasos demasiado pequeños para permitir que sigan pasando, y dan lugar a una oclusión vascular parcial o total. Las consecuencias de las tromboembolias incluyen necrosis isquémicas (*infartos*) en los tejidos que están más allá. Dependiendo del lugar de origen, los émbolos se pueden alojar en cualquier parte del lecho vascular; los resultados clínicos se entienden mejor desde el punto de vista de si los émbolos se alojan en la circulación pulmonar o sistémica.

Tromboembolia pulmonar

El tromboembolia pulmonar tiene una incidencia de 20 a 25 por 100.000 pacientes hospitalizados. Aunque la tasa de tromboembolia pulmonar fatal (como se valora en la necropsia) ha disminuido del 6 al 2% en los últimos 25 años, la tromboembolia pulmonar sigue causando unas 200.000 muertes al año en Estados Unidos. En más del 95% de los casos, los émbolos venosos se originan en los trombos de las venas profundas de las piernas por encima del nivel de la rodilla (descritos previamente). Se desplazan por canales progresivamente más grandes y pasan a través del corazón derecho antes de entrar en la vasculatura pulmonar. Dependiendo del tamaño del émbolo, puede ocluir la arteria pulmonar principal, impactar en la bifurcación (*émbolo en silla de montar*), o seguir avanzando hasta arteriolas más pequeñas (Fig. 4-16). Con frecuencia, hay múltiples émbolos, quizá secuencialmente, o una cantidad más pequeña de émbolos de un único trombo grande; en general, *el paciente que ha sufrido una embolia pulmonar tiene un alto riesgo de sufrir más*. Rara vez, un émbolo puede pasar a través de un defecto interauricular o interventricular, entrando así en la circulación sistémica (*embolia paradójica*). Lo siguiente es una revisión sobre tromboembolia pulmonar; v. el Capítulo 13 para una descripción más completa.

- La mayor parte de las embolias pulmonares (del 60 al 80%) son clínicamente silentes porque son pequeñas. Finalmente se organizan y se incorporan a la pared vascular; en algunos casos, la organización de las tromboembolias deja detrás una *membrana* delicada y fibrosa como de unión.
- La muerte súbita, la insuficiencia cardíaca derecha (*cor pulmonale*), o el colapso cardiovascular se producen cuando está obstruida al menos el 60% de la circulación pulmonar con émbolos.
- La obstrucción embólica de arterias de mediano tamaño puede producir hemorragia pulmonar pero generalmente no causa infarto pulmonar porque el pulmón tiene un aporte doble de sangre y la circulación arterial bronquial intacta sigue aportando sangre a la zona afectada. Sin embargo, un émbolo de tamaño similar en el marco de una insuficiencia cardíaca izquierda (y el consiguiente flujo sanguíneo arterial bronquial lento) puede producir un gran infarto.

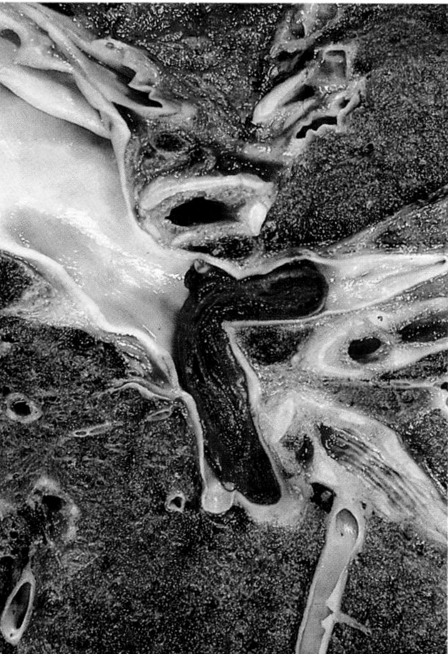

Figura 4-16

Émbolo derivado de la trombosis venosa profunda de una extremidad inferior y que ahora ha impactado en una rama de la arteria pulmonar.

- La obstrucción embólica de las arteriolas pulmonares terminales suele asociarse con infarto.
- Muchos émbolos que se producen en un período corto de tiempo pueden causar hipertensión pulmonar con insuficiencia cardíaca derecha.

Tromboembolia sistémica

La tromboembolia sistémica se refiere a los émbolos en la circulación arterial. La mayor parte (80%) se originan en trombos cardíacos murales, dos tercios de los cuales se asocian con infartos de la pared del ventrículo izquierdo y otro cuarto con una aurícula izquierda dilatada (p. ej., secundaria a enfermedad de la válvula mitral). El resto se originan en aneurismas aórticos, trombos o ulceraciones de las placas ateroscleróticas, o fragmentaciones de vegetaciones de las válvulas (Capítulo 11). Una fracción muy pequeña de embolias sistémicas parece originarse en venas pero termina en la circulación arterial, por defectos en el septo interventricular. Se denominan *émbolos paradójicos*. En contraposición con la embolia venosa, que tiende a alojarse fundamentalmente en un lecho vascular (el pulmón), el émbolo arterial puede viajar a muchos lugares; el sitio en el que se para depende del punto de origen de la tromboembolia y del flujo relativo de sangre en los tejidos que están más allá. Los principales lugares de embolización arterial son las extremidades inferiores (75%), y el cerebro (10%): el intestino, los riñones y el bazo se ven afectados en menor medida. Las consecuencias de la embolia en un tejido dependen de la vulnerabilidad a la isquemia, el calibre del vaso ocluido y el aporte de la circulación colateral; en general, la embolia arterial produce infarto de los tejidos afectados.

Embolia grasa

Tras las fracturas de los huesos largos (que contienen médula grasa) o tras el traumatismo de un tejido blando se pueden encontrar en la circulación glóbulos grasos microscópicos. La grasa entra en la circulación por la rotura de los sinusoides vasculares de la médula o por la rotura de las vénulas en los tejidos lesionados. Aunque la embolia grasa y de médula se produce en el 90% de los pacientes con lesiones esqueléticas graves (Fig. 4-17), menos del 10% de dichos pacientes tienen sintomatología clínica. *El síndrome de embolia grasa se caracteriza por insuficiencia respiratoria, síntomas neurológicos, anemia y trombopenia; es fatal en el 10% de los casos.* Típicamente, los síntomas aparecen entre 1 y 3 días tras la lesión, con el inicio brusco de taquipnea, disnea y taquicardia. Los síntomas neurológicos incluyen irritabilidad y desasosiego, con progresión al delirio o coma.

La patogénesis del síndrome de la embolia grasa probablemente implica mecanismos obstructivos y lesión bioquímica. La embolia grasa ocluye la microvasculatura pulmonar y cerebral; las lesiones vasculares se agravan con agregación plaquetaria y eritrocitaria local. Esta patología se ve más exacerbada por la liberación de ácidos grasos libres desde los glóbulos grasos, produciendo lesión local tóxica al endotelio. La activación y el reclutamiento de granulocitos (con liberación de radicales libres, proteasas, y eicosanoides, Capítulo 2) completan el ataque vascular. Debido a que los lípidos se disuelven en las preparaciones tisulares con los solventes que se usan habitualmente en las inclusiones en parafina, la demostración microscópica de los microglóbulos grasos (es decir, en ausencia de médula ósea acompañante) necesita de

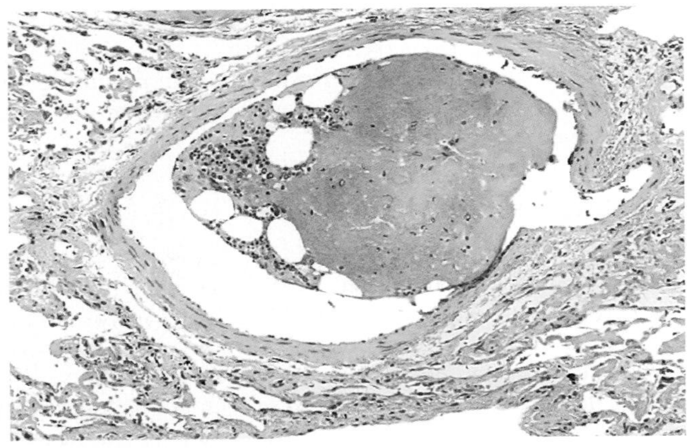

Figura 4-17

Émbolo de médula ósea en la circulación pulmonar. Los elementos celulares en el lado izquierdo del émbolo son precursores hematopoyéticos, mientras que las vacuolas claras representan grasa medular. La zona roja relativamente uniforme en el lado derecho del trombo es un trombo que se está empezando a organizar.

técnicas especiales, incluyendo secciones en congelación y tinciones especiales para la grasa.

Embolia gaseosa

Las burbujas de gas dentro de la circulación pueden obstruir el flujo vascular (y producir una lesión isquémica distal) casi tan fácilmente como lo pueden hacer las masas trombóticas. El aire puede entrar en la circulación durante procedimientos obstétricos o como consecuencia de una lesión de la pared torácica. Generalmente, son necesarios más de 100 ml de aire para producir un efecto clínico; las burbujas se pueden unir y formar masas espumosas lo suficientemente grandes como para ocluir los principales vasos.

Una forma particular de embolia gaseosa, denominada *enfermedad de la descompresión*, se produce en personas expuestas a cambios bruscos de presión atmosférica. Las personas que practican buceo o submarinismo, y los obreros que trabajan debajo del agua tienen riesgo. Cuando el aire se inspira a una gran presión (p. ej., durante el buceo), grandes cantidades de gas (especialmente nitrógeno) se disuelven en la sangre y en los tejidos. Si el buceador asciende (se despresuriza) demasiado rápidamente, el nitrógeno se expande en los tejidos y forma burbujas en la sangre para producir una embolia gaseosa que puede inducir una isquemia focal en distintos tejidos, incluyendo el corazón y el cerebro.

La rápida formación de burbujas gaseosas dentro de los músculos esqueléticos y los tejidos de apoyo en y dentro de las articulaciones es responsable de una patología dolorosa denominada los curvados («The bends», se llamó así en la década de 1800 porque las personas que lo padecían arqueaban la espalda de una forma característica que se parecía a la entonces popular moda en las mujeres llamada la «Curva Griega»). En los pulmones, las burbujas de aire en el lecho vascular producen edema, hemorragias y atelectasias focales o enfisema, dando lugar a un distrés respiratorio, denominado *ahogamiento*. Una forma más crónica de enfermedad por descompresión se denomina enfermedad del cajón hidráulico, donde la persistencia de los embolismos de gas en los huesos produce múltiples focos de necrosis isquémica. Las cabezas del fémur, las tibias y los húmeros son los que se afectan con más frecuencia.

El tratamiento de la enfermedad aguda por descompresión requiere colocar a la persona afectada en una cámara de compresión para aumentar la presión barométrica y forzar que las burbujas de gas vuelvan a la solución. La posterior descompresión lenta teóricamente permite la resorción gradual y la exhalación de los gases de forma que no se vuelvan a formar burbujas obstructivas.

Embolia de líquido amniótico

La embolia de líquido amniótico es una forma grave pero afortunadamente rara de complicación del parto y del posparto inmediato (1 de cada 50.000 partos). Tiene una tasa de mortalidad de entre el 20 y el 40%. El inicio se caracteriza por una disnea brusca, cianosis y shock hipotensivo, seguido de convulsiones y coma. Si la paciente sobrevive a la crisis inicial, se desarrolla típicamente un edema agudo de pulmón, en la mitad de las pacientes con una coagulación intravascular diseminada (CID) debido a la liberación de sustancias trombogénicas desde el líquido amniótico.

La causa subyacente es la entrada de líquido amniótico (y sus contenidos) en la circulación materna a través de la rotura de las membranas placentarias y de las venas uterinas. Clásicamente, existe un edema pulmonar marcado y un daño alveolar difuso (Capítulo 13), microcirculación pulmonar con células escamosas descamadas de la piel fetal, lanugo, grasa de la *vermix caseosa*, y mucina derivada de los tractos respiratorio y gastrointestinal fetales. Los trombos sistémicos de fibrina indican el inicio de CID.

RESUMEN

Embolia

- Una embolia es una masa sólida, líquida o gaseosa que se transporta por la sangre a un lugar distante de su origen; la gran mayoría son fragmentos de un trombo roto.
- Los émbolos pulmonares derivan fundamentalmente de las trombosis de las venas profundas de las extremidades; su efecto (muerte súbita, insuficiencia cardíaca derecha, hemorragia pulmonar o infarto pulmonar) depende del tamaño del émbolo.
- Los émbolos sistémicos derivan fundamentalmente de trombos murales o valvulares cardíacos; aneurismas aórticos o placas ateroscleróticas. Si el émbolo produce infarto tisular depende del lugar de embolización y la circulación colateral.

INFARTO

Un infarto es una zona de necrosis isquémica producida por la oclusión del aporte arterial o del drenaje venoso en un tejido determinado. El infarto tisular es una causa frecuente y muy importante de patología clínica. Más de la mitad de las muertes en Estados Unidos se deben a enfermedad cardiovascular, y la mayor parte de ellas son atribuibles a infarto cerebral o miocárdico. El infarto pulmonar es una complicación frecuente en varias situaciones clínicas, el infarto intestinal frecuentemente es fatal, y la necrosis isquémica de las extremidades (gangrena) es un problema serio en la población diabética.

Casi el 99% de todos los infartos son consecuencia de sucesos trombóticos o embólicos, y casi todos son el resultado de oclusión arterial. En ocasiones, el infarto también puede deberse a otros mecanismos, como el vasoespasmo local, la expansión de un ateroma secundario a hemorragia intraplaquetaria, o la compresión extrínseca de un vaso (p. ej., por un tumor). Causas infrecuentes incluyen que un vaso se retuerza (p. ej., en la torsión testicular o en un vólvulo intestinal), la compresión vascular por edema o el atrapamiento en un saco herniario, o la rotura traumática de un vaso. Aunque la trombosis venosa puede producir infarto, con más frecuencia induce obstrucción venosa y congestión. Generalmente, los canales de derivación o *bypass* se abren rápidamente tras la oclusión, proporcionando un flujo de salida de la zona, lo que a su vez mejora el aporte arterial. Los infartos producidos por trombosis venosa son más probables en órganos con un único canal de retorno venoso (p. ej., los testículos y los ovarios).

Morfología

Los infartos se clasifican según su color (lo que refleja la cantidad de hemorragia), y la presencia o ausencia de infección microbiana. Por tanto, los infartos son rojos (hemorrágicos) o blancos (anémicos) y pueden ser sépticos o blandos.

Los **infartos rojos** (Fig. 4-18A) se producen con: 1) oclusiones venosas (como en la torsión ovárica); 2) en los tejidos laxos (como el pulmón) que permiten que la sangre se acumule en la zona infartada; 3) en tejidos con circulación dual, como el pulmón o el intestino delgado, lo que permite que el flujo de sangre de un aporte paralelo no obstruido irrigue la zona necrótica (dicha perfusión no es suficiente para rescatar los tejidos isquémicos); 4) en los tejidos previamente congestivos por un flujo venoso lento; 5) cuando el flujo sanguíneo se restablece en una zona con una oclusión arterial previa y necrosis (p. ej., fragmentación de un émbolo oclusivo o angioplastia de una lesión trombótica).

Los **infartos blancos** se producen en oclusiones arteriales o en órganos sólidos (como el corazón, el bazo y los riñones), donde el carácter sólido de los tejidos limita la cantidad de hemorragia que se puede absorber en la zona de necrosis isquémica desde los lechos capilares adyacentes (Fig. 4-18B). Todos los infartos tienden a tener forma de cuña, con el vaso ocluido en la parte del ápex y la periferia del órgano formando la base (Fig. 4-18); cuando la base es una superficie serosa puede haber un exudado fibrinoso que la recubra. Al inicio, todos los infartos están mal definidos y son ligeramente hemorrágicos. Los márgenes de ambos tipos tienden a volverse mejor definidos con el tiempo por un estrecho halo de congestión atribuible a la inflamación en el borde de la lesión.

En los órganos sólidos, los relativamente pocos eritrocitos extravasados se lisan y la hemoglobina liberada permanece como hemosiderina. Por ello, los infartos resultantes de las oclusiones arteriales se vuelven típicamente cada vez más pálidos y menor definidos con el tiempo (v. Fig. 4-18B). En los órganos esponjosos, en comparación, la hemorragia es demasiado extensa para permitir que la lesión nunca se vuelva más pálida (v. Fig. 4-18A). Con el curso de unos pocos días, no obstante, se vuelve más firme y más marrón, lo que refleja la acumulación del pigmento hemosiderina.

La característica histológica dominante es la **necrosis isquémica congestiva** (Capítulo 1). Una respuesta inflamatoria comienza a desarrollarse en los márgenes de los infartos a las pocas horas y suele estar bien definida en 1 o 2 días. Finalmente, a la respuesta inflamatoria le sigue una respuesta reparadora que comienza en los márgenes conservados (Capítulo 3). En tejidos estables o lábiles, la regeneración parenquimatosa se puede producir en la periferia, mientras que se respeta la arquitectura subyacente normal. Sin embargo, la mayor parte de los infartos son sustituidos, finalmente, por una cicatriz (Fig. 4-19). El cerebro es una excepción a estas generalizaciones; la lesión isquémica tisular en el sistema nervioso central da lugar a una necrosis licuefactiva (Capítulo 1).

Los **infartos sépticos** se producen cuando las vegetaciones bacterianas de las válvulas cardíacas embolizan o cuando los microbios se diseminan a una zona de tejido necrótico. En estos casos, el infarto se convierte en un absceso, con una correspondiente mayor lesión inflamatoria (Capítulo 2). La secuencia final de organización, sin embargo, sigue el patrón previamente descrito.

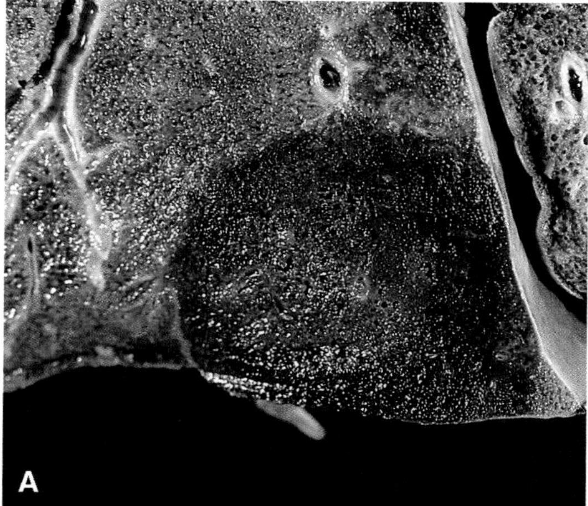

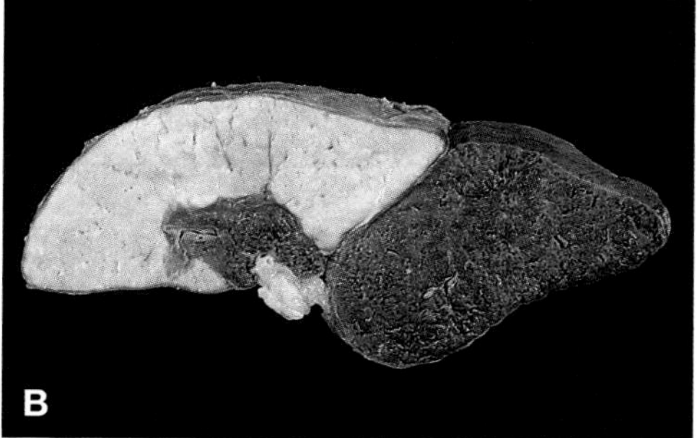

Figura 4-18

Infartos rojo y blanco. **A**, infarto pulmonar hemorrágico, en forma de cuña mal definido (*infarto pulmonar, infarto rojo o infarto hemorrágico*). **B**, infarto bien delimitado y pálido en el bazo (*infarto blanco*).

Factores que influyen en el desarrollo de un infarto. La oclusión vascular puede no tener efecto o tener un efecto mínimo, o puede producir la muerte de un tejido o incluso de una persona. *Los principales determinantes del pronóstico final incluyen la naturaleza del aporte vascular, la velocidad de desarrollo de la oclusión, la vulnerabilidad a la hipoxia, y el contenido de oxígeno de la sangre.*

Naturaleza del aporte vascular. La disponibilidad de un aporte alternativo de sangre es el determinante más impor-

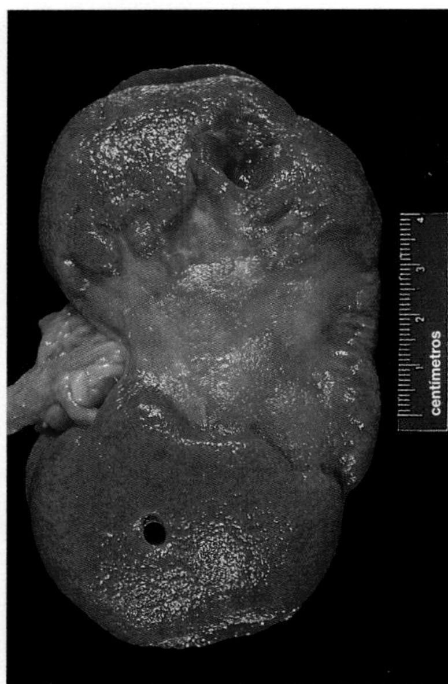

Figura 4-19

Infarto renal antiguo, sustituido ahora por una gran cicatriz fibrótica.

tante de si la oclusión de un vaso producirá daño. Por ejemplo, como se describe previamente, los pulmones tienen un aporte arterial dual, pulmonar y bronquial; por tanto, la obstrucción de pequeñas arteriolas pulmonares no produce infarto en personas por lo demás sanas con una circulación bronquial intacta. De forma similar, el hígado, con su circulación dual de la arteria hepática y la vena porta, y el brazo y el antebrazo, con su aporte dual radial y cubital, son relativamente resistentes al infarto. En contraposición, las circulaciones renales y esplénicas son de arterias terminales, y la obstrucción de dichos vasos, generalmente, produce infartos.

Velocidad de desarrollo de la oclusión. Las oclusiones que se desarrollan lentamente es menos probable que produzcan infartos porque tienen más tiempo para que se desarrollen vías de perfusión alternativas. Por ejemplo, pequeñas anastomosis interarteriolares, normalmente con un mínimo flujo funcional, interconectan las tres principales arterias coronarias en el corazón. Si una de las coronarias se ocluye lentamente (p. ej., una placa aterosclerótica que invade una arteria), el flujo de esta circulación colateral puede aumentar lo suficiente como para evitar el infarto, incluso si la arteria coronaria principal está finalmente ocluida.

Vulnerabilidad a la hipoxia. La susceptibilidad de un tejido a la hipoxia influye en la probabilidad de infarto. Las neuronas sufren un daño irreversible cuando son privadas de aporte sanguíneo durante 3 a 4 minutos. Las células miocárdicas, aunque más duras que las neuronas, también son bastante sensibles y mueren tras sólo 20 a 30 minutos de isquemia. En contraposición, los fibroblastos dentro del miocardio siguen siendo viables tras muchas horas de isquemia.

Contenido de oxígeno de la sangre. La presión parcial de oxígeno en la sangre también determina el resultado de la oclusión vascular. La obstrucción parcial del flujo de un vaso pequeño en un paciente anémico o cianótico puede provocar un infarto tisular, mientras que esto no tendría efecto en condiciones de una tensión normal de oxígeno. De esta forma, la insuficiencia cardíaca congestiva, con un flujo y ventilación comprometidos, puede producir infarto en el marco de un bloqueo que en otras circunstancias no tendría consecuencias.

RESUMEN

Infarto

- Los infartos son zonas de necrosis isquémica, generalmente coagulativa, producidos por la oclusión del aporte arterial o, con menos frecuencia, del drenaje venoso.
- Los infartos se producen la mayor parte de las veces por la formación de un trombo arterial oclusivo, o por la embolización de un trombo arterial o venoso.
- Los infartos producidos por oclusión venosa, o en tejidos laxos con aporte dual de sangre, son típicamente hemorrágicos (rojos) mientras que los producidos por oclusión arterial en los tejidos compactos son pálidos (blancos).

SHOCK

El shock es la consecuencia común a un número de situaciones clínicas que podrían ser letales, incluyendo hemorragias graves, traumatismos, quemaduras extensas, grandes infartos de miocardio, tromboembolia pulmonar masiva y sepsis microbiana. Independientemente de la patología de base, *el shock causa una hipoperfusión sistémica, y puede producirse por una reducción del gasto cardíaco o del volumen efectivo circulante. Los resultados finales son hipotensión, alteración de la perfusión tisular e hipoxia tisular*. Aunque los efectos metabólicos e hipóxicos de la hipoperfusión causan inicialmente sólo una lesión celular reversible, la persistencia de shock produce finalmente un daño tisular irreversible y puede culminar en la muerte del paciente.

Existen tres categorías de shock: cardiogénico, hipovolémico y séptico (Tabla 4-3). Los mecanismos subyacentes al shock cardiogénico e hipovolémico son sencillos de explicar; el shock séptico es bastante más complicado y se describe en detalle más adelante.

- El *shock cardiogénico* es consecuencia de un fallo en la bomba cardíaca. Puede ser debido a daño miocárdico (infarto), arritmias ventriculares, compresión extrínseca (taponamiento cardíaco, Capítulo 11), u obstrucción al flujo (p. ej., tromboembolia pulmonar).
- El *shock hipovolémico* es consecuencia de la pérdida de sangre o de volumen plasmático, que se puede deber a hemorragia, pérdida de líquidos en grandes quemados o traumatismo.
- El *shock séptico* se debe a una infección microbiana. Con más frecuencia, se produce en el marco de las infecciones por microorganismos gramnegativos (shock endotóxico), pero también lo pueden producir microorganismos grampositivos o infecciones fúngicas. Es importante destacar que no es necesario que haya una bacteriemia sistémica para inducir un shock séptico; las respuestas inflamatorias del huésped a las infecciones extravasculares locales pueden ser suficientes (v. más adelante).

Tabla 4-3 Los tres tipos principales de shock

Tipo de shock	Ejemplos clínicos	Principales mecanismos
Cardiogénico		
	Infarto de miocardio Rotura ventricular Arritmia Taponamiento cardíaco Embolismo pulmonar	Fallo de la bomba miocárdica consecuencia de un daño miocárdico intrínseco, presión extrínseca u obstrucción al flujo de salida
Hipovolémico		
	Pérdida de líquidos (p. ej., vómitos, diarrea, quemaduras o traumatismos)	Volumen inadecuado de plasma o de sangre
Séptico		
	Infecciones microbianas devastadoras Shock endotóxico Sepsis por grampositivos Sepsis por hongos Superantígenos (p. ej., síndrome de shock tóxico)	Vasodilatación periférica y acúmulo de sangre; activación/lesión endotelial; daño inducido por leucocitos, coagulación intravascular diseminada, activación de la cascada de citocinas

Con menos frecuencia, el shock se puede producir en el marco de un accidente anestésico o de una lesión de la médula espinal (*shock neurogénico*), como consecuencia de una pérdida del tono vascular y de un acúmulo periférico de sangre. El *shock anafiláctico* representa una vasodilatación sistémica y un aumento de la permeabilidad producida por una reacción de hipersensibilidad por IgE (Capítulo 5). En estas situaciones, la vasodilatación aguda grave y diseminada da lugar a hipoperfusión periférica y anoxia tisular.

Patogénesis del shock séptico

Con una mortalidad de entre el 25 y el 50%, el shock séptico es la primera de todas las causas de muerte en una unidad de cuidados intensivos y representa más de 200.000 muertes anualmente en Estados Unidos. Además, el aumento cada vez mayor en la incidencia de los síndromes sépticos es atribuible a la mejora del tratamiento de soporte en los pacientes de alto riesgo, al aumento de los procedimientos invasivos, y al número cada vez mayor de huéspedes inmunocomprometidos (secundarios a quimioterapia, inmunosupresión o infección con el virus de la inmunodeficiencia humana). El shock séptico es consecuencia de la respuesta inmunitaria innata de huésped ante los microorganismos e infecciones que pueden ser diseminados por la sangre o localizados en un lugar específico.

La mayor parte de los shock sépticos (alrededor del 70%) se deben a las endotoxinas producidas por bacilos gramnegativos (Capítulo 9), de ahí el término *shock endotóxico*. Las endotoxinas son lipopolisacáridos (LPS) de la pared bacteriana que consisten en un núcleo de ácido graso tóxico (*lípido A*) común a todas las bacterias gramnegativas, y una cubierta polisacárida compleja (*incluyendo antígeno* O) única de cada una de las especies. Moléculas análogas en las paredes de las bacterias gramnegativas y los hongos también pueden producir shock séptico.

Todos los efectos celulares y hemodinámicos del shock séptico se pueden producir sólo con una inyección de LPS. Los LPS libres se unen a la proteína circulante que liga LPS, y el complejo se une después a un receptor específico (CD14) en los monocitos, macrófagos y neutrófilos. La unión a CD14 (incluso en dosis tan pequeñas como 10 pg/ml) da lugar a una señal intracelular a través de la proteína 4 «asociada al receptor tipo Toll» (TLR-4), dando lugar a una profunda activación de las células mononucleares y a la producción de potentes citocinas efectoras como la IL-1 y el TNF (Capítulo 2). Estas citocinas actúan sobre las células endoteliales y tienen distintos efectos, incluyendo la reducción de la síntesis de los factores de la anticoagulación, como el inhibidor de la vía del factor tisular y la trombomodulina (v. Fig. 4-7). Los efectos de las citocinas pueden ser amplificados por la unión del TLR-4 sobre las células endoteliales.

La activación mediada por TLR ayuda a activar el sistema inmunitario innato para erradicar de forma eficiente los microbios invasores (Capítulo 5). Por desgracia, dependiendo de la dosis y de la extensión de la activación inmunitaria y vascular, los efectos secundarios de la liberación de los LPS pueden producir unos cambios patológicos graves, incluyendo shock fatal.

En bajas dosis, los LPS activan predominantemente los monocitos, macrófagos y neutrófilos; pueden activar también directamente el complemento, lo que contribuye a la erradicación local de las bacterias. Los fagocitos mononucleares responden a los LPS produciendo TNF, lo que a su vez induce la síntesis de IL-1. Tanto el TNF como la IL-1 actúan sobre las células endoteliales (y otros tipos de células) para producir citocinas adicionales (p. ej., IL-6 e IL-8) e inducir moléculas de adhesión (Capítulo 2). Por tanto, la liberación inicial de LPS da lugar a una cascada circunscrita de citocinas (Figs. 4-20 y 4-21) que aumenta la respuesta inflamatoria aguda y mejora la eliminación de la infección.

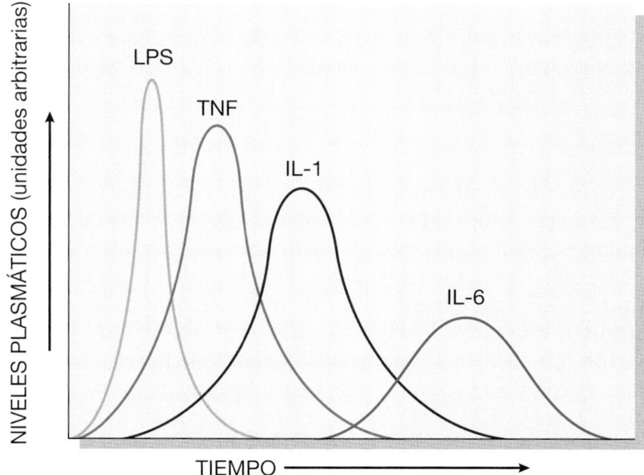

Figura 4-20

Cascada de citocinas en la sepsis. Tras la liberación de lipopolisacáridos (LPS) existen olas sucesivas de secreción de factor de necrosis tumoral (TNF), interleucina-1 (IL-1) e IL-6. (Modificada de Abbas AK, et al: Cellular and Molecular Immunology, 4.ª ed. Filadelfia, WB Saunders, 2000.)

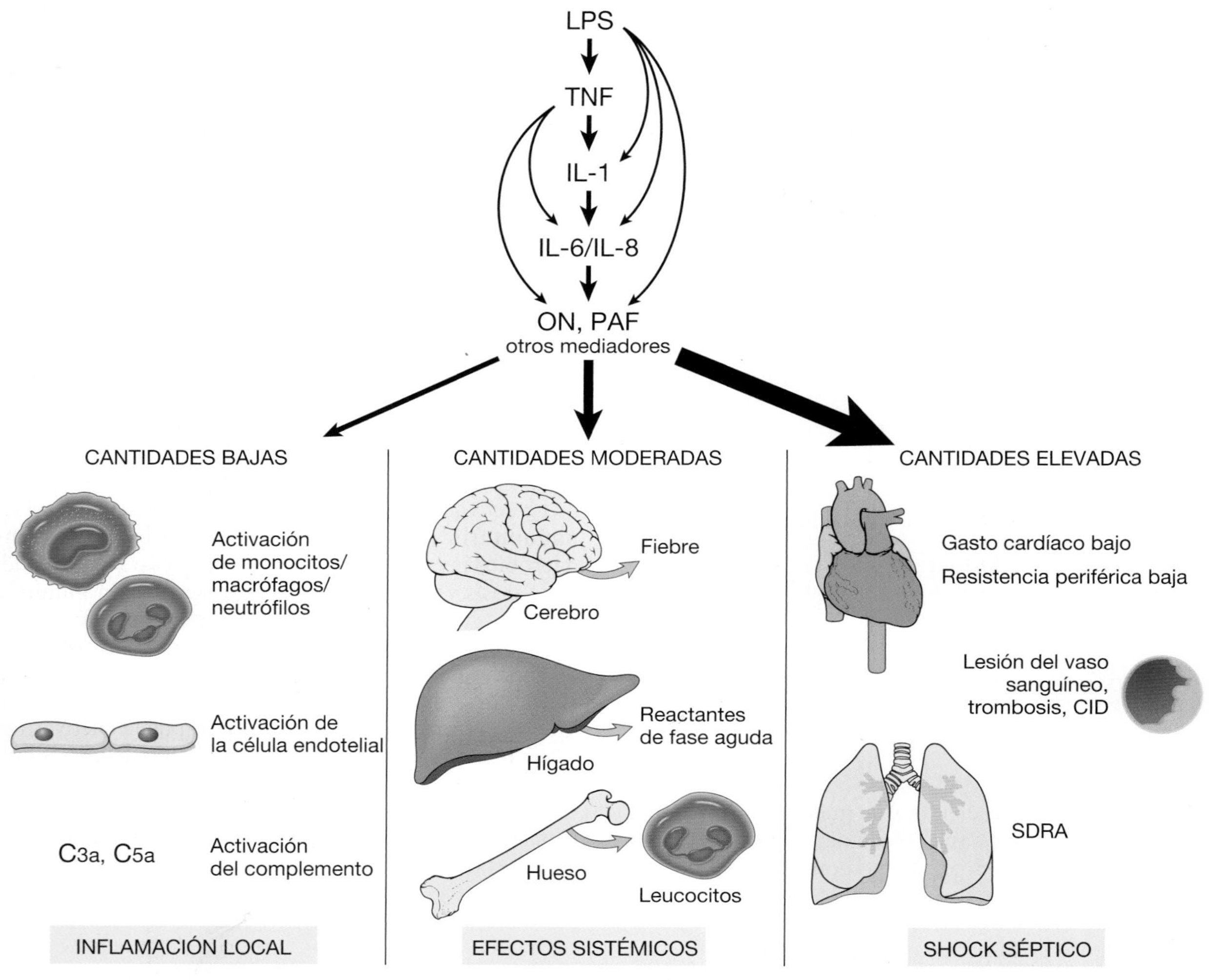

Figura 4-21

Efectos de los lipopolisacáridos (LPS) y de las moléculas efectoras localmente inducidas. Los LPS inician la cascada de citocinas descrita en la Figura 4-21. Además, los LPS y los mediadores secundarios también estimulan directamente la producción de citocinas, como se indicó. Los efectores secundarios que se vuelven importantes incluyen el óxido nítrico (ON) y el factor activador de plaquetas (PAF). A bajos niveles, sólo se ven los efectos inflamatorios locales. Con niveles moderados, se producen más eventos sistémicos, además de los efectos locales vasculares. A concentraciones muy elevadas, se produce el síndrome de shock séptico. SDRA, síndrome de distrés respiratorio del adulto; CID, coagulación intravascular diseminada; IL-1, interleucina 1; IL-6, interleucina 6; IL-8, interleucina 8; TNF, factor de necrosis tumoral. (Modificada de Abbas AK, et al: Cellular and Molecular Immunology, 4.ª ed. Filadelfia, WB Saunders, 2000.)

Con infecciones moderadamente graves y, por tanto, con niveles más altos de LPS (y el consiguiente aumento de la cascada de citocina), los efectos secundarios inducidos por citocinas (p. ej., óxido nítrico y factor activador de plaquetas; Capítulo 2), se vuelven más significativos. Además, se pueden empezar a ver los efectos sistémicos del TNF y la IL-1, incluyendo la fiebre, el aumento de la síntesis de los reactantes de fase aguda y un incremento de la producción de los neutrófilos circulantes (v. Fig. 4-21). Los niveles más elevados de LPS hacen que el endotelio se incline hacia un fenotipo procoagulante.

Por último, a niveles todavía más elevados de LPS, se produce el síndrome del shock séptico (v. Fig. 4-21); la misma citocina y los mismos mediadores secundarios, ahora a niveles más altos, resultan en:

- Vasodilación sistémica (hipotensión).
- Disminución de la contractilidad miocárdica.
- Lesión y activación endotelial difusa, que produce adhesión leucocitaria sistémica y daño alveolar capilar difuso en el pulmón (Capítulo 13).
- Activación del sistema de la coagulación, que culmina en una coagulación intravascular diseminada (CID) (Capítulo 12).

La hipoperfusión resultante de los efectos combinados de una vasodilación difusa, el fallo de la bomba miocárdica, y la CID producen un *fallo sistémico multiorgánico* que afecta al hígado, los riñones y el sistema nervioso central, entre otros. A no ser que la infección de base (y la sobrecarga de LPS) se controle rápidamente, el paciente suele morir. En algunos modelos experimentales animales, el CD14 soluble, anticuerpos frente a las proteínas que ligan LPS, o inhibidores farmacológicos de los mediadores secundarios (p. ej., síntesis del óxido nítrico) han demostrado alguna eficacia en la protección frente al shock séptico. Desgraciadamente, estas medidas no han mostrado todavía un beneficio clínico significativo en los pacientes, quizá porque muchas vías y mediadores diferentes están activados por los LPS.

Un grupo interesante de proteínas bacterianas denominadas *superantígenos* también producen un síndrome similar al shock séptico (p. ej., la *toxina 1 del síndrome del shock tóxico*, responsable del *síndrome del shock tóxico*). Los superantígenos son activadores de los linfocitos T policlonales que inducen una cascada inflamatoria sistémica similar a la que se produce en respuesta a los LPS. Estas acciones pueden resultar en distintas manifestaciones clínicas, que van desde un exantema difuso a vasodilatación, hipotensión y muerte.

Estadios o fases del shock

El shock es un trastorno progresivo que si no se corrige lleva a la muerte. A no ser que la noxa sea masiva y rápidamente letal (p. ej., una hemorragia masiva por la rotura de un aneurisma de aorta), el shock tiende a evolucionar en tres estadios o fases (aunque algo artificiales). Estos estadios se han documentado más claramente en el shock hipovolémico pero son también comunes a las otras formas:

- Una *fase* inicial *no progresiva* durante la que los mecanismos compensadores reflejos se activan y se mantiene la perfusión de los órganos vitales.
- Un *estadio progresivo* que se caracteriza por la hipoperfusión tisular y el inicio de un empeoramiento circulatorio y desequilibrios metabólicos.
- Una *fase irreversible* que se produce una vez que el organismo ha sufrido una lesión celular y vascular tan grave que incluso si se corrigen los defectos hemodinámicos, la supervivencia no es posible.

En la fase inicial no progresiva del shock, varios *mecanismos neurohormonales* ayudan a mantener el gasto cardíaco y la presión arterial. Esto incluye reflejos barorreceptores, liberación de catecolaminas, activación del eje renina-angiotensina, liberación de hormonas, y una estimulación simpática generalizada. El efecto neto es *taquicardia, vasoconstricción periférica,* y *una conservación del líquido renal.* La vasoconstricción cutánea, por ejemplo, es la responsable de la frialdad y palidez características de la piel en el shock (aunque el shock séptico puede producir inicialmente una vasodilatación cutánea y, por tanto, presentar *calor, y una piel enrojecida*). Los vasos coronarios y cerebrales son menos sensibles a la respuesta simpática y, por tanto, mantienen un calibre, flujo sanguíneo y aporte de oxígeno relativamente normales a sus respectivos órganos vitales.

Si las causas subyacentes no se corrigen, el shock pasa de forma imperceptible a la fase progresiva, durante la que se produce una hipoxia tisular generalizada. En el marco de un déficit persistente de oxígeno, la respiración aeróbica intracelular se ve sustituida por la glucólisis anaerobia, con una extensa producción de ácido láctico. La *acidosis láctica resultante disminuye el pH y amortigua la respuesta vasomotora*; las arteriolas se dilatan, y la sangre comienza a acumularse en la microcirculación. El acúmulo periférico no sólo empeora el gasto cardíaco, sino que también pone a las células endoteliales en riesgo de desarrollar una lesión anóxica con la consiguiente CID. Con una hipoxia tisular generalizada, los órganos vitales se ven afectados y comienzan a fallar.

A no ser que se intervenga, el proceso entra finalmente en una fase irreversible. La lesión tisular difusa se refleja en la extravasación de las enzimas lisosomales, con un mayor agravamiento del estado de shock. La función miocárdica contráctil empeora, en parte por la síntesis de óxido nítrico. Si la isquemia intestinal permite que la flora intestinal entre en la circulación, se puede sobreañadir un shock endotóxico. En este punto, el paciente tiene un fallo renal completo debido a una necrosis tubular aguda (NTA) isquémica (Capítulo 14), y a pesar de las medidas heroicas, el empeoramiento clínico culmina inevitablemente en la muerte.

Morfología

Los cambios celulares y moleculares inducidos por el shock son esenciales en la lesión hipóxica (capítulo 1), debido a la combinación de hipoperfusión y de trombosis microvascular. Dado que el shock se caracteriza por **fallo de muchos sistemas orgánicos**, los cambios celulares pueden aparecer en cualquier tejido. Sin embargo, son especialmente evidentes en el cerebro, el corazón, los riñones, las glándulas suprarrenales y el tracto digestivo. Los trombos de fibrina se pueden identificar casi en cualquier tejido, aunque suelen ser más fácilmente visualizables en los glomérulos del riñón. Los **cambios suprarrenales** en el shock son los que se observan en todas las formas de estrés; esencialmente hay una depleción de lípidos de las células corticales. Esto no refleja agotamiento suprarrenal, sino conversión de las células vacuoladas relativamente inactivas a células metabólicamente activas que usan los lípidos almacenados para la síntesis de esteroides. Los **riñones** muestran típicamente una necrosis tubular aguda (capítulo 14) de forma que la oliguria, la anuria y los desequilibrios hidroelectrolíticos dominan el cuadro clínico. El **tracto digestivo** puede manifestar una hemorragia mucosa focal y necrosis. Los **pulmones** rara vez se ven afectados en el shock hipovolémico puro, porque son bastante resistentes a la lesión hipóxica. No obstante, cuando el shock se debe a una sepsis bacteriana o a un traumatismo, se pueden producir cambios de **daño alveolar difuso** (Capítulo 13), el denominado pulmón de shock.

Con la excepción de la pérdida isquémica neuronal y miocitaria, casi todos los tejidos pueden volver a ser normales si el paciente se recupera. Por desgracia, la mayor parte de los pacientes con cambios irreversibles debido a un shock séptico mueren antes de que los tejidos se puedan recobrar.

Curso clínico. Las manifestaciones clínicas del shock dependen de la noxa precipitante. En el shock hipovolémico y cardíaco, el paciente se presenta con *hipotensión*, pulso rápido y débil, taquipnea y piel cianótica, fría y húmeda. En el shock séptico, sin embargo, la piel puede estar caliente y colorada como consecuencia de la vasodilatación periférica. La amenaza inicial a la vida se origina de la catástrofe subyacente que precipita en estado de shock (p. ej., infarto de miocardio, hemorragia grave o infección bacteriana).

Rápidamente, no obstante, los cambios cardíacos, cerebrales y pulmonares que se producen secundarios al estado de shock empeoran el problema. Si el paciente sobrevive a las complicaciones iniciales, entra en una segunda fase, dominada por la insuficiencia renal y marcada por una caída progresiva en la diuresis, así como por acidosis, y unos importantes desequilibrios de líquidos y electrólitos.

El pronóstico varía con el origen del shock y su duración. Así, entre el 80 y el 90% de los pacientes jóvenes y por lo demás sanos con shock hipovolémico sobreviven con un manejo adecuado, mientras que el shock cardiogénico asociado con un infarto de miocardio extenso, o la sepsis por microorganismos gramnegativos, conlleva una mortalidad del 75%, incluso con los cuidados más avanzados.

RESUMEN

Shock

- El shock produce una hipoperfusión sistémica debido bien a una reducción del gasto cardíaco o bien a una reducción del volumen circulatorio.
- Las causas más frecuentes de shock son el cardiogénico (fallo de la bomba cardíaca, debido, por ejemplo, a un infarto de miocardio), el hipovolémico (debido, por ejemplo, a hemorragia), y la sepsis (debida a infecciones).
- El shock séptico es consecuencia de la respuesta innata del huésped a las moléculas bacterianas o fúngicas (la mayor parte endotoxinas), con producción sistémica de citocinas, como el TNF y la IL-1, que afectan a la activación endotelial y de células inflamatorias.
- La hipotensión, la CID y los trastornos metabólicos constituyen la tríada del shock séptico clínico.
- El shock de cualquier etiología produce daño al inducir una lesión tisular hipóxica prolongada.

BIBLIOGRAFÍA

Aird WC: The role of the endothelium in severe sepsis and multiple organ dysfunction syndrome. Blood 101:3765, 2003. *[Mecanismos por los que la lesión y la disfunción endoteliales contribuyen al shock séptico.]*

Andrews RK, Berndt MC: Platelet physiology and thrombosis. Thromb Res 114:447, 2004. *[Buena revision del funcionamiento plaquetario normal en la hemostasia.]*

Baker MD, Acharya KR: Superantigens: structure-function relationships. Int J Med Microbiol 293:529, 2004. *[Aunque el artículo es fundamentalmente sobre la estructura del superantígeno, es una buena revisión de la patogénesis de la enfermedad mediada por el superantígeno.]*

Caine GJ, et al: The hypercoagulable state of malignancy: pathogenesis and current debate. Neoplasia 4:465, 2002. *[Buena discusión de las vías por las que el cáncer puede predisponer a la trombosis.]*

Cesarman-Maus G, Hajjar KA: Molecular mechanisms of fibrinolysis. Br J Haematol 129:307, 2005. *[Resumen largo y detallado de las vías fibrinolíticas, incluyendo intervenciones terapéuticas.]*

Coughlin SR, Camerer E: Participation in inflammation. J Clin Invest 111:25, 2003. *[Revisión de las funciones que desempeñan los receptores activados por la proteasa que escinde la trombina en la inflamación.]*

Dahlback B: Blood coagulation and its regulation by anticoagulant pathways: genetic pathogenesis of bleeding and thrombotic diseases. J Intern Med 257:209, 2005. *[Buena revisión para una lectura rápida de la hemostasia normal y anormal.]*

Eilertsen KE, Osterud B: Tissue factor: pathophysiology and cellular biology. Blood Coagul Fibrinolysis 15:521, 2004. *[Revisión concisa de la fisiología del factor tisular, así como un aumento del reconocimiento de su función en las situaciones patológicas.]*

Feero WG: Genetic thrombophilia. Prim Care 31: 685, 2004. *[Resumen fácil de leer de las formas hereditarias de estados de hipercoagulabilidad, con hincapié en el diagnóstico y el tratamiento.]*

Galley HF, Webster NR: Physiology of the endothelium. Br J Anaesth 93:105, 2004. *[Excelente revisión de la función endotelial en la salud y en la enfermedad; además de la hemostasia y la trombosis, también se describe la función del endotelio en la inflamación.]*

Gallus AS: Travel, venous thromboembolism, and thrombophilia. Semin Thromb Hemost 31:90, 2005. *[Revisión de los papeles de la inmovilización aguda y de los factores de riesgo concomitantes de los estados hereditarios de hipercoagulabilidad en la trombosis venosa profunda.]*

Goldhaber SZ: Pulmonary embolism. N Engl J Med 339:93, 1998. *[Una excelente revisión exhaustiva de la fisiopatología y de la clínica del tromboembolismo pulmonar; incluso aunque es una referencia «antigua», sigue siendo buena y relevante.]*

Hotchkiss RS, Karl IE: Medical progress: the pathophysiology and treatment of sepsis. N Engl J Med 348:138, 2003. *[Revisión bien escrita y razonablemente actualizada de la patogénesis y el tratamiento del shock séptico.]*

Johnson CM, et al: Hypercoagulable states: a review. Vasc Endovascular Surg 39:123, 2005. *[Un resumen práctico y básico de los principales estados de hipercoagulabilidad, incluyendo diagnóstico y objetivos terapéuticos.]*

Kottke-Marchant K: Genetic polymorphisms associated with venous and arterial thrombosis: an overview. Arch Pathol Lab Med 126:295, 2002. *[Excelente revisión de los* loci *genéticos conocidos que contribuyen a los estados de hipercoagulabilidad.]*

Levi M, et al: New treatment strategies for disseminated intravascular coagulation based on current understanding of the pathophysiology. Ann Med 36:41, 2004. *[Excelente revisión de la fisiopatología y de las potenciales intervenciones terapéuticas en la CID.]*

Lopez JA, et al: Deep venous thrombosis. Hematology (Am Soc Hematol Educ Program). 439–456, 2004. *[Buena revisión a nivel de estudiante/médico general; parte de una oferta mayor con múltiples temas adicionales de trombosis y de hemostasia.]*

Michiels C: Endothelial cell functions. J Cell Physiol 196:430, 2003. *[Una revisión completa y fácil de leer de la biología de la célula endotelial.]*

Munford RS: Severe sepsis and septic shock: the role of gram-negative bacteremia. Annu Rev Pathol 1:467–496, 2006. *[Una visión interesante y algo provocadora de la patogénesis del shock séptico.]*

Murugappan S, et al: Platelet receptors for adenine nucleotides and thromboxane A_2. Semin Thromb Hemost 30:411, 2004. *[Una revisión exhaustiva, aunque árida, de los receptores activados plaquetarios y sus ligandos terapéuticos.]*

Parisi DM, et al: Fat embolism syndrome. Am J Orthop 31:507, 2002. *[Revisión decente de patogénesis y clínica.]*

Perozzi KJ, Englert NC: Amniotic fluid embolism: an obstetric emergency. Crit Care Nurse 24:54, 2004. *[Revisión del mecanismo de la patología, con hincapié en el diagnóstico y la intervención.]*

Pierangeli SS, et al: Intracellular signaling triggered by antiphospholipid antibodies in platelets and endothelial cells: a pathway to targeted therapies. Thromb Res 114:467, 2004. *[Buena revisión del síndrome antifosfolípido, con hincapié en el diagnóstico y el tratamiento.]*

Rahimtoola A, Bergin JD: Acute pulmonary embolism: an update on diagnosis and management. Curr Probl Cardiol 30:61, 2005. *[Una revisión exhaustiva, y una discusión con buenas referencias bibliográficas de la tromboembolia pulmonar.]*

Rand JH: The antiphospholipid syndrome. Ann Rev Med 54:409, 2003. *[Revisión de la patogénesis, el diagnóstico y el tratamiento de la entidad.]*

Rumbaut RE, et al: Microvascular thrombosis models in venules and arterioles in vivo. Microcirculation 12:259, 2005. *[Buena revisión de la evidencia experimental de los mecanismos que subyacen a la trombosis, en un número con otras varias revisiones excelentes relacionadas con la hemostasia.]*

Van Amersfoortes ES, et al: Receptors, mediators, and mechanisms involved in bacterial sepsis and septic shock. Clin Microbiol Rev 16:379, 2003. *[Revisión razonablemente completa de las vías moleculares implicadas en el shock séptico.]*

Warkentin TE: An overview of the heparin-induced thrombocytopenia syndrome. Semin Thromb Hemost 30:273, 2004. *[Excelente resumen de la fisiopatología, el diagnóstico y el tratamiento de la TIH.]*

Wu KK, Matijevic-Aleksic N: Molecular aspects of thrombosis and antithrombotic drugs. Crit Rev Clin Lab Sci 42:249, 2005. *[Amplia y concienzuda revisión sobre los mecanismos de la formación de trombos con énfasis en los objetivos de las intervenciones terapéuticas.]*

Capítulo 5

Enfermedades del sistema inmunitario

El término *inmunidad* hace referencia a la protección frente a las infecciones, y el sistema inmunitario es el grupo de células y moléculas responsables de defendernos frente a los innumerables microbios patógenos del ambiente. Las deficiencias en las defensas inmunitarias dan lugar a una mayor susceptibilidad a las infecciones, que pueden ser potencialmente mortales si no se corrigen. Por otra parte, el sistema inmunitario es, por sí mismo, capaz de crear un gran daño y es la causa principal de algunas de las enfermedades más molestas e intratables del mundo moderno. Así, las enfermedades inmunitarias van desde las causadas por una actividad inmunitaria «demasiado escasa» a las causadas por una actividad inmunitaria «demasiado elevada o inapropiada». Este capítulo da comienzo con una breve revisión de algunos de los conceptos básicos de la biología de los linfocitos y de las respuestas inmunitarias normales, que establece la base para nuestra discusión del rechazo de trasplantes y de las enfermedades causadas por unas respuestas inmunitarias defectuosas o inapropiadas. El capítulo concluye con una descripción sobre la *amiloidosis*, enfermedad caracterizada por el depósito extracelular anormal de ciertas proteínas (algunas de las cuales son producidas en el contexto de las respuestas inmunitarias).

INMUNIDAD INNATA Y ADAPTATIVA

La defensa contra los microbios consta de dos tipos de reacciones (Fig. 5-1). La *inmunidad innata* (también denominada inmunidad natural o nativa) está mediada por células y proteínas que se hallan siempre presentes y equilibradas para luchar frente a los microbios y son llamadas a entrar en acción inmediatamente en respuesta a una infección. Los principales componentes de la inmunidad innata son las barreras epiteliales de la piel, tractos gastrointestinal y respiratorio, que previenen la entrada microbiana (y han de ser violados para que un microbio establezca una infección); los leucocitos fagocíticos (neutrófilos y macrófagos); un tipo de célula especializada denominada célula citolítica natural (NK, *natural killer*); y varias proteínas plasmáticas circulantes, de las que las más importantes son las proteínas del sistema del complemento.

La respuesta inmunitaria innata es capaz de prevenir y controlar muchas infecciones. Sin embargo, muchos microbios patógenos han evolucionado para superar las defensas de la inmunidad innata, y la protección frente a estas infecciones

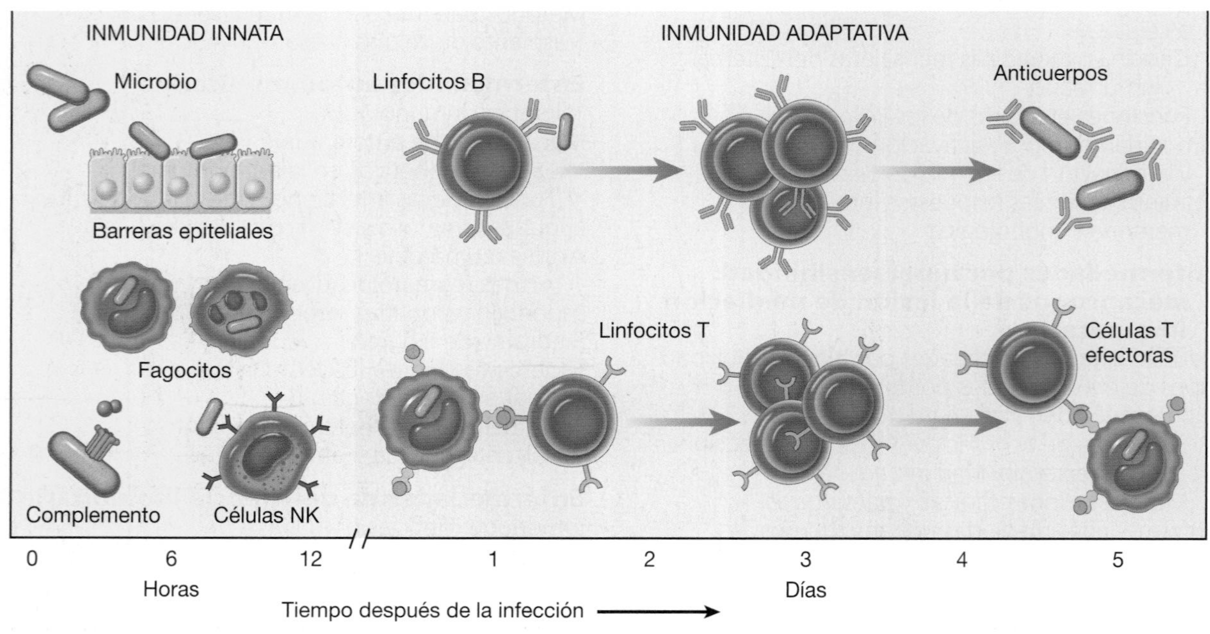

Figura 5-1

Principales mecanismos de la inmunidad innata y de la inmunidad adaptativa. Células NK, células citolíticas naturales.

requiere los mecanismos más poderosos de la *inmunidad adaptativa* (también denominada inmunidad adquirida, o específica). La inmunidad adaptativa es normalmente silente y responde (o «se adapta») a la presencia de microbios infecciosos volviéndose activa, expandiéndose y generando mecanismos potentes para neutralizar y eliminar los microbios. Los componentes del sistema inmunitario adaptativo son los linfocitos y sus productos. Por convención, los términos «sistema inmunitario» y «respuesta inmunitaria» hacen referencia a la inmunidad adaptativa.

Hay dos tipos de respuestas inmunitarias adaptativas: la *inmunidad humoral*, mediada por anticuerpos solubles producidos por los linfocitos B (también denominados células B), y la *inmunidad mediada por células* (o *celular*), mediada por los linfocitos T (también denominados células T) (Fig. 5-2). Los anticuerpos proporcionan protección frente a los microbios extracelulares en la sangre, secreciones mucosas y tejidos. Los linfocitos T son importantes en la defensa frente a los microbios intracelulares. Destruyen directamente las células infectadas (acción llevada a cabo por los linfocitos T citotóxicos) o activan los fagocitos para que destruyan los microbios ingeridos mediante la producción de mediadores proteicos solubles denominados citocinas (fabricadas por las células T colaboradoras). Las principales propiedades y funciones de las células del sistema inmunitario se describen más adelante.

Cuando el sistema inmunitario es provocado de modo inapropiado o no está controlado adecuadamente, los mismos mecanismos implicados en la defensa causan lesión tisular y enfermedad. La reacción de las células de la inmunidad innata y adaptativa puede manifestarse como *inflamación*. Como se describe en el Capítulo 2, la inflamación es un proceso beneficioso, pero también es la base de muchas enfermedades humanas. Más adelante, en este capítulo, describimos los modos por los que la respuesta inmunitaria desencadena reacciones inflamatorias patológicas.

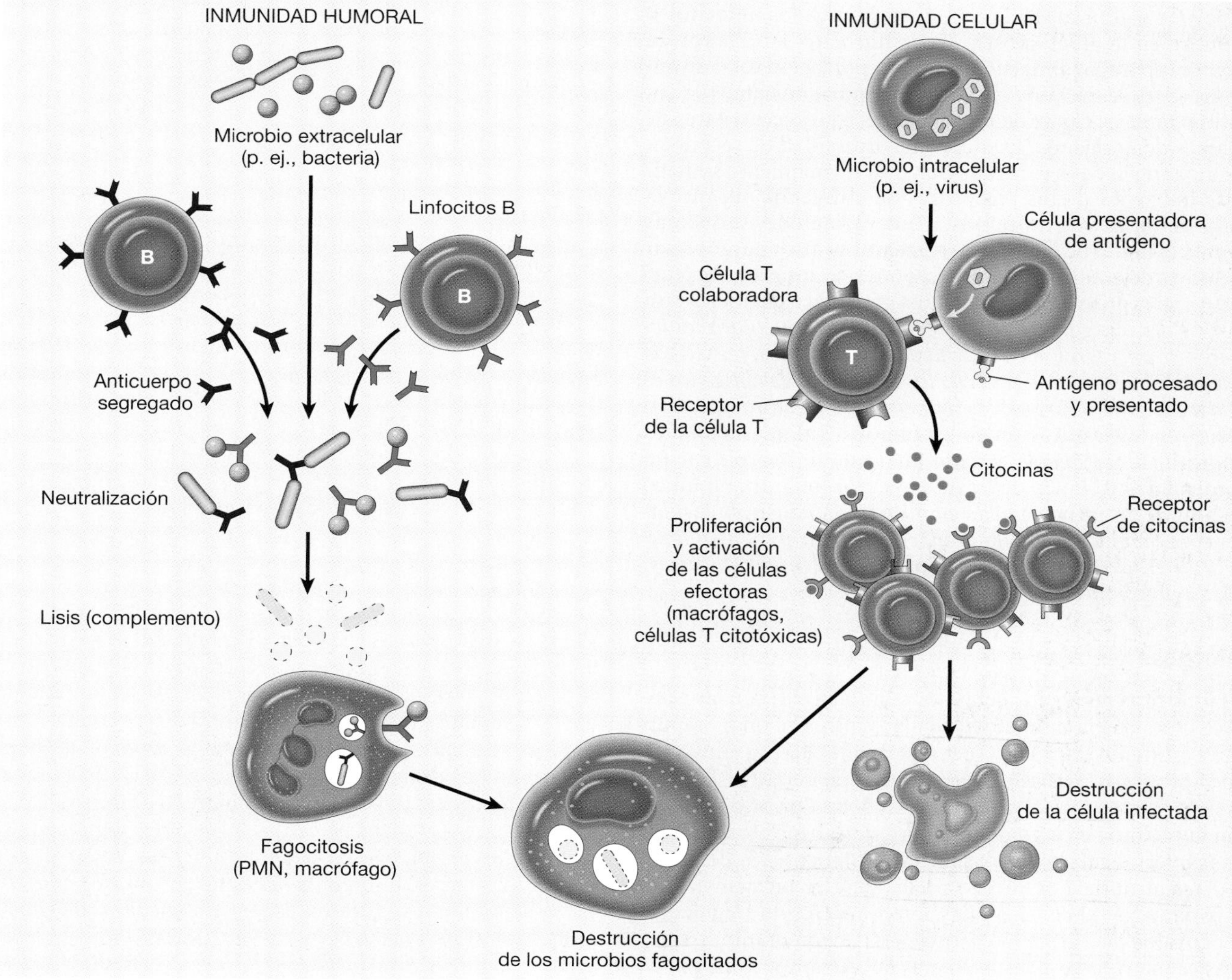

Figura 5-2

Inmunidad humoral y celular. En la inmunidad humoral los linfocitos B segregan anticuerpos que eliminan los microbios extracelulares. En la inmunidad celular los linfocitos T activan macrófagos para destruir los microbios fagocitados o destruyen las células infectadas. PMN, leucocito polimorfonuclear.

CÉLULAS Y TEJIDOS DEL SISTEMA INMUNITARIO

Las células del sistema inmunitario constan de linfocitos, que son los mediadores de la inmunidad adaptativa; las células presentadoras de antígenos especializadas (APC), que capturan y muestran antígenos microbianos y de otros tipos a los linfocitos; y varias células efectoras, que llevan a cabo la tarea de eliminar los antígenos (típicamente, microbios), el «efecto» último de la respuesta inmunitaria. Una característica destacada del sistema inmunitario es el modo intrincado y eficiente en que están orquestadas y reguladas las respuestas de estos tipos celulares diferentes.

Linfocitos

Los linfocitos se hallan presentes en la circulación y en diversos órganos linfoides. Aunque todos los linfocitos tienen un aspecto morfológicamente idéntico, hay realmente varias poblaciones linfocitarias funcional y fenotípicamente distintas. Los linfocitos se desarrollan a partir de precursores en los órganos linfoides generativos; los linfocitos T se denominan así porque maduran en el timo, mientras que los linfocitos B maduran en la médula ósea. Cada linfocito T o B expresa receptores para un antígeno único, y la población total de linfocitos (que alcanza una cifra de, aproximadamente, 10^{12} en los humanos) es capaz de reconocer decenas o centenares de millones de antígenos. Esta enorme diversidad de reconocimiento antigénico es generada por el reordenamiento somático de los genes de los receptores de antígenos durante la maduración de los linfocitos, y las variaciones inducidas durante la unión de diferentes segmentos génicos para formar receptores de antígenos. Estos receptores de antígenos se reordenan y se expresan en los linfocitos pero no en cualquier otra célula. *Por consiguiente, la demostración por métodos moleculares (p. ej., reacción en cadena de la polimerasa, o PCR) de reordenamientos de los genes de los receptores de antígenos es un marcador definitivo de los linfocitos T o B.* Se utilizan tales análisis en la clasificación de los tumores linfoides malignos (Capítulo 12). Además, y dado que cada linfocito tiene un reordenamiento único de su ADN (y, por lo tanto, un único receptor de antígeno), *puede emplearse el análisis molecular del reordenamiento en una población celular para distinguir las proliferaciones linfocíticas policlonales (no neoplásicas) de las expansiones monoclonales (neoplásicas).*

Linfocitos T

Los linfocitos derivados del timo, o linfocitos T, son las células efectoras de la inmunidad celular y proporcionan importantes estímulos para las respuestas de anticuerpos a los antígenos proteicos. Las células T constituyen del 60 al 70% de los linfocitos en la sangre periférica y son la principal población linfocitaria en las vainas periarteriales esplénicas y en las zonas interfoliculares de los ganglios linfáticos. Las células T no detectan antígenos libres o circulantes. En su lugar, la gran mayoría (> 95%) de las células T reconocen sólo fragmentos de péptidos de antígenos proteicos que son exhibidos por otras células unidas a las proteínas del complejo principal de histocompatibilidad (MHC, *major histocompatibility complex;* o en humanos, complejo antigénico leucocitario humano [HLA, *human leukocyte antigen complex*]). El MHC fue descubierto a tenor de estudios de rechazo o aceptación de injertos (tejido, o «histo» compatibilidad). Se sabe en la actualidad que la función normal de las moléculas del MHC es la de exhibir péptidos para que sean reconocidos por los linfocitos T. Al forzar a las células T a que vean péptidos unidos al MHC, el sistema se asegura de que las células T puedan reconocer antígenos en otras células y así llevar a cabo su función de destruir células infectadas o de activar fagocitos o linfocitos B que han ingerido antígenos proteicos. En cada individuo, las células T reconocen sólo péptidos mostrados por las moléculas del MHC del individuo, que, por supuesto, son las únicas moléculas del MHC con las que las células T se encontrarán normalmente. Este fenómeno recibe la denominación de *restricción del MHC.* En las células T con restricción del MHC, el receptor de células T (TCR) es un heterodímero compuesto de cadenas de proteína α y β unidas por puentes disulfuro (Fig. 5-3A); cada cadena contiene una región variable que participa en la unión a un antígeno peptídico particular y una región constante que interactúa con moléculas de señalización asociadas. Las moléculas del MHC se describen más adelante.

Los TCR se hallan unidos de modo no covalente a un grupo de cinco cadenas polipeptídicas invariables, las proteínas γ, δ y ε del complejo molecular CD3 y dos cadenas ζ (v. Fig. 5-3A). Las proteínas CD3 y las cadenas ζ no se unen por sí mismas a antígenos, sino que interactúan con la región constante del TCR para transducir señales intracelulares después del reconocimiento del antígeno por el TCR. Además de estas proteínas de señalización, las células T expresan cierto número de otras moléculas asociadas a su función. CD4 y CD8 se expresan en distintas subpoblaciones de células T y sirven como correceptores para la activación de las células T. Durante el reconocimiento antigénico, las moléculas CD4 de las células T se unen a porciones invariables de las moléculas de clase II del MHC (v. más adelante) sobre las APC seleccionadas; de modo análogo, CD8 se une a moléculas MHC de clase I. CD4 se expresa en, aproximadamente, el 60% de las células T maduras, mientras que CD8 lo hace en alrededor del 30% de las células T; en los individuos sanos normales, el cociente CD4/CD8 suele ser de 2/1. Las células T que expresan CD4 y CD8 (denominadas células CD4+ y CD8+, respectivamente) llevan a cabo funciones diferentes pero que se superponen. Las células T CD4+ son células T «colaboradoras» porque segregan moléculas solubles (*citocinas*) que *ayudan* a las células B a producir anticuerpos (el origen del nombre células «helper») y ayudan también a los macrófagos a destruir los microbios fagocitados. La función principal de las células colaboradoras CD4+ en la inmunidad se ilustra por el intenso compromiso que resulta de la destrucción de este subgrupo por la infección causada por el virus de la inmunodeficiencia humana (VIH). Las células CD8+ pueden también segregar citocinas, pero desempeñan una función más importante en la destrucción directa de las células infectadas por virus o tumorales, y por ello se denominan linfocitos T «citotóxicos» (CTL). Otras proteínas invariables importantes de las células T incluyen CD28, que funciona como receptor para moléculas que son inducidas en las APC por microbios (y se denominan coestimuladoras), y diversas moléculas de adhesión que refuerzan el enlace entre las células T y las APC, y controlan la migración de las células T a diferentes tejidos.

En una minoría de células T de la sangre periférica y en muchas de las células T asociadas con las superficies mucosas (p. ej., pulmón y tracto gastrointestinal), los TCR son heterodímeros de cadenas γ y δ, que son similares pero no idénticas a las cadenas α y β de la mayoría de los TCR. Tales *células T*

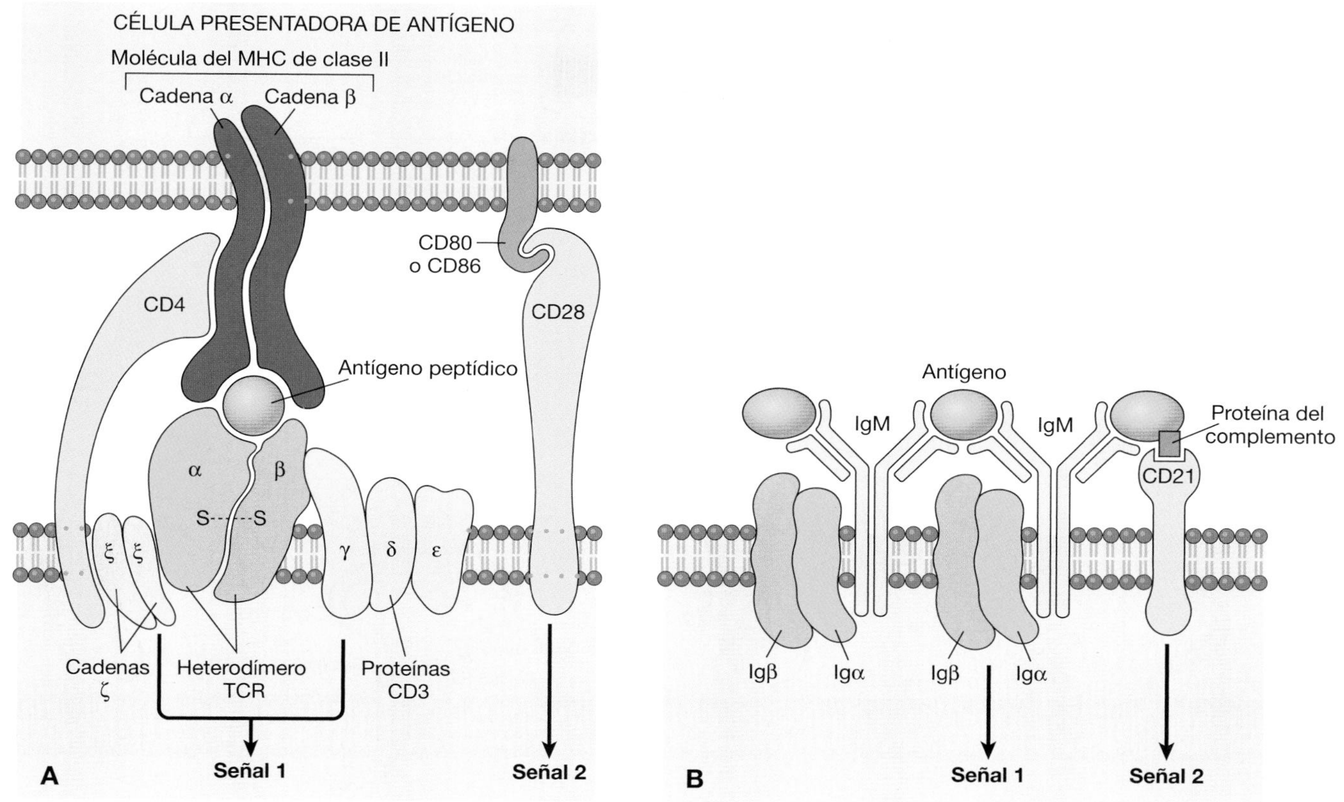

Figura 5-3

Receptores antigénicos de los linfocitos. **A**, complejo del receptor de la célula T (TCR) y otras moléculas implicadas en la activación de células T. Las cadenas TCRα y TCRβ reconocen antígenos (en forma de complejos péptido-MHC expresados por las células presentadoras de antígenos), y el complejo CD3 unido inicia señales activadoras. CD4 y CD28 están también implicados en la activación de células T. (Obsérvese que algunas células T expresan CD8 y no CD4; estas moléculas atienden papeles análogos.) **B**, el complejo del receptor de la célula B está compuesto por IgM de membrana (o IgD, no mostrada) y las proteínas señalizadoras asociadas Igα e Igβ. CD21 es un receptor de un componente del complemento que promueve la activación de las células B.

γδ no expresan CD4 ni CD8, y reconocen moléculas no proteicas (p. ej., lipoglucanos bacterianos), pero sus funciones no se comprenden en su totalidad. Otra pequeña población de células T expresa marcadores de células T y de NK. Estas *células NKT* reconocen glucolípidos microbianos, pero tampoco está establecida su importancia en la defensa del huésped. Los receptores de antígenos de las células T γδ y de las células NKT son mucho menos diversos que los receptores de las células T «convencionales», lo que sugiere que las primeras reconocen estructuras microbianas conservadas. A este respecto, las células T γδ y las células NKT se parecen a las células de la inmunidad innata.

Otra población de células T que está recibiendo una gran atención es la denominada *linfocitos T reguladores*. Describimos este tipo celular más adelante, en el contexto de la tolerancia a los autoantígenos.

Moléculas del MHC: sistema de exhibición peptídica de la inmunidad adaptativa

Dado que las moléculas del MHC son fundamentales para el reconocimiento de antígenos por parte de las células T, y que las variaciones en las moléculas del MHC se asocian con enfermedades inmunitarias, es importante revisar la estructura y función de estas moléculas. El MHC humano, conocido como complejo *del antígeno leucocitario humano (HLA)*, consta de un grupo de genes en el cromosoma 6 (Fig. 5-4). El sistema HLA es muy polimórfico; es decir, hay varias formas alternativas (*alelos*) de un gen en cada *locus* (p. ej., se han descrito más de 400 alelos diferentes de HLA-B). Tal diversidad proporciona un sistema por el cual un vasto conjunto de péptidos puede ser mostrado por moléculas del MHC para su reconocimiento por las células T. Como veremos, este polimorfismo constituye también una formidable barrera para el trasplante de órganos.

Atendiendo a su estructura química, distribución tisular y función, los productos génicos del MHC se sitúan en tres categorías:

- Las *moléculas de clase I del MHC* son codificadas por tres *locus* estrechamente unidos, designados *HLA-A*, *HLA-B* y *HLA-C* (v. Fig. 5-4). Cada una de estas moléculas es un heterodímero, que consta de una cadena α de 44 kDa asociada de modo no covalente con una microglobulina β_2 no polimórfica de 12 kDa (codificada por un gen distinto en el cromosoma 15). La porción extracelular de la cadena α contiene una hendidura donde los péptidos extraños se unen a las moléculas del MHC para su presentación

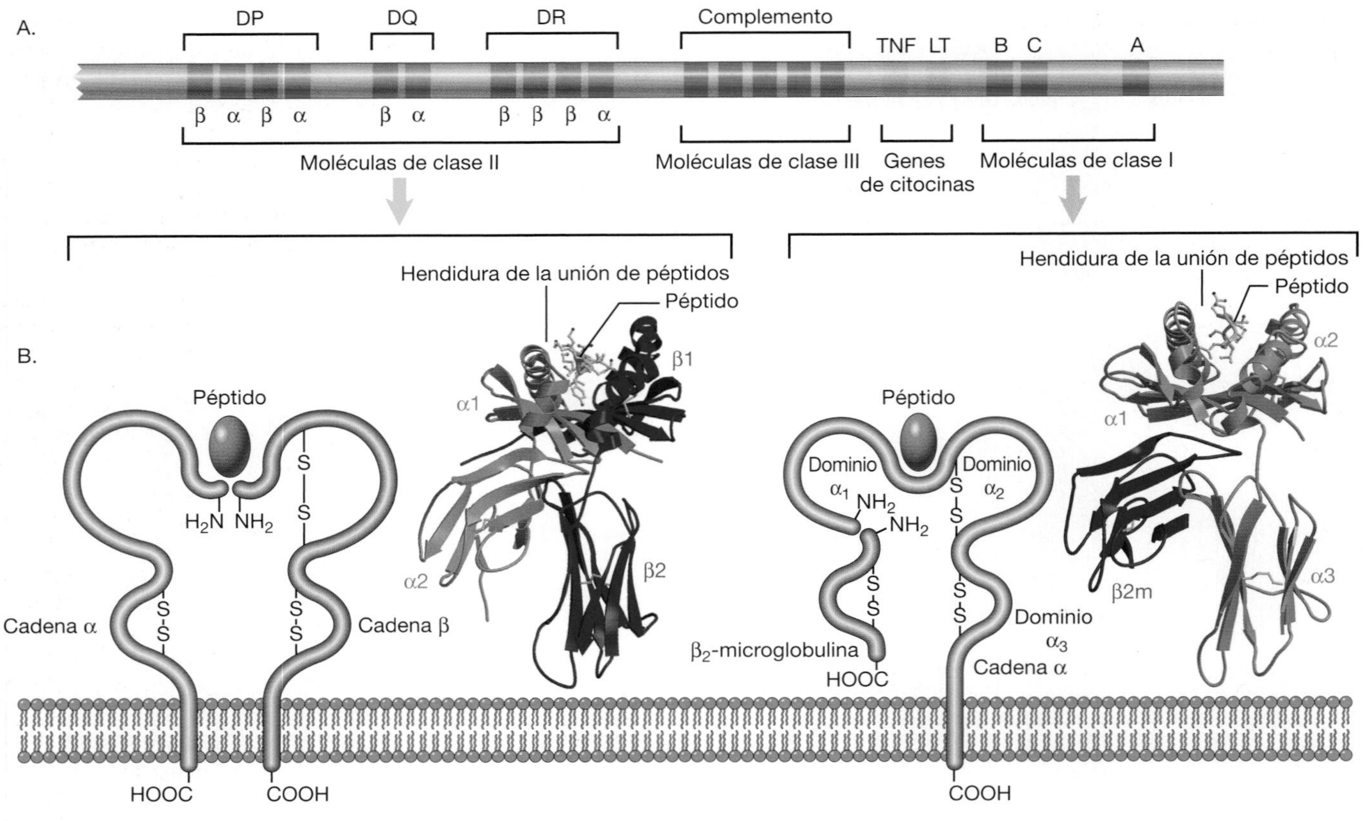

Figura 5-4

Complejo HLA y estructura de las moléculas del HLA. **A**, localización de los genes en el complejo HLA. Los tamaños y las distancias entre los genes no se representan a escala. La región de clase II contiene también genes que codifican varias proteínas implicadas en el procesamiento de antígenos (no mostrados). **B**, diagramas esquemáticos y estructuras cristalográficas de las moléculas de clase I y II del HLA. LT, leucotrieno; TNF, factor de necrosis tumoral. (Las estructuras cristalográficas son cortesía del doctor P. Bjorkman, California Institute of Technology, Pasadena, California.)

a las células T CD8+. En general, las moléculas del MHC de clase I se unen a péptidos derivados de proteínas sintetizadas en el interior de la célula (p. ej., antígenos víricos). Dado que las moléculas de clase I del MHC se hallan presentes en todas las células nucleadas, todas las células infectadas por virus pueden ser detectadas y eliminadas por los CTL.

- Las *moléculas de clase II del MHC* están codificadas por genes en la región HLA-D, que contiene al menos tres regiones: *DP, DQ* y *DR*. Las moléculas de clase II del MHC son heterodímeros de subunidades polimórficas α y β unidas de modo no covalente (v. Fig. 5-4). Como en la clase I, la porción extracelular del heterodímero del MHC de clase II contiene una hendidura para la unión de los péptidos antigénicos. A diferencia de la clase I, la distribución tisular de las células que expresan moléculas del MHC de clase II es muy restringida; se expresan constitutivamente principalmente en las APC (sobre todo, células dendríticas), macrófagos, y células B. En general, las moléculas de clase II del MHC se unen a péptidos derivados de proteínas sintetizadas fuera de la célula (p. ej., las derivadas de bacterias extracelulares). Se permite así que las células T CD4+ reconozcan la presencia de patógenos extracelulares y que orquesten una respuesta protectora.
- Las proteínas de clase III incluyen algunos de los componentes del complemento (C2, C3 y Bf), los genes que codifican el factor de necrosis tumoral (TNF) y la linfotoxina (LT, o TNF-β), y se consideran también dentro del MHC. Aunque genéticamente vinculadas a las moléculas de clase I y II, las de clase III y los genes de citocinas no forman parte del sistema de exhibición de péptidos y no se describirán más.

Cada individuo hereda un alelo HLA de cada uno de sus padres y por ello expresa típicamente dos moléculas diferentes por cada *locus*. Las células de un individuo heterocigoto pueden, por lo tanto, expresar seis moléculas de clase I del HLA diferentes: tres de origen materno y tres de origen paterno. De modo similar, un individuo dado expresa alelos maternos y paternos de los *locus* del MHC de clase II; dado que algunas cadenas α y β del HLA-D pueden mezclarse y emparejarse entre sí, cada célula que expresa la clase II puede tener hasta 20 moléculas diferentes del MHC de clase II. *Diferentes alelos del MHC se unen a diferentes fragmentos peptídicos dependiendo de la secuencia particular de aminoácidos de un péptido dado;* la expresión de muchas moléculas del MHC diferentes permite que cada célula presente una amplia serie de antígenos peptídicos.

Como consecuencia del polimorfismo en los principales *loci* del HLA en la población, existe una cifra virtualmente infinita de combinaciones de moléculas, y cada individuo expresa un perfil antigénico del MHC único en sus células. La combinación de alelos del HLA en cada individuo se denomina *haplotipo HLA*. Las implicaciones del polimorfismo de HLA son obvias en el contexto del trasplante, dado que cada individuo tiene alelos HLA que difieren en cierta medida entre los individuos, los injertos de cualquier persona provocarán respuestas inmunitarias en cualquier otra persona y serán rechazados (excepto, por supuesto, de gemelos idénticos). En efecto, las moléculas del HLA fueron descubiertas en el curso de los primeros intentos de trasplantes tisulares. Las moléculas del HLA del injerto provocan respuestas humorales y celulares, que a la larga llevan a la destrucción del injerto (descrito más adelante en este capítulo). Esta capacidad de las moléculas del MHC para desencadenar respuestas inmunitarias es la razón por la que con frecuencia se denominan «antígenos». Se cree que el polimorfismo de los genes del MHC surgió para capacitar a la población a exhibir y responder a cualquier péptido microbiano concebible.

La función del MHC en la estimulación de las células T tiene también importantes implicaciones para el control genético de las respuestas inmunitarias. La capacidad de cualquier alelo dado del MHC para unirse a antígenos peptídicos generados a partir de un patógeno particular determinará si las células T de un individuo pueden realmente «ver» y responder a dicho patógeno. En otras palabras, un individuo reconocerá y organizará una respuesta inmunitaria frente a un antígeno dado sólo si hereda moléculas del MHC que puedan unirse al péptido antigénico y presentarlo a las células T. La herencia de alelos particulares influye sobre las respuestas inmunitarias, tanto protectoras como dañinas. Por ejemplo, si el antígeno es el polen y la respuesta es una reacción alérgica, la herencia de algunos genes del HLA puede hacer que los individuos sean susceptibles a esta enfermedad. Por otra parte, una buena reactividad a un antígeno vírico, determinada por la herencia de ciertos alelos de HLA, puede ser beneficiosa para el huésped.

Por último, muchas enfermedades se asocian con alelos HLA particulares. Estas enfermedades ligadas al HLA pueden agruparse, en términos generales, en las siguientes categorías: 1) *enfermedades inflamatorias*, que incluyen la espondilitis anquilosante y varias artropatías postinfecciosas, todas asociadas con *HLA-27*, y 2) *enfermedades autoinmunitarias*, que incluyen endocrinopatías autoinmunitarias, asociadas con ciertos alelos DR. En la actualidad no se comprenden los mecanismos de base de todas estas asociaciones. La asociación mejor conocida es entre la espondilitis anquilosante y el alelo *HLA-27*; los individuos que poseen este alelo tienen una probabilidad 90 veces superior (riesgo relativo) de padecer la enfermedad que los que son negativos con respecto al *HLA-27*. Volveremos a una discusión sobre la relación con HLA cuando consideremos las enfermedades autoinmunitarias.

Linfocitos B

Los linfocitos derivados de la médula ósea, o linfocitos B, comprenden del 10 al 20% de la población de linfocitos circulantes en la sangre periférica. Se hallan también presentes en la médula ósea y en los folículos de los tejidos linfoides periféricos (ganglios linfáticos, bazo, amígdalas y otros tejidos mucosos). La estimulación de las células B foliculares lleva a la formación de una zona central de células B activadas de gran tamaño en los folículos, denominada *centro germinal*. Las células B constituyen el único linaje celular que sintetiza anticuerpos, llamados también inmunoglobulinas (Ig).

Las células B reconocen el antígeno por medio de un anticuerpo monomérico unido a la membrana de la clase de inmunoglobulina M (IgM), asociado con moléculas de señalización para formar el complejo receptor de la célula B (BCR) (v. Fig. 5-3B). Mientras que las células T pueden reconocer sólo péptidos asociados al MHC, las células B pueden reconocer y responder a muchas más estructuras químicas, que incluyen proteínas, lípidos, polisacáridos, ácidos nucleicos y pequeñas sustancias químicas; además, las células B (y anticuerpos) reconocen formas nativas (conformacionales) de estos antígenos. Al igual que con los TCR, cada anticuerpo tiene una especificidad de antígeno única. La diversidad de anticuerpos se genera durante los reordenamientos somáticos de los genes Ig. Las células B expresan varias moléculas invariables que son responsables de la transducción de señales y de la activación de las células (v. Fig. 5-3B). Estas células incluyen el receptor CD40, que se une a su ligando expresado en las células T colaboradoras, y CD21 (conocido también como receptor del complemento CD2), que reconoce un producto de degradación del complemento que, con frecuencia, se deposita en los microbios.

Después de la estimulación, las células B se diferencian en *células plasmáticas*, que segregan grandes cantidades de anticuerpos, los mediadores de la inmunidad humoral. Hay cinco clases, o isotipos, de inmunoglobulinas: IgG, IgM, e IgA constituyen más del 95% de los anticuerpos circulantes. IgA es el principal isotipo en las secreciones mucosas, IgE se halla presente en la circulación en concentraciones muy bajas y se encuentra también unida a la superficie de los mastocitos tisulares, e IgD se expresa en las superficies de las células B pero no es segregada. Tal como se delimita más adelante, cada isotipo tiene capacidades características para activar complemento o reclutar células inflamatorias y desempeñar así una función diferente en la defensa del huésped y en los estados de enfermedad.

Células citolíticas naturales (NK)

Las células citolíticas naturales (NK) son linfocitos que se originan a partir de un progenitor linfoide común que da lugar a linfocitos T y B. Sin embargo, son células de la inmunidad innata y no expresan los receptores para antígenos muy variables y distribuidos clonalmente. Por consiguiente, no tienen especificidades tan diversas como las células T o B. Las células NK emplean un conjunto limitado de receptores activadores para reconocer moléculas expresadas en las células estresadas o infectadas con daño en el ADN y luego destruyen estas células, eliminando así las células dañadas irreparablemente y potenciales reservorios de infección. Las células NK tienen otra especificidad singular. Para evitar atacar a las células normales del huésped, expresan receptores inhibidores que reconocen moléculas propias de clase I del MHC, que se expresan en todas las células sanas; el acoplamiento de estos receptores inhibidores típicamente supera con mucho a los receptores activadores y previene así la activación de las células NK. Las infecciones (sobre todo las víricas) y el estrés se asocian con pérdida de expresión de las moléculas de clase I del MHC. Cuando esto sucede, las células NK son liberadas de su inhibición y pueden responder a los ligandos activadores inducidos por el estrés y que, en último término, destruyen las células enfermas del huésped.

Células presentadoras de antígenos

El sistema inmunitario contiene varios tipos de células que se han especializado para capturar antígenos microbianos y mostrarlos a los linfocitos. De modo prominente entre estas APC figuran las células dendríticas (CD), las principales células que muestran antígenos proteicos a las células T indiferenciadas para iniciar las respuestas inmunitarias. Otros tipos celulares presentan antígenos a diferentes linfocitos en diversos estadios de las respuestas inmunitarias.

Células dendríticas

Las células con morfología dendrítica (es decir, con finas prolongaciones dendríticas citoplásmicas) se dan como dos tipos funcionalmente distintos. Las CD interdigitantes, o más sencillamente las CD, son células no fagocíticas que expresan elevados niveles de moléculas del MHC de clase II y coestimuladoras de células T. Las CD inmaduras residen en los epitelios, donde se hallan localizadas estratégicamente para capturar los microbios que ingresan; un ejemplo es la célula de Langerhans de la epidermis. Las CD maduras se hallan presentes en las zonas de células T de los tejidos linfoides, donde presentan antígenos a las células T circulantes a través de estos tejidos. Se hallan también en el intersticio de muchos órganos no linfoides, como el corazón y los pulmones donde pueden capturar los antígenos de los microbios que han invadido los tejidos.

El segundo tipo de CD son las denominadas *células dendríticas foliculares (FDC, follicular dendritic cells)*. Se localizan en los centros germinales de los folículos linfoides del bazo y de los ganglios linfoides. Estas células portan receptores para las colas Fc de la IgG y para las proteínas del complemento y, por ello, atrapan de modo eficiente antígenos unido a anticuerpos y al complemento. Estas células muestran antígenos a los linfocitos B activados en los folículos linfoides y promueven respuestas secundarias de anticuerpos.

Otras APC

Los macrófagos ingieren microbios y otros antígenos particulados y muestran péptidos para su reconocimiento por los linfocitos T. Estas células T activan, a su vez, los macrófagos para destruir microbios, la reacción central de la inmunidad celular. Las células B presentan péptidos a las células T colaboradoras y reciben señales para estimular las respuestas de anticuerpos a los antígenos proteicos.

Células efectoras

Muchos tipos diferentes de leucocitos efectúan la tarea última de la respuesta inmunitaria adaptativa, que es eliminar las infecciones. Las células NK son las efectoras en la línea del frente debido a su capacidad para reaccionar rápidamente contra las células «estresadas». Las células plasmáticas secretoras de anticuerpos son células efectoras de la inmunidad humoral. Los linfocitos T, tanto las células T CD4+ colaboradoras como CTL CD8+, son células efectoras de la inmunidad celular. Estos linfocitos con frecuencia funcionan en la defensa del huésped junto con otras células. Los macrófagos, descritos en el Capítulo 2, se unen a los microbios que se hallan recubiertos con anticuerpos o complemento y fagocitan y destruyen estos microbios, sirviendo así como células efectoras de la inmunidad humoral. Los macrófagos responden también a las señales procedentes de las células T colaboradoras y mejoran su capacidad para destruir los microbios fagocitados, sirviendo así como células efectoras de la inmunidad celular. Los linfocitos T secretan citocinas que reclutan y activan otros leucocitos, como neutrófilos y eosinófilos, y todos estos tipos celulares funcionan en la defensa frente a varios patógenos. Las mismas células efectoras son responsables de la lesión tisular en las enfermedades inflamatorias causadas por respuestas inmunitarias anormales.

Tejidos linfoides

Los tejidos linfoides del organismo se dividen en órganos generativos (primarios), donde los linfocitos expresan receptores de antígenos y maduran, y órganos linfoides periféricos (secundarios), donde se desarrollan las respuestas inmunitarias adaptativas. Los órganos generativos son el timo y la médula ósea, y los órganos periféricos son los ganglios linfáticos, bazo y los tejidos linfoides mucosos y cutáneos. Los linfocitos maduros recirculan a través de los órganos periféricos, buscando antígenos microbianos a los que puedan reconocer y responder. Una característica importante de estos órganos es que los linfocitos T y B se hallan anatómicamente segregados hasta que son requeridos (es decir, hasta que son activados por antígenos). Este proceso se describe más adelante.

RESUMEN

Células y tejidos del sistema inmunitario

- Los linfocitos son los mediadores de la inmunidad adaptativa y las únicas células que producen receptores específicos y diversos para los antígenos.
- Los *linfocitos T (derivados del timo)* expresan receptores de antígenos denominados receptores de las células T (TCR) que reconocen fragmentos peptídicos de antígenos proteicos que son mostrados por las moléculas del MHC en la superficie de las células presentadoras de antígenos.
- Los *linfocitos B (derivados de la médula ósea)* expresan anticuerpos unidos a la membrana que reconocen una amplia variedad de antígenos. Las células B se activan para convertirse en células plasmáticas, que secretan anticuerpos.
- Las *células citolíticas naturales (NK)* destruyen las células que están infectadas por algunos microbios, o se hallan estresadas y dañadas sin posible reparación. Las células NK expresan receptores inhibidores que reconocen moléculas del MHC que están normalmente expresadas en las células sanas y se impide de este modo que destruyan células normales.
- Las *células presentadoras de antígenos (APC)* capturan microbios y otros antígenos, los transportan a los órganos linfoides y los muestran para que sean reconocidos por los linfocitos. Las APC más eficientes son las *células dendríticas*, que viven en los epitelios y en la mayoría de los tejidos.
- Las células del sistema inmunitario se hallan organizadas en tejidos, algunos de los cuales son sitios de producción de linfocitos maduros (los órganos linfoides primarios, la médula ósea y el timo), y otros son los sitios de las respuestas inmunitarias (órganos linfoides periféricos, que incluyen los ganglios linfáticos, bazo y tejidos linfoides de las mucosas).

VISIÓN PANORÁMICA DE LAS RESPUESTAS INMUNITARIAS NORMALES

Una vez descritos los principales componentes del sistema inmunitario, es útil resumir las características más importantes de las respuestas inmunitarias normales. Este resumen servirá como base de la descripción posterior de las enfermedades causadas por unas respuestas inmunitarias deficientes o incontroladas.

Respuesta inmunitaria innata temprana a los microbios

Las principales barreras entre los huéspedes y su ambiente son los epitelios de la piel y de los tractos gastrointestinal y respiratorio. Los microbios infecciosos suelen penetrar a través de estas rutas e intentan colonizar los huéspedes. Los epitelios sirven como barreras físicas y funcionales para las infecciones, obstaculizando simultáneamente la entrada de los microbios e interfiriendo en su crecimiento mediante la producción de agentes antimicrobianos naturales. Si los microbios son capaces de atravesar estos epitelios, se encuentran con los mecanismos defensivos de la inmunidad innata, que están diseñados para reaccionar rápidamente frente a los microbios y sus productos. Los fagocitos, incluidos neutrófilos y macrófagos, ingieren los microbios y los almacenan en el interior de vesículas y los destruyen produciendo sustancias microbicidas en estas vesículas; los macrófagos segregan también citocinas, que estimulan las respuestas inflamatorias y linfoides. Los fagocitos, las células dendríticas y otros muchos tipos celulares activan también una variedad de mecanismos antimicrobianos, que incluyen proteínas segregadas denominadas citocinas (descritas más adelante), en respuesta al reconocimiento de microbios. Las células utilizan varios receptores para reconocer los microbios; los principales entre éstos son las proteínas *receptores Toll-like*, así denominados por su homología con la proteína Toll de *Drosophila*, que reconoce componentes bacterianos y víricos. Las células NK destruyen células infectadas por virus y producen la citocina activadora de macrófagos, IFN-γ. Muchas proteínas plasmáticas se hallan implicadas en la defensa del huésped, incluidas las proteínas del sistema del complemento, que se activan por microbios por la vía «alternativa» y cuyos productos destruyen los microbios y los recubren (opsonizan) para la fagocitosis. Además de combatir las infecciones, las respuestas inmunitarias innatas estimulan la posterior inmunidad adaptativa, proporcionando señales que son esenciales para iniciar las respuestas específicas de antígenos de los linfocitos T y B.

Captura y exhibición de los antígenos microbianos

Los microbios que penetran a través de los epitelios y sus antígenos proteicos son capturados por las CD que residen en estos epitelios, y los antígenos unidos a la célula son transportados a los ganglios linfáticos de drenaje (v. Fig. 5-6). Los antígenos proteicos son procesados en las APC para generar péptidos que se muestran en la superficie de las APC unidos a las moléculas del MHC. Los antígenos en los diferentes compartimentos celulares son mostrados por diferentes moléculas del MHC y reconocidos por distintos subgrupos de células T. Los antígenos que son ingeridos a partir del medio ambiente extracelular son procesados en las vesículas endosómicas y lisosómicas, y se muestran unidos a las moléculas del MHC de clase II. Dado que CD4 se une a las moléculas del MHC de clase II, las células T colaboradoras CD4+ reconocen los péptidos asociados a la clase II, que generalmente derivan de proteínas ingeridas. En contraste, los antígenos en el citoplasma son mostrados por las moléculas del MHC de clase I y reconocidos por las células T citotóxicas CD8+, porque CD8 se une a moléculas del MHC de clase I. Esta segregación de diferentes antígenos es clave para las funciones especializadas de las células T CD4+ y CD8+; como se describe más adelante, las dos clases de células T están diseñadas para combatir a los microbios que se localizan en los diferentes compartimentos celulares. Los antígenos proteicos, así como los polisacáridos y otros antígenos no proteicos, son también reconocidos por los linfocitos B en los folículos linfáticos de los órganos linfoides periféricos.

En el momento en que los antígenos de un microbio son reconocidos por los linfocitos B y T, el microbio desencadena una respuesta inmunitaria innata; en el caso de la inmunización con un antígeno proteico, esta respuesta innata es inducida por el adyuvante administrado con el antígeno. La respuesta inmunitaria innata activa las APC para expresar moléculas coestimuladoras y segregan citocinas que estimulan la proliferación y diferenciación de linfocitos T. Los coestimuladores principales de las células T son las moléculas B7 (CD80 y CD86) que se expresan en las APC profesionales y reconocidas por el receptor CD28 en las células T indiferenciadas. La respuesta inmunitaria innata a algunos microbios y polisacáridos da también lugar a la activación del complemento, generando productos de degradación que favorecen la proliferación y diferenciación de linfocitos B. Así, el antígeno (señal 1 en la Fig. 5-3) y las moléculas producidas durante las respuestas inmunitarias innatas (señal 2 en la Fig. 5-3) funcionan en cooperación para activar linfocitos específicos de antígenos. El requerimiento de la señal 2 desencadenada por el microbio asegura que la respuesta inmunitaria adaptativa sea inducida por microbios y no por sustancias inocuas.

El reconocimiento de antígenos y la coestimulación desencadenan, en conjunto, las respuestas funcionales de los linfocitos específicos de antígenos. Estas respuestas celulares se producen en etapas, que también se reflejan en la secuencia de acontecimientos de las respuestas inmunitarias adaptativas (Fig. 5-5). Aunque estas fases son similares en todas las respuestas inmunitarias, las reacciones de los linfocitos T y B difieren en modo importante y lo mejor es considerarlas separadamente.

Inmunidad celular: activación de los linfocitos T y eliminación de los microbios asociados a las células

Los linfocitos T indiferenciados son activados por antígenos y coestimuladores en los órganos linfoides periféricos, y proliferan y se diferencian en células efectoras que migran a cualquier sitio donde esté el antígeno (microbio) (Fig. 5-6). Con la activación, los linfocitos T segregan proteínas solubles denominadas *citocinas*, que funcionan como factores de crecimiento y diferenciación para linfocitos y otras células, y median en las comunicaciones entre los leucocitos. Dados los papeles importantes de las citocinas en la respuesta inmunitaria e inflamación, y en las enfermedades inflamatorias e inmunológicas, es importante comprender sus propiedades y acciones.

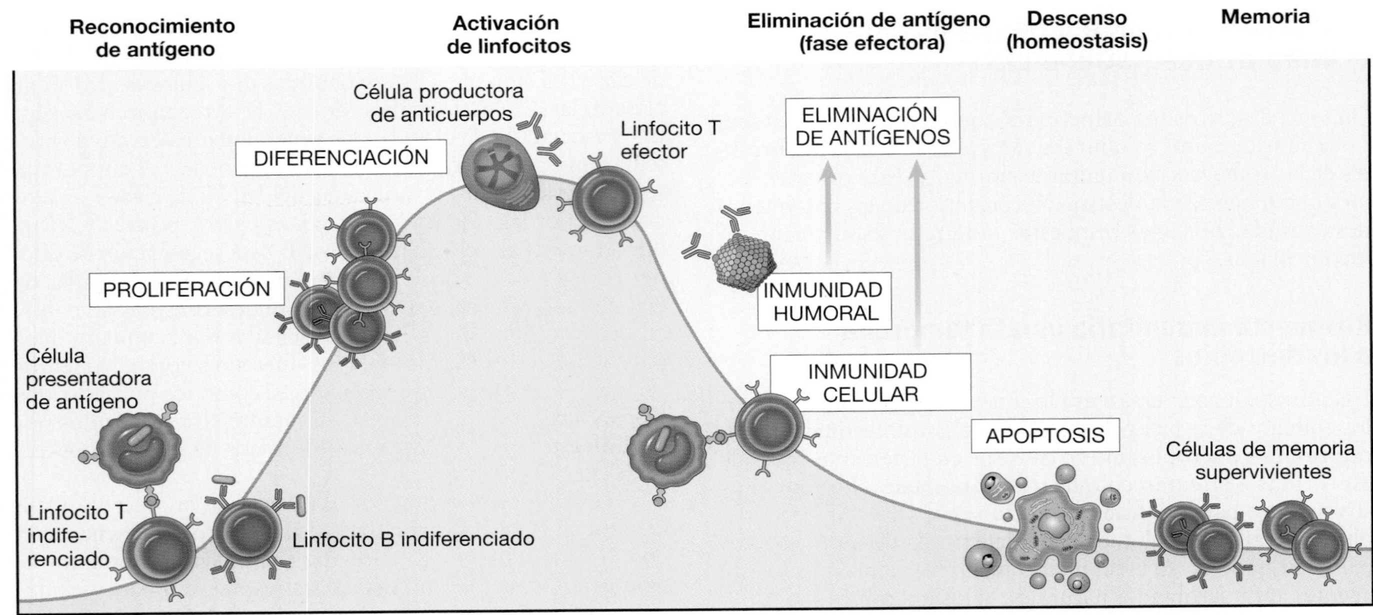

Figura 5-5

Las respuestas inmunitarias adaptativas constan de fases secuenciales: reconocimiento de antígenos por linfocitos específicos, activación de linfocitos (que consiste en su proliferación y diferenciación en células efectoras) y la fase efectora (eliminación de antígeno). La respuesta declina a medida que se va eliminando el antígeno y la mayoría de los linfocitos estimulados por antígenos mueren por apoptosis. Las células específicas de antígeno que sobreviven son responsables de la memoria. La duración de cada fase puede variar en las diferentes respuestas inmunitarias. El eje *y* representa una medida arbitraria de la magnitud de la respuesta. Estos principios son aplicables a la inmunidad humoral (mediada por linfocitos B) y a la inmunidad celular (mediada por linfocitos T).

Citocinas: moléculas mensajeras del sistema inmunitario

Las citocinas son productos polipeptídicos de muchos tipos celulares (pero principalmente de linfocitos activados y macrófagos) que funcionan como mediadores de las respuestas inflamatorias e inmunitarias. Fueron mencionadas en el Capítulo 2 en el contexto de la inflamación; revisamos aquí sus propiedades generales, y en concreto en las citocinas implicadas específicamente en la inmunidad adaptativa.

Aunque las diferentes citocinas tienen acciones y funciones diversas, todas ellas comparten algunas características comunes. Las citocinas son sintetizadas y segregadas en respuesta a estímulos externos, que pueden ser productos microbianos, reconocimiento de antígenos y otras citocinas. Su secreción es típicamente transitoria y está controlada por mecanismos transcripcionales y postraducción. Las acciones de las citocinas pueden ser *autocrinas* (sobre la célula que produce la citocina), *paracrinas* (sobre las células adyacentes) y, menos frecuentemente, *endocrinas* (a distancia del sitio de producción). Los efectos de las citocinas tienden a ser *pleiotrópicos* (una citocina tiene efectos sobre muchos tipos celulares) y *redundantes* (la misma actividad puede ser inducida por muchas proteínas).

Las citocinas pueden agruparse en varias clases, según sus actividades y funciones biológicas.

- *Citocinas implicadas en la inmunidad innata y en la inflamación*, la respuesta más temprana del huésped a los microbios y células muertas. Las principales citocinas de este grupo son el TNF y la interleucina-1 (IL-1), un grupo de citocinas quimioatractivas denominadas quimiocinas, IL-12, e IFN-γ. Las principales fuentes de estas citocinas son los macrófagos activados y las CD, así como células endoteliales, linfocitos, células cebadas y otros tipos celulares. Se describen en el Capítulo 2.
- *Citocinas que regulan las respuestas linfoides y las funciones efectoras en la inmunidad adaptativa*. Diferentes citocinas se hallan implicadas en la proliferación y diferenciación de los linfocitos (p. ej., IL-2 o IL-4) y en la activación de varias células efectoras (p. ej., IFN-γ, que activa los macrófagos, e IL-5, que activa los eosinófilos). Las principales fuentes de estas citocinas son los linfocitos T CD4+ colaboradores estimulados por antígenos y coestimuladores. Estas citocinas son participantes clave en la inducción y fases efectoras de las respuestas inmunitarias celulares adaptativas (v. a continuación).
- *Citocinas que estimulan la hematopoyesis*. Muchas de estas citocinas reciben la denominación de *factores estimulantes de colonias*. Aumentan la producción de leucocitos a partir de la médula ósea y así reponen los que se consumen durante las reacciones inmunitarias e inflamatorias.

Funciones efectoras de los linfocitos T

Una de las respuestas más tempranas de las células T CD4+ colaboradoras es la secreción de citocina IL-2 y la expresión de receptores de alta afinidad para IL-2. La IL-2 es un factor de crecimiento que actúa sobre estos linfocitos T y estimula su proliferación, lo que lleva a un aumento en el número de linfocitos específicos de antígeno. Parte de la descendencia del conjunto expandido de células T se diferencia en células efec-

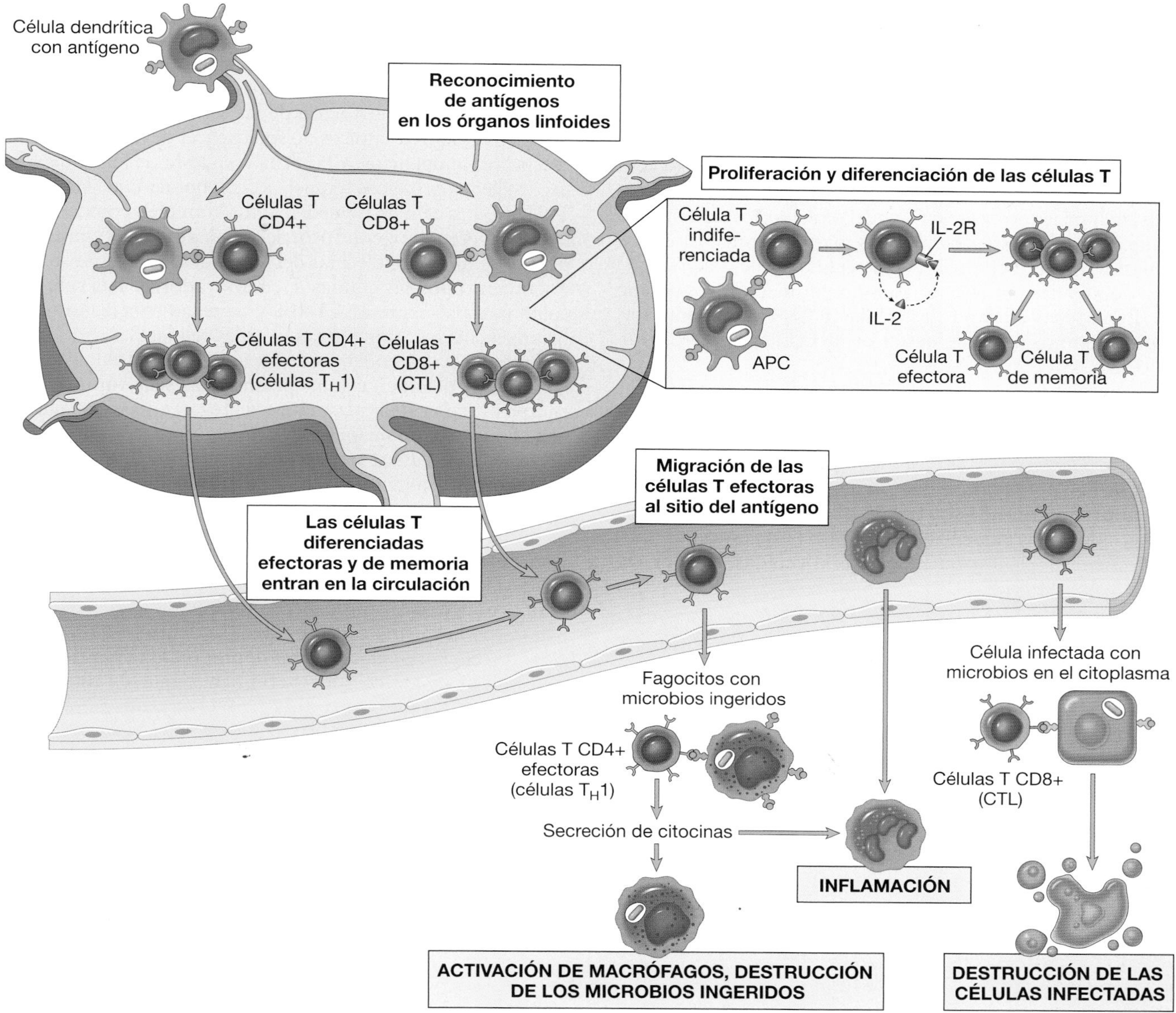

Figura 5-6

Inmunidad celular. Las células T indiferenciadas reconocen antígenos peptídicos asociados al MHC exhibidos por las células dendríticas en los ganglios linfáticos. Las células T son activadas para proliferar (bajo la influencia de la citocina IL-2) y diferenciarse en células efectoras y de memoria, que migran a los sitios de infección y atienden diversas funciones en la inmunidad celular. Las células T CD4+ efectoras del subgrupo T_H1 reconocen los antígenos de microbios ingeridos por los fagocitos y activan los fagocitos para destruir los microbios e inducir la inflamación. Las CTL CD8+ destruyen las células que albergan microbios en el citoplasma. No se muestran las células T_H2, que son especialmente importantes en la defensa frente a las infecciones helmínticas. Algunas células T activadas se diferencian en células de memorias de larga vida. APC, célula presentadora de antígeno.

toras que pueden segregar diferentes conjuntos de citocinas y llevan a cabo de este modo funciones diferentes. *Los subgrupos mejor definidos de células CD4+ colaboradoras son los subgrupos T_H1 y T_H2.* Las células T_H1 producen la citocina IFN-γ, que activa los macrófagos y estimula las células B para producir anticuerpos que activan el complemento y recubren los microbios para la fagocitosis. Las células T_H2 producen IL-4, que estimula la diferenciación de las células B en células plasmáticas secretoras de IgE; IL-5 que activa los eosinófilos; e IL-13, que activa las células de los epitelios mucosos y expulsa los microbios. Recientemente se ha descrito que un tercer subgrupo, denominado T_H17, que produce la citocina IL-17, que promueve la inflamación, y se cree que desempeña una función importante en algunos de los trastornos inflamatorios mediados por células T. Estas células efectoras migran a sitios de infección y daño tisular. Cuando los efectores diferenciados se encuentran de nuevo con microbios asociados a células son activados para llevar a cabo las funciones responsables de la eliminación de los microbios. Los mediadores clave de las funciones de las células T colaboradoras son la molécula de superficie denominada ligando de CD40 (CD40L), que se une a su receptor, CD40, en las células B y macrófagos, y diversas citocinas. Las células T CD4+ efectoras diferenciadas del subgrupo T_H1 reconocen péptidos microbianos en los macrófagos que han ingerido los microbios. Las células T expresan CD40L, que se acopla con CD40 en los macrófagos, y las células T segregan la citocina IFN-γ, que es un potente activador de macrófagos. La combinación de la activación mediada por CD40 e IFN-γ da lugar a la inducción de potentes sustancias microbicidas en los macrófagos, incluidas formas reactivas del oxígeno y óxido nítrico, lo que lleva a la destrucción de los microbios ingeridos. Las células T_H2 producen reacciones celulares de defensa que están dominadas por eosinófilos y no por macrófagos. Como describimos más adelante, las células T CD4+ colaboradoras estimulan también las respuestas de las células B por CD40L y citocinas.

Los linfocitos CD8+ activados se diferencian en CTL, que destruyen las células que albergan microbios en el citoplasma. Estos microbios pueden ser virus que infectan muchos tipos celulares o bacterias que son ingeridas por los macrófagos pero que han aprendido a escapar de las vesículas fagocíticas del citoplasma (donde son inaccesibles a la maquinaria de destrucción de los fagocitos, que en gran parte está confinada a las vesículas). Al destruir las células infectadas, las CTL eliminan los reservorios de la infección.

Inmunidad humoral: activación de los linfocitos B y eliminación de los microbios extracelulares

Con la activación, los linfocitos B proliferan y luego se diferencian en células plasmáticas que segregan diferentes clases de anticuerpos con funciones distintas (Fig. 5-7). Muchos antígenos de polisacáridos y de lípidos tienen múltiples determinantes antigénicos idénticos (epítopos) capaces de acoplarse con varias moléculas receptoras de antígenos en cada célula B e iniciar el proceso de activación de las células B. Los antígenos proteicos globulares típicos no son capaces de unirse a muchos receptores antigénicos, y la plena respuesta de las células B a los antígenos proteicos requiere la colaboración de las células T CD4+. Las células B pueden actuar también como APC, es decir, ingieren antígenos proteicos, los degradan y muestran péptidos unidos a moléculas del MHC de clase II para su reconocimiento por las células T colaboradoras. Las células T colaboradoras expresan CD40L y segregan citocinas, que trabajan en colaboración para activar las células B.

Parte de la descendencia de los clones expandidos de células se diferencian en células plasmáticas secretoras de anticuerpos. Cada célula plasmática segrega anticuerpos que tienen el mismo sitio de unión de antígenos que los anticuerpos de superficie celular (receptores de células B) que primero reconocen el antígeno. Los polisacáridos y los lípidos estimulan la secreción, principalmente, de anticuerpo IgM. Los antígenos proteicos, en virtud de las acciones de las células T colaboradoras mediadas por CD40L y citocinas, inducen la producción de anticuerpos de diferentes clases (IgG, IgA, IgE). Esta producción de anticuerpos funcionalmente diferentes, todos con la misma especificidad, se denomina *cambio de clase de cadenas pesadas (isotipo)*; proporciona plasticidad en la respuesta de anticuerpos, permitiendo que los anticuerpos sirvan para muchas funciones. Las células T colaboradoras estimulan también la producción de anticuerpos con afinidad

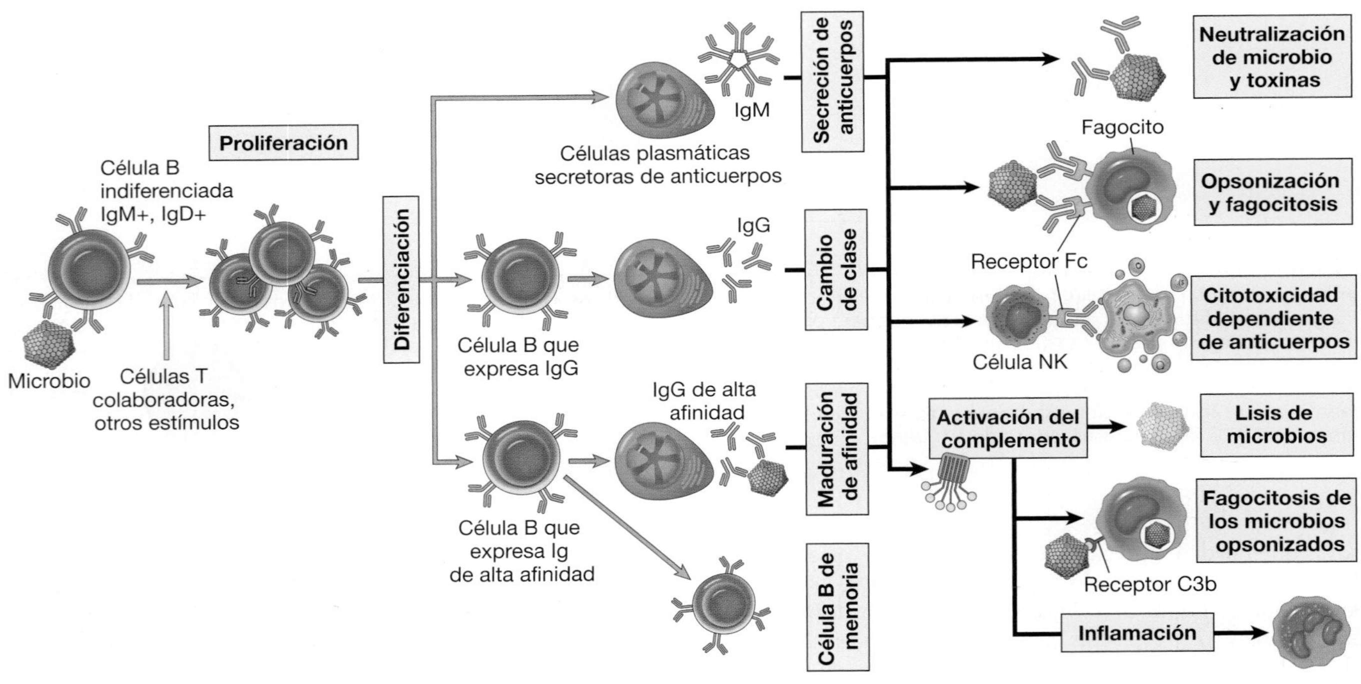

Figura 5-7

Inmunidad humoral. Los linfocitos B indiferenciados reconocen antígenos y bajo la influencia de las células T colaboradoras y de otros estímulos (no mostrados), las células B son activadas para proliferar y diferenciarse en células plasmáticas secretoras de anticuerpos. Algunas de las células B activadas sufren un cambio de clase de cadenas pesadas y de maduración de la afinidad, y algunas se convierten en células de memoria de larga vida. Los anticuerpos de diferentes isotipos de cadenas pesadas (clases) efectúan funciones efectoras diferentes, mostradas a la derecha.

cada vez mayor por el antígeno. Este proceso, denominado *maduración de la afinidad*, mejora la calidad de la respuesta inmunitaria humoral.

La respuesta inmunitaria humoral combate los microbios de numerosos modos (v. Fig. 5-7).

- Los anticuerpos se unen a los microbios e impiden que infecten las células, «neutralizando» así los microbios.
- Los anticuerpos IgG recubren («opsonizan») los microbios y los seleccionan como diana para la fagocitosis, ya que los fagocitos (neutrófilos y macrófagos) expresan receptores para los colas Fc de la IgG.
- IgG y e IgM activan el sistema del complemento por la vía clásica, y los productos del complemento promueven la fagocitosis y la destrucción de los microbios. La mayoría de los anticuerpos IgG opsonizantes y fijadores del complemento son estimulados por las células colaboradoras T_H1, que responden a muchas bacterias y virus, y los anticuerpos IgG son mecanismos importantes de defensa frente a estos microbios.
- La IgA se segrega en los tejidos mucosos y neutraliza microbios en la luz de los tractos respiratorio y gastrointestinal (y otros tejidos mucosos).
- La IgG es transportada activamente a través de la placenta y protege al recién nacido hasta que madura el sistema inmunitario.
- La IgG recubre los parásitos helmínticos, y funciona con las células cebadas y eosinófilos para destruir los parásitos. Tal como se ha mencionado anteriormente, las células colaboradoras T_H2 segregan citocinas, que estimulan la producción de IgE y activan los eosinófilos, por lo que la respuesta frente a los helmintos es orquestada por las células T_H2.

La mayor parte de los anticuerpos circulantes tienen unas semividas de, aproximadamente, 3 semanas. Algunas células plasmáticas migran a la médula ósea y viven durante años, continuando la producción de bajos niveles de anticuerpos.

Disminución de las respuestas inmunitarias y memoria inmunológica

La mayoría de los linfocitos efectores inducidos por un patógeno infeccioso mueren por apoptosis después de que el microbio haya sido eliminado, retornando así el sistema inmunitario a su estado de reposo basal. Este retorno a un estado estable o de equilibrio se denomina homeostasia y se produce porque los microbios proporcionan estímulos esenciales para la activación y supervivencia de los linfocitos, y las células efectoras tienen una vida corta. Por consiguiente, a medida que los estímulos son eliminados, los linfocitos activados ya no son mantenidos vivos.

La activación inicial de los linfocitos genera también células de memoria de vida larga, que pueden sobrevivir durante años después de la infección. Las células de memoria son una reserva expandida de linfocitos con especificidad antigénica (más numerosos que las células indiferenciadas específicas para cualquier antígeno que esté presente antes del encuentro con el antígeno), y las células de memoria responden más rápidamente y con mayor efectividad frente al antígeno que las células indiferenciadas. Éste es el motivo por el cual la generación de células de memoria es un objetivo importante de la vacunación.

Esta breve descripción de la respuesta inmunitaria normal prepara el escenario para la consideración de las situaciones en las que las respuestas inmunitarias se vuelven anormales, y cómo estas anomalías llevan a lesión tisular y enfermedad.

RESUMEN

Visión panorámica de las respuestas inmunitarias normales

- La función fisiológica del sistema inmunitario es la defensa frente a los microbios infecciosos.
- La reacción temprana a los microbios está mediada por los mecanismos de la *inmunidad innata*, que se hallan prestos para responder a los microbios. Estos mecanismos incluyen las barreras epiteliales, fagocitos, células NK y proteínas del plasma (p. ej., del sistema del complemento). La reacción de la inmunidad innata se manifiesta con frecuencia en forma de *inflamación*.
- Las reacciones de defensa de la *inmunidad adaptativa* se desarrollan lentamente, pero son más potentes y especializadas.
- Los microbios y otros antígenos extraños son capturados por las células dendríticas y transportados a los ganglios linfáticos, donde los antígenos son reconocidos por los linfocitos indiferenciados (*naïve*). Los linfocitos son activados para proliferar y diferenciarse en células efectoras y células de memoria.
- La *inmunidad celular* es la reacción de los linfocitos T, diseñada para combatir contra los microbios asociados a las células (p. ej., microbios fagocitados y microbios en el citoplasma de las células infectadas). La *inmunidad humoral* está mediada por anticuerpos y es efectiva frente a los microbios extracelulares (en la circulación y en las luces mucosas).
- Las células T CD4+ colaboradoras ayudan a las células B a fabricar anticuerpos, activar macrófagos y destruir microbios ingeridos, y regular todas las respuestas inmunitarias frente a los antígenos proteicos. Las funciones de las células T CD4+ se hallan mediadas por proteínas segregadas denominadas *citocinas*. Los linfocitos T CD8+ citotóxicos destruyen las células que expresan antígenos en el citoplasma que son reconocidos como extraños (p. ej., células infectadas por virus y tumorales).
- Los anticuerpos secretados por las células plasmáticas neutralizan los microbios y bloquean su infectividad, promueven la fagocitosis y la destrucción de patógenos. Los anticuerpos confieren también inmunidad pasiva a los neonatos.

ENFERMEDADES POR HIPERSENSIBILIDAD. MECANISMOS DE LA LESIÓN DE MEDIACIÓN INMUNITARIA

Las respuestas inmunitarias son capaces de causar lesión tisular y enfermedades que se denominan *enfermedades por hipersensibilidad*. Este término se originó a partir de la idea de que los individuos que presentan respuestas inmunitarias frente a un antígeno se hallan «sensibilizados» a dicho antígeno y, por consiguiente, reacciones patológicas o excesivas son manifestaciones de «hipersensibilidad». Normalmente, un sistema exquisito de comprobaciones y equilibrios optimiza la erradicación de los organismos infecciosos sin una lesión seria a los tejidos del huésped. Sin embargo, las respuestas inmunitarias pueden ser inadecuadamente controladas o inapropiadamente dirigidas a los tejidos del huésped y, en estas situaciones, la respuesta normalmente beneficiosa es la causa de la enfermedad. En las siguientes secciones describimos las causas y los mecanismos generales de las enfermedades por hipersensibilidad, y a continuación situaciones específicas en las que la respuesta inmunitaria es responsable de la enfermedad.

Causas de las enfermedades por hipersensibilidad

Las respuestas inmunitarias patológicas pueden ser dirigidas frente a diferentes tipos de antígenos, y ser consecuencia de varias anomalías de base.

- *Autoinmunidad.* Normalmente, el sistema inmunitario no reacciona frente a los antígenos propios del individuo. Este fenómeno recibe la denominación de *autotolerancia*, e implica que todos nosotros «toleramos» nuestros propios antígenos. En ocasiones, fracasa la autotolerancia, dando lugar a reacciones contra nuestras propias células y tejidos, que reciben la denominación de *autoinmunidad*. Las enfermedades causadas por la autoinmunidad reciben la denominación de *enfermedades autoinmunitarias*. Volveremos a los mecanismos de autotolerancia y de autoinmunidad más adelante en este capítulo.
- *Reacciones frente a microbios.* Hay muchos tipos de reacciones frente a los antígenos microbianos que pueden causar enfermedad. En algunos casos, parece que la reacción es excesiva o el antígeno microbiano es inhabitualmente persistente. Si se producen anticuerpos contra tales antígenos, los anticuerpos pueden unirse a los antígenos microbianos para producir inmunocomplejos, que se depositan en los tejidos y desencadenan inflamación; éste es el mecanismo de base de la *glomerulonefritis postestreptocócica* (Capítulo 14). Las respuestas de las células T frente a microbios persistentes pueden dar lugar a una intensa inflamación, en ocasiones con la formación de granulomas (Capítulo 2); ésta es la causa de la lesión tisular en la tuberculosis y en otras infecciones. Rara vez, los anticuerpos o las células T reactivas a un microbio tienen reacciones cruzadas con un tejido del huésped; se cree que ésta es la base de la *cardiopatía reumática* (Capítulo 11). En ocasiones, la respuesta inmunitaria causante de la enfermedad puede ser completamente normal, pero en el proceso de erradicación de la infección los tejidos del huésped resultan dañados. En la *hepatitis vírica*, el virus que infecta las células hepáticas no es citopático, pero es reconocido como extraño por el sistema inmunitario. Las células T citotóxicas intentan eliminar las células infectadas, y esta respuesta inmunitaria normal daña los hepatocitos.
- *Reacciones frente a antígenos ambientales.* La mayoría de los individuos sanos no reaccionan de modo intenso frente a sustancias ambientales comunes (p. ej., pólenes, desechos cutáneos de animales o ácaros del polvo), pero casi el 20% de la población es «alérgica» a estas sustancias. Las alergias son enfermedades causadas por respuestas inmunitarias inusuales a una variedad de antígenos no infecciosos y por lo demás inocuos, a los que todos los individuos se hallan expuestos pero frente a los que sólo algunos reaccionan.

En todas estas afecciones, la lesión tisular está causada por los mismos mecanismos que funcionan normalmente para eliminar los patógenos infecciosos, o sea, anticuerpos, linfocitos T efectores y otras células efectoras. El problema en estas enfermedades es que la respuesta es desencadenada y mantenida de modo inapropiado. Dado que los estímulos para estas respuestas inmunitarias anormales son difíciles o imposibles de eliminar (p. ej., los autoantígenos, microbios persistentes o antígenos ambientales), y que el sistema inmunitario tiene muchos circuitos de retroalimentación intrínsecos positivos (mecanismos de amplificación), una vez que comienza una respuesta inmunitaria patológica es difícil controlarla o eliminarla. Por consiguiente, estas enfermedades por hipersensibilidad tienden a ser crónicas, con frecuencia debilitantes y constituyen desafíos terapéuticos. Dado que la inflamación, típicamente la inflamación crónica, es un componente importante de la patología de estos trastornos, en ocasiones se los agrupa bajo la rúbrica de *enfermedades inflamatorias de mediación inmunitaria.*

Tipos de enfermedades por hipersensibilidad

Las reacciones por hipersensibilidad se subdividen tradicionalmente en cuatro tipos: tres son variaciones de la lesión mediada por anticuerpos, mientras que la cuarta está mediada por células (Tabla 5-1). La base teórica para esta clasificación es que el mecanismo de la lesión inmunitaria es, con frecuencia, un buen predictor de las manifestaciones clínicas y puede incluso ayudar a guiar el tratamiento. Sin embargo, esta clasificación de la enfermedad de mediación inmunitaria no es perfecta porque pueden coexistir en una enfermedad varias reacciones inmunitarias.

- La *hipersensibilidad inmediata (tipo I)* es consecuencia de la activación por antígenos ambientales del subgrupo T_H2 de células T CD4+ colaboradoras que conduce a la producción de anticuerpos IgE, que se unen a las células cebadas. Cuando estas moléculas de IgE se unen al antígeno (alergeno) se desencadena en las células cebadas la liberación de mediadores que, de modo transitorio, afectan a la permeabilidad vascular e inducen la contracción del músculo liso en diversos órganos, y pueden estimular una inflamación más prolongada (reacción de fase tardía). Estas enfermedades se denominan comúnmente *alergias*.
- Los *trastornos de hipersensibilidad mediados por anticuerpos (tipo II)* están causados por anticuerpos que se unen al tejido o a antígenos de la superficie celular y promueven la fagocitosis y la destrucción de las células recubiertas o desencadenan inflamación patológica en los tejidos.
- Los *trastornos de hipersensibilidad mediada por inmunocomplejos (tipo III)* están causados por anticuerpos que se unen a antígenos para formar complejos que circulan y pueden depositarse en los lechos vasculares y estimular la inflamación, típicamente secundaria a la activación del complemento. La lesión tisular en estas enfermedades es el resultado de la inflamación.
- Los *trastornos de hipersensibilidad mediados por las células T (tipo IV)* son respuestas inmunitarias de mediación celular en las que los linfocitos T causan lesión tisular

Tabla 5-1 Mecanismos de las enfermedades mediadas inmunológicamente

Tipo	Enfermedad prototípica	Mecanismos inmunitarios	Lesiones patológicas
Hipersensibilidad inmediata (tipo I)	Anafilaxia, alergias, asma bronquial (formas atópicas)	Producción de anticuerpo IgE → liberación inmediata de aminas vasoactivas y de otros mediadores de las células cebadas; reclutamiento de células inflamatorias (reacción de fase tardía)	Dilatación vascular, edema, contracción del músculo liso, producción de moco, inflamación
Hipersensibilidad mediada por anticuerpos (tipo II)	Anemia hemolítica autoinmunitaria; síndrome de Goodpasture	Producción de IgG, IgM → se une al antígeno de la célula o tejido diana → fagocitosis o lisis de la célula diana por el complemento activado o receptores Fc; reclutamiento de leucocitos	Fagocitosis y lisis de células; inflamación; en algunas enfermedades, deterioro funcional sin lesión celular o tisular
Hipersensibilidad mediada por inmunocomplejos (tipo III)	Lupus eritematoso sistémico; algunas formas de glomerulonefritis; enfermedad del suero; reacción de Arthus	Depósito de complejos antígeno-anticuerpo → activación del complemento → reclutamiento de leucocitos por productos del complemento y receptores Fc → liberación de enzimas y de otras moléculas tóxicas	Inflamación, vasculitis necrosante (necrosis fibrinoide)
Hipersensibilidad mediada por células T (tipo IV)	Dermatitis de contacto; esclerosis múltiple; diabetes tipo I; rechazo de trasplantes; tuberculosis	Linfocitos T activados → a) liberación de citocinas y activación de macrófagos; b) citotoxicidad mediada por células T	Infiltrados celulares perivasculares, edema, destrucción celular, formación de granulomas

produciendo citocinas que inducen inflamación y activan los macrófagos destruyendo directamente las células del huésped.

Hipersensibilidad inmediata (tipo I)

La hipersensibilidad inmediata es una reacción tisular que se produce rápidamente (suele ser en pocos minutos) después de la interacción del antígeno con el anticuerpo IgE que está unido a la superficie de las células cebadas en un huésped sensibilizado. La reacción da comienzo con la entrada de un antígeno, que se denomina alergeno porque desencadena alergia. Muchos alergenos son sustancias ambientales inocuas para la mayoría de los individuos, pero algunos heredan aparentemente genes que los hacen susceptibles a alergias. Esta susceptibilidad se manifiesta por la propensión de estos individuos a fabricar unas respuestas T_H2 enérgicas y, posteriormente, anticuerpos IgE contra los alergenos. La IgE es crucial para la activación de las células cebadas y la liberación de mediadores que son responsables de las manifestaciones clínicas y patológicas de la reacción. La hipersensibilidad inmediata puede producirse como reacción local que es meramente molesta (p. ej., rinitis estacionaria o fiebre del heno) o muy debilitante (asma) o puede culminar en un trastorno sistémico fatal (anafilaxia).

Secuencia de acontecimientos en las reacciones de hipersensibilidad inmediata

La mayoría de las reacciones de hipersensibilidad siguen la misma secuencia de respuestas celulares (Fig. 5-8).

- *Activación de células T_H2 y producción de anticuerpo IgE.* Los alergenos pueden ser introducidos por inhalación, ingestión o inyección. Las variables que probablemente contribuyen a unas respuestas T_H2 enérgicas a los alergenos incluyen la vía de entrada, dosis y cronicidad de la exposición al antígeno, ausencia de inflamación e inmunidad innata en el momento del reconocimiento del alergeno; y la composición genética del huésped. No está claro si las sustancias alergénicas tienen también propiedades estructurales singulares que las dotan de la capacidad de provocar respuestas T_H2. Las células T_H2 que son inducidas segregan varias citocinas responsables de todas las reacciones de hipersensibilidad inmediata. IL-4 estimula las células B específicas contra el alergeno para que sufran un cambio de clase de cadena pesada a IgE y para segregar este isotipo. La IL-5 activa los eosinófilos que son reclutados a la reacción, y la IL-13 actúa sobre las células epiteliales y estimula la secreción de moco. Las células T_H2 son reclutadas con frecuencia al sitio de las reacciones alérgicas en respuesta a quimiocinas que son producidas localmente; entre estas quimiocinas figura la eotaxina, que recluta también eosinófilos al mismo sitio.

El papel crucial de las células T_H2 y del anticuerpo IgE en las reacciones de hipersensibilidad inmediata está bien establecido a partir de observaciones clínicas y de estudios experimentales. Los niveles de IgE sérico (y en algunos estudios, las cifras de células T_H2 en la sangre) se hallan aumentados en los individuos que padecen alergias, y una reducción de los niveles de IgE tiene beneficio terapéutico.

- *Sensibilización de las células cebadas por anticuerpo IgE.* Las células cebadas derivan de la médula ósea y se hallan ampliamente distribuidas en los tejidos y con frecuencia residen cerca de los vasos sanguíneos, nervios y en localizaciones subepiteliales. Las células cebadas expresan un receptor de alta afinidad para la porción Fc de la cadena pesada ε de la IgE, denominado FcεRI. Aunque la concentración sérica de IgE sea muy baja (de 1-100 µg/ml), la afinidad del receptor FcεRI de la célula cebada es tan alta que siempre está ocupada por IgE. Estas células cebadas portadoras de anticuerpos son «sensibilizadas» para reaccionar si el antígeno se une a las moléculas de anticuerpo. Los basófilos son la contrapartida circulante de las células cebadas. Expresan también FcεRI, pero no está establecida su función en la mayoría de las reacciones de hipersensibi-

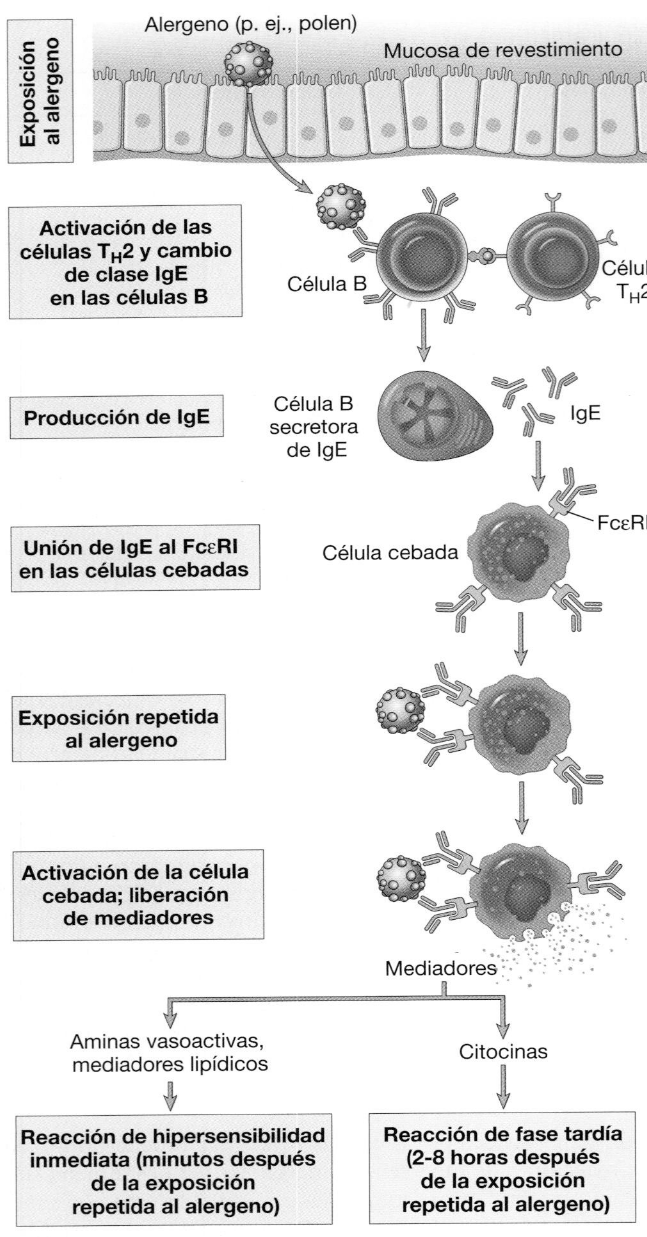

Figura 5-8

Secuencia de acontecimientos en la hipersensibilidad inmediata (tipo I). Las reacciones por hipersensibilidad inmediata se inician con la introducción de un alergeno que estimula las respuestas T_H2 y la producción de IgE. Éste se une a los receptores Fc (FcεRI) en las células cebadas y la exposición posterior al alergeno activa las células cebadas para segregar los mediadores responsables de las manifestaciones patológicas de la hipersensibilidad inmediata.

lidad inmediata (porque estas reacciones se producen en tejidos y no en la circulación). El tercer tipo celular que expresa FcεRI son los eosinófilos, que con frecuencia se hallan presentes en estas reacciones y tienen también una función en la defensa del huésped mediada por IgE frente a las infecciones por helmintos, que se describe más adelante.

- *Activación de las células cebadas y liberación de mediadores.* Cuando los individuos que fueron sensibilizados por exposición a un alergeno son reexpuestos a éste, se une a múltiples moléculas de IgE específicas en las células cebadas, generalmente en el sitio de entrada del alergeno o en su proximidad. Cuando estas moléculas de IgE están entrecruzadas, se desencadenan varias señales bioquímicas en las células cebadas, que culminan en la secreción de varios mediadores de las células cebadas. Tres grupos de mediadores son los más importantes en las diferentes reacciones de hipersensibilidad inmediata (Fig. 5-9):
  - *Aminas vasoactivas liberadas de los depósitos de gránulos.* Los gránulos de las células cebadas contienen histamina, que es liberada en segundos o minutos después de la activación. La histamina origina vasodilatación, aumento de la permeabilidad vascular, contracción del músculo liso y aumento de la secreción de moco. Otros mediadores liberados rápidamente incluyen la adenosina (que causa broncoconstricción e inhibe la agregación plaquetaria) y factores quimiotácticos para neutrófilos y eosinófilos. Otros contenidos de los gránulos de las células cebadas que pueden ser secretados incluyen varias proteasas neutras (p. ej., triptasa), que pueden dañar los tejidos y generar tam-

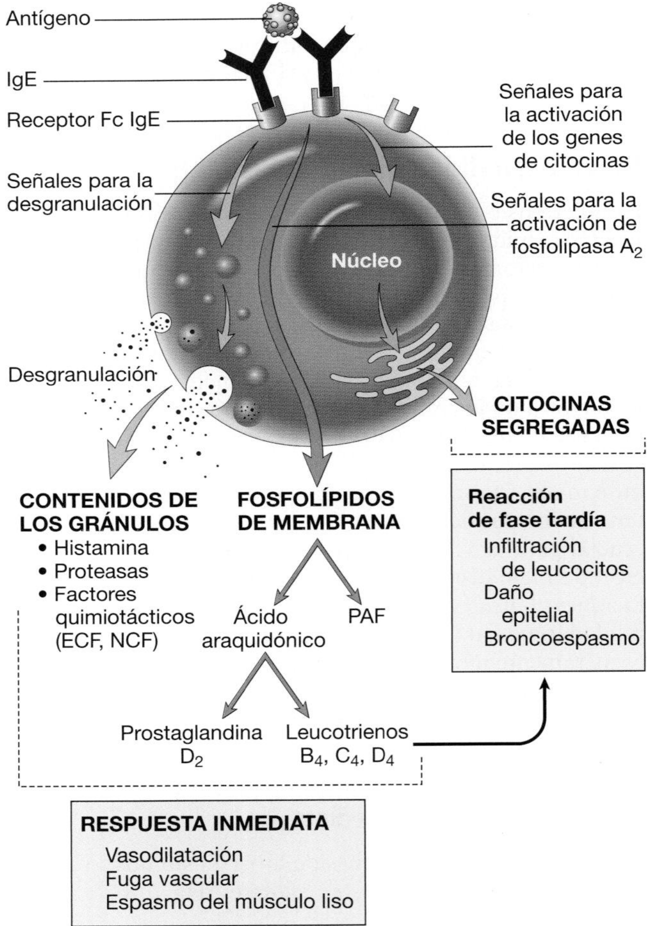

Figura 5-9

Mediadores de las células cebadas. Con la activación, las células cebadas liberan varias clases de mediadores que son responsables de las reacciones de fase inmediata y de fase tardía. ECF, factor quimiotáctico de eosinófilos; NCF, factor quimiotáctico de neutrófilos (ninguno de éstos ha sido definido bioquímicamente); PAF, factor activador de plaquetas.

bién cininas y desdoblar componentes del complemento para producir otros factores quimiotácticos e inflamatorios (p. ej., C3a; Capítulo 2). Los gránulos contienen también proteoglucanos ácidos (heparina, condroitín sulfato), cuya función principal parece ser una matriz para el almacenamiento de las aminas.

- *Mediadores lípidos de síntesis reciente.* Las células cebadas sintetizan y secretan prostaglandinas y leucotrienos por las mismas vías que los leucocitos (Capítulo 2). Estos mediadores lípidos tienen varias acciones que son importantes en las reacciones de hipersensibilidad inmediata. La *prostaglandina D_2 (PGD_2)* es el mediador más abundante generado por la vía de la ciclooxigenasa en las células cebadas. Causa un intenso broncoespasmo, así como un aumento de la secreción de moco. Los *leucotrienos C_4 y D_4 (LTC_4, LTD_4)* son los agentes vasoactivos y espasmogénicos más potentes conocidos; desde un punto de vista molar, son varios cientos de veces más activos que la histamina en el logro de un aumento de la permeabilidad vascular y contracción de la musculatura lisa bronquial. El *LTB_4* es muy quimiotáctico para los neutrófilos, eosinófilos y monocitos.
- *Citocinas.* La activación de las células cebadas da lugar a la síntesis y secreción de varias citocinas importantes para la reacción de fase tardía. Incluyen el TNF y quimiocinas, que reclutan y activan leucocitos (Capítulo 2), IL-4 e IL-5, que amplifican la reacción inmunitaria comenzada por T_H2, e IL-13, que estimula la secreción de moco en las células epiteliales.

En resumen, una variedad de compuestos que actúan sobre los vasos sanguíneos, músculo liso y leucocitos median en las reacciones de hipersensibilidad de tipo I (Tabla 5-2). Algunos de estos compuestos son liberados rápidamente de las células cebadas sensibilizadas y son responsables de las intensas reacciones inmediatas que acompañan a afecciones como la anafilaxia sistémica. Otros, como las citocinas, son responsables de la inflamación observada en las reacciones de fase tardía.

Tabla 5-2 Resumen de la acción de los mediadores de las células cebadas en la hipersensibilidad inmediata (tipo I)

Acción	Mediador
Vasodilatación, aumento de la permeabilidad vascular	Histamina PAF Leucotrienos C_4, D_4, E_4 Proteasas neutras que activan el complemento y las cininas Prostaglandina D_2
Espasmo del músculo liso	Leucotrienos C_4, D_4, E_4 Histamina Prostaglandinas PAF
Infiltración celular	Citocinas (p. ej., quimiocinas, TNF) Leucotrieno B_4 Factores quimiotácticos de eosinófilos y neutrófilos (no definidos bioquímicamente)

PAF, factor activador de plaquetas; TNF, factor de necrosis tumoral.

- *Reacciones de fase tardía.* Con frecuencia, la reacción desencadenada por IgE tiene dos fases bien definidas (Fig. 5-10): 1) la respuesta inmediata, caracterizada por vasodilatación, fugas vasculares y espasmo del músculo liso, que por lo general se manifiesta en 5 a 30 minutos después de la exposición a un alergeno y que remite a los 60 minutos, y 2) una segunda reacción de fase tardía que, por lo general, se instaura de 2 a 8 horas más tarde y puede tener una duración de varios días; y que se caracteriza por inflamación, así como destrucción tisular como, por ejemplo, daño de las células del epitelio mucoso. Las células inflamatorias dominantes en la reacción de fase tardía son los neutrófilos, eosinófilos y linfocitos, especialmente las células T_H2. Los *neutrófilos* son reclutados por varias citocinas; sus funciones en la inflamación fueron descritas en el

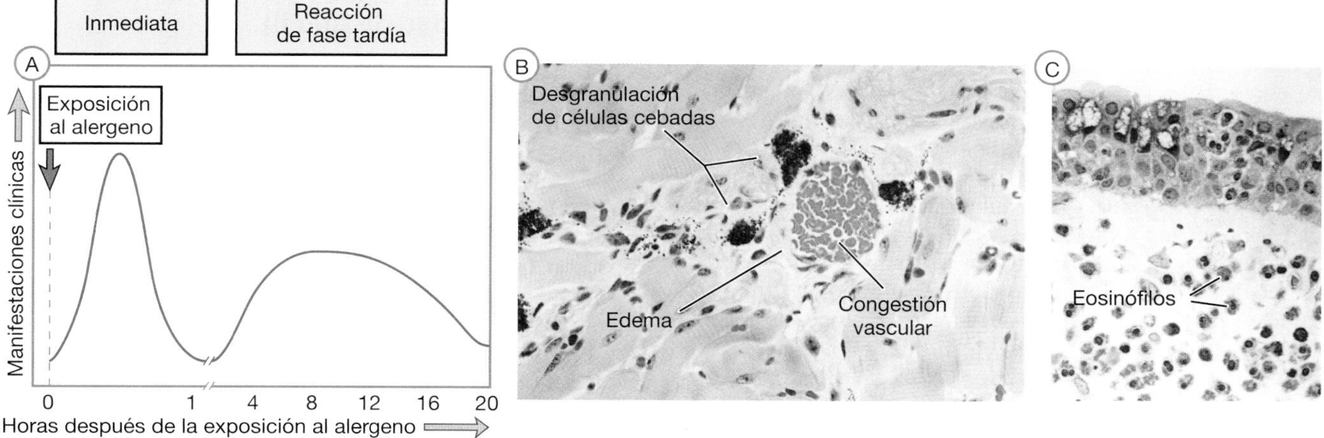

Figura 5-10

Hipersensibilidad inmediata. **A**, cinética de las reacciones inmediata y de fase tardía. La reacción inmediata vascular y del músculo liso al alergeno se desarrolla en minutos después de la exposición (exposición al alergeno en un individuo previamente sensibilizado), y la reacción de fase tardía se desarrolla de 2 a 24 horas más tarde. **B-C**, morfología: la reacción inmediata (**B**) se caracteriza por vasodilatación, congestión y edema, y la reacción de fase tardía (**C**) por un infiltrado inflamatorio rico en eosinófilos, neutrófilos y células T. (Las microfotografías son cortesía del doctor Daniel Friend, Department of Pathology, Brigham and Women's Hospital, Boston, Massachusetts.)

Capítulo 2. Los *eosinófilos* son reclutados por la eotaxina y otras quimiocinas liberadas del epitelio activado por el TNF y son importantes efectores de la lesión tisular en la respuesta de fase tardía. Los eosinófilos producen una proteína básica mayor y una proteína catiónica del eosinófilo, que son tóxicas para las células epiteliales, y LTC_4 y el factor activador de plaquetas, que promueven la inflamación. Las citocinas producidas por las *células T_H2* tienen múltiples acciones, que se han descrito anteriormente. Los leucocitos reclutados pueden amplificar y mantener la respuesta inflamatoria aun en ausencia de una exposición continua al alergeno. Además, los leucocitos inflamatorios son responsables de gran parte de la lesión celular epitelial en la hipersensibilidad inmediata. Al ser la inflamación un componente importante de muchas de las enfermedades alérgicas, sobre todo asma y dermatitis atópica, el tratamiento suele incluir fármacos antiinflamatorios, como corticosteroides.

Manifestaciones clínicas y patológicas

Una reacción de hipersensibilidad inmediata puede manifestarse como un trastorno sistémico o como una reacción local. La naturaleza de la reacción viene determinada con frecuencia por la vía de exposición al antígeno. La administración sistémica (parenteral) de antígenos proteicos (p. ej., en el veneno de abeja) o fármacos (p. ej., penicilina) puede dar lugar a *anafilaxia sistémica*. A los pocos minutos de la exposición en un huésped sensibilizado se produce picor, *urticaria* y eritema cutáneo, seguidos de profunda dificultad respiratoria causada por broncoconstricción pulmonar y acentuada hipersecreción de moco. El edema laríngeo puede exacerbar el cuadro al causar obstrucción de la vía respiratoria superior. Además, puede verse afectada la musculatura de todo el tracto gastrointestinal, lo que da lugar a vómitos, espasmos abdominales y diarrea. Sin una intervención inmediata puede haber vasodilatación sistémica con caída de la presión sanguínea (*shock anafiláctico*) y el paciente puede progresar a colapso circulatorio y muerte en pocos minutos.

Las *reacciones locales* se producen, generalmente, cuando el antígeno queda confinado a una localización particular, como la piel (contacto, causando urticaria), tracto gastrointestinal (ingestión, que causa diarrea) o pulmón (inhalación, que causa broncoconstricción). Las formas comunes de alergias cutáneas y de los alimentos, fiebre del heno y ciertas formas de asma son ejemplos de reacciones alérgicas localizadas.

La susceptibilidad a las reacciones localizadas de tipo I está controlada genéticamente, y se aplica el término *atopia* para implicar una predisposición familiar a tales reacciones localizadas. Los pacientes que padecen alergia nasobronquial (que incluye la fiebre del heno y algunas formas de asma) tienen con frecuencia antecedentes familiares de afecciones similares. Estudios genéticos han identificado varias regiones cromosómicas que se asocian con susceptibilidad al asma y otras enfermedades alérgicas. Entre los genes candidatos que se hallan presentes próximos a estos *locus* cromosómicos figuran genes que codifican moléculas HLA (que confieren reactividad inmunitaria a alergenos particulares), citocinas (que pueden controlar las respuestas T_H2), un componente del FcεRI, y ADAM33, una metaloprotesa que puede estar implicada en el remodelado tisular de las vías respiratorias.

Antes de finalizar esta descripción de la hipersensibilidad inmediata, merece la pena observar que estas reacciones claramente no evolucionaron para engendrar molestias y enfermedad en los humanos. La respuesta inmunitaria dependiente de las células T_H2 e IgE, en particular la reacción inflamatoria de fase tardía, desempeña una función protectora importante en las infecciones parasitarias. Los anticuerpos IgE se producen en respuesta a muchas infecciones por helmintos y su función fisiológica es identificar los helmintos para que sean destruidos por los eosinófilos y los mastocitos. Estos últimos se hallan también implicados en la defensa frente a las infecciones bacterianas. Y los aficionados a las serpientes se sentirán aliviados al oír que sus mastocitos pueden protegerlos de los venenos de serpientes al liberar proteasas granulares que degradan las toxinas. Sigue siendo toda una incógnita por qué estas respuestas beneficiosas son activadas inapropiadamente por antígenos ambientales inocuos que dan lugar a alergias.

RESUMEN

Hipersensibilidad inmediata (tipo I)

- Denominada también reacciones alérgicas o alergias.
- Inducida por antígenos ambientales (alergenos) que estimulan respuestas T_H2 enérgicas y producción de IgE en individuos genéticamente susceptibles.
- La IgE recubre las células cebadas al unirse a los receptores Fcε; la reexposición al alergeno lleva a entrecruzamiento de IgE y FcεRI, activación de células cebadas y liberación de mediadores.
- Los mediadores principales son la histamina, proteasas y otros contenidos de los gránulos; prostaglandinas y leucotrienos; citocinas.
- Los mediadores son responsables de las reacciones inmediatas vasculares y del músculo liso y de la reacción de fase tardía (inflamación).
- Las manifestaciones clínicas pueden ser locales o sistémicas y varían de una rinitis levemente molesta a una anafilaxis mortal.

Enfermedades mediadas por anticuerpos (hipersensibilidad de tipo II)

Los trastornos de hipersensibilidad mediada por anticuerpos (tipo II) están causados por anticuerpos dirigidos contra antígenos diana sobre la superficie celular u otros componentes tisulares. Los antígenos pueden ser moléculas normales intrínsecas a las membranas celulares o a la matriz extracelular, o pueden ser antígenos exógenos adsorbidos (p. ej., metabolito de un fármaco). Las anomalías mediadas por anticuerpos son la causa fundamental de muchas enfermedades humanas; en la Tabla 5-3 se incluyen varios ejemplos de dichas enfermedades. En todos estos trastornos, el daño tisular o las anomalías funcionales son el resultado de un número limitado de mecanismos.

Mecanismos de las enfermedades mediadas por anticuerpos

Los anticuerpos causan enfermedad al seleccionar como objetivo células para la fagocitosis, activando el sistema del complemento e interfiriendo con las funciones celulares normales (Fig. 5-11). Los anticuerpos responsables son habitualmente

Tabla 5-3 Ejemplos de enfermedades mediadas por anticuerpos (hipersensibilidad de tipo II)

Enfermedad	Antígeno diana	Mecanismos de la enfermedad	Manifestaciones clinicopatológicas
Anemia hemolítica autoinmunitaria	Proteínas de la membrana eritrocitaria (antígenos del grupo sanguíneo Rh, antígeno I)	Opsonización y fagocitosis de hematíes	Hemólisis, anemia
Púrpura trombocitopénica autoinmunitaria	Proteínas de la membrana plaquetaria (integrina gpIIb:IIIa)	Opsonización y fagocitosis de plaquetas	Sangrado
Pénfigo vulgar	Proteínas en las uniones intercelulares de las células epidérmicas (cadherina epidérmica)	Activación de proteasas mediada por anticuerpos, desestructuración de las adhesiones intercelulares	Vesículas cutáneas
Vasculitis causada por ANCA	Proteínas de los gránulos de los neutrófilos, presumiblemente liberadas de neutrófilos activados	Desgranulación de neutrófilos e inflamación	Vasculitis
Síndrome de Goodpasture	Proteína no colágena en las membranas basales de los glomérulos renales y alvéolos pulmonares	Inflamación mediada por el complemento y por los receptores Fc	Nefritis, hemorragia pulmonar
Fiebre reumática aguda	Antígeno de la pared estreptocócica; el anticuerpo reacciona de modo cruzado con antígeno miocárdico	Inflamación, activación de macrófagos	Miocarditis, artritis
Miastenia grave	Receptor de acetilcolina	El anticuerpo inhibe la unión de la acetilcolina, disminuye por modulación los receptores	Debilidad muscular, parálisis
Enfermedad de Graves (hipertiroidismo)	Receptor de TSH	Estimulación mediada por anticuerpos de los receptores de la TSH	Hipertiroidismo
Diabetes resistente a insulina	Receptor de insulina	El anticuerpo inhibe la unión de la insulina	Hiperglucemia, cetoacidosis
Anemia perniciosa	Factor intrínseco de las células parietales gástricas	Neutralización del factor intrínseco, disminución de la absorción de la vitamina B_{12}	Eritropoyesis anómala, anemia

ANCA, anticuerpos anticitoplasma del neutrófilo; TSH, hormona estimuladora del tiroides.

anticuerpos de alta afinidad capaces de activar el complemento y de unirse a los receptores Fc de los fagocitos.

- *Opsonización y fagocitosis.* Cuando las células circulantes, como los hematíes o las plaquetas, son recubiertas (opsonizadas) con autoanticuerpos, con o sin proteínas del complemento, las células se convierten en objetivos para la fagocitosis por los neutrófilos o macrófagos (v. Fig. 5-11A). Estos fagocitos expresan receptores para las colas Fc de los anticuerpos IgG y para los productos de degradación de la proteína del complemento C3, y utilizan estos receptores para unirse a las partículas opsonizadas e ingerirlas. Las células opsonizadas suelen ser eliminadas en el bazo, y ésta es la razón de por qué la esplenectomía tiene un cierto beneficio en la trombocitopenia autoinmunitaria y en la anemia hemolítica.
- *Inflamación.* Los anticuerpos unidos a antígenos celulares o tisulares activan el sistema del complemento por la vía «clásica» (Fig. 5-11B). Los productos de la activación del complemento reclutan neutrófilos y monocitos desencadenando la inflamación en los tejidos, opsonizan células para la fagocitosis y lisan células, especialmente hematíes. Los leucocitos pueden ser también activados por acoplamiento de los receptores Fc, que reconocen los anticuerpos unidos.
- *Disfunción celular mediada por anticuerpos.* En algunos casos, los anticuerpos dirigidos contra los receptores de la superficie celular alteran o desregulan la función celular sin causar lesión celular o inflamación (Fig. 5-11C). En la miastenia grave, los anticuerpos contra los receptores de acetilcolina en las placas motoras terminales de los músculos esqueléticos inhiben la transmisión neuromuscular, lo que da lugar a debilidad muscular. Los anticuerpos pueden también estimular la función celular de modo inapropiado. En la enfermedad de Graves, los anticuerpos contra el receptor de la hormona estimulante del tiroides estimulan las células epiteliales del tiroides para que segreguen hormonas tiroideas, lo que da lugar a hipertiroidismo. Los anticuerpos contra las hormonas y otras proteínas esenciales pueden neutralizar y bloquear la acción de estas moléculas, causando así trastornos funcionales.

RESUMEN

Patogenia de las enfermedades causadas por anticuerpos e inmunocomplejos

- Los anticuerpos pueden recubrir (opsonizar) células, con o sin proteínas del complemento, y seleccionan

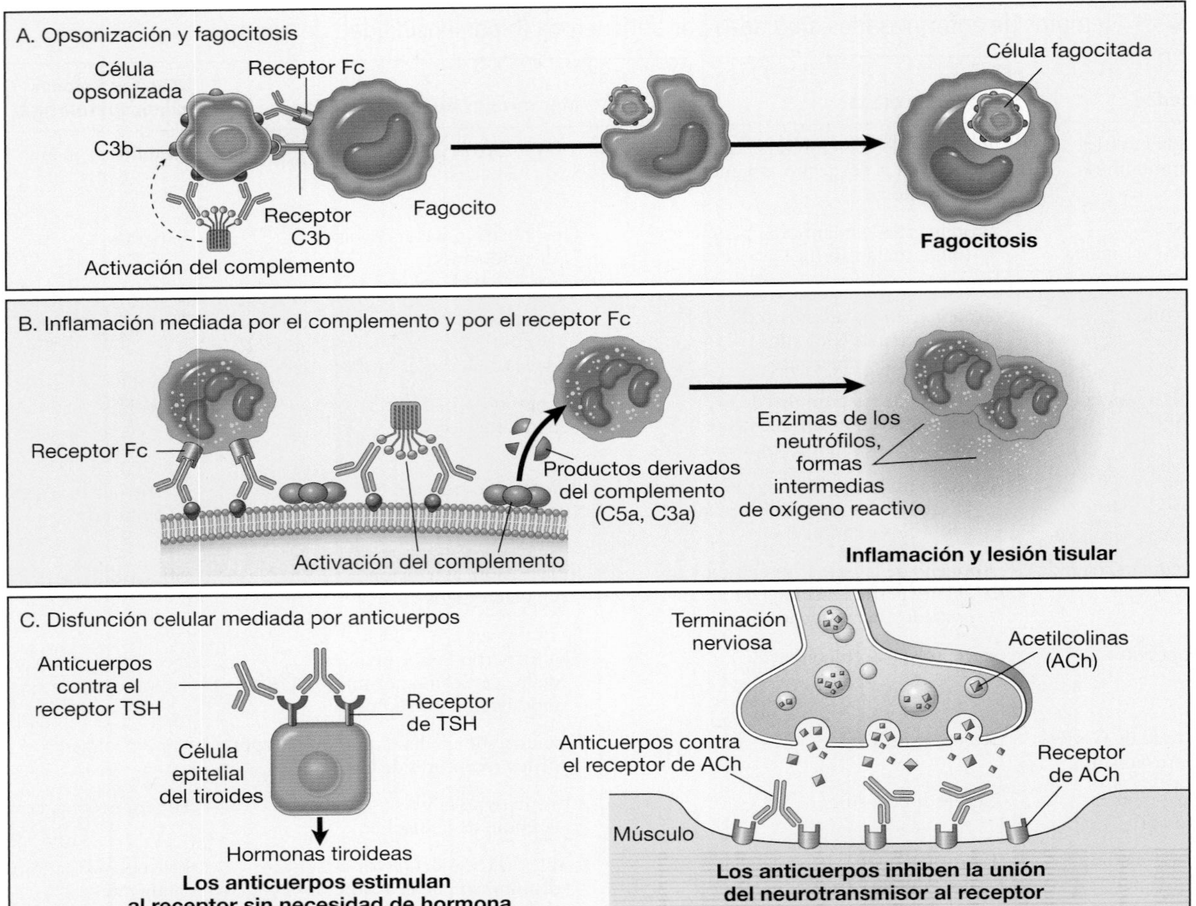

Figura 5-11

Mecanismos efectores de la lesión mediada por anticuerpos. **A**, opsonización de las células por anticuerpos y componentes del complemento, e ingestión de células opsonizadas por fagocitos. **B**, inflamación inducida por la unión de anticuerpos a los receptores Fc de los leucocitos y por productos de degradación del complemento. **C**, los anticuerpos antirreceptores alteran la función de los receptores. En estos ejemplos, los anticuerpos contra el receptor de la hormona estimulante del tiroides (TSH) activan las células del tiroides en la enfermedad de Graves y los anticuerpos contra el receptor de la acetilcolina (ACh) deterioran la transmisión neuromuscular en la miastenia grave.

estas células como objetivo para la *fagocitosis* por los fagocitos (macrófagos), que expresan receptores para las colas Fc de la IgG y las proteínas del complemento. El resultado es la depleción de las células opsonizadas.

- Los anticuerpos y los inmunocomplejos pueden depositarse en tejidos o en los vasos sanguíneos y desencadenan una *reacción inflamatoria aguda* al activar el complemento, con liberación de productos de degradación o por el acoplamiento de receptores Fc de los leucocitos. La reacción inflamatoria causa lesión tisular.
- Los anticuerpos pueden unirse a receptores de la superficie celular o moléculas esenciales y causar *trastornos funcionales* (ya sea inhibición o activación sin regulación) sin lesión celular.

Enfermedades por inmunocomplejos (hipersensibilidad de tipo III)

Los inmunocomplejos antígeno-anticuerpo que se forman en la circulación pueden depositarse en los vasos sanguíneos, lo que produce la activación del complemento e inflamación aguda. Los antígenos de estos complejos pueden ser exógenos, como las proteínas microbianas, o endógenos, como las nucleoproteínas. La mera formación de inmunocomplejos no es equiparable a enfermedad por hipersensibilidad; se producen complejos antígeno-anticuerpo durante muchas respuestas inmunitarias y suelen ser fagocitados, representando un mecanismo normal de eliminación de antígenos. Estos complejos resultan patógenos sólo cuando se producen en grandes cantidades, persisten, y se depositan en tejidos. Los inmunocomplejos patógenos pueden formarse en la circulación y depositarse posteriormente en los vasos sanguíneos, o pueden formarse complejos en lugares donde se ha depositado el antígeno (inmunocomplejos *in situ*). La lesión mediada por inmunocomplejos es sistémica cuando se forman complejos en la circulación y se depositan en varios órganos, o localizada en órganos particulares (p. ej., riñones, articulaciones o piel) si se forman complejos y se depositan en una localización específica. El mecanismo de la lesión tisular es el mismo con independencia del patrón de distribución; sin embargo, la secuencia de acontecimientos y las condiciones que llevan a la formación de inmunocomplejos sistémicos y locales son diferentes y se considerarán separadamente. Las enfermedades por inmunocomplejos son algunas de las enfermedades inmunológicas más frecuentes (Tabla 5-4).

Enfermedad sistémica por inmunocomplejos

La patogenia de la enfermedad sistémica por inmunocomplejos puede dividirse en tres fases: 1) formación de complejos antígeno-anticuerpo en la circulación; 2) depósito de inmunocomplejos en diversos tejidos, iniciando así 3) una reacción inflamatoria en diversas localizaciones por todo el organismo (Fig. 5-12).

La *enfermedad del suero aguda* es el prototipo de la enfermedad sistémica por inmunocomplejos, fue descrita por vez primera en humanos cuando se administraban grandes cantidades de suero extraño para la inmunización pasiva (p. ej., suero de caballo que contiene anticuerpos frente a la difteria). En la actualidad es infrecuente (p. ej., en pacientes a los que se les ha inyectado globulina frente a los timocitos de caballo para el tratamiento de la anemia aplásica, una estrategia terapéutica compasiva infrecuente). Aproximadamente 5 días después de haber inyectado una proteína extraña, se producen anticuerpos específicos que reaccionan con el antígeno aún presente en la circulación para formar complejos antígeno-anticuerpo. Los complejos se depositan en los vasos sanguíneos de diversos lechos tisulares y desencadenan la posterior reacción inflamatoria lesiva. Diversas variables determinan si la formación de inmunocomplejos lleva al depósito y enfermedad. Quizá la más importante entre éstas sea el tamaño de los complejos. Los complejos de tamaño muy grande o los complejos con muchas regiones libres IgG Fc (formadas típicamente con el exceso de anticuerpos) son eliminados rápidamente de la circulación por los macrófagos del bazo e hígado y suelen ser, por tanto, inocuos. Los complejos más patógenos se forman durante el exceso de antígenos y son de tamaño pequeño o intermedio, son eliminados de modo menos efectivo por los fagocitos y, por tanto, circulan durante más tiempo. Además, la carga del complejo, la valencia del antígeno, la avidez del anticuerpo y la hemodinámica de un lecho vascular dado influyen sobre la tendencia al desarrollo de la enfermedad. Las localizaciones preferidas del depósito son los riñones, articulaciones y vasos sanguíneos pequeños de muchos tejidos. La localización en el riñón y en las articulaciones se explica, en parte, por las altas presiones hemodinámicas asociadas con la función de filtración del glomérulo y de la membrana sinovial. Si los complejos abando-

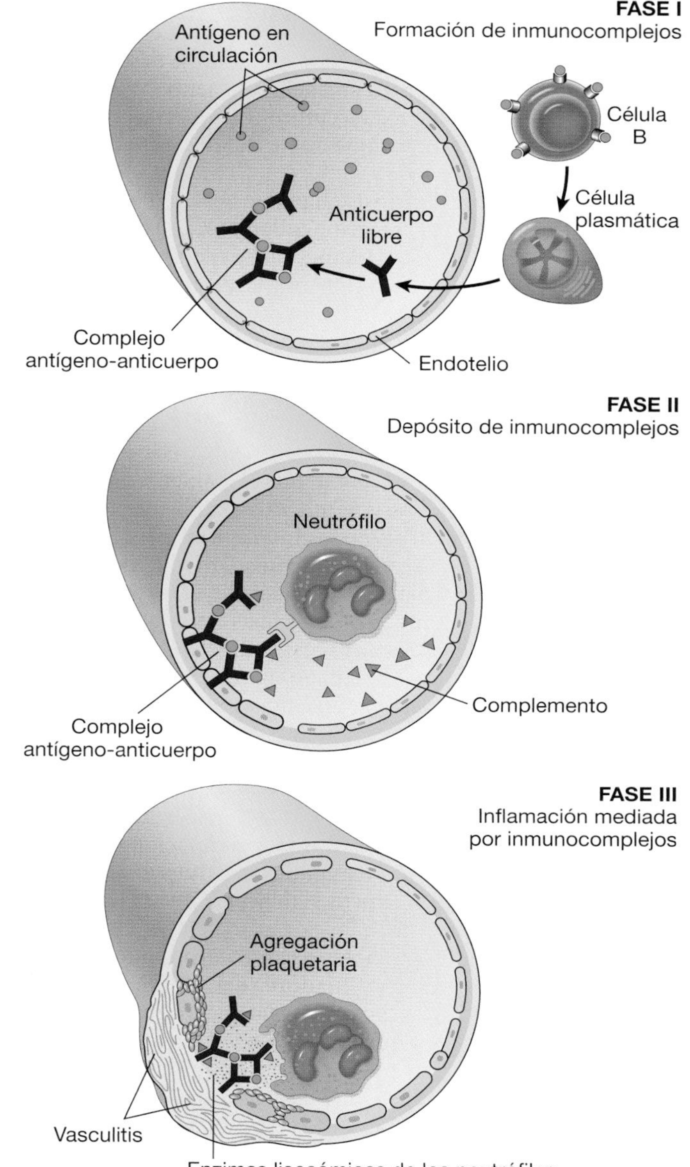

Figura 5-12

Enfermedad por inmunocomplejos. Fases secuenciales de la inducción de las enfermedades sistémicas mediadas por inmunocomplejos (hipersensibilidad de tipo III).

Tabla 5-4 Ejemplos de enfermedades mediadas por inmunocomplejos

Enfermedad	Antígeno implicado	Manifestaciones clinicopatológicas
Lupus eritematoso sistémico	Antígenos nucleares	Nefritis, lesiones cutáneas, artritis, otras
Glomerulonefritis postestreptocócica	Antígeno(s) de la pared estreptocócica; puede depositarse en la membrana basal glomerular	Nefritis
Poliarteritis nudosa	Antígeno del virus de la hepatitis B	Vasculitis sistémica
Artritis reactiva	Antígenos bacterianos (*Yersinia*)	Artritis aguda
Enfermedad del suero	Proteínas diversas, como la proteína extraña del suero (globulina antitimocito de caballo)	Artritis, vasculitis, nefritis
Reacción de Arthus (experimental)	Proteínas extrañas diversas	Vasculitis cutánea

nan la circulación y se depositan dentro o fuera de la pared vascular, debe producirse también un aumento de la permeabilidad vascular. Probablemente este aumento se desencadena cuando los inmunocomplejos se unen a los leucocitos y células cebadas por medio de los receptores Fc y C3b y estimulan la liberación de mediadores que aumentan la permeabilidad vascular.

Una vez que los complejos se han depositado en el tejido, se pasa a la tercera fase, la reacción inflamatoria. Durante ésta (aproximadamente 10 días después de la administración del antígeno) aparecen los rasgos clínicos (fiebre, urticaria, artralgias, adenopatías y proteinuria). Donde quiera que se depositen los inmunocomplejos, el daño tisular es similar. Los inmunocomplejos activan el sistema del complemento, lo que lleva a la liberación de fragmentos biológicamente activos como anafilotoxinas (C3a y C5a), que aumentan la permeabilidad vascular y son quimiotácticos para los neutrófilos y monocitos (Capítulo 2). Los complejos se unen también a los receptores Fcγ de los neutrófilos y monocitos y activan estas células. El intento de fagocitosis de los inmunocomplejos por los leucocitos da lugar a la secreción de una variedad de sustancias proinflamatorias adicionales, que incluyen prostaglandinas, péptidos vasodilatadores y sustancias quimiotácticas, así como enzimas lisosómicas capaces de digerir la membrana basal, colágeno, elastina y cartílago, y especies reactivas del oxígeno que dañan los tejidos. Los inmunocomplejos pueden causar también agregación plaquetaria y activar el factor de Hageman; estas reacciones aumentan el proceso inflamatorio e inician la formación de microtrombos, que contribuyen a la lesión tisular al producir isquemia local (v. Fig. 5-12). La lesión patológica resultante recibe la denominación de *vasculitis* si se produce en los vasos sanguíneos, *glomerulonefritis* si en los glomérulos renales, *artritis* si tiene lugar en las articulaciones, y así sucesivamente.

De modo predecible, las clases de anticuerpos que inducen tales lesiones son anticuerpos fijadores del complemento (es decir, IgG e IgM) y anticuerpos que se unen a los receptores Fc de fagocitos (IgG). Dado que la IgA puede activar el complemento por la vía alternativa, los complejos que contienen IgA pueden inducir también lesión tisular. Durante la fase activa de la enfermedad, el consumo de complemento puede dar lugar a una disminución de las concentraciones séricas del complemento. La función de la inflamación dependiente del complemento y de los receptores Fc en la patogenia de la lesión tisular se ve respaldada por las observaciones de que la disminución experimental del complemento sérico o la desactivación de los receptores Fc en ratones reducen en gran medida la intensidad de las lesiones, al igual que sucede con la depleción de los neutrófilos.

Morfología

El aspecto morfológico de la lesión por inmunocomplejos está dominado por la **vasculitis necrosante** aguda, microtrombos y necrosis isquémica superpuesta que se acompañan de inflamación aguda de los órganos afectados. La pared del vaso necrótico adopta un aspecto eosinofílico que se denomina **necrosis fibrinoide**, causada por depósito de proteínas (v. Fig. 1-14, Capítulo 1). Los inmunocomplejos pueden verse en los tejidos, por lo general en la pared vascular; en la Figura 5-21E se muestran ejemplos de estos depósitos en el lupus renal. Con el tiempo, las lesiones tienden a resolverse, especialmente cuando fueron causadas por una única exposición al antígeno (p. ej., enfermedad del suero aguda y glomerulonefritis postestreptocócica aguda [Capítulo 14]). No obstante, la enfermedad crónica por inmunocomplejos se desarrolla cuando hay antigenemia persistente o una repetida exposición a un antígeno. Este hecho se produce en algunas enfermedades humanas, como el lupus eritematoso sistémico (LES). Con mucha frecuencia, los antígenos provocadores son desconocidos aun cuando los cambios morfológicos y otros hallazgos sugieran firmemente una enfermedad por inmunocomplejos.

Enfermedad local por inmunocomplejos

Un modelo de las enfermedades locales por inmunocomplejos es la *reacción de Arthus*, una zona de necrosis tisular resultante de vasculitis aguda por inmunocomplejos. La reacción se produce experimentalmente al inyectar un antígeno en la piel de un animal previamente inmunizado (es decir, ya hay en la circulación anticuerpos preformados frente al antígeno). Debido al exceso inicial de anticuerpos, los inmunocomplejos se forman a medida que el antígeno difunde hacia la pared vascular; éstos precipitan en el sitio de inyección y desencadenan la misma reacción inflamatoria y aspecto histológico que en la enfermedad sistémica por inmunocomplejos. Las lesiones de Arthus evolucionan durante unas horas y alcanzan un máximo a las 4-10 horas después de la inyección, y en el sitio de inyección se desarrolla edema visible con intensa hemorragia, en ocasiones seguida de ulceración.

Hipersensibilidad mediada por células T (tipo IV)

La producción y significación de lesión tisular mediada por linfocitos T se reconoce cada vez con mayor frecuencia a medida que han mejorado los métodos para detectar y purificar células T de la circulación y de las lesiones del paciente. Este grupo de enfermedades ha recibido un gran interés porque muchos de los nuevos tratamientos biológicos diseñados racionalmente han sido elaborados para seleccionar como objetivos las reacciones anormales de las células T. Se sabe, en la actualidad, que varios trastornos autoinmunitarios, así como reacciones patológicas a agentes químicos ambientales y microbios persistentes, están causados por las células T (Tabla 5-5). Dos tipos de reacciones por células T son capaces de causar lesión tisular y enfermedad: 1) *hipersensibilidad retardada (HR), iniciada por células T CD4+,* y 2) *citotoxicidad celular directa, mediada por células T CD8+* (Fig. 5-13). En la HR, las células T CD4+ de tipo T_H1 secretan citocinas, lo que lleva al reclutamiento de otras células, especialmente macrófagos, que son las principales células efectoras de la lesión. En la citotoxicidad de mediación celular, las células T citotóxicas CD8+ son responsables de la lesión tisular.

Hipersensibilidad retardada

Un ejemplo clásico de HR es la *reacción a la tuberculina*, provocada por la administración de antígeno en un individuo ya sensibilizado al bacilo tuberculoso por una infección previa (Capítulo 13). Entre 8 y 12 horas después de la inyección intracutánea de tuberculina (extracto de proteína del bacilo tuberculoso) se produce una zona de eritema e induración, que alcanza un máximo (típicamente de 1-2 cm de diámetro) en 24 a 72 horas (de aquí el adjetivo *retardada*) y a continuación remite lentamente. Histológicamente, la reacción de HR

Tabla 5-5 Ejemplos de hipersensibilidad mediada por células T (tipo IV)

Enfermedad	Especificidad de las células T patógenas	Manifestaciones clinicopatológicas
Diabetes mellitus tipo 1	Antígenos de células β de los islotes pancreáticos (insulina, ácido glutámico descarboxilasa, otras)	Insulitis (inflamación crónica de los islotes), destrucción de las células β; diabetes
Esclerosis múltiple	Antígenos proteicos de la mielina del SNC (proteína básica de la mielina, proteína proteolipídica)	Desmielinización en el SNC con inflamación perivascular; parálisis, lesiones oculares
Artritis reumatoide	Antígeno desconocido en la sinovial articular (¿colágeno de tipo II?); ¿papel de los anticuerpos?	Artritis crónica con inflamación, destrucción del cartílago articular y del hueso
Neuropatía periférica; síndrome de Guillain-Barré	Antígenos proteicos de la mielina de los nervios periféricos	Neuritis, parálisis
Enfermedad inflamatoria intestinal (enfermedad de Crohn)	Antígeno desconocido; puede derivarse de microbios intestinales	Inflamación crónica del íleon y del colon, con frecuencia con granulomas; fibrosis, estenosis
Dermatitis de contacto	Agentes químicos ambientales (p. ej., pentadecilcatecol)	Dermatitis con prurito; por lo general, de corta duración, puede ser crónica con la exposición permanente

SNC, sistema nervioso central.

se caracteriza por la acumulación perivascular («infiltrado») de células T CD4+ y macrófagos (Fig. 5-14). La secreción local de citocinas por estas células inflamatorias mononucleares lleva a un aumento de la permeabilidad microvascular, lo que da lugar a edema dérmico y depósito de fibrina; ésta es la causa principal de induración tisular en estas respuestas. Se utiliza la respuesta a la tuberculina para detectar poblaciones en busca de individuos que hayan tenido una exposición previa a la tuberculosis y, por consiguiente, tengan células T de memoria circulantes específicas para las proteínas micobacterianas. Es de reseñar que la inmunosupresión o la pérdida de las células T CD4+ (p. ej., como consecuencia de la infección por el VIH) puede llevar a una respuesta negativa a la tuberculina aun en presencia de infección grave.

La secuencia de acontecimientos en la HR, como queda ejemplificado por la reacción a la tuberculina, comienza con

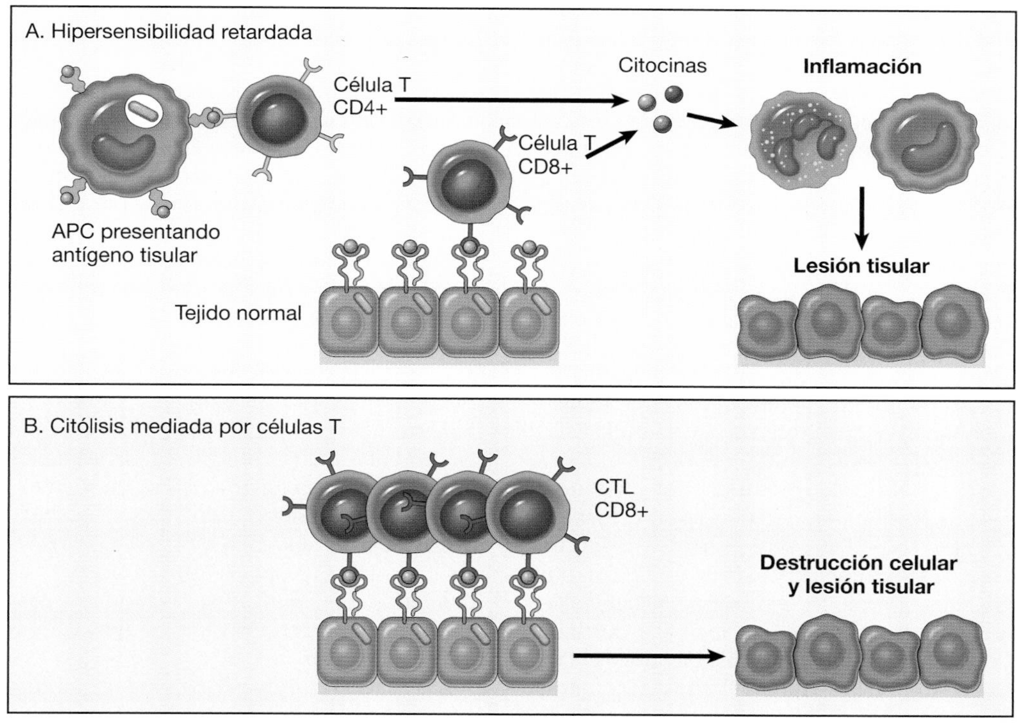

Figura 5-13

Mecanismos de las reacciones de hipersensibilidad mediadas por las células T (tipo IV). **A**, en las reacciones de hipersensibilidad retardada, las células T CD4+ (y en ocasiones las células CD8+) responden a los antígenos tisulares segregando citocinas que estimulan la inflamación y activan los fagocitos, lo que lleva a lesión tisular. **B**, en algunas enfermedades, las CTL CD8+ destruyen directamente las células tisulares. APC, célula presentadora de antígeno.

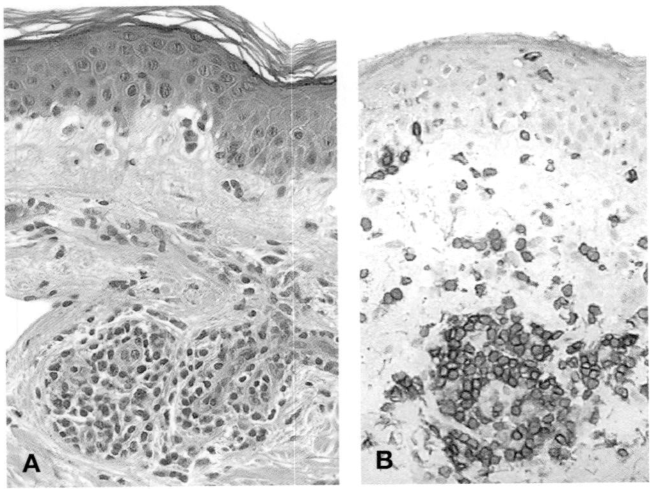

Figura 5-14

Reacción de hipersensibilidad retardada en la piel. **A**, acumulación perivascular (*cuffing*) de células inflamatorias mononucleares (linfocitos y macrófagos), con edema dérmico asociado y depósito de fibrina. **B**, la tinción de inmunoperoxidasa pone de manifiesto un infiltrado celular predominantemente perivascular que se marca positivamente con anticuerpos anti-CD4. (**B**, cortesía del doctor Louis Picker, Department of Pathology, Oregon Health Sciences University, Portland, Oregon.)

la primera exposición del individuo a los bacilos de la tuberculosis, y es esencialmente la misma que en las reacciones de la inmunidad celular (v. Fig. 5-6). Los linfocitos T CD4+ indiferenciados (*naïve*) reconocen antígenos peptídicos de los bacilos tuberculosos en asociación con moléculas del MHC de clase II en la superficie de las CD (o macrófagos) que han procesado los antígenos micobacterianos. Este proceso lleva a la generación de células CD4+ efectoras y de memoria del tipo T_H1, algunas de las cuales pueden permanecer en la circulación o en los tejidos durante años. Son muchas las variables que pueden determinar por qué algunos estímulos inducen una respuesta T_H1. La principal entre éstas es la activación de las APC por el acoplamiento de receptores tipo Toll por componentes microbianos, lo que da lugar a la producción de citocina *IL-12* por las APC. La IL-12 actúa sobre las células T y promueve su diferenciación a lo largo de la vía T_H1. La citocina IFN-γ, fabricada por las células NK y por las propias células T_H1, promueve aún más la diferenciación T_H1, proporcionando un poderoso circuito de retroalimentación positiva. Con la exposición posterior al antígeno (p. ej., tuberculina), las células T_H1 efectoras y de memoria previamente generadas son reclutadas al sitio de exposición al antígeno y son activadas por el antígeno presentado por las APC locales. Las células T_H1 secretan *IFN-γ*, que es la citocina activadora de macrófagos más potente conocida y el principal mediador de la reacción de HR. Los macrófagos activados tienen una mayor actividad fagocítica y microbicida. Secretan también varios factores de crecimiento polipeptídicos, incluidos el factor de crecimiento derivado de plaquetas (PDFG) y el factor de crecimiento transformante β (TGF-β), que estimulan la proliferación fibroblástica y aumentan la síntesis del colágeno. Así, la activación por el IFN-γ aumenta la capacidad de los macrófagos para eliminar los agentes agresores; si la activación se mantiene, se produce fibrosis. Los macrófagos activados expresan también más moléculas del MHC de clase II y coestimuladores, lo que lleva a un aumento de la capacidad de presentación, y las células segregan más IL-12 estimulando de este modo más respuestas T_H1. Debido a estos múltiples circuitos de retroalimentación, las reacciones de HR se convierten en crónicas a menos que sea eliminado el agente agresor o se interrumpa el ciclo terapéuticamente.

Otras citocinas producidas por las células T_H1 desempeñan también papeles significativos en la reacción de HR. La *IL-2* causa la proliferación de las células T que se han acumulado en los sitios de HR. El *TNF* y la *linfotoxina* son citocinas que ejercen efectos importantes sobre las células endoteliales: 1) aumento de la secreción de óxido nítrico y de prostaciclina, originando vasodilatación local y aumento del flujo sanguíneo; 2) aumento de la expresión de selectinas y ligandos para integrinas (Capítulo 2), moléculas de adhesión que promueven la unión de los leucocitos, y 3) secreción de quimiocinas, como IL-8. En conjunto, estos cambios facilitan el reclutamiento de linfocitos y de monocitos en el lugar de las respuestas de HR.

Las reacciones prolongadas de HR frente a microbios persistentes u otros estímulos pueden dar lugar a un patrón morfológico específico denominado *inflamación granulomatosa*. El infiltrado perivascular inicial de células T CD4+ es sustituido de modo progresivo por macrófagos durante un período de 2 a 3 semanas; estos macrófagos acumulados exhiben típicamente datos morfológicos de activación, es decir, se convierten en unas células grandes y eosinofílicas (denominadas *células epitelioides*). Estas células se fusionan en ocasiones bajo la influencia de citocinas (p. ej., IFN-γ) para formar *células gigantes* multinucleadas. Un agregado microscópico de células epitelioides rodeado típicamente por una banda de linfocitos, recibe la denominación de *granuloma* (Fig. 5-15A). El proceso es esencialmente el mismo que el descrito en relación con otras respuestas de HR (Fig. 5-15B). Los granulomas antiguos desarrollan un borde circundante de fibroblastos y de tejido conjuntivo. El reconocimiento de un granuloma es de importancia diagnóstica debido al número limitado de afecciones que lo pueden causar (Capítulo 2).

Como se ha mencionado anteriormente, la reacción de células T-macrófagos que tipifica la HR es también la reacción central de la inmunidad celular, un mecanismo importante de la defensa del huésped frente a una variedad de patógenos intracelulares que incluyen micobacterias, hongos y ciertos parásitos. En muchas de estas situaciones pueden coexistir la inmunidad celular protectora y la HR lesiva. La misma reacción puede hallarse implicada en el rechazo de un trasplante y en la inmunidad tumoral. En los pacientes con sida es evidente la función crítica de las células T CD4+ en la inmunidad celular protectora. La pérdida de células CD4+ en estos pacientes da lugar a una respuesta del huésped notablemente defectuosa frente a los patógenos intracelulares, como *Mycobacterium tuberculosis*. Las bacterias son interiorizadas por los macrófagos, pero no son destruidas, y en lugar de la formación de granulomas se produce una acumulación de macrófagos inactivados mal adaptados para enfrentarse al microbio invasor.

Las reacciones de HR son la base fundamental de varias enfermedades. La *dermatitis de contacto* es un ejemplo de lesión tisular resultante de HR. Está provocada por contacto con pentadecilcatecol (conocido también como urushiol, el componente activo de la hiedra venenosa y del roble venenoso, que probablemente se vuelve antigénico al unirse a una proteína del huésped). La exposición de un huésped sensibili-

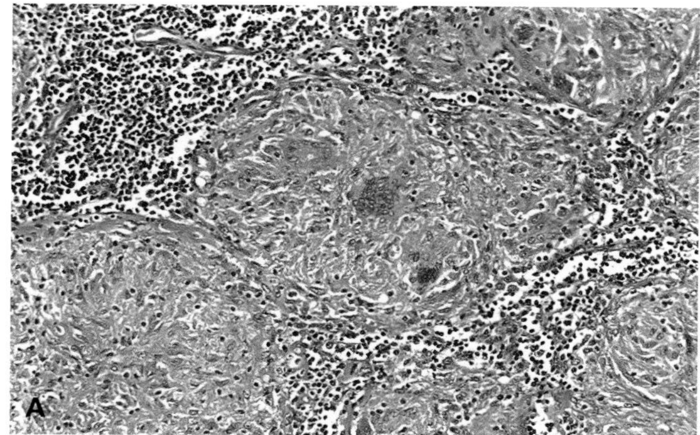

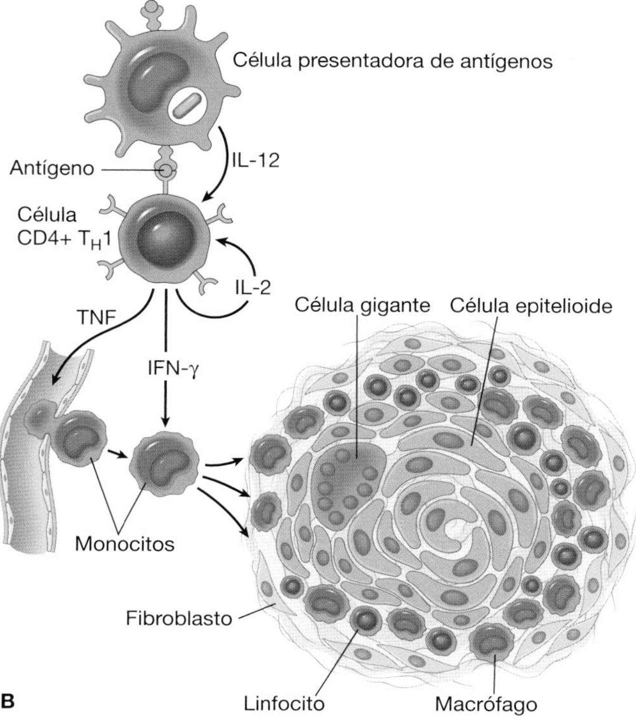

Figura 5-15

Inflamación granulomatosa. **A**, sección de un ganglio linfático que muestra varios granulomas, cada uno de ellos compuesto de células epitelioides y rodeados por linfocitos. El granuloma del centro muestra varias células gigantes multinucleadas. **B**, acontecimientos que dan lugar a la formación de granulomas en las reacciones de hipersensibilidad de tipo IV. Obsérvese la función que desempeñan las citocinas derivadas de las células T. (**A**, cortesía del doctor Trace Worrell. Department of Pathology, University of Texas Southwestern Medical School, Dallas, Texas.)

zado desencadena la reacción, manifestada típicamente como una dermatitis vesiculosa. El mecanismo básico es similar al descrito en relación con la sensibilidad a la tuberculina. En la reexposición a las plantas, las células T_H1 CD4+ se acumulan en la dermis y migran hacia el antígeno en el interior de la epidermis. Aquí liberan citocinas que dañan los queratinocitos, causando separación de estas células y la formación de una vesícula intraepidérmica. Se ha pensado durante mucho tiempo que varias enfermedades sistémicas, como la diabetes de tipo 1, la esclerosis múltiple y la enfermedad de Crohn, están causadas por reacciones T_H1 frente a autoantígenos. No obstante, estudios recientes, sobre todo en ratones, han implicado a otros subgrupos de células T CD4+, las células «T_H17» en reacciones inmunitarias. La citocina más destacada de este subgrupo es la IL-17, potente inductor de inflamación. Puede que las células T_H17 contribuyan de forma importante a las enfermedades inflamatorias, como la enfermedad de Crohn y la esclerosis múltiple.

Citotoxicidad mediada por células T

En esta forma de hipersensibilidad mediada por células T, las CTL CD8+ destruyen células diana portadoras de antígeno. Tal como se describió anteriormente, las moléculas del MHC de clase I se unen a antígenos peptídicos intracelulares y presentan los péptidos a los linfocitos T CD8+, estimulando la diferenciación de estas células T en células efectoras denominadas linfocitos citotóxicos (CTL). Los CTL desempeñan una función crítica en la resistencia a las infecciones víricas y algunos tumores. El principal mecanismo de destrucción por los CTL depende del sistema perforina-granzima. La perforina y las granzimas se almacenan en los gránulos de los CTL y son rápidamente liberadas cuando los CTL se acoplan con sus dianas (células portadoras de péptidos apropiados unidos al MHC de clase I). La perforina se une a la membrana plasmática de las células diana y promueve la entrada de granzimas, que son proteasas que de modo específico escinden y activan las caspasas celulares. Estas enzimas inducen la muerte por apoptosis de las células diana (Capítulo 1). Los CTL desempeñan una función importante en el rechazo de los trasplantes de órganos sólidos y pueden contribuir a muchas enfermedades inmunológicas, como la diabetes de tipo 1 (en la que las células β productoras de insulina de los islotes pancreáticos son destruidas por una reacción autoinmunitaria de las células T).

RESUMEN

Mecanismos de las reacciones de hipersensibilidad mediadas por las células T

- *Hipersensibilidad retardada (HR):* las células T CD4+ son activadas por exposición a un antígeno proteico y se diferencian en células efectoras T_H1. La posterior exposición al antígeno da lugar a la secreción de citocinas. El IFN-γ activa los macrófagos para producir sustancias que causan daño tisular y promueven la fibrosis, y el TNF promueve la inflamación.
- *Citotoxicidad mediada por células T:* los linfocitos T CD8+ citotóxicos (CTL) específicos para un antígeno reconocen las células que expresan el antígeno diana y las destruyen. Las células T CD8+ segregan también IFN-γ.

Una vez descritos los mecanismos básicos de las reacciones inmunitarias patológicas, describimos las dos categorías de reacciones con gran importancia clínica: el rechazo de trasplantes y la autoinmunidad.

RECHAZO DE TRASPLANTES

La principal barrera al trasplante de órganos de un individuo a otro de la misma especie (denominados *aloinjertos*) es un rechazo inmunológico del tejido trasplantado. El rechazo es un fenómeno complejo en el que están implicadas reacciones de hipersensibilidad mediadas por células y anticuerpos dirigidos contra moléculas de histocompatibilidad en el injerto extraño. La clave para un trasplante satisfactorio ha sido el desarrollo de tratamientos para prevenir o minimizar el rechazo. Más adelante describimos cómo los injertos son reconocidos como extraños y la forma en que son rechazados.

Reconocimiento inmunitario de los aloinjertos

El rechazo de los aloinjertos es una respuesta a las moléculas del MHC, que son tan polimórficas que no hay dos individuos en una población no endogámica que tengan la probabilidad de expresar exactamente el mismo conjunto de moléculas del MHC (excepto los gemelos idénticos). Hay dos mecanismos principales por los que el sistema inmunitario del huésped reconoce y responde a las moléculas del MHC en el injerto (Fig. 5-16).

- *Reconocimiento directo*. Las células T del huésped reconocen directamente las moléculas del MHC alogénicas (extrañas) que se expresan en las células del injerto. El reconocimiento directo del MHC extraño parece violar la regla de la restricción del MHC, que dice que en cada individuo todas las células T son educadas para reconocer antí-

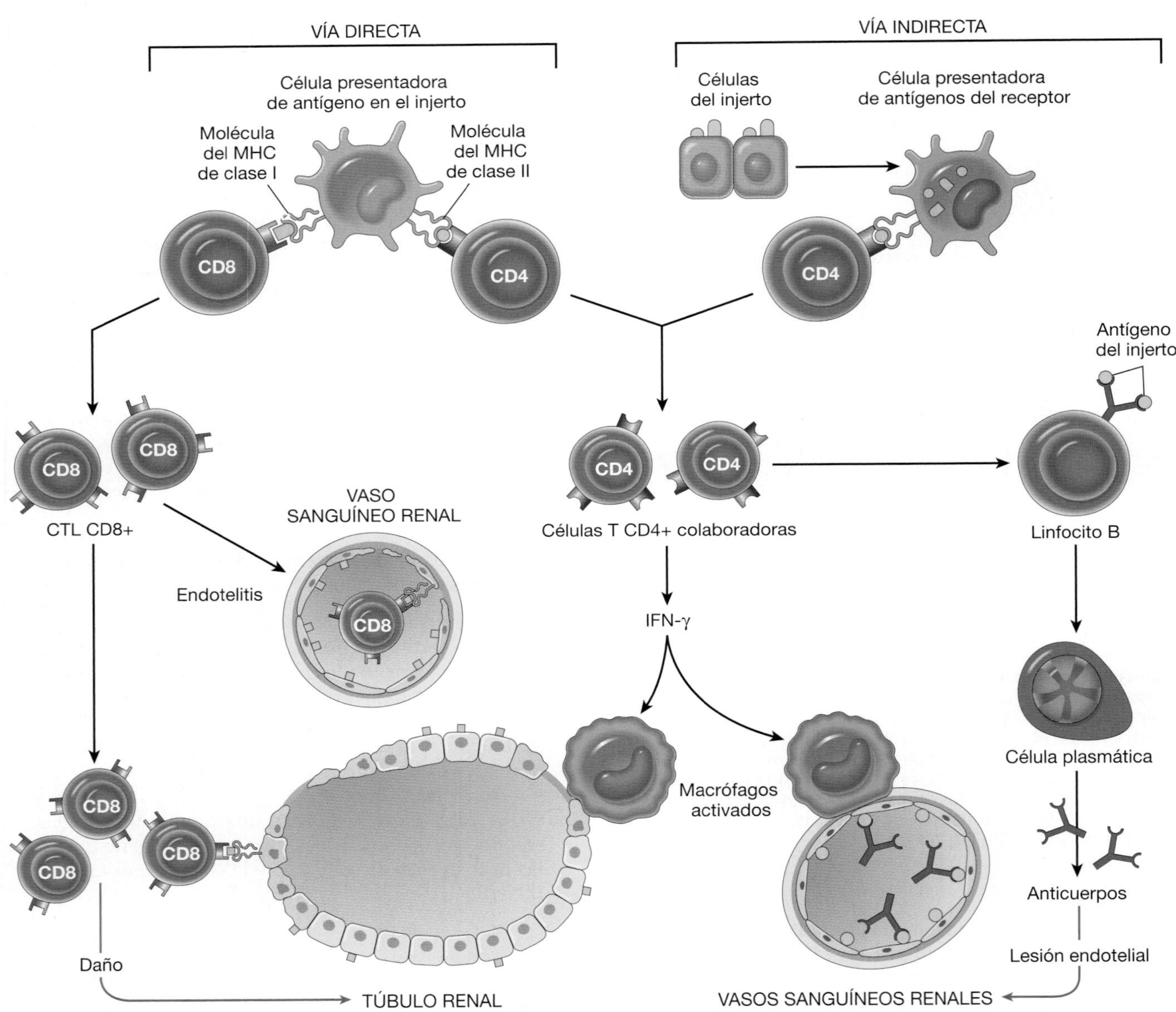

Figura 5-16

Reconocimiento y rechazo de aloinjertos de órganos. En la vía directa, los antígenos del MHC de clase I y II de las células presentadoras de antígenos (APC) del injerto (junto con coestimuladores, no mostrados) son reconocidos por las células T citotóxicas CD8+ y las células T colaboradoras CD4+ del huésped, respectivamente. Las células CD4+ proliferan y producen citocinas (p. ej., IFN-γ) que inducen daño tisular por una reacción local de hipersensibilidad retardada. Las células T CD8+ que responden a los antígenos del injerto se diferencian en CTL que destruyen las células del injerto. En la vía indirecta, los antígenos del injerto son exhibidos por las APC del huésped y activan las células T CD4+, que dañan el injerto por una reacción de hipersensibilidad retardada y estimulan los linfocitos B para que produzcan anticuerpos.

genos extraños mostrados sólo por las moléculas del MHC de dicho individuo. Se sugiere que las moléculas del MHC alogénicas (con cualquier péptido unido) remedan estructuralmente el MHC propio y el péptido extraño y, por tanto, el reconocimiento directo del MHC alogénico es esencialmente una reacción inmunológica cruzada. Al expresar las CD del injerto niveles elevados de MHC e importantes moléculas coestimuladoras, son las APC más probables en el reconocimiento directo. Las células CD4+ del huésped proliferan y producen citocinas por el reconocimiento de moléculas MHC de clase II del donante (HLA-D) dirigiendo la respuesta de HR. Las células T CD8+ reconocen las moléculas del MHC de clase I (HLA-A, HLA-B) y se diferencian en CTL, que destruyen las células del injerto.

- *Reconocimiento indirecto*. En este caso, las células T CD4+ del huésped reconocen las moléculas del MHC del donante después de que éstas hayan sido recogidas, procesadas y presentadas por las APC del propio *huésped*. El hecho es similar al procesamiento fisiológico y presentación de otros antígenos extraños (p. ej., microbianos). Esta forma de reconocimiento activa principalmente las vías de la HR; las CTL que se desarrollan por reconocimiento indirecto no pueden reconocer y destruir directamente las células del injerto. La vía indirecta también está implicada en la producción de anticuerpos frente a los aloantígenos del injerto; si estos antígenos son proteínas, son recogidos por las células B del huésped y los péptidos son presentados a las células T colaboradoras, que estimulan a continuación las respuestas de anticuerpos.

Mecanismos efectores del rechazo de injertos

Tanto las células T como los anticuerpos que reaccionan con el injerto se hallan relacionados en el rechazo de la mayoría de los aloinjertos de órganos sólidos (v. Fig. 5-16).

Rechazo mediado por células T

Las CTL destruyen las células del tejido injertado, causando la muerte de las células parenquimatosas y, lo que quizás es más importante, de las células endoteliales (lo que da lugar a trombosis e isquemia en el injerto). Las células T CD4+ secretoras de citocinas desencadenan reacciones de HR, con aumento de la permeabilidad vascular y acumulación local de células mononucleares (linfocitos y macrófagos). Los macrófagos activados pueden lesionar las células y los vasos del injerto. La lesión microvascular da lugar también a isquemia tisular, que contribuye a la destrucción del injerto.

Rechazo mediado por anticuerpos

Aunque las células T son de importancia primordial en el rechazo del aloinjerto, los anticuerpos también median algunas formas de rechazo. Los aloanticuerpos dirigidos contra las moléculas MHC del injerto y otros aloantígenos se unen al endotelio del injerto y causan lesión (y trombosis secundaria) por activación del complemento y reclutamiento de leucocitos. Superpuestas al daño vascular inmunológico figuran la agregación plaquetaria y la coagulación (causada por activación del complemento), lo que aumenta el daño isquémico. Histológicamente, esta forma de rechazo se asemeja a la vasculitis de la hipersensibilidad mediada por anticuerpos descrita anteriormente. En la actualidad se utiliza el depósito local de productos de degradación del complemento (específicamente C4d) para detectar el rechazo humoral (mediado por anticuerpos) de los aloinjertos renales.

El *rechazo hiperagudo* es una forma especial de rechazo que se produce cuando hay *anticuerpos preformados contra el donante* en la circulación del huésped antes del trasplante. Puede producirse en mujeres multíparas que tienen anticuerpos anti-HLA contra los antígenos paternos encontrados durante el embarazo, o en individuos expuestos a HLA extraños (en las plaquetas o leucocitos) procedentes de transfusiones previas de sangre. El trasplante en este contexto da lugar a un rechazo inmediato (en minutos a horas) porque los anticuerpos circulantes se unen rápidamente al endotelio del órgano injertado con la posterior activación del complemento y trombosis vascular. Con la práctica actual de someter a cribado a los receptores potenciales en busca de anticuerpos anti-HLA preformados y las pruebas cruzadas (analizar los receptores en busca de la presencia de anticuerpos dirigidos contra los linfocitos de un donante específico), el rechazo agudo se produce en menos del 0,4% de los trasplantes.

Morfología

Basándose en los mecanismos implicados, la morfología resultante y la velocidad de los diversos procesos, las reacciones de rechazo se han clasificado en hiperagudas, agudas y crónicas (Fig. 5-17). La morfología de estos patrones se describe en el contexto de los trasplantes renales; sin embargo, se encuentran alteraciones similares en cualquier otro trasplante de órgano vascularizado.

Rechazo hiperagudo. El rechazo hiperagudo se produce en pocos minutos a horas después del trasplante en un huésped presensibilizado y es típicamente reconocido por el cirujano inmediatamente después de haber completado la anastomosis vascular. En contraste con un injerto renal no rechazado que retoma un color rosado normal y la turgencia tisular y que excreta orina con prontitud, un riñón con rechazo hiperagudo se vuelve rápidamente cianótico, moteado y flácido y puede excretar sólo unas pocas gotas de líquido sanguinolento. La histología se caracteriza por arteritis y arteriolitis aguda, trombosis vascular y necrosis isquémica generalizadas, fenómenos todos ellos resultantes de la unión de anticuerpos preformados al endotelio del injerto. La práctica totalidad de las arteriolas y arterias exhiben necrosis fibrinoide aguda de las paredes, con estrechamiento u oclusión completa de las luces por la fibrina precipitada y restos celulares (v. Fig. 5-17A).

Rechazo agudo. El rechazo agudo se produce en días a semanas del trasplante en un huésped no inmunosuprimido o puede aparecer meses e incluso años después, aun en presencia de una inmunosupresión adecuada. El rechazo agudo está causado por mecanismos inmunitarios celulares y humorales y en un paciente puede predominar uno u otro mecanismo. Histológicamente, el rechazo celular está marcado por un infiltrado intersticial de células mononucleares con edema y lesión parenquimatosa asociadas, mientras que el rechazo humoral se asocia con vasculitis.

El **rechazo celular agudo** se observa muy frecuentemente en los primeros meses después del trasplante y se acompaña típicamente de signos clínicos de insuficiencia renal. Histológicamente, suele haber infiltración intersticial extensa de células T CD4+ y CD8+, con edema y ligera hemorragia intersticial (v. Fig. 5-17B). Los capilares glomerulares y peritubulares

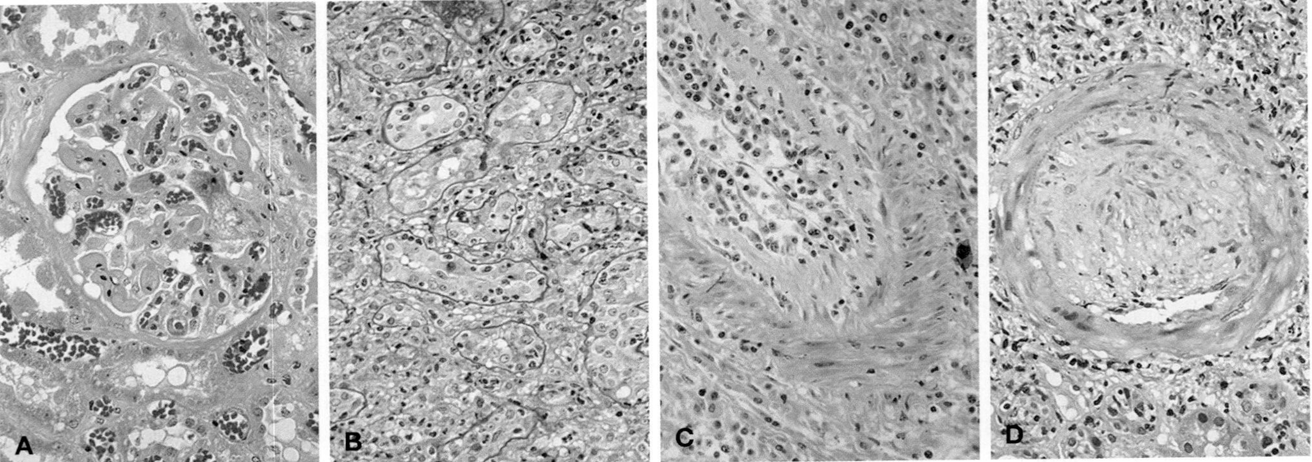

Figura 5-17

Patrones morfológicos del rechazo de injertos. **A**, rechazo hiperagudo de un aloinjerto renal que muestra daño endotelial, trombos de plaquetas y trombina en un glomérulo. **B**, rechazo celular agudo de un aloinjerto renal con células inflamatorias en el intersticio y entre las células epiteliales de los túbulos. **C**, rechazo humoral agudo de un aloinjerto renal (vasculitis de rechazo) con células inflamatorias y células musculares lisas en proliferación. **D**, rechazo crónico en un aloinjerto renal con arteriosclerosis del injerto. La luz arterial está sustituida por la acumulación de células musculares lisas y tejido conjuntivo en la íntima. (Cortesía del doctor Helmut Rennke, Department of Pathology, Brigham and Women's Hospital and Harvard Medical School, Boston, Massachusetts.)

contienen gran cantidad de células mononucleares, que pueden invadir también los túbulos y causar necrosis tubular focal. Además de la lesión tubular, las células T CD8+ pueden lesionar también el endotelio, causando endotelitis. La ciclosporina (agente inmunosupresor utilizado ampliamente) es también nefrotóxica y causa los denominados depósitos hialinos arteriolares. La biopsia renal se utiliza para distinguir el rechazo de la toxicidad medicamentosa. Es importante el reconocimiento preciso del rechazo celular porque en ausencia de arteritis acompañante los pacientes responden con prontitud a un aumento del tratamiento inmunosupresor.

El **rechazo humoral agudo** (vasculitis de rechazo), causado por anticuerpos antidonante, puede darse también en el rechazo agudo del injerto. Las lesiones histológicas pueden adoptar la forma de vasculitis necrosante con necrosis de las células endoteliales, infiltrado neutrofílico, depósito de anticuerpos, complemento y fibrina, y trombosis. Tales lesiones pueden asociarse con necrosis isquémica del parénquima renal. En muchos casos, la vasculitis es menos aguda y se caracteriza por un acusado engrosamiento de la íntima por proliferación de fibroblastos, miocitos y macrófagos espumosos (v. Fig. 5-17). El estrechamiento resultante de las arteriolas puede causar infarto o atrofia cortical renal. Las lesiones vasculares proliferativas remedan el engrosamiento arteriosclerótico y se cree que están causadas por citocinas que estimulan la proliferación de las células musculares lisas del vaso.

Rechazo crónico. Los pacientes con rechazo crónico suelen acudir tarde después del trasplante (meses o años) con una elevación progresiva de las concentraciones séricas de creatinina (un índice de disfunción renal) durante un período de 4 a 6 meses. El rechazo crónico está dominado por cambios vasculares, fibrosis intersticial y pérdida del parénquima renal; habitualmente sólo hay infiltrados parenquimatosos celulares escasos o incluso no los hay. Los cambios vasculares se producen predominantemente en las arterias y arteriolas, que presentan una proliferación de células musculares lisas en la íntima y síntesis de matriz extracelular (Fig. 5-20D). Estas lesiones comprometen en último término la perfusión vascular y dan lugar a isquemia renal que se manifiesta por pérdida o hialinización de los glomérulos, fibrosis intersticial y atrofia tubular. La lesión vascular puede estar causada por citocinas liberadas por células T activadas que actúan sobre las células de la pared vascular y puede ser el estadio terminal de la arteritis proliferativa descrita anteriormente. El rechazo crónico no responde a los tratamientos inmunosupresores.

RESUMEN

Reconocimiento y rechazo de los trasplantes de órganos (aloinjertos)

- La respuesta de rechazo del injerto se inicia principalmente por las células T del huésped que reconocen los antígenos HLA extraños del injerto, ya directamente (en las APC en el injerto) o indirectamente (después de la captación y presentación por las APC del huésped).
- Tipos y mecanismos de rechazo:
  1. *Rechazo hiperagudo.* Los anticuerpos antidonante preformados se unen al endotelio del injerto inmediatamente después del trasplante, lo que lleva a trombosis, daño isquémico y rápida insuficiencia del injerto.
  2. *Rechazo celular agudo.* Las células T destruyen el parénquima del injerto por citotoxicidad y reacción de HR.
  3. *Rechazo vascular agudo.* Las células T y los anticuerpos dañan la vasculatura del injerto.
  4. *Rechazo crónico.* Dominado por arteriosclerosis, este tipo está causado probablemente por reacción de células T y secreción de citocinas que inducen proliferación de células musculares lisas vasculares, asociada con fibrosis parenquimatosa.

Métodos para mejorar la supervivencia del injerto

Dado que las moléculas HLA son las principales dianas en el rechazo de los trasplantes, un mejor emparejamiento del donante y del receptor mejora la supervivencia del injerto. Los beneficios del emparejamiento HLA son los más espectaculares en los trasplantes renales realizados entre miembros familiares con donante vivo, y la supervivencia mejora al aumentar el número de *locus* emparejados. Sin embargo, y dado que han mejorado los medicamentos inmunosuporesores, ni siquiera se intenta el emparejamiento HLA en algunas situaciones, como en el trasplante de corazón, pulmón e hígado; en estos casos, con frecuencia el receptor requiere un trasplante de modo urgente y otras consideraciones, como la compatibilidad anatómica, son de mayor importancia práctica.

La inmunosupresión del receptor es una necesidad práctica en todos los trasplantes de órganos, a excepción del caso de gemelos idénticos. En el momento presente se utilizan medicamentos como ciclosporina y el fármaco relacionado FK506, mofetil micofenolato (MMF), rapamicina, azatioprina, corticosteroides, globulinas antilinfocíticas y anticuerpos monoclonales (p. ej., anti-CD3 monoclonal). La ciclosporina y FK506 suprimen la inmunidad mediada por las células T al inhibir la transcripción de los genes de citocinas, en particular el gen para IL-2. Aunque la inmunosupresión ha hecho factible el trasplante de muchos órganos, hay aún un precio que pagar. La inmunosupresión global provoca una mayor susceptibilidad a las infecciones oportunistas por hongos, virus y de otros tipos. Estos pacientes se hallan también en situación de mayor riesgo de desarrollo de linfomas inducidos por el virus de Epstein-Barr (VEB), carcinomas de células escamosas inducidos por papilomavirus humano y sarcoma de Kaposi (SK). Para salvar los efectos indeseables de la inmunosupresión se dedica un gran esfuerzo a inducir la tolerancia específica del donante en las células T del huésped. Una estrategia que se está persiguiendo es prevenir que las células T reciban señales coestimuladoras a partir de las CD del donante durante la fase inicial de la sensibilización. Puede llevarse a cabo administrando agentes que interrumpan la interacción entre las moléculas B7 en las CD del injerto con los receptores CD28 en las células huésped. Se interrumpe así la segunda señal para la activación de células T y, o bien se induce la apoptosis, o se hace que las células T no respondan funcionalmente.

Trasplante de células hematopoyéticas

Cada vez se utiliza más el trasplante de médula ósea como tratamiento de tumores malignos hematopoyéticos y algunos no hematopoyéticos, anemias aplásicas y ciertos estados de inmunodeficiencia. Las células madre hematopoyéticas suelen obtenerse a partir de médula ósea de donante, pero también a partir de la sangre periférica después de movilización por administración de factores de crecimiento hematopoyéticos. El receptor recibe quimioterapia, radiación o ambas modalidades terapéuticas para destruir las células malignas (p. ej., en la leucemia) y para crear un lecho de injerto; a continuación, se procede a la infusión de células madre. *El rechazo de los trasplantes alogénicos de médula ósea* parece estar mediado por alguna combinación de células T y NK del huésped que son resistentes a la radioterapia y quimioterapia. *Dos problemas principales complican esta forma de trasplante: la enfermedad injerto contra huésped (EICH) y la deficiencia inmunitaria.*

- La *EICH* se produce cuando células T inmunológicamente competentes (o sus precursoras) son trasplantadas a receptores inmunológicamente comprometidos. Aunque la EICH se produce más frecuentemente en el contexto del trasplante alogénico de médula ósea (por lo general, implicando emparejamientos incorrectos de histocompatibilidad entre donante y receptor), puede también producirse después del trasplante de órganos sólidos ricos en células linfoides (p. ej., hígado) o después de la transfusión de sangre no irradiada. Cuando un huésped inmunológicamente comprometido recibe células de médula ósea alogénicas, el huésped no puede rechazar el injerto, pero las células T presentes en la médula del donante reconocen el tejido del receptor como «extraño» y reaccionan contra él. Se produce así la activación de células CD4+ y CD8+, con lo que, en último término, se generan respuestas de HR y de CTL.

  La EICH aguda (que se produce de días a semanas después del trasplante) *causa necrosis de las células epiteliales en los tres órganos diana principales, hígado, piel e intestino.* La destrucción de las vías biliares pequeñas da lugar a ictericia y las úlceras de la mucosa intestinal dan lugar a diarrea sanguinolenta. La afectación cutánea se manifiesta por erupción generalizada. *La EICH crónica* puede seguir al síndrome agudo o producirse insidiosamente. En estos pacientes se producen lesiones cutáneas que se parecen a las de la esclerosis sistémica (descrita más adelante) y manifestaciones parecidas a las de otros trastornos autoinmunitarios.

  La EICH es una complicación potencialmente mortal que puede minimizarse pero no eliminarse por el emparejamiento HLA. Como otra solución potencial, se pueden agotar las células T del donante antes del trasplante medular. Se ha demostrado que este protocolo es un arma de doble filo: el riesgo de EICH se reduce, pero la incidencia de fracaso del injerto y la recidiva de leucemia aumentan. Parece que las células T multifuncionales no sólo median en la EICH, sino que también son requeridas para un injerto eficiente de las células madre de la médula ósea trasplantada y para la eliminación de las células leucémicas (el denominado efecto *injerto contra leucemia*).
- *Inmunodeficiencia*, con frecuencia de duración prolongada, se produce en pacientes sometidos a trasplante de médula ósea. Entre las muchas razones para este fenómeno figuran la lenta reconstitución del sistema inmunitario del huésped, que con frecuencia es destruido o suprimido para permitir que prenda el injerto, y la incapacidad para que se regeneren por completo todas las células inmunitarias necesarias. La consecuencia de la inmunodeficiencia es que los receptores son susceptibles a una variedad de infecciones, principalmente víricas, como las causadas por citomegalovirus (CMV) y VEB.

ENFERMEDADES AUTOINMUNITARIAS

Los datos son abrumadores en el sentido de que una reacción inmunitaria a ciertos *autoantígenos* (es decir, *autoinmunidad*) es la causa de ciertas enfermedades humanas; se han atribuido a este proceso un número cada vez mayor de entidades (Tabla 5-6). Sin embargo, en muchos de estos trastornos la

Tabla 5-6 Enfermedades autoinmunitarias

Específicas de órganos	Sistémicas
Tiroiditis de Hashimoto	Lupus eritematoso sistémico
Anemia hemolítica autoinmunitaria	Artritis reumatoide
Gastritis atrófica autoinmunitaria de la anemia perniciosa	Síndrome de Sjögren
Esclerosis múltiple	Síndrome de Reiter
Orquitis autoinmunitaria	Miopatías inflamatorias*
Síndrome de Goodpasture	Esclerosis múltiple (esclerodermia)*
Trombocitopenia autoinmunitaria	Poliarteritis nudosa*
Diabetes mellitus insulinodependiente	
Miastenia gravis	
Enfermedad de Graves	
Cirrosis biliar primaria*	
Hepatitis autoinmunitaria* (crónica activa)	
Colitis ulcerosa	

*La evidencia que apoya una base autoinmunitaria en estas enfermedades es débil.

prueba no es definitiva y una advertencia importante es que la mera presencia de anticuerpos autorreactivos *no* es sinónimo de enfermedad autoinmunitaria. Por ejemplo, en la mayoría de los individuos por lo demás sanos se puede demostrar fácilmente la presencia de anticuerpos de baja afinidad y de células T reactivas con autoantígenos; presumiblemente, estos anticuerpos y células T no son patógenos y tienen una escasa consecuencia. Además, con frecuencia se generan autoanticuerpos no inocuos similares a autoantígenos después de otras formas de lesión (p. ej., isquemia) y pueden incluso desempeñar una función fisiológica en la eliminación de productos de degradación tisular. Los datos de que las enfermedades incluidas en la Tabla 5-6 son, en efecto, el resultado de reacciones de autoinmunidad son más convincentes en unas que en otras. Así, la presencia de una multiplicidad de autoanticuerpos da cuenta de muchas de las manifestaciones clínicas y patológicas del LES. Además, se pueden identificar estos autoanticuerpos en el interior de las lesiones por técnicas de inmunofluorescencia y de microscopia electrónica. En otros muchos trastornos se sospecha una etiología autoinmunitaria, pero no está probada. En efecto, en algunos casos de autoinmunidad aparente la respuesta puede ser dirigida frente a un antígeno exógeno, como una proteína microbiana; ésta es la patogenia probable de la vasculitis en muchos casos de poliarteritis nudosa.

Las enfermedades autoinmunitarias varían desde aquellas en que las respuestas inmunitarias específicas se dirigen contra un órgano o tipo celular particular y que dan lugar a daño tisular localizado, hasta enfermedades multisistémicas caracterizadas por lesiones en muchos órganos y asociadas con múltiples autoanticuerpos o reacciones de mediación celular frente a numerosos autoantígenos. En las enfermedades sistémicas las lesiones afectan principalmente al tejido conjuntivo y a los vasos sanguíneos de los diversos órganos afectados. Así, aunque las reacciones sistémicas no sean dirigidas de modo específico contra constituyentes del tejido conjuntivo o vasos sanguíneos, con frecuencia las enfermedades se denominan trastornos «vasculares del colágeno» o del «tejido conjuntivo».

Resulta claro que la autoinmunidad implica la pérdida de la autotolerancia, y surge la cuestión de cómo sucede. Para comprender la patogenia de la autoinmunidad es importante familiarizarse primero con los mecanismos de la tolerancia inmunológica normal.

Tolerancia inmunológica

La tolerancia inmunológica es una falta de respuesta a un antígeno inducida por la exposición de linfocitos específicos a dicho antígeno. La autotolerancia hace referencia a la falta de reactividad inmunitaria a los antígenos tisulares propios. Durante la generación de miles de millones de receptores de antígenos en los linfocitos T y B en desarrollo, no es sorprendente que se produzcan receptores que puedan reconocer autoantígenos. Dado que todos estos antígenos no pueden ser ocultados al sistema inmunitario, debe haber medios para eliminar o controlar los linfocitos autorreactivos. Varios mecanismos trabajan en concierto para seleccionar contra la autorreactividad y así prevenir que se produzcan reacciones inmunitarias contra los propios antígenos. Estos mecanismos se dividen, en términos generales, en dos grupos: la tolerancia central y la periférica (Fig. 5-18).

- *Tolerancia central.* Este concepto hace referencia a la supresión de linfocitos T y B autorreactivos durante su maduración en los órganos linfoides centrales (p. ej., en el timo, las células T y en la médula ósea, las células B). Muchos antígenos proteicos autólogos (propios) son procesados y presentados por las APC tímicas en asociación con el MHC propio. Cualquier célula T en desarrollo que exprese un receptor para dicho autoantígeno es seleccionada de modo negativo (suprimida por apoptosis) y el conjunto de células T periféricas resultantes carece, por lo tanto, de células autorreactivas (v. Fig. 5-18). Un interesante avance reciente ha sido la identificación de factores de transcripción putativos que inducen la expresión en el timo de antígenos tisulares periféricos. Uno de estos factores es el denominado regulador de autoinmunidad (AIRE); las mutaciones en el gen *AIRE* son responsables del síndrome poliendocrinológico autoinmunitario en el cual células T específicas de múltiples autoantígenos escapan a la supresión presumiblemente porque estos autoantígenos no se expresan en el timo. Algunas células T que encuentran autoantígenos en el timo no son destruidas, sino que se diferencian en células T reguladoras, que se describen más adelante.

  Las células B inmaduras que reconocen, con una gran afinidad, autoantígenos en la médula ósea pueden morir también por apoptosis. Algunas células B autorreactivas pueden no ser suprimidas pero pueden sufrir una segunda ronda de reordenamiento de los genes de receptores de antígenos y expresar nuevos receptores que ya no son autorreactivos (proceso denominado *«receptor editing»*).

  Lamentablemente, el proceso de supresión de linfocitos autorreactivos dista mucho de la perfección. Muchos autoantígenos pueden no hallarse presentes en el timo. Por

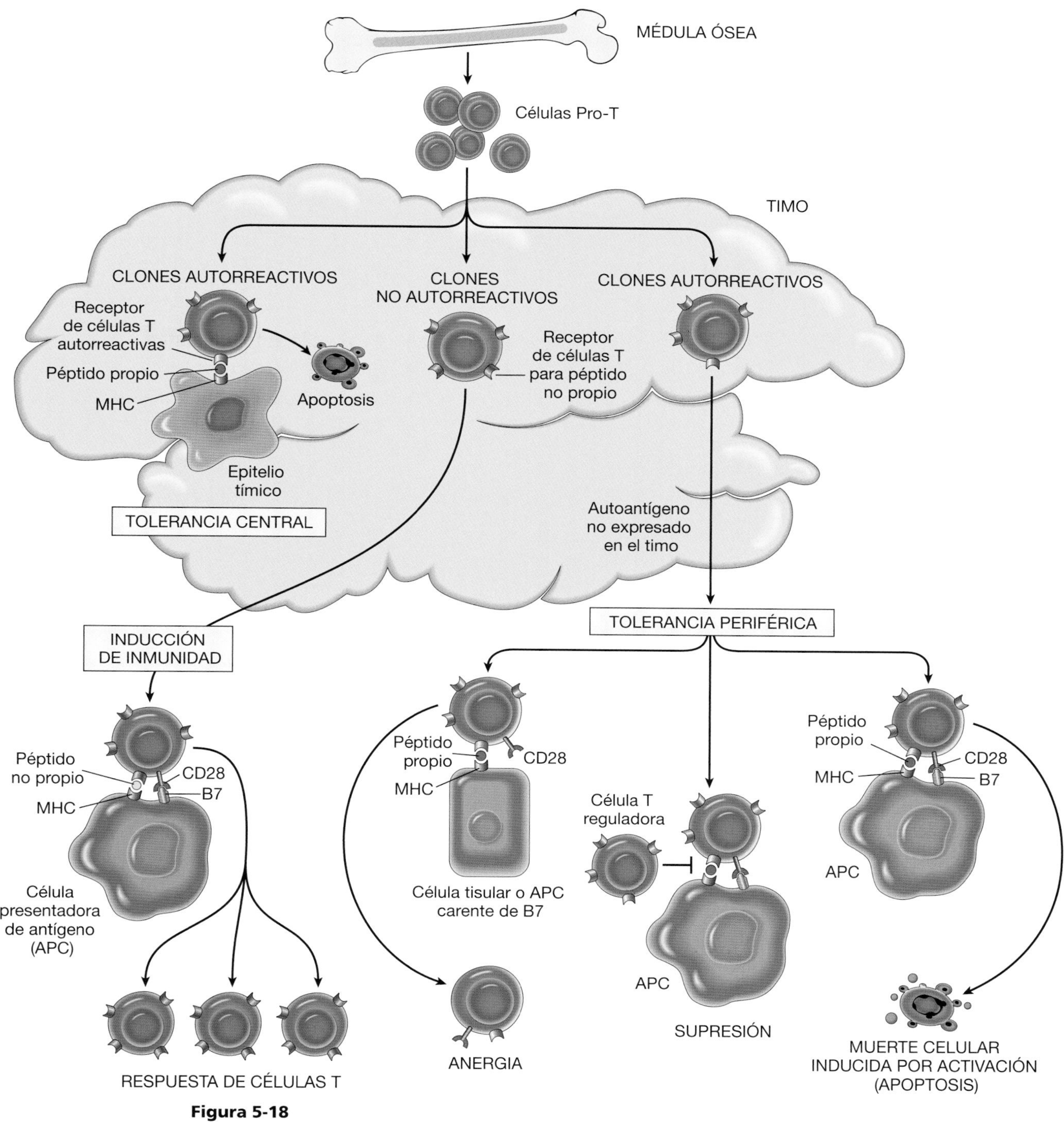

Figura 5-18

Principales mecanismos de la autotolerancia central y periférica en las células T CD4+.

tanto, las células T con receptores para tales autoantígenos escapan a la periferia. Puede suceder lo mismo con las células B, y en individuos sanos pueden encontrarse células B con receptores para una variedad de autoantígenos, como son la tiroglobulina, colágeno y ADN.

• *Tolerancia periférica.* Las células T autorreactivas que escapan a la selección negativa en el timo pueden causar estragos a menos que sean suprimidas o completamente silenciadas. Los mecanismos identificados en los tejidos *periféricos* que silencian tales células T potencialmente autorreactivas son varios:

- *Anergia*: este término hace referencia a la inactivación funcional (en vez de muerte) de linfocitos inducida por el encuentro con antígenos bajo ciertas condiciones. Recuérdese que la activación de las células T requiere dos señales: reconocimiento del antígeno peptídico en asociación con moléculas propias del MHC en las APC, y un conjunto de segundas señales coestimuladoras (p. ej., por medio de moléculas B7) proporcionadas por las APC. En caso de que no se liberen las segundas señales coestimuladoras, o si un receptor inhibidor en la célula T (más que un receptor coestimulador) se encuentra comprometido cuando la célula encuentra el autoantígeno, la célula T se vuelve anérgica y no puede responder al antígeno (v. Fig. 5-21). Dado que las moléculas coestimuladoras no se expresan intensamente en la mayoría de los tejidos normales, el encuentro entre células T autorreactivas y autoantígenos en los tejidos puede dar lugar a anergia. Las células B pueden también volverse anérgicas si encuentran el antígeno en ausencia de células T colaboradoras específicas.

- *Supresión por células T reguladoras*: las respuestas de los linfocitos T a los autoantígenos pueden ser suprimidas activamente por *células T reguladoras*. Las poblaciones mejor definidas de células T reguladoras expresan CD25, una de las cadenas del receptor para la IL-2, y ésta la requieren para su generación y supervivencia. Estas células expresan también un factor de transcripción singular denominado FoxP3, y esta proteína parece ser tanto necesaria como suficiente para el desarrollo de células reguladoras. Las mutaciones en el gen *FOXP3* son responsables de una enfermedad autoinmunitaria sistémica denominada IPEX (desregulación inmunitaria, poliendocrinopatía, enteropatía, síndrome ligado a X), que se asocia con deficiencia de células T reguladoras. El probable mecanismo es la secreción de citocinas inmunosupresoras (p. ej., IL-10 y TGF-β), que pueden amortiguar una variedad de respuestas de células T.
- *Muerte celular inducida por activación*. Otro mecanismo de tolerancia periférica implica la apoptosis de linfocitos maduros como consecuencia del reconocimiento de autoantígenos. Las células T que son estimuladas repetidamente *in vitro* por antígenos sufren apoptosis. Un mecanismo de apoptosis se produce a través del receptor de muerte Fas (miembro de la familia de receptores TNF) cuando se une a su ligando coexpresado en las mismas células. La misma vía es importante para la supresión de células B autorreactivas, mediante la unión con el ligando de Fas expresado en las células T colaboradoras. La importancia de esta vía de autotolerancia viene ilustrada por el descubrimiento de que mutaciones en el gen *FAS* son responsables de una enfermedad autoinmunitaria denominada síndrome linfoproliferativo autoinmunitario, caracterizado por linfadenopatía y múltiples autoanticuerpos, entre ellos anticuerpos contra el ADN. Los defectos en Fas y en el ligando de Fas son también la causa de enfermedades autoinmunitarias similares en ratones.

Mecanismos de autoinmunidad

Ahora que hemos resumido los mecanismos principales de la autotolerancia, podemos preguntarnos cómo podrían desestructurarse estos mecanismos para dar lugar a una autoinmunidad patológica. Lamentablemente, no hay respuestas simples a esta pregunta y aún no se comprenden las causas de la mayoría de las enfermedades autoinmunitarias. Nos hemos referido anteriormente a mutaciones que comprenden una u otra vía de autotolerancia y causan autoinmunidad patológica. Estas mutaciones en un único gen son extraordinariamente informativas y ayudan a establecer la significación biológica de las diversas vías de la autotolerancia. No obstante, las enfermedades causadas por tales mutaciones son infrecuentes y la mayoría de las enfermedades autoinmunitarias no pueden explicarse por defectos en genes únicos.

La desestructuración de la autotolerancia y el desarrollo de autoinmunidad se relacionan probablemente con la herencia de varios genes de susceptibilidad y cambios en tejidos, inducidos con frecuencia por infecciones o lesiones que alteran la exhibición y reconocimiento de autoantígenos (Fig. 5-19).

Factores genéticos en la autoinmunidad

Hay abundantes datos de que los genes de susceptibilidad desempeñan una función importante en el desarrollo de las enfermedades autoinmunitarias.

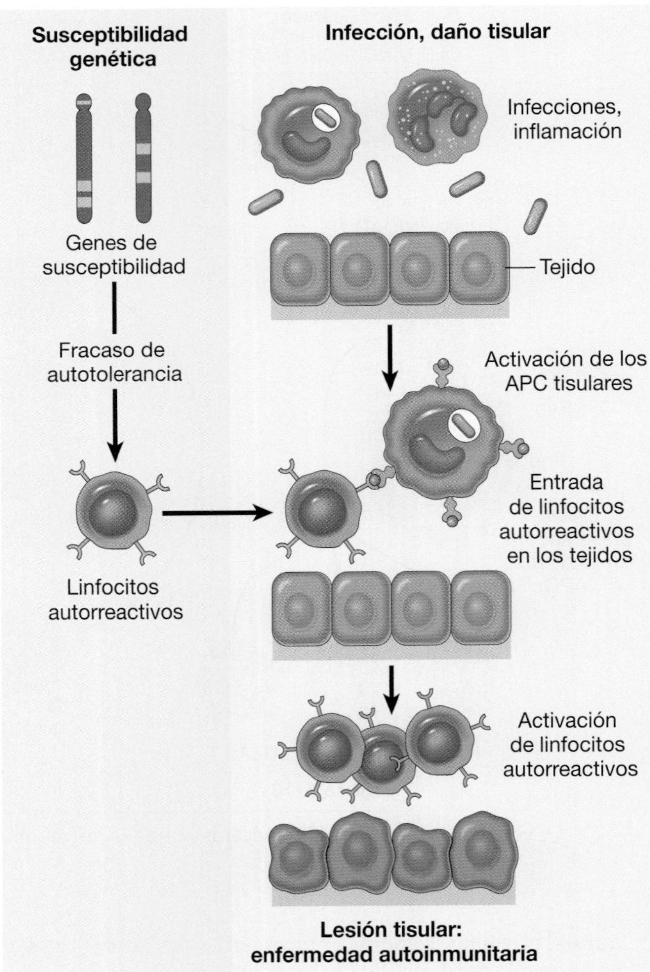

Figura 5-19

Patogenia de la autoinmunidad. La autoinmunidad se debe a muchas causas, entre las que se incluyen la herencia de genes de susceptibilidad que pueden interferir con la autotolerancia, y desencadenantes medioambientales (inflamación, otros estímulos inflamatorios), que promueven la entrada de linfocitos en los tejidos, activación de linfocitos autorreactivos y lesión tisular.

• Las enfermedades autoinmunitarias tienen tendencia a darse en familias, y hay una mayor incidencia de la misma enfermedad en gemelos monocigotos que en dicigotos.
• Varias enfermedades autoinmunitarias se hallan asociadas con el *locus HLA*, especialmente los alelos de clase II (*HLA-DR, HLA-DQ*). La frecuencia de una enfermedad en un individuo con un alelo HLA particular, en comparación con los individuos que no heredan dicho alelo, recibe la denominación de *riesgo relativo* (Tabla 5-7). El riesgo relativo varía de 3 a 4 en la artritis reumatoide y *HLA-DR4* hasta 90-100 veces en la espondilitis anquilosante y *HLA-B27*. Sin embargo, aún no está clara la función de los genes del MHC en la autoinmunidad, especialmente porque las moléculas del MHC no distinguen entre los antígenos peptídicos propios y los extraños. También debe observarse que la mayoría de los individuos con un alelo MHC relacionado con susceptibilidad nunca llegan a padecer enfermedad y, a la inversa, los individuos sin el gen MHC relevante pueden llegar a padecerla. La expresión de un gen MHC particular es, por consiguiente, una variable que puede contribuir a la autoinmunidad.

Tabla 5-7 Asociación del HLA con enfermedades

Enfermedad	Alelo HLA	Riesgo relativo (% aproximado)
Espondilitis anquilosante	*B27*	90-100
Artritis posgonocócica	*B27*	14
Uveítis anterior aguda	*B27*	15
Artritis reumatoide	*DR4*	4
Hepatitis autoinmunitaria	*DR3*	14
Síndrome de Sjögren primario	*DR3*	10
Diabetes mellitus tipo 1	*DR3*	5
	DR4	6
	DR3/DR4	15
Deficiencia de 21-hidroxilasa	*Bw47*	15

HLA, *human leukocyte antigens* (antígeno de histocompatibilidad).

• Los análisis de relaciones del genoma (*genome-wide linkage analyses*) están poniendo de manifiesto muchos *loci* genéticos que se asocian con diferentes enfermedades autoinmunitarias. Parece que algunos de estos *loci* se asocian con varias enfermedades, sugiriendo que los genes implicados influyen sobre los mecanismos generales de la autotolerancia y la regulación inmunitaria. Otros *loci* son específicos de enfermedades y pueden influir sobre la sensibilidad del órgano diana o la exhibición de autoantígenos particulares. A pesar del enorme interés en este campo, hasta el momento actual la mayoría de las asociaciones son con segmentos cromosómicos y los genes reales no han sido identificados con certeza. Recientemente se han demostrado dos polimorfismos genéticos que se asocian muy fuertemente con ciertas enfermedades autoinmunitarias. Uno, denominado *PTPN22*, codifica una fosfatasa y variantes particulares se asocian con artritis reumatoide y otras varias enfermedades autoinmunitarias. Otro, denominado *NOD2*, codifica un receptor intracelular para péptidos microbianos y ciertas variantes mutantes de este gen se hallan presentes hasta en el 25% de los pacientes con enfermedad de Crohn en algunas poblaciones. No está establecido cómo estos genes contribuyen a la autoinmunidad.

Función de las infecciones y de la lesión tisular

Una variedad de microorganismos, que incluyen bacterias, micoplasmas y virus, han sido implicados como desencadenantes de la autoinmunidad, y pueden inducir reacciones de autoinmunidad por varios mecanismos:

• Los virus y otros microbios, especialmente ciertas bacterias como estreptococos y microrganismos *Klebsiella*, pueden compartir epítopos que reaccionan cruzadamente con autoantígenos, de modo que las respuestas al antígeno microbiano pueden atacar los propios tejidos. Este fenómeno recibe la denominación de *mimetismo molecular*. Es la causa probable de unas pocas enfermedades, y el mejor ejemplo de ellas es la cardiopatía reumática, en la que una respuesta inmunológica frente a estreptococos reacciona de modo cruzado con antígenos cardíacos. No se sabe si un mimetismo más sutil desempeña un función en otras enfermedades autoinmunitarias.
• Las infecciones microbianas con necrosis tisular e inflamación resultantes pueden causar sobrerregulación de moléculas coestimuladoras en las APC en reposo en el tejido, favoreciendo así una desestructuración de la anergia de células T y la posterior activación de células T.
• La exhibición de antígenos tisulares puede alterarse por infecciones y otros desencadenantes. La lesión tisular local por cualquier razón puede llevar a la liberación de autoantígenos y a respuestas autoinmunitarias.

Claramente, no hay ausencia de posibles mecanismos para explicar cómo los agentes infecciosos podrían participar en la patogenia de la autoinmunidad. En el momento presente, no obstante, no hay datos que impliquen claramente a microbio alguno en la causalidad de enfermedades autoinmunitarias humanas. Para hacer aún más complejo el tema figuran recientes sugerencias (basadas en gran medida en datos epidemiológicos) de que las infecciones pueden, paradójicamente, proteger a los individuos de algunas enfermedades autoinmunitarias, sobre todo de la diabetes tipo 1 y de la esclerosis múltiple. No se comprenden los posibles mecanismos que figuran en la base de este efecto.

Una respuesta autoinmunaria puede, por sí misma, promocionar un mayor ataque autoinmunitario mediante un proceso que se denomina *diseminación de epítopos*. Cada proteína propia tiene relativamente pocos determinantes antigénicos (epítopos) que son procesados de modo efectivo y presentados a las células T. La mayoría de las células T capaces de reaccionar a tales epítopos dominantes son suprimidas en el timo o se inactivan en la periferia. En contraste, un gran número de autodeterminantes no son procesados y, por consiguiente, no son reconocidos por el sistema inmunitario; así, las células T específicas para tales autoepítopos «crípticos» no son suprimidas. La lesión tisular causada por una respuesta autoinmunitaria o por cualquier otra causa puede llevar a la exposición de epítopos crípticos que posteriormente son presentados a las células T de modo inmunogénico. La activación de tales células T autorreactivas se denomina «diseminación de epítopos» porque la respuesta inmunitaria «se disemina» a epítopos que no fueron reconocidos inicialmente. La progresión y cronicidad de la respuesta autoinmunitaria puede ser mantenida por el reclutamiento de células T autorreactivas que reconocen estos autodeterminantes normalmente crípticos.

RESUMEN

Tolerancia inmunológica y autoinmunidad

- La tolerancia (falta de respuesta) a autoantígenos es una propiedad fundamental del sistema inmunitario, y la interrupción de la tolerancia es la base de las enfermedades autoinmunitarias.
- *Tolerancia central*: los linfocitos inmaduros que reconocen autoantígenos en los órganos linfoides centrales son destruidos por apoptosis; en la población de células B, algunos de los linfocitos autorreactivos cambian a receptores de nuevos antígenos que no son autorreactivos.
- *Tolerancia periférica*: los linfocitos maduros que reconocen autoantígenos en los tejidos periféricos se vuelven funcionalmente inactivos (anérgicos), o son suprimidos por linfocitos T reguladores, o mueren por apoptosis.
- Las variables que llevan a un fracaso en la autotolerancia y al desarrollo de autoinmunidad incluyen: 1) herencia de genes de susceptibilidad que pueden desestructurar las diferentes vías de la tolerancia, y 2) infecciones y alteraciones tisulares que pueden exponer los autoantígenos y activar las APC y los linfocitos de los tejidos.

A partir de este conocimiento de base, describimos las enfermedades autoinmunitarias sistémicas individuales. Aunque cada enfermedad se comenta separadamente, resulta manifiesto que hay una considerable superposición en sus características clínicas, serológicas y morfológicas. Sólo consideraremos en este capítulo las enfermedades autoinmunitarias sistémicas; las que afectan a un sistema de un órgano singular se comentan más apropiadamente en los capítulos que tratan de los órganos relevantes.

Lupus eritematoso sistémico

El lupus eritematoso sistémico (LES) es una enfermedad autoinmunitaria multisistémica con clínica y comportamiento muy variables. Clínicamente, es una enfermedad impredecible, con remisiones y recidivas de comienzo agudo o insidioso que pueden afectar a la práctica totalidad de cualquier órgano del cuerpo; sin embargo, afecta principalmente a la piel, riñones, membranas serosas, articulaciones y corazón. Inmunológicamente, la enfermedad se asocia con un enorme conjunto de autoanticuerpos, que clásicamente incluyen *anticuerpos antinucleares* (*ANA*). La presentación clínica del LES es tan variable y tiene tantas superposiciones con otras enfermedades autoinmunitarias (artritis reumatoide, polimiositis y otras) que ha sido necesario elaborar criterios diagnósticos para el LES (Tabla 5-8). El diagnóstico se establece si se demuestran en un paciente cuatro o más de los criterios durante cualquier intervalo de observación.

El LES es una enfermedad bastante común; su prevalencia puede ser tan elevada como 1 caso por 2.500 personas en ciertas poblaciones. Al igual que muchas enfermedades autoinmunitarias, hay un fuerte predominio femenino (aproximadamente 9:1), y afecta a 1 de cada 700 mujeres en edad reproductiva. Es más común y grave en las mujeres norteamericanas de raza negra, y afecta a 1 de cada 245 mujeres en dicho grupo. Usualmente se inicia en la segunda o tercera década de la vida pero puede manifestarse en cualquier edad, incluidas las primeras etapas de la infancia.

Etiología y patogenia. *El defecto fundamental en el LES es un fracaso para mantener la autotolerancia.* Se produce un elevado número de autoanticuerpos que pueden dañar los tejidos de modo directo o en forma de depósitos de inmunocomplejos. La comprensión de la naturaleza de estos anticuerpos es importante para el diagnóstico y para la comprensión de la patogenia de las lesiones.

Espectro de los autoanticuerpos en el LES. Se han identificado anticuerpos frente a varios antígenos nucleares y componentes citoplásmicos de la célula que no son específicos de los órganos ni de las especies. Otro grupo de anticuerpos se dirige contra antígenos de superficie de las células sanguíneas, aunque existe otro que es reactivo frente a complejos de proteínas con fosfolípidos (anticuerpos antifosfolipídicos; Capítulo 4).

Anticuerpos antinucleares. Los ANA se dirigen contra varios antígenos nucleares, pueden agruparse en cuatro categorías: 1) anticuerpos frente al ADN; 2) anticuerpos frente a histonas; 3) anticuerpos frente a proteínas no histonas unidas al ARN, y 4) anticuerpos frente a antígenos nucleolares. La Tabla 5-9 lista varios ANA y su asociación con el LES, así como con otras enfermedades autoinmunitarias que se describirán más adelante. Se utilizan varias técnicas para detectar ANA. Clínicamente, el método utilizado con mayor frecuencia es la inmunofluorescencia indirecta, que detecta anticuerpos reactivos con una variedad de antígenos nucleares, incluidos ADN, ARN y proteínas (*ANA genéricos*). El patrón de fluorescencia nuclear sugiere el tipo de anticuerpo presente en el suero del paciente, y se reconocen cuatro patrones básicos:

- Una tinción homogénea o difusa suele reflejar anticuerpos contra la cromatina, histonas y ADN de doble hebra (dsDNA).
- Los patrones de tinción en anillo o periférica indican comúnmente anticuerpos contra el ADNdh.
- El patrón punteado es el más frecuente y hace referencia a la presencia de partículas uniformes o de tamaño variable. Refleja la presencia de anticuerpos contra constituyentes nucleares distintos al ADN, como histonas y ribonucleoproteínas (RNP).
- El patrón nucleolar hace referencia a la presencia de unas escasas manchas fluorescentes discretas en el interior del núcleo que representan anticuerpos contra el ARN nucleolar. Este patrón se describe muy frecuentemente en los pacientes con esclerosis sistémica.

La prueba de inmunofluorescencia en busca de ANA es positiva en la práctica totalidad de los pacientes con LES, de modo que es muy *sensible*. Sin embargo, *no es específica*, porque los pacientes con otras enfermedades autoinmunitarias (y del 5 al 15% de las personas normales) dan también resultados positivos (v. Tabla 5-9). Además, los patrones de fluorescencia no son absolutamente específicos del tipo de anticuerpos y, dada la plétora de anticuerpos, existen con

Tabla 5-8 Criterios de 1997 revisados para la clasificación del lupus eritematoso sistémico*

Criterio	Definición
1. Exantema malar	Eritema fijo, plano o elevado, sobre las eminencias malares, tendiendo a respetar los pliegues nasolabiales
2. Exantema discoide	Placas eritematosas elevadas con descamación queratósica adherente y tapones foliculares; puede haber cicatrización atrófica en las lesiones más antiguas
3. Fotosensibilidad	Erupción como consecuencia de una reacción inusual a la luz solar, por los antecedentes del paciente o por observación del médico
4. Úlceras orales	Ulceración oral o nasofaríngea, por lo general indolora, observada por un médico
5. Artritis	Artritis no erosiva que afecta a dos o más articulaciones periféricas, caracterizada por dolor, hinchazón o derrame
6. Serositis	Pleuritis, historia convincente de dolor pleural o de roce auscultado por un médico o pruebas de derrame pleural, o Pericarditis, documentada por electrocardiograma o roce o prueba de derrame pericárdico
7. Trastorno renal	Proteinuria persistente > 0,5 g/dl o > 3+ si no se lleva a cabo la cuantificación o Cilindros celulares, pueden ser de hematíes, hemoglobina, granulares, tubulares o mixtos
8. Trastorno neurológico	Convulsiones: en ausencia de fármacos responsables o de trastornos metabólicos conocidos (p. ej., uremia, cetoacidosis o desequilibrio electrolítico) o Psicosis: en ausencia de drogas responsables o de trastornos metabólicos conocidos (p. ej., uremia, cetoacidosis o desequilibrio electrolítico)
9. Trastorno hematológico	Anemia hemolítica: con reticulocitosis, o Leucopenia: < $4{,}0 \times 10^9$ células por litro (4.000 células por mm^3) total en dos o más ocasiones o Linfopenia: < $1{,}5 \times 10^9$ células por litro (1.500 células por mm^3) en dos o más ocasiones o Trombocitopenia: < 100×10^9 células por litro (100×10^3 células por mm^3) en ausencia de drogas responsables
10. Trastorno inmunológico	Anticuerpos anti-ADN nativo con ajuste anormal o Anti-Sm: presencia de anticuerpos contra el antígeno nuclear Sm o Hallazgo positivo de anticuerpos antifosfolípidos basándose en: 1) una concentración sérica anormal de anticuerpos IgG o IgM anticardiolipina; 2) una prueba positiva de anticoagulante lúpico utilizando una prueba estándar, o 3) una prueba serológica falsa-positiva de sífilis con conocimiento de que es positiva durante al menos 6 meses y confirmada por una inmovilización negativa de *Treponema pallidum* o una prueba de absorción de anticuerpos fluorescentes frente a *Treponema*
11. Anticuerpo antinuclear	Un ajuste anormal de anticuerpo antinuclear por inmunofluorescencia o un ensayo equivalente en cualquier momento y en ausencia de fármacos que se asocien con síndrome lúpico inducido por fármacos

*La clasificación propuesta se basa en 11 criterios. Con el fin de identificar a los pacientes en los estudios clínicos, se dice que una persona tiene lupus eritematoso sistémico si cualquiera de 4 o más de los 11 criterios se hallan presentes, seriada o simultáneamente, durante un intervalo de observación.

Datos de Tan EM, et al.: The revised criteria for the classification of systemic lupus erythematosus. Arthritis Rheum 25:1271, 1982; y Hochberg MC: Updating the American College of Rheumatology revised criteria for the classification of systemic lupus erythematosus. Arthritis Rheum 40:1725, 1997.

frecuencia muchas combinaciones. Debe observarse que la presencia de anticuerpos contra el ADNdh, o el así llamado antígeno de Smith (Sm), es virtualmente diagnóstico de LES.

Otros autoanticuerpos. En muchos pacientes se encuentran anticuerpos contra las células de la sangre, como hematíes, plaquetas y linfocitos. Los anticuerpos antifosfolipídicos se hallan presentes en el 40 al 50% de los pacientes con lupus y reaccionan con una amplia variedad de proteínas en complejos con fosfolípidos. Algunos se unen al antígeno cardiolipina, utilizado en las pruebas serológicas para la sífilis y, por consiguiente, los pacientes con lupus pueden tener una prueba falsamente positiva de la sífilis. Dado que se requieren fosfolípidos para la coagulación de la sangre, los pacientes con anticuerpos antifosfolipídicos pueden mostrar también prolongación de las pruebas de coagulación, como el tiempo de tromboplastina parcial. Por consiguiente, estos anticuerpos reciben la denominación de «anticoagulantes lúpicos» aunque los pacientes tienen en realidad un estado protrombótico (el *síndrome de anticuerpos antifosfolipídicos*; Capítulo 4). Tienden a padecer trombosis venosas y arteriales, trombocitopenia y abortos espontáneos recurrentes.

Factores inmunológicos. Todos los hallazgos inmunológicos en los pacientes con LES sugieren claramente que en su patogenia actúa algún deterioro fundamental del sistema inmunitario. *Un modelo de la patogenia de la enfermedad propone una combinación de un aumento de la generación o una eliminación defectuosa de antígenos nucleares liberados de las células apoptóticas y un fracaso de la tolerancia de las*

Tabla 5-9 Anticuerpos antinucleares en diversas enfermedades autoinmunitarias*

Naturaleza del antígeno	Sistema de anticuerpos	Enfermedad, % positivo					
		LES	LE inducido por fármacos	Esclerosis sistémica difusa	Esclerodermia limitada (CREST)	Síndrome de Sjögren	Miopatías inflamatorias
Muchos antígenos nucleares (ADN, ARN, proteínas)	ANA genéricos (IF indirecta)	> 95	> 95	70-90	70-90	50-80	40-60
ADN nativo	Anti-ADNdh	**40-60**	< 5	< 5	< 5	< 5	< 5
Histonas	Antihistona	50-70	**> 95**	< 5	< 5	< 5	< 5
Proteínas centrales de pequeñas partículas nucleares ribonucleoproteicas (antígeno de Smith)	Anti-Sm	**20-30**	< 5	< 5	< 5	< 5	< 5
Ribonucleoproteína (U1RNP)	RNP nuclear	30-40	< 5	15	10	< 5	< 5
RNP	SS-A (Ro)	30-50	< 5	< 5	< 5	**70-95**	10
RNP	SS-B (La)	10-15	< 5	< 5	< 5	**60-90**	< 5
ADN topoisomerasa 1	Scl-70	< 5	< 5	**28-70**	10-18	< 5	< 5
Proteínas centroméricas	Anticentrómero	< 5	< 5	22-36	**90**	< 5	< 5
Histidil-ARNt sintetasa	Jo-1	< 5	< 5	< 5	< 5	< 5	**25**

ANA, anticuerpos antinucleares; ADNdh, ADN de doble hebra; IF, inmunofluorescencia; LE, lupus eritematoso; LES, lupus eritematoso sistémico; RNP, ribonucleoproteína.
*Las casillas enmarcadas indican una elevada correlación.

células T y B a estos autoantígenos (Fig. 5-20). Sin embargo, a pesar de la variedad de anomalías inmunológicas de las células T y B descritas en los pacientes con LES, no ha sido posible establecer alguna de ellas como causal. Durante años se ha considerado que la hiperactividad intrínseca de las células B era una característica central de la patogenia del LES. Sin embargo, los análisis moleculares de los anticuerpos anti-ADNdh indican que son anticuerpos de alta afinidad, con isotipo cambiado cuya producción requiere la colaboración de células T. Por tanto, actualmente se cree que la tolerancia ha fracasado tanto en las células T CD4+ y B específicas para los autoantígenos nucleares (y otros). Siguen siendo desconocidos los mecanismos moleculares del fracaso de la tolerancia. Estudios recientes indican que las células de la sangre periférica de los pacientes con LES muestran datos de hiperproducción de la citocina IFN-α y de un aumento en las respuestas a esta citocina. El IFN-α es una citocina antivírica producida durante la respuesta inmunitaria innata temprana frente a muchos virus. La relevancia de la «signatura de interferón» al desarrollo del LES es seductora pero sigue sin explicación. También se ha invocado la activación persistente de las células B por antinucleoproteínas que se acoplan con receptores tipo *toll* como mecanismo de la producción de autoanticuerpos.

Variables genéticas. Muchos datos apoyan la predisposición genética al LES.

- Hay una tasa elevada de concordancia en gemelos monocigotos (25%) frente a los gemelos dicigotos (del 1 al 3%).
- Los miembros familiares tienen un mayor riesgo de desarrollo de LES, y hasta el 20% de los familiares de primer grado no afectados pueden tener autoanticuerpos.
- En poblaciones blancas norteamericanas hay una asociación positiva entre el LES y los genes HLA de clase II, sobre todo en el locus *HLA-DQ*.
- Algunos pacientes con lupus (aproximadamente el 6%) tienen deficiencias hereditarias de componentes del complemento. La falta de complemento altera presumiblemen-

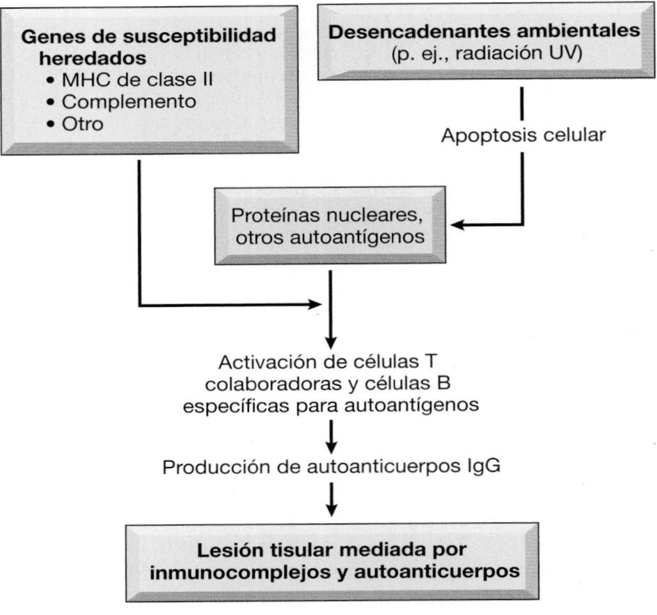

Figura 5-20

Modelo de la patogenia del lupus eritematoso sistémico (LES). La importancia de las células apoptóticas como fuente de autoantígenos es especulativa. No se conoce el modo en que los genes de susceptibilidad promueven la activación de los linfocitos autorreactivos. (Modificada de Kotzin BL: Systemic lupus erythematosus. Cell 65:303, copyright 1996, con permiso de Elsevier.)

te la eliminación de los inmunocomplejos de la circulación y favorece el depósito en los tejidos, lo que da lugar a la lesión tisular. El componente C1q del complemento se halla implicado en la fagocitosis de las células apoptóticas y su deficiencia puede llevar a la persistencia de estas células y, por ende, de antígenos nucleares.

- Se cree que en modelos murinos de LES genes diferentes influyen en la hiperactividad de las células B, producción de anticuerpos específicos contra el ADN y daño en el riñón. No se han identificado los genes homólogos en los humanos.

Variables no genéticas. La *radiación ultravioleta (UV)* (exposición al sol) exacerba las lesiones del LES. Se ha postulado un mecanismo: que la radiación UV causa apoptosis de las células del huésped, lo que lleva a una mayor carga de fragmentos nucleares (v. Fig. 5-20). Un ejemplo de variables no genéticas (p. ej., ambientales) en el inicio del LES es la ocurrencia de un síndrome lupoide en pacientes que reciben ciertos medicamentos, como procainamida e hidralacina. La mayoría de los pacientes tratados con procainamida durante más de 6 meses llegan a producir ANA, con características clínicas de LES en el 15 al 20% de ellos. Parece también que las *hormonas sexuales* ejercen una importante influencia sobre la ocurrencia del LES; véase si no la abrumadora preponderancia femenina de la enfermedad. No se conoce el mecanismo de este efecto hormonal.

Mecanismos de la lesión tisular. Con independencia de la secuencia exacta por la que se forman los autoanticuerpos, éstos son claramente los mediadores de la lesión tisular. La mayoría de las lesiones sistémicas están mediadas por inmunocomplejos (hipersensibilidad de tipo III). Se pueden detectar los complejos ADN/anti-ADN en los glomérulos, y unas bajas concentraciones séricas de complemento junto con unos depósitos granulares de complemento en los glomérulos apoyan aún más el papel de los inmunocomplejos en la enfermedad. Además, los autoanticuerpos frente a hematíes, leucocitos y plaquetas promueven la destrucción y fagocitosis de estas células (hipersensibilidad de tipo II). No hay datos de que los ANA implicados en la formación de inmunocomplejos puedan infiltrar células intactas. Sin embargo, si están expuestos los núcleos de las células, los ANA pueden unirse a ellos. En los tejidos, los núcleos de las células dañadas reaccionan con los ANA, pierden su patrón cromatínico y se vuelven homogéneos, para producir los denominados *cuerpos LE* o *cuerpos de hematoxilina*. Un correlato *in vitro* es la *célula LE*, un neutrófilo o macrófago que ha interiorizado el núcleo desnaturalizado de otra célula dañada. Cuando se extrae sangre y se agita, numerosos leucocitos son suficientemente dañados para exponer los núcleos a los ANA, con activación secundaria del complemento; a continuación, estos núcleos opsonizados por anticuerpos y por el complemento son fácilmente fagocitados. Aunque la prueba de la célula LE es positiva hasta en el 70% de los pacientes con LES, en la actualidad es en gran medida de interés histórico.

Morfología

El LES es una enfermedad sistémica con manifestaciones proteicas (v. Tabla 5-8). Los cambios morfológicos en el LES son, por consiguiente, extraordinariamente variables y dependen de la naturaleza de los autoanticuerpos, del tejido sobre el que se depositan los inmunocomplejos, y del curso y de la duración de la enfermedad. Los cambios morfológicos más característicos son el resultado del depósito de inmunocomplejos en una variedad de tejidos.

En cualquier tejido puede haber una **vasculitis necrosante aguda** que afecta a las pequeñas arterias y arteriolas. La arteritis se caracteriza por necrosis y por depósitos fibrinoides en el interior de las paredes vasculares que contienen anticuerpo, ADN, fragmentos del complemento y fibrinógeno; con frecuencia hay también un infiltrado leucocitario transmural y perivascular. En los estadios crónicos, los vasos muestran engrosamiento fibroso con estrechamiento luminal.

La afectación renal es una de las características clínicas más importantes del LES, y la insuficiencia renal es la causa de muerte más común. El foco aquí está en la patología glomerular, aunque en el LES también se observan lesiones intersticiales y tubulares.

La patogenia de todas las formas de **glomerulonefritis** en el LES implica el depósito de complejos ADN/anti-ADN en el interior de los glomérulos. Estos inmunocomplejos provocan una respuesta inflamatoria que puede causar proliferación de las células endoteliales, mesangiales y/o epiteliales y, en los casos graves, necrosis de los glomérulos. Aunque el riñón tiene un aspecto normal por microscopia óptica en el 25 al 30% de los casos, casi todos los casos de LES muestran una cierta anomalía renal si se investiga por inmunofluorescencia y microscopia electrónica. De acuerdo con la clasificación morfológica de la Organización Mundial de la Salud, hay cinco patrones de enfermedad glomerular en el LES (ninguno de los cuales es específico de la enfermedad): **clase I**, normal por microscopia óptica, electrónica e inmunofluorescencia (menos del 5% de los pacientes con LES); **clase II**, glomerulonefritis lúpica mesangial; **clase III**, glomerulonefritis focal proliferativa; **clase IV**, glomerulonefritis difusa proliferativa, y **clase V**, glomerulonefritis membranosa.

La **glomerulonefritis mesangial lúpica (clase II)** se observa en el 10 al 25% de los casos y se asocia con síntomas clínicos leves. Los inmunocomplejos se depositan en el mesangio, con un ligero aumento en la matriz mesangial y en la celularidad.

La **glomerulonefritis focal proliferativa (clase III)** se observa en el 20 al 35% de los casos y, tal como sugiere su nombre, las lesiones se observan sólo en porciones en menos de la mitad de los glomérulos. Habitualmente, uno o dos focos en el interior de un glomérulo por lo demás normal muestran tumefacción y proliferación de las células endoteliales y mesangiales, infiltración por neutrófilos y/o depósitos fibrinoides con trombos capilares (Fig. 5-21A). La glomerulonefritis focal suele asociarse con sólo hematuria microscópica y proteinuria; una transición a una forma más difusa de afectación renal se asocia con enfermedad de mayor gravedad.

La **glomerulonefritis difusa proliferativa (clase IV)** es la forma más grave de las lesiones renales en el LES y también la más frecuente, con un 35 al 60% de los pacientes afectados. La mayoría de los glomérulos muestran proliferación endotelial y mesangial que afecta a la totalidad del glomérulo, lo que lleva a hipercelularidad difusa de los glomérulos (Fig. 5-21B), produciendo en algunos casos semilunas epiteliales que llenan el espacio de Bowman. Cuando son extensos, los inmunocomplejos crean un engrosamiento global de la pared capilar y parecen asas de alambre rígidas en la microscopia óptica habitual (Fig. 5-21C). La microscopia electrónica pone de manifiesto unos inmunocomplejos subendoteliales electrodensos (entre el endotelio y la membrana basal; Fig. 5-21D). Los inmunocomplejos pueden visualizarse por tinción con anticuerpos fluorescentes dirigidos contra las inmunoglobulinas o complemento, lo que da lugar a un patrón de tinción fluorescente gra-

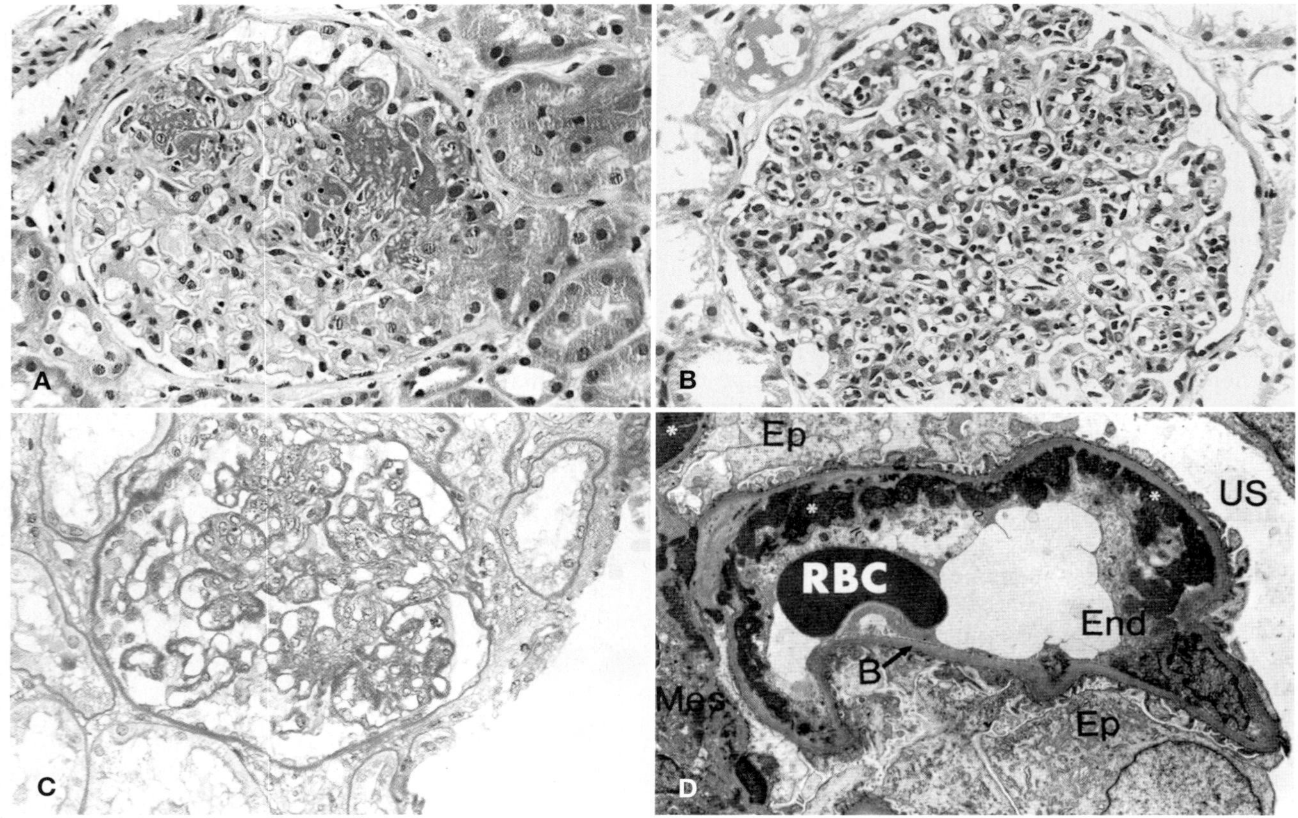

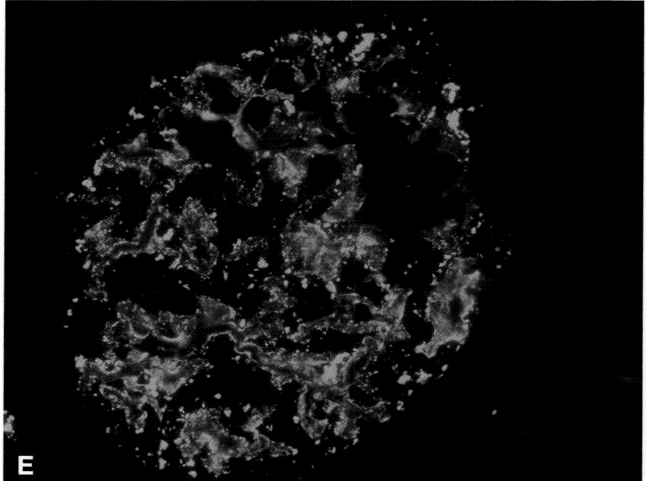

Figura 5-21

Nefritis lúpica. **A**, glomerulonefritis proliferativa focal, con dos lesiones focales necrosantes en las posiciones horarias de las 11 y las 2 (tinción de H y E). **B**, glomerulonefritis proliferativa difusa. Obsérvese el aumento de la celularidad en todo el glomérulo (tinción de H y E). **C**, nefritis lúpica que muestra un glomérulo con varias lesiones en «asa de alambre» que representan extensos depósitos subendoteliales de inmunocomplejos (tinción de ácido peryódico-Schiff). **D**, microfotografía electrónica de un asa capilar de un glomérulo renal de un paciente con nefritis lúpica. Los depósitos densos subendoteliales corresponden a «asas de alambre» observadas por microscopia óptica. **E**, depósito de anticuerpo IgG con un patrón granular, detectado por inmunofluorescencia. B, membrana basal; End, endotelio; Ep, célula epitelial con podocitos; Mes, mesangio; RBC, hematíe en la luz capilar; US, espacio urinario, *, depósitos electrodensos en una situación subendotelial. (**A-C**, cortesía del doctor Helmut Rennke, Department of Pathology, Brigham and Women's Hospital, Boston, Massachusetts. **D**, Cortesía del doctor Edwin Eigenbrodt, Department of Pathology, University of Texas, Southwestern Medical School, Dallas. **E**, cortesía del doctor Jean Olson, Department of Pathology, University of California, San Francisco, California.)

nular (Fig. 5-21E). Con el tiempo, la lesión glomerular da lugar a cicatrización (glomerulosclerosis). La mayoría de estos pacientes tienen hematuria con proteinuria de moderada a intensa, hipertensión e insuficiencia renal.

La **glomerulonefritis membranosa (clase V)** se produce en el 10 al 15% de los casos y es la designación dada a la enfermedad glomerular caracterizada por un engrosamiento generalizado de la pared capilar. La glomerulonefritis membranosa asociada con LES es muy similar a la que se observa en la nefropatía membranosa idiopática (Capítulo 14). El engrosamiento de las paredes capilares está causado por un depósito aumentado de material similar a la membrana basal, así como por acumulación de inmunocomplejos. Los pacientes con esta alteración histológica casi siempre tienen proteinuria intensa con síndrome nefrótico manifiesto (Capítulo 14).

La **piel** se halla afectada en la mayoría de los pacientes; se observa una erupción eritematosa o maculopapular característica sobre los malares y puente de la nariz («patrón en alas de mariposa») en aproximadamente la mitad de los pacientes. La exposición a la luz solar (luz UV) exacerba el eritema (denominado **fotosensibilidad**) y puede haber una erupción similar en cualquier otra localización de las extremidades y del tronco, frecuentemente en áreas expuestas al sol. Histológicamente, hay una degeneración liquenoide de la capa basal de la epidermis, edema en la unión dermoepidérmica e infiltrados de células mononucleares alrededor de los vasos sanguíneos y anexos cutáneos (Fig. 5-22A). La microscopia de inmunofluorescencia pone de manifiesto depósito de IgA y complemento en la unión dermoepidérmica (Fig. 5-22B); también puede haber depósitos similares de IgA y complemento en la piel aparentemente no afectada.

La **afectación articular** es frecuente pero, por lo general, no se asocia con cambios anatómicos llamativos, ni con deformidad articular. Cuando está presente, consta de tumefacción e infiltración mononuclear inespecífica en las membranas sinoviales. La erosión de las membranas y la destrucción del cartílago articular, como sucede en la artritis reumatoide, es extraordinariamente infrecuente.

La **afectación del sistema nervioso central (SNC)** es también muy común, con déficits neurológicos focales y/o síntomas neuropsiquiátricos. La enfermedad del SNC se atribuye con frecuencia a lesiones vasculares que causan isquemia o microinfartos cerebrales múltiples. La angiopatía de pequeños vasos con proliferación no inflamatoria de la íntima es la lesión anatomopatológica más frecuente; es infrecuente una vasculitis franca. La angiopatía puede ser consecuencia de trombosis causada por anticuerpos antifosfolipídicos. Se produce una aterosclerosis prematura, y puede contribuir a isquemia del SNC. También se ha postulado que los anticuerpos antineuronales causan disfunción neuronal, pero esta hipótesis está por demostrar.

El **bazo** puede hallarse moderadamente aumentado de tamaño. Es frecuente un engrosamiento fibroso capsular, al igual que la hiperplasia folicular con numerosas células plasmáticas en la pulpa roja. De modo característico, las arterias peniciliarias centrales muestran engrosamiento y fibrosis perivascular, produciendo **lesiones en piel de cebolla**.

El pericardio y la pleura, en particular, son **membranas serosas** que muestran una variedad de alteraciones inflamatorias en el LES que van (en la fase aguda) de derrames serosos a exudados fibrinosos que progresan a opacificación fibrosa en el estadio crónico.

La **afectación cardíaca** se manifiesta, principalmente, en forma de pericarditis. La miocarditis, en forma de un infiltrado celular mononuclear inespecífico, y lesiones valvulares, denominadas **endocarditis de Libman-Sacks**, también aparecen, pero son menos comunes en la era actual de tratamiento intensivo con corticosteroides. La **endocarditis verrucosa abacteriana** valvular adopta la forma de depósitos verrucosos de 1 a 3 mm en cualquiera de las superficies de las valvas (es decir, sobre la superficie expuesta al flujo anterógrado de la sangre o en la parte inferior de la valva) (v. Capítulo 11). Un número cada vez mayor de pacientes muestran también manifestaciones clínicas y anatómicas de arteriopatía coronaria. La base de la aterosclerosis acelerada no se conoce totalmente, pero parece ser multifactorial; ciertamente, los inmunocomplejos pueden depositarse en la vasculatura coronaria y llevar a daño endotelial por dicha vía. Además, el tratamiento con glucocorticoides causa alteraciones en el metabolismo de los lípidos y la nefropatía (frecuente en el LES) causa hipertensión; ambos son factores de riesgo de aterosclerosis (Capítulo 10).

Otros muchos **órganos y tejidos** pueden hallarse afectados. Los cambios constan esencialmente de vasculitis aguda de los pequeños vasos, focos de infiltraciones mononucleares y depósitos fibrinoides. Además, los pulmones pueden presentar fibrosis intersticial, junto con inflamación pleural; el hígado muestra inflamación inespecífica de los tractos portales.

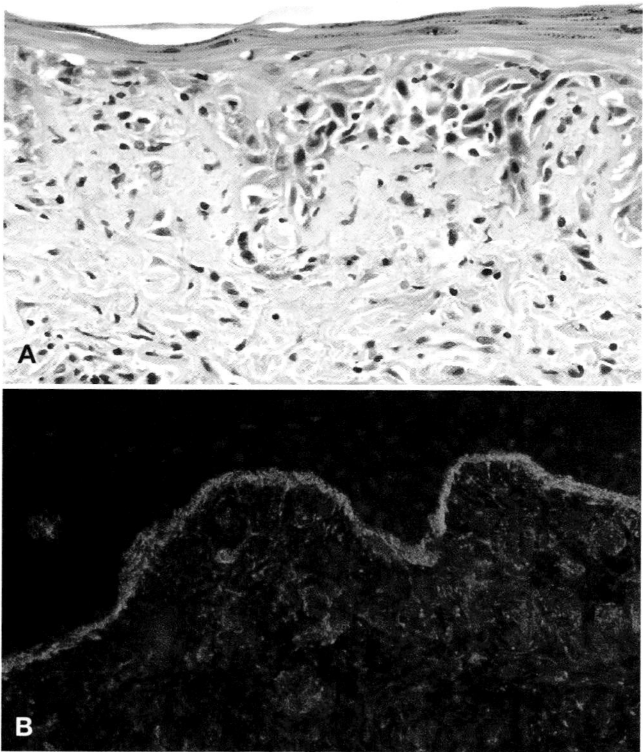

Figura 5-22

LES que afecta a la piel. **A**, sección teñida con H y E que muestra degeneración liquenoide de la membrana basal de la epidermis y edema en la unión dermoepidérmica. **B**, microfotografía de inmunofluorescencia teñida con IgG que pone de manifiesto depósitos de Ig a lo largo de la unión dermoepidérmica. (**A**, cortesía del doctor Jag Bhawan, Boston University School of Medicine, Boston, Massachusetts. **B**, cortesía del doctor Richard Sontheimer, Department of Dermatology, University of Texas Southwestern Medical School, Dallas, Texas.)

Manifestaciones clínicas. El diagnóstico de LES puede ser fácil en una mujer joven con la clásica erupción en alas de mariposa en la cara, fiebre, artritis, dolor pleural y fotosensibilidad. Sin embargo, en muchos pacientes la forma de presentación del LES es sutil y misteriosa, adoptando formas como fiebre de origen desconocido, hallazgos urinarios anormales o manifestaciones neuropsiquiátricas, incluida psicosis. Una variedad de hallazgos clínicos puede apuntar a la afectación renal, como son la hematuria, cilindros hemáticos, proteinuria y, en algunos casos, el clásico síndrome nefrótico (Capítulo 14). Puede producirse insuficiencia renal, especialmente en pacientes con glomerulonefritis proliferativa difusa, membranosa, o ambas. Las alteraciones hematológicas mencionadas (v. Tabla 5-8) pueden, en algunos casos, ser la manifestación de presentación, así como el problema clínico dominante. Se pueden encontrar ANA en la práctica totalidad de los pacientes, pero también en pacientes con otros trastornos autoinmunitarios; no obstante, los anticuerpos anti-dsDNA y los anticuerpos frente al denominado antígeno de Smith (Sm) son considerados muy diagnósticos de LES. Las concentraciones séricas del complemento son muy bajas, habitualmente como resultado del depósito de inmunocomplejos.

El curso del LES es extraordinariamente variable. Aun sin tratamiento, algunos pacientes tienen un curso relativamente benigno, con sólo manifestaciones cutáneas y/o hematuria. Casos raros progresan rápidamente a la muerte en meses. Lo más frecuente es que la enfermedad se caracterice por remisiones y recidivas que se extienden durante años a décadas. Las exacerbaciones agudas suelen controlarse con esteroides u otros fármacos inmunosupresores. Globalmente, con los tratamientos actuales se puede esperar unas tasas de supervivencia del 90% a los 5 años y del 80% a los 10 años. La insuficiencia renal, las infecciones intercurrentes y la afectación difusa del SNC son las principales causas de muerte.

RESUMEN

Lupus eritematoso sistémico

- El LES es una enfermedad autoinmunitaria sistémica causada por autoanticuerpos producidos contra numerosos autoantígenos y la formación de inmunocomplejos.
- Los principales autoanticuerpos, y los responsables de la formación de inmunocomplejos circulantes se dirigen contra los antígenos nucleares. Otros autoanticuerpos reaccionan con hematíes, plaquetas y diversos complejos de fosfolípidos con proteínas.
- Las manifestaciones de la enfermedad incluyen nefritis, lesiones cutáneas y artritis (causadas por depósito de inmunocomplejos), y anomalías hematológicas y neurológicas.
- Se desconoce la causa principal de la interrupción de la autotolerancia en el LES; puede incluir un exceso o persistencia de antígenos nucleares, herencia de múltiples genes de susceptibilidad y desencadenantes ambientales (p. ej., radiación UV, que da lugar a apoptosis celular y liberación de proteínas nucleares).

Artritis reumatoide

La artritis reumatoide (AR) es una enfermedad inflamatoria sistémica crónica que afecta a muchos tejidos pero que ataca, principalmente, las articulaciones para producir una *sinovitis proliferativa no supurativa que progresa frecuentemente hasta destruir el cartílago y el hueso subyacente con el resultado de artritis discapacitante*. Cuando se produce una afectación extraarticular (p. ej., de la piel, corazón, vasos sanguíneos, músculos y pulmones) la AR puede parecerse al LES o a la esclerodermia.

La AR es una afección muy frecuente, con una prevalencia de, aproximadamente, el 1%; es de tres a cinco veces más frecuente en mujeres que en hombres. La incidencia máxima se da en la segunda a cuarta décadas de la vida, pero puede ocurrir a cualquier edad. Consideraremos primero la morfología, como base de la descripción de la discusión sobre la patogenia.

Morfología

En la AR se observa un amplio espectro de alteraciones morfológicas; las más importantes se dan en las articulaciones. Habitualmente, la AR se manifiesta como **artritis sistémica que afecta principalmente a las pequeñas articulaciones** de las manos y pies, tobillos, rodillas, muñecas, codos y hombros. Típicamente se afectan las articulaciones interfalángicas proximales y las metacarpofalángicas, pero las articulaciones interfalángicas distales se hallan preservadas. La afectación axial, cuando se da, se limita a la parte superior de la región cervical de la columna; de modo similar, la afectación de la articulación de la cadera es extraordinariamente infrecuente. Histológicamente, las articulaciones afectadas muestran **sinovitis crónica**, caracterizada por: 1) hiperplasia y proliferación de las células sinoviales; 2) infiltrados perivasculares densos de células inflamatorias (que con frecuencia forman folículos linfoides) en la membrana sinovial constituidos por células T CD4+, células plasmáticas y macrófagos; 3) aumento de la vasculatura debido a angiogénesis; 4) neutrófilos y agregados de fibrina organizada sobre la superficie sinovial y en el espacio articular, y 5) aumento de la actividad osteoclástica en el hueso subyacente, lo que lleva a penetración sinovial y erosión ósea. El aspecto clásico es el de un ***pannus***, formado por la proliferación de células que revisten la sinovial con una mezcla de células inflamatorias, y tejido de granulación y conjuntivo fibroso; el crecimiento excesivo de este tejido es tan exuberante que la membrana sinovial, por lo general delgada y lisa, se transforma en proyecciones a modo de fronda (vellosa) profusas y edematosas (Fig. 5-23). Con la afectación inflamatoria articular florida suele producirse edema periarticular de los tejidos blandos que clásicamente se manifiesta primero por una tumefacción fusiforme de las articulaciones interfalángicas proximales. Con la progresión de la enfermedad, el cartílago articular por debajo del *pannus* se erosiona y, con el tiempo, queda virtualmente destruido. El hueso subarticular puede también resultar atacado y erosionado. Con el tiempo el *pannus* rellena el espacio articular, y la posterior **fibrosis y calcificación** pueden causar una **anquilosis** permanente. Los hallazgos radiológicos distintivos son derrames articulares y osteopenia yuxtaarticular con erosiones y estrechamiento del espacio articular y pérdida del cartílago articular. La destrucción de tendones, ligamentos y cápsulas articulares produce las deformidades características, que incluyen desviación radial de la muñeca, desviación cubital de los dedos y anomalías en flexión-hiperextensión de los dedos (deformidad en cuello de cisne, deformidad en ojal).

En aproximadamente una cuarta parte de los pacientes se desarrollan **nódulos subcutáneos reumatoides**, que aparecen a lo largo de la superficie de extensión del antebrazo u otras zonas sometidas a presión mecánica; rara vez se forman en los pulmones, bazo, corazón, aorta y otras vísceras. Los nódulos reumatoides son masas firmes, no dolorosas, ovales o redondeadas de hasta 2 cm de diámetro. Microscópicamente, se caracterizan por un foco central de necrosis fibrinoide rodeado por una empalizada de macrófagos, que a su vez se ve rodeada por tejido de granulación (Fig. 5-24).

Los pacientes con enfermedad erosiva importante, nódulos reumatoides y títulos elevados de **factor reumatoide** (IgM circulante que se une a IgG; v. más adelante) se encuentran en riesgo de padecer síndromes vasculíticos; la vasculitis necrosante aguda puede afectar a las pequeñas o grandes arterias. La afectación serosa puede manifestarse como pleuritis, pericarditis fibrinosa o ambas. El parénquima pulmonar puede estar dañado por fibrosis intersticial progresiva. Los cambios oculares, como uveítis y queratoconjuntivitis (similares a los observados en el síndrome de Sjögren; v. más adelante) pueden ser prominentes en algunos casos.

Patogenia. La inflamación articular en la AR está mediada inmunológicamente y hay una clara predisposición genética a padecer la enfermedad, pero aún no se conocen el agente o agentes iniciadores y la interrelación precisa entre las variables genéticas y ambientales. Se propone que la enfermedad es ini-

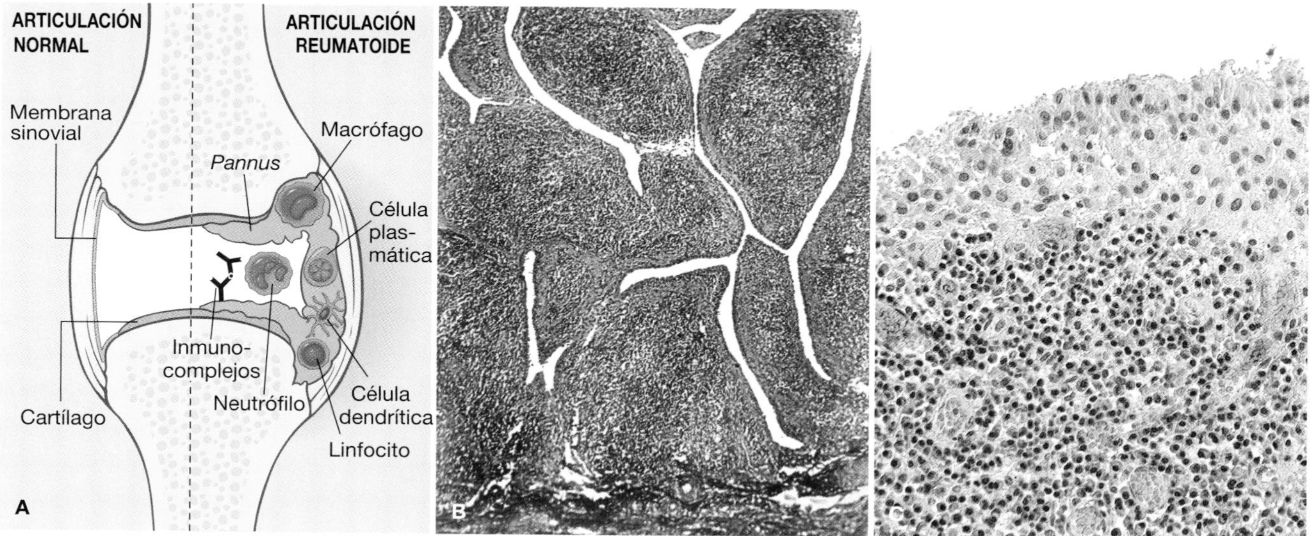

Figura 5-23

Artritis reumatoide. **A**, lesión articular. **B**, bajo aumento que pone de manifiesto una importante hipertrofia sinovial con formación de vellosidades. **C**, a mayor aumento, se observan agregados linfoides densos en la membrana sinovial. (**A**, modificada con permiso de Feldmann M: Development of anti-TNF therapy for rheumatoid arthritis. Nat Rev Immunol 2:364, 2002.)

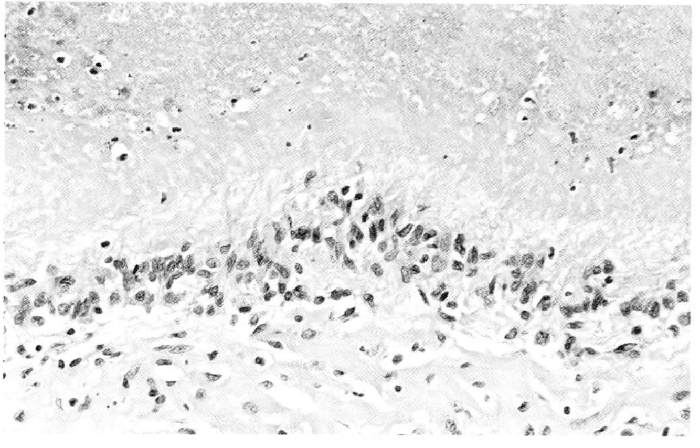

Figura 5-24

Nódulo reumatoide. Nódulo subcutáneo con una zona de necrosis (*arriba*) rodeada por una empalizada de macrófagos y de células inflamatorias crónicas dispersas.

ciada, en un individuo genéticamente predispuesto, por activación de las *células T CD4+ colaboradoras* que responden a algún agente artritogénico, posiblemente microbiano, o a algún autoantígeno (Fig. 5-25). Las células T activadas producen *citocinas* que: 1) activan macrófagos y otras células en el espacio articular, liberando enzimas degradantes y otros factores que perpetúan la inflamación, y 2) activan las células B, lo que da lugar a la producción de anticuerpos, algunos de los cuales se dirigen contra autoantígenos de la articulación. La sinovial reumatoide es rica en citocinas derivadas de linfocitos y macrófagos. La actividad de estas citocinas da cuenta de muchas características de la sinovitis reumatoide; algunas, como el TNF, promueven el reclutamiento leucocitario, otras activan los macrófagos, y aún otras, como la IL-1, causan proliferación de las células sinoviales y de los fibroblastos. Las citocinas estimulan también la secreción por las células sinoviales y condrocitos de enzimas proteolíticas que degradan la matriz. También se ha demostrado que las células T activadas en las lesiones de la AR expresan cantidades impresionantes de una citocina denominada ligando RANK, que induce la diferenciación y activación osteoclásticas y puede desempeñar una función clave en la resorción ósea vista en las lesiones destructivas de la articulación (Capítulo 21). A pesar de la plétora de citocinas producidas en la articulación en la AR, parece que el TNF desempeña una función básica. Se demuestra por la acusada efectividad de los antagonistas del TNF en la enfermedad, incluso en pacientes resistentes a otros tratamientos.

Se sospecha el papel de los *anticuerpos* en la enfermedad por una variedad de observaciones experimentales y clínicas. Aproximadamente el 80% de los pacientes tienen autoanticuerpos IgM en el suero (y, con menor frecuencia, IgG) que se unen a las porciones Fc de su propia IgG. Estos autoanticuerpos reciben la denominación de *factor reumatoide (FR)*. Pueden formar inmunocomplejos con la propia IgG que se depositan en las articulaciones y otros tejidos, lo que lleva a la inflamación y daño tisulares. Sin embargo, no se ha establecido el papel del FR en la patogenia de las lesiones articulares o extraarticulares, y aproximadamente el 20% de los pacientes no tienen FR, lo que sugiere que estos autoanticuerpos no son esenciales para la lesión tisular en la AR.

Se sugiere que hay *variables genéticas* en la patogenia de la AR por la mayor frecuencia de esta enfermedad en los familiares de primer grado y una elevada tasa de concordancia en gemelos monocigotos; hay también asociaciones de *HLA-DR4* y polimorfismos en el gen *PTPN22*.

Por último, hay agentes infecciosos esquivos cuyos antígenos pueden activar las células T o B. Son muchos los candidatos que han sido considerados, pero no se ha podido demostrar de modo concluyente el papel de ninguno de ellos. Entre los sospechados se incluyen VEB, especies de *Borrelia*, especies de *Mycoplasma*, parvovirus y micobacterias.

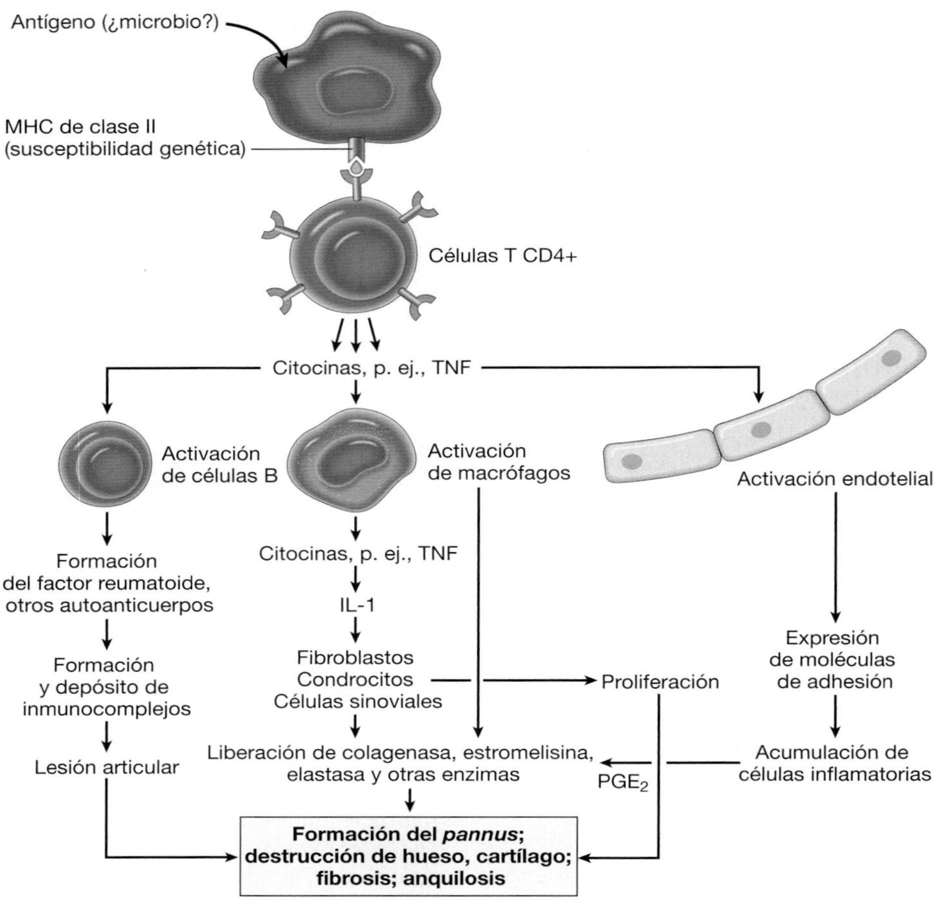

Figura 5-25

Modelo de la patogenia de la artritis reumatoide. Se cree que las células T CD4+ al reaccionar con un antígeno artritogénico desconocido estimulan la producción de anticuerpos y activan los macrófagos y otras células en la membrana sinovial articular. PGE_2, prostaglandina E_2.

Curso clínico. Aunque la AR es, básicamente, una artritis poliarticular simétrica, puede haber también síntomas constitucionales como debilidad, malestar y febrícula. Muchas de las manifestaciones sistémicas son consecuencia de los mismos mediadores que causan inflamación articular (p. ej., IL-1 y TNF). La artritis aparece primero de modo insidioso, con dolor y rigidez de las articulaciones, sobre todo por la mañana. A medida que avanza la enfermedad, las articulaciones aumentan de tamaño, se limita el movimiento y con el tiempo puede producirse una completa anquilosis. La afectación vasculítica de las extremidades puede dar lugar al *fenómeno de Raynaud* y úlceras crónicas en las piernas. Tal afectación multisistémica debe ser distinguida del LES, esclerodermia, polimiositis, dermatomiositis y enfermedad de Lyme, así como de otras formas de artritis. Son de utilidad para establecer el diagnóstico: 1) los hallazgos radiológicos característicos; 2) líquido sinovial estéril, turbio, con disminución de la viscosidad, escasa formación de coágulo de mucina y neutrófilos portadores de inclusiones; y 3) FR (80% de los pacientes).

El curso clínico de la AR es muy variable. En una minoría de pacientes la enfermedad puede estabilizarse o puede incluso regresar; la mayoría de los restantes pacientes sigue un curso crónico con remisiones y recidivas. La evolución natural de la enfermedad ha sido la de una destrucción articular progresiva que lleva a discapacidad después de 10 a 15 años. Sin embargo, el desenlace ha mejorado espectacularmente con los recientes avances terapéuticos, como son un tratamiento intensivo de la AR inicial y la introducción de agentes biológicos muy efectivos que antagonizan el TNF. La AR es una causa importante de amiloidosis reactiva (descrita más adelante), que se desarrolla en el 5 al 10% de estos pacientes, sobre todo los que tienen la enfermedad grave de larga duración.

RESUMEN

Artritis reumatoide

- La AR es una enfermedad inflamatoria crónica que afecta principalmente a las articulaciones, en especial a las pequeñas, pero puede afectar a múltiples tejidos.
- La enfermedad está causada por una respuesta autoinmunitaria frente a un autoantígeno o autoantígenos desconocidos, lo que lleva a reacciones de las células T en la articulación con producción de citocinas que activan los fagocitos que dañan los tejidos y estimulan la proliferación de células sinoviales (sinovitis). La cito-

cina TNF desempeña un papel central, y los antagonistas frente al TNF son muy beneficiosos. Los anticuerpos pueden contribuir también a la enfermedad.

Artritis reumatoide juvenil

La artritis reumatoide juvenil (ARJ) hace referencia a la artritis idiopática crónica que se produce en niños. No es una enfermedad única, sino un grupo heterogéneo de trastornos, la mayoría de los cuales difieren de modo significativo de la forma adulta de la AR, excepto la naturaleza destructiva de la artritis. El FR es negativo, y no aparecen nódulos reumatoides. Puede haber manifestaciones inflamatorias extraarticulares, como uveítis. Algunas variantes afectan relativamente a unas pocas articulaciones grandes, como las rodillas, codos y tobillos y, reciben, por ende, la denominación de *pauciarticulares*. Algunos casos de ARJ se asocian con el *HLA-B27* y sus rasgos clínicos se superponen con las espondiloartropatías descritas a continuación. Una variante, la denominada previamente enfermedad de Still, tiene un comienzo febril agudo y manifestaciones sistémicas, con leucocitosis (recuentos leucocitarios de 15.000-25.000 células/µl), hepatosplenomegalia, linfadenopatías y exantema.

Espondiloartropatías seronegativas

Durante años, varias entidades de este grupo de trastornos fueron consideradas variantes de la AR; sin embargo, estudios clínicos, morfológicos y genéticos cuidadosos han distinguido estos trastornos de la AR. Las espondiloartropatías se caracterizan por las siguientes características:

- Cambios patológicos que comienzan en las inserciones ligamentosas en el hueso y no en la sinovial.
- Afectación de las articulaciones sacroilíacas, con o sin artritis en otras articulaciones periféricas.
- Ausencia de FR (de aquí el nombre de espondiloartropatías «seronegativas»).
- Asociación con *HLA-B27*.

Este grupo de trastornos incluye varias entidades clínicas, de las que la *espondilitis anquilosante* es el prototipo. Otras incluyen el síndrome de Reiter, artritis soriásica, espondilitis asociada con enfermedades inflamatorias intestinales, y artropatías reactivas después de infecciones (p. ej., *Yersinia, Shigella, Salmonella, Helicobacter* o *Campylobacter*). La sacroileítis es una manifestación frecuente en todos estos trastornos; se distinguen por las articulaciones periféricas particulares afectadas, así como por las manifestaciones extraesqueléticas asociadas (p. ej., uretritis, conjuntivitis y uveítis son manifestaciones características del síndrome de Reiter). Aunque se piensa que una infección desencadenante y mecanismos inmunitarios están en la base de la mayoría de las espondiloartropatías seronegativas, su patogenia no está clara.

Síndrome de Sjögren

El síndrome de Sjögren es una entidad clinicopatológica caracterizada por sequedad ocular (*queratoconjuntivitis seca*) y bucal (*xerostomía*) y es consecuencia de una destrucción de mediación inmunitaria de las glándulas lagrimales y salivales. Se da en un trastorno aislado (forma primaria), conocido también como *síndrome seco*, o más frecuentemente en asociación con otra enfermedad autoinmunitaria (forma secundaria). Entre las enfermedades asociadas, la AR es la más frecuente, pero algunos pacientes tienen LES, polimiositis, esclerosis sistémica, vasculitis o tiroiditis.

Etiología y patogenia. Varios datos sugieren que el síndrome de Sjögren es una enfermedad autoinmunitaria en la que las células epiteliales ductales de las glándulas exocrinas son la diana principal. No obstante, hay también hiperactividad sistémica de las células B, como se pone de manifiesto por la presencia de ANA y FR (aun en ausencia de AR asociada). La mayoría de los pacientes con síndrome de Sjögren primario tienen autoanticuerpos frente a los antígenos RNP SS-A (Ro) y SS-B (La); obsérvese que estos anticuerpos se hallan también presentes en algunos pacientes con LES y, por consiguiente, no son diagnósticos del síndrome de Sjögren (v. Tabla 5-9). Aunque los pacientes con títulos elevados de anticuerpos anti-SS-A tienen una mayor probabilidad de tener manifestaciones sistémicas (extraglandulares), no hay pruebas de que los autoanticuerpos causen la lesión tisular primaria. De manera similar al LES, la enfermedad se inicia, probablemente, por una pérdida de tolerancia en la población de células T CD4+, aunque se desconoce la naturaleza del autoantígeno diana. Se ha sugerido también un desencadenante vírico, pero no se ha identificado virus causal alguno de modo concluyente. Las *variables genéticas* desempeñan una función en la patogenia del síndrome de Sjögren. Al igual que en el LES, la herencia de ciertos alelos del MHC de clase II predispone al desarrollo de autoanticuerpos RNP específicos.

Morfología

Las glándulas lagrimales y salivales son las dianas principales, pero pueden verse afectadas otras glándulas secretoras, incluidas las de la nasofaringe, vías respiratorias altas y vagina. Los tejidos afectados muestran un intenso infiltrado linfocítico (principalmente células T CD4+ activadas) y de células plasmáticas, en ocasiones formando folículos linfoides con centros germinales. Hay una destrucción asociada de la arquitectura nativa (Fig. 5-26).

La destrucción de las glándulas lagrimales da lugar a ausencia de lágrimas, lo que lleva a sequedad del epitelio corneal, con una posterior inflamación, erosión y ulceración (**queratoconjuntivitis**). Pueden producirse cambios similares en la mucosa oral como consecuencia de pérdida de la producción de las glándulas salivales, lo que da lugar a atrofia de la mucosa, con formación de fisuras inflamatorias y de úlceras (**xerostomía**). La sequedad y formación de costras en las fosas nasales puede llevar a ulceraciones e incluso perforación del tabique nasal. Cuando se hallan afectadas las vías respiratorias, puede producirse una laringitis, bronquitis y neumonitis secundarias. En aproximadamente el 25% de los pacientes (en especial los que tienen anticuerpos anti-SS-A) se llega a producir enfermedad extraglandular que afecta al SNC, piel, riñones y músculos. Las lesiones renales adoptan la forma de nefritis intersticial leve asociada con defectos en el transporte tubular; a diferencia de lo que sucede en el LES, la glomerulonefritis es infrecuente.

Curso clínico. Aproximadamente el 90% de los casos de síndrome de Sjögren se producen en mujeres de 35 a 45 años de edad. Los pacientes manifiestan sequedad de boca, ausencia

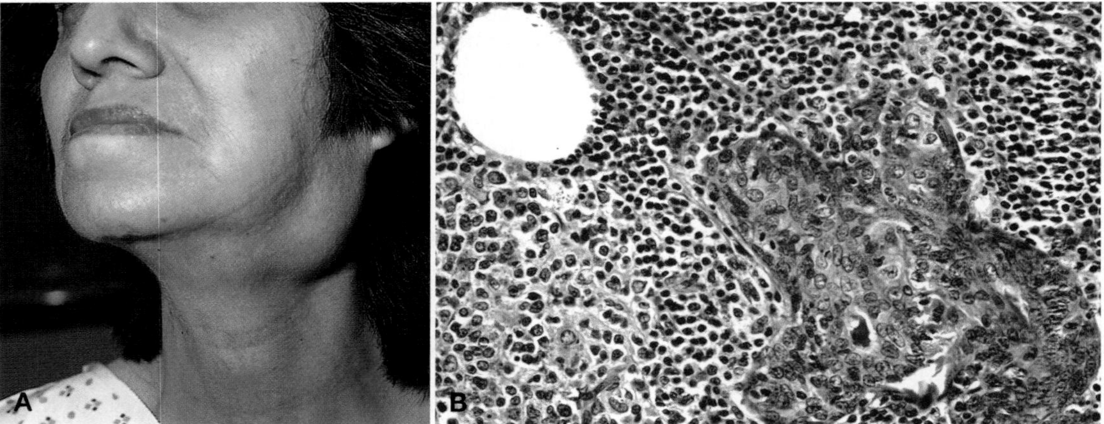

Figura 5-26

Síndrome de Sjögren. **A**, aumento de tamaño de la glándula salival. **B**, la histología muestra intensa infiltración por linfocitos y células plasmáticas con hiperplasia epitelial ductal. (**A**, cortesía del doctor Richard Sontheimer, Department of Dermatology, University of Texas Southwestern Medical School, Dallas. Texas. **B**, cortesía del doctor Dennis Burns, Department of Pathology, University of Texas Southwestern Medical School, Dallas, Texas.)

de lágrimas y las complicaciones resultantes recientemente descritas. Con frecuencia, las glándulas salivales tienen un mayor tamaño como consecuencia de los infiltrados linfoides (v. Fig. 5-26). Las manifestaciones extraglandulares incluyen sinovitis, fibrosis pulmonar y neuropatía periférica. Aproximadamente, el 60% de los pacientes con síndrome de Sjögren tienen un trastorno autoinmunitario acompañante, como la AR. Merece la pena destacar que hay un riesgo aproximadamente 40 veces mayor de desarrollo de linfoma no Hodgkin de células B, que surge en el contexto de la proliferación inicial policlonal de células B. En el Capítulo 22 se comentan estos linfomas, denominados de la zona marginal.

RESUMEN

Síndrome de Sjögren

- El síndrome de Sjögren es una enfermedad inflamatoria que afecta principalmente a las glándulas salivales y lagrimales causando sequedad de la boca y de los ojos.
- Se cree que la enfermedad está causada por una reacción autoinmunitaria de las células T contra un autoantígeno desconocido (o autoantígenos) expresado en estas glándulas o por reacciones inmunitarias contra antígenos de un virus que infecta los tejidos.

Esclerosis sistémica (esclerodermia)

Aunque denominado comúnmente *esclerodermia*, este trastorno está mejor etiquetado como esclerosis sistémica (ES), porque se caracteriza por una fibrosis excesiva en todo el organismo y no solamente la piel. La afectación cutánea es el síntoma de presentación usual y aparece con el tiempo en, aproximadamente, el 95% de los casos, pero es la afectación visceral (del tracto gastrointestinal, pulmones, riñones, corazón y músculos esqueléticos) lo que produce la principal morbilidad y mortalidad.

La ES puede clasificarse en dos grupos, a tenor de su curso clínico:

- *Esclerodermia difusa*, caracterizada por afectación cutánea inicial generalizada, con una rápida progresión y afectación visceral temprana.
- *Esclerodermia limitada*, con afectación cutánea relativamente leve, confinada con frecuencia a los dedos y la cara. La afectación de las vísceras se produce tarde, y por ello la enfermedad en estos pacientes tiene un curso bastante benigno. Se denomina también síndrome CREST debido a sus frecuentes características de calcinosis, fenómeno de Raynaud, dismotilidad esofágica, esclerodactilia y telangiectasia.

Etiología y patogenia. *La marca distintiva de la esclerosis sistémica es la activación fibroblástica con una excesiva fibrosis.* La causa es desconocida, aunque se atribuye a una activación anormal del sistema inmunitario y a lesión microvascular, y no a un defecto intrínseco de los fibroblastos o de la síntesis del colágeno. Se ha propuesto que las células CD4+ que responden a un antígeno aún no identificado se acumulan en la piel y liberan citocinas que activan las células cebadas y macrófagos; a su vez, estas células liberan citocinas fibrogénicas, como IL-1, PDGF, TGF-β y factores de crecimiento de fibroblastos. La posibilidad de que las células T activadas desempeñen una función en la patogenia de la ES viene apoyada por la observación de que varias características de esta enfermedad (incluida la esclerosis cutánea) se observan en la EICH crónica, trastorno resultante de la activación mantenida de las células T en receptores de trasplantes alogénicos de médula ósea. También se produce activación de las células B, como se indica por la presencia de hipergammaglobulinemia y ANA. Aunque la inmunidad humoral no desempeña una función significativa en la patogenia de la ES, dos de los ANA son virtualmente singulares de esta enfermedad y, por lo tanto, son útiles para el diagnóstico (v. Tabla 5-9). Uno de éstos, dirigido contra la *ADN topoisomerasa I (anti-Scl 70)*, es muy específico; está presente hasta en el 70% de los pacientes con esclerodermia difusa (y en menos del 1% de aquellos con otras enfermedades del tejido conjuntivo) y es un marcador para los pacientes en los que probablemente se desarrollará una enfermedad más agresiva con fibrosis pulmonar y patología vascular periférica. El otro ANA es un *anticuerpo anticentromérico*, que se encuentra en hasta el 90% de los pacientes con esclerodermia limitada (es decir, síndrome CREST); indica un curso relativamente benigno.

La enfermedad microvascular está también consistentemente presente a comienzos del curso de la ES, aunque siguen siendo misteriosos los mecanismos de la lesión endotelial. Es posible que las células endoteliales sean activadas y posteriormente lesionadas por la reacción local de células T. Los ciclos repetidos de daño endotelial seguidos de agregación plaquetaria llevan a la liberación de factores plaquetarios (p. ej., PDGF) que desencadenan fibrosis periadventicial y estenosis de la microvasculatura con lesión isquémica a la larga.

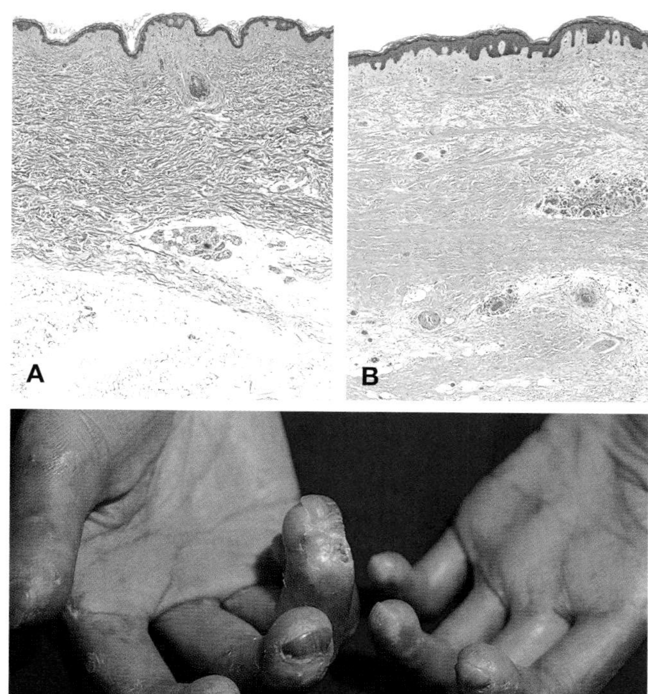

Figura 5-27

Esclerosis sistémica. **A**, piel normal. **B**, extenso depósito de colágeno denso en la dermis. **C**, la fibrosis subcutánea extensa ha inmovilizado prácticamente los dedos, creando una deformidad de flexión en garra. La pérdida de irrigación ha llevado a ulceración cutánea. (Cortesía del doctor Richard Sontheimer. Department of Dermatology, University of Texas Southwestern Medical School, Dallas, Texas.)

Morfología

Se puede decir que la práctica totalidad de los órganos puede verse afectado en la ES, pero los cambios más prominentes se encuentran en la piel, sistema musculoesquelético, tracto gastrointestinal, pulmones, riñones y corazón.

Piel. La gran mayoría de los pacientes tienen atrofia esclerótica difusa de la piel, que suele comenzar en los dedos y en las regiones distales de las extremidades superiores y se extiende en sentido proximal hasta llegar a afectar a la parte superior de los brazos, hombros, cuello y cara. En los estadios iniciales, las áreas cutáneas afectadas son algo edematosas y tienen una consistencia pastosa. Histológicamente, hay edema e infiltrados perivasculares que contienen células T CD4+. Los capilares y las arterias pequeñas (de hasta 500 µm de diámetro) pueden mostrar engrosamiento de la lámina basal, daño de las células endoteliales y oclusión parcial. Con la progresión, la fase edematosa se sustituye por fibrosis progresiva de la dermis, que se adhiere firmemente a las estructuras subcutáneas. Hay un acusado aumento del colágeno compacto en la dermis junto con adelgazamiento de la epidermis, atrofia de anejos cutáneos, y engrosamiento hialino de las paredes de las arteriolas y capilares dérmicos (Fig. 5-27A, B). Pueden producirse calcificaciones subcutáneas focales y en ocasiones difusas, especialmente en los pacientes con el síndrome CREST. En los estadios avanzados los dedos adoptan un aspecto afilado, a modo de garra, con limitación de la movilidad articular (Fig. 5-27C) y la cara se vuelve una máscara estirada. La pérdida de la irrigación puede llevar a ulceraciones cutáneas y a cambios atróficos en las falanges terminales, incluida la amputación.

Tracto gastrointestinal. El tracto gastrointestinal se afecta en aproximadamente el 90% de los pacientes. En cualquier localización del intestino puede producirse atrofia progresiva y fibrosis de la muscular, pero la afectación en el esófago es más intensa, y los dos tercios inferiores del esófago adoptan a menudo una rigidez en manguera de goma. La disfunción asociada del esfínter esofágico inferior da lugar a reflujo gastroesofágico y sus complicaciones, incluida la metaplasia de Barrett (Capítulo 15) y estenosis. La mucosa está adelgazada y puede estar ulcerada, y hay excesiva colagenización de la lámina propia y de la submucosa. La pérdida de vellosidades y de microvellosidades en el intestino delgado es la base anatómica del síndrome de malabsorción que se encuentra en ocasiones.

Sistema musculoesquelético. La hiperplasia sinovial y la inflamación son comunes en los estadios iniciales; la fibrosis se produce después. Aunque estos cambios recuerdan a la AR, la destrucción articular no es frecuente en la ES. En un pequeño subgrupo de pacientes (aproximadamente un 10%) puede producirse una miositis inflamatoria que es indistinguible de la polimiositis.

Pulmones. Los pulmones se ven afectados en más del 50% de los pacientes; se puede manifestar como hipertensión pulmonar y/o fibrosis intersticial. Se considera importante en la patogenia de la hipertensión pulmonar el vasoespasmo pulmonar por disfunción del endotelio vascular pulmonar. La fibrosis pulmonar, cuando se halla presente, es indistinguible de la observada en la fibrosis pulmonar idiopática (Capítulo 13).

Riñones. Las anomalías renales se dan en dos tercios de los pacientes con ES, típicamente asociadas con engrosamiento de las paredes vasculares de las arterias interlobulares (150 a 500 µm de diámetro). Muestran proliferación de las células de la íntima con depósito de diversas glucoproteínas y mucopolisacáridos ácidos. Aunque similares a los cambios de la hipertensión maligna, las alteraciones en la ES se restringen a los vasos de 150 a 500 µm de diámetro y no siempre se asocian con hipertensión. Ésta sí se da en el 30% de los pacientes y en el 20% de éstos adopta un curso maligno (hipertensión maligna). En los pacientes hipertensos, las alteraciones vasculares son más pronunciadas y con frecuencia asociadas con necrosis fibrinoide que afecta a las arteriolas, junto con trombosis e infarto. Estos pacientes fallecen con frecuencia debido a insuficiencia renal, dando cuenta de, aproximadamente, la mitad de las muertes en los pacientes con ES. No hay cambios glomerulares específicos.

Corazón. Se produce fibrosis miocárdica en placas junto con engrosamiento de las arteriolas intramiocárdicas en un tercio de los pacientes; puede estar causada por lesión microvascular e isquemia resultante (denominado Raynaud cardíaco). Debido a los cambios en el pulmón, son frecuentes la hipertrofia ventricular derecha y la insuficiencia pulmonar (*cor pulmonale*).

Curso clínico. La ES afecta a las mujeres con una frecuencia tres veces superior que a los hombres, con una incidencia máxima en los 50-60 años de edad. Hay una superposición sustancial en la presentación entre la ES y la AR, LES y la dermatomiositis (v. más adelante); la característica distintiva de la ES es una llamativa afectación cutánea. En casi todos los pacientes se desarrolla un *fenómeno de Raynaud*, trastorno vascular caracterizado por vasoespasmo reversible de las arterias. Típicamente, las manos se vuelven blancas con la exposición al frío, lo que refleja el vasoespasmo, seguido de un color azul cuando sobreviene isquemia y cianosis. Por último, el color cambia a rojo cuando se produce una vasodilatación reactiva. La colagenización progresiva de la piel lleva a atrofia de las manos, con aumento de la rigidez y a la larga, inmovilización completa de las articulaciones. La dificultad en la deglución es consecuencia de la fibrosis esofágica y la hipomotilidad resultante. A la larga, la destrucción de la pared esofágica lleva a atonía y dilatación. Puede aparecer malabsorción si la atrofia y fibrosis de la submucosa y de la muscular afectan al intestino delgado. La disnea y la tos crónica reflejan los cambios pulmonares; cuando la afectación pulmonar es avanzada, puede producirse hipertensión pulmonar secundaria, lo que lleva a insuficiencia cardíaca derecha. Con frecuencia es acusado el deterioro funcional renal secundario tanto al avance de la ES como a la hipertensión maligna concomitante.

El curso de la ES difusa es difícil de predecir. En la mayoría de los pacientes la enfermedad sigue un curso firme, lento y en declive durante muchos años, aunque en ausencia de afectación renal, la esperanza de vida puede ser normal. La tasa global de supervivencia a 10 años varía del 35 al 70%. Las probabilidades de supervivencia son significativamente mejores en los pacientes con esclerodermia localizada que en los afectados de enfermedad difusa progresiva. La *esclerodermia limitada*, o síndrome CREST, tiene con frecuencia un fenómeno de Raynaud como característica de presentación. Se asocia con una limitada afectación cutánea confinada a los dedos y a la cara, y estas dos características pueden estar presentes durante décadas antes de que aparezcan lesiones viscerales.

RESUMEN

Esclerosis sistémica

- La esclerosis sistémica (comúnmente denominada *esclerodermia*) se caracteriza por fibrosis progresiva que afecta a la piel, tracto gastrointestinal y otros tejidos.
- La fibrosis puede ser el resultado de activación de fibroblastos por citocinas producidas por las células T, pero se desconoce qué desencadena las respuestas de las células T.
- La lesión endotelial y la enfermedad microvascular están frecuentemente presentes en las lesiones de la esclerosis sistémica, causando quizás isquemia crónica, pero no se conoce la patogenia de la lesión vascular.

Miopatías inflamatorias

Las miopatías inflamatorias componen un grupo heterogéneo de enfermedades infrecuentes caracterizadas por lesión e inflamación musculares de mediación inmunitaria. A tenor de las características clínicas, morfológicas e inmunológicas, se han descrito tres trastornos: *polimiositis, dermatomiositis* y *miositis por cuerpos de inclusión*. Pueden producirse solos o junto con otras enfermedades autoinmunitarias, como la ES. Las mujeres con dermatomiositis tienen un riesgo ligeramente mayor de padecer cánceres viscerales (del pulmón, ovario, estómago).

Clínicamente, estas enfermedades se caracterizan por debilidad muscular inicialmente simétrica que afecta a los grandes músculos del tronco, cuello y extremidades. Así, tareas como incorporarse de una silla o subir peldaños se hacen cada vez más difíciles. En la dermatomiositis una erupción asociada (descrita clásicamente como discromía *lila* o *heliotropa*) afecta a los párpados superiores y causa edema periorbitario. Histológicamente, hay infiltración por linfocitos y se observan fibras musculares en degeneración y en regeneración (Fig. 5-28). El patrón de la lesión muscular y la localización de los infiltrados inflamatorios son bastante distintivos de cada subtipo.

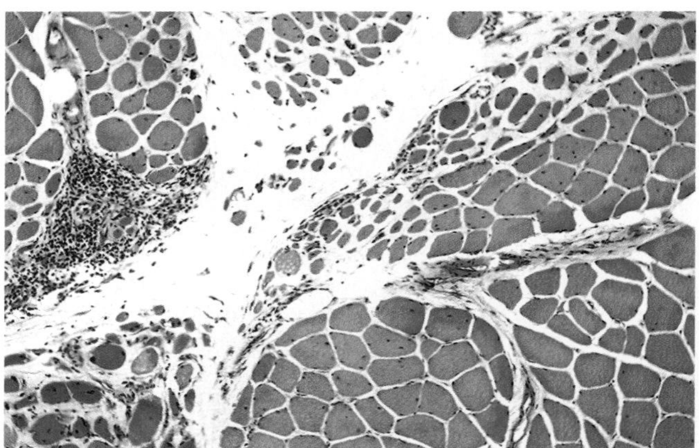

Figura 5-28

Dermatomiositis. Inflamación perifascicular y atrofia en un músculo esquelético. (Cortesía del doctor Dennis Burns, Department of Pathology, University of Texas Southwestern Medical School, Dallas, Texas.)

Los datos inmunológicos apoyan la lesión tisular mediada por anticuerpos en la dermatomiositis, mientras que la polimiositis y la miositis por cuerpos de inclusión parecen estar mediadas por CTL. Hay ANA en la mayoría de los pacientes. De éstos, sólo los anticuerpos Jo-1, dirigidos contra la sintetasa de ARN de transferencia, son específicos de este grupo de enfermedades (v. Tabla 5-9).

El diagnóstico de estas miopatías se basa en las características clínicas, datos de laboratorio de lesión muscular (p. ej., aumento de las concentraciones de creatín cinasa en sangre), electromiografía y biopsia.

Enfermedad mixta del tejido conjuntivo

El término *enfermedad mixta del tejido conjuntivo* hace referencia a un espectro de procesos patológicos en pacientes que clínicamente manifiestan varias características sugestivas de LES, polimiositis y ES; tienen también *títulos elevados de anticuerpos contra un antígeno RNP denominado U1RNP*. Otras dos características de la enfermedad mixta del tejido conjuntivo son la escasez de nefropatía y una respuesta extraordinariamente buena a los corticosteroides, lo que sugiere un pronóstico favorable a largo plazo.

La enfermedad mixta del tejido conjuntivo puede manifestarse como artritis, tumefacción de las manos, fenómeno de Raynaud, dismotilidad esofágica, miositis, leucopenia y anemia, fiebre, linfadenopatía y/o hipergammaglobulinemia. Debido a estas características superpuestas, no está del todo claro si la enfermedad mixta del tejido conjuntivo constituye una enfermedad distinta o si representa unos subgrupos heterogéneos de LES, esclerosis sistémica y polimiositis; la mayoría de las autoridades no la consideran una entidad específica.

Poliarteritis nudosa y otras vasculitis

La poliarteritis nudosa pertenece a un grupo de enfermedades caracterizadas por inflamación necrosante de las paredes de los vasos sanguíneos, muy probablemente de patogenia inmunitaria. El término general *vasculitis necrosante no infecciosa* diferencia estas afecciones de las atribuibles a una infección vascular directa (p. ej., un absceso) y sirve para subrayar que cualquier tipo de vaso puede estar afectado (arterias, arteriolas, venas o capilares). En el Capítulo 10 se presentan una clasificación y descripción detalladas.

ENFERMEDADES DE DEFICIENCIA INMUNITARIA

Las inmunodeficiencias pueden estar causadas por defectos hereditarios que afectan al desarrollo del sistema inmunitario, o pueden ser consecuencia de efectos secundarios de otras enfermedades (p. ej., infección, malnutrición, envejecimiento, inmunosupresión, autoinmunidad o quimioterapia). Clínicamente, los pacientes con inmunodeficiencia manifiestan una mayor susceptibilidad a las infecciones, así como a ciertas formas de cáncer. El tipo de infecciones en un paciente dado depende, en gran medida, del componente del sistema inmunitario afectado. Los pacientes con defectos de Ig, complemento o células fagocíticas padecen habitualmente infecciones recurrentes con bacterias piógenas, mientras que los que tienen defectos en la inmunidad celular son propensos a infecciones causadas por virus, hongos y bacterias intracelulares. Describimos a continuación algunas de las inmunodeficiencias primarias más importantes, seguido de una descripción detallada del síndrome de inmunodeficiencia adquirida (sida), el ejemplo más devastador de inmunodeficiencia secundaria.

Inmunodeficiencias primarias

Los estados de inmunodeficiencia primaria son, afortunadamente, infrecuentes pero han contribuido en gran medida a nuestra comprensión del desarrollo y función del sistema inmunitario. La mayoría de las enfermedades de deficiencia inmunitaria primaria están determinadas genéticamente y afectan a los mecanismos de defensa del huésped de la inmunidad adaptativa (es decir, humoral o celular) o innata, que incluyen proteínas del complemento y células como fagocitos y NK. Los defectos en la inmunidad adaptativa se subclasifican con frecuencia atendiendo al componente principal afectado (es decir, células B o T, o ambas); sin embargo, debido a las interacciones entre los linfocitos T y B, estas distinciones no son nítidas. Por ejemplo, los defectos en las células T llevan con frecuencia a un trastorno en la síntesis de anticuerpos y, por tanto, deficiencias aisladas de las células T pueden ser indiferenciables de las deficiencias combinadas de las células T y B. La mayoría de las inmunodeficiencias primarias llegan a la atención médica en las primeras etapas de la vida (entre los 6 meses y los 2 años de edad), generalmente porque los niños afectados son susceptibles a infecciones recurrentes. Uno de los logros más impresionantes de la biología molecular moderna ha sido la identificación de la base genética de muchas inmunodeficiencias primarias (Fig. 5-29), estableciendo las bases para la futura terapia de sustitución génica.

Agammaglobulinemia ligada a X (XLA, enfermedad de Bruton)

La agammaglobulinemia ligada a X (XLA), o enfermedad de Bruton, es una de las formas más frecuentes de inmunodeficiencia primaria. *Se caracteriza por el fracaso de las células pre-B para diferenciarse en células B*; como consecuencia, y como implica su nombre, se produce una ausencia de gammaglobulina en la sangre. Durante la maduración normal de las células B, los genes de la cadena pesada de la IgG se reordenan primero, y luego se produce un reordenamiento de las cadenas ligeras. En cada etapa se reciben señales de los componentes expresados del receptor de antígenos que accionan la maduración hasta el siguiente estadio; estas señales actúan como controles de calidad, para asegurarse de que se están produciendo las proteínas receptoras correctas. En la XLA, la maduración de las células B se detiene después del reordenamiento inicial de los genes de las cadenas pesadas debido a mutaciones en una tirosincinasa que se asocia con el receptor de las células pre-B y se halla implicado en la transducción de señales de las células pre-B. Esta cinasa recibe la denominación de *Bruton tirosincinasa* o *tirosincinasa de las células B (BTK)*. Cuando no es funcional, el receptor de las células pre-B no puede señalar a las células que continúen la vía de la maduración. Como consecuencia, no se producen cadenas ligeras de Ig, y la molécula de Ig completa que contiene cadenas pesadas y ligeras no puede ser ensamblada y transportada a la membrana celular, aunque se pueden encontrar cadenas pesadas libres en el citoplasma. Dado que la *BTK* se encuentra en el cromosoma X, el trastorno se observa en varones.

Clásicamente, esta enfermedad se caracteriza por:

- Ausencia o disminución importante de células B en la circulación, con reducción de las concentraciones séricas de todas las clases de inmunoglobulinas. Las células pre-B en la médula ósea pueden ser normales o reducidas.
- Centros germinales poco desarrollados o rudimentarios en los tejidos linfoides periféricos, incluidos los ganglios linfáticos, placas de Peyer, apéndice y amígdalas.
- Ausencia de células plasmáticas en todo el organismo.
- Respuestas mediadas por células T normales.

El XLA no se hace manifiesto hasta, aproximadamente, los 6 meses de edad, cuando se han agotado las inmunoglobulinas maternas. En la mayoría de los casos, las infecciones bacterianas recurrentes, como faringitis aguda y crónica, sinusitis, otitis media, bronquitis y neumonía, sugieren un defecto

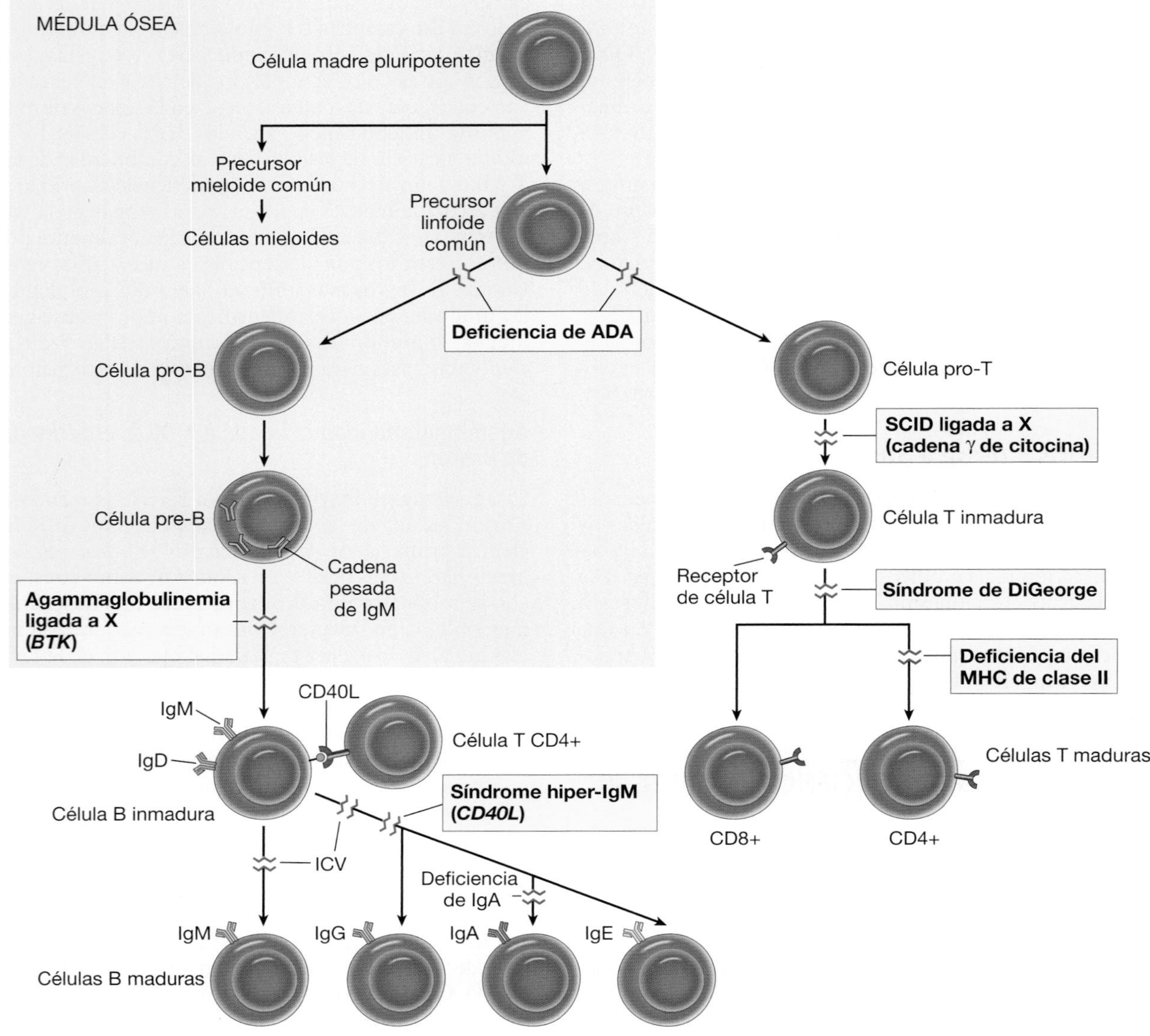

Figura 5-29

Inmunodeficiencias primarias. Desarrollo linfocitario y sitios de bloqueo en las enfermedades por inmunodeficiencia primaria. Los genes afectados están indicados entre paréntesis en algunos de los trastornos. ADA, adenosina desaminasa; CD40L, ligando CD40 (conocido también como CD154); ICV, inmunodeficiencia común variable; SCID, inmunodeficiencia combinada grave.

inmunitario de base. Los organismos causales son habitualmente los patógenos bacterianos eliminados por la opsonización mediada por anticuerpos y la fagocitosis (p. ej., *Haemophilus influenzae*, *Streptococcus pneumoniae* o *Staphylococcus aureus*). Dado que los anticuerpos son importantes para neutralizar virus, estos pacientes tienden a padecer ciertas infecciones víricas, especialmente las causadas por enterovirus. De modo similar, *Giardia lamblia*, protozoo intestinal neutralizado generalmente por la IgA secretada, no puede ser eliminado de modo eficiente y causa infecciones persistentes. Afortunadamente, el tratamiento de reemplazamiento con Ig intravenosa procedente de suero humano permite que la mayoría de los pacientes combatan de modo adecuado las infecciones bacterianas. Los pacientes con XLA eliminan la mayoría de las infecciones víricas, fúngicas y protozoarias porque su inmunidad mediada por las células T está intacta. Por razones poco claras, las enfermedades autoinmunitarias (como AR y dermatomiositis) se dan en hasta el 20% de los pacientes con esta enfermedad.

Inmunodeficiencia común variable

Se trata de un grupo heterogéneo de trastornos caracterizados por hipogammaglobulinemia, alteración de las respuestas de anticuerpos a la infección (o vacunación) y aumento de la susceptibilidad a las infecciones. Las manifestaciones clínicas son superficialmente similares a las de la XLA, pero en la inmunodeficiencia común variable los sexos se ven afectados por igual y los síntomas comienzan mucho más tarde, en la segunda o tercera década de la vida. El diagnóstico suele ser de exclusión (después de haber descartado otras causas de inmunodeficiencia); la base de la deficiencia de Ig es variable (de aquí el nombre). Aunque la mayoría de los pacientes tienen cifras normales de células B maduras, las células plasmáticas están ausentes, lo que sugiere un bloqueo en la diferenciación de las células B estimulado por antígenos. La defectuosa producción de anticuerpos se ha atribuido a defectos intrínsecos de las células B, colaboración deficiente de las células T o a una excesiva actividad supresora de las células T, según los autores. Paradójicamente, estos pacientes son propensos a padecer varios trastornos autoinmunitarios (anemia hemolítica o anemia perniciosa), así como tumores linfoides. Algunos tienen mutaciones en los receptores de células B para ciertos factores de crecimiento, o en moléculas implicadas en las interacciones de las células T y B. Sin embargo, en la mayoría de los casos no se conoce la base genética.

Déficit aislado de IgA

La más frecuente de todas las enfermedades de inmunodeficiencia primaria, la deficiencia de IgA, afecta aproximadamente a 1 de cada 700 individuos blancos. Recuérdese que la IgA es la principal Ig en las secreciones mucosas y se halla, por lo tanto, implicada en la defensa de las vías respiratorias y del tracto gastrointestinal. Aunque la mayoría de los individuos con esta afección son asintomáticos, la debilidad de las defensas de las mucosas predispone a los pacientes a infecciones sinopulmonares recurrentes y a diarrea. Hay también una asociación significativa (pero inexplicada) con las enfermedades autoinmunitarias. La patogenia de la deficiencia de IgA parece implicar un bloqueo en la diferenciación terminal de las células B secretoras de IgA a células plasmáticas; las subclases IgM e IgG de anticuerpos se hallan presentes en niveles normales o elevados. La base molecular de este defecto no se conoce.

Síndrome hiper-IgM

En una respuesta inmunitaria normal a antígenos proteicos, se producen, primero, anticuerpos IgM, y a continuación, la elaboración secuencial de anticuerpos IgG, IgA e IgE. Tal como se describe anteriormente en este capítulo, la aparición ordenada de diferentes tipos de anticuerpos recibe la denominación de *cambio de isotipos de cadena pesada* y es importante para la generación de clases de anticuerpos que de modo efectivo activan el complemento y/u opsonizan los patógenos bacterianos. La capacidad de las células B productoras de IgM para activar los genes de transcripción que codifican otros isotipos Ig depende de ciertas citocinas, así como de señales mediadas por contacto con las células T CD4+ colaboradoras. Las señales dependientes de contacto son proporcionadas por la interacción entre las moléculas CD40 de las células B y CD40L (conocida también como CD154), expresada sobre las células T colaboradoras activadas. Los pacientes con el síndrome de hiper-IgM producen niveles normales (o incluso por encima de lo normal) de anticuerpos IgM frente a antígenos, pero carecen de la capacidad de producir isotipos IgG, IgA o IgE; el defecto de base es una incapacidad de las células T para inducir el cambio de isotipos en las células B. La anomalía genética más común es la mutación del gen que codifica CD40L. Éste se localiza en el cromosoma X; en consecuencia, en aproximadamente el 70% de los casos, el síndrome de hiper-IgM está ligado al cromosoma X. En los restantes pacientes, las mutaciones afectan a CD40 u otras moléculas implicadas en el cambio de clase, sobre todo una enzima denominada *desaminasa inducida por activación (AID, activation-induced deaminase)*.

Aunque la enfermedad se diagnostica y denomina por la anomalía del anticuerpo, hay también un defecto en la inmunidad celular porque la interacción CD40-CD40L es crítica para la activación de macrófagos mediada por células T colaboradoras, la reacción central de la inmunidad celular. Los pacientes varones con la forma ligada al cromosoma X del síndrome de hiper-IgM manifiestan infecciones piógenas recurrentes debido a unas bajas concentraciones de anticuerpos IgG opsonizantes. Estos pacientes son también susceptibles a una variedad de patógenos intracelulares que son combatidos normalmente por la inmunidad celular, incluido *Pneumocystis jiroveci* (antiguamente denominado *P. carinii*).

Hipoplasia tímica: síndrome de DiGeorge

El síndrome de DiGeorge es consecuencia de un defecto congénito en el desarrollo tímico con una maduración deficiente de las células T, que están ausentes en los ganglios linfáticos, el bazo y la sangre periférica. Los niños con este defecto son extraordinariamente vulnerables a las infecciones por virus, hongos y protozoos, y los pacientes, también son susceptibles a la infección por bacterias intracelulares debido a una defectuosa inmunidad mediada por las células T. Por lo general, las células B y las inmunoglobulinas séricas no están afectadas.

Esta enfermedad es consecuencia de una malformación del desarrollo que afecta a la tercera y cuarta bolsas faríngeas –estructuras que dan lugar al timo, a las glándulas paratiroideas, y porciones de la cara y del arco aórtico. Así, además de los defectos en el timo y las células T, puede haber hiperplasia de las glándulas paratiroides que da lugar a tetania hipocalcémica, así como a anomalías del desarrollo en la línea media. En el 90% de los casos de síndrome de DiGeorge hay una deleción que afecta al cromosoma 22q11, descrita en el Capítulo 7. El trasplante de tejido tímico ha resultado satisfactorio a algunos de estos niños. En los pacientes con defectos parciales, la inmunidad puede mejorar espontáneamente con la edad.

Inmunodeficiencia combinada grave

La inmunodeficiencia combinada grave (SCID, *severe combined immunodeficiency*) representa una constelación de síndromes genéticamente distintos con defectos comunes en las respuestas inmunitarias humorales y celulares. Los niños afectados son susceptibles de padecer infecciones recurrentes graves por un amplio conjunto de patógenos, que incluyen bacterias, virus, hongos y protozoos; las infecciones oportunistas por *Candida*, *Pneumocystis*, CMV, y *Pseudomonas* causan también enfermedad grave y, en ocasiones, letal.

A pesar de las características clínicas comunes, los defectos de base en los pacientes individuales son bastante diversos. Algunas formas de la SCID están causadas por un único defecto que afecta tanto a las células T como a las B, y otras pueden ser consecuencia de un déficit primario de las células T con trastorno secundario de la inmunidad humoral. Aproximadamente la mitad de los casos están ligados al cromosoma X; están causados por mutaciones en el gen que codifica la cadena γ común compartida por los receptores para las citocinas IL-2, IL-4, IL-7, IL-9 e IL-15. De éstas, la IL-7 es la más importante en esta enfermedad porque es el factor de crecimiento responsable de estimular la supervivencia y expansión de los precursores de las células B y T inmaduras en los órganos linfoides. Otro 40 o 50% de los casos de SCID se hereda de modo autosómico recesivo, y aproximadamente la mitad de dichos casos están causados por mutaciones en la *adenosindesaminasa* (*ADA*), enzima implicada en el metabolismo de las purinas. El déficit de ADA produce la acumulación de metabolitos de la adenosina y trifosfato de desoxiadenosina, que inhiben la síntesis del ADN y son tóxicos para los linfocitos. Los otros casos autosómicos recesivos de SCID se atribuyen a defectos en otra vía metabólica de las purinas, fracaso primario de la expresión del MHC de clase II, o mutaciones en los genes que codifican la recombinasa responsable del reordenamiento de los genes receptores de antígenos de los linfocitos.

En las dos formas más comunes de la SCID (mutación en la cadena γ común del receptor de citocinas y deficiencia en ADA), el timo es hipoplásico. Los ganglios linfáticos y los tejidos linfoides (p. ej., amígdalas, intestino y apéndice) están atrofiados y carecen de centros germinales con células B, así como de células T paracorticales. Los pacientes afectados pueden tener una linfopenia acusada, con deficiencia de células T y B; otros pueden tener unas cifras elevadas de células T inmaduras y/o grandes cifras de células B que no son funcionales debido a la carencia de colaboración de las células T. Los pacientes con SCID son tratados en la actualidad con trasplante de médula ósea. La SCID-X es la primera enfermedad en la que se ha empleado la terapia génica para sustituir con éxito el gen mutado, pero el planteamiento está siendo revaluado porque algunos de los pacientes tratados han padecido leucemias de células T, presumiblemente porque el gen introducido se insertó próximo a un oncogén celular.

Inmunodeficiencia con trombopenia y eccema: síndrome de Wiskott-Aldrich

El síndrome de Wiskott-Aldrich es una enfermedad recesiva ligada al cromosoma X caracterizada por trombopenia, eccema y una acusada vulnerabilidad a infecciones recurrentes, terminando en una muerte temprana; el único tratamiento es el trasplante de médula ósea. Es un síndrome curioso porque la presentación clínica y los déficits inmunológicos son difíciles de explicar atendiendo al defecto genético de base conocido. El timo es, inicialmente, normal, pero con la edad, hay una depleción progresiva de linfocitos T en la sangre periférica y en los ganglios linfáticos, con pérdida concomitante de la inmunidad celular. Además, los pacientes no sintetizan de modo efectivo anticuerpos frente a antígenos polisacáridos y son, por tanto, particularmente susceptibles a las bacterias piógenas encapsuladas. (Sin embargo ¡las respuestas de las células B a los antígenos polisacáridos no requieren colaboración de las células T!) Los pacientes afectados son también propensos al desarrollo de linfomas malignos. El gen responsable está situado en el cromosoma X y codifica una proteína (*proteína del síndrome de Wiskott-Aldrich*) que une varios receptores de membrana al citoesqueleto. Aunque no se conoce el mecanismo, un defecto en esta proteína podría dar lugar a una morfología celular anormal (¿incluidos cambios en la forma plaquetaria?) o unas señales de activación dependientes del citoesqueleto defectuosas en linfocitos y otros leucocitos, con adhesiones intercelulares y migración leucocitaria anormales.

Deficiencias genéticas de los componentes de la inmunidad innata

Se ha demostrado que varios defectos genéticos afectan a moléculas o células importantes en la respuesta inmunitaria innata temprana a los microbios.

Proteínas del complemento. Tal como se ha descrito en este capítulo y en el Capítulo 2, los componentes del complemento desempeñan funciones importantes en las respuestas inflamatorias e inmunológicas. En consecuencia, la deficiencia hereditaria de los componentes del complemento, especialmente de C3 (crítico para las vías clásica y alternativa), da lugar a una mayor susceptibilidad a la infección por bacterias piógenas. Las deficiencias hereditarias de C1q, C2 y C4 no hacen que los individuos sean susceptibles a las infecciones, pero sí aumentan el riesgo de enfermedad mediada por inmunocomplejos (p. ej., LES), posiblemente al obstaculizar la eliminación de las células apoptóticas o de los complejos antígeno-anticuerpo de la circulación. Las deficiencias de los últimos componentes de la vía clásica del complemento (C5-C8) dan lugar a infecciones recurrentes por *Neisseria* (gonococos, meningococos) pero, curiosamente, no por otros microbios. La carencia del inhibidor de la proteína reguladora C1 permite la activación sin restricciones de C1, con la generación de mediadores del complemento vasoactivos en fase posterior; el resultado es el *angioedema hereditario*, caracterizado por episodios recurrentes de edema localizado que afecta a la piel, membranas mucosas o ambas.

Fagocitos. Se conocen varios defectos congénitos de los fagocitos, que comprenden defectos en la enzima fagocitooxidasa, la causa de la *enfermedad granulomatosa crónica*, y defectos en los ligandos de integrinas y de selectinas, que producen las *deficiencias en la adhesión leucocitaria*. Estos trastornos se describen en el Capítulo 2.

RESUMEN

Enfermedades por inmunodeficiencia primaria (congénitas)

- Causadas por mutaciones en genes implicados en la maduración o función linfocitaria o en la inmunidad innata.
- Algunos de los trastornos frecuentes son:
  - *XLA*: fracaso en la maduración de las células B, ausencia de anticuerpos; mutaciones en el gen *BTK*, que codifica la tirosincinasa de las células B, requerida para las señales de maduración a partir de los receptores de las células pre-B y B.
  - *Inmunodeficiencia común variable*: defectos en la producción de anticuerpos, de causa desconocida en la mayoría de los casos.
  - *Deficiencia selectiva de IgA*: fracaso en la producción de IgA, de causa desconocida.
  - *SCID-X*: fracaso en la maduración de las células T y B; mutación en la cadena γ común de un receptor de citocinas, lo que lleva a fracaso de la señalización de IL-7 y a una linfopoyesis defectuosa.
  - *SCID autosómica*: fracaso en el desarrollo de las células T, defecto secundario en las respuestas de

anticuerpos; aproximadamente el 50% de los casos causados por mutación en el gen codificador de ADA, lo que lleva a acumulación de metabolitos tóxicos durante la maduración y proliferación linfocitarias.
- *Síndrome hiper-IgM ligado a X*: fracaso para producir anticuerpos de alta afinidad de isotipo cambiado (Ig, IgA, IgE); mutación en el gen codificador de CD40L.

• Presentación clínica: aumento de la susceptibilidad a las infecciones en las primeras etapas de la vida.

Inmunodeficiencias secundarias

Las inmunodeficiencias secundarias a otras enfermedades o tratamientos son mucho más frecuentes que los trastornos primarios (hereditarios). Las inmunodeficiencias secundarias pueden encontrarse en pacientes con malnutrición, infección, cáncer, nefropatía o sarcoidosis. Sin embargo, los casos más comunes de inmunodeficiencia son la supresión de la médula ósea y de la función linfocitaria inducida por tratamientos.

En la siguiente sección se describe el sida, una deficiencia inmunitaria que se ha convertido en uno de los grandes azotes de la humanidad.

Síndrome de inmunodeficiencia adquirida

El sida es una enfermedad retroviral causada por el virus de la inmunodeficiencia humana (VIH), que se caracteriza por infección y disminución de los linfocitos T CD4+, y por una profunda inmunodepresión que provoca infecciones oportunistas, neoplasias secundarias y manifestaciones neurológicas. Aunque el sida fue descrito por primera vez en Estados Unidos, en la actualidad se halla en la práctica totalidad de los países del mundo: más de 22 millones de personas han fallecido por sida desde que se reconoció la epidemia en 1981; aproximadamente 42 millones de personas están viviendo con la enfermedad, y se estima que se producen 5 millones de infecciones cada año. En todo el mundo, el 95% de las infecciones por el VIH se dan en los países en desarrollo, y más del 50% ocurren en África. Aunque el mayor número de infecciones se da en África, los aumentos más rápidos en la infección por el VIH en la última década se han dado en los países del sudeste asiático, como Tailandia, India e Indonesia. Las estadísticas en las naciones industrializadas son sólo ligeramente mejores; por ejemplo, aproximadamente 1 millón de ciudadanos estadounidenses se hallan infectados (aproximadamente 1 de cada 300); más americanos (más de 500.000) han fallecido de sida que en las dos Guerras Mundiales juntas. Aunque las tasas de mortalidad relacionadas con el sida continúan disminuyendo desde el máximo de 1995, esta enfermedad sigue representando la quinta causa más frecuente de muerte en adultos con edades comprendidas entre 25 y 44 años.

Debido al trabajo combinado de muchos científicos y clínicos, ha habido muchos y nuevos conocimientos sobre esta moderna peste. Es tan rápido el ritmo de investigación en biología del VIH que cualquier texto que cubra el tema estará probablemente desfasado en el momento en que vaya a la prensa. No obstante, a continuación se resume la información actualmente disponible sobre la epidemiología, etiología, patogenia y características clínicas de la infección por el VIH.

Epidemiología

Los estudios epidemiológicos realizados en Estados Unidos han identificado cinco grupos en riesgo de desarrollo de sida y son similares a los encontrados en otros países con la excepción de lo observado más adelante. La transmisión del VIH se produce en condiciones que facilitan el intercambio de sangre o de líquidos orgánicos que contienen el virus o células infectadas por éste. Así, *las principales vías de infección por el VIH son el contacto sexual, inoculación parenteral y paso del virus de madres infectadas a sus recién nacidos.* Las distribuciones de casos referidas a continuación corresponden a Estados Unidos; en aproximadamente el 10% de los casos los factores de riesgo se desconocen o no han sido notificados.

- Los varones homosexuales o bisexuales constituyen el grupo principal de personas infectadas, siendo el 48% de los casos notificados en el período 2001-2004 y el 56% de los varones infectados (aproximadamente, el 4% de éstos se inyectan también drogas). Sin embargo, la transmisión del sida en esta categoría está disminuyendo, y menos del 50% de los nuevos casos son atribuibles a contactos de varones homosexuales.
- Los contactos heterosexuales de miembros de otros grupos de alto riesgo constituían, aproximadamente, el 34% de las infecciones en 2001-2004. En África y Asia, este grupo es, con mucho, el principal grupo de nuevas infecciones, y la mayoría de los nuevos casos se dan en mujeres infectadas por parejas masculinas.
- Los consumidores de drogas por vía intravenosa sin antecedentes de homosexualidad componen el siguiente grupo en importancia, y representan el 17% de todos los pacientes.
- Los receptores de sangre y de componentes hemáticos (pero no hemofílicos) que recibieron transfusiones de sangre total o componentes de sangre infectada por el VIH (p. ej., plaquetas, plasma) suponen menos del 1% de los pacientes.
- Los hemofílicos, especialmente los que recibieron grandes cantidades de concentrados de los factores VIII o IX antes de 1985, componen menos del 1% de todos los casos.
- La epidemiología de la infección por el VIH y el sida es muy diferente en niños (diagnosticados cuando tenían menos de 13 años de edad). Aproximadamente el 1% de todos los casos de sida se dan en esta población, y la gran mayoría (con el 90%) son consecuencia de la transmisión vertical del virus de la madre al feto o al recién nacido.

Transmisión sexual. La *transmisión sexual* es, con mucho, el principal modo de infección en todo el mundo, representando más del 75% de todos los casos de transmisión del VIH. Aunque la mayoría de los casos transmitidos por vía sexual en Estados Unidos se deben aún a contactos con varones homosexuales o bisexuales, *la gran mayoría de las infecciones por VIH transmitidas sexualmente en el mundo se deben a actividad heterosexual.* Incluso en Estados Unidos, la tasa de aumento de la transmisión heterosexual ha sobrepasado la transmisión por otros medios; tal diseminación da cuenta del aumento espectacular de la infección por el VIH en las parejas sexuales femeninas de varones consumidores de drogas por vía intravenosa.

El virus se halla presente en el semen, tanto extracelularmente como en el interior de las células inflamatorias mononucleares, y penetra en el cuerpo del receptor a través de laceraciones o abrasiones en la mucosa. Puede producirse la transmisión del virus por entrada directa de éste o de las células infectadas en el interior de los vasos sanguíneos vulnerados por traumatismo o por captación por células dendríticas de la mucosa. Es evidente que todas las formas de transmisión sexual se ven ayudadas e inducidas por la presencia concomitante de otras enfermedades de transmisión sexual que causan ulceraciones genitales, como la sífilis, el chancroide y el virus herpes simple. La gonorrea y la infección por *Chlamydia* actúan también como cofactores de la transmisión del VIH, principalmente al aumentar el contenido de células inflamatorias (portadoras presumiblemente del VIH) en el líquido seminal. Además de la transmisión entre varones y de hombre a mujer, el VIH está presente en las células vaginales y cervicales de las mujeres infectadas y puede diseminarse también de mujeres a hombres, aunque con una eficiencia unas ocho veces menor.

Transmisión parenteral. La *transmisión parenteral* del VIH está bien documentada en tres grupos diferentes: consumidores de drogas por vía intravenosa (el grupo principal), hemofílicos que reciben concentrados de los factores VIII o IX, y receptores aleatorios de transfusión de sangre. Entre los consumidores de drogas por vía intravenosa, la transmisión se produce por compartir agujas, jeringas u otros objetos contaminados con sangre que contiene el VIH.

La transmisión del VIH por transfusión de sangre o de productos hemáticos como concentrados liofilizados del factor VIIII ha sido virtualmente eliminada desde 1985. Cuatro medidas de salud pública son las responsables: cribado de sangre y plasma donados en busca de anticuerpos para el VIH; cribado del antígeno p24 asociado al VIH (detectable antes del desarrollo de anticuerpos), tratamiento por calor de los concentrados de los factores de la coagulación y selección de los donantes atendiendo a sus antecedentes. Con todas estas medidas, el riesgo de infección por el VIH asociada a la transfusión en Estados Unidos se ha reducido a, aproximadamente, 1 por cada 676.000 donaciones. Esto significa que 18 de cada 12 millones de donaciones pueden transmitir el VIH. Con la llegada de pruebas de ácidos nucleicos, este ya pequeño riesgo disminuirá aún más.

Transmisión de madre a hijo. Como se ha descrito anteriormente, la *transmisión vertical* de madre a hijo es la principal causa de sida pediátrico. Tres son las vías implicadas: en el útero, por diseminación transplacentaria; intraparto, durante el alumbramieno, y por ingestión de leche materna contaminada con el VIH. De éstas, las vías transplacentaria y la intraparto representan la mayoría de los casos. Las tasas de transmisión vertical en todo el mundo varían del 25 al 35%, con una tasa notificada del 15 al 25% en Estados Unidos; se producen mayores tasas de infección cuando existe una elevada carga vírica en la madre, corioamnionitis o ambas, presumiblemente debido al aumento de la acumulación placentaria de células inflamatorias.

Dado el desenlace sombrío del sida, el público profano se halla justificadamente preocupado por la diseminación de la infección por el VIH fuera de los grupos de alto riesgo reconocidos. Gran parte de esta preocupación puede ser aliviada, ya que extensos estudios indican que *la infección por el VIH no puede transmitirse por contacto personal casual en el hogar, lugar de trabajo o escuela y no se han obtenido datos convincentes de diseminación por picaduras de insectos.* Hay un riesgo pequeño pero definitivo de transmisión de la infección por el VIH a los trabajadores sanitarios. Se ha documentado seroconversión después de una lesión accidental por agujas contaminadas o exposición de piel no intacta a sangre infectada en accidentes de laboratorio, con una tasa de, aproximadamente, el 0,3% por exposición accidental. En comparación, la tasa de seroconversión después de una exposición accidental a sangre infectada por el virus de la hepatitis B es, aproximadamente, del 6 al 30%. La transmisión del VIH de un profesional sanitario a un paciente es extraordinariamente infrecuente.

Etiología

El sida está causado por el VIH, un retrovirus humano que pertenece a la familia de los lentivirus (que incluye también el virus de la inmunodeficiencia felina, el virus de la inmunodeficiencia simia, el virus visna de los corderos y el virus de la anemia infecciosa equina). Dos formas del VIH, genéticamente diferentes pero antigénicamente relacionadas, denominadas *VIH-1* y *VIH-2*, se han aislado de pacientes con sida. El VIH-1 es el tipo más común asociado con el sida en Estados Unidos, Europa y África Central, mientras que el VIH-2 causa una enfermedad similar, principalmente, en África Occidental. En la actualidad se dispone de pruebas específicas para el VIH-2, y la sangre recogida para transfusión se criba también de modo habitual en busca de seropositividad para el VIH-2. La siguiente descripción trata, principalmente, del VIH-1 y las enfermedades causadas por éste, pero en general, puede aplicarse igualmente al VIH-2.

Estructura del VIH

Al igual que la mayoría de los retrovirus, el virión del VIH-1 es esférico y contiene un centro electrodenso de forma cónica rodeado por una envoltura lipídica derivada de la membrana de la célula huésped (Fig. 5-30). El centro del virus contiene: 1) proteína p24 principal de la cápside; 2) proteína p7/p9 de la nucleocápside; 3) dos copias del ARN genómico, y 4) tres enzimas víricas (proteasa, transcriptasa inversa e integrasa). La proteína p24 es el antígeno vírico detectado con más facilidad y, por lo tanto, la diana para los anticuerpos utilizados para el diagnóstico de la infección por el VIH en el cribado de sangre. El centro vírico se halla rodeado por una proteína de matriz denominada *p17*, situada por debajo de la envoltura del virión. La propia envoltura vírica está tachonada por dos glucoproteínas víricas (gp120 y gp41), críticas para la infección de las células por el VIH. El genoma provírico del VIH-1 contiene los genes *gag*, *pol* y *env*, que codifican diversas proteínas víricas. Los productos de los genes *gag* y *pol* se traducen inicialmente en proteínas precursoras de gran tamaño que deben ser escindidas por la proteasa vírica para producir proteínas maduras. Los fármacos de gran eficacia inhibidores de la proteasa del VIH-1 previenen de este modo el ensamblaje vírico al inhibir la formación de proteínas víricas maduras.

Además de estos tres genes retrovíricos estándar, el VIH contiene otros varios genes (designados con nombres de tres letras como *tat*, *rev*, *vif*, *nef*, *vpr* y *vpu*) que regulan la síntesis y ensamblaje de las partículas infecciosas del virus. El producto del gen *tat* (transactivador), por ejemplo, es crítico para la replicación vírica, causando un aumento de mil veces en la transcripción de los genes víricos. La proteína nef activa

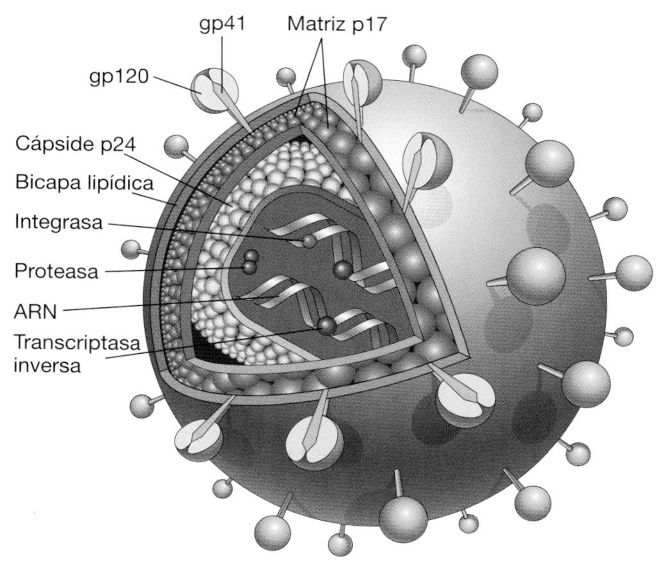

Figura 5-30

Estructura del VIH. Virión del virus de la inmunodeficiencia humana (VIH)-1. La partícula vírica se halla recubierta por una bicapa lipídica derivada de la célula huésped con las glucoproteínas víricas gp41 y gp120.

la actividad cinasa intracelular (afectando a la activación de las células T y a la replicación e infectividad víricas) y reduce la expresión de superficie de moléculas CD4 y del MHC en las células infectadas. La progresión de la infección por el VIH *in vivo* depende de *nef*; las cepas del virus de la inmunodeficiencia simia con genes *nef* mutados causan sida con una menor incidencia en monos, y los humanos infectados por una cepa VIH-1 defectuosa en *nef* muestran una baja carga viral y un comienzo del sida a un ritmo sustancialmente más lento que con las cepas no mutantes. Los productos de diversos genes reguladores son importantes para la patogenicidad del VIH, y se están elaborando varios planteamientos terapéuticos para bloquear sus acciones.

El análisis molecular de muestras víricas diferentes revela una considerable variabilidad en muchas partes del genoma del VIH. Esta variabilidad se debe a la fidelidad relativamente baja de la polimerasa vírica, que estima un error por cada 10^5 nucleótidos replicados. La mayoría de las variaciones se agrupan en ciertas regiones de las glucoproteínas de la envoltura. Dado que la respuesta inmunitaria contra el VIH-1 se dirige contra su envoltura, tal extrema variabilidad en la estructura antigénica plantea una formidable barrera para el desarrollo de vacunas.

Atendiendo al análisis molecular, el VIH-1 puede dividirse en dos grupos, designados *M* (mayor) y *O* (*outlier*, externo). Los virus del grupo M, la forma más común en todo el mundo, se subdividen a su vez en subtipos (denominados también *clades*), designados de la A a la J. Las clades difieren en su distribución geográfica, y la clade B es la forma más común en Europa Occidental y en Estados Unidos, y la E es la más común en Tailandia. Más allá de homologías moleculares, las clades muestran también diferencias en los modos de transmisión. Así, la E se disemina predominantemente por contacto heterosexual (hombre a mujer), presumiblemente por su capacidad para infectar las células dendríticas subepiteliales vaginales. Por el contrario, el virus de la clade B crece mal en las células dendríticas y puede ser transmitido por los monocitos y los linfocitos.

Patogenia

Las dos dianas principales de la infección por el VIH son el sistema inmunitario y el SNC. El ciclo vital del virus se entiende mejor en términos de sus interacciones con el sistema inmunitario.

Ciclo vital del VIH. *La entrada del VIH en las células requiere la molécula CD4, que actúa como receptor de alta afinidad para el virus* (Fig. 5-31). Esto explica el tropismo del virus por las células T CD4+ y su capacidad para infectar otras células CD4+, sobre todo macrófagos y células dentríticas. Sin embargo, la unión a CD4 no es suficiente para la infección; la proteína gp120 de la envoltura del VIH tiene que unirse también a otras moléculas de la superficie celular (*correceptores*) para facilitar la entrada en la célula. Dos receptores de quimiocinas de la superficie celular, CCR5 y CXCR4, desempeñan esta función. La gp120 de la envoltura del VIH (unida de modo no covalente a la gp41 transmembrana) se une inicialmente a moléculas CD4 (v. Fig. 5-31). Esta unión lleva a un cambio conformacional que expone un nuevo sitio de reconocimiento en gp120 para los correceptores CXCR4 (sobre todo en las células T) o CCR5 (sobre todo en macrófagos). La gp41 sufre a continuación un cambio conformacional que le permite insertarse en la membrana diana, y este proceso facilita la fusión del virus con la célula. Después de la fusión, el centro del virus que contiene el genoma vírico penetra en el citoplasma de la célula.

Los correceptores son componentes críticos del proceso de infección por el VIH, y su descubrimiento resolvió algunas de las observaciones previamente no explicadas en relación con el tropismo del VIH. Se sabía que las cepas del VIH se podían clasificar según su capacidad relativa para infectar macrófagos, células T CD4+ o ambos. Las cepas con tropismo por macrófagos (virus R5) infectan tanto monocitos/macrófagos como células T de la sangre periférica recientemente aisladas, mientras que las cepas trópicas por las células T (virus X4) infectan sólo líneas de células T activadas. Esta selectividad se explica en la actualidad por la utilización selectiva de correceptores. Las cepas R5 utilizan CCR5 como su correceptor y, dado que CCR5 se expresa tanto en los monocitos como en las células T, estas células sucumben a la infección por cepas R5. A la inversa, las cepas X4 se unen a CXCR4, que se expresa en las líneas de células T (y no en monocitos/macrófagos), de modo que sólo las células T activadas son susceptibles. Es interesante señalar que, aproximadamente, el 90% de las infecciones por el VIH son transmitidas inicialmente por cepas R5. Sin embargo, durante el curso de la infección, los virus X4 se acumulan gradualmente; son especialmente virulentos y responsables de la disminución de células T en la fase rápida final de la progresión de la enfermedad. Se cree que durante el curso de la infección por el VIH, las cepas R5 evolucionan a cepas X4, como consecuencia de mutaciones en genes que codifican la gp120. Los individuos con receptores CCR5 defectuosos (en blancos estadounidenses, el 20% son heterocigotos y el 1% homocigotos para CCR5 mutante) son relativamente resistentes al desarrollo del sida, a pesar de una repetida exposición *in vivo*. Dada la significación de la interacción VIH-correceptor en la patogenia del sida, la prevención de esta interacción puede ser de importancia terapéutica significativa.

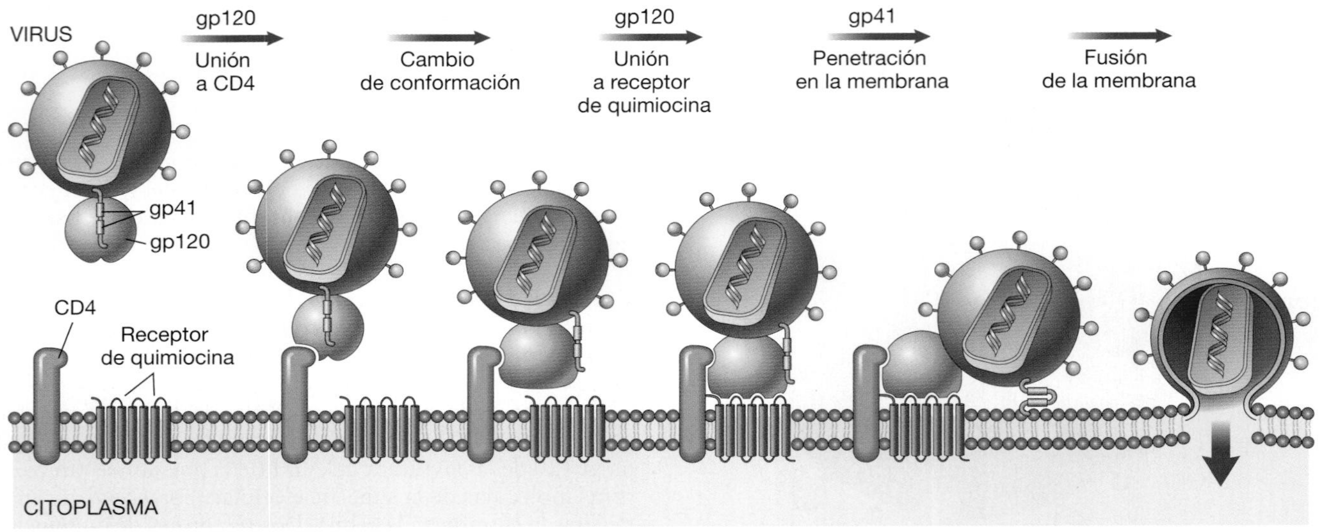

Figura 5-31

Base molecular de la entrada del VIH en las células del huésped. Interacciones con CD4 y un receptor de quimiocinas («correceptor»). (Adaptada con permiso de Macmillan Publishers Ltd, de Wain-Hobson S: VIH. One on one meets two. Nature 384:117, copyright 1996.)

Una vez internalizado, el genoma vírico sufre una transcripción inversa, que lleva a la formación de ADN complementario (ADNc). En células T quiescentes, el ADNc provírico del VIH puede permanecer en el citoplasma de forma episómica lineal. Sin embargo, en las células T en división, el ADNc penetra en el núcleo y se integra en el genoma del huésped. Después de esta integración, el provirus puede permanecer sin ser transcrito durante meses o años, y la infección se vuelve *latente*; otra posibilidad es que el ADN provírico pueda ser transcrito para formar partículas víricas completas que geman a partir de la membrana celular. Tales infecciones productivas, asociadas con una gemación vírica extensa, llevan a la muerte celular. Es importante observar que aunque el VIH-1 puede infectar las células T en reposo, la iniciación de la transcripción de ADN provírico (y por ende, infección productiva) se produce sólo cuando la célula infectada es activada por exposición a antígenos o citocinas. Así, en un giro cruel, las respuestas fisiológicas a las infecciones y otros estímulos promueven la muerte de las células T infectadas por el VIH.

Progresión de la infección por el VIH. *La enfermedad por el VIH comienza con infección aguda, que es sólo parcialmente controlada por la respuesta inmunitaria del huésped, y avanza a infección progresiva crónica de los tejidos linfoides periféricos* (Fig. 5-32). Los primeros tipos celulares en ser infectados pueden ser las células T CD4+ de memoria (que expresan CCR5) en los tejidos linfoides de las mucosas. Dado que los tejidos de las mucosas son el principal reservorio de células T en el organismo y un sitio principal de residencia de las células T de memoria, la muerte de estas células da lugar a una reducción considerable de linfocitos.

La transición de la fase aguda a una fase crónica de la infección se caracteriza por diseminación del virus, viremia y desarrollo de respuestas inmunitarias del huésped. Las células dendríticas de los epitelios en los sitios de entrada del virus capturan el virus y luego migran a los ganglios linfáticos. Una vez en los tejidos linfoides, las células dendríticas pueden pasar el VIH a las células T CD4+ mediante contacto intercelular directo. A los pocos días de la primera exposición al VIH, puede detectarse la replicación vírica en los ganglios linfáticos, lo que conduce a viremia, durante la cual hay unas cifras elevadas del VIH en la sangre del paciente, acompañadas de un síndrome agudo que incluye una variedad de signos y síntomas inespecíficos típicos de muchas enfermedades víricas. El virus se disemina a través del organismo e infecta las células T colaboradoras, macrófagos y células dendríticas en los tejidos linfoides periféricos. A medida que se disemina la infección, el sistema inmunitario organiza respuestas humorales y celulares dirigidas a los antígenos víricos. Estas respuestas inmunitarias controlan parcialmente la infección y la producción vírica, y tal control se ve reflejado en una caída de la viremia a unos niveles bajos pero detectables, aproximadamente 12 semanas después de la exposición primaria.

En la fase siguiente, la fase crónica de la enfermedad, los ganglios linfáticos y el bazo son los sitios de replicación continua del VIH y de destrucción celular (v. Fig. 5-32). Durante este período de la enfermedad, el sistema inmunitario sigue siendo competente para tratar la mayoría de las infecciones con microbios oportunistas, y hay pocas o nulas manifestaciones clínicas de la infección por el VIH. Por consiguiente, esta fase de la enfermedad por el VIH se denomina *período de latencia clínica*. Aunque la mayoría de las células T de la sangre periférica no albergan el virus, la destrucción de las células T CD4+ en el interior de los tejidos linfoides progresa de modo firme durante el período latente, y el número de células T CD4+ circulantes disminuye firmemente. Más del 90% de las aproximadamente 10^{12} células T se encuentran normalmente en los tejidos linfoides, y se estima que el VIH destruye de 1 a 2×10^9 células T CD4+ cada día. En una fase temprana en el curso de la enfermedad, el organismo puede continuar fabricando nuevas células T CD4+ y, por lo tanto, las células T CD4+ pueden ser sustituidas casi tan rápidamente como son destruidas. En este estadio, hasta el 10% de las células T CD4+ de los órganos linfoides pueden estar infectadas, pero la cifra de células T CD4+ circulantes que se hallan

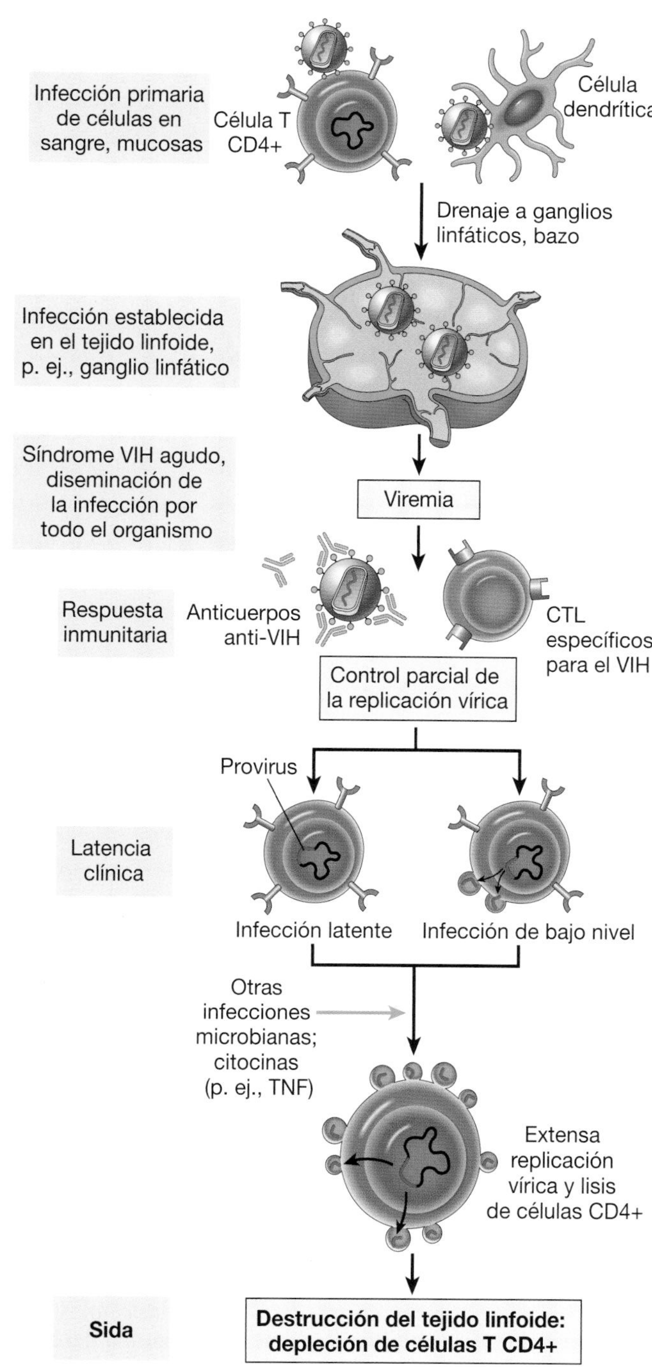

Figura 5-32

Patogenia de la infección por el VIH. Inicialmente, el VIH infecta las células T y los macrófagos directamente o es transportado a éstas por las células de Langerhans. La replicación vírica en los ganglios linfáticos regionales lleva a viremia y siembra generalizada del tejido linfoide. La viremia es controlada por la respuesta inmunitaria del huésped (no mostrada) y, a continuación, el paciente entra en una fase de latencia clínica. Durante esta fase, la replicación vírica en las células T y en los macrófagos continúa, pero hay una cierta contención inmunitaria del virus (no ilustrada). Continúa una erosión gradual de células CD4+ por la infección productiva (u otros mecanismos, no mostrados). A la larga, la cifra de células CD4+ disminuye y se llega al desarrollo de síntomas clínicos del sida florido. Los macrófagos se hallan también infectados por el virus en la fase temprana; no son lisados por el VIH y transportan el virus a los tejidos, sobre todo el cerebro.

infectadas en un momento dado puede ser menor del 0,1% del total de células T CD4+ en un individuo. A la larga, durante un período de años, el ciclo continuo de infección vírica y de muerte de células T lleva a un firme declinar en el número de células T CD4+ en los tejidos linfoides y en la circulación.

Además de la disminución de las células T, se han descrito anomalías en muchos componentes del sistema inmunitario (resumidas en la Tabla 5-10). A continuación describimos los principales defectos en las células inmunitarias durante el curso de la infección por el VIH.

Tabla 5-10 Principales anomalías en la función inmunitaria del sida

Linfopenia
Causada predominantemente por la pérdida selectiva del subgrupo de células T CD4 colaboradoras; inversión del cociente CD4:CD8
Disminución de la función de las células T *in vivo*
Pérdida preferencial de las células T activadas y de memoria
Disminución de la hipersensibilidad retardada
Susceptibilidad a infecciones oportunistas
Susceptibilidad a neoplasias
Alteración de la función de las células T *in vitro*
Disminución de la respuesta proliferativa a los mitógenos, aloantígenos y antígenos solubles
Disminución de la citotoxicidad
Disminución de la función colaboradora para la producción de anticuerpos de las células B
Disminución de la producción de IL-2 y de IFN-γ
Alteración de las funciones de los monocitos o de los macrófagos
Disminución de la quimiotaxis y fagocitosis
Disminución de la expresión de antígenos HLA de clase II
Disminución de la capacidad para presentar antígenos a las células T
Aumento de la secreción espontánea de IL-1, TNF, IL-6
Activación policlonal de las células B
Hipergammaglobulinemia e inmunocomplejos circulantes
Incapacidad para montar una respuesta de anticuerpos *de novo* a un nuevo antígeno
Escasas respuestas a las señales normales para la activación *in vitro* de las células B

IFN-γ, interferón-γ; IL-1, interleucina-1; TNF, factor de necrosis tumoral.

Mecanismos de la disminución de las células T en la infección por el VIH. *El principal mecanismo de la pérdida de células T CD4+ es la infección lítica por el VIH de las células, y la muerte celular durante la replicación vírica y la producción de viriones* (Fig. 5-33). Al igual que otros virus citopáticos, el VIH desestructura las funciones celulares lo suficiente como para causar la muerte de las células infectadas. Además de la lisis celular directa, otros mecanismos pueden causar la pérdida de células T:

- Pérdida de precursores inmaduros de células T CD4+, ya sea por infección directa de células progenitoras tímicas o por infección de células accesorias que segregan citocinas esenciales para la maduración de las células T CD4+. El resultado es una disminución en la producción de células T CD4+ maduras.

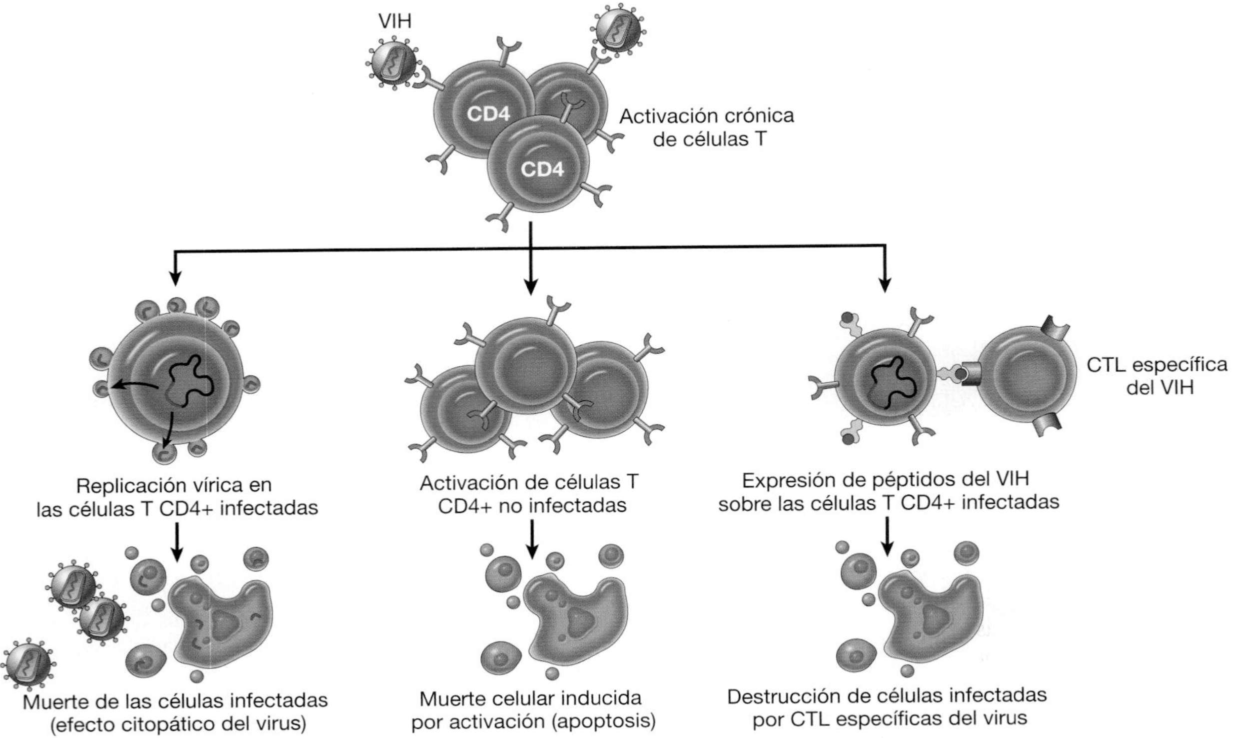

Figura 5-33

Mecanismos de la pérdida de células CD4 en la infección por el VIH. Se muestran algunos de los principales mecanismos conocidos y postulados de la disminución de células T después de la infección por el VIH.

- La activación crónica de células no infectadas por antígenos del VIH o por microbios infecciosos concurrentes puede conducir a apoptosis de las células T. Debido a esta «muerte inducida por activación» de células no infectadas, las cifras de células T que mueren pueden ser mucho mayores que el número de células infectadas por el VIH.
- La infección de diversas células en los tejidos linfoides puede desestructurar la arquitectura normal, lo que lleva a un trastorno de las respuestas inmunitarias.
- La fusión de las células infectadas y no infectadas causa la formación de sincitios (células gigantes). En cultivos de tejidos, la gp120 expresada en células productivamente infectadas se une a moléculas CD4 en células T no infectadas, seguido de fusión celular, balonización y muerte a las pocas horas. Esta propiedad de la formación de sincitios está confinada a la cepa X4 del VIH.
- Las células T CD4+ no infectadas pueden unir la gp120 soluble a la molécula CD4, lo que lleva a una señalización aberrante y apoptosis.
- Las células T CD4+ pueden ser destruidas por linfocitos citotóxicos CD8+ específicos del VIH.

La pérdida de células CD4+ lleva a una inversión del cociente CD4:CD8 en la sangre periférica. Así, mientras que el cociente normal CD4:CD8 está próximo a 2, los pacientes con sida tienen un cociente de 0,5. Tal inversión es un hallazgo común en el sida, pero puede producirse en otras infecciones víricas y, por consiguiente, no es diagnóstica.

Aunque una reducción importante en las células T CD4+ constituye una marca distintiva del sida y puede explicar gran parte de la inmunodeficiencia en el curso posterior de la infección por el VIH, hay también datos apremiantes de *defectos cualitativos en la función de las células que pueden ser detectados aun en personas asintomáticas infectadas por el VIH.* Éstos incluyen una reducción en la proliferación de células T inducida por antígenos, trastornos en la producción de citocinas T_H1, y una señalización intracelular anormal. Hay también una pérdida selectiva de células T CD4+ de memoria a comienzos del curso de la enfermedad, posiblemente relacionada con el mayor nivel de expresión de CCR5 en este subgrupo de células T.

La infección crónica o *latente de bajo nivel de las células T (y macrófagos)* es una característica importante de la infección por el VIH. Aunque sólo infrecuentes células T CD4+ expresan el virus infeccioso a comienzos del curso de la infección, se puede demostrar que hasta el 30% de las células T de los ganglios linfáticos albergan realmente el genoma del VIH. Es una creencia generalizada que el provirus integrado, sin producción de virus (*infección latente*) puede persistir en el interior de las células durante meses o años. Aun con un tratamiento antirretrovírico de gran actividad (que puede eliminar la mayoría del virus en la sangre), el virus latente se esconde en las células CD4+ de los ganglios linfáticos (hasta el 0,05% de las células T CD4+ en reposo de larga duración se hallan infectadas). *La terminación del ciclo vital del virus en las células latentemente infectadas requiere la activación celular.* Así, si las células CD4+ latentemente infectadas son activadas por antígenos ambientales, la consecuencia desafortunada es el aumento de la transcripción de ADN provírico del VIH, lo que lleva a la producción de viriones y, en el caso de las células T, también a lisis celular. Además, el TNF, la IL-1 y la IL-6 producidos por macrófagos activados durante las respuestas inmunitarias normales pueden llevar también a un aumento en la transcripción génica del VIH (v. Fig. 5-32). Así, parece que el VIH progresa cuando los macrófagos y las células T del huésped son activadas fisiológicamente (p. ej., por infección intercurrente por otros agentes microbianos). Los estilos de vida de la mayoría de los pacientes infectados por el VIH en Estados Unidos los sitúan en un mayor riesgo de exposición recurrente a otras enfermedades de transmisión sexual; en África, las condiciones socioeconómicas imponen, probablemente, una mayor carga de infecciones microbianas crónicas. Es fácil comprender cómo los pacientes con sida llegan a padecer un ciclo vicioso de destrucción de células T: las infecciones a las que son propensas estos pacientes por disminución de la función de las células T colaboradoras llevan a una mayor producción de citocinas proinflamatorias que, a su vez, estimulan una mayor producción de VIH, seguida de infección y pérdida de células T CD4+.

Monocitos/macrófagos en la infección por el VIH. Además de la infección de las células T CD4+, la infección de monocitos y macrófagos es también extraordinariamente importante en la patogenia de la enfermedad por el VIH. De modo similar a lo que sucede con las células T, la mayoría de los macrófagos infectados por el VIH se encuentran en los tejidos y no en la sangre periférica. Del 10 al 50% de los macrófagos de ciertos tejidos, como el cerebro y los pulmones, pueden hallarse infectados. No obstante, otros aspectos de la infección de los macrófagos por el VIH merecen atención:

- Aunque se requiere la división celular para la integración y la posterior replicación de la mayoría de los retrovirus, el VIH-1 puede infectar y multiplicarse en macrófagos terminalmente diferenciados que no se estén dividiendo, propiedad conferida por el gen *vpr* del VIH-1.
- Los macrófagos infectados geman relativamente pequeñas cantidades de virus a partir de la superficie celular pero contienen grandes cifras de partículas víricas localizadas en vesículas intracelulares.
- En contraste con las células T CD4+, los macrófagos son bastante resistentes a los efectos citopáticos del VIH y pueden, por lo tanto, albergar el virus durante largos períodos de tiempo.
- En más del 90% de los casos, la infección por el VIH se transmite por cepas R5. Las cepas X4, más virulentas, que evolucionan más tarde en el curso de la infección por el VIH, son ineficientes en la transmisión del VIH. Esto sugiere que la infección inicial de los macrófagos (o células dendríticas) es crítica para la transmisión del VIH.

Así, con toda probabilidad, los macrófagos son los guardabarreras de la infección por el VIH. Además de proporcionar una puerta para la transmisión inicial, los monocitos y los macrófagos son reservorios y fábricas del virus, cuya producción queda en gran medida protegida de las defensas del huésped. Los monocitos circulantes proporcionan también un vehículo para el transporte del VIH a diversas partes del organismo, sobre todo el sistema nervioso central. En los estadios tardíos de la infección por el VIH, cuando el número de células T CD4+ está muy disminuido, los macrófagos siguen siendo un sitio importante de la replicación vírica continuada. Aunque la cifra de monocitos infectados por el VIH en la circulación es baja, sus déficits funcionales (p. ej., trastorno de la actividad microbicida, disminución de la quimiotaxis, producción anómala de citocinas y disminución de la capacidad de presentación antigénica) tienen una importante carga sobre las defensas del huésped.

Células dendríficas (CD) en la infección por el VIH. Además de los macrófagos, dos tipos de CD son también dianas importantes para la iniciación y mantenimiento de la infección por el VIH: las CD de las mucosas y de los folículos. Como se ha descrito anteriormente, las CD en los epitelios mucosos capturan el virus y lo transportan a los ganglios linfáticos regionales, donde las células T CD4+ se infectan. Las CD foliculares de los centros germinales de los ganglios linfáticos son reservorios importantes del VIH. Aunque algunas CD foliculares están infectadas por el VIH, la mayoría de las partículas víricas se encuentran sobre la superficie de sus prolongaciones dendríticas, incluidas las unidas a los receptores Fc por complejos VIH/anticuerpos anti-VIH. Los viriones recubiertos por anticuerpos localizados en las CD foliculares retienen la capacidad de infectar células T CD4+. La infección por el VIH de los macrófagos y de las CD puede alterar también las funciones de estas poblaciones celulares, con efectos secundarios sobre la reactividad de las células T.

Células B y otros linfocitos en la infección por el VIH. Aunque se ha centrado la atención en las células T y en los macrófagos, los pacientes con sida presentan también anomalías importantes en la función de las células B. Paradójicamente, estos pacientes tienen hipergammaglobulinemia e inmunocomplejos circulantes como consecuencia de una activación policlonal de las células B. Este hecho puede ser el resultado de múltiples factores, como son la infección por el CMV o VEB, ambos activadores policlonales de las células B. La propia gp41 del VIH puede promover el crecimiento y diferenciación de las células B, y los macrófagos infectados por el VIH producen grandes cantidades de IL-6, que promueven la activación de las células B. A pesar de la presencia de células B activadas de modo espontáneo, los pacientes con sida son incapaces de montar respuestas de anticuerpos a los antígenos con los que se han encontrado de nuevo. Este hecho no es sólo atribuible a una deficiente colaboración de las células T, sino que también se hallan suprimidas las respuestas de anticuerpos frente a antígenos independientes de las células T, lo que sugiere mayores defectos de las células B. El trastorno en la inmunidad humoral hace que estos pacientes sean susceptibles a bacterias encapsuladas (p. ej., *S. pneumoniae* y *H. influenzae*) que requieren anticuerpos para una opsonización y eliminación efectivas.

Las células T CD4+ desempeñan una función central en la regulación de la respuesta inmunitaria: producen una plétora de citocinas y factores quimiotácticos y de crecimiento hematopoyéticos (p. ej., factor estimulante de colonias de granulocitos-macrófagos). Por consiguiente, la pérdida de esta «célula maestra» tiene efectos ondulantes sobre la práctica totalidad de las células del sistema inmunitario, como se resume en la Tabla 5-10.

Patogenia de la afectación del SNC. La patogenia de las manifestaciones neurológicas del sida merece una mención especial porque, además del sistema linfoide, el sistema nervioso es una diana principal de la infección por el VIH. Los macrófagos y las células que pertenecen a la línea de monocitos y macrófagos (microglía) son los tipos celulares predominantes infectados por el VIH en el cerebro. Es muy probable que el virus sea transportado al cerebro por monocitos infectados (así, las muestras de VIH aislado en el cerebro son casi exclusivamente del tipo R5). No obstante, el mecanismo del daño cerebral inducido por el VIH sigue sin aclarar. Dado que las neuronas no se infectan por el VIH, y que la extensión de las alteraciones neuropatológicas es con frecuencia menor de lo que se podría esperar dada la intensidad de los síntomas neurológicos, la mayoría de los expertos cree que el déficit neurológico está causado indirectamente por productos víricos y factores solubles (p. ej., citocinas como TNF) producidos por los macrófagos/microglía. Además, el óxido nítrico inducido en las células neuronales por la proteína gp41 y el daño directo de las neuronas por la gp120 del VIH se han sugerido como mecanismos patogénicos.

RESUMEN

Ciclo vital del VIH y patogenia del sida

- *Entrada del VIH en las células*: requiere CD4 y correceptores, que son receptores para quimiocinas; implica la unión de la gp120 vírica y la fusión con la célula mediada por la proteína vírica gp41; las principales dianas celulares son las células T CD4+ colaboradoras, macrófagos y CD.
- *Replicación vírica*: el genoma del provirus se integra en el ADN de la célula huésped; la expresión génica vírica es desencadenada por estímulos que activan las células infectadas (p. ej., microbios infecciosos, citocinas producidas durante las respuestas inmunitarias normales).
- *Progresión de la infección*: infección aguda de las células T de las mucosas y CD; viremia con diseminación del virus; infección latente de las células en el tejido linfoide; replicación vírica continuada y pérdida progresiva de células T CD4+.
- *Mecanismos del déficit inmunitario*:
  - Pérdida de células T CD4+: la muerte de células T durante la replicación vírica y gemación (similar a otras infecciones citopáticas); apoptosis como consecuencia de la estimulación crónica; disminución de la producción tímica; defectos funcionales.
  - Funciones defectuosas de los macrófagos y de las CD.
  - Destrucción de la arquitectura de los tejidos linfoides (tardía).

Evolución natural de la infección por el VIH

El curso clínico de la infección por el VIH puede comprenderse mejor en términos de una influencia recíproca entre el VIH y el sistema inmunitario. Se reconocen tres fases que reflejan la dinámica de la interacción virus-huésped: 1) una *fase aguda* temprana; 2) una *fase crónica* media, y 3) una *fase de crisis* final (Fig. 5-34).

- La *fase aguda* representa la respuesta inicial de un adulto inmunocompetente a la infección por el VIH. Clínicamente, es una enfermedad autolimitada que se desarrolla

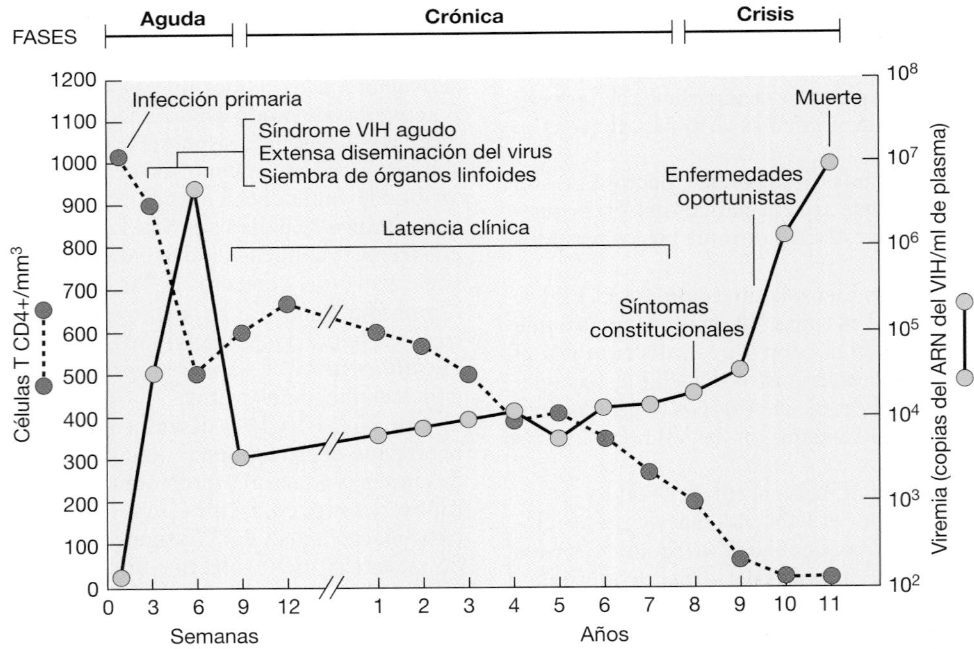

Figura 5-34

Curso clínico de la infección por el VIH. Durante el período inicial tras la infección primaria hay una diseminación generalizada del virus y una brusca disminución del número de células T CD4+ en la sangre periférica. A continuación sigue una respuesta inmunitaria al VIH, con una disminución en la viremia seguida de un período prolongado de latencia clínica. Durante este período continúa la replicación vírica. El recuento de células T CD4+ disminuye gradualmente durante los años siguientes, hasta que llega a un nivel crítico por debajo del cual hay un riesgo sustancial de enfermedades oportunistas. (Revisada de Fauci AS, Lane I-IC: Human immunodeficiency virus disease: AIDS and related conditions. En: Fauci AS, et al [eds.]: Harrison's Principles of Internal Medicine, 14.ª ed. Nueva York, Mc Graw-Hill, 1997, p 1791. Reproducida con permiso de The McGraw-Hill Companies.)

en el 50 al 70% de los adultos de 3 a 6 semanas después de la infección; se caracteriza por síntomas inespecíficos que incluyen faringitis, mialgia, fiebre, erupción y, en ocasiones, meningitis aséptica. Esta fase se caracteriza también por unos elevados niveles de producción vírica, viremia y siembra generalizada de los tejidos linfoides periféricos, habitualmente con una modesta reducción de las células T CD4+. Sin embargo, pronto se desarrolla una respuesta inmunitaria específica del virus, manifestada por seroconversión (por lo general, entre 3 y 17 semanas después de la exposición) y por el desarrollo de linfocitos citotóxicos CD8+ específicos del virus. Cuando cede la viremia, las células T CD4+ retornan a unas cifras casi normales. Sin embargo, la reducción del virus en plasma no señala el final de la replicación vírica, que continúa en el interior de las células T CD4+ y macrófagos en los tejidos (sobre todo órganos linfoides).

- La *fase crónica* media representa un estadio de relativa contención del virus. El sistema inmunitario está, en gran medida, intacto en este momento, pero hay una *replicación continuada del VIH que puede durar varios años*. Los pacientes están asintomáticos o presentan linfadenopatía persistente, y muchos pacientes tienen infecciones oportunistas «menores», como aftas (*Candida*) o herpes zóster. Durante esta fase, la replicación vírica en los tejidos linfoides continúa sin disminuir. El recambio vírico extenso se asocia con una pérdida continuada de células CD4+, pero una gran proporción de células CD4+ es reabastecida y la disminución de células CD4+ en la sangre periférica es modesta. Después de un período prolongado y variable, la cifra de células CD4+ comienza a disminuir, la proporción de células CD4+ supervivientes infectadas con el VIH aumenta y las defensas del huésped se reducen. La linfadenopatía persistente con síntomas constitucionales significativos (fiebre, erupción, fatiga) refleja el comienzo de la descompensación del sistema inmunitario, escalada de la replicación vírica y comienzo de la fase de «crisis».
- El final, la *fase de crisis*, se caracteriza por una desestructuración catastrófica de las defensas del huésped, un acusado aumento de la viremia y enfermedad clínica. Típicamente, los pacientes tienen fiebre de más de 1 mes de duración, fatiga, pérdida de peso y diarrea; el recuento de células CD4+ está disminuido por debajo de 500 células/µl. Después de un intervalo variable, los pacientes padecen infecciones oportunistas graves, neoplasias secundarias y/o manifestaciones neurológicas (las denominadas *enfermedades indicadoras de sida*), y se dice que el paciente tiene sida florido. Incluso si las enfermedades indicadoras de sida no son manifiestas, las directrices de los Centers for Disease Control (CDC) definen que un individuo infectado por el VIH con recuentos de células CD4+ menores o iguales a 200 por microlitro tiene sida.

En ausencia de tratamiento, en la mayoría de los pacientes con infección por el VIH se desarrolla sida después de una fase crónica de 7 a 10 años de duración. Las excepciones incluyen a los pacientes que padecen una rápida progresión y aquellos en los que no se produce la progresión a largo plazo. En los que tienen una rápida progresión, la fase media crónica acontece de 2 a 3 años después de la infección primaria. Los que no padecen la progresión (menos del 5% de las personas infectadas) se definen como individuos infectados por el VIH que permanecen asintomáticos durante 10 años o más, con recuentos estables de CD4+ y bajos niveles de viremia plasmática; debe destacarse que el sida se desarrolla, a la larga, en la mayoría de estos pacientes, aunque después de una latencia clínica muy prolongada. A pesar de mucho estudio, no se conoce la razón de esta ausencia de progresión.

Dado que la contención inmunitaria se asocia con una disminución en los recuentos de las células T CD4+, la clasificación de los CDC de la infección por el VIH estratifica a los pacientes en tres categorías atendiendo a los recuentos de células T CD4+: más de 500, entre 200 y 500, y menos de 200 cél./µl. Los pacientes del primer grupo están generalmente asintomáticos; recuentos inferiores a 500 cél./µl se asocian con síntomas tempranos, y los niveles de células T CD4+ por debajo de 200 cél./µl se asocian con una intensa inmunosupresión. En cuanto al tratamiento clínico, los recuentos de células CD4+ son un importante auxiliar en las determinaciones de la carga vírica del VIH. Sin embargo, la significación de estas dos determinaciones es ligeramente diferente: mientras que los recuentos de células CD4+ indican el estado de la enfermedad del paciente en el momento de la determinación, la carga vírica proporciona información sobre la dirección en la que progresa la enfermedad.

Debe quedar claro que en cada una de las tres fases de la infección por el VIH la replicación vírica continúa produciéndose a una velocidad bastante rápida. Incluso en la fase media crónica, antes de que se produzca una intensa disminución en el recuento de células CD4+, hay una extensa producción vírica. En otras palabras, *la infección por el VIH carece de una fase de auténtica latencia microbiológica*, es decir, una fase durante la cual *todo* el VIH está en forma de ADN provírico y ninguna se encuentra productivamente infectada. El tratamiento antirretrovírico multifarmacológico ha retardado de modo espectacular la progresión de la enfermedad y la frecuencia de las infecciones oportunistas y otras complicaciones. Sin embargo, no elimina todos los virus, y la enfermedad puede recurrir si se detiene el tratamiento; tampoco se conoce si se generalizarán las células víricas resistentes a los fármacos.

Características clínicas

Las manifestaciones clínicas de la infección por el VIH varían desde una enfermedad aguda leve a una enfermedad grave. Dado que ya hemos descrito anteriormente las características clínicas destacadas de las fases aguda, temprana y crónica media de la infección, a continuación sólo resumimos las manifestaciones clínicas de la fase terminal, el sida florido.

En Estados Unidos, el paciente adulto típico con sida acude con fiebre, pérdida de peso, diarrea, linfadenopatía generalizada, múltiples infecciones oportunistas, enfermedad neurológica y, en muchos casos, neoplasias secundarias. Las infecciones y neoplasias incluidas en la Tabla 5-11 forman parte de la definición del sida.

Infecciones oportunistas. Las infecciones oportunistas han explicado, aproximadamente, el 80% de las muertes en pacientes con sida. Su espectro cambia de modo constante, y su incidencia disminuye de modo acusado como resultado de un tratamiento antirretrovírico de gran actividad más efectivo. Aportamos un breve resumen de las infecciones oportunistas seleccionadas.

La neumonía producida por el hongo oportunista *Pneumocystis jiroveci* (que representa una reactivación de una infección latente previa) es la característica dominante en muchos casos, aunque su incidencia está disminuyendo como consecuencia de los regímenes profilácticos efectivos. El riesgo de desarrollo de esta infección es extraordinariamente elevado en individuos con menos de 200 células T CD4+/µl. Muchos pacientes acuden con una infección oportunista distinta a la neumonía por *P. jiroveci* (v. Tabla 5-11). Entre las más frecuentes figuran la candidiasis mucosa recurrente, infección diseminada por el CMV (sobre todo enteritis y retinitis), infección por herpes simple con úlceras orales y perianales importantes e infección diseminada por *M. tuberculosis* y micobacterias atípicas (*Mycobacterium avium-intracellulare*). La epidemia de sida ha causado un resurgimiento de la tuberculosis en Estados Unidos. Aunque en la mayoría de los casos representa una reactivación, la frecuencia de nuevas infecciones está también aumentando. Mientras que *M. tuberculosis* se manifiesta en el inicio del curso del sida, las infecciones con micobacterias atípicas se observan en una fase tardía del curso de la enfermedad por el VIH, por lo general en pacientes con menos de 100 células CD4+/µl. La toxoplasmosis es la infección secundaria más común del SNC, la meningitis criptocócica es también bastante frecuente. La diarrea persistente, habitual en pacientes con sida, está causada frecuentemente por infecciones producidas por *Cryptosporidium* o *Isospora belli*, pero también pueden hallarse implicadas especies de *Salmonella* y *Shigella*. Debido a la menor inmunidad humoral, los pacientes con sida son susceptibles a padecer infecciones por *S. pneumoniae* y *H. influenzae*.

Tabla 5-11 Infecciones oportunistas y neoplasias definidoras del sida encontradas en pacientes con infección por el VIH

Infecciones
INFECCIONES PROTOZOARIAS Y HELMÍNTICAS
Criptosporidiosis o isosporidiosis (enteritis)
Pneumocistosis (neumonía o infección diseminada)
Toxoplasmosis (neumonía o infección del SNC)
INFECCIONES FÚNGICAS
Candidiasis (esofágica, traqueal o pulmonar)
Criptococosis (infección del SNC)
Coccidioidomicosis (diseminada)
Histoplasmosis (diseminada)
INFECCIONES BACTERIANAS
Micobacteriosis («atípica», p. ej., *Mycobacterium avium-intracellulare*, diseminada o extrapulmonar); *M. tuberculosis* (pulmonar o extrapulmonar)
Nocardiosis (neumonía, meningitis, diseminada)
Infecciones diseminadas por *Salmonella*
INFECCIONES VÍRICAS
Citomegalovirus (infecciones pulmonares, intestinales, retinitis del SNC)
Virus herpes simple (localizadas o diseminadas)
Virus varicela zóster (localizadas o diseminadas)
Leucoencefalopatía multifocal progresiva
Neoplasias
Sarcoma de Kaposi
Linfomas no hodgkinianos (Burkitt, inmunoblástico)
Linfoma cerebral primario
Cáncer invasivo del cuello uterino

SNC, sistema nervioso central.

Neoplasias. Los pacientes con sida tienen una elevada incidencia de ciertos tumores, sobre todo sarcoma de Kaposi (SK), linfomas no hodgkinianos y cáncer de cuello uterino en las mujeres. La base del mayor riesgo de tumores malignos es multifactorial: profundos defectos en la inmunidad de células T, desregulación de las funciones de las células B y de los monocitos, y múltiples infecciones con virus conocidos (p. ej., herpesvirus humano 8, VEB, papilomavirus humano) y desconocidos.

El *SK*, tumor vascular que, por lo demás, es infrecuente en Estados Unidos (Capítulo 10), es la neoplasia más común en pacientes con sida (aunque su incidencia ha disminuido significativamente por el tratamiento antirretrovírico). El tumor es mucho más frecuente en los varones homosexuales o bisexuales que en los consumidores de drogas por vía intravenosa o en pacientes pertenecientes a otros grupos de riesgo. Las lesiones pueden surgir temprano, antes de que esté comprometido el sistema inmunitario, o en estadios avanzados de la infección por el VIH. A diferencia de las lesiones de los casos esporádicos de SK, las que aparecen en pacientes con sida son lesiones multicéntricas y tienden a ser más agresivas; pueden afectar a la piel, membranas mucosas, tracto gastrointestinal, ganglios linfáticos y pulmones. Las lesiones contienen células fusiformes que comparten características con las células endoteliales y musculares lisas y se cree que son células endoteliales linfáticas o mesenquimatosas que pueden formar conductos vasculares. En diferentes pacientes las lesiones son monoclonales, oligoclonales o incluso policlonales, lo que indica que el SK no es siempre un tumor típico.

El SK está causado por un herpesvirus denominado herpesvirus del sarcoma de Kaposi (HVSK) o herpesvirus humano 8 (HVH-8). Se desconocen los mecanismos que ligan la infección con este virus a las lesiones vasculares. Una hipótesis es que el HVSK infecta las células endoteliales de los linfáticos u otras células, y en concierto con citocinas producidas por células inmunitarias infectadas por el VIH estimula la proliferación de las células vasculares. El genoma del HVSK contiene homólogos de varios genes humanos que afectan a la supervivencia y proliferación celulares. No está claro por qué en las células proliferantes se desarrollan algunas características de tumores.

Los linfomas *no hodgkinianos* constituyen el segundo tipo más común de tumores asociados con el sida. Estos tumores son muy agresivos, se dan más frecuentemente en pacientes con intensa inmunosupresión y afectan a muchas localizaciones extraganglionares. El cerebro es la localización extraganglionar más afectada y por ello se considera que el linfoma primario del cerebro es considerado como enfermedad definidora del sida. En consonancia con su curso clínico agresivo, la mayoría de tales linfomas tienen un cuadro histológico difuso de células grandes (Capítulo 12). Al igual que con la mayoría de los otros linfomas difusos de células grandes, los que se producen en el contexto del sida son de origen principalmente de células B. Al menos en algunos casos (del 30 al 40%), estos linfomas se asocian con el VEB y progresan de lesiones policlonales a monoclonales de células B. Otro linfoma menos común relacionado con el sida es el linfoma de las cavidades, que se asocia también con infección por el HVH-8; crece exclusivamente en las cavidades orgánicas en forma de derrames pleurales, peritoneales y pericárdicos.

El *carcinoma cervical* es más frecuente en pacientes con sida, lo que se atribuye a una elevada prevalencia de infección por el virus del papiloma humano en pacientes con sida cuyos sistemas inmunitarios se hallan comprometidos. Se cree que el virus está íntimamente asociado con el carcinoma de células escamosas del cuello y sus lesiones precursoras, la displasia cervical y el carcinoma *in situ* (Capítulo 19). Por ello, la exploración ginecológica debe formar parte de la evaluación sistemática de las mujeres infectadas por el VIH.

Afectación de SNC. La afectación del SNC es una manifestación frecuente e importante del sida. En la autopsia, el 90% de los pacientes muestran alguna forma de afectación neurológica, y del 40 al 60% tienen disfunción neurológica clínicamente manifiesta. De modo significativo, en algunos pacientes las manifestaciones neurológicas pueden ser la única o más temprana característica de presentación de la infección por el VIH. Además de las infecciones oportunistas y de neoplasias, se producen varias alteraciones neuropatológicas graves determinadas por el virus, entre las que se incluyen meningitis aséptica que se produce en el momento de la seroconversión, mielopatía vacuolar, neuropatías periféricas y, muy comúnmente, una encefalopatía progresiva designada clínicamente como *complejo de sida-demencia* (Capítulo 23).

Morfología

Los cambios anatómicos en los tejidos (con la excepción de las lesiones cerebrales) no son específicos ni diagnósticos. En general, las características anatomopatológicas del sida son las de infecciones oportunistas generalizadas, SK y tumores linfoides. La mayoría de estas lesiones se describen en otra parte porque se producen también en pacientes que no tienen infección por el VIH. Para valorar la naturaleza distintiva de las lesiones en el SCN, se describen en el contexto de otros trastornos que afectan al cerebro (Capítulo 23). Nos centramos aquí en los cambios producidos en los órganos linfoides.

Las muestras de biopsia de ganglios linfáticos hipertrofiados en los estadios tempranos de la infección por el VIH ponen de manifiesto una **acusada hiperplasia folicular** (Capítulo 12). Las áreas medulares contienen abundantes **células plasmáticas**. Estos cambios, que afectan principalmente a las áreas de células B en el ganglio, son la representación morfológica de la activación policlonal de células B y de la hipergammaglobulinemia observada en los pacientes con sida. Además de los cambios en los folículos, los senos muestran un aumento de la celularidad, debido principalmente a un incremento en la cifra de macrófagos pero también con contribución por linfoblastos B y células plasmáticas. Se puede demostrar la presencia de partículas del VIH en el interior de los centros germinales, concentrados en las proyecciones vellosas de las CD foliculares. El ADN vírico puede detectarse también en los macrófagos y células T CD4+.

Con la progresión de la enfermedad, el frenesí proliferativo de las células B da vía a un patrón de evolución folicular intensa y de disminución de linfocitos generalizada. La trama organizada de CD foliculares se desestructura y los folículos pueden incluso hialinizarse. Estos ganglios linfáticos «quemados» son atróficos y pequeños y pueden albergar numerosos patógenos oportunistas. Debido a la profunda inmunosupresión, la respuesta inflamatoria a las infecciones, tanto en los ganglios linfáticos como en localizaciones extraganglionares puede ser escasa o atípica. Por ejemplo, con una intensa inmunosupresión las micobacterias no provocan formación de granulomas porque no hay células CD4+. En los ganglios linfáticos y en otros órganos con aspecto de vacíos, la presencia de agentes infecciosos puede ser difícil de demostrar sin la aplicación de tinciones especiales. Como podría esperarse, el agotamiento linfoide no queda confinado a los ganglios; en los posteriores estadios del sida, el bazo y el timo parecen ser también «tierras yermas».

Los linfomas no hodgkinianos, que afectan a los ganglios linfáticos y a localizaciones extraganglionares, son principalmente neoplasias de células B difusas de alto grado (Capítulo 12).

Desde la aparición del sida en 1981, los esfuerzos concertados de epidemiólogos, inmunólogos y biólogos moleculares han dado lugar a avances espectaculares en nuestra comprensión de este trastorno. Sin embargo, a pesar de todo este progreso, el pronóstico de los pacientes con sida sigue siendo malo. Aunque la tasa de mortalidad ha comenzado a reducirse en Estados Unidos como consecuencia del empleo de potentes combinaciones de antirretrovirales, todos los pacientes tratados siguen portando ADN vírico en sus tejidos linfoides. ¿Puede haber una curación con el virus persistente? Aunque se han realizado muchos esfuerzos para elaborar una vacuna, aún hay que salvar muchos obstáculos antes de que una profilaxis o tratamiento basado en una vacuna sea realidad. Los análisis moleculares han puesto de manifiesto un grado alarmante de variación en las muestras víricas de los pacientes, lo que hace aún más difícil el desarrollo de una vacuna. Otra complicación es que no se comprende aún completamente la naturaleza de la respuesta inmunitaria protectora. En consecuencia, en la actualidad, las medidas de prevención y salud pública efectivas, combinadas con el tratamiento antirretrovírico, son los pilares principales en la lucha contra el sida.

AMILOIDOSIS

La *amiloidosis* es una afección asociada con numerosos trastornos hereditarios e inflamatorios en la que depósitos extracelulares de proteínas fibrilares son responsables de daño tisular y del compromiso funcional. Estas fibrillas anormales son producidas por la agregación de proteínas mal plegadas (que son solubles en su configuración plegada normal). Los depósitos fibrilares se unen a una amplia variedad de proteoglucanos y glucosaminoglucanos, incluidos el heparán sulfato y el dermatán sulfato, y proteínas plasmáticas, sobre todo el componente P del amiloide sérico (SAP). La presencia de abundantes grupos de azúcares cargados en estas proteínas adsorbidas da a los depósitos unas características tintoriales que se pensó se parecían al almidón (amilosa). Por consiguiente, los depósitos recibieron la denominación de *amiloide*, nombre que está firmemente afianzado a pesar de que ahora se sabe que los depósitos no tienen relación alguna con el «almidón».

Patogenia del depósito de amiloide. *La amiloidosis es, fundamentalmente, un trastorno de mal plegamiento proteico.* El amiloide no es una proteína estructuralmente homogénea, aunque tiene siempre el mismo aspecto morfológico. De hecho, pueden agregarse más de 20 proteínas (en el último recuento, 23) y formar fibrillas con el aspecto de amiloide. Con independencia de su derivación, todos los depósitos de amiloide están compuestos por fibrillas no ramificadas, de 7,5 a 10 nm de diámetro, cada una formada por cadenas polipeptídicas de láminas β cruzadas (Fig. 5-35). El colorante rojo Congo se une a estas fibrillas y produce un dicroísmo (birre-

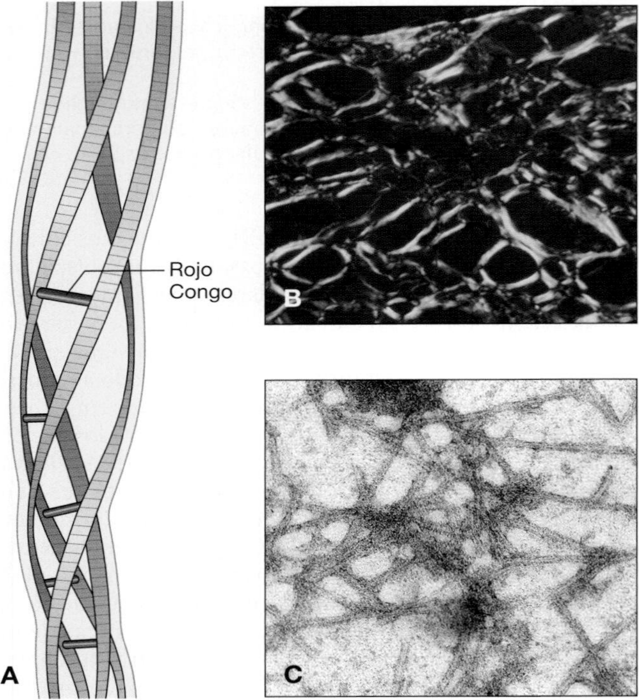

Figura 5-35

Estructura del amiloide. **A**, diagrama esquemático de una fibra de amiloide que muestra fibrillas (mostradas 4, puede haber hasta 6) enrolladas una sobre otra con una unión espaciada regular del colorante rojo Congo. **B**, la tinción con rojo Congo muestra una birrefringencia de color verde manzana a la luz polarizada, característica diagnóstica de la amiloide. **C**, microfotografía electrónica de fibrillas de amiloide de 7,5-10 nm. (Reproducida de Merlini G y Belloti V. Molecular mechanisms of amyloidosis. New Engl J Med 349:583-596, 2003. Copyright 2003 Massachusetts Medical Society. Todos los derechos reservados.)

fringencia) rojo-verde, que se utiliza normalmente para identificar los depósitos de amiloide en los tejidos.

Varios factores pueden contribuir a la agregación de ciertas proteínas y a la formación de fibrillas que se depositan en los tejidos extracelulares (Fig. 5-36).

- La proteína puede tener una tendencia a formar agregados de formas mal plegadas pero lo hace solamente cuando su concentración alcanza unos niveles anormalmente elevados. Puede suceder con el envejecimiento (amiloidosis senil), o cuando aumenta su producción (p. ej., en estados inflamatorios crónicos), o si la excreción de la proteína está alterada (amiloidosis asociada a diálisis a largo plazo).
- Una mutación puede dar lugar a una forma de proteína que tiene tendencia a plegarse inapropiadamente y a formar agregados (amiloidosis hereditaria).
- Una proteólisis limitada puede generar una proteína que forma fibrillas de amiloide (amiloidosis asociada con la enfermedad de Alzheimer).

De las más de 20 formas bioquímicamente distintas de proteínas amiloides identificadas, tres son las más frecuentes:

- La *proteína AL (cadena ligera de amiloide)* está producida por las células plasmáticas y compuesta por cadenas ligeras completas de Ig, los fragmentos aminoterminales de las cadenas ligeras, o ambos. Sólo unos pocos tipos de cadenas ligeras de Ig son propensas a formar agregados, probablemente porque contienen residuos de aminoácidos que desestabilizan la estructura de los dominios. Tal como era de esperar, el depósito de la proteína fibrilar amiloide del tipo AL se asocia con alguna forma de proliferación monoclonal de células B.
- La *fibrilla AA (asociada a amiloide)* es una proteína no inmunoglobulina única derivada de un precursor sérico de mayor tamaño (12 kD) denominado *proteína SAA* (*asociada al amiloide sérico*) y sintetizado en el hígado. La producción de esta proteína aumenta en los estados inflamatorios como parte de la «respuesta de fase aguda»; por consiguiente, esta forma de amiloidosis se asocia con trastornos inflamatorios crónicos. Una mayor producción de SAA no es probablemente suficiente para generar depósitos de amiloide. Se cree que la SAA se degrada normalmente a productos finales solubles por enzimas derivadas de macrófagos. Una proteólisis defectuosa puede producir SAA mal plegada, incompletamente degradada, lo que lleva a la agregación y depósito de fibrillas AA. Aunque ésta es una hipótesis plausible, no se han identificado en ningún paciente los defectos enzimáticos específicos.
- *El amiloide Aβ* se encuentra en las lesiones cerebrales de la *enfermedad de Alzheimer*. *Aβ* es un péptido de 4 kD que constituye la parte central de las placas cerebrales y de los depósitos de amiloide en los vasos cerebrales en esta enfermedad. La proteína Aβ deriva de una glucoproteína transmembrana mucho mayor, denominada *proteína precursora de amiloide* (PPA) (Capítulo 23).

Se han encontrado otras proteínas en los depósitos de amiloide en varios contextos clínicos:

- La *transtiretina* (TTR) es una proteína sérica normal que se une a la tiroxina y retinol y los transporta, de ahí el nombre. Las mutaciones en el gen que codifica la transtiretina dan lugar a la producción de una proteína (y de sus fragmentos) que se agregan y forman depósitos de amiloide. Las enfermedades resultantes se denominan *polineuropatías amiloides familiares*. La transtiretina se deposita también en el corazón de los individuos de edad avanzada (amiloidosis sistémica senil); en tales casos, la proteína es estructuralmente normal, pero se acumula en elevadas concentraciones. Algunos casos de amiloidosis familiar se asocian con depósitos de *lisozima* mutante.
- *β2-microglobulina*. Se trata de un componente de moléculas del MHC de clase I y una proteína sérica normal y se ha identificado como la subunidad de la fibrilla amiloide (Aβ2m) en la amiloidosis que complica el curso de los pacientes sometidos a *hemodiálisis de larga duración*. Las fibras Aβ2m son estructuralmente similares a la proteína β2m normal. Esta proteína está presente en elevadas concentraciones en el suero de los pacientes con nefropatía y se retiene en la circulación porque no se filtra de modo eficiente a través de las membranas de diálisis. En algunas series, hasta en el 60 al 80% de los pacientes en diálisis a largo plazo se desarrollan depósitos de amiloide en las membranas sinoviales, articulaciones y vainas tendinosas.
- También se han descrito depósitos de amiloide derivados de diversos precursores, como hormonas (procalcitonina) y queratina.

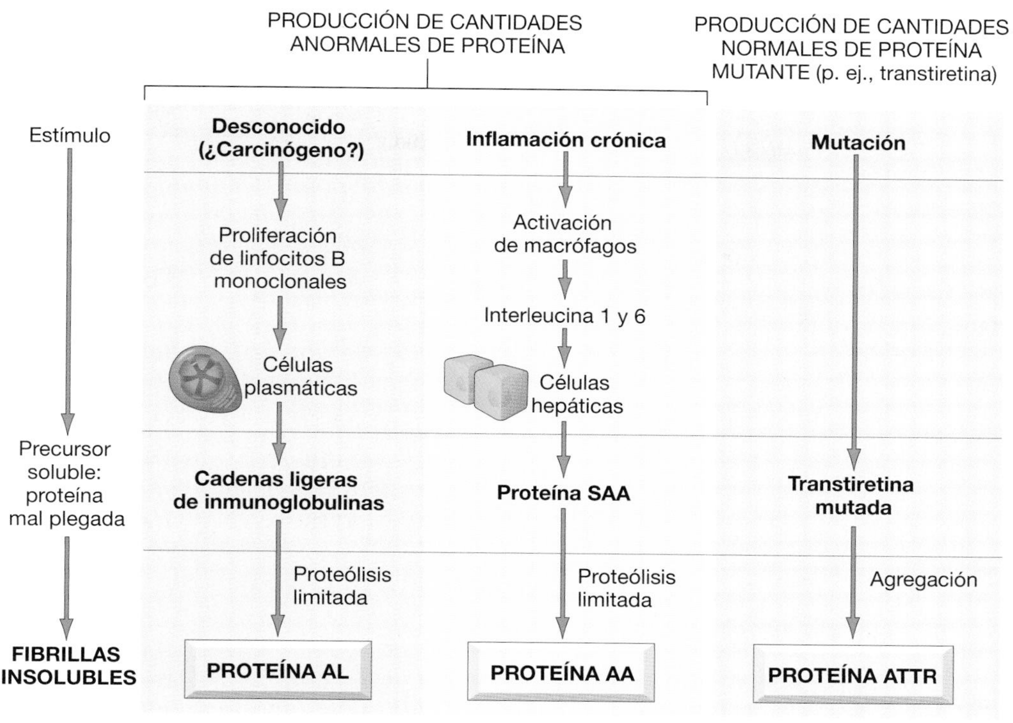

Figura 5-36

Patogenia de la amiloidosis. Mecanismos propuestos como base del depósito de las tres formas principales de las fibrillas de amiloide.

Clasificación de la amiloidosis. Dado que una forma bioquímica de amiloide dada (p. ej., AA) puede asociarse con depósito de amiloide en diversos contextos clínicos, la clasificación bioquímica y clínica combinada es la que se describe a continuación (Tabla 5-12). La amilodosis puede ser *sistémica* (generalizada), cuando se afectan varios órganos, o puede ser *localizada*, cuando los depósitos se limitan a un solo órgano, como el corazón. Por motivos clínicos, el patrón sistémico o generalizado se subclasifica en *amiloidosis primaria* cuando se asocia con alguna discrasia de los inmunocitos, o *amiloidosis secundaria* cuando se produce como complicación de un proceso destructivo tisular o inflamatorio crónico. La *amiloidosis hereditaria* o *familiar* constituye un grupo aparte, aunque heterogéneo, con varios patrones distintivos de afectación de órganos.

Discrasias del inmunocito con amiloidosis (amiloidosis primaria). El amiloide en esta categoría tiene una distribución, por lo general, sistémica y es del tipo AL. Con aproximadamente 3.000 nuevos casos cada año en Estados Unidos, es la forma más frecuente de amiloidosis. El mejor ejemplo de esta categoría es la amiloidosis asociada con el *mieloma múltiple*, una neoplasia maligna de las células plasmáticas (Capítulo 12). Las células B malignas sintetizan de modo característico cantidades anormales de Ig específica única (gammapatía monoclonal), produciendo un pico de proteína M (mieloma) en la electroforesis sérica. Además de la síntesis de moléculas de Ig completas, las células plasmáticas pueden también sintetizar y segregar cadenas ligeras γ o κ, conocidas también como *proteínas de Bence Jones* (debido al pequeño tamaño molecular de las proteínas de Bence Jones, se excretan también con frecuencia por la orina). Se hallan presentes en el suero de hasta el 70% de los pacientes con mieloma múltiple, y casi todos los pacientes con mieloma que llegan a padecer amiloidosis tienen proteínas de Bence Jones en el suero, en la orina o en ambos. Sin embargo, sólo del 6 al 15% de los pacientes con mieloma que tienen cadenas ligeras libres llegan a desarrollar amiloidosis. La presencia de las proteínas de Bence Jones, aunque necesaria, no es por sí misma suficiente para producir amiloidosis, sino que otras variables, como el tipo de la cadena ligera producida y su catabolismo, contribuyen al «potencial amiloidogénico» e influyen en el depósito de las proteínas de Bence Jones.

La gran mayoría de los pacientes con amiloide AL no tienen mieloma múltiple clásico ni otra neoplasia manifiesta de células B; no obstante, tales casos se clasifican como amiloidosis primaria porque sus características clínicas derivan de los efectos del depósito de amiloide sin cualquier otra enfermedad asociada. En la práctica totalidad de los casos, los pacientes tienen una modesta elevación en el número de células plasmáticas en la médula ósea y se pueden encontrar en el suero o en la orina inmunoglobulinas monoclonales o cadenas ligeras libres. Está claro que estos pacientes tienen una discrasia de células B de base en la que la producción de una proteína anormal, más que la producción de masas tumorales, es la manifestación predominante.

Amiloidosis sistémica reactiva. Los depósitos de amiloide en este patrón tienen una distribución sistémica y están compuestos por proteína AA. Esta categoría fue previamente denominada *amiloidosis secundaria* porque es debida a una afección inflamatoria crónica. La característica común en la mayoría de los casos de amiloidosis sistémica reactiva es una lesión celular prolongada que se produce en un espectro de afecciones inflamatorias crónicas de naturaleza infecciosa y no infecciosa. Clásicamente, la tuberculosis, la bronquiectasia

Tabla 5-12 Clasificación de la amiloidosis

Categoría clinicopatológica	Enfermedades asociadas	Proteína fibrilar mayor	Proteína precursora químicamente relacionada
Amiloidosis sistémica (generalizada)			
Discrasias del inmunocito con amiloidosis (amiloidosis primaria)	Mieloma múltiple y otras proliferaciones monoclonales de células B	AL	Cadenas ligeras de inmunoglobulinas, principalmente de tipo γ
Amiloidosis sistémica reactiva (amiloidosis secundaria)	Afecciones inflamatorias crónicas	AA	SAA
Amiloidosis asociada a la hemodiálisis	Insuficiencia renal crónica	$A\beta_2m$	β_2-microglobulina
Amiloidosis hereditaria			
Fiebre mediterránea familiar		AA	SAA
Neuropatías amiloidóticas familiares (varios tipos)		ATTR	Transtiretina
Amiloidosis senil		ATTR	Transtiretina
Amiloidosis localizada			
Cerebral senil	Enfermedad de Alzheimer	$A\beta$	PPA
Endocrina			
Carcinoma medular del tiroides		A Cal	Calcitonina
Islotes de Langerhans	Diabetes tipo 2	AIAPP	Péptido amiloide de los islotes
Amiloidosis auricular aislada		AANF	Factor natriurético auricular

y la osteomielitis crónica eran las causas más comunes; con la llegada de tratamientos antimicrobianos efectivos, la amiloidosis sistémica reactiva se observa más frecuentemente en el contexto de inflamación crónica causada por enfermedades autoinmunitarias (p. ej., AR, espondilitis anquilosante y enfermedad inflamatoria intestinal). La AR es particularmente dada al desarrollo de amiloidosis, y el depósito de amiloide se observa en hasta el 3% de estos pacientes. Las infecciones cutáneas crónicas causadas por «inyección subcutánea» de narcóticos se asocian también con depósito de amiloide. Por último, la amiloidosis sistémica reactiva puede producirse también en asociación con tumores no derivados de células inmunitarias, y las dos formas más frecuentes son el carcinoma de células renales y el linfoma de Hodgkin.

Amiloidosis familiar (hereditaria). Se han descrito varias formas familiares de amiloidosis; la mayoría son infrecuentes y se dan en áreas geográficas limitadas. La mejor caracterizada es una afección autosómica recesiva denominada *fiebre mediterránea familiar,* un trastorno febril caracterizado por crisis de fiebre, acompañada de inflamación de las superficies serosas, incluidos el peritoneo, la pleura y la membrana sinovial. Esta enfermedad se encuentra, sobre todo, en individuos de orígenes armenio, judío sefardí y árabe. Se asocia con afectación tisular generalizada indistinguible de la amiloidosis sistémica reactiva. Las proteínas fibrilares de amiloide están compuestas por proteínas AA, lo que sugiere que esta forma de amiloidosis guarda relación con brotes recurrentes de inflamación que caracterizan la enfermedad. Se ha clonado el gen de la fiebre mediterránea familiar y su producto se denomina *pirina*; aunque no se conoce su función exacta, se ha sugerido que es responsable de la regulación de la inflamación aguda; presumiblemente inhibe la función de los neutrófilos. Con una mutación en este gen, traumatismos menores desencadenan una respuesta inflamatoria enérgica que daña los tejidos.

En contraste con la fiebre mediterránea familiar, un grupo de trastornos familiares autosómicos dominantes se caracteriza por depósito de amiloide, predominantemente en los nervios periféricos y sistema vegetativo. Estas polineuropatías amiloidóticas familiares se han descrito en familias de diferentes partes del mundo, por ejemplo, Portugal, Japón, Suecia y Estados Unidos. Como se ha mencionado previamente, las fibrillas en estas polineuropatías familiares están compuestas de ATTR mutantes.

Amiloidosis localizada. En ocasiones, los depósitos de amiloide se hallan limitados a un único órgano o tejido sin afectación de cualquier otra parte del organismo. Los depósitos pueden producir masas nodulares detectables a simple vista o ser manifiestas sólo en el examen microscópico. Los depósitos nodulares (que pueden formar tumores) de amiloide se encuentran más frecuentemente en el pulmón, laringe, piel, vejiga urinaria, lengua y región periocular. Frecuentemente hay infiltrados de linfocitos y de células plasmáticas en la periferia de estas masas amiloides, lo que suscita la cuestión de si el infiltrado mononuclear es una respuesta al depósito de amiloide o si, en cambio, es responsable de él. Al menos en algunos casos, el amiloide consta de proteína AL y puede, por consiguiente, representar una forma localizada de amiloide derivado de inmunocitos.

Amiloide endocrino. Se pueden encontrar depósitos microscópicos de amiloide localizado en ciertos tumores endocrinos, como el carcinoma medular de la glándula tiroides, tumores de los islotes pancreáticos, feocromocitomas y carcinomas indiferenciados del estómago, así como de los islotes de Langerhans en pacientes con diabetes mellitus tipo 2. En estas situaciones, las proteínas amiloidogénicas parecen derivar de hormonas polipeptídicas (carcinoma medular) o de proteínas únicas (p. ej., polipéptido amiloide de los islotes).

Amiloide del envejecimiento. Con el proceso de envejecimiento se producen varias formas bien documentadas de depósito de amiloide. La *amiloidosis sistémica senil* hace referencia al depósito sistémico de amiloide en pacientes de edad avanzada (por lo general, de 70 a 90 años de edad). Dada la afectación predominante y la disfunción relacionada del corazón (que habitualmente se manifiesta como miocardiopatía restrictiva y arritmias), esta forma se denomina también *amiloidosis cardíaca senil*. El amiloide en esta forma está compuesto de la molécula de TTR normal. Además, otra forma que afecta de modo predominante sólo al corazón es consecuencia del depósito de una *forma mutante de TTR*. Aproximadamente el 4% de la población negra de Estados Unidos es portadora del alelo mutante, y se ha identificado esta miocardiopatía tanto en pacientes homocigotos como heterocigotos.

Morfología

No hay patrones sólidos o distintivos de distribución por órganos o tejidos de depósitos de amiloide en cualquiera de las categorías citadas. No obstante, se pueden realizar algunas generalizaciones. En la amiloidosis secundaria a trastornos inflamatorios crónicos es habitual que se vean afectados los riñones, hígado, bazo, ganglios linfáticos, suprarrenales, tiroides, así como otros muchos tejidos. Aunque no puede distinguirse con fiabilidad la amiloidosis asociada a inmunocitos de la forma secundaria por su distribución por órganos, afecta con mayor frecuencia al corazón, tracto gastrointestinal, tracto respiratorio, nervios periféricos, piel y lengua. Sin embargo, los mismos órganos afectados por la amiloidosis sistémica reactiva (amiloidosis secundaria), incluidos los riñones, hígado y bazo, también pueden contener depósitos en la forma de la enfermedad asociada a inmunocitos. La localización de los depósitos de amiloide en los síndromes hereditarios es variada. En la fiebre mediterránea, la amiloidosis puede ser generalizada, y afectar a los riñones, vasos sanguíneos, bazo, tracto respiratorio y (rara vez) al hígado. Puede inferirse la localización del amiloide en los restantes síndromes hereditarios a partir de la designación de estas entidades.

Cualquiera que sea el trastorno clínico, la amiloidosis puede o no ser manifiesta en el examen macroscópico. Con frecuencia no se reconocen las pequeñas cantidades hasta que la superficie del órgano de corte es pintada con yodo y ácido sulfúrico. Con esto se consigue una tinción de color caoba pardo de los depósitos de amiloide. Cuando se acumula amiloide en mayores cantidades, el órgano se encuentra con frecuencia hipertrofiado y el tejido se muestra de color gris con una consistencia cérea firme. **Histológicamente, el depósito de amiloide es siempre extracelular y comienza entre las células**, con frecuencia en relación a las membranas basales. A medida que se acumula amiloide, va cercenando las células, y con el tiempo las rodea y las destruye. En la forma asociada a inmunocitos son frecuentes las localizaciones perivasculares y vasculares.

El diagnóstico histológico del amiloide se basa casi completamente en sus características tintoriales. La técnica de tinción utilizada más comúnmente es la del rojo Congo, que bajo la luz ordinaria da un color entre rosa y rojo a los depósitos de amiloide. Con luz polarizada, el amiloide teñido por el rojo Congo muestra una birrefringencia denominada verde manzana (Fig. 5-37). Esta reacción es compartida por todas las formas de amiloide y está causada por la configuración β-plegada cruzada de las fibrillas de amiloide. Puede obtenerse la confirmación por microscopia electrónica, que pone de manifiesto fibrillas delgadas amorfas no orientadas. También pueden distinguirse los tipos de amiloide AA, AL y ATTR por tinción inmunohistoquímica específica.

Dado que el patrón de afectación de los órganos en las diferentes formas clínicas de la amiloidosis es variable, describimos por separado las afectaciones de cada uno de los principales órganos afectados.

Riñón. La amiloidosis del riñón es la afectación más frecuente y más grave de la enfermedad. Macroscópicamente, el riñón puede parecer sin cambios, o puede estar anormalmente hipertrofiado, pálido, gris y firme; en los casos de larga duración, puede estar reducido de tamaño. Microscópicamente, **los depósitos de amiloide se encuentran principalmente en los glomérulos**, pero también en el tejido intersticial peritubular, así como en las paredes de los vasos sanguíneos. En el glomérulo se desarrollan, primero, depósitos focales en el interior de la matriz mesangial y engrosamientos difusos o nodulares de las membranas basales de las asas capilares. Al ir progresando, los depósitos invaden las luces de los capilares y con el tiempo se produce la obliteración total del penacho vascular

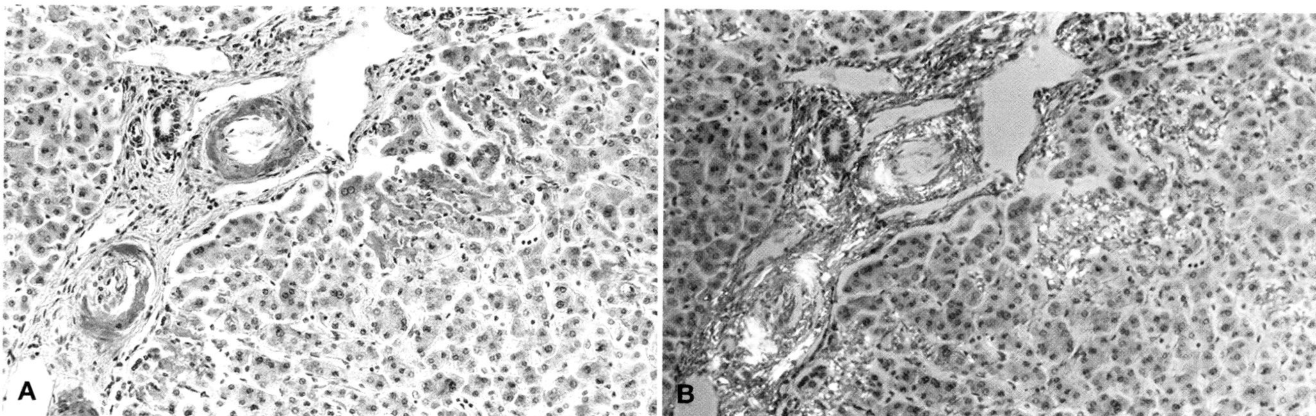

Figura 5-37

Amiloidosis. **A**, sección del hígado teñida con rojo Congo que pone de manifiesto depósitos de amiloide de color rosa-rojo en las paredes de los vasos sanguíneos y a lo largo de los sinusoides. **B**, obsérvese la birrefringencia amarillo-verde de los depósitos cuando se observan con el microscopio de luz polarizada. (Cortesía del doctor Trace Worrell y Sandy Hinton, Department of Pathology, University of Texas Southwestern Medical School, Dallas, Texas.)

(Fig. 5-38A). Los depósitos intersticiales peritubulares se asocian con frecuencia con la aparición de cilindros amorfos de color rosa en el interior de las luces tubulares, presumiblemente de naturaleza proteinácea. Se pueden desarrollar depósitos de amiloide en las paredes de los vasos sanguíneos de todos los tamaños, causando con frecuencia un estrechamiento vascular importante.

Bazo. La amiloidosis del bazo causa con frecuencia una hipertrofia moderada o incluso acusada (200-800 g). Por razones no aclaradas, puede desarrollarse uno de dos patrones. Los depósitos pueden estar virtualmente limitados a los folículos esplénicos, produciendo gránulos similares a la tapioca en el examen macroscópico («bazo en sagú»), o la afectación puede afectar principalmente a los senos esplénicos y extenderse en último término a la pulpa esplénica, formando depósitos grandes a modo de láminas («bazo lardáceo»). En ambos patrones, el bazo tiene una consistencia firme y las superficies de corte ponen de manifiesto depósitos céreos de color gris pálido.

Hígado. La amiloidosis del hígado puede causar una hipertrofia masiva (hasta 9.000 g). En tales casos avanzados, el hígado es extremadamente pálido, grisáceo y céreo, tanto en la superficie externa como en la sección de corte. Histológicamente, **los depósitos de amiloide aparecen, primero, en el espacio de Disse** y a continuación aumentan de tamaño para invadir el parénquima hepático adyacente y los sinusoides (v. Fig. 5-37). Las células hepáticas atrapadas sufren atrofia por compresión y, en último término, son sustituidas por sábanas de amiloide; es llamativo que puede quedar preservada la función normal del hígado incluso en el contexto de una afectación intensa.

Corazón. La amiloidosis cardíaca puede producirse como afectación aislada del órgano o como parte de una distribución sistémica. Cuando se acompaña de afectación sistémica, suele asociarse con discrasias inmunocitarias. La forma aislada (amiloidosis senil) suele quedar confinada a los individuos de mayor edad. Los depósitos pueden no ser manifiestos en la exploración macroscópica, o pueden causar una hipertrofia cardíaca mínima o moderada. Los hallazgos macroscópicos más característicos son elevaciones subendocárdicas a modo de gotitas de rocío de color gris-rosa, particularmente manifiestas en las cavidades auriculares. En el examen histológico, los depósitos se suelen encontrar por todo el miocardio, comenzando entre las fibras miocárdicas y causando, a la larga, su atrofia por presión (Fig. 5-38B).

Otros órganos. La amiloidosis de otros órganos suele encontrarse en las enfermedades sistémicas. Las suprarrenales, tiroides e hipófisis son localizaciones comunes de afectación. El depósito de amiloide comienza también en relación con las células estromales y endoteliales e invade progresivamente las células parenquimatosas. De modo sorprendente, puede haber grandes cantidades de amiloide en cualquiera de estas glándulas endocrinas sin alteración aparente de la función. En el tracto gastrointestinal, una localización relativamente preferida, puede encontrarse amiloide en todos los niveles, que en ocasiones producen masas que deben diferenciarse adecuadamente de neoplasias. Depósitos nodulares en la lengua pueden producir **macroglosia**. Atendiendo a la afectación frecuente del tracto gastrointestinal en los casos sistémicos, son útiles para el diagnóstico las biopsias gingivales, intestinales y rectales. El depósito de amiloide de β_2-microglobulina en pacientes sometidos a diálisis de larga duración se da muy frecuentemente en los **ligamentos carpianos de la muñeca**, lo que da lugar a compresión del nervio mediano (síndrome del túnel carpiano).

Correlación clínica. La amiloidosis puede ser un hallazgo insospechado en la autopsia de un paciente que no tiene manifestaciones clínicas relacionadas aparentes, o puede ser responsable de disfunción clínica significativa e incluso de muerte. Todo depende de las localizaciones particulares o de los órganos afectados y de la intensidad de la afectación. Los síntomas inespecíficos, como debilidad, fatiga y pérdida de peso, son los síntomas iniciales más comunes. En una fase posterior, la amiloidosis tiende a manifestarse en una de varias formas: *nefropatía, hepatomegalia, esplenomegalia* o *anomalías cardíacas*. La afectación renal que da lugar a proteinuria intensa (*síndrome nefrótico*; Capítulo 14) es, con frecuencia, la principal causa de síntomas en la amiloidosis sistémica reactiva. La progresión de la nefropatía puede llevar a insuficiencia renal, que es una causa importante de muerte en la amiloidosis. La hepatoesplenomegalia rara vez causa una disfunción clínica significativa, pero puede ser el hallazgo inicial. La amiloidosis cardíaca puede manifestarse en forma de trastornos de la conducción o de miocardiopatía restrictiva (Capítulo 11). Las arritmias cardíacas son una causa importante de muerte en la amiloidosis cardíaca. En una gran serie de casos,

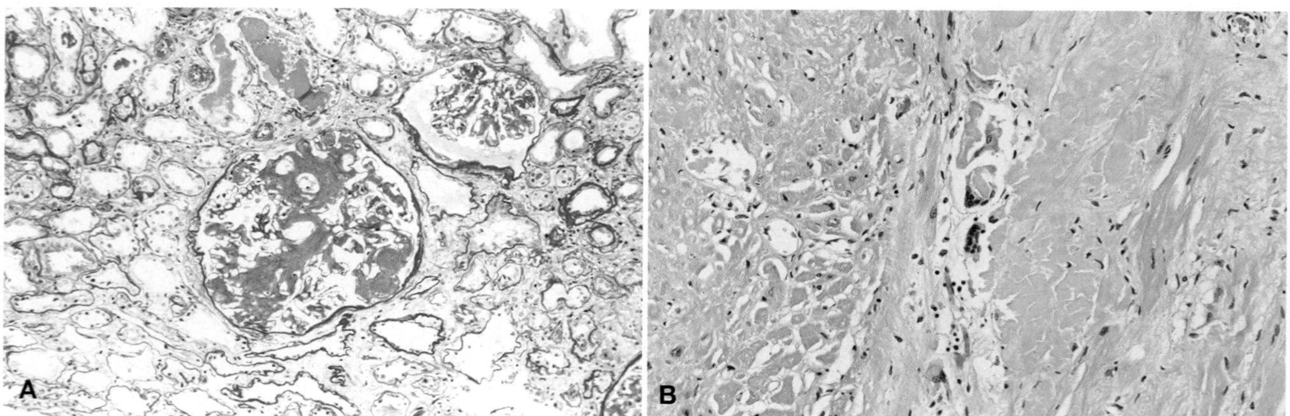

Figura 5-38

Amiloidosis. **A**, amiloidosis del riñón. La arquitectura glomerular está casi totalmente obliterada por la acumulación masiva de amiloide. **B**, amiloidosis cardíaca. Las fibras miocárdicas atróficas están separadas por amiloide teñido de color rosa.

el 40% de los pacientes con amiloidosis de cadenas ligeras (AL) fallecieron de cardiopatía.

Puede sospecharse el diagnóstico de amiloidosis por los signos y síntomas clínicos y gracias a algunos de los hallazgos mencionados; sin embargo, con frecuencia hay que realizar pruebas más específicas para establecer un diagnóstico definitivo. *La biopsia y la posterior tinción con rojo Congo es la herramienta más importante para el diagnóstico de amiloidosis*. En general, se toma una biopsia del órgano sospechoso de estar afectado. Por ejemplo, la biopsia renal es útil en presencia de anomalías urinarias. Las biopsias rectales y gingivales contienen amiloide en hasta el 75% de los casos con amiloidosis generalizada. El examen de aspirados de grasa abdominal teñidos con rojo Congo es un método sencillo y de bajo riesgo. Cuando se sospeche de amiloidosis AL, deberán realizarse electroforesis e inmunoelectroforesis de las proteínas séricas y urinarias; el aspirado de médula ósea suele mostrar plasmacitosis, incluso si no hay las lesiones esqueléticas del mieloma múltiple.

El pronóstico de los pacientes con amiloidosis generalizada es malo, con una media de supervivencia de 1 a 3 años después de efectuado el diagnóstico. En la amiloidosis de amiloide A (AA), el pronóstico depende, en cierta medida, del control de la afección de base. Los pacientes con amiloidosis asociada a mieloma tienen peor pronóstico, aunque pueden responder a los fármacos citotóxicos utilizados para el tratamiento de la afección de base. Se ha descrito la resorción de amiloide después del tratamiento de la afección asociada, pero se da de modo infrecuente.

RESUMEN

Amiloidosis

- La amiloidosis es una enfermedad caracterizada por depósitos extracelulares de proteínas mal plegadas que se agregan para formar fibrillas insolubles.
- El depósito de estas proteínas puede ser consecuencia de: una excesiva producción de proteínas propensas a un mal plegamiento y al depósito; mutaciones que producen proteínas que no pueden plegarse apropiadamente y tienden a agregarse; degradación proteolítica defectuosa o incompleta de proteínas extracelulares.
- La amiloidosis puede ser localizada o sistémica. Se observa en asociación con varios trastornos primarios, que incluyen proliferaciones monoclonales de células B (en las que los depósitos de amiloide constan de cadenas ligeras de inmunoglobulinas); enfermedades inflamatorias crónicas como artritis reumatoide (depósitos de proteína amiloide A, derivada de una proteína de fase aguda producida en la inflamación); enfermedad de Alzheimer (proteína β amiloide); afecciones familiares en las que los depósitos de amiloide constan de mutantes de proteínas normales (p. ej., transtiretina en polineuropatías amiloides familiares); amiloidosis asociada a la diálisis (depósitos de β_2-microglobulina, cuya depuración es defectuosa).
- Los depósitos de amiloide causan lesión tisular primaria y alteran la función normal al causar presión sobre las células y tejidos. No provocan una respuesta inflamatoria.

BIBLIOGRAFÍA

Buckley RH: Primary immunodeficiency diseases: dissectors of the immune system. Immunol Rev 185:206, 2002. *[Excelente revisión de la base molecular y del tratamiento de las principales enfermedades por inmunodeficiencia primaria.]*

Cookson W: The immunogenetics of asthma and eczema: a new focus on the epithelium. Nat Rev Immunol 4:978, 2004. *[Revisión de los genes asociados con el asma y discusión de nuevas ideas sobre el papel de las anomalías en los epitelios en la patogenia del asma y de la dermatitis alérgica.]*

Crow MK, Kirou KA: Interferon-alpha in systemic lupus erythematosus. Curr Opin Rheumatol 16:541, 2004. *[Discusión de los nuevos hallazgos que sugieren un papel de la citocina IFN-α en el LES.]*

Cunningham-Rundles C, Ponda PP: Molecular defects in T-ad B-cell primary immunodeficiency diseases. Nat Rev Immunol 5:880, 2006. *[Excelente puesta al día de las inmunodeficiencias primarias.]*

Dalakas MC, Hohlfeld R: Polymyositis and dermatomyositis. Lancet 362:971, 2003. *[Excelente revisión de conjunto de las dos miopatías principales.]*

Davidson A, Diamond B: Autoimmune diseases. N Engl J Med 345:340, 2001. *[Visión panorámica de la etiología, patogenia y tratamiento de las enfermedades autoinmunitarias.]*

Frankel AD, Young JA: HIV-1: fifteen proteins and an RNA. Annu Rev Biochem 67:1, 1998. *[Excelente revisión de la bioquímica de las principales proteínas del VIH.]*

Gaffney PM, et al.: Recent advances in the genetics of systemic lupus erythematosus. Rheum Dis Clin North Am 28:111, 2002. *[Revisión de los genes asociados con el LES en humanos y en modelos de ratón.]*

Galli SJ, et al.: Mast cells as «tunable» effector and immunoregulatory cells: recent advances. Annu Rev Immunol 23:749, 2005. *[Moderna discusión de la activación y regulación de las células cebadas y sus papeles en las enfermedades alérgicas.]*

Ganem D: KSHV infection and the pathogenesis of Kaposi's sarcoma. Annu Rev Pathol 1:273, 2006. *[Excelente y cuidadosa discusión de la comprensión actual del sarcoma de Kaposi.]*

Gonzalez-Scarano F, Martin-Garcia J: The neuropathogenesis of AIDS. Nat Rev Immunol 5:69, 2005. *[Excelente discusión de la patogenia de la demencia asociada al VIH.]*

Goodnow CC, et al.: Cellular and genetic mechanisms of self tolerance and autoimmunity. Nature 435:590, 2005. *[Excelente revisión de los mecanismos moleculares de la autotolerancia y del modo en que pueden entrar en crisis para dar lugar a enfermedad autoinmunitaria.]*

Greene WC, Peterlin BM: Charting HIV's remarkable voyage through the cell: basic science as a passport to future therapy. Nat Med 8:673, 2002. *[Excelente revisión de los mecanismos moleculares de la entrada del VIH en las células y de la expresión y replicación génica vírica.]*

Grossman Z, et al.: CD4+ T-cell depletion in HIV infection: are we closer to understanding the cause? Nat Med 8:319, 2002. *[Cuidadosa discusión de los posibles mecanismos del agotamiento de las células T en la infección por el VIH y sobre las controversias en este campo.]*

Hansen A, et al.: New concepts in the pathogenesis of Sjögren syndrome: many questions, fewer answers. Curr Opin Rheumatol 15:563, 2003. *[Discusión de lo que se conoce y de lo que es incierto sobre esta enfermedad clínicamente importante.]*

Heeger PS: T-cell allorecognition and transplant rejection: a summary and update. Am J Transplant 3:525, 2003. *[Buena revisión de los mecanismos de reconocimiento y rechazo de los aloinjertos.]*

Hoffman RW, Greidinger EL: Mixed connective tissue disease. Curr Opin Rheumatol 12:386, 2000. *[Buena discusión de esta entidad clínica enigmática.]*

Kay AB: Allergy and allergic diseases. First of two parts. N Engl J Med 344:30, 109, 2001. *[Espléndida revisión en dos partes de los mecanismos y manifestaciones de la hipersensibilidad de tipo I.]*

Lanier LL: NK cell recognition. Annu Rev Immunol 23:225, 2005. *[Excelente revisión de los receptores activadores e inhibidores de las células NK y sus papeles biológicos.]*

Lee DM, Weinblatt ME: Rheumatoid arthritis. Lancet 358:903, 2001. *[Artículo de autoridad que resume los aspectos clínicos de la artritis reumatoide.]*

Letvin NL, Walker BD: Immunopathogenesis and immunotherapy in AIDS virus infections. Nat Med 9:861, 2003. *[Excelente discusión de las respuestas inmunitarias al VIH, mecanismos de escape vírico, mecanismos de inmunodeficiencia y cómo este conocimiento puede ayudar a guiar los planteamientos terapéuticos.]*

Levine JS, et al.: The antiphospholipid syndrome. N Engl J Med 346:752, 2002. *[Excelente discusión de este síndrome frecuente.]*

Libby P, Pober JS: Chronic rejection. Immunity 14:387, 2001. *[Resumen bien escrito de los mecanismos de la arteriopatía del rechazo.]*

Marrack P, et al.: Autoimmune disease: why and where it occurs. Nat Med 7:899, 2001. *[Excelente discusión de la interacción de los factores ambientales y genéticos en el desarrollo de las enfermedades autoinmunitarias.]*

McCune JM: The dynamics of CD4+ T-cell depletion in HIV disease. Nature 410:974, 2001. *[Excelente discusión de los factores que causan pérdida de las células T CD4+.]*

Merlini G, Bellotti V: Molecular mechanisms of amyloidosis. N Engl J Med 349:583, 2003. *[Buena revisión de los mecanismos patogénicos generales en varias formas de amiloidosis sistémica.]*

Pascual M, et al.: Strategies to improve long-term outcomes after renal transplantation. N Engl J Med 346:580, 2002. *[Revisión del tratamiento actual del rechazo de injertos y perspectivas de futuro.]*

Pepys MB: Amyloidosis. Ann Rev Med 57:223, 2006. *[Excelente revisión de la patogenia, características clínicas y planteamientos terapéuticos en la amiloidosis.]*

Rioux JD, Abbas AK: Paths to understanding the genetic basis of autoimmune disease. Nature 435:584, 2005. *[Discusión de la comprensión actual de la genética de la autoinmunidad con ejemplos ilustrativos de genes informativos que se sabe que están asociados con diferentes enfermedades autoinmunitarias.]*

Ruiz-Irastorza G, et al.: Systemic lupus erythematosus. Lancet 357:1027, 2001. *[Puesta al día de los aspectos clínicos relacionados con la patogenia y tratamiento del LES.]*

Sakaguchi S: Naturally arising Foxp3-expressing CD25+CD4+ regulatory T cells in immunological tolerance to self and non-self. Nat Immunol 6:345, 2005. *[Discusión actualizada de las propiedades y funciones de esta fascinante población de células T.]*

Schwartz RH: T cell anergy. Ann Rev Immunol 21:305, 2003. *[Excelente revisión de uno de los mecanismos importantes de la tolerancia de las células T.]*

Sepkowitz KA: AIDS—the first 20 years. N Engl J Med 344:1764, 2001. *[Excelente revisión histórica de la epidemia del sida y de los conocimientos adquiridos desde una perspectiva a largo plazo.]*

Stevenson M: HIV-1 pathogenesis. Nat Med 9:853, 2003. *[Discusión cuidadosa de la patogenia del sida, lo que no se sabe, y cómo los modelos de primates no humanos pueden proporcionar nuevos conocimientos.]*

VanderBorght A, et al.: The autoimmune pathogenesis of rheumatoid arthritis: role of autoreactive T cells and new immunotherapies. Semin Arthritis Rheum 31:160, 2001. *[Resumen actualizado del papel de la autoinmunidad en la patogenia de la artritis reumatoide.]*

Walker LS, Abbas AK: The enemy within: keeping self-reactive T cells at bay in the periphery. Nat Rev Immunol 2:11, 2002. *[Revisión de los mecanismos moleculares conocidos de la tolerancia periférica de las células.]*

Walsh NC, Gravallese EM: Bone loss in inflammatory arthritis: mechanisms and treatment strategies. Curr Opin Rheumatol 16:419, 2004. *[Revisión concisa y autorizada de los mecanismos de base en las lesiones destructivas óseas en la artritis reumatoide.]*

Capítulo 6

Neoplasias

THOMAS P. STRICKER, MD, PhD
VINAY KUMAR, MD

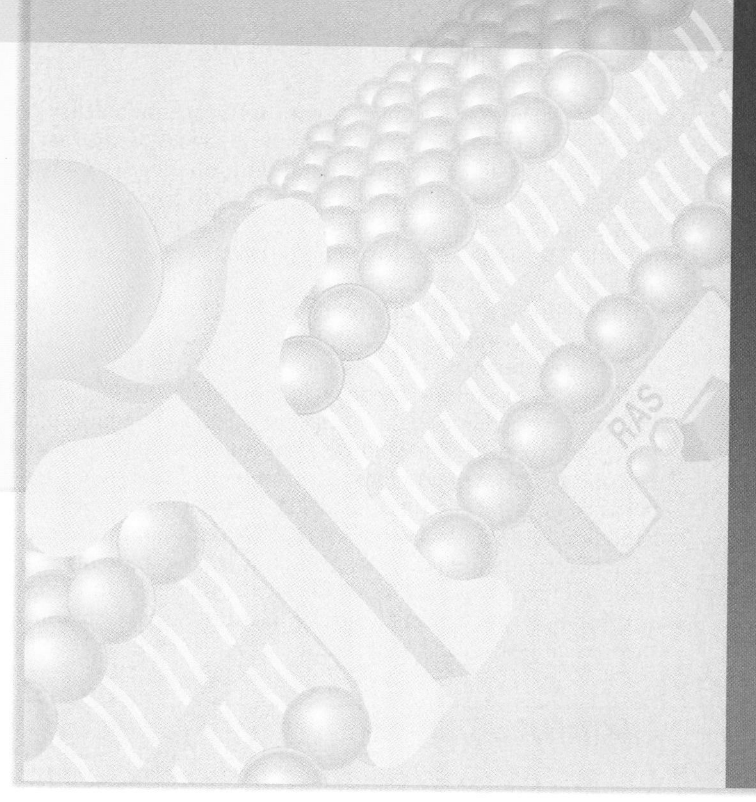

En Estados Unidos, el cáncer constituye la segunda causa de muerte, y sólo es superado por las enfermedades cardiovasculares. Además de la tasa de mortalidad, un efecto aún más angustioso de las neoplasias es el sufrimiento físico y emocional que producen. Los pacientes y la población preguntan a menudo: «¿Cuándo existirá una cura para el cáncer?» Sin embargo, la respuesta a esta sencilla pregunta es difícil, puesto que el cáncer no es una enfermedad única, sino más bien un conjunto de trastornos que comparten una acusada disregulación del crecimiento. Mientras algunos cánceres son curables (linfomas de Hodgkin), en otros la mortalidad es muy elevada (cáncer pancreático). La única esperanza que tenemos para poder controlar el cáncer consiste en conocer mejor su patogénesis; además, se han realizado grandes avances en el conocimiento de la base molecular del cáncer. En este capítulo se estudia la biología básica de las neoplasias: la naturaleza de las neoplasias benignas y malignas, así como la base molecular de las transformaciones neoplásicas. Además, también se estudian la respuesta del huésped a los tumores y las manifestaciones clínicas de las neoplasias.

NOMENCLATURA

Neoplasia significa, literalmente, «crecimiento nuevo». Una neoplasia, según la definición de Willis, es «una masa anormal de tejido cuyo crecimiento es excesivo e incoordinado respecto al de los tejidos normales y continúa aún después de interrumpir el estímulo que indujo el cambio». *Para el origen de todas las neoplasias son básicos los cambios hereditarios (genéticos) que permiten la proliferación excesiva y no regulada, que depende de estímulos reguladores del crecimiento fisiológico.* Se dice que las células neoplásicas se transforman porque siguen replicándose, aparentemente ajenas a las influencias reguladoras que controlan el crecimiento celular normal. Por lo tanto, las neoplasias disfrutan de cierto grado de autonomía y un aumento más o menos constante del tamaño independientemente del entorno y del estado nutricional local del huésped. Sin embargo, su autonomía no es, en modo alguno, completa. Algunas neoplasias necesitan un apoyo endocrino y estas dependencias a veces pueden estar en contra de la neoplasia. La nutrición y el aporte sanguíneo de todas las neoplasias dependen del huésped.

En el lenguaje médico habitual, una neoplasia con frecuencia se denomina *tumor* y el estudio de los tumores se denomina *oncología* (de *oncos*, «tumor» y *logos* «estudio de»). En oncología, la división de las neoplasias en benignas y malignas es importante. Esta clasificación se basa en el criterio de la potencial conducta clínica de una neoplasia.

Se dice que un tumor es *benigno* cuando se considera que sus características microscópicas y macroscópicas son relativamente inocentes, que se mantendrá localizado, no puede diseminarse a otros lugares y puede extirparse con cirugía local; el paciente generalmente sobrevive. Sin embargo, debe observarse que los tumores benignos pueden producir masas no tan bien localizadas y, a veces, pueden causar una enfermedad grave, como se describe más adelante.

Los tumores malignos se conocen en conjunto como *cánceres*, la palabra derivada del latín *cancer* (cangrejo), es decir, se adhieren a cualquier parte donde crecen de forma pertinaz, de forma parecida al comportamiento de un cangrejo. *Maligno*, aplicado a una neoplasia, es una lesión que puede invadir y destruir estructuras adyacentes y extenderse a zonas alejadas (metastatizar) para causar la muerte. No todos los cánceres siguen una evolución tan mortífera. Algunos son menos agresivos y se tratan satisfactoriamente, pero el nombre *maligno* es una señal de alerta.

Todos los tumores, benignos y malignos, tienen dos componentes básicos: 1) la *parénquima,* formado por células transformadas o neoplásicas, y 2) la *estroma* de soporte, derivado del huésped y no neoplásico, formado por tejido conjuntivo, vasos sanguíneos y células inflamatorias derivadas del huésped. El parénquima de la neoplasia determina, en gran medida, su comportamiento biológico y es este componente del que deriva el nombre del tumor. La estroma es fundamental para el crecimiento de la neoplasia, dado que proporciona el aporte sanguíneo y la base para el crecimiento de las células parenquimatosas. Como se describirá más adelante, las células de la estroma y las neoplásicas sostienen una especie de conversación a dos bandas que influye enormemente en el crecimiento del tumor.

Tumores benignos. En general, los tumores benignos se denominan añadiendo el sufijo *-oma* al tipo celular del que se origina el tumor. Un tumor benigno que se origina en el tejido fibroso es un *fibroma*; un tumor cartilaginoso benigno es un *condroma*. La nomenclatura de los tumores epiteliales benignos es más compleja. A veces se clasifican según el patrón microscópico y, a veces, según el patrón macroscópico. Otros se clasifican según las células de origen.

Por ejemplo, el término *adenoma* se aplica a neoplasias epiteliales benignas que producen patrones glandulares y a neoplasias derivadas de glándulas, pero que no necesariamente muestran dichos patrones. Una neoplasia epitelial benigna que se origina en las células tubulares renales y crece en patrones glandulares se denominaría adenoma, igual que una masa de células epiteliales benignas que produce patrones no glandulares, pero que se origina en la corteza suprarrenal. Los *papilomas* son neoplasias epiteliales benignas que crecen en cualquier superficie y producen frondas microscópicas o macroscópicas digitiformes. Un *pólipo* es una masa que se proyecta sobre la superficie mucosa, como en el intestino, para formar una estructura macroscópicamente visible (Fig. 6-1). Aunque este término suele utilizarse para tumores benignos, algunos tumores malignos también pueden parecer pólipos. Los *cistoadenomas* son masas quísticas huecas que normalmente se encuentran en el ovario.

Tumores malignos. La nomenclatura de los tumores malignos sigue, básicamente, la de los tumores benignos, con ciertas adiciones y excepciones.

Las neoplasias malignas que se originan en el tejido mesenquimatoso o sus derivados se denominan *sarcomas*. Un cáncer que se origina en el tejido fibroso es un *fibrosarcoma*, y una neoplasia maligna formada por condrocitos es un *condrosarcoma*. Los sarcomas se denominan según su histogenia (es decir, el tipo celular del que están formados). Las neoplasias malignas de origen epitelial se denominan *carcinomas*. Debe recordarse que los epitelios del cuerpo derivan de las tres capas de células germinales; una neoplasia maligna del epitelio tubular renal (mesodermo) es un carcinoma, igual que los cánceres de piel (ectodermo) y el epitelio de revestimiento del intestino (endodermo). Es evidente que el mesodermo puede dar lugar a carcinomas (epiteliales) y sarcomas (mesenquimatosos). Los carcinomas aún pueden subdividirse más. Los que crecen en un patrón glandular se denominan *adenocarcinomas* y los que producen células escamosas, *carcinomas de células escamosas*. A veces puede identificarse el tejido u

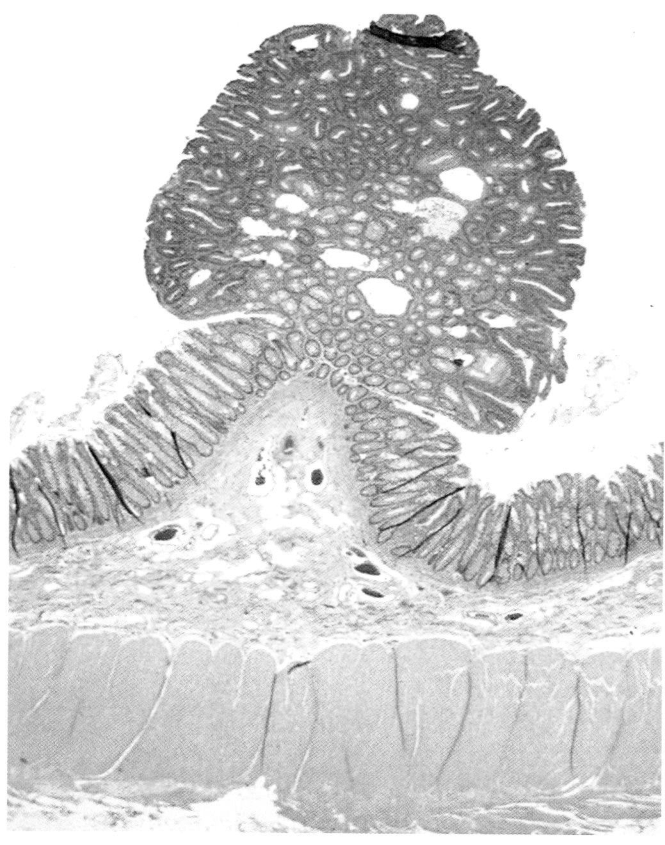

Figura 6-1

Pólipo de colon. Es un tumor glandular benigno (adenoma) que se proyecta hacia el interior de la luz del colon y se fija a la mucosa mediante un tallo evidente.

órgano de origen, como sucede al denominar el adenocarcinoma de células renales o el colangiocarcinoma, que comporta un origen en las vías biliares. A veces, el tumor muestra poca o ninguna diferenciación y debe denominarse *carcinoma mal diferenciado* o *indiferenciado*.

Las células parenquimatosas de una neoplasia, sea benigna o maligna, se parecen entre sí, dado que todas derivan de una única célula progenitora. En efecto, las neoplasias son de origen monoclonal, como se explicará más adelante. Sin embargo, en algunos casos, las células tumorales pueden sufrir una *diferenciación divergente*, creando los denominados *tumores mixtos*. El mejor ejemplo es un tumor mixto de la glándula salival. Estos tumores tienen claros componentes epiteliales dispersados por una estroma fibromixoide, alojando a veces islas de cartílago o hueso (Fig. 6-2). Se piensa que los diversos elementos derivan de células epiteliales y/o células mioepiteliales en las glándulas salivales y la mejor denominación para estas neoplasias es *adenoma pleomórfico*. El fibroadenoma de la mama femenina es otro tumor mixto común. Este tumor benigno contiene una mezcla de elementos ductales proliferados (adenoma) incrustados en tejido fibroso laxo (fibroma). Aunque los estudios sugieren que sólo el componente fibroso es neoplásico, el término *fibroadenoma* sigue siendo frecuente.

Los tumores mixtos multifacéticos no deben confundirse con un *teratoma*, que contiene células maduras o inmaduras o tejidos representativos de más de una capa de células germinales y, a veces, de las tres. Los teratomas se originan de células madre totipotenciales, como las que se encuentran normalmente en el ovario y los testículos y, a veces, de forma anormal en restos embrionarios de la línea media secuestrados. Estas células tienen la capacidad de diferenciarse en alguno de los tipos celulares hallados en el cuerpo adulto y, por lo tanto y de forma no sorprendente, pueden dar lugar a neoplasias que recuerdan, de forma caótica, trozos de hueso, epitelio, músculo, grasa, nervio y otros tejidos.

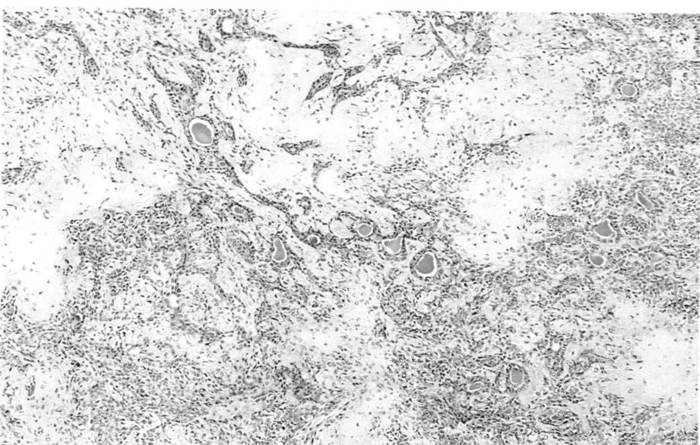

Figura 6-2

Tumor mixto de la glándula parótida que contiene células epiteliales que forman conductos y estroma mixoide que parece cartílago. (Cortesía del doctor Trace Worrell, Department of Pathology, University of Texas Southwestern Medical School, Dallas, Texas.)

En la Tabla 6-1 se presentan los nombres específicos de las formas más comunes de las neoplasias. Pueden observarse algunas discrepancias flagrantes. Por ejemplo, los términos *linfoma*, *mesotelioma*, *melanoma* y *seminoma* se utilizan para neoplasias malignas. Estos nombres inadecuados están plenamente consolidados en la terminología médica.

Existen otros casos de terminología confusa. Un *hamartoma* es una malformación que se manifiesta como una masa desorganizada de tejidos autóctonos del lugar concreto. Puede verse como una masa de células hepáticas maduras pero desorganizadas, vasos sanguíneos y, quizá, vías biliares en el hígado, o puede ser un nódulo hamartomatoso en el pulmón que contiene islas de cartílago, bronquios y vasos sanguíneos. Otro nombre poco apropiado es el término *coristoma*. Esta anomalía congénita se describe mejor como un *resto heterotópico* de células. Por ejemplo, en la submucosa de estómago, duodeno o intestino delgado puede encontrarse un pequeño nódulo de tejido pancreático bien desarrollado y organizado. Este resto heterotópico puede estar lleno de islotes de Langerhans y glándulas exocrinas. El término *coristoma,* que connota una neoplasia, otorga al resto heterotópico una gravedad más allá de su importancia normal trivial. Aunque la terminología de las neoplasias lamentablemente no es simple, es importante porque es el lenguaje con el que se clasifica la naturaleza e importancia de los tumores.

CARACTERÍSTICAS DE LAS NEOPLASIAS BENIGNAS Y MALIGNAS

No hay nada más importante para un paciente que decirle que tiene un tumor «benigno». En muchos casos, puede hacerse

Tabla 6-1 Nomenclatura de los tumores

Tejido de origen	Benigno	Maligno
Compuesto de un tipo de célula parenquimatosa		
Tejido conjuntivo y derivados	Fibroma Lipoma Condroma Osteoma	Fibrosarcoma Liposarcoma Condrosarcoma Sarcoma osteógeno
Endotelio y tejidos relacionados		
Vasos sanguíneos	Hemangioma	Angiosarcoma
Vasos linfáticos	Linfangioma	Linfangiosarcoma
Sinovial		Sarcoma sinovial
Mesotelio		Mesotelioma
Meninges	Meningioma	Meningioma invasor
Células sanguíneas y células relacionadas		
Células hematopoyéticas		Leucemias
Tejido linfoide		Linfomas
Músculo		
Liso	Leiomioma	Leiomiosarcoma
Estriado	Rabdomioma	Rabdomiosarcoma
Tumores de origen epitelial		
Estratificado espinocelular	Papiloma espinocelular	Carcinoma espinocelular o epidermoide
Células basales de la piel y anejos		Carcinoma basocelular
Revestimiento epitelial de glándulas o conductos	Adenoma Papiloma Cistadenoma	Adenocarcinoma Carcinomas papilares Cistadenocarcinoma
Vías respiratorias	Adenoma bronquial	Carcinoma broncógeno
Epitelio renal	Adenoma tubular renal	Carcinoma de células renales
Hepatocitos	Adenoma hepatocelular	Carcinoma hepatocelular
Epitelio de vías urinarias (transicional)	Papiloma urotelial	Carcinoma urotelial
Epitelio placentario	Mola hidatidiforme	Coriocarcinoma
Epitelio testicular (células germinales)		Seminoma Carcinoma embrionario
Tumores de melanocitos	Nevo	Melanoma maligno
Más de un tipo de células neoplásicas: tumores mixtos, derivados habitualmente de una capa de células germinales		
Glándulas salivales	Adenoma pleomórfico (tumor mixto de glándula salival)	Tumor mixto maligno de glándula salival
Primordio renal		Tumor de Wilms
Más de un tipo de células neoplásicas derivadas de más de una capa de células germinales: teratógenos		
Células totipotenciales en gónadas o en restos embrionarios	Teratoma maduro, quiste dermoide	Teratoma inmaduro, teratocarcinoma

una predicción bastante exacta a partir de criterios clínicos y anatómicos establecidos desde hace tiempo, pero algunas neoplasias desafían una fácil caracterización. Algunas características pueden indicar inocencia y otras, malignidad. Sin embargo, estos problemas no son la regla y existen cuatro características básicas con las que puede distinguirse entre tumores benignos, y son: diferenciación y anaplasia, velocidad de crecimiento, invasión local y metástasis.

Diferenciación y anaplasia

Diferenciación y anaplasia se refieren sólo a las células parenquimatosas que forman los elementos transformados de las neoplasias. La diferenciación de células parenquimatosas hace referencia al grado en el que se asemejan a sus antepasados normales, morfológica y funcionalmente. La estroma que proporciona el aporte sanguíneo es fundamental para el crecimiento de los tumores, pero no ayuda a separar entre benignos y malignos. Sin embargo, el volumen de tejido conjuntivo de la estroma determina la consistencia de una neoplasia. Algunos cánceres tienen una estroma fibrosa densa y abundante (desmoplasia), haciendo que sean duros, los denominados tumores escirros.

Las neoplasias benignas están formadas por células bien diferenciadas que se asemejan a sus células homólogas normales. Un lipoma está formado por células maduras adiposas cargadas de vacuolas lipídicas citoplásmicas, y un condroma está formado por células cartilaginosas maduras que sintetizan la matriz cartilaginosa habitual, prueba de una diferenciación morfológica y funcional. En tumores benignos bien diferenciados, las mitosis son escasas y de configuración normal.

Las neoplasias malignas se caracterizan por un amplio rango de diferenciación de células parenquimatosas, desde sorprendentemente bien diferenciadas (Fig. 6-3) hasta totalmente indiferenciadas. Por ejemplo, los adenocarcinomas bien diferenciados de tiroides pueden tener folículos de aspecto normal; a veces, es difícil diferenciarlos de proliferaciones

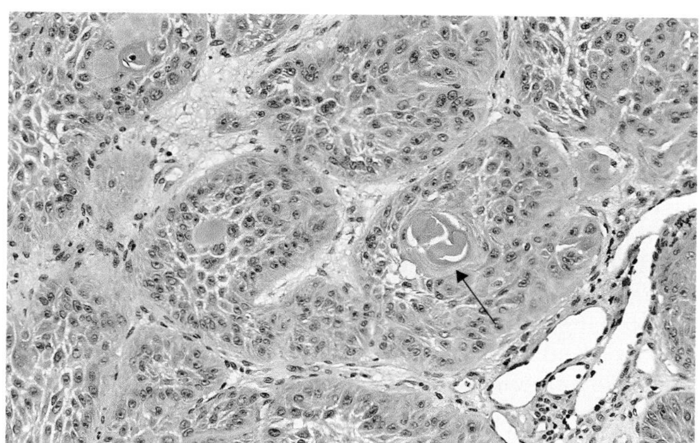

Figura 6-3

Carcinoma espinocelular de la piel bien diferenciado. Las células tumorales son sorprendentemente similares a las células epiteliales escamosas normales, con puentes intercelulares y nidos de perlas de queratina (*flecha*). (Cortesía del doctor Trace Worrell, Department of Pathology, University of Texas, Southwestern Medical School, Dallas, Texas.)

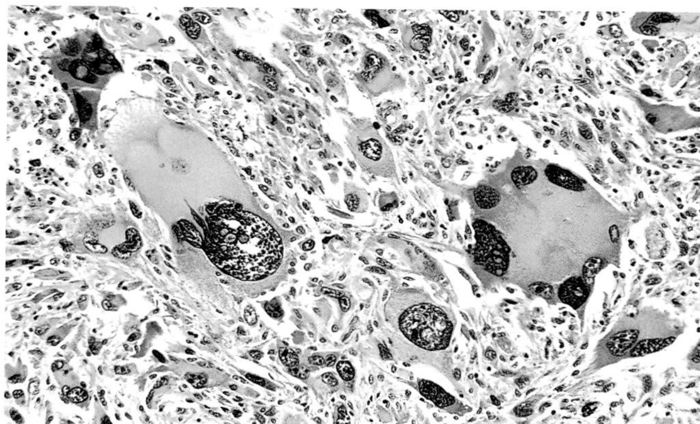

Figura 6-4

Tumor anaplásico del músculo esquelético (rabdomiosarcoma). Nótese el marcado pleomorfismo celular y nuclear, los núcleos hipercromáticos y las células gigantes del tumor. (Cortesía del doctor Trace Worrell, Department of Pathology, University of Texas, Southwestern Medical School, Dallas, Texas.)

benignas. Entre los dos extremos se encuentran los denominados *tumores moderadamente bien diferenciados.*

Cuanto más diferenciada esté la célula, de forma más completa mantendrá las capacidades funcionales que se encuentran en sus homólogas normales. Las neoplasias benignas e incluso los cánceres bien diferenciados de las glándulas endocrinas con frecuencia elaboran las hormonas características de su origen. Los carcinomas espinocelulares bien diferenciados forman queratina (v. Fig. 6-3), igual que los carcinomas hepatocelulares bien diferenciados forman bilis. En otros casos aparecen funciones no previstas. Algunos cánceres pueden elaborar proteínas fetales no producidas por células comparables en el adulto. Los cánceres de origen no endocrino pueden producir las denominadas hormonas ectópicas. Por ejemplo, ciertos carcinomas pulmonares pueden producir corticotropina (ACTH), hormona tipo paratirina, insulina, glucagón, etc. Se describirán estos fenómenos más adelante. A pesar de estas excepciones, *cuanto más rápidamente crezca y más anaplásico sea un tumor, menor es la probabilidad de que tenga una actividad funcional especializada.*

De las neoplasias formadas por células indiferenciadas se dice que son *anaplásicas.* La ausencia de diferenciación o anaplasia está considerada un rasgo fundamental de las neoplasias malignas. Literalmente, el término *anaplasia* significa «formarse hacia atrás». Implica una desdiferenciación o ausencia de la normal diferenciación estructural y funcional de las células sanas. Sin embargo, actualmente se sabe que al menos algunos tumores se originan en células madre presentes ya en los tejidos; estos tumores indiferenciados se explican más por una falta de diferenciación que por una desdiferenciación de células especializadas. Asimismo, estudios recientes indican que, en algunos casos, durante la carcinogénesis también puede observarse una desdiferenciación de células aparentemente maduras.

Las células anaplásicas muestran un acusado *pleomorfismo* (acusada variación de forma y tamaño) (Fig. 6-4). Típicamente, *los núcleos de estas células son muy hipercromáticos* (se tiñen de oscuro) y tienen un gran tamaño. La relación núcleo:citoplasma es a veces de hasta 1:1 (en lugar de lo normal, que es 1:4 o 1:6). En ocasiones se forman *células gigantes,* considerablemente más grandes que las células vecinas y compuestas por un núcleo enorme o incluso por varios núcleos. *Los núcleos anaplásicos tienen una forma y tamaño variables y extraños.* Su cromatina es de aspecto grueso y forma grumos; asimismo, los nucléolos pueden alcanzar un tamaño sorprendente. Una característica importante es que en estas células *las mitosis son, con frecuencia, numerosas y manifiestamente atípicas*; pueden verse múltiples husos de distribución anárquica, en ocasiones con formas tripolares o tetrapolares (Fig. 6-5). Además, por regla general, las células anaplásicas dejan de presentar unos patrones identificables de orientación mutua (es decir, pierden la polaridad normal). A veces crecen formando láminas, con pérdida total de estructuras comunes (formaciones glandulares o arquitectura escamosa estratificada). La anaplasia es el peor trastorno del crecimiento celular que puede observarse en los distintos grados de proliferación celular.

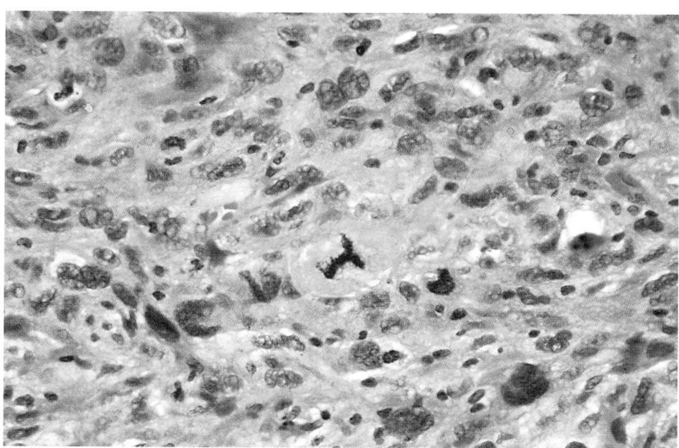

Figura 6-5

Imagen a gran aumento de células tumorales anaplásicas que muestra una variación del tamaño y forma de células y núcleos. La célula prominente en el campo central tiene un huso tripolar anormal.

Antes de dejar el tema de la diferenciación y la anaplasia, debemos describir la *displasia*, un término utilizado para explicar una proliferación desorganizada, pero no neoplásica. La displasia se encuentra principalmente en los epitelios. Es *una pérdida de la uniformidad de las células individuales y de su orientación arquitectural*. Las células displásicas muestran bastante pleomorfismo y con frecuencia núcleos hipercromáticos anormalmente grandes respecto al tamaño de la célula. Las figuras mitóticas son más abundantes de lo habitual, y con frecuencia aparecen mitosis en localizaciones anormales del epitelio. En epitelio escamoso estratificado displásico, las mitosis no están confinadas a las capas basales, donde se producen habitualmente, sino que pueden aparecer en todas las capas e incluso en las células superficiales. Puede existir una considerable anarquía de la arquitectura. Por ejemplo, puede perderse la maduración habitual progresiva de las células altas de la capa basal a las escamas aplanadas de la superficie y ser sustituida por un desorden de células oscuras de aspecto basal (Fig. 6-6). Cuando los cambios displásicos son marcados y afectan a todo el espesor del epitelio, la lesión se conoce como *carcinoma in situ*, una fase preinvasiva del cáncer (Capítulo 19). Aunque con frecuencia se encuentran cambios displásicos adyacentes a los focos de transformación maligna, y estudios a largo plazo en fumadores han demostrado que la displasia epitelial casi siempre precede a la aparición del cáncer, *el término displasia sin otros condicionantes no indica cáncer y las displasias moderadas no necesariamente evolucionan hacia un cáncer*. Los cambios de leves a moderados que no afectan a todo el espesor del epitelio pueden ser reversibles y con la eliminación de las supuestas causas, el epitelio puede normalizarse.

Velocidad de crecimiento

La mayoría de tumores benignos crecen lentamente y la mayoría de tumores malignos crecen mucho más rápido, se extienden a nivel local y a distancia (metástasis) y provocan la muerte. Sin embargo, existen varias excepciones a esta generalización y algunos tumores benignos crecen más rápidamente que algunos cánceres. Por ejemplo, la velocidad de crecimiento de los leiomiomas (tumores benignos del músculo liso) de útero está influido por los niveles circulantes de estrógenos. Pueden aumentar rápidamente de tamaño durante el embarazo y luego dejar de crecer, volviéndose fibrocálcicos después de la menopausia. La velocidad de crecimiento de los tumores benignos puede estar sujeta a otras influencias como la adecuación del aporte sanguíneo o limitaciones de presión. Se ha observado una reducción súbita de adenomas hipofisarios encerrados en la silla turca. Probablemente sufren una ola de necrosis cuando el crecimiento progresivo comprime su aporte sanguíneo. A pesar de estas salvedades y la variación de la velocidad de crecimiento de una neoplasia a otra, es generalmente cierto que la mayoría de tumores benignos aumentan lentamente de tamaño durante meses a años.

La velocidad de crecimiento de los tumores malignos se correlaciona, en general, con su grado de diferenciación. Es decir, los tumores de rápido crecimiento tienden a estar mal diferenciados. Sin embargo, existe una amplia variación en la velocidad de crecimiento. Algunos crecen lentamente durante años, luego entran en una fase de crecimiento rápido, que indica la aparición de un subclón agresivo de células transformadas. Otros crecen de forma relativamente lenta y constante y existen casos excepcionales en los que el crecimiento está prácticamente paralizado. Aún más raramente, algunos cánceres (en concreto, coriocarcinomas) han desaparecido espontáneamente al estar totalmente necróticos, dejando sólo implantes metastásicos secundarios. A pesar de estas rarezas, muchos cánceres crecen progresivamente, algunos lentamente, otros rápidamente, pero el concepto de que «nacen cuando menos se espera» no es cierto. Muchas líneas de pruebas experimentales y clínicas muestran que muchos cánceres, si no todos, tardan años y, a veces, décadas en evolucionar a lesiones clínicamente manifiestas. Los tumores malignos de rápido crecimiento con frecuencia contienen áreas centrales de necrosis isquémica porque el aporte sanguíneo tumoral, derivado del huésped, no consigue seguir el ritmo de las demandas de oxígeno de la masa celular en expansión.

Células madre y líneas de células cancerosas. Un tumor clínicamente detectable contiene una población de células hetero-

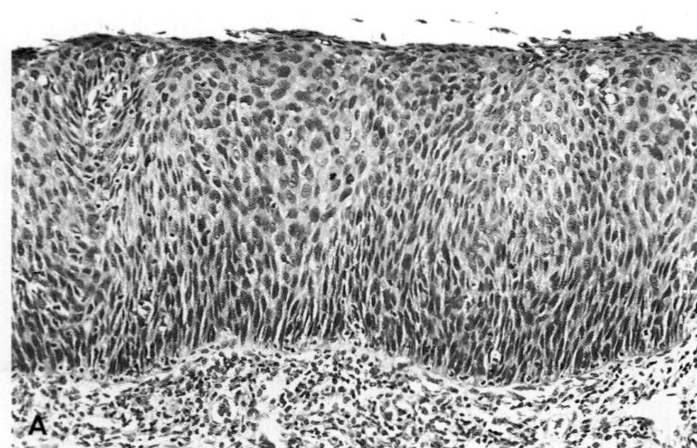

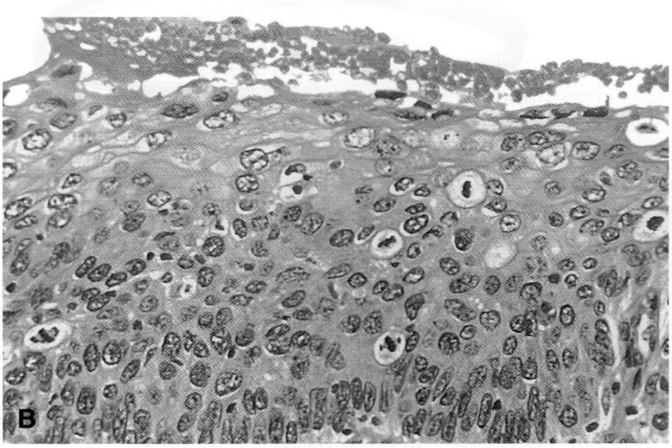

Figura 6-6

A, carcinoma in situ. La imagen de poco aumento muestra que todo el espesor del epitelio está sustituido por células displásicas atípicas. No existe una diferenciación ordenada de las células escamosas. La membrana basal está intacta y no hay tumor en la estroma subepitelial. **B,** una imagen a gran aumento de otra región muestra la ausencia de diferenciación normal, pleomorfismo nuclear y celular marcado y numerosas figuras mitóticas que se extienden hacia la superficie. La membrana basal intacta (*abajo*) no se ve en este corte.

génea y originada a partir del crecimiento clonal de una sola célula primitiva. Se ha emitido la hipótesis de que esta población celular contiene unas células madre cancerosas que, análogamente a lo que ocurre con las células madre de los tejidos, presentan la capacidad de dar inicio y sostener el crecimiento del tumor. Recientemente se han identificado células madre cancerosas (denominadas también a veces «células iniciadoras de tumores») en el cáncer de mama, el glioblastoma multiforme (un tumor cerebral) y la leucemia mieloide aguda. En los tumores de mama, las células madre cancerosas constituyen menos del 2% del total de células, y el 0,1-1,0% en el caso de la leucemia mieloide aguda. Estos hallazgos tienen importantes implicaciones en el tratamiento del cáncer. Así, unas terapias que aniquilasen de forma eficiente sólo a la progenie de las células madre cancerosas dejarían intactas células capaces de regenerar el tumor. Sin embargo, no está claro aún si estas células madre cancerosas se encuentran en todos los tumores.

Invasión local

Una neoplasia benigna se mantiene localizada en su lugar de origen. No tiene la capacidad de infiltrar, invadir ni metastatizar a distancia, como la neoplasia maligna. Por ejemplo, dado que fibromas y adenomas se expanden lentamente, la mayoría se desarrollan en una cápsula fibrosa cerrada que los separa del tejido del huésped. Esta cápsula probablemente deriva de la estroma del tejido del huésped a medida que las células parenquimatosas se atrofian por la presión del tumor en expansión. La estroma del propio tumor también puede contribuir a la cápsula (Figs. 6-7 y 6-8). Sin embargo, debe resaltarse que *no todas las neoplasias benignas están encapsuladas*. Por ejemplo, el leiomioma de útero está finamente delimitado del músculo liso circundante por una zona de miometrio normal comprimido y atenuado, pero no existe ninguna cápsula bien desarrollada. No obstante, existe un plano de escisión bien definido alrededor de estas lesiones. Algunos tumores benignos no están encapsulados ni bien definidos; esto es especialmente cierto para algunas neoplasias benignas vasculares de la dermis. Estas excepciones se señalan sólo para destacar que aunque la encapsulación es la regla en los tumores benignos, la ausencia de cápsula no implica que un tumor sea maligno.

Los cánceres crecen progresivamente por infiltración, invasión, destrucción y penetración del tejido circundante (Figs. 6-9 y 6-10). No desarrollan cápsulas bien definidas. Sin embargo y ocasionalmente, un tumor maligno de crecimiento lento aparentemente está recubierto por la estroma del tejido circundante del huésped, aunque el examen microscópico normalmente muestra unas patas finas tipo cangrejo que penetran en el borde e infiltran las estructuras adyacentes. El modo de crecimiento infiltrante hace que sea necesario extirpar un amplio margen de tejido normal circundante cuando se intenta la extirpación quirúrgica de un tumor maligno. Los anatomopatólogos quirúrgicos examinan cuidadosamente los bordes de los tumores resecados para garantizar que no tienen células cancerosas (*bordes limpios*). *Después del desarrollo de metástasis, la invasión local es la característica más fiable que diferencia entre tumores benignos y malignos.*

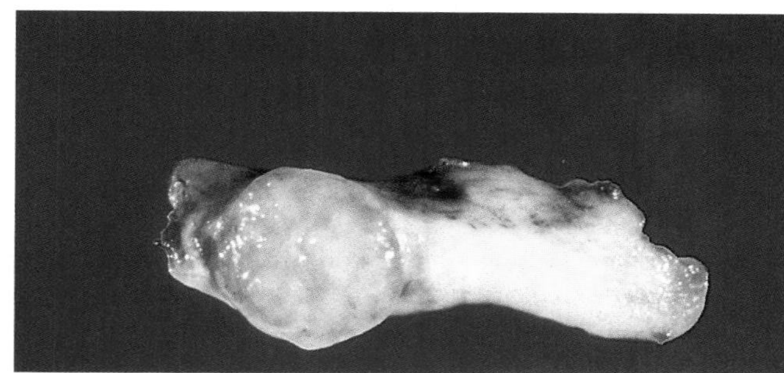

Figura 6-7

Fibroadenoma de mama. El pequeño tumor encapsulado, de color oscuro, está bien delimitado del tejido mamario más blanco.

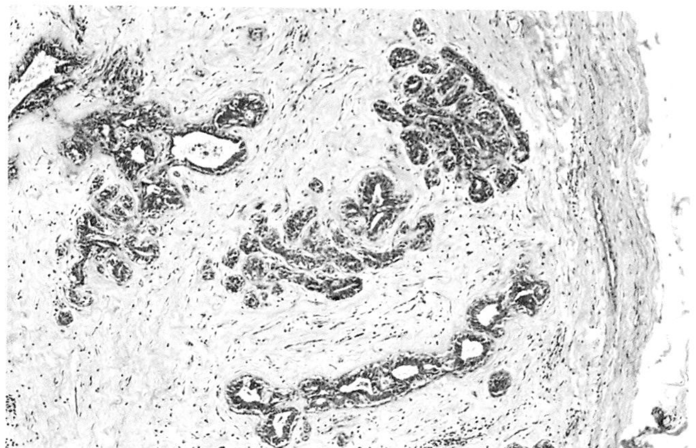

Figura 6-8

Imagen microscópica del fibroadenoma de mama de la Figura 6-7. La cápsula fibrosa (*derecha*) delimita claramente el tumor del tejido circundante. (Cortesía del Dr. Trace Worrell, Department of Pathology, University of Texas Southwestern Medical School, Dallas, Texas.)

Metástasis

El término *metástasis* connota el desarrollo de implantes secundarios discontinuos con el tumor primario, en tejidos

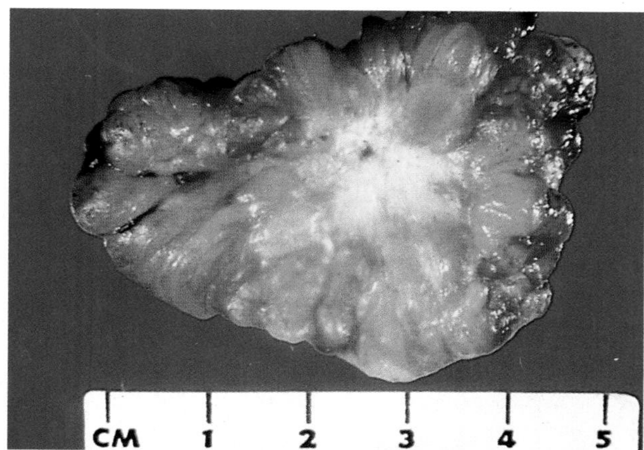

Figura 6-9

Corte de un carcinoma ductal invasor de mama. La lesión está retraída, infiltrando la sustancia mamaria circundante y de consistencia pétrea a la palpación.

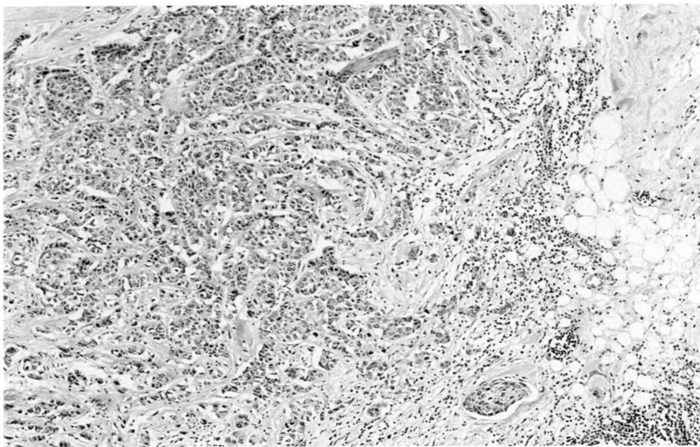

Figura 6-10

Imagen microscópica del carcinoma de mama de la Figura 6-9 que ilustra la invasión de la estroma mamaria y de la grasa por nidos y cordones de células tumorales (compárese con la Fig. 6-8). Nótese la ausencia de una cápsula bien definida. (Cortesía del doctor Trace Worrell, Department of Pathology, University of Texas Southwestern Medical School, Dallas, Texas.)

alejados (Fig. 6-11). *Las propiedades de invasión y, aún más, de metástasis, identifican de forma inequívoca una neoplasia como maligna, como ninguno de los demás atributos de un tumor*. Sin embargo, no todos los cánceres tienen la misma capacidad para metastatizar. En un extremo se encuentran los carcinomas basocelulares de la piel y la mayoría de tumores primarios del sistema nervioso central que son muy invasivos en el foco primario de origen, pero que raramente metastatizan, y en el otro extremo, los sarcomas osteógenos (hueso) que normalmente ya han metastatizado a los pulmones cuando se descubren por primera vez.

Aproximadamente, un 30% de los pacientes recién diagnosticados con tumores sólidos (excluidos cánceres de piel distintos a los melanomas) presentan metástasis clínicamente manifiestas, otro 20% tiene metástasis ocultas en el momento del diagnóstico.

En general, cuanto más anaplásica y grande es la neoplasia primaria, mayor es la probabilidad de que se produzcan metástasis; sin embargo, abundan las excepciones. Se sabe que cánceres extremadamente pequeños metastatizan y, por el contrario, algunas lesiones grandes y de mal pronóstico pueden no diseminar. La diseminación perjudica claramente, si no excluye, la posibilidad de curación de la enfermedad, de forma que es evidente que, a falta de prevención del cáncer, no hay nada que beneficie más a los pacientes que los métodos para prevenir las metástasis.

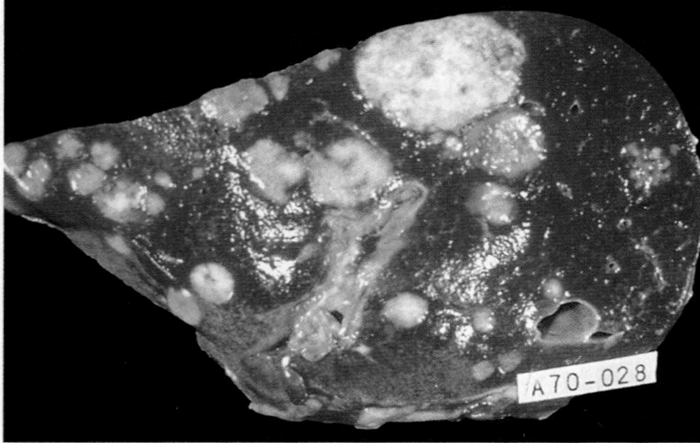

Figura 6-11

Un hígado repleto de cáncer metastásico.

Las neoplasias malignas diseminan por una de tres vías: 1) siembra en cavidades corporales; 2) diseminación linfática, o 3) diseminación hematógena.

La *diseminación por siembra* se produce cuando las neoplasias invaden una cavidad corporal natural. Esta forma de diseminación es característica de los cánceres de ovario, que con frecuencia afectan extensamente las superficies peritoneales. Los implantes literalmente pueden anidar en todas las superficies peritoneales, aunque sin invadir el parénquima subyacente de los órganos abdominales. Éste es un ejemplo de la capacidad de reimplantarse en otra parte que parece distinta de la capacidad de invadir. Las neoplasias del sistema nervioso central, como un meduloblastoma o un ependimoma, pueden penetrar en los ventrículos cerebrales y ser transportados por el líquido cefalorraquídeo para reimplantarse en las meninges, del cerebro o la médula espinal.

La *diseminación linfática* es más típica de los carcinomas, mientras que la *diseminación hematógena* lo es de los sarcomas. Sin embargo, existen numerosas interconexiones entre los sistemas linfático y vascular, de manera que todas las formas de cáncer pueden diseminarse por uno o los dos sistemas. El patrón de afectación de los ganglios linfáticos depende, principalmente, del origen de la neoplasia primaria y de las vías naturales de drenaje linfático de la zona. Los carcinomas pulmonares que se originan en las vías respiratorias metastatizan primero a los ganglios linfáticos bronquiales regionales, luego a los ganglios traqueobronquiales y perihiliares. El carcinoma de mama normalmente se origina en el cuadrante superior externo y primero se disemina a los ganglios axilares. Sin embargo, las lesiones de la mama interna pueden drenar a través de la pared torácica a los ganglios a lo largo de la arteria mamaria interna. En ambos casos, después pueden extenderse a los ganglios supraclaviculares e infraclaviculares. En algunos casos, las células cancerosas parecen atravesar las cadenas linfáticas en los ganglios más próximos para quedarse atrapadas en ganglios linfáticos posteriores, las denominadas *metástasis en salto*. Estas células pueden atravesar todos los ganglios linfáticos para alcanzar el compartimento vascular a través del conducto torácico.

Se denomina «ganglio linfático centinela» al primer ganglio linfático afectado, entre una agrupación regional de ganglios que drenan la linfa procedente de un tumor primario. El ganglio puede delimitarse mediante la inyección de medios de contraste azulados o con marcadores radiactivos. La biopsia de los ganglios linfáticos centinela permite determinar el grado de extensión del tumor y también se utiliza para planificar el tratamiento.

Debe observarse que, aunque la dilatación de los ganglios cerca de una neoplasia primaria debe levantar sospechas de diseminación metastásica al médico, no siempre implica una afectación cancerosa. Los productos necróticos de la neoplasia y los antígenos tumorales con frecuencia provocan cambios reactivos en los ganglios, de forma que se produce una dilatación e hiperplasia de los folículos (linfadenitis) y proliferación de macrófagos en los senos subcapsulares (histiocitosis sinusal).

La *diseminación hematógena* es la consecuencia más temida del cáncer, y la vía preferida por los sarcomas, aunque también se observa en los carcinomas. Como podría esperarse, la penetración en las arterias es más difícil que en las venas. Con la invasión venosa, las células transmitidas por sangre siguen el flujo venoso que drena el lugar de la neoplasia, y con frecuencia las células tumorales se detienen en el primer lecho capilar que encuentran. Dado que todo el drenaje del área porta fluye hacia el hígado y todo el flujo sanguíneo de la cava fluye hacia los pulmones, *el hígado y los pulmones son los focos secundarios afectados con mayor frecuencia en la diseminación hematógena.* Los cánceres que se originan cerca de la columna vertebral embolizan con frecuencia a través del plexo paravertebral; esta vía se afecta probablemente en las frecuentes metástasis vertebrales de los carcinomas de tiroides y próstata.

Ciertos carcinomas tienden a invadir las venas. El carcinoma de células renales invade con frecuencia la vena renal para crecer a modo de serpiente por la vena cava inferior, alcanzando a veces el corazón derecho. Los carcinomas hepatocelulares con frecuencia penetran en las raíces portales y hepáticas para crecer dentro de ellas en los canales venosos principales. Es de destacar que este crecimiento intravenoso puede no ir acompañado de una diseminación extensa.

Muchas observaciones sugieren que la simple localización anatómica de la neoplasia y las vías naturales de drenaje venoso no explican totalmente la distribución sistémica de las metástasis. Por ejemplo, el carcinoma de próstata se extiende, sobretodo, al hueso; los carcinomas broncógenos tienden a afectar la glándula suprarrenal y el cerebro, y los neuroblastomas se extienden a hígado y huesos. Por el contrario, los músculos esqueléticos, aunque con abundantes capilares, raramente son el foco de depósitos secundarios. Más adelante se describe la base molecular de este alojamiento específico de las células tumorales en los tejidos.

En conclusión, las diversas características descritas en las secciones anteriores, resumidas a continuación y en la Figura 6-12, suelen permitir la diferenciación entre neoplasias benignas y malignas. Frente a esta base de la estructura y comportamiento de las neoplasias, podemos hacer algunas consideraciones sobre su naturaleza y orígenes.

RESUMEN

Características de los tumores benignos y malignos

- Los tumores benignos y malignos se distinguen según: el grado de diferenciación, la velocidad de crecimiento, la invasión local y la propagación a distancia.
- Los tumores benignos se asemejan al tejido de origen y están bien diferenciados; los tumores malignos están poco diferenciados o bien son del todo indiferenciados (anaplásicos).
- Los tumores benignos tienen un crecimiento lento; por regla general, los tumores malignos crecen a mayor velocidad.
- Los tumores benignos están bien delimitados y poseen una cápsula; los tumores malignos están mal delimitados e invaden los tejidos sanos adyacentes.
- Los tumores benignos permanecen en su lugar de origen; los tumores malignos presentan invasión local y metástasis a distancia.

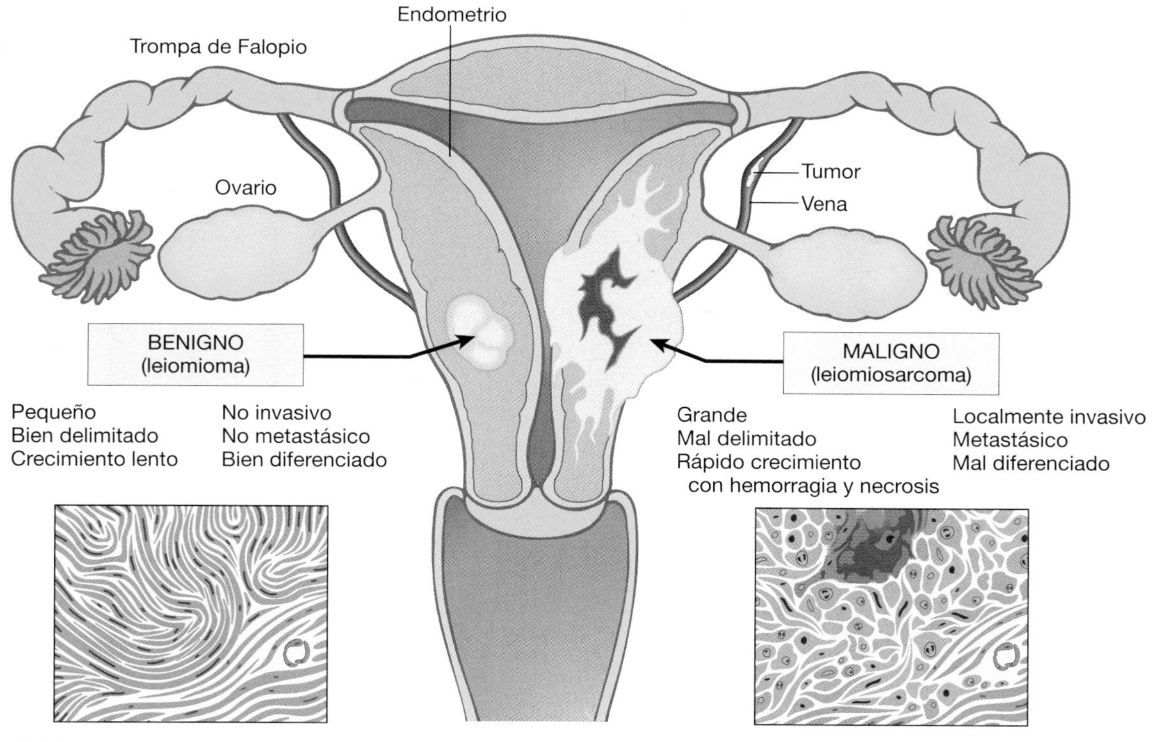

Figura 6-12

Comparación entre un tumor benigno de miometrio (leiomioma) y un tumor maligno de origen similar (leiomiosarcoma).

EPIDEMIOLOGÍA

Debido a que el cáncer es un trastorno del crecimiento y comportamiento celular, debe definirse su causa principal a nivel celular y molecular. La epidemiología del cáncer puede contribuir en gran medida a los conocimientos sobre el origen del cáncer. El ahora bien establecido concepto de que el tabaquismo es una causa asociada al cáncer de pulmón surgió principalmente a partir de estudios epidemiológicos. Una comparación de la incidencia de cáncer de colon y hábitos dietéticos en el mundo occidental y África llevó a aceptar que el contenido en grasas y fibra de la dieta podría tener una función importante en la causa de este cáncer. Pueden obtenerse importantes conocimientos de las causas del cáncer de estudios epidemiológicos que relacionen influencias concretas ambientales, raciales (posiblemente hereditarias) y culturales con la aparición de neoplasias concretas. Ciertas enfermedades asociadas a un riesgo aumentado de desarrollar cáncer (trastornos preneoplásicos) también aportan claves a la patogenia del cáncer. En la siguiente descripción primero resumiremos la incidencia global de cáncer para tener una mejor perspectiva de la magnitud del problema; luego revisaremos algunos temas relacionados con el paciente y el entorno que influyen en la predisposición a sufrir cáncer.

Incidencia del cáncer

Puede obtenerse alguna perspectiva de la probabilidad de desarrollar una forma concreta de cáncer a partir de los datos nacionales de incidencia y mortalidad. Globalmente, se calculó que en el 2006 se producirían alrededor de *1,4 millones* de casos nuevos de cáncer y 565.000 morirían de cáncer en Estados Unidos. En la Figura 6-13 se presenta la incidencia de las formas más comunes de cáncer y las principales causas de muerte.

Durante varias décadas, han cambiado las tasas de mortalidad de muchas formas de neoplasia maligna. Es especialmente notable el aumento significativo en la tasa de mortalidad global por cáncer entre hombres atribuido, en gran medida, al cáncer de pulmón, pero ésta finalmente empezó a caer. Por el contrario, la tasa de mortalidad global en las mujeres ha disminuido ligeramente, principalmente por un descenso de las tasas de mortalidad por cánceres de cuello del útero, estómago e intestino grueso. Estas bienvenidas tendencias se han visto contrarrestadas por el llamativo ascenso entre las mujeres de la tasa de cáncer de pulmón, que no hace mucho era una forma relativamente infrecuente de neoplasia en este sexo. La decreciente tasa de mortalidad por cáncer de cuello de útero está directamente relacionada con el uso generalizado de los estudios de citología para la detección precoz de este tumor cuando aún puede curarse. Las causas del descenso de las tasas de mortalidad por cánceres de estómago no están claras; sin embargo, se ha especulado sobre la decreciente exposición a carcinógenos de la dieta.

Variables geográficas y ambientales

Aunque se han realizado muchos e impresionantes adelantos en el conocimiento de la patogenia molecular del cáncer con el análisis de cánceres hereditarios, es justo mencionar que los factores ambientales que dan lugar a mutaciones somáticas son la causa principal de los cánceres esporádicos más comunes. Este concepto se confirma con las diferencias geográficas en las tasas de mortalidad de formas específicas de cáncer. Por ejemplo, las tasas de mortalidad por cáncer de mama son de cuatro a cinco veces más altas en Estados Unidos y Europa

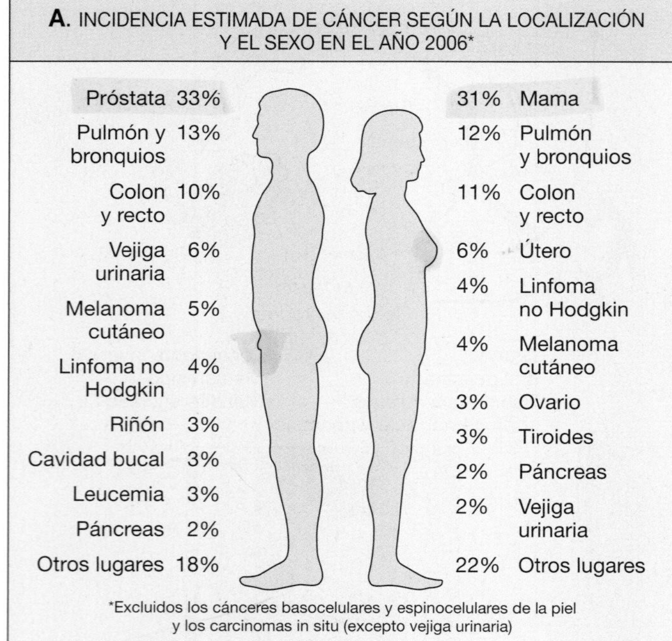

B. MUERTES ESTIMADAS POR CÁNCER SEGÚN LA LOCALIZACIÓN Y EL SEXO EN EL AÑO 2006
Pulmón y bronquios 31%
Próstata 9%
Colon y recto 10%
Páncreas 6%
Leucemia 4%
Esófago 4%
Hígado 4%
Linfoma no Hodgkin 3%
Vejiga urinaria 3%
Riñón 3%
Otros lugares 23%
26% Pulmón y bronquios
15% Mama
10% Colon y recto
6% Páncreas
6% Ovario
4% Leucemia
3% Útero
3% Linfoma no Hodgkin
2% Cerebro
2% Mieloma múltiple
23% Otros lugares

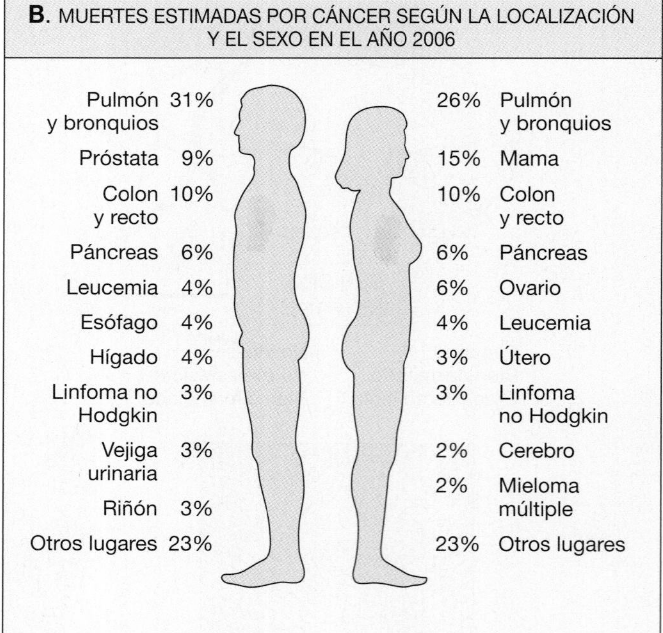

Figura 6-13

Incidencia y mortalidad de cáncer según la localización y el sexo. (Adaptado de Jemal A, et al.: Cancer statistics, 2006. CA Cancer J Clin 56:106, 2006.)

que en Japón. Por el contrario, la tasa de mortalidad por carcinoma de estómago en los dos sexos es unas siete veces más alta en Japón que en Estados Unidos. El carcinoma hepatocelular, relativamente infrecuente en Estados Unidos, es el cáncer más mortal en muchas poblaciones de África. Casi todas las pruebas indican que estas diferencias geográficas son ambientales más que genéticas. Los nisei (japoneses de segunda generación que viven en Estados Unidos) tienen tasas de mortalidad de ciertas formas de cáncer que son intermedias entre las de los naturales de Japón y las de los norteamericanos que han vivido en Estados Unidos durante muchas generaciones. Las dos tasas se aproximan con el paso de las generaciones.

No son pocos los carcinógenos ambientales. Acechan en el medioambiente, en el lugar de trabajo, en la comida y en los hábitos personales. Pueden ser tan universales como la luz del sol, pueden encontrarse especialmente en ámbitos urbanos (p. ej., asbesto) o limitarse a ciertas profesiones (Tabla 6-2). Ciertas características de la dieta se han visto implicadas como posibles influencias predisponentes. Entre las posibles influencias ambientales, las más estresantes son las relacionadas con los hábitos personales, especialmente el tabaquismo y el consumo crónico de alcohol. El riesgo de cáncer de cuello de útero está relacionado con la edad de las primeras relaciones sexuales y el número de parejas sexuales (que señalan hacia un papel causal de la transmisión venérea de un virus oncogénico). No hay salida: parece que todo lo que hacemos para ganarnos la vida, para subsistir o para disfrutar es ilegal, inmoral o engorda o, lo que es más inquietante, puede ser carcinógeno.

Edad

En general, la frecuencia de cáncer aumenta con la edad. La mortalidad por cáncer se produce con mayor frecuencia entre los 55 y 75 años de edad; la tasa disminuye, junto con la base de la población, después de los 75 años. El aumento de la incidencia con la edad puede explicarse por la acumulación de mutaciones somáticas asociadas con la aparición de neoplasias malignas (descrito más adelante). El descenso de la inmunidad que acompaña al envejecimiento también podría ser un factor.

El cáncer causa un poco más del 10% de todas las muertes en niños menores de 15 años (Capítulo 7). Los principales

Tabla 6-2 Cánceres profesionales

Agentes o grupos de agentes	Lugar del cáncer humano y tipo del que se disponen pruebas razonables	Uso o aparición típicos
Arsénico y compuestos de arsénico	Pulmón, piel, hemangiosarcoma	Derivado del fundido de metales. Componente de aleaciones, dispositivos eléctricos y semiconductores, medicaciones y herbicidas, fungicidas y baños desinfectantes de animales
Asbesto	Pulmón, mesoepitelioma, tubo digestivo (esófago, estómago, intestino grueso)	Utilizado antes en muchas aplicaciones por la resistencia a fuego, calor y fricción; aún se encuentra en la construcción y también en textil resistente al fuego, materiales de fricción (es decir, revestimientos de frenos), papeles de base y techado y baldosas de suelos
Benceno	Leucemia, linfoma de Hodgkin	Componente principal del aceite ligero. Aunque no se aconseja utilizarlo como disolvente, existen muchas aplicaciones en impresión y litografía, pintura, goma, limpieza en seco, adhesivos y recubrimientos y detergentes. Anteriormente se utilizaba como disolvente y fumigador
Berilio y compuestos de berilio	Pulmón	Combustible de misiles y vehículos espaciales. Endurecedor de aleaciones de metales ligeros, especialmente en aplicaciones aeroespaciales y reactores nucleares
Cadmio y compuestos de cadmio	Próstata	Las indicaciones incluyen pigmentos amarillos y fósforos. Encontrado en soldadores. Utilizado en baterías y como aleación y en chapados y revestimientos de metales
Compuestos de cromo	Pulmón	Componente de aleaciones de metales, pinturas, pigmentos y conservantes
Óxido de etileno	Leucemia	Agente para madurar frutas y frutos secos. Utilizado en propelente de cohetes y síntesis química, en fumigantes de productos alimenticios y textil y en esterilizantes para equipos hospitalarios
Compuestos de níquel	Nariz, pulmón	Chapado de níquel. Componente de aleaciones de hierro, cerámica y baterías. Derivado de la soldadura por arco de acero inoxidable
Radón y productos de su desintegración	Pulmón	De la desintegración de minerales que contienen uranio. Puede ser un riesgo grave en canteras y minas
Cloruro de vinilo	Angiosarcoma, hígado	Refrigerante. Monómero para polímeros de vinilo. Adhesivo para plásticos. Antes propelente en aerosol inerte en contenedores presurizados

Modificada de Stellman JM, Stellman SD: Cancer and workplace. CA Cancer J Clin 46:70-92, 1996, con autorización de Lippincott Williams & Wilkins.

cánceres mortales en niños son la leucemia, los tumores del sistema nervioso central, los linfomas, los sarcomas de tejidos blandos y los sarcomas óseos. Como se describe más adelante, el estudio de varios tumores infantiles, especialmente retinoblastoma y tumor de Wilms, ha aportado nuevos conocimientos a la patogenia de la transformación maligna.

Herencia

Las pruebas ahora indican que existen no sólo influencias ambientales, sino también una predisposición hereditaria para muchos tipos de cáncer, incluidas las formas más comunes. Las formas hereditarias de cáncer pueden dividirse en tres grupos (Tabla 6-3).

Tabla 6-3 Predisposición hereditaria al cáncer

Gen	Predisposición hereditaria
Síndromes hereditarios de cáncer (autosómicos dominantes)	
RB	Retinoblastoma
p53	Síndrome de Li-Fraumeni (diversos tumores)
p16INK4A	Melanoma
APC	Poliposis adenomatosa familiar/cáncer de colon
NF1, NF2	Neurofibromatosis 1 y 2
BRCA1, BRCA2	Tumores de mama y ovario
MEN1, RET	Neoplasia endocrina múltiple 1 y 2
MSH2, MLH1, MSH6	Cáncer de colon hereditario sin poliposis
PATCH	Síndrome del carcinoma de basocelular nevoide
Cánceres familiares	
Agrupación familiar de casos, aunque no está clara la función de la predisposición hereditaria para cada individuo Cáncer de mama (no relacionado con BRCA1 o BRCA2) Cáncer de ovario Cáncer pancreático	
Síndromes hereditarios autosómicos recesivos de reparación de ADN defectuosa	
Xerodermia pigmentosa Ataxia-telangiectasia Síndrome de Bloom Anemia de Fanconi	

Síndromes hereditarios de cáncer. Los síndromes hereditarios de cáncer incluyen varios cánceres bien definidos en los que la herencia de un único gen mutante aumenta en gran medida el riesgo de desarrollar un tumor. La predisposición a sufrir estos tumores muestra un patrón hereditario autosómico dominante. El retinoblastoma infantil es el ejemplo más llamativo de este grupo. Aproximadamente el 40% de los retinoblastomas son de origen familiar. Como se describe más adelante, se ha implicado un *gen supresor tumoral* en la patogenia de este tumor. Los portadores de este gen tienen un riesgo 10.000 veces mayor de desarrollar un retinoblastoma, habitualmente bilateral. También tienen un mayor riesgo de desarrollar un segundo cáncer, especialmente osteosarcoma. La poliposis adenomatosa familiar es otro trastorno hereditario marcado con un riesgo extraordinariamente alto de cáncer. Los individuos que heredan la mutación autosómica dominante tienen, al nacer o poco después, innumerables adenomas polipoides del colon y prácticamente el 100% desarrolla un carcinoma del colon a los 50 años de edad (v. Tabla 6-3).

Los tumores de este grupo con frecuencia se asocian a un fenotipo de marcador específico. Pueden existir múltiples tumores benignos en el tejido afectado, como sucede en la poliposis familiar del colon y en múltiples neoplasias endocrinas múltiples. A veces, existen anomalías tisulares que no son el objetivo de la transformación (p. ej., nódulos de Lisch y manchas café con leche en la neurofibromatosis de tipo 1; Capítulo 23).

Cánceres familiares. Prácticamente todos los tipos comunes de cánceres que se producen esporádicamente tienen lugar en formas familiares. Los ejemplos incluyen carcinomas de colon, mama, ovario y cerebro. *Las manifestaciones que caracterizan los cánceres familiares incluyen edad de inicio temprana, tumores que se originan en dos o más familiares del caso y, a veces, tumores múltiples o bilaterales.* Los cánceres familiares no se asocian a fenotipos de marcadores específicos. Por ejemplo, a diferencia del síndrome de poliposis adenomatosa familiar, los cánceres familiares de colon no aparecen en pólipos benignos preexistentes. El patrón de transmisión de los cánceres familiares no está claro. En general, los hermanos tienen un riesgo relativo de entre 2 y 3. Los análisis de segregación de familias extensas habitualmente muestran que la predisposición tumoral es dominante, aunque no puede descartarse una herencia multifactorial. Como se explica más adelante, ciertos cánceres familiares pueden relacionarse con la herencia de genes mutantes.

Síndromes autosómicos recesivos de reparación defectuosa del ADN. Además de los trastornos precancerosos heredados de forma dominante, un pequeño grupo de trastornos autosómicos recesivos se caracteriza globalmente por una inestabilidad cromosómica o del ADN. Uno de los ejemplos mejor estudiados es la xerodermia pigmentosa, en la que la reparación de ADN es defectuosa. Más adelante se describen este y otros trastornos familiares de inestabilidad del ADN.

En resumen, no más del 5-10% de todos los cánceres humanos forman parte de uno de los tres grupos mencionados. ¿Qué puede decirse de la influencia de la herencia en la gran preponderancia de tumores malignos? Existen nuevas pruebas de que la influencia de los factores hereditarios es sutil e indirecta. El genotipo puede influir en la probabilidad de desarrollar cánceres inducidos por el ambiente. Por ejemplo, los polimorfismos en enzimas metabolizadoras de fármacos otorgan una predisposición genética al cáncer de pulmón en fumadores. También se ha observado una predisposición genética llamativa a desarrollar mesoteliomas (un tumor asociado con el asbesto), pero aún se desconoce el gen correspondiente.

Trastornos paraneoplásicos adquiridos

Además de las influencias genéticas descritas anteriormente, ciertos procesos clínicos son claros predisponentes del desarrollo de neoplasias malignas y se conocen como *síndromes paraneoplásicos*. Esta denominación no es acertada porque comporta una cierta inevitabilidad, pero de hecho, aunque estos procesos pueden aumentar la probabilidad, en la mayoría de los casos no se desarrolla ningún cancer. A continuación se presenta una breve lista de los principales procesos:

- Replicación celular regenerativa persistente (p. ej., carcinoma espinocelular en los bordes de una fístula cutánea crónica o en una herida cutánea no curada y crónica; carcinoma hepatocelular en la cirrosis hepática).
- Proliferaciones hiperplásicas y displásicas (p. ej., carcinoma endometrial en la hiperplasia endometrial atípica; carcinoma broncógeno en la mucosa bronquial displásica de fumadores habituales).
- Gastritis atrófica crónica (p. ej., carcinoma gástrico en la anemia perniciosa o después de una infección crónica por *Helicobacter pylori*).
- Colitis ulcerosa crónica (p. ej., incidencia aumentada de carcinoma colorrectal en la enfermedad crónica).
- Leucoplasia de la cavidad bucal, vulva o pene (p. ej., riesgo aumentado de carcinoma espinocelular).
- Adenomas vellosos del colon (p. ej., riesgo aumentado de transformación en un cáncer colorrectal).

En este contexto, cabe preguntarse: «¿cuál es el riesgo de cambio maligno en una neoplasia benigna?» o dicho de otra manera, «¿son precancerosos los tumores benignos?». En general, la respuesta es no, pero es inevitable que haya excepciones y quizás es mejor decir que cada tipo de tumor benigno se asocia a un nivel determinado de riesgo, que varía entre alto y prácticamente inexistente. Por ejemplo, los adenomas del colon a medida que crecen pueden sufrir una transformación maligna en el 50% de los casos; por el contrario, el cambio maligno es muy raro en los leiomiomas del útero.

RESUMEN

Epidemiología del cáncer

- La incidencia del cáncer varía según la edad, la raza, los factores geográficos y las características genéticas. La máxima frecuencia de cáncer se observa en las dos edades extremas de la vida. La variación geográfica es debida, casi siempre, a distintas exposiciones ambientales.
- La mayoría de los cánceres son de aparición esporádica, pero algunos muestran una agrupación familiar. La predisposición a los cánceres hereditarios puede ocurrir a causa de herencia autosómica dominante o de herencia autosómica recesiva. Mientras en la dominante suele heredarse una mutación de genes supresores del cáncer (células germinativas), en la recesiva habitualmente existen defectos hereditarios de la reparación del ADN.
- Los cánceres familiares tienden a ser bilaterales y a aparecer a una edad más temprana que los cánceres esporádicos.

CARCINOGÉNESIS: LAS BASES MOLECULARES DEL CÁNCER

Podría discutirse que la proliferación de bibliografía sobre las bases moleculares del cáncer ha dejado atrás el crecimiento de incluso los tumores más malignos. Es fácil perderse entre el creciente bosque de información. Primero, enumeraremos algunos principios básicos antes de ahondar en los detalles de la base genética del cáncer.

En el corazón de la carcinogénesis yace el daño genético no mortal. Este daño genético (o mutación) puede adquirirse por la acción de agentes ambientales, como productos químicos, radiaciones o virus, o heredarse en la línea germinal. La hipótesis genética del cáncer implica que una masa tumoral es consecuencia de la expansión clonal de una única célula progenitora que ha sufrido un daño genético (es decir, los tumores son monoclonales). Estas expectativas se han observado en la mayoría de tumores analizados. La clonalidad de los tumores se determina fácilmente en mujeres heterocigotas a los marcadores polimórficos ligados al cromosoma X, como la enzima glucosa-6-fosfato-deshidrogenasa o los polimorfismos de longitud de fragmentos de restricción ligados al cromosoma X. En la Figura 6-14 se ilustra el principio subyacente de este análisis.

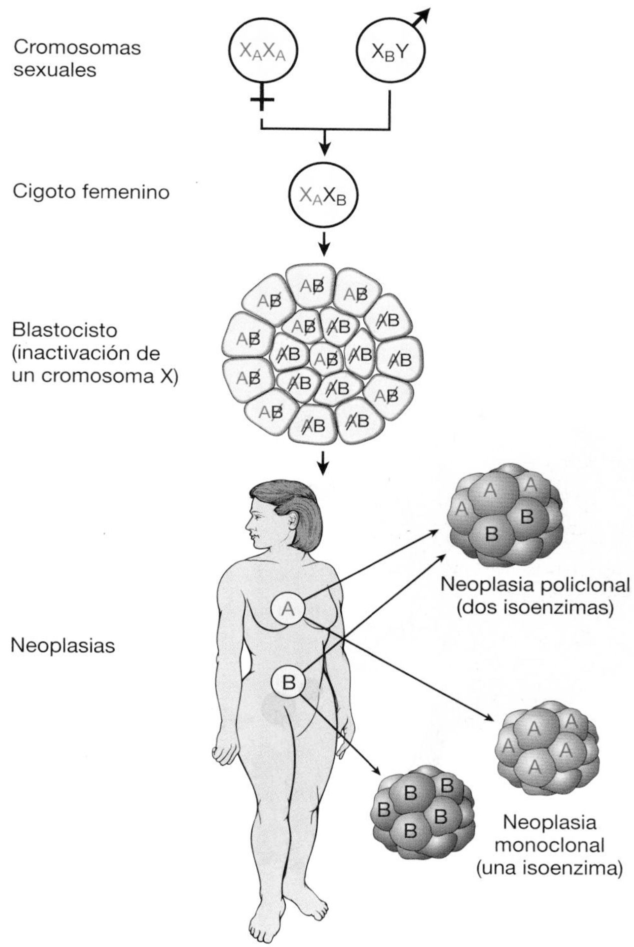

Figura 6-14

Diagrama que muestra el uso de marcadores de isoenzimas celulares ligadas al cromosoma X como prueba de la monoclonalidad de las neoplasias. A causa de la inactivación al azar del cromosoma X, todas las mujeres son mosaicos con dos poblaciones celulares (con la isoenzima A o B de la isoenzima glucosa-6-fosfato-deshidrogenasa, en este caso). Cuando se analizan las neoplasias que surgen en mujeres heterocigotas para los marcadores ligados al cromosoma X, están compuestos por células que contienen el cromosoma activo materno (X_A) o paterno (X_B), pero no ambos. Actualmente, los marcadores moleculares ligados al cromosoma X se utilizan con mayor frecuencia que las variantes isoenzimáticas.

Las principales dianas de las lesiones genéticas son *cuatro distintas clases de genes reguladores normales: protoncogenes (promoción del crecimiento), genes supresores tumorales (inhibición del crecimiento), genes de regulación de la muerte celular programada (apoptosis), y genes relacionados con la reparación del ADN.* Tal como se describe a continuación y en términos de crecimiento y supervivencia, en conjunto, las alteraciones genéticas de las células tumorales les confieren ciertas ventajas sobre las células tumorales.

Por lo que respecta a los protooncogenes, sus alelos mutantes se denominan «oncogenes». En estos genes, la mutación de un solo alelo es capaz de provocar una transformación celular, por lo que los oncogenes son considerados «oncogenes dominantes». En cambio, en los genes supresores tumorales para que ocurra una transformación celular habitualmente han de estar lesionados los dos alelos normales (por lo que estos genes suelen conocerse como «oncogenes recesivos»). No obstante, estudios recientes han mostrado claramente que, en algunos casos, en un gen supresor tumoral la pérdida de un solo alelo es ya capaz de favorecer la transformación celular (haploinsuficiencia). Los genes de regulación de la apoptosis pueden ser dominantes (como los protooncogenes) o bien comportarse como genes supresores tumorales. Los genes supresores tumorales suelen dividirse en dos grupos generales: promotores (*promoters*) y guardianes (*caretakers*). En los «genes supresores promotores», que son los genes supresores tumorales más conocidos (*RB* y *p53*), la mutación del gen ocasiona la transformación celular mediante una desaceleración de la proliferación celular. En cambio, los «genes supresores guardianes» son responsables de los procesos que aseguran la integridad del genoma (p. ej., reparación del ADN). La mutación de los genes supresores guardianes no causa una transformación directa de las células alterando su proliferación o la apoptosis; en lugar de ello, estos genes mutados afectan la proliferación celular o la supervivencia de modo indirecto, influyendo en la capacidad del organismo para reparar las lesiones no letales de otros genes (protooncogenes, genes supresores tumorales y genes que regulan la apoptosis). La incapacidad de los genes de reparación del ADN puede predisponer a las células a mutaciones extensas del genoma y, por lo tanto, a la transformación neoplásica. Se dice que las células con mutaciones en los «genes supresores guardianes» han desarrollado un *fenotipo mutador.*

La carcinogénesis es un proceso de múltiples pasos a nivel fenotípico y genotípico, que se debe a la acumulación de múltiples mutaciones. Como se ha descrito anteriormente, las neoplasias malignas tienen varios atributos fenotípicos, como un crecimiento excesivo, invasión local y la capacidad de formar metástasis a distancia. Además, está bien establecido que durante un período de tiempo, muchos tumores se vuelven más agresivos y adquieren un potencial maligno aún mayor. Este fenómeno se conoce como progresión tumoral y no está representado simplemente por el crecimiento del tamaño tumoral. Cuidadosos estudios clínicos y experimentales muestran que la creciente malignidad con frecuencia se adquiere progresivamente. A nivel molecular, la progresión tumoral y la heterogeneidad asociada con toda probabilidad se deben a múltiples mutaciones que se acumulan de forma independiente en diferentes células, generando subclones con distintas características (Fig. 6-15), como la capacidad de invadir, la velocidad de crecimiento, la capacidad metastásica, el cariotipo, la respuesta hormonal y la susceptibilidad a los antineoplásicos. Algunas de las mutaciones pueden ser mortales; otras pueden estimular el crecimiento celular al afectar a los protooncogenes o a los genes supresores del cáncer. *Aunque la mayoría de tumores malignos tiene un origen monoclonal,*

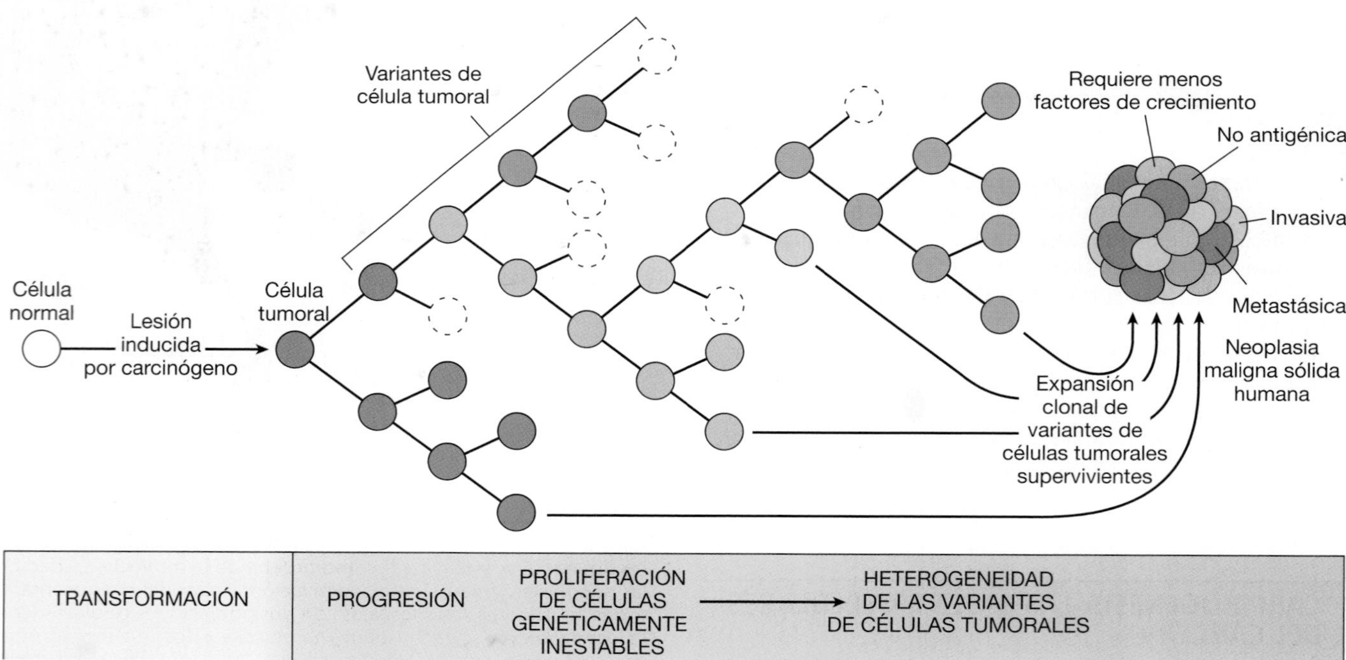

Figura 6-15

Progresión tumoral y generación de la heterogeneidad. A partir de los descendientes de la célula original transformada por múltiples mutaciones surgen nuevos subclones celulares. Con la progresión, la masa tumoral se enriquece de variantes celulares cada vez más eficientes para evadir las defensas del huésped y, también, con características más agresivas.

cuando se manifiestan clínicamente, sus células son extremadamente heterogéneas. Durante la progresión, las células tumorales están sometidas a presiones de selección inmunitarias y no inmunitarias. Por ejemplo, las células antigénicas son destruidas por las defensas del huésped, mientras que las que tienen necesidades reducidas de factores de crecimiento se seleccionan positivamente. Por lo tanto, un tumor en crecimiento tiende a enriquecerse para subclones que «vencen las probabilidades de fracaso» y son expertos en supervivencia, crecimiento, invasión y metástasis.

RESUMEN

Perspectiva general de la carcinogénesis

- Los tumores se originan a partir del crecimiento clonal de células que presentan mutaciones en cuatro clases de genes: los que regulan el crecimiento celular (protooncogenes y genes supresores tumorales), los que regulan la apoptosis, y genes que regulan la reparación del ADN.
- Para causar un cáncer basta con la mutación en un gen no único. Típicamente, los atributos fenotípicos característicos de malignidad aparecen cuando se acumulan múltiples mutaciones que afectan a múltiples genes. La acumulación escalonada de mutaciones y de incremento de la malignidad se conoce como «progresión tumoral».

Con esta visión global (Fig. 6-16), ahora podemos analizar en detalle la patogenia molecular del cáncer y explicar los carcinógenos que provocan daño genético. En los últimos 20 años, se han descubierto centenares de genes asociados al cáncer. Algunos, como *p53*, habitualmente están mutados; otros, como *c-ABL*, se afectan sólo en determinadas leucemias. Cada gen del cáncer tiene una función específica, cuya disregulación contribuye al origen o progresión de la neoplasia maligna. Por lo tanto, es mejor considerar los genes relacionados con el cáncer en el contexto de siete cambios fundamentales de la fisiología celular que, juntos, dictan el fenotipo maligno. En la Figura 6-17 se ilustran todos menos el fenotipo mutador:

1. Autosuficiencia en las señales de crecimiento.
2. Insensibilidad a las señales inhibidoras de crecimiento.
3. Evasión de la apoptosis.

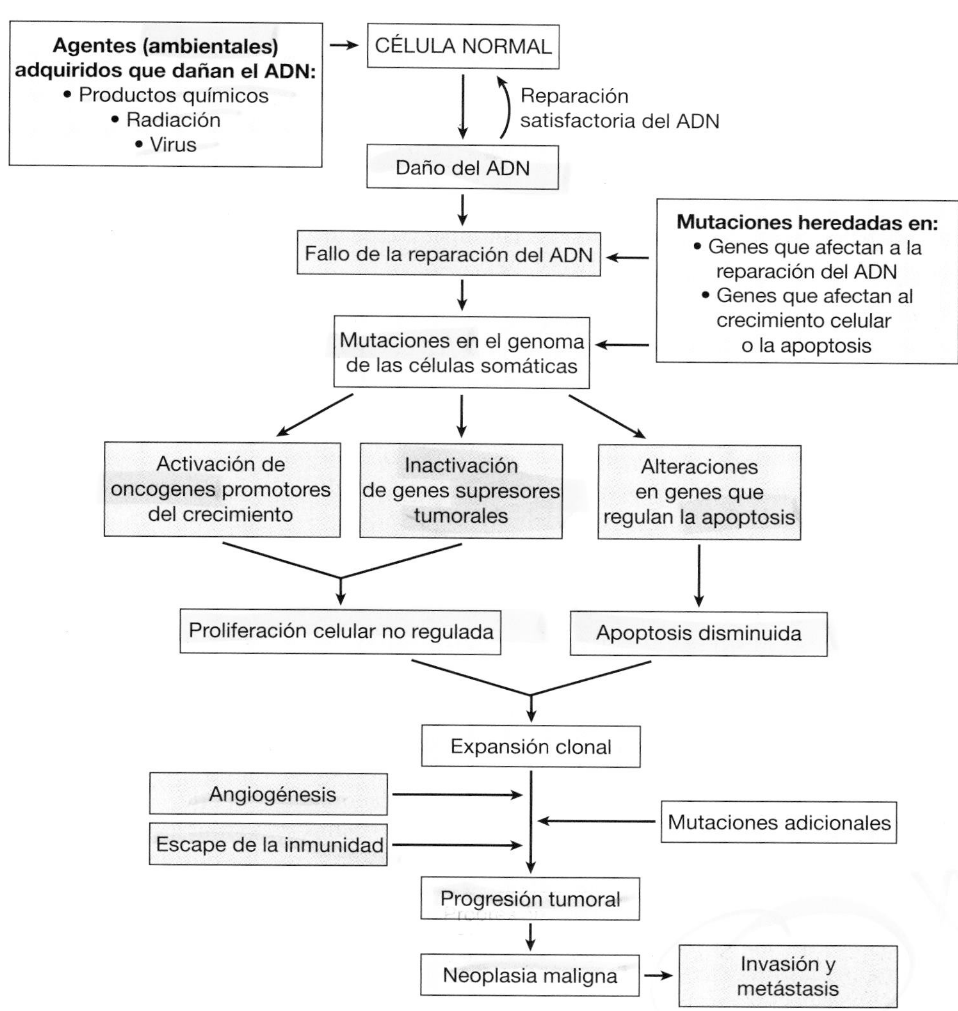

Figura 6-16

Esquema simplificado de la base molecular del cáncer.

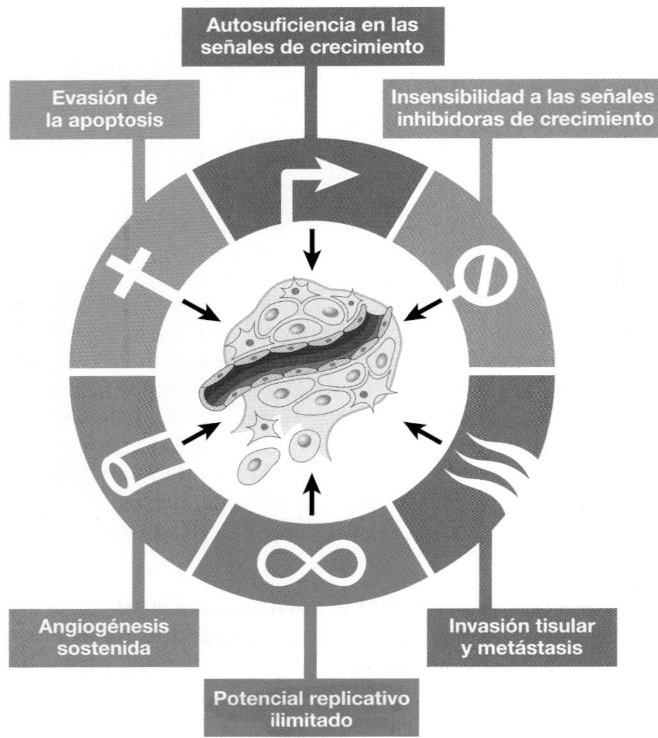

Figura 6-17

Seis características distintivas del cáncer. La mayoría de células cancerosas adquieren estas propiedades durante su desarrollo, habitualmente por mutaciones en los genes correspondientes. (De Hanahan D, Weinberg RA: The hallmarks of cancer. Cell 100:57, 2000.)

4. Potencial replicativo ilimitado (es decir, superar la senescencia celular y evitar la catástrofe mitótica).
5. Desarrollo de la angiogénesis sostenida.
6. Capacidad para invadir y metastatizar.
7. Inestabilidad genómica debida a defectos en la reparación del ADN.

En todos los cánceres se observan mutaciones en genes que regulan algunos o todos estos rasgos celulares y, por lo tanto, serán la base de nuestra descripción de los orígenes moleculares del cáncer. En la siguiente sección debe observarse que los símbolos de los genes están en cursiva, pero no así sus productos proteicos (p. ej., gen *RB* y proteína RB).

Autosuficiencia en las señales de crecimiento

Los genes que potencian el crecimiento celular autónomo en las células cancerosas se denominan *oncogenes*. Derivan de mutaciones en los protooncogenes y se caracterizan por la capacidad de promover el crecimiento celular en ausencia de señales normales que promueven el crecimiento. Sus productos, denominados *oncoproteínas*, se parecen a los productos normales de los protooncogenes, excepto que las oncoproteínas carecen de elementos reguladores importantes y que su producción en las células transformadas no depende de factores de crecimiento, ni de otras señales externas. Para ayudar a comprender la naturaleza y las funciones de las oncoproteínas, es necesario revisar brevemente la secuencia de sucesos que caracterizan la proliferación celular normal, que fueron presentados en el Capítulo 3. En condiciones fisiológicas, la proliferación celular puede resolverse fácilmente en los pasos siguientes:

- La unión de un factor de crecimiento a su receptor específico en la membrana celular.
- La activación transitoria y limitada del receptor del factor de crecimiento que, a su vez, activa varias proteínas transductoras de señales en la lámina interna de la membrana plasmática.
- La transmisión de la señal transducida a través del citosol hasta el núcleo mediante segundos mensajeros o una cascada de moléculas de transducción de señales.
- La inducción y activación de factores reguladores nucleares que inician la transcripción de ADN.
- La entrada y progresión de la célula en el ciclo celular, dando como resultado final la división celular.

Con estas bases podemos identificar las estrategias utilizadas por las células cancerosas para adquirir la autosuficiencia en las señales de crecimiento. Pueden agruparse según su función en la cascada de la transducción de señales y la regulación del ciclo celular. En efecto, cada uno de los pasos anteriores puede ser alterado por las células cancerosas.

Factores de crecimiento

Todas las células normales necesitan la estimulación por factores de crecimiento para someterse a la proliferación. La mayoría de factores de crecimiento solubles están formados por un tipo celular y actúan en la célula vecina para estimular la proliferación (acción paracrina). Sin embargo, muchas células cancerosas adquieren la autosuficiencia de crecimiento al adquirir la capacidad para sintetizar los mismos factores de crecimiento a los que responden. Por ejemplo, muchos glioblastomas secretan factor de crecimiento derivado de las plaquetas (PDGF) y expresan el receptor PDGF, y muchos sarcomas fabrican factor transformador del crecimiento α (TGF-α) y su receptor. En muchos tipos de cáncer se encuentran vías de regulación autocrinas similares, bastante comunes. Se han detectado los genes que codifican homólogos de los factores de crecimiento fibroblástico (p. ej., *hst-1* y *FGF3*) en varios tumores gastrointestinales y de mama; FGF-2 se expresa en melanomas humanos, pero no en melanocitos normales. El factor de crecimiento hepatocitario (HGF) y su receptor c-*Met* están hiperexpresados en carcinomas foliculares de tiroides. En muchos casos, el propio gen del factor de crecimiento no está alterado ni mutado, sino que los productos de otros oncogenes (p. ej., *RAS*) estimulan la hiperexpresión de genes de los factores de crecimiento y el desarrollo posterior de un asa autocrina.

Receptores de los factores de crecimiento

El siguiente grupo en la secuencia de la transducción de señales son los receptores de los factores de crecimiento y se han identificado varios oncogenes derivados de la hiperexpresión o mutación de los receptores de los factores de crecimiento. Las proteínas de los receptores mutantes liberan continuamente señales mitogénicas a las células, incluso en ausencia del factor de crecimiento en el entorno. Más común que las mutaciones es la hiperexpresión de receptores de los factores de crecimiento, que pueden hacer que las células cancerosas hiperrespondan a niveles de factor de crecimiento que normalmente no desencadenarían la proliferación. Los ejemplos mejor documentados de la hiperexpresión incluyen la familia de receptores del factor de crecimiento epidérmico (EGF). El receptor EGF, *ERBB1*, está hiperexpresado en el 80% de los carcinomas escamosos de pulmón, en el 50% o más de los glioblastomas y en el 80-100% de los tumores epiteliales de cabeza y cuello. Un receptor relacionado, denominado *HER2/NEU* (*ERBB2*), está amplificado en el 25-30% de los cánceres de mama y en adenocarcinomas de pulmón, ovario y glándulas salivales. Estos tumores son extremadamente sensibles a los efectos mitógenos de pequeñas cantidades de factores de crecimiento y una alta concentración de la proteína HER2/NEU en células de cáncer de mama es un precursor de mal pronóstico. La importancia del *HER2/NEU* en la patogenia de los cánceres de mama queda ilustrada espectacularmente por el beneficio clínico obtenido por el bloqueo del dominio extracelular de este receptor con anticuerpos anti-*HER2/NEU*. El tratamiento del cáncer de mama con anticuerpos anti-HER2/NEU es un claro ejemplo de la medicina traslacional «del laboratorio a la cabecera» del paciente.

Proteínas de transducción de señales

Un mecanismo relativamente infrecuente por el que las células cancerosas adquieren autonomía de crecimiento son las mutaciones en genes que codifican varios componentes de las vías de señalización de los receptores de los factores de crecimiento. Estas moléculas de señalización acoplan receptores de los factores de crecimiento a sus dianas nucleares. Muchas de estas proteínas de señalización se asocian con la lámina interna de la membrana plasmática, donde reciben señales de receptores de los factores de crecimiento activados y las transmiten al núcleo, bien a través de segundos mensajeros o de una cascada de fosforilación y activación de moléculas de transducción de señales. Dos importantes miembros de este grupo son *RAS* y *ABL*, que se describen brevemente a continuación.

El *RAS* es el protooncogén mutado con mayor frecuencia en tumores humanos. En efecto, aproximadamente el 30% de todos los tumores humanos contienen versiones mutadas del gen *RAS*, y la incidencia es aún más alta en algunos cánceres específicos (p. ej., adenocarcinomas de colon y pancreáticos). La RAS es un miembro de una familia de pequeñas proteínas G que unen nucleótidos de guanosina (trifosfato de guanosina [GTP] y difosfato de guanosina [GDP]), similares a las proteínas G trimoleculares más grandes. Las proteínas RAS normales pasan continuamente de un estado excitado de transmisión de señales a un estado quiescente. Las proteínas RAS están inactivas cuando se unen al GDP; la estimulación de células por factores de crecimiento lleva a un intercambio de GDP por GTP y cambios conformacionales posteriores que activan la RAS (Fig. 6-18). La RAS activada estimula a su vez

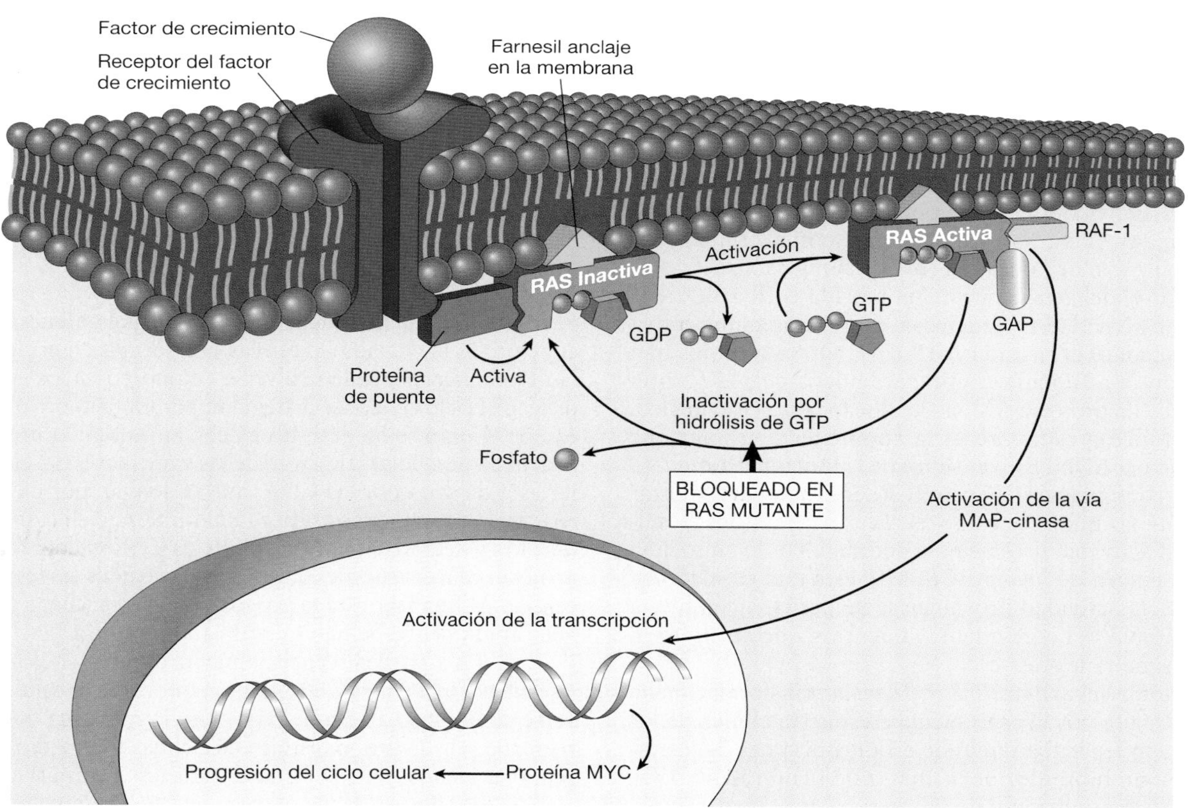

Figura 6-18

Modelo de acción de los genes *RAS*. Cuando una célula normal es estimulada mediante un receptor del factor de crecimiento, el *RAS* inactivo (unido a GDP) es activado al estado unido a GTP. El RAS activado recluta RAF-1 y estimula la vía de la MAP-cinasa para transmitir señales promotoras del crecimiento al núcleo. El gen *MYC* es una de las dianas de la vía del RAS activado. La proteína RAS mutante está activada de forma permanente por la incapacidad de hidrolizar GTP, produciendo la estimulación continua de las células sin ningún desencadenante externo. El anclaje de RAS a la membrana celular por la fracción farnesil es esencial para su acción y los fármacos que inhiben la farnesilación pueden inhibir la acción RAS.

reguladores posteriores de la proliferación, como la *cascada mitogénica de la proteína cinasa activada por mitógenos (MAP)-RAF*, que inunda el núcleo con señales para la proliferación celular. Sin embargo, la fase excitada de emisión de señales de la proteína RAS normal dura poco porque la actividad intrínseca de la guanosina trifosfatasa (GTPasa) hidroliza el GTP a GDP, liberando un grupo fosfato y devolviendo la proteína a su estado inactivo quiescente. La actividad GTPasa de la proteína RAS activada aumenta espectacularmente por una familia de proteínas activadoras de la GTPasa (GAP), que actúan como frenos moleculares que previenen la activación incontrolada de RAS al favorecer la hidrólisis de GTP a GDP.

El gen *RAS* es el que resulta activado más a menudo por mutaciones puntuales. Los análisis moleculares de las mutaciones *RAS* han revelado tres «puntos calientes» que codifican residuos en el bolsillo de unión a GTP o en la región enzimática esencial para la hidrólisis de GTP. Las mutaciones en estas localizaciones interfieren con la hidrólisis de GTP, que es esencial para convertir la proteína RAS activa en proteína RAS inactiva. De este modo, la proteína RAS queda atrapada en su forma activa fijada a GTP y la célula se ve forzada a estar en un estado continuo de proliferación. Ello explica que las consecuencias de las mutaciones de la proteína RAS puedan ser imitadas por mutaciones en las GAP que no consiguen refrenar las proteínas RAS normales. De hecho, la mutación incapacitante de la neurofibromina 1, una GAP, se asocia a neurofibromatosis familiar tipo 1 (Capítulo 23).

Además del *RAS*, varias tirosincinasas no asociadas a receptores funcionan como moléculas de transducción de señales. En este grupo, *ABL* es el mejor definido con respecto a la carcinogénesis. El protooncogén *ABL* tiene actividad tirosincinasa que se pierde por dominios reguladores negativos internos. En la leucemia mieloide crónica y ciertas leucemias activas, esta actividad se desata porque el gen *ABL* transloca su residencia en el cromosoma 9 al cromosoma 22, donde se fusiona con parte de la del gen (BCR del inglés, *breakpoint cluster region*) del gen. La proteína híbrida BCR-ABL tiene una potente actividad tirosincinasa, no regulada, que activa varias vías, como la cascada *RAS-RAF*. Otros estudios han demostrado una función totalmente nueva del *ABL* en la oncogénesis. La proteína ABL normal se localiza en el núcleo, donde su función es favorecer la apoptosis de células que sufren daño del ADN. Esto es similar a la función del gen *p53* (descrito a continuación). El gen *BCR-ABL* no puede realizar esta función, porque es retenido en el citoplasma como resultado de una actividad tirosincinasa anormal. Por lo tanto, una célula con un gen de fusión *BCR-ABL* está mal regulado de dos formas: la actividad tirosincinasa inadecuada conduce a una autonomía del crecimiento, mientras que se altera la apoptosis simultáneamente.

La función principal de *BCR-ABL* en la transformación ha sido confirmada por la espectacular respuesta clínica de los pacientes con leucemia mieloide crónica después del tratamiento con un inhibidor de la cinasa de fusión BCR-ABL, denominado imatinib mesilato (Gleevec); éste es otro ejemplo de un diseño racional de fármacos surgido a partir de un buen conocimiento de la base molecular del cáncer.

Factores de transcripción nuclear

Al final, todas las vías de transducción de señales entran en el núcleo y tienen un impacto en un gran banco de genes diana que dirigen el avance ordenado de las células a través del ciclo mitótico. En efecto, la consecuencia final de la señalización a través de oncogenes como *RAS* o *ABL* es la estimulación inadecuada y continua de factores de transcripción nuclear que dirigen los genes que promueven el crecimiento. Por lo tanto, la autonomía de crecimiento puede producirse como consecuencia de mutaciones que afectan a genes que regulan la transcripción del ADN. Numerosas oncoproteínas, como los productos de los oncogenes *MYC*, *MYB*, *JUN*, *FOS* y *REL*, actúan como factores de transcripción que regulan la expresión de genes promotores del crecimiento, como las ciclinas. De éstos, el gen *MYC* interviene en los tumores humanos más comunes. El protooncogén *MYC* se expresa en prácticamente todas las células y la proteína MYC es rápidamente inducida cuando células quiescentes reciben una señal para dividirse. En células normales, los niveles de MYC disminuyen hasta cerca del nivel basal al empezar el ciclo celular. La activación oncogénica del gen *MYC* se asocia a la expresión o hiperexpresión persistente, que contribuyen a la proliferación sostenida.

La proteína MYC puede activar o reprimir la transcripción de otros genes. Los activados por MYC incluyen varios genes promotores del crecimiento, como cinasas dependientes de ciclina (CDK), cuyos productos dirigen las células en el ciclo celular (descrito a continuación). Los genes reprimidos por MYC incluyen los inhibidores de CDK (CDKI). Por lo tanto, la MYC promueve la oncogenia al aumentar la expresión de genes que promueven la progresión a través del ciclo celular y reprimen genes que retrasan o impiden la progresión a través del ciclo celular. En el linfoma de Burkitt, un tumor de linfocitos, se produce la disregulación del gen *MYC* por una translocación t(8;14). El *MYC* también está amplificado en el cáncer de mama, colon, pulmón y muchos otros; los genes relacionados *N-MYC* y *L-MYC* están amplificados en neuroblastomas y cánceres microcíticos del pulmón.

Ciclinas y cinasas dependientes de ciclinas

El resultado final de todos los estímulos que potencian el crecimiento es la entrada de células quiescentes en el ciclo celular. Los cánceres pueden volverse autónomos si los genes que dirigen el ciclo celular se disregulan por mutaciones o amplificación. Como se ha descrito en el Capítulo 3, la progresión ordenada de células a lo largo de las varias fases del ciclo celular está dirigida por las CDK, que se activan por unión a las *ciclinas*, denominadas así por la naturaleza cíclica de su producción y degradación. Los complejos CDK-ciclina fosforilan proteínas diana cruciales que dirigen la célula a través del ciclo celular. Al finalizar esta tarea, los niveles de ciclinas disminuyen rápidamente. Se han identificado más de 15 ciclinas; las D, E, A y B aparecen secuencialmente durante el ciclo celular y se unen a una o más CDK. Por lo tanto, el ciclo celular puede verse como una carrera de relevos en la que cada vuelta está regulada por un grupo distinto de ciclinas y, a medida que un grupo de ciclinas deja la pista, el siguiente avanza (Fig. 6-19).

Con esta base es fácil comprender que las mutaciones que disregulan la actividad de ciclinas y CDK favorecería la proliferación celular. Los contratiempos que afectan a la expresión de ciclina D o CDK4 parecen ser un suceso común en la transformación neoplásica. Los genes de la ciclina D están hiperexpresados en muchos cánceres, como los que afectan a mama, esófago, hígado y un subgrupo de linfomas. La amplificación del gen *CDK4* se produce en melanomas, sarcomas y

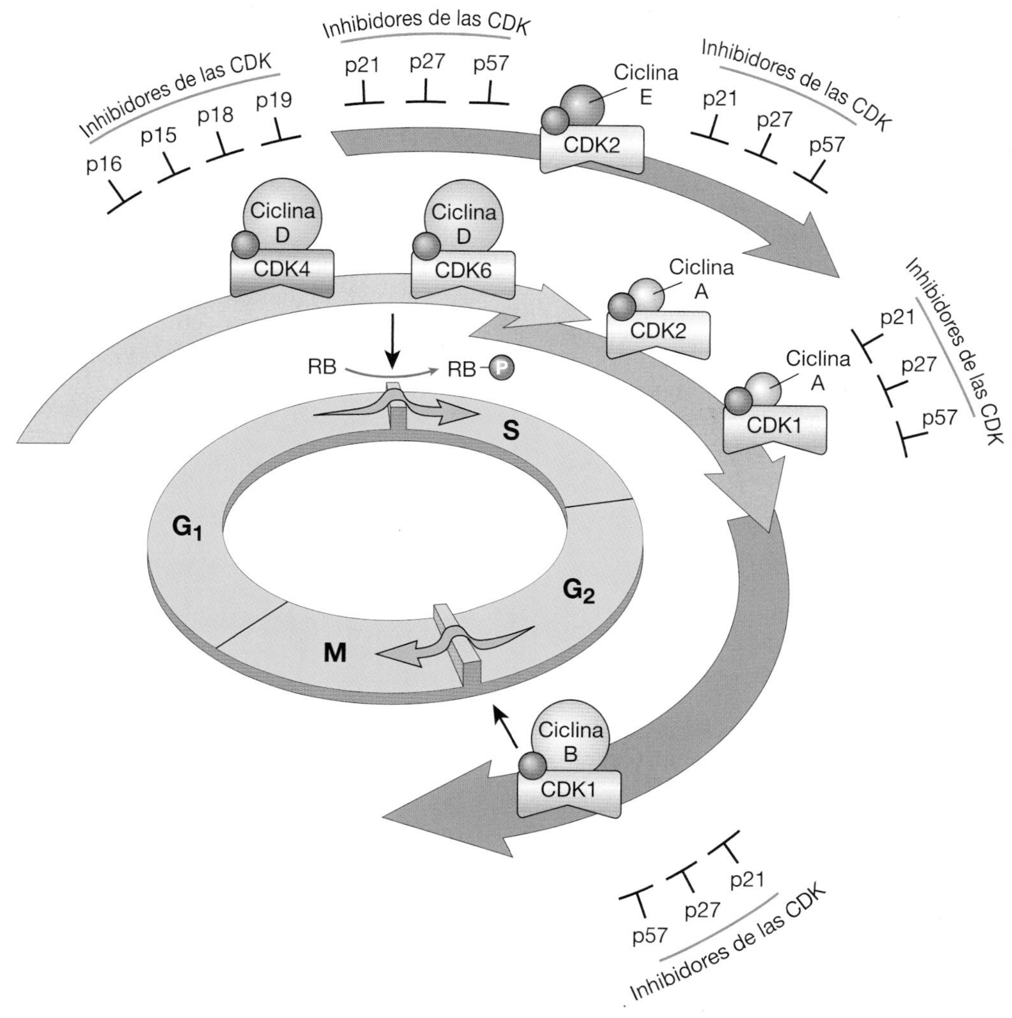

Figura 6-19

Representación esquemática del rol de las ciclinas, CDK y CDKI en la regulación del ciclo celular. Las flechas sombreadas representan las fases del ciclo celular durante el que los complejos ciclina-CDK específicos están activos. Como se ilustra, los complejos ciclina D-CDK4, ciclina D-CDK6 y ciclina E-CDK2 regulan la transición G_1 a S por fosforilación de la proteína RB (pRB). Los complejos ciclina A-CDK2 y ciclina A-CDK1 están activos en la fase S. El complejo ciclina B-CDK1 es esencial para la transición G_2 a M. Dos familias de inhibidores de las CDK pueden bloquear la actividad de las CDK y la progresión en el ciclo celular. Los denominados inhibidores INK4, formados por p16, p15, p18 y p19, actúan sobre los complejos ciclina D-CDK4 y ciclina D-CDK6. La otra familia de tres inhibidores, p21, p27 y p57, puede inhibir todas las CDK.

glioblastomas. También se producen otras mutaciones que afectan a las ciclinas B y E y otras CDK, pero son mucho menos frecuentes que las que afectan a la ciclina D/CDK4.

Mientras las ciclinas suscitan la respuesta de las CDK, sus inhibidores (CDKI), muy numerosos, silencian las CDK y ejercen un control negativo sobre el ciclo celular. Existe una familia de CDKI formada por tres proteínas –p21 [CDKN1A], p27 [CDKN1B] y p57 [CDKN1C]– que inhibe en general todas las CDK; en cambio, la otra familia de CDKI presenta efectos selectivos sobre los complejos ciclina D/CDK4 y ciclina D/CDK6. Los cuatro miembros de esta última familia –p15 [CDKN2B], p16 [CDKN2A], p18 [CDKN2C] y p19 [CDKN2D]– en ocasiones son denominados proteínas INK4 (A-D). La expresión de estos inhibidores se halla hiporregulada por vías de señales mitogénicas, favoreciendo así la progresión del ciclo celular. Por ejemplo, p27 [CDKN1B], un CDKI que inhibe la ciclina E, se expresa a través de G_1. Las señales mitogénicas amortiguan la p27 de diversas formas, lo que disminuye la inhibición del complejo ciclina E-CDK2 y, por lo tanto, permite la progresión del ciclo celular. Merece destacarse que el locus del gen *CDKN2A*, también denominado *INK4a/ARF*, codifica la elaboración de dos proteínas: p16 INK4A y p14ARF. Aunque las dos proteínas bloquean la progresión del ciclo celular, sus dianas son distintas. La proteína p16 [CDKN2A] inhibe la fosforilación de la proteína RB bloqueando el complejo ciclina D-CDK4; en cambio, la proteína p14ARF activa la vía de la proteína p53 inhibiendo la MDM2 (v. más adelante). En consecuencia, estas dos proteínas actúan como supresores tumorales y la deleción de este locus (frecuente en muchos tumores) tiene efectos sobre la vía de la proteína RB y también sobre la vía de la proteína p53. En numerosas neoplasias malignas humanas, los CDKI se encuentran a menudo mutados o «silenciados». Las mutaciones (en las células germinativas) del gen *CDKN2A* se asocian a un 25% de descendientes con predisposición al melanoma. Asimismo, la deleción o inactivación del gen *CDKN2A* se observa en el 75% de los pacientes con carcinomas pancreáticos, el 40-70% de los glioblastomas, el 50% de los cánceres de esófago, y el 20% de los carcinomas pulmonares no microcíticos, sarcomas de tejidos blandos y cánceres vesicales.

RESUMEN

Oncogenes que favorecen una proliferación celular no regulada (autosuficiencia en las señales de crecimiento)

Protooncogenes: genes celulares normales cuyos productos favorecen la proliferación celular.
Oncogenes: versiones mutadas de los protooncogenes que funcionan de modo autónomo sin necesitar señales normales de promoción del crecimiento.

Los oncogenes favorecen una proliferación celular incontrolada por varios mecanismos:

- Expresión (independiente del estímulo) de un factor de crecimiento y del receptor de este factor de crecimiento, formando así una asa autocrina de proliferación celular:
  - Complejo PDGF-receptor de PDGF en los tumores cerebrales.
- Mutaciones de los genes que codifican los receptores del factor de crecimiento, lo que causa una hiperexpresión o señal constitutiva por parte del receptor (p. ej., receptores EGF):
  - Miembros de la familia del receptor EGF, como HER2/NEU (tumores de mama, pulmón y otros).
- Mutaciones de los genes que codifican moléculas encargadas de la transmisión de señales:
  - En los cánceres humanos se encuentra con frecuencia mutación de la proteína RAS; normalmente oscila entre un estado en reposo fijado a GDP y un estado activo fijado a GTP; las mutaciones bloquean la hidrólisis de GTP a GDP, lo que causa una producción incontrolada de señales.
  - En ciertas leucemias, la fusión de la tirosincinasa de ABL con la proteína BCR genera una proteína híbrida que posee una actividad cinasa constitutiva.
- Hiperproducción o actividad no regulada de factores de transcripción:
  - En algunos linfomas, la translocación de MYC causa una hiperexpresión y expresión no regulada de los genes diana que controlan el ciclo y la supervivencia celulares.
- Mutaciones que activan los genes de ciclina o que inactivan los reguladores normales de ciclinas y cinasas dependientes de ciclina:
  - Los complejos ciclina-cinasa dependiente de ciclina (CDK) favorecen el ciclo celular mediante la fosforilación de diversos sustratos; las CDK se hallan controladas por inhibidores; las mutaciones de los genes que codifican las ciclinas, las CDK y los inhibidores de CDK, causan una progresión incontrolada del ciclo celular. Este tipo de mutaciones se observa en una amplia variedad de cánceres, como melanomas y cánceres cerebral, pulmonar y pancreático.

Insensibilidad a las señales inhibidoras de crecimiento

Isaac Newton predijo que toda acción tiene una reacción igual y opuesta. Aunque Newton no era un biólogo del cáncer, su formulación es cierta para el crecimiento celular. Mientras los oncogenes codifican proteínas que promueven el crecimiento celular, los productos de los genes supresores tumorales frenan la proliferación celular. La alteración de estos genes hace que las células sean refractarias a la inhibición del crecimiento y simula los efectos promotores de éste en los oncogenes. En esta sección describimos los genes supresores tumorales, sus productos y los posibles mecanismos por los que la pérdida de su función contribuye a un crecimiento celular no regulado.

Empezaremos la descripción con el gen del retinoblastoma (*RB*), el primer y prototípico gen supresor tumoral descubierto. Como en muchos avances en medicina, el descubrimiento de los genes supresores tumorales se consiguió con el estudio de una enfermedad rara, en este caso el retinoblastoma, un tumor infantil infrecuente. Aproximadamente el 60% de los retinoblastomas son esporádicos y los restantes son de herencia familiar; la predisposición a desarrollar el tumor se transmite como un rasgo autosómico dominante. Para explicar la aparición esporádica y familiar de un tumor idéntico, Knudson, en 1974, propuso su ahora famosa hipótesis del doble golpe (*two-hit*), en la que los términos moleculares pueden indicarse de la siguiente forma:

- Se requieren dos mutaciones (*hits*) para producir un retinoblastoma. Éstas incluyen el gen *RB*, localizado en el cromosoma 13q14. Los dos alelos normales del locus *RB* deben inactivarse (dos golpes) para que se desarrolle el retinoblastoma (Fig. 6-20).
- En casos familiares, los niños heredan una copia defectuosa del gen *RB* en la línea germinal; la otra copia es normal. El retinoblastoma se desarrolla cuando el gen *RB* normal se pierde en los retinoblastos como consecuencia de una mutación somática. Debido a que en las familias de retinoblastomas sólo se necesita una única mutación somática para que se exprese la enfermedad, la transmisión familiar sigue un patrón hereditario autosómico dominante.
- En casos esporádicos, se pierden los dos alelos *RB* por mutación somática de uno de los retinoblastos. El resultado final es el mismo: una célula retiniana que ha perdido las dos copias normales del gen *RB* se vuelve cancerosa.

Aunque la pérdida de genes *RB* normales se descubrió inicialmente en el retinoblastoma, ahora es evidente que la pérdida homocigota de este gen es un suceso bastante común en varios tumores, como cáncer de mama, cáncer microcítico de pulmón y cáncer vesical. Los pacientes con retinoblastoma familiar también tienen un riesgo aumentado de desarrollar osteosarcomas y algunos sarcomas de tejidos blandos.

En este punto, debemos aclarar cierta terminología. Una célula heterocigota en el locus *RB* no es neoplásica. Los tumores se desarrollan cuando la célula se vuelve *homocigota* para el alelo mutante o, en otras palabras, *pierde la heterocigosidad* del gen *RB* normal.

Las señales y las vías de transducción de señales para la inhibición del crecimiento son mucho menos conocidas que las de la promoción del crecimiento. No obstante, es razo-

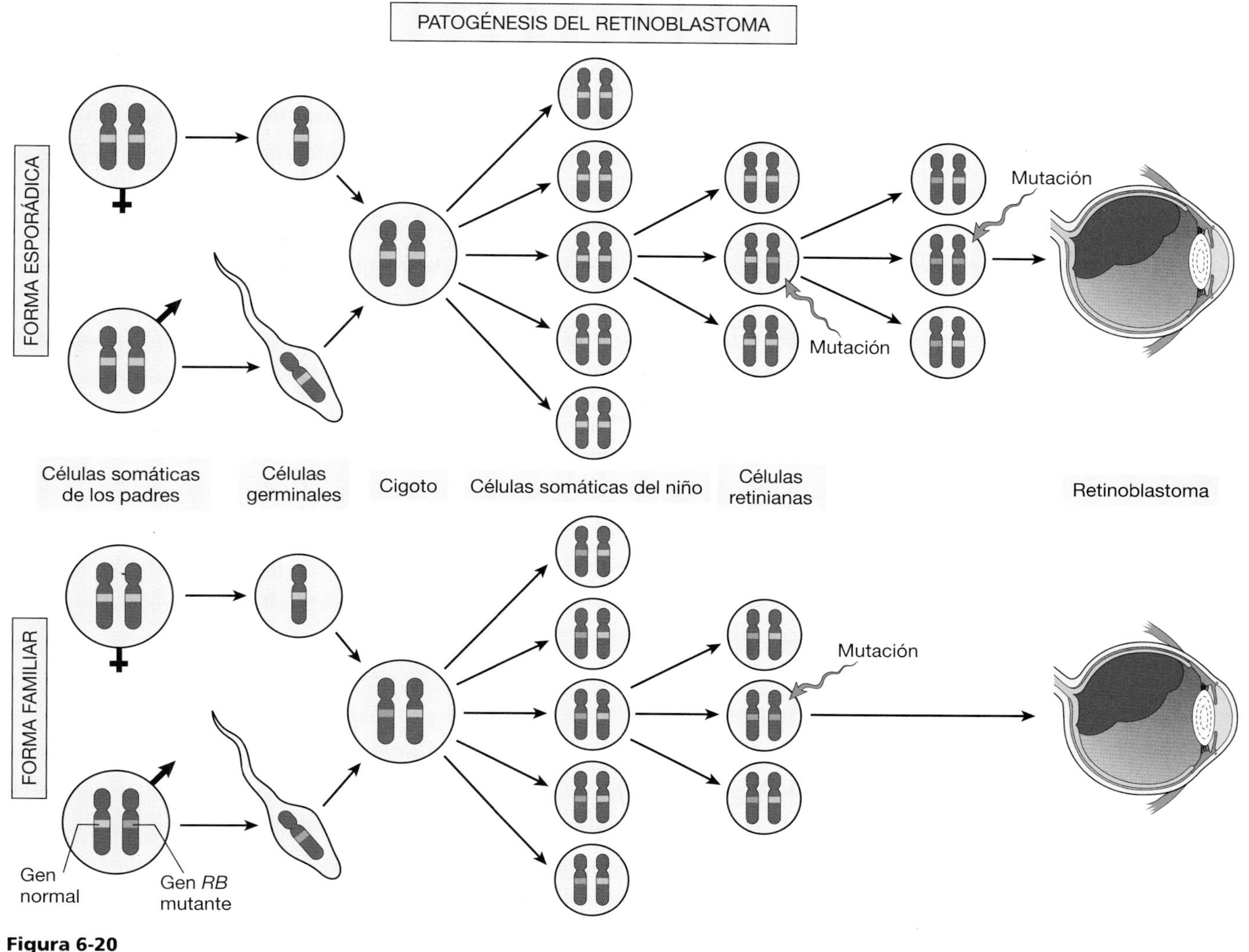

Figura 6-20

Patogénesis del retinoblastoma. Dos mutaciones del locus *RB* en el cromosoma 13q14 dan lugar a la proliferación neoplásica de las células retinianas. En la forma familiar, todas las células somáticas heredan un gen *RB* mutante de un progenitor portador. La segunda mutación afecta al locus *RB* en una de las células retinianas después de nacer. En la forma esporádica, las células retinianas adquieren las dos mutaciones en el locus *RB* después de nacer.

nable suponer que, de forma similar a las señales mitogénicas, las señales inhibidoras del crecimiento pueden originarse fuera de la célula y utilizar receptores, transductores de señales y reguladores de la transcripción nuclear para conseguir sus efectos. Los genes supresores tumorales parecen codificar varios componentes de esta vía inhibidora del crecimiento.

En principio, las señales anticrecimiento pueden prevenir la proliferación celular por dos mecanismos complementarios. La señal puede causar la división de las células en G_0 (quiescencia), donde permanecen hasta que señales externas empujan su reentrada en el agrupamiento proliferativo. Alternativamente, las células pueden entrar en un agrupamiento posmitótico diferenciado y perder el potencial replicativo. Es útil empezar nuestra discusión sobre los mecanismos inhibidores del crecimiento y su evasión centrándonos inicialmente en el gen *RB*, el gen supresor tumoral prototipo.

RESUMEN

Insensibilidad a las señales inhibidoras de crecimiento

- Los genes supresores tumorales codifican proteínas que inhiben la proliferación celular mediante la regulación del ciclo celular. Al revés de los oncogenes, para que aparezca el tumor han de perderse las dos copias del gen (ello ocasiona en el locus la desaparición del carácter heterocigótico).
- En los casos con predisposición familiar a la aparición de tumores, los afectados heredan una copia defectuosa (no funcional) de un gen supresor tumoral, y pierden la otra copia mediante una mutación somática. En cambio, en los casos de aparición esporádica del tumor, se pierden las dos copias por mutaciones somáticas.

Gen *RB* y ciclo celular

Se sabe mucho acerca del gen *RB*, puesto que fue el primer gen supresor tumoral descubierto. El producto del gen *RB* es una proteína de fijación al ADN que se expresa en todas las células, sea en una forma *hipofosforilada activa* o *hiperfosforilada inactiva*. La importancia de la proteína RB radica en su función de ejecución de G_1, o intervalo (*gap*) entre la mitosis (M) y la replicación del ADN (S). En los embriones, las divisiones celulares tienen lugar a un ritmo sorprendente, con una replicación del ADN que se inicia inmediatamente después del final de cada mitosis. No obstante, al avanzar el desarrollo aparecen en el ciclo celular dos intervalos (*gaps*) más: *Gap 1* (G_1) entre la mitosis y la replicación del ADN (S), y *Gap 2* (G_2) entre la replicación del ADN (S) y la mitosis (M) (v. Fig. 6-19). Aunque cada fase del sistema formado por el ciclo celular se halla muy bien monitorizada, al parecer la transición de G_1 a S representa un punto muy importante en el reloj del ciclo celular. Si bien las células que atraviesan el punto G_1 detienen a veces el ciclo celular durante un tiempo, son obligadas a completar la mitosis. Sin embargo, en el punto G_1 las células pueden salir del ciclo celular de modo temporal (quiescencia) o bien de modo permanente (senescencia). Por lo tanto, en el punto G_1 se integran diversas señales para determinar si la célula debe entrar en el ciclo celular, salir del ciclo y diferenciarse, o bien si ha de morir. La proteína RB es crucial en este proceso de decisión. Para entender por qué la proteína RB tiene una función tan importante, hemos de repasar los mecanismos que refuerzan la fase G_1.

La iniciación de la replicación del ADN requiere la actividad de los complejos ciclina E/CDK2, y la expresión de la ciclina E depende de la familia de factores de transcripción E2F. Al comienzo de la fase G_1, la proteína RB se encuentra en su forma activa hipofosforilada, y luego se une e inhibe a la familia E2F de factores de transcripción, lo que impide la transcripción de la ciclina E. La RB hipofosforilada bloquea la transcripción mediada por la familia E2F al menos de dos formas (Fig. 6-21). Primero, secuestra la E2F e impide que interaccione con otros activadores de la transcripción.

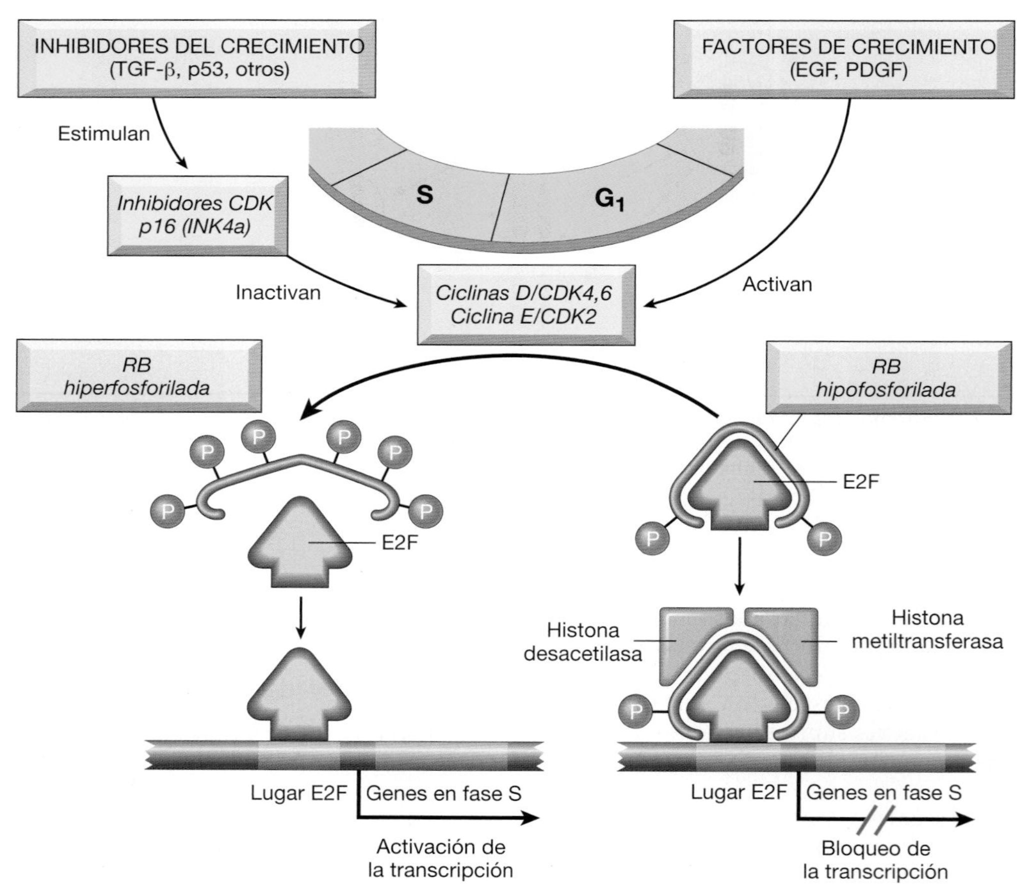

Figura 6-21

Rol de la proteína RB en la regulación del punto de control G_1-S del ciclo celular. La RB hipofosforilada en el complejo con los factores de transcripción E2F se une al ADN, recluta factores de remodelación de la cromatina (histona-desacetilasas e histona-metiltransferasas), e inhibe la transcripción de genes cuyos productos son necesarios para la fase S del ciclo celular. Cuando la proteína RB es fosforilada por los complejos ciclina D-CDK4, ciclina D-CDK6 y ciclina E-CDK2, libera E2F. Este último entonces activa la transcripción de genes en fase S. La fosforilación de RB está inhibida por CDKI, porque inactivan los complejos ciclina-CDK. Prácticamente todas las células cancerosas muestran una disregulación del punto de control G_1-S por la mutación en uno de cuatro genes que regulan la fosforilación de RB; estos genes son *RB*, *CDK4*, *ciclina D* y *CDKN2A [p16]*. EGF, factor de crecimiento epidérmico; PDGF, factor de crecimiento derivado de las plaquetas.

Segundo, la RB recluta proteínas de remodelado de la cromatina (histona-desacetilasas e histona-metiltransferasas), que se unen a los promotores de los genes con respuesta a E2F (p. ej., ciclina E). Estas enzimas modifican la cromatina en los promotores y consiguen que el ADN no responda a los factores de transcripción. Esta situación cambia en presencia de señales mitógenas. Las señales del factor de crecimiento provocan la expresión de ciclina D y la activación de complejos ciclina D-CDK4/6. Estos complejos fosforilan la RB, con lo que esta proteína se inactiva y se libera E2F para inducir a genes diana (p. ej., ciclina E). A continuación la expresión de ciclina E estimula la replicación de ADN y la progresión a través del ciclo celular. Cuando las células entran en fase S, son obligadas a dividirse sin estimulación adicional del factor de crecimiento. Durante la fase siguiente (fase M), los grupos fosfato son extraídos de la proteína RB por fosfatasas celulares, con lo que la forma hipofosforilada de la RB se regenera.

E2F no es la única diana de RB. Se ha demostrado que esta versátil proteína se une a otros factores de transcripción que regulan la diferenciación celular. Por ejemplo, RB estimula los factores de transcripción específicos de los miocitos, adipocitos, melanocitos y macrófagos. Por lo tanto, la vía de la proteína RB acopla el control de la progresión del ciclo celular en la fase G_1 con la diferenciación, lo que explica por qué esta última se asocia a la salida del ciclo. Además de estas actividades duales, la proteína RB también induce la senescencia (v. más adelante).

Teniendo en cuenta que la proteína RB es fundamental para el control del ciclo celular, cabe preguntarse por qué no existe una mutación del gen *RB* en todos los cánceres. Las mutaciones de otros genes que controlan la fosforilación de la proteína RB simulan a veces el efecto de una pérdida del gen *RB*; además, estos genes mutan en muchos cánceres que al parecer poseen unos genes *RB* normales. Por ejemplo, la activación (por mutación) de CDK4 o la hiperexpresión de ciclina D facilitarían la fosforilación e inactivación de la proteína RB y, de este modo, la proliferación celular. De hecho, la ciclina D se halla hiperexpresada en muchos tumores debido a una translocación o amplificación genética. La inactivación (también por mutación) de los CDKI también facilitaría el ciclo celular mediante una activación no regulada de ciclinas y CDK. Tal como se ha estudiado anteriormente, en el ser humano el gen *CDKN2A* es una diana muy común de deleción o de inactivación por mutaciones.

El nuevo paradigma actual es que la pérdida del control normal del ciclo celular es fundamental para que ocurra la transformación de células benignas en células malignas, y que en la mayoría de los cánceres humanos existe la mutación de al menos uno de los cuatro principales reguladores del ciclo celular (CDKN2A, ciclina D, CDK4, RB). Además, al parecer tanto en los animales como en el hombre las proteínas de transformación de diversos virus de ADN oncogénicos actúan, al menos en parte, neutralizando las actividades de inhibición del crecimiento de la proteína RB. Los grandes antígenos T del poliomavirus y el virus 40, la proteína EIA del adenovirus (en los simios) y la proteína E7 del virus del papiloma humano (VPH), se unen todos a la forma hipofosforilada de la RB. La proteína RB, incapaz de unirse a los factores de transcripción E2F, experimenta una deleción, y las células pierden la capacidad de ser inhibidas por las señales anticrecimiento que discurren a través del nexo de la RB.

RESUMEN

Gen *RB* y ciclo celular

- La proteína RB ejerce efectos antiproliferativos mediante el control de la transición de la fase G_1 a la fase S en el ciclo celular. En su forma activa, la proteína RB se halla hipofosforilada y se une al factor de transcripción E2F. Esta interacción impide la transcripción de genes, como la ciclina E, que son necesarios para la replicación del ADN, por lo que las células se detienen en la fase G_1.
- Los factores de crecimiento provocan expresión de ciclina D, activación de los complejos ciclina D-CDK4/6, inactivación de la RB por fosforilación y, por lo tanto, liberación de E2F.
- La pérdida del control del ciclo celular es fundamental en la transformación celular maligna. Casi todos los cánceres presentan alteración en la fase G_1, sea por mutación de la proteína RB o bien por mutación de genes que modifican su función, como la ciclina D, CDK4 y CDKI.
- Muchos virus oncogénicos de ADN (como el virus del papiloma humano) codifican proteínas (p. ej., E7) que se unen a la RB y producen su inactivación.

Gen *p53*: guardián del genoma

El gen supresor tumoral *p53* es uno de los genes mutados con mayor frecuencia en cánceres humanos. *El* p53 *frustra la transformación neoplásica por tres mecanismos interconectados: la activación de una parada temporal del ciclo celular (denominada quiescencia), la inducción de una parada permanente del ciclo celular (denominada senescencia) o el desencadenamiento de la muerte celular programada (denominada apoptosis).* Básicamente, *p53* puede verse como un monitor central de estrés, dirigiendo las células estresadas hacia una respuesta adecuada. Diversos tipos de estrés pueden desencadenar vías de respuesta del *p53*, como anoxia, expresión inadecuada de oncogenes (p. ej., *MYC* o *RAS*) y daño de la integridad del ADN. Al controlar la respuesta al daño de ADN, el *p53* desempeña una función central en el mantenimiento de la integridad del genoma, como se evidenciará en la siguiente descripción.

En las células sanas no estresadas, p53 posee una semivida corta (20 minutos) puesto que se asocia a MDM2, una proteína encargada de destruirlo. Cuando la célula se halla estresada (p. ej., a causa de una agresión en su ADN), p53 experimenta unas modificaciones postranscripción que lo liberan de la MDM2 y aumentan su semivida. Durante el proceso de liberación de la proteína MDM2, p53 también es activado como factor de transcripción. Se han descrito numerosos genes cuya transcripción se halla desencadenada por p53. Pueden agruparse en dos categorías amplias: los que causan paro del ciclo celular y los que causan apoptosis. Si es posible reparar la lesión del ADN durante el paro del ciclo celular, la célula revierte a su estado normal; si la reparación fracasa, p53 induce apoptosis o bien senescencia. Estas acciones se estudian más adelante.

No se conoce cómo p53 advierte la existencia de una lesión del ADN y determina la suficiencia de su reparación. Los principales iniciadores de la lesión del ADN son dos cinasas de proteínas relacionadas: *ataxia-telangiectasia mutada (ATM) y relacionada con la ataxia-telangiectasia mutada (ATR)*. Como su nombre implica, el gen *ATM* se identificó por vez primera como mutación en las células germinativas de pacientes con ataxia-telangiectasia. Esta enfermedad se caracteriza por la incapacidad para reparar ciertos tipos de lesión del ADN, y los pacientes presentan un aumento de la incidencia de cáncer. Aunque los tipos de lesión detectados por ATM y ATR son diferentes, las vías que finalmente activan son similares. Una vez activadas, ATM y ATR fosforilan diversas dianas, como p53 y las proteínas de reparación del ADN. La fosforilación de estas dos dianas produce una pausa en el ciclo celular y una estimulación de vías de reparación del ADN, respectivamente.

Puede considerarse que la detención del ciclo celular mediada por p53 es la respuesta principal al daño de ADN (Fig. 6-22). Se produce tarde en la fase G_1 y está causada principalmente por la transcripción dependiente de *p53* de CDK1 *CDKN1A* (*p21*). El gen *CDKN1A*, como se ha descrito anteriormente, inhibe los complejos ciclina-CDK y evita la fosforilación de RB esencial para que las células entren en la fase G_1. Esta pausa en el ciclo celular es bienvenida porque da a las células un «respiro» para reparar el daño de ADN. p53 también ayuda al proceso al inducir ciertas proteínas, como GADD45 (detención del crecimiento y daño de ADN) que ayudan a reparar el ADN. p53 también puede estimular las vías de reparación del ADN por mecanismos independientes de la transcripción. Si el daño del ADN se repara con éxito,

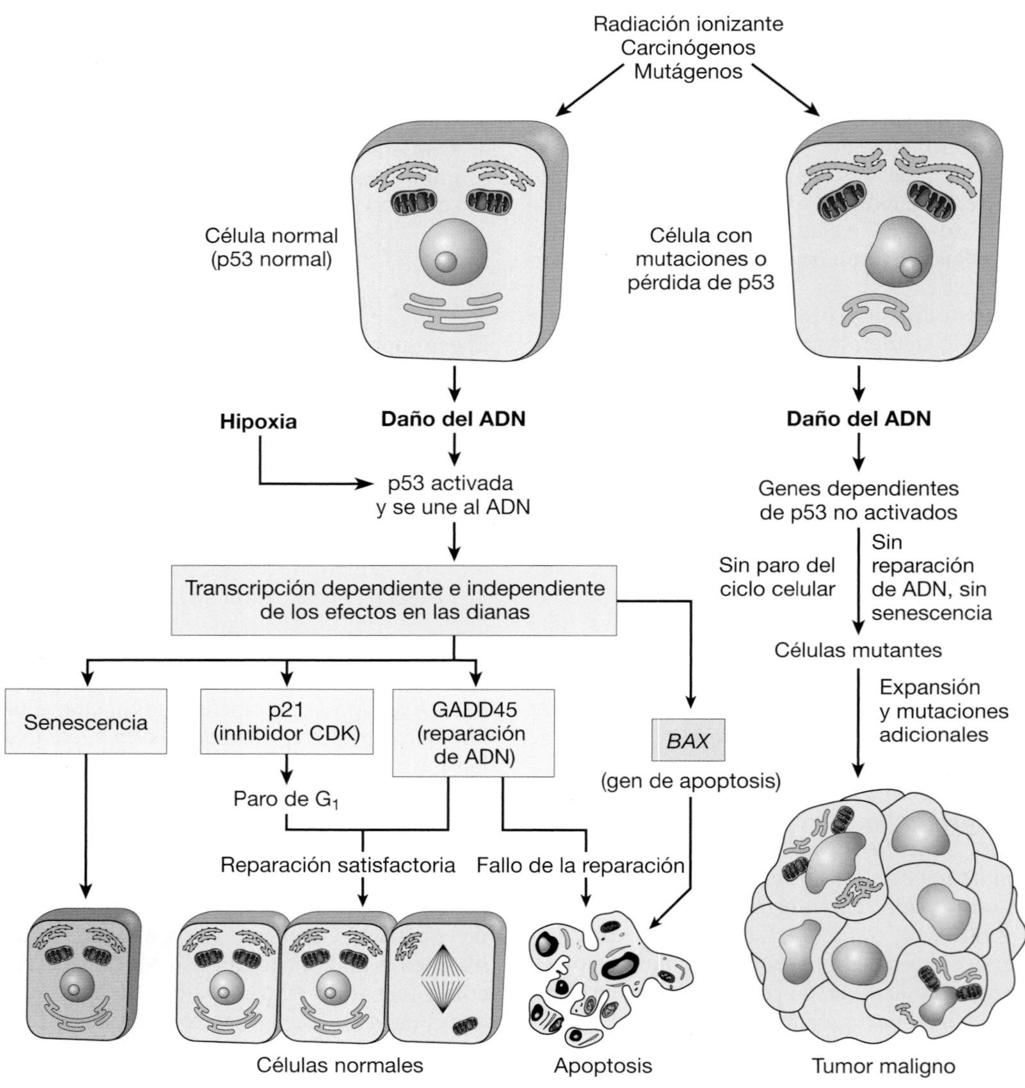

Figura 6-22

El rol de *p53* en el mantenimiento de la integridad del genoma. La activación del *p53* normal por agentes que dañan el ADN o por hipoxia produce un paro del ciclo celular en G_1 y la inducción de la reparación del ADN, por hiperregulación transcripcional del inhibidor cinasa dependiente de la ciclina *CDKN1A* (p21) y los genes *GADD45*. La reparación satisfactoria del ADN permite a las células continuar el ciclo celular; si falla la reparación del ADN, *p53* induce apoptosis o senescencia. En células con pérdida o mutaciones de *p53*, el daño del ADN no induce un paro del ciclo celular ni reparación del ADN y las células genéticamente dañadas proliferan dando lugar, finalmente, a neoplasias malignas.

p53 hiperregula la transcripción de MDM2, llevando a la destrucción de p53 y la mejora del bloqueo del ciclo celular. Si el daño no puede repararse, la célula puede entrar en senescencia inducida por p53 o sufrir una apoptosis dirigida por p53.

La senescencia inducida por p53 *es una parada permanente del ciclo celular*, caracterizada por alteraciones específicas de la morfología y de la expresión genética que la diferencian de la quiescencia y del paro reversible del ciclo celular. La senescencia requiere la activación de p53 y/o RB, así como la expresión de sus mediadores (p. ej., CDKI). Aunque por regla general este tipo de paro celular es irreversible, en ocasiones precisa una expresión continuada de p53. Los mecanismos de la senescencia están aún poco claros, pero al parecer están relacionados con alteraciones de la cromatina global, lo que modifica de modo drástico y permanente la expresión genética.

La apoptosis inducida por p53 de las células con lesión irreversible del ADN es el último mecanismo protector que existe contra la transformación neoplásica, y está mediado por varios genes proapoptosis, como *BAX* y *PUMA* (v. más adelante).

Para resumir, p53 detecta daño del ADN y ayuda a repararlo mediante una parada de G_1 y la inducción de genes de reparación del ADN. Una célula con el ADN dañado que no puede repararse es dirigida por p53 para *o bien entrar en senescencia o sufrir apoptosis* (v. Fig. 6-22). *Ante estas actividades, con justicia p53 ha sido denominado «guardián del genoma».* Con la pérdida homocigota de *p53*, el daño de ADN no se repara, las mutaciones son fijas en las células en división y la célula entra en una calle de sentido único que conduce a la transformación maligna.

Para confirmar la importancia de *p53* en el control de la carcinogénesis, más del 70% de los cánceres humanos tienen un defecto en este gen, y las neoplasias malignas restantes tienen defectos en los genes anteriores y posteriores a *p53*. Se encuentra una pérdida homocigota del gen *p53* en prácticamente todos los tipos de cáncer, como carcinomas de pulmón, colon y mama, las tres causas principales de muerte por cáncer. En la mayoría de los casos, las mutaciones inactivantes que afectan a los dos alelos de *p53* se adquieren en células somáticas. Con menor frecuencia, algunos individuos heredan un alelo *p53* mutante; esta enfermedad se denomina *síndrome de Li-Fraumeni*. Igual que sucede con el gen *RB*, la herencia de un alelo mutante predispone a los individuos a desarrollar tumores malignos porque sólo se necesita una mutación adicional para inactivar el segundo alelo que es normal. Los pacientes con *síndrome de Li-Fraumeni* tienen una probabilidad 25 veces mayor de desarrollar un tumor maligno a los 50 años de edad que la población general. A diferencia de los pacientes que heredan un alelo *RB* mutante, el espectro de tumores que se desarrolla en pacientes con el síndrome de Li-Fraumeni es variado; los más comunes son sarcomas, cáncer de mama, leucemia, tumores cerebrales y carcinomas de la corteza suprarrenal. En comparación con los tumores esporádicos, los pacientes con síndrome de Li-Fraumeni desarrollan tumores a una edad más temprana y pueden ser tumores primarios múltiples.

Igual que sucede con la proteína RB, la p53 normal también puede dejar de ser funcional debido a ciertos virus ADN. Las proteínas codificadas por virus del papiloma humano (VPH), virus de la hepatitis B (VHB) y quizá virus de Epstein-Barr (VEB) pueden unirse a la p53 normal y anular su función protectora. Por lo tanto, los virus ADN pueden trastocar dos de los genes supresores tumorales más conocidos, *RB* y *p53*.

RESUMEN

Gen *p53*: el guardián del genoma

- p53 es el monitor central del estrés en la célula; puede ser activado por la anoxia, una señal de oncogenes inadecuada, y por lesión del ADN. p53 activado controla la expresión y la actividad de los genes que participan en el paro del ciclo celular, la reparación del ADN, la senescencia celular y la apoptosis.
- La lesión del ADN activa p53 por fosforilación. p53 activado impulsa la transcripción de *CDKN1A (p21)*, que impide la fosforilación de RB y, por lo tanto, provoca un bloqueo del ciclo celular a nivel G_1-S. Esta pausa permite que las células reparen la lesión del ADN.
- Si no puede repararse la lesión del ADN, p53 induce senescencia celular o bien apoptosis.
- De los tumores humanos, el 70% muestra una pérdida homocigótica de *p53*. Los pacientes con el raro síndrome de Li-Fraumeni heredan una copia defectuosa del gen en las células germinativas, y pierden la segunda en los tejidos somáticos; con el tiempo estos pacientes desarrollan diversos tipos de tumores.
- Como ocurre con RB, p53 puede también quedar incapacitado mediante la fijación a proteínas codificadas por virus oncogénicos de ADN como VPH y, posiblemente, también el virus de Epstein-Barr y el de la hepatitis B.

Vía del factor de crecimiento transformante β

Aunque se tienen amplios conocimientos sobre el circuito que frena el ciclo celular, las moléculas que transmiten señales antiproliferativas a las células no están tan bien caracterizadas. El mejor conocido es el TGF-β, miembro de la familia de factores de crecimiento diméricos que incluye proteínas morfogenéticas y activinas. En la mayoría de células epiteliales, endoteliales y hematopoyéticas normales, el TGF-β es un potente inhibidor de la proliferación que regula los procesos celulares por unión a un complejo formado por los receptores TGF-β I y II. La dimerización del receptor sobre la unión del ligando desencadena una cascada de sucesos que da lugar a la activación de la transcripción de CDKI con actividad supresora del crecimiento, además de la represión de genes promotores del crecimiento, como *c-MYC*, *CDK2* y las ciclinas A y E.

En muchas formas de cáncer, los efectos inhibidores del crecimiento de las vías del TGF-β están alteradas por mutaciones en la vía de señalización del TGF-β. Estas mutaciones pueden afectar al receptor TGF-β tipo II o a las moléculas SMAD que sirven para transducir señales antiproliferativas del receptor al núcleo. Se observan mutaciones que afectan al receptor tipo II en cánceres de colon, estómago y endometrio. En los cánceres pancreáticos es común la inactivación mutacional de SMAD4, una de las 10 proteínas que intervienen en la señalización de TGF-β. *En el 100% de los cánceres pancreáticos y el 83% de los de colon se encuentra la mutación de, al menos, un componente de la vía del TGF-β.*

Vía de la catenina-β-poliposis adenomatosa del colon

En la rara enfermedad hereditaria denominada poliposis adenomatosa del colon (PAC), los pacientes desarrollan numerosos pólipos adenomatosos en el colon, con una incidencia muy alta de transformación en cánceres de colon. Estos pacientes muestran de forma constante una pérdida del gen supresor tumoral llamado *APC* (del nombre de la enfermedad en inglés, *adenomatous polyposis coli*). El gen *APC* tiene efectos antiproliferativos de forma inhabitual. Es una proteína citoplasmática cuya principal función es regular las concentraciones intracelulares de catenina-β, una proteína con varias funciones. Por un lado, la catenina-β se une a la porción citoplasmática de la cadherina E, una proteína de la superficie celular que interviene en interacciones intercelulares; por otro lado, puede translocarse al núcleo y activar la proliferación celular. Aquí el objetivo se centra en la segunda función de esta proteína. La catenina-β es un componente importante de la vía de señalización denominada WNT que regula la proliferación celular (ilustrada en la Fig. 6-23). WNT es un factor soluble que puede inducir la proliferación celular mediante la unión a su receptor y la transmisión de señales que impiden la degradación de catenina-β, permitiendo que se transloque al núcleo, donde actúa como activador de la transcripción junto con otra molécula, denominada TcF (v. Fig. 6-23B). En células quiescentes, que no están expuestas a WNT, la catenina-b citoplásmica se degrada por un *complejo de destrucción*, del que la APC es una parte integral (v. Fig. 6-23A). Con la pérdida de APC (en células malignas), se evita la degradación de la catenina-β y la respuesta de señalización de WNT se inactiva de forma inadecuada en ausencia de WNT (v. Fig. 6-23C). Esto conduce a la transcripción de genes promotores del crecimiento, como ciclina D1 y *MYC*.

APC se comporta como un gen supresor tumoral típico. Los individuos nacidos con un alelo mutante desarrollan de centenares a miles de pólipos adenomatosos en el colon durante la adolescencia y la juventud, que muestran una pérdida del otro alelo *APC*. Casi de forma invariable, uno o más pólipos sufren transformación maligna por acumulación de otras mutaciones en las células del pólipo, como se describe más adelante. Se observan mutaciones del *APC* en el 70-80% de los cánceres de colon esporádicos. Los cánceres de colon con genes *APC* normales muestran mutaciones activadoras de la catenina-β que las hacen refractarias a la acción degradante de APC.

RESUMEN

TGF-β y APC-catenina β

- TGF-β (*transforming growth factor*-β) inhibe la proliferación de numerosos tipos de células mediante la activación de genes inhibidores del crecimiento (p. ej., CDKI) y la supresión de genes de promoción del crecimiento (p. ej., gen *MYC* y ciclinas).

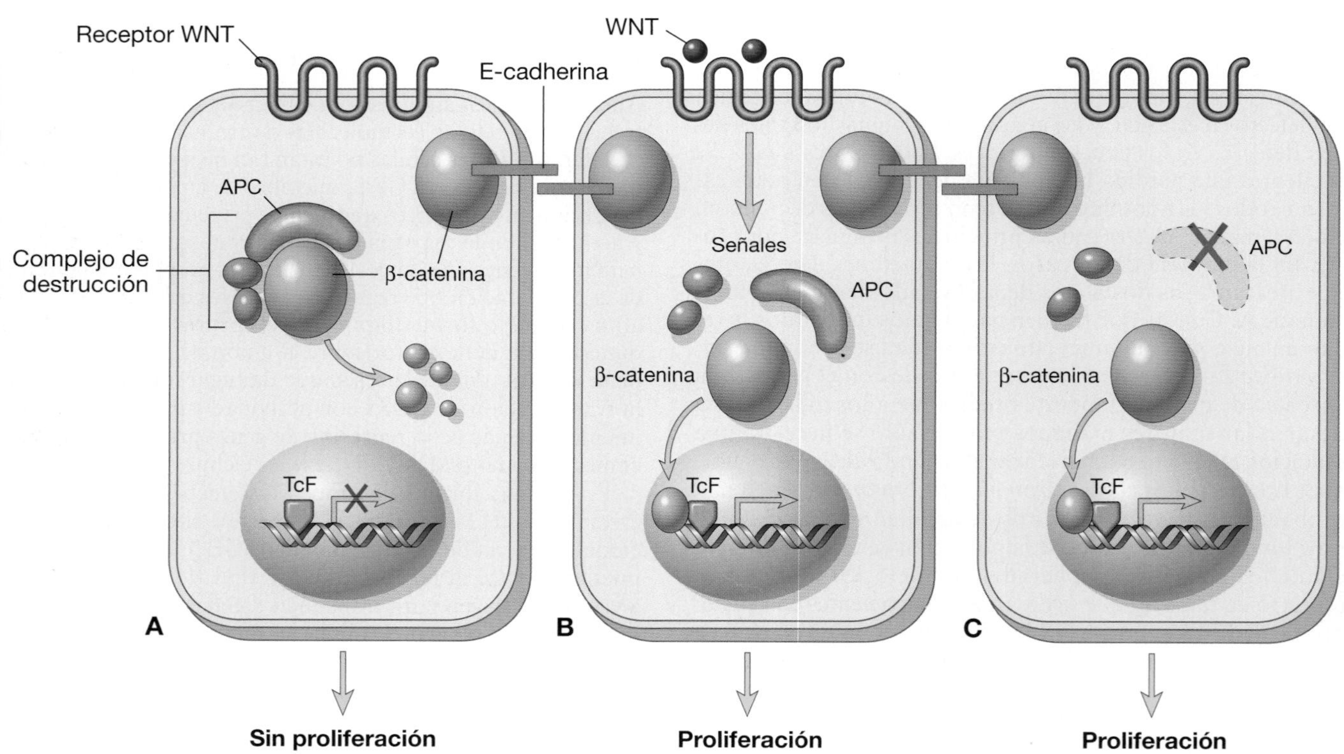

Figura 6-23

A-C, el rol de APC en la regulación de la estabilidad y función de la β-catenina. APC y β-catenina son componentes de la vía de señalización WNT. En células en reposo (no expuestas a WNT), la b-catenina forma un complejo macromolecular que contiene la proteína APC. Este complejo induce la destrucción de β-catenina, cuyos niveles intracelulares son bajos. Cuando las células son estimuladas por moléculas de WNT secretadas, se desactiva el *complejo de destrucción*, no se produce la degradación de β-catenina y aumentan los niveles citoplásmicos. La β-catenina se transloca al núcleo, donde se une al TcF, un factor de transcripción que activa varios genes que intervienen en el ciclo celular. Cuando la APC sufre una mutación o está ausente, no puede producirse la destrucción de la β-catenina. La β-catenina se transloca al núcleo y coactiva genes que promueven el ciclo celular y las células se comportan como si estuvieran bajo una estimulación constante por la vía WNT.

- Numerosos tumores alteran la función de TGF-β mediante mutaciones de sus receptores (colon, estómago, endometrio) o mediante la inactivación (por mutación) de unos genes *SMAD* encargados de la transducción de las señales de TGF-β (páncreas).
- El gen *APC* ejerce acciones antiproliferativas regulando la destrucción de la proteína citoplasmática catenina β. Al perderse APC, la catenina β no se destruye y es translocada al núcleo, donde actúa como factor de transcripción con promoción del crecimiento.
- En el síndrome de la poliposis adenomatosa familiar, la herencia de una mutación del gen *APC* (en las células germinativas) causa la aparición de centenares de pólipos de colon a edades tempranas. Al perder su carácter heterocigótico en el locus *APC*, uno o más de estos pólipos se transforma con el tiempo en cáncer de colon. La pérdida somática de los dos alelos del gen *APC* se observa en, aproximadamente, el 70% de los casos de cáncer de colon esporádico.

Evasión de apoptosis

La acumulación de células neoplásicas puede deberse no sólo a la activación de oncogenes promotores del crecimiento o a la inactivación de genes supresores tumorales del crecimiento, sino también a mutaciones en los genes que regulan la apoptosis. Se ha identificado una gran familia de genes que regula la apoptosis. Antes de que podamos comprender cómo las células tumorales la evitan, es fundamental revisar brevemente las vías metabólicas de la apoptosis. Como se ha descrito en el Capítulo 1, existen dos programas distintos que activan la apoptosis, las vías extrínseca e intrínseca. En la Figura 6-24 se muestra, de forma simplificada, la secuencia de sucesos que conducen a la apoptosis por señalización a través del receptor de muerte CD95/Fas (vía extrínseca) y por daño del ADN (vía intrínseca). La vía extrínseca se inicia cuando el CD95 se une a su ligando, CD95L, conduciendo a la trimerización del receptor y, por lo tanto, de sus *dominios de muerte* citoplásmicos, que atraen la proteína adaptadora intracelular FADD. Esta proteína recluta procaspasa 8 para formar el complejo de señalización inductor de muerte. La procaspasa 8 se activa por escisión en subunidades más pequeñas, que generan caspasa 8 que luego activa caspasas posteriores como la caspasa 3, una *caspasa ejecutora* típica que escinde el ADN y otros sustratos para causar apoptosis celular. La vía intrínseca de la apoptosis es desencadenada por diversos estímulos, como la retirada de factores de supervivencia, el estrés y la lesión. La activación de esta vía produce la permeabilización de la membrana externa mitocondrial, con la liberación resultante de moléculas, como el citocromo *c*, que inician la apoptosis. La integridad de la membrana externa mitocondrial está regulada por miembros proapoptósicos y antiapoptósicos de la familia de proteínas BCL12. Las proteínas proapoptósicas, BAX y BAK, son necesarias para la apoptosis y promueven directamente la permeabilización mitocondrial. Su acción es inhibida por los miembros antiapoptósicos de esta familia, ejemplificada por BCL2 y BCL-XL. Un tercer grupo de proteínas (denominadas proteínas sólo BH3), que incluye BAD, BID y PUMA, regula el equilibrio entre los miembros proapoptósicos y antiapoptósicos de la familia BCL2. Las proteínas sólo BH3 promueven la apoptosis al neutralizar las acciones de proteínas antiapoptósicas como BCL2 y BCL-XL. Cuando la suma total de todas las proteínas BH3 expresadas «desborda» la barrera de proteínas antiapoptósicas BCL2/BCLXL, BAX y BAK se activan y forman poros en la membrana mitocondrial. El citocromo *c* se vierte en el citosol, donde se une a APAF-1, activando la caspasa 9. Igual que la caspasa 8 de la vía extrínseca, la caspasa 9 puede dividirse y activar las caspasas ejecutoras. Debido al efecto proapoptósico de las proteínas sólo BH3, se están dedicando esfuerzos a desarrollar fármacos miméticos de BH3.

En este marco, es posible ilustrar los múltiples lugares en los que la apoptosis es frustrada por las células cancerosas (v. Fig. 6-24). Empezando desde la superficie, unos niveles reducidos de CD95 pueden hacer que las células tumorales sean menos sensibles a la apoptosis por el ligando Fas (FasL). Algunos tumores tienen niveles elevados de FLIP, una proteína que puede unir el complejo de señalización inductor de muerte y evitar la activación de caspasa 8. De todos estos genes, quizás el *mejor establecido es el rol de BCL2 en la protección de las células tumorales frente a la apoptosis*. Como se explicará más adelante, aproximadamente el 85% de los lin-

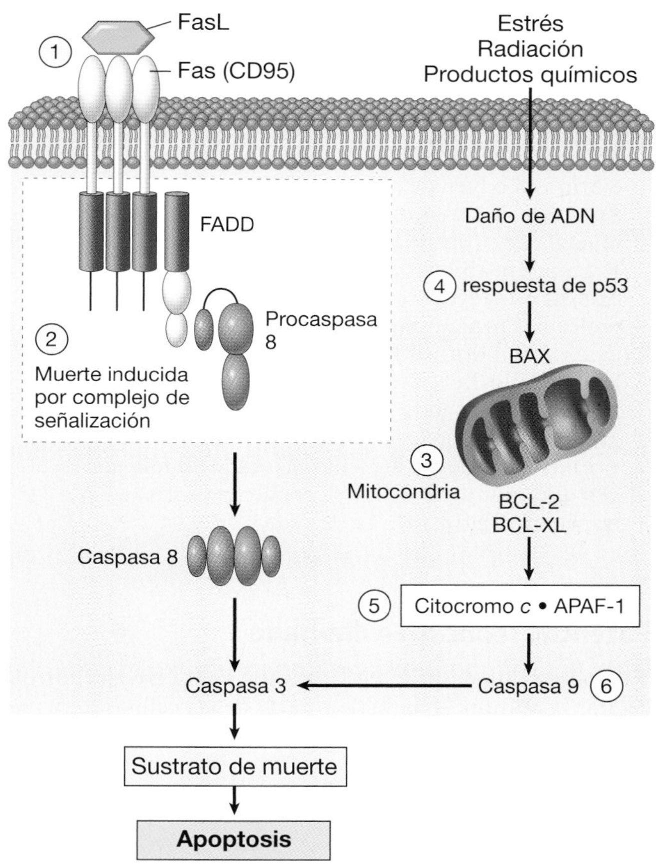

Figura 6-24

Esquema simplificado de las vías desencadenadas por daño del ADN e inducida por el receptor CD95 de apoptosis y mecanismos usados por las células tumorales para evadir la muerte celular. (1) Nivel reducido de CD95. (2) Inactivación del complejo de señalización inducido por la muerte por la proteína FLICE. (3) Salida reducida de citocromo *c* de la mitocondria por hiperregulación de BCL2. (4) Niveles reducidos de BAX proapoptósica por pérdida de p53. (5) Pérdida de APAF-1. (6) Hiperregulación de inhibidores de la apoptosis.

fomas de células B de tipo folicular (Capítulo 12) portan una translocación t(14;18) (q32;q21) característica. Recordar que 14q32, el lugar donde se encuentran los genes de las cadenas pesadas de las inmunoglobulinas, también interviene en la patogénesis del linfoma de Burkitt. La yuxtaposición de este locus activo transcripcional con *BCL2* (localizado en 18q21) causa la hiperexpresión de proteína BCL2. Esto, a su vez, aumenta la amortiguación BCL2/BCL-XL, que protege los linfocitos de la apoptosis y les permite sobrevivir durante largos períodos de tiempo; por lo tanto, existe una acumulación constante de linfocitos B que da lugar a adenopatía e infiltración medular. Debido a que los linfomas que hiperexpresan BCL2 surgen, en gran medida, por una reducción de la muerte celular más que por una proliferación celular explosiva, tienden a ser benignos (de crecimiento lento) en comparación con muchos otros linfomas.

Como se ha descrito antes, *p53 es un gen proapoptósico importante que induce apoptosis en células que no pueden reparar el daño de ADN.* Las acciones de *p53* están mediadas, en parte, por la activación de la transcripción de *BAX*, pero también existen otras conexiones entre p53 y la maquinaria apoptósica.

RESUMEN

Evasión de la apoptosis

- La apoptosis puede iniciarse a través de una vía extrínseca o bien de una vía intrínseca.
- Ambas vías causan la activación de una cascada proteolítica de caspasas que destruye la célula.
- La permeabilización de la membrana mitocondrial externa está regulada por el equilibrio existente entre las moléculas proapoptosis (p. ej., BAX, BAK) y las moléculas antiapoptosis (p. ej., BCL2, BCL-XL). Las moléculas sólo BH-3 (*BH-3 only molecules*) activan la apoptosis inclinando la balanza a favor de las moléculas proapoptosis.
- En el 85% de los linfomas de células B foliculares, el gen antiapoptosis *BCL2* se encuentra activado por la translocación t(8;14).

Potencial replicativo ilimitado

Tal como se ha descrito en la sección sobre envejecimiento celular (Capítulo 1), la mayor parte de las células humanas normales pueden multiplicarse por dos hasta 60-70 veces. Después, pierden la capacidad para dividirse y entran en la llamada «senescencia». Este fenómeno ha sido atribuido al progresivo acortamiento de los *telómeros* localizados en los extremos de los cromosomas. Al parecer, el aparato de reparación del ADN reconoce los telómeros cortos como roturas de un ADN de doble banda, lo que ocasiona un paro del ciclo celular mediado por los genes *p53* y *RB*. En las células en que los puntos de control (*checkpoints*) son incapacitados por mutaciones de los genes *p53* y *RB*, como último esfuerzo para salvar la célula se activa la «vía de unión terminal de no homólogos», que consigue unir los extremos acortados de los cromosomas. Este sistema de reparación activado de forma inapropiada causa la aparición de unos cromosomas dicéntricos que son apartados en la anafase, lo que produce nuevas roturas de ADN bicatenario. Estos ciclos de «unión-fusión-rotura» se repiten, causan inestabilidad genómica, y al final, una «catástrofe mitótica», caracterizada por muerte celular masiva. *Es evidente que en los tumores que crecen de forma indefinida (lo que es frecuente) no es suficiente la pérdida de las limitaciones del crecimiento. Por lo tanto, en las células tumorales deberán también aparecer modos para evitar tanto la senescencia como la catástrofe mitótica* (Fig. 6-25). Si durante la crisis una célula reactiva la telomerasa, cesa el ciclo «unión-fusión-rotura» y evita así su muerte. Sin embargo, durante este período de inestabilidad genómica que precede a la activación de la telomerasa es posible que se acumulen numerosas mutaciones, lo que ayuda a la célula a malignizarse. Probablemente el paso a través de un período de inestabilidad genómica explica los complejos cariotipos observados con frecuencia en los carcinomas humanos. La telomerasa, activa en las células madre sanas, normalmente se encuentra a niveles muy bajos o nulos en la mayoría de las células somáticas. En cambio, la persistencia de los telómeros se observa en prácticamente todos los tipos de cáncer. En el 85-95% de los cánceres, esto es debido a una hiperregulación de la enzima telomerasa. Unos pocos tumores utilizan otros mecanismos, denominados «alargamiento alternativo de los telómeros», que probablemente dependen de una recombinación del ADN. Merece destacarse que, en la progresión de adenoma a carcinoma de colon, las lesiones más precoces presentan un alto grado de inestabilidad genómica con baja expresión de telomerasa; en cambio, las lesiones malignas muestran cariotipos complejos con altos niveles de telomerasa. Esto es compatible con la existencia en el cáncer humano de un modelo de génesis tumoral estimulado por los telómeros. Más adelante se estudian otros posibles mecanismos de inestabilidad genómica.

RESUMEN

Potencial replicativo ilimitado

- En las células normales (que no expresan telomerasa), los telómeros cortos producidos por la división celular finalmente activan los «puntos de control» del ciclo celular, lo que causa senescencia e impone un límite al número de divisiones que una célula puede experimentar.
- En las células con «puntos de control» incapacitados, las vías de reparación del ADN son activadas de forma inapropiada por los telómeros cortos, lo que ocasiona inestabilidad cromosómica masiva y crisis mitótica.
- Las células tumorales reactivan la telomerasa, evitando así la catástrofe mitótica y alcanzando la inmortalidad.

Desarrollo de angiogénesis sostenida

Incluso con todas las anomalías genéticas descritas anteriormente, los tumores no pueden crecer más de 1-2 mm de diámetro si no están vascularizados. Igual que los tejidos normales, los tumores requieren el suministro de oxígeno y nutrientes y la eliminación de los productos de desecho; supuestamente, la zona de 1-2 mm representa la distancia máxima a través de la cual el oxígeno, los nutrientes y los

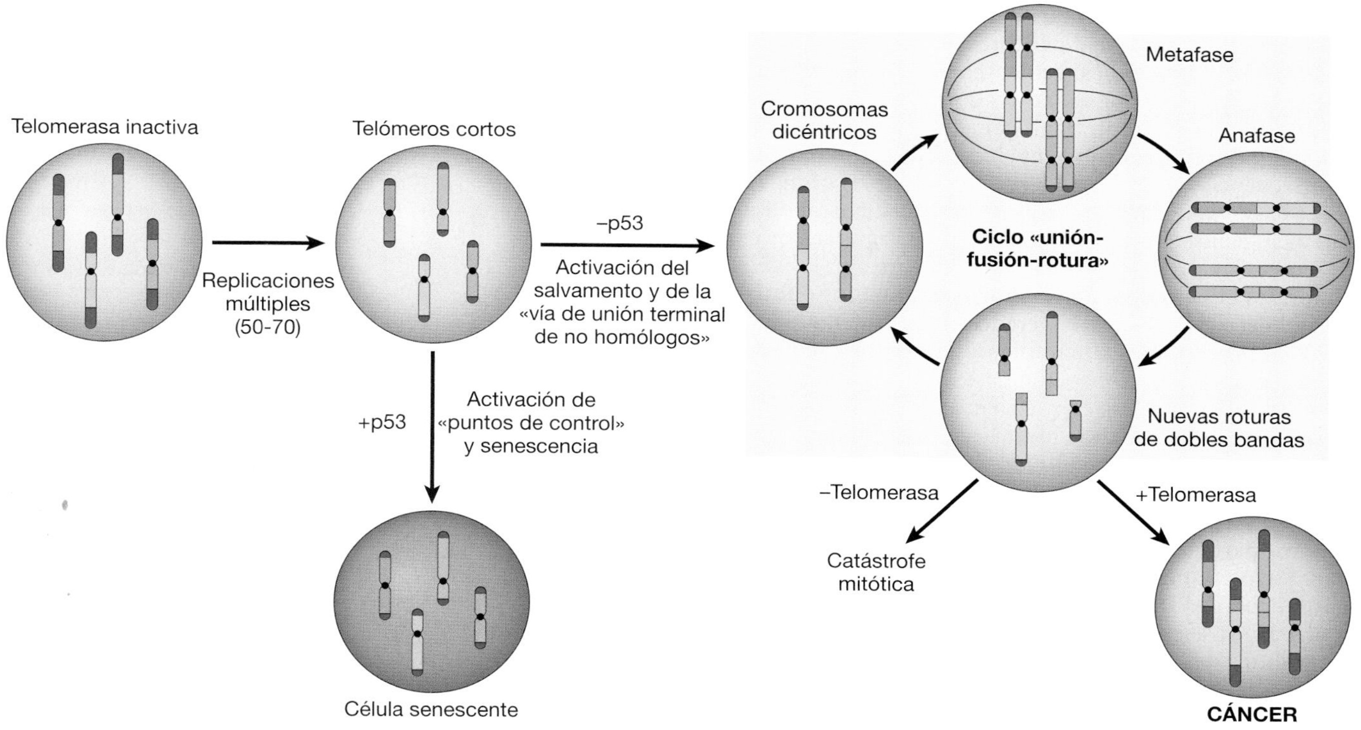

Figura 6-25

Esquema de la secuencia de sucesos que ocurren hasta alcanzar un potencial replicativo ilimitado. La replicación de células somáticas (que no expresan telomerasa) causa unos telómeros cortos. En presencia de unos puntos de control (*checkpoints*) competentes, las células presentan paro celular y entran en un período de senescencia (sin replicaciones). En ausencia de puntos de control, las vías de reparación del ADN se activan de forma inapropiada, lo que ocasiona la formación de cromosomas dicéntricos. En la mitosis, los cromosomas dicéntricos se separan; esto genera roturas aleatorias de la doble banda, lo que a continuación activa las vías de reparación del ADN y, de nuevo, la asociación aleatoria de extremos de doble banda y la posterior formación de cromosomas dicéntricos. Las células experimentan numerosas fases de este «ciclo unión-fusión-rotura», lo que genera inestabilidad cromosómica masiva y numerosas mutaciones. Si las células no vuelven a expresar la telomerasa, terminan por presentar una catástrofe mitótica y muerte celular. La reexpresión de la telomerasa permite a las células escapar de este «ciclo unión-fusión-rotura», lo que favorece su supervivencia y la génesis tumoral.

desechos pueden difundir desde los vasos sanguíneos. Las células cancerosas pueden estimular la neoangiogénesis, durante la que brotan nuevos vasos a partir de capilares existentes previos o, en algunos casos, vasculogénesis, en la que se reclutan células endoteliales a partir de la médula ósea (Capítulo 3). Sin embargo, la vasculatura tumoral es anormal. Los vasos tienen filtraciones, están dilatados y tienen un patrón irregular de conexión. La neovascularización tiene un efecto doble sobre el crecimiento tumoral; la perfusión aporta los nutrientes y el oxígeno necesarios y las células endoteliales nuevas estimulan el crecimiento de células tumorales adyacentes al secretar factores de crecimiento, como factores de crecimiento tipo insulina, PDGF y factor estimulante de las colonias de granulocitos-macrófagos. La angiogénesis es necesaria no sólo para continuar el crecimiento tumoral, sino también para acceder a la vasculatura y, por lo tanto, metastatizar. *Por lo tanto, la angiogénesis es un factor biológico de correlación con la malignidad.*

¿Cómo se forma la irrigación sanguínea de los tumores? El paradigma actual es que la angiogénesis tumoral está controlada por un equilibrio entre factores angiogénicos y factores que inhiben la angiogénesis. Al inicio de su crecimiento, la mayor parte de los tumores humanos no inducen angiogénesis, sino que, permanecen con un tamaño pequeño o in situ durante años, hasta que el «conmutador angiogénico» finaliza este estadio de quiescencia vascular. La base molecular de este «conmutador angiogénico» implica un aumento de la producción de factores angiogénicos y/o la pérdida de los inhibidores de la angiogénesis. Estos factores pueden ser producidos directamente por las mismas células tumorales, por células inflamatorias (p. ej., macrófagos) o por otras células de la estroma asociadas a los tumores. El «conmutador angiogénico» está controlado por diversos estímulos fisiológicos, como la hipoxia. La falta relativa de oxígeno estimula la producción de varias citocinas proangiogénicas, como el factor de crecimiento endotelial vascular (VEFG, del inglés *vascular endothelial growth factor*) mediante la activación del factor 1α inducido por hipoxia (HIF1α, del inglés *hypoxia-induced factor-1*α), un factor de transcripción sensible al oxígeno. Aunque HIF1α se produce de modo continuo, en condiciones de normoxia la proteína von Hippel-Lindau (VHL) se une a HIF1α, con lo que este factor pasa a ser ubicuo y es destruido. En condiciones de hipoxia (p. ej., cuando un tumor ha alcanzado un tamaño crítico), la falta de oxígeno impide que HIF1α sea reconocido por la proteína VHL y, en consecuencia, no es destruido. HIF1α se transloca entonces al núcleo y activa la transcripción de sus genes diana (p. ej., VEFG). Debido a estas actividades, VHL actúa como un gen supresor tumoral, y las mutaciones (en células germinativas) del gen *VHL* se asocian a cánceres hereditarios de células renales, feocromocitomas, hemangiomas del sistema nervioso central, angiomas retinianos, y quistes renales (*síndrome VHL*). Los factores proangiogénicos y antiangiogénicos están ambos regulados por muchos otros genes que mutan con frecuencia en el cáncer. Por ejemplo, en las células normales el gen *p53* puede estimular la expresión de moléculas antiangiogénicas (trombospondina 1) y reprimir la expresión de moléculas proangiogénicas (VEFG). Así, en las células tumorales la pérdida de *p53* no sólo elimina los puntos de control del ciclo celular enumerados anteriormente, sino que también proporciona un ambiente más permisivo para la angiogénesis. La transcripción de VEGF se encuentra también influida por señales procedentes de la vía de la cinasa RAS-MAP; asimismo, las mutaciones de los genes *RAS* o *MYC* hiperregulan la producción de VEGF.

Las proteasas (elaboradas directamente por las células tumorales o las células de la estroma en respuesta al tumor) también participan en la regulación del equilibrio existente entre factores angiogénicos y antiangiogénicos. Muchas proteasas liberan el FGF básico angiogénico que se almacena en la matriz extracelular (MEC); por otro lado, tras la escisión proteolítica del plasminógeno, colágeno y transtirretina se producen tres potentes inhibidores de la angiogénesis (angiostatina, endostatina y vasculostatina, respectivamente). Debido a la función crucial que tiene la angiogénesis en el crecimiento tumoral, el interés se ha centrado mucho en la terapia antiangiogénica. De hecho, actualmente ya se ha autorizado el tratamiento de varios tipos de cáncer con anticuerpos anti-VEGF.

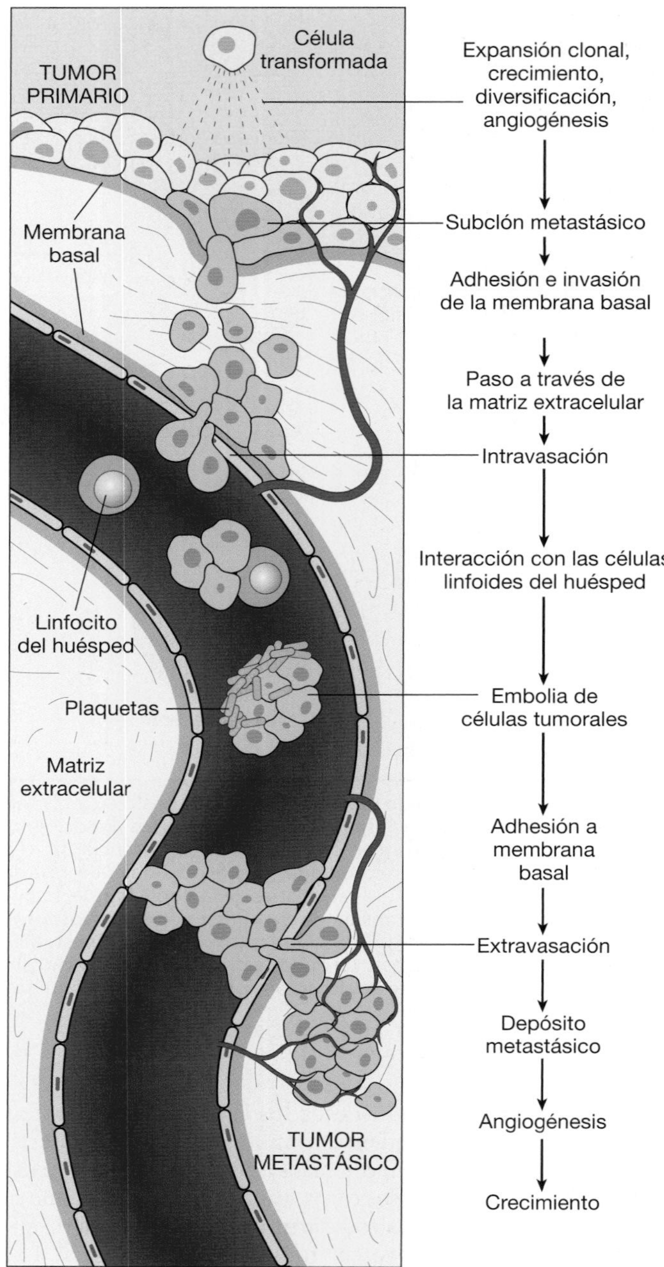

Figura 6-26

La cascada metastásica. Ilustración esquemática de los pasos secuenciales que intervienen en la diseminación hematógena de un tumor.

RESUMEN

Desarrollo de la angiogénesis sostenida

- La vascularización de los tumores es esencial para su crecimiento y se halla controlada por el equilibrio entre los factores angiogénicos y antiangiogénicos producidos por las células tumorales y de la estroma.
- La hipoxia estimula la angiogénesis mediante las acciones de HIF1α. Debido a su capacidad para degradar HIF1α e impedir así la angiogénesis, la VHL actúa como gen supresor tumoral. La herencia de este gen (por mutaciones en las células germinativas) causa el síndrome VHL, caracterizado por la aparición de diversos tipos de tumores.
- Hay muchos otros factores que regulan la angiogénesis; por ejemplo, p53 induce la síntesis de trombospondina 1 (un inhibidor de la angiogénesis).

Capacidad para invadir y metastatizar

La diseminación de los tumores es un proceso complejo que comporta una serie de pasos secuenciales, representados en la Figura 6-26. De manera previsible, esta secuencia de pasos puede ser interrumpida en cualquier etapa por factores relacionados con el huésped o con el tumor. Para el objetivo de la discusión, la cascada metastásica puede dividirse en dos fases: invasión de la MEC y diseminación vascular, y alojamiento de células tumorales.

Invasión de la matriz extracelular

Como es bien sabido, los tejidos humanos se organizan en varios compartimentos separados entre sí por dos tipos de MEC: membranas basales y tejido conjuntivo intersticial. Aunque organizados de manera diferente, cada uno de estos componentes de la MEC está formado por colágenos, glucoproteínas y proteoglucanos. Una revisión de la Figura 6-26 muestra que las células tumorales deben interaccionar con la MEC en varias fases de la cascada metastásica. Un carcinoma, primero, debe romper la membrana basal subyacente, luego atravesar el tejido conjuntivo intersticial y, por último, acceder a la circulación por penetración en la membrana basal vascular. Este ciclo se repite cuando embolias de células tumorales se extravasan en un foco a distancia. Por lo tanto, para metastatizar, una célula tumoral debe pasar por diferentes membranas basales celulares, además de sortear al menos dos matrices intersticiales. La invasión de la MEC es un proceso activo que requiere cuatro pasos (v. Fig. 6-27):

1. Separación de células tumorales entre sí.
2. Degradación de la MEC.
3. Unión a nuevos componentes de la MEC.
4. Migración de células tumorales.

El primer paso de la cascada metastásica es una *liberación* de las células tumorales. Como se ha descrito antes, las cadherinas E actúan como colas intracelulares y sus porciones citoplásmicas se unen a la catenina-β (v. Fig. 6-23). Las moléculas adyacentes de cadherina E mantienen las células juntas; además, como se ha descrito anteriormente, la cadherina E puede transmitir señales anticrecimiento por secuestro de catenina-β. *La función de la cadherina E se pierde en casi todos los cánceres epiteliales por inactivación mutacional de los genes de cadherina E, por activación de los genes de catenina-β o por expresión inadecuada de los factores de transcripción SNAIL y TWIST, que suprimen la expresión de cadherina E.*

El segundo paso de la invasión es la *degradación local de la membrana basal y del tejido conjuntivo intersticial.* Las células tumorales secretan enzimas proteolíticas o bien inducen células de la estroma (p. ej., fibroblastos y células inflamatorias) para que elaboren proteasas. En la invasión por células tumorales se ha involucrado a múltiples familias de proteasas distintas, como metaloproteinasas de matriz (MMP), catepsina D, y urocinasa (un activador del plasminógeno). Las MMP regulan la invasión tumoral no sólo por remodelación de componentes insolubles de la membrana basal y de la matriz intersticial, sino también por liberación de factores del crecimiento secuestrados en la matriz extracelular. De hecho, los productos de escisión del colágeno y los proteoglucanos tienen también efectos quimiotácticos, angiogénicos y de promoción del crecimiento. Por ejemplo, MMP-9 es una gelatinasa que escinde el colágeno tipo IV de la membrana basal epitelial y vascular; también estimula la liberación de VEGF a partir de depósitos secuestrados por la matriz extracelular. Mientras los tumores benignos de mama, colon y estómago muestran escasa actividad de colagenasa tipo IV, los tumores malignos de igual localización muestran hiperexpresión de la enzima. Al mismo tiempo, los niveles de inhibidores de metaloproteinasa están disminuidos, con lo que el equilibrio se decanta mucho a favor de la degradación de los tejidos. De hecho, en numerosos tumores se ha publicado una hiperexpresión de MMP y de otras proteasas. Debido a estas observaciones, se están haciendo intentos para utilizar inhibidores de proteasa como agentes terapéuticos.

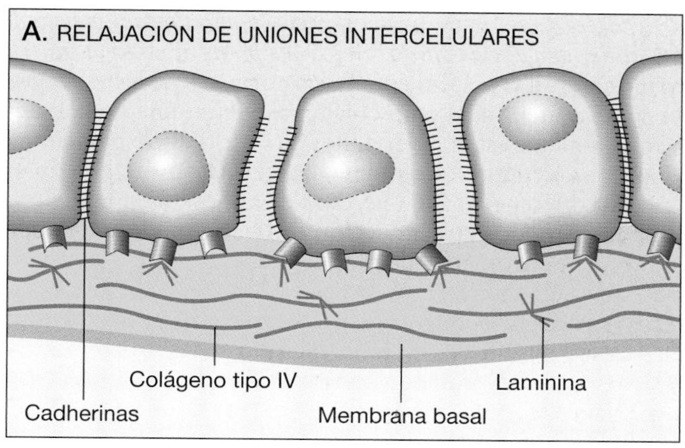

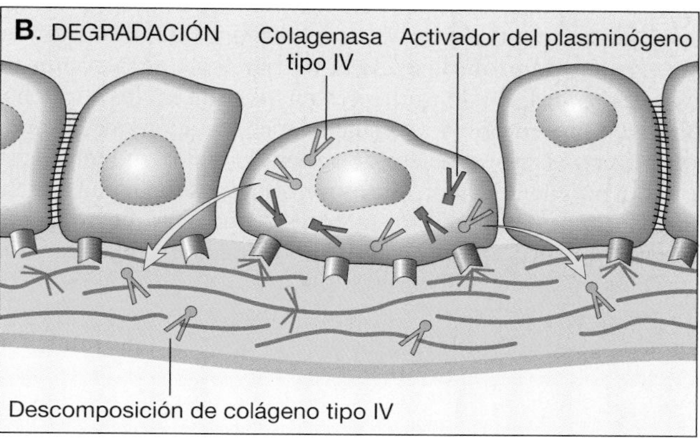

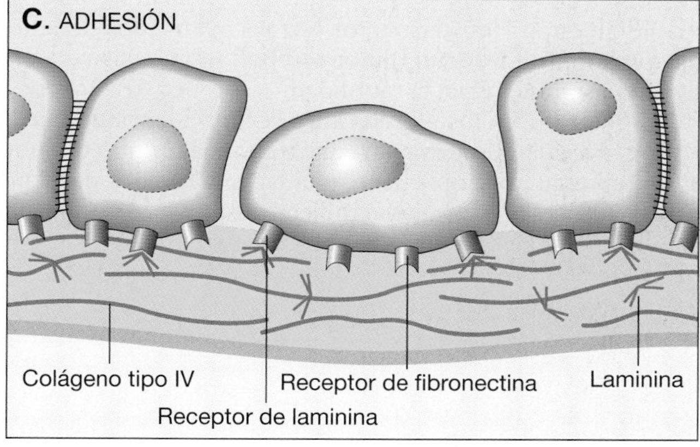

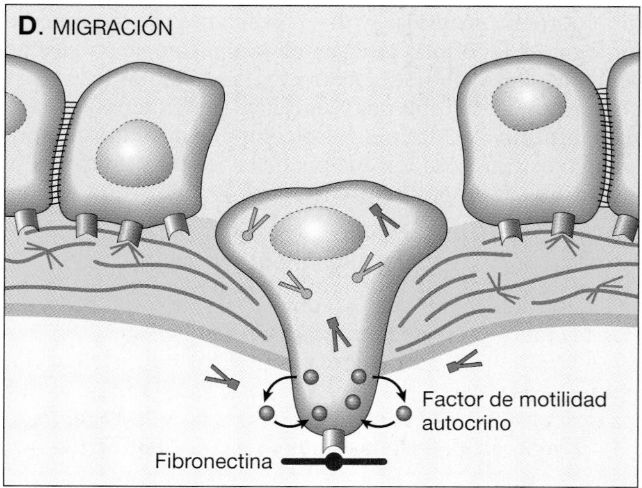

Figura 6-27

A-D, ilustración esquemática de la secuencia de sucesos en la invasión de las membranas basales epiteliales por las células tumorales. Las células tumorales se despegan entre sí por una reducción de la adhesión, luego secretan enzimas proteolíticas que degradan la membrana basal. Después se produce la unión a lugares de unión generados proteolíticamente y la migración de células tumorales.

El tercer paso de la invasión consiste en *alteraciones de la unión de las células tumorales a las proteínas de la matriz extracelular*. Las células epiteliales normales poseen receptores (p. ej., integrinas) para colágenos y laminina de la membrana basal que están polarizados en su superficie basal; estos receptores ayudan a mantener las células en un estado en reposo y diferenciado. La pérdida de adhesión en las células normales provoca una inducción de la apoptosis; sin embargo, no debe sorprender que las células tumorales sean resistentes a esta forma de muerte celular. Además, la matriz misma se halla modificada de forma que favorece la invasión y las metástasis. Por ejemplo, la escisión de las proteínas de la membrana basal colágeno IV y laminina por MMP-2 o MMP-9 genera nuevos lugares que se fijan a los receptores en las células tumorales y que estimulan su migración.

La *citoquinesis* es el paso final de la invasión, que empuja las células tumorales a través de membranas basales degradadas y zonas de proteólisis de la matriz. La migración es un proceso complejo, de múltiples pasos, que incluye muchas familias de receptores y proteínas de señalización que, al final, comprimen el citoesqueleto de actina. Este movimiento parece estar potenciado y dirigido por citocinas derivadas de las células tumorales, como los factores de motilidad autocrinos. Además, los productos de escisión de los componentes de la matriz (p. ej., colágeno, laminina) y algunos factores de crecimiento (p. ej., factores de crecimiento tipo insulina I y II) tienen actividad quimiotáctica para las células tumorales. Las células de la estroma también producen efectores paracrinos de motilidad celular, como el factor de crecimiento de los hepatocitos/factor de dispersión (HGF/SCF) que se unen a receptores en las células tumorales. Las concentraciones de HGF/SCF están elevadas en los bordes avanzados del glioblastoma multiforme, un tumor cerebral muy invasivo, confirmando su función en la motilidad.

No obstante, en los últimos años se ha evidenciado que la MEC y las células de la estroma que rodean las células tumorales no representan simplemente una barrera estática para que éstas la atraviesen, sino que más bien constituyen un ambiente variable en el que las señales recíprocas entre las células tumorales y las células de la estroma favorecen o dificultan la génesis y/o la progresión tumoral. Las células de la estroma que interactúan con los tumores son las células inmunitarias innatas y las adaptativas (ver más adelante), así como los fibroblastos. Diversos estudios han demostrado que los fibroblastos asociados a tumores muestran una expresión modificada de los genes que codifican las moléculas de la matriz extracelular, proteasas, inhibidores de proteasas, y diversos factores de crecimiento. Por lo tanto, las células viven en un medio complejo y siempre cambiante formado por la matriz extracelular, los factores de crecimiento, los fibroblastos y las células inmunitarias (con cruces significativos entre todos los componentes). Los tumores con mayor éxito son los que pueden cooptar y adaptar este ambiente a sus propios fines corruptos.

Diseminación vascular y alojamiento de células tumorales

En la circulación, las células tumorales son vulnerables a la destrucción por células inmunitarias del huésped (descrito más adelante). En el torrente circulatorio, algunas células tumorales forman embolias al agregarse y adherirse a los leucocitos circulantes, especialmente plaquetas; por lo tanto, las células tumorales agregadas adquieren cierta protección frente a las células efectoras antitumorales del huésped. Sin embargo, muchas células tumorales circulan como células únicas. La extravasación de células libres de tumor o embolias tumorales comporta la adhesión al endotelio vascular, seguido de la salida a través de la membrana basal hacia el parénquima orgánico por mecanismos similares a los incluidos en la invasión.

El lugar de extravasación y la distribución orgánica de las metástasis generalmente puede predecirse por la localización del tumor primario y su drenaje vascular o linfático. Muchos tumores metastatizan al órgano que representa el primer lecho capilar que encuentran tras entrar en la circulación. Sin embargo, en muchos casos, las vías de drenaje naturales no pueden explicar fácilmente la distribución de las metástasis. Como se ha señalado antes, algunos tumores (p. ej., cánceres de pulmón) tienden a afectar las glándulas suprarrenales con cierta regularidad, pero casi nunca disemina al músculo esquelético. Este tropismo orgánico puede estar relacionado con la expresión de moléculas de adhesión por las células tumorales cuyos ligandos se expresan con preferencia en el endotelio de órganos diana. Otro mecanismo de alojamiento específico del lugar incluye las quimiocinas y sus receptores. Como se ha explicado en el Capítulo 2, las quimiocinas participan en el movimiento dirigido (quimiotaxis) de los leucocitos y parece que las células cancerosas utilizan trucos similares para alojarse en tejidos específicos. Las células del cáncer de mama humano expresan niveles elevados de los receptores de quimiocina *CXCR4* y *CCR7*. Los ligandos para estos receptores (es decir, quimiocinas CXCL12 y CCL21) tienen una alta expresión sólo en aquellos órganos donde metastatizan las células del cáncer de mama. A partir de esta observación, se especula que el bloqueo de los receptores de las quimiocinas puede limitar las metástasis. Después de la extravasación, las células tumorales dependen de una estroma receptiva para crecer. Por lo tanto, los tumores pueden no conseguir metastatizar a determinados tejidos diana porque presentan un entorno de crecimiento no permisivo. A pesar de estas consideraciones, no puede predecirse la localización exacta de las metástasis de ninguna forma de cáncer. ¡Es evidente que muchos tumores no han leído los capítulos correspondientes de los tratados de patología!

Genética molecular de las metástasis

Una teoría muy extendida sobre la progresión tumoral sugiere que, a medida que crece el tumor, las células individuales acumulan mutaciones de modo aleatorio, creando así subclones celulares que presentan distintas combinaciones de mutaciones. Según esta hipótesis, sólo una pequeña subpoblación de las células tumorales contiene todas las mutaciones necesarias para que existan metástasis. No obstante, esta hipótesis se halla cuestionada por recientes experimentos en los que se ha comparado el perfil genético de tumores primarios y de células metastásicas. Por ejemplo, una subclase de cánceres de mama presenta una signatura de expresión genética similar a la observada en las metástasis, aunque pese a ello no se observan evidencias clínicas de metástasis. Al parecer, en estos tumores la mayor parte de las células (o todas) desarrollan predilección por las metástasis precoces, durante la fase de la carcinogénesis primaria. Según esta hipótesis, las metástasis no dependen de la generación conjetural de los subclones de células metastásicas postulados anteriormente. Pese a todo, debe advertirse que mediante análisis de expresión genética como los descritos no se detectaría una subclase pequeña de subclones de células metastásicas presentes en un tumor de gran tamaño. Quizá funcionan ambos mecanismos, y los tumores agresivos adquieren en las fases precoces de la génesis tumoral un patrón de expresión genética favorable a las metástasis que requiere algunas mutaciones aleatorias adicionales para completar el fenotipo metastásico.

Una cuestión aún sin respuesta es ésta: ¿existen genes cuya contribución principal o única a la génesis tumoral sea controlar las metástasis? Esta pregunta tiene un interés que sobrepasa lo académico, puesto que si existen formas alteradas de ciertos genes que favorecen o suprimen el fenotipo metastásico, su detección en un tumor primario tendría implicaciones tanto pronósticas como terapéuticas. La aparición de metástasis constituye un fenómeno complejo en el que participan varios de los pasos y vías descritos anteriormente. Por lo tanto, se cree que, al revés de lo que pasa en la transcripción (en la que al parecer existe una subclase de proteínas que desempeñan una función importante, como p53 y RB), son más bien raros los genes que funcionan como «oncogenes de metástasis» o «supresores de metástasis». Entre los candidatos a estos oncogenes de metástasis se encuentran SNAIL y TWIST, que codifican unos factores de transcripción cuya principal función es favorecer un proceso denominado «transición epitelio-mesénquima» (EMT). En esta transición, las células carcinomatosas hiporregulan ciertos marcadores epiteliales (p. ej., cadherina E) e hiperregulan ciertos marcadores mesenquimatosos (p. ej., vimentina y actina del músculo liso). Se cree que estos cambios favorecen la aparición de un fenotipo promigratorio cuya presencia es esencial para que ocurran metástasis. Además, al parecer en la EMT la pérdida de la expresión de cadherina E es un suceso clave, y SNAIL y TWIST son represores de la transcripción que favorecen dicha transición mediante una hiporregulación de la expresión de cadherina E. La transición epitelio-mesénquima se ha demostrado, principalmente, en los cánceres de mama; en cambio, no se ha determinado aún si éste es un fenómeno general.

RESUMEN

Invasión y metástasis

- La capacidad para invadir tejidos es un suceso clave de las neoplasias malignas y ocurre en cuatro pasos: aflojamiento de los contactos célula-célula, degradación de la matriz extracelular, fijación a nuevos componentes de la matriz extracelular, y migración de células tumorales.
- Los contactos célula-célula se pierden por inactivación de la cadherina E mediante diversas vías.
- La degradación de las membranas basales y de la matriz intersticial está mediada por unas enzimas proteolíticas secretadas por las células tumorales y las células de la estroma (como MMP y catepsinas).
- Las enzimas proteolíticas también liberan factores de crecimiento secuestrados en la matriz extracelular, y generan factores quimiotácticos y angiogénicos a partir de la escisión de las glucoproteínas de la matriz extracelular.
- Las localizaciones de las metástasis de muchos tumores pueden predecirse a partir de la localización del tumor primario. Numerosos tumores se detienen en el primer lecho capilar que encuentran (sobre todo los de pulmón e hígado).
- Algunos tumores muestran tropismo por órganos, probablemente debido a la expresión de receptores de adhesión o de quimiocinas cuyos ligandos son expresados por la localización de la metástasis.

Inestabilidad genómica: potenciador de la malignidad

En la sección previa hemos descrito seis características que definen la malignidad y las alteraciones genéticas responsables de los atributos fenotípicos de las células cancerosas. ¿Cómo se originan estas mutaciones? Aunque los humanos literalmente nadan en agentes ambientales que son mutagénicos (p. ej., productos químicos, radiaciones, luz solar), los cánceres son resultados relativamente raros de estos encuentros. Esta situación es el resultado de la capacidad de las células normales de reparar el daño de ADN. La importancia de la reparación del ADN para mantener la integridad del genoma queda resaltada en varios trastornos hereditarios en los que los genes que codifican las proteínas que intervienen en la reparación del ADN son defectuosos. *Los individuos nacidos con estos defectos hereditarios en las proteínas de reparación del ADN tienen un riesgo muy elevado de desarrollar cáncer.* Normalmente, la inestabilidad genómica se produce cuando se pierden las dos copias del gen; sin embargo, trabajos recientes sugieren que al menos un subgrupo de estos genes puede promover el cáncer de forma haploinsuficiente. A continuación se presentan los defectos en los tres tipos de sistemas de reparación del ADN: reparación errónea, por escisión de nucleótidos y por recombinación.

Síndrome de cáncer de colon hereditario no polipósico. La función de los genes de reparación del ADN en la predisposición al cáncer queda claramente ilustrada por el síndrome de carcinoma de colon hereditario no polipósico (CCHNP). Este trastorno, caracterizado por carcinomas familiares del colon que afectan predominantemente a ciego y colon proximal (Capítulo 15), se debe a defectos en los genes involucrados en la reparación de los errores de apareamiento del ADN. Cuando se está reparando una cadena de ADN, estos genes actúan como un «corrector ortográfico». Por ejemplo, si existe un apareamiento erróneo de G con T en vez del normal A con T, los genes de reparación de los errores de apareamiento corrigen el defecto. Sin estos «correctores», los errores se acumulan gradualmente en varios genes, incluidos los protooncogenes y los genes supresores del cáncer. Se han observado mutaciones en al menos cuatro genes de reparación de los errores de apareamiento en el CCHNP (Capítulo 15). Cada individuo afectado hereda una copia defectuosa de uno de varios genes de reparación de errores de apareamiento del ADN y adquiere la segunda mutación en las células epiteliales del colon. Por lo tanto, los genes de reparación del ADN se comportan como genes supresores tumorales en su modo de herencia, pero, a diferencia de los genes supresores tumorales (y oncogenes), afectan al crecimiento celular sólo indirectamente, al permitir mutaciones en otros genes durante el proceso de división celular normal. Uno de los rasgos distintivos de los pacientes con defectos de reparación de los errores de apareamiento es la inestabilidad microsatélite (IMS). Los microsatélites son repeticiones en tándem de uno a seis nucleótidos hallados en el genoma. En personas normales, la duración de estos microsatélites se mantiene constante. Sin embargo, en pacientes con CCHNP, estos satélites son inestables y aumentan o disminuyen de longitud. Aunque el CCHNP explica sólo del 2 al 4% de todos los cánceres de colon, puede detectarse IMS en alrededor del 15% de los cánceres esporádicos. Aún no se han caracterizado plenamente los genes reguladores del crecimiento que están mutados en los pacientes con CCHNP.

Xerodermia pigmentosa. Los pacientes con otro trastorno hereditario, xerodermia pigmentosa, tienen un riesgo aumentado de desarrollar cánceres en la piel expuesta a la luz ultravioleta (UV) de los rayos solares. La base de este trastorno es una reparación defectuosa del ADN. La luz UV causa entrecruzamientos de residuos de pirimidina, impidiendo la replicación normal del ADN defectuoso. Este daño del ADN se repara por los sistemas de reparación de escisión de nucleótidos. En la reparación por escisión de nucleótidos intervienen varias proteínas y una pérdida hereditaria de cualquiera de ellas puede dar lugar a una xerodermia pigmentosa.

Enfermedades con defectos en la reparación del ADN por recombinación homóloga. Un grupo de trastornos autosómicos recesivos, formado por síndrome de Bloom, ataxia-telangiectasia y anemia de Fanconi, se caracteriza por hipersensibilidad a otros agentes que dañan el ADN, como radiaciones ionizantes (síndrome de Bloom o ataxia-telangiectasia) o agentes de entrecruzamiento de ADN, como mostaza nitrogenada (anemia de Fanconi). Su fenotipo es complejo e incluye, además de la predisposición al cáncer, manifestaciones como síntomas neuronales (ataxia-telangiectasia), anemia (anemia de Fanconi) y defectos del desarrollo (síndrome de Bloom). Como se ha descrito anteriormente, el gen mutado en la ataxia-telangiectasia es *ATM*, que parece importante para identificar y responder al daño del ADN causado por la radiación ionizante. Las pruebas de la función de los genes de reparación del ADN en el origen del cáncer proceden también del estudio del cáncer de mama hereditario. Las mutaciones en dos genes, *BRCA1* y *BRCA2*, explican el 80% de los casos de cáncer de mama familiar. Además del cáncer de mama, las mujeres con mutaciones *BRCA1* tienen un riesgo mucho más alto de cánceres epiteliales de ovario y los hombres tienen un riesgo ligeramente aumentado de cáncer de próstata. Asimismo, las mutaciones en el gen *BRCA2* aumentan el riesgo de cáncer de mama en ambos sexos, además del cáncer de ovario, próstata, páncreas, vías biliares, estómago y melanocitos. Aunque no se han elucidado plenamente las funciones de estos genes, las células que carecen de estos genes desarrollan roturas cromosómicas y una aneuploidía intensa. En efecto, ambos genes parecen funcionar, al menos en parte, en la recombinación homóloga de la vía de reparación del ADN. Por ejemplo, BRCA1 forma un complejo con otras proteínas en la vía de recombinación homóloga y también está relacionada con la vía de puntos de control de ATM. El *BRCA2* se identificó como uno de varios genes mutados en la anemia de Fanconi y se ha demostrado que la proteína BRCA2 se une a RAD51, una proteína necesaria para la catálisis de la reacción primaria de la recombinación homóloga. Similar a otros genes supresores tumorales, las dos copias de *BRCA1* y *BRCA2* deben inactivarse para que se desarrolle un cáncer. Aunque se ha establecido la relación de *BRCA1* y *BRCA2* con los cánceres de mama familiares, estos genes raramente se inactivan en casos esporádicos de cáncer de mama. A este respecto, *BRCA1* y *BRCA2* son diferentes de otros genes supresores tumorales, como *APC* y *p53*, que están inactivados en los cánceres esporádicos y familiares.

RESUMEN

Inestabilidad genómica: potenciador de la malignidad

- Los pacientes con mutaciones hereditarias de los genes que participan en los sistemas de reparación del ADN presentan un alto riesgo de cáncer.
- Los pacientes con síndrome CCHNP presentan defectos en el sistema de reparación por desacoplamiento y desarrollan carcinomas de colon. Estos pacientes muestran «inestabilidad microsatélite» (IMS), en la que por todo el genoma cambian de longitud segmentos cortos de ADN.
- Los pacientes con xeroderma pigmentosa presentan un defecto en el sistema de reparación por escisión de nucleótidos, y muestran un alto riesgo de aparición de cáncer en la piel expuesta a la luz UV (debido a su incapacidad para reparar los dímeros de pirimidina).
- Los síndromes relacionados con defectos en el sistema de reparación del ADN por recombinación homóloga están formados por un grupo de trastornos (síndrome de Bloom, ataxia-telangiectasia, y anemia de Fanconi) caracterizados por hipersensibilidad a los agentes lesionales del ADN (p. ej., radiaciones ionizantes). En la reparación del ADN participan los genes *BRCA1* y *BRCA2*, de los que se encuentran mutaciones en los cánceres de mama familiares.

Micro-ARN (mi-ARN) y carcinogénesis

Como se ha descrito en el capítulo 7, los micro-ARN (mi-ARN) son ARN monocatenarios que no codifican proteínas, tienen aproximadamente 22 nucleótidos de largo, y funcionan como reguladores negativos de los genes. Inhiben la expresión genética postranscripción por represión de la translación o, en algunos casos, por escisión del ARN mensajero (ARNm). Dado que los mi-ARN controlan el crecimiento, la diferenciación y la supervivencia de las células, no debe sorprendernos que se acumulen evidencias en las que se apoya su función en la carcinogénesis. Como se muestra en la Figura 6-28, los mi-ARN pueden participar en la transformación neoplásica aumentando la expresión de oncogenes o reduciendo la expresión de los genes supresores tumorales. Si un mi-ARN inhibe la translación de un oncogén, si disminuyen su cantidad o su función ocurre una hiperproducción del oncogén. Por otro lado, si la diana de un mi-ARN es un gen supresor tumoral, la hiperactividad del mi-ARN puede reducir la proteína supresora tumoral. Estas relaciones ya han sido establecidas mediante el perfil de mi-ARN en diversos tumores humanos. Por ejemplo, en algunas leucemias y linfomas la hiporregulación o la deleción de ciertos mi-ARN produce un incremento de la expresión de BCL2, el gen antiapoptosis. Así, mediante una regulación negativa de BCL2 estos mi-ARN se comportan como genes supresores tumorales. En tumores de pulmón y en algunas leucemias B se ha detectado, asimismo, una hiperregulación similar

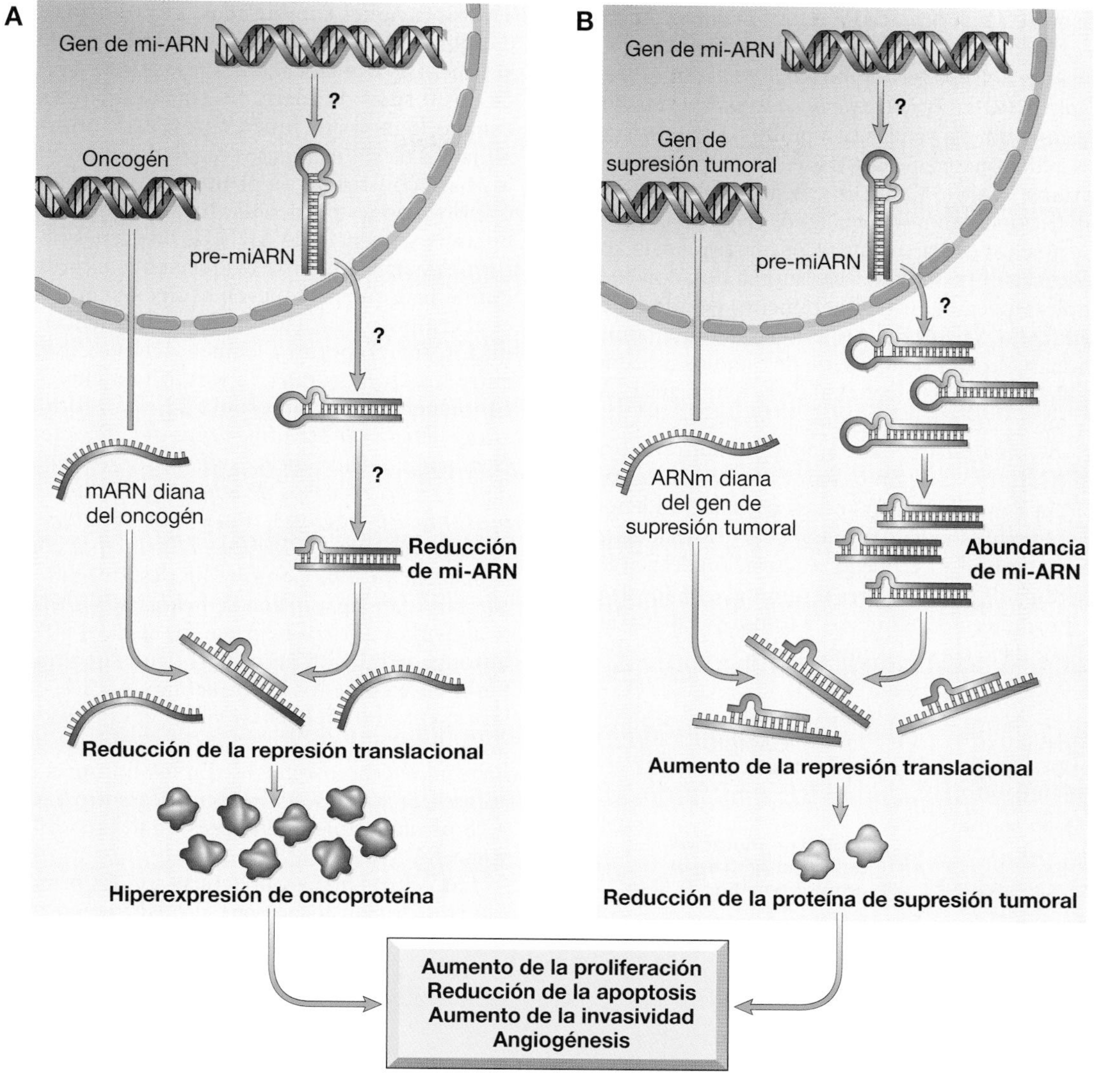

Figura 6-28

Rol de los mi-ARN en la génesis tumoral. **A**, la actividad disminuida de un mi-ARN que inhibe la translación de un oncogén ocasiona la aparición de un exceso de oncoproteínas. **B**, la hiperactividad de un mi-ARN cuya diana es un gen de supresión tumoral reduce la producción de la proteína supresora. En A y B, los interrogantes indican que no se conocen del todo los mecanismos que provocan los cambios del nivel o de la actividad del mi-ARN.

(mediada por mi-ARN) de los oncogenes RAS y MYC, respectivamente. En algunos tumores cerebrales y de mama se observa una expresión de 5 a 100 veces mayor de algunos mi-ARN. Aunque todavía no se han identificado las dianas de éstos, probablemente son genes supresores tumorales aún no identificados y cuya actividad disminuye en presencia de su hiperexpresión.

Estos hallazgos aportan nuevas perspectivas sobre la carcinogénesis y tienen implicaciones prácticas. Por ejemplo, los fármacos que inhiben o aumentan las funciones de los mi-ARN pueden resultar útiles en quimioterapia. Puesto que los mi-ARN regulan la diferenciación celular normal, sus patrones de expresión («perfil de mi-ARN») proporcionan pistas a la célula sobre el origen y la clasificación de los tumores. Queda mucho aún por aprender sobre estos mi-ARN oncogénicos, también denominados *oncomirs*.

Bases moleculares de la carcinogénesis en múltiples pasos

Teniendo en cuenta que los tumores malignos han de presentar varias anomalías fundamentales (descritas anteriormente), es obvio que *cada cáncer debe ser el resultado de la acumulación de múltiples mutaciones*. De hecho, el reciente análisis completo del todo el genoma de los cánceres de mama y de colon ha revelado que cada tumor acumula por término medio unos 90 genes mutantes. En cambio, un subgrupo mucho más pequeño de éstos (~ 11/tumor) mutan con una frecuencia mucho más alta. Entre estos últimos se incluyen algunos oncogenes y genes supresores tumorales ya conocidos; en cambio, hay otros que previamente no se habían producido asociación aún a tumores. Cada una de estas alteraciones representa la existencia de pasos cruciales en la progresión de una célula normal a un tumor maligno. Además, *al parecer la evolución ha instalado una diversidad de «mecanismos intrínsecos de supresión tumoral» (p. ej., apoptosis y senescencia) que actúan en contra de las acciones de las mutaciones procrecimiento*. En células con puntos de control competentes, las señales oncogénicas a través de genes como *RAS* no provocan transformación, sino senescencia o apoptosis. Por lo tanto, la aparición de tumores malignos requiere la pérdida mutacional de muchos genes, incluidos los que regulan la apoptosis y la senescencia. El estudio del carcinoma de colon constituye un ejemplo espectacular del incremento de adquisición del fenotipo maligno. Se cree que las lesiones del carcinoma de colon evolucionan a través de una serie de estadios morfológicos identificables: hiperplasia epitelial de colon, seguida de la formación de unos adenomas que aumentan progresivamente de tamaño y que, finalmente, experimentan una transformación maligna (Capítulo 15). En la Figura 6-29 se muestra el correlato molecular propuesto para esta secuencia de adenoma-carcinoma. Según este esquema, primero ocurre la inactivación del gen supresor tumoral *APC*, luego la activación del gen *RAS*, y al final, la pérdida de un gen supresor tumoral en 18q y la pérdida de *p53*. En cada tipo de órgano y tumor puede variar la secuencia temporal exacta de las mutaciones.

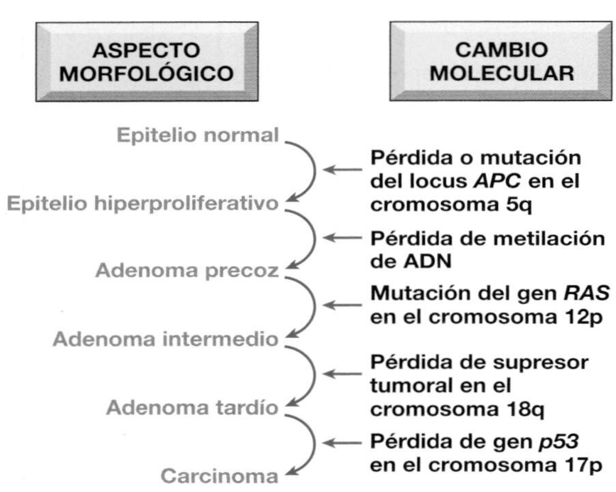

Figura 6-29

Modelo molecular de la evolución de los cánceres colorrectales a través de la secuencia adenoma-carcinoma. (Basado en estudios de Fearon ER, Vogelstein B: A genetic model of colorectal carcinogenesis. Cell 61:759, 1990.)

Cambios cariotípicos de los tumores

El daño genético que activa los oncogenes o inactiva los genes supresores tumorales puede ser sutil (p. ej., mutaciones puntuales) o bastante importante como para detectarse en un cariotipo. Como se ha descrito previamente, el oncogén *RAS* es el mejor ejemplo de activación por una mutación puntual. En ciertas neoplasias, las anomalías cariotípicas son comunes y no aleatorias. Se han identificado anomalías concretas en la mayoría de leucemias y linfomas, y en un número creciente de tumores no hematopoyéticos. Los tipos comunes de anomalías estructurales no aleatorias en células tumorales son: 1) translocaciones equilibradas; 2) deleciones, y 3) manifestaciones citogenéticas de amplificación de genes. Además, pueden ganarse cromosomas enteros, denominado aneuploidía.

Translocaciones equilibradas. Las translocaciones equilibradas son muy comunes, sobre todo en neoplasias hematopoyéticas. Las translocaciones pueden activar protooncogenes de dos formas. Primero, las translocaciones específicas pueden dar lugar a una hiperexpresión de protooncogenes al eliminarlos de sus elementos reguladores normales y poniéndolos bajo control de un promotor inadecuado. Segundo, las translocaciones pueden dar lugar a genes de fusión, que combinan la secuencia de ADN de dos genes no relacionados de formas nuevas. Esto se traduce en la expresión de proteínas quiméricas que promueven el crecimiento. El más destacado es el cromosoma Filadelfia (Ph) en la leucemia mieloide crónica, formado por una translocación recíproca y equilibrada entre los cromosomas 22 y, normalmente, 9 (Fig. 6-30). En consecuencia, el cromosoma 22 está acortado. *Este cambio citogenético, observado en más del 90% de los casos de leucemia mieloide crónica, es un marcador fiable de la enfermedad. Los pocos casos de leucemia mieloide crónica con cromosoma Ph negativo muestran pruebas moleculares de reordenamiento BCR-ABL, la principal consecuencia de la translocación Ph.* Como se ha descrito anteriormente, estos cambios dan lugar al gen de fusión *BRC-ABL* con una potente actividad de tirosincinasa. En más del 90% de los casos de linfoma de Burkitt, las células tienen una translocación, normalmente entre los cromosomas 8 y 14, que conduce a la hiperexpresión del gen *MYC* en el cromosoma 8 por yuxtaposición con el gen de la cadena pesada de las inmunoglobulinas en el cromosoma 14. En los linfomas de células B foliculares, la translocación recíproca entre los cromosomas 14 y 18 produce una hiperexpresión del gen *BCL2* en el cromosoma 18.

Las células hematopoyéticas son las principales dianas de este tipo de translocaciones, probablemente porque estas células experimentan ya roturas definidas del ADN durante los procesos de formación de anticuerpos o de reordenamiento del receptor de células T. Sin embargo, se ha demostrado que

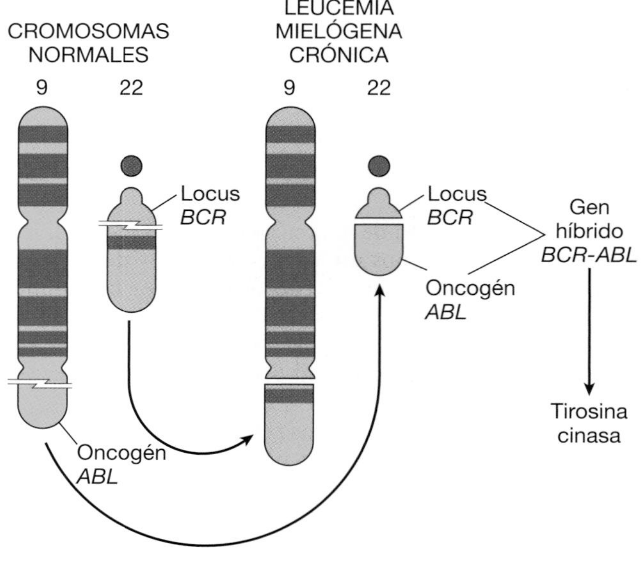

Figura 6-30

La translocación cromosómica y el oncogén asociado en la leucemia mieloide crónica.

varios tumores sólidos poseen una translocación recurrente; por ejemplo, la translocación t(11;22)(q24;12) en el sarcoma de Ewing, que produce la fusión del factor de transcripción EWS con Fli-1. Recientemente se ha demostrado que una subclase de cánceres de próstata poseen una proteína de fusión entre una proteína expresada en la próstata y los miembros de la familia ETS de los factores de transcripción.

Deleciones. Las deleciones cromosómicas son la segunda anomalía estructural más prevalente en las células tumorales. *En comparación con las translocaciones, las deleciones son más comunes en tumores sólidos no hematopoyéticos.* Como se ha explicado, las deleciones de la banda 13q del cromosoma 14 se asocian con el retinoblastoma. Se han observado deleciones de 17p, 5q y 18q en cánceres colorrectales; estas regiones alojan tres genes supresores tumorales. La deleción de 3p, observada en varios tumores, es muy común en carcinomas microcíticos del pulmón y la búsqueda está en uno o más genes supresores cancerosos en este escenario.

Amplificaciones de genes. Existen dos manifestaciones cariotípicas de la amplificación de genes: regiones que se tiñen homogéneamente en cromosomas únicos y dobles diminutos (Fig. 6-31), que se visualizan como pequeños fragmentos emparejados de cromatina. Los neuroblastomas y los cánceres de mama son los ejemplos mejor estudiados de la amplificación de genes que afectan a los genes *N-MYC* y *HER-2/NEU*, respectivamente.

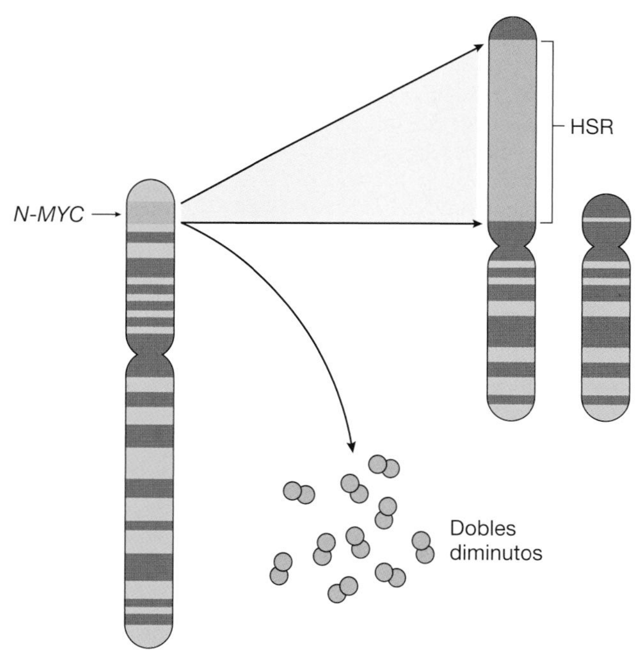

Figura 6-31

Amplificación del gen *N-MYC* en el neuroblastoma humano. El gen *N-MYC*, presente normalmente en el cromosoma 2p, se amplifica y se visualiza como dobles diminutos extracromosómicos o como una región de tinción homogénea integrada en el cromosoma (HSR). La integración incluye otros autosomas como 4, 9 o 13. (Modificada de Brodeur GM, et al.: Clinical implication of oncogene activation in human neuroblastomas. Cancer 58:541, 1986. Reproducida con permiso de Wiley-Liss, Inc, filial de John Wiley & Sons, Inc.)

Alteraciones epigenéticas

La epigenética se refiere a las alteraciones hereditarias y reversibles de la expresión genética que ocurren en ausencia de mutaciones. En los últimos años, se ha evidenciado que ciertos genes supresores tumorales pueden inactivarse no debido a alteraciones estructurales, sino a que el gen se encuentra silenciado por hipermetilación de secuencias del promotor. Por ejemplo, en los cánceres de colon y de estómago está silenciado el gen *p14ARF*, y en otros tipos de cáncer lo está *p16INK4a*. Además, la metilación del promotor provoca con frecuencia la silenciación de muchos genes, como *BRCA1* en el cáncer de mama, *VHL* en el de células renales, y el gen de reparación del desacoplamiento *MLH1* en el colorrectal. Merece destacarse que, aunque en las células tumorales están hipermetilados los promotores de algunos genes supresores tumorales, en comparación con las células normales parece estar hipometilado todo el genoma. En el ratón se ha demostrado que la hipometilación de todo el genoma causa inestabilidad cromosómica e inducción de tumores. Por lo tanto, las alteraciones epigenéticas pueden influir sobre la carcinogénesis de muchos modos.

RESUMEN

Alteraciones del cariotipo en los tumores

- Las células tumorales pueden presentar diversas anomalías cromosómicas no aleatorias que contribuyen a la malignidad, como translocaciones equilibradas, deleciones y manifestaciones citogenéticas de la amplificación genética.
- Las translocaciones equilibradas contribuyen a la carcinogénesis por hiperexpresión de oncogenes o por generación de nuevas proteínas de fusión con trastorno de la capacidad de señal. Mientras las deleciones afectan a menudo a los genes de supresión tumoral, la amplificación genética aumenta la expresión de los oncogenes.
- Los genes de supresión tumoral y los de reparación del ADN pueden hallarse también silenciados por alteraciones epigenéticas; esto implica la existencia de unas alteraciones hereditarias, reversibles, de la expresión genética que ocurren no por mutación, sino por metilación del promotor.

ETIOLOGÍA DEL CÁNCER: AGENTES CARCINÓGENOS

El daño genético se encuentra en la base de la carcinogénesis. ¿Qué agentes causan este daño? Pueden identificarse tres clases de carcinógenos: 1) productos químicos; 2) energía radiante, y 3) microbianos. Los productos químicos y las radiaciones son causas documentadas de cáncer en humanos y los virus oncogénicos intervienen en la patogenia de los tumores en varios modelos animales y al menos en algunos tumores humanos. En la siguiente descripción se considera cada agente por separado, pero es importante señalar que varios pueden actuar juntos o secuencialmente para producir las múltiples anomalías genéticas características de las células neoplásicas.

Carcinógenos químicos

Hace más de 200 años, sir Percival Pott, cirujano de Londres, atribuyó correctamente el cáncer de piel escrotal de deshollinadores a la exposición crónica al hollín. A partir de esta observación, el Danish Chimney Sweeps Guild dictaminó que sus miembros deberían bañarse cada día. Desde entonces, ninguna medida de salud pública ha conseguido tanto en el control de una forma de cáncer. Posteriormente, se ha demostrado que centenares de productos químicos son carcinógenos en animales.

En la Tabla 6-4 se incluyen algunos de los principales agentes, y se incluyen breves comentarios sobre algunos de ellos.

Tabla 6-4 Principales carcinógenos químicos

Carcinógenos de acción directa
ALQUILANTES
β-Propiolactona
Dimetil sulfato
Diepoxibutano
Antineoplásicos (ciclofosfamida, clorambucilo, nitrosoureas, etc.)
ACILANTES
1-Acetil-imidazol
Cloruro de dimetilcarbamil
Procarcinógenos que requieren activación metabólica
HIDROCARBUROS AROMÁTICOS POLICÍCLICOS Y HETEROCÍCLICOS
Benz(*a*)antraceno
Benzol(*a*)pireno
Dibenz(*a,h*)antraceno
3-Metilcolantreno
7,12-Dimetilbenz(*a*)antraceno
AMINAS AROMÁTICAS, AMIDAS, COLORANTES AZOICOS
2-Naftilamina (β-naftilamina)
Bencidina
2-Acetilaminofluoreno
Dimetilaminoazobenceno (amarillo de mantequilla)
Plantas naturales y productos microbianos
Aflatoxina B_1
Griseofulvina
Cicasina
Safrol
Nueces de betel
OTROS
Nitrosamina y amidas
Cloruro de vinilo, níquel, cromo
Insecticidas, fungicidas
Bifenilos policlorados

Agentes de acción directa

Los agentes de acción directa no requieren la conversión metabólica para ser carcinógenos. Son, en general, carcinógenos débiles, pero son importantes porque algunos de ellos son antineoplásicos (p. ej., alquilantes) que han curado, controlado o retrasado con éxito la recidiva de algunos tipos de cáncer (p. ej., leucemia, linfoma, linfoma de Hodgkin y carcinoma de ovario), sólo para provocar más tarde una segunda forma de cáncer, normalmente leucemia. Esta situación es aún más trágica cuando su uso inicial ha sido para trastornos no neoplásicos, como la artritis reumatoide o la granulomatosis de Wegener. El riesgo de cáncer inducido es bajo, pero su existencia dicta utilizar estos agentes con criterio.

Agentes de acción indirecta

La denominación *agente de acción indirecta* hace referencia a productos químicos que requieren la conversión metabólica a un *carcinógeno final* antes de ser activos. Algunos de los carcinógenos químicos indirectos más potentes, los hidrocarburos policíclicos, se encuentran en combustibles fósiles. Por ejemplo, de la combustión a alta temperatura del tabaco se forman benzo[*a*]pireno y otros carcinógenos. *Estos productos intervienen en las causas del cáncer de pulmón en fumadores.* Los hidrocarburos policíclicos también son producidos por grasas animales durante el proceso de asar carnes y se encuentran en carnes y pescado ahumados. Los principales productos activos de muchos hidrocarburos son epóxidos, que forman aductos covalentes (productos de la adición) con moléculas en la célula, principalmente ADN, pero también con ARN y proteínas.

Las aminas aromáticas y los colorantes azoicos son otra clase de carcinógenos de acción indirecta. Antes de identificar su carcinogenicidad, la β-naftilamina era la responsable de una incidencia 50 veces mayor de cánceres vesicales en trabajadores expuestos a los colorantes de anilina e industrias del caucho. En la Tabla 6-2 se enumeran otros carcinógenos profesionales. Debido a que los carcinógenos de acción indirecta requieren la activación metabólica para su conversión a agentes que dañan el ADN, el interés se ha centrado en las vías enzimáticas involucradas, como las monooxigenasas dependientes del citocromo P-450. Los genes que codifican estas enzimas son polimórficos y la actividad enzimática varía entre diferentes individuos. Se piensa que la susceptibilidad a la carcinogénesis química depende, al menos en parte, de la forma alélica específica de la enzima heredada. Por lo tanto, en el futuro podría ser posible evaluar el riesgo de cáncer en un individuo concreto por análisis genético de estos polimorfismos enzimáticos.

Deben mencionarse brevemente otros agentes. La aflatoxina B_1 tiene interés porque es un agente sintetizado por algunas cepas de *Aspergillus*, un hongo que crece en grano y nueces mal almacenados. Existe una *clara correlación entre el nivel dietético de este contaminante alimentario y la incidencia de carcinoma hepatocelular en algunas zonas de África y Extremo Oriente.* Además, cloruro de vinilo, arsénico, níquel, cromo, insecticidas, fungicidas y bifenilos policlorados son carcinógenos potenciales en el lugar de trabajo y en casa. Por último, los nitritos utilizados como conservantes alimentarios han causado problemas, dado que producen la nitrosilación de aminas contenidas en el alimento. Se sospecha que las nitrosoaminas así formadas son carcinógenas.

Mecanismos de acción de los carcinógenos químicos

Debido a que la transformación maligna es secundaria a mutaciones, no debería sorprender que la mayoría de carcinógenos químicos sean mutagénicos. En efecto, todos los carcinógenos directos y finales contienen grupos electrófilos muy reactivos que forman aductos químicos con ADN, y también con proteínas y ARN. Aunque cualquier gen puede ser el objetivo de los carcinógenos químicos, los oncogenes y supresores tumorales comúnmente mutados, como *RAS* y *p53*, son objetivos importantes de los carcinógenos químicos. En efecto, carcinógenos químicos específicos, como la aflatoxina B_1, producen mutaciones características en el gen *p53*, de forma que la detección de la «*mutación característica*» en el gen *p53* establece que la aflatoxina es el agente causal. Estas asociaciones son herramientas útiles en estudios epidemiológicos de carcinogénesis química.

La carcinogenicidad de algunos productos químicos aumenta con la administración posterior de *promotores* (p. ej., ésteres de forbol, hormonas, fenoles y fármacos) que por sí mismos no son tumorígenos. Para ser efectivo, la exposición repetida o sostenida al promotor debe *seguir* a la aplicación del producto químico mutágeno o *iniciador*. La secuencia de iniciación-promoción de la carcinogénesis química plantea una importante pregunta: dado que los promotores no son mutágenos, ¿cómo contribuyen a la oncogenia? Aunque los efectos de los promotores tumorales son pleiotrópicos, *la inducción de la proliferación celular es una condición* sine qua non *de la promoción tumoral.* Parece que mientras la aplicación de un iniciador puede causar la activación mutacional de un oncogén como el *RAS*, la aplicación posterior de promotores lleva a la expansión clonal de las células iniciadas (mutadas). Forzado a proliferar, el clon iniciado de células acumula otras mutaciones, desarrollando al final un tumor maligno. En efecto, el concepto de que la proliferación celular sostenida aumenta el riesgo de mutagénesis y de ahí la transformación neoplásica, también es aplicable a la carcinogénesis humana. Por ejemplo, la hiperplasia patológica del endometrio (Capítulo 19) y la actividad regenerativa aumentada que acompaña a la lesión crónica de los hepatocitos se asocian al desarrollo de cáncer en estos órganos. De no ser por los mecanismos de reparación del ADN discutidos antes, la incidencia de cánceres inducidos químicamente con toda probabilidad sería mucho más alta. Como se ha descrito anteriormente, los raros trastornos hereditarios de reparación del ADN, como la xerodermia pigmentosa, se asocian a un riesgo aumentado de cánceres inducidos por luz UV y determinados productos químicos.

RESUMEN

Carcinógenos químicos

- Los carcinógenos químicos poseen grupos electrófilos altamente reactivos que lesionan directamente el ADN, causan mutaciones y producen finalmente la aparición de cáncer.
- Mientras los agentes de acción directa no precisan de conversión metabólica para convertirse en carcinógenos, los agentes de acción indirecta no son activos hasta que se convierten, por vías metabólicas endógenas, en un producto carcinógeno final. Por lo tanto, los polimorfismos de enzimas endógenas (citocromo P-450) influyen sobre la carcinogénesis.
- Tras la exposición de una célula a un mutágeno o a un iniciador, la génesis tumoral puede potenciarse mediante la exposición a promotores (que estimulan la proliferación de las células mutadas).
- Son ejemplos de carcinógenos humanos: los agentes de acción directa (p. ej., los alquilantes usados en quimioterapia), los agentes de acción indirecta (p. ej., benzopireno, colorantes azoicos y aflatoxina), y los agentes/promotores causantes de hiperplasias patológicas del hígado y endometrio.

Carcinogénesis por radiación

La radiación de cualquier origen (rayos UV de la luz solar, rayos X, fisión nuclear, radionúclidos) es un carcinógeno establecido. Los mineros no protegidos de elementos radiactivos tienen una incidencia 10 veces mayor de sufrir cáncer de pulmón. El seguimiento de los supervivientes de las bombas atómicas lanzadas en Hiroshima y Nagasaki reveló una incidencia notablemente aumentada de leucemia, principalmente leucemia mieloide aguda y crónica, tras un período latente medio de unos 7 años, además de una mayor tasa de mortalidad por carcinoma de tiroides, mama, colon y pulmón. El accidente nuclear de Chernobil, en la antigua Unión Soviética, sigue exigiendo su cuota en forma de una alta incidencia de cáncer en las áreas circundantes. La radioterapia de cabeza y cuello puede dar lugar a cánceres papilares de tiroides años después. Las propiedades oncogénicas de la radiación ionizante están relacionadas con sus efectos mutágenos; causa rotura cromosómica, translocaciones y, con menor frecuencia, mutaciones puntuales. Biológicamente, las roturas de las dobles cadenas de ADN parecen ser la forma más importante de daño del ADN causado por radiación. Existen también algunas pruebas de que dosis no mortales de radiación pueden inducir inestabilidad genómica, que favorece la carcinogénesis.

El efecto oncogénico de los rayos UV merece especial mención porque resalta la importancia de la reparación del ADN en la oncogénesis. La radiación UV natural derivada del sol puede causar cánceres de piel (melanomas, carcinomas escamosos y carcinomas basocelulares). Las personas de piel blanca que viven en lugares como Australia y Nueva Zelanda y están expuestas a más luz solar son las que tienen el mayor riesgo. Los cánceres cutáneos no melanoma se asocian a la exposición acumulada total a la radiación UV, mientras que los melanomas se asocian a una exposición intensa intermitente, como sucede al tomar el sol. La luz UV tiene varios efectos biológicos en las células. Especialmente importante para la carcinogénesis es la capacidad de dañar el ADN por formación de dímeros de pirimidina. Este tipo de daño del ADN se repara por la vía de reparación de escisión de nucleótidos. Con la exposición extensa a la luz UV, los sistemas de reparación pueden estar desbordados, produciéndose un cáncer de piel. Como se ha descrito anteriormente, los pacientes con *xerodermia pigmentosa* hereditaria tienen un defecto en la vía de reparación de la escisión de nucleótidos. Como era de esperar, existe una predisposición claramente aumentada a sufrir cáncer de piel en esta enfermedad.

RESUMEN

Carcinogénesis por radiación

- Las radiaciones ionizantes causan roturas de cromosomas, translocaciones y, con menor frecuencia, mutaciones puntuales; en definitiva, lesiones genéticas y carcinogénesis.
- Los rayos UV inducen la formación de dímeros de pirimidina en el interior del ADN, lo que causa mutaciones. En consecuencia, los rayos UV causan aparición de carcinomas de células escamosas y melanomas en la piel.

Oncogénesis vírica y microbiana

Se ha demostrado que muchos virus ADN y ARN son oncogénicos en animales tan dispares como ranas y primates. Sin embargo, y a pesar de un examen intenso, sólo unos pocos virus se han relacionado con el cáncer humano. Nuestra discusión se centra en los virus oncogénicos humanos. También se hablará del rol emergente de la bacteria *H. pylori* en el cáncer gástrico.

Virus ARN oncogénicos

El estudio de los retrovirus oncogénicos en animales ha dado espectaculares conocimientos a la base genética del cáncer. Sin embargo, el virus tipo 1 de la leucemia humana de células T (HTLV-1) es el único retrovirus que se ha demostrado que causa cáncer en humanos. Se asocia a una forma de leucemia/linfoma de células T que es endémica en ciertas zonas de Japón y del Caribe, pero se encuentra esporádicamente en otros lugares, incluido Estados Unidos. De forma similar al virus de la inmunodeficiencia humana (VIH), el HTLV-1 tiene tropismo por las células T CD4+, y este subgrupo de células T es el principal objetivo de la transformación neoplásica. La infección humana requiere la transmisión de células T infectadas a través de relaciones sexuales, hemoderivados o lactancia materna. Se desarrolla una leucemia en el 3-5% de los individuos infectados después de un largo período latente de 20 a 50 años.

No hay duda de que es necesario que se produzca una infección por HTLV-1 de los linfocitos T para la leucemogénesis, aunque no está claro el mecanismo molecular de la transformación. El HTLV-1 no contiene ningún *oncogén vírico* y, a diferencia de algunos retrovirus animales, no se ha descubierto ningún lugar de integración constante próximo a un oncogén celular. De hecho, el largo período de latencia entre la infección inicial y el desarrollo de enfermedad sugiere un proceso en múltiples fases, durante el que se acumulan mutaciones oncogénicas.

El genoma del HTLV-1 contiene, además de los genes retrovíricos habituales, una región única llamada *pX*. Esta región codifica varios genes, como el llamado *TAX*. Se ha observado que la proteína TAX es necesaria y suficiente para la transformación celular. Al interaccionar con varios factores de transcripción, como NF-κB, la proteína TAX puede transactivar la expresión de genes que codifican citocinas, receptores de citocinas y moléculas coestimuladoras. Esta expresión génica inadecuada produce bucles de señalización autocrina y una activación aumentada de las cascadas de señalización promitogénicas. Además, la TAX puede dirigir la progresión del ciclo celular al unirse directamente y activar las ciclinas, y puede reprimir la función de varios genes supresores tumorales que controlan el ciclo celular, como *CDKN2A/p16* y *p53*. A partir de estas y otras observaciones ha aparecido el siguiente escenario (Fig. 6-32): el gen *TAX* activa varios genes de citocinas y sus receptores (IL-2 e IL-2R, IL-15 e IL-15R), estableciendo un sistema autocrino que induce la proliferación de células T. De estas citocinas, la IL-15 parece ser más importante, pero aún queda mucho por definir. Además, se activa una vía paracrina paralela por la producción aumentada de factor estimulante de las colonias de granulocitos-macrófagos, que estimulan macrófagos próximos para producir otros mitógenos de las células T. Inicialmente, la proliferación de células T es policlonal porque el virus infecta muchas células pero, debido a la inactivación de genes supresores tumorales como *p53*, por TAX las células T proliferantes tienen un mayor riesgo de sucesos transformantes secundarios (mutaciones), que en última instancia producen un crecimiento excesivo monoclonal de una población neoplásica de células T.

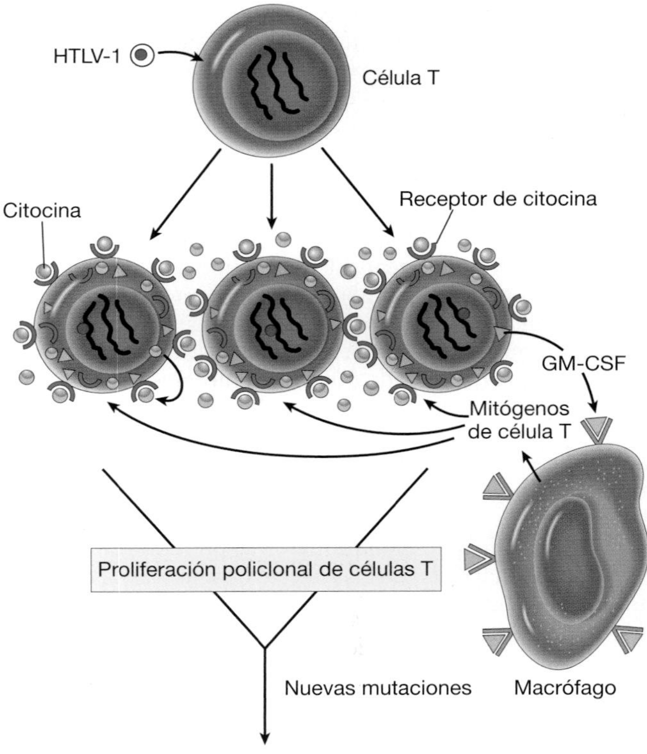

Figura 6-32

Patogenia de la leucemia/linfoma de células T inducido por virus linfotrópico humano de células T (HTLV-1). El HTLV-1 infecta muchas células T e inicialmente causa una proliferación policlonal por vías autocrinas y paracrinas activadas por el gen *TAX*. Simultáneamente, TAX neutraliza las señales inhibidoras de crecimiento al afectar los genes *p53* y *CDKN2A/p16*. Al final, se produce una leucemia/linfoma monoclonal de células T cuando una célula T proliferante sufre mutaciones adicionales.

RESUMEN

Virus de ARN oncogénicos

- HTLV-1 causa una leucemia de células T que es endémica en Japón y el Caribe.
- HTLV-1 codifica una proteína vírica TAX, que en las células T infectadas «activa» genes para citocinas y sus receptores. De este modo, aparecen unos ciclos de señales autocrinas y paracrinas que estimulan la proliferación de células T. Aunque en un principio esta proliferación es policlonal, las células T en proliferación muestran un aumento del riesgo de mutaciones secundarias que conduce a la aparición de una leucemia monoclonal.

Virus ADN oncogénicos

Igual que sucede con los virus ARN, se han identificado varios virus ADN oncogénicos que pueden causar tumores en animales. Tienen un interés especial cuatro virus ADN: virus del papiloma humano (VPH), virus de Epstein-Barr (VEB), herpesvirus del sarcoma de Kaposi (HVSK, también llamado herpesvirus 8 humano) y virus de la hepatitis B (VHB), porque están claramente asociados al cáncer humano. El HVSK y el sarcoma de Kaposi se han descrito en el Capítulo 5, los otros se describen a continuación.

Papilomavirus humano

Se han identificado 20 tipos genéticamente distintos de VPH. Algunos tipos (p. ej., 1, 2, 4 y 7) causan claramente papilomas escamosos benignos (verrugas) en humanos (Capítulos 19 y 22). Por el contrario, los VPH de alto riesgo (p. ej., 16 y 18) se han implicado en la génesis de varios cánceres, especialmente el carcinoma escamoso de cuello uterino y región anogenital. Además, al menos el 20% de los cánceres orofaríngeos se asocian al VPH. A diferencia de los cánceres de cuello del útero, las verrugas genitales tienen bajo potencial maligno y se asocian a VPH de bajo riesgo, predominantemente VPH-6 y VPH-11.

El potencial oncogénico del VPH puede relacionarse con productos de dos genes virales precoces, E6 y E7. Juntos, interaccionan con diversas proteínas reguladoras del crecimiento codificadas por protooncogenes y genes supresores tumorales. La proteína E7 se une a la proteína del retinoblastoma y desplaza los factores de transcripción E2F normalmente secuestrados por RB, favoreciendo la progresión a través del ciclo celular. Es interesante destacar que la proteína E7 de los tipos de VPH de alto riesgo tiene una mayor afinidad por RB que E7 de tipos de VPH de bajo riesgo. La E7 también inactiva las CDKI CDKN1A/p21 y CDNK1B/p27. Las proteínas E7 de los tipos de VPH de alto riesgo (tipos 16, 18 y 31) se unen y posiblemente también activan las ciclinas E y A. La proteína E6 muestra unos efectos complementarios. Se une y media en la degradación de p53 y BAX, un miembro proapoptosis de la familia BCL2; asimismo, activa la telomerasa. En analogía con E7, la proteína E6 de los tipos de VPH de alto riesgo muestra una mayor afinidad para p53 que la proteína E6 de los tipos de VPH de bajo riesgo. Merece destacarse que mientras en las verrugas benignas el genoma de VPH se mantiene en una forma episomal no integrada, en los cánceres su genoma se encuentra integrado aleatoriamente en el genoma del huésped. La integración interrumpe el ADN vírico, lo que produce una hiperexpresión de las oncoproteínas E6 y E7. Además, las células en las que el genoma vírico se ha integrado muestran una inestabilidad genómica significativamente mayor.

En resumen, *la infección por tipos de VPH de alto riesgo simula la pérdida de genes supresores tumorales, activa las ciclinas, inhibe la apoptosis y combate la senescencia celular.* Por lo tanto, es evidente que muchos de los caracteres del cáncer explicados anteriormente están controlados por proteínas del VPH. Sin embargo, la infección por VPH por sí misma no es suficiente para la carcinogénesis. Por ejemplo, cuando queratinocitos humanos se transfectan con ADN del VPH 16, 18 o 31 in vitro, se inmortalizan, pero no forman tumores en animales experimentales. La cotransfección con un gen *RAS* mutado produce una transformación maligna completa. Estos datos sugieren claramente que el VPH, con toda probabilidad, actúa junto con otros factores ambientales (Capítulo 19). Sin embargo, la primacía de la infección por VPH en la etiología del cáncer de cuello del útero está avalada por la protección casi completa de este cáncer con vacunas anti-VPH.

Virus de Epstein-Barr

El VEB se ha involucrado en la patogenia de varios tumores humanos: linfoma de Burkitt, linfomas de células B en pacientes con síndrome de inmunodeficiencia adquirida y otras causas de inmunodepresión, un subgrupo de linfoma de Hodgkin y el carcinoma nasofaríngeo. Salvo por este último, los demás son tumores de células B. El VEB también puede estar relacionado con un subgrupo de linfomas de células T y los raros linfomas de células NK.

El linfoma de Burkitt es endémico en ciertas zonas de África y esporádico en otros lugares. En áreas endémicas, las células tumorales de prácticamente todos los pacientes son portadoras del genoma del VEB. La base molecular de las proliferaciones de células B inducidas por el VEB es compleja. El VEB utiliza el receptor del complemento, CD21, para unirse e infectar células B. In vitro, esta infección produce la proliferación policlonal de células B y la formación de líneas celulares linfoblastoides B. Uno de los genes codificados por el VEB, denominado *LMP-1*, actúa como un oncogén y su expresión en ratones transgénicos induce linfomas de células B. El *LMP-1* promueve la proliferación de células B al activar vías de señalización, como NF-κB y JAK/STAT, que simulan la activación de células B a través de la molécula de superficie de las células B, CD40. Al mismo tiempo, el *LMP-1* evita la apoptosis por activación de BCL2. Por lo tanto, el virus «toma prestada» una vía de activación normal de las células B para promover su propia replicación al expandir el grupo de células susceptibles de infección. Otro gen codificado por el VEB, *EBNA-2*, transactiva varios genes del huésped, como la ciclina D y los genes de la familia *src*. Además, el genoma del VEB contiene una citocina vírica, vIL-10, que fue pirateada del genoma del huésped. Esta citocina vírica puede evitar que macrófagos y monocitos activen las células T y es necesaria para la transformación de células B dependientes del VEB.

En individuos inmunológicamente normales, la proliferación policlonal de células B inducida por el VEB in vivo se controla fácilmente y el individuo se mantiene asintomático o desarrolla un episodio autolimitado de mononucleosis infecciosa (Capítulo 12). La evasión del sistema inmunitario parece un paso clave en la oncogénesis relacionada con el VEB. En regiones del mundo donde el linfoma de Burkitt es endémico, el paludismo (endémico) concomitante (u otras infecciones) altera la competencia inmunitaria, permitiendo la proliferación sostenida de células B. Es interesante destacar que, aunque *LMP-1* es el principal oncogén transformante en el genoma del VEB, no se expresa en el linfoma de Burkitt derivado del VEB porque también es uno de los principales antígenos víricos identificados por el sistema inmunitario. Supuestamente, las células infectadas que expresan antígenos víricos como LMP-1 son controlados por el sistema inmunitario. Las células del linfoma aparecen sólo cuando mutaciones adicionales, como la translocación t(8;14), una característica constante de este tumor, activa el oncogén *MYC*. La activación del *MYC* puede sustituir la señalización de *LMP-1*, dejando que las células tumorales hiporregulen el *LMP-1* y eviten el sistema inmunitario. De acuerdo con este escenario, los linfomas de células B derivados de VEB de pacientes inmunodeprimidos, descritos a continuación, mantienen la expresión de LMP-1. Debe observarse que en áreas no endémicas, el 80% de los tumores no alojan el genoma del VEB, pero todos los tumores poseen la translocación t(8;14) específica. Esta observación sugiere que, aunque los linfomas de Burkitt no africanos son desencadenados por mecanismos distintos al VEB, desarrollan cáncer por vías similares.

En pacientes inmunodeprimidos, incluidos los que tienen una enfermedad por VIH y los trasplantados, las células B infectadas por VEB sufren una expansión policlonal, produciendo células de tipo linfoblastoide. A diferencia del linfoma de Burkitt, los linfoblastos B de pacientes inmunodeprimidos expresan antígenos víricos, como LMP-1, que son identificados por las células T. Estas proliferaciones potencialmente mortales pueden atenuarse si mejora el estado inmunitario del huésped, como puede suceder con la retirada de inmunosupresores en pacientes trasplantados.

El carcinoma nasofaríngeo es endémico en el sur de China y en otros lugares, y en todos los tumores se encuentra el genoma del VEB. LMP-1 también se expresa en las células epiteliales. El gen *LMP-1* activa la vía NF-κB, además, induce la expresión de factores proangiogénicos, como VEGF, FGF-2, MMP-9 y COX-2, lo que también puede contribuir a la oncogénesis. Igual que en el linfoma de Burkitt, el VEB actúa junto con otros factores, no identificados (Capítulo 13).

RESUMEN

Virus de ADN oncogénicos

- El VPH se ha asociado a verrugas benignas y también a cáncer de cuello del útero.
- La capacidad oncogénica del VPH está relacionada con la expresión de dos oncoproteínas víricas, E6 y E7, que se unen a RB y p53, respectivamente, neutralizando así su función; también activan las ciclinas.
- Las oncoproteínas E6 y E7 de los VPH de alto riesgo (los que causan cáncer) presentan una mayor afinidad para sus dianas que las E6 y E7 de los VPH de bajo riesgo (los que causan tumores de bajo grado de atipia celular).
- Se ha implicado al VEB en la patogénesis de linfomas de Burkitt, linfomas en pacientes inmunodeprimidos con infección por VIH o trasplantados de órganos, en algunas formas de linfoma de Hodgkin, y en el carcinoma de nasofaringe. A excepción de este último, todos son tumores de células B.
- Ciertos productos genéticos del VEB contribuyen a la oncogénesis mediante la estimulación de la proliferación de células B normales. Una alteración simultánea de la competencia inmunitaria permite que ocurra una proliferación sostenida de células B y, al final, el desarrollo de un linfoma con aparición de mutaciones adicionales, como t(8;14), lo que produce la activación del gen *MYC*.

Virus de la hepatitis B y C

Existen evidencias epidemiológicas demostradas que relacionan la infección crónica por los virus de la hepatitis B (VHB) y C (VHC) con el carcinoma hepatocelular (Capítulo 16). Se estima que a nivel mundial el 70-85% de los carcinomas hepatocelulares son debidos a infección por VHB o VHC. Sin embargo, no se conoce aún del todo el modo de acción de estos virus en la génesis tumoral. Los genomas de VHB y VHC no codifican ninguna oncoproteína vírica; aunque el ADN del VHB está integrado en el genoma humano, en las células hepáticas no se observa un patrón constante de integración. De hecho, los efectos oncogénicos de VHB y VHC son multifactoriales, pero al parecer el efecto dominante es una inflamación crónica con muerte de los hepatocitos (mediada inmunológicamente), causante de regeneración y lesión del genoma. Si bien por regla general el sistema inmunitario ejerce una función más bien protectora, recientes investigaciones han demostrado que en el ámbito de la inflamación crónica no resuelta (como en la hepatitis vírica o en la gastritis crónica causada por *H. pylori* (v. más adelante), la respuesta inmunitaria puede ser inadaptada y favorecer la génesis tumoral.

Como ocurre con cualquier otra causa de lesión hepatocelular, la infección vírica crónica provoca una proliferación compensadora de hepatocitos. Este proceso regenerativo es favorecido por numerosos factores de crecimiento, citocinas, quimiocinas y otras sustancias bioactivas producidas por células inmunitarias activadas que favorecen la supervivencia celular, el remodelado de los tejidos y la angiogénesis. Las células inmunitarias activadas también producen otros mediadores, como especies de oxígeno reactivo (que son genotóxicas y mutagénicas). Al parecer, un paso molecular clave es la activación en los hepatocitos de la vía NF-κB, causada por mediadores derivados de células inmunitarias activadas. La activación de la vía NF-κB en el interior de los hepatocitos bloquea la apoptosis, permite que los hepatocitos en división presenten estrés genotóxico y que acumulen mutaciones. Aunque éste es, al parecer, el mecanismo dominante en la patogenia del carcinoma hepatocelular inducido por virus, tanto VHB como VHC también contienen en sus genomas unas proteínas que quizá favorezcan directamente la aparición del cáncer. El genoma del VHB contiene un gen conocido como *HBx*, y los ratones transgénicos respecto a este gen desarrollan cánceres hepatocelulares. *HBx* puede activar, directa o indirectamente, diversos factores de transcripción y diversas vías de transducción de señales. Además, la integración vírica causa recolocaciones secundarias de cromosomas, incluidas deleciones múltiples que, en ocasiones, albergan genes supresores tumorales desconocidos.

Aunque no parece ser un virus de ADN, el VHC también está muy relacionado con la patogénesis del cáncer hepático. Los mecanismos moleculares usados por VHC están menos definidos que los empleados por VHB. Además de la lesión crónica de las células hepáticas y de su regeneración compensadora, los componentes del genoma del VHC (p. ej., proteína *core* del VHC) pueden también tener un efecto directo sobre la génesis tumoral, posiblemente activando diversas vías de transducción de la señal que favorecen el crecimiento.

RESUMEN

Virus de la hepatitis B y C

- A nivel mundial, el 70-85% de los carcinomas hepatocelulares son debidos a infección por VHB o VHC.
- Aunque los efectos oncogénicos de VHB y VHC son multifactoriales, al parecer el efecto dominante es una

inflamación crónica mediada inmunológicamente, así como lesión hepatocelular, estimulación de la proliferación de hepatocitos y producción de oxígeno reactivo capaz de lesionar el ADN.
• La proteína HBx de VHB y la proteína *core* de VHC pueden activar diversas vías de transducción de la señal que también contribuyen a la carcinogénesis.

Helicobacter pylori

Aunque primero se incriminó como causa de úlceras pépticas, actualmente *H. pylori* ha adquirido el dudoso honor de ser la primera bacteria clasificada como carcinógeno. De hecho, la infección por *H. pylori* está implicada en la génesis de adenocarcinomas y linfomas gástricos.

El escenario para la aparición de adenocarcinoma gástrico es similar al del cáncer hepático inducido por VHB y VHC. Implica un aumento de la proliferación de células epiteliales en un contexto general de inflamación crónica. Al igual que en la hepatitis vírica, el medio inflamatorio contiene numerosos agentes genotóxicos, como especies de oxígeno reactivo. Al principio, aparece una inflamación/gastritis crónica, seguida por atrofia gástrica, metaplasia intestinal de las células de revestimiento, displasia y cáncer. Esta secuencia tarda décadas en completarse y ocurre en tan sólo el 3% de los pacientes infectados. Lo mismo que VHB y VHC, el genoma de *H. pylori* contiene también genes implicados directamente en la oncogénesis. Se ha demostrado que las cepas asociadas al adenocarcinoma gástrico contienen un «islote de patogenicidad» con un gen *A* asociado a citotoxina (gen *CagA*). Aunque *H. pylori* no es invasivo, el gen *CagA* es inyectado en las células epiteliales gástricas, donde ejerce diversos efectos, como la iniciación de una cascada de señales que simula una estimulación no regulada del factor de crecimiento.

Como se ha descrito anteriormente, *H. pylori* también se asocia con aumento del riesgo de aparición de linfomas gástricos. Éstos se originan a partir de células B, y como las células B transformadas normalmente residen en las zonas marginales de los folículos linfáticos, estos tumores también se denominan linfomas MALT (del inglés, *marginal zone-associated lymphomas*; Capítulo 12). Aunque su patogenia molecular no se conoce del todo, al parecer implica factores de *H. pylori* específicos de la cepa, pero también factores genéticos del huésped, como polimorfismos en los promotores de citocinas inflamatorias (IL-1β y factor de necrosis tumoral, TNF). Se cree que la infección por *H. pylori* provoca la formación de células T reactivas, lo que a su vez causa proliferaciones policlonales de células B. Con el tiempo, en las células B en proliferación surge un tumor monoclonal de éstas, quizá como resultado de la acumulación de mutaciones en los genes reguladores del crecimiento. Conforme a esto, la erradicación precoz de *H. pylori* elimina estímulos antigénicos para las células T y, por lo tanto, consigue «curar» el linfoma.

RESUMEN

Helicobacter pylori

• La infección por *H. pylori* ha sido implicada tanto en la aparición de adenocarcinoma gástrico como de linfoma MALT.
• El mecanismo de aparición de cánceres gástricos debidos a la infección por *H. pylori* es multifactorial, con inflamación crónica mediada inmunológicamente, estimulación de la proliferación de células gástricas, y producción de especies de oxígeno reactivo que lesionan el ADN. Los genes de patogenicidad de *H. pylori* (p. ej., *CagA*) pueden también contribuir estimulando vías de factor de crecimiento.
• Se cree que la infección por *H. pylori* causa proliferaciones policlonales de células B y que, como consecuencia de la acumulación de mutaciones, al final aparece un tumor monoclonal (linfoma MALT).

DEFENSA DEL HUÉSPED CONTRA LOS TUMORES: INMUNIDAD TUMORAL

La idea de que los tumores no son totalmente propios fue concebida por Ehrlich, quien propuso que la identificación mediada por el sistema inmunitario de células tumorales autólogas puede ser un «mecanismo positivo» capaz de eliminar células transformadas. Posteriormente, Lewis Thomas y McFarlane Burnet formalizaron este concepto al acuñar el término *vigilancia inmunitaria* para referirse al reconocimiento y la destrucción de células tumorales no propios en apariencia. Que se produzcan cánceres implica que la vigilancia inmunitaria no es perfecta; sin embargo, que algunos tumores escapen a este control no excluye la posibilidad de que otros puedan haberse abortado. Aquí analizaremos algunas cuestiones sobre inmunidad tumoral: ¿cuál es la naturaleza de los antígenos tumorales?, ¿qué sistemas efectores del huésped pueden identificar células tumorales?, ¿es la inmunidad efectiva contra las neoplasias espontáneas?

Antígenos tumorales

Los antígenos que suscitan la aparición de una respuesta inmunitaria han sido demostrados en numerosos tumores experimentales y también en algunos cánceres humanos. Al principio se clasificaban en dos categorías amplias, según sus tipos de expresión: *antígenos específicos de tumores*, presentes sólo en las células tumorales (y no en las normales), y *antígenos asociados a tumores*, presentes en las células tumorales y también en algunas células normales. No obstante, esta clasificación es imperfecta, puesto que muchos antígenos que al parecer eran específicos de tumores al final demostraron que eran expresados por algunas células normales. La clasificación moderna de los antígenos se basa en su origen y estructura molecular. Un importante avance en el campo de la inmunidad tumoral fueron las técnicas de identificación de antígenos tumorales identificados por linfocitos T citotóxicos (CTL), que representan el principal mecanismo de defensa inmunitaria contra los tumores. Recuérdese que los CTL reconocen péptidos derivados de proteínas citoplasmáticas fijadas a moléculas del complejo principal de histocompatibilidad (MHC) de clase I (Capítulo 5). Más adelante se estudian las principales clases de antígenos tumorales (Fig. 6-33).

Productos de oncogenes mutados y genes supresores tumorales. Como se ha descrito anteriormente, la transformación neoplásica tiene su origen en alteraciones genéticas, algunas de las cuales pueden producir a su vez la expresión en la célu-

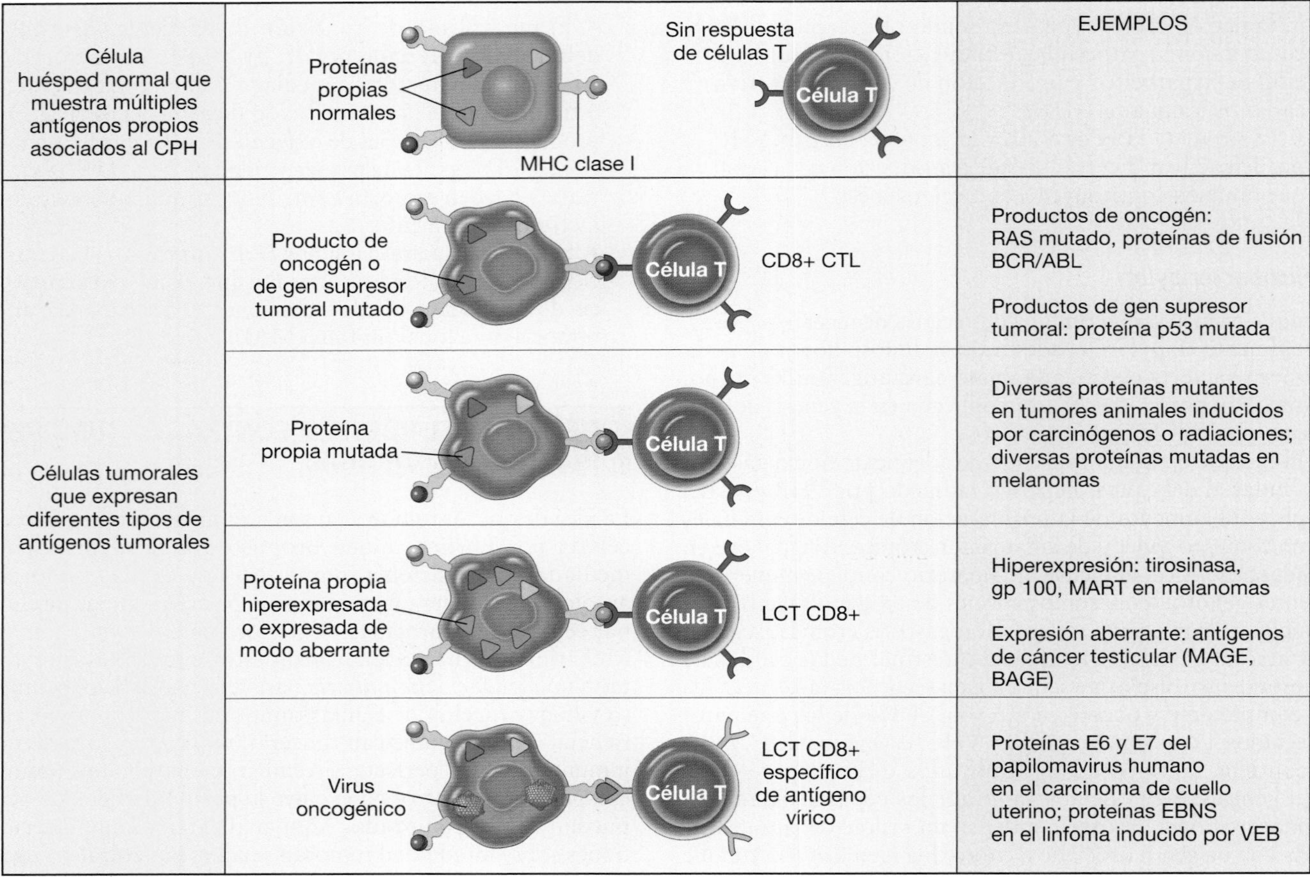

Figura 6-33

Antígenos tumorales reconocidos por las células T CD8+. (Modificada de Abbas AK, Lichtman AH: Cellular and Molecular Immunology, 5.ª ed., Filadelfia, WB Saunders, 2003.)

la de unos antígenos de superficie que el sistema inmunitario considera como «no propios». Los antígenos de esta categoría proceden de oncoproteínas mutantes y de proteínas supresoras del cáncer. También surgen antígenos tumorales únicos a partir de productos de los genes *β-catenina, RAS, p53* y *CDK4*, que en los tumores se encuentran mutados con frecuencia. Dado que las proteínas mutantes se hallan sólo en los tumores, sus péptidos se expresan exclusivamente en las células tumorales. Puesto que muchos tumores pueden compartir la misma mutación, estos antígenos pueden, asimismo, ser compartidos por tumores diferentes. Aunque frente a estos antígenos a veces se producen CTL, al parecer in vivo no suscitan respuestas protectoras.

Productos de otros genes mutados. Debido a la inestabilidad genética de las células tumorales, en ellas mutan muchos genes, incluidos aquellos cuyos productos no están relacionados con el fenotipo transformado ni poseen una función conocida. Los productos de estos genes mutados son antígenos tumorales potenciales. Estos antígenos son sumamente diversos, dado que los carcinógenos que inducen los tumores pueden actuar como mutágenos de modo aleatorio prácticamente en cualquier gen huésped. Las proteínas celulares mutadas se observan con mayor frecuencia en los tumores animales inducidos por carcinógenos químicos o por radiaciones que en los cánceres humanos espontáneos. Al no existir autotolerancia frente a ellos, también pueden ser atacados por el sistema inmunitario.

Proteínas celulares hiperexpresadas o expresadas de modo aberrante. A veces los antígenos tumorales son proteínas celulares normales expresadas anormalmente en las células tumorales y que ocasionan respuestas inmunitarias. En un subtipo de melanomas humanos, algunos antígenos tumorales son proteínas estructuralmente normales producidas a bajos niveles en las células normales, e hiperexpresadas en las células tumorales. Uno de estos antígenos es la tirosinasa, una enzima que participa en la biosíntesis de melanina y que es expresada solamente en los melanocitos normales y en los melanomas. Las células T de los pacientes con melanoma reconocen los péptidos derivados de la tirosinasa, lo que suscita la posibilidad de que las vacunas de tirosinasa estimulen la aparición de este tipo de respuestas frente a los melanomas; actualmente se efectúan ensayos clínicos con estas vacunas. Resulta sorprendente que estos pacientes sean capaces de responder a un antígeno propio normal. La explicación más probable es que la tirosinasa es producida normalmente en cantidades muy pequeñas y en muy pocas células, por lo que no es reconocida por el sistema inmunitario y no llega a inducirse la aparición de tolerancia.

Otro grupo de antígenos, los denominados «antígenos del cáncer testicular», son codificados por genes silentes en todos los tejidos adultos a excepción del testículo (y de ahí su nombre). Aunque la proteína se halla presente en el testículo, no se expresa en la superficie celular en forma antigénica, puesto que el esperma no expresa antígenos del CPH de clase I. Por lo tanto, y a propósitos prácticos, estos antígenos son específicos de tumores. El prototipo de este grupo de antígenos es la familia de genes MAGE. Aunque son específicos de tumores, los antígenos MAGE no son exclusivos de tumores particulares. MAGE-1 se expresa en el 37% de los melanomas y en un número variable de carcinomas de pulmón, hígado, estómago y esófago. En otros tumores se han detectado antígenos similares, denominados GAGE, BAGE y RAGE.

Antígenos tumorales producidos por virus oncogénicos. Tal como se ha estudiado anteriormente, algunos virus se asocian a la presencia de cánceres. Por lo tanto, no debe sorprender que estos virus produzcan proteínas reconocidas como extrañas por el sistema inmunitario. Los más potentes de estos antígenos son proteínas producidas por virus de ADN latentes (p. ej., en el ser humano VPH y VEB). Existen abundantes evidencias de que los LCT reconocen antígenos de estos virus, así como de que, a causa de su capacidad para identificar y destruir las células infectadas por virus, un sistema inmunitario competente desempeña una función clave en la vigilancia frente a tumores inducidos por virus. De hecho, se ha demostrado que en las mujeres jóvenes las vacunas contra antígenos del VPH son efectivas en la prevención de cánceres de cuello de útero.

Antígenos oncofetales. Los antígenos oncofetales o antígenos embrionarios, como el antígeno carcinoembrionario (CEA) y la α-fetoproteína, se expresan durante la embriogénesis pero no en los tejidos adultos normales. La desrepresión de los genes que codifican estos antígenos provoca su reexpresión en los cánceres de colon e hígado. También se producen anticuerpos contra ellos, que son útiles para la detección de los antígenos oncofetales. Aunque como se describe más adelante, no son enteramente específicos de tumores, pueden servir como marcadores séricos del cáncer.

Alteración de las glucoproteínas y glucolípidos de la superficie celular. La mayor parte de los tumores experimentales y humanos expresan unos niveles altos y/o unas formas anormales de glucolípidos y glucoproteínas de superficie, que a veces son marcadores diagnósticos y dianas para el tratamiento. Estas moléculas alteradas son los gangliósidos, los antígenos del grupo sanguíneo y las mucinas. Aunque la mayor parte de los epítopos reconocidos por anticuerpos fabricados contra este tipo de antígenos no son expresados específicamente en los tumores, se encuentran a niveles más altos en las células cancerosas que en las células normales. Esta clase de antígenos constituye una diana para el tratamiento del cáncer mediante anticuerpos específicos.

Existen varias mucinas de especial interés que han sido objeto de estudios, tanto diagnósticos como terapéuticos, CA-125 y CA-19-9 (que se expresan en los carcinomas de ovario), y MUC-1 (que se expresa en los carcinomas de mama). Al revés de muchos otros tipos de mucinas, MUC-1 es una proteína de membrana integral que normalmente se expresa sólo en la superficie apical del epitelio de los conductos mamarios, una localización relativamente secuestrada del sistema inmunitario. Sin embargo, en los carcinomas ductales mamarios la molécula se expresa de un modo no polarizado y contiene hidratos de carbono tumorales específicos, así como nuevos epítopos peptídicos. En los pacientes con cáncer, estos epítopos inducen respuestas de anticuerpos y de células T, por lo que se consideran candidatos para las vacunas tumorales.

Antígenos de diferenciación específicos del tipo celular. Los tumores expresan moléculas que normalmente están presentes en las células de origen. Estos antígenos se denominan *antígenos de diferenciación*, puesto que son específicos respecto a estirpes particulares o estadios de diferenciación de diversos tipos celulares. Su importancia radica en que son posibles dianas en la inmunoterapia, y también para la identificación del tejido de origen de los tumores. Por ejemplo, es posible diagnosticar los linfomas como tumores derivados de células B mediante la detección de marcadores de superficie característicos de esta estirpe celular, como CD10 y CD20. Los anticuerpos fabricados contra estas moléculas también se utilizan para inmunoterapia. Estos antígenos de diferenciación son típicamente autoantígenos normales y, por lo tanto, en los huéspedes con tumores no inducen respuestas inmunitarias.

Mecanismos efectores antitumorales

La inmunidad celular es el mecanismo antitumoral dominante in vivo. Aunque pueden formarse anticuerpos frente a los tumores, no existen pruebas de que tengan una función protectora en condiciones fisiológicas. En el Capítulo 5 se han descrito los efectores celulares que median en la inmunidad, de forma que aquí sólo es necesario caracterizarlos brevemente.

Linfocitos T citotóxicos. Está bien establecida la función de los CTL específicamente sensibilizados en tumores inducidos experimentalmente. En humanos, parecen desempeñar una función protectora, principalmente frente a neoplasias asociadas a virus (p. ej., linfoma de Burkitt inducido por VEB y tumores inducidos por VPH). La presencia de células CD8+ restringidas al MHC que pueden matar células tumorales autólogas en tumores humanos sugiere que la función de las células T en la inmunidad frente a los tumores humanos puede ser más extensa de lo que previamente se sospechaba. En algunos casos, estas células T CD8+ no se desarrollan espontáneamente in vivo, sino que pueden formarse por inmunización con células dendríticas expuestas a antígenos tumorales.

Células natural killer. Los linfocitos citolíticos (células NK) son capaces de destruir células tumorales sin sensibilización previa; pueden ofrecer la primera línea de defensa frente a células tumorales. Después de la activación con IL-2, las células NK pueden lisar un amplio rango de tumores humanos, incluidos los muchos que parecen ser no inmunogénicos para las células T. Las células T y las NK parecen ofrecer mecanismos antitumorales complementarios. Los tumores que no expresan antígenos del MHC de clase I no pueden ser reconocidos por las células T, pero estos tumores pueden activar las células NK porque están inhibidas por el reconocimiento de moléculas autólogas normales de clase I (Capítulo 5). Los receptores desencadenantes en las células NK son muy diversos y pertenecen a varias familias de genes. Las proteínas

NKG2D expresadas en células NK y algunas células T son importantes receptores activadores. Identifican antígenos inducidos por estrés que se expresan en células tumorales y en células que han sufrido daño del ADN y tienen riesgo de sufrir una transformación neoplásica.

Macrófagos. Los macrófagos activados muestran citotoxicidad frente a células tumorales in vitro. Las células T, las NK y los macrófagos pueden colaborar en la reactividad antitumoral, porque el interferón-γ, una citocina secretada por células T y NK, es un potente activador de los macrófagos. Los macrófagos activados destruirán los tumores por mecanismos similares a los utilizados para eliminar microbios (p. ej., producción de metabolitos de oxígeno reactivo; Capítulo 2) o por secreción de factor de necrosis tumoral (TNF).

Mecanismos humorales. Aunque no existen pruebas de los efectos protectores de los anticuerpos antitumorales frente a tumores espontáneos, la administración de anticuerpos monoclonales contra las células tumorales puede ser terapéuticamente eficaz. Se utiliza ampliamente un anticuerpo monoclonal anti-CD20, un antígeno de superficie de la célula B, para el tratamiento de determinados linfomas no Hodgkin.

Vigilancia inmunitaria

Dada la gran cantidad de posibles y potenciales mecanismos antitumorales, ¿existen pruebas de que pueden actuar in vivo para impedir la aparición de neoplasias? El argumento más sólido de la existencia de vigilancia inmunitaria es la frecuencia aumentada de cánceres en huéspedes inmunodeficientes. Alrededor del 5% de los individuos con inmunodeficiencias congénitas desarrolla cánceres, una tasa 200 veces mayor que la de individuos sin dichas inmunodeficiencias. De forma análoga, los pacientes trasplantados inmunodeprimidos y aquellos con síndrome de inmunodeficiencia adquirida tienen cifras aumentadas de neoplasias malignas. Debe observarse que la mayoría (pero no todas) de estas neoplasias son linfomas, con frecuencia de células B activadas. Es especialmente ilustrativo el trastorno linfoproliferativo ligado al cromosoma X. Cuando los niños afectados desarrollan una infección por VEB, ésta no adopta la forma autolimitada de mononucleosis infecciosa, sino que evoluciona a una forma crónica o a veces mortal de mononucleosis infecciosa o, aún peor, un linfoma.

La mayoría de cánceres se produce en individuos que no manifiestan inmunodeficiencia. Si existe una vigilancia inmunitaria, ¿cómo evaden los cánceres el sistema inmunitario en huéspedes inmunocompetentes? Se han propuesto varios mecanismos de escape:

- *Sobrecrecimiento selectivo de variantes antigénicas negativas.* Durante la progresión del tumor, pueden eliminarse subclones claramente inmunogénicos.
- *Expresión ausente o reducida de moléculas de histocompatibilidad.* Las células tumorales pueden dejar de expresar niveles normales de la clase I del HLA, escapando al ataque de los LCT. Sin embargo, estas células pueden estimular células NK.
- *Inmunodepresión.* Muchos agentes oncogénicos (p. ej., productos químicos y radiaciones ionizantes) suprimen las respuestas inmunitarias del huésped. Los tumores o los productos tumorales también pueden ser inmunodepresores. Por ejemplo, el TGF-β, secretado en gran cantidad por muchos tumores, es un potente inmunodepresor. En algunos casos, la respuesta inmunitaria inducida por el tumor puede inhibir la inmunidad tumoral. Se han descrito varios mecanismos de esta inhibición. Por ejemplo, el reconocimiento de las células tumorales puede producir la unión del receptor inhibidor de la célula T, CTLA-4 o la activación de células T reguladoras que suprimen las respuestas inmunitarias.

Es importante destacar que si bien el interés principal de la inmunidad tumoral se ha centrado en estudiar los mecanismos por los que el sistema inmunitario del huésped se defiende contra los tumores, existen algunas evidencias recientes de que, paradójicamente, el sistema en ocasiones favorece el crecimiento de los tumores. Es posible que linfocitos activados y macrófagos produzcan factores de crecimiento para las células tumorales. También se producen enzimas que favorecen la invasión tumoral (p. ej., MMP). Obviamente, para oncólogos e inmunólogos un objetivo importante es reunir las acciones protectoras del sistema inmunitario y abolir su capacidad para aumentar el crecimiento tumoral.

RESUMEN

Vigilancia inmunitaria

- El sistema inmunitario es capaz de reconocer las células tumorales como no propias y luego destruirlas.
- La actividad antitumoral se halla mediada predominantemente por mecanismos celulares. Los antígenos celulares son presentados en la superficie celular por las moléculas del CPH de clase I, donde son reconocidos por los LCT CD8+.
- Las distintas clases de antígenos tumorales incluyen productos de protooncogenes mutados, genes supresores tumorales, proteínas hiperexpresadas o expresadas de modo aberrante, antígenos tumorales producidos por virus oncogénicos, antígenos oncofetales, glucoproteínas y glucolípidos alterados, y antígenos de diferenciación específicos de tipos celulares.
- Los pacientes inmunodeprimidos presentan un aumento del riesgo de cáncer.
- En los pacientes inmunocompetentes, el sistema inmunitario puede evitar los tumores por varios mecanismos, como proliferación selectiva de variantes sin antígenos, expresión reducida o nula de los antígenos de histocompatibilidad, e inmunosupresión mediada por la secreción tumoral de factores (p. ej., TGF-β).

ASPECTOS CLÍNICOS DE LAS NEOPLASIAS

A la larga, la importancia de las neoplasias radica en sus efectos sobre los pacientes. Aunque los tumores malignos son, desde luego, más amenazadores que los benignos, cualquier tumor, incluso benigno, puede causar morbimortalidad. En efecto, unos y otros, pueden causar problemas por: 1) localización y compresión de estructuras adyacentes; 2) actividad funcional como síntesis de hormonas o desarrollo de síndromes paraneoplásicos; 3) hemorragia e infecciones cuando el tumor ulcera a través de estructuras adyacentes; 4) síntomas por rotura o infarto, y 5) caquexia o deterioro progresivo. En la siguiente descripción se consideran los efectos del tumor sobre el huésped, la clasificación y la estadificación clínica del cáncer y el diagnóstico de laboratorio de las neoplasias.

Efectos del tumor sobre el huésped

La localización es fundamental en los tumores benignos y malignos. Un pequeño (1 cm) adenoma hipofisario puede comprimir y destruir la glándula normal circundante y dar lugar a un hipopituitarismo. Un leiomioma de 0,5 cm en la pared de la arteria renal puede producir isquemia renal e hipertensión grave. Un carcinoma pequeño en el conducto colédoco puede inducir una obstrucción mortal de las vías biliares.

Se observa producción de hormonas en neoplasias benignas y malignas que se originan en las glándulas endocrinas. Adenomas y carcinomas originados en las células β de los islotes del páncreas pueden producir hiperinsulinismo, a veces mortal. De forma análoga, algunos adenomas y carcinomas de la corteza suprarrenal producen corticosteroides que afectan al paciente (p. ej., aldosterona, que produce retención de sodio, hipertensión e hipopotasemia). Es más probable que esta actividad hormonal se produzca en un tumor benigno bien diferenciado que en el carcinoma correspondiente.

Un tumor puede ulcerarse a través de la superficie, con la hemorragia consiguiente o una infección secundaria. Las neoplasias benignas o malignas que protruyen en la luz intestinal pueden quedar atrapadas por la fuerza peristáltica del intestino, causando una invaginación (Capítulo 15) y obstrucción o infarto intestinal.

Caquexia del cáncer

Muchos pacientes con cáncer sufren una pérdida progresiva de grasa corporal y masa magra, además de debilidad profunda, anorexia y anemia, conocido como *caquexia*. Existe cierta correlación entre el tamaño y el grado de diseminación del cáncer y la gravedad de la caquexia. Sin embargo, ésta no está causada por las demandas nutricionales del tumor. Aunque los pacientes con cáncer con frecuencia están anoréxicos, las pruebas actuales indican que la caquexia es consecuencia de la acción de factores solubles, como las citocinas producidas por el tumor y el huésped más que de una reducción de la ingesta alimentaria. En pacientes con cáncer, el gasto calórico sigue siendo alto y el ritmo metabólico basal aumenta, a pesar de una menor ingesta de alimentos. Esto contrasta con la menor tasa metabólica que se produce como respuesta de adaptación a la inanición. No se conoce del todo la base de estas anomalías metabólicas, aunque se sospecha que el TNF producido por los macrófagos en respuesta a las células tumorales o por las propias células tumorales interviene en la caquexia. El TNF suprime el apetito e inhibe la acción de la lipoproteína lipasa, inhibiendo la liberación de ácidos grasos libres de las lipoproteínas. Además, en el suero de pacientes con cáncer se ha detectado un factor movilizador de proteínas, denominado factor inductor de la proteólisis, que causa la descomposición de proteínas del músculo esquelético por la vía ubicuitina-proteosoma. También se han encontrado otras moléculas con acción lipolítica. No existe ningún tratamiento satisfactorio para la caquexia del cáncer que no sea la eliminación de la causa subyacente, el tumor.

Síndromes paraneoplásicos

Los complejos de síntomas que se producen en pacientes con cáncer y que no pueden explicarse fácilmente por la diseminación local o a distancia del tumor o por la elaboración de hormonas naturales al tejido de origen del tumor se conocen como *síndromes paraneoplásicos*. Aparecen en el 10-15% de los pacientes con cáncer y es importante identificarlos por varias razones:

- Pueden ser la primera manifestación de una neoplasia oculta.
- En pacientes afectados, pueden ser un problema clínico significativo e incluso pueden ser mortales.
- Pueden parecer una enfermedad metastásica y confundir el tratamiento.

Los síndromes paraneoplásicos son diversos y se asocian a diferentes tumores (Tabla 6-5). *Los síndromes más comunes son hipercalcemia, síndrome de Cushing y endocarditis trombótica no bacteriana*; las neoplasias asociadas con mayor frecuencia a estos y otros síndromes son los cánceres de pulmón y mama y las neoplasias hematológicas. La hipercalcemia en los pacientes con cáncer es multifactorial, pero el mecanismo más importante es la síntesis de proteína relacionada con la paratirina (PTHrP) por las células tumorales. También intervienen otros factores derivados de los tumores, como TGF-α, un factor polipeptídico que activa osteoclastos, y la forma activa de la vitamina D. Otro posible mecanismo de la hipercalcemia es una enfermedad ósea metastásica osteolítica, pero *debe observarse que la hipercalcemia debida a metástasis óseas no es un síndrome paraneoplásico*. El síndrome de Cushing como fenómeno paraneoplásico suele relacionarse con la producción ectópica de ACTH o polipéptidos similares a ACTH por las células cancerosas, como sucede en los cánceres de células pequeñas de pulmón. A veces, un tumor induce varios síndromes a la vez. Por ejemplo, los carcinomas broncógenos pueden elaborar productos idénticos o que tienen los efectos de la ACTH, vasopresina, paratirina, serotonina, gonadotropina coriónica humana y otras sustancias bioactivas.

Los síndromes paraneoplásicos también pueden manifestarse como una hipercoagulabilidad que produce trombosis venosa y endocarditis trombótica no bacteriana (Capítulo 11). Otras manifestaciones son acropaquia y osteoartropatía hipertrófica en pacientes con carcinoma de pulmón (Capítulo 13). Otras se describen al considerar los cánceres de varios órganos del cuerpo.

Gradación y estadificación del cáncer

Se necesitan métodos para cuantificar la probable agresividad clínica de una neoplasia y su aparente extensión y diseminación en el paciente para hacer un pronóstico exacto y comparar los resultados finales de varios protocolos de tratamiento. Por ejemplo, es probable que los resultados del tratamiento de adenocarcinomas de tiroides pequeños y bien diferenciados sean diferentes de los obtenidos con el tratamiento de cánceres de tiroides muy anaplásicos que han invadido los órganos del cuello.

La *gradación* de un cáncer intenta establecer cierto cálculo de su agresividad o nivel de malignidad según la diferenciación citológica de las células tumorales y el número de mitosis en el tumor. El cáncer puede clasificarse como de grado I, II,

Tabla 6-5 Síndromes paraneoplásicos

Síntomas clínicos	Principales formas mayores de cáncer subyacente	Mecanismo causal
Endocrinopatías		
Síndrome de Cushing	Carcinoma de pulmón de células pequeñas Carcinoma pancreático Tumores neurales	ACTH o sustancia similar a ACTH
Síndrome de secreción inadecuada de vasopresina	Carcinoma de pulmón de células pequeñas; neoplasias intracraneales	Vasopresina u hormonas natriuréticas auriculares
Hipercalcemia	Carcinoma escamoso de pulmón Carcinoma de mama Carcinoma renal Leucemia/linfoma de células T del adulto Carcinoma de ovario	Proteína relacionada con la paratirina, TGF-α, TNF, IL-1
Hipoglucemia	Fibrosarcoma Otros sarcomas mesenquimatosos Carcinoma hepatocelular	Insulina o sustancia similar a insulina
Síndrome carcinoide	Adenoma bronquial (carcinoide) Carcinoma pancreático Carcinoma gástrico	Serotonina, bradicinina
Policitemia	Carcinoma renal Hemangioma cerebeloso Carcinoma hepatocelular	Eritropoyetina
Síndrome nervioso y muscular		
Miastenia	Carcinoma broncógeno	Inmunitario
Trastornos del sistema nervioso central y periférico	Carcinoma de mama	
Trastornos cutáneos		
Acantosis pigmentaria	Carcinoma gástrico Carcinoma de pulmón Carcinoma de útero	Inmunitario, secreción de factor de crecimiento epidérmico
Dermatomiositis	Carcinoma broncógeno	Inmunitario
Cambios óseos, articulares y de tejidos blandos		
Osteoartropatía hipertrófica y acropaquia	Carcinoma broncógeno	Desconocido
Cambios vasculares y hematológicos		
Trombosis venosa (fenómeno de Trousseau)	Carcinoma pancreático Carcinoma broncógeno Otros cánceres	Productos tumorales (mucinas que activan la coagulación)
Endocarditis trombótica no bacteriana	Cánceres avanzados	Hipercoagulabilidad
Anemia	Neoplasias del timo	Desconocido
Otros		
Síndrome nefrótico	Varios cánceres	Antígenos tumorales, inmunocomplejos

ACTH, corticotropina; TGF, factor de crecimiento transformante; TNF, factor de necrosis tumoral; IL, interleucina.

III o IV, según el grado creciente de anaplasia. Los criterios de los grados individuales varían con cada tipo de neoplasia, por lo que no se detallan aquí. Los problemas para establecer criterios claros han dado lugar en algunos casos a caracterizaciones descriptivas (p. ej., «adenocarcinoma bien diferenciado sin signos de invasión vascular o linfática» o «sarcoma muy anaplásico con invasión vascular extensa»).

La *estadificación* de los cánceres se basa en el tamaño de la lesión primaria, su grado de diseminación a los ganglios linfáticos regionales y la presencia o ausencia de metástasis. Esta evaluación normalmente se basa en el examen clínico y radiológico (tomografía computarizada y resonancia magnética) y, en algunos casos, la exploración quirúrgica. Actualmente se utilizan dos métodos de estadificación: el sistema TNM (*T*, tumor primario; *N*, afectación de ganglios linfáticos regionales; *M*, metástasis) y el sistema AJC (American Joint Committee). En el sistema TNM, T1, T2, T3 y T4 describen el tamaño creciente de la lesión primaria; N0, N1, N2 y N3 indican la afectación ganglionar progresiva; y M0 y M1, ausencia o presencia de metástasis a distancia. En el método

AJC, los cánceres se dividen en estadios 0 a IV, que incorporan el tamaño de las lesiones primarias y la presencia de diseminación ganglionar y de metástasis a distancia. En capítulos posteriores se citan ejemplos de la aplicación de estos dos sistemas de estadificación. Merece la pena mencionar que *en comparación con la clasificación, se ha demostrado que la estadificación tiene un valor clínico mayor*.

RESUMEN

Aspectos clínicos de los tumores

- La liberación de citocinas por el tumor o por el huésped causa caquexia (pérdida progresiva de masa corporal grasa y no grasa) junto con debilidad intensa, anorexia y anemia.
- Los síndromes paraneoplásicos (síntomas sistémicos que no pueden explicarse por diseminación tumoral ni por hormonas) son debidos a la producción ectópica y secreción de sustancias bioactivas, como ACTH, PTHrP y TGF-α.
- La graduación de los tumores viene determinada por su aspecto histológico y se basa en la idea de que existe una relación entre la conducta y la diferenciación celular de los tumores (los tumores menos diferenciados se comportan de un modo más agresivo).
- La estadificación (determinada por exploración quirúrgica o estudios por la imagen) se basa en el tamaño del tumor, la afectación local y regional de los ganglios linfáticos, y la presencia de metástasis a distancia. La estadificación posee un mayor valor clínico que la clasificación.

Diagnóstico de laboratorio del cáncer

Métodos morfológicos

En la mayoría de los casos, el diagnóstico de laboratorio del cáncer no es difícil. Los dos extremos del espectro benigno-maligno no plantean problemas; sin embargo, en el medio se encuentra la «tierra de nadie», donde lo más sensato es andar con cuidado. Los médicos clínicos tienden a subestimar las contribuciones que hacen al diagnóstico de una neoplasia. Los datos clínicos son inapreciables para el diagnóstico patológico óptimo. Los cambios inducidos por las radiaciones en piel o mucosas pueden ser similares a los del cáncer. Los cortes obtenidos de una fractura en curación pueden parecer un osteosarcoma. La evaluación de laboratorio de una lesión puede ser sólo tan buena como la muestra sometida a examen. La muestra debe ser adecuada, representativa y conservada adecuadamente.

Se dispone de varios métodos para obtener muestras, como escisión o biopsia, aspiración con aguja fina y frotis citológicos. Cuando una lesión no puede extirparse, la selección de un lugar adecuado para biopsiar una gran masa requiere saber que los márgenes pueden no ser representativos y que el centro puede estar necrótico. De forma similar al linfoma diseminado (es decir, que afecta muchos ganglios), los ganglios de la región inguinal que drenan grandes áreas del cuerpo con frecuencia sufren cambios reactivos que pueden enmascarar una afectación neoplásica. A veces es deseable pedir un diagnóstico de *secciones por congelación*, como por ejemplo, al determinar la naturaleza de una masa o evaluar los ganglios linfáticos regionales en un paciente con cáncer en busca de metástasis. Este método, en el que una muestra se congela y corta rápidamente, permite realizar la evaluación histológica en minutos. En manos expertas y competentes, el diagnóstico en corte congelado es preciso, pero existen casos concretos en los que se requiere un mejor detalle histológico con métodos más complejos. En estos casos, es mejor esperar unos días, a pesar de los inconvenientes, que realizar una cirugía inadecuada o innecesaria.

La *aspiración con aguja fina* es otro método ampliamente utilizado que comporta la aspiración de células de una masa, seguido del examen citológico del frotis. Este procedimiento suele utilizarse en lesiones palpables que afectan a mama, tiroides, ganglios linfáticos y glándulas salivales. Las modernas técnicas de imagen permiten extender el método a estructuras más profundas, como hígado, páncreas y ganglios linfáticos pélvicos. Evita la cirugía y sus riesgos asociados. Aunque comporta algunos problemas, como el pequeño tamaño de la muestra y los errores de muestreo, en manos expertas puede ser muy fiable, rápida y útil.

Las *extensiones citológicas* (*Papanicolaou*) ofrecen otro método para detectar el cáncer. Históricamente, este método se ha utilizado ampliamente para el descubrimiento del carcinoma de cuello de útero, con frecuencia in situ, pero ahora se utiliza en otras formas de sospecha de neoplasia maligna, como carcinoma de endometrio, carcinoma broncógeno, tumores de vejiga y próstata y carcinomas gástricos, para identificar células tumorales en líquido abdominal, pleural, articular y cefalorraquídeo; y con menor frecuencia, en otras formas de neoplasia. Las células neoplásicas están menos unidas que otras, de forma que son vertidas en líquidos o secreciones (Fig. 6-34). En las células vertidas se evalúan las características de anaplasia indicativas de su origen en un tumor. El control gratificante del cáncer de cuello de útero es el mejor testimonio del valor del método citológico.

La *inmunohistoquímica* es un complemento potente de la histología habitual. La detección de citoqueratina por anticuerpos monoclonales específicos marcados con peroxidasa apunta al diagnóstico de un carcinoma indiferenciado más que un linfoma de células grandes. De forma análoga, la detección de antígeno específico de la próstata (PSA) en depósitos metastásicos por inmunohistoquímica permite realizar con seguridad el diagnóstico de un tumor primario de la próstata. La detección inmunocitoquímica de receptores de estrógenos permite el pronóstico y dirigir la intervención terapéutica en cánceres de mama.

La *citometría de flujo* se utiliza habitualmente para clasificar leucemias y linfomas. En este método, se utilizan anticuerpos fluorescentes contra moléculas y antígenos de diferenciación de la superficie celular para obtener el fenotipo de las células malignas.

Marcadores tumorales

Los análisis bioquímicos de enzimas, hormonas asociadas al tumor y otros marcadores tumorales en la sangre no pueden utilizarse para establecer el diagnóstico definitivo del cáncer; sin embargo, contribuyen en la búsqueda de casos y, algunas veces, son útiles para determinar la eficacia del tratamiento o la aparición de una recidiva. La aplicación de estos análisis en muchas de las formas específicas de neoplasias se explican

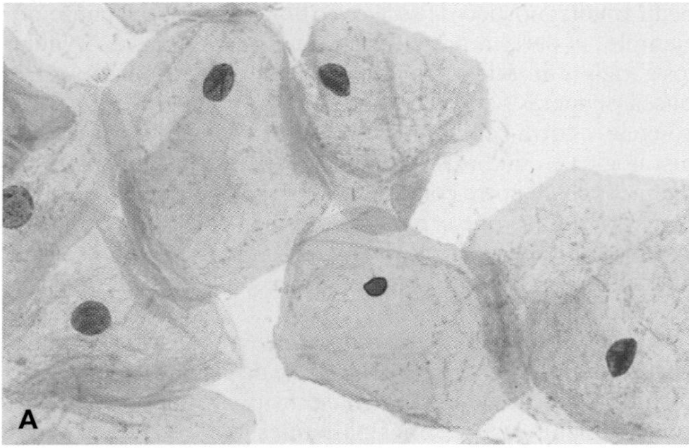

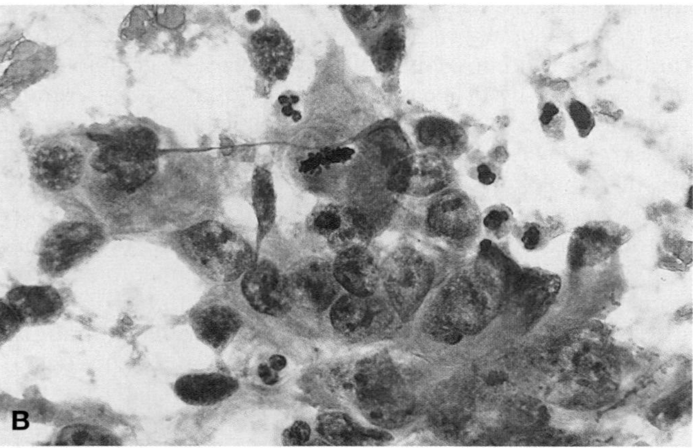

Figura 6-34

A, citología normal del cuello del útero. Células grandes y planas con núcleos pequeños. **B**, citología anormal que contiene una lámina de células malignas con grandes núcleos hipercromáticos. Existe pleomorfismo nuclear y una célula en mitosis, y algunos neutrófilos dispersos con núcleos lobulados compactos y de tamaño mucho menor. (Cortesía del doctor Richard M. DeMay, Department of Pathology, University of Chicago, Chicago, Illinois.)

en otros capítulos, de forma que será suficiente exponer aquí algunos ejemplos. El PSA, utilizado para detectar el adenocarcinoma de próstata, puede ser uno de los marcadores tumorales más utilizados y con más éxito, en la práctica clínica. Puede sospecharse un carcinoma de próstata cuando se encuentran niveles sanguíneos elevados de aquel. Sin embargo, la detección de PSA también destaca los problemas encontrados por prácticamente todos los marcadores tumorales. Aunque los niveles de PSA están con frecuencia aumentados en el cáncer, también pueden estarlo en la hiperplasia benigna de próstata (Capítulo 18). Además, ningún nivel de PSA garantiza que un paciente no tiene un cáncer de próstata. *Por lo tanto, la prueba de PSA tiene una sensibilidad y especificidad escasas*. Entre otros marcadores tumorales ocasionalmente utilizados en la práctica clínica se incluyen el antígeno carcinoembrionario (CEA), formado por carcinomas de colon, páncreas, estómago y mama, y la α-fetoproteína, producida por carcinomas hepatocelulares, restos de saco vitelino en las gónadas y, ocasionalmente, teratocarcinomas y carcinomas de células embrionarias. Por desgracia, igual que el PSA, estos marcadores pueden producirse también en varias situaciones no neoplásicas. Por lo tanto, los ensayos de CEA y α-fetoproteína carecen de la especificidad y sensibilidad necesarias para la detección precoz del cáncer. Sí son especialmente útiles en la detección de recidivas después de la extirpación. Estos marcadores desaparecen del suero con la resección satisfactoria del tumor; su reaparición casi siempre significa el principio del fin. El CEA se describe también en el Capítulo 15 y la α-fetoproteína en el Capítulo 16.

Diagnóstico molecular

Cada vez se utiliza un mayor número de técnicas moleculares para el diagnóstico de los tumores y para predecir su conducta.

1. *Diagnóstico de malignidad.* Dado que cada célula T y cada célula B poseen una disposición exclusiva de sus genes de receptor de antígeno, la reacción de la cadena de polimerasa (PCR), basada en la detección de receptores de células T o de genes de inmunoglobulinas, permite diferenciar entre proliferaciones de células monoclonales (neoplasias) y policlonales (proliferaciones reactivas). Muchas neoplasias hemopoyéticas, así como unos pocos tumores sólidos, son definidos por translocaciones particulares, por lo que es posible realizar el diagnóstico gracias a su detección. Por ejemplo, puede usarse la hibridación in situ con fluorescencia (FISH) o la PCR (Capítulo 7) para detectar translocaciones características de sarcoma de Ewing, así como diversas leucemias y linfomas. La detección por PCR de los transcriptos *BCR-ABL* permite el diagnóstico molecular de la leucemia mieloide crónica.
2. *Pronóstico y conducta.* Ciertas alteraciones genéticas se asocian con mal pronóstico, por lo que su presencia determina el tratamiento posterior del paciente. A veces los métodos FISH y PCR se usan para detectar la amplificación de oncogenes como *HER-2/NEU* y *N-MYC*, lo que proporciona información pronóstica y terapéutica sobre los cánceres de mama y los neuroblastomas.
3. *Detección de enfermedad residual mínima.* Otro uso reciente de las técnicas moleculares es la detección de enfermedad residual mínima después del tratamiento. Por ejemplo, en los pacientes tratados por leucemia mieloide crónica la detección de transcriptos *BCR-ABL* permite medir la enfermedad residual.
4. *Diagnóstico de la predisposición hereditaria al cáncer.* La mutación de las células germinativas de diversos genes supresores tumorales (p. ej., *BRCA1*) aumenta el riesgo del paciente de desarrollar ciertos tipos de cáncer. Por lo tanto, la detección de estos alelos mutados permite a médico y paciente diseñar un protocolo de detección intensivo, así como considerar la cirugía profiláctica. La detección permite, asimismo, ofrecer consejo genético a los parientes con riesgo.

Perfil molecular de los tumores

Uno de los avances más apasionates en el análisis molecular de los tumores ha sido posible con el análisis de micromatrices de ADN. Esta técnica permite la medición simultánea de los niveles de expresión de varios miles de genes. En la Figura 6-35 se ilustra el principio de esta denominada tecnología del genochip, que se describe brevemente a continuación.

Como puede verse, el proceso empieza con la extracción de ARNm de dos orígenes (p. ej., normal y maligno, normal y pre-

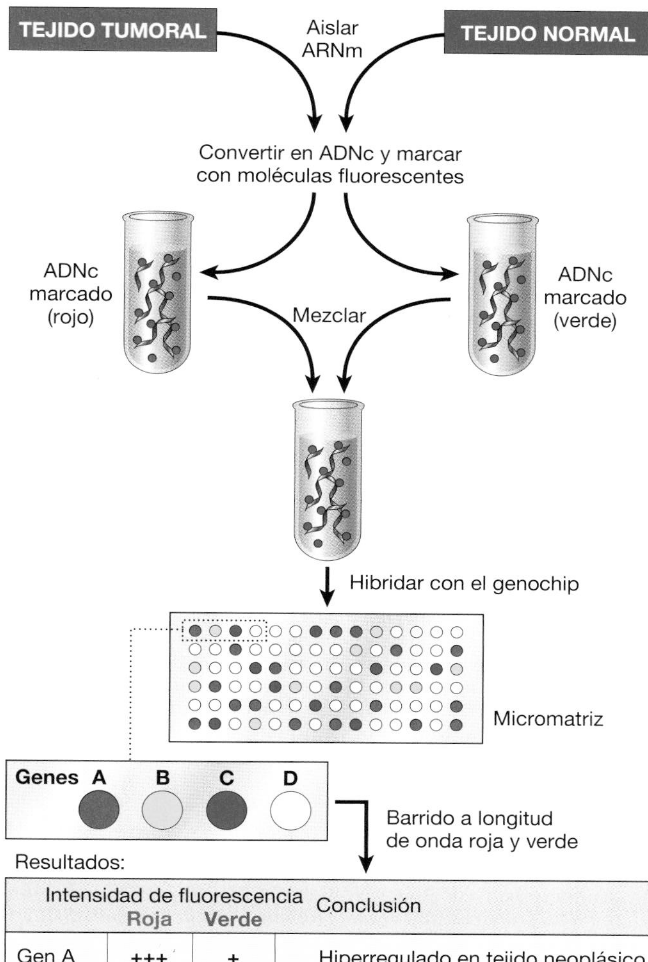

Intensidad de fluorescencia	Roja	Verde	Conclusión
Gen A	+++	+	Hiperregulado en tejido neoplásico
Gen B	++	++	Inalterado en tejido neoplásico
Gen C	+	+++	Hiporregulado en tejido neoplásico
Gen D	–	–	No expresado en ningún tejido

Figura 6-35

Ilustración esquemática del análisis de micromatrices de ADNc. Se extrae ARNm de las muestras, se transcribe de forma inversa a ADNc y se marca con moléculas fluorescentes. En este caso, se utilizaron moléculas de fluorescencia *roja* para el ADNc normal, y moléculas *verdes* para el ADNc tumoral. Los ADNc marcados se mezclan y aplican a un genochip que contiene miles de sondas de ADN que representan genes conocidos. Los ADNc marcados hibridan con puntos que contienen secuencias complementarias. La hibridación se detecta por barrido con láser del chip y los resultados se leen en unidades de intensidad de fluorescencia roja o verde. En el ejemplo, el punto A tiene una fluorescencia roja alta, indicando que un número mayor de ADNc de células neoplásicas híbrida con el gen *A*. Por lo tanto, parece que el gen *A* está aumentado en células tumorales. (Cortesía del doctor Robert Anders, Department of Pathology, University of Chicago, Chicago, Illinois.)

neoplásico o dos tumores del mismo tipo histológico). Las copias de ADNc del ARNm se sintetizan in vitro con nucleótidos marcados con fluorescencia. Las cadenas de ADNc marcadas con fluorescencia se hibridan a sondas de ADN de secuencia específica unidas a un soporte sólido, como un chip de silicona. Un chip de 1 cm^2 puede contener miles de sondas dispuestas en una serie de columnas y filas. Después de la hibridación, el barrido con láser de alta resolución detecta señales fluorescentes de cada una de las posiciones. La intensidad de la fluorescencia de cada mancha es proporcional al nivel de expresión del ARNm original utilizado para sintetizar el ADNc hibridado a cada posición. Por lo tanto, de cada muestra se obtiene el nivel de expresión de miles de genes y, mediante herramientas bioinformáticas, pueden compararse los niveles relativos de expresión génica en diferentes muestras. En esencia, se genera un perfil molecular para cada tejido analizado.

Este análisis ha demostrado que linfomas B de células grandes de fenotipo idéntico (Capítulo 12) de diferentes pacientes son heterogéneos en cuanto a la expresión de genes. No obstante, pueden detectarse patrones de grupos de expresión génica que permiten dividir tumores de fenotipo similar en diferentes subcategorías, con tasas de supervivencia totalmente distintas. Este tipo de perfil molecular indica que las herramientas morfológicas y moleculares actualmente disponibles son insuficientes para clasificar los tumores en subgrupos de diferente pronóstico. Se han realizado análisis similares en cánceres de mama y melanomas y aunque los datos actualmente disponibles deben validarse en análisis prospectivos de una cohorte más numerosa de pacientes, se ha obtenido la prueba del principio. Es probable que, en un futuro próximo, el perfil molecular sea un complemento del diagnóstico, la clasificación y el tratamiento del cáncer. Este tipo de análisis también puede revelar nuevos objetivos génicos para el desarrollo de nuevos fármacos. Por lo tanto, el tratamiento puede ajustarse a los genes específicos disregulados en un tumor dado. Quién sabe, los anuncios de «diseñador de genes» podrían aparecer junto a los de «diseñadores de tejanos».

RESUMEN

Diagnóstico de laboratorio del cáncer

- Existen varios métodos de obtención de muestras para hacer el diagnóstico de los tumores (escisión, biopsia, aspiración con aguja fina y frotis citológicos).
- La inmunohistoquímica y la citometría de flujo son útiles en el diagnóstico y la clasificación de los tumores (los patrones de expresión de distintas proteínas definen entidades clínicas asimismo diferentes).
- Las proteínas liberadas en el suero por los tumores (p. ej., PSA) se emplean en la población para la detección del cáncer, así como para monitorizar posibles recidivas después del tratamiento.
- Los análisis moleculares se emplean para determinar el diagnóstico, el pronóstico, la detección de enfermedad residual mínima, y el diagnóstico de la predisposición hereditaria al cáncer.
- La determinación del perfil molecular de los tumores mediante métodos ADNc permite conocer al momento la expresión de grandes segmentos del genoma; también es útil para establecer el pronóstico y el tratamiento de diversos tumores en los que la clasificación molecular los haría del todo idénticos.

BIBLIOGRAFÍA

Bergers G, Benjamin LE: Tumorigenesis and the angiogenic switch. Nat Rev Cancer 3:401, 2003. *[Estudio de los mecanismos moleculares que participan en el «conmutador angiogénico».]*

Blume-Jensen P, Hunter T: Oncogenic kinase signaling. Nature 411:355, 2001. *[Revisión documentada de la función que desempeña la cinasa en las señales de la génesis tumoral.]*

Damania B: Oncogenic gamma-herpesviruses: comparison of viral proteins involved in tumorigenesis. Nat Rev Microbiol 2:656, 2004. *[Excelente resumen de los mecanismos moleculares relacionados con la génesis tumoral y VEB, HVSK, y HVS.]*

Farazi PA, De Pinho RA: Hepatocellular carcinoma pathogenesis; from genes to environment. Nat Rev Cancer 6:674, 2006. *[Excelente revisión de la función del VHB y VHC en el cáncer hepático.]*

Grassman R, et al: Molecular mechanisms of cellular transformation by HTLV-1 Tax. Oncogene 24:5976, 2005. *[Excelente resumen de los numerosos efectos de la transformación del gen Tax por HTLV-1.]*

Green DR, Kroemer G: The pathophysiology of mitochondrial cell death. Science 305:626, 2004. *[Reciente revisión de la función central de las mitocondrias en la apoptosis.]*

Hanahan D, Weinberg RA: The hallmarks of cancer. Cell 100:57, 2000. *[Descripción breve y excelente de las propiedades fundamentales del cáncer y su base molecular. La organización de las alteraciones genéticas del cáncer está basada en este artículo.]*

Jordan CT, Guzman ML, Noble M: Cancer stem cells. New Engl J Med 355:1253, 2006. *[Excelente resumen de los conocimientos actuales de las células madre en el cáncer.]*

Kastan MB, Bartek J: Cell-cycle checkpoints and cancer. Nature 432:316, 2004. *[Detallada descripción de los mecanismos de los puntos de control célula-ciclo celular y de cómo han de estar alterados en el cáncer.]*

Kustok JL, Wang F: The spectrum of Epstein-Barr associated disease. Annu Rev Pathol Mech Dis 1:375, 2006. *[Buena discusión de los tumores inducidos por VEB.]*

Liang TJ, Heller T: Pathogenesis of hepatitis C–associated hepatocellular carcinoma. Gastroenterology 127:S62, 2004. *[Estudio en el que se resume la patogénesis del carcinoma hepatocelular inducido por la hepatitis C.]*

Lichtenstein P, et al.: Environmental and heritable factors in causation of cancers. N Engl J Med 343:78, 2000. *[Exhaustivo estudio sueco sobre gemelos y riesgo de cáncer.]*

Little JB: Radiation carcinogenesis. Carcinogenesis 21:397, 2000. *[Estudio actualizado de un pionero en el campo de las lesiones por radiación.]*

Lowe SW, et al.: Intrinsic tumour suppression. Nature 432:307, 2004. *[Excelente revisión de las redes innatas que señalan la supresión de la génesis tumoral y el modo como son interrumpidas estas vías en el cáncer.]*

Massague J: G1 cell-cycle control and cancer. Nature 432:298, 2004. *[Revisión doctoral del punto de control G1, su función central en la prevención de la génesis tumoral, y el modo en que puede ser alterado por los cánceres.]*

Nagy JA, Dvorak AM, Dvorak HF: VEGF-A and the induction of pathological angiogenesis. Annual Review of Pathology: Mechanisms of Disease, Vol. 2:251, 2007. *[Revisión de la angiogénesis fisiológica y patológica.]*

O'Shaughnessy JA: Molecular signatures predict outcomes of breast cancer. New Engl J Med 355:615, 2006. *[Estudio del perfil de la expresión genética en el tratamiento del cáncer de mama.]*

Peek RM Jr, Crabtree JE: *Helicobacter* infection and gastric neoplasia. J Pathol 208:233, 2006. *[Reciente revisión de la infección por H. pylori y el adenocarcinoma gástrico y el MALToma.]*

Sancar A, et al.: Molecular mechanisms of mammalian DNA repair and the DNA damage checkpoints. Annu Rev Biochem 73:39, 2004. *[Revisión de las vías moleculares relacionadas con los puntos de control del ADN y la reparación de sus lesiones.]*

Sharpless NE, DePinho RA: Telomeres, stem cells, senescence, and cancer. J Clin Invest 113(2):160, 2004. *[Resumen de la hipótesis de los telómeros.]*

Sjöblom T, et al: The consensus coding sequences of human breast and colorectal cancers. Science 314:268, 2006. *[Estudio genómico del cáncer, en el que se describe la secuencia genética completa de 11 cánceres de mama y de 11 cánceres de colon.]*

Thiery JP, Sleeman JP: Complex networks orchestrate epithelial-mesenchymal transitions. Nat Rev Mol Cell Biol 7:131, 2006. *[Excelente revisión de los mecanismos moleculares relacionados con la transición epitelio-mesénquima.]*

Tlsty T, Coussens LM: Tumor stroma and regulation of cancer development. Annu Rev Pathol Mech Dis 1:119, 2006. *[Estudio exhaustivo de la interrelación entre células y estroma tumorales.]*

Ward RJ, Dirks PB: Cancer stem cells: at the headwaters of tumor development. Annual Review of Pathology: Mechanisms of Disease, Vol. 2:175, 2007. *[Estudio de la función de las células madre cancerosas en la carcinogénesis.]*

Williams GM: Mechanisms of chemical carcinogenesis and application to human cancer risk assessment. Toxicology 166:3, 2001. *[Breve resumen de la carcinogénesis química.]*

Willis SN, Adams JM: Life in the balance: how BH 3-only proteins induce apoptosis. Curr Opin Cell Biol 17:617, 2005. *[Resumen sobre cómo las proteínas BH3 regulan los miembros de la familia BCL2.]*

Yee KS, Vousden KH: Complicating the complexity of p53. Carcinogenesis. 26:1317, 2005. *[Descubrimientos recientes sobre la biología de p53.]*

Zlotnik A: Chemokines and cancer. Int J Cancer 119:2026, 2006. *[Rol de las quimiocinas en las metástasis.]*

Capítulo 7

Enfermedades genéticas y pediátricas

VINAY KUMAR, MD
ANIRBAN MAITRA, MBBS

ENFERMEDADES GENÉTICAS

La consecución del proyecto del genoma humano ha sido un hito en el estudio de las enfermedades humanas. Ahora se sabe que los humanos tienen sólo cerca de 30.000 genes, mucho menos de los 100.000 que se estimaron previamente. Desentrañar nuestra «arquitectura genética» promete descubrir secretos de la enfermedad humana heredada y adquirida, puesto que, finalmente, todas las enfermedades implican cambios en la estructura o expresión génica. Poderosas tecnologías permiten ahora aplicaciones de las secuencias génicas humanas en el análisis de las enfermedades humanas. Por ejemplo, las micromatrices (*microarrays*) («chips de genes») de ADN y ARN pueden utilizarse para cribar de forma simultánea la expresión de miles de genes en tejidos enfermos. El «perfil molecular» se ha convertido en una herramienta importante en el estudio de las enfermedades neoplásicas (Capítulo 6).

Merece la pena señalar que hasta hace poco tiempo el foco principal de la captura génica ha sido el descubrimiento de genes estructurales cuyos productos codifican proteínas. Estudios recientes indican, sin embargo, que un gran número de genes no codifica proteínas, pero sus productos desempeñan funciones reguladoras importantes. Los más recientes de esta clase son los genes que codifican pequeñas moléculas de ARN, los denominados microARN (miARN). Los miARN, a diferencia de otros ARN, no codifican proteínas, sino que inhiben la expresión de genes. El silenciamiento de la expresión génica mediante un miARN está conservado en todas las formas de vida, desde las plantas a los humanos y, por lo tanto, debe ser un mecanismo fundamental en la regulación génica. Debido a su profunda influencia en la regulación génica, los miARN están cobrando una importancia central en la comprensión de las vías del desarrollo normal, así como en las situaciones patológicas, como el cáncer. Tal es la importancia del descubrimiento del silenciamiento génico por los miARN que Andrew Fire y Craig Mello fueron galardonados con el premio Nobel en fisiología o medicina en el año 2006, tan sólo 8 años después de que publicasen su trabajo en el año 1998.

Según estimaciones actuales, hay aproximadamente 1.000 genes en los humanos que codifican miARN, representando cerca del 3% del genoma humano. La transcripción de los genes miARN produce un producto tránscrito primario microARN (pri-miARN), que se procesa dentro del núcleo para formar otra estructura, denominada pre-miARN (Fig. 7-1). Con la ayuda de proteínas transportadoras específicas, el pre-miARN se exporta al citoplasma. El «corte» adicional por una enzima, apropiadamente llamada Dicer (del inglés *dice*, «cortar en dados»), genera miARN maduros compuestos de cerca de 21 a 30 nucleótidos de longitud (de ahí el término «micro»). En este estadio el miARN sigue teniendo doble hebra. A continuación, el miARN se desenrolla y las hebras únicas de este doblete se incorporan a un complejo multiproteico denominado complejo de silenciamiento inducido por el ARN (RISC). El emparejamiento de bases entre la hebra miARN y su ARNm diana dirige al RISC bien hacia la escisión del ARNm o a la represión de su traducción. De esta forma, el gen del que derivaba el ARNm diana queda silenciado (en un estado postranscripción). Dado que el número de genes miARN es mucho menor que los genes que codifican proteínas, se deduce que un miARN dado puede silenciar muchos genes diana. El mecanismo preciso por el que la especificidad diana del miARN viene determinada está aún por aclarar.

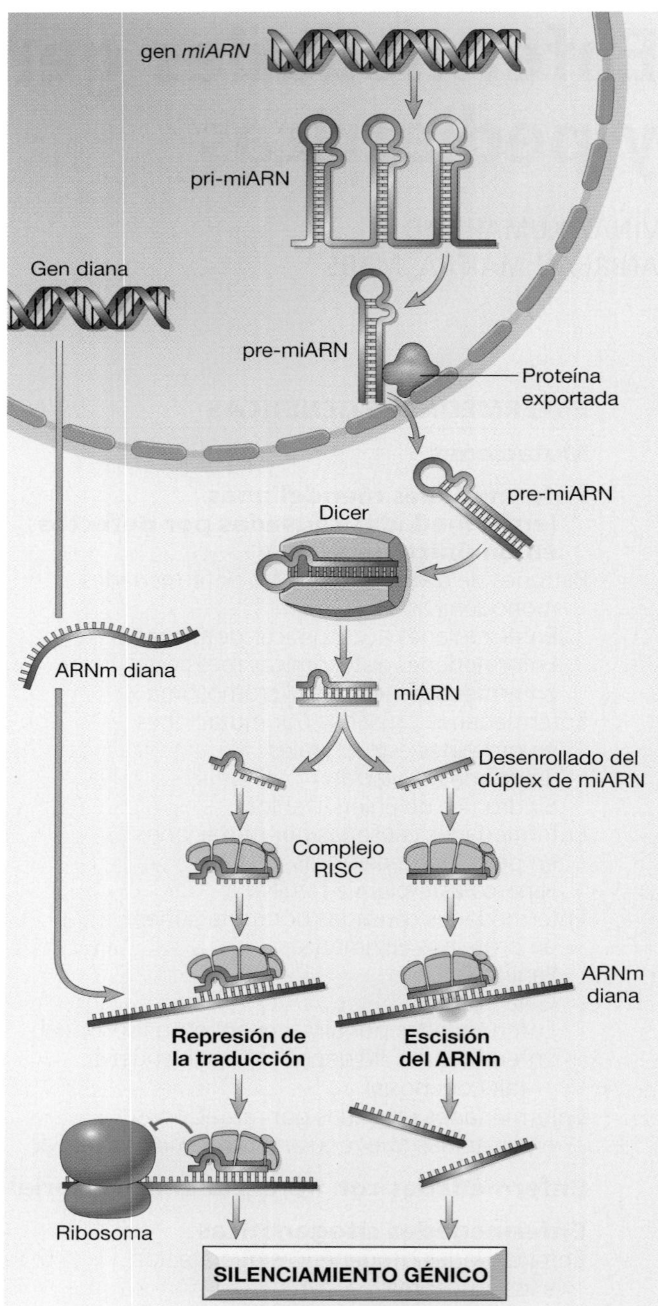

Figura 7-1

Generación de microARN y su modo de acción en la regulación de la función génica. Pri-miARN, tránscrito primario de microARN; Pre-miARN, precursor del microARN; RISC, complejo silenciador inducido por el ARN.

Otras especies de ARN silenciador de genes, denominadas pequeño ARN de interferencia (*small interfering RNAs*, *siRNAs*, en español ARNpi), funcionan de una manera bastante similar al miARN. A diferencia de éste, sin embargo, los precursores del ARNpi son introducidos por los investigadores en la célula. Su procesado por la enzima Dicer y su funcionamiento a través de RISC son esencialmente similares a lo que se ha descrito para el miARN. Los ARNpi se están convirtiendo en poderosas herramientas para el estudio del funcionamiento génico y en el futuro podrían utilizarse terapéuticamente para silenciar genes específicos, como los oncogenes, cuyos productos están implicados en la transformación neoplásica.

Con estos antecedentes sobre los desarrollos en la genética humana, podemos centrarnos ahora en la clasificación con derecho adquirido de las enfermedades humanas en tres categorías: 1) las determinadas genéticamente; 2) aquellas que están determinadas casi por completo por el ambiente, y 3) aquellas con una contribución tanto natural como ambiental. Sin embargo, el progreso en el conocimiento de la base molecular de muchas enfermedades denominadas ambientales ha tendido a distorsionar estas distinciones. En un tiempo, las infecciones microbianas se citaban como ejemplos de enfermedades que surgían por completo de influencias ambientales, pero parece claro ahora que, de manera considerable, la genética de un individuo influye en su respuesta inmunitaria y susceptibilidad a las infecciones microbianas. A pesar de la complejidad de la interacción naturaleza-desarrollo, existen pocas dudas de que la naturaleza (es decir, el componente genético) desempeña una función principal, si no determinante, en la aparición y gravedad de muchas enfermedades humanas. De hecho, la contribución genética, incluso en enfermedades frecuentes, es mucho mayor de lo habitualmente apreciado.

Los estudios indican que hasta un 20% de los niños ingresados en hospitales universitarios padece trastornos de origen genético. Estos datos describen sólo la punta del iceberg. Las aberraciones cromosómicas se han identificado hasta en el 50% de los abortos espontáneos durante el primer trimestre y, probablemente, muchos más abortos tienen mutaciones genéticas. Sólo aquellas mutaciones compatibles con una existencia independiente constituyen el reservorio de la enfermedad genética en la población general.

Puesto que diversos trastornos pediátricos tienen un origen genético, en este capítulo describimos las enfermedades del desarrollo y pediátricas junto con las enfermedades genéticas. Sin embargo, *se debe tener en mente que no todas las enfermedades genéticas se presentan en la lactancia y la infancia y que, por el contrario, muchas enfermedades pediátricas no son de origen genético.* A esta última categoría pertenecen enfermedades que derivan de la inmadurez de órganos. En este contexto, es útil aclarar tres términos utilizados habitualmente: hereditario, familiar y congénito. Los trastornos *hereditarios,* por definición, derivan de los progenitores, se transmiten a los gametos a través de generaciones y, por lo tanto, son *familiares.* El término *congénito* simplemente implica «presencia al nacimiento». Debe tenerse en cuenta que algunas enfermedades congénitas no son genéticas (p. ej., la sífilis congénita). Por otro lado, no todas las enfermedades genéticas son congénitas; la expresión de la enfermedad de Huntington, por ejemplo, aparece sólo después de la tercera o cuarta décadas de la vida.

Está fuera del ámbito de este libro la revisión de la genética humana normal, pero cabe recordar algunos conceptos fundamentales importantes en la comprensión de las enfermedades genéticas.

MUTACIONES

Como es bien sabido, el término *mutación* se refiere a cambios permanentes del ADN. Aquellos que afectan a las células germinales se transmiten a la descendencia y pueden dar lugar a enfermedades hereditarias. Las mutaciones en las células somáticas no se transmiten a la progenie pero son importantes como causa de cánceres y algunas malformaciones congénitas.

Los detalles de mutaciones específicas y sus efectos se abordan junto con trastornos relevantes a lo largo de este texto. Cabe citar aquí sólo algunos ejemplos frecuentes de mutaciones génicas y sus efectos.

Las *mutaciones puntuales* surgen de la sustitución de una única base nucleica por otra base distinta, produciendo el reemplazo de un aminoácido por otro en el producto proteico. La mutación que origina la anemia falciforme es un ejemplo excelente de una mutación puntual que altera el sentido de la codificación genética. Estas mutaciones se denominan *mutaciones con sentido alterado* (*missense mutations*).

Por el contrario, algunas mutaciones puntuales pueden cambiar un codón de aminoácido a un codón de terminación de cadena o *codón de parada* (*stop codon*). Tales mutaciones «sin sentido» (*nonsense mutations*) interrumpen la traducción y las proteínas truncadas resultantes son rápidamente degradadas.

Las *mutaciones con desplazamiento de la pauta de lectura* (*frameshift mutations*) se producen cuando la inserción o deleción de uno o dos pares de bases alteran la pauta de lectura de la hebra de ADN.

Las *mutaciones por repetición de trinucleótidos* pertenecen a una categoría especial puesto que se caracterizan por la amplificación de una secuencia de tres nucleótidos. Aunque la secuencia nucleotídica específica que sufre la amplificación difiere en varios trastornos, todas las secuencias afectadas comparten los nucleótidos guanina (G) y citosina (C). Por ejemplo, en el síndrome del X frágil, prototípico de esta categoría de alteraciones, hay de 200 a 4.000 repeticiones en tándem de la secuencia CGG dentro del gen denominado *FMR1*. En las poblaciones normales, el número de repeticiones es pequeño, con un promedio de 29. Las expansiones de las secuencias trinucleotídicas evitan la expresión normal del gen *FMR1,* originando así un retraso mental. Otra característica distintiva de las mutaciones por repetición trinucleotídica es que son dinámicas (es decir, el grado de amplificación aumenta durante la gametogénesis). Estas características, comentadas en mayor detalle más adelante en el capítulo, influyen en el patrón de herencia y en las manifestaciones fenotípicas de las enfermedades causadas por esta clase de mutaciones.

Tras esta breve revisión de la naturaleza de las mutaciones, ahora centramos nuestra atención en tres categorías principales de trastornos genéticos: 1) los relacionados con genes mutados con un efecto importante; 2) enfermedades con herencia multifactorial (poligénicas), y 3) aquellos que surgen por aberraciones cromosómicas. La primera categoría, a veces referida como *enfermedades mendelianas,* incluye muchas afecciones infrecuentes, como las de depósito y los errores innatos del metabolismo, originándose todos ellos por mutaciones en un único gen con efectos importantes. La mayoría de estas afecciones son hereditarias y familiares. La segunda categoría incluye algunas de las enfermedades más frecuentes en humanos, como la hipertensión y la diabetes mellitus. La herencia multifactorial, o poligénica, implica que tanto las influencias genéticas como las ambientales condicionan la expresión de una característica fenotípica o enfermedad. La tercera categoría incluye enfermedades que son la consecuencia de anomalías numéricas o estructurales en los cromosomas.

Es necesario añadir a estas categorías bien reconocidas un grupo heterogéneo de trastornos genéticos que, al igual que los trastornos mendelianos, implican genes únicos pero no siguen las sencillas reglas de la herencia mendeliana. Estas enfermedades monogénicas con herencia no clásica incluyen enfermedades resultantes de mutaciones por repetición de tripletes, las que surgen por mutaciones en el ADN mitocondrial, y aquellas en las que la transmisión viene influida por un fenómeno epigenético denominado *impronta genómica*.

Cada una de estas cuatro categorías se describe por separado.

ENFERMEDADES MENDELIANAS (ENFERMEDADES CAUSADAS POR DEFECTOS EN UN ÚNICO GEN)

Los defectos de un único gen (mutaciones) siguen los bien conocidos patrones de herencia mendeliana. Por lo tanto, las alteraciones que producen a menudo se denominan *enfermedades mendelianas* (Tabla 7-1). Aunque tomadas individualmente son raras, en conjunto representan, aproximadamente, el 1% de los ingresos hospitalarios en adultos y cerca del 6 al 8% de los ingresos hospitalarios pediátricos.

Las mutaciones que implican un único gen siguen uno de tres patrones de herencia: autosómico dominante, autosómico recesivo y ligado a X. Aunque la expresión génica se describe habitualmente como dominante o recesiva, debería recordarse que en algunos casos ambos alelos de un par de genes pueden estar completamente expresados en el heterocigoto, una situación denominada *codominancia*. La histocompatibilidad y los antígenos de grupo sanguíneo son buenos ejemplos de herencia codominante, así como el *polimorfismo* (es decir, la presencia de muchas formas alélicas de un único gen).

Una mutación de un único gen puede conducir a muchos efectos fenotípicos (*pleiotropía*) y, al contrario, mutaciones en distintos *loci* genéticos pueden producir un mismo rasgo (*heterogeneidad genética*). Por ejemplo, el síndrome de Marfan, que resulta de un defecto básico en el tejido conjuntivo, se asocia con efectos diseminados que afectan al esqueleto, ojo y sistema cardiovascular, derivados todos ellos de la mutación en el gen que codifica la fibrilina, un componente de los tejidos conjuntivos. Por otro lado, la retinitis pigmentosa, una causa heredada de pigmentación retiniana anormal y el consiguiente trastorno visual, puede estar causada por diferentes tipos de mutaciones. El reconocimiento de la heterogeneidad genética es importante no sólo para el consejo genético, sino que también facilita la comprensión de la patogenia de trastornos frecuentes como la diabetes mellitus (capítulo 20).

Patrones de transmisión de las enfermedades monogénicas

Enfermedades autosómicas dominantes

Los trastornos autosómicos dominantes se manifiestan en el estado heterocigoto, de tal forma que al menos uno de los progenitores de un caso índice está habitualmente afectado; hombres y mujeres quedan afectados, y ambos pueden transmitir la enfermedad. Cuando una persona afectada se casa con una persona no afectada, cada hijo tiene una probabilidad del 50% de padecer la enfermedad. Las siguientes características también pertenecen a las enfermedades autosómicas dominantes (Tabla 7-2):

Tabla 7-1 Prevalencia de enfermedades monogénicas seleccionadas entre lactantes nacidos vivos

Enfermedad	Prevalencia estimada
Autosómica dominante	
Hipercolesterolemia familiar	1 de 500
Enfermedad renal poliquística	1 de 1.250
Enfermedad de Huntington	1 de 2.500
Esferocitosis hereditaria	1 de 5.000
Síndrome de Marfan	1 de 20.000
Autosómica recesiva	
Anemia falciforme	1 de 625 (negros americanos)
Fibrosis quística	1 de 2.000 (caucásicos)
Enfermedad de Tay-Sachs	1 de 3.000 (judíos americanos)
Fenilcetonuria	1 de 12.000
Mucopolisacaridosis (todos los tipos)	1 de 25.000
Enfermedades de almacenamiento del glucógeno (todos los tipos)	1 de 50.000
Galactosemia	1 de 57.000
Ligada al cromosoma X	
Distrofia muscular de Duchenne	1 de 7.000
Hemofilia	1 de 10.000

Tabla 7-2 Enfermedades autosómicas dominantes frecuentes

Sistema/aparato	Enfermedad
Nervioso	Enfermedad de Huntington Neurofibromatosis Distrofia miotónica Esclerosis tuberosa
Urinario	Enfermedad renal poliquística
Gastrointestinal	Poliposis colónica familiar
Hematopoyético	Esferocitosis hereditaria Enfermedad de von Willebrand
Esquelético	Síndrome de Marfan* Síndrome de Ehlers-Danlos (algunas variantes)* Osteogénesis imperfecta Acondroplasia
Metabólico	Hipercolesterolemia familiar* Porfiria intermitente aguda

* Descritos en este capítulo. Otros trastornos incluidos en esta tabla se describen en los capítulos correspondientes de este libro.

- En cada una de las enfermedades autosómicas dominantes, algunos pacientes no tienen padres afectados. Estos pacientes deben su enfermedad a mutaciones nuevas que afectan bien al ovocito o al espermatozoide del que derivan. Sus descendientes no estarán afectados ni tendrán un riesgo aumentado de desarrollar la enfermedad.
- Las características clínicas pueden modificarse por una penetrancia reducida y expresividad variable. Algunos individuos heredan el gen mutado pero son fenotípicamente normales. Esto se denomina penetrancia reducida. Las variables que afectan a la penetrancia no están completamente explicadas. Al contrario que la penetrancia, si un rasgo se ve en todos los individuos portadores del gen mutado pero se expresa de manera distinta entre esos individuos, el fenómeno se denomina expresividad variable. Por ejemplo, las manifestaciones de la neurofibromatosis 1 varían desde manchas marrones de la piel a tumores múltiples y deformidades esqueléticas.
- En muchas situaciones, la edad de comienzo está retrasada y los síntomas y signos no aparecen hasta la edad adulta (como en la enfermedad de Huntington).
- En los trastornos autosómicos dominantes, un 50% de reducción del producto génico normal se asocia con síntomas clínicos. Puesto que la pérdida del 50% de la actividad enzimática puede, habitualmente, quedar compensada, los genes implicados normalmente no codifican proteínas enzimáticas. Dos categorías principales de proteínas no enzimáticas suelen estar afectadas en las enfermedades autosómicas dominantes:
  - Aquellas implicadas en la regulación de rutas metabólicas complejas, a menudo sujetas a control por retroalimentación (p. ej., receptores de membrana y proteínas transportadoras). Un ejemplo de esto es la hipercolesterolemia familiar, que es el resultado de la mutación en el gen del receptor de la lipoproteína de baja densidad (LDL) (descrito más adelante).
  - Proteínas estructurales clave, como el colágeno y componentes del citoesqueleto de la membrana de los hematíes (p. ej., espectrina).

Los mecanismos bioquímicos por los que la reducción del 50% en la concentración de tales proteínas produce un fenotipo anormal no están del todo aclarados. En algunos casos, especialmente cuando los genes codifican subunidades o una proteína multimérica, el producto del alelo mutado puede interferir con el ensamblaje de un multímero funcionalmente normal. Por ejemplo, la molécula del colágeno es un trímero en el que tres cadenas de colágeno se disponen en una configuración helicoidal. Incluso con una única cadena de colágeno mutada, los trímeros normales de colágeno no se pueden formar y de ahí que haya una deficiencia marcada de colágeno. De esta forma, el alelo mutado se denomina *dominante negativo*, puesto que impide la función de un alelo normal. Este efecto viene ilustrado por algunas formas de osteogénesis imperfecta (Capítulo 21).

Enfermedades autosómicas recesivas

Las enfermedades autosómicas recesivas representan el mayor grupo de enfermedades mendelianas. Ocurren cuando ambos alelos de un *locus* genético dado están mutados; por lo tanto, estas enfermedades se caracterizan por los siguientes datos: 1) habitualmente, el rasgo no afecta a los padres, pero los descendientes pueden mostrar la enfermedad; 2) los descendientes tienen una probabilidad del 25% de estar afectados (es decir, el riesgo de recurrencia es del 25% para cada nacimiento), y 3) si el gen mutado ocurre con una frecuencia baja en la población, existe una probabilidad alta de que el sujeto sea el producto de un matrimonio consanguíneo.

A diferencia de las enfermedades autosómicas dominantes, las siguientes características se aplican generalmente a la mayoría de los trastornos autosómicos recesivos (Tabla 7-3):

Tabla 7-3 Enfermedades autosómicas recesivas

Sistema/aparato	Enfermedad
Metabólico*	Fibrosis quística* Fenilcetonuria* Galactosemia* Homocistinuria Enfermedades de almacenamiento lisosómico* Déficit de α_1-antitripsina Enfermedad de Wilson Hemocromatosis Enfermedades de almacenamiento de glucógeno*
Hematopoyético	Anemia falciforme Talasemias
Endocrino	Hiperplasia suprarrenal congénita
Esquelético	Síndrome de Ehlers-Danlos (algunas variantes)* Alcaptonuria
Atrofias nerviosas	Atrofias musculares neurogénicas Ataxia de Friedreich Atrofia muscular espinal

* Descritas en este capítulo. Otras enfermedades se describen en otras partes de este libro.

- La expresión del defecto tiende a ser más uniforme que en las enfermedades autosómicas dominantes.
- La penetrancia completa es frecuente.
- El inicio de la enfermedad es temprano.
- Aunque ocurren nuevas mutaciones de trastornos recesivos, rara vez se detectan clínicamente. Puesto que el individuo afectado es un heterocigoto asintomático, pueden pasar varias generaciones antes de que los descendientes de esa persona se emparejen con otros heterocigotos y produzcan un descendiente afectado.
- En muchos casos, las proteínas enzimáticas quedan afectadas por la mutación. En los heterocigotos, se sintetizan cantidades iguales de enzima normal y defectuosa. Habitualmente, el «margen de seguridad» natural asegura que las células con la mitad de su contenido enzimático funcionen normalmente.

Enfermedades ligadas al cromosoma X

Todas las enfermedades ligadas al sexo están ligadas al cromosoma X. No se conocen por el momento enfermedades ligadas al cromosoma Y. Salvo por los determinantes que dictan la diferenciación masculina, la única característica que puede localizarse en el cromosoma Y es el atributo de orejas

Tabla 7-4 Enfermedades recesivas ligadas al cromosoma X

Sistema/aparato	Enfermedad
Musculoesquelético	Distrofia muscular de Duchenne
Sangre	Hemofilias A y B Enfermedad granulomatosa crónica Deficiencia de glucosa-6-fosfato deshidrogenasa
Inmunitario	Agammaglobulinemia Inmunodeficiencia combinada grave ligada al cromosoma X Síndrome de Wiskott-Aldrich
Metabólico	Diabetes insípida Síndrome de Lesch-Nyhan
Nervioso	Síndrome del cromosoma X frágil*

* Descrito en este capítulo.

peludas, lo cual no es devastador. La mayoría de las enfermedades ligadas al cromosoma X son recesivas y se caracterizan por las siguientes características (Tabla 7-4):

- Se transmiten por portadoras femeninas heterocigotas solamente a los hijos varones, que por supuesto son hemicigotos para el cromosoma X.
- Las mujeres heterocigotas rara vez expresan el cambio fenotípico completo puesto que tienen un alelo pareado normal; sin embargo, dada la inactivación de uno de los cromosomas X en las mujeres (descrito más adelante) es remotamente posible que el alelo normal quede inactivado en la mayoría de las células, permitiendo la expresión completa de la enfermedad en las mujeres heterocigotas.
- Un varón afectado no transmite el trastorno a sus hijos varones, pero todas sus hijas serán portadoras. Los hijos de mujeres heterocigotas tienen una probabilidad del 50% de recibir el gen mutado.

Hay muy pocas enfermedades dominantes ligadas al cromosoma X y son aún menos frecuentes que los trastornos que surgen por mutaciones autosómicas. Su patrón de herencia se caracteriza por la transmisión de la enfermedad al 50% de los hijos e hijas de una mujer heterocigota afectada. Un varón afectado no puede transmitir la enfermedad a sus hijos varones, pero todas las hijas estarán afectadas.

Aunque los trastornos mendelianos se agrupan a menudo de acuerdo con sus patrones de transmisión, quizá sea más apropiado clasificarlos sobre la base de la naturaleza de la proteína afectada puesto que, en gran medida, el tipo de proteína afectada determina el patrón de herencia. De ahí que en la Tabla 7-5 las enfermedades monogénicas seleccionadas se clasifiquen en grupos amplios según la anomalía proteica.

RESUMEN

Patrones de transmisión de las enfermedades monogénicas

- Las enfermedades autosómicas dominantes se caracterizan por la expresión en un estado heterocigoto; afectan por igual a varones y mujeres, y ambos sexos pueden transmitir el trastorno.
- Las proteínas enzimáticas no están afectadas en las enfermedades autosómicas dominantes; en su lugar, las afectadas son las proteínas receptoras y estructurales.

Tabla 7-5 Base bioquímica y patrón de herencia de algunas enfermedades mendelianas

Tipo de proteína/función	Ejemplos	Patrón de herencia	Enfermedades
Enzimas	Fenilalanina hidroxilasa Hexosaminidasa Adenosina desaminasa	Autosómico recesivo	Fenilcetonuria Enfermedad de Tay-Sachs Inmunodeficiencia combinada grave
Inhibidor enzimático	α_1-antitripsina	Autosómico recesivo	Enfisema y hepatopatía
Transporte de receptor	Receptor de lipoproteína de densidad baja	Autosómico dominante	Hipercolesterolemia familiar
Transporte de oxígeno	Hemoglobina	Autosómico codominante*	Talasemia α Talasemia β Anemia falciforme
Transporte de iones	Regulador de la conductancia transmembrana en la fibrosis quística	Autosómico recesivo	Fibrosis quística
Soporte estructural Extracelular	Colágeno	Autosómico dominante	Osteogénesis imperfecta; síndromes de Ehlers-Danlos**
	Fibrilina	Autosómico dominante	Síndrome de Marfan
Membrana celular	Distrofina	Recesivo ligado a X	Distrofia muscular de Duchenne/Becker
	Espectrina, anquirina, o proteína 4.1	Autosómico dominante	Esferocitosis hereditaria
Hemostasia	Factor VIII	Recesivo ligado a X	Hemofilia A
Regulación del crecimiento	Proteína RB Proteína NF-1	Autosómico dominante Autosómico dominante	Retinoblastoma hereditario Neurofibromatosis tipo 1

* Los heterocigotos pueden estar asintomáticos o tener enfermedad leve.
**Algunas variantes del síndrome de Ehlers-Danlos son autosómicas recesivas o recesivas ligadas a X.

• Las enfermedades autosómicas recesivas ocurren cuando ambas copias de un gen están mutadas y con frecuencia implican proteínas enzimáticas. Los varones y mujeres están afectados por igual.
• Las enfermedades ligadas al cromosoma X las transmiten mujeres heterocigotas a sus hijos varones, que manifiestan la enfermedad. Las mujeres portadoras por lo general están protegidas debido a la inactivación aleatoria de un cromosoma X.

Enfermedades causadas por mutaciones en proteínas estructurales

Síndrome de Marfan

En esta enfermedad autosómica dominante de los tejidos conjuntivos, la anomalía bioquímica básica afecta a la *fibrilina 1*. Esta glucoproteína, secretada por los fibroblastos, es el componente principal de las microfibrillas de la matriz extracelular. Las microfibrillas sirven de andamiaje para el depósito de elastina y se consideran componentes integrales de las fibras elásticas. La fibrilina 1 está codificada por el gen *FBN1*, que se localiza en el cromosoma 15q21. Las mutaciones en el gen *FBN1* se encuentran en todos los pacientes con el síndrome de Marfan. Sin embargo, el diagnóstico molecular de este síndrome no es factible, puesto que existen más de 500 mutaciones distintas que afectan al gen *FBN1*. Dado que los heterocigotos tienen síntomas clínicos, se cree que la proteína fibrilina 1 mutada debe actuar como un dominante negativo evitando el ensamblaje de las microfibrillas normales.

Mientras que muchas alteraciones en el síndrome de Marfan pueden explicarse sobre la base del fallo estructural de los tejidos conjuntivos, algunas como el crecimiento excesivo de los huesos y los cambios mixomatosos en las válvulas mitrales son difíciles de relacionar con simples pérdidas de fibrilina. Estudios recientes en modelos murinos de síndrome de Marfan sugieren una desregulación adicional en la producción del factor de crecimiento transformador β (TGF-β). Parece que con la deficiencia de fibrilina 1 hay un aumento de producción de TGF-β. Esta citocina regula secundariamente el crecimiento del tejido conjuntivo y su arquitectura. Apoyan esta hipótesis las mutaciones en el receptor de tipo II del TGF-β, que originan un síndrome relacionado, denominado síndrome de Marfan tipo II. La prevalencia estimada del síndrome de Marfan es de 1 por cada 20.000. Aproximadamente el 75% de los casos son familiares y el resto son esporádicos, surgiendo de mutaciones nuevas en las células germinales de los progenitores.

Aunque el tejido conjuntivo de todo el cuerpo está afectado, las manifestaciones clínicas principales se relacionan con tres sistemas: el esqueleto, los ojos y el sistema cardiovascular.

Morfología

Las **anomalías esqueléticas** son la característica más obvia del síndrome de Marfan. Los pacientes tienen un hábito delgado, alargado, con piernas, brazos y dedos anormalmente largos (aracnodactilia); un paladar muy arqueado e hiperextensibilidad articular. Puede haber una diversidad de deformidades de la columna, como una cifoescoliosis grave. El tórax está deformado, mostrando bien *pectus excavatum* (es decir, un esternón muy deprimido) o una deformidad en pecho de pichón. Se piensa que el presidente Lincoln tenía características sugestivas de síndrome de Marfan. El **cambio ocular** más característico es la luxación o subluxación bilateral del cristalino debida a la debilidad de los ligamentos suspensorios. Debe señalarse que la zónula ciliar que soporta el cristalino está desprovista de elastina y está constituida exclusivamente de fibrilina. Sin embargo, la afectación más seria implica al **sistema cardiovascular**. La fragmentación de las fibras elásticas de la túnica media de la aorta predispone a la dilatación aneurismática y a la disección aórtica (Capítulo 10). Estos cambios no son específicos del síndrome de Marfan. Lesiones similares pueden ocurrir en pacientes con hipertensión y con el envejecimiento. La pérdida del soporte de la media produce dilatación del anillo valvular aórtico originando insuficiencia aórtica. Las válvulas cardíacas, especialmente la mitral y, menos frecuentemente, la válvula tricúspide, pueden ser excesivamente distensibles e insuficientes (síndrome de la válvula aleteante), originando una insuficiencia cardíaca congestiva (Capítulo 11). La muerte por rotura aórtica puede ocurrir a cualquier edad y es la causa más frecuente de muerte. Menos frecuentemente, la insuficiencia cardíaca es el evento terminal.

Aunque las lesiones descritas son típicas del síndrome de Marfan, no se ven en todos los casos. Hay una amplia variación en la expresión clínica, y algunos pacientes pueden mostrar lesiones predominantemente cardiovasculares con mínimos cambios esqueléticos u oculares. Se piensa que la expresividad variable está relacionada con diferentes mutaciones alélicas en el gen de la fibrilina.

Síndromes de Ehlers-Danlos

Los síndromes de Ehlers-Danlos (SED) se caracterizan por defectos en la síntesis o estructura del colágeno. Todos son trastornos monogénicos, pero el modo de herencia comprende los tres patrones mendelianos. Se debe recordar que hay aproximadamente 30 tipos distintos de colágeno, y todos tienen distribuciones tisulares características y son productos de distintos genes. Hasta cierto punto, la heterogeneidad clínica de los SED puede explicarse por mutaciones en diferentes genes del colágeno.

Se han reconocido al menos seis variantes clínicas y genéticas de SED. Puesto que el colágeno defectuoso está presente en todas las variantes, algunas características clínicas son comunes a todos ellos.

Como cabría esperar, los tejidos ricos en colágeno, como la piel, ligamentos y articulaciones, están frecuentemente afectados en la mayoría de las variantes de SED. Debido a que las fibras de colágeno anormales carecen de una fuerza de tensión adecuada, *la piel es hiperextensible y las articulaciones son hipermóviles*. Estas características permiten contorsiones grotescas, como llevar el pulgar hacia atrás hasta tocarse el antebrazo y doblar la rodilla hacia delante para crear casi un ángulo recto. De hecho, se piensa que la mayoría de los contorsionistas tienen uno de los SED; sin embargo, la predisposición a la luxación articular es uno de los precios a pagar por esta virtuosidad. *La piel es extraordinariamente extensible, extremadamente frágil y vulnerable al traumatismo*. Las lesiones menores producen defectos de cicatrización, y la reparación quirúrgica o cualquier intervención quirúrgica se realiza con gran dificultad debido a la falta de una fuerza tensora normal. El defecto básico en el tejido conjuntivo puede conllevar complicaciones internas graves, incluyendo la rotura del colon y las arterias grandes (SED vascular); la fragilidad ocular, con rotura de la córnea y desprendimiento de retina (SED con cifoescoliosis); y las hernias diafragmáticas (SED clásico), entre otros.

Las bases moleculares del SED son diversas e incluyen las siguientes:

- *Deficiencia de la enzima lisil hidroxilasa.* El descenso en la hidroxilación de los residuos lisil en el colágeno tipo I y III interfiere con el entrecruzamiento normal de las moléculas de colágeno. Como cabría esperar, esta variante (SED con cifoescoliosis), resultado de una deficiencia enzimática, es una enfermedad con herencia autosómica recesiva.
- *Deficiencia de la síntesis del colágeno tipo III como resultado de mutaciones que afectan al gen COL3A1.* Esta variante (tipo vascular) se hereda como un trastorno autosómico dominante y se caracteriza por debilidad de los tejidos ricos en colágeno tipo III (p. ej., vasos sanguíneos, pared intestinal).
- *Conversión defectuosa del procolágeno tipo I a colágeno,* como resultado de una mutación en dos genes del colágeno tipo I (*COL1A1* y *COL1A2*) en el SED de tipo artrocalasia.

RESUMEN

Síndrome de Marfan

- El síndrome de Marfan está causado por una mutación en el gen que codifica la fibrilina, que se requiere para la integridad estructural de los tejidos conectivos.
- Los principales tejidos afectados son el esqueleto, los ojos y el aparato cardiovascular.
- Las características clínicas incluyen estatura alta, dedos largos, subluxación bilateral del cristalino, válvula mitral flácida, aneurisma aórtico y disección aórtica.

Síndromes de Ehlers-Danlos

- Hay seis variantes de síndromes de Ehlers-Danlos, todas ellas causadas por defectos en la síntesis o ensamblaje del colágeno. Cada una de las variantes está producida por una mutación distinta.
- Las características clínicas son piel frágil e hiperextensible, vulnerable al traumatismo, articulaciones hipermóviles y rotura de órganos internos como el colon, córnea y arterias grandes. La curación de heridas es mala.

Enfermedades causadas por mutaciones en proteínas receptoras

Hipercolesterolemia familiar

La hipercolesterolemia familiar se encuentra entre los trastornos mendelianos más frecuentes; la frecuencia de heterocigotos es de 1 por cada 500 personas de la población general. Está causada por una mutación en el gen que codifica el receptor de la LDL, la forma en que el 70% del colesterol plasmático total es transportado. Como se sabe, el colesterol puede derivar de la dieta o de la síntesis endógena. Los triglicéridos y el colesterol de la dieta se incorporan a los quilomicrones en la mucosa intestinal, que drena a través de los linfáticos intestinales a la sangre. Los quilomicrones se hidrolizan por una lipasa lipoproteica endotelial en los capilares del músculo y la grasa. Los restos de los quilomicrones, ricos en colesterol, son llevados al hígado. Parte del colesterol entra en el conjunto metabólico (se describirá más adelante), y parte se excreta como colesterol libre o ácidos biliares en el tracto biliar. La síntesis endógena de colesterol y LDL comienza en el hígado (Fig. 7-2). El primer paso en la síntesis de las LDL es la secreción de lipoproteínas de densidad muy baja, ricas en triglicéridos (VLDL), por el hígado hacia el torrente sanguíneo. En los capilares del tejido adiposo y el músculo, las partículas de VLDL sufren una lipólisis y se convierten en lipoproteínas de densidad intermedia (IDL). En comparación con las VLDL, en las IDL el contenido en triglicéridos está disminuido y el de ésteres de colesteril, enriquecido, pero las IDL retienen en su superficie dos de las tres apolipoproteínas asociadas con las VLDL, la B-100 y la proteína E. El metabolismo posterior de las IDL discurre por dos rutas: la mayor parte de las partículas de IDL son captadas por el hígado mediante el receptor de LDL, descrito más adelante; otras son convertidas con LDL ricas en colesterol mediante una pérdida adicional de triglicéridos y de apolipoproteína E. En los hepatocitos, las IDL son recicladas para generar VLDL.

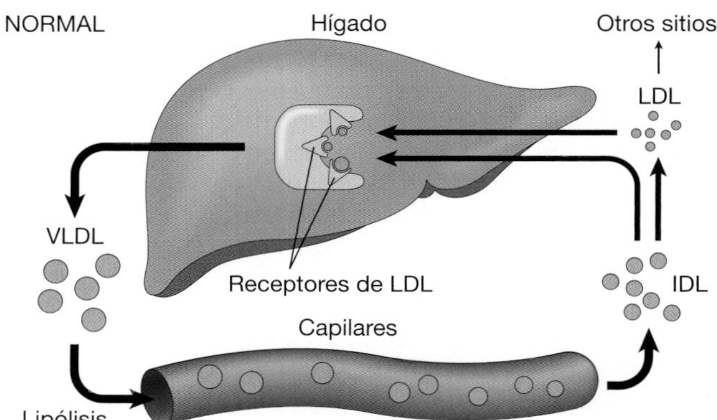

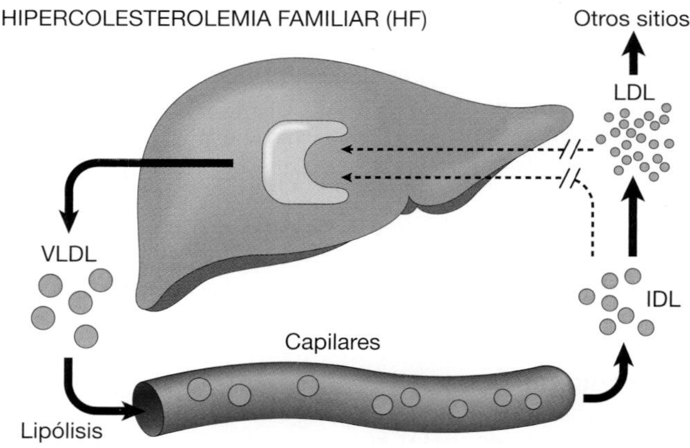

Figura 7-2

Metabolismo de la lipoproteína de densidad baja (LDL) y función del hígado en su síntesis y catabolismo en personas normales y en aquellas con hipercolesterolemia familiar. IDL, lipoproteína de densidad intermedia; VLDL, lipoproteína de densidad muy baja.

Dos tercios de las partículas LDL resultantes se metabolizan por la ruta del receptor de LDL, y el resto, por un receptor para la LDL oxidada (receptor eliminador), que se describirá más adelante. El receptor LDL se une a las apolipoproteínas B-100 y E y, por lo tanto, está implicado en el transporte de LDL y de IDL. Aunque los receptores de LDL tienen una distribución amplia, aproximadamente el 75% se localiza en los hepatocitos, de manera que el hígado desempeña una función extremadamente importante en el metabolismo de las LDL. El primer paso en el transporte de LDL mediado por receptor implica la unión al receptor en la superficie celular, seguido de la internación endocítica (Fig. 7-3). Dentro de la célula, las vesículas endocíticas se funden con los lisosomas, y la molécula de LDL se degrada enzimáticamente, produciendo al final la liberación de colesterol libre al citoplasma. El colesterol no solamente se utiliza en la síntesis de la membrana celular, sino que también forma parte de la homeostasia intracelular de colesterol mediante un sistema sofisticado de control por retroalimentación:

- Suprime la síntesis de colesterol inhibiendo la actividad de la enzima 3-hidroxi-3-metilglutaril (3-HMG) coenzima A reductasa (HMG-CoA reductasa), que es la enzima limitante en la ruta sintética.
- Activa la enzima acil-CoA: la colesterol acil-transferasa (ACAT), que favorece la esterificación y el almacenamiento del exceso de colesterol.
- Inhibe la síntesis de los receptores de la superficie celular de LDL, protegiendo así las células de la acumulación excesiva de colesterol.

El transporte de LDL por los receptores eliminadores, descritos anteriormente, parece tener lugar en las células del sistema mononuclear fagocítico y, posiblemente, en otras células. Los monocitos y macrófagos tienen receptores para las LDL modificadas químicamente (p. ej., acetiladas u oxidadas). La cantidad catabolizada por esta ruta del «receptor eliminador» está directamente relacionada con la concentración plasmática de colesterol.

En la hipercolesterolemia familiar, las mutaciones en el gen receptor de LDL alteran el transporte intracelular y el catabolismo de las LDL, produciendo una acumulación de colesterol LDL en el plasma. Además, la ausencia de receptores de LDL sobre la superficie de los hepatocitos también altera el transporte de las IDL dentro del hígado y, de esta manera, una mayor proporción de IDL plasmática se convierte en LDL. Por lo tanto, los pacientes con hipercolesterolemia familiar desarrollan concentraciones excesivas de colesterol sérico como resultado de los efectos combinados de un catabolismo reducido y un exceso de biosíntesis (v. Fig. 7-2). En presencia de tal hipercolesterolemia, hay un incremento marcado del tráfico de colesterol dentro de los monocitos macrófagos y de las paredes vasculares mediante el receptor eliminador. Éste es responsable de la aparición de xantomas cutáneos y de aterosclerosis prematura.

La hipercolesterolemia familiar es una enfermedad autosómica dominante. Los heterocigotos tienen una elevación de dos a tres veces las concentraciones de colesterol plasmático, mientras que los homocigotos tienen un exceso de cinco veces. Aunque las concentraciones de colesterol están elevadas desde el nacimiento, los heterocigotos permanecen asintomáticos hasta la vida adulta, cuando desarrollan depósitos de colesterol (xantomas) junto con vainas tendinosas y aterosclerosis prematura, que conllevan una coronariopatía. Las personas homocigotas se afectan más gravemente, desarrollando xantomas cutáneos en la infancia y, a menudo, mueren por infarto de miocardio a la edad de 15 años.

El análisis del gen clonado del receptor de LDL ha revelado que más de 900 mutaciones distintas pueden originar la hipercolesterolemia familiar. Éstas pueden agruparse en cinco

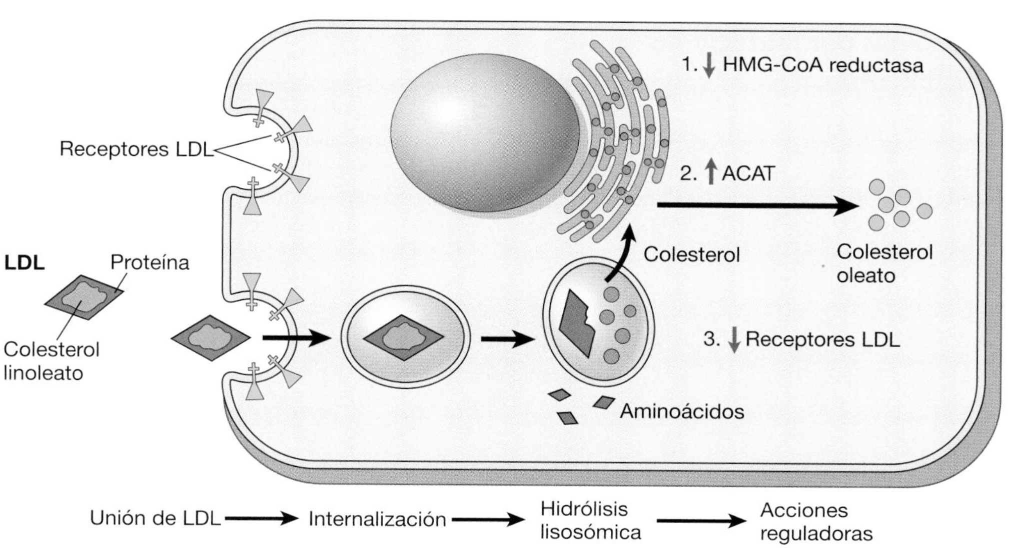

Figura 7-3

Etapas en la ruta de la lipoproteína de densidad baja (LDL) en células de mamíferos. Las flechas muestran tres funciones reguladoras del colesterol libre: 1) supresión de la síntesis de colesterol por inhibición de la HMG-CoA reductasa; 2) almacenamiento del exceso de colesterol por la activación de la ACAT, y 3) síntesis reducida de los receptores de LDL. ACAT, acil-CoA:colesterol aciltransferasa; HMG-CoA reductasa, 3-hidroxi-3-metilglutaril coenzima A reductasa. (Modificada de Goldstein JL, Brown MS: The LDL receptor defect in familial hypercholesterolemia. Implications for phatogenesis and therapy. Med Clin North Am 66:335, 1982.)

categorías. Las mutaciones de clase I son infrecuentes, y están asociadas con la pérdida de la síntesis del receptor. En las mutaciones de clase II, la forma más prevalente, se sintetiza la proteína receptora pero su transporte desde el retículo endoplasmático al aparato de Golgi está alterado. Las mutaciones de clase III producen receptores que se transportan a la superficie celular pero no consiguen unirse normalmente a la LDL. Las mutaciones de clase IV dan lugar a receptores que no consiguen internar las LDL después de haberlas unido, mientras que las mutaciones de clase V codifican para receptores que pueden unir las LDL y las internan, pero quedan atrapados en los endosomas debido a que la disociación del receptor y las LDL unidas no se produce.

El descubrimiento de la función crítica de los receptores de LDL en la homeostasia del colesterol ha conducido al diseño racional de la familia de fármacos de las estatinas, que se emplean ampliamente hoy en día para reducir el colesterol plasmático. Inhiben la actividad de la hidroximetilglutaril-coenzima A (HMG-CoA) reductasa y de esta manera favorecen una mayor síntesis del receptor de LDL (v. Fig. 7-3).

RESUMEN

Hipercolesterolemia familiar

- La hipercolesterolemia familiar es una enfermedad autosómica dominante causada por mutaciones en el gen del receptor de LDL.
- Los pacientes desarrollan hipercolesterolemia debido a un transporte alterado de las LDL dentro de las células.
- En los heterocigotos, la elevación del colesterol sérico aumenta enormemente el riesgo de aterosclerosis y la resultante coronariopatía; los homocigotos tienen una concentración aún mayor de colesterol sérico y de cardiopatía isquémica. El colesterol también se deposita a lo largo de las vainas tendinosas produciendo xantomas.

Enfermedades causadas por mutaciones en proteínas enzimáticas

Fenilcetonuria

Existen varias variantes de este error innato del metabolismo, que afecta a 1 de cada 12.000 lactantes caucásicos nacidos vivos. La forma más frecuente, denominada *fenilcetonuria clásica* (FCU), es bastante frecuente en personas de origen escandinavo e infrecuente en negros y judíos.

Los homocigotos con este trastorno autosómico recesivo clásicamente tienen un déficit grave de fenilalanina hidroxilasa, que conduce a la hiperfenilalaninemia y FCU. Los lactantes afectados son normales al nacimiento pero en cuestión de semanas desarrollan una concentración plasmática creciente de fenilalanina que, de alguna manera, altera el desarrollo cerebral. Habitualmente, hacia los 6 meses de vida el *retraso mental grave* es muy evidente; menos del 4% de los niños fenilcetonúricos no tratados tiene un cociente intelectual (CI) mayor de 50 o 60. Cerca de un tercio de estos niños nunca serán capaces de caminar y dos tercios no hablarán. Las *convulsiones*, otras anomalías neurológicas, *la pigmentación disminuida del pelo y la piel*, y *el eccema* a menudo acompañan al *retraso mental* en niños no tratados. La hiperfenilalaninemia y el retraso mental resultante pueden evitarse mediante la restricción de la toma de fenilalanina desde etapas precoces de la vida. De ahí que se hagan procedimientos de cribado de forma habitual para detectar la FCU en el período posnatal inmediato.

Muchas pacientes con FCU, tratadas con dieta desde una etapa temprana, alcanzan la edad de procreación y son clínicamente normales. La mayoría de ellas tiene una hiperfenilalaninemia marcada, puesto que el tratamiento dietético se interrumpe una vez que han alcanzado la edad adulta. Los niños nacidos de estas mujeres tienen un retraso mental profundo y múltiples anomalías congénitas, aunque los lactantes sean heterocigotos. Este síndrome, denominado FCU materna, se produce por los efectos teratógenos de la fenilalanina que cruza la placenta y afecta al feto en desarrollo. De ahí que sea imperativo que las concentraciones maternas de fenilalanina se reduzcan con medidas dietéticas antes de la concepción. La hiperfenilalaninemia materna también aumenta el riesgo de aborto espontáneo.

La anomalía bioquímica en la FCU es la incapacidad de convertir la fenilalanina en tirosina. En los niños normales menos del 50% de la ingestión dietética de fenilalanina es necesaria para la síntesis proteica. El resto se convierte en tirosina por el sistema de la fenilalanina hidroxilasa (Fig. 7-4). Cuando el metabolismo de la fenilalanina se bloquea debido a la falta de fenilalanina hidroxilasa entran en juego rutas menores de derivación que producen diversos metabolitos intermedios que se excretan en grandes cantidades por la orina y el sudor. Esto imparte un *olor húmedo o mohoso* en los lactantes afectados. Se cree que el exceso de fenilalanina o sus metaboli-

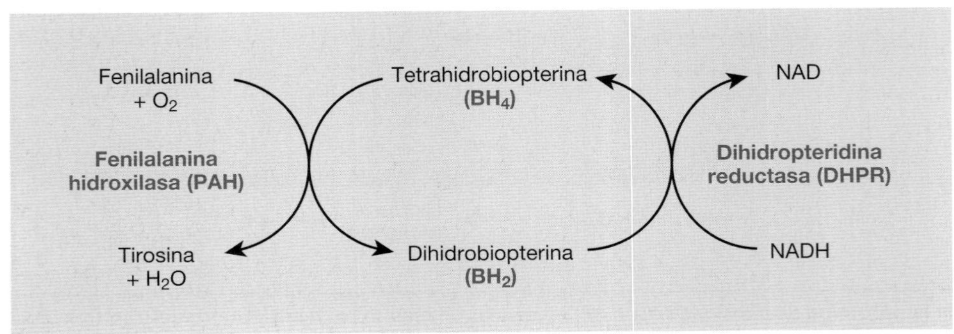

Figura 7-4

Sistema de la fenilalanina hidroxilasa. NAD(H), nicotinamida adenina dinucleótido (forma reducida).

tos contribuye al daño cerebral en la FCU. La falta concomitante de tirosina (v. Fig. 7-4), un precursor de la melanina, es responsable del color claro del cabello y la piel.

Al nivel molecular, se han identificado aproximadamente 400 alelos mutados del gen de la fenilalanina hidroxilasa, y solamente algunos de ellos producen una deficiencia grave de la enzima y, por lo tanto, son causantes de la FCU clásica. En aquellos con déficit parcial de la fenilalanina hidroxilasa solamente ocurren elevaciones modestas de la concentración de fenilalanina y no hay daño neurológico. Es importante reconocer esta afección, conocida como hiperfenilalaninemia no FCU, puesto que los individuos afectados pueden tener una prueba de cribado positiva pero no desarrollan los estigmas clásicos de la FCU. La medición de las concentraciones séricas de fenilalanina es necesaria para diferenciar la hiperfenilalaninemia no FCU de la FCU. Puesto que hay numerosos alelos del gen de la fenilalanina hidroxilasa que producen la enfermedad, el diagnóstico molecular no es factible. Una vez que se ha establecido el diagnóstico bioquímico, se puede determinar la mutación específica que produce la FCU. Con esta información, se pueden realizar las pruebas de portador en los miembros de la familia en riesgo.

Como se ha mencionado anteriormente, se han identificado diversas variantes de la FCU, que representan del 2 al 3% de todos los casos de FCU y son el resultado de deficiencias de enzimas distintas a la fenilalanina hidroxilasa, como la dihidropteridina reductasa (v. Fig. 7-4). *Es clínicamente importante reconocer estas variantes de FCU puesto que no pueden tratarse mediante restricción dietética de fenilalanina.*

Galactosemia

La galactosemia es un trastorno autosómico recesivo del metabolismo de la galactosa que afecta a 1 de cada 30.000 lactantes nacidos vivos. Normalmente, la lactasa escinde la lactosa, el principal hidrato de carbono de la leche de los mamíferos, en glucosa y galactosa en las microvellosidades intestinales. A su vez, la galactosa se convierte en glucosa en diversos pasos, en uno de los cuales es necesaria la enzima galactosa-1-fosfato uridiltransferasa. La carencia de esta enzima es responsable de la galactosemia. Como consecuencia de esta carencia de transferasa, la galactosa 1-fosfato y otros metabolitos, incluyendo el galactitol, se acumulan en muchos tejidos, como el hígado, bazo, cristalino de los ojos, riñón y corteza cerebral.

El hígado, los ojos y el cerebro se llevan la peor parte del daño. La hepatomegalia que se desarrolla precozmente es debida, en gran parte, al cambio graso, pero con el tiempo puede sobrevenir una fibrosis generalizada que se parece mucho a la cirrosis por abuso de alcohol (Capítulo 16). La opacificación del cristalino (cataratas) se desarrolla probablemente por la absorción de agua por el cristalino y su hinchazón a medida que el galactitol, producido por las rutas metabólicas alternativas, se acumula y aumenta su tonicidad. En el sistema nervioso central (SNC) aparecen alteraciones inespecíficas, incluyendo pérdida de células nerviosas, gliosis y edema. Sigue sin conocerse el mecanismo de lesión del hígado y del cerebro.

Casi desde el nacimiento, estos lactantes no crecen. Los *vómitos* y *diarrea* aparecen a los pocos días de la ingestión de leche. La *ictericia* y *hepatomegalia* se hacen habitualmente evidentes durante la primera semana de vida. La acumulación de galactosa y de galactosa 1-fosfato en el riñón altera el transporte de aminoácidos, produciendo una aminoaciduria. Hay una frecuencia aumentada de sepsis por *Escherichia coli.* Sin el tratamiento dietético apropiado, las complicaciones a largo plazo, como cataratas, defectos del habla, déficits neurológicos e insuficiencia ovárica pueden ocurrir en niños mayores y adultos.

La mayor parte de los cambios clínicos y morfológicos pueden prevenirse mediante la eliminación precoz de la galactosa de la dieta durante al menos los primeros 2 años de vida. El diagnóstico se establece mediante el ensayo de transferasa en leucocitos y eritrocitos. El diagnóstico prenatal es posible mediante ensayos enzimáticos o pruebas basadas en ADN de cultivo de amniocitos o vellosidades coriónicas.

RESUMEN

Fenilcetonuria

- La fenilcetonuria es una enfermedad autosómica recesiva causada por la carencia de la enzima fenilalanina hidroxilasa y la consiguiente incapacidad de metabolizar la fenilalanina.
- Las características clínicas incluyen retraso mental grave, convulsiones y disminución de la pigmentación de la piel, que pueden evitarse mediante la restricción de la ingestión de fenilalanina en la dieta.
- Las pacientes con FCU que interrumpen el tratamiento dietético pueden dar a luz niños con retraso mental y malformaciones debidas al paso transplacentario de metabolitos de fenilalanina.

Galactosemia

- La galactosemia está causada por una carencia heredada de galactosa-1-fosfato uridiltransferasa, que produce la acumulación de galactosa-1-fosfato y sus metabolitos en los tejidos.
- Las características clínicas incluyen ictericia, hepatopatía, cataratas, neuropatía, vómitos y diarrea, y sepsis por *E. coli.* La restricción dietética de galactosa puede prevenirlas.

Enfermedades por almacenamiento lisosomial

Los lisosomas contienen una diversidad de enzimas hidrolíticas que están implicadas en la degradación de sustratos complejos, como los esfingolípidos y los mucopolisacáridos, en productos terminales solubles. Estas moléculas de gran tamaño pueden derivar del recambio de las organelas intracelulares que entran en los lisosomas por la autofagocitosis, o pueden adquirirse del exterior de las células por fagocitosis. Con la deficiencia heredada de enzimas lisosómicas, el catabolismo de su sustrato permanece incompleto, conllevando la acumulación de metabolitos insolubles parcialmente degradados dentro de los lisosomas (Fig. 7-5). Se han identificado aproximadamente 40 enfermedades del depósito lisosomial, resultando cada una de ellas de la ausencia funcional de una enzima lisosómica específica o de proteínas implicadas en su función. Tradicionalmente, las enfermedades por almacenamiento lisosomial se dividen en categorías amplias sobre la base de la naturaleza bioquímica de los sustratos y de los metabolitos acumulados, pero una clasificación más mecanicista está basa-

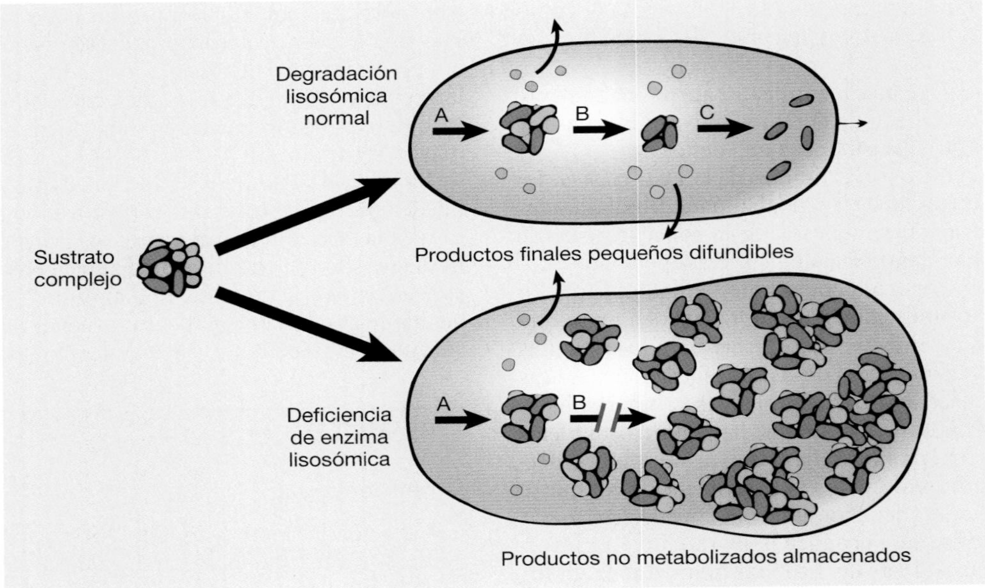

Figura 7-5

Patogenia de las enfermedades por almacenamiento lisosomial. En este ejemplo, un sustrato complejo se degrada normalmente por una serie de enzimas lisosómicas (**A**, **B** y **C**) en productos finales solubles. Si hay una deficiencia o mal funcionamiento de una de estas enzimas (p. ej., **B**), el catabolismo es incompleto y los productos intermedios insolubles se acumulan en los lisosomas.

da en el defecto molecular subyacente (Tabla 7-6). Dentro de cada grupo hay varias entidades, cada una de ellas resultante de la deficiencia de una enzima específica. A pesar de esta complejidad, ciertas características son comunes a la mayoría de las enfermedades de este grupo:

- Transmisión autosómica recesiva.
- Habitualmente afecta a lactantes y niños pequeños.
- Almacenamiento de metabolitos intermedios insolubles en el sistema mononuclear fagocítico, dando lugar a hepatoesplenomegalia.
- Afectación frecuente del SNC con daño neuronal asociado.
- Disfunciones celulares, causadas no solamente por el depósito de material no digerido, sino también por una cascada de acontecimientos secundarios desencadenados,

Tabla 7-6 Enfermedades por almacenamiento lisosomial

Categoría de enfermedad	Enfermedad	Deficiencia
Defecto primario de hidrolasa lisosomial	Enfermedad de Gaucher Gangliosidosis GM1 Enfermedad de Tay-Sachs Enfermedad de Sandhoff Enfermedad de Fabry Enfermedad de Krabbe Enfermedad de Niemann-Pick tipos A y B	Glucosilceramidasa G_{M1}-β-galactosidasa β-hexosaminidasa A β-hexosaminidasa A y B α-galactosidasa A β-galactosilceramidasa Esfingomielinasa
Defecto del procesamiento postransducción de las enzimas lisosomiales	Mucosulfatidosis	Múltiples sulfatasas
Defecto del tráfico de enzimas lisosomiales	Mucolipidosis tipos II y IIIA	*N*-acetil glucosamina fosforil transferasa
Defecto en la protección de las enzimas lisosomiales	Galactosialidosis	Proteína protectora de catepsina A (β-galactosidasa y neuraminidasa)
Defecto en proteínas lisosomiales no enzimáticas solubles	Deficiencia de la proteína activadora GM2, variante AB	Proteína activadora GM2
Proteína transmembrana (no enzimática)	Deficiencia de la proteína activadora de esfingolípido Enfermedad de Niemann-Pick tipo C (NPC) Enfermedad de Salia (almacenamiento de ácido siálico libre)	Proteína activadora de esfingolípido *NPC1* y *NPC2* Sialina

Modificada de Jeyakumar M, et al: Storage solutions: treating lysosomal disorders of the brain. Nature Rev Neurosci 6:1, 2005.

por ejemplo, por la activación de los macrófagos y liberación de citocinas.

Afortunadamente, tanto para los estudiantes de medicina como para las víctimas potenciales de las enfermedades, la mayor parte de estos trastornos son muy infrecuentes, y su descripción detallada viene mejor en textos y revisiones especializadas. Sólo unas pocas de las afecciones más frecuentes se consideran aquí. La enfermedad por almacenamiento de glucógeno tipo II (enfermedad de Pompe), también un trastorno lisosomial, se aborda más adelante.

Enfermedad de Tay-Sachs (gangliosidosis G_{M2}: deficiencia de la subunidad α de la hexosaminidasa). Las gangliosidosis están caracterizadas por la acumulación de gangliósidos, principalmente en el cerebro, como resultado de la deficiencia de una enzima lisosómica catabólica. Dependiendo del gangliósido implicado, estos trastornos se subclasifican en las categorías G_{M1} y G_{M2}. La enfermedad de Tay-Sachs, la más frecuente de todas las gangliosidosis, con diferencia, se caracteriza por una mutación en la subunidad α de la enzima hexosaminidasa A y su consiguiente deficiencia, que es necesaria para la degradación del G_{M2}. Se han descrito más de 90 mutaciones, la mayor parte afectan al plegamiento de la proteína o su transporte intracelular. El cerebro es el principal órgano afectado puesto que está más implicado en el metabolismo de los gangliósidos. El *almacenamiento* de G_{M2} ocurre dentro de las neuronas, los cilindros axónicos de los nervios y las células gliales a lo largo de todo el SNC. Las células afectadas aparecen hinchadas, posiblemente espumosas (Fig. 7-6A). La microscopía electrónica muestra configuraciones espirales dentro de los lisosomas (Fig. 7-6B). Estos cambios anatómicos se encuentran en todo el SNC (incluyendo la médula espinal), los nervios periféricos y el sistema nervioso autónomo. Con frecuencia, la retina también está afectada.

Las bases moleculares de la lesión neuronal no están del todo aclaradas. Puesto que en muchos casos la proteína mutada está mal plegada, induce la denominada respuesta de «proteína no plegada» (*unfolded protein response*) (Capítulo 1). Si tales proteínas mal plegadas no quedan estabilizadas por los chaperones pueden desencadenar la apoptosis. Estos hallazgos han dado lugar a la posibilidad del tratamiento con chaperones para esta y otras enfermedades del depósito lisosómico.

La enfermedad de Tay-Sachs, al igual que otras lipidosis, es más frecuente entre judíos asquenazíes, entre los cuales se estima que la frecuencia de portadores heterocigotos es de 1 en 30. Los heterocigotos pueden detectarse de forma fiable estimando la concentración sérica de hexosaminidasa o por análisis de ADN. En la variante infantil más frecuente de la enfermedad de Tay-Sachs, la variante aguda del lactante, los lactantes son normales al nacimiento pero la debilidad motora comienza a los 3 a 6 meses de edad, seguida del retraso mental, ceguera y disfunciones neurológicas graves. La muerte ocurre en 2 a 3 años.

Enfermedad de Niemann-Pick, tipos A y B. Estas dos entidades relacionadas se caracterizan por una deficiencia primaria de la esfingomielinasa ácida y la acumulación resultante de esfingomielina. En el tipo A, caracterizado por una deficiencia grave de esfingomielinasa, la degradación de esfingomielina en ceramida y fosforilcolina está alterada, y el exceso de esfingomielina se acumula en todas las células fagocíticas y en las neuronas. Los macrófagos aparecen rellenos de gotitas o partículas de este lípido complejo, impartiendo una vacuolización fina o aspecto espumoso al citoplasma (Fig. 7-7). Debido a su contenido elevado de células fagocíticas, *los órganos más intensamente afectados son el bazo, hígado, médula ósea, ganglios linfáticos y pulmones*. La esplenomegalia puede ser llamativa. Además, todo el SNC, incluyendo la médula espinal y los ganglios, está implicado en este proceso trágico e inexorable. Las neuronas afectadas están agrandadas y vacuoladas como consecuencia del almacenamiento de lípidos. Esta variante se manifiesta en la lactancia con *visceromegalia masiva y deterioro neurológico grave*. La muerte ocurre habitualmente en los primeros 3 años de vida. Por comparación, los pacientes con la variante tipo B tienen organomegalia pero ausencia de síntomas neurológicos. La estimación de la actividad esfingomielinasa en los leucocitos o fibroblastos cultivados puede usarse para el diagnóstico de los casos sospechosos, así como la detección de portadores. El diagnóstico prenatal es posible mediante ensayos enzimáticos o análisis de ADN.

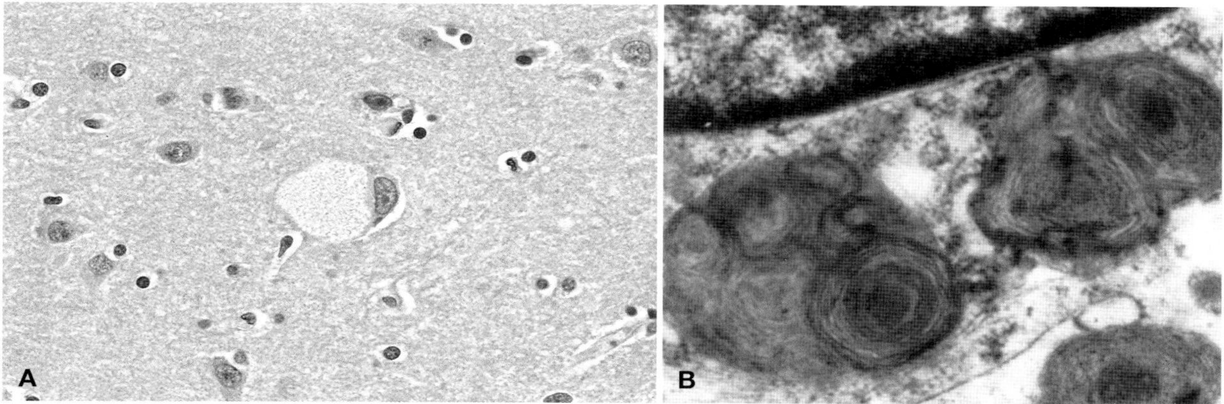

Figura 7-6

A, células ganglionares en la enfermedad de Tay-Sachs. Al microscopio óptico, una neurona grande tiene una vacuolización lipídica obvia. **B**, enfermedad de Tay-Sachs. La porción de una neurona al microscopio electrónico muestra lisosomas prominentes con configuraciones espirales. Parte del núcleo se muestra arriba. (**A**, cortesía del doctor Arthur Weinberg, Department of Pathology, University of Texas, Southwestern Medical Center, Dallas, Texas. **B**, cortesía del doctor Joe Rutledge, Children's Regional Medical Center, Seattle, Washington.)

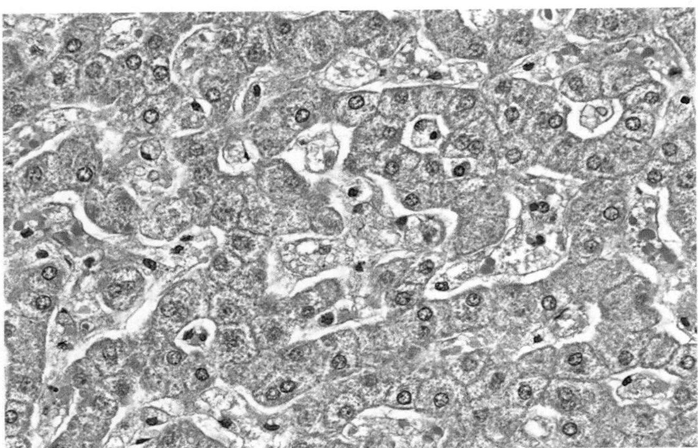

Figura 7-7

Enfermedad de Niemann-Pick en el hígado. Los hepatocitos y las células de Kupffer tienen una apariencia vacuolada y espumosa como resultado del depósito de lípidos. (Cortesía del doctor Arthur Weinberg, Department of Pathology, University of Texas Southwestern Medical Center, Dallas, Texas.)

Enfermedad de Niemann-Pick, tipo C. Aunque previamente se consideró relacionada con los tipos A y B de la enfermedad de Niemann-Pick, el tipo C (NPC) es bastante distinto a nivel bioquímico y molecular, y más frecuente que los tipos A y B combinados. Las mutaciones en dos genes relacionados, *NPC1* y *NPC2,* pueden originarla, siendo el *NPC1* responsable de la mayor parte de los casos. A diferencia de la mayoría de otras enfermedades de almacenamiento lisosómico, la NPC es debida a un defecto primario en el transporte lipídico. Las células afectadas acumulan colesterol, así como gangliósidos como G_{M1} y G_{M2}. El paso bioquímico preciso afectado por el gen *NPC1* sigue sin aclararse. El NPC es clínicamente heterogéneo: la forma más frecuente se presenta en la infancia y viene marcada por ataxia, parálisis supranuclear vertical con mirada fija, distonía, disartria y regresión psicomotora.

Enfermedad de Gaucher. Esta enfermedad se produce por la mutación en el gen que codifica la glucosilceramidasa. Hay cinco variantes autosómicas recesivas de la enfermedad de Gaucher como resultado de mutaciones alélicas distintas. Común a todas ellas es la actividad deficiente y variable de la glucosilceramidasa, que normalmente escinde los residuos de glucosa de la ceramida. Esto conlleva la acumulación de glucosilceramida en las células mononucleares fagocíticas y su transformación en las denominadas células de Gaucher. Normalmente, los glucolípidos derivados de la degradación de las células sanguíneas senescentes, particularmente los eritrocitos, se degradan de forma secuencial. En la enfermedad de Gaucher, la degradación se detiene al nivel de las glucosilceramidas que, en tránsito a través de la sangre como macromoléculas, quedan engullidas por las células fagocíticas corporales, especialmente en el hígado, bazo y médula ósea. Estos fagocitos (células de Gaucher) aumentan de tamaño, algunos de ellos llegando a alcanzar las 100 μm debido a la acumulación de lisosomas distendidos y el desarrollo de una apariencia citoplásmica patognomónica caracterizada como «de papel arrugado» (Fig. 7-8). No hay una vacuolización distintiva. Es evidente en la actualidad que la enfermedad de Gaucher está causada no sólo por la carga del material almacenado, sino también por la activación de los macrófagos. En los tejidos afectados se encuentran concentraciones elevadas de citocinas derivadas del macrófago, como las interleucinas (IL-2, IL-6) y el factor de necrosis tumoral (TNF).

Una variante, el tipo I, también denominada *forma no neuronopática crónica,* es responsable del 99% de los casos de la enfermedad de Gaucher. Se caracteriza por la afectación ósea clínica o radiológica (osteopenia, lesiones líticas focales y osteonecrosis) en el 70 al 100% de los casos. Características adicionales son la hepatoesplenomegalia y la ausencia de afectación del SNC. A menudo, el bazo está masivamente agrandado, ocupando por completo el abdomen. Las células de Gaucher se encuentran en el hígado, bazo, ganglios linfáticos y médula ósea. La infiltración medular y la erosión cortical pueden producir lesiones esqueléticas visibles desde el punto de vista radiográfico, así como una reducción de los elementos sanguíneos. Se piensa que los cambios óseos están causados

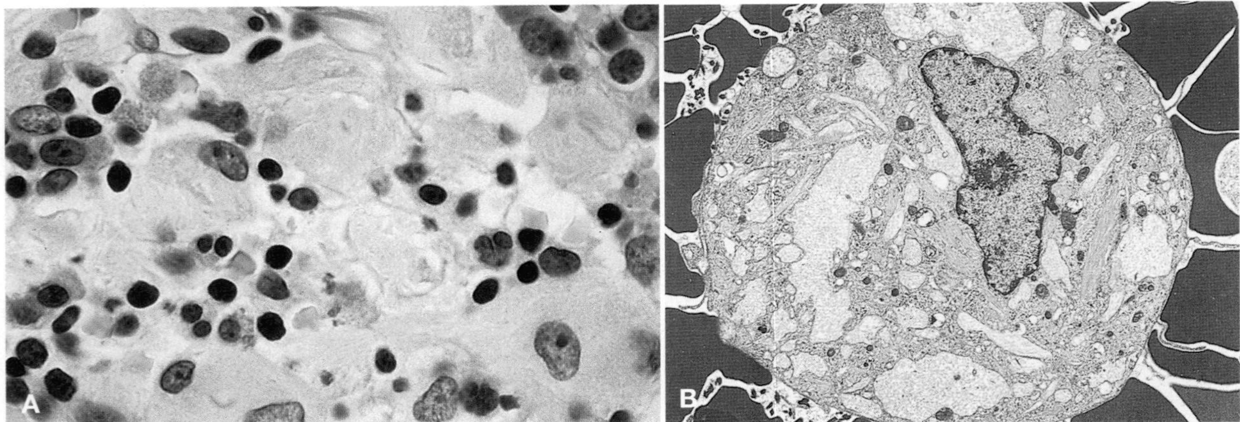

Figura 7-8

Enfermedad de Gaucher con afectación de la médula ósea. **A**, células de Gaucher con abundante citoplasma granular cargado de lípidos. **B**, microfotografía electrónica de las células de Gaucher con lisosomas distendidos y alargados. (Cortesía del doctor Mathew Fries, Department of Pathology, University of Texas Southwestern Medical Center, Dallas, Texas.)

por citocinas derivadas de los macrófagos citados antes. El tipo I es más frecuente en los judíos asquenazíes y, a diferencia de otras variantes, es compatible con una vida prolongada. Las variantes tipos II y III se caracterizan por los signos y síntomas neurológicos. En el tipo II, los síntomas comienzan antes de los 2 años de edad y son más graves, mientras que, en el tipo III, los síntomas aparecen más tarde y son más leves. Aunque el hígado y el bazo también están afectados, las características clínicas están dominadas por los trastornos neurológicos. Además de éstas, hay una forma perinatal-letal caracterizada por hepatoesplenomegalia, lesiones cutáneas e hídrops no inmunitario (v. más adelante). En la forma denominada cardiovascular, hay afectación y calcificación de las válvulas mitral y aórtica.

La concentración de glucosilceramidasa en los leucocitos o fibroblastos cultivados es útil en el diagnóstico y la detección de heterocigotos. El tratamiento actual está enfocado en el reemplazo enzimático mediante la infusión de la enzima purificada. Una forma más novedosa de tratamiento implica reducir el sustrato (glucosilceramida) mediante la administración de fármacos que inhiban la glucosilceramida sintetasa. Puesto que la glucosilceramida está reducida, su acumulación también se reduce. En el horizonte está la terapia génica de glucosilceramidasa que implica la infusión de células madre hematopoyéticas autólogas transfectadas con el gen normal.

Mucopolisacaridosis. Las mucopolisacaridosis (MPS) están caracterizadas por una degradación defectuosa (y, por lo tanto, un almacenamiento excesivo) de mucopolisacáridos en diversos tejidos. Recuérdese que los mucopolisacáridos forman parte de la sustancia de base de tejido conjuntivo y son sintetizados por los fibroblastos del tejido conjuntivo. La mayoría de los mucopolisacáridos se secretan a la sustancia de base, pero una cierta fracción es degradada dentro de los lisosomas. Diversas enzimas están implicadas en esta vía catabólica; la carencia de estas enzimas conlleva la acumulación de mucopolisacáridos dentro de los lisosomas. Se han descrito diversas variantes clínicas de MPS, clasificadas numéricamente desde MPS I a MPS VII, resultando cada una de ellas del déficit de una enzima específica. Los mucopolisacáridos que se acumulan dentro de los tejidos incluyen el dermatán sulfato, heparán sulfato, queratán sulfato y (en algunos casos) el condroitín sulfato.

Por lo general, las MPS son trastornos progresivos caracterizados por la afectación de muchos órganos, incluyendo el hígado, bazo, corazón y vasos sanguíneos. La mayoría se asocia con *características faciales grotescas, opacificación de la córnea, rigidez articular y retraso mental.* La excreción urinaria de los mucopolisacáridos acumulados a menudo está aumentada. Todos estos trastornos menos uno son heredados de forma autosómica recesiva; la excepción, el síndrome de Hunter, es una enfermedad recesiva ligada al cromosoma X. De las siete variantes reconocidas, sólo dos síndromes bien caracterizados se describen aquí brevemente.

La mucopolisacaridosis tipo I se refiere a un espectro de tres trastornos que varían de leves a graves, causados todos ellos por una deficiencia en α-L-iduronidasa. En ambos extremos del espectro se encuentran el síndrome de Hurler y el síndrome de Scheie, ocupando el síndrome Hurler-Scheie la posición intermedia. En el síndrome de Hurler, los niños afectados tienen una esperanza de vida de 6 a 10 años. Como los pacientes con la mayor parte de otras formas de MPS, desarrollan rasgos faciales toscos asociados con deformidades esqueléticas. A menudo, la muerte es debida a complicaciones cardíacas como resultado de la formación de lesiones endoteliales y endocárdicas por el depósito de mucopolisacáridos en las arterias coronarias y en las válvulas cardíacas. La acumulación de dermatán sulfato y de heparán sulfato se observa en las células del sistema mononuclear fagocítico, en fibroblastos y dentro del endotelio y las células musculares lisas de la pared vascular. Las células afectadas están hinchadas y tienen un citoplasma claro, como resultado de la acumulación de material positivo para ácido peryódico de Schiff dentro de los lisosomas vacuolados e ingurgitados. Las inclusiones lisosómicas también se observan en las neuronas, siendo responsables del retraso mental.

La otra variante de MPS, denominada tipo II, o *síndrome de Hunter,* difiere del síndrome de Hurler en su modo de herencia (ligada al cromosoma X), con ausencia de opacificación corneal, y a menudo con una evolución clínica más leve. Como en el síndrome de Hurler, los mucopolisacáridos acumulados en el síndrome de Hunter son el heparán sulfato y el dermatán sulfato, pero esto es la consecuencia de una deficiencia en la L-iduronato sulfatasa. A pesar de la diferencia en el déficit enzimático, hay una acumulación de sustratos idénticos puesto que la degradación del heparán sulfato y del dermatán sulfato requiere tanto la α-L-iduronidasa como la sulfatasa; si cualquiera de las dos falta, la degradación adicional queda bloqueada.

RESUMEN

Enfermedades por almacenamiento lisosomial

- La *enfermedad de Tay-Sachs* está causada por la incapacidad de metabolizar los gangliósidos G_{M2} por la falta de la hexosaminidasa A lisosomial. Los gangliósidos G_{M2} se acumulan en el SNC y causan retraso mental grave, ceguera, debilidad motora y muerte hacia la edad de 2-3 años.
- La *enfermedad de Niemann-Pick tipos A y B* está causada por un déficit de esfingomielinasa. En la variante tipo A, más grave, la acumulación de esfingomielina en el sistema nervioso conlleva un daño neuronal. El lípido también se almacena en los fagocitos del hígado, bazo, médula ósea y ganglios linfáticos, produciendo su aumento de tamaño. En el tipo B, el daño neuronal está ausente.
- La *enfermedad de Niemann-Pick tipo C* está causada por un defecto en el transporte de colesterol y la acumulación resultante de colesterol y gangliósidos en el sistema nervioso. Los niños afectados tienen ataxia, disartria y regresión psicomotora.
- La *enfermedad de Gaucher* se produce por la falta de la enzima glucosilceramidasa y la acumulación de glucosilceramida en las células mononucleares fagocíticas. En la variante más común, la tipo I, los fagocitos afectados están agrandados (células de Gaucher) y se acumulan en el hígado, bazo y médula ósea, produciendo hepatoesplenomegalia y erosión ósea. Los tipos II y III tienen una afectación neuronal variable.
- Las *mucopolisacaridosis* se producen por la acumulación de mucopolisacáridos en muchos tejidos, incluyendo el hígado, bazo, corazón, vasos sanguíneos, cerebro, córnea y articulaciones. Los pacientes afectados en todas las formas tienen rasgos faciales toscos. En el síndrome de Hurler hay opacificación corneal, depósitos valvulares y en las arterias coronarias y muerte en la infancia. El síndrome de Hunter tiene una evolución más leve.

Enfermedades de depósito del glucógeno (glucogenosis)

La deficiencia heredada de cualquiera de las enzimas implicadas en la síntesis o degradación del glucógeno puede producir una acumulación excesiva de éste o de alguna forma anormal de glucógeno en diversos tejidos. El tipo de glucógeno almacenado, su localización intracelular y la distribución tisular de las células afectadas varía dependiendo de la deficiencia enzimática específica. Independientemente del tejido o células afectados, el glucógeno se almacena habitualmente dentro del citoplasma, o a veces dentro de los núcleos. Una variante, la enfermedad de Pompe, es una forma de enfermedad por almacenamiento lisosomial, puesto que la enzima deficiente se localiza en los lisosomas. La mayoría de las glucogenosis son heredadas como enfermedades autosómicas recesivas, como es lo habitual en los síndromes por «deficiencia enzimática».

Se han descrito aproximadamente una docena de formas de glucogenosis sobre la base de las deficiencias enzimáticas específicas. Sobre la base de la fisiopatología, se pueden agrupar en tres categorías (Tabla 7-7):

- *Tipo hepático.* El hígado contiene diversas enzimas que sintetizan glucógeno para almacenamiento y también lo degradan en glucosa libre. De ahí que una deficiencia de las enzimas hepáticas implicadas en el metabolismo del glucógeno se asocie con dos efectos clínicos principales: *aumento de tamaño del hígado por almacenamiento de glucógeno* e *hipoglucemia debida a la insuficiencia de producción de glucosa* (Fig. 7-9). La enfermedad de von Gierke (glucogenosis tipo I), producida por la carencia de glucosa-6-fosfatasa, es el ejemplo más importante de la forma hepática de glucogenosis (v. Tabla 7-7).
- *Tipo miopático.* En el músculo estriado, el glucógeno es una fuente importante de energía. No es sorprendente que la mayoría de las formas de enfermedad por almacenamiento de glucógeno afecte a los músculos. Cuando las enzimas implicadas en la glucólisis son deficientes, hay almacenamiento de glucógeno en los músculos y una debilidad muscular asociada debida a una alteración en la producción de energía. Típicamente, *las formas miopáticas de las enfermedades de almacenamiento del glucógeno vienen marcadas por los dolores musculares después del ejercicio, mioglobinuria e incapacidad de elevación de las concentraciones sanguíneas de lactato inducidas por ejercicio por el bloqueo de la glucólisis.* La enfermedad de McArdle (glucogenosis tipo V), producida por la deficiencia de la fosforilasa muscular, es el prototipo de las glucogenosis miopáticas.
- Otras dos formas de glucogenosis no encajan en ninguna de las categorías anteriores. La glucogenosis tipo II

Tabla 7-7 Principales subgrupos de glucogenosis

Categoría clinicopatológica	Tipo específico	Deficiencia enzimática	Cambios morfológicos	Características clínicas
Tipo hepático	Hepatorrenal (enfermedad de von Gierke, tipo I)	Glucosa-6-fosfatasa	Hepatomegalia: acumulaciones intracitoplásmicas de glucógeno y pequeñas cantidades de lípido; glucógeno intranuclear Nefromegalia: acumulaciones intracitoplásmicas de glucógeno en las células epiteliales tubulares corticales	En pacientes no tratados, falta de apetito, retroceso del crecimiento, hepatomegalia y nefromegalia Hipoglucemia debida al fallo de movilización de la glucosa, a menudo llega a producir convulsiones Hiperlipidemia e hiperuricemia por alteración del metabolismo de la glucosa; muchos pacientes desarrollan gota y xantomas cutáneos Tendencia al sangrado por disfunción plaquetaria Con tratamiento (proporcionando una fuente continua de glucosa), la mayoría de los pacientes sobrevive y desarrolla complicaciones tardías (p. ej., adenomas hepáticos)
Tipo miopático	Síndrome de McArdle (tipo V)	Fosforilasa muscular	Sólo músculo esquelético –acumulaciones de glucógeno predominantemente en localización subsarcolemal	Agujetas dolorosas asociadas con ejercicio extenuante La mioglobinuria ocurre en el 50% de los casos Inicio en adultos (> 20 años) El ejercicio muscular no consigue elevar la concentración de lactato en sangre venosa Compatible con una longevidad normal
Varios tipos	Glucogenosis generalizada (enfermedad de Pompe, tipo II)	Glucosidasa lisosómica (maltasa ácida)	Hepatomegalia leve: balonización de los lisosomas con glucógeno creando un patrón citoplasmático en encaje Cardiomegalia: el glucógeno está dentro del sarcoplasma, así como unido a la membrana Músculo esquelético: similar al corazón (v. cardiomegalia)	Cardiomegalia masiva, hipotonía muscular e insuficiencia cardiorrespiratoria a los 2 años La forma más leve del adulto con solamente afectación del músculo esquelético se presenta con miopatía crónica

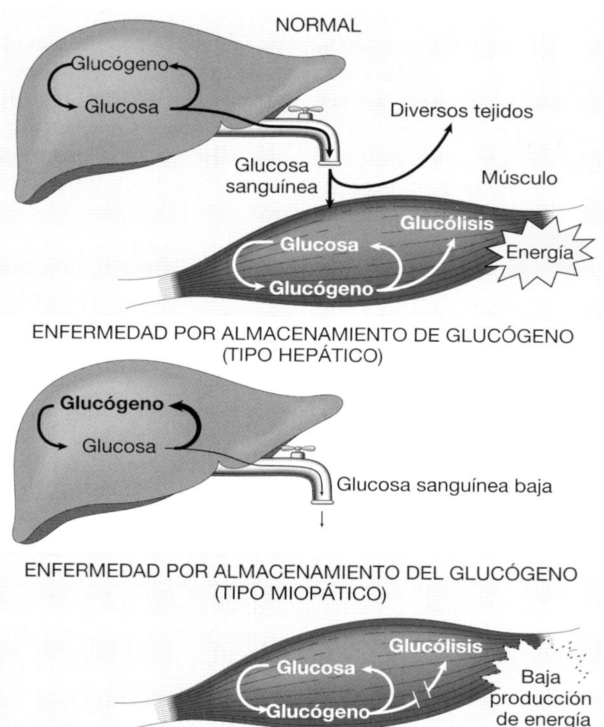

Figura 7-9

Arriba, esquema simplificado del metabolismo normal del glucógeno en el hígado y músculos esqueléticos. **Centro**, efectos de una deficiencia heredada de enzimas hepáticas implicadas en el metabolismo del glucógeno. **Abajo**, consecuencias de una deficiencia genética en las enzimas que metabolizan el glucógeno en los músculos esqueléticos.

(*enfermedad de Pompe*) está causada por la deficiencia de la maltasa ácida lisosómica y, por lo tanto, se asocia con el depósito de glucógeno en prácticamente cualquier órgano, si bien la cardiomegalia es lo más prominente. La glucogenosis de Brancher (tipo IV) está causada por el depósito de una forma anómala de glucógeno, con efectos desfavorables sobre el hígado, corazón y músculos.

RESUMEN

Enfermedades por almacenamiento de glucógeno

- La deficiencia heredada de enzimas implicadas en el metabolismo del glucógeno puede conllevar un almacenamiento de glucógeno normal o de formas anómalas, predominantemente en el hígado o músculos, o en todos los tejidos.
- En la *forma hepática* (enfermedad de von Gierke), los hepatocitos almacenan glucógeno debido a la falta de la glucosa-6-fosfatasa hepática. Existen diversas *formas miopáticas,* incluyendo la enfermedad de McArdle, en las que la falta de fosforilasa muscular origina el almacenamiento en los músculos esqueléticos y las agujetas después del ejercicio. En la *enfermedad de Pompe* hay una carencia de la maltasa ácida lisosómica, y todos los órganos están afectados, siendo la afectación cardíaca la predominante.

Enfermedades causadas por mutaciones en proteínas que regulan el crecimiento celular

Como se detalló en el capítulo 6, dos clases de genes, los protooncogenes y los genes supresores tumorales, regulan el crecimiento y la diferenciación de células normales. Las mutaciones que afectan a estos genes, en su mayoría en las células somáticas, están implicadas en la patogenia de los tumores. En aproximadamente el 5% de todos los cánceres, sin embargo, las mutaciones que afectan a ciertos genes supresores tumorales están presentes en todas las células del organismo, incluyendo las células germinales y, de esta manera, pueden transmitirse a los descendientes. Estos genes mutados predisponen a los descendientes a padecer tumores hereditarios, un tema abordado con mayor detalle en el Capítulo 6.

ENFERMEDADES CON HERENCIA MULTIFACTORIAL

La herencia multifactorial (también denominada *poligénica*) está implicada en muchas de las características fisiológicas de los humanos (p. ej., talla, peso, presión sanguínea, color del cabello). Un rasgo fisiológico o patológico multifactorial puede ser definido como aquel gobernado por el efecto aditivo de dos o más genes con efecto pequeño, condicionados por influencias ambientales no genéticas. Incluso los gemelos monocigotos criados por separado pueden alcanzar estaturas diferentes debido a influencias nutricionales o ambientales. Cuando se observan en una población grande, los atributos fenotípicos gobernados por la herencia multifactorial siguen una distribución gaussiana continua (Figura 7-10). Presumiblemente, existe cierto efecto umbral, de manera que un trastorno se hace manifiesto solamente cuando están implicados un cierto número de genes efectores, así como las influencias ambientales condicionantes. El efecto umbral también explica por qué los padres de un niño con un trastorno poligénico pueden ser normales. Una vez que se excede el valor umbral, la gravedad de la enfermedad es directamente proporcional al número y grado de influencia de los genes patológicos.

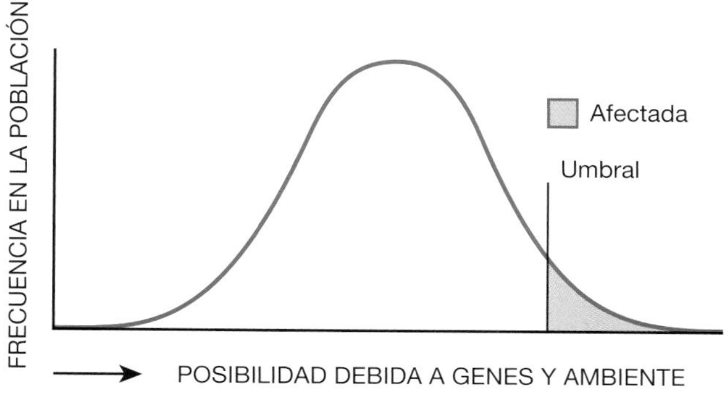

Figura 7-10

Herencia multifactorial. La distribución continua de la posibilidad de desarrollar una enfermedad multifactorial viene determinada por muchos genes y el ambiente. El umbral indica el límite por encima del cual se expresa la enfermedad. (Adaptada de Elsas LJ II, Priest JH: Medical genetics. En: Sodeman WA, Sodeman TM [eds.]: Pathologic Physiology: Mechanisms of Disease, 7.ª ed. Filadelfia, WB Saunders, 1985, p 59.)

Los siguientes rasgos caracterizan la herencia multifactorial. Se han establecido para la herencia multifactorial de las malformaciones congénitas y, con toda probabilidad, se han obtenido para otras enfermedades multifactoriales.

- El riesgo de expresar un trastorno multifactorial viene condicionado por el número de genes mutados heredados. Por lo tanto, el riesgo es mayor en descendientes de pacientes que expresan gravemente el trastorno.
- La tasa de recurrencia del trastorno (del 2 al 7%) es la misma para todos los familiares de primer grado (es decir, padres, hermanos e hijos) del individuo afectado. Por lo tanto, si los padres han tenido un hijo afectado, el riesgo de que el siguiente hijo quede afectado está entre el 2 y el 7%. De forma similar, existe la misma probabilidad de que uno de los padres esté afectado.
- La probabilidad de que dos gemelos idénticos estén afectados es significativamente menor del 100% pero es mayor que la probabilidad de que gemelos no idénticos estén afectados. La experiencia ha demostrado, por ejemplo, que la frecuencia de concordancia entre gemelos idénticos varía entre el 20 y el 40%.
- El riesgo de recurrencia de la anomalía fenotípica en embarazos subsiguientes depende del resultado de embarazos previos. Cuando un hijo está afectado, la probabilidad de que el siguiente hijo quede afectado es de hasta el 7%, pero después de que dos hijos estén afectados, el riesgo aumenta a casi el 9%.

Se cree que esta forma de herencia subyace en enfermedades tan frecuentes como la diabetes mellitus, hipertensión, gota, esquizofrenia, trastorno bipolar y ciertas formas de cardiopatía congénita, así como algunas anomalías esqueléticas. La hipertensión proporciona un ejemplo excelente de herencia multifactorial. Existe una buena evidencia de que el grado de presión sanguínea de un individuo, al menos en parte, queda bajo control genético, aparentemente gobernado por muchos genes de efecto pequeño. Los niveles de presión sanguínea de la mayoría de la población siguen una curva de distribución gaussiana continua. En cierto punto arbitrario de presión sanguínea, se dice que existe hipertensión puesto que las presiones por encima de este nivel se asocian con una desventaja significativa para el individuo (Capítulo 10).

ENFERMEDADES CITOGENÉTICAS

Las anomalías cromosómicas ocurren mucho más frecuentemente de lo que generalmente se aprecia. Se estima que, aproximadamente, 1 de cada 200 lactantes recién nacidos tiene alguna forma de anomalía cromosómica. El valor es mucho mayor en fetos que no llegan a término. Se estima que en un 50% de los abortos del primer trimestre el feto tiene una anomalía cromosómica. Los trastornos citogenéticos pueden proceder de alteraciones en el número o estructura de los cromosomas, y pueden afectar a cromosomas autosómicos o sexuales.

Antes de embarcarnos en la discusión sobre las aberraciones cromosómicas, debería recordarse que la realización de un cariotipo es la herramienta básica del citogenetista. El cariotipo es la representación fotográfica de una muestra de la metafase teñida en la que los cromosomas quedan ordenados en orden decreciente de longitud. Se han desarrollado varias técnicas para teñir los cromosomas. Con la ampliamente utilizada técnica de tinción de Giemsa (formación de bandas G), se puede ver que cada conjunto de cromosomas posee un patrón distintivo de bandas claras y oscuras alternantes de grosor variable (Fig. 7-11). El uso de técnicas de creación de bandas permite cierta identificación de cada cromosoma, así como la localización precisa de cambios estructurales en los cromosomas (descrita más adelante).

Anomalías numéricas. En los humanos, el recuento normal de cromosomas es de 46 (es decir, $2n = 46$). Cualquier múltiplo exacto del número haploide (n) se denomina *euploidía.* Los números cromosómicos, como $3n$ y $4n$, se denominan *poliploidías.* Por lo general, la poliploidía conlleva un aborto espontáneo. Cualquier número que no sea un múltiplo exacto de n se denomina *aneuploidía.* La causa principal de aneuploidía es la falta de disyunción de la pareja homóloga de cromosomas durante la primera división meiótica y la falta de separación de las cromátides hermanas durante la segunda división meiótica. Esta última también puede ocurrir durante la división celular somática, y conlleva la producción de dos células aneuploides. La falta de emparejamiento de cromosomas homólogos, seguida de una distribución aleatoria (retraso de la anafase) también puede conllevar una aneuploidía. Cuando no hay disyunción en el momento de la meiosis, los gametos formados tienen o bien un cromosoma extra ($n + 1$) o carecen de un cromosoma ($n - 1$). La fertilización de tales gametos por gametos normales produciría dos tipos de cigotos: trisómicos, con un cromosoma extra ($2n + 1$) o monosómicos ($2n - 1$). La monosomía que afecta un autosoma es incompatible con la vida, mientras que las trisomías de ciertos autosomas y la monosomía que afecta a los cromosomas sexuales son compatibles con la vida. Éstas, como veremos, se asocian con grados variables de anomalías fenotípicas. El *mosaicismo* es un término utilizado para describir la presencia de dos o más poblaciones de células en un mismo individuo. En el contexto del número de cromosomas, la falta de disyunción mitótica poscigótica produciría un trisómico y una célula hija monosómica; los descendientes de estas células producirían así un mosaico. Como se describe más adelante, el mosaicismo que afecta a los cromosomas sexuales es frecuente, mientras que el autosómico no lo es.

Anomalías estructurales. Los cambios estructurales en los cromosomas habitualmente se producen por la ruptura cromosómica seguida por la pérdida o reordenamiento del material. Habitualmente, tales cambios se designan utilizando una abreviatura citogenética en la que *p* (*petit*, pequeño) denota el brazo corto de un cromosoma, y *q*, el brazo largo. Cada brazo se divide, a su vez, en regiones numeradas (1, 2, 3, y así sucesivamente) desde el centrómero hacia fuera, y dentro de cada región las bandas quedan ordenadas numéricamente (v. Figura 7-11). Por lo tanto, 2q34 indica el cromosoma 2, brazo largo, región 3, banda 4. Los patrones de reordenamiento cromosómico tras la rotura (Fig. 7-12) son como sigue:

- La *traslocación* implica la transferencia de una parte de un cromosoma a otro. Por lo general, el proceso es recíproco (es decir, se intercambian fragmentos entre dos cromosomas). En la abreviatura genética, las traslocaciones se indican por una *t* seguida de los cromosomas implicados en orden numérico, por ejemplo, *46,XX,t(2;5)(q31;p14).* Esto indicaría una traslocación recíproca que afecta al

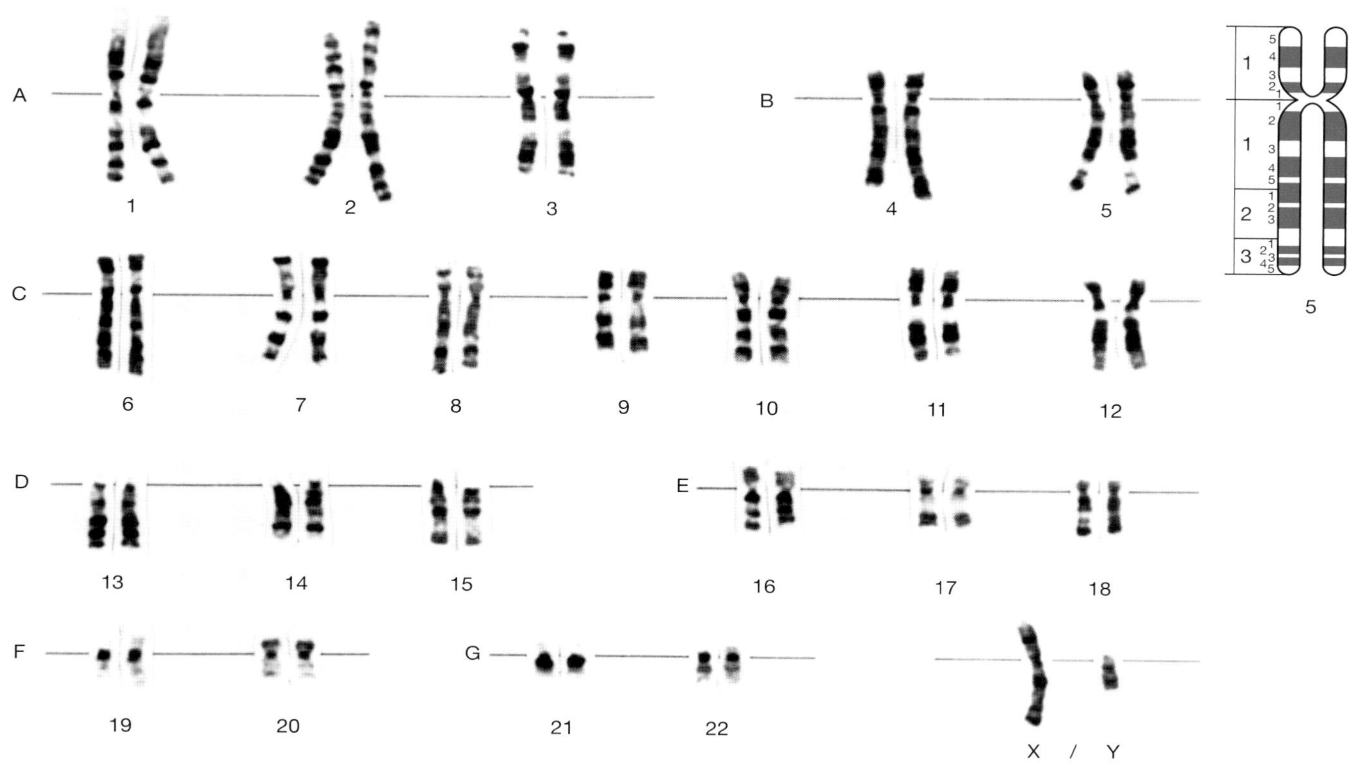

Figura 7-11

Cariotipo masculino normal con bandas G. (Cortesía de la doctora Nancy R. Schneider, Department of Pathology, University of Texas, Southwestern Medical School, Dallas, Texas.) También se muestra el cromosoma 5 en una metafase intermedia con las bandas G para indicar la nomenclatura de los brazos, regiones y bandas. Las áreas claras representan tinción negativa o débil para bandas G, y las áreas verdes son bandas G positivas.

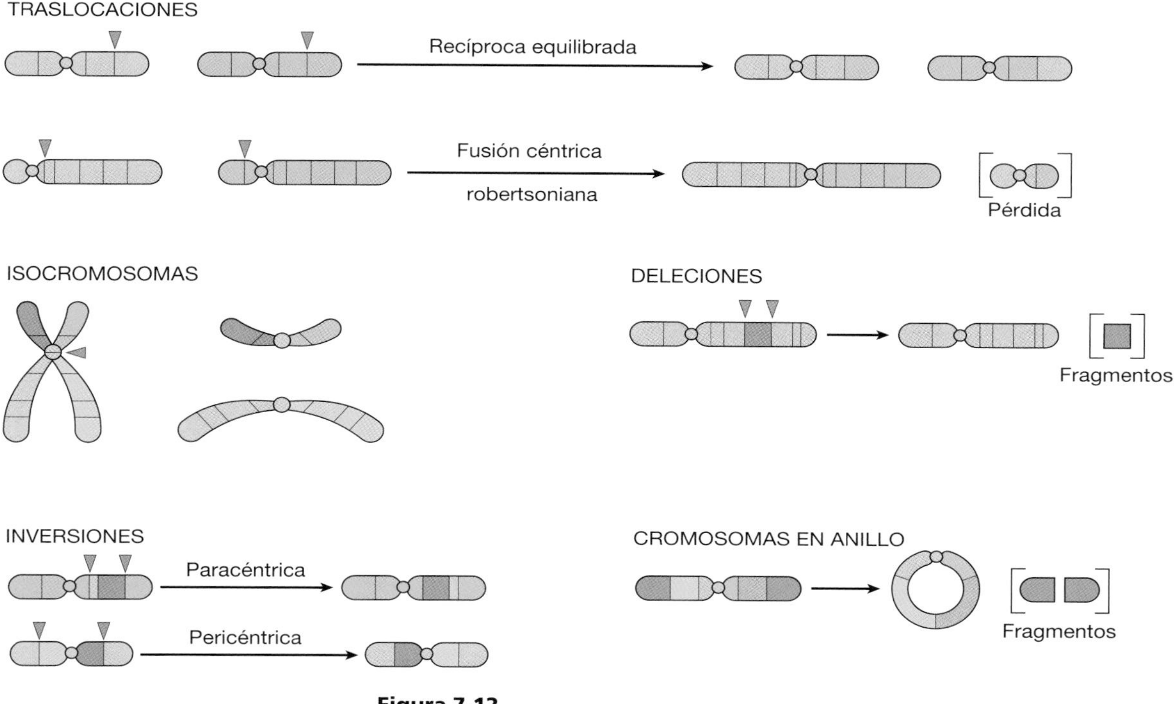

Figura 7-12

Tipos de reordenamientos cromosómicos.

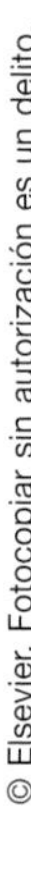

brazo largo (q) del cromosoma 2 en la región 3, banda 1, y al brazo corto del cromosoma 5, región 1, banda 4. Cuando se intercambian los fragmentos rotos completos, la traslocación recíproca equilibrada (Fig. 7-12) no es dañina para el portador, que tiene un número normal de cromosomas y el material genético al completo. Sin embargo, durante la gametogénesis, se forman gametos anómalos (desequilibrados), produciendo cigotos anormales. Un patrón especial de traslocación que afecta a dos cromosomas acrocéntricos se denomina traslocación *de tipo fusión céntrica*, o *robertsoniana*. Típicamente, las roturas ocurren cerca del centrómero, afectando a los brazos cortos de ambos cromosomas. La transferencia de los segmentos da lugar a un cromosoma muy grande y a uno extremadamente pequeño (v. Fig. 7-12). Los fragmentos cortos se pierden y el portador tiene 45 cromosomas. Puesto que los brazos cortos de todos los cromosomas acrocéntricos portan genes muy redundantes (p. ej., genes del ARN ribosómico), esta pérdida es compatible con la supervivencia. Sin embargo, surgen dificultades durante la gametogénesis, produciéndose la formación de gametos desequilibrados que podrían conducir a descendientes anormales.

- Los *isocromosomas* se producen por la división horizontal más que vertical de los centrómeros. Uno de los dos brazos del cromosoma se pierde, y el brazo restante queda duplicado, produciendo un cromosoma con tan sólo dos brazos cortos o dos brazos largos. El isocromosoma más frecuente presente en nacidos vivos implica el brazo largo del cromosoma X y se designa *i(Xq)*. Cuando ocurre la fertilización por un gameto que contiene un cromosoma X normal, hay una monosomía para los genes del Xp y una trisomía para los genes del Xq.
- La *deleción* implica la pérdida de una porción de un cromosoma. Una única rotura puede eliminar un segmento terminal. Dos roturas intersticiales, con unión de los segmentos proximal y distal, pueden producir la pérdida de un segmento intermedio. El fragmento aislado, que carece de centrómero, casi nunca sobrevive y, por lo tanto, se pierden muchos genes.
- Las *inversiones* ocurren cuando hay dos roturas intersticiales en un cromosoma, y el segmento se vuelve a unir después de un giro completo.
- Un *cromosoma en anillo* es una variante de una deleción. Tras la pérdida de segmentos de cada extremo del cromosoma, los brazos se unen para formar un anillo.

Después de estos antecedentes, cabe centrarse, en primer lugar, en algunos aspectos generales de los trastornos cromosómicos, para a continuación dar algunos ejemplos específicos de enfermedades que implican cambios en el cariotipo.

- Los trastornos cromosómicos pueden estar asociados con ausencia (deleción, monosomía), exceso (trisomía) o reordenamientos anómalos (traslocaciones) de los cromosomas.
- Por lo general, la pérdida de material cromosómico produce defectos más graves que su ganancia.
- El exceso de material cromosómico puede derivar de un cromosoma completo (como en la trisomía) o de parte de un cromosoma (como en la traslocación robertsoniana).
- Los desequilibrios de los cromosomas sexuales (exceso o pérdida) se toleran mucho mejor que desequilibrios similares en cromosomas autosómicos.
- Los trastornos de los cromosomas sexuales a menudo producen anomalías sutiles, a veces no detectadas al nacimiento. La infertilidad, una manifestación frecuente, no puede diagnosticarse hasta la adolescencia.
- En la mayoría de los casos, los trastornos cromosómicos se producen por cambios *de novo* (es decir, los padres son normales y el riesgo de recurrencia en los descendientes es bajo). Una excepción infrecuente pero importante a este principio viene mostrada por la forma de traslocación en el síndrome de Down.

Enfermedades citogenéticas que afectan a los autosomas

Tres trisomías autosómicas (21, 18 y 13) y un síndrome de deleción (el síndrome del maullido de gato, *cri du chat*), que es el resultado de la deleción parcial del brazo corto del cromosoma 5, fueron las primeras anomalías cromosómicas identificadas. Más recientemente, se han descrito diversas trisomías adicionales y síndromes de deleción (como el que afecta al 22q). La mayoría de estos trastornos son bastante infrecuentes, pero sus características clínicas podrían permitir un reconocimiento fácil (Fig. 7-13).

Tan sólo la trisomía 21 y la deleción 22q11.2 ocurren con la suficiente frecuencia para merecer una consideración ulterior.

Trisomía 21 (síndrome de Down)

El síndrome de Down es la enfermedad cromosómica más frecuente. Cerca del 95% de los individuos afectados tiene trisomía 21, de forma que su recuento cromosómico es de 47. Como se ha mencionado anteriormente, la causa más frecuente de trisomía, y por lo tanto de síndrome Down, es la falta de disyunción meiótica. Los progenitores de estos niños tienen un cariotipo normal y son normales en todos los aspectos. *La edad materna tiene una fuerte influencia sobre la incidencia de síndrome de Down.* Ocurre en 1 de cada 1.550 nacidos vivos en mujeres menores de 20 años, pero en 1 de cada 25 nacidos vivos en mujeres mayores de 45 años. La correlación con la edad materna sugiere que, en la mayoría de los casos, la falta de disyunción meiótica del cromosoma 21 ocurre en el óvulo. De hecho, en el 95% de los casos el cromosoma extra es de origen materno. La razón del aumento de susceptibilidad del óvulo a la falta de disyunción no está del todo aclarada. No se ha encontrado un efecto de la edad paterna en aquellos casos en los que el cromosoma extra deriva del padre.

En cerca del 4% de todos los pacientes con trisomía 21, el material cromosómico extra está presente no como un cromosoma extra, sino como una traslocación del brazo largo del cromosoma 21 al cromosoma 22 o al 14. Tales casos son con frecuencia (pero no siempre) familiares, y el cromosoma traslocado se hereda de uno de los progenitores, que con mayor frecuencia es portador de una traslocación robertsoniana. Aproximadamente el 1% de los pacientes con trisomía 21 son mosaicos, y habitualmente tienen una mezcla de células con 46 y 47 cromosomas. Esto es la consecuencia de la falta de disyunción mitótica del cromosoma 21 durante un estadio precoz de la embriogénesis. Los síntomas en tales casos son variables y más leves, dependiendo de la proporción de células anómalas.

Las características clínicas del síndrome de Down incluyen *pliegues epicánticos* y *perfil facial plano* (v. Fig. 7-13). La tri-

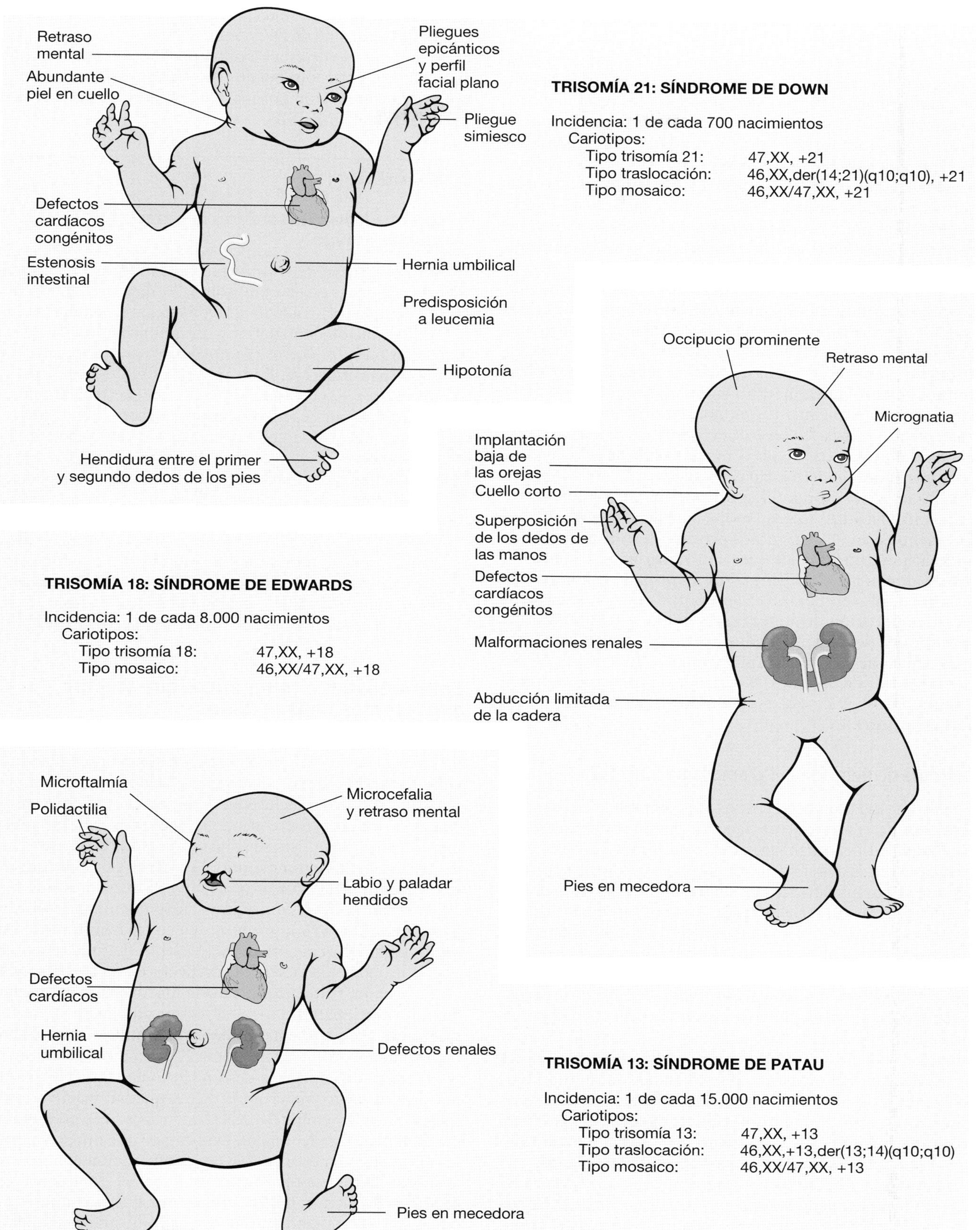

Figura 7-13

Características clínicas y cariotipos de los tres tipos más frecuentes de trisomías autosómicas.

somía 21 es la causa principal de *retraso mental.* El grado de retraso mental es grave: el CI varía de 25 a 50. Las malformaciones congénitas son frecuentes y bastante incapacitantes. Aproximadamente el 40% de los pacientes con trisomía 21 tiene *malformaciones cardíacas,* responsables de la mayoría de las muertes en la infancia temprana. Las *infecciones graves* son otra causa importante de morbilidad y mortalidad. Al igual que con la mayoría de las otras características clínicas, la base del aumento de la susceptibilidad a la infección no está del todo aclarada. El desequilibrio cromosómico, de alguna manera indefinida, también *aumenta el riesgo personal de desarrollar leucemias agudas,* particularmente la leucemia megacariocítica aguda.

El pronóstico global de los individuos con síndrome de Down ha mejorado notablemente en los últimos años como resultado de un mejor control de las infecciones. En la actualidad, la edad promedio de muerte es de 47 años. La mayoría de aquellos que sobreviven hasta edades medianas desarrollan cambios histológicos, metabólicos y neuroquímicos de la enfermedad de Alzheimer (Capítulo 24). Muchos desarrollan una demencia franca. La base de esta asociación se está investigando de forma activa, con la esperanza de hallar claves en la patogenia de la enfermedad de Alzheimer.

Aunque el cariotipo del síndrome de Down se conoce desde hace décadas, la base molecular de esta enfermedad sigue siendo esquiva. Los datos procedentes del proyecto de genoma humano indican que el cromosoma 21 contiene, aproximadamente, 300 genes. Por análisis molecular de las variantes de traslocación en el síndrome de Down, se ha identificado una región de 5 megabases como la Región Crítica del Síndrome de Down. Estudios recientes señalan hacia dos genes dentro de esta región que regulan la función de NFAT (factor nuclear de linfocitos T activados), un factor de transcripción pleiotrópico que regula muchos genes diana en las rutas del desarrollo.

Síndrome de deleción del cromosoma 22q11.2

El síndrome del cromosoma 22q11.2 comprende espectro de trastornos derivados de una pequeña eliminación intersticial de la banda 11 del brazo largo del cromosoma 22. Las características clínicas de esta deleción incluyen cardiopatía congénita que afecta a los tractos de salida, anomalías del paladar, dismorfismo facial, retraso del desarrollo, hipoplasia tímica con alteración de la inmunidad celular T, e hipoplasia paratiroidea que causa hipocalcemia. Previamente, se pensó que estas características clínicas representaban dos trastornos distintos: *el síndrome DiGeorge* y *el síndrome velocardiofacial.* Sin embargo, se sabe ahora que ambos están causados por una deleción de 22q11.2. Se piensa que las variaciones en el tamaño y posición de esta deleción son responsables de las manifestaciones clínicas variables. Cuando la inmunodeficiencia de linfocitos T y la hipocalcemia son los hallazgos dominantes, se dice que los pacientes padecen el *síndrome DiGeorge,* mientras que los pacientes con el denominado *síndrome velocardiofacial* tienen una inmunodeficiencia leve con dismorfología y defectos cardíacos marcados. Además de estas malformaciones, los pacientes con deleción 22q11.2 tienen un riesgo particularmente elevado de psicosis, como esquizofrenia y trastornos bipolares. La base molecular de este síndrome no está del todo aclarada. La región afectada del cromosoma 22 codifica muchos genes. De entre ellos, se sospecha del gen *TBX1,* que codifica un factor de transcripción, puesto que su pérdida parece correlacionarse con la aparición del síndrome de DiGeorge.

El diagnóstico de esta afección puede sospecharse sobre la base clínica, pero sólo puede establecerse mediante la detección de la eliminación por hibridación *in situ* con fluorescencia (FISH) (v. Fig. 7-38B).

RESUMEN

Enfermedades citogenéticas que afectan a los autosomas

- El *síndrome de Down* está causado por una copia extra de genes en el cromosoma 21, más frecuentemente debido a una trisomía 21, y menos frecuentemente a la traslocación de material cromosómico extra desde el cromosoma 21 a otros cromosomas o por mosaicismo.
- Los pacientes con síndrome de Down tienen retraso mental grave, perfil facial plano, pliegues epicánticos, malformaciones cardíacas, mayor riesgo de leucemia e infecciones, y desarrollo prematuro de enfermedad de Alzheimer.
- La deleción de genes del cromosoma 22q11.2 da lugar a malformaciones que afectan a la cara, corazón, timo y paratiroides. Los trastornos resultantes se reconocen como 1) *síndrome DiGeorge* (hipoplasia tímica con disminución de la inmunidad de linfocitos T e hipoplasia paratiroidea con hipocalcemia) o 2) *síndrome velocardiofacial* (cardiopatía congénita que afecta a los tractos de salida, dismorfismo facial y retraso del desarrollo).

Enfermedades citogenéticas que afectan a los cromosomas sexuales

Una serie de cariotipos anormales que implican los cromosomas sexuales, de 45,X a 49,XXXXY, son compatibles con la vida. De hecho, se han identificado varones fenotípicamente normales con dos o incluso tres cromosomas Y. Tales desviaciones cariotípicas extremas no se encuentran en los autosomas. En gran parte, esto se relaciona con dos factores: 1) «lionización» de los cromosomas X, y 2) la poca cantidad de información genética transportada por el cromosoma Y. La consideración de «lionización» debe comenzar con Mary Lyon, quien, en 1962, propuso que en las hembras un único cromosoma X es genéticamente activo. La inactivación X ocurre pronto en la vida fetal, alrededor de 16 días después de la concepción, y de forma aleatoria inactiva el cromosoma X, bien de origen paterno o materno, en cada una de las células primitivas que representan el desarrollo embrionario. Una vez inactivado, el propio cromosoma X permanece genéticamente neutralizado en toda la descendencia de estas células. Además, todos menos un cromosoma X quedan inactivados, de forma que una hembra 48,XXXX tan sólo tiene un cromosoma X activo. Este fenómeno explica por qué mujeres normales no tienen una dosis doble (en comparación con los varones) de atributos fenotípicos codificados por el cromosoma X. La hipótesis de Lyon también explica por qué las mujeres normales son, en realidad, mosaicos que contienen dos poblaciones celulares: una con un cromosoma materno X activo y la otra con un cromosoma X paterno activo. Aunque en esencia es precisa, la hipótesis de Lyon ha sufrido alguna modificación, como se describe al abordar el síndrome de Turner.

Los cromosomas Y extra son bien tolerados puesto que la única información que se sabe que transportan parece estar relacionada con la diferenciación masculina. Debería apreciarse que cualquiera que sea el número de cromosomas X, la presencia de un Y invariablemente dictará el fenotipo masculino. El gen para la diferenciación masculina (*SRY,* la región determinante del sexo del cromosoma Y) se localiza en el brazo corto del cromosoma Y.

Se describen brevemente dos trastornos, los síndromes de Klinefelter y de Turner, que surgen de aberraciones de los cromosomas sexuales.

Síndrome de Klinefelter

Este síndrome viene mejor definido como hipogonadismo masculino y se desarrolla cuando hay al menos dos cromosomas X y uno o más cromosomas Y. La mayoría de los pacientes son 47,XXY. Este cariotipo se produce por la falta de disyunción de los cromosomas sexuales durante la meiosis. El cromosoma X extra puede ser de origen materno o paterno. La edad materna avanzada y los antecedentes de irradiación, de cualquiera de los progenitores, pueden contribuir al error meiótico que produce esta afección. Aproximadamente el 15% de los pacientes muestra patrones mosaicos, incluyendo 46,XY/47,XXY, 47,XXY/48,XXXY y variantes. La presencia de una línea 46,XY en mosaicos se asocia habitualmente con un trastorno clínico más leve.

El síndrome de Klinefelter se asocia con una amplia variedad de manifestaciones clínicas. En algunos, puede expresarse sólo como hipogonadismo, pero la mayoría de los pacientes tiene un hábito corporal distintivo con un *aumento de longitud entre las plantas de los pies y el hueso púbico,* lo que crea la apariencia de un cuerpo estirado. También característico es el hábito corporal eunucoide. La *disminución de vello facial, corporal y púbico,* y la *ginecomastia* también se ven frecuentemente. Los testículos están marcadamente reducidos de tamaño, a veces hasta tan sólo 2 cm en su dimensión mayor. Junto con la *atrofia testicular,* las concentraciones séricas de testosterona son inferiores a lo normal, y las concentraciones urinarias de gonadotrofina están elevadas.

El síndrome de Klinefelter es la causa más frecuente de hipogonadismo en varones. Sólo rara vez los pacientes son fértiles, y los que lo son, probablemente son mosaicos con una proporción elevada de células 46,XY. La esterilidad es debida a la alteración de la espermatogénesis, a veces hasta el grado de azoospermia completa. Histológicamente, hay hialinización de los túbulos, que aparece como estructuras fantasma en los cortes tisulares. Por el contrario, las células de Leydig son prominentes, como resultado de la hiperplasia o un aumento aparente relacionado con la pérdida de túbulos. Aunque el síndrome de Klinefelter puede asociarse con retraso mental, el grado de afectación intelectual es típicamente leve y en algunos casos indetectable. La reducción de la inteligencia se correlaciona con el número de cromosomas X extra. Los pacientes con síndrome de Klinefelter tienen enfermedades diversas asociadas, como cáncer de mama (20 veces más frecuente que en los varones normales), tumores de células germinales extragonadales y enfermedades autoinmunitarias como el lupus eritematoso sistémico.

Síndrome de Turner

El síndrome de Turner, caracterizado por un hipogonadismo primario en hembras fenotípicas, se produce por una monosomía parcial o completa del brazo corto del cromosoma X. Con los métodos citogenéticos habituales, todo el cromosoma X falta en el 57% de las pacientes, lo que produce un cariotipo 45,X. Estas pacientes son las más gravemente afectadas y, a menudo, el diagnóstico puede hacerse al nacimiento o pronto en la infancia. Los hallazgos clínicos típicos asociados con el síndrome de Turner 45,X incluyen retraso del crecimiento significativo, que conduce a una estatura anormalmente baja (por debajo del percentil 3); formación de pliegues a modo de membranas en el cuello, originados por los canales linfáticos distendidos (en la lactancia); línea de implantación del cuero cabelludo posterior baja; cúbito valgo (un aumento del ángulo normal de los brazos); tórax en escudo (corto y ancho) con pezones muy separados; paladar ojival; linfedema de manos y pies; y varias malformaciones congénitas, como riñón en herradura, válvula aórtica bicúspide y coartación aórtica (Fig. 7-14). Las anomalías cardiovasculares son la causa más frecuente de muerte durante la infancia. En la adolescencia, las niñas afectadas no llegan a desarrollar las características sexuales secundarias normales; los genitales permanecen infantiles, el desarrollo mamario es mínimo y crece poco vello púbico. La mayoría tiene amenorrea primaria, y la exploración morfológica revela transformación de los ovarios en bandas fibrosas de estroma desprovista de folículos (cintillas ováricas). El estado mental de estas pacientes es, por lo general, normal, pero se han notificado defectos sutiles en el procesamiento de la información visuespacial no verbal. Curiosamente, el hipotiroidismo causado por autoanticuerpos ocurre especialmente en mujeres con el isocromosoma Xp. Hasta el 50% de ellas desarrolla hipotiroidismo clínico. En las pacientes adultas, *la combinación de estatura baja y amenorrea primaria debería sugerir inmediatamente la sospecha de síndrome de Turner.* El diagnóstico se establece realizando un cariotipo.

Aproximadamente, el 43% de las pacientes con síndrome de Turner son mosaicos (una de las líneas celulares es 45,X) o tienen anomalías estructurales del cromosoma X. Lo más frecuente es la deleción del brazo corto, lo que produce la formación de un isocromosoma del brazo largo, 46,X,i(X)(q10). El efecto neto de las anomalías estructurales asociadas es la producción de una monosomía parcial del cromosoma X. Se han notificado combinaciones de deleciones y mosaicismo. Es importante apreciar la heterogeneidad cariotípica asociada con el síndrome de Turner, puesto que es responsable de variaciones significativas en el fenotipo. Al contrario que las pacientes con monosomía X, *aquellas que son mosaicos o tienen variantes de eliminación pueden tener una apariencia casi normal y presentar solamente amenorrea primaria.*

Es importante recordar la hipótesis de Lyon en el contexto del síndrome de Turner. Si sólo un cromosoma X activo fuese necesario para el desarrollo de mujeres normales (como se propone en la hipótesis de Lyon), sería de esperar que las pacientes con pérdida parcial o completa de un cromosoma X no mostrasen los estigmas del síndrome de Turner. En vista de tal inconsistencia y otras observaciones, la hipótesis de Lyon se ha modificado. Se sabe ahora que aunque un cromosoma X se inactiva en todas las células durante la embriogénesis, queda selectivamente reactivado en las células germinales antes de la primera división meiótica. Además, parece que ciertos genes del cromosoma X permanecen activos en ambos cromosomas X en muchas células somáticas de mujeres normales. Por lo tanto, parece que dos copias de algunos genes ligados al X son esenciales para la gametogénesis normal y el desarrollo somático. Se está empezando a identificar algunos de estos genes.

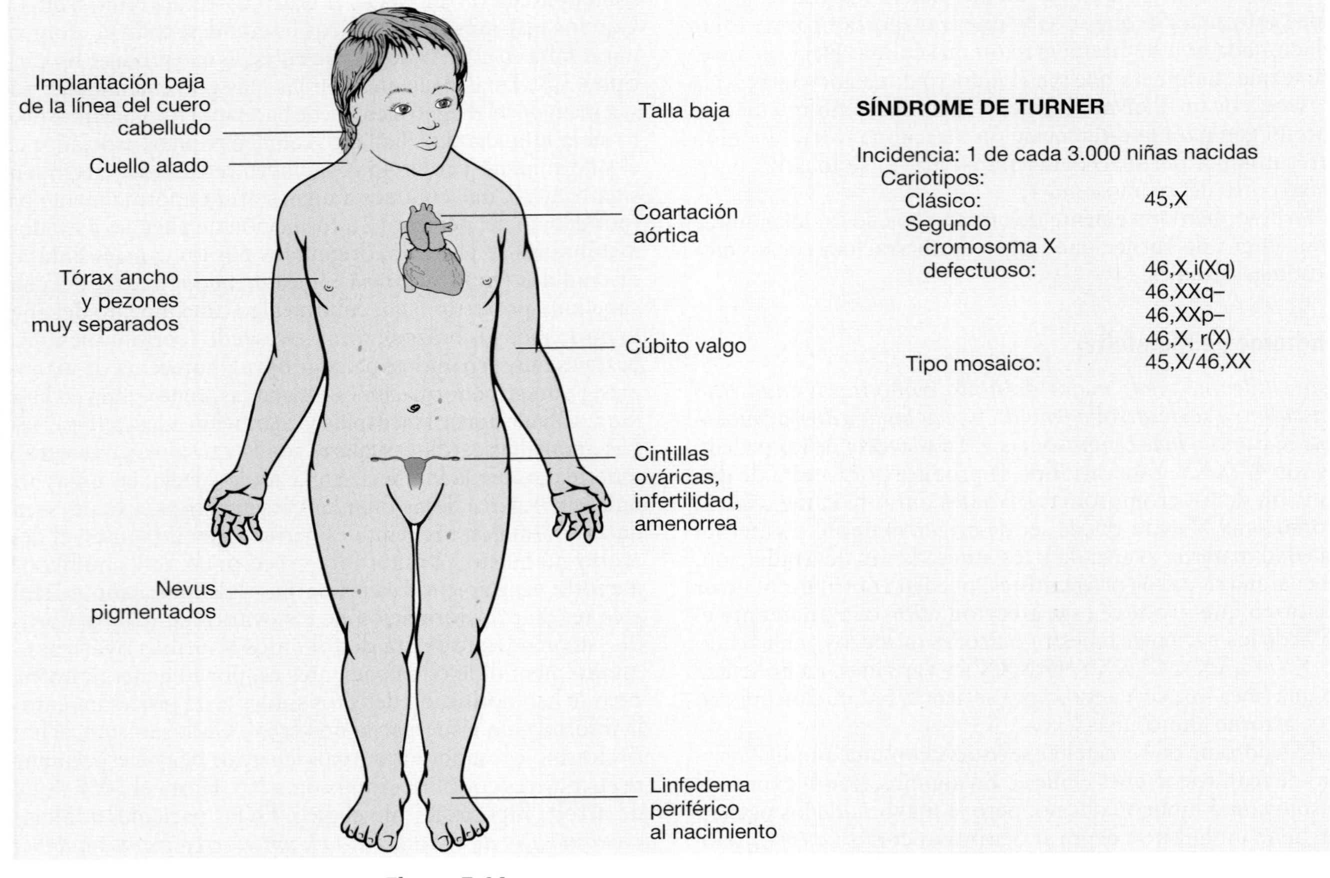

Figura 7-14

Características clínicas y cariotipos del síndrome de Turner.

Por ejemplo, el gen *SHOX* (*short stature homeobox-containing gene*), localizado en el Xp22.33, parece estar implicado en la talla baja de las mujeres con síndrome de Turner. Éste es uno de los genes que permanece activo en ambas copias del cromosoma X. Homólogos del gen *SHOX* también se encuentran en el cromosoma Y, lo que asegura que los varones con una única copia del cromosoma X se desarrollen normalmente.

RESUMEN

Trastornos citogenéticos que implican cromosomas sexuales

- En las mujeres, un cromosoma X, ya sea materno o paterno, queda aleatoriamente inactivado durante el desarrollo (hipótesis de Lyon) y, por lo tanto, las mujeres portan dos poblaciones de células (mosaicos).
- En el *síndrome de Klinefelter* hay dos o más cromosomas X con un cromosoma Y como resultado de la falta de disyunción de los cromosomas sexuales. Los pacientes tienen atrofia testicular, esterilidad, disminución del vello corporal, ginecomastia y hábito corporal eunucoide. Es la causa más frecuente de esterilidad masculina.
- En el *síndrome de Turner* existe una monosomía parcial o completa de los genes del brazo corto del cromosoma X, más frecuentemente debida a la ausencia de un cromosoma X (45X) y menos frecuentemente por mosaicismo o por deleciones que afectan al brazo corto del cromosoma X. La talla baja, la membrana cervical, el cúbito valgo, las malformaciones cardiovasculares, la amenorrea, la falta de caracteres sexuales secundarios y las cintillas ováricas son hallazgos clínicos típicos.

ENFERMEDADES MONOGÉNICAS CON PATRONES DE HERENCIA ATÍPICOS

Tres grupos de enfermedades derivadas de mutaciones que afectan a únicos genes no siguen las reglas mendelianas de herencia:

- Enfermedades causadas por mutaciones con repetición de tripletes.
- Enfermedades causadas por mutaciones en genes mitocondriales.
- Enfermedades asociadas con impronta genómica.

Mutaciones con repetición de triplete: síndrome del cromosoma X frágil

El síndrome del cromosoma X frágil es el prototipo de enfermedades en los que la mutación se caracteriza por una secuencia larga de 3 nucleótidos repetidos. Otros ejemplos de enfermedades asociadas con mutaciones de repetición trinucleotídica incluyen la enfermedad de Huntington y la distrofia miotónica. Los orígenes de cerca de 40 enfermedades se han asignado en la actualidad a expansiones patológicas de repeticiones nucleotídicas, y todos los trastornos descubiertos hasta la fecha están asociados con cambios neurodegenerativos. En cada una de estas afecciones, *la amplificación de conjuntos específicos de 3 nucleótidos dentro del gen altera su función.* Ciertas características únicas de las mutaciones de repeticiones nucleotídicas, descritas más adelante, son responsables del patrón de herencia atípico de las enfermedades asociadas.

El síndrome del cromosoma X frágil se caracteriza por retraso mental y una anomalía en el cromosoma X. *Es una de las causas más frecuentes de retraso mental familiar.* La alteración citogenética, referida como cromosoma X frágil, viene inducida por ciertas condiciones del cultivo y se ve como *una discontinuidad de la tinción o constricción en el brazo largo del cromosoma X.* Los varones clínicamente afectados tienen retraso mental de moderado a grave. Expresan un fenotipo físico característico que incluye una cara alargada con mandíbula grande, orejas sobresalientes grandes y testículos grandes (*macroorquidia*). Aunque características del síndrome del cromosomas X frágil, estas anomalías no siempre están presentes o pueden ser bastante sutiles. La única anomalía física distintiva que puede detectarse en al menos el 90% de los varones pospúberes con síndrome del cromosoma X frágil es la macroorquidia.

El síndrome del cromosoma X frágil se produce por una mutación en el gen *FMR1*, que se localiza en el Xq27.3. Como todos los trastornos recesivos ligados al cromosoma X, esta enfermedad afecta a los varones. Sin embargo, a diferencia de los pacientes con otras enfermedades recesivas ligadas al cromosoma X, aproximadamente el 20% de los varones en los que se sabe que portan la mutación del cromosoma X frágil pueden ser clínica y citogenéticamente normales. Estos «varones portadores» pueden transmitir la enfermedad a sus nietos varones a través de sus hijas fenotípicamente normales. Otra peculiaridad es la presencia del retraso mental en el 50% de las mujeres portadoras. Estos hallazgos inusuales se han relacionado con la naturaleza dinámica de la mutación (Fig. 7-15). En la población normal, el número de repeticiones CGG en el gen *FMR1* es pequeño, con un promedio de cerca de 29, mientras que en los individuos afectados hay entre 200 y 4.000 repeticiones. Se cree que estas llamadas mutaciones completas surgen a través de un estadio intermedio de *premutaciones* caracterizadas por 52 a 200 repeticiones CGG. Los varones y hembras portadores tienen premutaciones. Durante la ovogénesis (pero no en la espermatogénesis), las premutaciones pueden convertirse en mutaciones completas por amplificación adicional de las repeticiones CGG, que pueden

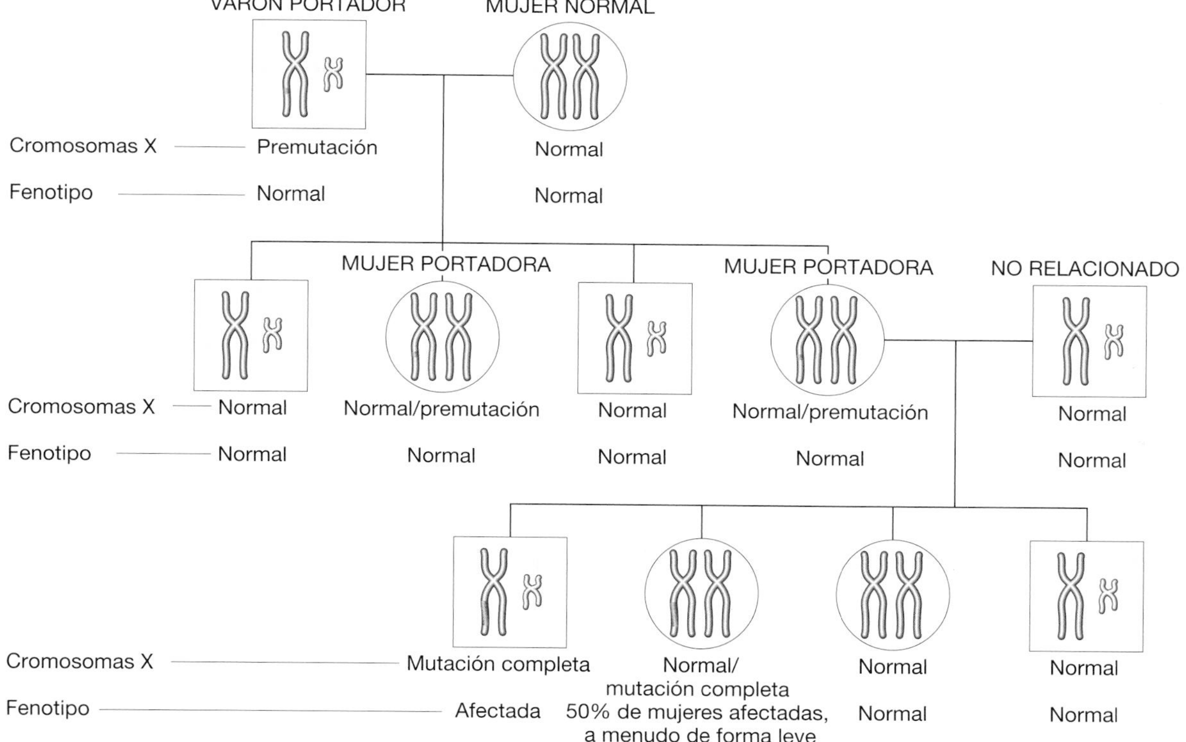

Figura 7-15

Árbol genealógico del cromosoma X frágil. Obsérvese que en la primera generación, todos los hijos varones son normales y todas las mujeres son portadoras. Durante la ovogénesis en la mujer portadora, la premutación se expande hacia una mutación completa; de ahí que en la siguiente generación, todos los varones que heredan el cromosoma X con la mutación completa queden afectados. Sin embargo, sólo el 50% de las mujeres que heredan la mutación completa quedan afectadas, y a menudo de forma leve. (Basada en el esquema original, cortesía de la doctora Nancy Schneider, Department of Pathology, University of Texas Southwestern Medical School, Dallas, Texas.)

entonces transmitirse tanto a los hijos como a las hijas de la mujer portadora. Estas observaciones proporcionan una explicación de por qué algunos varones portadores no están afectados (tienen premutaciones), y ciertas mujeres portadoras están afectadas (heredan las mutaciones completas). Estudios recientes indican que las premutaciones no son realmente tan benignas. *Aproximadamente, el 30% de las mujeres portadoras de la premutación tiene insuficiencia ovárica precoz (antes de los 40 años), y cerca de un tercio de los varones portadores de la premutación muestran un síndrome neurodegenerativo progresivo de comienzo en la sexta década.* Este síndrome, denominado temblor/ataxia asociado al cromosoma X frágil, se caracteriza por temblor intencional y ataxia cerebelosa, y puede progresar a parkinsonismo. Sin embargo, parece claro que las anomalías en los portadores de premutaciones son más leves y ocurren más tarde en la vida.

La base molecular del síndrome del cromosoma X frágil está empezando a comprenderse. Las repeticiones CGG se localizan en la región 5′ no traducida del gen *FMR1* (Fig. 7-16). En pacientes con esta enfermedad, las repeticiones CGG expandidas están hipermetiladas. Así, la metilación se extiende en sentido 5′ a la región promotora, lo que produce un silenciamiento de la transcripción del gen *FMR1*. El producto del gen *FMR1*, denominado proteína FMR (FMRP), se expresa ampliamente en los tejidos normales, pero se encuentran concentraciones mayores en el tejido y en los testículos. La evidencia actual sugiere que la FMRP es una proteína de unión al ARN que se transporta desde el citoplasma al núcleo, donde se une específicamente a los ARNm y los transporta hasta los axones y las dendritas (Fig. 7-17). Es en la sinapsis donde los complejos FMRP-ARNm realizan papeles críticos en la regulación de la traducción de los ARNm específicos. La ausencia de esta función «transportadora» finamente coordinada parece subyacer en la causa del síndrome del cromosoma X frágil.

Antes de cerrar esta discusión, es apropiado ofrecer algunos comentarios generales sobre otras enfermedades neurodegenerativas relacionadas con las expansiones de repeticiones trinucleotídicas.

- En todos los casos, las funciones génicas están alteradas por una expansión de las repeticiones, pero el umbral preciso en el que las premutaciones se convierten en mutaciones completas difiere en cada trastorno.

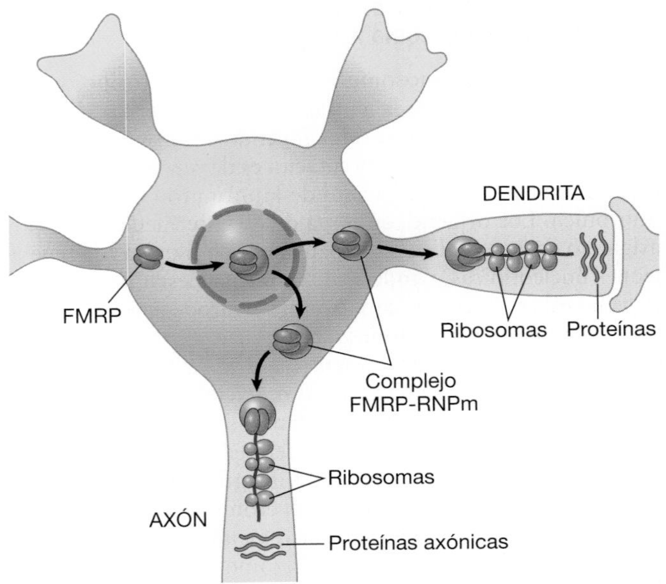

Figura 7-17

Modelo de la acción de la proteína del retraso mental familiar (FMRP) en las neuronas. (Adaptada de Hin P, Warren ST: New insights into fragile X syndrome: from molecules to neurobehavior. Trends Biochem Sci 28:152, 2003.)

- Mientras que la expansión en el síndrome del X frágil ocurre durante la ovogénesis, en otros trastornos como la enfermedad de Huntington las premutaciones se convierten en mutaciones completas durante la espermatogénesis.
- La expansión puede implicar cualquier parte del gen y puede agruparse en dos categorías amplias, aquellas que afectan regiones no traducidas (como en el síndrome del X frágil) o regiones codificantes (como en la enfermedad de Huntington). Cuando las mutaciones afectan regiones no codificantes, hay una «pérdida de función» puesto que la síntesis de la proteína queda suprimida (p. ej., la FMRP). Por el contrario, las mutaciones que afectan a partes traducidas del gen dan lugar a proteínas anómalas que interfieren con la función de proteínas normales (p. ej., enfermedad de Huntington). Muchas de estas mutaciones denominadas

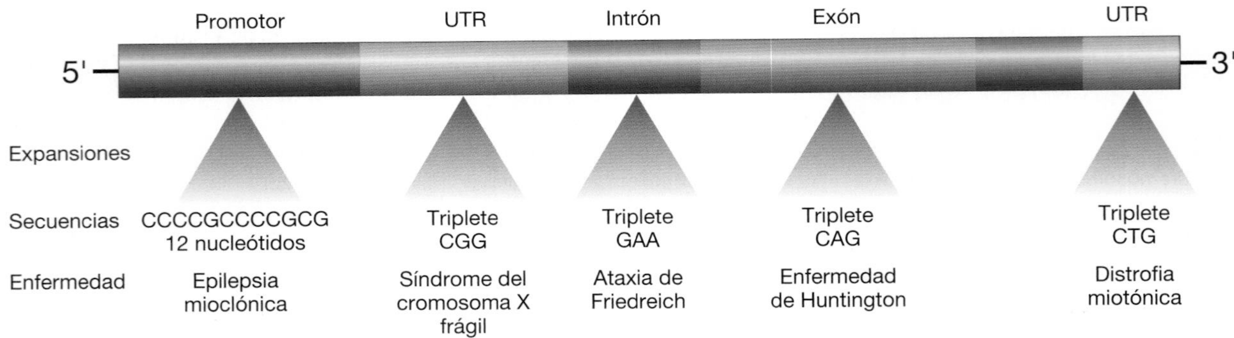

Figura 7-16

Lugares de expansión y secuencia afectada en enfermedades seleccionadas causadas por mutaciones por repetición de nucleótidos. UTR, región no traducida.

ganancia de función implican repeticiones CAG que codifican tractos de glutamina, y las enfermedades resultantes a veces se denominan «enfermedades poliglutamínicas», que afectan primariamente al sistema nervioso. La acumulación de agregados intracitoplásmicos de proteínas mutadas es un hallazgo común de estas enfermedades.

RESUMEN

Síndrome del cromosoma X frágil

- La amplificación patológica de las repeticiones trinucleotídicas causa mutaciones por pérdida de función (síndrome del cromosoma X frágil) o de ganancia de función (enfermedad de Huntington). La mayoría de tales mutaciones produce trastornos neurodegenerativos.
- El síndrome del cromosoma X frágil se produce por la pérdida de la función del gen *FMR1* y se caracteriza por retraso mental, macroorquidia y rasgos faciales anormales.
- En la población normal hay cerca de 29 repeticiones CGG en el gen *FMR1*. Los varones y hembras portadores tienen premutaciones con 52 a 200 repeticiones CGG que pueden expandirse hasta las 4.000 repeticiones (mutaciones completas) durante la ovogénesis. Cuando las mutaciones completas se transmiten a la descendencia, ocurre el síndrome del cromosoma X frágil.

Enfermedades causadas por mutaciones en genes mitocondriales

Las mitocondrias contienen diversos genes que codifican enzimas implicadas en la fosforilación oxidativa. La herencia del ADN mitocondrial difiere de la del ADN nuclear en que el primero se asocia con *herencia materna.* La razón para esta peculiaridad es que los óvulos contienen mitocondrias dentro de su abundante citoplasma, mientras que los espermatozoides contienen muy pocas mitocondrias, si alguna. De ahí que el complemento de ADN mitocondrial del cigoto derive por completo del óvulo. Por lo tanto, las madres transmiten los genes mitocondriales a todos sus descendientes, tanto varones como hembras; sin embargo, las hijas, pero no los hijos, transmiten el ADN posteriormente a su descendencia.

Las enfermedades causadas por mutaciones en los genes mitocondriales son infrecuentes. Puesto que el ADN mitocondrial codifica enzimas implicadas en la fosforilación oxidativa, las enfermedades causadas por mutaciones en tales genes afectan a órganos más dependientes de la fosforilación oxidativa (músculo esquelético, corazón, cerebro). La neuropatía óptica hereditaria de Leber es el prototipo de trastorno en este grupo. Esta enfermedad neurodegenerativa se manifiesta como una pérdida bilateral progresiva de la visión central que conduce en poco tiempo a la ceguera.

Impronta genómica: síndromes de Prader-Willi y de Angelman

Todos los humanos heredan dos copias de cada gen, transportados en cromosomas homólogos maternos y paternos. Por lo general, se ha asumido que no hay diferencia entre los genes homólogos normales derivados de la madre o del padre. De hecho, esto es cierto para muchos genes. Sin embargo, se ha establecido en la actualidad que, por lo que respecta a ciertos genes, existen diferencias funcionales entre los paternos y los maternos. Estas diferencias surgen de un proceso epigenético denominado *impronta genómica,* por el que ciertos genes se «inactivan» de forma diferencial durante la gametogénesis paterna y materna. Por lo tanto, la *impronta materna* se refiere al silenciamiento transcripcional del alelo materno, mientras que la *impronta paterna* implica que el alelo paterno queda inactivado. La impronta ocurre en el óvulo o en el esperma, y se transmite de forma estable a todas las células somáticas derivadas del cigoto.

La impronta genómica queda mejor ilustrada al considerar dos trastornos genéticos infrecuentes: el síndrome de Prader-Willi y el síndrome de Angelman.

El *síndrome de Prader-Willi* se caracteriza por retraso mental, talla baja, hipotonía, obesidad, manos y pies pequeños e hipogonadismo. En el 60 al 75% de los casos, puede detectarse la deleción intersticial de la banda q12 en el brazo largo del cromosoma 15 [es decir, del(15)(q11;q13)]. En muchos pacientes sin una anomalía citogenética detectable, el análisis FISH revela deleciones menores dentro de la misma región. *Es remarcable que en todos los casos la deleción afecte al cromosoma 15 derivado del padre.* A diferencia del síndrome de Prader-Willi, los pacientes con el fenotípicamente distintivo *síndrome de Angelman* nacen con una deleción de la misma región cromosómica derivada de sus madres. Los pacientes con el síndrome de Angelman también tienen retraso mental, pero además presentan marcha atáxica, convulsiones y risa inadecuada. Debido a la risa y a la ataxia, esta enfermedad también se denomina *síndrome del títere feliz* o *niños marioneta.* Una comparación de estos dos síndromes demuestra claramente los efectos del «*padre de origen*» sobre la función génica. Si todos los genes paternos y maternos contenidos en el cromosoma 15 se expresasen de idéntica forma, se esperaría que las características clínicas derivadas de tales deleciones fuesen idénticas, independientemente del origen paterno o materno del cromosoma 15.

La base molecular de estos dos síndromes puede comprenderse en el contexto de la impronta (Fig. 7-18). Se piensa que un conjunto de genes en el cromosoma materno 15q12 queda con la impronta (y, por lo tanto, silenciado), y así los únicos alelos funcionales son proporcionados por el cromosoma paterno. Cuando éstos se pierden como consecuencia de la deleción (en el cromosoma paterno), el paciente desarrolla el síndrome de Prader-Willi. Por el contrario, un gen distinto que también se localiza en la misma región del cromosoma 15 está con la impronta en el cromosoma paterno. Sólo el alelo del gen derivado de la madre es normalmente activo. La deleción de este gen materno en el cromosoma 15 da lugar al síndrome de Angelman. Los estudios moleculares de pacientes citogenéticamente normales con síndrome de Prader-Willi han revelado que, en algunos casos, ambos cromosomas 15 estructuralmente normales derivan de la madre. La herencia de ambos cromosomas de una pareja procedente de uno de los padres se denomina disomía uniparental. El efecto neto es el mismo (es decir, el paciente no tiene un conjunto funcional de genes procedentes del cromosoma 15 paterno [sin la impronta]). Como cabría esperar, el síndrome de Angelman también puede producirse por disomía uniparental del cromosoma 15 parental.

Se sabe ahora que el gen del síndrome de Angelman (con la impronta en el cromosoma paterno) codifica una ligasa que tiene un papel en la ruta proteolítica ubiquitina-proteasoma (Capítulo 1). Este gen, denominado de forma algo laboriosa *UBE3A*, se expresa principalmente a partir del alelo materno en regiones específicas del cerebro normal. En el síndrome de

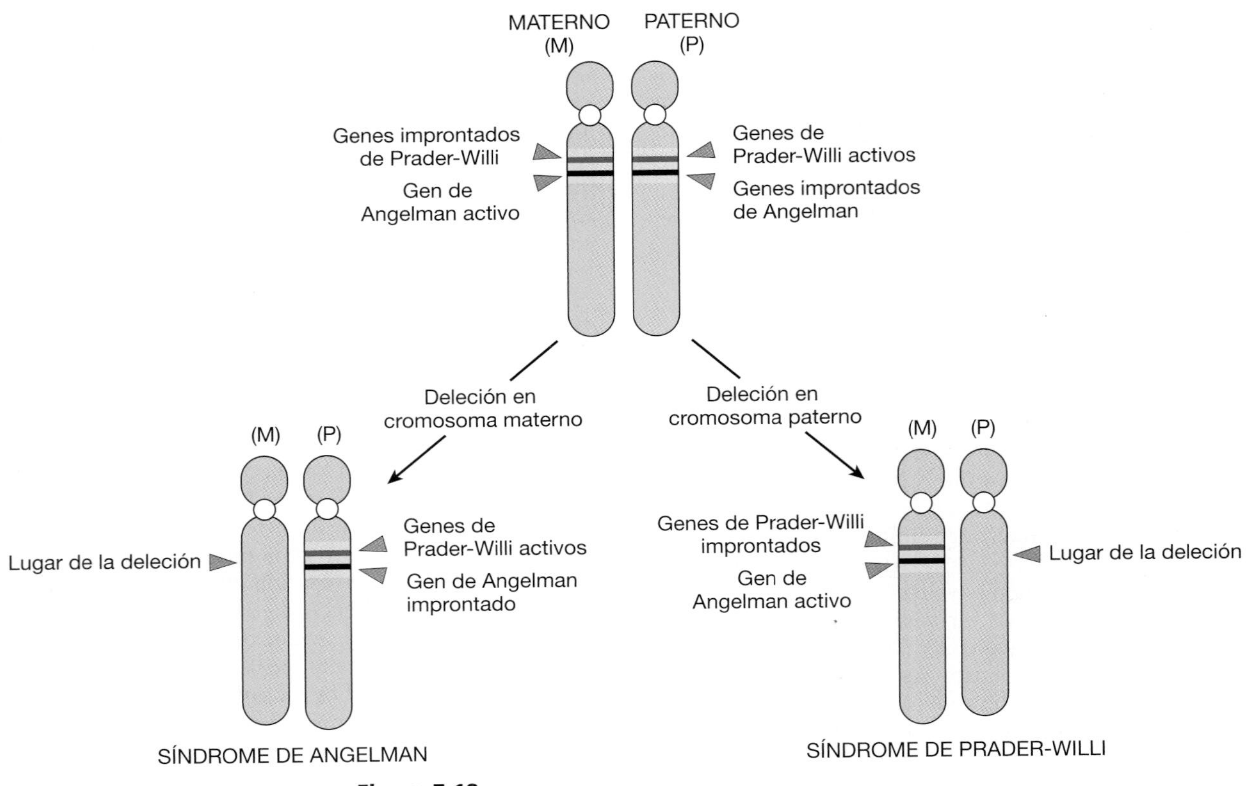

Figura 7-18

Genética de los síndromes de Angelman y Prader-Willi.

Angelman, el *UBE3A* no se expresa en estas áreas cerebrales, de ahí el trastorno neurológico. El síndrome de Prader-Willi, a diferencia del síndrome de Angelman, está más probablemente causado por la pérdida de varios genes localizados entre el 15q11 y el q13. Aún se están caracterizando por completo estos genes.

RESUMEN

Impronta genómica

- La impronta implica el silenciamiento transcripcional de copias paternas o maternas de ciertos genes durante la gametogénesis. Para tales genes, solamente existe una copia funcional en el individuo. La pérdida del alelo funcional (sin la impronta) por deleciones da lugar a las enfermedades.
- El *síndrome de Prader-Willi* se produce por la deleción del cromosoma paterno 15q12 y se caracteriza por retraso mental, talla baja, hipotonía, obesidad e hipogonadismo.
- El *síndrome de Angelman* se produce por la deleción del cromosoma materno 15q12 y se caracteriza por retraso mental, ataxia, convulsiones y risa inapropiada.

ENFERMEDADES PEDIÁTRICAS

Como se ha descrito con anterioridad e ilustrado en diversos ejemplos, muchas enfermedades de la lactancia y la infancia tienen un origen genético. Otras, aunque no genéticas, son únicas en los niños o adoptan formas distintivas en esta etapa de la vida y, por lo tanto, merecen la designación de *enfermedades pediátricas*. Durante cada etapa del desarrollo, los lactantes y niños pueden padecer un grupo algo distinto de enfermedades (Tabla 7-8). Claramente, las enfermedades de la lactancia (es decir, el primer año de vida) plantean el mayor riesgo de mortalidad. Durante esta fase, el período neonatal (las primeras 4 semanas de vida) es, de forma incuestionable, el período más peligroso.

Una vez que el lactante sobrevive al primer año de vida, el pronóstico mejora considerablemente. Sin embargo, merece la pena destacar que entre los 1 y 15 años de edad, las lesiones producidas por accidentes son la causa principal de muerte. No todas las afecciones incluidas en la Tabla 7-8 se describen en este capítulo, sólo las más frecuentes. Aunque los principios generales de la enfermedad neoplásica y tumores específicos se abordan en otro lugar, describimos a continuación

Tabla 7-8 Causas de muerte por edad

Causas*	Tasa**
Antes del año: todas las causas	**727,4**
Malformaciones congénitas, deformaciones y anomalías cromosómicas	
Trastornos relacionados con gestaciones cortas y peso bajo al nacer	
Síndrome de muerte súbita del lactante (SMSL)	
Recién nacido afectado por complicaciones maternas del embarazo	
Recién nacido afectado por complicaciones de la placenta, el cordón umbilical y las membranas	
Distrés respiratorio del recién nacido	
Accidentes (lesiones no intencionadas)	
Sepsis bacteriana del recién nacido	
Hipoxia intrauterina y asfixia al nacer	
Enfermedades del aparato circulatorio	
Resto de causas	
1-4 años: todas las causas	**32,6**
Accidentes y efectos secundarios	
Malformaciones congénitas, deformaciones, anomalías cromosómicas	
Neoplasias malignas	
Homicidio e intervención legal	
Cardiopatía***	
Gripe y neumonía	
5-14 años: todas las causas	**18,5**
Accidentes y efectos secundarios	
Neoplasias malignas	
Homicidio e intervención legal	
Malformaciones congénitas, deformaciones, anomalías cromosómicas	
Suicidio	
Cardiopatías	
15-24 años: todas las causas	**80,7**
Accidentes y efectos secundarios	
Homicidio	
Suicidio	
Neoplasias malignas	
Cardiopatías	

*Las causas se enumeran en orden decreciente de frecuencia.
**Las tasas se expresan por 100.000 habitantes.
***Excluye cardiopatías congénitas. Todas las causas y tasas son estadísticas preliminares al año 2000.
De Minino AM, Smith BL: Deaths: Preliminary data for 2000. National Vital Statistics Report, 49:12, 2001.

unos pocos tumores de los niños para resaltar las diferencias entre las neoplasias pediátricas y del adulto.

ANOMALÍAS CONGÉNITAS

Las anomalías congénitas son defectos estructurales presentes al nacimiento, algunos de los cuales, como los defectos cardíacos y las anomalías renales, pueden no hacerse evidentes clínicamente hasta años más tarde. Como se hará evidente por la descripción que sigue, el término *congénito* no implica o excluye una base genética de los defectos del nacimiento. Se estima que cerca del 3% de los recién nacidos tiene una anomalía principal, definida como un defecto al nacimiento con consecuencias cosméticas o funcionales. Como se indica en la Tabla 7-8, las anomalías congénitas son una causa importante de mortalidad del lactante. Además, contribuyen de forma significativa a causar enfermedades, incapacidad y muerte durante los primeros años de la vida.

Antes de describir las causas y patogenia de las anomalías congénitas, es esencial definir algunos términos utilizados para describir los errores en la morfogénesis.

- Las *malformaciones* representan errores primarios de la morfogénesis. En otras palabras, existe un *proceso del desarrollo intrínsecamente anormal*. Las malformaciones son, por lo general, multifactoriales más que el resultado de un defecto cromosómico o de un único gen. Pueden presentarse en diversos patrones. En algunas, como las cardiopatías congénitas, pueden estar implicados sistemas corporales aislados, mientras que en otros casos, se trata de múltiples malformaciones que afectan a muchos órganos y tejidos a la vez (Fig. 7-19).
- Las *disrupciones* se producen por una destrucción secundaria de un órgano o región corporal que fue previamente normal durante el desarrollo; por lo tanto, en contraste con las malformaciones, las disrupciones surgen por una *alteración extrínseca en la morfogénesis.* Las *bandas amnióticas,* que denotan una rotura del amnios con la formación resultante de «bandas» que ciñen, comprimen o se enganchan a partes del feto en desarrollo, son el ejemplo clásico de una disrupción (Fig. 7-20). Una diversidad de agentes ambientales puede producir disrupciones (v. más adelante). Para definirlo de forma comprensible, las disrupciones no son heredadas y, por lo tanto, no se asocian con riesgo de recurrencia en embarazos subsiguientes.
- Las *deformaciones,* al igual que las disrupciones, también representan una *alteración extrínseca del desarrollo* más que un error intrínseco de la morfogénesis. Las deformaciones son problemas frecuentes que afectan aproximadamente al 2% de los lactantes recién nacidos en diversos grados. En la patogenia de las deformaciones es fundamental averiguar si se trata de una compresión localizada o generalizada del feto en crecimiento por fuerzas biomecánicas anormales, que producirán finalmente una diversidad de anomalías estructurales. La causa más frecuente de tales deformaciones es la constricción uterina. Entre las semanas 35 y 38 de gestación, el aumento rápido del tamaño del feto sobrepasa el ritmo de crecimiento del útero, y la cantidad relativa de líquido amniótico (que normalmente actúa como cojín) también disminuye. Por lo tanto, incluso el feto normal está sujeto a cierta forma de constricción uterina. Sin embargo, diversas variables aumentan la probabilidad de compresión excesiva del feto, incluyendo condicionamientos maternos, como primer embarazo, útero pequeño, útero malformado (bicorne) y leiomiomas. Tam-

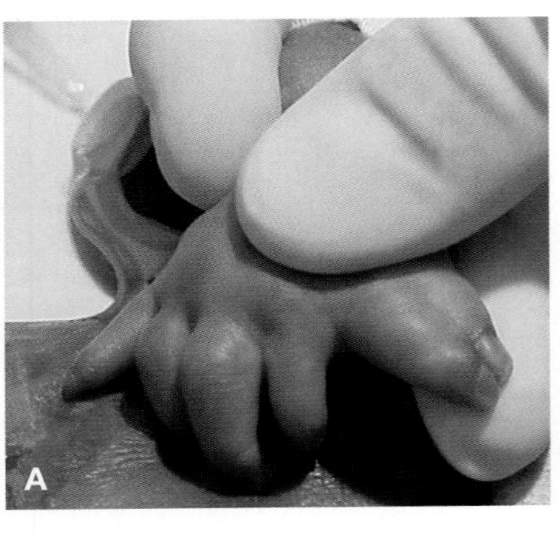

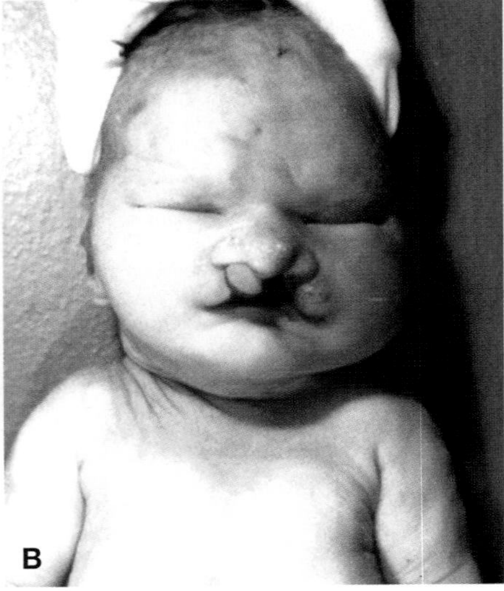

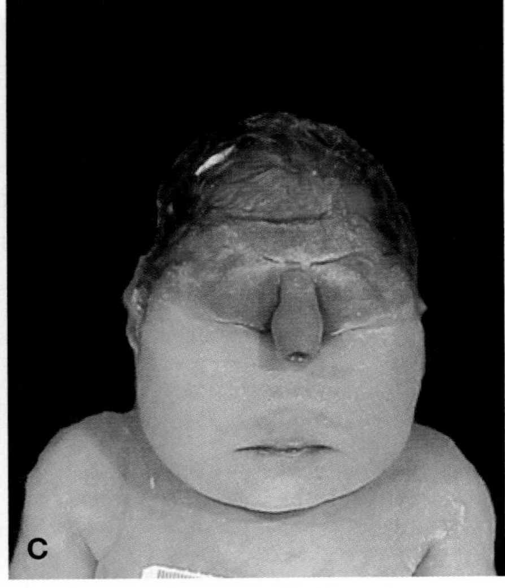

Figura 7-19

La gravedad de las malformaciones humanas puede abarcar desde lo incidental a lo letal. **A**, la *polidactilia* (uno o más dedos extra) y la *sindactilia* (fusión de dedos) tienen pocas consecuencias funcionales cuando se presentan de forma aislada. **B**, de forma similar, el *labio leporino*, con o sin paladar hendido asociado, es compatible con la vida cuando se presenta como anomalía aislada; sin embargo, en este caso, el niño tenía un *síndrome de malformación de base* (trisomía 13) y murió por defectos cardíacos graves. **C**, mortinato que presenta una malformación grave y esencialmente letal, en la cual las estructuras medias de la cara están fusionadas o mal formadas; en casi todos los casos, el grado de dismorfogénesis externa se asocia con anomalías internas graves, como mal desarrollo del cerebro y defectos cardíacos. (**A** y **C**, cortesía del doctor Reade Quinton. **B**, cortesía de la doctora Beverly Rogers, Department of Pathology, University of Texas Southwestern Medical Center, Dallas, Texas.)

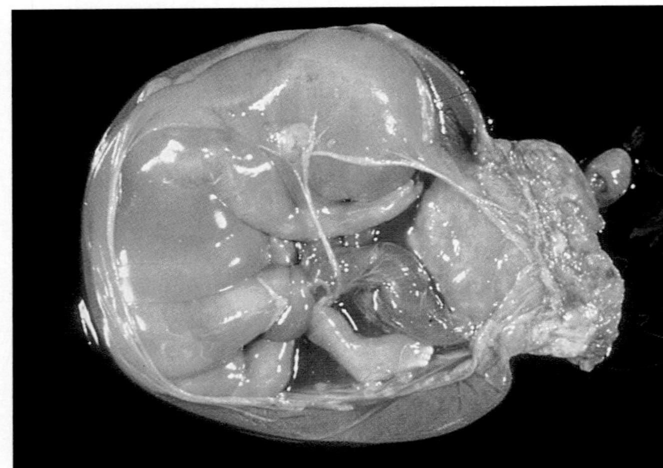

Figura 7-20

Las disrupciones se presentan en un órgano normalmente desarrollado debido a una anomalía extrínseca que interfiere con la morfogénesis normal. Las *bandas amnióticas* son causas frecuentes de disrupciones. En el ejemplo que se muestra, observe la placenta en la parte derecha de la imagen y la banda amniótica que se extiende desde la parte alta del saco amniótico y rodea la pierna del feto. (Cortesía de la doctora Theonia Boyd, Children's Hospital of Boston, Boston, Massachusetts.)

bién pueden estar implicadas causas relacionadas con el feto, como fetos múltiples, oligohidramnios y presentación fetal anómala.

- La *secuencia* se refiere a múltiples anomalías congénitas que se producen por *efectos secundarios de una aberración localizada aislada en la organogénesis*. El acontecimiento inicial puede ser una malformación, deformación o disrupción. Un ejemplo excelente es la secuencia de oligohidramnios (o de Potter) (Fig. 7-21A). El oligohidramnios, que denota una disminución del líquido amniótico, puede estar causado por diversas anomalías maternas, placentarias o fetales no relacionadas. La fuga crónica de líquido amniótico debida a una rotura del amnios, la insuficiencia uteroplacentaria por hipertensión o toxemia grave materna, y la agenesia renal en el feto (puesto que la orina fetal es un constituyente principal del líquido amniótico) son, todos ellos, causa de oligohidramnios. La compresión fetal asociada con un oligohidramnios significativo, a su vez, produce un fenotipo clásico en el recién nacido, incluyendo facies aplanada y anomalías posturales de las manos y pies (Fig. 7-21B). Las caderas pueden estar luxadas. El crecimiento de la pared torácica y de los pulmones contenidos en ella también está comprometido, algunas veces en tal grado que la supervivencia no es posible. Si la conexión embriológica entre estos defectos y el acontecimiento inicial no se reconoce, una secuencia puede ser confundida con un síndrome de malformación.
- Un *síndrome de malformación* se refiere a la presencia de varios defectos que no pueden explicarse sobre la base de un error inicial único localizado en la morfogénesis. Por lo general, los síndromes surgen a partir de una única afección causal (p. ej., infección vírica o una anomalía cromosómica específica) que afecta de forma simultánea a varios tejidos.

Además de las definiciones globales descritas previamente, algunos términos generales se aplican a malformaciones específicas de órgano. La *agenesia* se refiere a la ausencia comple-

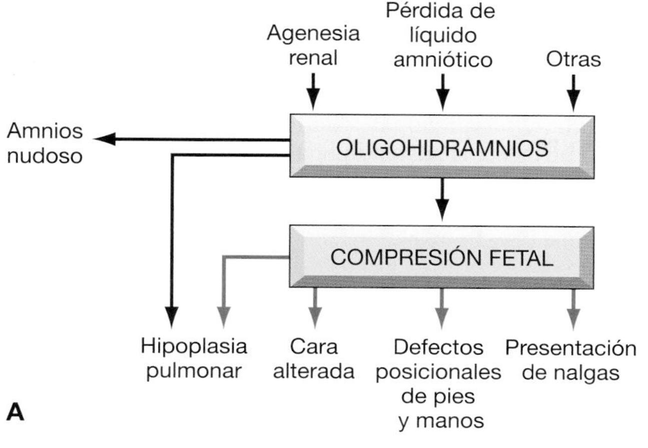

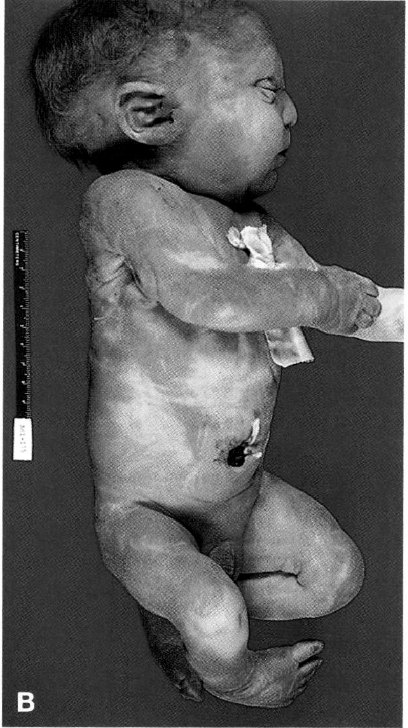

Figura 7-21

A, patogenia de la secuencia del oligohidramnios (Potter). **B**, niño con la secuencia de oligohidramnios (Potter). Obsérvense las estructuras faciales aplanadas y el pie deformado (pie talo equino-varo).

ta de un órgano o su primordio, mientras que la *aplasia* y la *hipoplasia* se utilizan para indicar un desarrollo incompleto o infradesarrollo de un órgano. La *atresia* describe la ausencia de una apertura, habitualmente una víscera hueca o un conducto, como los intestinos o los conductos biliares.

Etiología. Las causas conocidas de errores en las malformaciones humanas pueden agruparse en tres categorías principales: *genéticas, ambientales* y *multifactoriales* (Tabla 7-9). *Casi la mitad de ellos no tienen una causa reconocida.*

Las *causas genéticas* de las malformaciones incluyen todos los mecanismos descritos previamente de enfermedad genética. Prácticamente, todos los síndromes cromosómicos se asocian con malformaciones congénitas. Los ejemplos incluyen el síndrome de Down y otras trisomías, el síndrome de Turner

Tabla 7-9 Causas de malformaciones congénitas en humanos

Causa	Nacidos vivos malformados (%)
Genéticas	
Aberraciones cromosómicas	10-15
Herencia mendeliana	2-10
Ambientales	
Infecciones maternas/placentarias Rubéola Toxoplasmosis Sífilis Infección por citomegalovirus Infección por virus de la inmunodeficiencia humana	2-3
Enfermedades maternas Diabetes Fenilcetonuria Endocrinopatías	6-8
Fármacos y sustancias químicas Alcohol Antagonistas del ácido fólico Andrógenos Fenitoína Talidomida Warfarina Ácido 13-*cis*-retinoico Otros	~1
Radiación	~1
Multifactoriales	**20-25**
Desconocidas	**40-60**

Adaptada de Stevenson RE, et al. (eds.): Human Malformations and Related Anomalies. Nueva York, Oxford University Press, 1993, p 115.

y el síndrome de Klinefelter. La mayoría de los trastornos cromosómicos surgen durante la gametogénesis y de ahí que no sean familiares. Las mutaciones de un único gen, caracterizadas por una herencia mendeliana, pueden subyacer a malformaciones principales. Por ejemplo, la holoprosencefalia es el defecto del desarrollo más frecuente del cerebro anterior y la cara en los humanos (v. Capítulo 23); las mutaciones de *sonic hedgehog*, un gen implicado en la morfogénesis, se han descrito en un subgrupo de pacientes con holoprosencefalia. De forma similar, mutaciones de *GLI3*, una diana de la vía de señalización de *sonic hedgehog*, se han observado en pacientes con anomalías de los dedos, ya sea dedos unidos (*sindactilia*) o dedos supernumerarios (*polidactilia*).

Las *influencias ambientales*, como infecciones víricas, fármacos e irradiación a las que la madre puede quedar expuesta durante el embarazo, pueden producir malformaciones fetales (el denominativo de «malformación» está mal empleado en este contexto puesto que, técnicamente, estas anomalías representan *disrupciones*). Entre las infecciones víricas incluidas en la Tabla 7-9, la rubéola fue un azote principal en el siglo XIX y comienzos del XX. Afortunadamente, la rubéola materna y la resultante *embriopatía rubeólica* han sido prácticamente eliminadas en los países desarrollados gracias a la vacunación. Se ha sospechado que varios fármacos y productos químicos son teratógenos, pero quizá menos del 1% de las malformaciones congénitas sean debidas a estos agentes. La lista incluye talidomida, alcohol, anticomiciales, warfarina (anticoagulante oral) y el ácido 13-*cis*-retinoico, que se emplea para el tratamiento del acné grave. Por ejemplo, la *talidomida,* en su día utilizada como tranquilizante en Europa, y en la actualidad utilizada por sus propiedades antiangiogénicas, produce una incidencia extremadamente alta (del 50 al 80%) de malformaciones de las extremidades. El *alcohol,* quizás el agente más ampliamente utilizado hoy día, es un teratógeno ambiental importante. Los lactantes afectados muestran un retraso del crecimiento prenatal y posnatal, anomalías faciales (microcefalia, fisuras palpebrales cortas, hipoplasia maxilar) y alteraciones psicomotoras. La combinación de todo esto se denomina *síndrome fetal alcohólico.* Mientras que la nicotina derivada del tabaco no ha demostrado de forma convincente su propiedad teratógena, hay una incidencia elevada de abortos espontáneos, parto prematuro y anomalías placentarias en mujeres fumadoras; los bebés nacidos de madres fumadoras a menudo tienen bajo peso al nacimiento y pueden estar más predispuestos al síndrome de muerte súbita del lactante. *A la luz de estos hallazgos, es mejor evitar la exposición a la nicotina durante el embarazo.* Entre las afecciones maternas incluidas en la Tabla 7-9, la *diabetes mellitus* es una entidad frecuente, y a pesar de los avances en el seguimiento y control glucémico obstétricos prenatales, la incidencia de malformaciones importantes en lactantes de madres diabéticas se sitúa entre un 6 y un 10% en la mayoría de las series. La hiperinsulinemia fetal inducida por hiperglucemia materna produce macrosomía fetal (organomegalia y aumento de la masa grasa y muscular corporal); las anomalías cardíacas, los defectos del tubo neural y otras malformaciones del SNC son algunas de las anomalías principales observadas en la *embriopatía diabética.*

La *herencia multifactorial,* que implica la interacción de las influencias ambientales con dos o más genes de pequeño efecto, es la causa genética más frecuente de malformaciones congénitas. Se incluyen en esta categoría algunas malformaciones relativamente frecuentes como el labio y el paladar hendidos, y los defectos del tubo neural. La importancia de las contribuciones ambientales a la herencia multifactorial queda subrayada por la drástica reducción de la incidencia de defectos del tubo neural mediante la toma periconcepción de ácido fólico en la dieta. Los riesgos de recurrencia y modo de transmisión de los trastornos multifactoriales se han descrito anteriormente en este capítulo.

Patogenia. La patogenia de las malformaciones congénitas es compleja y aún poco comprendida, pero dos principios generales importantes de la patología del desarrollo son relevantes, independientemente del agente etiológico.

- *El momento en que ocurre la agresión prenatal tiene un impacto importante tanto para la recurrencia como para el tipo de malformación producida.* El desarrollo intrauterino de los humanos puede dividirse en dos fases: el período embrionario, que comprende las primeras 9 semanas de embarazo, y el período fetal, que termina con el nacimiento. En el período embrionario temprano (las primeras 3 semanas después de la fecundación), un agente lesivo daña un número suficiente de células como para producir la muerte y un aborto, o sólo unas pocas, permitiendo que el embrión se recupere sin desarrollar defectos. Entre las semanas 3.ª y 9.ª, el embrión es extremadamente susceptible a la teratogénesis; el máximo de sensibilidad durante este período ocurre entre las semanas 4.ª y 5.ª. Durante este período se forman los órganos a partir de las capas de células germinales. El período fetal que sigue a la organogénesis está marcado, principalmente, por el crecimiento y maduración adicionales de los órganos, lo que reduce enormemente la susceptibilidad a los agentes teratógenos. Sin embargo, el feto es susceptible al retraso del crecimiento o lesión de los órganos ya formados. Por lo tanto, es posible que un mismo agente teratógeno pueda producir diferentes efectos, si la exposición ocurre en momentos distintos de la gestación. Por ejemplo, las infecciones víricas, como la rubéola, producen alteración del programa de desarrollo en el primer trimestre, pero más adelante, en el embarazo, el resultado de la infección vírica es, por lo general, una lesión tisular acompañada de inflamación (v. Infecciones perinatales en la siguiente sección). El tiempo aproximado de la agresión puede establecerse por el patrón de la alteración que se presenta al nacimiento o en el aborto. Por ejemplo, un defecto del tabique ventricular por la exposición a un teratógeno debe haber ocurrido antes de las 6 semanas de gestación puesto que el tabique ventricular se cierra en ese momento.
- *Los genes que regulan la morfogénesis pueden ser la diana de los teratógenos.* La función que ejercen las mutaciones de un único gen en las malformaciones humanas es cada vez más evidente. No es sorprendente, por lo tanto, que la función de los genes que controlan los acontecimientos del desarrollo se vea también afectada por los teratógenos. Una clase de tales genes, denominados genes *homeobox* (*HOX*), regula la transcripción de diversos otros genes, y en animales de experimentación, se sabe que los agentes que alteran la expresión del gen *HOX* producen malformaciones. Por ejemplo, los lactantes nacidos de madres tratadas con ácido retinoico para el acné grave desarrollan *embriopatía por ácido retinoico,* que incluye defectos del SNC, cardíacos y craneofaciales. En animales, la exposición al ácido retinoico produce cambios reproducibles en la expresión del gen *HOX* y causa una amplia variedad de malformaciones congénitas estructurales, que se parecen a aquellas observadas en la embriopatía por ácido retinoico. Una diversidad de otros teratógenos (p. ej., el anticonvulsivo valproato sódico) también media sus efectos a través de la disrupción de la expresión del gen *HOX.*

RESUMEN

Anomalías congénitas

- Las anomalías congénitas se producen por anomalías intrínsecas (malformaciones) así como por alteraciones extrínsecas (deformaciones, disrupciones).
- Las anomalías congénitas pueden producirse por causas genéticas (anomalías cromosómicas, mutaciones génicas), ambientales (infecciones, fármacos, alcohol) y multifactoriales.
- El momento de la agresión intraútero tiene una influencia profunda sobre la extensión de las anomalías congénitas, siendo los acontecimientos más tempranos los que, por lo general, producen un mayor impacto.

INFECCIONES PERINATALES

Las infecciones del feto y el neonato pueden adquirirse por vía transcervical (infecciones ascendentes) o transplacentaria (infecciones hematológicas).

- Las *infecciones* transcervicales o *ascendentes* implican una diseminación de una infección desde el canal cervicovaginal y pueden adquirirse bien dentro del útero o durante el nacimiento. La mayoría de las infecciones bacterianas (p. ej., infección por estreptococo α-hemolítico) y unas pocas infecciones víricas (p. ej., herpes simple) se adquieren de esta forma. En general, el feto se infecta por «inhalación» del líquido amniótico infectado a los pulmones o al atravesar el canal del parto infectado durante la expulsión. La infección fetal generalmente se asocia con inflamación de las membranas placentarias (corioamnionitis) y del cordón umbilical (funisitis u onfalitis). Esta forma de diseminación generalmente da lugar a neumonía y, en los casos graves, sepsis y meningitis.
- Las infecciones transplacentarias llegan a la circulación sanguínea fetal a través de la placenta por las vellosidades coriales, y pueden producirse en cualquier momento durante la gestación o de forma ocasional, como es el caso de la hepatitis B y del virus de la inmunodeficiencia humana, en el momento del parto por transfusión materno-fetal. La mayoría de las infecciones parasitarias (p. ej., *Toxoplasma*, malaria) e infecciones víricas, y unas pocas infecciones bacterianas (es decir, *Listeria, Treponema*) ocurren por esta transmisión hematógena. Las manifestaciones clínicas de estas infecciones son muy variables, dependiendo, sobre todo, del momento gestacional y del microorganismo implicado. Las infecciones transplacentarias más importantes pueden recordarse fácilmente por el acrónimo *TORCH*. Los elementos que componen el complejo TORCH son los siguientes: *Toxoplasma* (T), virus de la rubéola (R), citomegalovirus (C), virus herpes (H) y otros microbios (O) como *Treponema pallidum*. Las infecciones TORCH que ocurren precozmente en la gestación pueden producir secuelas crónicas en el niño, incluyendo retraso de crecimiento, retraso mental, cataratas y anomalías cardíacas congénitas, mientras que las infecciones más tardías en el embarazo producen, principalmente, daño tisular acompañado por inflamación (encefalitis, coriorretinitis, hepatoesplenomegalia, neumonía y miocarditis).

PREMATURIDAD Y RETRASO DEL CRECIMIENTO FETAL

La prematuridad es la segunda causa más frecuente de mortalidad neonatal (después de las anomalías congénitas) y se define por una edad gestacional menor de 37 semanas. Como sería de esperar, los niños nacidos antes de completar la gestación también tienen un peso menor de lo normal (< 2.500 g). Los principales factores de riesgo para prematuridad son rotura prematura de las membranas; infección intrauterina que provoca inflamación de las membranas placentarias (corioamnionitis); anomalías estructurales del útero, cuello del útero y placenta; y gestación múltiple (p. ej., embarazo gemelar). Está bien determinado que los niños nacidos antes de completar la totalidad del período gestacional tienen una mayor morbilidad y mortalidad que los niños a término. La inmadurez de los órganos en niños pretérmino les hace especialmente vulnerables a diversas complicaciones que se describen a continuación, incluyendo:

- Enfermedad de la membrana hialina (síndrome de distrés respiratorio).
- Enterocolitis necrosante.
- Hemorragia intraventricular y de la matriz germinal (Capítulo 23).

A pesar de que los niños pretérmino tienen un peso bajo al nacer, éste suele ser adecuado cuando se ajusta a su edad gestacional. Por el contrario, hasta un tercio de los niños que pesan menos de 2.500 g nacen a término y, por lo tanto, tienen retraso del crecimiento más que inmadurez. Estos niños pequeños para la edad gestacional (PEG) padecen retraso del crecimiento fetal, que puede ser debido a anomalías fetales, maternas o placentarias, aunque en muchos casos la causa específica es desconocida.

- Los *factores fetales* son aquellos debidos intrínsecamente a una reducción del potencial del crecimiento del feto independientemente de un aporte adecuado de nutrientes por parte de la madre. Las enfermedades fetales más destacables son *los trastornos cromosómicos, las anomalías congénitas* y *las infecciones congénitas*. Las anomalías cromosómicas pueden detectarse en alrededor de un 17% de las muestras fetales por restricción de crecimiento fetal y hasta en un 66% de los fetos con malformaciones ecográficas documentadas. La *infección fetal* debe plantearse en todos los neonatos con crecimiento retardado, siendo las causas más frecuentes las infecciones del grupo TORCH (*descritas anteriormente*). Cuando la causa es intrínseca al feto, el retraso de crecimiento es *simétrico* (es decir, afecta por igual a todos los órganos).
- Las *causas placentarias* incluyen cualquier factor que comprometa el aporte uteroplacentario. Esto puede ser debido a placenta previa (implantación baja de la placenta), desprendimiento placentario (separación de la placenta de la decidua por un coágulo retroplacentario) o infarto placentario. Con las causas placentarias (y maternas) de restricción de crecimiento, el retraso de crecimiento es *asimétrico* (es decir, el cerebro está relativamente conservado frente a otras vísceras como el hígado).
- Los *factores maternos* son, con mucho, la causa más frecuente de déficit de crecimiento en niños PEG. Éstas incluyen enfermedades vasculares como la preeclampsia («toxemia del embarazo») (Capítulo 19) y la hipertensión crónica. La lista de otras enfermedades maternas asociadas con retraso del crecimiento fetal es larga, pero algunas de las causas evitables son el abuso de narcóticos, el alcoholismo y el tabaquismo intenso (hay que recordar que muchas de estas causas también están implicadas en la patogenia de las anomalías congénitas). Los fármacos que producen una restricción del crecimiento fetal incluyen los teratógenos, como anticonvulsivantes normalmente administrados, como la fenitoína (Epanutin®), así como agentes no teratógenos. La malnutrición materna (en concreto una hipoglucemia prolongada) también puede afectar al crecimiento fetal, pero la asociación entre el retraso del crecimiento fetal y el estado nutricional de la madre es compleja.

Los niños con retraso de crecimiento tienen problemas no sólo en el período perinatal, sino también en la infancia y en la edad adulta. Estos sujetos tienen mayor riesgo de disfunción cerebral, discapacidades del aprendizaje y trastornos sensoriales (p. ej., de visión o audición).

SÍNDROME DE DISTRÉS RESPIRATORIO DEL RECIÉN NACIDO

Existen muchas causas de insuficiencia respiratoria en el recién nacido, incluyendo una sedación excesiva de la madre, traumatismos de la cabeza fetal durante el expulsivo, aspiración de sangre o de líquido amniótico e hipoxia intrauterina debida a opresiones del cordón umbilical alrededor del cuello. Sin embargo, la causa más frecuente es el síndrome de distrés respiratorio (SDR), también conocido como *enfermedad de la membrana hialina,* debido a la formación de «membranas» en los espacios aéreos periféricos de los niños que padecen esta enfermedad. En Estados Unidos, aproximadamente 24.000 niños están afectados de SDR cada año, y en 2002, poco más de 1.000 murieron por esta causa. Los tremendos avances realizados en la prevención y el tratamiento del SDR pueden estimarse recordando que en la década de 1960 hubo más de 25.000 muertes cada año por este trastorno.

Patogenia. *El SDR es, básicamente, una enfermedad de niños prematuros.* Ocurre en alrededor del 60% de los niños nacidos con menos de 28 semanas de gestación, del 15 al 20% de los nacidos entre las 32 y 36 semanas de gestación, y menos del 5% en aquellos nacidos después de la semana 37 de gestación. Otras posibles influencias son la *diabetes materna*, la *cesárea* antes del comienzo del parto y el *embarazo gemelar.*

El defecto fundamental en el SDR es la incapacidad del pulmón inmaduro para sintetizar suficiente surfactante. Éste es un complejo de fosfolípidos activos, principalmente dipalmitoilfosfatidilcolina (lecitina) y al menos dos grupos de proteínas asociadas al surfactante. Éste se sintetiza por los neumocitos tipo II y, con la primera respiración del recién nacido sano, rápidamente recubre la superficie del alvéolo, reduciendo la tensión superficial y, también, la presión necesaria para mantener los alvéolos abiertos. En los pulmones sin surfactante, los alvéolos tienden a colapsarse y se requiere un mayor esfuerzo inspiratorio en cada respiración para abrirlos. El recién nacido se cansa rápidamente de respirar y se producen atelectasias generalizadas. La hipoxia resultante desencadena una serie de sucesos que provocan daño epitelial y endotelial y, por último, la formación de membranas hialinas (Fig. 7-22). Como se describe más adelante, el cuadro clásico de la deficiencia de surfactante se ha modificado mucho con el tratamiento con surfactante.

La síntesis de surfactante está regulada por hormonas. Los corticoides estimulan la formación de surfactantes lipídicos y proteínas asociadas. Por lo tanto, las enfermedades asociadas con estrés intrauterino y restricción del crecimiento fetal que aumentan la liberación de corticoides disminuyen el riesgo de desarrollar SDR. La síntesis de surfactante puede suprimirse por concentraciones sanguíneas compensadoras muy elevadas de insulina en niños de madres diabéticas, que contrarrestan los efectos de los corticoides. Esto explica, en parte, por qué los niños de madres diabéticas tienen un mayor riesgo de desarrollar SDR. Se sabe que el expulsivo aumenta la síntesis de surfactante; por lo tanto, la cesárea antes del comienzo del parto puede aumentar el riesgo de SDR.

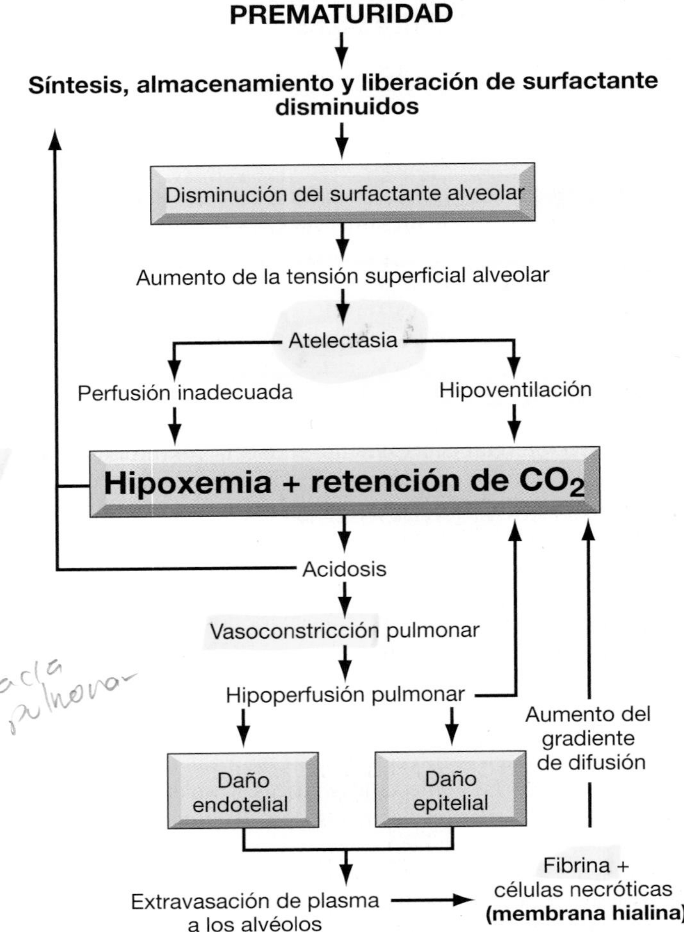

Figura 7-22

Fisiopatología del síndrome de distrés respiratorio (v. el texto).

Morfología

Los pulmones de niños con SDR son de tamaño normal pero más pesados y con relativamente menos aire. Tienen un color rojizo púrpura y microscópicamente el tejido tiene un aspecto sólido con alvéolos poco desarrollados, generalmente colapsados (atelectásicos). Si el niño muere en las primeras horas de vida, sólo están presentes los residuos necróticos celulares en los bronquiolos terminales y en los conductos alveolares. En momentos posteriores de la evolución, son características las **membranas hialinas eosinofílicas** que recubren los bronquiolos respiratorios y los conductos alveolares, y casi nunca se observan en niños nacidos muertos o vivos que mueren a las pocas horas del nacimiento. Si el niño muere al cabo de varios días, se pueden observar evidencias de cambios reparativos, incluyendo proliferación de neumocitos tipo II y fibrosis intersticial.

Características clínicas. Se ha descrito anteriormente la presentación clínica típica antes de la era del tratamiento con surfactante exógeno. Actualmente, la evolución clínica y el pronóstico del SDR neonatal varían dependiendo de la madurez y del peso al nacimiento del niño, así como la prontitud en establecer el tratamiento. Un avance importante en el control

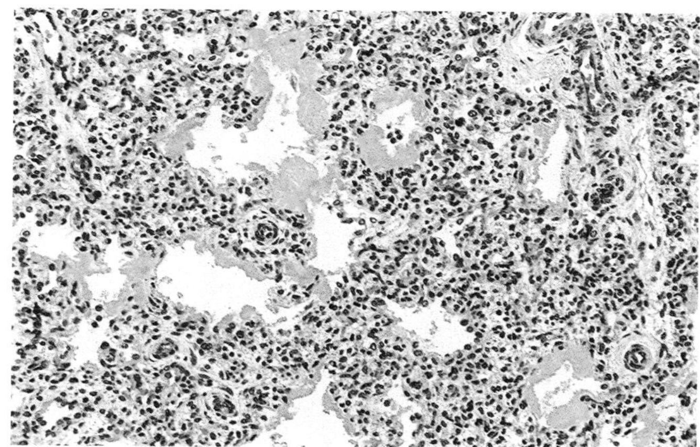

Figura 7-23

Enfermedad de la membrana hialina (tinción H&E). Existen atelectasias alternando con dilataciones alveolares. Obsérvense las membranas hialinas eosinofílicas gruesas que recubren los alvéolos dilatados.

del SDR se centra en la prevención, ya sea retrasando el parto hasta que el pulmón fetal alcance la madurez o induciendo la madurez pulmonar en fetos de riesgo. Lo difícil de estos objetivos es la capacidad de evaluar de forma precisa la madurez pulmonar fetal. Dado que las secreciones pulmonares se eliminan hacia el líquido amniótico, el análisis de los fosfolípidos del líquido amniótico supone una buena estimación de la cantidad de surfactante en el recubrimiento alveolar. La administración profiláctica de surfactante exógeno en el momento del nacimiento a niños extremadamente prematuros (edad gestacional < 28 semanas) ha demostrado ser muy beneficiosa, hasta el punto que hoy día es raro que los niños mueran por un SDR agudo.

En los casos no complicados, la recuperación comienza a los 3 o 4 días. En los niños afectados es necesario el oxígeno. Sin embargo, la administración prolongada de concentraciones altas de oxígeno con ventilación mecánica se asocia con dos complicaciones bien conocidas: la *fibroplasia retrolental* (también denominada *retinopatía de la prematuridad*) en los ojos, y la *displasia broncopulmonar* (DBP). Afortunadamente, ambas complicaciones hoy día son mucho menos frecuentes debido al empleo de técnicas de ventilación más suaves, a la terapia glucocorticoidea antenatal y a los tratamientos profilácticos con surfactante.

- La retinopatía de la prematuridad también tiene dos fases en su patogenia. Durante la fase *hiperóxica* de la terapia del SDR (fase I), la expresión del factor de crecimiento endotelial vascular proangiogénico (VEGF) disminuye de forma importante provocando la apoptosis de células endoteliales; las concentraciones de VEGF vuelven a aumentar después de volver a una ventilación de aire ambiente relativamente hipóxico (fase II), induciendo una proliferación de los vasos retinianos (*neovascularización*) característica de las lesiones en la retina.
- *La principal anomalía en la DBP es un descenso en el número de alvéolos maduros, denominada hipoplasia alveolar.* Por lo tanto, la visión actual es que la DBP esté provocada más probablemente por una detención del desarrollo de la septación alveolar, el denominado estadio sacular de desarrollo. Las concentraciones de una variedad de citocinas proinflamatorias (TNF, proteína macrofágica inflamatoria-1 e IL-8) están aumentadas en los alvéolos de niños que desarrollan DBP, lo que sugiere una función de estas citocinas en la detención del desarrollo pulmonar.

Los niños que se recuperan de un SDR tienen mayor riesgo de desarrollar otras complicaciones asociadas con nacimientos pretérmino; entre ellas, las más importantes son el *conducto arterioso persistente,* la *hemorragia intraventricular* y la *enterocolitis necrosante.* Por lo tanto, aunque los avances en la tecnología ayudan a salvar vidas en muchos niños con SDR, también ponen en evidencia la exquisita fragilidad del neonato inmaduro.

RESUMEN

Síndrome de distrés respiratorio neonatal

- El SDR del neonato («enfermedad de la membrana hialina») es una enfermedad de la prematuridad (la mayoría de los casos ocurre en neonatos < 28 semanas de edad gestacional).
- La anomalía fundamental en el SDR es el déficit de surfactante pulmonar, que provoca incapacidad de los pulmones para insuflarse en el momento del nacimiento.
- La característica morfológica en el SDR es la presencia de membranas hialinas (constituidas por células epiteliales necróticas y proteínas plasmáticas) que recubren las vías aéreas.
- El SDR puede mejorar por la administración profiláctica de corticoides, la terapia con surfactantes y mejorando las técnicas de ventilación.
- Las secuelas a largo plazo asociadas con el tratamiento para el SDR incluyen retinopatía de la prematuridad y displasia broncopulmonar; la incidencia de ambas complicaciones ha disminuido con los avances en el tratamiento del SDR.

ENTEROCOLITIS NECROSANTE

La enterocolitis necrosante (ECN) ocurre con mayor frecuencia en niños prematuros, siendo la incidencia de la enfermedad inversamente proporcional a la edad gestacional. Ocurre, aproximadamente, en 1 de cada 10 nacidos con muy bajo peso al nacimiento (< 1.500 g). La causa de ECN es controvertida, pero en la mayoría de los casos es multifactorial. La *isquemia intestinal* es un requisito previo y puede ser debida a una hipoperfusión generalizada o a una reducción selectiva de flujo sanguíneo a los intestinos para dirigir el oxígeno a órganos vitales como el cerebro. Otras situaciones predisponentes son la *colonización bacteriana* del intestino y la administración de *fórmulas de alimentación,* situaciones que agravan el daño de la mucosa en el intestino inmaduro.

La ECN típicamente afecta el íleon terminal, el ciego y el colon derecho, aunque puede estar afectada cualquier parte del intestino delgado o grueso. El segmento se encuentra distendido, friable y congestivo (Fig. 7-24), o puede tener una gangrena franca; puede observarse una perforación intestinal con peritonitis asociada. Microscópicamente, la necrosis coa-

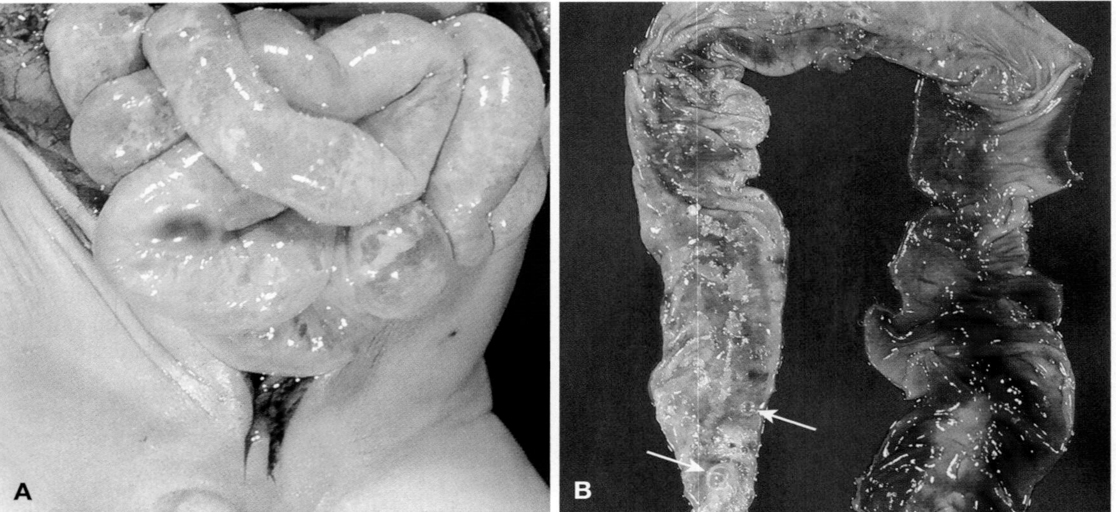

Figura 7-24

Enterocolitis necrosante. **A**, exploración post mórtem de un caso grave que muestra que todo el intestino delgado está muy distendido y con paredes adelgazadas (generalmente esto implica una posible perforación). **B**, la porción congestiva del íleon corresponde a las zonas de infartos hemorrágicos y necrosis transmural observadas con el microscopio. Las burbujas de gas submucoso (*neumatosis intestinal*) pueden observarse en diversas áreas (*flechas*).

gulativa mucosa o transmural, la ulceración y la colonización bacteriana, así como las burbujas de gas en la submucosa, son características asociadas con la ECN. Poco después del episodio agudo se pueden observar cambios reparadores, como la formación de un tejido de granulación y fibrosis.

La evolución clínica es bastante típica, con un comienzo con heces sanguinolentas, distensión abdominal y desarrollo de colapso circulatorio. Las radiografías abdominales con frecuencia muestran gas en la pared intestinal (*neumatosis intestinal*). Cuando se detecta la ECN precozmente, se puede tratar de forma conservadora, pero muchos casos (del 20 al 60%) requieren intervención quirúrgica y resección de los segmentos intestinales necróticos. La ECN se asocia con una tasa elevada de mortalidad perinatal; los niños que sobreviven con frecuencia desarrollan *adherencias post-ECN* debidas a la fibrosis provocada por el proceso de curación.

SÍNDROME DE MUERTE SÚBITA DEL LACTANTE

El síndrome de muerte súbita del lactante (SMSL) es una enfermedad de causa desconocida. El National Institute of Child Health and Human Development de EE.UU. define el SMSL como «una muerte súbita de un niño menor de 1 año de edad que no tiene explicación tras una investigación minuciosa, *incluyendo la realización de una autopsia completa, exploración del escenario de la muerte y revisión de la historia clínica*». Un aspecto del SMSL que no está recalcado en la definición es que el niño generalmente muere mientras está dormido, de ahí el seudónimo *muerte en la cuna*. El SMSL es la principal causa de muerte entre el mes y el año de vida en Estados Unidos, y la tercera causa principal de muerte global en la primera infancia, después de las anomalías congénitas y las enfermedades por prematuridad o peso bajo al nacer. En el 90% de los casos, el niño es menor de 6 meses; la mayoría tiene entre 2 y 4 meses.

Patogenia. Las circunstancias que rodean al SMSL han sido exploradas con mucho detalle y de forma general se acepta que es una *enfermedad multifactorial*, con una mezcla variable de causas contribuyentes en un caso concreto. Se ha propuesto un modelo de «triple riesgo» para el SMSL, que postula la intersección de tres variables que se solapan: 1) *un lactante vulnerable*; 2) *un período de desarrollo crítico en el control homeostático*, y 3) *factores estresantes exógenos*. Según este modelo, diversos factores vuelven al niño vulnerable a la muerte súbita durante un período crítico del desarrollo (es decir, del mes al año de vida). Estos factores de vulnerabilidad pueden ser atribuibles a los padres o al lactante, mientras que los factores estresantes exógenos se atribuyen al ambiente (Tabla 7-10). Aunque se han propuesto diversos factores responsables del lactante vulnerable, *la hipótesis más convincente es que el SMSL se deba a un retraso en el desarrollo del control en el despertar y del control cardiorrespiratorio*. Las regiones del tallo cerebral, sobre todo el *núcleo arqueado*, localizado en la superficie medular ventral, desempeñan una función crítica en la respuesta de «despertar» del cuerpo frente a estímulos nocivos como la hipercarbia, la hipoxia y el estrés térmico, producidos durante el sueño. Además, estas áreas regulan la respiración, la frecuencia cardíaca y la temperatura corporal. En algunos lactantes, por razones inexplicables, debe existir un desarrollo anómalo o un retraso en la maduración de esta zona, alterando la respuesta al despertar frente a estímulos nocivos. Entre las causas ambientales potenciales, dormir boca abajo, dormir en superficies blandas y el estrés térmico son, posiblemente, los factores de riesgo modificables más importantes para el SMSL. La posición en decúbito prono predispone al bebé a uno o más de los estímulos nocivos reconocibles (hipoxia, hipercarbia y estrés térmico) durante el sueño. Además, esta posición se asocia también con una menor respuesta al despertar en comparación con el decúbito supino. Los resultados de los estudios realizados en Europa, Australia, Nueva Zelanda y Estados Unidos muestran

Tabla 7-10 Factores asociados con el síndrome de muerte súbita del lactante

De los padres

Madre muy joven (< 20 años de edad)
Tabaquismo materno durante el embarazo
Consumo de drogas en cualquiera de los progenitores, especialmente marihuana por el padre y opiáceos por la madre, consumo de cocaína
Intervalos entre gestaciones cortos
Cuidado prenatal ausente o tardío
Grupo socioeconómico bajo
Etnia afroamericana e india americana (¿factores socioeconómicos?)

Del niño

Anomalías del tallo cerebral asociadas con defectos en el despertar y en el control cardiorrespiratorio
Prematuridad y/o peso bajo al nacer
Sexo masculino
Producto de un embarazo múltiple
SMSL en un hermano anterior
Antecedente de infecciones respiratorias
¿Reflujo gastroesofágico?

Ambientales

Posición de dormir boca abajo
Dormir sobre una superficie blanda
Hipertermia
Tabaquismo pasivo posnatal

Anomalías post mórtem detectadas en casos de muerte súbita del lactante inesperada*

Infecciones
- Miocarditis vírica
- Bronconeumonía

Anomalías congénitas insospechadas
- Estenosis aórtica congénita
- Origen anómalo de la arteria coronaria izquierda desde la arteria pulmonar

Maltrato traumático del niño
- Asfixia intencionada (infanticidio)

Defectos genéticos y metabólicos
- Mutaciones de los canales cardíacos de sodio y potasio
- Trastornos de la oxidación de ácidos grasos (mutaciones MCAD)
- Miocardiopatía secundaria a mutaciones del ADN mitocondrial

*El SMSL no es la única causa de muerte súbita inexplicada en la infancia; es más bien un *diagnóstico de exclusión*; por lo tanto, la realización de una autopsia puede mostrar hallazgos que pueden explicar la causa de la muerte súbita inexplicada. Estos casos no deberían, estrictamente hablando, ser etiquetados de «SMSL».
MCAD, acil-coenzima A deshidrogenasa de cadena media.

un riesgo claramente aumentado de SMSL en niños que duermen boca abajo, lo que llevó a la American Academy of Pediatrics a recomendar colocar a los *niños sanos sobre la espalda* cuando se acuestan. La campaña «dormir sobre la espalda» ha provocado un descenso importante en las muertes relacionadas con SMSL desde su implantación en 1994.

Morfología

Los estudios anatómicos han aportado hallazgos histológicos poco consistentes. El hallazgo más frecuente son las **petequias múltiples** en la autopsia típica del SMSL (alrededor del 80% de los casos); éstas generalmente se encuentran en el timo, las vísceras, la pleura parietal y el epicardio. Macroscópicamente, los pulmones se encuentran congestionados, con **ingurgitación vascular**, con o sin **edema pulmonar**, demostrable microscópicamente en la mayoría de los casos. Estudios morfométricos sofisticados han demostrado anomalías cuantitativas en el tallo cerebral, como **hipoplasia del núcleo arqueado** o descenso sutil en las poblaciones neuronales del tallo cerebral en varios casos; sin embargo, estas observaciones no son uniformes, ni aplicables a la mayoría de las autopsias «rutinarias».

Debe destacarse que el SMSL no es la única causa de muerte súbita inesperada en la infancia. De hecho, es un diagnóstico de exclusión, que requiere una exploración minuciosa del escenario de la muerte y una exploración post mórtem completa. Esta última puede mostrar una causa insospechada de muerte súbita en alrededor del 20% o más de los bebés con «SMSL» (v. Tabla 7-10). Las causas más frecuentes de muerte súbita «inesperadas» son las infecciones (p. ej., miocarditis vírica o bronconeumonía) seguidas de una anomalía congénita insospechada. Como resultado de los avances en los diagnósticos moleculares, han surgido diversas causas genéticas en niños con muerte súbita «inesperada». Por ejemplo, los trastornos de oxidación de ácidos grasos, caracterizados por defectos en las enzimas oxidativas de ácidos grasos mitocondriales, pueden ser responsables de alrededor del 5% de las muertes súbitas en la infancia; de ellas, la más frecuente es la deficiencia de acilcoenzima A deshidrogenasa de cadena media. Los análisis retrospectivos de los casos de «SMSL» también han mostrado mutaciones en los canales de sodio y potasio cardíacos, que provocan arritmias cardíacas caracterizadas por intervalos QT prolongados; éstos son responsables de no más del 1% de las muertes por SMSL. El SMSL en un hermano anterior se asocia con un riesgo relativo de recurrencia cinco veces mayor. Debe excluirse cuidadosamente el maltrato traumático al niño en estos casos.

RESUMEN

Síndrome de muerte súbita del lactante

- El SMSL es una enfermedad de *causa desconocida*, definida por la muerte súbita de un niño menor de 1 año de edad que no tiene explicación tras una investigación minuciosa, incluyendo la realización de una autopsia. La mayoría de los casos ocurre entre los 2 y los 4 meses de edad.
- La base más probable del SMSL es un retraso en el desarrollo de los reflejos de despertar y del control cardiorrespiratorio.
- Se han propuesto numerosos factores de riesgo, de los cuales el más aceptado es la posición boca abajo para dormir; de ahí el éxito de los programas de «dormir sobre la espalda» para reducir el SMSL.

HÍDROPS FETAL

Hídrops fetal se refiere a la acumulación de líquido edematoso en el feto durante el crecimiento intrauterino. Las causas son múltiples; las más importantes se enumeran en la Tabla 7-11. Hasta hace poco, la anemia hemolítica provocada por una incompatibilidad sanguínea del grupo Rh entre la madre y el

Tabla 7-11 Principales causas de hídrops fetal*

Cardiovasculares
Malformaciones Taquiarritmia Insuficiencia cardíaca de alto gasto
Cromosómicas
Síndrome de Turner Trisomía 21, trisomía 18
Anemia fetal
α-talasemia homocigota Parvovirus B19 Hídrops inmunitario (incompatibilidad Rh y ABO)
Gestación gemelar
Transfusión gemelo-gemelo
Infección (excluyendo parvovirus)
Citomegalovirus Sífilis Toxoplasmosis
Malformaciones importantes
Tumores
Trastornos metabólicos

*La causa de hídrops fetal puede ser indeterminada («idiopática») en alrededor del 20% de los casos.

Modificada de Machin GA: Hydrops, cystic hygroma, hydrothorax, pericardial effusions, and fetal ascites. En: Gilbert-Barnes (ed.): Potter's Pathology of Fetus and Infant. St. Louis, Mosby, 1997.

feto (hídrops inmunitario) era la causa más frecuente, pero debido al éxito de la profilaxis de este trastorno durante el embarazo, las causas de hídrops no inmunitario se han convertido en las principales culpables. Sorprendentemente, la acumulación de líquido intrauterino puede ser bastante variable, desde un edema progresivo generalizado en el feto (*hídrops fetal*), una situación generalmente mortal, a distintos grados de edema más localizado, como los derrames pleurales y peritoneales aislados o la acumulación de líquido posnucal (*higroma quístico*), que con frecuencia son compatibles con la vida (Fig. 7-25). En primer lugar, se describe el mecanismo del hídrops inmunitario, seguido por otras importantes causas de hídrops fetal.

Hídrops inmunitario

El hídrops inmunitario se produce por una *enfermedad hemolítica en el recién nacido* inducida por anticuerpos, provocada por una incompatibilidad del grupo sanguíneo entre la madre y el feto. Esta incompatibilidad se produce cuando el feto hereda determinantes antigénicos de hematíes del padre que son extraños para la madre. Los antígenos más frecuentes que producen una hemólisis clínicamente significativa son antígenos del factor Rh y de los grupos sanguíneos ABO. De los diversos antígenos incluidos en el sistema Rh, únicamente el antígeno D es una causa principal de incompatibilidad Rh. Los hematíes fetales pueden llegar a la circulación materna durante el último trimestre del embarazo, cuando el citotrofoblasto ya no supone una barrera, o durante el propio nacimiento del niño (sangrado fetomaterno). La madre entonces se sensibiliza frente a antígenos extraños y produce anticuerpos que pueden atravesar libremente la placenta hacia el feto

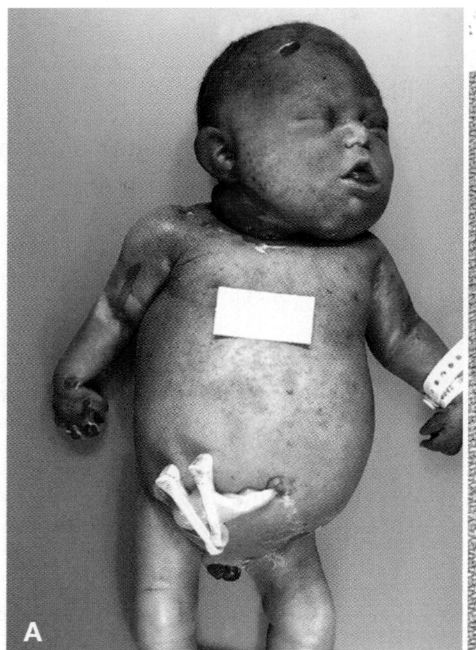

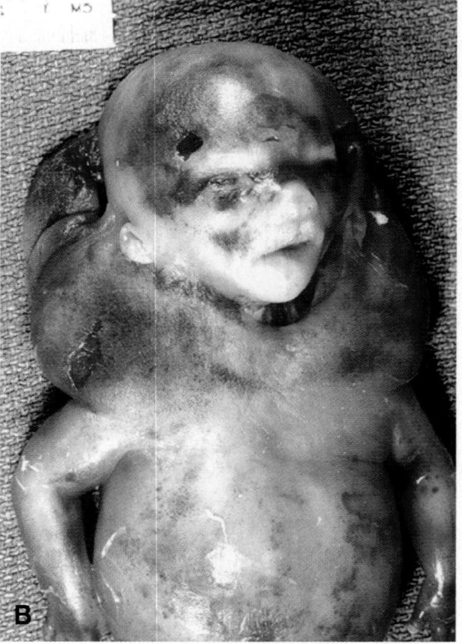

Figura 7-25

Hídrops fetal. **A**, acumulación generalizada de líquido en el feto. **B**, acumulación de líquido sobre todo de forma prominente en los tejidos blandos del cuello. Esta entidad se ha denominado *higroma quístico.* Los higromas quísticos se observan característicamente con, pero no exclusivamente, anomalías cromosómicas constitucionales como el cariotipo 45,X. (Cortesía de la doctora Beverly Rogers, Department of Pathology, University of Texas Southwestern Medical Center, Dallas, Texas.)

y provocar la destrucción de los hematíes. Una vez iniciada la hemólisis inmunológica, existe una anemia progresiva en el feto, con la consiguiente isquemia tisular, insuficiencia cardíaca intrauterina y acumulación periférica de líquido (edema). Como se describe más adelante, la insuficiencia cardíaca puede ser la vía final común por la cual se produce edema en muchas otras causas de hídrops no inmunitario.

Diversos factores influyen en la respuesta inmunológica frente a los hematíes fetales con Rh positivo que alcanzan la circulación materna.

- La incompatibilidad ABO concurrente protege a la madre frente a la inmunización Rh, dado que los hematíes fetales se recubren precozmente de isohemaglutininas y son eliminados de la circulación materna.
- La respuesta de anticuerpos depende de la dosis de antígeno inmunizante; por lo tanto, la enfermedad hemolítica se desarrolla únicamente cuando la madre ha experimentado un sangrado transplacentario importante (> 1 ml de hematíes Rh positivos).
- El isotipo de anticuerpo es importante, dado que la inmunoglobulina G (IgG) (pero no la IgM) puede atravesar la placenta. La exposición inicial a antígenos Rh provoca la formación de anticuerpos IgM, *por lo cual la enfermedad por incompatibilidad Rh es muy infrecuente con el primer embarazo*. La exposición ulterior durante el segundo o tercer embarazos provoca generalmente una respuesta de anticuerpos IgG.

La observación del papel de una sensibilización previa en la patogenia de la enfermedad hemolítica por Rh en el recién nacido ha llevado a un control importante de ésta. Actualmente, las madres Rh negativas son tratadas con globulina anti-D poco después del parto de un bebé Rh positivo. Los anticuerpos anti-D bloquean los sitios antigénicos de los hematíes fetales que pueden haber pasado a la circulación materna durante el parto, previniendo de esta forma la sensibilización duradera frente a antígenos Rh.

Como resultado del gran éxito conseguido en la prevención de la hemólisis por incompatibilidad Rh, la incompatibilidad ABO maternofetal es actualmente la causa más frecuente de enfermedad hemolítica inmunológica del recién nacido. Aunque la incompatibilidad ABO ocurre, aproximadamente, en el 20 al 25% de los embarazos, sólo una pequeña fracción de los niños desarrollará hemólisis ulterior y, por lo general, es una enfermedad mucho más leve que la incompatibilidad Rh. La enfermedad hemolítica ABO ocurre casi exclusivamente en niños del grupo A o B que nacen de madres del grupo sanguíneo O. Las isohemaglutininas normales anti-A y anti-B en las madres del grupo O generalmente son del tipo IgM, por lo tanto no atraviesan la placenta. Sin embargo, por razones no bien comprendidas, algunas mujeres del grupo O tienen anticuerpos IgG frente a los antígenos A o B (o ambos) incluso sin sensibilización previa. Por lo tanto, el primer recién nacido puede estar afectado. Afortunadamente, incluso con anticuerpos adquiridos por vía transplacentaria, la lisis de los hematíes fetales es mínima. No existe un método eficaz de prevención de la enfermedad hemolítica debida a una incompatibilidad ABO.

Hídrops no inmunitario

Las principales causas de hídrops no inmunitario son las asociadas a *trastornos cardiovasculares, anomalías cromosómicas y anemia fetal*. Tanto los trastornos cardiovasculares como las anomalías funcionales (es decir, arritmias) pueden producir insuficiencia cardíaca intrauterina e hídrops. Entre las anomalías cromosómicas, las asociadas a hídrops fetal son el cariotipo 45,X (síndrome de Turner) y las trisomías 21 y 18; generalmente, la base de esto es la presencia de anomalías cardíacas subyacentes, aunque en el síndrome de Turner puede haber anomalías del drenaje linfático en el cuello que provocan una acumulación de líquido posnucal (*higroma quístico*). Las anemias fetales por causas diferentes a la incompatibilidad Rh o ABO también producen hídrops. De hecho, en algunas partes del mundo (p. ej., sudeste asiático), probablemente la causa más frecuente de hídrops fetal sea una anemia fetal grave provocada por una talasemia α homocigota. La infección transplacentaria por el parvovirus B19 cada vez se reconoce más como una causa importante de hídrops fetal. El virus penetra en los precursores eritrocitarios (normoblastos), donde se replica. Esto produce una detención de la maduración de los eritrocitos y una anemia aplásica. Se pueden observar inclusiones intranucleares de parvovirus en precursores eritrocitarios circulantes y de la médula ósea (Fig. 7-26). La base de la hidropesía fetal en la anemia fetal de causa inmunológica y no inmunológica es la isquemia tisular con disfunción miocárdica secundaria y fallo circulatorio. Además, puede producirse insuficiencia hepática secundaria, con pérdida de la función sintética que contribuye a la hipoalbuminemia, a la disminución de la presión osmótica plasmática y al edema.

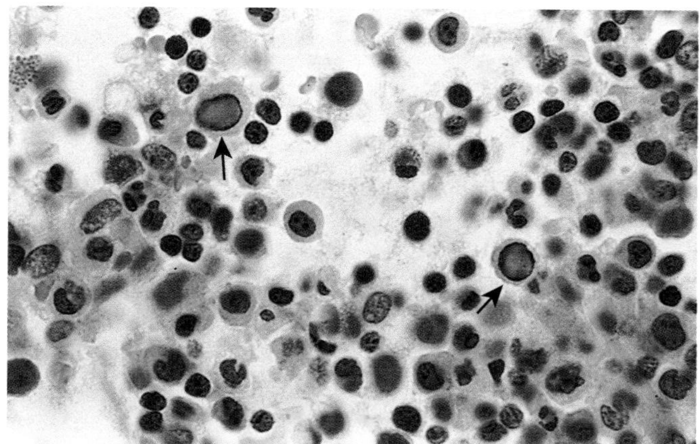

Figura 7-26

Médula ósea de un niño infectado con el parvovirus B19. Las flechas indican dos precursores eritroides con inclusiones intranucleares homogéneas grandes y un ribete periférico de cromatina residual.

Morfología

Los hallazgos anatómicos en fetos con acumulación de líquido intrauterino varían en función de la gravedad de la enfermedad y de la causa subyacente. Como se ha citado anteriormente, el **hídrops fetal** representa la manifestación más grave y generalizada (v. Fig. 7-25), y pueden producirse edemas de menor grado, como el derrame pleural aislado, derrame peritoneal o acumulación de líquido posnucal. En consecuencia, los niños pueden terminar en aborto, morir en los primeros pocos días de vida o recuperarse de forma completa. La presencia de características dismórficas sugiere anomalías cromosómicas constitucionales subyacentes; la exploración post mórtem puede mostrar una anomalía cardíaca. En el hídrops asociado con anemia fetal, tanto el feto como la placenta están característicamente pálidos; en la mayoría de los casos, el hígado y el bazo se encuentran agrandados por la insuficiencia cardíaca y la congestión. Además, la médula ósea muestra una hiperplasia compensadora de precursores eritroides (siendo una excepción importante la anemia aplásica asociada a parvovirus) y **una hematopoyesis extramedular** presente en el hígado, bazo y, posiblemente, otros tejidos como los riñones, los pulmones e incluso el corazón. El incremento de la actividad hematopoyética produce, en sangre periférica, un gran número de hematíes inmaduros, incluyendo reticulocitos, normoblastos y eritroblastos (**eritroblastosis fetal**) (Fig. 7-27).

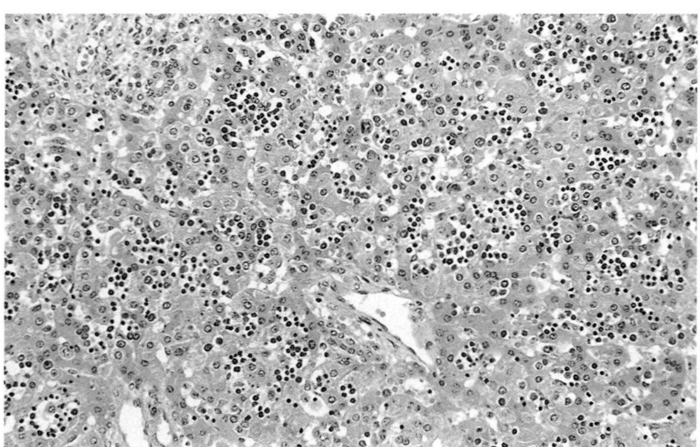

Figura 7-27

Hay numerosos islotes de hematopoyesis extramedular (células pequeñas *azules*) dispersos entre hepatocitos maduros en este recién nacido con hídrops fetal no inmunitario.

La presencia de hemólisis por incompatibilidad Rh o ABO se asocia con complicaciones adicionales por el incremento de la bilirrubina circulante debida a la rotura de hematíes. El SNC puede dañarse cuando la hiperbilirrubinemia es importante (generalmente superior a 20 mg/dl en niños a término, incluso menor en niños prematuros). La bilirrubina no conjugada circulante pasa al tejido cerebral, donde aparentemente produce un efecto tóxico. Los ganglios basales y el tallo cerebral son especialmente sensibles al depósito de pigmento de bilirrubina, que produce una coloración amarillenta característica en el parénquima (**ictericia nuclear** o **kernícterus**; Fig. 7-28).

Evolución clínica. La detección precoz de la acumulación de líquido intrauterino es necesaria, dado que incluso algunos casos graves pueden salvarse con los tratamientos actualmente disponibles. La hidropesía fetal debida a incompatibilidad Rh puede predecirse de manera más o menos fiable, dado que se correlaciona con un incremento rápido de los títulos de anticuerpos anti-Rh en la madre durante el embarazo. El líquido amniótico obtenido por amniocentesis muestra concentraciones elevadas de bilirrubina. La prueba de antiglobulina humana (test de Coombs, Capítulo 12) es positiva en la sangre de cordón umbilical fetal si los hematíes han sido recubiertos por anticuerpos maternos. Una forma eficaz de tratamiento es la exanguinotransfusión antenatal. Después del nacimiento, la

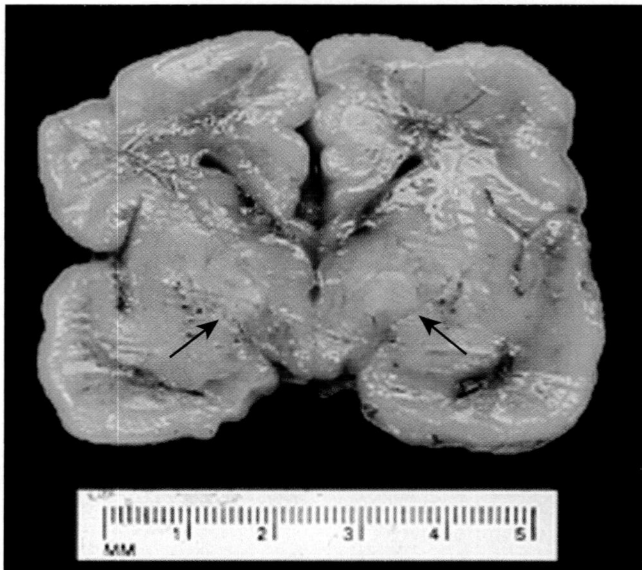

Figura 7-28

Ictericia nuclear. La hiperbilirrubinemia grave en el período neonatal (p. ej., secundaria a una hidrólisis inmunitaria) provoca un depósito de pigmento de bilirrubina (*flechas*) en el parénquima cerebral. Esto se produce porque la barrera hematoencefálica está menos desarrollada en el período neonatal que en la edad adulta. Los niños que sobreviven desarrollan secuelas neurológicas a largo plazo.

fototerapia es útil dado que la luz visible convierte la bilirrubina a dipirroles fácilmente excretables. Como ya se ha descrito, en una gran mayoría de los casos, la administración de globulinas anti-D a la madre puede prevenir que ocurran hídrops inmunitarios en embarazos posteriores. La enfermedad hemolítica del grupo ABO es más difícil de predecir, aunque puede anticiparse fácilmente si existe incompatibilidad sanguínea entre el padre y la madre y con las determinaciones de hemoglobina y bilirrubina en el recién nacido vulnerable. No hace falta decir que, en circunstancias mortales de hídrops fetal, es imprescindible hacer una exploración post mórtem minuciosa para determinar la causa y excluir la posibilidad de una anomalía cromosómica, en ocasiones recurrente.

RESUMEN

Hídrops fetal

- Hídrops fetal se refiere a la acumulación de líquido edematoso en el feto durante el crecimiento intrauterino.
- El grado de acumulación de líquido es variable, desde formas de hídrops fetal generalizado a higromas quísticos localizados.
- Las causas más frecuentes de hídrops fetal son *no inmunológicas* (anomalías cromosómicas, trastornos cardiovasculares y anemia fetal), mientras que el hídrops inmunitario cada vez es menos frecuente debido a la profilaxis frente a anticuerpos Rh.
- La eritroblastosis fetal (precursores eritroides inmaduros circulantes) es un hallazgo característico en las hidropesías asociadas con anemia fetal.

• La hiperbilirrubinemia inducida por la hemólisis puede provocar una ictericia nuclear en los ganglios basales y el tallo cerebral, sobre todo en niños prematuros.

FIBROSIS QUÍSTICA

Con una incidencia de 1 de cada 3.200 nacidos vivos en Estados Unidos, la *fibrosis quística (FQ) es la enfermedad genética mortal más frecuente que afecta a la raza blanca*. Es infrecuente entre asiáticos (1 de cada 31.000 nacidos vivos) y en afroamericanos (1 de cada 15.000 nacidos vivos). La FQ se transmite de forma *autosómica recesiva* simple y no afecta a los portadores heterocigotos. Sin embargo, existe un compendio de variaciones fenotípicas debidas a diversas mutaciones del gen asociado con la FQ, los efectos específicos tisulares por la pérdida de función de estos genes y la influencia de modificadores de la enfermedad recientemente conocidos. Fundamentalmente, es *una enfermedad extensa del transporte epitelial que afecta a la secreción de líquidos por las glándulas exocrinas y el epitelio que recubre los tractos respiratorio, gastrointestinal y reproductor*. Por ello, las secreciones mucosas anormalmente viscosas que bloquean las vías aéreas y los conductos pancreáticos son responsables de las dos manifestaciones clínicas más importantes: infecciones pulmonares recurrentes y crónicas, e insuficiencia pancreática. Además, aunque las glándulas sudoríparas exocrinas son estructuralmente normales (y lo siguen siendo durante toda la evolución de la enfermedad), *una anomalía bioquímica característica de la FQ es una concentración elevada de cloruro sódico en el sudor*.

Patogenia. El principal defecto en la FQ es el funcionamiento anómalo de una proteína del canal de cloro epitelial codificada por el gen regulador de conductancia transmembrana de la FQ (*CFTR*) en el cromosoma 7q31.2. Los cambios en el moco se consideran secundarios al trastorno del transporte de iones cloro. En el epitelio normal, el transporte de iones cloro a través de la membrana celular se produce por proteínas transmembrana como la CFTR que forman los canales de cloro. Las mutaciones en el gen *CFTR* vuelven a las membranas epiteliales relativamente impermeables a los iones cloro (Fig. 7-29). Sin

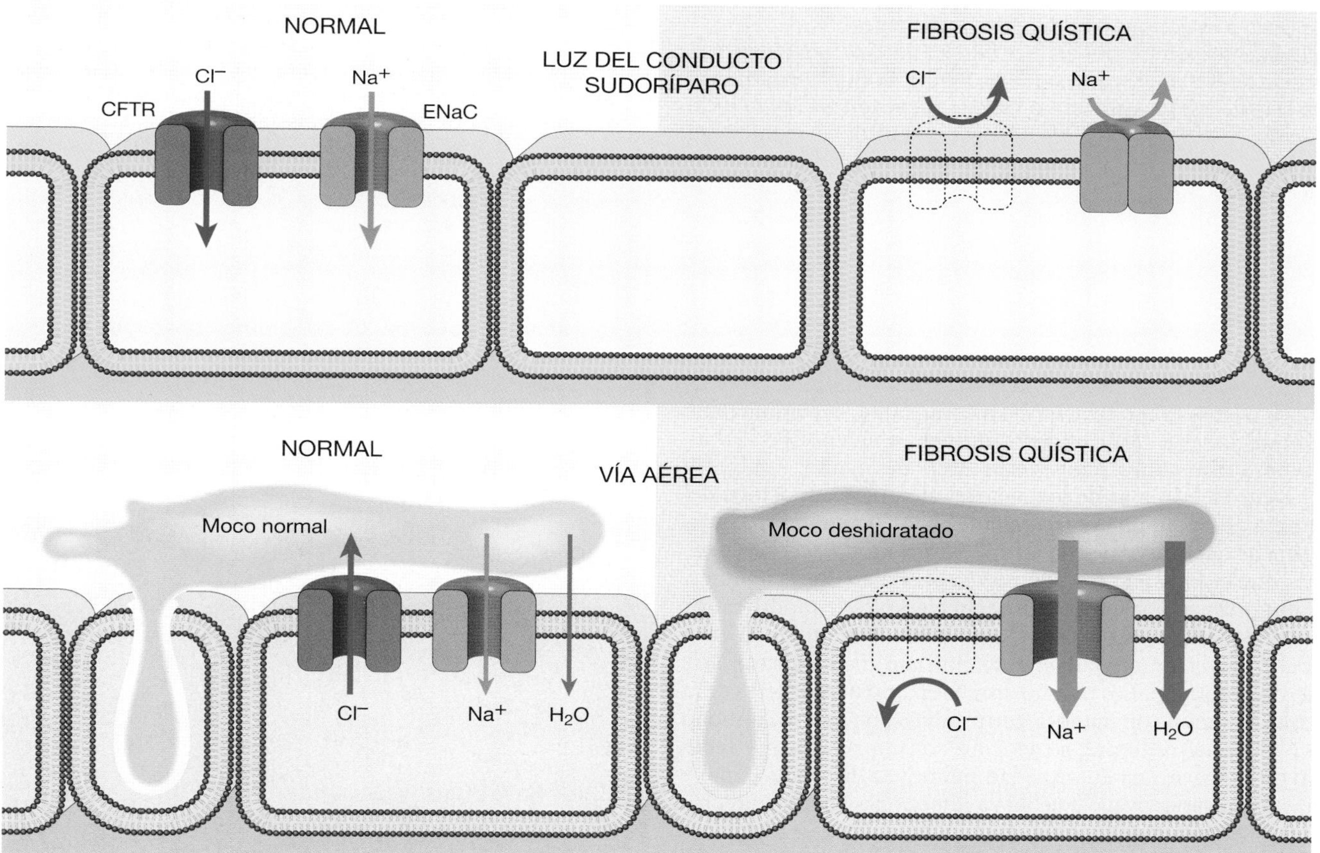

Figura 7-29

Un defecto en los canales de cloro en el conducto sudoríparo (*arriba*) produce un incremento de la concentración de cloro y sodio en el sudor. En la vía aérea (*abajo*), los pacientes con FQ tienen una disminución de la secreción de cloro y un incremento de la reabsorción de sodio y agua, lo que provoca una deshidratación de la capa mucosa que recubre las células epiteliales, una alteración de la función mucociliar y tapones de moco en las vías aéreas. CFTR, regulador de conductancia transmembrana de la fibrosis quística; ENaC, canal epitelial de sodio responsable de la conducción de sodio intracelular.

embargo, el impacto de este defecto en la función de transporte es específico de tejido. La principal función de la proteína CFTR en los conductos de las glándulas sudoríparas es reabsorber los iones cloro luminales y aumentar la reabsorción de sodio. Por lo tanto, en los conductos sudoríparos, la pérdida de la función de CFTR produce la disminución de la reabsorción de cloruro sódico y la producción de un sudor hipertónico (v. Fig. 7-29, arriba). En contraste con las glándulas sudoríparas, la CFTR del epitelio respiratorio e intestinal forma una de las vías más importantes para la secreción luminal activa de cloro. En estos lugares, las mutaciones CFTR producen una pérdida o reducción de la secreción de cloro hacia la luz (v. Fig. 7-29, abajo). La absorción luminal activa de sodio también está aumentada y estos cambios iónicos aumentan la reabsorción pasiva de agua desde la luz, disminuyendo el contenido de agua de la capa superficial líquida que recubre las células mucosas. Por lo tanto, contrariamente a lo que ocurre en los conductos sudoríparos, no existe diferencia en la concentración de sal de las capas de líquido superficial que recubre las células mucosas respiratorias e intestinales en sujetos con FQ en comparación con sujetos normales. Sin embargo, la patogenia de las complicaciones respiratorias e intestinales observadas en la FQ parecen deberse a una capa de líquido isotónico pero de poco volumen superficial. En los pulmones, esta deshidratación produce una acción mucociliar defectuosa y la acumulación de secreciones viscosas concentradas que obstruyen el paso de aire y predisponen a infecciones pulmonares recurrentes.

Desde que se clonó el gen *CFTR* en 1989, se han identificado más de 800 mutaciones que provocan la enfermedad. Pueden clasificarse en «graves» o «leves», dependiendo de la localización de la mutación en la secuencia génica; las mutaciones «graves» se asocian con una pérdida completa de la función de la proteína CFTR, mientras que el producto de una mutación «leve» mantiene una función residual. La mutación más frecuente del gen *CFTR* produce una deleción de tres nucleótidos que codifican fenilalanina en la posición 508 (*ΔF508*); éste es un ejemplo de mutación «grave». A nivel mundial, la mutación *ΔF508* se encuentra, aproximadamente, en el 70% de los pacientes con FQ. Dado que ésta es una enfermedad autosómica recesiva, los sujetos afectados tienen mutaciones en ambos alelos. Como se describe más adelante, la combinación de mutaciones en los dos alelos influye en el fenotipo global, así como las manifestaciones específicas de órgano. Aunque la FQ sigue siendo uno de los mejores ejemplos conocidos del axioma «un gen, una enfermedad», existe cada vez más evidencia de que más allá de la *CFTR* existen *modificadores genéticos* que modulan la frecuencia y la gravedad de las manifestaciones específicas de órgano. Un ejemplo de modificador genético candidato es la *lectina de unión con manosa*, un efector clave en la inmunidad innata implicado en la fagocitosis de microorganismos. Los polimorfismos en uno o más alelos de la lectina de unión con manosa que produce una menor cantidad de proteína circulante, se asocian con un riesgo tres veces mayor de sufrir una enfermedad pulmonar de estadio final y una menor supervivencia debida a infecciones bacterianas crónicas en el contexto de una FQ.

Morfología

Los cambios anatómicos son muy variables y dependen de qué glándulas estén afectadas y de la gravedad de su afectación. Las **anomalías pancreáticas** están presentes en el 85 al 90% de los pacientes con FQ. En los casos más leves, puede haber únicamente acumulaciones de moco en los pequeños conductos con alguna dilatación de las glándulas exocrinas. En casos más avanzados, generalmente observados en niños mayores o adolescentes, los conductos están totalmente taponados, provocando atrofia de las glándulas exocrinas y fibrosis progresiva (Fig. 7-30). La pérdida total de secreción exocrina pancreática altera la absorción de grasas y, de esta forma, la avitaminosis A puede contribuir a una metaplasia escamosa del epitelio de revestimiento de los conductos en el páncreas, ya dañados por las secreciones mucosas espesas. También pueden encontrarse tapones espesos de moco viscoso en el intestino delgado de los bebés; algunas veces, esto produce una obstrucción del intestino delgado conocida como **íleo meconial.**

Los **cambios pulmonares** son las complicaciones más graves de la enfermedad (Fig. 7-31). Éstos se deben a las secreciones de moco viscoso por las glándulas submucosas del árbol respiratorio, con obstrucción secundaria e infección al paso de aire. Con frecuencia, los bronquiolos se encuentran distendidos, con moco espeso, asociados a hiperplasia importante e hipertrofia de las células secretoras de moco. Las sobreinfecciones dan lugar a bronquitis crónica y bronquiectasias. En muchos casos, se desarrollan abscesos pulmonares. Los organismos responsables de las infecciones pulmonares más frecuentes son *Staphylococcus aureus, Haemophilus influenzae* y *Pseudomonas aeruginosa.* Mucho más peligrosa es la frecuencia creciente de infección por otra seudomona, *Burkholderia cepacia.* Esta bacteria oportunista es especialmente dura, y la infección causada por este microorganismo se ha asociado con enfermedad fulminante. La **afectación hepática** sigue el mismo patrón básico. Los canalículos biliares se encuentran taponados por material mucinoso, acompañado por una proliferación ductular e inflamación portal. La **esteatosis** hepática es un hallazgo frecuente en las biopsias hepáticas. Con el tiempo, se desarrolla **cirrosis**, que provoca nodularidad hepática difusa. Este daño hepático grave sólo se encuentra en aproximadamente el 5% de los pacientes. La **azoospermia e infertilidad** se encuentran en el 95% de los varones que llegan a la edad adulta; un hallazgo frecuente en estos pacientes es la **ausencia bilateral de conductos deferentes.** En algunos varones, ésta puede ser la única característica que sugiera una mutación *CFTR* subyacente.

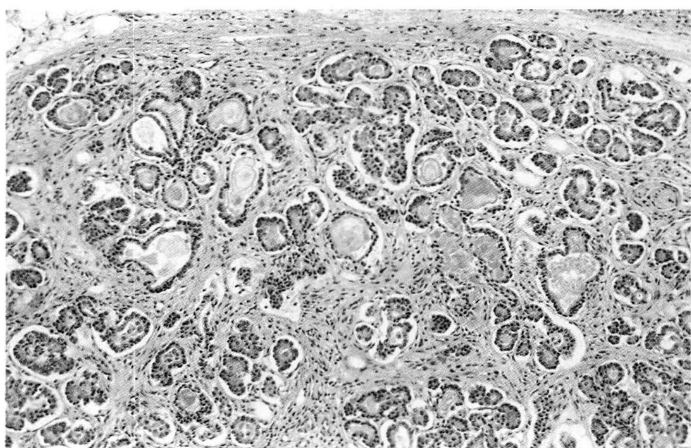

Figura 7-30

Cambios leves a moderados pancreáticos en la FQ. Los conductos se encuentran dilatados y taponados con mucina eosinofílica y las glándulas son atróficas y están sustituidas por tejido fibroso.

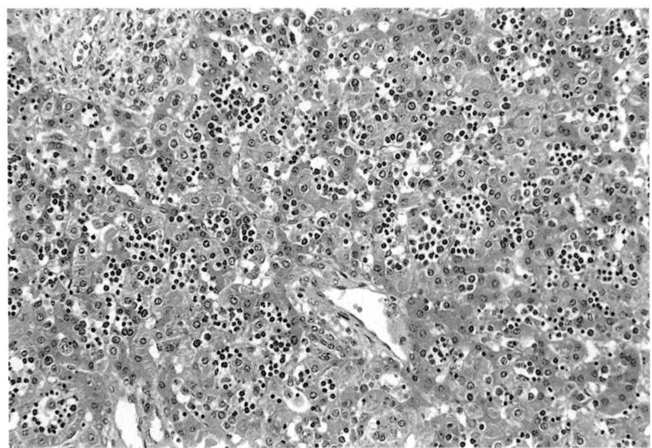

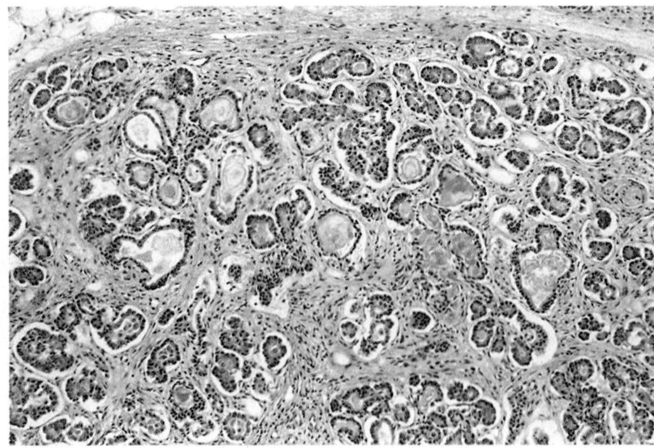

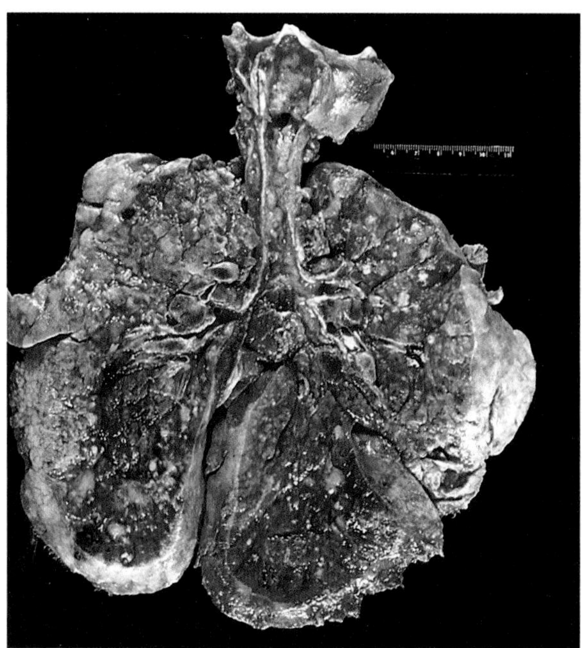

Figura 7-31

Pulmones de un paciente muerto por FQ. Existen amplios tapones de moco y dilatación del árbol traqueobronquial. El parénquima pulmonar se encuentra consolidado por una combinación de secreciones y neumonía, el color verde se asocia con infecciones por *Pseudomonas.* (Cortesía del doctor Eduardo Yunis, Children's Hospital of Pittsburgh, Pittsburgh, Pennsylvania.)

Evolución clínica. Pocas enfermedades infantiles son tan cambiantes en sus manifestaciones clínicas como la FQ. Los síntomas son extremadamente variados, van de leves a graves, desde un comienzo al nacimiento a un comienzo años más tarde, y desde afectación de un órgano a afectación multiorgánica. Aproximadamente, del 5 al 10% de los casos se evidencian clínicamente al nacimiento o poco tiempo después por un *íleo meconial.* En la mayoría de los pacientes (del 85 al 90%) se produce una *insuficiencia pancreática exocrina* y se asocia con mutaciones «graves» *CFTR* en ambos alelos (p. ej., *ΔF508/ΔF508*), mientras que del 10 al 15% de los pacientes con una mutación *CFTR* «grave» y una «leve» o dos mutaciones *CFTR* «leves», mantiene la suficiente función pancreática exocrina como para no precisar suplementos enzimáticos (fenotipo *páncreas suficiente).* La insuficiencia pancreática se asocia con malabsorción de proteínas y grasas e incremento de las pérdidas fecales. Las manifestaciones de malabsorción (p. ej., heces voluminosas malolientes; distensión abdominal; poca ganancia ponderal) aparecen durante el primer año de vida. La insuficiencia de absorción de grasas puede producir estados de deficiencia de vitaminas liposolubles, provocando manifestaciones de avitaminosis A, D o K. La hipoproteinemia puede ser lo bastante grave para producir edema generalizado. La diarrea persistente puede producir un prolapso rectal en alrededor del 10% de los niños con FQ. El fenotipo *páncreas suficiente* en general no se asocia a otras complicaciones GI y, habitualmente, estos niños tienen un crecimiento y desarrollo excelentes. La *pancreatitis crónica «idiopática»* ocurre en un subgrupo de pacientes con FQ con páncreas suficiente y se asocia con dolor abdominal recurrente y complicaciones de riesgo vital.

Las complicaciones cardiorrespiratorias, como la tos crónica, las infecciones pulmonares persistentes, la enfermedad pulmonar obstructiva y la cardiopatía pulmonar, son las causas más frecuentes de muerte (alrededor del 80%) en pacientes seguidos en la mayoría de los centros especializados en FQ en Estados Unidos. Alrededor de los 18 años de edad, el 80% de los pacientes con una FQ clásica son portadores de *P. aeruginosa*, y el 3,5% son portadores de *B. cepacia.* Con el empleo indiscriminado de profilaxis antibiótica frente al *Staphylococcus* ha habido una emergencia desafortunada de cepas resistentes de *Pseudomonas* en muchos pacientes. En alrededor del 10 al 25% de los pacientes con FQ se puede producir una *poliposis nasosinusal recurrente* y, por tanto, los niños que tengan este hallazgo deben ser evaluados para descartar anomalías del cloro en el sudor. Las *enfermedades hepáticas* importantes ocurren más tarde en la evolución natural de la FQ y anteriormente pasaban desapercibidas por la afectación pulmonar y pancreática; sin embargo, con el aumento de la esperanza de vida, a la enfermedad hepática también se le está prestando más atención. De hecho, después de las complicaciones cardiopulmonares y de las relacionadas con el trasplante, la enfermedad hepática es la tercera causa más frecuente de muerte en la FQ.

En la mayoría de los casos, el diagnóstico de FQ se basa en las concentraciones persistentemente elevadas de electrólitos en el sudor (muchas veces la madre realiza el diagnóstico porque su bebé tiene un sabor salado), hallazgos clínicos característicos (enfermedad sinopulmonar y manifestaciones GI) o antecedentes familiares. Sin duda, la secuenciación del gen *CFTR* es la «prueba de referencia» para el diagnóstico de la FQ. Por lo tanto, en pacientes con hallazgos clínicos o antecedentes familiares (o ambos) que sugieran este diagnóstico, se debe realizar el análisis genético. Los avances en el tratamiento de la FQ han supuesto que la mayoría de los pacientes hoy día sobreviva hasta la edad adulta; la esperanza media de vida se acerca a los 30 años y continúa aumentando. Los ensayos clínicos con terapia génica en humanos todavía se encuentran en estadios precoces pero suponen una fuente de esperanza para millones de pacientes en todo el mundo con FQ.

RESUMEN

Fibrosis quística

- La FQ es una enfermedad autosómica recesiva provocada por mutaciones en el gen *CFTR* que codifica el regulador transmembrana de la FQ.
- El defecto principal es una alteración en el transporte del ión cloro, que provoca concentraciones elevadas de sal en el sudor y secreciones luminales viscosas en el tracto respiratorio y GI.
- Las mutaciones *CFTR* pueden ser graves *(ΔF508),* provocando una enfermedad multisistémica, o leves, con una enfermedad limitada en extensión y gravedad.
- Las manifestaciones cardiopulmonares son la causa más frecuente de mortalidad; las infecciones pulmonares, especialmente por pseudomonas resistentes, son frecuentes. Las secuelas a largo plazo son bronquiectasias e insuficiencia cardíaca derecha.
- La insuficiencia pancreática es extremadamente frecuente; la infertilidad provocada por ausencia bilateral congénita de conductos deferentes es un hallazgo característico en los pacientes adultos con FQ.

TUMORES Y LESIONES SEUDOTUMORALES EN LA PRIMERA Y SEGUNDA INFANCIA

Las neoplasias malignas son la segunda causa más frecuente de muerte en niños de 4 a 14 años; únicamente los accidentes tienen una tasa mayor. Los tumores benignos son incluso más frecuentes que los cánceres.

Es difícil segregar, desde el punto de vista morfológico, los verdaderos tumores de las lesiones seudotumorales en lactantes y niños. En este contexto, se deben diferenciar dos categorías especiales de lesiones seudotumorales.

Heterotopia o *coristoma* se refiere a células o tejidos microscópicamente normales que están presentes en localizaciones anormales. Ejemplos de ello son «restos» de tejido pancreático encontrados en la pared del estómago o en el intestino delgado, o pequeñas masas de células suprarrenales encontradas en los riñones, pulmones, ovarios u otras localizaciones. Los restos heterotópicos, generalmente, tienen una importancia pequeña, pero pueden confundirse clínicamente con neoplasias.

El *hamartoma* se refiere a un crecimiento focal excesivo de células y tejidos nativos al órgano en el cual ocurren. Aunque los elementos celulares son maduros e idénticos a los encontrados en el resto del órgano, no tienen la arquitectura normal del tejido circundante. Los hamartomas son como un puente entre las malformaciones y las neoplasias. La línea de demarcación entre el hamartoma y una neoplasia benigna suele ser tenue e interpretada de forma diversa. Los hemangiomas, linfangiomas, rabdomiomas del corazón y adenomas hepáticos son considerados hamartomas por algunos médicos y verdaderas neoplasias por otros.

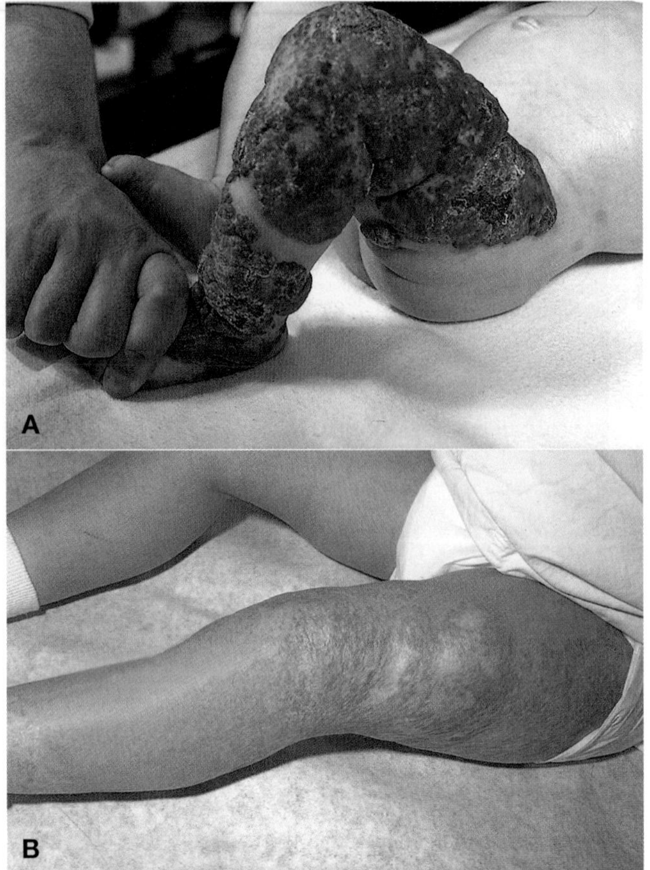

Figura 7-32

Hemangioma capilar congénito en el nacimiento (**A**) y a los 2 años de edad (**B**) después de que la lesión haya sufrido una regresión espontánea. (Cortesía del doctor Eduardo Yunis, Children's Hospital of Pittsburgh, Pittsburgh, Pennsylvania.)

Tumores benignos

Prácticamente, cualquier tumor puede producirse en el grupo de edad pediátrica, pero tres –hemangiomas, linfangiomas y teratomas sacrococcígeos– merecen una especial mención aquí por su frecuente presentación en la infancia.

Los *hemangiomas* son los tumores más frecuentes de la primera infancia. Pueden encontrarse tanto hemangiomas cavernosos como capilares (Capítulo 10), aunque estos últimos suelen ser más celulares que en los adultos y, por lo tanto, son más preocupantes. En los niños, la mayoría de los hemangiomas se localiza en la piel, sobre todo en la cara y en el cuero cabelludo, donde producen masas irregulares sobreelevadas rojo azuladas; las lesiones grandes y planas se denominan *hemangioma plano*. Los hemangiomas pueden aumentar de tamaño según crece el niño, pero en la mayoría de los casos desaparecen espontáneamente (Fig. 7-32). La gran mayoría de los hemangiomas superficiales no tiene más que una importancia cosmética; rara vez pueden ser manifestaciones de una enfermedad hereditaria asociada con enfermedad de órganos internos, como los síndromes de von Hippel-Lindau y Sturge-Weber (Capítulo 23).

Los *linfangiomas* representan la contrapartida linfática de los hemangiomas. Se caracterizan por quistes y espacios cavernosos tapizados con células endoteliales y rodeados de agregados linfoides; los espacios generalmente contienen un líquido pálido. Pueden aparecer en la piel pero, de forma más importante, se encuentran también en zonas más profundas del cuello, axila, mediastino y retroperitoneo. Aunque histológicamente son benignos, tienden a aumentar de tamaño después del nacimiento y pueden invadir estructuras mediastínicas o troncos nerviosos en la axila.

Los *teratomas sacrococcígeos* son los tumores de células germinales más frecuentes en la infancia, responsables del 40% o más de los casos (Fig. 7-33). En vista de la superposición de mecanismos subyacentes en la teratogénesis y oncogénesis, es interesante que aproximadamente el 10% de los teratomas sacrococcígeos se asocian con anomalías congénitas, principalmente defectos en el intestino posterior y región cloacal, y otros defectos de la línea media (p. ej., meningocele, espina bífida) que no son debidos a efectos locales del tumor. Aproximadamente el 75% de estos tumores son histológicamente maduros, con una evolución benigna, y alrededor del 12% son confundidos erróneamente con malignos y letales (capítulo 18). Los restantes se denominan teratomas inmaduros y su potencial maligno se correlaciona con la cantidad de elementos tisulares inmaduros presentes. La mayoría de los teratomas benignos se encuentran en lactantes pequeños (< 4 meses), mientras que los niños con lesiones malignas son algo mayores.

Tumores malignos

Los órganos afectados con mayor frecuencia por neoplasias malignas en la lactancia y la infancia incluyen el sistema

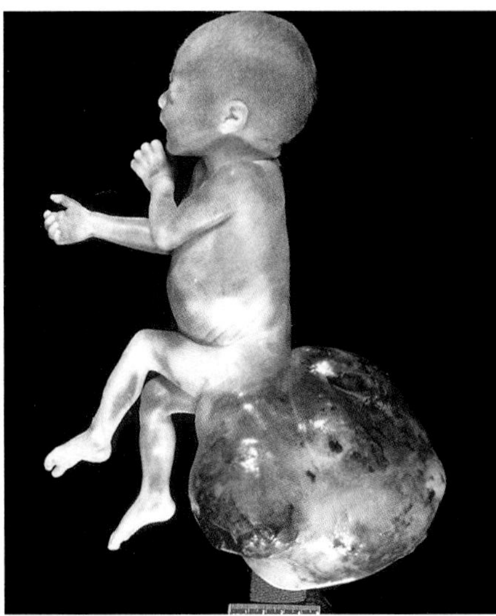

Figura 7-33

Teratoma sacrococcígeo. Obsérvese el tamaño de la lesión en comparación con el del bebé.

hematopoyético, el tejido nervioso y los tejidos blandos (Tabla 7-12). Esto contrasta claramente con los adultos, en los cuales las formas más frecuentes son tumores del pulmón, corazón, próstata y colon. Los tumores malignos de la lactancia y la infancia difieren, biológica e histológicamente, de los de los adultos. Las principales diferencias son las siguientes:

- Demostración relativamente frecuente de una relación estrecha entre el desarrollo normal (teratogénesis) y la inducción tumoral (oncogénesis).
- Prevalencia de anomalías genéticas constitucionales o síndromes que predisponen al cáncer.
- Tendencia a mostrar neoplasias fetales y neonatales que desaparecen espontáneamente o sufren una «diferenciación» hacia elementos maduros.
- Mejor supervivencia o curación de muchos tumores infantiles, por lo cual hoy día se presta mayor atención a intentar minimizar los efectos adversos retardados de la quimioterapia y radioterapia en los supervivientes, incluyendo el desarrollo de neoplasias secundarias.

Tabla 7-12 Neoplasias malignas frecuentes en la lactancia y la infancia

0-4 años	5-9 años	10-14 años
Leucemia	Leucemia	Carcinoma hepatocelular
Retinoblastoma	Retinoblastoma	Sarcoma de partes blandas
Neuroblastoma	Neuroblastoma	Sarcoma osteogénico
Tumor de Wilms	Carcinoma hepatocelular	Carcinoma tiroideo
Hepatoblastoma	Sarcoma de partes blandas	Linfoma de Hodgkin
Sarcoma de partes blandas (especialmente rabdomiosarcoma)	Tumores del SNC Tumor de Ewing	
Teratomas	Linfoma	
Tumores del SNC		

SNC, sistema nervioso central.

Histológicamente, muchas neoplasias pediátricas malignas son únicas. En general, suelen tener un aspecto microscópico primitivo (*embrionario*) más que pleomórfico-anaplásico, y frecuentemente muestran características de organogénesis específica del lugar del origen del tumor. Dado su aspecto histológico primitivo, muchos tumores infantiles se han denominado de forma colectiva *tumores de células azules, pequeñas y redondas*. Se caracterizan por sábanas de células con núcleos pequeños y redondeados. Los tumores en esta categoría son el neuroblastoma, el linfoma, el rabdomiosarcoma, el sarcoma de Ewing (tumor neuroectodérmico periférico) y algunos casos de tumor de Wilms. Generalmente, existen suficientes características diferenciales para realizar un diagnóstico definitivo basándose en la exploración histológica únicamente, pero cuando es necesario, se emplean hallazgos clínicos y radiológicos combinados con estudios auxiliares (p. ej., análisis cromosómico, tinciones con inmunoperoxidasa y microscopía electrónica). A continuación se describen tres tumores frecuentes (neuroblastoma, retinoblastoma y tumor de Wilms) para resaltar las diferencias entre los tumores pediátricos y los del adulto.

Neuroblastoma

El término «tumor neuroblástico» incluye tumores de los ganglios simpáticos y de la médula suprarrenal que proceden de células primitivas de la cresta neural que pueblan estas localizaciones; el neuroblastoma es el más importante de esta familia. Es el segundo tumor sólido más frecuente en la infancia después de los tumores cerebrales, siendo responsable del 7 al 10% de todas las neoplasias pediátricas, y de al menos el 50% de las neoplasias diagnosticadas en la lactancia. Los neuroblastomas tienen varias características diferenciales en su evolución natural, incluyendo *regresión espontánea* y *maduración espontánea o inducida por la terapia*. La mayoría ocurre de forma esporádica, pero algunos pocos casos son familiares, con transmisión autosómica dominante, y en estos casos las neoplasias pueden afectar tanto las suprarrenales como múltiples localizaciones autónomas primarias.

Morfología

En la infancia, alrededor del 40% de los neuroblastomas surgen de la **médula suprarrenal**. Los restantes se producen en cualquier localización de la cadena simpática, siendo la localización más frecuente la región paravertebral del abdomen (25%) y el mediastino posterior (15%). Macroscópicamente, los neuroblastomas varían en tamaño desde nódulos diminutos (lesiones *in situ*) a grandes masas que pesan más de 1 kg. Los neuroblastomas *in situ* son 40 veces más frecuentes que los tumores visibles. La gran mayoría de estas lesiones silentes desaparece espontáneamente dejando únicamente un foco de fibrosis o calcificación en el adulto. Algunos neuroblastomas están claramente delimitados por una seudocápsula fibrosa, pero otros son más infiltrantes e invaden estructuras circundantes, incluyendo los riñones, las venas renal y cava y la cubierta de la aorta. Al corte, están compuestos por un tejido blando y grisáceo parecido al cerebro. Los tumores grandes tienen zonas de necrosis, quistes blandos y hemorragias.

Histológicamente, los neuroblastomas clásicos están compuestos por pequeñas células de aspecto primitivo con núcleos oscuros, poco citoplasma y bordes celulares poco definidos que crecen en sábanas sólidas (Fig. 7-34A). Son prominentes la actividad mitótica, la rotura nuclear («cariorrexis») y el pleomorfismo. El fondo tumoral muestra con frecuencia un material fibrilar eosinofílico (neurópilo) que se corresponde con procesos neuríticos de neuroblastos primitivos. Típicamente, pueden encontrarse **rosetas** (seudorrosetas de Homer-Wright), en las cuales las células tumorales se encuentran distribuidas de forma concéntrica alrededor de espacios centrales rellenos de neurópilo. Otras características útiles incluyen la detección inmunohistoquímica de **enolasa neuronal específica** y la demostración ultraestructural de pequeños gránulos secretores que contienen catecolamina unidos a la membrana citoplasmática.

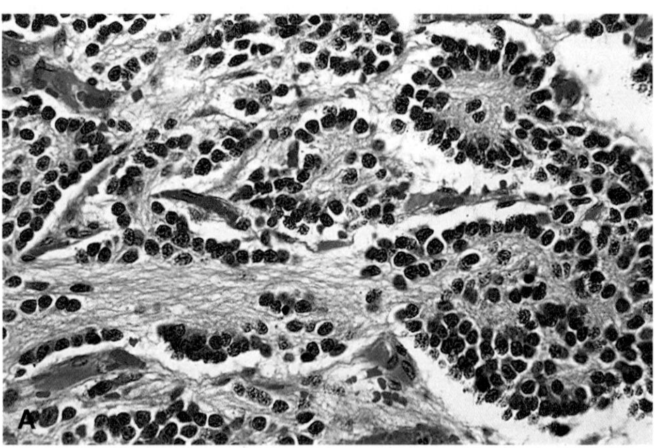

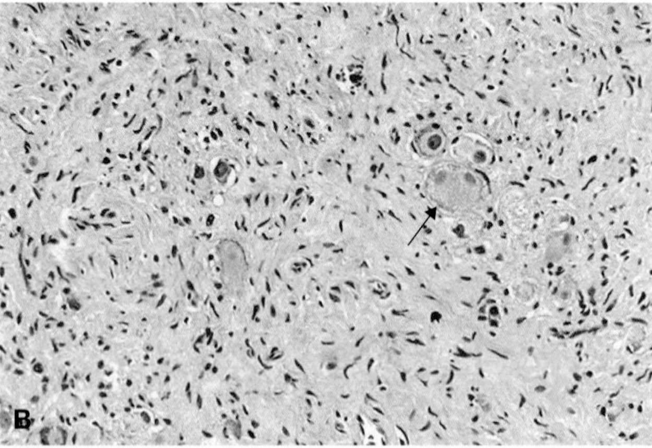

Figura 7-34

A, neuroblastoma. Este tumor está compuesto de pequeñas células incluidas en una matriz fibrilar (neurópilo). En la esquina superior derecha, se observa una seudorroseta de Homer-Wright (células tumorales distribuidas de forma concéntrica alrededor de un núcleo central de neurópilo). **B**, los ganglioneuromas, que surgen de forma espontánea o por maduración inducida por tratamiento de un neuroblastoma, se caracterizan por agregados de grandes células con núcleos vesiculosos y citoplasmas eosinofílicos abundantes (*flecha*), que representan las células neoplásicas ganglionares. En la estroma se encuentran células fusiformes de Schwann.

Algunas neoplasias muestran signos de **maduración**, ya sea espontánea o inducida por tratamiento. Las células más grandes que contienen abundante citoplasma con grandes núcleos vesiculares y nucléolos prominentes representan **células ganglionares** en diversos estadios de maduración, y pueden encontrarse en los tumores, mezclados con neuroblastos primitivos (**ganglioneuroblastoma**). Incluso las lesiones mejor diferenciadas contienen muchas más células grandes parecidas a células ganglionares maduras en ausencia de neuroblastos residuales; estas neoplasias merecen la denominación de **ganglioneuromas** (Fig. 7-34B). La maduración de los neuroblastos hacia células ganglionares generalmente se acompaña de la presencia de células de Schwann. De hecho, la presencia de la «estroma schwanniana» compuesto por fascículos organizados de procesos neuríticos, **células de Schwann** maduras y fibroblastos es un prerrequisito histológico para el diagnóstico de ganglioneuroblastoma y ganglioneuroma; las células ganglionares por sí mismas no cumplen los criterios de maduración.

Pronóstico. *Muchos factores influyen en el pronóstico, pero el más importante es el estadio del tumor y la edad del paciente.* La estadificación de los neuroblastomas (Tabla 7-13) tiene una gran importancia para establecer un pronóstico. Se debe prestar especial atención al estadio 4S (S significa especial), dado que la evolución de estos pacientes es excelente, a pesar de la diseminación de la enfermedad. Como se especifica en la Tabla 7-13, el tumor principal se clasificará en estadios 1 o 2, exceptuando si hay metástasis, que están limitadas al hígado, la piel y la médula ósea, sin afectación ósea. Estos niños tienen un pronóstico excelente con tratamiento mínimo, y no es infrecuente que los tumores primarios metastásicos muestren una regresión espontánea. La base biológica de este comportamiento no está clara. *La edad es otro determinante importante de la evolución*, y los niños menores de 1 año tienen una evolución mucho más favorable que los mayores con un estadio comparable de la enfermedad. La mayoría de las neoplasias en la lactancia se encuentran en estadios 1 o 2, o estadio 4S. La *morfología* es una variable pronóstica independiente en los tumores neuroblásticos; la evidencia de una estroma schwanniana y la diferenciación gangliocítica son indicativas de histología «favorable». La *amplificación del oncogén MYCN* en los neuroblastomas es un suceso molecular con un profundo impacto pronóstico. La *amplificación MYCN* está presente en alrededor del 25 al 30% de los tumores primarios, la mayoría en estadios avanzados de la enfermedad; a mayor número de copias, peor pronóstico. La amplificación *MYCN* es actualmente la anomalía genética más importante utilizada en la estratificación del riesgo de los tumores neuroblásticos. La deleción de la parte distal del brazo corto del cromosoma 1, ganancias en la parte distal del brazo largo del cromosoma 17 y la sobreexpresión de telomerasa son factores pronóstico desfavorables, mientras que la expresión de TrkA, un receptor de alta afinidad para el factor de crecimiento neural, que es un indicador de diferenciación hacia un linaje ganglionar simpático, se asocia con un pronóstico favorable.

Evolución clínica. Los niños menores de 2 años con neuroblastomas generalmente tienen un abdomen prominente provocado por la masa abdominal, fiebre y pérdida de peso. En niños mayores, los neuroblastomas pueden pasar desapercibidos hasta que las metástasis provocan hepatomegalia, ascitis y dolor óseo. Los neuroblastomas pueden metastatizar

Tabla 7-13 Estadificación de los neuroblastomas

Estadio 1	Tumor localizado con escisión macroscópica completa, con o sin enfermedad microscópica residual; ganglios linfáticos no adheridos homolaterales representativos negativos para células tumorales (los ganglios adheridos al tumor primario pueden ser positivos para el tumor)
Estadio 2A	Tumor localizado con resección macroscópica incompleta; ganglios linfáticos homolaterales no adheridos negativos para tumor microscópicamente
Estadio 2B	Tumor localizado, con o sin resección macroscópica completa, ganglios linfáticos homolaterales no adheridos positivos para tumor, ganglios linfáticos contralaterales agrandados negativos microscópicamente para tumor
Estadio 3	Tumor unilateral irresecable que infiltra más allá de la línea media con o sin afectación ganglionar regional; o tumor unilateral localizado con afectación de ganglios linfáticos regionales contralaterales
Estadio 4	Cualquier tumor primario con diseminación a ganglios linfáticos distantes, hueso, médula ósea, hígado, piel y/u otros órganos *(exceptuando lo definido para el estadio 4S)*
Estadio 4S*	Tumor primario localizado (como se define en los estadios 1, 2A o 2B) con diseminación limitada a la piel, hígado y/o médula ósea (menos del 10% de células neoplásicas; más del 10% de afectación de la médula ósea se considera estadio 4); *el estadio 4S se limita a niños < 1 año*

*S, especial.
Adaptada de Brodeur GM, et al: The international neuroblastoma staging system. J Clinical Oncol 11:1466, 1993.

ampliamente por vía hematógena o linfática sobre todo a hígado, pulmones y huesos, además de la médula ósea. En neonatos, los neuroblastomas diseminados pueden presentarse con múltiples metástasis cutáneas con una decoloración azulada profunda en la piel (ganándose el apelativo desafortunado de *«bebé en pastel de arándano»*). Como se ha descrito anteriormente, existen muchas variables que influyen en el pronóstico de los neuroblastomas pero, como regla general, la estadificación y la edad son determinantes importantes. Los tumores de cualquier estadio que se presentan en niños pequeños, así como los de bajo grado en niños más mayores, generalmente se asocian con pronóstico favorable, mientras que los tumores con un estadio elevado en niños mayores de 1 año de edad tienen peor evolución. Alrededor del 90% de los neuroblastomas producen catecolaminas, independientemente de su localización (similar a las catecolaminas asociadas con feocromocitomas), que representan una característica diagnóstica importante (es decir, concentraciones sanguíneas elevadas de catecolaminas y concentraciones urinarias elevadas de metabolitos de catecolaminas como el ácido vanilmandélico [VMA] y el ácido homovanílico [HVA]). Independientemente de la producción de catecolaminas, la hipertensión es mucho menos frecuente en estas neoplasias que en los feocromotocitomas (Capítulo 20).

RESUMEN

Neuroblastoma

- Los neuroblastomas y los tumores relacionados surgen de células derivadas de la cresta neural en los ganglios simpáticos y la médula suprarrenal.
- Los neuroblastomas son neoplasias indiferenciadas, mientras que los ganglioneuroblastomas y los ganglioneuromas muestran diferenciación (estroma schwanniano y células ganglionares). Las seudorrosetas de Homer-Wright son características de los neuroblastomas.
- Los factores pronósticos más importantes son la edad y el estadio tumoral; los lactantes generalmente tienen un mejor pronóstico que los niños mayores, mientras que los niños con un tumor en un estadio avanzado tienen peor pronóstico.
- Los neuroblastomas segregan catecolaminas, cuyos metabolitos (VMA/HVA) pueden utilizarse para el cribado de pacientes.

Retinoblastoma

El retinoblastoma es el tumor maligno más frecuente de la infancia. Desde un punto de vista anatomopatológico y clínico, el retinoblastoma es atípico en diversos aspectos, en comparación con otros tumores sólidos. El retinoblastoma generalmente se observa como un *tumor congénito*, puede ser *multifocal* y *bilateral*, y sufre *regresión espontánea*, y los pacientes tienen una gran incidencia de *otros tumores primarios*. La incidencia disminuye con la edad, siendo la mayoría de los casos diagnosticados antes de los 4 años.

Los retinoblastomas se presentan de forma familiar y esporádica. *Los casos familiares suelen desarrollar múltiples tumores y son bilaterales,* aunque también pueden ser unifocales y unilaterales. Todos los tumores no hereditarios son esporádicos, unilaterales y unifocales. Los pacientes con retinoblastoma familiar también tienen mayor riesgo de desarrollar *osteosarcoma* y tumores de tejidos blandos.

Aproximadamente del 60 al 70% de los tumores se asocian con una mutación de la línea germinal en el gen *RB1* y son, por lo tanto, hereditarios. Del 30 al 40% restante de los tumores se desarrolla de forma esporádica y éstos tienen mutaciones génicas somáticas del *RB1*.

Morfología

Se cree que el retinoblastoma surge de células de origen neuroepitelial, generalmente en la parte posterior de la retina (Fig. 7-35A). Los tumores suelen ser masas nodulares, con frecuencia con siembras satélites. Microscópicamente, se observa que en las áreas no diferenciadas estos tumores están compuestos por células pequeñas y redondas con núcleos grandes e hipercromáticos y escaso citoplasma, similares a los retinoblastos indiferenciados.

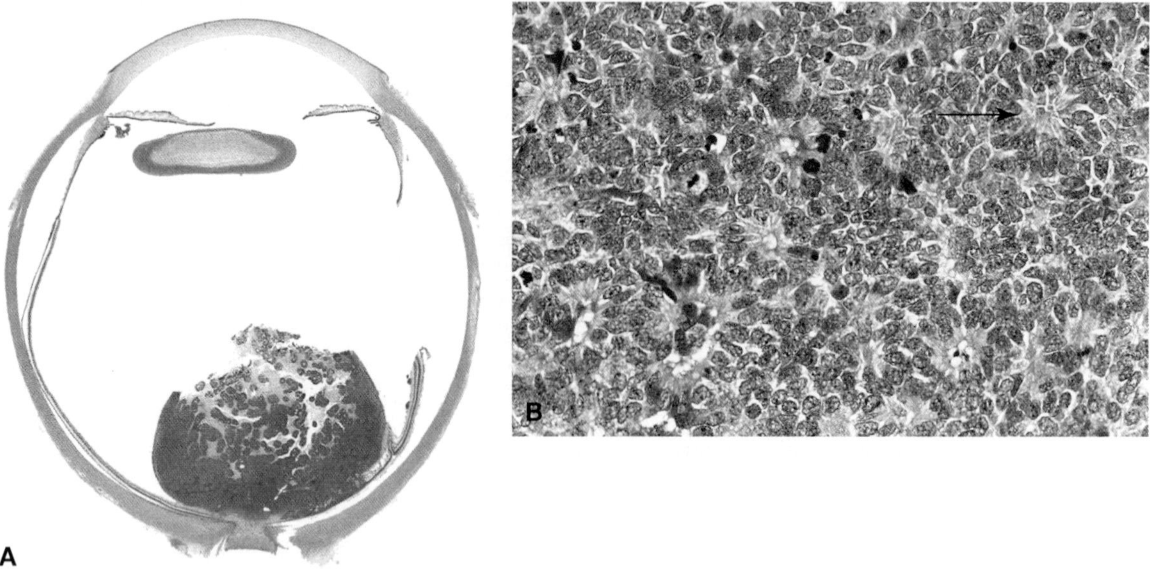

Figura 7-35

Retinoblastoma. **A**, obsérvese el tumor en la retina junto al nervio óptico. **B**, visión a mayor aumento que muestra rosetas de Flexner-Wintersteiner (*flechas*) y numerosas figuras de mitosis.

Dentro de muchos retinoblastomas se encuentran estructuras diferenciadas, siendo las más características las rosetas descritas por Flexner y Wintersteiner (**rosetas de Flexner-Wintersteiner**; Fig. 7-35B). Estas estructuras son agregados de células cuboides o columnares pequeñas distribuidas alrededor de una luz central (contrariamente a las **seudorrosetas** del neuroblastoma que no tienen luz central). Sus núcleos están colocados lejos de la luz, que con microscopio óptico parece tener una membrana limitante parecida a la membrana externa de la retina.

Las células tumorales se pueden diseminar más allá del ojo a través del nervio óptico y el espacio subaracnoideo. Las localizaciones más frecuentes de metástasis a distancia son el SNC, el cráneo, los huesos distales y los ganglios linfáticos.

Características clínicas. La media de edad de presentación es a los 2 años, aunque algunos tumores pueden estar presentes en el momento del nacimiento. Los hallazgos clínicos son escasa visión, estrabismo, coloración blanquecina de la pupila («reflejo de ojo de gato») y dolor y sensibilidad en el ojo. Si no se tratan, los tumores son generalmente mortales, pero tras el tratamiento precoz con enucleación, quimioterapia y radioterapia, la supervivencia es habitual. Como se ha descrito anteriormente, algunos tumores desaparecen espontáneamente y los pacientes con retinoblastoma familiar tienen mayor riesgo de desarrollar osteosarcomas y otros tumores de tejidos blandos.

Tumor de Wilms

El tumor de Wilms, o *nefroblastoma*, es el tumor primario más frecuente del riñón en los niños. La mayoría de los casos ocurre en niños de 2 a 5 años de edad. Este tumor ilustra varios conceptos importantes de los tumores infantiles: la relación entre malformaciones congénitas y mayor riesgo de tumores, la histología similar entre el tumor y el órgano en desarrollo y, por último, el gran éxito del tratamiento de los tumores en los niños. Todo esto se pondrá en evidencia en la siguiente descripción.

Tres grupos de malformaciones congénitas se asocian con mayor riesgo de desarrollar tumor de Wilms. Los pacientes con el *síndrome de WAGR*, caracterizado por aniridia, anomalías genitales y retraso mental, tienen un 33% de posibilidades de desarrollar un tumor de Wilms. Otro grupo de pacientes, aquellos con el *síndrome de Denys-Drash* (SDD) también tienen un riesgo extremadamente alto (alrededor del 90%) de desarrollar tumor de Wilms. Este síndrome se caracteriza por disgenesia gonadal y anomalías renales. Ambas enfermedades se asocian con anomalías del gen del tumor de Wilms 1 (*WT1*), localizado en el cromosoma 11p13. Sin embargo, la naturaleza de las aberraciones genéticas difiere. Los pacientes con síndrome de WAGR tienen pérdida de material genético (deleciones) del *WT1* y los individuos con SDD tienen una mutación inactivadora dominante negativa en la región crítica del gen. (Una mutación dominante negativa interfiere con la función del alelo de tipo nativo *wild-type.*) El gen *WT1* es crítico para el desarrollo renal y gonadal normal; no es sorprendente, por lo tanto, que la inactivación de una copia de este gen produzca anomalías genitourinarias en humanos. Un tercer grupo de pacientes, aquellos con *síndrome de Beckwith-Wiedemann* (SBW), también tienen un mayor riesgo de desarrollar tumor de Wilms. Estos pacientes tienen un agrandamiento de órganos individuales (p. ej., lengua, riñones o hígado) o de segmentos corporales enteros (hemihipertrofia); el agrandamiento de las células corticales suprarrenales (citomegalia adrenal) es una característica microscópica. El *SBW es un ejemplo de un trastorno de impronta genómica.* El locus genético que está implicado en estos pacientes es una banda p15.5 en el cromosoma 11, distal al locus *WT1*. Aunque este locus es denominado «*WT2*», por el segundo locus del tumor de Wilms, el gen implicado no ha sido identificado. Esta región contiene al menos 10 genes que se expresan normalmente únicamente en uno de ambos alelos paternos, con un silencio transcripcional del otro homólogo parental por *metilación de la región promotora*, localizada más arriba del lugar de comienzo de la transcripción. Uno de los genes candidatos de esta región –el factor de crecimiento similar a la insulina-2 (*IGF2*)– se expresa de forma normal únicamente en el *alelo paterno*, mientras que el alelo materno es una impronta (es decir, silenciado por metilación). En algunos tumores de Wilms, *la pérdida de la impronta* (es decir, la reexpresión de IGF2 por el alelo materno) puede demostrarse, provocando una sobreexpresión de la proteína IGF2, que se cree que provoca el agrandamiento de los órganos y la tumorigénesis. Por lo tanto, estas asociaciones sugieren que, en algunos casos, las malformaciones congénitas y los tumores representan manifestaciones relacionadas de un daño genético que afecta a un único gen o a genes estrechamente relacionados. Además del tumor de Wilms, los pacientes con SBW también tienen un mayor riesgo de desarrollar hepatoblastoma, tumores adrenocorticales, rabdomiosarcomas y tumores pancreáticos.

Morfología

Macroscópicamente, el tumor de Wilms tiende a presentarse como una masa grande, solitaria y bien delimitada, aunque en el 10% pueden ser bilaterales o multicéntricos en el momento del diagnóstico. Al corte, el tumor es blando, homogéneo y con una tinción grisácea, con algunos focos ocasionales de hemorragia, degeneración quística y necrosis (Fig. 7-36).

Microscópicamente, el tumor de Wilms se caracteriza por intentos reconocibles de recapitular diferentes estadios de la nefrogénesis. La clásica **combinación trifásica** de células de tipo blastémico, estromal y epitelial, se observa en la mayoría de las lesiones, aunque el porcentaje de cada componente es variable (Fig. 7-37). El componente del blastema se caracteriza por sábanas de células pequeñas y azules con pocos signos distintivos. La «diferenciación» epitelial generalmente toma la forma de **túbulos o glomérulos abortivos**. Las células estromales son generalmente de naturaleza fibrocítica o mixoide, aunque no es infrecuente una «diferenciación» a músculo esquelético. Rara vez se identifican otros elementos heterólogos, incluyendo epitelio escamoso o mucinoso, músculo liso, tejido adiposo, cartílago y tejido osteoide y neurogénico. Aproximadamente el 5% de los tumores contiene focos de **anaplasia** (células con un núcleo grande, hipercromático y pleomórfico, y mitosis anormales) (Fig. 7-37). La presencia de anaplasia se correlaciona con mutaciones del gen *p53* y la aparición de resistencia a la quimioterapia. El patrón de distribución de las células anaplásicas dentro del tumor primario (focal frente a difuso) tiene implicaciones importantes en el pronóstico (v. más adelante).

Los **restos nefrogénicos** son lesiones precursoras putativas del tumor de Wilms y a veces están presentes en el parénquima renal adyacente al tumor. Los restos nefrogénicos tienen una variedad de aspectos histológicos, desde masas expansivas que se asemejan a los tumores de Wilms (restos hiperplásicos) a restos escleróticos constituidos predominantemente por tejido fibroso con ocasionales túbulos o glomérulos inmaduros. Es importante documentar la presencia de restos nefrogénicos en las muestras resecadas, dado que estos pacientes tienen un mayor riesgo de desarrollar tumor de Wilms en el riñón **contralateral**.

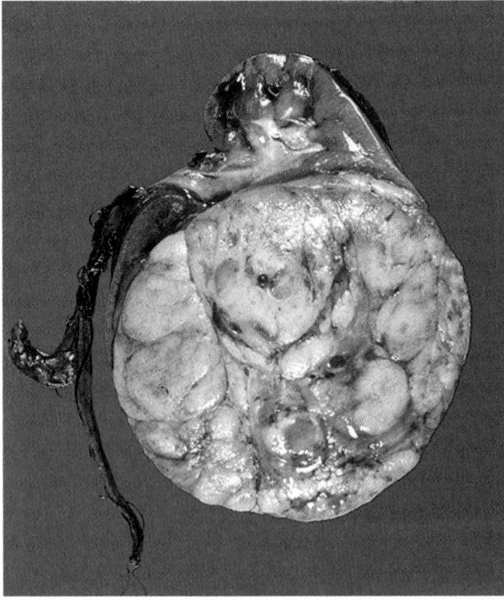

Figura 7-36

Tumor de Wilms en el polo inferior del riñón con el color característico marrón-grisáceo y bordes bien delimitados.

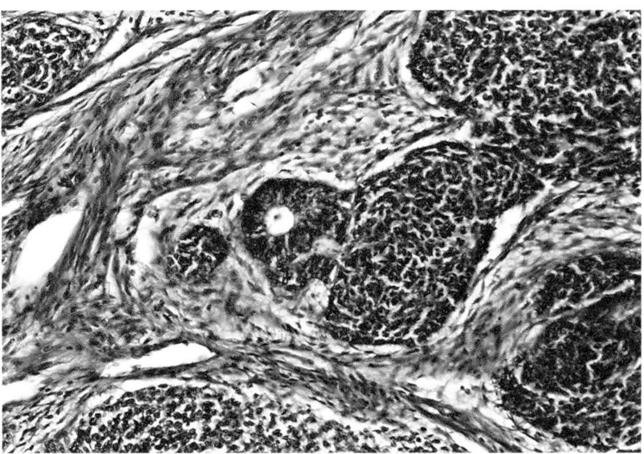

Figura 7-37

Histología trifásica del tumor de Wilms: el componente de la estroma se caracteriza por células fusiformes en la zona menos celular de la izquierda; el túbulo inmaduro, en el centro, es un ejemplo del componente epitelial y las células apretadas representan el elemento blastémico. (Cortesía del doctor Charles Timmons, Department of Pathology, University of Texas Southwestern Medical School, Dallas, Texas.)

Evolución clínica. Los síntomas de los pacientes generalmente se deben al gran tamaño del tumor. Frecuentemente, existe una masa abdominal claramente palpable, que puede extenderse más allá de la línea media y hacia la pelvis. Con menor frecuencia, los pacientes tienen fiebre y dolor abdominal, con hematuria o, a veces, obstrucción intestinal como resultado de la compresión tumoral. El pronóstico del tumor de Wilms es, en general, muy bueno, y se han obtenido excelentes resultados con la combinación de nefrectomía y quimioterapia. La anaplasia es un marcador de mal pronóstico, pero el análisis minucioso del National Wilms Tumor Study Group de EE.UU. ha demostrado que mientras que la anaplasia sea *focal* y limitada dentro de la muestra resecada de nefrectomía, la evolución no es diferente de la de los tumores sin evidencia de anaplasia. Por el contrario, los tumores de Wilms con *anaplasia difusa*, especialmente aquellos con diseminación fuera del riñón, tienen un pronóstico menos favorable, por lo cual es muy importante identificar correctamente este patrón histológico.

RESUMEN

Tumor de Wilms

- El tumor de Wilms es la neoplasia renal más frecuente en la infancia.
- Los pacientes con tres síndromes tienen mayor riesgo de desarrollar tumores de Wilms: WAGR, SDD y SBW.
- El WAGR y el SDD se asocian con una inactivación del *WT1*, mientras que el SBW se debe a anomalías de la impronta en el locus *WT2*.
- Los componentes morfológicos del tumor de Wilms incluyen elementos de blastema (células azules pequeñas y redondas) y elementos epiteliales y estromales.
- Los restos nefrogénicos son lesiones precursoras del tumor de Wilms.

DIAGNÓSTICO DE LAS ENFERMEDADES GENÉTICAS

Por definición, las enfermedades con un componente genético deben tener una aberración en el material genético del individuo. Esta aberración puede encontrarse en la línea germinal (es decir, en todas y cada una de las células del individuo, como ocurre con la mutación *CFTR* en el paciente con FQ) o ser somática (es decir, restringida a tipos o lesiones tisulares específicos, como con la amplificación *MYCN* en las células del neuroblastoma). La secuenciación del genoma humano y el depósito de esta secuencia en bases públicamente disponibles en Internet ha acelerado en gran medida la búsqueda de los genes causantes de enfermedad. En esta sección se destacan brevemente algunas de las tecnologías tradicionales y emergentes para aclarar las bases genéticas de las enfermedades humanas. El análisis del cariotipo de los cromosomas por la determinación de las bandas G sigue siendo el enfoque clásico para identificar cambios cromosómicos; sin embargo, como es de imaginar, la resolución de esta técnica es bastante baja. Además, una de las principales limitaciones de la realización del cariotipo es que es aplicable únicamente a células en división o cuya división puede inducirse *in vitro*. Para superar este obstáculo, se han popularizado los análisis centrados en regiones cromosómicas por FISH y los enfoques genómicos globales como la hibridación genómica comparativa (HGC).

Hibridación *in situ* con fluorescencia (FISH)

La técnica del FISH (*fluorescence in situ hybridization*) utiliza sondas de ADN que reconocen secuencias específicas de regiones cromosómicas. El tamaño habitual de una sonda FISH es de alrededor de 1 megabase (1×10^6 nt), y esto define el límite de resolución de esta técnica para identificar cambios cromosómicos. Estas sondas se marcan con colorantes fluorescentes y se aplican a extensiones en metafase o núcleos en interfase. La sonda se une a su secuencia complementaria en el cromosoma y, de esta manera, marca la región cromosómica específica que puede ser visualizada con un microscopio de fluorescencia. La capacidad del FISH de sortear la necesidad de células en división es de gran valía cuando se requiere un diagnóstico rápido (p. ej., en un bebé gravemente enfermo con sospecha de enfermedad genética subyacente). Este análisis puede realizarse en muestras prenatales (p. ej., células obtenidas por amniocentesis, biopsia de vellosidades coriónicas o sangre de cordón umbilical), con linfocitos de sangre periférica e incluso con secciones tisulares de archivo. El FISH se ha empleado para la detección de una serie de anomalías cromosómicas (aneuploidías) (Fig. 7-38A); para la demostración de microdeleciones sutiles (Fig. 7-38B) o para

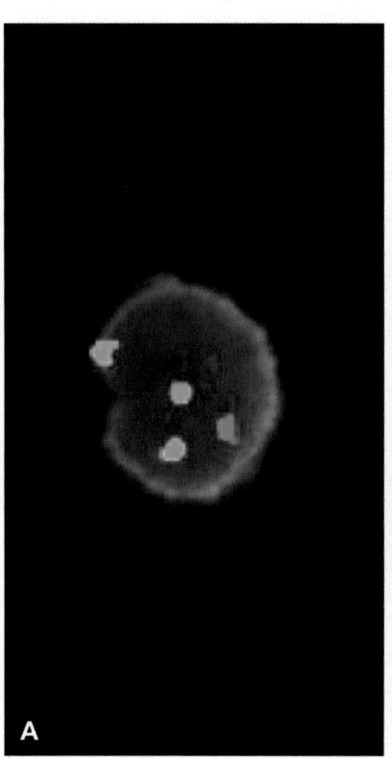

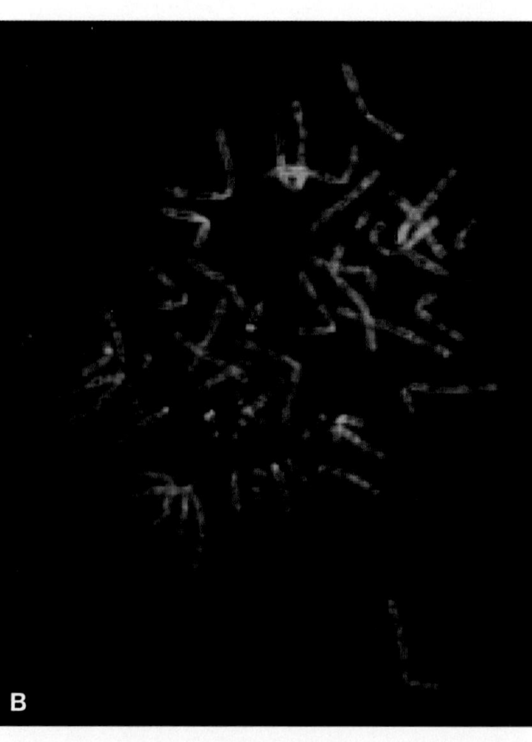

Figura 7-38

Hibridación *in situ* con fluorescencia (FISH). **A**, núcleo en interfase de un paciente varón con sospecha de trisomía 18. Se han utilizado tres sondas fluorescentes distintas en el «cóctel de FISH»; la sonda verde híbrida con el centrómero del cromosoma X (una copia), la sonda roja con el centrómero del cromosoma Y (una copia), y la sonda agua (azul) con el centrómero del cromosoma 18 (tres copias). **B**, extensión de una metafase en la que se ha utilizado dos sondas fluorescentes, una con hibridación con la región cromosómica 22q13 (*verde*) y la otra con hibridación con la región cromosómica 22q11.2 (*rojo*). Hay dos señales 22q13. Uno de los dos cromosomas no se tiñe con la sonda para la región 22q11.2, indicando una microdeleción en esta región. Esta deleción origina el síndrome de eliminación 22q11.2 (síndrome de DiGeorge). (Cortesía de los doctores Nancy R. Schneider y Jeff Doolittle, Citogenetics Laboratory, University of Texas Southwestern Medical Center Dallas, Texas.)

traslocaciones complejas no detectables por las técnicas habituales de cariotipo; para el análisis de amplificación génica (p. ej., amplificación *MYCN* en neuroblastomas); y para el mapeo de genes de interés por su localización cromosómica.

Hibridación genómica comparativa (HGC)

De lo descrito anteriormente es obvio que el FISH precisa un conocimiento previo de una o algunas regiones cromosómicas específicas de las que se sospecha que están alteradas en la muestra-problema. Sin embargo, las anomalías cromosómicas también pueden detectarse sin conocimiento previo de qué aberración puede haber, utilizando una estrategia como la HGC. En la HGC, el ADN problema y un ADN de referencia (normal) son marcados con dos colorantes fluorescentes diferentes (con mayor frecuencia Cy5 y Cy3, con fluorescencia roja y verde, respectivamente). A continuación, las muestras marcadas diferencialmente se hibridan una con la otra. Si las contribuciones de ambas muestras son iguales para una región cromosómica concreta (es decir, la muestra-problema es diploide), entonces todas las regiones del genoma tendrán una fluorescencia amarilla (debida a una mezcla igual de los colorantes verde y rojo). Por el contrario, si la muestra-problema tiene un exceso de ADN en cualquier región cromosómica concreta (debido a una amplificación), habrá un exceso correspondiente de señal del fluorocromo con el que se marcó esta muestra. Lo contrario será verdad si ocurre una deleción, con un exceso de señal utilizada para marcar la muestra de referencia. A pesar de tener una mayor resolución que las técnicas citogenéticas convencionales, la CGH todavía no tiene la capacidad de detectar alteraciones submicroscópicas. Por lo tanto, en los últimos años, se ha desarrollado un enfoque conocido como HCG «*array*» (matrices de HCG), donde pequeños segmentos de ADN genómico se sitúan en una matriz sólida, generalmente una lámina de vidrio. Estos segmentos de ADN son representaciones del genoma humano a intervalos regularmente espaciados, y generalmente representan los 22 autosomas y el cromosoma X. Por lo tanto, los pasos son similares a la HCG convencional, exceptuando que la hibridación de las dos muestras diferencialmente marcadas se produce en la lámina de vidrio (Fig. 7-39A). De esta forma, las amplificaciones y deleciones en la muestra-problema pueden localizarse mucho mejor, incluso con una resolución de 200 kilobases (kb) (Fig. 7-39B). Las nuevas generaciones de microarrays utilizando polimorfismos de nucleótidos aislados (SNP, v. más adelante) aportan incluso mayor resolución y actualmente se están utilizando para investigar alteraciones en una gran variedad de enfermedades, desde el cáncer hasta el autismo.

Diagnóstico molecular de las enfermedades genéticas

Muchas enfermedades genéticas están provocadas por alteraciones nucleotídicas (es decir, mutaciones) que no pueden ser detectadas por FISH o incluso con el método HGC-*arrays* de

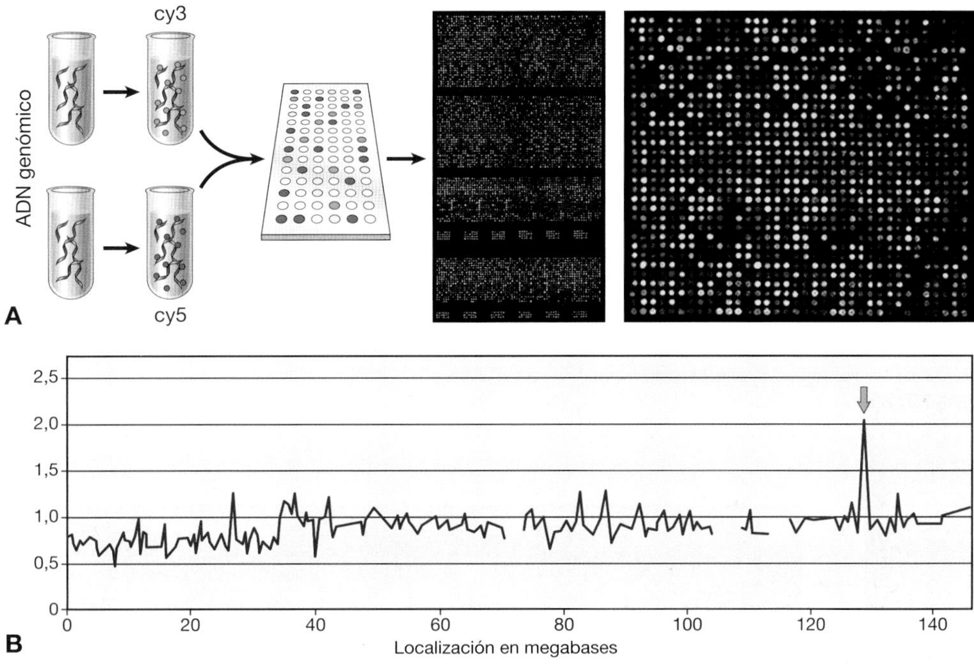

Figura 7-39

A, el muestreo HGC se realiza por hibridación del ADN «problema» marcado con fluorescencia y del ADN «control» en una placa que contiene miles de sondas que corresponden a regiones cromosómicas definidas del genoma humano. La resolución de las matrices de HGC actualmente disponibles está en torno a 200-500 kb. Una visión ampliada de la matriz muestra aberraciones del número de copias en la muestra «problema» (Cy5, rojo) incluyendo regiones de amplificación (puntos con exceso de señal roja) y deleciones (puntos con exceso de señal verde); los puntos amarillos corresponden a regiones de copias normales (diploides). **B**, las señales de hibridación son digitalizadas produciendo un cariotipo virtual del genoma de la muestra «problema». En el ejemplo se muestra una matriz de HGC de una línea celular neoplásica identificando una amplificación del brazo largo distal del cromosoma 8 que corresponde a un incremento del número de copias del oncogén *MYC*. (**A**, de Snijders AM, et al. Assembly of microarrays for genome-wide measurement of DNA copy number. Nat Genet 29:263, Figura A de la web, Copyright 2001. Reimpreso con permiso de Macmillan Publishers Ltd.)

alta resolución. En la era previa a las muestras de diagnóstico molecular actualmente disponibles, las pruebas de trastorno de un único gen («mendeliano») dependían de la identificación de los productos génicos anormales (p. ej., hemoglobina mutada o metabolitos anormales) o sus efectos clínicos, como el retraso mental (p. ej., en la fenilcetonuria). Hoy día, es posible identificar mutaciones a nivel de ADN y disponer de pruebas diagnósticas para un número cada vez mayor de enfermedades genéticas. El diagnóstico molecular de las enfermedades hereditarias tiene unas ventajas claras sobre otras técnicas:

- Es muy sensible. El empleo de la reacción en cadena de la polimerasa (PCR) permite la amplificación varios millones de veces del ADN o el ARN, haciendo posible utilizar tan sólo 1 o 100 células para el análisis. Unas pocas gotas de sangre o un trozo de biopsia tisular pueden aportar suficiente ADN para una amplificación con PCR.
- Las pruebas basadas en ADN no son dependientes de un producto génico que pueda ser producido únicamente por ciertas células especializadas (p. ej., cerebro) o la expresión de un gen que pueda producirse en una etapa tardía de la vida. Dado que el gen defectivo responsable del trastorno genético hereditario está presente en las muestras germinales, cada célula poscigótica es portadora de la mutación.

Estas dos características tienen implicaciones importantes para el *diagnóstico prenatal* de las enfermedades genéticas, dado que un número suficiente de células pueden obtenerse de unos pocos mililitros de líquido amniótico o de una biopsia de vellosidades coriales, que puede realizarse tan pronto como en el primer trimestre de embarazo. Existen dos enfoques diferentes para el diagnóstico molecular de las enfermedades de un único gen: detección directa de mutaciones del ADN y detección indirecta basada en la relación del gen de la enfermedad con marcadores subrogados en el genoma. Estos dos métodos se describen en las siguientes secciones.

Detección directa de las mutaciones del ADN por análisis de PCR

La PCR, que implica la amplificación exponencial del ADN, se emplea hoy ampliamente para el diagnóstico molecular. Si se utiliza como sustrato el ARN, se realiza primero una transcripción inversa para obtener ADNc y, posteriormente, amplificarlo por PCR. Este método con frecuencia se abrevia como RT-PCR. Un requisito previo para la detección directa es que debe conocerse la secuencia de un gen normal. Para detectar el gen mutado, se designan dos cebadores (*primers*) que se unen a los extremos 3´ y 5´ de la secuencia normal. Utilizando polimerasas adecuadas de ADN y termociclado, el ADN diana se amplifica en gran cantidad, produciendo millones de copias de la secuencia de ADN entre las dos localizaciones de los cebadores. La identificación ulterior de una secuencia anormal puede realizarse por diversas vías:

- Se puede secuenciar el ADN para obtener una lectura del orden de los nucleótidos y compararlo con una secuencia normal (*wild-type*), y de esta forma identificar las mutaciones. La disponibilidad actual de secuenciadores automáticos ha convertido en obsoleta la técnica anterior de secuenciación manual y actualmente pueden secuenciarse en cuestión de horas millones de pares de bases de ADN genómico. Más recientemente, están disponibles los «chips» génicos (micromatrices) que pueden utilizarse para secuenciar genes o porciones de genes. Pequeñas secuencias de ADN (oligonucleótidos) que son complementarias de la secuencia normal y mutaciones conocidas son «colocadas» de forma adyacente en el chip génico, y la muestra de ADN a analizar se hibrida con la muestra (Fig. 7-40). Antes de hibridar la muestra, se marca con colorantes fluorescentes. Esta hibridación (y, por consiguiente, la señal fluorescente emitida) será más fuerte en el oligonucleótido que sea complementario a la secuencia de tipo nativo si no hay mutaciones presentes, mientras que la presencia de una mutación provocará una hibridación en el oligonucleótido mutado complementario. Los algoritmos informáticos pueden «descodificar» rápidamente la secuencia de ADN de cientos de miles de pares de bases de secuencia a partir del patrón de fluorescencia del chip e identificar las mutaciones potenciales.
- Alternativamente, el ADN puede ser digerido por enzimas conocidas como enzimas de restricción, que reconocen y cortan el ADN en secuencias específicas. Si se sabe que la mutación específica afecta a un sitio de restricción, enton-

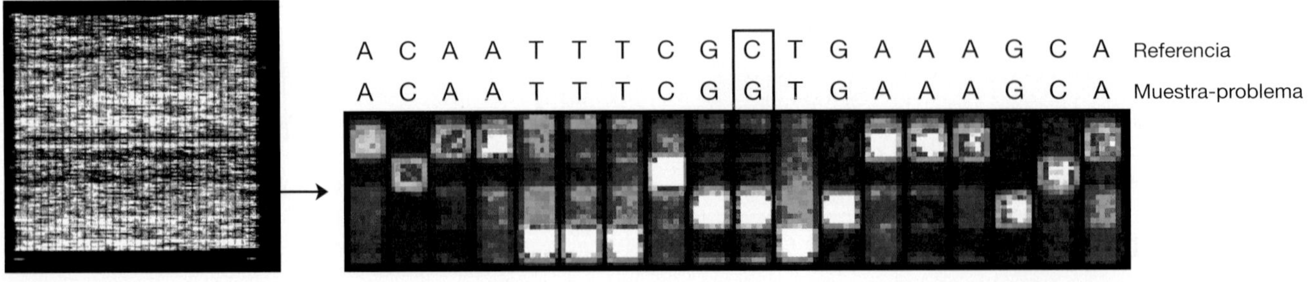

Figura 7-40

Secuenciación de ADN con *microarray*. **Panel de la izquierda**: imagen de baja potencia de un «chip génico» que no es mayor que una moneda pero es capaz de secuenciar millones de pares de bases de ADN. Se han utilizado *microarrays* de alta resolución para secuenciar organismos enteros (como virus), organelas (como mitocondrias) y cromosomas humanos enteros. **Panel de la derecha**: visión a mayor resolución del chip génico que ilustra los patrones de hibridación que corresponden a una banda de secuencia de ADN. Un algoritmo matemático convierte los patrones de hibridación individual a lo largo de todo el chip en datos de secuencias reales en cuestión de minutos (las tecnologías «convencionales» de secuenciación tardarían de días a semanas para este análisis). Aquí, la secuencia de arriba es la de referencia (*wild-type*), mientras que la de abajo corresponde a la secuencia de la muestra-problema. Como se muestra, el algoritmo ha identificado una mutación C → G en la secuencia problema. (Adaptada de Maitra A, et al. The Human MitoChip: a high-throughput sequencing microarray for mitochondrial mutation detection. Genome Res 14:812, 2004.)

ces el ADN amplificado puede digerirse. Dado que la mutación afecta a un sitio de restricción, los alelos mutados y normales dan lugar a productos de diferentes tamaños. Esto aparecerá como diferentes bandas en un gel de agarosa de electroforesis. No hace falta decir que este enfoque es menos rentable que la secuenciación automática o basada en micromatrices, pero sigue siendo útil en el diagnóstico molecular en casos en que la mutación causal siempre ocurre en una posición invariable del nucleótido.

- Otro enfoque para identificar mutaciones en una posición nucleotídica específica (p. ej., una mutación en el codón 12 en el oncogén *KRAS* que reemplaza la glicina [GGT] por ácido aspártico [GAT]) sería añadir nucleótidos C y T marcados con fluorescencia a la mezcla de PCR, que serán complementarios a la secuencia de tipo nativo (G) o mutada (A), respectivamente. Dado que estos dos nucleótidos están marcados con diferentes fluorocromos, la fluorescencia emitida por el producto resultante de la PCR puede ser de uno u otro color dependiendo de si la «C» o la «T» se incorporan al proceso de extensión del cebador (Fig. 7-41). La ventaja de esta estrategia «de extensión específica del alelo» es que puede detectar la presencia de ADN mutado incluso en mezclas heterogéneas de células normales y anormales (p. ej., en muestras clínicas obtenidas de pacientes con sospecha de padecer una neoplasia). Se han desarrollado diversas variaciones de este tema y actualmente se utilizan para la detección de mutaciones en laboratorios de análisis y en contextos clínicos.
- La PCR también es muy útil cuando una mutación se asocia con deleciones o expansiones (Fig. 7-42). Como se ha descrito anteriormente, varias enfermedades, como el síndrome del X frágil, se asocian con repeticiones de trinucleótidos. Se emplean dos cebadores que se unen a la secuencia en el extremo 5′ del gen *FMR1*, que está afectado por una repetición de trinucleótidos, para amplificar las secuencias interpuestas. Dado que existen grandes diferencias en el número de repeticiones, el tamaño de los productos de PCR obtenidos del ADN de los individuos normales y de los que contienen premutaciones es bastante diferente. Estas diferencias de tamaño se evidencian por una migración diferente de los productos amplificados de ADN en un gel.

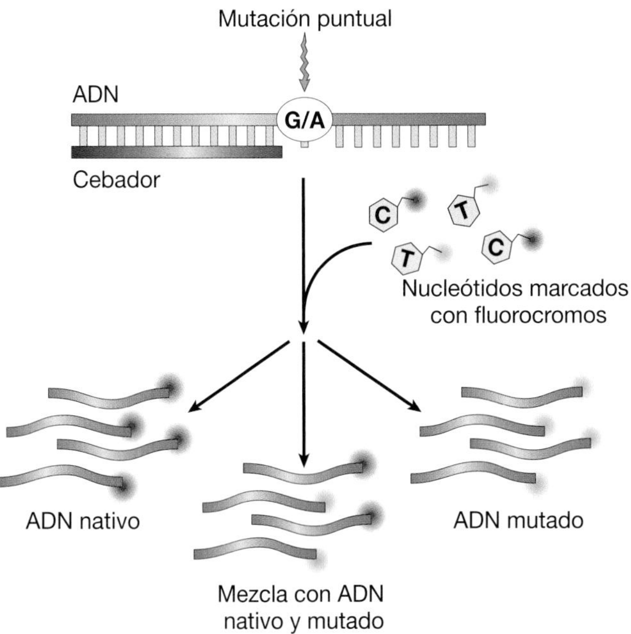

Figura 7-41

PCR específica del alelo para la detección de mutaciones en una muestra heterogénea que contiene una mezcla de ADN normal y mutado. Nucleótidos complementarios a los nucleótidos mutados y de tipo nativo (*wild-type*) en la posición de la base problema son marcados con diferentes fluorocromos, con lo que la incorporación en la PCR resultante produce señales de fluorescencia de diversa intensidad basándose en el cociente ADN mutado/ADN nativo.

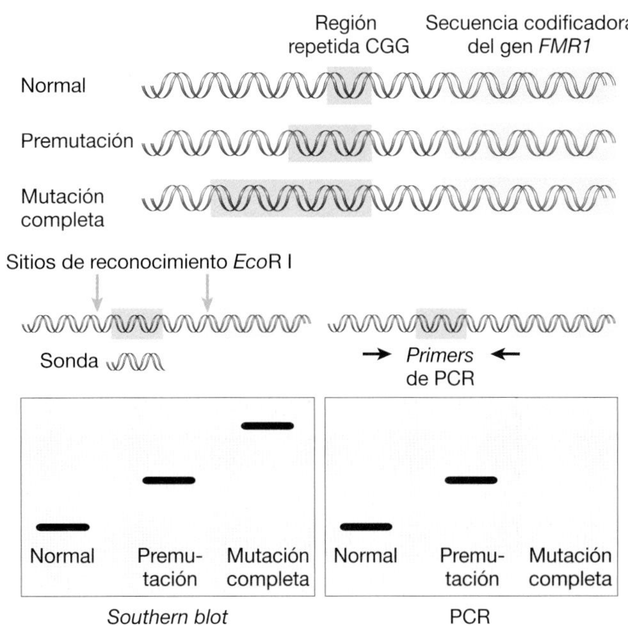

Figura 7-42

Diagnóstico molecular de una expansión de tripletes en el síndrome del cromosoma X frágil. Con la PCR, las diferencias en el tamaño de la repetición CGG entre normal y premutación dan lugar a productos de diferentes tamaños y movilidades. Con una mutación completa, la región entre los cebadores (*primers*) es demasiado grande para ser amplificada por una PCR convencional. En el análisis *Southern blot*, el ADN es cortado por enzimas que flanquean la región repetida CGG, y después se detecta con un ADN complementario que se une a la parte afectada del gen. En los varones normales se ve una pequeña banda única, en los varones con premutación se observa una banda con mayor peso molecular y en los que tienen la mutación completa se aprecia una banda muy grande (generalmente difusa).

Análisis de ligamiento

El diagnóstico directo de las mutaciones únicamente es posible si se conoce cuál es el gen responsable de un trastorno genético y su secuencia ha sido identificada. En varias enfermedades que tienen una base genética, incluyendo algunos trastornos frecuentes, el diagnóstico genético directo no es posible, bien porque el gen causal no haya sido identificado o porque la enfermedad sea multifactorial (poligénica) y no hay ningún gen único implicado. En estos casos, deben utilizarse marcadores subrogados en el genoma, también conocidos como marcadores de locus, para localizar las regiones cromosómicas de interés, basándose en su ligamiento a uno o más genes responsables de la enfermedad. El *análisis de ligamien-*

to trata de valorar estos marcadores de locus en miembros de una familia que tienen la enfermedad o rasgos de interés, asumiendo que los marcadores de locus muy próximos al alelo de la enfermedad se transmitan a través de la genealogía. Con el tiempo, es posible definir un «haplotipo de enfermedad» basándose en un panel de marcadores de locus que se cosegregan en el alelo putativo de la enfermedad. Por último, el análisis de ligamiento facilita la localización y la clonación de este alelo de la enfermedad. El marcador del locus utilizado en los estudios de ligamiento son variaciones naturales que ocurren en secuencias de ADN conocidas como *polimorfismos.* Los polimorfismos de ADN ocurren con una frecuencia de, aproximadamente, un nucleótido de cada 1.000 pares de bases. Estos polimorfismos de nucleótidos aislados (SNP, *single nucleotide polymorphisms*) se encuentran a lo largo de todo el genoma (p. ej., en exones e intrones y en secuencias reguladoras). Los SNP sirven como marcadores físicos dentro del genoma y como marcadores genéticos cuya transmisión puede seguirse de padres a hijos. Debido a su prevalencia a lo largo del genoma y su relativa estabilidad, pueden utilizarse en los análisis de ligamiento para identificar haplotipos asociados con enfermedad y permitir el descubrimiento y mapeo de genes. En la última década, los SNP se han convertido en los marcadores genéticos de elección para el estudio de rasgos genéticos complejos. Los estudios poblacionales han encontrado algunas asociaciones entre SNP específicos y enfermedades multifactoriales como la hipertensión, la enfermedad cardíaca y la diabetes. Los «chips de SNP» que contienen casi medio millón de SNP a lo largo del genoma humano están disponibles en la actualidad y suponen una oportunidad sin precedentes para realizar análisis de ligamiento con una resolución anteriormente inconcebible. Recientemente, un consorcio internacional para generar amplios haplotipos SNP en el genoma en diferentes contextos étnicos (el proyecto «HapMap») ha terminado su tarea. La disponibilidad pública de estos datos permitirá una rápida generación de haplotipos asociados a enfermedades y la subsiguiente localización de genes responsables de enfermedades con base genética.

Indicaciones para el análisis genético

En la descripción previa se incluyeron algunas de las técnicas disponibles hoy día para el diagnóstico de las enfermedades genéticas. Para utilizarlas de forma juiciosa es importante identificar qué individuos requieren un estudio genético. En general, los estudios genéticos pueden dividirse en análisis prenatales y posnatales, y comprenden técnicas citogenéticas convencionales, FISH, diagnósticos moleculares o una combinación de estas técnicas.

El *análisis genético prenatal* debe ofrecerse a todos los pacientes con riesgo de tener anomalías citogenéticas en su descendencia. Puede realizarse en células obtenidas por amniocentesis, o material de biopsia de vellosidades coriales o con sangre de cordón umbilical. Algunas indicaciones importantes son las siguientes:

- Una madre de edad avanzada (> 34 años) por el riesgo de trisomías.
- Un progenitor que es portador de una traslocación recíproca equilibrada, una traslocación robertsoniana o una inversión (en estos casos, los gametos pueden estar desequilibrados y, por lo tanto, la descendencia puede tener riesgo de trastornos cromosómicos).
- Un progenitor que ya tenga un niño con una anomalía cromosómica.
- Un progenitor que sea portador de una enfermedad genética ligada al cromosoma X (para determinar el sexo del feto).

Los *análisis genéticos posnatales* se realizan normalmente en linfocitos de sangre periférica. Las indicaciones son las siguientes:

- Anomalías congénitas múltiples.
- Retraso mental inexplicable y/o retraso del desarrollo.
- Sospecha de aneuploidía (p. ej., características de síndrome de Down).
- Sospecha de desequilibrio autosómico (p. ej., síndrome de Prader-Willi).
- Sospecha de anomalía en los cromosomas sexuales (p. ej., síndrome de Turner).
- Sospecha de síndrome del cromosoma X frágil.
- Infertilidad (para descartar anomalías de los cromosomas sexuales).
- Múltiples abortos espontáneos (para descartar que los progenitores sean portadores de una traslocación equilibrada; ambos progenitores deben ser evaluados).

Para concluir, debe destacarse que el progreso para esclarecer las bases genéticas de las enfermedades humanas probablemente sea sorprendente en los años venideros. Todos esperamos con impaciencia.

BIBLIOGRAFÍA

Altshuler D, et al: The International HapMap Consortium: a haplotype map of the human genome. Nature 437:1299, 2005. *[Un artículo fundamental que describe la consecución de un mapa haplotípico del genoma humano.]*

Antonarakis SE, et al: Chromosome 21 and Down syndrome: from genomics to pathophysiology. Nat Rev Genet 5:725, 2004. *[Una revisión en profundidad de la patogenia molecular del síndrome de Down.]*

Antshel KM, et al: 22q11.2 deletion syndrome: genetics, neuroanatomy, and cognitive behavioral features. Child Neuropsychol 11:5, 2005. *[Un enfoque sobre la genética y los problemas psicosociales del síndrome de 22q11.2.]*

Barkin RM, Gausche-Hill JA: Sudden infant death syndrome. In Marx (ed): Rosen's Emergency Medicine: Concepts and Clinical Practice, 5th ed. Baltimore, CV Mosby, 2002, p 2392. *[Una actualización de la discusión sobre la patogenia y prevención del SMSL.]*

Carlson CS, et al: Mapping complex disease loci in whole genome association studies. Nature 429:446; 2004. *[Una revisión de los abordajes genéticos en el mapeo de los genes de susceptibilidad para algunas de las enfermedades humanas más frecuentes que comportan un componente genético.]*

Doull IJM: Recent advances in cystic fibrosis. Arch Dis Child 85:62, 2001. *[Un excelente artículo que aborda la complejidad de la patogenia y las correlaciones genotipo-fenotipo.]*

Epstein CJ: Critical genes in critical region. Nature 441:582, 2006. *[Papel del factor de transcripción NFAT en el síndrome de Down.]*

Feinberg AP: The epigenetics of cancer etiology. Semin Cancer Biol 14:427, 2004. *[Una revisión sobresaliente del experto mundial en impronta genómica, destacando la función de las anomalías epigenéticas en la patogenia de cánceres como los tumores de Wilms.]*

Goldstone AP: Prader-Willi syndrome: advances in genetics, pathophysiology and treatment. Trends Endocrinol Metab 15:12, 2004. *[Una buena discusión sobre este trastorno complejo.]*

Jeyakumar M, et al: Storage solutions: treating lysosomal disorders of the brain. Nat Rev Neurosci 6:1, 2005. *[Una revisión que presenta el conocimiento actual de las enfermedades de depósito lisosómico, poniendo énfasis en la afectación neuronal.]*

Judge DP, Dietz HC: Marfan syndrome. Lancet 366:1965, 2005. *[Un resumen excelente del pensamiento actual sobre la patogenia de esta enfermedad.]*

Mitchell JJ, Scriver CR: Phenylalanine hydroxylase deficiency. Gene Reviews. Available at http://www.genetests.org. *[Una base de datos completa periódicamente actualizada.]*

Patterson M: Niemann-Pick disease type C. Gene Reviews. Available at http://www.genetests.org. *[Una discusión detallada sobre esta enfermedad recientemente descubierta.]*

Person CE, et al: Repeat instability: mechanisms of dynamic mutations. Nat Rev Genet 6:729, 2005. *[Una discusión detallada sobre la base molecular de las mutaciones con repetición de tripletes.]*

Pillai, RS: MicroRNA function: multiple mechanisms for a tiny RNA? RNA 11:1753, 2005. *[Una revisión detallada.]*

Ranke MB, Saenger P: Turner syndrome. Lancet 358:309, 2001. *[Una excelente revisión básica y clínica del síndrome de Turner.]*

Rivera MN, Haber DA: Wilms tumor: Connecting tumorigenesis and organ development in the kidney. Nat Rev Cancer 5:699, 2005. *[Una revisión sobresaliente de cómo el tumor de Wilms representa la conexión entre desarrollo y neoplasia.]*

Schwab M, et al: Neuroblastoma: biology and molecular and chromosomal pathology. Lancet Oncol 4:472, 2003. *[Una revisión amplia sobre las principales alteraciones moleculares del neuroblastoma y el empleo de la genética para aventurar su pronóstico.]*

Smyth CM, Bremmer WJ: Kleinfelter syndrome. Arch Intern Med 158:1309, 1998. *[Una excelente revisión clínica.]*

Spitzer AR: Current controversies in the pathophysiology and prevention of sudden infant death syndrome. Curr Opin Pediatr 17:181, 2005. *[Una actualización de la investigación de las causas del SMSL, concretamente de la genética y la alteración del despertar, con una discusión sobre los abordajes en la prevención del SMSL.]*

Stevenson M: Therapeutic potential of RNA interference. N Engl J Med 351:17, 2004. *[Un anticipo de las aplicaciones futuras de los miARN.]*

Treszl A, et al: Genetic basis for necrotizing enterocolitis—risk factors and their relations to genetic polymorphisms. Front Biosci 11:570, 2006. *[Una discusión de los factores etiológicos potenciales que contribuyen a la ECN y sus relaciones con la carga genética subyacente del individuo.]*

Turcios NL: Cystic fibrosis—an overview. J Clin Gastroenterol 39:307, 2005. *[Una actualización de la fisiopatología y clínica de la fibrosis quística.]*

Wattendorf DJ, et al: Diagnosis and management of fragile X syndrome. Am Fam Physician 72:111, 2005. *[Una revisión excelente y concisa de las características clínicas.]*

Capítulo 8

Enfermedades ambientales y nutricionales

Numerosas enfermedades están causadas o influidas por factores ambientales. En términos generales, por «ambiente» se entiende el exterior de donde vivimos, el interior de nuestras casas y el lugar de trabajo. En cada uno de estos tres ambientes, el aire que respiramos, la comida y el agua que consumimos y la exposición directa a agentes tóxicos constituyen determinantes mayores de la salud de la población. Otro tipo de ambiente pertenece más al ámbito personal (ambiente personal) y se halla muy influido por factores como el consumo de tabaco, alcohol, fármacos, otras sustancias, dieta, etc. Por regla general, los factores del ambiente personal tienen un mayor efecto sobre la salud humana que los factores ambientales. El término *enfermedades ambientales* hace referencia a las lesiones y enfermedades causadas por la exposición a agentes físicos y químicos en el ambiente, el lugar de trabajo, junto con el ámbito personal (incluidas las enfermedades nutricionales). Las enfermedades ambientales son muy frecuentes. La International Labor Organization ha estimado que las lesiones y enfermedades laborales provocan en el mundo cada año 1.100.000 muertes, es decir, más que las debidas a accidentes de tráfico y guerras. La mayor parte de estos problemas relacionados con el trabajo son más enfermedades que accidentes. La carga de enfermedad en la población general debida a las exposiciones no laborales a agentes tóxicos es mucho más difícil de estimar, sobre todo a causa de la diversidad de agentes y a las dificultades existentes para medir la dosis y la duración de las exposiciones. Sean cuales sean las cifras exactas, las enfermedades ambientales (incluidas las nutricionales) son causas principales de incapacidad y sufrimiento, además de representar una gran carga económica en los países subdesarrollados.

Las enfermedades ambientales son consideradas a menudo consecuencia de desastres importantes, como la contaminación por metil-mercurio de la bahía japonesa de Minamata en la década de 1960, la exposición a dioxina en Seveso (Italia) en 1976, el escape de gas metil-isocianato en Bhopal (India) en 1984, el accidente nuclear de Chernóbil en 1986, y la contaminación del metro de Tokio por sarín, un pesticida organofosforado. Por suerte, este tipo de incidentes son inhabituales y poco frecuentes. En cambio, tienen mayor importancia las enfermedades y lesiones debidas a la exposición crónica a unos niveles relativamente bajos de contaminantes. Diversas agencias de Estados Unidos han establecido unos niveles de exposición permisibles frente a peligros ambientales conocidos (p. ej., el nivel máximo de monóxido de carbono en aire que no resulte nocivo, o los niveles tolerables de radiación que sean inofensivos o «seguros»). No obstante, numerosas variables intervienen en la sensibilidad individual (p. ej., el hecho de que una interacción compleja entre varios contaminantes produzca efectos multiplicativos, así como la edad, la predisposición genética, y las diferentes sensibilidades de los tejidos de las personas expuestas), lo que, en definitiva, limita el valor de establecer unos estrictos «niveles seguros» para toda la población. Sin embargo, estos niveles son útiles para efectuar estudios comparativos de los efectos de los agentes nocivos entre poblaciones específicas, así como para estimar el riesgo de enfermedad en las personas muy expuestas a ellos. Mediante este breve resumen de la naturaleza y la magnitud del problema, presentamos algunos comentarios generales sobre los mecanismos de toxicidad, y a continuación, describimos algunos de los riesgos ambientales de mayor importancia.

MECANISMOS GENERALES DE TOXICIDAD

El número de sustancias químicas disponible en Estados Unidos aumenta continuamente, dado que la industria química fabrica anualmente cerca de 1.000 nuevos compuestos sintéticos. De las aproximadamente 80.000 sustancias químicas usadas en Estados Unidos, sólo en 600 se han hecho pruebas experimentales relativas a los efectos sobre la salud. Aunque en Europa el número disponible de sustancias químicas es inferior a la mitad que en Estados Unidos, las cifras siguen siendo muy altas, dado que muchas de estas sustancias son liberadas al ambiente como productos industriales o bien se eliminan en forma de residuos humanos o animales. La *toxicología* se define como la ciencia de los venenos; estudia la distribución, los efectos y los mecanismos de acción de los agentes tóxicos. En sentido amplio, también incluye el estudio de los efectos de agentes físicos como las radiaciones y el calor. A continuación se describen algunos principios básicos relativos a la toxicidad de los fármacos y sustancias químicas exógenas.

- La *definición de un veneno* no es directa, sino que se trata de un concepto más bien cuantitativo y que depende estrictamente de la *dosis*. Si se tiene en cuenta la proliferación de fármacos con efectos potencialmente nocivos, no ha perdido en absoluto actualidad la cita de Paracelso: «Todas las sustancias son venenos, y es solamente la dosis precisa lo que diferencia un veneno de un remedio» (siglo XVI).
- Las sustancias químicas exógenas, conocidas comúnmente como *agentes xenobióticos*, se encuentran en el aire, el agua, los alimentos y el suelo; son absorbidos por el organismo mediante inhalación, ingestión y contacto cutáneo (Fig. 8-1). Los fármacos (en terapéutica) y los fármacos usados como drogas a veces también se introducen en el organismo por otras vías que no son la intravenosa o la inyección.

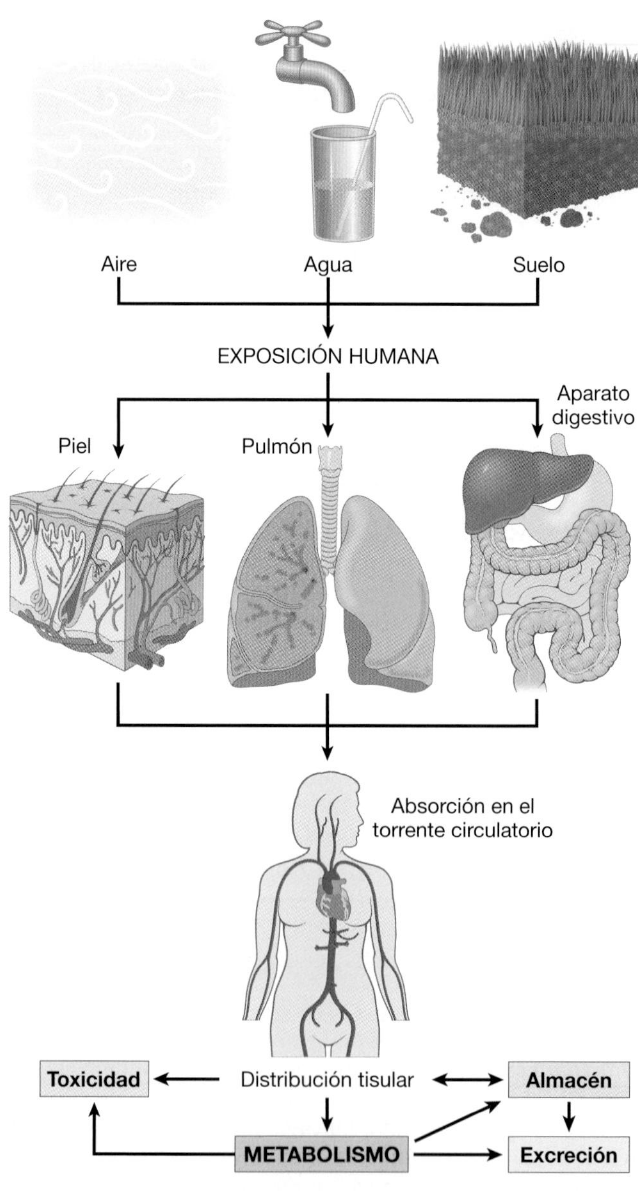

Figura 8-1

Exposición humana a contaminantes, que se encuentran en el aire, el agua y el suelo y se absorben por los pulmones, el tubo digestivo y la piel. En el cuerpo pueden actuar en el lugar de absorción pero, en general, son transportados por el torrente circulatorio hacia varios órganos, donde se almacenan o metabolizan. El metabolismo de los xenobióticos puede llevar a la formación de compuestos hidrosolubles que son excretados o a la activación del agente, creando un metabolito tóxico.

• Las sustancias químicas se excretan por la orina o las heces o bien se eliminan por el aire espirado; de otro modo, se acumulan en los huesos, la grasa, el cerebro y otros tejidos.

• Las sustancias químicas actúan unas veces en el lugar de entrada y otras son transportadas a otras localizaciones. Algunos agentes no se modifican al entrar en el organismo, pero la mayor parte de los disolventes y fármacos son metabolizados hasta formar productos hidrosolubles (*desintoxicación*) o bien son *activados hasta formar metabolitos tóxicos*.

• La mayor parte de los disolventes y fármacos son lipofílicos, lo que facilita que sean transportados en sangre por lipoproteínas y que sean capaces de penetrar a través de los componentes lipídicos de las membranas celulares.

• Las reacciones que metabolizan los agentes xenobióticos hasta convertirlos en productos atóxicos, o bien que los activan para producir compuestos tóxicos son dos (Figs. 8-1 y 8-2). En las reacciones de *fase I*, las sustancias químicas experimentan hidrólisis, oxidación o reducción. Los productos resultantes de las reacciones de fase I son metabolizados a menudo hasta convertirse en productos hidrosolubles gracias a las reacciones de *fase II*, como glucuronidación, sulfatación, metilación y conjugación con glutatión (GSH). Los compuestos hidrosolubles se excretan muy fácilmente.

• El componente más importante de las reacciones de fase I es el sistema del *citocromo P-450*, que se encuentra localizado principalmente en el retículo endoplasmático del hígado, aunque también se halla en la piel, pulmones, mucosa gastrointestinal (GI), y prácticamente en todos los tejidos. Este sistema cataliza las reacciones que *desintoxican los agentes xenobióticos o bien los activan hasta formar compuestos activos que producen lesión celular*. Como producto derivado, en ambos tipos de reacciones se forman *especies reactivas de oxígeno* capaces de provocar lesión celular (v. Capítulo 1). Como ejemplos de la activación metabólica de sustancias químicas a través del sistema del citocromo P-450 están la producción hepática de tetracloruro de carbono a partir de triclometilo, un radical libre tóxico, así como la generación de un metabolito de fijación del ADN a partir de benzo[*a*]pireno (BaP), un carcinógeno presente en el humo del cigarrillo. El sistema del citocromo P-450 también participa en el metabolismo de un gran número de fármacos, como paracetamol, barbitúricos y anticonvulsivos, así como en el metabolismo del alcohol (v. más adelante en este capítulo).

• Entre los individuos existe una gran variación en la actividad de las enzimas del P-450, que a veces es consecuencia de *polimorfismos genéticos* en las enzimas del citocromo P-450, o bien es el resultado de la presencia de otros fármacos también metabolizados a través del sistema. Asimismo, la actividad de las enzimas es modificada por la dieta (disminuye en el ayuno o en la inanición), y es inducida por el consumo de alcohol y tabaco.

CONTAMINACIÓN AMBIENTAL

Contaminación del aire

El aire, tan preciado especialmente por los que carecen de él, es portador a menudo de numerosas causas potenciales de enfermedad. Desde hace tiempo, los microorganismos transportados por el aire han sido causas importantes de morbilidad y mortalidad. En el aire se hallan más extendidos las partículas y los contaminantes químicos, especialmente en los países industrializados. A continuación se describen los riesgos de contaminación en el aire de interiores y en el ambiental o de exteriores.

Contaminación del aire ambiental

En los países industrializados, el aire ambiental está contaminado por una mezcla insípida de contaminantes sólidos

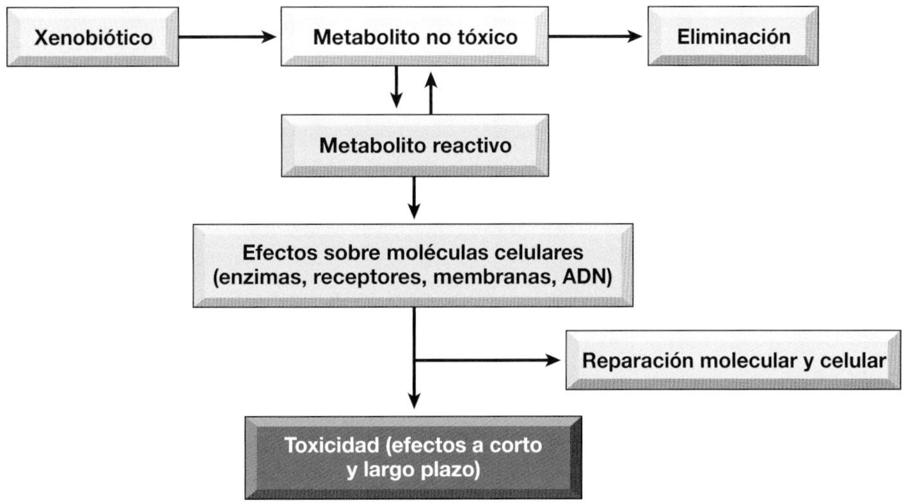

Figura 8-2

Metabolismo xenobiótico. Los xenobióticos pueden metabolizarse en metabolitos no tóxicos y eliminarse del cuerpo (desintoxicación). Sin embargo, su metabolismo también puede activar el producto químico dando lugar a la formación de un metabolito reactivo que es tóxico para los componentes celulares. Si la reparación no es efectiva, se desarrollan efectos a corto y largo plazo. (Según Hodgson E: A Textbook of Modern Toxicology, 3.ª ed. Fig. 1-1, Hoboken, Nueva Jersey, John Wiley & Sons, 2004.)

y gaseosos, sobre todo en las ciudades y cerca de la industria pesada. En Estados Unidos, la Environmental Protection Agency (EPA) monitoriza y establece los límites superiores permitidos de seis contaminantes: dióxido de azufre, monóxido de carbono, ozono, dióxido de nitrógeno, plomo y partículas sólidas. En conjunto, algunos de estos agentes producen el *smog* que a veces sofoca las ciudades muy grandes como El Cairo, Los Ángeles, Houston, México y São Paulo. Aunque pueda parecer que la contaminación del aire es un fenómeno moderno, esto no es así, dado que ya Séneca escribió el año 61 a.C. que se encontraba mejor cuando se alejaba de los «vapores pestilentes y del aire espeso y con hollín de Roma». La primera ley de control ambiental fue promulgada por Eduardo I en 1306 y era terriblemente sencilla: «a quien sea encontrado culpable de quemar carbón se le cortará la cabeza». Lo que ha cambiado en la era moderna es la naturaleza y las fuentes de los contaminantes aéreos, así como los tipos de regulaciones que controlan su emisión.

Aunque son los pulmones los que han de soportar las peores consecuencias adversas de la contaminación aérea, los contaminantes también afectan a muchos órganos y sistemas (p. ej., v. más adelante la intoxicación por plomo y los efectos del monóxido de carbono). A excepción de algunos comentarios sobre el humo, las enfermedades pulmonares causadas por contaminantes se estudian en el Capítulo 13. A continuación se describen algunos de los principales efectos del ozono, el dióxido de azufre, las partículas sólidas y el monóxido de carbono sobre la salud (Tabla 8-1).

El *ozono* es uno de los contaminantes aéreos menos tratables, y en el aire de muchas ciudades está presente en cifras superiores a los estándares fijados por la EPA. Es un gas que, gracias a la acción de la luz solar, se forma por reacciones en las que participan los óxidos de nitrógeno liberados sobre todo en los tubos de escape de los coches. Junto con los óxidos y las *partículas sólidas finas*, forma el familiar *smog* (mezcla de los términos ingleses «humo» y «niebla», *smoke* y *fog*). Su toxicidad está relacionada con la producción de radicales libres que lesionan las células epiteliales presentes en las vías respiratorias y las células alveolares de tipo I. Las personas sanas suelen tolerar bien los niveles bajos de ozono, aunque éstos son nocivos para la función pulmonar, sobre todo en pacientes con asma o enfisema, así como cuando se combinan con la contaminación por partículas sólidas. Por desgracia, los contaminantes raramente se presentan de modo aislado, sino que se combinan creando una auténtica «pócima».

El dióxido de azufre, las partículas sólidas y los aerosoles ácidos son emitidos por las plantas eléctricas (con carbón o con gasóleo) y por los procesos industriales en los que se queman estos combustibles. Los componentes nocivos más importantes de estas mezclas son las partículas sólidas, que no han sido aún bien descritas ni física ni químicamente, aunque se considera que constituyen la principal causa de morbilidad y mortalidad. Las partículas menores de 10 μm de diámetro son particularmente peligrosas, puesto que permanecen en el flujo de aire hasta alcanzar los espacios aéreos, donde son fagocitados por macrófagos y neutrófilos, causando la liberación de mediadores e incitando la aparición de una reacción inflamatoria respiratoria. Las partículas de mayor tamaño son extraídas en la nariz o atrapadas por la «escalera mucociliar» (sistema mucociliar).

El *monóxido de carbono* (CO) es un gas incoloro, inodoro, insípido y no irritativo producido por la oxidación imperfecta de materiales de carbono. Sus posibles fuentes son los motores de automóviles, las industrias que utilizan combustibles de origen fósil, la calefacción casera con gasóleo (no con gas natural), y el humo de cigarrillos. Aunque los bajos niveles encontrados a menudo en el aire ambiental contribuyen al trastorno de la función respiratoria, por sí mismos no amenazan la vida del paciente. No obstante, las personas que trabajan en ambientes cerrados con alto nivel de exposición

Tabla 8-1 Efectos adversos de los contaminantes aéreos

Contaminante	Poblaciones de riesgo	Efectos
Ozono	Adultos y niños sanos	Disminución de la función pulmonar Aumento de la reactividad de las vías respiratorias Inflamación pulmonar
	Atletas, trabajadores en exteriores	Disminución de la capacidad para realizar ejercicio físico
	Asmáticos	Aumento del número de hospitalizaciones
Dióxido de nitrógeno	Adultos sanos Asmáticos Niños	Aumento de la reactividad de las vías respiratorias Disminución de la función pulmonar Aumento de las infecciones respiratorias
Dióxido de sulfuro	Adultos sanos Pacientes con enfermedad pulmonar crónica Asmáticos	Aumento de los síntomas respiratorios Aumento de la mortalidad Aumento del número de hospitalizaciones Disminución de la función pulmonar
Aerosoles ácidos	Adultos sanos Niños Asmáticos	Alteración de la eliminación mucociliar Aumento de las infecciones respiratorias Disminución de la función pulmonar Aumento del número de hospitalizaciones
Partículas sólidas	Niños	Aumento de las infecciones respiratorias Disminución de la función pulmonar
	Pacientes con enfermedad pulmonar o cardíaca crónicas Asmáticos	Aumento de la mortalidad Aumento del número de crisis asmáticas

Datos de Bascom R, et al.: Health effects of outdoor air pollution. Am J Respir Crit Care Med 153(3):477, 1996.

a humos (p. ej., túneles y garajes subterráneos) presentan a veces intoxicación crónica. Aunque el CO se incluye aquí como contaminante del aire, también representa una causa importante de suicidio y muerte accidental. En un garaje cerrado y pequeño, el gas que sale por el tubo de escape es capaz de provocar un coma mortal en menos de 5 minutos. Es un agente causante de asfixia sistémica que mata induciendo depresión del sistema nervioso central (SNC), según parece de un modo tan insidioso que las víctimas ni siquiera se dan cuenta del peligro que corren y de hecho son incapaces de ayudarse a sí mismas. La afinidad de la hemoglobina por el CO es 200 veces mayor que la afinidad por el oxígeno. Como consecuencia, aparece carboxihemoglobina, incapaz de transportar oxígeno. La hipoxia sistémica aparece cuando la saturación de la hemoglobina por CO es del 20-30%, y la inconsciencia y la muerte son probables con una saturación del 60-70%.

Morfología

La **intoxicación crónica** por CO aparece porque, una vez formada, la carboxihemoglobina es muy inestable; en caso de exposición persistente y de bajo nivel a CO, se acumula en sangre hasta alcanzar una concentración que amenaza la vida del paciente. La hipoxia de lento desarrollo en ocasiones provoca la aparición insidiosa de alteraciones isquémicas del SNC, sobre todo a nivel de los ganglios basales y los núcleos lenticulares. Al cesar la exposición al CO el paciente suele recuperarse, aunque con frecuencia persisten secuelas neurológicas permanentes. El diagnóstico de intoxicación por CO depende de la detección en sangre de unos niveles significativos de carboxihemoglobina.

Por regla general, la **intoxicación aguda** por CO ocurre como resultado de una exposición accidental o de un intento de suicidio. En las personas de piel clara, la intoxicación aguda se caracteriza por la aparición de una **coloración rojo intenso generalizada de piel y mucosas** (debida a la carboxihemoglobina). Si el paciente fallece y la intoxicación ha ocurrido muy rápidamente, no se observan lesiones morfológicas; si el paciente sobrevive, en ocasiones se aprecian edema cerebral leve, hemorragias puntiformes y lesiones neuronales hipóxicas. Las alteraciones morfológicas no son específicas, sino que simplemente implican la presencia de hipoxia. Cuando la exposición no ha sido prolongada, es posible la recuperación completa del paciente; sin embargo, a veces existen trastornos de la memoria, visión, audición y lenguaje.

Contaminación del aire de interiores

A medida que «cerramos» cada vez más nuestros hogares para excluir el ambiente, aumenta la contaminación del aire interior. El contaminante más frecuente es el humo del tabaco (explicado por separado más adelante), pero también lo son el CO, el dióxido de nitrógeno (ya mencionado como contaminante ambiental) y el asbesto (explicado en el Capítulo 13). A continuación se describen algunos otros agentes.

El *humo de leña*, que contiene varios óxidos de nitrógeno y partículas de carbono, es un irritante que predispone a sufrir infecciones pulmonares y puede contener hidrocarburos policíclicos carcinógenos. El *radón*, un gas radiactivo derivado del uranio, se encuentra ampliamente distribuido en el suelo y en los hogares. Aunque la exposición al radón es un riesgo profesional que puede causar cáncer de pulmón en mineros que extraen uranio, no parece que las exposiciones crónicas y a bajas concentraciones aumenten el riesgo de cáncer de pulmón, al menos en no fumadores. Los *bioaerosoles* incluyen agentes microbiológicos capaces de causar infecciones como la enfermedad del legionario, la neumonía vírica y el resfriado común, además de alérgenos menos amenazantes, pero no obstante distresantes, derivados de las caspas de animales, los ácaros del polvo y los hongos y mohos que pueden causar rinitis, irritación ocular e incluso asma.

RESUMEN

Enfermedades ambientales y contaminación

- Las enfermedades ambientales son trastornos causados por la exposición a agentes físicos o químicos presentes en el ambiente, el lugar de trabajo o en el ambiente individual.
- Las sustancias químicas conocidas como «xenobióticos» son absorbidas por el organismo mediante inhalación, ingestión y contacto con la piel; se eliminan o bien se acumulan en la grasa, hueso, cerebro y otros tejidos.
- Los agentes xenobióticos pueden convertirse en productos atóxicos, o bien activarse hasta generar compuestos tóxicos (mediante una reacción de dos fases que implica la participación del sistema del citocromo P-450).
- Los contaminantes más frecuentes del aire son el ozono (que en combinación con óxidos y partículas sólidas forma el denominado *smog*), dióxido de azufre, aerosoles ácidos, y partículas de menos de 10 µm de diámetro.
- El monóxido de carbono es un contaminante del aire que representa una causa importante de muerte accidental y por suicidio; CO muestra una alta afinidad a la hemoglobina, que causa asfixia sistémica con depresión del SNC.

Los metales como contaminantes ambientales

Plomo, mercurio, arsénico y cadmio, los metales pesados asociados más a menudo con efectos nocivos en las poblaciones humanas, se describen a continuación.

Plomo

La exposición al plomo ocurre por contaminación del aire y de los alimentos. En la mayor parte del siglo XX, las principales fuentes ambientales de plomo fueron la gasolina y las pinturas de las casas. Aunque el uso de pinturas y de gasolina con plomo ha disminuido mucho, la contaminación debida a este metal sigue siendo un riesgo significativo, sobre todo en niños. En el ambiente existen numerosas fuentes de plomo, como minas, fundiciones, baterías y pinturas en aerosol (en todos los casos constituye un riesgo laboral). Las *escamas de pintura con plomo* de las casas viejas y la contaminación del suelo suponen un riesgo importante para las personas más jóvenes, con ingestiones que llegan a ser de hasta 200 µg/día. De hecho, una sola astilla de pintura con plomo del tamaño de una uña contiene hasta 500.000 µg de plomo, cantidad suficiente para producir niveles tóxicos si se absorbe por completo. Según el informe 2005 de los Centers for Disease Control (CDC), el 1,6% de los niños americanos presentaban unos niveles de plomo en sangre superiores a 10 µg/dl (el nivel máximo permitido). Desde un 4,4% a comienzos de la década de 1990, con el tiempo este porcentaje ha disminuido, aunque por regla general los niveles sanguíneos de plomo en los niños que viven en casas con pinturas o expuestas a polvo contaminado por plomo superan los máximos permitidos. Mientras los niños absorben más del 50% del plomo de los alimentos, los adultos absorben solamente cerca del 15%. Además, los niños poseen una barrera hematoencefálica más permeable y que les convierte en muy susceptibles a la lesión cerebral. En la Figura 8-3 se muestran las principales manifestaciones clínicas de la intoxicación por plomo.

CEREBRO
Adultos: cefalea, pérdida de la memoria
Niños: encefalopatía, deterioro mental
ENCÍAS
Línea de plomo
SANGRE
Anemia, punteado basófilo en hematíes
NERVIOS PERIFÉRICOS
Adultos: desmielinización
RIÑÓN
Enfermedad tubulointersticial crónica
TUBO DIGESTIVO
Dolor abdominal
HUESOS
Niños: depósitos radiodensos en epífisis

FUENTES

LABORALES
Pinturas en aerosol
Fundición
Minas y extracción de plomo
Cremación de baterías

NO LABORALES
Suministro de agua
Escamas y polvo de pinturas
Tubo de escape de los automóviles
Suelo urbano

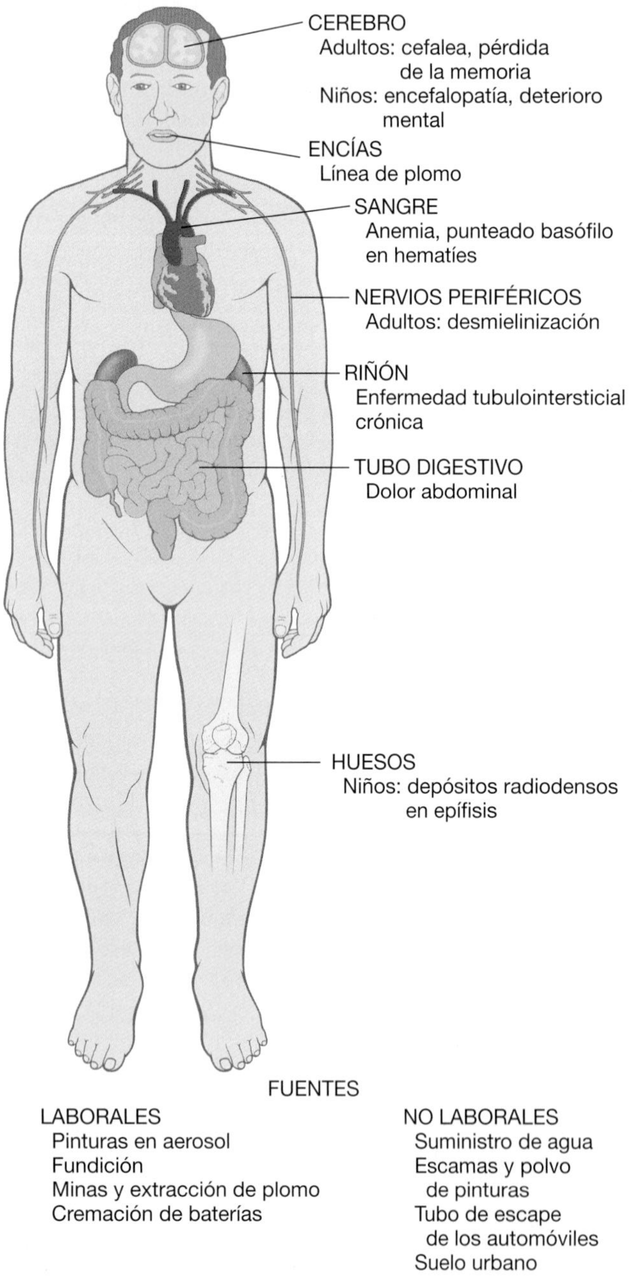

Figura 8-3

Manifestaciones de la intoxicación por plomo.

La mayor parte del plomo absorbido (80-85%) es captado por el hueso y los dientes; el plomo compite con el calcio, fija los fosfatos, y en hueso su semivida es de 20-30 años. Aproximadamente, el 5-10% del plomo absorbido permanece en sangre, y el resto se distribuye en los tejidos blandos. *El exceso de plomo causa efectos neurológicos en los adultos y los niños; las neuropatías periféricas* predominan en los adultos, mientras que los efectos centrales son más comunes en los niños. En éstos, los efectos de la exposición crónica al plomo son una capacidad intelectual baja (CI bajos), así como trastornos de la conducta (hiperactividad y alteración de las habilidades organizativas). Aunque en los adultos las neuropatías periféricas inducidas por plomo suelen ser reversibles cuando se elimina la exposición, en los niños las anomalías periféricas y del SNC son, por regla general irreversibles. El *exceso de plomo interfiere con el remodelado normal del cartílago calcificado* y de las trabéculas óseas primarias de las epífisis de los niños, provocando así un aumento de la densidad ósea que se detecta en la radiografía como unas «líneas de plomo» radiodensas (Fig. 8-4). También se observan unas líneas de plomo distintas en las encías, donde el exceso de plomo estimula la hiperpigmentación del tejido gingival peridental. Asimismo, el plomo inhibe la cicatrización de las fracturas (aumenta la condrogénesis y retrasa la mineralización del cartílago). El plomo se elimina por vía renal, y la exposición aguda provoca lesión de los túbulos proximales.

El plomo muestra una alta afinidad por los grupos sulfhidrilo e interfiere con las enzimas que participan en la síntesis del grupo hem (ácido aminolevulínico-deshidratasa y delta-

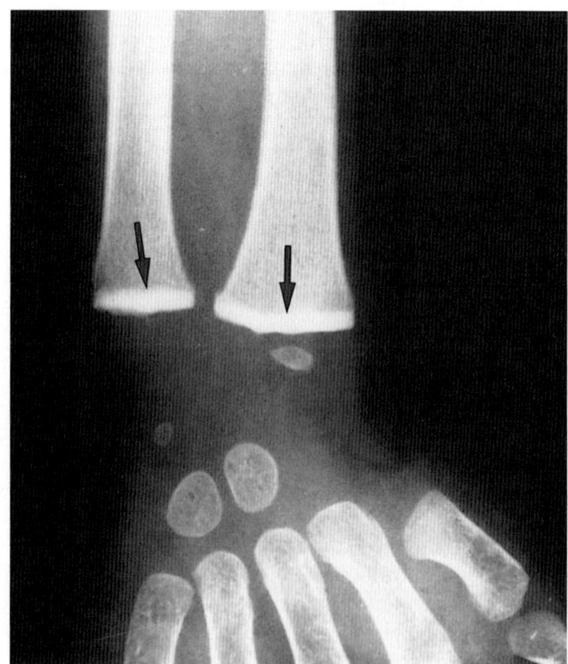

Figura 8-4

Intoxicación por plomo. El trastorno del remodelado del cartílago calcificado de las epífisis (*flechas*) ha producido un acusado aumento de su radiodensidad, por lo que ahora aparecen tan radiopacas como el mismo hueso cortical. (Cortesía del doctor G.W. Dietz, Department of Radiology, University of Texas Southwestern Medical School, Dallas, Texas.)

ferroquelatasa). Está alterada la incorporación del hierro en el grupo hem, lo que produce *anemia hipocrómica microcítica*. Un hallazgo característico es el *punteado basófilo* de los hematíes. En las membranas celulares, el plomo también inhibe la actividad de las trifosfatasas de adenosina dependientes de sodio y de potasio; este efecto incrementa la fragilidad de los hematíes y provoca *anemia hemolítica*. El diagnóstico de la intoxicación por plomo requiere estar muy al corriente de su prevalencia. En ocasiones se sospecha en presencia de alteraciones neurológicas en niños o de una anemia inexplicada asociada a un punteado basófilo en hematíes. Para el diagnóstico definitivo es preciso demostrar un aumento del plomo en sangre y de los niveles de protoporfirina eritrocitaria libre (> 50 µg/dl) o, en otro caso, de los niveles de protoporfirina. En los casos más leves de exposición al plomo, en ocasiones la anemia es la única anomalía detectada.

Morfología

Las principales dianas anatómicas de la toxicidad por plomo son la sangre, el sistema nervioso, el aparato digestivo y los riñones (v. Fig. 8-3).

Las **alteraciones sanguíneas** debidas a la acumulación de plomo ocurren a niveles bastante precoces y son muy características. El plomo interfiere con la biosíntesis normal del grupo hem y como consecuencia, en lugar del grupo hem se forma el complejo zinc-protoporfirina. Por lo tanto, son importantes indicadores de intoxicación por plomo el hallazgo en sangre de un aumento de los niveles de cinc-protoporfirina o de producto, la protoporfirina eritrocitaria libre. Por regla general, los pacientes presentan una anemia hemolítica hipocrómica y microcítica, e incluso es más característico el hallazgo de un **punteado basófilo** en los hematíes.

La **lesión cerebral** es más común en los niños, y mientras unas veces es sutil y produce sólo disfunción leve, otras es masiva y mortal. En los niños más pequeños se han descrito trastornos sensoriales, motores, intelectuales y psicológicos: disminución del CI, trastornos del aprendizaje, retraso del desarrollo psicomotor, ceguera y, en los casos más graves, psicosis, convulsiones y coma. En la madre, la toxicidad por plomo puede alterar el desarrollo cerebral durante el período prenatal. Aunque están poco definidas las alteraciones anatómicas causantes de los déficits funcionales más leves, algunos autores temen que algunos de estos trastornos puedan ser permanentes. En el extremo más grave del espectro hay lesiones como el edema cerebral acusado, la desmielinización de la sustancia blanca cerebral y cerebelosa, y la necrosis de las neuronas corticales acompañada de una proliferación difusa de astrocitos. Aunque en los adultos el SNC se encuentra afectado con menor frecuencia, aparece una **neuropatía de desmielinización periférica** que habitualmente afecta la inervación motora de los músculos usados más a menudo. Por lo tanto, a menudo se afectan primero los músculos extensores de la muñeca y de los dedos, seguido de una parálisis de los músculos peroneales (**muñeca caída** y **pie caído**).

El **tubo digestivo** es también una fuente significativa de manifestaciones clínicas. El «cólico saturnino» se caracteriza por la aparición de un intensísimo dolor abdominal muy mal localizado.

En los **riñones** aparece lesión tubular crónica junto con inclusiones intranucleares de plomo, y con el tiempo la lesión tubular crónica provoca fibrosis intersticial, y posiblemente insuficiencia renal con hallazgos sugestivos de gota («gota saturnina»). En la Figura 8-3 se muestran otras manifestaciones de la intoxicación por plomo.

Mercurio

A lo largo de la historia, los hombres han encontrado muchos usos al mercurio: como pigmento en las pinturas rupestres, cosmético, tratamiento de la sífilis, y componente de los diuréticos. La intoxicación por inhalación de vapores de mercurio se conoce desde hace tiempo; se asocia con temblores, gingivitis, y conducta extraña (como el «sombrerero loco» de *Alicia en el País de las Maravillas*). Hoy día, las principales fuentes de exposición al mercurio son el pescado contaminado y las amalgamas dentales, que liberan vapores de mercurio. En algunas zonas del mundo, el mercurio utilizado en las minas de oro ha contaminado ríos y torrentes. El mercurio inorgánico procedente de la desgasificación natural de la corteza terrestre o de la contaminación industrial es convertido por las bacterias en compuestos orgánicos (p. ej., metil-mercurio). El metilmercurio entra en la cadena alimentaria, y en los peces carnívoros (pez espada, tiburón, y pescado azul) los niveles de mercurio son hasta un millón de veces más altos que en el agua. Causaron una gran morbimortalidad el consumo de pescado contaminado por liberación de mercurio en la bahía de Minamata y el río Agano (Japón), así como el consumo de pan con grano tratado mediante un fungicida con metil-mercurio en Iraq. Los trastornos médicos asociados con el episodio de Minamata se conocen como *«enfermedad de Minamata»* (parálisis cerebral, sordera, ceguera y trastornos del SNC en los niños expuestos in utero). *El cerebro en desarrollo es muy sensible al metil-mercurio*; por este motivo, los CDC recomiendan que las mujeres embarazadas reduzcan al mínimo el consumo de pescado que contenga mercurio. Se ha hablado mucho acerca de una posible relación entre timerosal (un compuesto que contiene etil-mercurio, usado hasta hace poco como conservante en algunas vacunas) y la aparición de autismo, pero las evidencias de la relación entre timerosal y autismo son escasas.

Arsénico

El arsénico era el veneno favorito en la Italia del Renacimiento, y los Borgia y los Medicis eran grandes expertos en su uso. Aunque actualmente la intoxicación deliberada por arsénico es rarísima, la exposición sigue siendo un importante problema de salud en muchas zonas del mundo. El arsénico se encuentra de modo natural en la tierra y el agua, y se utiliza en conservantes de la madera, en herbicidas y en otros productos de agricultura. Se libera al ambiente desde minas e industrias de fundición. Se encuentran altas concentraciones de arsénico inorgánico en el agua utilizada para beber de países como Bangladesh, Chile y China. En Bangladesh beben agua contaminada con arsénico hasta 20 millones de personas. Según la OMS, este elemento constituye el riesgo de cáncer ambiental más alto encontrado hasta ahora.

Las formas más tóxicas de arsénico son los compuestos trivalentes trióxido de arsenio, arsenito sódico y tricloruro de arsenio. Si se ingiere en grandes cantidades, el arsénico produce toxicidad aguda, con graves trastornos de los aparatos gastrointestinal, cardiovascular y nervioso central que progresan hasta la muerte. Estos efectos se atribuyen a la interferencia con la fosforilación oxidativa mitocondrial. La exposición crónica al arsénico causa lesiones cutáneas (hiperpigmentación e hiperqueratosis). Estas alteraciones se siguen de la aparición de carcinomas de células basales y de células escamosas (pero no melanomas). La tumores cutáneos debidos al arsénico difieren de los producidos por la luz solar en que son lesiones múltiples y aparecen en palmas y plantas. La exposición al arsénico también se asocia con aumento del riesgo de carcinomas de pulmón, aunque no se conoce bien el mecanismo de la carcinogénesis por arsénico en piel y pulmón.

Cadmio

En contraste con los otros metales estudiados en esta sección, el cadmio es un agente tóxico relativamente moderno que se utiliza sobre todo en las pilas de níquel-cadmio, y por regla general se elimina en forma de residuo casero. Contamina la tierra y las plantas directamente o bien a través de los fertilizantes y el agua de irrigación. En la población general, la fuente más importante de exposición de cadmio son los alimentos. Los efectos sobre la salud de un exceso de cadmio son la enfermedad renal obstructiva y las lesiones renales (al principio consisten en una lesión de los túmulos, seguida a veces de enfermedad renal en estadio terminal). La exposición al cadmio causa también anomalías óseas (asociada a pérdida de calcio). El agua con cadmio usada en Japón para irrigar campos de arroz causó en las mujeres posmenopáusicas una enfermedad conocida como «itai-itai» («huy, huy» como expresión de dolor): una combinación de osteoporosis, osteomalacia y enfermedad renal. En una encuesta reciente se ha observado que el 5% de la población de Estados Unidos de 20 años o más de edad presenta unos niveles de cadmio en orina que, según los datos de los investigadores, producen lesiones renales leves y aumento de la pérdida de calcio.

RESUMEN

Efectos tóxicos de los metales pesados

- En el ser humano, plomo, mercurio, arsénico y cadmio son los metales pesados asociados más a menudo con efectos tóxicos.
- Tras la ingestión, los niños absorben más plomo que los adultos; en los niños, la principal fuente de exposición es el plomo de las pinturas.
- El exceso de plomo causa trastornos del SNC en los niños, y neuropatía periférica en los adultos. En los huesos, el plomo en exceso compite con el calcio e interfiere con el remodelado del cartílago; también provoca anemia.
- La principal fuente de exposición al mercurio es el pescado contaminado. El cerebro en desarrollo es muy sensible al metil-mercurio, que se acumula en el cerebro y bloquea los canales iónicos.
- La enfermedad de Minamata, debida a la exposición a altos niveles de mercurio, comprende parálisis cerebral, sordera y ceguera.
- El arsénico se encuentra naturalmente en la tierra y el agua; es el componente de algunos conservantes de la madera y de herbicidas. El exceso de arsénico interfiere con la fosforilación oxidativa mitocondrial y causa efectos tóxicos en el tubo digestivo, SNC y sistema cardiovascular; la exposición a largo plazo provoca lesiones cutáneas y carcinomas.
- El cadmio procedente de las baterías de níquel-cadmio y de los fertilizantes químicos puede contaminar la tierra. El exceso de cadmio causa enfermedad pulmonar obstructiva y lesiones renales.

Exposición industrial y exposición en agricultura

En Estados Unidos ocurren cada año más de 10.000.000 de lesiones de origen laboral; asimismo, cerca de 65.000 personas mueren como consecuencia de lesiones y enfermedades laborales. Las exposiciones industriales a agentes tóxicos son tan variadas como los distintos tipos de industrias y van desde una simple irritación de la mucosa de las vías respiratorias causada por los humos del formaldehído o del amoníaco, hasta el cáncer de pulmón secundario a la exposición a asbesto, arsénico o minas de uranio, o bien a la leucemia que aparece tras una prolongada exposición al benceno. En la Tabla 8-2 se resumen las enfermedades humanas asociadas a exposiciones laborales. Se describen a continuación unos pocos ejemplos de importantes agentes que contribuyen a la aparición de enfermedades ambientales. La toxicidad debida a los metales se ha descrito anteriormente en este capítulo.

- Los *disolventes orgánicos* son ampliamente utilizados en enormes cantidades en todo el mundo y algunos de ellos, como *cloroformo y tetracloruro de carbono*, se encuentran en agentes desengrasantes, productos de limpieza y eliminadores de pintura. La exposición aguda a altos niveles de vapores de estos agentes produce mareo y confusión, con posterior depresión del SNC e incluso coma. Unos niveles más bajos se asocian a toxicidad hepática y renal. La exposición ocupacional de los trabajadores de la goma al *benceno* y el *1,3-butadieno* aumenta el riesgo de leucemia. El benceno es oxidado hasta formar un epóxido a través del CYP2E1 hepático, un componente del sistema de la enzima P-450 ya mencionado anteriormente. El epóxido y otros metabolitos alteran la diferenciación celular de la médula ósea y causan aplasia medular y leucemia mieloblástica aguda.
- Los *hidrocarburos policíclicos* son liberados por combustión de combustibles sólidos, sobre todo a las elevadas temperaturas de quemado del carbón y en el gas presente en las fundiciones de acero; también se encuentran en el alquitrán y el hollín. (Como ya se ha descrito en el Capítulo 6, en 1775 Pott identificó ya el hollín como causa de los cánceres de escroto de los deshollinadores.) Los hidrocarburos policíclicos son uno de los carcinógenos más potentes; la exposición industrial se ha asociado a la aparición de cánceres de pulmón y de vejiga.
- *Organoclorados*. Los organoclorados (y los compuestos orgánicos halogenados en general) son productos sintéticos lipofílicos y resistentes a la degradación. Los organoclorados más importantes usados como pesticidas son el *DDT (diclorofenil-tricloroetano) y sus metabolitos*, junto con agentes como lindane, aldrín y dieldrín. Los organoclorados no pesticidas son los *bifenilos policlorados* (PCB) y la *dioxina* (TCDD; 2,3,7,8-tetraclorodibenzo-*p*-dioxina). Aunque el uso del DDT fue prohibido en Estados Unidos en 1973, más de la mitad de la población presenta aún niveles séricos detectables de *p-p*'-DDE, un metabolito del DDT de larga duración. Esta sustancia se encuentra en personas de 12-19 años, nacidas después de la prohibición del uso del DDT. PCB y TCDD se encuentran también en la sangre de la mayoría de la población. *La mayor parte de los organoclorados son productos que afectan al sistema endocrino* y que presentan actividad antiestrógena o antiandrógena (en trabajos experimentales, *p-p*'-DDE bloquea la fijación de los andrógenos a su receptor). En el ser

Tabla 8-2 Enfermedades humanas asociadas a exposiciones laborales

Órgano/sistema	Efecto	Tóxico
Aparato cardiovascular	Cardiopatía	Monóxido de carbono, plomo, disolventes, cobalto, cadmio
Aparato respiratorio	Cáncer nasal	Isopropanol, polvo de madera
	Cáncer de pulmón	Radón, asbesto, sílice, bis(clorometil)éter, níquel, arsénico, cromo, gas mostaza
	Enfermedad pulmonar obstructiva crónica	Polvo de grano, polvo de carbón, cadmio
	Hipersensibilidad	Berilio, isocianatos
	Irritación	Amoníaco, óxidos de azufre, formaldehído
	Fibrosis	Sílice, asbesto, cobalto
Sistema nervioso	Neuropatías periféricas	Disolventes, acrilamida, cloruro de metilo, mercurio, plomo, arsénico, DDT
	Marcha atáxica	Clordano, tolueno, acrilamida, mercurio
	Depresión del sistema nervioso central	Alcoholes, acetonas, aldehídos, disolventes
	Cataratas	Radiación ultravioleta
Aparato urinario	Toxicidad	Mercurio, plomo, éteres de glicol, disolventes
	Cáncer de vejiga	Naftilaminas, 4-aminobifenilo, bencidina, productos del caucho
Aparato reproductor	Infertilidad masculina	Plomo, plastificadores de ftalato
	Infertilidad femenina	Cadmio, plomo
	Teratogenia	Mercurio, bifenilos policlorados
Sistema hematopoyético	Leucemia	Benceno, radón, uranio
Piel	Foliculitis y dermatosis acneiforme	Bifenilos policlorados, dioxinas, herbicidas
	Cáncer	Radiación ultravioleta
Aparato digestivo	Angiosarcoma hepático	Cloruro de vinilo

Datos de Leigh JP, et al.: Occupational injury and illness in the United States. Estimates of costs, morbidity, and mortality. Arch Intern Med 157:1557, 1997; Mitchell FL: Hazardous waste. En: Rom WN (ed.): Environmental and Occupational Medicine, 2.ª ed. Boston, Little, Brown, 1992, p. 1275; y Levi PE: Classes of toxic chemicals. En: Hodgson E, Levi PE (eds.): A textbook of Modern Toxicology. Stamford, CT: Appleton & Lange, 1997, p 229.

humano, la intoxicación por DDT produce toxicidad neurológica aguda. En cambio, no se han establecido aún firmemente otros efectos sobre la salud del ser humano.

- *Dioxinas, bifenilos policlorados*. Producen trastornos cutáneos, como foliculitis y una dermatosis acneiforme denominada *cloracné* (acné, formación de quistes, hiperpigmentación e hiperqueratosis), por regla general localizada alrededor de la cara y detrás de las orejas. Se acompaña de anomalías en el hígado y el SNC. Dado que los PCB inducen el sistema del citocromo P-450, los trabajadores expuestos a estas sustancias presentan a veces un metabolismo anormal de los fármacos. A finales de la década de 1960, trastornos ambientales en Japón y China causaron el consumo de aceite de arroz contaminado por PCB durante su producción; el resultado fue la intoxicación de unas 2.000 personas en cada episodio. La manifestación primaria de la enfermedad (Yusho en Japón; Yu-Cheng en China) fue cloracné e hiperpigmentación de la piel y las uñas. Un extraño caso de intoxicación intencionada por dioxina (que fue titular mundial e ilustración en portada del cloracné) fue el de un candidato ucraniano a un cargo que presentó un extenso cloracné junto con síntomas sistémicos, tras consumir una comida con dioxina que le ofreció uno de sus «amigos».
- En los animales de laboratorio, la exposición a *ftalatos* causa alteraciones endocrinas y un síndrome de disgenesia testicular que cursa con hipospadias, criptorquidia y anomalías de las células testiculares similares a trastornos de origen desconocido observados en el ser humano. Los ftalatos son plastificantes muy usados en los plásticos flexibles (como envoltorios de alimentos) y en recipientes médicos (bolsas de sangre y de suero). Aunque preocupa el hecho de que los lactantes en estado crítico pudieran recibir altas dosis de ftalatos a partir de estas bolsas, no se han establecido aún firmemente la existencia de efectos en el ser humano.
- En raros casos, la exposición a *cloruro de vinilo*, utilizado en la síntesis de resinas de polivinilo, fue la causa de angiosarcoma hepático, un raro tipo de tumor hepático.
- La inhalación de polvos minerales provoca enfermedades pulmonares crónicas y no neoplásicas llamadas *neumoconiosis*. El término incluye enfermedades producidas por partículas orgánicas e inorgánicas, así como enfermedades pulmonares no neoplásicas provocadas por vapores y humos químicos. Las neumoconiosis más comunes están causadas por exposiciones al polvo mineral: *polvo de carbón* (minas de carbón), *sílice* (chorro de arena, sección de la roca), *asbesto* (minas, fabricación, aislantes), y *berilio* (minas, fabricación). La exposición a estos agentes ocurre casi siempre en el lugar de trabajo. Sin embargo, el aumento de riesgo de cáncer debido a la exposición al asbesto debe ampliarse a los familiares de los trabajadores y también a otras personas expuestas fuera del lugar de trabajo. Las neumoconiosis y su patogenia se describen en el Capítulo 13.

EFECTOS DEL TABACO

El tabaco es la causa exógena más común de cáncer humano; es responsable del 90% de los cánceres de pulmón. Aunque el responsable principal es el consumo de cigarrillos, el consumo no fumado (en polvo, para mascar) también es nocivo para la salud: es una importante causa de cáncer de la cavidad oral. El consumo de productos del tabaco no sólo crea riesgos personales; la inhalación pasiva de tabaco en el ambiente («fumador pasivo») también causa cáncer de pulmón en los no fumadores. En el mundo, el consumo de cigarrillos provoca cada año más de 4.000.000 de muertes (sobre todo por enfermedad cardiovascular), diversos tipos de cáncer, y trastornos respiratorios crónicos. Se espera que el año 2020 mueran anualmente unos 8.000.000 de personas debido al tabaco, con un mayor incremento en los países subdesarrollados. Asimismo, se estima que de las personas hoy vivas morirán a causa de enfermedades relacionadas con el tabaco aproximadamente unos 500.000.000. Sólo en Estados Unidos, el tabaco es responsable de más de 400.000 muertes anuales (un tercio por cáncer de pulmón).

El tabaquismo es la causa de muerte humana más prevenible. Reduce la supervivencia global, y su impacto depende de la dosis. Por ejemplo, mientras que a los 70 años vive aún el 80% de la población de no fumadores, entre los fumadores de la misma edad sobrevive tan sólo cerca del 50% (Fig. 8-5). *Dejar de fumar reduce enormemente el riesgo de muerte por cáncer de pulmón*; asimismo, ejerce un efecto (aunque reducido) sobre las personas que abandonan el hábito a los 60 años de edad. Por desgracia, está aumentando la prevalencia del tabaquismo en la gente joven, sobre todo en las mujeres. Encuestas recientes estiman que el 12% de los estudiantes de primaria y el 28% de los de secundaria habían consumido tabaco durante el mes anterior a la encuesta. Más adelante describimos algunos de los agentes que contiene el tabaco, así como las enfermedades asociadas a su consumo. En la Figura 8-6 se muestran los efectos adversos del tabaco en diversos órganos y sistemas.

El número de sustancias químicas potencialmente nocivas presentes en el humo de tabaco es inmenso (el tabaco contiene entre 2.000 y 4.000 sustancias). En la Tabla 8-3 se muestra sólo una lista parcial y se incluye el tipo de lesión producido por los agentes. La *nicotina* es un alcaloide presente en las hojas de tabaco que no es causa directa de las enfermedades relacionadas con su consumo, sino que tiene sólo efectos adictivos. Sin su presencia, sería fácil para los fumadores abandonar el hábito. La nicotina se fija a receptores cerebrales y, mediante la liberación de catecolaminas, es responsable de los efectos agudos del tabaco (aumento de la frecuencia cardíaca, presión arterial y de la contractilidad y gasto cardíacos). *Las enfermedades causadas más a menudo por el consumo de cigarrillos son las pulmonares: enfisema, bronquitis crónica y cáncer de pulmón*; todas ellas se estudian en el Capítulo 13. A continuación se mencionan brevemente los mecanismos responsables de algunas enfermedades producidas por el tabaco.

Los agentes del humo tienen un efecto irritante directo sobre la mucosa traqueobronquial, produciendo *inflamación y aumento de la producción de moco (bronquitis)*. El humo de

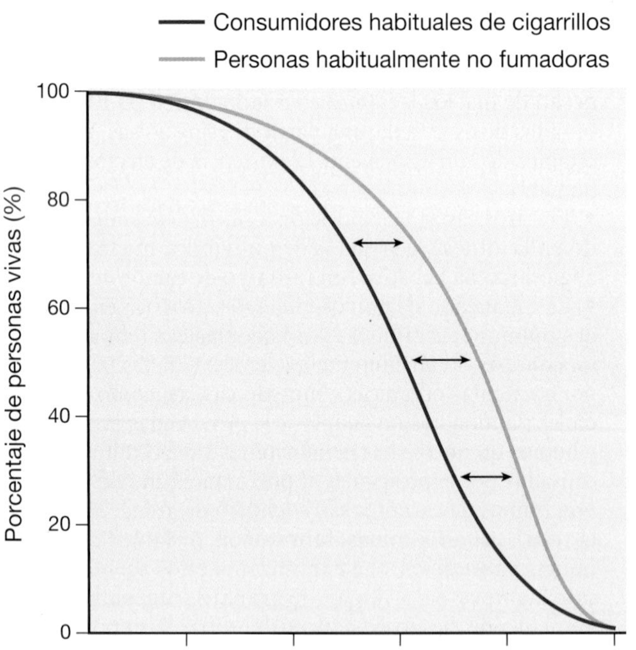

— Consumidores habituales de cigarrillos
— Personas habitualmente no fumadoras
Porcentaje de personas vivas (%)
100
80
60
40
20
0
40
55
70
85
100
Años

Figura 8-5

Efectos del tabaquismo sobre la supervivencia. En el estudio se compararon las tasas de mortalidad específicas de edad de los fumadores de cigarrillos actuales con las tasas de las personas que nunca habían fumado de modo habitual (British Doctors Study). Medida a los 75 años, la diferencia de supervivencia entre los fumadores y los no fumadores fue de 7,5 años. (Modificada de Stewart BW, Kleihues P [eds.]: World Cancer Report, Lión, IARC Press, 2003.)

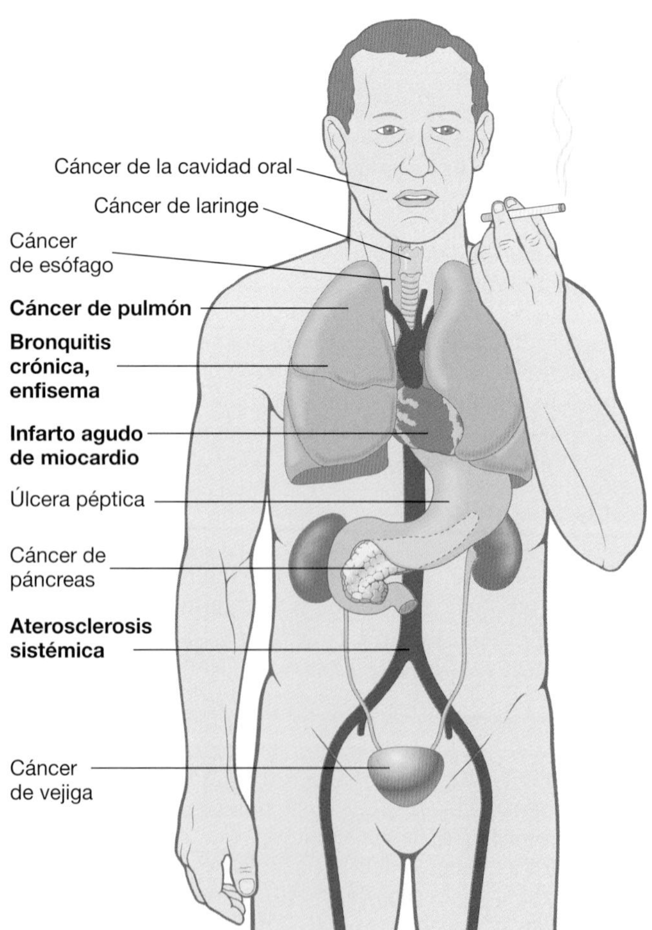

Figura 8-6

Efectos adversos del tabaquismo (los más frecuentes están en **negrita**).

Tabla 8-3 Efectos de componentes seleccionados del tabaco

Sustancia	Efecto
Alquitrán	Carcinogénesis
Hidrocarburos aromáticos policíclicos	Carcinogénesis
Nicotina	Estimulación ganglionar y depresión, promoción de tumores
Fenol	Promoción de tumores; irritación mucosa
Benzopireno	Carcinogénesis
Monóxido de carbono	Alteración del transporte y utilización de oxígeno
Formaldehído	Toxicidad para los cilios; irritación mucosa
Óxidos de nitrógeno	Toxicidad para los cilios; irritación mucosa
Nitrosamina	Carcinogénesis

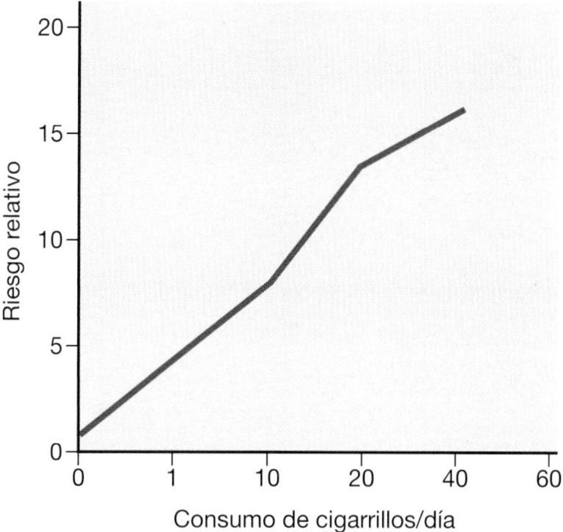

Figura 8-7

El riesgo de cáncer de pulmón se halla determinado por el número de cigarrillos consumidos. (Modificada de Stewart BW, Kleihues P [eds.]: World Cancer Report, Lión, IARC Press, 2003.)

los cigarrillos también causa el reclutamiento de leucocitos en el pulmón, con un aumento de la producción local de elastasa y la lesión posterior del tejido pulmonar, produciendo un *enfisema*. *Los componentes del humo de los cigarrillos, especialmente hidrocarburos policíclicos y nitrosaminas* (Tabla 8-4), *son potentes carcinógenos en animales y con gran probabilidad intervienen en la etiología de los carcinomas de pulmón en humanos* (v. Capítulo 13). El riesgo de desarrollar un cáncer de pulmón está relacionado con la intensidad de la exposición, expresada con frecuencia en términos de «cajetillas-años» (p. ej., una cajetilla al día durante 20 años es igual a 20 cajetillas-años) o los cigarrillos fumados al día (Fig. 8-7). Además, fumar multiplica el riesgo de otras influencias carcinógenas; recordar la incidencia diez veces mayor de carcinoma de pulmón en trabajadores del asbesto y mineros de uranio

Tabla 8-4 Carcinógenos específicos de órgano presentes en el humo de tabaco

Órgano	Carcinógeno
Pulmón, laringe	Hidrocarburos aromáticos policíclicos 4-(Metilnitrosoamino)-1-(3-piridil)-1-buta-nona (NNK) Polonio 210
Esófago	*N'*-Nitrosonornicotina (NNN)
Páncreas	NNK (?)
Vejiga	4-Aminobifenil, 2-naftilamina
Cavidad oral (tabaco)	Hidrocarburos aromáticos policíclicos, NNK, NNN
Cavidad oral (tabaco en polvo)	NNK, NNN, polonio 210

Datos de Szczesny LB, Holbrook JH: Cigarrette smoking. En: Rom WH (ed.): Environmental and Occupational Medicine, 2.ª ed. Boston, Little, Brown, 1992, p 1211.

fumadores respecto a los que no lo hacen, y la interacción entre el consumo de tabaco y alcohol en el desarrollo de los cánceres bucales mencionados a continuación.

La aterosclerosis y su complicación principal, el infarto agudo de miocardio, está claramente relacionada con el tabaquismo. Los mecanismos causales probablemente se relacionan con varios cambios, como una mayor agregación plaquetaria, un descenso del aporte de oxígeno miocárdico (por una neumopatía significativa junto con la hipoxia relacionada con el contenido de CO del humo del tabaco) acompañado de una mayor demanda de oxígeno y un umbral disminuido de fibrilación ventricular. Casi un tercio de todos los ataques de corazón se asocian al tabaquismo. Fumar tiene un efecto multiplicador cuando se combina con hipertensión e hipercolesterolemia.

Además de los cánceres de pulmón, *el humo de tabaco contribuye también a la aparición de cáncer en la cavidad oral, esófago, páncreas y vejiga urinaria.* En la Tabla 8-4 se ofrece una lista de los carcinógenos específicos de órgano contenidos en el humo de tabaco. El humo del tabaco y el tabaco no inhalado interaccionan con el alcohol en la aparición de cáncer de laringe. La combinación de estos agentes presenta un efecto multiplicativo sobre el riesgo de aparición de este tumor (Fig. 8-8).

El tabaquismo materno aumenta el riesgo de abortos espontáneos y de nacimientos pretérmino; asimismo, se asocia a retraso del crecimiento intrauterino (Capítulo 7); no obstante, los pesos al nacer de los niños nacidos de madres que dejaron de fumar antes del embarazo son normales.

La exposición a *humo de tabaco ambiental (inhalación pasiva de humo)* también se asocia a los efectos nocivos propios del tabaquismo activo. En no fumadores expuestos al humo ambiental, se estima que el riesgo relativo de cáncer de pulmón es, aproximadamente, 1,3 veces más alto que en los no expuestos. En Estados Unidos, en no fumadores de más de 35 años de edad se atribuyen al humo de tabaco ambiental unas 3.000 muertes por cáncer de pulmón. Aún más notable es el aumento del riesgo de aterosclerosis coronaria e infarto agudo de miocardio mortal. Los estudios informan de que en Estados Unidos cada año se asocian a la exposición a humo pasivo unas 30.000-60.000 muertes cardíacas. Los niños que

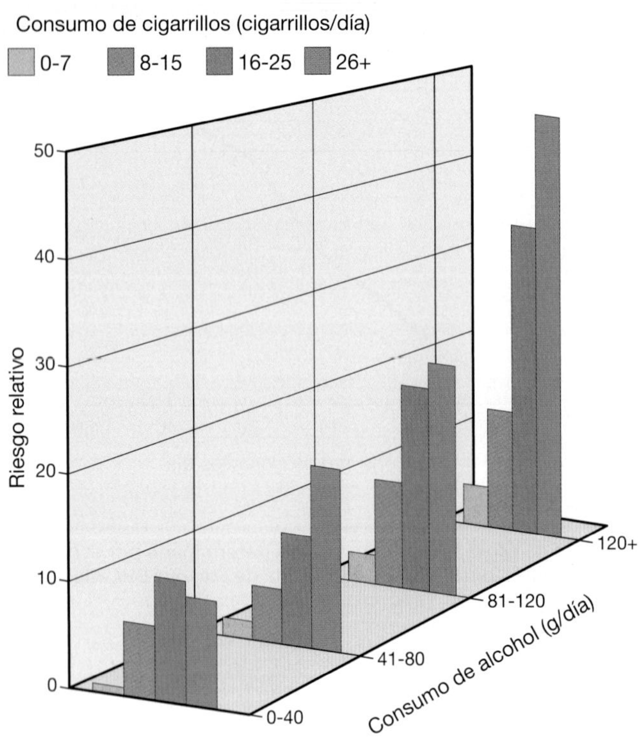

Figura 8-8

Aumento multiplicativo del riesgo de cáncer de laringe a partir de la interacción entre consumo de cigarrillos y consumo de alcohol. (Redibujada de Stewart BW, Kleihues P [eds.]: World Cancer Report, Lión, IARC Press, 2003.)

viven en casas en las que un adulto fuma muestran un incremento de enfermedades respiratorias y asma. La inhalación pasiva de humo en no fumadores se estima determinando los niveles sanguíneos de *cotinina*, un metabolito de la nicotina. Aunque durante los últimos 10 años en los no fumadores los niveles medios de cotinina han disminuido más de un 60%, la exposición al humo de tabaco del ambiente casero sigue siendo un problema de salud importante, en particular en los niños. Resulta, por lo tanto, evidente que el placer transitorio que pueda proporcionar una bocanada de humo tiene, a largo plazo, un precio demasiado alto.

RESUMEN

Efectos del tabaco sobre la salud

- El tabaquismo es la causa de muerte humana más prevenible.
- El humo del tabaco contiene más de 2.000 compuestos. Entre ellos figura la nicotina, que es responsable de la adicción al tabaco y de potentes carcinógenos, principalmente hidrocarburos aromáticos policíclicos, nitrosaminas y aminas aromáticas.
- El consumo de cigarrillos es responsable del 90% de los cánceres de pulmón. También causa cánceres de la cavidad oral, laringe y faringe, así como de cánceres de esófago y estómago. Se asocia con aparición de carcinomas de la vejiga, riñón y algunas leucemias. Dejar de fumar reduce el riesgo de cáncer de pulmón.
- El tabaco no fumado es una causa importante de cáncer oral. El consumo de tabaco interacciona con el alcohol multiplicando el riesgo de cáncer de laringe, y aumenta el riesgo de cáncer de pulmón a causa de exposiciones ocupacionales al asbesto, uranio y otros agentes.
- El consumo de tabaco es un importante factor de riesgo de aterosclerosis y de infarto agudo de miocardio, enfermedad vascular periférica, y enfermedad cerebrovascular. En el pulmón, además del cáncer, provoca enfisema, bronquitis crónica, y enfermedad obstructiva crónica.
- El tabaquismo materno aumenta el riesgo de aborto, parto prematuro, y retraso del crecimiento intrauterino.

EFECTOS DEL ALCOHOL

El etanol se consume, al menos en parte, a causa de sus propiedades para producir alteraciones del humor, y cuando ello se hace con moderación es socialmente aceptable y no resulta nocivo. Cuando se ingieren cantidades excesivas, el alcohol causa lesiones físicas y psicológicas graves. Nuestro objetivo es describir las lesiones directamente asociadas con el abuso de alcohol.

A pesar de toda la atención prestada a la adicción a la cocaína y la heroína, el abuso del alcohol sigue siendo un peligro muy extendido y que se cobra muchas vidas. Un 50% de los adultos de los países occidentales consumen alcohol, y cerca del 5-10% presentan alcoholismo crónico. *Se estima que en Estados Unidos hay más de 10.000.000 de alcohólicos crónicos, y que el consumo de alcohol es responsable cada año de más de 100.000 muertes.* Casi el 50% de estas muertes son el resultado de accidentes causados por conductores ebrios y suicidios u homicidios relacionados con el alcohol, y aproximadamente el 25% son consecuencia de una cirrosis hepática. Tras consumirlo, el etanol es absorbido sin alteraciones en el estómago y el intestino delgado. A continuación se distribuye por todos los tejidos y fluidos del organismo en proporción directa al nivel sanguíneo. Menos del 10% se elimina sin cambios por la orina, el sudor y la respiración. La cantidad espirada es proporcional al nivel sanguíneo y constituye la base de la prueba de inhalación empleada por las autoridades. En la mayor parte de Estados Unidos, la definición legal de «conductor ebrio» se hace tras el hallazgo en sangre de una concentración de 80 mg/dl. Para un adulto de hábito medio, esta concentración de alcohol se alcanza tras consumir unas ocho cervezas (6-16 g de alcohol por botella), 340 g de vino (9-18 g de alcohol por vaso), y 170 g de whisky (unos 11 g de alcohol por cada 28,35 g de whisky). A un nivel de 200 mg/dl aparece somnolencia, a 300 mg/dl aparece estupor y coma, con un posible paro respiratorio a niveles más altos. La velocidad de metabolización afecta el nivel de alcohol en sangre. Las personas con alcoholismo crónico son capaces de tolerar unos niveles altos, de hasta 700 mg/dl; este tipo de tolerancia se explica parcialmente por una aceleración de la metabolización del etanol causada por una inducción de hasta 5-10 veces de las enzimas hepáticas del citocromo P-450 (v. más adelante).

La mayor parte del alcohol sanguíneo es biotransformado a acetaldehído en el hígado por tres sistemas enzimáticos: alcohol-deshidrogenasa, isoenzimas del citocromo P-450, y catalasa (Fig. 8-9). La catalasa utiliza peróxido de hidrógeno como sustrato y su importancia es menor, dado que en el hígado no metaboliza más del 5% del etanol. El acetaldehído producido por la metabolización del alcohol mediante estos sistemas es convertido en acetato por la acetaldehído-deshidrogenasa, y a continuación el acetato se utiliza en la cadena respiratoria mitocondrial. *El principal sistema enzimático que participa en la metabolización del alcohol es el de la alcohol-deshidrogenasa*, y se localiza en el citosol de los hepatocitos. A unos niveles altos de alcohol en sangre, participa también en la metabolización el sistema enzimático localizado en los microsomas (oxidación del etanol). Este sistema implica la participación de las enzimas del citocromo P-450, en particular la isoforma CYP2E1, que está localizada en el retículo endoplasmático liso. La inducción por el alcohol de las enzimas del citocromo P-450 explica el aumento de la susceptibilidad de los alcohólicos a otros compuestos metabolizados por el mismo sistema enzimático, como fármacos (paracetamol, cocaína), anestésicos, carcinógenos, y disolventes industriales. Sin embargo, obsérvese que cuando el alcohol está presente en sangre en concentraciones elevadas, compite con otros sustratos de CYP2E1 y también difiere del catabolismo de otros fármacos y potencia sus efectos. La metabolización del etanol produce varios efectos tóxicos. A continuación describimos los más importantes.

- *La oxidación del alcohol por la alcohol-deshidrogenasa causa una disminución de la nicotinamida-adenina-dinucleótido (NAD^+)* y un aumento de NADH (la forma reducida de NAD^+). Para la oxidación hepática de los ácidos grasos se requiere la presencia de NAD^+. Su carencia es una causa importante de *acumulación de grasa* en el hígado de los alcohólicos. También se requiere NAD^+ para la conversión de lactato en piruvato, y en los alcohólicos el aumento de la relación $NADH/NAD^+$ causa *acidosis metabólica* (por acumulación de ácido láctico).
- El acetaldehído tiene muchos efectos tóxicos y es responsable de algunos de los efectos agudos del alcohol. La eficiencia de la metabolización del alcohol varía entre distintas poblaciones, dependiendo de la composición de las isoenzimas de la acetaldehído-deshidrogenasa, y de las mutaciones que disminuyen la actividad enzimática. Aproximadamente el 50% de las personas de origen asiático muestran deficiencias en la actividad de la acetaldehído-deshidrogenasa. Tras la ingestión de alcohol, estas personas presentan sofocaciones, taquicardia, e hiperventilación.
- *La metabolización hepática del etanol por CYPE21 produce oxígeno reactivo y causa la peroxidación de los lípidos de las membranas celulares.* No obstante, no están aún bien definidos los mecanismos precisos que explican las lesiones celulares producidas por el alcohol.

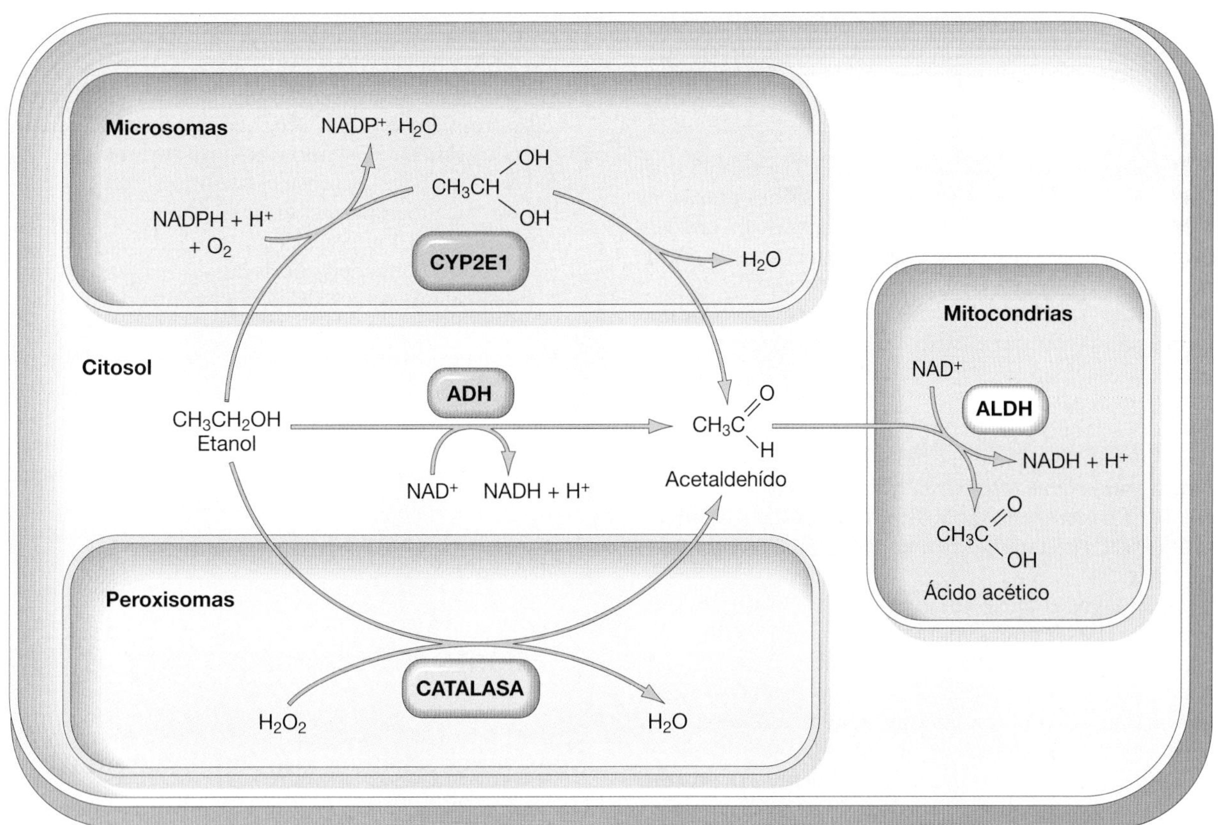

Figura 8-9

Metabolismo del etanol: oxidación de etanol a acetaldehído por tres vías distintas, y generación de ácido acético. Nótese que la oxidación por la alcohol-deshidrogenasa ocurre en el citosol; el sistema del citocromo P-450 y su isoforma CYP2E1 están localizados en el retículo endoplasmático (microsomas); y la catalasa se encuentra en los peroxisomas. La oxidación de acetaldehído por la aldehído-deshidrogenasa (ALDH) tiene lugar en las mitocondrias. (De Parkinson A: Biotransformation of xenobiotics. En: Klassen CD [ed.]: Casarett and Doull's Toxicology: The Basic Science of Poisons, 6.ª ed. Nueva York, McGraw-Hill, 2001, p 133.)

- El alcohol produce la liberación de endotoxina (lipopolisacárido), un producto de las bacterias gramnegativas de la flora intestinal. La endotoxina estimula la liberación del factor de necrosis tumoral (TNF) y de otras citocinas, tanto en los macrófagos circulantes como en las células de Kupffer del hígado, causando lesiones celulares.

Los efectos adversos del alcohol se clasifican según los efectos agudos y las consecuencias del alcoholismo crónico.

El *alcoholismo agudo* ejerce sus efectos sobre todo en el SNC, pero también provoca lesiones hepáticas y gástricas que son reversibles en ausencia de consumo de alcohol continuado. Incluso en los casos de ingestión moderada de alcohol, en el citoplasma de los hepatocitos se acumulan múltiples gotitas de grasa (*lesión grasa o esteatosis hepática*). Las lesiones gástricas son *gastritis aguda y ulceración*. En el SNC, el alcohol es un agente depresivo que actúa, primero, sobre las estructuras subcorticales que modulan la actividad de la corteza cerebral (probablemente en la formación reticular del tronco encefálico superior). Por lo tanto, aparecen estimulación y trastornos corticales, motores y de la conducta intelectual. A niveles sanguíneos progresivamente mayores, aparece una depresión de las neuronas corticales y a continuación de los centros medulares inferiores, incluidos los que regulan la respiración. A veces sigue el paro respiratorio.

El *alcoholismo crónico* es responsable de alteraciones morfológicas, sobre todo en el hígado y el estómago, aunque se observan en prácticamente todos los órganos y tejidos. Los alcohólicos crónicos presentan una morbilidad significativa y una disminución de la esperanza de vida (sobre todo en relación con las lesiones hepáticas, gastrointestinales, del SNC, aparato cardiovascular y páncreas).

- El *hígado* es la principal localización de las lesiones crónicas. Además de las ya mencionadas lesiones grasas, el alcoholismo crónico causa hepatitis alcohólica y cirrosis (v. Capítulo 16). La cirrosis se asocia a hipertensión portal y aumento del riesgo de carcinoma hepatocelular.
- En el *tubo digestivo*, el alcoholismo crónico produce hemorragia masiva por gastritis, úlcera gástrica o varices esofágicas (asociadas a cirrosis), lo que en ocasiones es mortal para el paciente.
- En los pacientes con alcoholismo crónico es común la carencia de tiamina; las principales lesiones debidas a esta carencia son las *neuropatías periféricas* y el *síndrome de Wernicke-Korsakoff* (v. Tabla 8-9 y Capítulo 23). También ocurren atrofia cerebral, degeneración cerebelosa y neuropatía óptica.
- El alcohol presenta efectos diversos sobre el sistema cardiovascular. Las lesiones en miocardio producen miocardiopatía congestiva dilatada (*miocardiopatía alcohólica*) (v. Capítulo 11). Se ha publicado que el consumo moderado de alcohol (una unidad diaria) incrementa los niveles séricos de las lipoproteínas de alta densidad (HDL) e inhibe la agregación plaquetaria, lo que en definitiva protege contra la cardiopatía isquémica. No obstante, el consumo intenso (asociado a lesión hepática) provoca disminución de los niveles de HDL, con aumento de la probabilidad de presentar cardiopatía isquémica. El alcoholismo crónico se asocia también con un aumento de la incidencia de hipertensión.
- El consumo excesivo de alcohol aumenta el riesgo de *pancreatitis aguda y crónica* (Capítulo 17).
- El consumo de etanol durante el embarazo (se ha publicado que es suficiente una unidad diaria) causa *síndrome alcohólico fetal*. Consiste en microcefalia, retraso del crecimiento y anomalías faciales en el recién nacido, junto con reducción de las funciones mentales en los niños mayorcitos. Aunque es difícil establecer la cantidad de consumo de alcohol capaz de causar el síndrome alcohólico fetal, el consumo durante el primer trimestre resulta particularmente nocivo.
- El consumo crónico de alcohol se asocia a un *aumento de la incidencia de cáncer* de la cavidad oral, esófago, hígado, y posiblemente también de cáncer de mama en las mujeres. Sin embargo, los mecanismos responsables de este efecto carcinógeno son inciertos.
- El etanol es una fuente importante de energía («calorías vacías»). El alcoholismo crónico provoca desnutrición y carencias, sobre todo del complejo de vitaminas B.

RESUMEN

Alcohol, metabolización y efectos sobre la salud

- El abuso agudo de alcohol causa somnolencia a unos niveles sanguíneos de aproximadamente 200 mg/dl. A niveles más altos aparecen estupor y coma.
- El alcohol es oxidado a acetaldehído en el hígado por la alcohol-deshidrogenasa, por el sistema del citocromo P-450 y por la catalasa (de menor importancia). El acetaldehído es convertido a acetato en las mitocondrias y se utiliza en la cadena respiratoria.
- La oxidación del alcohol por la alcohol-deshidrogenasa causa depleción de NAD, lo que provoca acumulación de grasa en el hígado y acidosis metabólica.
- Los principales efectos del consumo crónico de alcohol son hígado graso, hepatitis alcohólica y cirrosis, que causa hipertensión portal y aumenta el riesgo de aparición de carcinoma hepatocelular.
- El consumo crónico de alcohol también causa hemorragia por gastritis y úlceras gástricas, neuropatía periférica asociada a carencia de tiamina, y miocardiopatía alcohólica; asimismo, aumenta el riesgo de pancreatitis aguda y crónica.
- El consumo crónico de alcohol es un factor de riesgo importante respecto a los cánceres de la cavidad oral, faringe, laringe y esófago. El riesgo aumenta notablemente si existe tabaquismo simultáneo o si se consume tabaco no fumado.

LESIONES POR FÁRMACOS Y DROGAS

Lesión por fármacos terapéuticos (reacciones adversas a los medicamentos)

Las reacciones adversas a los medicamentos (RA) hacen referencia a los efectos indeseables de los fármacos que se administran en un ámbito terapéutico convencional. Estas reacciones son muy comunes en la práctica de la medicina y se cree que afectan al 7-8% de los pacientes ingresados en un hospital, de las que alrededor del 10% son mortales. En la Tabla 8-5 se enumeran los hallazgos patológicos comunes de las RA y los fármacos implicados con mayor frecuencia. Como se observa

Tabla 8-5 Algunas reacciones adversas a los medicamentos comunes y sus agentes

Reacción	Causas principales
Discrasias sanguíneas*	
Granulocitopenia, anemia aplásica, pancitopenia	Antineoplásicos, inmunodepresores y cloranfenicol
Anemia hemolítica, trombocitopenia	Penicilina, metildopa, quinidina
Cutánea	
Urticaria, máculas, pápulas, vesículas, petequias, dermatitis exfoliativa, erupciones medicamentosas fijas, pigmentación anómala	Antineoplásicos, sulfamidas, hidantoínas, algunos antibióticos y muchos otros fármacos
Cardíaca	
Arritmias	Teofilina, hidantoínas
Miocardiopatía	Doxorubicina, daunorubicina
Renal	
Glomerulonefritis	Penicilamina
Necrosis tubular aguda	Aminoglucósidos, ciclosporina, anfotericina B
Enfermedad tubulointersticial con necrosis papilar	Fenacetina, salicilatos
Pulmonar	
Asma	Salicilatos
Neumonía aguda	Nitrofurantoína
Fibrosis intersticial	Busulfán, nitrofurantoína, bleomicina
Hepática	
Cambio adiposo	Tetraciclina
Lesión hepatocelular difusa	Halotano, isoniazida, paracetamol
Colestasis	Clorpromazina, estrógenos, anticonceptivos
Sistémica	
Anafilaxia	Penicilina
Síndrome de lupus eritematoso (lupus farmacológico)	Hidralazina, procainamida
Sistema nervioso central	
Acúfenos y vértigo	Salicilatos
Reacciones distónicas agudas y síndrome parkinsoniano	Antipsicóticos fenotiazinas
Depresión respiratoria	Sedantes

*Manifestación de casi la mitad de todas las muertes relacionadas con fármacos.

en la tabla, muchos de los fármacos en las RA, como los antineoplásicos, son muy potentes, y la RA es un riesgo calculado de la dosis que se supone que alcanza el efecto terapéutico máximo. Fármacos utilizados comúnmente usados como las tetraciclinas de acción prolongada, que se utilizan para tratar diferentes trastornos, como el acné, pueden producir reacciones locales o sistémicas (Fig. 8-10). Debido a su extensa utilización, a continuación se hablará detalladamente de los estrógenos y los anticonceptivos orales. Además, el paracetamol y el ácido acetilsalicílico, que son fármacos que no necesitan receta, pero que causan importantes sobredosis, accidental o intencionada, merecen una descripción especial.

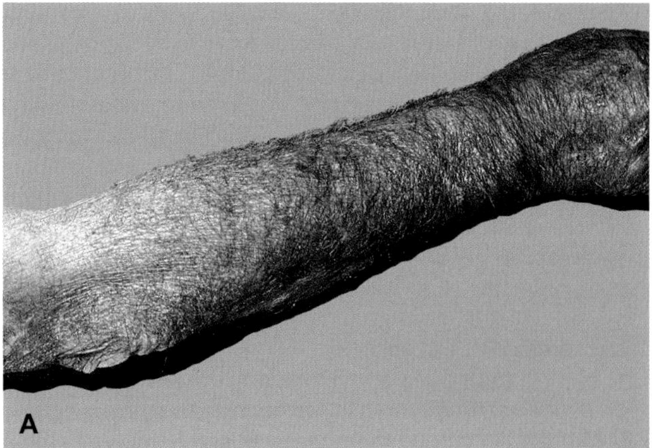

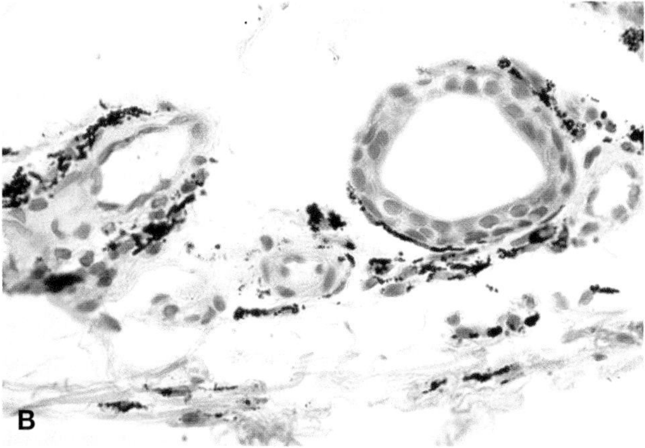

Figura 8-10

Reacción adversa a la minociclina, una tetraciclina de acción prolongada. **A**, pigmentación grisácea difusa del antebrazo, secundaria a la administración de minociclina. **B**, depósito dérmico de metabolito del fármaco/hierro/melanina. (Cortesía del doctor Zsolt Argenyi, Department of Pathology, University of Washington, Seattle, Washington.)

Estrógenos exógenos y anticonceptivos orales

Estrógenos exógenos. El tratamiento con estrógenos, utilizados antes principalmente para los síntomas molestos de la menopausia (p. ej., sofocos) se ha empleado extensamente en mujeres posmenopáusicas, con o sin progestágenos, para prevenir o retrasar la progresión de la osteoporosis (Capítulo 21) y reducir la probabilidad de infarto agudo de miocardio. Este tratamiento se conoce como *tratamiento hormonal sustitutivo* (THS). Dado el hecho de que el hiperestrogenismo endógeno aumenta el riesgo de desarrollar un carcinoma de ovario y, probablemente, de mama, existe una preocupación lógica sobre el uso del THS. El principal foco de controversia es el beneficio potencial del THS como protección frente a la cardiopatía isquémica. *Datos recientes han confirmado los efectos adversos del THS en los cánceres de endometrio y mama, pero no confirman la opinión de que el THS protege frente a la cardiopatía isquémica.* Se expone un resumen de los principales efectos adversos del THS.

- Los resultados de ensayos controlados aleatorios muestran que *el THS aumenta el riesgo de cáncer de ovario.* A los 5 años de consumo, el tratamiento sólo con estrógenos (sin progestágenos) aumenta unas 3-6 veces el riesgo de *carcinoma de endometrio*, y más de 10 veces al cabo de 10 años; no obstante, el riesgo disminuye de forma espectacular o incluso deja de existir cuando el tratamiento se suplementa con progestágenos. Por lo tanto, en las mujeres posmenopáusicas el tratamiento más empleado son los estrógenos combinados con progestágenos. Asimismo, el THS se asocia a un pequeño aumento del riesgo de *cánceres de mama*. En estos casos, el riesgo de cáncer de mama *no* desaparece mediante el tratamiento con estrógenos más progestágenos, sino que, por el contrario, el tratamiento mixto *aumenta* el riesgo (en comparación con las mujeres que toman sólo estrógenos).

- El THS multiplica aproximadamente por dos el riesgo de *tromboembolia venosa*, incluida la trombosis venosa profunda, la embolia pulmonar y el accidente cerebrovascular. El aumento del riesgo es más acusado durante los primeros 2 años de tratamiento y en las mujeres que también presentan otros factores de riesgo (inmovilización o mutaciones de la protrombina o el factor V).
- Los estrógenos y progestágenos aumentan los niveles sanguíneos de HDL y disminuyen los de LDL. Se pensó que estos efectos serían ventajosos como protección frente a la aterosclerosis y la cardiopatía isquémica. De hecho, varios estudios epidemiológicos habían sugerido ya que el inicio del THS al comienzo o cerca de la menopausia protegían de la cardiopatía isquémica. Sin embargo, en recientes estudios controlados exhaustivos no se ha demostrado que el THS tenga un efecto protector sobre el riesgo de infarto agudo de miocardio.

Anticonceptivos orales. Aunque los anticonceptivos orales (ACO) se han utilizado durante más de 30 años, y a pesar de numerosos análisis de sus riesgos y beneficios, sigue el desacuerdo sobre su seguridad y efectos adversos. Casi siempre contienen un estradiol sintético y una cantidad variable de un progestágeno (ACO combinados), pero algunos preparados contienen sólo progestágenos. Los ACO recetados actualmente contienen una cantidad de estrógenos menor (< 50 µg/día) y se asocian claramente a menos efectos secundarios que las formulaciones precedentes. Por lo tanto, los resultados de los estudios epidemiológicos deben interpretarse en función de la dosis. No obstante, existen pruebas razonables que confirman las siguientes conclusiones:

- *Carcinoma de mama*. A pesar de las discordancias, la opinión prevalente es que los ACO no causan un aumento del riesgo de cáncer de mama.
- *Cáncer de endometrio y cánceres de ovario*. Los ACO tienen un efecto protector frente a estos tumores.
- *Cáncer de cuello de útero*. Los ACO pueden aumentar el riesgo de carcinomas de cuello de útero en mujeres infectadas con el virus del papiloma humano (VPH), aunque no está claro si el riesgo aumentado se debe a la actividad sexual.
- *Tromboembolia*. La mayoría de estudios indica que los ACO, incluidos los preparados más nuevos con dosis bajas (< 50 µg de estrógeno), están claramente asociados a un riesgo de tres a cuatro veces mayor de trombosis venosa y tromboembolia pulmonar por una mayor síntesis hepática de factores de coagulación. Este riesgo puede ser aún mayor con los ACO más nuevos de «tercera generación» que contienen progestágenos sintéticos, especialmente en mujeres portadoras de la mutación del factor V de Leiden. El riesgo trombótico aumentado de estos fármacos parece ser consecuencia de la generación de una respuesta de fase aguda, con aumentos de la proteína C reactiva y de la viscosidad del plasma.
- *Enfermedad cardiovascular*. Existe una considerable incertidumbre sobre el riesgo de aterosclerosis e infarto agudo de miocardio en mujeres que toman ACO. Parece que los ACO no aumentan el riesgo de arteriopatía coronaria en mujeres menores de 30 años o en mujeres de más edad no fumadoras, pero el riesgo aumenta unas dos veces en mujeres mayores de 35 años y fumadoras.
- *Adenoma hepático*. Existe una clara asociación entre el uso de ACO y este raro tumor hepático benigno, especialmente en mujeres de edad que han utilizado ACO durante largo tiempo. El tumor aparece como una masa grande, solitaria y bien encapsulada.

Evidentemente, los pros y los contras de los ACO deben contemplarse en el contexto de su extensa aplicación y aceptación como forma de anticoncepción que protege frente a los embarazos no deseados.

Paracetamol

En dosis terapéuticas el paracetamol (un analgésico y antipirético de venta sin receta muy utilizado) es conjugado en el hígado con glucurónido o sulfato. Aproximadamente el 5% o menos es metabolizado a NAPQI (*N-acetil-p*-benzoquinoneimina) mediante el sistema P-450. Sin embargo, cuando se toma en dosis elevadas *se acumula NAPQI, lo que causa una necrosis hepática* localizada en la zona centrolobulillar de los lóbulos hepáticos. Éstos son los mecanismos de lesión producidos por NAPQI: 1) fijación covalente a proteínas hepáticas, y 2) depleción de glutatión (GSH). La depleción de glutatión hace que los hepatocitos sean más susceptibles a la muerte celular causada por las especies reactivas de oxígeno. Es muy amplio el intervalo entre la dosis terapéutica usual (0,5 g) y la dosis tóxica (15-25 g), por lo que habitualmente el uso del fármaco es muy seguro. No obstante, en niños se observan casos de sobredosis accidental, y en los adultos no son raros los intentos de suicidio por este fármaco, sobre todo en Reino Unido. Los efectos tóxicos son náuseas, vómitos, diarrea y a veces shock, seguidos por ictericia al cabo de pocos días. En sus primeros estadios las sobredosis de paracetamol se tratan mediante la administración de N-acetilcisteína, que restaura el glutatión. En los casos de sobredosis grave aparece insuficiencia hepática, y luego necrosis centrolobulillar que se extiende a todos los lóbulos y precisa trasplante hepático si se quiere salvar la vida del paciente. Algunos pacientes muestran evidencias de lesión renal simultánea.

Ácido acetilsalicílico

Puede producirse una sobredosis por la ingesta accidental de un gran número de comprimidos de 325 mg en niños pequeños; en adultos, la sobredosis con frecuencia es suicida. Las principales consecuencias indeseables son metabólicas, con pocos cambios morfológicos. Primero se produce una alcalosis respiratoria, seguido de una acidosis metabólica que con frecuencia es mortal antes de que puedan aparecer los cambios anatómicos. La ingesta de tan sólo 2-4 g por niños o de 10-30 g por adultos puede ser mortal, aunque se ha observado supervivencia después de dosis cinco veces mayores.

Puede desarrollarse una toxicidad crónica por ácido acetilsalicílico (salicilismo) en personas que toman 3 g o más al día (la dosis necesaria para tratar trastornos inflamatorios crónicos). El salicilismo crónico se manifiesta por cefalea, mareo, acúfenos, problemas auditivos, confusión mental, somnolencia, náuseas, vómitos y diarrea. Los cambios del SNC pueden progresar hasta convulsiones y coma. El salicilismo crónico tiene varias consecuencias morfológicas. Con mayor frecuencia, existe una gastritis erosiva aguda (Capítulo 15), que puede producir una hemorragia digestiva abierta o encubierta y como consecuencia, una úlcera gástrica. Puede haber una tendencia hemorrágica simultáneamente con la toxicidad crónica, porque el ácido acetilsalicílico acetila la ciclooxigenasa plaquetaria y bloquea la capacidad de formar tromboxano A_2, un activador de la agregación plaquetaria. Pueden aparecer petequias en la piel y vísceras internas y puede exagerarse la hemorragia por úlceras gástricas.

Las mezclas analgésicas comerciales de ácido acetilsalicílico y fenacetina o su metabolito activo, paracetamol, tomadas durante varios años, pueden causar nefritis tubulointersticial con necrosis papilar renal, conocida como *nefropatía analgésica* (capítulo 14).

Lesiones por tóxicos no terapéuticos (drogas)

Por regla general, los fármacos y las drogas implican el consumo de sustancias que provocan alteraciones mentales que superan las dosis terapéuticas o que van más allá de lo tolerado por las normas sociales. En la Tabla 8-6 se muestran los fármacos y drogas de consumo más frecuente. A continuación se describen la cocaína, la heroína y la marihuana, y haremos una breve mención de otras.

Cocaína

Se ha producido una gran escalada en el consumo de cocaína y de su derivado «crack»; actualmente, se calcula que existen de 2 a 6 millones de consumidores de cocaína en Estados Unidos. En una encuesta, aproximadamente el 1,1% de los estudiantes de secundaria y el 2,3% de los de bachillerato habían tomado cocaína el mes anterior. Extraída de las hojas de coca, la cocaína suele prepararse como un polvo hidrosoluble, hidrocloruro de cocaína, pero cuando se vende en la calle se diluye de forma deliberada con polvos de talco, lactosa o similares. La cristalización del alcaloide puro del hidrocloruro de cocaína da lugar a pepitas de *crack* (llamado así por el sonido «crac» o «pop» que produce al calentarlo). Cocaína y *crack* tienen acciones farmacológicas idénticas, aunque el crack es bastante más potente. Las dos formas se absorben desde todos los lugares, por lo que pueden esnifarse, fumarse tras mezclarlas con tabaco, ingerirse o inyectarse por vía subcutánea o intravenosa.

La cocaína produce una intensa euforia y estimulación, haciendo que sea una de las drogas más adictivas. Animales experimentales pulsarán una palanca más de 1.000 veces y renunciarán a comer y beber para obtener la droga. En el consumidor de cocaína, aunque no parece producirse dependencia física, la abstinencia psicológica es profunda y puede ser difícil de tratar. Los deseos intensos pueden ser especialmente graves en los primeros meses después de la abstinencia y repetirse durante años. La sobredosis aguda produce convulsiones, arritmias cardíacas y paro respiratorio. A continuación se exponen las manifestaciones importantes de la toxicidad por cocaína.

Efectos cardiovasculares. Los efectos físicos más graves de la cocaína se relacionan con su acción aguda en el aparato

Tabla 8-6 Fármacos y drogas más comunes

Clase	Diana molecular	Ejemplo
Opiáceos opioides	Receptor de opiáceos Mu (agonista)	Heroína, hidromorfona (Dilaudid) Oxicodona (Percodan, Percocet, Oxycontin) Metadona (Dolophine) Meperidina (Demerol)
Sedantes-hipnóticos	Receptor de $GABA_A$ (agonista)	Barbitúricos Etanol Metaqualona (Quaalude) Glutetimida (Doriden) Etclorvinol (Placidyl)
Estimulantes psicomotores	Transportador de dopamina (antagonista) Receptores de serotonina (toxicidad)	Cocaína Anfetamina 3,4-metilendioximetanfetamina (MDMA, éxtasis)
Fármacos tipo fenciclidina	Vía del receptor NMDA glutamato (antagonista)	Fenciclidina (PCP, «polvo de ángel») Quetamina
Canabioides	Receptores canabinoides CBI (agonista)	Marihuana Hachís
Nicotina	Receptor acetilcolina nicotina (agonista)	Productos del tabaco
Alucinógenos	Receptores de la serotonina $5\text{-}HT_2$ (agonista)	Dietilamida del ácido lisérgico (LSD) Mescalina Psilocibina

Datos de Hyman SE: A 28-year-old man addicted to cocaine. JAMA 286:2586, 2001. GABA, ácido γ-aminobutírico; $5\text{-}HT_2$, 5-hidroxitriptamina; NMDA, *N*-metil-D-aspartato.)

cardiovascular, donde se comporta como un simpaticomimético (Fig. 8-11). Facilita la neurotransmisión en el SNC, donde bloquea la recaptación de dopamina, y a nivel de las terminaciones nerviosas adrenérgicas, donde bloquea la recaptación de adrenalina y noradrenalina, al tiempo que estimula la liberación presináptica de noradrenalina. El efecto neto es la acumulación de estos dos neurotransmisores en las sinapsis, produciendo una estimulación excesiva, manifestada por *taquicardia, hipertensión y vasoconstricción periférica*. La cocaína también induce *isquemia miocárdica*, cuya base es multifactorial. Causa *vasoconstricción coronaria* y favorece la formación de trombos al facilitar la agregación plaquetaria. El tabaco potencia el vasospasmo coronario inducido por la cocaína. Por lo tanto, el efecto dual de la cocaína causa un aumento de la demanda miocárdica de oxígeno por su acción simpaticomimética y, al mismo tiempo, reduce el flujo coronario, y es la base de la isquemia miocárdica que puede producir un infarto. La cocaína también puede desencadenar *arritmias mortales* por una mayor actividad simpática, además de alterar el transporte normal de iones (K^+, Ca^{2+}, Na^+) en el miocardio. Estos efectos tóxicos no están necesariamente relacionados con la dosis y podría producirse un episodio mortal la primera vez con lo que sería habitualmente una dosis que altera el estado de ánimo.

Efectos sobre el SNC. Los efectos más comunes sobre el SNC son hiperpirexia (al parecer causada por aberraciones de las vías dopaminérgicas que controlan la temperatura corporal) y convulsiones.

Efectos sobre el feto. En las mujeres embarazadas, la cocaína disminuye el flujo sanguíneo a la placenta, causando hipoxia fetal y aborto espontáneo. El feto de las embarazadas que son consumidoras crónicas de cocaína presenta alteraciones neurológicas.

Consumo crónico de cocaína. El consumo crónico causa: 1) perforación del tabique nasal en los esnifadores; 2) disminución de la capacidad de difusión pulmonar en los que inhalan el humo, y 3) aparición de miocardiopatía dilatada.

SINAPSIS DEL SISTEMA NERVIOSO CENTRAL

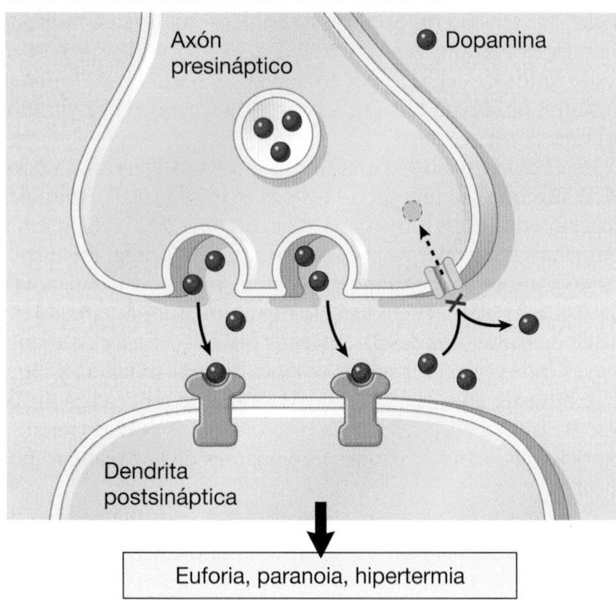

INTERFASE NEURONA DEL SISTEMA SIMPÁTICO-CÉLULA DIANA

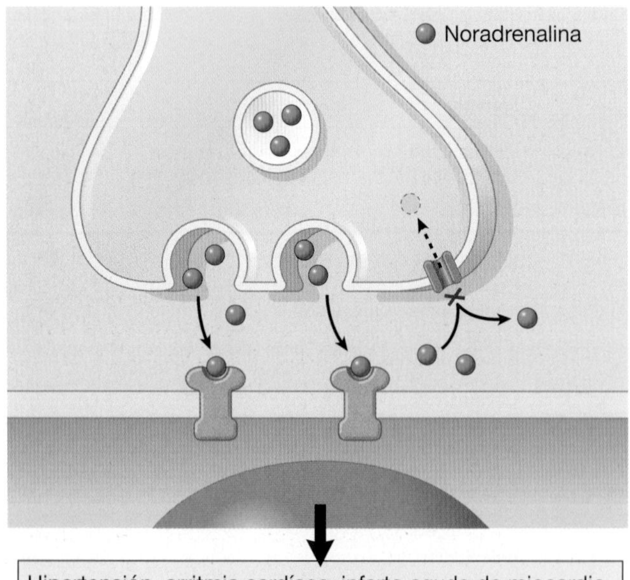

Figura 8-11

Efecto de la cocaína sobre la neurotransmisión. En los sistemas nerviosos central y periférico, el fármaco inhibe la recaptación de los neurotransmisores dopamina y noradrenalina.

Heroína

La heroína es un opioide derivado de la adormidera y está estrechamente relacionada con la morfina. Sus efectos son aún más perjudiciales que los de la cocaína. Vendida en la calle, se corta (diluye) con un agente (con frecuencia talco o quinina); por lo tanto, el tamaño de la dosis no sólo es variable, sino que también suele ser desconocida para el comprador. La heroína, junto con cualquier otra sustancia contaminante, suele autoadministrarse por vía intravenosa o subcutánea y los efectos son variados e incluyen euforia, alucinaciones, somnolencia y sedación. Tiene diversos efectos físicos adversos relacionados con: 1) la acción farmacológica del agente; 2) las reacciones a los agentes cortantes o contaminantes; 3) las reacciones de hipersensibilidad a la droga o a sus adulterantes (la propia quinina tiene toxicidad neurológica, renal y auditiva), y 4) las enfermedades contraídas casualmente por el uso de la aguja. A continuación se presentan algunos de los efectos adversos más importantes de la heroína:

- *Muerte súbita.* La muerte súbita, relacionada normalmente con la sobredosis, es un riesgo siempre presente porque generalmente se desconoce la pureza de la droga, que puede oscilar entre el 2 y el 90%. Se calcula que la mortalidad anual en Estados Unidos es del 1 al 3%. También puede producirse muerte súbita si se pierde la tolerancia a la droga, adquirida con el tiempo (como sucede durante un período de reclusión). Los mecanismos de la muerte incluyen depresión respiratoria profunda, arritmia y paro cardíaco y edema pulmonar grave.
- *Problemas pulmonares.* Las complicaciones pulmonares incluyen edema de moderado a grave, embolia séptica, absceso pulmonar, infecciones oportunistas y granulomas de cuerpo extraño de talco y otros adulterantes. Aunque los granulomas se producen principalmente en el pulmón,

a veces se encuentran en el sistema fagocítico mononuclear, especialmente en el bazo, el hígado y los ganglios linfáticos que drenan en los brazos. El examen con luz polarizada con frecuencia resalta cristales de talco atrapados, incluidos a veces en células gigantes de cuerpo extraño.

• *Infecciones*. Las complicaciones infecciosas son frecuentes. Los cuatro lugares más afectados son la piel y el tejido subcutáneo, las válvulas cardíacas, el hígado y los pulmones. En una serie de pacientes adictos ingresados en el hospital, más del 10% tenía endocarditis, que con frecuencia adopta una forma característica que afecta a las válvulas del corazón derecho, especialmente la tricúspide. La mayoría de casos están producidos por *Staphylococcus aureus*, pero también se deben a hongos y otros microorganismos. La hepatitis vírica es la infección más común entre los adictos y se adquiere al compartir agujas sucias. En Estados Unidos, esta práctica también ha llevado a una incidencia muy alta de síndrome de inmunodeficiencia adquirida en drogadictos por vía intravenosa.

• *Piel*. Las lesiones cutáneas son, probablemente, el signo más revelador de la adicción a la heroína. Los cambios agudos incluyen abscesos, celulitis y ulceraciones por las inyecciones subcutáneas. Las secuelas habituales de inoculaciones intravenosas repetidas son cicatrización en los puntos de inyección, hiperpigmentación en las venas más utilizadas y venas trombosadas.

• *Problemas renales*. La nefropatía es un peligro relativamente común. Las dos formas encontradas con mayor frecuencia son amiloidosis (en general secundaria a infecciones cutáneas) y glomerulosclerosis focal; ambas producen proteinuria intensa y síndrome nefrótico.

Marihuana

La marihuana o «maría», la droga ilegal más utilizada, está formada por las hojas de *Cannabis sativa*, que contiene la sustancia psicoactiva Δ^9-tetrahidrocannabinol (THC). Cuando se fuma, se absorbe alrededor del 5-10%. A pesar de numerosos estudios, sigue sin resolverse la cuestión principal de si la droga tiene efectos adversos físicos y funcionales persistentes. Algunos de los efectos anecdóticos indeseables pueden ser reacciones alérgicas o idiosincrásicas o pueden estar relacionadas con los contaminantes de los preparados más que con los efectos farmacológicos de la marihuana. Por otro lado, dos efectos beneficiosos del THC son su capacidad para disminuir la presión intraocular en el glaucoma y combatir las náuseas intratables secundarias a la quimioterapia antineoplásica.

Se han estudiado a fondo las consecuencias orgánicas y funcionales de la marihuana en el SNC. Claramente, su uso altera la percepción sensorial y la coordinación motora, pero estos efectos agudos generalmente desaparecen en 4-5 horas. Con el uso continuado, estos cambios pueden progresar a alteraciones cognitivas y psicomotoras, como incapacidad para juzgar el tiempo, la velocidad y la distancia. Entre adolescentes, estos cambios con frecuencia conducen a accidentes de automóvil. La marihuana aumenta la frecuencia cardíaca y, a veces, la presión arterial, y puede causar angina en una persona con enfermedad coronaria.

Fumar crónicamente marihuana afecta a los pulmones. Se han descrito laringitis, faringitis, bronquitis, tos, ronquera, síntomas asmatiformes y obstrucción leve pero significativa de las vías respiratorias. En comparación con fumar un cigarrillo de tabaco, al fumar un cigarrillo de marihuana se inhala y retiene en el pulmón tres veces más alquitrán. Probablemente son responsables el aumento del volumen de la bocanada de humo, la inhalación más profunda y aguantar más tiempo la respiración.

Otras drogas

Es ingente el número de sustancias que han probado las personas que buscan «nuevas experiencias» (subidas, bajadas, «experiencias extracorporales»). Entre estas sustancias deben incluirse diversos estimulantes, depresivos, analgésicos y alucinógenos. Entre los alucinógenos figuran PCP (fenciclidina, un anestésico), LSD (dietilamida del ácido lisérgico, el alucinógeno más potente conocido), «éxtasis» (MDMA, 3,4-metilendioximetanfetamina), oxicodona (analgésico), y quetamina (anestésico usado en la cirugía veterinaria). Aunque al utilizarse de modo no sistemático y en combinaciones diversas, no se conocen demasiado sus efectos nocivos a largo plazo, se sabe que LSD y éxtasis causan efectos graves sobre la salud. Por lo que respecta a sus efectos agudos, se sabe mucho más: su consumo se asocia a una conducta rara y a menudo agresiva que conduce a la violencia, o bien a depresión que, en ocasiones, lleva al suicidio. Si se consumen junto con alcohol, a veces provocan accidentes de tráfico mortales.

RESUMEN

Lesión por fármacos y drogas

• Las lesiones pueden deberse a fármacos usados en terapéutica (reacciones adversas a los medicamentos) o bien a agentes no terapéuticos (drogas).
• Los fármacos más consumidos son antineoplásicos, tetraciclinas de acción prolongada y otros antibióticos, tratamiento hormonal sustitutivo (THS), anticonceptivos orales, paracetamol y ácido acetilsalicílico.
• El THS aumenta el riesgo de cáncer de ovario, cáncer de mama y tromboembolia, pero al parecer protege frente a la cardiopatía isquémica. Asimismo, los anticonceptivos orales tienen un efecto protector sobre el cáncer de ovario y el cáncer de endometrio, pero aumentan el riesgo de tromboembolia y de adenomas hepáticos.
• La sobredosis de paracetamol se asocia a necrosis hepática centrolobulillar con insuficiencia hepática. Los efectos tóxicos precoces pueden prevenirse mediante la administración de agentes que restauren los niveles de glutatión. El ácido acetilsalicílico bloquea la producción de tromboxano A_2 y produce úlceras gástricas y hemorragia.
• Las drogas más comunes son estimulantes psicomotores (cocaína, anfetamina, éxtasis), opioides (heroína, metadona, oxicodona), alucinógenos (LSD, mescalina), canabinoides (marihuana, hachís), y sedantes hipnóticos (barbitúricos, etanol).

LESIÓN POR AGENTES FÍSICOS

La lesión inducida por agentes físicos se divide en los siguientes grupos: traumatismo mecánico, lesión térmica, lesión eléctrica y lesión producida por radiaciones ionizantes. Se considera cada tipo por separado.

Traumatismo mecánico

Las fuerzas mecánicas pueden causar diversas formas de daño. El tipo de lesión depende de la forma del objeto que colisiona, el grado de energía descargada con el impacto y los tejidos u órganos que soportan el impacto. Las lesiones óseas y craneales producen una lesión excepcional y se explican en otro lugar (Capítulo 23). Todos los tejidos blandos reaccionan de forma similar a las fuerzas mecánicas y los patrones de lesión pueden dividirse en abrasiones, contusiones, laceraciones, heridas incisas y heridas punzantes (Fig. 8-12).

Morfología

Una **abrasión** es una herida producida por rascado o roce, que comporta la eliminación de la capa superficial. Las abrasiones cutáneas pueden eliminar sólo la capa epidérmica. Una **contusión** o hematoma es una herida producida habitualmente por un objeto romo y se caracteriza por una lesión de los vasos sanguíneos y extravasación de la sangre en los tejidos. Una **laceración** es un desgarro o estiramiento lesivo del tejido causado por la aplicación de una fuerza por un objeto romo. A diferencia de una incisión, los tejidos sanguíneos emisarios están intactos en la mayoría de los casos y los bordes son recortados e irregulares. Una **herida incisa** es la provocada por un instrumento afilado. Los vasos sanguíneos emisarios están cortados. Una **herida punzante** está causada por un instrumento largo y estrecho y es penetrante cuando el instrumento rasga el tejido y perforante cuando atraviesa un tejido para crear también una herida de salida. Las heridas de bala son formas especiales de heridas punzantes que muestran características distintivas importantes para el forense. Por ejemplo, una herida de una bala disparada cerca deja quemaduras de la pólvora, no así una disparada a más de 1,2 o 1,5 metros.

Una de las causas más comunes de lesión mecánica es el **accidente de circulación**. Las lesiones normalmente sufridas derivan de: 1) golpearse en una parte del interior del vehículo o ser golpeado por objetos que entran en el compartimento del pasajero durante el choque, como partes del motor; 2) ser despedido del vehículo, o 3) quedar atrapado en un vehículo en llamas. El patrón de la lesión se relaciona con uno o los tres mecanismos. Por ejemplo, en una colisión frontal, un patrón común de lesión que padece el conductor que no lleva puesto el cinturón de seguridad es un traumatismo craneal (impacto del parabrisas), del tórax (impacto de la columna de dirección) y de las rodillas (impacto del salpicadero). En estas condiciones, las lesiones torácicas comunes incluyen fracturas de esternón y costillas, contusiones cardíacas, laceraciones aórticas y, con menor frecuencia, laceraciones de bazo e hígado. Por lo tanto, al atender a la víctima de un accidente de automóvil, es fundamental recordar que las abrasiones, contusiones y laceraciones externas con frecuencia se acompañan de heridas internas. En muchos casos, no existe ningún signo externo de lesión interna grave.

Lesión térmica

El exceso de calor y el exceso de frío son causas importantes de lesión. Las quemaduras son muy comunes y se describen en primer lugar; después, se realiza una breve descripción de hipertermia e hipotermia.

Quemaduras térmicas

En Estados Unidos, las quemaduras causan 5.000 muertes al año y producen la hospitalización superior en 10 veces a la de muchas personas. Muchas víctimas son niños, con frecuencia escaldados por líquidos calientes. Por suerte, desde la década de 1970 se han observado descensos importantes de las tasas de mortalidad y de la duración de las hospitalizaciones. Estas mejorías se han conseguido con un mejor conocimiento de los efectos sistémicos de las quemaduras masivas y los descubrimientos de formas mejores para prevenir la infección de las heridas y facilitar la curación de las superficies cutáneas.

La importancia clínica de las quemaduras depende de las siguientes e importantes variables:

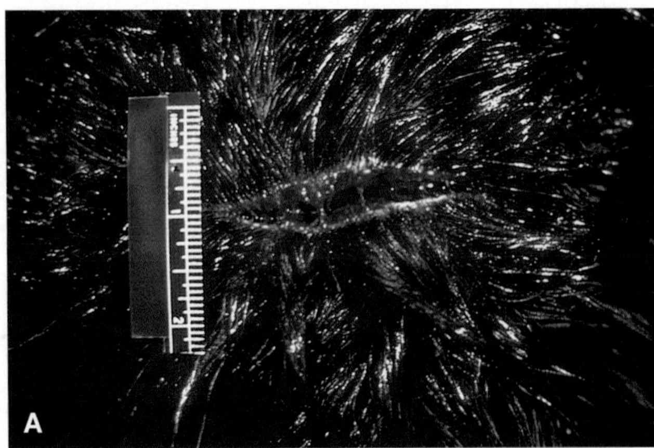

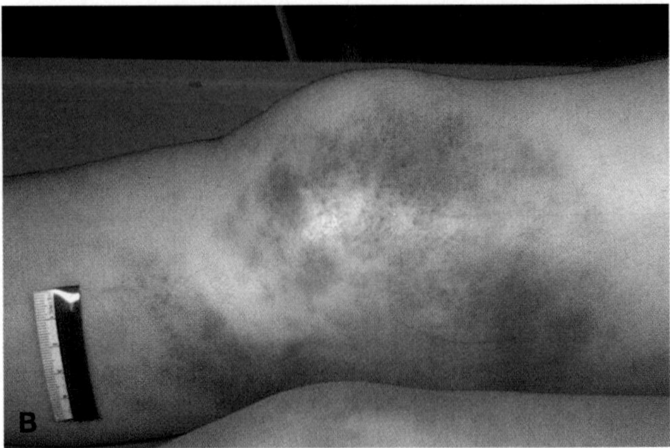

Figura 8-12

A, laceración del cuero cabelludo; se aprecian bandas cruzadas de tejido fibroso. **B**, contusión debido a traumatismo contuso. La piel está íntegra pero existe hemorragia de vasos subcutáneos, lo que causa un extenso descoloramiento. (Del archivo docente del Department of Pathology, University of Texas Southwestern Medical School, Dallas, Texas.)

- Profundidad de la quemadura.
- Porcentaje de superficie corporal afectada.
- Posible presencia de lesiones internas por inhalación de vapores calientes y tóxicos.
- Inmediatez y eficacia del tratamiento, especialmente control hidroelectrolítico y prevención o control de las infecciones de las heridas.

Una *quemadura de espesor total* comporta la destrucción total de epidermis y dermis, con pérdida de anejos cutáneos que habrían aportado las células para la regeneración epitelial. En este grupo se incluyen las quemaduras de tercer y cuarto grado. En las *quemaduras de espesor parcial* se conservan al menos las porciones más profundas de los anejos cutáneos. Incluyen las quemaduras de primer grado (sólo afectación epitelial) y de segundo grado (afectan a epidermis y dermis superficial).

Morfología

Macroscópicamente, las quemaduras de espesor total son blancas o calcinadas, secas y anestésicas (por destrucción de las terminaciones nerviosas), mientras que, según la profundidad, las quemaduras de espesor parcial son rosas o moteadas, con ampollas y son dolorosas. Microscópicamente, el tejido desvitalizado muestra necrosis coagulativa, adyacente al tejido vital que acumula rápidamente células inflamatorias y una importante exudación.

A pesar de la mejora continua del tratamiento, toda quemadura que supere el 50% de la superficie corporal total, sea superficial o profunda, es grave y potencialmente mortal. Con quemaduras en más del 20% de la superficie corporal, existe un rápido desplazamiento de líquidos corporales hacia los compartimentos intersticiales, en el lugar de la quemadura y a nivel sistémico, que puede producir un shock hipovolémico (Capítulo 4). Debido a que se pierden proteínas de la sangre hacia el tejido intersticial, el edema generalizado, incluido el edema pulmonar, puede ser grave.

Otra consideración importante en los pacientes con quemaduras es el grado de lesión de las vías respiratorias y los pulmones. La lesión por inhalación es frecuente en personas atrapadas en edificios en llamas y puede deberse al efecto directo del calor en boca, nariz y vías respiratorias superiores o por la inhalación de aire caliente y gases en el humo. Los gases hidrosolubles, como cloro, óxidos de azufre y amoníaco, pueden reaccionar con agua y formar ácidos o bases, especialmente en las vías respiratorias superiores y, por lo tanto, producir inflamación y edema, que pueden comportar una obstrucción respiratoria parcial o completa. Es más probable que los gases liposolubles, como óxido nitroso y productos de plásticos quemados, alcancen las vías respiratorias más profundas, produciendo una neumonía. A diferencia del choque, que se desarrolla en horas, las manifestaciones pulmonares pueden no desarrollarse en 24-48 horas.

La insuficiencia orgánica por sepsis por quemadura sigue siendo la principal causa de muerte en los pacientes quemados. El lugar de la quemadura es ideal para el crecimiento de microorganismos; el suero y los restos celulares aportan nutrientes y la lesión de la quemadura afecta al flujo sanguíneo, bloqueando las respuestas inflamatorias efectivas. El agente causal más común es *Pseudomona aeruginosa* oportunista, pero también pueden ser cepas resistentes a los antibióticos de bacterias intrahospitalarias comunes, como *S. aureus* y hongos, especialmente *Candida*. Además, se afectan las defensas celulares y humorales contra las infecciones, y las funciones linfocitaria y fagocitaria están alteradas. La diseminación bacteriémica directa y la liberación de sustancias tóxicas como endotoxinas del lugar tienen consecuencias funestas. La neumonía o el shock séptico con insuficiencia renal y/o el síndrome de disneico agudo (SDA) (Capítulo 13) son las secuelas graves más comunes.

Otro efecto fisiopatológico muy importante de las quemaduras es el desarrollo de un estado hipermetabólico, con pérdida excesiva de calor y una necesidad aumentada de soporte nutricional. Se calcula que cuando se ha quemado más del 40% de la superficie corporal, la tasa metabólica en reposo puede ser dos veces mayor.

Hipertermia

La exposición prolongada a temperaturas ambientales elevadas puede producir calambres por el calor, agotamiento por el calor y golpe de calor.

- Los *calambres por el calor* se deben a la pérdida de electrolitos por la sudoración. Los calambres de los músculos voluntarios, normalmente asociados a un ejercicio intenso, son el rasgo característico. Los mecanismos disipadores de calor pueden mantener la temperatura central del cuerpo.
- El *agotamiento por el calor* es probablemente el síndrome hipertérmico más común. Tiene un inicio súbito, con postración y colapso y se debe al fracaso del sistema cardiovascular para compensar la hipovolemia, secundaria a una depleción hídrica. Después de un período de colapso, normalmente breve, el equilibrio se restablece espontáneamente.
- El *golpe de calor* se asocia a temperaturas ambientales altas y a un grado elevado de humedad. Fallan los mecanismos termorreguladores, cesa el sudor y la temperatura central del cuerpo aumenta. Se han registrado temperaturas corporales de 44,5 a 45 °C en algunos casos terminales. Clínicamente, se considera que una temperatura rectal de 41,1 °C o más es un signo de mal pronóstico y la tasa de mortalidad en estos pacientes supera el 50%. El mecanismo subyacente es una vasodilatación periférica generalizada importante con acumulación periférica de sangre y un descenso del volumen de sangre circulante efectivo. Puede producirse una necrosis de músculos y miocardio. Son frecuentes las arritmias, la coagulación intravascular diseminada y otros efectos sistémicos. Los ancianos, los individuos sometidos a un intenso estrés físico (incluidos deportistas jóvenes y reclutas militares) y las personas con enfermedad cardiovascular son los principales candidatos de un golpe de calor.

Hipotermia

La exposición prolongada a una baja temperatura ambiente produce hipotermia, un trastorno observado con demasiada frecuencia en personas indigentes. La alta humedad, la ropa mojada y la dilatación de los vasos sanguíneos superficiales que se producen por la ingesta de alcohol aceleran el descenso de la temperatura corporal. A unos 32,2 °C se produce una pérdida de conciencia, seguida de bradicardia y fibrilación auricular con temperaturas centrales más bajas.

Reacciones locales. El enfriamiento o congelación de células y tejidos causan una lesión por dos mecanismos:

Efectos directos probablemente mediados por alteraciones físicas en las células y la alta concentración de sales asociada a la cristalización de agua intracelular y extracelular.

Los *efectos indirectos* son consecuencia de cambios circulatorios. Según la velocidad y duración del descenso de la temperatura, un enfriamiento lento puede producir vasoconstricción y aumento de la permeabilidad, produciendo edema. Estos cambios son típicos del «pie de las trincheras». Pueden seguir la atrofia y fibrosis. Alternativamente, con caídas bruscas e intensas de la temperatura y que son persistentes, la vasoconstricción y la mayor viscosidad de la sangre en el área local pueden causar una lesión isquémica y cambios degenerativos en los nervios periféricos. En esta situación, sólo cuando la temperatura empieza a normalizarse se evidencia la lesión vascular y el aumento de la permeabilidad con exudación. Sin embargo, durante el período de isquemia, pueden desarrollarse cambios hipóxicos e infarto de los tejidos afectados (p. ej., gangrena de dedos y pies).

Lesión eléctrica

Las lesiones eléctricas, que pueden causar la muerte, surgen por corrientes de bajo voltaje (es decir, en casa o en el trabajo) o de alto voltaje de líneas de alta tensión o rayos. Las lesiones son de dos tipos: 1) quemaduras, y 2) fibrilación ventricular o insuficiencia del centro cardíaco y respiratorio, por alteración de los impulsos eléctricos normales. El tipo de lesión y la gravedad y la extensión de la quemadura dependen del amperaje y de la trayectoria de la corriente eléctrica en el cuerpo.

El voltaje en el ámbito doméstico y laboral (120 o 220 V) es bastante alto y con una resistencia baja en la zona de contacto (igual que cuando la piel está mojada) puede pasar suficiente corriente al cuerpo para causar una lesión grave, como una fibrilación ventricular. Si el flujo de corriente sigue, genera suficiente calor para producir quemaduras en el lugar de entrada y salida, además de en órganos internos. Una característica importante de la corriente alterna, el tipo disponible en la mayoría de hogares, es que induce un espasmo muscular tetánico, de forma que cuando se coge un cable o un interruptor, es probable que se produzca una aprehensión irreversible, prolongando el período del flujo de corriente. Esto da una mayor probabilidad de desarrollar quemaduras eléctricas extensas y, en algunos casos, un espasmo de los músculos de la pared torácica, produciendo muerte por asfixia. Las corrientes generadas de fuentes de alto voltaje causan un daño similar; sin embargo, debido a los grandes flujos de corriente generados, es más probable que se produzca parálisis de los centros medulares y quemaduras extensas. Los rayos son una causa clásica de lesión eléctrica de alto voltaje.

Debemos mencionar brevemente los riesgos para la salud de la exposición a campos electromagnéticos (CEM), especialmente los generados por líneas de transmisión. Estudios previos relacionaron la exposición a CEM a un riesgo aumentado de cáncer, principalmente leucemias, trabajadores eléctricos que trabajaban en líneas de alta tensión y niños que vivían cerca de líneas de transmisión de potencia. Sin embargo, *análisis posteriores no lograron confirmar estos resultados*. Los CEM y la radiación de microondas, cuando son lo bastante intensos, pueden producir quemaduras, normalmente de la piel y el tejido conjuntivo subyacente, y ambas formas de radiación pueden interferir en marcapasos cardíacos.

Lesiones producidas por radiaciones ionizantes

La radicación es una energía que viaja en forma de ondas o de partículas de alta velocidad y comprende un amplio intervalo de energías que abarcan el espectro electromagnético; las radiaciones pueden ser ionizantes y no ionizantes. La energía de la radiación no ionizante (como la luz ultravioleta [UV], la luz infrarroja, las microondas y las ondas de sonido) mueve los átomos de una molécula o provoca su vibración, pero no es suficiente para separar los electrones de los átomos. En cambio, *la radiación ionizante posee la energía suficiente para separar electrones unidos fuertemente*. La colisión de electrones con otras moléculas libera electrones en una cascada reactiva conocida como ionización. Las principales fuentes de radiaciones ionizantes son: 1) *rayos x y rayos* γ, que son ondas electromagnéticas de muy altas frecuencias, y 2) neutrones de alta energía, las *partículas alfa* (formadas por dos protones y dos neutrones) y las *partículas beta* (que en esencia son electrones). Cerca del 18% de la dosis total de radiación ionizante que recibe la población de Estados Unidos tiene origen humano y es producida principalmente por dispositivos médicos y de radioisótopos.

Aunque en la práctica médica la radiación ionizante es del todo indispensable, su uso representa una espada de doble filo. Se utiliza en el tratamiento del cáncer y en los estudios diagnósticos por la imagen o mediante radioisótopos. Sin embargo, la radiación ionizante es también *mutágena, carcinógena y teratógena*. Para expresar la exposición, absorción y dosis de la radiación ionizante se emplean los siguientes términos:

- El *roentgen* (R), introducido en 1928, fue la primera unidad de medición de las radiaciones. Aunque mide la exposición a éstas, hoy día se usa raramente. Representa la cantidad de carga eléctrica producida en el aire por los rayos X o los rayos γ (1 R de exposición produce dos mil millones de pares de iones por centímetro cúbico de aire).
- El *gray* (Gy) es una unidad que expresa la energía absorbida por un tejido diana. Corresponde a la absorción de 10^4 ergios/g de tejido. El centigray (cGy), que es la absorción de 100 ergios de energía por gramo de tejido, equivale a una exposición de los tejidos a 100 R.
- El *sievert* (Sv) es una unidad de dosis equivalente que depende más de los efectos biológicos de la radiación que no de sus efectos físicos. Para una misma dosis absorbida, los diversos tipos de radiación difieren en la extensión de la lesión producida. La dosis equivalente iguala esta variación y proporciona una unidad de medición equivalente. *La dosis equivalente se expresa en sieverts y corresponde a la dosis absorbida (expresada en Grays) × la efectividad biológica relativa (EBR) de la radiación.* Esta efectividad biológica relativa depende del tipo de radiación, del tipo y volumen de tejido expuesto a la radiación, de la duración a la exposición, y de algunos otros factores biológicos (v. más adelante). Por ejemplo, si en el organismo penetran unas cantidades equivalentes de energía en forma de radiación α y radiación γ, mientras las partículas alfa producirían intensas lesiones en una zona limitada, los rayos γ disiparían la energía en un prolongado período de tiempo y causarían muchísimo menos daño por unidad de tejido. La dosis efectiva de rayos X, la tomografía computarizada (TC) y otros estudios por la imagen y procedimientos de medicina nuclear se expresan con frecuencia en forma

de milisieverts (mSv). Por ejemplo, la dosis de radiación efectiva de una sola radiografía de tórax es de, aproximadamente, 0,01 mSv, mientras que la de una TC torácica es de 6-8 mSv.

- El *curie* (Ci) representa las desintegraciones por segundo de un radionúclido (radioisótopo) de desintegración espontánea. Un Ci es igual a $3,7 \times 10^{10}$ desintegraciones por segundo.

Además de las propiedades físicas de la radiación, sus efectos biológicos dependen básicamente de las siguientes variables:

- *Sensibilidad de los tejidos en proliferación.* Debido a que la radiación ionizante daña el ADN, las células en rápida división son más vulnerables a la lesión que las células quiescentes. Excepto en dosis muy altas que alteran la transcripción del ADN, el daño del ADN es compatible con la supervivencia en células que no están en división; sin embargo, durante la mitosis, las células que han sufrido un daño irreparable del ADN mueren porque las anomalías cromosómicas impiden la división normal. Por lo tanto, es comprensible que *los tejidos con un alto recambio celular, como gónadas, médula ósea, tejido linfoide y mucosa del tubo digestivo, sean muy vulnerables a la radiación* y la lesión se manifiesta poco después de la exposición. Los tejidos con células que no están en división, como el cerebro y el miocardio, no mueren, salvo que las dosis sean tan altas que se afecte la transcripción de moléculas vitales.
- *Daño vascular.* Debido a que los tejidos están formados por muchos tipos celulares, los efectos de la radiación son complejos. El daño a las células endoteliales, moderadamente sensibles a la radiación, puede causar estrechamiento u oclusión de vasos sanguíneos, produciendo una alteración de la curación, fibrosis y atrofia isquémica crónica. Estos cambios pueden aparecer meses o años después de la exposición. A pesar de la baja sensibilidad de las células cerebrales a la radiación, el daño vascular después de la radiación puede producir manifestaciones tardías del daño por radiación en este tejido.
- *Velocidad de aplicación.* La velocidad de aplicación modifica significativamente el efecto biológico. Aunque el efecto de la energía radiante es acumulativo, la aplicación en dosis divididas puede permitir a las células reparar parte del daño en los intervalos. Por lo tanto, dosis fraccionadas de energía radiante tienen un efecto acumulativo sólo hasta el grado en que la reparación durante los intervalos es incompleta. La radioterapia de los tumores explota la capacidad de las células normales de autorrepararse y recuperarse más rápidamente que las células tumorales al evitar este daño acumulativo de la radiación.
- *Hipoxia.* Las radiaciones ionizantes pueden dañar directamente el ADN (teoría diana directa), pero con mayor frecuencia lo hace indirectamente al producir radicales libres de la radiólisis del agua o interaccionar con oxígeno molecular (teoría diana indirecta). Por lo tanto, los tejidos hipóxicos son relativamente resistentes a la lesión por radiaciones. Este *efecto del oxígeno* es significativo en la radioterapia de neoplasias. El centro de los tumores de rápido crecimiento puede estar mal vascularizado y, por lo tanto, algo hipóxico, haciendo que la radioterapia sea menos eficaz.
- *Tamaño del campo.* El tamaño del campo expuesto a la radiación tiene una gran influencia en sus consecuencias. El cuerpo puede soportar dosis relativamente altas de radiación cuando se aplican a campos pequeños, cuidadosamente protegidos, mientras que dosis más pequeñas aplicadas a campos más grandes pueden ser mortales.

Lesión del ADN y carcinogénesis. Dado que su diana más importante es el ADN, la radiación ionizante mata las células en división y, como consecuencia de las mutaciones y de las anomalías cromosómicas, presentan efectos diferidos que se manifiestan años o décadas después. La radiación ionizante causa muchos tipos de lesión del ADN, como la de bases, roturas monocatenarias o bicatenarias, y cruzamientos (*cross-links*) entre el ADN y la proteína (Fig. 8-13). En las células que sobreviven, los defectos simples son reparados por diversos sistemas de reparación enzimáticos contenidos en las células de los mamíferos (v. Capítulo 6). Estos sistemas de reparación están relacionados con la regulación del ciclo celular a través de la actividad de genes como *ATM* (que inicia la señal de transducción posterior a la lesión) y *p53* (que es capaz de enlentecer transitoriamente el ciclo celular para permitir la reparación del ADN, o bien desencadenar una apoptosis celular irreversible). No obstante, las roturas bicatenarias del ADN en ocasiones persisten sin haber sido reparadas, o bien la reparación de las lesiones es defectuosa y aparecen mutaciones. Si los puntos de control del ciclo celular no funcionan (p. ej., a causa de una mutación del *p53*), las células con genomas anormales e inestables sobreviven y se expanden como clones anormales hasta terminar formando tumores.

Fibrosis. Una consecuencia común de la radioterapia oncológica es la aparición de fibrosis en los tejidos incluidos en el campo irradiado (Fig. 8-14). Aparece al cabo de semanas o

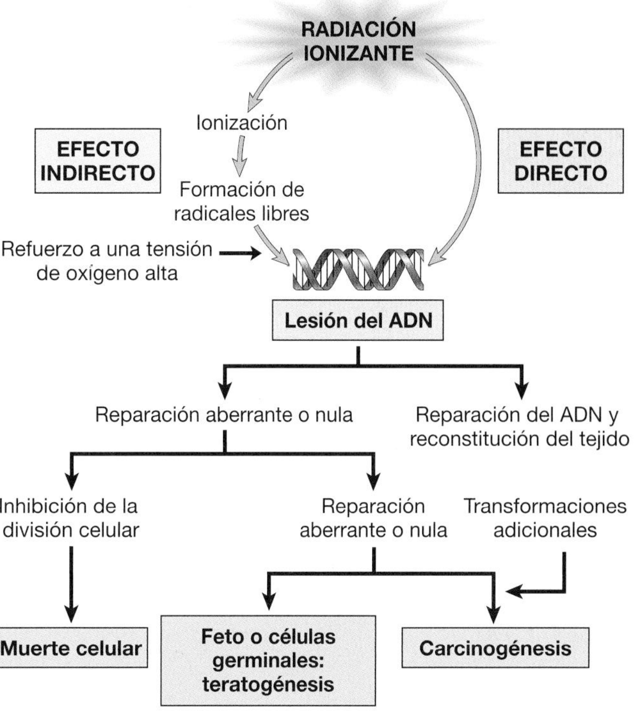

Figura 8-13

Efecto de la radiación ionizante sobre el ADN y sus consecuencias. Los efectos sobre el ADN pueden ser directos o, sobre todo, indirectos (mediante la formación de radicales libres).

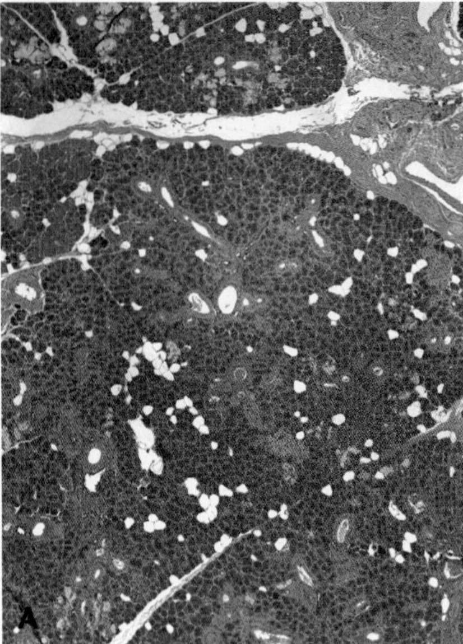

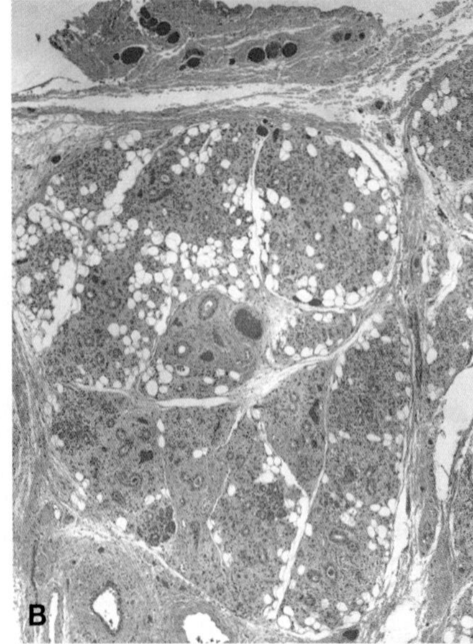

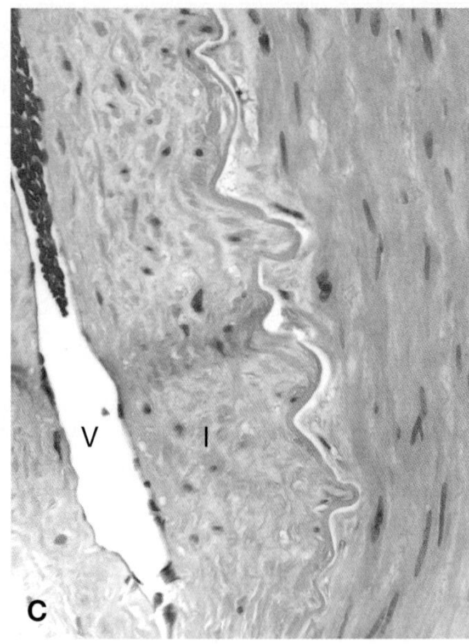

Figura 8-14

Lesiones vasculares y fibrosis de las glándulas salivales, producidas por radioterapia en la región cervical. **A**, glándula salival normal. **B**, fibrosis y lesiones vasculares (engrosamiento de la capa fibroíntima y esclerosis arteriolar). L, luz del vaso sanguíneo; I, hipertrofia de la íntima. (Cortesía de la doctora Melissa Upton, Department of Pathology, University of Washington, Seattle, Washington.)

meses después de la irradiación; las células muertas del parénquima son sustituidas por tejido conjuntivo y se forman cicatrices y adherencias (v. Capítulo 3). Como se ha descrito anteriormente, la radiación ionizante causa lesión vascular y la consiguiente isquemia de los tejidos. Los principales elementos que contribuyen a la aparición de fibrosis inducida por radiaciones son la lesión vascular, la aniquilación de las células madre de los tejidos por las radiaciones ionizantes, y la liberación de citocinas y quimiocinas que favorecen la reacción inflamatoria y la activación de los fibroblastos.

Morfología

Las células que sobreviven a las lesiones por energía radiante muestran una amplia gama de **alteraciones estructurales de los cromosomas**, como deleciones, roturas, translocaciones y fragmentación. Con frecuencia se observan también alteraciones del huso mitótico, junto con poliploidía y aneuploidía. Hay **hinchazón nuclear** y la cromatina se condensa y forma grumos; a veces hay rotura de la membrana nuclear. En ocasiones existe **apoptosis**. Cabe observar todos los tipos de morfología nuclear anormal. Se observan células gigantes con núcleos pleomórficos (o presencia de más de un núcleo); tras la exposición, estas células persisten muchos años. En dosis de energía radiante extraordinariamente elevadas, como marcador de muerte celular aparece rápidamente picnosis o lisis nuclear.

Además de afectar al ADN y los núcleos, la energía radiante induce diversas **lesiones citoplasmáticas**, como hinchazón, alteraciones mitocondriales y degeneración del retículo endoplasmático. Hay defectos focales y roturas de la membrana plasmática. El cuadro histopatológico (pleomorfismo celular, formación de células gigantes, y alteraciones del núcleo y de las figuras mitóticas) se asemeja al observado en las células cancerosas y en las células irradiadas, un problema que incomoda sumamente al anatomopatólogo cuando ha de evaluar la posible persistencia de células tumorales en tejidos radiados.

Al microscopio óptico, en los tejidos radiados las alteraciones vasculares y la fibrosis intersticial son prominentes (Fig. 8-14). Durante el inmediato período posradiación, los vasos sanguíneos muestran sólo una ligera dilatación. Sin embargo, más tarde o tras dosis más altas aparecen múltiples lesiones degenerativas, como hinchazón y vacuolización de las células endoteliales, o incluso disolución y necrosis total de las paredes de pequeños vasos (capilares y vénulas). Los vasos afectados pueden romperse o trombosarse. Posteriormente, en los vasos radiados se observa proliferación de células endoteliales e hialinización colagenosa con engrosamiento de la capa media, lo que provoca una intensa estenosis o incluso la obliteración de la luz vascular. En esta fase, en el campo radiado resulta evidente un aumento del colágeno intersticial que produce cicatrización y contracción del tejido.

Efectos sobre órganos y sistemas. En la Figura 8-15 se muestran las principales consecuencias de la radioterapia. Como ya se ha descrito, *los órganos más sensibles son las gónadas, los sistemas hematopoyético y linfático y la mucosa del tubo digestivo*. En la Tabla 8-7 se muestran las dosis umbral estimadas para la aparición de los efectos de exposición aguda a la radiación de diversos órganos. A continuación describimos las lesiones observadas en los sistemas hematopoyético y linfático, así como los cánceres inducidos por la exposición ambiental o laboral a las radiaciones ionizantes.

- *Sistemas hematopoyético y linfático*. Los sistemas hematopoyético y linfático son muy sensibles a la radioterapia y merecen especial atención. En dosis elevadas y con campos de exposición grandes, a las pocas horas de la radioterapia aparece una linfocitopenia intensa junto con disminución del tamaño de los ganglios linfáticos y el bazo. La radiación destruye directamente los linfocitos, tanto en sangre circulante como en los tejidos (ganglios, bazo, timo, intestino). En dosis de radiación subletales, ocurre una precoz

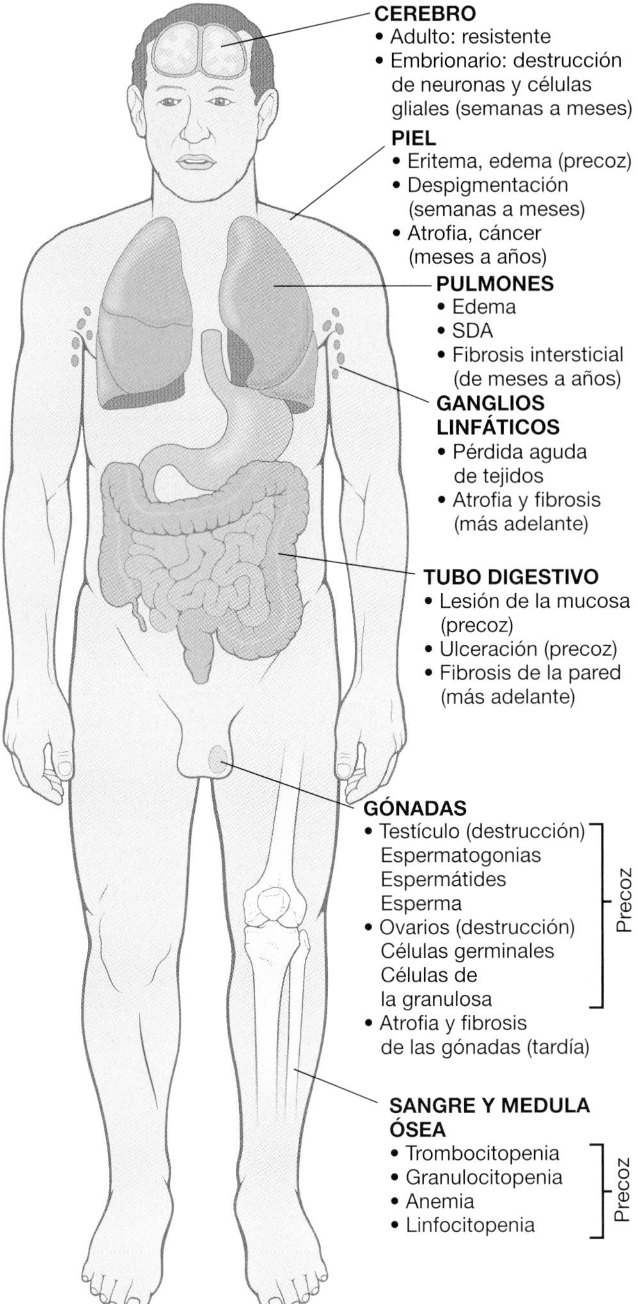

Figura 8-15

Principales consecuencias morfológicas de las lesiones por radiación. Las primeras alteraciones aparecen en horas o semanas, y las más tardías en meses o años. SDA, síndrome de disnea del adulto.

regeneración a partir de precursores viables, lo que hace que en pocas semanas o meses se normalice el recuento sanguíneo de linfocitos. Aunque primero el *recuento de granulocitos* en sangre aumenta, empieza a disminuir al final de la primera semana. Durante la segunda semana, en ocasiones se observan niveles cercanos al cero. Si el paciente sobrevive, la normalización del recuento de granulocitos tarda de 2 a 3 meses. Las *plaquetas* se afectan de modo similar, y el nadir del recuento ocurre algo antes que el de los granulocitos; la recuperación también se halla diferida.

Tabla 8-7 Dosis umbrales calculadas de los efectos agudos de la radiación en órganos específicos

Efecto sobre la salud	Órgano	Dosis (Sv)
Esterilidad temporal	Testículos	0,15
Depresión de la hematopoyesis	Médula ósea	0,50
Efectos cutáneos reversibles (p. ej., eritema)	Piel	1,0-2,0
Esterilidad permanente	Ovarios	2,5-6,0
Caída del cabello temporal	Piel	3,0-5,0
Esterilidad permanente	Testículos	3,5
Catarata	Cristalino	5,0

Las *células hematopoyéticas de la médula ósea*, incluidos los precursores de los hematíes, son también muy sensibles a la energía radiante. Aunque los hematíes son resistentes a la radiación, a causa de la lesión medular la anemia aparece a las 2-3 semanas y persiste durante meses.

- *Exposición ambiental y aparición de cáncer*. Cualquier célula capaz de dividirse que haya experimentado una mutación puede convertirse en cancerosa. Por lo tanto, tras la exposición a radiaciones ionizantes en cualquier órgano a veces se registra un incremento de la incidencia de neoplasias. El nivel de irradiación requerido para aumentar el riesgo de aparición de cáncer es difícil de determinar; las dosis subletales y relativamente altas se asocian claramente con un aumento del riesgo, demostrado por el incremento de la incidencia de leucemias y tumores de localizaciones diversas (tiroides, mama y pulmón) en los supervivientes de las bombas atómicas de Hiroshima y Nagasaki, el aumento de cánceres de tiroides en los supervivientes del accidente de Chernóbil, y también en los residentes de las islas del Pacífico expuestas a lluvia radiactiva.
- *Exposición laboral y aparición de cáncer*. El radón es un producto omnipresente en la descomposición espontánea del uranio. Los agentes carcinógenos son dos productos de descomposición del radón (polonio-214 y polonio-218, los llamados «hijos del radón») que emiten partículas alfa y poseen una corta semivida. Estas partículas se depositan en el pulmón; en los trabajadores de las minas de uranio la exposición causa carcinomas de pulmón. También hay riesgo en las casas con niveles de radón muy altos (similares a los observados en minas). No obstante, por regla general en una casa media existen pocas o nulas evidencias de que el radón contribuya al riesgo de cáncer de pulmón.

Radiación corporal total. La exposición de grandes áreas del cuerpo a radiaciones (incluso en dosis muy pequeñas) tiene a veces efectos devastadores. Las dosis inferiores a 1 Sv producen síntomas escasos o nulos. Sin embargo, dosis superiores provocan unos efectos sobre la salud conocidos como «síndrome de radiación aguda»; en dosis progresivamente mayores, se afectan el sistema hematopoyético, el sistema gastrointestinal y el SNC. En la Tabla 8-8 se muestran los síndromes asociados a radiación corporal total (por radiaciones ionizantes).

Tabla 8-8 Efectos de la radiación corporal total (por radiaciones ionizantes)

	0-1 Sv	1-2 Sv	2-10 Sv	10-20 Sv	> 50 Sv
Principal lugar de la lesión	Ninguno	Linfocitos	Médula ósea	Intestino delgado	Cerebro
Principales síntomas y signos	–	Leucocitopenia moderada	Leucocitopenia, hemorragia, depilación, vómitos	Diarrea, fiebre, trastornos electrolíticos, vómitos	Ataxia, coma, convulsiones, vómitos
Cronología	–	1 día a 1 semana	4-6 semanas	5-14 días	1-4 horas
Letalidad	–	No	Variable (0-80%)	100%	100%

RESUMEN

Lesión por radiación

- Las radiaciones ionizantes lesionan las células, directa o indirectamente, mediante la generación de radicales libres a partir del agua u oxígeno molecular.
- Las radiaciones ionizantes lesionan el ADN; por lo tanto, las células que se dividen rápidamente son muy sensibles a este tipo de radiaciones (células germinales, médula ósea y tubo digestivo).
- Una lesión del ADN no reparada adecuadamente provoca mutaciones que predisponen a la transformación neoplásica de las células.
- Las radiaciones ionizantes producen lesión vascular y esclerosis, con necrosis isquémica de las células del parénquima y su sustitución por tejido fibroso.

ENFERMEDADES NUTRICIONALES

Millones de personas en países subdesarrollados o en vías de desarrollo pasan hambre o viven en el borde cruel de la inanición, mientras que las de países industrializados luchan por evitar las calorías y la obesidad asociada o temen que lo que comen pueda contribuir a la aterosclerosis y la hipertensión. De forma que la falta de nutrición y la nutrición excesiva siguen siendo importantes problemas de salud.

Desnutrición

Una dieta adecuada debería aportar: 1) suficiente energía, en forma de hidratos de carbono, grasas y proteínas, para cubrir las necesidades metabólicas diarias del cuerpo; 2) aminoácidos esenciales (y no esenciales) y ácidos grasos para ser utilizados como bloques de construcción para la síntesis de proteínas y lípidos estructurales y funcionales, y 3) vitaminas y minerales, que funcionan como coenzimas u hormonas en vías metabólicas vitales o, como en el caso del calcio y el fosfato, como componentes estructurales importantes. En la *desnutrición primaria*, faltan en la dieta uno o todos estos componentes. Sin embargo, en la *desnutrición secundaria o condicionada*, el aporte de nutrientes es adecuado, pero la desnutrición es debida a malabsorción, alteración de la utilización o conservación, pérdidas excesivas o necesidad aumentada de nutrientes. Las causas de la desnutrición secundaria pueden agruparse en tres grupos generales, aunque superpuestos: 1) enfermedades digestivas; 2) enfermedades crónicas consuntivas, y 3) enfermedad aguda crítica.

La desnutrición es extensa y puede ser flagrante o sutil. Aquí se mencionan algunas causas comunes de las insuficiencias dietéticas.

- *Pobreza*. Las personas que más a menudo presentan desnutrición proteicocalórica, así como carencias de oligoelementos son los vagabundos, ancianos e hijos de pobres. Junto con la sequía, las malas cosechas y la muerte del ganado, en los países subdesarrollados la pobreza crea un ambiente favorable para la desnutrición de niños y adultos.
- *Ignorancia*. En ocasiones incluso los ricos no reconocen que sus hijos pequeños, adolescentes y las mujeres embarazadas requieren mayores necesidades nutricionales. También contribuye la ignorancia sobre el contenido nutricional de los diversos alimentos. Éstos son algunos ejemplos: 1) los lactantes alimentados exclusivamente mediante fórmulas de lactancia artificiales presentan a menudo ferropenia; 2) el arroz refinado y usado como plato principal de una dieta carece con frecuencia de las cantidades adecuadas de tiamina, y 3) en regiones situadas lejos del océano y si no se proporciona un aporte complementario, el yodo falta con frecuencia en los alimentos y el agua.
- *Alcoholismo crónico*. Los alcohólicos a veces pueden sufrir desnutrición proteicocalórica, pero con mayor frecuencia carecen de varias vitaminas, especialmente tiamina, piridoxina, folato y vitamina A, debido a la combinación de carencia dietética, absorción gastrointestinal defectuosa, utilización y depósito anormal de nutrientes, necesidades metabólicas aumentadas y velocidad de pérdida aumentada. No reconocer la probabilidad de que exista una carencia de tiamina en pacientes con alcoholismo crónico puede dar lugar a un daño cerebral irreversible (p. ej., psicosis de Korsakoff, explicado en el Capítulo 23).
- *Enfermedades agudas y crónicas*. La tasa metabólica basal se acelera en muchas enfermedades (en pacientes con quemaduras extensas puede duplicarse), produciendo un aumento de las necesidades diarias de todos los nutrientes. No reconocer estas necesidades nutricionales puede retrasar la recuperación. Con frecuencia se encuentra desnutrición proteicocalórica en pacientes con cáncer metastásico (v. más adelante).
- *Restricción dietética autoimpuesta*. La anorexia nerviosa, la bulimia y otros trastornos alimentarios menos evidentes afectan a una gran población de individuos preocupados por su imagen corporal o con un temor ilógico a sufrir enfermedad cardiovascular (la anorexia y la bulimia se explican en otra sección de este capítulo).

• *Otras causas*. Enfermedades digestivas, síndromes de malabsorción hereditarios y adquiridos, tratamientos farmacológicos específicos (que bloquean la captación o utilización de nutrientes concretos) y la nutrición parenteral total constituyen otras causas de desnutrición.

En las siguientes secciones apenas se enumeran los trastornos nutricionales. Dedicamos una atención especial a la desnutrición proteicocalórica, la anorexia nerviosa y la bulimia, las carencias de vitaminas y oligoelementos, la obesidad y damos una breve visión de las relaciones de la dieta con la aterosclerosis y el cáncer. Otros nutrientes y temas nutricionales se describen en el contexto de enfermedades específicas en el texto.

Desnutrición proteicocalórica

La desnutrición proteicocalórica (DPC) grave es una enfermedad seria, con frecuencia mortal, común en países pobres, donde hasta el 25% de los niños pueden estar afectados y donde es un contribuyente importante de las altas tasas de mortalidad en niños menores de 5 años. En Níger, país del África Occidental que sufrió una hambruna grave en el año 2005, los informes de Naciones Unidas calculan que hay 150.000 niños menores de 5 años gravemente desnutridos y 650.000 con desnutrición moderada. En ese país, la desnutrición es una causa directa o indirecta de mortalidad en el 60% de los niños menores de 5 años.

La DPC presenta un rango de síndromes clínicos caracterizados todos por una ingesta dietética de proteínas y calorías inadecuada para satisfacer las necesidades del cuerpo. Los dos extremos del espectro del síndrome se conocen como *marasmo* y *kwashiorkor*. Al considerar estos trastornos, es importante recordar que, desde un punto de vista funcional, existen dos compartimientos proteicos en el cuerpo: el compartimiento somático, representado por proteínas en músculos esqueléticos, y el compartimiento visceral, representado por depósitos de proteínas en los órganos viscerales, principalmente el hígado. Estos dos compartimientos se regulan de forma diferente y el compartimiento somático se afecta de forma más importante en el marasmo, y el compartimiento visceral está más afectado en el *kwashiorkor*. Primero haremos una breve descripción de la evaluación clínica de la desnutrición y a continuación explicaremos las manifestaciones clínicas del marasmo y *kwashiorkor*.

Las víctimas más comunes de la DPC en todo el mundo son los niños. Se considera que un niño cuyo peso está por debajo del 80% del normal está desnutrido. El diagnóstico de la DPC es evidente en las formas más graves; en las leves o moderadas, el método habitual es comparar el peso corporal para una estatura concreta en las tablas estándar; otros parámetros útiles son la evaluación de depósitos grasos, masa muscular y proteínas séricas. Con pérdida de grasa, el espesor de los pliegues cutáneos (que incluye piel y tejido subcutáneo) se reduce. Si el compartimiento proteico somático se cataboliza, la reducción resultante de la masa muscular se refleja por una reducción del perímetro de la zona media del brazo. La determinación de las concentraciones séricas de proteínas (albúmina, transferrina, etc.) ofrece una medida de la adecuación del compartimiento proteico visceral.

Se considera que un niño presenta marasmo cuando el peso disminuye un 60% respecto al normal para su sexo, edad y talla. Estos niños presentan también retraso del crecimiento y atrofia muscular. La pérdida de masa muscular es debida al catabolismo y la depleción del compartimiento somático de proteínas. Al parecer esto constituye una respuesta adaptativa que, como fuente de energía, proporciona aminoácidos al organismo. Merece destacarse que el compartimiento de proteínas viscerales, que al parecer es más preciado y crítico para la supervivencia, se halla deplecionado sólo marginalmente y, por lo tanto, los *niveles séricos de albúmina* son normales o están sólo ligeramente disminuidos. Además de las proteínas musculares, también se moviliza y usa como combustible la grasa subcutánea. La producción de leptina (v. sección sobre Obesidad) es baja, lo que a veces estimula el eje hipotálamo-hipófiso-suprarrenal a producir unos altos niveles de cortisol que contribuyen a la lipólisis. Con estas pérdidas de músculo y de grasa subcutánea, se aprecia emaciación de extremidades; en comparación, la cabeza parece demasiado grande en relación con el cuerpo. El niño presenta, asimismo, anemia y manifestaciones de carencias multivitamínicas, junto con inmunodeficiencia, en especial de la inmunidad celular (células T). Por lo tanto, las infecciones concomitantes son comunes y constituyen una sobrecarga adicional para un organismo ya bastante debilitado.

El *kwashiorkor* se produce cuando la privación proteica es relativamente mayor que la reducción de calorías totales (Fig. 8-16). Es la forma más común de DPC observada en niños de África, destetados demasiado temprano y alimentados posteriormente y casi exclusivamente, con una dieta de hidratos de carbono (el nombre *kwashiorkor* procede de la lengua Ga, en Ghana, que describe una enfermedad de un bebé debida a la llegada de otro niño). La prevalencia de *kwashiorkor* también es alta en países pobres del sudeste de Asia. Pueden producirse formas menos graves en todo el mundo en personas con estados diarreicos crónicos en los que la proteína no se absorbe o en aquellos con pérdida crónica de proteínas (p. ej., enteropatías pierdeproteínas, síndrome

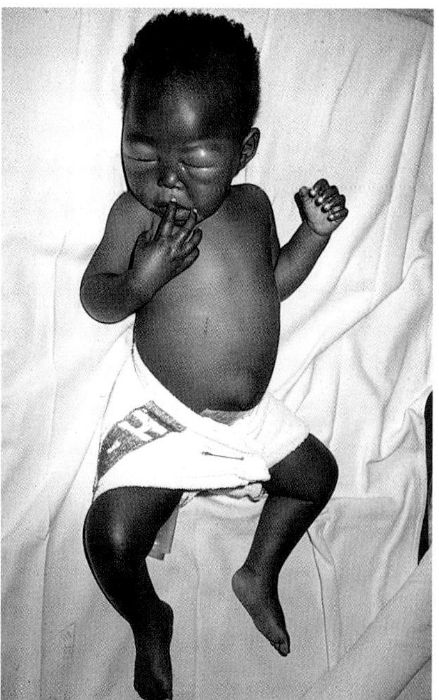

Figura 8-16

Kwashiorkor. El lactante muestra un edema generalizado en forma de hinchazón de cara, brazos y piernas.

nefrótico o después de quemaduras extensas). En Estados Unidos se han descrito casos de *kwashiorkor* por la moda de las dietas o la sustitución de leche por bebidas de arroz.

En el *kwashiorkor* (a diferencia del marasmo), la privación marcada de proteínas se asocia a una pérdida grave del compartimiento proteico visceral, y la hipoalbuminemia resultante da lugar a un *edema generalizado o de partes declives* (v. Fig. 8-16). El peso de los niños con *kwashiorkor* suele ser del 60-80% del normal. Sin embargo, la pérdida real de peso está enmascarada por la mayor retención hídrica (edema). A diferencia del marasmo, existe una conservación relativa de grasa subcutánea y masa muscular. La pérdida moderada de estos compartimientos también puede estar enmascarada por el edema. Los niños con *kwashiorkor* tienen *lesiones cutáneas* características, con zonas alternas de hiperpigmentación, áreas de descamación e hipopigmentación, que dan un aspecto de «pintura desconchada». Los *cambios del pelo* incluyen pérdida total del color o bandas alternas de pelo claro y oscuro, estiramiento, textura fina y pérdida de la unión al cuero cabelludo. Otras manifestaciones que distinguen el *kwashiorkor* del marasmo son la *esteatosis hepática* y la hepatomegalia (por síntesis reducida del componente proteico transportador de las lipoproteínas) y el desarrollo de apatía, languidez y pérdida de apetito. Igual que en el marasmo, es probable que existan carencias vitamínicas, igual que *defectos de la inmunidad* e *infecciones secundarias*. En el *kwashiorkor*, el estrés fisiológico debido a una infección se considera fundamental para desencadenar un estado catabólico que empeora la desnutrición. Debe señalarse que el marasmo y el *kwashiorkor* son dos extremos de un espectro y existe una superposición considerable.

La *DPC secundaria* no es infrecuente en pacientes crónicos u hospitalizados. En aquellos con cáncer avanzado se desarrolla una forma especialmente grave de DPC secundaria, denominada *caquexia* (Capítulo 6). La demacración es demasiado aparente y con frecuencia presagia la muerte. Aunque la pérdida de apetito puede explicarla en parte, la caquexia puede aparecer antes del descenso del apetito. Se han ofrecido varias explicaciones, como una tasa metabólica en reposo elevada y la producción de citocinas como el TNF en respuesta a los tumores, que estimulan la movilización de la grasa de los depósitos de lípidos.

Morfología

Los cambios anatómicos centrales en la DPC son: 1) alteración del crecimiento; 2) edema periférico en el *kwashiorkor*, y 3) pérdida de grasa corporal y atrofia muscular, más marcadas en el marasmo.

El **hígado** en el *kwashiorkor*, pero no en el marasmo, está agrandado y graso; la cirrosis superpuesta es rara.

En el *kwashiorkor* (raramente en el marasmo), el **intestino delgado** muestra un descenso del índice mitótico en las criptas de las glándulas, junto con atrofia mucosa y pérdida de vellosidades y microvellosidades. En estos casos, se produce una pérdida de enzimas del intestino delgado, manifestada con frecuencia por una deficiencia de disacaridasas. Por lo tanto, los lactantes con *kwashiorkor* no responden inicialmente bien a dietas con leche sin diluir. Los cambios mucosos revierten con el tratamiento.

La **médula ósea** en el *kwashiorkor* y el marasmo puede estar hipoplásica, principalmente por un número disminuido de precursores eritrocitarios. No se sabe a ciencia cierta qué parte de esta alteración es debida a una carencia de proteínas y folatos y qué parte a una síntesis reducida de transferrina y ceruloplasmina. Por lo tanto, suele existir anemia, con mayor frecuencia microcítica hipocrómica, pero una carencia simultánea de folatos puede producir una anemia mixta microcítica-macrocítica.

Algunos autores han demostrado atrofia cerebral, un número reducido de neuronas y mielinización alterada de la sustancia blanca en el **cerebro** de lactantes nacidos de madres desnutridas y que sufren DPC durante el primer o segundo año de vida.

Pueden existir otros cambios, como: 1) atrofia tímica y linfoide (más marcada en el *kwashiorkor* que en el marasmo); 2) alteraciones anatómicas inducidas por infecciones intercurrentes, especialmente con todas las formas de helmintos y otros parásitos endémicos, y 3) carencias de otros nutrientes necesarios como yodo y vitaminas.

Anorexia nerviosa y bulimia

La *anorexia nerviosa* es una inanición autoinducida que produce una pérdida importante de peso; la *bulimia* es un trastorno en el que el paciente se atiborra de comida y luego se provoca el vómito. La bulimia es más común que la anorexia nerviosa y generalmente tiene mejor pronóstico. Se calcula que se produce en el 1-2% de las mujeres y en el 0,1% de los hombres, con una media de inicio a los 20 años. Estos trastornos de la alimentación se producen principalmente en mujeres jóvenes previamente sanas que desarrollan una obsesión por adelgazar.

Los hallazgos clínicos en la anorexia nerviosa generalmente son similares a los de la DPC grave. Además, los efectos sobre el sistema endocrino son importantes. La *amenorrea*, por un descenso de la secreción de gonadotropina (y posterior secreción disminuida de lutropina y folitropina), es tan común que constituye una manifestación diagnóstica del trastorno. Otros hallazgos comunes, relacionados con un descenso de la liberación de tirotropina, incluyen intolerancia al frío, bradicardia, estreñimiento y cambios en la piel y el pelo. Además, con frecuencia existe deshidratación y anomalías electrolíticas. La piel está seca y descamada y puede estar amarilla por un exceso de caroteno en la sangre. Puede haber más cabello, pero suele ser fino y pálido (lanugo). La densidad ósea está disminuida, con mayor probabilidad por concentraciones bajas de estrógenos, que se parecen a la aceleración posmenopáusica de la osteoporosis. Como se espera en una DPC grave, puede existir anemia, linfocitopenia e hipoalbuminemia. Una complicación importante de la anorexia nerviosa es una mayor susceptibilidad a sufrir arritmias cardíacas y muerte súbita, resultantes, con toda probabilidad, de la hipopotasemia.

En la bulimia se ingieren enormes cantidades de alimentos en cortos episodios, principalmente hidratos de carbono, sólo para después inducirse el vómito. Aunque los trastornos menstruales son frecuentes, se produce amenorrea en menos del 50% de las pacientes con bulimia, probablemente porque el peso y las concentraciones de gonadotropinas son casi normales. Las principales complicaciones médicas se deben a un vómito inducido continuamente y al uso crónico de laxantes y diuréticos. Entre ellas se incluyen: 1) desequilibrios electrolíticos (hipopotasemia), que predisponen al paciente a sufrir arritmias cardíacas; 2) aspiración pulmonar de contenido gástrico, y 3) rotura de esófago y estómago. No obstante, no existe ningún signo, ni síntoma, que sea específico de este síndrome y el diagnóstico debe basarse en una evaluación psicológica completa del paciente.

Carencias vitamínicas

Se necesitan 13 vitaminas para estar sanos; cuatro (A, D, E y K) son liposolubles y el resto, hidrosolubles. Es importante distinguir entre vitaminas liposolubles e hidrosolubles; aunque las primeras se almacenan más fácilmente en el cuerpo, pueden absorberse mal en trastornos de malabsorción de grasas, causados por alteraciones de las funciones digestivas (descrito en el Capítulo 15). Ciertas vitaminas pueden ser sintetizadas endógenamente, como la vitamina D a partir de esteroides precursores, la vitamina K y la biotina por la microflora intestinal y la niacina de triptófano, un aminoácido esencial. A pesar de esta síntesis endógena, el aporte dietético de todas las vitaminas es esencial para la salud.

La carencia de vitaminas puede ser primaria (de origen dietético) o secundaria (por alteraciones de absorción intestinal, transporte en la sangre, depósito tisular o conversión metabólica). En las siguientes secciones, se presentan con detalle las vitaminas A, D y C por sus funciones de amplio rango y los cambios morfológicos de los estados carenciales, seguidas de un resumen tabulado de las principales consecuencias de las carencias de las vitaminas restantes (E, K y el complejo B) y algunos minerales esenciales. Sin embargo, debe señalarse que la carencia de una vitamina es infrecuente y que las de una o múltiples vitaminas pueden formar parte de una DPC simultánea.

Vitamina A

La vitamina A liposoluble es un nombre genérico para un grupo de compuestos relacionados que incluyen *retinol*, *retinal* y *ácido retinoico*, con acciones biológicas similares. El retinol es el nombre químico dado a la vitamina A, la forma de transporte y, como éster de retinol, también la forma de depósito. *Retinoides*, término ampliamente utilizado, hace referencia a productos químicos naturales y sintéticos, relacionados estructuralmente con la vitamina A, pero no necesariamente con actividad de vitamina A. Los alimentos derivados de animales, como hígado, pescado, huevos, leche y mantequilla son fuentes dietéticas importantes de vitamina A preformada. Los vegetales de hoja amarilla y verde, como zanahorias, calabaza y espinacas, aportan grandes cantidades de carotenoides, muchos de los cuales son provitaminas que pueden ser metabolizados a vitamina A activa en el cuerpo. Los carotenoides contribuyen en aproximadamente el 30% de la vitamina A en las dietas humanas; el más importante es el β-caroteno, que se convierte eficazmente en vitamina A. La cantidad diaria recomendada de vitamina A se expresa en equivalentes de retinol, para tener en cuenta la vitamina A preformada y el β-caroteno.

Igual que sucede con todas las grasas, la digestión y absorción de carotenos y retinoides requiere bilis, enzimas pancreáticas y cierto nivel de actividad antioxidante en los alimentos. El retinol (ingerido generalmente como éster de retinol) y el β-caroteno se absorben en la pared intestinal, donde el β-caroteno se convierte en retinol (Fig. 8-17). A continuación es transportado en quilomicrones hacia el hígado para esterificación y almacenamiento. La captación en los hepatocitos se produce a través del receptor de la apolipoproteína E.

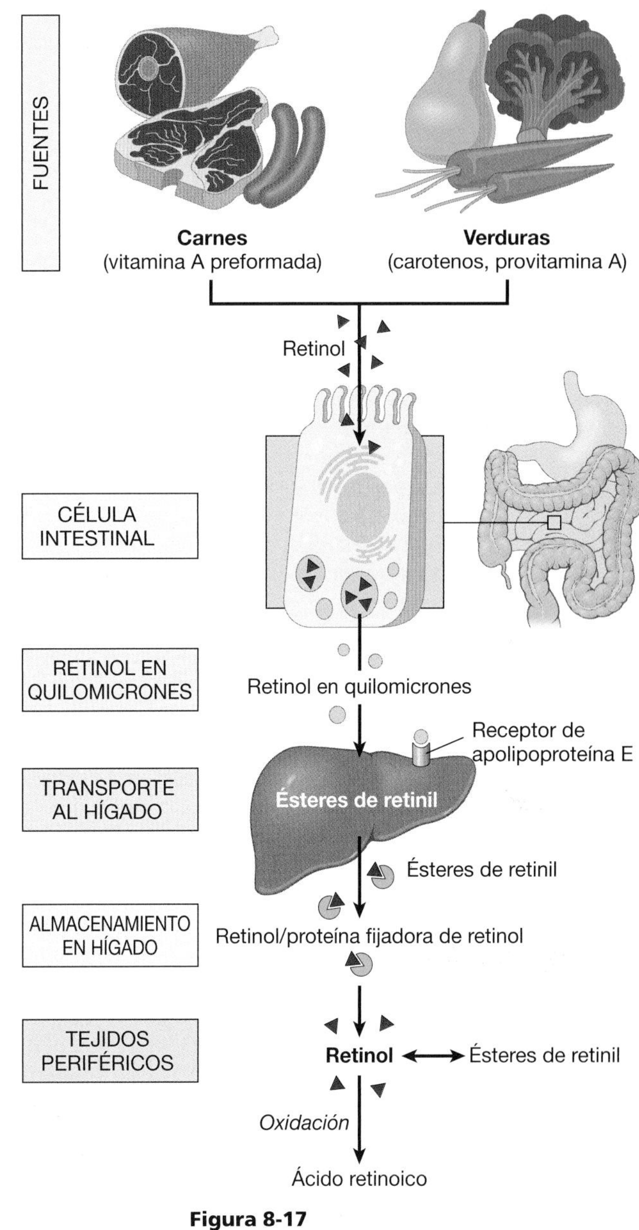

Figura 8-17

Metabolismo de la vitamina A.

Más del 90% de las reservas corporales de vitamina A se almacenan en el hígado, predominantemente en células estrelladas perisinusoidales (Ito). En personas sanas que consumen una dieta adecuada, estas reservas son suficientes para al menos 6 meses de privación de vitamina A. Los ésteres de retinol almacenados en el hígado pueden movilizarse; antes de la liberación, el retinol se une a una proteína fijadora de retinol específica (RBP), sintetizada en el hígado. La captación de retinol/RBP en tejidos periféricos depende de receptores de la superficie celular que son específicos de la RBP más que del retinol. Tras la captación por estas células, el retinol se une a RBP celular que se libera de nuevo a la sangre. El retinol puede almacenarse en tejidos periféricos como éster de retinil u oxidarse para formar ácido retinoico.

Función. En humanos, las funciones mejor definidas de la vitamina A son las siguientes:

- Mantener la visión normal con luz reducida.
- Potenciar la diferenciación de células epiteliales especializadas, principalmente células secretoras de moco.
- Potenciar la inmunidad frente a infecciones, especialmente en niños con sarampión.

Además, los retinoides, el β-caroteno y algunos carotenoides relacionados pueden actuar como fotoprotectores y antioxidantes. Los retinoides tienen amplios efectos biológicos, como efectos en el desarrollo embrionario, diferenciación y proliferación celular y metabolismo lipídico.

El *proceso visual* comporta cuatro formas de pigmentos que contienen vitamina A: rodopsina en los bastones, que es el pigmento más sensible a la luz y, por lo tanto, importante en caso de reducción de la luz; y tres yodopsinas en los conos, cada una responsable de un color específico con luz clara. La síntesis de rodopsina a partir del retinol comporta: 1) oxidación a holo-*trans*-retinal; 2) isomerización a 11-*cis*-retinal, y 3) interacción con la proteína de los bastones, opsina, para formar rodopsina. Un fotón de luz causa la isomerización de 11-*cis*-retinal a holo-*trans*-retinal, y una secuencia de cambios de configuración en la rodopsina, que produce una señal visual. En el proceso, se genera un impulso nervioso (por cambios en el potencial de membrana) y es transmitido por neuronas de la retina al cerebro. Durante la adaptación a la oscuridad, parte de holo-*trans*-retinal se reconvierte en 11-*cis*-retinal, pero la mayoría se reduce a retinol y se pierde a la retina, dictando la necesidad del aporte continuado de retinol.

La vitamina A y los retinoides desempeñan una importante función en la diferenciación ordenada del epitelio mucosecretor; en presencia de un estado carencial, el epitelio experimenta una metaplasia escamosa con diferenciación a epitelio queratinizado. El ácido holo-*trans*-retinoico (ATRA), un potente derivado de la vitamina A, ejerce sus efectos por unión a los receptores del ácido retinoico (RAR). Estos receptores son parejas obligadas de los receptores nucleares para el ácido 9-*cis*-retinoico (RXR), formando así heterodímeros RAR/RXR. El heterodímero RAR/RXR se fija a los elementos de respuesta del ácido retinoico presentes en la región promotora de múltiples genes que codifican receptores celulares y proteínas secretadas, incluidos los receptores de factores del crecimiento y los genes de supresión tumoral. ATRA induce la remisión temporal de la leucemia promielocítica (PML). En esta leucemia, la translocación t(15:17) (Capítulo 12) produce la fusión de un gen RAR-α truncado en el cromosoma 17 con el gen *PML* localizado en el cromosoma 15. El gen de fusión codifica un RAR anormal que bloquea la diferenciación de células mieloides. Las dosis farmacológicas de ATRA vencen el bloqueo y causan diferenciación de neutrófilos. Aunque esta «terapia de diferenciación» induce remisión en la mayor parte de los pacientes con leucemia promielocítica aguda, al final desarrollan resistencia al ATRA. El ácido retinoico 13-*cis*, un isómero del ácido retinoico, se ha usado con éxito en el tratamiento de los neuroblastomas infantiles. Debe destacarse que el ácido retinoico no tiene efectos sobre la visión.

La vitamina A desempeña una función en la *resistencia a las infecciones* del huésped. Los aportes complementarios de vitamina A pueden reducir la morbimortalidad de algunas formas de diarrea y los complementos en niños preescolares con sarampión pueden mejorar rápidamente el resultado clínico. El efecto beneficioso de la vitamina A en enfermedades diarreicas puede estar relacionado con el mantenimiento y el restablecimiento de la integridad del epitelio intestinal. Los efectos de la vitamina A en las infecciones derivan, en parte, de su capacidad para estimular el sistema inmunitario, probablemente al potenciar la inmunidad humoral, aunque los mecanismos no están claros. Otro aspecto de la relación entre vitamina A e infección es que las infecciones pueden reducir la biodisponibilidad de la vitamina A. Un posible mecanismo de este efecto es la inhibición de la síntesis de RBP en el hígado por la respuesta en fase aguda asociada a muchas infecciones. La caída de RBP hepática causa un descenso de retinol circulante, que reduce la disponibilidad tisular de vitamina A.

Estados carenciales. La carencia de vitamina A se produce en todo el mundo como consecuencia de una desnutrición general o de una carencia secundaria en individuos con trastornos que causan malabsorción de grasas. En niños, los depósitos de vitamina A disminuyen por infecciones y la absorción de vitamina es pobre en recién nacidos. En adultos, los pacientes con síndromes de malabsorción, como celiaquía, enfermedad de Crohn y colitis, pueden desarrollar carencia de vitamina A, junto con la depleción de otras vitaminas liposolubles. La cirugía bariátrica y, en personas ancianas, el uso continuo de aceite de vaselina como laxante puede producir una carencia.

Como ya se ha descrito anteriormente, la vitamina A es un componente de la rodopsina y otros pigmentos visuales. No sorprende que una de las primeras manifestaciones de la carencia de vitamina A sea la alteración de la visión, especialmente en luz reducida (*ceguera nocturna*). Otros efectos de la carencia de vitamina A están relacionados con la función de la vitamina A en el mantenimiento de la diferenciación de las células epiteliales (Fig. 8-18). La carencia persistente da lugar a una serie de cambios que afectan a la metaplasia epitelial y la queratinización. Los cambios más devastadores se producen en los ojos y se conocen como *xeroftalmía* (sequedad ocular). Primero, se seca la conjuntiva (xerosis conjuntival) a medida que el epitelio lagrimal y secretor de moco es sustituido por epitelio queratinizado. Es seguido de la acumulación de restos de queratina en pequeñas placas opacas (*manchas de Bitot*) y, al final, erosión de la superficie corneal rugosa con ablandamiento y destrucción de la córnea (*queratomalacia*) y ceguera total.

Además del epitelio ocular, el revestimiento epitelial de las vías respiratorias superiores y de las vías urinarias es sustituido por células escamosas queratinizadas (*metaplasia escamosa*). La pérdida de epitelio mucociliar de las vías respiratorias predispone a infecciones pulmonares secundarias y la descamación de los restos de queratina en las vías urinarias predispone a litiasis renal y vesical. La hiperplasia y la *hiperqueratinización de la epidermis* con taponamiento de los conductos de las glándulas anejas puede producir dermatosis folicular o papular. Otra consecuencia muy grave de la falta de vitamina A es la inmunodeficiencia. Esta alteración de la inmunidad aumenta las tasas de mortalidad por infecciones comunes como sarampión, neumonía y diarrea infecciosa. En zonas del mundo donde la carencia de vitamina A es prevalente, los aportes complementarios dietéticos reducen la mortalidad del 20 al 30%.

De pasada, debemos observar que, a pesar del entusiasmo anterior por la ingesta de megadosis de vitamina A para prevenir el desarrollo de cáncer, las pruebas actuales indican que la vitamina A y los carotenos no ofrecen protección frente al cáncer de pulmón.

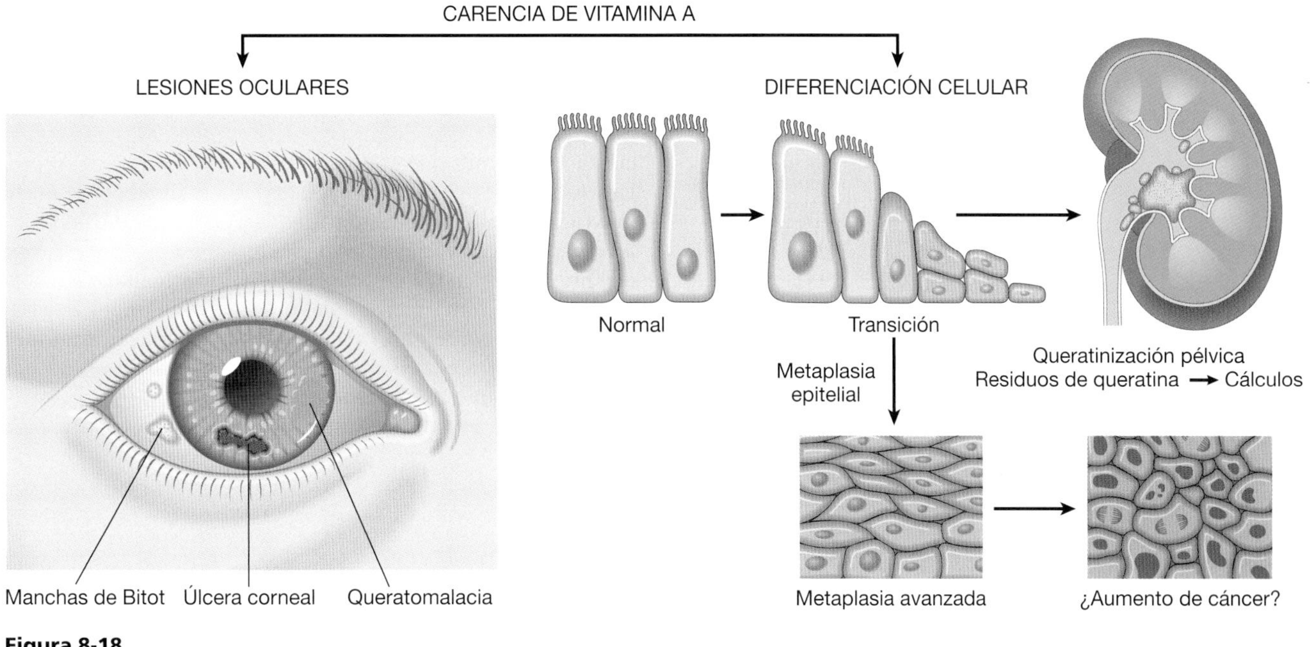

Figura 8-18

Carencia de vitamina A: sus principales consecuencias en el ojo y en la producción de metaplasia queratinizante de superficies epiteliales especializadas, así como su posible función en la metaplasia epitelial. No se muestran la ceguera nocturna y la inmunodeficiencia.

Toxicidad por vitamina A. Los excesos de vitamina A a corto y largo plazo pueden producir manifestaciones tóxicas, un problema debido a las megadosis promocionadas por ciertos vendedores de aportes complementarios. Las consecuencias de la hipervitaminosis A aguda fueron descritas por primera vez en 1597 por Gerrit de Veer, un carpintero naval encallado en el Ártico, que explicó en su diario los síntomas graves que él y otros miembros de la tripulación desarrollaron después de comer hígado de oso polar. Teniendo esto en cuenta, hay que comer con moderación cuando se sirve esta delicia, pero ser conscientes de que la toxicidad aguda por vitamina A también se ha descrito en individuos que han ingerido hígado de ballena, tiburón o incluso de atún. Los síntomas de la toxicidad aguda por vitamina A incluyen cefalea, vértigo, vómitos, estupor y visión borrosa, síntomas que pueden confundirse con los de un tumor cerebral. La toxicidad crónica se asocia a pérdida de peso, anorexia, náuseas, vómitos y dolor óseo y articular. El ácido retinoico estimula la producción y la actividad de los osteoclastos, que aumentan la resorción ósea y el riesgo de fracturas. Aunque los retinoides sintéticos utilizados para el tratamiento del acné no se asocian a estas complicaciones, deben evitarse en el embarazo porque se ha demostrado que aumentan el riesgo de malformaciones fetales.

Vitamina D

La principal función de la vitamina D liposoluble es el mantenimiento de las concentraciones plasmáticas normales de calcio y fósforo. En su función, es necesaria para prevenir osteopatías como el *raquitismo* (en niños cuyas epífisis aún no se han cerrado), *osteomalacia* (en adultos) y tetania hipocalcémica. Con respecto a la tetania, la vitamina D mantiene la concentración correcta de calcio ionizado en el compartimiento de líquido extracelular para la excitación neural normal y la relajación del músculo. El calcio ionizado insuficiente en el líquido extracelular produce excitación continua del músculo, dando lugar al estado convulsivo, la tetania hipocalcémica. Nos centraremos ahora en la función de la vitamina D en la regulación de las concentraciones séricas de calcio.

Metabolismo de la vitamina D. La principal fuente de vitamina D en los humanos es su síntesis endógena en la piel por conversión fotoquímica de un precursor, 7-deshidrocolesterol, a través de la energía de luz ultravioleta (UV) solar o artificial. La radiación de este compuesto forma *colecalciferol* (conocido como vitamina D_3; por simplicidad, utilizaremos el término vitamina D para referirnos a este compuesto). En condiciones normales de exposición al sol, alrededor del 90% de la vitamina D necesaria deriva endógenamente del 7-deshidrocolesterol presente en la piel. Sin embargo, las personas de raza negra pueden tener un nivel más bajo de producción de vitamina D en la piel por la pigmentación de melanina. El pequeño resto procede de fuentes dietéticas, como pescado de mar profundo, plantas y granos; esto requiere una absorción normal de las grasas. En plantas, la vitamina D se presenta en forma de precursor (ergosterol), que se convierte en vitamina D en el cuerpo.

A continuación se describe el metabolismo de la vitamina D (Fig. 8-19):

1. Absorción de vitamina D junto con otras grasas en el intestino o síntesis a partir de precursores en la piel.
2. Unión a α_1-globulina plasmática (proteína fijadora D) y transporte al hígado.
3. Conversión a 25-hidroxivitamina D (25-OH-D) por 25-hidroxilasa en el hígado.
4. Conversión de 25-OH-D a 1,25-dihidroxivitamina D [1,25(OH)$_2$-D] por α_1-hidroxilasa en el riñón (biológicamente, la forma más activa de vitamina D).

A. METABOLISMO NORMAL DE LA VITAMINA D

Irradiación ultravioleta de 7-deshidrocolesterol en la piel

Vitamina D en sangre

D-25-hidroxilasa

Absorción en el intestino delgado de fuentes de la dieta

25-OH-D

P

Ca

Ca

P

Mineralización del hueso

↑Absorción de Ca y P

α_1-hidroxilasa

$1,25(OH)_2D$

Niveles séricos normales de Ca (normocalcemia) y P

B. CARENCIA DE VITAMINA D

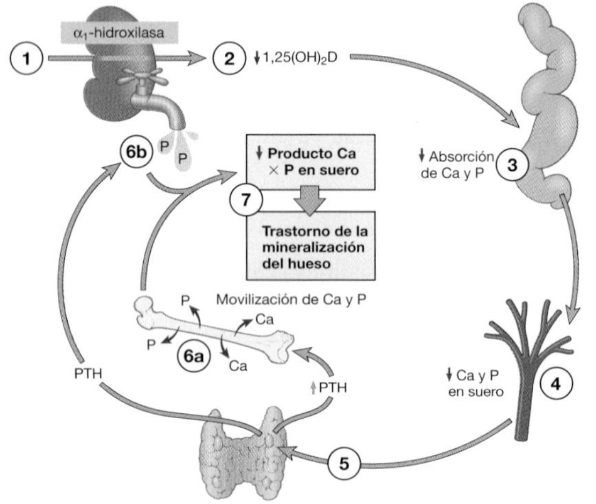

Figura 8-19

A, metabolismo normal de la vitamina D. **B**, carencia de vitamina D. Existe un sustrato inadecuado para la hidroxilasa renal (*1*), lo que causa carencia de $1,25(OH)_2$-D (*2*), así como deficiente absorción intestinal de calcio y fósforo (*3*), lo que a su vez produce una disminución de los niveles séricos de ambos (*4*). La hipocalcemia activa las glándulas paratiroides (*5*), y provocan una movilización de calcio y fósforo a partir del hueso (*6a*). Simultáneamente, la paratirina (PTH) induce pérdida de fosfato por la orina (*6b*) y retención de calcio. Por lo tanto, los niveles séricos de calcio son normales o casi normales, pero el nivel de fosfato es bajo, con lo que, en definitiva, existe trastorno de la mineralización (*7*).

La producción de $1,25(OH)_2$-D por el riñón está regulada por tres mecanismos:

- *La hipocalcemia estimula la secreción de paratirina (PTH)* que, a su vez, aumenta la conversión de 25-OH-D a $1,25(OH)_2$-D al activar α_1-hidroxilasa.
- *La hipofosfatemia activa directamente la α_1-hidroxilasa* y, por lo tanto, aumenta la formación de $1,25(OH)_2$-D.
- Los niveles aumentados de $1,25(OH)_2$-D disminuyen retroactivamente la síntesis de este metabolito al inhibir la acción de la α_1-hidroxilasa (un descenso de las concentraciones de $1,25(OH)_2$-D tiene el efecto contrario).

Funciones de la vitamina D. La $1,25(OH)_2$-D, la forma biológicamente activa de la vitamina D, se contempla mejor como una hormona esteroidea e igual que otras de éstas, actúa por unión a un receptor nuclear de alta afinidad que, a su vez, se une a secuencias reguladoras de ADN, que inducen la transcripción de genes que codifican proteínas diana específicas. Los receptores para la $1,25(OH)_2$-D se encuentran en la mayoría de células nucleadas del cuerpo y transducen señales que producen varias actividades biológicas, más allá de las que intervienen en la homeostasia de calcio y fósforo. No obstante, las funciones mejor conocidas de la vitamina D están relacionadas con el mantenimiento de las concentraciones plasmáticas normales de calcio y fósforo, mediante la acción en intestinos, huesos y riñones (v. Fig. 8-19).

La forma activa de la vitamina D:

- Estimula la absorción intestinal de calcio y fósforo.
- Colabora con la PTH en la movilización de calcio del hueso.
- Estimula la reabsorción de calcio dependiente de la PTH en los túbulos distales renales.

A continuación consideraremos estas tres funciones de la vitamina D.

Aún no está del todo claro cómo la $1,25(OH)_2$-D estimula *la absorción intestinal de calcio y fósforo*. Las pruebas apoyan la teoría de que se une al receptor nuclear de la vitamina D, activando la síntesis de proteínas que participan en el transporte del calcio desde la luz intestinal hacia el torrente circulatorio. La mayor absorción del fósforo es independiente del transporte del calcio.

Los efectos de la vitamina D en el hueso dependen de las concentraciones plasmáticas de calcio. Por un lado, con la hipocalcemia, la $1,25(OH)_2$-D colabora con la PTH en la resorción de calcio y fósforo de hueso para mantener las concentraciones sanguíneas. Por otro, se necesita vitamina D para la mineralización normal de cartílago epifisario y matriz osteoide. Aún no está claro cómo está mediada la función resortiva, pero se descarta la activación de osteoclastos. Con mayor probabilidad, la vitamina D favorece la formación de osteoclastos a partir de sus precursores (monocitos), quizá por influencia de la producción del ligando RANK (activador del receptor de NF-κB) (Capítulo 21). Tampoco están claros los detalles exactos de la mineralización ósea cuando las concentraciones de vitamina D son adecuadas. La principal función de la vitamina D puede ser mantener el calcio y el fósforo a niveles supersaturados en el plasma. Sin embargo, esta vitamina D claramente activa los osteoblastos para sintetizar osteocalcina, proteína de unión al calcio que interviene en el depósito de calcio en la matriz osteoide y, por lo tanto, contribuye a la mineralización ósea.

Tampoco está clara la función de la vitamina D en la *reabsorción renal del calcio*. La PTH es claramente necesaria, pero también lo es la vitamina D. No existen pruebas de que la vitamina D participe en la reabsorción renal del fósforo.

Estados carenciales. El raquitismo en niños en crecimiento y la osteomalacia en adultos son enfermedades esqueléticas de distribución mundial. Puede deberse a una carencia de calcio y vitamina D en la dieta, pero quizá más importante es la exposición limitada a la luz solar (p. ej., en mujeres cubiertas con velo, niños nacidos de madres con embarazos frecuentes seguido de lactación que causa una carencia de vitamina D y habitantes de países nórdicos con poca luz solar). Otras causas menos frecuentes de raquitismo y osteomalacia son los trastornos renales que causan un descenso de la síntesis de $1{,}25(OH)_2$-D o una depleción de fosfato y trastornos de malabsorción. Aunque el raquitismo y la osteomalacia raramente se producen fuera de los grupos de alto riesgo, en los ancianos son bastante frecuentes las formas más leves de carencia de vitamina D (también llamada insuficiencia de vitamina D) que produce pérdida de hueso y fracturas de cadera. Sea cual fuere la base, la carencia de vitamina D tiende a causar hipocalcemia. Cuando se produce hipocalcemia, aumenta la producción de PTH que: 1) activa la α_1-hidroxilasa, aumentando la cantidad de vitamina D activa y la absorción de calcio; 2) moviliza calcio del hueso; 3) disminuye la excreción renal de calcio, y 4) aumenta la excreción renal de fosfato. Por lo tanto, la concentración sérica de calcio se recupera hasta casi el nivel normal, pero la hipofosfatemia persiste, de forma que la mineralización ósea está alterada o existe un alto recambio óseo.

El conocimiento de los cambios morfológicos en el raquitismo y la *osteomalacia* se facilita con un breve resumen del desarrollo y mantenimiento normal del hueso. El desarrollo de los huesos planos del esqueleto comporta la osificación intramembranosa, mientras que la formación de los huesos tubulares largos refleja una osificación endocondral. Con la formación de hueso intramembranoso, las células mesenquimatosas se diferencian directamente en osteoblastos, que sintetizan la matriz osteoide de colágeno en la que se deposita el calcio. Por el contrario, con la osificación endocondral, el cartílago en crecimiento de las placas epifisarias está mineralizado de forma provisional y luego hay una resorción progresiva y es sustituido por matriz osteoide, que sufre una mineralización para crear hueso (Fig. 8-20).

Morfología

La principal alteración en el raquitismo y la osteomalacia es un exceso de matriz no mineralizada. Sin embargo, los cambios que se producen en los huesos en crecimiento de niños con raquitismo se complican por una calcificación provisional inadecuada de cartílago epifisario, alterando el crecimiento de hueso endocondral. En el raquitismo se produce la siguiente secuencia:

- Crecimiento excesivo de cartílago epifisario por calcificación provisional inadecuada y fracaso de las células cartilaginosas para madurar y desintegrarse.
- Persistencia de masas irregulares, distorsionadas de cartílago, parte del que se proyecta en la cavidad medular.
- Depósito de matriz osteoide sobre restos cartilaginosos mal mineralizados.
- Alteración de la sustitución ordenada de cartílago por matriz osteoide, con dilatación y expansión lateral de la unión costocondral (Fig. 8-20).
- Crecimiento excesivo anormal de capilares y fibroblastos en la zona desorganizada por microfracturas y tensiones en el hueso mal formado, débil y mal mineralizado.
- Deformación ósea por pérdida de la rigidez estructural de los huesos en desarrollo.

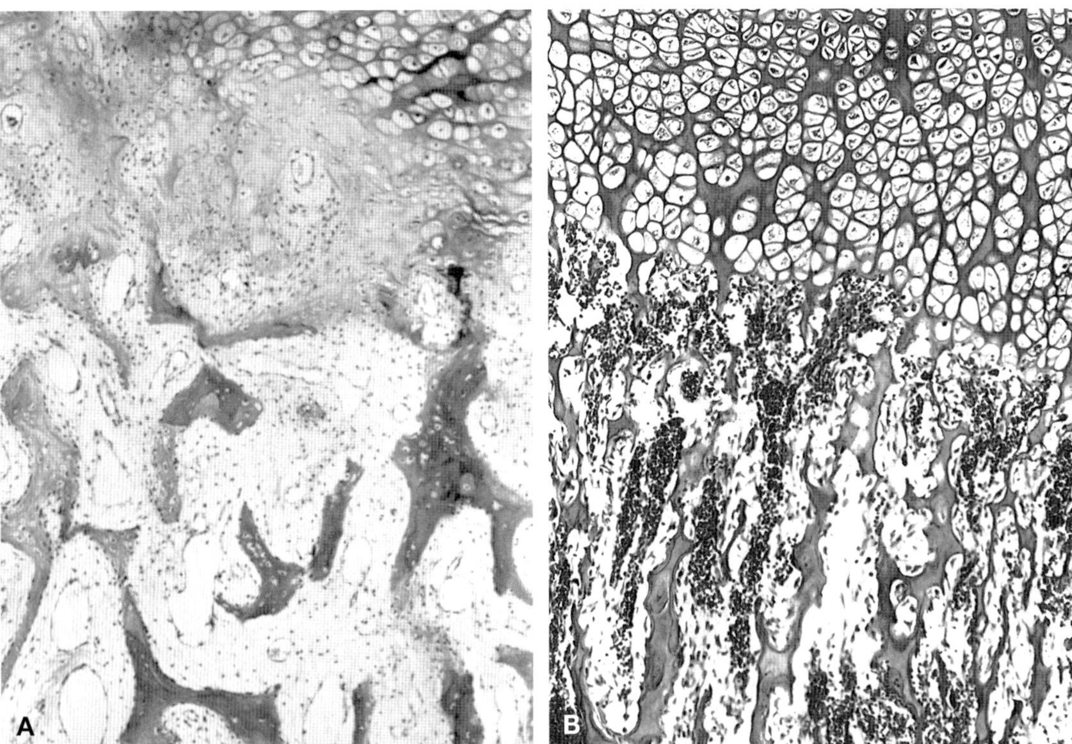

Figura 8-20

Raquitismo. **A**, detalle de la unión condrocostal, que muestra pérdida de la empalizada de cartílago. Las trabéculas más oscuras son hueso bien formado; las trabéculas más pálidas están formadas por sustancia osteoide no calcificada. **B**, compárese con la unión costocondral normal de un niño pequeño. Obsérvese la formación de la empalizada de cartílago y la transición ordenada de cartílago a hueso nuevo.

Los cambios óseos macroscópicos dependen de la gravedad del proceso raquítico, su duración y, en concreto, las tensiones a las que están sometidos los huesos del individuo. Durante la fase no deambulatoria del primer año de vida, la cabeza y el tórax son las que aguantan la mayor tensión. Los huesos occipitales blandos pueden aplanarse y los parietales pueden torcerse hacia dentro por la presión; al liberar la presión, el retroceso elástico devuelve los huesos a sus posiciones originales (**craneotabes**).Un exceso de osteoide produce **abombamiento frontal** y el aspecto cuadrado de la cabeza. La deformación del tórax se debe a un crecimiento excesivo de cartílago o tejido osteoide en la unión costocondral, produciendo el «**rosario raquítico**». Las áreas metafisarias debilitadas del tórax están sometidas al estiramiento de los músculos respiratorios y, por lo tanto, se doblan hacia dentro, creando la protrusión anterior del esternón (**tórax en quilla**). El tirón interno en el borde del diafragma crea la **escotadura de Harrison**, que rodea la cavidad torácica en el borde inferior de la caja torácica. La pelvis puede deformarse. Cuando un niño que ya camina desarrolla raquitismo, es probable que las deformidades afecten a la columna, la pelvis y los huesos largos (p. ej., tibia) causando **lordosis lumbar** y **arqueamiento de las piernas** (Fig. 8-21).

En los adultos, la falta de vitamina D altera la remodelación ósea normal que se produce durante la vida. La matriz osteoide recién formada por los osteoblastos está mal mineralizada, produciendo el exceso de osteoide persistente que es característico de la osteomalacia. Aunque los contornos del hueso no se afectan, el hueso es débil y vulnerable a fracturas macroscópicas o microscópicas, que es más probable que afecten a los cuerpos vertebrales y los cuellos femorales.

Microscópicamente, el osteoide no mineralizado puede visualizarse como una capa gruesa de matriz (que se tiñe de rosa en preparados de hematoxilina y eosina) dispuesta sobre las trabéculas más basófilas, normalmente mineralizadas.

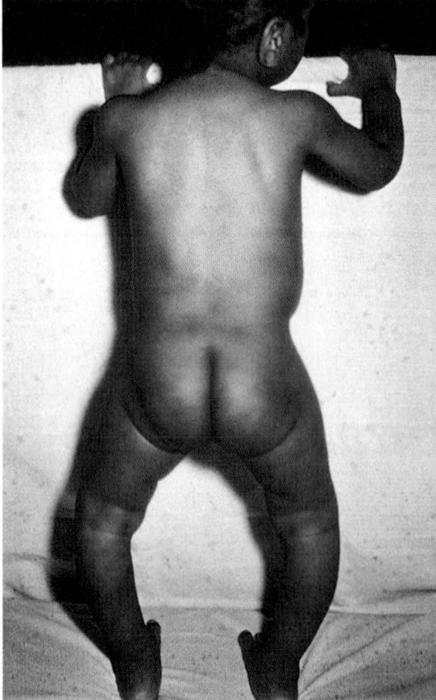

Figura 8-21

Raquitismo. Nótese el arqueamiento de las piernas por la formación de huesos poco mineralizados.

Los estudios también sugieren que la vitamina D puede ser importante para prevenir la desmineralización de los huesos. Parece que ciertas variantes del receptor de la vitamina D, determinadas genéticamente, se asocian a una pérdida acelerada de minerales óseos con la edad. En ciertas formas familiares de osteoporosis (Capítulo 21), el defecto se ha localizado en el receptor de la vitamina D.

Toxicidad por vitamina D. La exposición prolongada a la luz solar normal no produce un exceso de vitamina D, pero megadosis de vitamina administrada por vía oral pueden producir hipervitaminosis (los potenciales efectos perjudiciales de la exposición a la luz UV de alta intensidad en salones de bronceado siguen siendo un tema de debate continuo). En niños, la hipervitaminosis D puede adoptar la forma de calcificaciones metastásicas de tejidos blandos como el riñón; en adultos, causa dolor óseo e hipercalcemia. De pasada, cabe señalar que el potencial tóxico de esta vitamina es tan grande que en dosis lo bastante grandes es un potente raticida.

Vitamina C (ácido ascórbico)

La carencia de vitamina C hidrosoluble conduce al desarrollo de *escorbuto*, caracterizado principalmente por enfermedad ósea en niños en crecimiento y hemorragias y defectos de curación en niños y adultos. A los marineros de la British Royal Navy se les apodó «limeros» porque a finales del siglo XVIII, la Navy empezó a proporcionar zumo de lima y limón a los marineros para prevenir el escorbuto durante su larga estancia en el mar. No fue hasta 1932 que se identificó y sintetizó el ácido ascórbico. Éste no se sintetiza endógenamente en humanos y, por lo tanto, depende totalmente de la dieta. Se encuentra en la leche y en algunos productos animales (hígado, pescado) y es abundante en varias frutas y vegetales. Todas, menos las dietas más restringidas, aportan cantidades adecuadas de vitamina C.

Función. El ácido ascórbico actúa en varias vías biosintéticas por la aceleración de las reacciones de hidroxilación y amidación. La función más claramente establecida de la vitamina C es la activación de prolil y lisil hidroxilasas a partir de precursores inactivos, para la hidroxilación del procolágeno. El procolágeno mal hidroxilado adquiere una configuración helicoidal estable y no puede entrecruzarse adecuadamente, de forma que es mal secretado por los fibroblastos. Las moléculas que se secretan carecen de fuerza tensil, son más solubles y más vulnerables a la degradación enzimática. El colágeno, normalmente con el mayor contenido de hidroxiprolina, es el más afectado, especialmente en los vasos sanguíneos, lo que explica la predisposición hemorrágica del escorbuto. Además, parece que una carencia de vitamina C produce la supresión de la velocidad de síntesis de péptidos de colágeno, independientemente de un efecto en la hidroxilación de la prolina.

Si bien durante décadas se ha conocido la función de la vitamina C en la síntesis de colágeno, no ha sido hasta los últimos años en los que se han identificado sus propiedades antioxidantes. La vitamina C puede combinarse con radicales libres directamente e indirectamente puede actuar por regeneración de la forma antioxidante de la vitamina E.

Estados carenciales. En la Figura 8-22 se muestran las consecuencias de la carencia de vitamina C. Por suerte, el raquitis-

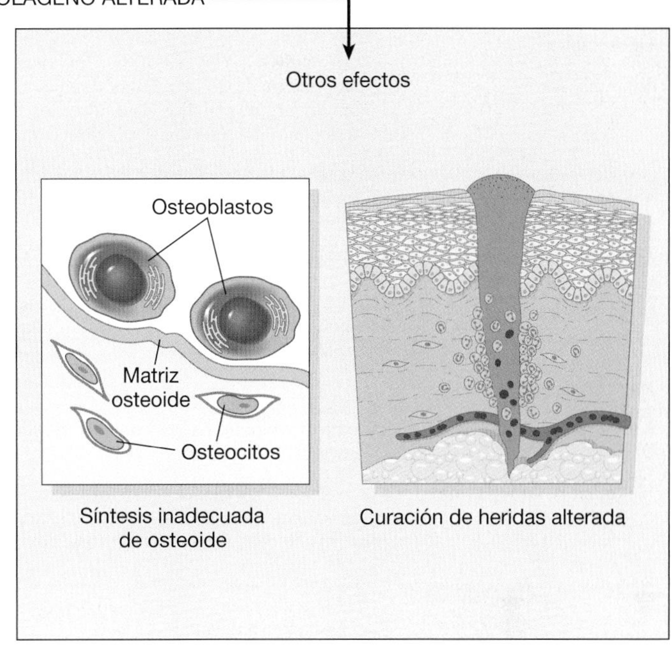

Figura 8-22

Principales consecuencias de la carencia de vitamina C causada por una formación de colágeno alterada. Se incluyen: tendencia hemorrágica por el poco soporte vascular, formación inadecuada de matriz osteoide y curación de heridas alterada.

mo ha dejado de ser un problema global debido a la abundancia de ácido ascórbico de muchos alimentos. En ocasiones se encuentra incluso en poblaciones ricas como carencia secundaria, sobre todo en ancianos, personas que viven solas y alcohólicos crónicos (grupos de población que a menudo presentan unos patrones de alimentación erráticos e inadecuados). Ocasionalmente se observa escorbuto en pacientes sometidos a diálisis peritoneal, hemodiálisis y en consumidores de alimentos de moda.

Toxicidad por vitamina C. El concepto popular de que las megadosis de vitamina C protegen frente al resfriado común o al menos disipan los síntomas no se ha confirmado en estudios clínicos controlados. Este ligero alivio probablemente es el resultado de una acción antihistamínica leve del ácido ascórbico. El gran exceso de vitamina C se excreta rápidamente por la orina, pero puede causar uricosuria y aumento de la absorción de hierro, con la potencial sobrecarga de hierro.

En las Tablas 8-9 y 8-10 se enumeran y caracterizan brevemente otras vitaminas y algunos minerales esenciales. El ácido fólico y la vitamina B_{12} se explican en el capítulo 12.

RESUMEN

Enfermedades nutricionales

- En los países pobres, la desnutrición proteicocalórica primaria es una causa frecuente de mortalidad infantil. Los dos principales síndromes de desnutrición proteicocalórica son el marasmo y el *kwashiorkor*. La desnutrición proteicocalórica secundaria se observa en los pacientes con enfermedades crónicas y cáncer avanzado (caquexia).
- El *kwashiorkor* se caracteriza por hipoalbuminemia, edema generalizado, hígado graso, alteraciones cutáneas, y trastornos de la inmunidad. Está causado por dietas bajas en proteínas, pero de contenido calórico normal.
- El marasmo se caracteriza por emaciación secundaria a pérdida de masa muscular y grasa, con preservación relativa de la albúmina sérica. Está causado por dietas con carencia calórica significativa (tanto proteicas como no proteicas).
- La anorexia nerviosa es un estado de inanición autoprovocado; se caracteriza por amenorrea y las múltiples consecuencias de unos niveles bajos de hormona tiroidea. La bulimia es un trastorno en el que se alternan atracones de comida y vómitos provocados.
- Las vitaminas A y D son liposolubles y cuentan un amplio margen de actividades. La vitamina A y las del grupo de la vitamina B. Estas últimas son hidrosolubles (v. en la Tabla 8-9 una lista de las funciones y síndrome de carencia vitamínica).

Obesidad

Más de la mitad de los norteamericanos de 20 a 75 años de edad tienen sobrepeso. Debido a que la obesidad está muy

Tabla 8-9 Vitaminas: principales funciones y síndromes carenciales

Vitamina	Funciones	Síndromes carenciales
Liposolubles		
Vitamina A	Un componente de los pigmentos visuales Mantenimiento de epitelios especializados Mantenimiento de resistencia a la infección	Ceguera nocturna, xeroftalmía, ceguera Metaplasia escamosa Vulnerabilidad a las infecciones, sobre todo al sarampión
Vitamina D	Facilita la absorción intestinal de calcio y fósforo, así como la mineralización del hueso	Raquitismo en los niños Osteomalacia en los adultos
Vitamina E	Antioxidante trascendental; elimina radicales libres	Degeneración espinocerebelosa
Vitamina K	Actúa como cofactor en la carboxilación hepática de procoagulantes: factores II (protrombina), VII, IX y X; y proteína C y proteína S	Diátesis hemorrágica
Hidrosolubles		
Vitamina B_1 (tiamina)	Como pirofosfato, es coenzima en las reacciones de descarboxilación	Beriberi, síndrome de Wernicke, síndrome de Korsakoff ?
Vitamina B_2 (riboflavina)	Es convertida a las coenzimas mononucleótido de flavina y dinucleótido de flavina-adenina (cofactores de numerosas enzimas en el metabolismo intermedio)	Arriboflavinosis, queilosis, estomatitis, glositis, dermatitis, vascularización corneal
Niacina	Se incorpora en la nicotinamida-adenina-dinucleótido (NAD) y NAD-fosfato, que participa en diversas reacciones de oxidación-reducción	Pelagra; las «tres D»: demencia, dermatitis, diarrea
Vitamina B_6 (piridoxina)	Sus derivados actúan como coenzimas en numerosas reacciones del metabolismo intermedio	Queilosis, glositis, dermatitis, neuropatía periférica
Vitamina B_{12}	Requerida para el metabolismo normal del folato y la síntesis del ADN Mantenimiento de la mielinización de los cordones medulares	Enfermedad sistémica combinada (anemia megaloblástica o perniciosa y degeneración de los cordones medulares)
Vitamina C	Actúa en numerosas reacciones de oxidación-reducción (redox) y en la hidroxilación del colágeno	Escorbuto
Folato	Esencial para la transferencia y uso de unidades de un carbono en la síntesis del ADN	Anemia megaloblástica, defectos del tubo neural
Ácido pantoténico	Incorporado en el coenzima A	No se ha identificado ningún síndrome no experimental
Biotina	Cofactor en las reacciones de carboxilación	No existe un síndrome clínico definido

relacionada con una incidencia aumentada de varias enfermedades (p. ej., diabetes, hipertensión), es importante definirla y reconocerla, para comprender sus causas, y poder tomar medidas adecuadas para prevenirla o tratarla.

La obesidad se define como un estado de aumento del peso corporal, por acumulación de tejido adiposo, que es de magnitud suficiente como para tener efectos adversos en la salud. ¿Cómo se mide la acumulación de grasa? Existen varias formas muy técnicas para aproximarse a la medición, pero, con fines prácticos, se utilizan comúnmente los siguientes:

- La expresión del peso en relación con la estatura, determinación conocida como índice de masa corporal (IMC) = (peso en kilogramos)/(altura en metros)^2.
- Medición de los pliegues cutáneos.
- Varios perímetros corporales, especialmente el índice del perímetro cintura/cadera.

El IMC, expresado en kilos por metro cuadrado está claramente relacionado con la grasa corporal. Un IMC de, aproximadamente, 25 kg/m^2 se considera normal. En general, se acepta que un exceso del 20% del peso corporal (IMC > 27 kg/m^2) es un riesgo para la salud.

Los efectos indeseables de la obesidad están relacionados no sólo con el peso corporal total, sino también con la distribución de los depósitos de grasa. La *obesidad central, o visceral*, en la que la grasa se acumula en el tronco y en la cavidad abdominal (en el mesenterio y las vísceras de alrededor), se asocia a un riesgo mucho mayor de varias enfermedades que la acumulación excesiva de grasa difusa en el tejido subcutáneo.

Las causas de la obesidad son complejas y no comprendidas completamente. Intervienen factores genéticos, ambientales y psicológicos. Sin embargo, para decirlo claramente, la obesidad es un trastorno del equilibrio energético. Los dos lados de la ecuación de la energía, ingesta y consumo, están finamente regulados por mecanismos neurales y hormonales y, por lo tanto, el peso se mantiene dentro de un estrecho margen durante años. Aparentemente, este fino equilibrio se mantiene por un punto base interno o «lipostat» que puede detectar la cantidad de depósitos grasos (tejido adiposo) y regular de forma adecuada la ingesta de alimentos, además del consumo

Tabla 8-10 Algunos oligoelementos y sus síndromes carenciales

Elemento	Función	Base de la carencia	Manifestaciones clínicas
Cinc	Componente de enzimas, sobre todo oxidasas	Aporte complementario inadecuado en las dietas artificiales Interferencia con la absorción por otros constituyentes de la dieta Trastorno metabólico congénito	Eritema alrededor de ojos, boca, nariz y ano (acrodermatitis enteropática) Anorexia y diarrea Retraso del crecimiento en niños Función mental deprimida Retraso de la cicatrización de las heridas y de la respuesta inmunológica Trastorno de la visión nocturna Infertilidad
Hierro	Componente esencial de la hemoglobina así como de diversas metaloenzimas que contienen hierro	Dieta inadecuada Hemorragia crónica	Anemia hipocrómica microcítica
Yodo	Componente de la hormona tiroidea	Suministro inadecuado de alimentos y agua	Bocio e hipotiroidismo
Cobre	Componente de la citocromo *c*-oxidasa, dopamina β-hidroxilasa, tirosinasa, lisil-oxidasa, y alguna enzima desconocida que participa en el entrecruzamiento (*cross-linking*) del colágeno	Aporte complementario inadecuado en dietas artificiales Interferencia con la absorción	Debilidad muscular Trastornos neurológicos Entrecruzamiento (*cross-link*) anormal del colágeno
Flúor	Mecanismo desconocido	Suministro inadecuado en tierra y agua Aporte complementario inadecuado	Caries dental
Selenio	Componente de la glutatión-peroxidasa Antioxidante con la vitamina E	Cantidades inadecuadas en tierra y agua	Miopatía Miocardiopatía (enfermedad de Keshan)

energético. En los últimos años se han identificado varios «genes de la obesidad». Como sería de esperar, codifican los componentes moleculares del sistema fisiológico que regula el equilibrio energético. Una función clave en la homeostasia de la energía la desempeña el gen *LEP* y su producto, la *leptina*. Este excepcional miembro de la familia de las citocinas, secretado por los adipocitos, regula los dos lados de la ecuación de la energía, ingesta de alimento y gasto de energía. Como se describe más adelante, *el efecto neto de la leptina es reducir la ingesta de alimento y potenciar el consumo de energía.*

Los mecanismos neurohumorales que regulan el equilibrio energético y el peso corporal son muy complejos (Fig. 8-23). Simplificando, estos mecanismos pueden dividirse en tres componentes:

- El sistema aferente, que genera señales procedentes de diversos lugares. Sus principales componentes son la leptina (tejido adiposo), *insulina* (páncreas), grelina (estómago), y el péptido YY (íleon y colon). La leptina reduce la ingestión de alimentos y se estudia con detalle más adelante. La secreción de grelina estimula el apetito, y a veces funciona como «señal iniciadora de las comidas». El péptido YY, liberado después de las comidas por las células endocrinas del íleon y colon, es una señal de saciedad.
- El sistema de procesado hipotalámico conocido como sistema de melanocortina central, que integra los diferentes tipos de señales aferentes y genera señales eferentes.
- El sistema eferente que transporta las señales generadas en el hipotálamo, que controla la ingestión de alimentos y el gasto de energía.

Leptina. Por mecanismos no claramente comprendidos, el *consumo de leptina está regulado por los depósitos de ácidos grasos*. Con tejido adiposo abundante, se estimula la secreción de leptina y la hormona viaja hacia el hipotálamo, donde se une a receptores de leptina en dos clases de neuronas. Una clase de neuronas sensibles a la leptina produce neuropéptidos inductores del apetito (*orexígenos*), neuropéptido Y (NPY) y proteína relacionada con agouti (AgRP). La otra clase de neuronas portadoras de receptores de leptina producen péptidos *anorexígenos*, hormona estimulante de los melanocitos α (MSH-α) y transcripción relacionada con cocaína y anfetamina (CART). Los neuropéptidos orexígenos y anorexígenos actúan por unión a otro grupo de receptores, siendo los dos más importantes el receptor NPY y el receptor de melanocortina 4 (MC4R), a los que se unen AgRP y α-MSH, respectivamente. *La unión de la leptina reduce la ingesta de alimentos por estimulación de la producción de α-MSH y CART (péptidos anorexígenos) e inhibición de la síntesis de NPY y AgRP (péptidos orexígenos).* Se produce la secuencia inversa de sucesos cuando existen depósitos inadecuados de grasa corporal: disminuye la secreción de leptina y aumenta la ingesta de alimentos. En individuos con peso estable, las actividades de estas vías están equilibradas.

Como se ha indicado antes, la leptina regula no sólo la ingesta calórica (apetito), sino también el gasto energético, mediante distintas vías. Por lo tanto, la abundancia de leptina aumenta la actividad física, la producción de calor y el gasto energético. Los mediadores neurohumorales del gasto energético inducido por la leptina no están tan bien definidos. Probablemente, la *termogénesis* es el más importante de los efectos catabólicos mediados por la leptina a través del hipotálamo; parece controlada, en parte, por señales hipotalámicas que aumentan la liberación de noradrenalina desde terminaciones nerviosas simpáticas en el tejido adiposo. Los adipocitos expresan receptores β_3-adrenérgicos que, estimula-

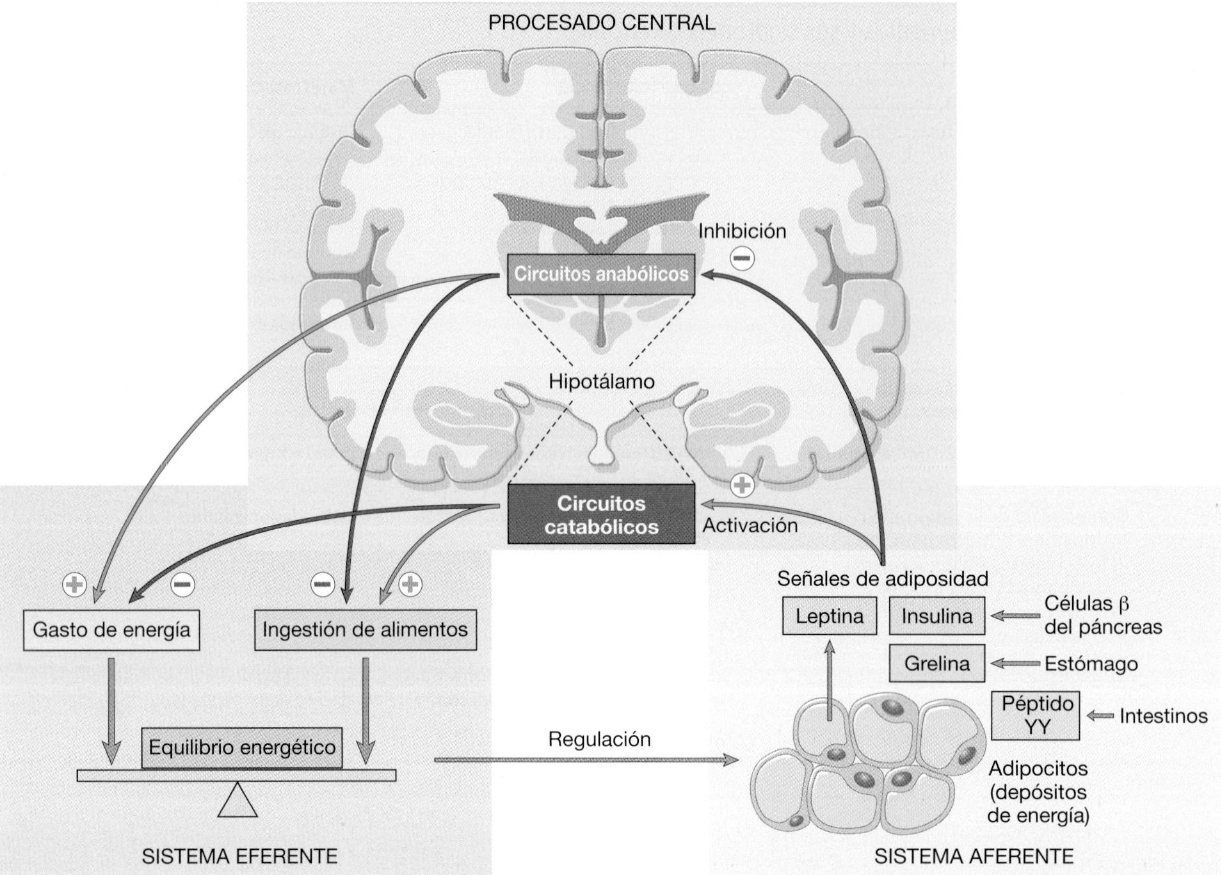

Figura 8-23

Circuito regulador del equilibrio energético. Cuando se almacena una cantidad suficiente de energía en el tejido adiposo y el individuo está bien alimentado, se suministran señales de adiposidad aferente (insulina, leptina, grelina, péptido YY) a las unidades de procesado de las neuronas centrales (en el hipotálamo). A este nivel, las señales de adiposidad inhiben los circuitos anabólicos y activan los circuitos catabólicos. A continuación los brazos efectores de estos circuitos centrales influyen sobre el equilibrio energético inhibiendo la ingestión de alimentos y favoreciendo el gasto de energía. A su vez, ello reduce el almacenamiento de energía y «disminuyen» las señales de adiposidad. Por otro lado, cuando el depósito de energía está bajo, los circuitos anabólicos disponibles se encargan (a expensas de los catabólicos) de generar depósitos de energía en forma de tejido adiposo; de este modo alcanzan un equilibrio.

dos por la noradrenalina, producen hidrólisis de ácidos grasos y también desenganchan la producción de energía desde el almacenamiento.

En roedores y humanos, las mutaciones que afectan al circuito central de la melanocortina dan lugar a obesidad masiva. Los ratones con mutaciones que desactivan el gen de la leptina o su receptor siguen comiendo y ganando peso. Estos ratones no consiguen detectar la adecuación de los depósitos grasos y, por lo tanto, se comportan como si estuvieran desnutridos. Como en los ratones, las mutaciones del gen o el receptor de la leptina causan obesidad masiva en humanos. Sin embargo, estos pacientes son raros. Con mayor frecuencia, las mutaciones del gen *MC4R* dan lugar a obesidad, como sucede en el 4-5% de los pacientes con obesidad masiva. Si bien estas formas monogénicas de obesidad humana son infrecuentes, subrayan la importancia del circuito leptina-melanocortina en el control del peso. Además, sugieren que otros defectos adquiridos en estas vías pueden ser patógenos en las formas más comunes de obesidad. Por ejemplo, en muchos individuos obesos, las concentraciones sanguíneas de leptina son altas, lo que sugiere que en humanos puede ser más prevalente la resistencia a la leptina que su deficiencia.

No existen apenas dudas de que las influencias genéticas pueden tener una función importante en el control del peso. Sin embargo, igual que en todos los rasgos complejos, la obesidad no es simplemente una enfermedad genética. Existen influencias ambientales concretas; la prevalencia de obesidad en asiáticos que emigran a Estados Unidos es mucho más alta que en los que se quedan en su país de origen. Esto probablemente se debe a cambios en el tipo y la cantidad de ingesta dietética. Después de todo, e independientemente de la composición genética, la obesidad no se produciría sin comer.

Consecuencias de la obesidad. La obesidad, *especialmente la obesidad central, aumenta el riesgo de padecer diversas enfermedades*, como diabetes, hipertensión e hipertrigliceridemia, y se asocia a colesterol HDL bajo (Capítulo 10), que son factores de riesgo mayores de arteriopatía coronaria. Los mecanismos subyacentes a estas asociaciones son complejos y probablemente interrelacionados. Por ejemplo, la obesidad, se asocia a *resistencia a la insulina* e hiperinsulinemia, manifestaciones importantes de la diabetes tipo 2 (antes conocida como diabetes no insulinodependiente) y la pérdida de peso asociada a la mejoría (Capítulo 20). Se ha especulado que el exceso de insulina puede, a su vez, tener una función en la retención de sodio, la expansión de volumen plasmático, la producción excesiva de noradrenalina y la proliferación de músculo liso, que son los rasgos distintivos de la hipertensión. Sea cual sea el mecanismo, *el riesgo de desarrollar hipertensión entre personas previamente normotensas aumenta proporcionalmente con el peso.*

Las personas obesas tienen probabilidades de presentar hipertrigliceridemia y un valor bajo de colesterol HDL, y estos factores pueden aumentar el riesgo de *arteriopatía coronaria* en los muy obesos. Debe resaltarse que la asociación entre obesidad y cardiopatía no es directa y esta relación puede asociarse más con la diabetes y la hipertensión que con el peso por sí mismo.

La obesidad, la dislipidemia, la hipertensión y la resistencia a la insulina forman parte de un trastorno que, conocido como *síndrome metabólico*, predispone a la enfermedad cardiovascular y a la diabetes tipo 2. El tejido adiposo desempeña una función en la patogenia del síndrome metabólico como fuente de leptina, moléculas proinflamatorias como TNF e IL-6, y agentes antiinflamatorios como adiponectina.

La *esteatosis no alcohólica* se asocia con frecuencia a la obesidad y a la diabetes tipo 2. Este trastorno, conocido también como hepatopatía grasa no alcohólica, puede progresar a fibrosis y cirrosis.

La *colelitiasis* (*cálculos biliares*) es seis veces más común en obesos que en sujetos delgados. El mecanismo es, principalmente, el aumento de colesterol total, del recambio de colesterol y de la excreción biliar de colesterol en la bilis que, a su vez, predispone a la formación de cálculos ricos en colesterol (Capítulo 16).

El *síndrome de hipoventilación* es un grupo de anomalías respiratorias en personas muy obesas. Se ha denominado *síndrome de Pickwick*, por el chico gordo que constantemente se quedaba dormido en la obra de Charles Dickens, *Los papeles póstumos del Club Pickwick*. La hipersomnolencia, nocturna y diurna, es característica y con frecuencia se asocia a apneas durante el sueño, policitemia y al final, insuficiencia cardíaca derecha.

La adiposidad marcada predispone al desarrollo de artropatía degenerativa (*artrosis*). Esta forma de artrosis, que normalmente se desarrolla en personas de edad, se atribuye, en gran medida, a los efectos acumulativos del desgaste articular. Cuanto mayor es la carga adiposa en el cuerpo, mayor es el traumatismo articular con el paso del tiempo.

La obesidad aumenta el riesgo de *ictus isquémico*, pero no está clara la relación entre *obesidad* e *ictus*, y pueden encontrarse opiniones contrarias en la bibliografía. Según algunos, la verdadera relación se establece entre ictus e hipertensión, no entre ictus y obesidad por sí misma (es decir, los pacientes obesos que no son hipertensos no tienen un mayor riesgo de ictus).

Igual de controvertida es la relación entre *obesidad* y *cáncer*, especialmente en cánceres de endometrio y mama. Aquí, el problema se complica por la función de algunos alimentos, como las grasas animales, que pueden asociarse independientemente con el cáncer y la obesidad. No obstante, se ha calculado que el sobrepeso y la obesidad pueden asociarse, aproximadamente, a una mortalidad por cáncer del 20% en mujeres y del 14% en hombres. Las mujeres obesas tienen riesgo mayor de desarrollar cáncer de endometrio que las delgadas del mismo grupo de edad. Esta relación puede ser indirecta; las concentraciones sanguíneas altas de estrógenos se asocian con mayor riesgo de cáncer de endometrio (Capítulo 19) y se sabe que la obesidad aumenta las concentraciones de estrógenos. Los datos son controvertidos en cuanto al cáncer de mama. Parece que en mujeres posmenopáusicas que viven en países con riesgo moderado o bajo de cáncer de mama (p. ej., Japón), la obesidad central se asocia a un riesgo aumentado de cáncer de mama. De nuevo, la función de las hormonas sexuales es una variable confusa.

RESUMEN

Obesidad

- La obesidad es un trastorno de la regulación de la energía. Aumenta el riesgo de diversos trastornos significativos, como resistencia a la insulina, diabetes tipo 2, hipertensión e hipertrigliceridemia (todos ellos asociados a la aparición de cardiopatía isquémica).
- La regulación del equilibrio energético es muy compleja. Tiene tres principales componentes: 1) señales aferentes proporcionadas principalmente por la insulina, leptina, grelina y el péptido YY; 2) el sistema hipotalámico central de melanocortina, que integra las señales aferentes y desencadena las eferentes, y 3) las señales eferentes que controlan el equilibrio energético.
- La leptina posee una función significativa en el equilibrio energético. Su salida de los tejidos adiposos es regulada por la abundancia de depósitos de grasa. La fijación de la leptina a sus receptores hipotalámicos estimula la formación de péptidos anorexígenos e inhibe la síntesis de péptidos anorexígenos: es decir, en definitiva reduce la ingestión de alimentos.
- La obesidad contribuye a la aparición de la hepatopatía grasa no alcohólica, que puede progresar a fibrosis y cirrosis; asimismo, aumenta la forma de cálculos biliares de colesterol.
- La obesidad se asocia con aumento del riesgo de cáncer de endometrio y de cáncer de mama (quizá debido a alteraciones hormonales)

Dieta y enfermedades sistémicas

Se ha hablado de los problemas de una nutrición excesiva o deficiente, además de las carencias específicas de nutrientes; sin embargo, la composición de la dieta, incluso en ausencia de alguno de estos problemas, puede tener una importante contribución en la etiología y la progresión de diversas enfermedades, de las que se darán algunos ejemplos.

Actualmente, uno de los temas más importantes y controvertidos es la contribución de la dieta a la aterogénesis. La cuestión principal es: «¿Puede la modificación dietética –en concreto, la reducción del consumo de colesterol y grasas animales saturadas (p. ej., huevos, mantequilla, carne de ternera)– reducir las concentraciones séricas de colesterol y prevenir o retrasar el desarrollo de aterosclerosis (sobre todo, cardiopatía coronaria)?». El adulto medio de Estados Unidos consume una gran cantidad de grasa y colesterol al día, con un índice de ácidos grasos saturados/ácidos grasos poliinsaturados de alrededor de 3:1. El descenso del nivel de grasas saturadas al nivel de las poliinsaturadas reduce un 10-15% el colesterol sérico en unas semanas. Los aceites vegetales (p. ej., de maíz y alazor) y el aceite de pescado contienen ácidos grasos poliinsaturados y son buenas fuentes de lípidos hipocolesterolémicos. Los ácidos grasos del aceite de pescado que pertenecen a la familia omega-3 o n-3 tienen más enlaces dobles que los ácidos grasos omega-6 o n-6 hallados en los aceites vegetales. Un estudio en holandeses cuya dieta diaria habitual contenía 30 g de pescado reveló una frecuencia sustancialmente menor de muerte por cardiopatía coronaria que entre controles comparables. Aunque la modificación dietética puede afectar a la cardiopatía, actualmente no hay datos suficientes para sugerir que los complementos a largo plazo de alimentos con ácidos grasos omega-3 son beneficiosos para reducir la arteriopatía coronaria.

Existen otros ejemplos del efecto de la dieta sobre la enfermedad.

- La hipertensión se beneficia de la restricción dietética de sodio.
- Algunos creen que la fibra dietética, que aumenta la masa fecal, tiene un efecto preventivo frente a la diverticulosis del colon.
- Se ha demostrado claramente que la restricción calórica prolonga la vida en animales experimentales. No está clara la base de esta llamativa observación (Capítulo 1).
- Incluso se ha promocionado el ajo para proteger frente a la cardiopatía (y también frente a los besos y el diablo), aunque la investigación aún no ha demostrado claramente este efecto.

Dieta y cáncer

Con respecto a la carcinogénesis, preocupan tres aspectos de la dieta: 1) el contenido de carcinógenos exógenos; 2) la síntesis endógena de carcinógenos a partir de los componentes dietéticos, y 3) la falta de factores protectores.

- Por lo que respecta a sustancias *exógenas*, la *aflatoxina* es claramente carcinógena, y en partes de Asia y África constituye un factor importante en la aparición de carcinoma hepatocelular. La exposición a aflatoxina causa una mutación específica (codón 249) en el gen *p53* de las células tumorales. En los estudios epidemiológicos, la presencia de la mutación se usa como «señal molecular» de exposición a aflatoxina. Persiste el debate sobre la carcinogenicidad o no de los aditivos alimentarios, edulcorantes artificiales y pesticidas contaminantes. Aunque algunos edulcorantes artificiales (ciclamatos y sacarina) han sido implicados en la aparición de cáncer vesical, faltan aún evidencias convincentes.
- La preocupación sobre la síntesis *endógena* de los carcinógenos o los promotores a partir de componentes de la dieta está relacionada, principalmente, con los carcinomas gástricos. Al haberse demostrado claramente que en animales inducen la aparición de cáncer gástrico, las *nitrosaminas* y *nitrosamidas* han sido implicadas en la generación de estos tumores en el ser humano. En el organismo, estos compuestos se forman a partir de nitritos y aminas o amidas derivadas de proteínas digeridas. Las fuentes de nitritos son el nitrito sódico añadido a los alimentos como preservante, y los nitratos presentes en las verduras comunes (que son reducidos en el intestino por la flora intestinal). Por lo tanto, existe la posibilidad de la producción endógena de agentes carcinógenos a partir de componentes de la dieta, lo que pudiera tener un efecto sobre el estómago.
- Combinada con un bajo consumo de fibra, la ingestión elevada de grasa animal se ha implicado como causa del cáncer de colon. La explicación más convincente de esta asociación es la siguiente: el consumo elevado de grasa aumenta el nivel de ácidos biliares en el intestino, lo que a su vez modifica la flora intestinal y favorece el crecimiento de bacterias microaerofílicas. Los ácidos biliares o los metabolitos producidos por estas bacterias podrían servir como carcinógenos o promotores. El efecto protector de una dieta rica en fibras podría así estar relacionado con: 1) el incremento del volumen de las heces y la disminución del tiempo de tránsito por el intestino, lo que reduciría la exposición de la mucosa frente a posibles agresores, y 2) la capacidad de ciertas fibras para fijar los carcinógenos y proteger así la mucosa. Sin embargo, los intentos realizados para demostrar estas teorías mediante estudios clínicos y experimentales se han asociado a resultados contradictorios.
- Se ha supuesto que las vitaminas C y E, los carotenos β y el selenio tienen efectos anticarcinógenos debido a sus propiedades antioxidantes. No obstante, hasta la fecha no existen evidencias convincentes de que estos antioxidantes actúen como agentes quimiopreventivos. Como ya se ha mencionado, el ácido retinoico favorece la diferenciación epitelial y, al parecer, revierte la metaplasia intestinal. Tal como se ha estudiado ya anteriormente en este mismo capítulo, está mejor definida su utilización en la terapia de diferenciación de la leucemia promielocítica.

Por lo tanto, debemos concluir que, a pesar de las muchas tendencias seductoras y las proclamas de «gurús de la dieta», hasta ahora no existe ninguna prueba definitiva de que la dieta en general pueda causar o proteger frente al cáncer. No obstante, persiste la preocupación de que los carcinógenos acechen en cosas tan placenteras como un jugoso bistec y un rico helado.

BIBLIOGRAFÍA

Anderson GL et al: Effects of estrogen plus progestins on gynecologic cancers and associated diagnostic procedures: the Women's Health Initiative randomized trial. JAMA 290:1739, 2003. *[Estudio capital sobre el riesgo de cáncer de ovario debido al THS.]*

Badman MK, Flier JS: The gut and energy balance: visceral allies in the obesity wars. Science 307:1909, 2005. *[Revisión de la función del intestino en la homeostasia de la energía.]*

Bellinger DC: Lead. Pediatrics 113:1016, 2004. *[Excelente revisión sobre el tema.]*

Brass LM: Hormone replacement therapy and stroke: clinical trials review. Stroke 35 (Suppl 1):2644, 2004. *[Datos significativos que demuestran la falta de efecto protector del THS sobre el ictus.]*

Centers for Disease Control and Prevention: Third National Report on Human Exposure to Environmental Chemicals, 2005. *[Importante encuesta sobre sustancias químicas ambientales, con comentarios sobre la exposición y los riesgos para la salud.]*

Clarkson TW et al: The toxicology of mercury, current exposures and clinical manifestations. N Engl J Med 349:1731, 2003. *[Excelente revisión del tema.]*

Cone RD: Anatomy and regulation of the central melanocortin system. Nat Neurosci 8:571, 2005. *[Revisión de la regulación de la homeostasia de la energía por este sistema.]*

Creasman WT: WHI: Now that the dust has settled: a commentary. Am J Obstet Gynecol 189:621, 2003. *[Visión crítica del informe de la Women's Health Initiative sobre los efectos del THS.]*

Gomes MP, Deitcher SR: Risk of venous thromboembolic disease associated with hormonal contraceptives and hormone replacement therapy: a clinical review. Arch Intern Med 164:1965, 2004. *[Revisión de un importante problema clínico.]*

Hecht SS: Tobacco carcinogens, their biomarkers and tobacco-induced cancer. Nat Rev Cancer 3:733, 2003. *[Excelente revisión de los efectos carcinógenos del humo de tabaco y del tabaco no fumado.]*

Hodgson E: A Textbook of Modern Toxicology, 3rd edition. Hoboken, N J, John Wiley & Sons, 2004. *[Conciso libro de texto de toxicología, con un excelente capítulo de introducción sobre la historia y perspectivas de esta disciplina.]*

Jarup L: Hazards of heavy metal contamination. Br Med Bull 68:167, 2003. *[Revisión de los efectos sobre la salud de la exposición al plomo, cadmio, mercurio y arsénico.]*

Kambhampati S et al: Signaling pathways activated by all-*trans*-retinoic acid in acute promyelocytic leukemia cells. Leuk Lymphoma 45:2175, 2004. *[Análisis de los mecanismos de acción del tratamiento con ácido retinoico en la leucemia promielocítica aguda.]*

Klaassen CD: Casarett and Doull's Toxicology, 6th edition. New York, McGraw-Hill, 2001. *[Exhaustivo tratado de toxicología, con excelentes capítulos dedicados a la biotransformación de los agentes xenobióticos, los efectos tóxicos de los metales, la toxicidad de las radiaciones y la contaminación del aire.]*

La Vecchia C: Oral contraceptives and ovarian cancer: An update, 1998–2004. Eur J Cancer Prev 15:117, 2006. *[El análisis estadístico más reciente sobre el efecto protector de los anticonceptivos orales.]*

Lafontan M: Fat cells: afferent and efferent messages define new approaches to treat obesity. Annu Rev Pharmacol Toxicol 45:119, 2005. *[Revisión de la producción de agentes proinflamatorios y otros péptidos por los adipocitos, así como sobre la comunicación entre estas células y otros tejidos.]*

Lips P: Vitamin D deficiency and secondary hyperparathyroidism in the elderly: consequences for bone loss and fractures and therapeutic implications. Endocrine Rev 22:477, 2001. *[Revisión exhaustiva de la carencia de vitamina D, sobre todo en los ancianos.]*

Longnecker MP et al: The human health effects of DDT (dichlorodiphenyltrichloroethane), and PCBs (polychlorinated biphenyls) and an overview of organochlorines in public health. Annu Rev Public Health 18:211, 1997. *[Revisión exhaustiva de los efectos de los organoclorados importantes en salud pública.]*

Manson JE et al: Estrogen plus progestin and the risk of coronary heart disease. N Engl J Med 349:523, 2003. *[Estudio fundamental de la Women's Health Initiative.]*

Moelle DW: Environmental Health, 3rd edition. Cambridge, Harvard University Press, 2005 *[Conciso libro de texto sobre salud ambiental, con importantes capítulos de introducción así como un excelente capítulo sobre los efectos de las radiaciones electromagnéticas.]*

Nagpal S: Retinoids: inducers of tumor/growth suppressors. J Invest Dermatol 123:1162, 2004.

Samet JM, et al: Fine particulate air pollution and mortality in 20 US cities 1987–1994. N Engl J Med 343:1742, 2000. *[Importante estudio del problema.]*

Sporer KA: Acute heroin overdose. Ann Intern Med 130:584, 1999. *[Una buena encuesta sobre un problema importante.]*

Stewart BW, Kleihues P (eds): World Cancer Report, Lyon, IARC Press, 2003. *[Informe muy útil de la International Agency for Research on Cancer, con artículos sobre las causas, mecanismos y prevención del cáncer, así como excelentes datos sobre tabaco, consumo de alcohol y carcinogénesis ambiental/ocupacional.]*

Wolf G: The visual cycle of the cone photoreceptors of the retina. Nutr Rev 62:283, 2004. *[Análisis del papel del retinol y sus derivados en el ciclo visual.]*

Capítulo 9

Patología general de las enfermedades infecciosas*

En muchos aspectos, las enfermedades infecciosas son tan importantes en la historia de la humanidad como las guerras y los desastres naturales; consideremos la peste negra de la Edad Media, la muerte masiva de indios norteamericanos por el sarampión y la viruela (muchas más que por balas y hambre), o el síndrome de inmunodeficiencia adquirida (sida). La enfermedad infecciosa es también una importante fuerza motriz en la evolución de los vertebrados, en la base del desarrollo y de la complejidad progresiva del sistema inmunitario humano. A pesar de los avances médicos, sólo hemos derrotado realmente un puñado de estas enfermedades; merece la pena señalar que casi todas las victorias se deben a programas de inmunización (p. ej., viruela, tos ferina, poliomielitis y sarampión) que triunfan al aumentar nuestra propia inmunidad. Aunque el empleo de antibióticos ha contribuido a suavizar algunas enfermedades infecciosas, cuando ha sido indiscriminado se ha producido, irónicamente, el desarrollo de patógenos cada vez más virulentos y resistentes a múltiples antibióticos. Como consecuencia, los microbios, una vez fácilmente controlados, han vuelto rugiendo: cepas resistentes de los agentes causantes de tuberculosis, malaria, *Salmonella*, gonorrea e incluso de estreptococos poco virulentos.

Así, las enfermedades infecciosas siguen siendo una causa importante de muerte en todo el mundo. En los países en desarrollo, las condiciones de vida insalubres y la malnutrición contribuyen a una carga masiva de enfermedades infecciosas responsables de más de 10 millones de muertes al año; la mayoría se producen en niños, especialmente por infecciones respiratorias y diarreicas. Incluso en Estados Unidos, dos de las principales causas de muerte son atribuibles a infección (neumonía y sepsis). Las enfermedades infecciosas son causa de muerte especialmente importante en los individuos de edad avanzada y en los afectados de sida, así como de enfermedades crónicas. Los avances médicos, como la quimioterapia antitumoral y la inmunosupresión para el trasplante de órganos han creado también una clase totalmente nueva de pacientes vulnerables a los microorganismos generalmente inocuos pero, no obstante, *oportunistas*.

En vista de lo que parece ser una embestida furiosa de microbios, conviene recordar que la *cooperación* entre microorganismos y los humanos es la regla; la enfermedad es la excepción. En efecto, sin nuestra flora intestinal normal, estaríamos en riesgo de padecer déficit de vitamina K y dependemos de la flora vaginal normal para prevenir las infecciones

*Deseamos expresar nuestro agradecimiento al doctor John Samuelson por sus contribuciones a ediciones previas.

por *Candida* («levaduras»). La mayoría de estas relaciones son *simbióticas* (de beneficio para ambas partes) o, en lo peor, *comensales* (el pasajero comparte el alimento del huésped sin causarle peligro). Cuando los microbios causan enfermedad, la naturaleza y extensión de la patología dependen de: 1) la *virulencia* (o patogenicidad) del microorganismo, y 2) la *respuesta del huésped*. En consecuencia, la infección en el sentido microbiológico no es sinónimo de enfermedad infecciosa en el sentido clínico; la *enfermedad infecciosa* se produce cuando hay lesión tisular o la fisiología del huésped se encuentra alterada.

El objetivo de este capítulo es subrayar los mecanismos generales por los que los microorganismos infecciosos causan patología. Sólo describiremos unos pocos de los muchos patógenos humanos para ilustrar conceptos específicos de patogenia microbiana. En los capítulos que se centran en los aparatos de los órganos individuales puede encontrarse una mayor cobertura de la mayoría de los microorganismos.

HISTORIA

No sólo es interesante una visión panorámica de la evolución de nuestro conocimiento sobre las enfermedades infecciosas, sino que proporciona una perspectiva histórica importante para comprender los conceptos de la patogenia microbiana. La microbiología, la inmunología, la enfermedad infecciosa e incluso la salud pública se han hallado muy entretejidas a lo largo de la historia.

Edward Jenner observó que las ordeñadoras que trabajaban con vacas eran resistentes a la viruela. Su observación inicial de 1796 (sin conocer siquiera el agente etiológico) llevó en último término a la comprensión de la inmunidad cruzada e inmunización; sabemos en la actualidad que el virus de la viruela vacuna (*Vaccinia*) induce respuestas de anticuerpos que neutralizan la posterior infección con el virus de la viruela humana (*Variola*) considerablemente más virulento. Setenta años después (en 1865), Louis Pasteur fue el primero en demostrar que los microorganismos pueden causar enfermedad (teoría del germen de la enfermedad) y creó también las primeras vacunas atenuadas, incluida una contra la rabia en 1885. En 1882, Robert Koch propuso los criterios para relacionar un microorganismo específico con una enfermedad. Los postulados de Koch (es interesante señalar que se aplicaron por primera vez en la relación entre el bacilo del carbunco con su constelación patológica específica) requieren que: 1) se encuentre el microorganismo causal en las lesiones de la enfermedad; 2) se aísle el microorganismo en cultivo; 3) la inoculación secundaria del microorganismo purificado cause lesiones (por lo general, en animales de experimentación), y 4) se recupere el microorganismo del animal experimental.

La microbiología moderna, basada en la genética molecular, llegó en 1944, cuando Oswald Avery demostró que la transferencia de ácido desoxirribonucleico (ADN) de *Streptococcus pneumoniae* virulento a no virulento transformaba éste en un fenotipo virulento. Se demostraba así de modo concluyente que el ADN es el material responsable de la transmisión de los rasgos genéticos, y fue el punto de partida para la expansión de la investigación en la genética molecular que continúa hasta el presente.

La mejora en las técnicas de cultivo celular y tisular llevó a nuevos avances en las enfermedades infecciosas; previamente, la propagación vírica se basaba en realizar pases por animales huéspedes, lo que hacía problemática la manipulación y la observación. El cultivo con éxito de los poliovirus en tejidos fetales humanos y en los fibroblastos de prepucio en frascos rodantes, realizado por Enders y Weller en 1949, llevó al desarrollo de vacunas con organismos muertos con formol y, en último término, con microorganismos vivos atenuados. Mucho más tarde, la identificación, en 1984, del virus de la inmunodeficiencia humana (VIH) por Montagnier y Gallo llevó al posterior desarrollo de pruebas diagnósticas para el cribado de sangre, y a tratamientos antivíricos basados en la comprensión de la estructura de enzimas concretas del VIH; la carrera está lanzada en todo el mundo para el desarrollo de una vacuna efectiva. En la actualidad se conocen las secuencias genómicas completas de muchas especies, incluidos microbios y humanos, lo cual es muy prometedor para investigaciones futuras sobre la patogenia, el diagnóstico y el tratamiento de las enfermedades infecciosas.

ENFERMEDADES INFECCIOSAS NUEVAS Y EMERGENTES

Algunas enfermedades infecciosas han coexistido con los humanos a lo largo de nuestra historia; así, se ha conocido la lepra desde al menos los tiempos bíblicos, se han encontrado esquistosomas en momias egipcias, y muchas bacterias, hongos y virus han ocasionado plagas probablemente incluso a los humanos prehistóricos. No obstante, la llegada de nuevas enfermedades ha marcado la historia de la humanidad, y cada año se describe una cifra sorprendente de nuevos agentes infecciosos (Tabla 9-1). Por ejemplo, la sífilis venérea era des-

Tabla 9-1 Algunos agentes infecciosos reconocidos recientemente y las enfermedades que causan

Año	Agente	Enfermedad
1977	Virus Ébola	Fiebre hemorrágica epidémica
	Virus Hanta	Fiebre hemorrágica con nefropatía
	Legionella pneumophila	Enfermedad de los legionarios
	Campylobacter jejuni	Enteritis
1981	*Staphylococcus aureus*	Síndrome del shock tóxico
1982	*Escherichia coli* O157:H7	Síndrome hemolítico-urémico
	Borrelia burgdorferi	Enfermedad de Lyme
1983	VIH	Sida
	Helicobacter pylori	Úlceras gástricas
1988	Hepatitis E	Hepatitis de transmisión intestinal
1989	Hepatitis C	Hepatitis crónica
1992	*Vibrio cholerae* O139	Nueva cepa de cólera epidémica
	Bartonella henselae	Enfermedad por arañazo de gato
1995	KSHV (HHV-8)	Sarcoma de Kaposi en sida
2002	Virus del Nilo Occidental	Parálisis flácida aguda
2003	Coronavirus SARS	Síndrome respiratorio agudo grave

Adaptada de Lederberg J: Infectious disease as an evolutionary paradigm. Emerg Infect Dis 3:417, 1997.

conocida antes del sitio de Nápoles en 1494, la enfermedad de los legionarios apareció por vez primera en 1976 en Filadelfia, la enfermedad de Lyme emergió por vez primera a mediados de la década de 1970, el sida no fue reconocido hasta comienzos de la de 1980, y la «bacteria carnívora» es un tema popular reciente en la prensa sensacionalista.

Las causas infecciosas de algunas enfermedades «nuevas» (p. ej., gastritis por *Helicobacter*, hepatitis B y C, diarrea por rotavirus y neumonía del legionario) no eran reconocidas previamente en gran medida porque los agentes infecciosos eran difíciles en cultivar. Otras infecciones pueden ser genuinamente nuevas en los humanos (p. ej., VIH causante del sida, *Borrelia burgdorferi* causante de la enfermedad de Lyme, y nuevas cepas exóticas del virus de la gripe). Tales entidades, aparentemente nuevas, surgen probablemente a partir de mutaciones microbianas y/o recombinaciones entre diferentes microorganismos que alteran sus factores de virulencia o cambian su especificidad de huésped. Ciertas enfermedades «nuevas» se están reconociendo sólo por la existencia de una cohorte cada vez mayor de huéspedes inmunocomprometidos (p. ej., citomegalovirus [CMV], herpesvirus del sarcoma de Kaposi [KSHV, o HHV-8], *Mycobacterium avium-intracellulare, Pneumocystis jiroveci [carinii]*, y *Cryptosporidium parvum*). Los cambios en el medio ambiente pueden aumentar las tasas de otras enfermedades infecciosas; la reforestación de la parte oriental de Estados Unidos llevó a aumentos masivos en ciervos y ratones portadores de las garrapatas que transmiten la enfermedad de Lyme, babesiosis y ehrlichiosis. Por último, como se ha mencionado anteriormente, la aparición de cepas multirresistentes de *M. tuberculosis, Neisseria gonorrhoeae, Staphylococcus aureus* y *Enterococcus faecium* representa también un reto para la medicina.

AGENTES DEL BIOTERRORISMO

La «utilización armamentística» de los agentes biológicos como estrategia terrorista ha constituido, desde hace mucho tiempo, una amenaza teórica que por desgracia se convirtió en realidad con los ataques de carbunco en EE.UU. en 2001. Los Centers for Disease Control and Prevention han evaluado los microorganismos que plantean el mayor peligro como armas (a tenor de la eficiencia de la transmisión de la enfermedad, dificultad de propagación y distribución microbianas, dificultad para defenderse contra ella, y potencial para incitar temor en el público), y las ha clasificado en tres categorías (Tabla 9-2).

Los agentes de la categoría A son los de máximo riesgo, con fácil diseminación y gran potencial de mortalidad, planteando de este modo el mayor pánico en el público y desestructuración social. La viruela se sitúa en esta categoría por su elevada transmisibilidad (aerosol respiratorio o contacto directo con las lesiones cutáneas), baja dosis infectiva requerida, tasa de mortalidad del 30% y ausencia de tratamiento antivírico efectivo. Desde que en Estados Unidos se dejó de vacunar frente a la viruela en 1972, con una disminución posterior en la inmunidad general, la población total es muy susceptible. Los agentes de la categoría B son relativamente fáciles de diseminar y producen una morbilidad moderada pero una baja mortalidad (excepto en poblaciones inmunocomprometidas); muchos de estos agentes son vehiculados por los alimentos o el agua. Los agentes de la categoría C comprenden los patógenos emergentes que tienen el potencial de diseminación en masa y una elevada morbilidad y mortalidad.

CATEGORÍAS DE LOS AGENTES INFECCIOSOS

Los agentes que causan enfermedades infecciosas varían en tamaño entre 27 kD de la proteína priónica y 20 nm de poliovirus a 10 m de un platelminto (Tabla 9-3). Las siguientes descripciones sucintas de las categorías de agentes infecciosos no son exhaustivas, sino que sólo aportan los conceptos importantes.

Priones. Los priones son formas anormales de una *proteína priónica* (PrP) normal del huésped que se encuentra en elevadas concentraciones en las neuronas; la función de la PrP es desconocida. Los priones (el nombre deriva de las partículas proteináceas infecciosas) causan encefalopatías espongiformes transmisibles, que incluyen el kuru (asociada con el canibalismo humano), enfermedad de Creutzfeldt-Jakob (ECJ; asociada con trasplantes corneales, entre otros procedimientos), encefalopatía espongiforme bovina (EEB; conocida

Tabla 9-2 Agentes potenciales del bioterrorismo

Enfermedades/agentes de categoría A	Enfermedades/agentes de categoría B	Enfermedades/agentes de categoría C
• Anthrax (*Bacillus anthracis*) • Botulismo (toxina de *Clostridium botulinum*) • Peste (*Yersinia pestis*) • Viruela (virus *Variola major*) • Tularemia (*Francisella tularensis*) • Fiebres hemorrágicas víricas: filovirus (p. ej., Ébola, Marburg), arenavirus (virus de la fiebre de Lassa y arenavirus del Nuevo Mundo), bunyavirus (p. ej., virus de fiebre hemorrágica Crimea-Congo y de la Fiebre del Valle del Rift)	• Brucelosis (especies de *Brucella*) • Toxina épsilon de *Clostridium perfringens* • Amenazas sobre seguridad de alimentos (especies de *Salmonella*), *Escherichia coli* O157:H7, *Shigella*) • Muermo (*Burkholderia mallei*) • Melioidosis (*Burkholderia pseudomallei*) • Psitacosis (*Chlamydia psittaci*) • Fiebre Q (*Coxiella burnetti*) • Toxina de ricina de *Ricinus communis* (semilla del ricino) • Enterotoxina B estafilocócica • Tifus exantemático (*Rickettsia prowazekii*) • Encefalitis vírica: alfavirus (p. ej., encefalitis equina venezolana, encefalitis equina oriental, encefalitis equina occidental) • Amenazas sobre la seguridad del agua (p. ej., *Vibrio cholerae, Cryptosporidium parvum*)	• Amenazas con enfermedades infecciosas emergentes como el virus Nipah y Hantavirus

Adaptada de la información procedente de los Centers for Disease Control and Prevention.

Tabla 9-3 Clases de patógenos humanos y sus hábitats

Taxonómico	Tamaño	Sitio de propagación	Especie de muestra	Enfermedad
Priones	Proteínas	Intracelular	PrP	Enfermedad de Creutzfeldt-Jakob
Virus	20-300 nm	Intracelular obligado	Poliovirus	Poliomielitis
Clamidias	200-1.000 nm	Intracelular obligado	*Chlamydia trachomatis*	Tracoma, uretritis
Rickettsias	300-1.200 nm	Intracelular obligado	*Rickettsia prowazekii*	Tifus exantemático
Micoplasmas	125-350 nm	Extracelular	*Mycoplasma pneumoniae*	Neumonía atípica
Bacterias	0,8-15 μm	Cutáneo Mucoso Extracelular Intracelular facultativo	*Staphylococcus aureus* *Vibrio cholerae* *Streptococcus pneumoniae* *Mycobacterium tuberculosis*	Herida Cólera Neumonía Tuberculosis
Hongos	2-200 μm	Cutáneo Mucoso Extracelular Intracelular facultativo	*Trichophyton* sp. *Candida albicans* *Sporothrix schenckii* *Histoplasma capsulatum*	Tiña del pie (pie de atleta) Aftas Esporotricosis Histoplasmosis
Protozoos	1-50 μm	Mucoso Extracelular Intracelular facultativo Intracelular obligado	*Giardia lamblia* *Trypanosoma gambiense* *Trypanosoma cruzi* *Leishmania donovani*	Giardiasis Enfermedad del sueño Enfermedad de Chagas Kala-azar
Helmintos	3 mm-10 m	Mucoso Extracelular Intracelular	*Enterobius vermicularis* *Wuchereria bancrofti* *Trichinella spiralis*	Enterobiasis Filariasis Triquinosis

PrP, proteína priónica.

popularmente como «enfermedad de las vacas locas»), y variante de la enfermedad de Creutzfeldt-Jakob (transmitida por consumir carne de ganado infectado con EEB). Las encefalopatías espongiformes se producen cuando una PrP sufre un cambio de conformación (plegamiento) que confiere resistencia a las proteasas. La PrP resistente a las proteasas promueve a continuación la conversión de la PrP normal sensible a las proteasas a la forma anormal, lo que explica la naturaleza «infecciosa» de estas enfermedades. La acumulación de PrP anormal produce daño neuronal y cambios «espongiformes» espumosos distintivos en el cerebro. Se han observado mutaciones en la PrP espontáneas o hereditarias que hacen que la PrP sea intrínsecamente resistente a las proteasas en las formas esporádicas y familiares de ECJ, respectivamente. Estas enfermedades se describen en detalle en el Capítulo 23.

Virus. Los virus son microorganismos intracelulares obligados que dependen del aparato biosintético y replicativo celular para su propia proliferación. Constan de un genoma de ácido nucleico rodeado de una capa proteica (denominada cápside) y, en ocasiones, una membrana lipídica derivada del huésped. Los virus se clasifican según la combinación de su genoma de ácido nucleico (ADN o ácido ribonucleico [ARN], pero no ambos), forma de la cápside (icosaédrica o helicoidal), presencia o ausencia de una cubierta lipídica, modo de replicación, tipo de célula huésped preferida (denominado *tropismo*), o tipo de patología que causan (Tabla 9-4).

Dado que los virus son individualmente más pequeños que los límites de la resolución de la microscopía óptica (20 a 300 nm de tamaño), se visualizan mejor por microscopía electrónica. Sin embargo, ciertos virus tienen propensión a agregarse dentro de las células que infectan y forman *cuerpos de inclusión* característicos que pueden verse por microscopía óptica y pueden ser de utilidad desde el punto de vista diagnóstico. Así, las células infectadas por el CMV se hallan nota-

Tabla 9-4 Enfermedades víricas humanas seleccionadas

Patógeno vírico	Expresión de enfermedad
Respiratorio	
Adenovirus	Infecciones de los tractos respiratorio superior e inferior, conjuntivitis, diarrea
Rinovirus	Infección del tracto respiratorio superior
Virus (gripe) influenza A, B	Influenza
Virus respiratorio sincitial	Bronquiolitis, neumonía
Digestivo	
Virus de las paperas	Paperas, pancreatitis, orquitis
Rotavirus	Diarrea de la infancia
Virus de las hepatitis A-E	Hepatitis aguda y crónica
Sistémico con erupciones cutáneas	
Virus del sarampión	Sarampión (rubéola)
Virus varicela-zóster	Varicela, herpes zóster
Virus herpes-simple 1	«Herpes labial»
Virus herpes-simple 2	Herpes genital
Sistémico con trastornos hematopoyéticos	
Citomegalovirus	Enfermedad por inclusión citomegálica
Virus de Epstein-Barr	Mononucleosis infecciosa
VIH-1 y VIH-2	Sida
Fiebres arbovíricas y hemorrágicas	
Virus del dengue 1-4	Dengue, fiebre hemorrágica
Virus de la fiebre amarilla	Fiebre amarilla
Crecimientos verrucosos	
Papilomavirus	Condiloma; carcinoma cervical
Sistema nervioso central	
Poliovirus	Poliomielitis
Virus JC	Leucoencefalopatía multifocal progresiva (oportunista)

blemente aumentadas de volumen (de aquí el prefijo *citomegalo-*) y tienen cuerpos de inclusión característicos, tanto inclusiones nucleares eosinofílicas como inclusiones citoplásmicas basófilas más pequeñas (Fig. 9-1A). En comparación, los herpesvirus pueden formar una gran inclusión nuclear rodeada por un halo transparente (Fig. 9-1B), y en las infecciones crónicas por el virus de la hepatitis B (VHB), el antígeno de superficie de la hepatitis B (HBsAg) acumulado forma los denominados hepatocitos en vidrio esmerilado (Fig. 9-1C). Sin embargo, debe recalcarse que la mayoría de los virus no dan lugar a inclusiones fácilmente demostrables.

Los virus dan cuenta de una gran proporción de infecciones humanas. Diferentes especies de virus pueden producir el mismo cuadro clínico (p. ej., infección respiratoria superior); a la inversa, un único virus puede causar diferentes manifestaciones clínicas dependiendo de la edad o del estado inmunitario del huésped (p. ej., CMV). Aunque muchos causan enfermedades transitorias (p. ej., el resfriado común y la gripe), otros pueden persistir en el interior de las células del huésped durante años, y continuar multiplicándose (p. ej., VHB) o sobreviviendo en alguna forma no replicativa con potencial de reactivación (*infección latente*). Así, el virus herpes-zóster (varicela) establece latencia en los ganglios de las raíces dorsales; la posterior reactivación da lugar al *zóster*, una lesión cutánea muy dolorosa. Algunos virus pueden también transformar las células del huésped en células neoplásicas (v. más adelante).

Bacteriófagos, plásmidos y transposones. Son elementos genéticos móviles que infectan bacterias y pueden, indirectamente, producir enfermedad humana al codificar factores de virulencia bacterianos (p. ej., adhesinas, toxinas o enzimas). El intercambio de estos elementos entre bacterias con frecuencia dota al receptor con una ventaja de supervivencia (p. ej., resistencia a antibióticos) y/o convierte bacterias por lo demás no patógenas en virulentas.

Bacterias. Las infecciones bacterianas son causas comunes de enfermedad (Tabla 9-5). Las células bacterianas son procariotas: tienen una membrana celular pero carecen de núcleos delimitados por membrana y otras organelas rodeadas por membranas. Se hallan también revestidas por una pared celular que consta, generalmente, de *peptidoglucano*, polímero compuesto de una mezcla de azúcares y aminoácidos; muchos antibióticos funcionan inhibiendo la síntesis de la pared celular (p. ej., penicilina). Las paredes celulares bacterianas se dan generalmente en una de dos variantes: una pared gruesa que rodea la membrana celular y que retiene el colorante cristal violeta (*grampositivos*) o una pared fina que se encuentra entre dos membranas de doble capa fosfolipídica (no retienen el colorante cristal violeta y son, por lo tanto, *gramnegativos*) (Fig. 9-2). Las bacterias se clasifican atendiendo a su tinción por el método de Gram (positivas o negativas), forma (las esféricas o *cocos*; en forma de bastón o *bacilos*), y forma de respiración (aerobios o anaerobios) (Fig. 9-3). Muchas bacterias tienen flagelos que permiten movimientos; otras poseen *pili* (v. Fig. 9-2) que permiten la unión a las células del huésped. La mayoría de las bacterias sintetizan sus propios ADN, ARN y proteínas, pero dependen del huésped para su nutrición. La mayoría de las bacterias permanecen *extracelulares*, mientras que otras sólo crecen en el interior de las células del huésped (bacterias *intracelulares obligadas*); mientras otras pueden sobrevivir y replicarse fuera o dentro de las células del huésped (bacterias *intracelulares facultativas*).

Las personas sanas normales están colonizadas por hasta 10^{10} bacterias en la boca, 10^{12} bacterias en la piel y 10^{14} en el tracto gastrointestinal (GI). Las bacterias aerobias y anaerobias de la boca, sobre todo *Streptococcus mutans*, contribuyen a la formación de la placa dental, causa importante de la caries. Las bacterias que colonizan la piel incluyen *Staphylococcus epidermidis* y *Propionibacterium acnes*, la causa del acné. En el colon, el 99,9% de las bacterias son anaerobias.

Clamidias, rickettsias y micoplasmas. Al igual que las bacterias, estos organismos se dividen por fisión binaria y son sensibles a los antibióticos. Sin embargo, se los considera aparte porque carecen de ciertas estructuras (p. ej., *Mycoplasma* carecen de pared celular) o de capacidades metabólicas (p. ej., *Chlamydia* no puede sintetizar adenosina trifosfato [ATP]), lo que las distingue de las bacterias. Las especies de *Chlamydia* y *Rickettsia* son microorganismos intracelulares obligados que se replican en vacuolas delimitadas por la membrana de las células epiteliales y en el citoplasma de las células endoteliales, respectivamente. Las rickettsias tienen la característica notable de su transmisión por vectores artrópodos que incluyen piojos, garrapatas y ácaros.

Chlamydia trachomatis es la causa infecciosa más frecuente de esterilidad femenina (por cicatrización de las trompas de Falopio) y de ceguera (causan inflamación conjuntival y, en último término, cicatrices y opacidades corneales). Al lesionar

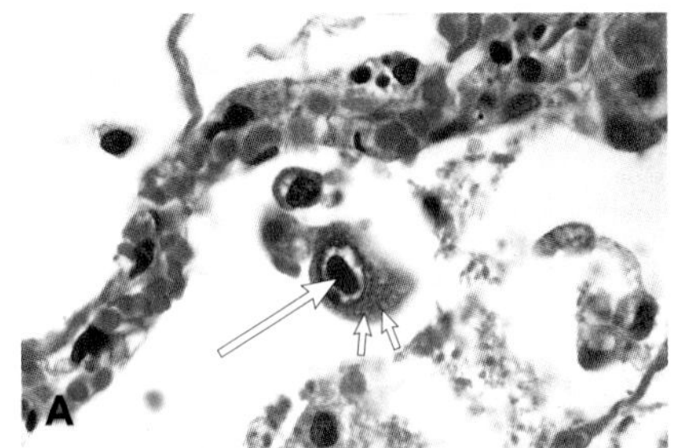

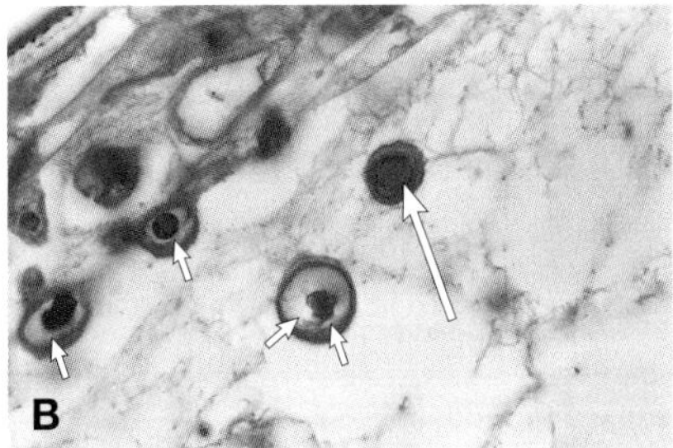

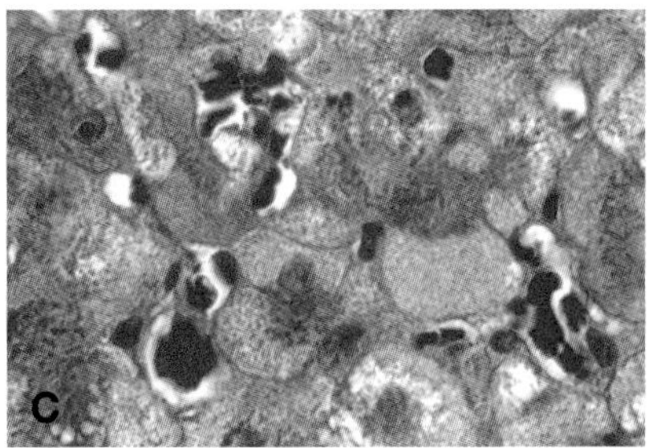

Figura 9-1

Ejemplos de inclusiones víricas. **A**, infección por citomegalovirus en el pulmón; las células infectadas muestran inclusiones nucleares distintivas (*flecha larga*) y citoplásmicas mal definidas (*flechas cortas*). **B**, infección en mucosa por herpesvirus; las células infectadas muestran inclusiones nucleares en vidrio esmerilado (*flecha larga*), frecuentemente con un halo circundante (*flechas cortas*). **C**, infección por el virus de la hepatitis B en el hígado; en las infecciones crónicas, los hepatocitos infectados muestran un citoplasma granular difuso (*vidrio esmerilado*), que refleja la acumulación del antígeno de superficie del virus de la hepatitis B (HbsAg).

Tabla 9-5 Ejemplos de enfermedades producidas por bacterias, espiroquetas y micobacterias

Categoría clínica o microbiológica	Especies	Presentaciones frecuentes de la enfermedad
Infecciones por cocos piógenos	*Staphylococcus aureus, S. epidermidis* *Streptococcus pyogenes*, β-hemolítico *Streptococcus pneumoniae* (neumococo) *Neisseria meningitidis* (meningococo) *Neisseria gonorrhoeae* (gonococo)	Absceso, celulitis, neumonía, septicemia Infección de vías respiratorias superiores, erisipelas, escarlatina, septicemia Neumonía lobular, meningitis Meningitis cerebroespinal Gonorrea
Infecciones por bacterias gramnegativas, frecuentes	*Escherichia coli, Klebsiella pneumoniae, Enterobacter* (*Aerobacter*) *aerogenes, Proteus* spp. (*P. mirabilis, P. morgagni*), *Serratia marcescens, Pseudomonas* spp. (*P. aeruginosa*) *Legionella* spp. (*L. pneumophila*)	Infección del tracto urinario, infección de heridas, absceso, neumonía, septicemia, endotoxemia, endocarditis Enfermedad de los legionarios
Enfermedades bacterianas contagiosas y de la infancia	*Haemophilus influenzae* *Bordetella pertussis* *Corynebacterium diphtheriae*	Meningitis, infecciones de los tractos respiratorio superior e inferior Tos ferina Difteria
Infecciones enteropáticas	*E. coli* enteropatógeno, *Shigella* spp. *Vibrio cholerae, Campylobacter fetus, C. jejuni, Yersinia enterocolitica* *Salmonella typhi*	Gastroenterocolitis invasiva o no invasiva, algunas con septicemia Fiebre tifoidea
Infecciones por clostridios	*Clostridium tetani* *Clostridium botulinum* *Clostridium perfringens, C. septicum* *Clostridium difficile*	Tétanos (trismo) Botulismo (intoxicación alimentaria con parálisis) Gangrena gaseosa, celulitis necrosante Colitis seudomembranosa
Infecciones bacterianas zoonóticas	*Bacillus anthracis* *Yersinia pestis* *Francisella tularensis* *Brucella melitensis, B. suis, B. abortus* *Borrelia recurrentis* *Borrelia burgdorferi*	Carbunco (pústula maligna) Peste bubónica Tularemia Brucelosis (fiebre ondulante) Fiebre recurrente Borreliosis de Lyme
Infecciones treponémicas humanas	*Treponema pallidum*	Sífilis, bejel
Infecciones micobacterianas	*Mycobacterium tuberculosis, M. bovis* *M. leprae*	Tuberculosis Lepra
Actinomicetales	*Nocardia asteroides* *Actinomyces israelii*	Nocardiosis Actinomicosis

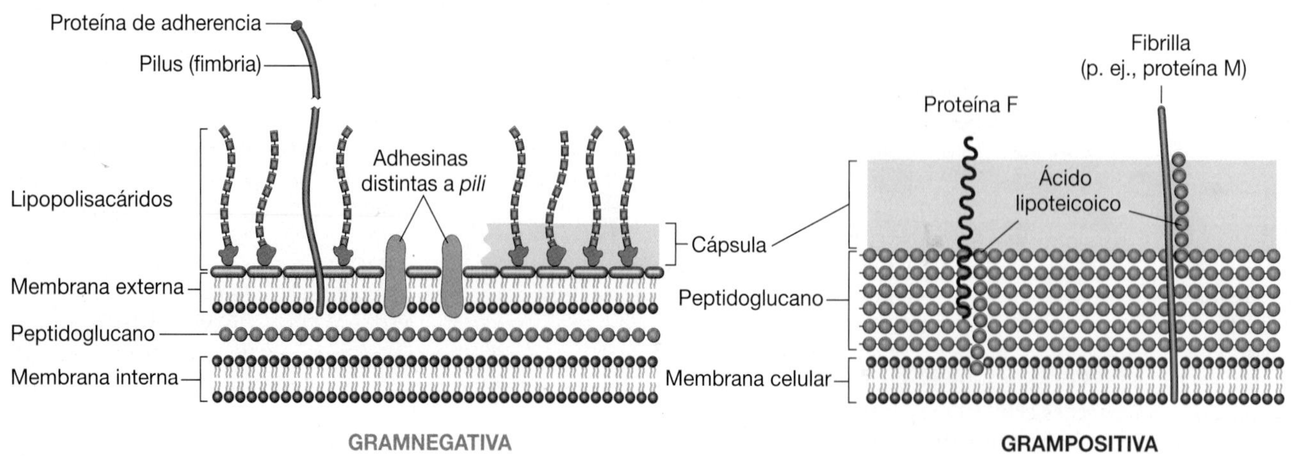

Figura 9-2

Estructura de la pared de las bacterias gramnegativas y grampositivas, que incluye varias moléculas de superficie implicadas en la patogenia bacteriana (v. texto).

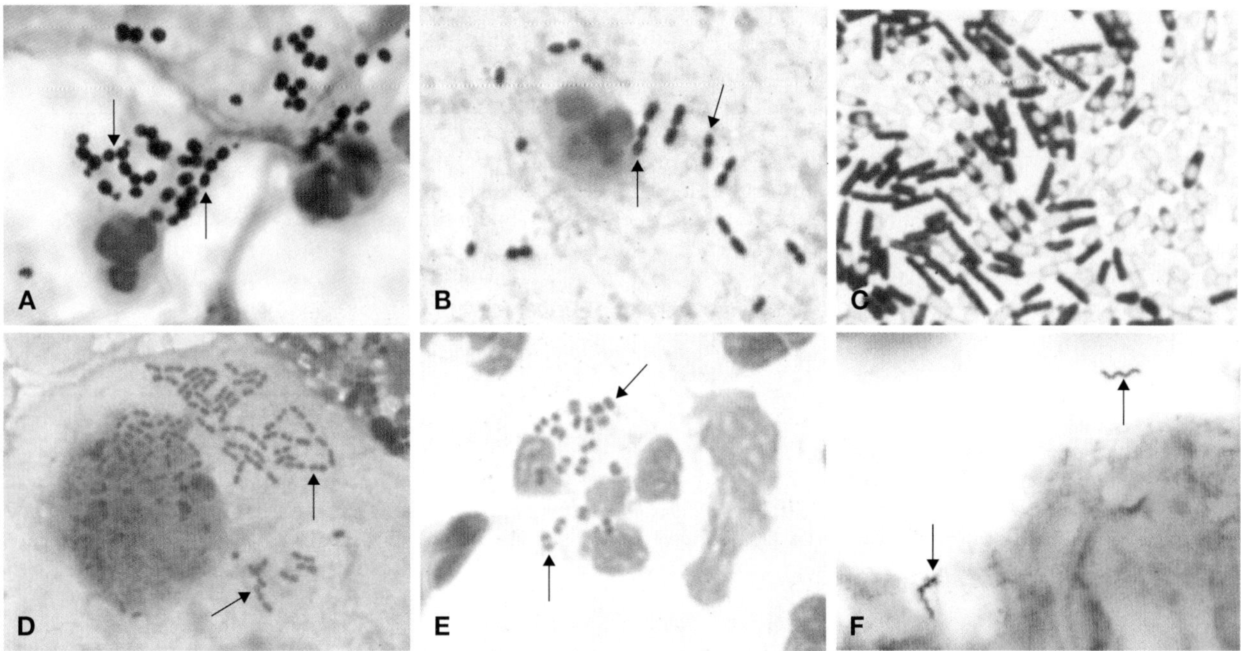

Figura 9-3

Morfología bacteriana. **A**, tinción de Gram del esputo de un paciente con neumonía por *Staphylococcus aureus* que muestra cocos grampositivos en racimos (*flechas*) entre neutrófilos en degeneración. **B**, tinción de Gram del esputo de un paciente con neumonía por *Streptococcus pneumoniae* que muestra cocos grampositivos elongados en parejas y cadenas cortas (*flechas*). **C**, tinción de Gram de *Clostridium sordellii* cultivado que muestra una mezcla de bacilos grampositivos y gramnegativos, muchos con esporas subterminales (áreas transparentes). **D**, tinción de Gram de una muestra de lavado broncoalveolar que muestra bacilos gramnegativos intracelulares (*flechas*) típicas de *Klebsiella pneumoniae* o de *Escherichia coli*. **E**, tinción de Gram de un exudado uretral de un paciente con *Neisseria gonorrhoeae* que muestra muchos diplococos gramnegativos (*flecha*). **F**, tinción de plata de tejido cerebral de un paciente con meningoencefalitis por enfermedad de Lyme; las *flechas* indican dos espiroquetas helicoidales (*Borrelia burgdorferi*). (**D**, cortesía de la doctora Karen Krisher, Clinical Microbiology Institute, Wilsonville, Oregon. Todas las restantes figuras son cortesía del doctor Kenneth Van Horn, Westchester Medical Center, Valhalla, Nueva York.)

las células endoteliales, las rickettsias causan vasculitis hemorrágica (que con frecuencia se manifiesta como erupción), pero también pueden causar neumonía o hepatitis (fiebre Q) o lesionar el sistema nervioso central y causar la muerte (fiebre maculosa de las Montañas Rocosas). *Mycoplasma* y el género estrechamente relacionado *Ureaplasma* son los organismos de vida libre más pequeños que se conocen; *M. pneumoniae* se disemina de persona a persona por aerosoles, se une a la superficie de las células epiteliales en las vías respiratorias y causa una neumonía atípica caracterizada por infiltrados peribronquiolares de linfocitos y células plasmáticas (Capítulo 13). Las infecciones por *Ureaplasma* se transmiten por vía venérea y pueden causar uretritis no gonocócica (Capítulo 18).

Hongos. Los hongos son eucariotas que poseen paredes celulares gruesas que contienen quitina y membranas celulares que contienen ergosterol; estos constituyentes singulares de la pared y de la membrana son las dianas de la mayoría de los antifúngicos. Los hongos pueden crecer como levaduras gemantes o como hifas filamentosas finas. Las hifas pueden ser septadas (las paredes celulares separan las células individuales) o aseptadas, importante distinción en el diagnóstico clínico. Muchos hongos patógenos muestran *dimorfismo térmico*; es decir, crecen como hifas a temperatura ambiente pero como levaduras a temperatura corporal. Los hongos pueden producir esporas sexuadas o, más comúnmente, esporas asexuadas (*conidios*); éstas son producidas en estructuras especializadas o cuerpos fructificantes que se originan a lo largo de los filamentos de la hifa.

Los hongos pueden causar infecciones superficiales o profundas. Las superficiales afectan típicamente la piel, el pelo o las uñas. Los dermatofitos («amantes de la piel») son especies de hongos confinados a las capas cutáneas superficiales; estas infecciones reciben generalmente la denominación de *tinea* (tiña) (en latín «larva» o «gusano») seguido por el área del cuerpo afectada (*tinea pedis* es el «pie de atleta», mientras que *tinea capitis* es la «tiña del cuero cabelludo»). Ciertas especies fúngicas invaden el tejido subcutáneo causando abscesos o granulomas (p. ej., esporotricosis y micosis tropicales). Las infecciones fúngicas profundas suelen curar o permanecer latentes en los individuos normales; en los huéspedes inmunocomprometidos, no obstante, pueden diseminarse sistémicamente e invadir tejidos destruyendo órganos vitales. Algunas especies responsables de infecciones fúngicas profundas se limitan a unas regiones geográficas particulares (p. ej., *Coccidioides* en la región sudeste de Estados Unidos e *Histoplasma* en el valle del río Ohio). En contraste, muchos hongos que causan infecciones profundas en huéspedes inmunocomprometidos (hongos oportunistas como *Candida, Aspergillus, Mucor* y *Cryptococcus*) son ubicuos y colonizan los epitelios humanos normales sin causar enfermedad. En individuos inmunocomprometidos, estos hongos oportunistas dan lugar a infecciones potencialmente mortales caracterizadas por necrosis tisular, hemorragia y oclusión vascular. Los pacientes con sida, en particular, son víctimas frecuentes del hongo oportunista *Pneumocystis jiroveci* (antiguamente denominado *P. carinii*).

Protozoos. Los protozoos, eucariotas unicelulares, se encuentran entre las principales causas de morbilidad y mortalidad en los países en desarrollo. Pueden replicarse intracelularmente en muchos tipos celulares (p. ej., *Plasmodium* en hematíes, *Leishmania* en macrófagos) o extracelularmente en el aparato urogenital, intestino o sangre. *Trichomonas vaginalis* es un protozoo transmitido sexualmente que puede colonizar la vagina y la uretra del varón. Los protozoos intestinales más prevalentes, *Entamoeba histolytica* y *Giardia lamblia*, tienen dos formas: 1) quistes inmóviles resistentes a los ácidos del estómago e infecciosos cuando se ingieren, y 2) trofozoítos móviles que se multiplican en la luz intestinal. Los protozoos vehiculados por la sangre (p. ej., *Plasmodium, Trypanosoma* y *Leishmania*) se replican en el interior de los insectos vectores antes de la transmisión a los huéspedes humanos. *Toxoplasma gondii* se adquiere por contacto con gatitos que eliminan el ovoquiste o por consumo de carne no suficientemente cocinada cargada de quistes.

Helmintos. Los gusanos parásitos son organismos multicelulares muy diferenciados con unos ciclos vitales complejos; la mayoría de ellos alternan una reproducción sexuada en el huésped definitivo con una multiplicación asexuada en un huésped o vector intermedio. Así, dependiendo de la especie, los humanos pueden albergar gusanos adultos (p. ej., *Ascaris lumbricoides*), formas inmaduras (p. ej., *Toxocara canis*), o formas larvarias asexuadas (p. ej., especies de *Echinococcus*). Una vez que los gusanos adultos establecen su residencia en humanos, generan huevos o larvas destinadas para la siguiente fase del ciclo. Este aspecto es significativo por el hecho de que la enfermedad helmíntica suele ser proporcional al número de microorganismos infectantes (p. ej., 10 anquilostomas apenas causan enfermedad mientras que 1.000 anquilostomas causan anemia intensa al consumir 100 ml de sangre al día). Además, la patología relacionada con las infecciones helmínticas suele deberse a respuestas inflamatorias a los huevos o larvas más que a las formas adultas (p. ej., la gran inflamación granulomatosa en la esquistosomiasis). *Strongyloides stercoralis* es una excepción porque las larvas pueden volverse infecciosas en el intestino y causar una autoinfección masiva en huéspedes inmunocomprometidos.

Los helmintos comprenden tres clases:

- Los *gusanos redondos* (*nematodos*) tienen un tegumento colagenoso y una estructura no segmentada. Comprenden las especies de *Ascaris*, anquilostomas y especies de *Strongyloides* entre los gusanos intestinales y las filarias y especies de *Trichinella* entre los invasores tisulares.
- Los *gusanos planos* (*cestodos*) son gusanos sin intestino de cuya cabeza (escólex) brota una tira de segmentos planos (proglótides) cubiertos por un tegumento absortivo. Comprenden los platelmintos de cerdo, ganado bovino y peces, y las larvas de gusanos planos quísticos (*cisticercos* y quistes *hidatídicos*).
- Los *trematodos* son gusanos primitivos a modo de hojas con un integumento sincitial; comprenden los trematodos asiáticos del hígado y del pulmón y los esquistosomas que viven en la sangre.

Ectoparásitos. Los ectoparásitos son insectos (piojos, chinches, pulgas) o arácnidos (ácaros, garrapatas, arañas) que se unen a la piel y viven sobre ella o en su interior. Los artrópodos pueden producir enfermedad por daño tisular directo o de modo indirecto haciendo las veces de vectores para la transmisión de agentes infecciosos (p. ej., las garrapatas del ciervo transmiten la espiroqueta *B. burgdorferi* de la enfermedad de Lyme). Algunos artrópodos inducen picazón y excoriaciones (p. ej., pediculosis causada por piojos unidos a las vainas pilosas, o sarna causada por ácaros que fabrican su refugio en el interior del estrato córneo); en el sitio de la picadura, pueden encontrarse partes de la boca asociadas con infiltrado inflamatorio mixto.

TRANSMISIÓN DE LOS MICROBIOS

El desenlace de la infección depende de la capacidad de un microbio para romper las barreras del huésped y colonizar y dañar sus tejidos oponiéndose a la capacidad de las defensas del huésped para erradicar el invasor. *Las barreras del huésped frente a la infección impiden que los microbios penetren en el cuerpo y constan de las defensas inmunitarias innata y adaptativa* (v. Capítulo 5). La inmunidad innata es habitualmente la primera línea de defensa frente a los microbios y no se adapta a ataques repetidos; incluye las barreras físicas a la infección, las células fagocíticas y linfocitos citotóxicos naturales (NK), complemento y mediadores inflamatorios (p. ej., citocinas, colectinas, reactantes de fase aguda). Las respuestas inmunitarias adaptativas –mediadas por los linfocitos T y B y sus productos– son estimuladas por la exposición a los microbios y suelen mejorar con los contactos sucesivos (Capítulo 5).

Vías de infección

Los microbios pueden penetrar en el huésped por inhalación, ingestión, transmisión sexual, picaduras o mordeduras por insectos o animales, o inyección. Las primeras barreras frente a la infección son la piel y las superficies mucosas intactas del huésped y sus productos segregados (p. ej., la lisozima en las lágrimas degrada la pared del peptidoglucano de las bacterias). Éstas son unas formidables defensas frente a las infecciones; por ejemplo, sólo cuatro de cada 10 exposiciones a los gonococos dan lugar a gonorrea, y se requieren 10^{11} microorganismos de *Vibrio cholerae* para producir cólera en voluntarios humanos con un pH gástrico normal. En cambio, algunos agentes infecciosos (que tienen una mayor *virulencia*) son capaces de superar estas barreras; así, 100 microorganismos de *Shigella*, de quistes de *Giardia*, o de *M. tuberculosis* pueden ser suficientes para causar enfermedad. En general, en los individuos sanos, las infecciones de los tractos respiratorio, GI o genitourinario están causadas por microorganismos relativamente virulentos que son capaces de dañar o de penetrar a través de unas barreras epiteliales intactas. Sin embargo, la mayoría de las infecciones cutáneas en las personas sanas están causadas por microorganismos menos virulentos que penetran a través de la piel por sitios dañados (cortes o quemaduras). En las siguientes secciones describimos las vías comunes de entrada de los microbios, las barreras del huésped a las infecciones, y algunas de las estrategias utilizadas por los microorganismos para superar estas barreras.

Piel. La capa externa de la piel, densa y queratinizada, es una barrera natural a la infección; su bajo pH (aproximadamente 5,5) y su contenido en ácidos grasos inhiben el crecimiento bacteriano distinto a la flora bacteriana y fúngica normal adaptada a dicho ambiente (incluidos oportunistas potenciales como *S. epidermidis* y *Candida albicans*). Además, la capa externa queratinizada se desprende y se renueva constantemente, de modo que es difícil la colonización.

Aunque la piel suele ser una barrera efectiva, los dermatofitos pueden infectar el estrato córneo, pelo y uñas, y unos pocos microorganismos son capaces de atravesar la piel intacta. Por ejemplo, las larvas de *Schistosomas* liberadas de los caracoles de agua dulce penetran a través de la piel de los nadadores al liberar colagenasa, elastasa y otras enzimas que disuelven la matriz extracelular. Las infecciones superficiales del estrato córneo de la epidermis por *S. aureus* (impétigo) o por hongos cutáneos se ven agravadas por el calor y la humedad, y el papilomavirus humano (VPH; causa de verrugas venéreas) y *Treponema pallidum* (agente de la sífilis) penetran a través de la piel caliente y húmeda durante la relación sexual.

La mayoría de los otros microorganismos penetran a través de la piel por roturas, incluidos cortes o abrasiones superficiales (infecciones por hongos), heridas (estafilococos), quemaduras (*Pseudomonas aeruginosa*), y llagas por la diabetes o en las úlceras por presión (infecciones multibacterianas). Los catéteres intravenosos en los pacientes hospitalizados causan frecuentemente bacteriemia con especies de *Staphylococcus* o con microorganismos gramnegativos. Los pinchazos por agujas, ya sean de modo deliberado (al compartir agujas entre drogadictos) o no intencional (pinchazos accidentales en los trabajadores sanitarios), exponen al receptor a una sangre potencialmente infectada y pueden transmitir la hepatitis B o C, o el VIH. Las picaduras por pulgas, garrapatas, mosquitos, ácaros y piojos atraviesan la piel y transmiten diversos microorganismos infecciosos, como son arbovirus (causa de la fiebre amarilla y encefalitis), rickettsias, bacterias (enfermedad de Lyme), protozoos (malaria), y helmintos (filariasis). Las mordeduras de animales pueden producir infecciones por bacterias o por el virus de la rabia.

Vías respiratorias. Cada habitante de una ciudad inhala diariamente unos 10.000 microorganismos, que incluyen virus, bacterias y hongos. La distancia que viajan estos microorganismos en el sistema respiratorio es inversamente proporcional a su tamaño. Los microbios de gran tamaño quedan atrapados en las fosas nasales y en las vías respiratorias superiores en una capa de moco segregada por las células caliciformes; a partir de ahí son transportados por la acción ciliar del epitelio respiratorio hasta la parte posterior de la faringe, en donde son deglutidos y eliminados. Los microorganismos de tamaño menor de 5 μm son inhalados directamente hacia los alvéolos, en donde son fagocitados por los macrófagos alveolares o por los neutrófilos reclutados al pulmón por citocinas.

El mecanismo de eliminación mucociliar puede resultar dañado por fumar (que causa metaplasia del epitelio bronquial normal con pérdida de cilios) o puede verse muy obstaculizado por el moco hiperviscoso en la fibrosis quística. La intubación o la aspiración de ácido gástrico interfiere también de modo agudo con la eliminación mucociliar. Sin embargo, en huéspedes normales, los patógenos respiratorios virulentos evaden con éxito las defensas epiteliales adhiriéndose específicamente al epitelio respiratorio. Por ejemplo, los virus de la gripe expresan proteínas de hemaglutinina que se unen a residuos de ácido siálico en las glucoproteínas de la superficie celular; una vez internalizados, la neuraminidasa vírica coexpresada libera el virus de la hemaglutinina. La neuraminidasa vírica disminuye también la viscosidad del moco y facilita el tránsito vírico en las vías respiratorias. Siguiendo otra ruta, ciertos organismos (p. ej., *Haemophilus influenzae* o *Bordetella pertussis*) elaboran toxinas que directamente paralizan los cilios de la mucosa. El daño vírico a las células epiteliales permite también la *infección secundaria* por organismos que normalmente carecen de la capacidad de adherencia necesaria (p. ej., especies de *S. pneumoniae* o de *Staphylococcus*).

M. tuberculosis causa infecciones respiratorias porque es capaz de escaparse de la destrucción fagocítica por los macrófagos alveolares. Por último, los hongos oportunistas infectan los pulmones cuando la inmunidad celular se halla deprimida o cuando los leucocitos son deficientes en número (p. ej., *P jiroveci* en pacientes con sida y especies de *Aspergillus* en aquellos que reciben quimioterapia).

Tracto intestinal. La mayoría de los patógenos GI se transmiten por alimento o bebida contaminada con material fecal. Cuando hay un déficit de higiene, la enfermedad infecciosa se difunde con gran facilidad.

Las defensas normales frente a los patógenos ingeridos incluyen: 1) pH gástrico ácido; 2) secreciones de moco viscosas; 3) enzimas pancreáticas líticas y detergentes biliares; 4) péptidos antimicrobianos denominados defensinas; 5) anticuerpos de inmunoglobulina A (IgA) segregados por las células B localizadas en los tejidos linfoides asociados a la mucosa, y 6) flora intestinal normal. Los microorganismos patógenos han de competir por los nutrientes con las abundantes bacterias residentes en el intestino y todos los microbios intestinales son también expulsados de modo intermitente por la defecación.

Se producen infecciones del tracto GI cuando las defensas locales se hallan menoscabadas o los microorganismos desarrollan estrategias para superar las barreras. Las defensas del huésped se debilitan por la pérdida de la acidez gástrica, por antibióticos que desequilibran la flora bacteriana normal (p. ej., en la colitis seudomembranosa), o cuando hay un trastorno peristáltico o una obstrucción mecánica (p. ej., en el síndrome del asa ciega).

La mayoría de los virus recubiertos son destruidos por la bilis y las enzimas digestivas, pero los virus no recubiertos pueden ser resistentes (p. ej., virus de la hepatitis A, rotavirus, reovirus y el agente Norwalk).

Las bacterias patógenas del tracto GI causan enfermedad mediante varios mecanismos:

- Cepas de estafilococos que crecen en un alimento contaminado liberan enterotoxinas que causan síntomas de intoxicación alimentaria sin multiplicación bacteriana alguna en el intestino.
- *Vibrio cholerae* y *E. coli* toxigénico se multiplican en el interior de la capa mucosa, liberando exotoxinas que hacen que el epitelio intestinal segregue grandes volúmenes de diarrea acuosa.
- *Shigella, Salmonella* y *Campylobacter* invaden y dañan la mucosa intestinal y la *lamina propria*, produciendo ulceración, inflamación y hemorragia, que clínicamente se manifiesta como disentería.
- *Salmonella typhi* pasa de la mucosa dañada a través de las placas de Peyer y ganglios linfáticos mesentéricos al torrente circulatorio, dando lugar a una infección sistémica.

La infección fúngica del tracto GI se produce, principalmente, en huéspedes comprometidos inmunológicamente. Los microorganismos de *Candida* tienen predilección por el epitelio escamoso estratificado, causando aftas orales o esofagitis membranosa, pero pueden diseminarse también al estómago, tracto GI inferior y órganos sistémicos.

Las infecciones protozoarias intestinales se basan particularmente en los quistes para su transmisión porque pueden resistir el ácido gástrico. Los quistes se convierten en último término en trofozoítos móviles que se unen a los azúcares del epitelio intestinal mediante lectinas de superficie. Otros protozoos varían ampliamente en el modo de atravesar las barreras tisulares; *G. lamblia* se une al borde en cepillo epitelial, mientras que los microorganismos de *Cryptosporidium* penetran en las células epiteliales para formar gametos y esporas. *E. histolytica* causa citólisis mediada por contacto mediante una proteína formadora de poros e invade así la mucosa cólica y la úlcera.

Los helmintos intestinales como *Ascaris* causan típicamente enfermedad sólo cuando se hallan presentes en grandes cantidades o en localizaciones ectópicas (p. ej., al obstruir el intestino o invadir y dañar las vías biliares). Los anquilostomas pueden causar anemia ferropénica por pérdida crónica de sangre, que es succionada de las vellosidades intestinales. La tenia de pez *Diphyllobothrium* puede agotar la vitamina B_{12} de su huésped, lo que da lugar a una enfermedad que semeja la anemia perniciosa. Por último, las larvas de varios helmintos pasan a través del intestino brevemente en su camino a otros órganos; por ejemplo, las larvas de *Trichinella* se enquistan preferencialmente en el músculo, mientras que las de *Echinococcus* se desplazan hasta el hígado o los pulmones.

Tracto urogenital. Aunque la orina puede sostener el crecimiento de muchas bacterias, el tracto urinario es normalmente estéril porque se vacía muchas veces al día; los patógenos con éxito (p. ej., *E. coli*, gonococos) son los que se adhieren al epitelio. Las mujeres tienen 10 veces más infecciones del tracto urinario (ITU) que los hombres porque la distancia entre la vejiga urinaria y la piel cargada de bacterias (es decir, la longitud de la uretra) es de 5 cm en las mujeres, en comparación con 20 cm en los hombres. La obstrucción del flujo urinario y/o reflujo de orina a los uréteres aumenta también el riesgo de ITU. Cuando se extiende una ITU por vía retrógrada a partir de la vejiga al riñón puede causar pielonefritis aguda y crónica (capítulo 14).

Desde la pubertad hasta la menopausia, la vagina está protegida frente a los patógenos (la mayoría levaduras) por un pH bajo resultante del catabolismo del glucógeno en el epitelio normal por los lactobacilos comensales. Los antibióticos pueden destruir los lactobacilos y hacer que la vagina sea susceptible a la infección. Para que los patógenos tengan éxito, los microorganismos han elaborado mecanismos específicos para unirse a la mucosa vaginal o cervical o para penetrar a través de roturas en la mucosa durante la relación sexual (verrugas genitales, sífilis).

Diseminación de los microbios en el organismo

Algunos microorganismos proliferan sólo localmente en el sitio de la infección, y quedan confinados a la luz de vísceras huecas (p. ej., *Vibrio cholerae*) o proliferan exclusivamente en las células epiteliales o en su superficie (p. ej., papilomavirus, dermatofitos); otros rompen la barrera epitelial y se diseminan a otras localizaciones por los linfáticos, sangre o nervios (Fig. 9-4).

Una variedad de bacterias patógenas, hongos y helmintos son invasivos en virtud de su motilidad o capacidad para segregar enzimas líticas (p. ej., los estafilococos segregan hialuronidasa que degrada la matriz extracelular). La diseminación microbiana, en estos casos, sigue inicialmente los planos tisulares de menor resistencia, pero puede, en último término, afectar a los linfáticos y a la vasculatura sistémica. Así, una infección estafilocócica inicialmente localizada (*absceso*) puede progresar a linfadenitis regional o a bacteriemia y, a la larga, a la colonización de órganos distantes.

En la sangre, los microorganismos pueden ser transportados de modo libre o intracelular; algunos virus (p. ej., poliovirus y VHB), la mayoría de las bacterias y hongos, algunos protozoos (p. ej., tripanosomas africanos), y todos los helmintos son transportados libres. Los leucocitos pueden portar herpesvirus, VIH, micobacterias y microorganismos de *Leishmania* y *Toxoplasma*, y transportar algunos virus (virus de la fiebre del Colorado por garrapatas) y parásitos (*Plasmodium* y *Babesia*). Los virus se pueden propagar también por fusión intercelular o por transporte en el interior de neuronas (p. ej., virus de la rabia). Los focos de infección diseminados por la sangre pueden ser únicos y grandes (p. ej., un absceso solitario o tuberculoma) o múltiples y de muy pequeño tamaño (p. ej., microabscesos por *Candida* o tuberculosis miliar, en donde el término miliar hace referencia al parecido de los focos de infección con las semillas de mijo). La invasión esporádica del torrente circulatorio por microbios de baja virulencia o avirulentos se produce comúnmente (p. ej., al limpiarse enérgicamente los dientes con el cepillo) pero es rápidamente suprimida por las defensas normales del huésped. Por el contrario, una invasión mantenida del torrente circulatorio con patógenos (viremia, bacteriemia, fungemia o parasitemia) es grave y se manifiesta con fiebre, hipotensión y otros signos sistémicos de sepsis. La invasión masiva del torrente circulatorio por bacterias o sus endotoxinas puede convertirse en fatal rápidamente, incluso en individuos previamente sanos.

Las principales manifestaciones de la enfermedad infecciosa pueden surgir en localizaciones distantes a las de la entrada microbiana inicial. Por ejemplo, los virus de la varicela y del sarampión penetran a través de las vías respiratorias pero el virus de la varicela causa erupciones cutáneas y el del sarampión, lesiones cutáneas, además de neumonía; el poliovirus penetra a través del intestino pero destruye las motoneuronas. Los parásitos de *Schistosoma mansoni* penetran a través de la piel pero, en último término, se localizan en los vasos sanguíneos portales y mesentéricos, dañando el hígado y el intestino. El virus de la rabia viaja de la piel al cerebro de modo retrógrado en el interior de los nervios, mientras que el virus de la varicela-zóster hiberna en los ganglios de las raíces dorsales y con la reactivación viaja a lo largo de los nervios para causar el zóster cutáneo.

La vía placentofetal es también un modo importante de transmisión (denominada *transmisión vertical*, Capítulo 7; la *transmisión horizontal* es el modo de transmisión de enfermedad infecciosa más común de persona a persona). Los microorganismos infecciosos pueden alcanzar el útero grávido a través del orificio cervical o del torrente circulatorio; si atraviesan la placenta, puede producirse un importante daño fetal. Las infecciones bacterianas o micoplásmicas pueden causar un parto prematuro o la muerte del feto. Las infecciones víricas pueden causar defectos del desarrollo fetal depen-

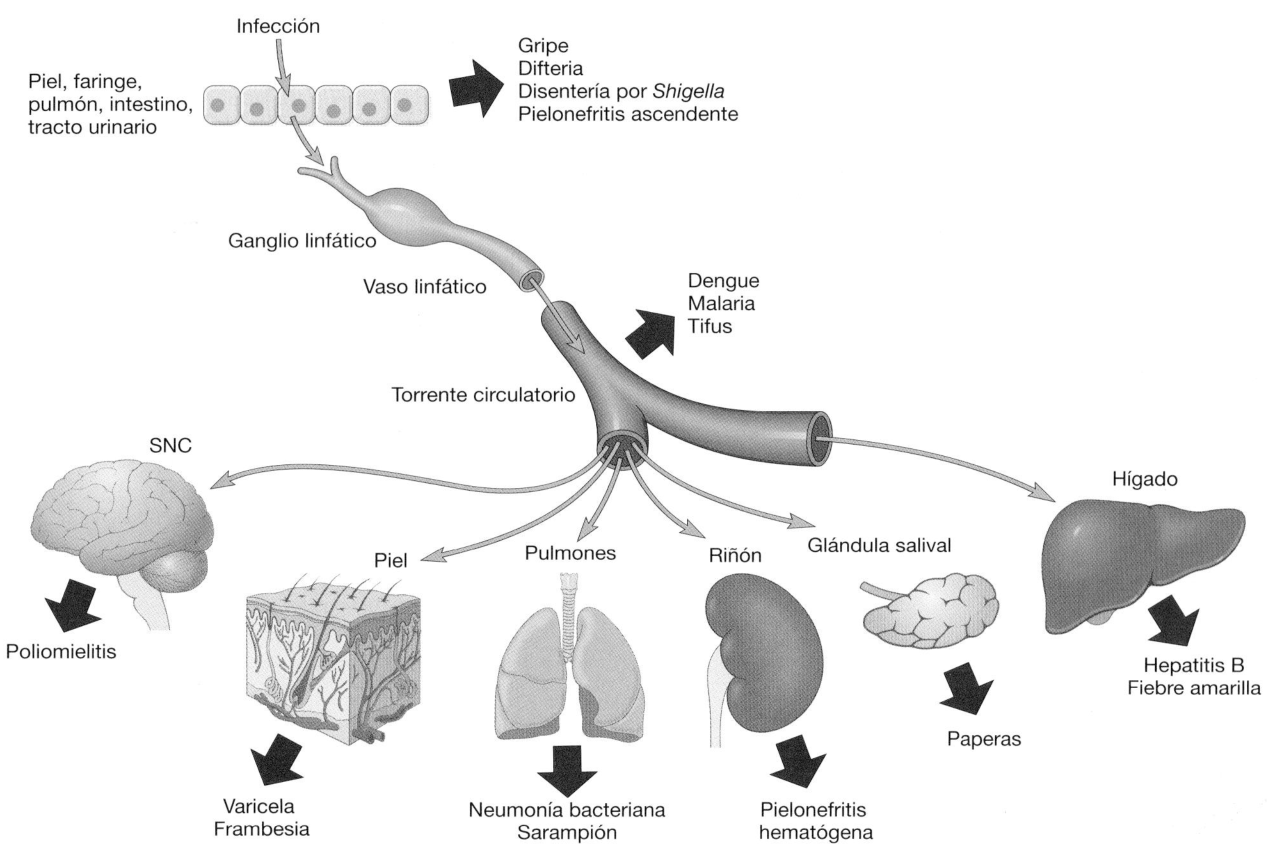

Figura 9-4

Entrada y diseminación de los microbios. (Adaptada de Mims CA: The Pathogenesis of Infectious Disease. Orlando. Academic Press, 1987.)

diendo del momento de la infección. Así, la infección por el virus de la rubéola durante el primer trimestre puede causar cardiopatía congénita, retraso mental, cataratas o sordera, mientras que se produce un escaso daño en las infecciones por el virus de la rubéola producidas en el tercer trimestre del embarazo. También puede producirse la infección durante el paso a través del canal del parto (p. ej., conjuntivitis gonocócica o clamidial) o mediante la lactancia (p. ej., CMV, VHB en la leche). La transmisión materna del VIH da lugar a infecciones oportunistas en el 50% de los niños no tratados durante el primer año de vida. La transmisión materna del VHB puede dar lugar a hepatitis crónica o cáncer de hígado.

Salida microbiana del microorganismo

Para que se produzca la transmisión de la enfermedad, la salida del microorganismo del huésped es tan importante como su entrada original. La liberación puede producirse por desprendimiento de la piel, tos, estornudos, orina o defecación, o por insectos vectores (así como la transmisión vertical, descrita anteriormente). Algunos patógenos pueden diseminarse activamente aun cuando el huésped sea asintomático (es decir, durante el período de incubación antes de que comiencen los síntomas o en el caso de un huésped que no reacciona inmunológicamente).

La posterior transmisión al siguiente huésped depende, en gran medida, de la resistencia del microbio particular. Así, algunos microbios pueden sobrevivir durante amplios períodos de tiempo en el polvo, alimentos o agua; las esporas bacterianas, quistes de protozoos y los huevos de helmintos de envoltura gruesa pueden ser especialmente resistentes fuera de su huésped original. Después de la defecación muchos patógenos expelidos persisten en los alimentos o agua contaminados fecalmente, con la posterior transmisión por ingestión (*vía fecal-oral*); los virus de la hepatitis A y E, poliovirus y rotavirus son ejemplos. Los huevos arrojados por algunos helmintos (p. ej., anquilostomas, esquistosomas) a las heces logran el acceso a nuevos huéspedes por penetración larvaria de la piel más que por la ingesta oral. Los microorganismos menos resistentes han de ser transmitidos rápidamente de persona a persona, con frecuencia por contacto directo (p. ej., vías respiratoria o sexual), o por transmisión vehiculada por la sangre. Las bacterias y los hongos pueden diseminarse por la vía respiratoria (p. ej., *M. tuberculosis*) sólo si las lesiones del huésped tienen acceso a las vías respiratorias. Los virus que infectan las glándulas salivales (p. ej., virus de Epstein-Barr [VEB], CMV, virus de las paperas) son transmitidos principalmente por el beso o al hablar. Puede producirse la transmisión de las infecciones por el VHB, virus de la hepatitis C y VIH por la sangre y productos hemáticos al compartir agujas, por cortes o pinchazos con agujas y otros accidentes.

Los microorganismos pueden ser transmitidos de animales a humanos por vectores invertebrados, como insectos (p. ej., mosquitos), garrapatas o ácaros que, de modo pasivo, diseminan la infección y, ocasionalmente, sirven como huéspedes necesarios para la replicación y el desarrollo microbianos. La transmisión puede también producirse directamente de animales a humanos (denominadas *infecciones zoonóticas*), por contacto directo (p. ej., *leptospirosis, listeriosis*) o al ingerir el animal infectado (p. ej., *Trichinella spiralis)*.

Un contacto prolongado íntimo o de las mucosas durante la actividad sexual permite la transmisión de una variedad de agentes, como virus (p. ej., VHP, herpesvirus, VIH), bacterias (p. ej., *T. pallidum, N. gonorrhoeae, Chlamydia trachomatis*), hongos (especies de *Candida*), protozoos (especies de *Trichomonas*), y artrópodos (*Phthirus pubis* o ladillas). Los microorganismos que causan enfermedades de transmisión sexual (ETS) tienden a tener una vida corta fuera del huésped y, por ello, dependen de una diseminación directa de persona a persona. Muchos de estos microbios son infecciosos en ausencia de síntomas, de modo que la transmisión se produce a partir de individuos que no saben que tienen la enfermedad. La localización inicial de la infección puede ser la uretra, la vagina, el cuello uterino, el recto o la orofaringe (Capítulo 18).

RESUMEN

Transmisión de los microbios

- La capacidad de un microbio para infectar a un individuo depende de los factores de virulencia específicos del microorganismo que permiten que rompa las barreras del huésped y lo colonice.
- Las barreras del huésped incluyen:
  - Piel: capa de queratina que se está desprendiendo continuamente y la flora cutánea normal.
  - Aparato respiratorio: macrófagos alveolares y eliminación mucociliar por el epitelio bronquial.
  - Sistema GI: pH ácido del estómago, secreciones mucosas viscosas, enzimas pancreáticas y bilis, defensinas, IgA y flora intestinal normal.
  - Tracto urogenital: vaciado repetido de la vejiga urinaria y flora comensal.
- Los microorganismos pueden proliferar localmente o diseminarse a otras localizaciones, dependiendo de su tropismo tisular.
- La vía de la transmisión secundaria de cualquier infección dada se relaciona con el tejido diana y la resistencia del microbio particular. La transmisión puede implicar un contacto directo, gotitas respiratorias, vía fecal-oral, contacto vehiculado por sangre, transmisión sexual, transmisión vertical, o vectores insecto/artrópodo.

EVASIÓN DE LA INMUNIDAD POR LOS MICROBIOS

Una vez que los microorganismos han superado las barreras tisulares del huésped, el principal obstáculo que queda entre ellos y un domicilio permanente es el sistema inmunitario. A lo largo de la evolución, los microbios han estado comprometidos en una lucha por la supervivencia frente a unas fuerzas ordenadas de la inmunidad innata y adaptativa. No es sorprendente que los microorganismos hayan desarrollado muchas estrategias para resistir y evadir estas defensas, y tales mecanismos son importantes determinantes de la virulencia y patogenicidad microbiana. Éstos comprenden:

- *Permanecer inaccesible al sistema inmunitario del huésped*. Los microbios que se propagan en la luz del intestino (p. ej., *Clostridium difficile* productor de toxina) o en la vesícula biliar (p. ej., *Salmonella typhi*) se hallan ocultos a muchas defensas del huésped. Los virus que se desprenden de las superficies luminales epiteliales (p. ej., CMV en la orina o leche y poliovirus en las heces) o los que infectan el epitelio queratinizado (poxvirus) son inaccesibles a los anticuerpos y el complemento. Algunos microorganismos invaden rápidamente las células del huésped antes de que la respuesta humoral se vuelva efectiva (p. ej., esporozoítos de *Plasmodium* penetran en los hepatocitos; *Trichinella* penetra en los músculos esqueléticos). Algunos parásitos de mayor tamaño (p. ej., larvas de tenia) forman quistes envueltos en una cápsula fibrosa densa que hace que el microbio sea, en gran medida, inaccesible a las células inmunitarias del huésped y a los anticuerpos. La latencia vírica en el interior de las células infectadas es la estrategia definitiva; durante el estado latente (p. ej., virus varicela-zóster en los ganglios de las raíces dorsales), muchos microorganismos pueden evitar las defensas inmunitarias cubriéndose con las proteínas del huésped («aspecto de lobo vestido de cordero»).
- *Variar y eliminar antígenos*. Los anticuerpos neutralizantes bloquean la capacidad de los microbios para infectar células; es la base de la vacunación. Sin embargo, los anticuerpos neutralizantes no pueden proteger de modo efectivo frente a los microbios con capacidad de expresar múltiples variantes de sus antígenos de superficie. La baja fidelidad de las ARN polimerasas víricas (p. ej., en el VIH y muchos virus respiratorios) y la capacidad de reordenación de los genomas víricos (p. ej., los virus de la gripe) llevan a variación antigénica vírica. Además de los virus, otras clases de microbios muestran también variabilidad antigénica, todos utilizando estrategias diferentes (Tabla 9-6). Así, hay al menos 80 serotipos diferentes de *S. pneumoniae*, distinguidos por polisacáridos capsulares únicos; el problema es que un anticuerpo producido en respuesta a un serotipo no suele reaccionar de modo cruzado con otro. Las espiroquetas *Borrelia* utilizan otro planteamiento (incluidas las que causan la enfermedad de Lyme), que de modo repetido cambian sus antígenos de superficie. También se utiliza otra estrategia, la empleada por *S. mansoni*, que arroja sus antígenos a los pocos minutos de

Tabla 9-6 Patógenos con variación antigénica significativa

Patógeno	Enfermedad
Rinovirus	Resfriados
Virus (de la gripe) influenza	Gripe
Neisseria gonorrhoeae	Gonorrea
Borrelia hermsii	Fiebre recurrente
Borrelia burgdorferi	Enfermedad de Lyme
Trypanosoma brucei	Enfermedad del sueño africana
VIH	Sida

Sida, síndrome de la inmunodeficiencia adquirida; VIH, virus de la inmunodeficiencia humana.

penetrar en la piel, impidiendo el reconocimiento por anticuerpos.

• *Resistir a las defensas inmunitarias innatas.* Los péptidos antimicrobianos catiónicos (CAMP), que incluyen *defensinas*, *cathelicidinas* y *trombocidinas*, proporcionan unas importantes defensas innatas frente a los microbios; la resistencia a CAMP es clave para la virulencia de muchos patógenos bacterianos, permitiéndoles evitar la destrucción por parte de los neutrófilos y de los macrófagos. Las cápsulas de hidratos de carbono de muchas bacterias que causan neumonía o meningitis protegen a los antígenos bacterianos de los anticuerpos y de las proteínas del complemento circulantes e impiden también la fagocitosis por los neutrófilos. Otras bacterias fabrican proteínas que frustran la fagocitosis, destruyen los fagocitos, impiden su migración o disminuyen su descarga oxidativa. Así, *S. aureus* expresa moléculas de proteína A que se unen a la porción Fc de los anticuerpos y, de este modo, inhiben la fagocitosis. *Neisseria, Haemophilus* y *Streptococcus* segregan proteasas que pueden degradar anticuerpos. Varios virus, rickettsias, algunas bacterias intracelulares (incluidas micobacterias, *Listeria* y *Legionella*), hongos (p. ej., *Cryptococcus neoformans*) y protozoos (p. ej., leishmanias, tripanosomas, toxoplasmas) han desarrollado estrategias para resistir la destrucción intracelular y, por consiguiente, pueden multiplicarse en el interior de los macrófagos incluso después de la fagocitosis. Algunos virus (p. ej., herpesvirus y poxvirus) producen proteínas que bloquean la activación del complemento. Otros virus han desarrollado estrategias para combatir los interferones (IFN), una defensa temprana del huésped frente a los virus; homólogos inactivos de IFN-α/β o proteínas que inhiben la señalización intracelular posterior de los receptores del IFN pueden bloquear los efectos antivíricos de los IFN. Los virus pueden también producir homólogos inactivos de quimiocinas o receptores de quimiocinas; actúan como «señuelos» e inhiben el reclutamiento de células inflamatorias. Los virus pueden producir también remedos de citocinas solubles; el VEB produce un homólogo de la citocina inmunosupresora, la interleucina IL-10.

• *Inhibir la inmunidad adaptativa.* Algunos microbios utilizan una estrategia de reducción de la capacidad de las células T colaboradoras CD4+ y de las células T citotóxicas CD8+ para reconocer las células infectadas. Por ejemplo, varios virus ADN (p. ej., el CMV y el VEB) inhiben la producción de las proteínas de clase I del complejo mayor de histocompatibilidad (CMH) o alteran su tránsito intracelular, obstaculizando la presentación de péptidos a las células T CD8+ e impidiendo la destrucción de las células infectadas. Aunque podría esperarse que la expresión reducida de la clase I del CMH desencadenase la destrucción de las células NK, los herpesvirus se encuentran un paso por delante, ya que pueden expresar homólogos de clase I del CMH que inhiben la actividad de las NK (Capítulo 5). De modo similar, los herpesvirus pueden seleccionar como objetivo las moléculas de clase II del CMH para su degradación temprana, obstaculizando la presentación de antígenos a las células T colaboradoras CD4+. Por último, los virus pueden infectar directamente los linfocitos y comprometer así su función; la infección por el VIH (con la posterior muerte celular) de las células T CD4+, macrófagos y células dendríticas es tan sólo un ejemplo.

RESUMEN

Evasión de la inmunidad por los microbios

Después de soslayar las barreras tisulares del huésped, los microorganismos infecciosos han de evadir también la inmunidad innata y adaptativa del huésped para proliferar y transmitirse al siguiente huésped. Las estrategias incluyen:

• Permanecer inaccesibles a las defensas del huésped, ya sea en regiones a las que no puedan llegar los anticuerpos o las células mononucleares (p. ej., luz del tracto GI o epidermis), en el interior de las células o envueltos dentro de proteínas del huésped.
• Cambiando constantemente de repertorios antigénicos.
• Inactivando los anticuerpos o el complemento, resistiendo la fagocitosis o creciendo en el interior de los fagocitos después de su ingestión.
• Suprimiendo la respuesta inmunitaria adaptativa del huésped (p. ej., inhibiendo la expresión del CMH y la presentación de antígenos).

CÓMO CAUSAN ENFERMEDAD LOS MICROORGANISMOS

Los agentes infecciosos pueden dividirse en los que generalmente son capaces de causar enfermedad (*patógenos*) y los que no. Todos los patógenos no tienen las mismas probabilidades de causar enfermedad, lo cual es, en parte, el resultado de una variedad de huéspedes en la población general (edad, estado nutricional, enfermedad concomitante, estado inmunitario). Sin embargo, lo más frecuente es que cada microorganismo tengan diferentes niveles de *virulencia*, es decir, capacidad de causar enfermedad. Una elevada virulencia connota la capacidad de causar enfermedad en una población por lo demás sana; una baja virulencia implica que el agente causa enfermedad sólo en poblaciones particularmente susceptibles (p. ej., ciertas cepas bacterianas pueden infectar sólo unas válvulas cardíacas previamente dañadas). Las infecciones *oportunistas* son aquellas en las que organismos normalmente no patógenos producen enfermedad en un huésped inmunocomprometido. Como en la propiedad inmueble («la localización lo es todo»), la localización en el cuerpo es también importante para que un patógeno cause enfermedad. Así, los *E. coli* en el colon son completamente normales, mientras que *E. coli* que infecta los pulmones es causa de neumonía, y *E. coli* que infecta la vejiga urinaria causa cistitis.

Una vez revisado el modo por el que los agentes infecciosos violan las barreras del huésped, pasamos revista al modo en que lesionan las células y causan daño tisular. Hay tres mecanismos generales:

• Los agentes infecciosos se pueden unir a las células del huésped o penetrar en su interior y causar directamente la muerte o disfunción celulares.
• Los patógenos pueden liberar endotoxinas o exotoxinas que destruyen células (o afectan a su función) a distancia, liberar enzimas que degradan los componentes tisulares, o dañar los vasos sanguíneos y causar lesión isquémica.

- Los patógenos pueden inducir respuestas inmunitarias e inflamatorias en el huésped que pueden causar un daño tisular añadido.

Mecanismos de la lesión vírica

Los virus pueden dañar directamente las células del huésped al penetrar en ellas y replicarse a expensas del huésped. La predilección para infectar ciertas células y no otras recibe la denominación de tropismo y viene determinada por varios factores:

- *Receptores de la célula del huésped para un virus particular.* Los virus poseen proteínas específicas en la superficie celular que se unen a proteínas seleccionadas en la superficie de la célula del huésped. Muchos virus utilizan los receptores celulares normales del huésped para penetrar en las células. Así, la gp120 del VIH se une a CD4 (sobre todo en las células T) y a los receptores de quimiocinas CXCR4 (células T) o CCR5 (macrófagos). Los rinovirus se unen a la molécula de adhesión intercelular-1, la misma molécula de adhesión utilizada por los linfocitos para facilitar la migración y activación en los sitios de inflamación (Capítulo 2). En algunos casos se requiere proteasas del huésped para permitir la unión vírica a las células del huésped (p. ej., una proteasa del huésped corta y activa la hemaglutinina del virus de la gripe).
- *Factores de transcripción específicos de tipo celular que reconocen secuencias víricas favorecedoras y promotoras.* Por ejemplo, el virus JC, que causa leucoencefalopatía multifocal progresiva (Capítulo 23), está restringido a la oligodendroglía en el sistema nervioso central, porque las secuencias de ADN promotoras y favorecedoras por delante de los genes víricos son activas en las células gliales pero no en las neuronas o en las células endoteliales.
- *Barreras físicas.* Por ejemplo, los enterovirus se replican en el intestino, en parte porque pueden resistir la inactivación por los ácidos, la bilis y las enzimas digestivas. Los rinovirus se replican sólo en el interior de las vías respiratorias superiores, porque pueden sobrevivir de modo óptimo a la menor temperatura de esta zona.

Una vez que los virus se hallan en el interior de las células del huésped, pueden lesionarlas o destruirlas de varios modos (Fig. 9-5):

- *Lisis de las células del huésped.* La replicación vírica interfiere con las funciones celulares normales y puede llevar a la muerte celular. Por ejemplo, la replicación y liberación víricas es el mecanismo por el cual el virus de la gripe destruye las células epiteliales respiratorias, el virus de la fiebre amarilla, los hepatocitos, y el poliovirus y el virus de la rabia, las neuronas.
- *Destrucción inmunitaria mediada por células.* Las proteínas víricas expresadas en las superficies de las células del huésped son reconocidas como extrañas por el sistema inmunitario e inducen el ataque por los linfocitos T citotóxicos. Aunque ésta es una respuesta normal para eliminar las células infectadas por los virus, puede claramente llevar a una importante lesión en el huésped. Así, la lesión del hepatocito durante la infección por el VHB está accionada, en gran medida, por la destrucción mediada por los linfocitos T citotóxicos de los hepatocitos infectados.

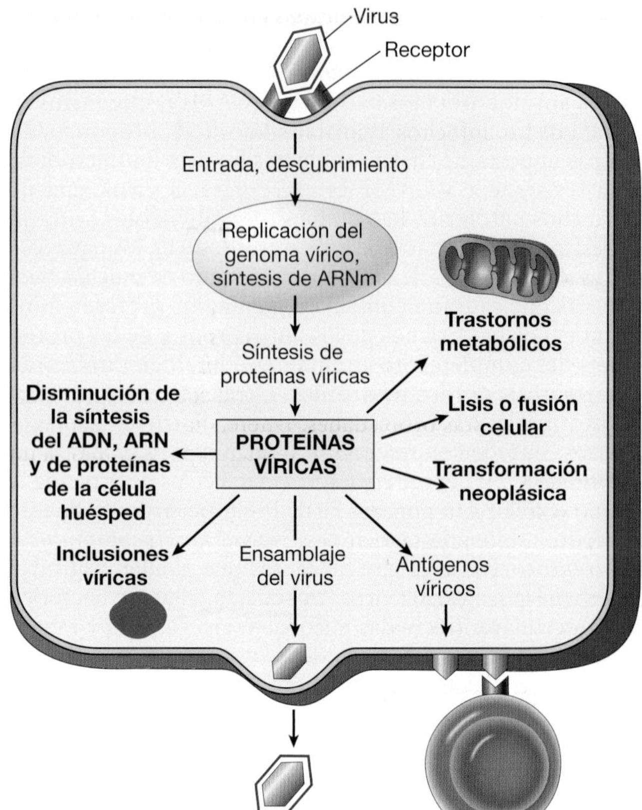

Figura 9-5

Mecanismos lesivos de los virus en las células.

- *Alteración de las vías de la apoptosis.* Algunas proteínas codificadas por virus (incluida TAT y gp120 del VIH y adenovirus E1A) inducen apoptosis. En efecto, ésta puede ser una respuesta protectora del huésped para eliminar las células infectadas por el virus. Por el contrario, algunos virus codifican genes que inhiben la apoptosis (p. ej., homólogos del gen celular *BCL-2*). Tales estrategias pueden favorecer la replicación vírica y promover las infecciones víricas persistentes, pero también los cánceres inducidos por virus.
- *Inducción de la proliferación y transformación celulares, lo que da lugar a cáncer.* Entre los ejemplos figuran el VEB, VHB, VHC, VHP y virus linfotrópico de la leucemia por células T-1. Los mecanismos de la transformación vírica se describen en el Capítulo 6.
- *Inhibición del ADN, ARN o síntesis proteica en la célula del huésped.* Estos efectos pueden causar en último término la muerte celular, o pueden llevar a una disfunción celular más sutil. Por ejemplo, el poliovirus inactiva una proteína de unión a la caperuza esencial para la traducción del ARN mensajero de la célula del huésped (ARNm); sin embargo, la traducción del ARNm del poliovirus no se ve afectada.
- *Daño en las membranas plasmáticas.* Las proteínas víricas pueden insertarse en las membranas plasmáticas del huésped y alterar de este modo su integridad o promover la fusión celular (p. ej., VIH, virus del sarampión y los herpesvirus).

• *Daño a las células implicadas en la defensa antimicrobiana, lo que lleva a infecciones secundarias.* Por ejemplo, el daño vírico producido en el epitelio respiratorio predispone a neumonía bacteriana posterior, y la depleción por el VIH de los linfocitos T colaboradores CD4+ lleva a infecciones oportunistas.

Mecanismos de la lesión bacteriana

La capacidad de las bacterias para causar enfermedad (virulencia) depende de su capacidad para: *1) adherirse a las células del huésped; 2) invadir las células y los tejidos, y/o 3) liberar toxinas que dañan las células y los tejidos.* Las bacterias patógenas tienen genes de virulencia que codifican proteínas que confieren estas propiedades. Diferencias en un pequeño número de genes de virulencia determinan, por ejemplo, si un aislado de *Salmonella* causará una infección potencialmente mortal o será relativamente benigna. La coordinación de la adherencia bacteriana y de la liberación de toxina es tan importante para la virulencia bacteriana que los genes que codifican las proteínas relevantes están frecuentemente corregulados por señales ambientales específicas. Así, muchas bacterias inducen la expresión de factores de virulencia a medida que aumenta su concentración en los tejidos, y superan de este modo las defensas del huésped.

Adherencia bacteriana a las células del huésped. Las *adhesinas* son moléculas de la superficie bacteriana que se unen a las células del huésped; tienen habitualmente una diversidad estructural más bien limitada, pero poseen una amplia especificidad por las células del huésped.

Las *fibrillas* cubren la superficie de las bacterias grampositivas; las fibrillas de *Streptococcus pyogenes* están compuestas de ácidos lipoteicoicos y de proteína M (v. Fig. 9-2). Los *ácidos lipoteicoicos* son hidrófobos y se unen a la fibronectina y a las células epiteliales de la boca, mientras que las proteínas M impiden la fagocitosis por los macrófagos. La *proteína F* se une a la fibronectina (v. Fig. 9-2) y puede también facilitar la entrada de *S. pyogenes* en las células epiteliales.

Las *fimbrias* (o *pili*) son proteínas filamentosas de las bacterias gramnegativas (v. Fig. 9-2). Aunque algunos *pili* permiten el intercambio de genes entre bacterias, la mayoría se hallan implicados en la adherencia. Los tallos están compuestos de repeticiones de subunidades proteicas conservadas, mientras que los aminoácidos de las puntas son variables y determinan la especificidad de la unión. Por ejemplo, las cepas de *E. coli* que causan ITU expresan de modo singular un *pilus* de tipo P que se une al motivo hidrocarbonado gal(α1-4)gal expresado en el urotelio. Los *pili* de *N. gonorrhoeae* median la adherencia de las bacterias a las células del huésped y pueden actuar también como dianas para la formación de anticuerpos del huésped; la posterior variación en los *pili* es un importante mecanismo por el cual *N. gonorrhoeae* puede escapar a la respuesta inmunitaria.

Virulencia de las bacterias intracelulares. Las bacterias intracelulares facultativas infectan las células epiteliales (*Shigella* y *E. coli* enteroinvasivo), macrófagos (*M. tuberculosis, Mycobacterium leprae*), o ambos (*S. typhi*). El crecimiento intracelular es una estrategia que no sólo permite escapar de ciertos mecanismos inmunitarios efectores (p. ej., anticuerpos), sino que también puede facilitar la diseminación bacteriana por el interior del organismo; así, la migración de macrófagos transporta *M. tuberculosis* desde el pulmón a otras localizaciones. Los factores de virulencia de las bacterias intracelulares dependen de su capacidad para: 1) unirse a las células y penetrar en su interior, y 2) sobrevivir dentro de ellas.

• *Entrada al interior de las células.* La respuesta inmunitaria del huésped se ve en ocasiones subvertida para permitir la entrada bacteriana al interior de los macrófagos; las bacterias recubiertas (opsonizadas) por anticuerpos y/o complemento C3b son ávidamente fagocitadas por los macrófagos. Por ejemplo, *M. tuberculosis* puede reclutar un fragmento C2a del complemento o activar la vía alternativa del complemento, y a la larga cualquiera de las vías da lugar a opsonización por C3b; una vez recubierto con C3b, *M. tuberculosis* se une al receptor del complemento CR3 en los macrófagos y es endocitado.
• *Supervivencia intracelular.* Una vez en el citoplasma, las bacterias tienen diferentes estrategias para interactuar con la célula huésped. En el interior de sus dianas epiteliales, *Shigella* y *E. coli* inhiben la síntesis proteica del huésped, se replican rápidamente, y lisan la célula del huésped en pocas horas. Los macrófagos presentan un obstáculo diferente; una vez fagocitadas por los macrófagos, la mayoría de las bacterias son destruidas por fusión del fagosoma con los lisosomas. Así, si las bacterias han de medrar en el interior de los macrófagos, han de escapar a esta destrucción. *Mycobacterium tuberculosis* lleva a cabo esta acción bloqueando la fusión entre el fagosoma y el lisosoma, permitiendo una proliferación intracelular sin trabas. Otras bacterias evitan la aniquilación por los macrófagos escurriéndose del fagosoma para proliferar en el citoplasma; *Listeria monocytogenes* produce una proteína formadora de poros denominada listeriolisina O y dos fosfolipasas que degradan la membrana fagosómica y permiten el escape bacteriano.

Endotoxina bacteriana. La *endotoxina bacteriana* es un lipopolisacárido (LPS) que es un componente principal de la pared externa de las bacterias gramnegativas (v. Fig. 9-2). El LPS está compuesto de un ancla de ácido graso de cadena larga (lípido A) conectado a una parte central glucídica, y ambos son similares en todas las bacterias gramnegativas. Unido a la porción central glucídica existe una cadena variable de carbohidrato (antígeno O), que puede utilizarse para distinguir las diferentes cepas bacterianas. El LPS libre se une a la proteína circulante que se une al LPS, y el complejo formado se une a continuación a un receptor específico (CD14) de los monocitos, macrófagos y neutrófilos. La implicación de CD14 da lugar a una señalización intracelular mediante un receptor de tipo Toll asociado (TLR-4), que causa activación celular y producción de citocinas efectoras (Capítulo 2). La ocupación de TLR-4 en las células endoteliales causa también activación endotelial y un estado protrombótico neto (Capítulo 4).

La respuesta del huésped al LPS puede ser tanto beneficiosa como dañina. A bajas concentraciones, el LPS induce muchas importantes citocinas y quimiocinas, así como un aumento de la expresión de moléculas coestimuladoras que da lugar al reclutamiento de leucocitos y aumento de la activación de linfocitos T. Sin embargo, a elevadas concentraciones, el LPS puede precipitar el choque séptico, la coagulación intravascular diseminada y el síndrome de dificultad respiratoria aguda, principalmente mediante una inducción exuberante de citocinas como el factor de necrosis tumoral (TNF), IL-1 e IL-12 (Capítulo 4).

Exotoxinas bacterianas. Las exotoxinas son proteínas segregadas que causan directamente lesión celular y con frecuencia subyacen a las manifestaciones patológicas.

- Algunas exotoxinas son enzimas bacterianas (proteasas, hialuronidasas, coagulasas, fibrinolisinas) que actúan sobre los sustratos diana y contribuyen al mantenimiento bacteriano normal y a su supervivencia. No obstante, pueden contribuir de modo significativo a las manifestaciones patológicas de una infección. Así, las proteasas de *Staphylococcus aureus* digieren las proteínas de adhesión intercelulares de la epidermis y llevan presumiblemente a una invasión cutánea más fácil; al mismo tiempo causan descamación. *Clostridium perfringens* –el agente de la gangrena gaseosa– produce una toxina α (lecitinasa) que destruye las membranas plasmáticas, incluidas las de las células circulantes; esta exotoxina digiere literalmente los tejidos del huésped, incluidos los colágenos relativamente resistentes.
- Otras exotoxinas no se hallan tan claramente relacionadas con la adhesión bacteriana o con su supervivencia, pero, no obstante, causan una entidad mórbida singular. Así, la erupción punteada y eritematosa «escarlatiniforme» de la escarlatina se debe a una toxina pirógena codificada por un bacteriófago fabricada por sólo ciertas cepas de *Streptococcus pyogenes*.
- Muchas exotoxinas alteran las vías intracelulares de señalización o de regulación. La mayoría de éstas tienen una subunidad enzimática activa (A) unida por puentes disulfuro a una subunidad B que se une a receptores sobre la superficie celular y transporta la subunidad A al interior del citoplasma celular por endocitosis (Fig. 9-6). En el interior del citoplasma, el enlace disulfuro de la toxina es reducido y roto, liberando el fragmento amino A enzimáticamente activo. En el caso de la toxina diftérica, la subunidad A cataliza la transferencia de adenosina difosfato (ADP)-ribosa del dinucleótido de adenina y nicotinamida (NAD) al EF-2 (un factor de elongación que es crítico para la síntesis de polipéptidos), inactivándola así (Fig. 9-6). Por lo tanto, una molécula de toxina puede destruir una célula por ADP-ribosilación, ¡con más de 10^6 de moléculas de EF-2! *Corynebacterium diphtheriae* elabora tal toxina para crear una capa de células muertas en la faringe, sobre la que la bacteria crece mejor que la competencia. Lamentablemente, una diseminación más amplia de la toxina diftérica causa manifestaciones de enfermedad grave por disfunción neural y miocárdica. Las enterotoxinas termolábiles de *V. cholerae* y *E. coli* tienen también una estructura A-B y son ADP-ribosil transferasas; no obstante, estas enzimas catalizan la transferencia de NAD al componente regulador dependiente del guanil nucleótido de la adenilato ciclasa. Esto genera un exceso de monofosfato de adenosina cíclico (AMPc), lo que hace que las células epiteliales intestinales segreguen líquido isosmótico, lo que da lugar a una diarrea voluminosa, con pérdida de agua y electrólitos (Capítulo 15).
- Las neurotoxinas, como las producidas por *Clostridium botulinum* y *Clostridium tetani,* inhiben la liberación de neurotransmisores, lo que da lugar a parálisis. Estas toxinas no destruyen las neuronas, más bien, sus dominios A interactúan de modo específico con proteínas implicadas en la liberación del neurotransmisor en la sinapsis. Tanto el tétanos como el botulismo pueden producir la muerte por insuficiencia respiratoria debido a parálisis de los músculos torácicos y del diafragma.
- Los *superantígenos* son toxinas bacterianas con la capacidad de estimular grandes poblaciones de linfocitos T, lo que funcionalmente da lugar a una «tormenta de citocinas». Los superantígenos se unen a moléculas de clase II del CMH en células presentadoras de antígeno, sin el procesamiento interno usual, y después se unen a regiones conservadas de receptores de células T (TCR). Tal puente entre CMH II-TCR por medio de superantígenos lleva a una activación generalizada de células T y a la posterior liberación masiva de citocinas, en particular TNF; las elevadas concentraciones de citocinas causan, a su vez, fuga capilar y shock. Los superantígenos fabricados por *Staphylococcus aureus* y *Streptococcus pyogenes* (es decir, la toxina del síndrome de shock tóxico) causan el síndrome del shock tóxico con fiebre, shock e insuficiencia orgánica multisistémica.

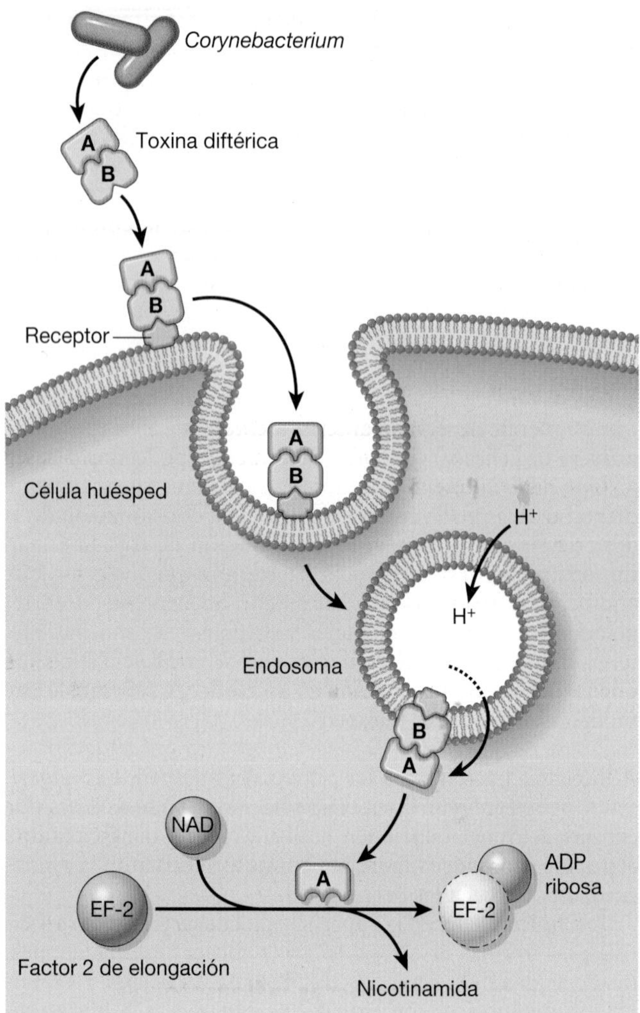

Figura 9-6

Inhibición de la síntesis de proteínas en la célula por la toxina diftérica. Ver texto para las abreviaturas. (Adaptada de Collier RJ: Corynebacteria. En: Davis BD, et al. [eds.]: Microbiology. Nueva York, Harper & Row, 1990.)

Recientemente, se ha observado que muchas bacterias pueden vivir de modo libre en solución o en colonias recubriendo interfases líquido-sólido, los denominados *biofilms*. Estas colonias pueden formarse sobre las válvulas cardíacas o en catéteres intravasculares. Su significación es que los procesos que producen biofilms activan muchos genes bacterianos que no se expresan en las formas de vida libre. Debido a la expresión de dichos genes y a la arquitectura de la colonia, los microbios de los biofilms pueden ser órdenes de magnitud más resistentes a los antibióticos que sus homólogos de vida libre.

Mecanismos lesivos mediados por la inmunidad del huésped

Tal como se ha observado anteriormente, las respuestas inmunitarias del huésped a los microbios pueden, por sí mismas, ser causa de lesión tisular. Así, aunque la reacción inflamatoria granulomatosa a *M. tuberculosis* secuestra los bacilos e impide su diseminación, produce también daño y fibrosis tisulares. De modo similar, el daño hepático que se produce debido a la infección de los hepatocitos por el VHB se debe a la respuesta inmunitaria frente a las células hepáticas infectadas y no a los efectos citopáticos del virus. Las respuestas inmunitarias humorales pueden tener también secuelas patológicas. Por ejemplo, los anticuerpos frente a las proteínas M bacterianas que se forman en el marco de ciertas infecciones estreptocócicas pueden unirse a proteínas cardíacas por reacción cruzada y llevar a la fiebre reumática (Capítulo 11). Las infecciones por estreptococos betahemolíticos pueden inducir también la formación de complejos entre antígenos estreptocócicos y anticuerpos, que pueden depositarse en los glomérulos renales y causar glomerulonefritis postestreptocócica (Capítulo 14).

Patrones de las respuestas inflamatorias a la infección

Aunque los propios microorganismos infecciosos son muy diversos, el huésped infectado tiene realmente pocos modos de respuesta. Así, a nivel microscópico muchos patógenos provocan patrones de reacciones similares, rara vez con algún rasgo que sea patognomónico de un agente específico. No obstante, los diferentes patrones de respuesta sí sugieren unas clases particulares de organismos causales y un observador inteligente puede realizar una conjetura elegante sobre el microbio responsable.

En términos generales, hay cinco patrones histológicos de reacción tisular, que se describen a continuación.

Inflamación supurativa. Este patrón es la reacción frente al daño tisular agudo (Capítulo 2), caracterizada por un aumento de la permeabilidad vascular y exudados de leucocitos, predominantemente neutrófilos (Fig. 9-7). En muchos casos, es una respuesta a *bacterias extracelulares*. Los neutrófilos son típicamente reclutados al sitio de infección por quimioatractantes liberados por los organismos «piógenos» y las células del huésped.

Morfología

Las colecciones de neutrófilos pueden dar lugar a necrosis licuefactiva localizada, formándose **abscesos**. El tejido necrótico y las células inflamatorias constituyen el **pus**, y las bacterias que provocan la formación de pus reciben el nombre de «piógenas». Habitualmente, estas bacterias son cocos grampositivos y bacilos gramnegativos extracelulares. Los tamaños de tales lesiones pueden variar desde microabscesos muy pequeños formados por bacterias que se siembran desde una válvula cardíaca infectada, a unas trompas de Falopio distendidas rellenas de pus causado por *N. gonorrhoeae*, a una afectación difusa de las meninges durante la infección por *H. influenzae*, a lóbulos enteros del pulmón durante la neumonía. El grado en que estas lesiones son destructivas depende de su localización y del organismo implicado. Así, *S. pneumoniae* suele respetar las paredes alveolares del pulmón, e incluso las neumonías estreptocócicas lobulares se resuelven típicamente de modo completo sin daño permanente (Fig. 9-7). Por otra parte, especies de estafilococos y de *Klebsiella* destruyen las paredes alveolares y forman abscesos que curan dejando cicatriz. La faringitis bacteriana se resuelve sin secuelas, mientras que la infección bacteriana aguda sin tratar de una articulación puede destruirla en pocos días.

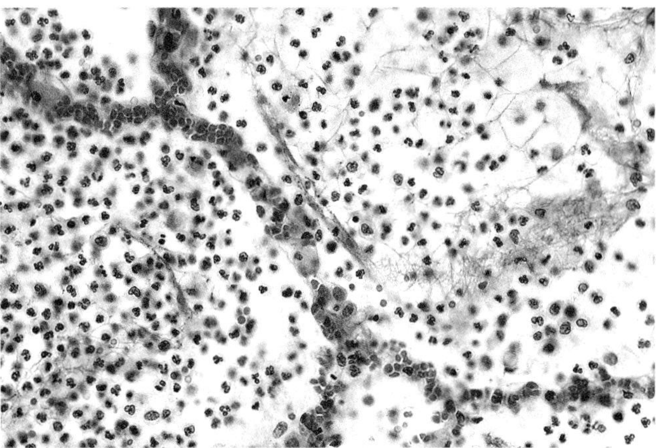

Figura 9-7

Inflamación supurativa (polimorfonucleares) producida en una neumonía neumocócica. Obsérvese el exudado de polimorfonucleares intraalveolares con unos tabiques alveolares intactos.

Inflamación mononuclear y granulomatosa. Los infiltrados intersticiales mononucleares difusos son una característica común de todos los procesos inflamatorios crónicos, pero cuando se desarrollan de forma aguda son, con frecuencia una respuesta a virus, bacterias intracelulares o parásitos intracelulares. Además, las espiroquetas y los helmintos provocan respuestas inflamatorias crónicas.

Morfología

El tipo de célula mononuclear que predomina en la lesión inflamatoria depende de la respuesta inmunitaria del huésped al organismo. Así, los linfocitos predominan en la infección por el VHB (Fig. 9-8A), mientras que las células plasmáticas son comunes en las lesiones primarias y secundarias de la sífilis (Fig. 9-8B). La presencia de estos linfocitos refleja las respuestas mediadas por la inmunidad celular frente al patógeno o frente a las células infectadas por el patógeno. La **inflamación granulomatosa** es una forma distintiva de inflamación mononuclear provocada, generalmente, por agentes infecciosos que resisten la erradicación (p. ej., *M. tuberculosis, Histoplasma*

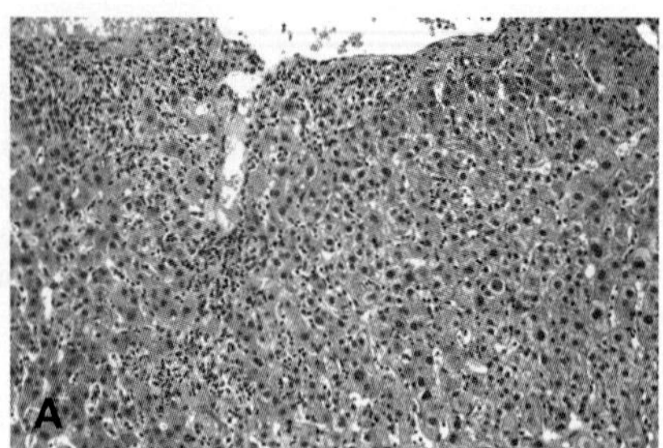

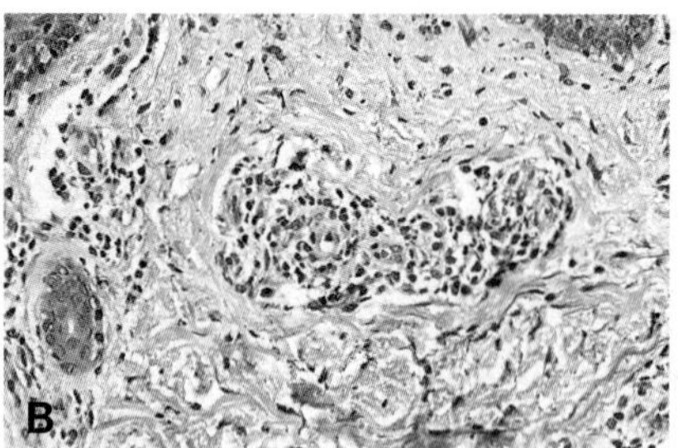

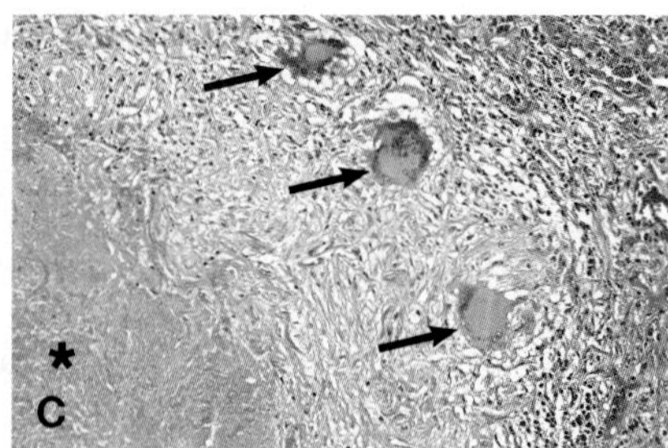

Figura 9-8

Inflamación mononuclear y granulomatosa. **A**, hepatitis vírica aguda caracterizada por un infiltrado predominantemente linfocítico. **B**, sífilis secundaria en la dermis con infiltrado linfoplasmacítico perivascular y proliferación endotelial. **C**, inflamación granulomatosa en respuesta a la tuberculosis. Obsérvese la zona de caseificación (*asterisco*), que se forma normalmente en el centro del granuloma, con un borde circundante de macrófagos epitelioides activados, algunos de los cuales se han fusionado para formar células gigantes (*flechas*); este centro, a su vez, está rodeado por una zona de linfocitos T activados. Esta imagen está a gran aumento para subrayar las características histológicas; la respuesta granulomatosa forma típicamente una esfera tridimensional y el microorganismo causante se encuentra en el área central.

capsulatum, huevos de esquistosoma) pero son, no obstante, capaces de estimular una enérgica inmunidad mediada por células T. La inflamación granulomatosa (capítulo 2) se caracteriza por la acumulación de macrófagos activados denominados células «epitelioides», que pueden fusionarse para formar células gigantes. En algunos casos, hay una zona central de necrosis caseosa (Fig. 9-8C).

La vía común final de muchas infecciones es la inflamación crónica, que puede llevar a cicatrización. Por ejemplo, la infección crónica por el VHB puede causar cirrosis hepática, en la que unos tabiques fibrosos densos rodean nódulos de hepatocitos en regeneración. En ocasiones, la exuberante respuesta cicatricial es la principal causa de disfunción (p. ej., la fibrosis de la pared de la vejiga urinaria causada por huevos de esquistosoma; Fig. 9-9) o la pericarditis fibrosa constrictiva causada por la tuberculosis.

Respuesta citopática-citoproliferativa. Estas reacciones suelen estar producidas por virus y se caracterizan por una inflamación escasa y muerte celular (respuesta citopática) o proliferación celular (respuesta citoproliferativa).

Morfología

Algunos virus se replican en el interior de las células y forman agregados víricos que son visibles como cuerpos de inclusión (p. ej., CMV, VHS, VHB; v. Fig. 9-1) o inducen a las células a que se fusionen o a que formen células miltinucleadas (p. ej., virus del sarampión, herpesvirus). El daño celular focal puede causar que las células epiteliales pierdan su cohesión o que formen vesículas (p. ej., virus varicela-zóster; Fig. 9-10). Los virus pueden causar también que las células epiteliales proliferen y adopten formas inusuales (p. ej., verrugas venéreas causadas por el VHP o las pápulas umbilicadas del molusco contagioso causado por los poxvirus; Capítulo 22). Por último, los virus pueden causar cambios displásicos y cánceres en las células epiteliales y los linfocitos (Capítulo 6).

Respuesta necrosante. Algunos microorganismos producen potentes toxinas que causan una necrosis tan rápida e intensa que el daño tisular es la característica dominante (p. ej., *C. perfringens*). De modo similar, *E. histolytica* puede causar úlceras en el colon y abscesos hepáticos, con gran destrucción tisular y necrosis licuefactiva sin un infiltrado inflamatorio prominente.

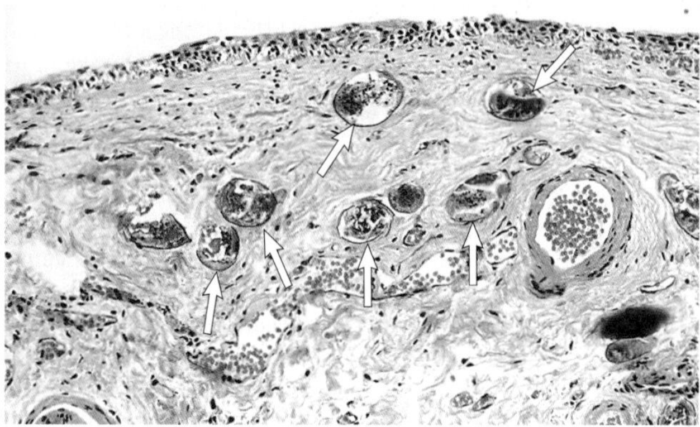

Figura 9-9

Infección por *Schistosomas haematobium* en la vejiga urinaria con numerosos huevos calcificados (*flechas*) y extensa cicatrización.

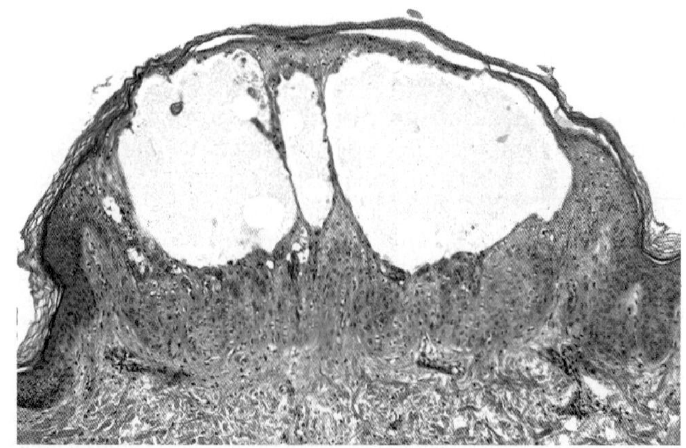

Figura 9-10

Lesión cutánea de varicela (virus varicela-zóster) con vesícula intraepitelial.

Morfología

Dado que son tan pocas las células inflamatorias implicadas, estas lesiones se asemejan a infartos, con desestructuración o pérdida de la tinción nuclear basófila y preservación de los contornos celulares. En ocasiones, en virtud de unas respuestas inflamatorias masivas del huésped, los virus pueden causar una necrosis generalizada e intensa de las células del huésped, que se ejemplifica por la destrucción total de los lóbulos temporales del cerebro por herpesvirus o del hígado por el VHB.

Infecciones en el huésped inmunodeprimido

Diferentes tipos de inmunodeficiencia o de inmunosupresión afectan a distintas células del sistema inmunitario (Capítulo 5). Las infecciones oportunistas que contrae un individuo inmunodeprimido dependen de los tipos de mecanismos inmunitarios efectores que no están funcionando. Los pacientes con deficiencias en la producción de anticuerpos y en los neutrófilos son susceptibles de sufrir infecciones por bacterias extracelulares y algunos hongos. Por el contrario, las deficiencias en la inmunidad mediada por células T dan lugar a una mayor susceptibilidad, principalmente a virus y bacterias intracelulares.

Las enfermedades de los órganos y sistemas distintos al sistema inmunitario pueden hacer también que los pacientes sean susceptibles a microbios específicos. Así, los pacientes con fibrosis quística pueden padecer infecciones respiratorias por *Burkholderia cepacia* (Capítulo 13). Las quemaduras destruyen la piel, eliminando esta barrera a los microbios y permitiendo la infección por patógenos como *P. aeruginosa*. La pérdida de la función esplénica en los individuos con anemia de células falciformes los hace susceptibles a la infección por bacterias encapsuladas (p. ej., *S. pneumoniae*) que son normalmente opsonizadas y fagocitadas por los macrófagos esplénicos. Por último, la malnutrición puede alterar la respuesta inmunitaria.

Morfología

En los individuos inmunodeprimidos, la ausencia de una respuesta inflamatoria del huésped elimina frecuentemente algunas de las pistas histológicas sobre la naturaleza potencial del microorganismo o microorganismos infectantes. Por ejemplo, los pacientes con defectos en anticuerpos, complemento o neutrófilos pueden tener importantes infecciones bacterianas locales sin la producción de un infiltrado neutrofílico significativo. En estos casos, el microorganismo causal puede ser inferido sólo por cultivo o por tinciones especiales. Aunque muchos efectos citopáticos víricos (p. ej., fusión celular o inclusiones; v. Fig. 9-1) pueden estar aún presentes, las infecciones víricas en los pacientes inmunodeprimidos pueden no generar la respuesta inflamatoria mononuclear esperada. En efecto, los hepatocitos en los «portadores» del VHB pueden tener una carga vírica intracelular sustancial sin inflamación y sin muerte del hepatocito (capítulo 16). Por último, en los pacientes con sida que no tienen células T colaboradoras y que no pueden presentar respuestas celulares normales, los microorganismos que de otro modo causan inflamación granulomatosa (p. ej., ***M. avium-intracellulare***) se manifiestan sólo como sábanas de macrófagos rellenos de bacilos ácido-alcohol resistentes (Fig. 9-11A). Se produce un fenómeno similar en algunos pacientes con lepra; aunque la mayoría de los individuos tienen una fuerte respuesta inmunitaria celular (de modo que las lesiones contienen muchos linfocitos con pocos microorganismos, conocidos como **lepra tuberculoide**), otros tienen una predilección genética por montar una débil respuesta inmunitaria a estos microorganismos. Como resultado, los pacientes de este último grupo tienen lesiones que contienen pocos linfocitos con unos macrófagos atestados de microorganismos (**lepra lepromatosa**; Fig. 9-11B).

RESUMEN

Cómo causan enfermedad los microorganismos

- Las enfermedades causadas por microbios implican la interrelación de la virulencia microbiana y las respuestas del huésped.

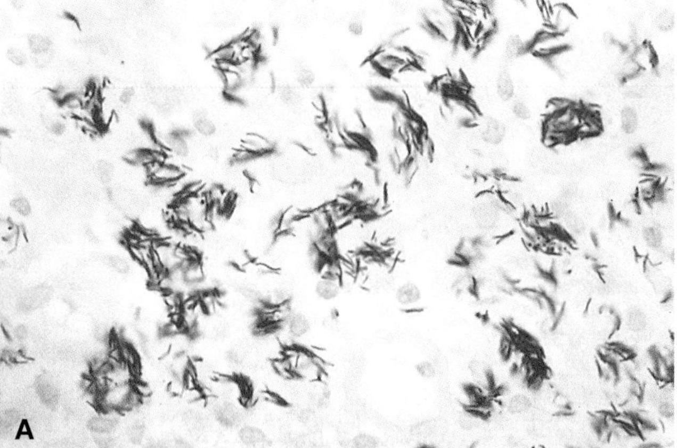

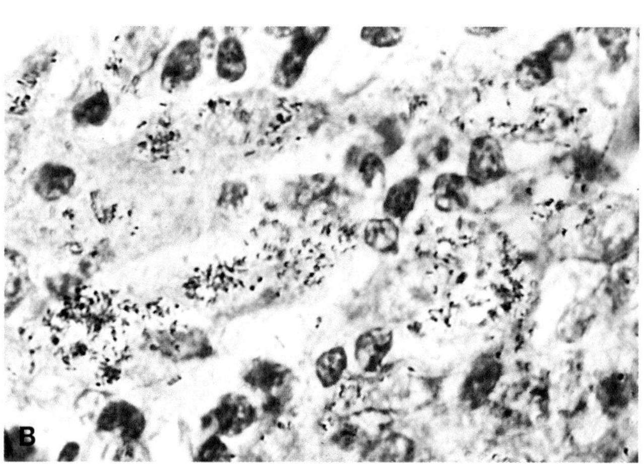

Figura 9-11

Respuestas del huésped en ausencia de inmunidad apropiada mediada por células T. En ambos casos, no hay respuesta granulomatosa; las bacterias intracelulares persisten e incluso proliferan en el interior de los macrófagos, porque o bien hay un número insuficiente de células T (sida) o las respuestas de las células T no activan apropiadamente los macrófagos para destruir los patógenos intracelulares (lepra lepromatosa). **A**, infección por *Mycobacterium avium* en un paciente con sida que muestra una infección intracelular masiva de los macrófagos con microorganismos ácido-alcohol resistentes (filamentosos y de color rosa en esta tinción para bacilos ácido-alcohol resistentes). **B**, infección por *M. leprae* en un paciente con lepra lepromatosa; hay abundantes bacilos ácido-alcohol resistentes que proliferan en el interior de los macrófagos.

- Los agentes infecciosos pueden causar directamente la muerte o disfunción celulares al unirse a las células del huésped o penetrar en su interior.
- La lesión puede deberse a la liberación local o sistémica de productos bacterianos, como son endotoxinas (LPS), exotoxinas o superantígenos.
- Los patógenos pueden inducir respuestas inmunitarias que causan daño tisular. La ausencia de una respuesta inmunitaria puede reducir el daño inducido por algunas infecciones; a la inversa, el compromiso inmunitario puede permitir la expansión descontrolada de agentes o microorganismos oportunistas que pueden causar lesión directamente.

• En los individuos normales, los patrones de las respuestas del huésped son bastante estereotipadas en relación con las diferentes clases de microbios; se pueden utilizar estos patrones de respuestas para inferir cuáles son los organismos causales.

- La inflamación supurativa aguda rica en neutrófilos es típica de muchas bacterias (bacterias «piógenas») y de algunos hongos.
- Los infiltrados de células mononucleares son comunes en muchas infecciones crónicas y en algunas infecciones víricas agudas.
- La inflamación granulomatosa es la marca distintiva de la infección por *Mycobacterium tuberculosis* y ciertos hongos.
- Las lesiones citopáticas y proliferativas están causadas por algunos virus.

TÉCNICAS PARA EL DIAGNÓSTICO DE LOS AGENTES INFECCIOSOS

Tal como se ha descrito anteriormente, la histopatología de las diversas infecciones proporciona una pista importante en relación con la etiología. Además, algunos agentes infecciosos pueden ser identificados directamente en las secciones teñidas con hematoxilina y eosina (H+E) (p. ej., cuerpos de inclusión por CMV o herpesvirus; agregados bacterianos, que por lo general se tiñen de azul; *Candida* y *Mucor* entre los hongos; la mayoría de los protozoos; y todos los helmintos). Sin embargo, muchos agentes infecciosos se ven mejor con tinciones especiales que identifican microorganismos atendiendo a sus características de la pared celular o del recubrimiento celular (v. Fig. 9-3), que comprenden tinciones de Gram, de bacterias ácido-alcohol resistentes, argénticas, mucicarmín y Giemsa; también se puede identificar los microorganismos después de marcarlos con anticuerpos específicos (Tabla 9-7). Con independencia de la técnica de tinción, los microorganismos se suelen ver mejor en el margen de la lesión y no en su centro, sobre todo si hay necrosis.

En la actualidad se utilizan las pruebas de amplificación de ácidos nucleicos, como la reacción en cadena de la polimerasa (PCR) para el diagnóstico de la gonorrea, infección clamidial, tuberculosis y encefalitis por herpes; en muchos casos, los ensayos moleculares son mucho más sensibles que las pruebas convencionales. Por ejemplo, la prueba con PCR del líquido cefalorraquídeo para el diagnóstico de encefalitis por HSV tiene una sensibilidad de aproximadamente el 80%, mientras que el cultivo vírico tiene una sensibilidad que no llega al 10%. De modo similar, los métodos basados en la PCR para detectar clamidias genitales identifican entre el 10 y el 30% más de infecciones que los cultivos convencionales. No sólo las técnicas moleculares han ampliado nuestras capacidades diagnósticas, sino que la secuenciación genómica de muchos patógenos permite una mejor comprensión de la patogenia y del tratamiento de las enfermedades infecciosas.

También son de utilidad las pruebas basadas en ácidos nucleicos para la cuantificación de varios patógenos. Por ejemplo, el tratamiento de la hepatitis B y C se guía por la cuantificación basada en ácidos nucleicos o tipificación víricos para predecir la resistencia a los antivíricos. En pacientes con VIH, se utiliza la carga del ARN vírico de modo habitual para guiar el tratamiento antirretrovírico.

Tabla 9-7 Técnicas especiales para el diagnóstico de los agentes infecciosos

Tinción de Gram	La mayoría de bacterias
Tinción para microorganismos ácido-alcohol resistentes	Micobacterias, nocardias (modificada)
Tinciones de plata	Hongos, legionelas, *Pneumocystis*
Ácido peryódico de Schiff	Hongos, amebas
Mucicarmín	Criptococos
Giemsa	Campylobacterias, leishmanias, parásitos del paludismo
Anticuerpos	Virus, rickettsias
Cultivo	Todas las clases
Sondas de ADN	Virus, bacterias, protozoos

ADN, ácido desoxirribonucleico.

BIBLIOGRAFÍA

Baker MD, Acharya KR: Superantigens: structure-function relationships. Int J Med Microbiol 293:529, 2004. *[Visión panorámica atractiva y sucinta.]*

Falkow S: Molecular Koch's postulates applied to bacterial pathogenicity—a personal recollection 15 years later. Nat Rev Microbiol 2:67, 2004. *[Buen resumen de uno de los primeros defensores de la aplicación de los postulados de Koch en la patogenia microbiana.]*

Gatfield J, Pieters J: Molecular mechanisms of host-pathogen interaction: entry and survival of mycobacteria in macrophages. Adv Immunol 81:45, 2003. *[Revisión de la biología molecular y celular de las infecciones intracelulares micobacterianas.]*

Glatzel M, et al.: Human prion diseases: molecular and clinical aspects. Arch Neurol 62:545, 2005. *[Revisión detallada de la naturaleza y patogenia de la patología por priones, incluidas las controversias actuales en este campo.]*

Hornef MW, et al.: Bacterial strategies for overcoming host innate and adaptive immune responses. Nat Immunol 3:1033, 2002. *[Visión panorámica bien escrita de ejemplos de resistencia microbiana a las respuestas inmunitarias del huésped.]*

Kaufmann SHE, et al.: Immunology of Infectious Diseases. Washington, DC, ASM Press, 2002. *[Texto detallado y completo que examina la interrelación de la inmunidad del huésped y la infección microbiana.]*

Koplan J: CDC's strategic plan for bioterrorism preparedness and response. Public Health Rep 116 Suppl 2:9, 2001. *[Visión panorámica del planteamiento del CDC en relación al bioterrorismo.]*

Mims CA: The Pathogenesis of Infectious Disease, 5th ed. San Diego, CA, Academic Press, 2001. *[Texto extenso que comenta los mecanismos de la patogenia microbiana.]*

Morens DM, et al.: The challenge of emerging and re-emerging infectious diseases. Nature 430:242, 2004. *[Revisión de las infecciones *emergentes y de las propiedades evolutivas de los microorganismos patógenos.]*

O'Connor DH, et al.: Pathology of Infectious Diseases. Stamford, CT, Appleton & Lang, 1997. *[Un clásico: descripciones e ilustraciones detalladas de la histopatología de las enfermedades infecciosas.]*

Okeke IN, et al.: Antimicrobial resistance in developing countries. Part I: recent trends and current status. Lancet Infect Dis 5:481, 2005. *[Excelente visión panorámica en dos partes del problema global de la resistencia microbiana y de las estrategias que se han de poner en práctica para combatirla.]*

Okeke IN, et al.: Antimicrobial resistance in developing countries. Part II: strategies for containment. Lancet Infect Dis 5:568, 2005.

Peschel A: How do bacteria resist human antimicrobial peptides? Trends Microbiol 10:179, 2002. *[Resumen de muchas de las defensas innatas y de las estrategias utilizadas por los microbios para vencerlas.]*

Rappuoli R: From Pasteur to genomics: progress and challenges in infectious diseases. Nat Med 10:1177, 2004. *[Artículo bien escrito, en gran parte histórico, que analiza nuestras capacidades cada vez mayores para prevenir y tratar las infecciones a medida que van surgiendo enfermedades más nuevas y más virulentas.]*

Rotz LD, Hughes JM: Advances in detecting and responding to threats from bioterrorism and emerging infectious disease. Nat Med 10:S130–S136, 2004 *[Visión panorámica de la infraestructura fundamental de nuestro estado de preparación global frente a las enfermedades infecciosas emergentes.]*

Schoolnik GK: Microarray analysis of bacterial pathogenicity. Adv Microb Physiol 46:1, 2002. *[Interesante revisión sobre el empleo potencial de la tecnología de matrices génicas para la comprensión de la patogenia microbiana.]*

Stein CE, et al.: The global mortality of infectious and parasitic diseases in children. Semin Pediatr Infect Dis 15: 125, 2004. *[Sorprendente comentario sobre el efecto de enfermedades infecciosas potencialmente tratables en las poblaciones pediátricas del Tercer Mundo.]*

West SA, et al: Social evolution theory for microorganisms. Nat Rev Microbiol 4:597, 2006. *[Revisión completa y bellamente concebida de los mecanismos y consecuencias de la formación de biofilms.]*

Yewdell JW, Hill AB: Viral interference with antigen presentation. Nat Immunol 3:1019, 2002. *[Excelente discusión de los mecanismos por los que los virus pueden evadirse de la inmunidad adaptativa.]*

Capítulo 10

Vasos sanguíneos*

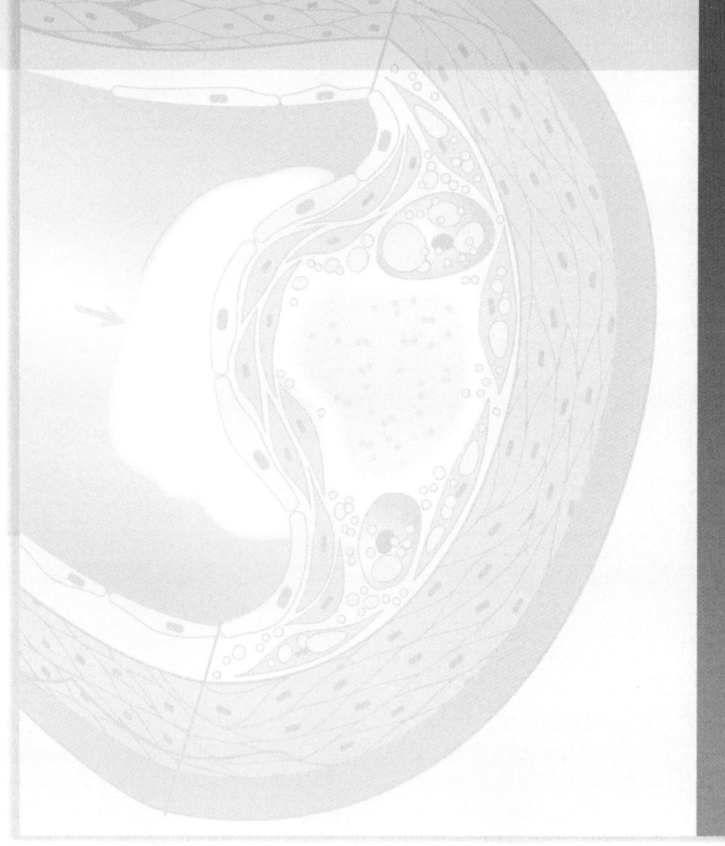

*Se agradecen las contribuciones del doctor Frederick Schoen a las ediciones previas de este capítulo.

La patología vascular es responsable de más morbilidad y mortalidad que ningún otro tipo de patología humana. Aunque las lesiones clínicamente más significativas afectan a las arterias, la patología venosa puede producir también trastornos clínicos. La patología vascular produce enfermedad mediante dos mecanismos principales:

- *Estenosis* u *obstrucción completa* de la luz de los vasos, bien progresivamente (p. ej., aterosclerosis) o de forma brusca (p. ej., trombosis o embolismo).
- *Debilitamiento* de las paredes vasculares, dando lugar a dilatación y/o ruptura.

Describiremos primero algunas de las características anatómicas y funcionales de los vasos sanguíneos de manera que podamos entender mejor las enfermedades que los afectan.

VASOS NORMALES

La arquitectura general y la composición celular de los vasos sanguíneos es la misma a lo largo de todo el sistema vascular. No obstante, diferentes necesidades funcionales en distintas localizaciones dentro del árbol vascular (v. más adelante) dan lugar a múltiples formas de especialización vascular. Como ejemplo, las paredes arteriales son más gruesas que las de sus venas correspondientes en el mismo nivel de ramificación para adaptarse al flujo pulsátil y a las altas presiones sanguíneas. Dicha especialización de los vasos también significa que lesiones patológicas dentro del árbol vascular afectan de forma característica sólo a determinadas partes de la circulación. Así, mientras la aterosclerosis afecta, principalmente, a las arterias elásticas y musculares, la hipertensión afecta a las arterias musculares pequeñas y a las arteriolas, y tipos específicos de vasculitis afectan de forma característica sólo a vasos de determinado calibre.

Las células endoteliales (CE) y las células musculares lisas (CML) constituyen el grueso de la celularidad de los vasos; el resto de la pared del vaso está formada por matriz extracelular (MEC) que incluye elastina, colágeno y glucosaminoglucanos. Las paredes de los vasos se organizan en tres capas concéntricas: *íntima, media y adventicia* (Fig. 10-1); dichas capas están presentes en alguna medida en todos los vasos pero son más aparentes en las venas y las arterias más grandes. En las arterias normales, la íntima consiste en una única capa de CE que recubre una fina sábana de MEC; la íntima se separa de la media por una membrana elástica densa denominada *lámina elástica interna*. La media está compuesta, predominantemente, por CML y MEC, rodeada de un tejido conectivo relativamente laxo, fibras nerviosas y vasos más pequeños de la adventicia; la lámina elástica externa está presente en algunas arterias y define la transición entre la media y la adventicia. Por las *fenestraciones* (agujeros) en la membrana elástica interna, las CML más internas de la media reciben oxígeno y nutrientes mediante difusión directa desde la luz del vaso. No obstante, la difusión desde la luz es inadecuada para mantener a las CML de la parte externa de la capa media en los vasos grandes y medianos; en este caso, pequeñas arteriolas dentro de la adventicia (denominada *vasa vasorum*, literalmente «vasos de los vasos») dan el aporte al 50-65% más externo de la media.

Según el tamaño y las características estructurales, las arterias se dividen en tres tipos básicos:

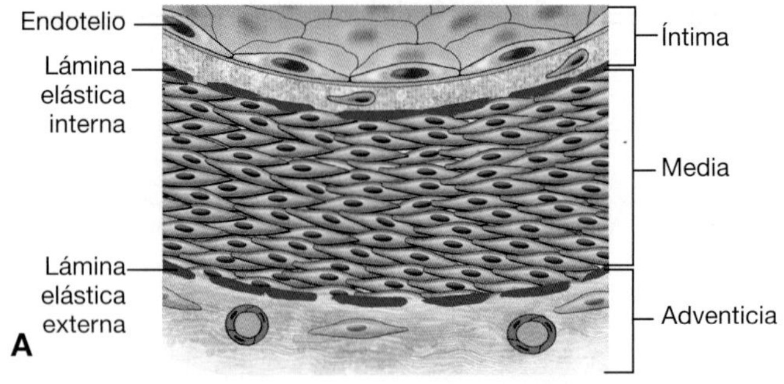

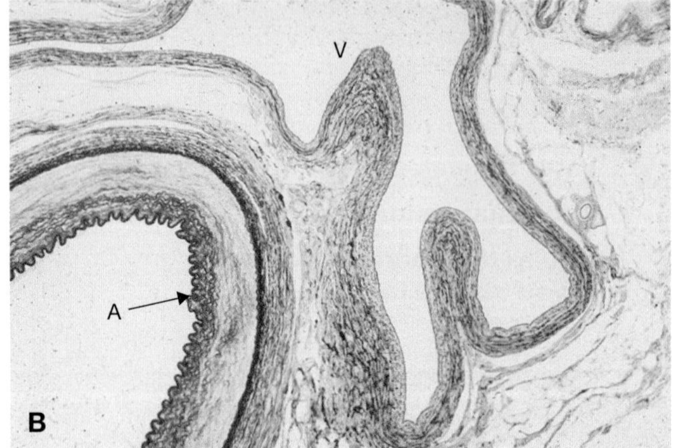

Figura 10-1

La pared vascular. **A**, sección transversal de una arteria muscular (p. ej., arteria coronaria). **B**, histología que muestra una arteria (*A*) y la vena adyacente (*V*), con láminas elásticas teñidas de negro (las *flechas* señalan la lámina elástica arterial interna). Debido a que debe soportar grandes presiones, la arteria tiene una pared más gruesa con una arquitectura de elastina más organizada que la vena correspondiente. Por el contrario, la vena tiene una luz más grande con elastina distribuida de forma difusa, lo que permite una mayor capacidad. (**B**, cortesía del doctor Mark Flomenbaum, Office of Chief Medical Examiner, Boston, Massachusetts.)

- Arterias grandes o *elásticas*, incluyendo la aorta y sus grandes ramas (especialmente la innominada, subclavia, carótida común e ilíaca) y las arterias pulmonares. En estas arterias, las fibras elásticas alternan con capas con las CML. Debido al alto contenido de fibras elásticas, la media se expande durante la sístole (almacenando algo de la energía de cada latido), y el muelle elástico de la pared vascular durante la sístole propulsa sangre desde los vasos más distales.
- Arterias de mediano tamaño, o *musculares*, incluyendo las ramas más pequeñas que derivan de la aorta (p. ej., coronarias, y arterias renales). Aquí, la media está compuesta fundamentalmente de CML, con elastina limitada a la lámina elástica interna y externa. Aunque el grosor de la pared arterial disminuye conforme lo hace el tamaño del vaso, aumenta el cociente del grosor de la pared frente al diámetro de la luz en estos vasos.
- Arterias pequeñas (≤ 2 mm de diámetro) y *arteriolas* (20-100 μm de diámetro), que están en el tejido intersticial de los órganos. La media aquí es esencialmente todo CML. *Las arteriolas son los puntos principales de control de la regulación de la resistencia fisiológica al flujo sanguíneo; en las arteriolas, la presión y la velocidad del flujo están drásticamente reducidas, y el flujo se vuelve uniforme en*

lugar de pulsátil. La modulación del flujo sanguíneo regional y de la presión arterial se logran con cambios en el tamaño de la luz mediante la contracción (*vasoconstricción*) o relajación (*vasodilatación*) de las CML. Debido a que la resistencia al flujo de un líquido es inversamente proporcional a la cuarta potencia del diámetro (es decir, disminuir a la mitad el diámetro aumenta la resistencia 16 veces), los pequeños cambios en la luz arteriolar tienen importantes efectos limitadores del flujo.

Los *capilares* representan el siguiente nivel de ramificación tras las arteriolas. Son, aproximadamente, del diámetro de un hematíe (7-8 μm) y tienen revestimiento endotelial pero no media. En conjunto, los capilares tienen un área transversal total muy grande, y con sus paredes finas (sólo de una célula de grosor) y su lento flujo son ideales para el intercambio rápido de sustancias difusibles entre la sangre y el tejido. La función tisular normal depende de suplementos adecuados de oxígeno y de nutrientes, y dado que la difusión de estos componentes no es eficiente más allá de las 100 μm, la red capilar de la mayor parte de los tejidos es muy rica; los tejidos metabólicamente activos (p. ej., el corazón) tienen la densidad más alta de capilares.

La sangre fluye desde el lecho capilar en las vénulas poscapilares y luego de forma secuencial a través de las vénulas colectoras a venas progresivamente más grandes. En el seno de la inflamación, la extravasación vascular y la emigración de leucocitos se produce fundamentalmente en las vénulas poscapilares (Capítulo 2). En relación con las arterias correspondientes, las vénulas tienen diámetros y luces más grandes, y paredes más lisas y menos bien organizadas (Fig. 10-1B). Así, las venas tienen más tendencia a la dilatación, compresión y fácil penetración por tumores y procesos inflamatorios. Las presiones venosas y las velocidades del flujo son muy lentas; por lo tanto, donde el flujo venoso tiene que luchar contra gravedad (p. ej., las piernas), se evita el flujo inverso por válvulas. De forma conjunta, el sistema venoso tiene una mayor capacidad, conteniendo alrededor de dos tercios de toda la sangre sistémica.

Los *linfáticos* son canales recubiertos de endotelio de pared fina que drenan el exceso de líquido intersticial (Capítulo 2), llevando finalmente la sangre a través del conducto torácico. El flujo linfático contiene también células inflamatorias mononucleares y varias proteínas; al atravesar los ganglios linfáticos, los vasos linfáticos constituyen una vía importante de siembra de infecciones en los tejidos periféricos.

Estos canales también diseminan la enfermedad mediante el transporte de microbios o de células tumorales desde lugares distantes a las adenopatías y, finalmente, a la circulación sistémica.

ANOMALÍAS CONGÉNITAS

Aunque rara vez son sintomáticas, las variantes del patrón anatómico habitual del *aporte* vascular se han convertido cada vez en más importantes durante la cirugía cuando se lesiona un vaso en una localización inesperada. Entre las anomalías congénitas, tres son especialmente significativas, aunque no necesariamente frecuentes:

- *Aneurismas de desarrollo* o *«en fresa»*, que se producen en los vasos cerebrales. Son dilataciones pequeñas y esféricas típicamente del polígono de Willis; cuando se rompen, pueden producir una hemorragia intracerebral fatal. Se describen en mayor detalle en el Capítulo 23.
- Las *fístulas arteriovenosas* son conexiones directas anormales, típicamente pequeñas, entre las arterias y las venas que hacen una derivación o *bypass* de los capilares intermedios. Se producen con más frecuencia como defectos del desarrollo pero también pueden ser consecuencia de la rotura de un aneurisma arterial en la vena adyacente, de lesiones penetrantes que perforan arterias y venas, o de necrosis inflamatoria de los vasos adyacentes; las fístulas arteriovenosas creadas de forma intencionada proporcionan un acceso vascular para la hemodiálisis crónica. Cuando las fístulas arteriovenosas son grandes o extensas, se pueden volver clínicamente significativas y manifestarse por la derivación de sangre de la circulación arterial en la venosa. Esto fuerza al corazón a bombear un volumen adicional, y se puede producir un fallo cardíaco por bajo gasto.
- La *displasia fibromuscular* es un engrosamiento focal irregular de las paredes de las arterias musculares medias y grandes, incluyendo las arterias renales, carótidas, esplácnicas y vertebrales. La causa no se conoce pero es probablemente congénita. Segmentos de estos vasos están focalmente engrosados por alguna combinación de hiperplasia y fibrosis de la media e íntima irregular; esto da lugar a una estenosis de la luz y, en las arterias renales, puede ser la causa de una hipertensión renovascular (Capítulo 14).

CÉLULAS DE LA PARED VASCULAR Y SU RESPUESTA A LA LESIÓN

Como los principales componentes celulares de las paredes de los vasos sanguíneos, las CE y las CML desempeñan funciones esenciales en la biología y la patología vascular. La función integrada de estas células es crítica para que la vasculatura se adapte a los estímulos hemodinámicos y bioquímicos.

Células endoteliales

Las CE forman una sábana continua de una única célula de grosor (el endotelio) que recubre todo el sistema vascular y que es crítico para mantener la homeostasia de la pared de los vasos y la función circulatoria. Las CE contienen los *cuerpos de Weibel-Palade*, organelas de almacenamiento ligadas a la membrana intracelular por el factor von Willebrand. Los anticuerpos frente al factor von Willebrand y/o la molécula 1 de adhesión de la célula endotelial a la plaqueta (PECAM-1 o CD31, una proteína localizada en las uniones interendoteliales) se pueden usar para identificar inmunohistoquímicamente las CE.

El endotelio vascular es un tejido multifuncional con una gran variedad de propiedades sintéticas y metabólicas; al inicio, tiene varias actividades constitutivas críticas para la homeostasia normal de los vasos (Tabla 10-1). Es decir, las CE mantienen una interfase tejido-sangre no trombogénica (hasta que se necesita la formación de un coágulo por una lesión local, Capítulo 4), modulan la resistencia vascular, metabolizan hormonas, regulan la inflamación, y afectan al crecimiento de otros tipos celulares, especialmente las CML. Como una monocapa selectivamente permeable, el endotelio controla la transferencia de moléculas pequeñas y grandes en

Tabla 10-1 Propiedades y funciones de las células endoteliales

Mantenimiento de la barrera de permeabilidad
Elaboración de reguladores anticoagulantes, antitrombóticos y fibrinolíticos
Prostaciclina Trombomodulina Moléculas de tipo heparina Activador del plasminógeno
Elaboración de moléculas protrombóticas
Factor von Willebrand Factor tisular Inhibidor del activador del plasminógeno
Producción de matriz extracelular (colágeno, proteoglucanos)
Modulación del flujo sanguíneo y de la reactividad vascular
Vasoconstrictores: endotelina, ECA Vasodilatadores: NO, prostaciclina
Regulación de la inflamación y de la inmunidad
IL-1, IL-6, quimiocinas Moléculas de adhesión: VCAM-1, ICAM, selectinas E y P Antígenos de histocompatibilidad
Regulación del crecimiento celular
Estimuladores del crecimiento: PDGF, CSF, FGF Inhibidores del crecimiento: heparina, TGF-β
Oxidación de LDL

ECA, enzima convertidora de angiotensina; CSF, factor estimulante de colonias; FGF: factor de crecimiento de fibroblastos; ICAM, molécula de adhesión intercelular; IL, interleucina, LDL, lipoproteína de baja densidad; NO, óxido nítrico; PDGF, factor de crecimiento derivado de las plaquetas; TGF-β, factor de crecimiento transformante β; VCAM, molécula de adhesión vascular.

la pared más vascular y más allá. En la mayor parte de las regiones, las uniones interendoteliales son esencialmente impermeables. Sin embargo, las estrechas uniones de las EC se pueden hacer más laxas bajo la influencia de factores hemodinámicos (p. ej., presión arterial elevada) y/o agentes vasoactivos (p. ej., histamina en la inflamación), dando lugar a una inundación de los tejidos adyacentes con electrólitos y proteínas; en situaciones inflamatorias, incluso los leucocitos se pueden filtrar entre las CE adyacentes (Capítulo 2).

Aunque las CE comparten muchas características generales, existe también una sustancial variabilidad fenotípica que depende de la localización anatómica y de la adaptación dinámica a las características del ambiente local. Por ejemplo, el endotelio que recubre los cordones de los hepatocitos o los glomérulos renales está fenestrado (es decir, tiene agujeros), mientras que el endotelio (y células perivasculares asociadas) en el sistema nervioso central crea una barrera hematoencefálica muy impermeable.

La lesión endotelial contribuye a múltiples patologías, incluyendo trombosis, aterosclerosis y lesiones vasculares hipertensivas. Por ejemplo, cuando se denudan las CE se estimula la formación de coágulos (Capítulo 4) y finalmente la proliferación de las CML (v. más adelante). Sin embargo, las CE estructuralmente intactas pueden responder también a varios estímulos mediante la modulación de sus actividades propias y la expresión de nuevas propiedades (inducidas) (p. ej., aumento de las moléculas de adhesión y protrombóticas, factores de crecimiento y otros productos). La *disfunción endotelial* es el término que se usa para describir dichos cambios reversibles en las funciones de las CE. Puede ser inducido por algún estrés hemodinámico o por metabolitos lipídicos (contribuyendo a la patogénesis de la aterosclerosis, v. más adelante) así como por citocinas y productos bacterianos (contribuyendo a la patogénesis del shock séptico; Capítulo 4). Algunos cambios son rápidos (en minutos), reversibles e independientes de la síntesis de nuevas proteínas (p. ej., contracción de CE inducida por histamina, produciendo separaciones venulares; Capítulo 2). Otros cambios necesitan nueva expresión génica y síntesis de proteínas y les puede llevar horas o días manifestarse. Las consecuencias de la disfunción endotelial incluyen una alteración de la vasodilatación dependiente del endotelio, situaciones de hipercoagulabilidad (Capítulo 4) y adhesión leucocitaria.

Células musculares lisas vasculares

Las CML participan tanto en la reparación vascular normal como en procesos patológicos como la aterosclerosis. Como células estables, tienen la capacidad de proliferar cuando se estimulan de forma apropiada; también pueden sintetizar colágeno de la MEC, elastina y proteoglucanos y elaborar factores de crecimiento y citocinas. Como elemento celular predominante de la media vascular, las CML son también responsables de la vasoconstricción o de la vasodilatación que se produce en respuesta a estímulos fisiológicos o farmacológicos.

Engrosamiento de la íntima: una respuesta estereotipada a la lesión vascular

La lesión vascular con pérdida de CE o incluso simplemente con disfunción estimula el crecimiento de las CML y se asocia con la síntesis de matriz. La curación en los vasos alterados es muy parecida a la curación fisiológica que se produce en cualquier tejido dañado compuesto de elementos celulares estables (Capítulo 3). Tras la lesión endotelial, las CML o las precursoras de las CML migran a la íntima, proliferan, y sintetizan MEC de una forma similar a como los fibroblastos rellenan una herida formando una neoíntima (Fig. 10-2). Esta respuesta neoíntima se produce con cualquier forma de daño vascular o de disfunción vascular, incluyendo infección, inflamación, respuesta inmunitaria, traumatismo físico (p. ej., catéter con un balón o hipertensión), o exposición a tóxicos (p. ej., lípidos oxidados o consumo de tabaco). Por lo tanto, el engrosamiento de la íntima es esencial en la respuesta estereotipada de la pared del vaso ante *cualquier* noxa.

Se debe recalcar que el fenotipo de las CML de la neoíntima es distinto del de las de la media; las CML neointimales no se pueden contraer como lo hacen las de la media, pero tienen la capacidad de dividirse. Al mismo tiempo, hay una disminución de los filamentos contráctiles, mientras que las organelas implicadas en las síntesis de proteínas, como el retículo endoplásmico rugoso y el aparato de Golgi, aumentan.

Con el tiempo y el restablecimiento y/o normalización de la capa endotelial, las CML de la íntima pueden volver a una situación de no proliferación. Sin embargo, en ese momento, la respuesta estereotipada de curación ha dado ya lugar a un engrosamiento de la íntima que puede ser permanente. Con

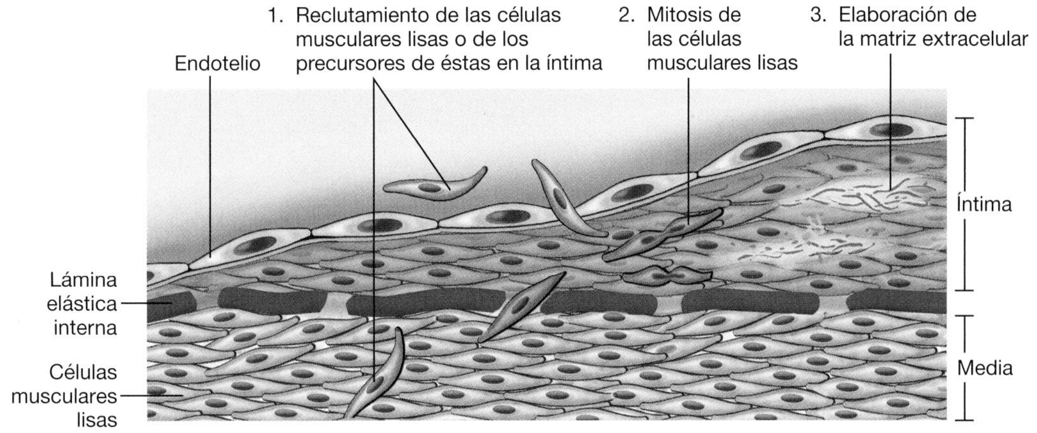

Figura 10-2

Respuesta estereotípica frente a la lesión vascular: engrosamiento de la íntima, con migración de las células musculares lisas (CML) y proliferación dentro de la íntima y la síntesis asociada de la MEC. Las CML pueden derivar de la media subyacente o ser reclutadas a partir de los precursores circulantes; su color es distinto del de las células de la media para resaltar que tienen un fenotipo proliferativo, de síntesis y no contráctil distinto del de las CML de la media. (Modificada y redibujada de Schoen FJ: Interventional and Surgical Cardiovascular Pathology: Clinical Correlations and Basic Principles. Filadelfia, WB Saunders, 1989, p 254.)

noxas persistentes o recurrentes, un engrosamiento excesivo puede producir estenosis de los vasos pequeños o de tamaño mediano (p. ej., aterosclerosis, ver más adelante) que impida la perfusión tisular a partir de ese punto.

RESUMEN

Células de la pared vascular y su respuesta a la lesión

- La lesión (de casi cualquier tipo) a la pared de un vaso sanguíneo da lugar a una respuesta estereotipada de curación, que implica la expansión de la íntima mediante la proliferación de las CML y de MEC de nueva síntesis.
- El reclutamiento y la activación de las CML en este proceso implica o afecta señales de las células (p. ej., CE, plaquetas y macrófagos), así como mediadores derivados de las cascadas de la coagulación y del complemento.
- El excesivo engrosamiento de la íntima puede dar lugar a una estenosis luminal y bloquear el flujo vascular.

ARTERIOSCLEROSIS

La *arteriosclerosis*, que significa literalmente «endurecimiento de las arterias», es un término genérico que refleja el engrosamiento de la pared arterial y la pérdida de la elasticidad. Se han reconocido tres patrones, con diferentes consecuencias clínicas o patológicas:

- La *arteriolosclerosis* afecta a las arterias pequeñas y arteriolas. Las dos variantes anatómicas, hialina e hiperplásica, se asocian con un engrosamiento de la pared del vaso y una estenosis de la luz que puede producir lesión isquémica a partir de este punto. La arteriolosclerosis se asocia, la mayor parte de las veces, con hipertensión y/o diabetes mellitus y se describe detalladamente más adelante en la sección de la hipertensión.
- La *esclerosis calcificante de la media de Mönckeberg* se caracteriza por depósitos calcificados en las arterias musculares, típicamente en personas de más de 50 años. Radiológicamente visible, no invade la luz del vaso y en general no suele ser clínicamente significativa.
- *Aterosclerosis*, de las palabras de raíz griega «pasta» y «endurecimiento», es el patrón más frecuente y clínicamente más importante (v. a continuación).

ATEROSCLEROSIS

La aterosclerosis se caracteriza por lesiones de la íntima denominadas ateromas (también, placas ateromatosas o ateroscleróticas), que protruyen en la luz vascular. Una placa ateromatosa consiste en una lesión sobreelevada con un corazón lipídico blando, amarillo y pastoso (fundamentalmente de colesterol y ésteres de colesterol), cubierta de una capa fibrosa, firme y blanquecina (Fig. 10-3). Además de obstruir el flujo sanguíneo, las placas ateroscleróticas debilitan la capa media subyacente y pueden romperse, produciendo la trombosis catastrófica de un vaso. La aterosclerosis es la causa más frecuente de morbilidad y mortalidad (casi la mitad de todas las muertes) en el mundo occidental. Debido a que la cardiopatía isquémica es una manifestación importante de la enfermedad, los datos epidemiológicos relacionados con la mortalidad debida a la aterosclerosis reflejan las muertes producidas por cardiopatía isquémica (CI) (Capítulo 11); de hecho, los infartos de miocardio son los responsables de casi la cuarta parte de todas las muertes en Estados Unidos. No se debe minimizar, puesto que la enfermedad aterosclerótica carotídea y el ictus se asocian también con una morbilidad y mortalidad significativas (Capítulo 23).

Epidemiología

Prácticamente ubicua en la mayor parte de los países desarrollados, la aterosclerosis es mucho menos prevalente en América Central y Sudamérica, África y Asia. La tasa de mortalidad de la CI en Estados Unidos está entre las más altas del mundo

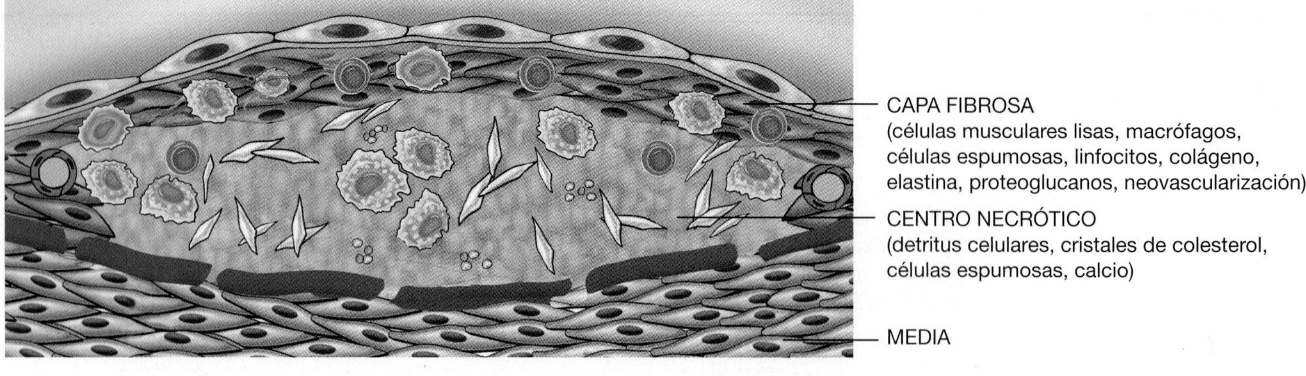

Figura 10-3

Los principales componentes de una placa ateromatosa íntima bien desarrollada cubierta por una media intacta.

y es alrededor de cinco veces más elevada que la de Japón. Sin embargo, la CI ha aumentado también en Japón y allí es la segunda causa de muerte. Además, los japoneses que emigran a Estados Unidos y que adoptan el estilo de vida y la dieta estadounidenses adquieren la misma predisposición a la aterosclerosis que la población autóctona.

La prevalencia y la gravedad de la aterosclerosis y la CI entre los distintos individuos y grupos se relaciona con varios factores de riesgo, algunos constitucionales (y, por lo tanto, menos controlables) pero otros adquiridos o relacionados con los comportamientos y potencialmente modificables (Tabla 10-2). Los factores de riesgo se han identificado mediante diversos estudios prospectivos en poblaciones bien definidas, fundamentalmente el Framingham (Massachusetts) Heart Study and Atherosclerosis Risk in Communities (Fig. 10-4). Múltiples factores de riesgo tienen un efecto multiplicador; dos factores de riesgo aumentan el riesgo alrededor de cuatro veces. Cuando existen tres factores de riesgo (p. ej., hiperlipemia, hipertensión y consumo de tabaco), la tasa de infartos de miocardio aumenta siete veces.

Tabla 10-2 Factores de riesgo de aterosclerosis

Riesgos mayores	Riesgos menores, inciertos o no cuantificables
No modificables	Obesidad
Aumento de la edad	Inactividad física
Varón	Estrés (personalidad tipo A)
Antecedentes familiares	Deficiencia posmenopáusica de estrógenos
Anomalías genéticas	Ingesta elevada de hidratos de carbono
Potencialmente controlables	Lipoproteína(a)
Hiperlipemia	Ingesta de abundantes grasas (trans) insaturadas
Hipertensión	Infección por *Chlamydia pneumoniae*
Consumo de cigarrillos	
Diabetes	
Proteína C reactiva	

Principales factores de riesgo constitucional para la CI

Edad. La edad tiene una influencia dominante. Aunque la acumulación de la placa aterosclerótica es un proceso progresivo, no suele ser clínicamente evidente hasta que las lesiones alcanzan un umbral crítico y comienzan a precipitar lesiones orgánicas a partir de edades medianas de la vida. Por ello, entre los 40 y los 60 años, la incidencia de infarto de miocardio en varones aumenta cinco veces, incluso aunque las lesiones arteriales subyacentes probablemente llevasen tiempo evolucio-

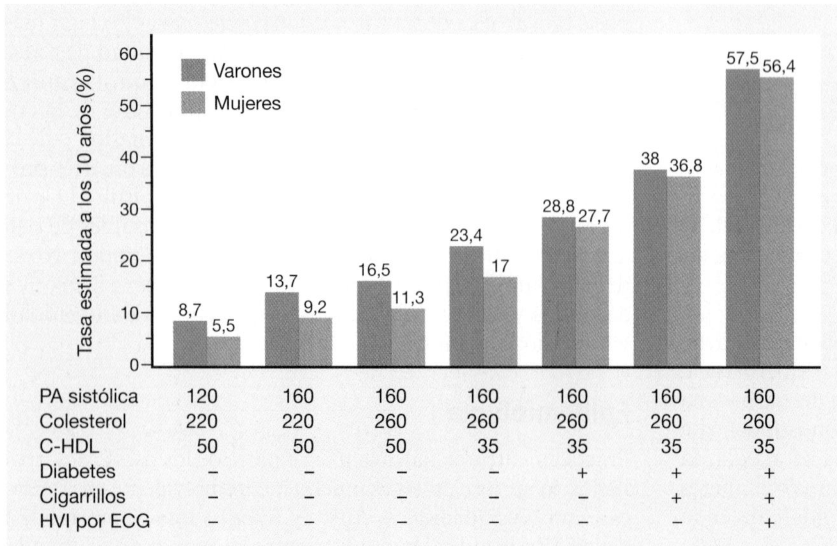

Figura 10-4

Riesgo estimado a los 10 años de padecer cardiopatía isquémica en varones y mujeres hipotéticos de 55 años como una función de los factores de riesgo tradicionales (hiperlipemia, hipertensión, consumo de tabaco y diabetes). PA, presión arterial; ECG, electrocardiograma; C-HDL, colesterol de lipoproteínas de alta densidad; HVI, hipertrofia del ventrículo izquierdo. (Adaptada de O´Donnell CJ, Kannel WB: Cardiovascular risks of hypertension: lessons from observational studies. J Hypertension 16 (Suppl 6):3;1998; con permiso de Lippincott Williams & Wilkins.)

nando antes de esta edad. Las tasas de mortalidad por CI aumentan cada década incluso en edades avanzadas.

Sexo. A igualdad de otros factores, las mujeres premenopáusicas están relativamente protegidas contra la aterosclerosis y sus consecuencias en comparación con los hombres de la misma edad. Por lo tanto, el infarto de miocardio y otras complicaciones de la aterosclerosis son raras en mujeres premenopáusicas a no ser que estén predispuestas por la diabetes, la hiperlipemia o la hipertensión grave. Tras la menopausia, sin embargo, la incidencia de enfermedad aterosclerótica aumenta y a edades avanzadas incluso es superior a la de los hombres. Aunque durante mucho tiempo se ha propuesto que los estrógenos podrían explicar este efecto favorable, varios ensayos clínicos no han demostrado la utilidad del tratamiento hormonal en la prevención de la enfermedad vascular en ninguno de los dos sexos; de hecho, el tratamiento sustitutivo de estrógenos en la posmenopausia probablemente se asocia con un *mayor* riesgo cardiovascular y, por lo tanto, ya no se recomienda para prevenir la cardiopatía isquémica en mujeres. Además de la aterosclerosis, el sexo también afecta a un número de parámetros que pueden afectar al pronóstico de la CI; así, las mujeres tienen diferencias en la hemostasia, la curación de los infartos y la remodelación miocárdica.

Genética. La bien establecida predisposición familiar a padecer aterosclerosis y CI es multifactorial. En algunos casos, se relaciona con agrupaciones familiares de otros factores de riesgo, como hipertensión o diabetes, mientras que en otros implica trastornos genéticos bien definidos en el metabolismo de las lipoproteínas, como la hipercolesterolemia familiar (Capítulo 7), que da lugar a un exceso de niveles de lípidos en sangre.

Principales factores de riesgo modificables para la CI

Hiperlipemia. La *hiperlipemia*, más específicamente, la hipercolesterolemia, es un factor de riesgo principal para la aterosclerosis; incluso en ausencia de otros factores de riesgo, la hipercolesterolemia es suficiente para estimular el desarrollo de una lesión. El principal componente del colesterol sérico asociado con un aumento del riesgo es el colesterol de las lipoproteínas de baja densidad (LDL) («colesterol malo»); el colesterol-LDL tiene una función fisiológica esencial para entregar el colesterol a los tejidos periféricos. Por el contrario, la lipoproteína de alta densidad (HDL, «colesterol bueno») moviliza el colesterol desde los ateromas en desarrollo y ya existentes y lo transporta al hígado para excretarlo en la bilis. En consecuencia, niveles más elevados de colesterol se correlacionan con una reducción del riesgo.

Es evidente que los abordajes dietéticos y farmacológicos para disminuir el colesterol LDL o el colesterol total, y/o aumentar el colesterol sérico HDL son de gran interés. La ingesta elevada de colesterol y grasas saturadas (presentes en las yemas de los huevos, grasas animales, y mantequilla, por ejemplo) eleva los niveles de colesterol plasmático. Por el contrario, las dietas pobres en colesterol y/o tasas elevadas de grasas poliinsaturadas bajan los niveles de colesterol. Los ácidos grasos omega 3 (abundantes en los aceites del pescado) son beneficiosos, mientras que las grasas (*trans*) poliinsaturadas (usadas en los productos de horno y en la margarina) afectan de forma negativa al perfil de colesterol. El ejercicio y el consumo moderado de etanol aumentan los niveles de HDL, mientras que la obesidad y el tabaco los disminuyen. Las *estatinas* son una clase de fármacos que disminuyen los niveles de colesterol circulante al inhibir la hidrometilglutaril coenzima A reductasa, la enzima limitadora de la biosíntesis de colesterol hepático.

Hipertensión. La *hipertensión* (ver más adelante) es otro factor de riesgo mayor de la aterosclerosis; es importante tanto el nivel sistólico como el diastólico. Por sí misma, puede elevar el riesgo de CI alrededor de un 60% en comparación con la población normotensa (Fig. 10-4). Si no se tratan, alrededor de la mitad de los pacientes hipertensos morirán de cardiopatía isquémica o de insuficiencia cardíaca congestiva, y otro tercio morirá por un ictus. La hipertrofia ventricular izquierda en muchos casos representa probablemente un marcador de hipertensión pulmonar funcional de larga evolución (v. Fig. 10-4).

Consumo de tabaco. El *consumo de tabaco* es un factor de riesgo bien establecido en varones, y un aumento en el número de mujeres que fuman probablemente sea el responsable del incremento de la incidencia y gravedad de la aterosclerosis en las mujeres. El consumo prolongado (años) de un paquete de cigarrillos o de más aumenta el riesgo de muerte por cardiopatía isquémica en un 200%. El dejar de fumar reduce sustancialmente el riesgo.

Diabetes mellitus. La diabetes mellitus induce hipercolesterolemia (v. Capítulo 20) así como una marcada predisposición a la aterosclerosis. A igualdad de otros factores, la incidencia de infarto de miocardio es el doble en pacientes diabéticos que en no diabéticos. Existe también un riesgo aumentado de ictus y una riesgo aumentado en un 100% de gangrena inducida por aterosclerosis de las extremidades inferiores.

Otros factores de riesgo para la CI

A pesar de la identificación de la hipertensión, la diabetes, el consumo de tabaco y la hiperlipemia como los mayores factores de riesgo, hasta el 20% de los accidentes cardiovasculares se producen en ausencia de todos ellos. De hecho, incluso aunque la hiperlipemia es un claro predisponente, más del 75% de los accidentes cardiovasculares en mujeres previamente sanas se producen con unos valores de colesterol LDL superiores a 160 mg/dl (un punto de corte generalmente considerado como de bajo riesgo). Claramente, otros factores «no tradicionales» contribuyen al riesgo; la valoración de algunos de ellos ha entrado ya en la práctica clínica.

Inflamación reflejada en un aumento de la proteína C reactiva. La inflamación está presente durante todos los estadios de la aterogénesis, e íntimamente relacionada con la formación de la placa de aterosclerosis y su rotura (v. más adelante). Con el creciente reconocimiento de que la inflamación desempeña una función causal significativa en la CI, la valoración de la situación inflamatoria se ha vuelto importante en la estratificación global del riesgo. Mientras varios marcadores sistémicos de inflamación se correlacionan con riesgo de CI (p. ej., interleucina-6 (IL-6), molécula soluble de adhesión intercelular-1, ligando CD40, etc.), la proteína C reactiva (PCR) ha aparecido como uno de los más baratos y sensibles.

La PCR es un reactante de fase aguda sintetizado fundamentalmente por el hígado. Es un intermediario de un gran número de desencadenantes inflamatorios y desempeña una función principal en la respuesta inmunitaria innata mediante la opsonización de bacterias y la activación del complemento (Capítulo 5); cuando se sintetiza localmente dentro de la íntima aterosclerótica, puede regular también la adhesión endotelial y los estados trombóticos. Lo que es más importante, predice de forma potente *e independiente* el riesgo de infarto de miocardio, ictus, enfermedad arterial periférica, y muerte cardíaca súbita, incluso en personas aparentemente sanas (Fig. 10-5). Es interesante destacar que, aunque no existe una evidencia directa de que el descenso de la PCR reduzca el riesgo cardiovascular, dejar de fumar, perder peso y hacer ejercicio disminuyen la PCR; además, las estatinas reducen los niveles de PCR de forma independiente de sus efectos sobre el colesterol LDL.

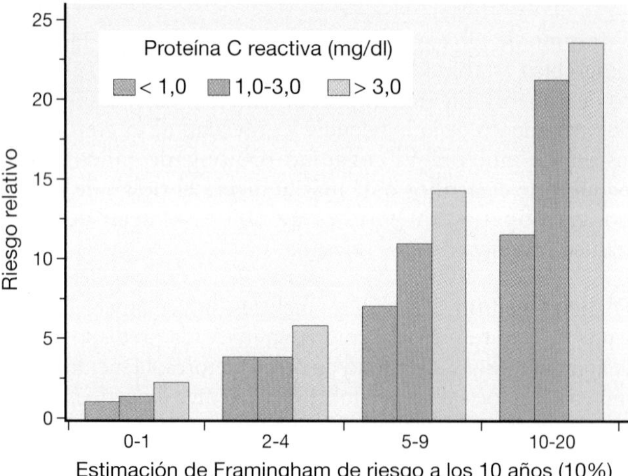

Figura 10-5

PCR e información pronóstica a todos los niveles de riesgo tradicional identificado del Framingham Heart Study. El riesgo relativo (eje y) se refiere al riesgo de un evento cardiovascular (p. ej., infarto de miocardio). El eje x es el riesgo a 10 años de un evento cardiovascular derivado del factor de riesgo tradicional procedente del estudio de Framingham. En cada grupo de riesgo de Framingham, los valores de la PCR estratifican aún más a los pacientes. Por ejemplo, si el paciente que tiene un estrato alto tiene una PCR baja (< 1), su probabilidad de desarrollar un evento cardiovascular es *menor* que el de un paciente de grupo de bajo riesgo con una PCR alta (> 3). (Adaptada de Ridker PM, et al. Comparison of C-reactive protein and low-density lipoprotein cholesterol levels in the prediction of first cardiovascular events. N Engl J Med 347: 1557-1565, 2002. Copyright © 2002 Massachusetts Medical Society. Todos los derechos reservados.)

Hiperhomocistinemia. Estudios epidemiológicos y clínicos han demostrado una relación significativa entre los niveles totales séricos de homocisteína y la cardiopatía isquémica, la enfermedad vascular periférica, el ictus y la trombosis venosa. Los niveles elevados de homocisteína pueden deberse a una pobre ingesta de folato y vitamina B, aunque no existe todavía acuerdo sobre si la ingesta de suplementos de folato y vitamina B_6 puede reducir la incidencia de enfermedad cardiovascular. La *homocisteinuria*, debida a errores congénitos raros del metabolismo, da lugar a niveles elevados de homocisteína circulante (> 100 µmol/l) y enfermedad vascular prematura.

Lipoproteína a. La *lipoproteína* a, o *Lp(a)*, es una forma alterada de LDL que contiene la porción apolipoproteína B-100 de LDL unida a la apolipoproteína A; los niveles aumentados de Lp(a) se asocian con un mayor riesgo de cardiopatía isquémica y cerebral, independientemente de los niveles totales de colesterol y de LDL.

Factores que afectan la hemostasia. Varios marcadores de la función hemostática y/o fibrinolítica (p. ej., elevación del inhibidor 1 del activador del plasminógeno) son predictores significativos de riesgo para los principales eventos ateroscleróticos, incluyendo el infarto de miocardio y el ictus. El aumento de riesgo de cardiopatía isquémica como consecuencia del uso de inhibidores selectivos de la ciclooxigenasa 2 (COX-2) se cree que es debido a la supresión de la prostaciclina inducida por el endotelio sin una inhibición del tromboxano A2 derivado de las plaquetas, creando así un potencial estado protrombótico.

Otros factores. Factores asociados con un riesgo menos pronunciado y/o difícil de cuantificar incluyen la falta de ejercicio, el estilo de vida competitivo y estresante (personalidad «tipo A»), y la obesidad (en esta última debido a la hipertensión, diabetes, hipertrigliceridemia y disminución de HDL).

Patogenia

La enorme importancia clínica de la aterosclerosis ha estimulado enormes esfuerzos para comprender su causa. La visión contemporánea de la aterogénesis se resume en la hipótesis de la respuesta a la lesión. El modelo explica la aterosclerosis como una respuesta inflamatoria crónica de la pared arterial a la lesión endotelial. La progresión de la lesión se produce mediante las interacciones de las lipoproteínas modificadas, los macrófagos derivados de los monocitos, los linfocitos T y los constituyentes celulares normales de la pared arterial (Fig. 10-6). Los siguientes son dogmas fundamentales de la hipótesis:

- La *lesión endotelial crónica*, con la disfunción endotelial resultante, que produce (entre otras cosas) un aumento de la permeabilidad, adhesión de los leucocitos y trombosis.
- El acúmulo de lipoproteínas (fundamentalmente LDL y sus formas oxidadas) en la pared del vaso.
- La adhesión de los monocitos al endotelio, seguida de la migración en la íntima y de la transformación en macrófagos y células espumosas.
- La adhesión plaquetaria.
- La liberación de factor de las plaquetas, macrófagos y células activadas de la pared vascular, induciendo un reclutamiento de CML, bien de la media o bien de los precursores circulantes.
- La proliferación de las CML y la producción de MEC.
- La acumulación lipídica, tanto extracelularmente como dentro de las células (macrófagos y CML).

La acumulación de macrófagos llenos de lípidos en la íntima da lugar a «estrías grasas» (Fig. 10-6). Con una mayor evolución, se forma un ateroma fibrograso (Fig. 10-6, paso 4). Con una mayor evolución, un ateroma fibrograso (Fig. 10-6, paso 5) consistente en CML proliferadas, células espumosas, lípidos extracelulares y MEC. Varios aspectos de la aterogénesis se consideran en detalle a continuación.

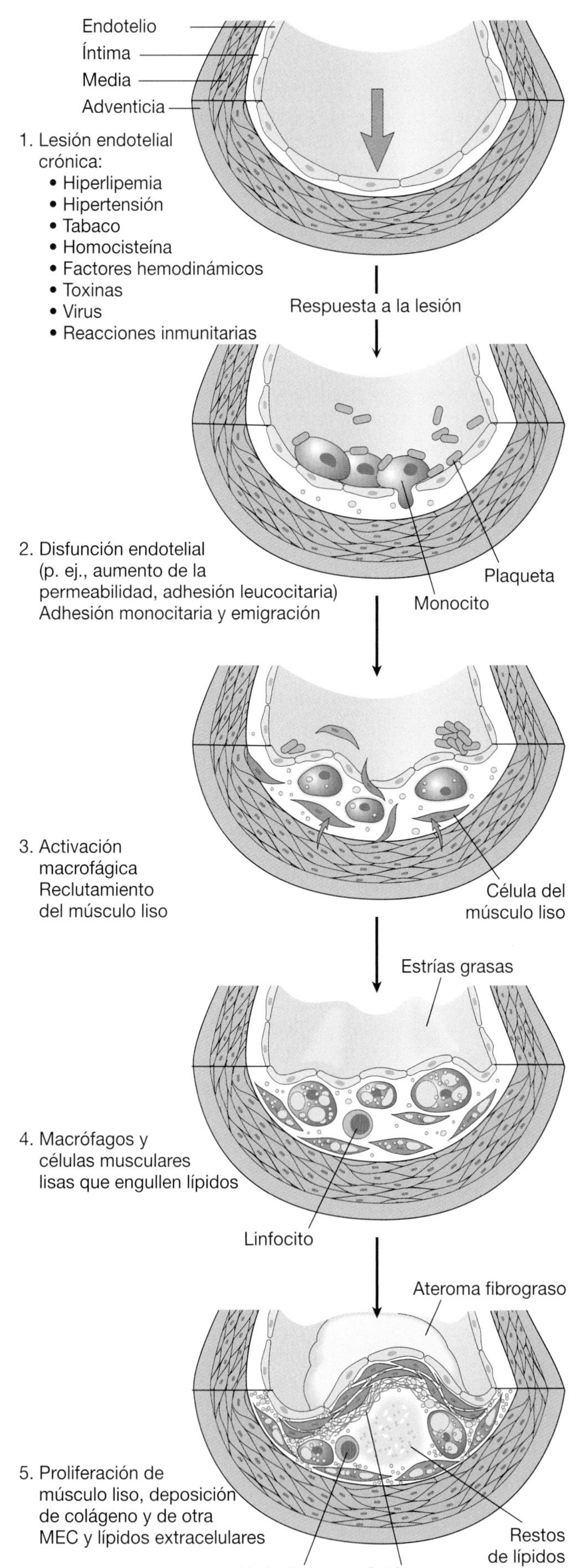

Lesión endotelial

La lesión endotelial crónica o repetitiva es la piedra angular de la hipótesis de la respuesta a la lesión. La pérdida endotelial debida a cualquier lesión, inducida experimentalmente por denudación mecánica, fuerzas hemodinámicas, deposición de complejos inmunitarios, irradiación o productos químicos, da lugar a un engrosamiento de la íntima; en presencia de dietas ricas en lípidos, se producen los ateromas. Sin embargo, *las lesiones humanas iniciales comienzan en lugares de endotelio morfológicamente intacto*. Por lo tanto, *la disfunción de un endotelio no denudado está debajo de la aterosclerosis humana*; en el seno de unas CE intactas pero disfuncionales existe un aumento de la permeabilidad endotelial y de la adhesión leucocitaria, y una alteración de la expresión génica.

Las causas específicas de disfunción endotelial al inicio de la aterosclerosis no son completamente conocidas. Los factores etiológicos incluyen toxinas del humo del tabaco, homocisteína e incluso agentes infecciosos. Las citocinas inflamatorias (p. ej., factor de necrosis tumoral o TNF) también pueden estimular la expresión de genes proaterogénicos en las CE. Sin embargo, las dos causas más importantes de disfunción endotelial son las alteraciones hemodinámicas y la hipercolesterolemia; la inflamación es también un contribuyente importante.

Alteración hemodinámica. La importancia de la turbulencia hemodinámica en la aterogénesis se ilustra por la observación de que las placas tienden a producirse en los orificios de los vasos existentes, los puntos de ramificación, y a lo largo de la pared posterior de la aorta abdominal, donde existen patrones alterados de flujo. Los estudios *in vitro* demuestran también que el flujo laminar no turbulento en otras partes de la vasculatura normal da lugar a la inducción de genes endoteliales cuyos productos (p. ej., el antioxidante superóxido dismutasa) *protegen* frente a la aterosclerosis. Dichos genes «ateroprotectores» podrían explicar la localización no aleatoria de las lesiones ateroscleróticas iniciales.

Lípidos. Los lípidos son transportados habitualmente en el torrente sanguíneo unidos a apoproteínas específicas (formando complejos de lipoproteínas). Las *dislipoproteinemias* pueden ser consecuencia de mutaciones que codifican apoproteínas defectuosas o alteran los receptores de las lipoproteínas en las células, o de otros trastornos de base que afecten a los niveles circulantes de lípidos (p. ej., síndrome nefrótico, alcoholismo, hipotiroidismo o diabetes mellitus). Alteraciones frecuentes de las lipoproteínas en la población general (de hecho, presentes en muchos de los supervivientes de infartos de miocardio) incluyen: 1) aumento de los niveles de colesterol LDL; 2) disminución de los niveles de colesterol HDL, y 3) aumento de los niveles de Lp(a) anormal (v. anteriormente).

Figura 10-6

Evolución de los cambios de la pared vascular en respuesta a la hipótesis de la lesión. **1**, normal. **2**, lesión endotelial con adhesión de monocitos y plaquetas (estas últimas a los lugares donde el endotelio se ha perdido). **3**, migración de monocitos y de CML en la íntima. **4**, proliferación de CML en la íntima con elaboración de la MEC. **5**, placa bien definida.

La evidencia que implica a la hipercolesterolemia en la aterogénesis incluye las siguientes observaciones:

- Los lípidos dominantes en las placas ateromatosas son el colesterol y los ésteres de colesterol.
- Los defectos genéticos en la captación y el metabolismo de las lipoproteínas que producen hiperlipoproteinemia se asocian con una aterosclerosis acelerada. Por ello, la hipercolesterolemia familiar, producida por unos receptores defectuosos de LDL y una captación hepática inadecuada de LDL (capítulo 7), puede producir un infarto de miocardio antes de los 20 años. De forma similar, se produce aterosclerosis acelerada en modelos animales con deficiencias producidas por ingeniería en apolipoproteínas o en los receptores de LDL.
- Otros trastornos genéticos o adquiridos (p. ej., diabetes mellitus, hipotiroidismo), que producen hipercolesterolemia pueden provocar una aterosclerosis prematura.
- Los estudios epidemiológicos demuestran una correlación significativa entre la gravedad de la aterosclerosis y los niveles plasmáticos de colesterol total o LDL.
- La reducción de los niveles de colesterol con dieta o con fármacos disminuye la tasa de progresión de la aterosclerosis, produce la desaparición de algunas placas, y reduce el riesgo de acontecimientos cardiovasculares.

Los mecanismos por los que la hiperlipemia contribuye a la aterogénesis incluyen los siguientes:

- La hiperlipemia crónica, especialmente la hipercolesterolemia, puede afectar directamente la función de las CE mediante el aumento de la producción local de especies reactivas de oxígeno. Entre otros efectos, los radicales libres de oxígeno aceleran la disminución de óxido nítrico, atenuando su actividad vasodilatadora y, por lo tanto, aumentando las fuerzas de estrés de cizalla.
- Con la hiperlipemia crónica, las lipoproteínas se acumulan en la íntima. Estos lípidos se oxidan mediante la acción de los radicales libres de oxígeno generados localmente por los macrófagos o las CE. La LDL oxidada es ingerida por los macrófagos mediante un *receptor basurero*, distinto del receptor de las LDL (Capítulo 7), dando lugar a la formación de células espumosas. Además, las LDL oxidadas estimulan la liberación de factores de crecimiento, citocinas y quimiocinas por parte de las CE y de los macrófagos que aumentan el reclutamiento de los monocitos en las lesiones. Por último, la LDL oxidada es citotóxica para las CE y las CML y puede inducir una disfunción de la CE.
- La importancia de la LDL oxidada en la aterogénesis viene sugerida por su acumulación dentro de los macrófagos en todos los estadios de la formación de la placa. Además, el tratamiento antioxidante (β-carotenos y vitamina E) protegen frente a la aterosclerosis en los modelos animales, pero no parecen ser eficaces para prevenir la CI.

Inflamación. Las células inflamatorias y los mediadores inflamatorios están implicados en el inicio, la progresión y las complicaciones de las lesiones ateroscleróticas. Aunque los vasos normales no ligan células inflamatorias, al inicio de la aterogénesis las CE arteriales disfuncionales expresan moléculas de adhesión que favorecen la adhesión leucocitaria; la molécula 1 de adhesión de la célula vascular (VCAM-1) en particular se une a los monocitos y a las células T. Una vez que estas células se adhieren al endotelio, migran en la íntima bajo la influencia de quimiocinas producidas localmente.

- Los monocitos se transforman en macrófagos y engullen con avidez lipoproteínas, incluyendo LDL oxidada. El reclutamiento de monocitos y la diferenciación en macrófagos (y, finalmente, en células espumosas) son teóricamente protectores, dado que estas células eliminan las partículas lipídicas potencialmente peligrosas. Con el tiempo, no obstante, el acúmulo progresivo de LDL oxidada da lugar a la progresión de la lesión. Por lo tanto, la activación macrofágica (mediante LDL oxidada o células T, v. más adelante) da lugar a la producción de citocinas (p. ej., TNF) lo que aumenta aún más la adhesión leucocitaria y la producción de quimiocinas que a su vez llevan a un reclutamiento de células inflamatorias mononucleares. Los macrófagos activados también producen especies reactivas de oxígeno, agravando la oxidación de LDL.
- Los linfocitos T reclutados en la íntima interaccionan con los macrófagos y pueden generar una situación inflamatoria crónica. No está claro si los linfocitos T están respondiendo a antígenos específicos (p. ej., antígenos bacterianos o víricos, proteínas del shock del calor (v. más adelante) o constituyentes modificados de la pared arterial y lipoproteínas) o son activados de forma inespecífica por un medio local inflamatorio. No obstante, las células T activadas en las lesiones de la íntima en crecimiento elaboran citocinas inflamatorias (p. ej., interferón γ), que a su vez puede estimular los macrófagos así como a las CE y las CML.
- Como consecuencia de un estado de inflamación crónica, los leucocitos activados y las células de la pared vascular liberan factores de crecimiento que favorecen la proliferación de las CML y la síntesis de la MEC.

Infección. Aunque existen evidencias atractivas de que las infecciones pueden desempeñar una función en el proceso inflamatorio local que da lugar a la placa aterosclerótica, esta hipótesis no se ha probado aún de forma definitiva. El herpesvirus, el citomegalovirus y *Chlamydia pneumoniae* se han detectado en la placa aterosclerótica pero no en arterias normales, y estudios seroepidemiológicos encuentran títulos de anticuerpos aumentados para *C. pneumoniae* en pacientes con aterosclerosis más grave. Sin embargo, no se ha establecido una relación causal entre ninguna de estas infecciones y el desarrollo o progresión de la aterosclerosis.

Proliferación del músculo liso

La proliferación íntima de las CML y el depósito de MEC convierten una estría grasa en un ateroma maduro (v. Fig. 10-6, pasos 4 y 5) y contribuyen al crecimiento progresivo de las lesiones ateroscleróticas. Recuerde que las CML de la íntima tienen un perfil de proliferación y síntesis distinto del de las CML de la media que está debajo y, de hecho, pueden derivar en gran medida del reclutamiento de los precursores circulantes. Varios factores de crecimiento están implicados en la proliferación de las CML y en la síntesis de la MEC, incluyendo el factor de crecimiento derivado de las plaquetas (PDGF, liberado por plaquetas localmente adherentes así como por macrófagos, CE, y CML), factor de crecimiento fibroblástico, y factor de crecimiento transformador α. Las CML reclutadas sintetizan MEC (fundamentalmente colágeno), lo que estabiliza las placas ateroscleróticas. Sin embargo, las células inflamatorias activadas en los ateromas pueden producir una apoptosis de las CML de la íntima, y pueden aumentar el catabolismo de la MEC, dando lugar a unas placas inestables.

La Figura 10-7 resume los principales mecanismos celulares propuestos de aterogénesis, recalcando la patogénesis multifactorial de esta enfermedad. Este esquema subraya el criterio de que la aterosclerosis es una respuesta crónica inflamatoria de la pared vascular ante una variedad de noxas, incluyendo lesión endotelial, acumulación de lípidos y oxidación, y trombosis. Los ateromas son lesiones dinámicas que consisten en CE disfuncionales, CML reclutadas y proliferantes, y una mezcla de inflamación crónica (macrófagos y linfocitos). Los cuatro tipos celulares contribuyen como mediadores que influyen en la aterogénesis. En estadios precoces, las placas de la íntima son poco más que agregados de macrófagos y de células espumosas de las CML, algunas de las cuales mueren, liberando lípidos y restos necróticos. Con la progresión, el ateroma se modifica por la síntesis de colágeno y de proteoglucanos por parte de las CML; el tejido conectivo es especialmente llamativo en la cara interna, produciendo una capa fibrosa, pero las lesiones conservan típicamente un núcleo central de células llenas de lípidos y de restos grasos que también se pueden calcificar con el tiempo. La rotura de la capa fibrosa con una trombosis añadida a menudo se asocia con situaciones clínicas catastróficas.

Tras esta revisión de la patogenia, a continuación se describe la evolución morfológica y sus correlaciones con la aterosclerosis.

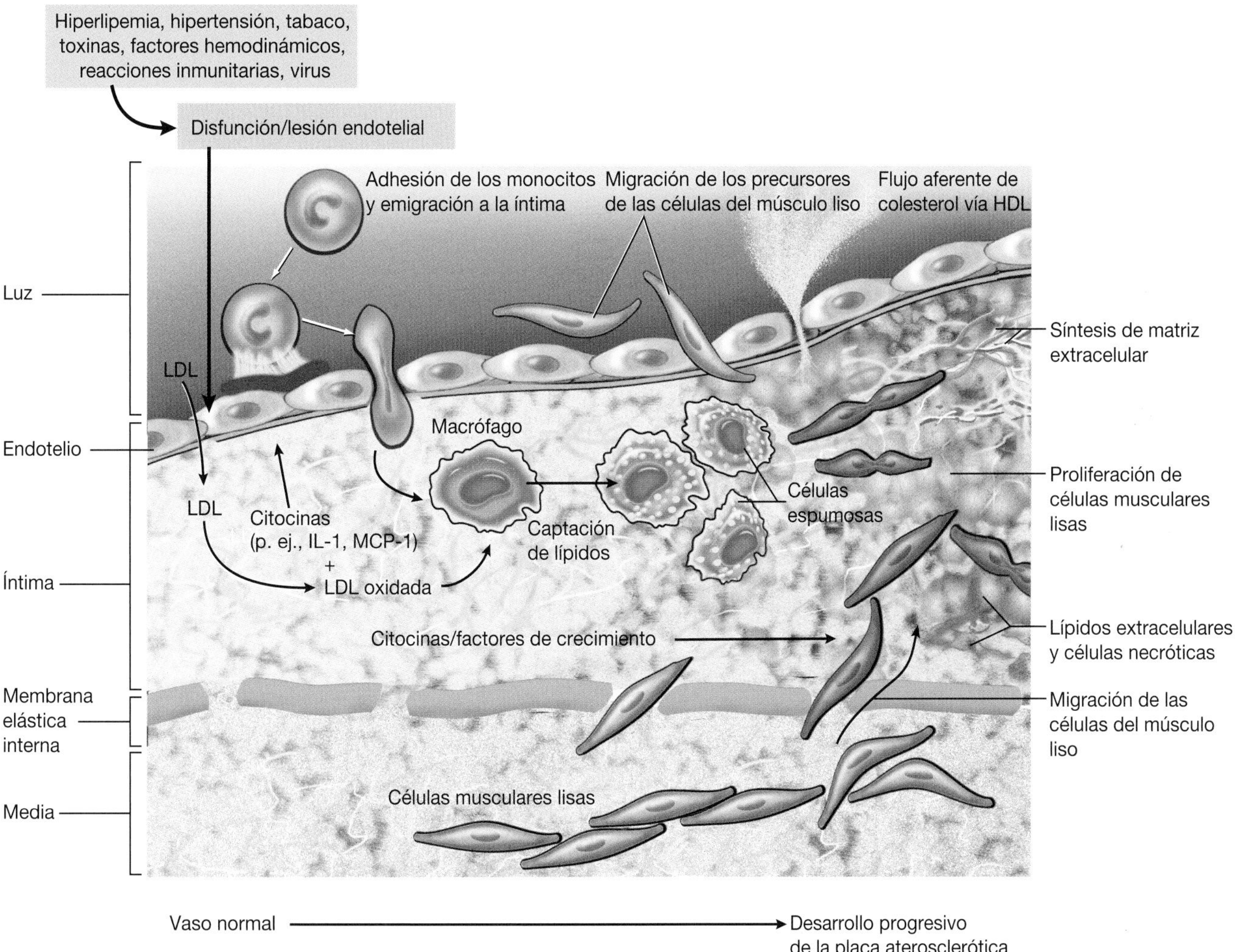

Figura 10-7

Secuencia hipotética de interacciones celulares en la aterosclerosis. La hiperlipemia y otros factores de riesgo se cree que producen una lesión endotelial, dando lugar a la adhesión de plaquetas y monocitos y a la liberación de factores de crecimiento, incluyendo el factor de crecimiento derivado de plaquetas (PDGF), que da lugar a la migración y proliferación de CML. Las células espumosas de las placas derivan tanto de los macrófagos como de las CML, de los macrófagos mediante las modificaciones de los receptores de las lipoproteínas de muy baja densidad (VLDL) y de las lipoproteínas de baja densidad (LDL) reconocidas por los receptores de los basureros (p. ej., LDL oxidadas) y a partir de las CML por mecanismos menos conocidos. El lípido extracelular deriva de la insudación a partir de la luz vascular, especialmente en presencia de hipercolesterolemia, y también de la degeneración de las células espumosas. La acumulación de colesterol en las placas refleja un desequilibrio entre el flujo aferente y eferente, y la lipoproteína de alta densidad (HDL) probablemente ayuda a eliminar el colesterol de estos acúmulos. Las CML migran a la íntima, proliferan y producen MEC, incluyendo colágeno y proteoglucanos.

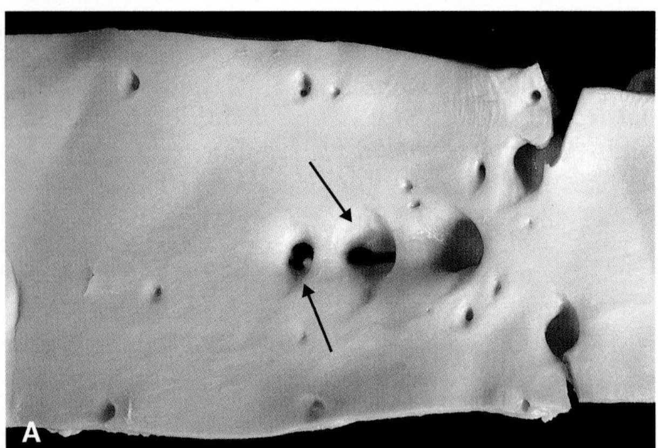

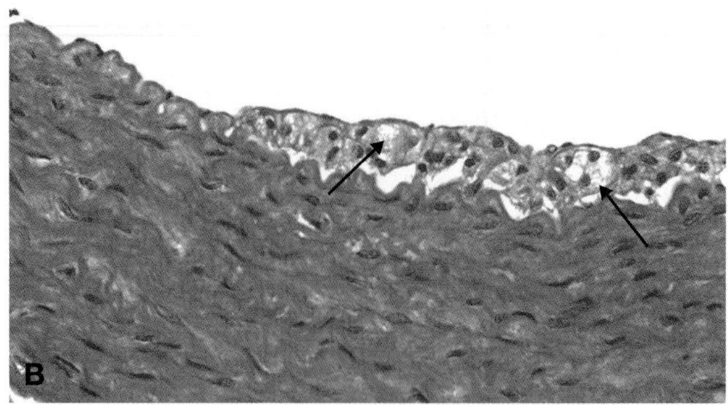

Figura 10-8

Estría grasa, una colección de células espumosas en la íntima. **A**, aorta con estrías grasas (*flechas*), asociadas fundamentalmente con los orificios de ramificación de las ramas. **B**, microfotografía de estrías grasas en un conejo experimental con hipercolesterolemia, mostrando células espumosas derivadas de los macrófagos en la íntima (*flecha*). (**B**, cortesía del doctor Myron I. Cybulsky, University of Toronto, Ontario, Canadá.)

Morfología

Estrías grasas. Las estrías grasas están compuestas de células espumosas llenas de lípidos pero no están significativamente sobreelevadas y, por lo tanto, no producen alteración del flujo sanguíneo. Comienzan como múltiples puntos diminutos, planos y amarillentos que coalescen en estrías alargadas, de 1 cm o más de largo (Fig. 10-8). Las estrías grasas pueden aparecer en las aortas de los lactantes de menos de 1 año y están presentes en casi todos los niños mayores de 10 años, independientemente de su localización geográfica, raza, sexo o ambiente. Las estrías grasas coronarias se comienzan a formar en la adolescencia, en las mismas localizaciones anatómicas en las que más tarde tenderán a aparecer las placas. La relación entre las estrías grasas y las placas ateroscleróticas es incierta; aunque pueden evolucionar en precursores de las placas, no todas las estrías grasas están destinadas a convertirse en lesiones ateroscleróticas avanzadas.

Placa aterosclerótica. El proceso clave en la aterosclerosis es el engrosamiento de la íntima y la acumulación de lípidos (Figs. 10-3 y 10-7). Las placas ateromatosas (también denominadas placas fibrosas o fibrograsas) protruyen en la luz de la arteria y macroscópicamente aparecen amarillas o blancas; la trombosis sobreañadida a la superficie de las placas ulceradas es de color rojo-marronáceo. Las placas varían de 0,3 a 1,5 cm de diámetro pero pueden coalescer para formar masas más grandes (Fig. 10-9).

Las lesiones ateroscleróticas son parcheadas, generalmente afectan sólo a una porción de la pared de una arteria determinada. En la sección transversal, las lesiones aparecen, por lo tanto, como «excéntricas» (Fig. 10-10 A). La focalidad de las lesiones ateroscleróticas (a pesar de la exposición uniforme de las paredes de los vasos a dichos factores como las toxinas de los cigarrillos, LDL elevada, e hiperglucemia) se debe, probablemente, a los caprichos de la hemodinámica vascular. Las turbulencias locales del flujo, como las que se producen en los puntos de ramificación, dan lugar a que ciertas porciones de la pared vascular sean más susceptibles a la formación de la placa. Aunque focales y distribuidas de forma dispersa al principio, las lesiones ateroscleróticas se vuelven más numerosas y más difusas con el tiempo.

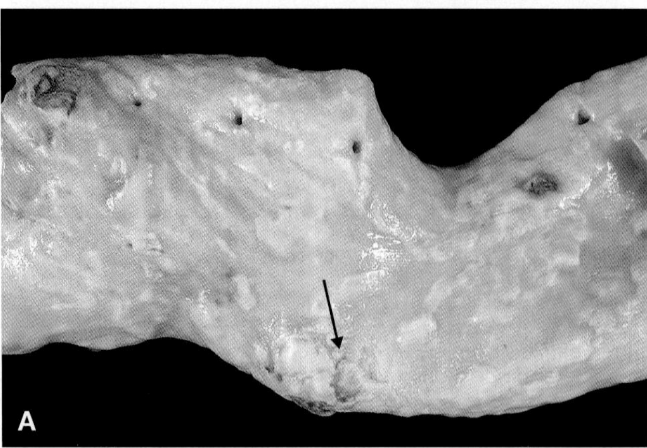

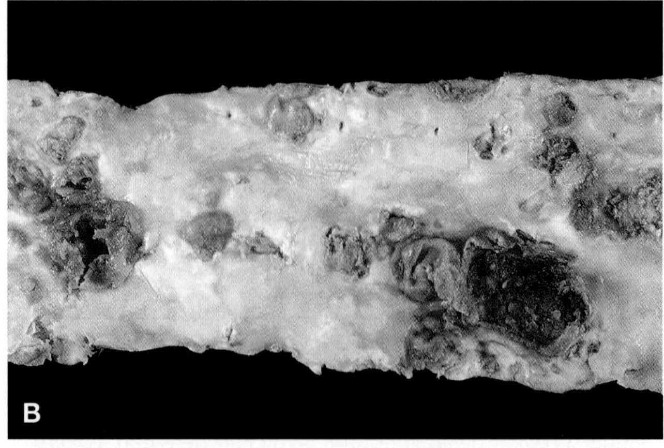

Figura 10-9

Visión macroscópica de aterosclerosis de la aorta. **A**, aterosclerosis leve compuesta por placas fibrosas (*flecha*). **B**, enfermedad grave con lesiones difusas y complicadas, algunas de las cuales se han unido.

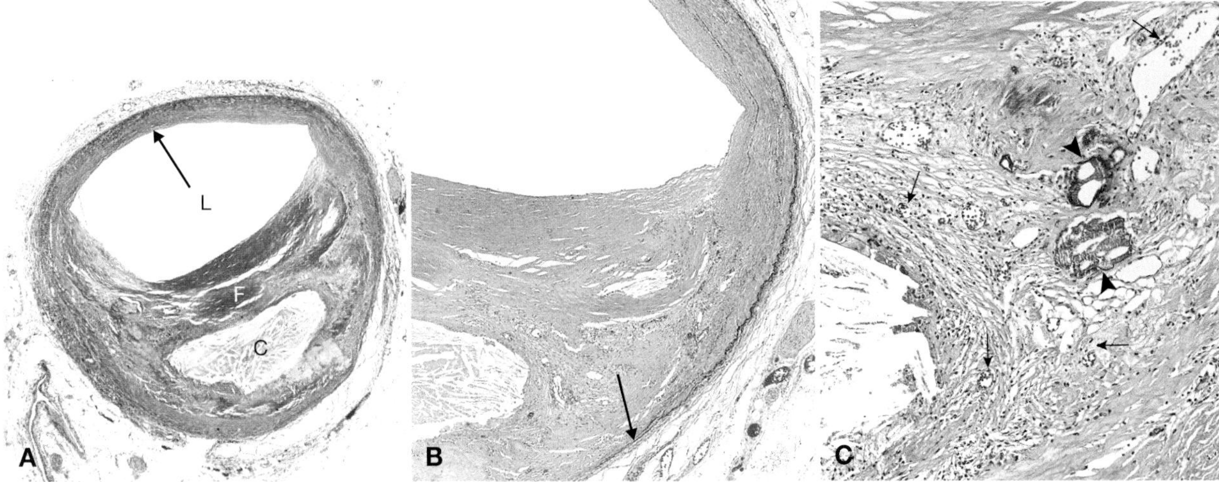

Figura 10-10

Características histológicas de la placa ateromatosa en la arteria coronaria. **A**, arquitectura global que muestra una capa fibrosa (*F*) y un núcleo central necrótico (fundamentalmente lipídico) (*C*). La luz (*L*) se ha estrechado de forma moderada. Obsérvese que un segmento de la pared no está libre de placa (*flecha*), por lo que se trata de una lesión excéntrica. En esta sección, el colágeno se ha teñido de azul (tricrómico de Masson). **B**, fotografía a mayor aumento de la sección de la placa mostrada en **A**, teñida para elastina (*negro*), que demuestra que las membranas elásticas interna y externa están destruidas y que la media de la arteria está estrechada bajo la placa más avanzada (*flecha*). **C**, microfotografía a mayor aumento en la unión de la capa fibrosa y el núcleo, que muestra células inflamatorias dispersas, calcificación (*punta de flecha*) y neovascularización (*flechas pequeñas*).

En humanos, la aorta abdominal está afectada habitualmente con mucha más frecuencia que la aorta torácica. En orden decreciente, **los vasos con afectación más extensa son la aorta abdominal inferior, las arterias coronarias, las arterias poplíteas, las arterias carótidas internas y los vasos del polígono de Willis**. Los vasos de las extremidades superiores se suelen respetar, al igual que las arterias mesentéricas y renales, excepto en sus orificios de salida. No obstante, en cada caso de forma individual, la gravedad de la aterosclerosis en una arteria no predice su gravedad en otra. Además, en un vaso determinado, pueden coexistir lesiones en distintos estadios.

Las placas ateroscleróticas tienen tres componentes principales: 1) células, incluyendo CML, macrófagos, y células T; 2) MEC, incluyendo colágeno, fibras elásticas y proteoglucanos, y 3) lípidos intracelulares y extracelulares (Fig. 10-10). Estos componentes están en diferentes proporciones y configuraciones en las distintas lesiones. Típicamente, la **capa fibrosa** superficial está compuesta de CML y colágeno relativamente denso. Debajo y a los lados de la capa («el hombro») está una zona más celular que contiene macrófagos, linfocitos T y CML. En la parte profunda de la capa fibrosa está el **centro necrótico**, que contiene lípidos (fundamentalmente colesterol y ésteres de colesterol), detritus celulares de células muertas, células espumosas (macrófagos cargados de lípidos y CML), fibrina, trombos variablemente organizados, y otras proteínas plasmáticas; el contenido de colesterol está presente con frecuencia como agregados cristalinos que se disuelven durante el procesamiento habitual del tejido y que dejan detrás sólo unas «hendiduras» vacías. En la periferia de la lesiones, suele haber una **neovascularización** (pequeños vasos proliferantes). Los ateromas típicos contienen una cantidad de lípidos relativamente abundante, pero algunas placas (placas fibrosas) están compuestas casi exclusivamente de CML y tejido fibroso.

Las placas generalmente siguen cambiando y aumentan progresivamente de tamaño mediante la muerte y degeneración celular, síntesis y degradación (remodelación) de la MEC, y organización de los trombos. Además, los ateromas a menudo sufren una **calcificación** (Fig. 10-10C). Los pacientes con calcificaciones coronarias avanzadas parecen tener un mayor riesgo de accidentes coronarios.

Las placas ateroscleróticas son susceptibles de sufrir los siguientes cambios patológicos con significación clínica:

- **Rotura, ulceración y erosión** de la superficie luminal de las placas ateromatosas, lo que expone el torrente circulatorio a sustancias muy trombogénicas e induce la formación de trombos. Dichos trombos pueden ocluir total o parcialmente la luz y dar lugar a isquemia a partir de este punto (p. ej., en el corazón; Capítulo 11) (Fig. 10-11). Si el paciente sobrevive a la oclusión inicial del vaso, los trombos se pueden organizar e incorporar en la placa en crecimiento.
- **Hemorragia** en la placa. La rotura de la capa fibrosa que la recubre o de los vasos de pared fina en las zonas de neovascularización puede producir una hemorragia dentro de la placa; un hematoma contenido puede expandir la placa o inducir a su rotura.
- **Ateroembolismo**. La rotura de la placa puede dar lugar a que pasen detritus al torrente circulatorio, produciendo microémbolos compuestos por contenidos de la placa.
- **Formación de aneurisma**. La presión inducida por la aterosclerosis o por la atrofia isquémica de la media subyacente, o la pérdida de tejido elástico, produce una debilidad de la pared del vaso y el desarrollo de aneurismas que se pueden romper.

Evolución natural de la aterosclerosis

La evolución natural, las características morfológicas y los principales eventos patogénicos de la aterosclerosis están resumidos en la Figura 10-12. La aterosclerosis afecta fundamentalmente a las arterias elásticas (p. ej., aorta, carótida y arterias ilíacas) y a las arterias musculares de tamaño mediano y grande (p. ej., coronarias y poplíteas). En las arterias pequeñas, los ateromas pueden ocluir gradualmente la luz, comprometiendo el flujo sanguíneo a los órganos distales

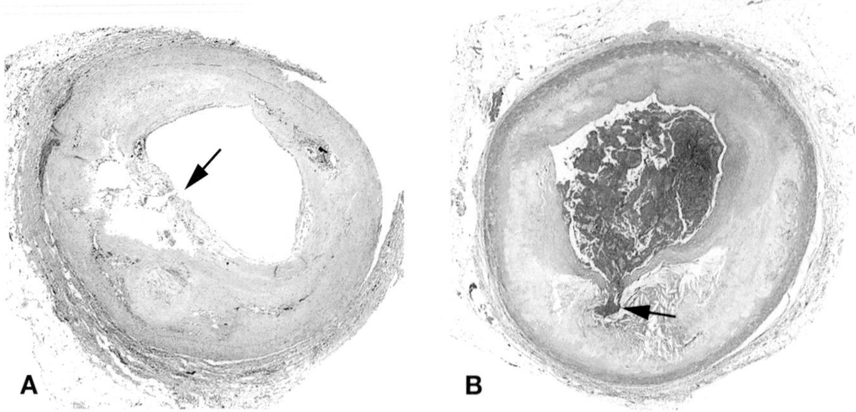

Figura 10-11

Rotura de la placa aterosclerótica. **A**, rotura de la placa (*flecha*) sin un trombo sobreañadido, en un paciente que murió bruscamente. **B**, trombosis coronaria aguda sobreañadida a una placa aterosclerótica con rotura local de la capa fibrosa (*flecha*), lo que desencadenó un infarto de miocardio. (**B**, de Schoen FJ: Interventional and Surgical Cardiovascular Patherosclerosisology: Clinical Correlations and Basic Principles. Filadelfia, WB Saunders, 1989, p 61.)

y produciendo una lesión isquémica. Además, las placas ateroscleróticas pueden sufrir una rotura aguda y precipitar trombos que a su vez obstruyan más el flujo sanguíneo. En las arterias grandes, las placas son destructivas, invadiendo la media subyacente y debilitando las paredes de los vasos afectados, produciendo aneurismas que se pueden romper. Además, los ateromas son friables, fragmentándose en ateroémbolos en la circulación que existe a partir de este punto. *Es importante recalcar que la aterosclerosis es una lesión que evoluciona lentamente, y que necesita muchas décadas para hacerse clínicamente significativa. Sin embargo, los cambios agudos en las placas (p. ej., rotura, trombosis o formación de un hematoma) pueden precipitar bruscamente secuelas clínicas (el llamado horizonte clínico*; v. Fig. 10-12).

La enfermedad aterosclerótica sintomática afecta con más frecuencia a las arterias que irrigan el corazón, el cerebro, los riñones y las extremidades inferiores. *El infarto de miocardio (ataque cardíaco), el infarto cerebral (ictus), los aneurismas aórticos y la enfermedad vascular periférica (gangrena de las extremidades) son las principales consecuencias de la aterosclerosis.* Ésta también tiene como efecto otras consecuencias por la disminución aguda o crónica de la perfusión arterial, *como la oclusión mesentérica, la muerta súbita cardíaca, la CI crónica, y la encefalopatía isquémica*. Los efectos de la oclusión vascular dependen finalmente del riego arterial y de las demandas metabólicas de los tejidos; se describen con más detalle en los capítulos correspondientes a cada órgano.

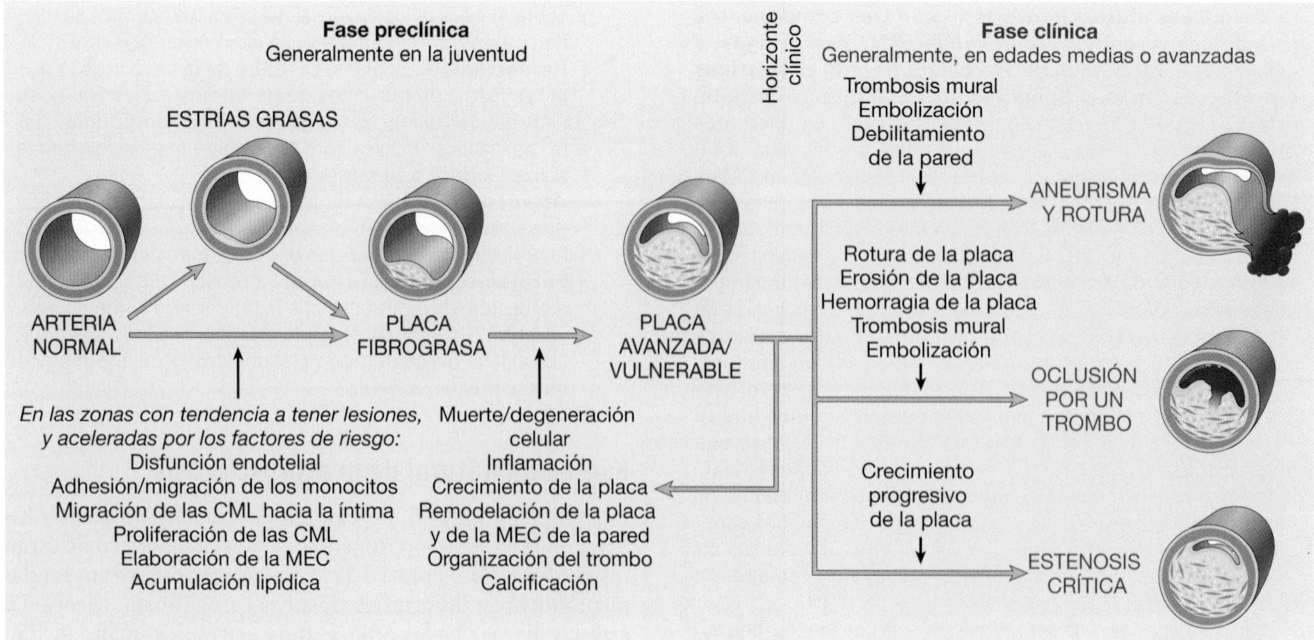

Figura 10-12

Evolución natural, características morfológicas, principales acontecimientos y complicaciones clínicas de la aterosclerosis.

Prevención de la enfermedad vascular aterosclerótica

Los esfuerzos para reducir las consecuencias y el impacto de la aterosclerosis incluyen:

- Programas de *prevención primaria* con el objetivo de retrasar la formación de los ateromas o para facilitar la desaparición de las lesiones establecidas en personas que no han sufrido aún una complicación grave de la aterosclerosis.
- Programas de *prevención secundaria* destinados a prevenir la recurrencia de hechos como infartos de miocardio o ictus en pacientes sintomáticos.

La prevención primaria de las complicaciones relacionadas con la aterosclerosis implica la identificación de los factores de riesgo que son susceptibles de intervención: dejar de fumar, controlar la hipertensión, perder peso, hacer ejercicio, y disminuir el colesterol total y los niveles de colesterol LDL mientras se aumentan en los HDL (p. ej., con dieta o estatinas). Es interesante destacar que el uso de estatinas puede modular también la situación inflamatoria de la pared vascular. Varias líneas de evidencia sugieren que la estratificación de los factores de riesgo y su reducción deberían empezar en la infancia.

La prevención secundaria implica el uso juicioso de ácido acetilsalicílico (agente antiplaquetario), estatinas, y betabloqueantes (para limitar la demanda cardíaca), así como intervenciones quirúrgicas (p. ej., cirugía de derivación o *bypass* coronario, endarterectomía carotídea). Estas intervenciones pueden reducir los infartos de miocardio y los ictus recurrentes.

En las pasadas décadas se ha logrado, en Estados Unidos y en otros lugares un progreso considerable en el impacto sanitario de las enfermedades relacionadas con la aterosclerosis. Entre los años 1963 (el año del pico) y 2000 ha habido alrededor de un 50% de disminución de la mortalidad por CI, y un 70% menos de muertes por ictus, una reducción en la mortalidad que por sí sola ha aumentado la esperanza de vida en Estados Unidos en 5 años. Tres contribuyentes fundamentales para esta espectacular mejora han sido: 1) prevención de la aterosclerosis mediante el reconocimiento de los factores de riesgo y los cambios en el estilo de vida (p. ej., reducción del consumo de cigarrillos y del consumo de colesterol, y control de la hipertensión); 2) mejora de los métodos de tratamiento del infarto de miocardio y de otras complicaciones de la CI, y 3) prevención de las recidivas en pacientes que han sufrido un acontecimiento clínico relacionado con la aterosclerosis.

RESUMEN

Aterosclerosis

- La aterosclerosis es una lesión con base en la íntima organizada en una capa fibrosa y un centro ateromatoso (de tipo engrudo) y compuesta de CML, MEC, células inflamatorias, lípidos y restos necróticos.
- La aterogénesis se produce por una interacción entre la inflamación y la lesión a las células de la pared vascular. Muchos factores de riesgo conocidos influyen en la disfunción de la CE, así como en el reclutamiento y la estimulación de las CML.
- Las placas ateroscleróticas evolucionan lentamente durante décadas pero pueden producir síntomas de forma aguda debido a la rotura, trombosis, hemorragia o embolización.
- El reconocimiento de factores de riesgo y su reducción pueden reducir la incidencia y la gravedad de la patología aterosclerótica.

ENFERMEDAD VASCULAR HIPERTENSIVA

La presión arterial sistémica y local debe regularse de forma estrecha. La hipotensión da lugar a una perfusión inadecuada de los distintos órganos y a disfunción y/o muerte tisular. Por el contrario, las hipertensiones que dan lugar a un flujo sanguíneo superior a las demandas metabólicas no proporcionan un beneficio adicional, sino que provocan una lesión en los vasos sanguíneos y en los órganos finales. La presión arterial elevada se denomina *hipertensión*, y es uno de los principales factores de riesgo de aterosclerosis. Primero se describen los mecanismos del control normal de la presión arterial, seguido de las vías que pueden subyacer a la hipertensión y, finalmente, los cambios patológicos en los vasos asociados con la hipertensión.

Aunque la hipertensión es un problema de salud común con resultados a veces devastadores, suele ser asintomática hasta fases avanzadas. Además de contribuir a la patogénesis de la cardiopatía isquémica y de los accidentes cerebrovasculares, la hipertensión puede producir una hipertrofia cardíaca (cardiopatía hipertensiva), disección aórtica e insuficiencia renal. Aunque tenemos un conocimiento cada vez mayor de las vías moleculares que regulan la presión arterial normal, los mecanismos de la hipertensión, en la gran mayoría de las personas, siguen siendo desconocidos; en consecuencia, nos referimos a la mayoría de ellos como «hipertensión esencial» (¿para enmascarar nuestra ignorancia?).

Al igual que el peso y la altura, la presión arterial es una variable que se distribuye de forma continua, con la hipertensión esencial en un extremo de la distribución más que como una entidad diferente. Los efectos perjudiciales del aumento de la presión arterial se incrementan de forma continua conforme lo hace la presión, no existe un umbral claramente definido que distinga el riesgo de la seguridad. Sin embargo, una presión diastólica mantenida mayor de 90 mmHg, o una presión arterial sistólica mantenida mayor de 140 mmHg, constituyen hipertensión; la presión arterial sistólica es más importante que la diastólica para determinar el riesgo cardiovascular. Por cualquier criterio, alrededor del 25% de las personas en la población general son hipertensos. La prevalencia y la vulnerabilidad a sufrir complicaciones aumentan con la edad; también es mayor en afroamericanos. La reducción de la presión arterial disminuye también de forma llamativa la incidencia y la tasa de mortalidad por CI, insuficiencia cardíaca e ictus.

Regulación de la presión arterial

La presión arterial es un rasgo complejo que implica interacciones de múltiples factores genéticos y ambientales que influyen en dos variables hemodinámicas: gasto cardíaco y resistencia vascular periférica (Fig. 10-13). El gasto cardíaco se ve afectado por el volumen sanguíneo, que a su vez es muy dependiente de las concentraciones de sodio. La resistencia periférica está regulada fundamentalmente a nivel de las arteriolas y está influida por influjos neurales y hormonales. El

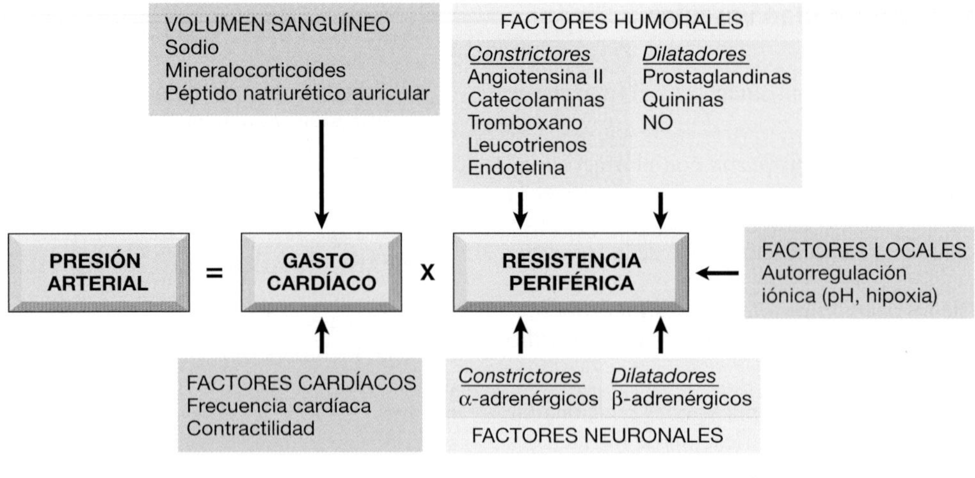

Figura 10-13

Modulación de la presión arterial por efectos del gasto cardíaco y de la resistencia periférica.

tono vascular normal refleja una interrelación entre factores circulantes que inducen vasoconstricción (p. ej., angiotensina II y catecolaminas) y vasodilatación (p. ej., quininas, prostaglandinas y óxido nítrico). La resistencia de los vasos también posee autorregulación, el aumento del flujo sanguíneo induce vasoconstricción para proteger los tejidos de la hiperperfusión. Otros factores como el pH y la hipoxia, así como interacciones neurales (sistema α-adrenérgico y β-adrenérgico) también están implicados. La función integrada de estos sistemas asegura una perfusión adecuada, a pesar de las diferencias de demandas regionales.

Los riñones (fundamentalmente) y las glándulas suprarrenales (secundariamente) desempeñan una función esencial en la regulación de la presión arterial; interaccionan unos con otros para modificar el tono de los vasos y el volumen sanguíneo de la siguiente manera (Fig. 10-14):

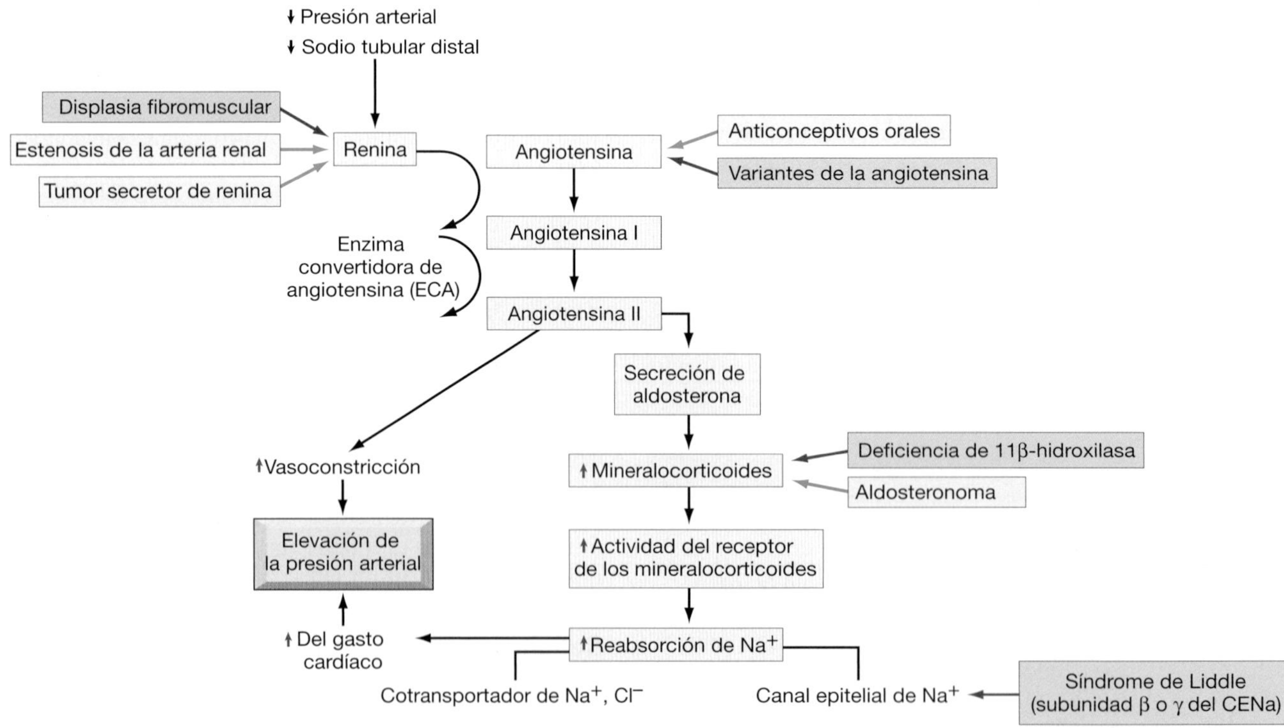

Figura 10-14

Variación de la presión arterial y el sistema renina angiotensina. Los componentes del sistema renina-angiotensina se muestran en *negro*. Algunos trastornos genéticos que afectan a la presión arterial mediante la alteración de esta vía están en *rojo*; las *flechas* indican los lugares en los que las vías están alteradas por la mutación. Los trastornos adquiridos que alteran la presión arterial a través de esta vía están indicados en *verde*. CENa, canal epitelial de sodio. (Modificada con autorización de Lifton RP: Molecular genetics of human blood pressure variation. Science 272:676-680, 1996. Copyright 1996 AAAS.)

- Los *riñones* influyen en la resistencia periférica y en la homeostasia del sodio, principalmente mediante el sistema renina-angiotensina. La *renina* es una enzima proteolítica producida en el riñón por las células yuxtaglomerulares (células mioepiteliales modificadas que rodean las arteriolas glomerulares aferentes).
- Cuando el volumen sanguíneo o la presión arterial se reducen, los riñones lo notan y disminuye la presión arterial en las arteriolas aferentes. Además, los volúmenes o tensiones bajas dan lugar a una disminución de la *tasa de filtración glomerular* en el riñón con un aumento de la reabsorción de sodio en los túbulos proximales; estos dos últimos efectos conservan el sodio y expanden el volumen sanguíneo.
- Las células yuxtaglomerulares responden a la reducción de la presión intraluminal en las arteriolas aferentes mediante la liberación de renina; también producen renina cuando las células de la mácula densa notan una disminución de la concentración de sodio en el túbulo contorneado distal.
- La renina cataboliza la *angiotensina plasmática a angiotensina I*, que a su vez se convierte en *angiotensina II* por la enzima convertidora de angiotensina en la periferia. La angiotensina II aumenta la presión arterial al inducir la contracción de las CML vasculares, aumenta la presión arterial mediante la estimulación de la secreción de aldosterona en las suprarrenales y la reabsorción distal tubular de sodio.
- Los riñones filtran 170 litros de plasma que contienen 23 moles de sal al día. Además, el 99,5% de la sal filtrada se debe reabsorber para mantener la homeostasia (asumiendo una ingesta diaria de sólo 100 mEq). *Por lo tanto, la absorción del último 2% de sodio es la clave para la homeostasia normal del sodio; esto está regulado por el sistema renina-angiotensina, que actúa en el canal epitelial del sodio (CENa)* (v. Fig. 10-14).
- Cuando la función excretora renal está alterada, el aumento de la presión arterial es el mecanismo compensador que puede ayudar a restablecer el equilibrio de líquidos y electrólitos.
- Otros tejidos pueden influir también en la presión arterial y en el volumen. Así, *el péptido auricular natriurético, segregado por las aurículas del corazón en respuesta a la expansión de volumen* (p. ej., insuficiencia cardíaca) inhibe la reabsorción de sodio en los túbulos distales y produce una vasodilatación global.

Patogénesis de la hipertensión

La Tabla 10-3 recoge las principales causas de hipertensión. Entre el 90 y el 95% de la hipertensión es idiopática (hipertensión esencial), lo que es compatible con una vida larga, a no ser que se produzca un infarto de miocardio, un accidente cerebrovascular u otras complicaciones añadidas. La mayor parte de la «hipertensión benigna» restante es secundaria a patología renal o, con menos frecuencia, a una estenosis de la arteria renal, generalmente una placa ateromatosa (hipertensión renovascular). Rara vez, la hipertensión es secundaria a enfermedades de las glándulas suprarrenales, como el aldosteronismo primario, el síndrome de Cushing, el feocromocitoma u otros trastornos.

Alrededor del 5% de las personas hipertensas muestran una elevación rápida de la presión arterial que si no se trata lleva a la muerte en 1 a 2 años. Se denomina *hiperpresión arterial maligna* o *acelerada*, el síndrome clínico caracterizado por hipertensión grave (presión diastólica superior a 120 mmHg), insuficiencia renal, y hemorragias y exudados retinianos, con o sin papiledema. Se puede desarrollar en personas previamente normotensas pero a menudo se sobreañade a una hipertensión benigna previa, esencial o secundaria.

Tabla 10-3 Tipos y causas de hipertensión (sistólica y diastólica)

Hipertensión esencial (del 90 al 95% de los casos)
Hipertensión secundaria
RENAL
Glomerulonefritis aguda
Enfermedad renal crónica
Enfermedad poliquística
Estenosis arterial renal
Vasculitis renal
Tumores productores de renina
ENDOCRINO
Hiperfunción suprarrenal (síndrome de Cushing, aldosteronismo primario, hiperplasia suprarrenal congénita, ingestión de regaliz)
Hormonas exógenas (glucocorticoides, estrógenos [incluyendo los del embarazo y los anticonceptivos orales], simpaticomiméticos y alimentos ricos en tiramina, inhibidores de la monoaminooxidasa)
Feocromocitoma
Acromegalia
Hipotiroidismo (mixedema)
Hipertiroidismo (tirotoxicosis)
Inducida por el embarazo
CARDIOVASCULAR
Coartación de aorta
Poliarteritis nudosa
Aumento del volumen intravascular
Aumento del gasto cardíaco
Rigidez de la aorta
NEUROLÓGICO
Psicogénica
Aumento de la presión intracraneal
Apnea del sueño
Estrés agudo, incluyendo cirugía

Hipertensión esencial. Incluso sin conocer la (o las) lesiones específicas, es razonable concluir que en la hipertensión esencial subyacen alteraciones en la homestasia renal del sodio y/o en el tono o en la estructura de los vasos (Fig. 10-15). En la hipertensión establecida, tanto el aumento de la presión arterial como de la resistencia periférica contribuyen a elevar la tensión.

- La *reducción de la excreción renal de sodio* en presencia de una presión arterial normal es, probablemente, un evento clave en el inicio; de hecho, es una vía final común para la patogenia de la mayor parte de las formas de hipertensión (v. parte inferior de la Fig. 10-14). La disminución de la excreción de sodio producirá un aumento obligatorio en el volumen de líquido y un aumento del gasto cardíaco, lo que elevará la presión arterial (Fig. 10-15). En un nivel más elevado de presión arterial, se excretará el suficiente sodio

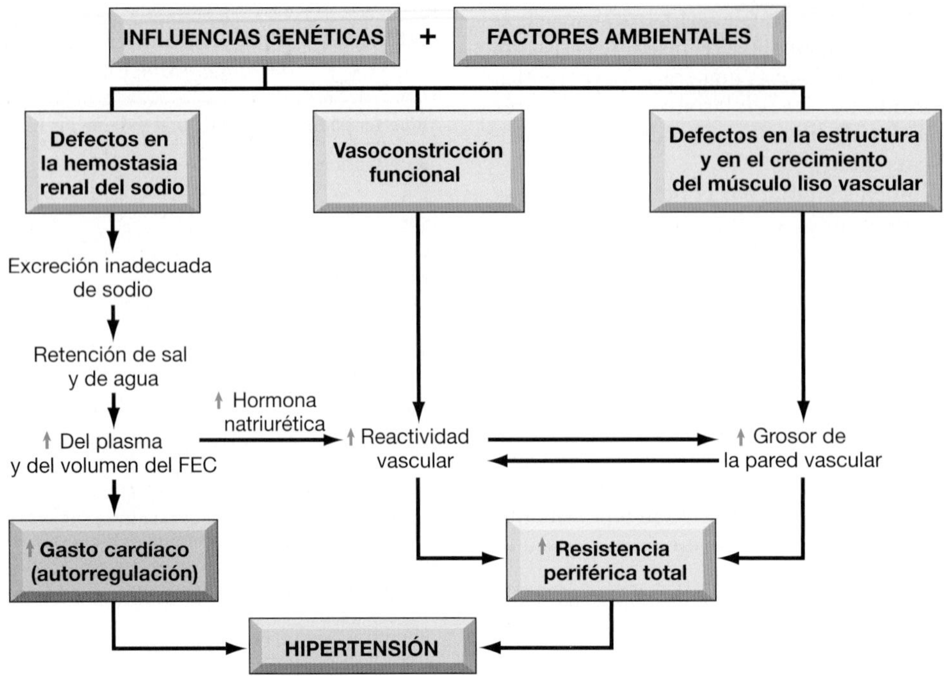

Figura 10-15

Esquema hipotético de la patogénesis de la hipertensión esencial, que implica defectos en la excreción renal de sodio, la regulación funcional del tono vascular, y la regulación estructural del calibre vascular. Factores ambientales, especialmente un aumento de la ingesta de sal, potencian los efectos de los factores genéticos. El aumento resultante en el gasto cardíaco y en la resistencia periférica contribuyen a la hipertensión. FEC, fluido extracelular.

adicional por los riñones para igualar la ingesta y evitar la retención de líquidos. Así, se logrará un nuevo equilibrio en la excreción de sodio, pero a costa de una elevación de la presión arterial.

- Los *cambios vasculares* pueden implicar la *vasoconstricción funcional* o *cambios en la estructura de la pared que pueden dar lugar a un aumento de la resistencia*. La vasoconstricción crónica funcional puede dar lugar lógicamente también a un engrosamiento estructural permanente de los vasos resistentes.

Aunque con frecuencia no puede señalarse una causa concreta, lo comúnmente aceptado es que la hipertensión esencial es consecuencia de una interrelación de múltiples factores genéticos y ambientales que afectan al gasto cardíaco y/o a la resistencia periférica.

- *Factores genéticos*. Los estudios que comparan la presión arterial en gemelos monocigotos y dicigotos, y los estudios de agrupación familiar de la hipertensión establecen claramente un componente genético. Además, varios trastornos con un único gen implicado producen formas relativamente raras de hipertensión (e hipotensión) mediante la alteración de la resorción renal neta de sodio. Algunos de ellos se ilustran en la Figura 10-14.

Variaciones alélicas en los genes que codifican los componentes del sistema renina-angiotensina. La hipertensión se asocia con polimorfismos tanto en el *locus* de la angiotensina como en el *locus* del receptor de la angiotensina II tipo I. Las variantes genéticas en la vía del sistema renina-angiotensina pueden contribuir a las conocidas diferencias raciales en la regulación de la presión arterial. Los genes de susceptibilidad para la hiperpresión arterial en grandes poblaciones no se conocen en la actualidad, pero bien podrían incluir genes que gobiernen respuestas a una sobrecarga de sodio, niveles de sustancias presoras, reactividad a las CML vasculares a los agentes presores, o aumento de las CML.

- *Factores ambientales* modifican la expresión de determinantes genéticos subyacentes de la hipertensión; el estrés, la obesidad, el tabaco, la inactividad física y el consumo importante de sal están también implicados. De hecho, es especialmente llamativa la evidencia que relaciona la ingesta de sodio en la dieta con la prevalencia de hipertensión en los distintos grupos de población.

Patología vascular en la hipertensión

Además de acelerar la aterogénesis, los cambios degenerativos asociados con la hipertensión en las paredes de las arterias grandes y medianas pueden potenciar tanto la disección aórtica como la hemorragia cerebrovascular. La hipertensión se asocia también con dos formas de enfermedad de pequeños vasos: arteriolosclerosis hialina y arteriolosclerosis hiperplásica (Fig. 10-16).

Morfología

Arteriolosclerosis hialina. Esta lesión vascular consiste en un engrosamiento rosáceo homogéneo e hialino de las paredes de las arteriolas con una pérdida de detalle estructural y estrechamiento de la luz (Fig. 10-16A). Encontrada frecuentemente en ancianos, tanto hipertensos como normotensos, la arteriolos-

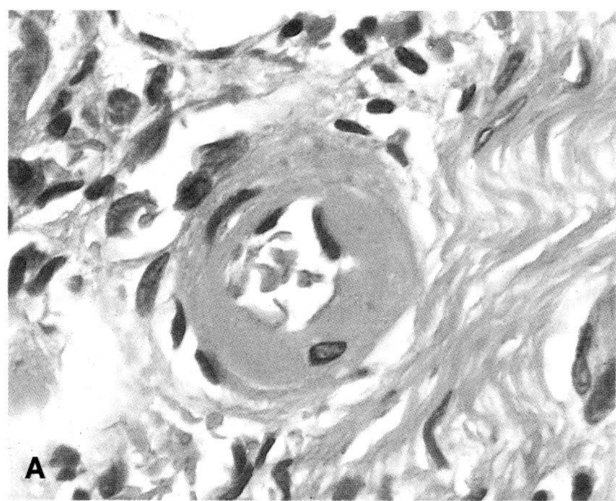

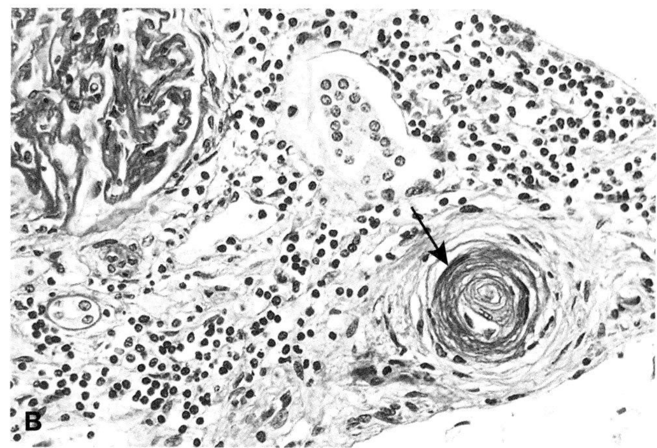

Figura 10-16

Patología vascular en la hipertensión. **A**, arteriolosclerosis hialina. La pared arteriolar está hialinizada y la luz está muy estenosada. **B**, arteriolosclerosis hiperplásica (piel de cebolla) que produce una obliteración de la luz (*flecha*), con cambios isquémicos secundarios, que se manifiestan como formación de arrugas en los vasos de los capilares glomerulares en la parte superior izquierda (tinción con ácido peryódico de Schiff). (Cortesía del doctor Helmut Rennke, Brigham and Women´s Hospital, Boston, Massachusetts.)

clerosis hialina es más generalizada y grave en pacientes con hipertensión. Es también frecuente como parte de la microangiopatía característica de la diabetes (Capítulo 20).

Las lesiones reflejan la extravasación de los componentes del plasma a lo largo del endotelio vascular y una excesiva producción de MEC por las CML secundaria al estrés hemodinámico crónico de la hipertensión. La arteriolosclerosis hialina es una característica morfológica principal de la nefroesclerosis benigna, en la que la estenosis arteriolar produce una afectación difusa del flujo renal, con pérdida de nefronas (Capítulo 14).

Arteriolosclerosis hiperplásica. Relacionada con elevaciones más agudas o graves de la presión arterial, la arteriolosclerosis hiperplásica es característica de (pero no limitada a) la hipertensión maligna (típicamente, presión arterial diastólica superior a 120 mmHg asociada con lesión aguda cerebrovascular y/o renal). La arteriolosclerosis hiperplásica se asocia con un engrosamiento laminar concéntrico en piel de cebolla de las paredes de las arteriolas con una estenosis de la luz (Fig. 10-16B). Las laminaciones consisten en CML y una membrana basal engrosada y duplicada. En la hipertensión maligna, estos cambios hiperplásicos se acompañan de depósitos fibrinoides y de necrosis de la pared de los vasos (arteriolitis necrotizante), especialmente prominente en el riñón (Capítulo 14).

RESUMEN

Hipertensión

- La presión arterial viene regulada por las influencias combinadas del gasto cardíaco (relacionado en gran medida con el volumen sanguíneo) y la resistencia vascular. El volumen sanguíneo es dependiente de la homeostasia del sodio, y la resistencia vascular arteriolar está regulada por influencias hormonales y neurales.
- La renina es el principal regulador de la presión arterial normal, secretada por los riñones como respuesta a una disminución de la presión arteriolar aferente o de la filtración glomerular de sodio. La renina convierte la angiotensina en angiotensina II; la angiotensina II regula la presión arterial mediante el aumento de la contracción de las CML vasculares y de la secreción de aldosterona para incrementar la resorción renal de sodio.
- La hiperpresión arterial representa entre el 90 y el 95% de los casos de hipertensión y es un trastorno complejo y multifactorial debido, la mayor parte de las veces, al efecto combinado de mutaciones o polimorfismos en varios *loci* de los genes (p. ej., resorción de sodio, sistema renina-angiotensina, aldosterona) en asociación con varias influencias ambientales.
- La hipertensión secundaria se produce por varias enfermedades de los riñones y de las glándulas endocrinas.

ANEURISMAS Y DISECCIONES

Un *aneurisma* es una *dilatación anormal y localizada de un vaso sanguíneo o del corazón* (Fig. 10-17). Cuando un aneurisma afecta a las tres capas de la pared arterial (íntima, media y adventicia) o a la pared adelgazada del corazón, se llama aneurisma «verdadero». Los aneurismas ateroscleróticos, sifilíticos y congénitos, y los aneurismas ventriculares que se producen tras infartos de miocardio transmurales, son de este tipo. En contraposición, un *falso aneurisma* (llamado también *seudoaneurisma*) es una abertura en la pared vascular que da lugar a un hematoma extravascular que se comunica libremente con el espacio intravascular («hematoma pulsátil»). Ejemplos de ello incluyen roturas ventriculares tras un infarto de miocardio que se contienen por adhesión pericárdica, o una extravación en la unión del injerto vascular con una arteria natural. Una *disección* arterial se produce cuando la sangre entra en la pared de la arteria, como un hematoma disecante entre sus capas. Las disecciones son a menudo, aunque no siempre, aneurismáticas (v. también más adelante). Tanto los aneurismas verdaderos como los falsos, así como las disecciones, se pueden romper, a menudo con consecuencias catastróficas.

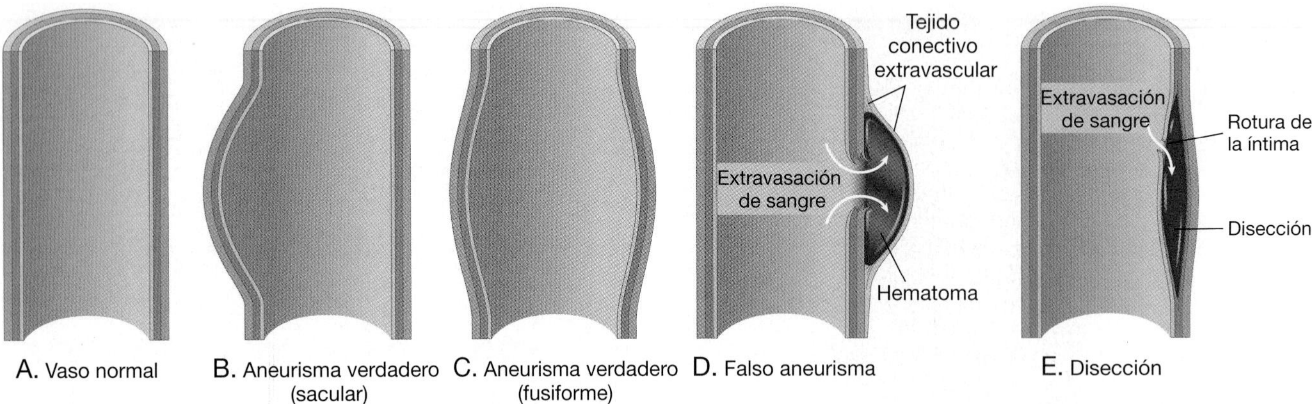

Figura 10-17

Aneurismas. **A**, vaso normal. **B**, aneurisma verdadero, tipo sacular. La pared protruye de forma focal hacia fuera y puede estar adelgazada pero, por lo demás, está intacta. **C**, aneurisma verdadero, tipo fusiforme. Existe una dilatación circunferencial del vaso, sin rotura. **D**, falso aneurisma. La pared está rota, y existe una colección de sangre (hematoma) que está rodeado externamente por tejidos extravasculares adherentes. **E**, disección. La sangre ha entrado (*disecado*) la pared del vaso y ha separado las capas. Aunque se muestra que esto ocurre a lo largo de un desgarro en la luz, las disecciones también pueden ocurrir por la rotura de los *vasa vasorum* en la media.

Descriptivamente, los aneurismas se clasifican por su forma y su tamaño macroscópicos (v. Fig. 10-17). Los aneurismas *saculares* son esencialmente esféricos (afectan sólo a una porción de la pared del vaso), varían entre 5 y 20 cm de diámetro y a menudo contienen trombos. Los aneurismas *fusiformes* producen una dilatación circunferencial difusa de segmentos vasculares largos; varían en diámetro (≤ 20 cm) y en longitud y pueden afectar a porciones extensas del arco aórtico, la aorta abdominal, e incluso las ilíacas. Aspectos particulares de tamaño y forma no son específicos de ninguna enfermedad o manifestación clínica.

Las dos causas más importantes de aneurismas aórticos son la aterosclerosis y la degeneración quística de la media arterial. Otras causas de debilitamiento de las paredes de los vasos que dan lugar a aneurismas son los traumatismos, los defectos congénitos (p. ej., aneurismas *en fresa*), las infecciones (aneurismas micóticos) o la sífilis. Los aneurismas arteriales también se pueden deber a enfermedades sistémicas, como la vasculitis (v. más adelante).

La infección de una arteria mayor que debilita su pared se conoce como *aneurisma micótico*; la trombosis y la rotura son posibles complicaciones. Los aneurismas micóticos se pueden originar de: 1) la embolización de un trombo séptico, generalmente como complicación de una endocarditis infecciosa; 2) como extensión de un proceso supurativo adyacente, o 3) por microorganismos circulantes que infectan directamente la pared arterial.

Aneurisma de la aorta abdominal

La aterosclerosis, la causa más frecuente de los aneurismas, produce un adelgazamiento y una debilidad de la media secundaria a las placas de la íntima. Éstas comprimen la media subyacente y también comprometen la difusión de nutrientes y deshechos desde la luz vascular a la pared arterial. La media sufre, por consiguiente, una degeneración y necrosis, y permite la dilatación del vaso. *Los aneurismas ateroscleróticos se producen con más frecuencia en la aorta abdominal (aneurisma de la aorta abdominal, a menudo abreviado AAA)*, pero las arterias ilíacas comunes, el cayado, y las partes descendentes de la aorta torácica también se pueden ver afectadas.

Patogénesis. Los AAA se producen con más frecuencia en varones y rara vez lo hacen antes de los 50 años. La aterosclerosis es la principal causa del AAA, pero existen otros factores que también contribuyen, dado que la incidencia es menor del 5% en varones mayores de 60 años, a pesar de que la aterosclerosis de la aorta abdominal es casi universal en esta población. Puede haber una predisposición familiar independiente de una predisposición genética para la aterosclerosis o la hipertensión. En algunos casos, los defectos hereditarios en los componentes estructurales de la aorta pueden producir aneurismas (p. ej., producción defectuosa de fibrilina en el síndrome de Marfan que afecta a la síntesis del tejido elástico; v. más adelante).

En la mayoría de los casos, sin embargo, el AAA es consecuencia de un equilibrio alterado de la degradación del colágeno y de su síntesis mediado por infiltrados inflamatorios locales y las enzimas proteolíticas destructivas que producen y regulan. Así, el colágeno o el tejido elástico anormal, o la remodelación inadecuada de estos componentes de la MEC, proporcionan una base en la que la aterosclerosis o la hipertensión debilitan la pared aórtica. A este respecto, las metaloproteasas de la matriz (MPM) se han implicado cada vez más en el desarrollo del AAA. Las MPM se expresan en los aneurismas aórticos a unos niveles elevados en comparación con la pared normal del vaso; la producción macrofágica de MPM está especialmente aumentada. Estas enzimas tienen la capacidad de degradar prácticamente todos los componentes de la MEC en la pared arterial (colágeno, elastina, proteoglucanos, laminina, fibronectina). Al mismo tiempo, la disminución del nivel del inhibidor tisular de las metaloproteasas (ITMP) también puede contribuir a la degradación global de la MEC.

En este modelo de patogenia del AAA, la predisposición genética puede estar relacionada con la calidad del tejido conectivo aórtico, los polimorfismos de las MPM y/o del ITMP, o la naturaleza de las respuestas inflamatorias locales. De hecho, la evidencia sugiere que el AAA se asocia con ambientes locales de citocinas con una desviación hacia la producción de citocinas T_H2 (p. ej., IL-4 e IL-10; Capítulo 5). Tanto *in vivo* como *in vitro*, las citocinas T_H2 hacen que los macrófagos produzcan cantidades elevadas de MPM elastolíticas.

Morfología

Generalmente situado entre las arterias renales y por encima de la bifurcación de la aorta, el AAA puede ser sacular o fusiforme, de un tamaño de hasta 15 cm de diámetro, y de una longitud de hasta 25 cm (Fig. 10-18). Hay una aterosclerosis grave complicada con destrucción y adelgazamiento de la aorta media subyacente; el aneurisma contiene frecuentemente un trombo mural blando, laminado y mal organizado que puede llenar todo o parte del segmento dilatado. En ocasiones, el aneurisma puede afectar a la arteria renal o mesentérica superior o inferior, bien al producir una presión directa o por estenosis u oclusión del orificio del vaso por un trombo mural. No infrecuentemente, el AAA se acompaña de aneurismas más pequeños de las arterias ilíacas.

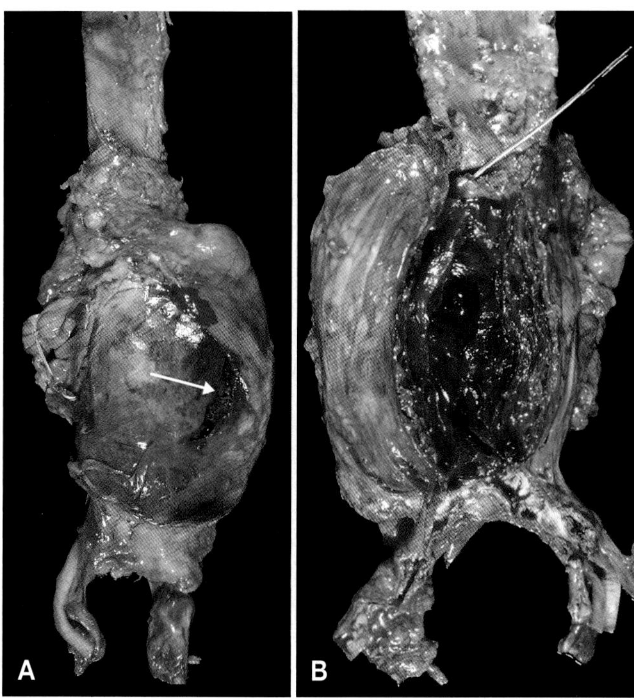

Figura 10-18

Aneurisma de la aorta abdominal. **A**, visión externa, fotografía macroscópica de un gran aneurisma que se ha roto (*flecha*). **B**, visión abierta, con localización del tracto de rotura indicado por una sonda. La pared del aneurisma es muy delgada, y la luz está llena de una gran cantidad de trombos en capas pero muy desorganizados.

Dos variantes de AAA merecen especial atención:

- **AAA inflamatorios**, que se caracterizan por una fibrosis periaórtica densa que contiene un infiltrado linfoplasmocitario abundante con muchos macrófagos y a menudo células gigantes. Su causa no es bien conocida.
- **AAA micóticos**, que son lesiones ateroscleróticas infectadas porque se asientan microorganismos circulantes en la pared, especialmente en el marco de una bacteriemia tras una gastroenteritis por *Salmonella*. En dichos casos, la supuración destruye más la media, potenciando su rápida dilatación y rotura.

Curso clínico. Las consecuencias clínicas del AAA incluyen:

- Rotura en la cavidad peritoneal o en los tejidos retroperitoneales con hemorragia masiva y potencialmente fatal.
- Obstrucción de la rama de un vaso que da lugar a una lesión isquémica tisular a partir de este punto (p. ej., ilíaca [pierna], renal [riñón], mesentérica [tracto gastrointestinal, GI] o arterias paravertebrales [espinales]).
- Embolia de un ateroma o de un trombo mural.
- Afectación de una estructura adyacente (p. ej., compresión de un uréter o erosión de una vértebra).
- Presentación como una masa abdominal (a menudo palpable como pulsátil) que simula un tumor.

El riesgo de rotura es directamente proporcional al tamaño del aneurisma, variando desde nulo en los AAA de hasta 4 cm de diámetro, a un 1% al año en los AAA entre 4 y 5 cm, a un 11% al año en los AAA entre 5 y 6 cm, y hasta un 25% al año en los aneurismas de más de 6 cm de diámetro. En consecuencia, los aneurismas de 5 cm o mayores se tratan de forma agresiva, generalmente mediante derivación quirúrgica con un injerto protésico. El momento de la cirugía es crítico; la mortalidad quirúrgica en los aneurismas que no están rotos es del 5%, mientras que en aneurismas rotos la tasa de mortalidad es superior al 50%. Vale la pena reiterar que debido a que la aterosclerosis es una enfermedad sistémica, un paciente con un AAA es muy probable que tenga aterosclerosis en otros lechos vasculares y un riesgo significativo de CI e ictus.

Aneurisma sifilítico

La *endarteritis obliterativa* (v. más adelante) característica de la sífilis (lúes) terciaria puede afectar a los vasos de cualquier parte del cuerpo. La afectación de los *vasa vasorum* de la aorta es especialmente devastadora; da lugar a una lesión isquémica de la media, produciendo dilatación aneurismática de la aorta y del anillo aórtico y, finalmente, insuficiencia valvular. Por fortuna, un mejor diagnóstico y tratamiento de la sífilis en los estadios precoces ha hecho de ésta una complicación cada vez más rara en Estados Unidos y Europa occidental.

Morfología

T. pallidum afecta preferentemente los vasos sanguíneos pequeños, los *vasa vasorum*, en la adventicia aórtica. Estos vasos desarrollan la llamada **endarteritis obliterativa**. Los vasos afectados muestran una luz más estrecha y obliterada, cicatrices en la pared vascular, y halo denso de linfocitos y células plasmáticas que las rodea y se puede extender a la media (**aortitis sifilítica**). Las espiroquetas son difíciles de demostrar en los tejidos.

La estenosis de la luz de los *vasa vasorum* produce una lesión isquémica de la media aórtica, con pérdida parcheada de las fibras elásticas de la media y de las células musculares, seguida por inflamación y cicatrización. Con la destrucción de la media, la aorta pierde su capacidad elástica y se puede dilatar, produciendo un aneurisma. La contracción de las cicatrices fibrosas puede producir la formación de arrugas en los segmentos afectados de la íntima aórtica, que recuerda de forma macroscópica a la corteza de un árbol. La afectación sifilítica de la aorta favorece el desarrollo de una aterosclerosis sobreañadida de la raíz aórtica, lo que puede ocluir los orificios coronarios.

Con el debilitamiento de la raíz aórtica, el anillo valvular puede dilatarse, dando lugar a insuficiencia valvular e hipertrofia masiva por sobrecarga de volumen del ventrículo izquierdo. Los corazones más aumentados se califican a veces como *cor bovinum* (corazón de vaca).

Los aneurismas torácicos (independientemente de su etiología) producen signos y síntomas en relación con: 1) compresión de las estructuras mediastínicas; 2) dificultades respiratorias producidas por compresión de los pulmones y de la vía aérea; 3) dificultad para la deglución producida por la compresión del esófago; 4) tos persistente por irritación de los nervios recurrentes laríngeos; 5) dolor producido por la erosión del hueso (es decir, costillas y cuerpos vertebrales); 6) enfermedad cardíaca producida por insuficiencia valvular o estenosis de los orificios coronarios, y 7) rotura aórtica. La mayor parte de los pacientes con aneurismas sifilíticos mueren por insuficiencia cardíaca debida a la incompetencia de la válvula aórtica.

Disección aórtica

La disección aórtica es un hecho catatrófico donde la sangre separa los planos laminares de la media para formar un canal lleno de sangre dentro de la pared aórtica (v. Figs. 10-17 y 10-19); este canal a menudo se rompe a través de la adventicia y en varios espacios, donde produce una hemorragia masiva o un taponamiento cardíaco (hemorragia en el saco pericárdico). En contraposición con los aneurismas sifilíticos o ateroscleróticos, la disección aórtica puede no asociarse con una dilatación aórtica. En consecuencia, no se aconseja el término antiguo de «aneurisma disecante».

El aneurisma de aorta se produce fundamentalmente en dos grupos epidemiológicos: 1) varones de 40 a 60 años con el antecedente de hipertensión (más del 90% de los casos de disección), y 2) pacientes más jóvenes con anomalías sistémicas o locales del tejido conectivo que afectan a la aorta (p. ej., síndrome de Marfan, capítulo 7). La disección puede ser iatrogénica (p. ej., complicación de una canulación arterial durante un cateterismo diagnóstico o de una derivación cardiopulmonar). Raramente, por causas desconocidas, la disección de la aorta o de otras ramas, incluyendo las arterias coronarias, se produce durante el embarazo. La disección es infrecuente en presencia de una aterosclerosis significativa o de otras causas de cicatrices en la media, como la sífilis, probablemente porque la fibrosis de la media inhibe la propagación del hematoma disecante.

Patogenia. La hipertensión es el principal factor de riesgo de la disección aórtica. Las aortas de los pacientes hipertensos muestran una hipertrofia medial de los *vasa vasorum* asociada con cambios degenerativos de la MEC y de una pérdida variable de las CML de la media, lo que sugiere que una lesión mecánica debida a la presión y/o una lesión isquémica (debida a una disminución del flujo a través de los *vasa vasorum*) contribuyen en alguna medida. Sin embargo, las formas en las que la hipertensión produce daño en la media aórtica siguen estando mal definidas. Además, el daño reconocible previo de la media no parece ser ni un requisito previo, ni una garantía, de que la disección es inminente. En ocasiones, las disecciones se producen en el marco de una degeneración trivial de la media, y por el contrario, cambios degenerativos marcados se observan con frecuencia en las necropsias de pacientes que no tienen disección.

Un número considerablemente más pequeño de disecciones se debe a trastornos hereditarios o adquiridos del tejido conectivo que producen una MEC vascular anormal (p. ej., síndrome de Marfan, síndrome de Ehlers Danlos, deficiencia de vitamina C, defectos metabólicos del cobre). Entre ellos, el síndrome de Marfan es, probablemente, el más frecuente; es una enfermedad autosómica dominante de la fibrilina, una proteína de estructura de la MEC necesaria para la síntesis del tejido elástico normal. Los pacientes tienen anomalías esqueléticas (huesos axiales alargados) y alteraciones oculares (subluxación del cristalino) además de manifestaciones cardiovasculares (Capítulo 7).

Independientemente de la etiología que produce la debilidad de la media, el desencadenante de la rotura de la íntima

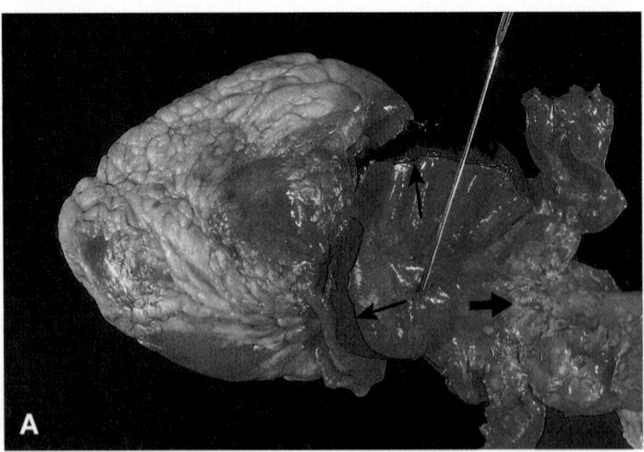

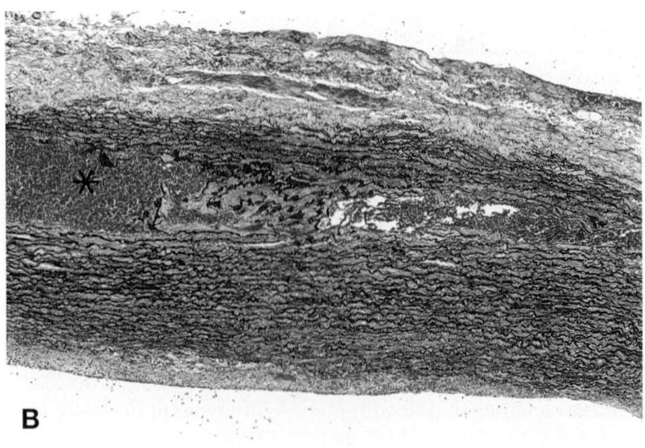

Figura 10-19

Disección aórtica. **A**, fotografía macroscópica de una aorta abierta con una disección proximal que se origina de una pequeña hendidura oblicua de la íntima (identificada con una sonda), lo que permitía que la sangre entrase y crease un hematoma intramural (*flechas estrechas*). Obsérvese que la hendidura de la íntima se ha producido en una región que estaba libre de placas ateroscleróticas y que la propagación del hematoma intramural se ha detenido en un lugar más distal donde comienza la aterosclerosis (*flecha ancha*). **B**, sección histológica de la disección que muestra un hematoma aórtico intramural (*asterisco*). Las capas aórticas elásticas son *negras* y la sangre es *roja* en esta sección, teñidas con tinción Movat.

y de la hemorragia intramural inicial se desconoce en la mayor parte de los casos. Sin embargo, una vez que se ha producido la rotura, el flujo sanguíneo bajo la presión sistémica diseca la media, favoreciendo la progresión del hematoma de la media. Según esto, un tratamiento agresivo que reduzca la tensión puede ser efectivo en la limitación de la disección en curso. En algunos casos, la rotura de los vasos penetrantes de los *vasa vasorum* puede producir un hematoma intramural sin rotura de la íntima.

Morfología

En la gran mayoría de las disecciones espontáneas, la rotura de la íntima, el punto de origen de la disección se encuentra en la aorta ascendente, en general en los 10 cm siguientes a la válvula aórtica (ver Fig. 10-19A). Dichas roturas suelen ser transversas y oblicuas y de una longitud de 1 a 5 cm, con bordes cortantes y desiguales. La disección se puede extender a lo largo de la aorta de forma retrógrada hacia el corazón, así como distalmente, algunas veces en el trayecto hacia las arterias ilíacas y las femorales. El hematoma disecante se extiende de forma característica a lo largo de los planos laminares de la aorta, generalmente entre los tercios medio y externo (v. Fig. 10-19B). A menudo se rompe a través de la adventicia, produciendo una hemorragia masiva. En algunos casos (afortunadamente), el hematoma disecante vuelve a entrar en la luz de la aorta, produciendo una segunda rotura íntima distal y un nuevo camino vascular dentro de la media de la pared aórtica (y dando lugar a una aorta de doble luz), con un seudocanal falso. Esto evita una hemorragia aórtica fatal. Con el transcurso del tiempo, los seudocanales se pueden endotelizar y es posible reconocerlos como disecciones crónicas.

En la mayor parte de los casos, no se puede identificar una causa patológica específica de base en la pared de la aorta. La lesión histológica preexistente más frecuente es la degeneración quística de la media (DQM). Ésta se caracteriza por una fragmentación del tejido elástico y una separación de los elementos elásticos y de las CML de la media por espacios quísticos llenos de una MEC amorfa y rica en proteoglucanos. Finalmente, puede haber una pérdida a gran escala de láminas elásticas (Fig. 10-20). Es característico que no exista inflamación. La DQM de la aorta acompaña con frecuencia al síndrome de Marfan, pero los pacientes con disección producida por hipertensión tienen unos cambios variables e inespecíficos en la histología de la pared de la aorta que van desde una fragmentación leve del tejido elástico (lo más frecuente) a una DQM evidente.

Curso clínico. El riesgo y la naturaleza de las complicaciones graves de la disección dependen mucho del nivel de la aorta afectado; las complicaciones más graves se producen con disecciones que afectan a la aorta desde la válvula aórtica al arco. Por lo tanto, las disecciones aórticas se suelen clasificar en dos grupos (Fig. 10-21):

- Las lesiones *proximales* más frecuentes (y peligrosas) (denominadas *disecciones de tipo A*), que afectan a la aorta ascendente de forma aislada o tanto a la aorta ascendente como a la descendente (tipos I y II de la clasificación de DeBakey).
- Las *lesiones distales que no afectan a la parte ascendente* y que generalmente comienzan distales a la arteria subclavia (denominadas disecciones B o de tipo III de DeBakey).

Los síntomas clínicos clásicos de la disección de aorta son *dolor muy intenso transfixiante de inicio brusco*, que generalmente empieza en la parte anterior del tórax, irradiado hacia la espalda entre las escápulas; y se desplaza hacia abajo conforme la disección progresa; el dolor se puede confundir con el del infarto de miocardio.

La causa más frecuente de muerte es la rotura de un aneurisma disecante hacia una de las tres cavidades del cuerpo (es decir, pericárdica, peritoneal o pleural). La disección retrógrada en la raíz del cayado aórtico puede producir una rotura del aparato valvular aórtico. Por lo tanto, las manifestaciones clínicas comunes incluyen *taponamiento miocárdico, insuficiencia aórtica*, e *infarto de miocardio* o *extensión de la disección en las grandes arterias* del cuello o en las arterias coronarias, renales, mesentéricas o ilíacas, produciendo una obstrucción vascular crítica; la compresión de las arterias espinales puede producir una mielitis transversa.

Previamente, las disecciones aórticas eran típicamente fatales, pero el pronóstico ha mejorado mucho. El diagnóstico rápido y el establecimiento de un tratamiento antihipertensivo intensivo, unido a los procedimientos quirúrgicos que con-

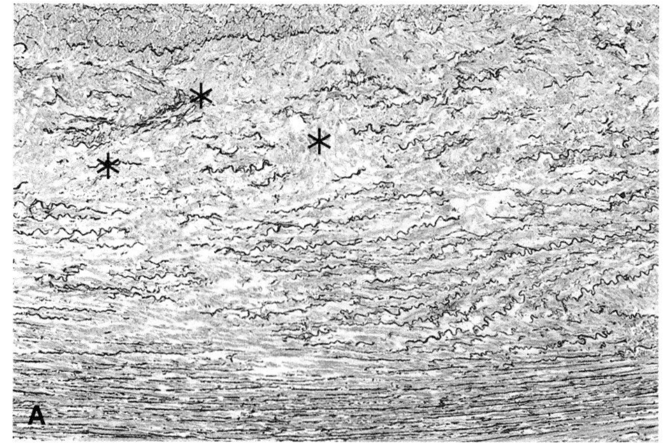

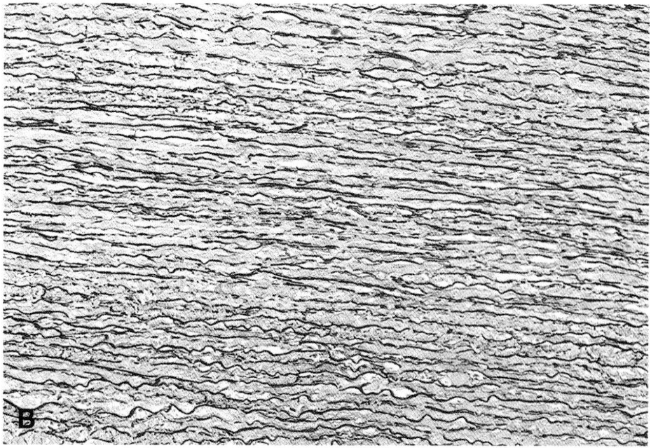

Figura 10-20

Degeneración quística de la media. La elastina se tiñe de *negro*. **A**, sección transversal de la media aórtica de un paciente con síndrome de Marfan, que muestra una marcada fragmentación de la elastina y formación de zonas carecen de elastina y se parecen a espacios quísticos (*asteriscos*). **B**, media normal para comparar, que muestra un patrón en capas regular de tejido elástico.

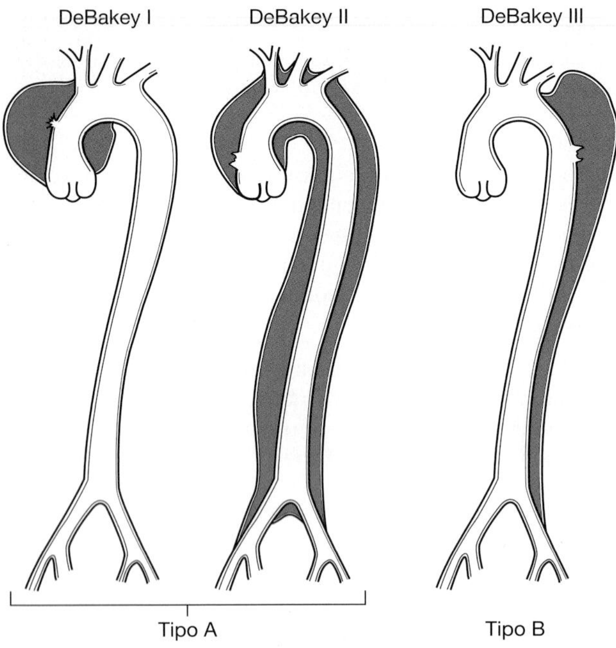

Figura 10-21

Clasificación de las disecciones. Tipo A (proximal) que afecta a la aorta ascendente, bien de forma aislada (DeBakey I) o como parte de una disección más extensa (DeBakey II). El tipo B (distal, o de DeBakey III) se produce tras despegarse los grandes vasos. Las complicaciones graves se producen fundamentalmente en las disecciones de tipo A que, por lo tanto, requieren una corrección quirúrgica.

llevan la plicatura de la aorta, permiten la supervivencia de entre el 65 y el 75% de los pacientes.

VASCULITIS

Las *vasculitis*, o la inflamación de los vasos, se producen en distintos contextos clínicos. Dependiendo del lecho vascular afectado (p. ej., sistema nervioso central frente al corazón frente al intestino delgado), las manifestaciones pueden ser diversas y variadas. Además de los hallazgos tejido o tejidos específicos, las manifestaciones clínicas comunes a estos trastornos incluyen habitualmente síntomas y signos constitucionales, como fiebre, mialgias, artralgias y malestar general.

Se pueden ver afectados vasos de cualquier tipo en prácticamente cualquier órgano, y la mayor parte de las vasculitis pueden afectar desde arteriolas a capilares o vénulas. Sin embargo, varias de las vasculitis tienden a afectar sólo a los vasos de un determinado calibre o determinados lechos tisulares; por eso, hay vasculitis que pueden afectar fundamentalmente a la aorta y arterias de tamaño medio, mientras que otras afectan sólo a las arterias más pequeñas. Se reconocen alrededor de 20 formas primarias de vasculitis, y los esquemas de clasificación intentan (con un éxito variable) agruparlas según el tamaño de los vasos, el papel de los complejos inmunitarios, la presencia de autoanticuerpos específicos, la formación de granulomas, el tropismo por órganos e incluso las características demográficas (Tabla 10-4). Como se verá, existe un gran solapamiento clínico y patológico entre estos trastornos.

Tabla 10-4 Clasificación y características de vasculitis seleccionadas de mecanismo inmunitario

Tipo de vasculitis*	Ejemplos	Descripción
Vasculitis de grandes vasos (aorta y ramas grandes de las extremidades, cabeza y cuello)	Arteritis de células gigantes (de la temporal)	Inflamación granulomatosa; también afecta con frecuencia a la arteria temporal. Generalmente, ocurre en pacientes de más de 50 años y se asocia a polimialgia reumática
	Arteritis de Takayasu	Inflamación granulomatosa que generalmente se produce en menores de 50 años
Vasculitis de vasos medios (principales arterias viscerales y sus ramas)	Poliarteritis nudosa	Inflamación necrotizante que afecta típicamente a las arterias renales pero que respeta los vasos pulmonares
	Enfermedad de Kawasaki	Arteritis con síndrome mucocutáneo con adenopatías, generalmente ocurre en niños. Las arterias coronarias se pueden ver afectadas con la formación de aneurismas y/o trombosis
Vasculitis de pequeños vasos (arteriolas, vénulas, capilares y en ocasiones, arterias pequeñas)	Granulomatosis de Wegener	Inflamación granulomatosa que afecta al tracto respiratorio y vasculitis necrotizante que afecta a los pequeños vasos, incluyendo glomerulonefritis. Se asocia con c-ANCA
	Síndrome de Churg-Strauss	Inflamación granulomatosa y rica en eosinófilos que afecta al tracto respiratorio y vasculitis necrotizantes que afectan a los pequeños vasos. Asociada con asma y con eosinofilia en sangre. Asociada con p-ANCA
	Polangitis microscópica	Vasculitis necrotizante de pequeños vasos sin depósitos inmunes o con un número pequeño de ellos; se pueden producir arteritis necrotizantes de vasos medianos o pequeños. La glomerulonefritis necrotizante y la capilaritis pulmonar son frecuentes. Asociada con p-ANCA

*Obsérvese que algunas vasculitis de pequeños y grandes vasos pueden afectar también arterias de mediano tamaño, pero las vasculitis de vaso grande y mediano no afectan a vasos más pequeños que las arterias.

Modificada de Jennette JC, et al. Nomenclature of systemic vasculitides: The proposal of an international consensus conference. Arthritis Rheum 37;187, 1994.

c-ANCA, anticuerpos frente al citoplasma de los neutrófilos, localización citoplasmática; p-ANCA, anticuerpos frente al citoplasma de los neutrófilos, localización perinuclear.

Los dos mecanismos patogénicos más frecuentes de las vasculitis son la inflamación de mecanismo inmunitario y la invasión directa de las paredes vasculares por patógenos infecciosos. Previsiblemente, *las infecciones pueden inducir también indirectamente una vasculitis no infecciosa*, por ejemplo, mediante la generación de inmunocomplejos o el desencadenamiento de una reactividad cruzada. En un determinado paciente, es crítico distinguir entre mecanismos infecciosos e inmunológicos porque el tratamiento inmunosupresor es apropiado para las vasculitis de mecanismo inmunitario pero puede ser contraproducente en las vasculitis infecciosas. La lesión física y química, como la producida por la irradiación, traumatismos mecánicos y toxinas, puede producir también vasculitis.

Vasculitis no infecciosas

Los principales mecanismos inmunológicos que inician las vasculitis no infecciosas son: 1) depósitos de inmunocomplejos; 2) anticuerpos citoplasmáticos antineutrófilos (ANCA), y 3) anticuerpos anticélulas endoteliales.

Vasculitis asociadas a inmunocomplejos. Las lesiones se parecen a las que se encuentran en patologías experimentales mediadas por inmunocomplejos (p. ej., enfermedad del suero; Capítulo 5). Los anticuerpos y el complemento se detectan típicamente en las lesiones de las vasculitis, aunque la naturaleza de los antígenos responsables de estos depósitos generalmente no se puede determinar.

También se pueden observar inmunocomplejos circulantes (antígeno-anticuerpo), por ejemplo, complejos ADN-anti-ADN, en las vasculitis asociadas a lupus eritematoso sistémico (LES) (Capítulo 5). Siguen varios ejemplos:

- Depósitos de inmunocomplejos están detrás de las vasculitis asociadas con hipersensibilidad a fármacos. En algunos casos (p. ej., penicilina), los fármacos se unen a las proteínas séricas: otros agentes, como la estreptocinasa, son en sí mismos proteínas extrañas. En cualquier caso, los anticuerpos dirigidos contra las proteínas propias modificadas o las moléculas extrañas dan lugar a la formación de inmunocomplejos. Las manifestaciones van por todo el rango de las vasculitis, afectando con frecuencia a la piel (v. más adelante), y pueden ser leves y autolimitantes o graves e incluso fatales. Es importante identificar dichos trastornos como hipersensibilidad a fármacos, dado que la suspensión del agente responsable suele ser curativa.
- En las vasculitis asociadas con infecciones virales, los anticuerpos frente a las proteínas virales pueden formar inmunocomplejos detectables en el suero y en las lesiones vasculares; por ejemplo, hasta en el 30% de los pacientes con poliarteritis nudosa (v. más adelante) tienen una infección por hepatitis B de base con la vasculitis atribuible a los complejos del antígeno de superficie de la hepatitis B (HbsAg) y a los anticuerpos frente a HBsAg.

En la mayor parte de los casos, no está claro si los complejos antígeno-anticuerpo se forman en cualquier parte y se depositan en un determinado lecho vascular, o si se forman *in situ* porque el antígeno se siembra en la pared vascular, con la consiguiente unión del anticuerpo (Capítulo 5). Además, en muchos casos de probable vasculitis por inmunocomplejos, existe una preocupante escasez de depósitos antígeno-anticuerpo. Bien los complejos inmunitarios han sido degradados en su mayor parte en el momento en el que se hace el diagnóstico tisular, o bien otros mecanismos deben considerarse en estas vasculitis *pauci-inmunes*.

Anticuerpos anticitoplasma de neutrófilos. Muchos de los pacientes con vasculitis tienen anticuerpos circulantes que reaccionan contra los antígenos citoplasmáticos de los neutrófilos, los denominados ANCA. Los ANCA son un grupo heterogéneo de autoanticuerpos dirigidos contra los constituyentes (fundamentalmente enzimas) de los principales gránulos de los neutrófilos, lisosomas de los monocitos, y células endoteliales. Se reconocen dos tipos generales de ANCA según los patrones de tinción con inmunofluorescencia:

- Localización citoplasmática (c-ANCA), donde el antígeno diana más frecuente es la proteinasa-3 (PR3), un constituyente del gránulo de los neutrófilos.
- Localización perinuclear (p-ANCA), donde la mayor parte de los autoanticuerpos son específicos para la mieloperoxidasa (MPO).

Cualquier especificidad de ANCA se puede producir en las vasculitis asociadas con ANCA, pero los *c-ANCA son típicos de la granulomatosis de Wegener y los p-ANCA se encuentran en la mayor parte de los casos de poliangeítis microscópica y de síndrome de Churg-Strauss* (v. más adelante).

Los ANCA sirven como marcadores diagnósticos cuantitativos para las vasculitis asociadas con ANCA, y sus niveles pueden reflejar el grado de actividad inflamatoria. Quizá más significativamente, la estrecha asociación entre los títulos de ANCA y la actividad de la enfermedad sugieren una importante función patogénica. Aunque el mecanismo preciso no se conoce, los ANCA pueden activar directamente los neutrófilos y, por lo tanto, pueden imitar un estado inflamatorio que recluta y estimula constantemente neutrófilos para que liberen especies reactivas de oxígeno y enzimas proteolíticas. Además, aunque las dianas antigénicas de los ANCA son fundamentalmente intracelulares y puede que no sea esperable que sean accesibles a los anticuerpos circulantes, nuevas evidencias sugieren que los antígenos ANCA (en especial PR3) pueden expresarse de forma constitucional a bajos niveles en la membrana plasmática o traslocada a la superficie celular en los neutrófilos activados.

Un mecanismo plausible de la vasculitis por ANCA es:

- La liberación neutrofílica de la PR3 y de la MPO (p. ej., en el contexto de una infección) incita la formación de ANCA en el huésped susceptible.
- Algún defecto de base (p. ej., infección, exposición a una endotoxina, etc.) genera citocinas inflamatorias, como TNF, que dan lugar a la expresión de superficie de PR3 y de MPO en neutrófilos y otro tipo de células.
- Los ANCA reaccionan con estas células cebadas por citocinas y producen una lesión directa (p. ej., en el endotelio) o inducen activación (p. ej., en los neutrófilos).
- Los neutrófilos activados por ANCA se degranulan y también producen lesión por liberación de especies reactivas de oxígeno, produciendo toxicidad a las CE y una lesión directa del tejido.

Es interesante destacar que los ANCA dirigidos contra partes constitutivas distintas a PR3 o MPO también se encuentran en algunos pacientes con trastornos inflamatorios que no implican una vasculitis (p. ej., enfermedad inflamatoria intestinal, colangitis esclerosante primaria, y artritis reumatoide).

Anticuerpos anticélulas endoteliales. Los anticuerpos frente a las CE pueden predisponer a determinadas vasculitis, por ejemplo la enfermedad de Kawasaki (v. más adelante).

Nos referiremos ahora brevemente a varias de las vasculitis mejor caracterizadas y reconocidas, haciendo hincapié en que existe un solapamiento sustancial entre las distintas entidades. Además, se debe tener en mente que un determinado paciente puede no tener la constelación de los hallazgos clínicos clásicos que permitan al clínico establecer un diagnóstico específico.

Arteritis de células gigantes (de la temporal)

La arteritis de células gigantes (de la temporal) es la más común de las vasculitis. Es una inflamación crónica, típicamente granulomatosa, de arterias de tamaño grande a pequeño; afecta principalmente a las arterias de la cabeza (especialmente a las arterias temporales) pero también a las arterias vertebrales y oftálmicas, así como a la aorta (*aortitis de células gigantes*). La afectación de las arterias oftálmicas puede llevar a una ceguera permanente y brusca.

Patogenia. La causa de la arteritis de células gigantes sigue siendo desconocida, aunque las evidencias apoyan una respuesta inmunitaria mediada por células T frente a un antígeno desconocido, probablemente de la pared del vaso. El origen inmunitario viene apoyado por la respuesta granulomatosa característica con células T colaboradoras asociadas, una correlación con determinados haplotipos de clase II del complejo mayor de histocompatibilidad (HLA), y la respuesta terapéutica a los corticoides. La extraordinaria predilección por un determinado territorio vascular (arteria temporal) sigue sin explicarse.

Morfología

Los segmentos arteriales afectados en la arteritis de células gigantes desarrollan un **engrosamiento nodular de la íntima** con una reducción de la luz y en ocasiones trombosis. Las lesiones clásicas muestran una **infiltración granulomatosa** dentro de la parte interna de la media centrada en la membrana elástica interna; existe un infiltrado linfocitario (más CD4+ que CD8+) y macrofágico; con múltiples células nucleadas, y **fragmentación de la lámina elástica interna** (Fig. 10-22). En ocasiones, los granulomas y las células gigantes son raros o están ausentes, y las lesiones muestran sólo una panarteritis inespecífica con un infiltrado mixto compuesto fundamentalmente de linfocitos y de macrófagos con neutrófilos y eosinófilos dispersos. Las lesiones inflamatorias no son continuas a lo largo de los vasos, y largos segmentos de arteria relativamente normal separan zonas de inflamación. La fase de curación está marcada por un engrosamiento colágeno de la pared del vaso; la organización de los trombos de la luz puede transformar la arteria en un cordón fibroso. La cicatrización terminal puede ser difícil de distinguir de los cambios asociados con la edad.

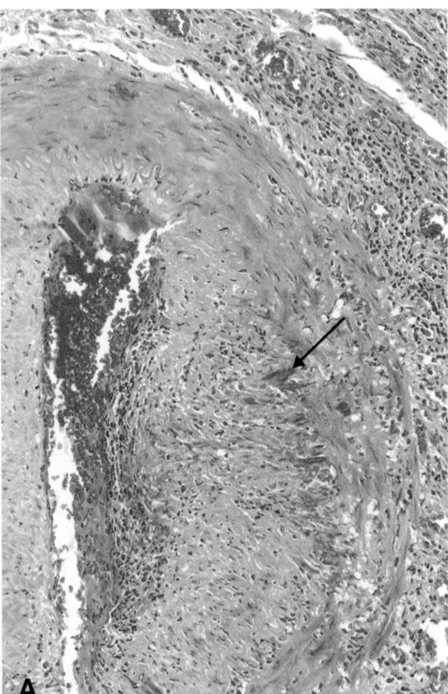

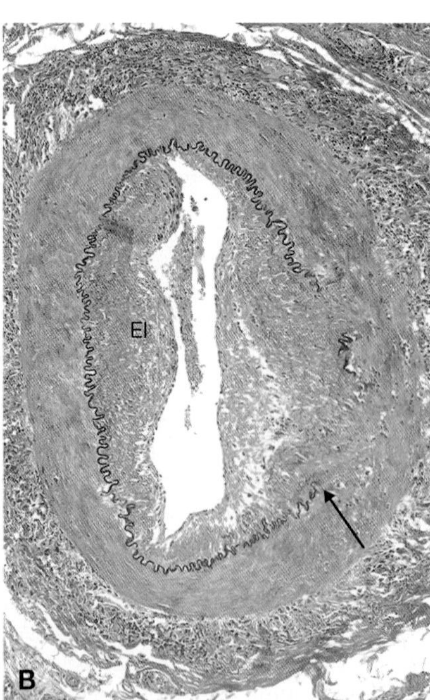

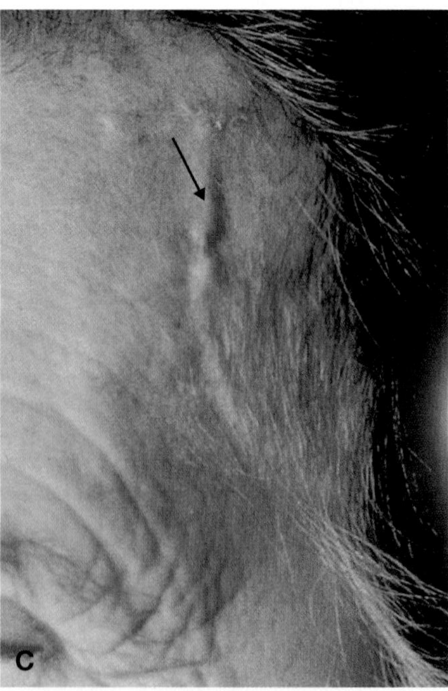

Figura 10-22

Arteritis de la temporal (células gigantes). **A**, sección teñida con HE de la arteria temporal que muestra células gigantes en la membrana elástica interna que está degenerando (*flecha*). **B**, tinción de tejido elástico que muestra una destrucción focal de la membrana elástica interna (*flecha*) y un engrosamiento de la íntima (*EI*) característico de la arteritis curada o de larga evolución. **C**, arteria temporal de un paciente con arteritis de la temporal que muestra un segmento engrosado, nodular y doloroso a la palpación de un vaso en la superficie de la cabeza (*flecha*). (**C**, de Salvarini C, et al. Polymyalgia rheumatica and giant-cell arteritis. N Engl J Med 347;261-271, 2002. Copyright © 2002 Massachusetts Medical Society. Todos los derechos reservados.)

Características clínicas. La arteritis de la temporal se produce sólo rara vez en personas menores de 50 años. Los síntomas pueden ser sólo vagos y constitucionales –fiebre, astenia, pérdida de peso– o pueden incluir dolor facial o cefalea, más intensa a lo largo del trayecto de la arteria temporal superficial, que es doloroso a la palpación. Los síntomas oculares (asociados con afectación de la arteria oftálmica) se producen de forma brusca en alrededor del 50% de los pacientes; van desde diplopía a pérdida completa de la visión. El diagnóstico depende de la biopsia y de la confirmación histológica. Sin embargo, debido a que la arteritis de la temporal es muy segmentaria, una biopsia adecuada requiere de al menos 2 a 3 cm de arteria; incluso una biopsia negativa no excluye el diagnóstico. Generalmente, el tratamiento con corticoides es eficaz.

Arteritis de Takayasu

Es una vasculitis granulomatosa de las arterias de tamaño mediano y más grande que se caracteriza, principalmente, por alteraciones oculares y una marcada debilidad de los pulsos en las extremidades superiores (de ahí su otro nombre, «enfermedad sin pulso»). La arteritis de Takayasu se manifiesta con un engrosamiento fibroso transmural de la aorta (especialmente del cayado aórtico y de los grandes vasos) con una estenosis grave de la luz de las principales ramas de los vasos (Fig. 10-23). Se produce con más frecuencia en mujeres menores de 40 años; aunque tradicionalmente se asociaba con la población japonesa, su distribución es global. La causa y la patogénesis se desconocen, aunque se sospecha un mecanismo inmunitario.

Morfología

La arteritis de Takayasu afecta clásicamente al **cayado de la aorta** pero en un tercio de los casos también afecta al resto de la aorta y a sus ramas; las arterias pulmonares están afectadas en el 50% de los pacientes. Los cambios macroscópicos incluyen una hiperplasia de la íntima y un engrosamiento irregular de la pared del vaso; cuando se afecta el cayado de la aorta, el origen de los grandes vasos puede estar estenosado o incluso obliterado (Fig. 10-23A y B). Dicha estenosis explica la debilidad de los pulsos periféricos; las arterias coronarias y renales se pueden ver afectadas de forma similar. Histológicamente, los cambios van desde infiltrados mononucleares de la adventicia con manguitos perivasculares de los *vasa vasorum*, a una intensa inflamación mononuclear en la media, a una inflamación granulomatosa repleta de células gigantes y de necrosis parcheada de la media. La histología (Fig. 10-23C), puede ser indistinguible de la arteritis de la temporal. **Por lo tanto, las distinciones entre las lesiones activas de células gigantes y la aorta se basan en gran medida en la edad del paciente; la mayor parte de las lesiones aórticas de células gigantes en pacientes jóvenes (menores de 40 años) se denominan arteritis de Takayasu.** Conforme la enfermedad progresa, la cicatrización colagenosa con mezcla de infiltrados inflamatorios crónicos se produce en las tres capas de la pared vascular. La afectación prominente de la íntima produce estenosis y obliteración de la luz. En ocasiones, la afectación de la raíz aórtica produce dilatación e insuficiencia de la válvula aórtica.

Características clínicas. Los síntomas iniciales suelen ser inespecíficos, incluyendo astenia, pérdida de peso y fiebre. Con la progresión, los síntomas vasculares aparecen y dominan el cuadro. Éstos incluyen la *reducción de la presión arterial y pulsos más débiles en las extremidades superiores*, con frialdad y adormecimiento de los dedos; alteraciones oculares, incluyendo defectos visuales, hemorragias retinianas y ceguera total, y déficits neurológicos. La afectación de la aorta más distal puede dar lugar a la claudicación de las piernas; la afectación de la arteria pulmonar produce hipertensión pulmonar. La estenosis de los agujeros coronarios puede producir un infarto de miocardio, y la afectación de las arterias renales da lugar a una hipertensión sistémica en alrededor de la mitad de los pacientes. El curso de la enfermedad es variable. En algunas personas existe una progresión rápida, pero en otras se logra un estadio quiescente en 1 a 2 años, lo que permite una

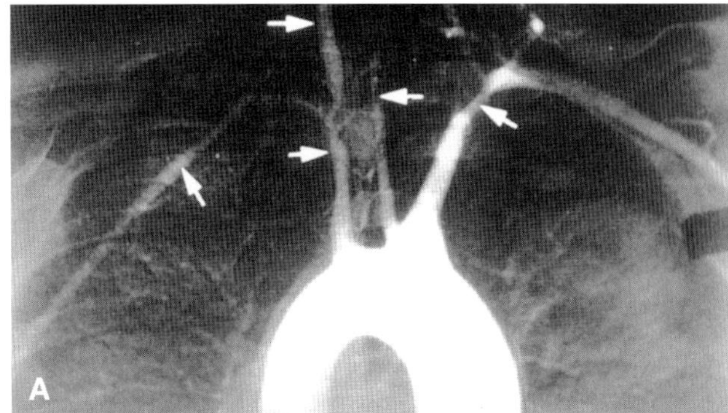

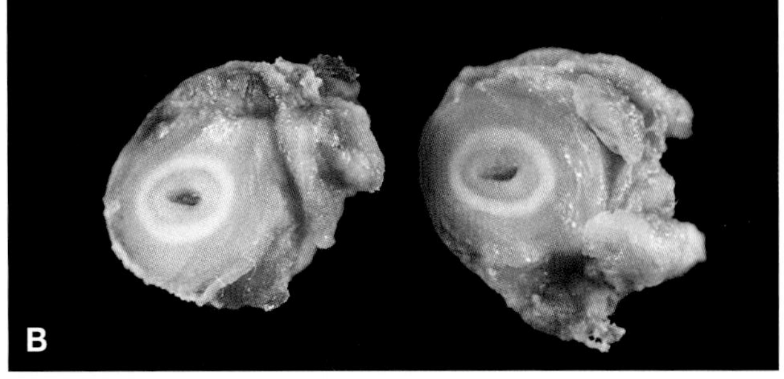

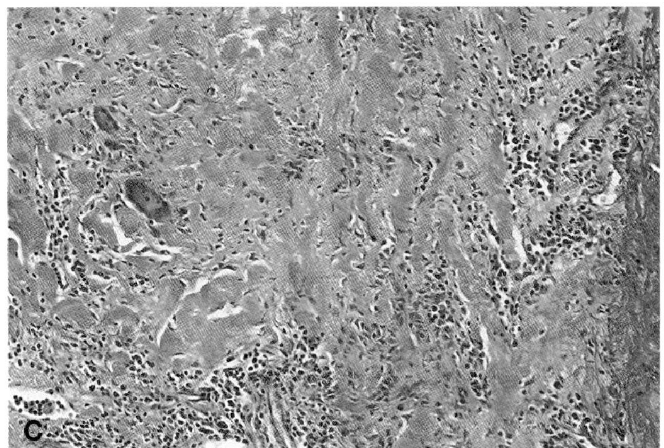

Figura 10-23

Arteritis de Takayasu. **A**, cayado de la aorta que muestra una estenosis de la arteria braquiocefálica, carótida y subclavia (*flechas*). **B**, fotografía macroscópica de dos secciones transversales de la arteria carótida interna del paciente de **A**, que muestra un marcado engrosamiento de la íntima con una mínima luz residual. **C**, visión histológica de una arteritis de Takayasu activa, que ilustra la destrucción y la fibrosis de la media arterial y un infiltrado inflamatorio mononuclear, incluyendo células gigantes.

supervivencia prolongada, aunque a veces con déficits visuales o neurológicos.

Poliarteritis nudosa

La poliarteritis nudosa (PAN) es una vasculitis sistémica de arterias musculares de tamaño pequeño o mediano (pero no de arteriolas, capilares o vénulas), que afecta típicamente a los vasos viscerales pero que respeta la circulación pulmonar.

Morfología

La PAN clásica se caracteriza por una inflamación transmural segmentaria y necrotizante de **arterias de tamaño pequeño y mediano**. Los vasos de los riñones, el corazón, el hígado y el tracto digestivo están afectados en orden decreciente de frecuencia. Las lesiones suelen afectar sólo **a parte de la circunferencia del vaso**, con predilección por los puntos de ramificación. El proceso inflamatorio debilita la pared arterial y puede llevar a producir aneurismas o incluso su rotura. La perfusión alterada con úlceras, infartos, atrofia isquémica o hemorragias en la distribución de los vasos afectados puede ser el primer signo de la enfermedad.

Durante la fase aguda, existe una **inflamación transmural** de la pared arterial con un infiltrado mixto de neutrófilos, eosinófilos y células mononucleares, acompañados con frecuencia con **necrosis fibrinoide** (Fig. 10-24). Se puede producir trombosis luminal. Más adelante, el infiltrado inflamatorio agudo se ve reemplazado por engrosamiento fibroso (ocasionalmente nodular) de la pared del vaso, que se puede extender hacia la adventicia. Característicamente, todos los estadios de actividad (desde el inicio al final) pueden coexistir en los diferentes vasos o incluso dentro del mismo vaso, lo que sugiere unos insultos patogénicos actuales y recurrentes.

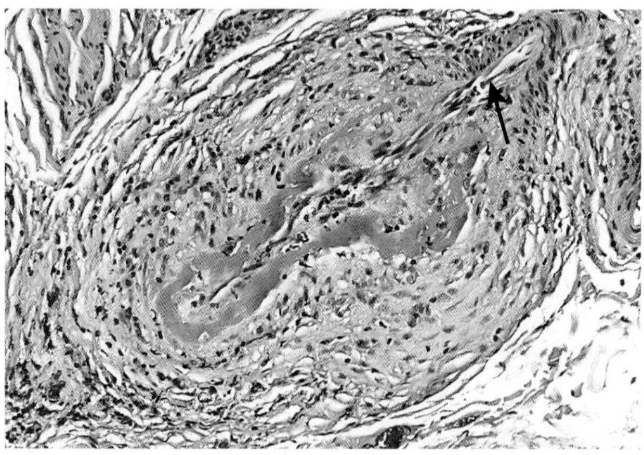

Figura 10-24

Poliarteritis nudosa. Existe una necrosis fibrinoide segmentaria y una oclusión trombótica de la luz de esta pequeña arteria. Obsérvese que parte de la pared del vaso en la parte superior derecha (*flecha*) no está afectada. (Cortesía del doctor Sidney Murphree, Department of Pathology, University of Texas, Southwestern Medical School, Dallas, Texas.)

Curso clínico. La PAN es una enfermedad fundamentalmente de adultos jóvenes, pero afecta a personas de todas las edades. El curso puede variar desde agudo a crónico, pero suele ser episódico, con intervalos prolongados sin síntomas. Debido a que la afectación vascular es muy dispersa, los hallazgos clínicos pueden variar y ser confusos. Las manifestaciones más frecuentes son malestar general, fiebre y pérdida de peso; hipertensión, que en general se produce rápidamente; dolor abdominal y melenas (heces negras) producidas por lesiones vasculares GI; dolores musculares difusos y neuritis periféricas, que afectan predominantemente a los nervios motores. La afectación renal (arterial) es frecuente y una causa mayor de muerte, aunque no existe afectación de las arteriolas glomerulares (y, por lo tanto, glomerulonefritis). A menudo es necesaria la biopsia para confirmar el diagnóstico. No existe asociación con los ANCA, pero alrededor del 30% de los pacientes tienen antigenemia para la hepatitis B, y se pueden demostrar complejos inmunes HbsAg-HBsAb en sus lesiones. Si no se trata, la enfermedad es fatal en la mayor parte de los casos; el tratamiento con corticoides y ciclosporina consigue la remisión o cura en el 90% de los casos.

Enfermedad de Kawasaki

La enfermedad de Kawasaki es una enfermedad aguda febril, generalmente autolimitada a la infancia (el 80% de los pacientes con menores de 4 años) asociada con una arteritis que afecta a los vasos grandes y medianos, e incluso a los pequeños. Su significado clínico radica en la afectación de las arterias coronarias; la arteritis de las coronarias puede causar aneurismas que se rompan o se trombosen, produciendo un infarto agudo de miocardio. La enfermedad de Kawasaki es la principal causa de cardiopatía adquirida en niños. Originalmente descrita en Japón, la enfermedad se describe cada vez más en Estados Unidos y otros países.

Patogenia. La causa es incierta, pero se cree que la vasculitis es el resultado de una respuesta de hipersensibilidad retardada de las células T frente a un antígeno vascular todavía no caracterizado. Esto da lugar a la producción de citocinas, con activación de las células B y la formación de autoanticuerpos frente a CE y CML. Los autoanticuerpos precipitan la vasculitis aguda. Se especula que en personas genéticamente susceptibles, distintos agentes infecciosos (más probablemente víricos) pueden desencadenar la enfermedad.

Morfología

La vasculitis de Kawasaki es una enfermedad de tipo PAN, con una inflamación marcada que afecta a todo el grosor de la pared del vaso; no obstante, la necrosis fibrinoide generalmente es menos prominente en la enfermedad de Kawasaki que en la PAN. Aunque la vasculitis aguda cede espontáneamente o como respuesta al tratamiento, puede sobrevenir la formación de aneurismas o infartos de miocardio. Al igual que con otras causas de arteritis, las lesiones curadas tienen un engrosamiento obstructivo de la íntima. Los cambios patológicos fuera del sistema cardiovascular rara vez son significativos.

Curso clínico. La enfermedad de Kawasaki, que también se conoce como *síndrome mucocutáneo adenopático*, se denomina así porque se presenta con eritema y erosión oral y conjuntival, edema de manos y pies, y eritema de palmas y plantas, exantema descamativo y aumento del tamaño de las adenopatías cervicales. Alrededor del 20% de los pacientes no tratados desarrollan secuelas cardiológicas, que van desde arteritis coronaria asintomática, ectasia coronaria y formación de aneurismas, hasta aneurismas gigantes de las arterias coronarias (7-8 mm) con rotura y trombosis, infarto de miocardio y muerte súbita. Con el tratamiento con inmunoglobulinas intravenosas, la tasa de enfermedad de las arterias coronarias se reduce a alrededor del 4%.

Poliangitis microscópica

Es una vasculitis necrotizante que afecta generalmente a los capilares, así como a las arteriolas y vénulas de un tamaño menor que las afectadas en la PAN; rara vez, se pueden ver afectadas arterias más grandes. También se denomina vasculitis por hipersensibilidad o leucocitoclástica. *Al contrario que la PAN, todas las lesiones de la poliangitis microscópica tienden a estar en el mismo estadio evolutivo en un determinado paciente*. La piel, las membranas mucosas, los pulmones, el cerebro, el tracto GI, los riñones y los músculos pueden verse afectados; *en contraposición con la PAN, la glomerulonefritis necrotizante (90% de los pacientes) y la capilaritis pulmonar son especialmente comunes*. Las lesiones vasculares diseminadas de la angitis por hipersensibilidad se pueden producir como presentación de otras enfermedades (p. ej., púrpura de Schölein-Henoch, crioglobulinemia mixta esencial, y vasculitis asociadas con conectivopatías).

Patogenia. En muchos casos, la causa que se sospecha es una respuesta de anticuerpos frente a antígenos como fármacos (p. ej., penicilina), microorganismos (p. ej., estreptococos), proteínas heterólogas o proteínas tumorales. Esto puede dar lugar a depósitos de complejos inmunes o desencadenar una respuesta inmunitaria secundaria que finalmente es la causa de la lesión; a este respecto hay que destacar que los p-ANCA están presentes en más del 70% de los pacientes. El reclutamiento y la activación de los neutrófilos dentro del lecho vascular en particular son, probablemente, responsables de las manifestaciones de la enfermedad.

Morfología

La poliangitis microscópica se caracteriza por una necrosis fibrinoide segmentaria de la media con lesiones transmurales focales necrotizantes; no existe inflamación granulomatosa. Estas lesiones se parecen morfológicamente a las de la PAN, pero típicamente respetan las arterias de mediano y de gran tamaño; en consecuencia, son raros los infartos macroscópicos de tipo PAN. En algunas zonas (habitualmente vénulas poscapilares), sólo se ven neutrófilos fragmentados que forman infiltrados, dando lugar al término de **vasculitis leucocitoclástica** (Fig. 10-25A). Aunque las inmunoglobulinas y los componentes del complemento se pueden demostrar en las lesiones cutáneas precoces, **no se observan inmunoglobulinas o muy escasas en la mayor parte de las lesiones (lesión denominada «pauciinmune»).**

Curso clínico. Dependiendo del lecho vascular afectado, las principales características clínicas incluyen hemoptisis, hematuria y proteinuria; dolor abdominal o sangrado, dolor muscular o debilidad; y púrpura cutánea palpable. Con la excepción de los que desarrollan una afectación renal difusa o cerebral, la mayor parte de los pacientes responden a la simple retirada del agente desencadenante.

Granulomatosis de Wegener

La granulomatosis de Wegener es una vasculitis necrotizante que se caracteriza por la siguiente tríada:

- *Granulomas necrotizantes agudos* del tracto respiratorio superior (nariz, oreja, senos, garganta), del inferior (pulmón) o de ambos.
- *Vasculitis granulomatosa o necrotizante* que afecta a los vasos de tamaño mediano o pequeño (p. ej., capilares, vénulas, arteriolas, arterias), más marcada en los pulmones

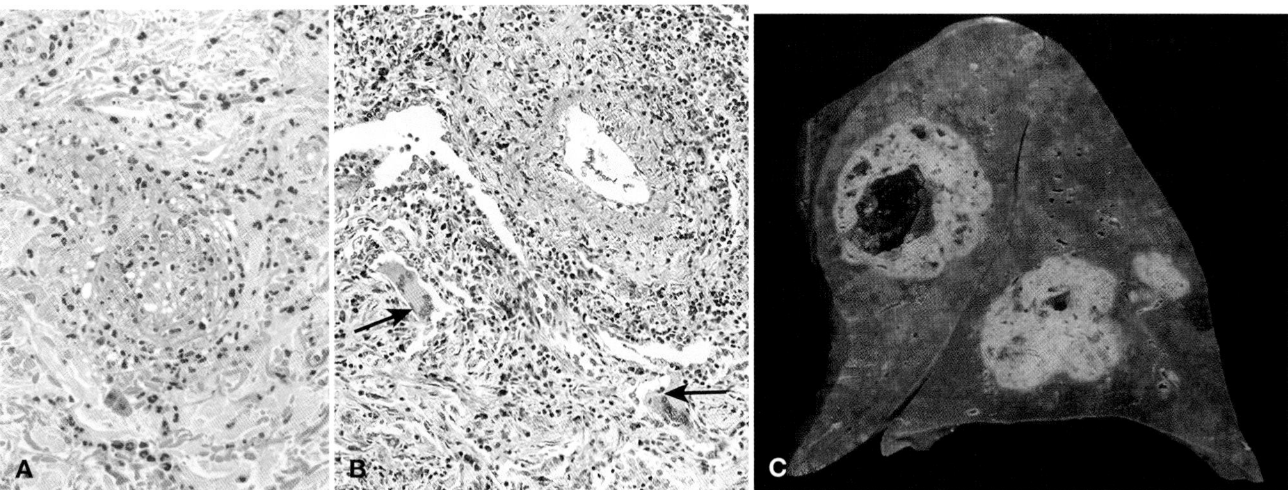

Figura 10-25

Formas representativas de vasculitis de pequeños vasos asociadas con ANCA. **A**, poliangitis microscópica (vasculitis leucocitoclástica) con fragmentación de los neutrófilos en y alrededor de las paredes de los vasos. **B** y **C**, granulomatosis de Wegener. **B**, vasculitis de una arteria pequeña con una inflamación granulomatosa adyacente que incluye células epitelioides y células gigantes (*flechas*). **C**, foto macroscópica del pulmón de un paciente con una granulomatosis de Wegener fatal, que muestra lesiones nodulares grandes con cavitaciones centrales. (**A**, cortesía del doctor Scott Granter, Brigham and Women's Hospital, Boston, Massachusetts. **C**, cortesía del doctor Sidney Murphree, Department of Pathology, University of Texas Southwestern Medical School, Dallas, Texas.)

y en las vías respiratorias superiores, y también en otras localizaciones.

- Enfermedad renal en la forma de *glomerulonefritis focal necrotizante, a menudo con semilunas.*

Las formas «limitadas» de la granulomatosis de Wegener pueden estar localizadas en el tracto respiratorio. Por el contrario, una forma difusa de la enfermedad afecta a los ojos, piel y otros órganos, especialmente el corazón; clínicamente, se parece a la PAN, excepto en que también existe afectación respiratoria.

Patogenia. La granulomatosis de Wegener probablemente representa una forma de respuesta de hipersensibilidad celular, posiblemente frente a un agente infeccioso inhalado o ambiental; dicha patogenia se ve apoyada por la presencia de granulomas y una respuesta espectacular con tratamiento inmunosupresor. Los c-ANCA están presentes en hasta el 95% de los casos; son un marcador útil de la actividad de la enfermedad y pueden participar en la patogenia de la enfermedad. Tras el tratamiento inmunosupresor, un título elevado de c-ANCA sugiere una recaída; la mayor parte de los pacientes en remisión tienen una prueba negativa o el título cae de forma significativa.

Morfología

Las lesiones del tracto **respiratorio superior** de la granulomatosis de Wegener van desde una **sinusitis inflamatoria con granulomas mucosos a lesiones ulceradas de la nariz, paladar o faringe, enmarcadas por granulomas con patrones geográficos de necrosis central** y acompañadas de vasculitis (Fig. 10-25B). Los granulomas necrotizantes están rodeados por una zona de proliferación fibroblástica con células gigantes e infiltrado leucocitario, lo que sugiere la posibilidad de infecciones fúngicas o micobacterianas. Los múltiples granulomas coalescen para producir nódulos radiológicamente visibles que también se pueden cavitar; la enfermedad en estadios avanzados puede tener granulomas necrotizantes extensos que afecten al parénquima (Fig. 10-25C), y hemorragia alveolar. Las lesiones pueden, finalmente, sufrir una fibrosis y organización progresiva.

Las **lesiones renales** (Capítulo 14) tienen un amplio espectro. En un extremo está la enfermedad precoz o leve, donde los glomérulos muestran una necrosis focal aguda con trombosis de asas capilares glomerulares aisladas (glomerulonefritis focal y segmentaria necrotizante). Las lesiones glomerulares más avanzadas se caracterizan por una necrosis difusa y una proliferación de células parietales para formar semilunas (**glomerulonefritis con semilunas**). Los pacientes con lesiones focales pueden tener sólo hematuria, mientras que los que tienen una enfermedad difusa pueden desarrollar una insuficiencia renal rápidamente progresiva.

Características clínicas. Los varones se afectan con más frecuencia que las mujeres, con una media de edad de alrededor de 40 años. Las características clásicas incluyen neumonitis persistente con infiltrados nodulares bilaterales y cavitados (95%), sinusitis crónica (90%), ulceraciones mucosas de la nasofaringe (75%), y evidencia de enfermedad renal (80%). Otras características son exantemas, dolores musculares, afectación articular, mononeuritis o polineuritis, y fiebre. Si no se trata, la evolución de la enfermedad es maligna; el 80% de los pacientes mueren en 1 año.

La *granulomatosis y angitis alérgica (síndrome de Churg-Strauss)* es una entidad relacionada que se distingue por una asociación estrecha con *rinitis alérgica, asma bronquial* y *eosinofilia periférica*; los p-ANCA están presentes en alrededor de la mitad de los pacientes. En el síndrome de Churg-Strauss, las lesiones vasculares se parecen a las de la PAN y la poliangeítis microscópica, pero en el pulmón, el corazón, el bazo, los nervios periféricos y la piel existen también granulomas intravasculares y extravasculares, con una marcada infiltración de los vasos y tejidos perivasculares por eosinófilos. Al contrario que en la granulomatosis de Wegener, la enfermedad renal grave es rara en el síndrome de Churg-Strauss; en su lugar, la arteritis coronaria y la miocarditis son las principales causas de morbilidad y mortalidad.

Tromboangeítis obliterante (enfermedad de Buerger)

La *tromboangeítis obliterante (enfermedad de Buerger)* es una enfermedad definida que a menudo produce insuficiencia vascular. Se caracteriza por una trombosis aguda segmentaria e inflamación crónica de las arterias de tamaño medio y pequeño, principalmente las tibiales y radiales, con ocasional extensión secundaria a las venas y los nervios de las extremidades. La enfermedad de Buerger se produce casi exclusivamente en grandes fumadores, y comienza generalmente antes de los 35 años.

Patogenia. La estrecha relación con el consumo de tabaco se cree que implica la toxicidad directa sobre el endotelio de algunos productos del tabaco, o una respuesta inmunitaria idiosincrásica a los mismos agentes. La mayor parte de los pacientes con enfermedad de Buerger tienen hipersensibilidad a la inyección intradérmica de extractos de tabaco, y sus vasos muestran vasodilatación afectada dependiente del endotelio cuando se exponen a acetilcolina. Las influencias genéticas vienen sugeridas por un aumento de la prevalencia en determinados grupos étnicos (israelíes, del subcontinente indio, japoneses) y por su asociación con determinados haplotipos del CMH.

Morfología

La tromboangeítis obliterante se caracteriza por una **vasculitis aguda y crónica muy segmentaria de las arterias de pequeño y mediano tamaño, predominantemente de las extremidades.** Microscópicamente, existe inflamación aguda y crónica, acompañada de trombosis de la luz. Típicamente, el trombo contiene pequeños **microabscesos** compuestos de neutrófilos rodeados por inflamación granulomatosa (Fig. 10-26); el trombo puede finalmente organizarse y recanalizarse. El proceso inflamatorio se extiende en las venas y los nervios contiguos (lo que es raro con otras formas de vasculitis), y con el tiempo las tres estructuras se pueden ver rodeadas por tejido fibroso.

Características clínicas. Las manifestaciones precoces son una flebitis nodular superficial, sensibilidad al frío de tipo Raynaud (v. más adelante) en las manos, y dolor en el dorso del pie inducido por el ejercicio (la llamada *claudicación del empeine*). En contraposición con la insuficiencia vascular pro-

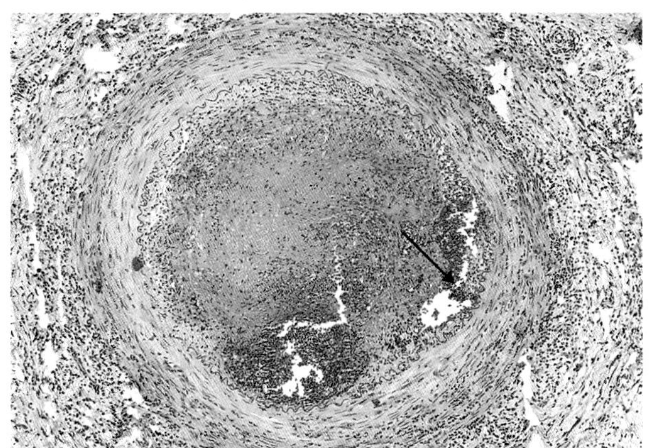

Figura 10-26

Tromboangeítis obliterante (enfermedad de Buerger). La luz está ocluida por un trombo que contiene abscesos (*flecha*), y la pared del vaso está infiltrada con leucocitos.

ducida por la aterosclerosis, en la enfermedad de Buerger la insuficiencia suele acompañarse de un dolor importante, incluso en reposo, indudablemente relacionado con la afectación neural. Pueden aparecer úlceras crónicas de los dedos de los pies, los pies, o los dedos de las manos, a veces seguidas con el tiempo por una gangrena franca. La abstinencia del tabaco en las primeras fases de la enfermedad a menudo produce una mejoría muy marcada y evita nuevos ataques.

Vasculitis asociada con otras patologías

La vasculitis que se parece a la angeítis hipersensibilizada o la PAN clásica se puede asociar algunas veces con otras patologías, como artritis reumatoide, LES, neoplasias malignas o enfermedades sistémicas como crioglobulinemia mixta, síndrome antifosfolípido (Capítulo 4), y púrpura de Schönlein-Henoch. La *vasculitis reumatoide* se produce predominantemente tras una artritis reumatoide grave y de larga evolución y generalmente afecta a las arterias de pequeño y mediano tamaño, dando lugar a infartos viscerales; puede producir aortitis clínica significativa. La identificación de la patología de base puede ser importante desde el punto de vista terapéutico. Por ejemplo, la distinción entre una *vasculitis lúpica* (Capítulo 5) y el síndrome antifosfolípido morfológicamente similar es importante desde el punto de vista clínico, ya que la primera requiere un tratamiento intensivo, y la segunda un tratamiento anticoagulante intensivo.

Vasculitis infecciosas

La arteritis localizada puede deberse a la invasión local por agentes infecciosos, generalmente bacterias u hongos, y en particular especies de *Aspergillus* y *Mucor*. La invasión vascular puede ser parte de una infección tisular más general (p. ej., neumonía bacteriana o abscesos adyacentes) o, con menos frecuencia, puede deberse a una diseminación hematógena de bacterias durante una septicemia o una embolización desde una endocarditis infectiva.

Las infecciones vasculares pueden debilitar las paredes arteriales y dar lugar a *aneurismas micóticos* (v. anteriormente), o pueden inducir trombosis e infarto. Por lo tanto, la afectación de los vasos meníngeos en la meningitis bacteriana puede producir trombosis e infarto, extendiendo finalmente una infección subaracnoidea al parénquima cerebral.

RESUMEN

Vasculitis

- La vasculitis es una inflamación de la pared del vaso; aunque existen con frecuencia manifestaciones sistémicas (incluyendo fiebre, malestar general, mialgias y artralgias), los síntomas específicos dependen del lecho vascular afectado.
- La vasculitis puede ser consecuencia de infecciones, pero es más frecuente que tenga una base inmunológica como el depósito de inmunocomplejos, los ANCA o los anticuerpos anti-CE.
- Las diferentes formas de vasculitis tienden a afectar específicamente a vasos de un determinado calibre y localización (resumen en la Tabla 10-4).

FENÓMENO DE RAYNAUD

El fenómeno de Raynaud es consecuencia de una vasoconstricción exagerada de las arterias y las arteriolas de los dedos. Estos cambios vasculares inducen palidez o cianosis paroxística de los dedos de la manos y de los pies; también pueden afectarse de forma infrecuente la nariz, los lóbulos de las orejas, o los labios. Característicamente, los dedos afectados muestran cambios de color rojo, blanco y azul desde más proximal a más distal, correlacionándose con vasoconstricción central y con cianosis más distal (Fig. 10-27). El fenómeno de Raynaud puede ser una enfermedad primaria o secundaria a distintas patologías.

El *fenómeno de Raynaud primario* (denominado anteriormente enfermedad de Raynaud) refleja una exageración de las respuestas vasomotoras central y local al frío y a la emoción, con una prevalencia en la población general de un 3 a un 5% y predilección por las mujeres. Los cambios estructurales en la pared de la arteria están ausentes, excepto al final de la enfermedad, cuando se puede ver un engrosamiento de la íntima. El curso del fenómeno de Raynaud primario suele ser benigno, pero los casos de larga evolución y crónicos pueden dar lugar a atrofia de la piel, tejido subcutáneo y músculos. La ulceración y la gangrena isquémica son raras.

En contraposición, el fenómeno de Raynaud secundario se refiere a la insuficiencia vascular de las extremidades en el contexto de una enfermedad arterial producida por otras patologías incluyendo LES, esclerodermia, enfermedad de Buerger o incluso aterosclerosis. De hecho, y dado que el fenómeno de Raynaud puede ser la primera manifestación de dichas patologías, se debería valorar cualquier paciente con síntomas; el 10% manifestarán finalmente su enfermedad de base.

VENAS Y VASOS LINFÁTICOS

Las venas varicosas y las flebotrombosis/tromboflebitis representan, en conjunto, el 90% de la enfermedad clínica asociada con las venas.

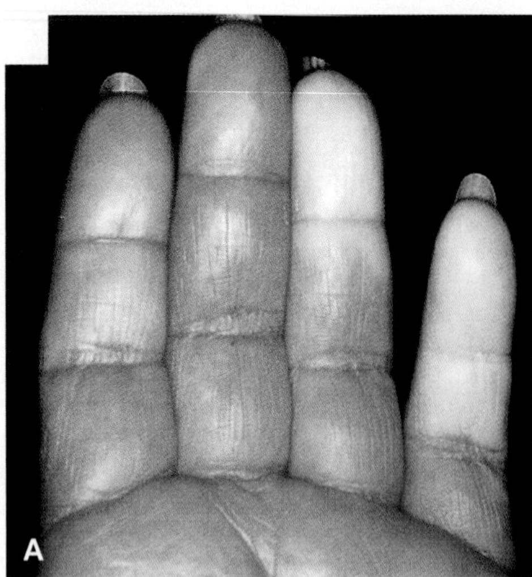

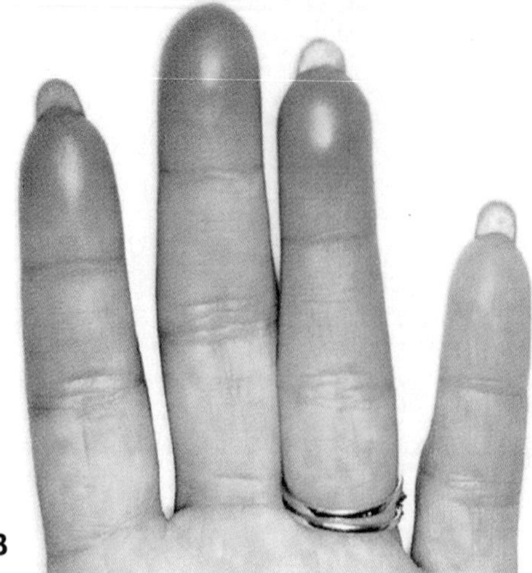

Figura 10-27

Fenómeno de Raynaud. **A**, palidez muy bien definida de los dedos distales como consecuencia del cierre de las arterias digitales. **B**, cianosis de la punta de los dedos. (De Salvarani C, et al.: Polymyalgia rheumatica and giant-cell arteritis. N Engl J Med 347;261, 2002.)

Venas varicosas

Las venas varicosas son venas tortuosas anormalmente dilatadas producidas por un aumento prolongado de la presión intraluminal y pérdida del apoyo de la pared del vaso. Las *venas superficiales* de la parte superior e inferior de la pierna están típicamente afectadas (Fig. 10-28). Cuando las piernas están de pie durante períodos prolongados, las presiones venosas en estos sitios pueden ser muy elevadas (hasta 10 veces lo normal)y pueden provocar estasis venosa y edema en el pie, incluso en venas esencialmente normales (*edema ortostático simple*). Entre el 10 y el 20% de los varones adultos y del 25 al 33% de las mujeres adultas desarrollan venas varicosas en las extremidades inferiores; la obesidad aumenta el riesgo, y la mayor incidencia en mujeres es un reflejo de una presión venosa elevada en las extremidades inferiores producida por el embarazo. Una *tendencia familiar* a varicosidades prematuras es consecuencia de un desarrollo imperfecto de la pared venosa.

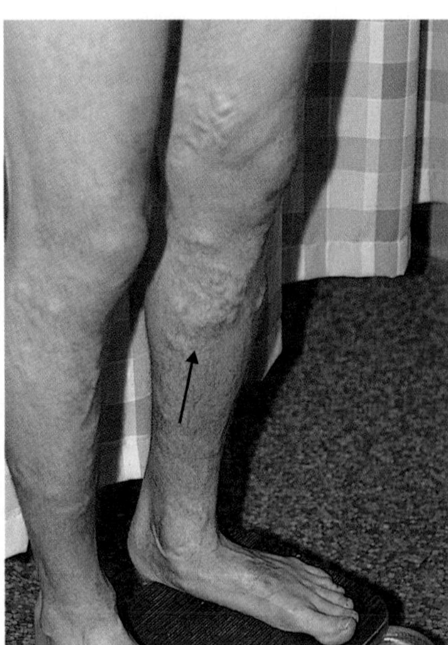

Figura 10-28

Venas varicosas de la pierna (*flecha*). (Cortesía del doctor Magruder C. Donaldson, Brigham and Women's Hospital, Boston, Massachusetts.)

Morfología

Las venas varicosas muestran adelgazamiento de la pared en los puntos de máxima dilatación con hipertrofia del músculo liso y fibrosis de la íntima en segmentos adyacentes; también ocurre la degeneración del tejido elástico y calcificaciones puntiformes de la media (flebosclerosis). La trombosis focal intraluminal (debida a estasis) y las deformidades de las válvulas venosas (acortamiento y enrollamiento) son frecuentes.

Curso clínico. La dilatación varicosa hace que las valvas venosas se vuelvan incompetentes y da lugar a estasis, congestión, edema y trombosis. Las secuelas más molestas incluyen edema persistente en la extremidad y cambios cutáneos isquémicos secundarios que incluyen dermatitis por estasis y ulceraciones; la mala cicatrización de las heridas y las infecciones sobreañadidas pueden producir *úlceras varicosas* crónicas. *La tromboembolia desde las venas superficiales es muy rara, en contraste con la relativa frecuencia de la tromboembolia que se produce desde las venas profundas* (v. más adelante y en el Capítulo 4).

Las varicosidades también se producen en otras dos localizaciones:

- *Varices esofágicas*. La cirrosis hepática (y con menos frecuencia, la obstrucción de la vena porta o la trombosis de la vena hepática) produce hipertensión portal (Capítulo 16). La hipertensión portal da lugar a la apertura de los shunts o cortocircuitos portosistémicos, aumentando el flujo de sangre en las venas en la unión gastroesofágica (formando *varices esofágicas*), el recto (formando las *hemorroides*), y las venas periumbilicales de la pared abdominal (formando una *cabeza de medusa*). Las varices esofágicas son las más importantes, dado que su rotura puede producir una hemorragia masiva del tracto GI superior (e incluso mortal).

• Las *hemorroides* pueden ser también consecuencia de una dilatación varicosa del plexo venoso en la unión anorrectal (p. ej., mediante congestión pélvica prolongada debido al embarazo o a la fuerza realizada para defecar). Las hemorroides son incómodas y pueden ser fuente de sangrado; también se pueden trombosar y tienen tendencia a ser dolorosas por ulceración.

Tromboflebitis y flebotrombosis

Las venas profundas de la pierna representan más del 90% de los casos de tromboflebitis y flebotrombosis; ambos términos son, en gran medida, designaciones intercambiables para la trombosis y la inflamación venosa. El plexo venoso periprostático en los varones y el plexo venoso pélvico en las mujeres son otros sitios de afectación, al igual que lo son las grandes venas del cráneo y los senos durales (especialmente en el marco de la infección o la inflamación). Las infecciones peritoneales (p. ej., peritonitis, apendicitis, salpingitis y abscesos pélvicos) pueden llevar a una trombosis venosa portal. Para la trombosis venosa profunda (TVP) de las piernas, *la insuficiencia cardíaca congestiva, la neoplasia (v. más adelante), el embarazo, la obesidad, el postoperatorio, y el reposo prolongado en cama o la inmovilización son los factores clínicos predisponentes más importantes*. Los síndromes genéticos de hipercoagulabilidad (Capítulo 4) también se asocian con trombosis venosa profunda.

En pacientes con cáncer, especialmente adenocarcinomas, la hipercoagulabilidad se produce como un síndrome paraneoplásico debido a la elaboración por parte del tumor de factores procoagulantes (Capítulo 6). En este contexto, las trombosis venosas aparecen clásicamente en un lugar, desaparecen, y vuelven a aparecer en otra vena, la denominada *tromboflebitis migratoria* (*signo de Trousseau*).

Los trombos en las piernas tienden a producir pocos signos o síntomas, si es que producen alguno. De hecho, manifestaciones locales, incluyendo edema distal, cianosis, dilatación de las venas superficiales, calor, dolor a la palpación, enrojecimiento, inflamación y dolor pueden estar completamente ausentes, especialmente en los pacientes encamados. En algunos casos, se puede producir dolor al presionar las venas afectadas, apretando los músculos de la pantorrilla, o forzando una dorsiflexión del pie (*signo de Hoffman*); *la ausencia de estos hallazgos no excluye el diagnóstico de TVP.*

La *tromboembolia pulmonar* es una complicación clínica frecuente y grave de la TVP (Capítulo 4), consecuencia de la fragmentación o rotura de un trombo venoso. En muchos casos, la primera manifestación de la tromboflebitis es un émbolo pulmonar. Dependiendo del tamaño y del número de émbolos, la evolución puede ir de ausencia de síntomas a la muerte.

Síndromes de vena cava superior e inferior

El *síndrome de vena cava superior* suele deberse a neoplasias que comprimen o invaden la vena cava superior (p. ej., carcinoma broncogénico o linfoma mediastínico). La obstrucción resultante produce un complejo clínico característico, incluyendo una marcada dilatación de las venas de la cabeza, el cuello y los brazos con cianosis. Los vasos pulmonares también se pueden comprimir, induciendo un distrés respiratorio.

El *síndrome de vena cava inferior* puede producirse por neoplasias que comprimen o invaden la vena cava inferior (VCI) o por un trombo en las venas hepática, renal o en las extremidades inferiores que se propaga hacia arriba. Determinadas neoplasias, especialmente el carcinoma hepatocelular y el carcinoma renal, muestran una gran tendencia a crecer dentro de las venas, y dichos carcinomas pueden finalmente ocluir la VCI. La obstrucción de ésta induce un marcado edema de las extremidades inferiores, distensión de las venas colaterales superficiales de la parte inferior del abdomen y, con afectación de la vena renal, proteinuria masiva.

Linfangitis y linfedema

Los trastornos primarios de los vasos linfáticos son muy raros; los procesos secundarios son mucho más frecuentes y se desarrollan junto con inflamación o con neoplasias malignas.

La *linfangitis* es una inflamación aguda producida por infecciones bacterianas que se diseminan en, y a través, de los vasos linfáticos; los agentes más frecuentes son los estreptococos betahemolíticos del grupo A, aunque cualquier microbio puede producir una linfangitis aguda. Los linfáticos afectados están dilatados y llenos de un exudado de neutrófilos y monocitos; estos infiltrados se pueden extender a través de la pared del vaso en los tejidos perilinfáticos, y en los casos graves, producir celulitis y abscesos focales. Clínicamente, la linfangitis se reconoce como cordones subcutáneos rojos y dolorosos (los linfáticos inflamados), con un aumento doloroso del tamaño de las adenopatías que los drenan (*linfadenitis aguda*). Si las bacterias no se contienen dentro de las adenopatías, el paso a la circulación venosa puede producir bacteriemia o sepsis.

El *linfedema primario* se puede producir como un defecto congénito aislado (linfedema congénito simple) o como la *enfermedad familiar de Milroy* (*linfedema heredofamiliar congénito*), como consecuencia de la agenesia o hipoplasia linfática. El *linfedema obstructivo o secundario* representa el acúmulo de líquido intersticial detrás del bloqueo de un linfático previamente normal; dicha obstrucción puede ser consecuencia de:

- Tumores malignos que obstruyen los canales linfáticos o las adenopatías regionales.
- Procedimientos quirúrgicos que extirpan los grupos regionales de adenopatías (p. ej., adenopatías axilares en la mastectomía radical).
- Fibrosis postirradiación.
- Filariasis.
- Trombosis postinflamatoria y cicatrización.

Independientemente de la causa, el linfedema aumenta la presión hidrostática en los linfáticos de detrás de la obstrucción y produce un aumento del líquido intersticial. La persistencia de este edema da lugar a depósitos de tejido conectivo intersticial, con expansión tisular, *induración marcada o piel de naranja* de la piel que la recubre, y finalmente úlceras por la inadecuada perfusión tisular. Las acumulaciones lechosas de la linfa en varios espacios se denominan *ascitis quilosa* (abdomen), *quilotórax* y *quilopericardio*; se producen por la rotura de los linfáticos dilatados, habitualmente obstruidos por una masa tumoral infiltrante.

TUMORES

Los tumores de los vasos sanguíneos y linfáticos van desde hemangiomas benignos a lesiones intermedias localmente agresivas pero infrecuentemente metastásicas, hasta los angiosarcomas de alto grado de malignidad pero relativamente raros (Tabla 10-5). Los tumores primarios de los grandes vasos (aorta, arteria pulmonar y vena cava) son muy raros y fundamentalmente son sarcomas del tejido conectivo. Las malformaciones congénitas y las proliferaciones reactivas no neoplásicas (p. ej., *angiomatosis bacilar*) también se presentan como lesiones seudotumorales.

Las neoplasias vasculares pueden derivar de las CE (p. ej., hemangioma, linfangioma, angiosarcoma) o pueden proceder de células que apoyan y/o rodean los vasos sanguíneos (p. ej., tumor glómico, hemangiopericitoma). Aunque un hemangioma benigno y bien diferenciado se puede distinguir generalmente bien de un angiosarcoma anaplásico de alto grado, la distinción entre benigno y maligno puede ser a veces difícil. Las reglas generales son:

- Los tumores benignos producen generalmente canales vasculares obvios llenos de células sanguíneas (los linfáticos están llenos de linfa), tapizados por una monocapa de CE, sin atipia.
- Los tumores malignos son más sólidamente celulares y anaplásicos, incluyendo figuras mitóticas; generalmente no forman vasos bien organizados. El origen endotelial de las proliferaciones neoplásicas que no forman luces vasculares se puede confirmar generalmente mediante una demostración inmunohistoquímica de marcadores específicos de CE como el CD31 o el factor von Willebrand.

Debido a que los tumores vasculares son consecuencia de una proliferación vascular mal regulada, la posibilidad de controlar dicho crecimiento mediante inhibidores de la formación de los vasos sanguíneos (factores antiangiogénicos) es especialmente interesante.

Tabla 10-5 Clasificación de los tumores vasculares y de las patologías seudotumorales

Neoplasias benignas, patologías congénitas y adquiridas
Hemangioma
Hemangioma capilar
Hemangioma cavernoso
Granuloma piógeno
Linfangioma
Linfangioma simple (capilar)
Linfangioma cavernoso (higroma quístico)
Tumor glómico
Ectasias vasculares
Nevus flammeus
Telangiectasia (araña vascular)
Telangiectasias hemorrágicas vasculares (síndrome de Rendu-Osler-Weber)
Proliferaciones vasculares reactivas
Angiomatosis bacilar
Neoplasias de grado intermedio
Sarcoma de Kaposi
Hemangioendotelioma
Neoplasias malignas
Angiosarcoma
Hemangiopericitoma

Tumores benignos y patologías seudotumorales

Hemangiomas

Los hemangiomas son tumores muy frecuentes que se caracterizan por un número aumentado de vasos normales o anormales llenos de sangre (Fig. 10-29); pueden ser difíciles de distinguir de malformaciones vasculares. Estas lesiones constituyen el 7% de los tumores de la infancia (Capítulo 7). La mayor parte está presente en el momento del nacimiento y crecen cuando lo hace el niño, pero muchas de las lesiones capilares finalmente desaparecen de forma espontánea. Aunque algunos hemangiomas pueden afectar a grandes porciones del cuerpo (denominada *angiomatosis*), la mayoría son localizados; la mayoría son lesiones superficiales, a menudo en la cabeza o en el cuello, pero se pueden producir internamente, con casi un tercio de ellos localizados en el hígado. La transformación maligna se produce muy rara vez, si es que ocurre. Existen diversas variables histológicas y clínicas:

Hemangioma capilar. La variante más común, los *hemangiomas capilares* se producen en la piel, el tejido subcutáneo y las membranas mucosas de la cavidad oral y los labios, así como el hígado, el bazo y los riñones. El «tipo en frambuesa» o *hemangioma juvenil* de la piel de los recién nacidos es muy frecuente (1 de cada 200 nacimientos) y puede ser múltiple. Crece rápidamente en los primeros meses pero se hace más tenue entre el primer y tercer años y desaparece completamente a la edad de 7 años en el 75 al 90% de los casos.

Morfología

Los hemangiomas capilares son desde rojos brillantes a azules y varían desde unos pocos milímetros a varios centímetros de diámetro; los hemangiomas pueden tener el mismo nivel que la superficie de la piel o estar ligeramente elevados, y tienen un epitelio intacto que los recubre (Fig. 10-29A). Histológicamente, son agregados no encapsulados de capilares de paredes finas, bien empaquetados, generalmente llenos de sangre y tapizados por un endotelio plano; los vasos están separados por escaso estroma de tejido conectivo (Fig. 10-29B). La luz puede estar total o parcialmente trombosada y organizada. La rotura de los vasos es la responsable del pigmento hemosiderínico en estas lesiones, así como de la cicatrización focal.

Hemangioma cavernoso. Se caracteriza por grandes canales vasculares dilatados; comparados con los hemangiomas capilares, los *hemangiomas cavernosos* son menos circunscritos y afectan con más frecuencia a las estructuras profundas. Debido a que son localmente destructivos y no tienen una tendencia espontánea a desaparecer, algunas veces requieren cirugía.

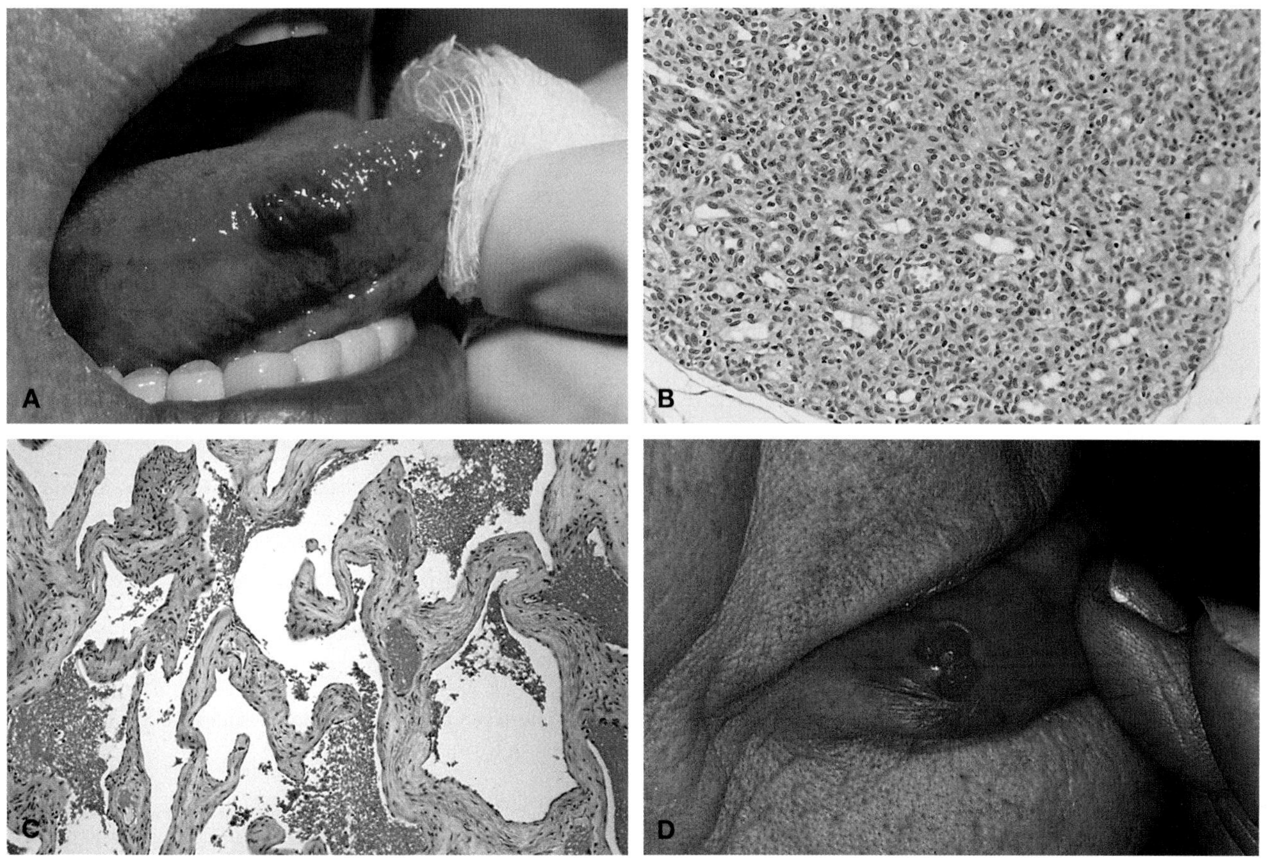

Figura 10-29

Hemangiomas. **A**, hemangioma de la lengua. **B**, histología de un hemangioma capilar juvenil. **C**, histología de un hemangioma cavernoso. **D**, granuloma piógeno del labio. (**A** y **D**, cortesía del doctor John Sexton, Beth Israel Hospital, Boston, Massachusetts. **B**, cortesía del doctor Christopher D. M. Fletcher, Brigham and Women's Hospital, Boston, Massachusetts. **C**, cortesía del doctor Thomas Rogers, University of Texas, Southwestern Medical School, Dallas, Texas.)

Morfología

Macroscópicamente, los hemangiomas aparecen como masas blandas y esponjosas de color rojo azulado, de 1 a 2 cm de diámetro; rara vez formas gigantes afectan a grandes zonas del tejido subcutáneo de la cara, extremidades u otras partes del cuerpo. Histológicamente, la masa está bien definida pero no encapsulada, y se compone de espacios vasculares grandes y cavernosos llenos de sangre separados por una cantidad entre escasa y moderada de estroma de tejido conectivo (Fig. 10-29C). La trombosis intravascular con calcificación distrófica asociada es frecuente.

En la mayor parte de los casos, los tumores son de escasa significación clínica; sin embargo, pueden ser un problema cosmético y pueden sufrir ulceración traumática y sangrar. Además, los hemangiomas viscerales detectados por técnicas de imagen en ocasiones pueden ser distinguidos de lesiones más ominosas (p. ej., malignas). Los hemangiomas cerebrales son los más problemáticos, porque pueden desarrollar síntomas por presión o rotura. Los hemangiomas cavernosos son un componente de la **enfermedad de von Hippel-Lindau** (Capítulo 23), que se producen en el cerebelo o en el tronco y en las cuencas de los ojos, junto con lesiones angiomatosas similares o neoplasias quísticas en el páncreas o en el hígado; la enfermedad de von Hippel-Lindau también se asocia con neoplasias renales (Capítulo 14).

Granuloma piógeno. Esta forma de hemangioma capilar es un nódulo rojo y pedunculado de rápido crecimiento sobre la piel, las encías o la mucosa oral; sangra fácilmente y con frecuencia se ulcera (Fig. 10-19D). Alrededor de un tercio de las lesiones se producen tras un traumatismo, alcanzando un tamaño de 1 a 2 cm en pocas semanas. Los capilares proliferantes a menudo se acompañan de un extenso edema local y de un infiltrado inflamatorio agudo y crónico, un aspecto que es muy similar a un tejido granulomatoso exuberante. El *tumor del embarazo* (granuloma *gravidarium*) es un granuloma piógeno que se produce en las encías del 1% de las mujeres embarazadas. Estas lesiones pueden desaparecer de forma espontánea (especialmente tras el embarazo) o sufrir fibrosis; en algunos casos, es necesaria la escisión quirúrgica. La recidiva es rara.

Linfangioma

El linfangioma es el tumor benigno linfático análogo del hemangioma.

Linfangiomas simples (capilares). Están compuestos de pequeños canales linfáticos y se producen predominantemente en el tejido subcutáneo de la cabeza, el cuello y las axilas. Están ligeramente elevados o algunas veces son lesiones pedunculadas que pueden alcanzar un diámetro de 1 a 2 cm. Histológicamente, los linfangiomas muestran redes de espacios recubiertos por endotelio que *se pueden distinguir de los canales capilares sólo por la ausencia de células sanguíneas.*

Linfangiomas cavernosos (higromas quísticos). Estas lesiones se encuentran típicamente en el cuello o en la axila de los niños y, rara vez, en el retroperitoneo; los linfangiomas cavernosos del cuello son comunes en el síndrome de Turner (Capítulo 7). En ocasiones, estas lesiones pueden ser enormes (≥ 15 cm de diámetro) y pueden ocupar completamente la axila o producir grandes deformidades alrededor del cuello. Los tumores están compuestos de espacios linfáticos muy dilatados recubiertos por CE y separados por estroma de tejido conectivo que contiene agregados linfoides. Los márgenes del tumor no son discretos y las lesiones no están encapsuladas, lo que hace difícil su resección.

Tumor glómico (glomangioma)

Los *tumores glómicos* son tumores biológicamente benignos pero muy dolorosos que *proceden de CML modificadas del cuerpo glómico*, una estructura arteriovenosa especializada implicada en la termorregulación. Aunque se pueden parecer a los hemangiomas cavernosos, los tumores glómicos constituyen una entidad distinta debido a las células que los forman. Se encuentran con más frecuencia en las porciones distales de los dedos, especialmente en las uñas de los dedos de las manos. La escisión es curativa.

Morfología

Los tumores glómicos son nódulos firmes, redondeados, ligeramente elevados y rojo-azulados (generalmente mucho menores de 1 cm de diámetro) que se pueden parecer inicialmente a un foco pequeño de hemorragia bajo las uñas. Histológicamente, son nidos de agregados, y masas de células especializadas glómicas asociadas íntimamente con canales vasculares en bifurcación, todo dentro del estroma de tejido conectivo. Las células tumorales individuales son pequeñas, uniformes y redondeadas o cúbicas con escaso citoplasma y rasgos ultraestructurales similares a las CML.

Ectasias vasculares

Las *ectasias vasculares* son lesiones frecuentes caracterizadas por una dilatación local de los vasos preexistentes; *no son verdaderas neoplasias*. La telangiectasia es un término usado para designar una anomalía congénita o adquirida que consiste en una exageración de los vasos preformados, generalmente en la piel o en las membranas mucosas, compuestas de capilares, vénulas o arteriolas que crean una discreta lesión roja.

Nevus flammeus. Esta lesión es la «marca de nacimiento o antojo» común y es la forma de ectasia más frecuente; se caracteriza por una lesión plana sobre la cabeza o el cuello, que varía en color desde un rosado tenue a un púrpura oscuro. Histológicamente, es sólo una dilatación vascular; la mayor parte de ellas acaban desapareciendo.

La denominada *mancha de vino de Oporto* es una forma especial de *nevus flammeus*; estas lesiones tienden a crecer con el niño, engrosan la superficie de la piel y no tienen tendencia a aclararse. En la mayor parte de los casos, la o las razones para el comportamiento distinto de los *nevus* de Oporto no se sabe; sin embargo, dichas lesiones en la distribución del trigémino se asocian en ocasiones con el *síndrome de Sturge-Weber* (denominado también *angiomatosis encefalotrigeminal*). El síndrome de Sturge-Weber es un trastorno congénito infrecuente, con un desarrollo mesodérmico y ectodérmico aberrante asociado con masas angiomatosas venosas en las leptomeninges corticales y *nevus* en vino de Oporto faciales homolaterales; retraso mental, ataques epilépticos, hemiplejía, y opacidades radiológicas en el cráneo. Por lo tanto, *una gran malformación facial vascular en un niño con retraso mental puede indicar malformaciones vasculares más extensas.*

Telangiectasia en araña. Esta lesión vascular no neoplásica se parece macroscópicamente a una araña; es una formación radial, a menudo pulsátil, de arterias o arteriolas subcutáneas dilatadas (que parecen piernas) alrededor de un núcleo central (que se parece a un cuerpo), que se blanquean con la presión aplicada a su centro. Se ven con frecuencia en la cara, el cuello, o la parte superior del tórax y con frecuencia se asocian a situaciones de hiperestrogenismo como el embarazo o la cirrosis; no se sabe cómo contribuye un nivel elevado de estrógenos a la formación de «arañas».

Telangiectasia hemorrágica hereditaria (enfermedad de Rendu-Osler-Weber). En este trastorno autosómico dominante, las telangiectasias son malformaciones compuestas de venas y capilares dilatados. Presentes en el nacimiento, están ampliamente distribuidas por la piel y la mucosa oral, así como en las vías respiratorias, GI y urinarias. En ocasiones, estas lesiones se rompen, produciendo epistaxis graves (sangrados nasales), sangrados GI o hematuria.

Angiomatosis bacilar

La *angiomatosis bacilar* es una infección oportunista en personas inmunodeprimidas que se manifiesta como proliferaciones vasculares que afectan a la piel, el hueso, el cerebro y otros órganos; existe una lesión estrechamente relacionada en el hígado y en el bazo denominada *peilosis bacilar*. Descrita primero en pacientes con el síndrome de inmunodeficiencia adquirida, la angiomatosis bacilar se debe a una infección con bacilos gramnegativos del género *Bartonella*. Dos especies están implicadas: *Bartonella henselae*, el microorganismo responsable de la enfermedad del arañazo de gato (el gato doméstico es el principal reservorio), y la *B. quintana*, la causa de la «fiebre de las trincheras» en la Primera Guerra Mundial (el microorganismo se transmite por los piojos del cuerpo humano).

Morfología

Macroscópicamente, las lesiones cutáneas en la angiomatosis bacilar se caracterizan por pápulas y nódulos rojizos, o por masas subcutáneas redondeadas; histológicamente, existe proliferación capilar con CE epitelioides prominentes que muestran atipia celular y mitosis (Fig. 10-30). Las lesiones contienen neutrófilos estromales, polvo nuclear y gránulos púrpuras que representa a las bacterias causales.

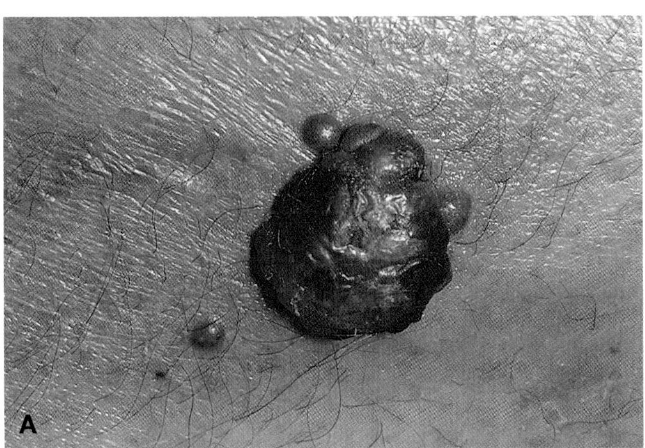

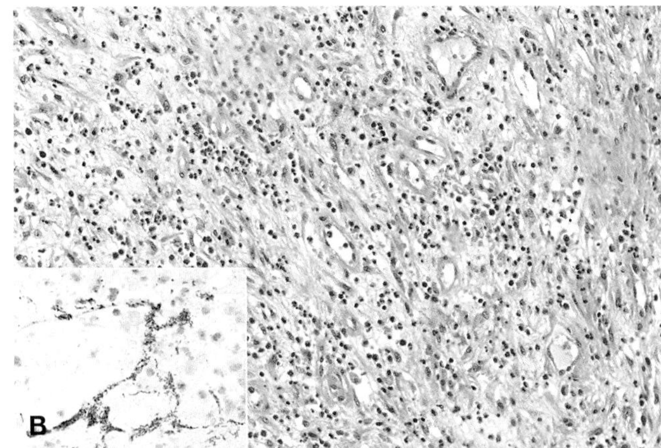

Figura 10-30

Angiomatosis bacilar. **A**, fotografía de una lesión cutánea húmeda y erosiva. **B**, aspecto histológico con una inflamación neutrofílica aguda y proliferación vascular (capilar). Recuadro interior, demostración con una tinción de plata modificada (Warthin-Starry) de grupos de bacilos enmarañados (*negro*). **A**, cortesía del doctor Richard Johnson, Beth Israel Deaconess Medical Center, Boston, Massachusetts. **B** e **interior**, cortesía del doctor Scott Granter, Brigham and Women's Hospital, Boston, Massachusetts.)

Aunque difíciles de cultivar en el laboratorio, los microorganismos causales se pueden demostrar de forma inequívoca usando métodos moleculares, como la reacción en cadena de la polimerasa y los cebadores específicos de la especie. Evidencias muy recientes sugieren que la proliferación vascular se produce por la inducción bacteriana de la producción tisular del huésped de factor 1 inducible por hipoxia, que a su vez favorece la producción del factor de crecimiento endotelial vascular (VEGF). Las infecciones son eliminadas por macrólidos (incluyendo eritromicina).

Tumores de grado intermedio (de bajo grado/límite de malignidad)

Sarcoma de Kaposi

Aunque raro en otras poblaciones, el sarcoma de Kaposi (SK) solía ser muy frecuente en pacientes con síndrome de inmunodeficiencia adquirida (sida) antes de la llegada del tratamiento antirretroviral efectivo; de hecho, su presencia se usaba como un criterio del diagnóstico de sida (Capítulo 5). Mientras que se reconocen cuatro formas de la enfermedad (basadas en los estudios demográficos de la población y en los riesgos), todas ellas comparten la misma patogénesis viral (ver más adelante):

- El *SK crónico* (también denominado *SK clásico* o *europeo*) fue descrito la primera vez por Kaposi en 1872; se produce característicamente en varones mayores del Este de Europa (especialmente judíos asquenazíes) o de origen mediterráneo y es raro en Estados Unidos. Mientras que el SK crónico se puede asociar con una segunda neoplasia maligna de base o con una alteración de la inmunidad, no se asocia con el virus de la inmunodeficiencia humana (VIH). El SK crónico presenta múltiples placas o nódulos cutáneos rojos o violáceos, generalmente en la parte distal de las extremidades inferiores, que aumentan lentamente de tamaño y número y se diseminan más proximalmente. Aunque localmente persistentes, los tumores son típicamente asintomáticos y permanecen localizados en la piel y en el tejido subcutáneo.
- El *SK linfadenopático* (también denominado *SK africano* o *endémico*) tiene la misma distribución geográfica que el linfoma de Burkitt y es especialmente prevalente en los niños bantúes de Sudáfrica; tampoco se asocia con el VIH. Las lesiones cutáneas son escasas, y en su lugar los pacientes presentan adenopatías debido a la afectación por el SK; el tumor afecta en ocasiones a las vísceras y es muy agresivo. En combinación con el SK asociado al VIH (v. más adelante), el SK es ahora el tumor más frecuente de África Central (el 50% de los tumores en los varones de algunos países).
- El *SK asociado con los trasplantes* se produce en el marco del trasplante de órganos sólidos con inmunosupresión prolongada. Tiende a ser agresivo (incluso fatal) con afectación nodal, mucosa y visceral; las lesiones cutáneas pueden estar ausentes. Las lesiones pueden desaparecer en ocasiones cuando se reduce el tratamiento inmunosupresor, pero con el riesgo de rechazo del órgano.
- El *SK asociado al sida* (*SK epidémico*) se encontró originalmente en un tercio de los pacientes con sida, especialmente en los homosexuales varones. Sin embargo, con los regímenes actuales de tratamiento antirretroviral intensivo, la incidencia del SK ahora es menor del 1% (aunque es todavía la neoplasia maligna más prevalente en los pacientes con sida en Estados Unidos). El SK asociado con sida puede afectar a los ganglios linfáticos y los organos sólidos, con una amplia diseminación al principio de la enfermedad. La mayor parte de los pacientes mueren de las infecciones oportunistas más que del SK.

Patogenia. En 1994 se identificó un virus del herpes previamente no reconocido (*virus del herpes humano tipo 8 [HH-8]* o virus del herpes asociado al sarcoma de Kaposi [VHSK]) en la lesión cutánea de SK de un paciente con sida. De hecho, independientemente del subtipo clínico (descrito previamente), el 95% de las lesiones de SK se ha visto posteriormente que están infectadas por el VHSK. Al igual que el virus de Epstein-Barr, el VHSK es un miembro de la subfamilia γ de los herpesvirus, se transmite sexualmente y por vías no sexuales no bien conocidas. La función del VHSK en la patogénesis del

SK se describe en el Capítulo 5 junto con otras manifestaciones de la infección por el VIH.

Morfología

En la forma indolente clásica del SK de los varones mayores (y algunas veces en otras variantes) se reconocen tres estadios: parche, placa y nódulo.

Los **parches** son máculas rosadas o violáceas, solitarias o múltiples, confinadas a la parte distal de las extremidades inferiores (Fig. 10-31A). El examen microscópico muestra sólo vasos sanguíneos dilatados, irregulares y angulosos recubiertos de CE con un infiltrado intermedio de linfocitos, células plasmáticas y macrófagos (algunas veces conteniendo hemosiderina). Estas lesiones son difíciles de distinguir del tejido de granulación.

Con el tiempo, las lesiones se extienden proximalmente y se convierten en grandes **placas** violáceas y elevadas (Figura 10-31A) compuestas de acúmulos dérmicos de canales vasculares dilatados y desiguales recubiertos por células gordas en huso y por agregados perivasculares de células en huso similares. Dispersos entre los canales vasculares están los hematíes (que escapan de los vasos por los que se extravasan) macrófagos cargados de hemosiderina, linfocitos y células plasmáticas. Los glóbulos hialinos rosados de naturaleza incierta se pueden encontrar en las células en forma de huso y en los macrófagos.

En una fase más avanzada, las lesiones se vuelven **nodulares** y más claramente neoplásicas. Estas lesiones están compuestas de sábanas de células grandes y proliferantes en forma de huso, fundamentalmente en la dermis y en el tejido subcutáneo (Fig. 10-31B), englobando pequeños vasos y hendiduras que contienen filas de hematíes. Con frecuencia se observan hemorragia más marcada, pigmento de hemosiderina, y linfocitos y macrófagos ocasionales; las figuras mitóticas son frecuentes, así como los glóbulos hialinos citoplasmáticos rosados y redondeados. El estadio nodular a menudo se acompaña de afectación nodular y visceral, especialmente en la variante africana y asociada al sida.

Curso clínico. El curso del SK varía mucho y se ve afectado de forma significativa por el contexto clínico. La mayor parte de las infecciones primarias por el VHSK son asintomáticas. El SK clásico, al menos inicialmente, está restringido en gran medida a la superficie del cuerpo, y la resección quirúrgica suele ser adecuada con un pronóstico excelente. La radiación se puede usar para múltiples lesiones en una zona restringida, y la quimioterapia tiene resultados satisfactorios en la enfermedad más diseminada. El SK linfadenopático se puede tratar también con quimioterapia o con radioterapia con buenos resultados. En el SK asociado a inmunosupresión, la retirada de la inmunosupresión (quizá junto con quimioterapia o radioterapia adyuvante) a menudo es eficaz. Para el SK asociado al sida, el tratamiento antirretroviral del VIH es generalmente de ayuda, con o sin tratamiento dirigido contra las lesiones del SK. El interferón alfa y los inhibidores de la angiogénesis también se han demostrado algo efectivos.

Hemangioendotelioma

El hemangioendotelioma abarca un amplio espectro de neoplasias vasculares con histología y comportamientos clínicos intermedios entre los hemangiomas benignos y bien diferenciados y los angiosarcomas francamente anaplásicos (v. más adelante).

El hemangioendotelioma epitelioide es un ejemplo de este grupo; es un tumor vascular de los adultos que se produce alrededor de las venas de mediano y gran tamaño. Las células tumorales son grandes y a menudo cúbicas (se parecen a las células endoteliales); los canales vasculares bien definidos son apenas visibles. El diagnóstico diferencial incluye otros tumores epiteliales, como el carcinoma metastático, el melanoma y el sarcoma. El comportamiento clínico es variable, la mayor parte se curan con escisión, pero hasta el 40% recurren, del 20 al 30% pueden finalmente metastatizar, y el 15% de las personas mueren por estos tumores.

Tumores malignos

Angiosarcoma

Los *angiosarcomas* son neoplasias endoteliales malignas (Figura 10-32) con una histología que varía desde tumores muy bien diferenciados que se parecen a los hemangiomas (*heman-*

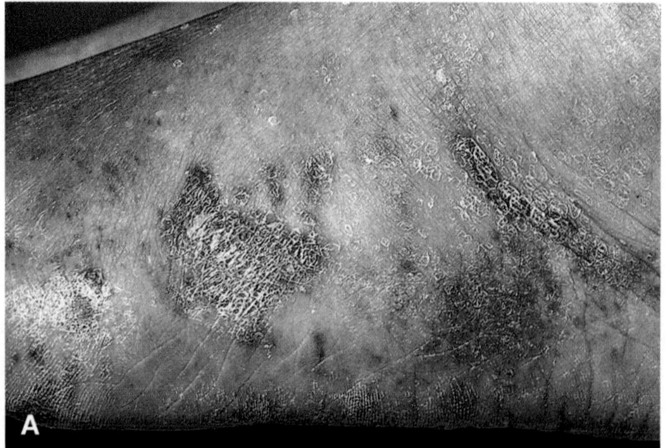

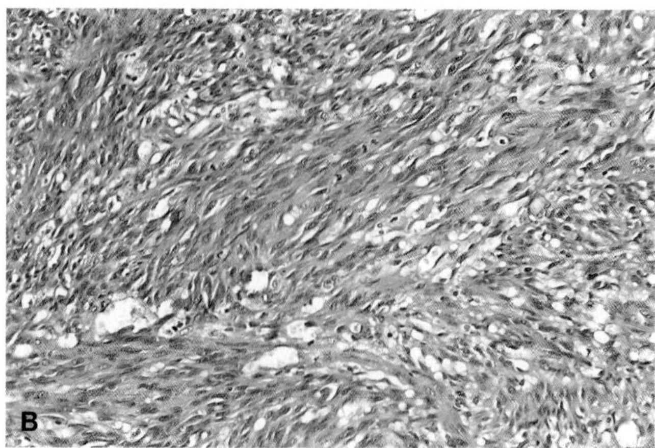

Figura 10-31

Sarcoma de Kaposi. **A**, fotografía macroscópica que ilustra placas y máculas rojo-violáceas que coalescen en la piel. **B**, vista histológica de una forma nodular que muestra capas de células gruesas y fusiformes y de espacios vasculares. (Cortesía del doctor Christopher D. M. Fletcher, Brigham and Women's Hospital, Boston, Massachusetts.)

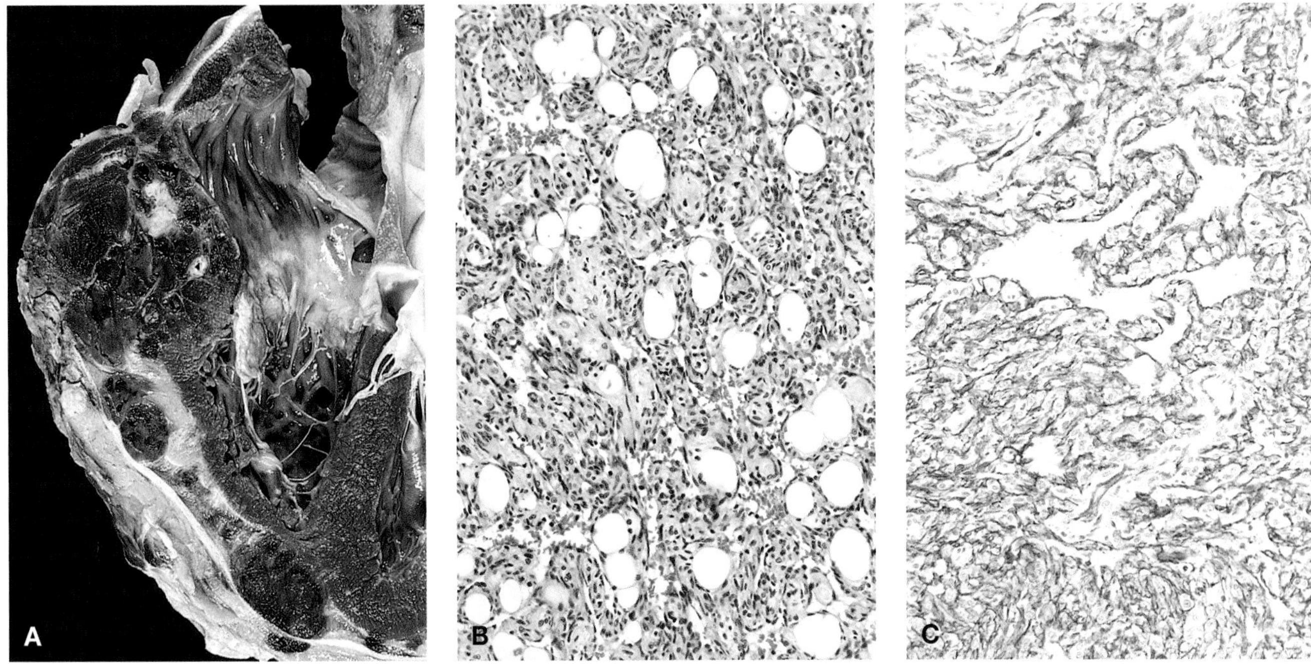

Figura 10-32

Angiosarcoma. **A**, fotografía macroscópica de un angiosarcoma del corazón (ventrículo derecho). **B**, microfotografía de un angiosarcoma moderadamente bien diferenciado con grupos densos de células moderadamente anaplásicas y luces vasculares que se distinguen bien. **C**, tinción inmunohistoquímicamente positiva de un angiosarcoma para el marcador de CE CD31, lo que prueba la naturaleza endotelial de las células tumorales.

giosarcomas) a lesiones anaplásicas difíciles de distinguir de los carcinomas o los melanomas. Los adultos mayores son los que se afectan con más frecuencia, con igual predilección por los dos sexos; se producen en cualquier localización pero a menudo afectan a la piel, el tejido blando, la mama o el hígado.

Los *angiosarcomas hepáticos* se asocian con exposición a carcinógenos, incluyendo el arsénico (pesticidas con arsénico), Thorotrast (agente radiactivo que se usaba antes en las pruebas de imagen), o cloruro de polivinilo (PVC, plástico muy usado). Todos estos agentes tienen una latencia prolongada entre la exposición inicial y el desarrollo posterior del tumor. El aumento de la frecuencia de angiosarcomas entre los trabajadores del PVC es uno de los ejemplos bien documentados de la carcinogénesis química humana.

Los angiosarcomas pueden producirse también en el linfedema, clásicamente en la extremidad superior homolateral años después de la mastectomía (p. ej., con resección de los ganglios) por un cáncer de mama; el tumor se produce probablemente a partir de los vasos linfáticos (*linfangiosarcoma*). Los angiosarcomas pueden inducirse también por radiación y se asocian al material extraño introducido en el cuerpo, bien iatrogénicamente o accidentalmente.

Morfología

Los angiosarcomas cutáneos pueden comenzar como múltiples nódulos muy pequeños, bien definidos y asintomáticos; la mayoría se vuelve finalmente una masa grande y carnosa de tejido rojizo a gris-blanquecino (v. Fig. 10-32A). Los márgenes se unen imperceptiblemente con las estructuras que los rodean. Son frecuentes zonas centrales de necrosis y de hemorragia.

Microscópicamente, se pueden ver todos los grados de diferenciación, desde CE grandes y anaplásicas pero reconocibles productoras de canales vasculares (v. Fig. 10-32B) a tumores muy indiferenciados que tienen un aspecto sólido con células fusiformes y que no producen vasos sanguíneos. El origen de CE de estos tumores se puede demostrar por la tinción con CD 31 o con factor von Willebrand (v. Fig. 10-32C).

Clínicamente, los angiosarcomas son localmente invasivos y pueden metastatizar con facilidad. Aunque históricamente los pacientes con angiosarcomas no han tenido buenos resultados de supervivencia, las tasas actuales a los 5 años se aproximan al 30%.

Hemangiopericitoma

Los hemangiopericitomas son tumores raros derivados de los pericitos, células de tipo miofibroblasto que normalmente se encuentran alrededor de los capilares y las vénulas. Los hemangiopericitomas se pueden producir como masas no dolorosas de lento crecimiento en cualquier localización anatómica, pero son más frecuentes en las extremidades inferiores (especialmente en el muslo) y en el retroperitoneo. Consisten en numerosas ramificaciones de los canales capilares y de los espacios sinusoidales rodeados por nidos de células redondeadas y fusiformes. Las tinciones especiales confirman que estas células están por fuera de la membrana basal de las CE y, por lo tanto, son pericitos. Los tumores pueden recurrir tras la escisión, y alrededor de la mitad metastatizan, generalmente por vía hematógena, a los pulmones, los huesos o el hígado.

RESUMEN

Tumores vasculares

- Las neoplasias de los vasos pueden derivar de los vasos sanguíneos o linfáticos, y pueden estar compuestas de CE (hemangioma, linfangioma, angiosarcoma) o de las células vasculares de apoyo (tumor glómico o hemangiopericitoma).
- Los tumores vasculares son predominantemente benignos (p. ej., hemangiomas) pero localmente pueden ser lesiones agresivas (p. ej., sarcoma de Kaposi) o rara vez, neoplasias muy malignas (p. ej., angiosarcoma).
- Los tumores benignos generalmente forman canales vasculares obvios recubiertos de CE de aspecto normal. Los tumores malignos son más típicos sólidos y celulares, sin vasos bien organizados, y con atipia citológica.

PATOLOGÍA DE LA INTERVENCIÓN VASCULAR

Los cambios morfológicos que se producen en los vasos tras una intervención terapéutica (p. ej., angioplastia con balón, colocación de un *stent*, o cirugía de *bypass*) resumen típicamente muchos de los cambios que se producen en el marco de cualquier lesión vascular. El trauma local de las CE (p. ej., debido a un *stent*), la trombosis vascular (tras la angioplastia) y las fuerzas mecánicas anormales (p. ej., vena safena insertada en la circulación arterial como parte del injerto del *bypass* coronario) pueden producir unas respuestas similares características de la curación de la pared vascular. Al igual que con la aterosclerosis, los traumatismos de la intervención vascular tienden a producir un engrosamiento concéntrico de la íntima compuesto de CML reclutadas y sus depósitos de matriz asociada (Fig. 10-33).

Stents endovasculares

Los *stents* coronarios son tubos expandibles de una malla metálica que se insertan para conservar la permeabilidad luminal durante la dilatación con angioplastia de las arterias estenosadas; los *stents* se usan de forma habitual en los procedimientos de angioplastia. Los *stents* proporcionan una luz más grande y regular, sujetan los colgajos de la íntima y las disecciones vasculares que se producen durante la angioplastia, y limitan mecánicamente el espasmo vascular. Sin embargo, tanto la trombosis precoz como el engrosamiento tardío de la íntima se pueden producir dentro de los *stents* y pueden dar lugar a una reestenosis proliferativa con mucha mayor probabilidad que sólo con la angioplastia (Fig. 10-33). Para reducir el riesgo de trombosis se toman potentes agentes antitrombóticos (antagonistas de las plaquetas), y las nuevas generaciones de *stents* liberan fármacos antiproliferativos (p. ej., paclitaxel o sirolimus); estas intervenciones combinadas dan lugar a una marcada disminución de la hiperplasia de la íntima.

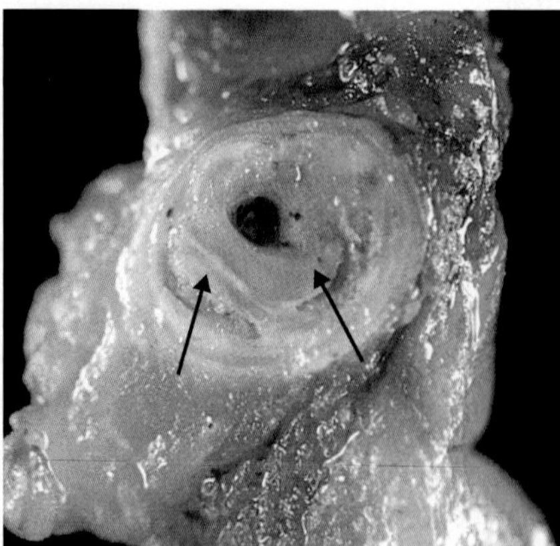

Figura 10-33

Fotografía macroscópica de la reestenosis tras una angioplastia con balón, que muestra una placa ateromatosa residual (*flecha izquierda*) y una nueva lesión proliferativa brillante (*flecha derecha*).

Sustitución vascular

Los injertos vasculares sintéticos o autólogos se usan cada vez con más frecuencia para sustituir vasos dañados o para hacer un *bypass* de las arterias disecadas. De los injertos sintéticos, los conductos de un calibre grande (de 12 a 18 mm) funcionan bien en las localizaciones de alto flujo como la aorta, mientras que los injertos de diámetro pequeño (≤ 8 mm de diámetro) generalmente se estropean por trombosis agudas.

En consecuencia, para la cirugía de *bypass* coronario (> 400.000 personas al año en Estados Unidos) los injertos están hechos con la vena safena autóloga del paciente (tomada de la propia pierna del paciente) o de la arteria mamaria interna (por su proximidad con el corazón). La permeabilidad a largo plazo de los injertos de la vena safena es sólo del 50% a los 10 años; los injertos se ocluyen como consecuencia de la trombosis (típicamente precoz), el engrosamiento de la íntima (meses o años después de la cirugía), y de la aterosclerosis del injerto, algunas veces con rotura sobreañadida de placas, trombos o aneurismas (generalmente más de 2 a 3 años después). En contraposición, más del 90% de los injertos de arteria mamaria interna son permeables a los 10 años.

BIBLIOGRAFÍA

Aikawa M, Libby P: The vulnerable atherosclerotic plaque: pathogenesis and therapeutic approach. Cardiovasc Pathol 13:125, 2004. *[Revisión extensa y actual del concepto, diagnóstico y tratamiento de la placa aterosclerótica vulnerable.]*

Chambless LE, et al.: Coronary heart disease risk prediction in the Atherosclerosis Risk in Communities (ARIC) study. J Clin Epidemiol 56:880, 2003.

Ganem D: KSHV infection and pathogenesis of Kaposi's sarcoma. Ann Rev Pathol: Mech Dis 1:273, 2006. *[Una buena revisión del papel del VHSK en patogénesis del sarcoma de Kaposi.]*

Gimbrone MA Jr, et al.: Endothelial dysfunction, hemodynamic forces, and atherogenesis. Ann NY Acad Sci 902:230, 2000. *[Una excelente discusión de la disfunción endotelial y de la enfermedad vascular.]*

Hansson GK, et al: Inflammation and atherosclerosis. Ann Review Pathol: Mech Dis 1:297, 2006. *[Una gran revisión del papel de la inflamación en la aterosclerosis.]*

Harper L, Savage COS: Leukocyte-endothelial interactions in antineutrophil cytoplasmic antibody–associated systemic vasculitis. Rheum Dis Clin North Am 27:887, 2001. *[Un modelo de vasculitis mediada por ANCA.]*

Kaplan NM: Systemic hypertension: mechanisms and diagnosis. In Zipes DP, et al. (eds): Heart Disease, 7th ed. Philadelphia, Elsevier Saunders, 2005, p 959. *[Un capítulo reciente sobre hipertensión, que cubre todos los aspectos.]*

Kempf VA, et al.: Activation of hypoxia-inducible factor-1 in bacillary angiomatosis: evidence for a role of hypoxia-inducible factor-1 in bacterial infections. Circulation 111:1054, 2005. *[Nuevas evidencias de los mecanismos subyacentes a la angiomatosis bacilar.]*

Libby P, Theroux P: Pathophysiology of coronary artery disease. Circulation 111:3481, 2005. *[Una excelente revisión de la enfermedad vascular cardíaca.]*

Lifton RP, et al.: Molecular mechanisms of human hypertension. Cell 104:545, 2001. *[Una revisión académica de la vías genéticas y moleculares que subyacen a la hipertensión.]*

Rarok AA, et al.: Neutrophil-activating potential of antineutrophil cytoplasm autoantibodies. J Leukoc Biol 74:3, 2003. *[Una revisión de la evidencia de la activación de los neutrófilos por los ANCA.]*

Ridker PM, et al.: Comparison of C-reactive protein and low-density lipoprotein cholesterol levels in the prediction of first cardiovascular events. N Engl J Med 347:1557, 2002.

Ridker PM, Libby P: Risk factors for atherothrombotic disease. In Zipes DP, et al. (eds): Braunwald's Heart Disease, 7th ed. Philadelphia, Elsevier Saunders, 2005, p 939. *[Una discusión detallada de los factores de riesgo de aterosclerosis.]*

Ross R: Atherosclerosis—an inflammatory disease. N Engl J Med 340:115, 1999. *[La descripción original, elegante e irresistible de la hipótesis de la respuesta a la lesión en la aterogénesis; todavía merece la pena leerlo.]*

Sakalihasan N, et al.: Abdominal aortic aneurysm. Lancet 365:1577, 2005. *[Una buena revisión actual del diagnóstico, el tratamiento y la patogénesis.]*

Saleh A, Stone JH: Classification and diagnostic criteria in systemic vasculitis. Best Pract Res Clin Rheumatol 19:209, 2005. *[Buena revisión de la complejidad y las controversias en la clasificación de las vasculitis.]*

Savige J, et al.: Antineutrophil cytoplasmic antibodies and associated diseases: a review of the clinical and laboratory features. Kidney Int 57:846, 2000. *[Una excelente revisión de este complejo tema.]*

Shimizu K, et al.: Local cytokine environments drive aneurysm formation in allografted aortas. Trends Cardiovasc Med 15:142, 2005. *[Un buen resumen de los datos sobre la patogéneis del AAA.]*

Sweitzer NK, Douglas PS: Cardiovascular disease in women. In Zipes DP, et al. (eds): Braunwald's Heart Disease, 7th ed. Philadelphia, Elsevier Saunders, 2005, p 1951. *[Una excelente discusión sobre los múltiples temas que tienen que ver con el sexo en la aterosclerosis y en otras enfermedades cardiovasculares.]*

Capítulo 11

Corazón*

FREDERICK J. SCHOEN, MD, PhD
RICHARD N. MITCHELL, MD, PhD

Además de su asociación histórica con las emociones humanas (así como la compasión, la fuerza y la resolución; de hecho, ¡Aristóteles pensaba que era el asiento del alma!), el corazón es un órgano fundamental para mantener la vida; es responsable de bombear más de 6.000 l de sangre al día por todo el cuerpo. En su estado sano normal, el corazón perfunde los tejidos con un aporte constante de nutrientes vitales y facilita la eliminación de los productos de desecho. Cuando se produce una alteración, la disfunción cardíaca se asocia a consecuencias fisiológicas devastadoras. Las cardiopatías siguen siendo la principal causa de morbilidad y mortalidad en los países industrializados; suponen cerca del 40% de todas las muertes posnatales en Estados Unidos y suman, en total, aproximadamente 750.000 personas cada año (casi el doble del número de muertes producidas por todas las formas de cáncer combinadas). La carga económica anual de la cardiopatía isquémica (CI) sola supera los 100.000 millones de dólares.

En este capítulo vamos a revisar, primero, las principales características de la insuficiencia cardíaca congestiva (ICC), que es el desenlace común a muchas cardiopatías. A continuación, seguirá un análisis de las principales categorías de las

*Los autores reconocen y agradecen al doctor Dennis Burns sus contribuciones previas a muchos aspectos de este capítulo.

cardiopatías, incluyendo algunas cardiopatías congénitas, CI (arteriopatía coronaria), cardiopatía hipertensiva, cardiopatía producida por enfermedades pulmonares intrínsecas (*cor pulmonale*), cardiopatía valvular y enfermedad miocárdica primaria. También se presentan algunos datos sobre la enfermedad pericárdica y las neoplasias cardíacas, y concluye con un breve repaso al trasplante cardíaco.

INSUFICIENCIA CARDÍACA

La insuficiencia cardíaca (también llamada «*insuficiencia cardíaca congestiva*», o ICC), es el desenlace frecuente de muchas de las enfermedades que se han mencionado. Sólo en Estados Unidos, la ICC afecta a aproximadamente 5 millones de personas cada año, precisa más de 1 millón de ingresos hospitalarios y causa la muerte de 300.000 pacientes cada año. La mayor parte de los casos de insuficiencia cardíaca se debe a «*disfunción sistólica*», el deterioro progresivo de la función contráctil miocárdica; la mayoría de las veces causada por cardiopatía isquémica o hipertensión. Sin embargo, en el 20-50% de los pacientes el corazón se contrae normalmente pero la relajación es anormal. Estos pacientes con insuficiencia «diastólica» generalmente son más ancianos y tienen mayor probabilidad de ser mujeres con hipertensión o diabetes mellitus. La insuficiencia cardíaca puede estar producida por insuficiencia valvular (p. ej., endocarditis) o también puede aparecer en corazones normales sometidos súbitamente a una carga anormal (p. ej., sobrecarga de líquidos o de presión).

En la insuficiencia cardíaca, el corazón es incapaz de bombear sangre a un ritmo que satisfaga las necesidades del metabolismo tisular, o lo consig [illegible] mayores de lo normal. El ir [illegible] En la mayoría de los casos [illegible] tener el ritmo de las dema [illegible] pequeña proporción de caso [illegible] a un gran aumento de las d [illegible] *ficiencia de gasto elevado*). [illegible] medades en las que el gast [illegible] por una pérdida de sangre [illegible] reduce el retorno sanguíne [illegible]

En un sentido mecánico, el corazón insuficiente en la ICC ya no puede bombear la sangre que le llega desde la circulación venosa. El gasto cardíaco inadecuado (denominado «*insuficiencia anterógrada*») casi siempre se acompaña de un aumento de la congestión de la circulación venosa («*insuficiencia retrógrada*») porque el ventrículo insuficiente es incapaz de expulsar la sangre venosa que le llega. Esto da lugar a un aumento del volumen ventricular telediastólico, que produce aumento de las presiones telediastólicas y, por último, elevación de las presiones venosas. Aunque el problema fundamental de la ICC es habitualmente una función cardíaca anormal, al final se afectan prácticamente todos los órganos por alguna combinación de insuficiencia anterógrada y retrógrada.

El aparato cardiovascular se puede adaptar a la reducción de la contractilidad miocárdica o al aumento de la carga hemodinámica mediante algunos mecanismos. Los más importantes son los siguientes:

- *Activación de sistemas neurohumorales*, especialmente: 1) liberación del neurotransmisor noradrenalina por el sistema nervioso simpático (aumenta la frecuencia cardíaca, la contractilidad miocárdica y la resistencia vascular); 2) activación del sistema renina-angiotensina-aldosterona, y 3) liberación del péptido natriurético auricular (PNA). Ésta es una hormona polipeptídica secretada por las aurículas en el contexto de la distensión auricular que produce vasodilatación, natriuresis y diuresis que ayuda a aliviar los estados de sobrecarga de volumen o presión.
- *Mecanismo de Frank-Starling*. A medida que progresa la insuficiencia cardíaca, aumentan las presiones telediastólicas, lo que hace que las fibras musculares cardíacas individuales se distiendan; en último término, esto aumenta el volumen de la cavidad cardíaca. Según la relación de Frank-Starling, estas fibras alargadas inicialmente se contraen con más fuerza, aumentando de esta manera el gasto cardíaco. Si el ventrículo dilatado es capaz de mantener el gasto cardíaco a un nivel que satisfaga las necesidades del cuerpo, se dice que el paciente está en «*insuficiencia cardíaca compensada*». Sin embargo, el aumento de la dilatación incrementa la tensión de la pared ventricular, lo que aumenta las necesidades de oxígeno de un miocardio ya comprometido. Con el tiempo, el miocardio insuficiente ya no es capaz de impulsar suficiente sangre para satisfacer las necesidades del cuerpo, incluso en reposo. En este punto, los pacientes entran en una fase denominada «*insuficiencia cardíaca descompensada*».
- *Cambios estructurales miocárdicos, que incluyen aumento de la masa muscular (hipertrofia)*, para aumentar la masa de tejido contráctil. Como los miocitos cardíacos adultos no pueden proliferar, la adaptación a un aumento crónico de la carga de trabajo supone la hipertrofia de las células musculares individuales. En estados de sobrecarga de presión (p. ej., hipertensión, estenosis valvular), la hipertrofia se caracteriza por aumento del diámetro de las fibras musculares individuales. Esto produce una «*hipertrofia concéntrica*», en la que el grosor de la pared ventricular aumenta sin incremento del tamaño de la cavidad. En estados de sobrecarga de volumen (p. ej., insuficiencia valvular o cortocircuitos anormales) lo que aumenta es la longitud de las fibras musculares individuales, lo que produce «*hipertrofia excéntrica*», que se caracteriza por un aumento del tamaño del corazón, además de incremento del grosor parietal.

Inicialmente, estos mecanismos adaptativos pueden ser adecuados para mantener el gasto cardíaco en una situación de reducción del rendimiento cardíaco. Sin embargo, al mantenerse o al deteriorarse la función cardíaca, finalmente se pueden producir alteraciones anatomopatológicas que producen trastornos estructurales y funcionales; estos cambios degenerativos incluyen apoptosis de los miocitos, alteraciones del citoesqueleto y de la síntesis y el remodelado de la matriz extracelular. Incluso la hipertrofia se produce con un coste significativo para la célula. Las necesidades de oxígeno del miocardio hipertrófico aumentan como consecuencia del aumento de la masa de las células miocárdicas y de la tensión de la pared ventricular. Como el lecho capilar miocárdico no siempre aumenta al mismo ritmo que el incremento de las necesidades de oxígeno de las fibras musculares hipertróficas, el miocardio se hace vulnerable a la lesión *isquémica*.

La insuficiencia cardíaca puede afectar predominantemente al lado izquierdo o al derecho, o a ambos lados del corazón.

Las causas más frecuentes [illegible] son: 1) CI; 2) hipertensión [illegible] aórtica, y 4) enfermedades [illegible] más frecuente de insuficie[illegible] ciencia ventricular izquierd[illegible] elevación de la presión arte[illegible] se puede producir insuficiencia cardíaca derecha sin insuficiencia cardíaca izquierda en pacientes con enfermedades intrínsecas del parénquima pulmonar y/o de la vasculatura pulmonar (*cor pulmonale*) y en pacientes con valvulopatía pulmonar o tricuspídea primaria. A veces se produce después de cardiopatías congénitas, por ejemplo, en el contexto de cortocircuitos de izquierda a derecha con sobrecarga crónica de volumen y de presión.

Insuficiencia cardíaca izquierda

Los efectos morfológicos y clínicos de la ICC izquierda se deben, principalmente, a la acumulación progresiva de sangre dentro de la circulación pulmonar y a las consecuencias de la disminución de la presión y del flujo sanguíneos periféricos.

Morfología

Los hallazgos en el corazón dependen de la enfermedad subyacente; por ejemplo, puede haber infarto de miocardio o deformidades valvulares. Excepto en casos de estenosis mitral (o de otros procesos que restringen el tamaño del ventrículo izquierdo), el ventrículo izquierdo habitualmente está **hipertrofiado** y con frecuencia **dilatado**, a veces de forma masiva. Habitualmente hay cambios inespecíficos de hipertrofia y fibrosis del miocardio. La dilatación secundaria de la aurícula izquierda con la consiguiente fibrilación auricular (es decir, contracción incoordinada y caótica de la aurícula) puede reducir el gasto sistólico o producir estasis sanguínea y **formación de trombos** (particularmente en la orejuela auricular); una aurícula izquierda con fibrilación se asocia a un riesgo sustancialmente mayor de accidente cerebrovascular embólico. Los efectos extracardíacos de la insuficiencia cardíaca izquierda se manifiestan sobre todo en los pulmones.

La elevación de la presión en las venas pulmonares se transmite, en último término, de forma retrógrada hasta los capilares, y produce **edema y congestión pulmonares**. Los pulmones son pesados y húmedos e, histológicamente, hay trasudado perivascular e intersticial, edema septal alveolar y edema intraalveolar (v. también los Capítulos 4 y 13). Además, la tendencia a la fuga capilar da lugar a la acumulación de eritrocitos (que contienen hemoglobina), que son fagocitados por los macrófagos. Dentro de los macrófagos, la hemoglobina se convierte en hemosiderina y, por tanto, los macrófagos cargados de hemosiderina en los alvéolos (denominados **células de la insuficiencia cardíaca**) son un dato de edema pulmonar previo.

Características clínicas. La *disnea* (dificultad respiratoria) habitualmente es el síntoma más temprano y significativo de los pacientes con insuficiencia ventricular izquierda; la tos también es un síntoma frecuente de insuficiencia cardíaca y se debe a la trasudación de líquido hacia los espacios aéreos. Con un deterioro cardíaco posterior los pacientes presentan disnea en decúbito (denominada «*ortopnea*»), que se debe al aumento del retorno venoso desde las extremidades inferiores y a la elevación del diafragma en decúbito supino. La ortopnea típicamente se alivia al sentarse o ponerse de pie, de modo que los pacientes habitualmente duermen sentados o erguidos. La «*disnea paroxística nocturna*» es una forma particularmente espectacular de dificultad respiratoria que despierta a los pacientes con crisis de disnea extrema en el límite de la asfixia.

Otras manifestaciones de la insuficiencia ventricular izquierda incluyen aumento del tamaño del corazón (cardiomegalia), taquicardia, tercer ruido cardíaco (S_3) y estertores finos en las bases pulmonares, producidos por la respiración a través de los alvéolos pulmonares edematosos. Con la dilatación ventricular progresiva, los músculos papilares se desplazan lateralmente, produciendo insuficiencia mitral y un soplo sistólico. La posterior dilatación crónica de la aurícula izquierda con frecuencia se asocia a «*fibrilación auricular*», que se manifiesta como un latido cardíaco «irregularmente irregular».

Insuficiencia cardíaca derecha

La insuficiencia cardíaca derecha habitualmente se debe a una insuficiencia cardíaca izquierda; cualquier aumento de presión en la circulación pulmonar inevitablemente produce aumento de la carga sobre el lado derecho del corazón. La insuficiencia cardíaca derecha aislada es menos frecuente y se produce en pacientes con enfermedades intrínsecas del parénquima pulmonar y/o de la vasculatura pulmonar que producen hipertensión pulmonar crónica (*cor pulmonale*). También puede aparecer en pacientes con valvulopatía pulmonar o tricuspídea. Las cardiopatías congénitas con cortocircuito de derecha a izquierda también pueden producir insuficiencia cardíaca derecha aislada. La hipertrofia y la dilatación generalmente están limitadas al ventrículo y a la aurícula derechos, aunque la protrusión del tabique interventricular hacia la izquierda puede producir disfunción del ventrículo izquierdo.

Los principales efectos morfológicos y clínicos de la insuficiencia cardíaca derecha pura difieren de los de la insuficiencia cardíaca izquierda en que la congestión pulmonar es mínima, mientras que la ingurgitación de los sistemas venosos sistémico y portal habitualmente es pronunciada.

Morfología

Hígado y sistema portal. El hígado habitualmente está aumentado de tamaño y de peso (hepatomegalia congestiva), y al corte muestra una congestión pasiva prominente, patrón denominado **hígado en nuez moscada** (v. el Capítulo 4); los centros rojos y congestionados de los lobulillos hepáticos están rodeados por regiones periféricas más pálidas y a veces con contenido graso. En algunos casos, especialmente cuando también hay insuficiencia cardíaca izquierda, la hipoxia central grave produce **necrosis centrolobulillar** además de la congestión sinusoidal. En la insuficiencia cardíaca derecha grave de larga evolución, las áreas centrales pueden hacerse fibróticas, dando lugar a la denominada **cirrosis cardíaca** (Capítulo 16).

La insuficiencia cardíaca derecha también produce elevación de la presión en la vena porta y en sus tributarias. La congestión hace que el bazo esté firme y aumentado de tamaño (**esplenomegalia congestiva**). En la congestión de larga evolución, el bazo aumentado de tamaño puede alcanzar un peso de 300 a 500 g (normal < 150 g). Microscópicamente, puede haber una marcada dilatación sinusoidal. El edema crónico de la pared intestinal puede interferir con la absorción de nutrientes. La acumulación de trasudado en la cavidad peritoneal puede producir ascitis.

Espacios pleural y pericárdico. Se puede acumular líquido en los espacios pleural (particularmente en el derecho) y pericárdico (derrame). Así, mientras que el edema pulmonar indica insuficiencia cardíaca izquierda, los derrames pleurales acompañan tanto a la insuficiencia cardíaca derecha como a la izquierda. Los derrames pleurales (típicamente serosos) pueden variar desde 100 ml hasta más de 1 l y pueden producir atelectasia parcial del pulmón afectado. Al contrario que el edema inflamatorio, el líquido del edema en la ICC tiene un bajo contenido en proteínas.

Tejidos subcutáneos. El edema periférico de las porciones inferiores del cuerpo, especialmente el edema del tobillo (podal) y pretibial, es un dato fundamental de insuficiencia cardíaca derecha. En los pacientes encamados de forma crónica el edema puede ser, principalmente, presacro. El edema masivo generalizado se denomina **anasarca**.

Características clínicas. Mientras que los síntomas de la insuficiencia cardíaca izquierda se deben, principalmente, a la congestión y el edema pulmonares, la insuficiencia cardíaca derecha pura típicamente produce muy pocos síntomas respiratorios. Por el contrario, hay congestión venosa sistémica y portal, con aumento del tamaño del hígado y del bazo, edema periférico, derrame pleural y ascitis. Sin embargo, es necesario señalar que en la mayoría de los casos de descompensación cardíaca crónica los pacientes tienen *ICC biventricular, que incluye los síndromes clínicos de insuficiencia cardíaca derecha e izquierda*. A medida que progresa la ICC, los pacientes pueden presentar cianosis y acidosis francas como consecuencia de la reducción de la perfusión tisular.

RESUMEN

Insuficiencia cardíaca

- La ICC se produce cuando el corazón es incapaz de bombear sangre a un ritmo que satisfaga las necesidades metabólicas del tejido periférico; el gasto cardíaco inadecuado habitualmente se acompaña de aumento de la congestión de la circulación venosa correspondiente.
- La insuficiencia cardíaca izquierda se debe, la mayoría de las veces, a CI, hipertensión sistémica, valvulopatía mitral o aórtica y enfermedades primarias del miocardio; los síntomas se relacionan principalmente con la congestión y el edema pulmonares.
- La insuficiencia cardíaca derecha se debe, la mayoría de las veces, a insuficiencia cardíaca izquierda o a enfermedades pulmonares primarias; se asocia a edema periférico y congestión visceral.

CARDIOPATÍAS CONGÉNITAS

Las cardiopatías congénitas son malformaciones del corazón o de los grandes vasos que están presentes en el momento del nacimiento. La mayoría de estos trastornos se origina por una embriogenia defectuosa durante las semanas gestacionales 3 a 8, cuando se desarrollan las principales estructuras cardiovasculares. Las malformaciones congénitas del corazón abarcan un amplio espectro de defectos que varían desde malformaciones graves que producen la muerte en el período perinatal hasta lesiones leves que producen sólo síntomas mínimos, incluso durante la vida adulta. Aunque las cifras son variables, una incidencia aceptada generalmente es del 1% de los recién nacidos vivos; la incidencia es mayor en lactantes prematuros y en mortinatos. Como cabría esperar, las cardiopatías congénitas son el tipo más frecuente de cardiopatía en niños.

Debido a los avances clínicos, el número de pacientes que sobreviven con cardiopatías congénitas está aumentando rápidamente; se estima que en 2020 habrá 750.000 adultos con cardiopatías congénitas. Aunque la cirugía puede corregir las alteraciones hemodinámicas, el corazón reparado puede no ser completamente normal. La hipertrofia miocárdica y el remodelado cardíaco producidos por la malformación congénita pueden ser irreversibles. Aunque inicialmente son adaptativos, estos cambios pueden producir arritmias de inicio tardío, isquemia o disfunción miocárdica, a veces muchos años después de la cirugía.

Patogenia. Los conceptos generales en relación con la etiología de las malformaciones congénitas se analizan en el capítulo 7. Por tanto, éste se centra en factores relativos a las cardiopatías congénitas, teniendo en cuenta que la causa se desconoce casi en el 90% de los casos. Los «*factores ambientales*», como la infección congénita por rubéola, son causales en muchos casos. Los «*factores genéticos*» están también implicados con claridad, como se manifiesta por formas familiares de cardiopatías congénitas y asociaciones bien definidas con algunas alteraciones cromosómicas (p. ej., trisomías 13, 15, 18 y 21, y síndrome de Turner).

La morfogenia cardíaca implica múltiples genes y está regulada estrechamente para garantizar una circulación embrionaria eficaz. Los pasos fundamentales suponen la especificación del destino de las células cardíacas, la morfogenia y la formación de un bucle a partir del tubo cardíaco, la segmentación y el crecimiento de las cavidades cardíacas, la formación de las válvulas cardíacas y la conexión de los grandes vasos al corazón. Las vías moleculares que controlan este desarrollo cardíaco proporcionan los cimientos para conocer la base de algunas malformaciones congénitas cardíacas. Algunas cardiopatías congénitas se asocian a mutaciones de factores de transcripción. Las mutaciones del factor de transcripción TBX5 pueden producir las comunicaciones interauriculares e interventriculares que se observan en el síndrome de Holt-Oram. Las mutaciones del factor de transcripción NKX2.5 se asocian a comunicaciones interauriculares (CIA) aisladas.

Como diferentes estructuras cardíacas pueden compartir las mismas vías de desarrollo, lesiones diferentes pueden estar relacionadas, a pesar de todo, con un defecto genético común. La característica unificadora de muchos defectos del tracto de salida es el desarrollo anormal de las células derivadas de la cresta neural, cuya migración hacia el corazón embrionario es necesaria para la formación del tracto de salida. En particular, genes localizados en el cromosoma 22 tienen una función importante en la formación del troncocono, los arcos branquiales y la cara humana; actualmente sabemos que las deleciones del cromosoma 22q11.2 subyacen al 15-50% de las malformaciones del tracto de salida. Además, estas lesiones también pueden producir malformaciones congénitas del cuarto arco branquial y de los derivados de la tercera y cuarta bolsas faríngeas, lo que da lugar a hipoplasia tímica y para-

Tabla 11-1 Frecuencias de las malformaciones congénitas cardíacas*

Malformación	Incidencia por cada millón de recién nacidos vivos	%
Comunicación interventricular	4.482	42
Comunicación interauricular	1.043	10
Estenosis pulmonar	836	8
Conducto arterioso permeable	781	7
Tetralogía de Fallot	577	5
Coartación aórtica	492	5
Defecto de la unión auriculoventricular	396	4
Estenosis aórtica	388	4
Transposición de las grandes arterias	388	4
Tronco arterioso	136	1
Conexión venosa pulmonar anómala total	120	1
Atresia tricuspídea	118	1
TOTAL	9.757	

* Se presentan como el cuartil superior de 44 estudios publicados. Los porcentajes no suman 100% debido al redondeo.

Fuente: Hoffman JIE, Kaplan S: The incidence of congenital heart disease. J Am Coll Cardiol 39:1890, 2002.

tiroidea, con la consiguiente inmunodeficiencia (síndrome de DiGeorge, capítulo 5) e hipocalcemia.

Doce trastornos suponen el 85% de las cardiopatías congénitas; sus frecuencias se muestran en la Tabla 11-1. Para este análisis, las cardiopatías congénitas se pueden subdividir en tres grupos principales:

- Malformaciones que producen un «*cortocircuito de izquierda a derecha*».
- Malformaciones que producen un «*cortocircuito de derecha a izquierda*» (cardiopatías congénitas cianóticas).
- Malformaciones que producen «*obstrucción*».

Un «*cortocircuito*» es una comunicación anormal entre cavidades o vasos sanguíneos. Dependiendo de las relaciones de presión, los cortocircuitos permiten el flujo de sangre desde el corazón izquierdo hasta el corazón derecho (o viceversa). Cuando hay un *cortocircuito de derecha a izquierda*, se produce un tono azulado oscuro de la piel (*cianosis*) porque se evita la circulación pulmonar y entra en la circulación sistémica sangre poco oxigenada. Por el contrario, los *cortocircuitos de izquierda a derecha* aumentan el flujo sanguíneo pulmonar y no se asocian (al menos inicialmente) a cianosis. Sin embargo, exponen a la circulación pulmonar de baja presión y de baja resistencia a un aumento de la presión y del volumen, lo que produce hipertrofia ventricular derecha y, en último término, insuficiencia derecha. Algunas malformaciones congénitas producen obstrucción del flujo vascular al estrechar las cavidades, las válvulas o los vasos sanguíneos principales; se denominan «*cardiopatías congénitas obstructivas*». Una obstrucción completa se denomina «*atresia*». En algunos trastornos (p. ej., tetralogía de Fallot), una obstrucción (estenosis pulmonar) se asocia a un cortocircuito (de derecha a izquierda a través de una comunicación interventricular [CIV]).

Cortocircuitos de izquierda a derecha

Los cortocircuitos de izquierda a derecha representan el tipo más frecuente de malformación cardíaca congénita (Fig. 11-1). Incluyen las comunicaciones interauriculares o interventriculares y el *conducto arterioso permeable*. Las comunicaciones interauriculares típicamente se asocian a aumento del volumen sanguíneo pulmonar, mientras que las comunicaciones interventriculares y el conducto arterioso permeable producen aumento del flujo y de la presión en la circulación pulmonar. Estas malformaciones pueden ser asintomáticas o pueden producir una ICC fulminante en el momento del nacimiento.

La cianosis no es una característica inicial de estas malformaciones, aunque puede aparecer posteriormente, después de que el cortocircuito prolongado de izquierda a derecha haya producido una hipertensión pulmonar suficiente para generar presiones mayores en el lado derecho que en el izquierdo y, de esta forma, producir la inversión del flujo sanguíneo a través del cortocircuito. Esta inversión del flujo con derivación de sangre no oxigenada hacia la circulación sistémica se denomina «*síndrome de Eisenmenger*». Una vez que se ha producido

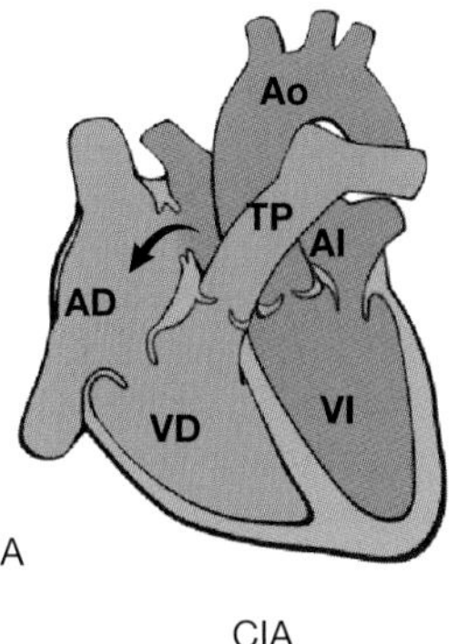

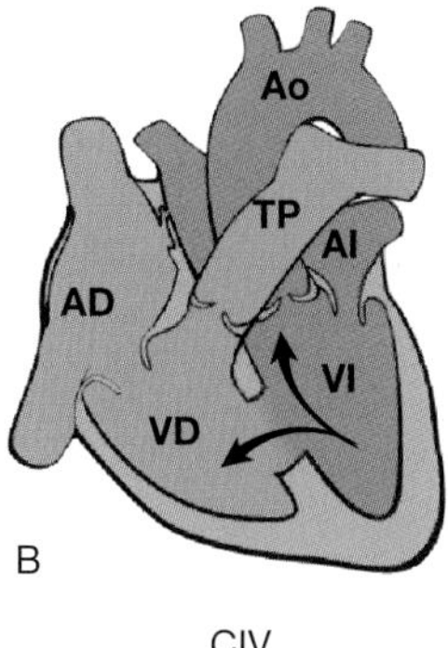

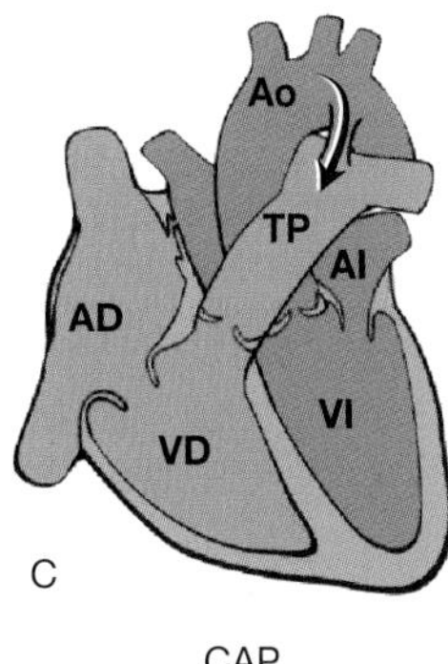

Figura 11-1

Cortocircuitos congénitos de izquierda a derecha (véanse las *flechas*). **A**, comunicación interauricular (CIA). **B**, comunicación interventricular (CIV). En la CIV el cortocircuito es de izquierda a derecha, y las presiones son las mismas en ambos ventrículos. Generalmente hay hipertrofia por presión del ventrículo derecho e hipertrofia por volumen del ventrículo izquierdo. **C**, conducto arterioso permeable (CAP).

una hipertensión pulmonar significativa, se considera que los efectos estructurales de la cardiopatía congénita son irreversibles. Éste es el fundamento de la intervención temprana, quirúrgica o no quirúrgica.

Comunicaciones interauriculares

Tal vez se comprendan mejor las CIA desde la perspectiva de la formación normal del tabique interauricular (Fig. 11-2). El tabique interauricular comienza como un crecimiento del *septum primum* desde la pared dorsal de la cavidad auricular común hacia el *cojinete endocárdico* en desarrollo; un espacio, denominado *ostium primum*, inicialmente separa a ambos. El crecimiento continuado y la fusión del tabique con el cojinete endocárdico en último término obliteran el agujero primario; sin embargo, ahora aparece una segunda abertura, el *ostium secundum*, en el área central del tabique primario (que permite el flujo continuo de sangre oxigenada desde la aurícula derecha hacia la izquierda, esencial para la vida fetal). A medida que aumenta el *ostium secundum*, el *septum secundum* hace su aparición adyacente al *septum primum*. Este *septum secundum* prolifera para formar una estructura semilunar superpuesta a un espacio denominado *foramen ovale*. Éste está cerrado en su lado izquierdo por un colgajo de tejido procedente del tabique primario, que actúa como válvula unidireccional que permite el flujo de sangre desde la derecha hacia la izquierda durante la vida intrauterina. En el momento del nacimiento, la disminución de la resistencia vascular pulmonar y el aumento de la presión arterial sistémica hacen que las presiones en la aurícula izquierda superen a las de la aurícula derecha; la consecuencia es el cierre funcional del agujero oval. En la mayoría de las personas, el *foramen ovale* se sella permanentemente por la fusión de los tabiques primario y secundario, aunque persiste un grado leve de permeabilidad en, aproximadamente, el 25% de la población general.

Las alteraciones de esta secuencia dan lugar a la aparición de diversas CIA; se reconocen tres tipos. La más frecuente (90%) es la *CIA ostium secundum*, que aparece cuando el *septum secundum* no aumenta de tamaño lo suficiente para recubrir el *ostium secundum* (Fig. 11-2). Las *CIA de ostium primum* son menos frecuentes (5% de los casos); se producen si el *septum primum* y el cojinete endocárdico no se fusionan y con frecuencia se asocian a malformaciones de otras estructuras derivadas del cojinete endocárdico (p. ej., las válvulas mitral y tricúspide). Las *CIA del seno venoso* (5% de los casos) están localizadas cerca de la entrada de la vena cava superior y se asocian a mutaciones por error en el marco de lectura del factor de transcripción NKX2.5.

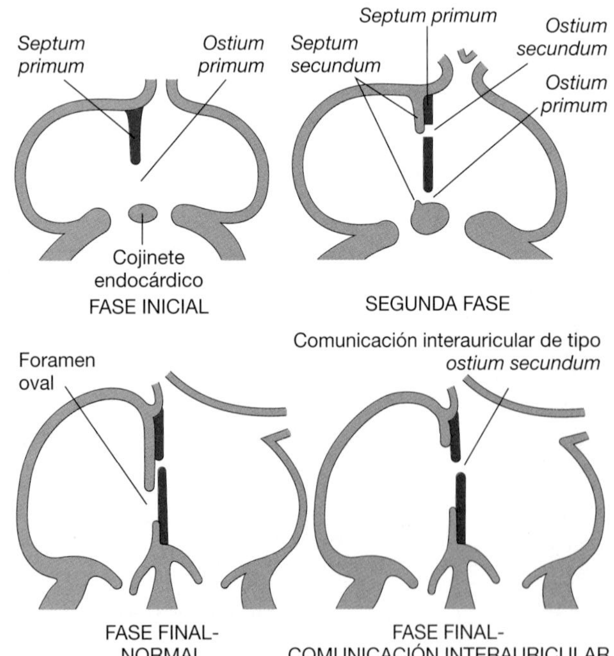

Figura 11-2

Embriogenia de una comunicación interauricular de tipo *ostium secundum*. La aurícula derecha está a la izquierda del *septum primum*.

Morfología

Las CIA de tipo ***ostium secundum*** típicamente son defectos de bordes lisos próximos al agujero oval, habitualmente sin otras malformaciones cardíacas asociadas. Debido al cortocircuito de izquierda a derecha, las lesiones hemodinámicamente significativas se acompañan de dilatación de la aurícula y el ventrículo derechos, hipertrofia ventricular derecha y dilatación de la arteria pulmonar, que reflejan los efectos de una sobrecarga de volumen crónica sobre el lado derecho del corazón. Las CIA de ***ostium primum*** aparecen en la parte inferior del tabique interauricular y se pueden extender hasta las válvulas mitral y tricúspide, lo que refleja la estrecha relación entre el desarrollo del tabique primario y el cojinete endocárdico. Habitualmente hay malformaciones de las válvulas auriculoventriculares, típicamente en forma de hendidura del velo anterior de la válvula mitral o del velo septal de la válvula tricúspide. En los casos más graves, el defecto de tipo *ostium primum* se acompaña de una CIV y de deformidades graves de las válvulas mitral y tricúspide, y como consecuencia de un canal auriculoventricular común. Las CIA del seno venoso se localizan en la parte superior del tabique interauricular y con frecuencia se acompañan de drenaje anómalo de las venas pulmonares en la aurícula derecha o en la vena cava superior.

Características clínicas. Aunque las CIV son las malformaciones congénitas más frecuentes en el momento del nacimiento (Tabla 11-1), muchas se cierran espontáneamente. En consecuencia, las CIA (que tienen menos probabilidad de cerrarse espontáneamente) son los defectos más comunes que se diagnostican por primera vez en adultos. Las CIA producen inicialmente cortocircuitos de izquierda a derecha como consecuencia de las menores presiones en la circulación pulmonar y en el lado derecho del corazón. En general, estos efectos son bien tolerados, especialmente si miden menos de 1 cm de diámetro; lesiones incluso mayores habitualmente no producen síntomas durante la infancia. Sin embargo, con el paso del tiempo puede aumentar la resistencia vascular pulmonar, lo que produce hipertensión pulmonar. Esto se produce en menos del 10% de los pacientes con una CIA no corregida. Los objetivos del cierre quirúrgico de las CIA son la reversión de las alteraciones hemodinámicas y la prevención de las complicaciones, como insuficiencia cardíaca, embolia paradójica y vasculopatía pulmonar irreversible. La mortalidad es baja y la supervivencia postoperatoria es comparable a la de una población normal. Los defectos del *ostium primum* tienen mayor probabilidad de asociarse a datos de ICC, en parte debido a la elevada frecuencia de insuficiencia mitral asociada.

Comunicaciones interventriculares

El cierre incompleto del tabique interventricular permite el cortocircuito de izquierda a derecha y es la malformación congénita cardíaca más frecuente en el momento del nacimiento (Tabla 11-1 y Fig. 11-1B). El tabique interventricular normalmente se forma por la fusión de un reborde muscular intraventricular que crece hacia arriba desde la punta del corazón con una porción membranosa más delgada que crece hacia abajo desde el cojinete endocárdico. La región basal (membranosa) es la última parte del tabique que se desarrolla y es la localización de, aproximadamente, el 90% de las CIV. Aunque son más frecuentes en el momento del nacimiento que las CIA, la mayoría de las CIV se cierra espontáneamente durante la infancia, por lo que la incidencia global en adultos es menor que la de las CIA. Aproximadamente, el 30% de las CIV aparece de forma aislada; con más frecuencia se asocian a otras malformaciones cardíacas.

Morfología

El tamaño y la localización de las CIV son variables y van desde defectos diminutos en las porciones muscular o membranosa del tabique (Fig. 11-3) hasta grandes defectos que afectan a prácticamente todo el tabique. En los defectos asociados a un cortocircuito significativo de izquierda a derecha, el ventrículo derecho está hipertrofiado y con frecuencia dilatado. El diámetro de la arteria pulmonar está aumentado debido al incremento del volumen expulsado por el ventrículo derecho. Son frecuentes los cambios vasculares típicos de la hipertensión pulmonar (Capítulo 13).

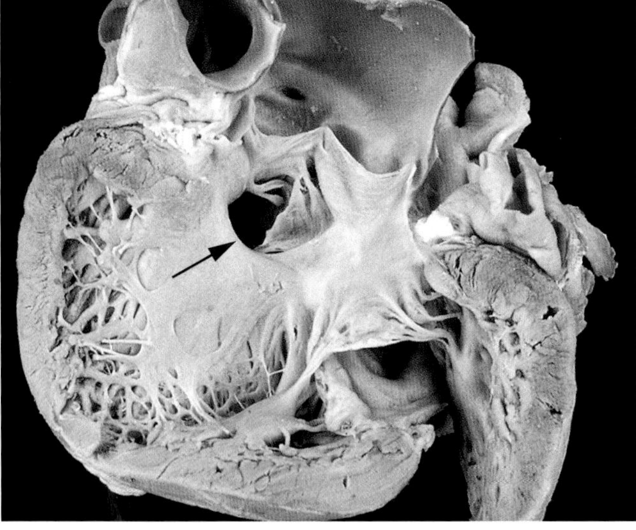

Figura 11-3

Fotografía macroscópica de una comunicación interventricular (tipo membranoso, *flecha*). (Cortesía del doctor William D. Edwards, Mayo Clinic, Rochester, Minnesota.)

Características clínicas. Las CIV pequeñas pueden ser asintomáticas, y las de la porción muscular del tabique se pueden cerrar espontáneamente durante la lactancia o la infancia. Sin embargo, las comunicaciones de mayor tamaño pueden producir un cortocircuito de izquierda a derecha grave, con frecuencia complicado por hipertensión pulmonar e ICC. Se produce hipertensión pulmonar progresiva, con la consiguiente inversión del cortocircuito y cianosis, de forma más precoz y con más frecuencia en pacientes con CIV que en los que tienen CIA; por tanto, en estas lesiones está indicada la corrección quirúrgica temprana. Las comunicaciones de tamaño pequeño y medio que producen lesiones por chorro en el ventrículo derecho también son propensas a una endocarditis infecciosa superpuesta.

Conducto arterioso permeable

Durante la vida intrauterina, el conducto arterioso permite el flujo sanguíneo desde la arteria pulmonar hacia la aorta, evitando de esta manera los pulmones no oxigenados. Sin embargo, poco después del nacimiento el conducto se constriñe, en respuesta al aumento de la oxigenación arterial, y la disminución de la resistencia vascular pulmonar y de la concentración local de prostaglandina E_2. En lactantes a término sanos, el conducto no es permeable funcionalmente en 1 a 2 días después del nacimiento; la obliteración estructural completa se produce en los primeros meses de vida extrauterina para formar el «*ligamento arterioso*». El cierre del conducto con frecuencia se retrasa (o incluso está ausente) en lactantes con hipoxia (debida a dificultad respiratoria o a cardiopatía). Los CAP suponen, aproximadamente, el 7% de las lesiones cardíacas congénitas (Tabla 11-1 y Fig. 11-1C); el 90% son lesiones aisladas. El resto aparece asociado a otras malformaciones congénitas, la mayoría de las veces CIV.

Morfología

El conducto arterioso se origina en la arteria pulmonar izquierda y se une a la aorta inmediatamente distal al origen de la arteria subclavia izquierda. En los CAP, parte de la sangre oxigenada que sale del ventrículo izquierdo es derivada de nuevo hacia los pulmones (Fig. 11-1C). Debido a la sobrecarga de volumen resultante, las arterias pulmonares proximales, la aurícula izquierda y el ventrículo izquierdo se pueden dilatar. Con la aparición de hipertensión pulmonar se observa aterosclerosis de las arterias pulmonares principales y cambios proliferativos en los vasos pulmonares más distales, seguido de hipertrofia y dilatación del corazón derecho.

Características clínicas. Los CAP son cortocircuitos de izquierda a derecha de alta presión, audibles como soplos rudos «en maquinaria». Un CAP pequeño generalmente no produce síntomas, aunque defectos de mayor calibre pueden producir síndrome de Eisenmenger con cianosis e ICC. El cortocircuito de presión elevada también predispone a la endocarditis infecciosa. Aunque hay acuerdo general en que los CAP aislados se deben cerrar tan pronto como sea posible, el mantenimiento de la permeabilidad del conducto (mediante la administración de prostaglandina E_2) puede tener una importancia crítica en lactantes con diversas formas de cardiopatías congénitas en las que el CAP es el único medio de proporcionar flujo sanguíneo sistémico o pulmonar (p. ej., atresia aórtica o pulmonar).

Entonces, irónicamente el conducto puede ser potencialmente mortal o puede salvar la vida.

Cortocircuitos de derecha a izquierda

Las malformaciones cardíacas asociadas a cortocircuitos de derecha a izquierda se distinguen por *cianosis en el momento del nacimiento o poco después de éste*. Esto sucede porque la sangre poco oxigenada procedente del lado derecho del corazón se introduce directamente en la circulación arterial. Dos de las enfermedades más importantes que se asocian a cardiopatías congénitas cianóticas son la *tetralogía de Fallot* y la *transposición de los grandes vasos* (Fig. 11-4). Los hallazgos clínicos asociados a la cianosis grave de larga evolución incluyen ensanchamiento de las puntas de los dedos (*osteoartropatía hipertrófica*) y *policitemia*. Además, los cortocircuitos de derecha a izquierda permiten que los émbolos venosos eviten los pulmones y entren directamente en la circulación sistémica (*embolia paradójica*).

Tetralogía de Fallot

La *tetralogía de Fallot*, que supone aproximadamente el 5% de todas las malformaciones cardíacas congénitas, *es la causa más frecuente de cardiopatía congénita cianótica* (Tabla 11-1). Las principales características de la tetralogía son: 1) CIV; 2) obstrucción al tracto de salida del ventrículo derecho (estenosis subpulmonar); 3) aorta acabalgada sobre la CIV, y 4) hipertrofia ventricular derecha (Fig. 11-4A). Todas estas características se deben al desplazamiento anterosuperior del tabique infundibular, de modo que hay una división anormal entre el tronco pulmonar y la raíz aórtica. Incluso sin tratamiento, algunos pacientes con tetralogía pueden sobrevivir hasta la vida adulta; la gravedad clínica depende, en gran medida, del grado de obstrucción al flujo de salida pulmonar.

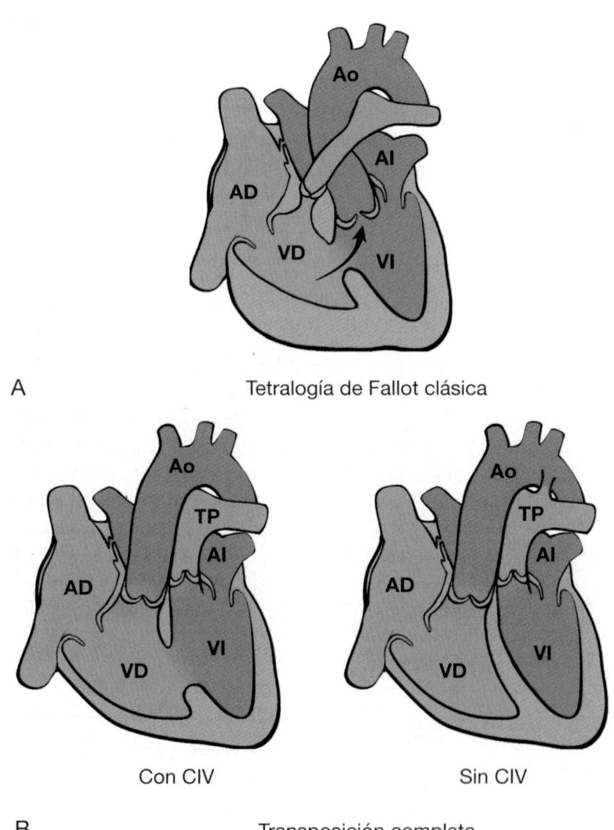

Figura 11-4

Diagrama esquemático de los cortocircuitos de derecha a izquierda más importantes (*cardiopatías congénitas cianóticas*). **A**, tetralogía de Fallot. La flecha indica la dirección del flujo sanguíneo. **B**, transposición de los grandes vasos con y sin CIV. (AD, aurícula derecha; AI, aurícula izquierda; Ao, aorta; TP, tronco pulmonar; VD, ventrículo derecho; VI, ventrículo izquierdo). (Cortesía del doctor William D. Edwards, Mayo Clinic, Rochester, Minnesota.)

Morfología

En la tetralogía de Fallot el corazón es grande y «con forma de bota» como consecuencia de la hipertrofia ventricular derecha; la aorta proximal habitualmente es mayor de lo normal, con disminución del tronco pulmonar. Las cavidades cardíacas izquierdas tienen un tamaño normal, mientras que la pared del ventrículo derecho está muy engrosada e incluso puede superar a la del izquierdo. La CIV está próxima a la porción membranosa del tabique interventricular, y la válvula aórtica está inmediatamente encima de la CIV. El tracto de salida pulmonar está estrechado, y en algunos casos la válvula pulmonar puede ser estenótica. En muchos casos, hay otras malformaciones, como CAP o CIA; realmente son beneficiosas en muchos sentidos, porque permiten el flujo sanguíneo pulmonar.

Características clínicas. Las consecuencias hemodinámicas de la tetralogía de Fallot son cortocircuito de derecha a izquierda, disminución del flujo sanguíneo pulmonar y aumento de los volúmenes aórticos. *La magnitud del cortocircuito* (y la gravedad clínica) *está determinada por la magnitud de la obstrucción del tracto de salida del ventrículo derecho*. Si la obstrucción pulmonar es leve, la enfermedad es similar a una CIV aislada, porque las elevadas presiones sistémicas en el lado izquierdo producen un cortocircuito de izquierda a derecha sin cianosis. Con más frecuencia, una estenosis marcada produce un cortocircuito significativo de derecha a izquierda con la consiguiente cianosis en las primeras fases de la vida. A medida que los pacientes con tetralogía de Fallot crecen, el orificio pulmonar no aumenta, a pesar del incremento global del tamaño del corazón. Por tanto, el grado de estenosis empeora con el tiempo, lo que da lugar a aumento de la cianosis. Los pulmones están protegidos de la sobrecarga hemodinámica por la estenosis pulmonar, de modo que no se produce hipertensión pulmonar. Al igual que en cualquier cardiopatía cianótica, los pacientes presentan eritrocitosis, con la consiguiente hiperviscosidad, y osteoartropatía hipertrófica; el cortocircuito de derecha a izquierda también aumenta el riesgo de endocarditis infecciosa, embolia sistémica y absceso cerebral. Actualmente es posible la corrección quirúrgica de esta malformación en la mayoría de los casos.

Transposición de las grandes arterias

La transposición de las grandes arterias (TGA) es una conexión discordante de los ventrículos a su tracto de salida vascular. El defecto embrionario es la formación anormal de los tabiques del tronco y aortopulmonar, de modo que la aorta se origina en el ventrículo derecho y la arteria pulmonar en el ventrículo izquierdo (Fig. 11-4B). Sin embargo, las conexiones entre aurículas y ventrículos son normales (concordantes), de modo que la aurícula derecha se une al ventrículo derecho y la aurícula izquierda drena en el ventrículo izquierdo.

El resultado funcional es la separación de la circulación sistémica y pulmonar, una situación que es incompatible con la vida posnatal, salvo que haya un cortocircuito para una mezcla adecuada de sangre y para el transporte de sangre oxigenada hacia la aorta. Los pacientes con TGA y CIV (aproximadamente el 35%) tienden a tener un cortocircuito relativamente estable. Sin embargo, los que tienen sólo un agujero oval permeable o un CAP (aproximadamente el 75%) tienden a tener cortocircuitos inestables que se pueden cerrar y con frecuencia precisan de intervención quirúrgica en los primeros días de vida.

Morfología

La TGA tiene muchas variantes, pero una revisión detallada de éstas realmente debería reservarse a los expertos. La lesión fundamental es el origen anormal del tronco pulmonar y de la raíz aórtica. En los pacientes que sobreviven al período neonatal se ven combinaciones variadas de CIA, CIV y CAP. La hipertrofia ventricular derecha se hace llamativa porque esta cavidad actúa como el ventrículo sistémico. Simultáneamente, el ventrículo izquierdo se hace algo atrófico, porque sólo tiene que dar soporte a la circulación pulmonar de baja resistencia.

Características clínicas. La manifestación principal de la TGA es la cianosis temprana. La perspectiva de los recién nacidos con TGA depende del grado de cortocircuito, de la magnitud de la hipoxia tisular y de la capacidad del ventrículo derecho para mantener presiones sistémicas. Se pueden utilizar infusiones de prostaglandina E_2 para mantener la permeabilidad del conducto arterioso, y se realizan maniobras como la septostomía auricular para crear una CIA que mejore la saturación arterial de oxígeno. Incluso con un cortocircuito estable, la mayoría de los pacientes con TGA no corregida muere en los primeros meses de vida. En consecuencia, habitualmente se realiza cirugía correctora a los pacientes afectados (intercambio de las grandes arterias) en las primeras semanas después del nacimiento.

Lesiones obstructivas

La obstrucción congénita al flujo sanguíneo puede producirse en las válvulas cardíacas o dentro de un gran vaso. La obstrucción también puede aparecer dentro de una cavidad, como en la estenosis subpulmonar de la tetralogía de Fallot. Los ejemplos relativamente frecuentes de obstrucción congénita incluyen estenosis de la válvula pulmonar, estenosis o atresia de la válvula aórtica y coartación aórtica.

Coartación aórtica

La coartación (estrechamiento o constricción) de la aorta es una malformación estructural relativamente frecuente (Tabla 11-1) y es la forma más importante de cardiopatía congénita obstructiva. Los varones se afectan con el doble de frecuencia que las mujeres, aunque las mujeres con síndrome de Turner con frecuencia tienen coartación aórtica. Se han descrito dos formas clásicas (Fig. 11-5): una forma «infantil» con hipoplasia del cayado aórtico proximal a un CAP, y una forma «adulta» en la que hay una invaginación limitada de la aorta similar a una cresta, inmediatamente frente al ligamento arterioso y distal a los vasos del cayado. La coartación aórtica puede aparecer como una malformación solitaria, pero en más del 50% de los casos se acompaña de una válvula aórtica bicúspide. También puede haber estenosis aórtica congénita, CIA, CIV o insuficiencia mitral. En algunos casos, coexisten aneurismas en frambuesa del polígono de Willis.

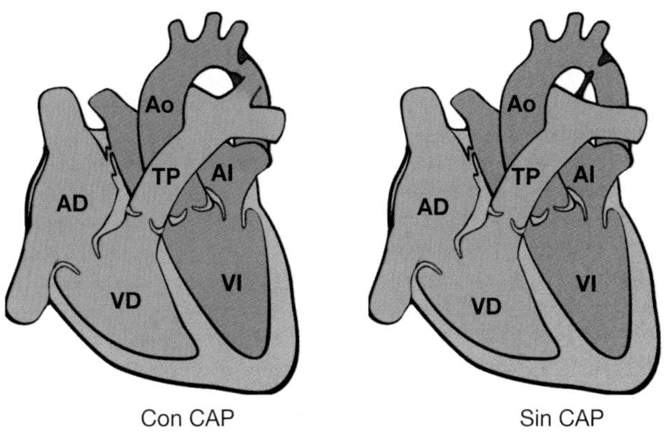

Figura 11-5

Coartación aórtica con y sin conducto arterial permeable (CAP). AD, aurícula derecha; AI, aurícula izquierda; Ao, aorta; VD, ventrículo derecho; VI, ventrículo izquierdo; TP, tronco pulmonar. (Cortesía del Dr. William D. Edwards, Mayo Clinic, Rochester, Minnesota.)

Morfología

La coartación preductal («infantil») se caracteriza por estenosis tubular del segmento aórtico entre la arteria subclavia izquierda y el conducto arterioso. El conducto arterioso habitualmente es permeable y es el principal origen de la sangre que llega a la aorta distal. Como el lado derecho del corazón debe perfundir el cuerpo distal a la estenosis, el ventrículo derecho típicamente está hipertrofiado y dilatado; el tronco pulmonar también está dilatado para adaptarse al aumento del flujo sanguíneo.

En la coartación posductal más frecuente («adulta»), la aorta está constreñida súbitamente por un rodete de tejido en el ligamento arterioso o inmediatamente distal a éste (Fig. 11-6). El segmento constreñido está formado por músculo liso y fibras elásticas que se continúan con la media aórtica y que están tapizados por una capa engrosada de íntima. El conducto arterioso está cerrado. Proximal a la coartación, el cayado aórtico y sus ramas están dilatados y, en pacientes de mayor edad, con frecuencia son ateroscleróticos. El ventrículo izquierdo es hipertrófico.

Características clínicas. Las manifestaciones clínicas dependen casi totalmente de la gravedad de la estenosis y de la permeabilidad del conducto arterioso.

La *coartación aórtica preductal con CAP* habitualmente produce manifestaciones en las primeras fases de la vida, y de aquí la antigua denominación de coartación *infantil*; de hecho, puede producir síntomas y signos inmediatamente después del nacimiento. En estos casos, el transporte de sangre

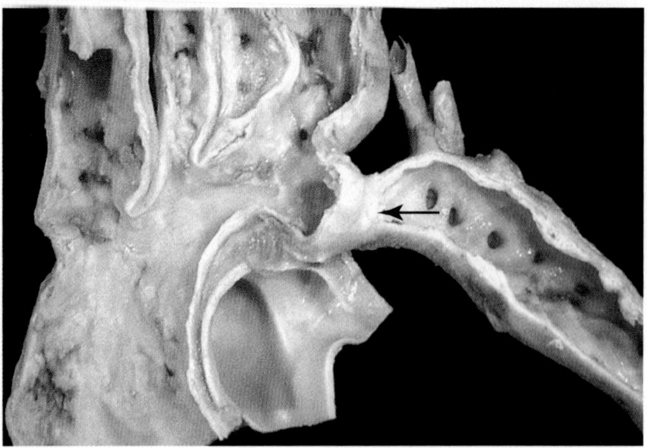

Figura 11-6

Coartación aórtica, tipo posductal. La zona de la coartación se ve aquí como una estenosis segmentaria de la aorta (*flecha*). Estas lesiones típicamente se manifiestan en fases de la vida más tardías que las coartaciones preductales. Obsérvese la dilatación de la aorta ascendente y de las ramas principales a la izquierda de la coartación. Una gran cantidad de sangre llega a las extremidades inferiores a través de conductos colaterales tortuosos y dilatados. (Cortesía del doctor Sid Murphree, Department of Pathology, University of Texas Southwestern Medical School, Dallas, Texas.)

poco oxigenada a través del conducto arterial produce cianosis localizada en la mitad inferior del cuerpo. Los pulsos femorales son casi siempre más débiles que los de las extremidades superiores. Muchos de estos lactantes no sobreviven al período neonatal sin intervención.

La *coartación aórtica posductal sin CAP* habitualmente es asintomática, y la enfermedad puede pasar desapercibida hasta bien entrada la vida adulta. Habitualmente hay hipertensión en las extremidades superiores, debido a la mala perfusión de los riñones, pero con pulsos débiles y menor presión arterial en las extremidades inferiores. La claudicación y la frialdad de las extremidades inferiores se deben a la insuficiencia arterial. Los adultos tienden a tener una circulación colateral exuberante «alrededor» de la coartación, que incluye unas arterias intercostales y mamarias internas muy dilatadas; la expansión del flujo a través de estos vasos da lugar a «escotaduras» costales visibles radiográficamente.

RESUMEN

Cardiopatías congénitas

- Las cardiopatías congénitas incluyen defectos de las cavidades cardíacas o de los grandes vasos; producen un cortocircuito de sangre entre la circulación derecha e izquierda u obstrucciones al tracto de salida.
- Los cortocircuitos de izquierda a derecha son los más frecuentes y habitualmente incluyen CIA, CIV y CAP. Estas lesiones producen una sobrecarga crónica de presión y de volumen sobre el corazón derecho que finalmente causa hipertensión pulmonar con inversión del flujo y cortocircuito de derecha a izquierda con cianosis (síndrome de Eisenmenger).
- Los cortocircuitos de derecha a izquierda típicamente están producidos por la tetralogía de Fallot o la transposición de los grandes vasos. Se trata de lesiones cianóticas desde el inicio y se asocian a policitemia, osteoartropatía hipertrófica y embolias paradójicas.
- Las lesiones obstructivas incluyen la coartación aórtica; la gravedad clínica de la lesión depende del grado de la estenosis y de la permeabilidad del conducto arterial.

CARDIOPATÍA ISQUÉMICA

CI es una denominación genérica para un grupo de síndromes relacionados que se deben a *isquemia* miocárdica, un desequilibrio entre la vascularización sanguínea del corazón (perfusión) y la necesidad de oxígeno del miocardio. Aunque la isquemia se puede deber a un aumento de las necesidades (p. ej., aumento de la frecuencia cardíaca o hipertensión) o a una disminución de la capacidad de transporte de oxígeno (p. ej., anemia, intoxicación por monóxido de carbono), en la inmensa mayoría de los casos la CI se debe a una reducción del flujo sanguíneo coronario producido por la enfermedad aterosclerótica obstructiva (capítulo 10). Así, la CI con frecuencia también se denomina arteriopatía coronaria (AC). A pesar de los grandes avances de las últimas cuatro décadas, la CI en sus diversas formas sigue siendo la principal causa de muerte en Estados Unidos y en otros países industrializados.

Las manifestaciones clínicas de la CI son una consecuencia directa del aporte insuficiente de sangre al corazón. Hay cuatro síndromes clínicos básicos de CI:

- *Angina de pecho* (literalmente *dolor de pecho*), en la que la isquemia produce dolor pero es insuficiente para causar la muerte del miocardio; como se analizará más adelante, la angina puede ser «*estable*» (se produce de manera constante después de ciertos niveles de ejercicio), se puede deber a espasmo vascular (*angina variante o angina de Prinzmetal*), o puede ser «*inestable*» (se produce con un ejercicio cada vez menor o incluso en reposo).
- *Infarto de miocardio (IM) agudo*, en el que la gravedad y la duración de la isquemia son suficientes para producir la muerte del músculo cardíaco.
- *CI crónica* se refiere a la descompensación cardíaca progresiva (insuficiencia cardíaca) después de un IM.
- La *muerte súbita cardíaca* (MSC) se puede deber a una arritmia mortal después de la isquemia miocárdica. Como se analizará más adelante, también hay otras causas de MSC.

Estos síndromes son todos manifestaciones relativamente tardías de la aterosclerosis coronaria que comienza en las primeras fases de la vida pero que se manifiesta sólo después de que las oclusiones vasculares alcancen una fase crítica. El término «*síndrome coronario agudo*» se aplica a tres manifestaciones catastróficas de la CI: angina inestable, IM agudo y MSC.

Epidemiología. Cerca de 500.000 estadounidenses mueren por CI cada año; sin embargo, esto representa una espectacular mejoría respecto al pasado. Después de alcanzar un máximo en 1963, la tasa de mortalidad global por CI ha disminuido en Estados Unidos aproximadamente un 50%. Esta disminución se puede atribuir en gran medida al reconocimiento de los factores de riesgo cardíacos (es decir, factores de riesgo de enfermedad aterosclerótica; capítulo 10) y a intervenciones como el abandono del tabaco, el tratamiento de la hipertensión y la diabetes, y la reducción del colesterol. En menor medida, también han contribuido los *avances diagnósticos y terapéuticos*, que incluyen angiografía coronaria, profilaxis con ácido acetilsalicílico, nuevos fármacos como las estatinas, mejor control de las arritmias, unidades de cuidados coronarios, angioplastia y prótesis endovasculares, trombólisis en el IM, y cirugía de derivación arterial coronaria. Sin embargo, el mantenimiento de estos progresos en el siglo XXI será particularmente difícil a la vista del aumento de la longevidad de las personas nacidas en la década de 1960.

Patogenia. En la mayoría de los casos, la CI se produce por una perfusión coronaria inadecuada en relación con las necesidades del miocardio. Esto se puede deber a una combinación de oclusión aterosclerótica previa («fija») de las arterias coronarias y una trombosis nueva superpuesta y/o vasoespasmo (Fig. 11-7).

Una lesión que obstruye del 70 al 75% o más de la luz de un vaso (denominada «estenosis crítica») generalmente produce isquemia sintomática (angina) sólo en el contexto de un aumento de las necesidades (Fig. 11-7); una estenosis fija del 90% puede producir un flujo sanguíneo coronario inadecuado incluso en reposo. Es importante señalar que si en una arteria coronaria se forma una oclusión aterosclerótica a una velocidad suficientemente lenta, puede ser capaz de estimular el flujo sanguíneo colateral a partir de otros vasos epicárdicos importantes; esta *perfusión colateral* puede entonces proteger contra el IM incluso en el caso de una oclusión vascular completa. Lamentablemente, las oclusiones coronarias agudas no pueden reclutar espontáneamente el flujo colateral y producirán un infarto (v. más adelante).

Aunque la estenosis aterosclerótica puede afectar únicamente a una única arteria coronaria epicárdica principal, se pueden afectar simultáneamente dos o las tres arterias (descendente anterior izquierda [DAI], circunfleja izquierda [CFI] y arteria coronaria derecha [ACD]). Las placas clínicamente significativas pueden estar localizadas en cualquier parte, aunque tienden a predominar en los primeros centímetros de la DAI y de la CFI, y en toda la longitud de la ACD. A veces también están afectadas ramas secundarias (p. ej., ramas diagonales de la DAI, ramas marginales oblicuas de la CFI, o la rama descendente posterior de la ACD). Se debe poner de relieve que el inicio de los síntomas depende no sólo de la extensión y de la gravedad de la enfermedad aterosclerótica fija, sino también críticamente de cambios dinámicos de la morfología de la placa coronaria (v. más adelante).

Importancia de los cambios agudos de la placa. En la mayoría de los pacientes la angina inestable, el infarto y muchos casos de MSC se producen por cambios súbitos de la placa seguidos de trombosis (Fig. 11-7), y de aquí el término síndrome coronario agudo. El fenómeno inicial es típicamente la alteración anatómica de una placa debido a:

- *Rotura, fisura o ulceración* de las placas, que expone los componentes elevadamente trombógenos de la placa o la membrana basal subendotelial subyacente.
- *Hemorragia en el núcleo de las placas*, con expansión del volumen de la placa y empeoramiento de la oclusión luminal.

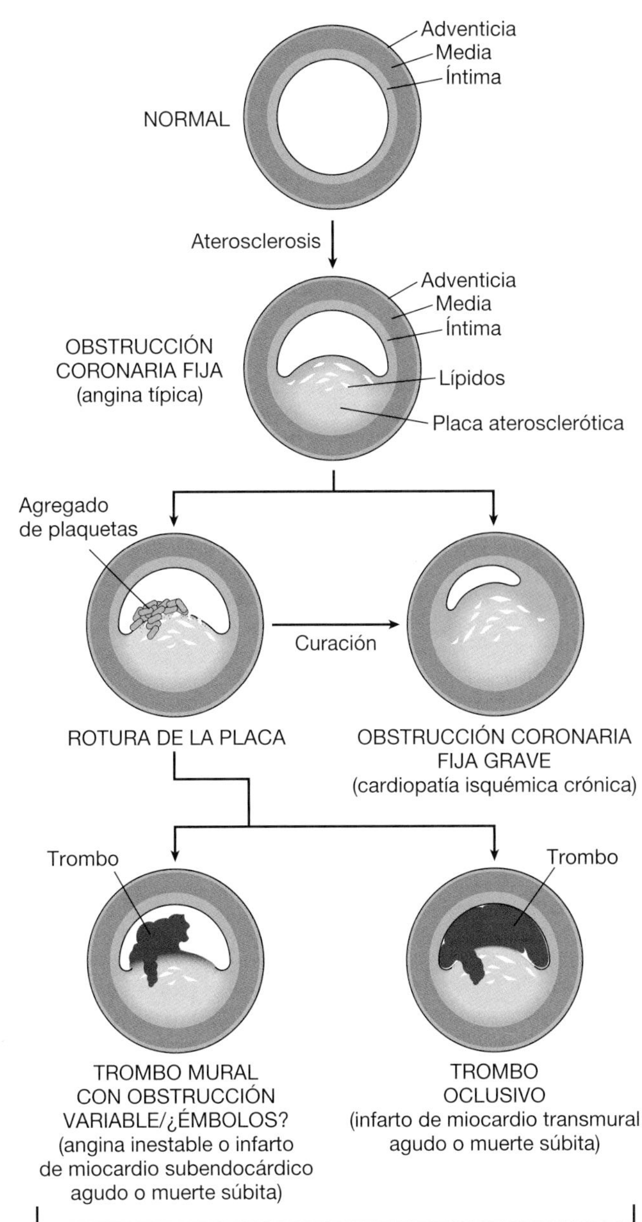

Figura 11-7

Progresión secuencial de la morfología de las lesiones de las arterias coronarias, comenzando con una placa crónica estable, responsable de la angina típica, y progresando hacia los diversos síndromes coronarios agudos. (Modificada y reproducida de Schoen FJ: Interventional and Surgical Cardiovascular Pathology: Clinical Correlations and Basic Principles. Filadelfia, WB Saunders, 1989, p 63.)

Los fenómenos que desencadenan los cambios súbitos de la placa son complejos. Pueden ser intrínsecos a la estructura de la placa o extrínsecos a ésta. Básicamente, la rotura refleja la imposibilidad de una placa de soportar la tensión mecánica.

Las placas que contienen un gran núcleo ateromatoso o aquellas cuyo casquete fibroso de recubrimiento es delgado tienen mayor probabilidad de romperse y, por tanto, se denominan «vulnerables». Las fisuras aparecen con frecuencia en la unión entre el casquete fibroso y el segmento arterial normal adyacente sin placa, una localización en la que las fuerzas mecánicas son máximas y el casquete fibroso tiene su mínimo grosor. Los casquetes fibrosos también se están remodelando continuamente; el equilibrio entre la síntesis y la degradación del colágeno determina su resistencia mecánica y, por tanto, la estabilidad de la placa. El colágeno es producido por las células musculares lisas y degradado por la acción de las metaloproteinasas elaboradas por los macrófagos de la placa. En consecuencia, la escasez de células musculares lisas o el aumento de la actividad de las células inflamatorias en las lesiones ateroscleróticas se asocia a vulnerabilidad de la placa. Es interesante señalar que las estatinas (inhibidores de la HMG Co-A reductasa, una enzima fundamental en la síntesis de colesterol) pueden reducir los episodios clínicos asociados a la CI por su efecto hipolipemiante, así como por la reducción de la inflamación de la placa.

También son importantes las influencias extrínsecas a la placa. La estimulación adrenérgica puede elevar las sobrecargas físicas sobre la placa a través de la hipertensión sistémica o el vasoespasmo local. De hecho, la estimulación adrenérgica asociada a despertarse y levantarse puede subyacer a la conocida incidencia máxima (entre las 6 y las 12 de la mañana) de IM agudos. El estrés emocional intenso también puede contribuir a la alteración de la placa.

Estos cambios agudos con frecuencia aparecen en placas que previamente no producían una estenosis crítica o incluso eran asintomáticas antes de la rotura. Se debe recordar que los síntomas de angina típicamente aparecen con lesiones fijas que producen una oclusión mayor del 70 al 75%. Estudios anatomopatológicos y clínicos muestran que dos tercios de las placas rotas producen una estenosis de hasta el 50% antes de la rotura de la placa, y el 85% tiene una estenosis inicial de hasta el 70%. Así, la preocupante conclusión es que un elevado número de adultos actualmente asintomáticos del mundo industrializado tiene un riesgo significativo pero impredecible de episodio coronario catastrófico. Lamentablemente, es imposible predecir de forma fiable la rotura de la placa en un paciente determinado.

Cada vez más datos indican también que la alteración de la placa, con la consiguiente agregación plaquetaria y trombosis, es una complicación frecuente, repetitiva y con frecuencia clínicamente silente de la aterosclerosis. Además, la curación de las roturas subclínicas de la placa y la trombosis añadida es un mecanismo importante mediante el cual las lesiones ateroscleróticas aumentan progresivamente de tamaño.

Importancia de la inflamación. La inflamación tiene una función esencial en todas las fases de la aterosclerosis, desde su inicio hasta la rotura de la placa. Como se ha descrito en el capítulo 10, la aterosclerosis comienza con la interacción entre las células endoteliales y los leucocitos circulantes, lo que da lugar al reclutamiento y la activación de los linfocitos T y los macrófagos. Estas células posteriormente estimulan la proliferación de las células musculares lisas, con la acumulación de cantidades variables de matriz extracelular (MEC) alrededor de un núcleo ateromatoso de lípidos, colesterol, calcificación y desechos necróticos. En fases posteriores, se produce la desestabilización de la placa aterosclerótica por la secreción de metaloproteinasas.

Función de la trombosis. La trombosis asociada a la rotura de una placa es crítica en la patogenia de los síndromes coronarios agudos. La oclusión vascular parcial por un trombo recién formado sobre una placa aterosclerótica rota puede aparecer y desaparecer con el tiempo y producir angina inestable o muerte súbita; de forma alternativa, incluso una oclusión luminal parcial por un trombo puede comprometer el flujo sanguíneo lo suficiente para producir un infarto pequeño de la zona más interna del miocardio (infarto subendocárdico). Los trombos murales en una arteria coronaria también pueden embolizar; de hecho, se pueden encontrar fragmentos pequeños de material trombótico, junto a los microinfartos asociados, en la circulación intramiocárdica distal en la autopsia de pacientes que tuvieron angina inestable o muerte súbita. En el caso más grave, un trombo que produce una obstrucción completa sobre una placa rota puede producir un IM masivo. Como el flujo sanguíneo se bloquea súbitamente por la trombosis, no se puede desarrollar circulación colateral. Finalmente, los trombos en proceso de organización producen potentes activadores de la proliferación de músculo liso, que pueden contribuir al crecimiento de las lesiones ateroscleróticas (capítulo 10).

Importancia de la vasoconstricción. La vasoconstricción compromete directamente el diámetro luminal y, al aumentar las fuerzas de cizallamiento mecánicas locales, puede potenciar la rotura de la placa. La vasoconstricción en las placas ateroscleróticas puede ser estimulada por: 1) agonistas adrenérgicos circulantes; 2) liberación local del contenido plaquetario; 3) desequilibrio entre los factores relajantes de las células endoteliales (p. ej., óxido nítrico) y los factores que producen contracción (p. ej., endotelina) (v. el Capítulo 10), y 4) mediadores liberados por las células inflamatorias perivasculares.

Otros procesos anatomopatológicos. Raras veces procesos distintos a la aterosclerosis y a la trombosis superpuesta pueden comprometer la perfusión coronaria. Éstos incluyen émbolos que se originan en vegetaciones valvulares, vasculitis coronaria e hipotensión sistémica. La hipertrofia miocárdica (p. ej., miocardiopatía hipertrófica, ver más adelante) también puede aumentar las necesidades miocárdicas más allá de lo que pueden proporcionar incluso unas coronarias relativamente normales.

Angina de pecho

La angina de pecho es el dolor torácico intermitente producido por una isquemia miocárdica transitoria y reversible. Hay tres variantes:

- La *angina típica* o *estable* es el dolor torácico episódico asociado al ejercicio o a cualquier otra forma de aumento de la necesidad miocárdica de oxígeno (p. ej., taquicardia o hipertensión debida a fiebre, ansiedad o miedo). El dolor se describe clásicamente como una sensación subesternal aplastante u opresiva, que puede irradiar hacia el brazo izquierdo o hacia la mandíbula izquierda (*«dolor referido»*). La angina de pecho estable habitualmente se asocia a una estenosis aterosclerótica fija (≥ 75%) de una o más arterias coronarias. Con este grado de estenosis crítica el aporte miocárdico de oxígeno puede ser suficiente en situación basal pero no se puede aumentar adecuadamente para satisfacer cualquier aumento de las necesidades. El dolor habitualmente se alivia con reposo (reducción de las necesidades) o mediante la administración de fármacos como nitroglicerina; estos fármacos producen vasodilatación periférica reduciendo la sangre venosa que llega al corazón (y, de esta forma, el trabajo cardíaco); en dosis mayores la nitroglicerina también aumenta la vascularización del miocardio mediante vasodilatación coronaria directa.

• La *angina de Prinzmetal* o *variante* es la que aparece en reposo debido al espasmo de las arterias coronarias. Aunque estos espasmos típicamente aparecen en una placa aterosclerótica previa o cerca de ésta, se pueden afectar vasos completamente normales. No está clara la etiología, aunque la angina de Prinzmetal típicamente responde rápidamente a la administración de vasodilatadores como nitroglicerina o calcioantagonistas.
• La *angina inestable* (también denominada *angina progresiva*) se caracteriza por aumento de la frecuencia del dolor, precipitado por un ejercicio cada vez menor; los episodios también tienden a ser más intensos y de mayor duración que en la angina estable. Como se ha señalado antes, la angina inestable se asocia a rotura de la placa con trombosis parcial superpuesta, embolia distal del trombo y/o vasoespasmo. La angina inestable es el precursor de una isquemia más grave y potencialmente irreversible (debida a la oclusión luminal completa por un trombo) y, por tanto, a veces se denomina *angina preinfarto*.

Infarto de miocardio

El IM, popularmente llamado «*ataque cardíaco*», es la *necrosis del músculo cardíaco debida a isquemia*. Aproximadamente, 1,5 millones de estadounidenses tienen un IM cada año; de ellos muere un tercio, la mitad antes de llegar al hospital. La principal causa subyacente de la CI es la aterosclerosis y, por tanto, *la frecuencia* de los IM *aumenta progresivamente al avanzar la edad* y con la presencia de otros factores de riesgo, como hipertensión, tabaquismo y diabetes, como se analiza en el capítulo 10. Aproximadamente, el 10% de los IM aparece en pacientes menores de 40 años de edad, y el 45% en menores de 65 años. Se afectan blancos y negros por igual. Los varones tienen un riesgo significativamente mayor que las mujeres, aunque la diferencia se reduce progresivamente con la edad. En general, las mujeres están notablemente protegidas contra el IM durante sus años fértiles. Sin embargo, la menopausia (y probablemente la disminución de la producción de estrógenos) se asocia con una exacerbación de la aterosclerosis coronaria.

Patogenia. Aunque cualquier forma de oclusión arterial coronaria puede producir un IM agudo, estudios angiográficos muestran que *la mayoría de los IM está producida por trombosis aguda arterial coronaria*. En la mayoría de los casos, la rotura de una placa aterosclerótica da lugar a la formación de un trombo. Puede contribuir el vasoespasmo y/o la agregación plaquetaria, aunque raras veces son la única causa de una oclusión. A veces, particularmente en infartos limitados al miocardio más interno (subendocárdico), puede no haber trombos. En estos casos, una aterosclerosis coronaria difusa grave reduce significativamente la perfusión de los vasos coronarios, y un período prolongado de aumento de las necesidades (p. ej., por taquicardia o hipertensión) puede ser suficiente para producir la necrosis de los miocitos más alejados de los vasos epicárdicos.

Oclusión arterial coronaria. En un *IM típico* se produce la siguiente secuencia de acontecimientos:

• Se produce la alteración anatómica súbita de una placa ateromatosa (p. ej., hemorragia en el interior de la placa, erosión o ulceración, o rotura o fisura de la placa), que expone el colágeno subendotelial y el contenido necrótico de la placa.
• Las plaquetas se adhieren, agregan, activan y liberan potentes agregantes secundarios como tromboxano A_2, difosfato de adenosina y serotonina.
• El vasoespasmo es estimulado por la agregación plaquetaria y la liberación de mediadores.
• Otros mediadores activan la vía extrínseca de la coagulación, aumentando el volumen del trombo.
• A los pocos minutos, el trombo puede evolucionar hasta ocluir completamente la luz del vaso coronario.

Los datos indicativos de esta serie de acontecimientos proceden de: 1) estudios autópsicos de pacientes muertos por un IM agudo; 2) estudios angiográficos que muestran una elevada frecuencia de oclusión trombótica después de un IM; 3) la elevada tasa de éxito de la trombólisis terapéutica y de la angioplastia primaria, y 4) la demostración de lesiones ateroscleróticas alteradas residuales mediante angiografía después de la trombólisis. Es interesante señalar que la angiografía coronaria realizada en las primeras 4 horas tras el inicio de un IM muestra una arteria coronaria trombosada casi en el 90% de los casos. Sin embargo, cuando la angiografía se retrasa hasta de 12 a 24 horas después del inicio de los síntomas, se observan oclusiones en sólo el 60% de los pacientes, *incluso sin ninguna intervención*. Por tanto, al menos algunas oclusiones parecen resolverse espontáneamente como consecuencia de la lisis del trombo y/o la relajación del espasmo; como se ha señalado antes, cualquier trombo residual puede incorporarse a la placa aterosclerótica en crecimiento.

Respuesta miocárdica a la isquemia. La obstrucción arterial coronaria bloquea la irrigación del miocardio, produciendo consecuencias funcionales, bioquímicas y morfológicas profundas. A los pocos segundos de la obstrucción vascular se interrumpe la glucólisis aerobia de los miocitos cardíacos, lo que da lugar a una producción inadecuada de trifosfato de adenosina (ATP) y a la acumulación de productos catabólicos potencialmente perjudiciales (p. ej., ácido láctico). La consecuencia *funcional* es una llamativa pérdida de la contractilidad, que aparece aproximadamente 1 minuto después del inicio de isquemia. También se observan rápidamente cambios ultraestructurales, como relajación miofibrilar, depleción de glucógeno y tumefacción celular y mitocondrial. Sin embargo, estas alteraciones tempranas son potencialmente *reversibles*, y la muerte de las células miocárdicas no es inmediata (capítulo 1). Sólo la isquemia grave que dura al menos de 20 a 40 minutos produce una lesión *irreversible* y la muerte de los miocitos; el patrón predominante es una necrosis por coagulación (capítulo 1). Con períodos de isquemia más prolongados se produce lesión de la microvasculatura.

Si se restaura el flujo sanguíneo miocárdico en cualquier momento de esta línea temporal («*reperfusión*») se puede mantener la viabilidad celular. Éste es el fundamento de la detección clínica temprana del IM agudo y de la intervención rápida mediante angioplastia o trombólisis para restaurar el flujo sanguíneo de las zonas de riesgo. Se puede rescatar el miocardio isquémico pero todavía viable mediante la reperfusión temprana. Sin embargo, como se analiza más adelante, la reperfusión también puede tener algunos efectos indeseados.

La isquemia miocárdica también contribuye a las arritmias, probablemente porque produce *inestabilidad eléctrica* (*irritabilidad*) de las regiones isquémicas del corazón. Aunque la lesión miocárdica masiva puede producir claramente una insuficiencia mecánica mortal, la MSC en el contexto de la isquemia miocárdica se debe, la mayoría de las veces (del 80 al 90% de los casos) a una fibrilación ventricular producida por la irritabilidad miocárdica.

La lesión irreversible de los miocitos isquémicos aparece en primer lugar en la zona subendocárdica (Fig. 11-8). No sólo es esta región la última zona que recibe la sangre transportada por los vasos epicárdicos, sino que las presiones intramurales relativamente mayores en esa zona comprometen aún más el flujo sanguíneo. Con una isquemia más prolongada, una oleada de muerte celular avanza por el miocardio hasta afectar progresivamente el grosor transmural de la zona isquémica, de modo que un infarto habitualmente alcanza su tamaño completo en 3 a 6 horas. Cualquier intervención en este marco temporal puede reducir la extensión final de la necrosis.

La localización final, el tamaño y las características morfológicas específicas de un IM agudo dependen de:

- Localización, gravedad y velocidad de aparición de la oclusión coronaria.
- Tamaño del lecho vascular perfundido por los vasos obstruidos.
- Duración de la oclusión.
- Necesidades metabólicas del miocardio (que dependen, por ejemplo, de la presión arterial y la frecuencia cardíaca).
- Magnitud de la vascularización colateral.

Morfología

Casi todos los infartos transmurales (que se definen como los que afectan al ≥ 50% del grosor de la pared miocárdica) afectan al menos a una porción del ventrículo izquierdo y/o del tabique

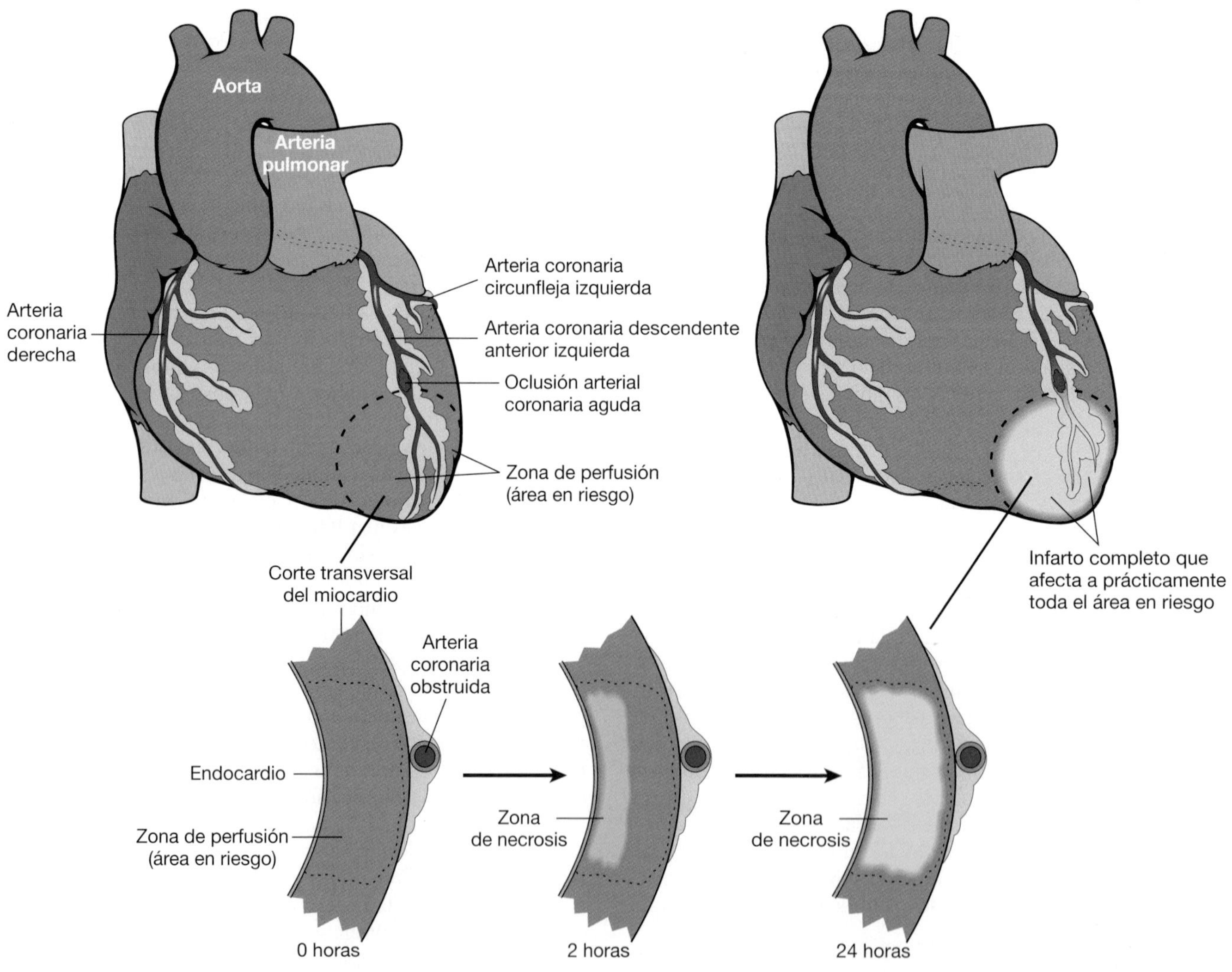

Figura 11-8

Progresión de la necrosis miocárdica después de la oclusión arterial coronaria. La necrosis comienza en una pequeña zona del miocardio debajo de la superficie endocárdica en el centro de la zona isquémica. Toda esta región de miocardio depende del vaso ocluido para su perfusión, y es el área en riesgo. Obsérvese que una zona muy estrecha del miocardio inmediatamente debajo del endocardio no se afecta por la necrosis porque se puede oxigenar por difusión desde el ventrículo. El resultado final de la obstrucción al flujo sanguíneo es la necrosis del músculo que dependía para su perfusión de la arteria coronaria obstruida. Casi toda la zona en riesgo pierde su viabilidad.

interventricular. Aproximadamente, del 15 al 30% de los IM que afectan a la pared posterior o posteroseptal también se extiende a la pared ventricular derecha adyacente. Sin embargo, los infartos aislados del ventrículo derecho aparecen sólo en el 1 al 3% de los casos. Incluso en los infartos transmurales se mantiene una franja estrecha (aproximadamente 0,1 mm) de miocardio subendocárdico viable por difusión de oxígeno y nutrientes desde la luz ventricular.

En más del 90% de la población la arteria descendente posterior es una rama de la arteria coronaria derecha. En estas personas (que se dice que tienen una arteria coronaria dominante derecha) se ve la siguiente distribución de los infartos:

Arteria descendente anterior izquierda (del 40 al 50%): el infarto afecta al ventrículo izquierdo anterior, al tabique anterior y a la punta circunferencialmente.

Arteria coronaria derecha (del 30 al 40%): el infarto afecta al ventrículo izquierdo posterior, al tabique posterior y a la pared libre del ventrículo derecho en algunos casos.

Arteria circunfleja izquierda (del 15 al 20%): el infarto afecta al ventrículo izquierdo lateral excepto la punta.

Ocasionalmente se encuentran otras oclusiones coronarias, que incluyen la arteria coronaria principal izquierda y ramas secundarias, como las ramas diagonales de la arteria DAI o las ramas marginales de la arteria CFI. Por el contrario, raras veces se produce una aterosclerosis o trombosis significativa de las ramas intramiocárdicas penetrantes de las arterias coronarias. Una oclusión coronaria grave sin lesión miocárdica asociada indica la formación previa de conexiones colaterales protectoras.

El aspecto macroscópico y microscópico de un IM depende del intervalo transcurrido desde la lesión original (Tabla 11-2). Las áreas de lesión experimentan una secuencia progresiva y muy característica de cambios morfológicos. A pesar del reciente interés en la posible repoblación del miocardio por células madre residentes circulantes, la necrosis miocárdica avanza invariablemente hasta la formación de cicatrices sin ninguna regeneración significativa.

Puede ser difícil el reconocimiento temprano de los IM agudos, particularmente cuando la muerte se produce pocas horas después del inicio de los síntomas. **Los IM de menos de 12 horas de evolución habitualmente no son evidentes macroscópicamente**. Sin embargo, los infartos de más de 3 horas de antigüedad se pueden visualizar exponiendo cortes de corazón a colorantes vitales (p. ej., cloruro de trifenil tetrazolio, que es un sustrato de la lactato deshidrogenasa en el corazón viable). Como hay depleción de las deshidrogenasas en el área de la necrosis isquémica (salen a través de las membranas de las células lesionadas y de hecho pueden ser el fundamento de la detección de los IM en muestras de sangre periférica;

Tabla 11-2 Evolución de los cambios morfológicos en el infarto de miocardio

Tiempo	Características macroscópicas	Hallazgos con microscopia óptica	Hallazgos con microscopia electrónica
Lesión reversible			
0-$^1/_2$ horas	Ninguna	Ninguno	Relajación de las miofibrillas, pérdida de glucógeno, tumefacción mitocondrial
Lesión irreversible			
$^1/_2$-4 horas	Ninguna	Habitualmente ninguno; ondulación variable de las fibras en el borde	Rotura del sarcolema, densidades mitocondriales amorfas
4-12 horas	Ocasionalmente moteado oscuro	Comienza la necrosis por coagulación, edema, hemorragia	
12-24 horas	Moteado oscuro	Continúa la necrosis por coagulación, picnosis nuclear, hipereosinofilia de los miocitos, necrosis marginal en banda por contracción, comienzo del infiltrado por neutrófilos	
1-3 días	Moteado con el centro del infarto de color amarillo-oscuro	Necrosis por coagulación con pérdida de los núcleos y de las estriaciones, infiltrado intersticial de neutrófilos	
3-7 días	Borde hiperémico, reblandecimiento central de color amarillo-oscuro	Comienza la desintegración de las fibras musculares muertas con neutrófilos en proceso de muerte, fagocitosis temprana de las células muertas por los macrófagos en el borde del infarto	
7-10 días	Nivel máximo de color amarillo-oscuro y blando, con bordes rojo-oscuro retraídos	Fagocitosis bien desarrollada de las células muertas, formación temprana de tejido de granulación fibrovascular en los bordes	
10-14 días	Bordes del infarto retraídos y de color rojo-gris	Tejido de granulación bien establecido con nuevos vasos sanguíneos y depósito de colágeno	
2-8 semanas	Cicatriz gris-blanca, progresiva desde el borde hacia el centro del infarto	Aumento del depósito de colágeno con disminución de la celularidad	
> 2 meses	Cicatrización completa	Cicatriz de colágeno densa	

Capítulo 1), una zona infartada se manifiesta como una zona pálida no teñida (las cicatrices antiguas son de color blanco y brillantes; Fig. 11-9). A las **12 a 24 horas después de un IM, un infarto habitualmente se puede identificar macroscópicamente por una coloración azul rojiza** producida por la sangre estancada y atrapada. Posteriormente, un infarto queda definido con mayor nitidez como una zona blanda de color amarillo-oscuro; a los 10 a 14 días los infartos están rodeados por tejido de granulación hiperémico (muy vascularizado). En las semanas siguientes el IM evoluciona hasta una cicatriz fibrosa.

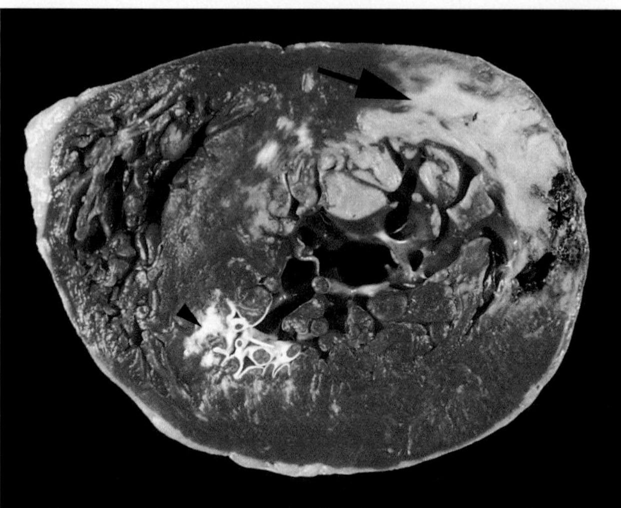

Figura 11-9

Infarto de miocardio agudo del ventrículo izquierdo posterolateral evidenciado por la ausencia de tinción con cloruro de trifenil tetrazolio en las zonas de necrosis (*flecha*); el defecto de tinción se debe a la salida de lactato deshidrogenasa después de la muerte celular. Obsérvese la cicatriz anterior (*punta de flecha*), indicativa de un infarto antiguo. La hemorragia miocárdica en el borde derecho del infarto (*asterisco*) se debe a una rotura ventricular que fue la causa aguda de la muerte en este paciente (la pieza está orientada con la pared posterior en la parte superior).

El aspecto microscópico también experimenta una secuencia de cambios característica (Tabla 11-2 y Fig. 11-10). Las características típicas de la **necrosis por coagulación** (capítulo 1) se pueden detectar en las primeras 4 a 12 horas del infarto. También puede haber **«fibras onduladas»** en los bordes de un infarto, que reflejan la distensión y la torsión de las fibras muertas no contráctiles, aunque se consideran hallazgos «débiles» de infarto agudo. La isquemia subletal también puede producir vacuolización de los miocitos, que se manifiesta por espacios intracelulares claros, que probablemente contengan agua; estos miocitos siguen estando vivos pero son poco contráctiles.

El miocardio necrótico desencadena una **inflamación aguda** (típicamente más llamativa 1-3 días después del IM), seguida por una oleada de macrófagos para eliminar los miocitos necróticos y los fragmentos de neutrófilos (más pronunciada 5-10 días después del IM). La zona infartada es sustituida progresivamente por **tejido de granulación** (más llamativo 2-3 semanas después del IM), que a su vez forma el andamiaje provisional sobre el que se forma la **cicatriz colágena** densa. En la mayoría de los casos, la cicatrización está bien avanzada al final de la sexta semana, pero la eficiencia de la reparación depende del tamaño de la lesión original. La curación precisa la migración de células inflamatorias y la formación de nuevos vasos que puedan acceder a los infartos sólo desde la vasculatura intacta de los bordes del infarto. Así, un **IM cura desde los bordes hacia el centro**, y un infarto grande puede no curar tan fácilmente ni tan completamente como uno pequeño. Una vez que un IM ha curado completamente, es imposible distinguir su edad (es decir, las cicatrices fibrosas densas de una lesión de 8 semanas de antigüedad y de una de 10 años tienen un aspecto similar).

Cambios en un infarto debidos a la reperfusión. El objetivo terapéutico actual en los IM agudos es rescatar la máxima cantidad de miocardio isquémico mediante la restauración de la reperfusión tisular lo más rápidamente posible. Esta *reperfusión* se consigue mediante trombólisis (disolución del trombo con estreptocinasa o activador tisular del plasminógeno), angioplastia con globo (con o sin prótesis endovascular) o injerto de derivación arterial coronaria. Lamentablemente, aunque la conservación del corazón viable (aunque en riesgo) puede mejorar el resultado tanto a corto como a largo plazo, la reperfusión no es un proceso completamente inocuo. De hecho, hay una entidad diferenciada de *lesión por reperfusión* que puede inducir una *mayor* lesión local de lo que se habría producido de otro modo sin la restauración rápida del flujo sanguíneo. Como se señaló en el capítulo 1, la lesión por reperfusión está mediada, en parte, por los radicales libres del oxígeno generados por el aumento del número de leucocitos infiltrantes facilitado por la reperfusión. La lesión microvascular inducida por la reperfusión produce no sólo hemorragia, sino también tumefacción endotelial que ocluye los capilares y puede impedir el flujo sanguíneo local (denominado «*no reperfusión*»).

El aspecto típico del miocardio isquémico y reperfundido se muestra en la Figura 11-11A y B. Un infarto reperfundido habitualmente tiene hemorragia porque la vasculatura lesionada durante el período de isquemia es permeable después de la restauración del flujo. Los miocitos lesionados irreversiblemente y sometidos a reperfusión también muestran *necrosis en bandas de contracción*. Éstas son bandas transversales intensamente eosinófilas formadas por sarcómeros hipercontraídos, que se deben a la contracción exagerada de las miofibrillas que se produce cuando las elevadas concentraciones extracelulares de calcio del flujo sanguíneo restaurado pueden atravesar las membranas plasmáticas lesionadas y activar las interacciones actina-miosina. En ausencia de ATP para permitir la relajación, los sarcómeros quedan fijos en este estado tetánico agónico final. Así, *la reperfusión no sólo rescata las células lesionadas reversiblemente, sino que también altera la morfología de las células ya lesionadas letalmente cuando se produce la reperfusión.*

Se debe señalar que a pesar de la reperfusión oportuna y del rescate, el miocardio isquémico (pero viable) puede mostrar una disfunción profunda. Aunque en último término la mayor parte de este miocardio viable puede recuperar su función normal, las alteraciones de la bioquímica celular pueden durar varios días después de la isquemia y dar lugar a un estado no contráctil («*miocardio aturdido*»). Este aturdimiento puede producir un estado de insuficiencia cardíaca reversible y transitoria que puede precisar asistencia mecánica para dar apoyo al paciente hasta que se recupere la función cardíaca.

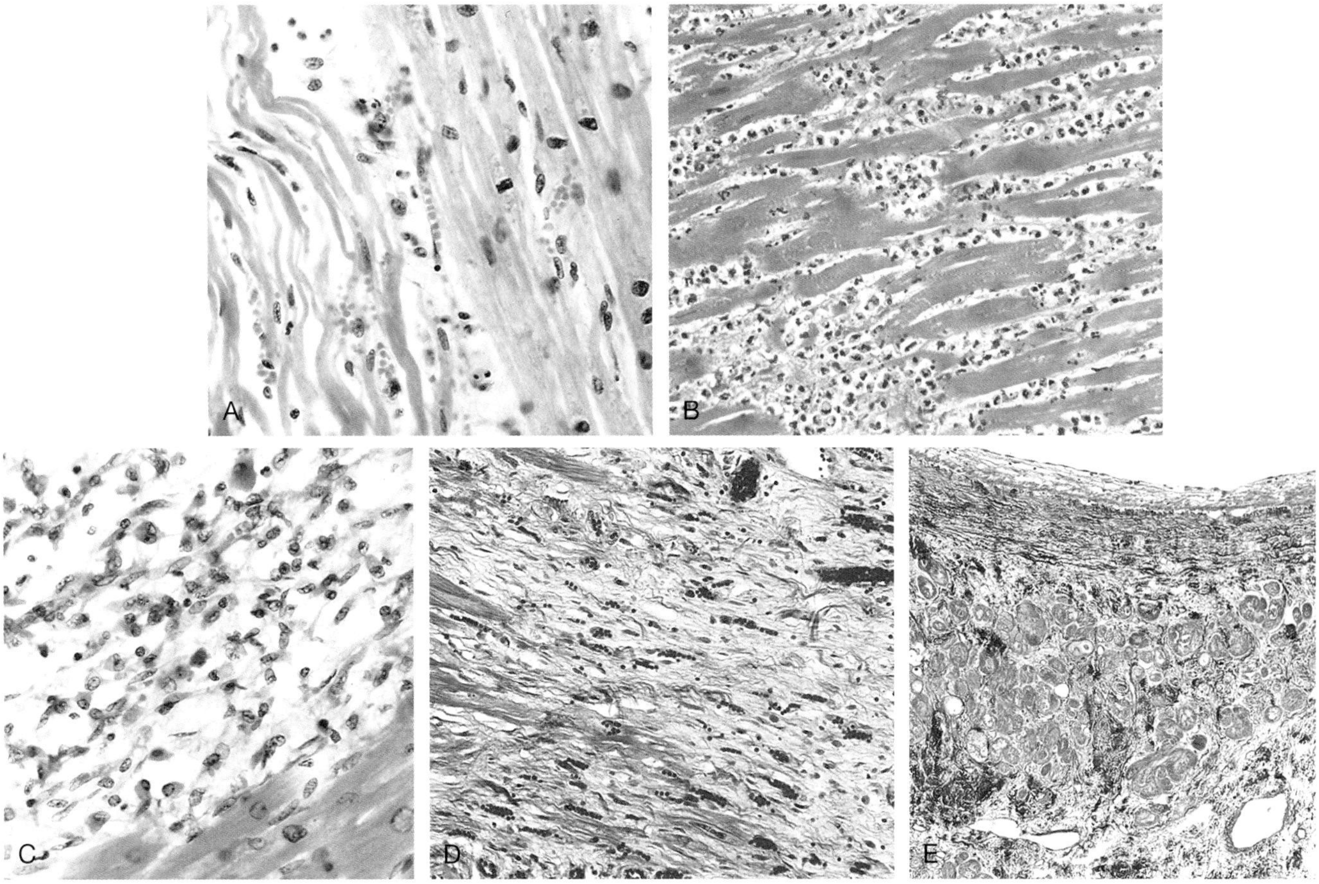

Figura 11-10

Características microscópicas del IM y de su reparación. **A**, infarto de 1 día de antigüedad que muestra necrosis por coagulación junto a fibras onduladas, en comparación con las fibras normales adyacentes (a la derecha). Los espacios ensanchados contienen líquido de edema y neutrófilos dispersos. **B**, infiltrado denso por leucocitos polimorfonucleares en la zona de un IM de 2 a 3 días de antigüedad. **C**, eliminación casi completa de miocitos necróticos por fagocitosis por los macrófagos (7-10 días). **D**, tejido de granulación que se caracteriza por colágeno laxo y abundantes capilares. **E**, infarto de miocardio resuelto con sustitución de las fibras necróticas por una cicatriz colágena densa. Quedan algunas células musculares cardíacas residuales. **D** y **E**, tinción con tricrómico de Masson para acentuar el colágeno (tinción de color azul de pavo real).

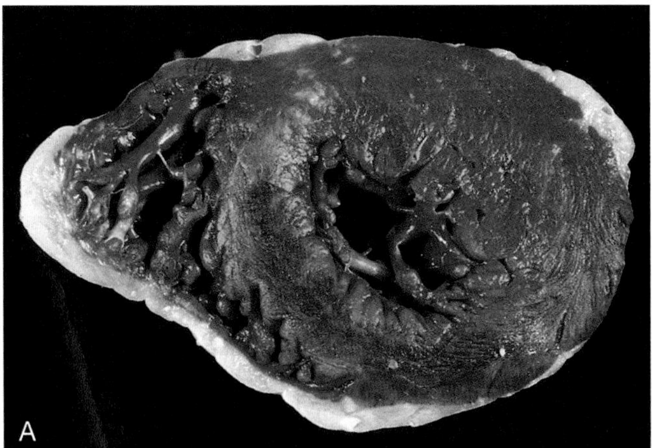

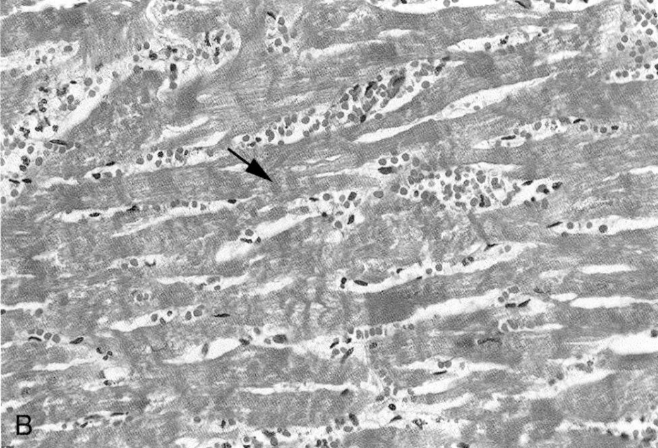

Figura 11-11

Consecuencias de la isquemia miocárdica seguida de reperfusión. **A** y **B**, aspecto macroscópico y microscópico del miocardio modificado por la reperfusión. **A**, extenso IM hemorrágico en la pared anterior de un paciente tratado con estreptocinasa (corte transversal teñido con cloruro de trifenil tetrazolio; pared posterior en la parte superior). **B**, necrosis miocárdica con hemorragia y bandas de contracción, visibles como bandas hipereosinófilas que atraviesan las fibras musculares (*flechas*).

Características clínicas. Un IM habitualmente es precedido por una molestia o dolor torácico subesternal aplastante e intenso que puede irradiar al cuello, la mandíbula, el epigastrio o el brazo izquierdo. Al contrario del dolor de la angina de pecho, el dolor del IM típicamente dura desde 20 minutos hasta varias horas y no se alivia significativamente con nitroglicerina ni en reposo. En una proporción pequeña pero importante de pacientes (del 10 al 15%) los IM pueden ser totalmente asintomáticos. Estos infartos «silentes» son particularmente frecuentes en pacientes con diabetes mellitus subyacente (con neuropatía periférica) y en ancianos.

En el IM, el pulso generalmente es rápido y débil, y los pacientes pueden estar sudorosos y nauseosos, particularmente en los IM de la pared posterior. La disnea es frecuente y está producida por deterioro de la contractilidad miocárdica y por disfunción del aparato de la válvula mitral, con los consiguientes congestión y edema pulmonares. En los IM masivos (> 40% del ventrículo izquierdo) se produce choque cardiógeno.

Las *alteraciones electrocardiográficas* son marcadores importantes de los IM; incluyen modificaciones como ondas Q (que indican infartos transmurales) y alteraciones del segmento ST e inversión de la onda T (que representan alteraciones de la repolarización miocárdica). Son frecuentes las arritmias producidas por alteraciones eléctricas del miocardio y del sistema de conducción isquémicos, y de hecho la MSC debida a una arritmia mortal es responsable de la inmensa mayoría de las muertes que se producen antes del ingreso hospitalario.

La *evaluación de laboratorio* del IM se basa en la medición de la concentración sanguínea de macromoléculas intracelulares que salen de las células miocárdicas lesionadas a través de las membranas celulares lesionadas; estas moléculas incluyen mioglobina, troponinas cardíacas T e I (TnT, TnI), creatincinasa (CK, y más específicamente, la isoforma miocárdica específica, CK-MB), lactato deshidrogenasa y muchas otras. Las troponinas y la CK-MB tienen una elevada especificidad y sensibilidad para la lesión miocárdica.

La TnI y la TnT normalmente no se pueden detectar en la circulación, pero después de un IM agudo se pueden detectar ambas troponinas después de 2 a 4 horas y alcanzan la concentración máxima a las 48 horas, y permanece elevada durante 7 a 10 días. La CK-MB es el segundo mejor marcador después de las troponinas cardíacas específicas. Como se encuentran varias formas de CK en el encéfalo, el miocardio y el músculo esquelético, la actividad de la CK total no es un marcador fiable de lesión cardíaca (es decir, podría deberse a una lesión del músculo esquelético). Por tanto, la isoforma CK-MB (procedente principalmente del miocardio, pero presente también en el músculo esquelético en concentraciones bajas) es el indicador más específico de lesión cardíaca. La actividad de la CK-MB comienza a elevarse en las primeras 2 a 4 horas del IM, alcanza su máximo a las 24 a 48 horas y vuelve a la normalidad en, aproximadamente, 72 horas. Aunque la troponina cardíaca y la CK-MB tienen la misma sensibilidad en las fases tempranas de un IM, la persistencia de la elevación de la concentración de troponina durante, aproximadamente, 10 días permite el diagnóstico de un IM agudo mucho después de que la concentración de CK-MB haya vuelto a su valor normal. Cuando se realiza reperfusión, los valores máximos de troponina y de CK-MB se reducen antes como consecuencia de la eliminación de la enzima desde el tejido necrótico.

Consecuencias y complicaciones del IM. Se han hecho muchos avances en la evolución de los pacientes después de un IM agudo; desde la década de 1960 la *tasa de mortalidad intrahospitalaria* ha disminuido, aproximadamente, del 30% a una tasa global de entre el 10 y el 13% en la actualidad (y hasta aproximadamente el 7% en pacientes que reciben un tratamiento de reperfusión agresivo). Lamentablemente, la mitad de las muertes asociadas a un IM agudo se produce en personas que nunca llegan al hospital; generalmente mueren en la primera hora después del inicio de los síntomas, habitualmente por arritmias. Las variables asociadas a mal pronóstico incluyen edad avanzada, sexo femenino, diabetes mellitus e IM previo.

Casi tres cuartas partes de los pacientes tienen una o más complicaciones después de un IM agudo (algunas se ilustran en la Fig. 11-12):

- *Disfunción contráctil.* Un IM afecta a la función de bombeo del ventrículo izquierdo aproximadamente en proporción a su tamaño. Suele haber cierto grado de insuficiencia cardíaca, con hipotensión, congestión vascular pulmonar y trasudación de líquidos hacia los espacios intersticial y alveolar pulmonares. Se produce «insuficiencia de bombeo» grave (*choque cardiógeno*) en el 10 al 15% de los pacientes después de un IM agudo, generalmente con un infarto grande (con frecuencia > 40% del ventrículo izquierdo). El choque cardiógeno tiene una tasa de mortalidad de, aproximadamente, el 70% y es responsable de dos tercios de las muertes intrahospitalarias.
- *Arritmias.* Después de un IM muchos pacientes presentan arritmias, que indudablemente son responsables de muchas de las muertes súbitas. Las arritmias asociadas al IM incluyen bradicardia sinusal, bloqueo cardíaco, taquicardia, extrasístoles ventriculares o taquicardia ventricular, y fibrilación ventricular.
- *Rotura miocárdica.* La rotura aparece como complicación del 1 al 5% de los IM, pero es una causa frecuente (del 7 al 25%) de las muertes asociadas al IM. Las complicaciones incluyen: 1) rotura de la pared libre ventricular, con hemopericardio y taponamiento cardíaco, habitualmente mortal (Fig. 11-12A); 2) rotura del tabique interventricular, dando lugar a una nueva CIV y un cortocircuito de izquierda a derecha (Fig. 11-12B), y 3) rotura de un músculo papilar, que produce insuficiencia mitral grave (Figura 11-12C). La rotura puede aparecer en casi cualquier momento después del IM, pero es más frecuente de 3 a 7 días después del infarto; en este momento del proceso de curación, la lisis del tejido conectivo miocárdico es máxima y el tejido de granulación no ha depositado suficiente matriz colágena que dé resistencia a la pared. Los factores de riesgo de la rotura de la pared libre incluyen edad mayor de 60 años, sexo femenino, hipertensión previa, ausencia de hipertrofia ventricular izquierda y de IM previo (las cicatrices previas tienden a prevenir el desgarro miocárdico).
- *Pericarditis.* Habitualmente se produce una pericarditis fibrinosa o hemorrágica 2 o 3 días después de un IM transmural, que habitualmente desaparece espontáneamente con el tiempo (Fig. 11-12D); es la manifestación epicárdica de la inflamación miocárdica subyacente.
- *Expansión del infarto.* Debido al debilitamiento del músculo necrótico, puede haber distensión, adelgazamiento y dilatación desproporcionados de la región del infarto

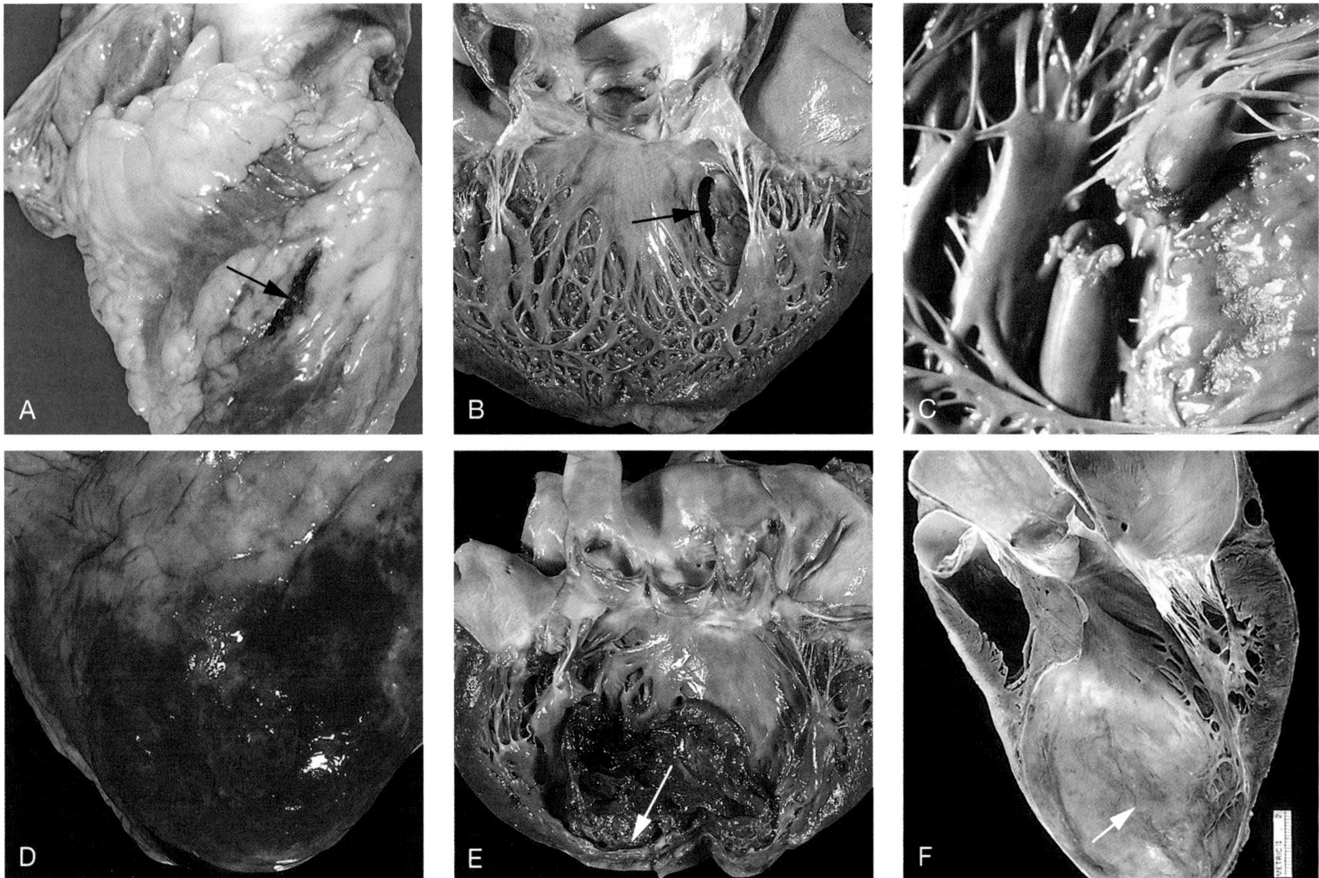

Figura 11-12

Complicaciones del IM. **A-C**, rotura cardíaca. **A**, rotura miocárdica anterior en un infarto agudo (*flecha*). **B**, rotura del *septum* interventricular (*flechas*). **C**, rotura completa de un músculo papilar necrótico. **D**, pericarditis fibrinosa, que muestra una superficie epicárdica oscura y rugosa recubriendo un infarto agudo. **E**, expansión temprana de un infarto anteroapical con adelgazamiento de la pared (*flecha*) y un trombo mural. **F**, gran aneurisma ventricular izquierdo apical (*flecha*). (**A-E**, de Schoen FJ: Interventional and Surgical Cardiovascular Pathology: Clinical Correlations and Basic Principles. Filadelfia, WB Saunders, 1989. **F**, cortesía del doctor William D. Edwards, Mayo Clinic, Rochester, Minnesota.)

(especialmente en los infartos anteroseptales); esto se asocia con frecuencia a un trombo mural (Fig. 11-12E).

- *Trombo mural*. Como en cualquier infarto, la combinación de una pérdida local de la contractilidad (que produce estasis) con la lesión endocárdica (que produce una superficie trombógena) puede favorecer la *trombosis mural* (Capítulo 4) y, potencialmente, la *tromboembolia* (Fig. 11-12E).
- *Aneurisma ventricular*. El aneurisma de la pared ventricular, que es una complicación tardía, se debe, la mayoría de las veces, a un gran infarto anteroseptal transmural que cura con la formación de un tejido cicatricial delgado (Figura 11-12F). Las complicaciones de los aneurismas ventriculares incluyen trombo mural, arritmias e insuficiencia cardíaca, pero no se produce rotura de la pared fibrótica.
- *Disfunción del músculo papilar*. Como se ha mencionado antes, la disfunción de un músculo papilar después de un IM se produce con poca frecuencia como consecuencia de una rotura. Con más frecuencia, la insuficiencia mitral postinfarto se debe a la disfunción isquémica de un músculo papilar y del miocardio subyacente, y posteriormente a la fibrosis y acortamiento del músculo papilar, o a la dilatación ventricular.
- La *insuficiencia cardíaca tardía progresiva* se comenta en el apartado de CI crónica, más adelante.

El riesgo de presentar complicaciones y el pronóstico después de un IM dependen del tamaño y la localización del infarto y de la proporción del grosor de la pared miocárdica que se lesiona (infarto subendocárdico o transmural). Los infartos transmurales grandes tienen mayor probabilidad de choque cardiógeno, arritmias e ICC tardía. Los pacientes con infartos transmurales anteriores tienen el máximo riesgo de rotura de la pared libre, expansión, trombo mural y aneurisma. Por el contrario, los infartos transmurales posteriores tienen mayor probabilidad de complicarse con bloqueos de la conducción graves, afectación del ventrículo derecho o ambos; cuando se producen comunicaciones interventriculares agudas en esta zona son más difíciles de tratar. Sin embargo, en conjunto, los pacientes con infartos anteriores tienen una evolución sustancialmente peor que los que tienen infartos posteriores. En los infartos subendocárdicos se pueden formar trombos en la superficie endocárdica, pero raras veces se produce pericarditis, rotura y aneurismas.

El pronóstico a largo plazo después de un IM depende de muchas variables, las más importantes son la calidad de la función ventricular izquierda y la extensión de la obstrucción vascular en los vasos que perfunden el resto del miocardio viable. La mortalidad total global en el primer año es de, aproximadamente, el 30%, incluyendo los pacientes que mueren antes de llegar al hospital. Posteriormente, hay una mortalidad del 3 al 4% cada año.

Cardiopatía isquémica crónica

La CI crónica, también denominada *miocardiopatía isquémica*, es una insuficiencia cardíaca esencialmente progresiva como consecuencia de una lesión miocárdica isquémica. En la mayoría de los casos hay un antecedente de IM. La CI crónica habitualmente se debe a la descompensación cardíaca postinfarto que se produce después del agotamiento de la hipertrofia del miocardio viable. En otros casos puede haber una AC obstructiva grave sin infarto previo, pero con disfunción miocárdica difusa.

Morfología

Los corazones de pacientes con CI crónica habitualmente están **aumentados de tamaño** y son pesados por **dilatación e hipertrofia ventriculares izquierdas**. Invariablemente hay una aterosclerosis de moderada a grave de las arterias coronarias, a veces con oclusión total. Habitualmente hay cicatrices discretas de color gris-blanco de infartos curados. El endocardio generalmente muestra un engrosamiento fibroso parcheado y puede haber trombos murales. Los principales hallazgos microscópicos incluyen hipertrofia miocárdica, vacuolización subendocárdica difusa de los miocitos y fibrosis por infartos previos.

Características clínicas. La CI crónica se caracteriza por la aparición de insuficiencia cardíaca grave y progresiva, a veces salpicada de episodios de angina o de IM. Las arritmias son frecuentes y, junto a la ICC y el IM recurrente, son responsables de muchas muertes.

Muerte súbita cardíaca

La MSC, que afecta de 300.000 a 400.000 personas cada año en Estados Unidos, se define habitualmente como la muerte inesperada por causas cardíacas sin síntomas o en las primeras 24 horas del inicio de los síntomas (este período varía según los diferentes autores). La arteriopatía coronaria es la causa subyacente más frecuente, y en muchos adultos la MSC es la primera manifestación clínica de la CI. En las víctimas más jóvenes son más frecuentes otras causas no ateroscleróticas:

- Malformaciones congénitas de las arterias coronarias.
- Estenosis de la válvula aórtica.
- Prolapso de la válvula mitral.
- Miocarditis o sarcoidosis.
- Miocardiopatía dilatada o hipertrófica.
- Hipertensión pulmonar.
- Alteraciones hereditarias o adquiridas del sistema de conducción cardíaco. De ellas, la causa más importante es el síndrome de QT largo autosómico dominante, debido a mutaciones en diversos canales iónicos cardíacos.
- Hipertrofia miocárdica aislada, hipertensiva o de causa desconocida. El aumento de la masa cardíaca es un factor de riesgo independiente de MSC; así, algunas personas jóvenes que mueren súbitamente (incluyendo atletas) tienen miocardiopatía hipertrófica, miocarditis o malformaciones congénitas de las arterias coronarias no sospechadas previamente.

El mecanismo último de la MSC es, la mayoría de las veces, una arritmia mortal, como una fibrilación ventricular. Aunque la lesión isquémica, así como otras alteraciones, puede afectar directamente al sistema de conducción, la mayoría de los casos de arritmia mortal están desencadenados por la irritabilidad eléctrica del miocardio en zonas distantes del sistema de conducción. El pronóstico de los pacientes vulnerables a una MSC, especialmente los que tienen CI crónica, mejora mucho con desfibriladores implantables automáticos, que detectan y terminan eléctricamente episodios de fibrilación ventricular.

Morfología

La aterosclerosis coronaria grave con estenosis crítica (≥ 75%) que afecta a uno o más de los tres vasos principales está presente en el 80 al 90% de las víctimas de una MSC; la rotura aguda de una placa se encuentra en sólo el 10 al 20% de ellos. Hay un IM curado en, aproximadamente, el 40%, pero en los pacientes reanimados con éxito de una parada cardíaca súbita se encuentra un nuevo IM en sólo el 25% o menos. Es frecuente la vacuolización de los miocitos subendocárdicos indicativa de una isquemia crónica grave. Sólo una pequeña proporción (del 10 al 20%) de los casos de MSC es de origen no aterosclerótico.

RESUMEN

Cardiopatía isquémica

- La inmensa mayoría de los casos de cardiopatía isquémica se debe a aterosclerosis de las arterias coronarias, con contribuciones menos frecuentes de vasoespasmo, vasculitis o embolia.
- La isquemia cardíaca representa un desequilibrio entre el aporte coronario y las necesidades miocárdicas, y se manifiesta como síndromes diferentes, aunque superpuestos:

La *angina de pecho* es el dolor torácico debido a una perfusión inadecuada y típicamente se debe a enfermedad aterosclerótica con una estenosis fija ≥ 75% (denominada estenosis crítica).

La *angina inestable* se debe a una pequeña fisura o rotura de una placa aterosclerótica que desencadena la agregación plaquetaria, la vasoconstricción y la formación de un trombo mural, que puede no ser oclusivo.

El *infarto agudo de miocardio* típicamente se debe a la trombosis aguda que se produce después de la rotura de una placa.

La *muerte cardíaca súbita* se debe a una arritmia mortal, la mayoría de las veces en pacientes con arteriopatía coronaria grave.

La *cardiopatía isquémica crónica* es una insuficiencia cardíaca progresiva debida a una lesión isquémica, por infartos previos o por isquemia crónica de bajo grado.

- La isquemia del miocardio produce rápidamente (en minutos) pérdida de la función y necrosis después de 20 a 40 minutos. El diagnóstico de IM se basa en los síntomas, los cambios electrocardiográficos y la medición de la CK-MB y de las troponinas séricas. Deben transcurrir entre horas y días para que aparezcan las alteraciones macroscópicas e histológicas del infarto.
- Las complicaciones del infarto incluyen rotura del ventrículo, de la pared libre, del tabique o del músculo papilar; formación de aneurismas; trombo mural; arritmias; pericarditis; e ICC.

CARDIOPATÍA HIPERTENSIVA

Como se ha descrito en el capítulo 10, la hipertensión es un trastorno frecuente que se asocia a una morbilidad considerable que afecta a muchos órganos, como el corazón, el encéfalo y los riñones. En esta sección se describe, en primer lugar, la fisiopatología de la hipertrofia miocárdica, aun cuando pueda estar producida por muchos agentes estresantes además de la hipertensión. A continuación, se describen específicamente las complicaciones cardíacas de la hipertensión y se consideran los efectos de la elevación de la presión arterial sistémica, así como los de la hipertensión pulmonar aislada (*cor pulmonale*).

Fisiopatología de la hipertrofia cardíaca

Los miocitos cardíacos son células con diferenciación terminal sin capacidad de dividirse; en consecuencia, no se puede producir aumento del número de miocitos (*hiperplasia*) en respuesta a agentes estresantes exógenos. Por el contrario, el aumento del trabajo (debido a una sobrecarga de presión o de volumen o a señales tróficas, como en el hipertiroidismo) induce un aumento de la masa de los miocitos y del tamaño del corazón (*hipertrofia*).

La magnitud de la hipertrofia varía con la causa subyacente. Así, el peso del corazón habitualmente varía de 350 a 600 g (hasta el doble de lo normal) en la hipertensión pulmonar y en la CI, de 400 a 800 g (de dos a tres veces lo normal) en la hipertensión sistémica, la estenosis aórtica, la insuficiencia mitral y la miocardiopatía dilatada, y de 600 a 1.000 g (de tres a cuatro veces lo normal) en la insuficiencia aórtica y en la miocardiopatía hipertrófica.

El patrón de la hipertrofia refleja la naturaleza del estímulo inicial (Fig. 11-13). Los *ventrículos con sobrecarga de presión* (p. ej., en la hipertensión y en la estenosis de la válvula aórtica) presentan *hipertrofia concéntrica*, con aumento del grosor parietal; en el ventrículo izquierdo el músculo aumentado puede incluso reducir el diámetro de la cavidad. Por el contrario, la *sobrecarga de volumen* (p. ej., insuficiencia valvular aórtica) se caracteriza por hipertrofia asociada a dilatación ventricular. En la sobrecarga de volumen la masa muscular aumenta aproximadamente en proporción al diámetro de la cavidad; por tanto, en estos corazones muy dilatados puede haber realmente una hipertrofia sustancial sin aumento del grosor parietal. Así, el grosor parietal no es en sí mismo una medida adecuada de la hipertrofia debida a sobrecarga de volumen.

Aunque inicialmente es compensadora, la hipertrofia prolongada o excesiva puede llevar finalmente a una insuficiencia contráctil de los miocitos. Sin embargo, las bases estructural, bioquímica y molecular de esta insuficiencia siguen siendo oscuras. Lo que sí se sabe es que la hipertrofia cardíaca se acompaña de numerosos cambios de la expresión génica, habitualmente con patrones de síntesis proteica que recapitu-

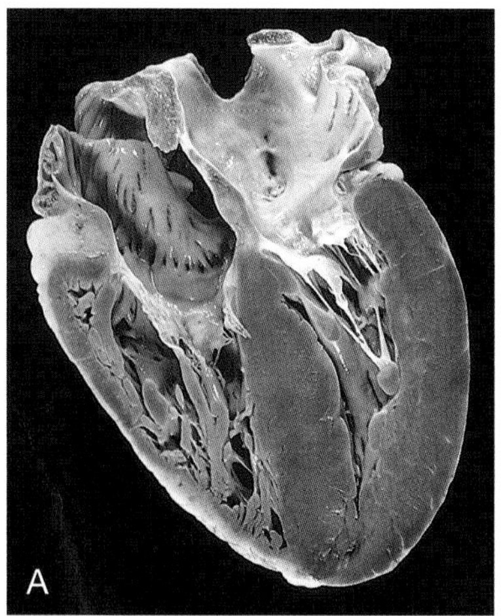

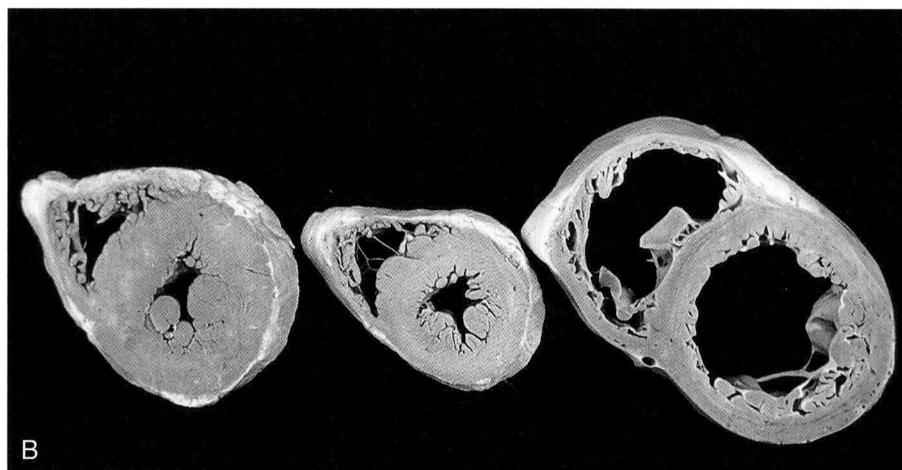

Figura 11-13

Hipertrofia ventricular izquierda (HVI). **A**, hipertrofia por presión debida a obstrucción del tracto de salida del ventrículo izquierdo. El ventrículo izquierdo está en la parte inferior derecha en esta proyección apical de cuatro cavidades del corazón. **B**, alteración de la configuración cardíaca en la HVI con y sin dilatación, observada en cortes transversales del corazón. En comparación con un corazón normal (*centro*), los corazones con hipertrofia por presión (*izquierda* y en **A**) tienen aumento de la masa y una pared ventricular izquierda gruesa, pero el corazón hipertrofiado y dilatado (*derecha*) tiene un aumento de la masa pero un grosor parietal normal. (De Edwards WD: Cardiac anatomy and examination of cardiac specimens. En: Emmanouilides GC, Riemenschneider TA, Allen HD, Gutgesell HP (eds.): Moss and Adams Heart Disease in Infants, Children and Adolescents: Including the Fetus and Young Adults, 5.ª ed. Filadelfia, Williams & Wilkins, 1995, p 86.)

lan el desarrollo cardíaco fetal. Las isoformas fetales de las proteínas pueden ser menos funcionales que las isoformas adultas, o se pueden expresar en cantidades diferentes. De forma alternativa, cabe suponer que un diferente manejo intracelular de los iones de calcio podría contribuir al deterioro de la concentración y de la relajación. La hipertrofia de los miocitos habitualmente no se acompaña de un aumento paralelo de la vascularización. Así, hay una disminución relativa de la densidad capilar. La isquemia crónica resultante produce depósito de tejido fibroso, que reduce la relajación diastólica. Al mismo tiempo, la mayor masa muscular tiene más necesidades metabólicas, que aumentan el consumo de oxígeno. Esta secuencia de acontecimientos produce, finalmente, una descompensación cardíaca.

Cardiopatía hipertensiva sistémica

La cardiopatía hipertensiva sistémica se diagnostica cuando hay: 1) hipertrofia ventricular izquierda (habitualmente concéntrica) sin otra patología cardiovascular causal (p. ej., estenosis valvular), y 2) antecedentes o datos anatomopatológicos de hipertensión. El estudio Framingham Heart estableció de forma inequívoca que la hipertensión incluso leve (niveles sólo ligeramente superiores a 140/90 mmHg), cuando es suficientemente prolongada, induce hipertrofia ventricular izquierda. Aproximadamente, el 25% de la población estadounidense tiene al menos este grado de hipertensión.

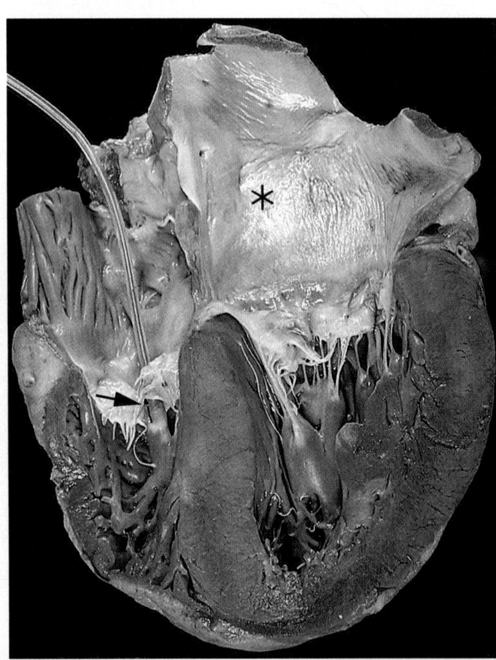

Figura 11-14

Cardiopatía hipertensiva con un marcado engrosamiento concéntrico de la pared ventricular izquierda que produce reducción del tamaño luminal. El ventrículo izquierdo está a la derecha en esta proyección apical de las cuatro cavidades del corazón. De forma incidental hay un marcapasos en el ventrículo derecho (*flecha*). Obsérvese también la dilatación auricular izquierda (*asterisco*) debida a que la rigidez relativa del ventrículo izquierdo produce una reducción de la relajación diastólica con la consiguiente sobrecarga de volumen de la aurícula.

Morfología

La característica esencial de la cardiopatía hipertensiva es la hipertrofia ventricular izquierda, típicamente sin dilatación ventricular (Fig. 11-14). El grosor de la pared ventricular izquierda puede ser mayor de 2,0 cm y el peso del corazón puede ser mayor de 500 g. Con el tiempo, el aumento del grosor de la pared ventricular izquierda confiere una rigidez que produce deterioro del llenado diastólico. Esto con frecuencia induce la dilatación de la aurícula izquierda.

Microscópicamente, aumenta el diámetro de los miocitos, asociado típicamente a un aumento llamativo y algo irregular del tamaño de los núcleos con hipercromasia (núcleos «en furgón»); también hay aumento de la fibrosis intersticial.

Características clínicas. La cardiopatía hipertensiva compensada puede ser asintomática y se puede sospechar sólo por datos electrocardiográficos o ecocardiográficos de hipertrofia ventricular izquierda. En un subconjunto de pacientes la enfermedad llama la atención sólo después del inicio de la fibrilación auricular (debida a la dilatación auricular izquierda) y/o ICC. Dependiendo de la gravedad, la duración y la causa subyacente de la hipertensión, y de la adecuación del control terapéutico, el paciente puede: 1) tener una longevidad normal y morir por causas no relacionadas; 2) presentar CI progresiva al potenciar la aterosclerosis coronaria; 3) tener lesión renal progresiva o accidente cerebrovascular, o 4) tener insuficiencia cardíaca progresiva. Como ya se ha descrito, el aumento de la masa cardíaca es un factor de riesgo independiente de muerte súbita cardíaca. El control eficaz de la hipertensión puede prevenir o producir la regresión de la hipertrofia cardíaca y de sus riesgos asociados.

Cardiopatía hipertensiva pulmonar (*cor pulmonale*)

El *cor pulmonale* supone la hipertrofia y la dilatación del ventrículo derecho debidas a *hipertensión pulmonar producida por trastornos primarios del parénquima pulmonar o de la vasculatura pulmonar* (Tabla 11-3). Generalmente se excluye de esta definición la dilatación y la hipertrofia del ventrículo derecho producidas por cardiopatías congénitas o por insuficiencia ventricular izquierda.

El *cor pulmonale* puede ser agudo o crónico, dependiendo de la evolución temporal de la aparición de la hipertensión pulmonar. El *cor pulmonale agudo* se produce, la mayoría de las veces, después de una embolia pulmonar masiva con obstrucción de más del 50% del lecho vascular pulmonar. El *cor pulmonale crónico* es secundario a la sobrecarga de presión prolongada producida por obstrucción de la vasculatura pulmonar, o por compresión u obliteración de los capilares septales (por enfisema, fibrosis pulmonar intersticial o hipertensión pulmonar primaria).

Morfología

En el *cor pulmonale* agudo el ventrículo derecho habitualmente está dilatado pero no muestra hipertrofia; si una embolia produce muerte súbita, el corazón puede incluso tener un tamaño normal. El *cor pulmonale* crónico se caracteriza por hipertrofia ventricular derecha (y con frecuencia auricular dere-

Tabla 11-3 Trastornos que predisponen al *cor pulmonale*

Enfermedades del parénquima pulmonar
Enfermedad pulmonar obstructiva crónica
Fibrosis intersticial pulmonar difusa
Neumoconiosis
Fibrosis quística
Bronquiectasias
Enfermedades de los vasos pulmonares
Tromboembolia pulmonar recurrente
Hipertensión pulmonar primaria
Arteritis pulmonar extensa (p. ej., granulomatosis de Wegener)
Obstrucción vascular inducida por fármacos, toxinas o radiación
Microembolia pulmonar tumoral extensa
Trastornos que afectan al movimiento del tórax
Cifoescoliosis
Obesidad marcada (síndrome de Pickwick)
Enfermedades neuromusculares
Trastornos que inducen constricción arterial pulmonar
Acidosis metabólica
Hipoxemia
Enfermedad de la altura crónica
Obstrucción de las vías aéreas principales
Hipoventilación alveolar idiopática

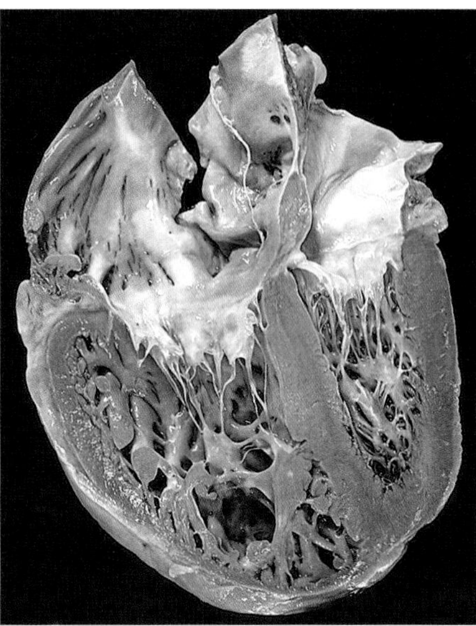

Figura 11-15

Cor pulmonale crónico, que se caracteriza por un ventrículo derecho muy dilatado e hipertrofiado, con engrosamiento de la pared libre e hipertrofia de las trabéculas (proyección apical de las cuatro cavidades del corazón, ventrículo derecho a la *izquierda*). La forma del ventrículo izquierdo (a la *derecha*) se ha distorsionado por el aumento del tamaño del ventrículo derecho. Compárese con la Figura 11-16.

cha). En casos extremos, el grosor de la pared ventricular derecha puede ser comparable al del ventrículo izquierdo o mayor (Fig. 11-15). Cuando aparece insuficiencia ventricular, el ventrículo y la aurícula derechos también pueden estar dilatados. Esta dilatación puede enmascarar la hipertrofia ventricular derecha. Como el *cor pulmonale* crónico se produce en el contexto de una elevación crónica de la presión arterial pulmonar, las arterias pulmonares con frecuencia contienen placas ateromatosas y otras lesiones que reflejan una hipertensión pulmonar de larga evolución (Capítulo 13).

RESUMEN

Cardiopatía hipertensiva

- La cardiopatía hipertensiva puede afectar al ventrículo izquierdo o derecho; esto último se denomina *cor pulmonale*. La respuesta del corazón al aumento de las presiones es la hipertrofia de los miocitos.
- En la sobrecarga crónica de presión, como en la hipertensión y en la estenosis aórtica, hay hipertrofia concéntrica del ventrículo afectado. En la sobrecarga de volumen (p. ej., insuficiencia valvular), la hipertrofia ventricular se acompaña de dilatación.
- Se conocen mal los mecanismos que producen insuficiencia cardíaca por hipertensión; probablemente incluyen la síntesis de proteínas de los miocitos relativamente menos eficientes, así como una disminución de la vascularización en relación con el aumento de la masa de los miocitos.
- El *cor pulmonale* se debe a hipertensión pulmonar producida por trastornos primarios del parénquima pulmonar (p. ej., enfisema) o de la vasculatura pulmonar.

CARDIOPATÍA VALVULAR

La valvulopatía produce estenosis o insuficiencia (regurgitación o incompetencia), o ambas.

- *La estenosis es la imposibilidad de una válvula de abrirse completamente, obstruyendo el flujo anterógrado.* La estenosis valvular casi siempre es un proceso crónico producido por una alteración primaria de los velos (p. ej., calcificación o cicatrización de la válvula).
- *La insuficiencia se produce por la imposibilidad de una válvula de cerrarse completamente, lo que permite la inversión del flujo.* La insuficiencia valvular se puede deber a una enfermedad intrínseca de los velos valvulares (p. ej., destrucción valvular) o a distorsión de las estructuras de soporte (p. ej., la aorta, el anillo mitral, las cuerdas tendinosas, los músculos papilares, la pared libre ventricular) sin cambios primarios de los velos. Puede aparecer de forma aguda, como en la rotura de las cuerdas, o crónica, debido a cicatrización y retracción de los velos.

La estenosis y la insuficiencia pueden aparecer como trastornos puros o pueden coexistir en la misma válvula. La valvulopatía puede afectar sólo a una única válvula (la válvula mitral es la que se afecta con más frecuencia) o a más de una. El resultado de la valvulopatía depende de la válvula afectada, del grado de afectación, de la evolución cronológica de su aparición y de la velocidad y las características de los mecanismos compensadores. Por ejemplo, la destrucción súbita de un velo de la válvula aórtica por una infección puede producir una insuficiencia masiva con insuficiencia cardíaca rápida. Por el contrario, la estenosis mitral reumática habitualmente aparece en un plazo de años, y sus efectos clínicos se toleran notablemente bien. El flujo anormal a través de las válvulas enfermas típicamente produce ruidos cardíacos normales, denominados «*soplos*».

Las alteraciones valvulares están producidas por trastornos congénitos o por diversas enfermedades adquiridas. Las causas más importantes de valvulopatía adquirida se resumen en la Tabla 11-4; *las estenosis adquiridas de las válvulas aórtica y mitral suponen, aproximadamente, dos tercios de todas las valvulopatías.*

Tabla 11-4 Principales causas de las valvulopatías adquiridas

Valvulopatía mitral	Valvulopatía aórtica
Estenosis mitral	**Estenosis aórtica**
Cicatrización postinflamatoria (cardiopatía reumática)	Cicatrización postinflamatoria (cardiopatía reumática) Estenosis aórtica calcificada senil Calcificación de una válvula con deformación congénita
Insuficiencia mitral	**Insuficiencia aórtica**
ALTERACIONES DE LOS VELOS Y LAS COMISURAS	VALVULOPATÍA INTRÍNSECA
Cicatrización postinflamatoria Endocarditis infecciosa Prolapso de la válvula mitral Fibrosis valvular inducida por anorexígenos	Cicatrización postinflamatoria (cardiopatía reumática) Endocarditis infecciosa
ALTERACIONES DEL APARATO TENSOR	ENFERMEDAD AÓRTICA
Rotura de un músculo papilar Disfunción del músculo papilar (fibrosis) Rotura de las cuerdas tendinosas	Dilatación aórtica degenerativa Aortitis sifilítica Espondilitis anquilosante Artritis reumatoide Síndrome de Marfan
ALTERACIONES DE LA CAVIDAD VENTRICULAR IZQUIERDA Y/O DEL ANILLO	
Aumento del tamaño del VI (miocarditis y/o cardiopatía dilatada) Calcificación del anillo mitral	

VI, ventrículo izquierdo.
Modificada de Schoen FJ: Surgical pathology of removed natural and prosthetic valves. Hum Pathol 18:558, 1987.

Estenosis aórtica calcificada

Los cambios degenerativos en las válvulas cardíacas son una parte casi inevitable del proceso de envejecimiento, dada la sobrecarga mecánica repetitiva a la que están sometidas durante toda la vida (> 40 millones de ciclos cardíacos cada año con deformaciones sustanciales en cada ciclo). Se puede pensar en la fibrosis y la calcificación de los velos como el equivalente valvular de la arteriosclerosis relacionada con la edad.

La valvulopatía degenerativa más frecuente es la estenosis aórtica calcificada, *la causa más frecuente de estenosis aórtica en Estados Unidos* y, habitualmente, la consecuencia de la calcificación por el «desgaste» progresivo asociado al envejecimiento de válvulas aórticas anatómicamente normales o de válvulas bicúspides congénitas (Fig. 11-16). Las *válvulas bicúspides congénitas* (es decir, válvulas con sólo dos velos

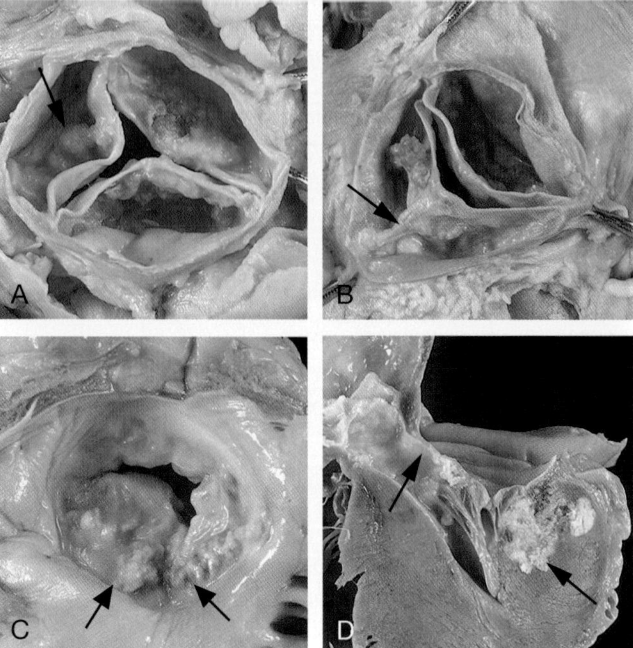

Figura 11-16

Degeneración valvular calcificada. **A**, estenosis aórtica calcificada de una válvula previamente normal que tiene tres velos (vista desde la cara aórtica). Hay masas nodulares de calcio apiladas dentro de los senos de Valsalva (*flecha*). Obsérvese que las comisuras no están fusionadas, como en la estenosis reumática de la válvula aórtica (v. la Fig. 11-20E). **B**, estenosis aórtica calcificada sobre una válvula bicúspide congénita. Un velo tiene una fusión parcial en su centro, denominada rafe (*flecha*). **C-D**, calcificación valvular mitral, con nódulos calcificados en la base (borde de unión) del velo mitral anterior (*flechas*). **C**, visión desde la aurícula izquierda. **D**, corte del miocardio. Las flechas indican la calcificación del velo y del anillo.

funcionales) aparecen con una frecuencia estimada de, aproximadamente, el 1,4% de los recién nacidos vivos. Los dos velos habitualmente tienen un tamaño desigual, y el velo mayor tiene un *rafe* en la línea media debido a la separación incompleta de los velos durante el desarrollo. Las válvulas aórticas bicúspides generalmente no son estenóticas, ni sintomáticas, durante las primeras fases de la vida. Sin embargo, son más propensas a la calcificación degenerativa progresiva (Fig. 11-16B). La *calcificación de la válvula mitral* afecta principalmente al anillo valvular y habitualmente es asintomática salvo que las calcificaciones engloben el sistema de conducción adyacente (Fig. 11-16C, D).

La incidencia de estenosis aórtica calcificada se está incrementando al aumentar el promedio de edad de la población estadounidense. En válvulas anatómicamente normales, suele empezar a manifestarse cuando los pacientes llegan a la octava y la novena décadas; el inicio en las válvulas aórticas bicúspides se produce a una edad mucho más temprana (40-50 años).

Morfología

El dato fundamental de la estenosis aórtica calcificada (con válvulas normales o bicúspides) es la presencia de **masas calcificadas apiladas** en el lado del flujo de salida de los velos;

estas masas protruyen hacia los senos de Valsalva y dificultan la apertura mecánica de la válvula (v. la Fig. 11-16A); la fusión de las comisuras no es una característica habitual de la estenosis aórtica degenerativa, aunque los velos pueden presentar fibrosis y engrosamiento secundarios. Una fase anterior, sin consecuencias hemodinámicas, del proceso de calcificación se denomina esclerosis de la válvula aórtica. En la estenosis aórtica calcificada, la obstrucción significativa al flujo de salida produce sobrecarga de presión del ventrículo izquierdo con hipertrofia concéntrica.

Características clínicas. En la estenosis aórtica calcificada grave los orificios valvulares se pueden obstruir hasta el 70 al 80%. La consiguiente obstrucción al flujo de salida del ventrículo izquierdo genera presiones ventriculares izquierdas tan elevadas como de 200 mmHg o más; el gasto cardíaco se mantiene sólo en virtud de la hipertrofia concéntrica del ventrículo izquierdo. El miocardio hipertrofiado tiende a ser relativamente isquémico (ver la descripción anterior en relación con la cardiopatía hipertensiva), y puede producirse angina. Puede producirse síncope debido a la mala perfusión del encéfalo. La disfunción sistólica y diastólica confluyen para producir ICC y, por último, se produce descompensación cardíaca. El inicio de los síntomas (angina, ICC o síncope) en la estenosis aórtica es el precursor del agotamiento de la hiperfunción cardíaca compensadora y se asocia a mal pronóstico si no se trata mediante cirugía (mortalidad del 50% en los 2 primeros años después del inicio de la ICC).

Válvula mitral mixomatosa

En la *degeneración mixomatosa de la válvula mitral*, uno o ambos de los velos mitrales están «flácidos» y se *prolapsan*, lo que significa que protruyen de nuevo hacia la aurícula izquierda durante la sístole. El *prolapso de la válvula mitral* es una forma primaria de degeneración mitral mixomatosa que afecta al 3-5% de los adultos estadounidenses, a las mujeres con una frecuencia varias veces mayor que a los varones; por lo tanto, es una de las formas más frecuentes de cardiopatía valvular en el mundo industrializado. Se puede producir degeneración mitral mixomatosa secundaria en cualquiera de varias situaciones en las que haya insuficiencia mitral producida por alguna otra enfermedad (p. ej., CI).

Morfología

La degeneración mixomatosa de la válvula mitral se caracteriza por abombamiento (protrusión) de los velos mitrales (Fig. 11-17). Los velos afectados están aumentados de tamaño y son redundantes, gruesos y elásticos; las cuerdas tendinosas también tienden a estar alargadas, adelgazadas y ocasionalmente rotas. En el prolapso de la válvula mitral es frecuente la afectación simultánea de la válvula tricúspide (del 20 al 40% de los casos), y también se pueden afectar las válvulas aórtica y pulmonar. Histológicamente, la alteración esencial es el adelgazamiento de la capa fibrosa de la válvula, de la que depende la integridad estructural del velo, acompañada por expansión de la capa esponjosa media con aumento del depósito de material mixomatoso (mucoide). Se producen las mismas alteraciones tanto si la degeneración mixomatosa se debe a un defecto intrínseco (primaria) como si está producida por insuficiencia debida a otra etiología (p. ej., disfunción isquémica).

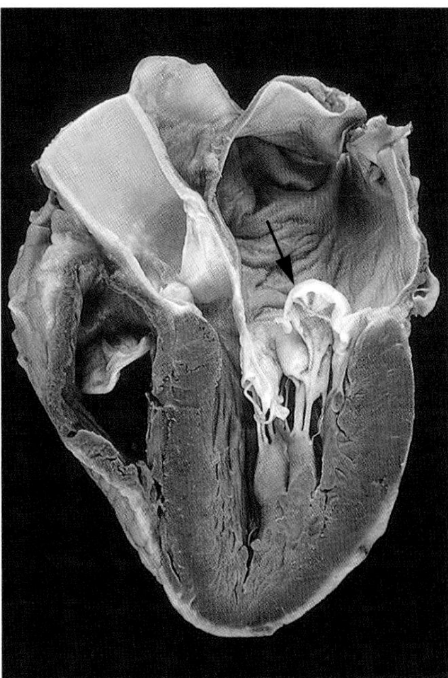

Figura 11-17

Degeneración mixomatosa de la válvula mitral. Proyección del eje longitudinal del ventrículo izquierdo que muestra el abombamiento del velo mitral posterior con prolapso hacia la aurícula izquierda (*flecha*). El ventrículo izquierdo está a la derecha de esta proyección apical de las cuatro cavidades. (Cortesía del doctor William D. Edwards, Mayo Clinic, Rochester, Minnesota.)

Patogenia. Se desconoce la base de la degeneración mixomatosa primaria de la válvula mitral. Sin embargo, es casi seguro que hay algún defecto intrínseco subyacente (posiblemente sistémico) del tejido conectivo, en su síntesis o en su remodelado. Así, la degeneración mixomatosa de la válvula mitral es una característica frecuente del síndrome de Marfan (debido a mutaciones de la fibrilina-1; Capítulo 7) y, ocasionalmente, aparece en otros trastornos del tejido conectivo. En algunos pacientes también existen alteraciones estructurales del tejido conectivo sistémico, como escoliosis y paladar ojival. Los defectos sutiles de las proteínas estructurales o de las células que las sintetizan pueden predisponer a tejidos conectivos sometidos a sobrecarga hemodinámica (p. ej., las válvulas cardíacas) a la síntesis defectuosa o al catabolismo de la matriz extracelular. Es probable que la alteración mixomatosa secundaria se deba a cambios «degenerativos» en los miofibroblastos de la válvula, que responden a unas fuerzas hemodinámicas aberrantes crónicas.

Características hemodinámicas. La mayoría de los pacientes con prolapso de la válvula mitral están asintomáticos, y la alteración valvular habitualmente se descubre sólo accidentalmente durante la exploración física. Una pequeña proporción de pacientes puede referir palpitaciones, disnea o dolor torácico atípico. La auscultación muestra chasquidos mesosistólicos producidos por la tensión súbita sobre los velos valvulares redundantes y las cuerdas tendinosas cuando la válvula intenta cerrarse; puede haber o no un soplo por la insuficiencia asociada. Aunque la mayoría de los pacientes con prolapso de la válvula mitral tiene una evolución relativamente benigna, aproximadamente el 3% experimenta una de varias complicaciones, que incluyen insuficiencia mitral hemodinámicamente significativa e ICC, particularmente si se rompen las cuerdas o los velos valvulares. Los pacientes con prolapso de la válvula mitral e insuficiencia valvular también tienen mayor riesgo de endocarditis infecciosa (ver más adelante) y de muerte súbita producida por arritmias ventriculares. Puede producirse accidente cerebrovascular u otros infartos sistémicos por embolia de trombos formados en la aurícula izquierda.

Valvulopatía reumática

La fiebre reumática (FR) es una enfermedad inflamatoria multisistémica aguda de mecanismo inmunitario que aparece varias semanas después de un episodio de faringitis por estreptococos β-hemolíticos del grupo A; también puede aparecer raras veces con infecciones estreptocócicas de otras localizaciones (p. ej., cutáneas). La cardiopatía reumática (CR) aguda es la manifestación cardíaca de la FR y se asocia a inflamación de las válvulas, del miocardio o del pericardio.

Las deformidades valvulares crónicas son las consecuencias más importantes de la CR; se caracterizan por cicatrización difusa y densa de las válvulas, que producen disfunción permanente (de ellas la más frecuente es la estenosis mitral). La incidencia de la FR y, por tanto, de la CR, ha disminuido en muchas partes del mundo industrializado en los últimos 30 años; esto se debe a una combinación de mejoría de las condiciones socioeconómicas, al rápido diagnóstico y tratamiento de la faringitis estreptocócica, y a una disminución fortuita (e inexplicada) de la virulencia de los estreptococos del grupo A. Sin embargo, en áreas urbanas deprimidas económicamente y en los países en desarrollo, la FR y la CR siguen siendo importantes problemas de salud pública.

Morfología

Las manifestaciones cardíacas de la FR aguda y de la CR crónica se muestran en la Figura 11-18. Durante la **FR aguda** se encuentran lesiones inflamatorias descritas en diversos tejidos de todo el cuerpo. En el corazón se denominan **cuerpos de Aschoff** y son patognomónicas de la FR (Fig. 11-18A). Los cuerpos de Aschoff están formados por una zona central de matriz extracelular degenerada hipereosinófila infiltrada por linfocitos (principalmente linfocitos T), algunas células plasmáticas y macrófagos activados redondeados denominados **células de Anitschkow**. Las células de Anitschkow tienen abundante citoplasma y núcleos centrales con la cromatina dispuesta en una cinta ondulada y fina (denominadas células en oruga); estos macrófagos activados también se pueden fusionar para formar células gigantes. Se pueden encontrar cuerpos de Aschoff en cualquiera de las tres capas del corazón (pericardio, miocardio o endocardio, incluyendo las válvulas), la denominada **pancarditis**. El pericardio muestra un exudado fibrinoso o serofibrinoso, que generalmente desaparece sin secuelas. La afectación miocárdica (miocarditis) adopta la forma de cuerpos de Aschoff dispersos dentro del tejido conectivo intersticial. La afectación vascular produce necrosis fibrinoide a lo largo de las líneas de cierre (Fig. 11-18B) con la formación de vegetaciones (verrugas) de 1 a 2 mm que tienen poco efecto sobre la función cardíaca. Estas proyecciones verrucosas irregulares probablemente se originan por la precipitación de fibrina en puntos de erosión producida por la inflamación subyacente y por la degeneración del colágeno.

La **CR crónica** se caracteriza por organización de la inflamación aguda con la posterior cicatrización. Las alteraciones anatómicas cardinales de la válvula mitral (o tricúspide) incluyen engrosamiento de los velos, fusión y acortamiento de las comisuras, y engrosamiento y fusión de las cuerdas tendinosas (Fig. 11-18C-D). La formación de puentes a través de las comisuras valvulares y la calcificación crean estenosis en «boca de pez» o en «ojal» (Fig. 11-18C). Microscópicamente, hay neovascularización (evidente macroscópicamente en la Fig. 11-18D), con fibrosis difusa que oblitera la arquitectura de los velos normales. Los cuerpos de Aschoff son sustituidos por una cicatriz fibrosa, por lo que las formas diagnósticas de estas lesiones se ven raras veces en la CR crónica.

La consecuencia funcional de la CR es la **estenosis e insuficiencia valvular** (tiende a predominar la estenosis); de hecho, la CR es, con mucho, la causa más frecuente de estenosis mitral y es responsable del 99% de los casos. La **válvula mitral sola está afectada en el 70% de los casos** de CR, y la enfermedad mitral y aórtica combinada, en otro 25%; la válvula tricúspide habitualmente se afecta con menos frecuencia y gravedad, y la válvula pulmonar casi siempre escapa a la lesión. En la estenosis mitral grave, la aurícula izquierda se dilata progresivamente y puede albergar **trombos murales**. Los cambios indicativos de larga evolución en los pulmones pueden inducir cambios vasculares y parenquimatosos pulmonares que, con el tiempo, producen hipertrofia ventricular derecha. En la estenosis mitral pura, el ventrículo izquierdo generalmente es normal.

Patogenia. *La FR aguda es una reacción de hipersensibilidad inducida por anticuerpos del paciente desencadenados por estreptococos del grupo A.* Sin embargo, muchos detalles de la patogenia siguen siendo inciertos a pesar de años de investigación. Parece que las proteínas M de algunas cepas de estreptococos inducen anticuerpos del paciente que reaccionan de forma cruzada con antígenos glucoproteicos del corazón, las articulaciones y otros tejidos. Esto explica el retraso típico de 2 a 3 semanas del inicio de los síntomas después de la infección original, y la ausencia de estreptococos en las lesiones. Como sólo una pequeña proporción de los pacientes infectados llega a experimentar FR (se estima que es el 3%), es probable que la susceptibilidad genética influya en la aparición de anticuerpos patógenos. La secuencia propuesta de acontecimientos en la CR aguda se resume en la Figura 11-19. Las secuelas crónicas se deben a la fibrosis progresiva por curación de las lesiones inflamatorias agudas.

Características clínicas. La FR aguda aparece, la mayoría de las veces, en niños de 5 a 15 años de edad, pero aproximadamente el 20% de los primeros episodios se produce en adultos. Típicamente, los síntomas aparecen de 2 a 3 semanas después de un episodio de faringitis estreptocócica. Aunque los cultivos para estreptococos son negativos en el momento en que comienza la enfermedad clínica, en la mayoría de los pacientes se pueden detectar anticuerpos contra uno o más de los antígenos estreptocócicos (estreptolisina O o ADNasa). Las manifestaciones clínicas predominantes son artritis y carditis; la artritis es mucho más frecuente en adultos. Habitualmente comienza con poliartritis migratoria acompañada de fiebre, en la que una articulación grande después de otra está dolorosa y tumefacta durante un período de días y después cede espontáneamente, sin dejar ninguna discapacidad residual. Las características clínicas de la carditis incluyen roce pericárdico y arritmias. La miocarditis puede ser tan grave que la dilatación cardíaca resultante produzca insuficiencia mitral funcional e incluso ICC. Sin embargo, menos del 1% de los pacientes muere por una FR aguda.

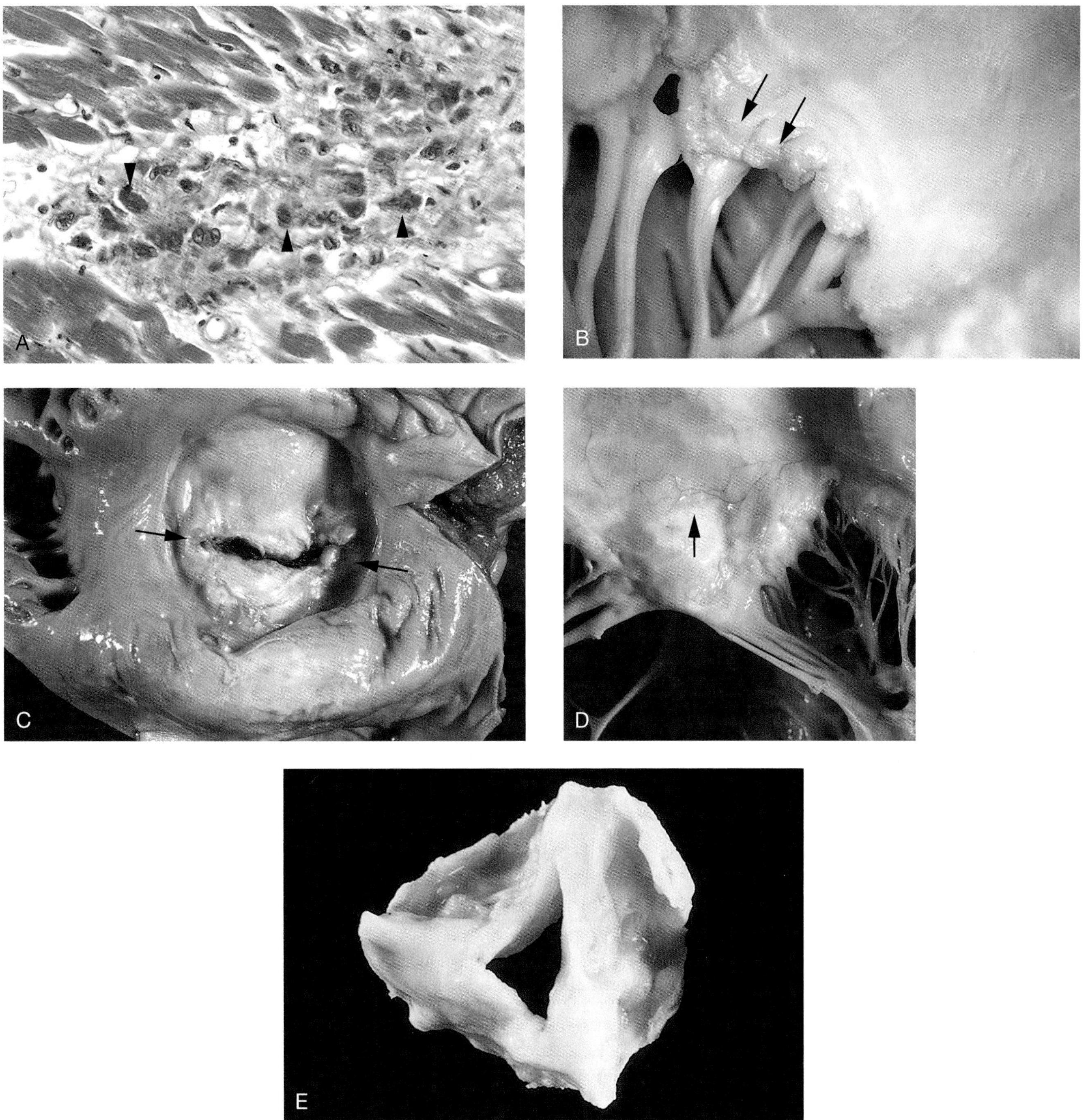

Figura 11-18

Cardiopatía reumática aguda y crónica. **A**, aspecto microscópico de un cuerpo de Aschoff en un paciente con carditis reumática aguda; hay necrosis central con una acumulación circunscrita de células inflamatorias mononucleares, con algunos macrófagos activados (células de Anitschkow) con nucléolos prominentes (*puntas de flecha*). **B**, valvulitis mitral reumática aguda superpuesta a una cardiopatía reumática crónica. Se pueden ver vegetaciones pequeñas (verrugas) a lo largo de la línea de cierre del velo de la válvula mitral (*flechas*). Episodios previos de valvulitis reumática han producido engrosamiento fibroso y fusión de las cuerdas tendinosas. **C-D**, estenosis mitral con engrosamiento fibroso difuso y distorsión de los velos valvulares, fusión de las comisuras (*flechas*) y engrosamiento y acortamiento de las cuerdas tendinosas. **D**, válvula abierta. Obsérvese la neovascularización del velo mitral anterior (*flecha*). **E**, pieza resecada quirúrgicamente de una estenosis aórtica reumática, que muestra el engrosamiento y la distorsión de los velos con fusión de las comisuras. (**E**, de Schoen FJ, St. John-Sutton M: Contemporary issues in the pathology of valvular heart disease. Human Pathol 18:568, 1967.)

Después de un episodio inicial, hay una mayor vulnerabilidad a la reactivación de la enfermedad con infecciones faríngeas posteriores. Es probable que la carditis empeore con cada recurrencia, y las lesiones son acumulativas. Otros riesgos incluyen la embolia por trombos murales, principalmente en el interior de las aurículas o de las orejuelas, y la endocarditis infecciosa superpuesta a las válvulas deformadas. La *carditis reumática crónica* habitualmente no produce manifestaciones

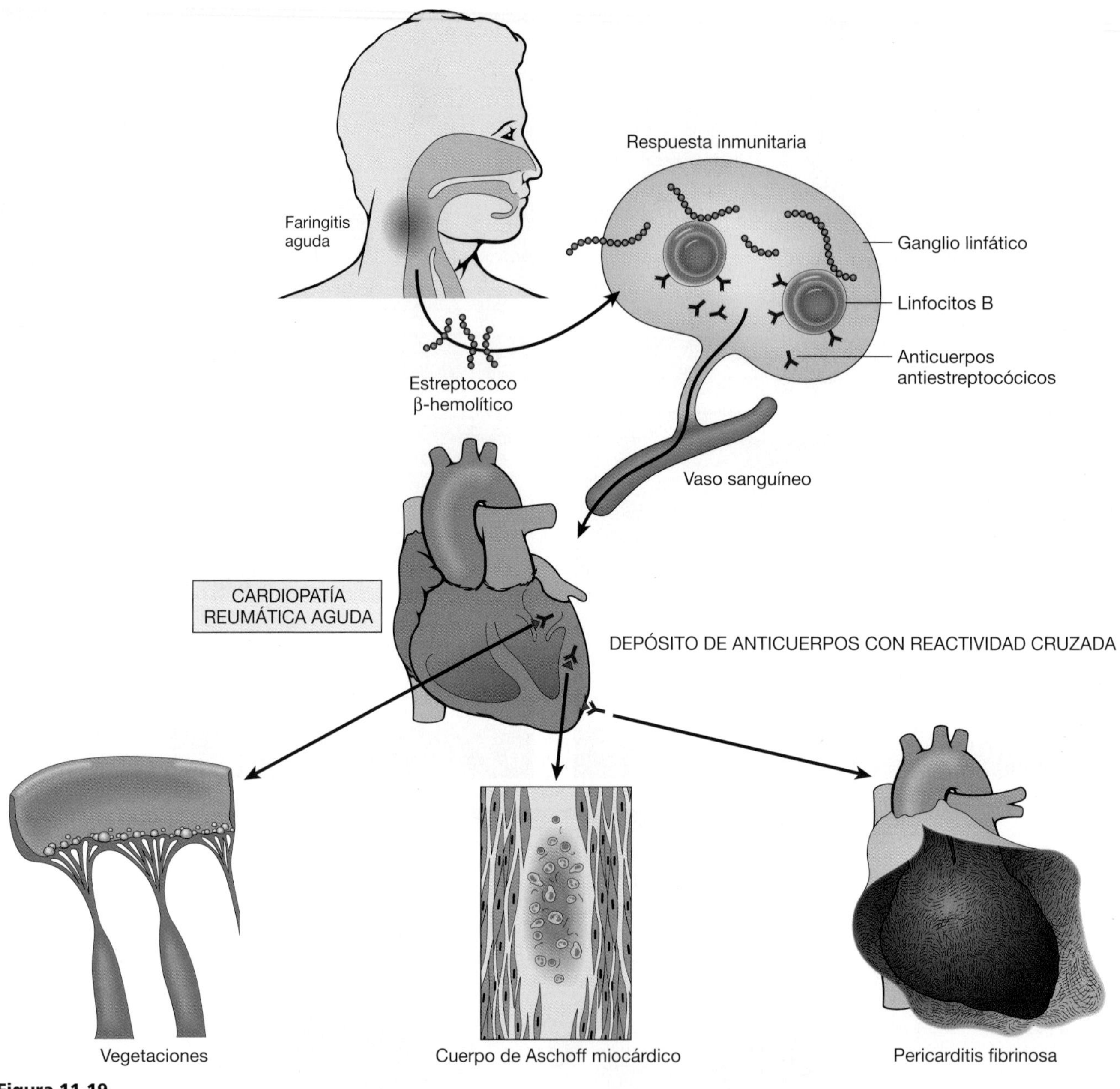

Figura 11-19

Patogenia y principales alteraciones morfológicas de la cardiopatía reumática aguda. La fiebre reumática aguda produce alteraciones en el endocardio, el miocardio y el epicardio. La cardiopatía reumática crónica casi siempre está producida por la deformidad de las válvulas cardíacas, particularmente las válvulas mitral y aórtica.

clínicas durante años o incluso décadas después del episodio inicial de FR. Los síntomas y signos de la valvulopatía dependen de las válvulas afectadas. Como se ha descrito, la válvula mitral es la que se afecta con más frecuencia y su estenosis es la manifestación más frecuente. Además de diversos soplos cardíacos, hipertrofia y dilatación cardíacas e ICC, los pacientes con CR con frecuencia tienen arritmias (particularmente fibrilación auricular en el contexto de la estenosis mitral), complicaciones tromboembólicas y aumento del riesgo de endocarditis infecciosa posteriormente. El pronóstico a largo plazo es muy variable. En algunos casos, se produce un ciclo continuo de deformidad valvular que causa alteraciones hemodinámicas que generan una fibrosis deformante adicional. La reparación quirúrgica y la sustitución de las válvulas enfermas han mejorado mucho la perspectiva de los pacientes con CR.

El diagnóstico de CR aguda se realiza por los datos serológicos de una infección estreptocócica previa junto a dos o más de los siguientes *criterios de Jones*: 1) carditis; 2) poliartritis migratoria de articulaciones grandes; 3) nódulos subcutáneos; 4) eritema marginado de la piel, y 5) corea de Sydenham, un trastorno neurológico con movimientos involuntarios rápidos y sin finalidad. Una de las manifestaciones de los criterios de Jones y dos manifestaciones menores (síntomas y signos inespecíficos que incluyen fiebre, artralgias o elevación de la concentración sanguínea de reactantes de fase aguda) también son suficientes para establecer el diagnóstico.

Endocarditis infecciosa

La endocarditis infecciosa (EI) es una infección grave que precisa un diagnóstico e intervención rápidos. Se caracteriza por la invasión microbiana de las válvulas cardíacas o del endocardio mural, con frecuencia con destrucción de los tejidos cardíacos subyacentes, y da lugar a *vegetaciones* friables y voluminosas formadas por desechos necróticos, trombo y gérmenes. Aunque los hongos, las rickettsias (fiebre Q) y las clamidias pueden producir endocarditis, en la inmensa mayoría de los casos está producida por bacterias extracelulares.

La EI se divide tradicionalmente en las *formas aguda y subaguda*, fundamentalmente de acuerdo con la evolución cronológica clínica y la gravedad; las distinciones se pueden atribuir a la virulencia microbiana intrínseca y a si hay o no una cardiopatía subyacente.

- La *endocarditis aguda* habitualmente indica una infección tumultuosa y destructiva que con frecuencia implica a un germen muy virulento que ataca a una válvula previamente normal, y que produce la muerte en un plazo de días a semanas en más del 50% de los pacientes a pesar del tratamiento con antibióticos y cirugía.
- La *endocarditis subaguda* se refiere a infecciones por gérmenes de baja virulencia que colonizan un corazón previamente anormal, especialmente cuando hay válvulas deformadas. La enfermedad suele aparecer de forma insidiosa y tiene una evolución prolongada, de semanas a meses, y la mayoría de los pacientes se recupera después de un tratamiento antibiótico adecuado.

Sin embargo, los patrones tanto clínicos como morfológicos son puntos a lo largo de un espectro, y no siempre es posible establecer una diferenciación clara entre la endocarditis aguda y la subaguda.

Morfología

En las formas aguda y subaguda de la enfermedad hay **vegetaciones friables, voluminosas** y potencialmente **destructivas** que contienen fibrina, células inflamatorias y microorganismos (Fig. 11-20). Las válvulas aórtica y mitral son las localizaciones más frecuentes de la infección, aunque la válvula tricúspide se afecta con frecuencia en el contexto del abuso de drogas por vía intravenosa. Las vegetaciones pueden ser únicas o múltiples y pueden afectar a más de una válvula; pueden erosionar el miocardio subyacente para producir la cavidad de un absceso (absceso anular) (Fig. 11-20B). La aparición de vegetaciones depende del organismo infectante, del grado de respuesta del paciente y del tratamiento antibiótico. Por ejemplo, la endocarditis fúngica tiende a producir vegetaciones mayores que la infección bacteriana. Pueden producirse **embolias sistémicas** en cualquier momento debido a la naturaleza friable de las vegetaciones. Como los fragmentos embólicos contienen gran número de gérmenes virulentos, con frecuencia se producen abscesos en las localizaciones de esos infartos (**infartos sépticos**).

La endocarditis subaguda típicamente se asocia a menos destrucción valvular que la endocarditis aguda. Microscópicamente, en la EI subaguda las vegetaciones con frecuencia tienen tejido de granulación en la base, lo que indica cronicidad. A medida que pasa el tiempo, puede aparecer fibrosis, calcificación y un infiltrado inflamatorio crónico.

Patogenia. La EI puede aparecer en válvulas previamente normales, aunque la presencia de alteraciones cardíacas predispone a estas infecciones. La CR era antiguamente un trastorno antecedente importante, aunque ha sido desplazada por el prolapso de la válvula mitral, las válvulas aórticas bicúspides y la estenosis valvular calcificada. Los depósitos estériles de plaquetas y fibrina en puntos de corrientes de chorro producidas por cardiopatías previas o por catéteres intravasculares también pueden ser localizaciones importantes para la siembra de bacterias y la aparición de la endocarditis. Con la creciente utilización de las válvulas cardíacas protésicas (que se analiza más adelante) ahora son responsables de entre el 10 y el 20% de todos los casos de EI. Factores del paciente como neutropenia, inmunodeficiencia, neoplasias malignas, inmunosupresión terapéutica, diabetes mellitus y abuso de alcohol o de drogas por vía intravenosa también aumentan el riesgo de EI.

Los gérmenes causales dependen de los factores de riesgo subyacentes. Así, la endocarditis de unas válvulas lesionadas previamente o anormales por otro motivo está producida, la

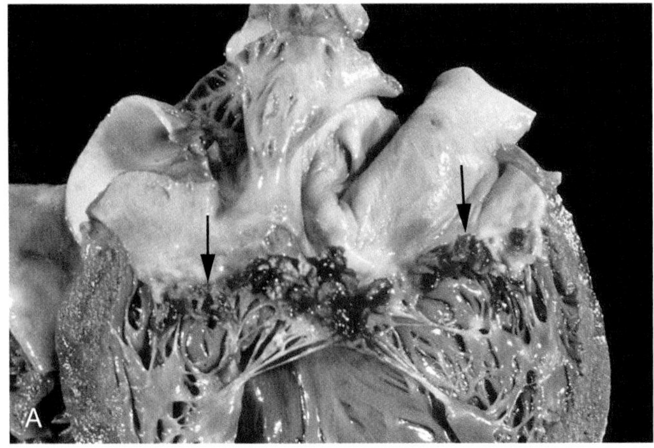

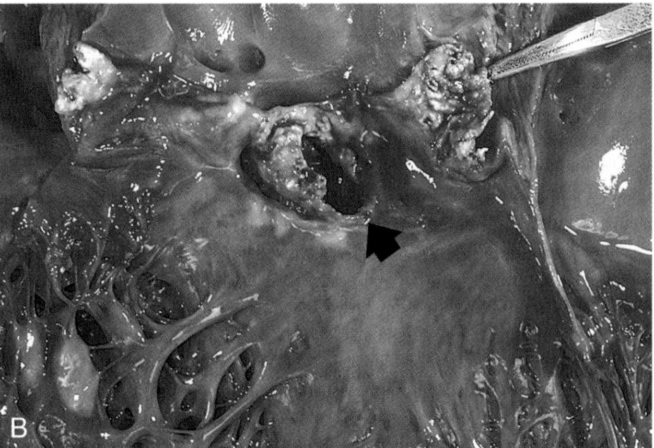

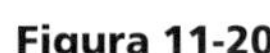

Figura 11-20

Endocarditis infecciosa (bacteriana). **A**, endocarditis de la válvula mitral (subaguda, producida por *Streptococcus viridans*). Las grandes vegetaciones friables se señalan con flechas. **B**, endocarditis aguda de una válvula aórtica bicúspide congénita (producida por *Staphylococcus aureus*) con destrucción extensa del velo y absceso anular (*flecha*).

mayoría de las veces (del 50 al 60% de los casos), por *Streptococcus viridans*, un grupo relativamente banal de la flora oral normal. Por el contrario, el germen más virulento *S. aureus* (frecuente en la piel) puede atacar a válvulas *deformadas y sanas* y es responsable de entre el 10 y el 20% de los casos en conjunto; también es el principal germen causal en los pacientes que abusan de drogas por vía intravenosa. Otras bacterias incluyen enterococos y el denominado grupo HACEK (*Haemophilus*, *Actinobacillus*, *Cardiobacterium*, *Eikenella* y *Kingella*), que son huéspedes de la cavidad oral. Más raramente están implicados bacilos gramnegativos y hongos. En aproximadamente el 10% de los casos no se puede aislar en la sangre ningún germen (endocarditis con «cultivo negativo»). Esto se atribuye al tratamiento antibiótico previo, a dificultades para aislar el germen causal, o a que los gérmenes que están incluidos en zonas profundas de las vegetaciones en crecimiento no se liberan hacia la sangre.

La primera entre las situaciones que predisponen a la endocarditis es la siembra de gérmenes en la sangre. La puerta de entrada del germen hacia el torrente sanguíneo puede ser una infección evidente en otra localización, una intervención dental o quirúrgica que produzca una bacteriemia transitoria, la inyección de material contaminado directamente en el torrente sanguíneo por los usuarios de drogas por vía intravenosa, o una fuente oculta en el tubo digestivo, la cavidad oral o en lesiones triviales. El reconocimiento de las alteraciones cardíacas predisponentes y de las situaciones clínicas que producen bacteriemia permite realizar una profilaxis antibiótica adecuada.

Características clínicas. La fiebre es el signo más constante de la EI. Sin embargo, en la enfermedad subaguda (particularmente en ancianos) puede no haber fiebre, y las únicas manifestaciones pueden ser astenia inespecífica, pérdida de peso y un síndrome gripal. La esplenomegalia es frecuente en la EI subaguda. Por el contrario, la endocarditis aguda tiene un inicio tormentoso, con aparición rápida de fiebre, escalofríos, debilidad y lasitud. Hay soplos en el 90% de los pacientes con lesiones del corazón izquierdo, aunque pueden relacionarse simplemente con la alteración cardíaca previa que predispone a la EI. El diagnóstico se realiza fundamentalmente por los hemocultivos positivos, los hallazgos ecocardiográficos y otros hallazgos clínicos y de laboratorio.

Las complicaciones generalmente comienzan en las primeras semanas después del inicio de la EI, e incluyen glomerulonefritis debida a atrapamiento glomerular de los complejos antígeno-anticuerpo, lo que da lugar a hematuria, albuminuria o insuficiencia renal (*glomerulonefritis*; v. el Capítulo 14). La septicemia, las arritmias (que indican la invasión del miocardio subyacente) y la embolia sistémica tienen mal pronóstico. Con un tratamiento antibiótico rápido ya no se observan con frecuencia los hallazgos clínicos habituales antiguamente debidos a microembolias, y que incluyen petequias, hemorragias debajo del lecho ungueal y nódulos subcutáneos en los pulpejos de los dedos.

Vegetaciones no infectadas

Endocarditis trombótica no bacteriana

La endocarditis trombótica no bacteriana (ETNB) se caracteriza por el depósito de masas de tamaño variable formadas por fibrina, plaquetas y otros componentes variables, sobre las válvulas cardíacas. Al contrario de la EI, las lesiones valvulares de la ETNB son estériles y no contienen gérmenes. La lesión valvular no es un prerrequisito para la ETNB; de hecho, la enfermedad se encuentra habitualmente en válvulas previamente normales. Aunque puede aparecer en personas por lo demás sanas, una amplia variedad de enfermedades asociadas a debilidad general o emaciación se asocia a aumento del riesgo de ETNB, y de aquí el término alternativo «*endocarditis marasmática*».

Morfología

Las vegetaciones de la ETNB son **estériles, no destructivas y pequeñas** (1 mm); aparecen como lesiones únicas o múltiples a lo largo de la línea de cierre de los velos valvulares (Fig. 11-21). Histológicamente, están formadas por trombo blando sin inflamación ni lesión valvular acompañantes. Con el tiempo se pueden organizar para dar lugar a delicadas hebras de tejido fibroso (denominadas excrecencias de Lambl).

Patogenia. La ETNB típicamente aparece en el contexto de estados de hipercoagulabilidad, como sepsis y coagulación intravascular diseminada (Capítulo 4), estados hiperestrogénicos y neo-

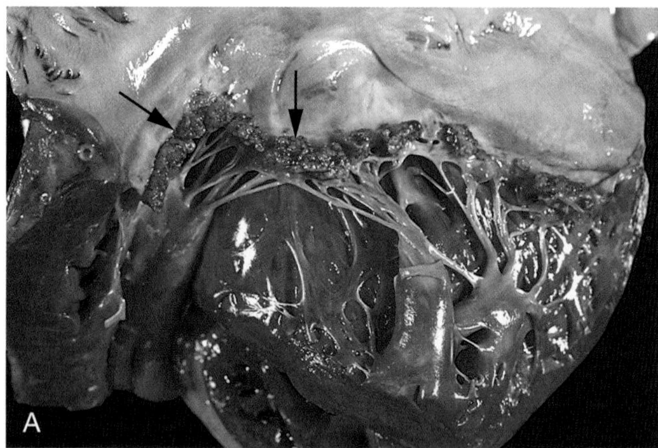

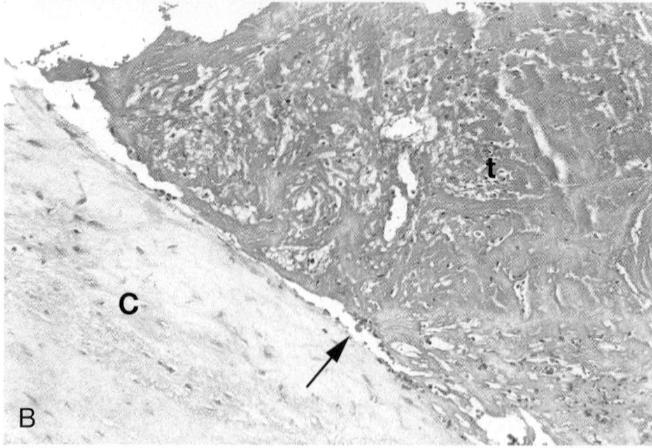

Figura 11-21

Endocarditis trombótica no bacteriana. **A**, hilera casi completa de vegetaciones trombóticas a lo largo de la línea de cierre de los velos de la válvula mitral (*flechas*). **B**, micrografía de una endocarditis trombótica no bacteriana que muestra un trombo blando, sin prácticamente inflamación en el velo valvular (*C*) ni en el depósito trombótico (*t*). El trombo está unido sólo laxamente al velo (*flecha*).

plasias malignas subyacentes, particularmente adenocarcinomas mucinosos. Esta última asociación probablemente se relaciona con el efecto procoagulante de la mucina circulante y/o del factor tisular que elaboran estos tumores; de hecho, la ETNB puede formar parte del síndrome de Trousseau (capítulo 6). El traumatismo endocárdico (p. ej., por un catéter intravascular) también es una situación predisponente bien reconocida.

Características clínicas. Aunque el efecto local sobre la válvula habitualmente es trivial, las lesiones de la ETNB se pueden hacer clínicamente importantes al embolizar en el encéfalo, el corazón u otros órganos. La ETNB también puede actuar como posible nido para la colonización bacteriana y, por lo tanto, para la aparición de una EI.

Endocarditis de Libman-Sacks

La endocarditis de Libman-Sacks se refiere a vegetaciones estériles que pueden aparecer en las válvulas de pacientes con lupus eritematoso sistémico. Estas lesiones probablemente se deben al depósito de inmunocomplejos y, por tanto, tienen inflamación asociada. Con la creciente utilización de corticoides para el tratamiento del lupus, la endocarditis de Libman-Sacks se ha hecho relativamente infrecuente.

Morfología

Las lesiones de la endocarditis de Libman-Sacks son vegetaciones pequeñas, estériles, granulares y de color rosa de 1-4 mm de diámetro; no tienen predilección especial por las líneas del cierre de la válvula y pueden estar localizadas en las superficies inferiores de las válvulas auriculoventriculares, en las cuerdas o incluso en el endocardio auricular o ventricular. Histológicamente, las lesiones son vegetaciones eosinófilas fibrinosas, finamente granulares, que contienen desechos nucleares. Con frecuencia hay una valvulitis intensa, con necrosis fibrinoide de la sustancia valvular adyacente a la vegetación. Se puede producir posteriormente fibrosis y una deformidad grave similares a las de la CR crónica.

La Figura 11-22 compara el aspecto de las diversas vegetaciones, que incluyen las de la CR, la EI, la ETNB y la endocarditis de Libman-Sacks.

Cardiopatía carcinoide

La cardiopatía carcinoide se refiere a la manifestación cardíaca de un síndrome sistémico que incluye enrojecimiento, diarrea, dermatitis y broncoconstricción, y que está producido por compuestos bioactivos liberados por *tumores carcinoides*. Las lesiones cardíacas no aparecen típicamente hasta que haya una carga metastásica hepática masiva y probablemente los mediadores causales ya no son catabolizados por el hígado. Se suelen afectar, principalmente, el endocardio y las válvulas del corazón derecho, porque son los primeros tejidos cardíacos bañados por las sustancias bioactivas liberadas hacia la circulación venosa. Pueden producirse lesiones carcinoides en el lado izquierdo del corazón cuando haya un agujero oval permeable y flujo de derecha a izquierda, y en los carcinoides pulmonares.

Morfología

Las lesiones cardiovasculares asociadas al síndrome carcinoide son engrosamientos diferenciados, brillantes, similares a una placa de color blanco de la íntima en las superficies endocárdicas de las cavidades cardíacas y en los velos valvulares. Las lesiones están formadas por células musculares lisas y fibras de colágeno escasas embebidas en una matriz rica en mucopolisacárido ácido. Las estructuras subyacentes están intactas. En la afectación del corazón derecho típicamente hay insuficiencia tricuspídea y estenosis pulmonar.

Patogenia. Los mediadores que elaboran los tumores carcinoides incluyen serotonina (5-hidroxitriptamina), calicreína, bradicinina, histamina, prostaglandinas y taquicininas. Aunque no está claro cuál de ellos causa las lesiones, la concentración plasmática de serotonina y la excreción urinaria del

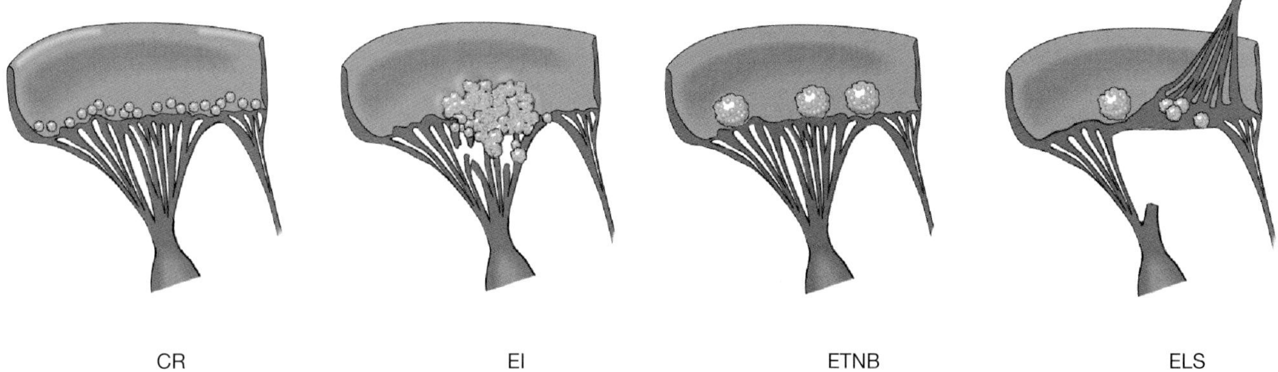

Figura 11-22

Comparación de las lesiones en las cuatro formas principales de endocarditis con vegetaciones. La cardiopatía reumática (CR) aguda se caracteriza por una hilera de vegetaciones pequeñas y verrucosas a lo largo de las líneas de cierre de los velos valvulares. La endocarditis infecciosa (EI) típicamente muestra masas grandes, irregulares y destructivas que se pueden extender hasta las cuerdas. La endocarditis trombótica no bacteriana (ETNB) típicamente muestra vegetaciones blandas y pequeñas, habitualmente unidas a la línea de cierre. Puede haber una o muchas. La endocarditis de Libman-Sacks (ELS) tiene vegetaciones de tamaño medio pequeño en uno o en ambos lados de los velos valvulares, o en cualquier otra localización de la superficie endocárdica.

metabolito de serotonina ácido 5-hidroxiindolacético se correlacionan con la gravedad de las lesiones cardíacas. Las placas valvulares del síndrome carcinoide también son similares histológicamente a las lesiones que ocasionalmente aparecen como complicación de la utilización de los supresores del apetito fenfluramina y fentermina; es interesante destacar que estos fármacos afectan al metabolismo sistémico de serotonina. Pueden aparecer placas similares en el corazón izquierdo después del tratamiento con metisergida o ergotamina para las migrañas; estos fármacos se metabolizan a serotonina cuando atraviesan la vasculatura pulmonar. Se desconoce cómo la serotonina puede lesionar las válvulas.

Válvulas cardíacas protésicas

Aunque las válvulas cardíacas protésicas son sustitutos imperfectos de los tejidos nativos, su introducción ha alterado radicalmente el pronóstico de los pacientes con valvulopatía. Actualmente se utilizan dos tipos de válvulas protésicas, cada una con sus propias ventajas y desventajas:

- *Válvulas mecánicas*: la mayoría de las veces son dispositivos de doble disco basculante elaboradas con carbón pirolítico. Tienen una excelente durabilidad pero precisan anticoagulación crónica, con los consiguientes riesgos de hemorragia (o trombosis vascular si la anticoagulación es inadecuada). Las válvulas aórticas mecánicas también pueden producir una hemólisis significativa de los eritrocitos por las tensiones de cizallamiento.
- *Válvulas bioprotésicas*: tejidos porcinos o bovinos fijados en glutaraldehído, o válvulas humanas criopreservadas. Estas válvulas no precisan anticoagulación pero son menos duraderas y pueden fallar por deterioro de la matriz. Prácticamente todos los velos de las válvulas biológicas sufren algún grado de rigidez después de su implantación; la pérdida de movilidad puede ser suficiente para producir una estenosis significativa. También es frecuente la calcificación de los velos bioprotésicos, y puede contribuir a la estenosis. Las válvulas bioprotésicas pueden perforarse o rasgarse, lo que produce insuficiencia valvular.

Las válvulas protésicas también están sometidas a infección. En las válvulas mecánicas, la EI afecta típicamente a la línea de sutura y al tejido perivalvular adyacente y puede hacer que la válvula se desprenda (*fuga paravalvular*). En las válvulas bioprotésicas, se pueden infectar los velos valvulares además de los tejidos perivalvulares.

RESUMEN

Cardiopatía valvular

- La patología valvular puede producir oclusión (*estenosis*) y/o regurgitación (*insuficiencia*); la estenosis adquirida de las válvulas aórtica y mitral supone, aproximadamente, dos tercios de todas las valvulopatías.
- La calcificación de la sustancia de la válvula típicamente produce estenosis; la síntesis y recambio anormales de la matriz extracelular pueden producir degeneración mixomatosa e insuficiencia.
- La cardiopatía reumática se debe a la formación de anticuerpos antiestreptocócicos que reaccionan de forma cruzada con tejido cardíaco. La inflamación aguda afecta al pericardio, al miocardio y a las válvulas; la curación se asocia a valvulopatía mitral y, con menos frecuencia, aórtica.
- La endocarditis infecciosa puede ser agresiva y destruir rápidamente válvulas normales (EI aguda) o puede ser indolente y mínimamente destructiva en válvulas previamente anormales (EI subaguda). La embolia sistémica puede producir infartos sépticos.
- La endocarditis trombótica no bacteriana (ETNB) puede dar lugar a vegetaciones estériles en válvulas previamente normales en estados de debilidad general. Se pueden producir complicaciones embólicas.

MIOCARDIOPATÍAS

La mayoría de las enfermedades cardíacas es secundaria a alguna otra enfermedad (p. ej., aterosclerosis coronaria, hipertensión o cardiopatía valvular). Sin embargo, hay algunas que se pueden atribuir a disfunción miocárdica intrínseca. Estas enfermedades miocárdicas se denomina *miocardiopatías* (literalmente *enfermedades del músculo cardíaco*). Son un grupo variado que incluye trastornos inflamatorios (*miocarditis*; ver más adelante), enfermedades inmunitarias (p. ej., sarcoidosis), trastornos metabólicos sistémicos (p. ej., hemocromatosis), distrofias musculares y trastornos genéticos de las células musculares cardíacas. En muchos casos, las cardiopatías son de etiología desconocida (denominadas «*idiopáticas*»); sin embargo, se ha demostrado que varias miocardiopatías previamente «idiopáticas» están producidas por alteraciones genéticas específicas del metabolismo energético cardíaco o de proteínas estructurales y contráctiles.

Las miocardiopatías se pueden dividir según diversos criterios. La clasificación de 2006 de la American Heart Association las divide en dos grupos principales: 1) *primarias*, que incluyen aquellas entidades en las que la enfermedad está limitada exclusiva o predominantemente al músculo cardíaco, y 2) *secundarias*, en las que el corazón está afectado como parte de un trastorno multiorgánico generalizado. En cada uno de estos dos grupos algunas enfermedades son genéticas, otras, adquiridas y muchas, idiopáticas. Una clasificación más clínica y funcional divide las miocardiopatías en tres grupos (Fig. 11-23 y Tabla 11-5), como sigue:

- Miocardiopatía dilatada.
- Miocardiopatía hipertrófica.
- Miocardiopatía restrictiva.

De ellas, la miocardiopatía dilatada es la más frecuente (el 90% de los casos), y la miocardiopatía restrictiva es la menos frecuente. Dentro de cada patrón hay un espectro de gravedad clínica, y cada uno de estos tres patrones puede estar producido por una causa identificable específica o puede ser idiopático (Tabla 11-5). Aunque la reciente clasificación de la American Heart Association es más satisfactoria intelectualmente, seguimos aquí la clasificación clinicopatológica sancionada por el tiempo porque actualmente es más útil para el tratamiento de los pacientes.

Antes de entrar en más detalles, se deben hacer algunos comentarios sobre las miocarditis. Se incluyen aquí, bajo el

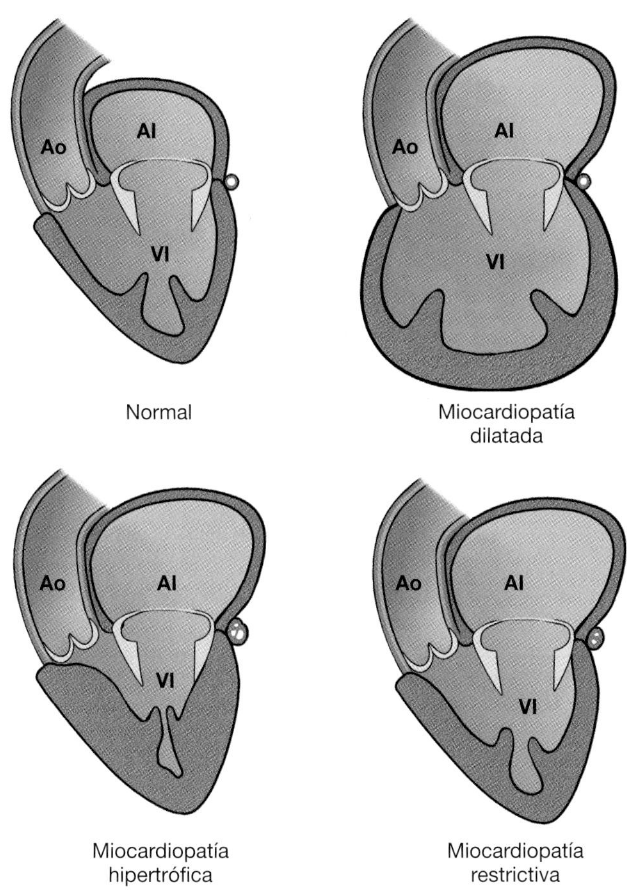

Figura 11-23

Las tres formas clínico-anatomopatológico-funcionales diferenciadas y predominantes de miocardiopatía.

paraguas de las miocardiopatías, porque hay una superposición clínica entre algunos casos de miocarditis y la miocardiopatía dilatada, y en cierta proporción de casos se puede mostrar que la miocardiopatía dilatada evoluciona a partir de una miocarditis aguda. De hecho, como los expertos de la American Heart Association también incluyen la miocarditis entre las miocardiopatías, ¡parece que estamos en buena compañía!

Miocardiopatía dilatada

La miocardiopatía dilatada (MCD) se caracteriza por dilatación cardíaca progresiva con *disfunción contráctil (sistólica)*, habitualmente con hipertrofia asociada. A veces se denomina miocardiopatía congestiva. Aproximadamente el 25-35% de los casos de MCD tiene una base familiar (genética). Otros se deben a diversas agresiones miocárdicas adquiridas, como exposición a tóxicos (p. ej., alcoholismo crónico), miocarditis y cambios asociados a la gestación (v. más adelante). En algunos pacientes se desconoce la causa de la MCD. Estos casos se denominan correctamente «*miocardiopatía dilatada idiopática*». Es muy probable que muchos casos de esta categoría sean de origen genético. Independientemente de la causa, todos comparten un cuadro clinicopatológico similar.

Morfología

El corazón en la MCD está típicamente **dilatado** (dos a tres veces su peso normal) y **flácido, con dilatación de todas las cavidades** (Fig. 11-24). Debido al adelgazamiento parietal que acompaña a la dilatación, el grosor ventricular puede ser menor de lo normal, igual o mayor. Los **trombos murales** son frecuentes y pueden ser el origen de tromboembolias. Por definición, no hay patología valvular primaria; en consecuencia, cualquier insuficiencia valvular es una consecuencia secundaria de la dilatación de las cavidades ventriculares. Las arterias coronarias habitualmente están libres de estenosis aterosclerótica significativa.

Las alteraciones histológicas de la MCD son inespecíficas. Microscópicamente, la mayoría de los miocitos está **hipertrofiada** con **núcleos aumentados de tamaño**, aunque muchos están atenuados, alargados e irregulares. Hay una fibrosis intersticial y endocárdica variable; con frecuencia también hay cicatrices dispersas, que probablemente marcan la necrosis isquémica previa de los miocitos producida por reducción de la perfusión (debido a la mala función contráctil) y aumento de las necesidades (por la hipertrofia de los miocitos). La magnitud de los cambios con frecuencia no refleja el grado de disfunción ni el pronóstico del paciente.

Patogenia. Cuando se descubre clínicamente, la MCD con frecuencia está en su fase terminal, y muchos corazones muestran sólo los hallazgos inespecíficos que se han descrito ante-

Tabla 11-5 Miocardiopatía y disfunción miocárdica indirecta: patrones funcionales y causas

Patrón funcional	Fracción de eyección ventricular izquierda*	Mecanismos de la insuficiencia cardíaca	Causas	Disfunción miocárdica indirecta (no miocardiopatía)
Dilatado	< 40%	Deterioro de la contractilidad (disfunción sistólica)	Idiopática, alcohólica, periparto, genética, miocarditis, anemia crónica, doxorubicina (adriamicina)	Cardiopatía isquémica, cardiopatía valvular, cardiopatía hipertensiva, cardiopatía congénita
Hipertrófico	Del 50 al 80%	Deterioro de la distensibilidad (disfunción diastólica)	Genética, ataxia de Friedreich, enfermedades por depósito, lactantes de madres diabéticas	Cardiopatía hipertensiva, estenosis aórtica
Restrictivo	Del 45 al 90%	Deterioro de la distensibilidad (disfunción diastólica)	Idiopática, amiloidosis, hemocromatosis, sarcoidosis, fibrosis inducida por radiación	Constricción pericárdica

*Normal ≥ 65%.

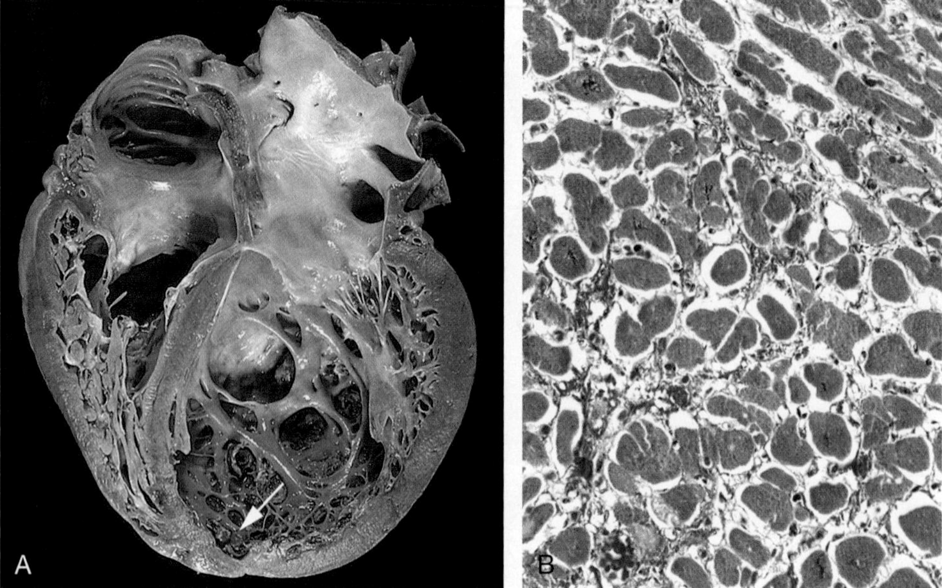

Figura 11-24

Miocardiopatía dilatada (MCD). **A**, es evidente la dilatación y la hipertrofia de las cuatro cavidades. Hay un pequeño trombo mural (*flecha*) en la punta del ventrículo izquierdo (a la derecha en esta proyección apical de las cuatro cavidades). No había arteriopatía coronaria. **B**, histología de una MCD típica que muestra grados variables de hipertrofia de los miocitos y de fibrosis intersticial (el colágeno aparece en color azul en esta tinción con tricrómico de Masson).

riormente. En consecuencia, la etiología a menudo sólo se puede inferir a partir de los antecedentes médicos del paciente o se basa en datos epidemiológicos. Las causas de la MCD se pueden agrupar en cuatro categorías generales:

- *Vírica*. Ocasionalmente, se pueden detectar en el miocardio las «huellas dactilares» de los ácidos nucleicos del virus de Coxsackie y de otros enterovirus. Además, biopsias endomiocárdicas han documentado casos en los que hay progresión desde miocarditis hasta MCD. En consecuencia, algunos casos de MCD se atribuyen a miocarditis (que se analizan con más detalle a continuación); incluso sin datos directos de inflamación, puede ser suficiente encontrar simplemente transcritos víricos para invocar una miocarditis que se «omitió» en sus fases tempranas.
- *Exposición al alcohol o a otra sustancia tóxica*. El abuso de alcohol tiene una intensa asociación con la aparición de MCD. El alcohol y sus metabolitos, especialmente el acetaldehído, tienen un efecto tóxico directo sobre el miocardio (capítulo 8). Además, el alcoholismo crónico se puede asociar a deficiencia de tiamina, lo que introduce un elemento de cardiopatía por beriberi (Capítulo 8). Sin embargo, hay debate sobre la relación causa-efecto con el alcohol solo, y ningún dato morfológico sirve para distinguir la *miocardiopatía alcohólica* de la MCD de cualquier otra causa. Las agresiones tóxicas no alcohólicas incluyen algunos fármacos quimioterápicos, particularmente doxorubicina (adriamicina) y cobalto.
- *Influencias genéticas*. Las formas familiares de MCD suponen el 25-35% de los casos; la herencia autosómica dominante es el patrón dominante; las formas ligadas a X, autosómica recesiva y mitocondrial son menos frecuentes. La mayoría de las alteraciones genéticas parece afectar al citoesqueleto del miocito. Aunque no es la forma más frecuente, la MCD ligada a X inducida por mutaciones del gen de la *distrofina* es la mejor conocida. La distrofina es una proteína estructural intracelular que tiene una función crítica en la unión del citoesqueleto del músculo estriado a la matriz extracelular; de hecho, la distrofina está mutada en las distrofias musculares más frecuentes (v. el Capítulo 21). Es interesante señalar que algunos pacientes con mutaciones del gen de la distrofina tienen MCD como característica clínica principal. Otras proteínas citoesqueléticas involucradas en la MCD incluyen la α-actina cardíaca (une el sarcómero a la distrofina), la desmina (la principal proteína de los filamentos intermedios de los miocitos cardíacos) y las láminas nucleares A y C. Es probable que las deleciones de los genes mitocondriales y las mutaciones de los genes que codifican enzimas que participan en la β-oxidación de los ácidos grasos puedan producir MCD al alterar la generación miocárdica de ATP.
- La *miocardiopatía periparto* se produce al final de la gestación o en las primeras semanas a meses después del parto. La etiología es multifactorial e incluye hipertensión asociada a la gestación, sobrecarga de volumen, deficiencia nutricional, otros trastornos metabólicos y/o una respuesta inmunitaria (p. ej., producción anormal de citocinas). Afortunadamente, casi la mitad de estas pacientes recupera espontáneamente la función normal.

Características clínicas. La MCD puede aparecer a cualquier edad, también en la infancia, aunque la mayoría de las veces aparece entre los 20 y los 50 años de edad. Típicamente se manifiesta con una ICC lentamente progresiva (p. ej., dificultad respiratoria y mala capacidad de esfuerzo), pero los pacientes pueden pasar rápidamente desde un estado compensado a uno descompensado. El defecto fundamental de la MCD es la contracción ineficaz. Por tanto, en la MCD en fase terminal la fracción de eyección cardíaca es típicamente menor del 25%. Es frecuente la insuficiencia mitral secundaria y los ritmos cardíacos anormales, y se puede producir embolia por trombos intracardíacos. El 50% de los pacientes muere en un plazo de 2 años, y sólo el 25% sobrevive más de 5 años; la muerte habitualmente se debe a insuficiencia cardíaca progresiva o arritmias. En la mayoría de los casos, el trasplante es el único tratamiento definitivo.

Miocardiopatía ventricular derecha arritmógena

La miocardiopatía ventricular derecha arritmógena es una entidad particular (aunque infrecuente) con una manifestación clínica que incluye insuficiencia cardíaca derecha y diversos trastornos del ritmo (que incluyen MSC). Morfológicamente, la pared ventricular derecha está muy adelgazada como consecuencia de la sustitución de los miocitos por infiltración grasa masiva y cantidades menores de fibrosis. La mayoría de los casos son esporádicos, aunque se producen formas familiares con defectos génicos localizados en el cromosoma 14 (herencia autosómica dominante con penetrancia variable). La mayoría de las mutaciones parece afectar a las proteínas de unión de los desmosomas.

Miocardiopatía hipertrófica

La miocardiopatía hipertrófica (MCH) (también conocida como estenosis subaórtica hipertrófica idiopática) se caracteriza por *hipertrofia miocárdica, llenado diastólico anormal* y (en un tercio de los casos) *obstrucción al flujo de salida ventricular*. Como se describe más adelante, en algunos casos la obstrucción es dinámica y está producida por el velo anterior de la válvula mitral. El corazón tiene paredes gruesas, es pesado y con una contracción excesiva, en un sorprendente contraste con el corazón flácido y poco contráctil de la MCD. En la MCH, habitualmente se conserva la función sistólica, pero el miocardio no se relaja y, por tanto, muestra disfunción diastólica primaria.

Morfología

La característica macroscópica esencial de la MCH es la hipertrofia miocárdica masiva sin dilatación ventricular (Fig. 11-25A). El patrón clásico de la MCH incluye un engrosamiento desproporcionado del tabique ventricular en relación con la pared libre del ventrículo izquierdo (denominada **hipertrofia septal asimétrica**); sin embargo, en aproximadamente el 10% de los casos hay hipertrofia concéntrica. En un corte longitudinal, la cavidad ventricular pierde su forma redondeada a ovalada habitual y está comprimida con una configuración «similar a un plátano» (Fig. 11-25A). Con frecuencia hay una placa endocárdica en el tracto de salida del ventrículo izquierdo, además de engrosamiento del velo mitral anterior. Ambos hallazgos reflejan la contracción del velo mitral anterior con el tabique durante la sístole ventricular y se correlacionan con la obstrucción funcional del tracto de salida del ventrículo izquierdo.

Las características histológicas habituales de la MCH son **hipertrofia intensa de los miocitos, desorganización de los miocitos (y de las fibras musculares)** y fibrosis intersticial y por sustitución (Fig. 11-25B).

Patogenia. Casi todos los casos de MCH están producidos por mutaciones puntuales de aminoácidos de alguno de varios genes que codifican las proteínas del sarcómero que forman el aparato contráctil del músculo estriado (Figura 11-25C). En la mayoría de los casos el patrón de transmisión es autosómico dominante con expresión variable. Se han identificado más de 100 mutaciones causales en al menos 12 genes sarcoméricos (Fig. 11-25C), de modo que el gen de la cadena pesada de la β-miosina es el que se afecta con más frecuencia, seguido de la proteína C de unión a la miosina y de la troponina T. Estos tres genes suponen el 70-80% de todos los casos de MCH.

Aunque es evidente que estos defectos genéticos subyacen a la MCH, todavía se conoce mal la secuencia de los acontecimientos que llevan desde las mutaciones a la enfermedad. Una propuesta actual indica que la MCH representa un cambio compensador en respuesta al deterioro de la contractilidad. En este modelo, la contracción ineficaz de los miocitos desencadena la liberación exuberante del factor de crecimiento con la consiguiente hipertrofia compensadora intensa (que produce desorganización de las fibras musculares) y proliferación de los fibroblastos (que produce fibrosis intersticial).

Características clínicas. *La MCH se caracteriza por una hipertrofia masiva de ventrículo izquierdo, que paradójicamente proporciona un volumen sistólico marcadamente reducido.* Este efecto fisiopatológico es una consecuencia directa del *trastorno del llenado diastólico* y del menor tamaño global de la cavidad. Además, aproximadamente el 25% de los pacientes tiene obstrucción dinámica al flujo de salida del ventrículo izquierdo por el velo anterior de la válvula mitral. La reducción del gasto cardíaco y un aumento secundario de la presión venosa pulmonar producen disnea al esfuerzo, y hay un *soplo sistólico de eyección rudo*. Una combinación de hipertrofia masiva, presiones ventriculares izquierdas elevadas y compromiso de las arterias coronarias intramurales con frecuencia produce isquemia miocárdica (con angina), incluso sin arteriopatía coronaria asociada. Los principales problemas clínicos incluyen fibrilación auricular con formación de trombos murales, EI de la válvula mitral, ICC, arritmias y muerte súbita. La mayoría de los pacientes mejora con un tratamiento que favorezca la relajación ventricular; ocasionalmente es necesaria la resección quirúrgica parcial del músculo septal para aliviar la obstrucción del tracto de salida.

Miocardiopatía restrictiva

La miocardiopatía restrictiva se caracteriza por una *disminución primaria de la distensibilidad ventricular, que da lugar a un deterioro del llenado ventricular durante la diástole* (en términos sencillos, la pared es «*más rígida*»). La función contráctil (sistólica) del ventrículo izquierdo habitualmente no está afectada. Así, el estado funcional se puede confundir con el de la pericarditis constrictiva y el de la miocardiopatía hipertrófica. La miocardiopatía restrictiva puede ser idiopática o asociarse a enfermedades sistémicas que también afectan al miocardio, como fibrosis por radiación, amiloidosis, hemocromatosis, sarcoidosis y las producidas por los errores innatos del metabolismo. Los factores genéticos están definidos con menos claridad en la miocardiopatía restrictiva.

Morfología

En la miocardiopatía restrictiva idiopática los ventrículos tienen un tamaño aproximadamente normal o están ligeramente

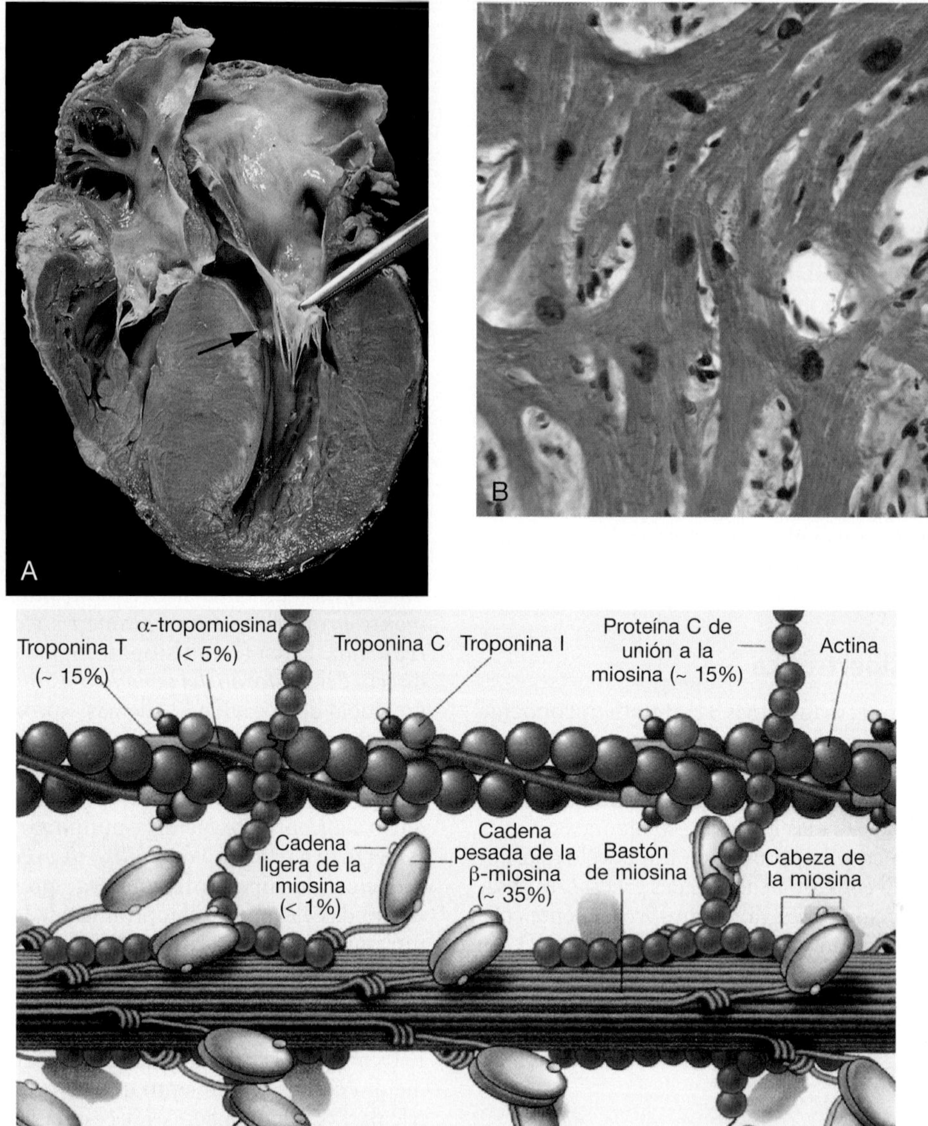

Figura 11-25

Miocardiopatía hipertrófica (MCH) con hipertrofia septal asimétrica. **A**, el músculo septal protruye hacia el tracto de salida del ventrículo izquierdo, y la aurícula izquierda está dilatada. El velo mitral anterior se ha separado del tabique para mostrar una placa endocárdica fibrosa (*flecha*). Véase el texto. **B**, aspecto histológico que muestra desorganización, hipertrofia extrema y la ramificación característica de los miocitos. **C**, sarcómero del músculo cardíaco que muestra las proteínas en las que las mutaciones producen contracción defectuosa, hipertrofia y desorganización de los miocitos en la MCH. La frecuencia de una mutación génica particular se indica como porcentaje de todos los casos de MCH; las más frecuentes son las mutaciones de la cadena pesada de la β-miosina. La contracción normal del sarcómero supone la interacción entre miosina y actina iniciada por la unión de calcio a las troponinas C, I y T, y a la α-tropomiosina. La actina estimula la actividad de la adenosina trifosfatasa en la cabeza de miosina y produce fuerza a lo largo de los filamentos de actina. La proteína C de unión a la miosina modula la contracción. (**A**, de Schoen FJ: Interventional and Surgical Cardiovascular Pathology: Clinical Correlations and Basic Principles. Filadelfia, WB Saunders, 1989. **C**, de Spirito P, et al: The management of hypertrophic cardiomyopathy. N Engl J Med 336:775, 1997. Copyright © 1997 Massachusetts Medical Society. Todos los derechos reservados.)

aumentados de tamaño, las cavidades no están dilatadas y el miocardio es firme. Con frecuencia se observa dilatación biauricular. Microscópicamente, hay fibrosis intersticial que varía desde mínima y parcheada hasta extensa y difusa. La miocardiopatía restrictiva de causas diversas puede tener una morfología macroscópica similar. Sin embargo, la biopsia endomiocárdica puede mostrar características específicas de enfermedad (p. ej., amiloide, sobrecarga de hierro, granulomas sarcoideos).

Otras dos formas de miocardiopatía restrictiva merecen una breve descripción:

- La *fibrosis endomiocárdica* es, principalmente, una enfermedad de niños y adultos jóvenes de África y de otras zonas tropicales; se caracteriza por fibrosis densa del endocardio y del subendocardio ventriculares que se extiende desde la punta hasta las válvulas tricúspide y mitral; el tejido fibroso reduce mucho el volumen y la distensibilidad de las cavidades afectadas y, por tanto, produce una fisiología restrictiva. En todo el mundo es la forma más frecuente de miocardiopatía restrictiva.

- La *endomiocarditis de Loeffler* también produce fibrosis endocárdica, habitualmente con trombos murales grandes; sin embargo, la endomiocarditis de Loeffler no está restringida geográficamente. Con frecuencia hay hipereosinofilia periférica asociada; los eosinófilos circulantes son anormales, y muchos están desgranulados. Se ha propuesto que la liberación del contenido de los gránulos de los eosinófilos, especialmente la proteína básica principal, inicia la lesión endocárdica, con la consiguiente necrosis endomiocárdica seguida de cicatrización de la zona necrótica.

Miocarditis

En la miocarditis hay inflamación del miocardio con la consiguiente lesión. Sin embargo, es importante poner de relieve que la presencia de inflamación sola *no* es diagnóstica de miocarditis; por ejemplo, también pueden aparecer infiltrados inflamatorios como respuesta secundaria a la lesión isquémica. *En la miocarditis, el proceso inflamatorio es la causa de la lesión miocárdica, y no la respuesta a ésta.*

Morfología

Durante la miocarditis activa el corazón puede tener un aspecto normal o dilatado. El miocardio ventricular típicamente es flácido y con frecuencia está moteado por focos parcheados o difusos de palidez y/o hemorragia. Puede haber trombos murales.

Microscópicamente, la miocarditis activa muestra un infiltrado inflamatorio intersticial con necrosis focal de los miocitos adyacentes a las células inflamatorias (Fig. 11-26).

La **miocarditis linfocítica** es la más frecuente (Fig. 11-26A). Si el paciente sobrevive a la fase aguda de la miocarditis, las lesiones inflamatorias se resuelven, sin dejar cambios residuales, o curan mediante fibrosis progresiva.

La **miocarditis por hipersensibilidad** tiene infiltrados intersticiales y perivasculares compuestos por linfocitos, macrófagos y una elevada proporción de eosinófilos (Fig. 11-26B).

La **miocarditis de células gigantes** es una entidad morfológicamente diferenciada que se caracteriza por infiltrados celulares inflamatorios generalizados que contienen células gigantes multinucleadas (formadas por la fusión de macrófagos) intercaladas con linfocitos, eosinófilos y células plasmáticas. La miocarditis de células gigantes probablemente representa el extremo agresivo del espectro de la miocarditis

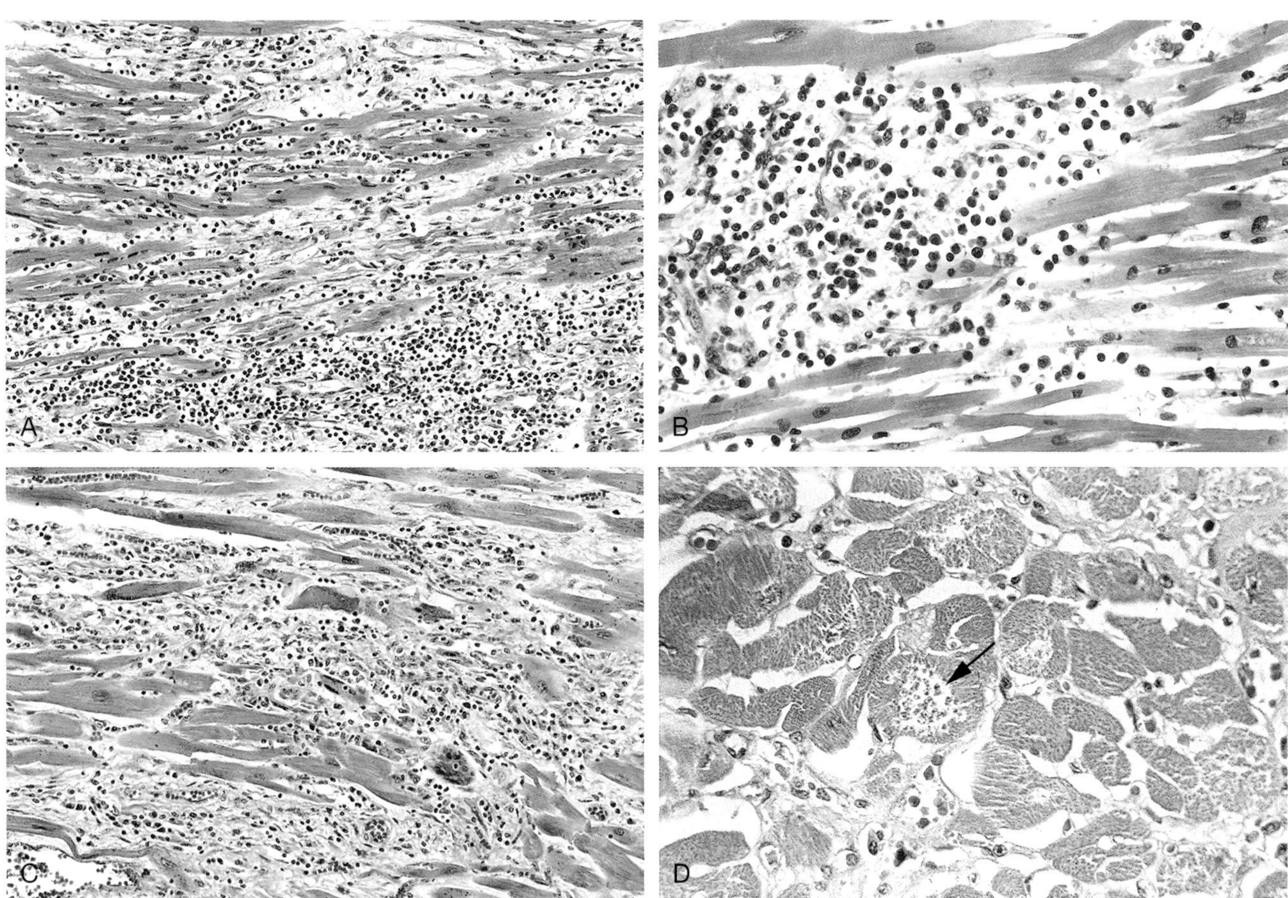

Figura 11-26

Miocarditis. **A**, miocarditis linfocítica, con un infiltrado de células inflamatorias mononucleares y la lesión asociada de los miocitos. **B**, miocarditis por hipersensibilidad, que se caracteriza por un infiltrado inflamatorio intersticial compuesto principalmente por eosinófilos y células inflamatorias mononucleares, localizado predominantemente en los espacios perivasculares e intersticiales grandes. Esta forma de miocarditis se asocia a hipersensibilidad a fármacos. **C**, miocarditis de células gigantes, con un infiltrado inflamatorio mononuclear que contiene linfocitos y macrófagos, pérdida extensa de músculo y células gigantes multinucleadas. **D**, miocarditis de la enfermedad de Chagas. Una fibra muscular está distendida por tripanosomas (*flecha*). Hay una reacción inflamatoria circundante y necrosis de las fibras musculares individuales.

linfocítica, y hay necrosis al menos focal (y con frecuencia extensa) (Fig. 11-26C). Esta variante se asocia a mal pronóstico.

La **miocarditis de Chagas** es distinta en virtud de la parasitación de fibras musculares dispersas por tripanosomas, acompañada de un infiltrado inflamatorio de neutrófilos, linfocitos, macrófagos y algunos eosinófilos (Fig. 11-26D).

Patogenia. En Estados Unidos, las infecciones víricas son la causa más frecuente de miocarditis. Los virus Coxsackie A y B y otros enterovirus probablemente sean responsables de la mayoría de los casos. Otros gérmenes menos frecuentes incluyen citomegalovirus, virus de la inmunodeficiencia humana y una larga lista de otros gérmenes (Tabla 11-6). Aunque con frecuencia es difícil aislar el virus responsable de los tejidos infectados, técnicas serológicas y moleculares (p. ej., reacción en cadena de la polimerasa) ocasionalmente pueden identificar el germen causal. Algunos virus producen lesión citolítica directa, y otros pueden inducir anticuerpos con reactividad cruzada o linfocitos T. Sin embargo, en la mayoría de los casos la lesión está producida por una respuesta inmunitaria dirigida contra las células infectadas por los virus (Capítulo 5), como sucede en la lesión producida por linfocitos T específicos de virus en los hepatocitos infectados por el virus de la hepatitis (Capítulo 16).

Las *causas infecciosas no víricas de miocarditis* abarcan toda la gama del mundo microbiano (Tabla 11-6). El protozoo *Trypanosoma cruzi* es el germen de la enfermedad de Chagas. Aunque es infrecuente en el hemisferio norte, esta enfermedad afecta hasta la mitad de la población en zonas endémicas de Sudamérica, y se puede encontrar afectación miocárdica en el 80% de las personas infectadas. Aproximadamente el 10% de los pacientes muere durante un episodio agudo; otros entran en una fase crónica de mecanismo inmunitario y presentan signos progresivos de insuficiencia cardíaca congestiva y arritmias 10 a 20 años después. *Toxoplasma gondii* (los gatos domésticos son el vector más frecuente) también puede producir miocarditis, particularmente en pacientes inmunodeprimidos. La *triquinosis* es la enfermedad helmíntica más frecuente con afectación cardíaca asociada.

Se produce miocarditis en, aproximadamente, el 5% de los pacientes con enfermedad de Lyme, una enfermedad sistémica producida por la espiroqueta bacteriana *Borrelia burgdorferi*. La miocarditis de Lyme se manifiesta principalmente como una enfermedad autolimitada del sistema de conducción. Puede ser necesario implantar un marcapasos temporal por un bloqueo auriculoventricular (AV) en, aproximadamente, el 30% de los pacientes.

Las *causas no infecciosas de miocarditis* incluyen enfermedades sistémicas de origen inmunitario, como el lupus eritematoso y la polimiositis. Las reacciones de hipersensibilidad a fármacos (*miocarditis por hipersensibilidad*) también pueden aparecer en respuesta a cualquiera de una amplia gama de fármacos; suelen ser benignas y sólo en raros casos producen ICC o muerte súbita.

Características clínicas. El espectro clínico de la miocarditis es amplio. En un extremo, la enfermedad es asintomática y los pacientes se recuperan sin secuelas, y en el otro, está el inicio súbito de insuficiencia cardíaca o arritmias, ocasionalmente con muerte súbita. Entre estos extremos hay muchas formas de manifestación, asociadas a diversos síntomas (p. ej., astenia, disnea, palpitaciones, dolor y fiebre). Las características clínicas de la miocarditis pueden incluso simular las de un IM agudo. Ocasionalmente, al cabo de muchos años, los pacientes pueden progresar de miocarditis a MCD.

Tabla 11-6 Causas principales de miocarditis

Infecciones
Virus, por ejemplo, virus Coxsackie, virus ECHO, gripe, VIH, citomegalovirus
Clamidias, p. ej., *Chlamydia psittaci*
Rickettsias, p. ej., *R. typhi,* tifus exantemático
Bacterias, p. ej., *Corynebacterium diphteriae*, *Neisseria meningitidis* (meningococo), *Borrelia* (enfermedad de Lyme)
Hongos, p. ej., *Candida*
Protozoos, p. ej., *Trypanosoma* (enfermedad de Chagas), toxoplasmosis
Helmintos, p. ej., triquinosis
Reacciones de mecanismo inmunitario
Posvírica
Postestreptocócica (fiebre reumática)
Lupus eritematoso sistémico
Hipersensibilidad a fármacos (p. ej., metildopa, sulfonamidas)
Rechazo al trasplante
Desconocidas
Sarcoidosis
Miocarditis de células gigantes

VIH, virus de la inmunodeficiencia humana.

RESUMEN

Miocardiopatía

- Miocardiopatía es un término que se aplica a las enfermedades intrínsecas del músculo cardíaco; puede haber causas específicas o puede ser idiopática.
- Hay tres categorías fisiopatológicas generales de miocardiopatía: dilatada (90%), hipertrófica y restrictiva (la menos frecuente).
- La miocardiopatía dilatada produce disfunción sistólica (contráctil). Puede ser adquirida, por ejemplo, después de una miocarditis, de exposición a tóxicos (p. ej., alcohol) o asociada a la gestación (periparto). En el 25 al 35% de los casos la causa son defectos genéticos de las proteínas citoesqueléticas.
- La miocardiopatía hipertrófica produce disfunción diastólica (de relajación). La inmensa mayoría de los casos se debe a mutaciones autosómicas dominantes de los genes que codifican el aparato contráctil, en particular la cadena pesada de la β-miosina.
- La miocardiopatía restrictiva da lugar a un miocardio rígido y no distensible y se puede deber a enfermedades por depósito (p. ej., amiloidosis y hemocromatosis), aumento de la fibrosis intersticial (p. ej., producida por radiación) o a cicatrices endomiocárdicas.
- La miocarditis se debe a la lesión muscular producida por un proceso inflamatorio que puede ser secundario a infecciones o a reacciones inmunitarias. Los virus Coxsackie A y B son las causas más frecuentes en Estados Unidos. Clínicamente, la miocarditis puede ser asintomática, puede producir insuficiencia cardíaca o evolucionar a una miocardiopatía dilatada.

ENFERMEDAD PERICÁRDICA

Las enfermedades del pericardio incluyen enfermedades inflamatorias y derrames. La enfermedad pericárdica aislada es poco frecuente, y las lesiones pericárdicas casi siempre se asocian a enfermedades de otras porciones del corazón o de las estructuras circundantes, o son secundarias a un trastorno sistémico.

Pericarditis

La *pericarditis primaria es infrecuente*; en la mayoría de los casos está producida por una infección. *Los virus habitualmente son los responsables*, aunque pueden estar implicados otros gérmenes (p. ej., bacterias y hongos). También puede haber miocarditis, especialmente en las enfermedades víricas.

En la mayoría de los casos la pericarditis es secundaria a un IM agudo, a cirugía cardíaca, a irradiación del mediastino o a procesos que afectan a otras estructuras torácicas (p. ej., neumonía o pleuritis). La *uremia* es el trastorno sistémico más frecuente que se asocia a pericarditis. Otras causas secundarias menos frecuentes incluyen fiebre reumática, lupus eritematoso sistémico y neoplasias malignas metastásicas. La pericarditis puede: 1) producir complicaciones hemodinámicas inmediatas si hay un derrame significativo (ver más adelante); 2) resolverse sin secuelas significativas, o 3) progresar hasta un proceso fibrosante crónico.

Morfología

El aspecto de la **pericarditis aguda** varía ligeramente dependiendo de su causa. En pacientes con pericarditis vírica o uremia, el exudado es típicamente **fibrinoso**, lo que da un aspecto irregular (incluso desflecado) a la superficie pericárdica (denominada pericarditis en pan y mantequilla). En la pericarditis bacteriana aguda, el exudado es **fibrinopurulento** (supurativa), con frecuencia con zonas de pus franco (Fig. 11-27); la pericarditis tuberculosa puede mostrar zonas de caseificación. La pericarditis por neoplasias malignas con frecuencia se asocia a un exudado fibrinoso desflecado exuberante y a un derrame hemorrágico; las metástasis se pueden observar macroscópicamente como excrecencias irregulares o pueden ser relativamente poco evidentes, especialmente en el caso de la leucemia. En la mayoría de los casos, la pericarditis fibrinosa o fibrinopurulenta aguda se resuelve sin secuelas. Sin embargo, cuando hay una supuración o una caseificación extensa, la curación puede producir fibrosis (**pericarditis crónica**).

El aspecto de la pericarditis crónica varía desde adherencias delicadas hasta cicatrices fibróticas densas que obliteran el espacio pericárdico. En casos extremos, el corazón está englobado tan completamente por la fibrosis densa que no se puede expandir normalmente durante la diástole, lo que se denomina **pericarditis constrictiva**.

Características clínicas. La pericarditis se manifiesta clásicamente por dolor torácico atípico, no relacionado con el ejercicio y que con frecuencia empeora al reclinarse, y un roce llamativo. Cuando se asocia a una acumulación significativa de líquido, la pericarditis aguda puede producir taponamiento cardíaco, con disminución del gasto cardíaco y choque. La pericarditis constrictiva crónica produce una combinación de distensión venosa derecha y bajo gasto cardíaco, similar a la miocardiopatía restrictiva.

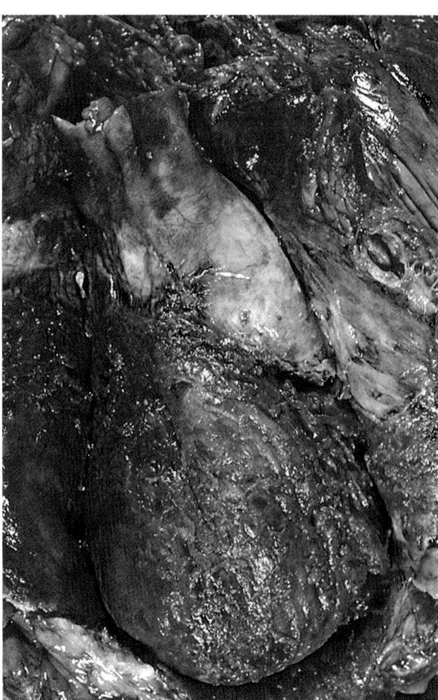

Figura 11-27

Pericarditis supurativa aguda como extensión desde una neumonía. El exudado purulento extenso es evidente en esta fotografía in situ.

Derrames pericárdicos

Normalmente, hay de 30 a 50 ml de un líquido poco denso, claro y de color pajizo (seroso) en el saco pericárdico. Los derrames pericárdicos mayores de esta cantidad aparecen en diversos contextos, además de los estados inflamatorios que se han descrito anteriormente. Los tipos principales y algunas de sus causas más frecuentes incluyen:

- *Seroso*: ICC, hipoalbuminemia de cualquier causa.
- *Serosanguinolento*: traumatismo torácico cerrado, neoplasia maligna, IM roto o disección aórtica.
- *Quiloso*: obstrucción linfática mediastínica.

Las consecuencias de los derrames pericárdicos dependen de la capacidad del pericardio parietal de distenderse. Esto, a su vez, depende de la cantidad de líquido y de la evolución cronológica de su acumulación. Así, derrames que se acumulan lentamente (incluso de hasta 1.000 ml) se pueden tolerar sin manifestaciones clínicas. Por el contrario, acumulaciones de desarrollo rápido de tan sólo 250 ml (p. ej., rotura de un IM o de una disección aórtica) pueden restringir el llenado cardíaco diastólico y producir un *taponamiento cardíaco* mortal.

TUMORES CARDÍACOS

Neoplasias metastásicas

Los *tumores más frecuentes del corazón son los metastásicos*; las metástasis tumorales en el corazón aparecen en, aproximadamente, el 5% de los pacientes que mueren de cáncer. Aunque cualquier neoplasia maligna puede afectar secundariamente al corazón, algunos tumores tienen mayor predilección a extenderse al corazón. En orden descendente, estos tumores son carcinoma pulmonar, linfoma, cáncer de mama, leucemia, melanoma, y carcinomas de hígado y de colon.

Neoplasias primarias

Los *tumores cardíacos primarios son infrecuentes*; además, la mayoría de los tumores cardíacos primarios son también (afortunadamente) benignos. Los cinco más frecuentes no tienen potencial maligno y suponen el 80-90% de todos los tumores cardíacos primarios. En orden descendente de frecuencia (adultos), los tumores cardíacos son: mixomas, fibromas, lipomas, fibroelastomas papilares, rabdomiomas y angiosarcomas (este último es maligno). Aquí sólo se describen los mixomas y los rabdomiomas.

Mixomas. Los mixomas son los tumores primarios más frecuentes del corazón adulto (Fig. 11-28). Aproximadamente el 90% está localizado en las aurículas, el 80% de ellos en la aurícula izquierda.

Morfología

Los mixomas son casi siempre únicos y la mayoría de las veces están localizados en la fosa oval (tabique interauricular). Varían desde masas pequeñas (< 1 cm) hasta impresionantes masas sésiles o pedunculadas ≤ 10 cm (Fig. 11-28A), y pueden variar desde masas duras y globulares hasta lesiones blandas, traslúcidas y vellosas de aspecto gelatinoso. Las formas pedunculadas con frecuencia son suficientemente móviles para introducirse en las válvulas mitral o tricúspide durante la sístole, produciendo obstrucción intermitente. A veces esta movilidad ejerce un efecto de «bola de demolición» que produce lesiones en los velos valvulares.

Histológicamente los mixomas están formados por células del mixoma estrelladas y multinucleadas con núcleos hipercromáticos, junto a células que muestran diferenciación endotelial, muscular lisa y/o fibroblástica, todas ellas incluidas en una sustancia fundamental con abundante mucopolisacárido ácido (Fig. 11-28B). Habitualmente también hay hemorragia, trombo poco organizado e inflamación mononuclear.

Características clínicas. Las principales manifestaciones clínicas se deben a la obstrucción valvular en «péndulo», la embolización o un síndrome de síntomas constitucionales como fiebre y malestar. Los síntomas constitucionales probablemente se deban a la elaboración de interleucina-6, un importante mediador de la respuesta de fase aguda. La ecocardiografía es la modalidad diagnóstica de elección, y la resección quirúrgica produce la curación en casi todos los casos.

Rabdomiomas. Los rabdomiomas son los tumores primarios más frecuentes del corazón en lactantes y niños; con frecuencia se descubren por la obstrucción de un orificio valvular o de una cavidad cardíaca. Los rabdomiomas cardíacos aparecen con una frecuencia elevada en pacientes con esclerosis tuberosa (Capítulo 7). Probablemente sea mejor clasificar los rabdomiomas como hamartomas o malformaciones y no como verdaderas neoplasias; trabajos recientes indican que estas lesiones pueden estar producidas por la apoptosis defectuosa durante el remodelado del desarrollo.

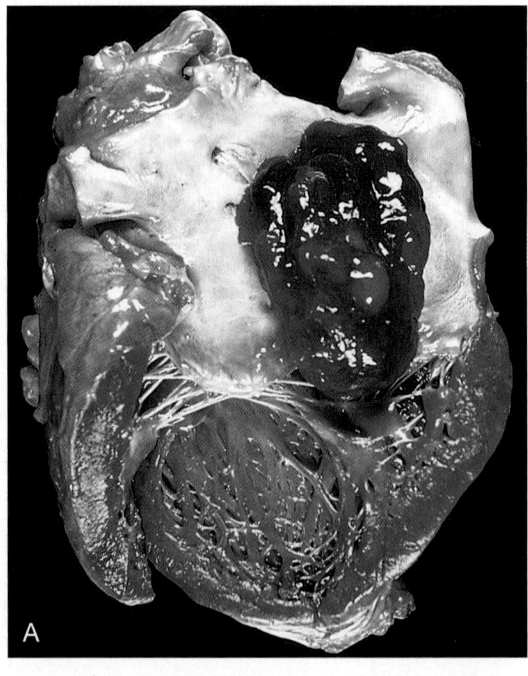

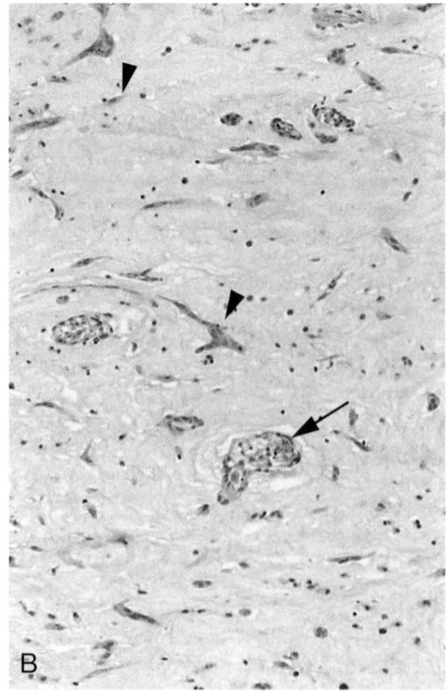

Figura 11-28

Mixoma auricular izquierdo. **A**, fotografía macroscópica que muestra una gran lesión pedunculada que se origina en la región de la fosa oval y se extiende hacia el interior del orificio de la válvula mitral. **B**, aspecto microscópico, con abundante matriz extracelular amorfa en la que hay dispersas acumulaciones de células del mixoma multinucleadas (*puntas de flecha*) en diversos agrupamientos, que incluyen formaciones vasculares anormales (*flecha*).

Morfología

Los rabdomiomas son masas miocárdicas generalmente pequeñas y de color gris-blanco de hasta varios centímetros de diámetro que protruyen hacia las cavidades ventriculares. Histológicamente tienen una población celular mixta; las células más características son células grandes, redondeadas o poligonales, que contienen numerosas vacuolas cargadas de glucógeno separadas por bandas de citoplasma que se dirigen desde la membrana plasmática hasta el núcleo, de localización más o menos central. Éstas son las denominadas **células en araña**.

Otros tumores cardíacos primarios

- Los *lipomas* son masas localizadas y poco encapsulados de tejido adiposo, que pueden ser asintomáticas, pueden crear obstrucciones en péndulo (como los mixomas) o producir arritmias. Habitualmente están localizados en el ventrículo izquierdo, la aurícula izquierda o el tabique interauricular.
- Los *fibroelastomas papilares* son lesiones curiosas, que habitualmente se descubren de forma casual, y que a veces pueden embolizar. Generalmente, están localizados en las válvulas y forman proyecciones similares a cabellos que, macroscópicamente, recuerdan a anémonas de mar. Histológicamente, hay tejido conectivo mixoide que contiene una matriz con abundantes mucopolisacáridos y fibras elásticas laminadas, todo ello rodeado por endotelio. Aunque estas masas se denominan neoplasias, es posible que al menos algunos fibroelastomas representen trombos organizados.
- Los *angiosarcomas cardíacos* y otros sarcomas no se diferencian clínica y morfológicamente de sus homólogos de otras localizaciones y, por tanto, no merecen mayor descripción.

TRASPLANTE CARDÍACO

Se estima que 5 millones de personas en Estados Unidos tienen insuficiencia cardíaca, y 300.000 mueren cada año como consecuencia directa. El trasplante cardíaco es cada vez más una opción para estos pacientes (sobre todo para la CI y la miocardiopatía dilatada), y se realizan aproximadamente 2.000 al año en Estados Unidos (3.000 al año en todo el mundo). Una breve ojeada a los números indica que *muchos* más pacientes mueren en la lista de espera (se estima que son 50.000 al año) de los que son trasplantados con éxito. De hecho, aunque la demanda de corazones ha aumentado al doble en la última década, sobre todo como consecuencia de los mejores métodos de soporte de los pacientes que tienen insuficiencia cardíaca grave, el aporte real ha disminuido.

Aparte de los problemas del suministro y la demanda, las principales complicaciones del trasplante cardíaco son el rechazo cardíaco agudo y la aterosclerosis coronaria en el injerto (Fig. 11-29).

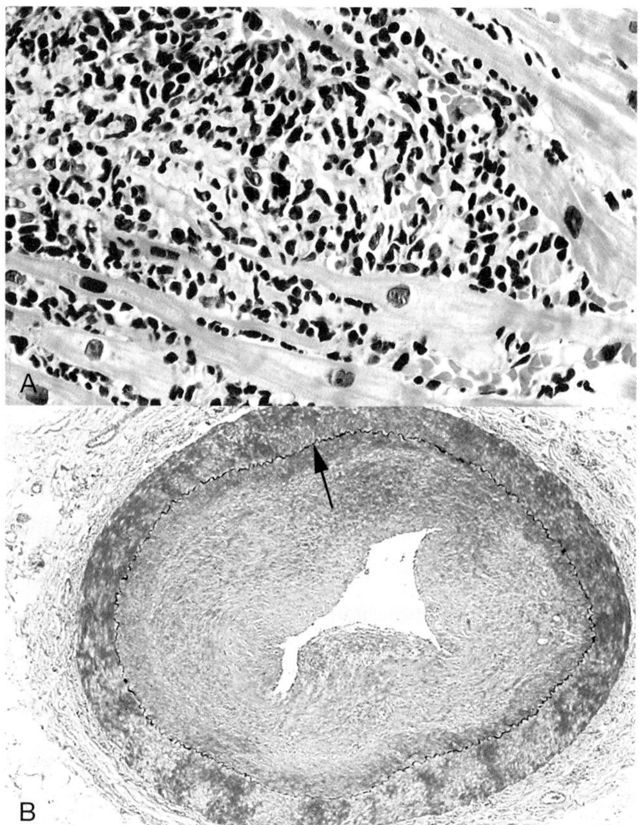

Figura 11-29

Complicaciones del trasplante cardíaco. **A**, rechazo de un aloinjerto cardíaco que se caracteriza por un infiltrado linfocitario, con la lesión asociada de los miocitos cardíacos. Obsérvese la similitud entre el rechazo y la miocarditis vírica típica (v. la Fig. 11-26A). **B**, aterosclerosis coronaria en el injerto, que muestra un engrosamiento concéntrico importante y difuso de la íntima que produce una estenosis crítica. La lámina elástica interna (*flecha*) y la media están intactas (tinción con pentacrómico de Movat, elastina en negro). (**B**, de Salomon RN, et al.: Human coronary transplantation-associated arteriosclerosis. Evidence for chronic immune reaction to activated graft endothelial cells. Reproducida de Am J Pathol 138:791, 1991, con autorización de la American Society for Investigative Pathology.)

- El *rechazo* típicamente se diagnostica mediante biopsia endomiocárdica del corazón trasplantado; se caracteriza por inflamación linfocítica intersticial con lesión asociada de los miocitos (Fig. 11-29A). La histología es similar a la que se observa en la miocarditis vírica (Fig. 11-26A). En ambos casos, la lisis mediada por linfocitos T y la producción local de citocinas pueden comprometer materialmente la función cardíaca. Cuando la lesión miocárdica no es extensa, se puede revertir el «episodio de rechazo» con tratamiento inmunosupresor. El rechazo avanzado puede ser irreversible y mortal.
- La *aterosclerosis coronaria en el injerto* (ACI) es la limitación aislada más importante a largo plazo para el trasplante cardíaco. Es una proliferación de la íntima de las arterias coronarias tardía, progresiva y estenosante de forma difusa (Fig. 11-29B), que produce lesión isquémica. A los 5 años del trasplante, el 50% de los pacientes tiene una ACI significativa, y prácticamente todos tienen lesiones a los 10 años. La patogenia de la ACI supone respuestas inmunitarias que inducen la producción local de factores de crecimiento que favorecen el reclutamiento y la proliferación de las células musculares lisas de la íntima con síntesis de matriz extracelular. La ACI es un problema

particularmente grave porque puede producir IM silente (los pacientes trasplantados tienen corazones desnervados y no experimentan angina), ICC progresiva o MSC.

A pesar de estos problemas, la perspectiva de los pacientes trasplantados generalmente es buena, con una supervivencia al cabo de 1 año del 80% y a los 5 años superior al 60% (en comparación con el 50 y el < 10%, respectivamente, en la insuficiencia cardíaca en fase terminal con tratamiento médico).

BIBLIOGRAFÍA

Ahmad F, et al: The genetic basis for cardiac remodeling. Annu Rev Genomics Hum Genet 6:185, 2005. *[Revisión de uno de los principales grupos de genética cardíaca en relación con las mutaciones que producen los fenotipos hipertrófico y dilatado, así como trastornos del ritmo.]*

Aurigemma GP: Diastolic heart failure—a common lethal condition by any name. New Engl J Med 355:308, 2006. *[Revisión que pone de relieve la importancia de la insuficiencia cardíaca diastólica.]*

Brickner ME, et al: Congenital heart disease in adults. N Engl J Med 342:256 and 334, 2000. *[Buena revisión en dos partes de las malformaciones congénitas cardíacas; a pesar de la fecha, sigue siendo un resumen útil y muy accesible de las diversas enfermedades.]*

Calkins H: Arrhythmogenic right-ventricular dysplasia/cardiomyopathy. Curr Opin Cardiol 21:55, 2006. *[Excelente revisión de las teorías sobre la patogenia, así como el diagnóstico y el tratamiento de esta entidad recién reconocida.]*

Cannon RO III: Mechanisms, management and future directions for reperfusion injury after acute myocardial infarction. Nat Clin Pract Cardiovasc Med 2:88, 2005. *[Gran revisión de los mecanismos y los abordajes terapéuticos para reducir la lesión por reperfusión después del IM.]*

Corti R, et al: Pathogenetic concepts of acute coronary syndromes. J Am Coll Cardiol 41:7S, 2003. *[Excelente revisión de los síndromes coronarios agudos.]*

Feldman AM, McNamara D: Myocarditis. N Engl J Med 343:1388, 2000. *[Buena revisión de la etiología, la patogenia y las características clínicas. Aun teniendo en cuenta la fecha en que fue publicada, sigue siendo bastante relevante y acreditada.]*

Guilherme L, Kalil J: Rheumatic fever: from sore throat to autoimmune heart lesions. Int Arch Allergy Immunol 134:56, 2004. *[Análisis bien escrito y erudito de los mecanismos patogénicos de la cardiopatía reumática.]*

Hill EE, et al: Evolving trends in infective endocarditis. Clin Microbiol Infect 12:5, 2006. *[Buena revision, con orientación clínica, de los avances en los gérmenes, el diagnóstico y el tratamiento de la endocarditis infecciosa.]*

Hughes BR, et al: Aortic stenosis: is it simply a degenerative process or an active atherosclerotic process? Clin Cardiol 28:111, 2005. *[Una mirada provocativa a la etiología de la degeneración calcificada de la válvula aórtica.]*

Kass M, Haddad H: Cardiac allograft vasculopathy: pathology, prevention and treatment. Curr Opin Cardiol 21:132, 2006. *[Revisión actualizada de esta entidad.]*

Kostin S, et al: The cytoskeleton and related proteins in the human failing heart. Heart Fail Rev 5:271, 2000. *[Buena revisión del remodelado del citoesqueleto que subyace a las miocardiopatías dilatadas, en un número de la revista con otros varios buenos artículos sobre la patogenia de la insuficiencia cardíaca.]*

Loe MJ, Edwards WD: A light-hearted look at a lion-hearted organ (or a perspective from three standard deviations beyond the norm). Cardiovasc Pathol 13:282 and 334, 2004. *[Compendio entretenido de todos los temas relacionados con el corazón, incluyendo referencias médicas, históricas, poéticas y populares.]*

Maron BJ, et al.: AHA Scientific statement. Contemporary definitions and clarification of cardiomyopathies. Circulation 113:1087, 2006. *[Declaración de consenso de la American Heart Association, que incluye detalles de los genes implicados.]*

Rabkin E, et al: Activated interstitial myofibroblasts express catabolic enzymes and mediate matrix remodeling in myxomatous heart valves. Circulation 104:2525, 2001. *[Interesante artículo que propone un mecanismo mediante el que se puede producir la degeneración valvular mixomatosa.]*

Ro A, Frishman WH: Peripartum cardiomyopathy. Cardiol Rev 14:35, 2006. *[Revisión sucinta y actualizada de esta enigmática entidad.]*

Roberts R, Sigwart U: Current concepts of the pathogenesis and treatment of hypertrophic cardiomyopathy. Circulation 112:293, 2005. *[Revisión centrada y erudita de la miocardiopatía hipertrófica.]*

Schoen FJ: Pathology of heart valve substitution with mechanical and tissue prostheses. In Silver MD, et al. (eds): Cardiovascular Pathology, 3rd ed. Philadelphia, Churchill Livingstone, 2001, pp 629–677. *[Revisión extensa y erudita de la patología de las válvulas protésicas.]*

Troughton RW, et al: Pericarditis. Lancet 363:717, 2004. *[Sólida revisión de las causas, el diagnóstico y el tratamiento de la pericarditis.]*

Wu JC, Child JS: Common congenital heart disorders in adults. Curr Probl Cardiol 29:641, 2004. *[Revisión exhaustiva y meticulosa de los trastornos cardíacos congénitos que se observan en la población adulta, con frecuencia como consecuencia de la mejoría de los tratamientos pediátricos.]*

Zipe DP, et al. (eds): Braunwald's Heart Disease: A Textbook of Cardiovascular Medicine, 7th ed. Philadelphia, Saunders, 2005. *[Texto sobresaliente y acreditado, con excelentes secciones sobre insuficiencia cardíaca y enfermedad cardiovascular aterosclerótica.]*

Capítulo 12

Sistemas hematopoyético y linfático

JON C. ASTER, MD, PhD

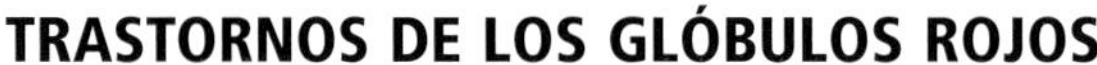

TRASTORNOS DE LOS GLÓBULOS ROJOS

Anemia por pérdida de sangre: hemorragia

Anemias hemolíticas

Esferocitosis hereditaria
Anemia falciforme
Talasemia
 Betatalasemia
 Alfatalasemia
Déficit de glucosa-6-fosfato deshidrogenasa
Hemoglobinuria paroxística nocturna
Anemias hemolíticas autoinmunitarias
Anemias hemolíticas consecuencia del traumatismo mecánico de los hematíes
Malaria

Anemias por disminución de la eritropoyesis

Anemia ferropénica
Anemia asociada a trastornos crónicos
Anemias megaloblásticas
 Anemia por déficit de folato (ácido fólico)
 Anemia por déficit de vitamina B_{12} (cobalamina): anemia perniciosa
Anemia aplásica
Anemia mieloptísica
Diagnóstico de laboratorio de las anemias

Poliglobulia

TRASTORNOS DE LOS LEUCOCITOS

Trastornos no neoplásicos de los leucocitos

Leucopenia
 Neutropenia/agranulocitosis
Leucocitosis reactiva
 Mononucleosis infecciosa
Linfadenitis reactiva
 Linfadenitis aguda no específica
 Linfadenitis crónica no específica
 Enfermedad del arañazo del gato

Proliferaciones neoplásicas de los leucocitos

Neoplasias linfoides
 Leucemia/linfoma linfoblástico de precursores B y T
 Linfoma linfocítico/leucemia linfática crónica
 Linfoma folicular
 Linfoma del manto
 Linfoma difuso de células grandes B
 Linfoma de Burkitt
 Mieloma múltiple y discrasias plasmáticas relacionadas
 Linfoma de Hodgkin
 Otras neoplasias linfoides
Neoplasias mieloides
 Leucemia mieloide aguda
 Síndromes mielodisplásicos
 Trastornos mieloproliferativos crónicos
Neoplasias histiocitarias
 Histiocitosis de las células de Langerhans

TRASTORNOS HEMORRÁGICOS

Coagulación intravascular diseminada

Trombopenia

Púrpura trombocitopénica idiopática
Trombopenia inducida por heparina
Microangiopatías trombóticas: púrpura trombocitopénica trombótica y síndrome hemolítico urémico

Trastornos de la coagulación

Deficiencias del complejo factor VIII-FvW
 Enfermedad de von Willebrand

Deficiencia del factor VIII (hemofilia A, hemofilia clásica)
Deficiencia del factor IX (hemofilia B, enfermedad de Christmas)

TRASTORNOS QUE AFECTAN AL BAZO Y AL TIMO

Esplenomegalia

Trastornos del timo
Hiperplasia tímica
Timoma

Los trastornos de los sistemas hematopoyético y linfoide comprenden un amplio abanico de enfermedades que tradicionalmente se dividen en las que afectan principalmente a los hematíes, leucocitos, o al sistema hemostático, que incluye las plaquetas y los factores de coagulación. Los *trastornos más frecuentes de los glóbulos rojos* producen *anemia*, una situación de déficit de hematíes. Las *alteraciones de los leucocitos*, por el contrario, se deben con más frecuencia a una excesiva proliferación, que generalmente tiene una base neoplásica. Los trastornos hemostáticos dan lugar a *diátesis hemorrágicas* (trastornos por sangrado). Por último, la esplenomegalia, un rasgo de varios trastornos hematológicos, se describe al final de capítulo, al igual que los tumores del timo.

Aunque estas divisiones son útiles, en realidad la producción, función y destrucción de los hematíes, leucocitos y componentes del sistema hemostático están estrechamente relacionadas, y los trastornos patogénicos que afectan fundamentalmente a un tipo celular o componente de este sistema llevan a menudo a alteraciones en los otros. Por ejemplo, en determinadas situaciones los linfocitos B producen autoanticuerpos frente a los componentes de la membrana de los hematíes. Los hematíes opsonizados son reconocidos y destruidos por los fagocitos en el bazo, que aumenta de tamaño. El aumento de destrucción de los hematíes produce anemia, lo que da lugar a hiperplasia compensadora de los progenitores eritropoyéticos en la médula ósea.

Otros niveles de interrelación y de complejidad nacen de la naturaleza dispersa del sistema linfohematopoyético, que no está confinado en un único lugar anatómico. Cuando se consideran los trastornos hematopoyéticos, es importante tener en cuenta que tanto las células linfoides y hematopoyéticas normales como las malignas «viajan» entre los distintos compartimentos. De ahí que un paciente que se diagnostica mediante biopsia de una adenopatía de un linfoma pueda tener también linfocitos neoplásicos en la médula y en la sangre. Las células linfoides malignas en la médula suprimen la hematopoyesis, dando lugar a citopenias, y la siembra de células tumorales en el hígado y el bazo puede producir organomegalias. Por lo tanto, en los trastornos linfohematopoyéticos, tanto benignos como malignos, una sola anomalía de base puede producir distintas manifestaciones sistémicas.

TRASTORNOS DE LOS GLÓBULOS ROJOS

Los trastornos de los glóbulos rojos pueden producir anemia o, con menos frecuencia, poliglobulia (es decir, aumento del número de hematíes). La *anemia* es una reducción de la capacidad de transporte de oxígeno de la sangre, generalmente consecuencia de una reducción de la masa total de hematíes circulantes a cantidades bajas o normales.

La anemia puede producirse por un sangrado excesivo, aumento de la destrucción de hematíes o disminución de la producción de éstos. Estos mecanismos pueden servir para clasificar las anemias (Tabla 12-1). Con la excepción de la anemia de la insuficiencia renal crónica, en la que se pierden las células productoras de eritropoyetina en el riñón, la disminución en la tensión tisular de oxígeno que acompaña a la anemia suele desencadenar un aumento de la producción de eritropoyetina. Esto da lugar a una hiperplasia compensadora de los precursores eritroides en la médula ósea, y en las anemias graves, a la aparición de hematopoyesis extramedular dentro de órganos hematopoyéticos secundarios (el bazo, el hígado y los ganglios linfáticos). En los pacientes bien nutridos que tienen anemia por un sangrado agudo o por un aumento de la destrucción de los glóbulos rojos (hemólisis), la respuesta compensadora puede aumentar la regeneración de los hematíes entre cinco y ocho veces. La señal de un aumento de producción de la médula es la reticulocitosis, un aumento del número de hematíes recién formados (reticulocitos) en sangre periférica. Por el contrario, los trastornos de disminución de la producción de hematíes (anemias arregenerativas) se caracterizan por reticulocitopenia.

Otra clasificación de las anemias se basa en la morfología de los hematíes, que a menudo se correlaciona con la causa del déficit. Los rasgos específicos de los hematíes que pueden proporcionar pistas sobre la etiología incluyen el tamaño celular (normocítico, microcítico o macrocítico), el grado de hemoglobinización, lo que se refleja en el color de las células (normocrómicas o hipocrómicas), y la forma de las células. Estas características se juzgan subjetivamente mediante la inspección visual de las extensiones de sangre periférica y también se expresan cuantitativamente mediante los siguientes índices:

- *Volumen corpuscular medio* (VCM): el volumen medio por hematíe, expresado en femtolitros (micras cúbicas).
- *Hemoglobina corpuscular media* (HCM): el contenido (masa) medio de hemoglobina por hematíe, expresado en picogramos.
- *Concentración de hemoglobina corpuscular media* (CHCM): la concentración media de hemoglobina en un determinado volumen de concentrado de hematíes, expresada en gramos por decilitro.
- *Ancho de distribución de los hematíes* (RDW): el coeficiente de variación del volumen de los hematíes.

Tabla 12-1 Clasificación de las anemias según el mecanismo de base

Pérdida de sangre

Aguda: traumatismo
Crónica: lesiones del tracto digestivo, alteraciones ginecológicas

Aumento de la destrucción (anemias hemolíticas)

Anomalías intrínsecas (intracorpusculares)
- Hereditarias
  - Anomalías de la membrana
    - Proteínas del esqueleto de la membrana: esferocitosis, eliptocitosis
    - Lípidos de membrana: abetalipoproteinemia
  - Deficiencias enzimáticas
    - Enzimas glucolíticos: piruvatocinasas, hexocinasas
    - Enzimas del *shunt* de la hexosa monofosfato: glucosa 6 fosfato deshidrogenasa, glutatión sintetasa
  - Trastornos de la síntesis de hemoglobina
    - Síntesis deficiente de la hemoglobina: síndromes talasémicos
    - Síntesis de hemoglobina estructuralmente anormal (hemoglobinopatías): anemia falciforme, hemoglobinas inestables
- Adquiridas
  - Defecto de membrana: hemoglobinuria paroxística nocturna

Anomalías extrínsecas (extracorpusculares)
- Mediadas por anticuerpos
  - Isohemaglutininas: reacciones transfusionales, eritroblastosis fetal (enfermedad del Rh del recién nacido)
  - Autoanticuerpos: idiopática (primaria), asociada a fármacos, lupus eritematoso sistémico
- Traumatismo mecánico de los hematíes
  - Anemias hemolíticas microangiopáticas: púrpura trombocitopénica trombótica, coagulación intravascular diseminada
  - Infecciones: malaria

Alteración de la producción de glóbulos rojos

Alteración de la proliferación y de la diferenciación de las células progenitoras: anemia aplásica, aplasia pura de glóbulos rojos, anemia de la insuficiencia renal, anemia de los trastornos endocrinos
Alteración de la proliferación y de la maduración de los eritroblastos
- Síntesis defectuosa del ADN: deficiencia o trastorno de la utilización de la vitamina B_{12} y del ácido fólico (anemias megaloblásticas)
- Síntesis defectuosa de hemoglobina
  - Síntesis defectuosa de hem: déficit de hierro
  - Síntesis defectuosa de hemoglobina: talasemias
  - Anemia de la insuficiencia renal
- Mecanismos desconocidos o múltiples: síndromes mielodisplásicos, anemia de la inflamación crónica, anemias mieloptísicas debido a infiltraciones medulares

En los laboratorios clínicos modernos, instrumentos especializados miden directamente o calculan automáticamente los índices de los hematíes. Los rangos de referencia en adultos se muestran en la Tabla 12-2.

Como se describirá, las consecuencias de la anemia vienen determinadas por su gravedad, la velocidad de inicio y el mecanismo patogénico de base. Si el inicio es lento, se produce una adaptación que compensa parcialmente el déficit de la capacidad de transporte de O_2, como es el aumento del volumen plasmático, del gasto cardíaco, la frecuencia respiratoria y los niveles de 2,3-difosfoglicerato. Estos cambios pueden mitigar en gran medida los efectos de la anemia leve o moderada en pacientes que, por lo demás, están sanos, pero son menos eficaces en los que tienen una función pulmonar o cardíaca comprometida. La *palidez*, la *astenia* y el *cansancio* son comunes a todas las anemias, y los primeros síntomas de presentación de la mayor parte de los tipos, como el producido por el déficit de hierro. Las anemias producidas por la destrucción prematura de los hematíes en la sangre periférica (*anemias hemolíticas*) se asocian con *hiperbilirrubinemia*, *ictericia* y *cálculos biliares pigmentados*. Las anemias que se deben a una hematopoyesis ineficaz (la muerte prematura de los progenitores eritroides en la médula) se asocian con niveles inapropiadamente elevados de absorción de hierro desde el intestino, lo que puede producir una sobrecarga de hierro (*hemocromatosis secundaria*) y un daño de los órganos endocrinos y del corazón. Si no se tratan, las *anemias congénitas graves*, como la betatalasemia mayor, producen, de forma inevitable, un *retraso del crecimiento*, *anomalías esqueléticas* y *caquexia*.

Tabla 12-2 Rangos de referencia de los hematíes en adultos*

	Unidades	Varones	Mujeres
Hemoglobina (Hb)	g/dl	13,6-17,2	12,0-15,0
Hematócrito (Hto)	%	39-49	33-43
Recuento de hematíes	$\times 10^6/mm^3$	4,3-5,9	3,5-5,0
Porcentaje de reticulocitos	%	0,5-1,5	0,5-1,5
Volumen corpuscular medio (VCM)	fl	76-100	76-100
Hemoglobina corpuscular media (HCM)	pg	27-33	27-33
Concentración de hemoglobina corpuscular media (CHCM)	g/dl	33-37	33-37
Amplitud de la distribución de los hematíes (RDW)		11,5-14,5	

*Los valores de referencia varían mucho según los laboratorios. Los rangos de referencia del laboratorio que da el resultado se deben usar siempre para interpretar una prueba de laboratorio.

RESUMEN

Patología de las anemias

CAUSAS
- Pérdida de sangre (hemorragia).
- Aumento de la destrucción de los hematíes (hemólisis).
- Disminución de la producción de hematíes.

MORFOLOGÍA
- Microcítica (déficit de hierro, talasemia).
- Macrocítica (déficit de folato o de vitamina B_{12}).
- Normocítica pero con formas anormales (esferocitosis hereditaria, anemia falciforme).

MANIFESTACIONES CLÍNICAS
- Aguda: disnea, fallo orgánico, shock.
- Crónica:
  - Con hemólisis: anomalías esqueléticas por expansión medular, retraso del crecimiento, ictericia y cálculos biliares.
  - Con una eritropoyesis ineficaz: sobrecarga de hierro, daño cardíaco o endocrino.

ANEMIA POR PÉRDIDA DE SANGRE: HEMORRAGIA

Con la pérdida aguda de sangre, la amenaza inmediata para el paciente es la hipovolemia (shock) más que la anemia. Si el paciente sobrevive, la hemodilución empieza al momento y logra su efecto completo a los 2 o 3 días, desenmascarando la extensión de la pérdida de hematíes. *La anemia es normocítica y normocrómica.* La recuperación de la anemia por sangrado viene favorecida por un aumento del nivel de eritropoyetina, que estimula el incremento de la producción de los hematíes en varios días. El inicio de la respuesta medular está marcado por la reticulocitosis.

Con la pérdida crónica de sangre, las reservas de hierro se consumen gradualmente. El hierro es esencial para la síntesis de hemoglobina y para una eritropoyesis eficaz, y su déficit lleva, por lo tanto, a la anemia crónica por disminución de producción. La anemia ferropénica se puede producir también en otras situaciones clínicas, y se describe más adelante en este capítulo, junto con otras anemias por disminución de la eritropoyesis.

ANEMIAS HEMOLÍTICAS

Los hematíes normales tienen una semivida de alrededor de 120 días. Las anemias que se asocian con destrucción acelerada de los hematíes se denominan *anemias hemolíticas*. La destrucción se puede deber a un defecto inherente a los eritrocitos (intracorpuscular), que generalmente son hereditarios, o a factores externos (extracorpusculares), que generalmente son adquiridos. Varios ejemplos se recogen en la Tabla 12-1.

Antes de describir los distintos trastornos individualmente, cabe destacar varias características generales de las anemias hemolíticas. Todas se caracterizan por: a) un aumento de la destrucción de los hematíes; b) un aumento compensador en la eritropoyesis que produce reticulocitosis, y c) la retención por el organismo de los productos de destrucción de los hematíes (incluyendo hierro). Debido a que el hierro se conserva y se recicla fácilmente, la regeneración de los hematíes puede compensar la hemólisis. En consecuencia, estas anemias se asocian casi siempre con una *hiperplasia eritroide en la médula ósea y con aumento del recuento de reticulocitos en sangre periférica.* En las anemias hemolíticas graves, la hemopoyesis extramedular a menudo se desarrolla en el hígado, el bazo y los ganglios linfáticos.

La destrucción de los hematíes se puede producir dentro del compartimento intravascular (hemólisis intravascular) o dentro de las células del sistema mononuclear fagocítico (reticuloendotelial) (hemólisis extravascular). La hemólisis intravascular puede ser consecuencia de un traumatismo mecánico (p. ej., una válvula cardíaca defectuosa) o de agentes bioquímicos o físicos que pueden dañar la membrana de los hematíes (p. ej., fijación de complemento, exposición a las toxinas de *Clostridium*, o calor). Independientemente de la causa, la hemólisis produce hemoglobinemia, hemoglobinuria y hemosiderinuria. La conversión del pigmento hem a bilirrubina puede producir hiperbilirrubinemia no conjugada e ictericia. La hemólisis intravascular masiva lleva a veces a una necrosis tubular aguda (Capítulo 14). La *haptoglobina*, una proteína circulante que se une y elimina la hemoglobina libre, a menudo está ausente del plasma.

La *hemólisis extravascular*, la forma más frecuente de destrucción de los hematíes, tiene lugar fundamentalmente dentro de las células fagocíticas del bazo y del hígado. El sistema mononuclear fagocítico elimina de la circulación los hematíes dañados o inmunológicamente marcados. Debido a que son necesarias grandes alteraciones de la forma de los hematíes para que éstos puedan circular con éxito por los sinusoides esplénicos, cualquier reducción en la deformabilidad de los eritrocitos hace difícil esta circulación y da lugar al secuestro esplénico, seguido de fagocitosis. Como se describirá, la disminución de la deformabilidad es una causa importante de destrucción de los hematíes en una gran variedad de anemias hemolíticas. La hemólisis extravascular no se asocia con hemoglobinemia ni hemoglobinuria, pero a menudo produce ictericia, y si es de larga duración, puede dar lugar a la formación de cálculos biliares ricos en bilirrubina (los llamados cálculos pigmentarios). Los niveles de haptoglobina están siempre disminuidos porque algo de hemoglobina escapa siempre al plasma. En la mayor parte de las formas de anemia hemolítica hay una hiperplasia reactiva del sistema mononuclear fagocítico, lo que produce esplenomegalia.

En las anemias hemolíticas crónicas, los cambios en el metabolismo del hierro llevan a aumentos en la absorción de hierro desde el intestino. Debido a que las vías de excreción del exceso de hierro son limitadas, esto produce que con frecuencia se acumule el hierro, dando lugar a una hemosiderosis sistémica (Capítulo 1) o, en los casos muy graves, a una hemocromatosis secundaria (Capítulo 16).

A continuación describimos algunas de las anemias hemolíticas frecuentes.

Esferocitosis hereditaria

Este trastorno se caracteriza por un defecto hereditario (intrínseco) en la membrana de los hematíes que hace que las células se vuelvan esféricas, menos deformables y más vulnerables al secuestro y destrucción esplénicas. La esferocitosis hereditaria (EH) se transmite con más frecuencia con una herencia autosómica dominante; alrededor del 25% de los pacientes tienen una forma autosómica recesiva más grave de la enfermedad.

Patogenia. En la EH, la principal anomalía reside en un grupo de proteínas que forman un esqueleto de soporte en forma de red en la cara intracelular de la membrana de los hematíes (Fig. 12-1). La principal proteína de este esqueleto es la espectrina, un heterodímero largo y flexible que se une a la membrana en dos puntos: mediante la anquirina y la banda 4.2 a la proteína intrínseca de la membrana banda 3; y mediante la banda 4.1 a la proteína intrínseca de la membrana glucoforina. La interacción horizontal de espectrina-espectrina y la vertical de la espectrina-proteínas intrínsecas de la membrana sirven para estabilizar la membrana y son las responsables de la forma, fuerza y flexibilidad normales de los hematíes.

El rasgo patogénico común de todas las mutaciones de la EH es que debilitan las interacciones verticales entre el esqueleto de membrana y las proteínas intrínsecas de la membrana. Las mutaciones más frecuentemente implicadas afectan a la anquirina, la banda 3 y la espectrina, pero también se han descrito mutaciones en los otros componentes del esqueleto. En todos los tipos de EH los hematíes tienen una estabilidad de la membrana reducida y en consecuencia pierden fragmentos de dicha membrana tras su liberación a sangre periférica,

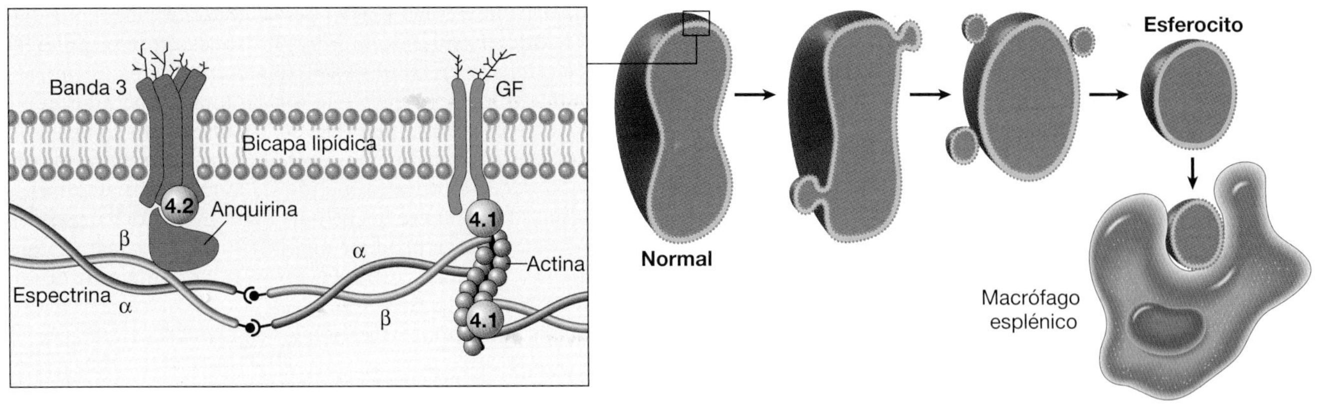

Figura 12-1

El citoesqueleto de la membrana del hematíe y el efecto de las alteraciones de las proteínas de dicho citoesqueleto en la forma de los hematíes. Con mutaciones que afectan a la integridad del citoesqueleto de la membrana, el eritrocito normal bicóncavo pierde fragmentos de la membrana. Para acomodarse a la pérdida de un área de superficie, la célula adopta una forma esférica. Dichos esferocitos son menos deformables que los normales y, por lo tanto, se ven atrapados en los cordones esplénicos, donde son fagocitados por los macrófagos. GF, glucoforina.

mientras que siguen conservando la mayor parte de su volumen. Como consecuencia, el cociente entre la superficie y el volumen de los hematíes de la EH disminuye hasta que las células se vuelven esféricas, punto en el que no es posible una mayor pérdida de la membrana (v. Fig. 12-1).

El bazo desempeña una función fundamental en la destrucción de los esferocitos. Los hematíes deben sufrir unos grados extremos de deformación para abandonar los cordones de Billroth y entrar en los sinusoides esplénicos. La forma discoide de los hematíes normales permite un rango considerable de cambios en la forma celular. Por el contrario, debido a su forma esférica y a su limitada deformabilidad, los esferocitos son secuestrados en los cordones esplénicos y, finalmente, destruidos por los macrófagos. *El papel crítico del bazo se demuestra en el efecto invariablemente beneficioso de la esplenectomía; aunque persiste el defecto de los hematíes y los esferocitos, se corrige la anemia.*

Curso clínico. Los rasgos característicos son *anemia, esplenomegalia* e *ictericia*. La gravedad de la anemia es muy variable, desde subclínica hasta muy marcada; la mayor parte de los casos son de gravedad moderada. Debido a su forma esférica, los hematíes de la EH muestran *aumento de la fragilidad osmótica* cuando se ponen en soluciones salinas hipotónicas, una característica que es útil para el diagnóstico.

La evolución clínica a menudo es estable pero puede verse interrumpida por crisis aplásicas. Dichos episodios a menudo se ven desencadenados por infecciones de los eritroblastos de la médula ósea por el parvovirus B19, con el cese transitorio de la producción de hematíes. Debido a que los hematíes de la EH tienen una semivida acortada, el fallo de la eritropoyesis, incluso durante unos días, da lugar a un rápido empeoramiento de la anemia. Dichos episodios son autolimitados, pero algunos pacientes requieren transfusiones de sangre hasta que se soluciona la infección.

Morfología

En las extensiones de sangre periférica, los hematíes carecen de la zona de palidez central debido a su forma esférica (Figura 12-2). La esferocitosis, aunque característica, no es diagnóstica; se observa en otras situaciones, como las anemias hemolíticas autoinmunitarias (descrita posteriormente), en las que hay una pérdida de la membrana celular en relación con el volumen. El exceso de destrucción de los hematíes y la anemia resultante llevan a una hiperplasia compensadora en los progenitores eritroides de la médula ósea y a un aumento de la producción de hematíes, lo que se refleja en una reticulocitosis de sangre periférica. La esplenomegalia es mayor y más frecuente en la EH que en cualquier otra forma de anemia hemolítica. El peso del bazo suele ser de entre 500 y 1.000 g y puede ser incluso mayor. El aumento de tamaño es consecuencia de una marcada congestión de los cordones de Billroth y de un aumento del número de células mononucleares fagocíticas. Los hematíes fagocitados se observan con frecuencia dentro de los macrófagos que rodean los sinusoides, en especial dentro de los cordones. En los casos de larga evolución hay una hemosiderosis sistémica marcada. Las otras características generales de las anemias hemolíticas que se describieron anteriormente también están presentes, incluyendo colelitiasis entre el 40 y el 50% de los pacientes con EH.

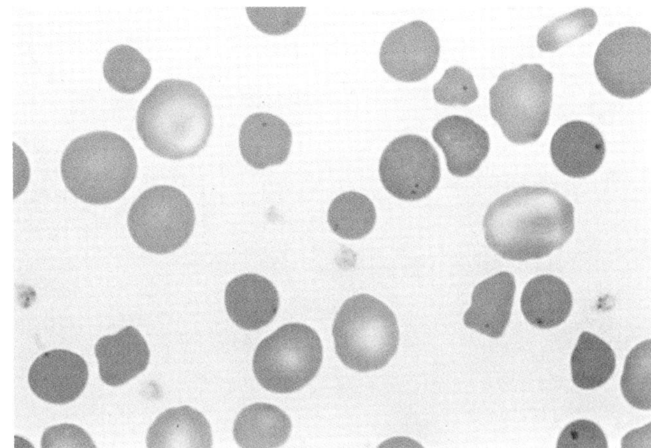

Figura 12-2

Esferocitosis hereditaria (extensión de sangre periférica). Obsérvese la anisocitosis y varios esferocitos de aspecto oscuro sin zona pálida central. También están presentes en los hematíes cuerpos de Howell-Jolly (pequeños restos nucleares oscuros). (Cortesía del doctor Robert W. McKenna, Department of Pathology, University of Texas Southwestern Medical School, Dallas, Texas.)

No existe un tratamiento específico de la EH. La esplenectomía es beneficiosa en los que tienen síntomas, porque se elimina el principal foco de destrucción de hematíes. Los beneficios de la esplenectomía se deben sopesar frente al riesgo de una mayor susceptibilidad a las infecciones, especialmente en niños.

Anemia falciforme

Las hemoglobinopatías son un grupo de trastornos hereditarios que se definen por la presencia de hemoglobinas estructuralmente anormales. De las más de 300 variantes de hemoglobinas que se han descubierto, un tercio se asocian con manifestaciones clínicas significativas. La hemoglobinopatía prototipo (y la más prevalente) es la producida por una mutación en el gen de la cadena beta de la globina que crea la hemoglobina falciforme (HbS). La enfermedad asociada con la HbS, la anemia falciforme, se describe en este apartado; otras hemoglobinopatías son infrecuentes y están fuera del objetivo de esta revisión.

La HbS, al igual que el 90% de las hemoglobinas anormales, es consecuencia de la sustitución de un único aminoácido en la cadena de la globina. Las hemoglobinas normales, como se debe recordar, son tetrámeros compuestos de dos pares de cadenas similares. Como media, el hematíe adulto normal contiene un 96% de HbA ($\alpha 2\beta 2$), un 3% de HbA_2 ($\alpha 2\delta 2$) y un 1% de hemoglobina fetal (HbF, $\alpha 2\gamma 2$). La sustitución de una valina por ácido glutámico en la sexta posición de la cadena β produce la HbS. En los homocigotos, toda la HbA está sustituida por HbS, mientras que en los heterocigotos sólo se sustituye alrededor de la mitad.

Incidencia. Alrededor del 8% de los afroamericanos son heterocigotos para la HbS. En partes de África donde la malaria es endémica, la frecuencia del gen se aproxima al 30%, como consecuencia de un efecto protector pequeño, pero significativo, de la HbS frente a la malaria producida por *Plasmodium falciparum*. En Estados Unidos, la anemia falciforme afecta a alrededor de uno de cada 600 negros, y de forma global en todo el mundo, la anemia falciforme es la forma más frecuente de anemia hemolítica familiar.

Etiología y patogenia. Tras la desoxigenación, las moléculas de HbS sufren polimerización, un proceso que también se conoce como *gelificación* o *cristalización*. Estos polímeros distorsionan los hematíes, que toman una forma alargada y curvada, o en forma de hoz (Fig. 12-3). El cambio de forma de los hematíes es inicialmente reversible tras la reoxigenación; sin embargo, se produce un daño de la membrana con cada episodio, y finalmente las células acumulan calcio, pierden potasio y agua, y se produce una falciformación irreversible.

Muchas variables influyen en la falciformación de los hematíes in vivo.

Las tres más importantes son las siguientes:

- *La presencia de hemoglobinas distintas a la HbS*. En heterocigotos, alrededor del 40% de la Hb es HbS; el resto es HbA, que interacciona sólo débilmente con la HbS desoxigenada. La presencia de HbA hace mucho más lenta la velocidad de polimerización y, como consecuencia, los hematíes de los heterocigotos tienen una escasa tendencia a la falciformación in vivo. Se dice que dichas personas tienen un *rasgo falciforme*. La HbC, otra globina β mutante, es bastante frecuente. La tasa de portadores de la HbC en afroamericanos es de alrededor del 2,3%; como consecuencia, alrededor de uno de cada 1.250 recién nacidos son dobles heterocigotos porque han heredado tanto la HbS de un progenitor como la HbC del otro. La HbC tiene una mayor tendencia a agregarse con la HbS que la HbA, y los individuos que tienen HbS y HbC (llamada *enfermedad HbSC*) son sintomáticos. Por el contrario, la HbF interacciona más débilmente con la HbS, y por lo tanto los recién nacidos con rasgo falciforme no manifiestan la enfermedad hasta que no tienen 5 o 6 meses de vida, cuando la HbF cae a niveles de adulto.
- *La concentración de HbS en la célula*. La tendencia de la HbS desoxigenada a formar polímeros insolubles para crear células falciformes depende mucho de la concentración de HbS. Por lo tanto, la deshidratación del hematíe, que aumenta la concentración de Hb, facilita mucho la falciformación y puede desencadenar la oclusión de los pequeños vasos. Por el contrario, la coexistencia de alfa-talasemia (descrita más adelante) reduce la concentración

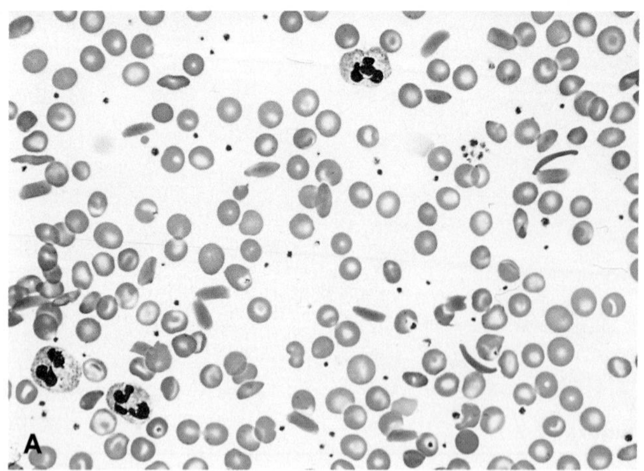

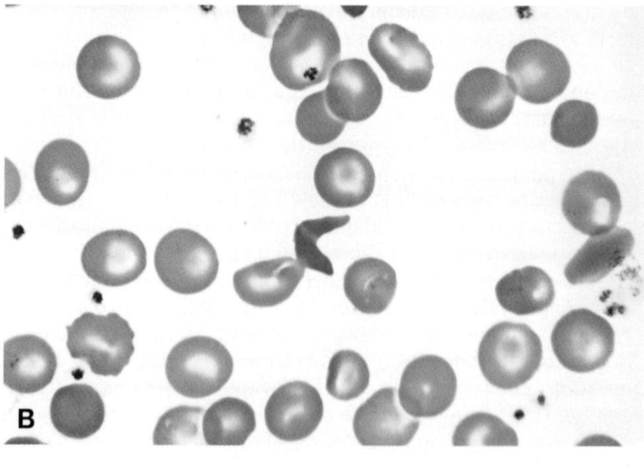

Figura 12-3

Extensión de sangre periférica de un paciente con anemia falciforme. **A**, a bajo aumento se ven células falciformes, anisocitosis, poiquilocitosis y dianocitos. **B**, a mayor aumento se muestra una célula con una falciformación irreversible en el centro. (Cortesía del doctor Robert W. McKenna, Department of Pathology, University of Texas Southwestern Medical School, Dallas, Texas.)

de Hb y, por lo tanto, la gravedad de la falciformación. La concentración relativamente baja de HbS también contribuye a la falta de falciformación en los heterocigotos con rasgo falciforme.

• *El tiempo que los hematíes están expuestos a una baja tensión de oxígeno.* Los tiempos normales de tránsito de los hematíes a través de los capilares no son suficientemente largos para que se produzca una agregación significativa de la HbS desoxigenada. Por lo tanto, la falciformación está confinada a los lechos microvasculares donde el flujo sanguíneo es lento. Esto ocurre normalmente en el bazo y en la médula ósea, que se ven muy afectados por la anemia falciforme. En otros lechos vasculares, se ha sugerido que dos factores desempeñan funciones patogénicas especialmente importantes: la inflamación y el aumento de la adhesión de los hematíes. Como se recordará, el flujo sanguíneo en los tejidos inflamados está enlentecido, como consecuencia de la adhesión de los leucocitos y de los hematíes al endotelio activado y de la exudación del líquido a través de los vasos con extravasación. Esto prolonga el tiempo de tránsito, lo que hace que sea probable una falciformación clínicamente significativa. Las células falciformes también tienen una mayor tendencia que los hematíes normales a adherirse a las células endoteliales, aparentemente porque el daño de la membrana las hace más adhesivas. De hecho, la adhesión de las células falciformes a las células endoteliales cultivadas se correlaciona con la gravedad clínica, presumiblemente porque esta «adhesión» refleja un mayor riesgo de retrasos en el tránsito a lo largo de los lechos microvasculares in vivo.

Dos consecuencias importantes se originan de la falciformación de las células (Fig. 12-4). En primer lugar, los episodios repetidos de desoxigenación producen daño en la membrana y la deshidratación de los hematíes, que se vuelven rígidos e irreversiblemente falciformes. Estos hematíes disfuncionales son reconocidos y retirados por el sistema mononuclear fagocítico, produciendo una anemia hemolítica extravascular crónica. De forma global, la semivida de los hematíes en los pacientes con anemia falciforme es de sólo 20 días (una sexta parte de lo normal). En segundo lugar, la falciformación de las células produce *obstrucciones microvasculares* difusas, lo que da lugar a un daño isquémico del tejido y a crisis de dolor. La vasooclusión no se correlaciona con el número de células con falciformación irreversible, y por lo tanto parece ser el resultado de varios factores, como la infección, la inflamación, la deshidratación y la acidosis, y desencadena la falciformación de células reversiblemente falciformadas.

Morfología

Las alteraciones anatómicas en la anemia falciforme se originan en los tres siguientes aspectos de la enfermedad: a) la anemia hemolítica crónica grave; b) el aumento de la rotura de los pigmentos hem, que se procesan a bilirrubina, y c) la obstrucción microvascular, que produce isquemia e infarto tisular. En las extensiones de sangre periférica, se ven células con falciformación irreversible con alargamientos extraños, forma de huso o de barco (v. Fig. 12-3). Tanto la anemia como la estasis

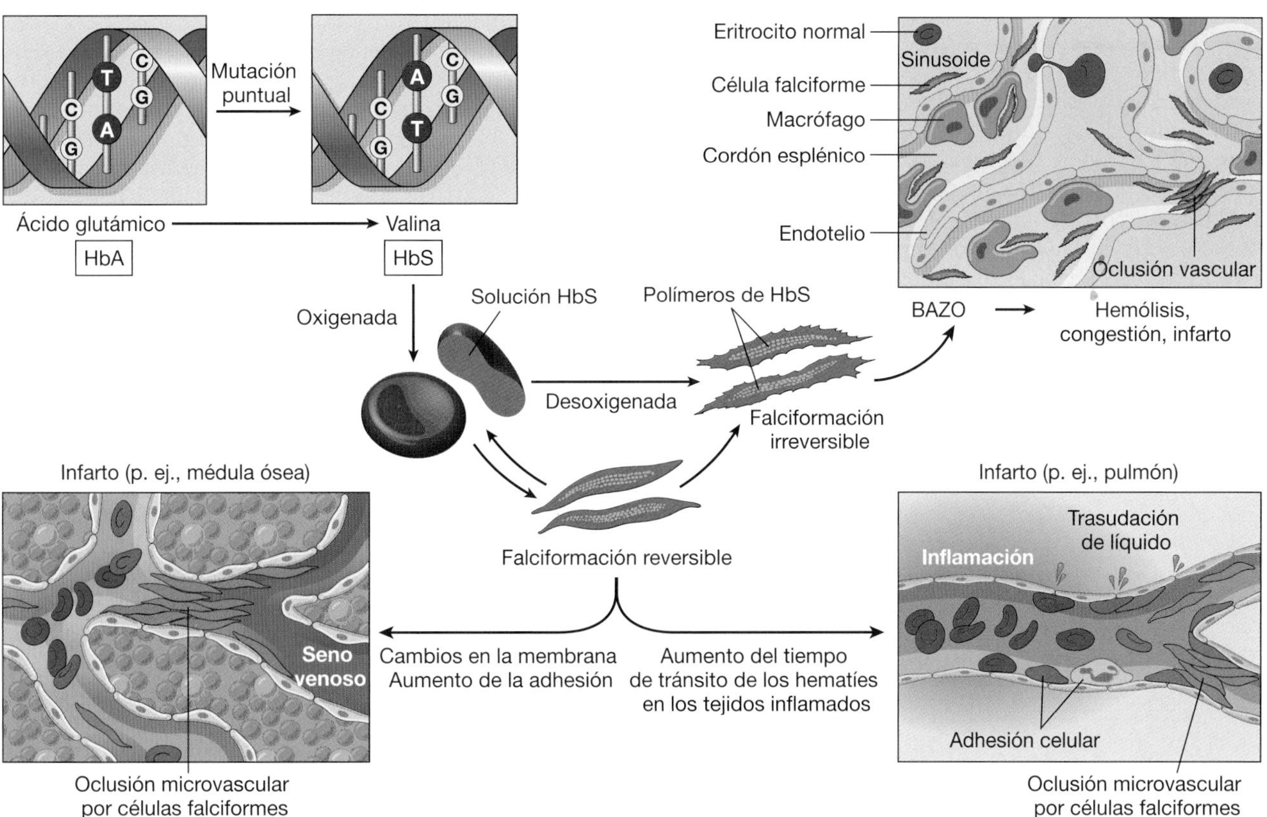

Figura 12-4

Fisiopatología y consecuencias morfológicas de la anemia falciforme.

vascular dan lugar a cambios grasos en el corazón, el hígado y los túbulos renales. Existe una hiperplasia compensadora de los progenitores eritroides en la médula. La médula muy activa a menudo produce resorción del hueso y la formación secundaria de nuevo hueso, lo que da lugar a mejillas prominentes, y a cambios en el cráneo que se parecen a un «corte de pelo al cero» en las radiografías. La hematopoyesis extramedular también puede aparecer en el bazo y el hígado.

En niños existe una **esplenomegalia** moderada (peso esplénico de más de 500 g) producida por la congestión de la pulpa roja, que está llena de células falciformes. Sin embargo, la eritroestasis esplénica crónica da lugar a un daño tisular hipóxico progresivo, que finalmente reduce el bazo a un órgano inútil de tejido fibroso. Este proceso, conocido como **autoesplenectomía**, se completa en la edad adulta.

La **congestión vascular**, la **trombosis** y el **infarto** pueden afectar a cualquier órgano, incluyendo los huesos, el hígado, el riñón, la retina, el cerebro, el pulmón y la piel. La médula ósea tiene una tendencia especial a la isquemia, por su flujo sanguíneo relativamente lento y una elevada tasa metabólica. El priapismo, otro problema común, puede producir fibrosis del pene y, finalmente, disfunción eréctil. Al igual que en otras anemias hemolíticas, la **hemosiderosis** y los **cálculos biliares** son frecuentes.

Curso clínico. La anemia falciforme homocigota generalmente se hace aparente a los 6 meses de vida, dado que la HbF es gradualmente sustituida por la HbS. La anemia es grave; la mayor parte de los pacientes tienen hematocritos de entre el 18 y el 30% (rango normal, entre el 35 y el 45%). La hemólisis crónica se asocia con una reticulocitosis marcada e hiperbilirrubinemia. Desde el inicio, el proceso tiene un curso que no remite, jalonado de crisis bruscas, las más serias de las cuales son las *vasooclusivas* o *crisis de dolor*. Estas crisis pueden afectar a distintos sitios pero son frecuentes en la médula ósea, desde donde a menudo progresan a infarto y necrosis.

Una complicación muy temida es el *síndrome torácico agudo*, que puede desencadenarse por infecciones pulmonares o embolismo graso por necrosis medular que secundariamente afecta al pulmón. El flujo sanguíneo en el pulmón isquémico inflamado se vuelve lento y de «tipo esplénico», lo que da lugar a la falciformación en los lechos pulmonares hipoxémicos. Esto exacerba la disfunción pulmonar subyacente, creando un círculo vicioso de empeoramiento pulmonar e hipoxemia grave, falciformación, y vasooclusión. Otra complicación mayor es el *ictus del sistema nervioso central*, que algunas veces se produce en el marco del síndrome torácico agudo. Aunque virtualmente cualquier órgano puede verse dañado por una lesión isquémica en el curso de la enfermedad, *el síndrome torácico agudo y el ictus son las dos causas principales de muerte debida a la isquemia.*

Un segundo acontecimiento agudo, las *crisis aplásicas*, representan un cese brusco pero generalmente temporal de la eritropoyesis. Como en la esferocitosis hereditaria, estos episodios suelen estar desencadenados por infección por parvovirus de los eritroblastos y, aunque graves, son autolimitadas.

Además de estas crisis, los pacientes con anemia falciforme tienen tendencia a las *infecciones*. Tanto los niños como los adultos con anemia falciforme son funcionalmente anesplénicos y, por lo tanto, susceptibles a infecciones producidas por bacterias encapsuladas, como los neumococos. En adultos, la base del «hipoesplenismo» es el autoinfarto. En la fase de aumento del tamaño esplénico al inicio de la infancia, la congestión producida por los hematíes falciformes atrapados aparentemente interfiere con el secuestro y la muerte de las bacterias; por lo tanto, los niños con bazos aumentados de tamaño tienen riesgo de sufrir una septicemia fatal. También se han observado defectos en la vía alternativa del complemento que pueden afectar a la opsonización de las bacterias encapsuladas. Por razones que no están completamente claras, los pacientes con anemia falciforme están especialmente predispuestos a sufrir osteomielitis por *Salmonella*.

En la anemia falciforme florida, se pueden ver al menos algunas células irreversiblemente falciformes en una extensión de sangre periférica. En el rasgo falciforme, la falciformación se puede inducir in vitro mediante la exposición de las células a una hipoxia marcada. Finalmente, el diagnóstico depende de la demostración electroforética de la HbS. El diagnóstico prenatal de la anemia falciforme se puede llevar a cabo mediante el análisis del ADN fetal en las células obtenidas mediante amniocentesis o biopsia de las vellosidades coriónicas (Capítulo 7).

El curso clínico de los pacientes con anemia falciforme es muy variable. Como consecuencia de la mejora en el tratamiento de soporte, un número cada vez mayor de pacientes sobreviven hasta la edad adulta y tienen descendencia. De especial importancia es el tratamiento profiláctico con penicilina para prevenir las infecciones neumocócicas. Alrededor del 50% de los pacientes sobreviven más allá de la quinta década de la vida. En contraposición, los rasgos falciformes rara vez producen síntomas y sólo en situaciones extremas, como tras un ejercicio intenso a grandes alturas.

La hidroxiurea, un inhibidor «suave» de la síntesis del ADN, reduce las crisis de dolor y disminuye la anemia. Aumenta los niveles de HbF en los hematíes, actúa como un agente antiinflamatorio mediante la inhibición de la producción de leucocitos, aumenta el VCM, y es oxidada por los grupos hem para producir NO, un potente vasodilatador e inhibidor de la agregación plaquetaria. Estos efectos complementarios intracorpusculares y extracorpusculares se cree que actúan de forma conjunta para disminuir la falciformación microvascular y sus signos y síntomas concomitantes.

Talasemia

Las talasemias son un grupo heterogéneo de trastornos hereditarios producidos por mutaciones que disminuyen la tasa de síntesis de las cadenas de la globina alfa y beta. Como consecuencia, existe una deficiencia en la hemoglobina, con otras anomalías secundarias en los hematíes producidas por el exceso relativo de otras cadenas de globina no afectadas.

Patogenia molecular. Existe un grupo de defectos moleculares subyacentes a las talasemias, que se heredan como patologías autosómicas dominantes. Cabe recordar que la hemoglobina adulta, o HbA, es un tetrámero compuesto por dos cadenas alfa y dos cadenas beta. Las dos cadenas alfa están codificadas por dos genes de alfa-globina, que se encuentran en tándem en el cromosoma 11, mientras que las cadenas alfa están codificadas por un único gen de la betaglobina localizado en el cromosoma 16. Las mutaciones que producen la talasemia son especialmente frecuentes entre las poblaciones mediterráneas, africanas y asiáticas. Los rasgos clínicos varían mucho dependiendo de la combinación específica de los alelos que hereda cada paciente (Tabla 12-3), como se describe más adelante.

Tabla 12-3 Clasificación clínica y genética de las talasemias

Nomenclatura clínica	Genotipo	Enfermedad	Genética molecular
Betatalasemias			
Talasemia mayor	Homocigoto o heterocigoto compuesto (β^0/β^0, β^0/β^+ o β^+/β^+)	Grave, requiere transfusiones de sangre de forma regular	Defectos en la transcripción, el procesamiento o la traducción del ARNm, que resultan en una síntesis ausente (β^0) o disminuida (β^+) de la betaglobina
Rasgo betatalasémico	β/β^+ o β/β^0	Asintomática, con anemia microcítica leve, o con microcitosis sin anemia	
Alfatalasemias			
Hidrops fetalis	–/–	Fatal intraútero	Deleciones de los genes que afectan a uno o los dos *loci* de la alfaglobina
Enfermedad HbH	–/–α	Anemia moderadamente grave	
Rasgo alfatalasémico	–/αα (asiáticos) o –α/–α (afroamericanos)	Similar al rasgo betatalasémico	
Portador silente	–α/αα	Asintomático, hematíes normales	

Betatalasemia

Las mutaciones de la betaglobina asociadas con betatalasemia se dividen en dos categorías: a) β^0, en la que no se producen cadenas de betaglobina, y b) β^+, en la que existe una síntesis reducida (pero detectable) de betaglobina. La secuenciación de los genes de la betatalasemia ha mostrado más de 100 mutaciones responsables diferentes, la mayoría de las cuales consisten en cambios de una única base. Las personas que heredan un alelo anormal tienen *talasemia menor* o *un rasgo talasémico*, que es asintomático o levemente sintomático. La mayor parte de las personas que heredan dos alelos β^0 y β^+, tienen betatalasemia mayor; en ocasiones, los individuos que heredan los dos alelos β^+ tienen una enfermedad más leve que se denomina betatalasemia intermedia. En contraposición con las alfatalasemias, descritas más adelante, es raro que exista una *deleción del gen en las betatalasemias* (Tabla 12-3).

La mayor parte de las mutaciones de la betatalasemia se encuentran en uno de los siguientes tres subtipos moleculares (Fig. 12-5):

- La región del promotor controla la iniciación y la velocidad de transcripción. Algunas mutaciones se encuentran dentro de la región del promotor y producen típicamente una reducción de la transcripción del gen de la globina. Debido a que se sintetiza algo de betaglobina, dichos alelos se denominan β^+.
- Las mutaciones en las secuencias de codificación se suelen asociar con consecuencias más graves. Por ejemplo, en algunos casos el cambio en un único nucleótido en uno de los exones lleva a la formación de una terminación, o codón de «parada», que interrumpe la traducción del ARN mensajero (ARNm) de la betaglobina y evita totalmente la síntesis de betaglobina. Dichos alelos se denominan β^0.
- *Las mutaciones que llevan a un procesamiento aberrante del ARNm son la causa más frecuente de betatalasemia.* La mayor parte de ellas afectan a los intrones, pero algunas se han localizado dentro de los exones. Si la mutación altera el proceso normal de corte y empalme de las uniones, no se produce el corte y empalme, y todo el ARNm que se forma es anormal. El ARNm no cortado y empalmado es

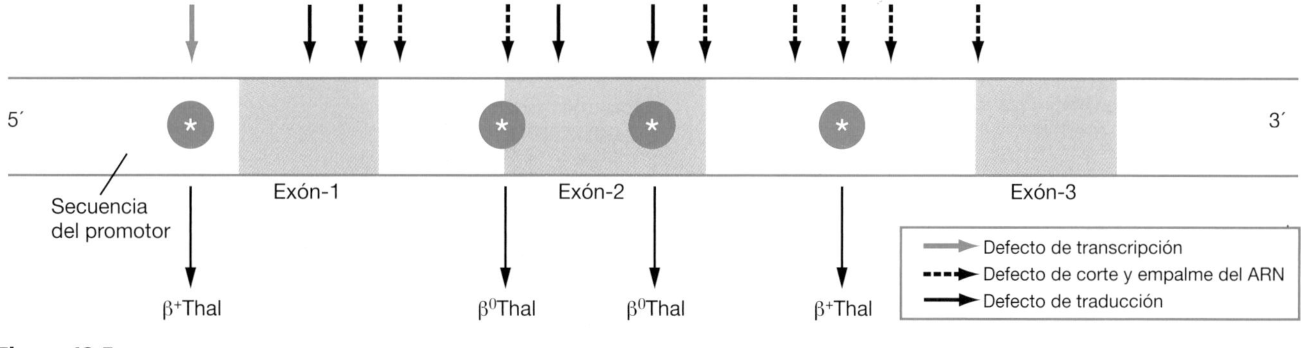

Figura 12-5

El gen de la betaglobina y algunas de las localizaciones en las que las mutaciones puntuales dan lugar a la betatalasemia. Los asteriscos dentro de círculos indican los lugares más comunes de mutaciones que pueden producir los diferentes tipos de betatalasemia. (Modificada de Wyngaarden JB, Smith LH, Bennett JC [eds.]: Cecil Textbook of Medicine, 19.ª ed., Filadelfia, WB Saunders, 1992.)

degradado dentro del núcleo, y no se traduce a betaglobina. No obstante, estas mutaciones afectan a los intrones en localizaciones alejadas de la unión de corte y empalme normal de intrón-exón. Estas mutaciones crean unos nuevos sitios que son sustratos para la acción de las enzimas de corte y empalme en localizaciones anormales dentro del intrón. Debido a que los sitios normales de corte y empalme permanecen intactos, se produce un corte y empalme tanto normal como anormal, y el ARNm de la betaglobina normal está disminuido pero no ausente. Por lo tanto, dependiendo de su posición, las mutaciones en las uniones de corte y empalme pueden crear bien alelos β^0 o β^+.

Dos condiciones contribuyen a la patogénesis de la anemia en la betatalasemia. La síntesis reducida de la betaglobina lleva a una formación inadecuada de HbA, de forma que la CHCM es baja, y las células tienen un aspecto *hipocrómico* y *microcítico*. Incluso más importante es la *hemólisis de los hematíes*, que da lugar a unas tasas no equilibradas de síntesis de las cadenas de la globina alfa y beta. Las cadenas alfa no emparejadas formas agregados insolubles que precipitan dentro de los hematíes y producen daño en las membranas, lo cual es lo suficientemente grave como para producir hemólisis extravascular (Fig. 12-6). Los eritroblastos en la médula ósea también son susceptibles de daño por este mismo mecanismo, que en la betatalasemia grave da lugar a la destrucción de la mayoría de los progenitores eritroides antes de su maduración en hematíes. Esta destrucción intramedular de los precursores eritroides (*eritropoyesis ineficaz*) tiene otro efecto indeseable: se asocia con un aumento inapropiado en la absorción del hierro de la dieta, lo que a menudo lleva a una sobrecarga de hierro.

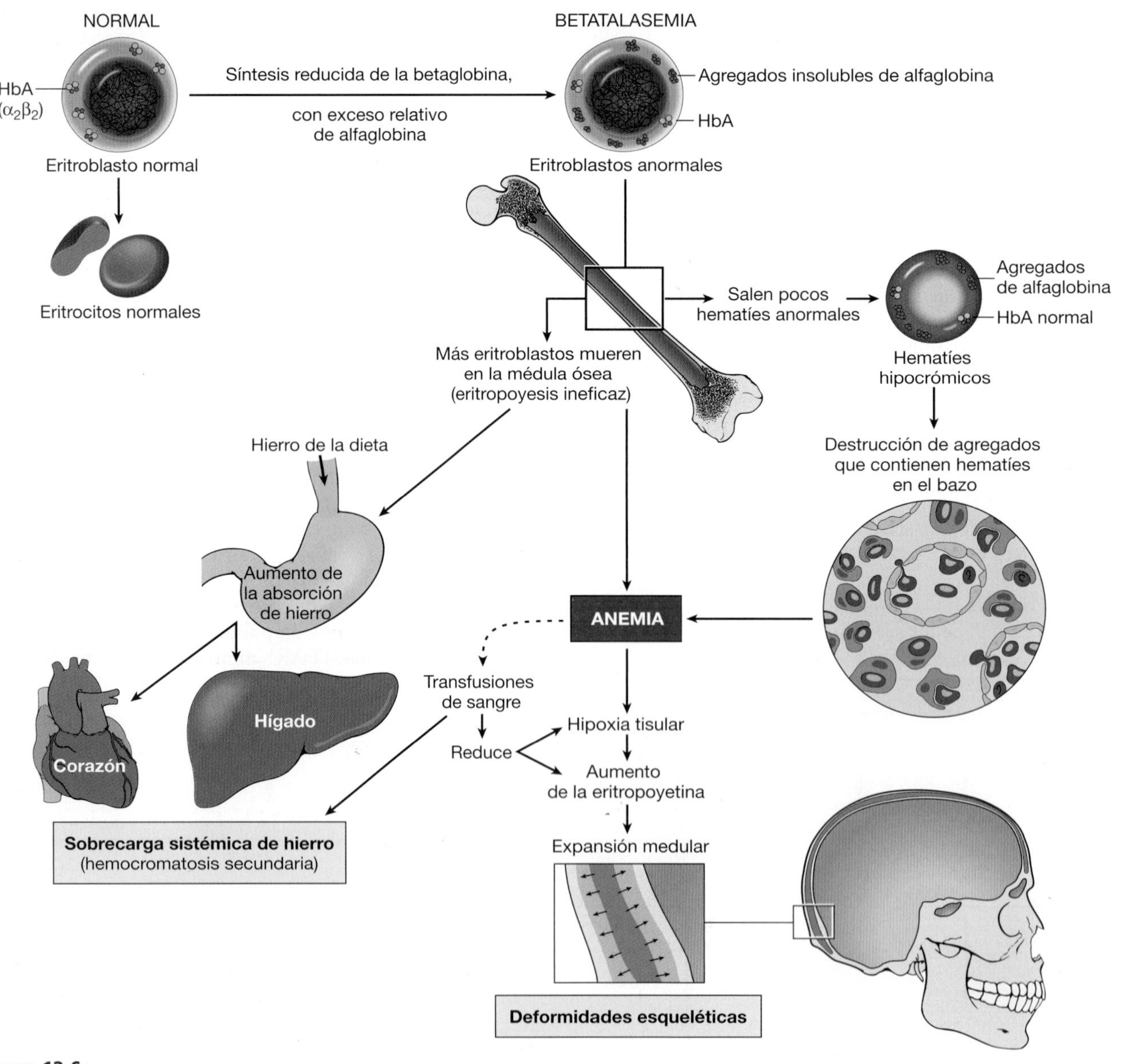

Figura 12-6

Patogenia de la betatalasemia mayor. Fíjese que los agregados de exceso de alfaglobina no son visibles en los frotis habituales de sangre periférica. La transfusión de sangre, por un lado, corrige la anemia y reduce el estímulo para la secreción de eritropoyetina y las deformidades inducidas por la expansión de la médula ósea; por otra parte, añade sobrecarga sistémica de hierro.

Alfatalasemia

La base molecular de la alfatalasemia es bastante diferente de la base de la betatalasemia. La mayor parte de las alfatalasemias se deben a las deleciones que eliminan uno o más de los *loci* de la alfaglobina. La gravedad de la enfermedad que resulta de estas lesiones es directamente proporcional al número de genes de la alfaglobina que faltan (v. Tabla 12-3). Por ejemplo, la pérdida de un único gen de la alfa globina se asocia con un estado de portador silente, mientras que la deleción de los cuatro genes de la alfaglobina se asocia con muerte fetal intraútero, porque la sangre no tiene prácticamente capacidad de repartir oxígeno. Con la pérdida de tres genes de la alfaglobina existe un exceso relativo de betaglobina o de cadenas distintas a la alfaglobina. El exceso de betaglobina (o de cadenas de gammaglobina en fases más precoces de la vida) forma tetrámeros relativamente estables beta 4 y gamma 4 conocidos como HbH y Hb Bart, respectivamente, que producen menos daño en la membrana que las cadenas libres de alfaglobina. Por lo tanto, la anemia hemolítica y la eritropoyesis ineficaz tienden a ser menos graves en la alfatalasemia que en la betatalasemia. Por desgracia, tanto la HbH como la Hb Bart tienen una afinidad anormalmente elevada por el oxígeno, lo que las convierte en ineficaces para repartir oxígeno a los tejidos.

Morfología

Sólo se describen los cambios morfológicos en la betatalasemia, que es más frecuente en Estados Unidos. En la betatalasemia menor, las anomalías están confinadas a la sangre periférica. En los frotis, los hematíes tienen un aspecto pequeño (microcítico), pálido (hipocrómico), y una forma regular. Con frecuencia se ven dianocitos, un rasgo que es consecuencia de un cociente relativamente grande de área de superficie frente a volumen, lo que da lugar a que la Hb se recoja en un «charco» central rojo oscuro. En los frotis de los pacientes con betatalasemia mayor, la **microcitosis** y la **hipocromía** son mucho más pronunciadas, y existe una marcada poiquilocitosis, anisocitosis y reticulocitosis. También se pueden ver los hematíes nucleados (normoblastos).

Los cambios anatómicos en la betatalasemia mayor son similares a los que se observan en otras anemias hemolíticas pero en un grado extremo. La combinación de eritropoyesis ineficaz con hemólisis resulta en una marcada hiperplasia de los progenitores eritroides, con una desviación hacia formas precoces. La médula ósea expandida puede llenar completamente el espacio intramedular del esqueleto, invadir la corteza del hueso, alterar el crecimiento del hueso, y producir **deformidades esqueléticas**. La hematopoyesis extramedular y la hiperplasia de los fagocitos mononucleares dan lugar a una esplenomegalia prominente, **hepatomegalia** y **linfadenopatías**. Los precursores de la eritropoyesis ineficaz consumen nutrientes y producen un retraso del crecimiento y un grado de **caquexia** que se parece a la de los pacientes con cáncer. A no ser que se tomen medidas para evitar la sobrecarga de hierro, con el paso de los años se produce una **hemosiderosis grave** (v. Fig. 12-6).

Curso clínico. La betatalasemia mayor se manifiesta tras el nacimiento conforme disminuye la HbF. Los niños afectados no se desarrollan normalmente, y su crecimiento está retrasado desde poco después de nacer. Se mantienen sólo por transfusiones repetidas, lo que mejora la anemia y reduce las deformidades esqueléticas asociadas con una eritropoyesis excesiva. Con las transfusiones, es posible sobrevivir hasta la segunda y tercera décadas de la vida, pero se desarrolla gradualmente una sobrecarga de hierro. La combinación de hierro presente en los hematíes transfundidos y el aumento de captación del hierro de la dieta desde el intestino da lugar, inevitablemente, a una sobrecarga férrica. Ésta se origina por unos niveles inapropiadamente bajos de heptacidina en plasma, un regulador negativo de la captación de hierro que está «menos expresado» en situaciones que se asocian con una eritropoyesis ineficaz (p. ej., la betatalasmia mayor). A no ser que los pacientes sean tratados intensamente con quelantes del hierro, suelen sufrir insuficiencia cardíaca por hemocromatosis secundaria y a menudo mueren en la segunda o tercera décadas de la vida. Cuando es factible, el tratamiento de elección es el trasplante de médula ósea a una edad temprana de la vida.

En la betatalasemia menor existe sólo una anemia microcítica hipocrómica leve; generalmente, estos pacientes tienen una esperanza de vida normal. La anemia ferropénica se asocia con un aspecto similar de los hematíes y se debe excluir mediante las pruebas adecuadas de laboratorio, descritas más adelante en este capítulo. La *betatalasemia menor* se diagnostica mediante electroforesis de Hb. Además de cantidades reducidas de HbA ($\alpha 2\beta 2$), el nivel de HbA_2 ($\alpha 2\delta 2$) está aumentado. El diagnóstico de betatalasemia mayor se puede hacer, generalmente, mediante parámetros clínicos. La extensión de sangre periférica muestra una anemia microcítica e hipocrómica grave, con una variación marcada en las formas de las células (poiquilocitosis). El recuento de reticulocitos está aumentado de tamaño. La electroforesis de hemoglobina muestra una marcada reducción o ausencia de HbA y un aumento del nivel de HbF. La HbA_2 puede ser normal o estar aumentada. El diagnóstico prenatal de ambas formas de talasemia se puede hacer mediante análisis del ADN.

La enfermedad de HbH (producida por una deleción de tres genes de la alfaglobina) no es tan grave como la betatalasemia mayor, dado que la síntesis de cadenas de alfa y beta globina no está desequilibrada y la eritropoyesis es eficaz. La anemia es moderadamente grave, pero los pacientes no suelen requerir transfusiones. Por ello, rara vez se observa sobrecarga de hierro, tan frecuente en la betatalasemia mayor. El rasgo talasémico alfa (producido por la deleción de dos genes de alfaglobina) a menudo es una condición asintomática que se asocia con microcitosis y con anemia leve.

Déficit de glucosa-6-fosfato deshidrogenasa

El eritrocito es vulnerable a la lesión por medio de oxidantes endógenos y exógenos, que normalmente son inactivados por el glutatión reducido (GSH). Las anomalías que afectan a las enzimas que son necesarias para la producción de GSH reducen la capacidad de los hematíes para protegerse de las lesiones oxidativas y dan lugar a anemias hemolíticas. El prototipo (y forma más prevalente de estas anemias) es la asociada con el déficit de glucosa-6-fosfato deshidrogenasa (G6PD). Este gen está en el cromosoma X, y aunque se han identificado más de 400 variantes de G6PD, sólo unas pocas se asocian con enfermedad. Una de las más importantes es la variante G6PD A^-, de la que son portadores alrededor del 10% de los varones negros americanos. La G6PD A^- tiene una actividad enzimática normal pero una semivida disminuida. Debido a que los hematíes carecen de la capacidad de sintetizar la proteína, los hematíes deficientes en G6PD A^- más viejos se vuelven progresivamente deficientes en la actividad enzimática y más vulnerables al estrés oxidativo.

El déficit de G6PD no produce síntomas hasta que el paciente no se expone a un factor ambiental (más frecuentemente un agente infeccioso o fármacos) que produce un aumento del estrés oxidativo. Los fármacos implicados incluyen antipalúdicos (p. ej., primaquina), sulfonamidas, nitrofurantoína, fenacetina, ácido acetilsalicílico (en grandes dosis), y derivados de la vitamina K. Más frecuentemente, los episodios de hemólisis se desencadenan por infecciones que inducen a los fagocitos a producir radicales libres como parte de la respuesta normal de huésped. Los agentes tóxicos producen oxidantes, como el peróxido de hidrógeno, que son absorbidos por el GSH, que se convierte en glutatión oxidado en el proceso. Debido a que la regeneración de GSH está alterada en las células deficientes en G6PD, el peróxido de hidrógeno es libre para «atacar» otros componentes de los hematíes, incluyendo las cadenas de globinas, que tienen grupos sulfhidrilos susceptibles de oxidación. La Hb oxidada se desnaturaliza y precipita, formando inclusiones intracelulares denominadas cuerpos de Heinz, que pueden dañar las membranas de las células lo suficiente como para producir hemólisis intravascular. Otras células que se dañan menos sufren, sin embargo, una pérdida de la deformabilidad, y su membrana se ve, además, dañada por los macrófagos esplénicos que intentan «fagocitar» los cuerpos de Heinz, creando las llamadas *células mordidas* (Fig. 12-7). Todos estos cambios predisponen a los hematíes a quedar atrapados en los sinusoides esplénicos y a ser destruidos por los fagocitos (hemólisis extravascular).

La hemólisis inducida por fármacos es aguda y de una significación clínica variable. Los pacientes suelen desarrollar evidencia de hemólisis tras un período de 2 a 3 días. Debido a que el gen de la G6PD está en el cromosoma X, todos los hematíes de los varones afectados están afectados. Sin embargo, debido a la inactivación al azar de uno de los cromosomas X en las mujeres (capítulo 7), las mujeres heterocigotos tienen dos poblaciones distintas de hematíes, una normal y la otra deficiente en actividad de G6PD. Por lo tanto, los varones afectados son más vulnerables a la lesión oxidativa, mientras que la mayor parte de las portadoras femeninas son asintomáticas, excepto cuando la proporción de hematíes deficientes (una situación que se conoce como *lionización desfavorable*) es muy grande. En la G6PD A^-, el déficit enzimático es más marcado en los hematíes más viejos que, por lo tanto, son más susceptibles a la lisis. Dado que la médula ósea compensa mediante la producción de hematíes jóvenes y más resistentes, la hemólisis tiende a disminuir incluso si sigue la exposición al fármaco. En otras variantes, como la G6PD mediterránea, encontrada fundamentalmente en Oriente Próximo, el déficit enzimático y la hemólisis que se producen con la exposición a oxidantes son más graves.

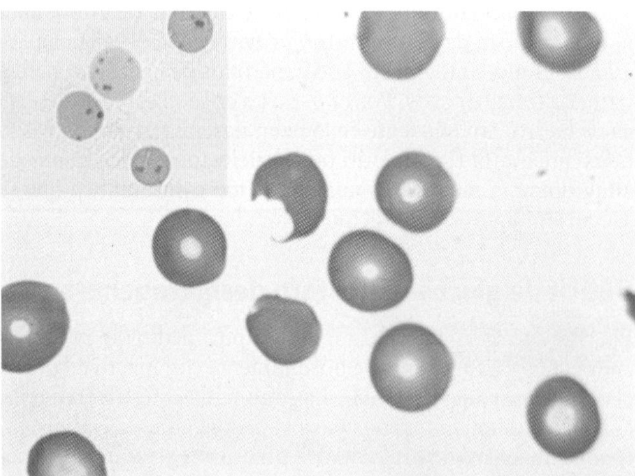

Figura 12-7

Extensión de sangre periférica de un paciente con déficit de glucosa 6 fosfato deshidrogenasa tras la exposición a un agente oxidante. *Recuadro amarillo*, los hematíes con precipitados de globina desnaturalizada (cuerpos de Heinz) se ponen de manifiesto con una tinción supravital. Conforme los macrófagos esplénicos se comen estas inclusiones, se producen las «células mordidas» como las de esta extensión. (Cortesía del doctor Robert W. McKenna, Department of Pathology, University of Texas Southwestern Medical School, Dallas, Texas.)

Hemoglobinuria paroxística nocturna

Un trastorno raro, de etiología desconocida, la hemoglobinuria paroxística nocturna (HPN), es la única forma adquirida de anemia hemolítica que se produce como consecuencia de un *defecto adquirido de la membrana secundario a una mutación que afecta a las células precursoras mieloides*. El gen mutante, denominado *PIGA*, es necesario para la síntesis de un tipo específico de anclaje glucolipídico intramembranoso, el fosfatidilinositolglucano (PIG), que es componente de diversas proteínas asociadas a la membrana. Sin el anclaje de la membrana, estas proteínas «ligadas a PIG» no se pueden expresar en la superficie de las células. Las proteínas afectadas incluyen varias que limitan la activación espontánea del complemento en la superficie de las células. Como consecuencia, los precursores deficientes en PIG dan lugar a hematíes que son muy sensibles a la actividad lítica del complemento. Se cree que la hemólisis es nocturna porque la sangre se vuelve más ácida durante el sueño (debido a la retención de CO_2) y un pH ácido puede favorecer la hemólisis. No se sabe por qué la destrucción de los hematíes es paroxística. Varias otras proteínas ligadas al PIG son deficientes en membranas de los granulocitos y de las plaquetas, lo que posiblemente explique la gran susceptibilidad de estos pacientes a infecciones y a trombosis intravasculares.

PIGA está ligado al cromosoma X y, por lo tanto, las células normales tienen sólo activado un gen *PIGA*, cuya mutación es suficiente para producir déficit de PIG. Debido a que todas las líneas mieloides están afectadas en la HPN, las mutaciones responsables se deben producir en una célula madre pluripotencial. Es de destacar que la mayor parte, si no todos los individuos, tienen un pequeño número de células medulares deficientes en PIG que poseen mutaciones idénticas a las que producen la HPN. Se cree que la HPN clínicamente evidente se produce sólo en las raras ocasiones en las que el clon deficiente en PIG tiene una ventaja de supervivencia. Una es en el fallo primario medular (anemia aplásica), que parece ser producido la mayor parte de las veces por una destrucción o supresión del mecanismo inmunitario de las células progenitoras de la médula ósea. Existe la hipótesis de que en los pacientes con HPN, las células T autorreactivas reconocen los antígenos de superficie ligados a PIG en los progenitores normales de la médula ósea. Debido a que los progenitores medulares deficientes en PIG no expresan estas dianas, escapan al ataque inmunitario y, finalmente, sustituyen a los elementos medulares normales. Está actualmente en estudio un tratamiento con un anticuerpo que inhiba el complejo de la membrana y complemento C5-9 (y, por lo tanto, la hemólisis de los hematíes).

Anemias hemolíticas autoinmunitarias

Los anticuerpos que reconocen determinantes en las membranas de los hematíes producen estas formas infrecuentes de anemia hemolítica. Estos anticuerpos se pueden producir espontáneamente o estar inducidos por agentes exógenos, como fármacos o productos químicos. Las anemias hemolíticas autoinmunitarias se clasifican según: a) la naturaleza del anticuerpo, y b) la presencia de determinadas condiciones predisponentes (resumidas en la Tabla 12-4).

Independientemente de la causa de la formación de anticuerpos, el diagnóstico de las anemias hemolíticas autoinmunitarias depende de la detección de anticuerpos y/o de complemento en los hematíes del paciente. Esto se hace mediante la *prueba de la antiglobulina directa de Coombs*, que mide la capacidad de los anticuerpos producidos en los animales frente a las inmunoglobulinas humanas o el complemento para aglutinar los hematíes del paciente. La prueba de Coombs indirecta, en la que el suero del paciente se estudia para ver la capacidad de aglutinar determinados hematíes, se puede usar para caracterizar la diana del autoanticuerpo.

Anemias hemolíticas autoinmunitarias por anticuerpos calientes. Se producen por anticuerpos de tipo inmunoglobulina G (IgG) o, rara vez, por una inmunoglobulina A (IgA) que son activos a 37 °C. Más del 60% de estos casos son idiopáticos (primarios), mientras que otro 25% se asocian con una patología de base que afecta al sistema inmunitario (p. ej., lupus eritematoso sistémico [LES]) o son inducidos por fármacos. *La hemólisis generalmente es consecuencia de la opsonización de los hematíes por los autoanticuerpos*, lo que da lugar a una eritrofagocitosis en el bazo y otras localizaciones. Se encuentran a menudo esferocitos que se parecen a los que se observan en la esferocitosis hereditaria en el frotis de sangre periférica. Presumiblemente, la membrana celular es eliminada durante el intento de fagocitosis de las células recubiertas por anticuerpos. Esto reduce el cociente de área de superficie frente al volumen y da lugar a la formación de *esferocitos*, que son rápidamente destruidos en el bazo, como se describió previamente. La gravedad clínica de las anemias hemolíticas autoinmunitarias es muy variable. La mayor parte de los pacientes tienen una anemia crónica leve con una esplenomegalia moderada y a menudo no requieren tratamiento.

Los mecanismos de hemólisis inducida por fármacos son variados y en algunos casos, mal conocidos. Fármacos como la alfametildopa inducen autoanticuerpos que se dirigen contra los antígenos intrínsecos de los hematíes, en especial contra los antígenos del grupo Rh, produciendo una anemia que es indistinguible de la anemia hemolítica autoinmunitaria idiopática primaria. Probablemente, el fármaco altera los epítopos nativos y, por lo tanto, permite un salto de la tolerancia de los linfocitos T a las proteínas de la membrana (v. Capítulo 5). En otros casos, fármacos como la penicilina actúan como haptenos e inducen una respuesta de anticuerpos mediante la unión a una proteína de la membrana del hematíe. Algunos anticuerpos se unen a un fármaco de la circulación y forman complejos inmunitarios, que se depositan sobre las membranas de los hematíes. Aquí se pueden fijar al complemento o actuar como opsoninas, y cualquiera de ellas puede dañar los hematíes o producir hemólisis.

Anemias hemolíticas por anticuerpos fríos. Estas anemias se producen por anticuerpos de inmunoglobulina M de baja afinidad (IgM), que se unen a las membranas de los hematíes sólo a temperaturas inferiores a 30 °C, que se experimentan con frecuencia en las partes distales del cuerpo (p. ej., orejas, manos y dedos de los pies). Aunque la IgM fija bien el complemento, los últimos pasos de la fijación del complemento se producen de forma ineficaz a temperaturas inferiores a 37 °C. Como consecuencia, la mayor parte de las células con IgM ligada fijan algo de C3b pero se lisan en la periferia. Cuando estas células viajan a zonas más calientes, la IgM que está unida de forma débil se libera, pero permanece el C3b que las recubre. Debido a que C3b es una opsonina (Capítulo 2), las células son fagocitadas por el sistema mononuclear fagocítico, especialmente por las células de Kupffer; de ahí la *hemólisis extravascular*. Las aglutininas frías algunas veces se desarrollan de forma transitoria durante la recuperación de una neumonía producida por *Mycoplasma* sp. y una mononucleosis infecciosa, produciendo una anemia leve con escasa relevancia clínica. Una anemia hemolítica crónica por aglutininas frías se produce en asociación con neoplasias linfoides, o como una patología idiopática. Además de la anemia, se pueden producir fenómenos de Raynaud con frecuencia en estos pacientes como consecuencia de la aglutinación de los hematíes en los capilares de las partes del cuerpo expuestas.

Tabla 12-4 Clasificación de las anemias hemolíticas autoinmunitarias

Tipo anticuerpo caliente
Primaria (idiopática)
Secundaria: neoplasias linfoides de células B (p. ej., leucemia linfocítica crónica), trastornos autoinmunitarios (p. ej., lupus eritematoso sistémico), fármacos (p. ej., alfa-metildopa, penicilina, quinidina)
Tipo anticuerpo frío
Aguda: infección por *Mycoplasma*, mononucleosis infecciosa
Crónica: idiopática, neoplasias linfoides B (p. ej., linfoma linfoplasmocítico)

Anemias hemolíticas consecuencia del traumatismo mecánico de los hematíes

Los hematíes son alterados por mecanismos físicos en distintas circunstancias. Algunas anemias hemolíticas clínicamente importantes son debidas, a veces, a prótesis cardíacas o la estenosis u obstrucción parcial de la vasculatura. La *anemia hemolítica traumática* se puede ver tras una actividad física que produce traumatismos físicos repetidos (p. ej., correr maratón o tocar el bongo) pero es de importancia clínica en los pacientes con válvulas mecánicas, que pueden producir suficiente flujo de sangre turbulenta para romper los hematíes. La *anemia hemolítica microangiopática* se observa en distintos estados patológicos en los que los vasos pequeños se ven parcialmente obstruidos. La más frecuente de estas patologías es la coagulación intravascular diseminada (CID,

v. más adelante), en la que la estenosis se debe a los depósitos intravasculares de fibrina. Otras causas de anemia hemolítica microangiopática incluyen hipertensión maligna, LES, púrpura trombótica trombocitopénica, síndrome hemolítico urémico, y carcinoma diseminado; todos ellos producen lesiones vasculares que predisponen a los hematíes circulantes a una lesión mecánica. Las alteraciones morfológicas en las células lesionadas (esquistocitos) son llamativas y bastante características; se pueden ver «células en erizo», «en casco» o «en triángulo» (Fig. 12-8). Mientras que el reconocimiento de la hemólisis microangiopática a menudo proporciona una importante pista diagnóstica, en sí y por sí misma no suele ser un problema clínico mayor.

Malaria

Se ha estimado que alrededor de unos 200 millones de personas padecen esta enfermedad infecciosa, una de las más extendidas en humanos. La malaria es endémica en Asia y África, pero está ampliamente extendida por los viajes, y se producen casos en todo el mundo. Está producida por uno de los cuatro tipos de protozoos; de éstos, el más importante es el *Plasmodium falciparum*, que produce la malaria terciana (malaria falciparum), un trastorno grave con una elevada tasa de fallecimiento. Las otras tres especies de *Plasmodium* que infectan a los humanos (*P. malariae*, *P. vivax* y *P. ovale*) producen una enfermedad relativamente benigna. Todas las formas se transmiten sólo por la picadura de la hembra del mosquito *Anopheles*, y los humanos son el único reservorio natural.

Etiología y patogenia. El ciclo vital de los plasmodios es complejo. Cuando los mosquitos se alimentan de la sangre humana, los esporozoítos son introducidos desde la saliva y a los pocos minutos infectan las células hepáticas. Ahí, los parásitos se multiplican rápidamente para formar una esquizonte que contiene miles de merozoítos. Tras un período de unos días a semanas, varían según la especie de *Plasmodium*, los hepatocitos infectados liberan los merozoítos, que infectan rápidamente los hematíes. Los parásitos intraeritrocitarios continúan con una reproducción asexuada para producir más merozoítos o para dar lugar a gametocitos que son capaces de infectar al siguiente mosquito hambriento. Durante la reproducción asexuada en los hematíes, los parásitos se desarrollan primero en trofozoítos que son algo diferentes en cada una de las cuatro formas de malaria. Por lo tanto, *la especie de malaria que es responsable de una infección puede ser identificada en una gota gruesa de sangre periférica con la tinción adecuada*. La fase asexuada se completa cuando los trofozoítos dan lugar a nuevos merozoítos, que escapan mediante lisis de los hematíes.

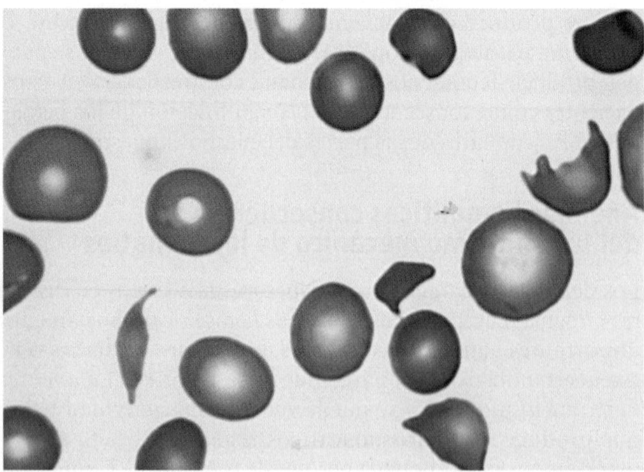

Figura 12-8

Anemia hemolítica microangiopática. La extensión de sangre periférica de un paciente con síndrome hemolítico urémico muestra varios hematíes fragmentados. (Cortesía del doctor Robert W. McKenna, Department of Pathology, University of Texas Southwestern Medical School, Dallas, Texas.)

Características clínicas. Los rasgos distintivos clínicos y anatómicos de la malaria están en relación con lo siguiente:

- Los nuevos grupos de merozoítos son liberados de los hematíes a intervalos de alrededor de 48 horas para *P. vivax*, *P. ovale* y *P. falciparum*, y de 72 horas para *P. malariae*. Los picos clínicos de escalofríos, tiritona y fiebre coinciden con esta liberación.
- Los parásitos destruyen un gran número de hematíes y, por lo tanto, producen anemia hemolítica.
- Se libera un característico pigmento marrón, probablemente derivado de la Hb, que es idéntico a la hematina, desde las células rotas junto con los merozoítos, que colorea principalmente el bazo, pero también el hígado, las adenopatías y la médula ósea.
- La activación de los mecanismos fagocíticos de defensa del huésped lleva a una hiperplasia marcada del sistema mononuclear fagocítico a lo largo del organismo, reflejado en una esplenomegalia masiva. Con menos frecuencia, el hígado también puede estar aumentado de tamaño.

La malaria falciparum fatal a menudo afecta al cerebro, una complicación conocida como malaria cerebral. Normalmente, los hematíes tienen superficies cargadas negativamente que interaccionan mal con las células endoteliales. La infección de los hematíes con *P. falciparum* induce la aparición de protuberancias en la superficie cargadas positivamente que contienen proteínas codificadas por los parásitos, que se unen a las moléculas de adhesión expresadas en el endotelio activado. Algunas de las moléculas de adhesión de las células endoteliales se cree que median en esta interacción, incluyendo la molécula 1 de adhesión intercelular, que da lugar al secuestro de los hematíes en las vénulas poscapilares. En el cerebro, este proceso da lugar a una ingurgitación de los vasos cerebrales que están llenos de hematíes parasitados y a menudo ocluidas por microtrombos. La malaria cerebral es rápidamente progresiva: convulsiones, coma y muerte se pueden producir en días o semanas. Afortunadamente, la malaria falciparum suele tener un curso más crónico que puede verse agravado en cualquier momento por una dramática complicación conocida como la *fiebre de las aguas negras*. El desencadenante de esta infrecuente complicación se desconoce, pero se asocia con hemólisis masiva, dando lugar a ictericia, hemoglobinemia y hemoglobinuria.

Con el tratamiento farmacológico adecuado, el pronóstico de los pacientes con la mayor parte de formas de malaria es bueno; sin embargo, el tratamiento de la malaria falciparum se está volviendo más difícil como consecuencia de la aparición de cepas resistentes. Debido a las consecuencias potencialmente graves de esta enfermedad, el diagnóstico y el tratamiento precoces son especialmente importantes, pero algunas veces se retrasan en zonas no endémicas. La solución última es una vacuna eficaz, que lleva tiempo buscándose pero que sigue siendo difícil de lograr.

RESUMEN

Anemias hemolíticas

- *Esferocitosis hereditaria*:
  - Trastorno autosómico dominante producido por mutaciones hereditarias que afectan al esqueleto de la membrana de los hematíes, dando lugar a una pérdida de membrana y a que, finalmente, los hematíes se conviertan en esferocitos y sean eliminados en el bazo.
  - Se manifiesta con anemia, esplenomegalia.
- *Anemia falciforme*:
  - Trastorno autosómico recesivo que es consecuencia de la mutación de la betaglobina que produce que una hemoglobina desoxigenada se asocie entre sí para formar polímeros grandes que distorsionan (falciforman) el hematíe.
  - La obstrucción de los vasos por agregados de células falciformes produce crisis de dolor agudo e infarto tisular.
  - El daño de las membranas de los hematíes que produce repetidos ataques de falciformación da lugar a una anemia hemolítica moderada o grave.
- *Talasemias*:
  - Grupo de trastornos autosómicos codominantes en los que mutaciones de los genes de la globina alfa y beta dan lugar a una reducción en la síntesis de hemoglobina, produciendo una anemia microcítica e hipocrómica. En la betatalasemia las cadenas de globina alfa no emparejadas forman agregados que dañan las células precursoras de los hematíes y afectan a la eritropoyesis.
- *Déficit de glucosa-6-fosfato deshidrogenasa (G6PD)*:
  - Trastorno ligado al sexo en el que los hematíes son especialmente susceptibles al daño producido por oxidantes.
- *Anemias hemolíticas inmunitarias*:
  - Producidas por anticuerpos que se unen a los antígenos de superficie de los hematíes, que pueden ser constituyentes normales de los hematíes o antígenos que han sido modificados por haptenos (como fármacos).
  - La unión de anticuerpos puede resultar en una opsonización de los hematíes y en la fagocitosis en el bazo o en fijación del complemento y hemólisis intravascular.

ANEMIAS POR DISMINUCIÓN DE LA ERITROPOYESIS

Esta categoría incluye las anemias producidas por el aporte inadecuado en la dieta de sustancias que son necesarias para la hematopoyesis, especialmente hierro, ácido fólico y vitamina B_{12}. Otros trastornos que suprimen la eritropoyesis incluyen los que se asocian con fallo medular (anemia aplásica) o la sustitución de la médula ósea por células tumorales o inflamatorias (anemia mieloptísica). En las siguientes secciones se describen algunos ejemplos frecuentes de anemias por déficits nutricionales y supresión medular.

Anemia ferropénica

Se calcula que la anemia afecta a alrededor del 10% de la población de los países desarrollados y entre el 25 y el 50% de la de los países en desarrollo. En ambos lugares, la causa más frecuente de anemia es la ferropenia que, sin duda, es *la forma más frecuente de déficit nutricional*. Los factores responsables de la deficiencia de hierro difieren en las distintas poblaciones y se pueden considerar mejor en el contexto del metabolismo normal del hierro.

El contenido total de hierro del organismo es de alrededor de 2 g en mujeres y de 6 g en varones. Alrededor del 80% del hierro funcional del organismo se encuentra en la hemoglobina, encontrándose el resto en la mioglobina y en las enzimas que contienen hierro (p. ej., catalasa y citocromos). La reserva de almacenamiento de hierro, representada por la hemosiderina y por el hierro unido a la ferritina, contiene una media de entre el 15 y el 20% del hierro total del organismo. Los depósitos de hierro se encuentran fundamentalmente en el hígado, el bazo, la médula ósea y el músculo esquelético. Debido a que la *ferritina sérica* deriva fundamentalmente del *pool* de almacenamiento de hierro, su concentración es un buen indicador de lo adecuadas que son las reservas de hierro del organismo. La *valoración de las reservas de hierro medulares* es otro método fiable pero invasivo para estimar el contenido de hierro del organismo. El hierro es transportado en el plasma mediante una proteína que se liga al hierro, la *transferrina*. En personas normales, ésta tiene una saturación de alrededor del 33% con hierro, dando lugar a unos niveles séricos de hierro de una media de 120 µg/dl en varones y de 100 µg/dl en mujeres. Por ello, la capacidad total de unión de hierro del suero está en el rango de 300 a 350 µg/dl.

Como cabría esperar dada la muy elevada prevalencia de anemia ferropénica en humanos, las presiones de la evolución han dado lugar a vías metabólicas que están muy dirigidas a la retención de hierro. No existe, sin embargo, una vía reguladora de la excreción de hierro, que está limitada a 1 a 2 mg/día y se pierde mediante la descamación mucosa y de las células epiteliales. *El equilibrio del hierro se mantiene, por lo tanto, en gran medida por la regulación de la absorción del hierro de la dieta.* Las dietas normales de los países occidentales contienen entre 10 y 20 mg de hierro. La mayor parte en forma de hem contenido en los productos animales, y el resto como hierro inorgánico en los vegetales. Alrededor del 20% del hierro hem (en contraposición con entre el 1 y el 2% del hierro no hem) es absorbible, así que la dieta occidental media contiene suficiente hierro para equilibrar las pérdidas fijas diarias.

El hierro es absorbido en el duodeno, donde debe pasar a través de las membranas apicales y basolaterales de los enterocitos (Fig. 12-9). El hierro no hem se transporta a través de cada una de estas dos membranas por distintos transportadores. Tras la reducción por la reductasa férrica, el hierro reducido es transportado mediante un transportador divalente (DMT1) a lo largo de la membrana apical al citoplasma. Al menos dos proteínas adicionales son necesarias para la transferencia basolateral de hierro a la transferrina en el plasma:

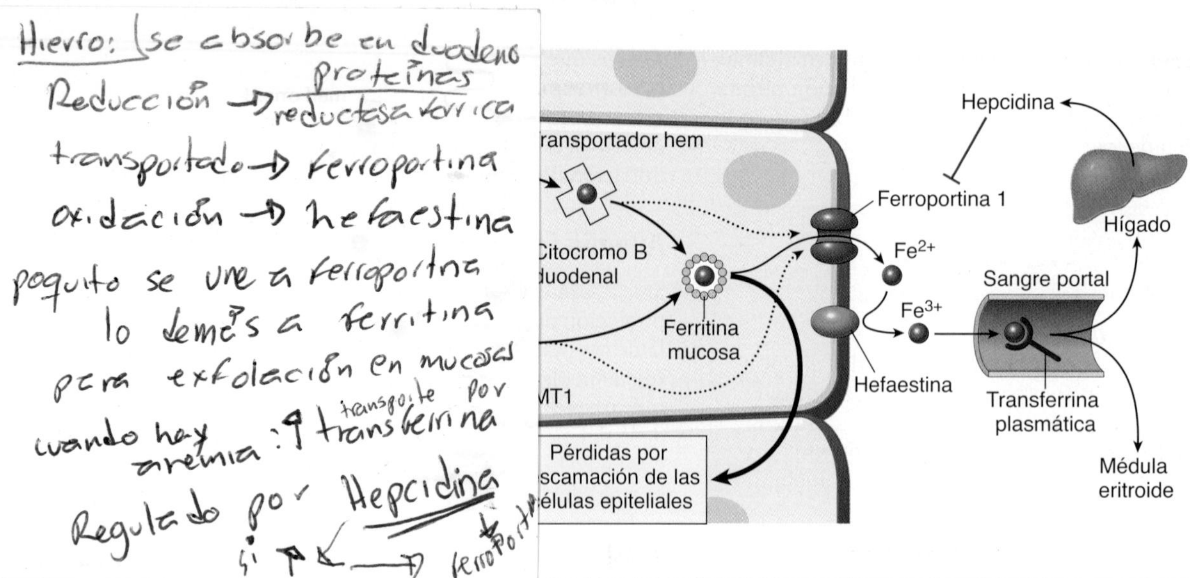

Absorción de hierro. Se refleja la captación mucosa de hierro hem y no hem. Cuando los lugares de almacenamiento del organismo están llenos de hierro y la actividad eritropoyética es normal, la mayor parte del hierro absorbido se pierde en el intestino por la descamación de las células epiteliales. Por el contrario, cuando los requerimientos de hierro están aumentados o cuando la eritropoyesis está estimulada, una fracción mayor del hierro absorbido se une a la transferrina plasmática, con un descenso concomitante en la pérdida de hierro a través de la ferritina mucosa. DMT1, transportador de metal divalente 1.

ferroportina, que actúa como transportador, y hefaestina, que oxida el hierro. Tanto la DMT1 como la ferroportina están ampliamente distribuidas por el organismo e implicadas en el transporte de hierro también en otros tejidos. Como se refleja en la Figura 12-9, sólo una fracción del hierro que entra en la célula es dada a la transferrina plasmática por acción de la ferroportina. El resto se une a la ferritina y se pierde mediante la exfoliación de las células mucosas.

Cuando el organismo está repleto de hierro, la mayor parte del que entra en las células duodenales se une a la ferritina y nunca se transfiere a la transferrina; en el déficit de hierro, o cuando la eritropoyesis es ineficaz, aumenta la transferencia a la transferrina plasmática. Este equilibrio está regulado por la hepcidina, un pequeño péptido hepático que se sintetiza y secreta de forma dependiente de hierro. La hepcidina plasmática se une a la ferroportina e induce su internalización y degradación; por lo tanto, cuando las concentraciones de hepcidina son altas, caen los niveles de ferroportina, y se transfiere menos hierro desde los enterocitos a la transferrina. Por el contrario, cuando los niveles de hepcidina son bajos, como ocurre en la hemocromatosis (Capítulo 16), el transporte de hierro desde los enterocitos al plasma está aumentado, dando lugar finalmente a una sobrecarga sistémica de hierro.

El balance negativo de hierro y la consecuente anemia pueden producirse por distintas causas:

- La ingesta de una dieta pobre en hierro rara vez es la causa del déficit de hierro en Estados Unidos, porque la media de ingesta diaria de 10 a 20 mg es más que suficiente en varones y adecuada en las mujeres. En otras partes del mundo, sin embargo, la pobre ingesta y la mala biodisponibilidad de las dietas vegetarianas son una causa importante de déficit de hierro.
- La malabsorción se puede producir en el esprúe y la enfermedad celíaca o tras una gastrectomía (Capítulo 15).
- El aumento de la demanda no compensada por una dieta normal se produce en todo el mundo durante el embarazo y la infancia.
- La pérdida crónica de sangre es la causa más importante de anemia ferropénica en el mundo occidental; ésta se puede producir por el tracto digestivo (p. ej., úlceras pépticas, cáncer de colon, hemorroides, enfermedad por anquilostomas) o por el tracto genital femenino (p. ej., menorragia, metrorragia, cáncer, etc.).

Independientemente de la causa, la deficiencia de hierro se desarrolla de forma insidiosa. Inicialmente se consumen las reservas de hierro, dando lugar a un descenso de la ferritina sérica y ausencia de hierro teñible en la médula ósea. Esto va seguido de una disminución en el hierro sérico y un aumento de la capacidad de unión de hierro sérico. Finalmente, la capacidad de sintetizar hemoglobina, mioglobina y otras proteínas que contienen hierro está disminuida, dando lugar a anemia, disminución de la capacidad de trabajo y cognitiva, e incluso una inmunocompetencia reducida.

Morfología

Excepto en circunstancias inusuales, la anemia ferropénica es relativamente leve. Los hematíes son **microcíticos e hipocrómicos**, lo que refleja las reducciones del VCM y del CHCM (Fig. 12-10). Por razones no demasiado claras, la deficiencia de hierro se acompaña con frecuencia de un aumento en el número de plaquetas. Aunque los niveles de eritropoyetina están aumentados, la respuesta medular está frenada por la deficiencia de hierro y, por lo tanto, la celularidad medular está sólo ligeramente aumentada. La hematopoyesis extramedular es rara.

Curso clínico. En la mayor parte de los casos, la anemia ferropénica es asintomática. Pueden existir, en casos graves, manifestaciones inespecíficas, como astenia, apatía y palidez. Con una anemia grave de duración prolongada, se puede producir

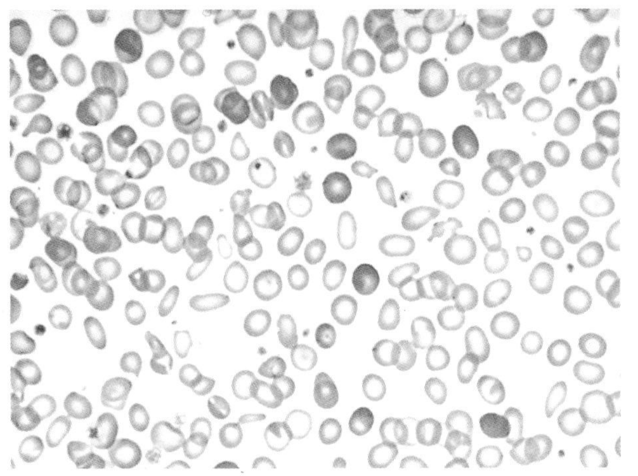

Figura 12-10

Anemia microcítica e hipocrómica por déficit de hierro. Obsérvense los pequeños hematíes que contienen un halo estrecho de hemoglobina en la periferia. Compárense con las células dispersas y completamente hemoglobinizadas derivadas de una reciente transfusión que se administró al paciente. (Cortesía del doctor Robert W. McKenna, Department of Pathology, University of Texas Southwestern Medical School, Dallas, Texas.)

adelgazamiento, aplanamiento y, finalmente, una deformación en «cuchara» de las uñas. Una complicación curiosa pero característica del neurocomportamiento es la *pica*, la compulsión por comer cosas no comestibles, como tierra o arcilla.

Los *criterios diagnósticos* incluyen anemia, índices eritrocitarios de hipocromía y microcitosis, un nivel sérico bajo de ferritina y hierro, saturación baja de transferrina, aumento de la capacidad total de ligar hierro y, finalmente, la respuesta al tratamiento con hierro. Estas personas mueren con frecuencia con su anemia pero rara vez mueren a causa de ella. Es importante recordar que en personas razonablemente bien nutridas, la anemia microcítica e hipocrómica no es una enfermedad, sino más bien un síntoma de una patología de base.

Anemia asociada a trastornos crónicos

Es la forma más frecuente de anemia en pacientes hospitalizados. Superficialmente, se parece a la anemia ferropénica, pero se origina por el secuestro inducido por la inflamación del hierro dentro de las células del sistema mononuclear fagocítico (reticuloendotelial). Se produce con una gran variedad de trastornos crónicos, incluyendo los siguientes:

- Infecciones microbianas crónicas, como osteomielitis, endocarditis bacteriana y abscesos pulmonares.
- Trastornos crónicos inmunitarios, como artritis reumatoide y enteritis regional.
- Neoplasias, como el linfoma de Hodgkin y los carcinomas de pulmón y de mama.

Los niveles séricos de hierro están habitualmente bajos, y los hematíes pueden ser normocíticos y normocrómicos o, al igual que en la anemia ferropénica, hipocrómicos y microcíticos. Sin embargo, la anemia de trastornos crónicos se asocia con un *aumento de las reservas de hierro en la médula ósea, concentración elevada de ferritina sérica, y con una capacidad total de unión con el hierro reducida*, todo lo cual excluye la anemia ferropénica. La combinación de hallazgos es atribuible a las altas concentraciones de hepcidina circulante, que inhibe la ferroportina y, por lo tanto, bloquea la transferencia de hierro desde las reservas del sistema mononuclear fagocítico a los precursores eritroides. Las elevadas concentraciones de hepcidina se deben a las citocinas proinflamatorias, que aumentan la síntesis de hepcidina en el hígado. Además, la inflamación crónica también corta el aumento compensador en los niveles de eritropoyetina, que no es adecuada para el grado de anemia. La explicación teleológica para el secuestro de hierro en presencia de una gran variedad de patologías inflamatorias crónicas no está clara; puede servir para inhibir el crecimiento de los microorganismos dependientes de hierro o para aumentar ciertos aspectos de la inmunidad del huésped. La administración de eritropoyetina y de hierro puede mejorar la anemia, pero sólo el tratamiento efectivo de la patología de base es curativo.

Anemias megaloblásticas

Existen dos causas principales de anemias megaloblásticas: deficiencia de folato y de vitamina B_{12}. Ambas vitaminas son necesarias para la síntesis del ADN, y de ahí que sus efectos sobre la hematopoyesis son bastante similares. Sin embargo, como se describirá, las causas y las consecuencias del déficit de folato y de vitamina B_{12} difieren en dos vías importantes.

Patogenia. El hallazgo morfológico clave de las anemias megaloblásticas es un aumento del tamaño de los precursores eritroides (*megaloblastos*), que dan lugar a hematíes anormalmente grandes (macrocitos). Las otras líneas mieloides también están afectadas. Lo más llamativo, los precursores granulocíticos están aumentados de tamaño (*metamielocitos gigantes*) y dan lugar a los característicos *neutrófilos hipersegmentados*. Subyacente a este gigantismo celular está una alteración de la síntesis del ADN, que da lugar a un retraso de la maduración nuclear y de la división celular. Debido a que la síntesis de ARN y de los elementos citoplásmicos se produce a una velocidad normal y, por lo tanto, se adelanta a las síntesis nucleares, los precursores hematopoyéticos muestran una *asincronía núcleo/citoplasma*. Esta alteración de la maduración contribuye a la anemia de varias formas. Algunos megaloblastos son tan defectuosos en la síntesis de ADN que sufren apoptosis en la médula (hematopoyesis ineficaz). Otros maduran a hematíes pero sólo tras unas pocas divisiones y, como consecuencia, el número total de estos precursores está disminuido. Los precursores de granulocitos y de plaquetas se ven afectados de forma similar. En consecuencia, la mayor parte de los pacientes con anemia megaloblástica desarrollan pancitopenia (anemia, trombopenia y leucopenia).

Morfología

Determinados rasgos morfológicos son comunes a todas las formas de anemia megaloblástica. La **médula ósea** es muy hipercelular, como consecuencia de un aumento del número de **megaloblastos**. Estas células son más grandes que los normoblastos y tienen una cromatina nuclear delicada y finamente reticulada (sugestiva de inmadurez nuclear) y un citoplasma abundante y muy basófilo (Fig. 12-11). Conforme los megaloblastos se diferencian y comienzan a adquirir hemoglobina, el núcleo retiene su cromatina finamente distribuida y no es capaz de agrumar la cromatina típica de un normoblasto ortocromático. De forma similar, los precursores granulocíticos

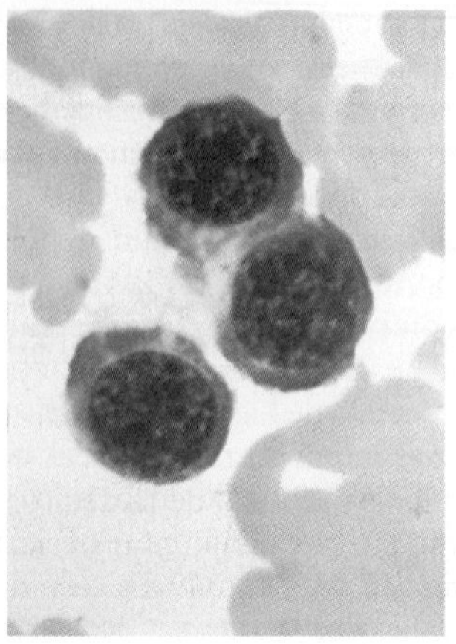
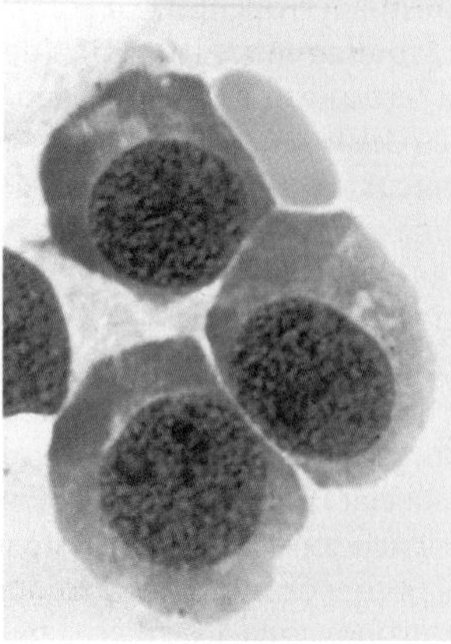

Figura 12-11

Comparación de normoblastos (*izquierda*) y megaloblastos (*derecha*). Los megaloblastos son más grandes, tienen núcleos relativamente inmaduros con una cromatina finamente reticulada, y tienen un citoplasma basófilo y abundante. (Cortesía del doctor José Hernandez, Department of Pathology, University of Texas Southwestern Medical School, Dallas, Texas.)

también muestran una asincronía núcleo/citoplasma, dando lugar a metamielocitos gigantes. Los megacariocitos también pueden ser anormalmente grandes y tienen unos núcleos multilobulados y abigarrados.

En **sangre periférica** el cambio más precoz es, generalmente, la aparición de **neutrófilos hipersegmentados**, que aparecen incluso antes del inicio de la anemia. Normalmente, los neutrófilos tienen entre tres y cuatro lóbulos nucleares, pero en las anemias megaloblásticas los neutrófilos tienen con frecuencia cinco o más. **Los hematíes típicamente incluyen grandes macroovalocitos en forma de huevo; el volumen corpuscular medio suele ser mayor de 110 fl** (normal, 82-92 fl). Aunque los macrocitos tienen un aspecto hipercrómico, en realidad el CHCM es normal. También se observan plaquetas grandes y con formas anormales. Los cambios morfológicos en otros sistemas, especialmente en el tracto gastrointestinal, producen algunas de las características clínicas.

Anemia por déficit de folato (ácido fólico)

La anemia megaloblástica secundaria a déficit de folato no es frecuente, pero las reservas de folato son escasas con una frecuencia sorprendente en personas aparentemente sanas. El riesgo de un déficit clínicamente significativo de folato es alto en los pacientes con una dieta pobre (bajo nivel económico, indigentes y ancianos) o aumento de las necesidades metabólicas (mujeres embarazadas o pacientes con anemias hemolíticas crónicas).

Irónicamente, el folato es muy prevalente en casi todos los alimentos pero se destruye fácilmente con 10 a 15 minutos de cocción. Por lo tanto, las mejores fuentes de folato son los vegetales y las frutas frescas. El folato de los alimentos está fundamentalmente en la forma de poliglutamato y se debe escindir en monoglutamato para la absorción, una conversión que se ve impedida por alimentos ácidos y sustancias que se encuentran en las judías y en otras legumbres. La fenitoína y otros pocos fármacos también inhiben la absorción de folato, mientras que otros, como el metotrexato, inhiben el metabolismo del ácido fólico. El principal sitio de absorción intestinal es el tercio superior del intestino delgado; por lo tanto, los trastornos malabsortivos que afectan al intestino a este nivel, como la enfermedad celíaca o el esprúe tropical, pueden afectar a la captación de folato.

El metabolismo y las funciones fisiológicas del folato son complejos. Es suficiente señalar que tras la absorción, el folato se transporta en la sangre principalmente como monoglutamato. Dentro de la célula se sigue metabolizando a varios derivados, pero su conversión de dihidrofolato a tetrahidrofolato por la enzima dihidrofolato reductasa es particularmente importante. El tetrahidrofolato actúa como aceptor y donante de unidades de un carbono en distintos pasos implicados en la síntesis de purinas y de timidilato y la formación de fragmentos de ADN, y su deficiencia es la responsable de la síntesis inadecuada de ADN característica de las anemias megaloblásticas.

El inicio de la anemia es insidioso y se asocia con síntomas inespecíficos, como astenia y gran cansancio. El cuadro clínico se puede ver complicado con el déficit de otras vitaminas, especialmente en alcohólicos. Debido a que el tracto digestivo, igual que el sistema hematopoyético, es un lugar de rápido recambio, los síntomas referidos al tracto digestivo son frecuentes y a menudo graves. Esto incluye la lengua ulcerada y la queilitis. *Se debe señalar que, al contrario de lo que ocurre con el déficit de vitamina B_{12}, no se producen síntomas neurológicos.*

El diagnóstico de una anemia megaloblástica es fácil por el examen de frotis de sangre periférica y de la médula ósea. La anemia por déficit de ácido fólico se distingue bien de la producida por déficit de vitamina B_{12} por la medición de los niveles séricos y eritrocitarios de folatos y de vitamina B_{12}.

Anemia por déficit de vitamina B_{12} (cobalamina): anemia perniciosa

Niveles inadecuados de vitamina B_{12}, o cobalamina, dan lugar a una anemia macrocítica megaloblástica similar a la producida por el déficit de folato. Sin embargo, el déficit de vitamina B_{12} puede producir también un trastorno desmielinizante que afecta a los nervios periféricos y, finalmente, y lo más importante, a la médula espinal. Existen múltiples causas de déficit de vitamina B_{12}. El término perniciosa, una reliquia de los días en los que el tratamiento de esta patología era desconocido, se usa para describir el déficit de vitamina B_{12} que es consecuencia de una producción gástrica inadecuada o de una función defectuosa en el factor intrínseco. Este factor intrínseco desempeña una función crítica en la absorción de vitamina B_{12}, un proceso complejo con múltiples pasos que ocurre de la siguiente forma:

1. La digestión péptica libera la vitamina B_{12} de la dieta, que se une después a las proteínas que se unen a la vitamina B_{12} salival, denominadas *cobalofilinas*, o ligadores E.
2. El complejo E-B_{12} se transporta al duodeno y es procesado por las proteasas pancreáticas; esto libera vitamina B_{12}, que se une al factor intrínseco secretado por las células parietales de la mucosa gástrica del fundus.
3. El complejo factor intrínseco-vitamina B_{12} pasa al íleon distal y se une a los receptores epiteliales del factor intrínseco, lo que da lugar a la absorción de la vitamina B_{12}.

4. La vitamina B_{12} absorbida se une a unas proteínas transportadoras denominadas *transcobalaminas*, que la transportan al hígado y a otras células del organismo.

Etiología. *Entre las muchas causas potenciales de déficit de cobalamina, la malabsorción prolongada es la más frecuente e importante.* La vitamina B_{12} es abundante en todos los alimentos animales, incluyendo huevos y productos lácteos, y es resistente a la cocción y al guiso. Incluso la contaminación bacteriana del agua y de alimentos no animales puede proporcionar cantidades adecuadas. Como consecuencia, los déficits por la dieta son raros y casi están reducidos a los vegetarianos estrictos. Una vez que se ha absorbido la vitamina B_{12}, el organismo la maneja de una forma muy eficaz. Se almacena en el hígado, que contiene normalmente reservas que son suficientes para las necesidades del organismo durante 5 a 20 años.

Hasta que no se demuestre lo contrario, *un déficit de vitamina B_{12} (en el mundo occidental) es producido por una anemia perniciosa.* Esta enfermedad parece originarse en una reacción autoinmunitaria contra las células parietales y el propio factor intrínseco, lo que produce una atrofia de la mucosa gástrica (Capítulo 15). Varias asociaciones apoyan esta base autoinmunitaria:

- Existen autoanticuerpos en el suero y en el jugo gástrico de la mayor parte de los pacientes con anemia perniciosa. Se han encontrado tres tipos de anticuerpos: *anticuerpos parietales canaliculares*, que se unen a las células parietales de la mucosa; los *anticuerpos bloqueantes*, que bloquean la unión de la vitamina B_{12} al factor intrínseco, y los *anticuerpos de unión* que reaccionan con el complejo del factor intrínseco-vitamina B_{12} y evitan su unión al receptor ileal.
- La coexistencia de la anemia perniciosa con otros trastornos autoinmunitarios, como la tiroiditis de Hashimoto, la enfermedad de Addison y la diabetes mellitus tipo I está bien documentada.
- La frecuencia de anticuerpos séricos frente al factor intrínseco está aumentada en pacientes con otras enfermedades autoinmunitarias.

La malabsorción crónica de vitamina B_{12} también se observa tras una gastrectomía (lo que da lugar a la pérdida de células productoras de factor intrínseco) o la resección del íleon (lo que evita la absorción del complejo factor intrínseco-vitamina B_{12}), y trastornos que afectan al íleon distal (como la enfermedad de Crohn, el esprúe tropical y la enfermedad de Whipple). En personas mayores de 70 años, la atrofia gástrica y la aclorhidria pueden interferir en la producción de ácido y de pepsina, que son necesarias para liberar la vitamina que está en forma ligada en la dieta.

Los defectos metabólicos responsables de la anemia están entrelazados con el metabolismo del folato. La vitamina B_{12} es necesaria para reciclar el tetrahidrofolato, y de ahí que su deficiencia reduzca la disponibilidad de la forma de folato que es necesaria para la síntesis del ADN. Como es de esperar, dada su relación, la anemia del déficit de vitamina B_{12} mejora con la administración de folatos. Por el contrario, no está clara la base bioquímica de la neuropatía en el déficit de vitamina B_{12}, la administración de folato puede exacerbar la enfermedad neurológica. Las principales lesiones neurológicas asociadas con el déficit de vitamina B_{12} son la *desmielinización de las columnas posterior y lateral de la médula espinal*, que a veces empieza en los nervios periféricos. Con el tiempo, se puede producir degeneración axonal. La gravedad de las manifestaciones neurológicas no está relacionada con el grado de anemia. De hecho, infrecuentemente, la enfermedad se produce en ausencia de anemia megaloblástica franca.

Características clínicas. Las manifestaciones del déficit de vitamina B_{12} son inespecíficas. Al igual que en otras anemias, existe palidez, astenia y, en los casos graves, disnea e incluso insuficiencia cardíaca congestiva. El aumento de la destrucción de los precursores eritroides puede producir una ictericia leve. Los síntomas gastrointestinales son parecidos a los que se observan en el déficit de folato. La enfermedad de la médula espinal comienza con parestesias simétricas, hormigueo y quemazón en manos y pies, seguido de inestabilidad de la marcha y pérdida del sentido de la posición, especialmente en los dedos de los pies. Aunque la anemia responde muy bien a la vitamina B_{12} parenteral, las manifestaciones neurológicas a menudo no se resuelven. Como se describe en el Capítulo 15, los pacientes con anemia perniciosa tienen un riesgo aumentado de cáncer gástrico.

Los rasgos diagnósticos de la anemia perniciosa incluyen: a) niveles bajos de vitamina B_{12} sérica; b) niveles normales o elevados de folato; c) anticuerpos frente al factor intrínseco; d) anemia megaloblástica de moderada a grave; e) leucopenia con granulocitos hipersegmentados, y f) una respuesta reticulohistiocitaria llamativa (en 2-3 días) a la administración parenteral de vitamina B_{12}.

Anemia aplásica

La anemia aplásica es [illegible] *las células progenitora*[illegible]*lar y pancitopenia*. A p[illegible] no se debe confundir con [illegible]res eritroides (aplasia [illegible] mia es la única manife[illegible]

Etiopatogenia. En más de la mitad de los casos, la anemia aplásica es idiopática. En el resto, se puede identificar la exposición a agentes mielotóxicos conocidos, como fármacos o productos químicos. Con algunos agentes, el daño medular es predecible, dosis dependiente y, en general, reversible. Están incluidos en esta categoría los fármacos antineoplásicos (p. ej., agentes alquilantes, antimetabolitos), benceno y cloramfenicol. En otros casos, la toxicidad de la médula ósea se produce como una reacción aparentemente idiosincrásica o de hipersensibilidad a pequeñas dosis de fármacos que se sabe que son mielotóxicos (p. ej., cloramfenicol) o a fármacos como las sulfonamidas, que no son mielotóxicas en otras personas.

La anemia aplásica se produce a veces tras determinadas infecciones víricas, con más frecuencia hepatitis víricas adquiridas en la comunidad. Los virus responsables específicos no se conocen; los de la hepatitis A, B y C no son aparentemente los culpables. La aplasia medular se desarrolla de forma insidiosa varios meses después de la recuperación de la hepatitis y sigue un curso inexorable.

Los acontecimientos patogénicos que dan lugar a un fallo medular siguen siendo vagos, pero parece que los linfocitos T autorreactivos pueden desempeñar una función importante.

Esto se apoya en diversos datos experimentales y en la experiencia clínica, que ha demostrado que entre el 70 y el 89% de los casos de anemia aplásica responden a tratamiento inmunosupresor dirigido contra los linfocitos T. Mucho menos claros están los acontecimientos que desencadenan el ataque de los linfocitos T contra las células progenitoras medulares; quizás antígenos víricos, haptenos derivados de fármacos y/o daño genético crean neoantígenos dentro de las células progenitoras que sirven de diana para el sistema inmunitario.

Situaciones genéticas raras pero también interesantes se asocian con fallo medular. Es de destacar que una pequeña fracción de pacientes con anemia aplásica «adquirida» tiene defectos hereditarios de la telomerasa, lo que es necesario para el mantenimiento y la estabilidad de los cromosomas. En este marco, los defectos intrínsecos dan lugar directamente a un envejecimiento de los progenitores hematopoyéticos.

Morfología

La médula ósea en la anemia aplásica es habitualmente muy hipocelular, con más del 90% del espacio intertrabecular ocupado por grasa. La celularidad limitada consiste a veces sólo en linfocitos y en células plasmáticas. Estos cambios se aprecian mejor en las muestras de biopsia de médula ósea que en el aspirado de médula ósea, que con frecuencia es un «aspirado seco». Varios cambios secundarios acompañan al fallo medular. La anemia puede producir cambios grasos en el hígado, y la trombopenia y la leucopenia pueden producir hemorragias e infecciones bacterianas, respectivamente. Las necesidades transfusionales pueden, finalmente, producir hemosiderosis.

Curso clínico. La anemia aplásica afecta a personas de todas las edades y de ambos sexos. Es lentamente progresiva y produce una astenia insidiosa, palidez y disnea. La *trombopenia* a menudo se presenta con petequias y equimosis. La granulocitopenia puede manifestarse sólo por infecciones leves frecuentes y persistentes o por el inicio brusco de escalofríos, fiebre y deterioro del estado general. Es importante distinguir la anemia aplásica de las anemias producidas por infiltración medular (anemias mieloptísicas), «leucemia aleucémica», y las enfermedades granulomatosas. Debido a que la pancitopenia es frecuente en estas patologías, sus manifestaciones clínicas pueden ser indistinguibles, pero se pueden diferenciar fácilmente, por el examen de la médula ósea. La *esplenomegalia* habitualmente está ausente en la anemia aplásica; si existe, se debe poner en duda dicho diagnóstico. Típicamente, los hematíes son normocíticos y normocrómicos; aunque a veces existe una macrocitosis leve, y los *reticulocitos están reducidos en número*.

El pronóstico de la aplasia medular es bastante impredecible. Como se mencionó previamente, la retirada de los tóxicos puede producir la recuperación en algunos casos. La forma idiopática tiene mal pronóstico si no se trata. El trasplante de médula ósea es una forma muy eficaz de tratamiento, especialmente si se lleva a cabo en pacientes menores de 40 años no transfundidos. Se cree que las transfusiones sensibilizan a los pacientes a aloantígenos, produciendo una elevada tasa de fallo del injerto tras un trasplante de médula ósea. Como se describió previamente, los pacientes que son malos candidatos a trasplante se pueden beneficiar de un tratamiento inmunosupresor.

Anemia mieloptísica

Esta forma de anemia es debida a una sustitución amplia de la médula por tumores o por otras lesiones. Está más frecuentemente asociada a un tumor metastático de mama, pulmón o próstata, pero otros cánceres, la tuberculosis avanzada, las enfermedades de almacenamiento lipídico y la osteosclerosis pueden producir un cuadro clínico similar. Las principales manifestaciones de la infiltración medular incluyen anemia y trombopenia; en general, la serie blanca está menos afectada. Característicamente, se ven en el frotis de sangre periférica hematíes deformados, algunos en forma de lágrima (dacriocitos). También se pueden ver precursores inmaduros mieloides y eritroides (leucoeritroblastosis), junto con una discreta leucocitosis. El tratamiento se centra en el manejo de la patología de base.

Resumen

Anemias por disminución de la eritropoyesis

- *Deficiencia de hierro*:
  - La ingesta inadecuada de hierro da lugar a una síntesis insuficiente de hemoglobina y a eritrocitos hipocrómicos y microcíticos.
- *Anemia de los trastornos crónicos*:
  - Causada por una producción de citocinas inflamatorias, que hacen que el hierro quede secuestrado en los macrófagos, dando lugar a una anemia que generalmente es normocítica y normocrómica.
- *Anemia megaloblástica*:
  - Producida por deficiencias en folato o vitamina B_{12}, lo que da lugar a una síntesis inadecuada de timidina y a una replicación defectuosa del ADN.
  - Resulta en un aumento anormal de los precursores hematopoyéticos (megaloblastos) en la médula ósea, eritropoyesis ineficaz y (en la mayor parte de los casos) pancitopenia.
- *Anemia aplásica*:
  - Producida por un fallo medular (hipocelularidad) debido a diversas causas, incluyendo exposición a tóxicos y a radiación, reacciones idiosincrásicas a fármacos y virus, y defectos hereditarios en la reparación del ADN y en la enzima telomerasa.
- *Anemia mieloptísica*:
  - Producida por la sustitución de la médula ósea por procesos infiltrativos, como los carcinomas metastásicos y enfermedad granulomatosa.
  - Da lugar a la liberación precoz de precursores eritroides y mieloides (leucoeritroblastosis) y a la aparición de dacriocitos en sangre periférica.

Diagnóstico de laboratorio de las anemias

El diagnóstico de la anemia se hace por una disminución de la hemoglobina y del hematócrito a niveles que están por debajo de lo normal. Basado en el contenido de hemoglobina y en su tamaño, las anemias se pueden clasificar en tres subgrupos principales: normocítica normocrómica, microcítica hipocrómica y macrocítica. La presencia de hematíes con una morfología particular, como esferocitos, células falciformes, y esquistocitos, proporciona otras pistas diagnósticas. Las pruebas especiales citadas a continuación son muy importantes a la hora de establecer el diagnóstico de determinadas clases de anemia.

- Electroforesis en gel: se usa para detectar hemoglobinas anormales, como la HbS.
- Prueba de Coombs: se emplea para diagnosticar anemias hemolíticas autoinmunitarias.
- Recuento de reticulocitos: se usa para distinguir entre anemias producidas por destrucción de hematíes (hemólisis) y una disminución de la producción (fallo medular).
- Índices de hierro (hierro sérico, capacidad de unión del hierro, saturación de transferrina y concentración sérica de ferritina): se emplea para distinguir entre anemias microcíticas hipocrómicas producidas por déficit de hierro, anemia de trastornos crónicos, y talasemia menor.
- Folato sérico y eritrocitario y concentración de vitamina B_{12}: usadas para identificar la causa de la anemia megaloblástica.
- Concentraciones de bilirrubina plasmática no conjugada y haptoglobina: se emplean para apoyar el diagnóstico de anemia hemolítica.

En la anemia aislada, las pruebas realizadas en sangre periférica generalmente son suficientes para establecer el diagnóstico. Por el contrario, cuando la anemia se produce en combinación con trombopenia y/o leucopenia, es mucho más probable que se asocie con aplasia medular o con infiltración: en estos casos, un examen de médula a veces es crítico para el diagnóstico.

POLIGLOBULIA

La poliglobulia, o *eritrocitosis*, como algunas veces se conoce, es un aumento de la concentración sanguínea de hematíes, lo que generalmente se relaciona con un aumento de la concentración de hemoglobina. La poliglobulia puede ser *relativa*, cuando existe una hemoconcentración producida por un descenso en el volumen plasmático, o *absoluta*, cuando existe un aumento en la masa total de eritrocitos. La poliglobulia relativa es consecuencia de cualquier causa de deshidratación, como la falta de agua, los vómitos prolongados, la diarrea o el exceso de diuréticos. La poliglobulia absoluta se dice que es *primaria* cuando el aumento en la masa eritrocitaria es consecuencia de una proliferación autónoma de los progenitores mieloides, y *secundaria* cuando los progenitores mieloides están proliferando en respuesta a un aumento de la eritropoyetina. La poliglobulia primaria (policitemia vera [PV]) es una proliferación neoplásica y clonal de progenitores mieloides, que se describe más adelante en este capítulo junto con otros trastornos mieloproliferativos. El aumento en eritropoyetina que se observa en las poliglobulias secundarias tiene distintas causas (Tabla 12-5).

Tabla 12-5 Clasificación fisiopatológica de la poliglobulia

Relativa
Reducción del volumen de plasma (hemoconcentración)
Absoluta
Primaria: proliferación anormal de los progenitores mieloides, niveles bajos o normales de eritropoyetina (policitemia vera), mutaciones hereditarias de activación del receptor de la eritropoyetina
Secundaria: aumento de los niveles de eritropoyetina Apropiada: enfermedad pulmonar, vivir a grandes alturas, cardiopatías cianóticas Inapropiada: tumores secretores de la eritropoyetina (p. ej., carcinoma de células renales, hematoma, hemangioblastoma cerebeloso), uso inadecuado de la eritropoyetina (p. ej., entrenamiento de atletas)

TRASTORNOS DE LOS LEUCOCITOS

Los trastornos de los leucocitos incluyen deficiencias (leucopenias) y proliferaciones, que pueden ser reactivas o neoplásicas. La proliferación reactiva como respuesta a una enfermedad primaria, con frecuencia microbiana, es bastante frecuente. Los trastornos neoplásicos, aunque menos frecuentes, son más graves; son los responsables de alrededor del 9% de todas las muertes por cáncer en adultos y de un asombroso 40% en los niños menores de 15 años. A continuación describimos, primero, las patologías no neoplásicas y luego, consideramos algunos detalles de los leucocitos.

TRASTORNOS NO NEOPLÁSICOS DE LOS LEUCOCITOS

Leucopenia

La leucopenia es consecuencia, frecuentemente, de una disminución de los granulocitos, que son los leucocitos circulantes más prevalentes. Las linfopenias son mucho menos comunes; se asocian con inmunodeficiencias congénitas o se adquieren en situaciones clínicas específicas, como una infección avanzada por el virus de la inmunodeficiencia (VIH) o el tratamiento con corticoides. Sólo se describen aquí las leucopenias más frecuentes que afectan a los granulocitos.

Neutropenia/agranulocitosis

Una reducción en el número de granulocitos en sangre se conoce como *neutropenia* o, algunas veces, cuando es grave, como *agranulocitosis*. De forma característica, el recuento total de leucocitos está reducido a 1.000 cél./µl y algunas veces a menos de 200 a 300 cél./µl. Las personas afectadas son muy susceptibles a las infecciones fúngicas y bacterianas, que pueden ser lo suficientemente graves como para producir la muerte.

Etiología y patogenia. Los mecanismos que producen la neutropenia pueden dividirse de forma amplia en dos categorías:

- *Granulopoyesis inadecuada o inefectiva.* La reducción de la granulopoyesis es una manifestación de un fallo medular generalizado, lo que ocurre en la anemia aplásica y en varias leucemias. Los fármacos antineoplásicos producen neutropenia al inducir una aplasia medular transitoria. Por otro lado, algunas neutropenias son aisladas, con sólo afectación de los precursores con compromiso granulocítico. Estas formas de neutropenia son producidas con más frecuencia por determinados fármacos, o con menor frecuencia, por proliferaciones de linfocitos T citotóxicos y de células citocíticas (*natural killer*, NK).
- *Eliminación o destrucción acelerada de neutrófilos.* Esto se puede observar con una lesión de mecanismo inmunitario frente a los neutrófilos (desencadenada, a veces, por fármacos), o puede ser idiopática. El aumento de la utilización periférica se puede producir por infecciones devastadoras bacterianas, fúngicas o por rikettsias. Un bazo aumentado de tamaño también puede llevar al secuestro y eliminación acelerada de los neutrófilos.

Morfología

Las alteraciones anatómicas en la médula ósea dependen de la base de la neutropenia. Se ve **hipercelularidad medular** cuando la neutropenia es consecuencia de una destrucción excesiva de los neutrófilos maduros o de una granulopoyesis ineficaz, como en la anemia megaloblástica. En contraposición, agentes como los fármacos que suprimen la granulopoyesis se asocian con **un marcado descenso de los precursores granulopoyéticos en maduración en la médula**. La eritropoyesis y la megacariopoyesis pueden ser normales si el agente responsable afecta específicamente a los granulocitos, pero la mayor parte de los fármacos afectan a todos los elementos medulares.

Curso clínico. Los síntomas iniciales son, a menudo, malestar general, escalofríos y fiebre, y la consiguiente astenia y cansancio. Las infecciones constituyen el principal problema. Con frecuencia toman forma de lesiones ulceradas y necrotizantes de las encías, el suelo de la boca, la mucosa bucal, la faringe y otras localizaciones de la cavidad oral (angina agranulocítica). Estas lesiones muestran a menudo un crecimiento masivo de los microorganismos, debido a la incapacidad de tener una respuesta leucocitaria. Además de retirar el fármaco causante y de controlar las infecciones, el tratamiento debe incluir la administración de factor estimulante de colonias granulocíticas, que estimula la producción de neutrófilos por parte de la médula.

Leucocitosis reactiva

El aumento del número de leucocitos es frecuente en varias situaciones inflamatorias producidas por estímulos microbianos y no microbianos. Los leucocitos son relativamente inespecíficos y se pueden clasificar según la serie leucocitaria afectada (Tabla 12-6). Como se describe más adelante, en algunos casos la leucocitosis reactiva se puede parecer a una leucemia. Algunas reacciones leucemoides se deben distinguir de verdaderas neoplasias malignas de los leucocitos. La mononucleosis infecciosa, una forma de linfocitosis producida por el virus de Epstein-Barr, VEB), merece una consideración especial porque da lugar a un síndrome específico.

Tabla 12-6 Causas de leucocitosis

Leucocitosis neutrofílica
Infecciones bacterianas agudas, especialmente las producidas por microorganismos piógenos; inflamación estéril producida por, por ejemplo, necrosis tisular (infarto de miocardio, quemaduras)
Leucocitosis eosinofílica (eosinofilia)
Trastornos alérgicos como asma, fiebre del heno, enfermedades alérgicas cutáneas (p. ej., pénfigo, dermatitis herpetiforme), infestaciones parasitarias, reacciones a fármacos, determinados tumores (p. ej., linfoma de Hodgkin y algunos linfomas no Hodgkin), trastornos vasculares del colágeno, y algunas vasculitis, y enfermedad ateroembólica (transitoria)
Leucocitosis basofílica (basofilia)
Rara, a menudo indica un trastorno mieloproliferativo (p. ej., leucemia mieloide crónica)
Monocitosis
Infecciones crónicas (p. ej., tuberculosis), endocarditis bacteriana, rickettsiosis, y malaria; colagenopatías (p. ej., lupus eritematoso sistémico), y enfermedad inflamatoria intestinal (p. ej., colitis ulcerosa)
Linfocitosis
Acompaña a la monocitosis en muchos trastornos asociados con estimulación inmunológica crónica (p. ej., tuberculosis, brucelosis), infecciones víricas (p. ej., hepatitis A, citomegalovirus, virus de Epstein-Barr), infección por *Bordetella pertussis*

Mononucleosis infecciosa

En el mundo occidental, la mononucleosis infecciosa es una enfermedad autolimitada de adolescentes y adultos jóvenes producida por el virus linfotrópico VEB, un miembro de la familia herpes. La infección se caracteriza por: a) fiebre, dolor de garganta y linfadenopatías aumentadas de tamaño de forma generalizada; b) aumento del número de linfocitos, muchos de los cuales tienen una morfología atípica, y c) una respuesta de anticuerpos y de linfocitos T frente al VEB. Se debe tener en cuenta que la infección por citomegalovirus produce un síndrome similar que sólo se puede distinguir por métodos serológicos.

Epidemiología e inmunología. El VEB es ubicuo en todas las poblaciones humanas. Cuando la privación económica da lugar a un estándar de vida inadecuado, la infección por VEB en fases precoces de la vida es casi universal. En esta edad, la enfermedad sintomática es rara, e incluso aunque los huéspedes infectados desarrollen una respuesta inmunitaria (descrita más adelante), más de la mitad siguen diseminando el virus. En contraposición, en los países desarrollados que tienen mejores estándares de higiene, la infección se suele retrasar hasta la adolescencia o hasta la edad adulta joven. Por razones que no están claras, sólo alrededor del 20% de las personas seropositivas sanas en los países desarrollados diseminan el virus, y sólo el 50% de los que están expuestos a éste adquieren la infección. La transmisión a los seronegativos suele implicar el contacto oral directo. Se propugna (pero no está probado) que el virus infecta inicialmente las células epiteliales de la orofaringe y que a continuación se disemina al tejido linfoide subyacente (amígdalas y adenoides), donde los linfocitos B, que tienen receptor para el VEB, se infectan.

La infección de los linfocitos B tiene dos formas. En una minoría de células, la infección lleva a la replicación viral y, finalmente, a la lisis celular acompañada por la liberación de viriones. En la mayor parte de las células, sin embargo, la infección no es productiva, y el virus persiste en forma latente como un episoma extracromosómico. *Las células B que son infectadas de forma latente por el VEB sufren una activación y proliferación policlonal*, como consecuencia de la acción de varias proteínas del VEB (Capítulo 6). Estas células se diseminan en la circulación y secretan anticuerpos con distintas especificidades, incluyendo los anticuerpos bien conocidos heterófilos antihematíes de carneros que son los reconocidos en las pruebas diagnósticas de la mononucleosis. Durante la infección aguda inicial, el VEB se elimina por la saliva; no se sabe si la fuente de estos viriones son las células epiteliales de la orofaringe o las células B.

Una respuesta inmunitaria normal es muy importante en el control de la proliferación de los linfocitos B infectados por el VEB y para evitar la diseminación del virus. Al inicio de la infección, se forman inicialmente IgM y luego, IgG, contra los antígenos de la cápside viral. Estos últimos persisten toda la vida. Más importantes en el control de la proliferación policlonal de los linfocitos B son los linfocitos T CD8+ citotóxicos y las células NK. *Los linfocitos T citotóxicos específicos aparecen como linfocitos atípicos en la circulación, un hallazgo que es característico de la mononucleosis aguda*. En personas por lo demás sanas, la respuesta completa humoral y celular frente al VEB actúa como freno de la diseminación viral, limitando el número de linfocitos B infectados más que eliminándolos. El VEB persiste latente en unos pocos linfocitos B y posiblemente también en células epiteliales orofaríngeas. Como se verá, una alteración de la inmunidad en el huésped puede tener consecuencias desastrosas.

Morfología

Las principales alteraciones afectan a la sangre, los ganglios linfáticos, el bazo, el hígado, el sistema nervioso central y, en ocasiones, a otros órganos. Existe una **leucocitosis** en sangre periférica, con un número de leucocitos que suele ser de entre 12.000 y 18.000 cél./µl. Típicamente, más de la mitad de estas células son **linfocitos grandes atípicos**, de 12 a 16 µm de diámetro, con abundante citoplasma que con frecuencia contiene gránulos azurófilos y un núcleo indentado o plegado (Fig. 12-12). Estos linfocitos atípicos, que son lo suficientemente característicos como para sugerir el diagnóstico, son fundamentalmente células T CD8+ citotóxicas.

Las **adenopatías** están aumentadas de tamaño por todo el cuerpo, incluyendo las regiones cervical posterior, axilar e inguinal. Histológicamente, las adenopatías aumentadas de tamaño están llenas de linfocitos atípicos, que ocupan las zonas paracorticales (zonas de células T). En ocasiones, hay células que se parecen a las de Reed-Sternberg, las características del linfoma de Hodgkin. Debido a estos rasgos atípicos, a veces es necesario realizar pruebas especiales para distinguir los cambios reactivos de la mononucleosis de un linfoma.

El **bazo** está aumentado de tamaño en la mayor parte de los casos, y suele pesar entre 300 y 500 g. Los cambios histológicos son similares a los observados en las adenopatías, mostrando una importante infiltración de linfocitos atípicos. Como consecuencia de un aumento en el tamaño esplénico y de la infiltración de las trabéculas y de la cápsula por los linfocitos, estos bazos son frágiles y tienden a romperse incluso tras un traumatismo mínimo.

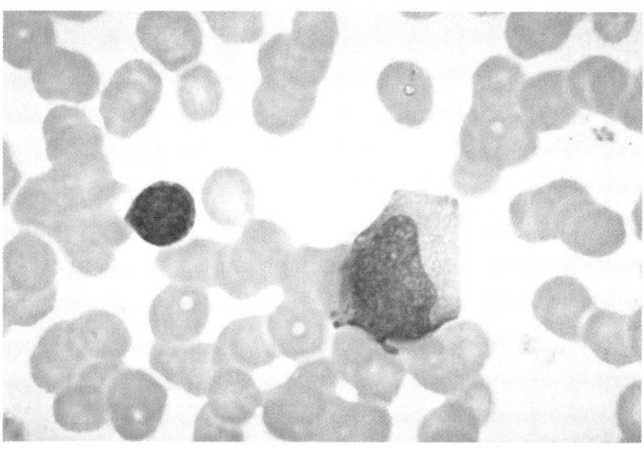

Figura 12-12

Linfocitos atípicos en una mononucleosis infecciosa. La célula de la izquierda es un linfocito normal pequeño con un núcleo compacto que ocupa todo el citoplasma. En contraposición, el linfocito atípico de la derecha tiene abundante citoplasma y un gran núcleo con una cromatina fina.

La **función hepática** está casi siempre afectada de forma transitoria en alguna medida. Histológicamente, se observan linfocitos atípicos en las áreas portales y en los sinusoides, y puede haber células dispersas aisladas o focos de necrosis del parénquima llenos de linfocitos. Este cuadro histológico puede ser difícil de distinguir de otras formas de hepatitis vírica.

Curso clínico. Aunque la mononucleosis se presenta clásicamente con fiebre, molestias en la garganta, linfadenitis, y otras características mencionadas previamente, no son raras las presentaciones atípicas. Puede aparecer con poca fiebre o sin ella, y sólo con malestar general, astenia y aumento de las adenopatías, pareciéndose a un linfoma, como fiebre de origen desconocido, no asociada con aumento significativo de las adenopatías u otros hallazgos localizados; como una hepatitis que es difícil de distinguir de otros síndromes de hepatitis vírica (capítulo 16); o como un exantema febril que se parece a la rubéola. Al final, el diagnóstico depende de los siguientes hallazgos, en orden ascendente de especificidad: a) linfocitosis con linfocitos característicos atípicos en sangre periférica; b) una reacción heterófila positiva (prueba de monospot), y c) un título ascendente de anticuerpos específicos para los antígenos del VEB (antígenos de la cápside viral, antígenos precoces o antígenos nucleares de Epstein-Barr). En la mayor parte de los pacientes, la mononucleosis se resuelve en 4 a 6 semanas, pero algunas veces la astenia dura más tiempo. En ocasiones, se pueden producir una o varias complicaciones. Quizá la más frecuente de ellas es la disfunción hepática, asociada con ictericia, elevación de las enzimas hepáticas, alteración del apetito y, en raras ocasiones, fallo hepático. Otras complicaciones afectan al sistema nervioso central, los riñones, la médula ósea, los pulmones, los ojos, el corazón y el bazo (incluyendo una rotura esplénica fatal).

El VEB es un potente virus transformador que desempeña una función en distintas neoplasias malignas, incluyendo varios tipos de linfoma B (Capítulo 6). Una complicación grave en los que carecen de inmunidad T (especialmente en los receptores de órganos sólidos y de médula ósea) es que la proliferación de linfocitos B desencadenada por el VEB puede desbocarse y llevar a la muerte. Este proceso puede iniciarse por una infección aguda o por la reactivación de una infección latente de los linfocitos B, y generalmente comienza como una proliferación policlonal que progresa con el tiempo a un linfoma B. La operación inmunológica (p. ej., por el cese de tratamiento inmunosupresor) algunas veces es suficiente para lograr la desaparición completa de la proliferación B, que es siempre fatal si no se trata.

La importancia de las células T y de las NK en el control de la infección por el VEB se pone de manifiesto en el síndrome linfoproliferativo ligado al cromosoma X, una inmunodeficiencia rara que se caracteriza por la incapacidad de desarrollar una respuesta inmunitaria frente al VEB. Los niños más afectados tienen una mutación en el gen *SH2D1A*, que codifica una proteína de señal que es importante en la activación de los linfocitos T y de las células NK. En la exposición al VEB, más del 50% de los niños desarrollan una infección que suele ser fatal. Del resto, algunos desarrollan un linfoma o una hipogammaglobulinemia, cuya base no se comprende.

Linfadenitis reactiva

Las infecciones y los estímulos inflamatorios no infecciosos no sólo producen leucocitosis, sino que también afectan a las adenopatías que actúan como barreras defensivas. Cualquier respuesta inmunitaria contra antígenos extraños a menudo se asocia con aumento de tamaño de las adenopatías (linfadenopatías). Las infecciones que producen linfadenitis son numerosas y variadas y pueden ser agudas o crónicas. En la mayor parte de los casos, el aspecto histológico de las adenopatías es completamente inespecífico. Una forma de linfadenitis característica es la enfermedad por arañazo de gato, que se describe aparte.

Linfadenitis aguda no específica

Esta forma de linfadenitis puede estar confinada a grupos de adenopatías locales que drenan una infección focal, o ser generalizada en las infecciones sistémicas bacterianas o víricas.

Morfología

Microscópicamente, las adenopatías aumentadas de tamaño en las linfadenitis agudas inespecíficas están inflamadas, de color gris rojizo e ingurgitadas. Histológicamente, hay **grandes centros germinales** que contienen numerosas figuras mitóticas. Cuando la causa es un microorganismo piógeno, se observa un infiltrado de neutrófilos alrededor de los folículos y en los senos. Con las infecciones graves, los centros de los folículos pueden sufrir necrosis, dando lugar a la formación de abscesos.

Las adenopatías aumentadas de tamaño son dolorosas a la palpación, y cuando la formación de abscesos es extensa, se vuelven fluctuantes. La piel que las recubre está con frecuencia enrojecida, y la penetración de la infección en la piel puede producir senos que drenan. Con el control de la infección, las adenopatías pueden volver a su aspecto normal, o si son dañadas por la respuesta inmunitaria, sufrir una cicatrización.

Linfadenitis crónica no específica

Esta patología puede adoptar tres patrones, dependiendo del agente causal: hiperplasia folicular, hiperplasia paracortical e histiocitosis sinusal.

Morfología

Hiperplasia folicular. Este patrón se asocia a infecciones o procesos inflamatorios que activan los linfocitos B, que entran en los folículos del centro germinal y crean una reacción folicular (o del centro germinal). Las células de los folículos reactivos incluyen células B activadas, macrófagos fagocíticos dispersos que contienen restos de núcleos (cuerpos macrofágicos), y una red apenas visible de células foliculares dendríticas que funcionan como presentadores de antígenos a los linfocitos B. Causas de hiperplasia folicular son la **artritis reumatoide, la toxoplasmosis y los estadios precoces de la infección por el VIH**. Esa forma de linfadenitis se puede confundir morfológicamente con linfomas foliculares (descritos más adelante). Los hallazgos que favorecen el diagnóstico de hiperplasia folicular son: a) conservación de la arquitectura de las adenopatías, con tejido linfoide normal entre los centros germinales; b) variación en la forma y el tamaño de los nódulos linfoides; c) una población mixta de linfocitos en distintos estadios de diferenciación, y d) una actividad fagocítica prominente y mitótica en los centros germinales.

Hiperplasia paracortical. Este patrón se caracteriza por cambios reactivos dentro de las **regiones de linfocitos T** de las adenopatías. En la activación inmunitaria, las células parafoliculares T se transforman en inmunoblastos grandes proliferantes que pueden borrar los folículos linfoides B. La hiperplasia paracortical se observa en las **infecciones víricas** (como el VEB), tras la administración de determinadas **vacunas** (p. ej., la viruela) y en las reacciones inmunitarias inducidas por determinados **fármacos** (especialmente la fenitoína).

Histiocitosis sinusal. Este patrón reactivo se caracteriza por la distensión y la prominencia de los sinusoides linfáticos debido a una marcada **hipertrofia de las células endoteliales de revestimiento** y por un infiltrado de **macrófagos** (histiocitos). La histiocitosis sinusal a menudo se encuentra en las adenopatías de drenaje de neoplasias y puede representar una respuesta inmunitaria al tumor o a sus productos.

Enfermedad del arañazo del gato

La enfermedad del arañazo del gato es una linfadenitis autolimitada producida por la bacteria *Bartonella henselae*. Es, fundamentalmente, una enfermedad de la infancia; el 90% de los pacientes son menores de 18 años. Se presenta como un aumento de tamaño de las adenopatías regionales, con más frecuencia en la axila y en el cuello. El aumento de tamaño de las adenopatías suele durar alrededor de 2 semanas tras el arañazo del gato o, infrecuentemente, tras la lesión producida por una astilla o una espina. A veces es visible un nódulo, vesícula o escara inflamatoria elevada en el lugar de la lesión cutánea. En la mayor parte de los pacientes, el aumento de tamaño de las adenopatías se resuelve en 2 a 4 meses. Rara vez, los pacientes desarrollan encefalitis, osteomielitis o trombopenia.

Morfología

Los cambios morfológicos ganglionares en la enfermedad del arañazo del gato son bastante característicos. Inicialmente, se forman **granulomas de tipo sarcoideo**, pero sufren después una necrosis central asociada con acúmulo de neutrófilos. Estos **granulomas irregulares con estelas necrotizantes** son similares en apariencia a los que se ven en algunas otras infecciones, como el linfogranuloma venéreo. Los microbios son extracelulares y se pueden visualizar sólo con tinciones de plata o con microscopia electrónica. El diagnóstico se basa en el antecedente de una exposición a los gatos, los hallazgos clínicos, una prueba cutánea positiva para el antígeno microbiano, y los cambios morfológicos característicos en las adenopatías.

PROLIFERACIONES NEOPLÁSICAS DE LOS LEUCOCITOS

Los tumores representan la parte más importante de los trastornos de los leucocitos. Se pueden dividir en tres grandes categorías según el origen de la célula tumoral:

- *Neoplasias linfoides*, que incluyen linfomas no Hodgkin (LNH), linfomas de Hodgkin, leucemias linfáticas, y discrasias de células plasmáticas y trastornos relacionados. En muchos casos, estos tumores están compuestos de células que se parecen a los estadios normales de la diferenciación linfocítica, un rasgo que sirve como una de las características de su clasificación.
- *Neoplasias mieloides*, que se forman a partir de células que normalmente dan lugar a elementos de la sangre: granulocitos, hematíes y plaquetas. Las neoplasias mieloides se dividen en tres subcategorías distintas: *leucemia mieloide aguda*, en la que los progenitores inmaduros se acumulan en la médula ósea; *trastornos mieloproliferativos crónicos*, en los que una producción inadecuadamente aumentada de elementos sanguíneos maduros da lugar a una elevación del número de células en sangre, y *síndromes mielodisplásicos*, que se asocian de forma característica con una hematopoyesis ineficaz y citopenias.
- *Neoplasias histiocíticas*, que representan lesiones proliferativas de los histiocitos. De especial interés es un espectro de proliferación que afecta a las células de Langerhans (las *histiocitosis de Langerhans*).

Neoplasias linfoides

Las neoplasias linfoides comprenden un grupo de entidades que varían mucho en su presentación clínica y en su comportamiento, representando, por lo tanto, un desafío tanto para los estudiantes como para los clínicos. Algunas de estas neoplasias aparecen de forma característica como *leucemias*, tumores que afectan fundamentalmente a la médula ósea con diseminación de células neoplásicas a la sangre periférica. Otras tienden a presentarse como *linfomas*, tumores que producen masas en las adenopatías afectadas o en otros tejidos. Los tumores de células plasmáticas, *discrasias de células plasmáticas*, se suelen presentar dentro de los huesos como masas limitadas y producen síntomas sistémicos debidos a la producción de una inmunoglobulina monoclonal completa o parcial. A pesar de estas tendencias, todas las neoplasias linfoides tienen el potencial de diseminarse a las adenopatías y a distintos tejidos a lo largo del organismo, especialmente el hígado, el bazo y la médula ósea. En algunos casos, los linfomas o los tumores de células plasmáticas tienen expresión en sangre periférica, dando lugar a un cuadro de leucemia. A su vez, las leucemias de células linfoides, que se originan en la médula ósea, pueden infiltrar las adenopatías y otros tejidos, creando un cuadro clínico de linfoma. *Debido al solapamiento en las presentaciones clínicas, los distintos tipos de neoplasias linfoides sólo se pueden distinguir según el aspecto y las características moleculares de las células del tumor.* Dicho de otro modo, para el diagnóstico y el pronóstico, es más útil centrarse en lo que la célula es, no en dónde se encuentra en el paciente.

Se reconocen dos tipos de linfomas: linfoma de Hodgkin y linfoma no Hodgkin. Aunque ambos se producen la mayor parte de las veces en tejidos linfoides, el linfoma de Hodgkin se separa por la presencia de unas células neoplásicas gigantes características de Reed-Sternberg (v. más adelante), que en las adenopatías afectadas generalmente se ven ampliamente superadas en número por células inflamatorias no neoplásicas. El comportamiento biológico y el tratamiento clínico del linfoma de Hodgkin también es diferente del de la mayor parte de los LNH, por lo que su distinción es de importancia práctica.

Históricamente, pocas áreas de la patología han dado lugar a tanta controversia y confusión como la clasificación de las neoplasias linfoides, lo que probablemente sea inevitable dada la complejidad del sistema inmunitario del que proceden. Durante la última década se han hecho grandes progresos en esta área, y un grupo de trabajo internacional formado por patólogos, biólogos moleculares y clínicos que han trabajado en nombre de la Organización Mundial de la Salud (OMS) han formulado una clasificación ampliamente aceptada que se apoya en la combinación de características morfológicas, fenotípicas, genotípicas y clínicas. Antes de ahondar en la clasificación de las neoplasias linfoides, se deben recalcar ciertos conceptos relevantes:

- Los linfomas B o T están compuestos a menudo de células que están detenidas en un estadio de desarrollo o que derivan de estadios específicos de la diferenciación normal (Fig. 12-13). El diagnóstico y clasificación de estos tumores se apoya completamente en pruebas (bien inmunohistoquímicas o de citometría de flujo) que detectan antígenos específicos de línea (p. ej., marcadores de células B, células T o NK) y marcadores de maduración. Como se evidenciará, muchos de estos marcadores se identificarán según el número de su *cluster* de diferenciación (CD).
- La mayor parte de los linfomas de adultos derivan de células del centro germinal o de las células B poscentrogerminales. Esta conclusión se extrae de análisis moleculares que han mostrado que la mayor parte de los linfomas B han sufrido hipermutación somática, una actividad que está confinada a las células B centrogerminales. Las células B centrogerminales también cambian la clase de inmunoglobulina que, junto con la hipermutación somática, constituye una forma de inestabilidad genómicamente regulada que parece colocar a las células B en un riesgo relativamente alto de mutaciones que pueden llevar a la transformación. De hecho, muchas de las translocaciones cromosómicas recurrentes que se ven con frecuencia en las neoplasias malignas de células B maduras afectan a los *loci* de las inmunoglobulinas (Ig) y parecen derivar de los errores que se producen durante los intentos de recombinación que afectan a los genes de las Ig. A este respecto, es intere-

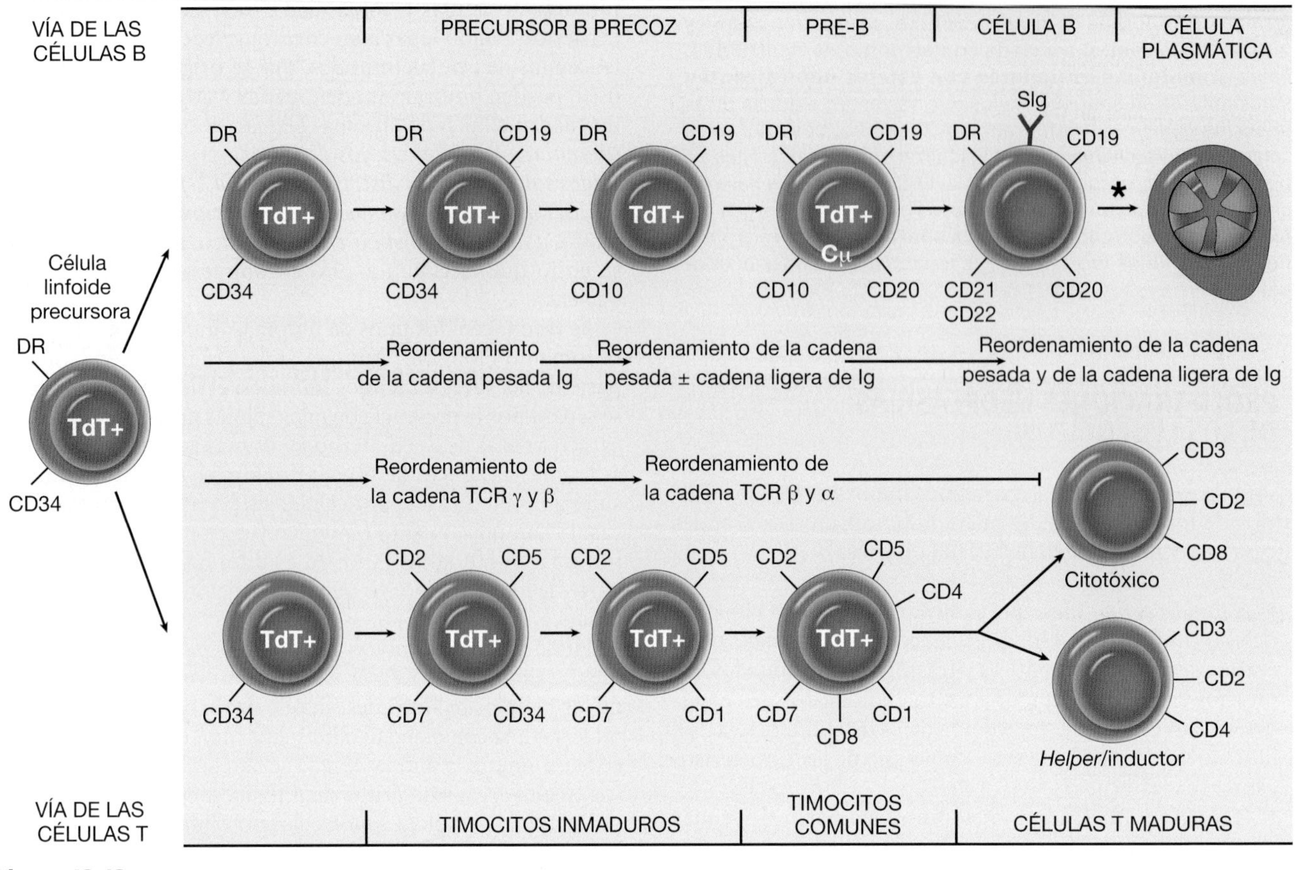

Figura 12-13

Origen de las neoplasias linfoides. Se muestran los estadios de la diferenciación celular B y T de los que surgen tumores linfoides específicos. CD, cluster de diferenciación; DR, antígenos de clase II antígeno linfocitario humano; Ig, inmunoglobulina; TCR, receptor de la célula T; TdT, desoxirribonucleotidil transferasa terminal.

sante destacar que las células maduras T (que son genómicamente estables) dan lugar a linfomas con mucha menos frecuencia y rara vez tienen translocaciones cromosómicas que afecten a los *loci* de los receptores de las células T.

• Todas las neoplasias linfoides derivan de una única célula transformada y, por lo tanto, son monoclonales. Como se recalcará en el Capítulo 5, durante la diferenciación de los precursores B y T existe un reordenamiento somático de los genes de los receptores de antígenos. Este proceso asegura que cada linfocito posee un único receptor antigénico. Debido a que el reordenamiento del gen del receptor antigénico precede a la transformación, las células hijas derivadas de un progenitor maligno comparten la misma configuración del gen del receptor antigénico y sintetizan idénticas proteínas del receptor antigénico (inmunoglobulinas o receptores de la célula T). Por este motivo, *el análisis de los genes de los receptores antigénicos y sus productos proteicos se usan con frecuencia para distinguir neoplasias monoclonales de procesos reactivos policlonales.*

• Como tumores del sistema inmunitario, las neoplasias linfoides a menudo alteran los mecanismos normales de regulación inmunológica. Se puede ver tanto inmunodeficiencia (como se evidencia por la susceptibilidad a la infección) como autoinmunidad, algunas veces en el mismo paciente. Irónicamente, los pacientes con inmunodeficiencia hereditaria o adquirida tienen un mayor riesgo de desarrollar determinadas neoplasias linfoides, especialmente las asociadas con el VEB.

• Aunque los LNH a menudo se presentan en un determinado tejido, las pruebas moleculares sensibles demuestran con frecuencia que el tumor está ampliamente diseminado en el momento del diagnóstico. Como consecuencia, con muy pocas excepciones, sólo el tratamiento sistémico es curativo. Por el contrario, el linfoma de Hodgkin a menudo se presenta en una única localización y se disemina preferentemente mediante afectación de adenopatías contiguas. Por esta razón, al inicio de su evolución, puede estar indicado el tratamiento local.

La clasificación de la OMS de las neoplasias linfoides considera la morfología, el origen de la célula (determinada en la práctica por el inmunofenotipo), las características clínicas, y el genotipo (p. ej., cariotipo, presencia de genomas virales) de cada entidad. Incluye todas las neoplasias linfoides, también leucemias y mieloma múltiple, y las divide, según el origen, en tres categorías fundamentales: a) tumores de las células B; b) tumores de las células T y NK, y c) linfoma de Hodgkin.

En la Tabla 12-7 se presenta una versión actualizada de la clasificación de neoplasias linfoides de la OMS. Como se puede observar, las entidades diagnósticas son numerosas.

Tabla 12-7 Clasificación de la OMS de las neoplasias linfoides*

Neoplasias de células precursoras B
Leucemia/linfoma linfoblástico de precursores B (LLA B)
Neoplasias de células B periféricas
Leucemia linfática crónica B/linfoma linfocítico (LLC)
Leucemia prolinfocítica B
Linfoma linfoplasmocitoide
Linfoma del manto
Linfoma folicular
Linfoma de la zona marginal extranodal (linfoma MALT)
Linfoma esplénico de la zona marginal
Linfoma nodal de la zona marginal
Tricoleucemia
Plasmocitoma/mieloma
Linfoma difuso de células grandes B
Linfoma de Burkitt
Neoplasias de células precursoras T
Leucemia/linfoma linfoblástico de precursores T (LLA T)
Neoplasias de células periféricas T/NK
Leucemia prolinfocítica T
Leucemia de linfocitos grandes granulares T
Micosis fungoides/síndrome de Sézary
Linfoma T periférico, no especificado (LNE)
Linfoma T angioinmunoblástico
Linfoma anaplásico de células grandes, primario de tipo sistémico
Linfoma T de tipo enteropatía
Linfoma T tipo paniculitis
Linfoma T hepatosplénico γδ
Linfoma/leucemia T del adulto (HTLV1)
Linfoma T/NK, tipo nasal
Leucemia de células NK
Linfoma de Hodgkin
Predominio linfocítico, nodular
Esclerosis nodular
Celularidad mixta
Predominio linfocítico
Depleción linfocítica

*Los que están en cursiva son los tumores linfoides más frecuentes.

Nuestro objetivo se centrará en el subgrupo de neoplasias enumeradas a continuación, que todas juntas constituyen más del 90% de las neoplasias linfoides que se observan en Estados Unidos:

- Leucemia/linfoma linfoblástico de precursores B y T (denominado habitualmente leucemia linfoblástica aguda, LLA).
- Linfoma linfocítico/leucemia linfática crónica.
- Linfoma folicular.
- Linfoma del manto.
- Linfomas difusos de células grandes.
- Linfoma de Burkitt.
- Mieloma múltiple y discrasias plasmáticas asociadas.
- Linfoma de Hodgkin.

Los rasgos más característicos de las neoplasias linfoides más frecuentes se resumen en la Tabla 12-8. También describimos algunas de las entidades menos frecuentes que tienen rasgos clinicopatológicos distintivos.

Leucemia/linfoma linfoblástico de precursores B y T

Se trata de tumores agresivos, compuestos de linfocitos inmaduros (linfoblastos), que aparecen predominantemente en niños y adultos jóvenes. Los diversos tumores linfoblásticos son morfológicamente indistinguibles y a menudo producen los mismos signos y síntomas. Debido a que las neoplasias de los precursores B y T tienen rasgos que se solapan, las consideraremos de forma conjunta.

De la misma forma en que se desarrollan los precursores normales B en la médula ósea, los tumores linfoblásticos pre-B aparecen de forma característica en la médula ósea y en la sangre periférica como leucemias. De forma similar, los tumores linfoblásticos pre-T se presentan con frecuencia como masas que afectan al timo, que es el lugar de diferenciación de los estadios iniciales de la diferenciación de las células T. Sin embargo, los linfomas pre-T a menudo progresan rápidamente a una fase leucémica, y otros tumores de células pre-T parece que afectan sólo a la médula en su presentación. Por ello, *tanto los tumores linfoblásticos pre-B como pre-T generalmente tienen la apariencia de una leucemia linfoblástica aguda (LLA) en algún momento de su evolución*. Como grupo, las LLA constituyen el 80% de las leucemias en niños, con un pico de incidencia a los 4 años, siendo la mayor parte de los casos de origen en células pre-B. Los tumores pre-T son más frecuentes en varones adolescentes de 15 a 20 años de edad.

La fisiopatología, los hallazgos de laboratorio y las características clínicas de la LLA se parecen a las de la leucemia mieloide aguda (LMA), el otro gran tipo de leucemias. Debido a estas similitudes, volveremos a la revisión de las características comunes de las leucemias agudas antes de describir los efectos específicos de la LLA.

Fisiopatología de las leucemias agudas. Aunque las leucemias agudas son neoplasias de crecimiento rápido, los progenitores normales de la médula ósea crecen a una velocidad incluso más rápida. *El principal problema patogénico en la leucemia aguda es un bloqueo en la diferenciación*. Esto da lugar a la acumulación de blastos leucémicos inmaduros en la médula ósea, que suprimen la función de los progenitores hematopoyéticos normales al desplazarlos físicamente y mediante otros mecanismos no bien conocidos. Finalmente, se produce un fallo medular, que es el responsable de la mayor parte de las manifestaciones clínicas de la leucemia aguda. Por lo tanto, el objetivo terapéutico es reducir lo suficiente el clon leucémico como para permitir que se reanude la hematopoyesis normal.

Características clínicas de las leucemias agudas. Las leucemias agudas tienen las siguientes caracteríticas:

- *Inicio brusco de los síntomas*. La mayor parte de los pacientes acuden en los 3 primeros meses desde el inicio de los síntomas.
- *Síntomas relacionados con la depresión de la función medular normal*. Éstos incluyen astenia (debido, fundamentalmente, a la anemia), fiebre (reflejo de las infecciones que resultan por la ausencia de leucocitos maduros) y sangrado (petequias, equimosis, epistaxis y gingivorragias) secundario a trombopenia.
- *Dolor y molestias óseas*. Son consecuencia de la expansión de la médula ósea y de la infiltración del subperiostio.
- *Linfadenopatías generalizadas, esplenomegalia y hepatomegalia*. Esto refleja una diseminación de las células leucémicas, y son más pronunciadas en la LLA que en la LMA.

Tabla 12-8 Resumen de las neoplasias linfoides más frecuentes

Entidad	Frecuencia	Morfología relevante
Leucemia/linfoma linfoblástico de precursores B	85% de las leucemias en niños	Linfoblastos con contornos nucleares irregulares, cromatina condensada, nucléolos pequeños y un citoplasma escaso y agranular
Leucemia/linfoma de precursores T	15% de la leucemia aguda en niños; 40% de los linfomas de la infancia	Idéntico a los precursores B de la leucemia/linfoma linfoblástico de precursores B
Linfoma/linfocítico/ leucemia linfática crónica	3 al 4% de los linfomas en adultos; 30% de las leucemias	Linfocitos de pequeño tamaño mezclados con un número variable de células grandes activadas; los ganglios están borrados de forma difusa
Linfoma folicular	40% de los linfomas en adultos	Frecuentes células pequeñas hendidas mezcladas con células grandes; el patrón de crecimiento suele ser nodular (folicular)
Linfoma del manto	3 al 4% de los linfomas en adultos	Linfocitos irregulares de tamaño pequeño a intermedio que crecen con un patrón difuso
Linfoma de la zona marginal extranodal	~ 5% de los linfomas en adultos	Tamaño celular y diferenciación variable; el 40% muestra una diferenciación plasmocítica; las células B infiltran el epitelio, creando lesiones «linfoepiteliales»
Linfoma difuso de células B grandes	40 al 50% de los linfomas en adultos	Variable; la mayor parte se parecen a las células B de los centros germinales; patrón de crecimiento difuso
Linfoma de Burkitt	< 1% de los linfomas en Estados Unidos	Células linfoides redondeadas de tamaño intermedio con varios nucléolos: afectación tisular difusa que asociada con apoptosis produce el denominado patrón de «cielo estrellado»
Plasmocitoma/ mieloma múltiple	La neoplasia linfoide más frecuente en ancianos	Células plasmáticas en sábanas, algunas veces con nucléolos prominentes o con inclusiones que contienen Ig
Micosis fungoides	La neoplasia linfoide cutánea más frecuente	En la mayor parte de los casos, células linfoides pequeñas con núcleos marcadamente convolutos; a menudo infiltran la epidermis (microabscesos de Pautrier)
Linfoma T periférico, no especificado	El linfoma de células T más frecuente en adultos	Variable; generalmente un espectro de células linfoides de pequeño a gran tamaño, con contornos nucleares irregulares
Linfoma de Hodgkin, tipo esclerosis nodular	El tipo de linfoma de Hodgkin más frecuente	Variantes lacunares de la célula de Reed-Stenberg en un fondo inflamatorio mixto; también existen con frecuencia bandas anchas y escleróticas de colágeno
Linfoma de Hodgkin, tipo celularidad mixta	El segundo tipo de linfoma de Hodgkin en frecuencia	Frecuentes células de Reed-Sternberg clásicas en un fondo inflamatorio mixto

GI, gastrointestinal; Ig, inmunoglobulina.

- *Manifestaciones del sistema nervioso central.* Incluyen cefalea, vómitos y parálisis de distintos nervios por diseminación meníngea; estas características son más frecuentes en los niños que en los adultos y más frecuentes en la LLA que en la LMA.

Hallazgos de laboratorio en las leucemias agudas. El diagnóstico de leucemia aguda se apoya en la identificación de blastos en sangre periférica y en la médula ósea. El recuento de leucocitos es variable; algunas veces superior a 100.000 cél./µl, pero alrededor del 50% de los pacientes tienen menos de 10.000 cél./µl. La anemia existe casi siempre, y el recuento de plaquetas generalmente es inferior a 100.000 plaquetas/µl. La neutropenia también es un hallazgo común en sangre periférica. De forma infrecuente, el frotis de sangre periférica muestra pancitopenia sin blastos (leucemia aleucémica); aquí, el diagnóstico sólo se puede establecer mediante el estudio de la médula ósea.

Morfología

Debido a las diferencias de respuesta al tratamiento, es de gran importancia práctica distinguir entre la LLA y la LMA. Por definición, en la LLA, los blastos representan más del 25% de la celularidad de la médula. El núcleo de los linfoblastos en las preparaciones teñidas con Wright-Giemsa tiene una cromatina tosca y en grumos y uno o dos nucléolos (Fig. 12-14A); los mieloblastos tienden a tener una cromatina más fina y más citoplasma, que puede contener gránulos (Fig. 12-14B). El citoplasma de los linfoblastos contiene grandes agregados de material positivo para el ácido periódico de Schiff, mientras que los mieloblatos son, con frecuencia, peroxidasa positivos.

Tras haber completado un «curso breve» en leucemia aguda, volveremos al linfoma/leucemia linfoblástico; la LMA se describe más adelante.

Inmunofenotipo	Comentarios
Células B inmaduras TdT + (CD19+, expresión variable de otros marcadores B)	Generalmente se presenta como una leucemia aguda; menos frecuente en adultos; el cariotipo predice el pronóstico
Células inmaduras TdT+ (CD2+, CD7+, expresión variable de otros marcadores T)	Más frecuente en adolescentes varones; a menudo se presenta con una masa mediastínica debido a la afectación del timo; muy asociada con mutaciones en *NOTCH1*
Células B CD5+ que expresan Ig de superficie	Se produce en ancianos; generalmente afecta a los ganglios linfáticos, la médula y el bazo; la mayor parte de los pacientes tienen afectación periférica; indolente
Células B maduras CD10+ BCL2+ que expresan Ig de superficie	Se produce en ancianos; generalmente afecta a los ganglios linfáticos, la médula y el bazo; asociado con t(14;18); indolente
Células B CD5+ maduras que expresan ciclina D1 y tienen Ig de superficie	Se produce principalmente en ancianos; generalmente afecta los ganglios linfáticos, el bazo y la médula; el tracto GI se afecta con frecuencia; la t(11;14) es característica; moderadamente agresivo
Células B maduras CD5-CD10 con Ig de superficie	Frecuentemente se produce en localizaciones extraganglionares afectadas por una inflamación crónica; muy indolente; se puede curar con escisión local
Células B maduras con expresión variable de CD10 e Ig de superficie	Se produce a todas las edades, pero es más frecuente en ancianos; a menudo se produce en localizaciones extraganglionares; agresivo
Células B maduras CD10+ que expresan Ig de superficie	Endémico en África, esporádico en el resto; frecuencia aumentada en inmunodeprimidos; afecta predominantemente a niños; a menudo se presenta con afectación visceral; muy agresivo
Células plasmáticas con diferenciación terminal que contienen Ig citoplasmáticas	El mieloma se presenta como una enfermedad ósea diseminada, a menudo con lesiones óseas destructivas. Son frecuentes la hipercalcemia, la insuficiencia renal y las infecciones bacterianas
Células T maduras CD4+	Se presenta con afectación cutánea localizada o generalizada; generalmente indolente. El síndrome de Sézary, una variante más agresiva, se caracteriza por un eritema cutáneo difuso y por afectación de la sangre periférica
Fenotipo de célula T madura (CD3+)	Probablemente engloba diversos tumores raros. A menudo diseminados, generalmente agresivos
Células de Reed-Sternberg CD15+ CD30+	Más frecuentes en adultos jóvenes, a menudo ocurre en el mediastino
Células de Reed-Sternberg CD15+ CD30+	Más frecuente en varones, más probablemente se presenta en estadios avanzados que el tipo esclerosis nodular VEB+ en el 70% de los casos

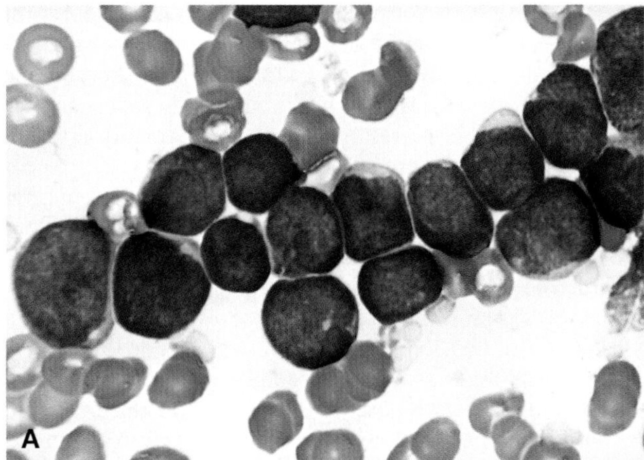

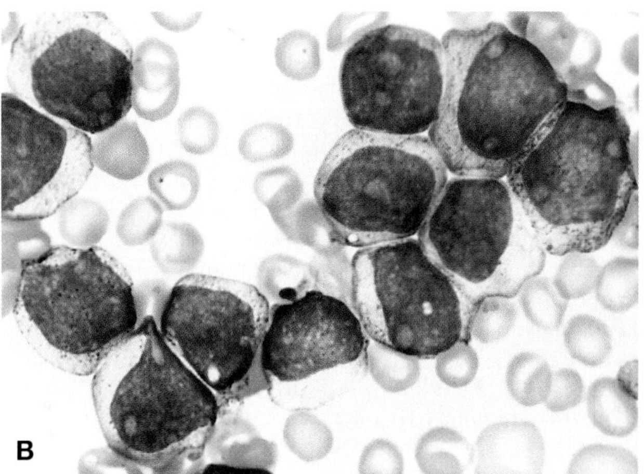

Figura 12-14

Comparación morfológica de linfoblastos y mieloblastos. **A**, leucemia/linfoma linfoblástico. Los linfoblastos tienen menos nucléolos que los mieloblastos, y la cromatina nuclear está más condensada. No existen gránulos en el citoplasma. **B**, leucemia mieloide aguda (subtipo M1). Los mieloblastos tienen una cromatina nuclear delicada, nucléolos prominentes, y unos finos gránulos azurófilos en el citoplasma. (Cortesía del doctor Robert W. McKenna, Department of Pathology, University of Texas Southwestern Medical School, Dallas, Texas.)

Inmunofenotipo. El inmunofenotipo es muy útil para clasificar los subtipos de tumores linfoblásticos y distinguirlos de la LMA. La desoxitransferasa terminal, una enzima que está específicamente presente en los linfocitos pre-B y pre-T, se detecta en más del 95% de los casos. El establecimiento de subtipos más detallados de la LLA en tipos pre-B y pre-T se basa en las tinciones de los marcadores específicos de línea, como CD19 (células B) y CD3 (células T). Aunque el inmunofenotipo ha demostrado ser históricamente útil para predecir el pronóstico clínico, el cariotipo tumoral proporciona una información pronóstica más específica y fiable.

Cambios cariotípicos. Alrededor del 90% de los pacientes con linfoma/leucemia linfoblástica tienen anomalías cariotípicas que no se producen al azar. La más frecuente en los tumores pre-B es la hiperdiploidía (> 50 cromosomas/célula) que se asocia con la presencia de una translocación cromosómica críptica que afecta a los genes *TEL1* y *AML1*. La presencia de estas aberraciones genéticas se correlaciona con un buen pronóstico. Se observa un mal pronóstico en estos tumores pre-B si tienen translocaciones que afectan al gen *MLL* en el cromosoma 11q23 o en el Filadelfia (Ph). Los tumores pre-T se asocian con un grupo de reordenamientos cromosómicos que son completamente diferentes de los que se ven en los tumores pre-B, pero ninguno predice el pronóstico.

Mutaciones activadoras en *NOTCH1*. NOTCH1 es un receptor de transmembrana cuya actividad es esencial para el normal desarrollo de las células T. Las señales NOTCH1 favorecen la proliferación y la supervivencia de los linfocitos pre-T y son capaces de hacer que las células progenitoras se diferencien en pre-T fuera del timo. Es interesante destacar que entre el 55 y el 60% de los tumores pre-T tienen mutaciones puntuales activadoras en NOTCH1, lo que indica que la vía de señalización de NOTCH1 juega un papel central en el desarrollo de muchas LLA pre-T. La capacidad de NOTCH1 para facilitar el desarrollo de las células T fuera del timo puede explicar porqué algunos pacientes con tumores de células pre-T tienen enfermedad medular sin afectación tímica.

Pronóstico. El tratamiento de las neoplasias linfoblásticas de los niños representa uno de los grandes éxitos de la oncología. Los niños de 2 a 10 años tienen el mejor pronóstico; la mayoría se pueden curar. Otros grupos de pacientes no van tan bien. Las variables que se correlacionan con mal pronóstico son el ser varón, la edad menor de 2 años o mayor de 10, y un número elevado de leucocitos en el diagnóstico. Las anomalías cariotípicas dependientes de la edad explican la relación de la edad con el pronóstico. Las neoplasias con reordenamiento de *MLL* o el cromosoma Ph (ambos asociados con mal pronóstico) son las más frecuentes en niños menores de 2 años y en adultos, respectivamente, mientras que los tumores con aberraciones cromosómicas de «buen pronóstico» (como la t[12;21] y la hiperdiploidía) son frecuentes en el grupo de edad de 2 a 10 años.

Linfoma linfocítico/leucemia linfática crónica

Estos dos trastornos son, desde los puntos de vista morfológico, fenotípico y genotípico, idénticos, diferenciándose sólo en la extensión de la afectación en sangre periférica. Arbitrariamente, si los linfocitos en sangre periférica exceden las 4.000 cél./mm^3, el paciente se diagnostica de leucemia linfática crónica (LLC); si no, el diagnóstico es de linfoma linfocítico (LL). La mayor parte de los pacientes cumplen criterios de LLC, que es la más frecuente en adultos en el mundo occidental. Por el contrario, el LL representa sólo el 4% de los LNH. Por razones poco claras, tanto la LLC como el LL son mucho menos frecuentes en Asia.

Fisiopatología. Las células neoplásicas B, a través de un mecanismo que no se conoce, suprimen la función normal de los linfocitos B, a menudo produciendo hipogammaglobulinemia. Paradójicamente, alrededor del 15% de los pacientes tienen autoanticuerpos frente a eritrocitos autólogos; también se pueden observar otros autoanticuerpos. Cuando existen, estos autoanticuerpos son producidos por células B no tumorales, indicando que existe una alteración general de la regulación inmunitaria. Conforme pasa el tiempo, el tumor tiende a desplazar los elementos medulares normales, dando lugar a anemia, neutropenia y finalmente trombopenia.

Morfología

En la LLC/LL, el ganglio linfático está difusamente borrado por sábanas de linfocitos pequeños y redondos y focos dispersos, mal definidos, de células más grandes en división (Fig. 12-15A). Las células predominantes son linfocitos pequeños y compactos con núcleos redondeados oscuros, de escaso citoplasma y poca variación en el tamaño (Fig. 12-15B). Los focos de células mitóticamente activas se llaman **centros de proliferación**; su presencia es patognomónica de LLC/LL. Las figuras mitóticas son raras, excepto en los centros de proliferación, y la atipia citológica es escasa o ausente. Además de las adenopatías, la médula ósea, el bazo y el hígado están afectados en la mayor parte de los casos. En la mayor parte de los pacientes, hay **linfocitosis absoluta** de linfocitos pequeños y de aspecto maduro. Los linfocitos neoplásicos son frágiles y con frecuencia se rompen durante la preparación de las extensiones de sangre periférica, lo que produce las denominadas **manchas de Gumprecht**. También se suele ver un número variable de linfocitos grandes activados en sangre periférica.

Inmunofenotipo, cariotipo y características moleculares. La LLC/LL es una neoplasia de células B maduras que expresa los marcadores pan-B CD19, CD20 y CD23 y las cadenas ligeras y pesadas de las inmunoglobulinas de superficie. Las células neoplásicas expresan también CD5, una observación que es compartida (entre las neoplasias de células B) sólo con el linfoma del manto. Alrededor del 50% de los pacientes tienen alteraciones cariotípicas, la más frecuente de las cuales es la trisomía 12 y las deleciones de los cromosomas 11 y 12. Al contrario que en otras neoplasias linfoides, son transloca. ciones raras. Es interesante destacar que la mayor parte de las LLC/LL tienen hipermutación somática de los genes de las inmunoglobulinas, un hallazgo que es compatible con el origen de una célula B poscentro folicular (posiblemente una célula de memoria). Menos frecuentemente estos tumores derivan de células B vírgenes que no han sufrido una reacción del centro folicular. Dichos tumores parecen tener un pronóstico significativamente peor.

Características clínicas. La LLC/LL es, a menudo, asintomática en el momento del diagnóstico. Los síntomas más frecuen-

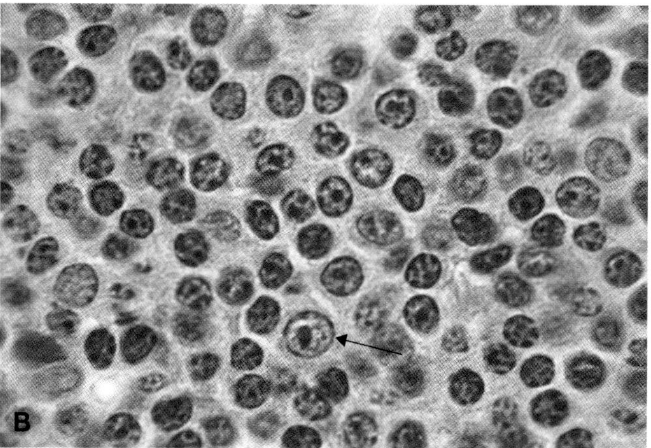

Figura 12-15

Afectación adenopática por leucemia linfática crónica/linfoma linfocítico. **A**, a bajo aumento, se ve un borramiento difuso de la arquitectura nodal. **B**, a gran aumento, la mayoría de las células tumorales tienen aspecto de linfocitos pequeños y redondeados. En este campo existe también un único «prolinfocito» con un núcleo de localización central. (**A**, cortesía del doctor José Hernandez, Department of Pathology, University of Texas Southwestern Medical School, Dallas, Texas.)

tes son inespecíficos e incluyen astenia, pérdida de peso y anorexia. Las *adenopatías* generalizadas y la *hepatosplenomegalia* existen en un 50 a un 60% de los casos. El número total de leucocitos puede estar solamente algo aumentado (en LL) o puede ser superior a 200.000 cél./µl. Se produce *hipogammaglobulinemia* en más del 50% de los pacientes, generalmente en fases avanzadas de la enfermedad, y es la responsable de un aumento de la susceptibilidad a las infecciones bacterianas. Con menos frecuencia, se observa *anemia hemolítica autoinmunitaria* o *trombopenia inmunitaria*. El curso y el pronóstico son muy variables. Muchos pacientes viven más de 10 años tras el diagnóstico y mueren por causas no relacionadas; la mediana de supervivencia es de 4 a 6 años. No obstante, conforme pasa el tiempo la LLC/LL tiende a transformarse en tumores más agresivos que se parecen a la leucemia prolinfocítica o al linfoma B difuso de células grandes. Una vez que se produce la transformación, la supervivencia media es inferior a 1 año.

Linfoma folicular

Son tumores relativamente frecuentes que constituyen el 40% de los LNH de los adultos en Estados Unidos. Al igual que la LLC/LL, se producen con mucha menos frecuencia en la población asiática.

Morfología

Las adenopatías están borradas por proliferaciones que, generalmente, tienen un **aspecto nodular** característico (Fig. 12-16A). Las células tumorales se parecen a las células B centrofoliculares normales. Generalmente, las células neoplásicas predominantes son células de tipo «centrocítico» ligeramente más grandes que los linfocitos quiescentes que tienen un núcleo angular hendido con indentaciones prominentes y pliegues internos lineales (v. Fig. 12-16B). La cromatina nuclear es tosca y condensada, y con los nucléolos poco evidentes. Estas células pequeñas, hendidas, están mezcladas con un número variable de células de tipo «centroblástico» más grandes que tienen una cromatina vesicular, varios nucléolos, y una cantidad rela-

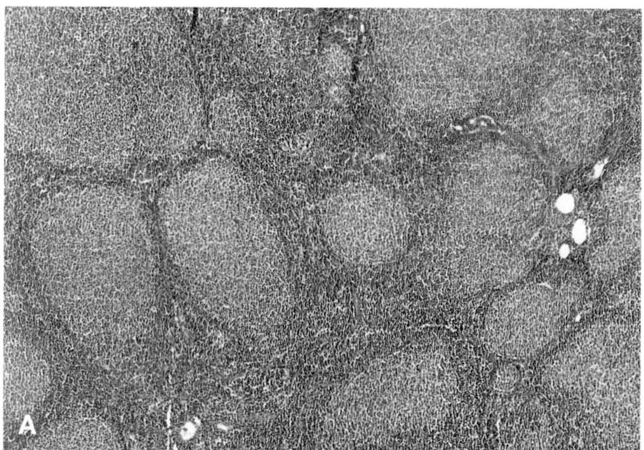

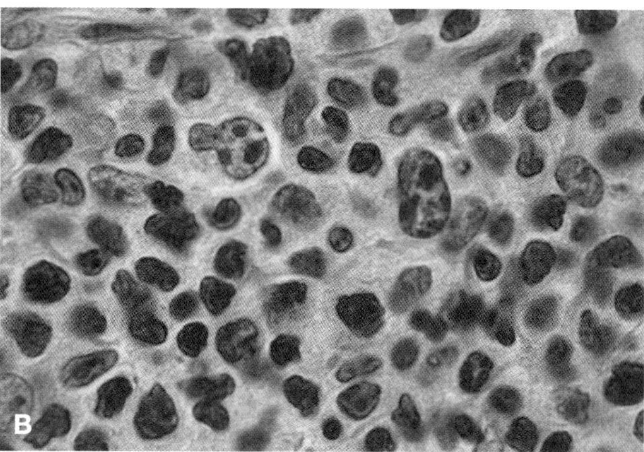

Figura 12-16

Linfoma folicular que afecta a un ganglio linfático. **A**, agregados nodulares de células linfoides malignas están presentes por todo el ganglio. **B**, a gran aumento, células linfoides pequeñas con cromatina condensada y células de contorno nuclear hendido irregular (centrocitos) están mezcladas con una población de células más grandes con nucléolos (centroblastos). (**A**, cortesía del doctor Robert W. McKenna, Department of Pathology, University of Texas Southwestern Medical School, Dallas, Texas.)

tivamente pequeña de citoplasma. En la mayor parte de los tumores, las células de tipo centroblástico son un componente menor de la celularidad global, las mitosis son infrecuentes, y no se ven células necróticas aisladas (células que están sufriendo apoptosis). Estos hallazgos ayudan a distinguir los folículos neoplásicos de los reactivos, en los que las mitosis y la apoptosis son marcadas. De forma infrecuente, predominan las células de tipo centroblástico, una histología que se correlaciona con un comportamiento clínico más agresivo.

Inmunofenotipo y características moleculares. Estos tumores expresan los marcadores pan-B CD19 y CD20, CD10 y BCL6, un factor de transcripción que es necesario para la formación del centro folicular. Además, las células neoplásicas expresan de forma característica BCL2, una proteína que está ausente de las células B foliculares normales. Como era de esperar de un tumor de estirpe B, los genes de las inmunoglobulinas muestran hipermutación somática.

Cariotipo. La mayoría de los tumores tienen la translocación característica t(14;18). Esta translocación fusiona el gen *BCL2* del cromosoma 18q21 con el locus IgH del cromosoma 14 y da lugar a una expresión inadecuada de la proteína *BCL2*, que tiene una función antiapoptósica (Capítulo 6).

Características clínicas. El linfoma folicular se produce, fundamentalmente, en personas mayores (rara vez antes de los 20 años de edad) y afecta por igual a hombres y mujeres. Suele presentarse como *adenopatías indoloras*, que con frecuencia son generalizadas. La afectación visceral es rara, pero *la médula ósea contiene casi siempre linfoma* en el momento del diagnóstico. La evolución natural es prolongada (mediana de supervivencia de 7 a 9 años), pero *el linfoma folicular no es fácil de curar*, como ocurre en la mayor parte de los linfomas indolentes. Su incurabilidad puede deberse, en parte, a los niveles elevados de BCL2, que puede proteger las células tumorales de los efectos de la quimioterapia. En alrededor del 40% de los pacientes, el linfoma folicular progresa a un linfoma difuso B de células grandes, con o sin tratamiento. Se trata de una transición ominosa, porque los tumores que surgen de dichas transformaciones son mucho menos curables que los linfomas B difusos de células grandes de novo, descritos más adelante.

Linfoma del manto

El linfoma del manto está compuesto por células B que se parecen a las células de la zona del manto de los folículos linfoides normales. Constituyen alrededor del 4% de todos los LNH y se observan fundamentalmente en adultos mayores.

Morfología

El linfoma del manto afecta a las adenopatías de forma difusa o vagamente nodular. Las células tumorales suelen ser ligeramente más grandes que los linfocitos normales y tienen un núcleo irregular y nucléolos apenas visibles. Con menos frecuencia, las células son más grandes y se parecen morfológicamente a los linfoblastos. La médula ósea está afectada en la mayor parte de los casos, y alrededor del 20% de los pacientes tienen afectación de sangre periférica. Una tendencia no explicada pero característica es la frecuente afectación del tracto digestivo, algunas veces en forma de nódulos submucosos gastrointestinales que se parecen, macroscópicamente, a los pólipos (poliposis linfomatoide).

Inmunofenotipo. Las células tumorales generalmente coexpresan IgM e IgD, los antígenos pan-B CD19 y CD20, y al igual que la LLC/LL, CD5. El linfoma del manto se distingue de la LLC/LL por la ausencia de centros de proliferación y la *presencia de la proteína ciclina D1.*

Cariotipo y características moleculares. La mayor parte y posiblemente todos los tumores tienen la translocación t(11;14) que fusiona el gen de la ciclina D1 en el cromosoma 11 con el locus IgH del cromosoma 14. Esta translocación altera la expresión de ciclina D1, un regulador del ciclo celular (Capítulo 6), y explica el aumento característico de los niveles de proteína ciclina D1. Los *loci* de las inmunoglobulinas no sufren hipermutación somática, compatible con su origen en una célula B *naive* o precentrofolicular.

Características clínicas. La mayor parte de los pacientes presentan astenia y linfadenopatías y tienen una enfermedad generalizada que afecta a la médula ósea, el bazo, el hígado y, a menudo, el tracto digestivo. Estos tumores son agresivos e incurables, y se asocian con una mediana de supervivencia de 3 a 5 años.

Linfoma difuso de células grandes B

Esta categoría diagnóstica incluye varias formas de LNH que comparten varias características, incluyendo el fenotipo de célula B, un patrón de crecimiento difuso y un comportamiento clínico agresivo. Como grupo, *es el tipo más importante de linfoma en adultos, y representa alrededor del 50% de los LNH en adultos.*

Morfología

Los núcleos de las células neoplásicas B son grandes (al menos tres o cuatro veces el tamaño de los linfocitos quiescentes) y pueden tener distintas formas. En muchos tumores, las células son redondeadas o con contornos nucleares hendidos, cromatina dispersa, varios nucléolos bien marcados, y una pequeña cantidad de citoplasma (Fig. 12-17). Dichas células se parecen a los «centroblastos», las células grandes que se ven en los folículos linfoides reactivos. En otros tumores, las células tienen núcleos vesiculares multilobulados o redondeados, uno o dos nucléolos prominentes de localización central, y un citoplasma abundante que puede ser pálido o que se tiñe intensamente. Estas células se parecen a los «inmunoblastos», y a los linfocitos activados por antígenos que normalmente se encuentran en el paracórtex de los ganglios linfáticos.

Inmunofenotipo y características moleculares. Estos tumores son de células B maduras que expresan los antígenos pan-B CD19 y CD20. Muchos de ellos expresan IgM y/o IgG. Otros antígenos (p. ej., CD10) se expresan de forma variable. Estos tumores muestran uniformemente hipermutación somática de los genes de las inmunoglobulinas, compatibles con un origen en células B centrogerminal o poscentrogerminal.

Cariotipo. Alrededor del 30% de los tumores tienen una translocación t(14;18) que afecta al gen *BCL2*. Dichos tumo-

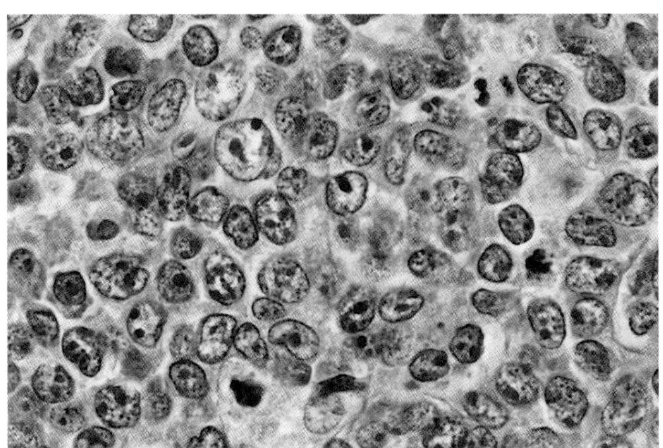

Figura 12-17

Linfoma difuso de células grandes B. Las células tumorales tienen núcleos grandes con cromatina abierta y nucléolos prominentes. (Cortesía del doctor Robert W. McKenna, Department of Pathology, University of Texas Southwestern Medical School, Dallas, Texas.)

res pueden representar linfomas foliculares «transformados». Alrededor de un tercio tienen reordenamientos del gen *BCL6*, localizado en 3q27, y se ven mutaciones en BLC6 en una fracción aún mayor de tumores. Ambas translocaciones y mutaciones parecen producir aumentos inapropiados de los niveles de proteína BCL6.

Subtipos característicos. Se incluyen varios subtipos clinicopatológicos característicos en la categoría general de linfoma difuso de células grandes B. El VEB está implicado en la patogenia de los linfomas difusos de células grandes B que se producen en el marco del síndrome de inmunodeficiencia adquirida (sida) y en la inmunodepresión iatrogénica (p. ej., pacientes trasplantados). En el marco del postrasplante, estos tumores a menudo comienzan con proliferaciones policlonales de células B desencadenadas por el VEB, proliferaciones que pueden desaparecer si se restablece la función inmunitaria. Si no es así, con el tiempo se observa una progresión a un linfoma difuso de células grandes B. El *herpesvirus del sarcoma de Kaposi* (HVSK), denominado también *herpesvirus humano tipo 8* (HVH-8) se asocia con un grupo raro de tumores que se presentan como *linfomas primarios con derrame* dentro de la pleura, el pericardio o el peritoneo. Las células del tumor están infectadas latentemente por el HVSK, que codifica proteínas homólogas con varias oncoproteínas conocidas, incluyendo ciclina D1. Los pacientes con estos linfomas primarios con derrame suelen ser inmunodeprimidos. Este virus también se asocia con el sarcoma de Kaposi en los pacientes con sida (Capítulo 5). El *linfoma de células grandes B primario mediastínico* suele presentarse en mujeres jóvenes y muestra predilección por la diseminación a vísceras abdominales y al sistema nervioso central.

Características clínicas. Aunque la mediana de edad de presentación es de alrededor de 60 años, los linfomas difusos de células grandes B se pueden producir a cualquier edad; constituyen alrededor del 15% de los linfomas en niños. Los pacientes presentan típicamente una masa que crece rápidamente, a menudo sintomática, en una o en varias localizaciones. Las presentaciones extracelulares son frecuentes. Aunque el tracto digestivo y el cerebro están entre las localizaciones extraganglionares más frecuentes, estos tumores se pueden presentar en prácticamente cualquier órgano. Al contrario de lo que ocurre con los linfomas más indolentes (p. ej., linfoma folicular), la afectación del hígado, el bazo y la médula ósea no es frecuente en el momento del diagnóstico.

Los linfomas difusos de células grandes son *tumores agresivos rápidamente fatales si no se tratan*. Con una combinación de quimioterapia intensiva, no obstante, se pueden lograr remisiones completas entre un 60 y un 80% de los pacientes; de ellos, alrededor del 50% permanecen libres de enfermedad durante varios años y a menudo están curados. Para los que no se curan con tratamiento convencional, se usan tratamientos más intensivos (p. ej., tratamiento con altas dosis de quimioterapia y trasplante de médula ósea). El perfil molecular de expresión génica global mediante *microarrays* de estos tumores puede mejorar la capacidad de predecir la respuesta a los tratamientos actuales y, quizás, identificar incluso dianas para nuevos abordajes terapéuticos (capítulo 6).

Linfoma de Burkitt

El linfoma de Burkitt es endémico en algunas partes de África y esporádico en otras zonas, incluyendo Estados Unidos. Histológicamente, la enfermedad africana y la no endémica son idénticas, aunque existen diferencias clínicas y virológicas. La relación entre estos trastornos y el VEB se describe en el Capítulo 6.

Morfología

Las células tumorales son uniformes y de tamaño intermedio, y tienen núcleos redondeados u ovales que contienen entre 2 y 5 **nucléolos prominentes** (Fig. 12-18). El tamaño nuclear se aproxima al de los macrófagos benignos dentro del tumor.

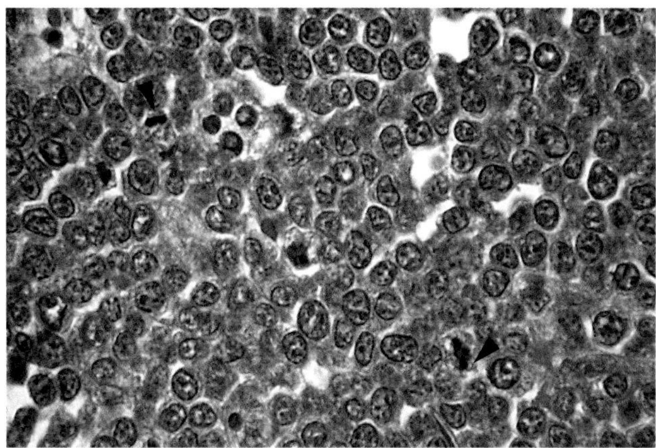

Figura 12-18

Linfoma de Burkitt. Las células tumorales y sus núcleos son bastante uniformes, dando lugar a un aspecto monótono. Nótese la gran actividad mitótica (*puntas de flecha*), y los nucléolos prominentes. El patrón «en cielo estrellado» producido por los macrófagos normales entremezclados, que se tiñen de forma pálida, se aprecia mejor a menor aumento. (Cortesía del doctor Robert W. McKenna, Department of Pathology, University of Texas Southwestern Medical School, Dallas, Texas.)

Existe una cantidad moderada de citoplasma basófilo o anfofílico, lo que con frecuencia se ve en las extensiones como vacuolas pequeñas llenas de lípidos. Es muy característico del tumor un **índice mitótico muy elevado**, al igual que lo es la apoptosis, lo que explica la presencia de numerosos macrófagos que contienen restos de detritus nucleares. Debido a que estos macrófagos benignos están rodeados con frecuencia por un espacio claro, crean un **patrón en cielo estrellado**.

Inmunofenotipo y características moleculares. Estos tumores B expresan IgM, cadena ligera κ o λ, los marcadores pan-B CD19 y CD20, y CD10. Los genes de las inmunoglobulinas tienen hipermutación somática, lo que es compatible con el origen a partir de una célula del centro folicular.

Cariotipo. El linfoma de Burkitt se asocia siempre con translocaciones que afectan al gen *MYC* en el cromosoma 8. La mayor parte de las translocaciones fusionan el gen *MYC* con el gen *IgH* en el cromosoma 14, pero también se han observado translocaciones variantes que afectan a las cadenas ligeras κ o λ en los cromosomas 2 y 22, respectivamente. El resultado neto de cada una es la disregulación y la sobreexpresión de la proteína MYC. La función de MYC en la transformación se describe en el Capítulo 6.

Características clínicas. Tanto la forma endémica como la esporádica afectan fundamentalmente a niños y adultos jóvenes. El linfoma de Burkitt representa alrededor del 30% de los LNH infantiles en Estados Unidos. En ambas formas, la enfermedad suele aparecer en localizaciones extraganglionares. En los pacientes africanos, la afectación de la mandíbula y el maxilar es el modo habitual de presentación, mientras que los tumores abdominales que afectan al intestino, el retroperitoneo y los ovarios son más frecuentes en Norteamérica. Las presentaciones leucémicas son infrecuentes, especialmente en la forma endémica, y se deben distinguir de las leucemias agudas linfoblásticas, que responden a distintos tipos de quimioterapia. El linfoma de Burkitt es un linfoma de alto grado que está entre los tumores humanos de crecimiento más rápido; no obstante, con regímenes de quimioterapia muy intensivos, la mayoría de los pacientes se pueden curar.

Mieloma múltiple y discrasias plasmáticas relacionadas

La característica común que comparten el mieloma múltiple y las discrasias de células plasmáticas es que se originan a partir de un clon de células B que se diferencia en células plasmáticas y secreta una única inmunoglobulina completa o parcial. Debido a que el suero contiene generalmente cantidades excesivas de inmunoglobulinas, estos trastornos también se han denominado gammapatías monoclonales, y la inmunoglobulina asociada a menudo se conoce como componente M. Aunque la presencia de un componente M puede ser indicador de una neoplasia maligna B evidente, el componente M es bastante común en ancianos por lo demás normales, una situación denominada gammapatía monoclonal de significado incierto. En conjunto estos trastornos representan alrededor del 15% de las muertes por tumores hematológicos; son más frecuentes en personas de mediana edad y en ancianos.

Las discrasias de células plasmáticas se pueden dividir en seis variantes principales: a) mieloma múltiple; b) plasmocitoma solitario; c) linfoma linfoplasmocítico; d) enfermedad de cadenas pesadas; e) amiloidosis primaria, y f) gammapatía monoclonal de significado incierto. En todas las formas, los genes de las inmunoglobulinas están somáticamente hipermutados, lo que es compatible con un origen de una célula B poscentrofolicular. Cada uno de estos trastornos se describirá brevemente, y después se presentarán las características morfológicas de las formas más frecuentes.

Mieloma múltiple. El mieloma múltiple, con mucho la más frecuente de las discrasias de células plasmáticas, es una proliferación clonal de células plasmáticas neoplásicas en la médula ósea que, generalmente, se asocia con *múltiples lesiones líticas a lo largo de todo el esqueleto*. La proliferación de células plasmáticas neoplásicas, llamadas también células mielomatosas, se ve apoyada por la citocina interleucina 6 (IL-6), producida por fibroblastos y macrófagos en la estroma del hueso. Al igual que ocurre en otras neoplasias de células B, se ha observado recientemente que muchos mielomas tienen translocaciones cromosómicas que afectan al locus IgH en el cromosoma 14. Los patrones de fusión identificados incluyen los genes de ciclina D1, el receptor de crecimiento fibroblástico 3, y el de ciclina D3; en fases avanzadas de la evolución, se observan a veces translocaciones que afectan a MYC. Como se puede suponer por la lista de genes implicados en las translocaciones cromosómicas, la disregulación de las ciclinas D parece tener una gran importancia en el mieloma múltiple.

El componente monoclonal más frecuente es IgG (60%), seguido de IgA (del 20 al 25%), sólo rara vez IgM, IgD o IgE. En el 15 al 20% restante de los casos, las células plasmáticas producen sólo cadenas ligeras κ o λ. Debido a su bajo peso molecular, las cadenas ligeras libres se excretan rápidamente en la orina, donde se conocen como *proteínas de Bence Jones*. Las células plasmáticas neoplásicas secretan moléculas de inmunoglobulinas completas y cadenas ligeras libres y producen un componente M y proteínas de Bence Jones. Como se verá, el exceso de cadenas ligeras tiene efectos indeseables sobre la función renal y son un aspecto importante de la fisiopatología del mieloma múltiple.

Plasmocitoma solitario. Son lesiones solitarias que afectan al esqueleto y a los tejidos blandos. Los plasmocitomas esqueléticos tienden a producirse en las mismas localizaciones que los mielomas múltiples, mientras que las lesiones extraóseas se producen fundamentalmente en el tracto respiratorio superior (senos, nasofaringe y laringe). Se pueden ver proteínas M discretamente elevadas en algunos pacientes. Los que tienen plasmocitomas esqueléticos suelen tener enfermedad oculta en otras localizaciones, y la mayor parte desarrollan un mieloma múltiple completo en un período de 5 a 10 años. Los plasmocitomas extraóseos (de los tejidos blandos) se diseminan con menos frecuencia y a menudo se curan con la resección local.

Linfoma linfoplasmocítico. Este tumor está compuesto de una proliferación mixta de células B que van desde linfocitos redondeados y pequeños a linfocitos plasmocíticos y a células plasmáticas. Se comporta como un *linfoma B indolente* y a menudo afecta a múltiples adenopatías, la médula ósea y el bazo en el momento del diagnóstico. Se incluye dentro de las discrasias de células plasmáticas porque el tumor produce un componente M pero, al contrario de lo que ocurre en el mieloma múltiple, la mayor parte de los casos es IgM. A menudo, la gran cantidad de IgM hace que la sangre se haga más viscosa, dando lugar a un síndrome llamado *macroglobulinemia* *de Waldenström*, descrito más adelante. Otros síntomas tienen que ver con la infiltración de la médula ósea por células tumorales. La síntesis de la cadenas pesadas y ligeras de las inmunoglobulinas está equilibrada, de forma que no se ven cadenas ligeras libres ni proteinuria de Bence Jones. Al contrario de lo que ocurre en el mieloma, esta enfermedad *no produce lesiones líticas*.

Enfermedad de cadenas pesadas. No es una entidad específica sino un grupo de proliferaciones en el que sólo se producen cadenas pesadas, con más frecuencia IgA. La enfermedad de cadenas pesadas IgA muestra predilección por los tejidos linfoides donde se produce normalmente IgA, como el intestino delgado y el tracto respiratorio, y muchas representan una variante del linfoma MALT (descrito más adelante). La enfermedad menos frecuente de cadenas pesadas IgG a menudo se presenta con adenopatías difusas y hepatosplenomegalia, y se parece, desde el punto de vista histológico, a un linfoma linfoplasmocítico.

Amiloidosis primaria. Se trata de una proliferación monoclonal de células plasmáticas que secreta cadenas ligeras libres bajo la forma de amiloidosis (Capítulo 5). Los depósitos de amiloide (de tipo AL) consisten en cadenas ligeras parcialmente degradadas.

Gammapatía monoclonal de significado incierto. La gammapatía monoclonal de significado incierto (GMSI) es un término que se aplica a las gammapatías monoclonales que se detectan en personas asintomáticas. Las proteínas M se encuentran en el suero del 1 al 3% de las personas sanas asintomáticas mayores de 50 años, lo que convierte esta enfermedad en la discrasia más frecuente de células plasmáticas. A pesar de su nombre, es cada vez más evidente que la GMSI *es una lesión precursora que puede considerarse como un tipo de neoplasia*. Los pacientes con GMSI desarrollan una discrasia plasmática bien definida (mieloma, linfoma linfoplasmocítico, o amiloidosis) con una tasa de un 1% al año. Además, las células de la GMSI a menudo contienen las mismas translocaciones cromosómicas que se encuentran en un mieloma. Por lo tanto, el diagnóstico de GMSI se debe hacer con precaución y sólo tras una exclusión cuidadosa de las otras formas de gammapatías monoclonales, especialmente el mieloma múltiple. En general, los pacientes con GMSI tienen menos de 3 g/dl de proteína monoclonal en el suero y no tienen proteinuria de Bence Jones.

Morfología

El mieloma múltiple se presenta muy a menudo como lesiones óseas multifocales destructivas por todo el esqueleto. Aunque se puede afectar cualquier hueso, en una gran serie de casos se encontró la siguiente distribución: columna vertebral 66%, costillas 44%, cráneo 41%, pelvis 28%, fémur 24%, clavícula 10% y escápula 10%. Estas lesiones focales comienzan generalmente en la cavidad medular, erosionan el hueso y destruyen progresivamente la cortical. La resorción ósea es consecuencia de la secreción de determinadas citocinas (p. ej., IL-1β, factor de necrosis tumoral, IL-6) por parte de las células mielomatosas. Estas citocinas estimulan la producción de otra citocina llamada RANK-ligando, que facilita la diferenciación y la activación de los osteoclastos (Capítulo 21). Las lesiones de células plasmáticas a menudo producen **fracturas patológicas**, que ocurren con más frecuencia en la columna. Las lesiones óseas suelen aparecer radiológicamente como **defectos en sacabocados** de 1 a 4 cm de diámetro (Fig. 12-19A), pero en algunos casos se ve una desmineralización ósea difusa. El examen microscópico de la médula ósea muestra un número aumentado de células plasmáticas, que constituyen entre el 10 y el 90% de la celularidad. Las células neoplásicas se pueden parecer a las células plasmáticas normales maduras, pero a menudo muestran características anormales, como nucléolos prominentes o inclusiones citoplasmáticas anormales que contienen inmunoglobulinas (Fig. 12-19B). Con la progresión de la enfermedad, se pueden ver infiltraciones de células plasmáticas de los tejidos blandos en el bazo, el hígado, los riñones, los pulmones y las adenopatías, o pueden tener una distribución más difusa. Por último, se puede producir un cuadro leucémico.

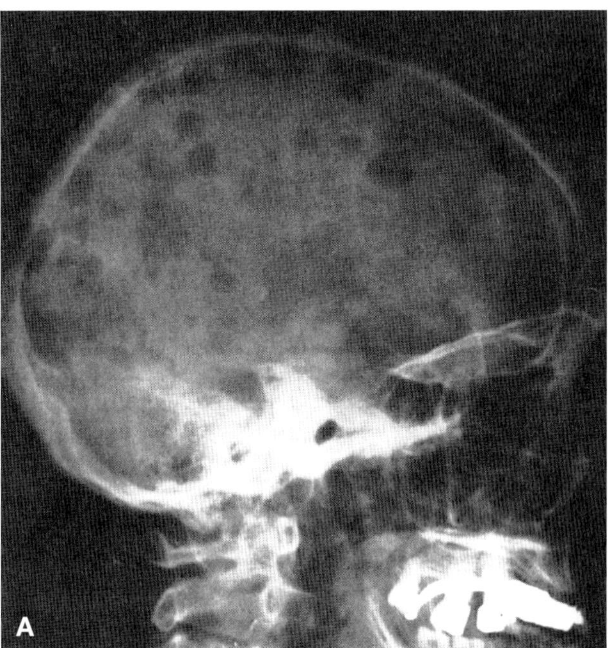

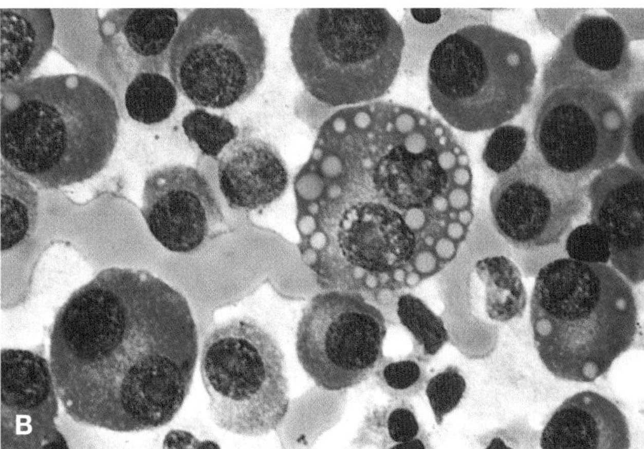

Figura 12-19

Mieloma múltiple. **A**, radiografía del cráneo (visión lateral). Los defectos en sacabocados bien definidos son más obvios en la bóveda del cráneo. **B**, aspirado de médula ósea. Las células medulares normales están sustituidas en gran medida por células plasmáticas, incluyendo formas atípicas con múltiples núcleos, nucléolos prominentes, y gotas citoplasmáticas que contienen inmunoglobulinas.

La afectación renal, generalmente denominada **riñón del mieloma**, es una característica distintiva del mieloma múltiple. Los cilindros de proteínas son evidentes en los túbulos contorneados distales y en los túbulos colectores. La mayor parte de los cilindros está formada de proteínas de Bence Jones, pero también pueden contener inmunoglobulinas completas, proteína de Tamm-Horsfall y albúmina. Algunos cilindros tienen propiedades de amiloide en la tinción. Esto no es sorprendente, dado que el amiloide AL deriva de las proteínas de Bence Jones (Capítulo 5). Las células gigantes multinucleadas creadas por la fusión de los macrófagos infiltrantes suelen rodear a los cilindros. **Con mucha frecuencia las células epiteliales que tapizan los túbulos llenos de cilindros se vuelven necróticas o atróficas por las acciones tóxicas de las proteínas de Bence Jones.** Se pueden encontrar calcificaciones metastásicas que se originan por la resorción ósea y por la hipercalcemia. También se puede producir una **pielonefritis** como consecuencia del aumento de la susceptibilidad a las infecciones bacterianas. Con menos frecuencia, se ven infiltrados intersticiales de células plasmáticas anormales.

En contraposición con el mieloma múltiple, el linfoma linfoplasmocítico no se asocia con lesiones líticas esqueléticas. En vez de ello, las células neoplásicas infiltran de forma difusa la médula ósea, las adenopatías, el bazo y algunas veces el hígado. También se pueden producir infiltraciones de otros órganos, especialmente con la progresión de la enfermedad. El infiltrado celular consiste en linfocitos, células plasmáticas y linfocitos plasmocíticos con una diferenciación intermedia. El resto de las formas de discrasias de células plasmáticas ya se han descrito (p. ej., amiloidosis primaria, Capítulo 5) o son tan raras que no merecen una descripción más detallada.

Curso clínico. Las manifestaciones clínicas de las discrasias de células plasmáticas son variadas. Son consecuencia de la destrucción o de los efectos deletéreos de las células neoplásicas infiltrativas en diversos tejidos y de las inmunoglobulinas anómalas secretadas por los tumores. En el mieloma múltiple los efectos patológicos de los tumores de células plasmáticas son los que predominan, mientras que en el linfoma linfoplasmocítico la mayor parte de los signos y síntomas son consecuencia de las macroglobulinas IgM en el suero.

El pico de incidencia de edad del mieloma múltiple está entre los 50 y los 60 años. Los principales rasgos clinicopatológicos de esta enfermedad se resumen en lo siguiente:

- El *dolor óseo*, consecuencia de la infiltración por células neoplásicas, es muy frecuente. Se producen fracturas patológicas e hipercalcemia, con destrucción ósea focal y resorción ósea difusa. La hipercalcemia puede producir manifestaciones neurológicas, como confusión y letargo, también contribuye a la enfermedad renal. La anemia resulta de la sustitución de la médula ósea así como de la inhibición de la hematopoyesis por las células tumorales.
- Las *infecciones recurrentes* por *Staphylococcus aureus*, *Streptococcus pneumoniae* y *Escherichia coli* son problemas clínicos graves. Son consecuencia de la importante supresión de la secreción de inmunoglobulinas normales.
- El *síndrome de hiperviscosidad* puede ser debido a la excesiva producción y agregación de las proteínas del mieloma, pero esto es mucho más característico del linfoma linfoplasmocítico.
- La *insuficiencia renal* se produce en hasta el 50% de los pacientes. Es consecuencia de múltiples situaciones, como las infecciones bacterianas recurrentes y la hipercalcemia, pero la más importante es el efecto tóxico de las proteínas de Bence Jones en las células que tapizan los túbulos.
- La amiloidosis se produce en el 5 al 10% de los pacientes.

El diagnóstico de mieloma múltiple se puede sospechar si existen los defectos radiológicos característicos en sacabocados en los huesos, especialmente cuando se localizan en la columna o en la calota. La electroforesis del suero y de la orina es un arma diagnóstica importante. En el 99% de los casos se puede detectar en el suero, la orina o ambos un pico monoclonal de inmunoglobulinas completas o de cadenas ligeras libres. En el 1% restante, las inmunoglobulinas monoclonales se pueden encontrar dentro de las células plasmáticas pero no en el suero o en la orina. Dichos casos se denominan a veces *mielomas no secretores*. El examen de la médula ósea se usa para confirmar la presencia de una proliferación de células plasmáticas.

El linfoma linfoplasmocítico afecta a personas mayores, con un pico de incidencia entre los 60 y 79 años. La mayor parte de los síntomas clínicos de la enfermedad se pueden relacionar con la presencia de grandes cantidades de IgM (macroglobulina). Debido a su tamaño, las macroglobulinas aumentan mucho la viscosidad de la sangre, y esto da lugar a un *síndrome de hiperviscosidad* conocido como *macroglobulinemia de Waldenström*, que se caracteriza por lo siguiente:

- *Afectación visual*, en relación con una gran tortuosidad y distensión de las venas de la retina; las hemorragias retinianas y los exudados también pueden contribuir a los problemas visuales.
- *Problemas neurológicos*, como cefalea, mareo, tinnitus, sordera y estupor, que se deben a la lentitud y turbulencia del flujo sanguíneo.
- *Sangrado*, relacionado con la formación de complejos entre las macroglobulinas y los factores de coagulación, así como con la interferencia con las funciones plaquetarias.
- *Crioglobulinemia*, relacionada con la precipitación de las macroglobulinas a bajas temperaturas y con la producción de síntomas como los fenómenos de Raynaud y la urticaria fría.

El mieloma múltiple es una enfermedad progresiva, con una mediana de supervivencia de 4 a 5 años. La mediana de supervivencia del linfoma linfoplasmocítico es algo mayor, de entre 4 y 5 años. Aunque se han intentado tratamientos agresivos en ambos, ninguna de dichas enfermedades es curable en la actualidad.

Linfoma de Hodgkin

El linfoma de Hodgkin comprende un grupo diferenciado de neoplasias que se originan casi siempre en una única adenopatía o cadena de adenopatías y que se diseminan habitualmente de forma secuencial a las adenopatías contiguas anatómicamente. Se diferencia de los linfomas no Hodgkin por varias razones. En primer lugar, *se caracteriza morfológicamente por la presencia de unas células neoplásicas gigantes distintivas denominadas células de Reed-Sternberg*, que se mezclan con células inflamatorias reactivas, no malignas. En segundo lugar, se asocia con unas características clínicas diferenciadas, incluyendo manifestaciones sistémicas como la fiebre. En tercer lugar, su patrón típico de diseminación permite un tratamiento distinto del de la mayor parte de los linfomas. A pesar de estos rasgos característicos, los estudios moleculares han mostrado que se trata de un tumor de origen B.

Clasificación. Se han reconocido cinco subtipos de linfoma de Hodgkin: a) esclerosis nodular; b) celularidad mixta; c) predominio linfocítico; d) rico en linfocitos, y e) depleción linfocítica. Los dos últimos subtipos son raros y no se mencionarán más. Antes de perfilar los tres restantes, no obstante, debemos describir el denominador común entre todos, las células de Reed-Sternberg y sus variantes, y el sistema de estadificación usado para caracterizar la extensión de la enfermedad en una persona.

Morfología

La condición *sine qua non* para el linfoma del Hodgkin es la **célula de Reed-Sternberg (RS)** (Fig. 12-20). Es una célula grande (de 15 a 45 µm de diámetro) con un núcleo grande multilobulado, nucléolos excepcionalmente prominentes, y un citoplasma abundante, en general ligeramente eosinófilo. **Especialmente características son las células con dos núcleos en espejo o lóbulos nucleares, cada una de las cuales contiene un gran nucléolo acidófilo (tipo inclusión) rodeado por una zona clara distintiva; esto le confiere un aspecto de ojo de búho. La membrana nuclear se distingue bien.** Como se verá, las células «clásicas» de RS son frecuentes en el subtipo de celularidad mixta, infrecuentes en el subtipo esclerosis nodular, y raras en el subtipo de predominio linfocítico; en estos dos últimos subtipos, predominan otras variantes características de las células de RS.

La estadificación del linfoma de Hodgkin (Tabla 12-9) es de importancia clínica, porque la evolución, la elección del tratamiento y el pronóstico están muy relacionados con la distribución de la enfermedad.

Con esta base, podemos proceder a la clasificación morfológica de la enfermedad de Hodgkin en subtipos y señalar algunas de las características más sobresalientes de cada uno de ellos. Después se presentarán las manifestaciones comunes. Los rasgos esenciales que sirven para distinguir los principales subgrupos (predominio linfocítico, esclerosis nodular y celularidad mixta) son la morfología, el inmunofenotipo y la frecuencia de los elementos neoplásicos (células de RS) y la naturaleza de la respuesta tisular.

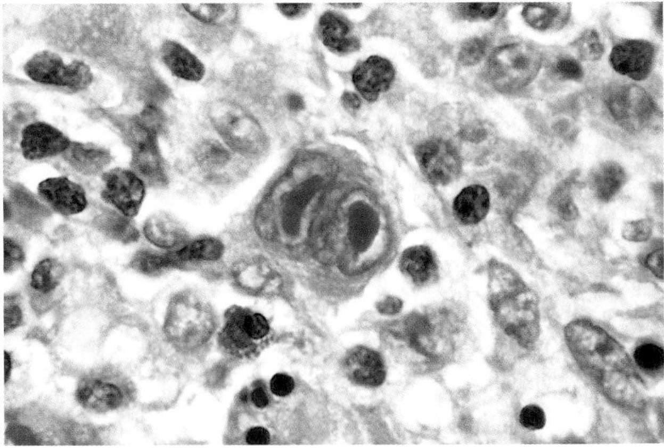

Figura 12-20

Linfoma de Hodgkin. Una célula binucleada de Reed-Sternberg con grandes nucléolos de tipo inclusión y abundante citoplasma está rodeada por linfocitos. Se puede ver delante un eosinófilo. (Cortesía del doctor Robert W. McKenna, Department of Pathology, University of Texas Southwestern Medical School, Dallas, Texas.)

Tabla 12-9 Estadificación clínica de los linfomas Hodgkin y no Hodgkin (clasificación de Ann Arbor)*

Estadio	Distribución de la enfermedad
I	Afectación de una única región ganglionar (I) o afectación de un único órgano o tejido extralinfático (I_E)
II	Afectación de dos o más regiones ganglionares en el mismo lado del diafragma solo (II) o con afectación limitada de tejidos o de órganos extralinfáticos contiguos (II_E)
III	Afectación de regiones ganglionares a ambos lados del diafragma (III), que puede incluir el bazo (III_S), afectación limitada de tejido o de órganos extralinfáticos contiguos (III_E) o ambas (III_{ES})
IV	Focos múltiples diseminados de afectación de uno o más órganos o tejidos extraganglionares, con o sin afectación linfática

*Todos los estadios se subdividen según ausencia (A) o presencia (B) de los siguientes síntomas sistémicos: fiebre significativa, sudoración nocturna, pérdida no explicada de, al menos, el 10% del peso.

De Carbone PT, et al.: Symposium (Ann Arbor): staging in Hodgkin disease. Cancer Res 31:1707, 1971.

Linfoma de Hodgkin tipo esclerosis nodular. Es la forma más frecuente, tanto en hombres como en mujeres, y tiene una gran propensión a afectar a las adenopatías cervicales inferiores, supraclaviculares y mediastínicas. La mayor parte de los pacientes son adolescentes o adultos jóvenes, y el pronóstico global es excelente. Se caracteriza, morfológicamente, por:

- La presencia de una variante particular de la célula de RS, la **célula lacunar** (Fig. 12-21). Esta célula es grande y tiene un núcleo multilobulado con múltiples nucléolos pequeños y un citoplasma pálido y abundante. En el tejido fijado con formol, el citoplasma a menudo se retrae, dando lugar a que las células se encuentren en espacios vacíos, o en lagunas.
- La presencia de bandas de colágeno que dividen el tejido linfoide en nódulos circunscritos (Fig. 12-22). La fibrosis puede se escasa o abundante, y el infiltrado celular puede mostrar una proporción variable de linfocitos, eosinófilos, histiocitos y células lacunares. Las células clásicas de RS rara vez se ven.

El inmunofenotipo de la variante lacunar es idéntico al de la variante clásica de la célula de RS. Estas células expresan CD15 y CD30 y, generalmente, no expresan antígenos específicos pan-B o pan-T.

Linfoma de Hodgkin tipo celularidad mixta. Es la forma más frecuente de enfermedad de Hodgkin en pacientes mayores de 50 años y representa el 25% del global de los casos. Existe un predominio en varones. Las células clásicas de RS son abundantes dentro de un infiltrado celular heterogéneo, que incluye linfocitos pequeños, eosinófilos, células plasmáticas e histiocitos benignos (Fig. 12-23). Comparado con lo que ocurre

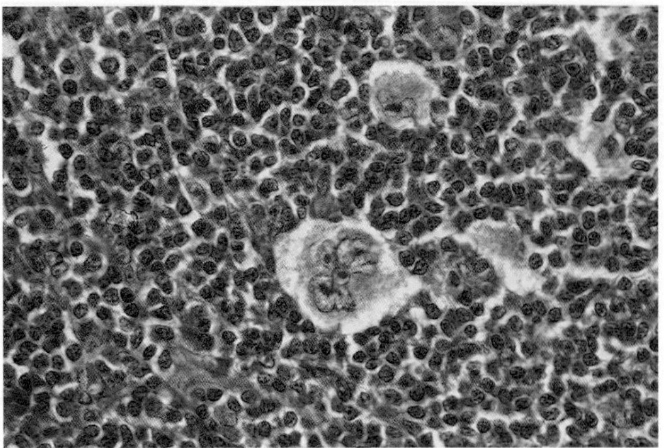

Figura 12-21

Linfoma de Hodgkin, tipo esclerosis nodular. Se ve una típica «célula lacunar» con un núcleo multilobulado que contiene múltiples nucléolos, dentro de un espacio creado por la retracción de su citoplasma. Está rodeada por linfocitos. (Cortesía del doctor Robert W. McKenna, Department of Pathology, University of Texas Southwestern Medical School, Dallas, Texas.)

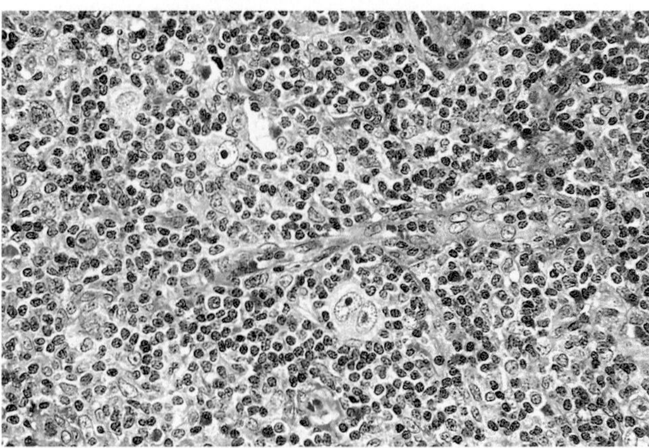

Figura 12-23

Linfoma de Hodgkin, tipo celularidad mixta. Una célula diagnóstica de Reed-Sternberg, binucleada, está rodeada de múltiples tipos celulares, incluyendo eosinófilos (citoplasma rojo brillante), linfocitos e histiocitos. (Cortesía del doctor Robert W. McKenna, Department of Pathology, University of Texas Southwestern Medical School, Dallas, Texas.)

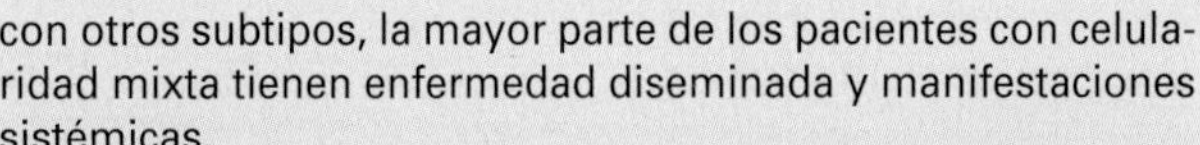

con otros subtipos, la mayor parte de los pacientes con celularidad mixta tienen enfermedad diseminada y manifestaciones sistémicas.

Linfoma de Hodgkin tipo predominio linfocítico. Este subgrupo, que comprende alrededor del 5% del linfoma de Hodgkin, se caracteriza por un gran número de pequeños linfocitos reactivos mezclados con un número variable de histiocitos benignos (Fig. 12-24), a menudo con nódulos grandes mal definidos. Otros tipos de células reactivas, como eosinófilos, neutrófilos y células plasmáticas, son escasos o están ausentes, y las células de RS clásicas son muy difíciles de encontrar. Dispersa entre las células reactivas se encuentra la variante linfohistiocítica (LH) de la célula de RS, que tiene un núcleo delicado y multilobulado que se ha definido como **en palomita de maíz** (célula de palomita). El patrón típico de crecimiento nodular de la enfermedad de Hodgkin de predominio linfocítico ha sugerido durante mucho tiempo que se pueda tratar de una neoplasia de células B foliculares; de hecho, estudios fenotípicos han mostrado que las células variantes LH expresan marcadores de las células B (p. ej., CD20). Además, las variantes LH tiene los genes IgH reordenados y somáticamente mutados, lo que apoya mucho el origen en una célula folicular B. La mayor parte de las personas con este subtipo presentan adenopatía cervical o axilar aislada y tienen un pronóstico excelente.

Está claro que el linfoma de Hodgkin se desarrolla con un amplio rango de patrones histológicos y que determinadas formas, con su fibrosis, eosinófilos, neutrófilos y células plasmáticas características se parecen mucho a un proceso inflamato-

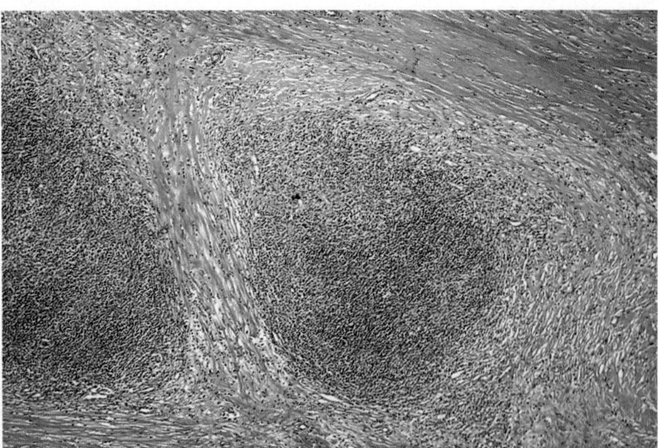

Figura 12-22

Linfoma de Hodgkin, tipo esclerosis nodular. Una visión a bajo aumento muestra bandas bien definidas de colágeno rosa acelular que ha subdividido las células tumorales en nódulos. (Cortesía del doctor Robert W. McKenna, Department of Pathology, University of Texas Southwestern Medical School, Dallas, Texas.)

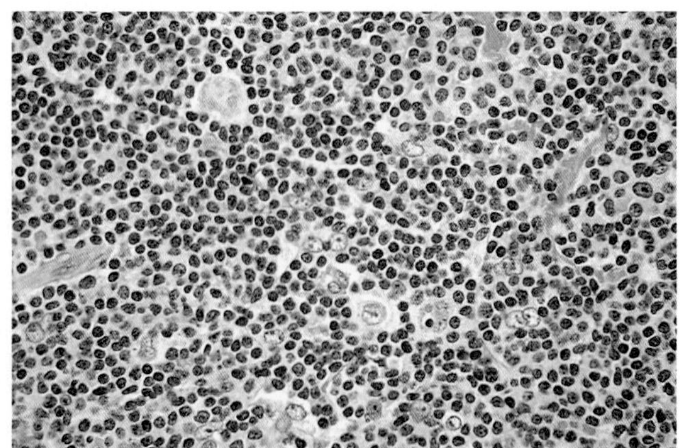

Figura 12-24

Linfoma de Hodgkin tipo predominio linfocítico. Numerosos linfocitos de aspecto maduro rodean las células grandes y pálidas, linfo-histiocíticas (células en «palomitas de maíz»). (Cortesía del doctor Robert W. McKenna, Department of Pathology, University of Texas Southwestern Medical School, Dallas, Texas.)

rio. **El diagnóstico histológico de enfermedad de Hodgkin se apoya en la identificación definitiva de células de RS o de sus variantes en el marco de unas células reactivas adecuadas.** El inmunofenotipo desempeña una función importante para ayudar a distinguir el linfoma de Hodgkin de patologías reactivas o de otros linfomas.

En todas las formas, la afectación del bazo, el hígado, la médula ósea y de otros órganos puede producirse a lo largo de la evolución y adoptar la forma de nódulos irregulares que están compuestos de una mezcla de células de RS y de células reactivas similares a las observadas en las adenopatías. En la enfermedad avanzada, el bazo y el hígado pueden estar aumentados de tamaño por la infiltración tumoral.

Etiología y patogenia. La determinación del origen de las células neoplásicas de RS en el linfoma de Hodgkin ha sido desalentadora, en parte porque estas células son raras en comparación con el infiltrado inflamatorio reactivo que las rodea. Se ha reconocido desde hace tiempo que las variantes de células LH de las células de RS que se encuentran en el linfoma de Hodgkin de predominio linfocítico nodular expresan marcadores de células B, lo que apoya su origen de célula B. Por el contrario, las células de RS en otras formas de linfoma de Hodgkin han sido enigmáticas, y generalmente no expresan marcadores específicos de línea linfoide. Esta incertidumbre se ha resuelto finalmente mediante estudios que se han llevado a cabo en células de RS microdisecadas obtenidas de casos de linfoma de Hodgkin tipo celularidad mixta y esclerosis nodular. El análisis de la secuencia del ADN amplificado de dichas células ha mostrado que cada célula de RS de un determinado caso posee los mismos reordenamientos del gen de las inmunoglobulinas que sus vecinas y que los reordenamientos de los genes de las inmunoglobulinas han sufrido hipermutaciones somáticas. Como consecuencia, se está ahora de acuerdo en que *el linfoma de Hodgkin es una neoplasia que procede de las células B del centro germinal.*

Dicho esto, quedan muchos enigmas por contestar. Las células de RS son aneuploides pero carecen de las translocaciones cromosómicas que son frecuentes en otros linfomas B del centro germinal, y tienen patrones de expresión génica que se parecen poco a las células B normales. Los acontecimientos que transforman las células y alteran su aspecto y sus programas de expresión génica todavía no se conocen. Una posible explicación procede de la implicación del VEB. El genoma del VEB está presente en las células de RS en hasta el 70% de los casos del tipo celularidad mixta, y en una pequeña fracción del tipo esclerosis nodular. Más importante, la integración del genoma del VEB es idéntica en todas las células de RS en un determinado tumor, indicando que la infección precede a la transformación y, por lo tanto, puede tener relación con ésta. Así pues, al igual que en el linfoma de Burkitt y en los linfomas B de los pacientes inmunodeprimidos, la infección por el VEB es, probablemente, uno de los varios pasos que contribuyen al desarrollo del linfoma de Hodgkin, especialmente del tipo celularidad mixta.

Si el VEB desempeña una función causal, ¿existen señales oncogénicas comunes en los tumores VEB positivos y negativos? Una posible respuesta se fundamenta en la observación de que las células de RS en las formas clásicas del linfoma de Hodgkin, independientemente de su situación con respecto al VEB, contienen niveles elevados de NF-κB, un factor de transcripción que normalmente estimula la proliferación de las células B y las protege de las señales proapoptóticas. Varias proteínas que se sabe que activan el NF-κB están expresadas en las células de RS infectadas por VEB. Las mutaciones somáticas que producen la abolición de la función de IκB, un importante inhibidor de NF-κB, se han encontrado también en las células de RS negativas para el VEB. Por lo tanto, la hiperactivación de NF-κB puede tener una función central en la génesis, crecimiento y supervivencia de las células de RS.

Los infiltrados característicos, no neoplásicos, de células inflamatorias parecen consecuencia de un número de citocinas secretadas por las células de RS, incluyendo IL-5 (que atrae a los eosinófilos activados), el factor de crecimiento transformante beta (un factor fibrogénico) e IL-13 (que puede estimular a las células de RS a través de un mecanismo autocrino). Por el contrario, las células inflamatorias, más que ser simples observadores pasivos, producen factores (como el ligando CD30) que pueden ayudar al crecimiento y a la supervivencia de las células de RS, y contribuyen aún más a la reacción tisular.

Curso clínico. Los linfomas de Hodgkin, al igual que los LNH, generalmente se presentan como un aumento indoloro de tamaño de las adenopatías. Aunque la distinción definitiva del LNH se puede hacer sólo mediante el examen histológico de una biopsia de una adenopatía, varias características clínicas favorecen el diagnóstico de un linfoma de Hodgkin (Tabla 12-10). Los pacientes más jóvenes con los tipos histológicos más favorables tienden a presentar estadios I o II y generalmente carecen de manifestaciones sistémicas. Los pacientes con enfermedad diseminada (estadios III y IV) frecuentemente tienen síntomas sistémicos como fiebre, pérdida de peso no explicada, prurito y anemia. Como se describió anteriormente, estos pacientes suelen tener variantes histológicas menos favorables. El pronóstico tras la aplicación de radioterapia y quimioterapia intensiva en los pacientes con esta enfermedad, incluyendo los que tienen enfermedad diseminada, suele ser muy bueno. *Con las modalidades actuales de tratamiento, el estadio clínico es el indicador más importante del pronóstico.* La tasa de supervivencia a 5 años de los pacientes con estadio I-A o II-A es cercana al 100%. Incluso en enfermedades avanzadas (estadio IV-A o IV-B), la supervivencia libre de enfermedad a los 5 años es de alrededor del 50%. Sin embargo, el éxito terapéutico también ha acarreado menos problemas. Los supervivientes a largo plazo de los pro-

Tabla 12-10 Diferencias clínicas entre los linfomas de Hodgkin y no Hodgkin

Linfoma de Hodgkin	Linfoma no Hodgkin
Más a menudo localizada en un único grupo axial de adenopatías (cervical, mediastínico, paraaórtico)	Mucho más frecuente la afectación de múltiples adenopatías periféricas
A menudo se disemina por contigüidad	Diseminación no contigua
Las adenopatías mesentéricas y el anillo de Waldeyer rara vez están afectados	Las adenopatías mesentéricas y el anillo de Waldeyer están afectados con frecuencia
Es rara la afectación extraganglionar	Frecuente afectación extraganglionar

tocolos de radioterapia tienen un riesgo mucho más elevado de desarrollar determinadas neoplasias, incluyendo cáncer de pulmón, melanoma y cáncer de mama. Como consecuencia, se están haciendo esfuerzos por reducir las complicaciones relacionadas con el tratamiento mientras se mantiene una alta tasa de curaciones.

Otras neoplasias linfoides

De las muchas formas que quedan de neoplasias linfoides dentro de la clasificación de la OMS, varias tienen rasgos diferenciales o clínicamente importantes que merecen una breve descripción.

Linfoma extranodal de la zona marginal. Es una categoría especial de tumores de bajo grado de célula B madura que se originan en el tejido linfoide asociado a las mucosas (MALT), como las glándulas salivales, el intestino delgado y el grueso, los pulmones y algunas localizaciones no mucosas como la órbita y la mama. Los linfomas extranodales de la zona marginal tienden a desarrollarse en el marco de patologías autoinmunitarias (como el síndrome de Sjögren y la tiroiditis de Hashimoto) o en infecciones crónicas por microorganismos (como *Helicobacter pylori* y *Campylobacter jejuni*), lo que sugiere que una estimulación antigénica mantenida contribuye a la linfomagénesis. En el caso del linfoma MALT asociado a *H. pylori*, la erradicación del microorganismo con antibióticos a menudo lleva a la desaparición del linfoma, que parece depender de citocinas secretadas por células T específicas para *H. pylori* para su crecimiento y supervivencia (Capítulo 6). Cuando se producen en otras localizaciones, los tumores MALT se pueden curar con frecuencia con la escisión local o radioterapia. Se reconocen dos anomalías citogenéticas: t(1;14), que afecta a los genes *BCL10* e *IgH*, y t(11;18), que afecta a los genes *MALT1* e *IAP2*.

Leucemia de células peludas (o tricoleucemia). Esta rara neoplasia B indolente se distingue por la presencia de células leucémicas que tienen finas proyecciones citoplasmáticas que parecen pelos. Las células tumorales expresan clásicamente marcadores pan-B, incluyendo CD19 y CD20, inmunoglobulina de superficie y, de forma característica, CD11c y CD103; estos antígenos no están presentes en la mayoría de los otros linfomas B, lo que los hace útiles para el diagnóstico.

Este tumor se produce sobre todo en varones mayores, y *sus manifestaciones son fundamentalmente consecuencia de la infiltración de la médula ósea y el bazo*. La esplenomegalia, que con frecuencia es gigante, es lo más frecuente y a veces es el único hallazgo físico anormal. La *pancitopenia*, consecuencia de la infiltración de la médula ósea y del secuestro esplénico, se ve en más de la mitad de los casos. La hepatomegalia es menos frecuente y no es marcada y, las adenopatías son raras. *La leucocitosis no es una característica frecuente*, existiendo sólo en el 15 al 20% de los pacientes, pero se pueden identificar tricoleucocitos en sangre periférica en la mayor parte de los casos. La enfermedad es indolente pero progresiva si no se trata; la pancitopenia y las infecciones son los principales problemas. Al contrario de lo que ocurre en la mayor parte de las neoplasias linfoides de bajo grado, este tumor es muy sensible a distintos agentes quimioterápicos, especialmente a los análogos de las purinas. Las respuestas completas y duraderas son la regla, y el pronóstico global es excelente.

Micosis fungoides y síndrome de Sézary. Ambos están compuestos de células neoplásicas T CD4+ que se instalan en la piel, por lo que con frecuencia se denominan *linfomas cutáneos*.

La micosis fungoide generalmente se presenta como un exantema eritematoso inespecífico, que con el tiempo progresa mediante una fase de placa a una fase tumoral. Histológicamente, existe infiltración de la epidermis y de la parte superior de la dermis por linfocitos T neoplásicos, que a menudo tienen un núcleo cerebriforme caracterizado por una marcada indentación de la membrana nuclear. Con la progresión de la enfermedad, se produce una diseminación tanto ganglionar como visceral. El síndrome de Sézary es una variante clínica que se caracteriza por la presencia de: a) eritrodermia exfoliativa generalizada, y b) células tumorales (células de Sézary) en sangre periférica. Las células tumorales circulantes también existen en hasta el 25% de los casos con micosis fungoides en fase de placa o tumor. Los pacientes con micosis fungoides en fase eritrodérmica a menudo sobreviven durante muchos años, mientras que la supervivencia generalmente es de 1 a 3 años en los pacientes en la fase tumoral, enfermedad visceral o síndrome de Sézary.

Leucemia/linfoma de células T del adulto. Esta neoplasia de células T está producida por un retrovirus, el virus tipo 1 de la leucemia T humana (HTLV-1). Es endémica en el sur del Japón, el Caribe y África occidental, y se produce de forma esporádica en otras partes, incluyendo el sudeste de Estados Unidos. La patogénesis de este tumor se describe en el Capítulo 6. Además de producir neoplasias linfoides malignas, la infección por HTLV-1 también puede producir una mielitis transversa, una enfermedad desmielinizante progresiva que afecta al sistema nervioso central y a la médula espinal.

La leucemia/linfoma de células T del adulto se caracteriza por lesiones cutáneas, adenopatías generalizadas, hepatoesplenomegalia, hipercalcemia, y números variables de linfocitos T CD4 malignos que expresan niveles elevados de CD25, el receptor de la cadena alfa de la IL-2. En la mayor parte de los casos es una enfermedad muy agresiva, con una mediana de supervivencia de alrededor de 8 meses. En entre el 15 y el 20% de los pacientes la evolución de la enfermedad es crónica; su enfermedad es clínicamente indistinguible de los linfomas T cutáneos.

Linfomas de células T periféricos. Es un grupo heterogéneo de tumores que juntos representan hasta el 15% de los LNH del adulto. Aunque dentro de este epígrafe se incluyen varios tipos raros pero diferenciados, la mayor parte de los tumores de este grupo son inclasificables. En general, son enfermedades diseminadas, agresivas y responden mal al tratamiento.

RESUMEN

Neoplasias linfoides

- *Clasificadas según la célula de origen y el estadio de diferenciación.*
- *Los tipos más frecuentes en los niños son las leucemias linfoblásticas agudas y los linfomas, que derivan de los precursores de las células B y T.*
  - Tumores muy agresivos que se presentan con síntomas de fallo medular, o con masas de rápido crecimiento.

- Las células tumorales contienen lesiones genéticas que bloquean la diferenciación, dando lugar a la acumulación de blastos inmaduros que no pueden funcionar como células inmunológicas.

• *Los tipos más frecuentes en los adultos son los linfomas no Hodgkin derivados de células B del centro germinal.*
  - Pueden ser indolentes (p. ej., linfoma folicular) o agresivos (p. ej., linfoma B difuso de células grandes).
  - Algunas veces interfieren con el sistema inmunitario por la disregulación de la función de los linfocitos B y T normales (p. ej., leucemia linfática crónica, mieloma múltiple).
  - A menudo contienen translocaciones cromosómicas o mutaciones que afectan a genes (como BCL2 y BCL6) que regulan el desarrollo y la supervivencia de las células B normales maduras.
• *Leucemia/linfoma linfoblástico de precursores B o T*:
  - Tumores agresivos de células pre-B o pre-T que son más frecuentes en niños y en adultos jóvenes, pero que se pueden producir en cualquier época de la vida.
  - La mayor parte de los pacientes se presenta con un fallo medular producido por una amplia sustitución de la médula por células leucémicas, dando lugar a pancitopenia.
• *Linfoma linfocítico/leucemia linfática crónica*:
  - Tumor de células B maduras que generalmente se presenta con afectación de la médula ósea y adenopatías.
  - Sigue un curso indolente, asociado con frecuencia a anomalías de la inmunidad, incluyendo un aumento de la susceptibilidad a la infección y a los trastornos inmunitarios.
• *Linfoma folicular*:
  - Las células tumorales resumen el patrón de crecimiento de las células B normales del centro germinal; más del 80% de los casos se asocian con una translocación t(14;18) que da lugar a la sobreexpresión de la proteína antiapoptótica BLC2.
• *Linfoma del manto*:
  - Tumor de células B maduras que generalmente se presenta como una enfermedad avanzada que afecta a los ganglios linfáticos, la médula ósea y a localizaciones extranodales como el intestino.
  - Existe una alta asociación con la translocación t(11;14), lo que da lugar a la sobreexpresión de ciclina D1, un regulador de la progresión celular.
• *Linfoma difuso de células grandes B*:
  - Grupo heterogéneo de tumores de la célula B que comparten una morfología de célula grande similar y un comportamiento clínico agresivo; es el tipo más frecuente de linfoma.
  - Se asocia estrechamente con reordenamientos o mutaciones del gen *BCL6*; un tercio se originan de linfomas foliculares y tienen la translocación t(14;18).
• *Linfoma de Burkitt*:
  - Tumor muy agresivo de células B maduras que generalmente se produce en localizaciones extranodales, se asocia de forma uniforme con translocaciones que afectan al protooncogén *c-MYC*, y a menudo se asocian con una infección latente por el virus de Epstein-Barr (VEB).
• *Mieloma múltiple*:
  - Tumor de células plasmáticas que generalmente se presenta con múltiples lesiones óseas líticas con fracturas patológicas e hipercalcemia.
  - Las células plasmáticas neoplásicas pueden suprimir la inmunidad humoral normal y secretan inmunoglobulinas parciales que a menudo son nefrotóxicas.
• *Linfoma de Hodgkin*:
  - Tumor infrecuente que está formado por linfocitos, macrófagos y células estromales reactivas; la célula maligna, la célula de Reed-Sternberg (que deriva de las células B), representa de forma característica sólo una pequeña fracción de la masa tumoral.

Ver también Tabla 12-8 para las características de los distintos tumores.

Neoplasias mieloides

Las neoplasias mieloides se originan a partir de células progenitoras hematopoyéticas y dan lugar, habitualmente, a proliferaciones monoclonales que sustituyen a las células medulares normales. Hay tres categorías generales de neoplasias mieloides. En las LMA, las células neoplásicas están bloqueadas en alguna fase precoz del desarrollo de la célula mieloide. Las células mieloides inmaduras (blastos), que pueden mostrar evidencias de diferenciación granulocítica, eritroide, monocítica, o megacariocítica, se acumulan en la médula, reemplazando a los elementos medulares normales, y frecuentemente circulan en la sangre periférica. En los *síndromes mieloproliferativos crónicos*, el clon neoplásico conserva la capacidad de sufrir una diferenciación terminal pero muestra un crecimiento aumentado o alterado. Con frecuencia existe un aumento en uno o más de los elementos formes (hematíes, plaquetas y/o granulocitos) en sangre periférica. En los *síndromes mielodisplásicos*, se produce una diferenciación terminal pero de forma desordenada e ineficaz, dando lugar al aspecto displásico de los precursores medulares y a las citopenias en sangre periférica.

Aunque estas tres categorías proporcionan un punto de partida útil cuando se consideran las neoplasias mieloides, las divisiones entre ellas a veces están mal definidas. Tanto los síndromes mielodisplásicos como los mieloproliferativos crónicos a menudo se transforman en un cuadro de leucemia mieloide aguda, y algunos pacientes se presentan con trastornos que tienen características tanto de síndrome mielodisplásico como de síndrome mieloproliferativo. Dado que todos ellos se originan de células progenitoras hematopoyéticas, no es sorprendente la estrecha relación entre estos trastornos.

Leucemia mieloide aguda

La LMA afecta, fundamentalmente, a adultos mayores, con una mediana de edad de unos 50 años. Es un trastorno muy heterogéneo, como se describe más adelante. Los signos y los síntomas clínicos, que se parecen mucho a los producidos por la LLA, suelen tener relación con el fallo medular producido por la sustitución de los elementos medulares normales por blastos leucémicos. Los pacientes de nuevo diagnóstico presentan astenia y palidez, sangrado anormal e infecciones, que típicamente obligan a acudir al médico a las pocas semanas del inicio de los síntomas. La esplenomegalia y las adenopatías suelen ser menos prominentes que en la LLA pero, en raras ocasiones, la LMA se presenta con una masa tisular (el llamado sarcoma granulocítico). Idealmente, el diagnóstico y la clasificación de las LMA se basa en los resultados de estudios morfológicos, histoquímicos, inmunofenotípicos y cariotípicos. De estas pruebas, el cariotipo es el que mejor predice el pronóstico.

Fisiopatología. La mayor parte de las LMA se asocian con mutaciones adquiridas de factores de transcripción que inhiben la diferenciación mieloide normal, dando lugar a un acúmulo de células en fases precoces del desarrollo. De especial interés es la translocación t(15;17) en la leucemia promielocítica aguda, que es consecuencia de la fusión del gen del receptor del ácido retinoico alfa (*RARA*) en el cromosoma 17 con el gen *PML* en el cromosoma 15. El gen quimérico produce unas proteínas de fusión anormales PML/RARA que bloquean la diferenciación mieloide en la fase promielocítica, probablemente inhibiendo la función normal de los receptores RARA. Es de destacar que dosis farmacológicas de ácido retinoico (Capítulo 8), un análogo de la vitamina A, son capaces de sobreponerse al bloqueo y permiten la diferenciación terminal de los promielocitos neoplásicos a neutrófilos y la apoptosis. Debido a que los neutrófilos viven una media de 6 horas, el resultado es la rápida eliminación de las células tumorales y la remisión en una alta proporción de pacientes. El efecto es muy específico, las LMA sin translocaciones que afecten a RARA no responden al ácido retinoico. Los pacientes sufren recaídas si son tratados sólo con ácido retinoico, posiblemente porque los progenitores neoplásicos dan lugar a promielocitos que son resistentes a los efectos prodiferenciadores del ácido retinoico. Sin embargo, cuando se combina con quimioterapia, el pronóstico es excelente. No obstante, se trata de un importante ejemplo de un tratamiento eficaz que se dirige contra un defecto molecular específico del tumor.

Otro trabajo usando ratones transgénicos o *knockout* ha sugerido que generalmente los factores de transcripción mutados que se encuentran en la LMA no son suficientes por sí mismos para producir la enfermedad. Se han descrito mutaciones complementarias en un número de genes que no tienen efecto en la maduración pero sí favorecen la proliferación aumentada de proteínas y su supervivencia. Un ejemplo son las mutaciones de ganancia de función en FLT3 (un receptor de superficie con actividad tirosincinasa), que se ven en distintos subtipos de LMA, incluyendo la leucemia promielocítica aguda.

Morfología

Por definición, los blastos o los promielocitos de la LMA representan más del 20% de la celularidad medular. Los **mieloblastos** (precursores de los granulocitos) tienen una fina cromatina nuclear, de tres a cinco nucléolos, y finos gránulos azurófilos en el citoplasma (v. Fig. 12-14 B). Estructuras características en forma de bastones que se tiñen de rojo (**bastones de Auer**) pueden verse en los mieloblastos o en células más diferenciadas; son especialmente prevalentes en la leucemia promielocítica aguda (Fig. 12-25). Los bastones de Auer se encuentran sólo en los mieloblastos neoplásicos y, por lo tanto, son pistas diagnósticas útiles cuando están presentes. En otros subtipos de LMA predominan los monoblastos, eritroblastos o megacarioblastos.

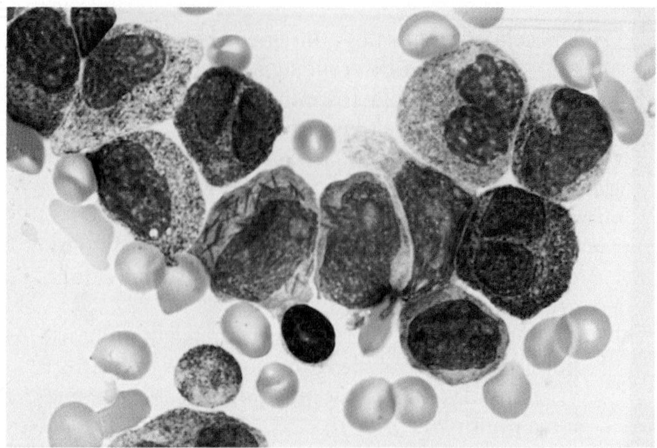

Figura 12-25

Leucemia promielocítica aguda (subtipo M3). El aspirado de médula ósea muestra promielocitos neoplásicos con numerosos gránulos anormalmente toscos y azurófilos. Otros hallazgos característicos incluyen la presencia de varias células con núcleos bilobulados y una célula en el centro del campo que contienen múltiples bastones de Auer. (Cortesía del doctor Robert W. McKenna, Department of Pathology, University of Texas Southwestern Medical School, Dallas, Texas.)

Clasificación. *Las LMA son distintas en lo que respecta a la genética, la línea predominante de diferenciación, y la madurez de las células.* Estas dos últimas características sirven como base a la clasificación franco-americano-británica (FAB), que todavía se sigue usando mucho (Tabla 12-11A). Sin embargo, la experiencia ha demostrado que la clasificación de la FAB tiene un valor pronóstico limitado, mientras que *determinadas anomalías cromosómicas recurrentes, la exposición previa a fármacos, y el antecedente de un síndrome mielodisplásico predicen el mejor pronóstico.* Como consecuencia, se ha propuesto una nueva clasificación de la OMS que toma en consideración distintas variables (Tabla 12-11B). Las categorías de la FAB se usan en la clasificación de la OMS para los tumores que carecen de estos factores pronósticos significativos.

Histoquímica. Los casos con diferenciación granulocítica son típicamente positivos para la enzima mieloperoxidasa, que se detecta mediante la incubación de las células con sustratos de peroxidasa. Los bastones de Auer son intensamente peroxidasa positivos, y pueden ayudar a detectar su presencia cuando son raros. La diferenciación monocítica se demuestra mediante la tinción de esterasas lisosómicas inespecíficas.

Inmunofenotipo. La expresión de marcadores inmunológicos es heterogénea en la LMA. La mayor parte expresa la combinación de antígenos mieloides, como CD13, CD14, CD15, CD64 o CD117 (c-KIT). El CD33 es expresado por las células progenitoras pluripotenciales pero lo mantienen los pro-

Tabla 12-11A Clasificación revisada de la FAB de las leucemias mieloides agudas (LMA)

Clase	Definición	Incidencia (% de LMA)	Morfología/comentarios
M0	LMA mínimamente diferenciada	2-3	Los blastos carecen de bastones de Auer pero expresan marcadores de superficie de línea mieloide
M1	LMA sin maduración	20	Algunos blastos (≥ 3%) son mieloperoxidasa positivos; pocos gránulos o bastones de Auer y muy escasa maduración más allá del estadio de diferenciación del mieloblasto
M2	LMA con maduración	30-40	> 20% de las células medulares son mieloblastos, pero se ven muchas células en estadios más avanzados de maduración granulocítica; suele haber bastones de Auer, a menudo se asocia con t(8;21)
M3	Leucemia promielocítica aguda	5-10	La mayor parte son promielocitos anormales, que a menudo contienen muchos bastones de Auer por célula; los pacientes son de media más jóvenes (mediana de edad de 35-40 años); alta incidencia de CID; asociada con t(15;17)
M4	Leucemia mielomonocítica aguda	15-20	Diferenciación mielocítica y monocítica evidente mediante tinción citoquímica; los monoblastos son positivos para esterasas no específicas; las células mieloides muestran un rango de maduración; número variable de bastones de Auer; un subgrupo asociado con la inv(16)
M5	Leucemia monocítica aguda	10	Monoblastos y monocitos inmaduros (mieloperoxidasa negativos, positivos para esterasas no específicas) son los que predominan; no suele haber bastones de Auer; pacientes mayores; más frecuentemente asociada con organomegalia, linfadenopatías e infiltración tisular; el subtipo M5b se define por el predominio de monocitos de aspecto maduro en sangre periférica, mientras que sólo se ven células inmaduras en el subtipo M5a
M6	Eritroleucemia aguda	5	Más frecuentemente asociada con abundantes progenitores eritroides displásicos; > 20% de los progenitores no eritroides de la médula son mieloblastos, que pueden contener bastones de Auer; generalmente se produce en edades avanzadas o tras la exposición a un mutágeno (p. ej., quimioterapia)
M7	Leucemia megacariocítica aguda	1	Blastos de línea megacariocítica predominantemente, como se puede juzgar por la expresión de antígenos específicos de línea plaquetaria; a menudo existe mielofibrosis o aumento de la trama medular de reticulina; no existen bastones de Auer

CID, coagulación intravascular diseminada.

Tabla 12-11B Clasificación propuesta por la OMS de la leucemia mieloide aguda (LMA)

Clase	Pronóstico
I. LMA con translocaciones cromosómicas recurrentes	
LMA con t(8;21)(q22;q22); fusión del gen *CBFa/ETO*	Favorable
LMA con inv(16)(p13;q22); fusión del gen *CBFb/MYH11*	Favorable
LMA con t(15;17)(q22;q21.1); PML/RARa	Favorable
LMA con t(11q23; variante)	Malo
II. LMA con displasia multilínea	
Con un síndrome mielodisplásico previo	Muy malo
Sin un síndrome mielodisplásico previo	Malo
III. LMA, relacionada con el tratamiento	
Relacionada con agentes alquilantes	Muy malo
Relacionada con epipodofilotoxinas	Muy malo
IV. LMA, no especificada	
Subclases definidas por extensión o tipo de diferenciación (M0-M7)	Intermedio

genitores mieloides. Dichos marcadores son útiles para distinguir la LMA de la LLA (como se muestra en la Fig. 12-14) y para identificar las LMA más primitivas (p. ej., el subtipo M0). Además, los anticuerpos monoclonales reactivos con los antígenos plaquetarios son muy útiles para el diagnóstico del subtipo M7, leucemia aguda megacariocítica.

Pronóstico. La LMA es una enfermedad devastadora. Los tumores con aberraciones cariotípicas de buen pronóstico (t[8;21])inv[16]) se asocian con una posibilidad del 50% de supervivencia libre de enfermedad a largo plazo, pero la supervivencia libre de enfermedad global es sólo del 15 al 30% con quimioterapia convencional. Un número cada vez mayor de pacientes con LMA son tratados con terapias más intensivas, como el trasplante alogénico de médula ósea.

Síndromes mielodisplásicos

En pacientes con estos trastornos, la médula ósea está sustituida parcial o totalmente por la progenie clonal de la célula progenitora pluripotencial transformada que sigue teniendo capacidad de diferenciarse en hematíes, granulocitos y plaquetas, pero de una forma tan ineficaz como alterada. Como consecuencia, la médula ósea es generalmente hipercelular o normocelular, pero la sangre periférica muestra una o varias citopenias. El clon de la célula progenitora anormal en la médula ósea es genéticamente inestable, lo que da lugar a la adquisición de mutaciones adicionales y, finalmente, a la transformación en una LMA. La mayor parte de los casos son idiopáticos, pero algunos se producen tras la quimioterapia con agentes alquilantes o tras la exposición a un tratamiento con radiaciones ionizantes.

Los estudios citogenéticos muestran un clon citogenéticamente anómalo en la médula de hasta en el 70% de los pacientes con esta enfermedad. Algunas anomalías cariotípicas frecuentes son la pérdida de los cromosomas 5 o 7, o deleciones de 5q o 7q. Morfológicamente, la médula está llena de precursores hematopoyéticos de aspecto anormal. Algunas de las alteraciones más frecuentes incluyen precursores eritroides megaloblastoides que se parecen a los que se ven en las anemias megaloblásticas, formas eritroides con depósitos de hierro dentro de las mitocondrias (sideroblastos en anillo), precursores granulocíticos con gránulos anormales o una maduración nuclear anormal, y megacariocitos pequeños con un único núcleo pequeño.

La mayor parte de las personas con esta enfermedad tienen entre 50 y 70 años de edad, y en el 10 al 40% de ellos se desarrolla una LMA; los otros padecen infecciones, anemia y hemorragias como consecuencia de una eritropoyesis ineficaz. El resultado de la quimioterapia suele ser malo, lo que apoya la idea de que la mielodisplasia se debe al fallo de la célula progenitora. Es de interés destacar que algunos pacientes con anemia aplásica desarrollan finalmente un síndrome mielodisplásico, y una minoría significativa de pacientes con mielodisplasia responden a inmunosupresores de las células T. En este subgrupo de pacientes, es posible que el clon maligno crezca porque las células progenitoras normales estén siendo atacadas por las células T. Como se describe previamente, un mecanismo similar parece promover la hemoglobinuria paroxística nocturna. El pronóstico es variable; la mediana de supervivencia varía de 9 a 29 meses, y es peor en los que tienen más blastos medulares aumentados o anomalías citogenéticas en el momento del diagnóstico.

Trastornos mieloproliferativos crónicos

Estos trastornos están marcados por la hiperproliferación de los progenitores neoplásicos mieloides que conservan la capacidad de una diferenciación terminal; como consecuencia, existe un aumento en uno o varios de los elementos formes en sangre periférica. Los progenitores neoplásicos tienden a sembrar órganos hematopoyéticos secundarios (el bazo, el hígado y las adenopatías), dando lugar a hepatosplenomegalia (producida por la hematopoyesis extramedular) y un discreto aumento de las adenopatías. Un rasgo común de estos trastornos es la asociación con mutaciones de tirosincinasas que generan señales constitutivas de alta intensidad parecidas a las que regulan el crecimiento y la supervivencia de las células mieloides normales. Esto proporciona una explicación satisfactoria a la sobreproducción observada de células mieloides y es terapéuticamente importante por la disponibilidad de los inhibidores de las tirosincinasas.

La mayor parte de los pacientes con este subgrupo de enfermedades caen en una de estas cuatro entidades diagnósticas: leucemia mieloide crónica (LMC), policitemia vera (PV), mielofibrosis primaria y trombocitemia esencial (TE). La LMC se separa claramente de las otras patologías porque se asocia con una anomalía característica, la presencia del gen de fusión *BCR/ABL*. En contraposición, los otros trastornos mieloproliferativos muestran un importante solapamiento clínico y genético. Las mutaciones de las cinasas del JAK2 son la alteración genética aislada más frecuente en este grupo. Se ha observado en más del 90% de los casos de policitemia vera, el 50% de los casos de mielofibrosis primaria, y en el 30% de los casos de trombocitemia esencial. Se asocian otros tipos más raros de síndromes mieloproliferativos con mutaciones activadoras en otras tirosincinasas, como el receptor alfa y beta del factor de crecimiento derivado de las plaquetas. Por lo tanto, un tema en desarrollo es que *la mayoría, si no todos los trastornos mieloproliferativos, están asociados con un aumento anormal en la actividad de una o varias tirosincinasas, lo que parece estimular las mismas vías de señalización que normalmente están activadas por los factores de crecimiento hematopoyéticos.* Sólo se describen aquí la LMC, la PV y la mielofibrosis. La trombocitemia esencial y otros síndromes mieloproliferativos crónicos son demasiado infrecuentes como para describirlos en este capítulo.

Leucemia mieloide crónica

La LMC afecta, fundamentalmente, a adultos de entre 25 y 60 años de edad, y representa alrededor del 15 al 20% de todos los casos de leucemia. El pico de incidencia se produce entre los 40 y 59 años.

Fisiopatología. *La LMC se asocia de forma uniforme con la presencia de una anomalía genética adquirida, el gen de fusión BCR/ABL.* En alrededor del 95% de los casos el gen de fusión BCR/ABL es el producto de la translocación t(9;22) que mueve el gen *ABL* del cromosoma 9 al cromosoma 22 adyacente al gen *BCR*. El cromosoma 22 derivativo a menudo se conoce como cromosoma Filadelfia (Ph), porque allí se descubrió. En el 5% restante de los pacientes, el gen de fusión *BCR/ABL* se crea por reordenamientos que son citogenéticamente crípticos o que se ven oscurecidos por la afectación de más de dos cromosomas. En pacientes con LMC el gen de fusión *BCR/ABL* está presente en los precursores eritroides, granulocíticos, megacariocíticos, y de los linfocitos B y en algunos casos también en los precursores T. Este hallazgo es *una firme evidencia del origen de la LMC en un progenitor pluripotencial.* El gen *BCR/ABL* codifica una proteína de fusión (Capítulo 6) que consiste en porciones de BCR y del dominio de la tirosincinasa del ABL que es crítica para la transformación neoplásica. Aunque el cromosoma Ph es muy característico de la LMC, se debe recordar que existe también en un 25% de los adultos con LLA y en casos raros de LMA en adultos.

Los progenitores mieloides normales dependen de señales generadas por factores de crecimiento y sus receptores para su desarrollo y supervivencia, pero los progenitores de la LMC tienen unos requerimientos muy inferiores. Esta alteración de la dependencia de los factores de crecimiento se debe a la presencia de una tirosincinasa que genera señales constitutivas que imitan los efectos de la activación del receptor del factor de crecimiento. Aunque el gen de fusión *BCR/ABL* está presente en varias líneas, por razones poco claras los precursores granulocíticos son los más afectados. Como es evidente por el marcado número de granulocitos en la médula ósea y en la sangre periférica, *los progenitores proliferantes de la LMC siguen conservando la capacidad de una diferenciación terminal.*

Morfología

Los hallazgos de sangre periférica son muy característicos. El número de leucocitos es elevado, a menudo superior a 100.000 cel/μl. Las células circulantes son **predominantemente neutrófilos, metamielocitos y mielocitos** (Fig. 12-26) pero también son importantes los eosinófilos y los basófilos. Una pequeña proporción de **mieloblastos, generalmente menos del 5%**, se pueden ver en la sangre periférica. También es típico un número aumentado de plaquetas (trombocitosis). La médula ósea es hipercelular como consecuencia de la hiperplasia granulocítica y megacariocítica. Los mieloblastos sólo están un poco aumentados, y existe con frecuencia un aumento del número de fagocitos. La pulpa roja del bazo aumentado de tamaño tiene un aspecto que recuerda al de la médula ósea por la gran hematopoyesis extramedular. La gran masa de progenitores hematopoyéticos a menudo compromete el aporte local de sangre, produciendo infartos esplénicos.

Características clínicas. El inicio de la LMC a menudo es lento, y los síntomas iniciales a menudo son inespecíficos (p. ej., astenia, debilidad y pérdida de peso). Algunas veces el primer síntoma es una sensación de molestia en el abdomen, producida por la *esplenomegalia gigante* que caracteriza esta patología. En ocasiones puede ser necesario distinguir la LMC de una «reacción leucemoide», una elevación llamativa de los granulocitos en respuesta a la infección, el estrés y la inflamación crónica y determinadas neoplasias. La *presencia del cromosoma Ph* es la forma más definitiva de distinguir la LMC de las reacciones leucemoides (y de los otros síndromes mieloproliferativos crónicos). La medición de la fosfatasa alcalina leucocitaria también puede ser de ayuda porque los granulocitos de la LMC carecen casi completamente de esta enzima, mientras que se encuentra aumentada en las reacciones leucemoides y otros trastornos mieloproliferativos crónicos (como la PV).

El curso de la LMC es de una progresión lenta. Incluso sin tratamiento, la mediana de supervivencia es de 3 años. Tras un período variable e impredecible, alrededor del 50% de los pacientes con LMC entran en una fase acelerada, durante la cual se produce progresivamente un fallo en la respuesta al tratamiento; aumenta la anemia y aparece trombopenia; se presentan otras anomalías genéticas y, finalmente, *se transforma en un cuadro que se parece a una leucemia aguda* (es decir, una crisis blástica). En el 50% restante, la crisis blástica se produce de forma brusca, sin una fase acelerada intermedia. Es interesante destacar que, en el 30% de los pacientes, la crisis blástica es de un tipo de célula pre-B, lo que apoya aún más el origen de la LMC a partir de una célula progenitora pluripotencial. En el 70% restante de los pacientes, las crisis blásticas se parecen a una LMA. Con menos frecuencia, la LMC progresa a una fase de extensa fibrosis medular que se parece a otros procesos mieloproliferativos, especialmente la metaplasia mieloide con mielofibrosis.

El tratamiento de la LMC está evolucionando rápidamente. La mayor parte de los pacientes se trataban antes con quimioterapia paliativa suave que, desgraciadamente, no evitaba el desarrollo de una crisis blástica. El trasplante de médula ósea era, y sigue siendo, una forma definitiva de tratamiento, sea curativo en el 70% de los pacientes, pero conlleva un alto riesgo de mortalidad en pacientes sin un donante compatible o en ancianos. Un inhibidor de la tirosincinasa BCR/ABL, el imantinib mesilato, induce una remisión completa en un alto porcentaje de pacientes con una LMC en fase crónica, con muy poca de la toxicidad asociada con los agentes quimioterápicos inespecíficos. Cuando los pacientes con LMC en tratamiento con imantinib mesilato recaen, a menudo tienen nuevas mutaciones en el sitio activo BCR/ABL que impide la unión del imantinib mesilato; esto prueba que el fármaco está funcionando «eliminando» las células diana. Es necesario realizar más estudios para determinar si el imantinib mesilato es curativo, pero es un tratamiento excelente para personas que no pueden ser sometidas a un trasplante de médula y ha despertado un gran interés en el desarrollo de otros tratamientos dirigidos del cáncer.

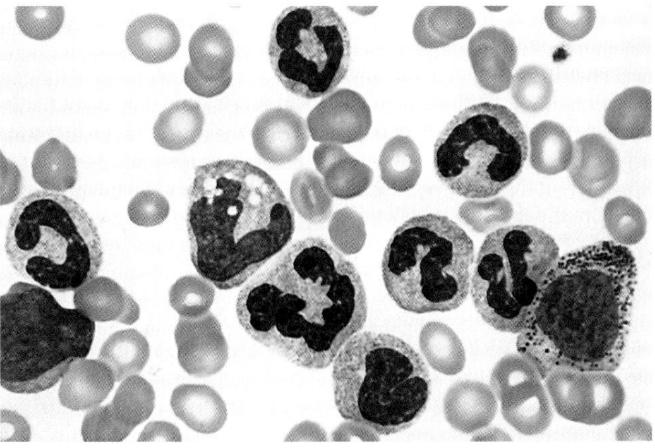

Figura 12-26

Leucemia mieloide crónica. Extensión de sangre periférica que muestra muchos neutrófilos maduros, algunos metamielocitos y un mielocito. (Cortesía del doctor Robert W. McKenna, Department of Pathology, University of Texas Southwestern Medical School, Dallas, Texas.)

Policitemia vera

El rasgo característico de la PV es una excesiva proliferación neoplásica y maduración eritroide, granulocítica y megacariocítica, produciendo una *panmielosis*. Aunque está aumentado el número de plaquetas y de granulocitos, los signos y síntomas clínicos más obvios están relacionados con el *aumento absoluto de la masa eritrocitaria*. Esto se debe distinguir de la *poliglobulia relativa*, que es consecuencia de la hemoconcentración. Al contrario de lo que ocurre con las formas reactivas de poliglobulia absoluta, la PV se asocia con unos niveles bajos de *eritropoyetina en suero*, que es el reflejo de la hipersensibilidad del clon neoplásico a la eritropoyetina y a otros factores de crecimiento. Recientemente se ha observado que, en casi todos los casos, las células de PV muestran una mutación particular en JAK2, una tirosincinasa que actúa en las vías de señalización del receptor de la eritropoyetina y en los receptores de otros factores de crecimiento. Esta mutación, que da lugar a una sustitución de la valina por fenilalanina en el residuo 617, es suficiente para hacer que las células que expresan el receptor hematopoyético sean hipersensibles a la eritropoyetina, lo que sugiere que probablemente es una parte importante de la patogénesis de la PV.

Morfología

Los principales cambios anatómicos de la PV nacen de un aumento del volumen sanguíneo y de la viscosidad que produce la policitemia. Es característica la congestión pletórica de todos los tejidos y órganos. El hígado está aumentado de tamaño y contiene con frecuencia focos de hematopoyesis extramedular. El bazo está ligeramente aumentado de tamaño (250-300 g) en alrededor del 75% de los pacientes, debido a la congestión vascular. **Como consecuencia del aumento de la viscosidad y de la estasis vascular, son frecuentes las trombosis y los infartos, especialmente en el corazón, el bazo y los riñones.** Las hemorragias se producen en alrededor de un tercio de estos pacientes, probablemente como consecuencia de una distensión excesiva de los vasos sanguíneos y de una función plaquetaria anormal. Suelen afectar al tracto digestivo, la orofaringe o el cerebro. Aunque estas hemorragias pueden ser ocasionalmente espontáneas, a menudo se producen tras un traumatismo menor o una intervención quirúrgica. Las plaquetas producidas por el clon neoplásico a menudo son disfuncionantes. Dependiendo de su naturaleza, los defectos plaquetarios pueden exacerbar la tendencia a la trombosis o dar lugar a una hemorragia anormal. Al igual que en la LMC, la sangre periférica suele mostrar un aumento de los basófilos.

La médula ósea es hipercelular debido a la hiperplasia de las formas eritroides, mieloides y megacariocíticas. Además, existe algún grado de fibrosis en alrededor del 10% de los pacientes en el momento del diagnóstico. En un subgrupo de pacientes, la enfermedad progresa a mielofibrosis, donde el espacio medular está sustituido, en gran medida, por fibroblastos y colágeno.

Curso clínico. La PV aparece de forma insidiosa, generalmente al final de las edades medianas de la vida. Los pacientes están rubicundos y a menudo cianóticos. La liberación de histamina de los basófilos neoplásicos puede contribuir al prurito, que puede ser intenso. La excesiva liberación de histamina puede producir las úlceras pépticas que se ven en estos pacientes. Otras quejas se deben a la tendencia hemorrágica y trombótica y a la hipertensión. *La cefalea, el mareo, los síntomas gastrointestinales, la hematemesis y las melenas son frecuentes.* Debido a la elevada tasa de recambio celular, aparece una gota sintomática en el 5 al 10% de los casos, y muchos pacientes tienen hiperuricemia asintomática.

El diagnóstico se suele hacer en el laboratorio. El recuento de hematíes es de 6 a 10 millones por microlitro, y el hematócrito se aproxima con frecuencia al 60%. Las otras líneas mieloides también son hiperproliferativas: el recuento de granulocitos puede ser de hasta 50.000 cél./mm^3, y el número de plaquetas puede superar las 400.000 cél./mm^3. El número de basófilos también está frecuentemente elevado. Las plaquetas son funcionalmente anormales en la mayor parte de los casos, y en la sangre se observan formas gigantes y fragmentos de megacariocitos. Alrededor del 30% de los pacientes desarrollan *complicaciones trombóticas*, que generalmente afectan al corazón o al cerebro. La trombosis de la vena hepática, que da lugar al denominado síndrome de Budd-Chiari (Capítulo 16), es una complicación infrecuente pero grave. Las *hemorragias* menores (p. ej., epistaxis o gingivorragias) son frecuentes, y las hemorragias de riesgo vital se producen en el 5 al 10% de los pacientes. En los que no reciben tratamiento, la muerte se produce por complicaciones vasculares a los pocos meses del diagnóstico; no obstante, si la masa eritrocitaria se mantiene cerca de los niveles normales mediante flebotomías, la mediana de supervivencia es de alrededor de 10 años.

La supervivencia prolongada con tratamiento ha evidenciado que la PV tiende a evolucionar a una fase de agotamiento, durante la cual se desarrollan características clínicas y anatómicas de mielofibrosis primaria. Tras un intervalo medio de 10 años, del 15 al 20% de los tumores sufren una transformación. Esta transición viene marcada por la aparición de fibrosis en la médula ósea y por una desviación de la hematopoyesis al bazo, que crece mucho de tamaño. La transformación a una «crisis blástica» idéntica a una LMA también se produce pero con una frecuencia mucho menor que en la LMC. El tratamiento molecular dirigido con inhibidores del JAK2 está siendo estudiado en la actualidad.

Metaplasia mieloide con mielofibrosis primaria

En este trastorno mieloproliferativo crónico, se produce una «fase de agotamiento» con fibrosis medular al inicio del curso de la enfermedad, generalmente tras un breve período en el que están elevados los leucocitos y las plaquetas en sangre periférica. Conforme la hematopoyesis se desplaza de la médula fibrótica al bazo, el hígado, y a los ganglios linfáticos, se produce una hepatosplenomegalia gigante. La hematopoyesis en localizaciones extramedulares tiende a ser desordenada e ineficaz y, junto con la fibrosis medular, da lugar a una anemia moderada-grave y a trombopenia en la mayor parte de los pacientes.

Aunque la fibrosis medular es característica, los fibroblastos que se encuentran entre el colágeno no son descendientes de la clona de células progenitoras transformadas. En su lugar, la fibrosis medular es secundaria a las alteraciones que están limitadas a las células hematopoyéticas, especialmente los megacariocitos. Se cree que *los fibroblastos medulares son estimulados para proliferar por el factor de crecimiento derivado de las plaquetas y por el factor de crecimiento transformante beta* liberados por los megacariocitos neoplásicos. Se sabe que estos dos factores de crecimiento son mitógenos para los fibroblastos. En el momento en el que los pacientes buscan atención médica, suele ser evidente la fibrosis medular y una marcada hematopoyesis extramedular. Más raramente, la fibrosis medular está menos avanzada en el momento del diagnóstico, y el cuadro clínico se parece al que se observa en otros síndromes mieloproliferativos.

Es de importancia patogénica y probablemente terapéutica que la misma mutación JAK2 que se ve en la PV (una mutación de una valina por una fenilalanina en el residuo amino 617) esté presente en alrededor de la mitad de los casos de mielofibrosis primaria (así como en una proporción similar de individuos con trombocitemia esencial), hallazgos que recalcan la extensión del solapamiento entre estas entidades. No se sabe todavía por qué tumores con la misma mutación tienen esta variedad de cuadros clínicos. Quizá la mutación del JAK-2 se produce en distintas poblaciones de células progenitoras en la mielofibrosis primaria, o las mutaciones desconocidas que favorecen la progresión a la fase gastada se producen mucho antes en algunas personas por casualidad.

Morfología

El principal sitio de hematopoyesis extramedular en la metaplasia mieloide con mielofibrosis primaria es el **bazo**, que suele estar muy aumentado de tamaño, algunas veces pesa hasta 4.000 g. Como siempre ocurre cuando la esplenomegalia es masiva, a menudo se producen múltiples **infartos esplénicos subcapsulares**. Histológicamente, el bazo contiene normoblastos, precursores granulocíticos y megacariocitos, que a menudo son prominentes en cuanto a su número y morfología abigarrada. Algunas veces se ve una actividad desproporcionada de cualquiera de las tres líneas celulares mayores.

El **hígado** está con frecuencia moderadamente aumentado de tamaño, con focos de hematopoyesis extramedular. Microscópicamente, las **adenopatías** también contienen focos de hematopoyesis extramedular, pero son insuficientes para producir un aumento de tamaño apreciable.

La **médula ósea** en un caso típico es hipocelular y difusamente fibrótica. Sin embargo, al inicio la médula ósea puede ser hipercelular, con una representación igual de las tres líneas celulares. Tanto al inicio como al final de la enfermedad, los megacariocitos son frecuentemente grandes y suelen ser displásicos.

Curso clínico. La mielofibrosis primaria puede comenzar con un cuadro sanguíneo sugestivo de LMC o de PV, pero con más frecuencia ha progresado a fibrosis medular en el momento del diagnóstico clínico. La mayor parte de los pacientes tienen anemia moderada o grave. El recuento de leucocitos puede ser normal, reducido o muy elevado. Al inicio de la enfermedad, el número de plaquetas es normal o elevado, pero finalmente los pacientes desarrollan trombopenia. El *frotis de sangre periférica es muy anormal* (Fig. 12-27). Las anomalías de los hematíes incluyen formas extrañas (poiquilocitos, dacriocitos). A menudo se encuentran eritroblastos en sangre periférica. También se ven precursores mieloides inmaduros (mielocitos y metamielocitos), y algunas veces están aumentados los basófilos. La presencia de precursores eritroides nucleados y de células mieloides inmaduras se conoce como *leucoeritrocitosis*. Las plaquetas son, con frecuencia, normales en tamaño y forma pero defectuosas en su función. En algunos casos, el cuadro clínico y citológico se parece a una LMC; *pero sin cromosoma Ph*. Debido a la alta tasa de recambio celular, *la hiperuricemia y la gota* pueden complicar también este cuadro.

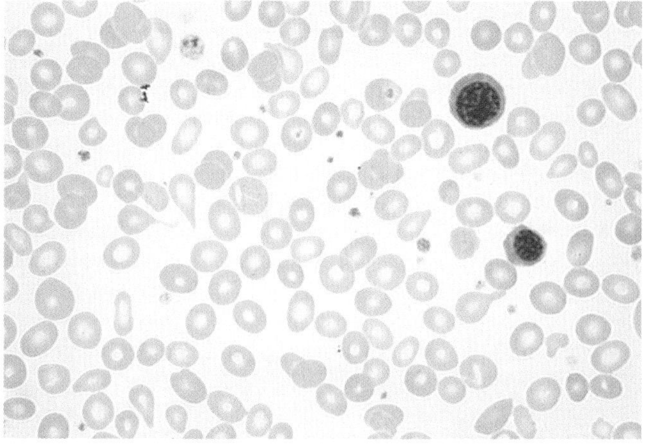

Figura 12-27

Mielofibrosis con metaplasia mieloide (extensión de sangre periférica). Son evidentes dos normoblastos y numerosos dacriocitos. Existen células mieloides inmaduras en otros campos. Se ve una imagen idéntica en otras enfermedades que producen distorsión y fibrosis de la médula.

El pronóstico de la enfermedad es variable, pero la supervivencia media es de 4 a 5 años. Existe un riesgo constante de infecciones, así como de episodios hemorrágicos y trombóticos que se deben a las anomalías plaquetarias. Los infartos esplénicos son frecuentes, y en el 5 al 15% de los pacientes existe, finalmente, una crisis blástica que se parece a la LMA.

RESUMEN

Neoplasias mieloides

Los tumores mieloides son, fundamentalmente, tumores de los adultos que se dividen en tres grupos:

- *Leucemia mieloide aguda* (LMA):
  - Conjunto de tumores agresivos que están formados por células inmaduras de la línea mieloide (mieloblastos), que sustituyen a la médula normal y suprimen la hemopoyesis normal.
  - Las células de la LMA contienen diversas lesiones genéticas que a menudo llevan a la expresión de factores de transcripción anormales que bloquean la diferenciación mieloide normal.
- *Trastornos mieloproliferativos crónicos*:
  - Tumores indolentes en los que la producción de células está inicialmente aumentada, dando lugar a elevados recuentos celulares y a una hematopoyesis extramedular.
  - Frecuentemente asociados con lesiones genéticas adquiridas que dan lugar a una activación constitutiva de tirosincinasas, que imitan las señales de los factores de crecimiento normales; se tratan con inhibidores de las cinasas.
  - Existen dos tipos principales:
    - *Leucemia mieloide crónica* (LMC): tumor mieloide que se origina de una célula progenitora pluripotencial; se asocia con reordenamientos que producen la formación de un gen de fusión *BCR/ABL* que codifica una tirosincinasa; produce un aumento de la hematopoyesis, especialmente de las líneas granulocítica y megacariocítica; si no se trata, progresa invariablemente a una fase de crisis blástica que se puede parecer a la LMA o a la leucemia linfoblástica.
    - *Policitemia vera*: tumor mieloide asociado con mutaciones puntuales que activan la JAK2, una tirosincinasa; produce un aumento de la hematopoyesis con un elevado número de leucocitos, plaquetas y hematíes; este último es responsable de la mayor parte de los síntomas clínicos.
- *Síndromes mielodisplásicos*: grupo de neoplasias mieloides que se caracterizan por una hematopoyesis alterada e ineficaz. La mayor parte de los pacientes se presentan con pancitopenia, y muchos progresan a una fase de la enfermedad idéntica a la LMA.
  - *La metaplasia mieloide con mielofibrosis* es un síndrome mieloproliferativo en el que los megacariocitos anormales liberan factores de crecimiento que estimulan los fibroblastos reactivos de la médula para depositar colágeno, y la fibrosis resultante sustituye lentamente todo el espacio medular, dando lugar a una pancitopenia y a una hemopoyesis extramedular, que puede producir una esplenomegalia masiva.

Neoplasias histiocitarias

Histiocitosis de las células de Langerhans

El término *histiocitosis* es una designación común a diversos trastornos proliferativos de los histiocitos, o macrófagos. Algunos, como los muy raros linfomas histiocíticos, son claramente neoplasias malignas. Otros, como la mayor parte de las proliferaciones histiocíticas en los ganglios linfáticos, son completamente benignos y reactivos. Entre estos dos extremos se encuentra un grupo de tumores relativamente raros, *la histiocitosis de las células de Langerhans*, que deriva de las células de Langerhans y que son células dendríticas inmaduras que se encuentran normalmente en muchos órganos, siendo más prominentes en la piel (Capítulo 5).

Estas proliferaciones adoptan distintas formas clínicas, pero se cree que todas son variaciones del mismo trastorno básico. Las células de Langerhans proliferantes son positivas para el antígeno leucocitario humano DR (HLA-DR), y expresan el antígeno CD1. *De forma característica, estas células tienen cuerpos HX (gránulos de Birbeck) en su citoplasma. En el examen con el microscopio electrónico se ve que tienen estructura tubular con aspecto pentalaminar, en forma de bastón, con periodicidad característica y algunas veces un extremo terminal dilatado (en «raqueta de tenis»).* En el examen con microscopía óptica, las células de Langerhans proliferantes no se parecen a las células dendríticas normales equivalentes. En su lugar, tienen un citoplasma abundante y con frecuencia vacuolado con núcleos vesiculares. Este aspecto es más parecido al de los histiocitos tisulares (macrófagos), de ahí el nombre de *histiocitosis de Langerhans.*

La histiocitosis de las células de Langerhans aguda y diseminada (enfermedad de Letterer-Siwe) se suele producir en niños menores de 2 años pero puede verse en adultos. El rasgo clínico dominante son las lesiones cutáneas multifocales compuestas de células de Langerhans que parecen macroscópicamente erupciones cutáneas. La mayor parte de los afectados tienen al mismo tiempo hepatosplenomegalia, linfadenopatías, lesiones pulmonares y, finalmente, lesiones osteolíticas destructivas. La extensa infiltración medular lleva a producir anemia, trombopenia y una predisposición a las infecciones recurrentes, como otitis y mastoiditis. Por lo tanto, el cuadro clínico se puede parecer al de la leucemia aguda. Si no se trata esta enfermedad, la evolución es rápidamente fatal. Con quimioterapia intensiva, el 50% de los pacientes sobreviven 5 años.

Tanto la histiocitosis de Langerhans unifocal como multifocal (granuloma eosinofílico unifocal o multifocal) se caracterizan por acúmulos erosivos de células de Langerhans, generalmente en las cavidades medurales de los huesos. Los histiocitos se mezclan de forma variable con eosinófilos, linfocitos, células plasmáticas y neutrófilos. El componente eosinofílico va desde células maduras dispersas a masas de células formando sábanas. Prácticamente cualquier hueso del cuerpo se puede ver afectado: la calota, las costillas y el fémur son los que lo hacen con más frecuencia. Se pueden encontrar lesiones similares en la piel, los pulmones o el estómago, como lesiones uniformes o como componentes de la enfermedad multifocal.

Las *lesiones unifocales* suelen afectar al esqueleto. Pueden ser asintomáticas o producir dolor y, en algunos casos, fracturas patológicas. Es un trastorno indolente que puede curar espontánemente o con escisión local o radioterapia.

La histiocitosis multifocal de las células de Langerhans afecta a los niños, que presentan fiebre, erupciones difusas, especialmente en el cuero cabelludo y en el canal auditivo, y frecuentes episodios de otitis media, mastoiditis, e infecciones del tracto respiratorio superior. La proliferación puede producir a veces adenopatías y hepatosplenomegalia poco importante. En alrededor del 50% de los pacientes, la afectación del tallo de la hipófisis posterior da lugar a una diabetes insípida. La combinación de defectos óseos en la calota, diabetes insípida y exoftalmos se conoce como la *tríada de Hand-Schüller-Christian.* Muchos pacientes experimentan remisiones espontáneas; otros se tratan de forma eficaz con quimioterapia.

TRASTORNOS HEMORRÁGICOS

Estos trastornos se caracterizan clínicamente por un sangrado anómalo, que puede ser espontáneo o tras algún acontecimiento desencadenante (p. ej., traumatismo o cirugía). La respuesta hemostática normal (Capítulo 4) implica la pared de los vasos, las plaquetas y la cascada de la coagulación, pero las anomalías en cualquiera de estos componentes se puede asociar con una hemorragia clínicamente significativa. Antes de adentrarnos en la descripción de los trastornos de la coagulación, debemos repasar la hemostasia normal y las pruebas de laboratorio habituales en la valoración de la diátesis hemorrágica. Las distintas pruebas usadas en la valoración inicial de los pacientes con trastornos de sangrado son las siguientes:

- *Tiempo de hemorragia.* Representa el tiempo que tarda un punto estandarizado de la piel en dejar de sangrar. Medido en minutos, este procedimiento proporciona una valoración in vivo de la respuesta plaquetaria a una lesión vascular limitada. El rango de referencia depende del método usado, y va de 2 a 9 minutos. Es anormal cuando hay un defecto en el número o en la función de las plaquetas. El tiempo de sangrado es difícil de valorar por su variabilidad y escasa reproducibilidad. Por ello se están introduciendo nuevas pruebas con nuevos instrumentos para lograr medidas cuantitativas de la función plaquetaria.
- *Recuento del número de plaquetas.* Se hace con sangre anticoagulada mediante el uso de un contador electrónico de partículas. El rango de referencia es de 150×10^3 a 450×10^3 cél./mm^3. Los recuentos fuera de rango deben ser confirmados por un examen visual de una extensión de sangre periférica.
- *Tiempo de protrombina (TP).* Esta prueba valora si la vía extrínseca y la vía común de la coagulación funcionan de forma adecuada. Representa el tiempo necesario para que el plasma forme un coágulo en presencia de una fuente de tromboplastina tisular exógena añadida (p. ej., extracto cerebral) e iones Ca^{2+}. Un TP prolongado puede ser consecuencia del déficit de factor V, VII o X, protrombina o fibrinógeno.

- *Tiempo de tromboplastina parcial (TTP)*. Esta prueba está diseñada para valorar la integridad de las vías intrínseca y común. En esta prueba se mide el tiempo necesario para que el plasma forme un coágulo en presencia de caolín, cefalina y calcio. La caolina sirve para activar el factor XII dependiente de contacto, y la cefalina sustituye los fosfolípidos plaquetarios. La prolongación del TTP se puede deber al déficit de factor V, VIII, IX, X, XI o XII o de protrombina o fibrinógeno o a la existencia de un inhibidor (típicamente un anticuerpo) que interfiere con la vía intrínseca.

Además, se dispone de pruebas más especializadas que miden los niveles de factores específicos de la coagulación, fibrinógeno, y los productos de degradación de la fibrina; valoran la presencia de anticogulantes circulantes y la función plaquetaria. Tras esta revisión podemos volver a las tres categorías importantes de diátesis hemorrágicas.

Las alteraciones en los vasos pueden contribuir al sangrado de varias formas. El *aumento de la fragilidad* de los vasos se asocia con un déficit importante de vitamina C (escorbuto) (Capítulo 8), amiloidosis sistémica (Capítulo 5), uso crónico de glucocorticoides, patologías hereditarias infrecuentes que afectan al tejido conectivo y un gran número de infecciones y vasculitis por hipersensibilidad. Estas últimas incluyen meningococemia, endocarditis infecciosa, rickettsiosis, fiebre tifoidea y púrpura de Schönlein-Henoch. Algunas de estas patologías se describen en otros capítulos, otras están más allá del propósito de este libro. Una diátesis hemorrágica, que es simplemente el resultado de la fragilidad capilar, se caracteriza por la aparición, de forma aparentemente espontánea, de petequias y equimosis en la piel y en las membranas mucosas (probablemente como consecuencia de traumatismos menores). En la mayor parte de los casos, las pruebas de coagulación en el laboratorio son normales. *El sangrado también puede verse desencadenado por patologías sistémicas que activan o dañan las células endoteliales*. Si es lo suficientemente grave, dicha lesión convierte el revestimiento vascular en una superficie protrombótica que activa la coagulación en el sistema circulatorio. Paradójicamente, en dichas *coagulopatías de consumo* las plaquetas y los factores de coagulación se usan más rápido de lo que se pueden reponer, y los déficits resultantes (que se identifican fácilmente en las pruebas de coagulación del laboratorio) a menudo producen sangrados graves.

Las *deficiencias en las plaquetas* (trombopenia) son causas importantes de hemorragia. Se pueden producir en distintas situaciones clínicas que se describen más adelante. Otros trastornos se caracterizan por *defectos cualitativos en la función plaquetaria*. En éstos se incluyen defectos *adquiridos*, como en la uremia, tras la ingestión de ácido acetilsalicílico y determinados síndromes mieloproliferativos crónicos, o *hereditarios*, como la enfermedad de von Willebrand y otros trastornos hereditarios raros. Los signos clínicos de una inadecuada función plaquetaria incluyen facilidad para la aparición de hematomas, epistaxis y un sangrado excesivo con traumatismos menores, y menorragia. El TP y TTP son normales, pero *el tiempo de hemorragia está prolongado*.

Las diátesis hemorrágicas que se basan sólo en la *alteración de los factores de coagulación* se diferencian en varios aspectos de las que son consecuencia de los defectos en los vasos o en las plaquetas. El TP, TTP o ambos están prolongados, mientras que el tiempo de hemorragia es normal. Las petequias y otras evidencias de sangrado por traumatismos menores suelen estar ausentes. No obstante, se puede producir una hemorragia masiva en una intervención quirúrgica o una extracción dental, o con traumatismos graves. Además, son características las hemorragias en zonas del cuerpo expuestas a traumatismos, como las articulaciones de las extremidades inferiores. Esta categoría incluye las hemofilias, un grupo importante de trastornos hereditarios de la coagulación.

La coagulación intravascular diseminada, una de las coagulopatías de consumo más frecuentes, presenta datos de laboratorio y clínicos que tienen relación tanto con la trombopenia como con las deficiencias en los factores de coagulación. La enfermedad de von Willebrand es un trastorno hereditario bastante frecuente en el que tanto las plaquetas como (en menor medida) la función de un factor de coagulación son anormales. Con esta visión general, nos centraremos a continuación en los trastornos específicos de la coagulación.

COAGULACIÓN INTRAVASCULAR DISEMINADA

Un trastorno agudo, subagudo o crónico, la coagulación intravascular diseminada (CID), se produce como una complicación secundaria de una gran variedad de enfermedades. *Se debe a la activación sistémica de las vías de la coagulación, dando lugar a la formación de microtrombos por toda la circulación. Como consecuencia de las trombosis diseminadas, existe un consumo de plaquetas y de factores de coagulación y, secundariamente, una activación de la fibrinólisis*. Por lo tanto, la CID puede dar lugar a hipoxia tisular y a microinfartos producidos por múltiples microtrombos o producir un sangrado por la activación patológica de la fibrinólisis y el consumo de los elementos necesarios para la hemostasia (de ahí el nombre de *coagulopatía de consumo*). Esta entidad es, probablemente, una causa de sangrado más frecuente que los trastornos de la coagulación hereditarios de forma combinada.

Etiología y patogenia. Antes de presentar los trastornos específicos asociados con la CID, describimos de forma general los mecanismos patogénicos por los que se producen coágulos intravasculares. En este punto, pueden ser útiles referencias a descripciones previas sobre la coagulación normal (Capítulo 4). Es suficiente recordar aquí que la coagulación se puede iniciar por cualquiera de las dos vías: la extrínseca, desencadenada por la liberación de factor tisular (tromboplastina tisular), o la intrínseca, que implica la activación del factor XII por un contacto de superficie, colágeno, u otras sustancias cargadas negativamente. Ambas vías llevan a la generación de trombina. Las influencias que inhiben la coagulación incluyen la rápida eliminación de los factores de la coagulación por el sistema mononuclear fagocítico o por el hígado, la activación de los anticoagulantes endógenos (p. ej., proteína C), y la activación de la fibrinólisis.

Dos mecanismos principales pueden desencadenar una CID: a) la liberación de factor tisular o de sustancias tromboplásticas en la circulación, y b) el daño endotelial diseminado (Fig. 12-28). Las sustancias tromboplásticas se pueden liberar a la circulación desde muchos lugares, por ejemplo, la placenta en las complicaciones obstétricas, los gránulos citoplasmáticos de la leucemia promielocítica aguda, o las células de los adenocarcinomas secretores de mucina. Los carcinomas también pueden liberar sustancias procoagulantes, como enzimas proteolíticas y otros productos tumorales no bien definidos.

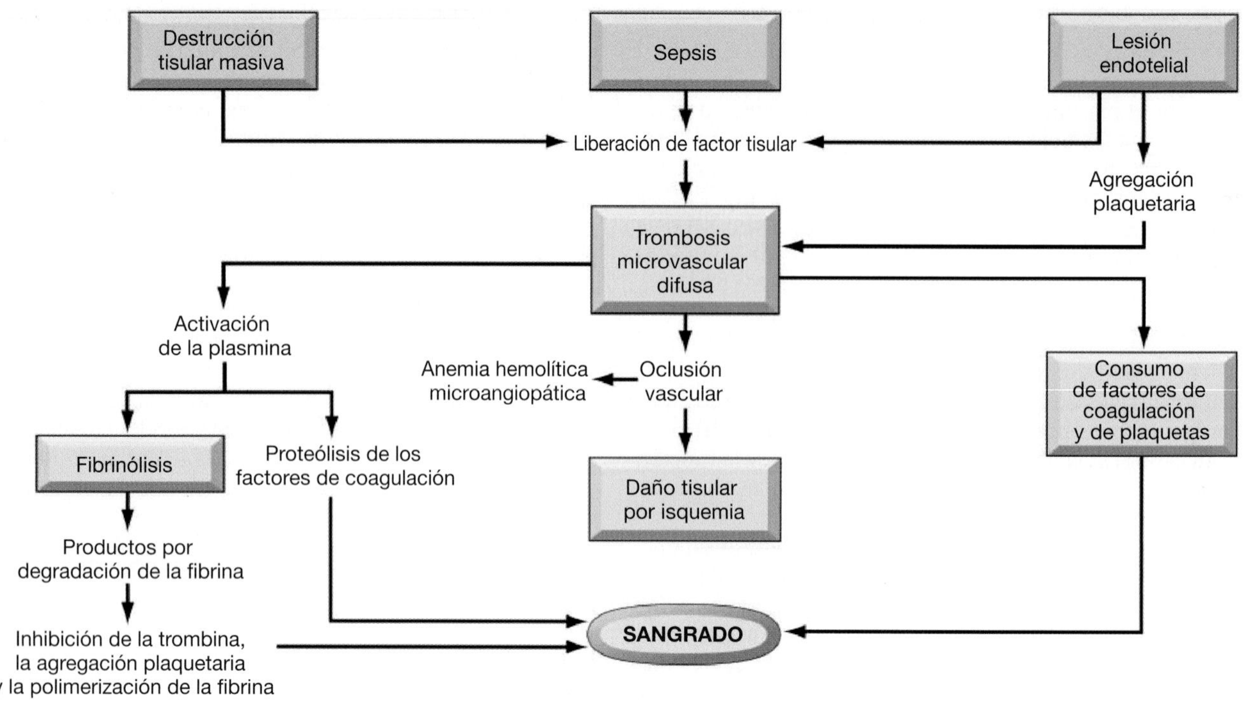

Figura 12-28

Fisiopatología de la coagulación intravascular diseminada.

Algunos tumores expresan factor tisular en la membrana celular. En la sepsis causada por microorganismos gramnegativos y grampositivos (causas importantes de CID), las endotoxinas y las exotoxinas producen un aumento de la síntesis, la expresión en superficie, y la liberación del factor tisular por parte de los monocitos. Además, los monocitos activados liberan IL-1 y factor de necrosis tumoral, aumentando ambos la expresión de factor tisular en las células endoteliales y disminuyendo al mismo tiempo la expresión de trombomodulina. Esta última, como puede recordarse, activa la proteína C, un anticoagulante (capítulo 4). El resultado neto es el aumento de la activación de la vía extrínseca y una disminución de las vías inhibidoras que tienden a evitar la coagulación.

Las lesiones endoteliales graves pueden iniciar la CID al producir una liberación de factor tisular y exponer el colágeno subendotelial y el factor von Willebrand (FvW), que actúan juntos para facilitar la agregación plaquetaria y la activación de la cascada intrínseca de la coagulación. Incluso un daño endotelial leve puede desencadenar la actividad procoagulante mediante la estimulación del aumento de expresión del factor tisular en las superficies de las células endoteliales. La lesión endotelial difusa puede deberse a depósitos de complejos antígeno-anticuerpo (p. ej., en el LES), por temperaturas extremas (p. ej., tras un golpe de calor o quemaduras) o por infecciones (p. ej., meningococo o rikettsias). Como se describe en el Capítulo 4, la lesión endotelial es una consecuencia importante de la endotoxemia, y por ello no es sorprendente que la CID sea una complicación frecuente de la sepsis por gramnegativos.

Varios otros trastornos que pueden producir una CID se recogen en la Tabla 12-12. De ellos, *la CID es más probable que se produzca en sepsis, complicaciones obstétricas, neoplasias malignas y traumatismos importantes (especialmente traumatismos cerebrales).* Los hechos iniciales en estas situaciones son múltiples y a menudo están interrelacionados. Por ejemplo, en las patologías obstétricas, el factor tisular derivado de la placenta, el feto muerto retenido, o la entrada de

Tabla 12-12 Principales trastornos asociados con coagulación intravascular diseminada
Complicaciones obstétricas
Abruptio placentae Feto muerto retenido Aborto séptico Embolia del líquido amniótico Toxemia
Infecciones
Sepsis (gramnegativos y grampositivos) Meningococemia Fiebre de las Montañas Rocosas Histoplasmosis Aspergilosis Malaria
Neoplasias
Carcinoma de páncreas, próstata, pulmón y estómago Leucemia promielocítica aguda
Lesión tisular masiva
Traumatismo Quemaduras Cirugía extensa
Miscelánea
Hemólisis intravascular diseminada, picadura de serpiente, hemangioma gigante, shock, golpe de calor, vasculitis, aneurisma de aorta, enfermedad hepática

líquido amniótico en la circulación; además, coexisten a menudo el shock, la hipoxia y la acidosis pueden llevar a una lesión endotelial difusa. El traumatismo cerebral libera grasa y fosfolípidos, que pueden actuar como factores de contacto y, por lo tanto, activar la vía intrínseca de la cascada de coagulación.

Independientemente de cual sea el mecanismo, la CID tiene dos consecuencias. En primer lugar, *la diseminación de los depósitos de fibrina en la circulación*. Esto da lugar a isquemia en los órganos más afectados o vulnerables y hemólisis conforme los hematíes sufren traumatismos con su paso a través de los vasos estenosados por los trombos de fibrina (*anemia hemolítica microangiopática*). En segundo lugar, se produce una *diátesis hemorrágica* por el consumo de plaquetas y de factores de la coagulación y por la liberación secundaria de activadores del plasminógeno. La plasmina escinde no sólo la fibrina (fibrinólisis), sino también los factores V y VIII, lo que reduce aún más su concentración. Además, la fibrinólisis crea productos de degradación de la fibrina que inhiben la agregación plaquetaria, tienen actividad antitrombina, y alteran la polimerización de la fibrina; todo ello contribuye a un fallo de la hemostasia (v. Fig. 12-18).

Morfología

En la CID se encuentran **microtrombos** en las principales arteriolas y capilares de los riñones, glándulas suprarrenales, cerebro y corazón; no se respeta ningún órgano, y los pulmones, el hígado y la mucosa gastrointestinal pueden estar muy afectados. Los glomérulos contienen pequeños trombos de fibrina, y esto se puede asociar con una inflamación sutil y reactiva de las células endoteliales, o con varios grados de glomerulonefritis focal. Las oclusiones microvasculares dan lugar a pequeños infartos en la corteza renal. En los casos graves, la isquemia puede destruir toda la corteza y producir una necrosis cortical renal bilateral. La afectación de las glándulas suprarrenales produce el síndrome de **Waterhouse-Friderichsen** (Capítulo 20). Se encuentran también con frecuencia microinfartos en el cerebro, rodeados de focos microscópicos o macroscópicos de hemorragia. Esto puede dar lugar a síntomas neurológicos abigarrados. Se observan cambios similares en el corazón y con frecuencia en la hipófisis anterior. Se ha sugerido que la CID contribuye a la **necrosis hipofisaria posparto de Sheehan** (Capítulo 20).

Cuando la causa de base es la toxemia del embarazo, la placenta es el lugar de trombosis capilar y, en ocasiones, de la degeneración florida de las paredes de los vasos. Dichos cambios son probablemente responsables de la pérdida prematura de los citotrofoblastos y de los sincitiotrofoblastos que caracterizan esta patología.

La tendencia al sangrado que se asocia con la CID se manifiesta no sólo en hemorragias más abundantes de lo esperado cerca de los focos de infarto, sino también en petequias difusas y en equimosis, que se pueden encontrar en la piel, la serosa que recubre las cavidades corporales, el epicardio, el endocardio, los pulmones y la mucosa que recubre el tracto urinario.

Curso clínico. Como se puede imaginar, dependiendo del equilibrio entre las tendencias de coagulación y sangrado, el abanico de manifestaciones clínicas es enorme. En general, la *CID aguda (p. ej., la que se asocia con complicaciones obstétricas) está dominada por la diátesis hemorrágica, mientras que la CID crónica (p. ej., la que se produce en una persona con cáncer) tiende a presentarse con síntomas debidos a la trombosis*. Habitualmente, la coagulación anormal se produce sólo en la microcirculación, aunque en ocasiones pueden estar afectados los grandes vasos. Las manifestaciones pueden ser mínimas, o puede haber shock, con insuficiencia renal, disnea, cianosis, convulsiones y coma. Con más frecuencia, llama la atención la presencia de una CID por lo copioso y prolongado de un sangrado posparto o por la presencia de petequias y equimosis en la piel. Éstas pueden ser las únicas manifestaciones, o puede haber una hemorragia grave en el intestino o las vías urinarias. La valoración de laboratorio muestra *trombopenia con un TTP y un TP alargados* (consecuencia del consumo de plaquetas, factores de coagulación y fibrinógeno). Los productos de degración de la fibrina están aumentados en el plasma.

El pronóstico de los pacientes con CID es muy variable, y depende de la naturaleza de la patología de base y de la gravedad de la coagulación y de la fibrinólisis intravascular. En algunos casos agudos puede ser de riesgo vital y se debe tratar de forma intensiva con anticoagulantes como la heparina o con coagulantes contenidos en el plasma fresco congelado. Por el contrario, en las formas más crónicas de CID a veces sólo se identifica como una anomalía del laboratorio. En cualquier circunstancia, el tratamiento definitivo se debe dirigir a la causa de la CID, no a sus consecuencias hemostáticas.

TROMBOPENIA

La trombopenia se caracteriza por un sangrado espontáneo, un tiempo de hemorragia prolongado, y un TP y TTP normales. Un número de plaquetas igual o inferior a 100.000 cél./µl se suele considerar trombopenia. Las plaquetas en el rango de 20.000 a 50.000 cél./µl se asocian con un aumento del riesgo de sangrado postraumático, y el sangrado espontáneo es evidente cuando descienden por debajo de 20.000 cél./µl. La mayor parte del sangrado lo suelen producir vasos pequeños y superficiales y se observan petequias o grandes equimosis en la piel, las membranas mucosas del tracto digestivo o urinario, y otras localizaciones. Las grandes hemorragias en el sistema nervioso central son una amenaza mayor para los pacientes con un número muy disminuido de plaquetas.

Las principales causas de trombopenia se enumeran en la Tabla 12-13. Las trombopenias clínicamente importantes se deben a los trastornos que tienen una producción reducida o aumento de la destrucción de plaquetas. En la mayor parte de los casos en los que la causa es la destrucción acelerada, la médula muestra un aumento compensador en el número de megacariocitos. De hecho, el examen de médula ósea puede ser útil para distinguir las dos causas principales de trombopenia. También merece la pena recalcar que *la trombopenia es una de las manifestaciones hematológicas más frecuentes del sida*. Se puede producir en fases iniciales de la infección por el VIH y tiene múltiples motivos, incluyendo la destrucción plaquetaria mediada por inmunocomplejos, los anticuerpos antiplaquetarios y la supresión mediada por el VIH del desarrollo megacariocítico y de su supervivencia.

Púrpura trombocitopénica idiopática

La púrpura trombocitopénica idiopática (PTI), también llamada púrpura trombocitopénica autoinmunitaria, se puede producir en el marco de distintas patologías y exposiciones

Tabla 12-13 Causas de trombopenia

Disminución de la producción de plaquetas
Enfermedad medular generalizada Anemia aplásica: congénita y adquirida Infiltración medular: leucemia, cáncer diseminado
Afectación selectiva de la producción de plaquetas Inducida por fármacos: alcohol, tiacidas, fármacos citotóxicos Infecciones: sarampión, infección por VIH
Megacariopoyesis ineficaz Anemia megaloblástica Hemoglobinuria paroxística nocturna
Disminución de la supervivencia plaquetaria
Destrucción inmunológica Autoinmunitaria: púrpura trombocitopénica autoinmunitaria, lupus eritematoso sistémico Isoinmunitaria: postransfusional y neonatal Asociada con fármacos: quinidina, heparina, compuestos sulfa Infecciones: mononucleosis infecciosa, infección por VIH, infección por citomegalovirus
Destrucción no inmunológica Coagulación intravascular diseminada Púrpura trombótica trombocitopénica Hemangiomas gigantes Anemias hemolíticas microangiopáticas
Secuestro
Hiperesplenismo
Dilucional

VIH, virus de la inmunodeficiencia humana.

(PTI secundaria) o en ausencia de factores de riesgo conocidos (PTI primaria o idiopática). Existen dos subtipos de PTI primaria: PTI primaria crónica, un trastorno relativamente frecuente que afecta especialmente a mujeres adultas entre los 20 y los 40 años, y una PTI aguda, una forma autolimitada más frecuente en los niños con infección viral.

Las *inmunoglobulinas antiplaquetarias* dirigidas contra los complejos de glucoproteínas plaquetarias IIB/IIIa y Ib/IX se pueden identificar en el 80% de los pacientes con PTI crónica. El bazo es un sitio importante de producción de autoanticuerpos antiplaquetarios y el mayor lugar de destrucción de las plaquetas recubiertas de IgG. Suele ser de tamaño normal y muestra sólo un discreto aumento de la destrucción plaquetaria; por lo tanto, la esplenomegalia y la presencia de adenopatías aumentadas de tamaño debe hacer considerar otros posibles diagnósticos. Sin embargo, la importancia del bazo en esta patología se confirma por los beneficios clínicos que produce la esplenectomía, que normaliza el número de plaquetas e induce la remisión completa en más de dos tercios de los pacientes. La médula ósea suele contener un número aumentado de megacariocitos, hallazgo común a todas las formas de trombopenias debidas a la destrucción acelerada de las plaquetas. El examen de médula ósea puede ser útil para excluir el fallo medular como causa de trombopenia.

El inicio de la PTI crónica es insidioso. Petequias, facilidad para los hematomas, epistaxis, gingivorragias y hemorragias por traumatismos menores son hallazgos frecuentes. Por fortuna, hemorragias graves como las intracerebrales o subaracnoideas se producen con mucha menor frecuencia. El diagnóstico se basa en el cuadro clínico, la presencia de trombopenia, el examen de la médula y la exclusión de una PTI secundaria. No se dispone todavía de forma general de pruebas clínicas fiables para los anticuerpos antiplaquetarios.

Trombopenia inducida por heparina

Este tipo especial de trombopenia inducida por un fármaco merece una breve descripción por su importancia clínica. Se desarrolla una trombopenia moderada o grave en el 3 al 5% de las personas tratadas con heparina no fraccionada tras 1 a 2 semanas de tratamiento. El trastorno se debe a que anticuerpos IgG se unen al factor plaquetario IV en las superficies de las plaquetas de forma dependiente de heparina. Ésta activa las plaquetas e induce su agregación, exacerbando así la patología para la que se usa la heparina, la trombosis. Se producen trombosis tanto arteriales como venosas, incluso en el marco de una trombopenia marcada, y puede producir una gran morbilidad (p. ej., pérdida de una extremidad por insuficiencia vascular) y la muerte. La suspensión de la heparina rompe el ciclo de activación y consumo de plaquetas.

Microangiopatías trombóticas: púrpura trombocitopénica trombótica y síndrome hemolítico urémico

El término *microangiopatías trombóticas* comprende un espectro de síndromes clínicos que incluyen la PTT y el síndrome hemolítico urémico (SHU). Como originalmente se definió, la PTT se asocia con fiebre, trombopenia, anemia hemolítica microangiopática, déficits neurológicos transitorios e insuficiencia renal. El SHU se asocia también con anemia hemolítica microangiopática y trombopenia pero se distingue de la PTT por la ausencia de síntomas neurológicos, la importancia de la insuficiencia renal aguda, y que se produce en la infancia (Capítulo 14). La experiencia clínica ha borrado estas distinciones porque muchos adultos con PTT carecen de de uno o varios de los cinco criterios, y algunos pacientes con SHU tienen fiebre y alteraciones neurológicas. *Es fundamental en ambas situaciones la formación diseminada de trombos hialinos en la microcirculación que están compuestos fundamentalmente de agregados densos de plaquetas rodeados por fibrina.* El consumo de plaquetas da lugar a trombopenia, y la estenosis de los vasos por los trombos ricos en plaquetas produce una anemia hemolítica microangiopática.

Durante muchos años la patogénesis de la PTT fue un enigma, aunque el tratamiento con recambios plasmáticos (iniciado al comienzo de la década de 1970) convirtió esta patología casi siempre fatal en una enfermedad con un tratamiento que en más del 80% de los casos tiene éxito. Recientemente, se ha aclarado la causa subyacente de la mayor parte de los casos de PTT. *En resumen, los pacientes sintomáticos son deficitarios de una metaloproteasa llamada ADAMTS13.* Esta enzima degrada los multímeros de muy alto peso molecular del FvW, y de ahí que la ausencia de actividad de ADAMTS13 permita que los multímeros del FvW se acumulen en el plasma. En determinadas circunstancias, estos enormes multímeros de FvW favorecen la formación de microagregados plaquetarios a lo largo de la circulación. Si se sobreañade una lesión endotelial (producida por otra patología) se puede favorecer aún más la formación de microagregados, iniciando o exacerbando así una PTT clínicamente evidente.

La deficiencia de la actividad de ADAMTS13 puede ser una situación hereditaria, pero con más frecuencia es producida por un autoanticuerpo adquirido que se une e inhibe la metaloproteasa. La PTT se debe considerar en toda persona que presenta trombopenia no explicada y anemia hemolítica microangiopática, porque el fallo a la hora del diagnóstico precoz puede ser fatal.

Aunque es clínicamente similar a la PTT, el SHU tiene una base diferente porque los niveles de ADAMTS13 son normales en esta patología. El SHU, en niños y ancianos, suele ocurrir tras una gastroenteritis por la cepa de *E. coli* O157:H7. Este microorganismo elabora una toxina de tipo Shiga que daña las células endoteliales, lo que inicia la activación plaquetaria y su agregación. Los pacientes afectados a menudo tienen diarrea sanguinolenta, y unos días después, SHU. Con tratamiento de soporte y recambio plasmático, es posible la recuperación, pero se puede producir un daño renal irreversible en los casos más graves. Alrededor del 10% de los casos infantiles no van precedidos por una infección por bacterias productoras de toxina de tipo Shiga. Algunos de estos pacientes tienen mutaciones en genes que codifican las proteínas reguladoras del complemento, especialmente el factor H. La deficiencia de esta proteína da lugar a una activación incontrolada del complemento tras un daño endotelial menor, dando lugar a trombosis. El SHU también se puede ver tras la exposición a otros factores (p. ej., determinados fármacos, radioterapia) que dañan las células endoteliales. Ahí el pronóstico es más reservado, en parte porque las patologías subyacentes son más crónicas o de riesgo vital.

Aunque la CID y las microangiopatías trombóticas comparten características como la oclusión microvascular y la anemia hemolítica microangiopática, son patogénicamente distintas. En la PTT y el SHU, al contrario de lo que ocurre en la CID, la activación de la cascada de la coagulación no es de importancia fundamental y, por lo tanto, las pruebas de coagulación del laboratorio (como el TP y el TTP) son generalmente normales.

TRASTORNOS DE LA COAGULACIÓN

Estas alteraciones son consecuencia de déficits congénitos o adquiridos de los factores de la coagulación. Son más frecuentes los *trastornos adquiridos de factores de coagulación*, que habitualmente afectan a varios al mismo tiempo. Como se describe en el Capítulo 8, la vitamina K es esencial para la síntesis de la protrombina y de los factores de coagulación VII, IX y X, y el déficit de ésta produce un grave defecto de la coagulación. El hígado es el lugar tanto de síntesis de varios factores de la coagulación como de eliminación de varios factores activados de la coagulación; por lo tanto, las *enfermedades parenquimatosas del hígado* son causas frecuentes de diátesis hemorrágicas complejas.

Se han identificado *deficiencias hereditarias* para cada uno de los factores de la coagulación. Estas deficiencias se producen característicamente de forma aislada. La hemofilia A, consecuencia de la deficiencia del factor VIII, y la hemofilia B (enfermedad de Christmas), consecuencia del déficit de factor IX, se transmiten como trastornos recesivos ligados al cromosoma X, mientras que la mayor parte de los otros son autosómicos dominantes. Estas deficiencias hereditarias son raras, sólo la enfermedad de von Willebrand, la hemofilia A, y la hemofilia B son los suficientemente frecuentes como para merecer aquí una mayor consideración.

Deficiencias del complejo factor VIII-FvW

La hemofilia A y la enfermedad de von Willebrand, dos de los trastornos hereditarios más frecuentes de la coagulación, son debidos a defectos cualitativos o cuantitativos que afectan al complejo factor VIII-FvW. Antes de describir estos trastornos, es útil revisar la estructura y la función de estas proteínas.

El complejo plasmático del complejo factor VIII-FvW está formado por dos proteínas (Fig. 12-29). Una, que es necesaria para la activación del factor X en la vía intrínseca de la coagulación, se denomina *proteína procoagulante del factor VIII*, o *factor VIII*. La deficiencia de factor VIII da lugar a la hemofilia A. El factor VIII se asocia de forma no covalente con una proteína mucho más grande, FvW, que forma multímeros de elevado peso molecular de tamaños tan elevados como 20 megadaltons. El FvW se encuentra normalmente en el plasma (en asociación con el factor VIII), en los gránulos plaquetarios, en las células endoteliales en unas vesículas citoplasmáticas inusuales llamadas cuerpos de Weibel-Palade y en el subendotelio, donde se une al colágeno.

Cuando las células endoteliales son eliminadas por un traumatismo o una lesión, el FvW subendotelial queda expuesto y se une a las plaquetas a través de los receptores de glucoproteínas Ib y IIb/IIIa (v. Fig. 12-29). *La función más importante del FvW es facilitar la adhesión de las plaquetas a los vasos sanguíneos dañados*, un hecho crucial precoz en la formación de un coágulo hemostático. Es esta actividad la que se cree que es deficiente en la enfermedad de von Willebrand. Además de su función en la adhesión plaquetaria, el FvW también sirve de transportador para el factor VIII.

Las distintas formas de enfermedad de von Willebrand se pueden caracterizar mediante técnicas inmunológicas y por las denominadas pruebas de agregación con ristocetina. La ristocetina (desarrollada como un antibiótico) se une a las plaquetas y facilita la interacción entre el FvW y la glucoproteína de membrana Ib. La unión del FvW crea puentes interplaquetarios que dan lugar a la formación de coágulos plaquetarios (aglutinación), un hecho que se puede medir fácilmente. Por lo tanto, la agregación de las plaquetas dependiente de ristocetina sirve como una prueba útil para el FvW.

Los dos componentes del complejo factor VIII-FvW están codificados por genes separados y se sintetizan en células distintas. El FvW se produce tanto en megacariocitos como en células endoteliales. Estas últimas son la principal fuente de FvW plasmático, mientras que el factor VIII se sintetiza en el hígado. *Para resumir, los dos componentes del complejo factor VIII-FvW, sintetizados por separado, se juntan para circular en el plasma como una unidad que sirve para facilitar la coagulación así como las interacciones plaquetas-vaso sanguíneo necesarias para asegurar la hemostasia.*

Con esta base podemos iniciar la descripción de las enfermedades que resultan de los déficits del complejo factor VIII-FvW.

Enfermedad de von Willebrand

La enfermedad de von Willebrand se caracteriza por el sangrado espontáneo de las membranas mucosas, excesivo sangrado por las heridas y un tiempo de sangrado prolongado en presencia de un número normal de plaquetas. En la mayor

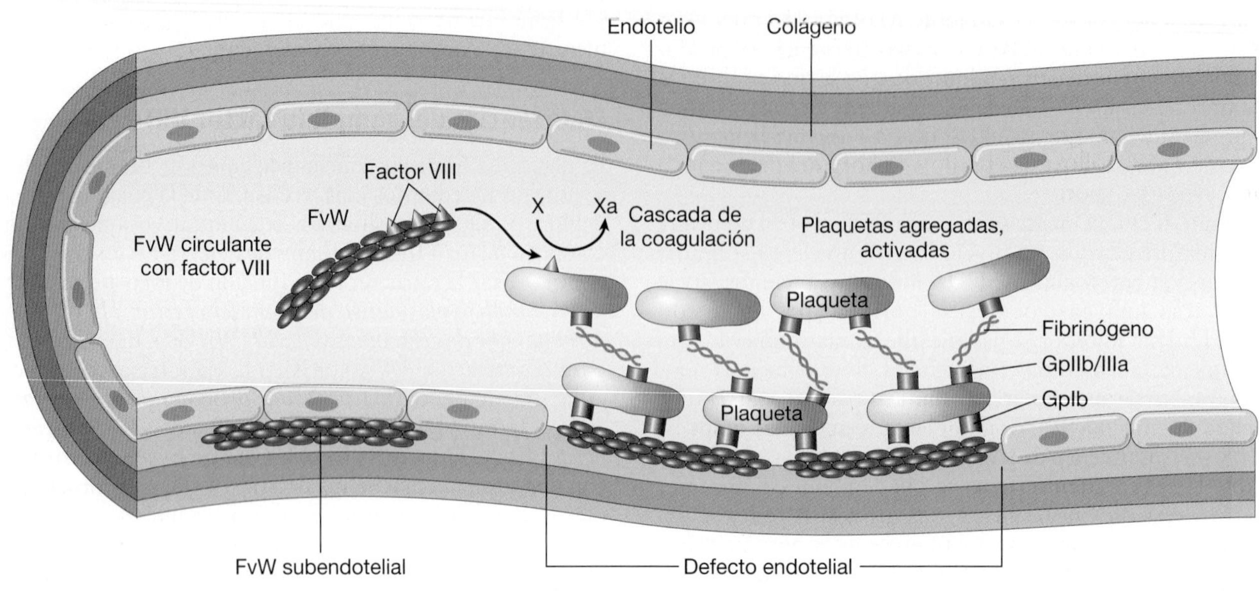

Figura 12-29

Estructura y función del complejo factor VIII-factor von Willebrand (FvW). Los factores VIII y FvW se sintetizan en el hígado y en las células endoteliales, respectivamente. Los dos circulan como un complejo en la circulación. El FvW también está presente en la matriz del subendotelio de los vasos sanguíneos normales. El factor VIII forma parte de la cascada de la coagulación mediante la activación del factor X. El FvW produce adhesión de las plaquetas al colágeno subendotelial, especialmente al receptor plaquetario de la glucoproteína Ib (GpIb). La ristocetina activa los receptores GpIb in vitro y produce agregación plaquetaria si está presente el FvW.

parte de los casos se transmite de forma autosómica dominante. Su incidencia precisa es difícil de determinar, porque en muchos casos las manifestaciones clínicas son leves y el diagnóstico requiere de pruebas sofisticadas; puede muy bien ser el trastorno hereditario de la coagulación más frecuente.

Las personas con enfermedad de von Willebrand tienen un defecto compuesto que afecta a la función plaquetaria y a la vía de la coagulación. Las cantidades de factor VIII sólo están moderadamente disminuidas, y es el defecto en la función plaquetaria el que domina el cuadro clínico. Excepto en los raros pacientes homocigotos con el tipo III de enfermedad de von Willebrand, no se ven los efectos del déficit de factor VIII que caracterizan a la hemofilia.

La variante clásica y más frecuente de la *enfermedad de von Willebrand (tipo I) es un trastorno autosómico dominante que se caracteriza por una cantidad reducida de FvW circulante*. Debido a que el FvW estabiliza el factor VIII al unirse a éste, su déficit produce una disminución secundaria de los niveles de factor VIII, pero no a niveles clínicamente significativos. Las otras variantes, menos comunes, de la enfermedad de von Willebrand tienden a mostrar tanto defectos cualitativos como cuantitativos en el FvW. *El tipo II* se divide en varios subtipos que están todos bien *caracterizados por una pérdida selectiva de los multímeros de alto peso molecular del FvW*. Debido a que estos multímeros son la forma más activa, existe una deficiencia funcional de FvW. En el tipo IIA, los multímeros de alto peso molecular no se sintetizan, dando lugar a un déficit verdadero. En el tipo IIB, se sintetizan multímeros de alto peso molecular funcionalmente anormales que son rápidamente retirados de la circulación. Estos multímeros de alto peso molecular producen agregación plaquetaria espontánea (una situación que se parece a los multímeros de muy alto peso molecular que se agregan en la TTP), y por eso algunas personas con enfermedad de von Willebrand tipo IIB tienen una trombopenia crónica leve que probablemente es secundaria al consumo de plaquetas.

Deficiencia del factor VIII (hemofilia A, hemofilia clásica)

La hemofilia A es la enfermedad hereditaria asociada a hemorragias graves más frecuente. Es un trastorno recesivo ligado al sexo producido por una reducción en la actividad del factor VIII. Afecta fundamentalmente a varones, pero un sangrado mucho menos importante se puede producir en mujeres heterocigotas como consecuencia de una lionización desfavorable (inactivación del cromosoma X normal en la mayor parte de las células). *Alrededor del 30% de los casos se deben a nuevas mutaciones: en el resto, existen antecedentes familiares*. La hemofilia A grave se observa en personas con un grado marcado de deficiencia en el factor VIII (niveles de actividad < 1% de lo normal). Deficiencias más leves sólo son aparentes cuando se produce un estrés hemodinámico mayor, como un traumatismo. Los distintos grados de deficiencia del factor VIII se explican, fundamentalmente, por la existencia de muchas mutaciones causales diferentes. Como en las talasemias, se han identificado varios tipos de lesiones genéticas (p. ej., deleciones, mutaciones de la unión de escisión, mutaciones sin sentido). En alrededor del 10% de los pacientes, la concentración de factor VIII es normal por inmunoensayo, pero la actividad coagulante detectada por el bioensayo es baja por una mutación que produce la síntesis de una proteína funcionalmente anormal.

En todos los casos sintomáticos existe una tendencia a tener hematomas frecuentes y a sufrir hemorragias masivas tras un traumatismo o una cirugía. Además, las hemorragias «espontáneas» son frecuentes en regiones del cuerpo que normalmente están sujetas a traumatismos, especialmente las articulaciones, donde el sangrado recurrente en las mismas (*hemartros*) da lugar a deformidades que pueden producir cojera. *Es característica la ausencia de petequias.* Habitualmente, los pacientes con hemofilia A tienen un TTP alargado que se corrige con la mezcla del plasma del paciente con un plasma normal. En alrededor del 15% de los pacientes con una afectación más grave, el tratamiento sustitutivo se complica por el desarrollo de anticuerpos neutralizantes contra el factor VIII, quizá porque éste se ve como un cuerpo extraño en los pacientes con deficiencias graves. En estas personas, el TTP no se corrige en los estudios de mezclas. Es necesario realizar estudios específicos del factor VIII para confirmar el diagnóstico de una hemofilia A.

El tratamiento implica la infusión de factor VIII. Históricamente, el factor VIII se preparaba a partir del plasma humano, con el riesgo de transmisión de enfermedades virales. Como se describe en el Capítulo 5, antes de 1985 miles de hemofílicos recibieron preparados de factor VIII contaminados por el VIH. En consecuencia, muchos se volvieron seropositivos y desarrollaron sida. La disponibilidad y el amplio uso de factor VIII recombinante y de concentrados muy purificados de factor VIII ha eliminado ahora el riesgo de infecciones del tratamiento sustitutivo con factor VIII.

Deficiencia del factor IX (hemofilia B, enfermedad de Christmas)

El déficit grave de factor IX es un trastorno ligado al sexo que es indistinguible clínicamente de la hemofilia A, pero mucho menos frecuente. El TTP está alargado, y el de hemorragia es normal. El diagnóstico de la enfermedad de Christmas (llamada así por el primer paciente con esta patología) se hace con pruebas específicas de factor IX. Se trata con la infusión de factor IX recombinante.

RESUMEN

Diátesis hemorrágica

- *Coagulación intravascular diseminada*:
  - Síndrome en el que la activación sistémica de la cascada de la coagulación por varios estímulos, incluyendo sepsis, lesiones tisulares masivas, y la liberación de factores procoagulantes por parte de los tumores, lleva al consumo de los factores de coagulación y de las plaquetas.
  - El cuadro clínico puede estar dominado por el sangrado, la oclusión vascular y la hipoxemia tisular, o ambos. Estímulos habituales incluyen la sepsis, los traumatismos mayores, determinados cánceres y complicaciones obstétricas.
- *Púrpura trombocitopénica idiópatica* (PTI). Se debe a autoanticuerpos frente a antígenos plaquetarios; puede desencadenarse por fármacos, infecciones, o linfomas o ser idiopática.
- *Púrpura trombocitopénica trombótica* (PTT):
  - Producida con más frecuencia por deficiencias adquiridas o hereditarias de ADAMTS13, una metaloproteasa plasmática que normalmente evita el acúmulo de multímeros de muy alto peso molecular del FvW. El déficit de ADAMTS13 da lugar a unos multímeros de FvW anormalmente grandes, lo que produce la formación de trombos ricos en plaquetas, especialmente en el riñón y en el sistema nervioso central.
  - Se manifiesta como trombopenia y anemia hemolítica microangiopática.
  - El síndrome hemolítico urémico se parece clínicamente a la TTP, pero se produce por deficiencias en la proteína reguladora del complemento factor H, o por agentes que dañen las células endoteliales, como la toxina de tipo Shiga producida por la cepa O157:H7 de *E. coli*. La lesión endotelial inicia la activación plaquetaria, la agregación plaquetaria, y la trombosis microvascular.
- *Enfermedad de von Willebrand*:
  - Trastorno autosómico dominante producido por mutaciones en el FvW, que normalmente funciona como una molécula de unión entre las plaquetas y el colágeno subendotelial.
  - Habitualmente produce un sangrado de leve a moderado que se parece al causado por la trombopenia.
- La *hemofilia A* es un trastorno ligado al sexo producido por mutaciones en el factor VIII de la coagulación. Los varones afectados tienen habitualmente un sangrado intenso en los tejidos blandos y en las articulaciones, y un tiempo de tromboplastina parcial (TTP) alargado.
- La *hemofilia B* es un trastorno ligado al sexo producido por mutaciones en el factor IX de la coagulación; clínicamente es idéntico a la hemofilia A.

TRASTORNOS QUE AFECTAN AL BAZO Y AL TIMO

ESPLENOMEGALIA

El bazo está afectado secundariamente en una amplia variedad de enfermedades sistémicas. En casi todos los casos, la respuesta del bazo es el aumento de tamaño (esplenomegalia), lo que produce un conjunto de signos y síntomas estereotipados. La valoración de la esplenomegalia es un problema clínico frecuente para el que ayuda el conocimiento de los límites habituales del tamaño del bazo que se ven habitualmente en enfermedades específicas. Sería erróneo atribuir el aumento del bazo hasta la fosa ilíaca a un déficit de vitamina B_{12}, o hacer un diagnóstico de LMC en ausencia de una esplenomegalia significativa. Como ayuda al diagnóstico, por lo tanto, presentamos la siguiente lista de patologías, clasificadas según el grado de esplenomegalia que es característico que produzcan:

A. Esplenomagalia masiva (peso superior a 1.000 mg):
   1. Síndromes mieloproliferativos crónicos (leucemia mieloide crónica, mielofibrosis con metaplasia mieloide).

2. Leucemia linfática crónica.
3. Tricoleucemia.
4. Linfomas.
5. Malaria.
6. Enfermedad de Gaucher.
7. Tumores primarios del bazo (raros).

B. Esplenomagalia moderada (peso 500-1.000 mg):
1. Esplenomegalia crónica congestiva (hipertensión portal u obstrucción de la vena esplénica).
2. Leucemias agudas (inconstante).
3. Esferocitosis hereditaria.
4. Talasemia mayor.
5. Anemia hemolítica autoinmunitaria.
6. Amiloidosis.
7. Enfermedad de Niemann-Pick.
8. Histiocitosis de las células de Langerhans.
9. Esplenitis crónica (especialmente en la endocarditis infecciosa).
10. Tuberculosis, sarcoidosis, fiebre tifoidea.
11. Carcinoma o sarcoma metastásico.

C. Esplenomegalia leve (peso < 500 mg):
1. Esplenitis aguda.
2. Congestión esplénica aguda.
3. Mononucleosis infecciosa.
4. Otros trastornos febriles agudos, incluyendo septicemia, LES e infecciones intraabdominales.

Los cambios microscópicos asociados con estos trastornos no es necesario describirlos aquí, porque se han descrito en las secciones relevantes y en otros capítulos.

Un bazo aumentado de tamaño a menudo elimina un número excesivo de uno o varios de los elementos que forman parte de la sangre, dando lugar a anemia, leucopenia o trombopenia. Esto se conoce como *hiperesplenismo*, una situación que se puede asociar con muchas de las enfermedades que afectan al bazo que se han enumerado previamente. Además, las plaquetas son especialmente susceptibles al secuestro en los intersticios de la pulpa roja; como consecuencia, la trombopenia es más prevalente y grave en pacientes con esplenomegalia que la anemia o la neutropenia.

TRASTORNOS DEL TIMO

Como es bien conocido, el timo es un órgano linfoide central que tiene una función crucial en la diferenciación de los linfocitos T. Por lo tanto, no es sorprendente que esté afectado por linfomas, especialmente los de línea T, que se han descrito previamente en este capítulo. A continuación nos centraremos en los dos trastornos más frecuentes (aunque raros) del timo: la hiperplasia tímica y el timoma.

Hiperplasia tímica

La hiperplasia del timo a menudo se asocia con la aparición de folículos linfoides, o de centros germinales, dentro de la médula. Estos centros germinales contienen linfocitos B reactivos, que normalmente están presentes sólo en pequeño número en el timo. La hiperplasia folicular tímica está presente en la mayor parte de los pacientes con miastenia grave y algunas veces se observa en otras patologías autoinmunitarias, como el LES y la artritis reumatoide. La relación entre el timo y la miastenia grave se describe en el Capítulo 21. A veces la extirparción del timo es beneficiosa al inicio de la enfermedad.

Timoma

El término *timoma* se refiere a los tumores en los que las células epiteliales constituyen el elemento neoplásico. Existe un número escaso o abundante de precursores T (timocitos) en estos tumores, pero no son neoplásicos. Se han propuesto varios sistemas de clasificación para el timoma según criterios citológicos y biológicos. Una clasificación sencilla y útil es la siguiente:

- Timoma benigno o encapsulado: citológica y clínicamente benignos.
- Timoma maligno:
  - Tipo I: citológicamente benigno pero biológicamente agresivo, y capaz de invasión local o, rara vez, diseminación a distancia.
  - Tipo II, también llamado *carcinoma tímico*: citológicamente maligno con todas las características de un cáncer y un comportamiento comparable.

Morfología

Macroscópicamente, los timomas son masas lobuladas, firmes y grises-blanquecinas de hasta 15 a 20 cm de diámetro mayor. La mayor parte están encapsulados, pero entre el 20 y el 25% tienen una penetración aparente de la cápsula e infiltración del tejido peritímico y de otras estructuras.

Microscópicamente, casi todos los timomas están formados por una mezcla de células epiteliales y de un infiltrado variable de timocitos no neoplásicos. Las proporciones relativas de componentes epiteliales y linfocíticos son de poco significado. En los **timomas benignos** las células epiteliales tienen forma de huso o son alargadas y se parecen a las que habitualmente se hallan en la médula. Como consecuencia, algunas veces se denominan **timomas medulares**. En otros tumores hay una mezcla de células epiteliales de tipo cortical, redondeadas y grandes; este patrón algunas veces se conoce como **timoma mixto**. Los patrones medular y mixto representan entre el 60 y el 70% de todos los timomas.

El **timoma maligno tipo I** es un tumor citológicamente benigno pero invasivo localmente. Estos tumores ocasionalmente (y de forma impredecible) metastatizan y representan entre el 20 y el 25% de los timomas. Están compuestos por proporciones variables de células epiteliales y timocitos reactivos; las células epiteliales se suelen parecer a las que normalmente se encuentran en el córtex, en que tienen abundante citoplasma y núcleos redondeados y vesiculares. Las células epiteliales neoplásicas a menudo forman empalizadas alrededor de los vasos sanguíneos. Algunas veces también hay células epiteliales fusiformes. **El rasgo crítico distintivo es la penetración de la cápsula y la invasión de las estructuras que la rodean.**

El timoma maligno tipo II quizá se deba considerar mejor como un **carcinoma tímico**. Representa alrededor del 5% de los timomas, y en contraposición con el tipo I de timoma maligno, es citológicamente maligno. Macroscópicamente, suelen ser masas carnosas y claramente invasivas, algunas veces acompañadas de metástasis en localizaciones como los pulmones. La mayor parte se parecen a **carcinomas escamosos** escasamente o bien diferenciados. El siguiente patrón maligno en frecuencia es el **carcinoma de tipo linfoepitelioma**, compuesto por células epiteliales anaplásicas de tipo cortical mezcladas con un gran número de timocitos benignos. Los tumores de este tipo son más frecuentes en la población asiática y algunas veces contienen el genoma del VEB.

Curso clínico. Todos los timomas son rarezas, los malignos más que los benignos. Se pueden producir a cualquier edad pero son típicos en medianas edades. En las series grandes, alrededor del 30% eran asintomáticos; entre el 30 y el 40% producían manifestaciones locales como una masa demostrable en una tomografía computarizada en el mediastino anterosuperior asociada con tos, disnea y síndrome de la vena cava superior; el resto se asociaban con enfermedad sistémica, especialmente miastenia grave. Entre el 15 y el 20% de los pacientes con este trastorno tiene un timoma. La extirpación del tumor a menudo mejora la patología neuromuscular. Otras asociaciones de los timomas incluyen hipogammaglobulinemia, LES, aplasia pura de células rojas y cánceres no tímicos.

BIBLIOGRAFÍA

Trastornos de los hematíes

Beutler E, Luzzatto L: Hemolytic anemia. Semin Hematol 36:38, 1999. *[Una excelente revision sobre anemias hemolíticas.]*

Brodsky RA, Jones RJ: Aplastic anemia. Lancet 365:1647, 2005. *[Una perspectiva actualizada de las causas de anemia aplásica.]*

Hunt NH, Grau GE: Cytokines: accelerators and brakes in the pathogenesis of cerebral malaria. Trends Immunol 24:491, 2003. *[Una revisión de la importancia de la respuesta inmunitaria en la inducción de las interacciones de la célula endotelial y los hematíes en la malaria cerebral.]*

Stuart MJ, Nagel RL: Sickle-cell disease. Lancet 363:1343, 2004. *[Una excelente actualización que se centra en la patogenia y en su traducción en nuevos tratamientos.]*

Weiss G, Goodnough LT: Anemia of chronic disease. N Engl J Med 352:1011, 2005. *[Una excelente actualización sobre la anemia de los trastornos crónicos con un interés especial en el papel de la alteración del metabolismo del hierro.]*

Young NS, Maciejewski JP: Genetic and environmental effects in paroxysmal nocturnal hemoglobinuria: this little PIG-A goes "Why? Why? Why?." J Clin Invest 106:637, 2000. *[Discusión del doble papel de la mutación somática y de la autoinmunidad en la HPN.]*

Trastornos de los leucocitos

Harris NL, et al.: World Health Organization classification of neoplastic diseases of the hematopoietic and lymphoid tissues: report of the Clinical Advisory Committee meeting, Airlie House, Virginia, November 1997. J Clin Oncol 17:3835, 1999. *[Un informe que confirma la utilidad de la clasificación de la OMS para las neoplasias linfoides.]*

Harris NL, Brunning RD: The World Health Organization (WHO) classification of the myeloid neoplasms. Blood 100:2292, 2002. *[Una propuesta de clasificación actualizada para las leucemias mieloides, los síndromes mieloproliferativos y los síndromes mielodisplásicos.]*

Kantargian H, et al.: Hematologic and cytogenetic responses to imatinib mesylate in chronic myelogenous leukemia. N Engl J Med 346:645, 2002. *[Un elegante ejemplo de cómo el conocimiento de la biología molecular de la LMC ha llevado a una mejora del tratamiento.]*

Krause DS, Van Etten RA: Tyrosine kinases as targets for cancer therapy. N Engl J Med 353:172, 2005. *[Una revisión actualizada y concienzuda del aumento del número de mutaciones que activan las tirosincinasas en el cáncer, muchas de las cuales se producen en la leucemia aguda y en los síndromes mieloproliferativos.]*

Kuppers R: Mechanisms of B-cell lymphoma pathogenesis. Nat Rev Cancer 5:251, 2005. *[Una lúcida descripción del origen de diversas neoplasias de células B.]*

Mitsiades CS, Mitsiades N, Munshi NC, Anderson KC. Focus on multiple myeloma. Cancer Cell 6:439, 2004. *[Una revisión de los avances recientes en la patogénesis molecular del mieloma múltiple.]*

Pui CH, Relling MV, Downing JR: Acute lymphoblastic leukemia. N Engl J Med 350:1535, 2004. *[Una reciente revisión de la patogenia molecular, el diagnóstico y el tratamiento de la LLA.]*

Re D, Thomas, RK, Behringer K, Diehl V: From Hodgkin disease to Hodgkin lymphoma: biologic insights and therapeutic potential. Blood 105:4553, 2005. *[Una revisión concisa y actual de la patogenia y el tratamiento del linfoma de Hodgkin.]*

Reilly JT: Pathogenesis of acute myeloid leukaemia and inv (16)(p13;q22): a paradigm for understanding leukaemogenesis? Br J Haematol 128:18, 2005. *[Una revisión que discute las evidencias que apoyan la idea de que las mutaciones de dos tipos, una antidiferenciadora y la segunda proproliferativa, colaboran en la inducción y el mantenimiento de la LMA.]*

Trastornos de la coagulación

Levi GG, Motto DG, Ginsberg D: ADAMTS13 turns 3. Blood 106:11, 2005. *[Una excelente revisión de ADAMTS 13 y su deficiencia en la TTP.]*

Levi M, Cate HT: Disseminated intravascular coagulation. N Engl J Med 341:586, 1999. *[Una revisión clínicamente orientada de las causas, patogénesis y tratamento de este trastorno.]*

Jang IK, Hursting MJ: When heparins promote thrombosis: review of the pathogenesis of heparin-induced thrombocytopenia. Circulation 111:2671, 2005. *[Una discusión del papel de los autoanticuerpos frente al factor 4 plaquetario y la heparina en la trombopenia inducida por heparina.]*

Schneppenheim R, Budde U: Phenotypic and genotypic diagnosis of von Willebrand disease: a 2004 update. Semin Hematol 42:12, 2005. *[Una actualización de este trastorno.]*

Siegler R, Oakes R: Hemolytic uremic syndrome; pathogenesis, treatment, and outcome. Curr Opin Pediatr 17:200, 2005. *[Un artículo sobre la etiología y la patogenia del síndrome hemolítico urémico.]*

Trastornos que afectan al bazo y al timo

Choi SS, Kim KD, Chung KY: Prognostic and clinical relevance of the World Health Organization schema for the classification of thymic epithelial tumors: a clinicopathologic study of 108 patients and literature review. Chest 127:755, 2005. *[Una gran serie clinicopatológica que muestra que el estadio es el mejor predictor del pronóstico en el timoma.]*

Capítulo 13

Pulmón

ANIRBAN MAITRA, MBBS
VINAY KUMAR, MD*

*Los autores agradecen las contribuciones a este capítulo de Aliya Hussain, MD, y Tamara Lotan, MD.

La principal función del pulmón es excretar dióxido de carbono desde la sangre y reponer oxígeno. Desde el punto de vista del desarrollo, el aparato respiratorio es una evaginación de la pared ventral del intestino anterior. En la tráquea, que está en la línea media, se forman dos evaginaciones laterales, los esbozos pulmonares. El esbozo pulmonar derecho se divide finalmente en tres bronquios principales y el izquierdo en dos, dando lugar a tres lóbulos en el derecho y dos en el izquierdo. Los bronquios principales derecho e izquierdo se ramifican de forma dicotómica, dando lugar a vías aéreas cada vez más pequeñas denominadas *bronquiolos*, que se distinguen de los bronquios por la ausencia de cartílago y glándulas submucosas en sus paredes. La ulterior ramificación de los bronquiolos da lugar a los *bronquiolos terminales*; la parte del pulmón distal al bronquiolo terminal se denomina *ácino*. Los ácinos pulmonares están formados por *bronquiolos respiratorios* (que se originan en el bronquiolo terminal), se dirigen hacia los *conductos alveolares*, que inmediatamente se ramifican en los *sacos alveolares*, los extremos ciegos de las vías aéreas respiratorias, cuyas paredes están formadas totalmente por *alvéolos*, la localización última del intercambio gaseoso. La estructura microscópica de las paredes alveolares (o tabiques alveolares) está formada, desde la sangre hacia el aire, por lo siguiente (Fig. 13-1):

- El endotelio capilar.
- Una membrana basal con su tejido intersticial circundante que separa el endotelio del epitelio del revestimiento alveolar. El intersticio alveolar, formado por fibras elásticas finas, pequeños haces de colágeno, pocas células similares a fibroblastos, células musculares lisas, mastocitos e infrecuentes células mononucleares, es más llamativo en las porciones más gruesas del tabique alveolar.
- Epitelio alveolar, que contiene una capa continua de los tipos celulares principales: neumocitos de tipo I, aplanados y similares a una placa que recubren el 95% de la superficie celular, y neumocitos de tipo II, redondeados. Estos últimos son el origen del surfactante pulmonar y el principal tipo celular que participa en la reparación del epitelio alveolar después de la lesión de los neumocitos de tipo I. Las paredes alveolares no son sólidas, sino que están perforadas por numerosos poros de Kohn, que permiten el paso de bacterias y exudados entre alvéolos adyacentes.
- Macrófagos alveolares, células mononucleares del linaje fagocítico, que habitualmente están libres dentro del espacio alveolar. Con frecuencia estos macrófagos contienen partículas de carbón fagocitadas.

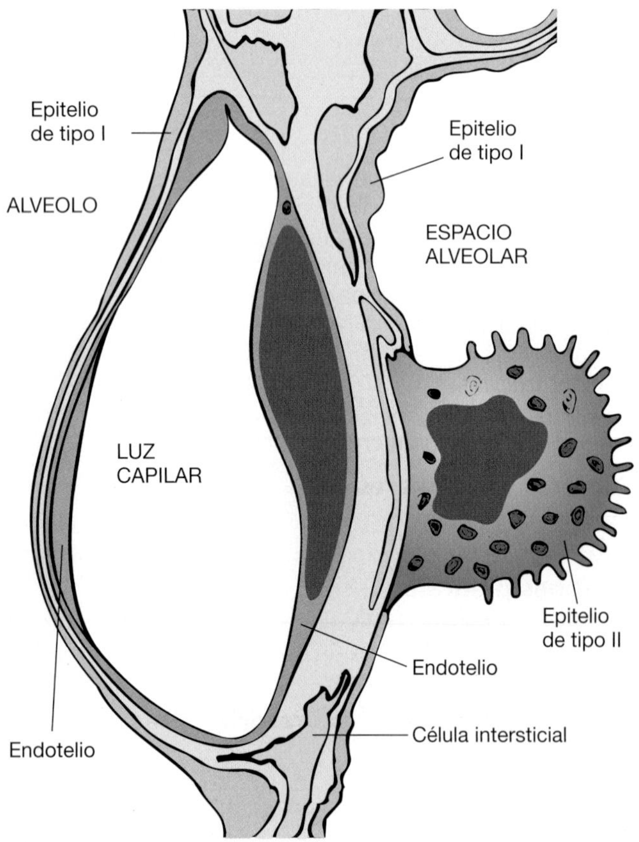

Figura 13-1

Estructura microscópica de la pared alveolar. Obsérvese que la membrana basal (*amarillo*) es delgada en un lado y está ensanchada donde se continúa con el espacio intersticial. Se muestran porciones de las células intersticiales.

Evidentemente, las oportunidades de enfermedad en este importante sistema orgánico son múltiples. Un abordaje habitual en el estudio de la anatomía patológica pulmonar, que es el que proporciona el marco de trabajo de este capítulo, es organizar las enfermedades pulmonares en las que afectan a: 1) las vías aéreas; 2) el intersticio, y 3) el sistema vascular pulmonar. Por supuesto, esta división en compartimentos aislados es engañosamente simple. En realidad, la enfermedad de un compartimento generalmente se acompaña por alteraciones en la morfología y la función de otros. Comenzamos nuestra descripción con la atelectasia porque puede aparecer como complicación de muchos trastornos pulmonares primarios.

ATELECTASIA (COLAPSO)

La atelectasia, también conocida como colapso, es la pérdida del volumen pulmonar producida por *expansión inadecuada de los espacios aéreos*. Produce derivación de la sangre oxigenada inadecuadamente procedente de las arterias pulmonares hacia las venas, dando lugar a un desequilibrio ventilación-perfusión y a hipoxia. Según el mecanismo subyacente y la distribución del colapso alveolar, la atelectasia se clasifica en tres formas (Fig. 13-2).

Atelectasia por reabsorción. La atelectasia por reabsorción se produce cuando una obstrucción impide que el aire llegue a las vías aéreas distales. El aire ya presente se absorbe gradualmente, y se produce colapso alveolar. Dependiendo del nivel de la obstrucción de las vías aéreas, se puede afectar un pulmón entero, un lóbulo completo o uno o más segmentos. La causa más frecuente de colapso por reabsorción es la obstrucción de un bronquio por un tapón mucoso o purulento. Esto, con frecuencia, se produce en el postoperatorio, aunque también puede aparecer como complicación del asma bronquial, las bronquiectasias, la bronquitis crónica y la aspiración de cuerpos extraños, particularmente en niños.

Atelectasia por compresión. La atelectasia por compresión (a veces denominada *atelectasia pasiva* o *por relajación*) habitualmente se asocia a acumulaciones de líquido, sangre o aire dentro de la cavidad pleural, que colapsan mecánicamente el

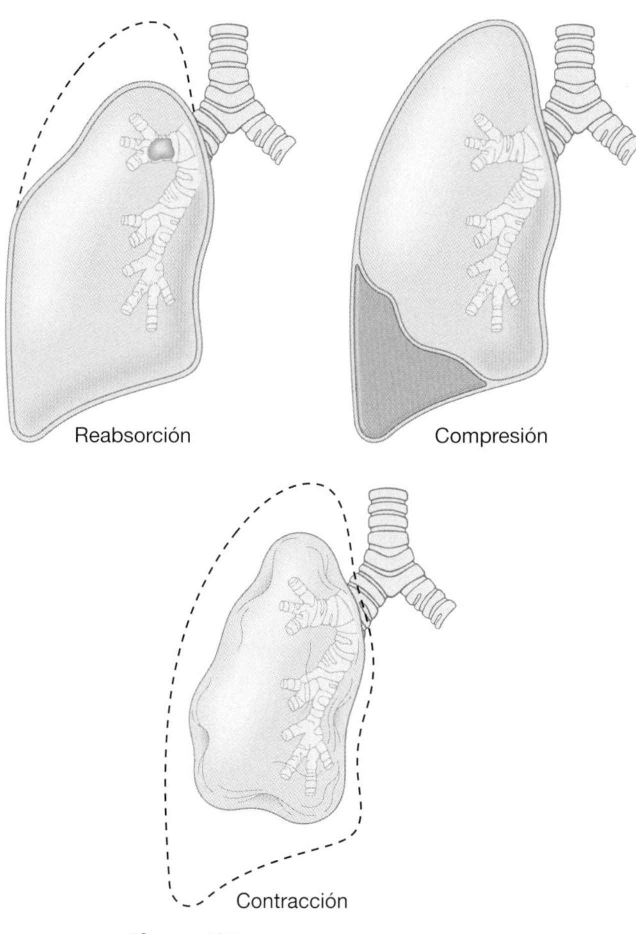

Figura 13-2

Diversas formas de atelectasia en adultos.

pulmón adyacente. Ocurre con frecuencia en los derrames pleurales, producidos, la mayoría de las veces, por insuficiencia cardíaca congestiva (ICC). La fuga de aire hacia la cavidad pleural (neumotórax) también produce atelectasia por compresión. La atelectasia basal debida a la posición elevada del diafragma se produce con frecuencia en pacientes encamados, en aquellos con ascitis y durante la cirugía y después de ésta.

Atelectasia por contracción. Se produce atelectasia por contracción (o por *cicatrización*) cuando cambios fibróticos locales o generalizados del pulmón o de la pleura dificultan la expansión y aumentan el retroceso elástico durante la espiración.

La atelectasia (excepto la producida por contracción) es potencialmente reversible y se debe tratar rápidamente para evitar la hipoxemia y la infección superpuesta del pulmón colapsado.

LESIÓN PULMONAR AGUDA

El término *lesión pulmonar aguda* incluye un espectro de lesiones pulmonares (endoteliales y epiteliales) que se pueden iniciar por numerosas enfermedades. Clínicamente, la lesión pulmonar aguda se manifiesta como: 1) el inicio rápido de disnea; 2) disminución de la presión parcial arterial de oxígeno (hipoxemia); 3) aparición de infiltrados pulmonares bilaterales en las radiografías, y 4) ausencia de datos clínicos de insuficiencia cardíaca izquierda primaria. Como los infiltrados pulmonares de la lesión pulmonar aguda habitualmente están producidos por la lesión de la membrana alveolocapilar y no por insuficiencia cardíaca izquierda (Capítulo 11), representa un ejemplo de *edema pulmonar no cardiógeno*. La lesión pulmonar aguda puede progresar hasta el *síndrome de dificultad respiratoria aguda*, más grave, que se describe a continuación.

Síndrome de dificultad respiratoria aguda

El síndrome de dificultad respiratoria aguda (SDRA) es un síndrome clínico producido por la lesión alveolar, capilar y epitelial difusa. Habitualmente, hay un cuadro de inicio rápido de insuficiencia respiratoria potencialmente mortal, cianosis e hipoxemia arterial grave que es refractaria al tratamiento con oxígeno y que puede progresar hasta una insuficiencia orgánica multisistémica. La manifestación histológica del SDRA en los pulmones se conoce como *daño alveolar difuso*. El SDRA puede aparecer en multitud de contextos clínicos y se asocia bien a una lesión pulmonar directa o a una indirecta en el contexto de un proceso sistémico (Tabla 13-1).

Tabla 13-1 Trastornos clínicos asociados a la aparición de síndrome de dificultad respiratoria aguda

Lesión pulmonar directa	Lesión pulmonar indirecta
Causas frecuentes	
Neumonía	Sepsis
Aspiración del contenido gástrico	Traumatismo grave con choque
Causas infrecuentes	
Contusión pulmonar	Derivación cardiopulmonar
Embolia grasa	Pancreatitis aguda
Casi ahogamiento	Sobredosis de drogas
Lesión por inhalación	Transfusión de hemoderivados
Lesión por reperfusión después del trasplante pulmonar	Uremia

Modificada de Ware LB, Matthay MA: The acute respiratory distress syndrome. N Engl J Med 342:1334, 2000.

Patogenia. La membrana alveolocapilar está formada por dos barreras separadas: el endotelio microvascular y el epitelio alveolar. *En el SDRA la integridad de esta barrera está comprometida por la lesión endotelial o epitelial o, con más frecuencia, por ambas.* Las consecuencias agudas de la lesión de la membrana alveolocapilar incluyen aumento de la permeabilidad vascular y ocupación alveolar por líquido, pérdida de la capacidad de difusión y alteraciones generalizadas del surfactante producidas por la lesión de los neumocitos de tipo II (Fig. 13-3). Aunque se sigue investigando de forma activa la base celular y molecular de la lesión pulmonar aguda y del SDRA, trabajos recientes indican que en el SDRA *la lesión pulmonar está producida por un desequilibrio entre media-*

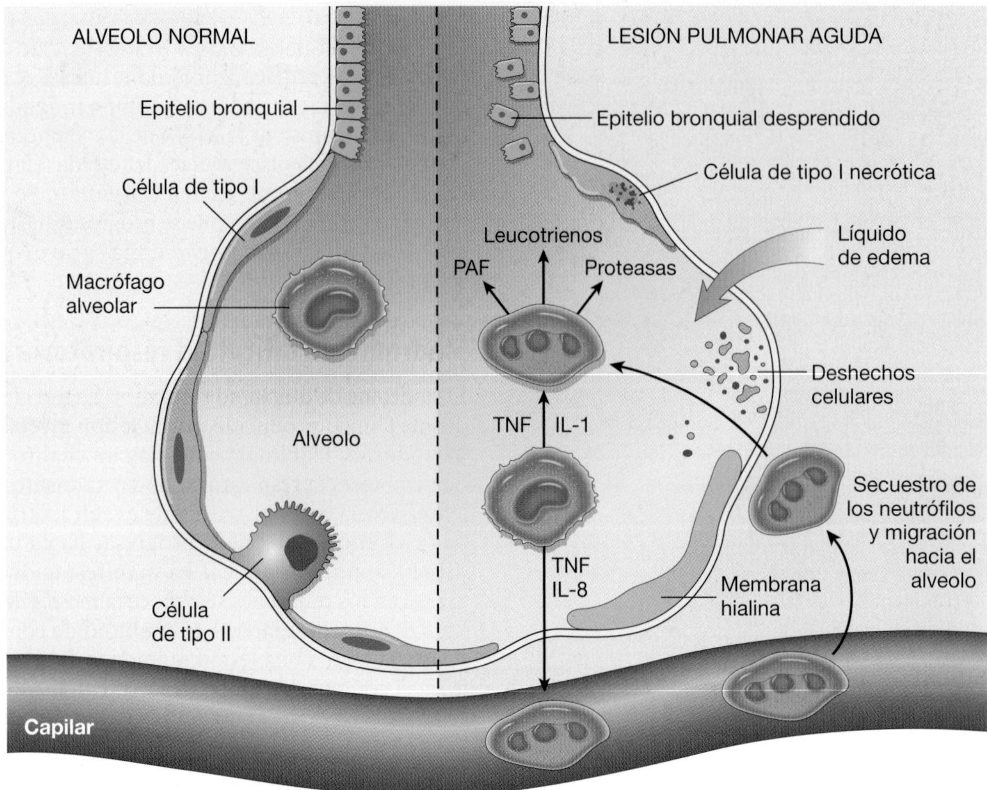

Figura 13-3

El alveolo normal (*izquierda*) comparado con el alveolo lesionado en la fase temprana de la lesión pulmonar aguda en el síndrome de dificultad respiratoria aguda. Bajo la influencia de citocinas proinflamatorias, como las interleucinas (IL)-8, IL-1 y el factor de necrosis tisular (TNF) (liberadas por los macrófagos), los neutrófilos inicialmente quedan secuestrados en la microvasculatura pulmonar, seguido por marginación y salida hacia el espacio alveolar, donde son activados. Los neutrófilos activados liberan diversos factores como leucotrienos, oxidantes, proteasas y factor activador de plaquetas (PAF), que contribuyen a la lesión tisular local, la acumulación de líquido de edema en los espacios aéreos, la inactivación del surfactante y la formación de membranas hialinas. Posteriormente, la liberación de citocinas fibrógenas derivadas de los macrófagos, como el factor de crecimiento y transformación β (TGF-β) y el factor de crecimiento derivado de las plaquetas (PDGF), estimula el crecimiento de los fibroblastos y el depósito de colágeno asociados a la fase de curación de la lesión. (Modificada de Ware LB, Matthay MA: The acute respiratory distress syndrome. N Engl J Med 342:1334, 2000.)

dores proinflamatorios y antiinflamatorios. Todavía no se conocen las señales más inmediatas que producen la activación incontrolada de la respuesta inflamatoria aguda. Sin embargo, el *factor nuclear κB* (NF-κB), un factor de transcripción cuya activación está estrechamente regulada en condiciones normales, se ha convertido en un probable candidato que desvía el equilibrio a favor del estado proinflamatorio. Tan pronto como a los 30 minutos después de una agresión aguda hay un aumento de la síntesis de interleucina 8 (IL-8), un potente agente quimiotáctico y activador de los neutrófilos, por parte de los macrófagos alveolares. La liberación de este compuesto y de otros similares, como la IL-1 y el factor de necrosis tumoral (TNF), produce activación endotelial y secuestro y activación de los neutrófilos en el compartimento microvascular pulmonar. *Se piensa que los neutrófilos tienen una función importante en la patogenia del SDRA*. El estudio histológico de los pulmones en las primeras fases del proceso patogénico muestra un aumento del número de neutrófilos dentro del espacio vascular, el intersticio y los alvéolos. Los neutrófilos activados liberan diversos productos (p. ej., oxidantes, proteasas, factor activador plaquetario y leucotrienos) que producen lesión del epitelio alveolar y mantienen la cascada inflamatoria. El asalto combinado al endotelio y al epitelio perpetúa la permeabilidad vascular y la pérdida del surfactante, que hacen que la unidad alveolar sea incapaz de expandirse. Se debe señalar que las fuerzas destructivas desencadenadas por los neutrófilos se pueden contrarrestar con diversas antiproteasas, antioxidantes y citocinas antiinflamatorias de origen endógeno (p. ej., IL-10) que son activadas por las citocinas proinflamatorias. Al final, el equilibrio entre los factores destructivos y protectores determina el grado de lesión tisular y de gravedad clínica del SDRA.

Morfología

En la **fase aguda del SDRA** los pulmones son de color rojo oscuro, firmes, sin aire y pesados. Microscópicamente, hay congestión capilar, necrosis de las células epiteliales alveolares, edema y hemorragia intersticiales e intraalveolares, y (particularmente en la sepsis) acumulaciones de neutrófilos en los capilares. El hallazgo más característico es la presencia de **membranas hialinas**, particularmente recubriendo los conductos alveolares distendidos (Fig. 13-4). Estas membranas están formadas por líquido de edema rico en fibrina mezclado con restos de células epiteliales necróticas. En conjunto el cua-

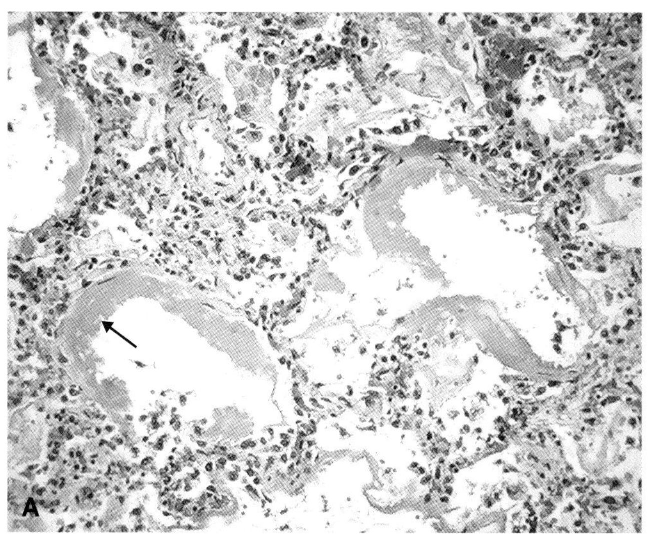

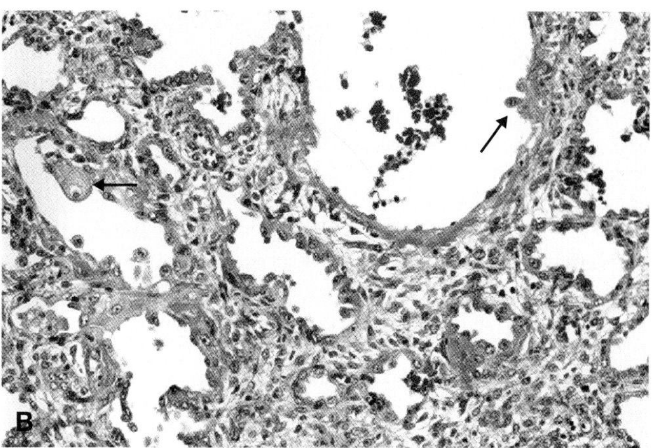

Figura 13-4

A, lesión alveolar difusa en la lesión pulmonar aguda y el SDRA. Algunos alveolos están colapsados y otros, distendidos. Muchos están tapizados por membranas hialinas de color rosa brillante (*flecha*). **B**, en la fase de curación hay reabsorción de las membranas hialinas con engrosamiento de los tabiques alveolares que contienen células inflamatorias, fibroblastos y colágeno. En esta fase se observan numerosos neumocitos de tipo II atípicos (*flechas*), asociados a la regeneración y la reparación. SDRA, síndrome de dificultad respiratoria del adulto.

dro es notablemente similar al que se observa en el síndrome de dificultad respiratoria neonatal (Capítulo 7). En la **fase organizativa** hay una marcada proliferación de neumocitos de tipo II en un intento de regenerar el revestimiento alveolar. La resolución es poco habitual; con más frecuencia se produce organización de los exudados de fibrina, con la consiguiente fibrosis intraalveolar. Existe un marcado engrosamiento de los tabiques alveolares, producido por la proliferación de las células intersticiales y el depósito de colágeno.

Evolución clínica. Aproximadamente, el 85% de los pacientes presenta el síndrome clínico de lesión pulmonar aguda o síndrome de dificultad respiratoria del adulto (SDRA) en las primeras 72 horas después de la agresión inicial. El pronóstico del SDRA es sombrío, e históricamente, las tasas de mortalidad han sido próximas al 100%. A pesar de las mejoras del tratamiento de soporte, la tasa de mortalidad de los 150.000 casos anuales de SDRA sigue siendo de, aproximadamente, el 60%. Los factores predictivos de mal pronóstico en el SDRA incluyen edad avanzada, bacteriemia subyacente (sepsis) y aparición de insuficiencia multisistémica (especialmente cardíaca, renal o hepática). Si el paciente sobrevive a la fase aguda, puede producirse fibrosis intersticial difusa, que sigue comprometiendo la función pulmonar. Sin embargo, la mayoría de los pacientes que sobreviven a la agresión aguda y quedan libres de secuelas crónicas recuperan la función respiratoria normal en 6 a 12 meses.

RESUMEN

SDRA

- El SDRA es un síndrome clínico de insuficiencia respiratoria progresiva producido por una lesión alveolar difusa en el contexto de una sepsis, un traumatismo grave e infecciones pulmonares difusas.
- Hay un desequilibrio entre los mediadores proinflamatorios y antiinflamatorios que produce una lesión pulmonar aguda en el epitelio alveolar y en el capilar.
- Los neutrófilos y sus productos tienen una función crucial en la patogenia del SDRA.
- El cuadro histológico característico incluye edema alveolar, necrosis epitelial, acumulación de neutrófilos y presencia de membranas hialinas que recubren los conductos alveolares.

ENFERMEDADES PULMONARES OBSTRUCTIVAS FRENTE A RESTRICTIVAS

Las neumopatías difusas se pueden clasificar en dos categorías: 1) enfermedad obstructiva (enfermedad de las vías aéreas), que se caracteriza por limitación del flujo aéreo habitualmente debida a un aumento de la resistencia producido por obstrucción parcial o completa a cualquier nivel, y 2) enfermedad restrictiva, caracterizada por reducción de la expansión del parénquima pulmonar y de la capacidad pulmonar total.

Los principales trastornos obstructivos difusos son el enfisema, la bronquitis crónica, las bronquiectasias y el asma. En pacientes con estas enfermedades, la capacidad pulmonar total y la capacidad vital forzada (FVC) son normales o están aumentadas, y el dato fundamental es una disminución de la velocidad del flujo espiratorio, que habitualmente se mide por el volumen espiratorio forzado en el primer segundo (FEV_1). Así, *de forma característica está disminuido el cociente entre el* FEV_1 *y la FVC*. La obstrucción espiratoria puede deberse a una estenosis anatómica de las vías aéreas, que se observa clásicamente en el asma, o a la pérdida del retroceso elástico, característica del enfisema.

Por el contrario, en las *enfermedades restrictivas difusas* la FVC está reducida y la velocidad del flujo espiratorio es normal o está reducida de forma proporcional. Por lo tanto, *el cociente entre el* FEV_1 *y la FVC es casi normal*. El defecto restrictivo se produce en dos situaciones generales: 1) *trastornos de la pared torácica con pulmones normales* (p. ej., obesidad grave, enfermedades de la pleura y trastornos neuromusculares, como el síndrome de Guillain-Barré [Capítulo 23], que afectan a los músculos respiratorios), y 2) *neumopatías intersticiales agudas o crónicas*. La enfermedad restrictiva aguda clásica es el SDRA, que se ha analizado anteriormente. Las *enfermedades restrictivas crónicas* incluyen las neumoconiosis (v. más adelante), la fibrosis intersticial de etiología desconocida y la mayoría de las enfermedades infiltrativas (p. ej., sarcoidosis).

ENFERMEDAD PULMONAR OBSTRUCTIVA

En sus formas prototípicas, estos trastornos individuales (enfisema, bronquitis crónica, asma y bronquiectasias crónicas) tienen características anatómicas y clínicas diferenciadas (Tabla 13-2). La relación entre bronquitis crónica y enfisema es complicada, aunque la utilización de definiciones precisas ha ayudado a poner cierto orden en lo que en otro momento era un caos. Al comienzo se debe *poner de relieve que la definición de enfisema es morfológica, mientras que la bronquitis crónica se define por características clínicas*, como la presencia de tos crónica y recurrente con secreción excesiva de moco. Segundo, la distribución anatómica también es diferente; la bronquitis crónica afecta a las vías aéreas grandes y pequeñas (este último componente se ha denominado *bronquiolitis crónica* para indicar el nivel de afectación); por el contrario, el enfisema está restringido al *ácino* (Fig. 13-5). Aunque puede haber bronquitis crónica sin enfisema demostrable, y puede producirse un enfisema casi puro (particularmente en pacientes con deficiencia heredada de la α_1-antitripsina, v. más adelante), las dos enfermedades habitualmente coexisten. Esto se debe, casi seguramente, a que un desencadenante extrínseco (el humo de tabaco, especialmente la exposición intensa y a largo plazo al tabaco) es un motivo subyacente común a ambos trastornos. Dada su propensión a coexistir, el enfisema y la bronquitis crónica con frecuencia se agrupan en clínica bajo la denominación *enfermedad pulmonar obstructiva crónica (EPOC)*. La EPOC afecta a más del 10% de la población adulta de Estados Unidos y es la cuarta causa principal de muerte en este país. La obstrucción al flujo aéreo principalmente *irreversible* de la EPOC la distingue del asma, que, como se analiza más adelante, se caracteriza fundamentalmente por obstrucción *reversible* al flujo aéreo.

Enfisema

El enfisema se caracteriza por *dilatación permanente y anormal de los espacios aéreos* distales al bronquiolo terminal, acompañada de *destrucción de sus paredes* sin fibrosis evidente. Hay varias enfermedades en las que la dilatación de los espacios aéreos no se acompaña de destrucción; es más correcto denominar a esto *hiperinsuflación*. Por ejemplo, la distensión de los espacios aéreos en el pulmón opuesto después de una neumonectomía unilateral es una hiperinsuflación compensatoria y no un enfisema.

Tipos de enfisema. El enfisema se clasifica según su *distribución anatómica* dentro del *lobulillo*; recuérdese que el ácino es la estructura distal a los bronquiolos terminales, y un grupo de tres a cinco ácinos se denomina *lobulillo*. Hay cuatro tipos principales de enfisema: 1) centroacinar; 2) panacinar; 3) acinar distal, y 4) irregular. Sólo los dos primeros producen una obstrucción clínicamente significativa de las vías aéreas, y el enfisema centroacinar es, aproximadamente, 20 veces más frecuente que la enfermedad panacinar.

Enfisema centroacinar (centrolobulillar). La característica distintiva de este tipo de enfisema es el patrón de afectación de los lobulillos: se afectan las partes centrales o proximales de los ácinos, formadas por bronquiolos respiratorios, mientras que los alveolos distales están respetados. Así, hay espacios aéreos enfisematosos y normales dentro del mismo ácino y del mismo lobulillo (Fig. 13-6B). Las lesiones son más frecuentes y graves en los lóbulos superiores, particularmente en los segmentos apicales. En el enfisema centrolobulillar grave también se afecta el ácino distal y, por lo tanto, como se ha señalado, se hace difícil la diferenciación con el enfisema panacinar. Este tipo de enfisema se ve, la mayoría de las veces, como consecuencia del consumo de tabaco en pacientes que no tienen una deficiencia congénita de α_1-antitripsina.

Tabla 13-2 Trastornos asociados a la obstrucción al flujo aéreo: el espectro de la enfermedad pulmonar obstructiva crónica

Término clínico	Localización anatómica	Alteraciones anatomopatológicas principales	Etiología	Síntomas/signos
Bronquitis crónica	Bronquio	Hiperplasia de las glándulas mucosas, hipersecreción	Humo de tabaco, contaminantes ambientales	Tos, expectoración
Bronquiectasias	Bronquio	Dilatación y cicatrización de las vías aéreas	Infecciones persistentes o graves	Tos, esputo purulento, fiebre
Asma	Bronquio	Hiperplasia del músculo liso, exceso de moco, inflamación	Causas inmunitarias o no definidas	Sibilancias episódicas, tos, disnea
Enfisema	Ácino	Dilatación del espacio aéreo, destrucción parietal	Humo de tabaco	Disnea
Enfermedad de las pequeñas vías aéreas, bronquiolitis*	Bronquiolo	Cicatrización inflamatoria, obliteración de los bronquiolos	Humo de tabaco, contaminantes ambientales	Tos, disnea

*Una característica de la bronquitis crónica (v. el texto).

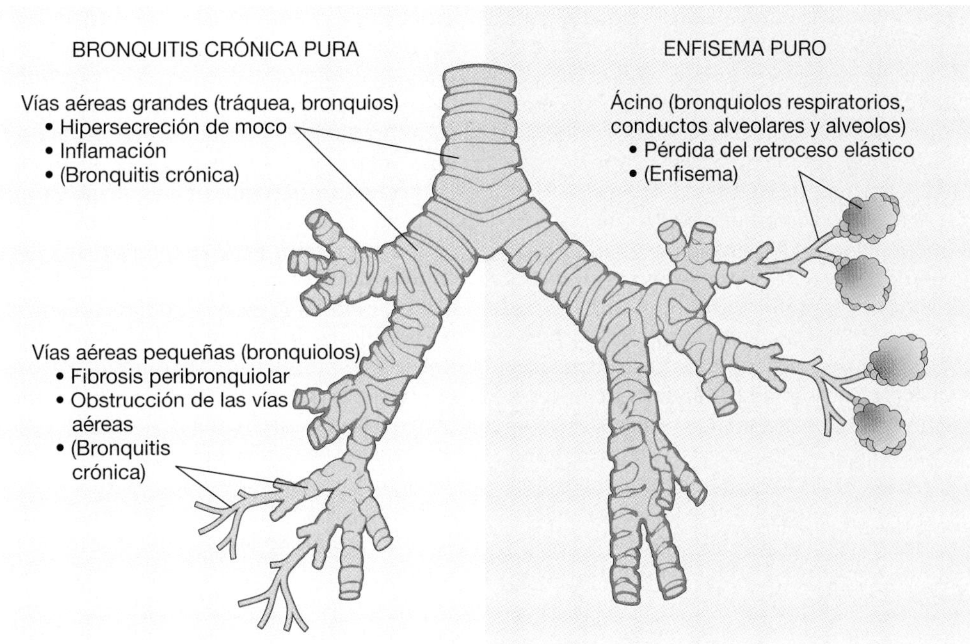

Figura 13-5

Distribución anatómica de la bronquitis crónica pura y del enfisema puro. En la bronquitis crónica, la enfermedad de las vías aéreas pequeñas (bronquiolitis crónica) produce obstrucción al flujo aéreo, mientras que la enfermedad de las vías aéreas grandes es responsable, principalmente, de la hipersecreción de moco.

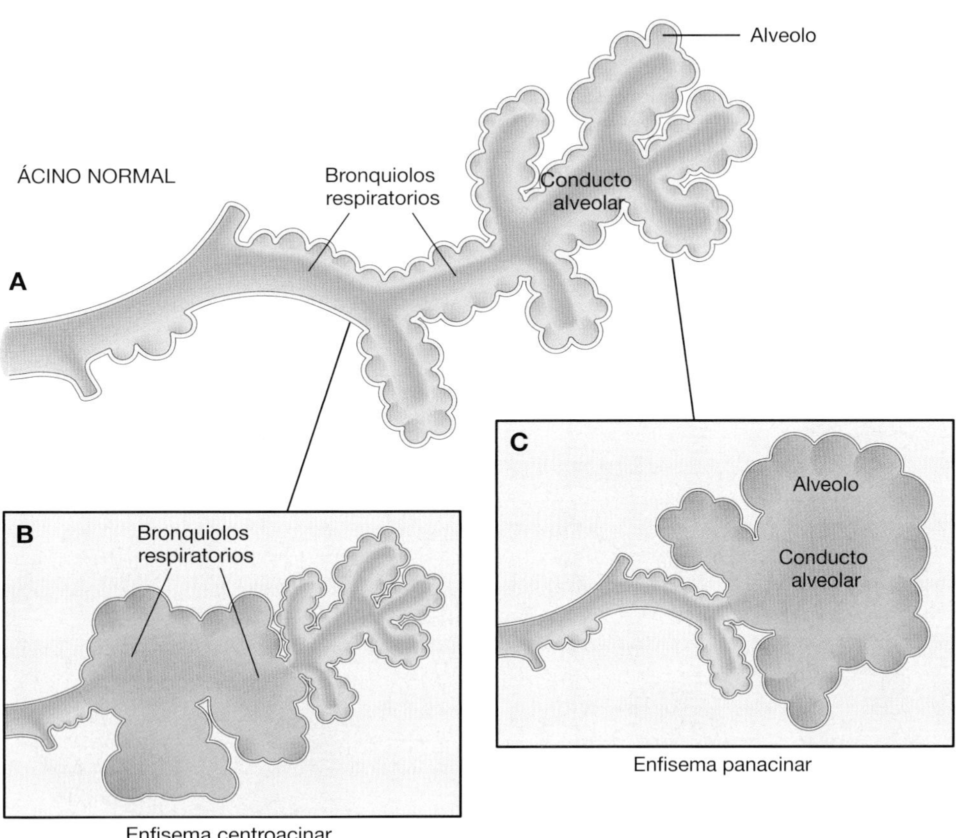

Figura 13-6

A, diagrama de las estructuras normales del ácino, la unidad fundamental del pulmón. Un bronquiolo terminal (no se muestra) está inmediatamente proximal al bronquiolo respiratorio. **B**, enfisema centrolobulillar con dilatación que afecta, inicialmente, a los bronquiolos respiratorios. **C**, enfisema panacinar con distensión inicial de las estructuras periféricas (es decir, el alveolo y el conducto alveolar); la enfermedad después se extiende hasta afectar a los bronquiolos respiratorios.

Enfisema panacinar (panlobulillar). En este tipo de enfisema los ácinos están dilatados de forma uniforme desde el nivel del bronquiolo respiratorio hasta los alveolos terminales ciegos (Fig. 13-6C). Al contrario que el enfisema centroacinar, el enfisema panacinar tiende a aparecer, la mayoría de las veces, en los campos pulmonares inferiores y es el tipo de enfisema que produce la deficiencia de α_1-antitripsina.

Enfisema acinar distal (paraseptal). En esta forma, la porción proximal del ácino es normal pero la parte distal está afectada de forma predominante. El enfisema es más llamativo cerca de la pleura, a lo largo de los tabiques de tejido conectivo lobulares, y en los bordes de los lobulillos. Aparece adyacente a zonas de fibrosis, cicatrización o atelectasia y habitualmente es más grave en la mitad superior de los pulmones. Los hallazgos característicos son la presencia de múltiples espacios aéreos dilatados contiguos cuyo diámetro varía desde menos de 0,5 mm hasta más de 2,0 cm, formando a veces estructuras similares a quistes que cuando se dilatan progresivamente se denominan *bullas*. Este tipo de enfisema probablemente subyace a muchos de los casos de neumotórax espontáneo en adultos jóvenes.

Enfisema irregular. El enfisema irregular, así denominado porque el ácino está afectado de forma irregular, se asocia casi invariablemente a cicatrices, como las que se deben a enfermedades inflamatorias curadas. Aunque clínicamente es asintomático, puede ser la forma más frecuente de enfisema.

Patogenia. No se conoce por completo la génesis de las dos formas más frecuentes de enfisema, centroacinar y panacinar. La hipótesis actual propone que el enfisema se origina como consecuencia de *dos desequilibrios críticos*: el desequilibrio proteasas-antiproteasas y el desequilibrio oxidantes-antioxidantes (Fig. 13-7). Casi siempre coexisten estos desequilibrios, y de hecho sus efectos son aditivos en la producción del resultado final de lesión tisular.

La hipótesis del *desequilibrio proteasas-antiproteasas* se basa en la observación de que los pacientes con deficiencia genética de la antiproteasa α_1-antitripsina tienen un marcado aumento de la tendencia a presentar enfisema pulmonar, que empeora por el tabaquismo. Aproximadamente el 1% de todos los pacientes con enfisema tiene este defecto. La α_1-antitripsina, presente normalmente en el suero, los líquidos tisulares y los macrófagos, es un importante inhibidor de las proteasas (particularmente de la elastasa) secretadas por los neutrófilos durante la inflamación. La α_1-antitripsina es codificada por genes expresados de forma codominante en el *locus* del inhibidor de la proteinasa (*Pi*) del cromosoma 14. El *locus Pi* es muy polimorfo, con muchos alelos diferentes. El más frecuente es el alelo normal (*M*), con su fenotipo correspondiente. Aproximadamente el 0,012% de la población estadounidense es homocigota para el alelo *Z*, que se asocia a una marcada disminución de la concentración sérica de α_1-antitripsina. Más del 80% de estos pacientes presenta enfisema sintomático, que se produce a una edad más temprana y con mayor gravedad si el paciente fuma.

Se ha propuesto la siguiente secuencia:

1. Los neutrófilos (el principal origen de las proteasas celulares) son secuestrados normalmente en los capilares periféricos, incluyendo los del pulmón, y algunos acceden a los espacios alveolares.
2. Cualquier estímulo que aumente el número de leucocitos (neutrófilos y macrófagos) en el pulmón o la liberación de sus gránulos que contienen proteasas aumenta la actividad proteolítica.
3. Con concentraciones bajas de α_1-antitripsina sérica, la destrucción del tejido elástico no encuentra obstáculos y se produce enfisema.

Así, se considera que el enfisema se debe al efecto destructor de una elevada actividad de las proteasas en pacientes con una baja actividad de las antiproteasas. La hipótesis del desequilibrio proteasas-antiproteasas también ayuda a explicar el efecto del humo de tabaco en la aparición del enfisema, parti-

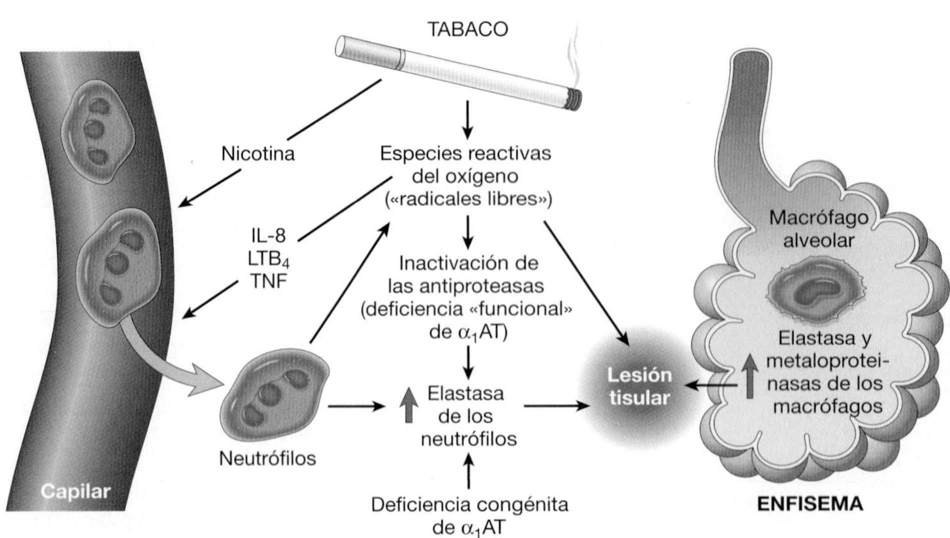

Figura 13-7

Patogenia del enfisema. Los desequilibrios proteasas-antiproteasas y oxidantes-antioxidantes son aditivos en sus efectos y contribuyen a la lesión tisular. La deficiencia de α_1-antitripsina (α_1AT) puede ser congénita o «funcional» como consecuencia de su inactivación oxidativa. Véanse los detalles en el texto. IL-8, interleucina 8; LTB$_4$, leucotrieno B$_4$; TNF, factor de necrosis tumoral.

cularmente la forma centrolobulillar en pacientes con cantidades normales de α_1-antitripsina:

- *En los fumadores, los neutrófilos y los macrófagos se acumulan en los alveolos.* No está totalmente claro el mecanismo de la inflamación, aunque posiblemente incluya los efectos quimioatrayentes directos de la nicotina, así como los de las especies reactivas del oxígeno contenidas en el humo. Estas sustancias activan el factor de transcripción NF-κB, que activa genes que codifican el TNF y quimiocinas, como la IL-8. Estas sustancias, a su vez, atraen y activan los neutrófilos.
- Los neutrófilos acumulados son activados y liberan sus gránulos, ricos en diversas proteasas celulares (elastasa de neutrófilos, proteinasa 3 y catepsina G), lo que produce lesión tisular.
- El tabaquismo también aumenta la actividad de la elastasa en los macrófagos; la elastasa de los macrófagos no es inhibida por la α_1-antitripsina, y de hecho puede digerir proteolíticamente esta antiproteasa. Cada vez hay más datos de que además de la elastasa, las metaloproteinasas de la matriz procedentes de los macrófagos y de los neutrófilos participan en la destrucción tisular.

El tabaquismo también tiene una función fundamental en la perpetuación del *desequilibrio oxidantes-antioxidantes* en la patogenia del enfisema. Normalmente el pulmón contiene un complemento saludable de antioxidantes (superóxido dismutasa, glutatión) que mantienen la lesión oxidativa en un mínimo. El humo de tabaco contiene abundantes especies reactivas del oxígeno (radicales libres), que producen depleción de estos mecanismos antioxidantes, provocando de esta forma la lesión tisular (Capítulo 1). Los neutrófilos activados también aumentan la cantidad de especies reactivas del oxígeno del alveolo. Una consecuencia secundaria de la lesión oxidativa es la inactivación de las antiproteasas nativas, lo que da lugar a una deficiencia «funcional» de la α_1-antitripsina incluso en pacientes sin deficiencia enzimática.

Morfología

El diagnóstico y la clasificación del enfisema dependen, en gran medida, del aspecto macroscópico del pulmón. El **enfisema panacinar**, cuando está bien desarrollado, produce unos pulmones pálidos y voluminosos que con frecuencia ocultan el corazón cuando se quita la pared torácica anterior en la autopsia. Las características macroscópicas del **enfisema centroacinar** son menos impresionantes. Los pulmones tienen un color rosa más profundo que en el enfisema panacinar y son menos voluminosos, salvo que la enfermedad esté muy avanzada. Generalmente, en el enfisema centroacinar los dos tercios superiores de los pulmones están afectados con mayor gravedad que los campos inferiores. Histológicamente, hay **adelgazamiento y destrucción de las paredes alveolares.** En la enfermedad avanzada, los alveolos adyacentes se hacen confluentes, creando grandes espacios aéreos (Fig. 13-8). Los bronquiolos terminales y respiratorios pueden estar deformados debido a la pérdida de los tabiques que contribuyen a anclar estas estructuras al parénquima. Con la **pérdida de tejido elástico** en los tabiques alveolares circundantes hay una menor tracción radial sobre las vías aéreas pequeñas. En consecuencia, tienden a colapsarse durante la espiración, una causa importante de obstrucción crónica al flujo aéreo en el enfisema grave. Además de la pérdida alveolar, disminuye el número de alveolos y capilares.

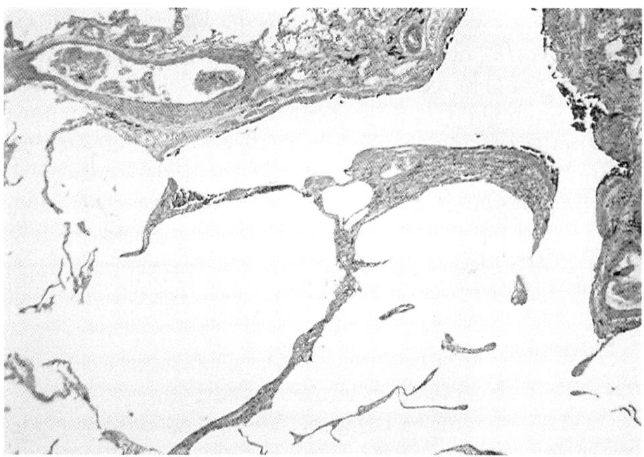

Figura 13-8

Enfisema pulmonar. Hay una marcada dilatación de los espacios aéreos, con adelgazamiento y destrucción de los tabiques alveolares. (De la colección docente del Department of Pathology, University of Texas Southwestern Medical School, Dallas, Texas.)

Evolución clínica. La *disnea* es habitualmente el primer síntoma; comienza insidiosamente pero es progresiva de forma continua. En pacientes con bronquitis crónica o bronquitis asmática crónica subyacente la tos y las sibilancias pueden ser los síntomas iniciales. La pérdida de peso es frecuente y puede ser tan intensa como para sugerir un tumor maligno oculto. Las pruebas de función pulmonar muestran reducción del FEV_1 con una FVC normal o casi normal. *Por lo tanto, el cociente entre el FEV_1 y la FVC está reducido.*

La manifestación clásica en pacientes que no tienen componente «bronquítico» es la de un paciente con tórax en barril y disneico, con una espiración claramente prolongada, que se sienta en una posición inclinada hacia delante, intentando expulsar el aire de los pulmones con cada esfuerzo respiratorio. En estos pacientes la dilatación de los espacios aéreos es grave y la capacidad de difusión, baja. La disnea y la hiperventilación son llamativas, por lo que hasta fases muy tardías de la enfermedad el intercambio gaseoso es adecuado y los valores de los gases en sangre arterial son relativamente normales. Debido a la llamativa disnea y la oxigenación adecuada de la hemoglobina a veces se denomina a estos pacientes *«sopladores rosados»*.

En el otro extremo están los pacientes con enfisema que también tienen una bronquitis crónica pronunciada y antecedentes de infecciones recurrentes con esputo purulento. Habitualmente, tienen una disnea y un impulso respiratorio menos llamativos, por lo que retienen dióxido de carbono, se hacen hipóxicos y con frecuencia están cianóticos. Por motivos que no están totalmente claros, tienden a ser obesos. Con frecuencia solicitan ayuda médica después del inicio de la ICC (*cor pulmonale*; Capítulo 11) y el edema asociado. A veces, a los pacientes con este cuadro clínico se les denomina *«abotargados azules»*.

La mayoría de los pacientes con enfisema y EPOC se encuentran en algún punto entre estos dos extremos clásicos.

En todos ellos *se produce gradualmente hipertensión pulmonar secundaria*, debida tanto al espasmo vascular pulmonar inducido por la hipoxia como a la pérdida del área superficial capilar pulmonar por destrucción alveolar. La muerte por el enfisema se relaciona con insuficiencia pulmonar con acidosis respiratoria, hipoxia y coma, o con insuficiencia cardíaca derecha (*cor pulmonale*).

RESUMEN

Enfisema

- El enfisema es una enfermedad obstructiva crónica de las vías aéreas que se caracteriza por una dilatación permanente de los espacios aéreos distales a los bronquiolos terminales.
- Los subtipos incluyen centroacinar (el más frecuente; relacionado con el tabaco), panacinar (se observa en la deficiencia de α_1-antitripsina), acinar distal e irregular.
- Los dos principales mecanismos patogénicos son un exceso de proteasas celulares con concentraciones bajas de antiproteasas (desequilibrio proteasas-antiproteasas) y un exceso de especies reactivas del oxígeno (desequilibrio oxidantes-antioxidantes). Las células inflamatorias acumuladas son el origen de las proteasas y de los oxidantes; en conjunto, producen lesión tisular e inactivan las antiproteasas.
- La mayoría de los pacientes con enfisema tiene elementos de bronquitis crónica simultáneamente, porque el tabaquismo es un factor de riesgo subyacente a ambos; los pacientes con enfisema puro se caracterizan como «*sopladores rosados*».

Enfermedades relacionadas con el enfisema. Varias enfermedades son similares al enfisema sólo superficialmente y se denominan incorrectamente de esta forma.

Enfisema compensador es un término que se utiliza para referirse a la dilatación compensadora de los alveolos en respuesta a la pérdida de sustancia pulmonar en otro lugar, como ocurre en el parénquima pulmonar residual después de la resección quirúrgica de un pulmón o un lóbulo enfermo.

Hiperinsuflación obstructiva se refiere a la situación en la que el pulmón se expande porque hay aire atrapado en su interior. Una causa frecuente es la obstrucción subtotal por un tumor o un cuerpo extraño. La hiperinsuflación obstructiva puede ser una urgencia potencialmente mortal si la porción afectada se expande lo suficiente para comprimir el pulmón normal restante.

Enfisema bulloso se refiere, simplemente, a cualquier forma de enfisema que produce grandes vesículas o bullas subpleurales (espacios > 1 cm de diámetro en su estado distendido) (Fig. 13-9). Representan acentuaciones localizadas de una de las cuatro formas de enfisema, son, la mayoría de las veces, subpleurales y ocasionalmente se rompen, produciendo un neumotórax.

Enfisema mediastínico (intersticial) se refiere a la entrada de aire hacia el estroma de tejido conectivo del pulmón, el mediastino y el tejido subcutáneo. Esto puede producirse espontáneamente por un aumento súbito de la presión intraalveolar (como en los vómitos o la tos violenta), que produce un desgarro, con disección del aire hacia el intersticio. A veces aparece en niños con tos ferina. Es particularmente probable

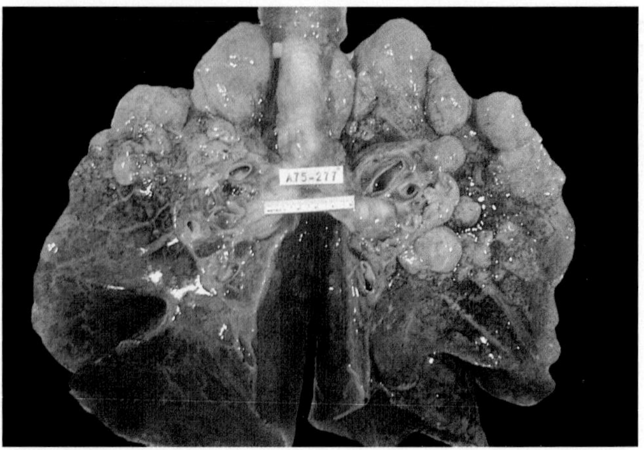

Figura 13-9

Enfisema ampolloso con ampollas apicales y subpleurales grandes. (De la colección docente del Department of Pathology, University of Texas Southwestern Medical School, Dallas, Texas.)

que ocurra en pacientes conectados a respiradores que tengan obstrucción bronquiolar parcial o en quienes tengan una lesión perforante (p. ej., una fractura costal). Cuando el aire intersticial entra en el tejido subcutáneo, el paciente literalmente puede hincharse hasta parecer un globo, con una marcada tumefacción de la cabeza y del cuello y crepitación en todo el tórax. En la mayoría de los casos el aire se reabsorbe espontáneamente cuando se sella el punto de entrada.

Bronquitis crónica

La bronquitis crónica es frecuente en fumadores de cigarrillos y en habitantes de ciudades con contaminación atmosférica; algunos estudios de varones de 40 a 65 años indican que entre el 20 y el 25% tiene la enfermedad. El diagnóstico de bronquitis crónica se realiza por criterios clínicos: se define como *una tos productiva persistente durante al menos 3 meses consecutivos en al menos 2 años consecutivos*. Puede aparecer en varias formas:

- La mayoría de los pacientes tiene *bronquitis crónica simple*: la tos productiva expulsa esputo mucoide, pero no hay obstrucción al flujo aéreo.
- Algunos pacientes con bronquitis crónica pueden mostrar unas vías aéreas hiperreactivas con broncoespasmo intermitente y sibilancias, situación que se denomina *bronquitis asmática crónica*.
- Una subpoblación de pacientes bronquíticos, especialmente fumadores intensos, presenta obstrucción crónica al flujo aéreo, habitualmente con datos de enfisema asociado, y se dice que estos pacientes tienen *bronquitis crónica obstructiva*.

Patogenia. La característica distintiva de la bronquitis crónica es la *hipersecreción de moco*, que comienza en las vías aéreas grandes. Aunque la causa única más importante es el humo de tabaco, pueden contribuir otros contaminantes aéreos, como el dióxido de azufre y el dióxido de nitrógeno. Estos irritantes ambientales inducen hipertrofia de las glándulas mucosas de la tráquea y los bronquios principales y producen un marcado aumento de las células caliciformes secretoras de mucina del epitelio superficial de los bronquios de menor tamaño y los bronquiolos. Además, estos irritantes producen inflamación con infiltración por linfocitos T CD8+, macrófagos y neutrófilos. Al contrario que en el asma, en la bronquitis crónica no hay eosinófilos, salvo que el paciente tenga bronquitis asmática. Mientras que la característica que permite definir la bronquitis crónica (hipersecreción mucosa) es, principalmente, el reflejo de la afectación de los bronquios grandes, *la base morfológica de la obstrucción al flujo aéreo en la bronquitis crónica es más periférica y se debe a*: 1) la denominada «enfermedad de las vías aéreas pequeñas», inducida por la metaplasia de las células caliciformes con obstrucción por tapones de moco de la luz bronquiolar, inflamación y fibrosis de la pared bronquiolar, y 2) *enfisema simultáneo*. Generalmente, se piensa que mientras que la enfermedad de las vías aéreas pequeñas (también conocida como bronquiolitis crónica) es un componente importante de la obstrucción temprana y relativamente leve al flujo aéreo, la bronquitis crónica con una obstrucción significativa al flujo aéreo casi siempre se complica por enfisema. Se ha propuesto que muchos de los efectos epiteliales respiratorios de los irritantes ambientales (p. ej., hipersecreción de moco) están mediados por la liberación local de citocinas de los linfocitos T, como IL-13. La transcripción del gen de la mucina, y de la elastasa de los neutrófilos *MUC5AC*, que está aumentada como consecuencia de la exposición al humo del tabaco en modelos experimentales, tanto *in vitro* como *in vivo*, está mediada en parte por la señalización a través de las vías del receptor del factor de crecimiento epidérmico. Con frecuencia hay *infección microbiana*, aunque tiene una importancia secundaria, principalmente para mantener la inflamación y empeorar los síntomas.

Morfología

Macroscópicamente, el revestimiento mucoso de las vías aéreas grandes habitualmente está **hiperémico y tumefacto** por el líquido de edema. Con frecuencia está recubierto por una capa de **secreciones** mucinosas o mucopurulentas. Los bronquios de menor tamaño y los bronquiolos también pueden estar llenos de secreciones similares. Histológicamente la característica diagnóstica de la bronquitis crónica en la tráquea y los bronquios de mayor tamaño es el **aumento de tamaño de las glándulas secretoras de mucina** (Fig. 13-10). La magnitud del aumento del tamaño se evalúa por el cociente del grosor de la capa de glándulas mucosas respecto al de la pared bronquial (índice de Reid; normalmente 0,4). Con frecuencia hay en la mucosa bronquial una densidad variable de células inflamatorias, principalmente mononucleares pero a veces mezcladas con neutrófilos. La neutrofilia tisular aumenta mucho durante las exacerbaciones bronquíticas, y algunos estudios han mostrado una relación entre la intensidad de infiltrado neutrofílico y la gravedad de la enfermedad. También hay **bronquiolitis crónica** (enfermedad de las vías aéreas pequeñas), que se caracteriza por metaplasia de células caliciformes, formación de tapones de moco, inflamación y fibrosis. En los casos más graves, puede haber obliteración completa de la luz por fibrosis (bronquiolitis obliterativa). Como se ha descrito previamente, la fibrosis peribronquiolar y la estenosis luminal producen obstrucción de las vías aéreas.

Evolución clínica. En pacientes con bronquitis crónica, la tos prominente con producción de esputo puede persistir indefinidamente sin disfunción ventilatoria. Sin embargo, como se ha señalado antes, algunos pacientes presentan una EPOC significativa con obstrucción al flujo aéreo. Esto se acompaña de hipercapnia, hipoxemia y, en casos graves, cianosis (*«abotargados azules»*). Esta forma de EPOC se puede diferenciar de la que produce el enfisema en el caso típico (*«sopladores rosados»*), pero, como ya se ha mencionado, muchos pacientes tienen ambas enfermedades. Al avanzar, la bronquitis crónica se complica con hipertensión pulmonar e insuficiencia cardíaca (Capítulo 11). Las infecciones recurrentes y la insuficiencia respiratoria son amenazas constantes.

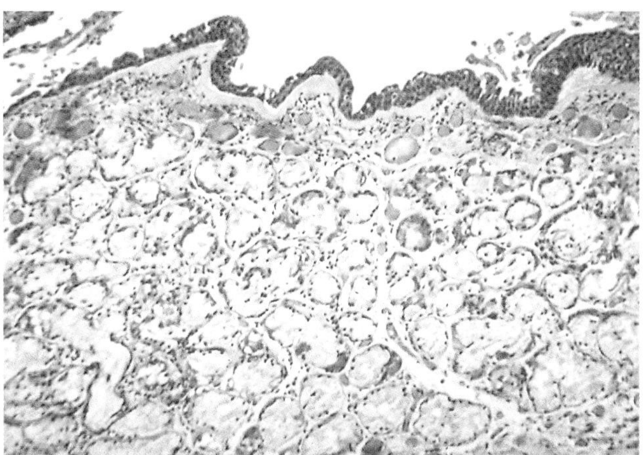

Figura 13-10

Bronquitis crónica. La luz bronquial está arriba. Obsérvese el marcado engrosamiento de la capa de glándulas mucosas (aproximadamente el doble de lo normal) y la metaplasia escamosa del epitelio bronquial. (De la colección docente del Department of Pathology, University of Texas Southwestern Medical School, Dallas, Texas.)

RESUMEN

Bronquitis crónica

- La bronquitis crónica se define como la tos productiva persistente durante al menos 3 meses consecutivos en al menos 2 años consecutivos.
- El tabaquismo es el factor de riesgo subyacente más importante; también contribuye la contaminación ambiental.
- El componente obstructivo crónico se debe, principalmente, a la enfermedad de las vías aéreas pequeñas (bronquiolitis crónica) con enfisema acompañante.
- La histología muestra aumento del tamaño de las glándulas secretoras de moco, metaplasia de células caliciformes y fibrosis de la pared bronquiolar.

Asma

El asma es un trastorno inflamatorio crónico de las vías aéreas que produce episodios recurrentes de sibilancias, disnea, opresión en el pecho y tos, particularmente por la noche y/o a primera hora de la mañana. Este cuadro clínico está producido por reacciones repetidas de hipersensibilidad inmediata y de fase tardía en el pulmón que dan lugar a la *tríada de obs-*

trucción intermitente y reversible de las vías aéreas, inflamación bronquial crónica con eosinófilos, e hipertrofia e hiperreactividad de las células musculares lisas bronquiales. Se piensa que la inflamación produce un aumento de la reactividad de las vías aéreas (broncoespasmo) ante diversos estímulos, que no producirían efectos adversos en las vías aéreas normales de personas no asmáticas. No está totalmente clara la base genética subyacente a las vías aéreas hiperreactivas, aunque se han hecho avances significativos en la comprensión de la patogenia y los desencadenantes ambientales de las «crisis» de asma. En algunos casos, las crisis están desencadenadas por la exposición a un alergeno al que la persona se ha sensibilizado previamente, pero con frecuencia no se puede identificar un desencadenante. Cabe señalar que ha habido un aumento significativo de la incidencia de asma en el mundo occidental en las últimas tres décadas.

Como el asma es una enfermedad heterogénea desencadenada por diversos agentes responsables, no hay ningún esquema de clasificación aceptado universalmente. Se considera que aproximadamente el 70% de los casos son «extrínsecos» o «atópicos» y se deben a respuestas inmunitarias contra antígenos ambientales mediadas por IgE y linfocitos T_H2. En el 30% restante de los pacientes se considera que el asma es «intrínseca» o «no atópica» y está desencadenada por estímulos no inmunitarios, como ácido acetilsalicílico, infecciones pulmonares (especialmente producidas por virus), frío, tensión psicológica, ejercicio e irritantes inhalados. Aunque esta distinción es útil desde el punto de vista de la fisiopatología, en la práctica clínica no siempre es posible clasificar el asma.

Patogenia. Los principales factores etiológicos del asma son la predisposición genética a la hipersensibilidad de tipo I («atopia»), la inflamación aguda y crónica de las vías aéreas y la hiperreactividad bronquial a diversos estímulos. *En la inflamación participan muchos tipos celulares y numerosos mediadores inflamatorios, aunque la participación de los linfocitos T cooperadores de tipo 2 (T_H2) puede ser crítica en la patogenia del asma.* La forma «atópica» clásica del asma se asocia a una reacción excesiva de los linfocitos T_H2 contra los antígenos ambientales. Las citocinas que producen los linfocitos T_H2 explican la mayoría de las características del asma: la IL-4 estimula la producción de IgE, la IL-5 activa los eosinófilos y la IL-13 estimula la producción de moco. Estas tres citocinas son producidas por los linfocitos T_H2. Además, las células epiteliales se activan para producir quimiocinas que favorecen el reclutamiento de más linfocitos T_H2 y eosinófilos, así como otros leucocitos, amplificando de esta manera la reacción inflamatoria. Además de las respuestas inflamatorias mediadas por los linfocitos de tipo T_H2, el asma se caracteriza por cambios estructurales en la pared bronquial, denominados «*remodelado de las vías aéreas*». Estos cambios incluyen hipertrofia del músculo liso bronquial y depósito de colágeno subepitelial. Hasta hace poco, se consideraba que el remodelado de las vías aéreas era un fenómeno secundario y tardío del asma; el punto de vista actual indica que puede aparecer a lo largo de varios años antes del inicio de los síntomas. No está clara la base etiológica del remodelado, aunque puede haber una *predisposición hereditaria* asociada a polimorfismos de genes que producen una proliferación acelerada de células musculares lisas bronquiales y fibroblastos. Un gen candidato que ha surgido en los últimos años es *ADAM33*, expresado por los tipos celulares implicados en el remodelado de las vías aéreas (células musculares lisas y fibroblastos), aunque indudablemente hay otros factores genéticos implicados en este proceso. Se piensa que los *mastocitos*, que forman parte del infiltrado inflamatorio del asma, también contribuyen al remodelado de las vías aéreas mediante la secreción de factores de crecimiento que estimulan la proliferación del músculo liso.

Asma atópica. Este tipo más frecuente de asma habitualmente comienza en la infancia. Es frecuente un antecedente familiar positivo de atopia, y las crisis asmáticas con frecuencia están precedidas por rinitis alérgica, urticaria o eccema. La enfermedad es desencadenada por antígenos ambientales como polvo, polen, caspa de animales y alimentos, aunque puede estar implicado cualquier antígeno. Una prueba cutánea con el antígeno responsable produce una reacción inmediata de habón y enrojecimiento, un ejemplo clásico de la *reacción de hipersensibilidad de tipo I mediada por IgE* (Capítulo 5). En las vías aéreas hay una *sensibilización* inicial a los antígenos inhalados responsables, que estimula la inducción de linfocitos de tipo T_H2 y la liberación de las interleucinas IL-4 e IL-5 (Fig. 13-11A). Esto da lugar a la síntesis de IgE que se une a los mastocitos de la mucosa. La posterior reacción mediada por IgE contra los antígenos inhalados provoca una *respuesta inmediata* y una *reacción de fase tardía* (Fig. 13-11B). La exposición de los *mastocitos recubiertos de IgE* al mismo antígeno produce la formación de enlaces cruzados en la IgE con liberación de mediadores químicos. Los mastocitos de la superficie de la mucosa respiratoria están activados inicialmente; la consiguiente liberación de mediadores abre uniones intercelulares mucosas, lo que permite la penetración del antígeno hasta más mastocitos de la mucosa. Además, la estimulación directa de los *receptores basales (parasimpáticos) subepiteliales* provoca una broncoconstricción refleja mediante reflejos centrales y locales. Esto se produce a los pocos minutos después de la estimulación y, por lo tanto, se denomina *respuesta aguda*, o *inmediata*, que incluye broncoconstricción, edema (debido al aumento de la permeabilidad vascular) y secreción de moco. Diversos mediadores inflamatorios se han relacionado con la respuesta de fase aguda, aunque su importancia relativa en una crisis de asma real varía mucho. Sin embargo, cabe destacar, entre otros:

- *Leucotrienos C_4, D_4 y E_4*: mediadores muy potentes que producen broncoconstricción prolongada y aumentan la permeabilidad vascular y la secreción de mucina.
- *Acetilcolina*: liberada por los nervios motores intrapulmonares, produce constricción del músculo liso de las vías aéreas mediante estimulación directa de los receptores muscarínicos.
- *Histamina*: produce broncoespasmo y aumenta la permeabilidad vascular, aunque no se considera un mediador importante porque los antihistamínicos no producen mejoría.
- *Prostaglandina D_2*: produce broncoconstricción y vasodilatación.
- *Factor activador plaquetario*: produce agregación de las plaquetas y liberación de histamina desde sus gránulos.

Los mastocitos también liberan otras citocinas que inducen la llegada de otros leucocitos, como neutrófilos y células mononucleares, y particularmente *eosinófilos*. Estas células inflamatorias preparan el escenario para la *reacción de fase tardía*, que comienza de 4 a 8 horas después y puede persistir

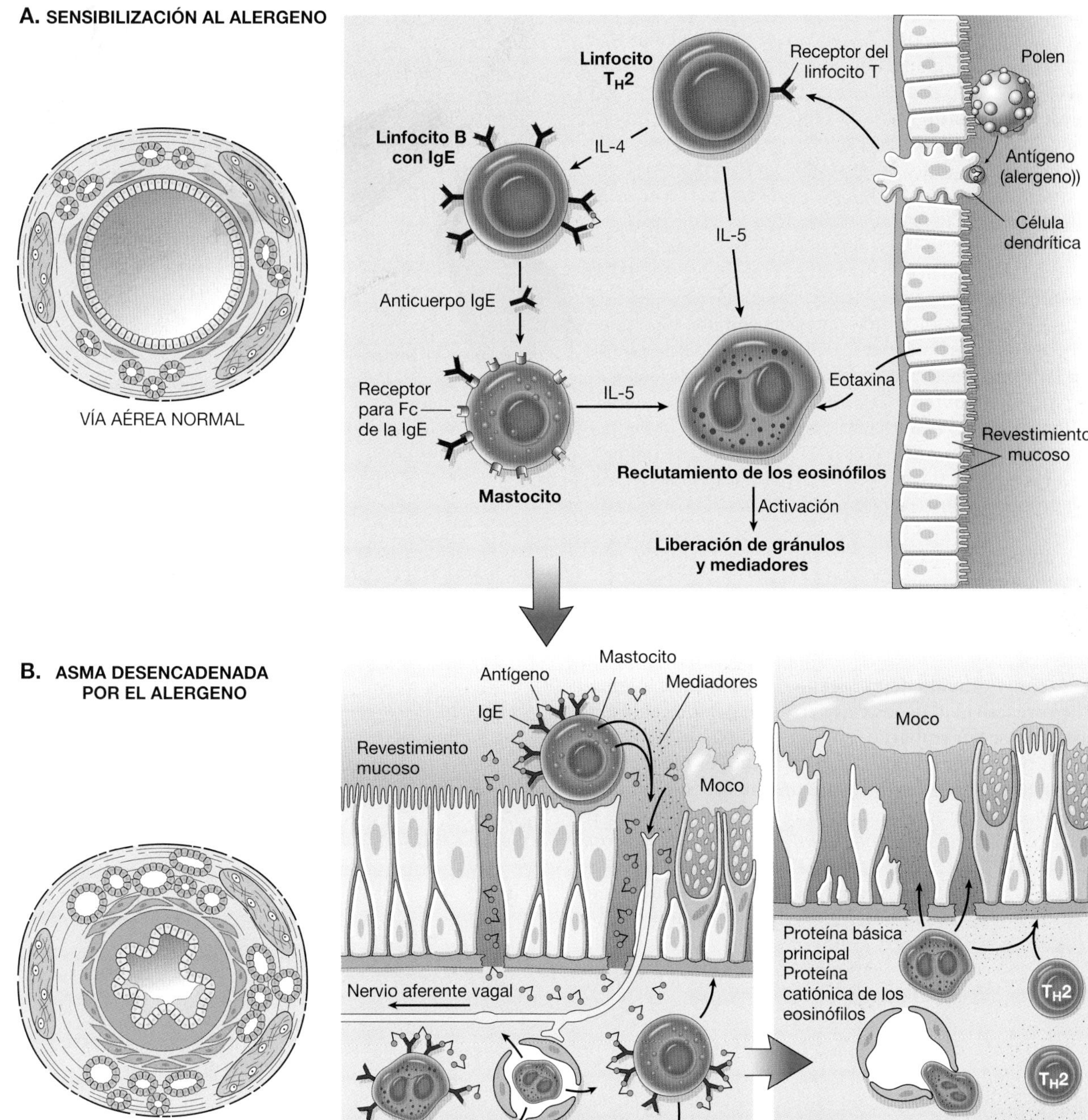

Figura 13-11

Modelo del asma alérgica. **A**, sensibilización al alergeno. Los alergenos inhalados (antígenos) provocan una respuesta dominada por los linfocitos T_H2 que favorece la producción de IgE y el reclutamiento de los eosinófilos (cebado o sensibilización). **B**, asma desencadenada por alergenos. Al repetirse la exposición al antígeno (Ag), la reacción inmediata es desencadenada por la formación de enlaces cruzados, inducida por el Ag, de la IgE unida a los receptores para la IgE de los mastocitos de las vías aéreas. Estas células liberan mediadores preformados que abren uniones densas intracelulares entre células epiteliales. Después, el antígeno puede entrar en la mucosa para activar los mastocitos y los eosinófilos de la mucosa, que a su vez liberan más mediadores. En conjunto, de forma directa o mediante reflejos neuronales, los mediadores inducen broncoespasmo, aumento de la permeabilidad vascular y producción de moco, además de reclutar más células generadoras de mediadores desde la sangre. **C**, fase tardía (horas). La llegada de los leucocitos reclutados (neutrófilos, eosinófilos, basófilos y linfocitos T_H2) señala el inicio de la fase tardía del asma y una nueva tanda de liberación de mediadores por los leucocitos, el endotelio y las células epiteliales. Los factores, particularmente de los eosinófilos (p. ej., proteína básica principal, proteína catiónica de los eosinófilos), también producen lesión del epitelio.

durante 12 o 24 horas, o más (Fig. 13-11C). Los *eosinófilos* son particularmente importantes en la fase tardía. Como ya se ha mencionado, su acumulación en los puntos de inflamación alérgica es favorecida por varios factores quimiotácticos derivados de los mastocitos, así como por citocinas (p. ej., *eotaxina*) producidas por las propias células epiteliales bronquiales activadas. Los eosinófilos acumulados ejercen diversos efectos. Su arsenal de mediadores es tan extenso como el de los mastocitos e incluye la *proteína básica principal* y la *proteína catiónica de los eosinófilos*, que son tóxicas directamente para las células epiteliales de las vías aéreas. La *peroxidasa de los eosinófilos* produce lesión tisular mediante agresión oxidativa. Los eosinófilos activados también son una rica fuente de leucotrienos, especialmente el leucotrieno C_4, que contribuyen a la broncoconstricción. Así pues, *los eosinófilos pueden amplificar y mantener la respuesta inflamatoria* sin una exposición adicional al antígeno desencadenante. El conocimiento de la importancia de las células y mediadores inflamatorios en el asma ha llevado a un mayor énfasis en el tratamiento antiinflamatorio en la práctica clínica.

Asma no atópica. El mecanismo de inflamación e hiperreactividad bronquial está mucho menos claro en pacientes con asma no atópica. En estos casos, están implicadas las *infecciones víricas del aparato respiratorio* (las más frecuentes) y los *contaminantes ambientales inhalados*, como dióxido de azufre, ozono y dióxido de nitrógeno. Estos agentes aumentan la hiperreactividad de las vías aéreas en personas normales y asmáticas. Sin embargo, en estas últimas la respuesta bronquial, que se manifiesta como espasmo, es mucho más intensa y mantenida. Es infrecuente un antecedente familiar positivo, la concentración sérica de IgE es normal y no hay alergias asociadas. *Se piensa que la inflamación de la mucosa respiratoria inducida por virus reduce el umbral de los receptores vagales subepiteliales a los irritantes.* Aunque no se conocen bien las conexiones, los mediadores humorales y celulares últimos de la obstrucción de las vías aéreas (p. ej., eosinófilos) son comunes a las variantes atópica y no atópica de asma y, por lo tanto, se tratan de forma similar.

Asma inducida por fármacos. Varios fármacos provocan asma, de los cuales el *ácido acetilsalicílico* es el ejemplo más característico. Los pacientes con sensibilidad al ácido acetilsalicílico presentan episodios recurrentes de rinitis, pólipos nasales, urticaria y broncoespasmo. Aún se desconoce el mecanismo preciso, aunque se supone que el ácido acetilsalicílico inhibe la vía de la ciclooxigenasa del metabolismo del ácido araquidónico sin afectar a la vía de la lipooxigenasa, desplazando de esta forma el equilibrio hacia los leucotrienos broncoconstrictores.

Asma ocupacional. Esta forma de asma es estimulada por vapores (resinas epoxi, plástico), polvos orgánicos y químicos (madera, algodón, platino), gases (tolueno) y otros productos químicos. Las crisis de asma habitualmente aparecen después de la exposición repetida a los antígenos desencadenantes.

Morfología

Las alteraciones morfológicas en el asma se han descrito en personas que mueren por crisis graves prolongadas (estado asmático) y en piezas de biopsia de mucosa de pacientes sometidos a provocación con alergenos. En los casos mortales, macroscópicamente los pulmones están sobredistendidos debido a hiperinsuflación, y puede haber zonas pequeñas de atelectasia. El hallazgo macroscópico más llamativo es la oclusión de los bronquios y bronquiolos por **tapones de moco** tenaz y espeso. Histológicamente, los tapones de moco contienen remolinos de epitelio descamado (**espirales de Curshmann**). También hay numerosos eosinófilos y **cristales de Charcot-Leyden** (acumulaciones de cristaloides formados por proteínas de los eosinófilos). Los otros hallazgos característicos del asma, denominados en conjunto «remodelado de las vías aéreas», incluyen (Fig. 13-12):

- Engrosamiento de la membrana basal del epitelio bronquial.
- Edema e infiltrado inflamatorio en las paredes bronquiales, con prominencia de eosinófilos y mastocitos.
- Aumento del tamaño de las glándulas submucosas.
- Hipertrofia de la pared muscular bronquial.

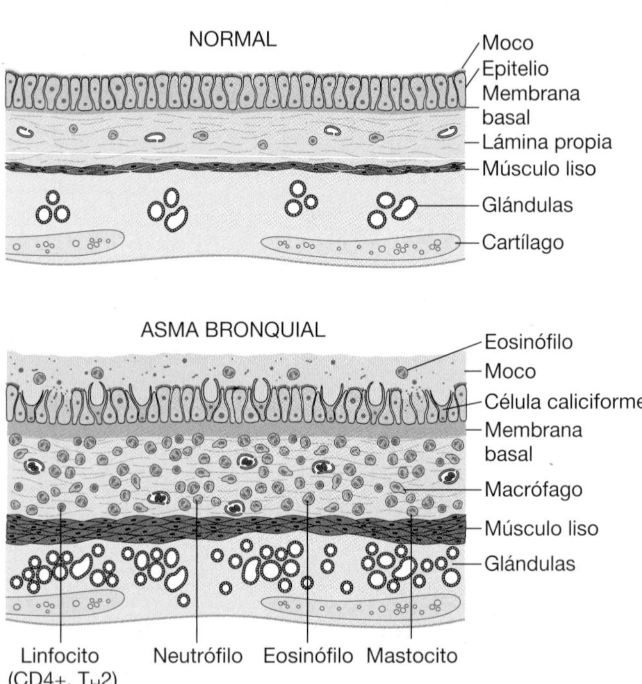

Figura 13-12

Comparación de un bronquio normal con el de un paciente asmático. Obsérvese la acumulación de moco en la luz bronquial debida al aumento del número de células caliciformes secretoras de moco en la mucosa y a la hipertrofia de las glándulas mucosas de la submucosa. Además, hay una intensa inflamación crónica producida por el reclutamiento de eosinófilos, macrófagos, linfocitos T_H2 y otras células inflamatorias. La membrana basal subyacente al epitelio de la mucosa está engrosada y hay hipertrofia e hiperplasia de las células musculares lisas.

Evolución clínica. Una crisis de asma se caracteriza por disnea intensa con sibilancias; la dificultad principal radica en la espiración. La víctima intenta conseguir que entre el aire en los pulmones y después no lo puede expulsar, por lo que hay una hiperinsuflación progresiva de los pulmones con aire atrapado distal a los bronquios, que están constreñidos y llenos de moco y residuos. Habitualmente, las crisis duran de una hasta varias horas y ceden espontáneamente o con tratamiento, en general con broncodilatadores y corticoesteroides.

Los intervalos entre las crisis característicamente están libres de dificultad respiratoria, aunque se pueden detectar defectos respiratorios sutiles y persistentes mediante métodos espirométricos. Ocasionalmente se produce un paroxismo grave que no responde al tratamiento y dura días e incluso semanas (*estado asmático*). La hipercapnia, la acidosis y la hipoxia grave asociadas pueden ser mortales, aunque en la mayoría de los casos la enfermedad es más incapacitante que mortal.

RESUMEN

Asma

- El asma se caracteriza por broncoconstricción reversible producida por hiperreactividad de las vías aéreas frente a diversos estímulos.
- El asma atópica está mediada por una reacción inmunitaria mediada por los linfocitos T_H2 e IgE frente a alergenos ambientales y se caracteriza por las reacciones aguda (inmediata) y de fase tardía. Las citocinas de los linfocitos T_H2 IL-4, IL-5 e IL-13 son mediadores importantes.
- Los desencadenantes del asma no atópica están menos claros pero incluyen infecciones víricas y contaminantes ambientales inhalados.
- Los *eosinófilos* son células inflamatorias fundamentales que se encuentran en todos los subtipos del asma; los productos de los eosinófilos, como la proteína básica principal, son responsables de la lesión de las vías aéreas.
- El remodelado de las vías aéreas (engrosamiento de la membrana basal e hipertrofia del músculo liso bronquial) empeora el elemento de enfermedad obstructiva.

Bronquiectasias

Las bronquiectasias son dilataciones permanentes de los bronquios y bronquiolos producidas por destrucción del músculo y del tejido de soporte elástico, debida o asociada a infecciones necrosantes crónicas. No es una enfermedad primaria, sino secundaria a una infección u obstrucción persistente producida por diversas enfermedades. Una vez que aparecen, dan lugar a un complejo sintomático característico dominado por tos y expectoración de cantidades abundantes de esputo purulento. El diagnóstico depende de la reacción de una historia correcta y de la demostración radiográfica de dilatación bronquial. Las enfermedades que predisponen con más frecuencia a bronquiectasias incluyen las siguientes:

- *Obstrucción bronquial.* Las causas frecuentes son tumores, cuerpos extraños y, ocasionalmente, impactación de moco. En estas situaciones las bronquiectasias están localizadas en el segmento pulmonar obstruido, aunque también pueden aparecer como complicación del asma tópica y de la bronquitis crónica.
- *Enfermedades congénitas o hereditarias.* Cabe citar, entre otras:
  - En la fibrosis quística se producen bronquiectasias graves generalizadas debidas a la obstrucción y la infección producidas por la secreción de un moco anormalmente espeso. Es una complicación importante y grave (Capítulo 7).
  - En los estados de inmunodeficiencia, particularmente deficiencia de inmunoglobulinas, es probable que aparezcan bronquiectasias debido a un aumento de la susceptibilidad a las infecciones bacterianas repetidas; pueden producirse bronquiectasias localizadas o difusas.
  - El síndrome de Kartagener, un trastorno recesivo autosómico, se asocia con frecuencia a bronquiectasias y a esterilidad en los varones. Las alteraciones estructurales de los cilios producen un deterioro de la depuración mucociliar en las vías aéreas, lo que produce infecciones persistentes y reduce la movilidad de los espermatozoides.
- La *neumonía necrosante*, o *supurativa*, particularmente por gérmenes virulentos como *Staphylococcus aureus* o del género *Klebsiella*, puede predisponer a las bronquiectasias. En el pasado las bronquiectasias postinfecciosas a veces eran una secuela de las neumonías infantiles que aparecen como complicación del sarampión, la tos ferina y la gripe, aunque esto ha disminuido mucho con la introducción de la inmunización eficaz. Las bronquiectasias postuberculosas siguen siendo una causa significativa de morbilidad en zonas endémicas.

Patogenia. Dos procesos son cruciales y están entrelazados en la patogenia de las bronquiectasias: *obstrucción e infección crónica persistente*; cualquiera de estos dos procesos puede aparecer primero. Los mecanismos de eliminación normales están dificultados por la obstrucción, por lo que pronto se produce la infección secundaria; a la inversa, la infección crónica con el tiempo produce lesión de las paredes bronquiales, lo que causa debilitamiento y dilatación. Por ejemplo, la obstrucción producida por un carcinoma broncógeno o un cuerpo extraño altera la eliminación de las secreciones, proporcionando un terreno fértil para la infección superpuesta. La consiguiente lesión inflamatoria de la pared bronquial y la acumulación de exudados distienden aún más las vías aéreas, lo que produce una dilatación irreversible. Por el contrario, una inflamación necrosante persistente de los bronquios o bronquiolos puede producir secreciones obstructivas, inflamación en todo el grosor de la pared (con fibrosis peribronquial y tracción de las paredes), y finalmente la secuencia de acontecimientos que ya se ha descrito.

Morfología

La afectación bronquiectásica pulmonar habitualmente afecta a los **lóbulos inferiores** bilateralmente, en particular a las vías aéreas más verticales. Cuando los tumores o la aspiración de cuerpos extraños producen bronquiectasias, la afectación puede estar claramente localizada en un único segmento de los pulmones. Habitualmente, la afectación más grave se encuentra en los bronquios y bronquiolos más distales. Las vías aéreas pueden estar **dilatadas** hasta cuatro veces su diámetro habitual y en el estudio macroscópico del pulmón se las puede seguir casi hasta las superficies pleurales (Fig. 13-13). (Por el contrario, en los pulmones normales no pueden observarse los bronquiolos mediante el estudio macroscópico habitual más allá de un punto a 2-3 cm de las superficies pleurales.) Los hallazgos histológicos varían con la actividad y la cronicidad de la enfermedad. En el caso activo totalmente desarrollado, un **exudado inflamatorio agudo y crónico intenso dentro de las paredes de los bronquios y bronquiolos** y la descamación del epitelio de revestimiento producen zonas de extensa

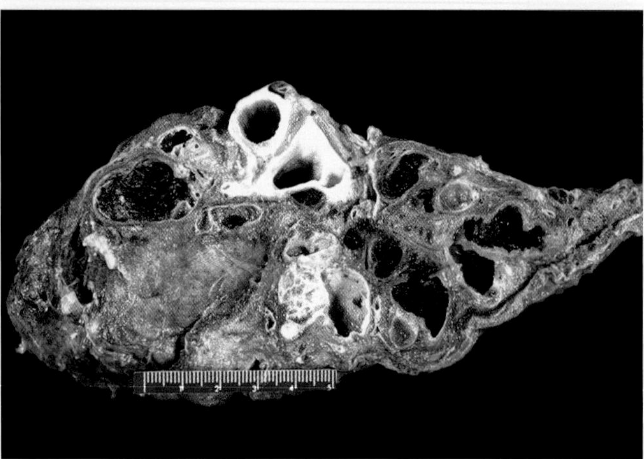

Figura 13-13

Bronquiectasias. Corte transversal del pulmón que muestra bronquios dilatados que se extienden casi hasta la pleura. (Cortesía de la doctora Linda Margraf, Department of Pathology, University of Texas Southwestern Medical School, Dallas, Texas.)

ulceración. Habitualmente, se puede cultivar en la secreción de los bronquios afectados una flora **mixta**, que incluye estafilococos, estreptococos, neumococos, gérmenes entéricos, bacterias anaerobias y microaerófilas, y (particularmente en niños) *Haemophilus influenzae* y *Pseudomonas aeruginosa*. Cuando se produce la curación, el epitelio de revestimiento se puede regenerar completamente; sin embargo, habitualmente se produce tanta lesión que persisten la dilatación y la cicatrización anormales. En los casos más crónicos se produce fibrosis de las paredes bronquiales y bronquiolares y **fibrosis peribronquiolar**. En algunos casos la necrosis destruye las paredes bronquiales o bronquiolares y forma un absceso pulmonar.

Evolución clínica. Las manifestaciones clínicas incluyen tos intensa y persistente con expectoración de esputo mucopurulento o a veces fétido. El esputo puede contener estrías de sangre, y puede producirse hemoptisis franca. Los síntomas con frecuencia son esporádicos y están precipitados por infecciones de las vías respiratorias superiores o por la introducción de nuevos gérmenes patógenos. Pueden aparecer acropaquias en los dedos de las manos. En las bronquiectasias graves y generalizadas aparecen defectos ventilatorios obstructivos significativos, con hipoxemia, hipercapnia, hipertensión pulmonar y (raras veces) *cor pulmonale*. Los abscesos cerebrales metastásicos y la amiloidosis reactiva (Capítulo 5) son otras complicaciones menos frecuentes de las bronquiectasias.

NEUMOPATÍAS INTERSTICIALES (RESTRICTIVAS, INFILTRATIVAS) DIFUSAS

Las neumopatías intersticiales difusas (restrictivas) son un grupo heterogéneo de trastornos *caracterizados principalmente por la afectación difusa y habitualmente crónica del tejido conectivo pulmonar, principalmente el intersticio más periférico y delicado de las paredes alveolares*. Como se señala en la Figura 13-1, el intersticio pulmonar está formado por la membrana basal de las células endoteliales y epiteliales (fusionadas en las porciones más delgadas), fibras de colágeno, tejido elástico, fibroblastos, algunos mastocitos y algunas células mononucleares. Muchas de las entidades de este grupo son de causa y patogenia desconocidas; algunas tienen un componente intraalveolar además de intersticial, y hay superposición frecuente en las características histológicas entre las diferentes enfermedades. Sin embargo, la presencia de signos clínicos, síntomas, alteraciones radiográficas y cambios fisiopatológicos similares justifica su consideración como un solo grupo. Aunque las alteraciones de la pared torácica, algunas de las cuales ya se han mencionado, también pueden producir enfermedad restrictiva, este análisis se concentrará en las causas parenquimatosas. Los síntomas y signos importantes de las neumopatías restrictivas se pueden inferir a partir de los cambios morfológicos. *El dato fundamental de estos trastornos es la reducción de la distensibilidad* (es decir, es necesaria más presión para expandir los pulmones porque son rígidos), que a su vez precisa un aumento del esfuerzo respiratorio (disnea). Además, la lesión del epitelio alveolar y de la vasculatura intersticial produce alteraciones del cociente ventilación-perfusión, lo que produce *hipoxia*. Las radiografías de tórax muestran infiltración difusa por nódulos pequeños, líneas irregulares o «sombras en vidrio deslustrado». Al progresar la enfermedad, los pacientes pueden presentar insuficiencia respiratoria, con frecuencia asociada a hipertensión pulmonar y *cor pulmonale* (Capítulo 11).

Las enfermedades infiltrativas difusas se clasifican como síndromes clinicopatológicos o por tener una histología característica (Tabla 13-3). Aunque la fase final de la mayoría de las neumopatías restrictivas crónicas, independientemente de su etiología, es la fibrosis pulmonar intersticial difusa, con o sin «*forma de panal*», con frecuencia hay suficientes marcadores histológicos en el material de biopsia (p. ej., existencia de granulomas o de un material extraño revelador) para estrechar, cuando no señalar exactamente, el diagnóstico. Es indispensable disponer de unos antecedentes sociales y ocupacionales exactos para el anatomopatólogo quirúrgico que examine el tejido histológico.

Patogenia. En la actualidad se cree que independientemente del tipo de enfermedad intersticial y de la causa específica, la manifestación común más temprana de la mayoría de las enfermedades intersticiales es la *alveolitis*, es decir, la acumu-

Tabla 13-3 Principales categorías de neumopatía intersticial crónica

Fibrosante
Neumonía intersticial usual (fibrosis pulmonar idiopática) Neumonía intersticial inespecífica Neumonía organizativa criptógena Asociada a las enfermedades del colágeno vascular Neumoconiosis Asociada a los tratamientos (fármacos, radioterapia)
Granulomatosa
Sarcoidosis Neumonitis por hipersensibilidad
Eosinófila
Relacionada con el tabaquismo
Neumonía intersticial descamativa Bronquiolitis respiratoria

lación de células inflamatorias y células efectoras inmunitarias dentro de los tabiques y los espacios alveolares. Si la lesión es leve y autolimitada, se produce la resolución con restauración de la arquitectura normal. Sin embargo, cuando persiste el agente lesivo, *las interacciones celulares que implican a linfocitos, macrófagos y neutrófilos producen lesión parenquimatosa, proliferación de fibroblastos y fibrosis intersticial progresiva* (Fig. 13-14). *La activación de los macrófagos pulmonares es un episodio fundamental en la patogenia de la fibrosis intersticial.* Los macrófagos activados segregan quimioatrayentes (p. ej., IL-8 y leucotrieno B_4) que reclutan y activan neutrófilos. Los mediadores solubles (oxidantes, proteasas) liberados desde los macrófagos y los neutrófilos reclutados lesionan las células epiteliales alveolares y degradan el tejido conectivo. Los macrófagos alveolares también segregan múltiples factores «fibrógenos», como el factor de crecimiento de los fibroblastos, el factor de crecimiento y transformación β (TGF-β) y el factor de crecimiento derivado de las plaquetas, que pueden atraer *fibroblastos* además de estimular su proliferación, poniendo en marcha de esta manera una respuesta de reparación. Actualmente se piensa que las células epiteliales alveolares no son simplemente objetivos pasivos en este proceso. La destrucción de los neumocitos de tipo I con frecuencia se acompaña de proliferación de los neumocitos de tipo II. Estas células segregan factores quimiotácticos (p. ej., proteína quimiotáctica de los macrófagos 1) que atraen más macrófagos al entorno alveolar. Además, pueden contribuir a la fibrosis mediante la secreción del factor de crecimiento derivado de las plaquetas y otras citocinas fibrógenas, como el TGF-β. Se están desarrollando fármacos para inhibir la fibrosis inducida por el TGF-β.

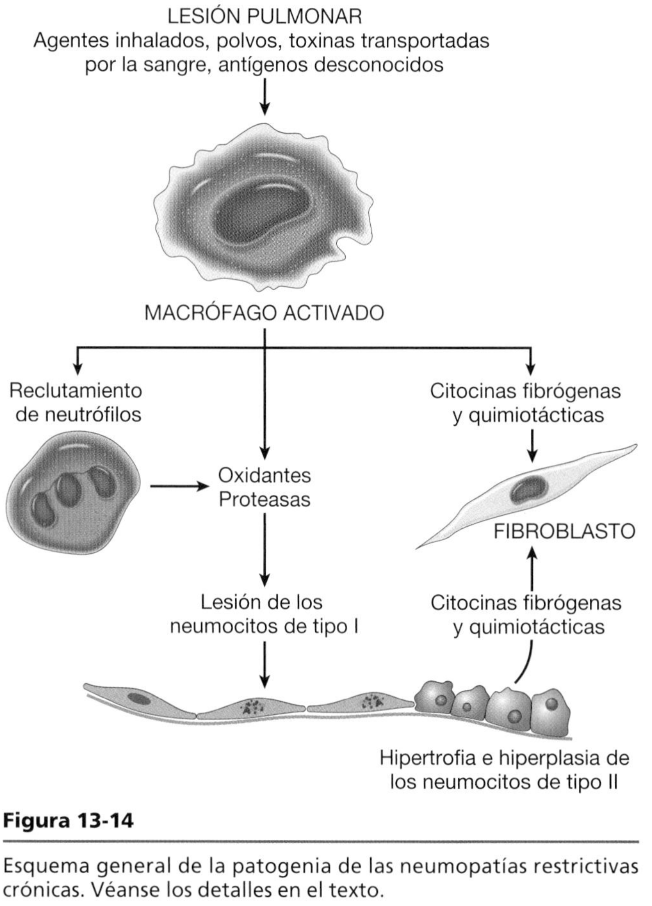

LESIÓN PULMONAR
Agentes inhalados, polvos, toxinas transportadas por la sangre, antígenos desconocidos
MACRÓFAGO ACTIVADO
Reclutamiento de neutrófilos
Oxidantes
Proteasas
Citocinas fibrógenas y quimiotácticas
FIBROBLASTO
Lesión de los neumocitos de tipo I
Citocinas fibrógenas y quimiotácticas
Hipertrofia e hiperplasia de los neumocitos de tipo II

Figura 13-14

Esquema general de la patogenia de las neumopatías restrictivas crónicas. Véanse los detalles en el texto.

Enfermedades fibrosantes

Fibrosis idiopática pulmonar

La fibrosis idiopática pulmonar (FIP), también conocida como *alveolitis fibrosante criptógena*, se refiere a un trastorno pulmonar de etiología desconocida que se caracteriza, histológicamente, por fibrosis intersticial difusa, que en casos avanzados produce hipoxemia grave y cianosis. Se desconoce el agente que precipita la alveolitis recurrente en la FIP. Los varones se afectan con más frecuencia que las mujeres, y alrededor de dos tercios de los pacientes son mayores de 60 años de edad en el momento del diagnóstico. El patrón histológico de fibrosis se denomina *neumonía intersticial usual* (NIU), y es necesario para el diagnóstico de FIP. Sin embargo, se debe poner de relieve que se pueden observar hallazgos anatomopatológicos similares en el pulmón en entidades bien definidas como la asbestosis, las enfermedades del colágeno vascular y otras diversas enfermedades. Por lo tanto, se deben descartar causas conocidas antes de utilizar el denominativo de «idiopática».

Morfología

Macroscópicamente, las superficies pleurales del pulmón tienen un aspecto en empedrado debido a la retracción de cicatrices a lo largo de los tabiques interlobulillares. La superficie de corte muestra fibrosis (zonas blancas firmes y elásticas), con predominio en los lóbulos inferiores y una distribución diferenciada en las regiones subpleurales y a lo largo de los tabiques interlobulillares. El patrón de fibrosis de la FIP se denomina **neumonía intersticial usual** (NIU). El dato histológico fundamental de la NIU es la **fibrosis intersticial parcheada**, que varía de intensidad (Fig. 13-15) y con el tiempo. Las lesiones más tempranas contienen una proliferación fibroblástica exuberante y aparecen como **focos fibroblásticos** (Fig. 13-16). Con el tiempo, estas áreas se hacen más colagenosas y menos celulares. Es bastante típica la existencia de lesiones tempranas y tardías **(heterogeneidad temporal)**. La fibrosis densa produce colapso de las paredes alveolares y formación de

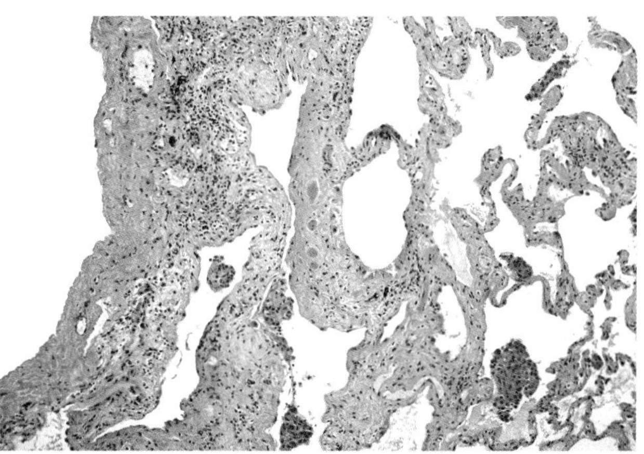

Figura 13-15

Neumonía intersticial usual. La fibrosis, que varía de intensidad, es más pronunciada en la región subpleural.

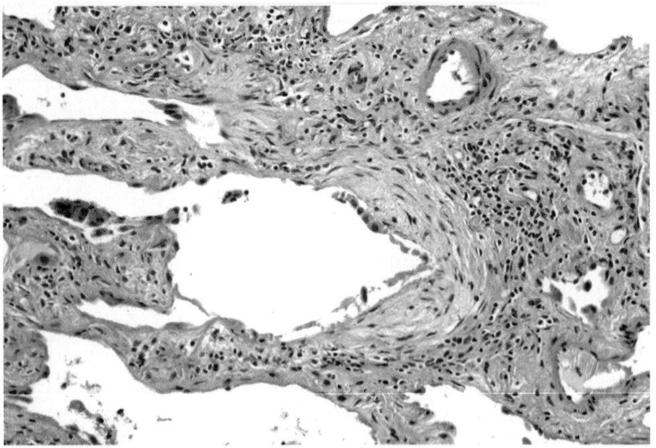

Figura 13-16

Neumonía intersticial usual. Foco fibroblástico con fibras que tienen un trayecto paralelo a la superficie y una matriz extracelular mixoide azulada.

espacios quísticos tapizados por neumocitos de tipo II hiperplásicos o por epitelio bronquiolar **(fibrosis en panal)**. La inflamación intersticial habitualmente es parcheada y está formada por un infiltrado en los tabiques alveolares, principalmente de linfocitos y algunas células plasmáticas, mastocitos y eosinófilos. Con frecuencia hay cambios hipertensivos pulmonares secundarios (fibrosis de la íntima y engrosamiento de la media de las arterias pulmonares).

Evolución clínica. La FIP habitualmente se manifiesta de forma insidiosa, con la aparición gradual de tos no productiva y disnea progresiva. En la exploración física, la mayoría de los pacientes con FIP tiene crepitantes «secos» o «de tipo Velcro» característicos durante la inspiración. En las fases posteriores de la enfermedad puede aparecer cianosis, *cor pulmonale* y edema periférico. La biopsia pulmonar quirúrgica sigue siendo el método de referencia para el diagnóstico de la FIP y para excluir otras causas de fibrosis pulmonar. Lamentablemente, la progresión de la FIP es implacable a pesar del tratamiento, y la media de supervivencia es de 3 años o menos. El trasplante pulmonar es el único tratamiento definitivo disponible.

Neumonía intersticial inespecífica

Los pacientes con neumonía intersticial inespecífica tienen una neumopatía intersticial difusa de etiología desconocida en la que las biopsias pulmonares no muestran características diagnósticas de ninguna de las otras enfermedades intersticiales bien caracterizadas. Aunque es un diagnóstico de «cajón de sastre», es importante diferenciar la fibrosis intersticial inespecífica de la NIU porque la primera tiene mejor pronóstico. De acuerdo con la histología, la neumonía intersticial inespecífica se divide en patrones celular y fibrosante. El *patrón celular* de la fibrosis intersticial inespecífica está formado por una inflamación intersticial crónica de leve a moderada (linfocitos y algunas células plasmáticas) con una distribución uniforme o parcheada. El *patrón fibrosante* está formado por fibrosis intersticial difusa o parcheada, *sin la heterogeneidad temporal característica de la NIU*. No suele haber focos fibroblásticos. Los pacientes refieren disnea y tos de varios meses de duración. Aquéllos con patrón celular tienen mejor evolución que los que tienen patrón fibrosante y NIU.

Neumonía organizativa criptógena

La neumonía organizativa criptógena es sinónimo de «bronquiolitis obliterativa con neumonía organizativa»; sin embargo, actualmente se prefiere el primer término porque pone de relieve la etiología desconocida de esta entidad clinicopatológica. Los pacientes refieren tos y disnea, y radiográficamente muestran áreas de consolidación del espacio aéreo parcheadas subpleurales o peribronquiales. Histológicamente la neumonía organizativa criptógena se caracteriza por la presencia de tapones polipoideos de tejido conectivo organizativo laxo dentro de los conductos alveolares, los alveolos y con frecuencia los bronquiolos (Fig. 13-17). Todo el tejido conectivo tiene la misma antigüedad, y la arquitectura del pulmón subyacente es normal. Algunos pacientes se recuperan espontáneamente, pero la mayoría precisa tratamiento con corticoesteroides orales durante 6 meses o más. Cabe señalar que la neumonía organizativa con fibrosis intraalveolar también se

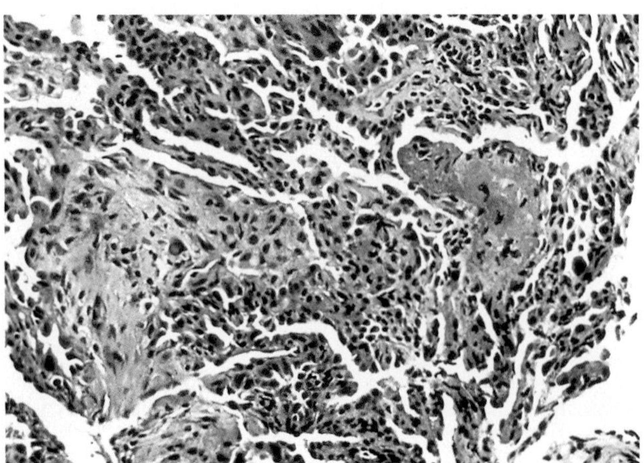

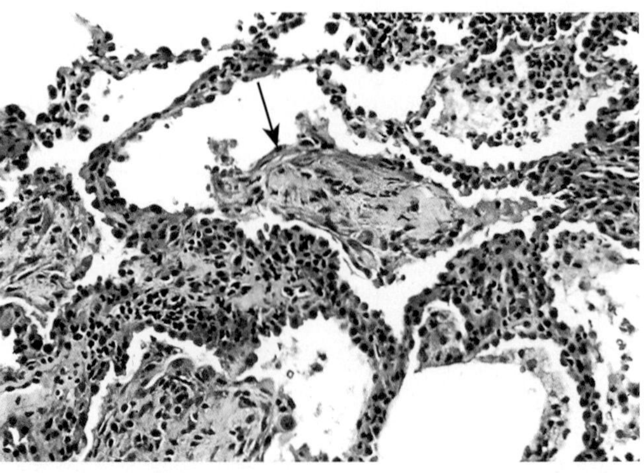

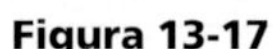

Figura 13-17

Neumonía organizativa criptógena. Los espacios alveolares están llenos de bolas de fibroblastos (*flecha*).

puede ver como respuesta a infecciones (p. ej., neumonía) o a agresiones inflamatorias (p. ej., enfermedades del colágeno vascular, lesión por trasplante) del pulmón; en estos casos, es evidente que la etiología no es «criptógena».

Afectación pulmonar en las enfermedades del colágeno vascular

Muchas enfermedades del colágeno vascular (p. ej., lupus eritematoso sistémico, artritis reumatoide, esclerosis sistémica y dermatomiositis-polimiositis) se asocian a manifestaciones pulmonares. Pueden observarse diversas variantes histológicas dependiendo del trastorno subyacente, de las cuales las más frecuentes son NII, patrón de NIU (similar al que se ve en la FIP), esclerosis vascular, neumonía organizativa y bronquiolitis (enfermedad de las vías aéreas pequeñas, con o sin fibrosis). También puede haber afectación pleural (pleuritis, nódulos pleurales y derrame pleural). La afectación pulmonar de estas enfermedades habitualmente se asocia a mal pronóstico, aunque sigue siendo mejor que el de la FIP idiopática.

RESUMEN

Fibrosis intersticial difusa

- La fibrosis intersticial difusa del pulmón produce neumopatías restrictivas que se caracterizan por reducción de la distensibilidad pulmonar y reducción de la FVC. El cociente entre el FEV_1 y la FVC es normal.
- Las enfermedades que producen fibrosis intersticial difusa son heterogéneas. El factor patogénico unificador es la lesión de los alvéolos con activación de los macrófagos y liberación de citocinas fibrógenas, como el TGF-β.
- La fibrosis pulmonar idiopática es el prototipo de las neumopatías restrictivas. Se caracteriza por fibrosis pulmonar parcheada y formación de espacios quísticos (pulmón en panal). Este patrón histológico se conoce como *neumonía intersticial usual.*

Neumoconiosis

Neumoconiosis es un término que se acuñó originalmente para describir la reacción pulmonar no neoplásica a la inhalación de polvos minerales. El término se ha ampliado para incluir enfermedades inducidas por partículas orgánicas además de inorgánicas, y algunos expertos también consideran que las enfermedades pulmonares no neoplásicas inducidas por humos y vapores químicos son neumoconiosis. Las neumoconiosis por polvo mineral (las tres más frecuentes se deben a la exposición al polvo de carbón, sílice y amianto) casi siempre se producen por la exposición en el lugar de trabajo. Sin embargo, el aumento del riesgo de cáncer como consecuencia de la exposición al amianto se extiende a los familiares de las personas que trabajan con amianto y a otras expuestas a éste fuera del lugar de trabajo. La Tabla 13-4 indica las enfermedades asociadas a cada uno de los polvos minerales y las principales industrias en las que la exposición al polvo es suficiente para producir enfermedad.

Patogenia. La reacción del pulmón a los polvos minerales depende de muchas variables, como el tamaño, la forma, la solubilidad y la reactividad de las partículas. Por ejemplo, es poco probable que las partículas mayores de 5 a 10 μm alcancen las vías aéreas distales, mientras que las partículas menores de 0,5 μm tienden a actuar como gases y entrar y salir de los alvéolos, con frecuencia sin un depósito ni una lesión sustanciales. *Las partículas que miden de 1 a 5 μm son las más peligrosas porque se alojan en las bifurcaciones de las vías aéreas distales.* El polvo de carbón es relativamente inerte, y se deben depositar en los pulmones cantidades grandes antes de que se pueda detectar clínicamente. La sílice, el amianto y el berilio son más reactivos que el polvo de carbón, y producen reacciones fibróticas a concentraciones menores. La mayor parte del polvo inhalado queda atrapado en la capa mucosa y se elimina rápidamente del pulmón por el movimiento ciliar. Sin embargo, algunas de las partículas quedan impactadas en las bifurcaciones de los conductos alveolares, donde los macrófagos acumulan y captan las partículas atrapadas mediante endocitosis. *El macrófago alveolar pulmonar es un elemento celular fundamental en el inicio y la perpetuación de la lesión y la fibrosis pulmonar.* Las partículas más reactivas activan los macrófagos para que liberen diversos productos que median una respuesta inflamatoria e inician la proliferación de los fibroblastos y el depósito de colágeno. Algunas de las partículas inhaladas pueden llegar a los linfáticos por drenaje directo o dentro de los macrófagos migratorios, y de esta manera inician una respuesta inmunitaria frente a los componentes de las partículas y/o las proteínas propias que son modificadas por las partículas. Esto, a su vez, produce amplificación y extensión de la reacción local. *El humo de tabaco empeora los efectos de todos los polvos minerales inhalados*, más en el caso del amianto que con cualquier otra partícula.

Tabla 13-4 Neumopatía inducida por polvo mineral

Agente	Enfermedad	Exposición
Polvo de carbón	Neumoconiosis simple de los trabajadores del carbón: máculas y nódulos Neumoconiosis complicada de los trabajadores del carbón: FMP	Minería del carbón
Sílice	Silicosis	Chorro de arena, canteras, minería, corte de piedra, trabajo en fundición, cerámica
Amianto	Asbestosis, derrames pleurales, placas pleurales o fibrosis difusa; mesotelioma; carcinoma de pulmón y de laringe	Minería, molido y fabricación de minerales y materiales; instalación y retirada de aislamiento

FMP, fibrosis masiva progresiva.

Neumoconiosis de los trabajadores del carbón

Diversas novelas británicas, como *Hijos y amantes*, de D. H. Lawrence, describen de forma conmovedora la tragedia de los mineros del carbón al comienzo del siglo XX, que trabajaban durante toda la vida bajo tierra sólo para morir del «pulmón negro» complicado por tuberculosis. La reducción del polvo en las minas de carbón ha disminuido drásticamente la incidencia de la enfermedad inducida por éste. El espectro de hallazgos pulmonares en los mineros es extenso y varía desde la *antracosis asintomática*, en la que se acumula pigmento sin una reacción celular perceptible, hasta la *neumoconiosis de los mineros del carbón* (NMC) *simple*, en la que se producen acumulaciones de macrófagos con una disfunción pulmonar pequeña o nula, hasta la *NMC complicada* o *fibrosis masiva progresiva* (FMP), en la que hay fibrosis extensa con deterioro de la función pulmonar (v. Tabla 13-4). Aunque las estadísticas varían, parece que menos del 10% de los casos de NMC progresa hasta FMP. Se debe señalar que la fibrosis masiva progresiva es un término genérico que se aplica a una reacción fibrosante confluente en el pulmón; puede aparecer como complicación de cualquiera de las tres neumoconiosis descritas aquí.

Aunque el carbón mineral es principalmente carbono, el polvo de las minas de carbón contiene diversos metales en cantidades muy pequeñas, minerales inorgánicos y sílice cristalina. El cociente entre el carbono y los productos químicos minerales contaminantes («calidad del carbón») aumenta desde el carbón bituminoso hasta la antracita; en general, la minería de la antracita se ha asociado con mayor riesgo de NMC.

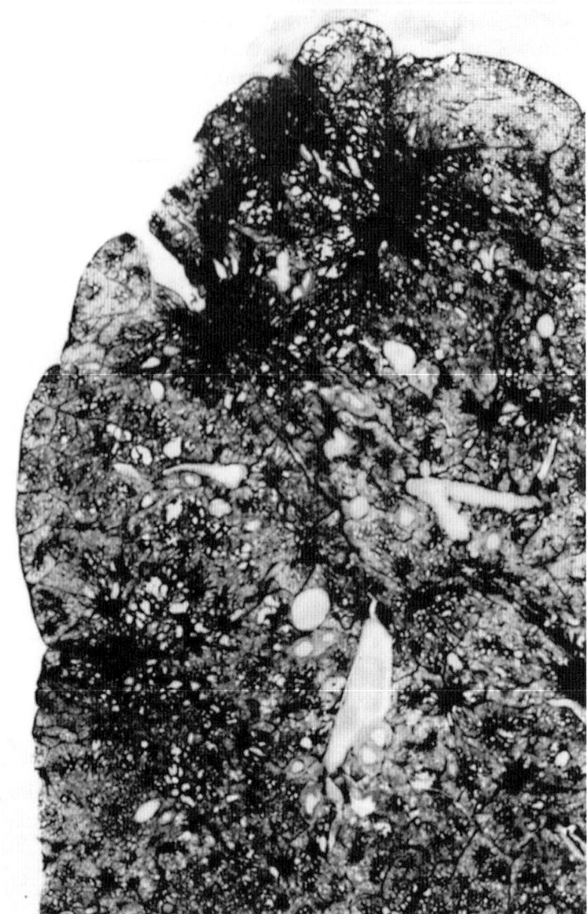

Figura 13-18

Fibrosis masiva progresiva superpuesta a la neumoconiosis de los trabajadores del carbón. Las grandes cicatrices ennegrecidas están, principalmente, en el lóbulo superior. Obsérvese la extensión de las cicatrices hacia el parénquima circundante y la retracción de la pleura adyacente. (Cortesía de los doctores Werner Laquer y Jerome Kleinerman y del National Institute of Occupational Safety and Health.)

Morfología

La **antracosis pulmonar** es la lesión pulmonar inducida por el carbón más inocua en los mineros de carbón y también es frecuente en los habitantes de ciudades y en los fumadores. El pigmento de carbono inhalado es englobado por los macrófagos alveolares o intersticiales, que después se acumulan en el tejido conectivo a lo largo de los linfáticos, incluyendo los linfáticos pleurales, o en los ganglios linfáticos.

La **NMC simple** se caracteriza por **máculas de carbón** y **nódulos de carbón**, que son algo mayores. La mácula de carbón está formada por macrófagos cargados de polvo; además, el nódulo contiene cantidades pequeñas de una delicada red de fibras de colágeno. Aunque estas lesiones están dispersas por todo el pulmón, se afectan más los lóbulos superiores y las zonas superiores de los lóbulos inferiores. Con el tiempo, se puede producir **enfisema centrolobulillar**. El enfisema importante desde el punto de vista funcional es más frecuente en Reino Unido y Europa, posiblemente porque la calidad del carbón es mayor que en Estados Unidos.

La **NMC complicada (FMP)** aparece sobre un fondo de NMC por la confluencia de los nódulos de carbón y generalmente son necesarios muchos años para que aparezca. Se caracteriza por cicatrices de color negro intenso mayores de 2 cm, a veces de hasta 10 cm de diámetro mayor. Habitualmente son múltiples (Fig. 13-18). Microscópicamente las lesiones están formadas por colágeno denso y pigmento.

Evolución clínica. La NMC es, habitualmente, una enfermedad benigna que produce poco deterioro de la función pulmonar. En los pacientes en los que aparece FMP hay una disfunción pulmonar progresiva con hipertensión pulmonar y *cor pulmonale*. La progresión desde la NMC hasta la FMP se ha asociado a diversas situaciones, como el nivel de exposición al polvo de carbón y la carga de polvo total. Lamentablemente, la FMP tiene tendencia a avanzar incluso sin una exposición adicional. Después de tener en cuenta el riesgo relacionado con el tabaquismo, no hay aumento de la frecuencia de carcinoma broncógeno en los mineros de carbón, una característica que distingue la NMC de la exposición a la sílice y al amianto (v. más adelante).

Silicosis

La silicosis *es actualmente la enfermedad ocupacional crónica más prevalente en el mundo*. Está producida por la inhalación de sílice cristalina, sobre todo en contextos ocupacionales. La sílice aparece en formas cristalinas y amorfas, pero las cristalinas (como el cuarzo, la cristobalita y la tridimita) son, con mucho, las más tóxicas y fibrógenas. De ellas, el cuarzo es el que está implicado con más frecuencia en la silicosis. Después de la inhalación, las partículas interactúan con las células epiteliales y los macrófagos. *Las partículas de sílice ingeridas producen activación y liberación de mediadores por los macrófagos pulmonares*, incluyendo IL-1, TNF, fibronectina, mediadores lipídicos, radicales libres derivados del oxígeno y citocinas fibrógenas. Son especialmente convincentes los datos que incriminan al TNF porque los anticuerpos monoclonales anti-TNF pueden bloquear la acumulación pulmonar de colágeno en ratones a los que se administra sílice por vía intratraqueal. *Se ha observado que cuando se mezcla con otros minerales, el cuarzo tiene un menor efecto fibrógeno.* Este fenómeno tiene importancia práctica porque el cuarzo del lugar de trabajo raras veces es puro. Por lo tanto, los mineros de la mena de cuarzo que contiene hierro hematita pueden tener más cuarzo en los pulmones que algunos trabajadores expuestos al cuarzo y a pesar de todo tener una enfermedad pulmonar relativamente leve porque la hematita confiere un efecto protector.

Morfología

Los **nódulos silicóticos** se caracterizan, macroscópicamente, en las primeras fases, por nódulos minúsculos, apenas palpables, bien delimitados, de color pálido a ennegrecido (si también hay polvo de carbón), en los campos pulmonares superiores (Fig. 13-19). Microscópicamente, el nódulo silicótico muestra **fibras de colágeno hialinizadas dispuestas concéntricamente** alrededor de un centro amorfo. El aspecto en «remolino» de las fibras de colágeno es bastante distintivo de la silicosis (Fig. 13-20). El estudio de los nódulos con **microscopía con luz polarizada muestra partículas de sílice débilmente birrefringentes**, principalmente en el centro de los nódulos. A medida que progresa la enfermedad, los nódulos individuales pueden confluir para convertirse en cicatrices colagenosas duras, con progresión posterior hasta FMP. El parénquima pulmonar interpuesto puede estar comprimido o sobreexpandido, y puede aparecer un patrón en panal. Las lesiones fibróticas también pueden localizarse en los ganglios linfáticos hiliares y en la pleura. A veces existen láminas finas de calcificación en los ganglios linfáticos, que se observan radiográficamente como calcificación en «cáscara de huevo» (es decir, calcio alrededor de una zona que carece de calcificación).

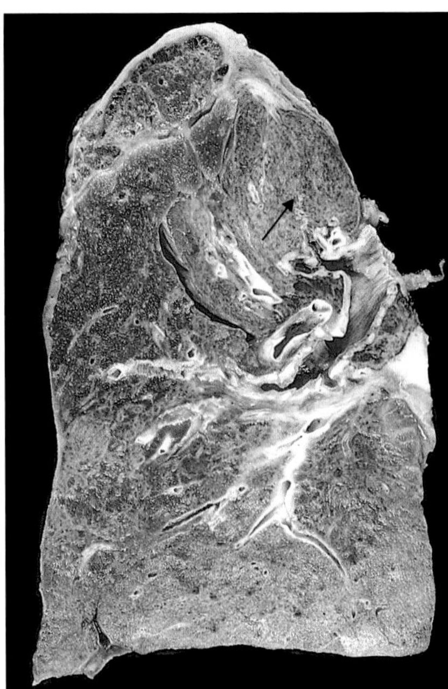

Figura 13-19

Silicosis avanzada en un corte pulmonar. La cicatriz ha contraído el lóbulo superior hasta formar una masa oscura pequeña *(flecha)*. Obsérvese el engrosamiento pleural denso. (Cortesía del doctor John Godleski, Brigham and Women's Hospital, Boston, Massachusetts.)

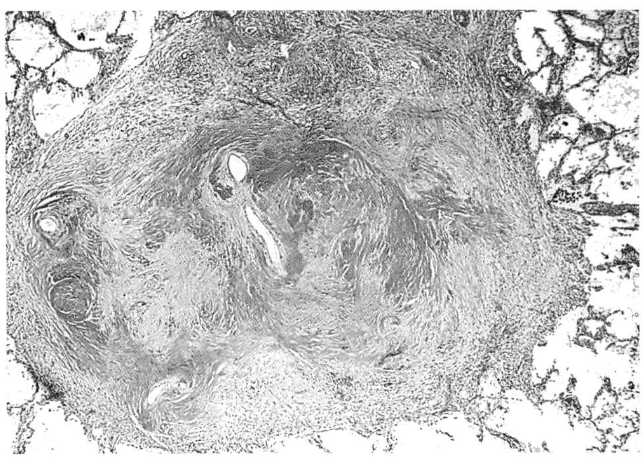

Figura 13-20

Varios nódulos silicóticos colagenosos confluentes. (Cortesía del doctor John Godleski, Brigham and Women's Hospital, Boston, Massachusetts.)

Evolución clínica. La silicosis habitualmente se detecta en radiografías de tórax sistemáticas realizadas en trabajadores asintomáticos. Las radiografías suelen mostrar una nodularidad fina en los campos pulmonares superiores, pero la función pulmonar es normal o muestra un deterioro sólo moderado. La mayoría de los pacientes no presenta disnea hasta fases tardías de la evolución, después de que aparezca la FMP. En ese momento, la enfermedad puede ser progresiva, aun cuando la persona ya no esté expuesta. Muchos pacientes con FMP presentan hipertensión pulmonar y *cor pulmonale* como consecuencia de la vasoconstricción inducida por la hipoxia crónica y la destrucción parenquimatosa. La enfermedad mata lentamente, pero el deterioro de la función pulmonar puede limitar mucho la actividad. *La silicosis se asocia a una mayor susceptibilidad a la tuberculosis.* Se ha propuesto que produce un deterioro de la inmunidad celular, y la sílice cristalina puede inhibir la capacidad de los macrófagos pulmonares de matar las micobacterias fagocitadas. Los nódulos de la silicotuberculosis con frecuencia tienen una zona central de caseificación. La relación entre la sílice y el *cáncer de pulmón* ha sido un tema controvertido, pero en 1997, de acuerdo con los datos de varios estudios epidemiológicos, la Agency for Research on Cancer concluyó que la *sílice cristalina* de origen ocupacional es carcinógena en seres humanos. Sin embargo, sigue habiendo controversia sobre este tema.

Asbestosis y enfermedades relacionadas con el amianto

El amianto es una familia de silicatos hidratados cristalinos con geometría fibrosa. De acuerdo con estudios epidemiológicos, la exposición ocupacional al amianto se asocia a: 1) fibrosis intersticial parenquimatosa (*asbestosis*); 2) placas fibrosas localizadas o, raras veces, fibrosis pleural difusa; 3) derrames pleurales; 4) carcinoma broncógeno; 5) mesotelioma pleural y peritoneal, y 6) carcinoma de laringe. El aumento de la incidencia de cáncer relacionado con el amianto en familiares de trabajadores del amianto ha alertado al público en general sobre los posibles riesgos del amianto en el ambiente.

Patogenia. La concentración, el tamaño, la forma y la solubilidad de las diferentes formas de amianto influyen en si se produce o no enfermedad. Hay dos formas diferentes de amianto: *serpentinas* (en las que la fibra es curva y flexible) y *anfíboles* (en los que la fibra es recta, rígida y quebradiza). Hay varios subtipos de fibras de amianto curvas y rectas. La serpentina *crisotilo* constituye la mayor parte del amianto que se utiliza en la industria. Los anfíboles, aun cuando son menos prevalentes, son más patógenos que la serpentina crisotilo, aunque ambos tipos pueden producir asbestosis, cáncer de pulmón y mesotelioma. La mayor patogenia de los anfíboles rectos y rígidos se relaciona aparentemente con su estructura. La serpentina crisotilo, con su estructura curva y más flexible, tiene mayor probabilidad de quedar impactada en las vías respiratorias altas y de ser eliminada por el elevador mucociliar. Las fibras que quedan atrapadas en los pulmones son eliminadas progresivamente de los tejidos, porque son más solubles que los anfíboles. Por el contrario, los anfíboles rectos y rígidos se alinean en el flujo aéreo y, por lo tanto, llegan a zonas más profundas de los pulmones, donde pueden penetrar en las células epiteliales y llegar al intersticio. A pesar de estas diferencias, ambas formas de amianto son fibrógenas, y la exposición creciente a cualquiera de ellas se asocia con una mayor incidencia de todas las enfermedades relacionadas con el amianto. La asbestosis, al igual que otras neumoconiosis, produce fibrosis al interactuar con los macrófagos pulmonares.

Además de las reacciones pulmonares celulares y fibróticas, el amianto probablemente también actúa como iniciador y promotor tumoral. Algunos de los efectos oncógenos del amianto sobre el mesotelio están mediados por radicales libres reactivos generados por las fibras de amianto, que se localizan preferentemente en el pulmón distal cerca de la capa mesotelial. Sin embargo, no cabe duda de que las sustancias potencialmente tóxicas adsorbidas a las fibras de amianto contribuyen a la capacidad patógena de las fibras. Por ejemplo, *la adsorción de los carcinógenos del humo de tabaco a las fibras de amianto puede ser importante en relación con la notable sinergia entre el tabaquismo y la aparición de carcinoma broncógeno en trabajadores con amianto.*

Morfología

La **asbestosis** se caracteriza por una fibrosis intersticial pulmonar difusa. Estos cambios son indistinguibles de los que se deben a otras causas de fibrosis intersticial difusa, excepto por la presencia de **cuerpos de amianto**, que son bastones fusiformes o arrosariados de color marrón dorado con un centro translúcido. Están formados por fibras de amianto recubiertas por un material proteináceo que contiene hierro (Fig. 13-21). Los cuerpos de amianto aparentemente se originan cuando los macrófagos intentan fagocitar las fibras de amianto; el hierro procede de la ferritina de los fagocitos. Los cuerpos de amianto a veces se encuentran en los pulmones de personas normales, pero en concentraciones mucho menores y habitualmente sin fibrosis intersticial acompañante.

Al contrario que en la NMC y en la silicosis, la asbestosis comienza en los lóbulos inferiores y en la zona subpleural, pero los lóbulos medios y superiores de los pulmones se afectan a medida que progresa la fibrosis. La contracción del tejido fibroso distorsiona la arquitectura nativa, creando espacios aéreos dilatados encerrados en paredes fibrosas gruesas. De esta forma, las regiones afectadas forman estructuras en pana. Simultáneamente, la pleura visceral experimenta engrosamiento fibroso y a veces une los pulmones a la pared torácica. La cicatrización puede atrapar y estenosar las arterias y arteriolas pulmonares, produciendo hipertensión pulmonar y *cor pulmonale.*

Las **placas pleurales** son la manifestación más frecuente de la exposición al amianto y son placas circunscritas de colágeno denso (Fig. 13-22), que con frecuencia contienen calcio. Aparecen, la mayoría de las veces, en las caras anterior y posterolateral de la **pleura parietal** y sobre las cúpulas diafragmáticas. No contienen cuerpos de amianto, y sólo raras veces aparecen en personas que no tengan antecedentes ni datos de exposición al amianto. Con poca frecuencia la exposición al amianto induce derrames pleurales, que habitualmente son serosos pero pueden ser hemorrágicos. Raras veces puede producirse fibrosis difusa de la pleura visceral y, en casos avanzados, unir el pulmón a la pared de la cavidad torácica.

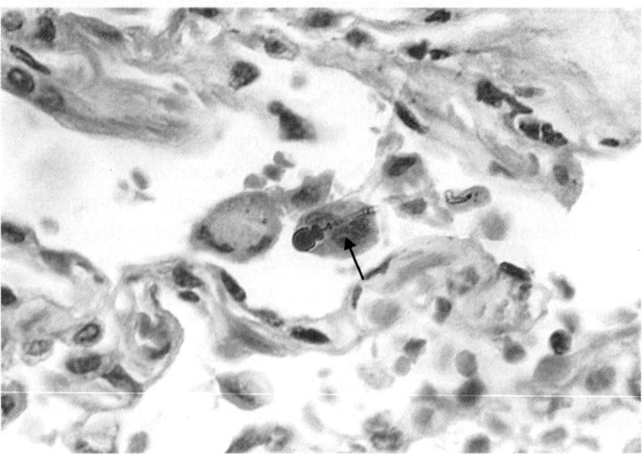

Figura 13-21

Detalle de gran aumento de un cuerpo de amianto que muestra el aspecto arrosariado típico con los extremos engrosados (*flecha*).

Evolución clínica. Los hallazgos clínicos de la asbestosis son indistinguibles de los de cualquier otra neumopatía intersticial difusa. Habitualmente se produce disnea progresiva de 10 a 20 años después de la exposición. La disnea suele acompañarse de tos asociada a producción de esputo. La enfermedad puede permanecer estable o progresar hasta ICC, *cor pulmonale* y muerte. Las placas pleurales habitualmente son asintomáticas y se detectan en radiografías como densidades circunscritas. *En trabajadores expuestos a amianto aparecen tanto carcinomas broncógenos como mesoteliomas.* El riesgo de carcinoma broncógeno aumenta aproximadamente cinco veces en trabajadores del amianto; el riesgo relativo de mesotelioma, un tumor muy infrecuente (2-17 casos por cada millón de personas), es más de 1.000 veces mayor. Los meso-

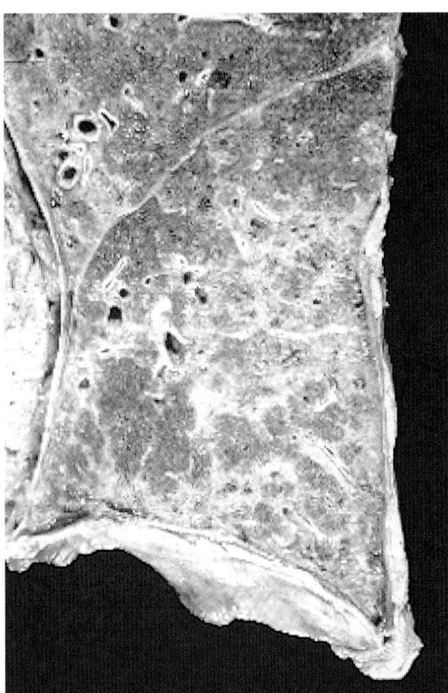

Figura 13-22

Asbestosis. Una pleura visceral muy engrosada recubre la superficie lateral y diafragmática del pulmón. Obsérvese también la fibrosis intersticial grave que afecta de forma difusa al lóbulo inferior del pulmón.

teliomas, tanto pleurales como peritoneales, se asocian a la exposición al amianto. El tabaquismo asociado aumenta mucho el riesgo de carcinoma broncógeno pero no el del mesotelioma. El cáncer pulmonar o pleural asociado a la exposición al amianto tiene un pronóstico particularmente malo.

RESUMEN

Neumoconiosis

- Las neumoconiosis incluyen un grupo de enfermedades fibrosantes crónicas del pulmón debidas a la exposición a partículas orgánicas e inorgánicas, la mayoría de las veces polvo mineral.
- Los macrófagos alveolares pulmonares tienen una función central en la patogenia de la lesión pulmonar al favorecer la inflamación y producir especies reactivas del oxígeno y citocinas fibrógenas.
- La enfermedad inducida por el polvo de carbón varía desde una *antracosis asintomática*, una *neumoconiosis de los trabajadores del carbón simple* (máculas o nódulos de carbón y enfisema centrolobulillar) hasta una fibrosis masiva progresiva (FMP) que se caracteriza por disfunción pulmonar progresiva, hipertensión pulmonar y *cor pulmonale*.
- La silicosis es la neumoconiosis más importante en el mundo, y la sílice cristalina (p. ej., cuarzo) es el agente responsable habitual.
- Las manifestaciones de la silicosis pueden variar desde nódulos silicóticos asintomáticos hasta FMP; los pacientes con silicosis también tienen mayor susceptibilidad a la tuberculosis. Hay controversia sobre la relación entre la exposición a la sílice y el cáncer de pulmón posterior.
- Las fibras de amianto están disponibles en dos formas: los rígidos *anfiboles* tienen una mayor capacidad fibrógena y carcinógena que la serpentina *crisotilo*.
- La exposición al amianto se asocia a seis enfermedades: 1) fibrosis intersticial parenquimatosa (*asbestosis*); 2) placas fibrosas localizadas o, raras veces, fibrosis pleural difusa; 3) derrames pleurales; 4) cáncer de pulmón; 5) mesotelioma pleural y peritoneal, y 6) cáncer de laringe.
- El tabaquismo aumenta el riesgo de cáncer de pulmón en el contexto de exposición al amianto; además, incluso los familiares de los trabajadores expuestos al amianto tienen mayor riesgo de cáncer de pulmón.

Enfermedades pulmonares inducidas por fármacos y por radiación

Los fármacos pueden producir diversas alteraciones, tanto agudas como crónicas, en la estructura y la función del aparato respiratorio. Por ejemplo, *bleomicina*, un antineoplásico, produce neumonitis y fibrosis pulmonar como consecuencia de la toxicidad directa del fármaco y por la estimulación del trasiego de células inflamatorias hacia los alvéolos. De forma similar, *amiodarona*, un antiarrítmico, también se asocia a neumonitis y fibrosis. La *neumonitis por radiación* es una complicación bien conocida de la radioterapia de tumores pulmonares y otros tumores torácicos. La *neumonitis por radiación aguda*, que suele aparecer de 1 a 6 meses después del tratamiento en hasta el 20% de los pacientes, se manifiesta por fiebre, disnea desproporcionada en relación con el volumen del pulmón irradiado, derrame pleural e infiltrados pulmonares que corresponden a la zona irradiada. Estos síntomas pueden desaparecer con tratamiento con corticoesteroides o pueden progresar hasta una *neumonitis por radiación crónica*, junto con fibrosis pulmonar.

Enfermedades granulomatosas

Sarcoidosis

Aunque la sarcoidosis se considera aquí como ejemplo de una neumopatía restrictiva, es importante recordar que la sarcoidosis es una *enfermedad multisistémica de etiología desconocida que se caracteriza por granulomas no caseificantes en muchos tejidos y órganos*. Otras enfermedades, como las infecciones micobacterianas y fúngicas, y la beriliosis, a veces producen también granulomas no caseificantes; por lo tanto, *el diagnóstico histológico de sarcoidosis es un diagnóstico de exclusión*. Aunque la afectación multisistémica de la sarcoidosis se puede manifestar con muchos cuadros clínicos, en la mayoría de los casos la principal manifestación inicial es la linfadenopatía hiliar bilateral, la afectación pulmonar o ambas, visible en las radiografías de tórax. La afectación cutánea y ocular se produce en, aproximadamente, el 25% de los casos cada una de ellas, y en ocasiones puede ser la manifestación inicial de la enfermedad.

Epidemiología. La sarcoidosis aparece en todo el mundo, y afecta ambos sexos y a todas las razas y edades. Sin embargo, hay algunas tendencias epidemiológicas interesantes, como las siguientes:

- Hay una predilección constante por adultos menores de 40 años de edad.
- Se ha observado una elevada incidencia en poblaciones danesas y suecas, y en afroamericanos estadounidenses (en los que la frecuencia de afectación es 10 veces mayor que en caucásicos estadounidenses).
- La sarcoidosis es una de las pocas enfermedades pulmonares con mayor prevalencia en *no fumadores*.

Etiología y patogenia. Aunque aún no se conoce la etiología de la sarcoidosis, varias líneas de datos indican que es una enfermedad en la que hay un trastorno de la regulación inmunitaria en personas predispuestas genéticamente que están expuestas a algunos agentes ambientales. A continuación se resume la participación de cada una de estas tres influencias.

Hay varias *alteraciones inmunitarias* en la sarcoidosis que indican la aparición de una respuesta celular frente a un antígeno no identificado. El proceso está dirigido por los linfocitos T cooperadores CD4+. Estas alteraciones incluyen:

- Acumulación intraalveolar e intersticial de linfocitos T_H1 CD4+.
- Expansión oligoclonal de subconjuntos de linfocitos T, que se determina por el análisis de la reorganización del receptor de los linfocitos T.
- Aumento de las citocinas T_H1 derivadas de los linfocitos T, como IL-2 e IFN-γ, que producen expansión de los linfocitos T y activación de los macrófagos, respectivamente.
- Aumento de varias citocinas en el entorno local (IL-8, TNF, proteína inflamatoria de los macrófagos 1α) que favorecen el reclutamiento de más linfocitos T y monocitos y contribuyen a la formación de los granulomas.
- Anergia a los antígenos de las pruebas cutáneas habituales como *Candida* o el derivado proteico purificado (PPD), que se puede deber al reclutamiento pulmonar de linfocitos T CD4+, con la consiguiente depleción periférica.
- Hipergammaglobulinemia policlonal, que es otra manifestación de la alteración de la regulación de los linfocitos T_H.
- Las influencias genéticas en pacientes con sarcoidosis vienen indicadas por la agrupación familiar y racial de casos y su asociación a algunos genotipos del antígeno leucocítico humano (HLA) (p. ej., HLA-A1 de clase I y HLA-B8).

Por último, se han propuesto varios posibles «antígenos» como agentes desencadenantes de la sarcoidosis (p. ej., virus, micobacterias, *Borrelia*, polen), pero hasta la fecha *no hay ningún dato inequívoco que indique que la sarcoidosis está producida por un agente infeccioso.*

Morfología

La condición histopatológica indispensable para el diagnóstico de sarcoidosis es el **granuloma epitelioide no caseificante**, independientemente del órgano afectado (Fig. 13-23). Esta lesión es una acumulación bien definida y compacta de células epitelioides rodeadas por una zona externa formada fundamentalmente por linfocitos T CD4+. Las células epitelioides proceden de los macrófagos y se caracterizan por citoplasma eosinófilo abundante con núcleos vesiculosos. No es infrecuente ver células gigantes multinucleadas entremezcladas formadas por la fusión de macrófagos. Hay una fina capa de fibroblastos laminados periféricos al granuloma que, con el tiempo, proliferan y depositan colágeno, que sustituye a todo el granuloma por una cicatriz hialinizada. A veces se observan en los granulomas otras dos características microscópicas: 1) **cuerpos de Schaumann**, que son concreciones laminadas formadas por calcio y proteínas, y 2) **cuerpos asteroides**, que son inclusiones estrelladas en el interior de las células gigantes. No es necesaria su presencia para establecer el diagnóstico de sarcoidosis; también pueden aparecer en granulomas de otros orígenes. Raras veces puede haber focos de necrosis central en los granulomas sarcoideos, lo que indica un proceso infeccioso. La necrosis caseosa típica de la tuberculosis está ausente.

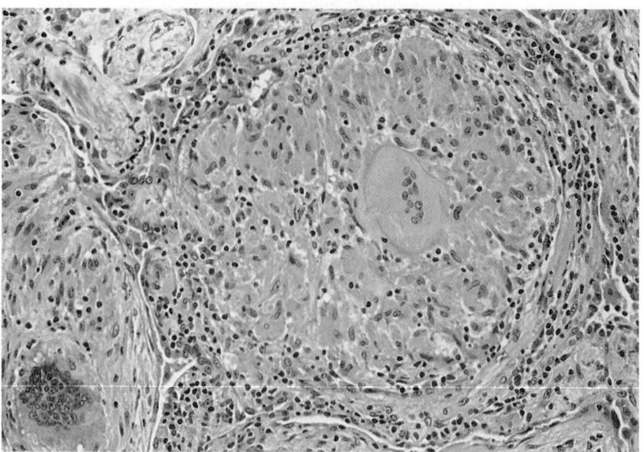

Figura 13-23

Granulomas no caseificantes sarcoideos característicos en el pulmón con muchas células gigantes. (Cortesía del doctor Ramon Blanco, Department of Pathology, Brigham and Women's Hospital, Boston, Massachusetts.)

Los **pulmones** se afectan en alguna fase de la enfermedad en el 90% de los pacientes. Los granulomas afectan predominantemente al intersticio más que a los espacios aéreos, con cierta tendencia a localizarse en el tejido conectivo que rodea los bronquiolos y las vénulas pulmonares y en la pleura (distribución «linfangítica»). El lavado broncoalveolar (LBA) contiene abundantes linfocitos T CD4+. En el 5 al 15% de los pacientes los granulomas finalmente son sustituidos por **fibrosis intersticial difusa**, lo que produce un pulmón en panal.

Los **ganglios linfáticos hiliares y paratraqueales** intratorácicos están aumentados de tamaño en el 75 al 90% de los pacientes, mientras que un tercio tiene inicialmente linfadenopatía periférica. Los ganglios característicamente son indoloros y tienen una textura firme y elástica. Al contrario que en la tuberculosis, los ganglios linfáticos de la sarcoidosis no están «empastados» (no están adheridos) y no se ulceran.

Se encuentran **lesiones cutáneas** en, aproximadamente, el 25% de los pacientes. El **eritema nudoso**, que es el dato fundamental de la sarcoidosis aguda, está formado por nódulos elevados, rojos y dolorosos en las caras anteriores de las piernas. Los granulomas sarcoideos son infrecuentes en estas lesiones. Por el contrario, también pueden aparecer nódulos subcutáneos indoloros y delimitados en la sarcoidosis, y estos nódulos habitualmente muestran abundantes granulomas no caseificantes. Otra lesión cutánea característica de la sarcoidosis está formada por placas induradas asociadas a una coloración violácea en la región de la nariz, las mejillas y los labios (**lupus pernio**).

La afectación del ojo y de las glándulas lagrimales aparece en, aproximadamente, un quinto a la mitad de los pacientes. La afectación ocular adopta la forma de iritis o iridociclitis y puede ser unilateral o bilateral. En consecuencia, pueden aparecer opacidades corneales, glaucoma y, con menos frecuencia, pérdida total de visión. También se afecta el tracto uveal posterior, con la consiguiente **coroiditis**, **retinitis** y **afectación del nervio óptico**. Estas lesiones oculares se acompañan con frecuencia de inflamación de las glándulas lagrimales, con supresión de la formación de lágrimas (**síndrome seco**). Se produce **parotiditis unilateral o bilateral con aumento doloroso del tamaño de las glándulas parótidas** en menos del 10% de los pacientes con sarcoidosis; algunos llegan a presentar xerostomía (sequedad de boca). La afectación uveoparotídea combinada se denomina **síndrome de Mikulicz**.

El **bazo** puede parecer indemne macroscópicamente, pero en unas tres cuartas partes de los casos contiene granulomas. En aproximadamente el 10% está aumentado de tamaño clínicamente. El **hígado** presenta lesiones granulomatosas microscópicas, habitualmente en las tríadas portales, con una frecuencia aproximada igual que la del bazo, pero sólo un tercio de los pacientes tiene hepatomegalia o alteraciones de la función hepática. Se ha descrito afectación sarcoidea de la **médula ósea** en hasta el 40% de los pacientes, aunque raras veces produce manifestaciones graves. A veces hay hipercalcemia con hipercalciuria, que no se relacionan con destrucción ósea, sino que están producidas por aumento de la absorción de calcio secundaria a la producción de vitamina D activa por los fagocitos mononucleares de los granulomas.

Evolución clínica. En muchos pacientes la enfermedad es totalmente asintomática y se descubre en las radiografías de tórax sistemáticas como una adenopatía hiliar bilateral o un hallazgo casual en la autopsia. En otros, las manifestaciones iniciales pueden ser linfadenopatía periférica, lesiones cutáneas, afectación ocular, esplenomegalia o hepatomegalia. En aproximadamente dos tercios de los casos sintomáticos se produce aparición gradual de síntomas respiratorios (dificultad respiratoria, tos seca o molestia subesternal inespecífica) o síntomas y signos constitucionales (fiebre, astenia, pérdida de peso, anorexia, sudores nocturnos). Debido a las características clínicas variables y no diagnósticas, con frecuencia se recurre a una biopsia pulmonar o de los ganglios linfáticos. *La presencia de granulomas no caseificantes es indicativa de sarcoidosis, pero se deben excluir otras causas identificables de inflamación granulomatosa.*

La sarcoidosis tiene una evolución impredecible que se caracteriza por cronicidad progresiva o por períodos de actividad intercalados con remisiones. Éstas pueden ser espontáneas o estar inducidas por el tratamiento con corticoides y con frecuencia son permanentes. En conjunto, entre el 65 y el 70% de los pacientes afectados se recupera con manifestaciones residuales mínimas o nulas. El 20% presenta disfunción pulmonar o deterioro visual permanente. Del 10 al 15% restante, la mayoría muere por fibrosis pulmonar progresiva y *cor pulmonale*.

RESUMEN

Sarcoidosis

- Enfermedad multisistémica de etiología desconocida; el dato histológico fundamental es la presencia de granulomas no caseificantes en varios tejidos.
- Las alteraciones inmunitarias incluyen niveles elevados de linfocitos T CD4+ en el pulmón que segregan citocinas dependientes de T_H1, como IFN-γ e IL-2, a nivel local.
- Las manifestaciones clínicas incluyen aumento del tamaño de los ganglios linfáticos, afectación ocular (síndrome seco [ojos secos], iritis o iridociclitis), lesiones cutáneas (eritema nudoso, lupus pernio) y afectación visceral (hígado, bazo, médula). Se produce afectación pulmonar en el 90% de los casos, con formación de granulomas y fibrosis intersticial.

Neumonitis por hipersensibilidad

La neumonitis por hipersensibilidad es una neumopatía inflamatoria de mecanismo inmunitario que afecta, principalmente, a los alvéolos y, por lo tanto, se denomina con frecuencia *alveolitis alérgica*. La mayoría de las veces es una enfermedad ocupacional que se debe a una mayor sensibilidad a antígenos inhalados, como el heno mohoso (Tabla 13-5). Al contrario que el asma bronquial, en la que *los bronquios son el objetivo de la lesión del mecanismo inmunitario, la lesión en la neumonitis por hipersensibilidad se produce en los alvéolos*. Por lo tanto, se manifiesta como una neumopatía predominantemente restrictiva con disminución de la capacidad de difusión, de la distensibilidad pulmonar y del volumen pulmonar total. Las exposiciones ocupacionales son variadas, aunque los síndromes comparten hallazgos clínicos y anatomopatológicos comunes y probablemente tienen una fisiopatología muy similar.

Varios conjuntos de datos indican que la neumonitis por hipersensibilidad es una enfermedad del mecanismo inmunitario:

- Las muestras del lavado broncoalveolar demuestran de manera constante aumento del número de linfocitos T tanto del fenotipo CD4+ como CD8+.
- La mayoría de los pacientes con neumonitis por hipersensibilidad tiene anticuerpos precipitantes específicos en el suero, y se ha encontrado complemento e inmunoglobulinas en la pared vascular mediante inmunofluorescencia, lo que indica una hipersensibilidad de tipo III. La presencia de granulomas no caseificantes en dos tercios de los pacientes con este trastorno indica la aparición de una reacción de hipersensibilidad de tipo IV contra los antígenos implicados.

En resumen, la neumonitis por hipersensibilidad es una respuesta de mecanismo inmunitario frente a un antígeno extrínseco que incluye reacciones de hipersensibilidad, tanto mediadas por inmunocomplejos como de tipo retardado.

Morfología

La histopatología de las formas aguda y crónica de neumonitis por hipersensibilidad muestra infiltrados parcheados de células mononucleares en el intersticio pulmonar, con una acentuación peribronquiolar característica. Predominan los linfocitos, aunque también hay células plasmáticas y células epitelioides. En las formas agudas de la enfermedad también se pueden ver números variables de neutrófilos. Hay **granulo-**

Tabla 13-5 Causas seleccionadas de neumonitis por hipersensibilidad

Síndrome	Exposición	Antígenos
Antígenos fúngicos y bacterianos		
Pulmón del granjero	Heno mohoso	*Micropolyspora faeni*
Bagazosis	Caña de azúcar prensada mohosa (bagazo)	Actinomicetos termófilos
Enfermedad de la corteza de arce	Corteza de arce mucosa	*Cryptostroma corticale*
Pulmón del humidificador	Humidificador de niebla fría	Actinomicetos termófilos, *Aureobasidium pullulans*
Pulmón del trabajador con malta	Cebada mucosa	*Aspergillus clavatus*
Pulmón del lavador de queso	Queso mohoso	*Penicillium casei*
Productos de insectos		
Pulmón del molinero	Grano contaminado por polvo	*Sitophilus granarius* (gorgojo)
Productos animales		
Pulmón del criador de palomas	Palomas	Proteínas del suero de palomas en las deyecciones
Productos químicos		
Pulmón del trabajador con productos químicos	Industria química	Anhídrido trimelítico, isocianatos

mas no caseificantes intersticiales en más de dos tercios de los casos, habitualmente en una localización peribronquiolar. En los casos crónicos avanzados se produce fibrosis intersticial difusa.

Evolución clínica. La neumonitis por hipersensibilidad se puede manifestar como una *reacción aguda* con fiebre, tos, disnea y síntomas constitucionales de 4 a 8 horas después de la exposición, o como una *enfermedad crónica* con inicio insidioso de tos, disnea, malestar y pérdida de peso. El diagnóstico de la forma aguda de esta enfermedad habitualmente es evidente debido a la relación temporal de los síntomas con la exposición al antígeno responsable. *Si la exposición antigénica finaliza después de los episodios agudos de la enfermedad*, se produce la resolución completa de los síntomas pulmonares en un plazo de días. La imposibilidad de retirar el antígeno responsable del entorno finalmente produce una neumopatía intersticial crónica sin los empeoramientos agudos que se observan al repetir la exposición al antígeno.

Eosinofilia pulmonar

Diversas entidades pulmonares clínicas y anatomopatológicas se caracterizan por infiltración por eosinófilos y activación de éstos, esta última por la elevación de la concentración de IL-5 alveolar. Estas diversas enfermedades generalmente son de origen inmunitario, aunque se las conoce de forma incompleta. La eosinofilia pulmonar se divide en las categorías siguientes:

- *Neumonía eosinófila aguda con insuficiencia respiratoria*, que se caracteriza por el inicio rápido de fiebre, disnea, hipoxia e infiltrados pulmonares difusos en la radiografía de tórax. El líquido del lavado broncoalveolar suele contener más del 25% de eosinófilos. Hay una rápida respuesta a los corticoesteroides.
- *Eosinofilia pulmonar simple* (síndrome de Löffler), que se caracteriza por lesiones pulmonares transitorias, eosinofilia sanguínea y una evolución clínica benigna. Los tabiques alveolares están engrosados por un infiltrado que contiene eosinófilos y algunas células gigantes.
- *Eosinofilia tropical*, producida por la infección por microfilarias, un parásito.
- *Eosinofilia secundaria*, que se ve, por ejemplo, asociada al asma, alergias, fármacos y algunas formas de vasculitis.
- *Neumonía eosinófila crónica idiopática*, que se caracteriza por agregados de linfocitos T y eosinófilos dentro de las paredes de los tabiques y de los espacios alveolares, típicamente en la periferia de los campos pulmonares, y se acompaña de fiebre elevada, sudores nocturnos y disnea. Es un diagnóstico de exclusión, una vez que se han descartado otras causas de eosinofilia pulmonar.

Enfermedades intersticiales relacionadas con el tabaco

Se ha analizado ya la importancia del tabaquismo en la producción de la enfermedad pulmonar obstructiva (enfisema y bronquitis crónica). El tabaquismo también se asocia a neumopatías restrictivas o intersticiales. La *neumonía intersticial descamativa* (NID) y la *bronquiolitis respiratoria* son los dos ejemplos relacionados de neumopatía intersticial asociada al tabaquismo. La característica histológica más llamativa de la NID es la acumulación de gran número de macrófagos con abundante citoplasma que contiene un pigmento marrón pulverulento (*macrófagos del fumador*) en los espacios aéreos (Fig. 13-24). Los tabiques alveolares están engrosados por un infiltrado inflamatorio escaso (habitualmente linfocitos), y la fibrosis intersticial, cuando está presente, es leve. Las pruebas de función pulmonar habitualmente muestran una alteración restrictiva leve, y los pacientes con NID habitualmente tienen buen pronóstico, con una respuesta excelente al tratamiento con corticoides y el abandono del tabaco. La bronquiolitis respiratoria es una lesión histológica frecuente que se encuentra en fumadores, y se caracteriza por la presencia de macrófagos intraluminales pigmentados similares a los de la NID, pero en una distribución «bronquiolocéntrica» (bronquiolos respiratorios de primer y de segundo orden). También se observa fibrosis peribronquiolar leve. Igual que en la NID, los pacientes tienen disnea y tos seca de inicio gradual, y los síntomas desaparecen al abandonar el tabaco.

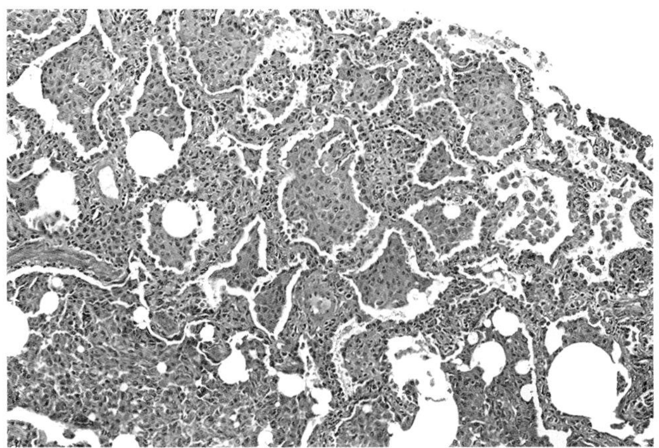

Figura 13-24

Neumonía intersticial descamativa. Detalle del pulmón con aumento medio para demostrar la acumulación de gran número de células mononucleares dentro de los espacios alveolares con un leve engrosamiento fibroso de los tabiques alveolares.

ENFERMEDADES DE ORIGEN VASCULAR

Embolia, hemorragia e infarto pulmonares

Los coágulos sanguíneos que ocluyen las arterias pulmonares grandes casi siempre son de origen embólico. Más del 95% de todos los émbolos pulmonares se origina en trombos de las venas profundas grandes de las extremidades inferiores, habitualmente los que se originan en la vena poplítea y en las venas grandes por encima de ella. La tromboembolia causa, aproximadamente, 50.000 muertes al año en Estados Unidos. Aun cuando no sea directamente mortal, puede complicar la evolución de otras enfermedades. Se desconoce la incidencia verdadera de la embolia pulmonar no mortal. No cabe duda de que algunas embolias se producen fuera del hospital en pacientes ambulatorios y son pequeñas y clínicamente silentes. Incluso en pacientes hospitalizados, no más de la tercera parte se diagnostica antes de la muerte. Los datos autópsicos sobre la incidencia de embolia pulmonar varían mucho, desde el 1% en la población hospitalizada general hasta el 30% en pacientes que mueren por quemaduras graves, traumatismos o fracturas. Los factores que predisponen a la trombosis venosa en las piernas se han analizado en el Capítulo 4, aunque se deben poner de relieve los factores siguientes: 1) reposo en cama prolongado (particularmente con inmovilización de las piernas); 2) cirugía, especialmente ortopédica, de la rodilla y de la cadera; 3) traumatismo grave (incluyendo quemaduras o fracturas múltiples); 4) insuficiencia cardíaca congestiva; 5) mujeres en el período periparto o que toman anticonceptivos orales con elevado contenido en estrógenos; 6) cáncer diseminado, y 7) trastornos primarios de hipercoagulabilidad (p. ej., factor V Leiden; v. Capítulo 4).

Las consecuencias fisiopatológicas de la tromboembolia pulmonar dependen, en gran medida, del tamaño del émbolo, que a su vez condiciona el tamaño de la arteria pulmonar ocluida, y de la situación cardiopulmonar del paciente. La oclusión arterial pulmonar embólica tiene dos consecuencias importantes: 1) aumento de la presión arterial pulmonar por el bloqueo del flujo y, posiblemente, por vasoespasmo producido por mecanismos neurógenos y/o liberación de mediadores (p. ej., tromboxano A_2 y serotonina), y 2) isquemia del parénquima pulmonar distal a la obstrucción. Por lo tanto, la obstrucción de un *vaso principal* produce aumento súbito de la presión arterial pulmonar, reducción del gasto cardíaco, insuficiencia cardíaca derecha (*cor pulmonale agudo*) e incluso la muerte. Habitualmente se produce hipoxemia como consecuencia de múltiples mecanismos:

- *Perfusión de zonas del pulmón que están atelectásicas.* El colapso alveolar se produce en las zonas isquémicas debido a una reducción de la producción de surfactante y porque el dolor asociado a la embolia produce un menor movimiento de la pared torácica; además, parte del flujo sanguíneo pulmonar atraviesa zonas del pulmón que normalmente están hipoventiladas.
- La disminución del gasto cardíaco produce un *aumento de la diferencia entre la saturación de oxígeno arterial y venosa.*
- En algunos pacientes se puede producir un *cortocircuito de derecha a izquierda* de la sangre a través de un agujero oval permeable, presente en el 30% de las personas normales.
- Si se ocluyen *vasos de menor tamaño*, la consecuencia es menos catastrófica, y el episodio puede incluso ser clínicamente silente.

Se debe recordar que el pulmón es oxigenado no sólo por las arterias pulmonares, sino también por las arterias bronquiales y, directamente, por el aire de los alvéolos. Si la circulación bronquial es normal y se mantiene una ventilación adecuada, la disminución resultante del flujo sanguíneo no produce necrosis tisular. De hecho, la necrosis isquémica (infarto) por tromboembolia pulmonar es más la excepción que la regla, y aparece en tan sólo el 10% de los casos. Se produce sólo si hay compromiso de la función cardíaca o de la circulación bronquial, o si la región del pulmón en situación de riesgo está hipoventilada como consecuencia de una neumopatía subyacente.

Morfología

Las consecuencias morfológicas de la embolia pulmonar, como se ha señalado, dependen del tamaño de la masa embólica y del estado general de la circulación. Los émbolos grandes impactan en la arteria pulmonar principal o en sus ramas principales o están acabalgados en la bifurcación en forma de **émbolo en silla de montar** (Fig. 13-25). La muerte habitualmente se produce de una forma tan súbita por hipoxia o insuficiencia aguda del lado derecho del corazón (*cor pulmonale* agudo) que no da tiempo a que se produzcan alteraciones morfológicas del pulmón. Los émbolos de menor tamaño quedan impactados en arterias pulmonares de tamaño medio y pequeño. Con una circulación y un flujo arterial bronquial adecuados, se mantiene la vitalidad del parénquima pulmonar, aunque los espacios alveolares se pueden llenar de sangre por una hemorragia pulmonar como consecuencia de la lesión isquémica de las células endoteliales.

Cuando hay un deterioro de la situación cardiovascular, como en la insuficiencia cardíaca congestiva, se produce un **infarto**. Cuanto más periférica sea la oclusión embólica, más probable será que se produzca un infarto. Aproximadamente tres cuartas partes de todos los infartos afectan a los lóbulos

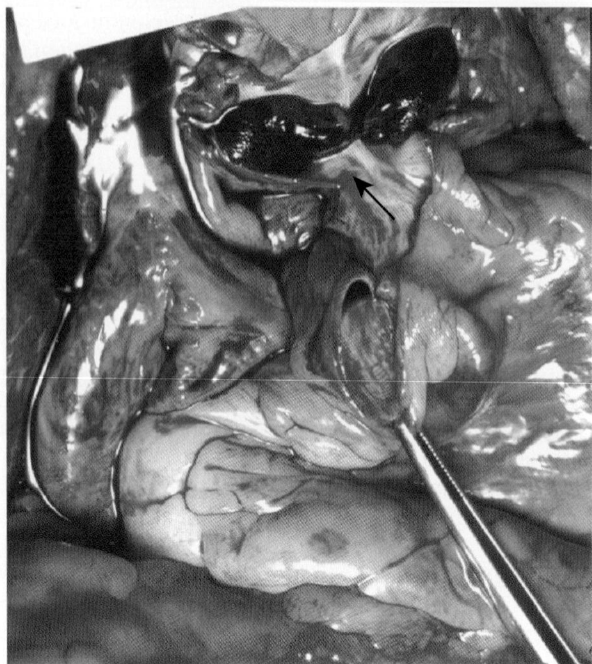

Figura 13-25

Gran émbolo en silla de montar procedente de la vena femoral que está acabalgado sobre las arterias pulmonares principales izquierda y derecha. (Cortesía de la doctora Linda Margraf, Department of Pathology, University of Texas Southwestern Medical School, Dallas, Texas.)

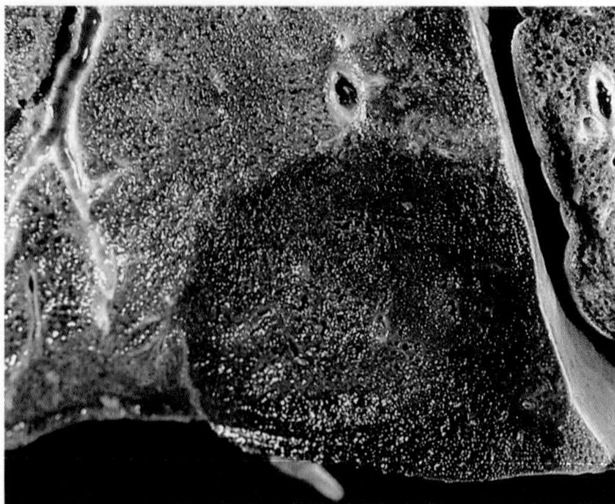

Figura 13-26

Un infarto pulmonar hemorrágico de forma aproximadamente cuneiforme, pequeño y reciente.

inferiores, y más de la mitad son múltiples. Característicamente, tienen forma de cuña, con la base en la superficie pleural y el vértice señalando hacia el hilio pulmonar. Los infartos pulmonares habitualmente son hemorrágicos y aparecen como zonas elevadas de color rojo azulado en las primeras fases (Fig. 13-26). La superficie pleural adyacente está recubierta con frecuencia por un exudado fibrinoso. Cuando se puede identificar el vaso ocluido, habitualmente se encuentra cerca del vértice de la zona infartada. Los eritrocitos comienzan a lisarse en 48 horas, y el infarto palidece, haciéndose finalmente de color rojo marronáceo a medida que se produce hemosiderina. Con el tiempo comienza la sustitución fibrosa en los bordes, en forma de una zona periférica de color gris blancuzco, que finalmente convierte el infarto en una cicatriz que se contrae por debajo del nivel de la sustancia pulmonar. Histológicamente, el dato fundamental de los infartos recientes es la necrosis por coagulación del parénquima pulmonar en la zona de hemorragia.

Evolución clínica. A continuación se resumen las consecuencias clínicas de la tromboembolia pulmonar:

- La mayoría de las embolias pulmonares (del 60 al 80%) es silente clínicamente porque son pequeñas; la masa embólica se elimina rápidamente por la actividad fibrinolítica, y hasta que esto se consigue la circulación bronquial mantiene la viabilidad del parénquima pulmonar afectado.
- En el 5% de los casos se puede producir muerte súbita, insuficiencia cardíaca derecha aguda (*cor pulmonale* agudo) o colapso cardiovascular (choque) cuando se obstruye más del 60% de la vasculatura pulmonar total por un émbolo grande o múltiples émbolos pequeños simultáneos. La embolia pulmonar masiva es una de las pocas causas de muerte literalmente instantánea, incluso antes de que la persona experimente dolor torácico o disnea.
- La obstrucción de ramas pulmonares relativamente pequeñas o medianas (del 10 al 15% de los casos) que se comportan como arterias terminales produce infarto pulmonar cuando hay algún elemento de insuficiencia circulatoria. Habitualmente las personas que tienen un infarto refieren disnea, cuya causa se desconoce por completo.
- En un subconjunto pequeño pero significativo de personas (< 3%), múltiples embolias recurrentes producen hipertensión pulmonar, sobrecarga crónica del corazón derecho (*cor pulmonale* crónico) y, con el tiempo, esclerosis vascular pulmonar con empeoramiento progresivo de la disnea.

Las embolias habitualmente se resuelven después de la agresión inicial. Se contraen, y la actividad fibrinolítica endógena puede producir la lisis total del trombo. Sin embargo, cuando hay un factor predisponente subyacente, un émbolo inocuo pequeño puede preceder a uno más grande, y *los pacientes que han tenido una embolia pulmonar tienen una probabilidad del 30% de tener un segundo episodio*. Por lo tanto, es esencial el reconocimiento y el tratamiento preventivo adecuados. El tratamiento profiláctico incluye la deambulación temprana en los pacientes en el período postoperatorio y posparto, medias elásticas, compresión neumática intermitente y ejercicio isométrico de las piernas en pacientes encamados. La anticoagulación está justificada en pacientes de riesgo elevado. Los pacientes con embolia pulmonar reciben tratamiento anticoagulante, y aquéllos con embolia pulmonar masiva son candidatos a tratamiento trombolítico.

De pasada, deben mencionarse las formas no trombóticas de embolia pulmonar, que incluyen varias formas infrecuentes o potencialmente mortales, como la embolia gaseosa, la embolia grasa y la embolia de líquido amniótico, que se han descrito en el Capítulo 4. El abuso de drogas por vía intravenosa con frecuencia se asocia a embolia de cuerpos extraños en la microvasculatura pulmonar; la presencia de trisilicato de magnesio (talco) en la mezcla intravenosa provoca una respuesta granulomatosa en el intersticio y en las arterias pulmonares. La afectación del intersticio puede producir fibrosis, mientras que en las arterias produce hipertensión pulmonar.

Se pueden observar cristales de talco residuales dentro de los granulomas utilizando luz polarizada. Se puede producir embolia de médula ósea (presencia de elementos hematopoyéticos y grasos dentro de la circulación pulmonar) después de un traumatismo masivo y en pacientes con infarto óseo secundario a anemia drepanocítica.

RESUMEN

Embolia pulmonar

- Casi todos los trombos grandes de las arterias pulmonares son de origen embólico y habitualmente se originan en las venas profundas de la pierna.
- Los factores de riesgo incluyen reposo prolongado en cama, cirugía de las extremidades inferiores, traumatismo grave, ICC, anticonceptivos orales (especialmente los que contienen una cantidad elevada de estrógenos), cáncer diseminado y enfermedades genéticas que producen hipercoagulabilidad.
- La inmensa mayoría (del 60 al 80%) de los émbolos son clínicamente silentes, una pequeña proporción (el 5%) produce *cor pulmonale* agudo, choque o muerte (típicamente «émbolos en silla de montar» grandes), y el resto produce infarto pulmonar.
- Los pacientes que han tenido un episodio de embolia pulmonar tienen un riesgo elevado de recurrencia.

Hipertensión pulmonar

La circulación pulmonar es normalmente una circulación de baja resistencia, de modo que las presiones arteriales pulmonares son de sólo, aproximadamente, la octava parte de las presiones sistémicas. La hipertensión pulmonar (cuando la presión pulmonar media alcanza la cuarta parte o más de nivel sistémico) es la mayoría de las veces *secundaria* a una disminución del área transversal del lecho vascular pulmonar o a un aumento del flujo sanguíneo vascular pulmonar. Las causas de hipertensión pulmonar secundaria incluyen:

- *Enfermedad pulmonar obstructiva crónica o neumopatía intersticial*, que se acompaña de destrucción del parénquima pulmonar con la consiguiente reducción de los capilares alveolares. Esto produce un aumento de la resistencia arterial pulmonar y, de forma secundaria, elevación de la presión arterial.
- *Embolias pulmonares recurrentes*, que producen una reducción del área transversal funcional del lecho vascular pulmonar, que a su vez produce un aumento de la resistencia vascular pulmonar.
- *Cardiopatía previa*, como *estenosis mitral*, que aumenta la presión auricular izquierda, lo que genera presiones venosas pulmonares más elevadas y en último término, hipertensión arterial pulmonar. Los *cortocircuitos congénitos de izquierda a derecha* son otra causa de hipertensión pulmonar secundaria.

Con poca frecuencia, hay hipertensión pulmonar aun cuando se pueden excluir todas las causas conocidas de aumento de la presión pulmonar; esto se denomina *hipertensión pulmonar primaria* o *idiopática*. La inmensa mayoría de los casos son esporádicos y sólo el 6% tiene la forma familiar con un modo de herencia autosómico dominante.

Patogenia. Según la opinión actual, la *disfunción de las células endoteliales pulmonares y/o del músculo liso vascular* es la posible causa subyacente a la mayor parte de las formas de hipertensión pulmonar.

- En estados de *hipertensión pulmonar secundaria*, la disfunción de las células endoteliales se produce como consecuencia del trastorno subyacente (p. ej., lesión por cizallamiento y mecánica por aumento del flujo sanguíneo en los cortocircuitos de izquierda a derecha, o lesión bioquímica producida por la fibrina en la tromboembolia recurrente). La disfunción de las células endoteliales reduce la producción de agentes vasodilatadores (p. ej., óxido nítrico, prostaciclina), a la vez que aumenta la síntesis de mediadores vasoconstrictores, como la endotelina. Además, se producen factores de crecimiento y citocinas que inducen la migración y la replicación del músculo liso vascular y la elaboración de matriz extracelular.
- En la *hipertensión pulmonar primaria*, especialmente en la infrecuente *forma familiar*, la vía de señalización del TGF-β se ha manifestado como un mediador fundamental de la disfunción endotelial y del músculo liso. Específicamente, se han encontrado mutaciones en la línea germinal del *receptor de la proteína morfógena del hueso, de tipo 2 (BMPR2)*, una molécula de la superficie celular que se une a diversos ligandos de la vía del TGF-β, en el 50% de los casos familiares. El producto del gen *BMPR2* tiene efectos inhibidores sobre la proliferación; por lo tanto, las mutaciones que producen pérdida de la función de este gen dan lugar a una proliferación anormal del endotelio vascular y del músculo liso pulmonar. Las proliferaciones endoteliales en estos casos habitualmente son *monoclonales*, lo que reitera la base genética de su origen. Sin embargo, no todos los pacientes con mutaciones en la línea germinal de *BMPR2* presentan hipertensión pulmonar primaria, lo que indica la existencia de *«genes modificadores»* que probablemente afecten a la penetrancia de este fenotipo particular.
- Estudios sobre las formas esporádicas de hipertensión pulmonar primaria también han determinado la posible participación del *gen del transportador de serotonina (5-HTT)*. Específicamente, las células musculares lisas pulmonares de algunos pacientes con hipertensión pulmonar primaria muestran aumento de la proliferación cuando se las expone a serotonina o a suero. Se ha propuesto que polimorfismos genéticos de *5-HTT* que producen una mayor expresión de la proteína transportadora en el músculo liso vascular son la causa de la proliferación. La función aberrante de 5-HTT también puede ser la base de la hipertensión pulmonar que se produce en personas que toman el fármaco contra la obesidad, fenfluramina, y sus derivados.

Morfología

Las alteraciones vasculares en todas las formas de hipertensión pulmonar (primaria y secundaria) afectan a todo el árbol arterial (Fig. 13-27) e incluyen: 1) en las **arterias elásticas principales**, ateromas similares a los que se ven en la aterosclerosis sistémica; 2) en las **arterias musculares de tamaño medio**, proliferación de las células miointimales y de las musculares lisas, que produce engrosamiento de la íntima y de la

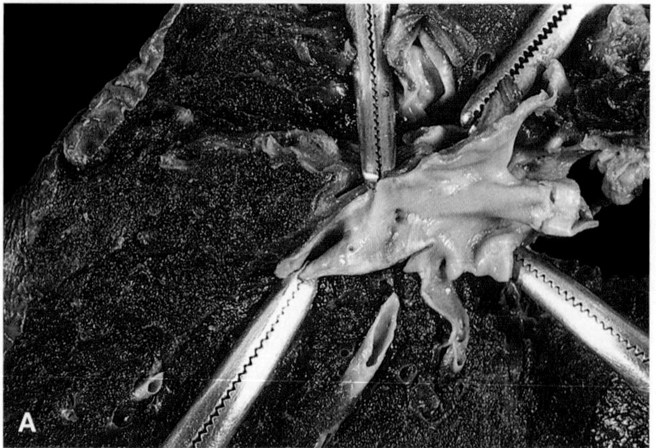

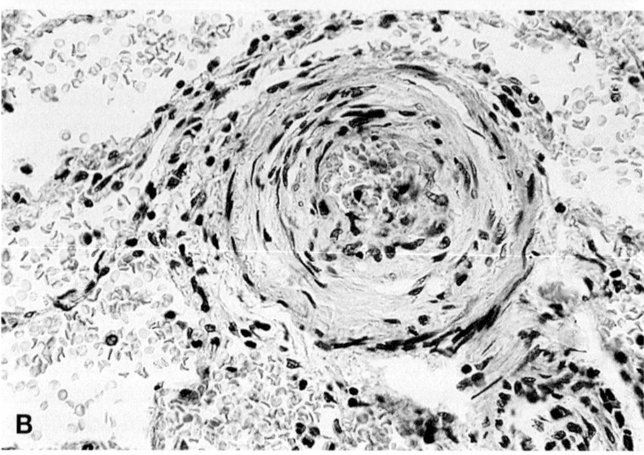

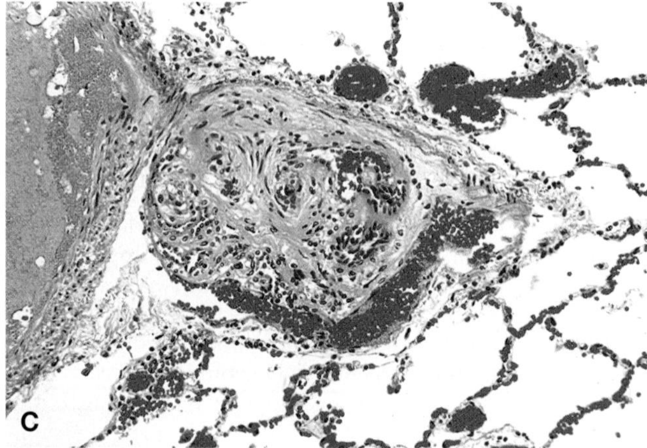

Figura 13-27

Cambios vasculares en la hipertensión pulmonar. **A**, fotografía macroscópica de una formación de ateroma, hallazgo que habitualmente está limitado a los grandes vasos. **B**, marcada hipertrofia de la media. **C**, lesión plexógena característica de la hipertensión pulmonar avanzada, que se observa en las arterias pequeñas.

media con estenosis de la luz, y 3) en las **arterias de menor tamaño y arteriolas**, engrosamiento, hipertrofia de la media y reduplicación de las membranas elásticas interna y externa. En estos vasos el grosor parietal puede superar al diámetro de la luz, que a veces está tan estenosado que casi está obliterado. Los pacientes con hipertensión pulmonar primaria grave de larga evolución pueden presentar **arteriopatía pulmonar plexógena**, denominada así porque hay un penacho de formaciones capilares que produce una red, o malla, que se extiende por la luz de las arterias pequeñas dilatadas de pared fina.

Evolución clínica. La hipertensión pulmonar secundaria puede aparecer a cualquier edad. Las características clínicas reflejan la enfermedad subyacente, habitualmente pulmonar o cardíaca, con acentuación de la insuficiencia respiratoria y sobrecarga del corazón derecho. Por otro lado, la hipertensión pulmonar primaria se encuentra casi siempre en personas jóvenes, con más frecuencia en mujeres, y se caracteriza por astenia, síncope (particularmente al ejercicio), disnea al esfuerzo y a veces dolor torácico. Estos pacientes finalmente presentan insuficiencia respiratoria grave y cianosis, y la muerte habitualmente se debe a insuficiencia cardíaca derecha (*cor pulmonale* descompensado) de 2 a 5 años después del diagnóstico. Se puede conseguir cierta mejoría de la dificultad respiratoria con vasodilatadores y fármacos antitrombóticos, pero sin trasplante pulmonar el pronóstico es sombrío.

Síndromes de hemorragia alveolar difusa

Aunque puede haber varias causas «secundarias» de hemorragia pulmonar (neumonía bacteriana necrosante, congestión venosa pasiva, diátesis hemorrágica), los síndromes de hemorragia alveolar difusa son un grupo de enfermedades «primarias» de mecanismo inmunitario que se manifiestan por la *tríada de hemoptisis, anemia e infiltrados pulmonares difusos.*

Síndrome de Goodpasture

El síndrome de Goodpasture, trastorno prototípico de este grupo, es una enfermedad infrecuente pero intrigante que se caracteriza por una *glomerulonefritis proliferativa, que suele ser rápidamente progresiva* (Capítulo 14) y una *neumonitis intersticial hemorrágica.* Las lesiones renales y pulmonares están producidas por anticuerpos dirigidos contra el dominio no colagenoso de la cadena $\alpha3$ del colágeno IV. Estos anticuerpos se pueden detectar en el suero de más del 90% de los pacientes con síndrome de Goodpasture.

Morfología

En el caso clásico de **hemorragia alveolar difusa**, los pulmones son pesados, con zonas de consolidación rojo marronácea. El estudio microscópico de los pulmones muestra necrosis focal de las paredes alveolares asociada a hemorragia intraalveolar, engrosamiento fibroso de los tabiques e hipertrofia de las células que recubren los tabiques. La presencia de **hemosiderina**, dentro de los macrófagos o extracelularmente, es característica durante varios días después de un episodio agudo (Fig. 13-28). La inmunopatogenia del síndrome de Goodpasture y los cambios de los glomérulos se analizan en el Capítulo 14. Baste decir aquí que el **patrón lineal del depósito de inmunoglobulinas** (habitualmente IgG, a veces IgA o IgM) característico que es la condición indispensable para el diagnóstico en las muestras de biopsia renal también se ve en los tabiques alveolares.

La plasmaféresis y el tratamiento inmunosupresor han mejorado mucho el pronóstico en otro tiempo sombrío de

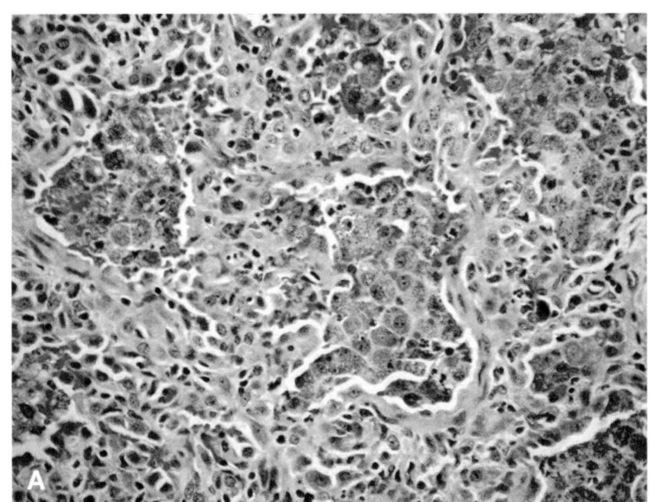

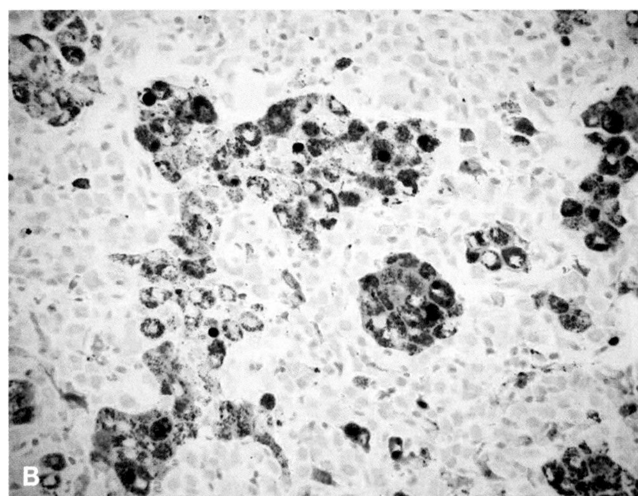

Figura 13-28

A, la muestra de biopsia pulmonar de un paciente con síndrome de hemorragia alveolar difusa muestra grandes números de macrófagos intraalveolares cargados de hemosiderina sobre un fondo de tabiques fibrosos engrosados. B, el tejido se ha teñido con azul de Prusia, una tinción de hierro que pone de relieve la abundante hemosiderina intracelular. (De la colección docente del Department of Pathology, Children's Medical Center, Dallas, Texas.)

esta enfermedad. El intercambio del plasma elimina los anticuerpos responsables, y los fármacos inmunosupresores inhiben la producción de anticuerpos. En la nefropatía grave finalmente es necesario el trasplante renal.

Hemosiderosis pulmonar idiopática

La hemosiderosis pulmonar idiopática es una enfermedad de etiología desconocida que tiene manifestaciones pulmonares e histológicas similares a las del síndrome de Goodpasture, pero no hay nefropatía asociada ni anticuerpos circulantes contra la membrana basal. Clínicamente, la evolución habitualmente es leve a moderada, con períodos de actividad seguidos por remisiones prolongadas, con frecuencia espontáneas. La mayoría de los casos aparece en niños, aunque la enfermedad también se ha descrito en adultos.

Angeítis y granulomatosis pulmonares (granulomatosis de Wegener)

La granulomatosis de Wegener (GW) es el prototipo del grupo de vasculitis conocidas como angeítis y granulomatosis pulmonares y se ha analizado en el Capítulo 10. Esta sección se centra en las manifestaciones de la GW en el aparato respiratorio. Más del 80% de los pacientes con GW presenta manifestaciones respiratorias altas o pulmonares en algún momento de la evolución de la enfermedad. Las lesiones pulmonares de la GW se caracterizan por una combinación de vasculitis necrosante («angeítis») e inflamación granulomatosa necrosante parenquimatosa. Los vasos pulmonares también pueden mostrar granulomas necrosantes, aunque la mayoría de las veces la inflamación aguda y crónica está entremezclada con necrosis fibrinoide. Las manifestaciones de la GW pueden incluir tanto síntomas respiratorios superiores (sinusitis crónica, epistaxis, perforación nasal) como síntomas pulmonares (tos, hemoptisis, dolor torácico). Radiológicamente, se observan múltiples densidades nodulares que representan la confluencia de granulomas necrosantes, algunos de los cuales pueden experimentar cavitación. Aunque la GW es, clásicamente, una enfermedad multisistémica, puede estar limitada al pulmón sin afectación del aparato respiratorio superior ni renal (GW «limitada»).

INFECCIONES PULMONARES

Las infecciones pulmonares en forma de neumonía son responsables de la sexta parte de todas las muertes en Estados Unidos. Esto no es sorprendente porque: 1) las superficies epiteliales del pulmón están expuestas continuamente a litros de aire con diversos contaminantes; 2) la flora nasofaríngea se aspira con frecuencia durante el sueño, incluso en personas sanas, y 3) otras enfermedades pulmonares frecuentes hacen que el parénquima pulmonar sea vulnerable a gérmenes virulentos. Por lo tanto, es un pequeño milagro que el parénquima pulmonar normal permanezca estéril. Esto confirma la eficacia de una serie de mecanismos de defensa pulmonar. En el aparato respiratorio hay multitud de mecanismos de defensa inmunitarios y no inmunitarios que se extienden desde la nasofaringe hasta los espacios aéreos alveolares (Tabla 13-6, Fig. 13-29). Oponen una barrera impresionante a una avalancha infecciosa.

A pesar de la multitud de mecanismos de defensa, hay «grietas en la armadura», que predisponen a la persona a las infecciones. Los defectos de la inmunidad innata (como los defectos de los neutrófilos y del complemento) y la inmunodeficiencia humoral habitualmente producen un aumento de la incidencia de infecciones por bacterias piógenas. Por otro lado, los defectos de la inmunidad celular causan un incremento de las infecciones por gérmenes intracelulares, como las micobacterias y el virus del herpes, así como por gérmenes de virulencia muy baja, como *Pneumocystis jiroveci*. Varios aspectos exógenos del estilo de vida interfieren con los mecanismos de defensa inmunitaria del paciente y facilitan las

Tabla 13-6 Defensas pulmonares del huésped

Localización	Mecanismo de defensa del huésped
Vías aéreas superiores	
Nasofaringe	Pelo nasal Cornetes Aparato mucociliar Secreción de inmunoglobulina A (IgA)
Orofaringe	Saliva Desprendimiento de las células epiteliales Producción local de complemento Interferencia con la flora residente
Vías aéreas de conducción	
Tráquea, bronquios	Tos, reflejos epiglóticos Ramificación de las vías aéreas en ángulo agudo Aparato mucociliar Producción de inmunoglobulinas (IgG, IgM, IgA)
Aparato respiratorio inferior	
Vías aéreas terminales, alveolos	Líquido del revestimiento alveolar (surfactante, Ig, complemento, fibronectina) Citocinas (interleucina 1, factor de necrosis tumoral) Macrófagos alveolares Leucocitos polimorfonucleares Inmunidad mediada por células

Reproducida de Mandell GL, et al. (eds.): Mandell, Douglas and Bennett's Principles and Practice of Infectious Diseases, 5.ª ed. Filadelfia, Churchill Livingstone, p 718.

infecciones. Por ejemplo, el humo de tabaco altera la depuración mucociliar y la actividad de los macrófagos pulmonares, mientras que el alcohol no sólo deprime los reflejos de la tos y epiglótico, aumentando de esta forma el riesgo de aspiración, sino que también interfiere con la movilización y la quimiotaxis de los neutrófilos.

La neumonía se puede definir, a grandes rasgos, como cualquier infección del pulmón. Se puede manifestar como una enfermedad clínica aguda y fulminante o como una enfermedad crónica con una evolución más prolongada. El espectro histológico de la neumonía puede variar desde un exudado alveolar fibrinopurulento en la neumonía bacteriana aguda, e infiltrados intersticiales mononucleares en las neumonías víricas y otras atípicas, hasta los granulomas y la cavitación que se observan en muchas de las neumonías crónicas. Las neumonías bacterianas agudas se pueden manifestar como uno de dos patrones anatómicos y radiográficos denominados *bronconeumonía* y *neumonía lobular*. La bronconeumonía implica una distribución parcheada de la inflamación que generalmente afecta a más de un lóbulo (Fig. 13-30). Este patrón se debe a una infección inicial de los bronquios y bronquiolos con extensión a los alvéolos adyacentes. Por el contrario, en la neumonía lobular los espacios aéreos contiguos de parte o de todo el lóbulo están llenos de un exudado homogéneo que se puede ver en las radiografías como una consolidación lobular o segmentaria (v. Fig. 3-30). *Streptococcus pneumoniae* es responsable de más del 90% de las neumonías lobulares. La distinción anatómica entre la neumonía lobular y la bronconeumonía puede ser difícil porque: 1) muchos gérmenes se manifiestan por cualquiera de los dos patrones de distribución, y 2) la distinción radiológica entre una bronconeumonía confluente y una neumonía lobular no suele ser sencilla. *Por lo tanto, es mejor clasificar las neumonías por el agente etiológico específico o, si no se puede aislar ningún patógeno, por el contexto clínico en el que se produce la infección.* La clasificación de las neumonías por el contexto en el que aparecen reduce considerablemente la lista de patógenos sospechosos para administrar un tratamiento antimicrobiano empírico. Como se ilustra en la Tabla 13-7, la neumonía puede aparecer en siete contextos clínicos diferentes («síndromes de neumonía»), y los patógenos implicados son razonablemente específicos de cada categoría.

Neumonías agudas adquiridas en la comunidad

La mayoría de las neumonías agudas adquiridas en la comunidad tiene origen bacteriano. Con no poca frecuencia la

Tabla 13-7 Los síndromes de neumonía

Neumonía aguda adquirida en la comunidad
Streptococcus pneumoniae *Haemophilus influenzae* *Moraxella catarrhalis* *Staphylococcus aureus* *Legionella pneumophila* Enterobacteriaceae (*Klebsiella pneumoniae*) y *Pseudomonas* spp.
Neumonía atípica adquirida en la comunidad
Mycoplasma pneumoniae *Chlamydia* spp. (*C. pneumoniae, C. psittaci, C. trachomatis*) *Coxiella burnetti* (fiebre Q) Virus: virus respiratorio sincitial , virus de la parainfluenza (niños), virus gripal A y B (adultos), adenovirus (reclutas militares)
Neumonía nosocomial
Bacilos gramnegativos de la familia de las *Enterobacteriaceae* (*Klebsiella* spp., *Serratia marcescens, Escherichia coli*) y *Pseudomonas* spp. *S. aureus* (habitualmente resistente a meticilina)
Neumonía por aspiración
Flora oral anaerobia (*Bacteroides, Prevotella, Fusobacterium, Peptostreptococcus*), mezclada con bacterias aerobias (*S. pneumoniae, S. aureus, H. influenzae* y *Pseudomonas aeruginosa*)
Neumonía crónica
Nocardia *Actinomyces* Granulomatosa: *Mycobacterium tuberculosis* y micobacterias atípicas, *Histoplasma capsulatum, Coccidioides immitis, Blastomyces dermatitidis*
Neumonía necrosante y absceso pulmonar
Bacterias anaerobias (muy frecuentes), con o sin infección aerobia mixta *S. aureus, K. pneumoniae, Streptococcus pyogenes*, y neumococo de tipo 3 (infrecuente)
Neumonía en el paciente inmunodeprimido
Citomegalovirus *Pneumocystis jiroveci* *Mycobacterium avium-intracellulare* Aspergilosis invasiva Candidiasis invasiva Gérmenes bacterianos, víricos y fúngicos «habituales» (se enumeran anteriormente)

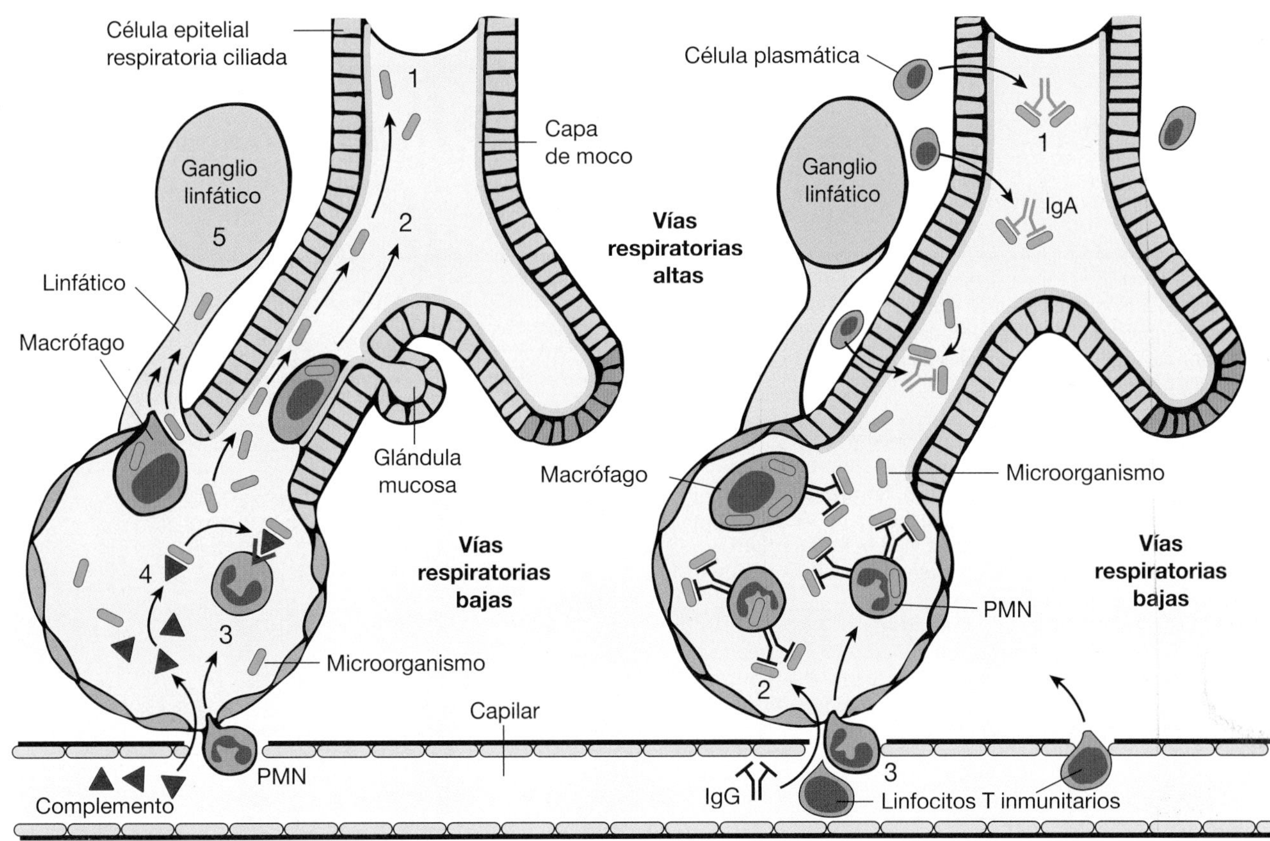

Figura 13-29

Mecanismos de defensa pulmonares. **A**, 1) en el pulmón no inmune, la eliminación de los microorganismos microbianos depende del atrapamiento en la capa de moco y su eliminación por el elevador mucociliar; 2) la fagocitosis por los macrófagos alveolares que puede matar y degradar microorganismos y eliminarlos de los espacios aéreos al migrar hacia el elevador mucociliar, y 3) la fagocitosis y muerte por los neutrófilos reclutados por los factores de los macrófagos. 4) El complemento sérico puede entrar en los alvéolos y ser activado por la vía alternativa para proporcionar la opsonina C3b que potencia la fagocitosis. 5) Los gérmenes, incluyendo los que han sido ingeridos por los fagocitos, pueden llegar a los ganglios linfáticos de drenaje para iniciar las respuestas inmunitarias. **B**, otros mecanismos actúan después del desarrollo de la inmunidad adaptativa. 1) La IgA secretada puede bloquear la unión de los microorganismos al epitelio en las vías respiratorias altas. 2) En las vías respiratorias bajas hay anticuerpos séricos (IgM, IgG) en el líquido que recubre los alveolos. Activan el complemento con más eficiencia por la vía clásica, permitiendo obtener C3b (no se muestra). Además, la IgG es opsonizante. 3) La acumulación de linfocitos T inmunitarios es importante para controlar las infecciones por virus y por otros microorganismos intracelulares. Ig, inmunoglobulinas; PMN, células polimorfonucleares.

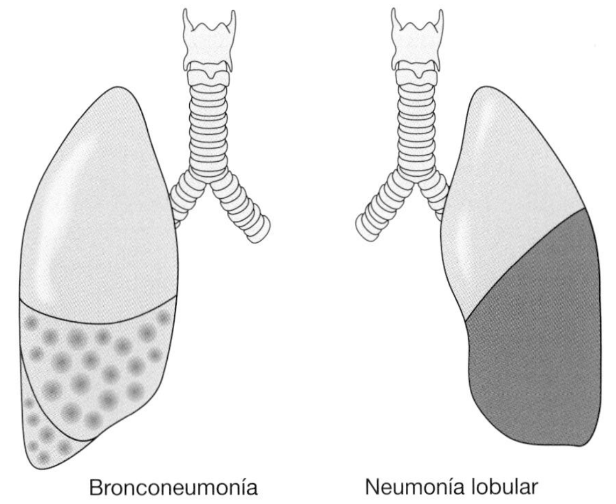

Figura 13-30

Distribución anatómica de la bronconeumonía y de la neumonía lobular.

infección se produce después de una infección vírica de las vías respiratorias superiores. El inicio habitualmente es súbito, con fiebre elevada, escalofríos, dolor torácico pleurítico y tos productiva con esputo purulento; algunos pacientes pueden tener hemoptisis. *S. pneumoniae* (o *neumococo*) es la causa más frecuente de neumonía aguda adquirida en la comunidad; por lo tanto, la neumonía neumocócica se describirá como prototipo de este subgrupo.

Streptococcus pneumoniae

Las infecciones neumocócicas aparecen con una frecuencia elevada en tres grupos de pacientes: 1) los que tienen enfermedades crónicas subyacentes como ICC, EPOC o diabetes; 2) los que tienen defectos congénitos o adquiridos de las inmunoglobulinas (p. ej., el síndrome de inmunodeficiencia adquirida); y 3) los que tienen disminución o ausencia de función esplénica (p. ej., enfermedad drepanocítica o después de una esplenectomía). Esto último se produce porque el bazo contiene la mayor acumulación de fagocitos y, por lo tanto, es el principal órgano responsable de eliminar los neumococos de la sangre.

Morfología

En la infección pulmonar neumocócica se puede producir cualquiera de los dos patrones de neumonía, lobular o bronconeumonía; esta última es mucho más prevalente en las edades extremas. Independientemente de la distribución de la neumonía, como las infecciones pulmonares neumocócicas habitualmente se originan por la aspiración de la flora faríngea (el 20% de los adultos tiene *S. pneumoniae* en la garganta), los lóbulos inferiores y el lóbulo medio derecho son los que se afectan con más frecuencia.

En la era preantibiótica, la neumonía neumocócica afectaba a lóbulos enteros o casi enteros y evolucionaba en cuatro fases: **congestión**, **hepatización roja**, **hepatización gris** y **resolución**. El tratamiento antibiótico temprano altera o detiene esta progresión típica, por lo que si la persona muere los cambios anatómicos que se observan en la autopsia pueden no coincidir con las fases clásicas.

Durante la primera fase, de **congestión**, los lóbulos afectados son pesados, rojos y húmedos; histológicamente se puede ver congestión vascular, con un líquido proteináceo, neutrófilos dispersos y muchas bacterias en los alveolos. A los pocos días se produce la fase de **hepatización roja**, en la que el lóbulo pulmonar tiene una consistencia similar a la del hígado; los espacios alveolares están totalmente llenos de neutrófilos, eritrocitos y fibrina (Fig. 13-31A). En la fase siguiente, **hepatización gris**, el pulmón está seco y es gris y firme, porque los eritrocitos se han lisado, mientras que el exudado fibrinosupurativo persiste dentro de los alveolos (Figs. 13-31B y 13-32). En los casos no complicados se produce la **resolución**, a medida que los exudados del interior de los alveolos son digeridos enzimáticamente para producir desechos granulares y líquidos que son reabsorbidos, ingeridos por los macrófagos, expectorados u organizados por fibroblastos que crecen en los mismos (Fig. 13-31C). La reacción pleural (**pleuritis** fibrinosa o fibrinopurulenta) se puede resolver de manera similar o puede experimentar organización, dejando un engrosamiento fibroso o adherencias permanentes.

En el patrón **bronconeumónico**, los focos de consolidación inflamatoria están distribuidos en parches que ocupan totalmente uno o varios lóbulos, la mayoría de las veces bilaterales y basales. Las lesiones bien desarrolladas de hasta 3 o 4 cm de diámetro están ligeramente elevadas y son de color gris rojizo a amarillo; en casos graves se puede producir la confluencia de estos focos, dando lugar al aspecto de una consolidación lobular. La sustancia pulmonar que rodea inmediatamente las zonas de consolidación habitualmente está hiperémica y edematosa, pero las grandes zonas interpuestas generalmente son normales. La afectación pleural es menos frecuente que en la neumonía lobular. Histológicamente, la reacción está formada por un exudado supurativo focal que llena los bronquios, bronquiolos y espacios alveolares adyacentes.

Con el tratamiento adecuado, la restitución completa del pulmón es la regla para ambas formas de neumonía neumocócica, pero en algunos casos se pueden producir complicaciones: 1) la destrucción y necrosis tisulares pueden dar lugar a la formación de **abscesos**; 2) se puede acumular material supurativo en la cavidad pleural, generando un **empiema**; 3) la organización del exudado intraalveolar puede convertir zonas del pulmón en tejido fibroso sólido, y 4) la diseminación bacteriémica puede producir **meningitis**, **artritis** o **endocarditis infecciosa**. Las complicaciones son mucho más probables con los neumococos del serotipo 3.

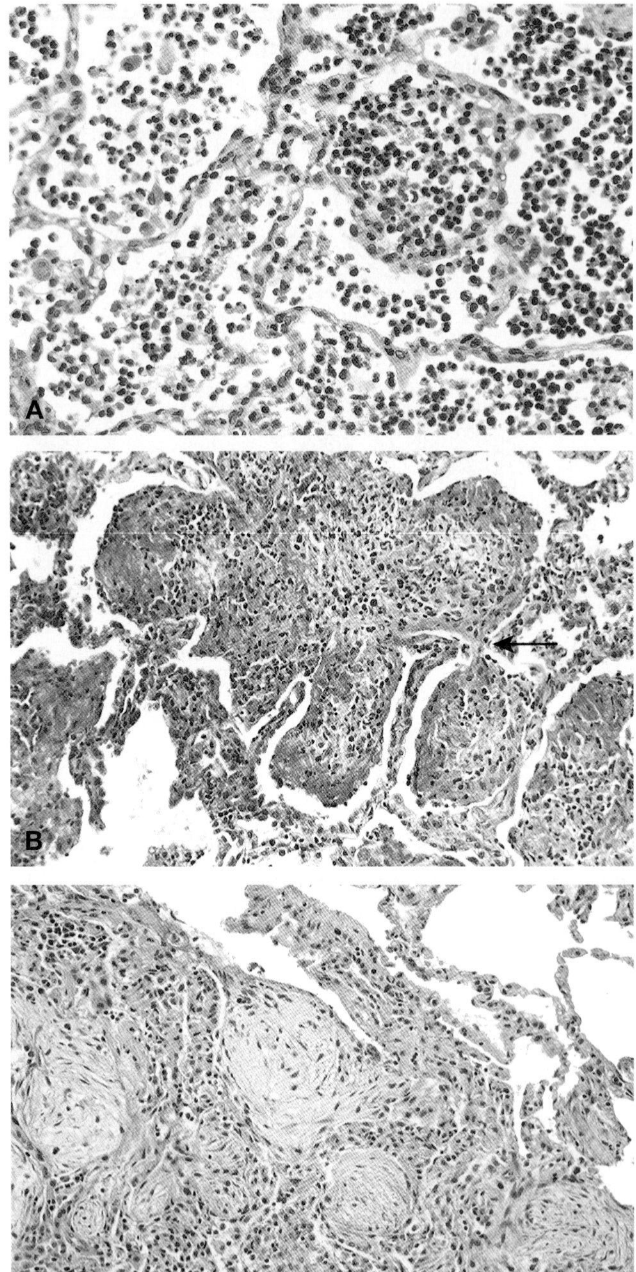

Figura 13-31

A, neumonía aguda. Los capilares septales congestionados y la extensa exudación de neutrófilos hacia los alveolos corresponden a la hepatización roja temprana. Todavía no se han formado mallas de fibrina. **B**, organización temprana de los exudados intraalveolares, que en algunas zonas se ve que fluyen a través de los poros de Kohn (*flecha*). **C**, neumonía organizativa avanzada, que muestra transformación de los exudados en masas fibromixoides con un rico infiltrado de macrófagos y fibroblastos.

El estudio del esputo teñido con la técnica de Gram es un paso importante en el diagnóstico de la neumonía aguda. La presencia de numerosos neutrófilos que contienen cocos grampositivos lanceolados es un buen dato de neumonía neumocócica, aunque se debe recordar que *S. pneumoniae* forma parte de la flora endógena y, por lo tanto, con este método se pueden obtener resultados falsamente positivos. El aislamien-

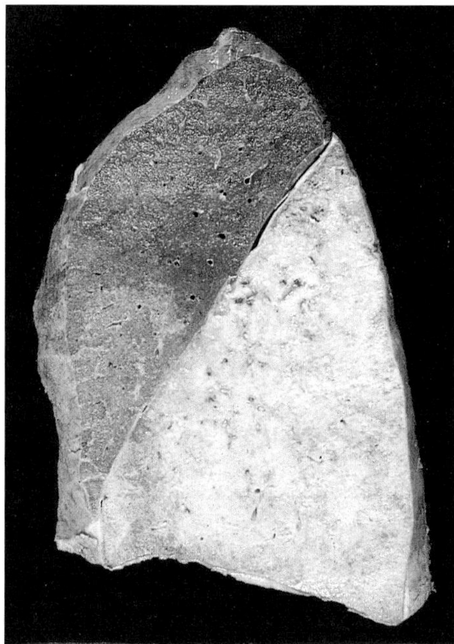

Figura 13-32

Imagen macroscópica de una neumonía lobular con hepatización gris. El lóbulo inferior tiene una consolidación uniforme.

to de los neumococos en los hemocultivos es más específico. Durante las fases tempranas de la enfermedad, los hemocultivos pueden ser positivos en el 20-30% de los pacientes con neumonía. Siempre que sea posible se debe determinar la sensibilidad a los antibióticos. Se dispone de vacunas antineumocócicas comerciales que contienen polisacáridos capsulares de los serotipos habituales de la bacteria, y su eficacia demostrada obliga a utilizarlos en las personas con riesgo de infección neumocócica (v. anteriormente).

Otros gérmenes implicados con frecuencia en las neumonías agudas adquiridas en la comunidad incluyen los siguientes.

Haemophilus influenzae

- Las formas tanto *encapsuladas* como *no encapsuladas* son causas importantes de neumonías adquiridas en la comunidad. Las primeras pueden producir una forma particularmente grave de neumonía en niños, con frecuencia después de una infección respiratoria vírica.
- Los adultos con riesgo de desarrollar la infección incluyen los que tienen enfermedades pulmonares crónicas como bronquitis crónica, fibrosis quística y bronquiectasias. *H. influenzae es la causa bacteriana más frecuente de exacerbación aguda de la EPOC.*
- *H. influenzae* encapsulado de tipo b era antiguamente una causa importante de epiglotitis y meningitis supurativa en niños, aunque la vacunación infantil contra este germen ha reducido significativamente el riesgo.

Moraxella catarrhalis

- Cada vez se reconoce más *M. catarrhalis* como causa de neumonía bacteriana, especialmente en ancianos.
- Es la segunda causa bacteriana más frecuente de exacerbación aguda de la EPOC en adultos.
- Junto con *S. pneumoniae* y *H. influenzae*, *M. catarrhalis* es una de las tres causas más frecuentes de otitis media (infección del oído medio) en niños.

Staphylococcus aureus

- *S. aureus* es una causa importante de neumonía bacteriana secundaria en niños y adultos sanos después de enfermedades respiratorias víricas (p. ej., sarampión en niños y gripe tanto en niños como en adultos).
- La neumonía estafilocócica se asocia con una elevada incidencia de complicaciones, como absceso pulmonar y empiema.
- La neumonía estafilocócica que aparece asociada a una endocarditis estafilocócica del corazón derecho es una complicación grave de *la drogadicción por vía intravenosa.*
- También es una causa importante de neumonía nosocomial (v. más adelante).

Klebsiella pneumoniae

- *K. pneumoniae* es la causa más frecuente de neumonía por bacterias gramnegativas.
- Afecta con frecuencia a personas debilitadas y malnutridas, particularmente *alcohólicos crónicos.*
- Es característico un esputo espeso y gelatinoso, porque el germen produce un polisacárido capsular viscoso abundante, que puede ser difícil de expectorar por el paciente.

Pseudomonas aeruginosa

- Aunque se analiza aquí con los patógenos adquiridos en la comunidad debido a su asociación con las infecciones que se producen en la fibrosis quística, *P. aeruginosa* se observa con más frecuencia en contextos nosocomiales (v. más adelante).
- La neumonía por *Pseudomonas* también es frecuente en personas neutropénicas, habitualmente de forma secundaria a la quimioterapia, en víctimas de quemaduras extensas, y en pacientes que precisan ventilación mecánica.
- *P. aeruginosa* tiene tendencia a invadir los vasos sanguíneos en el punto de infección, con la consiguiente propagación extrapulmonar; la bacteriemia por *Pseudomonas* es una enfermedad fulminante, y la muerte con frecuencia se produce en pocos días.
- El estudio histológico muestra necrosis por coagulación del parénquima pulmonar con invasión de las paredes de los vasos sanguíneos necróticos por los gérmenes (vasculitis por *Pseudomonas*).

Legionella pneumophila

- *L. pneumophila* es el agente causal de la enfermedad de los legionarios, un epónimo de las formas epidémica y esporádica de la neumonía producida por este germen. La fiebre de Pontiac es una infección autolimitada del aparato respiratorio superior producida por *L. pneumophila*, sin síntomas neumónicos.
- *L. pneumophila* prolifera en entornos acuáticos artificiales como torres de enfriamiento de agua y dentro de los sistemas de canalización de los suministros de agua doméstica (potable). Se piensa que el modo de transmisión es la inhalación de los gérmenes aerosolizados o la aspiración de agua de bebida contaminada.
- La neumonía por *Legionella* es frecuente en personas con algunas enfermedades predisponentes como enferme-

dades cardíacas, renales, inmunitarias o hematológicas. *Los receptores de trasplantes de órganos son particularmente susceptibles.*

- La neumonía por *Legionella* puede ser bastante grave, con frecuencia precisa ingreso hospitalario, y las personas inmunodeprimidas pueden tener una tasa de letalidad del 30 al 50%.
- El diagnóstico rápido se facilita por la demostración de los antígenos de *Legionella* en la orina o por una prueba positiva de anticuerpos fluorescentes en muestras de esputo; el cultivo sigue siendo el método diagnóstico de referencia.

Neumonías atípicas adquiridas en la comunidad

El término «neumonía atípica primaria» se aplicó inicialmente a una enfermedad respiratoria febril aguda caracterizada por cambios inflamatorios parcheados en los pulmones, limitados principalmente a los tabiques alveolares y al intersticio pulmonar. El término «atípica» se refiere a las cantidades moderadas de esputo, ausencia de signos clínicos de consolidación, elevación sólo moderada del recuento leucocítico y ausencia de exudado alveolar. La neumonía atípica está producida por diversos gérmenes, de los que el más frecuente es *Mycoplasma pneumoniae*. Las infecciones por *Mycoplasma* son particularmente frecuentes en niños y adultos jóvenes. Aparecen de forma esporádica o como epidemias locales en comunidades cerradas (colegios, campamentos militares, prisiones). Otros agentes etiológicos son *virus*, como los virus gripales de los tipos A y B, el virus sincitial respiratorio, adenovirus, rinovirus y los virus de la rubéola y la varicela; *Chlamydia pneumoniae* y *Coxiella burnetti* (fiebre Q) (v. Tabla 13-7). Casi todos estos gérmenes también pueden producir una infección primaria del aparato respiratorio superior («catarro común»).

El mecanismo patogénico común es la fijación de los gérmenes al epitelio respiratorio, seguida de la necrosis de las células y de una respuesta inflamatoria. Cuando el proceso se extiende a los alvéolos habitualmente hay inflamación *intersticial*, aunque también puede haber desbordamiento del líquido hacia los espacios alveolares, de modo que en las radiografías de tórax los cambios pueden simular una neumonía bacteriana. La lesión y la denudación del epitelio respiratorio inhiben la depuración mucociliar y predisponen a las infecciones bacterianas secundarias. Las infecciones víricas del aparato respiratorio son bien conocidas por esta complicación. Las más graves del aparato respiratorio inferior aparecen con más probabilidad en lactantes, ancianos, pacientes malnutridos, alcohólicos e inmunodeprimidos. No es sorprendente que los virus y los micoplasmas estén implicados con frecuencia en brotes de infección en los hospitales.

Morfología

Independientemente de la causa, los patrones morfológicos en la neumonía atípica son similares. El proceso puede ser parcheado o afectar a lóbulos enteros de forma bilateral o unilateral. Macroscópicamente, las zonas afectadas son de color rojo azulado y están congestionadas y subcrepitantes. Histológicamente, la **reacción inflamatoria está limitada en gran medida dentro de las paredes de los alveolos** (Fig. 13-33). Los tabiques están ensanchados y edematosos; habitualmente contienen un infiltrado inflamatorio mononuclear de linfocitos, histiocitos y algunas células plasmáticas. Al contrario de las neumonías bacterianas, en las neumonías atípicas los espacios alveolares están llamativamente libres de exudado celular. Sin embargo, en los casos graves se puede producir una lesión alveolar difusa totalmente desarrollada con membranas hialinas. En casos menos graves y no complicados, la remisión de la enfermedad se sigue de reconstitución de la arquitectura original. Como cabría esperar, la infección bacteriana superpuesta produce un cuadro histológico mixto.

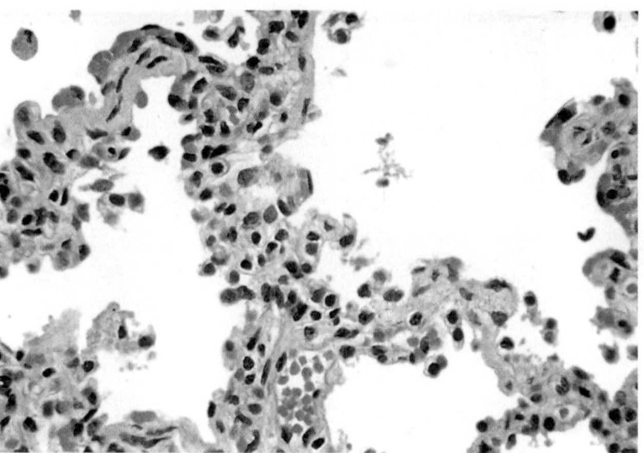

Figura 13-33

Neumonía atípica. Los tabiques alveolares engrosados tienen un infiltrado abundante de leucocitos mononucleares.

Evolución clínica. La evolución clínica de la neumonía atípica primaria es muy variada. Puede manifestarse como una infección grave del aparato respiratorio superior o como un «catarro de pecho» que no se llega a diagnosticar, o como una infección fulminante y potencialmente mortal en pacientes inmunodeprimidos. Habitualmente, el inicio es el de una enfermedad febril aguda inespecífica caracterizada por fiebre, cefalea y malestar y, posteriormente, tos con esputo mínimo. Como el edema y la exudación están en una posición estratégica para producir un bloqueo alveolocapilar, puede haber *dificultad respiratoria aparentemente desproporcionada con los hallazgos físicos y radiográficos*. Puede ser difícil identificar el germen causal. Se dispone de análisis para los antígenos de *Mycoplasma* y estudio de la reacción en cadena de la polimerasa (PCR) para el ADN de *Mycoplasma*. Desde el punto de vista práctico, los pacientes con neumonía adquirida en la comunidad en los que parece poco probable una etiología bacteriana reciben tratamiento con un antibiótico macrólido eficaz frente a *Mycoplasma* y *Chlamydia pneumoniae*, porque éstos son los patógenos tratables más frecuentes.

Infecciones gripales

Tal vez ningún otro trastorno transmisible produce tantos problemas públicos en el mundo desarrollado como la amenaza de una epidemia de gripe. El virus de la gripe es un virus de ARN monocatenario, cubierto por una nucleoproteína que determina el tipo de virus (A, B o C). La superficie esférica del virus es una bicapa lipídica que contiene la hemaglutinina y la neuraminidasa víricas, que determinan el subtipo (p. ej., H1N1, H3N2, etc.). Los anticuerpos del paciente frente a la hemaglutinina y la neuraminidasa impiden y atenúan, respectivamente, la infección en el futuro por el virus gripal. Los virus del tipo A infectan a seres humanos, cerdos, caballos y aves y son la principal causa de infecciones gripales *pandémicas* y *epidémicas*. Las epidemias de gripe se producen por mutaciones de los antígenos de la hemaglutinina y la neuraminidasa, que permiten que el virus escape a la mayoría de los anticuerpos del paciente (*deriva antigénica*). Las pandemias, que duran más y son más generalizadas que las epidemias, pueden producirse cuando tanto la hemaglutinina como la neuraminidasa son sustituidas por la recombinación de los segmentos de ARN con los de virus de animales, lo que hace que todos los animales sean susceptibles al nuevo virus gripal (*cambio antigénico*). Las vacunas antigripales disponibles comercialmente proporcionan una protección razonable contra la enfermedad, especialmente en lactantes y ancianos vulnerables. Un subtipo particular de gripe aviar («gripe de los pájaros», H5N1) ha producido brotes masivos en aves domésticas de zonas del sudeste asiático en los últimos años; esta cepa es particularmente peligrosa porque tiene la capacidad de «saltar» a los seres humanos y, por lo tanto, producir una pandemia gripal mundial sin precedentes.

Síndrome respiratorio agudo grave

El síndrome respiratorio agudo grave (SRAG) apareció por primera vez en noviembre de 2002 en la provincia de Guangdong, China, y posteriormente se extendió a Hong Kong, Taiwán, Singapur, Vietnam y Toronto, donde se produjeron también grandes brotes. Entre otoño de 2002 y julio de 2003, cuando finalizó el brote, más de 8.000 casos y 774 muertes se habían atribuido al SRAG. La causa del SRAG es un coronavirus no conocido previamente (CoV-SRAG). Casi un tercio de las infecciones de las vías respiratorias superiores están producidas por coronavirus, pero el virus CoV-SRAG difiere por su capacidad de infectar las vías respiratorias inferiores e inducir viremia. El CoV-SRAG parece haberse transmitido por primera vez a los seres humanos por el contacto con civetas salvajes que se comen en China. Los casos posteriores se propagaron de persona a persona, principalmente por las secreciones infectadas, aunque algunos casos pueden haberse contraído por transmisión fecal-oral. Los pacientes suelen enfermar entre 2 y 10 días después de la exposición al virus, y los síntomas incluyen fiebre, mialgias, cefalea, escalofríos y, ocasionalmente, diarrea. Los síntomas respiratorios habitualmente se producen después de las manifestaciones sistémicas e incluyen tos seca y disnea, pero al contrario que otras neumonías atípicas, los síntomas del aparato respiratorio superior son infrecuentes. Los pulmones de los pacientes que mueren de SRAG habitualmente muestran lesión alveolar difusa y células gigantes multinucleadas. El descubrimiento de la causa del SRAG, incluyendo el secuenciado completo del genoma del CoV- SRAG, a las pocas semanas de la emisión de una «alerta global» de la OMS, representa un triunfo de la medicina molecular y del espíritu científico cooperativo.

RESUMEN

Neumonías agudas

- *S. pneumoniae* (neumococo) es la causa más frecuente de neumonía aguda adquirida en la comunidad, y la distribución de la inflamación habitualmente es lobular.
- Morfológicamente, las neumonías lobulares evolucionan en cuatro fases: congestión, hepatización roja, hepatización gris y resolución.
- Otras causas frecuentes de neumonía aguda en la comunidad incluyen *H. influenzae* y *M. catarrhalis* (ambos se asocian a las exacerbaciones agudas de la EPOC), *S. aureus* (habitualmente secundario a infecciones respiratorias víricas), *K. pneumoniae* (se observa en alcohólicos crónicos), *P. aeruginosa* (en pacientes con fibrosis quística, en quemados y en neutropénicos), y *L. pneumophila* (particularmente en pacientes sometidos a trasplantes de órganos).
- Al contrario que las neumonías agudas, las *neumonías atípicas* se caracterizan por dificultad respiratoria desproporcionada a los signos clínicos y radiológicos, y por una inflamación limitada, predominantemente, a los tabiques alveolares, con alveolos generalmente despejados.
- Las causas más frecuentes de neumonías atípicas incluyen las producidas por *M. pneumoniae*, virus (incluyendo el virus gripal de los tipos A y B), *C. pneumoniae* y *C. burnetti* (fiebre Q).

Neumonía nosocomial

Las neumonías nosocomiales, o adquiridas en el hospital, se definen como las infecciones pulmonares adquiridas durante el transcurso de un ingreso hospitalario. El fantasma de la neumonía nosocomial impone una inmensa carga a los crecientes costes de la atención sanitaria, además del efecto adverso esperado sobre la evolución de la enfermedad. Las infecciones nosocomiales son frecuentes en pacientes hospitalizados con enfermedades subyacentes graves, inmunosupresión o tratamiento antibiótico prolongado. Los pacientes sometidos a ventilación mecánica representan un grupo de un riesgo particularmente elevado, y las infecciones adquiridas en este contexto reciben la denominación diferenciada de *neumonía asociada al ventilador*. Los bacilos gramnegativos (*Enterobacteriaceae* y el género *Pseudomonas*) y *S. aureus* son los aislados más frecuentes; al contrario que en las neumonías adquiridas en la comunidad, *S. pneumoniae* no es un patógeno importante en las infecciones nosocomiales.

Neumonía por aspiración

La neumonía por aspiración aparece en pacientes muy debilitados o en los que aspiran el contenido gástrico mientras están inconscientes (p. ej., después de un accidente cerebrovascular) o durante vómitos repetidos. Estos pacientes tienen reflejos nauseosos y deglutorios anormales que facilitan la aspiración. La neumonía resultante es en parte química, debida a los efectos muy irritantes del ácido gástrico, y en parte bacteriana. Aunque habitualmente se supone que predominan las bacterias anaerobias, estudios recientes implican a los aerobios con más frecuencia que a los anaerobios (v. Tabla 13-7). Este tipo de neumonía con frecuencia es necrosante, tiene una evolución clínica fulminante y es una causa frecuente de muerte en personas predispuestas a la aspiración. En los que sobreviven, la formación de un absceso es una complicación frecuente.

Absceso pulmonar

El absceso pulmonar se refiere a una zona localizada de necrosis supurativa dentro del parénquima pulmonar, que da lugar a la formación de una o más cavidades grandes. El término *neumonía necrosante* se ha utilizado para un proceso similar que produce múltiples cavitaciones pequeñas; la neumonía necrosante con frecuencia coexiste o evoluciona hacia un absceso pulmonar, por lo que la distinción es algo arbitrario. El germen causal puede introducirse en el pulmón por cualquiera de los mecanismos siguientes:

- *Aspiración de material infeccioso* a partir de dientes cariados, senos o amígdalas infectados, particularmente probable durante la cirugía oral, la anestesia, el coma y la intoxicación alcohólica, y en pacientes debilitados con depresión del reflejo de la tos.
- *Aspiración del contenido gástrico*, habitualmente acompañada por gérmenes infecciosos procedentes de la orofaringe.
- *Como complicación de las neumonías bacterianas necrosantes*, particularmente las producidas por *S. aureus*, *Streptococcus pyogenes*, *K. pneumoniae*, el género *Pseudomonas* y, raramente, neumococos de tipo 3. Las infecciones micóticas y las bronquiectasias también pueden producir abscesos pulmonares.
- *Obstrucción bronquial*, particularmente por un carcinoma broncógeno que obstruye un bronquio o un bronquiolo. La alteración del drenaje, la atelectasia distal y la aspiración de sangre y de fragmentos tumorales contribuyen a la aparición de los abscesos. También se puede formar un absceso dentro de una porción necrótica excavada de un tumor.
- *Embolia séptica*, por tromboflebitis séptica o endocarditis infecciosa del lado derecho del corazón.
- Además, los abscesos pulmonares se pueden deber a la *diseminación hematógena de las bacterias* en las infecciones piógenas diseminadas. Esto ocurre, sobre todo, en la bacteriemia estafilocócica, y con frecuencia se producen abscesos pulmonares múltiples.
- *Las bacterias anaerobias están presentes en casi todos los abscesos pulmonares*, a veces en números inmensos, y son los aislados exclusivos en uno a dos tercios de los casos. Los anaerobios observados con más frecuencia son comensales que se encuentran normalmente en la cavidad oral, principalmente los géneros *Prevotella*, *Fusobacterium*, *Bacteroides*, *Peptostreptococcus* y estreptococos microaerófilos.

Morfología

El diámetro de los abscesos varía desde algunos milímetros a grandes cavidades de 5 a 6 cm. La localización y el número de los abscesos dependen de su modo de aparición. Los abscesos pulmonares debidos a la aspiración de material infeccioso son mucho **más frecuentes en el lado derecho** (vías aéreas más verticales) que en el izquierdo, y la mayoría son únicos. En el lado derecho, tienden a aparecer en el segmento posterior del lóbulo superior y en los segmentos apicales del lóbulo inferior, porque estas localizaciones reflejan el posible trayecto del material aspirado cuando el paciente está en decúbito. Los abscesos que aparecen durante el transcurso de una neumonía o de bronquiectasias con frecuencia son múltiples, basales y dispersos de forma difusa. Las embolias sépticas y los abscesos que se originan por la siembra hematógena son habitualmente múltiples y pueden afectar a cualquier región de los pulmones.

A medida que el foco de la supuración aumenta de tamaño, casi inevitablemente se rompe hacia las vías aéreas. Así, el exudado se puede drenar parcialmente, lo que produce un nivel hidroaéreo en el estudio radiográfico. Ocasionalmente, los abscesos se rompen hacia la cavidad pleural y producen fístulas broncopleurales, cuya consecuencia es el **neumotórax** o el **empiema**. La embolización del material séptico hasta el encéfalo causa otras complicaciones, que dan lugar a meningitis o absceso cerebral. Histológicamente, como se podría esperar en cualquier absceso, hay supuración rodeada por cantidades variables de cicatrización fibrosa e infiltrado mononuclear (linfocitos, células plasmáticas, macrófagos), dependiendo de la cronicidad de la lesión.

Evolución clínica. Las manifestaciones de un absceso pulmonar son muy similares a las de las bronquiectasias e incluyen tos prominente que habitualmente permite expulsar cantidades abundantes de esputo maloliente, purulento o sanguinolento; en ocasiones se produce hemoptisis. Es frecuente la fiebre en picos y el malestar. También pueden aparecer acropaquias, pérdida de peso y anemia. Los abscesos infecciosos se producen en el 10 al 15% de los pacientes con carcinoma broncógeno; así, cuando se sospecha un acceso pulmonar en un anciano, se debe considerar un carcinoma subyacente. En los casos crónicos se puede producir amiloidosis secundaria (Capítulo 5). El tratamiento incluye antibióticos y, cuando sea necesario, drenaje quirúrgico. En conjunto, la tasa de mortalidad se aproxima al 10%.

Neumonía crónica

La neumonía crónica es, la mayoría de las veces, una lesión localizada en un paciente inmunocompetente, con o sin afectación de los ganglios linfáticos regionales. Típicamente, hay inflamación granulomatosa, que se puede deber a bacterias (p. ej., *M. tuberculosis*) u hongos. En los pacientes inmunodeprimidos, como los que tienen enfermedades debilitantes, reciben fármacos inmunosupresores o tienen infección por el virus de inmunodeficiencia humana (VIH) (v. más adelante), habitualmente hay diseminación sistémica del germen causal, acompañada de enfermedad generalizada. La tuberculosis es, con mucho, la entidad más importante del espectro de las neumonías crónicas, y la Organización Mundial de la Salud (OMS) estima que la tuberculosis produce el 6% de todas las muertes en todo el mundo, *lo que hace que sea la causa más frecuente de muerte debida a un único agente infeccioso.*

Tuberculosis

La tuberculosis es una enfermedad granulomatosa crónica transmisible producida por *Mycobacterium tuberculosis*. Habitualmente afecta a los pulmones, aunque puede afectar a cualquier órgano o tejido del cuerpo, y los centros de los granulomas tuberculosos suelen experimentar *necrosis caseosa*.

Epidemiología. En las personas sin recursos médicos ni económicos de todo el mundo, la tuberculosis sigue siendo una causa importante de muerte. Se estima que 1.700 millones de personas están infectadas en todo el mundo, y que cada año hay de 8 a 10 millones de casos nuevos y 3 millones de muertes. En el mundo occidental las muertes por tuberculosis alcanzaron un máximo en 1800 y disminuyeron constantemente durante los siglos XIX y XX. Sin embargo, en 1984 la disminución del número de nuevos casos se interrumpió bruscamente, y este cambio se debió a la incidencia creciente de tuberculosis en personas infectadas por el VIH. Después de una vigilancia intensiva y de la profilaxis de la tuberculosis en personas inmunodeprimidas, la incidencia de tuberculosis en las personas nacidas en Estados Unidos ha disminuido desde 1992. Actualmente se estima que en Estados Unidos cada año aparecen, aproximadamente, 25.000 nuevos casos de tuberculosis activa, y cerca del 40% de ellos aparece en inmigrantes de países en los que la tuberculosis es muy prevalente.

La tuberculosis florece dondequiera que haya pobreza, hacinamiento y enfermedades debilitantes crónicas; también los ancianos, con sus defensas debilitadas, son vulnerables. En Estados Unidos, la tuberculosis es una enfermedad de ancianos, pobres que viven en un medio urbano, pacientes con sida y personas de comunidades minoritarias. Los afroamericanos, los nativos americanos, los inuit (de Alaska), los hispanos y los inmigrantes del sudeste asiático tienen mayores tasas de ataque que otros segmentos de la población. *Algunas enfermedades también aumentan el riesgo*: diabetes mellitus, enfermedad de Hodgkin, neumopatías crónicas (particularmente silicosis), insuficiencia renal crónica, malnutrición, alcoholismo e inmunosupresión. En áreas del mundo en las que la infección por el VIH es prevalente, *se ha convertido en el factor de riesgo único más importante para la aparición de tuberculosis*. La mayoría, cuando no todas, de estas enfermedades predisponentes se relacionan con una disminución de la capacidad de desarrollar y mantener una inmunidad mediada por los linfocitos T frente al agente infeccioso.

Es importante diferenciar *infección* de *enfermedad*. La infección implica la siembra de un foco con gérmenes, que pueden o no producir una lesión tisular clínicamente significativa (es decir, enfermedad). Aunque pueden estar implicadas otras rutas, la mayoría de las infecciones se adquiere por transmisión directa de persona a persona de gotitas de gérmenes transmitidos por el aire desde un caso activo hasta un huésped susceptible. En la mayoría de las personas aparece un foco asintomático de infección pulmonar autolimitado, aunque en ocasiones la tuberculosis primaria puede producir fiebre y derrame pleural. Generalmente, el único dato de infección, cuando queda alguno, es un pequeño nódulo fibrocálcico que señala la zona de la infección. Los gérmenes viables pueden permanecer latentes en estos focos durante décadas, y posiblemente durante toda la vida del paciente. Estas personas están infectadas pero no tienen enfermedad activa y, por lo tanto, no pueden transmitir gérmenes a los demás. Sin embargo, cuando sus defensas están atenuadas, la infección se puede reactivar para producir una enfermedad transmisible y potencialmente mortal.

La infección por *M. tuberculosis* habitualmente lleva a la aparición de hipersensibilidad retardada, que se puede detectar mediante la prueba de la tuberculina (de Mantoux). Aproximadamente de 2 a 4 semanas después del inicio de la infección, la inyección intracutánea de 0,1 ml de PPD (derivado proteico purificado) induce una induración visible y palpable (de al menos 5 mm de diámetro) que alcanza su máximo en 48 a 72 horas. A veces es necesario más PPD para provocar la reacción, y, lamentablemente, en algunos pacientes que responden, la dosis estándar puede producir una gran lesión necrosante. *Un resultado positivo de la prueba tuberculínica* significa que hay hipersensibilidad mediada por células frente a los antígenos tuberculosos. No diferencia entre infección y enfermedad. Está bien reconocido que *se pueden producir reacciones falsamente negativas (o anergia en la prueba cutánea) por algunas infecciones víricas, sarcoidosis, malnutrición, linfoma de Hodgkin, inmunosupresión y (de forma notable) una enfermedad tuberculosa activa muy intensa*. Las reacciones falsamente positivas también se pueden deber a infección por micobacterias atípicas.

Aproximadamente, el 80% de la población de algunos países asiáticos y africanos es positiva a la tuberculina. Por el contrario, en 1980, del 5 al 10% de la población estadounidense reaccionó positivamente a la tuberculina, lo que indica la marcada diferencia en las tasas de exposición al bacilo tuberculoso. En general, del 3 al 4% de las personas no expuestas previamente adquiere tuberculosis activa durante el primer año después de la «conversión tuberculínica», y no más del 15% lo hace posteriormente. Así, *sólo una pequeña proporción de las personas que contraen la infección desarrolla la enfermedad activa*.

Etiología. Las micobacterias son bacilos delgados ácido-alcohol-resistentes (es decir, tienen un alto contenido de lípidos complejos que se unen fácilmente a la tinción de Ziehl-Neelsen [carbolfucsina] y posteriormente resisten tenazmente a la descoloración). *M. tuberculosis hominis* es responsable de la mayoría de los casos de tuberculosis; el reservorio de infección se encuentra habitualmente en seres humanos con enfermedad pulmonar activa. La transmisión habitualmente es directa, por inhalación de gérmenes transmitidos por el aire en aerosoles generados por la expectoración o por la exposición a las secreciones contaminadas de personas infectadas. La tuberculosis orofaríngea e intestinal contraída por beber leche contaminada por *M. bovis* es infrecuente en los países desarrollados, aunque todavía perdura en países con vacas lecheras tuberculosas y donde no se pasteuriza la leche. Tanto *M. tuberculosis hominis* como el género *M. bovis* son anaerobios obligados cuyo lento crecimiento es retrasado por un pH menor de 6,5 y por los ácidos grasos de cadena larga; de aquí la dificultad de encontrar bacilos tuberculosos en los centros de las grandes lesiones caseosas en los que hay anaerobiosis, un pH bajo y alta concentración de ácidos grasos. Otras micobacterias, particularmente *M. avium-intracellulare*, son mucho menos virulentas que *M. tuberculosis* y raras veces producen enfermedad en personas inmunocompetentes. Sin embargo, estas cepas se encuentran con frecuencia en pacientes con sida, y afectan al 10-30% de los pacientes.

Patogenia. La patogenia de la tuberculosis en la persona *inmunocompetente no expuesta* previamente se centra en la aparición de una inmunidad dirigida mediada por células que confiere *resistencia* al germen y da lugar a la aparición de *hipersensibilidad tisular* frente a los antígenos tuberculosos. Las características anatomopatológicas de la tuberculosis, como los granulomas caseificantes y la cavitación, son la consecuencia de la hipersensibilidad tisular destructiva que forma parte de la respuesta inmunitaria del paciente. Como las células efectoras para ambos procesos son las mismas, la hipersensibilidad tisular también señala la adquisición de inmunidad frente al germen. La secuencia de los acontecimientos desde la inhalación del inóculo infeccioso hasta la contención del foco primario se ilustra en la Figura 13-34A y B y se resume en el texto siguiente.

A. TUBERCULOSIS PULMONAR PRIMARIA (0-3 semanas)

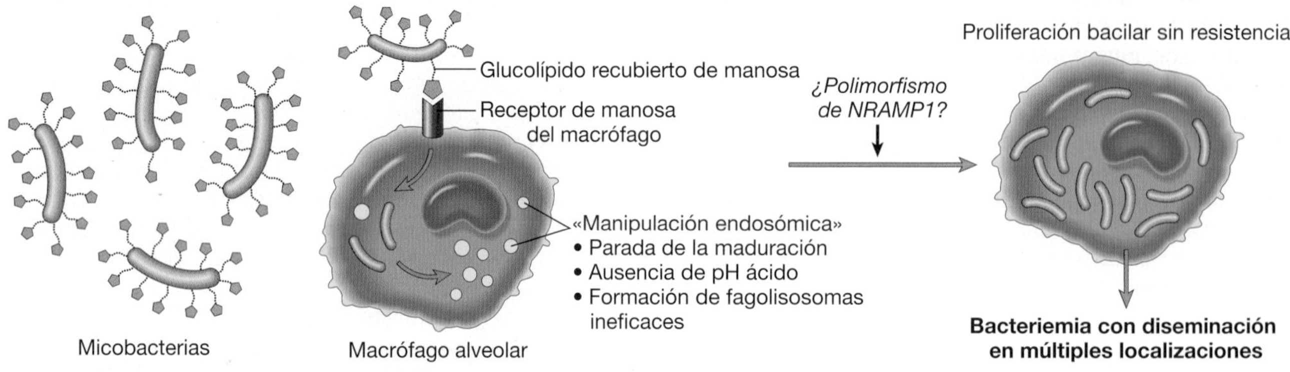

B. TUBERCULOSIS PULMONAR PRIMARIA (> 3 semanas)

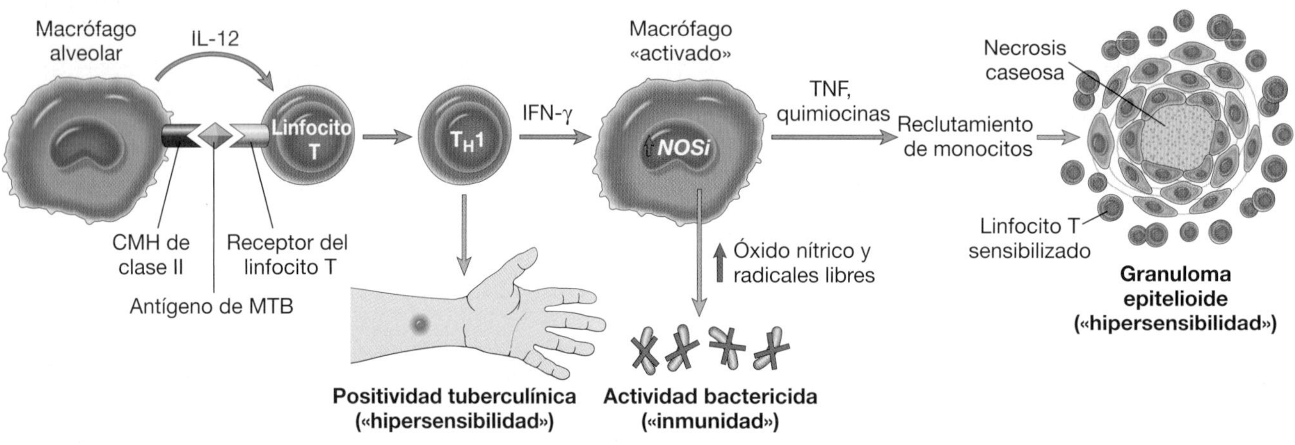

Figura 13-34

Secuencia de los acontecimientos en la tuberculosis primaria, comenzando con la inhalación de cepas virulentas de *Mycobacterium* y culminando con el desarrollo de inmunidad e hipersensibilidad retardada frente al germen. **A**, fenómenos que ocurren en las primeras 3 semanas después de la exposición. **B**, fenómenos posteriores. El desarrollo de resistencia al germen se acompaña por la aparición de una prueba tuberculínica positiva. Las células y las bacterias no se han dibujado a escala. NOSi, óxido nítrico sintasa inducible; IFN-γ, interferón γ; CMH, complejo mayor de histocompatibilidad; MTB, *Mycobacterium tuberculosis; NRAMP1,* proteína macrofágica asociada a la resistencia natural; TNF, factor de necrosis tumoral.

• Una vez que las cepas virulentas de micobacterias llegan a los endosomas de los macrófagos (un proceso mediado por varios receptores de los macrófagos, como el receptor de manosa de los macrófagos y los receptores del complemento que reconocen varios componentes de la pared celular micobacteriana), los gérmenes son capaces de inhibir las respuestas bactericidas normales mediante la manipulación del pH endosómico y la detención de la maduración de los endosomas. La consecuencia final de esta «manipulación de los endosomas» es la alteración de la formación de fagolisosomas eficaces y una proliferación micobacteriana sin oposición. Así, la fase más temprana de la tuberculosis primaria (< 3 semanas) en la persona no sensibilizada se caracteriza por la proliferación de bacilos dentro de los macrófagos alveolares pulmonares y de los espacios aéreos, con la consiguiente bacteriemia y siembra de múltiples localizaciones. *A pesar de la bacteriemia, la mayoría de las personas en esta fase están asintomáticas o tienen una enfermedad gripal leve.*

• La dotación genética del paciente puede influir en la evolución de la enfermedad. En algunas personas con polimorfismos del gen *NRAMP1* (proteína macrofágica asociada a la resistencia natural 1), la enfermedad puede progresar desde este punto sin que aparezca una respuesta inmunitaria eficaz. NRAMP1 es una proteína transmembranosa de transporte iónico que se encuentra en los endosomas y lisosomas y se piensa que contribuye a la muerte de las bacterias.

• La aparición de *inmunidad mediada por células* aparece, aproximadamente, 3 semanas después de la exposición. Los antígenos micobacterianos procesados llegan a los ganglios linfáticos de drenaje y son presentados a los linfocitos T CD4+ en el contexto de la clase II del complejo principal de histocompatibilidad por las células dendríticas o los macrófagos. Bajo la influencia de la IL-12 secretada por los macrófagos, se generan linfocitos T CD4+ del subconjunto T_H1, capaces de secretar IFN-γ.

• *El IFN-γ secretado por los linfocitos T CD4+ del subconjunto T_H1 es crucial para activar los macrófagos.* Los macrófagos activados, a su vez, liberan diversos mediadores con importantes efectos corriente abajo, como: a) secreción de TNF, que es responsable del reclutamiento de los monocitos, que a su vez experimentan activación y diferenciación hacia «histiocitos epitelioides» que caracterizan la respuesta granulomatosa; b) expresión del gen de la *óxido nítrico sintasa inducible (iNOS)*, que da lugar a una elevada concentración de *óxido nítrico* en el sitio de la infección. El óxido nítrico es un potente agente oxidante que da lugar a la generación de intermediarios reactivos del nitrógeno y de otros radicales libres capaces de la destrucción oxidativa de varios constituyentes micobacterianos, desde la pared celular hasta el ADN; c) generación de especies reactivas del oxígeno que pueden tener actividad antibacteriana.

- Los defectos en cualquiera de estos pasos de una respuesta mediada por T_H1 (incluyendo IL-12, IFN-γ, TNF y producción de óxido nítrico) producen unos granulomas poco formados, ausencia de resistencia y progresión de la enfermedad.

En resumen, la inmunidad frente a una infección tuberculosa está mediada, principalmente, por los linfocitos T_H1, que estimulan los macrófagos para que eliminen las bacterias. Esta respuesta inmunitaria, aunque es, en gran medida, eficaz, se produce a costa de la hipersensibilidad y de la destrucción tisular acompañante. La reactivación de la infección o la nueva exposición a los bacilos en una persona sensibilizada previamente da lugar a la rápida movilización de una reacción defensiva, aunque también produce necrosis tisular. De la misma forma que la hipersensibilidad y la resistencia aparecen en paralelo, también la pérdida de la hipersensibilidad (que está indicada por la negatividad a la tuberculina en una persona positiva para ésta) puede ser un signo ominoso de que se ha desvanecido la resistencia frente al germen.

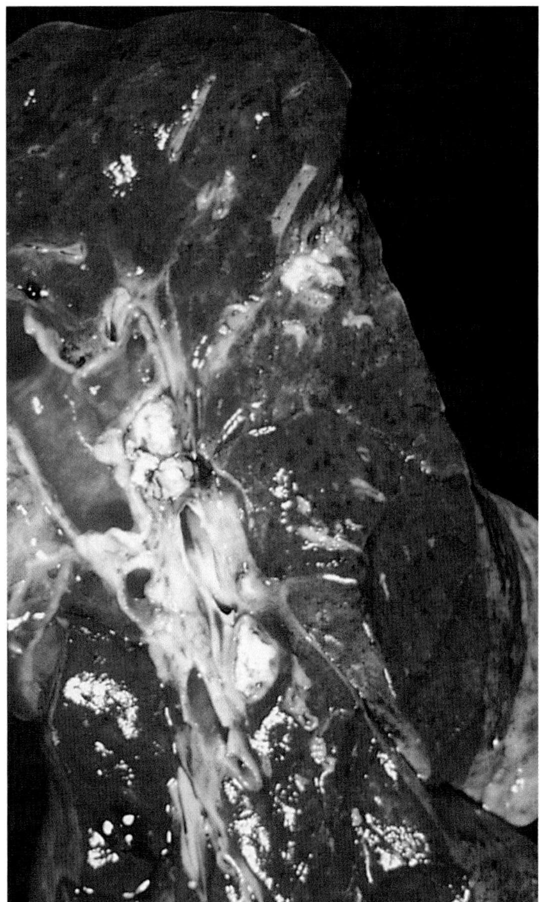

Figura 13-35

Tuberculosis pulmonar primaria, complejo de Ghon. El foco parenquimatoso gris-blanquecino está debajo de la pleura, en la parte inferior del lóbulo superior. A la izquierda, se ven ganglios linfáticos hiliares con caseificación.

Tuberculosis primaria

La tuberculosis primaria es la forma de la enfermedad que aparece en una persona no expuesta previamente y, por lo tanto, no sensibilizada. Los ancianos y las personas con una inmunodepresión profunda pueden perder la sensibilidad al bacilo tuberculoso y, de esta forma, presentar tuberculosis primaria más de una vez. En la tuberculosis primaria, el origen del germen es exógeno. Aproximadamente el 5% de las personas recién infectadas presenta una enfermedad significativa.

Morfología

En los países en los que la tuberculosis bovina y la leche infectada están erradicadas, la tuberculosis primaria casi siempre comienza en los pulmones. Habitualmente los bacilos inhalados se implantan en los espacios aéreos distales de la parte inferior del lóbulo superior o en la parte superior del lóbulo inferior, cerca de la pleura. A medida que se produce la sensibilización, aparece una zona de consolidación inflamatoria de color gris blanquecino de 1 a 1,5 cm, el **foco de Ghon**. En la mayoría de los casos, el centro del foco experimenta necrosis caseosa. Los bacilos tuberculosos, libres o dentro de los fagocitos, drenan hacia los ganglios regionales, que también están caseificados con frecuencia. **Esta combinación de lesión parenquimatosa y afectación ganglionar** se denomina complejo de Ghon (Fig. 13-35). Durante las primeras semanas, también hay diseminación linfática y hematógena hacia otras partes del cuerpo. En aproximadamente el 95% de los casos, el desarrollo de una inmunidad mediada por células controla la infección. Por lo tanto, el complejo de Ghon experimenta una fibrosis progresiva, con frecuencia seguida por una calcificación detectable radiográficamente (**complejo de Ranke**) y, a pesar de la siembra de otros órganos, no se producen lesiones.

Histológicamente, las localizaciones de la afectación activa están marcadas por una inflamación granulomatosa característica que forma tubérculos caseificantes y no caseificantes (Fig. 13-36A-C). Los tubérculos individuales son microscópicos; sólo son visibles macroscópicamente cuando confluyen múltiples granulomas. Éstos habitualmente están rodeados por un rodete fibroblástico salpicado de linfocitos. En los granulomas hay células gigantes multinucleadas.

Las principales implicaciones de la tuberculosis primaria son las siguientes: 1) induce hipersensibilidad y aumento de la resistencia; 2) el foco de cicatrización puede albergar bacilos viables durante años, tal vez durante toda la vida, y se puede convertir en el nido de una *reactivación* posterior, cuando las defensas del paciente estén comprometidas, y 3) raramente, la enfermedad puede progresar sin interrupción hacia la denominada *tuberculosis primaria progresiva*. Esto se produce en personas inmunodeprimidas por una enfermedad definida, como el sida, o con deterioro inespecífico de las defensas del

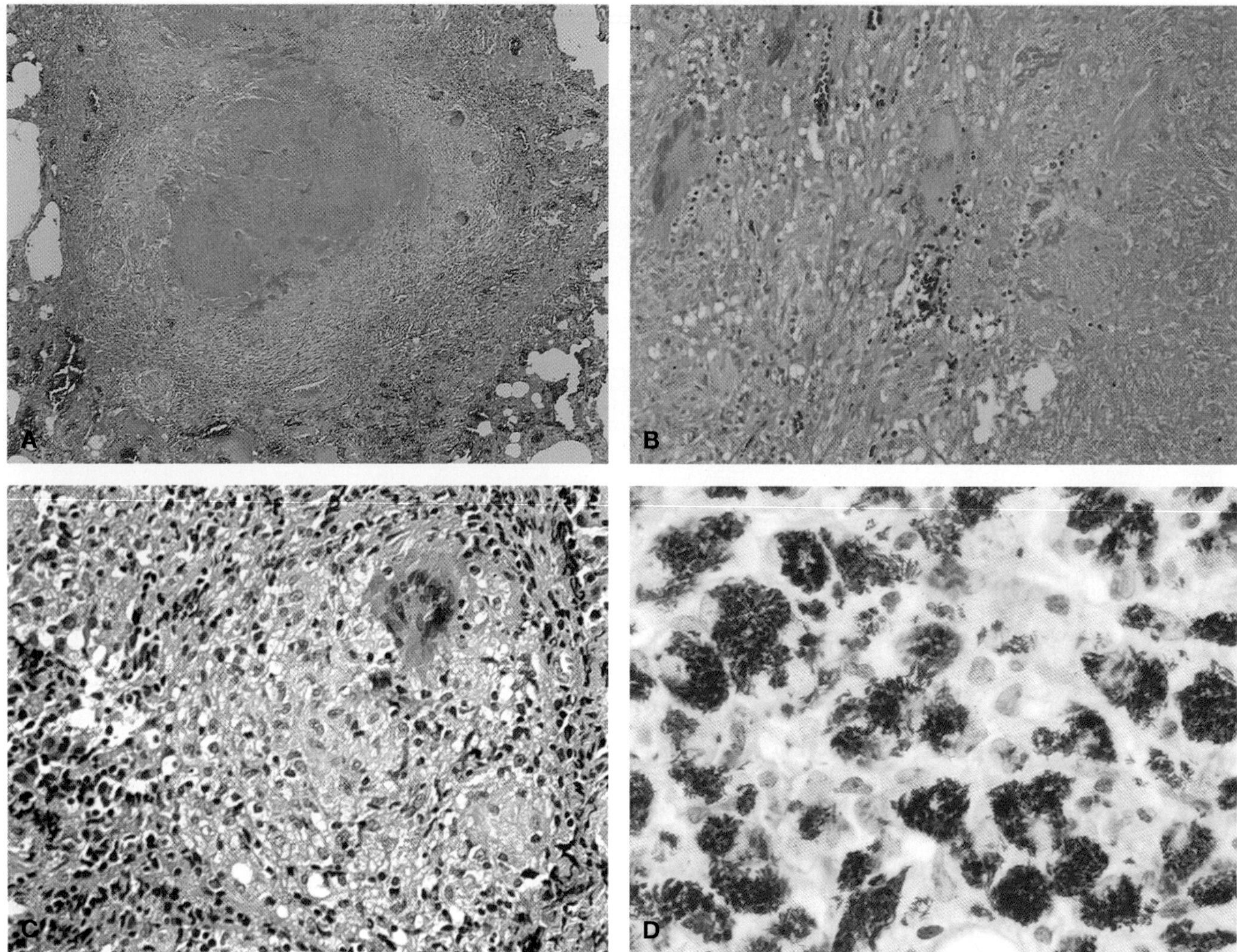

Figura 13-36

El espectro morfológico de la tuberculosis. Un tubérculo característico con bajo aumento (**A**) y en detalle (**B**) ilustra la caseificación granular central (*derecha*) que está rodeada por células epitelioides y células gigantes multinucleadas (*izquierda*). Ésta es la respuesta habitual que se observa en personas que han desarrollado inmunidad mediada por células frente al germen. **C**, ocasionalmente, incluso en personas inmunocompetentes, los granulomas tuberculosos puede no mostrar caseificación central; por lo tanto, independientemente de la presencia o ausencia de necrosis caseosa, se deben realizar tinciones especiales para detectar gérmenes ácido-alcohol resistentes cuando haya granulomas en los cortes histológicos. **D**, en personas inmunodeprimidas, la tuberculosis puede no provocar una respuesta granulomatosa («tuberculosis no reactiva»); en su lugar, se observan láminas de histiocitos espumosos, totalmente llenos de micobacterias que se pueden demostrar con tinciones ácido-alcohol resistentes. (**D**, cortesía del doctor Dominick Cavuoti, Department of Pathology, University of Texas Southwestern Medical School, Dallas, Texas.)

paciente, como puede ocurrir en niños malnutridos y en ancianos. Algunos grupos raciales, como los inuit, son más propensos a presentar tuberculosis primaria activa. La incidencia de tuberculosis primaria activa es particularmente elevada en pacientes positivos para el VIH con un grado avanzado de inmunosupresión (es decir, recuento de CD4+ < 200 linfocitos/mm^3). La inmunosupresión impide organizar una reacción inmunitaria mediada por linfocitos T CD4+ capaz de limitar el foco primario; como la hipersensibilidad y la resistencia son, la mayoría de las veces, simultáneas, la ausencia de una reacción de hipersensibilidad tisular da lugar a la ausencia de granulomas caseificantes característicos (*tuberculosis no reactiva*) (Fig. 13-36D).

El diagnóstico de tuberculosis primaria progresiva en adultos puede ser difícil. Al contrario del cuadro habitual de tuberculosis «de tipo adulto» (o de reactivación) (enfermedad apical con cavitación, v. más adelante), la tuberculosis primaria progresiva recuerda, la mayoría de las veces, una neumonía bacteriana aguda, con consolidación de los lóbulos inferior y medio, adenopatía hiliar y derrame pleural; la cavitación es infrecuente, sobre todo en personas con inmunodepresión profunda. La diseminación linfohematógena es una complicación temida y puede dar lugar a la aparición de *meningitis tuberculosa* y tuberculosis *miliar*. Como también se producen lesiones similares después de la progresión de la tuberculosis secundaria, éstas se analizarán más adelante.

Tuberculosis secundaria (tuberculosis de reactivación)

La tuberculosis secundaria (o posprimaria) es el patrón de enfermedad que aparece en un paciente sensibilizado previamente. Puede producirse poco después de una tuberculosis primaria, pero con más frecuencia se debe a la reactivación de lesiones primarias latentes muchas décadas después de la infección inicial, particularmente cuando la resistencia del paciente está debilitada. También se puede deber a una reinfección exógena por la desaparición de la protección proporcionada por la enfermedad primaria o debido a un gran inóculo de bacilos virulentos. La reactivación de la tuberculosis endógena es más frecuente en zonas de escasa prevalencia, mientras que la reinfección tiene una gran importancia en regiones de elevado contagio. Sea cual sea el origen del germen, sólo algunos pacientes (menos del 5%) con enfermedad primaria presentan posteriormente tuberculosis secundaria.

La tuberculosis pulmonar secundaria clásicamente se localiza en el vértice de uno o de ambos lóbulos superiores. El motivo no está claro, aunque podría estar relacionado con una elevada presión parcial de oxígeno en los vértices. Debido a la preexistencia de hipersensibilidad, los bacilos desencadenan una respuesta tisular rápida y marcada que tiende a delimitar el foco. Como consecuencia de esta localización, los ganglios linfáticos regionales se afectan de manera menos marcada en las primeras fases del desarrollo de la enfermedad que en la tuberculosis primaria. Por otro lado, la *cavitación se produce fácilmente en la forma secundaria*, lo que produce diseminación a través de las vías aéreas. De hecho, la cavitación es casi inevitable en la tuberculosis secundaria desatendida, y la erosión hacia una vía aérea se convierte en una importante fuente de infectividad porque el paciente en esta situación elimina esputo que contiene bacilos.

La tuberculosis secundaria siempre debe tenerse en consideración en pacientes positivos para el VIH que tengan enfermedad pulmonar. Cabe señalar que *aunque hay un aumento del riesgo de tuberculosis en todas las fases de la enfermedad por el VIH, las manifestaciones difieren según el grado de inmunosupresión.* Por ejemplo, los pacientes con inmunosupresión menos grave (recuento de CD4+ > 300 linfocitos/mm^3) tienen la tuberculosis secundaria «habitual» (enfermedad apical con cavitación). Por el contrario, los pacientes con una inmunosupresión más grave (recuento de CD4+ < 200 linfocitos/mm^3) tienen un cuadro clínico similar a la tuberculosis primaria progresiva (consolidación en los lóbulos inferiores y medio, linfadenopatía hiliar y enfermedad no cavitaria). La magnitud de la inmunosupresión también determina la frecuencia de la afectación extrapulmonar, que se eleva desde el 10 hasta el 15% en los pacientes con inmunosupresión leve hasta más del 50% en los que tienen inmunodeficiencia grave. *Otras características atípicas* en los pacientes positivos para el VIH que hacen que el diagnóstico de tuberculosis sea particularmente difícil incluyen el aumento de la frecuencia de negatividad en el frotis del esputo para bacilos ácido-alcohol-resistentes en comparación con los controles negativos para el VIH. Esto se debe a que la incidencia de cavitación y lesión endobronquial es mayor en pacientes inmunocompetentes y, por lo tanto, el esputo inducido permite obtener más BAAR. Por el contrario, a pesar de la mayor carga bacilar de los tejidos, la ausencia de destrucción tisular (de la pared bronquial) debida a la supresión de la hipersensibilidad de tipo IV hace que haya menos bacilos en el esputo. Además, los resultados falsamente negativos de la prueba del PPD debido a la anergia tuberculínica, y la ausencia de los granulomas característicos en los tejidos, particularmente en las fases tardías de la infección por el VIH, también hacen que el diagnóstico sea más difícil.

Morfología

La lesión inicial habitualmente es un pequeño foco de consolidación, de menos de 2 cm de diámetro, a 1-2 cm de la **pleural apical**. Estos focos son zonas bien circunscritas, firmes y de color gris blanquecino a amarillo que tienen una cantidad variable de caseificación central y fibrosis periférica. En los casos favorables, el foco parenquimatoso inicial experimenta una encapsulación fibrosa progresiva, dejando sólo cicatrices fibrocálcicas. Histológicamente las lesiones activas muestran tubérculos confluentes característicos con caseificación central. Aunque se pueden observar bacilos tuberculosos con métodos adecuados en las fases exudativa temprana y caseosa de la formación del granuloma, habitualmente es imposible encontrarlos en las fases fibrocálcicas tardías. La tuberculosis pulmonar secundaria apical, localizada, puede curar con fibrosis espontáneamente o después del tratamiento, o la enfermedad puede progresar y extenderse a lo largo de varias rutas:

Se puede producir **tuberculosis pulmonar progresiva**. La lesión pulmonar aumenta de tamaño con expansión de la zona de caseificación. La erosión hacia un bronquio evacua el centro caseoso, dejando una **cavidad irregular y desflecada tapizada por material caseoso** que está mal delimitada por tejido fibroso (Fig. 13-37). La erosión de los vasos sanguíneos produce hemoptisis. Con tratamiento adecuado se puede detener el proceso, aunque la curación por fibrosis con frecuencia distorsiona la arquitectura pulmonar. Las cavidades irregulares, ahora libres de necrosis caseosa, pueden persistir o colapsarse en el seno de la fibrosis circundante. Si el tratamiento es inadecuado, o si las respuestas del paciente están deterioradas, la infección se puede propagar por extensión directa o por diseminación a través de las vías aéreas, los conductos linfáticos o el sistema vascular. Se produce **enfermedad pulmonar miliar** cuando los gérmenes drenan a través de los linfáticos hacia los conductos linfáticos, que drenan hacia el retorno venoso que se dirige al lado derecho del corazón y desde aquí hacia las arterias pulmonares. Las lesiones individuales son focos microscópicos o pequeños focos visibles (2 mm) de consolidación amarilla blanquecina dispersos por todo el parénquima pulmonar (la palabra «miliar» deriva de la similitud de estos focos con las semillas de mijo). Las lesiones miliares pueden expandirse y confluir para producir la consolidación casi completa de grandes regiones o incluso de lóbulos completos del pulmón. En la tuberculosis pulmonar progresiva, la cavidad

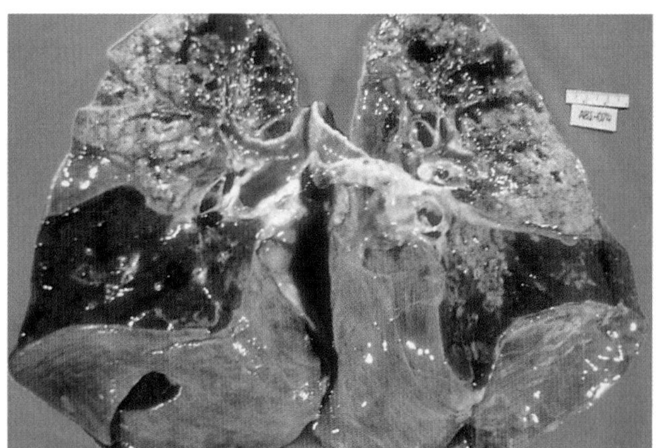

Figura 13-37

Tuberculosis pulmonar secundaria. Las partes superiores de ambos pulmones tienen múltiples zonas grises-blanquecinas de caseificación y múltiples áreas de reblandecimiento y cavitación.

pleural está afectada invariablemente y puede aparecer **derrame pleural seroso, empiema tuberculoso** o **pleuritis fibrosa obliterativa**.

Se puede producir **tuberculosis endobronquial, endotraqueal** y **laríngea** cuando el material infeccioso se propaga a través de los conductos linfáticos o por el material infeccioso expectorado. El revestimiento mucoso puede estar salpicado de diminutas lesiones granulomatosas, a veces evidentes sólo en el estudio microscópico.

Se produce **tuberculosis miliar sistémica** cuando los focos infecciosos del pulmón siembran el retorno venoso pulmonar hacia el corazón; los organismos posteriormente se diseminan a través del sistema arterial sistémico. La enfermedad se puede propagar a casi cualquier órgano del cuerpo. Las lesiones son similares a las del pulmón. La tuberculosis miliar es más llamativa en el hígado, la médula ósea, el bazo, las suprarrenales, las meninges, los riñones, las trompas de Falopio y los epidídimos (Fig. 13-38).

Se puede producir **tuberculosis orgánica aislada** en cualquiera de los órganos o tejidos en los que la enfermedad se ha propagado por vía hematógena y puede ser la manifestación inicial de la tuberculosis. Los órganos habitualmente afectados son las meninges (meningitis tuberculosa), riñones (tuberculosis renal), suprarrenales (antiguamente una causa importante de enfermedad de Addison), huesos (osteomielitis) y trompas de Falopio (salpingitis). Cuando se afectan las vértebras, se denomina enfermedad de Pott. Los abscesos paravertebrales «fríos» en pacientes con este trastorno pueden propagarse a lo largo de los planos tisulares hasta manifestarse como una masa abdominal o pélvica.

La **linfadenitis** es la forma más frecuente de tuberculosis extrapulmonar, y habitualmente aparece en la región cervical («escrófula»). En los pacientes negativos para el VIH, la linfadenopatía tiende a ser unifocal, y la mayoría de los pacientes no tiene datos de enfermedad extraganglionar activa. Por otro lado, los pacientes positivos para el VIH casi siempre tienen enfermedad multifocal, síntomas sistémicos y afectación pulmonar o de otros órganos por la tuberculosis activa.

En el pasado, la **tuberculosis intestinal** contraída por beber leche contaminada era bastante frecuente como foco primario de tuberculosis. Actualmente, en los países desarrollados, la tuberculosis intestinal es, la mayoría de las veces, una complicación de una tuberculosis secundaria avanzada prolongada, secundaria a la deglución del material infeccioso expectorado. Típicamente, los gérmenes quedan atrapados en los agregados linfáticos mucosos del intestino delgado y grueso, que posteriormente experimentan aumento de tamaño inflamatorio con ulceración de la mucosa que los recubre, particularmente en el íleon.

Los muchos patrones de la tuberculosis se muestran en la Figura 13-39.

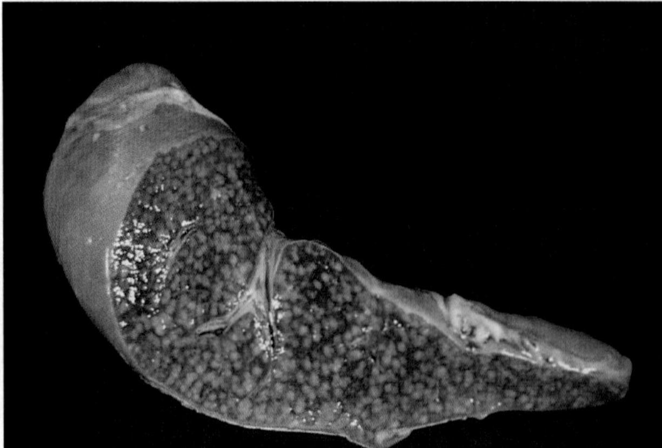

Figura 13-38

Tuberculosis miliar del bazo. La superficie de corte muestra numerosos granulomas grises-blanquecinos.

Evolución clínica. La tuberculosis secundaria localizada puede ser asintomática. Cuando aparecen manifestaciones, habitualmente son de inicio *insidioso*, y aparecen gradualmente síntomas tanto sistémicos como localizados. Los síntomas sistémicos, probablemente relacionados con las citocinas liberadas por los macrófagos activados (p. ej., TNF e IL-1), con frecuencia aparecen en las primeras fases de la evolución e incluyen malestar, anorexia, pérdida de peso y fiebre. Con frecuencia, *la fiebre es poco intensa (febrícula)* y remitente (aparece a última hora de la tarde y después desaparece), y se producen *sudores nocturnos*. Con la afectación pulmonar progresiva aparecen cantidades crecientes de esputo, al principio mucoide y después purulento. Cuando hay cavitación, el esputo contiene bacilos tuberculosos. Hay cierto grado de *hemoptisis* en, aproximadamente, la mitad de todos los casos de tuberculosis pulmonar. Se puede producir *dolor pleurítico* por la extensión de la infección a las superficies pleurales. Las manifestaciones extrapulmonares de la tuberculosis son múltiples y dependen del sistema orgánico afectado (p. ej., la salpingitis tuberculosa se puede manifestar como infertilidad, la meningitis tuberculosa como cefalea y defectos neurológicos, la enfermedad de Pott como paraplejía). El diagnóstico de la enfermedad pulmonar se basa, en parte, en la historia clínica y los hallazgos físicos y radiográficos de *consolidación o cavitación en los vértices pulmonares*. Sin embargo, en último término, *se deben identificar bacilos tuberculosos*.

La metodología más habitual para el diagnóstico de la tuberculosis sigue siendo la demostración de gérmenes ácido-alcohol resistentes en el esputo por tinciones ácido-alcohol resistentes o mediante la utilización de auramina-rodamina fluorescente; la mayoría de los protocolos precisa de, al menos, dos estudios del esputo antes de asignar un diagnóstico de negatividad. Los cultivos convencionales de micobacterias precisan hasta 10 semanas, pero análisis radiométricos recientes en medio líquido que detectan el metabolismo micobacteriano pueden proporcionar la respuesta en 2 semanas. La amplificación mediante PCR del ADN de *M. tuberculosis* permite obtener el diagnóstico aún más rápidamente, y dos métodos de este tipo están autorizados actualmente en Estados Unidos. Los análisis mediante PCR pueden detectar cantidades de tan sólo 10 gérmenes en muestras clínicas, en comparación con los más de 10.000 gérmenes necesarios para la positividad del frotis. Sin embargo, el cultivo sigue siendo el patrón de referencia porque también permite analizar la sensibilidad a los fármacos. La resistencia a múltiples fármacos (RMF), definida como la resistencia de las micobacterias a dos o más de los fármacos de primera línea que se utilizan para el tratamiento de la tuberculosis, se observa actualmente con más frecuencia, y la OMS estima que 50 millones de personas de todo el mundo podrían estar infectadas por tuberculosis (TB) con RMF. Esta forma de tuberculosis es particularmente preocupante en pacientes con infección por el VIH.

El pronóstico de la tuberculosis generalmente es favorable si la infección está localizada en los pulmones, aunque em-

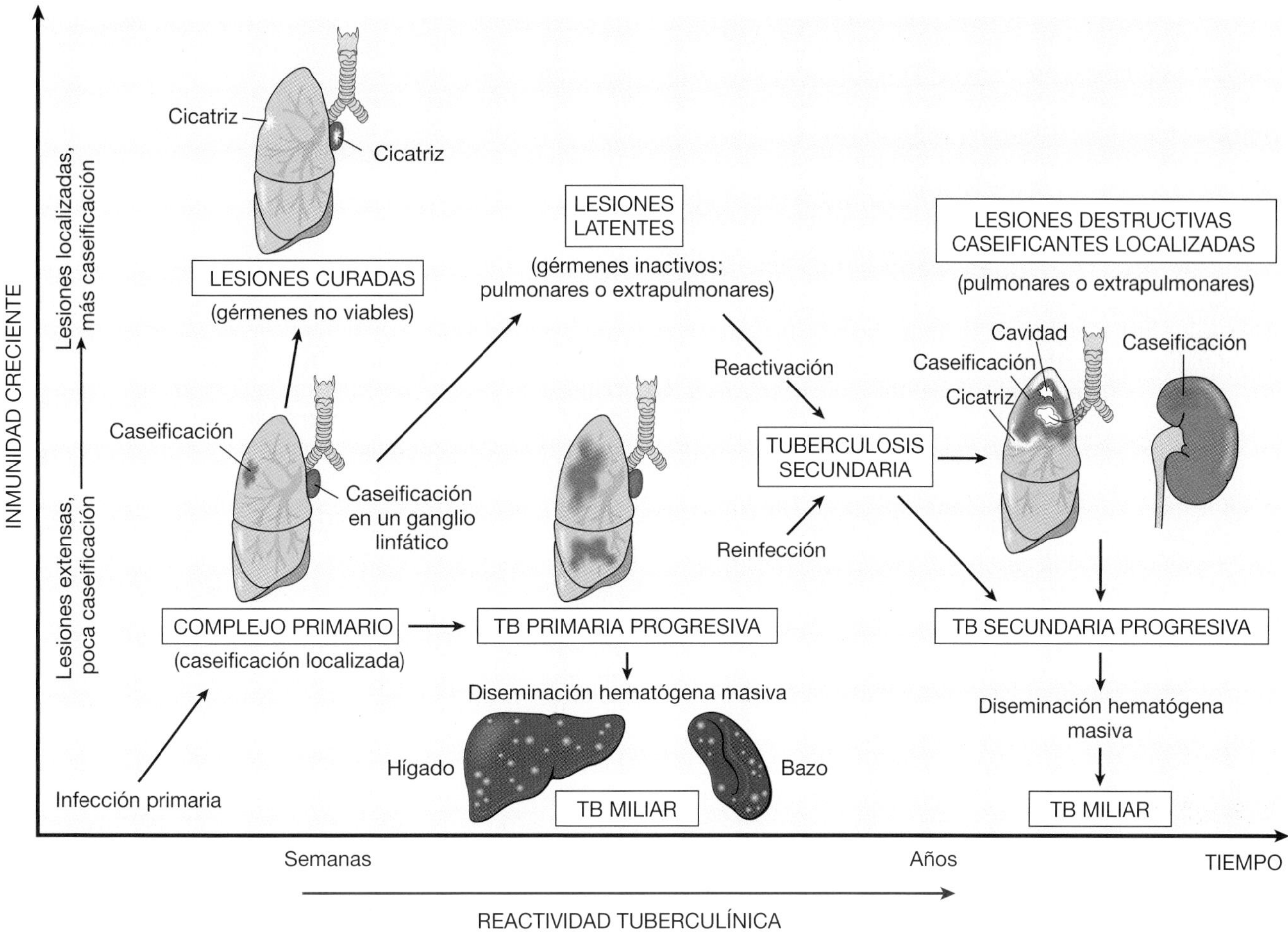

Figura 13-39

Evolución natural y espectro de la tuberculosis. TB, tuberculosis. (Adaptada de un esquema proporcionado por el doctor R. K. Kumar, The University of New South Wales, School of Pathology, Sídney, Australia.)

peora significativamente cuando aparece en pacientes ancianos, debilitados o inmunodeprimidos, que tienen un riesgo elevado de presentar tuberculosis miliar, y en los que tienen TB con RMF. Puede aparecer amiloidosis en casos persistentes.

RESUMEN

Tuberculosis

- Es una enfermedad granulomatosa crónica producida por *M. tuberculosis*, que habitualmente afecta a los pulmones, aunque la tuberculosis aislada puede afectar a prácticamente cualquier órgano extrapulmonar.
- La exposición inicial a las micobacterias da lugar a una respuesta inmunitaria que confiere resistencia pero que también produce hipersensibilidad (como se demuestra por una *prueba tuberculínica* positiva).
- Los linfocitos T CD4+ del subtipo T_H1 tienen una participación crucial en la inmunidad mediada por células frente a las micobacterias; los mediadores de la inflamación y de la contención bacteriana incluyen IFN-γ, IL-12, TNF y óxido nítrico sintasa.
- El dato histopatológico fundamental de la reacción del paciente frente a la tuberculosis en los pacientes inmunocompetentes es la presencia de *granulomas*, habitualmente con necrosis caseosa central.
- La tuberculosis secundaria (de reactivación) aparece en pacientes expuestos previamente cuando las defensas inmunitarias del paciente están alteradas, y habitualmente se manifiesta como lesiones cavitarias en los vértices pulmonares.
- Tanto la tuberculosis primaria progresiva como la secundaria pueden producir diseminación sistémica, y formas potencialmente mortales, como tuberculosis miliar y meningitis tuberculosa.
- El VIH es un factor de riesgo conocido para la aparición o la recrudescencia de la tuberculosis activa.

Enfermedad micobacteriana no tuberculosa

Las micobacterias no tuberculosas producen, la mayoría de las veces, enfermedad pulmonar crónica pero localizada clínicamente en pacientes inmunocompetentes. En Estados Unidos, las cepas implicadas con más frecuencia incluyen *M. avium-intracellulare* (también conocido como complejo de *M. avium*), *M. kansasii* y *M. abscessus*. Es frecuente que las micobacterias no tuberculosas se manifiesten como enfermedad cavitaria de los lóbulos superiores, simulando una tuberculosis, especialmente en pacientes con antecedentes de tabaquismo o alcoholismo de larga evolución. La presencia de neumopatías crónicas asociadas (EPOC, fibrosis quística, neumoconiosis) es un importante factor de riesgo asociado a la infección por micobacterias no tuberculosas.

En *pacientes inmunodeprimidos* (principalmente, pacientes positivos para el VIH), el complejo de *M. avium* se manifiesta como una enfermedad diseminada asociada a síntomas isquémicos (fiebre, sudores nocturnos, pérdida de peso). Es frecuente que haya hepatoesplenomegalia y linfadenopatía, que indican la afectación del sistema fagocítico mononuclear por el patógeno oportunista, al igual que los síntomas digestivos como diarrea y malabsorción. La afectación pulmonar con frecuencia es indistinguible de la tuberculosis en pacientes con sida. La infección diseminada por el complejo de *M. avium* en pacientes con sida tiende a aparecer en fases tardías de la evolución de la enfermedad, cuando el recuento de linfocitos CD4 ha disminuido por debajo de 100 linfocitos/mm^3; por lo tanto, el estudio del tejido habitualmente no muestra granulomas sino que, por el contrario, suelen observarse histiocitos espumosos «atiborrados» de micobacterias atípicas.

Histoplasmosis, coccidioidomicosis y blastomicosis

Los hongos dimórficos, que incluyen *Histoplasma capsulatum*, *Coccidioides immitis* y *Blastomyces dermatitidis*, se manifiestan como afectación pulmonar aislada, como se observa habitualmente en pacientes inmunocompetentes infectados, o como enfermedad diseminada en pacientes inmunodeprimidos. Las respuestas inmunitarias mediadas por los linfocitos T son críticas para contener la infección y, por lo tanto, los pacientes con alteración de la inmunidad mediada por células, como los que tienen el VIH, son más propensos a la infección sistémica. En parte, debido a la superposición de sus manifestaciones clínicas, en este apartado se consideran en conjunto los tres hongos dimórficos.

Epidemiología. Cada uno de los hongos dimórficos tiene una distribución geográfica típica.

H. capsulatum: endémico en los valles de Ohio y del río Mississippi central y a lo largo de los montes Apalaches en el sudeste de Estados Unidos. El suelo templado y húmedo, enriquecido por las deyecciones de murciélagos y pájaros, proporciona el medio ideal para el crecimiento de la forma micelial, que produce esporas infecciosas.

C. immitis: endémico en el suroeste y en el lejano Oeste de Estados Unidos, particularmente en el valle de San Joaquín de California, donde se conoce como «fiebre del valle».

B. dermatitidis: la zona endémica está limitada en Estados Unidos a zonas superpuestas a aquellas en las que se encuentra la histoplasmosis.

Morfología

Las formas levaduriformes son bastante distintivas, lo que ayuda a la identificación de los hongos individuales en cortes tisulares:

- *H. capsulatum*: pequeñas formas levaduriformes redondas u ovaladas que miden de 2 a 5 μm de diámetro (Fig. 13-40A).
- *C. immitis*: esférulas de pared gruesa y sin gemación de 20 a 60 μm de diámetro, con frecuencia llenas de endosporas pequeñas (Fig. 13-40 B).
- *B. dermatitidis*: redondo u ovalado y mayor que *Histoplasma* (5-25 μm de diámetro); se reproduce mediante gemación «de base ancha» característica (Fig. 13-40C y D).

Características clínicas. Las manifestaciones clínicas pueden adoptar la forma de: 1) *infección pulmonar aguda (primaria)*, 2) *enfermedad pulmonar crónica (cavitaria)*, o 3) *enfermedad miliar diseminada*. Los nódulos pulmonares primarios, formados por agregados de macrófagos llenos de gérmenes, se asocian a lesiones similares en los ganglios linfáticos regionales. Estas lesiones se convierten en granulomas pequeños completos con células gigantes, y pueden presentar necrosis central y, posteriormente, fibrosis y calcificación. *La similitud con la tuberculosis primaria es sorprendente*, y la diferenciación precisa la identificación de las formas levaduriformes (que se ven mejor con las tinciones de ácido peryódico de Schiff o de plata). Los síntomas clínicos simulan un síndrome seudogripal, la mayoría de las veces autolimitado. En el paciente vulnerable se produce enfermedad pulmonar cavitaria crónica, con predilección por los lóbulos superiores, que recuerda la forma secundaria de la tuberculosis. Es frecuente que estos hongos den lugar a lesiones perihiliares con aspecto de masa que recuerdan radiológicamente a un carcinoma broncógeno. En esta fase pueden aparecer tos, hemoptisis e incluso disnea y dolor torácico.

En niños y en los adultos inmunodeprimidos, particularmente los que tienen infección por el VIH, puede aparecer enfermedad diseminada (análoga a la tuberculosis miliar). En estas circunstancias, no hay granulomas bien formados, sino que, por el contrario, se observan acumulaciones focales de fagocitos llenos de formas levaduriformes dentro de las células del sistema fagocítico mononuclear, incluyendo el hígado, el bazo, los ganglios linfáticos, el tejido linfático del tubo digestivo y la médula ósea. También se pueden afectar las glándulas suprarrenales y las meninges, y en una pequeña proporción de casos se forman úlceras en la nariz y en la boca, en la lengua o en la laringe. La enfermedad diseminada es una enfermedad febril consuntiva con hepatoesplenomegalia, anemia, leucopenia y trombocitopenia. Las infecciones cutáneas producidas por la diseminación de *Blastomyces* con frecuencia inducen una llamativa hiperplasia epitelial, y se pueden confundir con un carcinoma escamoso.

Neumonía en el paciente inmunodeprimido

El infiltrado pulmonar con signos de infección (p. ej., fiebre) es una de las complicaciones más frecuentes y graves en personas cuyos sistemas inmunitario y defensivo están muy debilitados por enfermedad, inmunosupresión por trasplante de órganos y tumores, o irradiación. Estas neumonías pueden estar producidas por una amplia variedad de los denominados gérmenes oportunistas, muchos de los cuales raras veces causan infección en personas normales, y con frecuencia participa más de un germen. Entre los patógenos oportunistas pulmonares se incluyen: 1) bacterias (*P. aeruginosa*, género *Mycobacterium*, *L. pneumophila* y *Listeria monocytogenes*); 2) virus (citomegalovirus y virus del herpes), y 3) hongos (*P. jiroveci*, géneros *Candida* y *Aspergillus* y *Cryptococcus neoformans*). De ellos, se describen a continuación las infecciones por citomegalovirus, por *P. jiroveci* y hongos oportunistas.

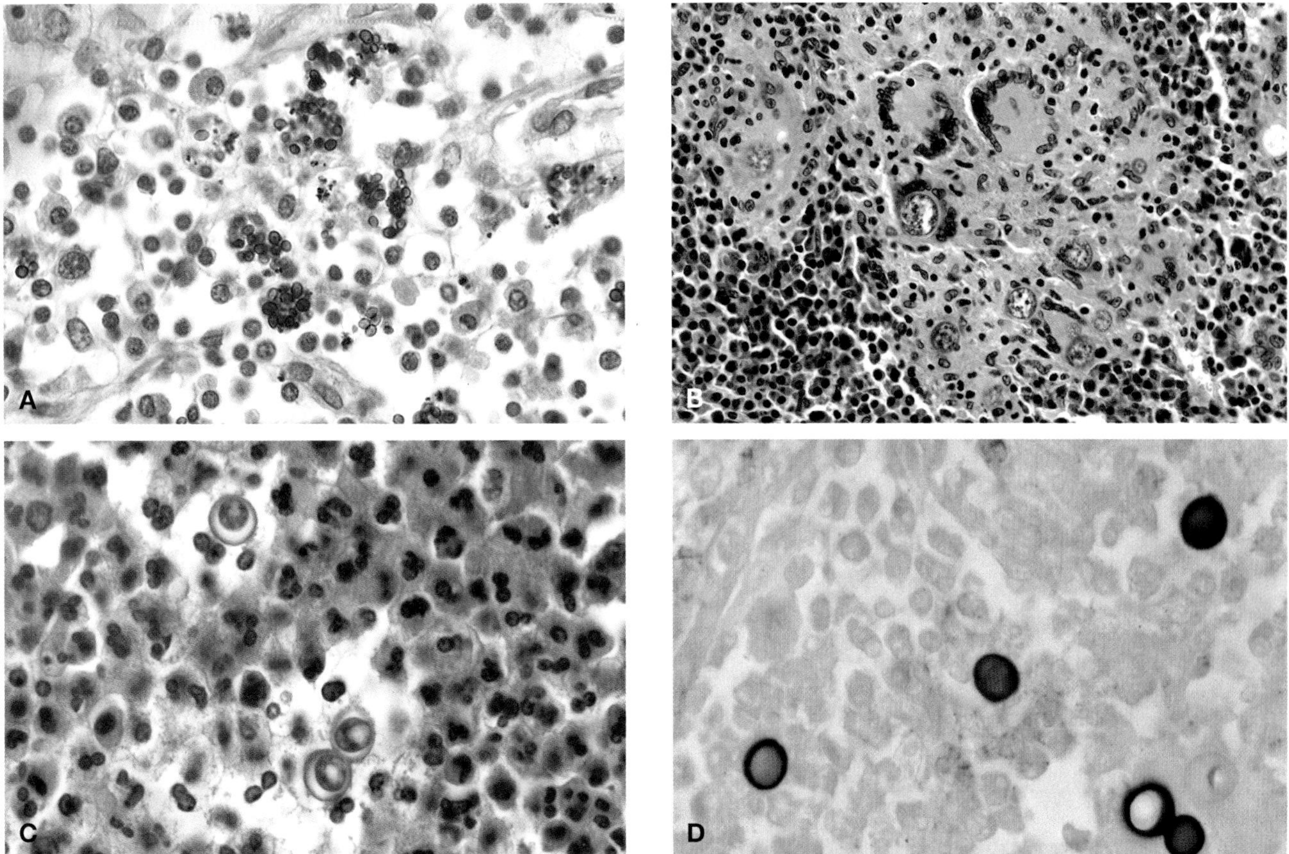

Figura 13-40

A, formas levaduriformes de *Histoplasma capsulatum* llenan los fagocitos de un ganglio linfático de un paciente con histoplasmosis diseminada. **B**, coccidioidomicosis con esférulas intactas dentro de células gigantes multinucleadas. **C**, blastomicosis con levaduras en gemación redondeadas, mayores que los neutrófilos. Obsérvese la pared gruesa característica y los núcleos (que no se ven en otros hongos). **D**, tinción de plata que muestra la gemación de base amplia.

Infecciones por citomegalovirus

El citomegalovirus (CMV), que pertenece a la familia de los virus del herpes, puede producir diversas manifestaciones clínicas dependiendo, en parte, de la edad del paciente infectado y, sobre todo, de la situación inmunitaria del paciente. Las células infectadas por el virus muestran gigantismo, tanto de toda la célula como del núcleo. Dentro del núcleo hay una gran inclusión rodeada por un halo claro («ojo de búho»), que da el nombre a la forma clásica de enfermedad sintomática que aparece en recién nacidos, enfermedad por inclusión citomegálica. Aunque la enfermedad por inclusión citomegálica clásica afecta a muchos órganos, las infecciones por el CMV se describen aquí porque en los adultos inmunodeprimidos, en particular los pacientes con sida y receptores de trasplantes alógenos de médula ósea, la neumonitis por CMV es un problema grave.

La transmisión del CMV se puede producir por varios mecanismos, dependiendo del grupo de edad afectado:

- El feto se puede infectar por vía transplacentaria a partir de una infección recién adquirida o primaria en la madre («CMV congénito»).
- El virus se puede transmitir al feto por las secreciones cervicales o vaginales en el momento del parto o, posteriormente, por la leche materna de una madre que tenga una infección activa («CMV perinatal»).
- Los niños preescolares, especialmente en guarderías infantiles, pueden adquirirlo mediante la saliva. Los niños pequeños infectados de esta forma transmiten fácilmente el virus a sus progenitores.
- En personas mayores de 15 años de edad, la vía venérea es la principal forma de transmisión, aunque también se puede propagar por secreciones respiratorias y por la vía fecal-oral.
- Se puede producir transmisión yatrógena a cualquier edad, a través de los trasplantes de órganos o con transfusiones sanguíneas.

Morfología

Histológicamente, se puede observar el aumento característico del tamaño de las células. En los órganos glandulares se afectan las células epiteliales parenquimatosas; en el encéfalo, las neuronas; en los pulmones, los macrófagos alveolares y las células epiteliales y endoteliales; y en los riñones, las células epiteliales tubulares y endoteliales glomerulares. **Las células afectadas tienen un aumento llamativo del tamaño, con frecuencia hasta un diámetro de 40 µm, y muestran**

polimorfismo celular y nuclear. Habitualmente hay inclusiones intranucleares basófilas prominentes que ocupan la mitad del diámetro nuclear y que, en general, están separadas de la membrana nuclear por un halo claro (Fig. 13-41). Dentro del citoplasma de estas células también se pueden ver inclusiones basófilas de menor tamaño.

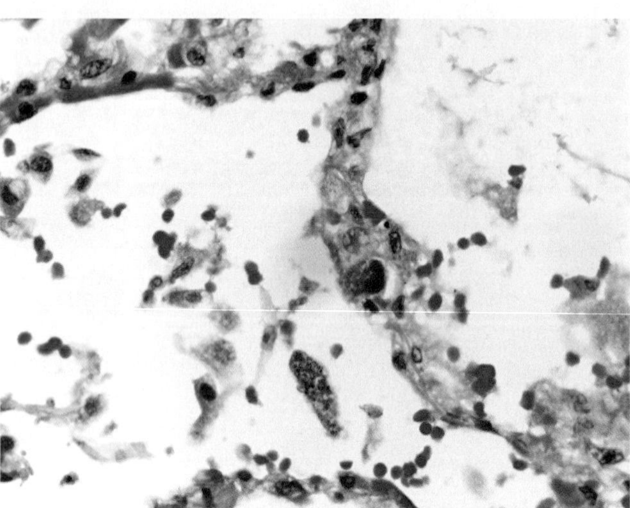

Figura 13-41

Infección pulmonar por citomegalovirus. Se ve una inclusión nuclear diferenciada típica y una inclusión citoplásmica mal definida. (Cortesía de la doctora Arlene Sharpe, Brigham and Women's Hospital, Boston, Massachusetts.)

Mononucleosis por citomegalovirus. En niños y adultos sanos, la enfermedad casi siempre es asintomática. En estudios realizados en todo el mundo, del 50 al 100% de los adultos muestra anticuerpos anti-CMV en el suero, lo que indica una exposición previa. La *manifestación clínica más frecuente de la infección por el CMV* en el paciente inmunocompetente después del período neonatal es una enfermedad similar a la mononucleosis infecciosa, con fiebre, linfocitosis atípica, linfadenopatía y hepatomegalia, acompañadas de resultados anormales en las pruebas de función hepática, lo que indica una hepatitis leve. La mayoría de los pacientes se recupera de la mononucleosis por CMV sin secuelas, aunque la excreción del virus en los líquidos corporales puede persistir durante meses o años. Independientemente de la presencia o ausencia de síntomas después de la infección, una vez infectada la persona será seropositiva de por vida. El virus permanece latente dentro de los leucocitos, que son el principal reservorio.

CMV en pacientes inmunodeprimidos. Aparece con más frecuencia en tres grupos:

- *Receptores de trasplantes de órganos* (corazón, hígado, riñón) de donantes seropositivos. Estos pacientes suelen recibir tratamiento inmunosupresor, y el CMV habitualmente procede del órgano del donante, aunque también puede producirse reactivación de una infección latente por el CMV en el paciente.
- *Receptores de trasplantes alógenos de médula ósea.* Estos pacientes están inmunodeprimidos no sólo por el tratamiento farmacológico, sino también por la enfermedad del injerto contra el huésped. En este contexto, habitualmente hay reactivación de un CMV latente en el receptor.
- *Pacientes con sida.* Estos pacientes inmunodeprimidos tienen reactivación de una infección latente y también son infectados por sus parejas sexuales. *El CMV es el patógeno vírico oportunista más frecuente en el sida.*

En todas estas situaciones, las infecciones diseminadas graves, potencialmente mortales, causadas por el CMV afectan principalmente a los pulmones (neumonitis), al tubo digestivo (colitis) y a la retina (retinitis); el sistema nervioso central habitualmente queda libre de enfermedad. En la infección pulmonar, aparece un infiltrado mononuclear intersticial con focos de necrosis, acompañado por las células aumentadas de tamaño típicas con inclusiones. La neumonitis puede progresar hasta un síndrome de dificultad respiratoria aguda completamente desarrollado. Se puede producir necrosis y ulceración intestinal, que puede ser extensa, dando lugar a la formación de «seudomembranas» (Capítulo 15) y diarrea debilitante. La retinitis por CMV, con mucho la forma más frecuente de enfermedad oportunista por el CMV, puede aparecer sola o combinada con afectación de los pulmones y del tubo digestivo. El diagnóstico de las infecciones por el CMV se realiza por la demostración de las alteraciones morfológicas características en cortes tisulares, la positividad del cultivo vírico, la elevación del título de anticuerpos antivíricos y la detección cualitativa o cuantitativa basada en PCR del ADN del CMV. Este último método ha revolucionado el abordaje de la monitorización de los pacientes después del trasplante.

Neumonía por *Pneumocystis*

Actualmente se piensa que *P. jiroveci* (conocido antiguamente como *P. carinii*), un agente infeccioso oportunista al que durante mucho tiempo se consideraba un protozoo, está más relacionado con los hongos. Datos serológicos indican que prácticamente todas las personas están expuestas a *Pneumocystis* durante los primeros años de su vida, pero en la mayoría la infección permanece latente. La reactivación y la enfermedad clínica aparecen casi exclusivamente en personas inmunodeprimidas. De hecho, *P. jiroveci* es una causa muy frecuente de infección en pacientes con sida, y también puede infectar a lactantes gravemente malnutridos y a pacientes inmunodeprimidos (en especial después del trasplante de órganos o en quienes reciben quimioterapia citotóxica o corticoesteroides). En pacientes con sida el riesgo de adquirir infecciones por *P. jiroveci* aumenta en proporción directa a la reducción del recuento de linfocitos CD4, de modo que los recuentos de menos de 200 linfocitos/mm^3 tienen un valor predictivo elevado. Las infecciones por *Pneumocystis* están limitadas principalmente al pulmón, donde producen una neumonitis intersticial.

Morfología

Microscópicamente, con tinciones con H y E las áreas afectadas del pulmón muestran un **exudado intraalveolar espumoso que se tiñe de color rosado** característico (exudado en «algodón de azúcar») (Fig. 13-42A), y los tabiques están engrosados por edema y un infiltrado mononuclear mínimo. Son necesarias tinciones especiales para visualizar el germen en las formas de trofozoíto y enquistada. Las tinciones con plata

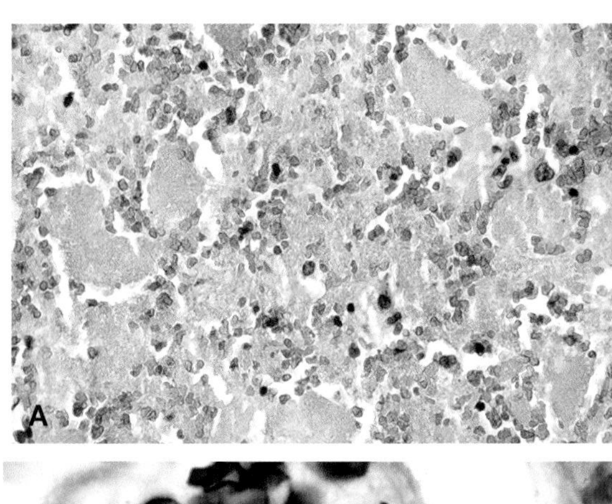

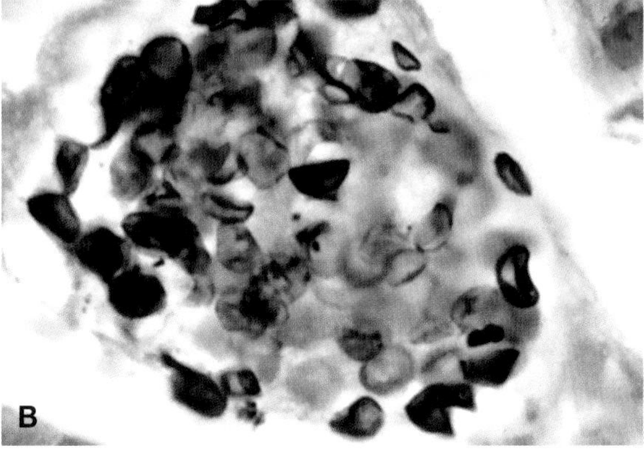

Figura 13-42

Neumonía por *Pneumocystis*. **A**, los alveolos están ocupados por un exudado espumoso característico en «algodón de azúcar». **B**, la tinción de plata muestra las paredes de los quistes con forma de copa dentro del exudado.

de cortes tisulares muestran **paredes de quistes con forma de copa** (de 5-8 μm de diámetro) en los exudados alveolares (Fig. 13-42B). Si se puede inducir con éxito la producción de esputo, las tinciones por el método de Giemsa o con azul de metileno pueden mostrar las formas de trofozoíto del germen (de unos 4 μm de diámetro con filopodios largos) en aproximadamente el 50% de los pacientes.

Se debe considerar el diagnóstico de neumonía por *Pneumocystis* en cualquier persona inmunodeprimida con síntomas respiratorios y una radiografía de tórax anormal. Aparece fiebre, tos seca y disnea en el 90 al 95% de los pacientes, que habitualmente tienen infiltrados perihiliares y basales bilaterales. La hipoxia es frecuente; los estudios de función pulmonar muestran un defecto pulmonar restrictivo. El método diagnóstico más sensible y eficaz es la identificación del germen en el líquido del lavado broncoalveolar o en una muestra de biopsia transbronquial. Además de las tinciones histológicas ya descritas, se dispone de equipos de anticuerpos de inmunofluorescencia y de análisis basados en PCR para su uso en muestras clínicas. Si se inicia el tratamiento antes de la extensión generalizada, la perspectiva de recuperación es buena; sin embargo, como es probable que persistan gérmenes residuales, particularmente en pacientes con sida, son frecuentes las recaídas salvo que se corrija la inmunodeficiencia subyacente o se administre tratamiento supresor.

Micosis oportunistas

Candidiasis

Candida albicans es el hongo que produce enfermedad con más frecuencia. Habitualmente coloniza la cavidad oral, el tubo digestivo y la vagina de muchas personas. Aun cuando la candidiasis sistémica (con neumonía asociada) sea una enfermedad limitada a pacientes inmunodeprimidos, en esta sección se consideran las múltiples manifestaciones de la infección por el género *Candida*.

Morfología

En los cortes tisulares, *C. albicans* se manifiesta como formas levaduriformes (blastoconidios), seudohifas e hifas verdaderas (Fig. 13-43A). Las seudohifas son un importante dato diagnóstico de *C. albicans* y representan células de levaduras en gemación unidas entre sí por los extremos en las constricciones, simulando de esta forma hifas fúngicas verdaderas. Los gérmenes se pueden ver con tinciones habituales de hematoxilina y eosina, aunque habitualmente se usan tinciones «fúngicas» especiales (plata-metenamina de Gomori, ácido peryódico de Schiff) para definir mejor los patógenos.

Síndromes clínicos. La candidiasis puede afectar a las membranas mucosas, la piel y los órganos profundos (candidiasis invasiva).

- *El patrón más frecuente de candidiasis adopta la forma de una infección superficial de las superficies mucosas de la cavidad oral (muguet)*. La proliferación florida de los hongos crea seudomembranas de color gris blanquecino, de aspecto sucio, formadas por gérmenes y residuos inflamatorios entramados. En profundidad hay hiperemia mucosa e inflamación. Esta forma de candidiasis se observa en recién nacidos, pacientes debilitados, niños que reciben corticoesteroides orales para el asma, y después de un ciclo de antibióticos de amplio espectro que destruyen la flora bacteriana normal competitiva. *El otro grupo de riesgo importante incluye a pacientes positivos para el VIH*; se debe evaluar a quienes muestran muguet oral sin otro motivo evidente para detectar una infección por el VIH.
- La *vaginitis por Candida* es una forma muy frecuente de infección vaginal en las mujeres, especialmente en diabéticas, gestantes o que toman anticonceptivos orales. Habitualmente se asocia a prurito intenso y a una secreción espesa, similar al requesón.
- La *esofagitis por Candida* es frecuente en pacientes con sida y en los que tienen neoplasias malignas hematolinfáticas. Estos pacientes tienen disfagia (deglución dolorosa) y dolor retroesternal; la endoscopia muestra placas y seudomembranas blancas similares al muguet oral en la mucosa esofágica.
- La *candidiasis cutánea* se puede manifestar de muchas formas diferentes, como las infecciones de la uña propiamente dicha («onicomicosis»), de los pliegues ungueales («paroniquia»), de los folículos pilosos («foliculitis»), de la piel intertriginosa húmeda como en las axilas o los espacios interdigitales de manos y pies («intertrigo»), y la piel del pene («balanitis»). El «exantema del pañal» es, con frecuencia, una infección candidiásica cutánea que se observa

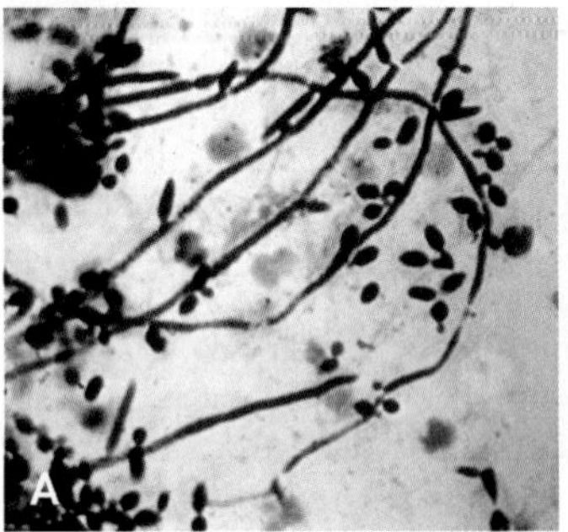

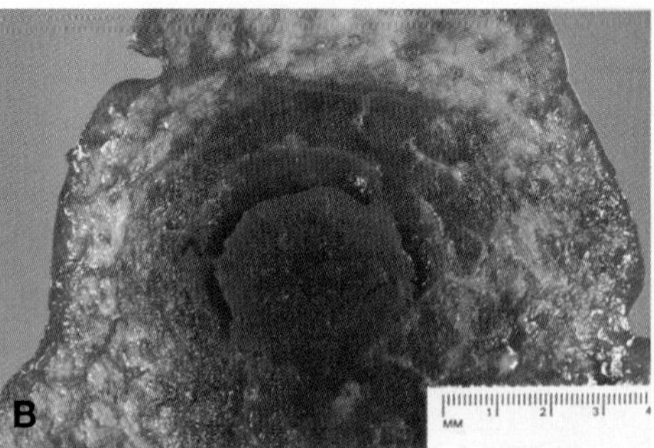

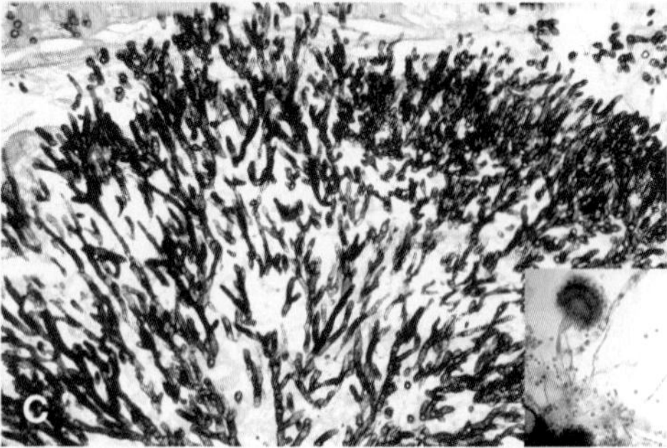

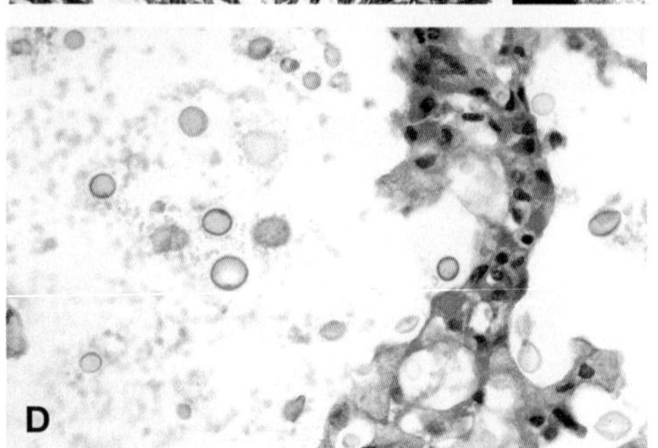

Figura 13-43

Morfología de las micosis. **A**, el diagnóstico de candidiasis se realiza observando las seudohifas características y los blastoconidios (levaduras en gemación) en los cortes tisulares y en los exudados. **B**, aspergilosis invasiva en un paciente sometido a un trasplante de médula ósea. **C**, los cortes histológicos de este caso, teñidos con plata-metenamina de Gomori (PMG), muestran hifas tabicadas con ramificación en ángulo agudo, características compatibles con *Aspergillus.* Ocasionalmente, *Aspergillus* puede mostrar los denominados cuerpos fructíferos (*recuadro*) cuando crece en zonas bien aireadas (como las vías respiratorias altas). **D**, criptococosis pulmonar en un paciente con sida. Las formas levaduriformes tienen un tamaño algo variable; al contrario que para *Candida,* no se ven seudohifas. (Todas las figuras son cortesía del doctor Dominick Cavuoti, Department of Pathology, University of Texas Southwestern Medical School, Dallas, Texas.)

en el perineo de los lactantes, en la región de contacto con pañales húmedos.

- La *candidiasis mucocutánea crónica* es una enfermedad refractaria crónica que afecta a las mucosas, la piel, el cabello y las uñas; se asocia a defectos subyacentes de los linfocitos T. Las enfermedades asociadas incluyen endocrinopatías (la mayoría de las veces hipoparatiroidismo y enfermedad de Addison) y la presencia de autoanticuerpos. La candidiasis diseminada es infrecuente en esta enfermedad.
- La *candidiasis invasiva* implica la diseminación hematógena de los gérmenes hasta diversos tejidos u órganos. Los patrones frecuentes incluyen: 1) abscesos renales; 2) abscesos miocárdicos y endocarditis; 3) afectación encefálica (la mayoría de las veces meningitis, aunque también se producen microabscesos parenquimatosos); 4) endoftalmitis (se puede afectar prácticamente cualquier estructura ocular); 5) abscesos hepáticos, y 6) neumonía por *Candida*, que habitualmente se manifiesta como infiltrados nodulares bilaterales que recuerdan a una neumonía por *Pneumocystis* (v. más arriba). Los pacientes con leucemia aguda que tienen una neutropenia profunda después de la quimioterapia tienen una propensión particular a presentar enfermedad sistémica. La endocarditis por *Candida* es la endocarditis fúngica más frecuente, y habitualmente aparece en pacientes con válvulas cardíacas protésicas o en personas que consumen drogas por vía intravenosa.

Criptococosis

La *criptococosis*, producida por *C. neoformans*, raras veces aparece en personas sanas. Casi exclusivamente se manifiesta como una infección oportunista en pacientes inmunodeprimidos, en particular los que tienen sida o neoplasias malignas hematolinfáticas.

Morfología

El hongo, una levadura de 5 a 10 µm, tiene una cápsula gelatinosa gruesa y se reproduce por gemación (Fig. 13-43D). Sin embargo, al contrario que con *Candida*, no se ven seudohifas, ni hifas verdaderas. **La cápsula es muy útil para el diagnóstico**: 1) en las tinciones habituales con H y E la cápsula no se ve directamente, pero con frecuencia se observa un «halo» claro alrededor de los hongos individuales, que representa el área ocupada por la cápsula. Se tiñe con tinta china o con ácido peryódico de Schiff y resalta de forma eficaz el hongo; y 2) el antígeno del polisacárido capsular es el sustrato del análisis de aglutinación con látex para el criptococo, que es positivo en más del 95% de los pacientes infectados por el germen.

Síndromes clínicos. La criptococosis humana habitualmente se manifiesta como *enfermedad pulmonar, del sistema nervioso central o diseminada*. La mayoría de las veces, *Cryptococcus* se adquiere por inhalación del suelo o de deyecciones de pájaros. *El hongo se localiza, inicialmente, en los pulmones y después se disemina a otras localizaciones, particularmente las meninges*. Las localizaciones de afectación se caracterizan por una respuesta tisular variable que varía desde una proliferación florida de gérmenes gelatinosos con infiltrado de células inflamatorias mínimo o ausente (en pacientes inmunodeprimidos) hasta una reacción granulomatosa (en el paciente más reactivo). En los pacientes inmunodeprimidos los hongos crecen formando masas gelatinosas dentro de las meninges o expanden los espacios perivasculares de Virchow-Robin, produciendo las denominadas lesiones en burbuja de jabón.

Mohos oportunistas

La *mucormicosis* y la *aspergilosis invasiva* son infecciones infrecuentes que casi siempre están limitadas a pacientes inmunodeprimidos, en particular los que tienen neoplasias malignas hematolinfáticas, neutropenia profunda, tratamiento con corticoesteroides o después de un trasplante alógeno de médula ósea.

Morfología

La mucormicosis está producida por la clase de hongos conocida como cigomicetos. Sus hifas **no están tabicadas** y se ramifican en ángulos rectos; por el contrario, las hifas del género *Aspergillus* están **tabicadas** y se ramifican con ángulos más agudos (Fig. 13-43C). *Rhizopus* y *Mucor* son los dos hongos de importancia médica de la clase de los cigomicetos. Tanto los cigomicetos como *Aspergillus* producen una reacción inespecífica supurativa, a veces granulomatosa, con **predilección por la invasión de la pared de los vasos sanguíneos, produciendo necrosis vascular e infarto**.

Síndromes clínicos

Mucormicosis rinocerebral y *pulmonar*: los cigomicetos tienden a colonizar la cavidad nasal o los senos y se extienden directamente hacia el encéfalo, la órbita y otras estructuras de la cabeza y el cuello. Los pacientes con cetoacidosis diabética tienen mayor probabilidad de presentar una forma invasiva fulminante de mucormicosis rinocerebral. La enfermedad pulmonar puede estar localizada (p. ej., lesiones cavitadas) o se puede manifestar radiológicamente con una afectación «miliar» difusa.

La *aspergilosis invasiva* aparece casi exclusivamente en pacientes inmunodeprimidos. El hongo se localiza preferentemente en los pulmones, y la mayoría de las veces se manifiesta como una neumonía necrosante (v. Fig. 13-43B). Como se ha descrito, el género *Aspergillus* tiene tendencia a invadir los vasos sanguíneos y, por lo tanto, la diseminación sistémica, especialmente el encéfalo, es con frecuencia una complicación mortal.

La *aspergilosis broncopulmonar alérgica* aparece en pacientes con asma que presentan un empeoramiento de los síntomas producido por una reacción de hipersensibilidad de tipo I contra el hongo que crece en los bronquios. Estos pacientes con frecuencia tienen anticuerpos IgE circulantes frente a *Aspergillus* y eosinofilia periférica.

El *aspergiloma* («bola de hongos») se produce por colonización de cavidades pulmonares preexistentes (p. ej., bronquios ectásicos o quistes pulmonares, lesiones cavitarias postuberculosas) por el hongo; estas lesiones pueden actuar como válvulas de bola, ocluyendo la cavidad y predisponiendo de esta forma a la infección y la hemoptisis.

Enfermedad pulmonar en la infección por el VIH

La enfermedad pulmonar sigue siendo la principal causa de morbilidad y mortalidad en los pacientes infectados por el VIH. Aunque la utilización de fármacos antirretrovíricos potentes y de una quimioprofilaxis eficaz ha alterado significativamente la incidencia y la evolución de la enfermedad pulmonar en los pacientes infectados por el VIH, la plétora de entidades implicadas hace que el diagnóstico y el tratamiento sean claramente difíciles. Ya se han analizado algunos de los agentes microbianos individuales que afectan a los pacientes infectados por el VIH; esta sección sólo se centrará en los principios generales de la infección pulmonar asociada al VIH.

- A pesar del énfasis en las infecciones «oportunistas», se debe recordar que la infección bacteriana de las vías respiratorias inferiores producida por los patógenos «habituales» es uno de los trastornos pulmonares más importantes en la infección por VIH. Los gérmenes implicados incluyen *S. pneumoniae*, *S. aureus*, *H. influenzae* y bacilos gramnegativos. Las neumonías bacterianas en pacientes infectados por el VIH son más frecuentes, más graves y se asocian con más frecuencia a bacteriemia que en los pacientes sin infección por el VIH.
- No todos los infiltrados pulmonares en pacientes infectados por el VIH son de etiología infecciosa. Múltiples enfermedades no infecciosas, como el sarcoma de Kaposi (Capítulos 5 y 10), el linfoma pulmonar no hodgkiniano (Capítulo 12) y el cáncer primario de pulmón, aparecen con mayor frecuencia y se deben excluir.
- *El recuento de linfocitos T CD4+ es, con frecuencia, útil para estrechar el diagnóstico diferencial.* Como regla general, las infecciones bacterianas y tuberculosas son más probables con recuentos mayores de linfocitos CD4 (> 200 linfocitos/mm^3); la neumonía por *Pneumocystis* habitualmente se produce con recuentos de CD4 inferiores a 200 linfocitos/mm^3, mientras que las infecciones por CMV y por el complejo de *M. avium* son infrecuentes hasta las fases muy tardías de la inmunosupresión (recuentos de CD4 < 50 linfocitos/mm^3).

Por último, es útil recordar que la enfermedad pulmonar en pacientes infectados por el VIH se puede deber a más de una causa, e incluso los patógenos frecuentes se pueden presentar con manifestaciones atípicas. Por lo tanto, el estudio diagnóstico de estos pacientes puede ser más extenso de lo que sería necesario en un paciente inmunocompetente.

TUMORES PULMONARES

Aunque los pulmones son, con frecuencia, la localización de metástasis de cánceres de órganos extratorácicos, el cáncer pulmonar primario es también una enfermedad frecuente. El epitelio bronquial es la localización de origen del 95% de los tumores pulmonares primarios (carcinomas); el 5% restante es un grupo misceláneo que incluye carcinoides bronquiales, neoplasias malignas mesenquimatosas (p. ej., fibrosarcomas, leiomiomas*), linfomas y algunas lesiones benignas. Las lesiones benignas más frecuentes son hamartomas bien delimitados, esféricos y pequeños (3-4 cm) que con frecuencia se manifiestan como lesiones «numulares» en la radiografía de tórax. Están formados principalmente por cartílago maduro, aunque con frecuencia está mezclado con grasa, tejido fibroso y vasos sanguíneos en proporciones variables.

Carcinomas

El carcinoma de pulmón (también conocido como «cáncer de pulmón») es, sin duda alguna, la principal causa de muerte relacionada con el cáncer en los países industrializados.

*N. del T.: el leiomioma es un tumor benigno.

Durante mucho tiempo ha mantenido esta posición en los varones de Estados Unidos, siendo responsable de, aproximadamente, un tercio de las muertes por cáncer en varones, y también se ha convertido en la principal causa de muerte por cáncer en mujeres. La American Cancer Society estima que, en 2006, se diagnosticó de cáncer de pulmón a, aproximadamente, 172.570 personas, y que 163.510 murieron por este tumor. El ritmo de aumento entre los varones está disminuyendo, aunque sigue acelerándose en las mujeres, de forma que desde 1987 mueren más mujeres cada año por cáncer de pulmón que por cáncer de mama. Esta estadística se relaciona, sin ninguna duda, con la relación causal del tabaquismo con el cáncer de pulmón. La incidencia máxima de cáncer de pulmón aparece en personas en la sexta y la séptima décadas de la vida. En el momento del diagnóstico, más del 50% de los pacientes tiene ya enfermedad metastásica a distancia, mientras que la cuarta parte de los pacientes tiene enfermedad en los ganglios linfáticos regionales. El pronóstico del cáncer de pulmón es sombrío: la tasa de supervivencia a 5 años para todos los estadios del cáncer de pulmón combinados es de, aproximadamente, el 15%; e incluso en quienes tienen la enfermedad localizada en el pulmón la supervivencia a los 5 años es de, aproximadamente, el 45%.

Los cuatro principales tipos histológicos de carcinoma de pulmón son el carcinoma escamoso, el adenocarcinoma, el carcinoma de células pequeñas y el carcinoma de células grandes (Tabla 13-8). En algunos casos hay una combinación de patrones histológicos (p. ej., carcinoma de células pequeñas combinado, carcinoma adenoescamoso). Por motivos que no se conocen por completo, pero probablemente debido a modificaciones del patrón de tabaquismo, el adenocarcinoma ha sustituido al carcinoma escamoso como el tumor pulmonar primario más frecuente en los últimos años. Los adenocarcinomas también son, con mucho, los tumores primarios más frecuentes que aparecen en mujeres, en no fumadores y en menores de 45 años de edad. Antes de analizar los tipos histológicos individuales, se presentan algunos principios generales subyacentes a la clasificación de los tumores pulmonares.

- Con fines terapéuticos, los carcinomas de pulmón se clasifican en dos grandes grupos: cáncer de pulmón de células pequeñas (CPCP) y cáncer de pulmón no de células pequeñas (CPNCP). Esta última categoría incluye carcinoma escamoso, adenocarcinoma y carcinoma de células grandes.
- *El principal motivo de esta distinción es que prácticamente todos los CPCP han producido metástasis en el momento del diagnóstico y, por lo tanto, no se pueden curar mediante cirugía. Por lo tanto, se deben tratar con quimioterapia, con o sin radioterapia.* Por el contrario, los CPNCP habitualmente responden mal a la quimioterapia y es mejor tratarlos mediante cirugía.
- Además de las diferencias morfológicas, las características inmunofenotípicas y la respuesta al tratamiento (Tabla 13-9), también hay diferencias genéticas importantes entre los CPCP y los CPNCP. Por ejemplo, aunque el punto de verificación de G_1-S del ciclo celular está anulado en la mayoría de los carcinomas de pulmón, se produce por mecanismos genéticos diferentes; los CPCP se caracterizan por una elevada frecuencia de mutaciones del gen *RB*, mientras que en los CPNCP el gen *p16/CDKN2A* está inactivado con frecuencia. De forma similar, las mutaciones activadoras de los oncogenes *KRAS* y *EGFR* están restringidas prácticamente a los adenocarcinomas dentro del grupo de los CPNCP y son infrecuentes en los CPCP.

Tabla 13-8 Clasificación histológica de los tumores pulmonares epiteliales malignos

Carcinoma escamoso
Adenocarcinoma Subtipos acinar, papilar, sólido, bronquioloalveolar, mixto
Carcinoma de células grandes Carcinoma neuroendocrino de células grandes
Carcinoma de células pequeñas Carcinoma de células pequeñas combinado
Carcinoma adenoescamoso
Carcinomas con elementos pleomórficos, sarcomatoideos o sarcomatosos Carcinoma de células fusiformes Carcinoma de células gigantes
Tumor carcinoide Típico, atípico
Carcinomas del tipo de las glándulas salivales
Carcinoma no clasificado

El carcinoma escamoso, el adenocarcinoma y el carcinoma de células grandes se denominan colectivamente carcinoma de pulmón no de células pequeñas (CPNCP).

Etiología y patogenia. Los carcinomas de pulmón, de forma similar a los cánceres de otras muchas localizaciones anatómicas, se producen por una acumulación escalonada de alteraciones genéticas que llevan a la transformación del epitelio bronquial benigno en tejido neoplásico. La secuencia de cambios moleculares no es aleatoria, sino que sigue una secuencia predecible que es paralela a la progresión histológica hacia el cáncer. Así, la inactivación de los posibles genes supresores tumorales localizados en el cromosoma 3p es un fenómeno muy temprano, mientras que las mutaciones de *p53* o la activación del oncogén *KRAS* se producen en fases relativamente tardías. Lo que es más importante, parece que algunos cambios genéticos, como la pérdida del material del cromosoma 3p, se pueden encontrar incluso en el epitelio bronquial vecino de pacientes con cáncer de pulmón, así como en el epitelio respiratorio de fumadores *sin* cáncer de pulmón, lo que indica que grandes zonas de la mucosa respiratoria han experimentado una mutación después de la exposición a carcinógenos («efecto de campo»). En este terreno fértil, las células que acumulan mutaciones adicionales en último término se convierten en un cáncer. Un subconjunto de adenocarcinomas, particularmente los que aparecen en mujeres no fumadoras de Extremo Oriente, albergan mutaciones activadoras del *receptor del factor de crecimiento epidérmico (EGFR)*. Se debe señalar que estos tumores son muy susceptibles a una clase de fármacos que inhiben la señalización del EGFR, probablemente porque las células cancerosas mutantes para *EGFR* se hacen «adictas» a la presencia de un oncogén activado de forma constitutiva. La identificación de una alteración genética definida en el cáncer de pulmón que puede guiar el tratamiento representa uno de los éxitos en el campo en rápida expansión de la medicina molecular.

Tabla 13-9 Comparación del carcinoma pulmonar de células pequeñas (CPCP) con el carcinoma pulmonar no de células pequeñas (CPNCP)

	CPCP	CPNCP
Histología		
	Citoplasma escaso, núcleos hipercromáticos pequeños con patrón de cromatina fina; nucléolos poco evidentes; láminas difusas de células	Citoplasma abundante, núcleos pleomórficos con patrón de cromatina grueso; nucléolos con frecuencia prominentes; arquitectura glandular o escamosa
Marcadores neuroendocrinos		
Por ejemplo, gránulos con núcleo denso en la microscopía electrónica; expresión de cromogranina, enolasa neuronal específica y sinaptofisina	Habitualmente presentes	Habitualmente ausentes
Marcadores epiteliales		
Antígeno de membrana epitelial, antígeno carcinoembrionario y filamentos intermedios de citoqueratina	Presentes	Presentes
Mucina		
	Ausente	Presente en los adenocarcinomas
Producción de hormonas peptídicas		
	Hormona adrenocorticotropa, hormona antidiurética, péptido liberador de gastrina, calcitonina	Péptido relacionado con la hormona paratiroidea (PTH-rp) en el carcinoma escamoso
Alteraciones de los genes supresores tumorales		
Deleciones de 3p	> 90%	> 80%
Mutaciones de RB	~ 90%	~ 20%
Mutaciones de *p16/CDKN2A*	~ 10%	> 50%
Mutaciones de *p53*	> 90%	> 50%
Alteraciones de oncogenes dominantes		
Mutaciones de *KRAS*	Infrecuentes	~ 30% (adenocarcinomas)
Mutaciones de *EGFR*	Ausentes	~ 20% (adenocarcinomas, no fumadores, mujeres)
Respuesta a la quimioterapia y la radioterapia		
	Respuesta con frecuencia completa, pero recidivan invariablemente	Respuesta completa infrecuente

Adaptada y modificada, con autorización, de Minna JD: Neoplasms of the lung. En: Fauci A, et al. (eds.). Harrison's Principles of Internal Medicine, 14.ª ed. Nueva York, McGraw-Hill, 1998.

En relación con las influencias carcinógenas, hay datos sólidos de que el *tabaquismo* y, en mucho menor grado, otras agresiones ambientales son los principales responsables de las alteraciones genéticas que dan lugar a los cánceres de pulmón. En primer lugar, se aportarán datos en relación con el tabaquismo, seguido de algunos comentarios breves sobre las influencias menos importantes.

Un impresionante conjunto de datos estadísticos, clínicos y experimentales incrimina al consumo de cigarrillos en las causas de cáncer de pulmón. Estadísticamente, cerca del 90% de los cánceres de pulmón aparece en fumadores activos o que han dejado de fumar recientemente. Hay una correlación casi lineal entre la frecuencia del cáncer de pulmón y el número de cajetillas-años de consumo de cigarrillos. El aumento del riesgo es 60 veces mayor en fumadores intensos habituales (dos cajetillas al día durante 20 años) en comparación con los no fumadores. Por motivos que no están totalmente claros, las mujeres tienen mayor susceptibilidad a los carcinógenos del tabaco que los varones. Aunque el abandono del tabaco reduce el riesgo de presentar cáncer de pulmón con el tiempo, puede que nunca vuelva a los niveles basales. De hecho, las alteraciones genéticas que preceden al cáncer de pulmón pueden persistir durante muchos años en el epitelio bronquial de antiguos fumadores. En los fumadores pasivos (proximidad a fumadores de cigarrillos) aumenta el riesgo de presentar cáncer de pulmón hasta, aproximadamente, el doble que el de los no fumadores. El consumo de pipas y cigarros también aumenta el riesgo, pero sólo ligeramente.

Los *datos clínicos* incluyen, principalmente, la documentación de las alteraciones morfológicas progresivas en el epitelio de revestimiento del aparato respiratorio en los fumadores habituales de cigarrillos. Estos cambios secuenciales se han documentado mejor para los carcinomas escamosos, aunque pueden estar presentes también en otros subtipos histológicos. En esencia, hay una correlación lineal entre la intensidad de la exposición al humo del tabaco y la aparición de cambios epiteliales cada vez más preocupantes que comienzan con una hiperplasia y metaplasia escamosa bastante inocuas de las células basales, que progresan hasta displasia escamosa y carcinoma *in situ*, antes de culminar en el cáncer invasor. *De los principales subtipos histológicos del cáncer de pulmón, los carcinomas escamosos y de células pequeñas muestran la asociación más intensa con la exposición al tabaco.*

Los *datos experimentales*, aunque se acumulan con cada año que pasa, carecen de un vínculo importante: hasta la fecha, no ha sido posible producir cáncer de pulmón en un animal de experimentación exponiéndolo al humo del cigarrillo. Sin embargo, el condensado de humo de cigarrillo es una «poción de brujas» de manjares tumorígenos, como hidrocarburos policíclicos y otros potentes mutágenos y carcinógenos. A pesar de la ausencia de modelo experimental, la cadena de datos que asocia el consumo de cigarrillos con el cáncer de pulmón es cada vez más fuerte.

Otras influencias pueden actuar junto con el tabaquismo o pueden ser responsables, por sí solas, de algunos cánceres de pulmón; a modo de ejemplo, obsérvese la mayor incidencia de esta forma de neoplasia en mineros de vetas radiactivas, personas que trabajan con amianto, y personas expuestas a polvos que contienen arsénico, cromo, uranio, níquel, cloruro de vinilo y gas mostaza. La exposición al amianto aumenta el riesgo de cáncer de pulmón cinco veces en no fumadores. Además, *los fumadores intensos expuestos a amianto tienen un riesgo de cáncer de pulmón aproximadamente 55 veces mayor que los no fumadores no expuestos a amianto.*

Aunque el tabaquismo y otras influencias ambientales son fundamentales en la producción del cáncer de pulmón, es bien sabido que no todas las personas expuestas al humo de tabaco presentan cáncer. Es muy probable que el efecto mutágeno de los carcinógenos esté condicionado por factores hereditarios (genéticos). Recuérdese que muchos productos químicos (procarcinógenos) precisan de activación metabólica mediante el sistema enzimático de la P-450 monooxigenasa para su conversión en carcinógenos definitivos (Capítulo 6). Hay datos de que las personas que tienen polimorfismos genéticos específicos que afectan a los genes del sistema P-450 tienen una mayor capacidad de metabolizar los procarcinógenos derivados del humo de cigarrillos y, posiblemente, tengan el mayor riesgo de presentar cáncer de pulmón. De forma similar, las personas cuyos linfocitos de la sangre periférica experimentan roturas cromosómicas después de la exposición a los carcinógenos relacionados con el tabaco (fenotipo de sensibilidad a los mutágenos) tienen un riesgo más de 10 veces mayor de presentar cáncer de pulmón que los controles.

Morfología

Los carcinomas de pulmón comienzan como pequeñas lesiones mucosas que habitualmente son firmes y de color gris-blanco. Pueden formar masas intraluminales, invadir la mucosa bronquial o formar grandes masas voluminosas que comprimen el parénquima pulmonar adyacente. Algunas masas grandes experimentan cavitación producida por necrosis central o presentan zonas focales de hemorragia. Por último, estos tumores se pueden extender hasta la pleura, invadir la cavidad pleural y la pared torácica, y propagarse a estructuras intratorácicas adyacentes. La propagación a más distancia se puede producir a través de los linfáticos o por vía hematógena.

Los **carcinomas escamosos** son más frecuentes en varones que en mujeres y se correlacionan estrechamente con un antecedente de tabaquismo; tienden a **aparecer centralmente en bronquios de gran tamaño** y, finalmente, se extienden a los ganglios hiliares locales, aunque se diseminan fuera del tórax más tarde que otros tipos histológicos. Las lesiones grandes pueden experimentar necrosis central, produciéndose **cavitación**. Las lesiones preneoplásicas que preceden, y habitualmente acompañan, al carcinoma escamoso invasivo están bien caracterizadas. Los carcinomas escamosos con frecuencia están precedidos, durante años, por **metaplasia o displasia escamosa** en el epitelio bronquial, que después se transforma en **carcinoma *in situ***, una fase que puede durar varios años (Fig. 13-44). En este momento se pueden identificar células atípicas en los frotis citológicos del esputo o en el líquido del lavado bronquial o el cepillado, aunque la lesión sea asintomática e indetectable en las radiografías. Finalmente la pequeña neoplasia alcanza una fase sintomática, en la que una masa tumoral bien definida comienza a obstruir la luz de un bronquio de gran tamaño, con frecuencia produciendo atelectasia distal e infección. Simultáneamente, la lesión invade el tejido pulmonar circundante (Fig. 13-45). Histológicamente, estos tumores varían desde neoplasias escamosas bien diferenciadas que muestran perlas de queratina y puentes intercelulares hasta neoplasias mal diferenciadas que tienen sólo características escamosas residuales mínimas.

Los **adenocarcinomas** pueden aparecer como lesiones centrales, como la variante escamosa, aunque habitualmente tienen una **localización más periférica**, y muchos se originan en relación con cicatrices pulmonares periféricas («carcinoma sobre cicatriz»). No está clara la base etiológica de esta asociación, aunque la opinión actual es que la cicatrización probablemente se produce de forma secundaria al tumor, en lugar de contribuir a éste. Los adenocarcinomas son el tipo más frecuente de cáncer de pulmón en mujeres y en no fumadores. En general, crecen lentamente y forman masas más pequeñas que los otros subtipos, aunque tienden a metastatizar ampliamente en un estadio temprano. Histológicamente, adoptan diversas formas, como los **tipos acinar (formador de glándulas)** (Fig. 13-46C), **papilar** y **sólido**. La variante sólida con frecuencia precisa la demostración de la producción intracelular de mucina mediante tinciones especiales para establecer su linaje adenocarcinomatoso. Aunque puede haber focos de metaplasia y displasia escamosa en el epitelio próximo a los adenocarcinomas resecados, éstas no son las lesiones precursoras de este tumor. El posible precursor de los adenocarcinomas periféricos se ha descrito como **hiperplasia adenomatosa atípica** (HAA) (Fig. 13-46A). Microscópicamente, la HAA se reconoce como un foco bien delimitado de proliferación epitelial formado por células cuboideas a columnares bajas similares a las células de Clara o a los neumocitos alveolares de tipo 2, que muestran diversos grados de atipia citológica (hipercromasia nuclear, pleomorfismo, nucléolos prominentes), pero no hasta el grado que se ve en los adenocarcinomas francos. Análisis genéticos han mostrado que las lesiones de la HAA son monoclonales, y comparten muchas de las aberraciones moleculares asociadas a los adenocarcinomas (p. ej., mutaciones de *KRAS*).

Los **carcinomas bronquioloalveolares** (CBA) se incluyen como un subtipo de adenocarcinomas en la clasificación actual de los tumores pulmonares de la OMS. Afectan a zonas periféricas del pulmón, en forma de nódulo único o, con más frecuencia, como múltiples nódulos difusos que pueden confluir para producir una consolidación similar a una neumonía. **La característica fundamental de los CBA es su crecimiento a lo largo de las estructuras preexistentes y la conservación de la arquitectura alveolar** (v. Fig. 13-46B). Las células tumorales crecen en una monocapa sobre los tabiques alveolares, que actúan como armazón (este patrón de creci-

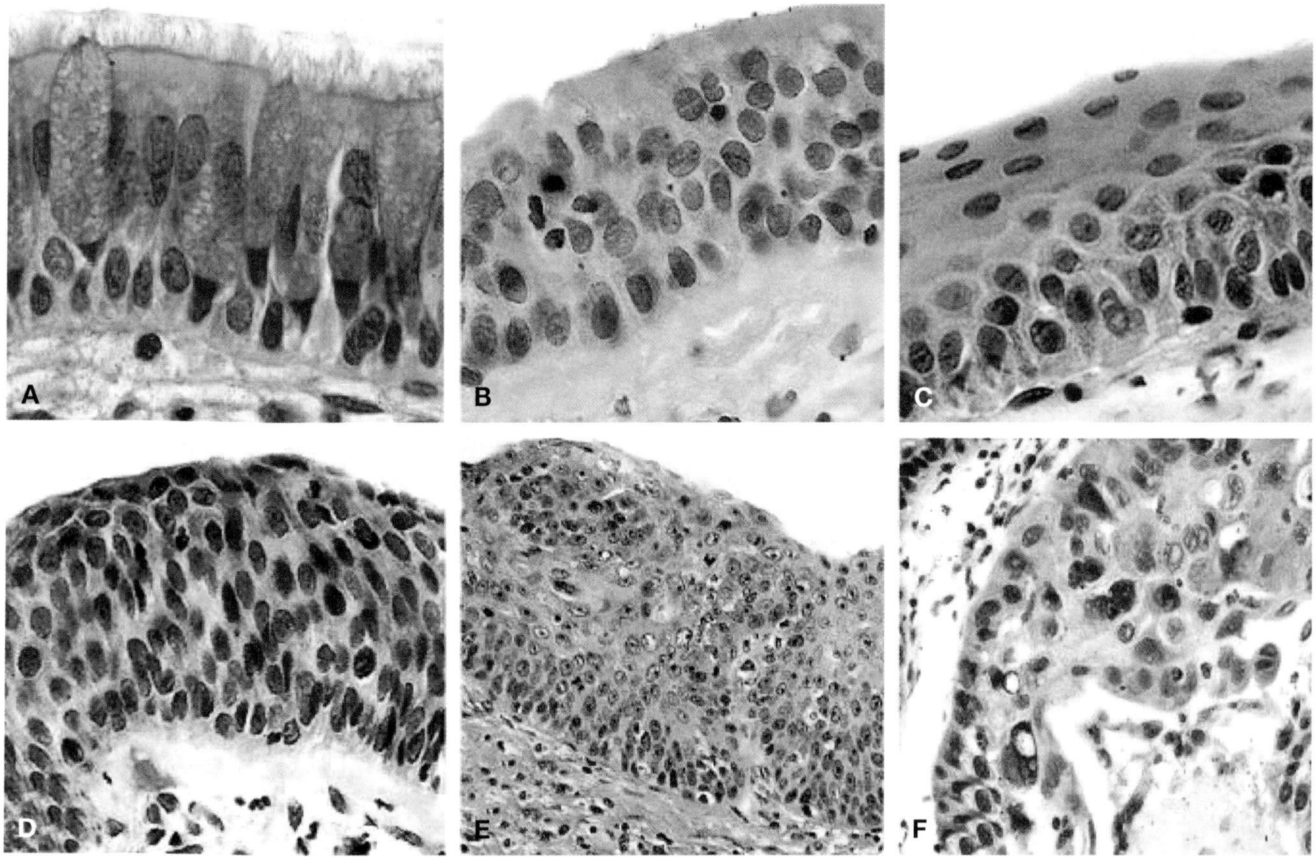

Figura 13-44

Las lesiones precursoras de los carcinomas epidermoides pueden preceder a la aparición del tumor invasivo en varios años. Algunos de los cambios más tempranos (y «leves») del epitelio respiratorio lesionado por el tabaco incluyen hiperplasia de las células caliciformes **(A)**, hiperplasia de las células basales (células de reserva) **(B)** y metaplasia escamosa **(C)**. Otras alteraciones más ominosas incluyen la aparición de displasia escamosa **(D)**, que se caracteriza por la presencia de un epitelio escamoso alterado con pérdida de la polaridad nuclear, hipercromasia nuclear, pleomorfismo y figuras mitóticas. A su vez, la displasia escamosa puede progresar por las fases de displasia leve, moderada y grave. El carcinoma *in situ* (CIS) **(E)** es la fase que precede inmediatamente al carcinoma escamoso invasivo **(F)**, y aparte de la ausencia de rotura de la membrana basal en el CIS, las características citológicas son similares a las del carcinoma desarrollado. Salvo que se trate, el CIS progresará finalmente hasta un cáncer invasivo. (**A-E**, cortesía del doctor Adi Gazdar, Department of Pathology, University of Texas, Southwestern Medical School, Dallas. **F**, reproducida con autorización de Travis WD, et al [eds.]: World Health Organization Histological Typing of Lung and Pleural Tumors. Heidelberg, Springer, 1999.)

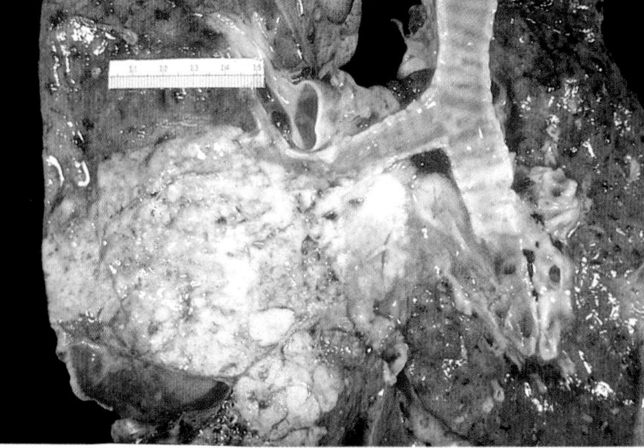

Figura 13-45

Los carcinomas escamosos habitualmente comienzan como masas centrales (hiliares) y crecen por contigüidad hacia el parénquima periférico. No es infrecuente que los carcinomas escamosos experimenten necrosis cavitaria durante su extensión intrapulmonar.

miento se ha denominado «lepídico», en alusión a que las células neoplásicas recuerdan a mariposas apoyadas sobre una valla). Por definición, los CBA no producen destrucción de la arquitectura alveolar, ni invasión del estroma con desmoplasia, características que justificarían su clasificación como adenocarcinomas francos. Los dos subtipos de CBA son mucinoso y no mucinoso; el primero está formado por células columnares altas con mucina citoplásmica e intraalveolar prominente. De forma análoga a la secuencia de adenoma-carcinoma en el colon, se ha propuesto que algunos carcinomas invasivos del pulmón se pueden originar mediante una **secuencia de hiperplasia adenomatosa atípica-carcinoma bronquioloalveolar-adenocarcinoma invasivo**. Sin embargo, es importante señalar que no todos los adenocarcinomas se originan de esta forma, ni todos los CBA se hacen invasivos si no se tratan. Mientras que desde hace tiempo se conocen los tipos celulares que dan lugar a los carcinomas escamosos (células escamosas metaplásicas en los bronquios principales) y de células pequeñas (células neuroendocrinas nativas, *v. más adelante*) pulmonares de localización central, la «célula de origen» de los adenocarcinomas periféricos no ha estado clara hasta hace poco

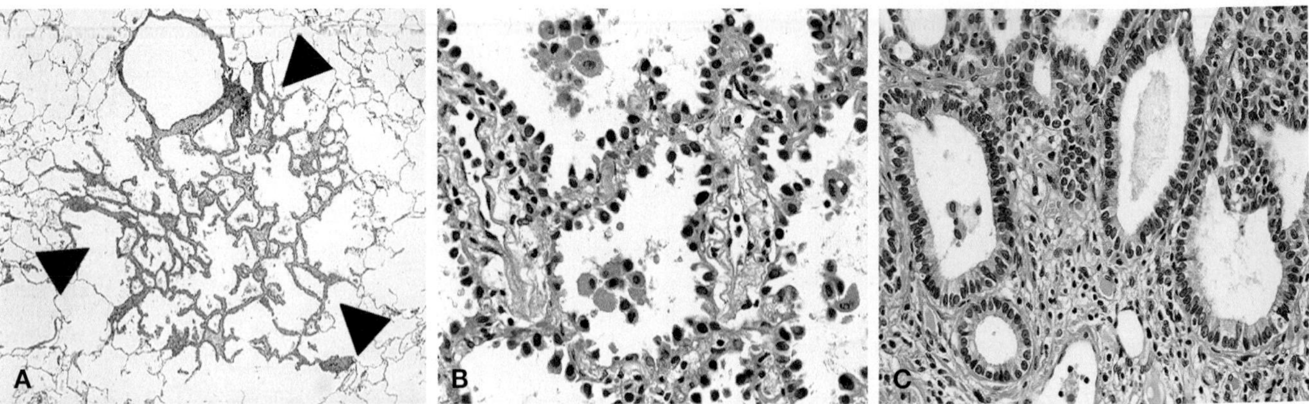

Figura 13-46

Lesiones glandulares del pulmón. **A**, la posible lesión precursora de los adenocarcinomas invasivos se conoce como hiperplasia adenomatosa atípica (*puntas de flecha*), que se manifiesta típicamente como nódulos multifocales. **B**, los carcinomas bronquioloalveolares son una variante del adenocarcinoma que crece a lo largo de las estructuras existentes y no muestra invasión del estroma, vascular ni pleural. **C**, adenocarcinoma invasivo con invasión del estroma y desmoplasia. (**A** y **B**, de Travis WD, et al [eds.]: World Health Organization Histological Typing of Lung and Pleural Tumors. Heidelberg, Springer, 1999. **C**, cortesía del doctor Adi Gazdar, Department of Pathology, University of Texas Southwestern Medical School, Dallas, Texas.)

tiempo. Estudios de modelos de lesión pulmonar en ratones han identificado actualmente una población de células multipotentes en la unión de los conductos bronquioloalveolares, denominadas **células madre bronquioloalveolares** (CMBA). Después de una lesión pulmonar periférica, las CMBA multipotentes experimentan expansión, reponiendo los tipos celulares normales (células de Clara bronquiolares y células alveolares) que se encuentran en esta localización, facilitando de esta forma la regeneración epitelial. Se ha propuesto que en las CMBA se produce el episodio oncógeno inicial (p. ej., una mutación somática de *K-RAS*) que permite que estas células escapen a los mecanismos de «control» normales y produzcan adenocarcinomas pulmonares.

Los **carcinomas de células grandes** son tumores epiteliales malignos indiferenciados que carecen de las características histológicas del carcinoma de células pequeñas y de diferenciación glandular o escamosa. Las células típicamente tienen núcleos grandes, nucléolos prominentes y una cantidad moderada de citoplasma. Los carcinomas de células grandes probablemente representan carcinomas escamosos o adenocarcinomas que están tan indiferenciados que ya no pueden reconocerse mediante microscopía óptica. Sin embargo, ultraestructuralmente es frecuente una diferenciación glandular o escamosa mínima.

Los **carcinomas de pulmón de células pequeñas** generalmente aparecen como **masas de localización central** de color gris pálido, con extensión hacia el parénquima pulmonar y afectación temprana de los ganglios hiliares y mediastínicos. Estos cánceres están formados por células tumorales de forma redonda a fusiforme, citoplasma escaso y cromatina finamente granular. Con frecuencia se observan figuras mitóticas (Fig. 13-47A). A pesar de la denominación de «pequeñas», las células neoplásicas habitualmente tienen el doble de tamaño que los linfocitos en reposo. De forma invariable hay necrosis, que puede ser extensa. Las células tumorales son muy frágiles y con frecuencia muestran fragmentación y «artefacto de aplastamiento» en las muestras de biopsia pequeñas. Otra característica de los carcinomas microcíticos, que se aprecia mejor en las muestras citológicas, es el amoldamiento nuclear por la estrecha posición de las células tumorales que tienen un citoplasma escaso (Fig. 13-47B). Estos tumores proceden de células neuroendocrinas del pulmón, y por lo tanto expresan diversos marcadores neuroendocrinos (v. Tabla 13-9) además

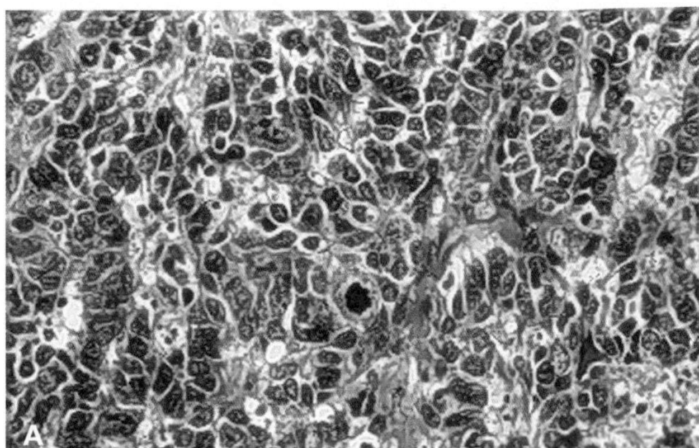

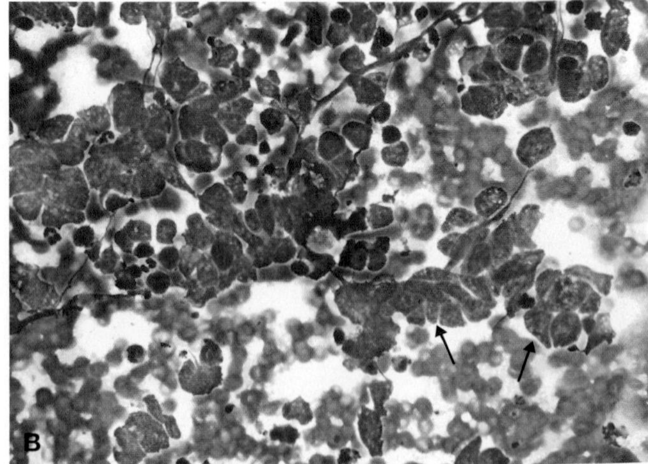

Figura 13-47

Carcinoma de células pequeñas. **A**, nidos y cordones de células redondas a poligonales con citoplasma escaso, cromatina granular y nucléolos poco evidentes. Obsérvese una figura mitótica en el centro. **B**, preparación citológica de un caso de carcinoma de células pequeñas que muestra el «amoldamiento» de células adyacentes (*flechas*). Ésta es una característica útil en las muestras del lavado broncoalveolar y en las piezas de aspiración con aguja fina para el diagnóstico de carcinoma de células pequeñas.

de multitud de hormonas polipeptídicas que pueden producir síndromes paraneoplásicos (v. más adelante).

Los **patrones combinados** no necesitan ningún comentario adicional, aunque se debe señalar que una minoría significativa de carcinomas broncógenos muestra más de una línea de diferenciación, a veces varias (v. Tabla 13-8), lo que indica que todos proceden de una célula progenitora multipotencial.

Para todas estas neoplasias se puede seguir la afectación de cadenas sucesivas de ganglios alrededor de la carina, en el mediastino y en las regiones del cuello (ganglios escalenos) y supraclavicular, y, antes o después, metástasis a distancia. La afectación del ganglio supraclavicular izquierdo (ganglio de Virchow) es particularmente característica y a veces llama la atención sobre la existencia de un tumor primario oculto. Estos cánceres, cuando están avanzados, con frecuencia se extienden hacia los espacios pericárdico o pleural, produciendo inflamación y derrames. Pueden comprimir o infiltrar la vena cava superior para producir congestión venosa o un síndrome de la vena cava totalmente desarrollado (Capítulo 10). Las neoplasias apicales pueden invadir el plexo braquial o el plexo simpático cervical y producir dolor intenso en la distribución del nervio cubital o causar el síndrome de Horner (enoftalmos homolateral, ptosis, miosis y anhidrosis). Estas neoplasias apicales a veces se denominan **tumores de Pancoast**, y la combinación de hallazgos clínicos se conoce como síndrome de Pancoast. El tumor de Pancoast con frecuencia se acompaña de destrucción de la primera y segunda costillas y a veces de las vértebras torácicas. Al igual que para otros cánceres, se han establecido categorías de tumor-ganglios-metástasis (TNM) que indican el tamaño y la propagación de la neoplasia primaria.

Evolución clínica. Los carcinomas de pulmón son lesiones silentes e insidiosas que la mayoría de las veces se propagan hasta ser irresecables antes de producir síntomas. En algunos casos, la tos y expectoración crónicas llaman la atención sobre una enfermedad resecable y todavía localizada. Cuando aparece la disfonía, el dolor torácico, el síndrome de la vena cava superior, el derrame pericárdico pleural o una atelectasia o neumonitis segmentaria persistente, el pronóstico es sombrío. Con demasiada frecuencia el tumor se manifiesta con síntomas debidos a su propagación metastásica al encéfalo (cambios mentales o neurológicos), al hígado (hepatomegalia) o a los huesos (dolor). Aunque las suprarrenales pueden estar casi obliteradas por la enfermedad metastásica, la insuficiencia suprarrenal (enfermedad de Addison) es infrecuente porque habitualmente persisten islas de células corticales suficientes para mantener la función suprarrenal.

En conjunto, los CPNCP tienen mejor pronóstico que los CPCP. Cuando los CPNCP (carcinomas escamosos o adenocarcinomas) se detectan antes de la extensión metastásica o local, es posible la curación mediante lobectomía o neumonectomía. Por otro lado, los CPCP invariablemente se han extendido en el momento en el que se detectan por primera vez, aun cuando el tumor primario parezca pequeño y localizado. Por lo tanto, la resección quirúrgica no es un tratamiento viable. Son muy sensibles a la quimioterapia pero invariablemente recidivan. La mediana de la supervivencia incluso con tratamiento es de 1 año.

En general, se ha estimado que del 3 al 10% de todos los pacientes con cáncer de pulmón presenta *síndromes paraneoplásicos* clínicamente evidentes, entre los que se incluyen: 1) hipercalcemia producida por la secreción de un péptido relacionado con la hormona paratiroidea (las lesiones osteolíticas también pueden producir hipercalcemia, aunque esto no sería un síndrome paraneoplásico [Capítulo 6]); 2) síndrome de Cushing (por un aumento de la producción de hormona adrenocorticotropa); 3) síndrome de secreción inadecuada de hormona antidiurética; 4) síndromes neuromusculares, como síndrome miasténico, neuropatía periférica y polimiositis; 5) acropaquia y osteoartropatía pulmonar hipertrófica, y 6) manifestaciones hematológicas como tromboflebitis migratoria, endocarditis no bacteriana y coagulación intravascular diseminada. También se ha documentado mediante diversos análisis la secreción de calcitonina y de otras hormonas ectópicas, aunque estos productos habitualmente no producen síntomas diferenciados. La hipercalcemia se encuentra, la mayoría de las veces, en las neoplasias escamosas, y los síndromes hematológicos en los adenocarcinomas. Los demás síndromes son mucho más frecuentes en las neoplasias de células pequeñas, aunque abundan las excepciones.

RESUMEN

Carcinomas pulmonares

- Los cuatro subtipos histológicos principales son adenocarcinoma (más frecuente), carcinoma escamoso, carcinoma de células grandes y carcinoma de células pequeñas (CPCP). En conjunto, los tres primeros se denominan cáncer de pulmón no de células pequeñas (CPNCP).
- Los CPCP y los CPNCP son diferentes clínica y genéticamente. Los CPCP se tratan mediante quimioterapia porque todos son metastásicos en el momento del diagnóstico. Por el contrario, los CPNCP se pueden curar mediante cirugía (si están limitados al pulmón).
- El tabaquismo es el factor de riesgo más importante de cáncer de pulmón; los adenocarcinomas son los cánceres más frecuentes que aparecen en mujeres y en no fumadores.
- Las lesiones precursoras incluyen displasia escamosa (para el cáncer escamoso) e hiperplasia adenomatosa atípica (para algunos adenocarcinomas).
- Los carcinomas bronquioloalveolares son un subtipo de adenocarcinomas que se caracteriza por ausencia de invasión del estroma y crecimiento a lo largo de las estructuras preexistentes.
- Los cánceres pulmonares, particularmente los CPCP, pueden producir *síndromes paraneoplásicos*.

Carcinoides bronquiales

Se piensa que los carcinoides bronquiales se originan en las células de Kulchitsky (células neuroendocrinas) que recubren la mucosa bronquial y son similares a los carcinoides intestinales (Capítulo 15). Las células neoplásicas contienen en su citoplasma gránulos neurosecretores de núcleo denso y raras veces secretan polipéptidos activos hormonalmente. Ocasionalmente, aparecen como parte del síndrome de neoplasia endocrina múltiple (Capítulo 20). Los carcinoides bronquiales aparecen a una edad temprana (media de 40 años) y representan, aproximadamente, el 5% de todas las neoplasias pulmonares. En un feliz contraste con su equivalente neuroendocrino más ominoso, los carcinomas microcíticos, los carcinoides con frecuencia son resecables y curables.

Morfología

La mayoría de los carcinoides bronquiales se origina en los bronquios principales y crece según uno de dos patrones: 1) una masa intraluminal esférica polipoidea obstructiva (Fig. 13-48A), o 2) una placa mucosa que penetra en la pared bronquial para extenderse por el tejido peribronquial, la denominada lesión en botón de camisa. Incluso estas lesiones penetrantes se introducen en la sustancia pulmonar siguiendo un frente amplio y, por lo tanto, están razonablemente bien delimitadas. Aunque entre el 5 y el 15% de estos tumores ha metastatizado a los ganglios hiliares en el momento del diagnóstico, las metástasis a distancia son infrecuentes. Histológicamente, estas neoplasias, al igual que sus homólogos del intestino, están formadas por nidos de células uniformes que tienen núcleos redondos regulares con cromatina en «sal y pimienta», mitosis ausentes o infrecuentes y poco pleomorfismo (Fig. 13-48B). Algunos tumores muestran un elevado índice mitótico, elevada variabilidad histológica y necrosis focal, características que justifican la denominación de **carcinoide atípico**. Estos últimos tumores tienen una mayor incidencia de metástasis en los ganglios linfáticos y a distancia que los carcinoides «típicos», y es comprensible que los pacientes con carcinoides atípicos tengan peor evolución a largo plazo. Al contrario que los carcinoides típicos, el subconjunto atípico muestra mutaciones de *p53* en el 20 al 40% de los casos. **Se puede considerar que el carcinoide típico, el carcinoide atípico y el carcinoma de células pequeñas representan un espectro continuo de agresividad histológica y potencial maligno crecientes dentro del espectro de las neoplasias neuroendocrinas pulmonares.**

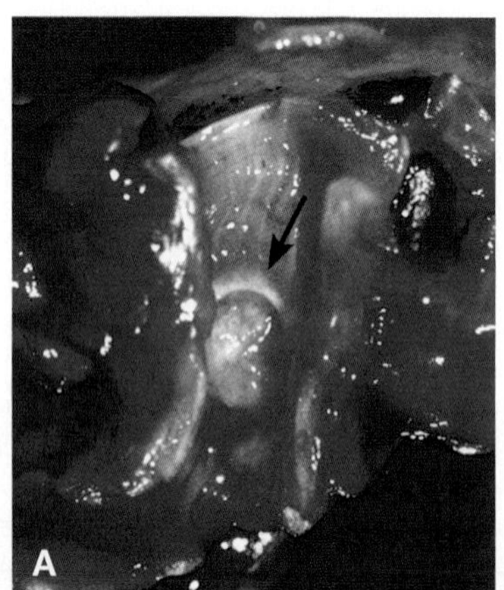

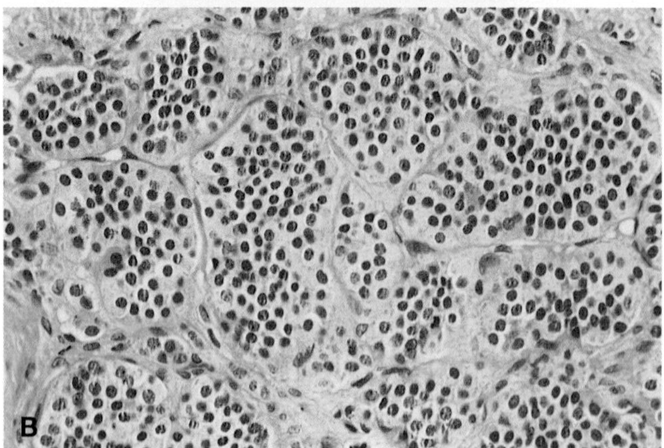

Figura 13-48

A, carcinoide bronquial que crece como una masa esférica pálida (*flecha*) que protruye hacia la luz del bronquio. **B**, aspecto histológico de un carcinoide bronquial que muestra células pequeñas, redondeadas y uniformes.

La mayoría de los carcinoides bronquiales se manifiesta con hallazgos relacionados con su crecimiento intraluminal (es decir, producen tos, hemoptisis e infecciones bronquiales y pulmonares recurrentes). Algunos son asintomáticos y se descubren casualmente en radiografías de tórax. Sólo raras veces inducen el *síndrome carcinoide*, que se caracteriza por episodios intermitentes de diarrea, enrojecimiento y cianosis. Las tasas descritas de supervivencia a los 10 años para los carcinoides típicos son superiores al 85%, mientras que disminuyen hasta el 56 y el 35%, respectivamente, para los carcinoides atípicos. Sólo el 5% de los pacientes con el tumor pulmonar neuroendocrino más agresivo, el CPCP, está vivo a los 10 años.

LESIONES PLEURALES

La afectación patológica de la pleura es, con escasas excepciones, una complicación secundaria de alguna enfermedad pulmonar subyacente. Las infecciones secundarias y las adherencias pleurales son hallazgos particularmente frecuentes en la autopsia. Los principales trastornos primarios incluyen: 1) infecciones bacterianas intrapleurales primarias, y 2) una neoplasia primaria de la pleura conocida como *mesotelioma*.

Derrame pleural y pleuritis

El derrame pleural, que es la presencia de líquido en el espacio pleural, puede ser un trasudado o un exudado. Un derrame pleural que es un trasudado se denomina *hidrotórax*. El hidrotórax por ICC probablemente sea la causa más frecuente de líquido en la cavidad pleural. Un exudado, que se caracteriza por un contenido en proteínas > 2,9 g/dl y, con frecuencia, células inflamatorias, indica pleuritis. Las cuatro causas principales de *exudado pleural* son: 1) invasión microbiana por extensión directa de una infección pulmonar o por siembra hematógena (*pleuritis supurativa* o *empiema*); 2) cáncer (carcinoma broncógeno, neoplasias metastásicas en el pulmón o en la superficie pleural, mesotelioma); 3) infarto pulmonar, y 4) pleuritis vírica. Otras causas menos frecuentes de derrame pleural exudativo son el lupus eritematoso sistémico, la artritis reumatoide, la uremia y la cirugía torácica previa. Se debe sospechar un cáncer como causa subyacente a un derrame exudativo en cualquier paciente mayor de 40 años de edad, particularmente cuando no haya enfermedad febril, ni dolor, y el resultado de la prueba tuberculínica sea negativo. Estos derrames característicamente son grandes y, con frecuencia, hemorrágicos (*pleuritis hemorrágica*). El estudio citológico puede mostrar células malignas e inflamatorias.

Sea cual sea la causa, los trasudados y los exudados serosos habitualmente se reabsorben sin efectos residuales si se controla la causa precipitante o si ésta desaparece. Por el contrario, los derrames fibrinosos, hemorrágicos y supurativos pueden producir organización fibrosa, que da lugar a adherencias o engrosamiento pleural difuso y, a veces, calcificaciones de mínimas a masivas.

Neumotórax, hemotórax y quilotórax

Neumotórax se refiere a la presencia de aire o de otro gas en el espacio pleural. Puede aparecer en adultos jóvenes aparentemente sanos, habitualmente varones, sin una neumopatía conocida (neumotórax espontáneo), o como consecuencia de un trastorno torácico pulmonar (neumotórax secundario), como el enfisema o una fractura costal. El neumotórax secundario se produce por la rotura de cualquier lesión pulmonar situada cerca de la superficie pleural, lo que permite que el aire inspirado acceda a la cavidad pleural. Estas lesiones pulmonares incluyen enfisema, absceso pulmonar, tuberculosis, carcinoma y otros muchos procesos menos frecuentes. El soporte ventilatorio mecánico con presión elevada puede producir también un neumotórax secundario.

El neumotórax puede tener varias posibles complicaciones. Una fuga con mecanismo valvular puede crear un neumotórax a tensión que desplaza el mediastino. Se puede producir deterioro de la circulación pulmonar e incluso puede ser mortal. Si la fuga se sella y el pulmón no se expande en pocas semanas (espontáneamente o por una intervención médica o quirúrgica), se puede producir tanta cicatrización que nunca se podrá reexpandir totalmente. En estos casos, se acumula líquido seroso en la cavidad pleural y crea un hidroneumotórax. Con el colapso prolongado, el pulmón se hace vulnerable a la infección, al igual que la cavidad pleural cuando persiste la comunicación entre la cavidad y el pulmón. Por lo tanto, el empiema es una complicación importante del neumotórax (pioneumotórax). El neumotórax secundario tiende a ser recurrente si persiste la enfermedad predisponente. Lo que está peor reconocido es que el neumotórax simple también es recurrente.

El *hemotórax*, que es la acumulación de sangre completa (al contrario que el derrame hemorrágico) en la cavidad pleural, es una complicación de la rotura de un aneurisma de la aorta intratorácica que casi siempre es mortal. En el hemotórax, al contrario que en los derrames pleurales hemorrágicos, la sangre se coagula dentro de la cavidad pleural.

El *quilotórax* es una acumulación pleural de líquido linfático lechoso que contiene microglóbulos de lípidos. El volumen total del líquido puede no ser grande, pero el quilotórax casi siempre es importante porque implica la obstrucción de los conductos linfáticos principales, habitualmente por un cáncer intratorácico (p. ej., una neoplasia mediastínica primaria o secundaria, como un linfoma).

Mesotelioma

El mesotelioma es el infrecuente cáncer de las células mesoteliales, que suele originarse en la pleura parietal o visceral, aunque también aparece, con mucha menos frecuencia, en el peritoneo y el pericardio. Ha adquirido mucha importancia porque se relaciona con la exposición ocupacional al amianto en el aire. Aproximadamente, el 50% de los pacientes con este cáncer tiene antecedentes de exposición al amianto. Los que trabajan directamente con el amianto (en astilleros, minas o con aislantes) tienen mayor riesgo, aunque han aparecido mesoteliomas en personas cuya única exposición era vivir cerca de una fábrica que trabaja con amianto o ser familiar de un trabajador del amianto. El período de latencia para la aparición de un mesotelioma maligno es prolongado, con frecuencia de 25 a 40 años después de la exposición inicial al amianto, lo que indica que son necesarios múltiples fenómenos genéticos somáticos para la conversión tumorígena de una célula mesotelial. Como se ha señalado antes, *la combinación de tabaquismo y exposición al amianto aumenta mucho el riesgo de carcinoma broncógeno, pero no incrementa el riesgo de presentar mesotelioma.*

Morfología

Los mesoteliomas con frecuencia están precedidos por *fibrosis pleural extensa y formación de placas extensas*, que se observan fácilmente en cortes de tomografía computarizada. Estos tumores comienzan en una zona localizada y con el paso del tiempo se extienden mucho, por crecimiento directo o por siembra difusa de las superficies pleurales. En la autopsia, el pulmón afectado *está típicamente recubierto por una capa de tumor firme, de color amarillo-blanquecino y a veces gelatinosa* que oblitera el espacio pleural (Fig. 13-49). Las metástasis a distancia son infrecuentes. La neoplasia puede invadir directamente la pared torácica o el tejido pulmonar subpleural. Las células mesoteliales normales son bifásicas, y dan lugar a las células de revestimiento pleural, así como al tejido fibroso subyacente. Por lo tanto, histológicamente, los mesoteliomas siguen uno de los siguientes tres patrones: 1) **epitelial**, en el que células cuboideas tapizan espacios tubulares y microquísticos, hacia los cuales se proyectan pequeños brotes capilares; éste es el patrón más frecuente y también el que tiene mayor probabilidad de ser confundido con un adenocarcinoma pulmonar; 2) **sarcomatoideo**, en el que células fusiformes y a veces de aspecto fibroblástico crecen en láminas mal definidas, y 3) **bifásico**, que tiene zonas sarcomatoideas y epitelioides.

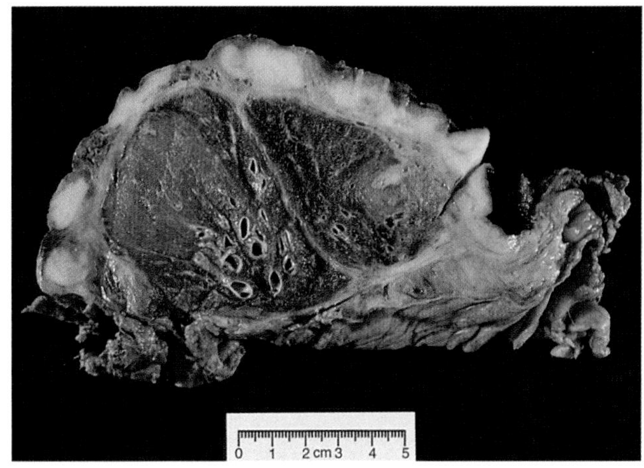

Figura 13-49

Mesotelioma. Obsérvese el tumor pleural grueso, firme y blanco que recubre este pulmón cortado.

La base de la carcinogenia del amianto sigue siendo un misterio. El amianto no se elimina ni se metaboliza en el pulmón y, por lo tanto, las fibras permanecen en el cuerpo durante toda la vida. Por ello, durante toda la vida después de la exposición hay un riesgo que no disminuye con el tiempo (al contrario del tabaquismo, en el que el riesgo se reduce después del abandono). Se ha propuesto que las fibras de amianto se acumulan preferentemente cerca de la capa de células mesoteliales, donde generan especies de oxígeno reactivas que producen lesión del ADN y mutaciones potencialmente oncógenas. En los mesoteliomas malignos se han observado mutaciones somáticas de dos genes supresores tumorales (*p16/CDKN2A* en el cromosoma 9p21 y *NF2* en el cromosoma 22q12). Trabajos recientes han demostrado la presencia de secuencias del ADN vírico del virus de los simios 40 en el 60 al 80% de los mesoteliomas malignos pequeños y una menor proporción de los casos peritoneales. El antígeno T del virus de los simios 40 es un potente carcinógeno que se une a varios reguladores esenciales de la proliferación, como p53 y RB, y los inactiva. No todos los autores están convencidos de que esta asociación sea causal y actualmente la interacción entre el amianto y el virus de los simios 40 en la patogenia del mesotelioma es un área de investigación activa.

LESIONES DE LAS VÍAS RESPIRATORIAS ALTAS

Infecciones agudas

Las infecciones agudas de las vías respiratorias altas se encuentran entre las enfermedades más frecuentes de los seres humanos, y la mayoría de las veces se manifiestan como «catarro común». Las características clínicas son bien conocidas por todos: congestión nasal acompañada de secreción acuosa; estornudos; garganta seca, rasposa y dolorida; y un ligero aumento de la temperatura, que es más pronunciado en niños pequeños. Los patógenos más frecuentes son los rinovirus, aunque se han observado coronavirus, virus sincitial respiratorio, virus de la parainfluenza y virus gripal, adenovirus, enterovirus y, a veces, incluso estreptococos β-hemolíticos del grupo A. En un número significativo de casos (aproximadamente, el 40%) no se puede determinar la causa; tal vez se descubran nuevos virus. La mayor parte de estas infecciones se produce en otoño e invierno y son agudas (habitualmente duran 1 semana o menos). En una pequeña proporción de casos, el catarro se puede complicar por la aparición de una otitis media o una sinusitis de causa bacteriana.

Además del catarro común, las infecciones del aparato respiratorio superior se pueden manifestar como síntomas y signos localizados en la faringe, la epiglotitis o la laringe. La *faringitis aguda*, que se manifiesta por dolor de garganta, puede estar producida por muchos gérmenes. La faringitis leve con hallazgos físicos mínimos acompaña con frecuencia al catarro y es la forma más frecuente de faringitis. Se producen formas más graves con amigdalitis, asociadas a una marcada hiperemia y exudados, en las infecciones por estreptococos β-hemolíticos y adenovirus. Es importante reconocer y tratar precozmente la amigdalitis estreptocócica, debido a su capacidad de producir abscesos periamigdalinos («angina») y glomerulonefritis postestreptocócica y fiebre reumática aguda. El virus Coxsakie A puede producir vesículas y úlceras faríngeas (herpangina). La mononucleosis infecciosa, producida por el virus de Epstein-Barr (VEB), es una causa importante de faringitis y recibe el nombre de «enfermedad del beso», que refleja el modo habitual de transmisión en personas no expuestas previamente.

La *epiglotitis bacteriana* aguda es un síndrome predominante en niños pequeños que tienen una infección de la epiglotis por *H. influenzae*, en la que el dolor y la obstrucción de las vías aéreas son los principales hallazgos. El inicio es súbito. El hecho de no determinar la necesidad de mantener una vía aérea abierta en un niño con esta enfermedad puede ser mortal. La aparición de la vacunación contra *H. influenzae* ha reducido mucho la incidencia de esta enfermedad.

La *laringitis aguda* puede estar producida por la inhalación de irritantes o por reacciones alérgicas. También puede estar causada por los gérmenes que producen el catarro común y habitualmente afectan a la faringe y a las vías aéreas nasales además de a la laringe. Se deben mencionar brevemente dos formas infrecuentes pero importantes de laringitis: *tuberculosa* y *diftérica*. La primera es, casi siempre, la consecuencia de una tuberculosis activa prolongada, durante la cual se expectora esputo infectado. Afortunadamente, la laringitis diftérica es poco frecuente por la inmunización generalizada de los niños pequeños frente a la toxina diftérica. Después de su inhalación, *Corynebacterium diphteriae* se implanta en la mucosa de las vías aéreas superiores y elabora una potente exotoxina que produce necrosis del epitelio de la mucosa, acompañada de un exudado fibrinopurulento denso que crea la clásica seudomembrana superficial de color gris sucio de la difteria. Los principales riesgos de esta infección son el desprendimiento y aspiración de la seudomembrana (que produce obstrucción de las vías aéreas principales) y la absorción de las exotoxinas bacterianas (que causa miocarditis, neuropatía periférica o lesión de otros tejidos).

En los niños el virus de la parainfluenza es la causa más frecuente de laringotraqueobronquitis, conocida en inglés como *croup*, aunque otros gérmenes, como el virus sincitial respiratorio, también pueden producir esta enfermedad. Aunque es autolimitada, la laringotraqueobronquitis puede producir un aterrador estridor inspiratorio y una tos seca y persistente. En algunos casos, la reacción inflamatoria laríngea puede estrechar las vías aéreas lo suficiente como para producir insuficiencia respiratoria. Las infecciones víricas del aparato respiratorio superior predisponen al paciente a la infección bacteriana secundaria, particularmente por estafilococos, estreptococos y *H. influenzae*.

Carcinoma nasofaríngeo

Esta infrecuente neoplasia debe describirse por: 1) su intensa asociación epidemiológica con el VEB, y 2) la elevada frecuencia de esta forma de cáncer en los chinos, lo que plantea la posibilidad de una oncogenia vírica sobre un trasfondo de susceptibilidad genética. El VEB infecta al paciente replicándose, primero, en el epitelio nasofaríngeo y, después, infectando a los linfocitos B de las amígdalas próximas. En algunas personas esto produce transformación de las células epiteliales. Al contrario de lo que ocurre en el linfoma de Burkitt (Capítulo 12), otro tumor asociado al VEB, el genoma del VEB se encuentra en prácticamente todos los carcinomas nasofaríngeos, incluyendo los que aparecen fuera de las zonas endémicas de Asia.

Las tres variantes histológicas son carcinoma escamoso queratinizante, carcinoma escamoso no queratinizante y carcinoma indiferenciado; este último es el más frecuente y el que tiene una relación más estrecha con el VEB. La neoplasia indiferenciada se caracteriza por grandes células epiteliales que tienen límites celulares indefinidos (crecimiento «sincitial») y nucléolos eosinófilos prominentes. Se debe recordar que en la mononucleosis infecciosa el VEB infecta directamente los linfocitos B, después de lo cual una marcada proliferación de linfocitos T reactivos produce linfocitosis atípica, que se observa en la sangre periférica, y aumento del tamaño de los ganglios linfáticos (Capítulo 12). De forma similar, en los carcinomas nasofaríngeos con frecuencia se puede ver una marcada infiltración de linfocitos maduros. Por lo tanto, estas neoplasias se denominan «linfoepiteliomas», un término erróneo porque los linfocitos no forman parte del proceso neoplásico, y los tumores no son benignos. La presencia de células neoplásicas grandes sobre un fondo de linfocitos reactivos puede producir un aspecto similar al de los linfomas no hodgkinianos, y pueden ser necesarias tinciones inmunohistoquímicas para demostrar la naturaleza epitelial de las células malignas. Los carcinomas nasofaríngeos producen invasión local, se extienden hasta los ganglios linfáticos cervicales y después metastatizan hacia localizaciones distantes. Tienden a ser radiosensibles, y se han descrito tasas de supervivencia a los 5 años del 50% incluso en cánceres avanzados.

Tumores laríngeos

En la laringe se pueden producir diversas lesiones no neoplásicas, neoplasias benignas y malignas de origen epitelial escamoso y mesenquimatoso, aunque sólo los nódulos de las cuerdas vocales, los papilomas y los carcinomas escamosos son suficientemente frecuentes como para justificar un comentario. En todas estas enfermedades el síntoma inicial más frecuente es la disfonía.

Lesiones no malignas

Los *nódulos de las cuerdas vocales* («pólipos») son protrusiones hemisféricas lisas (habitualmente de menos de 0,5 cm de diámetro) localizadas, la mayoría de las veces, en las cuerdas vocales verdaderas. Los nódulos están formados por tejido fibroso y recubiertos por una mucosa escamosa estratificada que habitualmente está intacta, aunque se puede ulcerar por el traumatismo de contacto con la otra cuerda vocal. Estas lesiones aparecen, principalmente, en fumadores intensos y en cantantes (nódulos de los cantantes), lo que indica que se deben a irritación crónica o abuso crónico.

El *papiloma laríngeo* o *papiloma escamoso* de la laringe es una neoplasia benigna, habitualmente de las cuerdas vocales verdaderas, que forma una excrecencia blanda similar a una frambuesa, raras veces mayor de 1 cm de diámetro. Histológicamente, está formado por múltiples proyecciones digitiformes delgadas apoyadas en ejes fibrovasculares centrales y recubiertas por un epitelio escamoso estratificado típico y ordenado. Cuando el papiloma está en el borde libre de la cuerda vocal, el traumatismo puede producir ulceración, que se puede acompañar de hemoptisis.

Los papilomas habitualmente son únicos en adultos, aunque con frecuencia son múltiples en niños, en los que se denominan *papilomatosis respiratoria recurrente* (PRR), porque típicamente tienden a recurrir después de su resección. Estas lesiones están producidas por el virus del papiloma humano (VPH) de los tipos 6 y 11, no se malignizan y con frecuencia regresan espontáneamente en la pubertad. La transformación cancerosa es infrecuente. Se piensa que la causa más probable de su aparición en niños es la transmisión vertical por una madre infectada durante el parto. Por lo tanto, la reciente disponibilidad de la vacuna frente al VPH que puede proteger a las mujeres del grupo de edad fértil contra los tipos 6 y 11 proporciona una oportunidad eficaz para la prevención de la PRR en niños.

Carcinoma de laringe

El carcinoma de laringe representa sólo el 2% de todos los cánceres. Aparece, la mayoría de las veces, después de los 40 años de edad y es más frecuente en varones (7:1) que en mujeres. Las influencias ambientales son muy importantes en su génesis; casi todos los casos aparecen en fumadores, y el alcohol y la exposición al amianto pueden también ser importantes.

Aproximadamente, el 95% de los carcinomas de laringe son lesiones escamosas típicas. Raras veces se observan adenocarcinomas, que probablemente se originen en las glándulas mucosas. El tumor aparece directamente en las cuerdas vocales (tumores glóticos) en el 60 al 75% de los casos, aunque puede aparecer por encima de las cuerdas (supraglóticos; del 25 al 40% de los casos) o por debajo de éstas (subglóticos; menos del 5%). Los principales factores etiológicos asociados a los carcinomas escamosos de laringe incluyen, sobre todo, el tabaco, aunque también el alcohol y la exposición previa a radiaciones. Se han detectado secuencias del VPH en una pequeña proporción de casos. Los carcinomas escamosos de la laringe siguen el patrón de crecimiento de todos los carcinomas escamosos. Comienzan como lesiones *in situ* que posteriormente aparecen como placas rugosas de color gris perlado en la superficie mucosa, que en último término producen ulceración y un aspecto fungoide (Fig. 13-50). Los tumores glóticos habitualmente son carcinomas escamosos queratinizantes, bien o moderadamente diferenciados, aunque también existen los mal diferenciados no queratinizantes. Como cabría esperar con lesiones causadas por la exposición recurrente a carcinógenos ambientales, la mucosa adyacente puede mostrar hiperplasia escamosa con focos de displasia, o incluso carcinoma *in situ*.

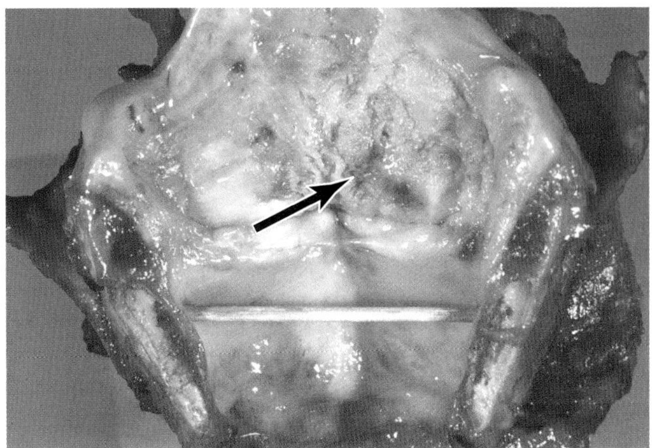

Figura 13-50

Carcinoma escamoso de laringe (*flecha*) que se origina en una localización supraglótica (por encima de la cuerda vocal verdadera).

El carcinoma de laringe se manifiesta, clínicamente, por disfonía persistente. La localización del tumor en la laringe tiene una influencia significativa sobre el pronóstico. Por ejemplo, aproximadamente el 90% de los tumores glóticos está confinado a la laringe en el momento del diagnóstico. Primero, como consecuencia de la interferencia con la movilidad de las cuerdas vocales, producen síntomas en fases tempranas de la evolución de la enfermedad; segundo, la región glótica tiene una vascularización linfática escasa, y es poco frecuente su extensión más allá de la laringe. Por el contrario, la laringe supraglótica es rica en espacios linfáticos, y casi un tercio de estos tumores metastatiza en los ganglios linfáticos regionales (cervicales). Los tumores subglóticos tienden a permanecer clínicamente latentes y habitualmente se manifiestan como enfermedad avanzada. Con cirugía, radioterapia o tratamientos combinados, se puede curar a muchos pacientes, aunque aproximadamente un tercio muere por la enfermedad. La causa habitual de la muerte es la infección de las vías respiratorias distales o la metástasis generalizada con caquexia.

BIBLIOGRAFÍA

American Thoracic Society/European Respiratory Society: International Multidisciplinary Consensus Classification of the Idiopathic Interstitial Pneumonias. Am J Respir Crit Care Med 165:277, 2002. *[La clasificación acreditada de las neumonías intersticiales de las dos principales sociedades neumológicas transatlánticas.]*

Barker A: Bronchiectasis. N Engl J Med 18:1383, 2002. *[Revisión clinicopatológica de las bronquiectasias.]*

Baughman RP, et al: Sarcoidosis. Lancet 361:1111, 2003. *[Reciente revisión de este tema, que incluye la importancia de los polimorfismos genéticos que determinan la susceptibilidad a la sarcoidosis, y las nuevas opciones terapéuticas.]*

Collard HR, King TE Jr: Demystifying idiopathic interstitial pneumonia. Arch Intern Med 163:17, 2003. *[Revisión de las características histopatológicas y clínicas que distinguen a las neumonías intersticiales, con un énfasis especial en la fibrosis pulmonar idiopática y en la importancia de distinguir este patrón de otras causas de fibrosis pulmonar.]*

Davies D, et al: Airway remodeling in asthma: new insights. J Allergy Clin Immunol 111:215, 2003. *[Revisión de los cambios estructurales implicados en la patogenia del asma, y la importancia de los polimorfismos de los genes candidatos que pueden conferir una posible susceptibilidad al remodelado de las vías aéreas y al asma.]*

Fan J, et al: Transcriptional mechanisms of acute lung injury. Am J Physiol Lung Cell Mol Physiol 281:L1037, 2001. *[Revisión que resume las vías transcripcionales que se activan en la lesión pulmonar aguda, con énfasis en la importancia fundamental de la señalización mediada por NFkB en este proceso.]*

Fraig M, et al: Respiratory bronchiolitis: a clinicopathologic study in current smokers, ex-smokers, and never-smokers. Am J Surg Pathol 26:647, 2002. *[Estudio que demuestra que la bronquiolitis respiratoria es un marcador fiable del tabaquismo que puede persistir durante muchos años después del abandono del tabaco.]*

Frieden TR, et al: Tuberculosis. Lancet 362:887, 2003. *[Revisión clínica de las tendencias mundiales de la tuberculosis, aparición de resistencia a múltiples fármacos y las medidas para la prevención primaria de esta enfermedad desde una perspectiva de salud pública.]*

Hogg JC: Pathophysiology of airflow limitation in chronic obstructive pulmonary disease. Lancet 364:709, 2004 *[Revisión exhaustiva sobre la patogenia de la EPOC, que pone de relieve la importancia de la inflamación y la agresión oxidativa en la inducción de la lesión pulmonar y la limitación al flujo aéreo.]*

Jeffery PK: Comparison of the structural and inflammatory features of COPD and asthma. Chest 117:S251, 2000. *[Comparación de las características histopatológicas de las dos enfermedades obstructivas de las vías aéreas, con una discusión adicional de los mecanismos patogénicos subyacentes.]*

Marik PE: Aspiration pneumonitis and aspiration pneumonia. N Engl J Med 344:665, 2001. *[Revisión del tema con orientación clínica.]*

Mutsaers SE, et al: Pathogenesis of pleural fibrosis. Respirology 9:428, 2004. *[Revisión de las bases etiológicas de la fibrosis pleural, y de los tipos celulares que participan en este proceso.]*

Peiris JS, et al: The severe acute respiratory syndrome. N Engl J Med 349:2431, 2003. *[Resumen de la definición actual, la epidemiología, la anatomía patológica y las características clínicas del SDRA.]*

Rabinovitch M: Pathobiology of Pulmonary Hypertension. Annual Review of Pathology: Mechanisms of Disease, Vol. 2:369, 2007. *[Conceptos actuales en la génesis de la hipertensión pulmonar.]*

Rimal B, et al: Basic pathogenetic mechanisms in silicosis: current understanding. Curr Opin Pulm Med 11:169; 2005 *[Revisión sobre cómo la exposición a la sílice produce enfermedad pulmonar, incluyendo un análisis sobre la controversia que rodea la posible capacidad carcinógena de este polvo mineral.]*

Runo J, Loyd J: Primary pulmonary hypertension. Lancet 361:1533, 2003. *[Revisión exhaustiva sobre la genética, la fisiopatología, las manifestaciones clínicas y las opciones terapéuticas de esta enfermedad.]*

Sekido, Y, et al: Molecular genetics of lung cancer. Annu Rev Med 54:73, 2003. *[Notable revisión de las alteraciones moleculares subyacentes a los cánceres de pulmón, particularmente las que diferencian los cánceres de células pequeñas de los CPNCP.]*

Shaw RJ, et al: The role of small airways in lung disease. Respir Med 96:67, 2002. *[Revisión sobre la creciente importancia de la inflamación de las vías aéreas pequeñas no sólo en el asma, sino también en la EPOC y en otros trastornos pulmonares.]*

Walter MJ, Holtzmann MJ: A centennial history of research on asthma pathogenesis. Am J Respir Cell Mol Biol 32:483, 2005. *[Excelente resumen que describe importantes hitos en 100 años de investigación sobre la patogenia del asma.]*

Ware LB: Pathophysiology of acute lung injury and the acute respiratory distress syndrome. Semin Respir Crit Care Med 27:337, 2006. *[Excelente análisis de la patogenia del SDRA.]*

Capítulo 14

Riñón y vía urinaria

CHARLES E. ALPERS, MD
AGNES B. FOGO, MD

El riñón es un órgano estructuralmente complejo que ha evolucionado para llevar a cabo varias funciones importantes: excreción de productos de desecho del metabolismo, regulación del agua y la sal corporales, mantenimiento apropiado del equilibrio ácido y secreción de varias hormonas y autacoides. Las enfermedades del riñón son tan complejas como su estructura, pero su estudio viene facilitado al dividirlas en las que afectan a los cuatro componentes morfológicos básicos: glomérulos, túbulos, intersticio y vasos sanguíneos. Este abordaje tradicional es útil, ya que las manifestaciones precoces de las enfermedades que afectan a cada uno de estos componentes tienden a ser distintivas. Además, algunos componentes parecen ser más vulnerables a formas específicas de lesión renal; por ejemplo, las enfermedades glomerulares con frecuencia están mediadas inmunológicamente, mientras que los trastornos tubulares intersticiales más probablemente estén producidos por agentes tóxicos o infecciosos. A pesar de ello, algunos trastornos afectan a más de una estructura. Además, la interdependencia anatómica de las estructuras del riñón implica que el daño a una, casi siempre afecta secundariamente a las otras. Así, la lesión glomerular grave empeora el flujo a través del sistema vascular peritubular; a la inversa, la destrucción tubular, al aumentar la presión intraglomerular y por la inducción de citocinas y quimiocinas, puede inducir esclerosis glomerular. Sea cual sea el origen, existe una tendencia en todas las formas de nefropatía crónica a dañar, en último extremo, a los cuatro componentes del riñón, culminando en insuficiencia renal crónica y lo que se ha denominado *nefropatía terminal.* La reserva funcional del riñón es grande, y debe haber mucha lesión antes de que sea evidente un deterioro funcional. Por estas razones, los signos y síntomas precoces de enfermedad renal son especialmente importantes para el clínico, y se mencionan en la descripción de las enfermedades individuales.

MANIFESTACIONES CLÍNICAS DE LAS ENFERMEDADES RENALES

Las manifestaciones clínicas de enfermedad renal pueden agruparse en síndromes razonablemente bien definidos. Algunas son peculiares de enfermedades glomerulares; otras están presentes en enfermedades que afectan a alguno de los otros componentes. Antes de enumerar los síndromes, deben clarificarse algunos términos.

Azotemia se refiere a una elevación del nitrógeno ureico en la sangre y de las concentraciones de creatinina y se relaciona, en gran medida, con una disminución de la tasa de filtrado glomerular (FG). La azotemia está producida por muchos trastornos renales, pero también surge en trastornos extrarrenales. Se encuentra *azotemia prerrenal* cuando hay hipoperfusión de los riñones, que disminuye el FG *cuando no hay lesión parenquimatosa.* La *azotemia posrenal* puede ocurrir cuando el flujo urinario está obstruido por debajo del nivel de los riñones. La resolución de la obstrucción se sigue por la corrección de la azotemia.

Cuando la azotemia progresa hasta manifestaciones clínicas y anomalías bioquímicas sistémicas, se denomina *uremia.* Ésta se caracteriza no solamente por insuficiencia de la función excretora renal, sino también por un conjunto de alteraciones metabólicas y endocrinas, consecuencia del daño renal. Además, existe afectación secundaria gastrointestinal (p. ej., gastroenteritis urémica), neuromuscular (p. ej., neuropatía periférica) y cardiovascular (p. ej., pericarditis fibrinosa urémica).

Ahora podemos pasar a una descripción breve de los síndromes renales importantes:

1. El *síndrome nefrítico agudo* es un síndrome glomerular dominado por el comienzo agudo de una hematuria, habitualmente macroscópica (hematíes en la orina), proteinuria de leve a moderada, azotemia, edema e hipertensión; ésta es la presentación clásica de la glomerulonefritis postestreptocócica aguda.
2. El *síndrome nefrótico* es un síndrome glomerular caracterizado por una gran proteinuria (excreción > 3,5 g de proteína/día en adultos), hipoalbuminemia, edema intenso, hiperlipidemia y lipiduria (lípido en la orina).
3. La *hematuria* o la *proteinuria asintomática,* o la combinación de ambas, son habitualmente una manifestación de las anomalías glomerulares sutiles o leves.
4. La *glomerulonefritis (GN) rápidamente progresiva* da lugar a una pérdida de función renal en unos pocos días o semanas, y se manifiesta por hematuria microscópica, hematíes dismórficos y cilindros hemáticos en el sedimento de la orina, y proteinuria de leve a moderada.
5. *Insuficiencia renal aguda,* en la que predominan la oliguria y anuria (ausencia de flujo urinario), con instauración reciente de azotemia. Puede ser el resultado de lesión glomerular (como ocurre en la glomerulonefritis con semilunas), lesión intersticial, lesión vascular (como en la microangiopatía trombótica), o necrosis tubular aguda.
6. La *insuficiencia renal crónica,* caracterizada por signos y síntomas prolongados de uremia, es el resultado final de todas las enfermedades renales crónicas.
7. *Infección del tracto urinario,* que se caracteriza por bacteriuria y piuria (bacterias y leucocitos en la orina). La infección puede ser sintomática o asintomática, y puede afectar solamente al riñón *(pielonefritis)* o la vejiga *(cistitis).*
8. *Nefrolitiasis* (cálculos renales), que se manifiesta por cólico renal, hematuria y formación recurrente de cálculos.

Además de estos síndromes renales, la *obstrucción del tracto urinario* y los *tumores renales,* que se abordan más adelante, representan lesiones anatómicas específicas que con frecuencia tienen manifestaciones variadas.

ENFERMEDADES GLOMERULARES

Las enfermedades glomerulares constituyen algunos de los problemas principales encontrados en nefrología; de hecho, la glomerulonefritis crónica es una de las causas más comunes de nefropatía crónica en humanos. Recuérdese que el glomérulo consiste en una red anastomótica de capilares dotados de dos capas de epitelio. El epitelio visceral (podocitos) es una parte intrínseca de la pared capilar, mientras que el epitelio parietal reviste el espacio de Bowman (espacio urinario), la cavidad en que se recoge primeramente el plasma ultrafiltrado. La pared capilar glomerular es la unidad de filtración y consta de las siguientes estructuras (Figs. 14-1 y 14-2):

1. Una capa delgada de *células endoteliales* fenestradas, con ventanas de 70 a 100 nm de diámetro.
2. Una *membrana basal glomerular* (MBG) con una capa central gruesa, electrodensa, la *lámina densa,* y capas más delgadas, periféricas, electrolucientes, la *lámina rara interna* y la *lámina rara externa.* La MBG consta de colágeno (principalmente de tipo IV), laminina, proteoglucanos polianiónicos, fibronectina y varias otras glucoproteínas.
3. Las *células epiteliales viscerales* (podocitos), estructuralmente células complejas que poseen proyecciones interdigitadas embebidas en la lámina rara externa de la

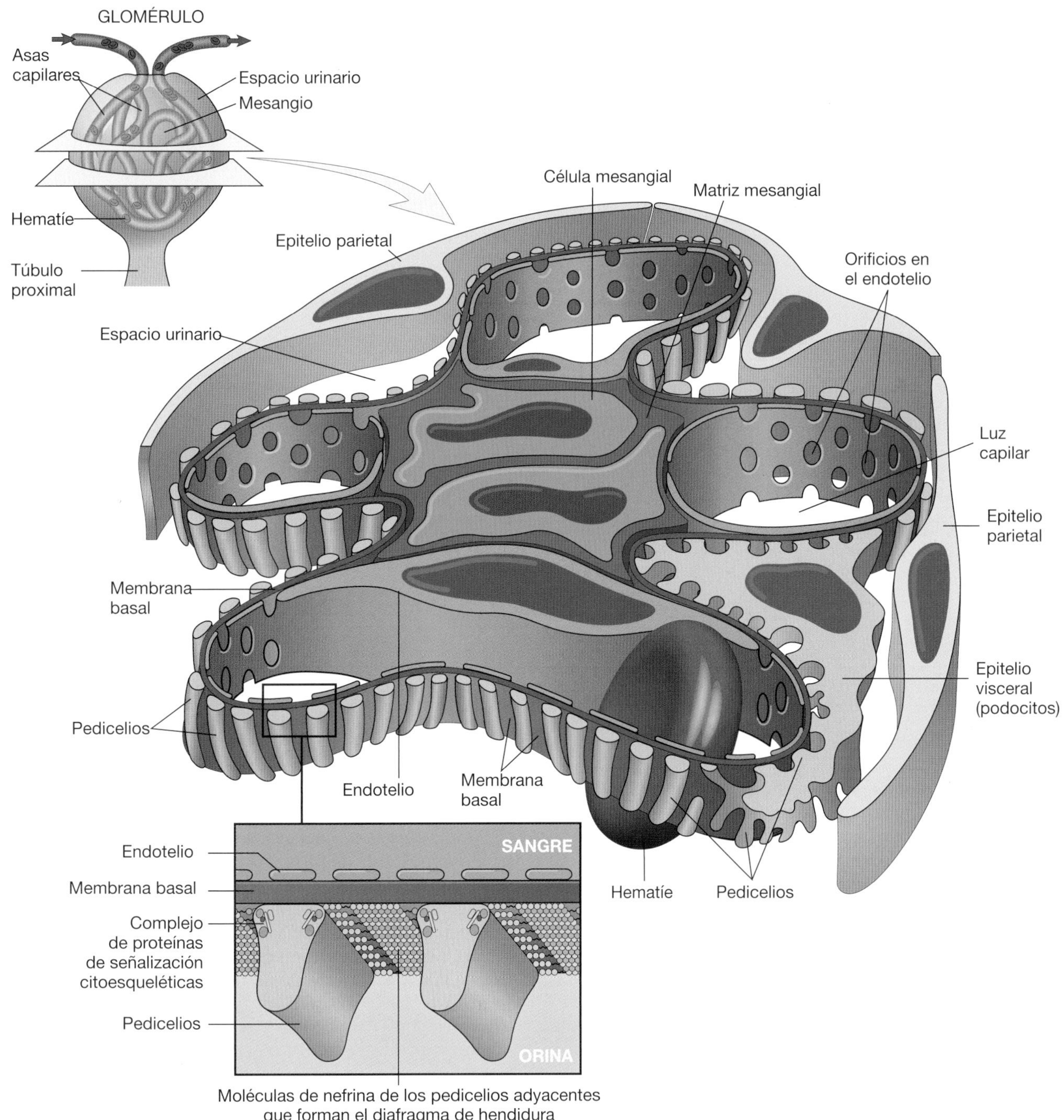

Figura 14-1

Diagrama esquemático de un lóbulo de un glomérulo normal.

membrana basal, y adhiriéndose a ella. Los *procesos en forma de pie* (podocitos) están separados por *hendiduras de filtración* de 20 a 30 nm, unidas por un diafragma delgado hendido compuesto, en gran parte, por nefrina (v. más adelante).

4. Todo el penacho glomerular está soportado por *células mesangiales* situadas entre los capilares. La matriz mesangial, semejante a la membrana basal, forma una trama en la cual están distribuidas las células mesangiales. Estas células, de origen mesenquimal, son contráctiles y capaces de proliferación, de depositar la matriz y el colágeno, y de segregar varios mediadores biológicamente activos, como veremos.

Las características principales de la filtración glomerular son la permeabilidad extraordinariamente alta para el agua y solutos pequeños, y la impermeabilidad casi completa para moléculas del tamaño y la carga molecular de la albúmina (tamaño: 3,6 nm de radio; 70.000 kD). La permeabilidad selectiva, denominada función de barrera glomerular, discri-

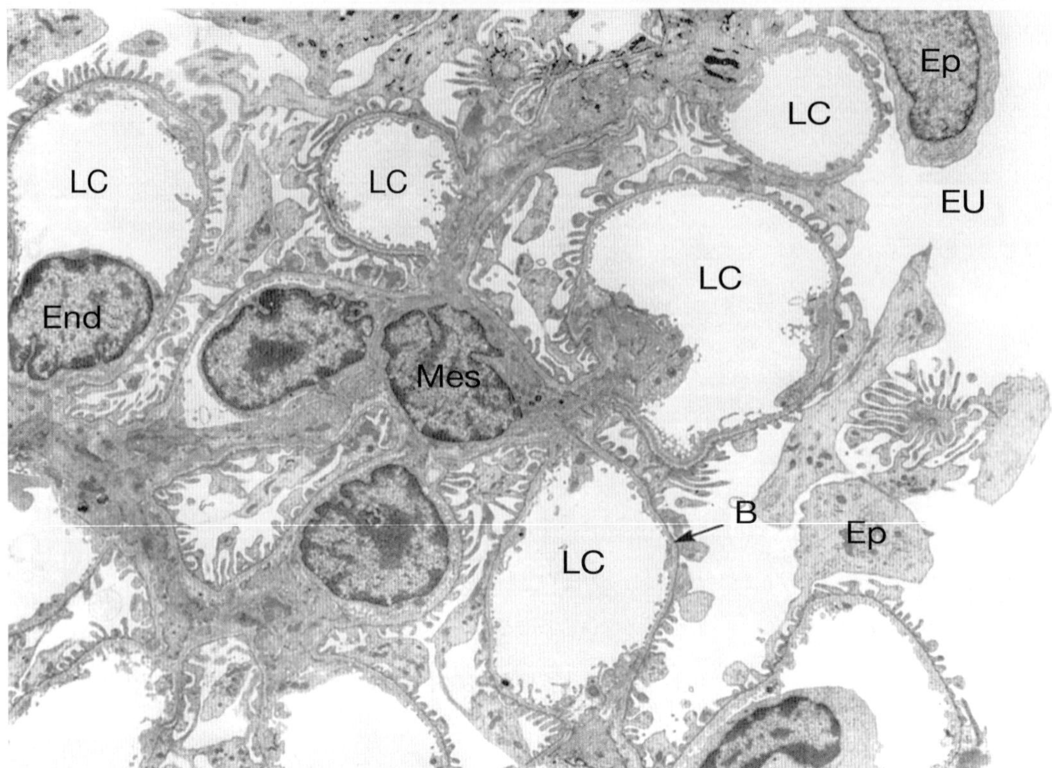

Figura 14-2

Microfotografía electrónica de baja resolución de un glomérulo de rata. B, membrana basal; End, endotelio; Ep, células del epitelio visceral con procesos pedunculados (podocitos); EU, espacio urinario; LC, luz capilar; Mes, mesangio.

mina entre las moléculas de proteína dependiendo de su tamaño (cuanto más grandes, menos permeables), su carga (cuanto más catiónicas, más permeables) y su configuración. La función de barrera dependiente del tamaño y de la carga es responsabilidad de la estructura compleja de la pared capilar, de la integridad de la MBG, y de las muchas moléculas aniónicas presentes dentro de la pared, incluyendo los proteoglucanos ácidos de la MBG y las sialoglucoproteínas de los revestimientos de la célula epitelial y endotelial. El *podocito* es crucial para mantener la función de barrera glomerular: su diafragma de hendidura de filtración presenta una resistencia distal al flujo de agua y funciona como una barrera de difusión para la filtración de proteínas, y es responsable, en gran medida, de la síntesis de los componentes de la MBG.

En los últimos pocos años se ha aprendido mucho sobre la arquitectura molecular de la barrera de filtración glomerular. La *nefrina,* una glucoproteína transmembrana, es el componente principal de los diafragmas de hendidura entre los podocitos adyacentes. Las moléculas de nefrina de los podocitos adyacentes se unen unas con otras mediante puentes disulfuro en el centro del diafragma de la hendidura. La parte intracelular de las moléculas de nefrina se une a varias proteínas citoesqueléticas y productoras de señal, e interactúa con ellas (v. Fig. 14-1). La nefrina y sus proteínas asociadas, incluyendo la *podocina,* tienen una función crucial en el mantenimiento de la permeabilidad selectiva de la barrera de filtración glomerular. Esto queda ilustrado, desgraciadamente, por las raras enfermedades hereditarias en las que las mutaciones de la nefrina o sus proteínas aparejadas se asocian con la extravasación anormal de las proteínas plasmáticas, dando lugar al síndrome nefrótico (descrito más adelante). Esto sugiere que los defectos adquiridos en la función o estructura de los diafragmas de hendidura pueden constituir un mecanismo importante de proteinuria, que es la característica del síndrome nefrótico.

El glomérulo puede lesionarse por diversos mecanismos y también en el curso de varias enfermedades sistémicas (Tabla 14-1). Las enfermedades mediadas inmunológicamente, como el lupus eritematoso sistémico (LES); los trastornos vasculares, como la hipertensión y el síndrome hemolítico-urémico; las enfermedades metabólicas, como la diabetes mellitus; y algunas afecciones puramente hereditarias, como el síndrome de Alport, afectan con frecuencia al glomérulo. Se denominan *enfermedades glomerulares secundarias* para diferenciarlas de aquellas en las que el riñón es el único órgano implicado o el predominante. Esto último constituye los diversos tipos de *enfermedades glomerulares primarias,* que se describen aquí. Las alteraciones glomerulares en enfermedades sistémicas se abordan en otras partes de este libro.

Patogenia de las enfermedades glomerulares

Aunque sabemos poco sobre los agentes etiológicos o acontecimientos desencadenantes, está claro que los mecanismos inmunitarios están en la base de la mayoría de los tipos de enfermedades glomerulares primarias y en muchas de las secundarias. Experimentalmente, la GN puede inducirse fácilmente por anticuerpos, y con frecuencia se encuentran depósitos glomerulares de inmunoglobulinas, habitualmente con diversos

Tabla 14-1 Enfermedades glomerulares

Enfermedades glomerulares primarias
Enfermedad de cambios mínimos
Glomerulosclerosis focal y segmentaria
Nefropatía membranosa
GN postinfecciosa aguda
GN membranoproliferativa
Nefropatía IgA
GN crónica
Glomerulopatías secundarias a enfermedades sistémicas
Nefritis lúpica (lupus eritematoso sistémico)
Nefropatía diabética
Amiloidosis
GN secundaria a trastornos linfoplasmocitarios
Síndrome de Goodpasture
Poliangeítis microscópica
Granulomatosis de Wegener
Púrpura de Henoch-Schönlein
GN relacionada con endocarditis bacteriana
GN secundaria a infección extrarrenal
Microangiopatía trombótica
Trastornos hereditarios
Síndrome de Alport
Enfermedad de Fabry
Mutaciones de las proteínas del podocito/diafragma en hendidura

GN, glomerulonefritis.

componentes del complemento, en pacientes con glomerulonefritis. Los mecanismos inmunitarios mediados por células pueden desempeñar también una función en ciertas enfermedades glomerulares.

Se han establecido dos formas de lesión asociada a anticuerpos: 1) lesión resultante del depósito en el glomérulo de complejos solubles circulantes antígeno-anticuerpo, y 2) lesión por anticuerpos que reaccionan *in situ* dentro de los glomérulos, ya sea ante antígenos glomerulares insolubles fijos (intrínsecos) o frente a moléculas depositadas en el glomérulo (Fig. 14-3). Además, los anticuerpos dirigidos contra los componentes de células del glomérulo pueden producir lesión glomerular. Estas vías no son mutuamente excluyentes, y en los humanos todas ellas pueden contribuir a la lesión.

Nefritis causada por inmunocomplejos circulantes

En el Capítulo 5 se describió en detalle la patogenia de las enfermedades por inmunocomplejos (reacciones de hipersensibilidad de tipo III). A continuación describimos brevemente las características sobresalientes relacionadas con la lesión glomerular en la GN. En la enfermedad mediada por inmunocomplejos circulantes, el glomérulo puede considerarse como un «testigo inocente» porque no suscita la reacción. El antígeno no es de origen glomerular, puede ser endógeno, como en la GN asociada con LES, o exógeno, como es probable en la GN que sigue a ciertas infecciones por bacterias (estreptocócicas), virus (hepatitis B), parásitos (malaria por *Plasmodium falciparum*), y espiroquetas (*Treponema pallidum*). Con frecuencia se desconoce el antígeno responsable, como ocurre en la mayoría de los casos de nefropatía membranosa.

Cualquiera que sea el antígeno, los complejos antígeno-anticuerpo se forman *in situ* o en la circulación y después quedan atrapados en el glomérulo, donde producen lesión, en gran parte por la activación del complemento y reclutamiento de leucocitos. La lesión puede ocurrir también mediante el atrapamiento de receptores Fc en los leucocitos, independientemente de la activación del complemento. Sea cual sea el mecanismo, las lesiones glomerulares constan habitualmente de infiltración leucocitaria (exudación) en el glomérulo y proliferación variable de células endoteliales, mesangiales y epiteliales de la pared. El microscopio electrónico revela los inmunocomplejos como depósitos electrodensos o grumos que se alinean en una de tres localizaciones: en el mesangio, entre las células endoteliales y la MBG (depósitos subendoteliales), o entre la superficie externa de la MBG y los podocitos (depósitos subepiteliales). Los depósitos pueden localizarse en más de un sitio en un caso determinado. En estos depósitos puede demostrarse la presencia de inmunoglobulinas y complemento mediante microscopia con inmunofluorescencia. *Cuando se utilizan anticuerpos antiinmunoglobulina o anticomplemento marcados con fluoresceína, los inmunocomplejos se ven como depósitos granulares en el glomérulo* (Fig. 14-4A). El patrón del depósito de inmunocomplejos es útil para diferenciar los diversos tipos de GN. Una vez depositados en el riñón, los inmunocomplejos pueden degradarse finalmente o fagocitarse, en gran medida por leucocitos infiltrados y células mesangiales, y pueden seguirse de cambios inflamatorios. Tal curso ocurre cuando la exposición al antígeno responsable es de vida corta y limitada, como en la mayoría de los casos de la GN relacionada con la infección aguda o postestreptocócica. Sin embargo, si la oferta de antígenos es continua, puede haber ciclos repetidos de formación de inmunocomplejos, depósitos y lesión, dando lugar a una GN crónica. En algunos casos, la fuente de exposición antigénica crónica está clara, como ocurre en la infección por virus de la hepatitis B y en los autoantígenos nucleares del LES. Sin embargo, en otros casos, se desconoce el antígeno.

Nefritis causada por inmunocomplejos *in situ*

Como se ha descrito, los anticuerpos en esta forma de lesión reaccionan directamente con antígenos fijos o fijados en los glomérulos.

Glomerulonefritis por anticuerpos antimembrana basal glomerular (MBG). La enfermedad mejor caracterizada en este grupo es la GN clásica por anticuerpos anti-MBG (v. Fig. 14-3B). En este tipo de lesión, los anticuerpos están dirigidos contra antígenos fijos en la MBG. Tiene su contrapartida experimental en la nefritis de roedores denominada *nefritis sérica nefrotóxica*, producida inyectando ratas con anticuerpos anti-MBG producidos por inmunización de conejos u otras especies con riñón de rata. Aunque en el modelo experimental los anticuerpos anti-MBG se producen inyectando antígenos renales «extraños» en el animal, *la GN por anticuerpos espontáneos anti-MBG en humanos es el resultado de la formación de autoanticuerpos dirigidos contra la MBG*. El depósito de estos anticuerpos produce un patrón *linear* de tinción cuando los anticuerpos ligados se visualizan con microscopia de fluorescencia, en contraste con el patrón granular descrito para otras formas de nefritis mediada por inmunocomplejos

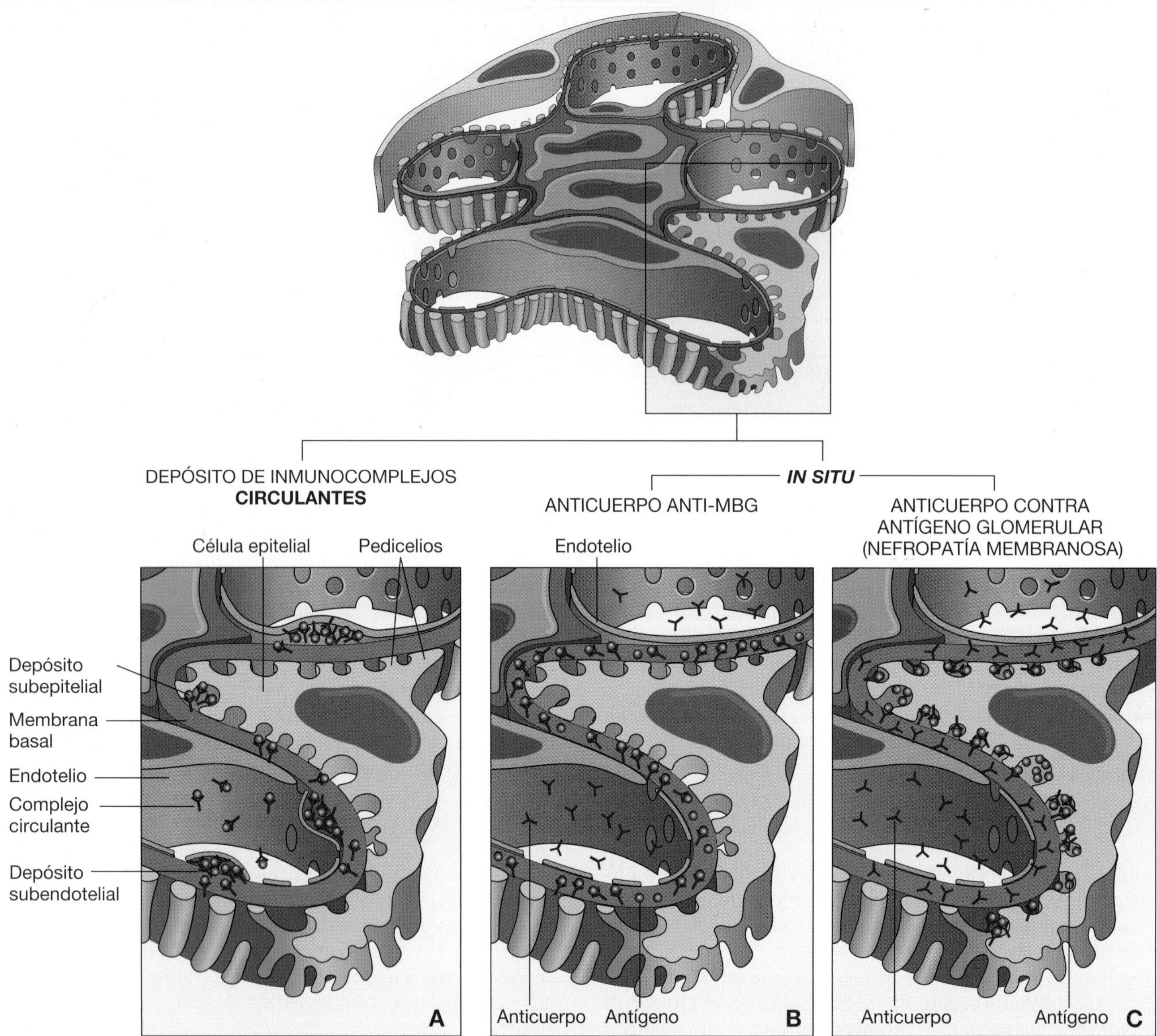

Figura 14-3

La lesión glomerular mediada por anticuerpos puede ser el resultado del depósito de inmunocomplejos circulantes o de la formación de complejos *in situ*. **A**, el depósito de inmunocomplejos circulantes da un patrón granular de inmunofluorescencia. **B**, la GN por anticuerpos anti-MBG se caracteriza por un patrón lineal de inmunofluorescencia. **C**, los anticuerpos contra algunos de los componentes glomerulares se depositan con un patrón granular. Anti-MBG, anti-membrana basal glomerular; GN, glomerulonefitis.

(v. Fig. 14-4B). Esta distinción es útil en el diagnóstico de la enfermedad glomerular. El antígeno de la membrana basal responsable de la GN clásica por anticuerpos anti-MBG es un componente del dominio no colagenoso de la cadena α3 del colágeno tipo IV. A veces, los anticuerpos anti-MBG reaccionan cruzadamente con la membrana basal de los alvéolos pulmonares, dando lugar a lesiones simultáneas en el pulmón y en el riñón (*síndrome de Goodpasture*). Está claro que esta forma de GN es una enfermedad autoinmunitaria, así que cualquiera de los diversos mecanismos descritos antes en relación con la autoinmunidad (Capítulo 5) puede estar implicado en el desencadenamiento de la enfermedad.

Aunque la GN por anticuerpos anti-MBG es responsable de menos del 1% de los casos humanos de GN, la enfermedad resultante puede ser muy grave, y se ha establecido como causa de la lesión renal en el síndrome de Goodpasture (Capítulo 13). Muchos casos de GN por anticuerpos anti-MBG se caracterizan por daño glomerular muy intenso con semilunas y el desarrollo de un síndrome clínico de GN rápidamente progresiva. Esta distinción es útil en el diagnóstico de la enfermedad glomerular.

Asimismo, los anticuerpos pueden reaccionar *in situ* con antígenos no glomerulares «fijados», que pueden localizarse en el riñón por la interacción con varios componentes intrínsecos al glomérulo. Los antígenos fijados incluyen ADN, que tiene afinidad por los componentes de la MBG; productos bacterianos, como endostreptosina, una proteína de los estreptococos del grupo A; grandes agregados de proteínas (p. ej., IgG agregada), que se depositan en el mesangio debido a su tamaño; y los propios inmunocomplejos, dado que con-

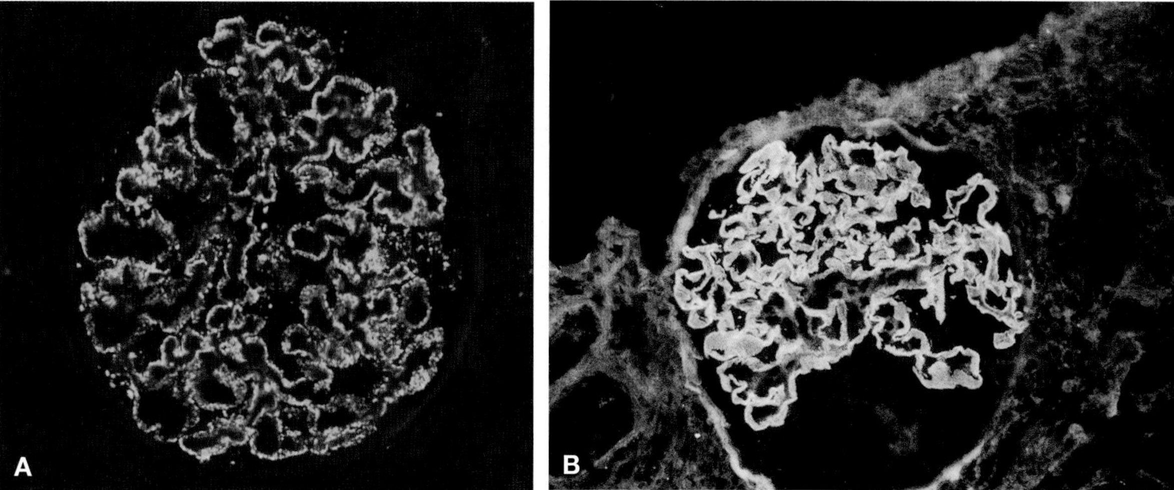

Figura 14-4

Dos patrones de depósito de inmunocomplejos, como se ve en la microscopia con inmunofluorescencia. **A**, depósito granular, característico de inmunocomplejos circulantes y depósito *in situ*. **B**, lineal, característico de la GN clásica por anticuerpos anti-MBG. (**A**, cortesía del doctor J. Kowalewska, Department of Pathology, University of Washington, Seattle, Washington.)
Anti-MBG, anti-membrana basal glomerular; GN, glomerulonefitis.

tinúan teniendo sitios reactivos para futuras interacciones con anticuerpos libres, antígeno libre o complemento. Muchos de estos antígenos fijados inducen un patrón glomerular de depósito de inmunoglobulina cuando se observan al microscopio de fluorescencia.

Varios factores influyen en la localización glomerular del antígeno, anticuerpo o complejos. Son claramente importantes la carga molecular y el tamaño de estos reactantes. El patrón de localización también está afectado por cambios en la hemodinámica glomerular, función del mesangio, y la integridad de la barrera selectiva de la carga eléctrica en el glomérulo. La localización del antígeno, anticuerpo o inmunocomplejo determina, a su vez, la respuesta de la lesión glomerular. Los estudios en modelos experimentales han demostrado que los complejos depositados en las zonas proximales de la MBG (endotelio o subendotelio) suscitan una reacción inflamatoria en el glomérulo con infiltración de leucocitos. En contraste, los anticuerpos dirigidos contra zonas distales de la MBG (epitelio y subepitelio) son no inflamatorios en gran medida y dan lugar a lesiones similares a las de la nefritis de Heymann o nefropatía membranosa.

Para concluir la discusión sobre la lesión mediada por anticuerpos, debe quedar claro que el *depósito de anticuerpos en el glomérulo es una vía principal de lesión glomerular* y que las reacciones inmunitarias *in situ*, atrapando los complejos circulantes, las interacciones entre estos dos acontecimientos, y los determinantes locales hemodinámicos y estructurales en el glomérulo contribuyen, todos ellos, a las alteraciones morfológicas y funcionales de la GN.

Glomerulonefritis por reacciones inmunitarias mediadas por células

Con frecuencia se ha sugerido que los linfocitos T sensibilizados, formados durante el curso de una reacción inmunitaria mediada por células, pueden producir lesión glomerular. En algunas formas de GN experimental en roedores, la enfermedad puede inducirse transfiriendo linfocitos T sensibilizados. La lesión mediada por linfocitos T puede ser responsable de ejemplos de GN en los que o bien no existe depósito de anticuerpos ni de inmunocomplejos, o los depósitos no se correlacionan con la intensidad de la lesión. Incluso cuando hay anticuerpos, no puede excluirse la lesión mediada por linfocitos T. Sin embargo, a pesar de esta hipótesis sugestiva, ha sido difícil establecer la relación causal de los linfocitos T o las respuestas inmunitarias mediadas por células en cualquier forma de GN en humanos.

Mediadores de lesión inmunitaria

El daño glomerular, reflejado por la pérdida de la función barrera del glomérulo, se manifiesta por proteinuria y, en algunos casos, reducción en el FG. Una vez que los reactantes inmunitarios se localizan en el glomérulo, ¿cómo se sigue el daño glomerular? Una vía principal de lesión iniciada por anticuerpos es la mediada por complemento y leucocitos (Fig. 14-5A). La activación del complemento da lugar a la generación de agentes quimiotácticos (principalmente C5a) y reclutamiento de neutrófilos y monocitos. Los neutrófilos liberan proteasas, que producen degradación de la MBG; radicales libres derivados del oxígeno, que producen daño celular; y los metabolitos del ácido araquidónico, que contribuyen a la reducción del FG. Sin embargo, este mecanismo es aplicable solamente a algunos tipos de GN, ya que muchos tipos muestran pocos neutrófilos en el glomérulo dañado. Algunos modelos sugieren lesión dependiente del complemento pero no del neutrófilo, debido a un efecto del componente lítico C5-C9 (complejo de ataque a la membrana) del complemento, que produce el desprendimiento de la célula epitelial y estimula las células mesangiales y epiteliales para segregar diversos mediadores de lesión celular. El complejo de ataque a la membrana también regula al alza los receptores del factor-β de transformación del crecimiento (TGF-β) situados en los podocitos; el TGF-β estimula la síntesis de la matriz extracelular, dando lugar así a una composición alterada y al engrosamiento de la MBG.

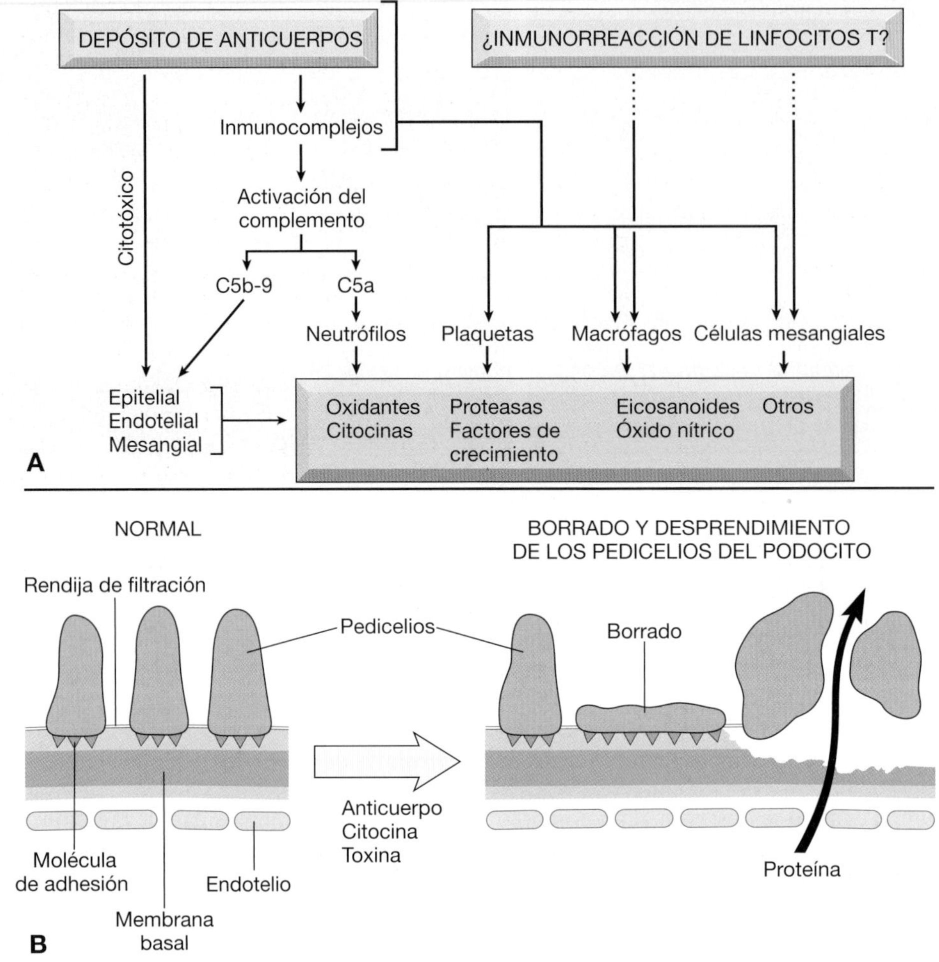

Figura 14-5

A, mediadores de la lesión glomerular inmunitaria (v. el texto). Nótese que la función de los linfocitos T no está claramente establecida. **B**, lesión del podocito. La secuencia postulada es una consecuencia de anticuerpos contra antígenos del podocito, o toxinas, citocinas u otros factores que producen lesión con emborronamiento de los pedicelios y a veces desprendimiento de células epiteliales, y fuga de proteínas a través de la MBG defectuosa y de las hendiduras de filtración. (Adaptada de Couser WG: Mediation of immune glomerular injury. J Am Soc Nephrol 1:13, 1990.)

Los anticuerpos dirigidos contra antígenos de la célula glomerular también pueden ser directamente citotóxicos para las células del glomérulo. Tales anticuerpos citotóxicos pueden mediar la lesión en aquellos trastornos en los cuales no se encuentran inmunocomplejos. Otros mediadores del daño molecular incluyen: 1) *monocitos y macrófagos,* que infiltran el glomérulo en las reacciones mediadas por anticuerpos y de inmunidad celular y, cuando se activan, liberan un vasto número de moléculas biológicamente activas; 2) *plaquetas,* que se agregan en el glomérulo durante una lesión inmunitaria y liberan prostaglandinas y factores de crecimiento; 3) *células glomerulares residentes* (epiteliales, mesangiales y endoteliales), que pueden estimularse para segregar mediadores, como citocinas (interleucina 1), metabolitos del ácido araquidónico, factores de crecimiento, óxido nítrico y endotelina, y 4) *productos relacionados con fibrina,* que pueden producir infiltración de leucocitos y proliferación de las células glomerulares como consecuencia de la trombosis intraglomerular. En esencia, prácticamente todos los mediadores descritos en la discusión de la inflamación en el Capítulo 2 pueden contribuir a la lesión del glomérulo.

Otros mecanismos de lesión glomerular

Otros mecanismos pueden contribuir a la lesión glomerular en ciertas nefropatías primarias. Las dos que merecen mención especial son la lesión del podocito y la lesión secundaria a la pérdida de nefronas.

Lesión del podocito. Puede estar inducida por anticuerpos contra antígenos de la célula epitelial visceral; por toxinas, como en el modelo experimental de proteinuria inducida por el aminoglucósido puromicina; posiblemente, por ciertas citocinas; o por factores todavía mal caracterizados, como en algunos casos de glomerulosclerosis focal y segmentaria (v. más adelante). Esta lesión viene reflejada por cambios morfológicos en los podocitos, que incluyen borrado de los pedicelios, vacuolización y retracción y desprendimiento de las células de la MBG, y funcionalmente por proteinuria. En la mayoría de las formas de lesión glomerular, la pérdida de los diafragmas de hendidura normales es clave en el desarrollo de la proteinuria (Fig. 14-5B). Las anomalías funcionales del diafragma de la hendidura también pueden ser el resultado de mutaciones en sus componentes, como nefrina y la podocina asociada, sin daño inflamatorio real en el glomérulo. Tales mutaciones son la causa de formas hereditarias raras del síndrome nefrótico.

Pérdida de nefronas. Una vez que cualquier enfermedad renal, glomerular o de otro tipo, destruye suficientes nefronas funcionales para reducir el FG entre un 30 y un 50% de lo normal, la progresión a insuficiencia renal terminal a menudo es inexorable, aunque varía la velocidad. Tales individuos desarrollan proteinuria, y sus riñones muestran *glomerulosclerosis* diseminada. Esta esclerosis progresiva puede iniciarse, al menos en parte, por los cambios adaptativos que ocurren en el resto de los glomérulos no destruidos por la enfermedad inicial. El resto de los glomérulos sufren hipertrofia para mantener la función renal. Esto se asocia con cambios hemodinámicos, incluyendo aumentos en el FG de las nefronas individuales, el flujo sanguíneo y la presión transcapilar (hipertensión capilar). Estas adaptaciones en los glomérulos intactos finalmente son maladaptivas y dan lugar a mayor lesión de la célula endotelial y epitelial, a aumento de la permeabilidad glomerular para las proteínas, y acumulación de proteínas y lípidos en la matriz mesangial. Esto se sigue de colapso y obliteración capilar, atrapamiento hialino, aumento del depósito de la matriz mesangial y, finalmente, esclerosis segmentaria o global de los glomérulos. Esto último da lugar a reducciones ulteriores en la masa de nefronas y a un círculo vicioso de glomerulosclerosis continua.

RESUMEN

Patogenia de la lesión glomerular

- La lesión inmunitaria mediada por anticuerpos es un mecanismo importante de daño glomerular, principalmente por las vías mediadas por complemento y leucocitos. Los anticuerpos también pueden ser directamente citotóxicos para las células del glomérulo.
- Las formas más frecuentes de GN mediada por anticuerpos son las producidas por el depósito de inmunocomplejos circulantes, que pueden implicar antígenos exógenos (p. ej., microbianos) o endógenos (p. ej., en el LES). Los inmunocomplejos muestran un patrón de depósito granular.
- Los autoanticuerpos contra componentes de la MBG son la causa de enfermedad mediada por anti-MBG, asociada a menudo con lesión grave. El patrón de depósito de anticuerpos es lineal.
- Los anticuerpos también pueden formarse contra antígenos que se depositan en la MBG. Los inmunocomplejos resultantes *in situ* pueden mostrar un patrón de depósito granular.

Ahora vamos a considerar los tipos específicos de GN y los síndromes glomerulares que producen.

Síndrome nefrótico

El síndrome nefrótico se refiere a un complejo clínico que incluye lo siguiente: 1) proteinuria masiva, con pérdida diaria de proteínas en orina de 3,5 g o más, en adultos; 2) hipoalbuminemia, con concentraciones de albúmina plasmática inferiores a 3 g/dl; 3) edema generalizado, la manifestación clínica más obvia, y 4) hiperlipidemia y lipiduria. Al principio hay poca o ninguna azotemia, hematuria o hipertensión.

Los componentes del síndrome nefrótico tienen una relación lógica uno con otro. El acontecimiento inicial es un deterioro en las paredes capilares del glomérulo, dando lugar a un aumento de la permeabilidad para proteínas plasmáticas. Debe recordarse, por la exposición previa del riñón normal, que la pared de los capilares glomerulares, con su endotelio, MBG y podocitos, actúa como una barrera a través de la que debe pasar el filtrado glomerular. Cualquier aumento de permeabilidad resultante de alteraciones estructurales o fisicoquímicas permite que escapen proteínas desde el plasma hasta el filtrado glomerular. Ante una proteinuria de larga duración o extremadamente alta, la albúmina sérica está disminuida, dando lugar a hipoalbuminemia. El edema generalizado del síndrome nefrótico es, a su vez, consecuencia de la caída en la presión osmótica coloidal del plasma como resultado de la hipoalbuminemia y la retención primaria de sal y agua por el riñón. A medida que el líquido escapa del árbol vascular a los tejidos, hay una caída concomitante en el volumen plasmático con filtración glomerular disminuida. La secreción compensatoria de aldosterona, junto con la reducción del FG y la reducción de secreción de péptidos natriuréticos, promueve la retención de sal y agua por los riñones, agravando así aún más el edema. Por la repetición de esta cadena de acontecimientos, puede desarrollarse un edema generalizado (denominado *anasarca)*. La génesis de la hiperlipidemia es menos conocida. Presumiblemente, la hipoalbuminemia desencadena una síntesis aumentada de lipoproteínas en el hígado. Asimismo, hay un transporte anormal de partículas lipídicas circulantes y deterioro de la fragmentación periférica de las lipoproteínas. A su vez, la lipiduria refleja el aumento de permeabilidad de la MBG para lipoproteínas.

Las frecuencias relativas de las diversas causas de síndrome nefrótico varían según la edad (Tabla 14-2). En niños de 1 a 7 años de edad, por ejemplo, el síndrome nefrótico casi siempre está producido por una lesión primaria en el riñón, mientras que en adultos con frecuencia se debe a manifestaciones renales de una enfermedad sistémica. Las causas sistémicas más frecuentes de síndrome nefrótico en adultos son diabetes, amiloidosis y LES. Los trastornos renales producidos por estas afecciones se describen en el Capítulo 5. Las lesiones glomerulares primarias más importantes que llevan característicamente al síndrome nefrótico son glomerulosclerosis focal y segmentaria (GSFS) y la enfermedad de cambios mínimos (ECM). Esta última es más importante en niños, la primera lo es en adultos. Otras dos lesiones primarias, la nefropatía membranosa y la GN membranoproliferativa, también producen síndrome nefrótico. Todas ellas se describen a continuación.

Enfermedad de cambios mínimos (nefrosis lipoide)

Este trastorno, relativamente benigno, es la causa más frecuente de síndrome nefrótico en niños. Se caracteriza por glomérulos con apariencia normal al microscopio óptico pero muestra un borrado difuso de los pedicelios de los podocitos cuando se observan con el microscopio electrónico. Aunque puede desarrollarse a cualquier edad, esta afección es más común entre 1 y 7 años de edad.

Tabla 14-2 Causas del síndrome nefrótico

Causa	Prevalencia (%)* Niños	Adultos
Enfermedad glomerular primaria		
GN membranosa	5	30
Enfermedad de cambios mínimos	65	10
Glomerulosclerosis segmentaria focal	10	-35
GN membranoproliferativa	10	10
Nefropatía IgA y otras	10	15
Enfermedades sistémicas con manifestaciones renales		
Diabetes mellitus		
Amiloidosis		
Lupus eritematoso sistémico		
Ingestión de fármacos (oro, penicilamina, «heroína cortada»)		
Infecciones (malaria, sífilis, hepatitis B, VIH)		
Cáncer (carcinoma, melanoma)		
Miscelánea (alergia, picadura de abeja, nefritis hereditaria)		

GN, glomerulonefritis; VIH, virus de la inmunodeficiencia humana.
*La prevalencia aproximada de enfermedad primaria es del 95% de los casos en los niños, 60% en los adultos. La prevalencia aproximada de la enfermedad sistémica es del 5% de los casos en niños, 40% en adultos.

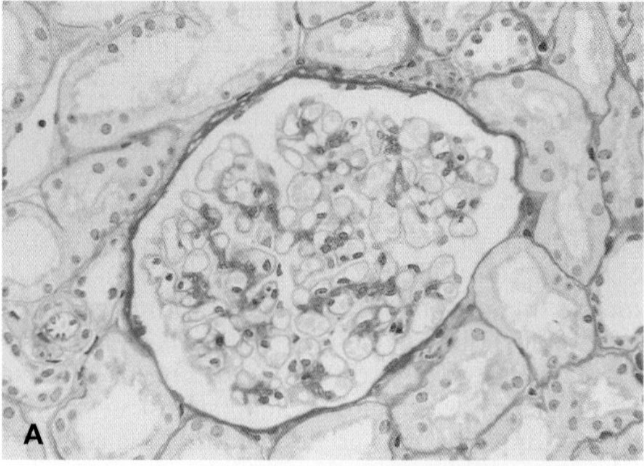

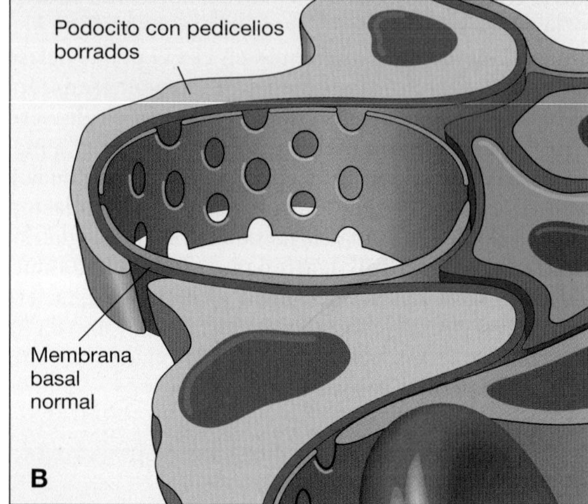

Figura 14-6

Enfermedad de cambios mínimos. **A**, al microscopio óptico, el glomérulo teñido con PAS parece normal, con una membrana basal fina. **B**, diagrama esquemático que ilustra el emborronamiento difuso de los pedicelios de los podocitos sin depósitos inmunitarios.

Patogenia. La patogenia de la proteinuria en la enfermedad de cambios mínimos sigue sin estar del todo aclarada. Sobre la base de algunos estudios experimentales, se ha atribuido la proteinuria a un factor derivado del linfocito T que produce daño en el podocito y desprendimiento de sus pedicelios. Sin embargo, no se ha establecido la naturaleza de tal factor hipotético ni una función causal de los linfocitos T en la enfermedad humana, y no hay un buen modelo experimental de la enfermedad de cambios mínimos.

Morfología

Al microscopio óptico, los glomérulos en la enfermedad de cambios mínimos parecen normales (Fig. 14-6A). Las células de los túbulos contorneados proximales estan densamente cargados de lípidos y gotitas proteicas con frecuencia, pero esto es secundario a la reabsorción tubular de las lipoproteínas vertidas por los glomérulos enfermos. El aspecto de los túbulos contorneados proximales es la base de la denominación antigua de esta afección, **nefrosis lipoide**. Incluso con el microscopio electrónico, la MBG parece normal. La única anormalidad glomerular obvia es el **borrado uniforme y difuso de los pedicelios de los podocitos** (Fig. 14-6B). Así pues, el citoplasma de los podocitos parece aplanado en los extremos de la MBG, obliterando el entramado de arcos entre los podocitos y la MBG. Asimismo, hay una vacuolización de la célula epitelial, formación de microvellosidades y desprendimientos focales ocasionales. Cuando los cambios en los podocitos revierten (p. ej., en respuesta a los corticosteroides), la proteinuria remite.

Evolución clínica. La enfermedad se manifiesta por una evolución insidiosa del síndrome nefrótico en un niño por lo demás sano. No hay hipertensión, y la función renal está conservada en la mayoría de los individuos. La pérdida de proteínas habitualmente está limitada a las proteínas séricas más pequeñas, principalmente la albúmina (proteinuria selectiva). El pronóstico en niños que tienen esta afección es bueno. Más del 90% de los casos responde a un curso breve de corticoterapia; sin embargo, la proteinuria recidiva en más de dos terceras partes de los que responden inicialmente, algunos de los cuales se hacen dependientes de los corticoides. Menos del 5% desarrollan insuficiencia renal crónica después de 25 años, y es probable que la mayoría de las personas de este subgrupo tenga un síndrome nefrótico producido por glomerulosclerosis focal y segmentaria no detectada por biopsia. Dada su respuesta a la terapia en niños, la enfermedad de cambios mínimos debe diferenciarse de otras causas de síndrome nefrótico en los que no responden. Los adultos con enfermedad de cambios mínimos responden, asimismo, a terapia esteroidea, pero la respuesta es más lenta y las recidivas, más habituales.

Glomerulosclerosis focal y segmentaria

La GSFS es una lesión caracterizada histológicamente por esclerosis que afecta a algunos, pero no a todos, los glomerulos (afectación focal) y sólo a algunos segmentos de cada glomérulo afectado. Este cuadro histológico se asocia frecuentemente a síndrome nefrótico y puede darse: 1) asociado con otras afecciones conocidas, como infección por el virus de la inmunodeficiencia humana o consumo de heroína (nefropatía por virus de la inmunodeficiencia humana, nefropatía por heroína); 2) como un acontecimiento secundario a otras formas de GN (p. ej., nefropatía por inmunoglobulina A [IgA]); 3) como una maladaptación tras la pérdida de nefronas, descrita anteriormente; 4) en formas heredadas o congénitas que son el resultado de mutaciones que afectan a proteínas citoesqueléticas o relacionadas que se expresan en los podocitos (p. ej., nefrina), o 5) como una enfermedad primaria.

La GSFS primaria (o idiopática) es responsable del 20 al 30%, aproximadamente, de todos los casos del síndrome nefrótico. Cada vez es una causa más habitual de síndrome nefrótico en adultos y sigue siendo una causa frecuente en niños. *En los niños es importante distinguir esta causa de síndrome nefrótico de la ECM*, dado que los cursos clínicos son marcadamente diferentes. A diferencia de la ECM, existe una mayor incidencia de hematuria e hipertensión en personas con esta lesión; su proteinuria no es selectiva y, en general, su respuesta a la corticoterapia es mala. Al menos el 50% de los individuos con GSFS desarrolla insuficiencia renal terminal a los 10 años del diagnóstico. En general, los adultos se comportan incluso peor que los niños.

Patogenia. Se desconoce la patogenia de la GSFS primaria. Algunos investigadores han sugerido que la GSFS y la ECM son parte de un todo continuo y que la ECM puede transformarse en GSFS. Otros creen que ambas son distintas entidades clinicopatológicas. En cualquier caso, *se cree que la lesión de los podocitos representa el acontecimiento inicial de la GSFS primaria*. Lo mismo que en la ECM, se han propuesto factores que aumentan la permeabilidad producidos por los linfocitos. El depósito de masas hialinas en los glomérulos representa el atrapamiento de proteínas plasmáticas y lípidos en los focos de lesión donde se desarrolla la esclerosis. Asimismo, se cree que la IgM y las proteínas del complemento que se observan habitualmente en las lesiones son el resultado del atrapamiento inespecífico por los glomérulos dañados. La recidiva de proteinuria en algunas personas con GSFS que reciben injertos renales, a veces ya a las 24 horas del trasplante, apoya la idea de que la causa es un mediador circulante que daña los podocitos.

Morfología

En la GSFS, la enfermedad afecta primero solamente a algunos de los glomérulos (de aquí el término «**focal**») e inicialmente sólo a los glomérulos yuxtamedulares. Al progresar, se afectan todos los niveles de la corteza. Histológicamente, la GSFS se caracteriza por lesiones que ocurren en algunos penachos dentro del glomérulo y respetan los otros (de aquí el término «**segmentario**»). Así pues, la implicación es focal y también segmentaria (Fig. 14-7). Los glomérulos afectados muestran **aumento de la matriz mesangial, luces capilares obliteradas y depósito de masas hialinas (hialinosis) y gotitas de lípidos**. Ocasionalmente, los glomérulos están completamente esclerosados (esclerosis global). En los glomérulos afectados, la microscopia de fluorescencia revela con frecuencia atrapamiento inespecífico de inmunoglobulinas, usualmente IgM, y complemento en las zonas de hialinosis. En microscopía electrónica, los podocitos muestran **borrado de los pedicelios**, lo mismo que en la ECM.

Con el tiempo, la progresión de la enfermedad lleva a la esclerosis global de los glomérulos con atrofia tubular pronunciada y fibrosis intersticial. Este cuadro avanzado es difícil de diferenciar de otras formas de glomerulopatía crónica, descritas más adelante.

Cada vez se está comunicando con más frecuencia una variante morfológica denominada **glomerulopatía colapsante**, que se caracteriza por el colapso de todo el penacho glomerular e hiperplasia de los podocitos. Es una manifestación más grave de la GSFS que puede ser idiopática o asociarse con infección por el virus de la inmunodeficiencia humana (VIH) o toxicidad inducida por fármacos. Comporta un pronóstico particularmente malo.

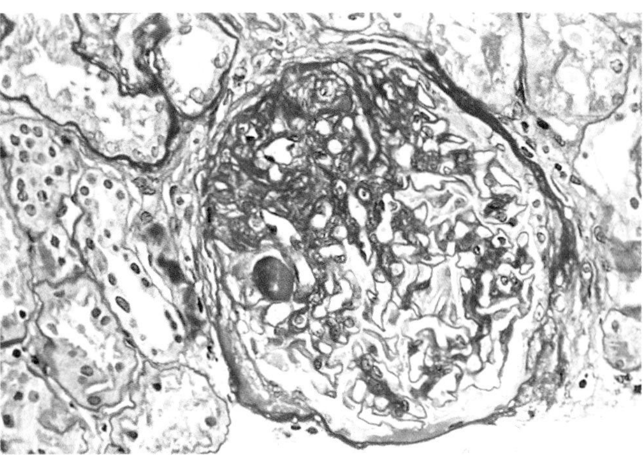

Figura 14-7

Imagen a gran aumento de glomerulosclerosis focal y segmentaria (tinción PAS), vista como una masa de luces capilares obliteradas, cicatrizadas con cúmulos de material de la matriz, que ha sustituido una porción del glomérulo. (Por cortesía del doctor H. Rennke, Department of Pathology, Brigham and Women's Hospital, Boston, Massachusetts.)

Evolución clínica. Existe poca tendencia a la remisión espontánea en la GSFS idiopática, y habitualmente la respuesta a la corticoterapia es mala. La progresión a insuficiencia renal ocurre a diferentes velocidades, y aproximadamente el 50% de los individuos tiene insuficiencia renal a los 10 años.

Nefropatía membranosa (glomerulonefritis membranosa)

Esta enfermedad lentamente progresiva es más frecuente entre los 30 y 50 años de edad; *se caracteriza morfológicamente por la presencia de depósitos subepiteliales que contienen inmunoglobulina a lo largo de la MBG*. Al principio de la enfermedad, los glomérulos pueden aparecer normales con microscopia óptica, pero los casos bien desarrollados muestran *engrosamiento difuso de la pared capilar.*

La nefropatía membranosa es idiopática aproximadamente en el 85% de los casos. En el resto (nefropatía membranosa secundaria) esto puede ser secundario a otras afecciones, incluyendo: 1) infecciones (hepatitis B crónica, sífilis, esquistosomiasis, malaria); 2) tumores malignos, especialmente carcinoma del pulmón y del colon, y melanoma; 3) LES y otras afecciones autoinmunitarias; 4) exposición a sales inorgánicas (oro, mercurio), y 5) fármacos (penicilamina, captopril, fármacos antiinflamatorios no esteroideos).

Patogenia. La GN membranosa es una forma de nefritis crónica por inmunocomplejos. Aunque los complejos circulantes de antígenos exógenos conocidos (p. ej., virus de la hepatitis B) o endógenos (ADN en el LES) pueden producir nefropatía membranosa, se piensa actualmente que la mayoría de las formas idiopáticas están inducidas por anticuerpos que reaccionan *in situ* frente a antígenos endógenos o fijados al glomérulo.

El modelo experimental de GN membranosa es la nefritis de Heymann, que se induce en animales mediante inmunización con proteínas del borde en cepillo del túbulo renal. Los anticuerpos producidos reaccionan con un antígeno localizado en la MBG, dando lugar a depósitos granulares («formación *in situ* de inmunocomplejo») y proteinuria sin inflamación grave. La nefropatía membranosa idiopática en humanos se considera que es una enfermedad autoinmunitaria producida por anticuerpos ante un autoantígeno renal que está por identificar.

En presencia de depósitos inmunitarios, ¿cómo permite la extravasación la pared del capilar glomerular? En ausencia de neutrófilos, monocitos o plaquetas, y con la presencia prácticamente uniforme del complemento, los trabajos actuales apuntan a una acción directa del C5b-C9, el complejo de ataque a la membrana del complemento, sobre el podocito. El complejo de ataque a la membrana produce activación de las células mesangiales y los podocitos del glomérulo, induciéndoles a la liberación de proteasas y oxidantes que pueden dañar las paredes capilares, con las consiguientes alteraciones de la filtración.

Morfología

Vista al microscopio óptico con tinción de H y E, el cambio básico en la nefropatía membranosa parece ser **un engrosamiento difuso de la MBG** (Fig. 14-8A). Al microscopio electrónico, este engrosamiento aparente está determinado, en parte, por **depósitos subepiteliales** que se alojan contra la MBG y están separados uno de otro por pequeñas protrusiones espinosas de la matriz de la MBG, que se forman como reacción a los depósitos (**patrón «espícula y cúpula»**) (Fig. 14-8B). Según progresa la enfermedad, estas espículas se cierran sobre los depósitos, incorporándolos en la MBG. Además, los podocitos muestran **borrado de los pedicelios**. Más adelante, en el curso de la enfermedad, los depósitos incorporados pueden catabolizarse y desaparecer finalmente, dejando cavidades dentro de la MBG. El depósito continuado de la matriz de la membrana basal da lugar a membranas progresivamente más gruesas. Al progresar aún más, los glomérulos pueden esclerosarse. La microscopia con inmunofluorescencia muestra **depósitos granulares** típicos de inmunoglobulinas y complemento a lo largo de la MBG (v. Fig. 14-4A).

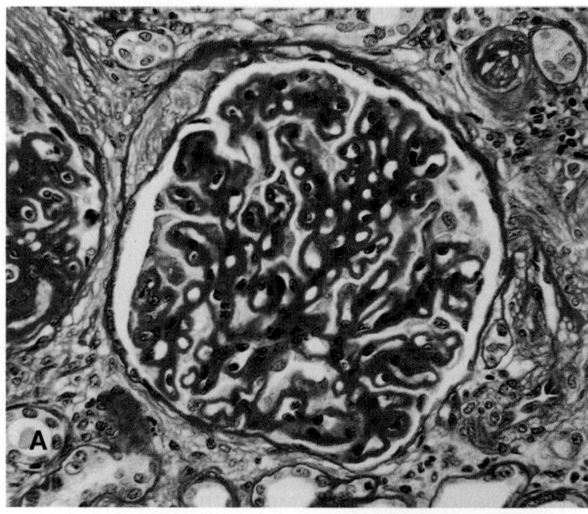

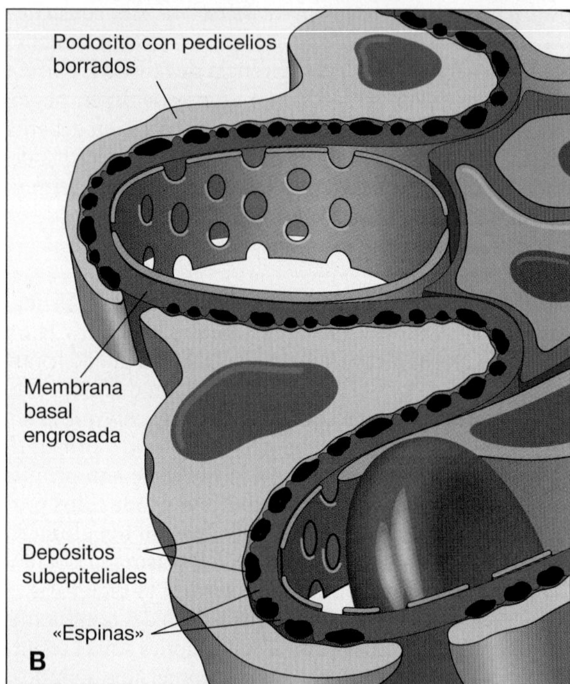

Figura 14-8

Nefropatía membranosa. **A**, engrosamiento difuso de la membrana basal glomerular. **B**, diagrama esquemático que ilustra los depósitos subepiteliales, emborronamiento de los pedicelios y la presencia de «espinas» de material de la membrana basal entre los depósitos inmunitarios.

Evolución clínica. El comienzo en los casos idiopáticos se caracteriza por el desarrollo insidioso de síndrome nefrótico, habitualmente sin enfermedad previa; sin embargo, algunos individuos con nefropatía membranosa pueden tener grados menores de proteinuria más que el síndrome nefrótico completamente desarrollado. En contraste con la enfermedad de cambios mínimos, la proteinuria no es selectiva, con pérdida urinaria de globulinas, así como de moléculas de albúmina más pequeñas, y usualmente no responde a corticoterapia. Deben descartarse causas secundarias de nefropatía membranosa, que sigue un curso notoriamente variable y, a menudo, indolente. Globalmente, aunque la proteinuria persiste en más del 60% de los individuos con nefropatía membranosa, solamente un 40% sufre una enfermedad progresiva que termina en insuficiencia renal de 2 a 20 años después. De un 10 a un 30% adicional tiene un curso más benigno, con remisión parcial o completa de la proteinuria.

Glomerulonefritis membranoproliferativa

La GN membranoproliferativa (GNMP) se manifiesta histológicamente por alteraciones en la MBG y el mesangio, y por proliferación de las células glomerulares. Es responsable del 5 al 10% de los casos de síndrome nefrótico idiopático en niños y en adultos. Algunos individuos presentan solamente hematuria o proteinuria en rangos no nefróticos; otros tienen un cuadro combinado nefrótico-nefrítico. Se reconocen dos tipos principales de GNMP (I y II) sobre la base de sus hallazgos ultraestructurales, de inmunofluorescencia, y patogénicos distintos. De los dos tipos, el I es, con mucho, el más frecuente (aproximadamente, el 80% de los casos).

Patogenia. Están implicados diferentes mecanismos patogénicos en el desarrollo de la enfermedad tipo I y II. La mayoría de los casos de GNMP tipo I parecen estar producidos por inmunocomplejos circulantes, como en la enfermedad del suero crónica, pero se desconoce el antígeno responsable. La GNMP tipo I también ocurre en asociación con antigenemia de hepatitis B y C, LES, derivaciones auriculoventriculares infectadas e infecciones extrarrenales con antigenemia persistente o episódica. La patogenia de la GNMP tipo II, también conocida como *enfermedad por depósitos densos,* es menos clara. *La anomalía fundamental parece ser una activación excesiva del complemento,* que puede estar producida por varios mecanismos que no implican anticuerpos. Algunos pacientes tienen un autoanticuerpo contra la C3-convertasa, denominado *factor nefrítico C3,* que se cree que estabiliza la enzima y da lugar a una escisión incontrolada de C3 y activación de la vía alternativa del complemento. En algunos pacientes se han descrito mutaciones en el gen que codifica al *Factor H,* proteína reguladora del complemento. Estas mutaciones pueden dar lugar a deficiencia en el Factor H del plasma o a una función defectuosa de la proteína, resultando otra vez en una activación excesiva del complemento. El deterioro funcional del Factor H puede estar producido también por autoanticuerpos, o anomalías en la proteína C3, que evita su interacción con el Factor H. La hipocomplementemia, más marcada en el tipo II, está producida, en parte, por consumo excesivo de C3 y, en parte, por una síntesis reducida de C3 en el hígado. Todavía no está claro cómo la anomalía del complemento induce los cambios glomerulares. Dadas estas diferencias importantes en la patogenia y las diferencias principales en la apariencia ultraestructural, hay una tendencia cada vez mayor a la separación de esta categoría diagnóstica y considerar que la enfermedad por depósitos densos es una entidad distinta de la GNMP tipo I.

Morfología

Con microscopia óptica, ambos tipos de GNMP son similares. Los glomérulos son grandes, con **apariencia lobular** acentuada, y muestran **proliferación mesangial y de células endoteliales**, así como infiltración de leucocitos (Fig. 14-9A). La **MBG está engrosada**, y la pared de los capilares glomerulares muestra, con frecuencia, un contorno doble o apariencia en «raíles de tranvía», más evidente con tinciones de plata o ácido peryódico de Schiff (PAS). Esto está producido por **«la escisión» de la MBG** debida a la inclusión dentro de la misma de procesos del mesangio y células inflamatorias que se extienden a las asas capilares periféricas (Fig. 14-9B).

Los tipos I y II tienen diferentes características ultraestructurales y por microscopia con inmunofluorescencia (v. Fig. 14-9B). **La GNMP tipo I** se caracteriza por **depósitos delimitados subendoteliales electrodensos**. En la microscopia con inmunofluorescencia, el C3 se deposita en un patrón granular irregular, y también están presentes la IgG y los componentes iniciales del complemento (C1q y C4), lo que indica una patogenia por inmunocomplejos.

En **lesiones de tipo II**, la lámina densa y el espacio subendotelial de la MBG se transforman en una estructura irregular, similar a una cinta, extremadamente electro-densa, que resulta del depósito de un material cuya composición se desconoce, dando lugar al término **enfermedad por depósito denso**. El C3 está presente en focos lineales segmentarios, irregulares y macizos, en la membrana basal, y en el mesangio en agregados circulares característicos (anillos mesangiales). Habitualmente, no hay IgG ni los componentes iniciales de la vía clásica del complemento (C1q y C4).

Evolución clínica. El modo principal de presentación (~50% de los casos) es el síndrome nefrótico, aunque la GNMP puede comenzar como una nefritis aguda o proteinuria leve. El pronóstico de la GNMP es, por lo general, malo. En un estudio, ninguno de los 60 pacientes seguidos durante 1 a 20 años mostró remisión completa. El 40% progresó a una insuficiencia renal terminal, el 30% tuvo grados variables de insuficiencia renal, y el 30% restante, un síndrome nefrótico persistente sin insuficiencia renal. La enfermedad por depósitos densos tiene un pronóstico peor y tiende a recidivar en los receptores de trasplante renal. Como muchas otras GN, la GNMP, habitualmente de tipo I, puede darse en asociación con otros trastornos conocidos (*GNMP secundaria*), como LES, hepatitis B y C, hepatopatía crónica e infecciones bacterianas crónicas. De hecho, se cree que muchos de los denominados casos idiopáticos se asocian a hepatitis C y crioglobulinemia relacionada.

RESUMEN

Síndrome nefrótico

- El síndrome nefrótico se caracteriza por proteinuria, que da lugar a hipoalbuminemia y edema.
- La lesión de los podocitos es un mecanismo subyacente de proteinuria, y puede ser el resultado de causas no inmunitarias (como en la ECM y la GSFS) o inmunitarias (como en la MN).
- La *enfermedad por cambios mínimos (ECM)* es la causa más frecuente de síndrome nefrótico en niños; se manifiesta por proteinuria y borrado de los pedicelios glomerulares sin depósitos de anticuerpo; se desconoce la patogénesis; la enfermedad responde bien al tratamiento con corticoides.
- La *glomerulosclerosis focal y segmentaria (GSFS)* puede ser primaria (lesión de los podocitos por mecanismo desconocido) o secundaria (p. ej., como consecuencia de una glomerulonefritis anterior, hipertensión o infección, como el VIH); los glomérulos muestran obliteración focal de las luces de los capilares, depósitos hialinos y pérdida de los pedicelios de los podocitos; la enfermedad es resistente con frecuencia a la terapia y puede progresar a insuficiencia renal terminal.
- La *nefropatía membranosa (NM)* está producida por una respuesta autoinmunitaria contra un antígeno renal desconocido. Se caracteriza por depósitos granulares subepiteliales de anticuerpos con engrosamiento de la MBG y pérdida de los pedicelios de los podocitos pero sin, o poca, inflamación; la enfermedad con frecuencia es resistente al tratamiento con corticoides.

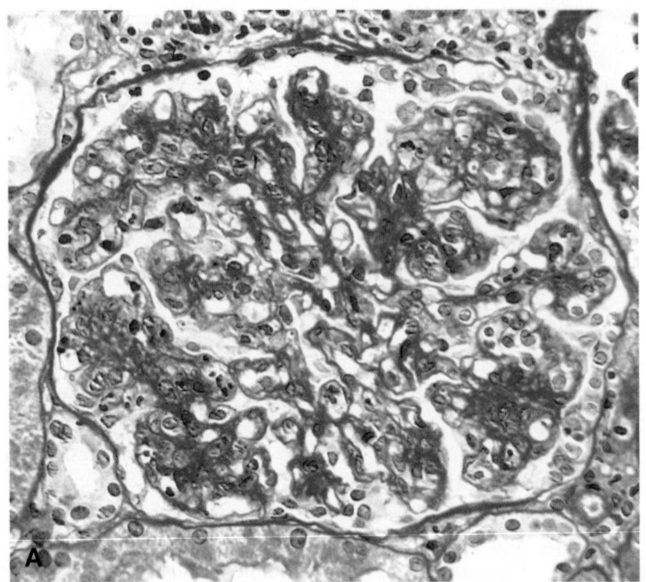

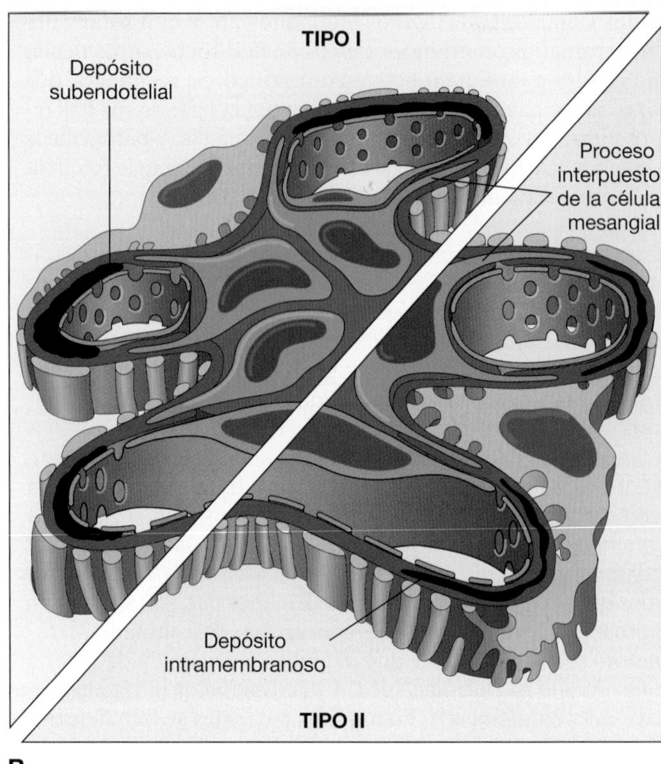

Figura 14-9

A, GN membranoproliferativa que muestra proliferación de la célula mesangial, engrosamiento de la membrana basal, infiltración leucocitaria y acentuación de la arquitectura lobular. **B**, representación esquemática de los patrones en los dos tipos de GN membranoproliferativa. En el tipo I hay depósitos subendoteliales; el tipo II se caracteriza por depósitos densos intramembranosos (enfermedad de depósitos densos). En ambas, la interposición mesangial da la apariencia de membrana basal dividida cuando se ve con microscopio óptico. GN, glomerulonefritis.

Síndrome nefrítico

El síndrome nefrítico es un complejo clínico, habitualmente de comienzo agudo, caracterizado por: 1) *hematuria* con hematíes dismórficos y cilindros hemáticos en la orina; 2) algún grado de *oliguria* y azotemia, y 3) *hipertensión*. Aunque también puede haber algo de proteinuria e incluso edema, usualmente no son tan intensos como en el síndrome nefrótico. Las lesiones que producen el síndrome nefrítico tienen en común la proliferación de células dentro del glomérulo, acompañadas de infiltrado leucocitario. Esta reacción inflamatoria lesiona las paredes capilares, permitiendo el paso de hematíes a la orina, e induce cambios hemodinámicos que llevan a una reducción en el FG. La reducción del FG se manifiesta clínicamente con oliguria, retención recíproca de líquidos y azotemia. Es probable que la hipertensión sea el resultado de la retención de líquidos y un aumento de liberación de renina por los riñones isquémicos.

El síndrome nefrítico agudo puede producirse por trastornos sistémicos, como LES, o puede ser el resultado de una enfermedad glomerular primaria. Un ejemplo de esto último es la GN postinfecciosa aguda.

Glomerulonefritis postinfecciosa (postestreptocócica) aguda

La GN aguda postinfecciosa, uno de los trastornos glomerulares que ocurren con más frecuencia, está producida habitualmente por el depósito de inmunocomplejos en los glomérulos, que dan lugar a proliferación difusa e hinchazón de las células glomerulares residentes, e infiltración frecuente por leucocitos, especialmente neutrófilos. El antígeno responsable puede ser exógeno o endógeno. El patrón exógeno prototípico se ve en la GN postestreptocócica. Una GN proliferativa similar puede ocurrir con otros antígenos exógenos o endógenos. Las infecciones por otros organismos distintos a los estreptococos pueden asociarse también con GN postinfecciosas difusas. Éstas incluyen ciertas infecciones neumocócicas y estafilocócicas, así como varias enfermedades víricas comunes, como las paperas, el sarampión, la varicela y las hepatitis B y C. Los antígenos endógenos, como ocurre en el LES, también pueden producir una GN proliferativa, pero más habitualmente con un patrón de nefropatía membranosa (v. anteriormente), sin la abundancia neutrofílica típica característica de la GN postinfecciosa.

El caso clásico de GN postestreptocócica se produce en un niño en el lapso de 1 a 4 semanas de la recuperación de una infección por estreptococo del grupo A. Solamente algunas cepas «nefritógenas» del estreptococo β-hemolítico son capaces de producir una enfermedad glomerular. En la mayoría de los casos, la infección inicial está localizada en la faringe o la piel.

Patogenia. Existe el consenso de que el depósito de inmunocomplejos está implicado en la patogenia de la GN postestreptocócica aguda. Se ven las características típicas de la enfermedad por inmunocomplejos, como hipocomplementemia y depósitos granulares de IgG y complemento en la MBG. Los antígenos relevantes probablemente sean proteínas estreptocócicas, pero su identidad no está establecida. Tampoco está claro si los inmunocomplejos se forman fundamentalmente en la circulación o *in situ* (esto último por la unión de anticuerpos a antígenos bacterianos «fijados» a la MBG). Los estudios indican que el C3 puede depositarse sobre la MBG antes que la IgG; de aquí que la lesión primaria pueda estar producida por activación del complemento. Finalmente, se forman inmunocomplejos.

Morfología

Con el microscopio óptico, el cambio más característico en la GN postinfecciosa es una **celularidad aumentada bastante uniforme** en los penachos glomerulares, que afecta a casi todos los glomérulos, de ahí el termino «difusa» (Fig. 14-10A). El aumento de celularidad está producido por la proliferación e hinchazón de las células del endotelio y mesangiales, y por infiltrado neutrofílico y monocítico. A veces hay necrosis de las paredes capilares. En unos pocos casos, también puede haber «semilunas» (descritas a continuación) dentro del espacio urinario en respuesta a la intensa lesión inflamatoria. En general, estos hallazgos son ominosos. La microscopia electrónica muestra inmunocomplejos depositados dispuestos en forma de «**jorobas**» subendoteliales, intramembranosas, o más a menudo **subepiteliales**, alojadas contra la MBG (Fig. 14-10B). Ocasionalmente, también hay depósitos mesangiales. Los estudios con inmunofluorescencia revelan **depósitos granulares de IgG y complemento** dispersos dentro de las paredes capilares y en algunas zonas mesangiales, correspondiendo a los depósitos visualizados con microscopia electrónica. Estos depósitos se limpian habitualmente en un período de 2 meses, aproximadamente.

Evolución clínica. El comienzo de la nefropatía tiende a ser abrupto, anunciado por malestar, febrícula, náuseas y síndrome nefrítico. En el caso habitual, la oliguria, azotemia e hipertensión solamente son de leves a moderadas. Característicamente, hay una hematuria macroscópica, la orina tiene un aspecto marrón ahumado, más que roja brillante. Una característica constante de la enfermedad es algo de proteinuria y, como se ha descrito anteriormente, puede ser tan grave que en ocasiones origina un síndrome nefrótico. Las concentraciones de complemento sérico están bajas durante la fase activa de la enfermedad, y están elevados los títulos de anticuerpos séricos antiestreptolisina O en los casos postestreptocócicos.

La recuperación ocurre en la mayoría de los niños en los casos epidémicos. Algunos niños muestran GN rápidamente progresiva debido a la lesión grave con semilunas o enfermedad renal crónica debida a cicatrización secundaria. El pronóstico en los casos esporádicos es menos claro. Del 15 al 50% de los pacientes adultos desarrolla nefropatía terminal al cabo de pocos años o en 1 o 2 décadas, dependiendo de la gravedad clínica e histológica. Sin embargo, en los niños, la prevalencia de cronicidad tras los casos esporádicos de GN postinfecciosa aguda es mucho menor.

Nefropatía IgA (enfermedad de Berger)

Esta afección habitualmente afecta a los niños y adultos jóvenes, y empieza como un episodio de hematuria intensa que ocurre 1 o 2 días después de una infección inespecífica de las vías respiratorias altas. La hematuria suele durar varios días y después remite, solamente para recidivar cada pocos meses. Con frecuencia se asocia a dolor lumbar. *La nefropatía IgA es una de las causas más frecuentes de hematuria microscópica o macroscópica recidivante, y es la enfermedad glomerular más frecuente en todo el mundo revelada por biopsias renales.*

El rasgo patogénico característico es el depósito de IgA en el mesangio. Algunos autores han considerado que la nefro-

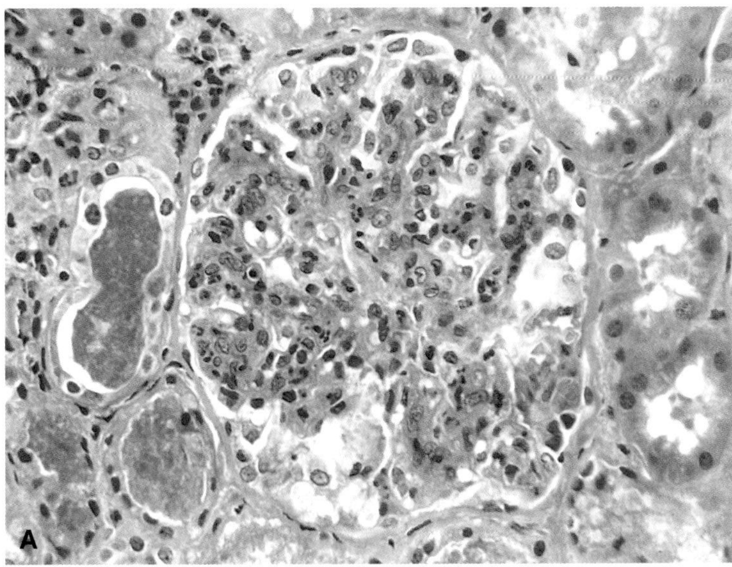

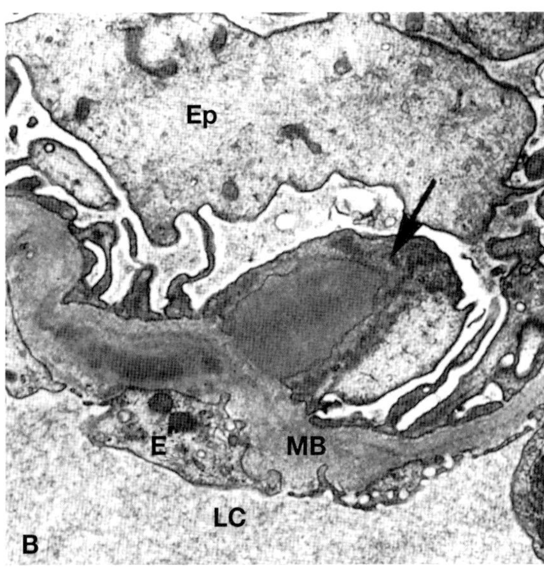

Figura 14-10

GN postestreptocócica. **A**, la hipercelularidad glomerular está producida por leucocitos intracapilares y proliferación de células glomerulares intrínsecas. Nótense los cilindros hemáticos en los túbulos. **B**, «joroba» subepitelial típica electrodensa (*flecha*) y depósitos intramembranosos. E, célula endotelial; Ep, célula epitelial visceral (podocitos); LC, luz capilar; MB, membrana basal.

patía IgA es una variante localizada de la *púrpura de Henoch-Schönlein,* caracterizada también por depósito de IgA en el mesangio. En contraste con la nefropatía IgA, que es puramente un trastorno renal, la púrpura de Henoch-Schönlein es un síndrome sistémico que afecta a la piel (exantema purpúrico), el tracto gastrointestinal (dolor abdominal), las articulaciones (artritis) y los riñones.

Patogenia. La evidencia acumulada sugiere que la nefropatía IgA se asocia con una anomalía en la producción y eliminación de la IgA. Ésta es la inmunoglobulina principal en las secreciones mucosas, y se encuentra en concentraciones bajas en el suero normal, pero aumenta en el 50% de los pacientes con nefropatía IgA debido a un incremento de la producción en la médula ósea. Además, hay inmunocomplejos circulantes que contienen IgA en algunos individuos. Se sugiere una influencia genética por la concurrencia de esta afección en familias y en hermanos HLA-idénticos, y por la frecuencia aumentada de ciertos fenotipos HLA y de complemento en algunas poblaciones. Los estudios sugieren también una anomalía en la glucosilación de la inmunoglobulina IgA, un proceso que reduciría la eliminación plasmática de ésta, favoreciendo así su depósito en el mesangio. El depósito mesangial prominente de IgA sugiere atrapamiento de los inmunocomplejos IgA en el mesangio, y la ausencia de C1q y C4 en el glomérulo apunta a la activación de la vía alternativa del complemento. Tomadas en conjunto, estas claves sugieren que la síntesis aumentada de IgA en respuesta a la exposición respiratoria o gastrointestinal a agentes ambientales (p. ej., virus, bacterias, proteínas alimentarias) puede llevar al depósito de IgA y de inmunocomplejo que contiene IgA en el mesangio, donde activan la vía alternativa del complemento e inician la lesión glomerular. En apoyo de estos acontecimientos va el que la nefropatía IgA ocurre con mayor frecuencia en individuos con celiaquía, en los que se observan defectos de la mucosa intestinal, y en la hepatopatía, donde existe una eliminación defectuosa hepatobiliar de los complejos IgA (*nefropatía IgA secundaria*).

Morfología

Histológicamente, las lesiones en la nefropatía IgA varían considerablemente. Los glomérulos pueden ser normales o pueden presentar ensanchamiento mesangial e inflamación segmentaria confinada a algunos glomérulos (GN proliferativa focal); proliferación mesangial difusa (mesangioproliferativa); o (rara vez) GN con semilunas manifiesta. La imagen característica de inmunofluorescencia es el **depósito mesangial de IgA**, a menudo con C3 y properdina, y cantidades menores de IgG o IgM (Fig. 14-11). Los componentes iniciales de la vía clásica del complemento están habitualmente ausentes. La microscopia electrónica confirma la presencia de depósitos electrodensos en el mesangio. Los depósitos pueden extenderse a la zona subendotelial de las paredes de los capilares adyacentes en una minoría de casos, habitualmente aquellos que tienen proliferación focal.

Evolución clínica. La enfermedad afecta, la mayor parte de las veces, a niños y adultos jóvenes. Más de la mitad de los que tienen nefropatía IgA presentan hematuria macroscópica tras una infección del tracto respiratorio o, menos frecuentemente, tractos gastrointestinal o urinario; del 30 al 40% tiene hematuria solamente microscópica, con o sin proteinuria; y del 5 al 10% desarrolla un síndrome típico de nefritis aguda. La hematuria dura típicamente varios días y después remite, pero recidiva cada pocos meses. El curso subsiguiente es muy variable. Muchos individuos mantienen una función renal normal durante décadas. En el 25 al 50% de los casos, durante un período de 20 años, hay una progresión lenta hacia la insuficiencia renal crónica.

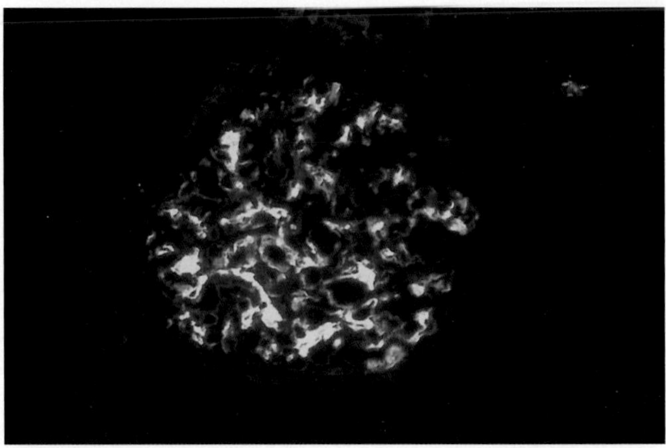

Figura 14-11

Nefropatía IgA que muestra depósitos inmunofluorescentes de IgA característicos, principalmente en las regiones mesangiales. IgA, inmunoglobulina A.

Nefritis hereditaria

La nefritis hereditaria se refiere a un grupo de enfermedades glomerulares hereditarias producidas por mutaciones de las proteínas de la MBG. La entidad mejor estudiada es el *síndrome de Alport*, en el cual la nefritis se acompaña de sordera de conducción y varios trastornos del ojo, incluyendo la luxación del cristalino, cataratas posteriores y distrofia de la córnea.

Patogenia. La MBG está compuesta, en gran medida, de colágeno tipo IV, que está compuesto por heterotrímeros de las cadenas $\alpha3$, $\alpha4$ y $\alpha5$ del colágeno tipo IV. Este tipo IV de colágeno es crucial para la función normal del cristalino, cóclea y glomérulo. La mutación en cualquiera de las cadenas α da lugar a un ensamblaje defectuoso de los heterotrímeros, y de aquí las manifestaciones de la enfermedad en el síndrome de Alport.

Morfología

Histológicamente, los glomérulos en la nefritis hereditaria no tienen un aspecto llamativo hasta tarde en el curso de la enfermedad, cuando puede haber esclerosis secundaria. En algunos riñones, las células intersticiales adoptan una apariencia espumosa como resultado de la acumulación de grasas neutras y mucopolisacáridos **(células espumosas)** como reacción a una proteinuria marcada. Al progresar, existe una glomerulosclerosis creciente, esclerosis vascular, atrofia tubular y fibrosis intersticial. Al microscopio electrónico, la membrana basal de los glomérulos aparece delgada y atenuada desde el principio del curso de la enfermedad. Más tarde, la MBG desarrolla focos irregulares de engrosamiento o atenuación con división pronunciada y laminación de la lámina densa, proporcionando una apariencia en «canasta de mimbre».

Evolución clínica. La herencia es heterogénea, la mayor parte de las veces ligada al cromosoma X como resultado de la mutación del gen que codifica la cadena α5 del colágeno tipo IV. Por lo tanto, los varones tienden a estar afectados más a menudo y más gravemente que las mujeres, y desarrollan insuficiencia renal con más probabilidad. Rara vez, la herencia es autosómica recesiva o dominante, ligada a defectos en los genes que codifican las cadenas α3 o α4 del colágeno tipo IV. Los individuos con nefritis hereditaria presentan a los 5 a 20 años de edad hematuria macroscópica o microscópica y proteinuria, y la insuficiencia renal franca ocurre entre los 20 y 50 años de edad.

Las mujeres portadoras del síndrome de Alport ligado al cromosoma X o los portadores de ambos sexos en las formas autosómicas habitualmente presentan hematuria persistente, que suele ser asintomática y sigue un curso benigno.

En unos pocos casos, se asocia un defecto heterocigótico en las cadenas α3 o α4, con hematuria persistente, con frecuencia familiar, y un curso benigno (denominado hematuria familiar benigna, o lesión de la membrana basal fina).

RESUMEN

Síndrome nefrítico

- El síndrome nefrítico se caracteriza por hematuria, oliguria con azotemia, proteinuria e hipertensión.
- Las causas más frecuentes son lesiones mediadas inmunológicamente, que se caracterizan por cambios proliferativos e infiltración de leucocitos.
- La *glomerulonefritis postinfecciosa aguda* ocurre habitualmente tras una infección estreptocócica en niños y adultos jóvenes pero puede ocurrir tras una infección con muchos otros organismos; está causada por depósito de inmunocomplejos, principalmente en los espacios subepiteliales, con abundantes neutrófilos y proliferación de las células glomerulares. La mayoría de los niños afectados se recupera; el pronóstico es peor en los adultos.
- La *nefropatía IgA,* caracterizada por depósito en el mesangio de inmunocomplejos que contienen IgA, es la causa más frecuente del síndrome nefrítico en todo el mundo; asimismo, es una causa frecuente de hematuria recurrente; habitualmente afecta a niños y adultos jóvenes, y tiene un curso variable.
- La *nefritis hereditaria* está producida por mutaciones en los genes que codifican el colágeno de la MBG; se manifiesta con hematuria y proteinuria lentamente progresivas, y deterioro de la función renal; los glomérulos parecen normales hasta tarde en el curso de la enfermedad.

Glomerulonefritis rápidamente progresiva (con semilunas)

La GNRP es un síndrome clínico y no una forma etiológica específica de GN. Clínicamente, se caracteriza por pérdida rápida y progresiva de la función renal con rasgos del síndrome nefrítico, a menudo con oliguria grave y (cuando no se trata) muerte por insuficiencia renal en semanas o meses. *Independientemente de la causa, el cuadro histológico se caracteriza por la presencia de semilunas* (GN con semilunas). En parte están producidas por la proliferación de las células epiteliales parietales de la cápsula de Bowman en respuesta a la lesión, y en parte por infiltración de monocitos y macrófagos.

Patogenia. La GN con semilunas (GNSL) puede estar causada por varias enfermedades diferentes, algunas restringidas al riñón y otras sistémicas. Aunque ningún mecanismo aislado puede explicar todos los casos, queda poca duda de que, en la mayoría de los casos, la lesión glomerular está mediada inmunológicamente. Así, una clasificación práctica divide la GNSL en tres grupos sobre la base de los hallazgos inmunológicos (Tabla 14-3). En cada grupo, la enfermedad puede asociarse con un trastorno conocido o puede ser idiopática.

Será obvio, por la descripción que sigue, que aunque los tres tipos de GNSL pueden asociarse con una enfermedad renal bien definida o extrarrenal, en algunos casos, la GNSL es idiopática. Cuando puede identificarse la causa, aproximadamente el 12% de los individuos tiene una GN mediada por anticuerpos anti-MBG (GNSL de tipo I) con o sin implicación pulmonar; el 44% tiene GNSL de tipo II, y el 44% restante tiene una GNSL tipo III pauciinmunitaria. Todas tienen lesión glomerular grave.

Tabla 14-3 Glomerulonefritis con semilunas

Tipo I (anticuerpo anti-MBG)
Idiopática Síndrome de Goodpasture
Tipo II (inmunocomplejos)
Idiopática Postinfecciosa/relacionada con infección Lupus eritematoso sistémico Púrpura de Henoch-Schönlein/nefropatía IgA
Tipo III (pauciinmunitaria) asociada a ANCA
Idiopática Granulomatosis de Wegener Angeítis microscópica

ANCA, anticuerpo citoplásmico antineutrófilo; anti-MBG, antimembrana basal glomerular.

Glomerulonefritis con semilunas por anticuerpos antimembrana basal glomerular (tipo I)

La glomerulonefritis con semilunas por anticuerpos anti-MBG, o GNSL tipo I, se caracteriza por depósitos lineales de IgG y, en muchos casos, C3 sobre la MBG, según se describe anteriormente. En algunos de estos individuos, los anticuerpos anti-MBG se unen también a la membrana basal de los capilares de los alvéolos pulmonares para producir un cuadro clínico de hemorragias pulmonares asociadas con insuficiencia renal. Se dice que estas personas tienen el *síndrome de Goodpasture,* para distinguir esta afección de los casos denominados idiopáticos en los que la afectación renal ocurre en ausencia de enfermedad pulmonar. Los anticuerpos anti-

MBG están presentes en el suero y son útiles para el diagnóstico. Es importante reconocer la GNSL de tipo I porque estos individuos se benefician de plasmaféresis, que elimina de la circulación los anticuerpos patógenos.

Morfología

Los riñones son grandes y pálidos, a menudo con **hemorragias petequiales** en las superficies corticales. Los glomérulos muestran necrosis segmentaria y roturas de la MBG, con proliferación resultante de las células endoteliales parietales en respuesta a la exudación de proteínas plasmáticas, incluyendo fibrina en los espacios de Bowman. Estas lesiones de proliferación distintivas se denominan **semilunas** debido a su configuración, ya que rellenan los espacios de Bowman. Las semilunas están formadas por proliferación de células parietales y también por migración de monocitos/macrófagos al espacio de Bowman (Fig. 14-12). También puede haber cantidades menores de otros tipos de leucocitos. La porción no afectada del glomérulo no muestra proliferación. La inmunofluorescencia es característica, con fuerte **tinción lineal** de la IgG y C3 depositadas a lo largo de la MBG. Sin embargo, los depósitos no se ven al microscopio electrónico, porque el antígeno endógeno del colágeno IV ante el que reaccionan los anticuerpos se distribuye difusamente y, de esta manera, no se forman los largos enrejados de antígeno y anticuerpo que se dan en los inmunocomplejos depositados. La microscopía electrónica puede mostrar roturas distintivas de la MBG. Las semilunas finalmente obliteran el espacio de Bowman y comprimen los glomérulos. Son prominentes las hebras de fibrina entre las capas celulares en las semilunas. Con el tiempo, éstas pueden sufrir cicatrización.

Glomerulonefritis con semilunas mediada por inmunocomplejos (tipo II)

La GNSL de tipo II la constituyen trastornos mediados por inmunocomplejos. Esto puede ser una complicación de cualquier nefropatía secundaria por inmunocomplejos, incluyendo la GN postestreptocócica, LES, nefropatía IgA y la púrpura de Henoch-Schönlein. En algunos casos, pueden demostrarse inmunocomplejos pero la causa subyacente no está determinada. En todos estos casos, los estudios con inmunofluorescencia revelan el patrón granular característico («bacheado») de tinción de la MBG y/o el mesangio para inmunoglobulinas y/o complemento. Habitualmente, estos individuos no se benefician de la plasmaféresis.

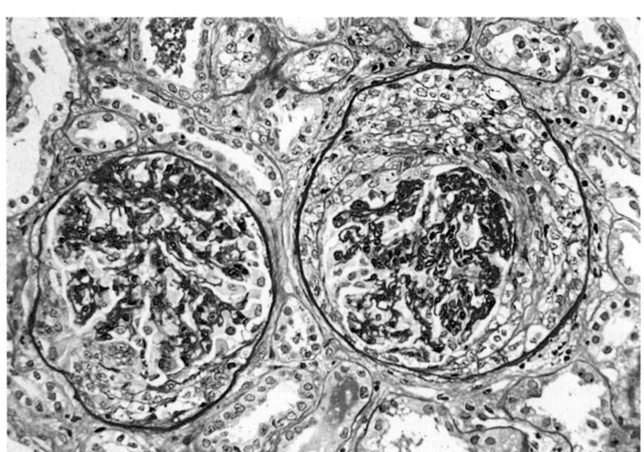

Figura 14-12

GN con semilunas (tinción de PAS). Nótense los penachos glomerulares colapsados y las masas en forma de semilunas de células en proliferación y leucocitos en la parte interna de la cápsula de Bowman. ANCA, anticuerpo citoplásmico antineutrófilo; GN, glomerulonefritis. (Por cortesía del doctor M. A. Venkatachalam, Department of Pathology, University of Texas Health Sciences Center, San Antonio, Texas.)

Morfología

Existe una lesión grave con **necrosis segmentaria** y la MBG se rompe con formación resultante de semilunas, como se ha descrito anteriormente. Sin embargo, en contraste con la GNSL tipo I (enfermedad por anticuerpos anti-MBG), los segmentos de glomérulos sin necrosis muestran evidencia de GN subyacente con inmunocomplejo (p. ej., proliferación difusa y exudación leucocitaria en la GN postinfecciosa o LES, y en la proliferación mesangial de la nefropatía IgA o púrpura de Henoch-Schönlein). La inmunofluorescencia muestra el **patrón granular** característico de la enfermedad subyacente por inmunocomplejos, y la microscopia electrónica demuestra depósitos limitados.

Glomerulonefritis con semilunas pauciinmunitaria (tipo III)

La GNSL tipo III, denominada también *GNSL tipo pauciinmunitaria*, se define por la falta de anticuerpos anti-MBG o deposición significativa de inmunocomplejos detectables por inmunofluorescencia y microscopia electrónica. Muchos de estos individuos tienen anticuerpos citoplásmicos antineutrófilos en el suero que, como se ha descrito (Capítulo 10), desempeñan una función en algunas vasculitis. Por lo tanto, en algunos casos, la GNSL tipo III es un componente de vasculitis sistémica, tal como ocurre en la poliangitis microscópica o la granulomatosis de Wegener. En muchos casos, sin embargo, la GNSL pauciinmunitaria se limita al riñón y, en tal caso, se denomina idiopática.

Morfología

Los glomérulos muestran **necrosis segmentaria** y la MBG se rompe con el resultado de formación de semilunas (v. anteriormente). Los segmentos de los glomérulos no implicados aparecen normales, sin proliferación o aflujo prominente de células inflamatorias. Sin embargo, en contraste con la enfermedad por anticuerpos anti-MBG, los estudios de inmunofluorescencia para inmunoglobulina y complemento son negativos o casi, y no hay depósitos detectables con el microscopio electrónico.

Evolución clínica. El comienzo de la GNRP se parece mucho al del síndrome nefrítico, excepto que la oliguria y la azotemia son más pronunciadas. A veces, la proteinuria se aproxima al rango nefrítico. Algunas de estas personas se vuelven anúricas y requieren diálisis durante mucho tiempo o trasplante. El pronóstico puede relacionarse, aproximadamente, con el número de semilunas: aquellos que tienen menos del 80% de los glomérulos con semilunas tienen un mejor pronóstico que los que tienen porcentajes superiores. La plasmaféresis beneficia a algunos individuos, especialmente a aquellos que tienen anticuerpos anti-MBG y síndrome de Goodpasture.

RESUMEN

Glomerulonefritis rápidamente progresiva

- La GNRP es una entidad clínica con características del síndrome nefrítico y pérdida rápida de la función renal.
- La GNRP se asocia habitualmente con lesión glomerular grave, con necrosis y roturas de la MBG y proliferación subsiguiente del epitelio parietal (semilunas).
- La GNRP puede estar mediada inmunológicamente, como ocurre cuando se desarrollan autoanticuerpos anti-MBG o cuando aparece como consecuencia de depósito de inmunocomplejos; también puede ser pauciinmunitaria, asociada con anticuerpos citoplásmicos antineutrófilo.

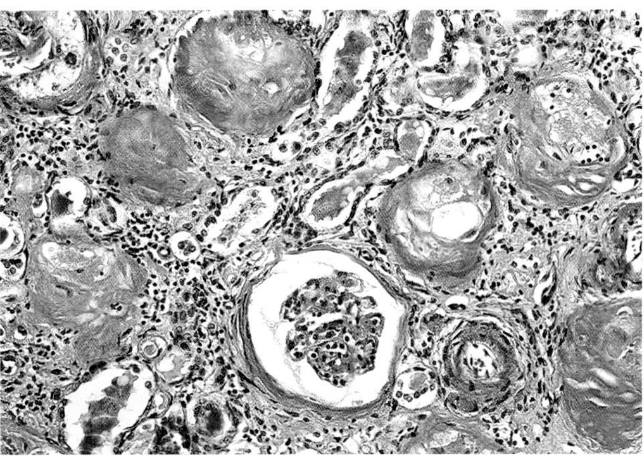

Figura 14-13

GN crónica. Una preparación con tricrómico de Masson que muestra sustitución completa de prácticamente todos los glomérulos por colágeno teñido en azul. (Por cortesía del doctor M. A. Venkatachalam, Department of Pathology, University of Texas Health Sciences Center, San Antonio, Texas.) GN, glomerulonefritis.

Glomerulonefritis crónica

Después de describir diversas formas de enfermedad glomerular, ahora nos centramos en uno de sus resultados desafortunados, la enfermedad glomerular crónica, que también se denomina GN crónica, independientemente de si ha estado precedida de una lesión glomerular inflamatoria. Es una causa importante de enfermedad renal terminal que se presenta como insuficiencia renal crónica. Entre todos los individuos que requieren hemodiálisis o trasplante renal, del 30 al 50% tiene el diagnóstico de GN crónica.

Para el momento en que se descubre la GN crónica, los cambios glomerulares están tan avanzados que es difícil discernir la naturaleza de la lesión original. Probablemente represente el estadio final de diversas entidades, siendo las principales la GNSL, la GSFS, la NM, la nefropatía IgA y la GNMP. Se ha estimado que, quizás, el 20% de los casos surgen sin historia de nefropatía sintomática. Aunque la GN crónica puede aparecer a cualquier edad, habitualmente se nota por primera vez en adultos jóvenes y de mediana edad.

Morfología

Clásicamente, los riñones están **simétricamente contraídos** y su superficie es marrón oscuro y **difusamente granular**.

Microscópicamente, la lesión habitual en todos los casos es una cicatrización avanzada de los glomérulos, a veces hasta el punto de esclerosis completa (Fig. 14-13). Esta **obliteración de los glomérulos** es el punto final de muchas enfermedades, y es imposible discernir en estos riñones la naturaleza de la lesión previa.

También hay **fibrosis intersticial** marcada, asociada con atrofia y pérdida de muchos túbulos en la corteza, y disminución y pérdida de porciones de la red capilar peritubular. Las arterias pequeñas y medianas frecuentemente tienen paredes gruesas, con luz estrechada, secundaria a hipertensión. En el tejido intersticial fibrótico hay infiltrados linfocíticos (y rara vez de células plasmáticas). Según progresa el daño en todas las estructuras, puede resultar difícil discernir si la lesión primaria era glomerular, vascular, tubular o intersticial. Estos riñones marcadamente dañados se designan como «riñones terminales».

Evolución clínica. Lo más habitual es que la GN crónica se desarrolle insidiosamente y se descubra sólo tardíamente en su curso tras el comienzo de insuficiencia renal. Muy frecuentemente, la nefropatía se detecta por primera vez al descubrirse una proteinuria, hipertensión o azotemia en una exploración médica habitual. En algunos individuos, el curso está marcado por episodios transitorios de síndrome nefrítico o nefrótico. Algunas de estas personas buscan atención médica por causa del edema. A medida que los glomérulos se obliteran, se cierra progresivamente la vía de la pérdida de proteína, y por ello, el síndrome nefrótico se hace menos intenso según avanza la enfermedad. Sin embargo, en todos los casos es constante algo de proteinuria. Es muy frecuente la hipertensión, y sus efectos pueden dominar el cuadro clínico. Aunque habitualmente está presente la hematuria microscópica, en este estadio tardío la orina hemática macroscópica es infrecuente.

Sin tratamiento, el pronóstico es malo; la regla es la progresión inexorable a la uremia y la muerte. La velocidad de progresión es extremadamente variable, sin embargo, y pueden transcurrir 10 años o más entre el comienzo de los primeros síntomas y la insuficiencia renal terminal. Naturalmente, la diálisis renal y el trasplante renal alteran este curso y permiten una supervivencia prolongada.

ENFERMEDADES QUE AFECTAN A LOS TÚBULOS Y AL INTERSTICIO

La mayoría de las formas de lesión tubular también implican al intersticio, así que las dos se describen juntas. En este epígrafe presentamos enfermedades caracterizadas por: 1) implicación inflamatoria de los túbulos y del intersticio (nefritis intersticial), y 2) lesión tubular isquémica o tóxica, que da lugar a *necrosis tubular aguda* e *insuficiencia renal aguda*.

Nefritis tubulointersticial

La nefritis tubulointersticial (NTI) se refiere a un grupo de enfermedades inflamatorias de los riñones que afectan primariamente al intersticio y los túbulos. Los glomérulos pueden estar completamente respetados o se afectan sólo tardíamente en el curso de la enfermedad. En la mayoría de los casos de NTI producidas por infección bacteriana, la pelvis renal está afectada prominentemente –de aquí el término más descriptivo de *pielonefritis* (de *pyelo*, «pelvis»). El término *nefritis intersticial* se reserva, generalmente, para los casos de NTI de origen no bacteriano; éstas incluyen la lesión tubular que resulta de fármacos, trastornos metabólicos como hipopotasemia, lesión física como irradiación, infecciones víricas y reacciones inmunitarias. Basándose en las características clínicas y el carácter del exudado inflamatorio, la NTI, independientemente del agente etiológico, puede dividirse en las categorías aguda y crónica. En la siguiente sección describimos, primero, la pielonefritis, seguida de otras formas no bacterianas de nefritis intersticial.

Pielonefritis aguda

La pielonefritis aguda, una inflamación habitualmente supurativa del riñón y la pelvis renal, está producida por infección bacteriana. Es una manifestación importante de la infección del tracto urinario (ITU), que implica afectación del tracto inferior (cistitis, prostatitis, uretritis), superior (pielonefritis), o de ambos. Como veremos, la gran mayoría de los casos de pielonefritis se asocia con ITU bajo. Sin embargo, esta última puede permanecer localizada sin extenderse hasta implicar a los riñones. Las ITU son problemas clínicos extraordinariamente frecuentes.

Patogenia. Los organismos causales principales son los bacilos entéricos gramnegativos. Con mucho, el más frecuente es *Escherichia coli.* Otros microorganismos importantes son el género *Proteus, Klebsiella, Enterobacter* y *Pseudomonas*; habitualmente se asocian con infecciones recidivantes, especialmente en personas que sufren manipulaciones de tracto urinario o tienen anomalías congénitas o adquiridas del tracto urinario bajo (v. más adelante). Los estafilococos y *Streptococcus faecalis* también pueden producir pielonefritis, aunque no son frecuentes.

Hay dos vías a través de las cuales las bacterias pueden alcanzar los riñones: a través del torrente sanguíneo (hematógena) y desde el tracto urinario inferior (infección ascendente). Aunque la *diseminación hematógena* es, con mucho, la menos frecuente de las dos, la pielonefritis aguda puede ser el resultado de siembra en los riñones por bacterias en el curso de septicemia o de endocarditis infecciosa (Fig. 14-14). La *infección ascendente* desde el tracto urinario bajo es la vía importante y habitual por la que las bacterias alcanzan el riñón. El primer paso en la patogenia de la infección ascendente parece ser la adhesión de bacterias a las superficies mucosas, seguida por colonización de la uretra distal (y del introito en las mujeres). Las propiedades genéticamente determinadas del urotelio y también de los patógenos bacterianos pueden facilitar la adhesión al revestimiento urotelial mediante fimbrias bacterianas (proteínas que se unen a receptores en la superficie de las células uroteliales), confiriendo susceptibilidad a la infección. Desde aquí, los microorganismos deben acceder a la vejiga mediante crecimiento expansivo de las colonias y moviéndose en contra del flujo de la orina. Esto puede ocurrir durante la instrumentación uretral, incluyendo la cateterización y la cistoscopia, que son factores predisponentes importantes en la patogenia de las ITU. Cuando no hay instrumentación, la ITU afecta más habitualmente a las mujeres. Dada la estrecha proximidad de la uretra al recto, se favorece la colonización por bacterias entéricas. Además, la uretra corta y el traumatismo de ésta durante la relación sexual, facilitan la entrada de bacterias en la vejiga urinaria. Habitualmente, la orina de la vejiga es estéril como resultado de las propiedades antimicrobianas de la mucosa de la vejiga y de la acción de inundación asociada con el vaciamiento periódico de la orina. Sin embargo, cuando hay una obstrucción al flujo de salida o disfunción de la vejiga, los mecanis-

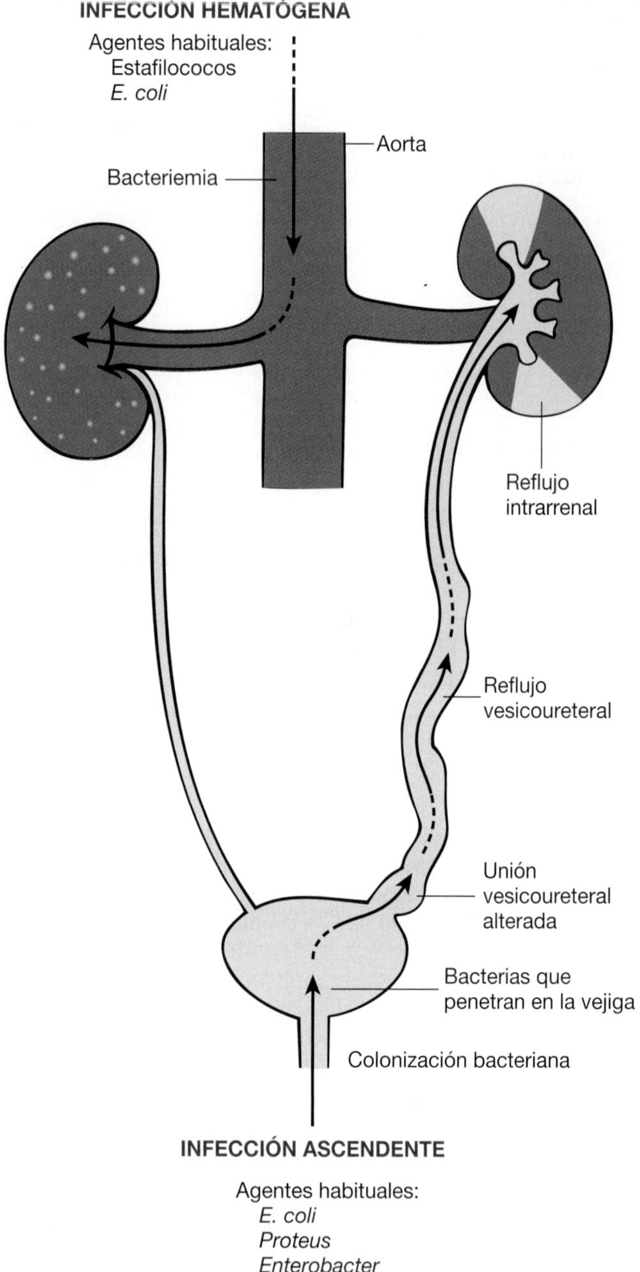

Figura 14-14

Vías de infección renal. La infección hematógena es el resultado de diseminación bacteriémica. Más frecuente es la infección ascendente, que es el resultado de una combinación de infección de la vejiga urinaria, el reflujo vesicoureteral y el reflujo intrarrenal.

mos naturales de defensa de la vejiga están superados, estableciendo la situación apropiada para una ITU. La obstrucción al nivel de la vejiga urinaria da lugar a un vaciamiento incompleto y un aumento del volumen residual de orina. En presencia de estasia, las bacterias introducidas en la vejiga pueden multiplicarse sin problemas, sin ser eliminadas por la micción ni destruidas por la pared de la vejiga. Desde la orina contaminada de la vejiga, las bacterias ascienden a lo largo de los uréteres para infectar la pelvis y el parénquima renal. Por ello, la ITU es especialmente frecuente en individuos con obstrucción del tracto urinario, como puede ocurrir en la hiperplasia benigna de próstata y en el prolapso uterino. También aumenta en la diabetes por el incremento de susceptibilidad a la infección y la disfunción neurógena de la vejiga, que a su vez predispone a la estasia.

Aunque la obstrucción es un factor predisponente importante en la patogenia de la infección ascendente, *es la incompetencia del orificio vesicoureteral* la que permite que las bacterias asciendan por el uréter hasta la pelvis. La inserción normal del uréter en la vejiga es una válvula competente de único sentido que impide el flujo retrógrado de la orina, especialmente durante la micción, en la que aumenta la presión intravesical. Un orificio vesicoureteral incompetente permite el reflujo de la orina de la vejiga a los uréteres, denominado *reflujo vesicoureteral (RVU)*. Esta situación está presente en el 20 al 40% de los niños pequeños con ITU. Habitualmente es un defecto congénito que da lugar a incompetencia de la válvula vesicoureteral. El RVU también puede adquirirse en individuos con una vejiga flácida como resultado de lesión en la médula espinal y con disfunción neurógena de la vejiga secundaria a diabetes. El efecto del RVU es similar al de una obstrucción en la que, después del vaciamiento, queda orina residual en el tracto urinario, lo que favorece el crecimiento bacteriano. Además, el RVU proporciona un mecanismo de facilitación por el que la orina infectada de la vejiga puede impulsarse hacia arriba hasta la pelvis renal y más allá, hasta el parénquima renal a través de los conductos abiertos en las puntas de las papilas (*reflujo intrarrenal*).

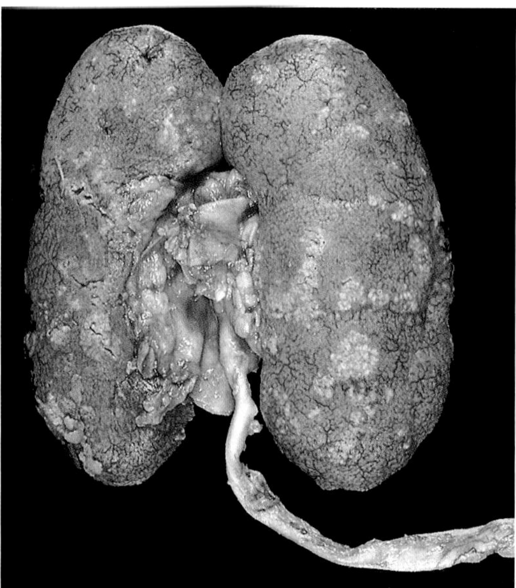

Figura 14-15

Pielonefritis aguda. La superficie cortical está llena de abscesos pálidos focales, más numerosos en el polo superior y en la región media de los riñones; el polo inferior está relativamente conservado. Entre los abscesos hay una congestión oscura de la superficie renal.

Morfología

Pueden estar implicados uno o ambos riñones. El riñón afectado puede ser de tamaño normal o estar agrandado. **Característicamente, unos abscesos elevados, delimitados y amarillentos son aparentes macroscópicamente en la superficie renal** (Fig. 14-15). Pueden estar ampliamente diseminados o limitados a una región del riñón, o pueden coalescer para formar una única zona grande de supuración.

El rasgo histológico característico de la pielonefritis aguda es una necrosis supurativa o la formación de absceso dentro del parénquima renal. En los primeros estadios, la supuración se limita al tejido intersticial, pero más tarde los abscesos se rompen dentro de los túbulos. **Grandes masas de neutrófilos intratubulares** se extienden frecuentemente dentro de la nefrona implicada hasta los tubos colectores, dando lugar a los cilindros característicos de células blancas que se encuentran en la orina. Los glomérulos no suelen afectarse.

Cuando la obstrucción es prominente, el pus puede ser incapaz de drenar y acaba llenando la pelvis renal, cálices y uréter, produciendo una pionefrosis.

Una segunda, y afortunadamente infrecuente, forma de pielonefritis es la necrosis de las papilas renales, conocida como **necrosis papilar**. Es especialmente común en los diabéticos que sufren pielonefritis aguda y también puede complicar la pielonefritis aguda cuando hay una obstrucción significativa del tracto urinario. También se observa en la nefritis intersticial crónica asociada con abuso de analgésicos (descrita más adelante). Esta lesión consiste en una combinación de necrosis isquémica y supurativa de los extremos de las pirámides renales (papilas renales). El rasgo macroscópico patognomónico de la necrosis papilar es una necrosis bien delimitada, gris-blanquecina a amarilla, de los dos tercios apicales de las pirámides. Pueden afectarse una, varias o todas las papilas. Microscópicamente, los extremos de las papilas muestran una necrosis coagulativa característica, con infiltrado neutrofílico circundante.

Cuando la vejiga está implicada en una ITU, como con frecuencia es el caso, da lugar a **cistitis aguda o crónica**. En casos de larga duración asociados con obstrucción, la vejiga puede ser macroscópicamente hipertrófica con formación de trabéculas en sus paredes, o puede estar adelgazada y marcadamente distendida por la retención de orina.

Evolución clínica. La pielonefritis aguda se asocia con frecuencia a situaciones predisponentes, que fueron referidas en la discusión de los mecanismos patogénicos. Éstas incluyen las siguientes:

- *Obstrucción urinaria*, congénita o adquirida
- *Instrumentación* del tracto urinario, más habitualmente cateterización.
- *Reflujo vesicoureteral*. El aumento de RVU contribuye al riesgo de sufrir pielonefritis.
- *Embarazo*. Del 4 al 6% de las mujeres embarazadas padecen bacteriuria en algún momento durante el embarazo, y del 20 al 40% de ellas tienen, finalmente, infección urinaria sintomática si no se tratan.

- *Sexo y edad del paciente.* Después del primer año de vida (cuando las anomalías congénitas en los varones se hacen habitualmente evidentes) y hasta los 40 años de edad aproximadamente, las infecciones son mucho más frecuentes en mujeres. Al aumentar la edad, se incrementa la incidencia en varones como resultado del desarrollo de la hiperplasia de próstata y la instrumentación frecuente.
- *Lesiones renales preexistentes,* que producen cicatrización intrarrenal y obstrucción.
- *Diabetes mellitus,* en la que la pielonefritis aguda está producida por aumento de susceptibilidad a la infección y disfunción neurógena de la vejiga.
- *Inmunosupresión e inmunodeficiencia.*

La instauración de la pielonefritis aguda no complicada habitualmente es súbita, con dolor en el ángulo costovertebral y evidencia sistémica de infección, como escalofríos, fiebre y malestar. Los hallazgos *urinarios* incluyen piuria y bacteriuria. Además, habitualmente hay signos de irritación de la vejiga y la uretra (disuria, frecuencia, urgencia). Incluso sin antibioticoterapia, la enfermedad tiende a ser benigna y autolimitada. La fase sintomática de la enfermedad habitualmente no dura más de 1 semana, aunque la bacteriuria puede persistir mucho más tiempo. Habitualmente, la enfermedad es unilateral, y por ello los individuos no sufren insuficiencia renal porque todavía tienen un riñón no afectado. En casos con factores predisponentes, la enfermedad puede hacerse recidivante o crónica, especialmente cuando es bilateral. El desarrollo de necrosis papilar se asocia con un pronóstico mucho peor. Estas personas tienen evidencia de sepsis grave y, con frecuencia, insuficiencia renal. Se establece el diagnóstico de pielonefritis aguda al encontrar leucocitos («células del pus») en el análisis de orina y en su cultivo.

Pielonefritis crónica y nefropatía por reflujo

La pielonefritis crónica se define aquí como una entidad morfológica en la que la inflamación intersticial y la cicatrización del parénquima renal se asocian con cicatrización macroscópicamente visible y deformidad del sistema pielocalicial. La pielonefritis crónica es una causa importante de insuficiencia renal crónica. Puede dividirse en dos formas: pielonefritis obstructiva crónica y pielonefritis asociada a reflujo.

Pielonefritis obstructiva crónica. Ya hemos visto que la obstrucción predispone a la infección del riñón. Las infecciones recidivantes añadidas a lesiones obstructivas difusas o localizadas dan lugar a brotes recurrentes de inflamación renal y cicatrización que, finalmente, producen pielonefritis crónica. La enfermedad puede ser bilateral, como ocurre en las anomalías congénitas de la uretra (válvulas uretrales posteriores), dando lugar a insuficiencia renal mortal a menos que se corrija la anomalía; o unilateral, como ocurre con los cálculos y lesiones obstructivas unilaterales del uréter.

Pielonefritis crónica asociada a reflujo (nefropatía por reflujo). Es la forma más frecuente de pielonefritis crónica cicatricial y el resultado del solapamiento de una ITU sobre un reflujo vesicoureteral congénito y reflujo intrarrenal. El reflujo puede ser unilateral o bilateral; así, el daño renal resultante puede producir cicatrización y atrofia de un riñón o puede afectar a ambos y dar lugar a insuficiencia renal crónica. Es incierto si el RVU produce daño renal en ausencia de infección (reflujo estéril), ya que es difícil clínicamente descartar infecciones remotas en una persona a la que se le detecta por primera vez pielonefritis cicatricial.

Morfología

Pueden estar implicados uno o ambos riñones, bien difusamente o en placas. Incluso cuando la afectación es bilateral, los riñones no están dañados por igual y, por lo tanto, no están retraídos por igual. Esta **cicatrización desigual** es útil para diferenciar la pielonefritis crónica de los riñones retraídos más simétricamente que se asocia con la esclerosis vascular (denominada a menudo «nefrosclerosis benigna») y la GN crónica. El rasgo característico de la pielonefritis crónica es la **cicatrización que afecta la pelvis, o los cálices**, o ambos, lo que da lugar a amputación papilar y **deformidades marcadas de los cálices** (Fig. 14-16).

Los cambios microscópicos son inespecíficos en gran medida, y pueden verse alteraciones similares con otros trastornos tubulointersticiales, como la nefropatía por analgésicos. El parénquima muestra los siguientes rasgos:

- Fibrosis intersticial e infiltrado inflamatorio de linfocitos, células plasmáticas y, ocasionalmente, neutrófilos con distribución desigual.

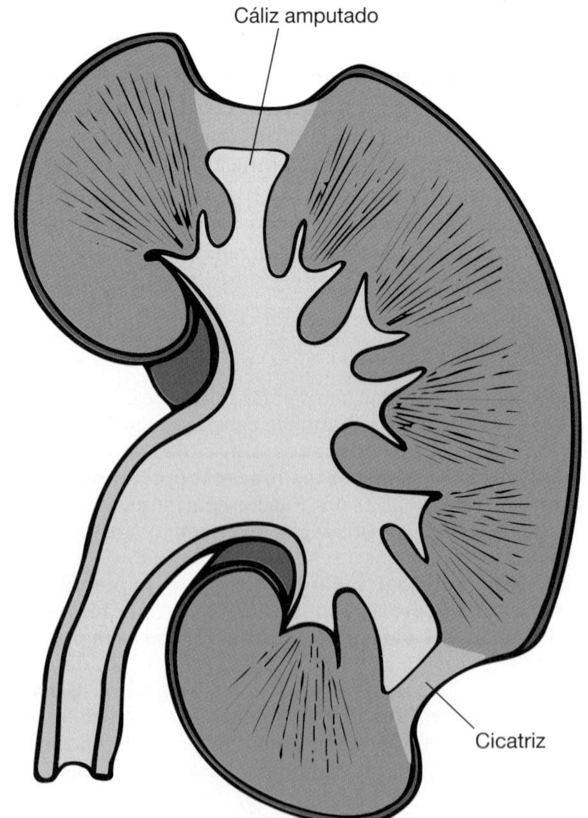

Figura 14-16

Cicatrices groseras típicas en la pielonefritis crónica asociada al reflujo vesicoureteral. Las cicatrices se localizan habitualmente en los polos superior o inferior del riñón y se asocian con amputación de los cálices subyacentes.

- Dilatación o retracción de los túbulos, con atrofia del epitelio de revestimiento. Muchos de los túbulos dilatados contienen cilindros rosados a azules, de apariencia brillante, PAS-positivos, conocidos como cilindros coloideos, que sugieren la semejanza con el tejido tiroideo, de aquí el término descriptivo de «tiroidización». Ocasionalmente se ven neutrófilos dentro de los túbulos.
- Infiltración inflamatoria crónica y fibrosis que afectan a la mucosa del cáliz y la pared.
- Cambios vasculares similares a los de la arteriosclerosis benigna producida por hipertensión, frecuentemente asociada.
- Aunque los glomérulos pueden ser normales, en la mayoría de los casos, se ve glomeruloesclerosis en zonas de parénquima renal mejor preservado. Tales cambios representan esclerosis secundaria producida por cambios maladaptativos secundarios a la pérdida de nefronas.

Evolución clínica. Muchas personas con pielonefritis crónica acuden al médico relativamente tarde en el curso de la enfermedad, por el comienzo gradual de la insuficiencia renal o por signos de nefropatía que se han observado en pruebas habituales de laboratorio. Con frecuencia, la nefropatía viene anunciada por el desarrollo de hipertensión. Puede utilizarse la ecografía para determinar el tamaño y la forma de los riñones. Los pielogramas son característicos: el riñón afectado está asimétricamente retraído, con algún grado de amputación y deformidad del sistema calicial (caliectasia). La gammagrafía cortical renal con tecnecio radiactivo puede detectar, asimismo, cicatrización precoz. La presencia o ausencia de bacteriuria significativa no es especialmente útil en el diagnóstico; su ausencia no debería descartar una pielonefritis crónica. Si la enfermedad es bilateral y progresiva, hay disfunción tubular con pérdida de la capacidad de concentración, manifestada por poliuria y nicturia.

Como se subrayó anteriormente, algunas personas con pielonefritis crónica o nefropatía por reflujo en último extremo desarrollan lesiones glomerulares de esclerosis global y GSFS secundaria. Esto se asocia con proteinuria y, finalmente, contribuye a una insuficiencia renal crónica progresiva.

Nefritis intersticial inducida por fármacos

En esta era de antibióticos y analgésicos han emergido los fármacos como causas importantes de lesión renal. A continuación se describen dos formas de NTI producidas por fármacos.

Nefritis intersticial aguda inducida por fármacos

Es una reacción adversa ante alguno del cada vez mayor número de fármacos. La NTI aguda ocurre con más frecuencia con penicilinas sintéticas (meticilina, ampicilina), otros antibióticos sintéticos (rifampicina), diuréticos (tiazidas), fármacos antiinflamatorios no esteroideos (AINE), y muchos otros (fenindiona, cimetidina).

Patogenia. Muchas características de la enfermedad sugieren un mecanismo inmunitario. La evidencia clínica de hipersensibilidad incluye un período de latencia, la eosinofilia y el exantema, el dato de que el desarrollo de la nefropatía no se relaciona con la dosis, y la recidiva de la hipersensibilidad tras la reexposición al mismo fármaco o a uno de reacción cruzada. En algunas personas, la IgE sérica está elevada, lo que sugiere una hipersensibilidad de tipo I. El infiltrado mononuclear o granulomatoso, junto con las pruebas cutáneas positivas a estos fármacos, sugiere una reacción de hipersensibilidad mediada por linfocitos T (tipo IV).

La secuencia más probable de acontecimientos patogénicos es que el fármaco actúa como hapteno que, durante su secreción por los túbulos, se une covalentemente a algún componente citoplásmico o extracelular de las células tubulares y se hace inmunogénico. La lesión tubulointersticial resultante es, entonces, producida por reacciones inmunitarias mediadas por la IgE y las reacciones de hipersensibilidad celular frente a células del túbulo o sus membranas basales.

Morfología

Las anomalías en las nefritis inducidas por fármacos están en el intersticio, que muestra edema pronunciado e infiltración por células mononucleares, principalmente linfocitos y macrófagos (Fig. 14-17). Puede haber eosinófilos y neutrófilos, con frecuencia en grandes números. Con algunos fármacos (p. ej., meticilina, tiazidas, rifampicina), pueden verse granulomas intersticiales no necrosantes, con células gigantes. Los glomérulos son normales, excepto en algunos casos producidos por fármacos antiinflamatorios no esteroideos cuando la reacción de hipersensibilidad también lleva al borrado de los extremos de los pedicelios (lesión similar a la ECM), y concurrentemente se desarrolla el síndrome nefrótico.

Evolución clínica. La enfermedad comienza aproximadamente a los 15 días (oscila entre 2 y 40 días) tras la exposición al fármaco y se caracteriza por *fiebre, eosinofilia* (que puede ser transitoria) y en el 25%, aproximadamente, de las personas *un exantema y anomalías renales.* Los hallazgos renales incluyen hematuria, ausencia de proteinuria o mínima, y leucoci-

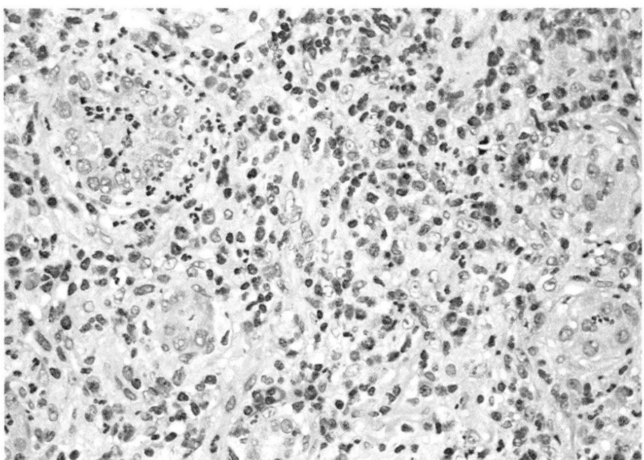

Figura 14-17

Nefritis intersticial producida por fármacos, con infiltrado eosinofílico y mononuclear prominentes. (Cortesía del doctor H. Rennke, Department of Pathology, Brigham and Women's Hospital, Boston, Massachusetts).

turia (incluyendo a veces eosinófilos). En el 50%, aproximadamente, de los casos, aparece un aumento de la creatinina sérica o insuficiencia renal aguda con oliguria, especialmente en pacientes ancianos. Es importante reconocer una insuficiencia renal inducida por fármacos, ya que la retirada del fármaco responsable es seguida de recuperación, aunque se puede tardar varios meses hasta que la función renal vuelva a la normalidad.

Nefropatía por analgésicos

Los individuos que consumen grandes cantidades de analgésicos pueden desarrollar una nefritis intersticial crónica, *asociada con frecuencia a necrosis papilar renal.* Aunque a veces se ha incriminado a la ingestión de analgésicos de un único tipo, la mayoría de las personas que desarrolla esta nefropatía consume mezclas que contienen alguna combinación de fenacetina, ácido acetilsalicílico (AAS), paracetamol, cafeína y codeína durante mucho tiempo. Los culpables principales son el AAS y el paracetamol. Aunque pueden producir nefropatía en individuos aparentemente sanos, la nefropatía preexistente parece ser un precursor necesario para la insuficiencia renal inducida por analgésicos.

Patogenia. La patogenia de las lesiones renales no está enteramente clara. La necrosis papilar es el acontecimiento inicial, y la nefritis intersticial en el parénquima renal subyacente es un fenómeno secundario. El paracetamol, un metabolito de la fenacetina, lesiona las células por *unión covalente* y también por *daño oxidativo.* La capacidad que tiene el AAS de inhibir la síntesis de prostaglandinas sugiere que el fármaco puede inducir su efecto potenciador inhibiendo los efectos vasodilatadores de las prostaglandinas y predisponiendo a la isquemia de las papilas. Así pues, el daño papilar puede estar producido por una combinación de los efectos tóxicos directos de los metabolitos de la fenacetina, así como la lesión isquémica de las células tubulares y los vasos.

Morfología

Las papilas necróticas se ven marrón-amarillentas, como resultado de la acumulación de los productos de destrucción de fenacetina y otros pigmentos similares a la lipofuscina. Más tarde, las papilas pueden arrugarse, desprenderse y caer en la pelvis. Microscópicamente, muestran necrosis coagulativa asociada con pérdida del detalle celular pero con conservación de los contornos tubulares. En las áreas necróticas puede haber focos de calcificación distrófica. La corteza drenada por las papilas necróticas muestra atrofia tubular, cicatrización intersticial e inflamación. Los pequeños vasos de las papilas y de la submucosa del tracto urinario muestran el engrosamiento característico, PAS-positivo, de la membrana basal.

Evolución clínica. Los rasgos clínicos habituales de la nefropatía por analgésicos incluyen insuficiencia renal crónica, hipertensión y anemia. La anemia es el resultado, en parte, del daño de los hematíes por los metabolitos de la fenacetina. El cese de la ingestión de analgésicos puede estabilizar, o incluso mejorar, la función renal. Una complicación del abuso de analgésicos es la incidencia aumentada de *carcinoma de células transicionales* de la pelvis renal o de la vejiga en personas que sobreviven a la insuficiencia renal.

RESUMEN

Nefritis tubulointersticial

- Enfermedades inflamatorias que afectan primariamente los túbulos renales y el intersticio.
- La *pielonefritis aguda* es una infección bacteriana producida por la infección ascendente como resultado de reflujo, obstrucción u otra anomalía del tracto urinario, o bien por diseminación hematógena de bacterias; se caracteriza por la formación de abscesos en los riñones, a veces con necrosis papilar.
- La *pielonefritis crónica* habitualmente se asocia con obstrucción urinaria o reflujo; produce cicatrización del riñón afectado, e insuficiencia renal gradual.
- La *nefritis intersticial inducida por fármacos* es una reacción inmunitaria ante un fármaco mediada por la IgE o los linfocitos T que se caracteriza por inflamación intersticial, a menudo con eosinófilos abundantes y edema.
- La *nefropatía por analgésicos* es el resultado del consumo de grandes cantidades de ciertos analgésicos; puede dar lugar a necrosis papilar y disfunción renal progresiva.

Necrosis tubular aguda

La necrosis tubular aguda (NTA) es una entidad clinicopatológica caracterizada, morfológicamente, por daño de las células epiteliales tubulares y, clínicamente, por la supresión aguda de la función renal. *Es la causa más frecuente de insuficiencia renal aguda.* En la insuficiencia renal aguda, el flujo de orina cae en 24 horas a menos de 400 ml por día (oliguria). Otras causas de insuficiencia renal aguda incluyen: 1) enfermedades glomerulares graves que se manifiestan como GNRP; 2) enfermedades vasculares renales difusas con poliangitis microscópica y microangiopatías trombóticas; 3) necrosis papilar aguda asociada con pielonefritis aguda; 4) nefritis intersticial aguda inducida por fármacos, y 5) necrosis cortical difusa. Aquí describimos la NTA, y las otras causas de insuficiencia renal aguda, en otro lugar en este capítulo.

La NTA es una lesión renal reversible que surge en distintos cuadros clínicos. La mayoría de ellos, desde un traumatismo grave hasta una pancreatitis aguda y septicemia, tienen en común un período de riego sanguíneo inadecuado a los órganos periféricos, a menudo en el marco de una hipotensión marcada y shock. El patrón de NTA asociado al shock se denomina *NTA isquémica.* Las transfusiones de sangre incompatible y otras crisis hemolíticas, así como la mioglobinuria, también producen un cuadro parecido a la NTA isquémica. Un segundo modelo, denominado *NTA nefrotóxica,* está producido por diversos venenos, incluyendo metales pesados (p. ej., mercurio); disolventes orgánicos (p. ej., tetracloruro de carbono); y una multitud de fármacos, como gentamicina y otros antibióticos, y contrastes radiológicos. Dada la multitud de factores precipitantes, la NTA ocurre con bastante frecuencia. Además, su reversibilidad se añade a su importancia clínica, ya que el tratamiento apropiado puede significar la diferencia entre recuperación completa o muerte.

Patogenia. Se cree que los acontecimientos decisivos en la NTA isquémica y nefrotóxica son: 1) lesión tubular, y 2) alteraciones persistentes y graves del riego sanguíneo que dan lugar a un aporte disminuido de oxígeno y sustratos a las células tubulares, como se muestra en la Figura 14-18.

Las células epiteliales tubulares son especialmente sensibles a la anoxia y también son vulnerables a toxinas. Varios factores predisponen los túbulos a la lesión tóxica, incluyendo una superficie amplia con carga eléctrica para la reabsorción de líquidos, sistemas de transporte activo de iones y ácidos orgánicos, y la capacidad de concentración eficaz. La isquemia produce numerosas alteraciones estructurales en las células epiteliales. La *pérdida de polaridad celular* parece ser un acontecimiento precoz y funcionalmente importante (pero reversible). Esto lleva a la redistribución de las proteínas de membrana (p. ej., Na^+, K^+-ATPasa) desde la superficie basolateral a la luminal de las células tubulares, dando lugar a una reabsorción disminuida del sodio por los tubos proximales y, por ello, un aumento del aporte de sodio en los túbulos distales. Estos últimos, mediante un sistema tubuloglomerular de retroalimentación, contribuyen a la vasoconstricción. La restricción o alteración de las integrinas que fijan las células del túbulo a sus membranas basales subyacentes dan lugar al desprendimiento de las células tubulares en la orina. El daño ulterior en los túbulos y los residuos tubulares resultantes puede bloquear el flujo de salida de orina y aumentar finalmente la presión intratubular, disminuyendo por ello el FG. Además, el líquido de los túbulos dañados puede escaparse al intersticio, dando lugar al aumento de la presión intersticial y colapso de los túbulos. Las células tubulares isquémicas expresan también quimiocinas, citocinas y moléculas de adhesión, como P-selectina, que reclutan e inmovilizan los leucocitos que pueden participar en la lesión tisular.

La lesión renal isquémica también se caracteriza por alteraciones hemodinámicas graves que producen una reducción del FG. La principal es la *vasoconstricción* intrarrenal, que da lugar a un flujo reducido de plasma glomerular y también a un aporte reducido de oxígeno a los túbulos funcionalmente importantes de la médula externa (rama ascendente gruesa y segmento recto del túbulo proximal) (v. Fig. 14-18). Aunque se han implicado varias vías vasoconstrictoras en este fenómeno (p. ej., renina-angiotensina, tromboxano A2, actividad nerviosa simpática), algunas desencadenadas por el aumento de aporte distal de sodio, la opinión actual es que la vasoconstricción está mediada por *lesión endotelial subletal,* que lleva a una liberación aumentada de la *endotelina* endotelial vasoconstrictora y a una producción disminuida de *óxido nítrico y prostaglandinas* vasodilatadoras. Finalmente, también existe alguna evidencia del efecto directo de la isquemia o toxinas sobre los glomérulos, lo que produce una reducción en la superficie efectiva de filtración glomerular.

Morfología

La **NTA isquémica** se caracteriza por **necrosis de segmentos cortos** de los túbulos. La mayoría de las lesiones se ven en las porciones rectas del tubo proximal y las ramas gruesas

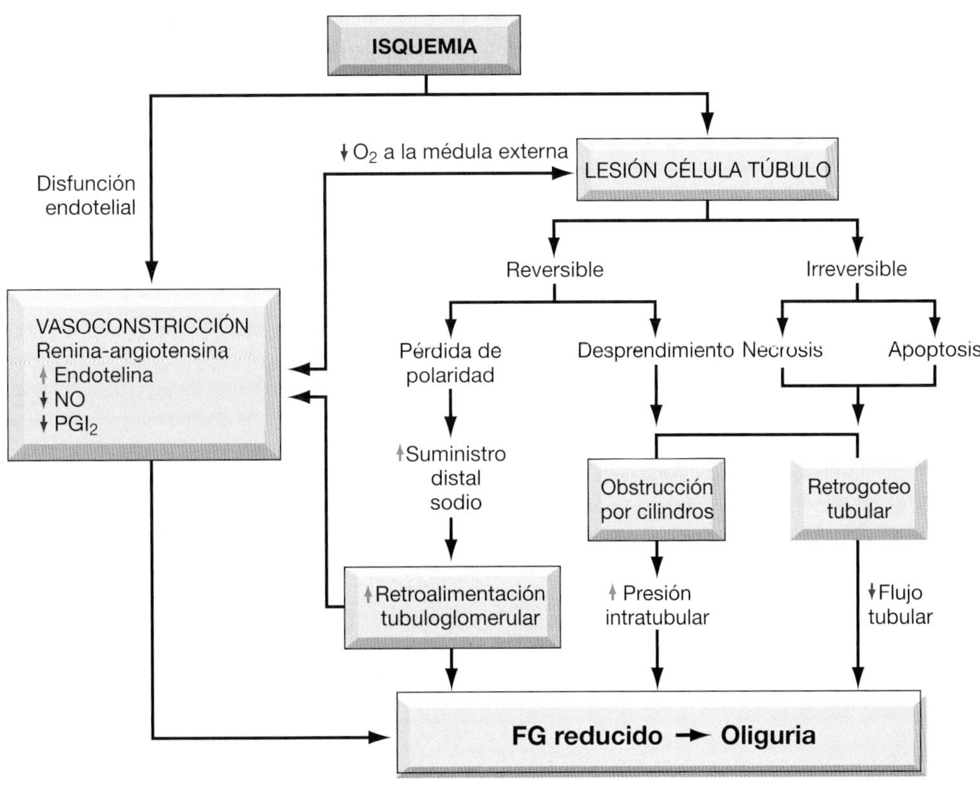

Figura 14-18

Secuencia postulada en el fracaso renal agudo (v. el texto). FG, tasa de filtración glomerular; NO, óxido nítrico; PGI_2, prostaglandina I_2 (prostaciclina). (Modificada de Brady HR, et al.: Acute renal failure. En: Brenner BM [ed.]: Brenner and Rector's The Kidney, 5.ª ed., vol II. Filadelfia, WB Saunders, 1996, p 1210.)

ascendentes, pero no está respetado ningún segmento de los túbulos proximales o distales. A pesar de la nomenclatura ya antigua que indica muerte celular, con poca frecuencia se ve una necrosis franca diseminada de las células tubulares en las muestras de biopsia renal de personas con NTA clínicamente diagnosticada. En vez de ello, con frecuencia hay una variedad de **lesiones tubulares**, incluyendo atenuación de los bordes en cepillo del túbulo proximal, vesiculación y desprendimiento de los bordes en cepillo, vacuolización de las células y desprendimiento de las células tubulares de sus membranas basales subyacentes, con descamación de las células en la orina. Un hallazgo adicional notable es la presencia de cilindros proteináceos en los túbulos distales y los conductos colectores. Consisten en proteína de Tamm-Horsfall (segregada normalmente por el epitelio tubular) junto con hemoglobina y otras proteínas plasmáticas. Cuando las lesiones por aplastamiento han producido una NTA, los cilindros están compuestos de mioglobina. El intersticio muestra habitualmente un edema generalizado junto con un leve infiltrado inflamatorio que consiste en leucocitos polimorfonucleares, linfocitos y células plasmáticas. El cuadro histológico en la **NTA tóxica**, básicamente es similar, con algunas diferencias. La necrosis es más prominente en los túbulos proximales, y las membranas basales de los túbulos generalmente están respetadas.

Si el paciente sobrevive más de 1 semana, se hace aparente la regeneración epitelial en la forma de un recubrimiento por un epitelio cuboide bajo y actividad mitótica en las células epiteliales tubulares persistentes. La regeneración es total y completa, excepto en los sitios donde se ha destruido la membrana basal.

Evolución clínica. La evolución clínica de la NTA puede dividirse en los estadios de iniciación, mantenimiento y recuperación. La fase de *iniciación*, que dura unas 36 horas, habitualmente está dominada por el acontecimiento médico, quirúrgico u obstétrico desencadenante en la forma isquémica de NTA. La única indicación de implicación renal es un leve descenso en la producción de orina con un aumento de la creatinina sérica. En este punto, la oliguria puede explicarse sobre la base de la disminución transitoria del flujo sanguíneo a los riñones.

La fase de *mantenimiento* empieza en cualquier momento desde el segundo al sexto día. La producción de orina cae marcadamente, habitualmente entre 50 y 400 ml por día (oliguria). A veces disminuye a solamente unos pocos mililitros por día, pero la anuria completa es rara. La oliguria puede durar solamente unos pocos días o puede persistir hasta 3 semanas. El cuadro clínico está dominado por los síntomas y signos de uremia y sobrecarga de líquidos. En ausencia de tratamiento apropiado de soporte o diálisis, los pacientes pueden morir durante esta fase. Sin embargo, con un buen cuidado, la supervivencia es la regla.

La *recuperación* se anuncia con un aumento continuado en el volumen de la orina, alcanzando 3 l/día en el curso de unos pocos días. Dado que la función tubular todavía está dañada, puede haber desequilibrios electrolíticos serios durante esta fase. También parece aumentar la vulnerabilidad ante la infección. Por estas razones, aproximadamente el 25% de las muertes por NTA ocurren durante esta fase.

Durante la fase final existe un retorno gradual al bienestar del individuo. El volumen de orina vuelve a ser normal; sin embargo, puede persistir durante meses un deterioro funcional sutil de los riñones, particularmente de los túbulos. Con los métodos modernos de atención, los pacientes que no mueren por el problema precipitante subyacente tienen entre un 90 y un 95% de probabilidad de recuperarse de una NTA.

RESUMEN

Necrosis tubular aguda

- La NTA es la causa más frecuente de insuficiencia renal aguda; sus manifestaciones clínicas son oliguria, uremia y signos de sobrecarga de líquidos.
- La NTA es el resultado de lesión isquémica o tóxica de los túbulos renales, asociado con vasoconstricción intrarrenal que da lugar a un FG reducido y aporte disminuido de oxígeno y nutrientes a las células epiteliales tubulares.
- La NTA se caracteriza morfológicamente por necrosis de segmentos de los túbulos (típicamente los túbulos proximales), cilindros proteináceos en los túbulos distales, y edema intersticial.

ENFERMEDADES QUE AFECTAN A LOS VASOS SANGUÍNEOS

Casi todas las enfermedades renales implican secundariamente a los vasos sanguíneos renales. Las enfermedades vasculares sistémicas, como las diversas formas de arteritis, implican también los vasos sanguíneos renales, y con frecuencia los efectos sobre el riñón son clínicamente importantes (v. Capítulo 10). El riñón está íntimamente implicado en la patogenia de la hipertensión tanto esencial como secundaria. Aquí nos referiremos a las lesiones renales asociadas con hipertensión benigna y maligna.

Nefrosclerosis benigna

La *nefrosclerosis benigna,* término utilizado para los cambios renales de la hipertensión benigna, siempre se asocia con arteriosclerosis hialina. Aunque leve, está presente algún grado de nefrosclerosis benigna en la autopsia de muchas personas mayores de 60 años de edad. La frecuencia y gravedad de las lesiones aumentan a cualquier edad cuando hay hipertensión o diabetes mellitus.

Patogenia. Debe recordarse que muchas enfermedades renales producen hipertensión, que a su vez se asocia con nefrosclerosis benigna. No se sabe si la hipertensión produce la nefrosclerosis, o una lesión renal microvascular primaria sutil produce la hipertensión, que a su vez acelera la esclerosis. Así, esta lesión renal se ve a menudo solapada a otras nefropatías primarias. Se observan cambios similares en arterias y arteriolas en individuos con microangiopatías trombóticas crónicas.

Morfología

Macroscópicamente, los riñones están **simétricamente atróficos**, pesando cada uno de 110 a 130 g, con una superficie con granularidad difusa, fina, que semeja la granulación del cuero. Microscópicamente, el cambio anatómico básico es el engrosamiento hialino de las paredes de las pequeñas arterias y arteriolas, conocido como **arteriosclerosis hialina**. Esto aparece como un engrosamiento homogéneo, hialino, rosado, a expensas de la luz del vaso, con pérdida del detalle celular subyacente (Fig. 14-19). El estrechamiento de la luz da lugar a una dismi-

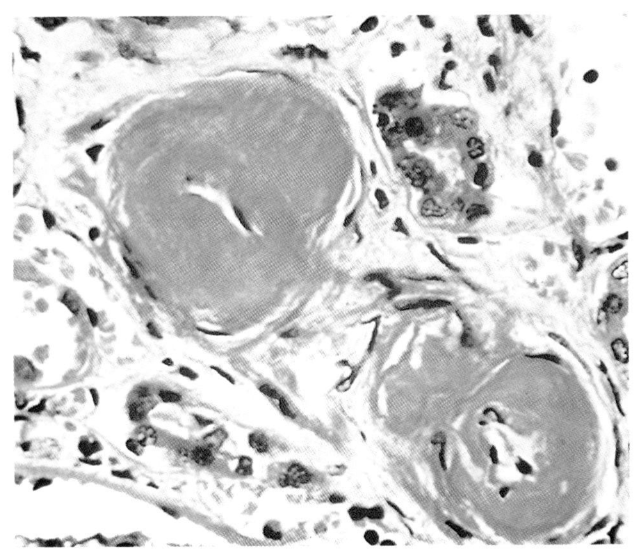

Figura 14-19

Nefrosclerosis benigna. Imagen a gran aumento de dos arteriolas con depósito hialino, engrosamiento marcado de las paredes, y luz estrechada. (Cortesía del doctor M. A. Venkatachalam, Department of Pathology, University of Texas Health Sciences Center, San Antonio, Texas.)

nución marcada del flujo sanguíneo en los vasos afectados y, por ello, produce isquemia en el órgano al que sirven. Todas las estructuras del riñón muestran atrofia isquémica. En casos avanzados de nefrosclerosis benigna, los penachos glomerulares pueden esclerosarse globalmente. Están presentes una atrofia tubular difusa y fibrosis intersticial y, con frecuencia, existe un infiltrado linfocítico intersticial escaso. Los vasos sanguíneos de mayor tamaño (arterias interlobulares y arcuatos) muestran reduplicación de la lámina elástica interna junto con engrosamiento fibroso de la media (**hiperplasia fibroelástica**) y de la subíntima.

Evolución clínica. Esta lesión renal aislada rara vez produce daño intenso en el riñón excepto en poblaciones susceptibles, como los afroamericanos, en los que puede conducir a uremia y muerte. Sin embargo, todas las personas con esta lesión muestran habitualmente algún deterioro funcional, como pérdida en la capacidad de concentración o un FG variablemente disminuido. Un hallazgo frecuente es un grado leve de proteinuria.

Hipertensión maligna y nefrosclerosis maligna

La hipertensión maligna es bastante menos frecuente en Estados Unidos que la hipertensión benigna, y ocurre sólo en aproximadamente el 5% de las personas con presión sanguínea elevada. Puede surgir *de novo* (p. ej., sin hipertensión preexistente), o puede aparecer súbitamente en una persona que tiene una hipertensión leve. En países menos desarrollados, ocurre más a menudo.

Patogenia. La base de este empeoramiento en individuos hipertensos no está clara, pero se ha sugerido la siguiente secuencia de acontecimientos. El episodio inicial parece ser alguna forma de daño vascular en los riñones. Más frecuentemente, esto es el resultado de una hipertensión benigna de larga duración, con lesión final de las paredes arteriolares. El resultado es un aumento de la permeabilidad de los pequeños vasos para el fibrinógeno y otras proteínas plasmáticas, lesión endotelial y depósito de plaquetas. Esto lleva a la aparición de *necrosis fibrinoide* de las arteriolas y de las pequeñas arterias, y trombosis intravascular. Los factores mitógenos de las plaquetas (p. ej., factor de crecimiento derivado de las plaquetas) y el plasma producen hiperplasia del músculo liso de la íntima en los vasos, dando lugar a la *arteriosclerosis hiperplásica* típica de hipertensión maligna y de microangiopatías trombóticas morfológicamente similares (v. más adelante) y estrechamiento ulterior de la luz. Los riñones se tornan marcadamente isquémicos. Con la implicación grave de las arteriolas renales aferentes, el sistema renina-angiotensina recibe un estímulo poderoso, y de hecho *las personas con hipertensión maligna tienen concentraciones marcadamente elevadas de renina plasmática.* A su vez, esto propicia un ciclo de autoperpetuación en el cual la angiotensina II produce vasoconstricción intrarrenal, y la isquemia renal consiguiente perpetúa la secreción de renina. Asimismo, están elevadas las concentraciones de aldosterona, y la retención de sal indudablemente contribuye a la elevación de la presión sanguínea. Las consecuencias de la presión sanguínea marcadamente elevada sobre los vasos sanguíneos en todo el cuerpo se conocen como *arteriosclerosis maligna,* y el trastorno renal se denomina *nefrosclerosis maligna.*

Morfología

El riñón puede ser de tamaño esencialmente normal o ligeramente retraído, dependiendo de la duración y gravedad de la enfermedad hipertensiva. Pueden aparecer **hemorragias petequiales punteadas** sobre la superficie cortical debido a rotura de arteriolas o capilares glomerulares, dando al riñón una **apariencia peculiar en picadura de pulgas**.

Los cambios microscópicos reflejan los acontecimientos patogénicos descritos anteriormente. El daño en los vasos pequeños se manifiesta como **necrosis fibrinoide** de las arteriolas (Fig. 14-20A). Las paredes de los vasos muestran una apariencia homogénea, granular, eosinofílica, enmascarando el detalle subyacente. En las arterias interlobulares y en las grandes arteriolas, la proliferación de las células de la íntima produce una apariencia en capas de cebolla (Fig. 14-20B). Este nombre se deriva de la disposición concéntrica de las células cuyo origen se cree que está en el músculo liso de la íntima, aunque este aspecto no se ha establecido del todo. Esta lesión, denominada **arteriolosclerosis hiperplásica**, produce un estrechamiento marcado de arteriolas y pequeñas arterias, hasta el punto de obliteración total. La necrosis también puede implicar a los glomérulos, con microtrombos dentro de los glomérulos, así como arteriolas necróticas. Se ven lesiones similares en personas con microangiopatías trombóticas agudas.

Evolución clínica. El síndrome completamente desarrollado de la hipertensión maligna se caracteriza por presiones diastólicas mayores de 120 mmHg, papiledema, encefalopatía, anomalías cardiovasculares e insuficiencia renal. Más a menudo, los síntomas precoces se relacionan con *presión intracraneal aumentada* e incluyen cefalea, náusea, vómitos y dificultades visuales, especialmente escotomas, o moscas volantes. Al comienzo de una situación de presión sanguínea que aumenta rápidamente existe una proteinuria marcada y hematuria microscópica, o a veces macroscópica, pero no hay

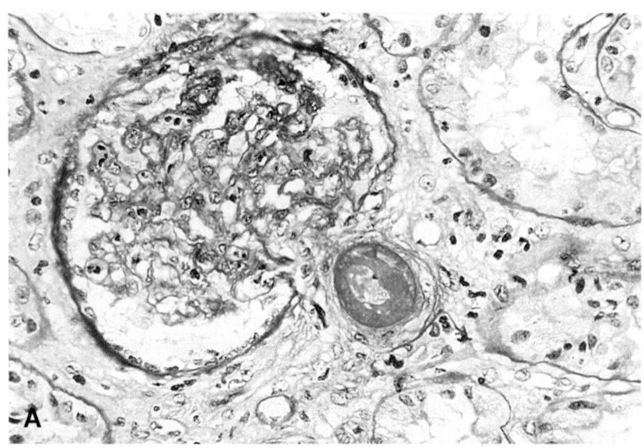

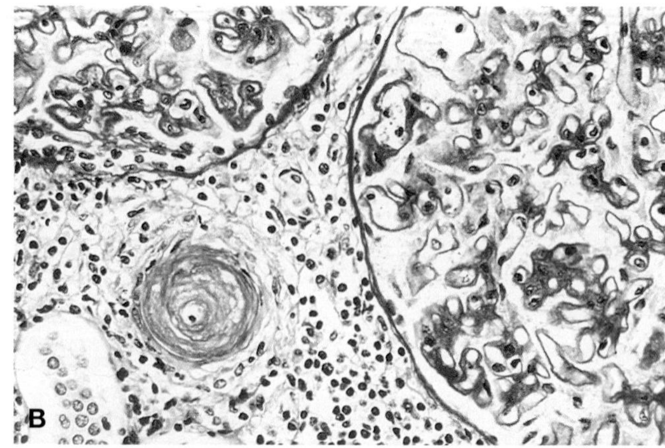

Figura 14-20

Hipertensión maligna. **A**, necrosis fibrinoide de la arteriola aferente (tinción de PAS). **B**, arteriosclerosis hiperplásica (lesión en capas de cebolla). (Cortesía del doctor H. Rennke, Department of Pathology, Brigham and Women's Hospital, Boston, Massachusetts.)

alteración significativa de la función renal. Sin embargo, pronto hace su aparición la *insuficiencia renal.* El síndrome es una verdadera urgencia médica que requiere tratamiento antihipertensivo rápido y agresivo antes de que se desarrollen lesiones renales irreversibles. Aproximadamente el 50% de los pacientes sobrevive al menos 5 años, y todavía se están haciendo más progresos. El 90% de las muertes están producidas por uremia y el otro 10% por hemorragia cerebral o insuficiencia cardíaca.

Microangiopatías trombóticas

Como se describió en el Capítulo 12, este término describe las lesiones que se observan en diversos síndromes clínicos, caracterizados morfológicamente por trombosis diseminada en la microcirculación y clínicamente por *anemia hemolítica microangiopática, trombocitopenia* y, en ciertos casos, *insuficiencia renal.* Las enfermedades habituales que producen las lesiones de la microangiopatía trombótica incluyen: 1) síndrome hemolítico urémico del niño (SHU); 2) diversas formas de SHU del adulto, y 3) púrpura trombocitopénica trombótica (PTT).

Patogenia. Aunque se superponen clínicamente, el SHU y la PTT son patogénicamente distintas. El punto central de la patogenia del SHU es *la lesión y la activación del endotelio* con trombosis intravascular resultante. En la actualidad, se sabe que la PTT está causada por un defecto adquirido en la escisión proteolítica del factor von Willebrand (FvW) o, más rara vez, por un defecto heredado como se observa en la PTT familiar (Capítulo 12). Este defecto implica una proteasa del FvW denominada ADAMTS 13 (una desintegrina y metaloproteasa con secuencias similares a la trombospondina).

El *SHU infantil* es el mejor caracterizado de los síndromes renales. Hasta el 75% de los casos siguen a una infección intestinal con *E. coli,* productora de toxina Shiga, como ocurre en las epidemias producidas por ingestión de carne picada infectada (p. ej., hamburguesas) e infecciones con *Shigella dysenteriae* tipo I. La patogenia de este síndrome se relaciona con los efectos de la toxina Shiga, transportada por los neutrófilos en la circulación. Las células endoteliales del glomérulo renal son las dianas de esta toxina, ya que las células expresan el receptor de membrana para la misma. La toxina tiene efectos múltiples sobre el endotelio, incluyendo el aumento de adhesión de los leucocitos, producción aumentada de endotelina, y pérdida del óxido nítrico endotelial (favoreciendo ambos la vasoconstricción), y (en presencia de citocinas, como el factor de necrosis tumoral) daño endotelial. La toxina también penetra en las células y produce directamente muerte celular. El daño endotelial resultante lleva a la trombosis, que es más prominente en los capilares glomerulares, arteriolas aferentes y arterias interlobulares, así como vasoconstricción, que da lugar a la microangiopatía trombótica característica.

Aproximadamente, el 10% de los casos de SHU en niños no está precedido por diarrea producida por bacterias productoras de toxina Shiga. En un subgrupo de estos pacientes existe una inactivación mutacional de las proteínas reguladoras del complemento (p. ej., factor H), que permite una activación incontrolada del complemento seguida de lesiones vasculares menores. A su vez, esto promueve la formación de trombos.

Morfología

En el SHU infantil, existen lesiones de **microangiopatía trombótica** clásica con trombos de fibrina que afectan predominantemente a los glomérulos, y se extienden a las arteriolas y arterias más grandes en los casos graves. Puede haber una necrosis cortical. Los cambios morfológicos de los glomérulos, que son el resultado de la lesión endotelial, incluyen ensanchamiento del espacio subendotelial en los capilares glomerulares, duplicación o escisión de las MBG, y lisis de las células mesangiales con desintegración del mesangio. Crónicamente, puede evolucionar a la cicatrización del glomérulo.

Evolución clínica. Típicamente, el SHU infantil se caracteriza por un comienzo súbito, habitualmente tras un episodio prodrómico gastrointestinal o similar a la gripe, con manifestaciones de hemorragia (especialmente hematemesis y melena), oliguria grave, hematuria, anemia hemolítica microangiopática y (en algunas personas) cambios neurológicos prominentes. *Esta enfermedad es una de las causas principales de insuficiencia* *renal aguda en niños*. Si la insuficiencia renal se trata apropiadamente con diálisis, la mayoría de los pacientes se recupera en semanas. Sin embargo, el pronóstico a largo plazo (de 15 a 25 años) no es uniformemente favorable, ya que aproximadamente el 25% de los niños finalmente desarrollará insuficiencia renal debida a cicatrización secundaria.

RESUMEN

Enfermedades vasculares del riñón

- *Nefrosclerosis benigna:* daño renal crónico, progresivo, asociado con hipertensión benigna; se caracteriza por arteriosclerosis hialina y estrechamiento de las luces vasculares que dan lugar a atrofia cortical.
- *Nefrosclerosis maligna:* lesión renal aguda que se asocia con hipertensión maligna; las arterias y arteriolas muestran necrosis fibrinoide e hiperplasia de las células del músculo liso, hemorragias petequiales sobre la superficie cortical; con frecuencia culmina en insuficiencia renal aguda.
- *Microangiopatías trombóticas:* trastornos caracterizados por trombos de fibrina en los glomérulos y los vasos pequeños que dan lugar a insuficiencia renal aguda; el síndrome hemolítico urémico de la infancia está producido por lesión endotelial por una toxina de *E. coli;* la púrpura trombocitopénica trombótica está producida por defectos en el FvW que originan una trombosis excesiva, con consumo de plaquetas.

ENFERMEDADES QUÍSTICAS DEL RIÑÓN

Las enfermedades quísticas del riñón son un grupo heterogéneo que comprende trastornos hereditarios, del desarrollo pero no hereditarios, y adquiridos. Como grupo, son importantes por varias razones: 1) son razonablemente frecuentes y a menudo presentan problemas diagnósticos a los clínicos, radiólogos y anatomopatólogos; 2) algunas formas, como la enfermedad poliquística del adulto, son causas importantes de insuficiencia renal crónica, y 3) ocasionalmente, pueden confundirse con tumores malignos. *Un tema emergente en la fisiopatología de las enfermedades quísticas hereditarias es que el defecto subyacente está en el complejo cilios-centrosoma de las células epiteliales de los túbulos.* Tales defectos pueden interferir con la absorción de líquidos o la maduración celular, dando lugar a la formación de quistes. A continuación describiremos, brevemente, los quistes simples, la forma más frecuente, y con más detalle, la enfermedad renal poliquística.

Quistes simples

Estas lesiones, generalmente inocuas, se dan como espacios quísticos múltiples o únicos que varían ampliamente de diámetro. Habitualmente, tienen un diámetro de 1 a 5 cm, son traslúcidos, están revestidos de una membrana gris, brillante y lisa, y llenos de un líquido claro. Microscópicamente, estas membranas están compuestas de una única capa de epitelio cuboide o aplanado, que en muchos casos puede estar completamente atrófico. Los quistes habitualmente se localizan en la corteza, y rara vez llegan a los 10 cm de diámetro.

Los quistes simples son un hallazgo postmórtem habitual y carecen de importancia clínica. La importancia principal de los quistes radica en su diferenciación respecto a los tumores renales cuando se descubren, ya sea fortuitamente o a causa de hemorragia y dolor. Los estudios radiográficos muestran que, en contraste con los tumores renales, los quistes renales tienen contornos lisos, casi siempre son avasculares, y producen señales de líquido más que de tejido sólido en la ecografía.

Los *quistes adquiridos asociados a diálisis* ocurren en riñones de pacientes con enfermedad renal terminal sometidos a diálisis prolongada. Están presentes tanto en la corteza como en la médula, y pueden sangrar, produciendo hematuria. Ocasionalmente, en la pared de estos quistes surgen adenomas renales o incluso adenocarcinomas.

Enfermedad renal poliquística autosómica dominante (adulto)

La enfermedad renal poliquística del adulto se caracteriza por múltiples quistes expansivos en ambos riñones y que, al final, destruyen el parénquima interpuesto. Aparece, aproximadamente, en 1 de cada 500 a 1.000 personas y es responsable del 10% de los casos de insuficiencia renal crónica. Esta enfermedad es genéticamente heterogénea. Puede estar causada por herencia de uno de, al menos, dos genes autosómicos dominantes de penetrancia muy alta. En el 85 al 90% de las familias el gen defectuoso, *PKD1,* está en el brazo corto del cromosoma 16. Este gen codifica una proteína grande (460 kD) y compleja, asociada a la membrana celular, denominada poliquistina-1, que fundamentalmente es extracelular.

Patogenia. La molécula poliquistina tiene regiones de homología con proteínas implicadas en la adhesión célula-célula o célula-matriz (p. ej., dominios que se unen al colágeno, laminina y fibronectina). También tiene varios otros dominios que incluyen los que pueden unirse al receptor de fosfatasas de tirosina. Actualmente no está claro cómo las mutaciones de esta proteína producen la formación del quiste, pero se piensa que los defectos resultantes en las interacciones célula-matriz pueden dar lugar a alteraciones en la proliferación, adhesión, diferenciación y producción de matriz por las células epiteliales tubulares, y a la formación de quiste. También se han localizado poliquistinas en los cilios tubulares, como ocurre con las nefroquistinas ligadas a la enfermedad quística medular, que se describe más adelante. Es interesante subrayar que mientras que están presentes las mutaciones germinales del gen *PKD1* en todas las células tubulares renales de las personas afectadas, los quistes se desarrollan solamente en algunos túbulos. Lo más probable es que esto se deba a la pérdida de ambos alelos de *PKD1.* Así, lo mismo que en los genes supresores de tumor, se requiere una segunda «alteración somática» para la expresión de la enfermedad. El gen *PKD2,* implicado en el 10 al 15% de los casos, reside en el cromosoma 4 y codifica la *poliquistina 2,* una proteína menor de 110 kD. Se piensa que la poliquistina 2 funciona como un canal de membrana permeable al calcio. Aunque estructuralmente distintas, se cree que las poliquistinas 1 y 2 actúan juntas formando heterodímeros. Así, la mutación en uno de los genes da lugar al mismo fenotipo, aunque los pacientes con mutaciones del *PKD2* tienen un ritmo más lento de progresión de la enfermedad en comparación con los que tienen la mutación del *PKD1.*

Morfología

En la enfermedad renal poliquística del adulto autosómica dominante, los riñones pueden alcanzar un tamaño enorme, habiéndose registrado pesos de hasta 4 kg en cada riñón. Estos **riñones muy grandes** son fácilmente palpables en el abdomen como masas que se extienden en la pelvis. En el estudio macroscópico, el riñón parece estar compuesto únicamente de una masa de quistes de tamaños variables, hasta de 3 o 4 cm de diámetro, sin parénquima interpuesto. Los quistes están llenos de un líquido que puede ser claro, turbio o hemorrágico (Fig. 14-21).

El examen microscópico revela algo de parénquima normal entre los quistes. Éstos pueden surgir en cualquier punto de la nefrona, desde los túbulos hasta los conductos colectores y, por lo tanto, tienen un revestimiento variable, con frecuencia atrófico. Ocasionalmente, las cápsulas de Bowman están implicadas en la formación del quiste, y en estos casos los penachos glomerulares pueden verse dentro del espacio quístico. La presión que ejerce el quiste en expansión conlleva atrofia isquémica del riñon restante. Es habitual la evidencia de hipertensión o infección añadidas. En un tercio de los pacientes hay quistes hepáticos asintomáticos.

Evolución clínica. La enfermedad renal poliquística del adulto habitualmente *no produce síntomas hasta la cuarta década,* para cuando los riñones son bastante grandes, aunque los pequeños quistes empiezan a desarrollarse en la adolescencia. El síntoma de presentación más frecuente es *un dolor en el costado* y una sensación de pesadez o tirantez. La distensión aguda de un quiste, ya sea por hemorragia intraquística o por obstrucción, puede producir un dolor terrible. A veces, el primer signo puede surgir por la palpación de una masa abdominal. Habitualmente hay *hematuria macroscópica intermitente.* Las complicaciones más importantes, dado su efecto deletéreo sobre una función renal que ya está comprometida, son la *hipertensión y la infección urinaria.* En el 75% de las personas con esta afección aparece hipertensión de gravedad variable. En el 10 al 30% de los pacientes hay aneurismas saculares del polígono de Willis (Capítulo 23), y estos individuos tienen una incidencia alta de hemorragia subaracnoidea.

Aunque la enfermedad es mortal en último extremo, la perspectiva es generalmente mejor que la mayoría de las nefropatías crónicas. Esta afección tiende a permanecer relativamente estable y progresa muy lentamente. La insuficiencia renal terminal ocurre, aproximadamente, a la edad de 50 años, pero el curso de esta afección es ampliamente variable, y se han comunicado índices de supervivencia casi normales. Los pacientes que desarrollan insuficiencia renal son tratados mediante trasplante renal. Habitualmente, la muerte es el resultado de uremia o complicaciones de la hipertensión.

Enfermedad renal poliquística autosómica recesiva (infantil)

Esta anomalía rara del desarrollo es distinta, desde el punto de vista genético, de la enfermedad renal poliquística del adulto, y tiene una herencia autosómica recesiva. Ocurre, aproximadamente, en 1 de cada 20.000 nacidos vivos. Se han definido subgrupos perinatales, neonatales, del lactante y juveniles, dependiendo del momento de la presentación y de la presencia de lesiones hepáticas asociadas. Todas son el resultado de mutaciones en el gen *PKHD1,* que codifica una proteína presunto receptor de membrana denominada *fibroquistina,* localizada en el cromosoma 6p. La fibroquistina puede estar implicada en la función de los cilios en las células epiteliales tubulares (v. más adelante).

Morfología

En la enfermedad renal poliquística autosómica recesiva, **numerosos quistes pequeños** en la corteza y en la médula dan al riñón un aspecto de esponja. Canales dilatados, alargados, en ángulo recto respecto a la superficie cortical reemplazan completamente la médula y la corteza. Los quistes tienen un revestimiento uniforme de células cuboides, que refleja su origen a partir de los túbulos colectores. La enfermedad es invariablemente bilateral. En casi todos los casos existen **quistes en el hígado**, múltiples, revestidos de epitelio, así como proliferación de los conductos biliares portales.

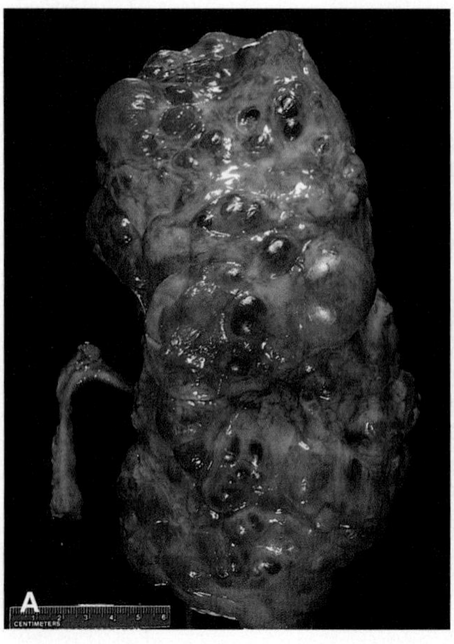

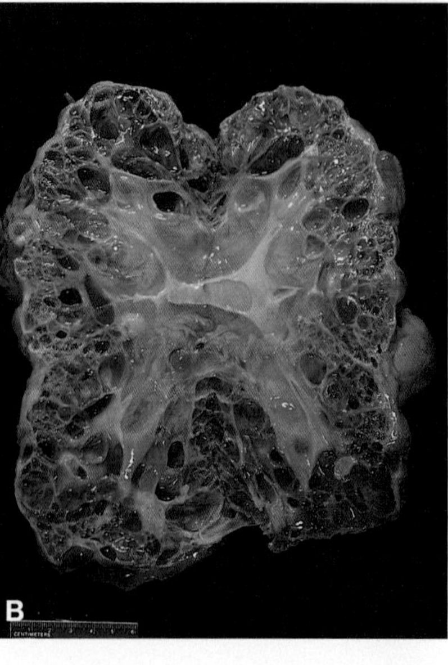

Figura 14-21

Riñón poliquístico autosómico dominante del adulto visto por su superficie externa **(A)** y diseccionado **(B)**. El riñón está marcadamente agrandado (nótese la regla en centímetros) con numerosos quistes dilatados.

Evolución clínica. Las más habituales son las formas perinatal y neonatal; habitualmente hay manifestaciones graves al nacimiento, y los lactantes pequeños pueden morir rápidamente por insuficiencia hepática o renal. Los pacientes que sobreviven a la lactancia desarrollan cirrosis hepática (fibrosis hepática congénita).

Enfermedad quística medular

Existen dos tipos principales de enfermedad quística medular: *riñón medular en esponja,* una afección relativamente frecuente y habitualmente inocua, que no se citará más, y el *complejo de la enfermedad quística medular-nefronoptisis,* que casi siempre se asocia a disfunción renal.

El complejo enfermedad quística medular-nefronoptisis es una causa infradiagnosticada de nefropatía crónica que habitualmente empieza en la niñez. Se han reconocido cuatro variantes del complejo de esta enfermedad basándose en el tiempo de comienzo: infantil, juvenil, adolescente y adulta. La forma juvenil es la más frecuente. Aproximadamente, del 15 al 20% de los individuos con nefronoptisis juvenil tiene manifestaciones extrarrenales, que aparecen como anomalías de la retina con más frecuencia, incluyendo retinitis pigmentosa, pero pueden alcanzar la ceguera precoz en su forma más grave. Otras anomalías que se encuentran en algunas personas incluyen apraxia oculomotora, retraso mental, malformaciones cerebelosas y fibrosis del hígado. En conjunto, actualmente se piensa que las diversas formas de nefronoptisis son la causa genética más frecuente de nefropatía terminal en niños y adultos jóvenes.

Patogenia. En este complejo se han identificado al menos siete *locus* génicos, con formas de herencia autosómica dominante y también recesiva. Cinco genes, *NPHP1* hasta *NPHP5,* definen las formas infantil, juvenil y adolescente, y producen enfermedad autosómica recesiva. Se han identificado los productos proteicos del *NPHP1* y del *NPHP3* hasta *NPHP5* (nefroquistinas 1 y 3-5) como componentes de los cilios de la célula epitelial que, a su vez, han llevado a la hipótesis actual atractiva de que la disfunción ciliar puede subyacer en éste y otros tipos de nefropatía poliquística. Sin embargo, no están claras las funciones normales de las nefroquistinas y sus papeles específicos en la patogenia de la enfermedad. Dos genes (*MCKD1* y *MCKD2*) con transmisión autosómica dominante producen enfermedad quística medular en el adulto.

Morfología

Las características patológicas de la enfermedad quística medular incluyen **riñones pequeños y retraídos**. Existen numerosos quistes pequeños revestidos por epitelio aplanado o cuboide, habitualmente en la unión corticomedular. Otros cambios anatomopatológicos son inespecíficos, pero lo más remarcable es que incluyen una nefritis tubulointersticial crónica con atrofia tubular y engrosamiento de la membrana basal tubular y fibrosis intersticial progresiva.

Evolución clínica. Las manifestaciones iniciales habitualmente son poliuria y polidipsia, una consecuencia de la función tubular disminuida. Se sigue de la progresión a nefropatía terminal en un período de 5 a 10 años. La enfermedad es difícil de diagnosticar, ya que no hay marcadores serológicos y los quistes pueden ser demasiado pequeños para verlos en la radiografía. Además de esta dificultad, los quistes pueden no ser aparentes en la biopsia renal si no está bien tomada la muestra de la unión corticomedular. Unos antecedentes familiares positivos y una insuficiencia renal crónica inexplicada en un paciente joven deberían llevar a la sospecha de enfermedad quística medular.

RESUMEN

Enfermedades quísticas

- La *enfermedad renal poliquística del adulto* es una enfermedad autosómica dominante producida por mutaciones en los genes que codifican la poliquistina-1 o 2; es responsable de, aproximadamente, el 10% de los casos de insuficiencia renal crónica; los riñones pueden ser muy grandes y contener muchos quistes.
- La *enfermedad renal poliquística autosómica recesiva (niños)* está producida por mutaciones en el gen que codifica la fibroquistina; es menos común que la forma del adulto y se asocia fuertemente con anomalías hepáticas; los riñones contienen numerosos quistes pequeños.
- La *enfermedad quística medular* se está reconociendo cada vez más como causa de insuficiencia renal crónica en niños y adultos jóvenes; tiene una herencia compleja y se asocia con mutaciones en varios genes que codifican las proteínas de la célula epitelial denominadas nefroquistinas, que pueden estar implicadas en la función ciliar; los riñones están retraídos y contienen múltiples quistes pequeños.

OBSTRUCCIÓN AL FLUJO DE SALIDA URINARIO

Cálculos renales

La *urolitiasis* es la formación de cálculos a cualquier nivel del sistema colector urinario, pero más a menudo los cálculos ocurren en el riñón y, frecuentemente, como lo demuestran los cálculos hallados en, aproximadamente, el 1% de todas las autopsias. La urolitiasis sintomática es más frecuente en hombres que en mujeres. Desde hace mucho tiempo, se ha observado una tendencia familiar a la formación de cálculos.

Patogenia. Aproximadamente, el 80% de los cálculos renales están compuestos de oxalato cálcico o bien de oxalato cálcico mezclado con fosfato cálcico. El otro 10% está compuesto de fosfato amónico y magnésico, y del 6 al 9% son de ácido úrico o bien cálculos de cistina. En todos los casos, hay una matriz orgánica de mucoproteína que integra el 2,5% aproximadamente del peso del cálculo (Tabla 14-4).

La causa de la formación de cálculos con frecuencia no es clara, especialmente en el caso de cálculos que contienen calcio. Probablemente esté implicado un conjunto de situaciones predisponentes. *La causa más importante es el aumento de concentración en orina de los constituyentes del cálculo, de tal manera que exceda su solubilidad en la orina (sobresaturación).* Como se muestra en la Tabla 14-4, el 50% de los pacientes que desarrolla *cálculos* tiene hipercalciuria que no se asocia con hipercalcemia. La mayoría en este grupo absor-

Tabla 14-4 Prevalencia de varios tipos de cálculos renales

Cálculo	Porcentaje de todos los cálculos
Oxalato cálcico y/o fosfato cálcico	**80**
Hipercalciuria idiopática (50%) Hipercalcemia e hipercalciuria (10%) Hiperoxaluria (5%) Entérica (4,5%) Primaria (0,5%) Hiperuricosuria (20%) Anomalía metabólica desconocida (del 15 al 20%)	
Estruvita (Mg, NH_3, Ca, PO_4)	**10**
Infección renal	
Ácido úrico	**6-7**
Asociado con hiperuricemia Asociado con hiperuricosuria Idiopático (50% de cálculos de ácido úrico)	
Cistina	**1-2**
Otros o desconocido	**±1-2**

be el calcio del intestino en cantidades excesivas (hipercalciuria absortiva) y rápidamente se excreta en la orina, y algunos tienen un defecto renal primario de la reabsorción del calcio (hipercalciuria renal). En el 5 al 10% de las personas con este diagnóstico existe una hipercalcemia (debida a hiperparatiroidismo, intoxicación por vitamina D, o sarcoidosis) e hipercalciuria consiguiente. En el 20% de este subgrupo, hay una excreción excesiva de ácido úrico en la orina, lo que favorece la formación de cálculos de calcio; presumiblemente, los uratos proporcionan un núcleo para el depósito de calcio. En el 5% existe hiperoxaluria o hipercitraturia, y en el resto no hay anomalías metabólicas conocidas. Un pH urinario alto favorece la cristalización del fosfato cálcico y la formación de cálculos.

Las causas de otros tipos de cálculos renales se conocen mejor. Los *cálculos de fosfato amónico y magnésico (estruvita)* casi siempre ocurren en personas con orina persistentemente alcalina debido a ITU. En particular, las bacterias que escinden la urea, como *Proteus vulgaris* y los estafilococos, predisponen a la urolitiasis. Además, las bacterias pueden servir como partículas nucleares para la formación de cualquier clase de cálculo. En la avitaminosis A, las células descamadas del epitelio metaplásico del sistema colector actúan como núcleos.

La gota y las enfermedades que implican un recambio celular rápido, como ocurre en las leucemias, dan lugar a concentraciones elevadas de ácido úrico en la orina, y la posibilidad de *cálculos de ácido úrico*. Aproximadamente, la mitad de los individuos con cálculos de ácido úrico, sin embargo, no tienen hiperuricemia ni tampoco aumento de uratos en la orina, sino una tendencia no explicada para excretar persistentemente una orina ácida (por debajo de pH 5,5). Este pH bajo favorece la formación de cálculos de ácido úrico, en contraste con el pH alto que favorece la formación de cálculos que contienen fosfato cálcico. Los *cálculos de cistina* casi invariablemente se asocian con un defecto genéticamente determinado en el transporte renal de ciertos aminoácidos, incluyendo la cistina. En contraste con los cálculos de fosfato magnésico y amónico, los cálculos de ácido úrico, y también de cistina, más probablemente se forman cuando la orina es relativamente ácida.

La urolitiasis también puede ser el resultado de la falta de sustancias que normalmente inhiben la precipitación mineral. Los inhibidores de formación de cristales en la orina incluyen la proteína de Tamm-Horsfall, osteopontina, pirofosfato, mucopolisacáridos, difosfonatos y una glucoproteína denominada nefrocalcina, pero no se ha demostrado consistentemente una deficiencia de ninguna de estas sustancias en individuos con urolitiasis.

Morfología

Los cálculos son unilaterales en, aproximadamente, el 80% de los pacientes. Los sitios habituales de formación son la pelvis y los cálices renales, y la vejiga. Con frecuencia, se encuentran muchos cálculos en un riñón. Tienden a ser pequeños (diámetro medio 2-3 mm) y pueden ser lisos o dentados. Ocasionalmente, la acumulación progresiva de sales da lugar al desarrollo de estructuras ramificadas conocidas como cálculos en **astas de ciervo**, que crean un molde de la pelvis renal y del sistema de cálices. Estos cálculos masivos habitualmente están compuestos de fosfato amónico y magnésico.

Evolución clínica. Los cálculos pueden estar presentes sin producir síntomas o daño renal significativo, especialmente los grandes cálculos alojados en la pelvis renal. Los cálculos pequeños pueden pasar al uréter, donde producen un dolor intenso típico conocido como *cólico renal o ureteral*, caracterizado por paroxismos de dolor en el costado que irradian hacia la ingle. En este momento, con frecuencia hay *hematuria macroscópica*. La importancia clínica de los cálculos radica en su capacidad para obstruir el flujo de orina o producir suficiente traumatismo como para causar ulceración y hemorragia. En cualquier caso, *predisponen a infección bacteriana al que lo sufre*. Afortunadamente, en la mayoría de los casos, la radiografía permite realizar el diagnóstico fácilmente.

Hidronefrosis

La hidronefrosis es la dilatación de la pelvis y los cálices renales, con atrofia acompañante del parénquima, producida por la obstrucción al flujo de salida de la orina. La obstrucción puede ser súbita o insidiosa, y a cualquier nivel del tracto urinario, de la uretra a la pelvis renal. Las causas más frecuentes son las siguientes:

- *Congénita:* atresia de la uretra, formaciones de válvulas en el uréter o en la uretra, compresión del uréter por una arteria renal aberrante, ptosis renal con torsión, o retorcimiento del uréter.
- *Adquirida:*
  - Cuerpos extraños: cálculos, papilas necróticas.
  - Tumores: hiperplasia prostática benigna, carcinoma de próstata, tumores de la vejiga (papiloma y carcinoma), enfermedad neoplásica contigua (linfoma retroperitoneal, carcinoma del cuello uterino o del útero).

Inflamación: prostatitis, uretritis, ureteritis, fibrosis retroperitoneal.
Neurogénica: daño de la médula espinal con parálisis de la vejiga.
Embarazo normal: leve y reversible.

La hidronefrosis bilateral ocurre solamente cuando la obstrucción está más allá de los uréteres. Si el bloqueo está en los uréteres o por encima, la lesión es unilateral. A veces, la obstrucción es completa, no permitiendo el paso de orina; habitualmente sólo es parcial.

Patogenia. Incluso con obstrucción completa, persiste la filtración glomerular durante algún tiempo, y el filtrado difunde subsiguientemente hacia atrás al intersticio renal y espacios perirrenales, de donde finalmente vuelve a los sistemas linfático y venoso. Dada la filtración continuada, *los cálices y la pelvis afectada* se dilatan, con frecuencia marcadamente. La presión inusualmente alta generada así en la pelvis renal, así como transmitida hacia atrás a los conductos colectores, produce compresión de la vasculatura renal. Como resultado hay insuficiencia arterial y estasia venosa, aunque esta última probablemente sea más importante. Los efectos más graves se observan en las papilas, porque están sujetas a los mayores aumentos de presión. De acuerdo con ello, *las alteraciones funcionales iniciales son tubulares en gran medida, manifestadas inicialmente por alteración en la capacidad de concentración de la orina.* Sólo más tarde empieza a disminuir la filtración glomerular. Los estudios experimentales indican que el daño irreversible serio ocurre, en aproximadamente, 3 semanas con la obstrucción completa, y en 3 meses con obstrucción incompleta. Sin embargo, puede demostrarse un deterioro funcional en tan sólo unas pocas horas tras la ligadura ureteral. La obstrucción también desencadena una reacción inflamatoria intersticial, que da lugar, finalmente, a fibrosis intersticial.

Morfología

La **hidronefrosis bilateral** (así como la unilateral cuando el otro riñón ya está dañado o ausente) lleva a la insuficiencia renal y el comienzo de la uremia tiende a abortar el curso natural de la lesión. En contraste, las afectaciones **unilaterales** muestran todo el abanico de cambios morfológicos, que varían con el grado y la velocidad de la obstrucción. En la obstrucción subtotal o intermitente, el riñón puede estar masivamente agrandado (longitudes en el rango de 20 cm), y el órgano puede constar casi enteramente de sistemas pielocaliciales muy distendidos. El propio parénquima renal está comprimido y atrófico, con obliteración de las papilas y aplanamiento de las pirámides (Fig. 14-22). Por otra parte, **cuando la obstrucción es súbita y completa, la filtración glomerular se compromete relativamente pronto y, como consecuencia, puede cesar la función renal mientras que la dilatación todavía es comparativamente leve**. Dependiendo del nivel de la obstrucción, también pueden dilatarse uno o ambos uréteres (**hidrouréter**).

Microscópicamente, las lesiones iniciales muestran dilatación tubular, seguida de atrofia y sustitución fibrosa del epitelio tubular respetando relativamente los glomérulos. Finalmente, en los casos graves, también los glomérulos se tornan atróficos y desaparecen, convirtiendo todo el riñón en una cáscara delgada de tejido fibroso. Con la obstrucción súbita y completa, puede haber necrosis coagulativa de las papilas renales, de manera similar a los cambios de la necrosis capilar. En los casos no complicados, la reacción inflamatoria acompañante es mínima. Sin embargo, la complicación con pielonefritis es frecuente.

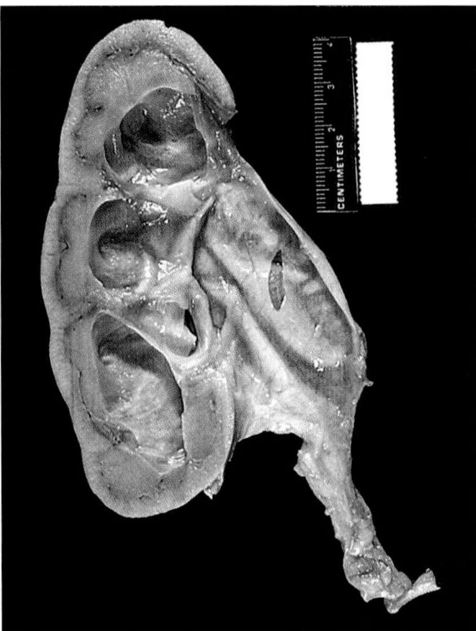

Figura 14-22

Hidronefrosis del riñón, con dilatación marcada de la pelvis y cálices y adelgazamiento del parénquima renal.

Evolución clínica. La obstrucción *bilateral* completa produce anuria, que pronto motiva la atención médica. Cuando la obstrucción está por debajo de la vejiga, los síntomas dominantes son los de distensión vesical. Paradójicamente, la obstrucción bilateral incompleta produce poliuria más que oliguria, como resultado de los defectos en los mecanismos de concentración tubular, y esto puede ocultar la verdadera naturaleza de la alteración. Desgraciadamente, la hidronefrosis *unilateral* puede permanecer completamente silente durante largos períodos a menos que el otro riñón no esté funcionando por alguna razón. A menudo se descubre un riñón agrandado en la exploración física habitual. A veces, la causa básica de la hidronefrosis, como los cálculos renales o un tumor obstructivo, produce síntomas que indirectamente atraen la atención hacia la hidronefrosis. La eliminación de la obstrucción en las primeras semanas habitualmente permite una recuperación completa de la función; sin embargo, con el tiempo, los cambios se hacen irreversibles.

TUMORES

En el tracto urinario se dan muchos tipos de tumores benignos y malignos. En general, los benignos, como pequeños adenomas papilares corticales (< 0,5 cm) o fibromas medulares (tumores de células intersticiales) no tienen importancia clínica. El tumor maligno más habitual en el riñón es el carcinoma de células renales, seguido en frecuencia por el nefroblastoma (tumor de Wilms) y por los tumores primarios de los cálices y la pelvis. Otros tipos de cáncer renal son raros y no se describen aquí. *Los tumores de las vías urinarias bajas son, aproxi-*

madamente, dos veces más frecuentes que los carcinomas de células renales. Se describen al final de esta sección.

Carcinoma de células renales

Estos tumores derivan del epitelio tubular renal, y por ello se localizan, predominantemente, en la corteza. Los carcinomas renales representan del 80 al 85% de todos los tumores malignos primarios del riñón, y del 2 al 3% de todos los cánceres en adultos. Esto se traduce en 30.000 casos aproximados por año; el 40% de los pacientes muere por la enfermedad. Los carcinomas de riñón son más frecuentes de la sexta a séptima décadas, y los hombres están afectados, aproximadamente, dos veces más frecuentemente que las mujeres. El riesgo de desarrollar estos tumores es mayor en fumadores, hipertensos u obesos, y en aquellos que han tenido exposición laboral al cadmio. Los fumadores expuestos al cadmio tienen una incidencia especialmente alta de carcinomas de células renales. El riesgo de desarrollar un cáncer de células renales aumenta 30 veces en individuos que presentan enfermedad poliquística adquirida como complicación de la diálisis crónica. Más adelante se describe la función de los factores genéticos en la causa de estos cánceres.

Los cánceres de células renales se clasificaban antes basándose en la morfología y los patrones de crecimiento. Sin embargo, recientes avances en el conocimiento de las bases genéticas de los carcinomas renales han llevado a una nueva clasificación que se basa en el origen molecular de estos tumores. Las tres formas más frecuentes son las siguientes:

Carcinomas de células claras

Son el tipo más frecuente, y representan del 70 al 80% de los cánceres de células renales. Histológicamente, están constituidos por células con citoplasma claro o granular. Aunque la mayoría de ellos son esporádicos, también ocurren en formas familiares o asociados con la enfermedad de von Hippel-Lindau (vHL). Es el estudio de la enfermedad de vHL el que ha proporcionado una visión molecular más profunda respecto a la causa del carcinoma de células claras. Esta enfermedad es autosómica dominante y se caracteriza por una predisposición a una variedad de neoplasias, pero especialmente a hemangioblastomas del cerebelo y la retina. Cientos de quistes renales bilaterales y carcinomas de células claras bilaterales, con frecuencia múltiples, se desarrollan en el 40 al 60% de estos individuos. Los que tienen un síndrome de vHL heredan una mutación en la línea germinal del gen *VHL* en el cromosoma 3p25 y pierden el segundo alelo por mutación somática. Así pues, la pérdida de ambas copias de este gen supresor tumoral da lugar al carcinoma de células claras. El gen *VHL* también está implicado en la mayoría de los carcinomas esporádicos de células claras. Las anomalías citogenéticas que dan lugar a pérdida del segmento cromosómico de 3p14 a 3p26 se ven a menudo en los cánceres esporádicos de células renales. Esta región alberga el gen *VHL* (3p25.3). El segundo alelo, no delecionado, se inactiva por mutación somática o hipermetilación en el 60% de los casos esporádicos. Así pues, la pérdida homocigótica del gen *VHL* parece ser el mecanismo subyacente común de anomalía molecular en ambas formas, esporádica y familiar, de los carcinomas de células claras. La proteína VHL está implicada en limitar la respuesta angiogénica a la hipoxia; así, su ausencia puede dar lugar a un aumento de la angiogénesis y crecimiento tumoral (v. el Capítulo 6). Una forma familiar poco común de carcinoma de células claras, no relacionada con la enfermedad de vHL, también implica anomalías citogenéticas que afectan al cromosoma 3p.

Carcinomas papilares de células renales

Comprenden del 10 al 15% de todos los cánceres renales. Como su nombre indica, muestra un patrón de crecimiento papilar. Estos tumores son frecuentemente multifocales y bilaterales, y se presentan como tumores en estadio inicial. Lo mismo que los carcinomas de células claras, ocurren en formas familiares esporádicas, pero a diferencia de éstos, los cánceres renales papilares no tienen anomalías en el cromosoma 3. El culpable en el caso de carcinomas papilares de células renales es el protooncogén *MET,* localizado en el cromosoma 7q31. El gen *MET* es un receptor tirosín cinasa para el factor de crecimiento denominado factor de crecimiento del hepatocito. Parece que es el aumento de la dosis génica del gen *MET* debido a las duplicaciones del cromosoma 7 lo que suscita un crecimiento anormal en las células epiteliales tubulares proximales precursoras de los carcinomas papilares. De acuerdo con esto, en los casos familiares se observa habitualmente una trisomía del cromosoma 7. En estos individuos, junto con el aumento de expresión del gen, existen mutaciones activadoras del gen *MET.* En contraste, en los casos esporádicos hay una duplicación o trisomía del cromosoma 7 pero no hay mutación del gen *MET.* Otra traslocación cromosómica, que afecta al cromosoma 8q24 cercana al gen *c-MYC*, también se asocia con algunos casos de carcinoma papilar.

Carcinomas renales cromófobos

Son los menos habituales, y representan el 5% de todos los carcinomas de células renales. Derivan de las células intercaladas de los conductos colectores. Su nombre denota la observación de que las células tumorales se tiñen de color más oscuro (es decir, son menos claras) que las halladas en los carcinomas de células claras. Estos tumores son singulares, ya que tienen múltiples pérdidas de cromosomas enteros, incluyendo los cromosomas 1, 2, 6, 10, 13, 17 y 21. Así pues, muestran una hipodiploidía extrema. Dadas las pérdidas múltiples, no se ha determinado la «alteración crítica». En general, los cánceres renales cromófobos tienen un buen pronóstico.

Morfología

Los cánceres de células claras (la forma más habitual) usualmente son solitarios y grandes cuando son sintomáticos (masas esféricas de 3-15 cm de diámetro), pero el uso creciente de técnicas radiográficas de alta resolución en la investigación de problemas no relacionados ha llevado a la detección de lesiones incluso más pequeñas. Surgen en cualquier sitio de la corteza. A la sección los carcinomas de células renales claras son **amarillos, anaranjados, o gris-blanquecino, con áreas prominentes de reblandecimiento quístico o de hemorragia**, sean recientes o antiguos (Fig. 14-23). Los bordes del tumor están bien definidos. Sin embargo, a veces se proyectan pequeñas prolongaciones en el parénquima circundante y pequeños nódulos satélites en la sustancia de alrededor, proporcionando una evidencia clara de agresividad a estas lesiones. Cuando el tumor aumenta de tamaño, puede invadir

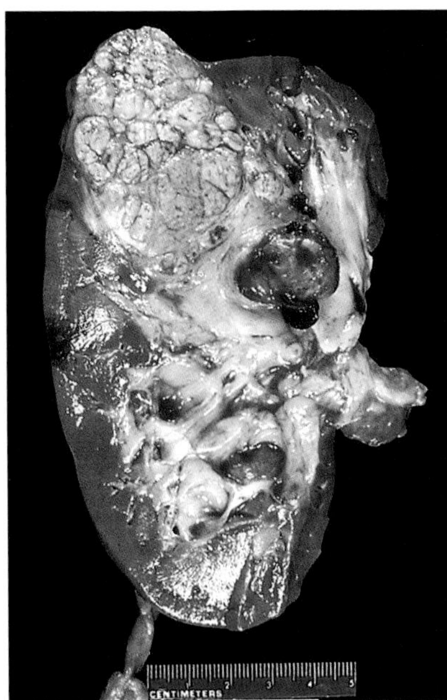

Figura 14-23

Carcinoma de células renales: corte típico de una neoplasia amarillenta, esférica, en un polo del riñón. Nótese el tumor en la vena renal dilatada y trombosada.

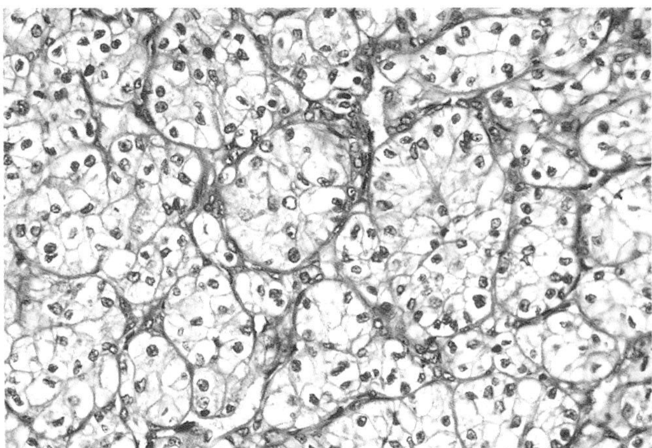

Figura 14-24

Detalle a gran aumento del patrón de células claras en el carcinoma de células renales.

las paredes del sistema colector, extendiéndose a través de los cálices y pelvis, hasta el uréter. Incluso más frecuentemente, **el tumor invade la vena renal** y crece como una columna sólida dentro de este vaso, extendiéndose a veces de manera serpiginosa tan lejos como la vena cava inferior e incluso hasta el corazón derecho. En ocasiones, hay invasión directa en la grasa perirrenal y en la glándula suprarrenal.

Dependiendo de la cantidad de lípido y glucógeno presente, **las células tumorales del carcinoma renal de células claras pueden aparecer casi vacuoladas o pueden ser sólidas**. La forma vacuolada clásica (cargada de lípidos) o células claras se demarcan solamente por sus membranas celulares. Los núcleos habitualmente son pequeños y redondos (Fig. 14-24). En el otro extremo, hay células granulares que semejan el epitelio tubular, que tienen núcleos pequeños, redondos, regulares, incluidos dentro de un citoplasma rosado granular. Algunos tumores muestran grados marcados de anaplasia, con numerosas figuras mitóticas y núcleos muy grandes, hipercromáticos, pleomórficos. Entre los extremos de las células claras y las células granulares pueden encontrarse todos sus grados intermedios. La disposición celular también varía ampliamente. Las células pueden formar túbulos abortivos o agruparse en cordones o masas desorganizadas. El estroma usualmente es escaso pero muy vascularizado.

Los carcinomas papilares de células renales muestran diversos grados de formación de papilas con ejes fibrovasculares. Tienden a ser bilaterales y múltiples. También pueden mostrar evidencia macroscópica de necrosis, hemorragia y degeneración quística, pero son menos brillantemente naranja-amarillento debido a un contenido lipídico menor. Las células tienen un citoplasma claro o, más habitualmente, rosado. El **carcinoma de células renales de tipo cromófobo** tiende a verse macroscópicamente de color tostado-marronáceo. Habitualmente, las células tienen un citoplasma claro, lanoso, con membranas celulares muy prominentes, distintivas. El núcleo está rodeado por halos de citoplasma aclarado. Al microscopio electrónico, se ven muchas macrovesículas características.

Evolución clínica. Los carcinomas de células renales tienen varias características clínicas peculiares que producen problemas diagnósticos especialmente difíciles y desafiantes. Los síntomas varían pero *la manifestación más frecuente de presentación es la hematuria, que ocurre en más del 50% de los casos*. La hematuria macroscópica tiende a ser intermitente y pasajera, superpuesta a una hematuria microscópica continuada. Menos habitualmente (dado el amplio uso de estudios con técnicas de imagen en afecciones no relacionadas), el tumor puede manifestarse simplemente en virtud de su tamaño, cuando se ha hecho lo suficientemente grande para producir dolor en el costado y una *masa palpable*. Los efectos extrarrenales son *fiebre* y *policitemia*, y ambas pueden asociarse con carcinomas de células renales pero que, dado que son inespecíficas, pueden interpretarse equivocadamente durante algún tiempo antes de que se aprecie su verdadero significado. La policitemia afecta del 5 al 10% de las personas con esta enfermedad. Es el resultado de la elaboración de eritropoyetina por el tumor renal. Infrecuentemente, estos tumores producen una variedad de sustancias similares a hormonas, dando lugar a hipercalcemia, hipertensión, síndrome de Cushing, feminización o masculinización. Se trata de *síndromes paraneoplásicos*, como describimos en el Capítulo 6. En muchos individuos, el tumor primario permanece silente y sólo se descubre después de que sus metástasis hayan producido síntomas. La localización preferente de las metástasis son los pulmones y huesos. Debe subrayarse que el carcinoma de células renales se presenta de muchas maneras, algunas muy enrevesadas, *pero es característica la tríada de hematuria indolora, masa abdominal palpable y dolor sordo en el costado.*

Tumor de Wilms

Aunque el tumor de Wilms no es frecuente en adultos, es el tercer cáncer de órgano más frecuente en niños menores de 10 años, y uno de los principales cánceres en niños. Estos tumores contienen una variedad de células y componentes tisulares, derivados todos del mesodermo. El tumor de Wilms, como el retinoblastoma, puede surgir esporádicamente o ser familiar, heredándose la susceptibilidad a la tumorigénesis como un rasgo autosómico dominante. Este tumor se aborda con mayor detalle en el Capítulo 7 junto con otros tumores de la infancia.

RESUMEN

Carcinoma de células renales

- Los carcinomas de células renales representan del 2 al 3% de todos los cánceres en adultos; se clasifican en tres tipos.
  - Los *carcinomas de células claras* son los más frecuentes; se asocian con pérdida homocigótica de la proteína supresora de tumor VHL; los tumores frecuentemente invaden la vena renal.
  - Los *carcinomas de células renales papilares* frecuentemente se asocian con expresión aumentada y mutaciones activadoras del oncogén *MET;* tienden a ser bilaterales y múltiples, y muestran formación variable de papilas.
  - Los *carcinomas de células renales cromófobos* son menos frecuentes; las células tumorales no son claras, como en los otros carcinomas de células renales.

Tumores de la vejiga urinaria y sistema colector (cálices renales, pelvis renal, uréter y uretra)

Todo el sistema colector urinario, desde la pelvis renal a la uretra, está revestido de epitelio transicional, así que sus tumores epiteliales asumen patrones morfológicos similares. Los tumores del sistema colector por encima de la vejiga son relativamente infrecuentes; los de la vejiga, sin embargo, son incluso una causa de muerte más frecuente que los tumores del riñón. Sin embargo, en el caso concreto de una pequeña lesión en el uréter, por ejemplo, se puede producir obstrucción al flujo de salida urinario y tener un impacto clínico mayor que una masa mucho más grande en la vejiga, que tiene mayor capacidad. Consideraremos, primero, el rango de patrones histológicos *como ocurre en la vejiga urinaria* y después sus implicaciones clínicas.

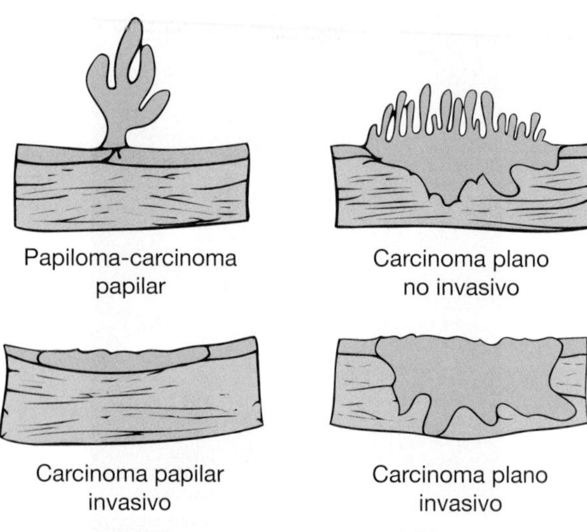

Figura 14-25

Cuatro patrones morfológicos de tumor de vejiga.

Morfología

Los tumores derivados de la vejiga urinaria van desde papilomas benignos pequeños a cánceres invasivos grandes (Fig. 14-25). Estos tumores se clasifican en papiloma benigno inhabitual, un grupo de neoplasias uroteliales papilares de bajo potencial maligno, y dos grados de carcinoma urotelial (grados bajo y alto).

Los extremadamente infrecuentes **papilomas** benignos son estructuras de 0,2 a 1,0 cm, frondosas, con un eje fibrovascular delicado cubierto por un epitelio de múltiples capas, transicional, bien diferenciado. En algunas de estas lesiones, el epitelio que recubre parece tan normal como la superficie mucosa de la que derivan los tumores. Estas lesiones son solitarias habitualmente. Casi invariablemente son no invasivos y benignos, y rara vez recidivan una vez que se extirpan.

Los carcinomas de células uroteliales (transicionales) van desde papilares a planos, no invasivos a invasivos, y de bajo a alto grado. Los carcinomas de bajo grado (Fig. 14-26) siempre son papilares y rara vez invasivos, pero pueden recidivar después de la extirpación. Es incierto si el recrecimiento es una verdadera recidiva o un crecimiento de un segundo tumor primario. Se encuentran grados crecientes de atipia celular y anaplasia en los crecimientos exofíticos papilares, acompañados de un aumento en el tamaño de la lesión y evidencia de invasión de las capas submucosa y muscular. Los cánceres de alto grado pueden ser papilares u, ocasionalmente, planos; pueden recubrir áreas mayores de la superficie mucosa, invadir más profundamente, y tener una superficie necrótica más enmarañada que los tumores de bajo grado. Ocasionalmente, estos cánceres muestran focos de diferenciación de células escamosas, pero solamente el 5% de los cánceres de vejiga son **verdaderos carcinomas escamosos**. Los carcinomas de grados II y III infiltran las estructuras circundantes, se extienden a los ganglios regionales y, a veces, metastatizan ampliamente.

Además del carcinoma manifiesto, puede reconocerse un **carcinoma en estadio *in situ* en la vejiga**, con frecuencia en individuos con tumores papilares o invasivos previos o

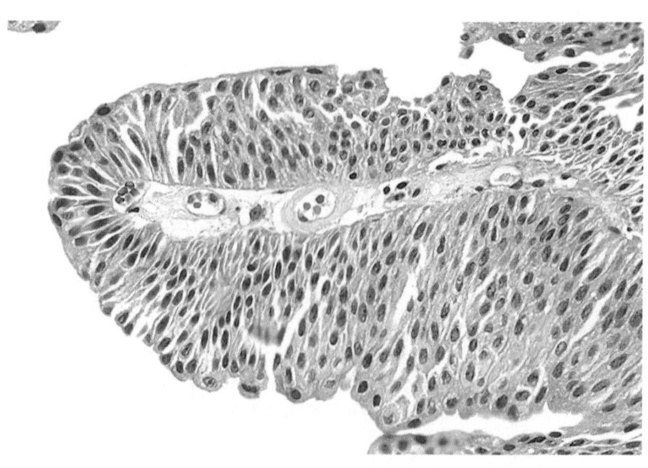

Figura 14-26

Carcinoma urotelial papilar de bajo grado de la vejiga. La papila fina está cubierta por epitelio transicional ordenado.

simultáneos. De hecho, puede haber amplias áreas de hiperplasia atípica y de displasia. Actualmente se piensa que estos cambios epiteliales y cánceres *in situ* están producidos por la influencia generalizada de un carcinógeno putativo en el urotelio y que pueden ser los precursores de carcinomas invasivos en algunas personas. Sin embargo, a pesar de la presencia de zonas amplias de lesiones epiteliales, los tumores de vejiga, incluso cuando son múltiples, son de origen monoclonal. Aparentemente, los descendientes clonales de una única célula transformada pueden sembrar múltiples áreas en la mucosa.

Evolución clínica. *La manifestación clínica dominante es la hematuria indolora* en todos estos tumores. Dado que la mayoría surgen en la vejiga, los describimos en primer lugar. Afectan a los hombres unas tres veces más que a las mujeres y se desarrollan habitualmente entre los 50 y 70 años de edad. Aunque la mayoría ocurre en personas sin antecedentes conocidos de exposición a disolventes industriales, los tumores de la vejiga son 50 veces más frecuentes en los que están expuestos a β-naftilamina. También se cree que el humo de cigarrillos, la cistitis crónica, la esquistosomiasis de la vejiga y ciertos fármacos (ciclofosfamida) inducen mayores tasas de cáncer. En los cánceres de vejiga se observa una amplia variedad de anomalías genéticas, las más frecuentes son las mutaciones que implican varios genes en el cromosoma 9 (incluyendo el p16), el p53 y el FGFR3.

El impacto clínico de los tumores de vejiga depende de su grado histológico y de diferenciación y, lo que es más importante, de la profundidad de la invasión de la lesión. Excepto por los papilomas, claramente benignos, todos tienden obstinadamente a recidivar tras la extirpación. Las lesiones que invaden los orificios ureterales o uretrales producen obstrucción del tracto urinario. En general, en las lesiones poco profundas de grado bajo el pronóstico tras la extirpación es bueno, pero cuando ha ocurrido una penetración profunda en la pared de la vejiga, la tasa de supervivencia a los 5 años es menor del 20%. Globalmente, la supervivencia a los 5 años es del 57%.

A pesar de que las lesiones papilares y las neoplasias cancerosas del epitelio de revestimiento del sistema colector ocurren con mucha menos frecuencia en la pelvis renal que en la vejiga, integran del 5 al 10% de los tumores renales primarios. El rasgo más característico de estas lesiones es la hematuria indolora, pero en su localización crítica producen dolor en el ángulo costovertebral al desarrollarse una hidronefrosis. La infiltración de las paredes de la pelvis, cálices y vena renal empeora el pronóstico. A pesar de la extirpación del tumor por nefrectomía, menos del 50% de los pacientes sobrevive durante 5 años. Afortunadamente, el cáncer de uréter es el más raro de todos los tumores del sistema colector. La tasa de supervivencia a los 5 años es inferior al 10%.

BIBLIOGRAFÍA

Appel GB, et al: Membranoproliferative glomerulonephritis type II (dense deposit disease): an update. J Am Soc Nephrol 16:1392, 2005. *[Amplia revisión de la fisiopatología, anatomía patológica y manifestaciones clínicas de la enfermedad.]*

Barratt J, Feehally J: IgA nephropathy. J Am Soc Nephrol 16:2088, 2005. *[Amplia actualización de la patogenia, las manifestaciones clínicas y el tratamiento de esta enfermedad.]*

Cattran DC: Idiopathic membranous glomerulonephritis. Kidney Int 59:1983, 2001. *[Revisión con orientación clínica sobre el diagnóstico y tratamiento de esta enfermedad.]*

Coe FL, et al: Kidney stone disease. J Clin Invest 115:2598, 2005. *[Abordaje detallado de casos de litiasis renal.]*

Cohen HT, Mc Govern FJ: Renal-cell carcinoma. N Engl J Med 353:2477, 2005. *[Excelente revisión sobre las bases genéticas de los carcinomas de células renales.]*

Fored CM, et al: Acetaminophen, aspirin, and chronic renal failure. N Engl J Med 345:1801, 2001. *[Importante artículo que analiza los factores subyacentes en la nefropatía por analgésicos.]*

Grimbert P, et al: Recent approaches to the pathogenesis of minimal change nephrotic syndrome. Nephrol Dial Transplant 18:245, 2005. *[Artículo que se centra en la evidencia de la etiología inmunitaria de la enfermedad de cambios mínimos.]*

Guay-Woodford LM: Renal cystic diseases: diverse phenotypes converge on the cilium/centrosome complex. Pediatr Nephrol 21:1369, 2006. *[Excelente revisión sobre la fisiopatología de las enfermedades renales quísticas, con énfasis sobre el papel de la disfunción ciliar en las células epiteliales tubulares.]*

Hudson BG, et al: Alport's syndrome, Goodpasture's syndrome, and type IV collagen. N Engl J Med 348:2543, 2003. *[Revisión profunda, realizada por los principales investigadores en este campo, sobre la composición de la membrana basal y su función en la patogenia de dos enfermedades renales diferentes pero relacionadas.]*

Jennette JC: Rapidly progressive crescentic glomerulonephritis. Kidney Int 63:1164, 2003. *[Excelente discusión sobre el diagnóstico diferencial y la patogenia de la glomerulonefritis rápidamente progresiva.]*

Knowles MA: Molecular subtypes of bladder cancer: Jekyll and Hyde or chalk and cheese. Carcinogenesis 27:371, 2006. *[Amplia revisión sobre los cambios moleculares en los diferentes tipos de cáncer de vejiga.]*

Manthey DE, Teichman J: Nephrolithiasis. Emerg Med Clin North Am 19:633, 2001. *[Revisión de orientación clínica sobre la litiasis renal.]*

Miller O, Hemphill RR: Urinary tract infection and pyelonephritis. Emerg Med Clin North Am 19:655, 2001. *[Excelente revisión sobre las infecciones agudas de las vías urinarias.]*

Pavenstadt H, et al: Cell biology of the glomerular podocyte. Physiol Rev 83:253, 2003. *[Amplia revisión sobre la estructura y función de los podocitos y las hendiduras de diafragma y sobre la base del síndrome nefrótico.]*

Piccoli G, et al: Acute pyelonephritis: a new approach to an old clinical entity. J Nephrol 18:474, 2005. *[Actualización de orientación clínica sobre el diagnóstico y el tratamiento de la pielonefritis.]*

Pollack MR: The genetic basis of FSGS and steroid-resistant nephrosis. Semin Nephrol 23:141, 2003. *[Discusión sobre el campo rápidamente emergente de las mutaciones genéticas que conducen a la GSFS y al síndrome nefrótico.]*

Reuter VE, Prestic JC: Contemporary approach to the classification of renal epithelial tumors. Semin Oncol 27:124, 2000. *[Agradable discusión sobre la morfología, características clínicas y atributos genéticos del cáncer de células renales.]*

Schrier RW, et al: Acute renal failure: definitions, diagnosis, pathogenesis, and therapy. J Clin Invest 114:5, 2004. *[Profunda revisión que aborda todos los aspectos de la insuficiencia renal aguda.]*

Tryggvason K, Patrakka J, Wartiovaava J: Hereditary proteinuria syndromes and mechanisms of proteinuria. New Engl J Med 354:1387, 2006. *[Excelente revisión sobre la fisiopatología de los defectos de la permeabilidad glomerular.]*

Tsai HM: The molecular biology of thrombotic microangiopathy. Kidney Int 70:16, 2006. *[Excelente revisión sobre la patogenia del SHU y la PTT.]*

Wilson PD: Polycystic kidney disease. N Engl J Med 350:151, 2004. *[Revisión que enfatiza la biología molecular y estructural subyacente al desarrollo de la poliquistosis renal.]*

Wilson PD, Goilav B: Cystic disease of the kidney. Annual Review of Pathology: Mechanisms of Disease, Vol. 2:341, 2007. *[Biopatología de una afección frecuente que afecta al riñón.]*

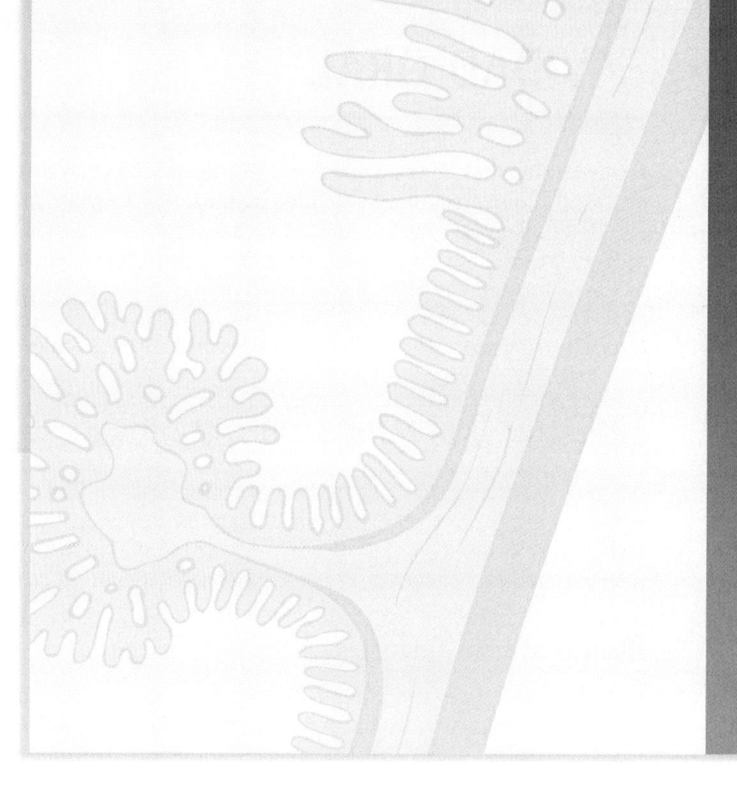

Capítulo 15

Cavidad oral y tracto digestivo*

*Se agradecen mucho las contribuciones del doctor James M. Crawford a la ediciones anteriores de este capítulo.

CAVIDAD ORAL

Las enfermedades de la cavidad oral pueden dividirse en dos grupos: las que afectan a los tejidos blandos (incluyendo las glándulas salivales) y las que afectan a los dientes. En este capítulo se consideran solamente las afecciones más frecuentes que afectan a los tejidos blandos. Se excluyen las enfermedades extraorales que a veces afectan a la boca y la faringe, como difteria, liquen plano y leucemia, así como las afecciones dentales.

LESIONES ULCERATIVAS E INFLAMATORIAS

Aunque se describen varias afecciones ulcerativas e inflamatorias, es importante recordar que el traumatismo mecánico y el cáncer pueden producir ulceraciones de la cavidad oral y deben tomarse en cuenta en el diagnóstico diferencial.

Úlceras aftosas (aftas)

Estas lesiones son extremadamente frecuentes y consisten en úlceras pequeñas (habitualmente < 5 mm de diámetro), dolorosas y excavadas. Característicamente, adoptan la forma de erosiones redondeadas, superficiales, cubiertas a menudo con un exudado gris-blanquecino con un anillo eritematoso. Las lesiones se muestran aisladas o en grupos en la mucosa oral no queratinizada, especialmente en el paladar blando, mucosa bucolabial, suelo de la boca y bordes laterales de la lengua. Son más frecuentes en las primeras dos décadas de la vida y se desencadenan a menudo por el estrés, fiebre, ingestión de ciertos alimentos y activación de una enfermedad intestinal inflamatoria. En pacientes no inmunodeprimidos o que no tienen una infección vírica conocida, tal como virus herpes, se sospecha una base autoinmunitaria. Las llagas dolorosas son autolimitadas y habitualmente se resuelven en pocas semanas, pero pueden recidivar en la misma localización en la cavidad oral o en una diferente.

Infección por virus herpes

La estomatitis herpética es una infección extremadamente frecuente producida por el virus herpes simple (VHS) tipo 1. El patógeno se transmite de persona a persona, más a menudo por el beso; en la edad media de la vida, tres cuartas partes de la población están infectadas. En la mayoría de los adultos, la infección primaria es asintomática, pero el virus persiste en estado latente dentro de los ganglios peribucales (p. ej., ganglios trigeminales). Al reactivarse el virus (lo que puede producirse por fiebre, exposición al sol o al frío, infección del tracto respiratorio, traumatismo) aparecen pequeñas vesículas (< 5 mm de diámetro) solitarias o múltiples que contienen un líquido claro. Más frecuentemente aparecen en los labios o alrededor de las fosas nasales. Se rompen pronto, produciendo úlceras dolorosas excavadas, que curan en pocas semanas, pero las recidivas son habituales.

Morfología

Las vesículas empiezan como un foco intraepitelial de edema intercelular e intracelular. Las células infectadas se redondean y desarrollan **inclusiones víricas acidófilas intranucleares.** A veces, las células adyacentes se unen para formar células gigantes conocidas como **policariones multinucleados.** La necrosis de las células infectadas y las colecciones focales del líquido del edema son responsables de las vesículas intraepiteliales que se detectan clínicamente (Fig. 15-1). La identificación de las células portadoras de inclusiones o policariones en extensiones del líquido de la vesícula constituyen la *prueba de Tzanck*, diagnóstica de la infección por VHS.

Los fármacos antivíricos pueden acelerar la curación de las lesiones. Una erupción diseminada más virulenta se desarrolla en el 10 al 20% de los que tienen esta afección, especialmente en los inmunosuprimidos, produciendo vesículas múltiples en la cavidad oral, incluyendo las encías y la faringe (*gingivoestomatitis herpética*), y linfadenopatía. En casos particularmente graves, la viremia puede extenderse al cerebro (produciendo encefalitis) o causar lesiones viscerales diseminadas. El VHS tipo 1 puede localizarse en muchos otros sitios, incluyendo la conjuntiva (queratoconjuntivitis) y el esófago cuando se introduce un tubo nasogástrico a través de una

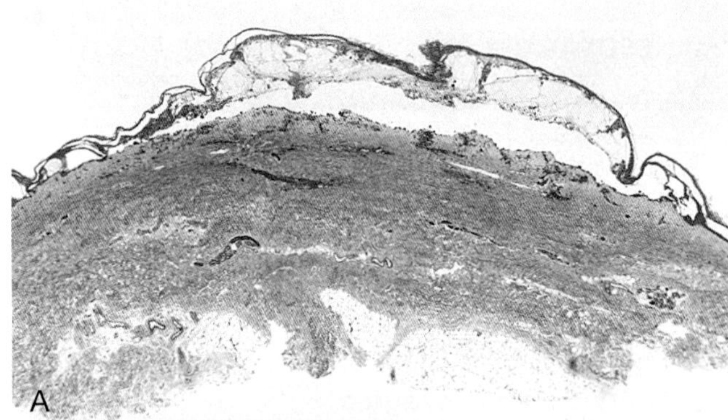

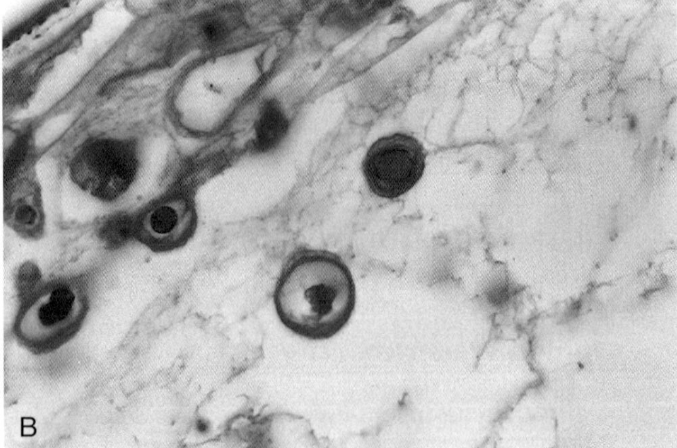

Figura 15-1

Faringitis por virus herpes. **A**, ampolla de virus herpes en la mucosa. **B**, vista a gran aumento de las células de la ampolla en **A**, que muestra cuerpos de inclusión esmerilados intranucleares de herpes simple.

cavidad oral infectada. Como resultado de los cambios en las prácticas sexuales, cada vez se ve más en la cavidad oral el herpes genital producido por el VHS tipo 2 (el agente del *herpes genital*). La infección produce vesículas en la boca, que tienen las mismas características histológicas que las que se desarrollan en las membranas de la mucosa genital y en los genitales externos.

Candidiasis oral

Candida albicans es un habitante normal de la cavidad oral, que se encuentra en el 30 al 40% de la población; produce enfermedades solamente cuando hay deterioro de los mecanismos protectores habituales. La *candidiasis seudomembranosa* (*muguet, moniliasis*) es la infección fúngica más frecuente de la cavidad oral y especialmente frecuente en las personas que se vuelven vulnerables por diabetes mellitus, anemia, antibioticoterapia o tratamiento con glucocorticoides, inmunodeficiencia o enfermedades debilitantes como el cáncer diseminado. Las personas con síndrome de inmunodeficiencia adquirida (sida) tienen un riesgo especial.

Morfología

Típicamente, **la candidiasis oral adopta la forma de una placa blanca adherente, parecida al requesón, circunscrita en cualquier parte de la cavidad oral** (Fig. 15-2). La seudomembrana puede rascarse para revelar una base inflamatoria eritematosa granular, subyacente. Histológicamente, la seudomembrana está compuesta por gran número de organismos fúngicos unidos superficialmente a la mucosa subyacente. En las infecciones más leves, hay una ulceración mínima, pero en los casos graves, toda la mucosa puede estar denudada. En estas seudomembranas pueden identificarse los hongos como cadenas parecidas a vagones de tren de células tubulares que producen seudohifas en las cuales se forman ramilletes ovoides de levaduras, típicamente de 2 a 4 μm de diámetro mayor.

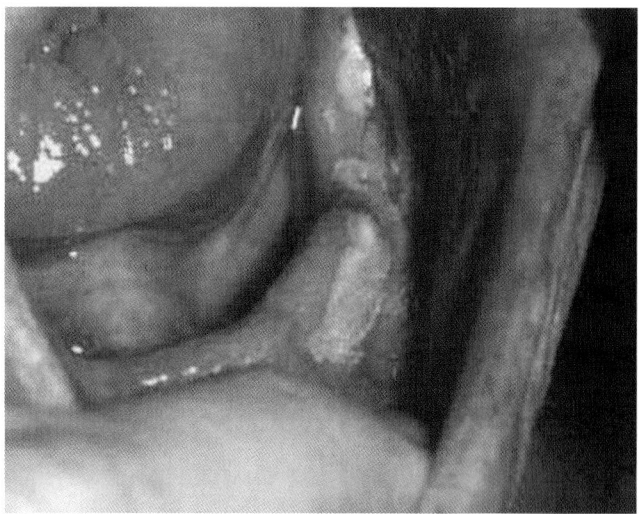

Figura 15-2

Candidiasis oral («muguet»). Una placa membranosa blanca recubre la mucosa gingival de la mandíbula inferior izquierda. Esta seudomembrana está compuesta de una capa de seudohifas de *Candida*. (Por cortesía del doctor Harvey P. Kessler, Department of Oral Surgery, College of Dentistry, University of Florida, Gainesville, Florida.)

En el huésped particularmente vulnerable, la candidiasis puede extenderse al esófago, especialmente cuando se ha introducido un tubo nasogástrico, o bien puede producir lesiones viscerales diseminadas cuando el hongo penetra en el torrente sanguíneo. La candidiasis diseminada es una infección de riesgo vital que debe tratarse intensivamente. Debido a razones poco conocidas, las lesiones de candidiasis local pueden aparecer en la vagina, no solamente en mujeres predispuestas, sino también en jóvenes aparentemente sanas, especialmente durante el embarazo, o en aquellas que utilizan anticonceptivos orales o antibióticos de amplio espectro.

Sida y sarcoma de Kaposi

El sida y las formas menos avanzadas de infección por el virus de inmunodeficiencia humana (VIH) se asocian a menudo con lesiones en la cavidad oral. Pueden adoptar la forma de candidiasis, vesículas herpéticas o algunas otras infecciones microbianas (que producen gingivitis o glositis). La *leucoplasia vellosa* es una lesión infrecuente que prácticamente sólo se observa en personas infectadas por el VIH. Consiste en placas blancas confluentes, en cualquier sitio de la mucosa oral, que tienen una superficie «vellosa» o arrugada como consecuencia de un engrosamiento epitelial marcado. Está producida por la infección por el virus de Epstein-Barr en las células epiteliales. Ocasionalmente, la aparición de leucoplasia vellosa llama la atención sobre la existencia de una infección subyacente por el VIH.

Más del 50% de los individuos con *sarcoma de Kaposi* (ver Capítulo 10) desarrolla masas nodulares dentro de la boca de color púrpura o violáceo; a veces, esta afectación representa la primera manifestación de la enfermedad.

LEUCOPLASIA Y ERITROPLASIA

Según se utiliza habitualmente, el término *leucoplasia se refiere a una placa mucosa bien delimitada producida por un engrosamiento epidérmico o hiperqueratosis*. Según lo define la Organización Mundial de la Salud, la leucoplasia es una mácula o placa, de color blanco, que no puede desprenderse, y cuyas características son distintas de las de cualquier otra enfermedad. Así pues, el término no se aplica a otras lesiones blanquecinas, como las producidas por candidiasis, liquen plano o muchas otras afecciones.

Las placas son más frecuentes en los ancianos y más habituales en el borde bermellón del labio inferior, la mucosa bucal y el paladar duro y blando, y menos frecuentes en el suelo de la boca y en otras localizaciones intraorales. Se manifiestan como áreas discretas de engrosamiento de la mucosa, localizadas, a veces multifocales o incluso difusas, lisas o rugosas, de aspecto de cuero y blancas. Al microscopio, varían desde hiperqueratosis banal sin displasia epitelial subyacente hasta displasia leve a intensa, en el límite del carcinoma *in situ* (Fig. 15-3). Solamente la valoración histológica permite diferenciar estas lesiones. La causa se desconoce, excepto que existe *una asociación fuerte con el tabaquismo*, especialmente fumar en pipa y tabaco no incinerado (saquitos, aspirado por la nariz, masticado). Otros factores menos fuerte-

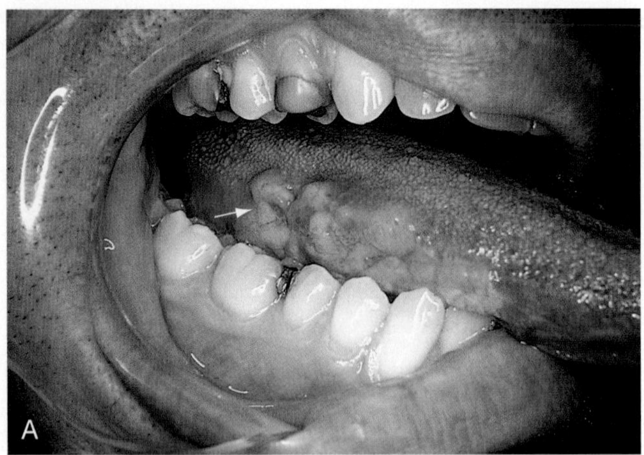

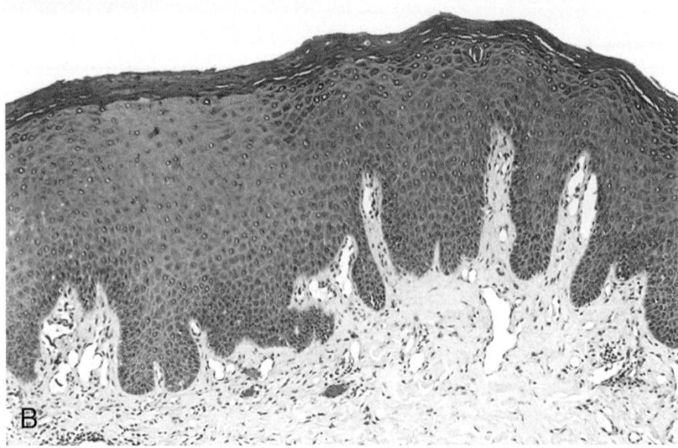

Figura 15-3

A, leucoplasia de la lengua en un fumador. Microscópicamente, esta lesión mostraba displasia intensa con transformación a carcinoma escamoso en el área posterior sobreelevada (*flecha*). **B**, leucoplasia con engrosamiento epitelial marcado e hiperqueratosis.

mente relacionados son la *fricción crónica,* como ocurre con dentaduras mal ajustadas o dientes mellados; el *abuso de alcohol,* y los alimentos irritantes. Más recientemente, se ha identificado el antígeno del virus del papiloma humano en algunas lesiones relacionadas con el tabaco, lo que ha suscitado la posibilidad de que el virus y el tabaco actúen coordinadamente para la inducción de estas lesiones.

La leucoplasia oral es un hallazgo importante porque del 3 al 25% (dependiendo en cierto modo de la localización) se transforma en carcinoma escamoso (v. Fig. 15-3A). Con la inspección visual, es imposible distinguir la lesión inocente de la agresiva. La tasa de transformación es mayor en las lesiones de labio y lengua, y menor en las que ocurren en el suelo de la boca. Las lesiones que muestran displasia significativa cuando se observan al microscopio tienen una mayor probabilidad de transformación cancerosa.

Tres lesiones relacionadas en cierto modo deben diferenciarse de la leucoplasia oral habitual. La leucoplasia vellosa, descrita anteriormente y observada prácticamente sólo en personas con sida, tiene una superficie rugosa o «vellosa» más que el engrosamiento blanco, opaco, de la leucoplasia oral y no se relaciona con el desarrollo de cáncer oral. La *leucoplasia verrugosa* muestra una superficie rugosa producida por una hiperqueratosis excesiva. Esta forma aparentemente inocua de leucoplasia recidiva y se disemina insidiosamente con el tiempo, dando lugar a una lesión oral difusa, con aspecto de verrugas, que incluso puede albergar un carcinoma escamoso. La *eritroplasia* se refiere a zonas circunscritas, rojas, aterciopeladas, con frecuencia granulosas, que pueden o no estar elevadas, y muestran bordes irregulares, mal definidos. Histológicamente, la eritroplasia revela casi invariablemente una displasia epitelial marcada (la tasa de transformación maligna es > 50%), así que el diagnóstico de esta lesión es incluso más importante que la identificación de la leucoplasia oral.

CÁNCERES DE LA CAVIDAD ORAL Y LA LENGUA

Los carcinomas escamosos son las neoplasias malignas predominantes en la cavidad oral. Aunque únicamente representan el 3% de todos los cánceres en Estados Unidos, son desproporcionadamente importantes desde el punto de vista clínico. Casi todos son fácilmente accesibles para la biopsia y la identificación precoz, pero aproximadamente la mitad son mortales en los 5 años siguientes y, realmente, cuando se descubre la lesión primaria ya pueden haber metastatizado. Estos cánceres tienden a aparecer en los últimos períodos de la vida y rara vez antes de los 40 años de edad. En la Tabla 15-1 se resumen diversas influencias que se piensa que tienen importancia en el desarrollo de estos cánceres.

Características clínicas. Estas lesiones pueden producir dolor local o dificultad al masticar, pero muchas son relativamente asintomáticas, de tal manera que la lesión (muy familiar cuando uno se explora con la lengua) se ignora. En consecuencia, un número significativo no se descubre hasta más allá de la posibilidad de curación. La tasa global de supervivencia a los 5 años tras cirugía, radiación y quimioterapia adyuvante es, aproximadamente, del 40% en los cánceres de la base de la lengua, faringe y suelo de la boca sin metástasis a los ganglios linfáticos, en comparación con menos del 20% de los que tienen metástasis en los ganglios linfáticos. Cuando se diagnostican estos cánceres en un estadio precoz, la supervivencia a los 5 años puede superar el 90%.

Tabla 15-1 Factores de riesgo de cáncer oral

Factor	Comentarios
Leucoplasia, eritroplasia	Riesgo de transformación en leucoplasia del 3 al 25%
	Riesgo mayor del 50% en eritroplasia
Tabaquismo	La influencia mejor establecida, especialmente fumar en pipa y masticar tabaco
Virus del papiloma humano tipos 16 y 18	Identificado por sondas moleculares en el 30 al 50% de los casos; probablemente tiene un papel en un subgrupo de casos
Consumo de alcohol	Influencia más débil que el tabaco, pero las dos costumbres interactúan para aumentar fuertemente el riesgo
Irritación prolongada	Débilmente asociado

Morfología

Los tres lugares predominantes de carcinomas de la cavidad oral son, por orden de frecuencia: 1) el borde bermellón del lado lateral del labio inferior; 2) el suelo de la boca, y 3) los bordes laterales de la parte móvil de la lengua. Las lesiones precoces aparecen como engrosamientos circunscritos de color blanco perlado a gris en la mucosa, muy parecidos a las placas de leucoplasia. Después, pueden crecer de un modo exofítico para producir lesiones nodulares fácilmente visibles y palpables y, por último, lesiones fungoides, o pueden asumir un patrón invasivo endofítico con necrosis central creando una úlcera cancerosa. Los carcinomas escamosos son tumores habitualmente queratinizantes, bien diferenciados (Fig. 15-4). Antes de que las lesiones progresen, puede identificarse atipia, displasia epitelial, o carcinoma *in situ* en los bordes, lo que sugiere su origen a partir de leucoplasia o eritroplasia. La diseminación más remota a órganos o tejidos del tórax o abdomen es menos frecuente que la diseminación regional extensa.

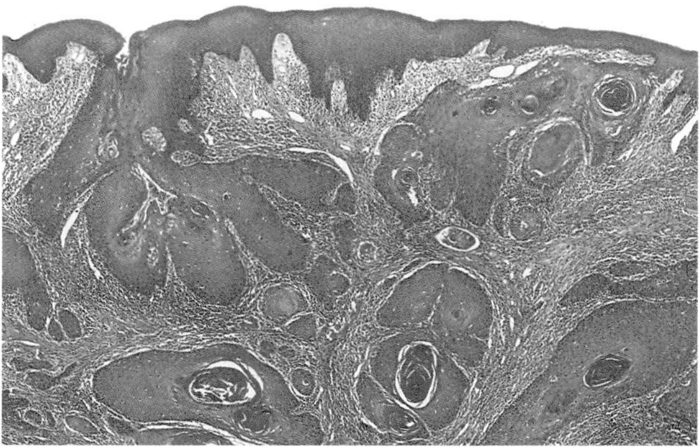

Figura 15-4

Carcinoma escamoso oral. Los nidos de carcinoma invasor muestran formación de perlas de queratina.

RESUMEN

Enfermedades de la cavidad oral

- Las *úlceras aftosas* son superficiales, de etiología desconocida, desencadenadas con frecuencia por el estrés.
- Las *infecciones por virus herpes simple* producen una infección habitualmente autolimitada con vesículas que típicamente se rompen y se curan pero pueden dejar un virus latente en los ganglios nerviosos.
- La *infección oral por Candida* se observa en individuos inmunosuprimidos y se manifiesta como una placa; un resultado potencialmente grave es la diseminación fúngica.
- La *leucoplasia* es una placa mucosa producida por engrosamiento epidérmico; dependiendo de la localización, del 3 al 25% puede progresar a carcinoma escamoso.
- La mayoría de los cánceres orales son *carcinomas escamosos.*

ENFERMEDADES DE LAS GLÁNDULAS SALIVALES

Aunque las enfermedades primarias de las glándulas salivales principales son, por lo general, infrecuentes, las parótidas se llevan la palma de estas afecciones. Entre los muchos trastornos posibles, la atención se restringe aquí a la sialoadenitis y los tumores de la glándula salival.

Sialoadenitis

La inflamación de las principales glándulas salivales puede tener un origen traumático, vírico, bacteriano o autoinmunitario. La lesión más habitual es el *mucocele,* como resultado del bloqueo o la rotura del conducto de la glándula salival, con la subsiguiente fuga de la saliva en los tejidos circundantes. Los mucoceles se encuentran más a menudo en el labio inferior como consecuencia de traumatismos. Entre otras causas de sialoadenitis predominan las *paperas,* una enfermedad vírica infecciosa que puede producir agrandamiento de todas las glándulas salivales principales, pero predominantemente de las parótidas. Aunque varios virus pueden producir paperas, la causa más importante es el paramixovirus, un virus ARN relacionado con los virus influenza y parainfluenza. Habitualmente, produce una inflamación difusa, intersticial, en la que predominan el edema y la infiltración celular mononuclear y, a veces, la necrosis focal. Aunque las paperas en la infancia son autolimitadas y rara vez dan lugar a problemas residuales, en adultos pueden acompañarse de pancreatitis u orquitis; esta última, a veces, produce esterilidad permanente.

La *sialoadenitis bacteriana* ocurre más a menudo como consecuencia de la obstrucción ductal por la formación de cálculos (*sialolitiasis*), pero también puede surgir a través de la penetración retrógrada de bacterias de la cavidad oral en condiciones de deshidratación sistémica grave, como ocurre en los postoperatorios. Las bacterias más habituales que producen la infección son *Staphylococcus aureus* y *Streptococcus viridans.* Las personas con afecciones médicas crónicas y debilitantes, con compromiso de la función inmunitaria, o con medicaciones que contribuyen a la deshidratación oral o sistémica, tienen un mayor riesgo de padecer sialoadenitis bacteriana aguda. La sialoadenitis puede ser principalmente intersticial, o puede producir áreas focales de necrosis supurativa e incluso formación de absceso.

La sialoadenitis crónica deriva de la producción disminuida de saliva con la consiguiente inflamación. La causa predominante es la *sialoadenitis autoinmunitaria,* que casi siempre es invariablemente bilateral. Así se observa en el síndrome de Sjögren, que se describe en el Capítulo 5. Todas las glándulas salivales (mayores y menores), así como las lagrimales, pueden estar afectadas en este trastorno, que se manifiesta con boca seca (*xerostomía*) y ojos secos (*queratoconjuntivitis seca*). La combinación de aumento inflamatorio del tamaño en la glándula salival y lagrimal, que habitualmente es indolora, y de la xerostomía, cualquiera que sea la causa, a veces se denomina *síndrome de Mikulicz.* Las causas incluyen sarcoidosis, leucemia, linfoma e hiperplasia linfoepitelial idiopática.

Tumores de la glándula salival

Las glándulas salivales dan lugar a varios tumores. Aproximadamente, el 80% de éstos ocurre en las glándulas parótidas y la mayoría de los otros, en las glándulas submaxilares. Los hombres y las mujeres se afectan por igual, habitualmente en la sexta o séptima décadas de la vida. En las parótidas, entre el 70 y el 80% de estos tumores son benignos, mientras que en las glándulas submaxilares solamente son benignos la mitad. Así pues, es evidente que *una neoplasia en las glándulas submaxilares es más preocupante que en las parótidas.* El tumor más frecuente que surge en las parótidas es el *adenoma pleomorfo* benigno, que a veces se denomina tumor mixto de la glándula salival. El *tumor de Warthin* es mucho menos frecuente. En conjunto, estos dos tipos son responsables de las tres cuartas partes de los tumores de parótida. Cualquiera que sea el tipo, se manifiestan clínicamente como una masa que produce hinchazón en el ángulo de la mandíbula. El más frecuente de los *tumores malignos de las glándulas salivales es el carcinoma mucoepidermoide,* que ocurre fundamentalmente en las parótidas. Cuando los tumores mixtos primarios o recidivantes tienen muchos años de evolución (10-20 años) puede ocurrir una transformación maligna, denominándose entonces tumor *mixto maligno* de la glándula salival. La malignidad es menos frecuente en la glándula parótida (15%) que en las glándulas submaxilares (40%). Solamente el adenoma pleomorfo y el tumor de Warthin son lo suficientemente frecuentes como para merecer su descripción.

Adenoma pleomorfo (tumor mixto de la glándula salival). Este tumor es responsable de más del 90% de los tumores benignos de las glándulas salivales. Es una lesión de crecimiento lento, bien delimitada, aparentemente encapsulada, que rara vez excede de 6 cm en su dimensión mayor. Surge con más frecuencia en la parótida superficial, habitualmente produce una hinchazón indolora en el ángulo de la mandíbula y puede palparse fácilmente como una masa bien diferenciada. Sin embargo, a menudo está presente durante años antes de que atraiga la atención médica. A pesar de la encapsulación tumoral, el examen histológico con frecuencia revela múltiples sitios en los que el tumor penetra en la cápsula. Así pues, es necesaria una resección adecuada de los bordes para prevenir las recidivas. Esto puede requerir el sacrificio del nervio facial, que discurre a través de la glándula parótida. Por término medio, aproximadamente el 10% de las resecciones quirúrgicas recidivan.

Morfología

El rasgo histológico característico del adenoma pleomorfo es la **heterogeneidad.** Las células del tumor forman conductos, ácinos, túbulos o sábanas de células. Las células epiteliales son pequeñas y oscuras, y varían desde formas cuboides a células fusiformes. Estos elementos epiteliales están entremezclados con un tejido conectivo laxo, con frecuencia mixoide, que a veces contiene islotes de cartílago o, rara vez, hueso (Fig. 15-5). La evidencia inmunohistoquímica sugiere que todos los diversos tipos celulares en el adenoma pleomorfo, incluyendo los de la estroma, derivan del mioepitelio.

Tumor de Warthin (cistoadenoma papilar linfomatoso, cistoadenolinfoma). Este tumor benigno, infrecuente, ocurre prácticamente sólo en la región de la glándula parótida y se cree que deriva del tejido salival heterotópico atrapado dentro de

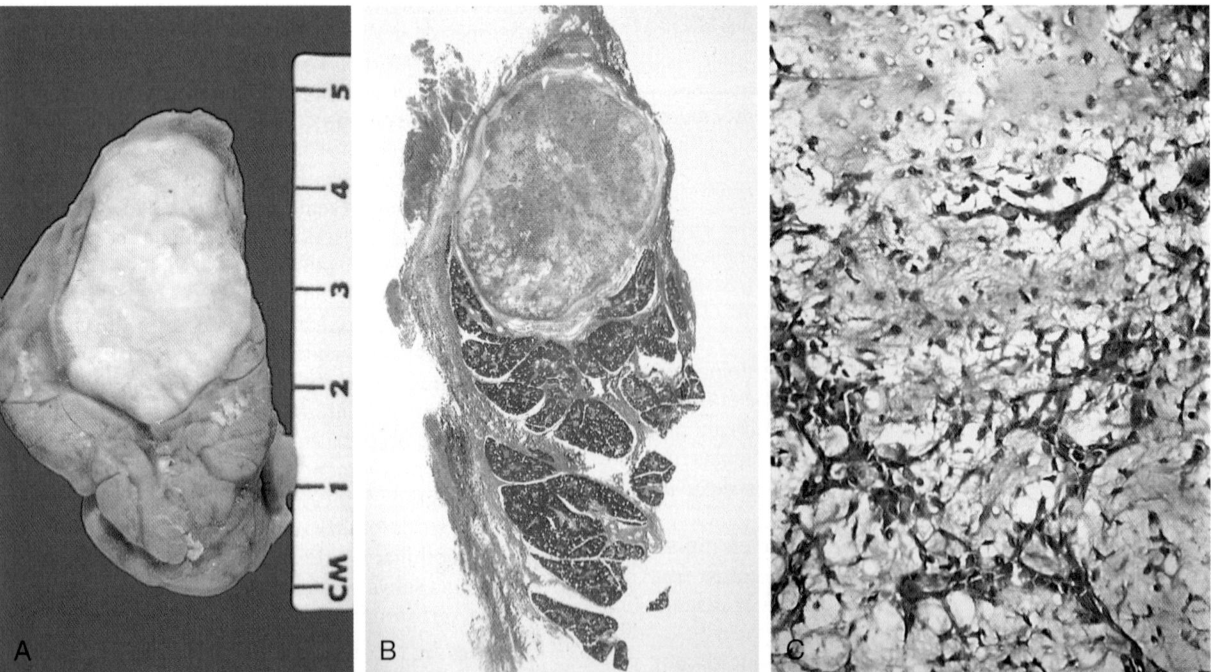

Figura 15-5

Adenoma pleomorfo. **A,** tumor bien delimitado en la glándula parótida. **B,** vista a bajo aumento que muestra un tumor bien delimitado con ácinos parotídeos normales por debajo. **C,** a gran aumento se observa una estroma mixoide amorfa similar al cartílago, con grupos y bandas entremezclados de células mioepiteliales. (Por cortesía del doctor E. Lee, Department of Pathology, University of Texas Southwestern Medical Center, Dallas, Texas.)

un ganglio linfático regional durante la embriogénesis. Por lo general, este tumor es una masa redonda u ovoide, pequeña, bien encapsulada, que tras su sección muestra a menudo hendiduras que contienen mucina o espacios quísticos en un contexto de tejido blando grisáceo. Al microscopio, muestra dos características típicas: 1) una bicapa de células epiteliales, que reviste los espacios ramificados, quísticos o las hendiduras, y 2) un tejido linfoide bien desarrollado, inmediatamente subyacente, que a veces forma centros germinales. La tasa de recidiva de, aproximadamente, el 10% se atribuye a una extirpación incompleta, localización multicéntrica o a un segundo tumor primario. Es rara la transformación maligna; en aproximadamente la mitad de los casos publicados ha habido una exposición previa a la radiación.

RESUMEN

Enfermedades de las glándulas salivares

- *Sialoadenitis*: inflamación causada por infección (p. ej., paperas, diversas bacterias) o reacción autoinmunitaria (como en el síndrome de Sjögren).
- *Adenoma pleomorfo* (*tumor mixto de la glándula salival*): tumor de crecimiento lento, localmente infiltrante, compuesto por elementos epiteliales heterogéneos, y a menudo con estroma mixoide.
- *Tumor de Warthin*: tumor benigno constituido por células epiteliales y tejido linfoide denso.

ESÓFAGO

Las lesiones del esófago abarcan desde esofagitis leves a cánceres letales, aunque muestren un abanico similar de síntomas notablemente limitados. Todas producen *disfagia* (dificultad al tragar), que se atribuye a una función motora alterada del esófago o a estrechamiento u obstrucción de la luz. La *pirosis* (dolor quemante retroesternal) habitualmente significa regurgitación del contenido gástrico al esófago inferior. Menos habituales son la *hematemesis* (vómito de sangre) y la *melena* (sangre en las heces), que son evidencia de inflamación intensa, ulceración o laceración de la mucosa esofágica. Una hematemesis masiva puede significar la rotura de varices esofágicas, con riesgo vital.

TRASTORNOS ANATÓMICOS Y MOTORES

Tanto la anatomía como la función esofágicas pueden verse afectadas secundariamente por muchos trastornos esofágicos. A continuación se describen los trastornos anatómicos más frecuentes. Las afecciones infrecuentes se enumeran en la Tabla 15-2.

Tabla 15-2 Trastornos anatómicos seleccionados (infrecuentes) del esófago

Trastorno	Presentación clínica y anatomía
Estenosis	Adulto con disfagia progresiva a sólidos y, eventualmente, a todos los alimentos; estrechamiento esofágico inferior, que habitualmente es el resultado de enfermedad inflamatoria crónica, incluyendo reflujo gastroesofágico
Atresia, fístula	Recién nacido con aspiración, asfixia paroxística, neumonía; atresia de esófago (ausencia de su luz) y fístula traqueoesofágica pueden aparecer juntas
Bridas, anillos	Episodios de disfagia ante alimentos sólidos; bridas mucosas (presuntamente) adquiridas o anillo mucoso y submucoso concéntrico ocluyendo parcialmente el esófago
Divertículo	Regurgitación episódica de alimentos, especialmente nocturna; a veces hay dolor; evaginación adquirida de la pared del esófago

Acalasia

El término *acalasia* significa «falta de relajación», y en el contexto presente denota una relajación incompleta del esfínter esofágico inferior en respuesta a la deglución. Esto produce obstrucción funcional del esófago, con la consecuente dilatación de su parte más proximal (Fig. 15-6). Los estudios manométricos muestran tres anomalías principales en la acalasia: 1) aperistalsia; 2) relajación parcial o incompleta del esfínter esofágico inferior al deglutir, y 3) aumento del tono en reposo del esfínter esofágico inferior. En la actualidad se acepta, generalmente, que en la acalasia primaria hay una pérdida de la inervación inhibidora intrínseca del esfínter esofágico inferior y del segmento del músculo liso del cuerpo esofágico. La acalasia secundaria puede ser el resultado de diversos procesos patológicos que impiden la función esofágica. El ejemplo clásico es la enfermedad de Chagas, producida por el *Trypanosoma cruzi*, que destruye el plexo mioentérico del esófago, el duodeno, el colon y el uréter. Las afecciones del núcleo motor dorsal, como la poliomielitis, y la neuropatía en la diabetes, pueden producir acalasia secundaria. *Sin embargo, en la mayoría de los casos, la acalasia ocurre como trastorno primario de causa incierta.* Se ha formulado la hipótesis de autoinmunidad e infección vírica previa pero sigue sin probarse.

En la acalasia primaria existe una dilatación progresiva del esófago por encima del nivel del esfínter esofágico inferior. La pared del esófago puede tener un grosor normal, más grueso de lo normal por hipertrofia de la muscular, o marcadamente adelgazado por dilatación. Los ganglios mientéricos habitualmente están ausentes en el cuerpo del esófago pero pueden estar reducidos en número, o no, en la región del esfínter esofágico inferior. La inflamación en la región del plexo mioentérico esofágico es patognomónica de la enfermedad. Aunque la acalasia no es una enfermedad de la mucosa, la estasis alimentaria puede producir inflamación y ulceración de la mucosa proximal al esfínter esofágico inferior.

La acalasia se caracteriza, clínicamente, por disfagia progresiva e incapacidad de trasladar completamente el alimento al estómago. Puede haber regurgitación nocturna y aspiración del alimento no digerido. Habitualmente, se manifiesta en adultos jóvenes, pero puede aparecer en la infancia o la niñez. El aspecto más grave de esta afección es la posibilidad de

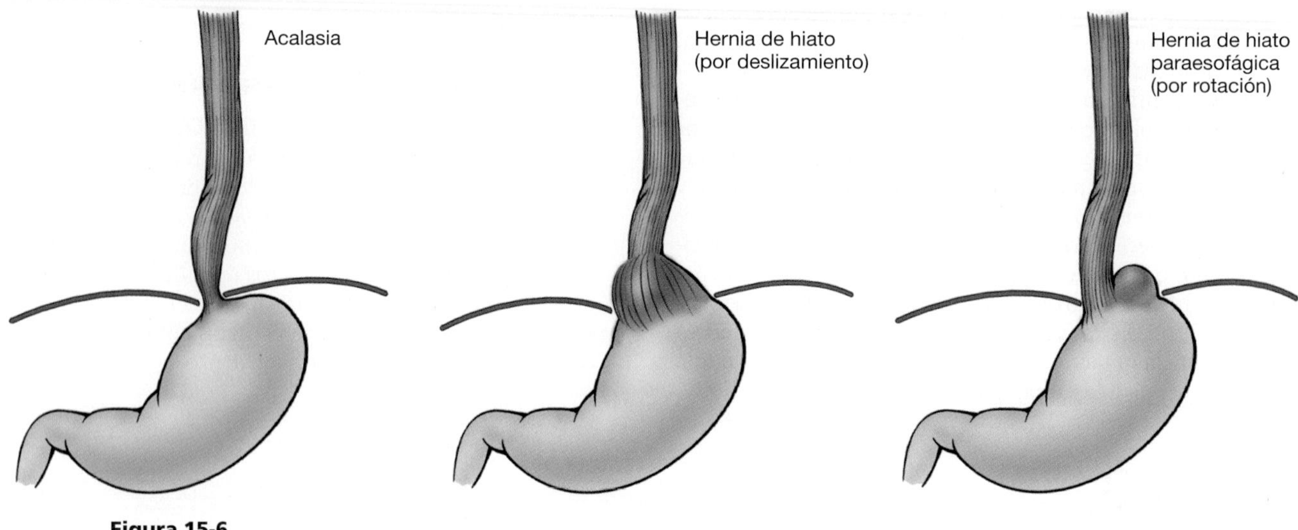

Figura 15-6

Acalasia y hernias del hiato. Comparación entre hernia de hiato por deslizamiento y paraesofágica (por rotación).

desarrollar un carcinoma escamoso del esófago, que aparece en un 5% de los pacientes y típicamente a una edad más precoz que en los que no tienen acalasia.

Hernia de hiato

En la hernia de hiato, la separación de los pilares diafragmáticos y el ensanchamiento del espacio entre los pilares musculares y la pared esofágica permite la protrusión de un segmento dilatado del estómago por encima del diafragma. Se reconocen dos patrones anatómicos (Fig. 15-6): la hernia axial, o por deslizamiento, y la hernia no axial, o paraesofágica. La *hernia por deslizamiento* constituye el 95% de los casos; la protrusión del estómago por encima del diafragma crea una dilatación en forma de campana, estrangulada por debajo debido al estrechamiento diafragmático. En las *hernias paraesofágicas*, una porción del estómago, habitualmente en la curvatura mayor, penetra en el tórax a través de un agujero ensanchado. La causa de esta anatomía alterada, ya sea congénita o adquirida, no se conoce.

Basándose en los estudios radiográficos, se notifican hernias de hiato en el 1 al 20% de los adultos, aumentando la incidencia con la edad. Solamente el 9% de estos adultos, sin embargo, tiene ardor de estómago o regurgitación de jugos gástricos a la boca. Estos síntomas son el resultado, más probablemente, de la incompetencia del esfínter esofágico inferior que de la hernia hiatal *per se*, y se acentúan con posturas que favorecen el reflujo (inclinarse hacia delante, estar echado en decúbito supino) y la obesidad. Aunque la mayoría de los individuos con hernias hiatales deslizantes no tienen esofagitis por reflujo (descrita más adelante), los que presentan esofagitis grave por reflujo probablemente tienen una hernia hiatal deslizante. Otras complicaciones que se dan en ambos tipos de hernias de hiato incluyen ulceración de la mucosa, hemorragia e incluso perforación. Las hernias paraesofágicas rara vez inducen reflujo, pero pueden estrangularse u obstruirse.

Desgarros (síndrome de Mallory-Weiss)

Los desgarros longitudinales del esófago en la unión gastroesofágica se denominan *desgarros de Mallory-Weiss* (Fig. 15-7).

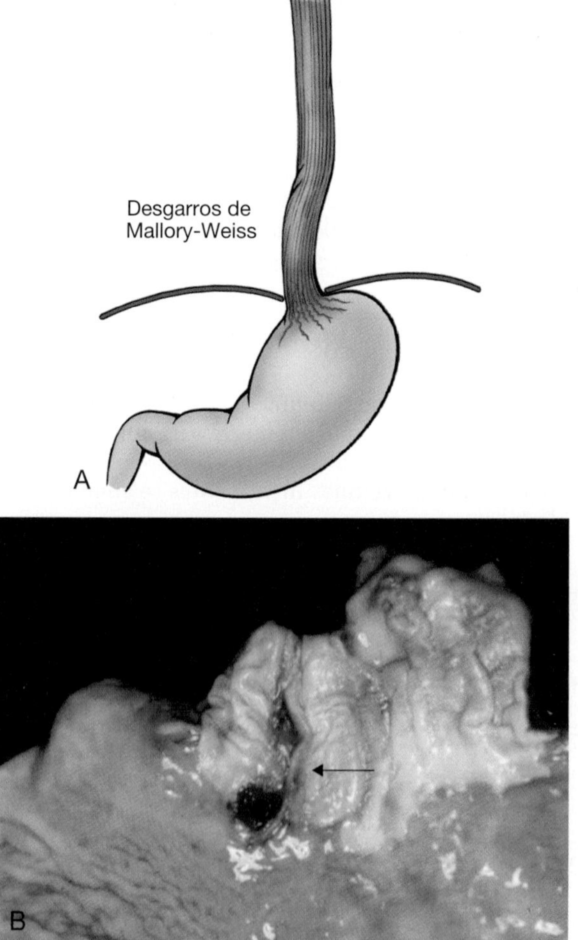

Figura 15-7

Desgarro esofágico (síndrome de Mallory-Weiss). **A**, desgarros longitudinales en la unión gastroesofágica. **B**, macrofotografía que demuestra desgarros longitudinales orientados según el eje de la luz esofágica (*flecha*) que se extienden desde la mucosa esofágica hasta la mucosa gástrica. (Fotografía por cortesía del doctor Richard Harruff, King County Medical Examiner's Office, Seattle, Washington.)

Se encuentran en alcohólicos crónicos tras un episodio de arcadas o vómitos intensos, pero también pueden ocurrir durante una enfermedad aguda con vómitos intensos. La patogénesis supuesta es una relajación inadecuada de la musculatura del esfínter esofágico inferior durante el vómito, que distiende y desgarra la unión esofagogástrica en el momento de la expulsión propulsora del contenido gástrico. En apoyo de esta explicación, se encuentra hernia de hiato en más del 75% de los pacientes con desgarros de Mallory-Weiss. Es de subrayar que casi la mitad de los que presentan hemorragia gastrointestinal alta atribuible a un desgarro de Mallory-Weiss no tienen antecedentes de náuseas, arcadas, abdominalgia o vómitos. Uno debe formular la hipótesis de que la variabilidad normal en la presión intraabdominal puede trasladarse a través de una hernia de hiato, dando lugar ocasionalmente a un desgarro de Mallory-Weiss. Los desgarros pueden implicar solamente a la mucosa o pueden penetrar en la pared. La infección del defecto puede dar lugar a una úlcera inflamatoria o a mediastinitis.

Los desgarros esofágicos son responsables del 5 al 10% de los episodios hemorrágicos gastrointestinales altos. Con mayor frecuencia, la hemorragia no es profusa y cesa sin intervención quirúrgica, pero puede haber hematemesis de riesgo vital. Incluso ante pérdidas abundantes de sangre, todo lo que habitualmente se requiere es tratamiento de soporte con medicamentos vasoconstrictores, transfusiones y, a veces, taponamiento con balón. Habitualmente, la curación es inmediata, con problemas mínimos o sin secuelas.

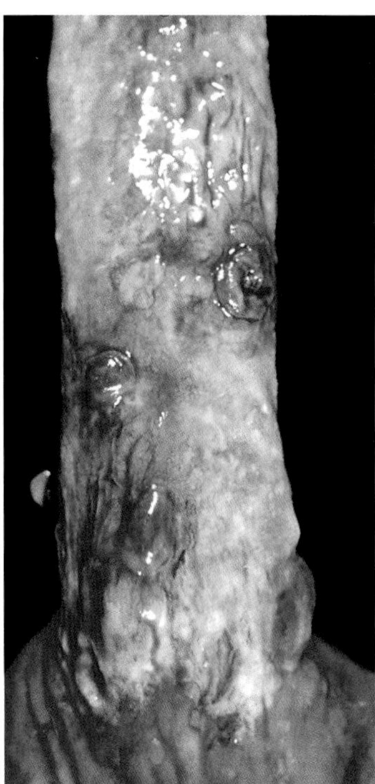

Figura 15-8

Varices esofágicas: vista del esófago y de la unión gastroesofágica evertidos, que muestran venas submucosas dilatadas (varices). Las varices de color azulado se han colapsado en esta muestra post mórtem.

VARICES

Uno de los pocos lugares posibles en los que puede establecerse comunicación entre la circulación esplácnica intraabdominal y la circulación venosa sistémica es a través del esófago. Cuando se impide el flujo sanguíneo venoso portal al hígado por cirrosis o por otras causas, la hipertensión portal resultante induce la formación de derivaciones colaterales en todas las zonas donde se comunican los sistemas portal y sistémico. Por tanto, el flujo sanguíneo portal se desvía a través de las venas del estómago al plexo de las venas esofágicas subepiteliales y submucosas, y de ahí a la vena ácigos y la cava superior. El aumento de presión en el plexo esofágico produce vasos tortuosos dilatados, denominados varices. *Las personas con cirrosis desarrollan varices con una frecuencia del 5 al 15% por año, así que hay varices en aproximadamente dos tercios de todos los pacientes cirróticos.* En Estados Unidos, las varices esofágicas se asocian con más frecuencia con cirrosis alcohólica.

Morfología

Las varices aparecen como venas dilatadas y tortuosas que se encuentran primariamente dentro de la submucosa del esófago distal y del estómago proximal. El efecto neto es la protrusión irregular de la mucosa en la luz, aunque las varices están colapsadas en muestras quirúrgicas o post mórtem (Fig. 15-8). Cuando la variz no se ha roto, la mucosa puede ser normal, pero a menudo está erosionada e inflamada por su localización expuesta, debilitando aún más el soporte tisular de las venas dilatadas.

La rotura de las varices produce una hemorragia masiva en la luz, *así como sufusión de la sangre en la pared esofágica.* Las varices no producen síntomas hasta que se rompen. En las personas con cirrosis hepática avanzada, la mitad de las muertes son el resultado de la rotura de una variz, ya sea como consecuencia directa de la hemorragia o bien por el coma hepático desencadenado por la hemorragia. Sin embargo, aunque existan varices, son responsables de menos de la mitad de todos los episodios de hematemesis. La hemorragia por gastritis concomitante, úlcera péptica o desgarro esofágico es responsable de la mayoría de los restantes casos de hematemesis.

Las circunstancias que dan lugar a la rotura inicial de una variz no están claras: probablemente están implicadas la erosión silente de una mucosa suprayacente adelgazada, el aumento de tensión en unas venas progresivamente dilatadas, y el vómito con aumento de la presión intraabdominal. La mitad de los afectados tiene carcinoma hepatocelular coexistente, que sugiere que una disminución progresiva en la reserva funcional hepática por el crecimiento tumoral aumenta la probabilidad de rotura varicosa. Una vez que empieza, la hemorragia varicosa remite espontáneamente en solamente el 50% de los casos, requiriéndose con frecuencia la inyección endoscópica de agentes trombóticos (escleroterapia) o taponamiento con balón. Cuando las varices sangran, del 20 al 30% de los pacientes muere en el primer episodio. En los que sobreviven, el resangrado ocurre en el 70% a lo largo del año siguiente, con cifras de mortalidad similares en cada episodio.

ESOFAGITIS

La lesión de la mucosa esofágica con inflamación subsiguiente es una afección común en todo el mundo. La inflamación puede tener muchos orígenes: intubación gástrica prolongada, uremia, ingestión de sustancias corrosivas o irritantes, y radioterapia o quimioterapia, entre otras. En el norte de Irán, la prevalencia de esofagitis supera el 80%; también es extremadamente alta en algunas regiones de China. Se desconoce la base de esta prevalencia. *En los países occidentales se atribuye predominantemente al reflujo de contenido gástrico (esofagitis por reflujo).* El reflujo gastroesofágico, como se conoce clínicamente, afecta aproximadamente al 0,5% de toda la población adulta de EE.UU. y el síntoma dominante es la pirosis recurrente. Se supone que hay muchos factores contribuyentes:

- Disminución de la eficacia de los mecanismos esofágicos antirreflujo. Algunas de las causas contribuyentes pueden ser los depresores del sistema nervioso central, la exposición al alcohol o al tabaco, pero con frecuencia no se identifica una causa obvia.
- Eliminación esofágica inadecuada o lenta del material refluido.
- Presencia de una hernia de hiato deslizante.
- Aumento del volumen gástrico, lo que contribuye al volumen del material refluido.
- Alteración de la capacidad reparadora de la mucosa esofágica por exposición prolongada a jugos gástricos.

Cualquiera de estos factores puede predominar en un caso individual, pero es probable que la mayoría de las veces estén implicados más de uno.

Morfología

Los cambios anatómicos dependen del agente causal y de la duración e intensidad de la exposición. Las esofagitis leves pueden aparecer microscópicamente como una simple hiperemia, sin que haya prácticamente ninguna anomalía histológica. Por el contrario, la mucosa en la esofagitis grave muestra erosiones epiteliales confluentes o ulceración total en la submucosa. Tres rasgos histológicos son característicos de la **esofagitis por reflujo** no complicada (Fig. 15-9), aunque pueden estar presentes solamente uno o dos: 1) eosinófilos, con o sin neutrófilos, en la capa epitelial; 2) hiperplasia de la zona basal, y 3) elongación de las papilas de la lámina propia. Los neutrófilos intraepiteliales son marcadores de lesión más grave.

Características clínicas. La manifestación predominante de reflujo es la pirosis, acompañada a veces de regurgitación de un amargor llamativo. Rara vez a los síntomas crónicos se superponen ataques aislados de dolor torácico intenso, que simula un «ataque cardíaco». *La intensidad de los síntomas no guarda relación con la presencia y el grado de esofagitis.* Aunque en gran parte está limitada a los adultos mayores de 40 años, la esofagitis por reflujo ocasionalmente se observa en lactantes y niños. Las posibles consecuencias de la esofagitis grave por reflujo son hemorragia, desarrollo de estenosis y esófago de Barrett, con predisposición a la malignidad.

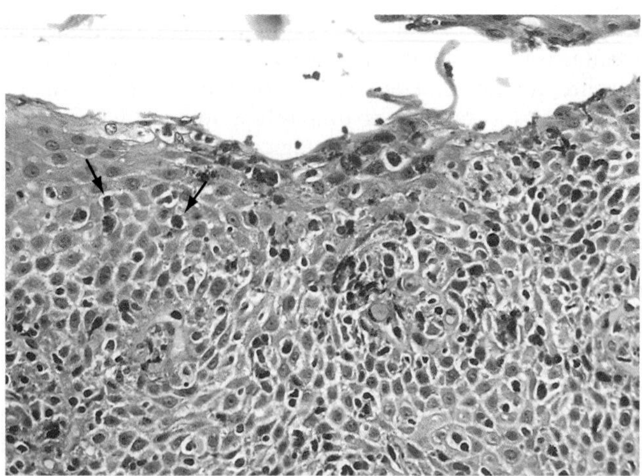

Figura 15-9

Esofagitis por reflujo que muestra la parte superficial de la mucosa. Hay numerosos eosinófilos (*flechas*) dentro de la mucosa y el epitelio escamoso estratificado ha sufrido una maduración completa a causa del daño inflamatorio.

ESÓFAGO DE BARRETT

El esófago de Barrett se define como la sustitución de la mucosa escamosa estratificada esofágica normal distal por epitelio columnar metaplásico que contiene células caliciformes. Es una complicación del reflujo gastroesofágico de larga duración, que ocurre en hasta el 5 al 15% de las personas con reflujo sintomático persistente. Sin embargo, se ha detectado esófago de Barrett en aproximadamente la misma proporción en poblaciones asintomáticas. No está claro por qué los individuos con pocos síntomas y pequeña inflamación desarrollan esófago de Barrett y, a la inversa, otros tienen esofagitis erosiva sin esófago de Barrett. El esófago de Barrett afecta más a los hombres que a las mujeres (proporción 4:1) y es mucho más frecuente en blancos que en otras razas. Se piensa que un reflujo gastroesofágico prolongado y recurrente produce inflamación y, finalmente, ulceración del revestimiento epitelial escamoso. La curación ocurre por crecimiento *in situ* de las células progenitoras y reepitelización. En el ambiente de un pH anormalmente bajo en el esófago distal producido por reflujo ácido, las células se diferencian a epitelio columnar. Se piensa que el epitelio columnar metaplásico es más resistente a las lesiones debidas a los contenidos del reflujo gástrico. Sin embargo, el epitelio metaplásico no es un epitelio intestinal típico, ya que no se observan enterocitos de absorción.

Como complicación del esófago de Barrett pueden desarrollarse úlceras y estenosis. Sin embargo, *la principal significación clínica del esófago de Barrett es el riesgo de desarrollar adenocarcinoma.* Las personas con esófago de Barrett tienen un riesgo de 30 a 100 veces mayor de desarrollar un adenocarcinoma esofágico que la población normal, asociándose el riesgo más alto con la displasia de alto grado. Por ello, se recomienda un cribado periódico para detectar la displasia de alto grado con biopsia esofágica en los pacientes con esófago de Barrett. La persistencia de una displasia de alto grado requiere intervenciones terapéuticas, como cirugía, ablación fotodinámica y vigilancia muy cuidadosa.

Morfología

El esófago de Barrett tiene la apariencia de una mucosa aterciopelada de color salmón-rosado, entre la mucosa esofágica escamosa lisa, rosa pálido y la mucosa gástrica más lustrosa, de color marrón claro (Fig. 15-10). Puede presentarse como «lengüeta» que se extiende hacia arriba desde la unión gastroesofágica, como una banda circunferencial irregular que desplaza hacia arriba la unión escamocolumnar o como placas aisladas (islotes) en el esófago distal. La longitud de los cambios no es tan importante como la presencia de mucosa metaplásica que contiene células caliciformes. **Al microscopio, el epitelio estratificado esofágico está reemplazado por un epitelio columnar metaplásico**, como se demuestra en la Figura 15-11. **La mucosa de Barrett puede ser muy local y variable de un sitio a otro**, necesitando a veces endoscopia y biopsia repetidas para el diagnóstico definitivo. El reconocimiento de cambios displásicos en la mucosa, que pueden ser precursores del cáncer, es crítico para la valoración anatomopatológica de los individuos con mucosa de Barrett.

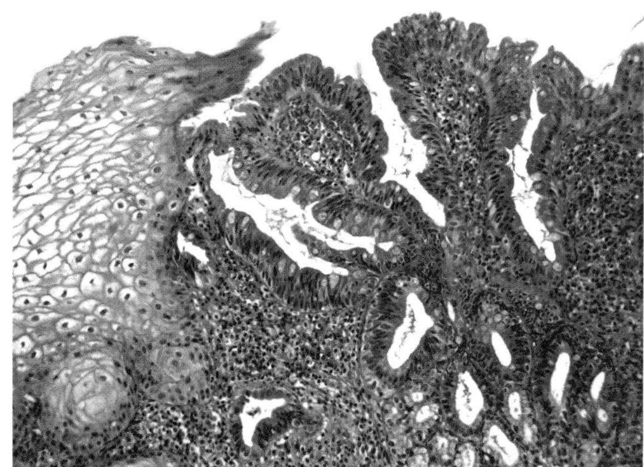

Figura 15-11

Esófago de Barrett. Vista microscópica que muestra mucosa escamosa (*izquierda*) y células epiteliales de tipo intestinal en la mucosa glandular (*derecha*).

CARCINOMA ESOFÁGICO

Los tumores benignos pueden derivar en el esófago tanto de la mucosa escamosa como del mesénquima subyacente. Sin embargo, están sobrepasados por el cáncer de esófago, del cual existen dos tipos: *carcinomas escamosos y adenocarcinomas*. En todo el mundo, los carcinomas escamosos constituyen el 90% de los cánceres esofágicos, pero en EE.UU. ha habido un aumento muy grande (de tres a cinco veces en los últimos 40 años) de la incidencia de adenocarcinomas asociados con esófago de Barrett. De hecho, la incidencia de esta forma de cáncer ha sobrepasado a la del carcinoma escamoso, en EE.UU. El adenocarcinoma que surge del esófago de Barrett es más frecuente en blancos que en negros. En contraste, en el resto del mundo son más frecuentes los carcinomas escamosos en negros. Existen diferencias notables y desconcertantes en la incidencia geográfica del carcinoma esofágico. En EE.UU. existen, aproximadamente, seis casos nuevos por cada 100.000 habitantes por año, siendo responsable del 1 al 2% de todas las muertes por cáncer. En algunas regiones de Asia, que van desde las provincias del norte de China al litoral del Caspio en Irán, la prevalencia está bastante por encima de 100 por cada 100.000 habitantes, y el 20% de las muertes por cáncer están producidas por carcinoma esofágico (principalmente del tipo escamoso).

Carcinoma escamoso

Un factor contribuyente importante es el paso retardado de alimento por el esófago, que prolonga la exposición de la mucosa a carcinógenos potenciales, como los contenidos en el tabaco y las bebidas alcohólicas (Tabla 15-3). Existe un papel

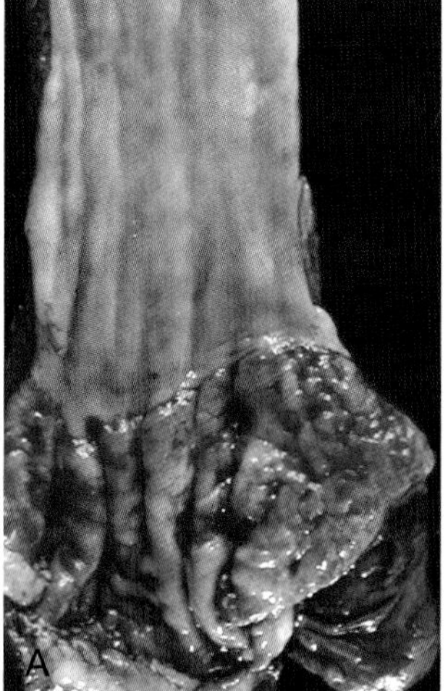

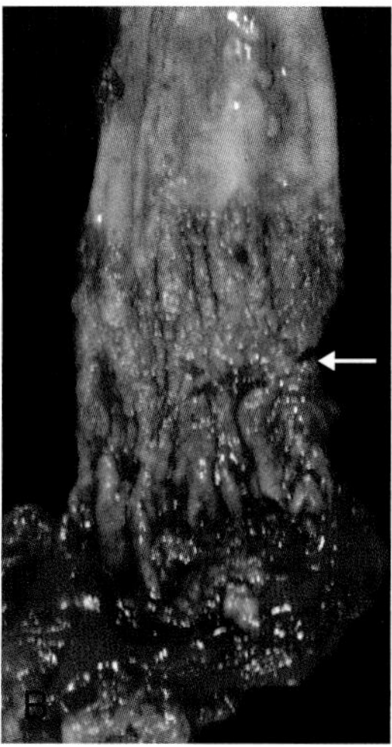

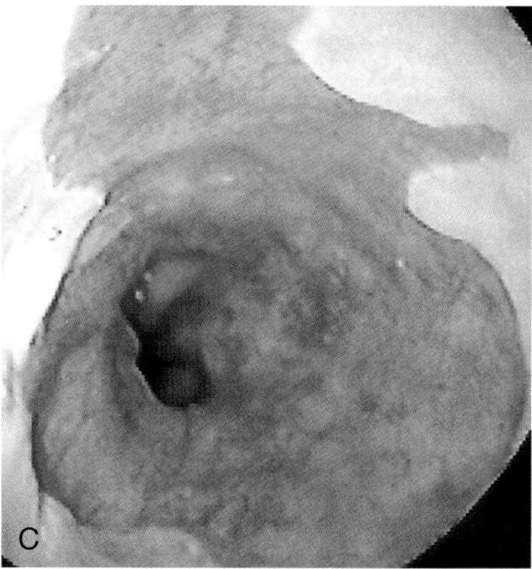

Figura 15-10

Esófago de Barrett. **A-B**, vista macroscópica del esófago distal (*arriba*) y del estómago proximal (*abajo*) que muestra (**A**) unión gastroesofágica normal y (**B**) la zona granular del esófago de Barrett (*flecha*). **C**, vista endoscópica que muestra una mucosa del tipo gastrointestinal, aterciopelada, roja, que se extiende desde el orificio gastroesofágico. Nótese la mucosa esofágica escamosa más pálida. (**C**, por cortesía del doctor F. Farraye, Brigham and Women's Hospital, Boston, Massachusetts.)

Tabla 15-3 Factores de riesgo del carcinoma escamoso del esófago

Trastornos esofágicos
Esofagitis de larga duración Acalasia Síndrome de Plummer-Vinson (bridas esofágicas, anemia hipocrómica microcítica, glositis atrófica)
Estilo de vida
Consumo de alcohol Abuso de tabaco
Dieta
Déficit de vitaminas (A, C, riboflavina, tiamina, piridoxina) Déficit de metales traza (cinc, molibdeno) Contaminación fúngica de alimentos (contenido alto en nitritos/nitrosaminas)
Predisposición genética
Tilosis (hiperqueratosis de las palmas y plantas)

predisponente bien definido de la esofagitis crónica, que con frecuencia es consecuencia del consumo de alcohol y tabaco. Estos dos agentes se asocian con la mayoría de los carcinomas escamosos en Europa y en EE.UU. Sin embargo, otras influencias, quizás en la dieta, pueden ser la causa subyacente de la muy alta incidencia de este tumor en los musulmanes ortodoxos de Irán, que ni beben ni fuman. Los altos niveles de nitrosaminas y hongos que contienen algunos alimentos probablemente son responsables de la muy alta incidencia de este tumor en algunas regiones de China. Hay una fuerte asociación con el virus del papiloma humano solamente en zonas de alta incidencia. Alteraciones que afectan al gen supresor tumoral *p16/INK4* y al receptor del factor de crecimiento epidérmico están presentes frecuentemente en el carcinoma escamoso del esófago. Se detectan mutaciones en *p53* en hasta el 50% de estos tumores y se correlacionan, generalmente, con el consumo de tabaco y alcohol. A diferencia de los carcinomas de colon, las mutaciones en los genes *K-RAS* y *APC* son infrecuentes.

Morfología

La morfología de los carcinomas escamosos viene precedida habitualmente por un pródromo prolongado de **displasia epitelial** de la mucosa, seguido de **carcinoma *in situ*** y, por último, por la aparición de **cáncer invasor**. Las lesiones obvias precoces aparecen como pequeñas placas engrosadas de color blanco grisáceo o elevaciones de la mucosa. En meses a años, estas lesiones se hacen tumorales, adoptando una de las tres formas siguientes: 1) **masas exofíticas polipoideas** que sobresalen en la luz; 2) **ulceraciones** cancerosas necrosantes que se extienden profundamente y a veces erosionan el árbol respiratorio, la aorta u otros sitios (Fig. 15-12), y 3) **neoplasias infiltrativas difusas** que causan engrosamiento y rigidez de la pared y estrechamiento de la luz. Sea cual sea el modelo, aproximadamente el 20% se da en el esófago cervical y torácico alto, el 50% en el tercio medio y el 30% en el tercio inferior.

Adenocarcinoma

El único precursor reconocido del adenocarcinoma esofágico es el esófago de Barrett. El desarrollo de adenocarcinomas a partir del esófago de Barrett es un proceso de múltiples etapas que se desarrolla a lo largo de muchos años. El grado de displasia es el predictor más fuerte de la progresión a cáncer. Los individuos con displasia de grado bajo tienen tasas muy bajas de progresión a adenocarcinomas pero la progresión a cáncer puede ser del 10% o más, por año, en individuos con displasia de grado elevado. Globalmente, el riesgo de desarrollar adenocarcinoma varía de 30 a más de 100 veces por encima de lo normal. En el tejido del esófago de Barrett existe un aumento de la proliferación celular, y se hacen aparentes anomalías cromosómicas en la displasia de grado alto. Se acumulan progresivamente mutaciones en el gen *p53* y se encuentra habitualmente aneuploidía. En los carcinomas están presentes otras anomalías genéticas, como alteraciones en *HER-2/NEU* y *β-catenina*, pero no existen marcadores específicos que identifiquen con precisión la transición de displasia de alto grado a cáncer.

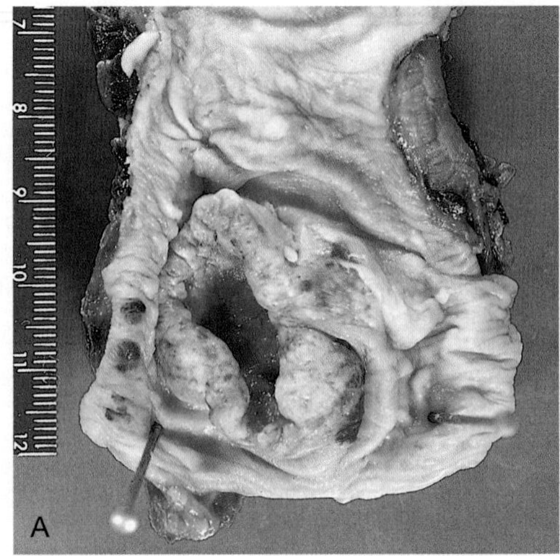

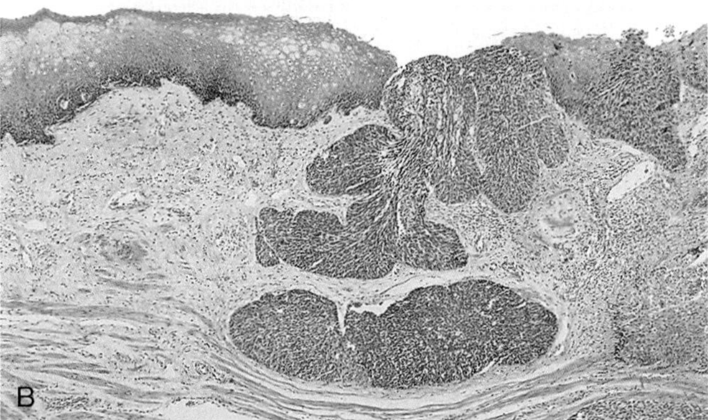

Figura 15-12

A, gran carcinoma escamoso ulcerado del esófago. **B**, vista a bajo aumento de la invasión de la submucosa por el carcinoma.

Morfología

Los adenocarcinomas parecen derivarse de la mucosa displásica en el cuadro de un **esófago de Barrett**. A diferencia de los carcinomas de células escamosas, habitualmente se dan en el tercio distal del esófago y pueden invadir el cardias gástrico subyacente. Al inicio, aparecen como placas planas o elevadas sobre una mucosa por otra parte intacta. Pueden evolucionar a **masas nodulares grandes** o mostrar características **ulcerativas** o **infiltrativas difusas** profundas. Al microscopio, la mayoría de los tumores son glandulares y productores de mucina, y muestran características de tipo intestinal, en consonancia con la morfología de la mucosa metaplásica preexistente.

Características clínicas. El carcinoma esofágico es de comienzo insidioso y produce disfagia y obstrucción gradual y tardía. Aparece pérdida de peso, anorexia, astenia y debilidad, seguidas de dolor, habitualmente relacionado con la deglución. Habitualmente, el diagnóstico se establece mediante técnicas de imagen y biopsia endoscópica. Dado que estos cánceres invaden extensamente la rica red linfática esofágica y las estructuras adyacentes relativamente pronto en su desarrollo, la extirpación quirúrgica rara vez es curativa. Se ejerce mucho énfasis en los procedimientos de vigilancia de individuos con manifestaciones persistentes de esofagitis crónica o de un esófago de Barrett conocido. El cáncer esofágico limitado a la mucosa o la submucosa es tratable quirúrgicamente.

RESUMEN

Enfermedades del esófago

- *Hernia de hiato*: protrusión de un segmento del estómago por encima del diafragma; ocasionalmente da lugar a reflujo y esofagitis.
- *Desgarros (síndrome de Mallory-Weiss)*: desgarros longitudinales de la unión esofagogástrica producidos por regurgitación intensa y vómitos; puede producir hemorragia gastrointestinal (GI) alta.
- *Varices*: venas tortuosas dilatadas en el esófago distal y en el estómago proximal; producidas por aumento de presión portal (más a menudo debido a cirrosis), dando lugar a un aumento de la presión en el plexo venoso esofágico; puede producir hemorragia grave.
- *Esofagitis*: inflamación de la mucosa esofágica producida con más frecuencia por contenido gástrico refluido; la infiltración inflamatoria con frecuencia contiene abundantes eosinófilos.
- *Esófago de Barrett*: sustitución del epitelio escamoso estratificado del esófago distal por epitelio columnar metaplásico que contiene células caliciformes; se asocia con reflujo gastroesofágico en el 15% de los casos. La consecuencia dañina principal es el desarrollo de displasia y un aumento del riesgo de 30 a 100 veces de adenocarcinoma.
- *Carcinoma esofágico*:
  - Los carcinomas escamosos derivan del epitelio displásico, asociado con esofagitis, tabaquismo; pueden ser localmente invasivos.
  - Los adenocarcinomas surgen habitualmente sobre el esófago de Barrett, actualmente los más frecuentes en EE.UU.

ESTÓMAGO

Las afecciones gástricas frecuentemente producen enfermedad clínica, desde gastritis crónica leve hasta algo que no es leve, como el carcinoma gástrico. La infección gastrointestinal más frecuente es la producida por *Helicobacter pylori*. Ocasionalmente, se encuentran anomalías congénitas, que se resumen en la Tabla 15-4.

Las afecciones gástricas producen síntomas similares a los trastornos esofágicos, principalmente *pirosis* y *dolor epigástrico vago*. La rotura de la mucosa gástrica con el consiguiente sangrado puede seguirse de *hematemesis* o *melena*. A diferencia de la hemorragia esofágica, sin embargo, la sangre se coagula rápidamente y se vuelve marrón en el ambiente ácido de la luz estomacal. De ahí que la sangre vomitada tenga la apariencia de posos de café.

Tabla 15-4 Anomalías gástricas congénitas

Enfermedad	Comentario
Estenosis pilórica	1 en 300-900 nacidos vivos Cociente hombre/mujer 3:1 Anatomía patológica: hipertrofia muscular del músculo liso de la pared pilórica Síntomas persistentes, vómito proyectivo no bilioso en lactantes
Hernia diafragmática	Rara Anatomía patológica: herniación del estómago y de otros contenidos abdominales en el tórax a través de un defecto diafragmático Síntomas: distrés respiratorio agudo en recién nacido
Heterotopia gástrica	Infrecuente Anatomía patológica: nido de mucosa gástrica en el esófago o en el intestino delgado («resto ectópico») Síntomas: asintomático, o una úlcera péptica anómala en el adulto

GASTRITIS

Este diagnóstico se utiliza demasiado y con frecuencia pasa desapercibido. Se utiliza demasiado cuando se aplica laxamente a cualquier queja transitoria del abdomen alto en ausencia de evidencia válida, y pasa desapercibido porque la mayoría de los pacientes con gastritis crónica están asintomáticos. *La gastritis se define simplemente como inflamación de la mucosa gástrica.* Con mucho, la mayoría de los casos son *gastritis crónica*, pero ocasionalmente se encuentran formas distintas de *gastritis aguda*. A continuación se describen estas dos afecciones.

Gastritis crónica

La gastritis crónica se define como la presencia de cambios inflamatorios crónicos en la mucosa, que finalmente dan lugar a atrofia de la mucosa y metaplasia epitelial. En ella es notable la existencia de subgrupos causales distintos y de patrones de alteraciones histológicas que varían en diferentes partes del mundo. En el mundo occidental, la prevalencia de cambios histológicos que indican gastritis crónica es superior al 50% en las últimas décadas de la vida.

Patogenia. Con mucho, la asociación etiológica más importante es la infección crónica por el bacilo *Helicobacter pylori.* Este organismo es un patógeno de distribución universal que tiene las tasas de infección más altas en los países desarrollados. Los adultos estadounidenses mayores de 50 años tienen tasas de prevalencia cercanas al 50%. En zonas donde la infección es endémica parece adquirirse en la infancia y persiste durante décadas. *La mayoría de los individuos con la infección tiene también una gastritis asociada pero asintomática.* (Robin Warren, patólogo, y Barry Marshall, estudiante de medicina cuando lo descubrieron, recibieron el Premio Nobel de Medicina en el 2005 debido a la identificación del *H. pylori* en 1982, denominado *Campylobacter* originalmente.)

H. pylori es una bacteria en forma de bastón curvado en S, no invasiva, no formadora de esporas, que mide aproximadamente 3,5 × 0,5 µm. Los mecanismos por los que *H. pylori* produce lesión tisular se describen detalladamente más adelante (ver úlceras pépticas). Baste decir que la gastritis se desarrolla como resultado de la influencia combinada de enzimas y toxinas bacterianas y liberación de agentes químicos nocivos por los neutrófilos reclutados. Tras la exposición inicial a *H. pylori,* la gastritis se desarrolla según dos patrones: 1) un tipo antral, con alta producción de ácido y mayor riesgo de desarrollo de úlcera duodenal, y 2) una pangastritis con atrofia multifocal de la mucosa con secreción escasa de ácido y riesgo aumentado de adenocarcinoma. Las personas con gastritis crónica y *H. pylori* habitualmente mejoran sintomáticamente cuando se tratan con antibióticos e inhibidores de la bomba de protones. La mejoría de la gastritis crónica subyacente lleva mucho más tiempo. Las recidivas se asocian con la reaparición de este organismo.

Otras formas de gastritis crónica son mucho menos frecuentes en EE.UU. La *gastritis autoinmunitaria,* que no representa más del 10% de casos de gastritis crónica, es el resultado de la producción de autoanticuerpos frente a las células parietales de las glándulas gástricas, en especial frente a la enzima H^+, K^+-ATPasa productora de ácido. La lesión autoinmunitaria da lugar a la destrucción de las glándulas y atrofia de la mucosa, con pérdida concomitante de ácido y de la producción de factor intrínseco. La deficiencia resultante de factor intrínseco da lugar a *anemia perniciosa,* que se describe en el Capítulo 12. Esta forma de gastritis es más habitual en Escandinavia, asociada con otros trastornos autoinmunitarios, como la tiroiditis de Hashimoto y la enfermedad de Addison (v. Capítulo 20).

Morfología

Independientemente de la causa o distribución histológica de la gastritis crónica, los cambios inflamatorios consisten en un infiltrado linfocítico y de células plasmáticas en la lámina propia (Fig. 15-13), acompañado ocasionalmente por inflamación neutrofílica en la región del cuello de las foveolas gástricas. La inflamación puede acompañarse de pérdida glandular variable y atrofia de la mucosa. Cuando están presentes, se encuentran microorganismos *H. pylori* alojados en la capa de moco que cubre el epitelio mucinoso superficial (Fig. 15-14). En la variante autoinmunitaria resalta especialmente la pérdida de células parietales. Son de notar dos rasgos adicionales. **La metaplasia intestinal**, que se refiere a la sustitución del epitelio gástrico por células columnares y caliciformes de tipo intestinal. Esto es significativo porque los carcinomas de tipo gastrointestinal (ver más adelante) parecen surgir de la **displasia** de este epitelio metaplásico. En segundo lugar, la proliferación de **tejido linfoide** dentro de la mucosa gástrica, inducida por *H. pylori,* se ha implicado como un precursor del linfoma gástrico.

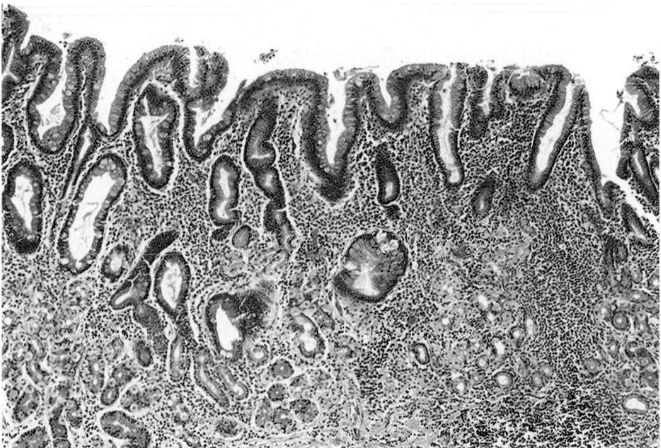

Figura 15-13

Gastritis crónica, que muestra una sustitución parcial del epitelio mucoso gástrico por metaplasia intestinal (*superior izquierda*) e inflamación en la lámina propia con presencia de linfocitos y células plasmáticas (*derecha*).

Características clínicas. La gastritis crónica habitualmente no produce síntomas o muy pocos; puede haber malestar abdominal alto, náuseas y vómitos. Cuando hay una pérdida

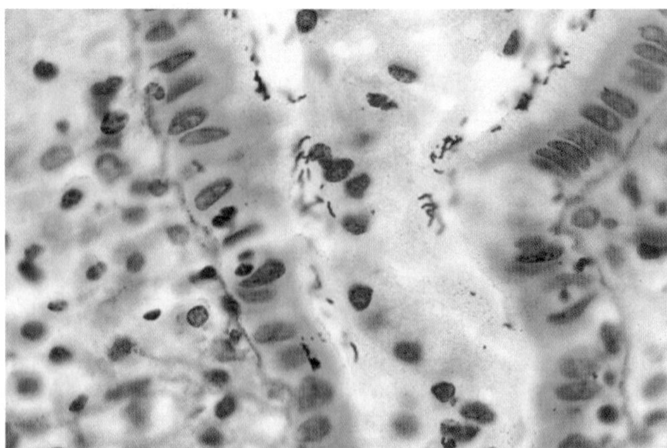

Figura 15-14

Gastritis con *Helicobacter pylori.* La tinción de plata de Steiner demuestra los numerosos organismos de *Helicobacter* teñidos en oscuro a lo largo de la superficie de la luz de las células epiteliales gástricas. No hay invasión tisular por bacterias. (Por cortesía de la doctora Melissa Upton, Department of Pathology, University of Washington, Seattle, Washington.)

importante de células parietales en el contexto de una gastritis autoinmunitaria, existe característicamente hipoclorhidria o aclorhidria (concentraciones de ácido clorhídrico en la luz gástrica) e hipergastrinemia. Los individuos con gastritis crónica por otras causas pueden estar hipoclorhídricos, pero como las células parietales nunca están completamente destruidas, estas personas no desarrollan aclorhidria ni anemia perniciosa. Las concentraciones séricas de gastrina son normales o están sólo levemente elevadas. Más importante es la relación de la gastritis crónica respecto al desarrollo de úlcera péptica y carcinoma gástrico. La mayoría de los individuos con úlcera péptica, ya sea duodenal o gástrica, tiene infección por *H. pylori*. El riesgo de carcinoma gástrico a largo plazo en personas con gastritis crónica asociada a *H. pylori* aumenta, aproximadamente, cinco veces con respecto a la población normal. En lo que respecta a la gastritis autoinmunitaria, el riesgo de cáncer está en el rango del 2 al 4% de los individuos afectados, bastante por encima de lo que ocurre en la población normal.

Gastritis aguda

La gastritis aguda es un proceso inflamatorio agudo de la mucosa, habitualmente de naturaleza transitoria. La inflamación puede acompañarse de hemorragia en la mucosa y, en circunstancias más graves, de descamación del epitelio submucoso superficial (*erosión*). Esta forma erosiva grave de la enfermedad es una causa importante de hemorragia gastrointestinal aguda.

Patogenia. La patogenia se conoce poco, en parte porque no están completamente claros los mecanismos normales de protección de la mucosa gástrica. La gastritis aguda se asocia frecuentemente con:

- Uso intenso de medicamentos antiinflamatorios no esteroideos (AINE), especialmente ácido acetilsalicílico.
- Consumo excesivo de alcohol.
- Tabaquismo intenso.
- Tratamiento con fármacos quimioterápicos para el cáncer.
- Uremia.
- Infecciones sistémicas (p. ej., salmonelosis).
- Estrés grave (p. ej., traumatismo, quemaduras, cirugía).
- Isquemia y *shock*.
- Intentos de suicidio con ácidos y álcalis.
- Traumatismo mecánico (p. ej., intubación nasogástrica).
- Reflujo de líquido biliar tras gastrectomía distal.

Una o más de las siguientes influencias participa en estos escenarios: disrupción de la capa mucosa, estímulo de la secreción ácida con difusión retrógrada del ión hidrógeno en el epitelio superficial, producción disminuida de tampón de bicarbonato por las células epiteliales superficiales, flujo sanguíneo reducido en la mucosa y daño directo del epitelio. No es sorprendente que las lesiones en la mucosa puedan actuar sinérgicamente. Por último, una infección aguda por *H. pylori* induce inflamación neutrofílica de la mucosa gástrica, pero este episodio habitualmente no lo nota el individuo.

Morfología

La gastritis aguda va de la extremadamente localizada (como ocurre en la lesión inducida por AINE) a la difusa, y desde inflamación superficial hasta implicación de todo el espesor de la mucosa con hemorragia y erosiones focales. La erosión concurrente y la hemorragia son fácilmente visibles por endoscopia y se denomina **gastritis erosiva aguda**. Todas las variantes están marcadas por edema de la mucosa e infiltrado inflamatorio de neutrófilos y, posiblemente, por células inflamatorias crónicas. La actividad replicativa regenerativa de las células epiteliales en las foveolas gástricas es destacable. Si los episodios nocivos tienen una duración corta, la gastritis aguda puede desaparecer en días con restitución completa de la mucosa normal.

Características clínicas. Dependiendo de la intensidad de los cambios anatómicos, la gastritis aguda puede ser completamente asintomática, producir dolor epigástrico variable con náuseas y vómitos o puede presentarse como una hematemesis manifiesta, melena, y potencialmente pérdida sanguínea mortal. Globalmente, *es una de las causas principales de hematemesis, especialmente en alcohólicos*. Incluso en ciertas otras situaciones, la afección es muy común; hasta el 25% de las personas que toman ácido acetilsalicílico diariamente para la artritis reumatoide presentan gastritis aguda en algún momento de la evolución, muchos con hemorragia oculta o manifiesta. El riesgo de hemorragia gástrica por gastritis inducida por AINE es dependiente de la dosis; la probabilidad de esta complicación aumenta en quienes utilizan tales fármacos durante mucho tiempo.

ULCERACIÓN GÁSTRICA

Las *úlceras* del tracto alimentario se definen histológicamente como una grieta en la mucosa que se extiende a través de la capa *muscularis mucosae* a la submucosa o más profundamente. Esto contrasta con las *erosiones* en las que sólo hay afectación del epitelio superficial. Las erosiones pueden curar en días, mientras que las úlceras llevan mucho más tiempo. Aunque las úlceras pueden ocurrir en cualquier sitio del tracto alimentario, con mucho la localización más común es la de las úlceras pépticas que ocurren en el duodeno y el estómago. A continuación se describen las úlceras pépticas y la úlcera gástrica aguda.

Úlceras pépticas

Las úlceras pépticas son lesiones crónicas, frecuentemente solitarias, que ocurren en cualquier porción del tracto gastrointestinal expuesta a la acción agresiva de los jugos pépticos ácidos. Al menos el 98% de las úlceras pépticas están en la primera porción del duodeno o en el estómago, en una proporción aproximada de 4:1.

Epidemiología. Las úlceras pépticas son lesiones que remiten y recidivan, y se diagnostican más a menudo en adultos de mediana edad o mayores, pero que primeramente se hacen evidentes en adultos jóvenes. A menudo aparecen sin influencias precipitantes obvias y después pueden curar tras un período de semanas a meses de enfermedad activa. *Sin embargo, incluso curadas, permanece la tendencia a desarrollar úlceras pépticas, en parte por la infección recurrente por* H. pylori. Por ello, es difícil obtener datos seguros sobre la prevalencia de la enfermedad activa. Las mejores estimaciones sugieren que en la población estadounidense, del 6 al 14% de los hombres y del 2 al 6% de las mujeres tiene úlceras pépticas. La proporción aproximada hombre/mujer para las úlceras duodenales es de 3:1. Tanto en hombres como en mujeres, en Estados Unidos, el riesgo a lo largo de la vida de desarrollar úlcera péptica es de, aproximadamente, el 10%.

Las influencias genéticas o raciales parecen tener un pequeño o nulo papel en las causas de las úlceras pépticas. Las úlceras duodenales son más frecuentes en personas con cirrosis alcohólica, enfermedad pulmonar obstructiva crónica, insuficiencia renal crónica e hiperparatiroidismo. Respecto a las dos últimas afecciones, la hipercalcemia, cualquiera que sea su causa, estimula la producción de gastrina y, por tanto, la secreción ácida.

Patogenia. Para el desarrollo de úlceras pépticas son claves dos condiciones: 1) infección por *H. pylori,* que tiene una fuerte relación causal con el desarrollo de úlcera péptica, y 2) exposición de la mucosa al ácido gástrico y a la pepsina. A pesar de ello, muchos aspectos de la patogenia de la ulceración mucosa siguen sin conocerse. Quizá sea mejor considerar que las úlceras pépticas están creadas por un desequilibrio entre las defensas de la mucosa gastroduodenal y las fuerzas lesivas que superan estas defensas (Fig. 15-15). Se consideran ambos aspectos de este desequilibrio.

La infección por *H. pylori* es la circunstancia más importante en la patogenia de la úlcera péptica. La infección está presente en el 70 al 90% de las personas con úlceras duodenales y en aproximadamente el 70% de las que tienen úlceras gástricas. Más aún, el tratamiento antibiótico de la infección por *H. pylori* produce la curación de las úlceras y tiende a evitar la recidiva. De ahí que se haya prestado mucho interés a los posibles mecanismos por los que este organismo espiroidal, diminuto, no invasivo, vence el equilibrio de las defensas de la mucosa. Éstos son los posibles mecanismos:

- Aunque *H. pylori* no invade los tejidos, induce una intensa respuesta inflamatoria e inmunitaria. Hay un aumento de la producción de citocinas proinflamatorias, como interleucina (IL)-1, IL-6, factor de necrosis tumoral y, sobre todo, IL-8. Esta última es producida por las células epiteliales de la mucosa y recluta y activa los neutrófilos.
- Varios productos de gen bacteriano están implicados en la producción de lesión de la célula epitelial y en la inducción de la inflamación. La lesión epitelial está producida, principalmente, por una toxina vacuolizante denominada VacA, está regulada por el gen A asociado a la citotoxina (*CagA*). Este gen es un componente de la isla de patogenicidad *Cag*, un conjunto de 29 genes, algunos de los cuales codifican para proteínas proinflamatorias. Además, *H. pylori* secreta una ureasa que descompone la urea para formar dos compuestos tóxicos, cloruro amónico y monocloramina. Los microorganismos también fabrican fosfolipasas que dañan la superficie de las células epiteliales. Las proteasas bacterianas y las fosfolipasas destruyen los complejos glucoproteína-lípido del moco gástrico, debilitando así la primera línea de defensa de la mucosa.
- *H. pylori* aumenta la secreción de ácido gástrico y altera la producción de bicarbonato duodenal, reduciendo así el pH luminal en el duodeno. Parece que este medio alterado favorece la metaplasia gástrica (la presencia de epitelio gás-

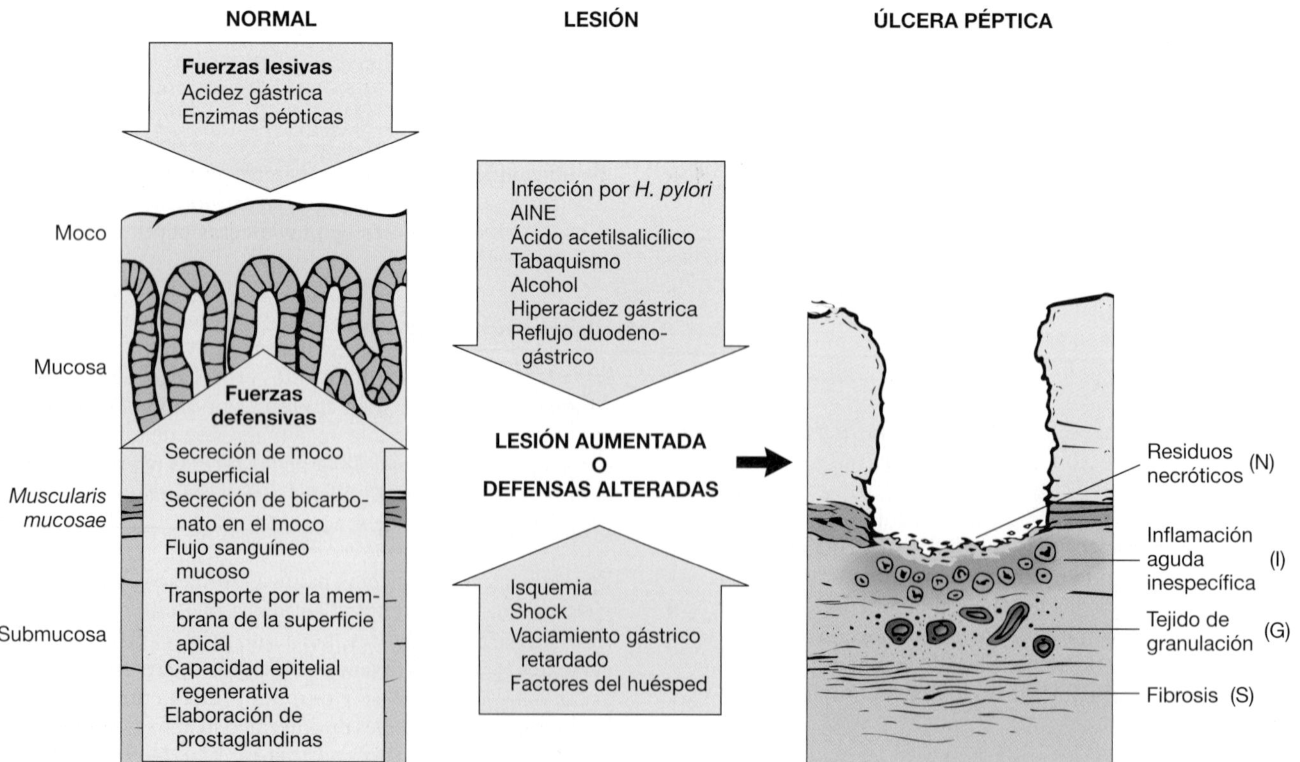

Figura 15-15

Causas que agravan la úlcera péptica y mecanismos de defensa. El esquema de la derecha muestra la base de una úlcera no perforada, con presencia de necrosis (N), inflamación (I), tejido de granulación (G) y fibrosis (S).

trico) en la primera parte del duodeno. Tales focos metaplásicos proporcionan zonas para la colonización por *H. pylori*.

• Varias proteínas de *H. pylori* son inmunogénicas, y producen una respuesta inmunitaria vigorosa en la mucosa. Tanto los linfocitos T activados como los linfocitos B pueden observarse en la gastritis crónica producida por *H. pylori*. Los linfocitos B se agregan para formar folículos. El papel de los linfocitos T y B en la producción de lesión epitelial no está establecido, pero la activación ejercida por el linfocito T sobre los linfocitos B puede estar implicada en la patogenia de linfomas gástricos (linfomas MALT, que se describen más adelante en este capítulo).

Sólo del 10 al 20% de los individuos infectados por *H. pylori* realmente desarrolla úlcera péptica. Por ello, un enigma clave es conocer por qué la mayoría no está afectada y algunos son susceptibles. Quizás existen interacciones entre *H. pylori* y la mucosa que se dan solamente en algunos individuos. La evidencia emergente también implica fuertemente a los factores bacterianos. Así, las cepas que producen VacA y CagA causan inflamación tisular y daño epitelial más intensos, y mayor producción de citocinas. Análisis moleculares recientes están empezando a descubrir diferencias genéticas sutiles entre distintas cepas que pueden influir en su patogenicidad. Baste decir que *en tanto que la relación entre la infección por H. pylori y las úlceras gástricas y duodenales está bien establecida, está por descifrar la variabilidad de interacciones entre el huésped-patógeno que dan lugar a ulceración.*

Los AINE son la causa más importante de las úlceras pépticas en personas que no tienen infección por H. pylori. Los efectos gastroduodenales de los AINE van desde gastritis erosiva aguda y ulceración gástrica aguda hasta ulceración péptica en el 1 al 3% de los consumidores de estos fármacos. Dado que los AINE son medicamentos utilizados habitualmente, la magnitud de la toxicidad gastroduodenal producida por estos agentes es bastante grande. Los factores de riesgo en la toxicidad gastroduodenal inducida por AINE son la edad avanzada, mayor dosis y uso prolongado. Así, los que toman estos fármacos por afecciones reumáticas crónicas tienen un riesgo especialmente alto. La supresión de la síntesis de prostaglandina en la mucosa, que aumenta la secreción de ácido clorhídrico y reduce la producción de bicarbonato y mucina, es la clave de la ulceración péptica inducida por AINE. La pérdida de mucina degrada la barrera mucosa que normalmente evita que el ácido alcance el epitelio. También está reducida la síntesis de glutatión, un depurador de radicales libres. Algunos AINE pueden penetrar, además, en las células mucosas del intestino. No está completamente establecido si la infección concomitante por *H. pylori* influye en la ulceración producida por los AINE.

Otros acontecimientos pueden actuar, aisladamente o en conjunción con *H. pylori* y AINE, para formar la úlcera péptica. La *hiperacidez* gástrica puede ser muy ulcerogénica. El exceso de producción de ácido gástrico por parte de un tumor en individuos con el *síndrome de Zollinger-Ellison* (ver Capítulo 20) produce ulceraciones pépticas múltiples en el estómago, duodeno, e incluso en el yeyuno. El *tabaquismo* empeora el flujo sanguíneo en la mucosa y la curación. No se ha probado que el alcohol produzca directamente ulceración péptica, pero la cirrosis alcohólica se asocia con una mayor incidencia de úlceras pépticas. Los *corticosteroides* en dosis altas y usados repetidamente favorecen la formación de úlceras. También existen argumentos evidentes de que la personalidad y el estrés psicológico son variables que contribuyen de forma importante. Aunque actualmente esto se acepta como «sabiduría popular», faltan datos actuales sobre las causas y efectos.

Morfología

Todas las úlceras pépticas, ya sean gástricas o duodenales, tienen una apariencia macroscópica y microscópica idéntica. **Por definición, son defectos en la mucosa que penetran al menos en la submucosa y, con frecuencia, en la *muscularis propria* o más profundamente. La mayoría son cráteres redondos, nítidamente perforados, de 2 a 4 cm de diámetro** (Fig. 15-16); las del duodeno tienden a ser más pequeñas y ocasionalmente las lesiones gástricas son significativamente mayores. Los sitios preferentes son las paredes anterior y posterior de la primera porción del duodeno y la curvatura menor del estómago. La localización dentro del estómago viene determinada por la extensión de la gastritis asociada: la más frecuente es la gastritis del antro, y la úlcera se localiza con frecuencia en la curvatura menor en el borde del área inflamada y a lo largo de la parte alta superior de la mucosa secretora de ácido en el cuerpo. Ocasionalmente, hay úlceras gástricas en la curvatura mayor o las paredes anterior o posterior del estómago, las mismas localizaciones de la mayoría de los cánceres ulcerativos.

Clásicamente, **los bordes del cráter son perpendiculares y existe edema leve en la mucosa inmediatamente adyacente, pero a diferencia de los cánceres ulcerados, no hay elevación significativa o aspecto arrosariado de los bordes**. Los pliegues de la mucosa circundante pueden disponerse como radios de una rueda. La base del cráter aparece remarcablemente limpia como resultado de la digestión péptica del exudado inflamatorio y del tejido necrótico. No es frecuente ver una arteria erosionada en la úlcera (asociada habitualmente con antecedentes de hemorragia significativa). Si el cráter de la úlcera penetra a través de la pared duodenal o gástrica, puede desarrollarse una peritonitis localizada o generalizada. Alternativamente, la perforación queda sellada por una estructura adyacente, como el omento, el hígado o el páncreas.

La apariencia histológica varía con la actividad, la cronicidad y el grado de curación. En una úlcera abierta, crónica, pue-

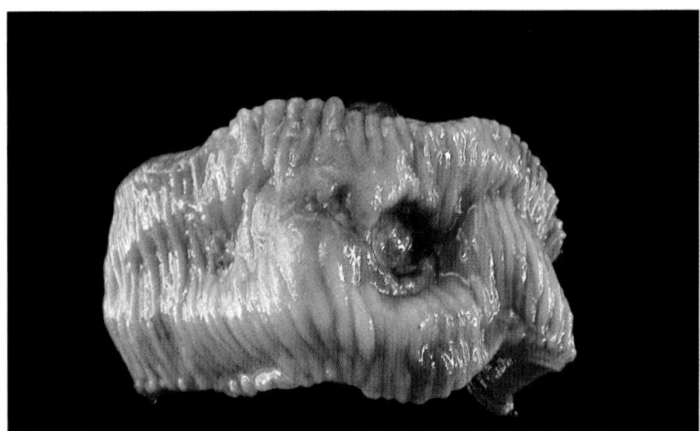

Figura 15-16

Úlcera péptica del duodeno. Nótese que la úlcera es pequeña (2 cm) con contorno bien definido, «en sacabocados». A diferencia de las úlceras cancerosas, los bordes no están elevados. La base de la úlcera está limpia (comparar con el carcinoma ulcerado de la Figura 15-19). (Por cortesía del doctor Robin Foss, University of Florida, Gainesville, Florida.)

den distinguirse cuatro zonas (Fig. 15-17): 1) la base y los bordes tienen una capa delgada de restos fibrinoides necróticos por debajo de la cual existe; 2) una zona de infiltración inflamatoria inespecífica activa en la que predominan neutrófilos, y por debajo de ello; 3) tejido de granulación y, aún más abajo; 4) una cicatriz colágena, fibrosa, que irradia ampliamente desde los márgenes de la úlcera. Los vasos atrapados dentro del área cicatricial están característicamente engrosados y en ocasiones trombosados, pero en algunos casos son permeables. Con la curación, el cráter se llena de tejido de granulación, seguido por reepitelización de los bordes y más o menos restauración de la arquitectura normal (de aquí los tiempos prolongados de curación). Queda una fibrosis cicatricial extensa.

La gastritis crónica es extremadamente frecuente en las personas con úlcera péptica, y casi siempre se demuestra una infección por *H. pylori* en las personas con gastritis. De modo similar, los individuos con úlceras pépticas asociadas a AINE no tienen gastritis a menos que coexista con infección por *H. pylori*. Esta característica es útil para distinguir las úlceras pépticas de la ulceración gástrica aguda (descrita más adelante), porque en esta última afección la gastritis está generalmente ausente en la mucosa adyacente.

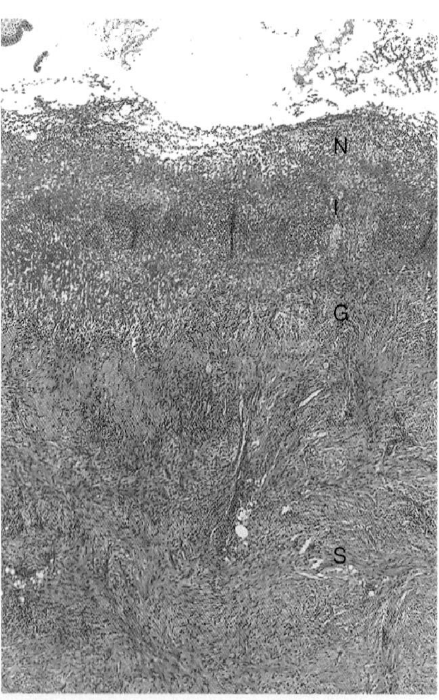

Figura 15-17

Detalle a aumento intermedio de la base de una úlcera péptica no perforada, que demuestra las capas de necrosis (N), inflamación (I), tejido de granulación (G) y cicatrización (S), desde la superficie de la luz a la parte superior de la pared muscular.

Características clínicas. La mayoría de las úlceras pépticas producen dolor epigástrico, descrito con frecuencia como corrosivo, urente o punzante, pero en una minoría significativa lo primero que aparece son complicaciones, como hemorragia o perforación. El dolor tiende a empeorar por la noche y ocurre habitualmente de 1 a 3 horas después de las comidas durante el día. Clásicamente, el dolor se alivia con álcalis o con alimento, pero hay muchas excepciones. Son manifestaciones adicionales las náuseas, vómitos, hinchazón, eructos y pérdida significativa de peso (que suscita el espectro de alguna neoplasia escondida).

La *complicación más importante es el sangrado,* que ocurre en un tercio de los pacientes y puede ser de riesgo vital. La perforación ocurre en, aproximadamente, el 5% de los pacientes pero es responsable de dos tercios de las muertes por esta enfermedad en EE.UU. Es rara la obstrucción del canal pilórico. La transformación maligna ocurre en, aproximadamente, el 2% de los pacientes, en general a partir de úlceras en el canal pilórico, y es muy rara en las úlceras gástricas. En este último caso, a menudo es difícil excluir la posibilidad de que hubiera un carcinoma desde el principio.

Las *úlceras pépticas son lesiones crónicas, recidivantes*; más a menudo empeoran la calidad de vida de lo que la acortan. A pesar de ello, las terapias de hoy día (incluyendo antibióticos activos contra *H. pylori*, inhibidores de la bomba de protones y antagonistas de los receptores de hidrógeno) pueden ayudar a la mayoría de las víctimas de úlcera aunque no los curen, y habitualmente evitan el bisturí.

Úlcera gástrica aguda

Los defectos focales de la mucosa gástrica que se desarrollan agudamente y pueden aparecer tras estrés fisiológico se denominan *úlceras de estrés*. En general, existen muchas lesiones que se localizan principalmente en el estómago y, en ocasiones, en el duodeno. Las úlceras de estrés se encuentran más a menudo en estas situaciones:

- Traumatismo grave, incluyendo cirugía mayor, sepsis, *shock* o enfermedad grave de cualquier tipo.
- Exposición crónica a fármacos gástricos irritantes, especialmente AINE y corticoides.
- Quemaduras extensas (estas úlceras se denominan úlceras de Curling).
- Lesión traumática o quirúrgica del sistema nervioso central o hemorragia intracerebral (denominadas úlceras de Cushing; comportan un riesgo alto de perforación).

La patogenia de estas lesiones es incierta y puede variar según su localización. Las úlceras inducidas por AINE están ligadas a una producción disminuida de prostaglandinas. La acidosis sistémica que puede acompañar el traumatismo grave y las quemaduras puede contribuir a la lesión de la mucosa reduciendo presumiblemente el pH intracelular de las células de la mucosa que ya se han hecho hipóxicas por el flujo sanguíneo alterado. En el caso de lesiones craneales, el estímulo directo del núcleo vagal por el aumento de la presión intracraneal puede producir hipersecreción gástrica ácida, que es habitual en estos pacientes.

Morfología

Las úlceras agudas de estrés habitualmente son circulares y pequeñas (< 1 cm de diámetro). La base de la úlcera frecuentemente se tiñe de marrón oscuro por la digestión de la sangre extravasada. A diferencia de las úlceras pépticas crónicas, las úlceras agudas de estrés se encuentran en cualquier parte del estómago. Ocurren aisladamente, pero con más frecuencia son varias, localizadas en cualquier parte del estómago y del duodeno (Fig. 15-18). Al microscopio, las úlceras agudas de estrés son lesiones bien delimitadas, con mucosa adyacente esencialmente normal. Varían en profundidad, de lesiones muy superficiales (erosiones) a más profundas, que afectan el espesor completo de la mucosa (verdadera ulceración). Las lesiones

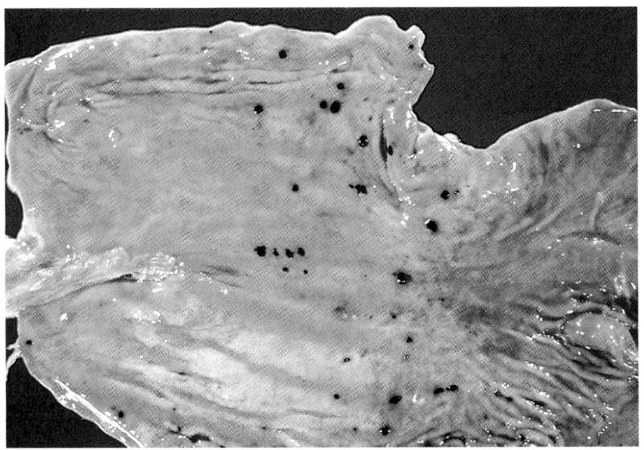

Figura 15-18

Múltiples úlceras de estrés del estómago, resaltadas por la sangre digerida oscura en sus bases.

excavadas son, en esencia, una extensión de la gastritis erosiva aguda. Las lesiones más profundas comprenden ulceraciones bien definidas pero no son precursoras de úlceras pépticas crónicas. Incluso las lesiones más profundas no penetran en la *muscularis propria*.

Características clínicas. Un porcentaje alto de personas ingresadas en las unidades de cuidados intensivos de un hospital con sepsis, quemaduras graves o traumatismo presentan erosiones gástricas superficiales o úlceras. Éstas pueden tener una consecuencia clínica limitada o presentar riesgo vital. Aunque los regímenes antiácidos profilácticos y las transfusiones sanguíneas pueden reducir el impacto de la úlcera de estrés, el único determinante más importante de los resultados clínicos es la capacidad de corregir la situación subyacente. La mucosa gástrica puede recuperarse completamente si la persona no muere por la enfermedad primaria.

RESUMEN

Enfermedades inflamatorias del estómago

- *Gastritis crónica*: la causa principal es la infección por *Helicobacter pylori*, y con menor frecuencia tiene un origen autoinmunitario; se caracteriza por un infiltrado celular mononuclear en la lámina propia con metaplasia intestinal y, con frecuencia, proliferación de tejido linfoide; puede ser precursora de una úlcera péptica o de un carcinoma.
- *Gastritis aguda*: inflamación mucosa aguda, habitualmente transitoria, asociada con la toma de AINE, alcohol, tabaquismo intenso y diversas anomalías sistémicas.
- *Úlcera péptica*: interrupción del epitelio producida con mayor frecuencia por infección por *H. pylori* y exposición de la mucosa al ácido y enzimas gástricos (pepsina), o con menor frecuencia por la toma de AINE; el *H. pylori* induce una reacción inflamatoria y daña las células epiteliales; típicamente, se observan defectos mucosos netamente delineados con necrosis subyacente, inflamación aguda, tejido de granulación y cicatrización; se manifiesta con sangrado y, menos frecuentemente, con rotura.
- *Úlceras de estrés (úlceras gástricas agudas)*: se asocian con traumatismo grave, quemaduras y traumatismo o hemorragia craneoencefálicos; por lo general, son úlceras pequeñas y múltiples, a menudo superficiales.

TUMORES GÁSTRICOS

Al igual que en el resto del tracto gastrointestinal, los tumores derivados de la mucosa predominan sobre los tumores mesenquimales. Los de la mucosa se clasifican en pólipos y carcinoma.

Pólipos gástricos

El término pólipo se aplica a cualquier nódulo o masa que se proyecta por encima del nivel de la mucosa adyacente. En ocasiones, un lipoma o un leiomioma que surgen de la pared del estómago pueden sobresalir por debajo de la mucosa produciendo una lesión aparentemente polipoide. Sin embargo, *el uso del término pólipo en el tracto gastrointestinal generalmente está restringido a lesiones en masa que surgen de la mucosa.* Los pólipos gástricos son poco frecuentes y se encuentran en, aproximadamente, el 0,4% de las autopsias de adultos, en comparación con los pólipos del colon, que se hallan en el 25 al 50% de las personas de edad avanzada. En el estómago, estas lesiones más frecuentemente son: 1) pólipos hiperplásicos (del 80 al 85%); 2) pólipos de las glándulas del fundus (~ 10%), y 3) pólipos adenomatosos (~ 5%). Los tres tipos surgen en el contexto de gastritis crónica y por ello se observan en las mismas poblaciones de pacientes. Los pólipos hiperplásicos y de las glándulas fúndicas son esencialmente inocuos. Sin embargo, hay un riesgo definitivo de que un pólipo adenomatoso albergue un adenocarcinoma, y aumenta con el tamaño del pólipo. Dado que los diferentes tipos de pólipos gástricos no pueden dividirse fiablemente por endoscopia, es obligado el examen histológico.

Morfología

Los pólipos hiperplásicos surgen como respuesta reparadora exuberante ante el daño mucoso crónico y, por ello, están compuestos de epitelio hiperplásico y estroma edematosa inflamada. No son verdaderas neoplasias. Los pólipos de las glándulas fúndicas son pequeñas colecciones de glándulas dilatadas del tipo del cuerpo del estómago, aunque pueden ser pequeños hamartomas. Por otro lado, los adenomas, menos frecuentes, contienen epitelio displásico. Como con los adenomas del colon, que se describen más adelante, los adenomas son neoplasias verdaderas.

Carcinoma gástrico

Entre los tumores malignos que ocurren en el estómago, el carcinoma es, con mucho, el más importante y el más frecuente (del 90 al 95%). Los siguientes en frecuencia son los linfomas (4%), carcinoides (3%) y tumores de la estroma (2%). Esta descripción de los tumores gástricos se centra en los carcinomas gástricos, sólo con una breve mención de los otros tipos. Los tumores de la estroma gastrointestinal, carcinoides y linfomas se describen más adelante en este capítulo, después de los tumores intestinales.

Epidemiología y clasificación. El carcinoma gástrico es la segunda causa principal en el mundo de muertes relacionadas con cáncer, con una amplia variedad en la incidencia geográfica. Japón y Corea del Sur tienen la mayor incidencia (de ocho a nueve veces más alta que en Estados Unidos y Europa occidental), y la incidencia en muchos otros países, como China, Chile y Costa Rica, también es alta. Con todo, en la mayoría de los países ha habido una declinación sostenida en la incidencia global y en la mortalidad por cáncer gástrico. Sin embargo, sigue siendo la principal causa de mortalidad entre los cánceres con una desalentadora tasa de supervivencia a los 5 años que sigue siendo menor del 20%. Es responsable de, aproximadamente, el 2% de todas las muertes por cáncer en Estados Unidos.

Los cánceres gástricos muestran dos tipos morfológicos, denominados *intestinal* y *difuso*. Se piensa que el *tipo intestinal* deriva de las células de la mucosa gástrica que han sufrido una metaplasia intestinal en el contexto de gastritis crónica. Este patrón de cáncer tiende a estar mejor diferenciado y es el tipo más frecuente en poblaciones de alto riesgo. Parece que la *variante difusa* surge *de novo* a partir de las células nativas de la mucosa gástrica, no se asocia con gastritis crónica y tiende a ser poco diferenciado. En tanto que el carcinoma de tipo intestinal ocurre primariamente a partir de los 50 años, con predominio de varones (2:1), el carcinoma difuso ocurre a edades más tempranas y con predominio en las mujeres. *La incidencia del carcinoma de tipo intestinal ha disminuido progresivamente en Estados Unidos. Sin embargo, la incidencia de carcinoma gástrico difuso no ha cambiado significativamente en los últimos 60 años* y actualmente constituye más o menos la mitad de los carcinomas gástricos en Estados Unidos. Las formas intestinal y difusa de los carcinomas gástricos pueden considerarse como entidades distintas, aunque su resultado clínico es similar.

Etiología y patogénesis

Adenocarcinoma de tipo intestinal. Se cree que diversas variables principales afectan la génesis de esta forma de cáncer (Tabla 15-5). Las influencias predisponentes son muchas, pero su importancia relativa está cambiando. Por ejemplo, la influencia de la dieta ha cambiado drásticamente en años recientes con el uso creciente de refrigeración en todo el mundo, y ha disminuido considerablemente la necesidad de conservar los alimentos con nitritos, ahumados y sal. Por otra parte, la gastritis crónica asociada con la infección por *H. pylori* constituye un factor importante de riesgo en relación con el carcinoma gástrico. El riesgo es particularmente alto en individuos con gastritis crónica limitada al píloro y antro gástrico. La gastritis se acompaña, en general, de atrofia gástrica intensa y metaplasia intestinal, que finalmente se siguen de displasia y cáncer. No están del todo claros los mecanismos de transformación neoplásica. La inflamación crónica inducida por *H. pylori* puede liberar especies de oxígeno reactivo que acabarán produciendo daño del ADN, provocando un desequilibrio entre proliferación celular y apoptosis, sobre todo en zonas de reparación tisular. Debe destacarse que los individuos con úlceras duodenales asociadas a *H. pylori* están protegidos en gran medida respecto al desarrollo de cáncer gástrico. La amplificación del gen *HER-2/NEU* y el aumento de la expresión de β-catenina están presentes en el 20 al 30% de los casos, y ausentes en el carcinoma difuso.

Adenocarcinoma difuso. Los factores de riesgo de este tipo de cáncer siguen sin definir (Tabla 15-5) y no se han identificado lesiones precursoras. Las mutaciones en el gen de la E-cadherina, que no se detectan en los cánceres de tipo intestinal, están presentes en el 50% de los cánceres difusos. Un subgrupo de pacientes puede tener una forma hereditaria de cáncer gástrico difuso, causada por la mutación germinal de la E-cadherina. Las mutaciones del gen *FGFR2*, miembro de la familia de receptores del factor de crecimiento fibroblástico, y la expresión aumentada de metaloproteasas están presentes en cerca de un tercio de los casos, pero ausentes en los carcinomas de tipo intestinal.

Tabla 15-5 Factores de riesgo en el carcinoma gástrico

Adenocarcinoma tipo intestinal
Gastritis crónica con metaplasia intestinal
Infección por *Helicobacter pylori*
Nitritos derivados de nitratos (se encuentran en alimentos y en el agua, y se utilizan como conservantes en carnes preparadas; pueden sufrir nitrosación para formar nitrosaminas y nitrosamidas)
Dietas con alimentos que pueden producir nitritos (alimentos ahumados, encurtidos e ingesta excesiva de sal)
Ingesta disminuida de vegetales frescos y frutas (los antioxidantes de estos alimentos pueden inhibir la nitrosación)
Gastrectomía parcial
Anemia perniciosa
Carcinoma difuso
Factores de riesgo no definidos, excepto una rara mutación heredada de la E-cadherina
A menudo, ausencia de infección por *H. pylori* y de gastritis crónica

Morfología

La localización de los carcinomas gástricos dentro del estómago es la siguiente: píloro y antro, del 50 al 60%; cardias, 25%; y el resto, en el cuerpo y el *fundus*. La curvatura menor está implicada en, aproximadamente, el 40% y la curvatura mayor, en el 12%. **Así pues, la localización preferente es la curvatura menor de la región antropilórica**. Aunque es menos frecuente, una lesión ulcerosa de la curvatura mayor es más probable que sea maligna que benigna.

El carcinoma gástrico se clasifica basándose en la profundidad de invasión, patrón de crecimiento macroscópico y subtipo histológico. La característica clínica más influyente en el resultado clínico es la **profundidad de la invasión. El carcinoma gástrico precoz se define como una lesión confinada a la mucosa y submucosa, independientemente de la presencia o ausencia de metástasis en los ganglios linfáticos perigástricos. El carcinoma gástrico avanzado es una neoplasia que se ha extendido más allá de la submucosa, hasta la pared muscular**, y quizá se ha diseminado más ampliamente. La **displasia** de la mucosa gástrica es la presunta lesión precursora de un cáncer gástrico precoz, que después progresa a lesiones «avanzadas».

Los tres patrones macroscópicos de crecimiento del carcinoma gástrico, que pueden ser evidentes tanto en el estadio precoz como en el avanzado, son: 1) **exofítico**, con protrusión de la masa tumoral en la luz; 2) **plano o deprimido**, en el cual no hay una masa tumoral obvia dentro de la mucosa, y 3) **excavado**, en el cual está presente una depresión o un cráter erosivo profundo en la pared del estómago. Los tumores exofíticos pueden contener porciones de un adenoma. La neoplasia plana o deprimida se presenta solamente como un borramiento regional del patrón normal de la superficie mucosa. Los cánceres excavados pueden simular, en tamaño y apariencia, úlceras pépticas crónicas, aunque los casos avanzados muestran bordes sobreelevados (Fig. 15-19).De forma infrecuente, una región amplia de la pared gástrica, o todo el estomago, está extensamente infiltrada por la neoplasia. El estómago rígido y engrosado se denomina estómago en bota de cuero o **linitis plástica;** el carcinoma metastásico de la mama y pulmón pueden producir un cuadro similar.

Como se describió anteriormente, las características histológicas del cáncer gástrico se clasifican mejor como tipo intestinal y difuso (Fig. 15-20). La **variante intestinal** está constituida por células malignas que forman glándulas intestinales neoplásicas similares a las del adenocarcinoma del colon. La **variante difusa** está compuesta por células mucosas de tipo gástrico que, generalmente, no forman glándulas, sino que penetran en la mucosa y la pared como **células individuales con morfología «en anillo de sello»** o forman pequeños grupos con un patrón de crecimiento infiltrativo.

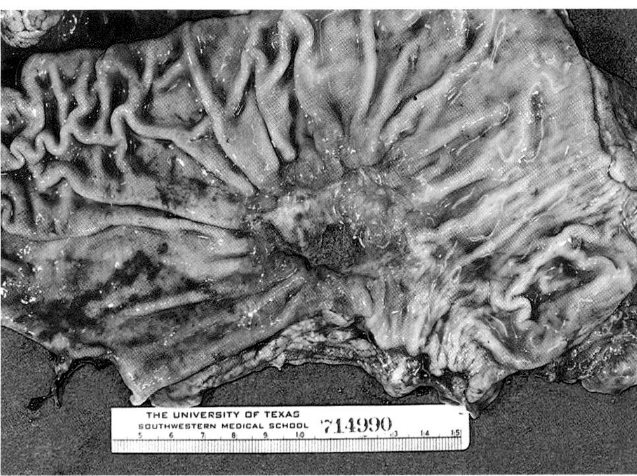

Figura 15-19

Carcinoma gástrico ulcerativo. La úlcera es grande, con bordes irregulares, sobreelevados. Hay una excavación extensa de la mucosa gástrica con un área gris necrótica en la porción más profunda. Comparar con la úlcera péptica benigna de la Figura 15-16.

Sea cual sea la variante histológica, todos los carcinomas gástricos penetran eventualmente la pared hasta la serosa, se diseminan a los ganglios linfáticos regionales y más distantes, y metastatizan ampliamente. Por razones desconocidas, la metástasis más precoz en los ganglios linfáticos puede implicar, a veces, un ganglio supraclavicular (nódulo de Virchow). Otra manera algo infrecuente de diseminación intraperitoneal en mujeres es hacia ambos ovarios, dando lugar al denominado **tumor de Krukenberg** (Capítulo 19).

Características clínicas. Tanto los tipos intestinal como difuso de cáncer gástrico son, en general, asintomáticos y pueden descubrirse solamente con examen endoscópico repetido en personas de alto riesgo. El carcinoma avanzado también puede ser asintomático, pero con frecuencia se revela por primera vez como malestar abdominal o pérdida de peso. No es habitual que estas neoplasias produzcan disfagia cuando se localizan en el cardias o síntomas obstructivos cuando surgen en el canal pilórico. La única esperanza de curación es la detección precoz y resección quirúrgica, ya que el indicador pronóstico más importante es el estadio del tumor en el momento de la cirugía.

RESUMEN

Tumores gástricos

- Más del 90% de los tumores gástricos son carcinomas; los linfomas, carcinoides y tumores de la estroma son relativamente infrecuentes.
- Los dos tipos principales de adenocarcinomas gástricos son el intestinal y el difuso; los patrones macroscópicos de ambos tipos pueden ser exofíticos, planos o deprimidos, o excavados.
- El *adenocarcinoma de tipo intestinal* se asocia con gastritis crónica producida por infección por *H. pylori,* con atrofia gástrica y metaplasia intestinal. Está compuesto por células malignas que forman glándulas intestinales.
- El *adenocarcinoma de tipo difuso* no se asocia con infección por *H. pylori*; está compuesto por células de la mucosa gástrica (células en anillo de sello) que penetran en la mucosa sin formar glándulas.

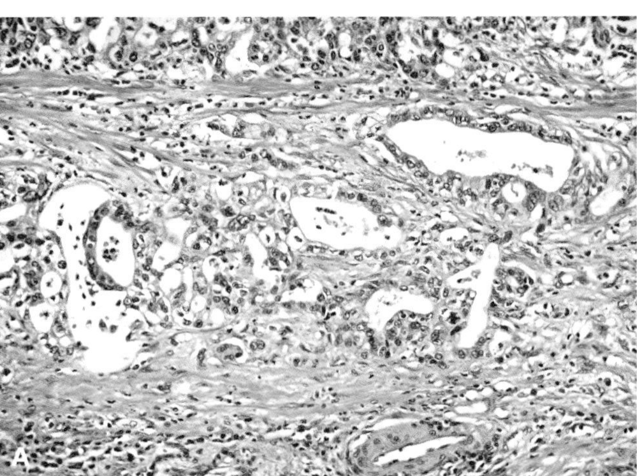

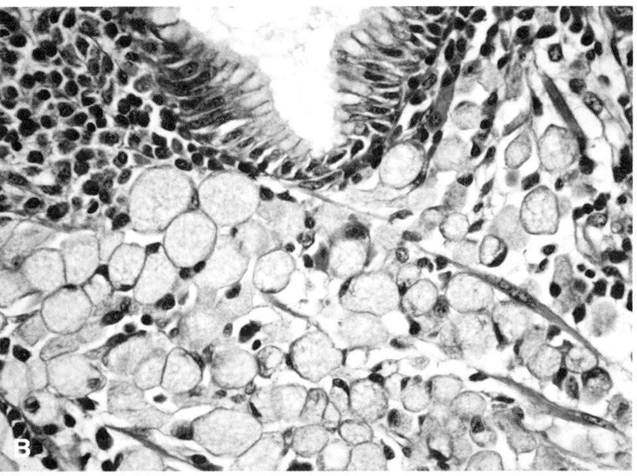

Figura 15-20

Cáncer gástrico. **A**, tinción con H&E que muestra un carcinoma gástrico de tipo intestinal con formación de glándulas constituidas por células malignas que invaden la pared muscular del estómago. **B**, carcinoma gástrico de tipo difuso con células tumorales en anillo de sello.

INTESTINOS DELGADO Y GRUESO

Muchas afecciones, como infecciones, enfermedades inflamatorias y tumores, afectan al intestino delgado y también al grueso. Estos dos órganos, por tanto, se consideran en conjunto. Los trastornos del intestino son responsables de gran parte de la enfermedad humana.

ANOMALÍAS DEL DESARROLLO

Estos defectos son infrecuentes pero, a veces, dan lugar a enfermedad clínica grave.

- La *atresia,* fallo completo del desarrollo de la luz intestinal, y la *estenosis,* estrechamiento de la luz intestinal con obstrucción incompleta, pueden afectar a cualquier segmento del intestino delgado, pero la atresia duodenal es la más común.
- La *duplicación* adopta habitualmente la forma de estructuras quísticas de formas saculares a tubulares bien formadas, que pueden o no comunicarse con la luz del intestino delgado.
- El *divertículo de Meckel* es la más frecuente e inocua de las anomalías. Resulta del fallo de la involución del conducto onfalomesentérico, dejando una protrusión tubular ciega persistente de hasta 5 a 6 cm (Fig. 15-21). El diámetro es variable, aproximándose a veces al del mismo intestino delgado. Tales divertículos habitualmente están en el íleon, aproximadamente a 80 cm desde la válvula ileocecal, y se componen de todas las capas del intestino delgado normal. En general, son asintomáticos, excepto cuando permiten el sobrecrecimiento bacteriano que consume la vitamina B_{12}, produciendo un síndrome similar a la anemia perniciosa. Rara vez se encuentran restos pancreáticos en un divertículo de Meckel, y aproximadamente en la mitad de los casos existen islotes heterotópicos de mucosa gástrica funcionante. A veces, la ulceración péptica de la mucosa intestinal adyacente es responsable de hemorragia intestinal misteriosa o síntomas que semejan una apendicitis aguda.

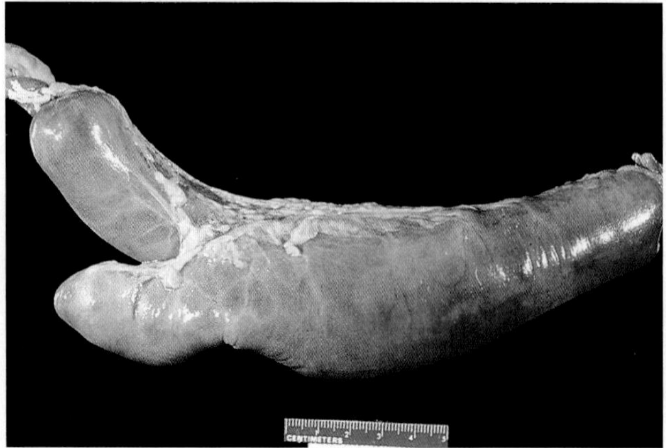

Figura 15-21

Divertículo de Meckel. La bolsa ciega se localiza en el lado antimesentérico del intestino delgado.

- El *onfalocele* es un defecto congénito de la musculatura abdominal periumbilical que crea un saco membranoso, dentro del cual se hernian los intestinos. En la *gastrosquisis,* la extrusión de los intestinos está producida por la falta de formación de una porción de la pared abdominal.
- La *malrotación* del intestino en desarrollo puede evitar que los intestinos asuman sus posiciones intraabdominales normales. Por ejemplo, el ciego puede encontrarse en cualquier lugar del abdomen, incluyendo el hipocondrio izquierdo, en lugar de su posición normal en el hipogastrio derecho. El intestino grueso está predispuesto al vólvulo (descrito más adelante). Pueden surgir síndromes clínicos confusos cuando se presenta una apendicitis como dolor en el hipocondrio izquierdo.
- La *enfermedad de Hirschsprung* da lugar a megacolon congénito. Esta afección se describe aparte.

Enfermedad de Hirschsprung: megacolon congénito

La distensión del colon hasta un diámetro mayor de 6 o 7 cm (megacolon) se da como un trastorno congénito y también adquirido. La enfermedad de Hirschsprung (megacolon congénito) tiene lugar cuando, durante el desarrollo, la migración de células neurales derivadas de la cresta a lo largo del tracto alimentario se detiene en algún punto antes de alcanzar el ano. Se forma entonces un segmento *agangliónico* que carece de los plexos submucoso de Meissner y mientérico de Auerbach. Esto produce obstrucción funcional y distensión progresiva del colon proximal al segmento afectado. Están ausentes los ganglios de la pared muscular y de la submucosa del segmento constreñido pero pueden estar presentes en la porción dilatada.

Genéticamente, la enfermedad de Hirschsprung es heterogénea, y se han identificado alteraciones diferentes que dan lugar al mismo resultado. Aproximadamente el 50% de los casos familiares son el resultado de mutaciones en los genes *RET* y en los ligandos RET, porque se requiere esta vía de señales para el desarrollo del plexo nervioso mientérico y proporciona una dirección para la migración de las células de la cresta neural. Muchos de los casos restantes derivan de mutaciones en la endotelina-3 y los receptores de endotelina. La enfermedad de Hirschsprung ocurre, aproximadamente, en 1 de cada 5.000 a 8.000 nacidos vivos; predomina en hombres en una proporción de 4:1. Es mucho más frecuente en los que tienen otras anomalías congénitas, como hidrocefalia, defecto del tabique interventricular y divertículo de Meckel.

Morfología

La lesión crítica en la enfermedad de Hirschsprung es la falta de células ganglionares, y de ganglios, en la pared muscular y submucosa del segmento afectado. Este segmento no está distendido; es el más proximal, apropiadamente inervado, el que sufre dilatación. Así pues, cuando está afectado solamente el colon distal, el resto del colon está masivamente distendido, alcanzando a veces un diámetro de 15 a 20 cm. La pared puede estar adelgazada por distensión o, en algunos casos, engrosada por hipertrofia muscular compensatoria. El revestimiento de la mucosa de la porción distendida puede estar intacto o puede tener zonas deprimidas denominadas **úlceras estercorales** producidas por heces impactadas.

Características clínicas. En la mayoría de los casos, hay un retraso en el paso inicial del meconio, seguido de vómitos en las primeras 48 a 72 horas. Cuando está implicado un segmento distal muy corto del recto, la obstrucción puede no ser completa y es posible que no produzca manifestaciones hasta más tarde en la lactancia, en forma de períodos alternantes de obstrucción y de paso de heces diarreicas. La principal amenaza para la vida es la enterocolitis añadida, con trastornos hidroelectrolíticos. Más rara vez, el colon distendido se perfora, habitualmente en el ciego. El diagnóstico se establece documentando la ausencia de células ganglionares en el segmento intestinal *no distendido*.

El *megacolon adquirido* puede ser el resultado de: 1) enfermedad de Chagas, en la que los tripanosomas invaden directamente la pared del intestino destruyendo los plexos; 2) obstrucción orgánica del intestino por una neoplasia o estenosis inflamatoria; 3) megacolon tóxico como complicación de colitis ulcerosa o enfermedad de Crohn (descrita más adelante), o 4) un trastorno psicosomático funcional. Excepto en la enfermedad tripanosómica de Chagas, en la que es evidente una afectación inflamatoria de los ganglios, el resto de las formas de megacolon no se asocian con ningún déficit de ganglios murales.

TRASTORNOS VASCULARES

Enfermedad intestinal isquémica

Las lesiones isquémicas pueden estar restringidas al intestino delgado o al grueso, o pueden afectar a ambos, dependiendo del vaso en concreto o de los vasos implicados. La oclusión aguda de uno de los tres troncos importantes de riego intestinal –arterias mesentéricas celíaca, superior e inferior– puede dar lugar a infartos de segmentos extensos del intestino. Sin embargo, la pérdida insidiosa de un vaso puede quedar sin efecto gracias a la riqueza de anastomosis entre los lechos vasculares. Las lesiones dentro de las arterias finales que penetran en la pared del intestino producen lesiones isquémicas pequeñas, focales. Como se ilustra en la Figura 15-22, la gravedad de la lesión varía desde un *infarto transmural* del intestino, que implica todas las capas viscerales, hasta un *infarto mural* de la mucosa y submucosa, respetando la pared vascular, hasta un *infarto de la mucosa,* si la lesión se extiende no más allá de la capa *muscularis mucosae*.

Casi siempre, el infarto transmural está causado por la oclusión aguda de una arteria mesentérica principal. El infarto mural o mucoso a menudo es el resultado de hipoperfusión fisiológica o de defectos anatómicos más localizados, y puede ser agudo o crónico. La trombosis venosa mesentérica es una causa menos frecuente de compromiso vascular. Las condiciones predisponentes para las tres formas de isquemia son las siguientes:

- *Trombosis arterial*: aterosclerosis grave (habitualmente en el origen del vaso mesentérico), vasculitis sistémica, aneurisma disecante, procedimientos angiográficos, cirugía aórtica reconstructiva, accidentes quirúrgicos, estados de hipercoagulación y anticonceptivos orales.
- *Embolismo arterial*: vegetaciones cardíacas (como ocurre en la endocarditis, o en el infarto de miocardio con trombosis mural), procedimientos angiográficos y ateroembolismo aórtico.
- *Trombosis venosa*: estados de hipercoagulabilidad inducidos, por ejemplo, por anticonceptivos orales o déficit de antitrombina III, sepsis intraperitoneal, postoperatorio, neoplasias que invaden los vasos (particularmente carcinoma hepatocelular), cirrosis y traumatismo abdominal.
- *Isquemia no oclusiva*: insuficiencia cardíaca, *shock*, deshidratación, fármacos vasoconstrictores (p. ej., digital, vasopresina, propranolol).
- *Miscelánea*: lesión por radiación, vólvulo, estenosis y herniación interna o externa.

Morfología

El **infarto intestinal transmural** puede implicar un segmento corto o largo, dependiendo del vaso concreto afectado y de la permeabilidad de la vasculatura anastomótica. Ya sea una oclusión arterial o venosa, el infarto siempre tiene una apariencia hemorrágica roja oscura debida al reflujo de sangre en el área dañada (Fig. 15-23). La lesión isquémica habitualmente empieza en la mucosa y se extiende hacia fuera; al cabo de 18 a 24 horas hay un exudado delgado, fibrinoso, sobre la serosa. En la oclusión arterial, la demarcación respecto al intestino normal adyacente está definida muy claramente, pero en la oclusión venosa los bordes son menos nítidos. Histológicamente, los cambios son típicos de lesión isquémica con edema marcado, hemorragia intersticial, necrosis y descamación de la mucosa. Al cabo de 24 horas, las bacterias intestinales producen gangrena manifiesta y, a veces, perforación del intestino.

Los **infartos murales y mucosos** se reconocen por lesiones multifocales intercaladas con áreas respetadas. Su localización depende, en parte, de la extensión de la estenosis aterosclerótica preexistente en el riego arterial; las lesiones

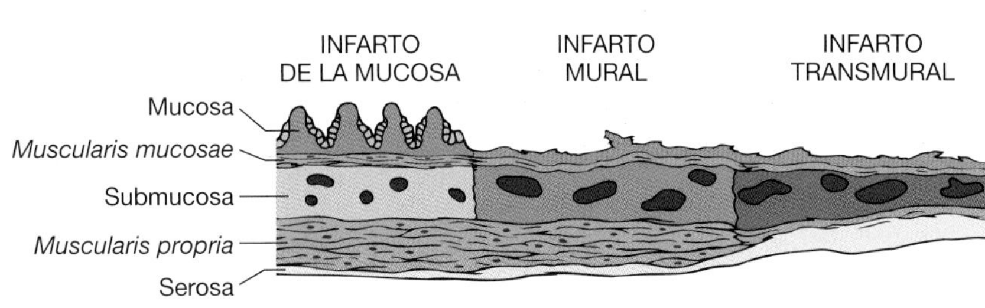

Figura 15-22

Enfermedad intestinal isquémica aguda. Nótense los tres niveles de gravedad, representados para el intestino delgado.

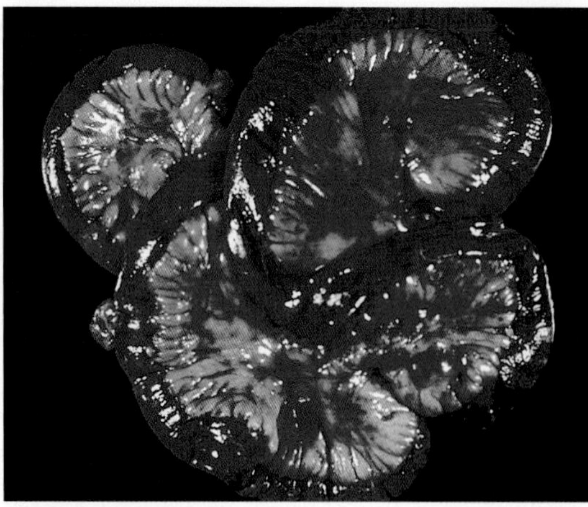

Figura 15-23

Infarto del intestino delgado secundario a oclusión trombótica aguda de la arteria mesentérica superior.

pueden estar diseminadas en grandes regiones de los intestinos delgado y grueso. Los focos afectados pueden ser visibles, o no, desde la superficie serosa, dado que, por definición, la isquemia no afecta a todo el espesor del intestino. Cuando se abre el intestino, se observa un engrosamiento edematoso hemorrágico de la mucosa, a veces con ulceraciones superficiales. Las características histológicas son las de una lesión aguda: edema, hemorragia y necrosis manifiesta de las capas tisulares afectadas (Fig. 15-24). En los bordes de las lesiones se desarrolla inflamación y un exudado inflamatorio que contiene fibrina (**seudomembrana**) habitualmente secundario a sobreinfección bacteriana, que puede recubrir la mucosa afectada. Por otra parte, una **insuficiencia vascular crónica** puede producir una afección inflamatoria crónica y ulcerativa simulando una enfermedad intestinal inflamatoria idiopática (descrita más adelante).

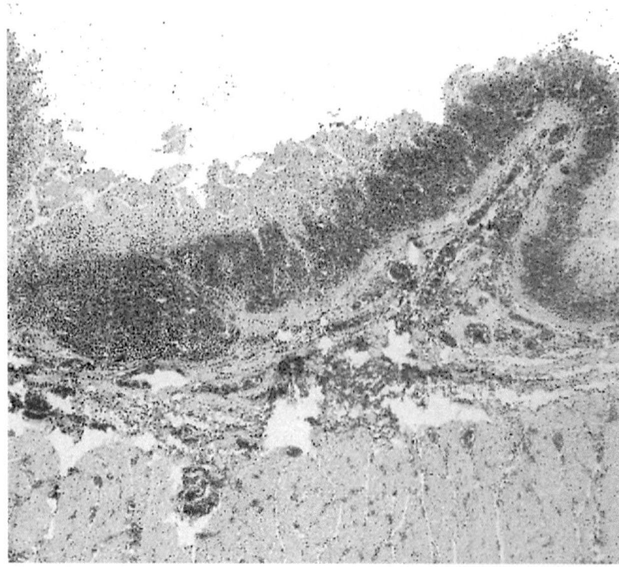

Figura 15-24

Infarto de la mucosa del intestino delgado. La mucosa está hemorrágica y no existe capa epitelial. El resto de las capas del intestino están intactas.

Características clínicas. La lesión isquémica del intestino es más frecuente en los últimos años de la vida. En las lesiones transmurales, existe un comienzo súbito de dolor abdominal, con frecuencia desproporcionado respecto a los signos físicos. A veces, se acompaña de diarrea sanguinolenta. El comienzo del dolor tiende a ser más súbito en el embolismo mesentérico que en la trombosis arterial o venosa. Dado que esta afección puede progresar al *shock* o colapso vascular en horas, el diagnóstico debe hacerse con rapidez, y hacerlo requiere un alto índice de sospecha en el contexto apropiado (p. ej., cirugía abdominal mayor reciente, infarto reciente de miocardio, fibrilación auricular o manifestaciones sugestivas de alguna forma de endocarditis vegetativa). La tasa de mortalidad en el infarto intestinal se aproxima al 90%, en gran medida porque el espacio de tiempo entre el comienzo de los síntomas y la perforación causada por la gangrena es muy pequeño.

Por el contrario, la isquemia mural y de la mucosa puede aparecer sólo como una distensión abdominal inexplicada o hemorragia gastrointestinal, acompañada a veces por un comienzo gradual de dolor abdominal o malestar. La sospecha se origina si el individuo ha tenido afecciones que favorezcan la hipoperfusión aguda del intestino, como un episodio de descompensación cardíaca o *shock*. Los infartos de la mucosa y murales no son mortales por sí mismos y, de hecho, si la o las causas de la hipoperfusión se corrigen, las lesiones pueden curarse.

Angiodisplasia

Las dilataciones tortuosas de los vasos sanguíneos submucosos y mucosos se observan más frecuentemente en el ciego o colon derecho, habitualmente después de la sexta década de la vida. Tienden a romperse y sangrar en la luz. *Estas lesiones son responsables del 20% de hemorragia intestinal baja significativa.* La hemorragia puede ser crónica e intermitente, y solamente producir anemia grave, pero rara vez es aguda y masiva.

Estas lesiones a veces son parte de un trastorno sistémico, como la telangiectasia hemorrágica hereditaria (síndrome de Osler-Weber-Rendu) o la esclerodermia limitada, a veces denominada síndrome CREST (Capítulo 5). Más frecuentemente, son lesiones aisladas que se desarrollan a lo largo de décadas como resultado de influencias mecánicas ejercidas en la pared del colon. Dado que las venas penetrantes pasan a través de la *muscularis*, están sujetas a oclusión intermitente durante las contracciones peristálticas, pero las arterias de paredes más gruesas siguen permeables, produciendo así distensión venosa y ectasia.

Hemorroides

Las hemorroides son dilataciones varicosas de los plexos venosos de la submucosa anal y perianal. Son frecuentes después de los 50 años y se desarrollan en el cuadro de presión venosa persistentemente elevada ejercida en el plexo hemorroidal. Las condiciones predisponentes habituales son deposiciones difíciles en el cuadro de un estreñimiento crónico y la estasia venosa del embarazo en mujeres más jóvenes. Más rara vez, las hemorroides pueden ser el reflejo de hipertensión portal, habitualmente como resultado de cirrosis hepática (Capítulo 16).

Las varicosidades en las venas hemorroidales superior y media por encima de la línea anorrectal están cubiertas por la mucosa rectal (*hemorroides internas*). Las que aparecen por debajo de esta línea representan dilataciones del plexo hemorroidal inferior y están recubiertas por mucosa anal (*hemorroides externas*). Las dos tienen las paredes delgadas, con vasos dilatados que sangran habitualmente, y a veces enmascaran la hemorragia de lesiones proximales bastante más graves. Pueden trombosarse, especialmente cuando son objeto de traumatismo en la defecación. Por último, las hemorroides internas pueden sobresalir durante la defecación y entonces quedan atrapadas por la compresión del esfínter anal, dando lugar a un agrandamiento súbito, extremadamente doloroso, hemorrágico y edematoso, o estrangulación.

DIVERTICULOSIS DEL COLON

Un divertículo es una bolsa ciega que se comunica con la luz del intestino. Los divertículos congénitos tienen las tres capas de la pared intestinal (mucosa, submucosa y, más notablemente, la *muscularis propria*) y son distintivamente infrecuentes. El prototipo es el *divertículo de Meckel,* descrito anteriormente.

Prácticamente, todos los demás divertículos son adquiridos y o bien carecen de muscular propia o ésta está atenuada. *Los divertículos adquiridos pueden ocurrir en cualquier sitio del tracto alimentario, pero su localización más frecuente es en el colon,* dando lugar a *la enfermedad diverticular* del colon, también denominada *diverticulosis.* El colon tiene la singularidad de que la cubierta del músculo longitudinal externo no es completa, sino que están ensamblada en tres bandas equidistantes (las *taeniae coli*). Se crean defectos focales en la pared muscular en los que los nervios y los vasos rectos arteriales penetran en la capa muscular circular interna. Las láminas de tejido conectivo que acompañan estos vasos penetrantes proporcionan zonas potenciales de herniación.

La diverticulosis del colon es relativamente infrecuente en las poblaciones nativas de países no occidentales. Aunque no es habitual en los adultos occidentales menores de 30 años, en mayores de 60 años la prevalencia se aproxima al 50%. Esta alta prevalencia se atribuye al consumo de dieta refinada, con poca fibra, en sociedades occidentales, lo que origina un volumen reducido de heces con dificultad aumentada en el paso de contenidos intestinales. Las contracciones espásticas exageradas de segmentos aislados del colon (segmentación) en las que la presión intraluminal se eleva marcadamente, da lugar a la herniación consecuente de la pared intestinal a través de los puntos anatómicos de debilidad. Así pues, se cree que son importantes *dos* influencias en la génesis de las protrusiones diverticulares: 1) *contracciones peristálticas exageradas* con elevación anormal de la presión intraluminal, y 2) *defectos focales* peculiares de la pared muscular normal del colon.

Morfología

La mayoría de los divertículos del colon son **bolsas dirigidas al exterior, pequeñas, en forma de botella o esféricas, habitualmente de 0,5 a 1 cm de diámetro** (Fig. 15-25A), que se localizan en el colon sigmoide aproximadamente en el 95% de los pacientes. Pocas veces están afectados los niveles proximales y, a veces, todo el colon; también puede haber divertículos cecales aislados. La peristalsis exagerada induce con frecuencia hipertrofia muscular en los segmentos afectados, con unas tenias del colon inhabitualmente prominentes y ovillos musculares circulares. La mayoría de los divertículos penetran entre los ovillos de las fibras musculares circulares adyacentes a las tenias mesentérica y lateral en los sitios de penetración de los vasos sanguíneos. Con frecuencia disecan los apéndices epiploicos y, por tanto, pueden pasar desapercibidos en una inspección externa habitual.

En el estado no inflamado, las paredes habitualmente son muy delgadas, constituidas en gran medida por mucosa y submucosa envueltas en grasa o en una cubierta peritoneal intacta (Fig. 15-25B). Pueden sobreañadirse cambios inflamatorios y producir diverticulitis y también peridiverticulitis. La perforación puede dar lugar a peritonitis localizada o formación de absceso. Cuando muchos divertículos muy juntos se inflaman, la pared intestinal puede estar encapsulada por tejido fibroso, con estrechamiento de la luz, pareciéndose notablemente a una estenosis cancerosa.

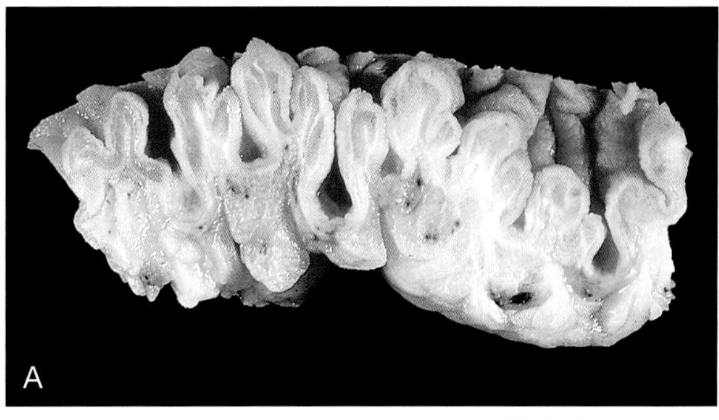

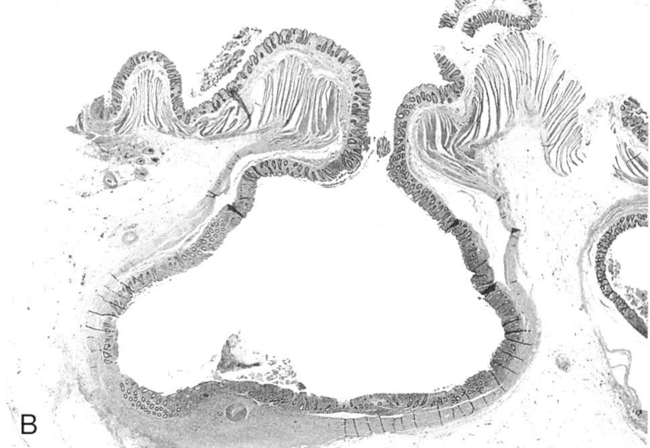

Figura 15-25

Diverticulosis. **A**, sección a través del colon sigmoide que muestra múltiples divertículos saculares que sobresalen a través de la pared muscular en el mesenterio. La capa muscular entre las protrusiones diverticulares está marcadamente engrosada. **B**, microfotografía a bajo aumento de un divertículo del colon que muestra protrusión de la mucosa y de la submucosa a través de la pared intestinal. En la base del divertículo, un vaso sanguíneo dilatado era la fuente de hemorragia; dentro de la luz diverticular hay algo de sangre coagulada.

Características clínicas. En la mayoría de las personas, la enfermedad diverticular es asintomática y se descubre solamente en autopsia o por casualidad durante una laparoscopia o enema de bario por algún otro problema. Sólo en aproximadamente una quinta parte de los casos aparecen retortijones intermitentes o a veces malestar continuo en el hipogastrio izquierdo, con una sensación de no ser capaz nunca de vaciar completamente el recto. La diverticulitis añadida acentúa los síntomas y produce dolor a la palpación del hipogastrio izquierdo y fiebre. Otras complicaciones menos habituales incluyen hemorragia intermitente crónica mínima o, rara vez, hemorragia activa, perforación con absceso pericólico, o formación de fístula.

El tratamiento de esta afección merece una mención breve, porque tiene que ver con su patogenia. Se recomienda una dieta con mucha fibra ya que se cree que el aumento del volumen de las heces reduce la peristalsis exagerada. No está claro si una dieta rica en fibra evita la progresión de la enfermedad o protege frente a la diverticulitis añadida, pero la propia dieta es una causa del malestar.

Tabla 15-6 Principales causas de obstrucción intestinal

Obstrucción mecánica
Hernias, interna o externa
Adherencias
Invaginación
Vólvulo
Otras causas menos frecuentes
Tumores
Estenosis inflamatorias
Cálculos biliares obstructivos, fecalitos, cuerpos extraños
Estenosis congénita, atresias
Bandas congénitas
Meconio en fibrosis quística
Ano imperforado

OBSTRUCCIÓN INTESTINAL

Aunque puede estar implicada cualquier parte del intestino, dada su luz estrecha, el intestino delgado está afectado más habitualmente. Cuatro entidades (hernias, bridas intestinales, invaginación y vólvulo) son responsables de, al menos, el 80% de los casos (Tabla 15-6 y Fig. 15-26).

Las *hernias,* una debilidad o defecto en la pared de la cavidad peritoneal, pueden permitir la protrusión de un saco del peritoneo en forma de bolsa, revestido de serosa, denominado *saco herniario.* Los sitios habituales de la debilidad son, en la parte anterior, los canales inguinal y femoral, el ombligo y las cicatrices quirúrgicas. Rara vez puede haber hernias retroperitoneales, fundamentalmente en torno al ligamento de Treitz. *Las hernias son preocupantes dado que frecuentemente se introducen segmentos de vísceras que quedan atrapados en ellas* (*herniación externa*). Esto es especialmente cierto en las hernias inguinales, que tienen orificios estrechos y grandes sacos. Las intrusiones más frecuentes son pequeñas asas de intestino, pero también pueden quedar atrapadas porciones del omento o del intestino grueso. La presión en el cuello de la bolsa puede dificultar el drenaje venoso del elemento atrapado. La estasis y el edema subsiguiente aumentan la masa del asa herniada, dando lugar a un atrapamiento permanente (*incarceración*). Un compromiso ulterior del riego sanguíneo y de su drenaje da lugar a infarto del segmento atrapado (*estrangulación*).

Los procedimientos quirúrgicos, infección e incluso la endometriosis, producen con frecuencia inflamación peritoneal localizada o general (peritonitis). Al curarse, pueden crearse *adherencias* entre los segmentos de intestino o la pared abdominal y la zona operada. Estos puentes fibrosos pueden crear anillos cerrados a través de los cuales pueden deslizarse los intestinos y quedar atrapados (*herniación interna*). La secuencia de acontecimientos es esencialmente la misma que en las hernias externas.

La *invaginación* denota la introducción de un segmento proximal del intestino en el segmento inmediatamente distal, a modo de telescopio. En los niños, la invaginación ocurre a veces sin base anatómica aparente, quizá relacionada con una actividad peristáltica excesiva. En los adultos, esta invagina-

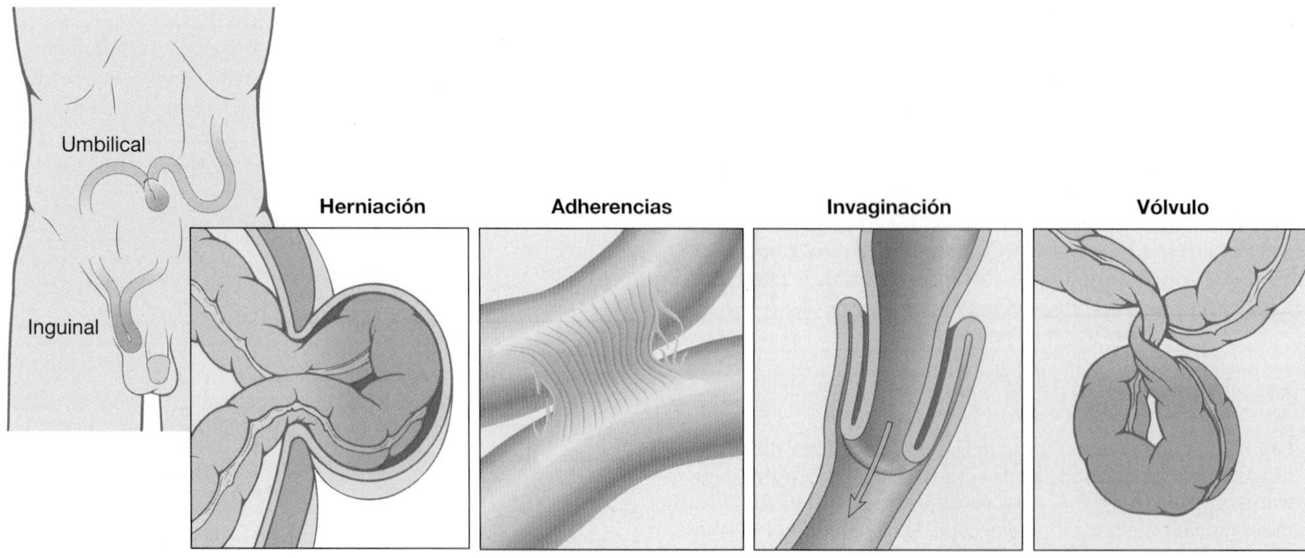

Figura 15-26

Las cuatro causas principales de obstrucción intestinal: 1) herniación de un segmento en las regiones umbilical o inguinal; 2) adherencias entre las asas intestinales; 3) invaginación, y 4) vólvulo.

ción a menudo apunta a una masa intraluminal (p. ej., tumor) que queda atrapada por una onda peristáltica y tira de su punto de inserción junto con el segmento distal. No sólo se sigue de obstrucción intestinal, sino que el riego vascular está lo suficientemente comprometido como para causar infarto del segmento atrapado.

El *vólvulo* se refiere a una torsión de un segmento del intestino o de otra estructura (p. ej., ovario) sobre su base de unión, estrechando el flujo venoso y a veces, también el riego arterial. Los vólvulos afectan al intestino delgado con más frecuencia y rara vez al sigmoide; pueden seguirse de obstrucción e infarto intestinal.

ENTEROCOLITIS (ENFERMEDADES DIARREICAS)

Las enfermedades diarreicas del intestino constituyen un verdadero establo de Augeas de entidades (en su quinto trabajo, Hércules limpió los establos sucios del rey Augeas, que contenían 3.000 cabezas de ganado y no se habían barrido en 30 años). Muchas están producidas por agentes microbiológicos, otras surgen en el cuadro de trastornos malabsortivos y enfermedad intestinal inflamatoria idiopática.

Aunque la definición precisa de diarrea es difícil, muchas personas sienten que la diarrea es el aumento en la masa de las heces, la frecuencia de las deposiciones o el contenido líquido de éstas. Para muchos individuos, esto consiste en más de 250 g de producción diaria de heces, que contienen del 70 al 95% de agua. Pueden perderse más de 14 l/día de líquido por las heces en casos de diarrea grave, equivalentes al volumen total de sangre circulante. La diarrea se acompaña con frecuencia de dolor, urgencia, molestias perianales e incontinencia. Una diarrea con poco volumen, dolorosa y hemática, se conoce como disentería.

Cabe enumerar, primero, los tipos principales de enfermedades diarreicas y, a continuación, la enterocolitis infecciosa y los síndromes de malabsorción. En un apartado posterior se presenta la enfermedad intestinal inflamatoria.

Los tipos principales de enfermedades diarreicas son los siguientes:

- *Diarrea secretora*: secreción de líquido intestinal, que es isotónico con el plasma y persiste durante el ayuno.
- *Diarrea osmótica*: fuerzas osmóticas excesivas ejercidas por los solutos luminales que disminuyen con el ayuno.
- *Diarrea exudativa*: emisión de heces purulentas, hemáticas, que persisten con el ayuno; son frecuentes las deposiciones pero su volumen puede ser pequeño o grande.
- *Diarrea por malabsorción*: deposición de heces voluminosas con osmolaridad aumentada que son el resultado de nutrientes no absorbidos y exceso de grasa (esteatorrea); usualmente disminuye con el ayuno.
- *Diarrea por motilidad alterada*: características muy variables respecto a la deposición de heces, volumen y consistencia; deben descartarse otras formas de diarrea.

Las causas principales de cada uno de estos tipos de diarrea se presentan en la Tabla 15-7; a continuación se describen entidades seleccionadas. Es importante tener en cuenta que pueden estar presentes varios mecanismos en un mismo paciente.

Tabla 15-7 Principales causas de enfermedad diarreica

Diarrea secretora
Infecciosa: daño vírico al epitelio superficial
Rotavirus
Virus Norwalk
Adenovirus entéricos
Infecciosa: mediada por enterotoxinas
Vibrio cholerae
Escherichia coli
Bacillus cereus
Clostridium perfringens
Neoplásica: producción tumoral de péptidos o serotonina
Uso excesivo de laxantes
Diarrea osmótica
Terapia con lactulosa (en encefalopatía hepática, estreñimiento)
Irrigación prescrita para procedimientos diagnósticos
Antiácidos (SO_4Mg y otras sales de magnesio)
Enfermedades exudativas
Infecciones: destrucción de la capa epitelial
Shigella spp.
Salmonella spp.
Campylobacter spp.
Entamoeba histolytica
Enfermedad intestinal inflamatoria idiopática
Malabsorción
Digestión intraluminal defectuosa
Absorción defectuosa de las células de la mucosa
Reducción de la superficie del intestino delgado
Obstrucción linfática
Infecciosa: absorción dificultada en la célula de la mucosa
Giardia lamblia
Motilidad alterada
Disminución del tiempo de tránsito intestinal
Reducción quirúrgica de la longitud del intestino
Disfunción neural, incluyendo síndrome del intestino irritable
Hipertiroidismo
Motilidad disminuida (aumento del tiempo de tránsito intestinal)
Creación quirúrgica de un asa «ciega» intestinal
Sobrecrecimiento bacteriano en el intestino delgado

Enterocolitis infecciosa

Las enfermedades intestinales de origen microbiano están marcadas, principalmente, por diarrea y, a veces, por cambios ulceroinflamatorios en el intestino delgado o grueso. *La enterocolitis infecciosa es un problema global de proporciones asombrosas, que causa más de 3 millones de muertes anualmente en todo el mundo y es responsable de hasta la mitad de muertes en niños menores de 5 años de edad en algunos países.* Aunque bastante menos prevalente en naciones industrializadas, la enterocolitis infecciosa todavía es responsable de, aproximadamente, 1,5 episodios de diarrea por persona (niño y adulto) por año, con una frecuencia solamente en segundo lugar tras el catarro común. Aproximadamente, 500 lactantes y niños pequeños mueren anualmente de enfermedad diarreica en Estados Unidos. Además, la diarrea es el problema sanitario más frecuente en más de 300 millones de personas que viajan internacionalmente, por año.

Entre los agentes más comunes están los rotavirus, calicivirus y *Escherichia coli* enterotóxica. Sin embargo, muchos patógenos pueden producir diarrea. Los principales de ellos varían con la edad, la nutrición y el estado inmunitario del huésped, el ambiente (condiciones de vida, medidas de sanidad pública) y situaciones especiales, como un viaje al extranjero, exposición a organismos más virulentos durante la hospitalización y refugiados de guerra. En el 40 al 50% de los casos no puede aislarse el agente específico.

A escala mundial, también pueden producir enterocolitis infecciosa crónica o recidivante las enfermedades parasitarias y las infecciones protozoarias intestinales. Colectivamente, afectan a más de la mitad de la población mundial, ya que son endémicas en naciones menos desarrolladas. A continuación se describen solamente ejemplos seleccionados de las diversas infecciones del tracto alimentario bajo.

Gastroenteritis vírica. La infección vírica de la superficie epitelial del intestino delgado destruye sus células y su función de absorción. La repoblación de las pequeñas vellosidades intestinales con enterocitos inmaduros y la conservación relativa de las células secretoras de las criptas da lugar a la secreción neta de agua y electrólitos, componentes de una diarrea osmótica por los nutrientes absorbidos de forma incompleta.

La enfermedad sistémica está producida por varios grupos distintos de virus:

- *Rotavirus,* responsables de 130 millones de casos estimados y de 0,9 millones de muertes por año en todo el mundo, y constituye aproximadamente el 60% de la enterocolitis infantil en Estados Unidos. La población afectada comprende niños de 6 a 24 meses de edad; la diseminación es por contaminación fecal-oral. El pródromo de la aparición de diarrea tras la infección es de 2 días y la enfermedad dura de 3 a 5 días.
- Los *calicivirus, particularmente el virus Norwalk,* son responsables de la mayoría de los casos de gastroenteritis epidémica no relacionada con alimentos, no bacteriana, en niños mayores y adultos. No es habitual la infección en niños pequeños.
- Otros virus responsables de diarrea infecciosa en niños, casi siempre por contacto persona-a-persona, incluyen varios subtipos de *adenovirus* (Ad40 y Ad41) y *astrovirus.*

Enterocolitis bacteriana. Varios mecanismos subyacentes de la enfermedad diarreica bacteriana se describen brevemente en el Capítulo 9, pero cabe resaltarlos en este apartado:

- *Ingestión de toxinas preformadas,* presentes en alimentos contaminados. Los agentes principales de intoxicación alimentaria son *Staphylococcus aureus,* el género *Vibrio* y *Clostridium perfringens.* También se pueden ingerir neurotoxinas preformadas, cuyo ejemplo es la del *Clostridium botulinum.*
- *Infección por organismos toxigénicos,* que proliferan dentro de la luz intestinal y elaboran enterotoxinas.
- *Infección por organismos enteroinvasivos,* que proliferan, invaden y destruyen las células epiteliales de la mucosa.

La infección por organismos toxigénicos o enteroinvasivos implica replicación bacteriana en el intestino y depende de tres propiedades bacterianas clave:

1. *La capacidad de adherirse a las células epiteliales de la mucosa.* Para producir enfermedad, los organismos ingeridos deben adherirse a la mucosa; de otra manera, son barridos por la corriente de fluidos. A menudo, la adherencia está mediada por las *adhesinas* codificadas por plásmidos (proteínas rígidas, como alambre, que se expresan en la superficie del organismo).
2. *La capacidad de elaborar enterotoxinas.* Los organismos enterotóxicos producen polipéptidos que causan diarrea. Los polipéptidos pueden ser secretagogos, con activación de la secreción sin inducir daño celular; la toxina del cólera, elaborada por *Vibrio cholerae,* es la toxina prototipo. También pueden ser citotoxinas, que producen necrosis directa de la célula epitelial, cuyo ejemplo es la toxina Shiga. La causa principal de la diarrea del viajero es la cepa enterotóxica de *E. coli.*
3. *La capacidad de invasión.* Los organismos enteroinvasivos, como *Shigella,* poseen un gran plásmido de virulencia que confiere la capacidad de invasión de la célula epitelial. Esto se sigue de proliferación intracelular, lisis celular y diseminación célula-a-célula. La causa principal de disentería bacilar endémica es *S. flexneri,* en localizaciones de poca higiene en países en desarrollo y en países desarrollados. Otros organismos, como *Salmonella typhi,* que produce fiebre tifoidea, y *Yersinia enterocolitica,* pasan a través de las células de la mucosa epitelial hacia los linfáticos y el torrente sanguíneo. Otras especies de *Salmonella,* como *S. enteritidis* y *S. typhimurium,* producen más de medio millón de casos de intoxicación alimentaria en Estados Unidos a través de la ingestión de huevos, pollo y ternera contaminados que no se han lavado adecuadamente.

En la Tabla 15-8 se muestran las bacterias más importantes que dan lugar a *enterocolitis bacterianas.*

Morfología

Dada la multitud de patógenos bacterianos, las manifestaciones patológicas de enfermedad bacteriana del intestino delgado y del colon son completamente variables. **La mayoría de las infecciones bacterianas muestran un patrón inespecífico de daño en la superficie epitelial, con aumento de la tasa de mitosis en las criptas de la mucosa y maduración disminuida de las células epiteliales de la superficie. Esto se sigue de hiperemia y edema de la lámina propia e infiltración neutrofílica variable en la lámina propia y en la capa epitelial.** En caso de infecciones más graves, con bacterias invasivas productoras de citotoxinas o enteroinvasivas, la destrucción progresiva de la mucosa da lugar a erosión, ulceración e inflamación submucosa intensa. Las características más notables de las infecciones concretas incluyen:

1. ***E. coli*** (un organismo especialmente versátil):

Cepas enterotóxicas (ETEC) que afectan al intestino delgado, con características histológicas similares a las del *V. cholerae* (descritas más adelante).

La cepa Shiga productora de la toxina (STEC) O157:H7 produce la enfermedad más grave en el colon derecho, con hemorragia y ulceración. En niños, esta infección puede derivar en síndrome hemolítico urémico (Capítulo 14). Es la cepa más habitual de *E. coli* en Norteamérica.

Cepas enteropatógenas (EPEC) que afectan al intestino delgado, produciendo vellosidades obtusas.

Cepas enteroinvasivas (EIEC) que afectan al colon, con características histológicas similares a las de la *Shigella.*

Tabla 15-8 Principales causas de enterocolitis bacteriana

Microorganismo	Mecanismo patógeno	Origen	Características clínicas
Escherichia coli			
ETEC	Toxina similar a la del cólera, no invasión	Alimentos, agua	Diarrea del viajero, incluyendo diarrea acuosa
STEC	Toxina Shiga, no invasión	Productos bovinos semicrudos	Colitis hemorrágica, síndrome hemolítico-urémico (Capítulo 14)
EPEC	Adherencia, desprendimiento, enterocito, no invasión	Alimentos de destete, agua	Diarrea acuosa, lactantes y preescolares
EIEC	Invasión, diseminación local	Queso, agua, persona a persona	Fiebre, dolor, diarrea, disentería
Salmonella spp.	Invasión, traslocación, inflamación linfoide, diseminación	Leche, buey, huevos, aves	Fiebre, dolor, diarrea o disentería, bacteriemia, infección extraintestinal, origen habitual de brotes
Shigella spp.	Invasión, diseminación local	Persona a persona, inóculo bajo	Fiebre, dolor, diarrea, disentería, diseminación epidémica
Campylobacter	¿Toxinas?, invasión	Leche, aves, contacto animal	Fiebre, dolor, diarrea, disentería, alimentos, reservorios animales
Yersinia enterocolitica	Invasión, traslocación, inflamación linfoide, diseminación	Leche, cerdo	Fiebre, dolor, diarrea, linfadenitis mesentérica, infección extraintestinal, alimentos
Vibrio cholerae, otras especies de *Vibrio* spp.	Enterotoxina, no invasión	Agua, marisco, persona a persona	Diarrea acuosa, cólera, diseminación pandémica
Clostridium difficile	Citotoxina, invasión local	Diseminación ambiental nosocomial	Fiebre, dolor, diarrea hemática, tras tratamiento antibiótico, adquisición nosocomial
Clostridium perfringens	Enterotoxina, no invasión	Carne, aves, pescado	Diarrea acuosa, alimentos, enteritis necrótica («*pigbel*»)
Mycobacterium tuberculosis	Invasión, focos inflamatorios murales con necrosis y cicatriz	Leche contaminada, deglución de organismos expectorados	Abdominalgia crónica, complicaciones de malabsorción, estenosis, perforación, fístulas, hemorragia

ETEC, *E. coli* enterotóxico; STEC, *E. coli* productor de toxina similar a Shiga (también denominada EHEC, *E. coli* enterohemorrágico); EPEC, *E. coli* enteropatogénico; EIEC, *E. coli* enteroinvasivo.

Cepas enteroagregantes (EAEC) que afectan también al colon y muestran un patrón de «ladrillos apilados» en su adherencia a los tejidos.

2. El género ***Salmonella*** es una causa importante del origen habitual de los brotes de enterocolitis, produciendo enfermedad localizada de la mucosa, primariamente en el íleon y colon (como ocurre con *S. enteritidis, S. typhimurium* y otras). *S. typhimurium* generalmente produce gastroenteritis autolimitada con diarrea acuosa, náuseas y fiebre. Una enfermedad sistémica con riesgo vital es la característica de *S. typhi,* ya que la invasión del intestino delgado da lugar a la diseminación sistémica (**fiebre tifoidea**). La fiebre tifoidea es una enfermedad prolongada caracterizada por **bacteriemia** (primera semana), afectación diseminada de macrófagos con **esplenomegalia** y **focos de necrosis en el hígado** (segunda semana), y **ulceración de las placas de Peyer con hemorragia intestinal y ulceración** (tercera semana). La **colonización de la vesícula biliar** produce un estado de portador crónico. La infección crónica también puede afectar a las articulaciones, huesos, meninges y otras localizaciones.
3. ***Shigella*** afecta primariamente el colon distal, produciendo inflamación aguda y erosión de la mucosa.
4. ***Campylobacter jejuni*** (y otras especies) afecta al intestino delgado, apéndice y colon, produciendo muchas úlceras superficiales, inflamación de la mucosa y exudados.
5. ***Yersinia enterocolitica*** y ***Y. pseudotuberculosis*** afectan al íleon, apéndice y colon. La invasión de las placas de Peyer da lugar a agrandamiento de los ganglios linfáticos mesentéricos con granulomas necrosantes. La diseminación sistémica puede dar lugar a peritonitis, faringitis y pericarditis.
6. ***V. cholerae*** (cólera) afecta al intestino delgado, especialmente más en la parte proximal. La mucosa está esencialmente intacta, solamente con criptas desprovistas de moco.
7. ***Clostridium difficile*** es un organismo normal del intestino, pero pueden proliferar en exceso con cepas productoras de citotoxina tras el uso de antibióticos sistémicos. Se produce una **colitis seudomembranosa** característica, cuyo nombre deriva de la adhesión en forma de placas de restos fibrinopurulentos y moco a la mucosa superficial dañada (Fig. 15-27). No son verdaderas «membranas», dado que el coágulo no es una capa epitelial.
8. ***C. perfringens*** muestra características similares a las de *V. cholerae* pero con algún daño epitelial. Algunas cepas producen enterocolitis necrosante grave con perforación.
9. ***Mycobacterium tuberculosis*** ingerido incita la inflamación crónica y la formación de granuloma en el tejido linfoide de la mucosa, en especial las placas de Peyer del íleon terminal, y de los ganglios linfáticos regionales (Capítulo 13).

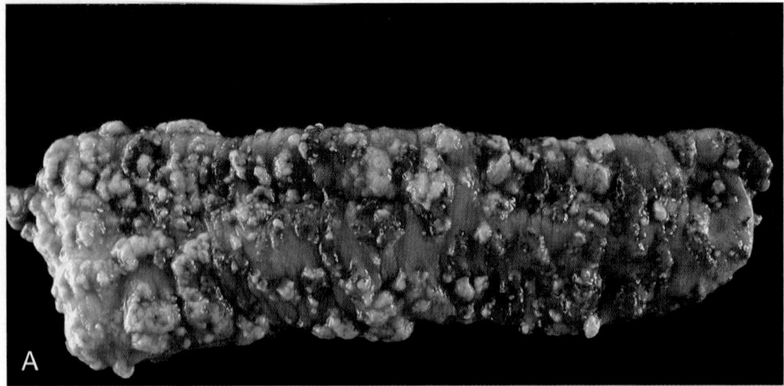

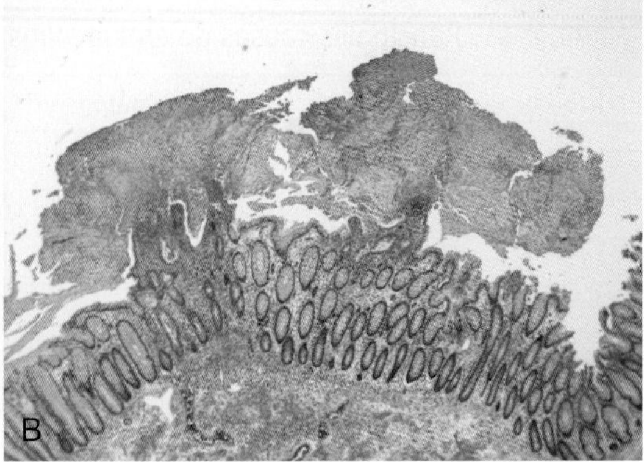

Figura 15-27

Colitis seudomembranosa debida a infección por *Clostridium difficile.* **A**, macrofotografía que muestra placas de fibrina amarilla y residuos inflamatorios adheridos a una mucosa colónica enrojecida. **B**, microfotografía a bajo aumento que muestra erosión superficial de la mucosa, una seudomembrana adherida de fibrina y residuos inflamatorios.

Infección por protozoos. *Entamoeba histolytica* es un parásito protozoario productor de disentería, diseminado por la contaminación fecal-oral. Las amebas invaden las criptas de las glándulas del colon y se entierran en la submucosa (Fig. 15-28); a continuación, el microorganismo se extiende lateralmente en abanico para crear una úlcera en forma de botella con cuello estrecho y base amplia. Puede haber un infiltrado inflamatorio muy pequeño dentro de la úlcera. En aproximadamente el 40% de las personas con disentería amebiana, los parásitos penetran en los vasos de la porta y sueltan émbolos en el hígado para producir abscesos hepáticos discretos solitarios, o más a menudo numerosos, excediendo algunos de 10 cm de diámetro. Algunos pacientes pueden presentar abscesos hepáticos amebianos sin historia clínica de disentería amebiana. Lo mismo que las lesiones intestinales, hay una reacción inflamatoria escasa en el borde. Ocasionalmente, se encuentran abscesos amebianos en el pulmón, corazón, riñones e incluso cerebro. Tales abscesos permanecen mucho tiempo después de haber cedido la enfermedad intestinal aguda.

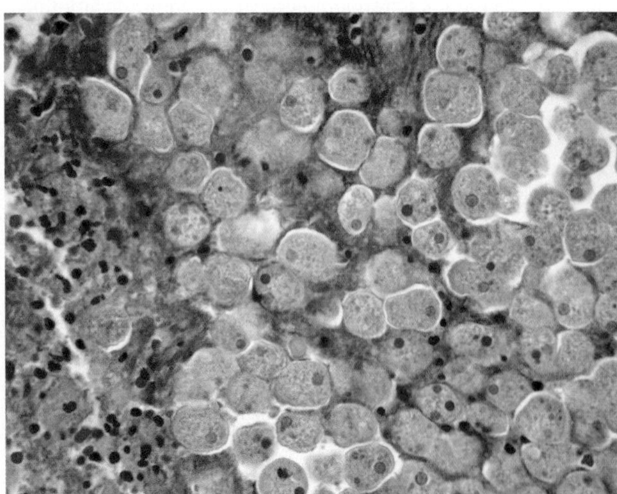

Figura 15-28

Entamoeba histolytica en el colon. Algunos organismos están ingiriendo hematíes.

Giardia lamblia es un protozoo intestinal diseminado por el agua contaminada con heces. Los microorganismos *Giardia* se unen a la mucosa del intestino delgado pero no parecen invadirla (Fig. 15-29). La morfología del intestino delgado puede variar desde prácticamente la normalidad hasta un aplanamiento marcado de las vellosidades, con infiltrado inflamatorio mixto en la lámina propia. Una diarrea por malabsorción parece resultar de la lesión celular de la mucosa por mecanismos que se desconocen.

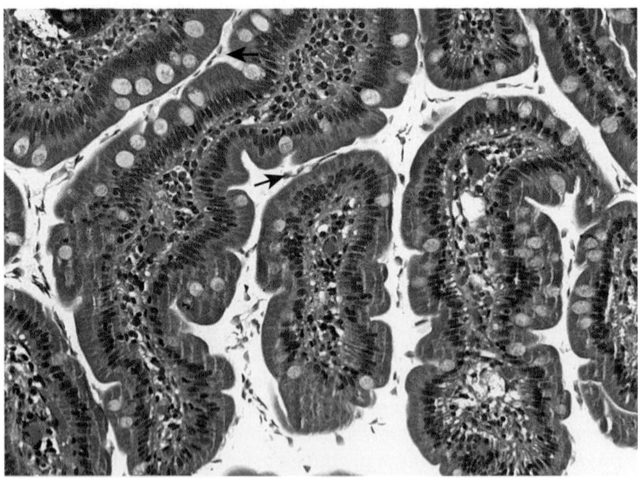

Figura 15-29

Giardia lamblia. Trofozoítos (*flechas*) del organismo inmediatamente adyacente al epitelio de la superficie duodenal, sin invasión de la mucosa. (Por cortesía de los doctores Melissa Upton y Paul Swanson, Department of Pathology, University of Washington, Seattle, Washington.)

La *criptosporidiosis* ha emergido como una causa importante de diarrea en animales y humanos en todo el mundo. Es una causa principal de diarrea en niños y responsable del 20% de todos los casos de diarrea en niños en países en desarrollo. También es una complicación potencialmente mortal del sida. La contaminación por el agua y un aumento de la población en riesgo de contaminación zoonótica han contribuido al aumento de esta enfermedad.

Características clínicas. Las características clínicas de la infección vírica y por protozoos ya se han descrito brevemente. Aun a riesgo de una simplificación excesiva, las enterocolitis bacterianas adoptan las siguientes formas:

- *Ingestión de toxinas bacterianas preformadas.* Los síntomas aparecen en cuestión de horas; una diarrea explosiva y un distrés abdominal agudo anuncian una enfermedad que cede en cuestión de 1 día. La ingestión de neurotoxinas sistémicas, como las del *C. botulinum,* puede producir insuficiencia respiratoria rápida y mortal.
- *Infección con patógenos entéricos.* Al ingerir patógenos entéricos, un período de incubación de varias horas a días se sigue de *diarrea y deshidratación* si el mecanismo patogénico primario es una enterotoxina secretada o *disentería* en caso de que el mecanismo primario sea una citotoxina o un proceso enteroinvasivo. La diarrea del viajero (p. ej., la venganza de Moctezuma, turista) habitualmente ocurre tras la ingestión de alimento o agua contaminados con heces; comienza abruptamente y cede en 2 a 3 días.
- *Infección insidiosa.* Las infecciones por *Yersinia* y *Mycobacterium* pueden presentarse también como enfermedades diarreicas subagudas que simulan la enfermedad de Crohn. Todos los organismos enteroinvasivos pueden simular, o incluso precipitar, el comienzo agudo de una enfermedad intestinal inflamatoria idiopática (comentada más adelante).

En general, la enterocolitis bacteriana es una enfermedad más grave que la enfermedad vírica. Las complicaciones de la enterocolitis bacteriana son el resultado de la pérdida masiva de líquido o destrucción de la barrera mucosa intestinal e incluyen deshidratación, sepsis y perforación. En los casos más graves, la muerte acaece rápidamente a no ser que haya una intervención rápida, particularmente en niños pequeños.

Una urgencia gastrointestinal alarmante en recién nacidos, prematuros o de bajo peso al nacer particularmente, es la *enterocolitis necrosante.* Esta inflamación aguda, necrosante, de los intestinos delgado y grueso se cree que es resultado de una combinación de inmadurez funcional del intestino del neonato, colonización e invasión por organismos patógenos y lesión isquémica secundaria. Pueden estar afectadas una pequeña porción del íleon terminal y del colon descendente, o todo el intestino delgado y grueso. La lesión, inicialmente, es mucosa, pero en los casos graves toda la pared del intestino se torna hemorrágica y gangrenosa necesitando resección quirúrgica. En un caso típico existe distensión abdominal, dolor a la palpación, íleo y diarrea con sangre oculta o evidente. La instauración de gangrena y perforación son de riesgo vital inmediato.

RESUMEN

Enterocolitis (enfermedades diarreicas)

- Los tipos principales de enfermedades diarreicas son: secretora, osmótica, exudativa, relacionada con malabsorción y debida a motilidad alterada.
- La diarrea secretora puede estar causada por virus o bacterias productoras de enterotoxina, como *E. coli*; en general, la enterocolitis bacteriana es más grave que la vírica.
- Los géneros *Salmonella* y *Shigella* producen diarrea exudativa. La infección por *Salmonella* es una causa muy frecuente de intoxicación alimentaria. *S. typhi* puede producir una enfermedad sistémica (la fiebre tifoidea).
- La enterocolitis bacteriana puede originarse por ingestión de toxinas bacterianas preformadas, infección por patógenos entéricos, o adoptar la forma de una infección insidiosa que puede imitar una enfermedad intestinal inflamatoria.
- Los agentes más habituales de la enterocolitis por protozoos son *Entamoeba histolytica, Giardia lamblia* y *Cryptosporidium parvum.*

Síndromes de malabsorción

La malabsorción se caracteriza por absorción defectuosa de grasas, vitaminas liposolubles y otras, proteínas, hidratos de carbono, electrólitos y minerales, y agua. La presentación más habitual es diarrea crónica; la nota distintiva de los síndromes de malabsorción es la esteatorrea (contenido excesivo de grasa en las heces). A un nivel más básico, la *malabsorción es el resultado de la alteración de, al menos, una de las siguientes funciones digestivas normales*:

- *Digestión intraluminal,* en la cual las proteínas, hidratos de carbono y grasas pierden su estructura enzimática. El proceso empieza en la boca con la saliva, se incrementa mucho con la digestión péptica en el estómago, y continúa en el intestino delgado ayudado por la secreción de enzimas pancreáticas y la acción emulsionante de la bilis.
- *Absorción mucosa,* en la cual se absorben agua, electrólitos y nutrientes, y se transportan al interior de la célula. Los ácidos grasos absorbidos se convierten en triglicéridos y se unen al colesterol y la apoproteína B para formar quilomicrones. Las alteraciones pueden estar producidas por anomalías primarias en la célula de la mucosa o la reducción de un área de la superficie del intestino delgado. Otros casos son el resultado de infecciones de la mucosa.
- *Aporte de nutriente,* que implica el aporte de nutrientes desde las células intestinales a los linfáticos. Las alteraciones pueden estar producidas por defectos congénitos, o ser secundarias a tuberculosis o fibrosis retroperitoneal.

Un conjunto de alteraciones interrumpe estas tres funciones digestivas, ya sea directa o indirectamente (Tabla 15-9). Los trastornos de malabsorción que se encuentran más habitualmente en Estados Unidos son *insuficiencia pancreática, enfermedad celíaca* y *enfermedad de Crohn.* A continuación se incluyen algunos ejemplos de los síndromes más frecuentes de malabsorción producida por alteraciones en la digestión intraluminal o bien de la absorción mucosa. La enfermedad de Crohn se describe en el epígrafe «Enfermedad inflamatoria intestinal».

Alteraciones en la digestión intraluminal. Las características típicas de una digestión intraluminal defectuosa son la *diarrea osmótica* por los nutrientes no digeridos y la *esteatorrea* (exceso de grasa no digerida en las heces). Esto último puede ser debido a la acción inadecuada de las lipasas pancreáticas o bien a la solubilización inadecuada de la grasa por la bilis hepática secretada en la luz intestinal. Las causas más fre-

Tabla 15-9 Los principales síndromes de malabsorción

Digestión intraluminal defectuosa
Digestión de grasas y proteínas Insuficiencia pancreática debida a pancreatitis o fibrosis quística Síndrome de Zollinger-Ellison, con inactivación de las enzimas pancreáticas por exceso de secreción ácida gástrica Solubilización de grasa, debida a secreción defectuosa de la bilis Disfunción o resección del íleon, con captación disminuida de sales biliares Interrupción del flujo de bilis por obstrucción, disfunción hepática Preabsorción de nutrientes o modificación por sobrecrecimiento bacteriano Resección ileal distal de una derivación Gastrectomía total o subtotal
Anomalías primarias de las células de la mucosa
Digestión terminal defectuosa Deficiencia de disacaridasa (intolerancia a la lactosa) Sobrecrecimiento bacteriano, con lesión del borde en cepillo Transporte transepitelial defectuoso Abetalipoproteinemia
Reducción de la superficie del área del intestino delgado
Enteropatía sensible al gluten (enfermedad celíaca) Síndrome del intestino corto, tras resección quirúrgica Enfermedad de Crohn
Infecciones
Enteritis infecciosa aguda Infestación parasitaria Esprue tropical Enfermedad de Whipple
Obstrucción linfática
Linfoma Tuberculosis y linfadenitis tuberculosa

cuentes son *insuficiencia pancreática* asociada con alcoholismo crónico y enfermedad de Crohn, que se describe más adelante. Otras causas son sobrecrecimiento de bacterias intestinales, hepatopatía colestásica y procedimientos quirúrgicos, como resección ileal extensa y gastroyeyunostomía.

Alteraciones en la absorción por la mucosa. *La intolerancia a la lactosa y la abetalipoproteinemia* son ejemplos de enfermedades producidas por un defecto específico de absorción en las células de la mucosa intestinal. La *intolerancia a la lactosa* está producida por deficiencia de disacaridasa (*lactasa*). La forma hereditaria es rara pero tiene una gran repercusión, dado que en lactantes produce intolerancia a la leche, y da lugar a diarrea, pérdida de peso e insuficiencia del desarrollo. El déficit adquirido es frecuente en adultos, particularmente en negros norteamericanos. Aparte de la necesidad de evitar productos lácteos, el trastorno tiene consecuencias mínimas. La mucosa intestinal es morfológicamente normal. El diagnóstico se realiza más fácilmente con la medición de la concentración de hidrógeno en la respiración, que refleja el sobrecrecimiento bacteriano en presencia de exceso de hidrato de carbono intraluminal.

El déficit de apolipoproteína B (*abetalipoproteinemia*) hace que el epitelio de las células de la mucosa sea incapaz de transportar lípidos. Se requiere la proteína para reunir los lípidos de la dieta en quilomicrones, que después se secretan a los linfáticos intestinales. En esta enfermedad, las células absortivas de la mucosa contienen inclusiones lipídicas vacuoladas, pero la mucosa, por otra parte, es normal. Este déficit produce diarrea y esteatorrea en lactantes y retraso significativo en el desarrollo. Hay, además, anomalías en los lípidos de membrana a nivel sistémico, observadas fácilmente en los eritrocitos circulantes como una transformación espinosa de las células denominada *acantocitosis*.

La *enfermedad celíaca, también conocida como enteropatía sensible al gluten*, es el prototipo de una causa no infecciosa de malabsorción que da lugar a una reducción de la superficie del área de absorción intestinal. Se cree que la enfermedad celíaca es bastante habitual, afecta a 1 de cada 300 personas en Europa y Estados Unidos, y muchos pacientes tienen enfermedad subclínica. El trastorno básico en la enfermedad celíaca es la sensibilidad inmunológica al gluten, componente del trigo y cereales relacionados (avena, centeno y cebada) que contiene la proteína gliadina no hidrosoluble. Los péptidos de la gliadina se presentan eficazmente mediante las células presentadoras de antígeno en la lámina propia del intestino delgado a los linfocitos T CD4+, dando lugar a una respuesta inmunitaria frente al gluten. De aquí que exista una fuerte susceptibilidad genética; el 95% de los pacientes tienen el haplotipo HLA-DQ2 y la mayoría de los restantes tienen el HLA-DQ8. La exposición precoz del sistema inmunitario inmaduro del lactante a concentraciones altas de gliadina es un cofactor destacado de la enfermedad celíaca que se manifiesta clínicamente en etapas posteriores de la vida.

La mucosa del intestino delgado, cuando está expuesta al gluten, acumula linfocitos T CD8+ intraepiteliales y gran número de linfocitos T CD4+ en la lámina propia sensibilizados a la gliadina. Los linfocitos T CD8+ que se acumulan en el intestino pueden ser inespecíficos para gliadina. En cambio, expresan el receptor NK G2D asociado a la célula NK, que reconoce las moléculas inducidas por el estrés en las células epiteliales. Así pues, la patología intestinal puede ser el resultado de estrés celular epitelial, quizás inducido por la sensibilización a gliadina, y la muerte mediada por el linfocito T CD8+ de estas células epiteliales. Los linfocitos T CD4+ probablemente también están implicados (sobre la base de las asociaciones con el HLA), pero su función y la de los anticuerpos permanece sin determinar. Independientemente del mecanismo preciso, el efecto de la respuesta inmunitaria puede ser el aplanamiento total de las vellosidades de la mucosa (y por ello, pérdida de la superficie de absorción), que afecta al intestino delgado, en mayor medida a la zona proximal que la distal. Además, en la lámina propia se acumulan linfocitos y otras células inflamatorias.

La edad de presentación con diarrea sintomática y malnutrición varía de la lactancia a la mitad de la vida adulta; la eliminación del gluten de la dieta se sigue de una mejoría drástica. Sin embargo, existe riesgo a largo plazo de enfermedad neoplásica, con un aumento de aproximadamente dos veces sobre la tasa habitual. Los linfomas intestinales, especialmente los de células T, son los predominantes; otras neoplasias incluyen carcinoma gastrointestinal y de mama. En algunos pacientes con enfermedad celíaca existe un trastorno cutáneo denominado dermatitis herpetiforme (Capítulo 22).

El *esprue tropical* y la *enfermedad de Whipple* son dos trastornos que constituyen el ejemplo de síndromes de malabsorción derivados de una infección intestinal. El esprue tropical se parece a la enfermedad celíaca en la sintomatología pero ocurre casi exclusivamente en personas que viven o que visitan los trópicos. No se ha identificado claramente ningún agente causal específico, pero la aparición de malabsorción al cabo de días o pocas semanas de una infección entérica aguda diarreica implica fuertemente un proceso infeccioso, lo mismo que la respuesta rápida al tratamiento antibiótico de amplio espectro. Los cambios en el intestino delgado varían desde casi normalidad a una enteritis difusa grave sin aplanamiento de las vellosidades. En contraste con la enfermedad celíaca, la lesión se observa en todos los niveles del intestino delgado.

La enfermedad de Whipple es una infección sistémica rara que puede implicar cualquier órgano del cuerpo pero principalmente afecta al intestino, sistema nervioso central y articulaciones. Es característica una mucosa del intestino delgado repleta de macrófagos en la lámina propia que se tiñen con el ácido peryódico de Schiff. El organismo causal es un actinomiceto grampositivo y resistente al cultivo, *Tropheryma whippelii*. Aunque no es un patógeno intracelular obligado, los microorganismos fagocitados y los fragmentos degenerados persisten a continuación en los macrófagos de la lámina propia durante años sin producir inflamación. La enfermedad de Whipple produce un síndrome de malabsorción que ocurre principalmente en varones en la cuarentena o cincuentena de la vida, acompañado ocasionalmente de linfadenopatía, hiperpigmentación, poliartritis y síntomas mal definidos del sistema nervioso central. La respuesta a la antibioticoterapia habitualmente es rápida, pero las recidivas son frecuentes.

Características clínicas. Clínicamente, los síndromes malabsortivos son muy parecidos entre sí. Una característica prominente de la malabsorción es la deposición de heces anormalmente voluminosas, espumosas, grasientas, amarillas o grises, acompañadas de pérdida de peso, anorexia, distensión abdominal, borborigmos y flato, y cansancio muscular. Las consecuencias de la malabsorción afectan a muchos sistemas del organismo:

- *Sistema hematopoyético*: anemia por déficit de hierro, piridoxina, folato o vitamina B_{12} (ésta normalmente se absorbe en el íleon) y hemorragia por déficit de vitamina K (una vitamina liposoluble).
- *Sistema musculoesquelético*: osteopenia y tetania por absorción defectuosa de calcio, magnesio, vitamina D y proteína.
- *Sistema endocrino*: amenorrea, impotencia e infertilidad por malnutrición generalizada; e hiperparatiroidismo por déficit prolongado de calcio y vitamina D.
- *Piel*: púrpura y petequias por déficit de vitamina K; edema por déficit de proteínas; dermatitis e hiperqueratosis por déficit de vitamina A (también liposoluble), cinc, ácidos grasos esenciales y niacina; mucositis por deficiencias vitamínicas.
- *Sistema nervioso*: neuropatía periférica por déficit de vitaminas A y B_{12}.

ENFERMEDAD INFLAMATORIA INTESTINAL

La enfermedad de Crohn y la colitis ulcerosa son trastornos inflamatorios crónicos recidivantes de origen desconocido, conocidos colectivamente como enfermedad inflamatoria intestinal idiopática (EII), que comparten muchas características comunes. *Son el resultado de una respuesta inmunitaria local anómala contra la flora normal del intestino, y probablemente contra algunos autoantígenos, en individuos genéticamente susceptibles. La enfermedad de Crohn puede afectar a cualquier porción del tracto gastrointestinal, desde el esófago hasta el ano, pero con más frecuencia afecta al íleon; aproximadamente la mitad de los casos presenta inflamación granulomatosa no caseosa. La colitis ulcerosa es una enfermedad no granulomatosa limitada al colon.* Antes de considerar estas enfermedades separadamente, se describe la patogenia de estas dos formas de EII.

Etiología y patogenia. El intestino normal es un estado mantenido de inflamación «fisiológica», que representa un equilibrio dinámico entre: 1) factores que activan la respuesta inmunitaria del huésped, como microbios luminales, antígenos de la dieta y estímulos inflamatorios endógenos, y 2) defensas del huésped que modulan la inflamación y mantienen la integridad de la mucosa. La búsqueda de causas de la pérdida de este equilibrio en la enfermedad de Crohn y en la colitis ulcerosa ha revelado muchas características paralelas, pero los orígenes de *ambas enfermedades permanecen inexplicados* (de ahí su designación de *idiopáticas*). La patogénesis de la EII implica susceptibilidad genética, fracaso de la regulación inmunitaria y desencadenamiento por la flora microbiana. Más adelante se describe cada uno de estos factores contribuyentes. Es importante subrayar que la enfermedad de Crohn y la colitis ulcerosa difieren en muchos aspectos, incluyendo la evolución natural de la enfermedad, aspectos anatomopatológicos y tipos de tratamiento y respuestas a éste.

Predisposición genética. Hay pocas dudas de que son importantes los factores genéticos en la EII. Los familiares de primer grado tienen de 3 a 20 veces más probabilidad de desarrollar la enfermedad y el 15% de las personas con EII tiene familiares de primer grado afectados. Respecto a la disfunción inmunológica subyacente, tanto la enfermedad de Crohn como la colitis ulcerosa se han ligado a alelos del complejo de histocompatibilidad de clase II. La colitis ulcerosa se ha asociado con los alelos *HLA-DRB1*, mientras que los alelos *HLA-DR7* y *DQ4* se asocian con aproximadamente el 30% de casos de enfermedad de Crohn en varones blancos estadounidenses. Recientemente, el interés se ha centrado mucho en las asociaciones de la entidad con genes no HLA. Un gen denominado *NOD2* (o *CARD15*) está mutado en el 25% de los pacientes con enfermedad de Crohn en algunas poblaciones étnicas. La proteína NOD2 es un receptor intracelular para el muramil dipéptido, un componente de las paredes celulares de muchas bacterias y se cree que desempeña una función en las respuestas del huésped frente a estas bacterias. La proteína se expresa en las células de Paneth. La forma mutada asociada a la enfermedad puede ser defectuosa en la respuesta a las bacterias, permitiendo así que se establezcan infecciones crónicas en el intestino y que promuevan reacciones inflamatorias por vías independientes de NOD2. Por otra parte, la forma de NOD2 asociada a enfermedad puede promover una respuesta excesiva del huésped frente a bacterias intestinales. Recientemente, se ha encontrado otro gen que se asocia con la enfermedad de Crohn y la colitis ulcerosa, el cual es una forma mutada del gen *del receptor IL-23* (*IL-23R*). IL-23 es una citoquina que promueve la producción de IL-17 por los linfocitos T, y la IL-17 se ha implicado en reacciones inflamatorias en la EII y otras formas de enfermedades inflamatorias crónicas. No se sabe si, o cómo, el IL-23R mutado influye sobre estas reacciones inflamatorias.

Factores inmunológicos. No se sabe si las respuestas inmunitarias en la EII están dirigidas contra autoantígenos del epitelio intestinal o contra antígenos bacterianos. Se pueden hacer las siguientes descripciones generales sobre las respuestas inmunológicas en la EII.

- Tanto en la enfermedad de Crohn como en la colitis ulcerosa, los agentes dañinos primarios parecen ser las células CD4+. Los anticuerpos anticitoplasma de neutrófilo y antitropomiosina detectados en personas con colitis ulcerosa no parecen desempeñar una función patogénica.
- Desde hace tiempo, se cree que la enfermedad de Crohn es el resultado de una reacción de hipersensibilidad retardada crónica inducida por linfocitos T_H1 productores de interferón γ. Sin embargo, recientes estudios realizados en modelos de ratón con EII sugieren que la inflamación tisular puede ser el resultado de la secreción de citocina IL-17 por una subpoblación recientemente descubierta de linfocitos T CD4+ que se denomina «T_H17».
- Aunque en modelos animales la colitis puede estar producida por activación de linfocitos T_H2, no se ha encontrado IL-4, la citocina característica de esta clase de respuesta, lo que sugiere que en la colitis ulcerosa puede no haber una respuesta predominante de linfocitos T.
- La citocina inflamatoria TNF (v. el Capítulo 2) puede desempeñar una función patogénica importante en la enfermedad de Crohn, dada la eficacia del tratamiento con antagonistas de TNF en este trastorno.

Factores microbianos. Las localizaciones afectadas por EII (el íleon distal y el colon) están inundadas de bacterias. En tanto que no haya evidencia de que estas enfermedades estén causadas por microbios, es muy probable que los microbios proporcionen el desencadenante antigénico para un sistema inmunitario fundamentalmente alterado. Este concepto viene reforzado por la observación de que, en modelos murinos, la EII se desarrolla en presencia de flora intestinal normal pero no en ratones desprovistos de gérmenes.

En resumen, la EII es un grupo heterogéneo de enfermedades caracterizadas por una respuesta inmunitaria exagerada y destructiva en la mucosa. La lesión tisular en la EII es probable que se inicie por diversos caminos genéticos e inmunológicos que se modifican con influencias ambientales, incluyendo microbios y sus productos.

La inflamación es la fase final común en la patogenia de la EII. Las manifestaciones clínicas y los cambios morfológicos de la EII son, en último extremo, el resultado de la activación de células inflamatorias (inicialmente neutrófilos y, más tarde, en el curso del proceso, células mononucleares). Los productos de estas células inflamatorias producen lesión tisular inespecífica. La inflamación produce: 1) deterioro en la integridad de la barrera epitelial de la mucosa, y 2) pérdida de la función de absorción de la célula epitelial superficial. Por último, la inflamación produce destrucción mucosa evidente, que da lugar a pérdida obvia de la barrera mucosa y de la función de absorción. En conjunto, estos episodios dan lugar a diarrea intermitente sanguinolenta, característica de estas enfermedades. Actualmente, la mayoría de los tratamientos actúa completa o parcialmente mediante la modulación negativa (*down regulation*) no específica del sistema inmunitario. Entre las pruebas diagnósticas, la más útil es la detección de anticuerpos perinucleares citoplásmicos antineutrófilos, presentes en, aproximadamente, el 75% de las personas con colitis ulcerosa y solamente en el 11% de individuos con enfermedad de Crohn.

Enfermedad de Crohn

Esta enfermedad puede afectar a cualquier nivel del tracto alimentario, desde la boca al ano, pero habitualmente se localiza en el íleon terminal. Cuando se describió por primera vez, se pensó que estaba limitada al íleon, y se denominó «ileítis terminal» o «enteritis regional». *La enfermedad de Crohn debe concebirse como una enfermedad inflamatoria sistémica con afectación predominante gastrointestinal.* Los casos activos se acompañan a menudo de complicaciones extraintestinales de origen inmunitario, como uveítis, sacroileítis, poliartritis migratoria, eritema nudoso, trastornos inflamatorios de los conductos biliares y uropatía obstructiva con nefrolitiasis.

Cuando está completamente desarrollada, la enfermedad de Crohn se caracteriza por:

- Afectación transmural bien delimitada en el intestino por un proceso inflamatorio con daño de la mucosa.
- Presencia de granulomas no caseosos.
- Formación de fístulas.

Epidemiología. De distribución mundial, la enfermedad de Crohn es mucho más probable en Estados Unidos, Gran Bretaña y Escandinavia que en Europa central, y es rara en Asia y África. La incidencia y la prevalencia han aumentado continuamente en Estados Unidos y Europa occidental. La incidencia anual en Estados Unidos es de 3 a 5 por 100.000 habitantes, ligeramente menos frecuente que la incidencia de colitis ulcerosa. Ocurre a cualquier edad, desde niños pequeños hasta ancianos, pero la incidencia máxima está entre la segunda y tercera décadas de la vida, con un pico menor en la sexta y séptima décadas. Las mujeres están afectadas ligeramente más a menudo que los hombres. Parece que los blancos tienen la enfermedad de dos a cinco veces más a menudo que los que no lo son. En Estados Unidos, la enfermedad de Crohn ocurre de tres a cinco veces más a menudo en los judíos que en los que no lo son.

Morfología

En la enfermedad de Crohn hay afectación macroscópica del intestino delgado solamente en el 30% de los casos, del intestino delgado y del colon en el 40%, y de solamente el colon en el 30%. Puede implicar al duodeno, estómago, esófago e incluso la boca, pero estas localizaciones son bastante infrecuentes. **Cuando está plenamente desarrollada, la enfermedad de Crohn se caracteriza por: 1) afectación típicamente transmural bien delimitada del intestino por un proceso inflamatorio con daño de la mucosa; 2) presencia de granulomas no caseosos en el 40 al 60% de los casos, y 3) fisuras con formación de fístulas**. En los segmentos afectados, la serosa es granular y gris mate, y con frecuencia la grasa mesentérica rodea la superficie del intestino **(«grasa reptante»). La pared intestinal es gruesa y de consistencia gomosa, siendo el resultado de edema, inflamación, fibrosis e hipertrofia de la *muscularis propria*.** Como consecuencia, la luz casi siempre está estrechada; en el intestino delgado, esto se ve radiográficamente como el «signo de la cuerda», una hebra delgada de bario que pasa a través del segmento enfermo. Puede haber estenosis en el colon pero habitualmente menos grave. **Una característica clásica de la enfermedad de Crohn es la demarcación nítida de segmentos enfermos del intestino respecto al intestino adyacente no afectado**. Cuando están implicados varios segmentos intestinales, el intestino intercalado es esencialmente normal (lesiones «salteadas»).

En la mucosa intestinal, la enfermedad temprana muestra úlceras mucosas focales que recuerdan las úlceras aftosas, edema y pérdida de la textura normal de la mucosa. Cuando la enfermedad progresa, las úlceras coalescen en una larga sucesión de úlceras lineales serpiginosas que tienden a orientarse a lo largo del eje del intestino (Fig. 15-30). Dado que la mucosa intercalada tiende a estar relativamente respetada, adquiere una apariencia de textura en empedrado abigarrada. **Entre los pliegues de la mucosa se desarrollan fisuras estrechas** que penetran a menudo profundamente a través de la pared intestinal hasta la serosa. Esto puede dar lugar a adherencias con asas adyacentes del intestino. Una extensión ulterior de las fisuras da lugar a **fístulas o formación de tractos sinusales** hacia las vísceras adyacentes, hacia la piel externa o hasta una cavidad ciega para formar un absceso localizado.

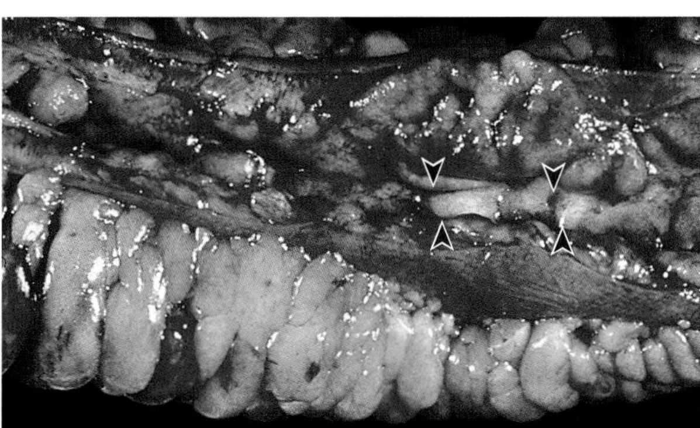

Figura 15-30

Enfermedad de Crohn del íleon que muestra estenosis de la luz, engrosamiento de la pared del intestino, extensión serosa de la grasa mesentérica («grasa reptante») y ulceración lineal de la superficie mucosa (*puntas de flecha*).

En el examen microscópico, la mucosa muestra varias características típicas (Fig. 15-31): 1) **inflamación**, con infiltración neutrofílica en la capa epitelial y acumulación dentro de las criptas para formar **abscesos crípticos**; 2) **ulceración**, que es el resultado habitual de la enfermedad activa, y 3) **daño crónico de la mucosa** en forma de distorsión arquitectural, atrofia y metaplasia (incluyendo metaplasia gástrica en el intestino). **Puede haber granulomas en cualquier parte del tracto alimentario, incluso en individuos con enfermedad de Crohn limitada a un segmento intestinal. Sin embargo, la ausencia de granulomas no descarta el diagnóstico de esta enfermedad**. En los segmentos enfermos, la *muscularis mucosae* y la *muscularis propria* habitualmente están muy engrosadas y la fibrosis afecta a todas las capas tisulares. También son característicos los agregados linfoides diseminados entre las distintas capas tisulares y en la grasa extramural.

En personas con enfermedad crónica de larga duración son especialmente importantes los cambios displásicos que aparecen en las células epiteliales de la mucosa. Pueden ser focales o de diseminación amplia, tienden a aumentar con el tiempo, y se cree que están relacionados con un incremento de cinco a seis veces del riesgo de carcinoma, particularmente en el colon.

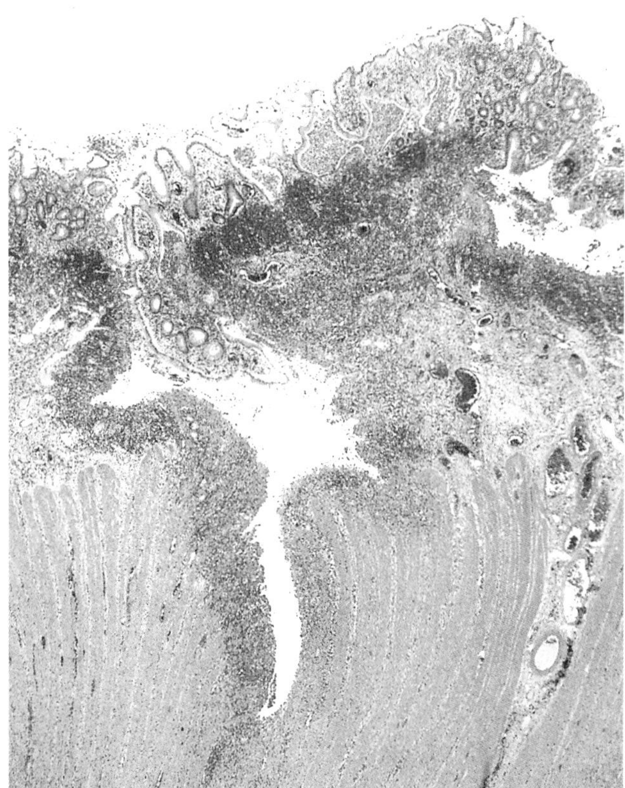

Figura 15-31

Enfermedad de Crohn del colon con una fisura profunda que se extiende a la pared muscular, una segunda úlcera, excavada (*parte superior derecha*) y preservación relativa de la mucosa intermedia. Están presentes abundantes agregados linfoides, que se evidencian como densos parches azules de células en la interfase entre la mucosa y la submucosa.

Características clínicas. La presentación de la enfermedad de Crohn es muy variable e impredecible. Las manifestaciones dominantes son episodios recidivantes de diarrea, dolor abdominal, retortijones y fiebre que dura de días a semanas. Estas manifestaciones habitualmente comienzan insidiosamente, pero en algunos casos, sobre todo en personas jóvenes, la instauración del dolor es tan abrupta y la diarrea tan leve que se lleva a cabo una exploración abdominal con el diagnóstico de apendicitis. Está presente algo de melena en, aproximadamente, el 50% de los casos con afectación de colon; habitualmente es leve, pero a veces es masiva. En la mayoría de los pacientes, tras un brote inicial, las manifestaciones remiten, bien espontáneamente o con tratamiento, pero suelen recidivar, y los intervalos entre los ataques sucesivos se hacen más cortos. En el 10 al 20% de las personas con enfermedad de Crohn, los intervalos sin síntomas tras el brote inicial pueden durar décadas, y en algunos pocos, muy afortunados, el primer brote es el último. Por otra parte, aproximadamente el 20% de los pacientes experimenta una enfermedad activa continua tras su diagnóstico. En la mayoría, el curso fluctúa entre años de remisión y años con enfermedad clínicamente activa. El desarrollo potencial de malabsorción y algunas manifestaciones extraintestinales mencionadas anteriormente se superponen a esta evolución.

Las consecuencias debilitadoras de la enfermedad de Crohn incluyen: 1) formación de *fístulas* con otras asas intestinales, vejiga urinaria, vagina o piel perianal; 2) *abscesos abdominales* o peritonitis, y 3) *estenosis intestinal* u obstrucción, que necesita intervención quirúrgica. Acontecimientos raros, pero devastadores, son la hemorragia intestinal masiva, la dilatación tóxica del colon y el carcinoma de colon o del intestino delgado. Aunque el riesgo aumentado de carcinoma es significativo, es sustancialmente menor que el asociado con colitis ulcerosa. Esta diferencia puede no ser intrínseca a estas dos afecciones, sino que puede estar relacionada con el hecho de que, en la enfermedad de Crohn, el intestino afectado habitualmente se extirpa quirúrgicamente debido a la obstrucción, reduciéndose así el riesgo de cáncer.

Colitis ulcerosa

La colitis ulcerosa es una enfermedad ulceroinflamatoria que afecta al colon, y está limitada a la mucosa y submucosa, excepto en los casos más graves. La colitis ulcerosa empieza en el recto y se extiende proximalmente de manera continua, a veces afectando a todo el colon. Lo mismo que la enfermedad de Crohn, la colitis ulcerosa es un trastorno sistémico asociado, en algunas personas, con poliartritis migratoria, sacroileítis, espondilitis anquilosante, uveítis, eritema nudoso y afectación hepática (pericolangitis y colangitis esclerosante primaria). Existen varias diferencias importantes entre la colitis ulcerosa y la enfermedad de Crohn (Fig. 15-32 y Tabla 15-10).

En la colitis ulcerosa:

- Están ausentes los granulomas bien formados.
- No hay lesiones salteadas.
- Las úlceras de la mucosa rara vez se extienden por debajo de la submucosa, y hay, sorprendentemente, poca fibrosis.
- No hay engrosamiento mural y la superficie serosa suele ser completamente normal.
- Parece haber un riesgo alto de desarrollo de carcinoma.

Epidemiología. La colitis ulcerosa es algo más habitual que la enfermedad de Crohn en Estados Unidos y en los países occidentales, con una incidencia de, aproximadamente, 7 por 100.000 habitantes, pero es infrecuente en Asia, África y Sudamérica. Lo mismo que con la enfermedad de Crohn, la incidencia de esta afección ha aumentado en las últimas décadas. En Estados Unidos, es más frecuente entre blancos que entre no blancos, y no muestra diferencias por sexos. Puede surgir a cualquier edad, con un pico de incidencia entre los 20 y 25 años. La colitis ulcerosa tiene una asociación familiar; aproximadamente el 20% de las personas con este trastorno tiene familiares afectados. Los individuos con colitis ulcerosa y espondilitis anquilosante tienen una frecuencia aumentada del alelo *HLA-B27*, pero esta asociación está relacionada con las espondilitis y no con la colitis ulcerosa.

Morfología

La colitis ulcerosa afecta al recto y al colon sigmoide y, en ocasiones, a todo el colon. La presentación con una extensión proximal incluso más alta (pancolitis) ocurre mucho menos frecuentemente. La afectación del colon es continua desde el colon distal, de manera que no se encuentran lesiones salteadas. La enfermedad activa denota una destrucción inflamatoria continuada de la mucosa, con hiperemia macroscópica, edema, y granularidad con friabilidad y hemorragia fácil. En la enfermedad activa grave existe una ulceración extensa y de base amplia de la mucosa en el colon

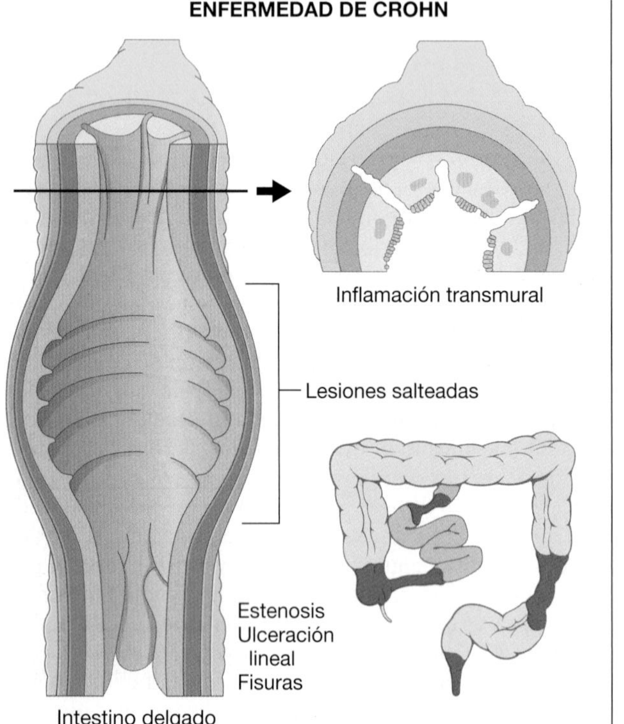

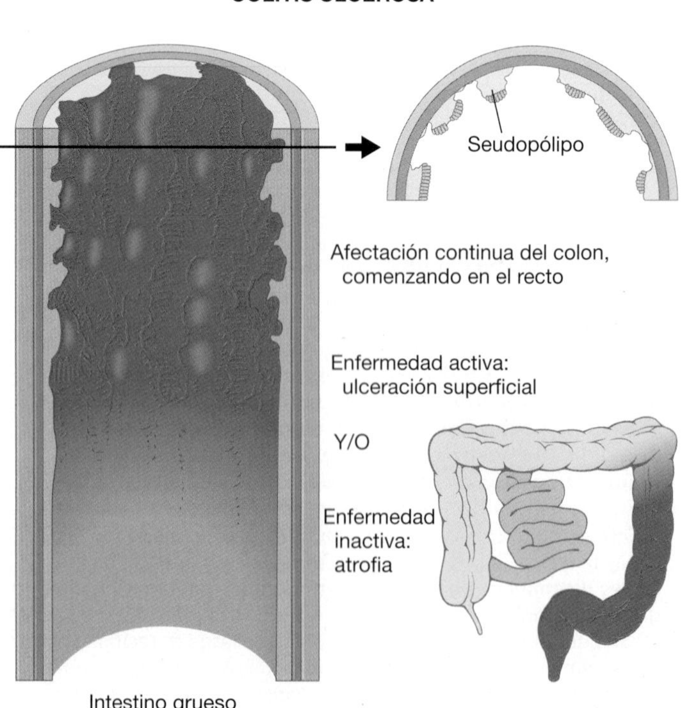

Figura 15-32

Comparación de los patrones de distribución en la enfermedad de Crohn y en la colitis ulcerosa, y las distintas conformaciones de las úlceras y engrosamientos de la pared.

Tabla 15-10 Características distintivas de la enfermedad de Crohn y la colitis ulcerosa*

Característica	Enfermedad de Crohn (intestino delgado)	Enfermedad de Crohn (colon)	Colitis ulcerosa
Macroscópica			
Región intestinal	Íleon ± colon**	Colon ± íleon	Solamente colon
Distribución	Lesiones salteadas	Lesiones salteadas	Difusa
Estenosis	Precoz	Variable	Tardía/rara
Aspecto de la pared	Engrosada	Variable	Delgada
Dilatación	No	Sí	Sí
Microscópica			
Seudopólipos	Ninguno o pequeños	Marcada	Marcada
Úlceras	Profundas, lineales	Profundas, lineales	Superficial
Reacción linfoide	Marcada	Marcada	Leve
Fibrosis	Marcada	Moderada	Leve
Serositis	Marcada	Variable	Leve a ninguna
Granulomas	Sí (40 a 60%)	Sí (40 a 60%)	No
Fístulas/tractos sinusales	Sí	Sí	No
Clínica			
Malabsorción de grasa/vitamina	Sí	Sí, si ileal	No
Potencialmente maligna	Sí	Sí	Sí
Respuesta a la cirugía***	Mala	Aceptable	Buena

*No todas las características están presentes en un único caso.
**La enfermedad de Crohn puede afectar a otros tramos del intestino delgado.
***Basado en la probabilidad de recidiva de la enfermedad tras extirpación quirúrgica de un segmento enfermo.

distal o en toda su longitud (Fig. 15-33). Islotes aislados de mucosa regenerativa sobresalen hacia arriba y forman **seudopólipos**. Con frecuencia, los bordes socavados de úlceras adyacentes se conectan para formar túneles cubiertos por tenues puentes de mucosa. Lo mismo que en la enfermedad de Crohn, las úlceras de la colitis ulcerosa frecuentemente se alinean a lo largo del eje del colon pero rara vez reproducen las úlceras lineales serpiginosas de la enfermedad de Crohn. En casos raros, la *muscularis propria* está tan comprometida que permite la perforación y formación de abscesos pericolónicos. La exposición de la *muscularis propria* y el plexo neural al material fecal también puede llevar a la abolición completa de la función neuromuscular. Cuando ocurre esto, el colon se hincha progresivamente y se gangrena (**megacolon tóxico**). En la enfermedad crónica indolente o en la curación de la enfermedad activa, la atrofia progresiva de la mucosa da lugar a una superficie mucosa aplanada.

Las características anatomopatológicas de la colitis ulcerosa son las de inflamación, ulceración y daño crónico de la mucosa (Fig. 15-34).

- **Está presente, casi siempre, una inflamación difusa, predominantemente mononuclear, que infiltra la lámina propia**, incluso en el momento de la presentación clínica. La infiltración neutrofílica de la capa epitelial puede producir colección de neutrófilos en la luz de la cripta (abscesos **crípticos**). Estos neutrófilos son inespecíficos de la colitis ulcerosa y pueden observarse también en la enfermedad de Crohn o en cualquier colitis inflamatoria activa. A diferencia de la enfermedad de Crohn, no existen granulomas, aunque

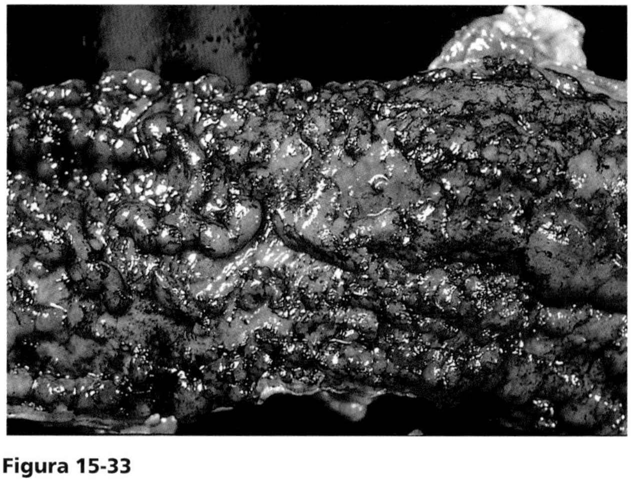

Figura 15-33

Colitis ulcerosa. Las regiones pálidas e irregulares comprenden úlceras que han llegado a la coalescencia en muchas ocasiones dejando islotes virtuales de mucosa residual. Ya es evidente la tendencia a la formación de seudopólipos. El material más oscuro es moco adherido manchado de heces.

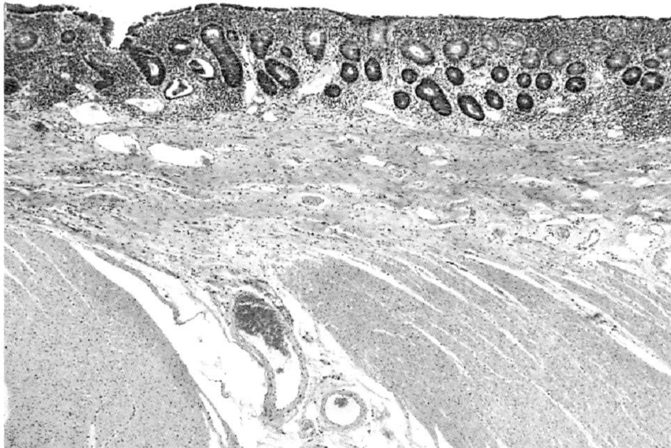

Figura 15-34

Colitis ulcerosa. Microfotografía a bajo aumento que muestra inflamación crónica importante de la mucosa con atrofia de las glándulas del colon, fibrosis submucosa moderada y pared muscular normal.

la rotura de los abscesos de las criptas puede producir una reacción de cuerpo extraño en la lámina propia.

- **La destrucción continuada de la mucosa da lugar a la ulceración**, extendiéndose a la submucosa y a veces deja expuesta la capa *muscularis propria.*
- Con la remisión de la enfermedad activa, **el tejido de granulación rellena los cráteres ulcerados**, seguido de la reparación del epitelio mucoso. **La fibrosis submucosa y la alteración arquitectural de ésta y su atrofia permanecen como residuos de la enfermedad curada.**

La complicación más grave de la colitis ulcerosa es el desarrollo de carcinoma de colon. Dos factores gobiernan el riesgo: la duración de la enfermedad y su extensión anatómica. Se cree que con 10 años de enfermedad limitada al colon izquierdo el riesgo es mínimo, y a los 20 años el riesgo es del orden del 2%. En la pancolitis, el riesgo de carcinoma es del 10% a los 20 años y del 15 al 25% a los 30 años. Globalmente, la incidencia anual de cáncer de colon en personas con colitis ulcerosa de más de 10 años de evolución es del 0,8 al 1%.

Características clínicas. La colitis ulcerosa es un trastorno crónico recidivante marcado por ataques de diarrea mucoide sanguinolenta que persisten durante días, semanas o meses, y después remiten, sólo para recidivar después de un intervalo asintomático de meses a años, o incluso décadas. La presentación habitualmente es insidiosa, con retortijones, tenesmo y dolor abdominal cólico inferior que se alivia con la defecación. Algunas personas manifiestan fiebre y pérdida de peso. En líneas generales, las heces sanguinolentas son más frecuentes en la colitis ulcerosa que en la enfermedad de Crohn, y la pérdida de sangre puede ser considerable. En una persona afortunada, el primer brote es el último; esto representa aproximadamente el 10% de los pacientes. En el otro extremo del espectro, el brote inicial explosivo puede dar lugar a una hemorragia tan abundante y un desequilibrio hidroelectrolítico tan grave como para constituir una urgencia médica. En la mayor parte, sin embargo, la inmensa mayoría de los individuos con colitis ulcerosa experimenta un curso recidivante. Las infecciones concurrentes, como la enterotoxina producida por *C. difficile,* pueden manifestar la colitis ulcerosa por primera vez; éstas no inician la enfermedad.

Las manifestaciones extraintestinales son más frecuentes en la colitis ulcerosa que en la enfermedad de Crohn, especialmente la poliartritis migratoria. Las complicaciones de riesgo vital, aunque infrecuentes, incluyen diarrea grave y trastornos electrolíticos, hemorragia masiva, dilatación grave del colon (megacolon tóxico) con posible rotura, y perforación con peritonitis. Las estenosis inflamatorias del colon y recto, aunque infrecuentes, deben diferenciarse del cáncer.

El diagnóstico puede hacerse habitualmente con exploración endoscópica y biopsia. Siempre se deben descartar causas infecciosas específicas. La complicación más temida a largo plazo de la colitis ulcerosa es el cáncer. Los cambios secuenciales en la mucosa, desde displasia a carcinoma invasivo, proporcionan la base racional de programas de vigilancia con colonoscopias y múltiples biopsias repetidas con la intención de detectar displasia para una posible colectomía profiláctica. Dado que los carcinomas que se desarrollan a partir de la colitis ulcerosa son frecuentemente de tipo infiltrante, la detección precoz es de la mayor importancia. En las células de la mucosa de la colitis ulcerosa se ha detectado daño del ADN con inestabilidad de microsatélites. Más recientemente, también se ha encontrado el mismo tipo de daño en zonas no displásicas del intestino en individuos con colitis ulcerosa, lo que sugiere que estos pacientes tienen defectos en la reparación del ADN en las células de la mucosa de todo el intestino.

RESUMEN

Enfermedad intestinal inflamatoria (EII)

- La enfermedad de Crohn y la colitis ulcerosa son enfermedades intestinales inflamatorias idiopáticas que se cree que son el resultado de respuestas inmunitarias locales anómalas contra microbios desconocidos y/o autoantígenos en el intestino.
- *Enfermedad de Crohn*:
  - Se asocia con los alelos HLA-DR7 y DQ-4, y con mutaciones en el gen *NOD2*, que codifica para un sensor intracelular para microbios.
  - Es el resultado de una reacción inflamatoria crónica mediada por linfocitos T, que implica linfocitos T_H1 productores de IFNγ y, quizá, linfocitos T_H17 productores de IL-17.
  - Se manifiesta por inflamación crónica con granulomas, úlceras y estenosis producidas por fibrosis, que afectan al íleon terminal y el colon.
  - Las consecuencias incluyen formación de fístulas, abscesos abdominales, obstrucción intestinal y riesgo aumentado de carcinoma.
- *Colitis ulcerosa*:
  - Se asocia con el HLA-DRB1.
  - Se manifiesta por úlceras superficiales en el colon, sin granulomas ni fibrosis extensa; se desconoce la naturaleza de la respuesta inmunitaria patológica.
  - La complicación más grave es el aumento del riesgo de carcinoma.

TUMORES DE LOS INTESTINOS DELGADO Y GRUESO

Los tumores epiteliales del intestino son una causa importante de morbilidad y mortalidad en todo el mundo. El colon, incluyendo el recto, alberga más neoplasias primarias que cualquier otro órgano en el cuerpo. El cáncer colorrectal ocupa el segundo lugar, después del carcinoma broncogénico, entre las muertes por cáncer en Estados Unidos. Aproximadamente el 5% de los estadounidenses padecerá un cáncer colorrectal y el 40% de esta población morirá de la enfermedad. Los adenocarcinomas constituyen la inmensa mayoría de los cánceres colorrectales y representan el 70% de todas las neoplasias que surgen en el tracto gastrointestinal. Curiosamente, el intestino delgado es una localización infrecuente de tumores benignos o malignos a pesar de su gran longitud y su inmensa población de células mucosas en división. La clasificación de los tumores intestinales es la misma en los intestinos delgado y grueso (Tabla 15-11).

Antes de iniciar la descripción de estos tumores, deben subrayarse varios conceptos de la terminología (Fig. 15-35):

- Un *pólipo* es una masa que sobresale hacia la luz del intestino; la tracción en la masa puede dar lugar a un pólipo con tallo o pólipo *pediculado*. Por otra parte, el pólipo puede ser *sésil*, sin un tallo definible.

Tabla 15-11 Tumores de los intestinos delgado y grueso

Pólipos no neoplásicos
Pólipos hiperplásicos
Pólipos hamartomatosos
Pólipos juveniles
Pólipos de Peutz-Jeghers
Pólipos inflamatorios
Pólipos linfoides
Lesiones epiteliales neoplásicas
Pólipos benignos
Adenomas
Lesiones malignas
Adenocarcinoma
Carcinoma escamoso del ano
Otros tumores
Tumores de la estroma gastrointestinal
Tumor carcinoide
Linfoma

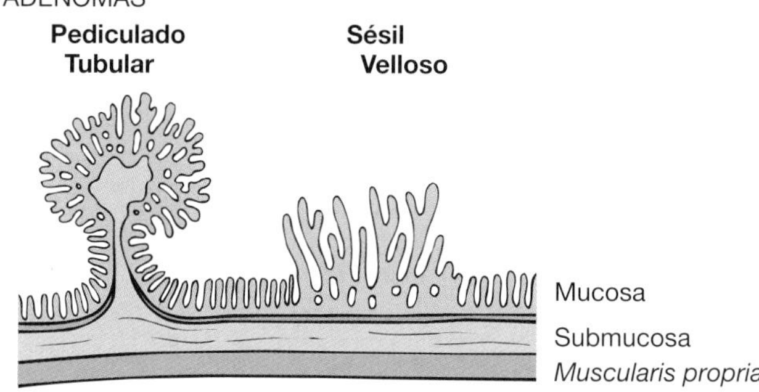

Figura 15-35

Dos formas de pólipo sésil (pólipo hiperplásico y adenoma) y de los dos tipos de adenoma (pediculado y sésil). Existe solamente una asociación laxa entre la arquitectura tubular de los adenomas pediculados y la arquitectura vellosa de los pólipos sésiles.

- Los pólipos pueden formarse como resultado de una maduración anormal de la mucosa, inflamación o arquitectura anormal. Estos pólipos no son *neoplásicos* y no tienen un potencial de malignidad.
- Aquellos pólipos que surgen como resultado de proliferación y displasia epitelial se denominan *pólipos adenomatosos* o *adenomas. Son verdaderas lesiones neoplásicas y son precursores de carcinoma.*
- Los *pólipos hiperplásicos* son los más frecuentes en el colon y el recto. Cuando son únicos, no tienen potencial maligno. Sin embargo, una lesión conocida como *adenoma sésil serrado*, que tiene algunas similitudes con los pólipos hiperplásicos, puede tener un potencial maligno (comentado más adelante).

Algunas lesiones polipoideas pueden estar causadas por tumores submucosos o murales. Sin embargo, lo mismo que en el estómago, el término *pólipo*, a menos que se especifique otra cosa, se refiere a lesiones que surgen a partir del epitelio de la mucosa.

Pólipos no neoplásicos

La inmensa mayoría de los pólipos intestinales ocurren esporádicamente, especialmente en el colon, y aumentan en frecuencia con la edad. Los pólipos no neoplásicos representan, aproximadamente, el 90% de todos los pólipos epiteliales en el intestino grueso y se encuentran en más de la mitad de las personas mayores de 60 años. La mayoría son *pólipos hiperplásicos,* que son pequeñas (< 5 mm de diámetro) protuberancias de la mucosa, en forma de pezón, hemisféricas, lisas. Pueden ocurrir aisladamente pero más a menudo son múltiples. Aunque pueden localizarse en cualquier sitio del colon, más de la mitad se encuentra en la región rectosigmoide. Histológicamente, contienen criptas abundantes revestidas de células caliciformes bien diferenciadas o células epiteliales absortivas, separadas por una lámina propia escasa. Aunque la inmensa mayoría de los pólipos hiperplásicos *no tiene potencial maligno,* actualmente se reconoce que algunos «pólipos hiperplásicos», los denominados adenomas serrados sésiles, localizados en el colon derecho, pueden ser precursores de carcinomas colorrectales. Pueden ser solitarios o múltiples («poliposis hiperplásica»). Como se describe más adelante, estos pólipos muestran inestabilidad de microsatélites y pueden dar lugar a cánceres de colon por alteraciones en la vía de reparación de los genes del ADN (*mismatch repair pathway*).

Los *pólipos juveniles* son esencialmente proliferaciones hamartomatosas, principalmente de la lámina propia, que incluyen glándulas crípticas dilatadas ampliamente espaciadas. Ocurren más frecuentemente en niños menores de 5 años pero también en adultos de cualquier edad; en este último grupo pueden denominarse *pólipos de retención.* Independientemente de la terminología, las lesiones habitualmente son grandes en los niños (1-3 cm de diámetro) pero más pequeñas en los adultos; son redondeadas, lisas o ligeramente lobuladas, y a veces tienen un tallo de hasta 2 cm. En general, ocurren aisladamente y en el recto, y dado que son hamartomas no tienen potencial maligno. Los pólipos juveniles pueden ser el origen de una hemorragia rectal y en algunos casos hacen torsión en sus tallos llegando a un infarto doloroso.

Los pólipos que aparecen en el síndrome de Peutz-Jegher se describen más adelante en el apartado de síndromes de poliposis familiar.

Adenomas

Los adenomas son pólipos neoplásicos que van desde tumores pequeños, a menudo pediculados, hasta lesiones grandes habitualmente sésiles. Como la incidencia de adenomas en el intestino delgado es muy baja, este apartado se centra en los adenomas del colon. La prevalencia de éstos es del 20 al 30% antes de los 40 años, aumentando al 40-50% después de los 60 años de edad. Los hombres y las mujeres se afectan por igual. Hay una predisposición familiar bien definida ante adenomas esporádicos, siendo responsable de un riesgo aproximadamente cuatro veces mayor de adenomas en los familiares de primer grado, y también es cuatro veces mayor el riesgo de carcinoma colorrectal en cualquier persona con adenomas.

Todas las lesiones adenomatosas surgen como resultado de proliferación y displasia epitelial, que puede variar desde leve hasta intensa, como presentar una transformación hacia un carcinoma. Además, existe una fuerte evidencia de que la mayoría de los adenocarcinomas colorrectales invasivos esporádicos surgen a partir de lesiones adenomatosas preexistentes. Los pólipos adenomatosos se dividen en cuatro subtipos, según la arquitectura epitelial:

- *Adenomas tubulares*: glándulas principalmente tubulares, repitiendo la topología de la mucosa.
- *Adenomas vellosos*: proyecciones vellosas.
- *Adenomas tubulovellosos*: una mezcla de los mencionados anteriormente.
- *Adenomas serrados sésiles*: epitelio serrado que tapiza las criptas.

Los adenomas tubulares son, con mucho, los más habituales; del 5 al 10% de los adenomas son tubulovellosos, y sólo el 1% es velloso. La mayoría de los adenomas tubulares son pequeños y pediculados; los adenomas vellosos tienden a ser grandes y sésiles. Por el contrario, la mayoría de los pólipos pediculados son tubulares, y los grandes pólipos sésiles habitualmente muestran características vellosas.

El riesgo de malignidad en los pólipos adenomatosos se correlaciona con tres características interdependientes (localización del pólipo, arquitectura histológica e intensidad de la displasia epitelial) como sigue:

- El cáncer es raro en los adenomas tubulares de menos de 1 cm de diámetro.
- La probabilidad de cáncer es alta (aproximándose al 40%) en los adenomas vellosos sésiles de más de 4 cm de diámetro.
- La displasia intensa, cuando está presente, se encuentra a menudo en zonas vellosas.
- Entre estas variables, *el diámetro máximo es el principal determinante del riesgo de albergar un carcinoma en un pólipo adenomatoso*; la arquitectura no proporciona información independiente sustancial.

Morfología

Los **adenomas tubulares** pueden hallarse en cualquier sitio del colon, pero aproximadamente la mitad se encuentran en el recto-sigma, aumentando la proporción con la edad. Aproximadamente en la mitad de los casos aparecen aisladamente, pero en el resto se distribuyen dos o más lesiones al azar. Los adenomas más pequeños son sésiles; las lesiones de 0,3 cm de tamaño pueden identificarse con endoscopia. Entre los adenomas tubulares más grandes, hasta de 2,5 cm de diámetro, la mayoría tiene tallos delgados, de 1 a 2 cm de largo, y «cabezas» en forma de frambuesa (Fig. 15-36A). Histológicamente, el tallo está cubierto por mucosa colónica normal, pero la cabeza está compuesta de epitelio neoplásico, formando glándulas ramificadas revestidas por células grandes, hipercromáticas, algo desordenadas, que pueden o no mostrar secreción de mucina (Fig. 15-36B). En algunos casos, existen pequeños focos de arquitectura vellosa. En la lesión claramente benigna, las glándulas ramificadas están bien separadas por la lámina propia, y el nivel de displasia o atipia citológica es leve. Sin embargo, pueden encontrarse todos los grados de displasia,

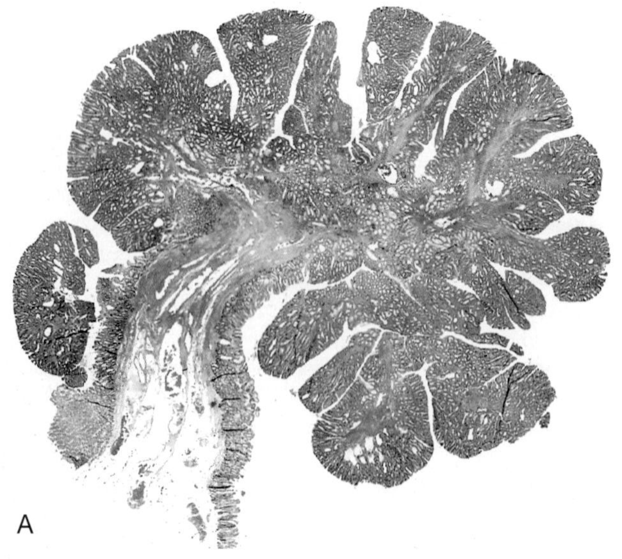

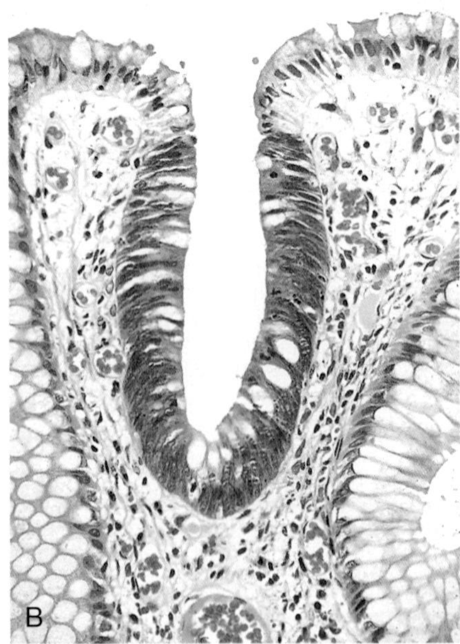

Figura 15-36

A, adenoma pediculado que muestra un tallo fibrovascular recubierto de mucosa normal del colon y una cabeza que contiene abundantes glándulas epiteliales displásicas –de ahí el color azul–. **B**, un pequeño foco de epitelio adenomatoso en una mucosa colónica por lo demás normal (secretora de mucina, clara) muestra cómo el epitelio columnar displásico (muy teñido) puede poblar una cripta del colon (arquitectura «tubular»).

hasta el cáncer confinado a la mucosa (**carcinoma intramucoso**) o el **carcinoma invasor** que se extiende a la submucosa del tallo. Un hallazgo frecuente en cualquier adenoma es la erosión superficial del epitelio como resultado de traumatismo mecánico.

Los adenomas vellosos son los pólipos epiteliales más grandes y preocupantes. Tienden a aparecer en ancianos, más habitualmente en el recto y recto-sigma, pero pueden localizarse en otros sitios. Generalmente, son sésiles, hasta de 10 cm de diámetro, y son masas aterciopeladas o en forma de coliflor que se proyectan de 1 a 3 cm por encima de la mucosa normal circundante. La histología es la de extensiones viliformes frondosas de la mucosa cubiertas por epitelio columnar displásico, a veces muy desordenado, otras veces apilado (Fig. 15-37). Pueden encontrarse todos los grados de displasia, y se encuentra carcinoma invasivo hasta en el 40% de estas lesiones, correlacionándose a menudo su frecuencia con el tamaño de los pólipos.

Los adenomas tubulovellosos están compuestos por una mezcla amplia de zonas tubulares y vellosas. Están en una situación intermedia entre las lesiones tubulares y vellosas en lo que se refiere a la frecuencia de tener un pedículo o ser sésiles, en su tamaño, el grado de displasia y el riesgo de albergar carcinoma intramural o invasivo.

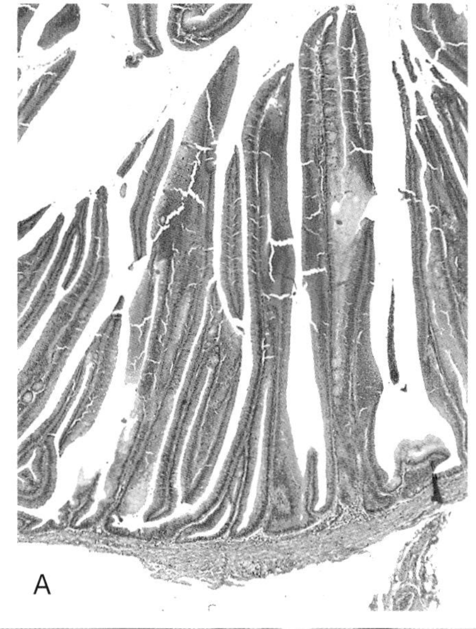

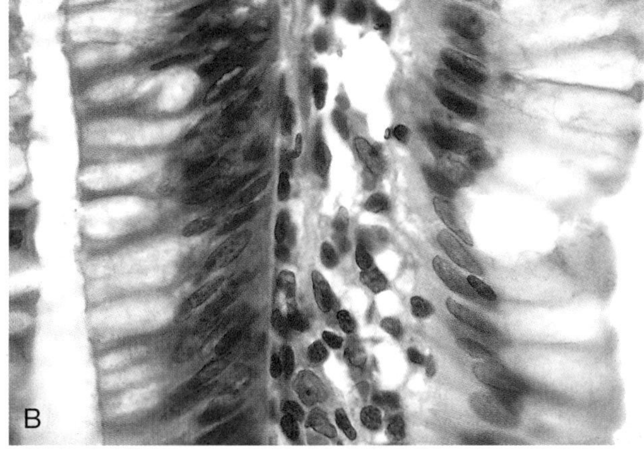

Figura 15-37

A, adenoma sésil con arquitectura vellosa. Cada fronda está tapizada por epitelio displásico. **B**, porción de una fronda vellosa con epitelio columnar displásico a la izquierda y epitelio columnar normal del colon a la derecha.

Características clínicas. Los adenomas más pequeños habitualmente son asintomáticos hasta el momento en que las hemorragias ocultas dan lugar a anemia clínicamente significativa. Los adenomas vellosos son sintomáticos mucho más frecuentemente por su hemorragia rectal manifiesta u oculta. Los adenomas vellosos más distales pueden secretar cantidades suficientes de material mucoide rico en proteínas y potasio como para producir hipoproteinemia o hipopotasemia. Cuando se descubren, todos los adenomas, independientemente de su localización en el tracto alimentario, deben considerarse potencialmente malignos; así, en términos prácticos, es obligatoria la extirpación inmediata y adecuada.

Síndromes de poliposis familiar

Los síndromes de poliposis familiar son trastornos autosómicos dominantes infrecuentes. Su importancia viene determinada por la propensión a transformación maligna y porque las investigaciones de esta transformación han desvelado las bases moleculares del cáncer colorrectal. Los individuos con *poliposis adenomatosa familiar* (FAP, *familial adenomatous polyposis*) desarrollan típicamente de 500 a 2.500 adenomas de colon que tapizan la superficie mucosa (Fig. 15-38); para el diagnóstico se requiere un número mínimo de 100. Los adenomas múltiples también pueden estar presentes en otros sitios del tracto alimentario, incluyendo una incidencia de casi el 100% a lo largo de la vida de adenomas duodenales. La mayoría de los pólipos son adenomas tubulares; ocasionalmente, pueden tener características vellosas. Los pólipos se hacen evidentes habitualmente en la adolescencia y primera juventud. El *riesgo de cáncer de colon es prácticamente del 100% a la mitad de la vida, a menos que se haga una colecto-*

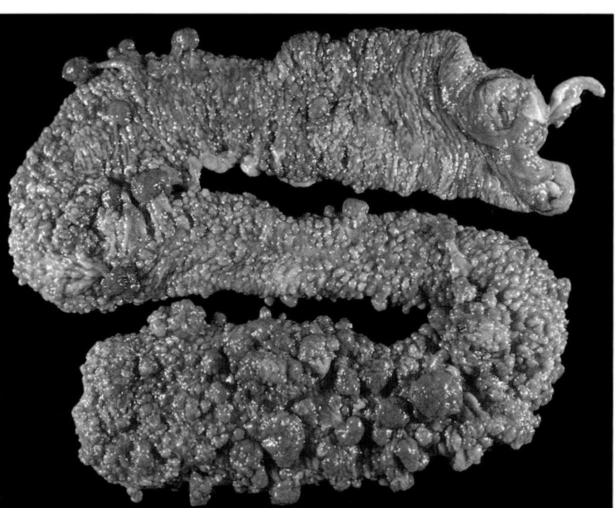

Figura 15-38

Poliposis adenomatosa familiar. La superficie mucosa está tapizada por numerosos adenomas polipoideos. (Por cortesía del doctor Tad Wieczorek, Brigham and Women's Hospital, Boston, Massachusetts.)

mía profiláctica. El defecto genético subyacente en la FAP se ha localizado en el gen *APC* del cromosoma 5q21, como se describe más adelante; parece que el *síndrome de Gardner* y el *síndrome de Turcot,* mucho más raro, comparten el mismo defecto genético que la FAP. Estos síndromes difieren de la FAP respecto a la aparición de tumores extraintestinales en los dos últimos: osteomas, gliomas y tumores de los tejidos blandos, por mencionar unos pocos.

Los pólipos de *Peutz-Jeghers* son hamartomatosos e infrecuentes, que ocurren como parte del síndrome de Peutz-Jeghers; un síndrome infrecuente, autosómico dominante, caracterizado, además, por mucosa melanótica y pigmentación cutánea. Este síndrome está producido por mutaciones en la línea germinal del gen *LKB1,* que codifica una serina treonina cinasa. El *síndrome de Cowden* se caracteriza también por pólipos hamartomatosos en el tracto gastrointestinal y por un riesgo aumentado de neoplasias del tiroides, mama, útero y piel. Este síndrome está producido por mutaciones en la línea germinal en el gen *PTEN* (homólogo de fosfatasa y tensina), gen supresor tumoral. Este gen, mutado en varios cánceres humanos, codifica una fosfatasa que tiene la capacidad de regular muchas vías intracelulares de señalación. Actúa como un inhibidor de crecimiento interrumpiendo señales de varios receptores tirosina cinasa (p. ej., el receptor del factor de crecimiento epidérmico) y favoreciendo la apoptosis a través de las vías BAD/BCL2. Los síndromes de Peutz-Jeghers y Cowden, como otros síndromes de poliposis familiar, se asocian con un riesgo aumentado de neoplasias intestinales y extraintestinales.

Carcinoma colorrectal

La gran mayoría (98%) de todos los cánceres en el intestino grueso son adenocarcinomas. Representan uno de los principales desafíos para la profesión médica ya que casi siempre surgen a partir de pólipos adenomatosos que generalmente pueden curarse por resección. Con 134.000 nuevos casos estimados por año y, aproximadamente, 55.000 muertes, esta enfermedad es responsable de casi el 15% de todas las muertes relacionadas con cáncer en Estados Unidos.

Epidemiología. La incidencia máxima del cáncer colorrectal es entre los 60 y los 70 años de edad; menos del 20% de los casos ocurre antes de los 50 años. Los adenomas son la lesión precursora supuesta en la mayoría de los tumores; la frecuencia con la que el cáncer rectal se origina *de novo* a partir de una mucosa colónica plana está por definir pero parece ser baja. Los hombres están afectados, aproximadamente, el 20% más a menudo que las mujeres.

Al desarrollo de cánceres colorrectales contribuyen influencias genéticas y también ambientales. Cuando se encuentra el cáncer colorrectal en un joven debe sospecharse una colitis ulcerosa preexistente o alguno de los síndromes de poliposis. Además, los individuos con *síndrome de cáncer colorrectal hereditario sin poliposis* (HNPCC, *hereditary nonpolyposis colorectal cancer syndrome*, también conocido como síndrome de Lynch), producido por unas mutaciones germinales en los genes de reparación del ADN, tienen un riesgo elevado de desarrollar cánceres colorrectales (los pacientes con HNPCC tienen también el riesgo de desarrollar otros tumores, como colangiocarcinomas).

El carcinoma colorrectal tiene una distribución mundial, con las mayores tasas de incidencia en Estados Unidos, Canadá, Australia, Nueva Zelanda, Dinamarca, Suecia y otros países desarrollados. Su incidencia es sustancialmente menor, hasta 30 veces menos, en la India, Sudamérica y África. La incidencia en Japón, que antes era muy baja, actualmente ha aumentado hasta niveles intermedios parecidos a los observados en Reino Unido. En la notable variación geográfica de la incidencia están implicadas influencias ambientales, especialmente prácticas dietéticas. Los factores dietéticos que reciben más atención son: 1) un pobre contenido de fibra vegetal no absorbible; 2) un contenido rico de hidratos de carbono refinados; 3) un contenido rico en grasas (como las de la carne), y 4) ingestión disminuida de micronutrientes protectores, como las vitaminas A, C y E. Se teoriza que el contenido reducido en fibra da lugar a un volumen disminuido en las heces, aumento de la retención fecal en el intestino y flora bacteriana intestinal alterada. Por tanto, existen concentraciones altas de subproductos oxidantes de degradación de hidratos de carbono por bacterias potencialmente tóxicos y, que se mantienen en contacto con la mucosa del colon durante períodos más prolongados de tiempo. Además, la ingestión de cantidades elevadas de grasa aumenta la síntesis de colesterol y ácidos biliares en el hígado que, a su vez, pueden convertirse en carcinógenos potenciales por las bacterias intestinales. Las dietas refinadas contienen también menos vitaminas A, C y E, que pueden actuar como limpiadores de radicales de oxígeno. Aunque estos factores son interesantes, permanecen sin demostrar.

Varios estudios epidemiológicos recientes sugieren que el uso de ácido acetilsalicílico y otros AINE ejerce un efecto protector contra el cáncer de colon. En el Nurses Health Study, las mujeres que utilizaban de cuatro a seis comprimidos de ácido acetilsalicílico al día durante 10 años o más tenían una incidencia disminuida de cáncer de colon. Se sospecha que este efecto se ejerce mediante la inhibición de la ciclooxigenasa-2 (COX-2). Esta enzima se sobreexpresa en el 90% de los carcinomas colorrectales y en el 40 al 90% de los adenomas. No está claro cómo la COX-2 promueve la carcinogénesis. Algunos de sus efectos pueden estar mediados por la producción de prostaglandina E_2 (PGE_2), que parece favorecer la proliferación de la célula epitelial, inhibe la apoptosis y aumenta la angiogénesis. La PGE_2 puede promover la angiogénesis aumentando la producción de factor de crecimiento vascular endotelial.

El desarrollo de carcinoma a partir de lesiones adenomatosas está documentado por observaciones generales:

- Poblaciones que tienen una prevalencia alta de adenomas también tienen una prevalencia alta de cáncer colorrectal, y viceversa.
- La distribución de adenomas dentro del colon y recto es más o menos comparable con la del cáncer colorrectal.
- La incidencia pico de los pólipos adenomatosos antecede en varios años a la del cáncer colorrectal.
- Cuando se diagnostica un carcinoma invasor en un estadio precoz, con frecuencia está presente un tejido adenomatoso circundante.
- El riesgo de cáncer se relaciona directamente con el número de adenomas, y de ahí la certeza virtual del cáncer en personas con síndrome de poliposis familiar.
- Los programas que hacen un seguimiento periódico del desarrollo de adenomas y extirpan todos los que se identifican, reducen la incidencia de cáncer colorrectal.

Tabla 15-12 Vías genéticas moleculares de la carcinogénesis colorrectal

	Carcinoma colorrectal hereditario			Carcinoma colorrectal esporádico		
Vía molecular	**Fenotipo clínico**	**Histopatología**	**Genética**	**Fenotipo clínico**	**Histopatología**	**Genética**
Secuencia adenoma-carcinoma	Poliposis adenomatosa familiar	Pólipos adenomatosos innumerables Adenocarcinomas moderadamente diferenciados	Inactivación de la línea germinal *APC*	Cánceres que predominan en lado izquierdo	Adenomas tubulares, tubulovellosos y vellosos Adenocarcinomas moderadamente diferenciados	Inactivación somática o mutación de múltiples genes*
Inestabilidad de microsatélites	Cáncer colorrectal hereditario sin poliposis	Carcinomas mucinosos y mal diferenciados con infiltrado linfoide	Inactivación de la línea germinal de los genes de reparación del *ADN MLH1* o *MSH2*	Cánceres que predominan en lado derecho	Sin lesiones precursoras Adenomas serrados sésiles Pólipos hiperplásicos grandes Carcinomas mucinosos	Inactivación somática de los genes de reparación del *ADN MLH1* o *MSH2*

*Genes que codifican APC/β-catenina, K-RAS, SMADS, p53. Adaptada de Iacobuzio-Donahue CA, Montgomery EA: Gastrointestinal and Liver Pathology. Filadelfia, Elsevier, 2005.

Carcinogénesis colorrectal. El estudio de carcinogénesis colorrectal ha proporcionado conocimientos fundamentales respecto a los mecanismos generales de la evolución del cáncer. Muchos de estos principios se describen en el Capítulo 6. A continuación se describen los conceptos que pertenecen específicamente a la carcinogénesis en el colon.

Actualmente se cree que *existen dos vías patogénicas distintas en el desarrollo del cáncer de colon, la vía APC/β-catenina (o la secuencia adenoma-carcinoma), y la vía de los genes de reparación de errores del ADN (o inestabilidad de microsatélites)* (Tabla 15-12). Ambas vías implican la acumulación escalonada de mutaciones múltiples, pero los genes implicados y los mecanismos por los que se acumulan las mutaciones son diferentes.

La primera vía, denominada *secuencia adenoma-carcinoma, vía APC/β-catenina o vía de inestabilidad cromosómica,* se caracteriza por inestabilidad cromosómica asociada con acumulación escalonada de mutaciones en varios oncogenes y en genes supresores tumorales. La evolución molecular del cáncer de colon por esta vía ocurre mediante una serie de estadios morfológicamente identificables (Fig. 15-39). Inicialmente, existe una proliferación epitelial localizada. Esto se sigue de la formación de pequeños adenomas que se agrandan progresivamente, se hacen más displásicos y, por último, evo-

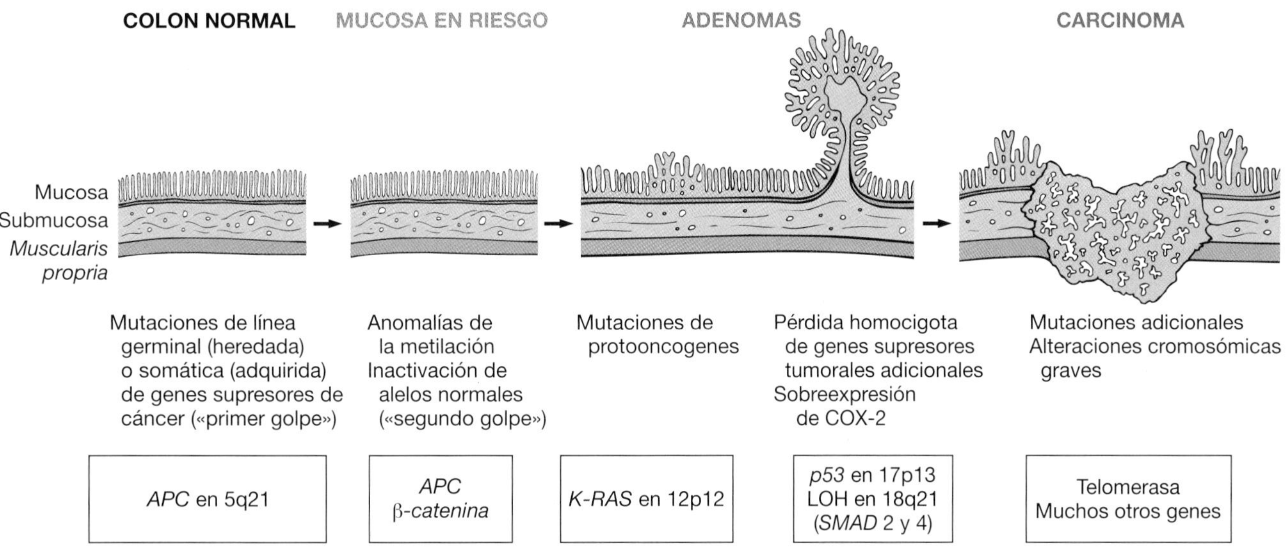

Figura 15-39

Cambios morfológicos y moleculares en la secuencia adenoma-carcinoma. Se ha postulado que ocurre precozmente una pérdida de la copia normal del gen supresor tumoral, *APC.* Los individuos pueden nacer con un alelo mutado, haciéndolos extremadamente susceptibles al desarrollo del cáncer de colon o pueden desarrollar una inactivación del *APC* más tarde en la vida. Éste es el «primer golpe» de acuerdo con la hipótesis de Knudson (Capítulo 6). Sigue la pérdida de la copia intacta de *APC* («segundo golpe»). Otras mutaciones incluyen las que ocurren en *K-RAS,* pérdidas en 18q21 que implican a *SMAD2* y *SMAD4* y la inactivación del gen supresor tumoral *p53,* dando lugar a la aparición del carcinoma, en el cual puede haber mutaciones adicionales. Aunque parece haber una secuencia temporal en los cambios, parece que la acumulación de mutaciones es crítica, más que su aparición en un orden específico.

lucionan a cánceres invasores. Tal secuencia adenoma-carcinoma es responsable de, aproximadamente, el 80% de los tumores esporádicos del colon. Los correlatos genéticos de esta vía son los siguientes:

- *Pérdida del gen APC supresor tumoral.* Se cree que es el episodio más precoz en la formación de adenomas. Recuérdese que en los síndromes de la poliposis adenomatosa familiar y de Gardner, las mutaciones germinales en el gen *APC* dan lugar a cientos de adenomas que progresan hasta formar cánceres. Deben perderse ambas copias del gen *APC* para que se desarrollen adenomas. Como se describió en el Capítulo 6, las funciones de las proteínas APC están ligadas íntimamente a la β-catenina. La APC normal promueve la degradación de la β-catenina; con la pérdida de la función APC, la β-catenina acumulada se trasloca al núcleo y activa la transcripción de varios genes, como el *MYC* y la ciclina D1, que promueven la proliferación celular. Las mutaciones *APC* están presentes en el 60 al 80% de cánceres esporádicos del colon.
- *Mutación del K-RAS.* El gen *K-RAS* codifica una molécula de transducción de señal que varía entre un estado activado de enlace trifosfato-guanosina y un estado inactivo de enlace difosfato-guanosina. Como se describe en el Capítulo 6, el *RAS* mutado queda atrapado en un estado activado que proporciona señales mitóticas e impide la apoptosis. *K-RAS* está mutado en menos del 10% de los adenomas menores de 1 cm, en el 50% de los adenomas mayores de 1 cm y en el 50% de los carcinomas.
- *Deleción del 18q21.* Se ha encontrado la pérdida de un gen supresor putativo de cáncer en 18q21 en el 60 al 70% de los cánceres de colon. Se han localizado tres genes en esta región cromosómica: *DCC* (*deleted in colon carcinoma*), *SMAD2* y *SMAD4*. Se considera que los genes *SMAD* son los más relevantes respecto a la carcinogénesis de colon. Codifican componentes de TGF-β en la vía de señalización. Dado que la señalización por TGF-β normalmente inhibe el ciclo celular, la pérdida de estos genes puede permitir el crecimiento celular.
- *Pérdida de p53.* La pérdida de este gen supresor tumoral se observa en el 70 al 80% de los cánceres de colon, aunque pérdidas similares son infrecuentes en los adenomas, lo que sugiere que las mutaciones en el *p53* ocurren más tarde en la carcinogénesis colorrectal. El papel crítico del *p53* en la regulación del ciclo celular se describe en el Capítulo 6.

Además de estos cambios, las alteraciones en el grado de metilación de los genes supresores tumorales ocurren en el desarrollo de los tumores colorrectales en la ruta adenoma-carcinoma.

La segunda vía de carcinogénesis colorrectal se caracteriza por la lesión genética de los *genes de reparación de errores del ADN* (Fig. 15-40). Está implicada en el 10 al 15% de los casos esporádicos. Como en el esquema *APC*/β-catenina, existe una acumulación de mutaciones, pero los genes implicados son diferentes. Puede no haber lesiones antecedentes detectables, o los tumores pueden desarrollarse a partir de adenomas serrados sésiles. La reparación defectuosa del ADN causada por la inactivación de los genes de reparación de errores del ADN es el acontecimiento fundamental y, más probablemente, el que inicia los cánceres colorrectales que siguen esta vía. Las mutaciones heredadas en uno de los cinco genes de reparación de errores del ADN (*MSH2, MSH6, MLH1, PMS1* y *PMS2*) dan lugar al carcinoma de colon hereditario sin poliposis (HNPCC). De éstos, *MLH1* y *MLH2* son los implicados más habitualmente en los carcinomas derivados del HNPCC y en los carcinomas esporádicos de colon con defectos en los genes de reparación de errores del ADN. La pérdida de los genes de reparación del desajuste del ADN da lugar a un estado hipermutable en el cual secuencias sencillas repetidas de ADN, denominadas *microsatélites,* son inestables durante la replicación del ADN, dando lugar a alteraciones diseminadas en estas secuencias. La *inestabilidad de microsatélites* (IMS) es la firma molecular de la vía de los genes de reparación de errores del ADN y de ahí que esta vía con frecuencia se denomine la vía IMS. Dada la multiplicidad de las mutaciones producidas como consecuencia del defecto en la reparación del ADN, se considera que el defecto lleva al

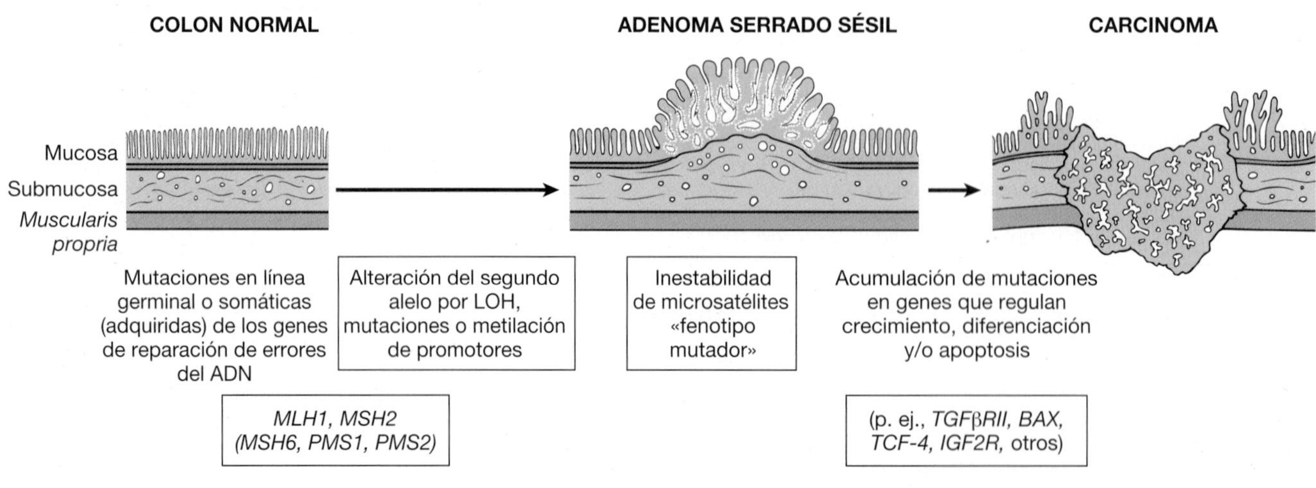

Figura 15-40

Cambios morfológicos y moleculares en la ruta de los genes de reparación de errores del ADN. Las alteraciones en los genes de reparación del ADN producen inestabilidad de microsatélites y permiten la acumulación de mutaciones en numerosos genes. Si estas mutaciones afectan a genes implicados en la supervivencia y proliferación celular, se puede desarrollar cáncer.

establecimiento de un *fenotipo mutador*. La mayoría de las secuencias microsatélite están en regiones no codificadoras de los genes. Sin embargo, algunas de las secuencias microsatélite se localizan en la región codificadora o promotora de los genes implicados en la regulación del crecimiento celular. Tales genes incluyen el receptor TGF-β de tipo II y *BAX*. La vía de señales de TGF-β inhibe el crecimiento de las células epiteliales del colon, y el producto del gen *BAX* causa apoptosis. La pérdida de la reparación de errores del ADN da lugar a la acumulación de mutaciones en estos genes y otros genes reguladores del crecimiento, culminando en la aparición de carcinomas colorrectales.

Aunque no hay una secuencia fácilmente identificable de adenoma-carcinoma que tipifique los tumores derivados de la vía de los genes de reparación de errores del ADN, se ha observado que los adenomas serrados sésiles localizados en el lado derecho del colon exhiben IMS y pueden ser precancerosos. Los tumores completamente desarrollados que derivan de la vía de reparación del desajuste muestran algunas características morfológicas distintivas, incluyendo una localización colónica proximal, histología mucinosa e infiltración por linfocitos. En general, estos tumores tienen un pronóstico mejor que los tumores en un mismo estadio derivados de la vía *APC*/β-catenina.

Se requiere precaución a la hora de valorar los cambios moleculares descritos en la secuencia adenoma-carcinoma y en la vía de los genes de reparación del ADN. Ninguno de estos cambios enumerados es universal. Por ejemplo, los defectos en el *APC* son universales en los pólipos de la FAP, pero varían ampliamente en los pólipos displásicos asociados con cáncer colorrectal esporádico. De hecho, la secuencia de alteraciones genéticas observadas en estas dos vías de cáncer hereditario de colon puede no ser tan evidente en tumores esporádicos. Más probablemente, la acumulación de múltiples mutaciones es más importante que el orden de su aparición.

Morfología

Aproximadamente el 25% de los carcinomas colorrectales están en el ciego o colon ascendente, con una proporción similar en el recto y sigma distal. Un 25% adicional está en el colon descendente y sigma proximal; el resto está distribuido en otros sitios. Por esta razón, una proporción sustancial de cánceres es indetectable por tacto rectal o rectosigmoidoscopia. Con más frecuencia, los carcinomas se dan aisladamente y han obliterado frecuentemente sus orígenes adenomatosos. Cuando están presentes múltiples carcinomas, con frecuencia se sitúan en localizaciones dispares del colon.

Aunque todos los carcinomas colorrectales empiezan como lesiones *in situ*, evolucionan de acuerdo con patrones morfológicos diferentes. **Los tumores del colon proximal tienden a crecer como masas polipoideas, exofíticas, que se extienden a lo largo de la pared del ciego y colon ascendente** (Fig. 15-41). La obstrucción es infrecuente. **Cuando se descubren carcinomas en el colon distal, tienden a ser lesiones anulares, circulares, que producen las denominadas estenosis del intestino en servilletero y estrechan la luz** (Fig. 15-42); los márgenes de la estenosis suelen ser sobreelevados. Ambas formas de neoplasia penetran directamente en la pared intestinal con el curso del tiempo (probablemente años) y muchas aparecen como masas firmes en la superficie serosa.

Independientemente de su apariencia macroscópica, todos los carcinomas de colon son microscópicamente similares.

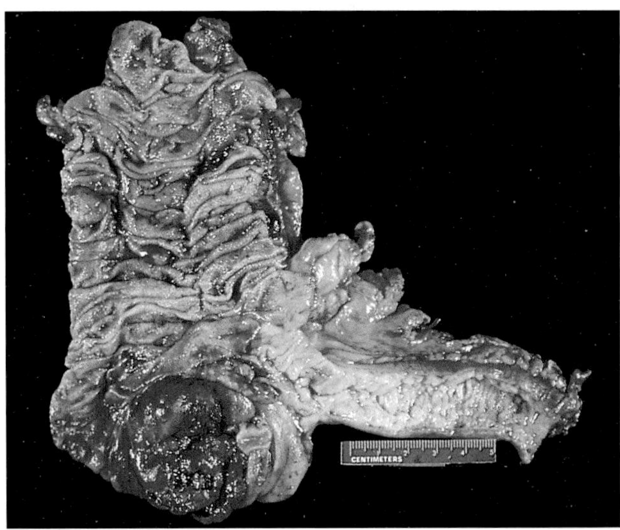

Figura 15-41

Carcinoma del ciego. El carcinoma exofítico se proyecta en la luz pero no ha producido obstrucción.

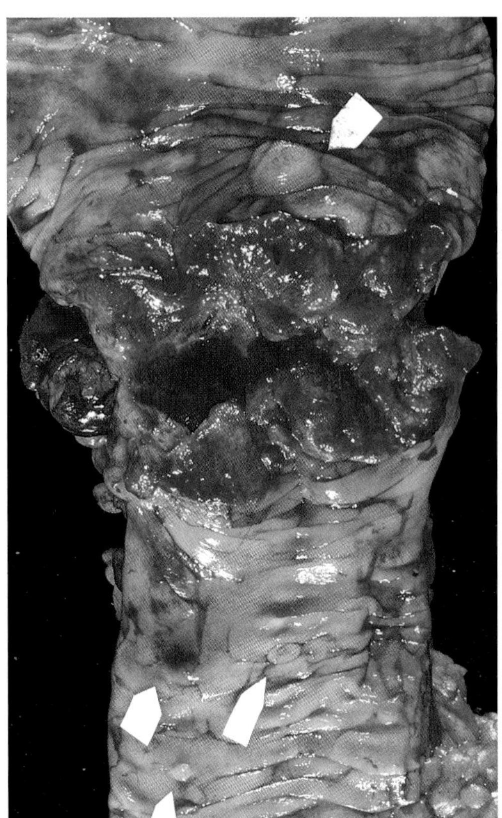

Figura 15-42

Carcinoma del colon descendente. Este tumor circunferencial tiene márgenes sobreelevados y una porción central ulcerada. Las *flechas* identifican pólipos de la mucosa separados.

Casi todos son adenocarcinomas y varían de tumores bien diferenciados (Fig. 15-43) a masas francamente anaplásicas e indiferenciadas. Muchos tumores producen mucina, que se secreta en las luces de la glándula o en el intersticio de la pared

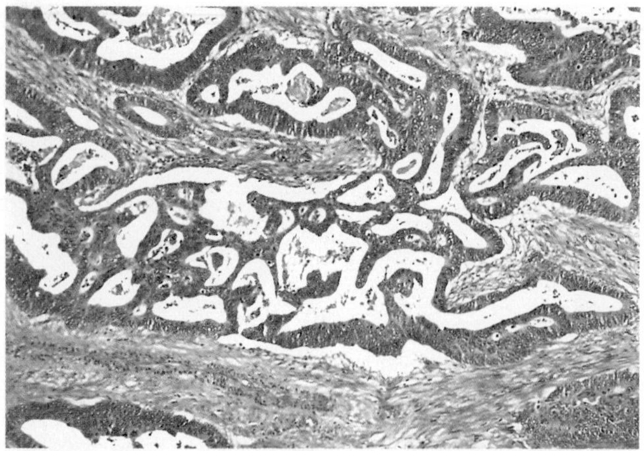

Figura 15-43

Adenocarcinoma invasor de colon que muestra glándulas malignas infiltrando la pared muscular.

del intestino. Como estas secreciones disecan la pared intestinal, facilitan la extensión del cáncer y empeoran el pronóstico. Los cánceres de la zona anal se originan predominantemente en las células escamosas.

Características clínicas. Los cánceres colorrectales permanecen asintomáticos durante años; los síntomas se desarrollan insidiosamente y con frecuencia han estado presentes durante meses, a veces años, antes de que se diagnostiquen. Los cánceres cecales y del colon derecho llaman más a menudo la atención clínica por la aparición de astenia, debilidad y anemia ferropénica. Las lesiones del lado izquierdo pueden producir hemorragias ocultas, cambios en el hábito intestinal o malestar con retortijones en el hipogastrio izquierdo. Aunque la anemia en las mujeres puede derivar de causas ginecológicas, es una máxima clínica que *la anemia ferropénica en un anciano significa cáncer gastrointestinal hasta que se demuestre lo contrario.*

Todos los tumores colorrectales se diseminan por extensión directa a las estructuras adyacentes y por metástasis a través de los linfáticos y vasos sanguíneos. En orden de preferencia, los sitios preferidos de metástasis son los ganglios linfáticos regionales, hígado, pulmones y hueso, seguidos de muchos otros sitios, incluyendo la membrana serosa de la cavidad peritoneal. En general, la enfermedad se extiende más allá del límite de la cirugía curativa en el 25 al 30% de los pacientes. Los carcinomas de la región anal son localmente invasivos y metastatizan a ganglios linfáticos regionales y a distancia. Casi el 80% de los tumores malignos del canal anal son carcinomas escamosos.

La detección y diagnóstico de las neoplasias colorrectales se apoya en varios métodos, empezando con un tacto rectal y análisis fecal para hemorragias ocultas. El enema de bario, la sigmoidoscopia y la colonoscopia requieren de la biopsia confirmatoria para establecer el diagnóstico. La tomografía computarizada y otros estudios radiográficos se utilizan generalmente para valorar la diseminación metastásica. Los marcadores séricos de la enfermedad, como concentraciones elevadas del antígeno carcinoembrinario, son de poco valor diagnóstico ya que alcanzan niveles significativos sólo después de que el tumor haya alcanzado un tamaño considerable y, probablemente, se haya diseminado. Además, niveles «positivos» de antígeno carcinoembrionario pueden producirse por carcinomas del pulmón, mama, ovario, vejiga urinaria y próstata, así como trastornos no neoplásicos como cirrosis alcohólica, pancreatitis y colitis ulcerosa. Dado que las mutaciones del *APC* ocurren precozmente en la mayoría de los cánceres de colon, la detección de tales mutaciones en las células epiteliales, aisladas de las heces, se está evaluando como prueba diagnóstica. Como se mencionó anteriormente, no se ha establecido que las mutaciones del *APC* ocurran siempre precozmente en el desarrollo de los tumores colorrectales. Otras pruebas en desarrollo implican la detección de patrones anormales de metilación del ADN aislado de células de las heces.

El único indicador pronóstico más importante de carcinoma colorrectal es la extensión (estadio) del tumor en el momento del diagnóstico. La American Joint Commission on Cancer utiliza la clasificación TNM (Tabla 15-13). El reto es descubrir estas neoplasias cuando es posible la resección curativa, preferiblemente en su «infancia» cuando todavía son pólipos adenomatosos.

Tabla 15-13 Estadificación TNM de los cánceres de colon

Tumor (T)
T0 = ausencia
Tis = *in situ* (limitado a la mucosa)
T1 = invasión de lámina propia o submucosa
T2 = invasión de la *muscularis propria*
T3 = invasión a través de *muscularis propria* hasta la subserosa o tejido perimuscular propio no revestido por peritoneo
T4 = invasión de otros órganos o estructuras
Ganglios linfáticos (N)
0 = ausencia
1 = 1 a 3 ganglios pericólicos positivos
2 = 4 o más ganglios pericólicos positivos
3 = cualquier ganglio positivo a lo largo de un determinado vaso sanguíneo
Metástasis a distancia (M)
0 = ausencia
1 = cualquier metástasis a distancia
Tasas de supervivencia a los 5 años
T1 = 97%
T2 = 90%
T3 = 78%
T4 = 63%
Cualquier T; N1; M0 = 66%
Cualquier T; N2; M0 = 37%
Cualquier T; N3; M0 = no hay datos
Cualquier M1 = 4%

RESUMEN

Carcinoma colorrectal

- Tumor habitual en los países en desarrollo, con incidencia máxima a los 60-70 años de edad.
- Casi todos son adenocarcinomas, originándose más frecuentemente a partir de pólipos adenomatosos.

- Existen dos vías moleculares de carcinogénesis colorrectal, la secuencia adenoma-carcinoma y la vía de los genes de reparación del ADN (o inestabilidad de microsatélites). En cada vía existe una acumulación secuencial de mutaciones en genes específicos (p. ej., *APC* y genes de reparación del ADN).
- Los tumores son exofíticos y masas polipoideas o lesiones anulares, compuestas de células malignas que forman glándulas y con diversos grados de diferenciación.

Neoplasias del intestino delgado

Si bien el intestino delgado representa el 75% de la longitud del tracto alimentario, sus tumores son responsables solamente del 3 al 6% de los tumores gastrointestinales, con un ligero predominio de los tumores benignos. El número de muertes anuales en Estados Unidos es inferior a 1.000, sólo el 1%, aproximadamente, de las neoplasias gastrointestinales. Los tumores benignos más frecuentes en el intestino delgado son los de la estroma originados predominantemente en el músculo liso, los adenomas y lipomas, seguidos de diversas lesiones neurogénicas, vasculares y hamartomas epiteliales. Los adenocarcinomas del intestino delgado y los carcinoides tienen una incidencia similar. Los tumores de la estroma gastrointestinal (GIST, *gastrointestinal stromal tumors*) han recibido recientemente mucha atención, dado que tienen una mutación activadora que afecta a *kit* un receptor tirosina cinasa que es diana de nuevos agentes terapéuticos (descritos en el apartado siguiente).

Adenocarcinoma del intestino delgado. Estos tumores crecen con un patrón circular, en servilletero, o como masas polipoideas fungoides, de manera similar a la de los cánceres de colon. La mayoría de los carcinomas del intestino delgado surgen del duodeno (incluyendo la ampolla de Vater). Los signos y síntomas de presentación habituales son dolores cólicos, náuseas, vómitos y pérdida de peso, pero estas manifestaciones generalmente aparecen tarde en el curso de estos cánceres. Cuando se hace el diagnóstico, la mayoría ha penetrado ya en la pared del intestino, invadido el mesenterio y otros segmentos del intestino, diseminado a los ganglios regionales y, a veces, metastatizado al hígado y más extensamente. A pesar de estos problemas, la resección amplia en bloque de estos tumores proporciona una tasa de, aproximadamente, el 70% de supervivencia a los 5 años. Los adenomas del intestino delgado pueden presentarse con anemia o rara vez invaginación u obstrucción. Los adenomas en la vecindad inmediata de la ampolla de Vater pueden producir obstrucción biliar, causando ictericia.

Otros tumores del tracto gastrointestinal

Tumores de la estroma gastrointestinal

En el pasado, se consideraba que estos tumores eran del músculo liso, bien leiomiomas benignos o leiomiosarcomas malignos, a veces con un componente de células fusiformes. Sin embargo, basándose en un marcador molecular común a estos tumores, se clasifican como tumores de la estroma gastrointestinal (GIST). Con el uso de marcadores inmunohistoquímicos, los GIST se subdividen en la actualidad en: a) tumores que muestran diferenciación de célula muscular lisa (el tipo más común); b) tumores con diferenciación neural (denominados a menudo tumores del nervio autónomo gastrointestinal); c) tumores con diferenciación dual de músculo liso/neural, y d) tumores que carecen de diferenciación en estas líneas. Los GIST constituyen la mayoría de tumores no epiteliales del estómago pero pueden estar presentes en el intestino delgado y grueso (Fig. 15-44). Un avance importante en el conocimiento de la patogenia de estos tumores, que tuvo una aplicación inmediata en el diagnóstico y en el tratamiento, fue el reconocimiento de que *la mayoría de los GIST tiene una mutación somática en el gen c-kit (CD117) que codifica un receptor tirosina cinasa.* Las mutaciones en este receptor (generalmente en el exón 11) dan lugar a activación constitutiva desde el receptor sin necesidad de un ligando.

Parece que no hay diferencias en la frecuencia de la mutación entre los distintos tipos histológicos de GIST; la mayoría ocurre en adultos. Las localizaciones preferentes para metástasis de los tumores malignos son el hígado, peritoneo y pulmones. Las metástasis pueden aparecer más de 20 años después de la extirpación del tumor original. El reconocimiento del defec-

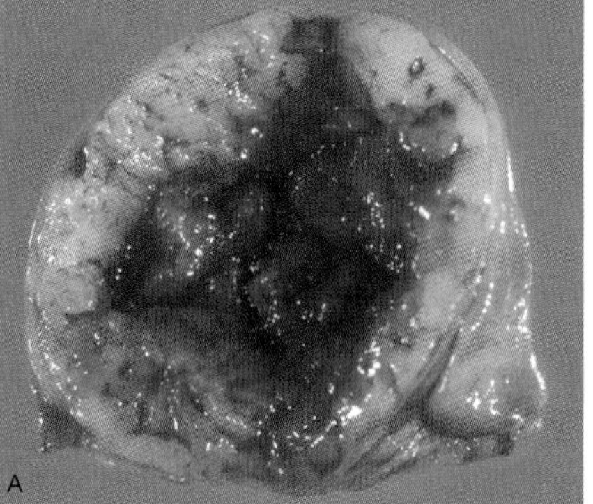

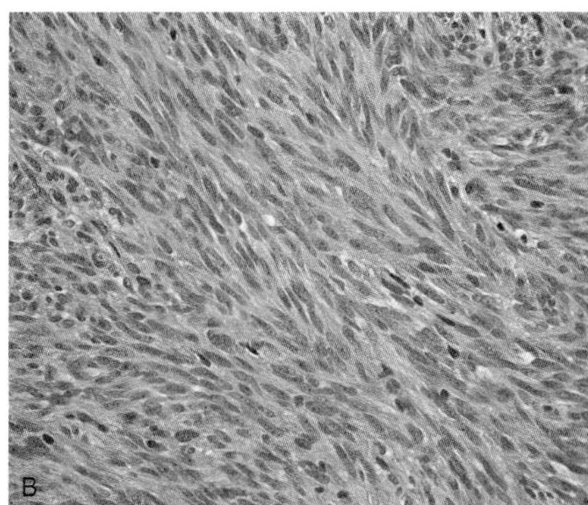

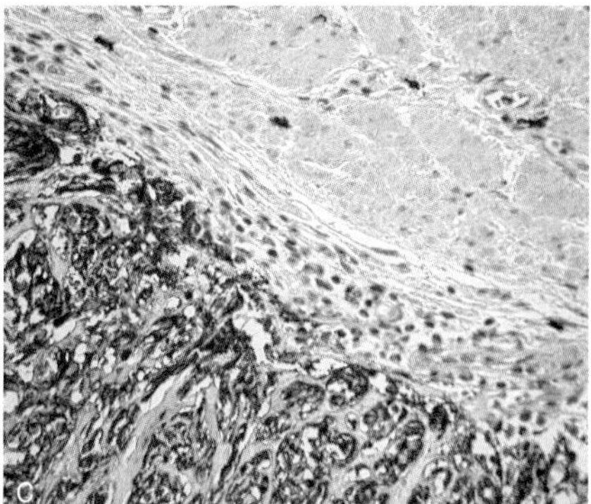

Figura 15-44

Tumor de la estroma gastrointestinal (GIST). **A**, GIST de la pared del estómago. **B**, histología del tumor que muestra células fusiformes con núcleo alargado con cromatina fina, y citoplasma fibrilar eosinofílico. **C**, tinción con *kit* que muestra expresión intensa y uniforme de las células tumorales. Nótese la tinción kit de los mastocitos en la pared muscular adyacente normal. (Por cortesía del doctor Brian Rubin, Department of Pathology, University of Washington, Seattle, Washington.)

to molecular en los GIST ha permitido el desarrollo de fármacos dirigidos específicamente contra las células del tumor («terapéutica diana»). El inhibidor de tirosina quinasa, imatinib mesilato, que se ha demostrado muy eficaz en el tratamiento de individuos con leucemia mieloide crónica, se ha utilizado con mucho éxito en el tratamiento de los GIST cuando tienen una mutación en el *c-kit*. A pesar de ello, dada la aparición de resistencia ante este agente tras tratamiento prolongado, se están probando nuevos tipos de inhibidores de la vía de señal del receptor de tirosina quinasa para su uso clínico.

Linfoma gastrointestinal

Cualquier segmento del tracto gastrointestinal puede estar implicado secundariamente por una diseminación sistémica de los linfomas no Hodgkin. Sin embargo, hasta un 40% de los linfomas surge en otras localizaciones distintas a los ganglios linfáticos, y el intestino es la localización extraganglionar más frecuente; del 1 al 4% de todas las neoplasias gastrointestinales son linfomas. *Por definición, los linfomas gastrointestinales primarios no muestran evidencia de afectación del hígado, bazo o médula ósea en el momento del diagnóstico*; puede haber una afectación de los ganglios linfáticos regionales. Los linfomas del tracto intestinal pueden originarse de linfocitos B o T. La forma más frecuente en los países occidentales es el *linfoma MALT*. Éste es un linfoma esporádico que se origina en los linfocitos B del *tejido linfoide asociado a la mucosa* (MALT) del tracto gastrointestinal. Este tipo de linfoma gastrointestinal afecta habitualmente a los adultos, no afecta a un sexo más que a otro, y puede surgir en cualquier parte del tubo digestivo: estómago (del 55 al 60% de los casos), intestino delgado (del 25 al 30%), colon proximal (del 10 al 15%) y colon distal (≤ 10%). El apéndice y el esófago rara vez están implicados.

Los linfomas MALT gástricos surgen en el escenario de una activación de los linfocitos de la mucosa como resultado de una gastritis crónica asociada a *Helicobacter*. En la infección por *H. pylori* hay una activación intensa de los linfocitos T y B de la mucosa. Esto da lugar a hiperplasia policlonal de linfocitos B y, por último, desencadena una neoplasia monoclonal de linfocitos B. Las células del linfoma MALT son negativas para CD5 y CD10, y es habitual la traslocación t(11;18) (esta traslocación crea un gen de fusión entre el gen *API2*, inhibidor de la apoptosis, en el cromosoma 11 y el gen *MALT1* en el cromosoma 18).

Los linfomas gastrointestinales primarios generalmente tienen un pronóstico mejor que los que surgen en otros sitios, a causa de la combinación de cirugía, quimioterapia y radiación que ofrece esperanzas razonables de curación. Aproximadamente, el 50% de los linfomas gástricos pueden regresar con tratamiento antibiótico frente a *H. pylori*. Los que no regresan habitualmente contienen la traslocación t(11;18) u otras anomalías genéticas. La enfermedad celíaca (que se abordó anteriormente) se asocia con un riesgo mayor de lo habitual de linfomas intestinales de linfocitos T.

Carcinoides

Las células que generan componentes bioactivos, particularmente hormonas peptídicas y no peptídicas, están distribuidas normalmente por toda la longitud de la mucosa del tracto digestivo y tienen una función importante en la coordinación de la función del intestino. Las células endocrinas son abundantes en otros órganos, pero muchos de los tumores que derivan de estas células surgen en el tracto digestivo. Los tumores derivados de estas células endocrinas se denominan tumores carcinoides; se desarrollan en el páncreas o en el tejido peripancreático, pulmones, árbol biliar e incluso hígado. El término *carcinoide* es una antigua referencia a *carcinoma-like* que ha persistido durante décadas. La incidencia máxima de estas neoplasias es en la sexta década, pero pueden aparecer a cualquier edad. *Representan menos del 2% de las neoplasias colorrectales pero casi la mitad de los tumores malignos del intestino delgado.*

Aunque todos los carcinoides son tumores potencialmente malignos, la tendencia respecto a una conducta agresiva se relaciona con el sitio de origen, la profundidad de invasión local y el tamaño del tumor. Por ejemplo, *los carcinoides apendiculares y rectales metastatizan infrecuentemente*, incluso aunque muestren una diseminación local extensa. Por el contrario, el 90% de los carcinoides ileales, gástricos y del colon que han penetrado a medio camino a través de la pared muscular, se han diseminado a los ganglios linfáticos y localizaciones distantes en el momento del diagnóstico, especialmente los que son mayores de 2 cm de diámetro.

Al igual que las células endocrinas del intestino normal, las células de los tumores carcinoides pueden sintetizar y secretar una variedad de productos bioactivos y hormonas. Aunque un único tumor puede sintetizar múltiples hormonas, cuando un tumor secreta un producto predominante causando un síndrome clínico puede denominarse con dicho nombre (p. ej., gastrinoma, somatostatinoma e insulinoma).

Morfología

El apéndice es la localización más habitual de los tumores carcinoides del intestino, seguido del intestino delgado (principalmente el íleon), recto, estómago y colon. En el apéndice aparecen como hinchazones bulbosas de la punta, que frecuentemente obliteran la luz. En otros sitios del intestino aparecen como masas intramurales o submucosas que crean pequeñas elevaciones, polipoideas o planas, rara vez mayores de 3 cm de diámetro (Fig. 15-45A). La mucosa suprayacente puede estar intacta o ulcerada, y los tumores pueden infiltrar la pared del intestino para invadir el mesenterio. Los que surgen del estómago y el íleon son frecuentemente multicéntricos, pero el resto tiende a ser lesiones solitarias. **Un rasgo característico es una apariencia sólida, amarillenta, en el corte transversal.** Los tumores son extraordinariamente firmes a causa de la desmoplasia, y cuando estas lesiones fibrosantes penetran en el mesenterio del intestino delgado, pueden producir suficiente angulación o retorcimiento como para causar obstrucción. Cuando están presentes, las metástasis viscerales habitualmente son pequeños nódulos dispersos y rara vez alcanzan el tamaño que se observa en las lesiones primarias. Notablemente, **los carcinoides rectal y apendicular casi nunca metastatizan.**

Histológicamente, las células neoplásicas pueden formar islotes aislados, trabéculas, bandas, glándulas o láminas indiferenciadas. Cualquiera que sea su arquitectura, las células tumorales son monótonamente similares, tienen un citoplasma granular rosado y un núcleo de redondo a oval moteado. En la mayoría de los tumores, existe una variación mínima en la célula y en el tamaño nuclear, y las mitosis son infrecuentes o ausentes (Fig. 15-45B). En microscopía electrónica (Fig. 15-45C), las células de la mayoría de los tumores contienen gránulos secretores citoplásmicos, ligados a la membrana, con centros

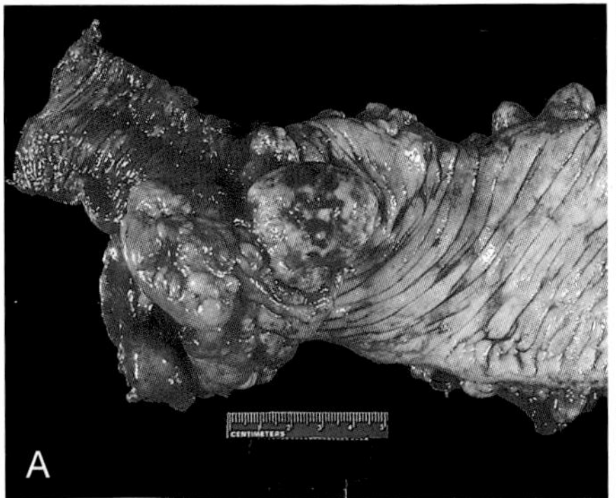
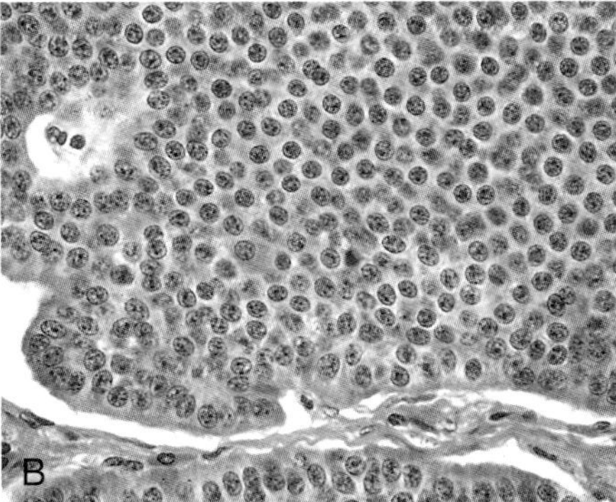
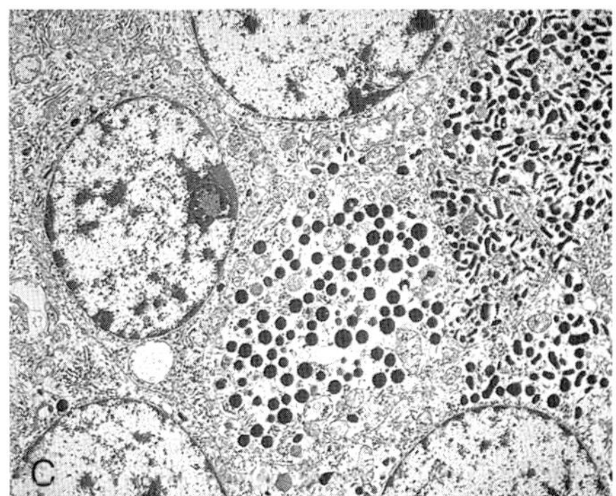

Figura 15-45

Tumor carcinoide. **A,** se aprecian múltiples tumores en la unión ileocecal. **B,** las células tumorales muestran una morfología monótona, con una estroma fibrovascular delicada. (H&E). **C,** microfotografía electrónica que muestra cuerpos densos en el citoplasma.

osmófilos (gránulos de núcleo denso). Puede demostrarse que la mayoría de los carcinoides contiene cromogranina A, sinaptofisina y enolasa específica de neurona. Ocasionalmente, pueden identificarse péptidos hormonales específicos con técnicas inmunocitoquímicas.

Características clínicas. Los carcinoides gastrointestinales frecuentemente son asintomáticos, incluso prácticamente todos los que surgen del apéndice. Sólo rara vez los carcinoides producen síntomas locales secundarios a la angulación u obstrucción del intestino delgado. Sin embargo, los productos secretores de algunos carcinoides pueden producir diversos síndromes o endocrinopatías. Los carcinoides gástricos, peripancreáticos y pancreáticos liberan sus productos directamente a la circulación sistémica y pueden producir un síndrome de Zollinger-Ellison por la elaboración en exceso de gastrina, un síndrome de Cushing producido por la secreción de hormona adrenocorticotropa, hiperinsulinismo y otros. En estos casos, estos tumores pueden ser menores de 1,0 cm de tamaño y extremadamente difíciles de encontrar, incluso durante la exploración quirúrgica.

Algunas neoplasias se asocian con un *síndrome carcinoide distintivo*, detallado en la Tabla 15-14. El síndrome ocurre en, aproximadamente, el 1% de todos los pacientes con carcinoides y en el 20% de los que tienen metástasis diseminadas. La base precisa del síndrome carcinoide es incierta, pero se piensa que la mayoría deriva de la elaboración de serotonina (5-hidroxitriptamina [5-HT]). En la sangre y en la orina de la mayoría de los individuos con el síndrome clásico hay concentraciones elevadas de 5-HT y su metabolito, el ácido 5-hidroxi-indoleacético (5-HIAA); la 5-HT se degrada en el hígado al 5-HIAA, funcionalmente inactivo. Así, en los carcinoides gastrointestinales debe haber algún tipo de disfunción hepática a consecuencia de las metástasis para el desarrollo de este síndrome. No se ha excluido la posibilidad de que otros productos secretores, como histamina, bradicinina y prostaglandinas contribuyan a las manifestaciones de este síndrome.

La tasa de supervivencia a los 5 años en los carcinoides (excluyendo el del apéndice) es, aproximadamente, del 90%. Incluso en los tumores de intestino delgado que se han diseminado al hígado es mayor del 50%. Sin embargo, la enfermedad diseminada habitualmente produce la muerte.

Tabla 15-14 Características clínicas del síndrome carcinoide

Alteraciones vasomotoras
  Rubores cutáneos y cianosis aparente (la mayoría de los pacientes)
Hipermotilidad intestinal
  Diarrea, cólicos, náuseas, vómitos (mayoría de los pacientes)
Crisis asmáticas por broncoconstricción
  Tos, sibilancias, disnea (aproximadamente un tercio de pacientes)
Hepatomegalia
  Nodular, relacionada con metástasis hepáticas (algunos casos)
Déficit de niacina (debido a derivación de niacina a síntesis de serotonina)
  Fibrosis sistémica
Afectación cardíaca
  Engrosamiento de las válvulas pulmonar y tricúspide y estenosis
  Fibrosis endocárdica, principalmente en el ventrículo derecho (los carcinoides bronquiales afectan el lado izquierdo)
Fibrosis retroperitoneal y pélvica
Placas fibrosas pleurales y la íntima aórtica

APÉNDICE

Las enfermedades del apéndice causan mucha preocupación en la práctica quirúrgica; la apendicitis es la afección abdominal aguda más frecuente por la que son reclamados los cirujanos de urgencia. A pesar de la alta incidencia de esta entidad diagnóstica, el diagnóstico diferencial debe incluir prácticamente todos los procesos agudos que pueden ocurrir en la cavidad abdominal, así como algunas afecciones urgentes que afectan a órganos del tórax. Ocasionalmente surge un tumor en el apéndice, que requiere exploración abdominal.

APENDICITIS AGUDA

Las encuestas indican que aproximadamente el 10% de la población en Estados Unidos y en otros países occidentales tiene apendicitis en algún momento. Puede ocurrir a cualquier edad, pero la incidencia máxima se da en la segunda y tercera décadas, aunque actualmente está apareciendo un pico menor en ancianos. Los hombres se afectan más a menudo que las mujeres, con una proporción de 1,5:1.

Patogenia. La inflamación del apéndice se asocia con obstrucción en el 50 al 80% de los casos, habitualmente en forma de un fecalito y, menos frecuentemente, un cálculo, tumor o una bola de gusanos (*Oxyuriasis vermicularis*). Al continuar la secreción de fluido mucinoso, la creación de una presión intraluminal posiblemente es causa suficiente para el colapso de las venas de drenaje. A continuación, la obstrucción y la lesión isquémica favorecen la proliferación bacteriana con edema inflamatorio adicional y exudación, comprometiendo aún más el riego sanguíneo. A pesar de ello, una minoría significativa de apéndices inflamados no tienen obstrucción luminal demostrable y la patogenia de la inflamación sigue siendo desconocida.

Morfología

En los estadios precoces, puede encontrarse solamente un exudado neutrofílico escaso en la mucosa, submucosa y *muscularis propria*. Los vasos subserosos están congestionados, y con frecuencia hay un escaso infiltrado neutrofílico perivascular. La reacción inflamatoria transforma la serosa brillante normal en una membrana opaca, granular, roja; esta transformación significa para el cirujano una **apendicitis aguda precoz**. En un estadio posterior, un exudado neutrofílico prominente produce una reacción fibrinopurulenta sobre la serosa (Fig. 15-46). Según empeora el proceso inflamatorio, hay una formación de absceso en la pared, junto con ulceración y foco de necrosis de la mucosa. Este estado constituye la **apendicitis supurativa aguda**. El compromiso apendicular subsiguiente da lugar a grandes áreas de ulceración hemorrágica verdosa de la mucosa, y necrosis gangrenosa verde oscura en la pared que se extiende hasta la serosa, creando la **apendicitis gangrenosa aguda**, que se sigue rápidamente de rotura y peritonitis supurativa.

El criterio histológico para el diagnóstico de apendicitis aguda es la infiltración neutrofílica de la *muscularis propria*. Habitualmente, también se observan neutrófilos y ulceración en la mucosa.

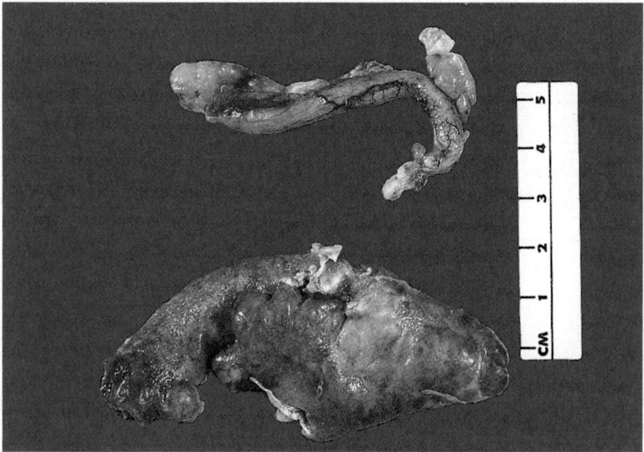

Figura 15-46

Apendicitis aguda. El apéndice inflamado (*abajo*) está dilatado, rojo y cubierto por un exudado fibrinoso. Se muestra un apéndice normal para compararlos (*arriba*).

Características clínicas. La apendicitis aguda puede ser o bien lo más fácil, o bien lo más difícil en el diagnóstico abdominal. El caso clásico está marcado por: 1) malestar periumbilical leve; seguido por 2) anorexia, náusea y vómitos; que se asocian pronto con 3) dolor a la palpación en el hipogastrio derecho; que en el curso de horas se transforma en 4) un dolor profundo constante en dicha localización. Pronto, en el curso del proceso, aparecen fiebre y leucocitosis. Desgraciadamente, un gran número de casos no son clásicos. La situación puede ser silenciosa, particularmente en el anciano, y puede no revelar signos de localización en el hipogastrio derecho, como sucede cuando el apéndice es retrocecal o cuando hay una malrotación del colon. Además, los siguientes trastornos pueden presentar muchas de las características clínicas de la apendicitis aguda: 1) linfadenitis mesentérica tras una infección vírica sistémica; 2) gastroenteritis con adenitis mesentérica; 3) enfermedad inflamatoria pélvica con afectación tuboovárica; 4) rotura de un folículo ovárico en el momento de la ovulación; 5) embarazo ectópico; 6) diverticulitis de Meckel, además de otras afecciones. Así pues, con las técnicas diagnósticas convencionales (empezando con la exploración física), un diagnóstico seguro de apendicitis aguda puede hacerse solamente en, aproximadamente, el 80% de los casos. Nuevas modalidades de imagen en el preoperatorio pueden estar aumentando la precisión diagnóstica hasta el 95%. Independientemente, *por lo general se admite que es mejor resecar ocasionalmente un apéndice normal que correr el riesgo de la morbilidad y mortalidad (~ 2%) de la perforación del apéndice.*

TUMORES DEL APÉNDICE

Los carcinoides (comentados anteriormente) son los tumores más frecuentes del apéndice. Las únicas otras lesiones que merece la pena mencionar son el mucocele del apéndice y las neoplasias de la mucosa.

El *mucocele* es una dilatación de la luz del apéndice por secreción mucinosa. Está causado por una obstrucción no neoplásica de la luz y se asocia habitualmente con un fecalito en la luz, que permite la acumulación lenta de secreciones mucinosas estériles. Eventualmente, la distensión induce atrofia de las células mucosecretoras y las secreciones cesan. Esta afección habitualmente es asintomática; rara vez un mucocele puede romperse, derramando el material mucinoso, por otra parte inocuo, al peritoneo.

Las neoplasias mucinosas van desde el *cistadenoma mucinoso benigno* al *cistoadenocarcinoma mucinoso*, que invade la pared y da lugar a una forma de cáncer intraperitoneal diseminado denominado *seudomixoma peritoneal.* El cistadenoma es histológicamente idéntico a los tumores análogos en el ovario (Capítulo 19). Las neoplasias malignas secretoras de mucina (cistoadenocarcinomas) invaden la pared, permitiendo que las células tumorales se implanten en la cavidad peritoneal, que puede llenarse de mucina (seudomixoma peritoneal).

BIBLIOGRAFÍA

Cavidad oral

Forastiere A, et al.: Head and neck cancer. N Engl J Med 345:1890, 2001. *[Una revisión de las características moleculares y clínicas de los cánceres de cabeza y cuello, incluyendo la cavidad oral.]*

Ha PK, Califano JA: The role of human papillomavirus in oral carcinogenesis. Crit Rev Oral Biol Med 15:188, 2004. *[Subraya el hecho de que la evidencia de que los virus herpes tienen un papel causal en la carcinogénesis oral es limitada.]*

Simpson RH: Classification of salivary gland tumors—a brief histopathological review. Histol Histopathol 10:737, 1995. *[Un número uno en las características morfológicas de los tumores de las glándulas salivales.]*

Witt RL: Major salivary gland cancer. Surg Oncol Clin N Am 13:113, 2004. *[Una revisión del diagnóstico y tratamiento de estos tumores.]*

Esófago

Gomes L, et al.: Expression profile of malignant and non-malignant lesions of esophagus and stomach: differential activity of functional modules related to inflammation and lipid metabolism. Cancer Res 65:7127, 2005. *[Un análisis de la expresión génica en estos tumores mediante técnicas de microplaca que pone en entredicho algunos conceptos establecidos sobre la clasificación de los tumores.]*

Mueller J, et al.: Barrett's esophagus: histopathologic definitions and diagnostic criteria. World J Surg 28:148, 2004. *[Una discusión detallada sobre los aspectos histopatológicos relacionados con el esófago de Barrett.]*

McCormick PA: Pathophysiology and prognosis of oesophageal varices. Scand J Gastroenterol 29 (Suppl 207):1, 1994. *[Una discusión convincente sobre la grave naturaleza de esta afección.]*

Paterson WG: Etiology and pathogenesis of achalasia. Gastrointest Endosc Clin North Am 11:249, 2001.

Richter JE: Oesophageal motility disorders. Lancet 358:823, 2001.

Shaheen, NJ: Advances in Barrett's esophagus and esophageal adenocarcinoma. Gastroenterology 128:1554, 2005. *[Una muy buena revisión del diagnóstico, patogenia y tratamiento de estas afecciones.]*

Spechler SJ: Barrett's esophagus. N Engl J Med 346:836, 2002. *[Una discusión excelente que aborda los aspectos clínicos, histológicos y pronósticos.]*

Wild CP, Hardie, LJ: Reflux, Barrett's esophagus and adenocarcinoma: burning questions. Nat Rev Cancer 3:676, 2003. *[Una discusión sobre la patogenia y alteraciones moleculares de la enfermedad por reflujo gastroesofágico, el esófago de Barrett y la progresión hacia el desarrollo tumoral.]*

Estómago

Atherton JC: The pathogenesis of *Helicobacter pylori*-induced gastroduodenal diseases. Ann Rev Pathol: Mech Dis 1:63, 2006.

Boussioutas A, et al.: Distinctive patterns of gene expression in premalignant gastric mucosa and gastric cancer. Cancer Res 63:2569, 2003. *[Identificación de las marcas moleculares de las lesiones premalignas y los diferentes tipos de cánceres gástricos mediante análisis de microplaca.]*

Chan FK, Leung WK: Peptic-ulcer disease. Lancet 360:933, 2002.

Dundan WG, et al.: Virulence factors of *Helicobacter pylori*. Int J Med Microbiol 290:647, 2001. *[Un excelente resumen de las toxinas y enzimas elaboradas por el Helicobacter.]*

Henson DE, et al.: Differential trends in the intestinal and diffuse types of gastric carcinoma in the United States, 1973–2000: increase in the signet ring cell type. Arch Pathol Lab Med 128:765, 2004. *[Un análisis sobre las tendencias en la incidencia de los diferentes tipos histológicos del carcinoma gástrico.]*

Lynch HT, et al.: Gastric cancer: new genetic developments. J Surg Oncol 90:114, 2005. *[Una revisión exhaustiva sobre la genética y anatomía patológica de los tipos intestinal y difuso del carcinoma gástrico.]*

Normark S, et al.: Persistent infection with *Helicobacter pylori* and the development of gastric cancer. Adv Cancer Res 90:63, 2003. *[Una revisión de las relaciones bacterianas en la pared intestinal y los mecanismos por los cuales H. pylori puede favorecer la tumorigénesis.]*

Peek RM Jr, Blaser MJ: *Helicobacter pylori* and gastrointestinal tract adenocarcinomas. Nat Rev Cancer 2:28, 2002. *[Una revisión centrada en las interacciones huésped/microbio y que aborda la cuestión de la susceptibilidad al cáncer en individuos infectados con H. pylori.]*

Rugge M, Genta R: Staging and grading of chronic gastritis. Hum Pathol 36:228, 2005. *[Descripción de un nuevo sistema de estadificación y gradación de la gastritis crónica.]*

Werner M, et al.: Gastric adenocarcinoma: pathomorphology and molecular pathology. J Cancer Res Clin Oncol 124:207, 2001. *[Una revisión de conceptos importantes.]*

Intestinos delgado y grueso

Bouma G, Strober W: The immunological and genetic basis of inflammatory bowel disease. Nat Rev Immunol 3:251, 2003. *[Una revisión excelente de la inmunología y biología molecular de la enfermedad de Crohn y la colitis ulcerosa.]*

Brito GA, et al.: Pathophysiology and impact of enteric bacterial and protozoal infections: new approaches to therapy. Chemotherapy 51 (Suppl 1):23, 2005. *[Una panorámica de la epidemiología, patogenia y tratamiento de la diarrea infecciosa.]*

Cario E: Bacterial interactions with cells of the intestinal mucosa: Toll-like receptors and NOD2. Gut 54:1182, 2005. *[Una revisión de los mecanismos básicos que pueden implicar al TLR y NOD2 en la patogenia de la enfermedad inflamatoria intestinal.]*

Eckman L, Karin M: NOD2 and Crohn's disease: loss or gain of function? Immunity 22:661, 2005. *[Una discusión del papel del NOD2 en la patogenia de la enfermedad de Crohn.]*

Farrell RJ, Kelley CP: Celiac sprue. N Engl J Med 346:180, 2002. *[Una revisión excelente de este trastorno frecuente pero poco reconocido.]*

Fodde R: The *APC* gene in colorectal cancer. Eur J Cancer 38:867, 2002. *[Una revisión excelente de las funciones de las CPA y su papel en los cánceres colorrectales.]*

Green PH, Jabri B: Celiac disease. Ann Rev Med 57:207, 2006. *[Una revisión exhaustiva y contemporánea de la enfermedad celíaca.]*

Gupta RA, Dubois R: Colorectal cancer prevention and treatment by inhibition of cyclooxygenase-2. Nature Rev Cancer 1:11, 2001. *[Una excelente discusión de la evidencia clínica que documenta las acciones quimio-preventivas de los inhibidores de la ciclooxigenasa, y de la posible base molecular de estas acciones.]*

Inohara N, et al.: NOD-LRR proteins: role in host-microbial interactions and inflammatory disease. Ann Rev Biochem 74:355, 2005. *[Una revisión exhaustiva de la implicación de las proteínas NOD en las respuestas inmunitarias del huésped frente a los patógenos.]*

Isaacson PG, Du MQ: Gastrointestinal lymphoma: where morphology meets molecular biology. J Pathol 205:255, 2005. *[Una revisión excelente de la histopatología y caracterización molecular de estos tumores.]*

Jass JR, et al.: Emerging concepts in colorectal neoplasia. Gastroenterology 123:862, 2002. *[Una visión alternativa del desarrollo de los tumores colorrectales.]*

Leslie A, et al.: The colorectal adenoma-carcinoma sequence. Br J Surg 89:845, 2002. *[Una actualización de los puntos fuertes y limitaciones potenciales de la secuencia adenoma-carcinoma en el cáncer colorrectal.]*

Loeb LA, et al.: Multiple mutations and cancer. Proc Natl Acad Sci USA 199:776, 2003. *[Una presentación del estado actual del fenotipo mutador en la patogenia del cáncer.]*

Marx J: Puzzling out the pains in the gut. Science 315:33, 2007. *[Una actualización y revisión breve de mutaciones de nueva identificación y mediadores inmunológicos en la EII.]*

Oldenburg WA, et al.: Acute mesenteric ischemia: a clinical review. Arch Intern Med 164:1054, 2004. *[Describe los retos diagnósticos y terapéuticos de la isquemia mesentérica aguda.]*

Peltomäki P: Deficient DNA mismatch repair: a common etiologic factor for colon cancer. Hum Mol Genet 10:735, 2001. *[Una discusión de las rutas moleculares que implican a los genes de reparación del desemparejamiento y dan lugar al cáncer de colon.]*

Podolsky DK: Inflammatory bowel disease. N Engl J Med 347:417, 2002. *[Un excelente resumen de la enfermedad de Crohn y la colitis ulcerosa, resaltando las similitudes y diferencias.]*

Sanborn RE, Blanke CD: Gastrointestinal tumors and the evolution of targeted therapy. Clin Adv Hematol Oncol 3:647, 2005. *[Una revisión del estado actual de la terapia dirigida frente a GISTs.]*

Stollman N, Raskin JB: Diverticular disease of the colon. Lancet 363:631, 2004. *[Una revisión de la fisiopatología, presentación clínica y tratamiento de la enfermad colónica diverticular.]*

Thielman NM, Guerrant RL: Clinical practice. Acute infectious diarrhea. N Engl J Med 350:38, 2004. *[Una revisión excelente del tratamiento de la diarrea infecciosa.]*

Weitz J, et al.: Colorectal cancer. Lancet 365:153, 2005. *[Una revisión general del cáncer colorrectal hereditario y esporádico, y del manejo clínico de la enfermedad.]*

Wynter CV, et al.: Methylation patterns define two types of hyperplastic polyp associated with colorectal cancer. Gut 53:573, 2004. *[Identificación de la heterogeneidad molecular de los pólipos hiperplásicos y su potencial de malignización.]*

Apéndice

Birnbaum BA, Wilson SR: Appendicitis at the millennium. Radiology 215:337, 2000. *[Una revisión excelente de la fisiopatología y tratamiento.]*

Goede AC, et al.: Carcinoid tumor of the appendix. Br J Surg 90:1317, 2003. *[Una discusión sobre las controversias relativas al tratamiento de estos tumores.]*

Misdraji J, Graeme-Cook FM: Miscellaneous conditions of the appendix. Semin Diagn Pathol 21:151, 2004. *[Una revisión de una serie de afecciones que afectan al apéndice.]*

Misdraji J, Young RH: Primary epithelial neoplasms and other epithelial lesions of the appendix (excluding carcinoid tumors). Semin Diagn Pathol 21:120, 2004. *[Una panorámica de los tumores malignos y no malignos del apéndice.]*

Modlin IM, et al.: Current status of gastrointestinal carcinoids. Gastroenterology 128:1717, 2005. *[Una revisión exhaustiva de la fisiopatología de estos tumores y su tratamiento.]*

Young RH: Pseudomyxoma peritonei and selected other aspects of the spread of appendiceal neoplasms. Semin Diagn Pathol 21:134, 2004. *[Una revisión excelente de los tumores mucinosos del apéndice y su diseminación a los ovarios.]*

Capítulo 16

Hígado, vesícula biliar y vías biliares

HÍGADO

El hígado, el árbol biliar y la vesícula biliar se consideran conjuntamente debido a su proximidad anatómica, funciones interrelacionadas y características solapadas de algunas de las enfermedades que afectan a estos órganos. La mayor parte del capítulo versa sobre el hígado, puesto que tiene una función mucho más importante en la fisiología normal y es el lugar de una gran diversidad de enfermedades.

Emplazado en el cruce de caminos entre el tracto digestivo y el resto del organismo, el hígado ejerce la enorme tarea de mantener la homeostasia metabólica del cuerpo. Esto incluye el procesamiento de los aminoácidos, hidratos de carbono, lípidos y vitaminas de la dieta; la síntesis de proteínas séricas; y la detoxificación y excreción por la bilis de productos de desecho endógenos y xenobióticos. Por lo tanto, no es sorprendente que el hígado sea vulnerable a una gran diversidad de afecciones metabólicas, tóxicas, microbianas y circulatorias. En algunos casos, el proceso patológico es primario del hígado. En otros, la afectación hepática es secundaria, a menudo a algunas de las enfermedades más frecuentes en humanos, como la descompensación cardíaca, la diabetes y las infecciones extrahepáticas.

El hígado posee una enorme reserva funcional, y la regeneración ocurre en todas las enfermedades hepáticas, excepto las más fulminantes. La extirpación quirúrgica del 60% del hígado de una persona normal produce una alteración hepática mínima y transitoria, y la regeneración restaura la mayor parte de la masa hepática en un plazo de 4 a 6 semanas. En personas con necrosis hepatocelular masiva que no ha destruido la red de reticulina hepática, puede haber una restauración casi perfecta si el individuo sobrevive al desequilibrio metabólico de la insuficiencia hepática. La reserva funcional y la capacidad regenerativa del hígado enmascaran hasta cierto punto el impacto clínico del daño hepático precoz. Sin embargo, con la progresión de la enfermedad difusa o la alteración de la circulación o del flujo biliar, las consecuencias de una función hepática alterada se convierten en una amenaza para la vida.

Los trastornos hepáticos tienen consecuencias aún mayores, dada la dependencia crucial de otros órganos de la función metabólica del hígado. La lesión hepática y sus manifestaciones tienden a seguir patrones clínicos y morfológicos característicos, independientemente de la causa. Resumimos, en primer lugar, los patrones morfológicos principales que ocurren en la lesión hepática y, posteriormente, describimos los síndromes clínicos principales de la hepatopatía. El resto del capítulo se ocupa de las características principales de hepatopatías concretas.

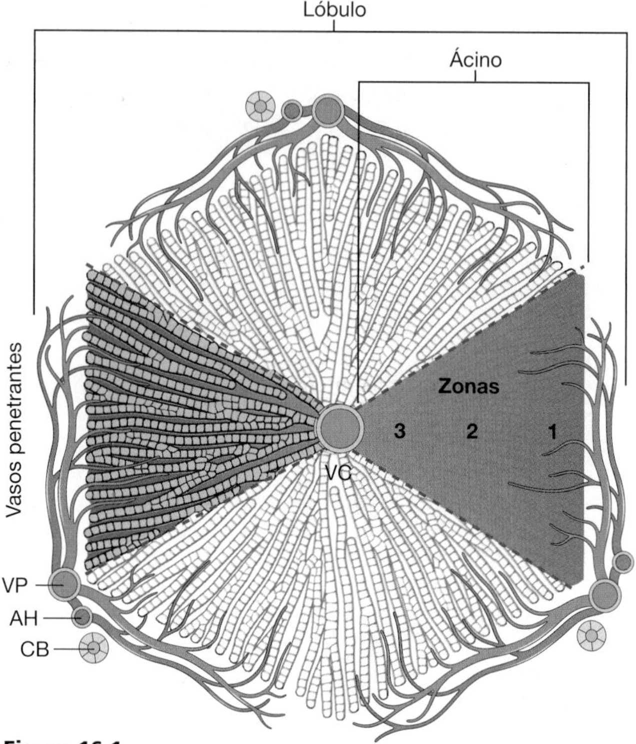

Figura 16-1

Arquitectura microscópica del parénquima hepático. Se presentan un lóbulo y un ácino. El lóbulo clásico hexagonal está centrado alrededor de la vena central (VC), también conocida como vénula hepática terminal, y tiene tractos portales en tres de sus vértices. Los tractos portales contienen ramas de la vena porta (VP), la arteria hepática (AH) y el sistema de conducto biliar (CB). Las regiones del lóbulo se denominan, por lo general, «periportal», «zona media» y «centrolobular», de acuerdo con su proximidad a los espacios portales y la vena central. Otra forma de definir la arquitectura del parénquima hepático es utilizar el riego sanguíneo como fuente de referencia. Utilizando este abordaje, se pueden reconocer ácinos triangulares. Los ácinos tienen en su base ramas de los vasos portales que penetran en el parénquima («vasos penetrantes»). Sobre la base de la distancia desde el riego sanguíneo, el ácino se divide en las zonas 1 (más cercana a la fuente sanguínea), 2 y 3 (la más alejada de la fuente sanguínea).

PATRONES DE LESIÓN HEPÁTICA

Describimos aquí los principales patrones de la morfología de la lesión hepática y las respuestas celulares asociadas. Algunos de estos cambios se localizan en ciertas regiones del lóbulo hepático (Fig. 16-1).

- *Degeneración y acumulación intracelular.* La hinchazón celular moderada causada por los agentes tóxicos o inmunológicos es reversible. Sin embargo, una lesión más importante del hepatocito puede causar un agrandamiento celular marcado (*degeneración vacuolar*), con citoplasma con agregados irregulares que muestran espacios claros y grandes. Sustancias como grasa, hierro, cobre y material biliar retenido pueden acumularse en los hepatocitos viables. La acumulación de gotas de grasa dentro de los hepatocitos se conoce como *esteatosis.* Las múltiples gotitas que no desplazan al núcleo se conocen como *esteatosis microvesicular* y aparecen en condiciones como la hepatopatía alcohólica, el síndrome de Reye y el hígado graso agudo del embarazo. Una única vesícula grande que desplaza al núcleo, *la esteatosis macrovesicular,* puede observarse en la hepatopatía alcohólica o en los hígados de individuos obesos o diabéticos. El material biliar retenido puede conferir una apariencia hinchada, espumosa y difusa al hepatocito (conocida como degeneración plumosa).

• *Necrosis y apoptosis.* Prácticamente, cualquier lesión significativa en el hígado puede causar destrucción del hepatocito. En la necrosis coagulativa, los hepatocitos escasamente teñidos y momificados permanecen. En la apoptosis, los hepatocitos aislados pueden estar encogidos, picnóticos e intensamente eosinofílicos (estos patrones se describen en el Capítulo 1). En el contexto de una isquemia y de diversas reacciones farmacológicas y tóxicas, la necrosis del hepatocito se distribuye inmediatamente alrededor de la vena central (*necrosis centrolobular*), extendiéndose al área de la zona media. La necrosis pura de la zona media y periportal es infrecuente. En la mayoría de los tipos de lesión hepática, se encuentra una mezcla variable de inflamación y muerte hepatocitaria. La muerte celular puede estar limitada a unas cuantas células dentro del parénquima hepático o a la interfase entre el parénquima periportal y los tractos portales inflamados (*hepatitis de la interfase*). Con la inflamación más intensa o el daño tóxico, la apoptosis o la necrosis de los hepatocitos contiguos puede extenderse a los lóbulos adyacentes de un modo porta a porta, porta a central, o central a central (*necrosis en puentes*). La destrucción de lóbulos completos (*necrosis submasiva*) o de la mayor parte del parénquima hepático (*necrosis masiva*) se acompaña habitualmente de insuficiencia hepática.

• *Regeneración.* La muerte celular o la resección tisular (como en el trasplante de donante vivo) desencadenan una replicación hepatocitaria para compensar la pérdida celular o tisular. La proliferación hepatocitaria se reconoce por la presencia de mitosis o por la detección de marcadores del ciclo celular mediante tinciones inmunohistoquímicas. Las células de los canales de Hering constituyen un compartimento de reserva de células progenitoras para los hepatocitos y células de los conductos biliares. Las células de este compartimento de reserva, conocidas como *células ovales*, proliferan cuando los hepatocitos son incapaces de replicarse o han agotado su capacidad replicativa.

• *Inflamación.* La lesión de los hepatocitos asociada con un aflujo de células inflamatorias agudas o crónicas al hígado se denomina *hepatitis*. La necrosis del hepatocito puede preceder el inicio de la inflamación, y viceversa. La lisis de los hepatocitos que expresan antígenos mediante linfocitos T sensibilizados es la causa de la lesión hepática en algunas formas de hepatitis vírica. La inflamación puede estar limitada a los tractos portales o extenderse al parénquima. Los cuerpos extraños, microorganismos y una diversidad de fármacos pueden inducir una reacción granulomatosa.

• *Fibrosis.* El tejido fibroso se forma como respuesta a la inflamación o al agente tóxico directo del hígado. El depósito de colágeno tiene consecuencias a largo plazo sobre los patrones hepáticos de riego sanguíneo y perfusión de los hepatocitos. En las fases iniciales, la fibrosis puede desarrollarse dentro o alrededor de los tractos portales (*fibrosis portal o periportal*) o alrededor de la vena central, o el tejido fibroso puede depositarse directamente dentro de los sinusoides alrededor de un único o múltiples hepatocitos (*fibrosis pericelular*). Con el tiempo, las bandas fibrosas unen regiones del hígado (porta a porta, porta a central, central a central), en un proceso denominado *fibrosis en puentes*.

• *Cirrosis.* Con la lesión parenquimatosa progresiva y la fibrosis, el hígado desarrolla nódulos de hepatocitos en regeneración rodeados de bandas de tejido cicatricial. En este proceso, la arquitectura hepática normal se destruye y esta situación se denomina cirrosis. Dependiendo del tamaño de los nódulos (mayores o menores de 3 mm), la cirrosis puede clasificarse en micronodular o macronodular. Sin embargo, esta clasificación tiene una relevancia pequeña en la patogenia o evolución clínica de la enfermedad. La cirrosis es una hepatopatía terminal, y también aumenta el riesgo de neoplasia.

• *Reacción ductular.* En la enfermedad biliar y otras formas de enfermedad hepática, el número de conductos biliares intrahepáticos y de canales de Hering puede aumentar. Este cambio se conoce como reacción ductular. La proliferación de dúctulos biliares se asocia habitualmente con fibrosis e inflamación. La reacción ductular ha cobrado interés recientemente ya que algunas células en proliferación que se originan de los canales de Hering pueden funcionar como células progenitoras de hepatocitos y conductos biliares.

SÍNDROMES CLÍNICOS

La repercusión clínica de la lesión hepática puede ser tan variable como imperceptible para el individuo, o la función hepática puede estar tan alterada que sea una amenaza para la vida. Los principales síndromes clínicos de la hepatopatía son la insuficiencia hepática, la cirrosis, la hipertensión portal y la colestasis. Estas situaciones poseen manifestaciones clínicas características (Tabla 16-1), y se utiliza una batería de pruebas de laboratorio para diagnosticar estos trastornos (Tabla 16-2). Estas situaciones se abordan a continuación.

Insuficiencia hepática

La consecuencia clínica más grave de la hepatopatía es la insuficiencia hepática. Por lo general, se desarrolla como el

Tabla 16-1 Consecuencias clínicas de la enfermedad hepática

Signos característicos de la disfunción hepática grave
Ictericia y colestasis
Hipoalbuminemia
Hiperamonemia
Hipoglucemia
Eritema palmar
Angiomas en araña
Hipogonadismo
Ginecomastia
Pérdida de peso
Pérdida de masa muscular
Hipertensión portal asociada a cirrosis
Ascitis
Esplenomegalia
Varices esofágicas
Hemorroides
Cabeza de medusa: piel abdominal
Complicaciones de la insuficiencia hepática
Coagulopatía
Encefalopatía hepática
Síndrome hepatorrenal

Tabla 16-2 Evaluación de laboratorio de la enfermedad hepática

Tipo de prueba	Medición sérica*
Integridad del hepatocito	Enzimas hepatocelulares citosólicas** *Aspartato aminotransferasa sérica* (AST) *Alanina aminotransferasa sérica* (ALT) Lactato deshidrogenasa sérica (LDH)
Función excretora biliar	Sustancias secretadas en la bilis** *Bilirrubina sérica* *Total*: conjugada y no conjugada *Directa*: solamente conjugada *Delta*: unida covalentemente a la albúmina Bilirrubina urinaria Ácidos biliares séricos Enzimas de la membrana plasmática** (por el daño del canalículo biliar) *Fosfatasa alcalina sérica* γ-glutamil transpeptidasa sérica 5´-nucleotidasa sérica
Función del hepatocito	Proteínas secretadas en la sangre *Albúmina sérica**** *Tiempo de protrombina*** (factores V, VII, X, protrombina, fibrinógeno) Metabolismo del hepatocito Amoníaco sérico** Prueba de aminopirina en aliento (desmetilación hepática) Eliminación de galactosa (inyección intravenosa)

*Las pruebas más frecuentes se muestran en cursiva.
**Una elevación implica enfermedad hepática.
***Un descenso implica enfermedad hepática.

punto final de un daño progresivo al hígado, bien mediante destrucción insidiosa de los hepatocitos o por oleadas repetidas de lesión parenquimatosa. Menos frecuentemente, la insuficiencia hepática es el resultado de una destrucción súbita y masiva del tejido hepático. Independientemente de la secuencia, del 80 al 90% de la función hepática debe perderse antes de que se instaure la insuficiencia hepática. En muchos casos, la balanza se inclina a favor de la descompensación por enfermedades intercurrentes que aumentan las demandas del hígado. Éstas incluyen infecciones sistémicas, alteraciones electrolíticas, estrés (cirugía mayor, insuficiencia cardíaca) y sangrado gastrointestinal.

Las alteraciones que causan insuficiencia hepática se agrupan en tres categorías:

1. *Insuficiencia hepática aguda con necrosis hepática masiva.* Está causada más frecuentemente por *fármacos* o *hepatitis vírica fulminante.* La insuficiencia hepática aguda denota la insuficiencia hepática clínica que progresa desde el inicio de los síntomas hasta la encefalopatía hepática en 2 a 3 semanas. El curso que se extiende hasta 3 meses se denomina insuficiencia subaguda. *La correlación histológica de la insuficiencia hepática aguda es una necrosis hepática masiva.* Es una situación infrecuente pero amenazante para la vida que a menudo requiere el trasplante de hígado. La insuficiencia hepática aguda inducida por fármacos se aborda más adelante en este capítulo.
2. *Hepatopatía crónica.* Es la forma más frecuente de insuficiencia hepática y el punto final de un daño hepático crónico inexorable que termina en cirrosis. Las muchas causas de cirrosis se describen más adelante.
3. *Disfunción hepática sin necrosis franca.* Los hepatocitos pueden ser viables pero incapaces de realizar la función metabólica normal, como ocurre en el hígado graso agudo del embarazo (que puede conducir a una insuficiencia hepática aguda unos días después de su inicio), la toxicidad por tetraciclina, y el síndrome de Reye (un síndrome raro de hígado graso y encefalopatía en niños, asociado con la toma de ácido acetilsalicílico y la infección por virus; se aborda más adelante).

Características clínicas. Independientemente de la causa, los signos clínicos de la insuficiencia hepática que ocurren en individuos con hepatopatía crónica son muy parecidos. La *ictericia* es un hallazgo casi invariable. La síntesis hepática y la secreción alterada de albúmina conducen a una *hipoalbuminemia* que predispone al edema periférico. La *hiperamonemia* se atribuye a una función hepática defectuosa del ciclo de la urea. A largo plazo, el metabolismo alterado de los estrógenos y la consiguiente hiperestrogenemia son las posibles causas del *eritema palmar* (un reflejo de la vasodilatación local) y de los *angiomas en araña* de la piel. Cada angioma es una arteriola central dilatada y pulsátil desde la cual irradian pequeños vasos. En el varón, la hiperestrogenemia también lleva al *hipogonadismo* y *ginecomastia.* La insuficiencia hepática aguda puede presentarse como ictericia o encefalopatía, pero los estigmas de la hepatopatía crónica están notablemente ausentes en la exploración física (p. ej., ginecomastia, angiomas en araña).

La insuficiencia hepática amenaza la vida por diversos motivos. La acumulación de metabolitos tóxicos puede tener efectos generalizados. Con la alteración grave de la función hepática, los pacientes presentan una susceptibilidad elevada al fallo multisistémico. Por lo tanto, la insuficiencia respiratoria con neumonía y sepsis se combina con la insuficiencia renal cobrándose la vida de muchos individuos con insuficiencia hepática. Se desarrolla una *coagulopatía,* atribuible a la síntesis hepática alterada de los factores de coagulación sanguínea. La tendencia al sangrado resultante puede conducir a una hemorragia gastrointestinal masiva, así como a sangrados en cualquier otro lugar. La absorción intestinal de sangre conlleva una carga metabólica para el hígado que empeora la gravedad de la insuficiencia hepática. La instauración de una insuficiencia hepática florida es particularmente grave en personas con hepatopatía crónica. Es habitual un curso de deterioro rápido produciéndose la muerte a las pocas semanas o meses en el 80% de los casos. Cerca del 40% de los individuos con insuficiencia hepática aguda puede recuperarse espontáneamente. Los otros, o bien fallecen sin un trasplante (~ 30%) o reciben un trasplante hepático.

Dos complicaciones concretas merecen consideración aparte puesto que representan los estadios más graves de la insuficiencia hepática: encefalopatía hepática y síndrome hepatorrenal.

Encefalopatía hepática

La encefalopatía hepática es una complicación temida en la insuficiencia hepática aguda y crónica. Los pacientes muestran un espectro de alteraciones de la función cerebral que abarcan desde anomalías sutiles del comportamiento hasta confusión marcada y estupor, coma profundo y muerte. Estos cambios pueden progresar a lo largo de horas o días como, por ejemplo, en la insuficiencia hepática fulminante o, más insidiosamente, en alguien con una función hepática marginal debida a una hepatopatía crónica. Los signos neurológicos fluctuantes asociados incluyen rigidez, hiperreflexia, cambios electroencefalográficos inespecíficos y, rara vez, convulsiones. La *asterixis* es particularmente característica (también denominada temblor aleteante); es un patrón de movimientos rápidos de flexoextensión y arrítmicos de la cabeza y las extremidades que se aprecia mejor cuando se mantienen los brazos en extensión con las muñecas en dorsiflexión.

En la mayoría de los casos, sólo hay pequeños cambios morfológicos del cerebro, como edema y una reacción astrocítica. Dos situaciones fisiológicas parecen ser importantes en la génesis de este trastorno: 1) pérdida importante de la función hepatocelular, y 2) derivación de la sangre desde la circulación portal a la sistémica circunvalando el hígado enfermo crónicamente. El resultado neto es la exposición del cerebro a un medio metabólico alterado. En el contexto agudo, la elevación del amoníaco sanguíneo, que altera la función neuronal y favorece el edema cerebral generalizado, parece ser clave. En el contexto crónico, la neurotransmisión alterada surge por las alteraciones en el metabolismo de los aminoácidos en el cerebro.

Síndrome hepatorrenal

El síndrome hepatorrenal, que aparece en individuos con hepatopatía grave, consiste en el desarrollo de insuficiencia renal sin anomalías primarias de los propios riñones. No se incluyen en esta definición el daño concomitante al hígado y el riñón, como puede ocurrir con la exposición al tetracloruro de carbono y ciertas micotoxinas, y la toxicidad por cobre en la enfermedad de Wilson. También se excluyen casos de insuficiencia hepática avanzada en las que el colapso circulatorio conduce a una necrosis tubular aguda e insuficiencia renal. La función renal mejora rápidamente si la insuficiencia hepática revierte. Aunque la causa exacta se desconoce, la evidencia señala hacia una vasodilatación esplácnica y vasoconstricción sistémica, que conducen a una reducción importante del flujo sanguíneo renal, particularmente en la corteza. El inicio de este síndrome está marcado habitualmente por una caída de la diuresis, asociada con el aumento del nitrógeno ureico en sangre y de los valores de creatinina. *La capacidad de concentrar la orina se mantiene, produciendo una orina hiperosmolar desprovista de proteínas y un sedimento anormal que es llamativamente bajo en sodio (al contrario que en la necrosis tubular renal).* La insuficiencia renal puede acelerar la muerte del paciente con hepatopatía aguda fulminante o hepatopatía crónica avanzada. Sin embargo, la insuficiencia renal límite (creatinina sérica de 2 a 3 mg/dl) puede persistir durante semanas a meses, como en los pacientes cirróticos cuya ascitis es refractaria al tratamiento diurético.

Cirrosis

La cirrosis se encuentra entre las 10 causas más frecuentes de muerte en el mundo occidental. Entre las causas principales se incluyen el consumo excesivo de alcohol, las infecciones crónicas, la hepatitis autoinmunitaria, la enfermedad biliar y la sobrecarga de hierro. La cirrosis se define como *un proceso difuso caracterizado por fibrosis y la conversión de la arquitectura hepática normal en nódulos estructuralmente anormales*. Las tres características principales son las siguientes:

- *Septos fibrosos en puentes* en forma de bandas finas o cicatrices amplias alrededor de los múltiples lóbulos adyacentes. La fibrosis de larga duración es, por lo general, irreversible, aunque puede haber regresión en casos concretos.
- *Nódulos parenquimatosos,* que varían desde un tamaño muy pequeño (< 3 mm de diámetro, micronódulos) a grande (varios centímetros de diámetro, macronódulos), que están rodeados de bandas fibróticas. Por lo general, los nódulos contienen hepatocitos proliferantes, aunque la regeneración no es una característica necesaria para el diagnóstico de la cirrosis.
- *Disrupción de toda la arquitectura del hígado.* La lesión de las células parenquimatosas y la fibrosis son difusas, extendiéndose por todo el hígado. La lesión focal con cicatrización no constituye una cirrosis.

No hay una clasificación satisfactoria de la cirrosis que pueda ayudar a identificar la causa subyacente. Son frecuentes el alcoholismo crónico y la hepatitis crónica B y C, seguidas de las enfermedades biliares y la hemocromatosis. Después de excluir todas las causas conocidas, cerca del 10% de los casos corresponden a lo que se denomina cirrosis criptogenética. La magnitud del «cajón de sastre» de la cirrosis criptogenética refleja la dificultad a la hora de establecer un diagnóstico etiológico una vez que la cirrosis está bien establecida.

Patogenia. Los principales mecanismos que se combinan para crear la cirrosis son la muerte hepatocelular, la regeneración, la fibrosis progresiva y los cambios vasculares. Las muchas causas de destrucción hepatocelular se describen en este capítulo e incluyen más frecuentemente toxinas y virus. El desarrollo de la cirrosis requiere que ocurra una muerte celular a lo largo de períodos de tiempo prolongados y que se acompañe de fibrosis. Como ya se ha mencionado, la regeneración es una respuesta compensadora normal a la muerte celular. La fibrosis es una reacción de curación que progresa hacia la formación de cicatriz cuando la lesión implica no sólo al parénquima, sino también al tejido conectivo de soporte. En el hígado normal, la matriz extracelular (MEC), formada por colágenos intersticiales (de los tipos I, III, V y XI formadores de fibrillas) está presente solamente en la cápsula hepática, en los tractos portales y alrededor de las venas centrales. El hígado carece de una membrana basal verdadera; en su lugar, una red delicada que contiene colágeno tipo IV y otras proteínas se encuentra en el espacio entre las células endoteliales sinusoidales y los hepatocitos (el espacio de Disse). Por el contrario, en la cirrosis, el colágeno de tipo I y III y otros componentes de la MEC se depositan en el espacio de Disse (Fig. 16-2). En la fibrosis avanzada y la cirrosis, las bandas fibrosas separan los nódulos de hepatocitos en todo el hígado. Los cambios vasculares, que consisten en pérdida de las fenestraciones de las células endoteliales sinusoidales y el desarrollo de derivaciones vasculares de la vena porta-vena hepática y arteria hepática-vena porta, contribuyen a los defectos de la función hepática. El depósito de colágeno convierte los sinusoides con canales endoteliales fenestrados, que permiten el intercambio libre de solutos entre el plasma y los hepatocitos, en canales vasculares de flujo rápido y mayor presión sin este intercambio de solutos. En concreto, el movimiento de proteínas

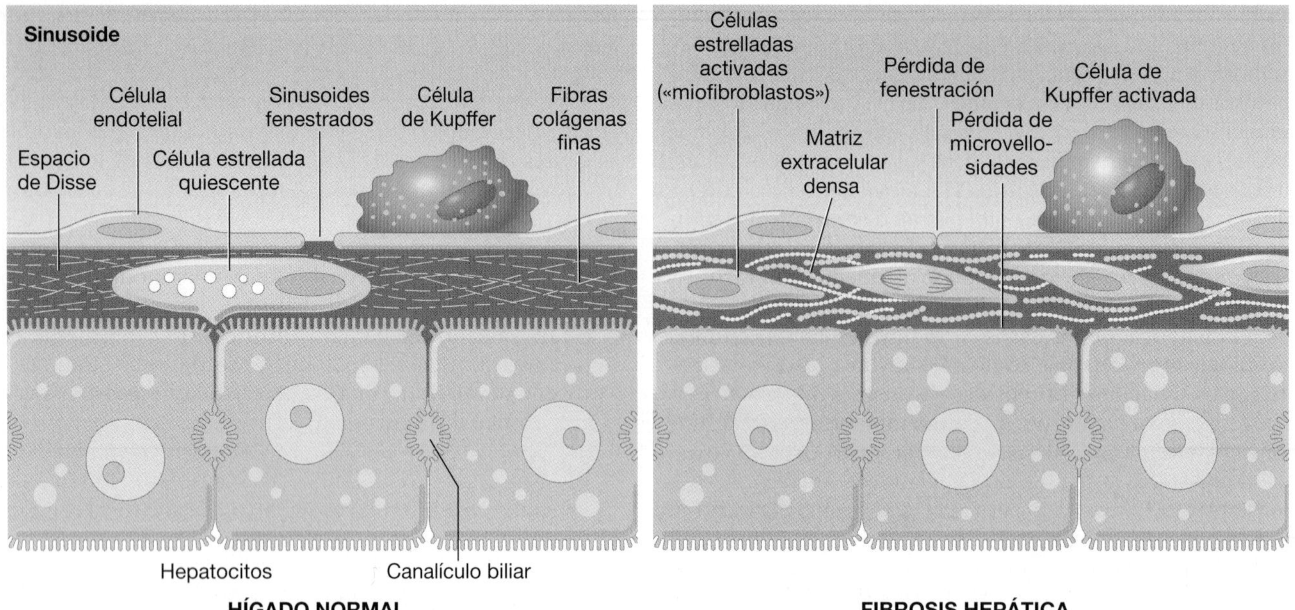

Figura 16-2

Fibrosis hepática. En el hígado normal, el espacio perisinusoidal (espacio de Disse) contiene una red fina de componentes de la matriz extracelular. En la fibrosis hepática, las células estrelladas se activan para producir una capa densa de material matricial que se deposita en el espacio perisinusoidal. El depósito de colágeno bloquea las fenestraciones endoteliales y evita el intercambio libre de materiales desde la sangre. Las células de Kuppfer también se activan y producen citocinas que están implicadas en la fibrosis. Nótese que esta ilustración no está a escala; el espacio de Disse es, en realidad, mucho más estrecho de lo que se muestra.

(p. ej., albúmina, factores de la coagulación, lipoproteínas) entre los hepatocitos y el plasma está notablemente alterado. Estos cambios funcionales se agravan por la pérdida de las microvellosidades de la superficie del hepatocito, lo que reduce la capacidad de transporte de la célula.

La principal fuente de exceso de colágeno en la cirrosis son las células estrelladas perisinusoidales (previamente conocidas como células de Ito o células de almacenamiento graso), que están en el espacio de Disse. Aunque normalmente funcionan como células de almacenamiento para la vitamina A y la grasa, durante el desarrollo de la fibrosis pueden quedar activadas y transformarse en células de tipo miofibroblasto, que expresan la α-actina del músculo liso y la proteína ácida fibrilar glial. Se cree que los estímulos para la activación de las células estrelladas y la producción de colágeno incluyen las especies reactivas de oxígeno (ROS), los factores de crecimiento y las citocinas como el factor de necrosis tumoral (TNF), la interleucina-1 (IL-1) y las linfotoxinas, que pueden estar producidas por los hepatocitos dañados o por las células de Kupffer estimuladas y las células endoteliales sinusoidales. Las células estrelladas activadas producen factores de crecimiento, citocinas y quimiocinas que producen aún más proliferación y síntesis de colágeno. El factor transformador del crecimiento β es el principal agente fibrogénico de las células estrelladas. Al menos en sus estadios iniciales, la fibrosis es un proceso dinámico que implica la síntesis y depósito de componentes de la MEC, la activación de las metaloproteinasas y también de los inhibidores tisulares de las metaloproteinasas.

Características clínicas. Todas las formas de cirrosis pueden ser clínicamente silentes. Cuando se vuelven sintomáticas, producen manifestaciones inespecíficas: anorexia, pérdida de peso, debilidad y, en la enfermedad avanzada, un claro debilitamiento. La progresión o mejoría de la cirrosis depende, en gran medida, de la actividad de la enfermedad responsable de ésta. Puede desarrollarse insuficiencia hepática incipiente o franca, habitualmente precipitada por la imposición de una sobrecarga metabólica al hígado, como en la infección sistémica o en la hemorragia gastrointestinal. El mecanismo final de la muerte en la mayor parte de los individuos con cirrosis es: 1) una insuficiencia hepática progresiva; 2) una complicación relacionada con la hipertensión portal, o 3) el desarrollo de un carcinoma hepatocelular.

RESUMEN

Cirrosis

- Las tres características principales de la cirrosis son: 1) septos fibrosos en puente; 2) nódulos parenquimatosos que contienen hepatocitos en replicación, y 3) disrupción de la arquitectura de todo el hígado.
- Es una enfermedad hepática terminal que puede tener múltiples causas. Las más frecuentes son la hepatitis B y C crónicas y el alcoholismo crónico. Causas menos frecuentes son las enfermedades autoinmunitarias y biliares, y los trastornos metabólicos como la hemocromatosis.
- Las características morfológicas de la cirrosis avanzada son similares, independientemente de la causa de la enfermedad.
- La hepatopatía grasa no alcohólica es una causa de cirrosis recientemente reconocida.

• Las principales complicaciones de la cirrosis se relacionan con una función hepática disminuida, hipertensión portal y aumento del riesgo de carcinoma hepatocelular.

Hipertensión portal

La resistencia aumentada al flujo sanguíneo de la vena porta puede desarrollarse por causas prehepáticas, intrahepáticas y posthepáticas (descritas más adelante). *La causa intrahepática dominante es la cirrosis, que representa la mayoría de los casos de hipertensión portal.* Mucho menos frecuentes son la esquistosomiasis, el cambio graso masivo, las enfermedades granulomatosas difusas, como sarcoidosis y tuberculosis miliar, las enfermedades que afectan a la microcirculación portal, ilustradas por la hiperplasia nodular regenerativa (descrita más adelante).

La hipertensión portal en la cirrosis se produce por una resistencia aumentada al flujo portal al nivel de los sinusoides y la compresión de las venas centrales por la fibrosis perivenular y los nódulos parenquimatosos en expansión. Las anastomosis entre los sistemas arterial y portal en las bandas fibrosas también contribuyen a la hipertensión portal al imponer una presión arterial sobre el sistema venoso portal que tiene una presión normalmente baja. Las cuatro consecuencias clínicas principales son: 1) ascitis; 2) formación de derivaciones venosas portosistémicas; 3) esplenomegalia congestiva, y 4) encefalopatía hepática (descrita anteriormente). Las manifestaciones de la hipertensión portal en el contexto de una cirrosis se describen a continuación (Fig. 16-3).

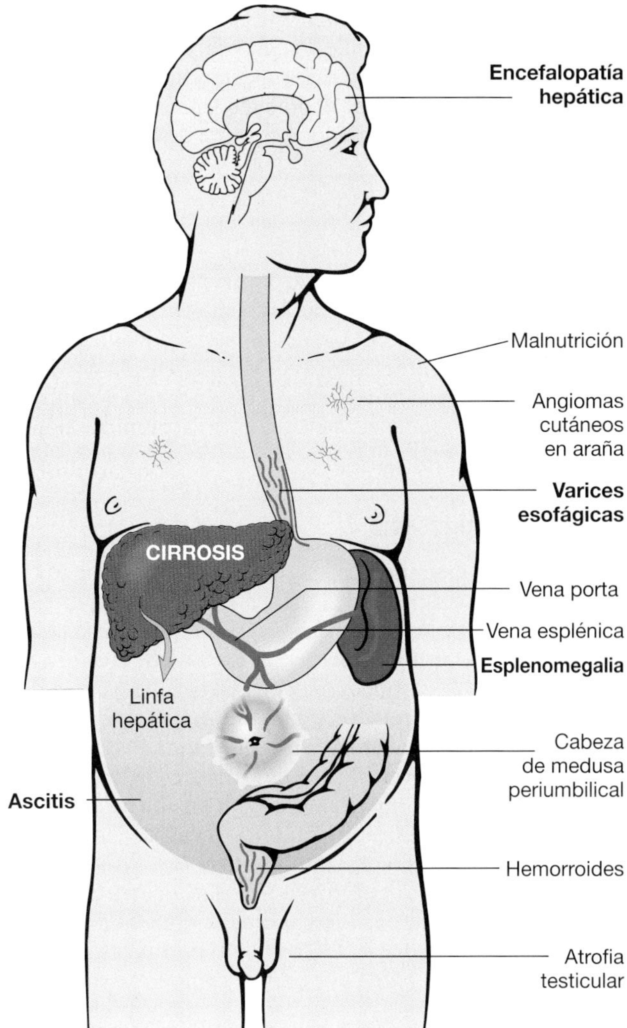

Figura 16-3

Algunas consecuencias clínicas de la hipertensión portal en el contexto de una cirrosis. Las manifestaciones más importantes se muestran en **negrita**.

Ascitis

La ascitis se refiere a la colección de un exceso de líquido en la cavidad peritoneal. Habitualmente es clínicamente detectable cuando se acumulan al menos 500 ml, pero se pueden acumular muchos litros y producir una distensión abdominal masiva. Por lo general, se trata de un líquido seroso que puede contener hasta 3 g/dl de proteínas (principalmente albúmina), así como las mismas concentraciones de solutos, como glucosa, sodio y potasio que la sangre. El líquido puede contener un escaso número de células mesoteliales y *leucocitos mononucleares*. El flujo de neutrófilos sugiere una infección secundaria, mientras que los hematíes señalan hacia la posibilidad de un cáncer intraabdominal diseminado. Con la ascitis duradera, la filtración del líquido peritoneal a través de los linfáticos transdiafragmáticos puede producir hidrotórax, más a menudo del lado derecho.

La patogenia de la ascitis es compleja e implica uno o más de los siguientes mecanismos:

• La *hipertensión sinusoidal* altera las fuerzas de Starling y conduce al líquido dentro del espacio de Disse, que es entonces eliminado por los linfáticos hepáticos; este movimiento de líquido también es favorecido por la hipoalbuminemia.
• La *extravasación de los linfáticos hepáticos* dentro de la cavidad peritoneal: el flujo normal de linfa a través del conducto torácico es, aproximadamente, de 800 a 1.000 ml/día. En la cirrosis, el flujo linfático hepático puede ser cercano a 20 l/día, excediendo la capacidad del conducto torácico. La linfa hepática es rica en proteínas y pobre en triglicéridos, como se refleja en el líquido ascítico rico en proteínas.
• *Retención renal de sodio y agua* debida al hiperaldosteronismo secundario (Capítulo 4), a pesar de un valor total de sodio corporal superior al normal.

Derivación portosistémica

Con el aumento de la presión venosa portal, se desarrollan cortocircuitos allí donde las circulaciones sistémica y portal comparten lechos capilares. Los principales lugares son las venas del interior y alrededor del recto (manifestadas como hemorroides), la unión cardioesofágica (que produce varices esofagogástricas), el retroperitoneo y el ligamento falciforme del hígado (que afecta a las colaterales periumbilicales y de la pared abdominal). Aunque el sangrado hemorroidal puede ocurrir, rara vez es masivo o amenazante para la vida. Mucho más importantes son las *varices esofagogástricas* que aparecen en cerca del 65% de los pacientes con cirrosis avanzada del hígado, y producen hematemesis masiva y muerte en cerca de la mitad de ellos (Capítulo 15). Las colaterales de la pared abdominal aparecen como venas subcutáneas dilatadas que se extienden hacia fuera desde el ombligo (*cabeza de medusa*) y constituyen un signo clínico importante de la hipertensión portal.

Esplenomegalia

La congestión prolongada puede producir una esplenomegalia congestiva. El grado de agrandamiento varía ampliamente (por lo general ≤ 1.000 g) y no está necesariamente correlacionado con otras características de la hipertensión portal. La esplenomegalia masiva puede inducir de forma secundaria una variedad de anomalías hematológicas atribuibles al hiperesplenismo (Capítulo 12).

Ictericia y colestasis

La ictericia, una manifestación habitual de la hepatopatía, se produce por la retención de bilis. La formación hepática de bilis sirve a dos funciones principales. La bilis constituye la principal vía de eliminación de la bilirrubina, el exceso de colesterol y los xenobióticos que son insuficientemente hidrosolubles para ser excretados con la orina. En segundo lugar, las sales biliares segregadas y las moléculas fosfolipídicas favorecen la emulsión de la grasa de la dieta en la luz del intestino. Puesto que la formación de bilis es una de las funciones más sofisticadas del hígado, también es una de las que más fácilmente se altera. Por lo tanto, la *ictericia,* una coloración amarilla de la piel y la esclerótica (*icterus*), ocurre cuando la retención sistémica de bilirrubina conlleva unas concentraciones elevadas por encima de 2,0 mg/dl (lo normal en el adulto es < 1,2 mg/dl). La *colestasis* se define como la retención sistémica de no solamente bilirrubina, sino también otros solutos eliminados con la bilis (particularmente sales biliares y colesterol).

Bilirrubina y ácidos biliares. La bilirrubina es el producto final de la degradación del grupo heme (Fig. 16-4). La mayoría de la producción diaria (0,2-0,3 g) procede de la destrucción de los eritrocitos senescentes, y el resto procede principalmente del recambio de las hemoproteínas hepáticas y de la destrucción prematura de los eritrocitos de nueva formación en la médula ósea. Esta última ruta es importante en los trastornos hematológicos asociados con una hemólisis intramedular excesiva de los eritrocitos defectuosos (eritropoyesis ineficaz; Capítulo 12). Independientemente de la fuente, la heme oxigenasa oxida el heme hacia biliverdina que, a su vez, es reducida hacia bilirrubina por la biliverdina reductasa. La bilirrubina así formada fuera del hígado en las células del sistema mononuclear fagocítico (incluyendo el bazo) es liberada y se une a la albúmina sérica. El procesamiento hepatocelular de la bilirrubina implica: 1) una captación mediada por transportadores al nivel de la membrana sinusoidal; 2) la unión de proteínas citosólicas y su transporte al retículo endoplasmático; 3) la conjugación con una o dos moléculas de ácido glucurónico por la bilirrubina uridina difosfato-glucuronosiltransferasa, y 4) la excreción de glucurónidos de bilirrubina no tóxicos e hidrosolubles a la bilis. La mayor parte de los glucurónidos de bilirrubina se desconjugan por las β-glucuronidasas de las bacterias intestinales y son degradados hacia urobilinógenos incoloros. Éstos y el residuo del pigmento intacto se excretan en su mayor parte por las heces. Aproximadamente el 20% de los urobilinógenos son reabsorbidos en el íleon y el colon, y regresan al hígado siendo rápidamente reexcretados en la bilis. Los ácidos biliares conjugados y no conjugados también se reabsorben en el íleon y vuelven al hígado mediante la *circulación enterohepática.*

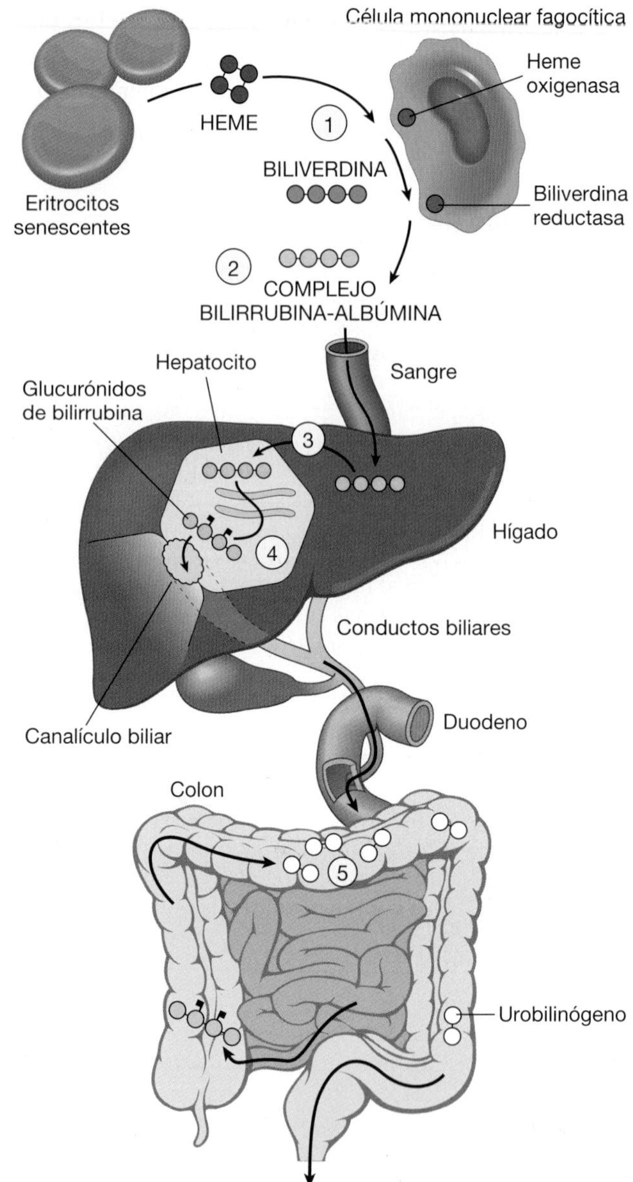

Figura 16-4

Metabolismo y eliminación de la bilirrubina. **1**, la producción normal de bilirrubina (0,2-0,3 g/día) deriva principalmente de la degradación de los eritrocitos circulantes senescentes, con una contribución menor de la degradación de las proteínas tisulares que contienen heme. **2**, la bilirrubina extrahepática se une a la albúmina sérica y es conducida al hígado. **3**, captación hepatocelular. **4**, la glucuronidación por las glucuronosiltransferasas en los hepatocitos genera monoglucurónidos y diglucurónidos de bilirrubina, que se vuelven hidrosolubles y son excretados en la bilis. **5**, las bacterias intestinales desconjugan la bilirrubina y la degradan a urobilinógenos incoloros. Los urobilinógenos y el residuo de pigmentos intactos se excretan con las heces, con algo de reabsorción y reexcreción en la bilis.

Patogenia y características clínicas. En el adulto normal, la tasa de producción de bilirrubina sistémica es igual que las tasas de captación, conjugación y excreción biliar hepáticas. La ictericia (las concentraciones de bilirrubina pueden alcanzar 30-40 mg/dl en la enfermedad grave) ocurre cuando el equilibrio entre la producción y la eliminación de bilirrubina está alterado por uno o más de los siguientes mecanismos (Tabla 16-3): 1) producción excesiva de bilirrubina; 2) captación hepática disminuida; 3) conjugación alterada; 4) excreción hepatocelular disminuida, y 5) flujo biliar alterado (tanto intrahepático como extrahepático). Los tres primeros mecanismos producen una hiperbilirrubinemia no conjugada, y los dos últimos producen predominantemente una hiperbilirrubinemia conjugada. Más de un mecanismo puede participar en la producción de la ictericia, especialmente en la hepatitis, en la que puede haber una hiperbilirrubinemia conjugada y no conjugada. Por lo general, sin embargo, un mecanismo predomina de tal manera que el conocimiento de la forma predominante de la bilirrubina plasmática es útil a la hora de evaluar las causas posibles de la hiperbilirrubinemia.

Tabla 16-3 Principales causas de ictericia

Hiperbilirrubinemia predominantemente no conjugada

- Exceso de producción de bilirrubina
  - Anemias hemolíticas
  - Reabsorción de sangre por hemorragia interna (p. ej., sangrado del tracto digestivo, hematomas)
  - Síndromes de eritropoyesis ineficaz (p. ej., anemia perniciosa, talasemia)
- Reducción de la captación hepática
  - Interferencia de fármacos con los sistemas transportadores de membrana
  - Enfermedad hepatocelular difusa (p. ej., hepatitis vírica o inducida por fármacos, cirrosis)
- Alteración de la conjugación de la bilirrubina
  - Ictericia fisiológica del recién nacido

Hiperbilirrubinemia predominantemente conjugada

- Disminución de la excreción hepatocelular
  - Deficiencia de los transportadores de membrana canaliculares
  - Disfunción de la membrana canalicular inducida por fármacos (p. ej., anticonceptivos orales, ciclosporina)
  - Lesión o toxicidad hepatocelular (p. ej., hepatitis vírica o inducida por fármacos, nutrición parenteral total, infección sistémica)
- Alteración del flujo biliar intrahepático o extrahepático
  - Destrucción inflamatoria de los conductos biliares intrahepáticos (p. ej., cirrosis biliar primaria, colangitis esclerosante primaria, enfermedad de injerto contra huésped, trasplante hepático)

De las varias causas de ictericia incluidas en la Tabla 16-3, las más frecuentes son la hepatitis, la obstrucción al flujo biliar (descrita más adelante en este capítulo), y la anemia hemolítica (Capítulo 12). Puesto que la maquinaria hepática para la conjugación y la excreción de la bilirrubina no madura por completo hasta, aproximadamente, las 2 semanas de vida, casi todos los recién nacidos desarrollan hiperbilirrubinemia no conjugada leve y transitoria, denominada *ictericia neonatal* o ictericia fisiológica del recién nacido.

La ictericia también puede ser la consecuencia de errores innatos del metabolismo, incluyendo:

- El *síndrome de Gilbert*, una afección hereditaria algo heterogénea, benigna y frecuente que se presenta como hiperbilirrubinemia no conjugada leve y fluctuante. La primera causa es una disminución de las concentraciones hepáticas de glucuronosiltransferasa. Aunque esto es atribuible a una mutación del gen responsable, otros polimorfismos pueden tener una función en la expresión variable de este trastorno. Afecta hasta al 7% de la población, y la hiperbilirrubinemia puede pasar desapercibida durante años y *no conlleva morbilidad.*
- El *síndrome de Dubin-Johnson* es la consecuencia de un defecto autosómico recesivo de la proteína de transporte responsable de la excreción hepatocelular de los glucurónidos de bilirrubina a través de la membrana canalicular. Estos pacientes muestran hiperbilirrubinemia conjugada. Aparte de tener un hígado con pigmentación oscura (por metabolitos polimerizados de la epinefrina, no bilirrubina) y hepatomegalia, estos pacientes carecen de otros problemas funcionales.

La colestasis, que es el resultado de un flujo biliar alterado por una disfunción hepatocelular o por una obstrucción biliar intrahepática o extrahepática, también puede presentarse como ictericia. Sin embargo, a veces el *prurito* es el síntoma de presentación, presumiblemente relacionado con la elevación de los ácidos biliares en plasma y su depósito en los tejidos periféricos, particularmente la piel. Los *xantomas cutáneos* (acumulaciones focales de colesterol) aparecen a veces, siendo el resultado de la hiperlipemia y la excreción alterada de colesterol. *Un hallazgo característico de laboratorio es la elevación de la fosfatasa alcalina sérica,* una enzima presente en el epitelio de los conductos biliares y en la membrana canalicular de los hepatocitos. Otras isoenzimas están normalmente presentes en muchos otros tejidos como el hueso, de forma que se debe verificar el origen hepático de las concentraciones elevadas. Otras manifestaciones de disminución del flujo biliar se relacionan con la malabsorción intestinal, incluyendo una absorción inadecuada de las vitaminas liposolubles A, D y K.

Con frecuencia, la obstrucción biliar extrahepática puede aliviarse quirúrgicamente. Por el contrario, la colestasis causada por enfermedades del árbol biliar intrahepático o por alteración de la secreción hepatocelular (colectivamente denominadas *colestasis intrahepática*) no se benefician de la cirugía (salvo el trasplante), y la situación del paciente puede empeorar mediante un procedimiento quirúrgico. Por lo tanto, *existe cierta urgencia en realizar un diagnóstico correcto de la causa de la ictericia y colestasis.*

RESUMEN

Ictericia y colestasis

- La ictericia ocurre cuando la retención de bilirrubina produce concentraciones séricas por encima de 2,0 mg/dl.
- La hepatitis y la obstrucción intrahepática o extrahepática del flujo biliar son las causas más frecuentes de ictericia, e implican una acumulación de bilirrubina conjugada.
- Las anemias hemolíticas son las causas más frecuentes de ictericia e implican la acumulación de bilirrubina no conjugada.

- La colestasis es la alteración del flujo biliar que produce retención de bilirrubina, ácidos biliares y colesterol.
- La fosfatasa alcalina sérica está habitualmente elevada en las situaciones colestásicas.

TRASTORNOS INFECCIOSOS E INFLAMATORIOS

Los trastornos inflamatorios crónicos del hígado dominan la práctica clínica de la hepatología. Prácticamente, cualquier agresión al hígado puede matar los hepatocitos y reclutar células inflamatorias. *Sin embargo, la infección primaria más importante del hígado es la hepatitis vírica,* que se abordará en primer lugar. Menos frecuente es una entidad denominada *hepatitis autoinmunitaria,* que se abordará más adelante. El hígado está casi siempre implicado en las infecciones hematógenas, ya sea de forma sistémica o procedentes del abdomen. Aquellas en las que la lesión hepática puede ser prominente incluyen la tuberculosis miliar, la malaria, la salmonelosis, la candidiasis y la amebiasis, que se describen en los capítulos relevantes de este libro. Solamente los abscesos hepáticos piógenos se abordarán en esta sección, en último lugar.

Las infecciones víricas sistémicas que pueden afectar al hígado incluyen: 1) la mononucleosis infecciosa (virus de Epstein-Barr), que puede causar una hepatitis leve durante la fase aguda; 2) las infecciones por citomegalovirus o herpesvirus, particularmente en el recién nacido o la persona inmunosuprimida, y 3) la fiebre amarilla, que ha sido una causa importante y seria de hepatitis en los países tropicales. De forma infrecuente, en el niño y el inmunosuprimido, el hígado se ve afectado en el curso de las infecciones por rubéola, adenovirus o enterovirus. Sin embargo, a no ser que se especifique de otro modo, *el término hepatitis vírica se reserva para la infección hepática causada por un pequeño grupo de virus que tienen una afinidad particular por el hígado.* Puesto que estos virus pueden causar patrones similares de enfermedad, los cambios histológicos y la evolución clínica de la hepatitis vírica se describen conjuntamente, después de una presentación de las formas específicas de hepatitis vírica.

Hepatitis vírica

Los agentes etiológicos de la hepatitis vírica (como se han definido anteriormente) son los virus de hepatitis A (VHA), B (VHB), C (VHC), D (VHD) y E (VHE). El virus de la hepatitis G (VHG) no es patogénico y no se considerará. La Tabla 16-4 resume algunas de las características de los virus de la hepatitis.

Virus de la hepatitis A

El virus de la hepatitis A (conocido durante muchos años como «hepatitis infecciosa») es una *enfermedad benigna y autolimitada* con un período de incubación de 15 a 50 días (28 días de promedio). Es una enfermedad «vieja», habiendo sido descrita como ictericia contagiosa en la antigüedad (un remedio recomendado era beber orina de burro, de acuerdo con el Talmud babilónico), y fue un problema militar importante durante la Segunda Guerra Mundial. *El VHA no produce una hepatitis crónica o un estado de portador y sólo rara vez causa hepatitis fulminante. Los casos mortales por VHA ocurren con una tasa muy baja, cercana al 0,1%, y parecen ocurrir más probablemente cuando los pacientes tienen una hepatopatía previa por otras causas como VHB o toxicidad alcohólica.* Sin embargo, el VHA presenta el mayor potencial entre los virus de hepatitis de producir epidemias. Ocurre en cualquier lugar del mundo y es endémico en países con situa-

Tabla 16-4 Los virus de hepatitis

Virus	Hepatitis A	Hepatitis B	Hepatitis C	Hepatitis D	Hepatitis E
Tipo de virus	ARNss	ADNds parcial	ARNss	ARNss defectivo circular	ARNss
Familia de virus	Hepatovirus; relacionado con picornavirus	Hepadnavirus	*Flaviridae*	Partícula subvírica en la familia *Deltaviridae*	Calicivirus
Vía de transmisión	Fecal-oral (comida o agua contaminada)	Parenteral, contacto sexual, perinatal	Parenteral; el uso de cocaína intranasal es un factor de riesgo	Parenteral	Fecal-oral
Período de incubación medio	2-4 semanas	1-4 meses	7-8 semanas	Lo mismo que VHB	4-5 semanas
Frecuencia de hepatopatía crónica	Nunca	10%	~ 80%	5% (coinfección); ≤ 70% para sobreinfección	Nunca
Diagnóstico	Detección de anticuerpos séricos IgM	Detección de HBsAg o anticuerpo frente a HBcAg	PCR para el ARN del VHC; ELISA de 3.ª generación para detección de anticuerpos	Detección de anticuerpos IgM e IgG; ARN VHD; sérico; HDAg en el hígado	PCR para ARN del VHE; detección de anticuerpos IgM e IgG séricos

ADNds, ADN de doble hebra; ARNss, ARN de hebra única; ELISA, enzima inmunoensayo; HBcAg, antígeno nuclear de la hepatitis B; HBsAg, antígeno de superficie de la hepatitis B; HDAg, antígeno de la hepatitis D; PCR, reacción en cadena de polimerasa; VHB, virus de la hepatitis B; VHC, virus de la hepatitis C; VHD, virus de la hepatitis D; VHE, virus de la hepatitis E.

De Washington K: Inflammatory and infectious diseases of the liver. En: Iacobuzio-Donahue CA, Montgomery EA (eds.): Gastrointestinal and liver Pathology. Filadelfia, Churchill Livingstone; 2005.

ciones higiénicas y sanitarias deficientes, de manera que la mayoría de los nativos de tales países poseen anticuerpos detectables frente al VHA a la edad de 10 años. La enfermedad clínica tiende a ser leve o asintomática (en niños) y rara después de la infancia. Desgraciadamente, la infección por VHA en los adultos puede originar una morbilidad considerablemente mayor que la infección inocua de la infancia.

El VHA se contagia por ingestión de agua y alimentos contaminados y se elimina por las heces durante 2 a 3 semanas antes y 1 semana después del inicio de la ictericia. El VHA no se elimina en cantidades significativas por la saliva, orina o semen. El contacto personal íntimo con un individuo infectado durante el período de eliminación fecal, con contaminación fecal-oral, representa la mayor parte de los casos y explica los brotes epidémicos en instituciones como colegios y guarderías. *Puesto que la viremia del VHA es transitoria, la transmisión hematógena de este virus ocurre rara vez; por lo tanto, la sangre de donantes no es cribada específicamente para este virus.* Las epidemias transportadas por el agua ocurren en países en desarrollo en los que la gente vive hacinada, en condiciones insalubres; la incidencia de partículas infecciosas en el suministro de agua puede exceder el 35%, a pesar de que los indicadores habituales de contaminación fecal estén dentro de los límites aceptables. En los países desarrollados, las infecciones esporádicas pueden contraerse por el consumo de marisco crudos o cocido (ostras, mejillones, gambas), que concentran el virus a partir del agua de mar contaminada por las aguas residuales humanas. La ingestión de cebolletas crudas contaminadas con el VHA produjo brotes epidémicos de la enfermedad en Estados Unidos en el año 2003, afectando a más de 600 personas.

El VHA es un picornavirus ARN de hebra única, no encapsulado y de pequeño tamaño. Alcanza el hígado desde el tracto intestinal tras la ingestión, se replica en los hepatocitos y se elimina en la bilis y las heces. El propio virus no parece ser tóxico para los hepatocitos y, por lo tanto, la lesión hepática parece ser el resultado del daño de los hepatocitos infectados mediado por los linfocitos T. Como se muestra en la Figura 16-5, los anticuerpos del tipo inmunoglobulina M (IgM) frente al VHA aparecen en la sangre al inicio de los síntomas. La detección de los anticuerpos IgM anti-VHA es el mejor marcador diagnóstico de la enfermedad; los anticuerpos IgG persisten más allá de la convalecencia y son la primera defensa frente a la reinfección. Sin embargo, no hay pruebas sencillas disponibles de IgG anti-VHA y, por lo tanto, la presencia de este tipo de anticuerpo viene inferida de la diferencia entre la cantidad total de anticuerpos anti-VHA y los IgM anti-VHA. En Estados Unidos, la prevalencia de seropositividad aumenta gradualmente con la edad, alcanzando el 50% a los 50 años. La prevención y el tratamiento de la hepatitis A incluyen: 1) medidas higiénicas centradas en la retirada de vertidos humanos e higiene personal; 2) inmunización pasiva con inmunoglobulina sérica en aquellos individuos expuestos al virus o quienes vayan a viajar a áreas de exposición elevada, y 3) profilaxis preexposición utilizando la vacuna de virus inactivado.

Virus de la hepatitis B

El VHB puede producir: 1) una hepatitis aguda con recuperación y eliminación del virus; 2) una hepatitis crónica no progresiva; 3) enfermedad crónica progresiva que causa cirrosis; 4) hepatitis fulminante con necrosis hepática masiva, y 5) un estado portador asintomático. La hepatopatía crónica inducida por el VHB es un precursor importante para el desarrollo de carcinoma hepatocelular. La Figura 16-6 muestra las frecuencias aproximadas de estos resultados.

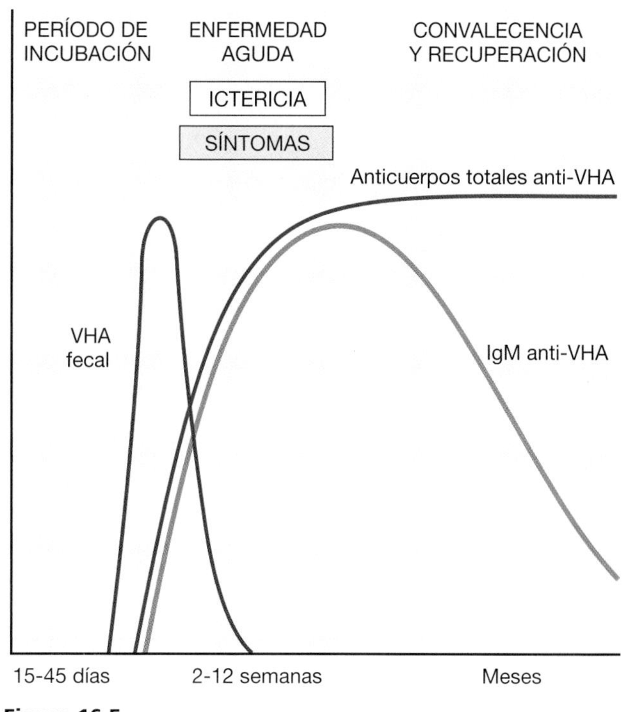

Figura 16-5

Secuencia de marcadores serológicos en la infección aguda de hepatitis A. VHA, virus de la hepatitis A.

Globalmente, la hepatopatía producida por el VHB es un problema enorme, con una tasa de portador estimada mundialmente de cerca de 400 millones. Se estima que el VHB infectará a más de 2.000 millones de individuos vivos hoy día en algún momento de sus vidas. Cerca del 80% de todos los portadores crónicos viven en Asia y en el anillo del Pacífico Occidental, donde la prevalencia de hepatitis B crónica supera el 10%. En Estados Unidos, hay aproximadamente 185.000 nuevas infecciones por año. El VHB permanece en la sangre durante las últimas fases de un período de incubación prolongado (4-26 semanas) y durante los episodios activos de hepatitis aguda y crónica. También está presente en todos los líquidos fisiológicos y patológicos del organismo, con la excepción de las heces. El VHB es un virus resistente y puede soportar condiciones de temperatura y humedad extremas. Por lo tanto, mientras que la sangre y los líquidos corporales son los primeros vehículos de transmisión, el virus también puede diseminarse por contacto con secreciones corporales como el semen, la saliva, el sudor, las lágrimas, la leche materna y los derrames patológicos. En las regiones endémicas, la transmisión vertical de madre a hijo durante el parto constituye el principal modo de transmisión. En áreas de escasa prevalencia, la transmisión horizontal mediante transfusión, productos sanguíneos, diálisis, accidentes con pinchazos de aguja en trabajadores sanitarios, usuarios de drogas por vía parenteral y transmisión sexual (homosexual y heterosexual) constituyen los principales mecanismos de la infección por VHB. En un tercio de los pacientes, se desconoce la fuente de infección. En la mayoría de los adultos la infección por el VHB se resuel-

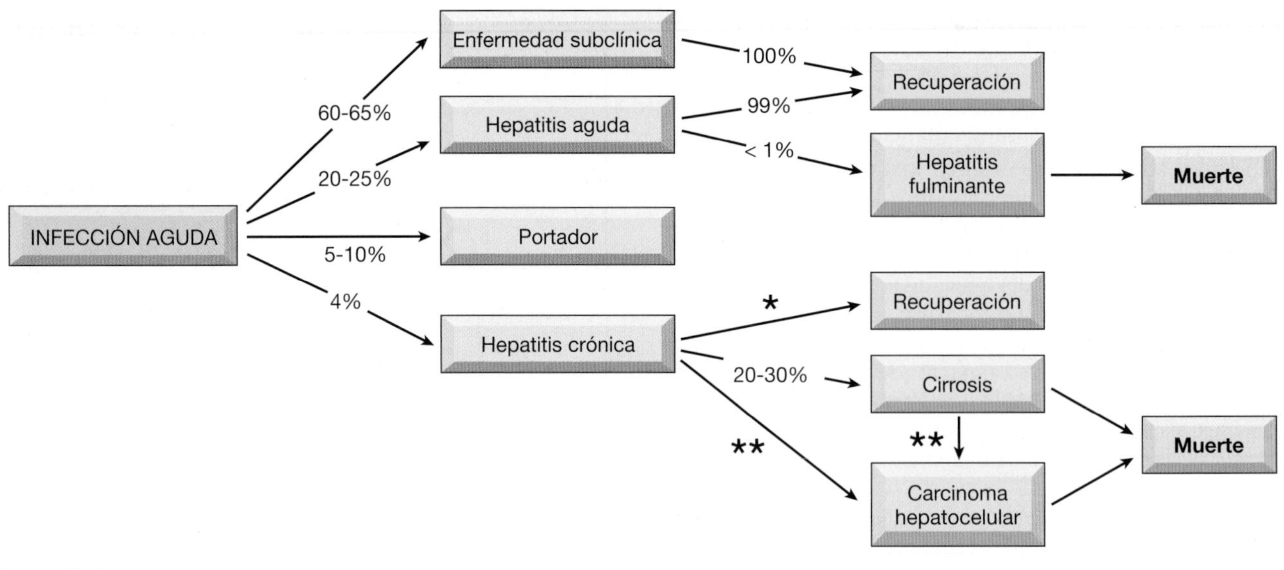

Figura 16-6

Pronósticos posibles de la infección por hepatitis B en adultos, con sus frecuencias anuales aproximadas en Estados Unidos.
*La tasa de recuperación estimada de una hepatitis crónica es del 0,5-1% anual.
**El riesgo de carcinoma hepatocelular es del 0,02% por año para la hepatitis B crónica y del 2,5% por año cuando se ha desarrollado cirrosis.

ve pero la transmisión vertical produce una tasa elevada de infección crónica.

El VHB es un miembro de la familia Hepadnaviridae, grupo de virus que contienen ADN que produce hepatitis en muchas especies animales. La replicación del VHB no implica la integración del virus en el ADN de la célula huésped, pero frecuentemente se encuentra el VHB integrado en las células. Los virus integrados presentan, por lo general, eliminaciones grandes y reordenamientos y, habitualmente, se vuelven inactivos. El genoma del VHB es una molécula de ADN circular, parcialmente de doble hebra, de 3.200 nucleótidos que codifica:

- La región pre-*core*/*core* de la proteína *core* de la nucleocápside (*HBcAg*, el antígeno nuclear de la hepatitis B) y una proteína pre-*core* denominada HBeAg (antígeno «e» de la hepatitis B). El HBcAg se retiene en el hepatocito infectado; el HBeAg se segrega en la sangre y es esencial para el establecimiento de una infección persistente.
- La glucoproteína de la cápside (*HBsAg*, antígeno de superficie de la hepatitis B), puede ser producida y segregada en la sangre en cantidades masivas. El HBsAg sanguíneo es inmunógeno y puede visualizarse como esferas o túbulos.
- Una *polimerasa de ADN* con una actividad transcriptasa inversa (la replicación genómica tiene lugar a través de un ARN intermediario conocido como ARN pregenómico). En este proceso, se generan frecuentemente genomas víricos mutados.
- La proteína *HBV-X*, que actúa como un transactivador de la transcripción para muchos genes víricos y del huésped, mediante la interacción con varios factores de transcripción. La HBV-X es necesaria para la infectividad del virus y podría tener una función en la producción del carcinoma hepatocelular al regular la degradación y expresión de p53 (Capítulo 6).

Tras la exposición al virus, existe un período de incubación asintomático de entre 45 y 160 días (120 días de promedio), que puede seguirse de una enfermedad aguda que dura de semanas a meses. La evolución natural de la enfermedad aguda puede seguirse por distintos marcadores serológicos (Fig. 16-7).

- El HBsAg aparece antes del inicio de los síntomas, alcanza el máximo durante la enfermedad florida y, posteriormente, declina hasta valores indetectables en 3 a 6 meses.
- El anticuerpo anti-HBs no aumenta hasta que se ha pasado la enfermedad aguda y, habitualmente, no es detectable durante varias semanas o meses después de la desaparición del HBsAg. El anti-HBs puede persistir durante toda la vida, confiriendo protección; ésta es la base para las estrategias actuales de vacunación que utilizan HBsAg no infeccioso.
- El HBeAg, el HBV-ADN y la ADN-polimerasa aparecen en el suero poco tiempo después del HBsAg, y todos implican una replicación vírica activa. La persistencia del HBeAg es un indicador importante de replicación vírica persistente, infectividad y progresión probable a hepatitis crónica. La aparición de los anticuerpos anti-HBe implica que una infección aguda ha alcanzado su máximo y que está cediendo.
- La IgM anti-HBc se hace detectable en el suero poco tiempo antes del inicio de los síntomas, concurre con el inicio de la elevación de las aminotransferasas séricas (indicativas de destrucción del hepatocito). Durante un período de meses, la IgM anti-HBc es reemplazada por la IgG anti-HBc. Como en el caso del anti-VHA, no hay un ensayo directo que mida la IgG anti-HBc, pero su presencia viene inferida por la declinación de la IgM anti-HBc frente a la elevación de las concentraciones de anticuerpos totales anti-HBc.

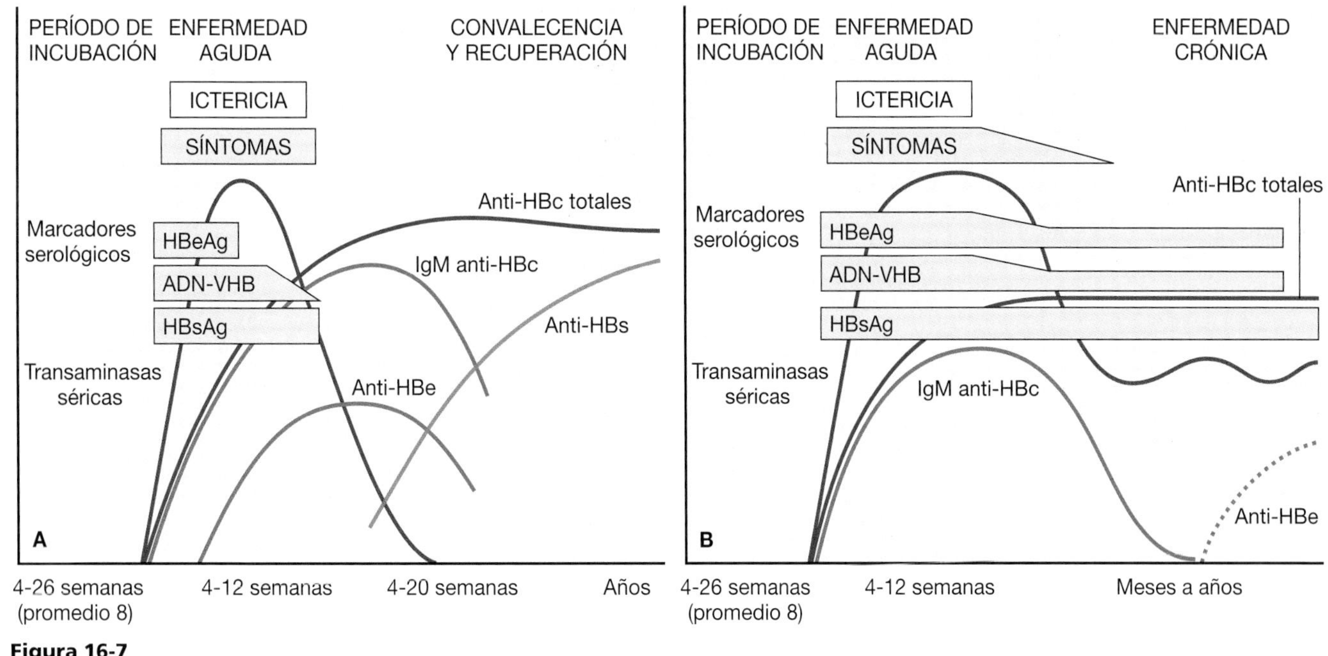

Figura 16-7

Secuencia de los marcadores serológicos en la infección aguda por hepatitis B. **A**, resolución de la infección activa. **B**, progresión a infección crónica. Ver el texto para las abreviaturas.

En ocasiones, surgen cepas mutadas de VHB que no producen HBeAg pero son capaces de una replicación competente y expresión del HBcAg. En tales pacientes, el HBeAg puede ser bajo o indetectable a pesar de la presencia de una carga vírica del VHB. La aparición de cepas mutantes que escapan al efecto de la vacuna, y que se replican en presencia de la inmunidad inducida por la vacuna, es un segundo aspecto ominoso. Por ejemplo, la sustitución de la arginina en el aminoácido 145 del HBsAg por glicina altera de forma significativa el reconocimiento del HBsAg por los anticuerpos anti-HBsAg.

La respuesta inmunitaria del huésped frente al virus es el determinante principal del pronóstico de la infección. Los mecanismos de inmunidad innata protegen al huésped durante las fases iniciales de la infección, y una respuesta fuerte de linfocitos CD4+ y CD8+ productores de interferón γ y específicos del virus se asocia con la resolución de la infección aguda. Hay diversos motivos para pensar que el VHB no causa una lesión directa del hepatocito. De forma más importante, muchos portadores crónicos tienen viriones en sus hepatocitos sin evidencia de lesión celular. Se piensa que la lesión del hepatocito es la consecuencia del daño infligido por los linfocitos CD8+ citotóxicos a las células infectadas por el virus. Por lo tanto, la respuesta inmunitaria debe estar adecuadamente calibrada para eliminar el virus sin causar una lesión hepática diseminada.

La hepatitis B puede prevenirse mediante la vacunación y con el cribado de la sangre, órganos y tejidos de donantes. La vacuna se prepara a partir del HBsAg purificado producido en levaduras. La vacunación induce una respuesta de anticuerpos protectores anti-HBs en el 95% de los lactantes, niños y adolescentes. La vacunación universal ha tenido un éxito notable en Taiwán y Gambia pero, desgraciadamente, no se ha adoptado a escala mundial.

Virus de la hepatitis C

El VHC es también una causa importante de enfermedad hepática. La tasa mundial de portador se estima en 175 millones de personas (una tasa de prevalencia del 3%, que puede variar del 0,1 al 12% dependiendo del país). La infección crónica persistente existe en 3 a 4 millones de personas en Estados Unidos, donde el número de infecciones por el VHC nuevamente adquiridas al año bajó de 180.000 a mediados de la década de 1980 a cerca de 28.000 a mediados de la de 1990. Este cambio apreciable se produjo por la reducción marcada en la hepatitis C asociada a transfusión (como consecuencia de los procedimientos de cribado) y un declive de las infecciones en usuarios de drogas parenterales (relacionadas con las prácticas motivadas por el miedo a la infección por el virus de la inmunodeficiencia humana). Sin embargo, la tasa de mortalidad por el VHC seguirá creciendo durante 20 a 25 años debido al desfase de décadas entre la infección aguda y la insuficiencia hepática. *Se cree que la fuente principal de transmisión es la inoculación sanguínea, representando el uso de drogas intravenosas más del 40% de los casos en Estados Unidos.* La transmisión a través de productos sanguíneos es afortunadamente rara en la actualidad, representando sólo el 4% de todas las infecciones agudas por el VHC. La exposición laboral entre los trabajadores sanitarios representa el 4% de los casos. Las tasas de transmisión sexual y transmisión vertical son bajas. La hepatitis esporádica de fuente desconocida representa el 40% de los casos. *La infección por VHC presenta una tasa mucho mayor de progresión hacia enfermedad crónica y, finalmente, cirrosis, que la infección por VHB* (Fig. 16-8). *La hepatitis C y el alcoholismo crónico son las causas principales de hepatopatía crónica en el mundo occidental,* y la hepatitis C es la afección que más frecuentemente requiere trasplante de hígado en Estados Unidos.

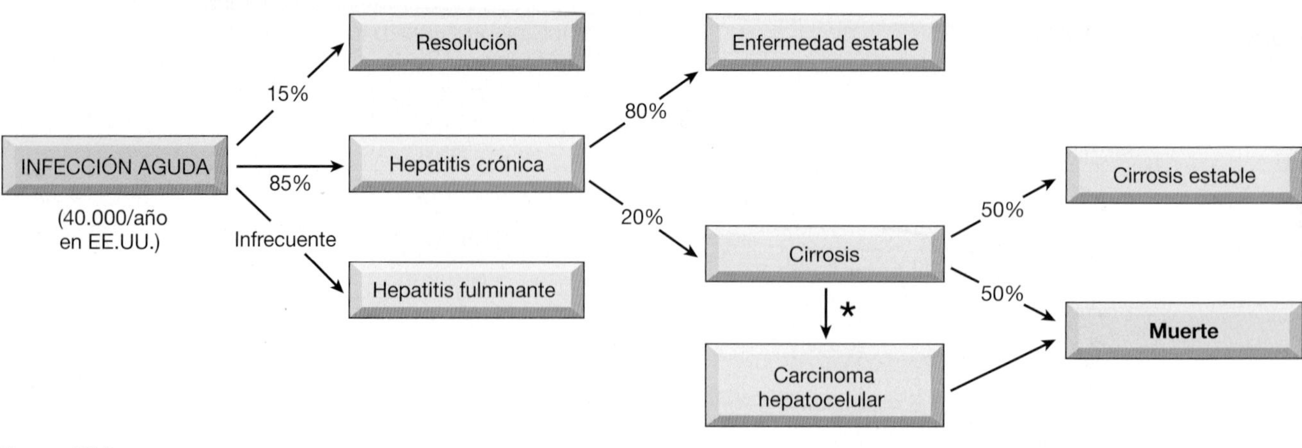

Figura 16-8

Pronósticos posibles de la infección por hepatitis C en adultos, con sus frecuencias anuales aproximadas en Estados Unidos. Los estimados poblacionales son para infección de nueva detección; debido al lapso de tiempo de décadas desde la progresión de la infección aguda a la cirrosis, la tasa de mortalidad anual real para la hepatitis C es cercana a 10.000 por año y se espera que exceda de 22.000 muertes por año en el año 2008.
*El riesgo de carcinoma hepatocelular es del 1 al 4% anual.

El VHC es un virus ARN de hebra única y sentido positivo que pertenece a la familia *Flaviviridae*, una clase de virus que incluye al VHG y a los agentes causantes de la fiebre dengue y la fiebre amarilla. Contiene regiones terminales 5´- y 3´- muy conservadas que flanquean un único fragmento de lectura abierto de aproximadamente 9.500 nucleótidos que codifica las proteínas estructurales y no estructurales. Sobre la base de la secuencia genética, el VHC se clasifica en seis genotipos. Además, dada la escasa fidelidad de la replicación del ARN, una persona infectada puede portar muchas variantes del VHC, denominadas cuasi-especies. Las relaciones entre el desarrollo de las cuasi-especies y la progresión de la enfermedad se están investigando, pero parece que una gran multiplicidad de cuasi-especies se asocia con un peor pronóstico. En cualquier caso, esta variabilidad dificulta seriamente los esfuerzos para desarrollar una vacuna frente al VHC.

El período de incubación de la hepatitis C varía de 2 a 26 semanas, con una media de 6 a 12 semanas. La evolución clínica de la hepatitis C aguda es asintomática en el 75% de los individuos y pasa desapercibida fácilmente. Por lo tanto, no se dispone de mucha información sobre esta fase de la enfermedad. El ARN del VHC es detectable en la sangre durante 1 a 3 semanas y se acompaña de elevaciones en las aminotransferasas séricas. Aunque se desarrollan anticuerpos neutralizantes anti-VHC en semanas a pocos meses, *no confieren una inmunidad eficaz* (Fig. 16-9). Las respuestas inmunitarias fuertes que implican a los linfocitos CD4+ y CD8+ se asocian con infecciones autolimitadas por el VHC, pero se desconoce

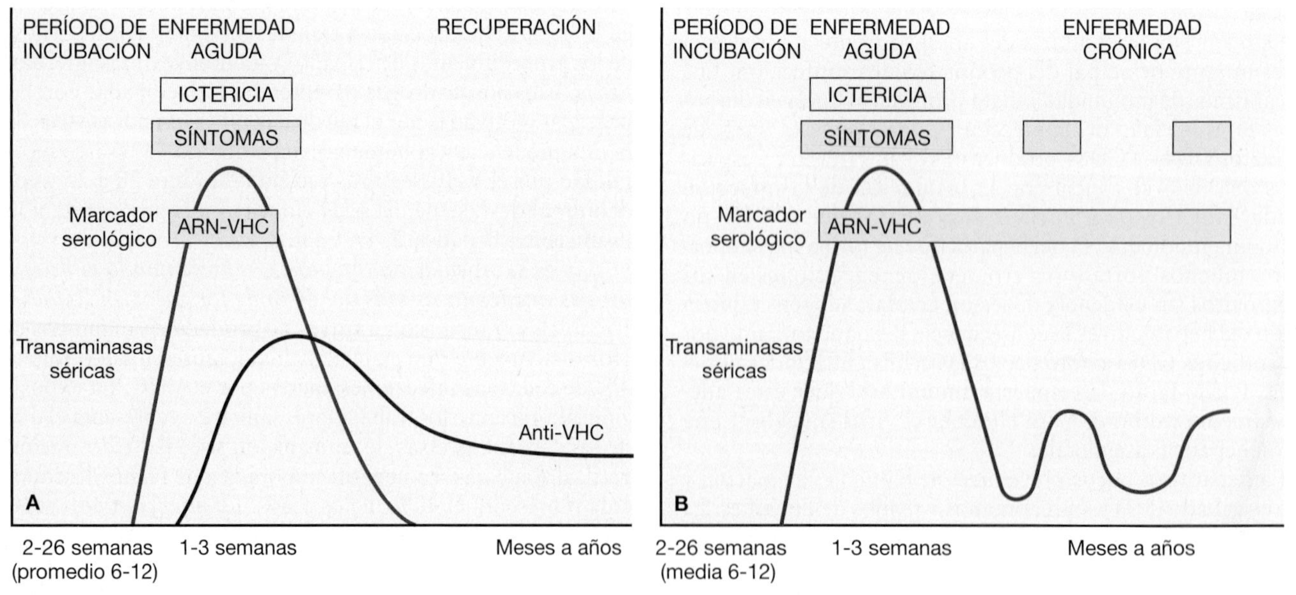

Figura 16-9

Secuencia de los marcadores serológicos de la hepatitis C. **A**, infección aguda con resolución. **B**, progresión a infección crónica. Ver el texto para las abreviaturas.

por qué sólo una minoría de individuos es capaz de eliminar la infección por el VHC.

En la infección persistente, el ARN-VHC es detectable y las aminotransferasas muestran elevaciones episódicas, o una elevación continua con concentraciones fluctuantes. En un pequeño porcentaje de individuos, las concentraciones de aminotransferasas están persistentemente bajas incluso aunque la histología hepática no haya regresado a la normalidad. La actividad enzimática aumentada puede ocurrir en ausencia de síntomas clínicos, lo que posiblemente sea un reflejo de los episodios recurrentes de necrosis hepatocitaria. *La infección persistente es el sello de la infección VHC, lo que ocurre en el 80 al 85% de los individuos con infección aguda subclínica o asintomática* (v. Fig. 16-8). La cirrosis se desarrolla en el 20% de los individuos persistentemente infectados: puede estar presente en el momento del diagnóstico o desarrollarse al cabo de 5 a 20 años. Por otra parte, algunos individuos pueden tener infección VHC crónica documentada durante décadas sin que ésta progrese a cirrosis. La hepatitis fulminante es infrecuente.

Virus de la hepatitis D

También denominado virus de la hepatitis delta, el VHD es un virus ARN único con una replicación defectuosa, que causa infección solamente cuando queda encapsulado por el HBsAg. Por lo tanto, *aunque es taxonómicamente distinto del VHB, el VHD es absolutamente dependiente de la coinfección por el VHB para su multiplicación*. La hepatitis delta surge de dos maneras: 1) con infección aguda tras exposición a suero que contiene ambos VHD y VHB, y 2) sobreinfección de un portador crónico del VHB con un inóculo nuevo del VHD. En el primer caso, la infección por el VHB debe establecerse antes de que el HBsAg esté disponible para el desarrollo de los viriones completos de VHD. La mayoría de los individuos coinfectados puede eliminar ambos virus y recuperarse por completo. La evolución es diferente en los individuos sobreinfectados. En la mayoría de los casos, hay una aceleración de la hepatitis, progresando a hepatitis crónica más grave después de unas 4 a 7 semanas.

La infección por el VHD es mundial, con tasas de prevalencia del 8% entre los portadores del HBsAg en el sur de Italia y hasta el 40% en África y Oriente Próximo. De forma sorprendente, la infección por el VHD es infrecuente en el sudeste asiático y en China, áreas en las que la infección por el VHB es endémica. Los brotes epidémicos periódicos han ocurrido en áreas subtropicales de Perú, Colombia y Venezuela. En Estados Unidos, la infección por el VHD está bastante restringida a los drogadictos e individuos que reciben transfusiones múltiples (p. ej., hemofílicos), en los que las tasas de prevalencia están entre el 1 y el 10%.

El ARN del VHD y el Ag del VHD son detectables en sangre e hígado justo antes y en los primeros días de la enfermedad sintomática aguda. *El anticuerpo IgM anti-VHD es el indicador más fiable de exposición reciente al VHD*, pero su aparición es transitoria. Sin embargo, la coinfección aguda por VHD y VHB viene mejor indicada mediante la detección de IgM frente al Ag del VHD y al HBcAg (lo que denota una nueva infección por el VHB). Cuando la hepatitis delta crónica surge por una sobreinfección por el VHD, el HBsAg está presente en el suero; y los anticuerpos anti-VHD (IgM e IgG) persisten en un título bajo durante meses o más.

Virus de la hepatitis E

La hepatitis por VHE es una infección transmitida de forma entérica y transportada por el agua que ocurre principalmente después de la lactancia. El VHE es endémico en la India (donde se documentó por primera vez por contaminación fecal de agua de bebida). Las tasas de prevalencia de anticuerpos IgG anti-VHE son cercanas al 40% en la población india. Se han notificado epidemias en Asia, África subsahariana y México. La infección esporádica parece ser infrecuente; se observa principalmente en viajeros y representa más del 50% de los casos de hepatitis vírica aguda esporádica en la India. En la mayoría de los casos, la enfermedad es autolimitada; el VHE no se asocia con hepatopatía crónica ni viremia persistente. *Una característica de la infección es su tasa de mortalidad elevada en mujeres embarazadas, cercana al 20%*. El período de incubación promedio tras la exposición es de 6 semanas (rango, 2-8 semanas).

El VHE es un virus ARN de hebra única no encapsulado que se clasifica como un calicivirus. Se puede identificar un antígeno específico (VHE Ag) en el citoplasma de los hepatocitos durante la infección activa. El virus puede detectarse en las heces, y los anticuerpos IgG e IgM anti-VHE son detectables en el suero.

Características clínicas y pronóstico de la hepatitis vírica

Tras la exposición a los virus de hepatitis se pueden desarrollar varios síndromes clínicos:

- Infección aguda asintomática: solamente evidencia serológica.
- Hepatitis aguda: anictérica o ictérica.
- Hepatitis crónica: con o sin progresión a cirrosis.
- Estado de portador crónico: asintomático sin enfermedad aparente.
- Hepatitis fulminante: necrosis hepática submasiva a masiva con insuficiencia hepática aguda.

No todos los virus hepatotropos provocan cada uno de estos síndromes clínicos (v. la Tabla 16-4). Con raras excepciones, el VHA, VHC y VHE no generan un estado de portador, y las infecciones por VHA y VHE no progresan a hepatitis crónica. Como ya se ha mencionado, la persistencia del virus y el desarrollo de enfermedad crónica es más frecuente tras la infección por el VHC que por el VHB. Puesto que otras causas infecciosas y no infecciosas, particularmente fármacos y toxinas, pueden producir síndromes prácticamente idénticos, los estudios serológicos son críticos para el diagnóstico de la hepatitis vírica y la identificación de los tipos de virus. A continuación resumimos brevemente los pronósticos clínicos de la hepatitis vírica.

Infección asintomática. De forma no sorprendente, los pacientes incluidos en este grupo se identifican solamente de forma incidental sobre la base de una elevación mínima de las aminotransferasas séricas o después de la infección por la presencia de anticuerpos antivíricos.

Hepatitis vírica aguda. Cualquiera de los virus hepatotropos puede producir una hepatitis aguda vírica. Las infecciones agudas se detectan fácilmente con la infección por el VHB pero rara vez se diagnostican con el VHC. Aunque la siguiente descripción está basada principalmente en las infecciones por el VHB, *la hepatitis aguda, independientemente de su agente causal, puede dividirse en cuatro fases: 1) un período de incubación; 2) una fase preictérica sintomática; 3) una fase ictérica sintomática (con ictericia y escleróticas ictéricas), y 4) convalecencia*. El pico de infectividad, atribuido a la presencia de partículas víricas infecciosas circulantes, ocurre durante los últimos días asintomáticos del período de incubación y en los primeros días de los síntomas agudos. La fase preictérica viene marcada por síntomas constitucionales inespecíficos. El malestar se sigue en pocos días de debilidad generalizada, náuseas y pérdida de apetito. La pérdida de peso, la febrícula, las cefaleas, las mialgias y artralgias, vómitos y la diarrea son síntomas inconstantes. Cerca del 10% de los pacientes con hepatitis B aguda desarrolla un síndrome de tipo enfermedad del suero que consiste en fiebre, exantema y artralgias, atribuido a los inmunocomplejos circulantes. El origen de todos estos síntomas relacionados con la hepatitis viene sugerido por la elevación de las aminotransferasas séricas. La exploración física muestra un hígado doloroso y ligeramente agrandado. En algunos individuos, los síntomas inespecíficos son más intensos, con fiebre elevada, escalofríos y cefalea, a veces acompañados de dolor en el hipocondrio derecho y hepatomegalia dolorosa. De forma sorprendente, a medida que la ictericia aparece y estos pacientes entran en la fase ictérica, otros síntomas comienzan a remitir. La ictericia está causada predominantemente por la hiperbilirrubinemia conjugada y, por lo tanto, se acompaña de una orina de color oscuro en relación con la presencia de bilirrubina conjugada. Con el daño hepatocelular y el consiguiente defecto en la conjugación de la bilirrubina, también puede ocurrir hiperbilirrubinemia no conjugada. Las heces se vuelven de color claro debido a la colestasis, y la retención de sales biliares puede producir prurito muy molesto. La fase ictérica es habitual en los adultos (pero no en niños) infectados por el VHA pero está ausente en cerca de la mitad de los casos de infección por VHB y en la mayoría de los casos de infección por VHC. En unas pocas semanas o varios meses, la ictericia y la mayoría del resto de síntomas sistémicos desaparecen según empieza la convalecencia.

La **hepatitis crónica** se define como la evidencia sintomática, bioquímica o serológica de hepatopatía continuada o recurrente durante más de 6 meses, con inflamación histológicamente documentada y necrosis. Aunque los virus de la hepatitis son responsables de la mayor parte de los casos, existen muchas causas de hepatitis crónica (descritas más adelante), que incluyen la enfermedad de Wilson, la deficiencia de α_1-antitripsina, el alcoholismo crónico, los fármacos (isoniazida, α-metildopa, metotrexato), y la autoinmunidad.

En la hepatitis crónica, *la etiología, más que el patrón histológico, es el determinante más importante de la probabilidad de desarrollar una hepatitis crónica progresiva.* En concreto, el VHC es notorio por causar una hepatitis crónica que evoluciona a cirrosis en un porcentaje significativo de pacientes (v. Fig. 16-8), independientemente de las características histológicas en el momento de la evaluación inicial.

Las características clínicas de la hepatitis crónica son muy variables y no predicen el pronóstico. En algunos pacientes, los únicos signos de enfermedad crónica son las elevaciones persistentes de las aminotransferasas séricas. Los síntomas claros más frecuentes son la astenia y, menos frecuentemente, malestar, pérdida de apetito y episodios de ictericia leve. Los hallazgos físicos son escasos, siendo los más frecuentes los angiomas en araña, el eritema palmar, la hepatomegalia leve y el dolor a la palpación hepática. Los estudios de laboratorio pueden mostrar una prolongación del tiempo de protrombina y, en algunos casos, hipergammaglobulinemia, hiperbilirrubinemia y elevaciones leves de la fosfatasa alcalina. En ocasiones, en los casos de VHB y VHC, los complejos anticuerpo-antígeno circulantes producen una enfermedad por inmunocomplejos, en la forma de vasculitis (subcutánea o visceral, Capítulo 10) y glomerulonefritis (Capítulo 14). La crioglobulinemia se encuentra en hasta el 50% de los individuos con hepatitis C. El curso clínico es muy variable. Las personas con hepatitis C pueden experimentar una remisión espontánea o pueden tener una enfermedad indolente sin progresión durante años. Al contrario, algunos pacientes tienen una enfermedad rápidamente progresiva y desarrollan cirrosis en unos pocos años. Las principales causas de muerte en pacientes con hepatitis crónica se relacionan con la cirrosis, léase insuficiencia hepática, encefalopatía hepática, hematemesis masiva por varices esofágicas y carcinoma hepatocelular (v. Figs. 16-6 y 16-8).

Estado de portador. Un «portador» es un individuo sin síntomas manifiestos que alberga un microorganismo y, por lo tanto, puede transmitirlo. Con los virus hepatotropos, los portadores son: 1) aquellos que albergan uno de los virus pero padecen leves efectos adversos o ninguno, y 2) aquellos que tienen una lesión hepática progresiva pero están prácticamente sin síntomas o incapacidad. Ambos constituyen reservorios de la infección. La infección por VHB en los primeros momentos de la vida, particularmente a través de la transmisión vertical durante el parto, produce un estado de portador en el 90 al 95% de las veces. Por el contrario, sólo del 1 al 10% de las infecciones por VHB adquiridas en la edad adulta comportan un estado de portador. Los individuos con una inmunidad alterada son particularmente susceptibles a convertirse en portadores. La situación es menos clara con el VHD, aunque existe un riesgo bajo pero bien definido de hepatitis D postransfusión, indicativa de un estado de portador en conjunción con el VHB. El VHC puede inducir claramente un estado portador, que se estima que afecta del 0,2 al 0,6% de la población general de EE.UU.

Hepatitis fulminante. Una proporción muy pequeña de pacientes con hepatitis aguda A, B o E puede desarrollar una insuficiencia hepática aguda, producida por la necrosis hepática masiva. Los casos de un curso más larvado de varias semanas a meses se denominan habitualmente «necrosis hepática subaguda»; los hígados de estos individuos muestran necrosis masiva e hiperplasia regeneradora. Como se describe más adelante, los fármacos y productos químicos también pueden producir necrosis hepática masiva.

Morfología

Las características morfológicas generales de la hepatitis vírica aguda y crónica se incluyen en la Tabla 16-5. Los ejemplos se presentan en las Figuras 16-10 y 16-11. Los cambios morfológicos en la hepatitis vírica aguda y crónica son compartidos por los virus hepatotropos y pueden mimetizar las reacciones por fármacos. Con la hepatitis aguda, la lesión del hepatocito adopta la forma de una hinchazón difusa (**degeneración vacuolar**), de tal forma que el citoplasma aparece vacío y contiene sólo reminiscencias de restos citoplasmáticos dispersos. Un hallazgo inconstante es la **colestasis**, con tapones de bilis en los canalículos y pigmentación marrón de los hepatocitos. El cambio graso es leve e infrecuente, excepto en la infección por VHC. Ya sea aguda o crónica, la infección por el VHB puede generar hepatocitos en **«vidrio esmerilado»** (Fig. 16-12): se trata de un citoplasma eosinofílico, finamente granular y que por microscopia electrónica muestra cantidades masivas de HBsAg en forma de esferas y túbulos. Otros hepatocitos infec-

Tabla 16-5 Principales características morfológicas de la hepatitis vírica aguda y crónica

Hepatitis aguda

Macroscopia: hepatomegalia e hígado eritematoso; verdoso si colestásico
Cambios parenquimatosos (microscópicos)
  Lesión del hepatocito: hinchazón (degeneración vacuolar)
    Colestasis: tapones biliares canaliculares
    VHC: cambio graso leve de los hepatocitos
  Necrosis del hepatocito: células aisladas o agrupamientos
    Citólisis (rotura) o apoptosis (encogimiento)
    Si grave: necrosis en puentes (porta-porta, central-central, porta-central)
    Desarreglo lobular: pérdida de la arquitectura normal
  Cambios regenerativos: proliferación hepatocitaria
  Cambios reactivos de la célula sinusoidal
    Acumulación de residuos celulares fagocitados en las células de Kupffer
    Influjo de células mononucleares a los sinusoides
  Tractos portales
    Inflamación: predominantemente mononuclear
    Extensión inflamatoria al parénquima adyacente con necrosis hepatocitaria

Hepatitis crónica

Cambios compartidos con la hepatitis aguda:
  Lesión del hepatocito, necrosis, apoptosis y regeneración
  Cambios reactivos de la célula sinusoidal
Tractos portales
  Inflamación:
    Limitados a los tractos portales, *o*
    Extensión al parénquima adyacente, con necrosis de los hepatocitos («hepatitis de la interfase»),
    o
    Inflamación y necrosis en puente
  Fibrosis:
    Depósito portal, *o*
    Depósito portal y periportal, *o*
    Formación de septos fibrosos en puente
VHB: hepatocitos en vidrio esmerilado (acumulación de HBsAg)
VHC: proliferación de las células epiteliales de los conductos biliares, formación de agregados linfoides

Cirrosis: resultado final

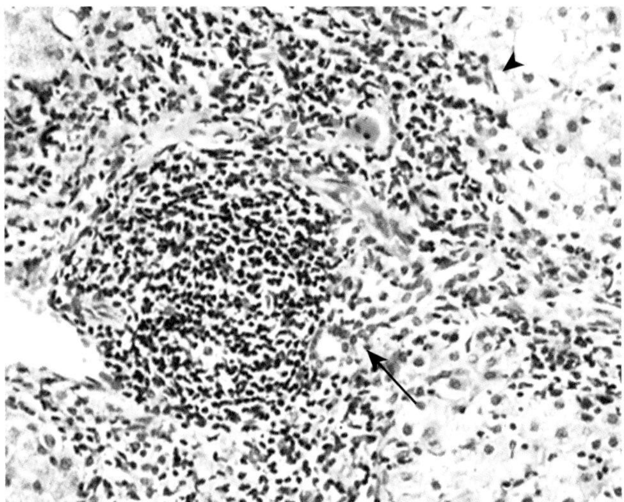

Figura 16-11

Hepatitis C crónica que muestra expansión de un tracto portal con células inflamatorias y tejido fibroso (*flecha*), y hepatitis de la interfase con extensión de la inflamación al parénquima (*punta de flecha*). Está presente un agregado linfoide en el centro de la imagen.

tados por el VHB pueden tener núcleos **«granulares»**, por la abundante cantidad de HBcAg intranuclear.

Pueden verse dos patrones de **muerte hepatocitaria**. En el primero, la rotura de las membranas celulares conduce a una **citólisis**. Las células necróticas parecen haberse «descolgado», con el colapso de la red de reticulina y colágeno sinusoidal donde las células han desaparecido; los agregados de macrófagos limpiadores marcan los sitios de eliminación hepatocitaria. El segundo patrón de muerte celular, la **apoptosis**, es más distintivo. Los hepatocitos apoptóticos se encogen, se vuelven intensamente eosinofílicos y tienen núcleos fragmentados; los linfocitos T efectores pueden estar presentes en la vecindad inmediata. Las células apoptóticas también son fagocitadas en pocas horas por los macrófagos y, por lo tanto,

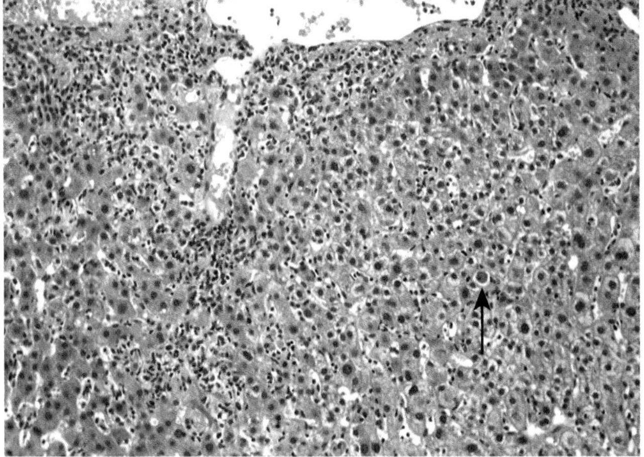

Figura 16-10

Hepatitis vírica aguda que muestra disrupción de la arquitectura lobular, células inflamatorias en los sinusoides y células apoptóticas (*flecha*).

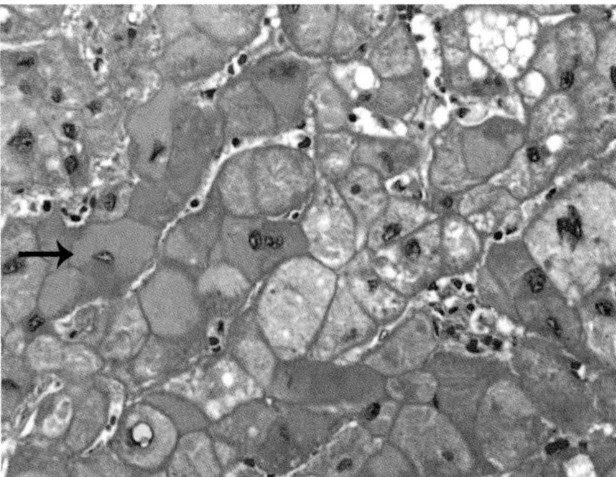

Figura 16-12

Hepatocitos en vidrio esmerilado (*flecha*) en la hepatitis B crónica, producidos por acumulación del HBsAg en el citoplasma. (Cortesía del doctor Matthew Yeh, University of Washington, Seattle, Washington.)

puede ser difícil encontrarlas a pesar de una apoptosis en curso extensa. En los casos graves, la necrosis confluente de los hepatocitos puede conducir a una **necrosis en puentes** que conecta las regiones portal a portal, central a central, o portal a central de los lóbulos adyacentes, lo que significa una forma más grave de hepatitis aguda. La hinchazón, necrosis y regeneración hepatocitarias producen compresión de los sinusoides vasculares y pérdida de la más o menos disposición radial normal del parénquima (el denominado **desorden lobular**).

La inflamación es un dato característico y habitualmente prominente de la hepatitis aguda. **Las células de Kupffer pasan por un proceso de hipertrofia e hiperplasia**, y a menudo están cargadas de pigmento lipofuscina producido por la fagocitosis de los residuos hepatocelulares. **Los tractos portales están habitualmente infiltrados con una mezcla de células inflamatorias.** El infiltrado inflamatorio puede extenderse al parénquima produciendo una necrosis de los hepatocitos periportales (hepatitis de la **interfase**).

Por último, el epitelio de los conductos biliares puede hacerse reactivo e incluso proliferar, particularmente en los casos de hepatitis por VHC, formando estructuras ductulares mal definidas mezcladas con la inflamación de los tractos portales. Sin embargo, no ocurre la destrucción de los conductos biliares.

Los datos histológicos de la **hepatitis crónica** varían desde extremadamente leves a graves. Puede haber una necrosis hepatocitaria latente de todo el lóbulo en todas las formas de hepatitis crónica. En las formas más leves, la inflamación significativa está limitada a los tractos portales y consiste en linfocitos, macrófagos y, ocasionalmente, células plasmáticas, habiendo pocos neutrófilos o eosinófilos. Los **agregados linfoides** en el tracto portal se observan a menudo en la infección por el VHC. Por lo general, la arquitectura hepática está bien conservada. La **necrosis periportal y la necrosis en puentes** son indicativas de lesión hepática progresiva. La **marca distintiva** de la lesión hepática grave es el depósito de tejido fibroso. Al principio, solamente los tractos portales muestran fibrosis aumentada, pero con el tiempo hay **fibrosis periportal,** seguida de septos fibrosos que unen los lóbulos entre sí (**fibrosis en puente**).

La pérdida continuada de hepatocitos y la fibrosis producen cirrosis, con septos fibrosos y nódulos hepatocitarios regenerativos. Este patrón de cirrosis se caracteriza por nódulos de tamaños irregulares separados por cicatrices variables pero en su mayor parte anchas (Fig. 16-13). Los nódulos son típicamente mayores de 0,3 cm de diámetro, denominándose **cirrosis macronodular**. Mientras que tal cirrosis es característica de la cirrosis posvírica, no es específica de esta etiología puesto que las hepatotoxinas (tetracloruro de carbono, intoxicación por setas), los fármacos (paracetamol, α-metildopa) e incluso el alcohol (descrito más adelante) pueden originar una cirrosis macronodular. De forma notable, en cerca del 10% de los casos no se llega a identificar una etiología de la cirrosis.

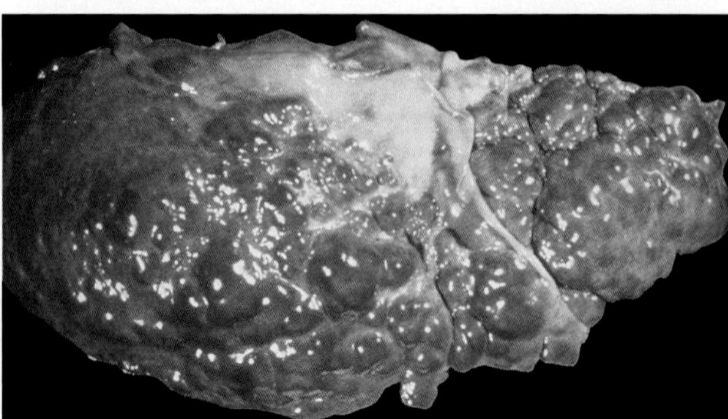

Figura 16-13

Cirrosis por hepatitis vírica crónica. Nótese la nodularidad irregular de la superficie hepática.

Hepatitis autoinmunitaria

La hepatitis autoinmunitaria es un síndrome de hepatitis crónica que ocurre en personas con una serie heterogénea de anomalías inmunológicas. Las características histológicas son indistinguibles de las de una hepatitis vírica crónica. Esta enfermedad puede tener un curso indolente o bien grave y suele responder muy bien al tratamiento inmunosupresor. Las características destacadas incluyen:

- Predominancia en el sexo femenino (70%).
- Ausencia de marcadores serológicos de infección vírica.
- Elevación de la IgG sérica (> 2,5 g/dl).
- Títulos elevados de anticuerpos en el 80% de los casos.
- La presencia de otras formas de enfermedades autoinmunitarias, observadas en hasta el 60% de los pacientes, incluyendo artritis reumatoide, tiroiditis, síndrome de Sjögren y colitis ulcerosa.

Patogenia y características clínicas principales. La hepatitis autoinmunitaria puede dividirse en tres subtipos sobre la base de los autoanticuerpos, pero la relevancia de esta clasificación para el manejo clínico es incierta. La mayoría de los pacientes tiene anticuerpos antinucleares circulantes, anticuerpos antimúsculo liso, anticuerpos microsomales de hígado y riñón, y el antiantígeno soluble de hígado/páncreas. Estos anticuerpos pueden detectarse mediante inmunofluorescencia o inmunoensayos enzimáticos. Los mejor caracterizados de estos anticuerpos son los anticuerpos antimúsculo liso dirigidos frente a las proteínas del citoesqueleto que incluyen actina, troponina y tropomiosina, y los anticuerpos microsomales de hígado y riñón dirigidos frente a componentes del sistema de citocromo P-450 y de las UDP-glucuronosiltransferasas. Se cree que los principales efectores del daño celular en la hepatitis autoinmunitaria son los linfocitos CD4+ cooperadores. La hepatitis autoinmunitaria puede estar presente con una hepatitis crónica de leve a grave. La respuesta al tratamiento inmunosupresor es habitualmente llamativa, aunque es infrecuente la remisión completa de la enfermedad. El riesgo global de cirrosis, la principal causa de muerte, es del 5%.

RESUMEN

Hepatitis

- La hepatitis vírica es la causa más frecuente de infección primaria del hígado. La hepatitis autoinmunitaria es mucho menos frecuente.
- El VHA causa una enfermedad autolimitada que nunca se hace crónica; el VHB puede producir una enfermedad aguda, crónica o fulminante (1% o menos), pero la frecuencia de enfermedad crónica es cercana al 10%.

- El VHC produce una hepatitis aguda y crónica; la fase aguda a menudo es difícil de detectar y la frecuencia de enfermedad crónica puede alcanzar el 85%. La cirrosis se desarrolla en el 20% de los casos de enfermedad crónica.
- Tanto en la hepatitis aguda como en la crónica, hay una lesión hepatocitaria y muerte celular, e inflamación de los tractos portales; la hepatitis crónica puede mostrar necrosis en puente y fibrosis.
- Los pacientes con infecciones de larga duración por el VHB o VHC comportan un riesgo aumentado de desarrollar carcinomas hepatocelulares.

Abscesos hepáticos piógenos

En los países en desarrollo, los abscesos hepáticos son frecuentes; la mayoría están producidos por infecciones parasitarias, como amebas, equinococo y (menos frecuentemente) otros organismos protozoarios y helmintos. En los países desarrollados, los abscesos hepáticos parasitarios son raros, y muchos ocurren en inmigrantes. En el mundo occidental, los abscesos bacterianos son más frecuentes, representando una complicación de una infección en otro lugar. Los microorganismos alcanzan el hígado a través de una de las siguientes rutas: 1) una infección ascendente desde el tracto biliar (colangitis ascendente); 2) una siembra vascular, ya sea portal o arterial, predominantemente desde el tracto gastrointestinal; 3) invasión directa del hígado desde una fuente cercana, o 4) una herida penetrante. La enfermedad debilitante con inmunodeficiencia es un contexto habitual (p. ej., la ancianidad avanzada, inmunosupresión o quimioterapia para el cáncer con insuficiencia de la médula ósea).

Los abscesos hepáticos piógenos (bacterianos) pueden ocurrir de forma solitaria o como lesiones múltiples, abarcando desde milímetros hasta lesiones masivas, de muchos centímetros de diámetro. Por lo general, están producidos por bacterias gramnegativas como *Escherichia coli* y el género *Klebsiella*. La diseminación bacteriana a través de los sistemas arterial o portal tiende a producir múltiples abscesos pequeños, mientras que la extensión directa y el traumatismo producen, habitualmente, abscesos grandes y solitarios. Las características macroscópicas y microscópicas son las de un absceso piógeno, consistente en necrosis tisular con abundantes neutrófilos. En ocasiones, se pueden identificar hongos o parásitos en vez de bacterias.

Los abscesos hepáticos se asocian con fiebre y, en muchos casos, con dolor en el hipocondrio derecho y hepatomegalia dolorosa. La ictericia es, a menudo, la consecuencia de una obstrucción biliar extrahepática. Aunque el tratamiento antibiótico puede controlar las lesiones de menor tamaño, el drenaje quirúrgico a menudo es necesario. Puesto que el diagnóstico frecuentemente se retrasa, particularmente en las personas con enfermedad coexistente importante, la tasa de mortalidad en los abscesos hepáticos grandes varía del 30 al 90%. Si hay una identificación y tratamiento precoces, hasta el 80% de los pacientes puede sobrevivir.

HEPATOPATÍA INDUCIDA POR ALCOHOL Y FÁRMACOS

El principal órgano del cuerpo que metaboliza y desintoxica, el hígado, está sujeto a lesiones por una gran cantidad de productos químicos terapéuticos y ambientales. La lesión puede ser el resultado de una toxicidad directa, mediante la conversión hepática de un xenobiótico a una toxina activa, o por mecanismos inmunológicos, habitualmente por el fármaco o un metabolito que actúa como un hapteno para convertir una proteína celular en un inmunógeno.

El diagnóstico de hepatopatía inducida por fármacos puede realizarse sobre la base de una asociación temporal de la lesión hepática con la administración del fármaco y, como es de esperar, la recuperación tras su interrupción, junto con la exclusión de otras causas potenciales. La exposición a una toxina o agente terapéutico debería incluirse siempre en el diagnóstico diferencial de cualquier forma de hepatopatía. De lejos, el agente más importante productor de toxicidad hepática es el alcohol.

Hepatopatía alcohólica

El consumo excesivo de etanol produce más del 60% de la hepatopatía crónica en la mayoría de los países occidentales y representa del 40 al 50% de las muertes debidas a cirrosis. Las siguientes estadísticas atestiguan la magnitud del problema en Estados Unidos:

- Más de 10 millones de americanos son alcohólicos.
- El abuso de alcohol produce de 100.000 a 200.000 muertes anualmente en Estados Unidos, siendo la quinta causa de muerte. De estas muertes, 20.000 son atribuibles directamente a una cirrosis terminal; muchas más son el resultado de accidentes de tráfico.
- Del 25 al 30% de los pacientes hospitalizados tienen problemas relacionados con el consumo de alcohol.

El consumo crónico de alcohol tiene una diversidad de efectos adversos (Capítulo 8). Sin embargo, las tres formas distintivas de hepatopatía alcohólica, aunque se solapen, son de gran importancia: *1) esteatosis hepática (hígado graso); 2) hepatitis alcohólica, y 3) cirrosis, denominadas, en conjunto, hepatopatía alcohólica* (Fig. 16-14). Del 90 al 100% de los muy bebedores desarrolla hígado graso (esteatosis), y de ellos, del 10 al 35% desarrolla hepatitis alcohólica. Sin embargo, sólo entre el 8 y el 20% de los alcohólicos crónicos desarrolla cirrosis. La esteatosis y la hepatitis alcohólica pueden desarrollarse independientemente y, por lo tanto, no representan necesariamente un continuo de cambios.

Morfología

Esteatosis hepática (hígado graso). Incluso después de un consumo moderado de alcohol, las pequeñas gotas de lípidos (microvesiculares) se acumulan en los hepatocitos. Con el consumo crónico de alcohol, los lípidos se acumulan hasta el punto de crear glóbulos grandes claros macrovesiculares, que comprimen y desplazan el núcleo hacia la periferia del hepatocito. Esta transformación es, inicialmente, centrolobulillar, pero en los casos graves puede implicar a todo el lobulillo (Fig. 16-15). Macroscópicamente, el hígado graso del alcoholismo crónico está agrandado (≤ 4-6 kg), es blando, amarillo y grasiento. Aunque la fibrosis es poco evidente o puede estar ausente al inicio, con el consumo continuado de alcohol se desarrolla tejido fibroso alrededor de las venas centrales que se extiende hacia los sinusoides adyacentes. Hasta que la fibrosis aparece, el cambio graso es completamente reversible si existe abstinencia alcohólica.

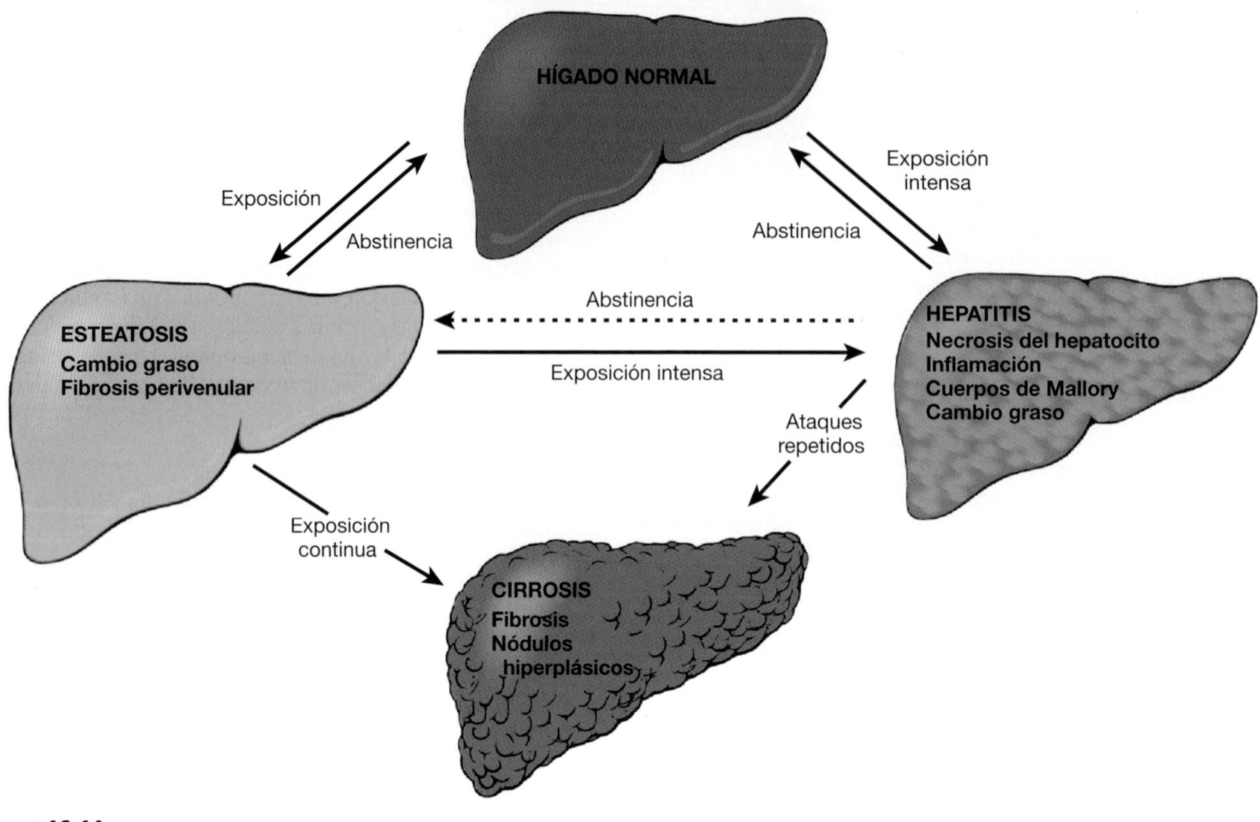

Figura 16-14

Hepatopatía alcohólica. Se muestran las interrelaciones entre esteatosis hepática, hepatitis y cirrosis, junto con una descripción de las características morfológicas clave, a nivel microscópico.

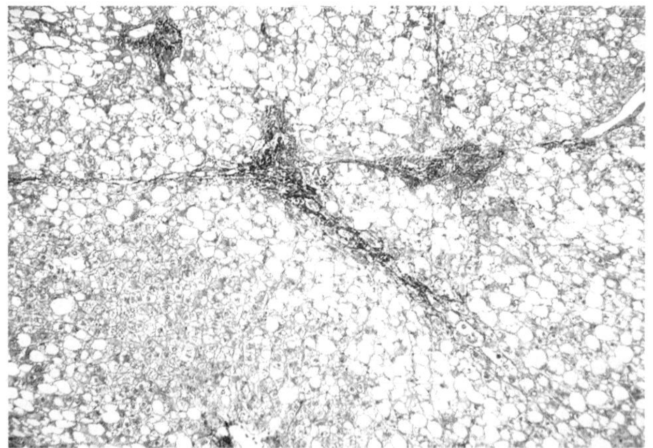

Figura 16-15

Hepatopatía alcohólica: esteatosis macrovesicular, que afecta a la mayor parte de las regiones del lobulillo hepático. La grasa intracitoplásmica se ve como vacuolas claras. Está presente cierta fibrosis precoz (*tinción azul*) (tricrómica de Masson).

Hepatitis alcohólica. Se caracteriza por lo siguiente:

Hinchazón del hepatocito y necrosis. Focos aislados o dispersos de células sufren hinchazón (balonización) y necrosis. Esta hinchazón se produce por la acumulación de grasas y agua, así como de proteínas que normalmente son exportadas.

Cuerpos de Mallory. Acumulación en hepatocitos aislados, marañas de filamentos intermedios y otras proteínas, visibles como inclusiones citoplasmáticas eosinofílicas en los hepatocitos degenerados (Fig. 16-16). Estas inclusiones son un hallazgo característico, pero inespecífico, de la hepatopatía alcohólica puesto que también se observan en la cirrosis biliar primaria, la enfermedad de Wilson, los síndromes de colestasis crónica y los tumores hepatocelulares.

Infiltración neutrofílica. Los neutrófilos infiltran el lobulillo y se acumulan alrededor de los hepatocitos en degeneración, particularmente de aquellos que contienen cuerpos de Mallory. Los linfocitos y macrófagos también entran dentro de los tractos portales y se extienden al parénquima.

Fibrosis. La hepatitis alcohólica casi siempre se acompaña de un poco de fibrosis sinusoidal y perivenular; en ocasiones, la fibrosis periportal puede predominar, particularmente con los episodios repetidos de consumo elevado de alcohol. En algunos casos, hay colestasis y depósito leve de hemosiderina (hierro) en los hepatocitos y las células de Kupffer. Macroscópicamente, el hígado está moteado de rojo con áreas de tinción de bilis. Aunque el hígado puede ser normal o estar aumentado de tamaño, a menudo contiene nódulos visibles y fibrosis, indicativos de una evolución a cirrosis.

Cirrosis alcohólica. La forma final e irreversible de la hepatopatía alcohólica habitualmente evoluciona lenta e insidiosamente. Al inicio, el hígado cirrótico tiene un color amarillo, es graso y aumentado de tamaño, con un peso habitual superior a 2 kg. En el transcurso de los años, se transforma en un órgano marrón, encogido y no graso, que en ocasiones pesa menos de 1 kg. Posiblemente, la cirrosis puede desarrollarse más

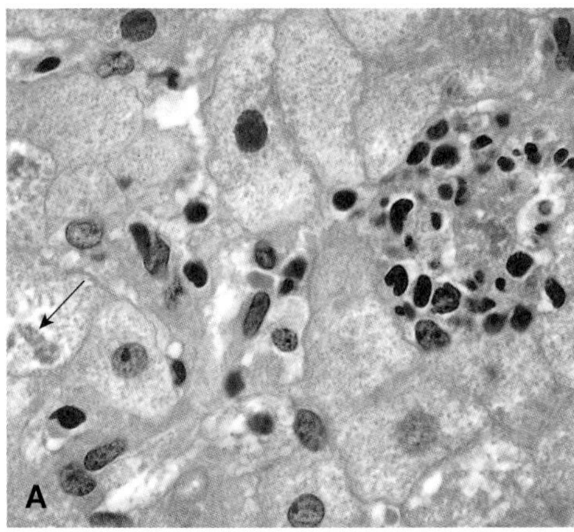

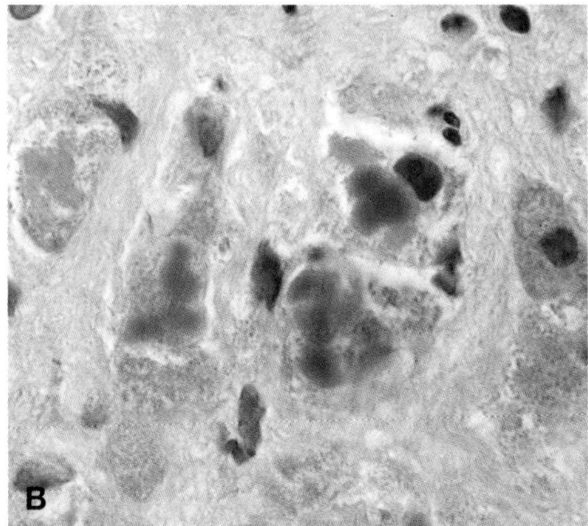

Figura 16-16

Hepatitis alcohólica. **A**, el agrupamiento de células inflamatorias marca el lugar de un hepatocito necrótico. Un cuerpo de Mallory está presente en otro hepatocito (*flecha*). **B**, los cuerpos eosinofílicos de Mallory se observan en los hepatocitos, que están rodeados de tejido fibroso (H y E).

rápidamente en el contexto de una hepatitis alcohólica, en 1 o 2 años. Inicialmente, los septos fibrosos en desarrollo son finos y se extienden a través de los sinusoides desde la vena central hasta las regiones portales, así como desde un tracto portal hasta otro. La actividad regeneradora de los hepatocitos del parénquima atrapado genera unos nódulos de un tamaño bastante uniforme. Puesto que estos nódulos tienden a ser menores de 0,3 cm de diámetro, este patrón de cirrosis se denomina **cirrosis micronodular** (frente a la cirrosis macronodular descrita en la hepatitis vírica). Finalmente, la nodularidad se hace más prominente; los nódulos de mayor tamaño están dispersos y crean una apariencia en «tachuelas» sobre la superficie del hígado (Fig. 16-17). A medida que los septos fibrosos diseccionan y rodean los nódulos, el hígado se hace más fibrótico, pierde grasa y se encoge progresivamente. Los islotes de parénquima residual en regeneración quedan rodeados de bandas de tejido fibroso cada vez más anchas, y el hígado se convierte en un patrón mixto micronodular y macronodular (Fig. 16-18). La necrosis isquémica y la obliteración fibrosa de los nódulos crean, finalmente, extensiones amplias de tejido cicatricial pálido y denso. A menudo se desarrolla estasia biliar; los cuerpos de Mallory se ven solamente rara vez en este estadio. Por lo tanto, la cirrosis alcohólica terminal finalmente llega a parecerse tanto macroscópicamente como microscópicamente a la cirrosis que se produce por una hepatitis vírica u otras causas.

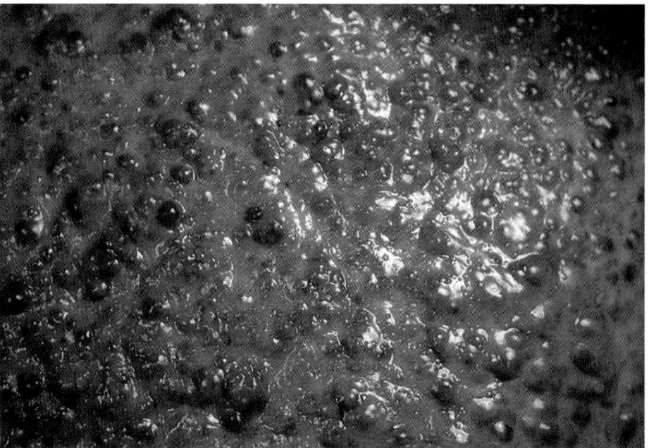

Figura 16-17

Cirrosis alcohólica que muestra la característica nodularidad difusa de la superficie inducida por la cicatrización fibrosa subyacente. El tamaño promedio del nódulo es de 3 mm en esta aproximación. La tinción verdosa está causada por la estasia biliar.

Patogenia. La ingestión a corto plazo de hasta 80 g de etanol al día (8 cervezas o 200 ml de un destilado de 40°) producen, por lo general, unos cambios hepáticos leves y reversibles, como el hígado graso. La ingestión crónica de 50 a 60 g/día se considera un riesgo límite para la lesión grave. Por razones que podrían estar relacionadas con una disminución del metabolismo gástrico del etanol y diferencias en la composición corporal, parece que las mujeres son más susceptibles a la lesión hepática que los hombres. Parece que lo que uno beba y con la frecuencia que lo haga puede afectar al riesgo de desarrollar hepatopatía; el consumo de vino comporta menos riesgo que la cerveza, y el consumo episódico y elevado produce mayor lesión hepática (nótese que el consumo episódico y elevado de cerveza es, desgraciadamente, la modalidad preferida de beber en las fiestas de universitarios). La susceptibilidad individual, posiblemente genética, debe existir, pero no se han identificado marcadores genéticos fiables de susceptibilidad. Además, hay una relación inconstante entre la esteatosis hepática y la hepatitis alcohólica como precursores de

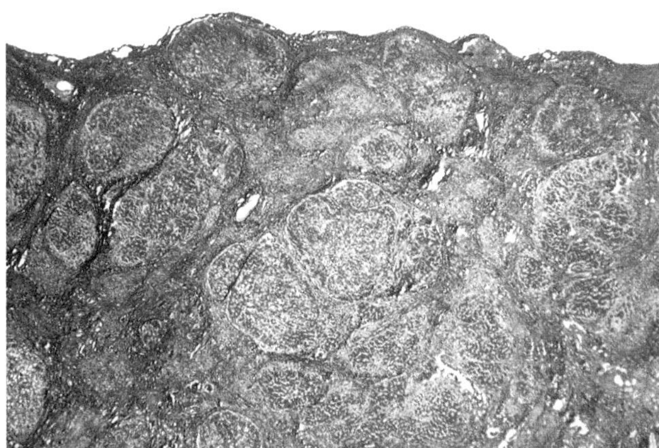

Figura 16-18

Cirrosis alcohólica. Los nódulos de tamaños variables están atrapados en tejido fibroso que se tiñe de *azul* (tinción tricrómica de Masson).

cirrosis, que puede desarrollarse sin el antecedente de una esteatosis o una hepatitis alcohólica evidentes. En ausencia de una comprensión clara de los factores patogénicos que influyen en el daño hepático, no se puede proponer un límite superior «seguro» de consumo de alcohol (a pesar de la popularidad actual de los vinos tintos como protección de la enfermedad vascular coronaria).

El metabolismo del alcohol, y la oxidación del etanol mediante la alcohol deshidrogenasa y el sistema de oxidación microsomal del etanol se abordan en el Capítulo 8. Como se ha descrito, la inducción del citocromo P-450 por el alcohol conlleva el aumento de la transformación de otros fármacos hacia metabolitos tóxicos. En particular, esto puede acelerar el metabolismo del paracetamol en metabolitos muy tóxicos y aumentar el riesgo de hepatopatía, incluso con dosis terapéuticas de este analgésico de uso habitual. Describimos a continuación los efectos deletéreos del alcohol y sus subproductos sobre la función hepatocelular.

La *esteatosis hepatocelular* es la consecuencia de: 1) la desviación de los sustratos normales del catabolismo hacia una biosíntesis lipídica, puesto que la generación de un exceso del dinucleótido reducido nicotinamida-adenina por las dos principales enzimas del metabolismo del alcohol, la alcohol deshidrogenasa y la acetaldehído deshidrogenasa (que genera acetato); 2) ensamblaje y secreción alterada de las lipoproteínas, y 3) aumento del catabolismo periférico de la grasa.

Las causas de la *hepatitis alcohólica* son inciertas, pero las siguientes alteraciones producidas por el alcohol son importantes:

- El acetaldehído (el mayor metabolito intermedio del alcohol en la ruta de la producción de acetato) induce peroxidación lipídica y la formación de un complejo acetaldehído-proteína que puede alterar el citoesqueleto y la función de membrana.
- El alcohol afecta directamente la organización de los microtúbulos (como se ilustra por la detección de la hialina de Mallory), la función mitocondrial y la fluidez de la membrana.
- Los radicales libres de oxígeno se generan durante la oxidación del etanol por el sistema oxidativo del etanol microsomal; los radicales libres reaccionan con las membranas y las proteínas.
- Los radicales libres de oxígeno también están producidas por los neutrófilos, que infiltran áreas de necrosis hepatocitaria.

La regulación anormal de las citocinas es una característica principal de la hepatitis alcohólica y de la hepatopatía alcohólica en general. Se considera que el TNF es el principal efector de la lesión. Los principales estímulos para la producción de citocinas en la hepatopatía alcohólica (TNF, IL-6, IL-8 e IL-18) son los radicales libres de oxígeno, descritos anteriormente, y la endotoxina (lipopolisacárido) derivada de las bacterias del intestino. Puesto que la generación de acetaldehído y de radicales libres es máxima en la región centrolobulillar del parénquima, también es la más susceptible al daño tóxico. Las fibrosis pericelular y sinusoidal se desarrollan en esta área del lóbulo. La hepatitis vírica concomitante, en particular la hepatitis C, es un acelerador principal de la hepatopatía en los alcohólicos. La prevalencia de hepatitis C en individuos con hepatopatía alcohólica es cercana al 30%.

Por razones desconocidas, la *cirrosis* se desarrolla en solamente una pequeña proporción de alcohólicos crónicos. La cirrosis alcohólica incluye las mismas características (alteración de la arquitectura de todo el hígado y presencia de nódulos que quedan rodeados de fibrosis en puentes) que la cirrosis inducida por una hepatitis vírica.

Características clínicas. La *esteatosis hepática* puede producir una hepatomegalia con elevación leve de la bilirrubina sérica y la fosfatasa alcalina. Por otra parte, puede no haber evidencia clínica o bioquímica de hepatopatía. El compromiso hepático grave es infrecuente. La interrupción del consumo de alcohol y una dieta adecuada son un tratamiento suficiente. En el bebedor ocasional pero excesivo, frecuentemente se observa esteatosis hepática leve de forma transitoria.

Se estima que son necesarios entre 15 y 20 años de consumo excesivo de alcohol para desarrollar una *hepatitis alcohólica.* Sin embargo, en tales personas, las características clínicas de la hepatitis alcohólica aparecen de una forma relativamente aguda, habitualmente después de un episodio de consumo elevado. Los síntomas y las anomalías de laboratorio pueden ser de mínimas a intensas. Entre estos dos extremos están los síntomas inespecíficos de malestar, anorexia, pérdida de peso, malestar abdominal superior, hepatomegalia dolorosa y fiebre, y los hallazgos de laboratorio de hiperbilirrubinemia, elevación de la fosfatasa alcalina y, a menudo, leucocitosis neutrofílica. Las aminotransferasas séricas, alanina aminotransferasa y aspartato aminotransferasa, están elevadas, pero habitualmente permanecen por debajo de 500 U/ml. El pronóstico es impredecible; cada crisis de hepatitis comporta cerca de un 10 a un 20% de riesgo de muerte. Con crisis repetidas, la cirrosis aparece en cerca de un tercio de los pacientes en unos pocos años; la hepatitis alcohólica también puede solaparse con una cirrosis. Con una nutrición adecuada y la completa interrupción del consumo de alcohol, la hepatitis alcohólica puede resolverse lentamente. Sin embargo, en algunos individuos persiste a pesar de la abstinencia y progresa a cirrosis.

Las manifestaciones de la *cirrosis alcohólica* son similares a otras formas de cirrosis, presentadas con anterioridad. Habitualmente, los primeros signos de cirrosis se relacionan con complicaciones de hipertensión portal. Los estigmas de la cirrosis (p. ej., un abdomen claramente distendido con ascitis, extremidades emaciadas, varices en «*cabeza de medusa*») pueden ser los síntomas de presentación. Por otra parte, un paciente puede presentar por primera vez una hemorragia por varices o una encefalopatía hepática que amenacen la vida. En otros casos, el inicio insidioso de malestar, debilidad, pérdida de peso y del apetito, preceden a la aparición de la ictericia, ascitis y edema periférico. Los hallazgos de laboratorio reflejan el desarrollo de la hepatopatía, con elevación de las aminotransferasas séricas, hiperbilirrubinemia, elevación variable de la fosfatasa alcalina, hipoproteinemia (globulinas, albúmina y factores de coagulación), y anemia. Por último, la cirrosis puede ser asintomática, y se descubre solamente en la autopsia o cuando un estrés, como una infección o un traumatismo, inclinan la balanza hacia la insuficiencia hepática. En los alcohólicos crónicos, el alcohol puede llegar a ser una fuente calórica principal de la dieta, desplazando a otros nutrientes, y llevar a la malnutrición y a las deficiencias vitamínicas (p. ej., tiamina y vitamina B_{12}). Esto viene acompañado de una alteración de la función digestiva, principalmente relacionada con una gastritis crónica y lesión de la mucosa intestinal, y pancreatitis.

El pronóstico a largo plazo para los alcohólicos con hepatopatía es variable. El aspecto más importante del tratamiento es la abstinencia de alcohol. La supervivencia a 5 años es cercana al 90% en los abstemios que no padecen ictericia, ascitis o hematemesis, pero cae hasta el 50 e incluso el 60% en aquellos que continúan bebiendo. En el alcohólico terminal, las causas inmediatas de muerte son: 1) insuficiencia hepática; 2) hemorragia gastrointestinal masiva; 3) infección intercurrente (a la que los individuos están predispuestos); 4) síndrome hepatorrenal después de una crisis de hepatitis alcohólica, y 5) carcinoma hepatocelular en el 3 al 6% de los casos.

Hepatopatía inducida por fármacos

La hepatopatía inducida por fármacos es un cuadro clínico frecuente que puede presentarse como una reacción leve o mucho más seria en forma de insuficiencia hepática aguda. Un gran número de fármacos y productos químicos pueden producir lesión hepática (Tabla 16-6). Los principios de la lesión por fármacos y tóxica se abordan en el Capítulo 8. Aquí baste recalcar que las reacciones por fármacos pueden clasificarse como predecibles (intrínsecas) o impredecibles (idiosincrásicas). Las reacciones predecibles por fármacos pueden ocurrir con cualquiera de ellos que se acumule a una dosis suficiente. Las reacciones impredecibles dependen de las idiosincrasias del huésped, en particular de su propensión a organizar una respuesta inmunológica frente al estímulo antigénico, y de la tasa a la que el huésped metaboliza el agente. La lesión puede ser inmediata o tardar semanas o meses en desarrollarse. Más importante, *la hepatitis crónica inducida por fármacos es indistinguible clínica e histológicamente de la hepatitis vírica crónica o de la hepatitis autoinmunitaria y, por lo tanto, los marcadores serológicos de infección vírica son críticos para realizar esta distinción.* Entre los agentes hepatotóxicos, las reacciones predecibles por fármacos se atribuyen al paracetamol, tetraciclina, agentes antineoplásicos, la toxina de la *Amanita phalloides*, el tetracloruro de carbono y, en cierto grado, el alcohol. Los ejemplos de fármacos que pueden producir reacciones idiosincrásicas incluyen la clorpromazina (un fármaco que causa colestasis en pacientes que lo metabolizan lentamente a un subproducto inocuo), el halotano (que puede producir una hepatitis inmunológica mortal en algunas personas expuestas a este anestésico en repetidas ocasiones) y otros fármacos como las sulfamidas, la α-metildopa y el alopurinol.

El mecanismo de la lesión hepática puede ser un daño tóxico directo a los hepatocitos (p. ej., paracetamol, tetracloruro de carbono y toxinas de setas), pero también implica una combinación variable de toxicidad e inflamación con destrucción inmunológica del hepatocito (v. Capítulo 8). Dependiendo del fármaco, los patrones de lesión hepática inducida por fármacos pueden incluir uno o más de los siguientes: necrosis hepatocelular, colestasis, esteatosis, esteatohepatitis, fibrosis y lesiones vasculares. Estos patrones de lesión son similares a los que ocurren en otros tipos de enfermedad hepática, lo que requiere un análisis cuidadoso para confirmar la causa de la lesión.

Entre los fármacos que pueden producir insuficiencia hepática aguda se encuentran el paracetamol, halotano, los tuberculostáticos (rifampicina, isoniazida), los antidepresivos inhibidores de la monoaminooxidasa, los productos químicos industriales como el tetracloruro de carbono, y la intoxicación por setas (*A. phalloides*). La causa más frecuente (~ 46% de los casos de insuficiencia hepática aguda) es la intoxicación

Tabla 16-6 Patrones de lesión en el daño hepático inducido por fármacos y toxinas

Patrón de lesión	Hallazgos morfológicos	Ejemplos de agentes asociados
Colestásico	Colestasis hepatocelular indolente, sin inflamación	Anticonceptivos y esteroides anabolizantes; tratamiento sustitutivo con estrógenos
Hepatitis colestásica	Colestasis con actividad necroinflamatoria lobular; puede haber destrucción del conducto biliar	Numerosos antibióticos; fenotiazinas
Necrosis hepatocelular	Necrosis hepatocitaria parcheada Necrosis submasiva, zona 3 Necrosis masiva	Metildopa, fenitoína Paracetamol, halotano Isoniazida, fenitoína
Esteatosis	Macrovesicular	Etanol, metotrexato, corticosteroides, nutrición parenteral total
Esteatohepatitis	Microvesicular, cuerpos de Mallory	Amiodarona, etanol
Fibrosis y cirrosis	Fibrosis periportal y pericelular	Metotrexato, isoniazida, enalapril
Granulomas	Granulomas epitelioides no caseinificantes	Sulfamidas, muchos otros agentes
Lesiones vasculares	Síndrome de obstrucción sinusoidal (enfermedad venooclusiva): obliteración de las venas centrales Síndrome de Budd-Chiari Dilatación sinusoidal Peliosis hepática: cavidades rellenas de sangre, no revestidas de células endoteliales	Quimioterapia en dosis elevada, té de rooibos Anticonceptivos orales Anticonceptivos orales, muchos otros agentes Esteroides anabolizantes, tamoxifeno
Neoplasias	Adenoma hepático Carcinoma hepatocelular Colangiocarcinoma Angiosarcoma	Anticonceptivos orales, esteroides anabolizantes Thorotrast Thorotrast Thorotrast, cloruro de vinilo

De Washington K: Metabolic and toxic conditions of the liver. En: Iacobuzio-Donahue CA, Montgomery EA (eds.): Gastrointestinal and Liver Pathology. Filadelfia, Churchill Livingstone; 2005.

por paracetamol, y cerca del 60% de éstas son la consecuencia de una sobredosis accidental. La sobredosis inadvertida de paracetamol es una preocupación especial en niños y en individuos que toman de forma crónica fármacos de prescripción que contienen paracetamol y un opiáceo.

Morfología

La necrosis hepática es masiva, y la distribución de la destrucción hepática es extremadamente caprichosa: **puede estar afectado todo el hígado o solamente áreas al azar**. Con la pérdida masiva de la sustancia hepática, el hígado puede encogerse hasta pesar sólo 500-700 g y transformarse en un órgano rojo y flácido, cubierto de una cápsula demasiado grande y arrugada. Al corte (Fig. 16-19), las áreas necróticas tienen una apariencia roja sucia, blanda, manchadas de pigmento biliar. Microscópicamente, la destrucción completa de los hepatocitos en los lóbulos contiguos deja solamente una red de reticulina colapsada y tractos portales conservados. Puede haber, sorprendentemente, poca reacción inflamatoria (Fig. 16-20). Por otra parte, si se sobrevive durante días, hay un flujo masivo de células inflamatorias que comienzan el proceso de limpieza.

La supervivencia del paciente más allá de 1 semana permite la regeneración de los hepatocitos supervivientes. Inicialmente, la regeneración se realiza en forma de tiras de estructuras ductales, que maduran en los hepatocitos. Si la red parenquimatosa está conservada, la regeneración es ordenada y se restaura la arquitectura primitiva del hígado. Con una destrucción masiva de los lóbulos confluentes, la regeneración es desorganizada, y se producen masas nodulares de células hepáticas. La cicatrización puede ocurrir en pacientes con un curso larvado de necrosis submasiva o parcheada, lo que representa una vía para el desarrollo de la denominada cirrosis macronodular, como se ha descrito anteriormente.

RESUMEN

Hepatopatía alcohólica inducida por fármacos

- La hepatopatía alcohólica tiene tres componentes principales: esteatosis hepática, hepatitis alcohólica y cirrosis; estas entidades no necesariamente evolucionan como un continuo.
- El consumo de 50-60 g/día de alcohol se considera el umbral para el desarrollo de hepatopatía alcohólica.
- Se puede tardar de 10 a 15 años de consumo de alcohol para el desarrollo de cirrosis, que ocurre solamente en una pequeña proporción de alcohólicos crónicos; la cirrosis alcohólica tiene la misma morfología y características clínicas que la cirrosis causada por la hepatitis vírica.
- Los múltiples efectos patológicos del alcohol incluyen cambios en el metabolismo lipídico y disminución de la exportación de proteínas, y la lesión celular causada por los radicales libres de oxígeno reactivo y las citocinas.
- La hepatopatía inducida por fármacos puede causar múltiples patrones de lesión, incluyendo colestasis, hepatitis, esteatosis, necrosis e insuficiencia hepática aguda, obstrucción sinusoidal, insuficiencia hepática aguda y neoplasias.
- La hepatitis crónica inducida por fármacos es clínica y morfológicamente similar a la hepatitis vírica o autoinmunitaria.

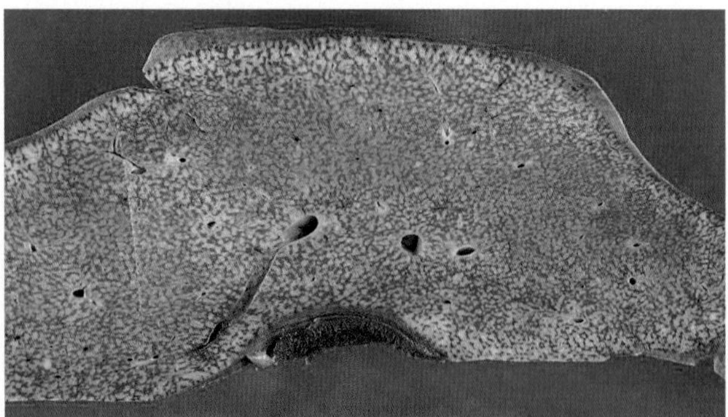

Figura 16-19

Necrosis masiva, sección transversal del hígado. El hígado es pequeño (700 g), teñido de bilis, blando y congestivo. (Cortesía del doctor Matthew Yeh, University of Washington, Seattle, Washington.)

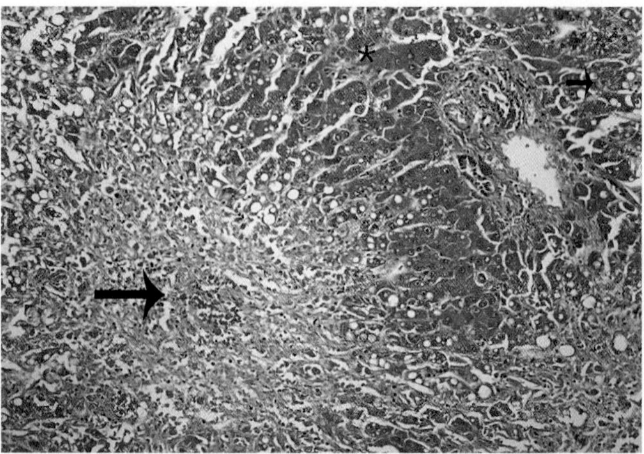

Figura 16-20

Necrosis hepatocelular causada por sobredosis de paracetamol. La necrosis confluente se observa en la región perivenular (zona 3; *flecha grande*). Existe poca inflamación. El tejido residual normal viene indicado por el *asterisco*. (Cortesía del doctor Matthew Yeh, University of Washington, Seattle, Washington.)

HEPATOPATÍA METABÓLICA Y HEREDITARIA

La enfermedad metabólica más frecuente del hígado es la *hepatopatía grasa no alcohólica* (HGNA). Las enfermedades metabólicas atribuibles a los errores innatos del metabolismo incluyen la hemocromatosis, enfermedad de Wilson y la deficiencia de α_1-antitripsina. Estas enfermedades pueden presentarse en niños o en adultos. Una serie adicional de enfermedades, conocidas como colestasis neonatal, aparece en la infancia y representa un grupo diverso de entidades hereditarias y adquiridas. Abordaremos primero la HGNA y, posteriormente, las enfermedades hereditarias.

Hepatopatía grasa no alcohólica

La HGNA es una enfermedad frecuente, que se reconoció por primera vez en 1980. Como su nombre indica, es una situación en la que el hígado graso y la hepatopatía se desarrollan en individuos que no beben alcohol. Puede estar presente como esteatosis (hígado graso) o como *esteatohepatitis no alcohólica* (EHNA). Esta última es similar a la hepatitis alcohólica e implica destrucción de los hepatocitos, inflamación del parénquima con células neutrofílicas y mononucleares, y con fibrosis pericelular progresiva. La HGNA y la EHNA se asocian con frecuencia a una *resistencia a la insulina*. Otras variables asociadas clave son las siguientes:

- Diabetes tipo 2 (o antecedentes familiares).
- Obesidad (índice de masa corporal > 30 kg/m^2 en caucásicos y > 25 kg/m^2 en asiáticos).
- Dislipidemia (hipertrigliceridemia, concentraciones bajas de lipoproteína de colesterol de densidad elevada, y concentraciones altas de lipoproteína de colesterol de densidad baja).

Patogenia y características clínicas. La combinación de resistencia a la insulina con los cuadros clínicos mencionados anteriormente se conoce como *síndrome metabólico*. La presencia de diabetes tipo 2 y obesidad son los mejores predictores de fibrosis grave y progresión de la enfermedad. La resistencia a la insulina conlleva la acumulación de triglicéridos en los hepatocitos debida, al menos, a tres mecanismos: 1) alteración de la oxidación de los ácidos grasos; 2) síntesis y captación aumentadas de ácidos grasos, y 3) secreción hepática disminuida del colesterol de las lipoproteínas de muy baja densidad. Los hepatocitos cargados de grasa son muy sensibles a los productos de peroxidación lipídica generados por el estrés oxidativo, que pueden dañar las membranas mitocondrial y citoplasmática, produciendo apoptosis. Ya sea como una consecuencia del estrés oxidativo o mediante la liberación del tejido adiposo visceral, las concentraciones de TNF, IL-6 y de la quimiocina MCP-1 aumentan, contribuyendo a la lesión hepática e inflamación. Los efectos de estas citocinas quedan contrarrestados por la adiponectina, producida por el tejido graso.

La HGNA es la causa más frecuente de elevación incidental de las transaminasas séricas. La mayor parte de las personas con esteatosis están asintomáticas; los pacientes con EHNA o con una HGNA más avanzada también pueden estarlo, pero algunos tienen astenia, malestar, molestias en el hipocondrio derecho, o síntomas más intensos de hepatopatía crónica. La biopsia hepática es necesaria para establecer el diagnóstico. Afortunadamente, la frecuencia de progresión de la esteatosis a la EHNA, y de la EHNA a la cirrosis parece ser baja. Sin embargo, la HGNA se considera un factor contribuyente importante en el grupo de pacientes con cirrosis «criptogenética». El tratamiento actual de la HGNA está dirigido a la reducción de la obesidad y la mejoría de la resistencia a la insulina. Se están investigando las adiponectinas como agentes terapéuticos potenciales en el tratamiento de las personas con HGNA/EHNA.

Enfermedades metabólicas hereditarias

Aunque hay un número relativamente alto de enfermedades hepáticas metabólicas hereditarias, en esta sección describimos sólo algunas de las vías frecuentes, como la hemocromatosis, la enfermedad de Wilson, el déficit de α_1-antitripsina, la colestasis neonatal y el síndrome de Reye.

Hemocromatosis

La *hemocromatosis hereditaria* se refiere a los trastornos genéticos caracterizados por acumulación excesiva de hierro corporal, la mayor parte del cual se deposita en órganos parenquimatosos como el hígado y el páncreas. Existen al menos cuatro variantes genéticas de la hemocromatosis hereditaria. La forma más frecuente es una enfermedad autosómica recesiva de inicio en el adulto causada por mutaciones en el gen *HFE*. Las formas adquiridas de acumulación de hierro por fuentes conocidas de exceso de hierro se denominan *sobrecarga secundaria de hierro*. Entre las más importantes se encuentran las transfusiones múltiples, la eritropoyesis ineficaz (como en la talasemia β y en la anemia sideroblástica), y la captación aumentada de hierro (siderosis Bantu). La hepatopatía crónica también puede producir acumulación de hierro.

Como se describe en el Capítulo 12, el hierro corporal total varía de 2 a 6 g en adultos normales; cerca de 0,5 g se almacenan en el hígado, el 98% de éste en los hepatocitos. En la hemocromatosis hereditaria, el hierro se acumula a lo largo de la vida de un individuo por una excesiva absorción intestinal. La acumulación total de hierro puede exceder de 50 g, y más de un tercio de éste se acumula en el hígado. Los casos totalmente desarrollados muestran: 1) cirrosis (todos los pacientes); 2) diabetes mellitus (del 75 al 80% de los pacientes), y 3) pigmentación cutánea (del 75 al 80%).

Patogenia. Debe recordarse que el contenido corporal total de hierro está estrechamente regulado, de forma que las limitadas pérdidas diarias de hierro se ven compensadas por la absorción gastrointestinal puesto que no hay una ruta excretora para el exceso de hierro absorbido. *En la hemocromatosis hereditaria, existe un defecto en la regulación de la absorción intestinal del hierro de la dieta, lo que conlleva una acumulación neta de hierro de 0,5 a 1,0 g/año.* El gen de la hemocromatosis hereditaria, responsable de la forma más frecuente de este trastorno, se denomina *HFE*. Está localizado en el brazo corto del cromosoma 6, cerca del complejo de genes del antígeno de histocompatibilidad (HLA). Codifica una proteína que es similar en su estructura a las proteínas del MHC de clase I. La función del *HFE* en la regulación de la captación del hierro es compleja y no del todo comprendida. Parece que este y los otros genes implicados en las formas menos frecuentes de la hemocromatosis hereditaria regulan, todos ellos, las concentraciones de *hepcidina,* la hormona del hierro producida por el hígado. Normalmente, la hepcidina disminuye el flujo de hierro desde los intestinos y los macrófagos hacia el plasma, e inhibe la absorción de hierro. Cuando las concentraciones de hepcidina disminuyen, hay un aumento de la absorción del hierro. Los ratones en los que se elimina el gen de la hepcidina desarrollan una sobrecarga de hierro que se parece a la hemocromatosis, y los ratones que expresan en exceso la hepcidina desarrollan una deficiencia grave de hierro, estableciéndose así la función central de la hepcidina en la regulación de la absorción del hierro. Como cabría esperar, las concentraciones de hepcidina están reducidas en todas las formas genéticas de hemocromatosis conocidas hasta la fecha. Siguen estudiándose las interconexiones entre la función de estos genes diversos y la síntesis de hepcidina.

Hay dos mutaciones frecuentes en el gen *HFE* asociadas con la hemocromatosis. La primera es una mutación en el nucleótido 845 que produce una sustitución de una tirosina por una cisteína en el aminoácido 282 (C282Y). La segunda mutación produce una sustitución de un aspartato por una histidina en el aminoácido 63 (H63D). En las poblaciones caucásicas de los descendientes norteuropeos, la frecuencia de portador de la mutación C282Y es de 1 en 70 y el estado homocigoto, de 1 en 200. Aproximadamente, el 80% de los pacientes con hemocromatosis son homocigotos para la mutación C282Y y tienen la mayor incidencia de acumulación de hierro. Los heterocigotos compuestos para la mutación C282Y/H63D o los homocigotos para la mutación H63D representan el 10% de los pacientes con hemocromatosis hereditaria. El resto comprende variantes de la hemocromatosis hereditaria que no implican al gen *HFE*.

La hemocromatosis hereditaria se manifiesta típicamente después de haberse acumulado una cantidad de 20 g de hierro. Independientemente de la fuente, el exceso de hierro parece ser directamente tóxico para los tejidos por los siguientes mecanismos: 1) peroxidación lipídica por las reacciones de radicales libres catalizadas por el hierro; 2) estimulación de la formación de colágeno, y 3) interacciones directas del hierro con el ADN. Cualesquiera que sean las acciones del hierro, pueden ser reversibles con la excepción del daño no letal del ADN.

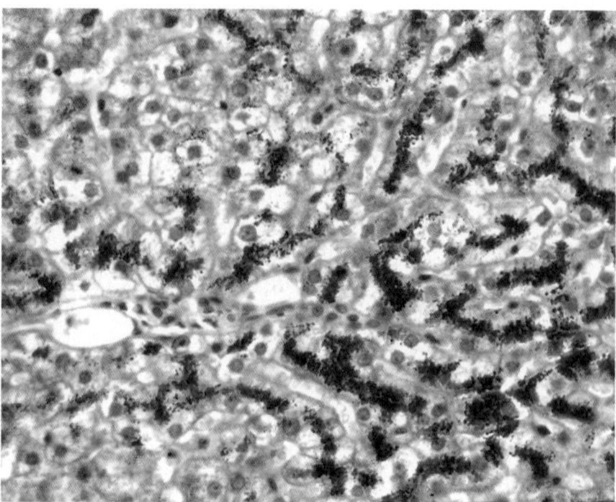

Figura 16-21

Hemocromatosis hereditaria. En esta sección histológica teñida con azul de Prusia, el hierro hepatocelular aparece de color azul. La arquitectura parenquimatosa es normal.

Morfología

Los cambios morfológicos en la hemocromatosis hereditaria se caracterizan, principalmente, por 1) el **depósito de hemosiderina** en los siguientes órganos (en orden decreciente de gravedad): hígado, páncreas, miocardio, glándula pituitaria, glándulas suprarrenales, tiroides y paratiroides, articulaciones y piel; 2) **cirrosis**, y 3) **fibrosis pancreática**. En el hígado, el hierro se hace evidente al principio como gránulos de hemosiderina de color dorado en el citoplasma de los hepatocitos periportales, que se tiñen de azul con la tinción de azul de Prusia (Fig. 16-21). A medida que aumenta la carga de hierro, hay una afectación progresiva del resto del lobulillo, junto con el epitelio de los conductos biliares y pigmentación de las células de Kupffer. El hierro es una hepatotoxina directa, y característicamente no hay respuesta inflamatoria. En este estadio, el hígado está habitualmente algo más agrandado de lo normal, es denso y de color marrón achocolatado. Se desarrollan lentamente tabiques fibrosos, que conllevan al final un patrón de cirrosis micronodular en un hígado intensamente pigmentado. En los individuos normales, el contenido de hierro del tejido hepático no fijado es menor de 1.000 μg/g de peso seco. Los pacientes adultos con hemocromatosis hereditaria muestran más de 10.000 μg de hierro/g de peso seco; las concentraciones hepáticas de hierro superiores a 22.000 μg/g de peso seco se asocian con el desarrollo de fibrosis y cirrosis.

El **páncreas** se vuelve muy pigmentado, tiene fibrosis intersticial difusa y puede mostrar algo de atrofia parenquimatosa. La hemosiderina se encuentra en las células acinares y de los islotes y, algunas veces, en la estroma fibrosa intersticial. El **corazón** está a menudo aumentado de tamaño y tiene gránulos de hemosiderina dentro de las fibras miocárdicas. La pigmentación puede inducir una llamativa coloración marrón del miocardio. Puede aparecer fibrosis intersticial fina. Aunque la pigmentación de la **piel** es parcialmente atribuible al depósito de hemosiderina en los macrófagos y fibroblastos de la dermis, la mayor parte de esta coloración se debe a una sobreproducción de melanina epidérmica. La combinación de estos pigmentos colorea la piel de un tono gris pizarra. Con el depósito de hemosiderina en los **revestimientos sinoviales articulares**, puede desarrollarse una sinovitis aguda. También hay un depósito excesivo de pirofosfato cálcico, que daña el cartílago articular y, algunas veces, produce una poliartritis incapacitante, conocida como seudogota. Los **testículos** pueden ser pequeños y atróficos, pero habitualmente no pigmentados.

Características clínicas. La enfermedad predomina en los varones (proporción de 5 a 7:1), con una presentación clínica ligeramente más precoz, en parte debido a que la pérdida fisiológica de hierro (menstruación, embarazo) retrasa la acumulación de hierro en las mujeres. En las formas más frecuentes, causadas por mutaciones en el *HFE*, los síntomas aparecen habitualmente por primera vez en la quinta o sexta décadas de la vida. Las principales manifestaciones incluyen hepatomegalia, dolor abdominal, pigmentación cutánea (particularmente, en las áreas expuestas al sol), homeostasia alterada de la glucosa o diabetes mellitus franca por destrucción de los islotes pancreáticos, disfunción cardíaca (arritmias, miocardiopatías) y artritis atípica. En algunos individuos, el síntoma de presentación es la amenorrea en las mujeres y la pérdida de la libido e impotencia en los hombres. La tríada clínica clásica de cirrosis con hepatomegalia, pigmentación cutánea y diabetes mellitus puede no desarrollarse hasta tarde en el curso de la enfermedad. La muerte puede producirse por cirrosis, carcinoma hepatocelular o cardiopatía. El tratamiento del exceso de hierro no elimina el riesgo de desarrollar carcinoma hepatocelular debido al daño oxidativo del ADN producido por el hierro. El riesgo de desarrollar carcinoma hepatocelular en pacientes con hemocromatosis es 200 veces superior al de las poblaciones normales.

Afortunadamente, la hemocromatosis hereditaria puede diagnosticarse mucho antes de que haya ocurrido la lesión tisular irreversible. El cribado implica la demostración de concentraciones muy elevadas de hierro sérico y ferritina, la exclusión de causas secundarias de sobrecarga de hierro, y la biopsia hepática si está indicada. También es importante estudiar en los miembros de la familia las mutaciones causales. La evolución natural de la enfermedad puede alterarse de forma sustancial mediante una serie de intervenciones, principalmente flebotomía y el uso de quelantes de hierro para eliminar el exceso de este mineral. Los pacientes diagnosticados en el estadio subclínico y precirrótico, y tratados mediante flebotomía periódica, tienen una esperanza de vida normal. Los heterocigotos pueden mostrar un aumento leve en la absorción y acumulación de hierro.

Enfermedad de Wilson

Este trastorno autosómico recesivo del metabolismo del cobre viene caracterizado por la acumulación de concentraciones tóxicas de cobre en muchos tejidos y órganos, principalmente el hígado, el cerebro y el ojo. El defecto genético responsable de la enfermedad de Wilson es una mutación en el *ATP7B*. Este gen, localizado en el cromosoma 13, codifica un transportador ATPasa de iones metálicos, que se localiza en la región de Golgi de los hepatocitos. Se han detectado más de 80 mutaciones. El gen de la enfermedad de Wilson tiene una frecuencia de 1:200. La incidencia de esta enfermedad es, aproximadamente, de 1:30.000; por lo tanto, es mucho menos frecuente que la hemocromatosis hereditaria.

La fisiología normal del cobre implica: 1) la absorción del cobre ingerido (2-5 mg/día); 2) el transporte plasmático en complejos con la albúmina; 3) la captación hepatocelular, seguida de incorporación a una α_2-globulina para formar la ceruloplasmina; 4) la secreción de ceruloplasmina al plasma, donde representa del 90 al 95% del cobre plasmático, y 5) la captación hepática de la ceruloplasmina senescente sin grupos sialilo, desde el plasma, seguida de degradación lisosómica y secreción de cobre libre en la bilis. En la enfermedad de Wilson, los pasos iniciales de absorción y transporte de cobre al hígado son normales. Sin embargo, el cobre absorbido no consigue entrar en la circulación en forma de ceruloplasmina, y la excreción biliar de cobre está marcadamente disminuida. La función defectuosa del *ATP7B* conlleva un fallo en la excreción de cobre en la bilis, *la ruta principal de la eliminación del cobre corporal.* Aparentemente, el defecto también inhibe la secreción de ceruloplasmina al plasma. Por lo tanto, el cobre se acumula progresivamente en el hígado, causando aparentemente lesión hepática tóxica por: 1) favorecer la formación de radicales libres; 2) unirse a grupos sulfhidrilo de las proteínas celulares, y 3) desplazar otros metales de las metaloenzimas hepáticas. Habitualmente, a la edad de 5 años, el cobre que no se ha unido a la ceruloplasmina pasa a la circulación, produciendo hemólisis y cambios patológicos en otros lugares, como el cerebro, la córnea, los riñones, los huesos, las articulaciones y las glándulas paratiroides. Concomitantemente, la excreción urinaria de cobre está marcadamente aumentada. *El diagnóstico bioquímico de la enfermedad de Wilson* se basa en la disminución de ceruloplasmina sérica, *un aumento en el contenido hepático de cobre y un incremento en la excreción urinaria de cobre.*

Morfología

A menudo, el hígado se lleva la peor parte de la lesión en la enfermedad de Wilson, con cambios hepáticos que van desde un daño relativamente menor a un daño masivo. El **cambio graso** puede ser de leve a moderado, con núcleos vacuolados (glucógeno y agua) y necrosis focal hepatocitaria ocasional. La **hepatitis aguda** en la enfermedad de Wilson puede imitar a la hepatitis aguda vírica, salvo posiblemente por el cambio graso acompañante. La **hepatitis crónica** de la enfermedad de Wilson se asemeja a la hepatitis crónica de origen vírico, por fármacos o alcohol, pero puede mostrar características distintivas, como el cambio graso, los núcleos vacuolados y los cuerpos de Mallory. Con la progresión de la hepatitis crónica, se desarrolla **cirrosis.** La **necrosis hepática masiva** es una manifestación infrecuente indistinguible de la causada por virus o fármacos. El depósito excesivo de cobre a menudo puede demostrarse mediante tinciones especiales (p. ej., tinción de rodamina por el cobre, tinción de orceína para las proteínas asociadas a cobre). Puesto que el cobre también se acumula en la colestasis obstructiva crónica, y puesto que la histología no puede distinguir de forma fiable la enfermedad de Wilson de la hepatitis inducida por virus o fármacos, la demostración de contenido de cobre hepático mayor de 250 μg/g de peso seco resulta de gran ayuda para el diagnóstico.

En el **cerebro**, el daño tóxico afecta, principalmente, a los ganglios basales, particularmente el putamen, que muestra atrofia e incluso cavitación. Casi todos los pacientes con afectación neurológica desarrollan **lesiones oculares**, denominadas **anillos de Kayser-Fleischer** (depósitos verdes a marrones de cobre en la membrana de Descemet en el limbo de la córnea), de ahí la designación alternativa de esta afección como degeneración hepatolenticular.

Características clínicas. La edad de inicio y presentación clínica de la enfermedad de Wilson son extremadamente variables, pero el trastorno rara vez se manifiesta antes de los 6 años de edad, siendo más frecuente la hepatopatía aguda o crónica. Las manifestaciones neuropsiquiátricas, incluyendo cambios leves del comportamiento, psicosis franca o un síndrome tipo enfermedad de Parkinson, son las características iniciales en la mayoría de los casos restantes. La demostración de los anillos de Kayser-Fleischer o las concentraciones marcadamente elevadas de cobre hepático en una persona con una concentración baja de ceruloplasmina sérica van muy a favor del diagnóstico. El reconocimiento precoz y el tratamiento a largo plazo de captación del cobre (con D-penicilamina) han alterado drásticamente el curso habitualmente progresivo de la enfermedad.

Deficiencia de α_1-antitripsina

La deficiencia de α_1-antitripsina (AAT) es un trastorno autosómico recesivo marcado por concentraciones séricas anormalmente bajas de este inhibidor de la proteasa. La función principal de la AAT es la inhibición de las proteasas, particularmente de la elastasa de los neutrófilos liberada en los lugares de inflamación. La deficiencia de AAT conduce al enfisema pulmonar debido a que la falta relativa de esta proteína permite la actividad sin límites de las proteasas de destrucción tisular (Capítulo 13).

La AAT es una glucoproteína plasmática de pequeño tamaño (394 aminoácidos) sintetizada predominantemente en los hepatocitos. El gen *AAT,* localizado en el cromosoma humano 14, es muy polimórfico y se han identificado al menos 75 formas. La mayoría de las variantes alélicas producen unas concentraciones normales o levemente reducidas de AAT sérica. Sin embargo, los homocigotos para el alelo Z (genotipo *PiZZ)* tienen concentraciones circulantes de AAT de tan sólo el 10% de las concentraciones normales. La expresión de los alelos *AAT* es autosómica codominante y, en consecuencia, los heterocigotos *PiMZ* tienen concentraciones plasmáticas intermedias de AAT. El polipéptido PiZ contiene una sustitución de un único aminoácido que conlleva un plegamiento errático del polipéptido nuevo en el retículo endoplásmico del hepatocito. Puesto que la proteína mutada no puede ser secretada por el hepatocito, se acumula en el retículo endoplásmico y sufre una degradación lisosómica excesiva. Curiosamente, todos los individuos con el genotipo *PiZZ* acumulan AAT en el hígado, pero sólo del 8 al 20% desarrolla daño hepático significativo. Esto podría estar relacionado con una tendencia genética que hace que los individuos susceptibles sean menos capaces de degradar la proteína AAT acumulada dentro de los hepatocitos.

Morfología

En la deficiencia de AAT, los hepatocitos contienen inclusiones globulares citoplásmicas de redondeadas a ovales, de AAT retenida, que se tiñen de forma muy positiva con la tinción del ácido peryódico de Schiff (Fig. 16-22). En la microscopia electrónica, aparecen junto al retículo endoplásmico liso, y a veces junto al rugoso. La lesión hepática asociada con el estado homocigoto PiZZ puede variar desde una **colestasis** marcada con **necrosis hepatocitaria** en los recién nacidos, a **cirrosis infantil**, o una hepatitis inflamatoria crónica asintomática o una cirrosis que se hace evidente más tarde en la vida.

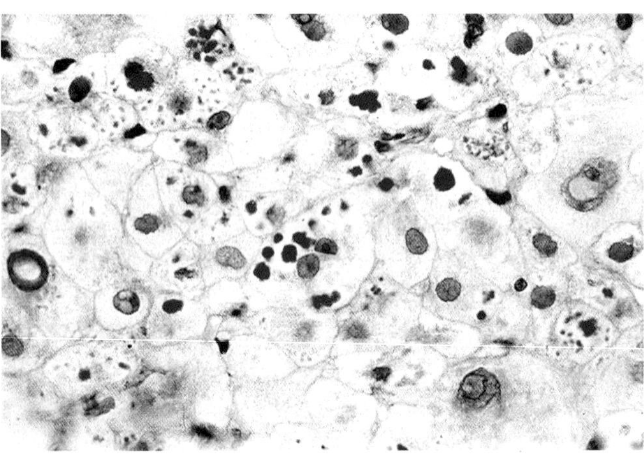

Figura 16-22

Deficiencia de α_1-antitripsina. Tinción del ácido peryódico Schiff del hígado, resaltando los gránulos citoplásmicos rojos característicos. (Cortesía del doctor I. Wanless, Toronto General Hospital, Ontario, Canadá.)

Evolución clínica. En los recién nacidos con deficiencia de AAT, del 10 al 20% muestra colestasis. En niños más mayores, adolescentes y adultos, los síntomas de presentación pueden estar relacionados con una hepatitis crónica, cirrosis o neumopatía. La enfermedad puede permanecer asintomática hasta que aparece la cirrosis en la mitad de la vida o más tarde. El carcinoma hepatocelular se desarrolla en el 2-3% de los adultos con *PiZZ*, habitualmente, pero no siempre, en el contexto de una cirrosis. El tratamiento y la curación de la hepatopatía grave es el trasplante ortotópico de hígado.

Colestasis neonatal

Como se ha descrito anteriormente, las elevaciones leves y transitorias de la bilirrubina no conjugada sérica son frecuentes en los recién nacidos normales. La hiperbilirrubinemia conjugada prolongada en el recién nacido, denominada *colestasis neonatal,* afecta aproximadamente a 1 de cada 2.500 nacidos vivos. Las causas principales son la atresia biliar extrahepática, que se describe más adelante, y una diversidad de otros trastornos denominados colectivamente *hepatitis neonatal.* La hepatitis neonatal no es una entidad específica y los trastornos no son necesariamente inflamatorios. Al contrario, el hallazgo de una «colestasis neonatal» debería sugerir una búsqueda diligente de hepatopatía tóxica, metabólica o infecciosa. La *hepatitis neonatal idiopática* constituye hasta el 50% de los casos de hepatitis neonatal.

La presentación clínica en lactantes con cualquier forma de colestasis neonatal es bastante típica, con ictericia, orina oscura, heces claras o acólicas, y hepatomegalia. Pueden estar presentes distintos grados de disfunción de la síntesis hepática, como la hipoprotrombinemia. La diferenciación entre las dos causas más frecuentes de colestasis neonatal (atresia extrahepática y hepatitis idiopática) es de gran importancia puesto que al tratamiento definitivo de la atresia biliar requiere la intervención quirúrgica, mientras que la cirugía puede afectar adversamente al curso clínico de un niño con hepatitis neonatal idiopática. Afortunadamente, la diferenciación entre ambas enfermedades puede realizarse en cerca del 90% de los casos utilizando los datos clínicos y la biopsia hepática.

Síndrome de Reye

El síndrome de Reye es una enfermedad infrecuente caracterizada por cambio graso del hígado y encefalopatía. Las formas más graves son mortales. Afecta, principalmente, a menores de 4 años de edad, y suele desarrollarse entre 3 y 5 días después de una enfermedad vírica. El inicio viene marcado por vómito incoercible, acompañado de irritabilidad o letargia, y hepatomegalia. La bilirrubina, el amoníaco y las aminotransferasas séricas están esencialmente normales en ese momento. Aunque la mayoría de los pacientes se recupera, cerca del 25% progresa al coma, acompañado de elevaciones en las concentraciones séricas de bilirrubina, aminotransferasas y, particularmente, amoníaco. La muerte ocurre por deterioro neurológico progresivo o insuficiencia hepática. Los supervivientes de la enfermedad más grave pueden sufrir alteraciones neurológicas permanentes.

La patogenia del síndrome de Reye implica la pérdida generalizada de la función mitocondrial. Este síndrome se reconoce ahora como el prototipo de una amplia variedad de afecciones, conocidas como *«hepatopatías mitocondriales».* Se ha asociado con la administración de AAS durante las enfermedades víricas, pero no existe evidencia de que los salicilatos desempeñen una función causal en este trastorno. Aunque la tasa de casos con síndrome de Reye clásico en Estados Unidos es inferior a 1 por millón y año, este trastorno y los «síndromes de tipo Reye» deben considerarse en el diagnóstico diferencial de los trastornos posvíricos en los niños.

Morfología

El hallazgo patológico clave en el **hígado** es la esteatosis microvesicular. La microscopia electrónica revela un agrandamiento pleomórfico de las mitocondrias hepatocelulares y electrolucencia de las matrices, con alteración de las crestas y pérdida de los cuerpos densos. En el **cerebro**, el edema cerebral está habitualmente presente. Los astrocitos están hinchados y pueden desarrollarse cambios mitocondriales similares a los observados en el hígado. No hay respuesta inflamatoria, así como tampoco evidencia de infección vírica. Los **músculos esqueléticos, riñones** y **corazón** también pueden mostrar cambios grasos microvesiculares y alteraciones mitocondriales, aunque son más sutiles que los observados en el hígado.

RESUMEN

Hepatopatía metabólica y hereditaria

- El trastorno metabólico más frecuente es la hepatopatía grasa no alcohólica, que se asocia con el síndrome metabólico y la obesidad.
- La hepatopatía grasa no alcohólica puede desarrollarse desde una esteatosis y progresar hacia esteatohepatitis no alcohólica y, finalmente, cirrosis.
- Las enfermedades metabólicas hereditarias y de la infancia incluyen la hemocromatosis, la enfermedad de Wilson, la deficiencia de α_1-antitripsina, la colestasis neonatal y el síndrome de Reye.
- La hemocromatosis se caracteriza por la acumulación de hierro en el hígado y el páncreas. Está causada por una mutación en el gen *HFE,* cuyo producto está implicado en la captación intestinal del hierro.
- La enfermedad de Wilson es el resultado de la acumulación de cobre en el hígado, cerebro y ojos; está causada por una mutación en el transportador de ión metálico *ATP7B*.
- La deficiencia de α_1-antitripsina está causada por una producción baja de α_1-antitripsina en individuos con el genotipo *PiZZ*; las principales consecuencias son enfisema pulmonar causado por un aumento de la actividad elastasa, y lesión hepática causada por la acumulación de α_1-antitripsina anormal.

ENFERMEDADES DEL ÁRBOL BILIAR INTRAHEPÁTICO

Los trastornos del tracto biliar no pueden dividirse de forma nítida en intrahepáticos o extrahepáticos, particularmente debido a que las enfermedades pueden afectar tanto a unos como a otros segmentos, y los trastornos biliares extrahepáticos pueden producir cambios secundarios en el hígado. Además, el árbol biliar está frecuentemente dañado como parte de una hepatopatía más general, como en la toxicidad por fármacos, la hepatitis vírica y el trasplante (tanto el trasplante ortotópico del hígado como la enfermedad de injerto contra el huésped tras un trasplante de médula ósea). Con estas premisas, consideraremos a continuación dos trastornos de los conductos biliares, la cirrosis biliar primaria y la colangitis esclerosante primaria, que culminan en cirrosis (Tabla 16-7). La cirrosis biliar primaria se caracteriza por destrucción de los conductos biliares intrahepáticos, y la colangitis esclerosante primaria afecta a los conductos biliares extrahepáticos y los grandes conductos intrahepáticos. Los trastornos de los conductos biliares iniciados primariamente en el segmento extrahepático se comentan en la última sección de este capítulo.

Cirrosis biliar primaria

La cirrosis biliar primaria es una hepatopatía colestásica crónica y progresiva, a menudo mortal, caracterizada por la destrucción de los conductos biliares intrahepáticos, inflamación y cicatrización portal y, finalmente, desarrollo de cirrosis e insuficiencia hepática a lo largo de años a décadas. *La característica principal de esta enfermedad es una destrucción no supurada de los conductos biliares intrahepáticos de pequeño y mediano tamaño*; la cirrosis sólo aparece más tarde en el curso de la enfermedad. En las lesiones más tempranas, hay un infiltrado denso de linfocitos/células plasmáticas alrededor de los conductos biliares pequeños de los tractos portales, y también pueden aparecer lesiones granulomatosas. La cirrosis biliar primaria es, principalmente, una enfermedad de las mujeres de mediana edad, con inicio entre los 20 y 80 años y un pico de incidencia entre los 40 y 50 años.

Tabla 16-7 Principales características de la cirrosis biliar primaria y de la colangitis esclerosante primaria

Parámetro	Cirrosis biliar primaria	Colangitis esclerosante primaria
Edad	Mediana de edad 50 años (30-70)	Mediana de edad 30 años
Sexo	90% mujeres	70% hombres
Evolución clínica	Progresiva	Impredecible pero progresiva
Trastornos asociados	Síndrome de Sjögren (70%) Esclerodermia (5%) Enfermedad tiroidea (20%)	Enfermedad intestinal inflamatoria (70%) Pancreatitis (≤ 25%) Enfermedades fibrosantes idiopáticas (fibrosis retroperitoneal)
Serología	95% AMA positivos 20% ANA positivos 60% ANCA positivos	Del 0 al 5% AMA positivos (título bajo) 6% ANA positivos 82% ANCA positivos
Radiología	Normal	Estenosis y arrosariado de los conductos biliares grandes; desaparición de los conductos de menor tamaño
Lesión ductal	Lesión ductal florida; pérdida de los pequeños conductos	Fibrosis periductal concéntrica; pérdida de los pequeños conductos

ANA, anticuerpos antinucleares; ANCA, anticuerpo antineutrófilo citoplásmico; AMA, anticuerpos antimitocondriales.

Patogenia y evolución clínica. Más del 90% de las personas con cirrosis biliar primaria tiene concentraciones elevadas de anticuerpos antimitocondriales. Estos anticuerpos están dirigidos frente a dominios específicos de las enzimas deshidrogenasas ácidas mitocondriales. A pesar de su caracterización, sigue sin estar claro el motivo por el cual la respuesta inmunitaria está centrada en este dominio enzimático, y por qué los conductos biliares intrahepáticos son las dianas de estos anticuerpos. La evidencia reciente sugiere que la exposición a ciertos xenobióticos puede modificar las proteínas mitocondriales lo que conlleva una disminución de la tolerancia inmunológica a algunas de estas proteínas. Sin embargo, se desconoce si la exposición a los xenobióticos tiene alguna función en la patogenia de la cirrosis biliar primaria.

El inicio de la cirrosis biliar primaria es insidioso, presentándose habitualmente como prurito; la ictericia se desarrolla tarde. A lo largo de un período de 2 décadas o más, los individuos desarrollan descompensación hepática, lo que incluye hipertensión portal con sangrado por varices, y encefalopatía hepática. *Las concentraciones séricas de fosfatasa alcalina y colesterol están casi siempre elevadas; la hiperbilirrubinemia es de desarrollo tardío y habitualmente indica una descompensación hepática incipiente.* Las afecciones extrahepáticas asociadas incluyen el complejo sequedad de ojos y boca seca (síndrome de Sjögren), esclerodermia, tiroiditis, artritis reumatoide, fenómeno de Raynaud, glomerulonefritis membranosa y enfermedad celíaca.

Colangitis esclerosante primaria

La colangitis esclerosante primaria es un trastorno colestásico crónico, caracterizado por fibrosis progresiva y destrucción de los conductos biliares extrahepáticos y los grandes conductos intrahepáticos. Puesto que los cambios en los conductos son parcheados, la colangiografía retrógrada muestra un «rosario» del medio de contraste característico, en los segmentos afectados del árbol biliar. Los conductos biliares grandes muestran fibrosis periductal que oblitera la luz, dejando un cordón sólido de cicatriz con escasas células inflamatorias. La colangitis esclerosante primaria se observa, habitualmente, en asociación con enfermedad inflamatoria intestinal (Capítulo 15), particularmente colitis ulcerosa crónica, que coexiste en, aproximadamente, el 70% de los individuos. Al contrario, la prevalencia de colangitis esclerosante primaria en personas con colitis ulcerosa es de, aproximadamente, el 4%. El trastorno tiende a ocurrir en la tercera a cuarta décadas de la vida, más a menudo tras el desarrollo de la enfermedad inflamatoria intestinal. Los varones están afectados más a menudo que las mujeres, en una proporción de 2:1.

Patogenia y evolución clínica. Se desconoce la causa de la colangitis esclerosante primaria. La asociación con colitis ulcerosa, el ligamiento con ciertos alelos *HLA-DR*, y la presencia de anticuerpos citoplásmicos antinucleares con una localización perinuclear (Capítulo 10) en el 80% de los casos, sugieren que esta enfermedad está mediada inmunológicamente. Los anticuerpos antimitocondriales están presentes en una minoría de pacientes. Los síntomas de presentación incluyen astenia progresiva, prurito e ictericia. Los pacientes asintomáticos pueden identificarse sólo sobre la base de una elevación persistente de la fosfatasa alcalina sérica. Las personas muy afectadas muestran síntomas asociados con hepatopatía crónica, que incluyen pérdida de peso, ascitis, sangrado por varices y encefalopatía. Por lo general, la colangitis esclerosante primaria tiene un curso larvado a lo largo de muchos años. El colangiocarcinoma puede desarrollarse en el 10 al 15% de los individuos con colangitis esclerosante primaria, con una media de tiempo de 5 años desde el diagnóstico. No existe un tratamiento efectivo para la colangitis esclerosante primaria, y la enfermedad se ha convertido en una indicación importante de trasplante hepático.

Morfología

En la cirrosis biliar primaria y en la colangitis esclerosante primaria, el hígado terminal muestra una extraordinaria pigmentación amarilla-verdosa, asociada con una coloración ictérica marcada de los fluidos y los tejidos corporales. Al corte, el hígado está duro, con una apariencia finamente granular (Fig. 16-23). Los conductos biliares interlobulillares están ausentes en la etapa terminal de la **cirrosis biliar primaria**. Sin embargo, la morfología de esta enfermedad es más demostrativa en la etapa precirrótica. Los conductos biliares interlobulillares están destruidos por la inflamación (la **lesión ductular florida**), que representa una infiltración intraepitelial de linfocitos y una inflamación granulomatosa acompañante. Hay un infiltrado denso del tracto portal por linfocitos, macrófagos, células plasmáticas y algunos eosinófilos (Fig. 16-24). La obstrucción del flujo biliar intrahepático conduce a una proliferación ductular biliar corriente arriba (Fig. 16-25), inflamación y necrosis del parénquima hepático periportal adyacente, y colestasis generalizada. A lo largo de años a décadas, la cicatrización inexorable de los tractos portales y la fibrosis en puentes conducen a cirrosis.

La característica de la **colangitis esclerosante primaria** es una colangitis fibrosante de los conductos biliares. Específicamente, los tractos portales afectados muestran fibrosis periductal concéntrica en capas de cebolla y un modesto infiltrado linfocítico (Fig. 16-26). La atrofia progresiva del epitelio de los conductos biliares conduce a la obliteración de la luz, dejando una cicatriz fibrosa sólida en cordón. Entre las áreas de estenosis progresiva, los conductos biliares se hacen ectásicos e inflamados, presumiblemente como resultado de la obstrucción más abajo en el flujo de bilis. A medida que progresa la enfermedad a lo largo de años, el hígado entero se vuelve marcadamente colestásico y fibrótico. Finalmente, se desarrolla cirrosis biliar, muy parecida a la observada en la cirrosis biliar primaria y secundaria.

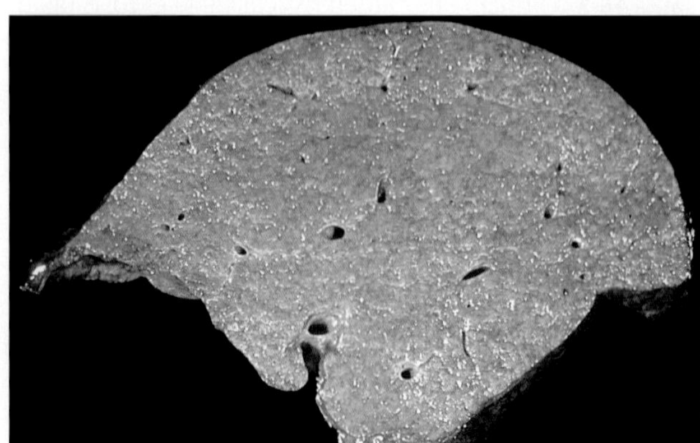

Figura 16-23

Cirrosis biliar primaria. Este corte sagital del hígado demuestra la nodularidad fina y la tinción biliar de la cirrosis biliar primaria terminal.

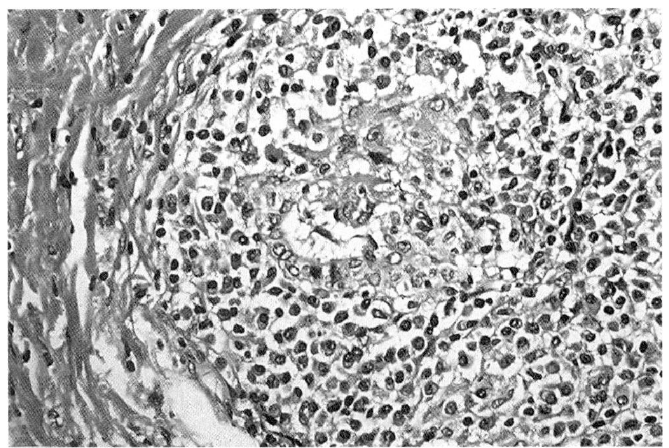

Figura 16-24

Cirrosis biliar primaria. Un tracto portal está marcadamente expandido por un infiltrado de linfocitos y células plasmáticas. Nótese la reacción granulomatosa de un conducto biliar que está sufriendo destrucción (lesión ductal florida).

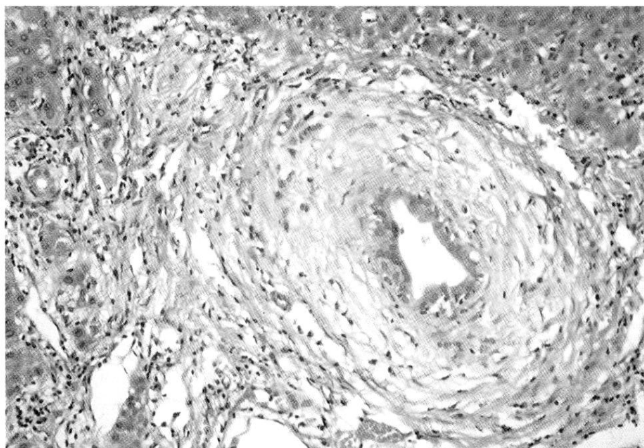

Figura 16-26

Colangitis esclerosante primaria. Un conducto biliar sometido a degeneración queda atrapado en una cicatriz concéntrica densa en «capas de cebolla».

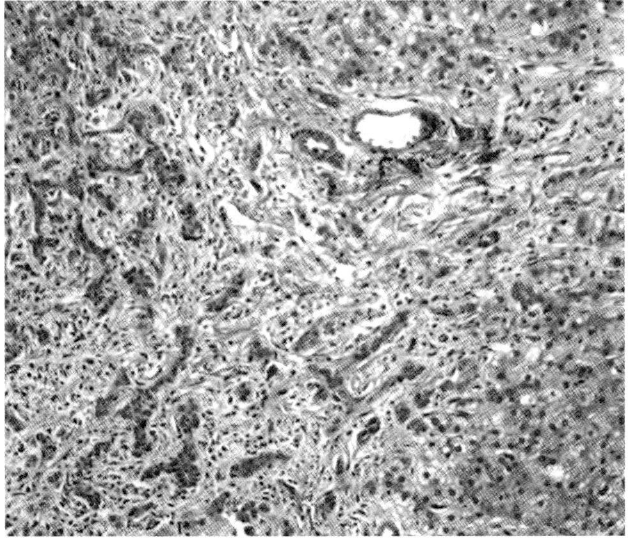

Figura 16-25

Un ejemplo de proliferación ductular en un septo fibrótico. (Cortesía del doctor Matthew Yeh, University of Washington, Seattle, Washington.)

TRASTORNOS CIRCULATORIOS

Dado el enorme flujo sanguíneo a través del hígado, no es sorprendente que las alteraciones circulatorias tengan un impacto considerable sobre este órgano. Estos trastornos pueden agruparse en función de si el flujo alterado es hacia, a través o desde el hígado (Fig. 16-27).

Flujo sanguíneo alterado aferente al hígado

Flujo desde la arteria hepática

Los *infartos hepáticos* son infrecuentes gracias al doble riego sanguíneo del hígado. La interrupción de la arteria hepática principal no siempre produce necrosis isquémica del órgano puesto que el flujo arterial retrógrado a través de los vasos accesorios y el aporte venoso portal pueden mantener el parénquima hepático. La única excepción es la trombosis de la arteria hepática en el hígado trasplantado que, generalmente, conduce a una pérdida del órgano. La trombosis o la compresión de una rama intrahepática de la arteria hepática por la poliarteritis nudosa (Capítulo 10), la embolia, las neoplasias o la sepsis puede producir un infarto parenquimatoso localizado.

Obstrucción y trombosis de la vena porta

El bloqueo de la vena porta puede ser insidioso y bien tolerado, o puede ser un acontecimiento catastrófico y potencial-

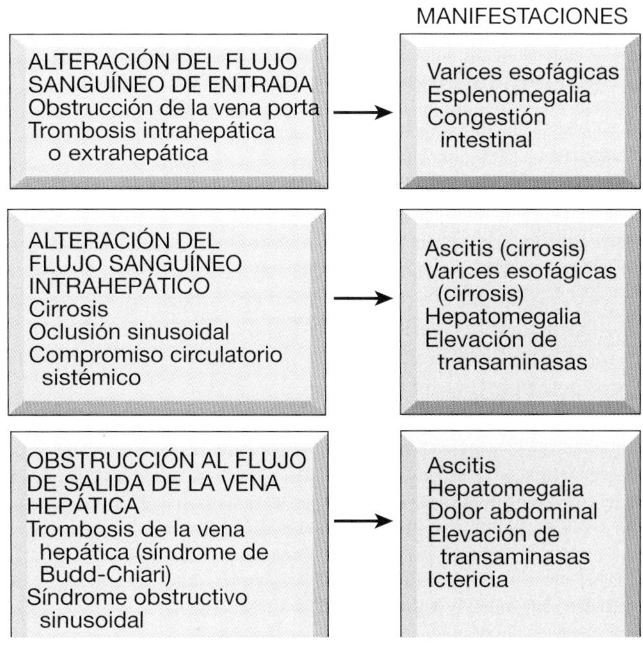

Figura 16-27

Trastornos circulatorios hepáticos. Se comparan las formas y manifestaciones clínicas del flujo sanguíneo comprometido.

mente letal; la mayoría de los casos están entremedias. La oclusión de la vena porta o de sus ramas principales produce típicamente dolor abdominal y, en la mayoría de los casos, ascitis y otras manifestaciones de hipertensión portal, principalmente varices esofágicas susceptibles de romperse. Cuando la ascitis está presente, a menudo es masiva e intratable. La alteración aguda del flujo sanguíneo visceral produce una congestión profunda e infarto intestinal. La obstrucción de la vena porta extrahepática puede surgir de lo siguiente:

- Sepsis peritoneal (p. ej., diverticulitis o apendicitis agudas que producen piloflebitis en la circulación esplácnica).
- Pancreatitis que inicia una trombosis de la vena esplénica, que se propaga a la vena porta.
- Enfermedades trombogénicas y trombosis posquirúrgicas.
- Invasión vascular por un carcinoma primario o secundario del hígado que ocluye progresivamente el flujo portal hacia el hígado; las extensiones del carcinoma hepatocelular pueden incluso ocluir la vena porta principal.
- Síndrome de Banti, en el que la trombosis subclínica de la vena porta (por una onfalitis neonatal o por cateterismo de la vena umbilical) produce un canal vascular parcialmente recanalizado y fibrótico que se presenta como esplenomegalia o varices esofágicas años después del evento oclusivo.

La trombosis intrahepática de una raíz de la vena porta, cuando es aguda, no causa infarto isquémico, sino que produce un área netamente demarcada de coloración rojiza-azulada (denominada *infarto de Zahn*). No hay necrosis, sino atrofia hepatocelular y congestión marcada en los sinusoides distendidos. La *esclerosis hepatoportal* es una afección crónica, generalmente indolente, de esclerosis progresiva del tracto portal que produce alteración del aflujo venoso portal. En los casos en que se identifica la causa, puede tratarse de un trastorno mieloproliferativo con hipercoagulabilidad asociada, peritonitis o exposición a arsénicos.

Flujo sanguíneo alterado a través del hígado

La causa intrahepática más frecuente de obstrucción del flujo sanguíneo portal es la cirrosis, como se ha descrito previamente. Además, la oclusión física de los sinusoides ocurre en un grupo pequeño pero importante de enfermedades. En la enfermedad de células falciformes, los sinusoides hepáticos pueden quedar ocluidos por eritrocitos falciformes, tanto libres dentro del espacio vascular como fagocitados por las células de Kupffer, produciendo una necrosis parenquimatosa panlobular. La *coagulación intravascular diseminada* puede producir oclusión de los sinusoides. Por lo general, esto no acarrea consecuencias, excepto por la oclusión sinusoidal periportal y la necrosis parenquimatosa que puede ocurrir en la eclampsia del embarazo. La consiguiente sufusión de sangre por debajo de la cápsula puede producir una hemorragia intraabdominal mortal.

Congestión pasiva y necrosis centrolobular

Estas manifestaciones hepáticas de los trastornos circulatorios sistémicos constituyen un continuo morfológico. La descompensación cardíaca derecha produce congestión pasiva del hígado que, de ser persistente, puede producir una necrosis centrolobular y fibrosis perivenular en las áreas de necrosis. En la mayoría de los casos, la única evidencia clínica de la necrosis centrolobular es una pequeña elevación de las concentraciones séricas de aminotransferasas. La lesión parenquimatosa puede ser suficiente para inducir una ictericia de leve a moderada.

Morfología

En la insuficiencia cardíaca derecha, el hígado está levemente aumentado de tamaño, tenso y cianótico, con bordes redondeados. Microscópicamente, hay congestión de los sinusoides centrolobulares. Con el tiempo, los hepatocitos centrolobulares se vuelven atróficos, produciendo unos cordones celulares hepáticos marcadamente atenuados. Una complicación infrecuente de la insuficiencia cardíaca congestiva grave y crónica es la denominada esclerosis cardíaca. El patrón de fibrosis hepática es distintivo, puesto que es principalmente centrolobular. Rara vez el daño cumple los criterios aceptados para el diagnóstico de cirrosis, pero el término históricamente consagrado de *cirrosis cardíaca* no puede eliminarse fácilmente.

La insuficiencia cardíaca izquierda o el shock pueden producir hipoperfusión e hipoxia hepáticas. En este caso, los hepatocitos de la región central del lóbulo sufren necrosis isquémica. Hay una delimitación nítida de los hepatocitos viables en la región periportal frente a los hepatocitos necróticos de la región centrolobular del parénquima. La combinación de hipoperfusión izquierda y congestión retrógrada derecha actúa sinérgicamente para generar una lesión característica de necrosis hemorrágica centrolobular (Fig. 16-28). El hígado adopta una apariencia moteada, abigarrada, reflejando la hemorragia y necrosis de las regiones centrolobulares, alternando con áreas pálidas de la zona media, conocidas tradicionalmente como **hígado «en nuez moscada»**.

Peliosis hepática

La dilatación sinusoidal ocurre en cualquier situación en la que el flujo sanguíneo de salida del hígado esté impedido. La peliosis hepática es una afección rara en la que la dilatación es primaria. Más frecuentemente se asocia con la exposición a esteroides anabolizantes y, rara vez, anticonceptivos orales y danazol. Se desconoce su patogenia. Aunque los signos clínicos están generalmente ausentes, incluso en la peliosis avanzada, puede haber hemorragia intraabdominal potencialmente mortal o insuficiencia hepática. Las lesiones peliósicas habitualmente desaparecen con la interrupción del tratamiento farmacológico.

Obstrucción al flujo de salida de la vena hepática

Trombosis de la vena hepática (síndrome de Budd-Chiari)

El síndrome de Budd-Chiari se produce por la trombosis de dos o más venas hepáticas principales y se caracteriza por hepatomegalia, aumento de peso, ascitis y dolor abdominal. La trombosis de la vena hepática se asocia con (en orden de frecuencia) trastornos mieloproliferativos incluyendo policitemia vera, embarazo, estado puerperal, uso de anticonceptivos orales, hemoglobinuria paroxística nocturna, y carcinomas intraabdominales, particularmente el carcinoma hepatocelular. Todas estas afecciones producen tendencias trombóticas o, en el caso de los carcinomas hepáticos, un

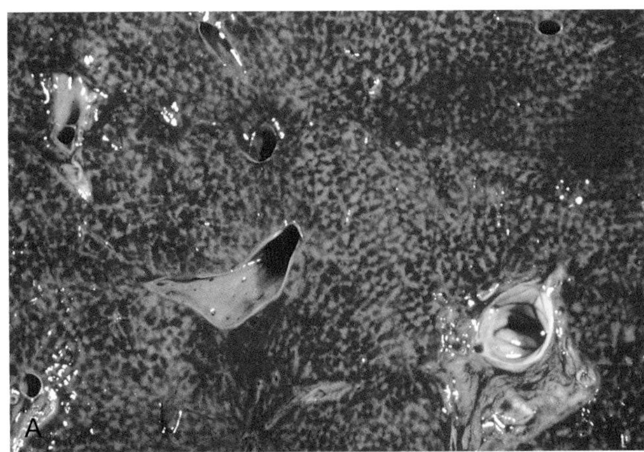

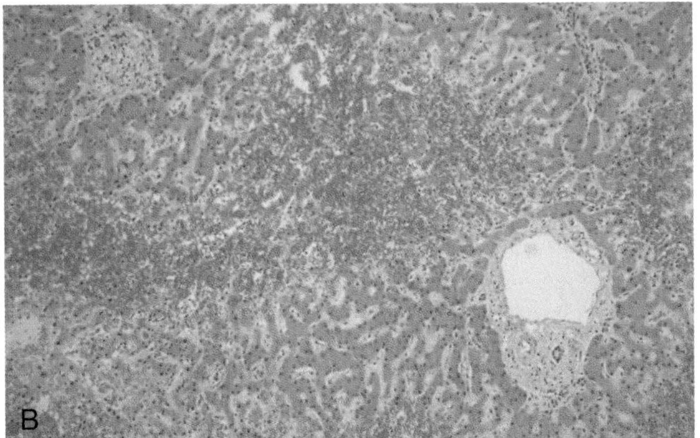

Figura 16-28

Necrosis hemorrágica centrolobular (hígado en nuez moscada). **A**, sección del hígado en que se observan los principales vasos sanguíneos, y que es notable por una apariencia roja, moteada y abigarrada que representa una hemorragia en las regiones centrolobulares del parénquima. **B**, microscópicamente, la región centrolobular tiene sufusión de hematíes, y los hepatocitos son apenas visibles. Los tractos portales y el parénquima periportal están intactos.

flujo sanguíneo lento. Algunos casos están causados por obstrucción mecánica al flujo sanguíneo de salida, como en los abscesos masivos intrahepáticos o los quistes parasitarios, o por obstrucción de la vena cava inferior al nivel de las venas hepáticas por trombo o tumor. Cerca del 10% de los casos son idiopáticos.

Morfología

A medida que la trombosis aguda se desarrolla en las venas hepáticas principales o en la vena cava inferior, el hígado se hincha, toma una coloración rojiza-púrpura y la cápsula se tensa (Fig. 16-29). Microscópicamente, el parénquima hepático afectado muestra congestión centrolobular y necrosis intensas. La fibrosis centrolobular se desarrolla en los casos en que la trombosis se desarrolla más lentamente. Las venas principales pueden contener un trombo fresco totalmente oclusivo, una oclusión subtotal o, en los casos crónicos, un trombo adherente organizado.

La mortalidad por síndrome agudo de Budd-Chiari no tratado es alta. La creación quirúrgica rápida de una derivación

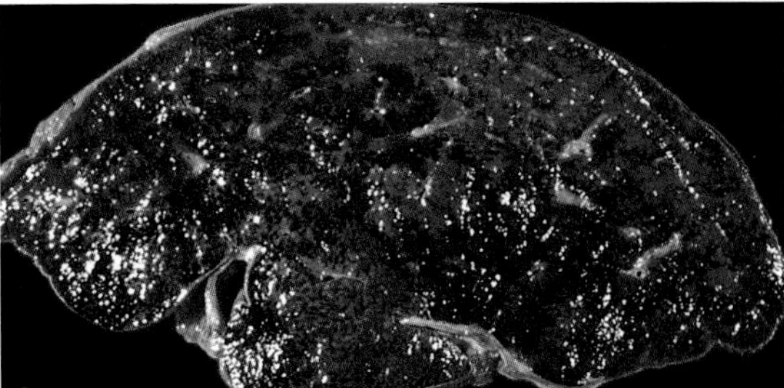

Figura 16-29

Síndrome de Budd-Chiari. La trombosis de las venas hepáticas principales ha producido una retención extrema de sangre en el hígado.

venosa portosistémica permite revertir el flujo a través de la vena porta y mejora considerablemente el pronóstico; la dilatación directa de la obstrucción de la vena cava puede ser posible con angiografía. La forma crónica del síndrome es bastante menos grave, y más de dos tercios de los pacientes permanecen vivos después de 5 años.

Síndrome de obstrucción sinusoidal

Originalmente descrito en los bebedores jamaicanos de té de rooibos que contiene el alcaloide pirrolizidina, esta afección se conoció como enfermedad venooclusiva. El nuevo nombre indica que el síndrome de obstrucción sinusoidal está causado por una lesión tóxica del endotelio sinusoidal. Las células endoteliales dañadas se desprenden y crean émbolos que bloquean el flujo sanguíneo. La lesión endotelial se acompaña del paso de hematíes al espacio de Disse, la proliferación de células estrelladas y la fibrosis de las ramas terminales de la vena hepática (Fig. 16-30). El síndrome de obstrucción sinusoidal ocurre en la actualidad principalmente en los primeros 20 a 30 días después del trasplante de médula ósea. Se piensa que

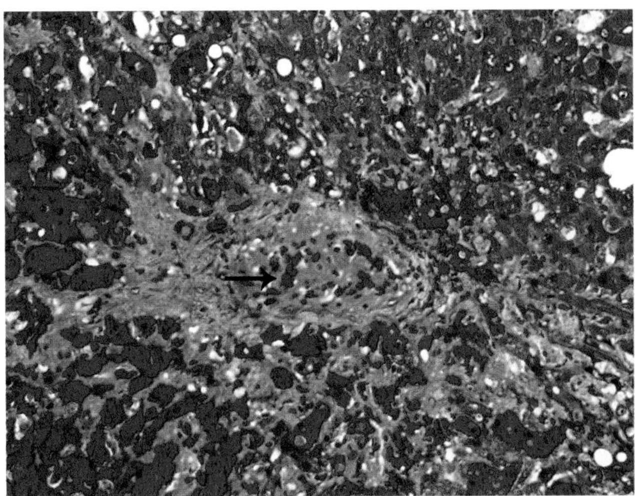

Figura 16-30

Síndrome de obstrucción sinusoidal (conocido previamente como enfermedad venooclusiva). Una vena central está ocluida por células y colágeno de nueva formación (*flecha*). También hay fibrosis en los espacios sinusoidales. El tejido fibroso está teñido en azul por la tinción de tricrómico de Masson. (Cortesía del doctor Matthew Yeh, University of Washington, Seattle, Washington.)

la lesión sinusoidal está causada por fármacos como la ciclofosfamida, y por la irradiación corporal total, utilizadas en los regímenes pretrasplante o postrasplante. La incidencia puede ser cercana al 20% en los receptores de trasplantes de médula ósea alogénicos. La presentación de la enfermedad varía de leve a grave. El síndrome de obstrucción sinusoidal grave que no se resuelve después de 3 meses de tratamiento puede producir la muerte.

RESUMEN

Trastornos circulatorios

- Los trastornos circulatorios del hígado pueden estar producidos por alteración del flujo sanguíneo de entrada, defectos en el flujo sanguíneo intrahepático y obstrucción del flujo de salida.
- La obstrucción de la vena porta por trombosis intrahepática o extrahepática puede causar hipertensión portal, varices esofágicas y ascitis.
- La causa más frecuente de alteración del flujo sanguíneo intrahepático es la cirrosis.
- Las obstrucciones del flujo sanguíneo de salida incluyen trombosis de la vena hepática (síndrome de Budd-Chiari) y síndrome de obstrucción sinusoidal, previamente conocidos como enfermedad venooclusiva.

TUMORES Y NÓDULOS HEPÁTICOS

El hígado y los pulmones comparten la dudosa distinción de ser los órganos viscerales más frecuentemente implicados en la diseminación metastásica de los cánceres. De hecho, *las neoplasias hepáticas más frecuentes son los carcinomas metastásicos,* siendo los lugares de tumor primario que encabezan la lista el colon, el pulmón y la mama. La incidencia de *neoplasias malignas hepáticas primarias,* casi por completo constituidas por *los carcinomas hepatocelulares,* varía a lo largo y ancho del mundo, como se describe más adelante. Dos tipos infrecuentes de tumores primarios del hígado no se describen más detalladamente: el hepatoblastoma, un tumor hepatocelular de la infancia, y el angiosarcoma, un tumor de los vasos sanguíneos que se asocia con la exposición al cloruro de vinilo y al arsénico. Las masas hepáticas se identifican por una serie de razones. Pueden generar sensación de plenitud y malestar epigástricos o detectarse mediante una exploración física habitual. Los estudios radiográficos por otras indicaciones pueden identificar de forma fortuita las masas hepáticas. Se describirán las lesiones nodulares y neoplásicas primarias del hígado.

Nódulos hepatocelulares

En el hígado pueden desarrollarse nódulos hepatocelulares solitarios o múltiples benignos. Éstos incluyen lesiones conocidas como hiperplasia nodular focal, nódulos macrorregenerativos y nódulos displásicos.

- La *hiperplasia nodular focal* es una lesión escasamente encapsulada pero bien delimitada y localizada, que consiste en nódulos de hepatocitos hiperplásicos con una cicatrización fibrosa central. Los nódulos aparecen en hígados no cirróticos y pueden alcanzar varios centímetros de diámetro. La hiperplasia nodular focal, como su nombre indica, no es una neoplasia, sino una regeneración nodular. Ocurre en respuesta a un daño vascular local. Por lo general, es un hallazgo fortuito, más frecuentemente en mujeres en edad reproductiva, y no comporta un riesgo de malignidad. En cerca del 20% de los casos, la hiperplasia nodular focal coexiste con hemangiomas cavernosos hepáticos (se describen más adelante).
- Los nódulos *macrorregenerativos* aparecen en hígados cirróticos (Fig. 16-31). Son más grandes que los nódulos cirróticos vecinos, pero no muestran características atípicas. Los nódulos macrorregenerativos contienen más de un tracto portal, tienen una red de reticulina intacta, y no parecen ser precursores de lesiones malignas.

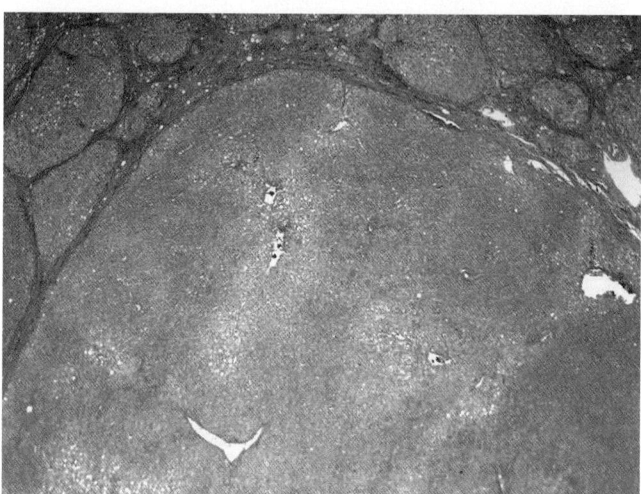

Figura 16-31

Gran nódulo macrorregenerativo en un hígado cirrótico. (Cortesía del doctor Matthew Yeh, University of Washington, Seattle, Washington.)

- Los *nódulos displásicos* son lesiones mayores de 1 mm de diámetro que aparecen en hígados cirróticos. Los hepatocitos del nódulo displásico y de las lesiones de menor tamaño, denominadas focos displásicos, son muy proliferativos y muestran características atípicas, como apelotonamiento y pleomorfismo. Las características displásicas pueden ser de grado bajo o alto. *Las lesiones displásicas de grado elevado se consideran precursoras de carcinoma hepatocelular, son a menudo monoclonales, y pueden contener aberraciones cromosómicas similares a las presentes en los carcinomas hepáticos.* Las lesiones displásicas se subdividen en nódulos o focos displásicos microcíticos o macrocíticos. Sólo las displasias microcíticas son precursoras de cáncer; las lesiones displásicas macrocíticas contienen hepatocitos que, aparentemente, han alcanzado la senescencia replicativa.

Tumores benignos

Las lesiones benignas más frecuentes del hígado son los *hemangiomas cavernosos,* que son idénticos a los que ocurren en otras partes del cuerpo (Capítulo 10). Estas lesiones bien circunscritas consisten en canales vasculares con revestimiento endotelial y estroma entremezclada. Aparecen como nódulos blandos distintivos, de color rojizo-azulado, habitualmente menores de 2 cm de diámetro, y a menudo directamente debajo de la cápsula. Su significación clínica principal es la importancia de no confundirlos con tumores metastásicos; la biopsia percutánea ciega con aguja puede producir un sangrado intraabdominal grave.

Adenoma hepático. Esta neoplasia benigna de los hepatocitos ocurre habitualmente en las mujeres en edad fértil que han utilizado anticonceptivos orales, y puede regresar con la interrupción del tratamiento. Estos tumores pueden ser nódulos pálidos, de color amarillo o biliar, bien delimitados y que se hallan en cualquier parte de la sustancia hepática, pero más a menudo por debajo de la cápsula (Fig. 16-32). Pueden alcanzar 30 cm de diámetro. Histológicamente, los adenomas de células hepáticas se componen de sábanas y cordones de células que pueden parecerse a los hepatocitos normales o poseen cierta variación en el tamaño celular y nuclear. Los tractos portales están ausentes; en su lugar, vasos arteriales prominentes y venas de drenaje están distribuidos a través del tumor. Los adenomas de células hepáticas son significativos por tres razones: 1) cuando están presentes como una masa intrahepática, pueden confundirse con el más agresivo carcinoma hepatocelular; 2) los adenomas subcapsulares presentan riesgo de rotura, particularmente durante el embarazo (bajo el estímulo estrogénico), produciendo una hemorragia intraabdominal amenazante para la vida, y 3) aunque los adenomas no se consideran precursores del carcinoma hepatocelular, aquellos que comportan mutaciones en la β-catenina tienen un riesgo de degenerar en un cáncer.

Carcinomas hepatocelulares

Epidemiología. En el mundo, el carcinoma hepatocelular (CHC) (también conocido como carcinoma de células hepáticas o, erróneamente, hepatoma) constituye, aproximadamente, el 5,4% de todos los cánceres, pero la incidencia varía ampliamente en las distintas regiones del mundo. Más del 85% de los casos ocurre en países con tasas elevadas de infección crónica por el VHB. Las mayores incidencias se encuentran en los países asiáticos (sudeste de China, Corea y Taiwán) y países africanos como Mozambique, en los que el VHB se transmite verticalmente y, como ya se ha descrito, el estado de portador comienza en la lactancia. Además, muchas de estas poblaciones están expuestas a la aflatoxina, que combinada con la infección por el VHB, aumenta el riesgo de desarrollo del CHC en más de 200 veces en comparación con las poblaciones no infectadas y no expuestas. La incidencia máxima del CHC en estas áreas está entre los 20 y 40 años de edad, y en casi el 50% de los casos puede aparecer en ausencia de cirrosis. En los países occidentales, la incidencia está aumentando rápidamente; se ha triplicado en Estados Unidos en los últimos 25 años, pero sigue siendo mucho más baja (de 8 a 30 veces) que en algunos países asiáticos. En las poblaciones occidentales, el CHC rara vez está presente antes de los 60 años, y en casi el 90% de los casos, los tumores se desarrollan en personas con cirrosis.

Existe un marcado predominio del sexo masculino en el CHC en todo el mundo, cerca de 3:1 en las áreas de incidencia baja y 8:1 en las de incidencia elevada. Estas diferencias pueden estar relacionadas con la mayor prevalencia de la infección por el VHB, alcoholismo y hepatopatía crónica en los varones.

Patogenia. Varios factores generales relevantes a la patogenia del CHC se describen en el capítulo 6. Tan sólo algunos puntos merecen énfasis en este momento.

- Se han establecido tres asociaciones etiológicas principales: infección con el VHB o el VHC, alcoholismo crónico y exposición a aflatoxina. Otras afecciones incluyen la hemocromatosis y la tirosinemia.
- Muchas variables, incluyendo la edad, sexo, agentes químicos, virus, hormonas, alcohol y nutrición, interactúan con el desarrollo del CHC. Por ejemplo, la enfermedad que más probablemente origina el CHC es, de hecho, la extre-

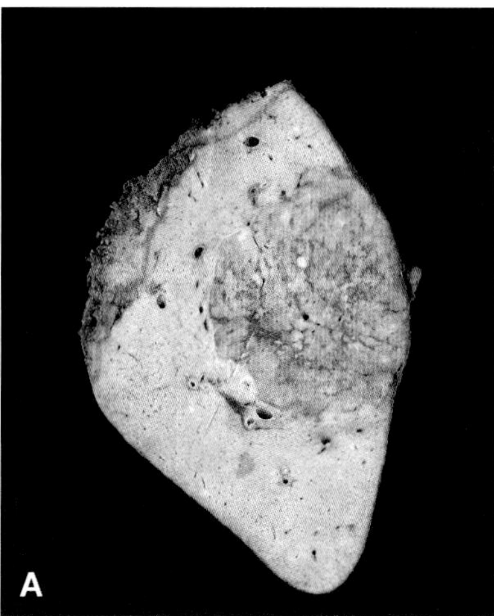

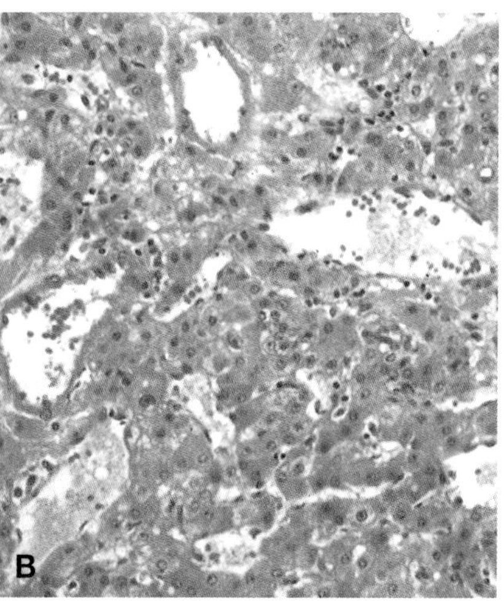

Figura 16-32

Adenoma hepático. **A**, espécimen de extirpación quirúrgica que muestra una clara masa por debajo de la cápsula hepática. **B**, microfotografía que muestra el adenoma con cordones de hepatocitos.

madamente rara y hereditaria tirosinemia, en la que cerca del 40% de los pacientes desarrolla este tumor a pesar de un control dietético adecuado.

- El desarrollo de cirrosis parece ser un factor contribuyente importante, pero no necesario, para la emergencia de un CHC. La carcinogénesis se ve notablemente favorecida en presencia de lesión celular y replicación, como ocurre en la hepatitis vírica crónica.
- En muchas partes del mundo, incluyendo Japón y Europa Central, la infección crónica por el VHC es el mayor factor de riesgo para el desarrollo de cáncer hepático. El CHC en pacientes con hepatitis C ocurre casi exclusivamente en el contexto de una cirrosis.
- En ciertas regiones del mundo, como China y Sudáfrica, donde el VHB es endémico, también existe una exposición alta a aflatoxinas de la dieta derivadas del hongo *Aspergillus flavus*. Las toxinas carcinogénicas se encuentran en cereales y frutos secos enmohecidos. La aflatoxina puede unirse covalentemente al ADN celular y producir una mutación en el *p53*.

A pesar del conocimiento detallado de los agentes etiológicos del CHC, la patogenia del tumor sigue siendo incierta. *En la mayoría de los casos, se desarrolla a partir de nódulos displásicos microcíticos de grado alto en hígados cirróticos.* Como se ha descrito anteriormente, estos nódulos pueden ser monoclonales y contener aberraciones cromosómicas similares a las observadas en los CHC. La célula de origen del CHC ha sido objeto de un debate intenso. Parece que los *tumores pueden surgir de hepatocitos maduros y de células progenitoras (conocidas como células ductulares o células ovales)*. Es difícil distinguir entre los nódulos displásicos de grado alto del CHC precoz, incluso en las biopsias, puesto que no hay marcadores moleculares específicos para estos estadios. Un criterio importante es la vascularización del nódulo, visualizada mediante técnicas de imagen, y que casi siempre es una indicación clara de malignidad.

Una característica casi universal del CHC es la presencia de anomalías estructurales y numerosas anomalías cromosómicas. El origen preciso de la inestabilidad genética del CHC se desconoce, pero ciertas entidades parecen ser importantes:

- Se piensa que la muerte celular, la replicación hepatocitaria y la inflamación, que se ven en todas las formas de hepatitis crónica, son importantes contribuyentes al daño del ADN.
- La escasa regulación de la replicación hepatocitaria puede ocurrir por mutaciones puntuales o expresión excesiva de genes celulares específicos (como *β-cateninas*), mutaciones o pérdidas de la heterocigosidad de los genes supresores tumorales (como el *p53*), *cambios* por metilación, y expresión constitutiva de factores de crecimiento.
- Los defectos en la reparación del ADN, particularmente aquellos en los sistemas de reparación de las roturas de la doble hebra de ADN, perpetúan el daño del ADN y pueden producir defectos cromosómicos.

Ni el VHB ni el VHC contienen oncogenes. El ya mencionado gen *HBV-X* tiene cierto potencial oncogénico (Capítulo 6). La capacidad tumorígena de estos virus probablemente se relaciona principalmente con su capacidad para producir muerte celular continua, inflamación crónica y regeneración.

Morfología

Los carcinomas primarios del hígado, de los cuales casi todos son CHC, pueden tener una apariencia macroscópica de: 1) un tumor **unifocal**, habitualmente masivo (Fig. 16-33); 2) un **tumor multifocal** compuesto de nódulos de tamaño variable, o 3) un cáncer **infiltrante difuso**, que invade ampliamente y, a veces, afecta a todo el hígado, mezclándose imperceptiblemente con el hígado cirrótico subyacente. Particularmente en los dos últimos patrones, puede ser difícil distinguir los nódulos regenerativos del hígado cirrótico de los nódulos de la neoplasia de tamaño similar. Las masas tumorales distintivas son, habitualmente, amarillentas-blancuzcas, a veces punteadas de tinción de bilis y áreas de hemorragia o necrosis. **Todos los patrones de CHC tienen una fuerte propensión a la invasión de los canales vasculares.** Aparecen metástasis intrahepáticas extensas y, en ocasiones, masas del tumor en forma de serpiente invaden la vena porta (con oclusión de la circulación portal) o la vena cava inferior, extendiéndose incluso al lado derecho del corazón.

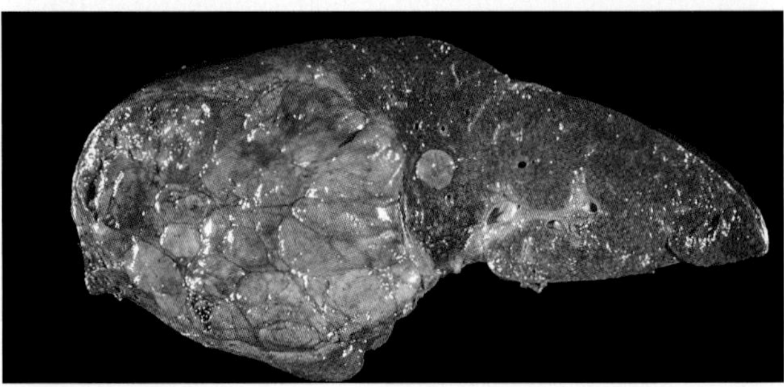

Figura 16-33

Carcinoma hepatocelular, unifocal, de tipo masivo. Una gran neoplasia con extensas áreas de necrosis ha reemplazado la mayoría del lóbulo hepático derecho de este hígado no cirrótico. Adyacente a él, un nódulo tumoral satélite.

Histológicamente, los CHC varían desde lesiones bien diferenciadas que reproducen hepatocitos ordenados en cordones, trabéculas o patrones glandulares (Fig. 16-34), a lesiones escasamente diferenciadas, a menudo compuestas por células gigantes tumorales, anaplásicas y multinucleadas. **En las variantes mejor diferenciadas, pueden encontrarse glóbulos de bilis dentro del citoplasma de las células y en los seudocanalículos entre las células.** Pueden estar presentes inclusiones hialinas acidófilas dentro del citoplasma, semejando cuerpos de Mallory. Sorprendentemente, existe muy poco estroma en la mayoría de los CHC, lo que explica la consistencia blanda de estos tumores.

Una variante clinicopatológica distintiva del CHC es el **carcinoma fibrolamelar**, que ocurre en adultos varones y mujeres jóvenes (20-40 años de edad), con igual incidencia, y sin asociación con cirrosis u otros factores de riesgo (Fig. 16-35). Habitualmente consiste en un único tumor grande, duro y «escirro» con bandas fibrosas que lo atraviesan, y que vagamente se parece a una hiperplasia nodular focal. Histológicamente, está compuesto de células poligonales bien diferenciadas que crecen en nidos o cordones, y están separadas por láminas paralelas de haces colágenos densos.

Características clínicas. Aunque los carcinomas primarios del hígado pueden presentarse con una hepatomegalia silente,

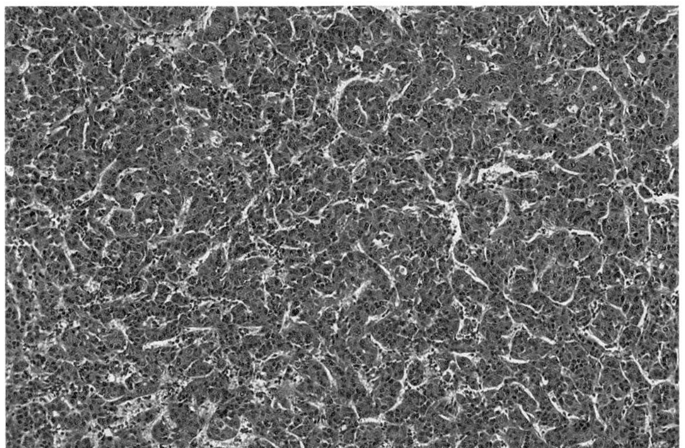

Figura 16-34

Carcinoma hepatocelular. Las células del carcinoma forman una arquitectura trabecular, seudoacinar y seudoglandular. (Cortesía del doctor Matthew Yeh, University of Washington, Seattle, Washington.)

a menudo se encuentran en individuos con cirrosis hepática que ya tienen síntomas del trastorno subyacente. En estas personas, *un aumento rápido del tamaño del hígado, un empeoramiento súbito de la ascitis o la aparición de ascitis sanguinolenta, fiebre y dolor, llaman la atención sobre el desarrollo de un tumor.* Los estudios de laboratorio son útiles pero no diagnósticos. Aproximadamente, el 50% de los pacientes tiene elevación de la α-fetoproteína sérica. Sin embargo, este «marcador» tumoral carece de especificidad ya que también se encuentran elevaciones modestas en otras afecciones, como cirrosis, necrosis hepática masiva, hepatitis crónica, embarazo normal, distrés o muerte fetal, defectos del tubo neural fetal como en la anencefalia y la espina bífida (Capítulo 23), y en tumores de las células germinales gonadales (Capítulo 18). *Las concentraciones muy altas (> 1.000 ng/ml), sin embargo, se encuentran rara vez fuera del CHC.*

El pronóstico global del CHC es sombrío, pero es significativamente mejor en aquellos individuos que tienen un único tumor menor de 2 cm de diámetro y con buena función hepática. La mediana de supervivencia es de 7 meses, produciéndose la muerte por: 1) caquexia intensa; 2) sangrado gastrointestinal o por varices esofágicas; 3) insuficiencia hepática con coma hepático, o 4) rara vez, rotura del tumor con hemorragia mortal. La detección precoz de estos tumores es crítica para un tratamiento con éxito. Los tratamientos más efectivos son la resección quirúrgica de los tumores de menor tamaño detectados mediante ecografía en personas con hepatopatía crónica, y el trasplante hepático en aquellos pacientes con tumores pequeños y buena función hepática. Sin embargo, la tasa de recurrencia tumoral supera el 60% a los 5 años. La mejor esperanza para prevenir el CHC en regiones con infección endémica por el VHB es un programa global de inmunización anti-VHB.

RESUMEN

Tumores hepáticos

- El hígado es el lugar más frecuente de cánceres metastásicos desde tumores primarios del colon, pulmón y mama.
- Los principales tumores primarios son los carcinomas hepatocelulares y los colangiocarcinomas; los carcinomas hepatocelulares son, con mucho, los más frecuentes.
- El CHC es un tumor frecuente en regiones de Asia y África, y su incidencia está aumentando en Estados Unidos.
- Los agentes etiológicos principales del carcinoma hepatocelular son la hepatitis B y C, la cirrosis alcohólica, la hemocromatosis y, más rara vez, la tirosinemia. En la población occidental, cerca del 90% de los carcinomas hepatocelulares se desarrolla en hígados cirróticos; en Asia, cerca del 50% de los casos se desarrolla en hígados no cirróticos.
- La inflamación crónica y la regeneración celular asociadas con la hepatitis vírica pueden ser factores predisponentes para el desarrollo de los carcinomas.
- Los carcinomas hepatocelulares pueden ser unifocales o multifocales, tienden a invadir los vasos sanguíneos, y asemejan la arquitectura del hígado normal en diversos grados.

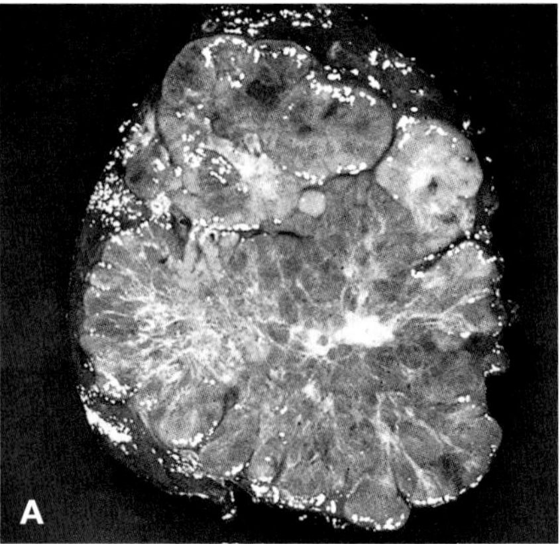

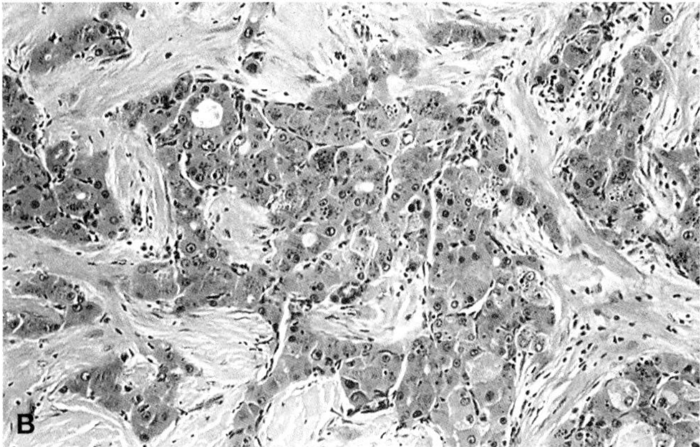

Figura 16-35

Carcinoma fibrolamelar. **A**, espécimen extirpado con un anillo externo de hígado normal. **B**, nidos y cordones de células tumorales separados por haces densos de colágeno.

TRASTORNOS DE LA VESÍCULA BILIAR Y DEL ÁRBOL BILIAR EXTRAHEPÁTICO

Los trastornos de la vesícula biliar y el árbol biliar afectan a una proporción importante de la población mundial. La *colelitiasis* (*cálculos biliares*) representa más del 95% de estas enfermedades. Se estima que cerca del 2% del presupuesto sanitario federal de Estados Unidos se gasta en colelitiasis y sus complicaciones. Además, se calcula que el peso de los cálculos biliares en la población de Estados Unidos es de 25 a 50 toneladas, ¡distribuidas entre más de 20 millones de personas! En esta sección abordaremos primero las enfermedades de la vesícula biliar (colelitiasis y colecistitis) y, después, examinaremos algunos de los trastornos de los conductos biliares extrahepáticos. Se debe tener en cuenta que las lesiones del árbol biliar extrahepático pueden extenderse a los conductos biliares intrahepáticos y que los tumores del árbol biliar (colangiocarcinomas, descritos más delante) pueden tener localizaciones intrahepáticas y extrahepáticas.

ENFERMEDADES DE LA VESÍCULA BILIAR

Colelitiasis (cálculos biliares)

Los cálculos biliares afectan del 10 al 20% de las poblaciones adultas de los países occidentales del hemisferio norte. Las tasas de prevalencia en adultos son mayores en los países iberoamericanos (del 20 al 40%) y son bajas en los países asiáticos (del 3 al 4%). En Estados Unidos, hay cerca de un millón de nuevos casos de cálculos biliares diagnosticados anualmente, y dos tercios de estos individuos pasan a cirugía.

Hay dos tipos principales de cálculos biliares. *En Occidente, cerca del 80% son cálculos de colesterol, que contienen colesterol monohidrato cristalino.* El resto están compuestos predominantemente de sales cálcicas de bilirrubina y se denominan *cálculos pigmentados*.

Patogenia y factores de riesgo. La bilis es la única vía significativa de eliminación del exceso de colesterol del organismo, ya sea como colesterol libre o como sales biliares. El colesterol no es hidrosoluble y se convierte en hidrosoluble mediante la agregación de sales biliares y lecitinas segregadas con la bilis. Cuando las concentraciones de colesterol exceden la capacidad de solubilización de la bilis (sobresaturación), el colesterol ya no permanece dispersado y se consolida en cristales sólidos de colesterol monohidrato. La formación de cálculos de colesterol implica cuatro situaciones que ocurren de forma simultánea:

- Sobresaturación de la bilis con colesterol.
- Establecimiento de sitios de nucleación mediante microprecipitados de sales de calcio.
- Hipomotilidad de la vesícula biliar (estasia), que favorece la nucleación.
- Hipersecreción mucosa que atrapa los cristales, favoreciendo la agregación para formar cálculos.

La patogenia de los cálculos pigmentados también es compleja. Sin embargo, parece claro que la presencia de bilirrubina no conjugada en el árbol biliar aumenta la probabilidad de cálculos pigmentados, como ocurre en las anemias hemolíticas y en las infecciones del tracto biliar. Los precipitados son, principalmente, sales de bilirrubinato cálcico insolubles.

Los principales factores de riesgo de los cálculos biliares se enumeran en la Tabla 16-8. Sin embargo, el 80% de los individuos con cálculos biliares no tiene factores de riesgo identificables, aparte de la edad y el sexo. Describimos aquí algunos factores de riesgo:

Tabla 16-8 Factores de riesgo para los cálculos biliares

Cálculos de colesterol
Demografía: países del norte de Europa, norte y sur de América, nativos americanos, mexicanos americanos
Edad avanzada
Hormonas sexuales femeninas
Sexo femenino
Anticonceptivos orales
Embarazo
Obesidad
Reducción rápida de peso
Estasia de la vesícula biliar
Trastornos innatos del metabolismo de los ácidos biliares
Síndromes hiperlipémicos
Cálculos pigmentados
Demografía: más en asiáticos que en occidentales, más en ambiente rural que urbano
Síndromes hemolíticos crónicos
Infección biliar
Trastornos gastrointestinales: enfermedad ileal (p. ej., enfermedad de Crohn) resección o derivación ileal, fibrosis quística con insuficiencia pancreática

- *Edad y sexo.* La prevalencia de cálculos biliares aumenta a lo largo de la vida. En Estados Unidos, menos del 5 al 6% de la población menor de 40 años tiene cálculos, en contraste con el 25 al 30% de las personas mayores de 80 años. La prevalencia en mujeres blancas es cerca del doble que en hombres.
- *Raza y localización.* La prevalencia de cálculos biliares de colesterol es cercana al 75% en las poblaciones nativas americanas (indios Pima, Hopi y Navajos) mientras que los cálculos pigmentados son infrecuentes; la prevalencia parece estar relacionada con la hipersecreción del colesterol biliar. Los cálculos biliares son más prevalentes en las sociedades industrializadas occidentales y menos frecuentes en las sociedades en desarrollo.
- *Herencia.* Además de la raza, los antecedentes familiares por sí solos imparten un riesgo aumentado, al igual que una serie de errores innatos del metabolismo como los asociados a la síntesis y secreción alteradas de las sales biliares.
- *Ambiente.* Las influencias estrogénicas, incluyendo los anticonceptivos orales y el embarazo, aumentan la captación y síntesis hepáticas de colesterol, conllevando un exceso de secreción biliar del mismo. La obesidad, la ganancia rápida de peso y el tratamiento con el agente hipocoleste-

rolemiante clofibrato también se han asociado fuertemente con una secreción biliar aumentada de colesterol.

• *Trastornos adquiridos.* Cualquier situación en la que la motilidad de la vesícula biliar esté disminuida predispone a los cálculos biliares, como embarazo, pérdida rápida de peso y lesión de la médula espinal. En la mayoría de los casos, sin embargo, la hipomotilidad de la vesícula biliar está presente sin una causa obvia.

Morfología

Los **cálculos de colesterol** surgen exclusivamente de la vesícula biliar y consisten en un 50 a un 100% de colesterol. Los **cálculos puros de colesterol** son de un color amarillo pálido; las mayores proporciones de carbonato cálcico, fosfatos y bilirrubina le confieren un color gris-blanco a negro (Fig. 16-36). Son ovoides y firmes; pueden ocurrir aislados pero más a menudo son varios, con superficies facetadas debido a su colocación uno al lado del otro. **La mayoría de los cálculos de colesterol son radiolúcidos, aunque hasta el 20% puede tener el suficiente carbonato cálcico para hacerlos radiopacos.**

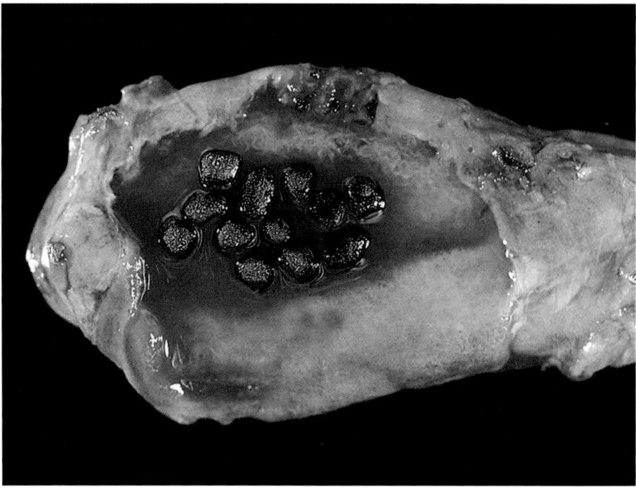

Figura 16-37

Cálculos biliares pigmentados. Varios cálculos biliares negros y facetados están presentes en esta vesícula biliar, por lo demás sin alteraciones, de una persona con una prótesis mecánica de la válvula mitral que ha producido una hemólisis intravascular crónica.

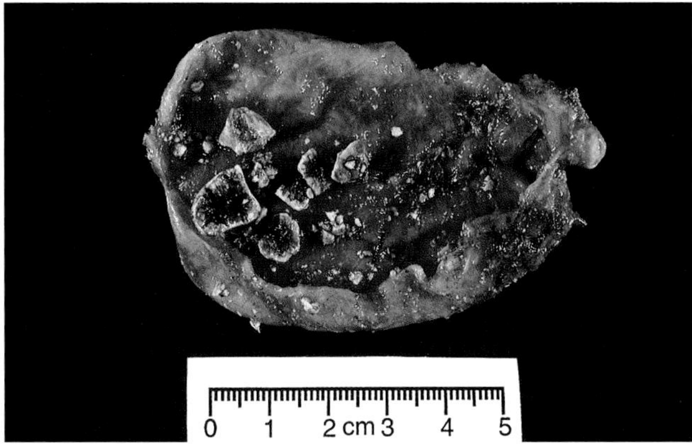

Figura 16-36

Cálculos biliares de colesterol. La manipulación mecánica durante la colecistectomía laparoscópica ha producido la fragmentación de varios cálculos biliares de colesterol, mostrando sus interiores que están pigmentados por el atrapamiento de pigmentos biliares. La mucosa de la vesícula biliar está enrojecida e irregular como consecuencia de la colecistitis aguda y crónica coexistentes.

Los **cálculos pigmentados** pueden surgir de cualquier lugar del árbol biliar y, trivialmente, se clasifican como negros y marrones. Por lo general, los cálculos pigmentados negros se encuentran en la bilis estéril de la vesícula biliar, mientras que los cálculos marrones se encuentran en los conductos intrahepáticos o extrahepáticos infectados. Los cálculos contienen sales de calcio de bilirrubina no conjugada y cantidades menores de otras sales de calcio, glucoproteínas de mucina y colesterol. Los cálculos negros son, por lo general, pequeños y se presentan en grandes cantidades (Fig. 16-37) y se desmenuzan fácilmente. Los cálculos marrones tienden a ser únicos o en escaso número y son blandos, de consistencia grasa, jabonosa, que resulta de la presencia de sales de ácidos grasos retenidas liberadas por la acción de las fosfolipasas bacterianas sobre las lecitinas biliares. Debido a los carbonatos cálcicos y los fosfatos, **del 50 al 75% de los cálculos negros son radiopacos**. Los cálculos marrones, que contienen jabones de calcio, son radiolúcidos.

Características clínicas. Entre las personas con cálculos biliares, del 70 al 80% permanecen asintomáticas a lo largo de la vida, mientras que el resto se hacen sintomáticas a una tasa del 1 al 3% anual. El riesgo de aparición de síntomas disminuye con el tiempo. Los síntomas son abruptos: el dolor tiende a ser muy intenso, ya sea constante o de tipo cólico (espasmódico) por una vesícula biliar obstruida o cuando los cálculos biliares pequeños se mueven hacia abajo y se alojan en el árbol biliar. La inflamación de la vesícula biliar en asociación con los cálculos también genera dolor. Las complicaciones más graves incluyen empiema, perforación, fístula, inflamación del árbol biliar y colestasis obstructiva o pancreatitis. Cuanto mayor es el cálculo, menor es la probabilidad de que entre en el conducto cístico o el colédoco produciendo obstrucción; son los cálculos muy pequeños, o «gravilla», los más peligrosos. En ocasiones, un cálculo grande puede erosionar directamente un asa adyacente del intestino delgado, generando una obstrucción intestinal («íleo biliar»).

Colecistitis

La inflamación de la vesícula biliar puede ser aguda, crónica o aguda superpuesta a crónica, y casi siempre ocurre en asociación con cálculos biliares. En Estados Unidos, la colecistitis es una de las indicaciones más frecuentes de cirugía abdominal. La distribución epidemiológica corre paralela a la de los cálculos biliares.

Morfología

En la **colecistitis aguda**, la vesícula biliar está, por lo general, aumentada de tamaño (de dos a tres veces) y tensa, y adquiere un color rojo brillante o moteado, violáceo, incluso hasta verde-negro, debido a las hemorragias subserosas. La capa serosa está frecuentemente tapizada de fibrina y, en los casos graves, por un exudado supurado. En el 90% de los casos, los cálculos están presentes, a menudo obstruyendo el cuello de la vesícula biliar o el conducto cístico. La luz de la vesícula biliar está llena de una bilis turbia que puede contener fibrina, sangre y claramente pus. Cuando el exudado contenido es prácticamente pus puro, la situación se denomina **empiema de la vesícula biliar**. En los casos leves, la pared de la vesícula biliar está engrosada, edematosa e hiperémica. En los casos más graves, la vesícula biliar se transforma en un órgano necrótico de color verde-negro, denominado **colecistitis gangrenosa**. Histológicamente, las reacciones inflamatorias son las clásicas y consisten en los patrones habituales de inflamación aguda (es decir, edema, infiltración leucocitaria, congestión vascular, formación franca de absceso, o necrosis gangrenosa).

Los cambios morfológicos en la **colecistitis crónica** son extremadamente variables y, algunas veces, mínimos. La mera presencia de cálculos dentro de la vesícula biliar, incluso en ausencia de inflamación aguda, se toma a menudo como justificación suficiente para el diagnóstico. La vesícula biliar puede estar contraída, o ser de tamaño normal o aumentado. Las ulceraciones mucosas son infrecuentes; la submucosa y la subserosa a menudo están engrosadas por la fibrosis. En ausencia de colecistitis aguda superpuesta, los linfocitos murales son los únicos centinelas de la inflamación.

Colecistitis litiásica aguda

La inflamación aguda de la vesícula biliar que contiene cálculos se denomina *colecistitis litiásica aguda* y está precipitada por la obstrucción del cuello de la vesícula o del conducto cístico. *Es la complicación más frecuente de los cálculos biliares y la razón más frecuente de colecistectomía de urgencia*. Los síntomas pueden aparecer de forma muy abrupta y constituir una urgencia quirúrgica aguda. Por otro lado, los síntomas pueden ser leves y resolverse sin intervención médica.

La colecistitis litiásica aguda es, inicialmente, el resultado de la irritación química y la inflamación de la pared de la vesícula biliar en el contexto de una obstrucción del flujo biliar. La acción de las fosfolipasas derivadas de la mucosa hidroliza la lecitina biliar a lisolecitina, que es tóxica para la mucosa. La capa mucosa glucoproteica normalmente protectora se altera, exponiendo el epitelio mucoso a la acción detergente de las sales biliares. La liberación de prostaglandinas dentro de la pared de la vesícula biliar distendida contribuye a la inflamación mucosa y mural. La distensión y el aumento de la presión intraluminal pueden también comprometer el riego sanguíneo a la mucosa. Estos acontecimientos ocurren en ausencia de infección bacteriana; solamente más tarde puede haber contaminación bacteriana.

Colecistitis no litiásica aguda

Entre el 5 y el 12% de las vesículas biliares extraídas por colecistitis agudas no contienen cálculos biliares. La mayoría de estos casos ocurre en pacientes muy enfermos: 1) el estado postoperatorio después de una cirugía no biliar; 2) traumatismo grave (p. ej., accidentes de tráfico); 3) quemaduras graves, y 4) sepsis. Se piensa que muchos de estos acontecimientos contribuyen a la colecistitis aguda no litiásica, incluyendo la deshidratación, la estasia de la vesícula biliar y formación de barro, el compromiso vascular y, finalmente, la contaminación bacteriana.

Colecistitis crónica

La colecistitis crónica puede ser la secuela de episodios repetidos de colecistitis aguda, pero en la mayoría de los casos se desarrolla sin unos antecedentes de ataques agudos. Como en la colecistitis aguda, casi siempre se asocia a cálculos biliares. Sin embargo, éstos no parecen tener una función directa en la iniciación de la inflamación o el desarrollo del dolor, puesto que la colecistitis no litiásica crónica produce síntomas o alteraciones morfológicas similares a los observados en la forma litiásica. Más bien, la sobresaturación de la bilis predispone a la inflamación crónica y, en la mayoría de los casos, a la formación de cálculos. Los microorganismos, habitualmente *Escherichia coli* y enterococos, pueden cultivarse de la bilis y en solamente un tercio de los casos. Al contrario que en la colecistitis aguda litiásica, la obstrucción de la vesícula biliar por cálculos en la colecistitis crónica no es un requisito. Sin embargo, los síntomas de la colecistitis crónica son similares a los de la forma aguda y abarcan desde un cólico biliar hasta un dolor insidioso en el hipocondrio derecho y molestias epigástricas. Puesto que la mayoría de las vesículas biliares extirpadas en cirugía programada por cálculos biliares muestran características de colecistitis crónica, se debería concluir que los síntomas biliares emergen mucho tiempo después de la coexistencia de cálculos biliares y un grado bajo de inflamación.

Características clínicas. La *colecistitis litiásica aguda* puede dar escasos síntomas o anunciarse de forma aguda con dolor intenso en el abdomen superior, a menudo irradiado al hombro derecho. Algunas veces, cuando los cálculos están presentes en el cuello de la vesícula biliar o en los conductos, el dolor es cólico. La fiebre, las náuseas, la leucocitosis y la postración son clásicos; la presencia de hiperbilirrubinemia conjugada sugiere la obstrucción del conducto colédoco. La región subcostal derecha está marcadamente dolorosa y rígida como consecuencia del espasmo de los músculos abdominales; en ocasiones, se puede palpar una vesícula distendida y dolorosa. Los ataques leves habitualmente remiten espontáneamente en 1 a 10 días; sin embargo, la recurrencia es frecuente. Aproximadamente el 25% de los pacientes sintomáticos están lo suficientemente graves para requerir intervención quirúrgica.

Los síntomas de la *colecistitis alitiásica aguda* están habitualmente enmascarados por la situación clínica del paciente, generalmente grave. Por lo tanto, el diagnóstico reside en tener esta posibilidad en mente.

La *colecistitis crónica* carece de las manifestaciones llamativas de las formas agudas y, habitualmente, se caracteriza por ataques recurrentes de un dolor continuo o de tipo cólico, en el epigastrio o hipocondrio derecho. Las náuseas, los vómitos y la intolerancia a las comidas grasas acompañan frecuentemente. El diagnóstico de las formas agudas y crónicas de la colecistitis habitualmente reside en la detección de los cálculos biliares o la dilatación de los conductos biliares mediante ecografía, acompañada típicamente de la evidencia de una pared engrosada de la vesícula biliar. Es importante prestar atención a este trastorno porque pueden surgir las siguientes complicaciones:

- Sobreinfección bacteriana con colangitis o sepsis.
- Perforación de la vesícula biliar y formación de un absceso local.
- Rotura de la vesícula biliar con peritonitis difusa.
- Fístula entérica biliar (colecistoentérica), con drenaje de la bilis a los órganos adyacentes, entrada de aire y bacterias

en el árbol biliar, y potencialmente obstrucción intestinal inducida por cálculos biliares (íleo).
- Agravamiento de trastornos médicos previos, con descompensación cardíaca, pulmonar, renal o hepática.

TRASTORNOS DE LOS CONDUCTOS BILIARES EXTRAHEPÁTICOS

Coledocolitiasis y colangitis

Estas afecciones se abordan conjuntamente puesto que con frecuencia van de la mano. La *coledocolitiasis* es la presencia de cálculos dentro del árbol biliar. En los países occidentales, casi todos los cálculos proceden de la vesícula biliar; en Asia, hay una mayor incidencia de formación primaria de cálculos ductales e intrahepáticos, habitualmente pigmentados. La coledocolitiasis puede no obstruir de forma inmediata los conductos biliares principales; los cálculos asintomáticos se encuentran en cerca del 10% de los pacientes en el momento de la colecistectomía quirúrgica. Los síntomas pueden desarrollarse por: 1) obstrucción biliar; 2) pancreatitis; 3) colangitis; 4) absceso hepático; 5) hepatopatía crónica con cirrosis biliar secundaria, o 6) colecistitis litiásica aguda.

La *colangitis* es el término utilizado para la inflamación aguda de la pared de los conductos biliares, casi siempre causada por infección bacteriana de la luz normalmente estéril. Puede ser la consecuencia de cualquier lesión que obstruya el flujo biliar, más frecuentemente la coledocolitiasis, y también por reconstrucción quirúrgica del árbol biliar. Las causas infrecuentes incluyen tumores, catéteres o endoprótesis, pancreatitis aguda y fibrosis benignas. Las bacterias entran en el tracto biliar más probablemente a través del esfínter de Oddi que por vía hematógena. La *colangitis ascendente* se refiere a la propensión de las bacterias, una vez dentro del árbol biliar, a infectar los conductos biliares intrahepáticos. Los patógenos habituales son *E. coli, Klebsiella, Clostridium, Bacteroides* o *Enterobacter;* los estreptococos del grupo D también son frecuentes, y en la mitad de los casos se encuentran dos o más organismos. En algunas poblaciones mundiales, la colangitis parasitaria es un problema significativo: la *Fasciola hepatica* o la esquistosomiasis en Iberoamérica y el Oriente Próximo, *Clonorchis sinensis* u *Opisthorchis viverrini* en el Lejano Oriente, y la criptosporidiosis en individuos afectados con el síndrome de inmunodeficiencia adquirida.

La colangitis bacteriana habitualmente produce fiebre, escalofríos, dolor abdominal e ictericia. La forma más grave de colangitis es la colangitis supurada en la que la bilis purulenta llena y distiende los conductos biliares, con un riesgo potencial de formación de absceso hepático. Puesto que la sepsis, más que la colestasis, es el riesgo dominante en los pacientes con colangitis, el diagnóstico y la intervención precoz son imperativos.

Cirrosis biliar secundaria

La obstrucción prolongada del árbol biliar extrahepático produce un daño profundo del propio hígado. La causa más habitual de obstrucción es la colelitiasis extrahepática. Otras situaciones obstructivas incluyen la atresia biliar (descrita más adelante), los cánceres del árbol biliar y la cabeza del páncreas, y las bridas por procedimientos quirúrgicos previos. Las características morfológicas iniciales de la colestasis se describieron anteriormente y son completamente reversibles si se corrige la obstrucción. Sin embargo, la inflamación secundaria por la obstrucción biliar inicia una fibrogénesis periportal, que finalmente conlleva cicatrización y formación de nódulos, generando una cirrosis biliar secundaria. La obstrucción incompleta puede favorecer la infección bacteriana secundaria del árbol biliar (colangitis ascendente), que contribuye aún más al daño. Los microorganismos entéricos, como los coliformes y enterococos, son patógenos frecuentes.

Atresia biliar

El lactante que presenta colestasis neonatal se abordó previamente en el contexto de la hepatitis neonatal. Un contribuyente principal a la colestasis neonatal es la atresia biliar, responsable de un tercio de las causas de colestasis neonatal del lactante con una frecuencia de 1 de cada 10.000 nacidos vivos. *La atresia biliar* se define *como la obstrucción completa del flujo biliar causada por destrucción o ausencia de todos o parte de los conductos biliares extrahepáticos.* Es la causa más frecuente de muerte por enfermedad hepática en la primera infancia y la responsable de más de la mitad de los niños remitidos para trasplante hepático.

Las características sobresalientes de la atresia biliar incluyen: 1) inflamación y cicatrización fibrosante de los conductos hepáticos o colédoco; 2) inflamación de los conductos biliares intrahepáticos, con destrucción progresiva del árbol biliar intrahepático; 3) características floridas de obstrucción biliar en la biopsia hepática (es decir, proliferación marcada de los dúctulos biliares, edema y fibrosis del tracto portal, y colestasis parenquimatosa), y 4) fibrosis periportal y cirrosis en el plazo de 3 a 6 meses del nacimiento.

Evolución clínica. Los lactantes con atresia biliar presentan colestasis neonatal, como se ha descrito anteriormente; hay una leve preponderancia del sexo femenino. Tienen peso normal al nacimiento y buena ganancia de peso posnatal. Las heces cambian de un color normal hacia acólicas a medida que la enfermedad progresa. Los hallazgos de laboratorio no distinguen entre atresia biliar y colestasis intrahepática, pero la biopsia hepática proporciona la evidencia de la obstrucción de los conductos biliares en el 90% de los casos de atresia biliar. El trasplante hepático sigue siendo el tratamiento definitivo. Sin intervención quirúrgica, la muerte ocurre habitualmente en los 2 primeros años de vida.

RESUMEN

Enfermedades de la vesícula biliar y los conductos biliares extrahepáticos

- Las enfermedades de la vesícula biliar incluyen la colelitiasis y la colecistitis aguda y crónica.
- La formación de cálculos biliares es una afección frecuente en los países occidentales. La inmensa mayoría de los cálculos biliares son cálculos de colesterol. Los cálculos pigmentados contienen bilirrubina y calcio y son más frecuentes en los países asiáticos.
- Los factores de riesgo para el desarrollo de cálculos de colesterol son la edad avanzada, el sexo femenino, el uso de estrógenos, la obesidad y la herencia.

- La colecistitis casi siempre ocurre en asociación con colelitiasis, aunque en cerca del 10% de los casos ocurre en ausencia de cálculos biliares.
- La colecistitis litiásica aguda es el motivo más frecuente de colecistectomía urgente.

TUMORES

Carcinoma de la vesícula biliar

El carcinoma de la vesícula biliar, que se desarrolla desde el epitelio de revestimiento del órgano, es el tumor maligno más frecuente del tracto biliar. Es ligeramente más habitual en mujeres y ocurre más frecuentemente en la séptima década de la vida. Por motivos desconocidos, el carcinoma de la vesícula biliar es más frecuente en México y Chile. En Estados Unidos, la incidencia es mayor entre hispanos y nativos americanos. Sólo rara vez se descubre en un estadio resecable, y la supervivencia media a los 5 años ha permanecido en una deplorable tasa del 5%. Los cálculos biliares están presentes en el 60 al 90% de los casos. Sin embargo, en Asia, donde las enfermedades piógenas y parasitarias del árbol biliar son más frecuentes, los cálculos biliares son menos importantes. Presumiblemente, las vesículas que contienen cálculos o agentes infecciosos desarrollan cáncer como consecuencia del traumatismo recurrente y de la inflamación crónica. La función de los derivados carcinógenos de los ácidos biliares es incierta, pero la presencia de una unión de los conductos colédoco y pancreático anormal es considerada un factor de riesgo.

Morfología

Los carcinomas de la vesícula biliar pueden mostrar patrones de crecimiento **exofíticos** o **infiltrantes**. El patrón infiltrante es más frecuente y, por lo general, se presenta como un área mal definida de engrosamiento e induración difusos de la vesícula biliar que puede abarcar varios centímetros cuadrados o la totalidad de la vesícula biliar. Estos tumores son escirros y muy firmes. El patrón exofítico crece en la luz como una masa irregular en forma de coliflor, pero al mismo tiempo invade la pared subyacente (Fig. 16-38). **La mayoría de los carcinomas de la vesícula biliar son adenocarcinomas**. Pueden ser tumores papilares, escasamente diferenciados o infiltrantes indiferenciados (Fig. 16-39). Cerca del 5% son carcinomas epidermoides o tienen diferenciación adenoescamosa. Una minoría son tumores carcinoides. Cuando los cánceres de la vesícula biliar se descubren, **la mayoría ha invadido el hígado directamente** y muchos se han extendido al conducto cístico y los conductos biliares adyacentes y ganglios linfáticos portohepáticos. El peritoneo, el tracto gastrointestinal y los pulmones son lugares menos frecuentes de siembra.

Características clínicas. El diagnóstico preoperatorio del carcinoma de la vesícula biliar es la excepción, lo cual ocurre en menos del 20% de los pacientes. Los síntomas de presentación son insidiosos y habitualmente indistinguibles de los asociados con la colelitiasis: dolor abdominal, ictericia, anorexia, y náuseas y vómitos. La persona afortunada desarrolla obstrucción precoz y colecistitis aguda antes de la extensión tumoral a las

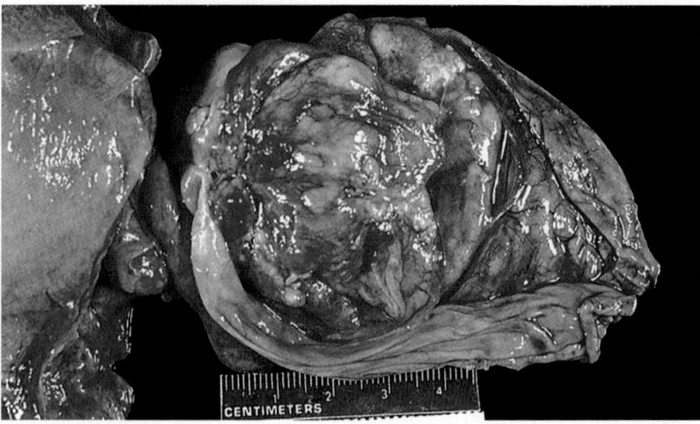

Figura 16-38

Adenocarcinoma de la vesícula biliar. La vesícula biliar abierta contiene un gran tumor exofítico que ocupa prácticamente toda la luz.

estructuras adyacentes, o es sometida a colecistectomía por cálculos biliares sintomáticos coexistentes. El diagnóstico preoperatorio reside principalmente en la detección de los cálculos biliares junto con las anomalías de la pared de la vesícula biliar documentadas en los estudios de imagen.

Colangiocarcinomas

Los colangiocarcinomas son adenocarcinomas con diferenciación biliar que surgen de los colangiocitos de los conductos dentro y fuera del hígado. Los colangiocarcinomas extrahepáticos, que constituyen aproximadamente dos tercios de estos tumores, pueden desarrollarse en el hilio (conocidos como tumores de Klatskin) o más distalmente en el árbol biliar, tan lejos como la porción peripancreática del conducto colédoco distal. Los colangiocarcinomas ocurren, principalmente, en individuos en edades de 50 a 70 años. Puesto que los colangiocarcinomas intrahepáticos y extrahepáticos son, por lo general, asintomáticos hasta que alcanzan un estadio avanzado, el pronóstico es malo y la mayoría de los pacientes tiene tumores irresecables. Los factores de riesgo incluyen la colangitis esclerosante primaria (ya descrita), las enfermedades fibroquísticas del árbol biliar, y la exposición al Thorotrast (que ya no se utiliza en la radiografía del árbol biliar). La incidencia de colangiocarci-

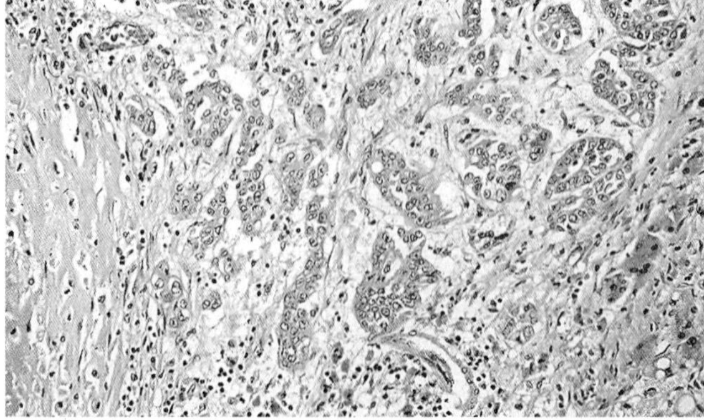

Figura 16-39

Adenocarcinoma de la vesícula biliar. Las estructuras glandulares malignas están presentes dentro de la pared de la vesícula biliar, que está fibrótica.

noma intrahepático está aumentando en todo el mundo, mientras que la de los tumores extrahepáticos ha disminuido. Las causas de estos cambios en la incidencia se desconocen, pero sugieren que los colangiocarcinomas intrahepáticos y extrahepáticos pueden tener una patogenia diferente.

Morfología

Los **colangiocarcinomas** aparecen como adenocarcinomas más o menos bien diferenciados, típicamente con una estroma fibrosa abundante (desmoplasia), que explica su consistencia arenosa y firme (Fig. 16-40). La mayoría muestra estructuras tubulares glandulares bien definidas revestidas de células epiteliales cuboides a columnares bajas, algo anaplásicas. El pigmento biliar y las inclusiones hialinas no se encuentran dentro de las células.

Puesto que la obstrucción parcial o completa de los conductos biliares conduce rápidamente a la ictericia, los tumores biliares extrahepáticos tienden a ser relativamente pequeños en el momento de su diagnóstico. La mayoría aparece como nódulos grises y firmes dentro de la pared del conducto biliar; algunos pueden ser lesiones difusamente infiltrantes, creando un engrosamiento mal definido de la pared; otros son lesiones papilares polipoideas. Infrecuentemente, hay características escamosas. Para la mayor parte, una estroma fibrosa abundante acompaña la proliferación epitelial. Los colangiocarcinomas pueden diseminarse a lugares extrahepáticos como los ganglios linfáticos regionales, pulmones, huesos y glándulas suprarrenales. El colangiocarcinoma tiene una mayor propensión a la diseminación extrahepática que los carcinomas hepatocelulares.

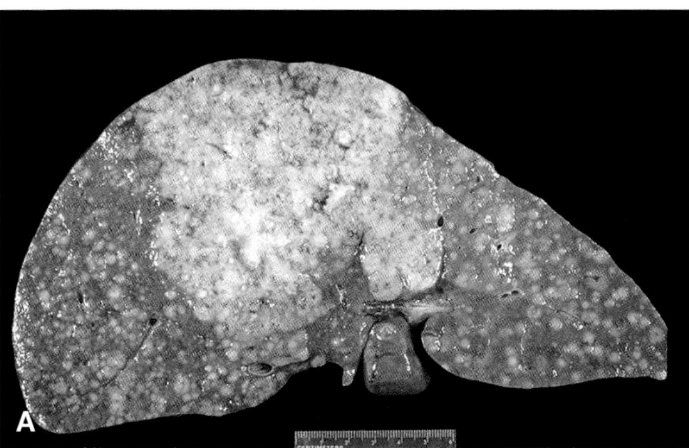

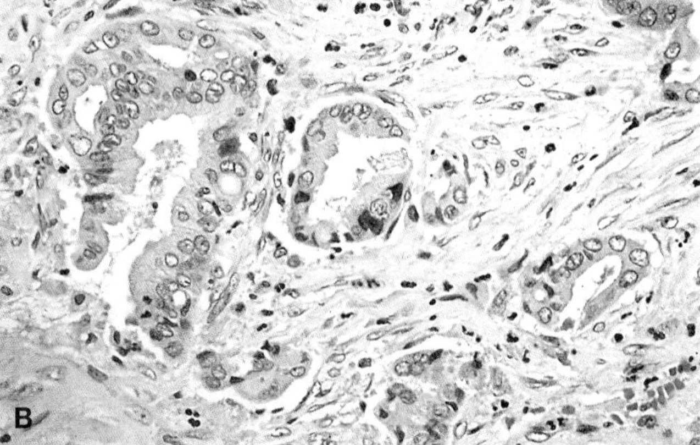

Figura 16-40

Colangiocarcinoma. **A**, neoplasia masiva en el lóbulo derecho y múltiples metástasis en todo el hígado. **B**, células tumorales que forman estructuras glandulares rodeadas de una estroma esclerótica densa.

Patogenia y características clínicas. La característica común para los factores de riesgo de colangiocarcinomas es que todos producen colestasis crónica e inflamación. Los estudios recientes de la patogenia de los colangiocarcinomas en humanos y animales de experimentación han demostrado algunos cambios consistentes, incluyendo la sobreexpresión de los receptores de tirosina cinasa ErbB-2 y c-MET, la sobreexpresión de la ciclooxigenasa-2 (COX-2) y una frecuencia elevada de anomalías en el gen supresor tumoral *p16*. Se están investigando los inhibidores del ErbB-2 y de la COX-2 para su uso potencial como agentes terapéuticos.

El colangiocarcinoma intrahepático se detecta por la presencia de una masa hepática y síntomas inespecíficos como pérdida de peso, dolor, anorexia y ascitis. Los síntomas que se producen por los colangiocarcinomas extrahepáticos (ictericia, pérdida del color de las heces, náuseas y vómitos, y pérdida de peso) son el resultado de la obstrucción biliar. Los cambios asociados son una elevación de las concentraciones séricas de fosfatasa alcalina y aminotransferasas, la orina teñida de bilis, y la prolongación del tiempo de protrombina. La resección quirúrgica es el único tratamiento disponible, pero los resultados son variables. La supervivencia media varía desde 6 a 18 meses, independientemente de que se aplique una resección agresiva o una cirugía paliativa.

BIBLIOGRAFÍA

Bataller R, Brenner DA: Liver fibrosis. J Clin Invest 115:209, 2005. [*Una revisión actual.*]

Bruix J, et al.: Focus on hepatocellular carcinoma. Cancer Cell 5:215, 2004. [*Una discusión excelente sobre las características clínicas de los carcinomas hepatocelulares y el desarrollo de estrategias de detección y tratamiento.*]

Clark JM, et al.: Nonalcoholic fatty liver disease. Gastroenterology 122:1649, 2002. [*Una panorámica excelente.*]

Cortez-Pinto H, Camilo ME: Nonalcoholic fatty liver disease/nonalcoholic steatohepatitis (NAFLD/NASH): diagnosis and clinical course. Best Pract Res Clin Gastro 18:1089, 2004. [*Una discusión excelente sobre el espectro de la HGNA.*]

Deleve LD, et al.: Toxic injury to hepatic sinusoids: sinusoidal obstruction syndrome (venocclusive disease). Semin Liver Dis 22:27, 2002. [*Una presentación de los conceptos modernos de la enfermedad.*]

El-Serag HB, et al.: The continuing increase in the incidence of hepatocellular carcinoma in the United States. Ann Intern Med 139:817, 2003. [*Datos que muestran las tendencias en la incidencia del carcinoma hepatocelular, con una buena discusión acerca de las causas de su mayor incidencia.*]

Ferrell L: Liver pathology: cirrhosis, hepatitis, and primary liver tumors: update and diagnostic problems. Mod Pathol 13:679, 2000. [*Una guía excelente sobre la evaluación patológica de la hepatopatía.*]

Friedman SL: Stellate cells: a moving target in hepatic fibrogenesis. Hepatology 40:1041, 2004. [*Un editorial corto que aborda los nuevos resultados e ideas acerca de la función de las células estrelladas.*]

Ganem D, Prince AM: Hepatitis B virus infection—natural history and clinical consequences. N Engl J Med 350:1118, 2004. [*Una muy buena revisión concisa de estos temas.*]

Garg R, et al.: Insulin resistance as a pro-inflammatory state: mechanisms mediators, and therapeutic interventions. Curr Drug Targets 4:487, 2003. [*Un artículo interesante sobre el estado proinflamato-*

rio mediado por la resistencia a la insulina, lo cual es importante en el desarrollo de la hepatopatía grasa no alcohólica.]

Gershwin ME, et al.: Primary biliary cirrhosis: an orchestrated immune response against epithelial cells. Immunol Rev 174:210, 2000. [*Una discusión a fondo de los mecanismos potenciales de la destrucción autoinmunitaria del árbol biliar.*]

Gunawan B, Kaplowitz N: Clinical perspectives on xenobiotic-induced hepatotoxicity. Drug Metab Rev 36:301, 2004. [*Una revisión amplia y actual.*]

Hui AY, Friedman SL: Molecular basis of hepatic fibrosis. Exp Rev Mol Med 5:1, 2003. [*Un muy buen análisis de la patogenia celular y molecular de la fibrosis.*]

Kaplowitz N: Idiosyncratic drug hepatotoxicity. Nat Rev Drug Discov 4:489, 2005. [*Una revisión actual de un tema complejo.*]

Kleiner DE: The liver biopsy in chronic hepatitis C: a view from the other side of the microscope. Semin Liver Dis 25:52, 2005. [*Una revisión excelente de los aspectos diagnósticos.*]

LaRusso NF, et al: Primary sclerosing cholangitis: summary of a workshop. Hepatology 44:746, 2006. [*Una revisión detallada de todos los aspectos de la enfermedad.*]

Lazaridis KN, Gores GJ: Cholangiocarcinoma. Gastroenterology 128:1655, 2005. [*Una revisión excelente de la epidemiología, anatomía patológica, patogenia y tratamiento de los colangiocarcinomas.*]

Lee WM: Acetaminophen and the U.S. acute liver failure study group: Lowering the risks of hepatic failure. Hepatology 40:6, 2004. [*Una discusión sobre el paracetamol como la causa principal de la insuficiencia hepática aguda.*]

Lok A, McMahon BJ: Chronic hepatitis B. Hepatology 34:1225, 2001. [*Una panorámica excelente.*]

Mandayam S, et al.: Epidemiology of alcoholic liver disease. Semin Liver Dis 24:217, 2004. [*Una revisión de la epidemiología de la hepatopatía alcohólica.*]

Marchesini G, et al.: Nonalcoholic fatty liver, steatohepatitis and the metabolic syndrome. Hepatology 37:917, 2003. [*Una revisión muy buena sobre la asociación entre la hepatopatía grasa no alcohólica y los componentes del síndrome metabólico.*]

Pietrangelo A: hereditary hemochromatosis—a new look at an old disease. N Engl J Med 350:2383, 2004. [*Un abordaje moderno de la patogenia de la hemocromatosis.*]

Pietrangelo A: Hereditary hemochromatosis. Biochim et Biophys Acta 1763:700, 2006. [*Una hipótesis unificadora de los trastornos hereditarios de la sobrecarga de hierro.*]

Poulson J, Lee WM: The management of acute liver failure. Hepatology 41:1179, 2005. [*Un artículo de opinión muy detallado de la American Association for the Study of Liver Disease.*]

Rehermann B, Nascimbeni M: Immunology of hepatitis B virus and hepatitis C virus infection. Nat Rev Immunol 5:215, 2005. [*Una revisión actual de los aspectos críticos de la hepatopatía inducida por los virus B y C de la hepatitis.*]

Roskams TA, et al.: Nomenclature of the finer branches of the biliary tree: canals, ductules, and ductular reactions in human livers. Hepatology 39:1739, 2004. [*Un artículo de consenso sobre la identificación de las ramas del árbol biliar, lo cual es importante en la investigación sobre hepatopatía y célula madre.*]

Sirica AE: Cholangiocarcinoma: molecular targeting strategies for chemoprevention and therapy. Hepatology 41:5, 2005. [*Una revisión excelente de los marcadores moleculares recientemente identificados y su potencial como dianas terapéuticas.*]

Schilsky ML, Oikonomou I: Inherited metabolic liver disease. Curr Opin Gastroenterol 21:275, 2005. [*Una actualización sobre hemocromatosis, la enfermedad de Wilson y la deficiencia de α_1-antitripsina.*]

Vaquero J, et al.: Pathogenesis of hepatic encephalopathy in acute liver failure. Semin Liver Dis 23:259, 2003. [*Una discusión excelente sobre los mecanismos de la encefalopatía.*]

Worman HJ, Courvalin JC: Antinuclear antibodies specific for primary biliary cirrhosis. Autoimmun Rev 2:211, 2003. [*Una revisión de un tema muy complejo.*]

Capítulo 17

Páncreas*

El páncreas posee funciones endocrinas críticas y su porción exocrina es una fuente principal de enzimas digestivas extremadamente potentes. En consecuencia, las enfermedades que afectan al páncreas pueden producir un daño importante y ser fuente de una morbilidad y mortalidad significativas. Un dicho común de la práctica quirúrgica viene particularmente al caso: «no enredes con el páncreas». Desgraciadamente, a pesar de su importancia fisiológica, la localización retroperitoneal del páncreas y los síntomas y signos, por lo general vagos, asociados con su lesión permiten que muchas enfermedades pancreáticas progresen sin diagnosticar durante períodos prolongados; el reconocimiento de la enfermedad a menudo requiere un grado elevado de sospecha.

El páncreas adulto es un órgano retroperitoneal orientado de forma transversal que se extiende desde el asa en «C» del duodeno hasta el hilio del bazo. Aunque el páncreas no posee unas subdivisiones anatómicas bien definidas, los vasos adyacentes y los ligamentos pueden delinear el órgano en cabeza, cuerpo y cola.

El páncreas recibe su nombre del término griego *pankreas*, que significa «carnoso». Sin embargo, es un órgano lobulado complejo con elementos endocrinos y exocrinos distintivos. La porción endocrina constituye sólo del 1 al 2% del páncreas y está compuesta por aproximadamente 1 millón de grupos celulares, los islotes de Langerhans; estas células secretan insulina, glucagón y somatostatina. Los trastornos más significativos del páncreas *endocrino* incluyen la diabetes mellitus y las neoplasias, que se describen con detalle en el Capítulo 20 y no se abordarán aquí.

El *páncreas exocrino* está compuesto por *células acinares*, que producen las enzimas digestivas, y los ductos que las transportan al duodeno. Las células acinares producen, principalmente, las formas proenzimáticas de estas enzimas digestivas y las almacenan en *gránulos zimógenos* unidos a la membrana. Cuando se estimulan las células acinares para secretar, los gránulos se funden con la membrana apical plasmática y liberan sus contenidos a la luz acinar central.

Estas secreciones se transportan hasta el duodeno a través de una serie de conductos que se anastomosan. Las células epiteliales que revisten los conductos también participan activamente en la secreción pancreática: las células epiteliales cuboides que revisten los dúctulos de menor tamaño secretan un líquido rico en bicarbonato, mientras que las células epiteliales columnares que revisten los conductos de mayor tamaño producen mucina. Las células epiteliales de los conductos pancreáticos de mayor calibre expresan el *regulador de conductancia transmembrana* de la fibrosis quística (CFTR); la expresión aberrante de esta proteína de membrana afecta a la viscosidad de las secreciones pancreáticas y desempeña una función fundamental en la fisiopatología de la enfermedad pancreática en personas con fibrosis quística (Capítulo 7).

Por lo general, los productos exocrinos del páncreas se secretan como proenzimas enzimáticamente inertes (p. ej., tripsinógeno); la amilasa y la lipasa son excepciones y son secretadas en su forma activa. La estrategia de producir la

*Los autores agradecen a los doctores Michael J. Clare-Salzer, James M. Crawford, Ralph M. Hruban y Robb E. Wilentz sus contribuciones previas en muchos aspectos de este capítulo.

mayoría de las enzimas pancreáticas en su forma de zimógeno inactivo es, fundamentalmente, para prevenir la autodigestión; también concentra la función final de las enzimas activadas en la luz del duodeno. Las proenzimas permanecen principalmente inactivas hasta que alcanzan el duodeno; allí, la enteropeptidasa (una enzima del borde en cepillo) escinde el tripsinógeno en la tripsina activa. La tripsina activada funciona entonces para catalizar la rotura de otras proenzimas.

Como veremos más adelante, la autodigestión del páncreas (p. ej., en la pancreatitis) puede ser un acontecimiento catastrófico. Por tanto, una serie de mecanismos de «salvaguarda» han evolucionado para minimizar el riesgo de que esto ocurra:

- La mayoría de las enzimas pancreáticas se sintetizan como proenzimas inactivas.
- Las proenzimas están secuestradas en gránulos zimógenos unidos a membrana.
- La activación de las proenzimas requiere la conversión del tripsinógeno en tripsina por la enteropeptidasa duodenal (enterocinasa).
- Los inhibidores de tripsina (p. ej., el inhibidor de la serín proteasa tipo Kazal 1 o SPINK1) también son secretados por las células acinares y ductales.
- La tripsina contiene un lugar de escisión de autorreconocimiento que le permite inactivarse en situaciones en las que hay una concentración local elevada de enzima activada.
- La mayoría de las enzimas secretadas tienen un pH ácido óptimo y permanecen relativamente inactivas en el líquido pancreático rico en bicarbonato.
- Las enzimas dentro de los lisosomas pueden degradar los gránulos zimógenos si la secreción acinar normal queda bloqueada.
- Las células acinares son notablemente resistentes a la acción de las enzimas activadas como la tripsina, quimiotripsina y fosfolipasa A_2.

Las enfermedades del páncreas exocrino incluyen la fibrosis quística, las anomalías congénitas, la pancreatitis aguda y crónica y las neoplasias. La fibrosis quística se aborda en detalle en el Capítulo 7; el resto de este capítulo abordará los otros procesos patológicos.

ANOMALÍAS CONGÉNITAS

El desarrollo pancreático es un proceso complejo que implica la fusión de los primordios dorsal y ventral; desviaciones sutiles en este proceso a menudo dan lugar a variaciones congénitas de la anatomía pancreática. Mientras que la mayoría de ellas no produce enfermedad *per se*, las variantes (especialmente en la anatomía ductal) pueden representar auténticos retos para el endoscopista y el cirujano. Por ejemplo, el fallo del reconocimiento de la anatomía podría, concebiblemente, dar lugar a la escisión inadvertida de un conducto pancreático durante la cirugía, produciendo una pancreatitis.

Agenesia. Muy rara vez, el páncreas puede estar totalmente ausente, una situación que suele estar asociada (aunque no invariablemente) con malformaciones graves adicionales incompatibles con la vida. El IPF1 es un factor de transcripción homeodominio crítico para el desarrollo normal del páncreas y las mutaciones del gen *IPF1* en el cromosoma 13q12.1 se han asociado con la agenesia pancreática.

El *pancreas divisum* es la anomalía pancreática congénita clínicamente significativa más frecuente, con una incidencia del 3 al 10%. Ocurre cuando los sistemas de conductos fetales del primordio pancreático no se fusionan. Como resultado, el conducto pancreático principal (*Wirsung*) es muy corto y drena sólo una porción pequeña de la cabeza de la glándula, mientras que la mayor parte del páncreas (desde el primordio pancreático dorsal) drena a través de un esfínter menor. La estenosis relativa causada por el volumen de secreciones pancreáticas que pasan a través del esfínter menor predispone a estos individuos a la pancreatitis crónica.

El *páncreas anular* es una variante relativamente infrecuente de la fusión pancreática; el resultado es un anillo de tejido pancreático que rodea completamente el duodeno. Puede presentarse con signos y síntomas de obstrucción duodenal, como distensión gástrica y vómito.

Páncreas ectópico. El tejido pancreático situado de forma aberrante o *ectópico* ocurre en cerca del 2% de la población; los sitios preferidos son el estómago y el duodeno, seguido del yeyuno, divertículo de Meckel e íleon. Estos restos embriológicos son típicamente pequeños (de milímetros a centímetros de diámetro) y están localizados en la submucosa; están constituidos por ácinos pancreáticos normales con islotes ocasionales. Aunque habitualmente es incidental y asintomático, el páncreas ectópico puede producir dolor por inflamación localizada, y rara vez produce sangrado mucoso. Aproximadamente el 2% de los tumores de los islotes surgen de tejido pancreático ectópico.

Los *quistes congénitos* se originan probablemente de un desarrollo ductal anómalo. En la *enfermedad poliquística*, el riñón, el hígado y el páncreas pueden, todos ellos, contener quistes (v. el Capítulo 14). Los quistes pancreáticos pueden ser desde microscópicos hasta de 5 cm de diámetro. Están revestidos de epitelio cuboide de tipo ductal o pueden carecer de células de revestimiento, y están englobados por una cápsula fibrosa delgada. Por lo general, los quistes uniloculares tienden a ser benignos, mientras que los multiloculares con frecuencia son neoplásicos y posiblemente malignos (v. más adelante).

PANCREATITIS

La inflamación del páncreas puede tener manifestaciones clínicas que varían desde una enfermedad leve y autolimitada hasta un proceso destructivo agudo y amenazante para la vida; puede ocurrir desde una pérdida de función transitoria hasta la pérdida irreversible. Por definición, *en la pancreatitis aguda* el órgano vuelve a la normalidad si se elimina la causa subyacente de la inflamación. Por el contrario, la *pancreatitis crónica* se define por la presencia de destrucción irreversible del parénquima pancreático exocrino.

Pancreatitis aguda

La pancreatitis aguda es un grupo de lesiones reversibles caracterizado por inflamación; la gravedad puede variar desde un edema focal y necrosis grasa hasta una necrosis parenquimatosa difusa con hemorragia grave. La pancreatitis aguda es relativamente frecuente, con una incidencia anual en los países industrializados de 10 a 20 por 100.000 habitantes. Aproximadamente, el 80% de los casos son atribuibles a enfermedad del tracto biliar o alcoholismo (Tabla 17-1).

Tabla 17-1 Factores etiológicos de la pancreatitis aguda

Metabólicos
Alcoholismo Hiperlipoproteinemia Hipercalcemia Fármacos (p. ej., diuréticos tiazídicos) Genéticos
Mecánicos

Traumatismos
Cálculos biliares
Lesión iatrógena
  Lesión intraoperatoria
  Procedimientos endoscópicos con inyección de contraste

Vasculares
Shock Ateroembolismo Poliarteritis nudosa
Infecciosos
Paperas Virus Coxsackie *Mycoplasma pneumoniae*

Aproximadamente, el 5% de los pacientes con cálculos biliares desarrolla pancreatitis aguda y los cálculos biliares están implicados en el 35 al 60% de todos los casos. El consumo excesivo de alcohol como causa de pancreatitis aguda varía desde el 65% de los casos en Estados Unidos al 5% o menos en Reino Unido.

Otras causas de pancreatitis aguda incluyen:

- Obstrucción de los conductos pancreáticos no debida a cálculos biliares (p. ej., por tumores periampulares, páncreas *divisum*, barro biliar y parásitos –por lo general, *Ascaris lumbricoides*).
- Medicamentos, incluyendo diuréticos tiazídicos, azatioprina, estrógenos, sulfamidas, furosemida, metildopa, pentamidina y procainamida.
- Infecciones por paperas, virus Coxsackie, o *Mycoplasma pneumoniae*.
- Trastornos metabólicos, incluyendo hipertrigliceridemia, hiperparatiroidismo y otros estados hipercalcémicos.
- Isquemia debida a trombosis vascular, embolia, vasculitis o shock.
- Traumatismo, tanto por contusión como iatrógeno durante la cirugía o endoscopia.
- Mutaciones heredadas en los genes que codifican enzimas pancreáticas o sus inhibidores (p. ej., *SPINK1*). Por ejemplo, la *pancreatitis hereditaria* es una enfermedad autosómica dominante con una penetrancia del 80%, caracterizada por ataques recurrentes de pancreatitis grave habitualmente de comienzo en la infancia. Está causada por mutaciones en el gen *PRSS1* que afecta al sitio de la molécula del tripsinógeno que es esencial para la escisión (inactivación) de la tripsina por la propia enzima. Cuando este sitio está mutado, el tripsinógeno y la tripsina se vuelven resistentes a la inactivación, produciendo una activación perpetua de otras proenzimas digestivas, y finalmente el desarrollo de pancreatitis.

De forma notable, del 10 al 20% de los pacientes con pancreatitis aguda no tiene una causa identificable (*pancreatitis idiopática*) aunque parece existir una evidencia cada vez mayor que sugiere que muchos tienen una base genética subyacente.

Morfología

La morfología de la pancreatitis aguda varía desde una inflamación trivial y edema hasta una necrosis extensa con hemorragia. Las alteraciones básicas son: **1) extravasación microvascular que produce edema; 2) necrosis grasa por las lipasas; 3) una reacción inflamatoria aguda; 4) destrucción proteolítica del parénquima pancreático, y 5) destrucción de los vasos sanguíneos con hemorragia.**

En las formas más leves, las alteraciones histológicas incluyen edema intersticial y áreas focales de necrosis grasa en la sustancia pancreática y la grasa peripancreática (Fig. 17-1A). La necrosis grasa se produce por la destrucción enzimática de los adipocitos; los ácidos grasos liberados se conjugan con el calcio para formar sales insolubles que precipitan *in situ*.

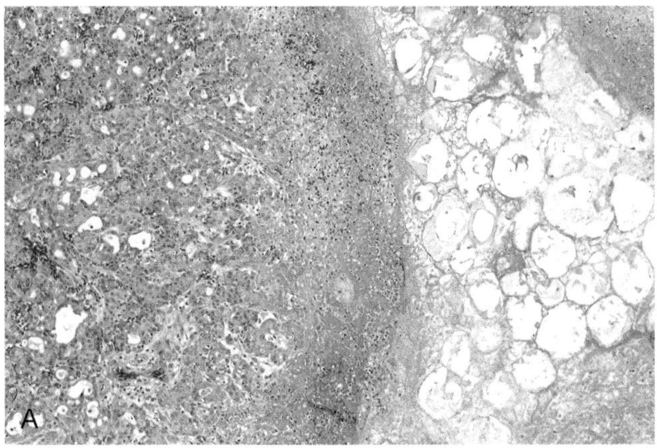

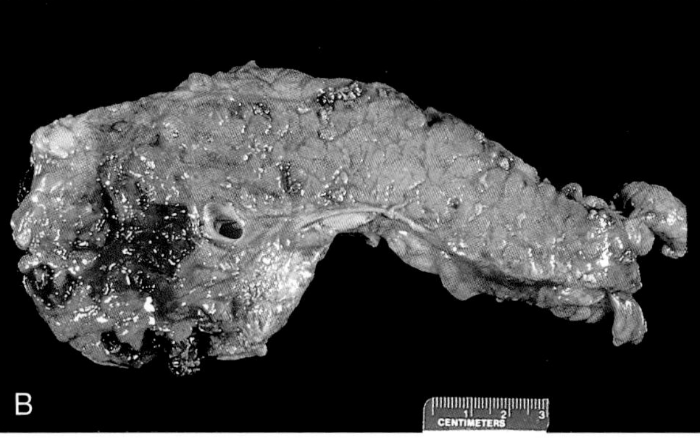

Figura 17-1

Pancreatitis aguda. **A**, el campo microscópico muestra una región de necrosis grasa (*derecha*) y necrosis parenquimatosa pancreática focal (*centro*). **B**, se ha seccionado el páncreas longitudinalmente para mostrar las áreas oscuras de hemorragia en el tejido pancreático y un área focal de necrosis grasa pálida en la grasa peripancreática (*superior izquierda*).

En las formas más graves, como en la **pancreatitis necrosante aguda**, la necrosis del tejido pancreático afecta a los tejidos acinares y ductales, así como a los islotes de Langerhans; el daño vascular produce hemorragia dentro del parénquima pancreático. Macroscópicamente, el páncreas muestra una hemorragia roja-negra entremezclada con focos de necrosis grasa, amarilla-blanca (Fig. 17-1B). La necrosis grasa también puede ocurrir en la grasa extrapancreática, incluyendo el omento y el mesenterio intestinal, e incluso fuera de la cavidad abdominal (p. ej., en la grasa subcutánea). En la mayoría de los casos, el peritoneo contiene un líquido seroso ligeramente turbio y marrón, con glóbulos de grasa (derivados del tejido adiposo digerido enzimáticamente). En la forma más grave, la **pancreatitis hemorrágica**, la necrosis parenquimatosa extensa se acompaña de hemorragia difusa.

Patogenia. Los cambios histológicos observados en la pancreatitis aguda sugieren fuertemente la *autodigestión de la sustancia pancreática por enzimas pancreáticas activadas de forma inapropiada.* Recuérdese que las formas zimógenas de las enzimas pancreáticas deben escindirse enzimáticamente para activarse; la tripsina es clave en este proceso, y *la activación de la tripsina es, por tanto, un evento crítico en el desencadenamiento de la pancreatitis aguda.* Si la tripsina se genera de forma inapropiada desde su proenzima tripsinógeno, puede activar otras proenzimas (p. ej., fosfolipasas y elastasas), que entonces pueden participar en el proceso de la auto-digestión. La tripsina también convierte la precalicreína en su forma activada, activando así el sistema cinina y, mediante la activación del factor XII (factor Hageman), también pone en marcha los sistemas de coagulación y complemento (Capítulo 4). Tres posibles rutas pueden incitar la activación enzimática inicial que puede conducir a la pancreatitis aguda (Fig. 17-2):

- *Obstrucción del conducto pancreático.* El impacto de un cálculo biliar o del barro biliar, o la compresión extrínseca del sistema ductal por una masa bloquea el flujo ductal, aumenta la presión intraductal y permite la acumulación de un líquido intersticial rico en enzimas. Puesto que la lipasa se secreta en su forma activa, ésta puede producir una necrosis grasa local. Los tejidos lesionados, los miofibroblastos periacinares y los leucocitos liberan entonces citocinas proinflamatorias que favorecen la inflamación local y el edema intersticial mediante una extravasación microvascular. El edema comprime aún más el flujo sanguíneo local produciendo insuficiencia vascular y lesión isquémica en las células acinares.

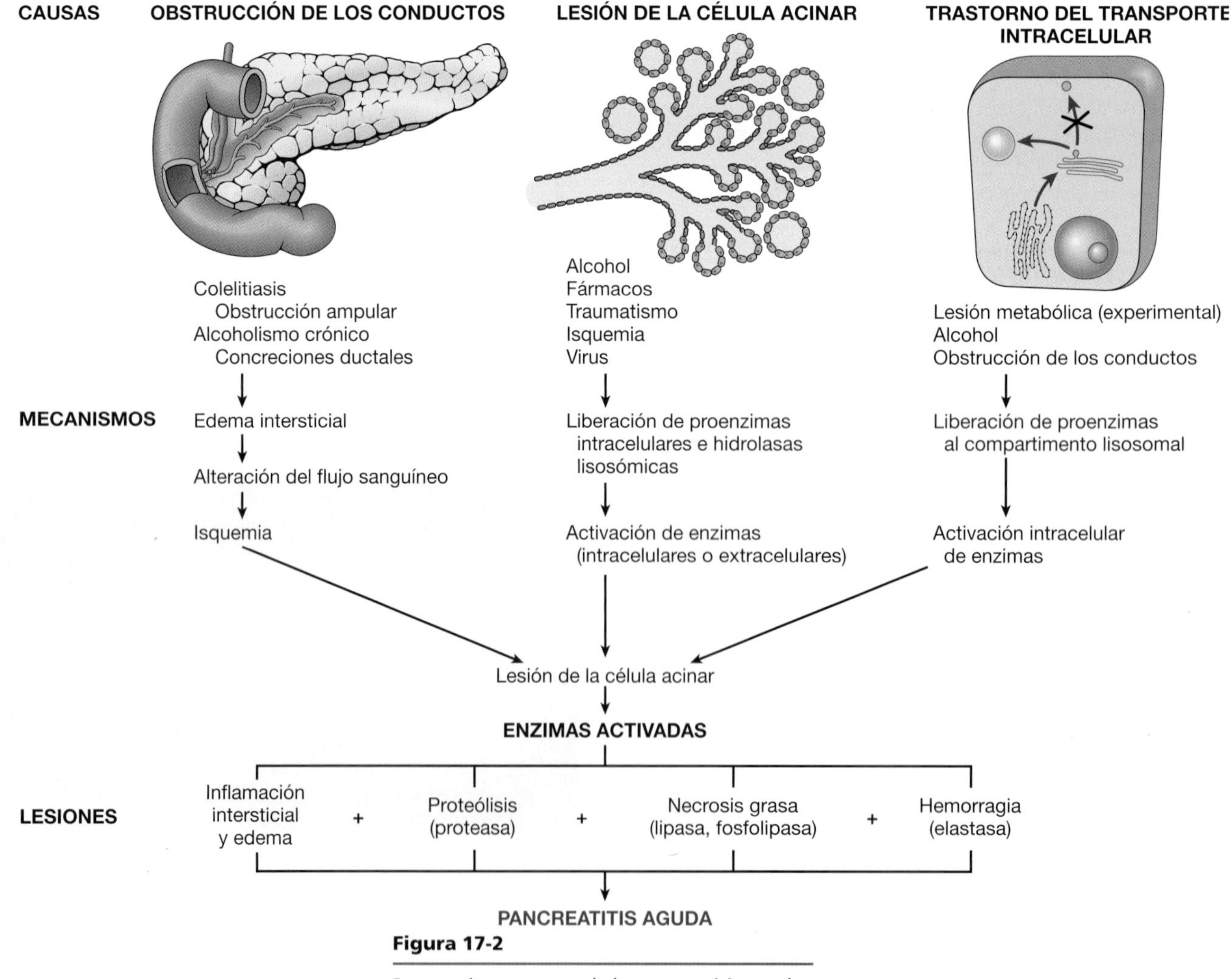

Figura 17-2

Patogenia propuesta de la pancreatitis aguda.

• *Lesión primaria de la célula acinar.* Este mecanismo patogénico entra en juego en la pancreatitis aguda causada por isquemia, virus (p. ej., paperas), fármacos y traumatismo directo del páncreas.
• Transporte intracelular defectuoso de proenzimas dentro de las células acinares. En las células acinares normales, las enzimas digestivas destinadas a los gránulos zimógenos (y, finalmente, a la liberación extracelular) y las enzimas hidrolíticas destinadas a los lisosomas son transportadas en rutas separadas después de su síntesis en el RE. Sin embargo, al menos en algunos modelos animales de lesión metabólica, las proenzimas pancreáticas y las hidrolasas lisosómicas se empaquetan juntas. Esto produce una activación proenzimática, la rotura lisosómica (acción de fosfolipasas) y la liberación local de enzimas activadas. No está claro hasta qué punto esto desempeña una función en el mecanismo de la pancreatitis en humanos, aunque el empaquetamiento aberrante en las células acinares de las enzimas digestivas se ha demostrado tras la obstrucción de los conductos pancreáticos.

La forma por la que el alcohol produce pancreatitis se desconoce, aunque se ha implicado un tráfico anormal de proenzimas (descrito anteriormente). Otros mecanismos propuestos incluyen la contracción del esfínter de Oddi (el músculo que regula el tono de la ampolla de Vater) y efectos tóxicos directos sobre las células acinares. La ingestión de alcohol causa también una secreción aumentada de líquido pancreático rico en proteínas, que puede producir el depósito de tapones de proteínas condensadas y obstrucción de los pequeños conductos pancreáticos, seguido de la secuencia de acontecimientos descrita anteriormente.

Características clínicas. El *dolor abdominal* es la manifestación principal de la pancreatitis aguda. Su intensidad varía desde leve y molesto, hasta intenso e incapacitante. La sospecha de pancreatitis aguda viene dada por la presencia de concentraciones plasmáticas elevadas de amilasa y lipasa y la exclusión de otras causas de dolor abdominal.

La pancreatitis aguda florida es una urgencia médica de primer orden. Estos individuos habitualmente tienen un inicio brusco y calamitoso de «abdomen agudo» con abdomen rígido y doloroso, y ausencia de ruidos intestinales. Característicamente, el dolor es constante e intenso y, a menudo, referido a la parte superior de la espalda; debe diferenciarse de otras causas, como la apendicitis aguda perforada, la úlcera péptica perforada, la colecistitis aguda con perforación y la oclusión de los vasos mesentéricos con infarto intestinal.

Las manifestaciones de la pancreatitis aguda grave se atribuyen a la liberación sistémica de enzimas digestivas y la activación explosiva de la respuesta inflamatoria. Los pacientes muestran permeabilidad vascular aumentada, leucocitosis, coagulación intravascular diseminada, síndrome de distrés respiratorio agudo (debido a lesión de los capilares alveolares) y necrosis grasa difusa. El *colapso vascular periférico (shock) puede acontecer rápidamente* como resultado de los trastornos electrolíticos y la pérdida de volumen sanguíneo, junto con endotoxemia (por la rotura de las barreras entre la flora gastrointestinal y el torrente circulatorio), y una liberación masiva de citocinas y agentes vasoactivos.

Los *hallazgos de laboratorio* incluyen una amilasa sérica tremendamente elevada durante las primeras 24 horas, seguido (en las 72-96 horas) de elevaciones de la lipasa sérica. La hipocalcemia puede producirse por la precipitación del calcio en las áreas extensas de necrosis grasa; si es persistente, es un signo pronóstico malo. El páncreas engrosado e inflamado puede visualizarse mediante tomografía computarizada (TC) o resonancia magnética (RM). El eje del tratamiento de la pancreatitis aguda es la terapia de soporte (p. ej., mantenimiento de la presión sanguínea y alivio del dolor), y el «reposo» del páncreas mediante restricción absoluta de alimentos y líquidos. En el 40 al 60% de los casos de pancreatitis aguda necrosante, los residuos necróticos se infectan habitualmente por gérmenes gramnegativos procedentes del tracto alimentario, complicando aún más la evolución clínica. Aunque la mayoría de individuos con pancreatitis aguda se recuperan finalmente, cerca de un 5% fallece por shock durante la primera semana de enfermedad; el síndrome de distrés respiratorio agudo y la insuficiencia renal aguda son complicaciones ominosas. En los pacientes que sobreviven, las secuelas incluyen *abscesos pancreáticos* estériles o *seudoquistes pancreáticos* (ver más adelante).

Seudoquistes pancreáticos

Una secuela habitual de la pancreatitis aguda es un *seudoquiste pancreático.* Las áreas licuadas del tejido pancreático necrótico quedan delimitadas por tejido fibroso formando un espacio quístico con ausencia de un revestimiento epitelial (de ahí el prefijo «seudo»). El drenaje de las secreciones pancreáticas dentro de este espacio a lo largo de meses a años (por conductos pancreáticos lesionados) puede producir un aumento masivo del tamaño del quiste. Tales colecciones representan el 75% de todos los quistes pancreáticos. Mientras que muchos seudoquistes se resuelven de forma espontánea, también pueden infectarse de forma secundaria, y los seudoquistes de mayor tamaño pueden comprimir o incluso perforar estructuras adyacentes.

Morfología

Por lo general, los seudoquistes son solitarios; habitualmente están adheridos a la superficie de la glándula y afectan a tejidos peripancreáticos como el saco omental inferior o el retroperitoneo entre el estómago y el colon transverso o el hígado (Fig. 17-3A). Su diámetro puede variar desde 2 a 30 cm. Puesto que los seudoquistes surgen mediante la formación de tabiques de áreas de necrosis grasa hemorrágica, están típicamente compuestos por residuos necróticos encapsulados por paredes fibrosas de tejido de granulación con ausencia de revestimiento epitelial (Fig. 17-3B).

Pancreatitis crónica

La pancreatitis crónica se caracteriza por una inflamación duradera y fibrosis del páncreas con destrucción del páncreas exocrino; en sus estadios terminales, el parénquima endocrino también se pierde. Aunque la pancreatitis crónica puede ser el resultado de crisis recidivantes de pancreatitis aguda, *la distinción principal entre pancreatitis aguda y crónica es la alteración irreversible en esta última.* La prevalencia de la pancreatitis crónica es difícil de determinar pero probablemente varía entre el 0,04 y el 5% de la población. De lejos, *la causa más frecuente de pancreatitis crónica es el consumo de alcohol durante mucho tiempo*; los hombres de mediana edad constituyen el grupo más numeroso. Causas menos frecuentes de pancreatitis crónica incluyen:

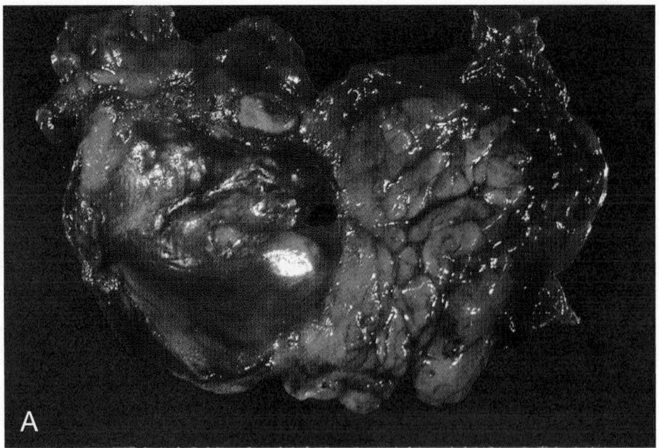

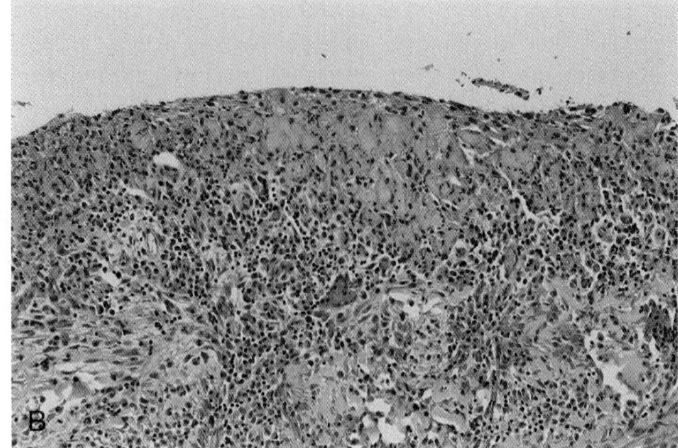

Figura 17-3

Seudoquiste pancreático. **A,** corte transversal que muestra un quiste mal definido con una pared necrótica marronácea. **B,** histológicamente, el quiste carece de un epitelio de revestimiento verdadero y, en su lugar, está revestido por fibrina, tejido de granulación e inflamación crónica.

- *Obstrucción* prolongada del conducto pancreático (p. ej., por seudoquistes, cálculos, neoplasias o páncreas *divisum*).
- *Pancreatitis tropical*; un trastorno mal caracterizado observado en África y Asia atribuido a la malnutrición.
- *Pancreatitis hereditaria* debida a mutaciones del *PRSS1* (ver más arriba) o mutaciones del gen *SPINK1* que codifica el inhibidor de la tripsina.
- *Pancreatitis crónica asociada con mutaciones del CFTR.* Como se aborda en detalle en el Capítulo 7, la fibrosis quística está causada por mutaciones en el gen *CFTR*. Recuérdese que la proteína CFTR también se expresa en el epitelio ductal pancreático, y que las mutaciones del gen *CFTR* disminuyen la secreción de bicarbonato, favoreciendo así los tapones de proteínas. En la fibrosis quística típica (con la mutación Δ508, Capítulo 7), los defectos de la secreción en los conductos pancreáticos son bastante graves, originando una atrofia pancreática de forma temprana en el curso de la enfermedad, más que una progresión a pancreatitis crónica. Un subgrupo de individuos con ciertas mutaciones del *CFTR* desarrolla pancreatitis crónica; de forma interesante, *las otras características clínicas de la fibrosis quística están típicamente ausentes, y la concentración de cloro en el sudor es normal.* Las mutaciones del gen *CFTR* en tales personas son distintas de las asociadas con la fibrosis quística. Por otra parte, la pancreatitis relacionada con el CFTR también puede observarse en individuos que heredan dos mutaciones distintas del gen *CFTR* (heterocigotos compuestos).

Hasta el 40% de los individuos con pancreatitis crónica carece de factores predisponentes reconocibles. Sin embargo, como en la pancreatitis aguda, un número cada vez mayor de estos casos «idiopáticos» se asocian con mutaciones en genes importantes para la función normal del páncreas exocrino.

Morfología

La pancreatitis crónica se caracteriza por **fibrosis parenquimatosa**, un número y tamaño reducido de ácinos y una **dilatación variable de los conductos pancreáticos**; hay un cierto respeto de los islotes de Langerhans (Fig. 17-4A). La **pérdida de ácinos** es una característica constante, habitualmente con infiltrado inflamatorio crónico alrededor de los lóbulos y conductos. El epitelio ductal puede ser atrófico, hiperplásico o mostrar metaplasia escamosa, y puede haber concreciones ductales (Fig. 17-4B). El resto de los islotes de Langerhans quedan amalgamados en el tejido esclerótico y pueden fusionarse y aparecer agrandados; finalmente, también desaparecen. Macroscópicamente, la glándula está dura, a veces con conductos extremadamente dilatados y concreciones calcificadas visibles.

Patogenia. Aunque la patogenia de la pancreatitis crónica no está bien definida, se han propuesto diversas hipótesis:

- *Obstrucción ductal por concreciones.* Muchos de los agentes productores de pancreatitis crónica (p. ej., alcohol) aumentan la concentración de proteínas en las secreciones pancreáticas, y éstas pueden formar tapones ductales.
- *Tóxicas-metabólicas.* Las toxinas, incluyendo el alcohol y sus metabolitos, pueden ejercer un efecto tóxico directo sobre las células acinares que conlleva acumulación de lípidos, pérdida de células acinares y, por último, fibrosis parenquimatosa.
- *Estrés oxidativo.* El estrés oxidativo inducido por el alcohol puede generar radicales libres en las células acinares, que conlleva la oxidación lipídica de la membrana y la subsiguiente expresión de quimiocinas que atraen células inflamatorias mononucleares. El estrés oxidativo también favorece la fusión de los lisosomas y los gránulos zimógenos, con la necrosis resultante de las células acinares, inflamación y fibrosis.
- *Necrosis-fibrosis.* La pancreatitis aguda puede producir fibrosis perilobular local, distorsión ductal y secreciones pancreáticas alteradas. Con el tiempo y con los episodios múltiples, esto puede llevar a la pérdida del parénquima pancreático y fibrosis.

Características clínicas. La pancreatitis crónica puede presentarse de distintas maneras. Puede anunciarse con episodios

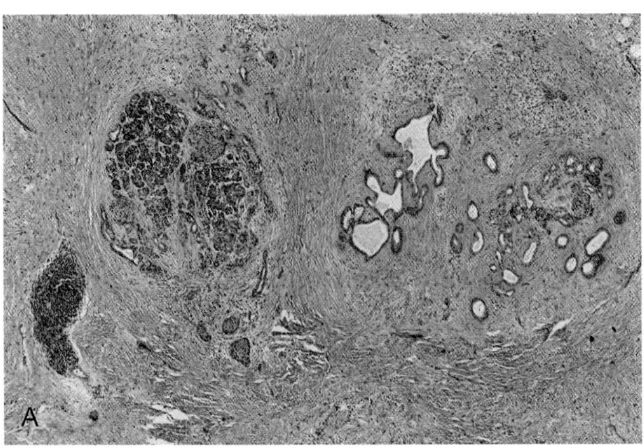
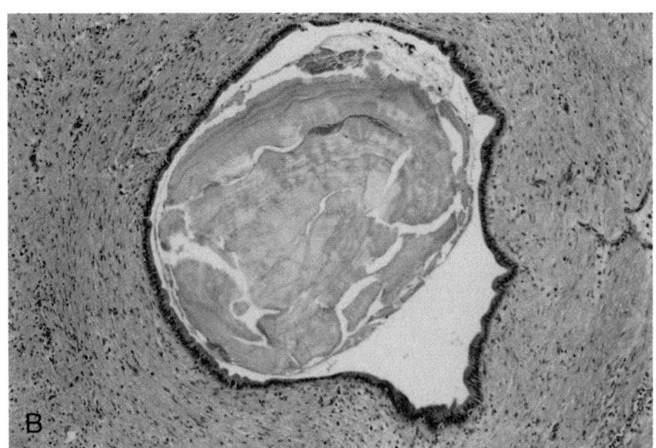

Figura 17-4

Pancreatitis crónica. **A,** la fibrosis extensa y la atrofia han dejado solamente islotes residuales (*izquierda*) y conductos (*derecha*), con un salpicado de células inflamatorias crónicas y tejido acinar. **B,** una visión con mayor aumento demuestra los conductos dilatados con concreciones eosinofílicas densas en un paciente con pancreatitis crónica alcohólica.

repetidos de ictericia o indigestión, dolor abdominal persistente o recurrente y dolor en la espalda o pasar completamente inadvertida hasta que se desarrolla una insuficiencia pancreática y diabetes mellitus (esta última debida a destrucción de islotes). Los ataques pueden estar precipitados por el consumo excesivo de alcohol, comidas abundantes (aumentan las demandas de secreciones pancreáticas), opioides u otros fármacos que pueden alterar el tono muscular del esfínter de Oddi.

El diagnóstico de la pancreatitis crónica requiere un grado elevado de sospecha. Durante un ataque de dolor abdominal, puede haber febrícula y elevaciones modestas de la amilasa sérica. Sin embargo, en la enfermedad terminal, la destrucción acinar puede enmascarar tal clave diagnóstica de laboratorio. La obstrucción inducida por cálculos biliares puede presentarse como ictericia o elevaciones en las concentraciones séricas de fosfatasa alcalina. Un hallazgo muy útil es la visualización de calcificaciones en el páncreas mediante TC o ecografía. La pérdida de peso y el edema hipoalbuminémico por la malabsorción causada por la insuficiencia exocrina pancreática también pueden apuntar hacia la enfermedad.

Aunque la pancreatitis crónica no es habitualmente una amenaza para la vida de forma aguda, el pronóstico a largo plazo en los individuos con pancreatitis crónica es malo, con una tasa de mortalidad del 50% en 20 a 25 años. La *insuficiencia exocrina pancreática grave* y la malabsorción crónica pueden desarrollarse, al igual que la *diabetes mellitus*. En otros pacientes, el *dolor crónico intenso* puede dominar el cuadro. Los *seudoquistes pancreáticos* (descritos anteriormente) se desarrollan en cerca del 10% de los pacientes. Los individuos con pancreatitis hereditaria tienen un riesgo del 40% a lo largo de la vida de desarrollar cáncer pancreático. El grado en que otras formas de pancreatitis crónica contribuyen al desarrollo del cáncer es incierto.

RESUMEN

Pancreatitis

- La *pancreatitis aguda* se caracteriza por inflamación y lesión parenquimatosa reversible con lesiones que varían desde un edema focal y necrosis grasa a necrosis parenquimatosa extensa y hemorragia; las manifestaciones clínicas varían desde un dolor abdominal leve a un colapso vascular rápidamente mortal.
- La *pancreatitis crónica* se caracteriza por lesión parenquimatosa irreversible y formación de cicatrices; las manifestaciones clínicas incluyen malabsorción crónica (debida a insuficiencia exocrina pancreática) y diabetes mellitus (causada por la pérdida de islotes).
- Ambas entidades comparten mecanismos patogénicos similares y, de hecho, la pancreatitis aguda recurrente puede llevar a una pancreatitis crónica. La obstrucción ductal y el alcohol son las causas más frecuentes de ambas formas. La activación inapropiada de las enzimas digestivas pancreáticas (debida a mutaciones en genes que codifican el tripsinógeno o los inhibidores de la tripsina) y la lesión acinar primaria (debida a toxinas, infecciones, isquemia o traumatismo) también causan pancreatitis.

NEOPLASIAS PANCREÁTICAS

Las neoplasias exocrinas pancreáticas pueden ser quísticas o sólidas; algunas son benignas, mientras que otras están entre las más letales de todas las neoplasias malignas.

Neoplasias quísticas

Cerca del 5 al 15% de todos los quistes pancreáticos son neoplásicos; éstos constituyen menos del 5% de todas las neoplasias pancreáticas. Algunos de ellos son benignos (p. ej., cistoadenoma seroso); otros, como las neoplasias quísticas mucinosas, pueden ser benignos pero frecuentemente tienen un potencial maligno.

Cistoadenomas serosos

Los *cistoadenomas serosos* representan cerca de una cuarta parte de todas las neoplasias quísticas pancreáticas. Están compuestos de células cuboides ricas en glucógeno que rodean pequeños quistes que contienen un líquido claro de color pajizo (Fig. 17-5). Los tumores se presentan típicamente en la séptima década de la vida con síntomas inespecíficos, como dolor abdominal; el cociente mujer a hombre es 2:1. Estos tumores son casi uniformemente benignos y la resección quirúrgica es curativa en la inmensa mayoría de pacientes.

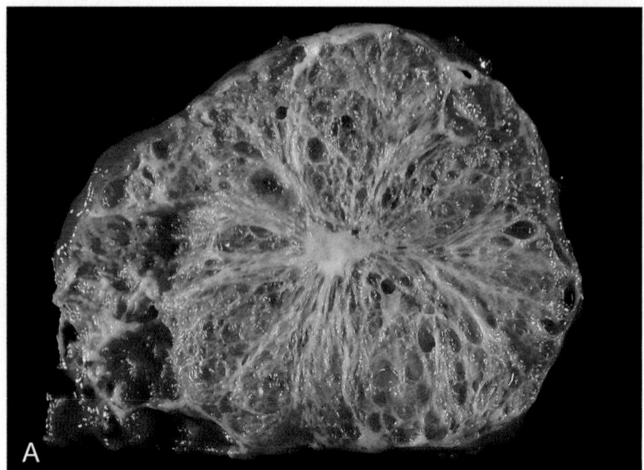

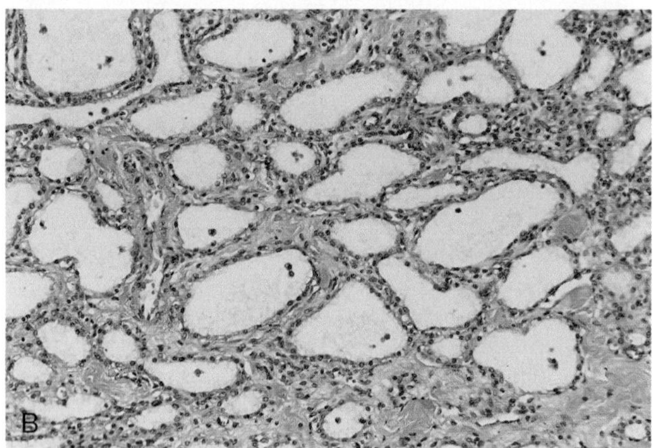

Figura 17-5

Cistoadenoma seroso. **A,** sección transversal de un cistoadenoma seroso. Sólo queda preservado un borde delgado de parénquima pancreático normal. Los quistes son relativamente pequeños y contienen un líquido claro de color pajizo. **B,** los quistes están revestidos de epitelio cuboidal sin atipia.

Neoplasias quísticas mucinosas

Las *neoplasias quísticas mucinosas* casi siempre acontecen en mujeres, habitualmente en el cuerpo o la cola del páncreas, y se presentan como masas indoloras de crecimiento lento. Los espacios quísticos están rellenos de una mucina espesa, y los quistes están revestidos de un epitelio mucinoso columnar asociado a una estroma celular densa (Fig. 17-6). Estos tumores pueden ser benignos, estar en el límite de la malignidad o ser malignos. Los cistoadenomas mucinosos benignos carecen de atipia arquitectónica o citológica significativa, mientras que las neoplasias quísticas mucinosas limítrofes muestran atipia arquitectónica y citológica significativa pero no invasión tisular. Los cistoadenocarcinomas mucinosos malignos son invasivos.

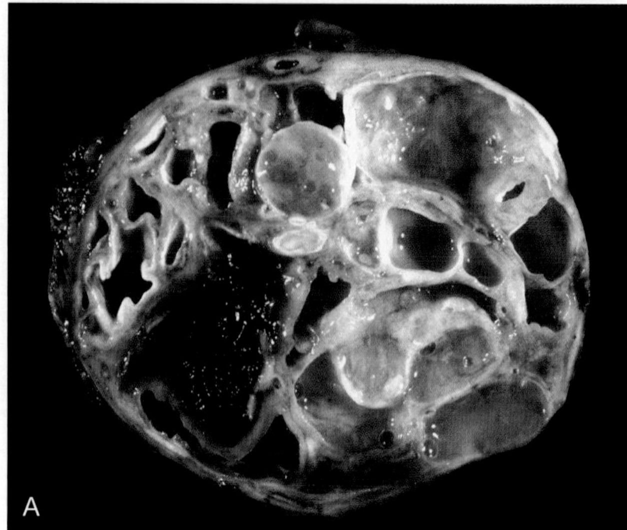

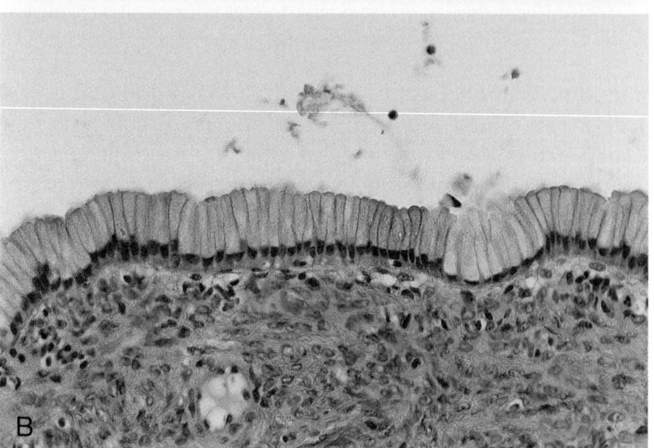

Figura 17-6

Cistoadenoma mucinoso pancreático. **A,** sección transversal de un quiste multiloculado mucinoso en la cola del páncreas. Los quistes son grandes y están rellenos de una mucina espesa. **B,** los quistes están revestidos por epitelio mucinoso columnar con estroma celular densa acompañante.

Neoplasias mucinosas papilares intraductales

Las *neoplasias mucinosas papilares intraductales* (NMPI) también producen quistes que contienen mucina, y pueden ser benignas, en el límite de la malignidad (*borderline*) o malignas. En contraste con las neoplasias quísticas mucinosas, las NMPI acontecen más frecuentemente en hombres que en mujeres y afectan más a la cabeza del páncreas. Las NMPI surgen en los conductos pancreáticos principales y carecen de la estroma celular que se observa en las neoplasias quísticas mucinosas (Fig. 17-7).

Carcinoma pancreático

El carcinoma pancreático es la cuarta causa de muerte por cáncer en Estados Unidos, precedido tan sólo por los cánceres de pulmón, colon y mama. Aunque es sustancialmente menos frecuente que los otros tres cánceres, el carcinoma pancreático es casi el número uno en la lista de cánceres letales puesto que posee una de las tasas de mortalidad más elevadas. Cerca de 30.000 estadounidenses son diagnosticados de cáncer pan-

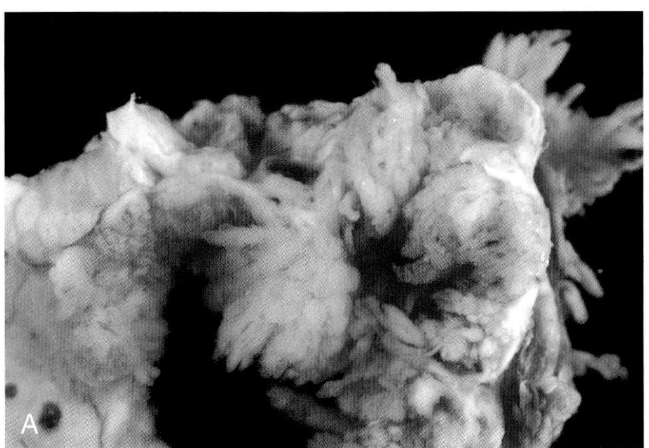

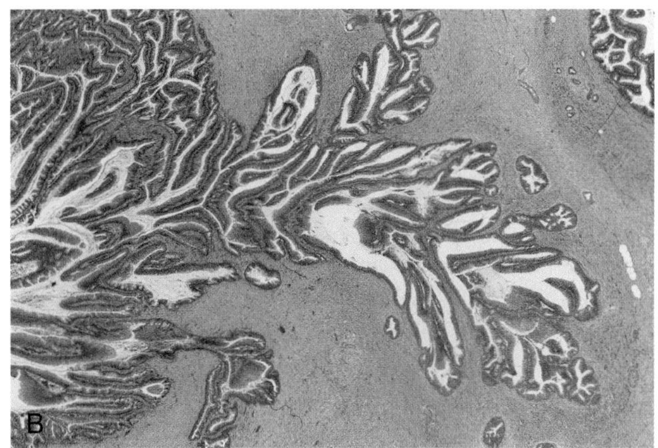

Figura 17-7

Neoplasia mucinosa papilar intraductal. **A**, sección transversal de la cabeza del páncreas que muestra una neoplasia papilar prominente distendiendo el conducto pancreático principal. **B**, la neoplasia mucinosa papilar afecta al conducto pancreático principal (*izquierda*) y se extiende hacia los conductos de menor tamaño y los dúctulos (*derecha*).

creático anualmente, y prácticamente todos fallecen por esta causa. La tasa de supervivencia a los 5 años es descorazonadora: menos del 5%.

Patogenia. Como todos los cánceres, el cáncer pancreático es una enfermedad genética que se produce como consecuencia de mutaciones heredadas o adquiridas de los genes asociados con el cáncer. En un patrón análogo al observado en el cáncer de colon (Capítulo 6), hay una acumulación progresiva de cambios genéticos en el epitelio pancreático a medida que evoluciona desde lesiones no neoplásicas y no invasivas en los conductos pequeños y los dúctulos hasta el carcinoma invasor (Fig. 17-8). Las lesiones precursoras se denominan «neoplasias intraepiteliales pancreáticas» (PanIN). La evidencia a favor de su relación precursora con la malignidad franca incluye el hecho de que a menudo se encuentran adyacentes a los carcinomas infiltrantes y comparten una serie de mutaciones genéticas. Además, las células epiteliales en la PanIN muestran telómeros muy acortados, que potencialmente predisponen a estas lesiones a acumular anomalías cromosómicas adicionales en su camino de progresión hacia el carcinoma invasivo. Las alteraciones moleculares más frecuentes en la carcinogénesis pancreática afectan a *K-RAS*, *p16*, *SMAD4* y *p53*:

- El gen *K-RAS* es el oncogén más frecuentemente alterado en el cáncer pancreático; está activado por una mutación puntual en el 80 al 90% de los casos. Estas mutaciones alteran la actividad intrínseca de la GTPasa de la proteína K-RAS de manera que está constitutivamente alterada. A su vez, K-RAS activa varias señales de transducción intracelular culminando en la activación de los factores de transcripción FOS y JUN.
- El gen *p16* (*CDKN2A*) es el gen supresor tumoral más frecuentemente inactivado en el cáncer pancreático, estando suprimido en el 95% de los casos. La proteína p16 tiene una función crítica en el control del ciclo celular; su inactivación elimina un punto de control importante.

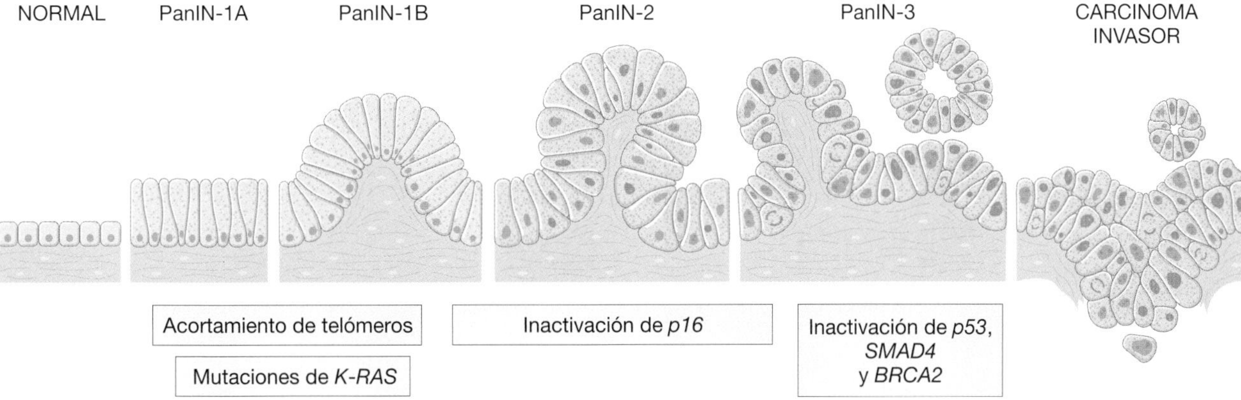

Figura 17-8

Modelo del desarrollo del cáncer pancreático. Se postula que el acortamiento telomérico y las mutaciones del oncogén *K-RAS* ocurren en estadios precoces, la inactivación del gen supresor tumoral *p16* ocurre en estadios intermedios, y la inactivación de los genes supresores tumorales *p53, SMAD4* y *BRCA2* ocurre en estadios tardíos. Es importante destacar que mientras que hay una secuencia temporal de cambios, la acumulación de múltiples mutaciones es más importante que la ocurrencia de una secuencia específica. (Adaptada de Wilentz RE, et al.: Loss of expression of Dpc4 in pancreatic intraepithelial neoplasia: evidence that *DPC4* inactivation occurs late in neoplastic progression. Cancer Res 60:2002, 2000.)

- El gen supresor tumoral *SMAD4* está inactivado en el 55% de los cánceres pancreáticos. Codifica una proteína que desempeña una función importante en la transducción de señales en la vía del receptor del factor transformador del crecimiento β (TGF-β) Su función normal más probablemente sea la de suprimir el crecimiento y favorecer la apoptosis.
- La inactivación del gen supresor tumoral *p53* ocurre en el 50 al 70% de los cánceres pancreáticos. El gen *p53* actúa como un punto de control del ciclo celular y como un inductor de apoptosis (Capítulo 6).

Se desconoce lo que produce estos cambios moleculares. Es, principalmente, una enfermedad del anciano, con el 80% de los casos ocurriendo entre los 60 y 80 años. El carcinoma del páncreas es más frecuente en negros que en blancos. La influencia ambiental más potente es el tabaco, que duplica el riesgo. La pancreatitis crónica y la diabetes mellitus también se han asociado ambos con un riesgo aumentado de cáncer pancreático. Es difícil determinar si la pancreatitis crónica es la causa del cáncer pancreático o un efecto de la enfermedad, puesto que los cánceres pancreáticos pequeños pueden bloquear el conducto pancreático y, por tanto, producir una pancreatitis crónica. Un argumento similar se aplica a la asociación entre la diabetes mellitus y el cáncer pancreático, puesto que la diabetes puede ocurrir como consecuencia del cáncer pancreático.

Se ha descrito la agregación familiar en el cáncer pancreático, aunque en la actualidad se están reconociendo cada vez más síndromes heredados que aumentan el riesgo de cáncer pancreático. En concreto, la pancreatitis familiar (relacionada con mutaciones en el gen del tripsinógeno *PRSS1*; ver anteriormente) incurre en un aumento entre 50 y 80 veces del riesgo de neoplasia pancreática.

Morfología

Aproximadamente, el 60% de los cánceres pancreáticos surge de la cabeza de la glándula, el 15% del cuerpo y el 5% de la cola; en el 20%, la neoplasia afecta de forma difusa a todo el órgano. Los carcinomas del páncreas son habitualmente masas mal definidas, duras, estrelladas y de color gris-blanco (Fig. 17-9A).

La inmensa mayoría de los carcinomas son **adenocarcinomas ductales**, pareciéndose en cierto grado al epitelio ductal normal, con formación de glándulas y secreción de mucinas. Dos hallazgos son característicos del cáncer pancreático: es extremadamente invasivo (incluso los cánceres pancreáticos invasivos «precoces» invaden los tejidos peripancreáticos de forma extensa), y desencadena una reacción intensa no neoplásica del huésped compuesta por fibroblastos, linfocitos y matriz extracelular (**respuesta desmoplásica**).

La mayoría de los carcinomas de la cabeza del páncreas obstruyen el colédoco distal en su trayecto a través de la cabeza del páncreas. En el 50% de tales casos, hay una distensión marcada del árbol biliar y los pacientes muestran típicamente ictericia. Por el contrario, **los carcinomas en el cuerpo y la cola del páncreas no afectan el tracto biliar y, por tanto, permanecen silentes durante algún tiempo. Pueden ser bastante grandes y estar muy diseminados en el momento de ser descubiertos**. Los carcinomas pancreáticos a menudo se extienden a través del espacio retroperitoneal, atrapando nervios adyacentes y, ocasionalmente, invadiendo el bazo, las glándulas adrenales, la columna vertebral, el colón transverso y el estómago. Los ganglios linfáticos peripancreáticos, gástricos, mesentéricos, omentales y portohepáticos están frecuentemente afectados y el hígado a menudo está agrandado por depósitos metastásicos. Las metástasis a distancia ocurren principalmente en los pulmones y huesos.

Microscópicamente, el carcinoma pancreático es habitualmente **un adenocarcinoma de moderado a escasamente diferenciado que forma estructuras tubulares abortivas o grupos celulares y muestra un patrón de crecimiento infiltrativo agresivo** (Fig. 17-9B). La fibrosis estromal densa acompaña la invasión tumoral y hay una tendencia a la invasión perineural dentro y fuera del órgano. La invasión linfática también se observa frecuentemente.

Variantes menos frecuentes de cáncer pancreático incluyen: **carcinomas de células acinares**, que muestran diferenciación celular acinar prominente con gránulos zimógenos y producción de enzimas exocrinas; **carcinomas adenoescamosos** con diferenciación escamosa focal además de diferenciación glandular; **carcinomas indiferenciados con células gigantes de tipo osteoclasto.**

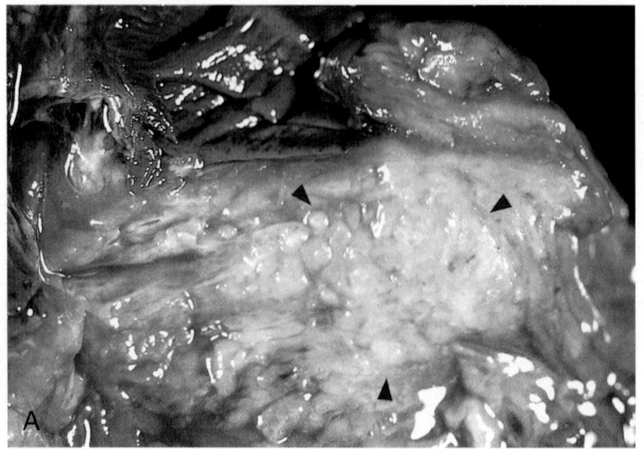

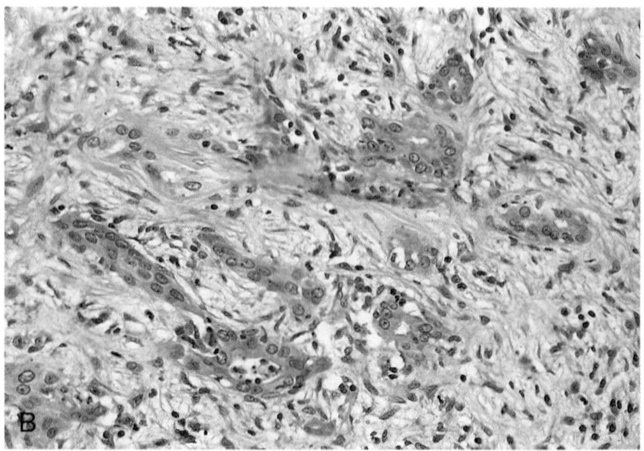

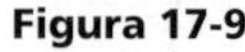

Figura 17-9

Carcinoma de páncreas. **A**, sección transversal de la cabeza del páncreas y del conducto biliar común del paciente mostrando una masa mal definida en el tejido pancreático (*puntas de flecha*) y la coloración verde del conducto por la obstrucción total del flujo biliar. **B**, glándulas mal formadas presentes en una estroma fibrótica densa (desmoplásica) dentro del tejido pancreático.

Características clínicas. *Los carcinomas del páncreas permanecen típicamente silentes hasta que su extensión se topa con alguna otra estructura.* Por lo general, el dolor es el primer síntoma, pero en ese momento estos cánceres son irreversibles. La *ictericia obstructiva* puede asociarse con carcinoma de la cabeza del páncreas, pero rara vez llama la atención lo suficientemente pronto. La pérdida de peso, la anorexia y el malestar generalizado, así como la debilidad, son signos de la enfermedad avanzada. La *tromboflebitis migratoria (síndrome de Trousseau)* ocurre en cerca del 10% de los pacientes y se atribuye a la elaboración de factores de agregación plaquetaria y procoagulantes por parte del tumor o por sus productos necróticos (Capítulo 4).

El curso sintomático del carcinoma pancreático es angustiosamente breve y progresivo. Menos del 20% de los cánceres pancreáticos en conjunto son resecables en el momento del diagnóstico. Se investiga desde hace tiempo en pruebas bioquímicas que pudieran proporcionar una detección precoz de los cánceres pancreáticos. De hecho, las concentraciones séricas de muchas enzimas y antígenos (p. ej., antígeno carcinoembrionario y CA19-9) están elevadas pero estos marcadores no son lo suficientemente específicos, ni sensibles, para ser utilizados como pruebas de detección. Diversas técnicas de imagen, como la ecografía endoscópica y la TC, son útiles en el diagnóstico y la realización de la biopsia percutánea con aguja, pero no lo son como pruebas de detección.

RESUMEN

Neoplasias pancreáticas

- El cáncer pancreático probablemente surge de lesiones precursoras (PanIN), que se desarrollan mediante una acumulación progresiva de mutaciones características de oncogenes (p. ej., *K-RAS*) y genes supresores tumorales (p. ej., *p16*, *p53* y *SMAD4*).
- Habitualmente, son adenocarcinomas ductales con una estroma extensa.
- El cáncer pancreático habitualmente sólo se diagnostica después de que haya invadido en profundidad; es una neoplasia agresiva con una tasa de mortalidad elevada.
- La ictericia obstructiva es una característica del carcinoma de la cabeza del páncreas.

BIBLIOGRAFÍA

DiMagno MJ, DiMagno EP: Chronic pancreatitis. Curr Opin Gastroenterol 21:544, 2005. *[Una excelente revisión general sobre el tema.]*

Furukawa T, et al.: Molecular mechanisms of pancreatic carcinogenesis. Cancer Sci 97:1, 2006 *[Una buena discusión actualizada sobre las vías de la carcinogénesis pancreática.]*

Gullo L, et al.: Alcoholic pancreatitis: new insights into an old disease. Curr Gastroenterol Rep 7:96, 2005. *[Una buena discusión sobre los mecanismos potenciales que relacionan el alcohol con la pancreatitis.]*

Maitra A, Kern SE, Hruban RH: Molecular pathogenesis of pancreatic cancer. Best Pract Res Clin Gastroent 20:211, 2006. *[Una revisión excelente de las alteraciones moleculares en el cáncer pancreático.]*

Mayerle J, et al.: Current management of acute pancreatitis. Nat Clin Pract Gastroenterol Hepatol 2:473, 2005. *[Buena revisión del diagnóstico y manejo clínico de la enfermedad.]*

Pandol SJ: Acute pancreatitis. Curr Opin Gastroenterol 21:538, 2005. *[Una excelente revisión general sobre el tema.]*

Paju A, Stenman UH: Biochemistry and clinical role of trypsinogens and pancreatic secretory trypsin inhibitor. Crit Rev Clin Lab Sci 43:103, 2006. *[Una revisión extremadamente profunda y completa sobre la bioquímica de los tripsinógenos y sus inhibidores, correlacionándola con el diagnóstico y las enfermedades clínicas.]*

Sakorafas GH, Sarr MG: Cystic neoplasms of the pancreas; what a clinician should know. Cancer Treat Rev 31:507, 2005. *[Una panorámica completa y de orientación clínica sobre las neoplasias pancreáticas quísticas.]*

Whitcomb DC: Mechanisms of disease: advances in understanding the mechanisms leading to chronic pancreatitis. Nat Clin Pract Gastroenterol Hepatol 1:46, 2004. *[Un agradable resumen sobre los avances en nuestros conocimientos de los contribuyentes genéticos e inmunológicos en la pancreatitis crónica.]*

Capítulo 18

Aparato genital masculino*

Los trastornos del aparato genital masculino incluyen una variedad de malformaciones, procesos inflamatorios y neoplasias que afectan al pene y al escroto, a la próstata y a los testículos. En este capítulo se consideran individualmente las principales subdivisiones anatómicas del aparato genital masculino, porque muchas de las enfermedades estudiadas tienden a afectar a los distintos órganos de una manera bastante selectiva. La principal excepción a este agrupamiento anatómico es el estudio de las enfermedades de transmisión sexual (ETS), que se describen por separado por su frecuente afectación multisistémica. Debido a las muchas similitudes de presentación en ambos sexos, las manifestaciones de algunas ETS seleccionadas también se estudian en este capítulo.

*Se agradecen profundamente las contribuciones del doctor Dennis Burns a este capítulo en ediciones anteriores de este libro y las contribuciones de la doctora Tamara Lotan a este capítulo.

PENE

El pene puede estar afectado por muchos trastornos congénitos y adquiridos. Sólo se describen aquí las malformaciones, procesos inflamatorios y neoplasias más frecuentes. Una parte importante de los trastornos inflamatorios que afectan al pene son ETS, que se describen más adelante en este capítulo.

Malformaciones

Las malformaciones más frecuentes del pene incluyen las anomalías de la localización del orificio uretral distal, llamadas «*hipospadias*» y «*epispadias*». El *hipospadias*, la más frecuente de las dos lesiones, se presenta en 1 de cada 250 varones vivos y designa una apertura anómala de la uretra a lo largo de la cara ventral del pene. El orificio uretral, que puede estar en cualquier lugar a lo largo del cuerpo del pene, está estrechado a veces, produciendo una obstrucción del tacto urinario y aumento del riesgo de infecciones urinarias. La anomalía puede asociarse a otras malformaciones congénitas, como hernias inguinales y testículos no descendidos. El término «*epispadias*» indica la presencia del orificio uretral en la cara dorsal del pene. Como el hipospadias, el epispadias puede producir obstrucción del tracto urinario inferior; en otros casos, puede causar incontinencia urinaria. El epispadias se asocia con frecuencia a *extrofia vesical*, una malformación congénita de la vejiga.

Lesiones inflamatorias

Un número importante de procesos inflamatorios del pene están causados por ETS. También pueden afectar al pene procesos inflamatorios locales no relacionados con ETS y, en alguna ocasión, otras enfermedades sistémicas inflamatorias.

Los términos «*balanitis*» y «*balanopostitis*» hacen referencia a inflamaciones locales del glande del pene o del glande y el prepucio que lo recubre, respectivamente. La mayoría de los casos se producen como consecuencia de la mala higiene local en varones no circuncidados, con acumulación de células epiteliales descamadas, sudor y desechos, llamado «*esmegma*», que actúa como irritante local. En esos casos, la parte distal del pene está típicamente roja, hinchada y sensible; puede haber una secreción purulenta. La «*fimosis*» es una afección en la que el prepucio no puede ser retraído fácilmente sobre el glande. Aunque puede presentarse como una anomalía congénita, la mayoría de los casos son adquiridos por cicatrización del prepucio secundaria a episodios previos de balanopostitis. Independientemente de su origen, la mayoría de los casos de fimosis se acompañan de signos de inflamación activa de la parte distal del pene. Cuando se retrae a la fuerza un prepucio estenótico sobre el glande, la circulación de éste puede verse comprometida y aparece congestión, tumefacción y dolor de la parte distal del pene, lo que se llama «*parafimosis*». En casos graves, puede haber retención urinaria.

Los hongos pueden infectar la piel del pene y del escroto, porque las condiciones húmedas, calientes en este sitio y la mala higiene local, favorecen el crecimiento de los hongos. La *candidiasis genital* puede presentarse en personas por lo demás normales, pero es especialmente frecuente en pacientes con diabetes mellitus. La candidiasis se presenta típicamente como una lesión erosiva, dolorosa, intensamente pruriginosa que afecta al glande, el escroto y las áreas intertriginosas adyacentes. El raspado o la biopsia de las lesiones pone de manifiesto la gemación y las seudohifas características en la epidermis superficial.

Neoplasias

Más del 95% de las neoplasias del pene se originan en el epitelio escamoso. En Estados Unidos, los carcinomas de células escamosas del pene son relativamente raros, y suponen alrededor del 0,4% de todos los cánceres en varones. Sin embargo, en los países en vías de desarrollo, el carcinoma de pene es mucho más frecuente. La mayoría de los casos se presentan en pacientes no circuncidados mayores de 40 años. Se han implicado varios factores en la patogenia del carcinoma de células escamosas del pene, incluyendo la mala higiene (con la consiguiente exposición a los carcinógenos potenciales del esmegma), el tabaco y la infección por virus del papiloma humano (VPH), especialmente los tipos 16 y 18.

Como los carcinomas escamosos de otros sitios, los del pene suelen ir precedidos por la aparición de células malignas limitadas a la epidermis, situación denominada «*neoplasia intraepitelial*» o «*carcinoma in situ*». En el pene se dan tres variedades clínicas de carcinoma *in situ*, asociadas íntimamente a la infección por VPH. La *enfermedad de Bowen* se da en varones mayores no circuncidados y tiene el aspecto macroscópico de una lesión solitaria, tipo placa, en el cuerpo del pene. El estudio histológico muestra células morfológicamente malignas por toda la epidermis, sin invasión de la estroma subyacente (Fig. 18-1). La enfermedad de Bowen no es exclusiva del pene, sino que también puede aparecer en cualquier otro lugar de la piel y en las superficies mucosas, incluyendo la vulva y la mucosa oral. Su principal importancia reside en la potencial progresión a carcinoma escamoso invasor, complicación que se calcula que sucede en casi el 33% de los casos que afectan al pene. Cuando la enfermedad de Bowen se presenta como una placa eritematosa en el glande, se llama *eritroplasia de Queyrat*. La papulosis bowenoide se presenta en varones jóvenes, sexualmente activos y es idéntica, histológicamente, a la enfermedad de Bowen. Sin embargo, clínicamente se manifiesta como múltiples pápulas de color marrón rojizo en el glande y suele ser transitoria, con alguna rara progresión a carcinoma en pacientes inmunocomprometidos.

El *carcinoma escamoso* del pene tiene el aspecto de una lesión papular, gris, costrosa, más frecuentemente en el pene o en el prepucio. En muchos casos, el carcinoma infiltra el tejido conjuntivo subyacente para producir una lesión ulcerada, indurada, de bordes irregulares (Fig. 18-2). El aspecto histológico suele ser el de un carcinoma de células escamosas queratinizante con bordes infiltrados, indistinguible de los carcinomas escamosos de otros sitios. El *carcinoma verrucoso* es una variedad de carcinoma escamoso que se caracteriza por una arquitectura papilar, atipia citológica menos llamativa y bordes redondeados que empujan hacia la profundidad. La mayoría de los carcinomas escamosos del pene son lesiones indolentes, localmente infiltrativas. En el momento del diagnóstico hay metástasis regionales a los ganglios linfáticos inguinales en aproximadamente el 25% de los pacientes. Las metástasis a distancia son relativamente raras. La supervivencia global a los 5 años es del 70%.

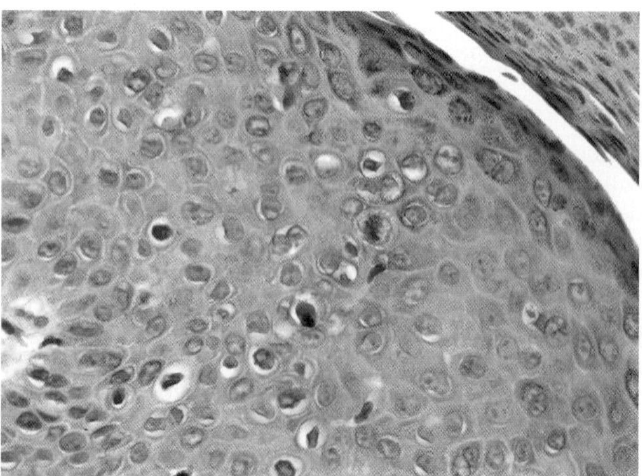

Figura 18-1

Enfermedad de Bowen (carcinoma *in situ*) del pene. El epitelio encima de la membrana basal intacta (que no se ve en esta figura) muestra células epiteliales hipercromáticas, displásicas, disqueratósicas con figuras de mitosis situadas por encima de la membrana basal.

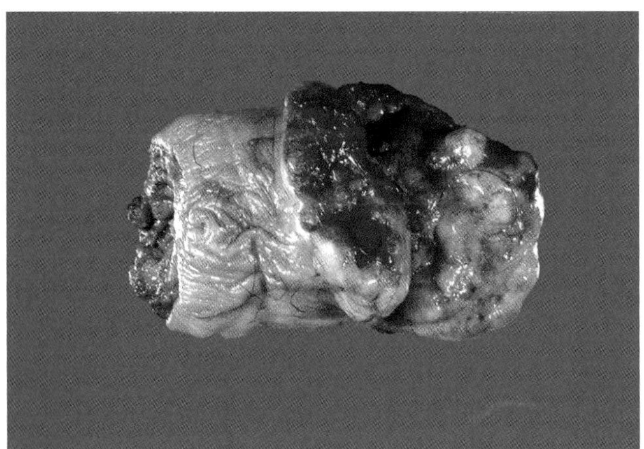

Figura 18-2

Carcinoma del pene. El glande está deformado por una masa infiltrante, firme y ulcerada.

RESUMEN

Neoplasias del pene

- El carcinoma escamoso y sus lesiones precursoras son las lesiones más importantes del pene. Todos están asociados a la infección por VPH.
- El carcinoma *in situ* del pene se presenta de tres formas: la enfermedad de Bowen, la papulosis bowenoide y la eritroplasia de Queyrat. Son similares histológicamente, pero tienen presentaciones clínicas características.
- El carcinoma escamoso se presenta en el glande o en el cuerpo del pene como una lesión ulcerada infiltrativa que puede extenderse a los ganglios inguinales y, en pocos casos, a sitios distantes. La mayoría de los casos se dan en varones fumadores no circuncidados.

ESCROTO, TESTÍCULOS Y EPIDÍDIMO

La piel del escroto puede estar afectada por varios procesos inflamatorios, incluyendo infecciones fúngicas locales y dermatosis sistémicas. Las neoplasias del saco escrotal son raras. El «*carcinoma escamoso*», el más frecuente, es de interés histórico ya que representa el primer cáncer asociado a influencias ambientales, desde la observación de sir Percival Pott de una elevada incidencia de esta enfermedad en deshollinadores. Varios trastornos no relacionados con los testículos y el epidídimo pueden también presentarse como aumento de tamaño del escroto. El «*hidrocele*», la causa más frecuente de aumento de tamaño escrotal, es una acumulación de líquido seroso dentro de la túnica vaginal. Puede presentarse en respuesta a infecciones o tumores vecinos o puede ser idiopático. La acumulación de sangre o de líquido linfático en la túnica vaginal, llamada «*hematocele*» y «*quilocele*», respectivamente, también puede producir aumento de tamaño testicular. En casos extremos de obstrucción linfática, causada, por ejemplo, por filariasis, el escroto y las extremidades inferiores pueden aumentar de tamaño hasta proporciones grotescas, una entidad llamada «*elefantiasis*».

Los trastornos más importantes del escroto afectan a los testículos y a sus estructuras anejas. Las enfermedades testiculares pueden ser congénitas, inflamatorias o neoplásicas, que pueden manifestarse de diversas maneras, incluyendo infertilidad, atrofia, aumento de tamaño y dolor local. El diagnóstico diferencial de muchas de estas enfermedades, especialmente de las que se asocian a un aumento de tamaño de los testículos, puede ser sumamente difícil basándose sólo en la exploración física.

Criptorquidia y atrofia testicular

La criptorquidia supone la *ausencia de descenso testicular* en el escroto. Normalmente los testículos descienden de la cavidad celómica a la pelvis alrededor del tercer mes de embarazo y luego, a través de los canales inguinales, al escroto durante los últimos 2 meses de vida intrauterina. El diagnóstico de criptorquidia es difícil de establecer con certeza antes del año de edad, especialmente en prematuros, porque el descenso completo de los testículos al escroto no está presente de manera invariable en el momento del nacimiento. Al año de edad, la criptorquidia está presente en el 1% de la población masculina. El 10%, aproximadamente, de estos casos son bilaterales. Varios factores, como anomalías hormonales o testiculares intrínsecas y problemas mecánicos (p. ej., obstrucción del canal inguinal) pueden interferir con el descenso testicular normal, produciendo una malposición de la gónada en cualquier lugar de su vía de migración. Además, la criptorquidia es una característica frecuente de varios síndromes congénitos, como el síndrome de Prader-Willi (Capítulo 7). Sin embargo, la causa de la criptorquidia se desconoce en la inmensa mayoría de los casos. No es extraño que la criptorquidia bilateral produzca esterilidad. La unilateral puede asociarse con atrofia de la gónada contralateral no descendida y, por tanto, también puede producir esterilidad. Además de asociarse a infertilidad, la ausencia de descenso también se asocia a un aumento del riesgo de *cáncer testicular* de 3 a 5 veces. En personas con criptorquidia unilateral también aumenta el riesgo de cáncer en el testículo contralateral descendido normalmente, lo que sugiere que alguna anomalía intrínseca, más que la simple ausencia de descenso, puede ser responsable del aumento del riesgo de cáncer. La colocación quirúrgica del testículo no descendido en el escroto (orquidopexia) antes de la pubertad reduce la probabilidad de atrofia testicular y hace disminuir, pero no elimina, el riesgo de cáncer e infertilidad.

Morfología

La criptorquidia afecta al testículo derecho algo más frecuentemente que al izquierdo. En aproximadamente el 10% de los casos es bilateral. El testículo criptorquídico puede ser de tamaño normal al iniciar la vida, aunque suele haber cierto grado de atrofia al llegar a la pubertad. Entre los 5 y los 6 años de edad hay signos microscópicos de atrofia tubular y en el momento de la pubertad hay hialinización. La pérdida de túbulos suele ir acompañada de hiperplasia de las células de Leydig. En los testículos criptorquídicos puede haber focos de **neoplasia intratubular de células germinales** (que se describe más tarde) que pueden ser el origen de la aparición posterior de tumores en esos órganos. Varios otros procesos, como isquemia crónica, trauma, radiación, quimioterapia antineoplásica y afecciones asociadas con la elevación crónica de los niveles de estrógenos (p. ej., cirrosis), pueden producir cambios atróficos similares a los observados en los testículos criptorquídicos. Sin embargo, la neoplasia intratubular de células germinales no es una característica de estos últimos procesos.

RESUMEN

Criptorquidia

- La criptorquidia se refiere al descenso incompleto de los testículos del abdomen al escroto y está presente en alrededor del 1% de los varones de 1 año.
- La criptorquidia bilateral o, en algunos casos, la unilateral, se asocia con atrofia tubular y esterilidad.
- El testículo criptorquídico tiene un riesgo de 3 a 5 veces superior de que se origine un cáncer testicular a partir de focos de neoplasia intratubular de células germinales dentro de los túbulos atróficos. La orquidopexia reduce el riesgo de esterilidad y de cáncer.

Lesiones inflamatorias

Las lesiones inflamatorias de los testículos son más frecuentes en el epidídimo que en el mismo testículo. Algunas de las enfermedades inflamatorias de los testículos se asocian con enfermedades venéreas y se describen más adelante en este capítulo. Otras causas de inflamación testicular incluyen epididimitis y orquitis inespecíficas, paperas y tuberculosis. La *epididimitis* y la *orquitis inespecíficas* suelen comenzar como una infección urinaria primaria, con infección ascendente secundaria de los testículos por el conducto deferente o los linfáticos del cordón espermático. El testículo afectado está típicamente tumefacto y sensible, y contiene un infiltrado inflamatorio con predominio de neutrófilos. La orquitis es una complicación de la *infección por el virus de las paperas* en alrededor del 20% de los varones adultos infectados, pero raramente se da en niños. El testículo afectado está edematoso y congestionado, y contiene un infiltrado predominantemente linfoplasmocitario. Los casos graves pueden asociarse con pérdida considerable de epitelio seminífero con el resultado de atrofia tubular, fibrosis y esterilidad. Varias afecciones, incluyendo infecciones y lesiones autoinmunitarias, pueden provocar una reacción inflamatoria granulomatosa del testículo. La *tuberculosis* es la más frecuente de ellas. La tuberculosis testicular suele comenzar como una epididimitis, con afectación secundaria del testículo. Los cambios histológicos incluyen inflamación granulomatosa y necrosis caseosa, idéntica a la que se observa en la tuberculosis activa en otros sitios.

Neoplasias testiculares

Las neoplasias testiculares son la causa más importante de aumento de tamaño firme e indoloro de los testículos. Esas neoplasias se dan en, aproximadamente, 5 de cada 100.000 varones, con una incidencia máxima entre los 20 y 34 años de edad. Los tumores testiculares son un grupo heterogéneo de neoplasias compuestas por tumores de células germinales y tumores de los cordones sexuales y de la estroma. En adultos, el 95% de los tumores testiculares proceden de las células germinales y son todos malignos. Las neoplasias derivadas de las células de Sertoli o de Leydig (tumores de los cordones sexuales/estroma) son raras y, al contrario que los tumores de células germinales, suelen tener un curso clínico benigno. El resto de esta sección se centra en los tumores testiculares de células germinales.

La causa de los tumores testiculares sigue siendo desconocida. Cabe recordar que *la criptorquidia se asocia a un aumento del riesgo de cáncer de 3 a 5 veces* en el testículo no descendido, así como con un aumento del riesgo de cáncer en el testículo descendido contralateral. En aproximadamente el 10% de los casos de cáncer testicular hay antecedentes de criptorquidia. Los síndromes intersexuales, incluyendo el síndrome de insensibilidad a los andrógenos y la disgenesia gonadal, también se asocian a un aumento de la frecuencia de cáncer testicular. Los estudios citogenéticos muestran un amplio rango de anomalías en las neoplasias testiculares de células germinales, la más frecuente de las cuales es un isocromosoma del brazo corto del cromosoma 12. Sin embargo, sigue sin estar claro el papel de estas aberraciones cromosómicas en la patogenia de las neoplasias testiculares. El riesgo de neoplasia está aumentado en hermanos de varones con cánceres testiculares, aunque no se han identificado anomalías genéticas hereditarias coherentes de las que pueda depender este aumento del riesgo. La aparición de cáncer en uno de los testículos se asocia con un marcado aumento del riesgo de neoplasia en el testículo contralateral. Los tumores testiculares son más frecuentes en blancos que en negros y la incidencia ha aumentado en las poblaciones caucásicas en las últimas décadas.

Clasificación e histogenia. Se han propuesto diferentes esquemas de clasificación de las neoplasias testiculares, basados en las características histológicas del tumor y en distintas teorías sobre su histogenia. La clasificación de la Organización Mundial de la Salud es la más usada en Estados Unidos (Tabla 18-1). En esta clasificación, los tumores de células germinales de los testículos se dividen en dos grandes categorías, según contengan un solo patrón (60% de los casos) o múltiples patrones histológicos (40% de los casos). Esta clasificación se basa en la opinión de que los tumores testiculares de células germinales se originan en células primitivas que pueden diferenciarse a lo largo de líneas gonadales para producir *seminomas* o transformarse en una población de células totipotenciales,

Tabla 18-1 Clasificación simplificada de los tumores testiculares de células germinales

Tumores con un patrón histológico
Seminoma
*Carcinoma embrionario
*Tumor del saco vitelino
*Coriocarcinoma
*Teratomas Maduro Inmaduro Con transformación maligna de elementos somáticos
Tumores con más de un patrón histológico

*Agrupados conjuntamente como tumores no seminomatosos.

dando lugar a *tumores de células germinales no seminomatosos*. Esas células totipotenciales pueden permanecer bastante indiferenciadas, para formar *carcinomas embrionarios*, pueden diferenciarse a lo largo de líneas extraembrionarias para formar *tumores del saco vitelino* y *coriocarcinomas*, o pueden diferenciarse en líneas celulares somáticas para producir *teratomas*. Esta histogenia se apoya en la elevada frecuencia de patrones histológicos mixtos en los tumores de células germinales no seminomatosos. A continuación se presenta la morfología de las formas más habituales, así como un estudio de sus características clínicas más destacadas.

Se cree actualmente que la mayoría de los tumores testiculares se originan de lesiones *in situ* caracterizadas como *neoplasia intratubular de células germinales*. Esta lesión está presente en procesos asociados con un riesgo elevado de presentar tumores de células germinales (p. ej., criptorquidia, testículos disgenésicos). Además, en prácticamente todos los casos, se observan focos de esas lesiones *in situ* en el tejido testicular adyacente a un tumor testicular de células germinales.

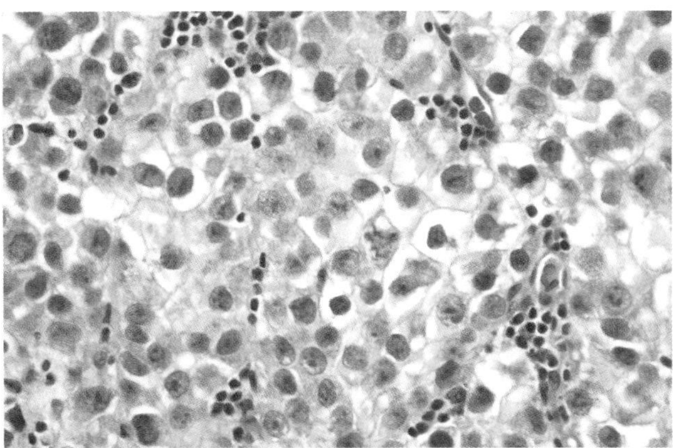

Figura 18-4

Seminoma del testículo. El estudio microscópico muestra células grandes con bordes bien definidos, núcleos pálidos, nucléolos prominentes y escaso infiltrado linfoide.

Morfología

Los **seminomas**, llamados a veces seminomas «clásicos», para distinguirlos del menos frecuente seminoma espermatocítico descrito más adelante, representan el 50%, aproximadamente, de las neoplasias testiculares de células germinales. Son idénticos histológicamente a los disgerminomas ováricos y a los germinomas que se dan en el sistema nervioso central y en otras localizaciones extragonadales. Los seminomas son tumores grandes, blandos, bien delimitados, habitualmente homogéneos, de color gris blanquecino que sobresalen de la superficie de corte del testículo afectado (Fig. 18-3). Típicamente, la neoplasia está limitada al testículo por una túnica albugínea intacta. Los tumores grandes pueden contener focos de necrosis de coagulación, habitualmente sin hemorragia. La presencia de hemorragia debe poner en marcha un examen cuidadoso de un componente tumoral asociado de células germinales no seminomatoso. Microscópicamente, los seminomas están compuestos por **células grandes, uniformes, con bordes celulares bien delimitados, citoplasma claro, rico en glucógeno y núcleos redondeados con nucléolos llamativos** (Fig. 18-4). A menudo las células están dispuestas en pequeños lóbulos con tabiques fibrosos interpuestos. Suele haber un infiltrado linfocítico que puede, a veces, eclipsar las células neoplásicas. También puede haber una reacción inflamatoria granulomatosa. Hasta en un 35% de los casos pueden observarse células con tinción positiva para la gonadotropina coriónica humana (hCG). Algunas de estas células que expresan hCG son morfológicamente similares al sincitiotrofoblasto y parecen ser el origen de las elevadas concentraciones de hCG que se pueden encontrar en algunos varones con seminoma puro.

Otra variedad morfológica de seminoma menos frecuente es el llamado **seminoma espermatocítico**. Estos tumores, que tienden a presentarse en pacientes mayores que los del seminoma clásico, contienen una mezcla de células de mediano tamaño, células tumorales grandes uninucleadas o multinucleadas, y células pequeñas con núcleos redondos que recuerdan a los espermatocitos secundarios. No hay asociación con la neoplasia intratubular de células germinales y las metástasis son sumamente raras, en contraste con la conducta del seminoma clásico.

Los **carcinomas embrionarios** son masas invasoras mal definidas que contienen focos de hemorragia y necrosis (Fig. 18-5). Las lesiones primarias pueden ser pequeñas, incluso en pacientes con metástasis sistémicas. Las lesiones grandes pueden invadir el epidídimo y el cordón espermático. Las células que lo forman son **pequeñas y de aspecto primitivo, con citoplasma basófilo, bordes celulares poco definidos y núcleos grandes con nucléolos prominentes**. Las células neoplásicas pueden estar dispuestas en sábanas sólidas, o pueden contener estructuras glandulares y papilas irregulares (Fig. 18-6). En la mayoría de los casos, otros patrones de neoplasia de células germinales (p. ej., carcinoma de saco vitelino, teratoma, coriocarcinoma) están mezclados con las áreas embrionarias. Los carcinomas embrionarios puros comprenden del 2 al 3% de todos los tumores testiculares de células germinales. Como en otros tumores de células germinales de los testículos, con frecuencia hay focos de neoplasia intratubular de células germinales en los túbulos seminíferos adyacentes.

Los **tumores del saco vitelino**, también llamados **tumores del seno endodérmico**, son la neoplasia testicular primaria más frecuente en niños menores de 3 años. En adultos, los tumores del saco vitelino se observan más a menudo mezclados con carcinoma embrionario. En el esquema histogénico descrito previamente, los tumores del saco vitelino representan la diferenciación de **seno endodérmico** de las células neoplásicas totipotenciales. Macroscópicamente, estos tumo-

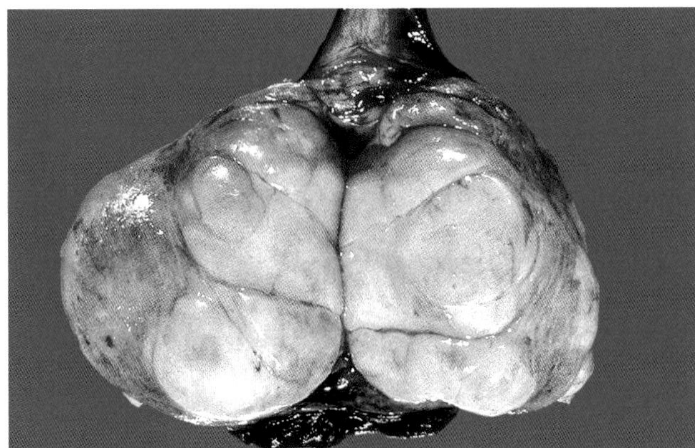

Figura 18-3

Seminoma del testículo. Tiene el aspecto de una masa homogénea, carnosa, pálida, bastante bien circunscrita.

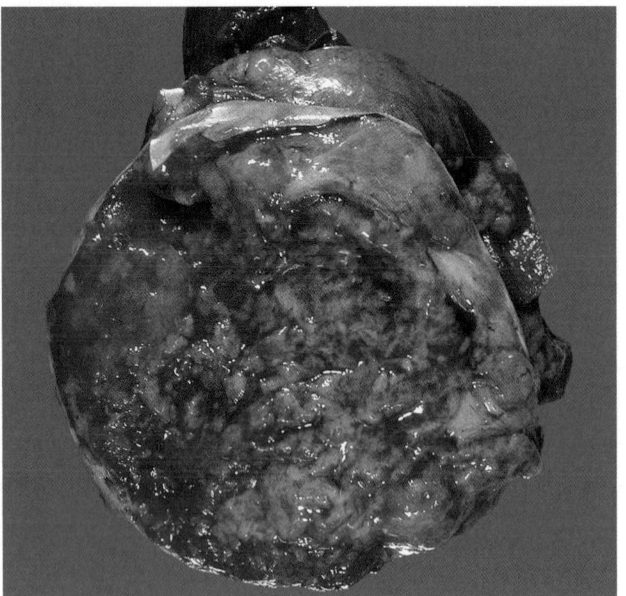

Figura 18-5

Carcinoma embrionario. En contraste con el seminoma ilustrado en la Figura 18-3, el carcinoma embrionario es una masa hemorrágica.

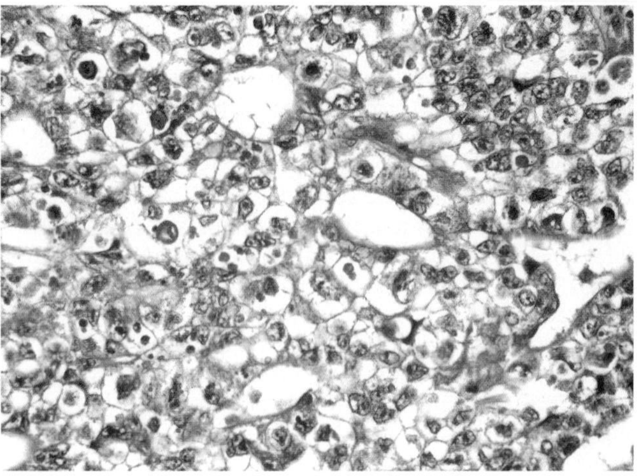

Figura 18-6

Carcinoma embrionario que muestra sábanas de células indiferenciadas, así como diferenciación glandular primitiva. Los núcleos son grandes e hipercromáticos.

res suelen ser grandes y pueden estar bien delimitados. El estudio histológico revela células epiteliales cúbicas bajas o columnares que forman microquistes, sábanas, glándulas y papilas, asociados a menudo con glóbulos hialinos eosinófilos (Fig. 18-7). Una característica distintiva es la presencia de estructuras que recuerdan a los glomérulos primitivos, los llamados cuerpos de **Schiller-Duvall**. Puede ponerse de relieve la presencia de α-fetoproteína (AFP) en el citoplasma de las células neoplásicas mediante técnicas de inmunohistoquímica.

Los **coriocarcinomas** representan la diferenciación de las células neoplásicas de células germinales totipotenciales a líneas **trofoblásticas**. Macroscópicamente, los tumores primarios suelen ser lesiones pequeñas, no palpables, incluso con metástasis sistémicas extensas. Microscópicamente, los coriocarcinomas están compuestos por sábanas de pequeñas células cúbicas entremezcladas de forma irregular o coronadas por grandes células sincitiales eosinófilas que contienen núcleos oscuros, pleomorfos, que representan, respectivamente, la diferenciación **citotrofoblástica** y la **sincitiotrofoblástica** (Fig. 18-8). No se observan vellosidades placentarias bien formadas. Puede identificarse la hormona hCG con tinciones inmunohistoquímicas adecuadas, especialmente en el citoplasma de los elementos sincitiotrofoblásticos.

Los **teratomas** representan la diferenciación de las células germinales neoplásicas por líneas celulares **somáticas**. Estos tumores forman masas firmes que, al corte, contienen a menudo quistes y áreas reconocibles de cartílago. Histológicamente, se reconocen tres variedades de teratoma puro. Los **teratomas maduros** contienen tejidos completamente diferenciados de una o más capas de células germinales (p. ej., tejido neural, cartílago, tejido adiposo, hueso, epitelio) con una disposición irregular (Fig. 18-9). Los **teratomas inmaduros**, por el contrario, contienen elementos somáticos inmaduros que recuerdan a los que están presentes en el tejido fetal en desarrollo. Los **teratomas con malignidades de tipo somático** se caracterizan por la aparición de una malignidad franca en elementos

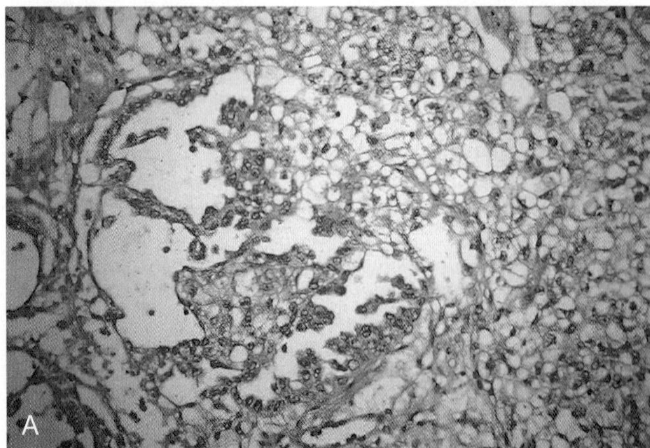

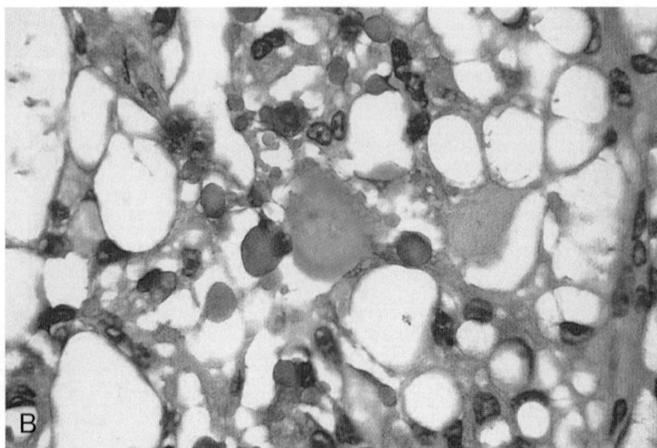

Figura 18-7

Carcinoma del saco vitelino. **A,** microfotografía a bajo aumento que muestra áreas de tejido microquístico de textura laxa y una estructura papilar parecida a un glomérulo en desarrollo. **B,** microfotografía a gran aumento que muestra las características gotículas dentro de las áreas microquísticas del tumor. En las gotículas hay α-fetoproteína.

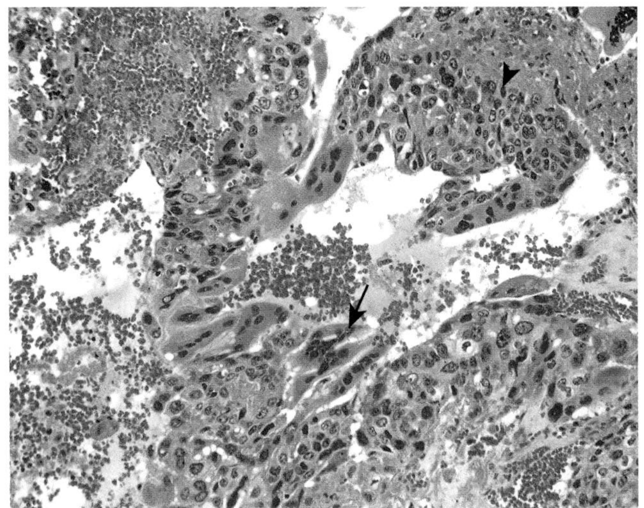

Figura 18-8

Coriocarcinoma. Células citotrofoblásticas con núcleos centrales (*punta de flecha,* arriba a la derecha) y células sincitiotrofoblásticas con múltiples núcleos oscuros incrustados en el citoplasma eosinófilo (*flecha,* centro). Destacan hemorragia y necrosis.

teratomatosos preexistentes, generalmente en forma de carcinoma de células escamosas o de adenocarcinoma. En varones prepuberales, los teratomas puros suelen ser benignos. En adultos, los teratomas metastatizan hasta en un 37% de los casos. Como en otros tumores de células germinales, los teratomas testiculares en adultos contienen a menudo otros elementos malignos de células germinales y, por consiguiente, deben ser considerados generalmente como neoplasias malignas.

Los **tumores de células germinales mixtos**, como se ha descrito, suponen aproximadamente el 40% de todas las neoplasias testiculares de células germinales. Pueden darse combinaciones de cualquiera de los patrones descritos en los tumores mixtos, la más frecuente es una combinación de teratoma, carcinoma embrionario y tumores del saco vitelino.

Características clínicas. Clínicamente, es mejor considerar los tumores testiculares de células germinales en dos grandes grupos: seminomas y tumores no seminomatosos. Como se describe a continuación, estos dos grupos de tumores tienen una presentación y una evolución clínicas algo distintas.

Los pacientes con neoplasias testiculares de células germinales presentan con mayor frecuencia *aumento de tamaño no doloroso de los testículos*. Sin embargo, algunos tumores,

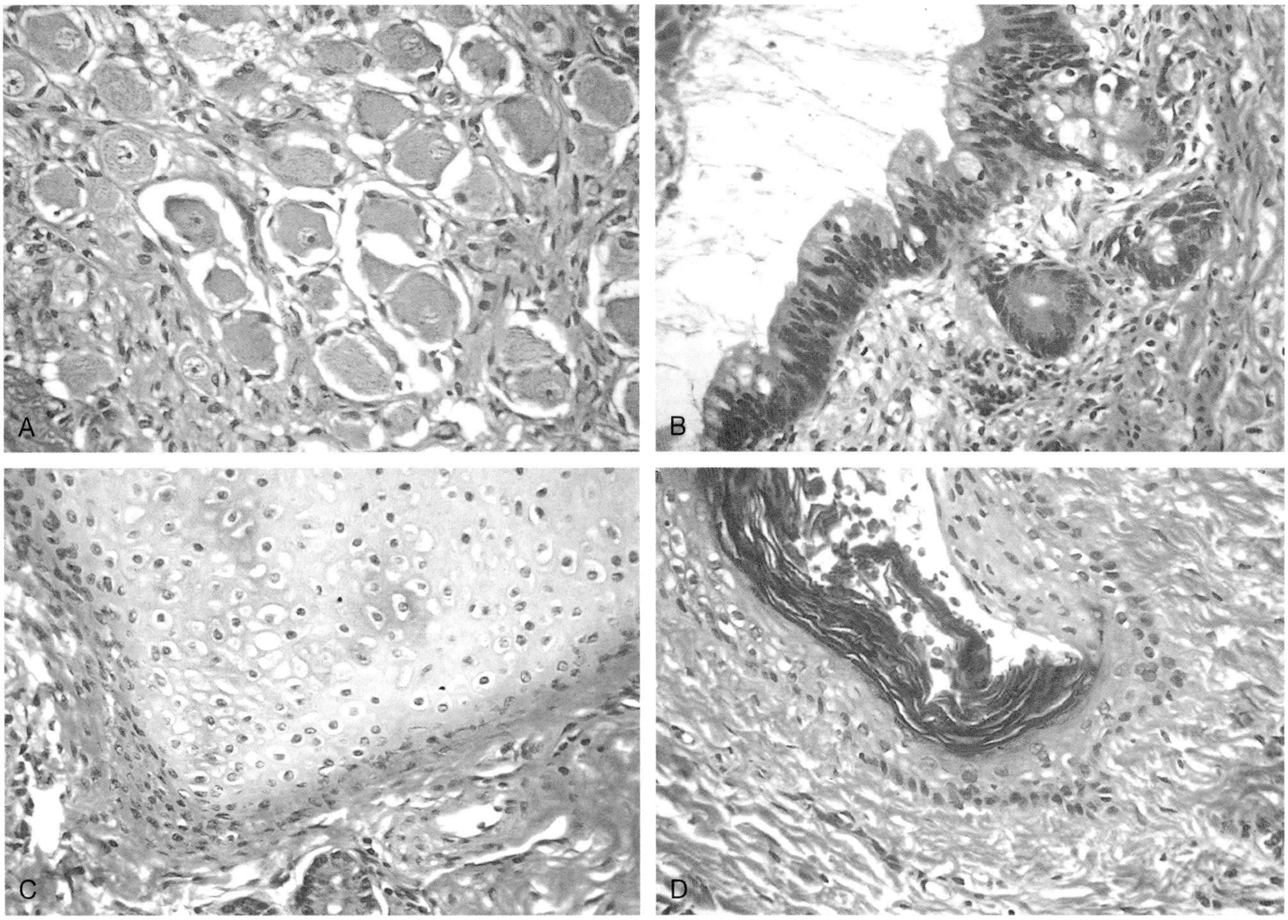

Figura 18-9

Teratoma. Los teratomas testiculares contienen células maduras de líneas endodérmicas, mesodérmicas y ectodérmicas. Se muestran cuatro campos diferentes del mismo tumor que contienen elementos (**A**) neurales (ectodérmicos), (**B**) glandulares (endodérmicos), (**C**) cartilaginosos (mesodérmicos) y (**D**) epiteliales escamosos.

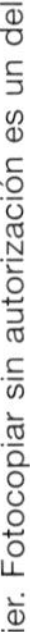

especialmente las neoplasias de células germinales no seminomatosas, pueden tener metástasis extensas en el momento del diagnóstico, en ausencia de lesión testicular palpable. *Los seminomas a menudo permanecen limitados a los testículos* durante mucho tiempo y pueden alcanzar un tamaño considerable antes del diagnóstico. Las metástasis más frecuentes se encuentran en los ganglios linfáticos ilíacos y paraaórticos, especialmente en la región lumbar superior. Las metástasis hematógenas se producen más tarde. Por el contrario, *las neoplasias de células germinales no seminomatosas tienden a metastatizar antes,* tanto por vía hematógena como por vía linfática. Las metástasis hematógenas son más frecuentes en el hígado y los pulmones e, histológicamente, suelen ser idénticas al tumor testicular primario; raramente contienen otros elementos de células germinales. Las neoplasias testiculares de células germinales se clasifican como sigue:

Estadio I: tumor limitado a los testículos.
Estadio II: metástasis sólo a ganglios linfáticos regionales.
Estadio III: metástasis a ganglios linfáticos no regionales y/o a distancia.

El estudio de los *marcadores tumorales* es importante en la evaluación clínica y la clasificación de las neoplasias de células germinales (Tabla 18-2). La hCG, producida por células neoplásicas sincitiotrofoblásticas, está siempre elevada en pacientes con coriocarcinoma. Como se ha observado, otros tumores de células germinales, incluyendo el seminoma, pueden contener también células sincitiotrofoblásticas sin elementos citotrofoblásticos y, por consiguiente, pueden elaborar hCG. Alrededor del 10 al 25% de los seminomas elaboran hCG. La AFP es una glucoproteína sintetizada normalmente por el saco vitelino fetal y varios otros tejidos fetales. Los tumores de células germinales no seminomatosos que contienen elementos del saco vitelino (seno endodérmico) producen a menudo AFP; en comparación con la hCG, la presencia de AFP es un indicador fiable de la presencia de un componente no seminomatoso en la neoplasia de células germinales, porque en los seminomas puros no se encuentran elementos del saco vitelino. Como son frecuentes los patrones mixtos, la mayoría de los tumores no seminomatosos tienen elevaciones tanto de hCG como de AFP. Además de su función en el diagnóstico primario y en la estadificación de los tumores testiculares de células germinales, las determinaciones seriadas de hCG y de AFP sirven para la vigilancia de los pacientes en busca de tumor persistente o recurrente después del tratamiento. Sin embargo, debe destacarse que la AFP también está elevada en el carcinoma hepatocelular (Capítulo 16).

El tratamiento de las neoplasias testiculares de células germinales se considera un éxito de la quimioterapia. Aunque se presentan anualmente unos 8.000 casos nuevos de cáncer testicular en Estados Unidos, se espera que mueran de la enfermedad menos de 400. El tratamiento es determinado por el patrón histológico del tumor y por el estadio de la enfermedad en el momento del diagnóstico. Los seminomas son muy radiosensibles y también responden bien a la quimioterapia. El pronóstico de muchos tumores de células germinales no seminomatosos ha mejorado espectacularmente con la introducción de las pautas de quimioterapia basadas en platino.

RESUMEN

Tumores testiculares

- Los tumores testiculares son la causa más frecuente de aumento de tamaño indoloro de los testículos. Se presentan con mayor frecuencia en testículos no descendidos y en varones con disgenesia gonadal.
- Las células germinales son el origen del 95% de los tumores testiculares, y el resto se originan en las células de Sertoli o en las de Leydig. Los tumores de células germinales pueden estar compuestos por un patrón histológico (60% de los casos) o por patrones mixtos (40%). A menudo son precedidos por lesiones *in situ.*
- Los patrones únicos más frecuentes de tumores testiculares son seminoma, carcinoma embrionario, tumores del saco vitelino, coriocarcinoma y teratoma. Los tumores mixtos contienen más de un elemento, con mayor frecuencia carcinoma embrionario, teratoma y tumores del saco vitelino.
- Clínicamente, los tumores testiculares pueden dividirse en dos grupos: seminomas y tumores no seminomatosos. Los seminomas permanecen limitados a los

Tabla 18-2 Resumen de tumores testiculares

Tumor	Pico de edad (años)	Morfología	Marcadores tumorales
Seminoma	40-50	Sábanas de células poligonales uniformes con citoplasma claro; linfocitos en la estroma	10% tienen hCG elevada
Carcinoma embrionario	20-30	Células pleomórficas mal diferenciadas en cordones, sábanas o formaciones papilomatosas; la mayoría contienen algunas células de saco vitelino y de coriocarcinoma	90% tienen elevadas hCG, AFP o ambas
Tumor del saco vitelino	3	Células columnares, cúbicas o de tipo endotelial mal diferenciadas	90% tienen AFP elevada
Coriocarcinoma (puro)	20-30	Citotrofoblasto y sincitiotrofoblasto sin formación de vellosidades	100% tienen hCG elevada
Teratoma	Todas las edades	Tejidos de las tres capas germinales con grados variables de diferenciación	50% tienen elevadas hCG, AFP o ambas
Tumor mixto	15-30	Variable, dependiendo de la mezcla; frecuentemente teratoma y carcinoma embrionario	90% tienen elevadas hCG y AFP

AFP, α-fetoproteína; hCG, gonadotropina coriónica humana.

testículos durante mucho tiempo y se extienden principalmente a los ganglios paraaórticos, raramente a localizaciones distantes. Los tumores no seminomatosos tienden a extenderse antes por los linfáticos y por los vasos sanguíneos.

- La hCG está producida por el sincitiotrofoblasto y está siempre elevada en coriocarcinomas y en los seminomas que tienen sincitiotrofoblasto. La AFP la fabrican las células del saco vitelino y está elevada en los tumores del saco vitelino. La mayoría de los tumores no seminomatosos tienen patrones mixtos y, por tanto, elevación de hCG y de AFP.

PRÓSTATA

Las clases más importantes de enfermedad prostática son lesiones inflamatorias (prostatitis), hiperplasia nodular y carcinoma.

Prostatitis

La prostatitis puede ser aguda o crónica. La clasificación de la prostatitis se basa en una combinación de características clínicas, estudio microscópico y, en casos seleccionados, cultivo de muestras de orina fraccionada obtenidas antes y después de un masaje prostático. La *prostatitis bacteriana aguda* está causada por los mismos microorganismos asociados con otras infecciones agudas del tracto urinario, especialmente *Escherichia coli* y otros bacilos gramnegativos. La mayoría de los pacientes con prostatitis aguda tienen infección concomitante de la uretra y de la vejiga urinaria (uretrocistitis aguda). En estos casos, los microorganismos pueden llegar a la próstata por extensión directa desde la uretra o la vejiga urinaria o por canales vasculares desde sitios más distantes. La *prostatitis crónica* puede seguir a episodios clínicos de prostatitis aguda o presentarse de manera insidiosa, sin episodios previos de infección aguda. En algunos casos de prostatitis crónica se pueden aislar bacterias similares a las responsables de la prostatitis bacteriana aguda. Esos casos se denominan *prostatitis crónica bacteriana*. En otros, la presencia de un aumento del número de leucocitos en las secreciones prostáticas atestigua la inflamación prostática, pero los hallazgos bacteriológicos son negativos. Estos casos, llamados «*prostatitis crónica abacteriana*», son responsables de la mayoría de los casos de prostatitis crónica. Varios agentes no bacterianos implicados en la patogenia de la uretritis no gonocócica, incluyendo *Chlamydia trachomatis* y *Ureaplasma urealyticum*, también pueden causar prostatitis crónica abacteriana.

Morfología

La **prostatitis aguda** se caracteriza por la presencia de un infiltrado inflamatorio neutrófilo agudo, congestión y edema de la estroma. Inicialmente, los neutrófilos son más llamativos en las glándulas prostáticas. A medida que progresa la infección, el infiltrado inflamatorio destruye el epitelio glandular y se extiende a la estroma circundante produciendo formación de microabscesos. Son raros los abscesos visibles macroscópicamente, pero pueden presentarse con destrucción tisular extensa como, por ejemplo, en pacientes diabéticos.

Las características histológicas de la **prostatitis crónica** son inespecíficas en la mayoría de los casos e incluyen una cantidad variable de infiltrado linfocitario, signos de lesión glandular y, con frecuencia, cambios inflamatorios agudos concomitantes. Es necesaria la presencia de destrucción tisular y de proliferación fibroblástica, junto con la presencia de otras células inflamatorias, como neutrófilos, para hacer un diagnóstico histológico de prostatitis crónica.

Merece especial atención una variedad morfológica de prostatitis crónica, la **prostatitis granulomatosa**. Ésta no es una enfermedad, sino una reacción morfológica a varias agresiones diferentes. Puede encontrarse inflamación granulomatosa en procesos inflamatorios sistémicos (p. ej., tuberculosis diseminada, sarcoidosis, infecciones fúngicas, granulomatosis de Wegener). También se puede presentar como una reacción inespecífica a secreciones prostáticas espesas y después de la resección transuretral de tejido prostático. Las características morfológicas de la prostatitis granulomatosa incluyen células multinucleadas gigantes y cantidades variables de histiocitos espumosos, a veces acompañados por eosinófilos. La necrosis caseosa sólo se observa en el contexto de la prostatitis tuberculosa, no se observa en otras formas de prostatitis granulomatosa.

Características clínicas. Las manifestaciones clínicas de la prostatitis incluyen *disuria, frecuencia urinaria, dolor lumbar bajo y dolor suprapúbico o pélvico mal localizado*. La próstata puede estar aumentada de tamaño y ser dolorosa, especialmente en la prostatitis aguda, en la que los síntomas locales se acompañan a menudo de fiebre y leucocitosis. La prostatitis crónica, incluso si es asintomática, puede servir de reservorio a microorganismos capaces de producir infecciones del tracto urinario. La prostatitis crónica bacteriana es una de las causas más importantes de infección urinaria recurrente en hombres.

RESUMEN

Prostatitis

- La prostatitis puede ser aguda o crónica y esta última puede ser bacteriana o abacteriana. La prostatitis bacteriana aguda está causada por *E. coli* y otros bacilos gramnegativos que producen las infecciones urinarias. La prostatitis bacteriana crónica está causada por los mismos microorganismos y puede aparecer tras una infección aguda o de forma insidiosa. La prostatitis crónica abacteriana está causada por *C. trachomatis* y *U. urealyticum*.
- Clínicamente, la prostatitis aguda produce disuria, frecuencia urinaria y dolor lumbar bajo. La prostatitis crónica puede ser sintomática o silente. Es una causa importante de infección urinaria recurrente en hombres.

Hiperplasia nodular de próstata

La próstata normal consta de elementos glandulares y estromales que rodean la uretra. El parénquima prostático puede dividirse en varias regiones biológicamente distintas, las más importantes de las cuales son las zonas periférica, central, transicional y periuretral (Fig. 18-10). Los tipos de lesiones proliferativas son diferentes en cada región. Por ejemplo, la mayoría de lesiones *hiperplásicas* se originan en las zonas transicional y central internas de la prós-

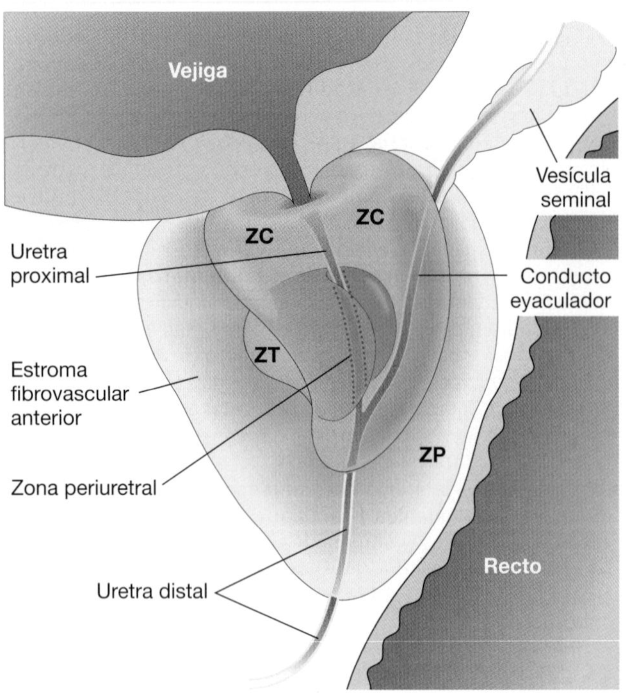

Figura 18-10

Próstata adulta. La próstata normal contiene varias regiones distintas, incluyendo una zona central (ZC), una zona periférica (ZP), una zona de transición (ZT) y una zona periuretral. La mayoría de los carcinomas se originan en las glándulas periféricas del órgano y a menudo son palpables por tacto rectal. Por el contrario, la hiperplasia nodular se origina en glándulas situadas más centralmente y es más probable que produzca obstrucción urinaria al principio de su evolución que el carcinoma.

tata, mientras que los *carcinomas* (70-80%) tienen su origen en las zonas periféricas.

La *hiperplasia nodular*, también llamada «*hiperplasia glandular*» y «*estromal*», es una anomalía sumamente frecuente de la próstata. Está presente en un número considerable de hombres a los 40 años y su frecuencia aumenta progresivamente, llegando al 80% en la octava década. La hiperplasia prostática se caracteriza por la proliferación de elementos epiteliales y de la estroma, con el resultado del aumento de tamaño de la glándula y, en algunos casos, obstrucción urinaria. La «hipertrofia benigna de la próstata» (HBP), un sinónimo de hiperplasia nodular de la próstata consagrado por el tiempo, es redundante y poco apropiado, porque todas las hiperplasias son benignas y porque la lesión fundamental es una hiperplasia más que una hipertrofia.

Aunque sigue sin aclarar por completo la causa de la hiperplasia nodular, está claro que los *andrógenos tienen una función fundamental en su desarrollo*. La hiperplasia nodular no se produce en hombres castrados antes del inicio de la pubertad ni en hombres con enfermedades genéticas que bloquean la actividad androgénica. La dihidrotestosterona (DHT), un andrógeno derivado de la testosterona por la acción de la 5α-reductasa, y su metabolito 3α-androstandiol, parecen ser los principales estímulos hormonales para la proliferación glandular y de la estroma en hombres con hiperplasia nodular. La DHT se une a los receptores nucleares de andrógenos y, a su vez, estimula la síntesis de ADN, ARN, factores de crecimiento y otras proteínas citoplásmicas, produciendo la hiperplasia. Ésta es la base del uso actual de inhibidores de 5α-reductasa en el tratamiento de la hiperplasia nodular sintomática. Como ningún estudio ha mostrado una asociación concluyente entre los niveles circulantes de andrógenos y la aparición de hiperplasia nodular, se deduce que las concentraciones locales, intraprostáticas, de andrógenos y de receptores androgénicos contribuyen a la patogenia de esta enfermedad. Trabajos experimentales también han identificado aumentos de las concentraciones de estrógenos relacionadas con la edad que pueden aumentar la expresión de los receptores de DHT en las células del parénquima prostático, participando así en la patogenia de la hiperplasia nodular.

Morfología

Como se ha dicho, la hiperplasia nodular se origina con mayor frecuencia en las glándulas internas, periuretrales, de la próstata, especialmente en las que están por encima del verumontanum. La próstata afectada está aumentada de tamaño, con pesos de más de 300 g en casos graves. La superficie de corte contiene muchos nódulos bastante bien delimitados que sobresalen (Fig. 18-11). Esta nodularidad puede estar presente en toda la próstata, pero **suele ser más marcada en la región interna (central y transicional)**. Los nódulos pueden tener un aspecto sólido o pueden contener espacios quísticos que corresponden a elementos glandulares dilatados reconocibles en los cortes histológicos. La uretra suele ser comprimida por los nódulos hiperplásicos, a menudo hasta un orificio como una hendidura. En algunos casos, los elementos hiperplásicos de las glándulas y de la estroma que quedan inmediatamente por debajo del epitelio de la uretra prostática proximal pueden proyectarse en la luz vesical como una masa pediculada produciendo una obstrucción uretral de tipo valvular.

Microscópicamente, los nódulos hiperplásicos están compuestos por proporciones variables de elementos proliferativos glandulares y de la estroma. Las glándulas hiperplásicas están tapizadas por células epiteliales columnares altas y por una capa periférica de células basales aplanadas; la aglomeración del epitelio proliferativo produce la formación de proyecciones papilares en algunas glándulas (Fig. 18-12). Las luces glandulares contienen a menudo material de secreción espeso, proteináceo, llamado **cuerpos amiláceos**. Las glándulas están rodeadas por elementos proliferativos de la estroma, otros nódulos están formados predominantemente por células fusiformes de la estroma y tejido conectivo. En casos avanzados de hiperplasia nodular son bastante frecuentes las áreas de infarto, acompañadas a menudo por focos de metaplasia escamosa en las glándulas adyacentes.

Características clínicas. Sólo presentan manifestaciones clínicas de hiperplasia prostática el 10% de los hombres con la enfermedad. Como la hiperplasia nodular afecta preferentemente las partes internas de la próstata, las manifestaciones más habituales son la *obstrucción de las vías urinarias inferiores*, entre ellas la dificultad para iniciar la micción y la interrupción intermitente del chorro urinario durante ésta. Algunos hombres pueden presentar obstrucción urinaria completa con la consiguiente distensión dolorosa de la vejiga y, si se descuida, hidronefrosis (Capítulo 14). Los síntomas de obstrucción van acompañados a menudo de urgencia y frecuencia urinarias y de nicturia, que indican irritación vesical. La combinación de orina residual en la vejiga y de obstrucción crónica aumenta el riesgo de infecciones urinarias.

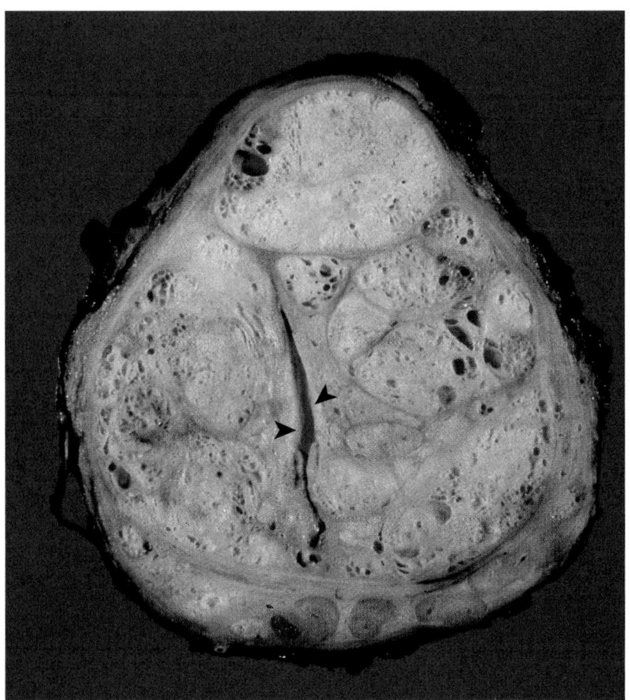

Figura 18-11

Hiperplasia nodular prostática. Nódulos bien definidos comprimen la uretra (*puntas de flecha*) que queda como una hendidura.

RESUMEN

Hiperplasia nodular de próstata

- La hiperplasia nodular de próstata se caracteriza por la proliferación benigna de elementos glandulares y de la estroma. La DHT, un andrógeno derivado de la testosterona, es el principal estímulo hormonal para la proliferación.
- La hiperplasia nodular afecta con mayor frecuencia la zona interna periuretral de la próstata y los nódulos comprimen la uretra prostática. Microscópicamente, los nódulos tienen proporciones variables de estroma y de glándulas. Las glándulas hiperplásicas están tapizadas por dos capas de células: una capa columnar interna y una capa externa compuesta por células basales aplanadas.
- Se observan síntomas clínicos en el 10% de los pacientes afectados: dificultad para iniciar la micción, urgencia, nicturia y mal chorro miccional. La obstrucción crónica predispone a infecciones urinarias recurrentes. Puede haber obstrucción urinaria aguda.

Carcinoma de próstata

El carcinoma de próstata es el cáncer visceral más frecuente en hombres y la segunda causa de muerte por cáncer en hombres mayores de 50 años, después del carcinoma de pulmón. Es, predominantemente, una enfermedad de hombres mayores, con una incidencia máxima entre los 65 y los 75 años. Los cánceres de próstata latentes son incluso más frecuentes que los clínicamente evidentes, con una frecuencia global de más del 50% en hombres mayores de 80 años.

Aunque la causa del carcinoma de próstata sigue siendo desconocida, las observaciones clínicas y experimentales sugieren que las hormonas, los genes y el ambiente tienen un papel en su patogenia. El cáncer de próstata no se presenta en hombres castrados antes de la pubertad, lo que indica que los *andrógenos* contribuyen probablemente a su aparición. La observación de que el crecimiento de muchos carcinomas de próstata puede ser inhibido por orquiectomía o por la administración de estrógenos, como el dietilestilbestrol, sugiere, aún más, una influencia hormonal. Sin embargo, como en el caso de la hiperplasia nodular de la próstata, no se conoce totalmente la función de las hormonas en la patogenia del carcinoma de próstata.

También se han implicado contribuciones *hereditarias* a la luz del aumento del riesgo en familiares de primer grado de

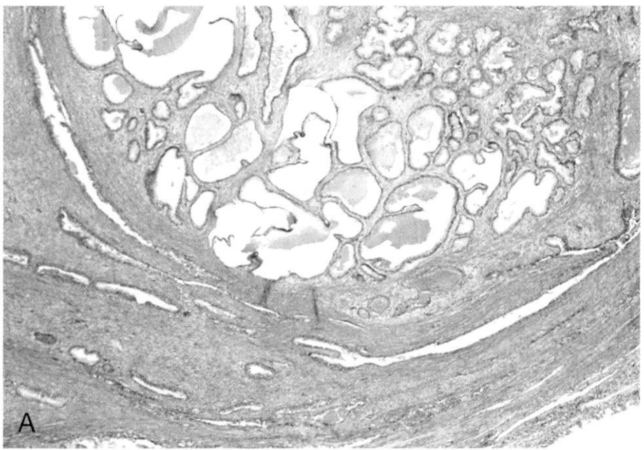

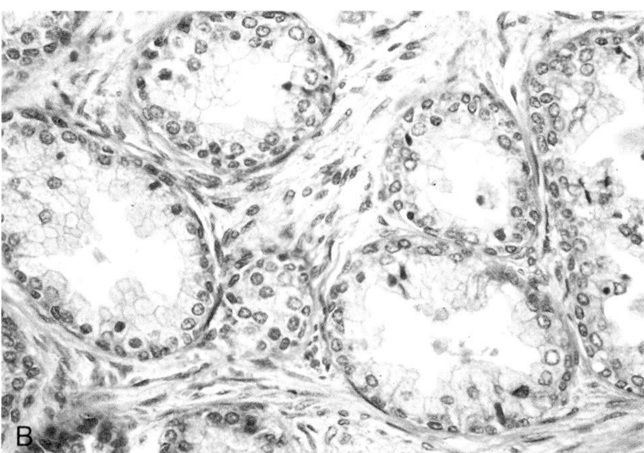

Figura 18-12

Hiperplasia nodular. **A,** microfotografía a bajo aumento que demuestra un nódulo bien delimitado en la parte superior del campo poblado por glándulas hiperplásicas. En otros casos de hiperplasia nodular, la nodularidad está causada predominantemente por proliferación de la estroma más que glandular. **B,** microfotografía a gran aumento que muestra la morfología de las glándulas hiperplásicas, con la población dual característica: las células secretoras columnares internas y la capa externa aplanada de células basales.

pacientes con cáncer de próstata. El carcinoma de próstata sintomático es más frecuente y se presenta a una edad menor en negros americanos que en blancos, asiáticos o hispanos. Se desconoce si esas diferencias raciales se producen como consecuencia de influencias genéticas, factores ambientales o de alguna combinación de los dos. Sin embargo, la frecuencia de cánceres de próstata *incidentales* es comparable en todas las razas, lo que sugiere que la raza tiene una influencia más importante en el crecimiento de las lesiones establecidas que en la aparición inicial del carcinoma. Se ha intentado encontrar genes del cáncer de próstata pero no hay datos definitivos. En estudios de casos familiares se han identificado varios *loci* susceptibles en el cromosoma 1. En casos esporádicos, la hipermetilación de la glutatión *S*-transferasa p1 (*GSTP1*), un gen «guardián» (*caretaker*) del genoma en el cromosoma 11, y un acortamiento de telómero, son alteraciones genéticas relativamente frecuentes. Estudios recientes implican la expresión excesiva de dos factores de transcripción de la familia ETS en la patogenia del cáncer de próstata. Debe recordarse que esos factores de transcripción también están implicados en el sarcoma de Ewing. Es interesante que variaciones raciales del número de repeticiones CAG en el gen del receptor androgénico parecen relacionadas con una mayor incidencia de cáncer de próstata en negros americanos. Estos polimorfismos pueden influir sobre la acción de los andrógenos en el epitelio prostático.

La mayor frecuencia de carcinoma prostático en ciertos ambientes industriales y las importantes diferencias geográficas de la incidencia de la enfermedad sugieren la posibilidad de que existan *influencias ambientales*. El carcinoma de próstata es especialmente frecuente en los países escandinavos y relativamente raro en Japón y en algunos otros países asiáticos. Los varones que emigran de áreas de bajo riesgo a áreas de alto riesgo mantienen un bajo riesgo de cáncer de próstata; el riesgo es intermedio en las generaciones posteriores, en concordancia con una influencia ambiental sobre la aparición de esta enfermedad. Entre las influencias ambientales, se ha propuesto una dieta rica en grasa animal como factor de riesgo.

Morfología

Del 70 al 80% de los cánceres de próstata se originan en las glándulas externas (periféricas) y, por tanto, pueden ser palpadas como nódulos duros irregulares por tacto rectal. Debido a la localización periférica, es menos probable que el cáncer de próstata produzca obstrucción de la uretra en sus fases iniciales que la hiperplasia nodular. Típicamente, las lesiones iniciales aparecen como masas mal definidas inmediatamente por debajo de la cápsula prostática. A la sección, los focos de carcinoma tienen el aspecto de lesiones firmes, de color gris blanquecino a amarillo e infiltran la glándula adyacente con unos márgenes mal definidos (Fig. 18-13). Las metástasis a ganglios linfáticos regionales pueden aparecer pronto. Los cánceres localmente avanzados infiltran a menudo las vesículas seminales y las zonas periuretrales de la próstata y pueden invadir los tejidos blandos adyacentes y la pared de la vejiga urinaria. La fascia de Denonvilliers, la capa de tejido conjuntivo que separa las estructuras genitourinarias inferiores del recto, suele evitar el crecimiento del tumor posteriormente. Por consiguiente, la invasión del recto es menos frecuente que la de otras estructuras contiguas.

Microscópicamente, la mayoría de los carcinomas de próstata son **adenocarcinomas** con un grado de diferenciación variable. Las lesiones mejor diferenciadas están formadas por pequeñas glándulas que infiltran la estroma adyacente de forma irregular, caprichosa. En contraste con la próstata normal y con la hiperplásica, las glándulas de los carcinomas están «adosadas» (*back to back*) y parecen disecar nítidamente la estroma original (Fig. 18-14). Las glándulas neoplásicas están tapizadas por una sola capa de células cúbicas con nucléolos prominentes; la capa celular basal que se observa en glándulas normales o hiperplásicas está ausente. Con grados crecientes de anaplasia, aparecen estructuras glandulares recortadas, irregulares, estructuras epiteliales papilares o cribiformes y, en casos extremos, sábanas de células mal diferenciadas. Las glándulas adyacentes a áreas de carcinoma de próstata invasor contienen a menudo focos de atipia epitelial o **neoplasia prostática intraepitelial** (PIN, *prostatic intraepithelial neoplasia*). Se ha propuesto que es un probable precursor del carcinoma de próstata por su frecuente coexistencia con el carcinoma infiltrante. El PIN se ha subdividido en patrones de alto grado y de bajo grado, según el grado de atipia. El PIN de alto grado comparte cambios moleculares con el carcinoma invasor, respaldando el argumento de que es una lesión intermedia entre el tejido normal y el francamente maligno.

Se han propuesto varios esquemas de gradación histológica del carcinoma de próstata, que se basan en características como el grado de diferenciación, la arquitectura de las glándulas neoplásicas, la anaplasia nuclear y la actividad mitótica. Un método de gradación usado con frecuencia es el **sistema de Gleason**. A pesar de las posibles dificultades asociadas con el muestreo incompleto del material de biopsia y a la subjetividad inherente a la evaluación histológica, se ha comprobado que el grado de Gleason se correlaciona razonablemente bien con el estadio anatómico del carcinoma de próstata (que se describe más adelante) y con el pronóstico.

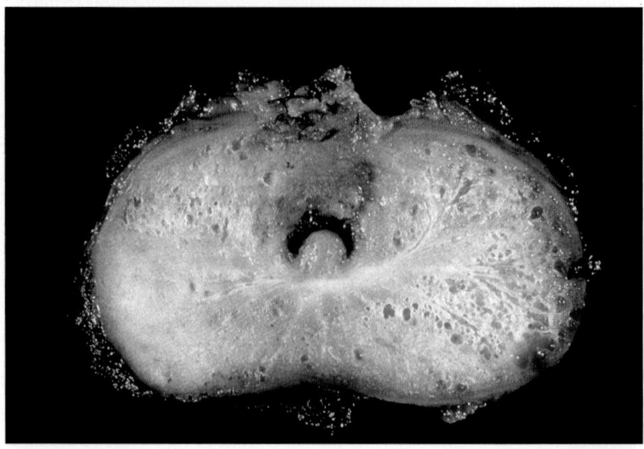

Figura 18-13

Adenocarcinoma de próstata. El tejido neoplásico se reconoce en la parte posterior (*abajo a la izquierda*). Obsérvese el tejido sólido y más blanco del carcinoma en contraste con el aspecto esponjoso de la zona periférica benigna del lado contralateral.

Características clínicas. Los carcinomas de próstata son, a menudo, clínicamente silentes, especialmente en sus estadios iniciales. Aproximadamente el 10% de los carcinomas localizados son descubiertos insospechadamente, durante el estudio histológico de tejido prostático extirpado por hiperplasia nodular. En estudios de autopsia, la incidencia se aproxima al 30% en hombres de 30 a 40 años de edad. Como la mayoría de los cánceres se inician en las regiones periféricas de la prós-

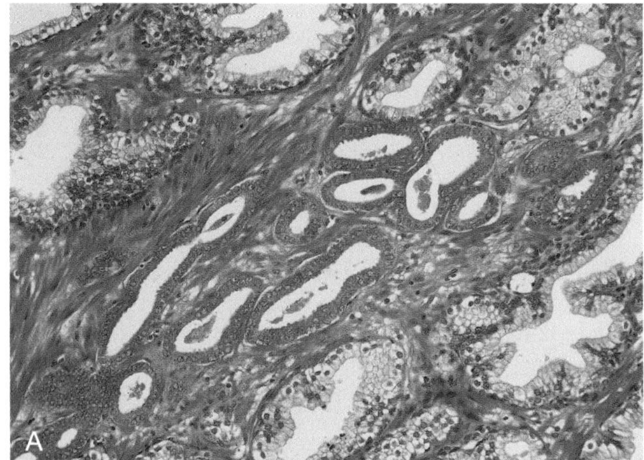

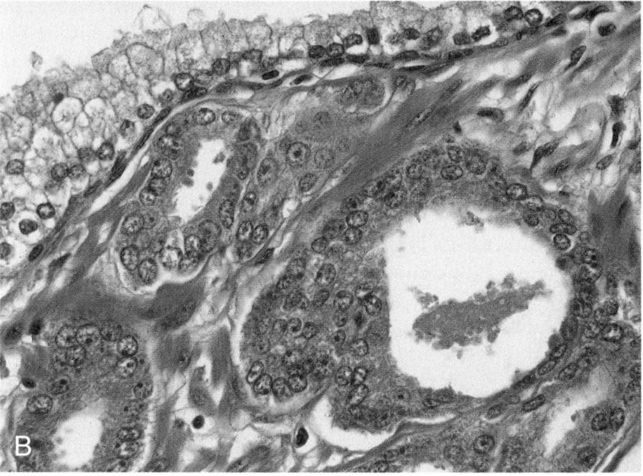

Figura 18-14

A, microfotografía de un pequeño foco de adenocarcinoma de próstata que muestra pequeñas glándulas agrupadas entre glándulas benignas de mayor tamaño. **B,** un mayor aumento muestra varias glándulas malignas pequeñas con núcleos aumentados de tamaño, nucléolos prominentes y citoplasma oscuro, en comparación con la glándula benigna de mayor tamaño (*arriba*).

tata, pueden ser descubiertos durante un tacto rectal habitual. La enfermedad más avanzada puede producir signos y síntomas de «prostatismo», incluyendo molestias locales y signos de obstrucción del tracto urinario inferior similares a los que se encuentran en pacientes con hiperplasia nodular. En tales casos, la exploración física muestra signos de enfermedad localmente avanzada, en forma de próstata dura, fija. Los carcinomas de próstata más agresivos pueden descubrirse por la presencia de metástasis. Por desgracia, no es una forma rara de presentación. Las metástasis óseas son frecuentes, especialmente en el esqueleto axial, y pueden causar lesiones osteolíticas (destructivas), o, con mayor frecuencia, osteoblásticas (productoras de hueso). La presencia de *metástasis osteoblásticas en un varón mayor es muy sugestiva de carcinoma de próstata avanzado.*

La determinación de los niveles séricos del *antígeno prostático específico* (PSA) ha ganado un amplio uso en el diagnóstico de los carcinomas iniciales. El PSA es una enzima proteolítica de 33-kD producida por el epitelio prostático normal y por el neoplásico. Es secretado en concentraciones elevadas en los ácinos prostáticos y, de allí, al líquido seminal, donde aumenta la movilidad de los espermatozoides manteniendo las secreciones seminales en estado líquido. Tradicionalmente, una concentración sérica de PSA de 4 ng/ml se ha usado como límite superior de la normalidad. Las células cancerosas producen más PSA, pero cualquier proceso que altere la arquitectura normal de la próstata, como adenocarcinoma, hiperplasia nodular y prostatitis, también puede producir una elevación de los niveles séricos de PSA. Aunque los niveles séricos de PSA tienden a ser mayores en hombres con carcinoma que en los que tienen hiperplasia nodular, existe un considerable solapamiento de los niveles séricos entre los dos procesos. Además, en una minoría de casos de cáncer de próstata, especialmente en los limitados a la próstata, el PSA sérico no está elevado. Debido a estos problemas de especificidad y de sensibilidad, el PSA tiene un valor limitado cuando se usa como una prueba aislada de cribado para el cáncer de próstata. Sin embargo, su valor diagnóstico aumenta considerablemente cuando se usa junto con otros procedimientos, como el tacto rectal, la ecografía transrectal y la biopsia con aguja. En contraste con sus limitaciones como prueba de detección, la concentración sérica de PSA es de gran valor para el seguimiento de los pacientes después del tratamiento del cáncer de próstata, cuando los niveles en aumento después de la cirugía ablativa indican recidiva o aparición de metástasis. Varias mejoras de la determinación de los valores del PSA aumentan, aún más, su utilidad diagnóstica. Entre ellas está el ritmo del cambio de los valores de PSA con el tiempo (velocidad de PSA), la determinación de la relación entre el valor del PSA sérico y el volumen de la glándula prostática (densidad de PSA) y la determinación de la forma libre frente a la fijada de PSA circulante. Niveles de PSA libre mayores del 25% indican un menor riesgo de cáncer, mientras que niveles menores del 10% son preocupantes. Es probable que esas mejoras sean más útiles cuando los niveles de PSA están entre 4 y 10 ng/ml, la «zona gris».

La «*estadificación anatómica*» de la extensión de la enfermedad tiene una importante función en la evaluación y el tratamiento del carcinoma prostático (Tabla 18-3). El cáncer de próstata se clasifica en estadios por exploración clínica, exploración quirúrgica, técnicas radiográficas de diagnóstico por imagen y, en algunos sistemas, el grado histológico del tumor y los niveles de los marcadores tumorales. La extensión anatómica de la enfermedad y el grado histológico influyen en el tratamiento del cáncer de próstata y se correlacionan bien con el pronóstico. El carcinoma de próstata se trata con varias combinaciones de cirugía, radioterapia y manipulaciones hormonales. La enfermedad localizada suele tratarse con cirugía, radioterapia externa o interna (semillas radiactivas). La hormonoterapia tiene una función fundamental en el tratamiento de los carcinomas avanzados. Específicamente, la mayoría de los cánceres de próstata son sensibles a los andrógenos y se inhiben, en cierta medida, por la ablación androgénica. Para controlar el crecimiento de las lesiones diseminadas se han usado la castración quirúrgica o farmacológica, estrógenos y fármacos bloqueadores de los receptores androgénicos. Como se describió anteriormente, la evaluación seriada de los niveles séricos de PSA sirve para vigilar a los pacientes en busca de enfermedad recidivante o progresiva. El pronóstico de los pacientes con enfermedad en estadio limitado es favorable: más del 90% de los pacientes con lesiones en estadio T1 o T2 sobreviven 10 años o más. El pronóstico de los pacientes con enfermedad diseminada sigue siendo pobre y con tasas de supervivencia a los 10 años en este grupo entre el 10 y el 40%.

Tabla 18-3 Clasificación en estadios del adenocarcinoma prostático usando el sistema TNM

Designación TNM	Hallazgos anatómicos
Extensión del tumor primario (T)	
T1	LESIÓN CLÍNICAMENTE ASINTOMÁTICA (POR PALPACIÓN/ ESTUDIOS DE IMAGEN)
T1a	Afectación ≤ 5% del tejido resecado
T1b	Afectación > 5% del tejido resecado
T1c	Carcinoma presente en biopsia con aguja (tras PSA elevado)
T2	CÁNCER PALPABLE O VISIBLE LIMITADO A LA PRÓSTATA
T2a	Afectación ≤ 50% de un lóbulo
T2b	Afectación > 50% de un lóbulo, pero unilateral
T2c	Afectación de ambos lóbulos
T3	EXTENSIÓN LOCAL EXTRAPROSTÁTICA
T3a	Extensión extracapsular
T3b	Invasión de la vesícula seminal
T4	INVASIÓN DE ÓRGANOS CONTIGUOS Y/O DE LAS ESTRUCTURAS DE SOPORTE, INCLUYENDO CUELLO VESICAL, RECTO, ESFÍNTER EXTERNO, MÚSCULOS ELEVADORES O SUELO PÉLVICO
Estado de los ganglios linfáticos regionales (N)	
N0	SIN METÁSTASIS A GANGLIOS REGIONALES
N1	METÁSTASIS A GANGLIOS LINFÁTICOS REGIONALES
Metástasis a distancia (M)	
M0	SIN METÁSTASIS A DISTANCIA
M1	PRESENCIA DE METÁSTASIS A DISTANCIA
M1a	Metástasis a ganglios linfáticos distantes
M1b	Metástasis óseas
M1c	Otros sitios distantes

PSA, antígeno prostático específico.

RESUMEN

Carcinoma de próstata

- El carcinoma de próstata es un cáncer frecuente en hombres de 65 a 75 años de edad. Es más habitual en negros americanos que en blancos.
- Los carcinomas de próstata se originan con mayor frecuencia en las glándulas periféricas, externas, y pueden ser palpables por tacto rectal. Microscópicamente, son adenocarcinomas con diferenciación y anaplasia variables. Las glándulas neoplásicas están tapizadas por una sola capa de células. La clasificación del cáncer de próstata por el sistema de Gleason se correlaciona con el estadio anatómico y con el pronóstico.
- La mayoría de los cánceres localizados son clínicamente silentes y se detectan por vigilancia sistemática de las concentraciones de PSA en hombres mayores. Los cánceres avanzados se presentan con metástasis, con frecuencia óseas.
- Se consideran normales concentraciones de PSA menores de 4 ng/ml, y valores mayores de 10 ng/ml son indicativos de cáncer de próstata. Los niveles de PSA también pueden estar elevados por encima de 4 ng/ml en enfermedades no neoplásicas, como hiperplasia nodular y prostatitis, por lo que la biopsia es necesaria para el diagnóstico. La evaluación de las concentraciones de PSA después del tratamiento tiene gran valor para el control de la enfermedad progresiva o recurrente.

ENFERMEDADES DE TRANSMISIÓN SEXUAL

Las ETS han complicado la existencia humana durante siglos, y continúan haciéndolo en la actualidad. Globalmente, se producen unos 15 millones de casos nuevos cada año y, de ellos, 4 millones afectan a personas entre 15 y 19 años y 6 millones a personas entre 20 y 24 años. De las 10 principales enfermedades infecciosas que requieren notificación a los Centers for Disease Control en Estados Unidos, cinco son ETS (Tabla 18-4) y son clamidia, gonorrea, síndrome de inmunodeficiencia adquirida (sida), sífilis y hepatitis B. En Estados Unidos, las dos ETS más frecuentes son herpes genital e infección genital por VPH, pero éstas no necesitan ser notificadas. En otros capítulos se describen varias de estas entidades, como la infección por el virus de la inmunodeficiencia humana (VIH), VPH, hepatitis B e infección por *E. histolytica.* Las siguientes descripciones se centran en algunas de las más importantes de estas entidades que no se tratan adecuadamente en otros capítulos de este libro.

Sífilis

La sífilis, o lúes, es una infección venérea crónica causada por la espiroqueta *Treponema pallidum.* Reconocida primero en forma epidémica en el siglo XVI en Europa como la Gran Viruela, la sífilis ha seguido siendo una infección endémica en todo el mundo. En Estados Unidos se notifican anualmente unos 6.000 casos, y esta cifra ha seguido una trayectoria ascendente desde el año 2000. Hay una importante disparidad racial, los afroamericanos se afectan 30 veces más que los blancos.

T. pallidum es una espiroqueta muy exigente cuyos únicos huéspedes naturales son los seres humanos. La fuente de infección habitual es una lesión cutánea o mucosa activa de una pareja sexual en las etapas iniciales (primaria o secundaria) de la sífilis. El microorganismo es transmitido desde esas lesiones durante las relaciones sexuales a través de pequeñas roturas cutáneas de la piel o de las mucosas de la pareja no infectada. En casos de sífilis congénita, *T. pallidum* se transmite de la madre al feto a través de la placenta, en particular en las etapas iniciales de la infección materna. Una vez introducidos en el cuerpo, los microorganismos son diseminados rápidamente a sitios distantes por los linfáticos y el torrente circulatorio, incluso antes de que aparezcan las lesiones en el sitio primario de inoculación. Entre 9 y 90 días después de la infección inicial (media de 21 días), aparece una lesión primaria, llamada «*chancro*», en el sitio de entrada. Durante este período continúa la diseminación sistémica de microorganismos, mientras que el huésped prepara una respuesta inmunitaria. Se producen dos tipos de anticuerpos: los no treponémicos y los anticuerpos a antígenos treponémicos específicos. Como se describe con detalle más adelante, la detección de estos anticuerpos tiene una función importante en el diagnóstico de la sífilis. Sin embargo, esta inmunidad adquirida no consigue

Tabla 18-4 Clasificación de enfermedades de transmisión sexual importantes

Patógenos	Enfermedad o síndrome y población afectada principalmente		
	Hombres	**Ambos**	**Mujeres**
Virus			
Virus del herpes simple		Herpes primario y recurrente, herpes neonatal	
Virus de la hepatitis B		Hepatitis	
Papilomavirus humano	Cáncer de pene (algunos casos)	Condiloma acuminado	Displasia y cáncer cervicales, cáncer vulvar
Virus de la inmunodeficiencia humana		Síndrome de la inmunodeficiencia adquirida	
Clamidias			
Chlamydia trachomatis	Uretritis, epididimitis, proctitis	Linfogranuloma venéreo	Síndrome uretral, cervicitis, bartolinitis, salpingitis, y secuelas
Micoplasmas			
Ureaplasma urealyticum	Uretritis		Cervicitis
Bacterias			
Neisseria gonorrhoeae	Epididimitis, prostatitis, estenosis uretral	Uretritis, proctitis, faringitis, infección gonocócica diseminada	Cervicitis, endometritis, salpingitis, bartolinitis, y secuelas (infertilidad, embarazo ectópico, salpingitis recurrente)
Treponema pallidum		Sífilis	
Haemophilus ducreyi		Chancroide	
Calymmatobacterium granulomatis		Granuloma inguinal (donovanosis)	
Shigella sp.	Enterocolitis*		
Campylobacter sp.	Enterocolitis*		
Protozoos			
Trichomonas vaginalis	Uretritis, balanitis	Vaginitis	
Entamoeba histolytica	Amebiasis*		
Giardia lamblia	Giardiasis*		

*Más importante en poblaciones homosexuales.
Modificada y actualizada de Krieger JN: Biology of sexually transmitted diseases. Urol Clin North Am 11:15, 1984.

erradicar las espiroquetas introducidas durante la inoculación primaria.

El chancro de la sífilis primaria desaparece espontáneamente en un período de 4 a 6 semanas y va seguido, en aproximadamente un 25% de pacientes no tratados, de la aparición de la «*sífilis secundaria*». Las manifestaciones de la sífilis secundaria, descritas con más detalle posteriormente, incluyen linfadenopatía generalizada y lesiones mucocutáneas variables, y reflejan la presencia de microorganismos diseminados por todo el cuerpo durante la fase primaria de la enfermedad. *Las lesiones mucocutáneas de la sífilis primaria y de la secundaria están repletas de espiroquetas y son muy infecciosas*. Como el chancro, las lesiones de la sífilis secundaria desaparecen sin ningún tratamiento antibiótico específico; en ese momento, se dice que los pacientes están en la «*fase latente inicial de la sífilis*». Las lesiones mucocutáneas pueden recurrir durante esta fase de la enfermedad. El US Public Health Service ha restringido la definición de sífilis latente inicial al período de 1 año después de la infección.

Los pacientes con sífilis no tratada entran luego en una fase asintomática, la fase «*latente tardía*» de la enfermedad. En cerca de un tercio de los casos, pueden aparecer lesiones sintomáticas en los siguientes 5 a 20 años. Esta fase sintomática tardía, o «*sífilis terciaria*», está marcada por la aparición de lesiones en el sistema cardiovascular, en el sistema nervioso central o, con menor frecuencia, en otros órganos. Las espiroquetas son mucho más difíciles de demostrar durante las etapas tardías de la enfermedad y es mucho menos probable que los pacientes con sífilis terciaria o latente sean infecciosos que los que están en las fases primaria o secundaria.

La sífilis es frecuente en pacientes con infección por VIH. Como todas las demás enfermedades genitales ulcerativas, favorece la transmisión del VIH, y éste estimula la progresión de la sífilis.

Morfología

Las lesiones macroscópicas de la sífilis varían con el estadio de la enfermedad, y se estudian más adelante. La lesión microscópica fundamental de la sífilis es una **endoarteritis proliferativa** y un **infiltrado inflamatorio rico en plasmocitos** acompañante. Los treponemas producen hipertrofia y proliferación endoteliales, seguidas por fibrosis de la íntima y estrechamiento de la luz vascular. La isquemia local causada por los cambios vasculares es responsable, sin duda, de parte de la muerte celular y de la fibrosis local que se observan en la sífilis, aunque también parecen contribuir a la lesión parenquimatosa otros factores, como la hipersensibilidad retardada. Las espiroquetas se observan fácilmente en los cortes histológicos de las lesiones iniciales utilizando tinciones argénticas habituales (p. ej., tinciones de Warthin-Starry). No hay pruebas de que los microorganismos produzcan una lesión tóxica directa en los tejidos del huésped. En la sífilis terciaria, grandes áreas de lesión parenquimatosa dan lugar a la formación de un **goma**, una masa firme, irregular, de tejido necrótico rodeada de tejido conectivo elástico. Al microscopio contiene una zona central de necrosis de coagulación rodeada por un infiltrado inflamatorio mixto compuesto por linfocitos, plasmocitos, macrófagos activados (células epitelioides), ocasionales células gigantes y una zona periférica de tejido fibroso denso.

Sífilis primaria

Esta fase se caracteriza por la presencia de un chancro en el sitio de la inoculación inicial. El chancro de la sífilis es, característicamente, indurado y se le llamó en el pasado «chancro duro» para distinguirlo del «chancro blando» del chancroide, causado por *Haemophilus ducreyi* (que se describe más adelante). En los varones, el chancro primario suele estar en el pene. En las mujeres puede haber múltiples chancros, habitualmente en la vagina o en el cuello del útero. El chancro comienza como una pequeña pápula firme, que aumenta gradualmente de tamaño hasta producir una úlcera indolora con bordes indurados, bien definidos, y una base «limpia» húmeda (Fig. 18-15). Las espiroquetas se observan fácilmente en material raspado de la base de la úlcera utilizando microscopia de campo oscuro y de inmunofluorescencia (Fig. 18-16). Los ganglios linfáticos regionales están, a menudo, ligeramente aumentados de tamaño y son firmes, pero indoloros. El estudio histológico de la úlcera muestra el habitual infiltrado inflamatorio plasmocitario y linfocítico y los cambios vasculares proliferativos descritos anteriormente. El chancro primario desaparece, incluso sin tratamiento, en un período de varias semanas para formar una sutil cicatriz. *Las pruebas serológicas de la sífilis son a menudo negativas en las etapas iniciales de la sífilis primaria* y, por tanto, se deben complementar con microscopia de campo oscuro o con pruebas directas de anticuerpos fluorescentes si se sospecha sífilis primaria.

Sífilis secundaria

A los 2 meses, aproximadamente, de la desaparición del chancro aparecen las lesiones de la sífilis secundaria. Las manifestaciones de la sífilis secundaria son variadas pero habitualmente incluyen una combinación de *linfadenopatía generalizada* y diversas *lesiones mucocutáneas*. Las lesiones cutáneas suelen tener una distribución simétrica y pueden ser maculopapulares, escamosas o pustulares. *Es frecuente la afectación de las palmas de las manos y de las plantas de los pies*. En áreas cutáneas húmedas, como la región anogenital, cara interna de los muslos y axilas, pueden aparecer lesiones elevadas, de base ancha, llamadas «*condilomas planos*». Pueden aparecer lesiones superficiales de las mucosas en cualquier parte, pero son más frecuentes en la cavidad oral, faringe y genitales externos. El estudio histológico de las lesiones mucocutáneas durante la fase secundaria de la enfermedad

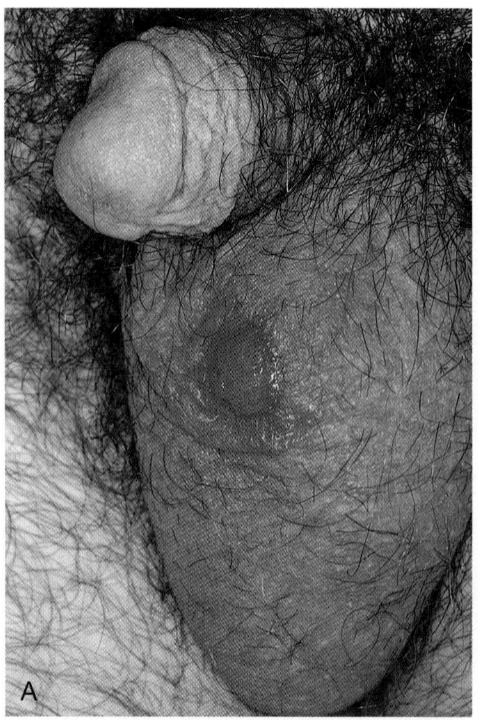

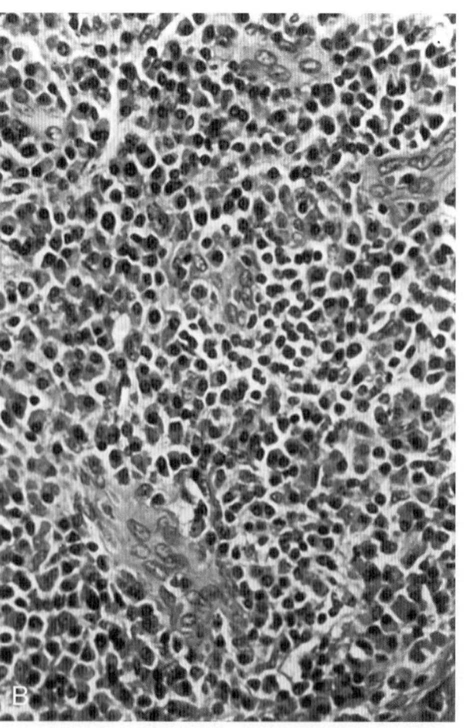

Figura 18-15

A, chancro sifilítico en el escroto. Estas lesiones son típicamente indoloras a pesar de la presencia de ulceración y se curan espontáneamente. **B,** histología del chancro con infiltrado plasmocitario difuso y proliferación endotelial. (Cortesía del doctor Richard Johnson, New England Deaconess Hospital, Boston, Massachusetts.)

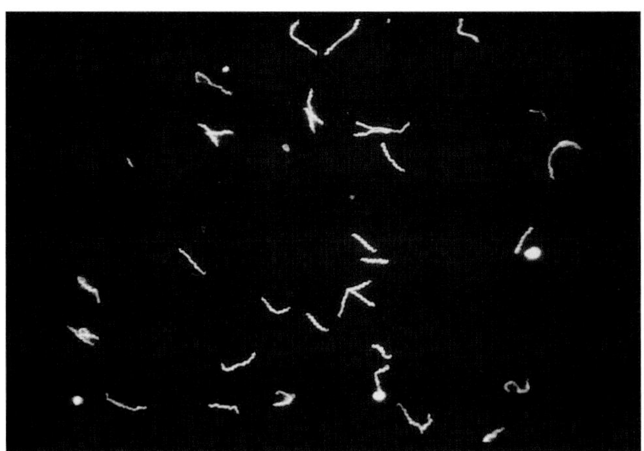

Figura 18-16

Treponema pallidum (microscopia de campo oscuro) que muestra varias espiroquetas de frotis de la base del chancro. (Cortesía del doctor Paul Southern, Department of Pathology, University of Texas Southwestern Medical School, Dallas, Texas.)

muestra la *endoarteritis proliferativa* característica, acompañada por un *infiltrado inflamatorio linfoplasmocitario*. Las espiroquetas están presentes en las lesiones mucocutáneas, y son fácilmente demostrables, por lo que son contagiosas. El aumento de tamaño de los ganglios linfáticos es más frecuente en el cuello y en las áreas inguinales. La biopsia de esos ganglios muestra hiperplasia inespecífica de los centros germinales que se acompaña de aumento de la cantidad de células plasmáticas o, con menor frecuencia, de granulomas o neutrófilos. Manifestaciones menos frecuentes de la sífilis secundaria son hepatitis, nefropatía, enfermedad ocular (iritis) y anomalías gastrointestinales. Las lesiones mucocutáneas de la sífilis secundaria desaparecen en un período de varias semanas, en cuyo momento el paciente entra en la fase latente precoz de la enfermedad, que dura 1 año, aproximadamente. Las lesiones pueden recurrir en cualquier momento de la fase latente precoz, durante el que aún puede extenderse la enfermedad. *Tanto las pruebas treponémicas como las de anticuerpos antitreponémicos son intensamente positivas en prácticamente todos los casos de sífilis secundaria.*

Sífilis terciaria

La sífilis terciaria se presenta en, aproximadamente, un tercio de los pacientes no tratados, habitualmente después de un período latente de 5 años o más. Esta fase de la sífilis se divide en tres grupos principales: sífilis cardiovascular, neurosífilis y la llamada sífilis terciaria benigna. En un paciente determinado, las distintas formas pueden presentarse aisladas o en combinación. *Las pruebas con anticuerpos no treponémicos pueden negativizarse durante la fase terciaria, aunque las pruebas con anticuerpos antitreponémicos sigan siendo positivas.*

La sífilis cardiovascular, en forma de *aortitis sifilítica*, es responsable de más del 80% de los casos de enfermedad terciaria; es mucho más frecuente en hombres que en mujeres. Brevemente, la enfermedad es, en esencia, una endoarteritis de los *vasa vasorum* de la aorta proximal. La oclusión de los *vasa vasorum* produce la cicatrización de la media de la porción proximal del arco aórtico, con la consiguiente pérdida de elasticidad. La enfermedad aórtica se caracteriza por la dilatación lentamente progresiva de la raíz y del arco aórticos, con el resultado de insuficiencia aórtica y de aneurismas de la aorta proximal. En algunos casos hay estrechamiento de los orificios de las arterias coronarias producido por cicatrización subíntima, con isquemia secundaria del miocardio. Las características clínicas y morfológicas de la sifilitis aórtica se describen con mayor detalle junto con las enfermedades de los vasos (Capítulo 10).

La *neurosífilis* es responsable de sólo el 10% de los casos de sífilis terciaria. Variedades de la neurosífilis son la enfermedad meningovascular crónica, la tabes dorsal y una enfermedad generalizada del parénquima cerebral llamada *parálisis general progresiva*. Se describen en detalle en el Capítulo 23. Se ha observado un aumento de la frecuencia de neurosífilis en pacientes con infección concomitante por VIH.

Una tercera forma de sífilis terciaria, relativamente rara, es la llamada sífilis terciaria benigna, que se caracteriza por la aparición de gomas en varios sitios. Probablemente, estas lesiones están relacionadas con el desarrollo de hipersensibilidad retardada. *Los gomas aparecen con mayor frecuencia en hueso, piel y mucosas de las vías aéreas superiores y de la boca*, aunque puede estar afectado cualquier órgano. La afectación esquelética produce, de manera característica, dolor local, sensibilidad, tumefacción y, a veces, fracturas patológicas. La afectación de la piel y de las mucosas puede producir lesiones nodulares o, en casos excepcionales, lesiones ulcerativas, destructivas, que simulan neoplasias malignas. *Raramente se pueden demostrar espiroquetas en las lesiones.* Los gomas, antaño frecuentes, han llegado a ser una rareza gracias a la aparición de antibióticos eficaces, como la penicilina. En la actualidad se describen principalmente en pacientes con sida.

Sífilis congénita

T. pallidum puede ser transmitido al feto, a través de la placenta de una madre infectada, en cualquier momento del embarazo. La probabilidad de transmisión materna es mayor durante las etapas tempranas (primaria y secundaria) de la enfermedad, cuando las espiroquetas son más numerosas. Como las manifestaciones de la enfermedad materna pueden ser discretas, es obligatorio el estudio serológico de la sífilis en todos los embarazos. Los estigmas de la sífilis congénita no se suelen manifestar hasta el cuarto mes del embarazo. En ausencia de tratamiento mueren intraútero hasta el 40% de los niños infectados, habitualmente después del cuarto mes.

Las manifestaciones de la *sífilis congénita* incluyen la muerte prenatal, la sífilis infantil y la sífilis congénita tardía. En los nacidos muertos las manifestaciones más frecuentes son *hepatomegalia, anomalías óseas, fibrosis pancreática* y *neumonitis*. El hígado presenta hematopoyesis extramedular e inflamación del sistema porta. Las alteraciones óseas incluyen inflamación y desorganización de la unión osteocondral de los huesos largos y, en ocasiones, resorción y fibrosis óseas de los huesos planos del cráneo. Los pulmones pueden ser firmes y pálidos como resultado de la presencia de células inflamatorias y de fibrosis en los tabiques alveolares (*pneumonia alba*). Las espiroquetas son fácilmente visibles en los cortes tisulares.

La «*sífilis infantil*» hace referencia a la sífilis congénita en nacidos vivos que se manifiesta clínicamente en el momento del nacimiento o en los primeros meses de vida. Los lactantes afectados presentan rinitis crónica y lesiones mucocutáneas similares a las observadas en la sífilis secundaria de los adultos. También pueden estar presentes cambios viscerales y esqueléticos similares a los observados en recién nacidos muertos.

La «*sífilis congénita tardía*» se refiere a casos de sífilis congénita no tratados de más de 2 años de duración. Las manifestaciones clínicas incluyen la tríada de Hutchinson: incisivos centrales en forma de muesca, queratitis intersticial con ceguera y sordera por lesión del octavo par craneal. Otras alteraciones incluyen una deformidad de la tibia en forma de sable causada por la inflamación crónica del periostio tibial, deformación de los molares (molares «en mora»), meningitis crónica, coriorretinitis y gomas del hueso y del cartílago nasales con deformidad de la nariz «en silla de montar».

En casos de sífilis congénita la placenta está aumentada de tamaño, pálida y edematosa. Al microscopio se observa endarteritis proliferativa que afecta a los vasos fetales, una reacción inflamatoria mononuclear (villitis) e inmadurez de las vellosidades.

Pruebas serológicas para la sífilis

Aunque se han desarrollado pruebas diagnósticas para la sífilis basadas en la reacción en cadena de la polimerasa (PCR), la serología sigue siendo la base del diagnóstico. Las pruebas serológicas de la sífilis incluyen pruebas con anticuerpos no treponémicos y otras con anticuerpos antitreponémicos. Las pruebas no treponémicas miden los anticuerpos contra la cardiolipina, un antígeno presente tanto en tejidos del huésped como en la pared celular treponémica. Estos anticuerpos son detectados por las pruebas de la reagina plasmática rápida (RPR) y la del *Venereal Disease Research Laboratory* (VDRL). Las pruebas con anticuerpos no treponémicos empiezan a positivizarse de 1 a 2 semanas después del comienzo de la infección y suelen ser positivas entre las 4 y las 6 semanas. Los títulos de estos anticuerpos suelen descender después de un tratamiento satisfactorio. VDRL y RPR, muy usadas como pruebas para la detección de la sífilis, también se utilizan para controlar los resultados del tratamiento. Sin embargo, pueden ser negativas en las fases latente tardía o terciaria de la enfermedad. Los anticuerpos no treponémicos pueden persistir en algunos pacientes incluso después de un tratamiento satisfactorio. Hay otras dos cuestiones sobre las pruebas con anticuerpos no treponémicos:

- *Las pruebas con anticuerpos no treponémicos son a menudo negativas durante las etapas iniciales de la enfermedad*, incluso en presencia de un chancro primario. Por tanto, durante ese período, la visualización directa de las espiroquetas por campo oscuro o por inmunofluorescencia puede ser la única forma de confirmar el diagnóstico. Sin embargo, para ello es necesario el rápido transporte de las muestras hasta el laboratorio. Por consiguiente, a pesar de su valor, no se suele realizar la visualización directa, y el tratamiento se basa en la impresión clínica.
- Hasta un 15% de las pruebas VDRL positivas son *resultados falsos-positivos biológicos*. La frecuencia de estas pruebas falsamente positivas, que pueden ser agudas (transitorias) o crónicas (persistentes), aumenta con la edad. Entre las condiciones asociadas con resultados de VDRL falsamente positivos se encuentran algunas infecciones agudas, colagenopatías vasculares (p. ej., lupus eritematoso sistémico), drogadicción, embarazo, hipergammaglobulinemia de cualquier causa y lepra lepromatosa.

Las pruebas con anticuerpos antitreponémicos incluyen pruebas fluorescentes de absorción de anticuerpos treponémicos (FTA-Abs) y la prueba de microhemoaglutinación de anticuerpos anti *Treponema pallidum*. Estas pruebas también se positivizan de 4 a 6 semanas después de la infección pero, a diferencia de las pruebas con anticuerpos no treponémicos, permanecen positivas de forma indefinida, incluso después del tratamiento satisfactorio. No se recomiendan como pruebas de detección primaria porque siguen siendo positivas después del tratamiento y hasta un 2% de la población general tiene resultados falsamente positivos.

En algunos pacientes con sífilis e infección coexistente por VIH, la respuesta serológica puede ser diferida, exagerada (resultados falsamente positivos) o incluso ausente. Sin embargo, en la mayoría de los casos, estas pruebas siguen siendo sumamente útiles para el diagnóstico y el tratamiento de la sífilis en pacientes con sida.

RESUMEN

Sífilis

- La sífilis es una ETS causada por *T. palllidum* y tiene tres fases. En la sífilis primaria aparece una lesión indolora llamada chancro en los genitales externos, así como un aumento del tamaño de los ganglios linfáticos regionales. La sífilis secundaria se presenta con linfadenopatía generalizada y lesiones mucocutáneas que pueden ser maculopapulares o tomar la forma de lesiones planas sobreelevadas llamadas condilomas planos. La sífilis terciaria produce aortitis proximal con insuficiencia aórtica, y afectación del cerebro, meninges y médula espinal, o lesiones granulomatosas, llamadas gomas, en múltiples órganos.
- La transmisión materna de las espiroquetas, principalmente durante las fases primaria y secundaria, causa la sífilis congénita. Puede producir muerte fetal o lesiones tisulares generalizadas en hígado, bazo, pulmón, huesos y páncreas.
- Microscópicamente, la mayoría de las lesiones sifilíticas presentan endoarteritis proliferativa y un infiltrado inflamatorio rico en células plasmáticas. Las gomas tienen un área central de necrosis rodeada por un infiltrado linfoplasmocitario y células epitelioides.
- La sífilis se diagnostica por demostración directa de las bacterias en las lesiones de las fases primaria y secundaria o por pruebas serológicas (en todas las fases). Las pruebas con anticuerpos no treponémicos (VDRL y RPR) van dirigidas contra la pared celular treponémica y presentan reacción cruzada con los tejidos del huésped. Son las primeras pruebas que se positivizan y son útiles para la detección, pero pueden negativizarse en fases avanzadas de la enfermedad. Pueden darse resultados falsamente positivos de las pruebas no treponémicas en el lupus eritematoso sistémico (LES), en drogadictos y durante el embarazo. Las pruebas con anticuerpos antitreponémicos se positivizan más tarde, pero siguen siendo positivas indefinidamente.

Gonorrea

La gonorrea es una infección de transmisión sexual del tracto genitourinario inferior causada por *Neisseria gonorrhoeae*. A excepción de la infección del tracto genitourinario por clamidias, que se describe más adelante, la gonorrea es la enfermedad de notificación obligatoria más frecuente en Estados Unidos. Con una incidencia de 650.000 casos anuales en Estados Unidos, sigue siendo un importante problema de salud pública. La gravedad de las infecciones gonocócicas aumenta por la aparición de cepas de *N. gonorrhoeae* resistentes a múltiples antibióticos.

Los seres humanos son el único reservorio natural de *N. gonorrhoeae*. El microorganismo es de muy difícil cultivo y la extensión de la infección necesita contacto directo con la mucosa de una persona infectada, habitualmente durante las relaciones sexuales. No hay pruebas de que la gonorrea se transmita por contacto con asientos de váter o por otros fómites. Las bacterias se adhieren inicialmente al epitelio de la mucosa, especialmente del tipo columnar o transicional, usando diversas moléculas y estructuras adhesivas asociadas a la membrana, denominadas *pili* (Capítulo 9). Esa adhesión evita que el microorganismo sea eliminado por líquidos corporales como orina o moco endocervical. El microorganismo penetra después a través de las células epiteliales e invade los tejidos profundos del huésped.

Morfología

N. gonorrhoeae provoca una intensa reacción inflamatoria supurativa. En varones, suele manifestarse como un **exudado uretral purulento**, asociado a un meato uretral edematoso, congestionado. En la tinción Gram del exudado purulento se identifican fácilmente diplococos gramnegativos, muchos de ellos dentro del citoplasma de neutrófilos (Fig. 18-17). La infección ascendente puede producir la aparición de **prostatitis aguda, epididimitis** (Fig. 18-18) y **orquitis**. En casos graves pueden aparecer abscesos. Los exudados uretral y endocervical tienden a ser menos evidentes en mujeres, aunque es bastante frecuente la inflamación aguda de estructuras adyacentes, como las glándulas de Bartholin. La infección ascendente que afecta el útero, trompas de Falopio y ovarios, produce **salpingitis aguda**, complicada a veces por abscesos tuboováricos. El proceso inflamatorio agudo va seguido de la aparición de tejido de granulación y de cicatrización, con estenosis y otras deformidades permanentes de las estructuras afectadas, dando lugar a la **enfermedad inflamatoria pélvica**.

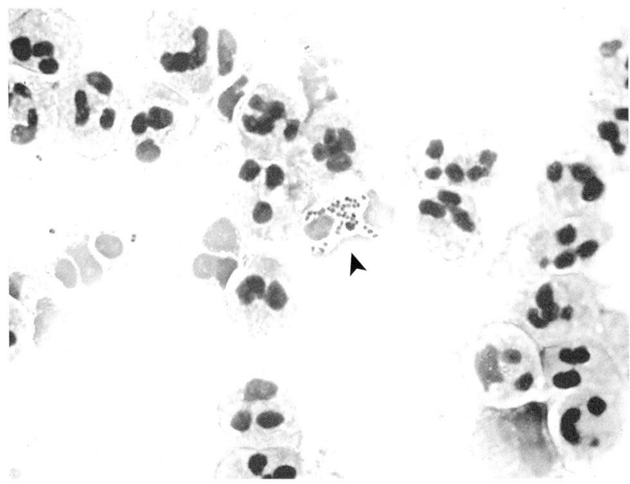

Figura 18-17

Neisseria gonorrhoeae. Tinción de Gram del exudado uretral, que muestra los característicos diplococos intracelulares gramnegativos (*punta de flecha*). (Cortesía de la doctora Rita Gander, Department of Pathology, University of Texas Southwestern Medical School, Dallas, Texas.)

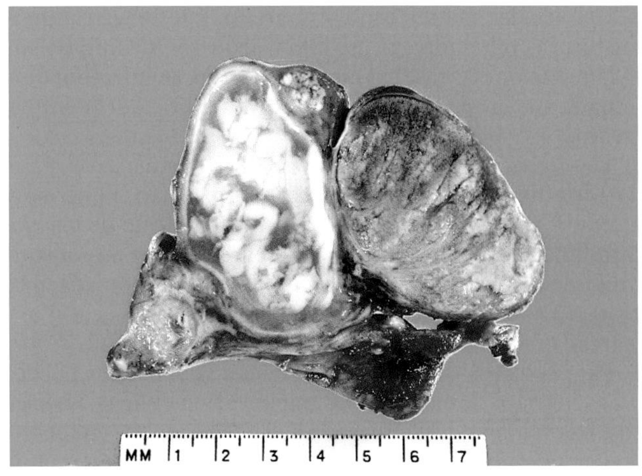

Figura 18-18

Epididimitis aguda causada por infección gonocócica. El epidídimo está sustituido por un absceso. A la derecha se observa el testículo normal.

Características clínicas. En la mayoría de los varones infectados, la gonorrea se manifiesta por la presencia de *disuria, frecuencia urinaria y un exudado uretral mucopurulento* entre 2 y 7 días después de la infección inicial. El tratamiento antibiótico adecuado erradica el microorganismo y permite una rápida resolución de los síntomas. Las infecciones no tratadas pueden ascender y afectar a la próstata, las vesículas seminales, el epidídimo y los testículos. Los casos descuidados se pueden complicar con estenosis crónica de la uretra y, en casos más avanzados, con esterilidad permanente. Los hombres no tratados también se pueden convertir en portadores crónicos de *N. gonorrhoeae*.

En mujeres, la infección inicial puede ser asintomática o ir asociada a *disuria, dolor pélvico bajo y exudado vaginal*. Los casos no tratados se pueden complicar con infección ascendente, produciendo inflamación aguda de las trompas de Falopio (salpingitis) y ovarios. Puede producirse cicatrización crónica de las trompas de Falopio, con la consiguiente infertilidad y aumento del riesgo de embarazo ectópico. La infección gonocócica del tracto genital superior se puede extender a la cavidad peritoneal, donde el exudado puede dirigirse por el espacio paracólico derecho hasta la cúpula hepática, produciendo una perihepatitis gonocócica.

Otras localizaciones de la infección primaria, que se encuentran más a menudo en varones homosexuales que en heterosexuales, son la orofaringe y el área anorrectal, donde produce faringitis y proctitis aguda, respectivamente.

La *infección diseminada* es mucho menos frecuente que la local, y aparece en el 0,5 al 3% de los casos de gonorrea. Es más frecuente en mujeres que en hombres. Las manifestaciones habituales son tenosinovitis, artritis y lesiones cutáneas pustulosas o hemorrágicas. Endocarditis y meningitis son manifestaciones raras. Las cepas que producen infección diseminada suelen ser resistentes a la acción lítica del complemento.

La *infección gonocócica puede ser transmitida a los recién nacidos* durante su paso por el canal del parto. El neonato afectado puede presentar una infección purulenta de los ojos (oftalmía neonatal), que antiguamente era una importante causa de ceguera. La aplicación sistemática de pomada antibiótica en los ojos de los recién nacidos ha provocado una marcada reducción de la incidencia de la enfermedad.

Para el diagnóstico de las infecciones gonocócicas pueden usarse técnicas de cultivos y de amplificación de ácidos nucleicos. Las ventajas del cultivo son que puede hacerse en fuentes no genitales, como ojo y recto, y que se puede determinar la sensibilidad a antibióticos. Los métodos de amplificación de ácidos nucleicos suelen poder hacerse en orina y en muestras uretrales. Son algo más sensibles que el cultivo. Globalmente, se usan cada vez más los métodos moleculares.

RESUMEN

Gonorrea

- La gonorrea es una ETS frecuente que afecta al tracto genitourinario y que puede diseminarse en pacientes con déficit de complemento.
- En varones hay una uretritis intensa, sintomática, que puede extenderse a próstata, epidídimo y testículos. En mujeres las lesiones iniciales del cuello del útero son menos evidentes que en los hombres, pero la infección ascendente a las trompas de Falopio y a los ovarios puede producir cicatrización y deformidad, con la consiguiente esterilidad.
- Las embarazadas pueden transmitir la gonorrea a los recién nacidos durante el paso de éstos por el canal del parto.
- El diagnóstico puede hacerse por cultivo de los exudados, así como por técnicas de amplificación de ácidos nucleicos.

Uretritis y cervicitis no gonocócicas

La uretritis (UNG) y la cervicitis no gonocócicas son, en la actualidad, las formas de ETS más frecuentes. En su patogenia se han implicado diversos microorganismos, como *C. Trachomatis, Trichomonas vaginalis, U. urealyticum* y *Mycoplasma genitalium. La mayoría de los casos son causados, aparentemente, por C. trachomatis y se cree que este microorganismo es la causa bacteriana de ETS más frecuente en Estados Unidos. U. urealyticum* es la siguiente causa, en frecuencia, de UNG.

C. trachomatis es una pequeña bacteria gramnegativa que es un parásito intracelular obligado. Existe en dos formas. La forma infecciosa, el llamado cuerpo elemental, es capaz de, al menos, una limitada supervivencia en el ambiente extracelular. El cuerpo elemental es captado por células del huésped, principalmente por un proceso de endocitosis mediada por el receptor. Una vez en el interior de la célula, el cuerpo elemental se diferencia en una forma metabólicamente activa llamada *cuerpo reticulado*. Usando las fuentes de energía de la célula huésped, el cuerpo reticulado se replica y acaba formando nuevos cuerpos elementales capaces de infectar a más células, preferentemente células epiteliales columnares.

Las infecciones por *C. trachomatis* pueden asociarse a un espectro de características clínicas que son prácticamente indistinguibles de las causadas por *N. gonorrhoeae*. Por tanto, los pacientes pueden presentar epididimitis, prostatitis, enfermedad inflamatoria pélvica, faringitis, conjuntivitis, perihepatitis y, en personas que practican sexo anal, proctitis. *C. trachomatis* también causa linfogranuloma venéreo, que se describe en la siguiente sección.

Las características morfológicas y clínicas de la infección por clamidias, a excepción del linfogranuloma venéreo, son prácticamente idénticas a las de la gonorrea. La infección primaria se caracteriza por un *exudado mucopurulento con predominio de neutrófilos*. Los microorganismos no son visibles en extensiones teñidas por Gram. En contraste con el gonococo, *C. trachomatis* no puede aislarse utilizando medios de cultivo convencionales. El diagnóstico se hace mejor con pruebas de amplificación de ácidos nucleicos en orina miccional. Aunque puede hacerse el cultivo a partir de muestras genitales, no es posible en orina. Las pruebas moleculares también son más sensibles que el cultivo. Entre las otras manifestaciones de la infección por clamidias está una artritis reactiva, predominantemente en pacientes positivos a HLA-B27. Esa enfermedad, llamada síndrome de Reiter, suele presentarse como una combinación de uretritis, conjuntivitis, artritis y lesiones mucocutáneas generalizadas.

RESUMEN

Uretritis y cervicitis no gonocócicas

- UNG y cervicitis no gonocócica son las ETS más frecuentes. La mayoría están causadas por *C. trachomatis* y el resto por *T. vaginalis, U. urealyticum* y *M. genitalium*.
- *C. trachomatis* es una bacteria intracelular gramnegativa que produce una enfermedad que es indistinguible clínicamente de la gonorrea, tanto en hombres como en mujeres. El diagnóstico requiere la detección de la bacteria por métodos moleculares. Es posible el cultivo a partir de muestras genitales, pero se necesitan métodos especiales.
- En pacientes HLA-B27 positivos, la infección por *C. trachomatis* puede causar artritis reactiva, junto con conjuntivitis y lesiones mucocutáneas generalizadas, el llamado síndrome de Reiter.

Linfogranuloma venéreo

El linfogranuloma venéreo (LGV) es una enfermedad ulcerativa crónica causada por algunas cepas de *C. trachomatis* diferentes de las que producen las más frecuentes UNG o cervicitis no gonocócicas descritas anteriormente. Es una enfermedad esporádica en Estados Unidos y en Europa Occidental, pero endémica en partes de Asia, África, la región del Caribe y Sudamérica. Como en el caso del granuloma inguinal, que se describe más adelante, los casos esporádicos de LGV se suelen asociar a promiscuidad sexual en la mayoría de los casos.

Morfología

El paciente con LGV puede presentar una uretritis inespecífica, lesiones papulares o ulcerosas que afecten a los genitales inferiores, adenopatía regional o un síndrome anorrectal. Las lesiones contienen una **respuesta inflamatoria mixta granulomatosa y neutrófila**, con cantidades variables de inclusiones por clamidias en el citoplasma de las células epiteliales o de las células inflamatorias. Es frecuente la linfoadenopatía regional, que suele aparecer unos 30 días después de la infección. La afectación de los ganglios linfáticos se caracteriza por una reacción granulomatosa inflamatoria asociada a focos de necrosis de formas irregulares e infiltración por neutrófilos (**abscesos estrellados**). Con el tiempo, la reacción inflamatoria da origen a fibrosis extensa que puede producir obstrucción local de los linfáticos con **linfedema** y estenosis. Las estenosis rectales son especialmente frecuentes en mujeres. En las lesiones activas puede hacerse el diagnóstico de LGV visualizando el microorganismo en biopsias o en frotis de exudado. En casos más crónicos, el diagnóstico depende de la demostración de anticuerpos para los serotipos correspondientes de clamidia en el suero del paciente. También se han elaborado pruebas de amplificación de ácidos nucleicos.

Chancroide (chancro blando)

El chancroide, llamado a veces la «tercera» enfermedad venérea (después de la sífilis y la gonorrea), es una enfermedad ulcerativa aguda causada por *Haemophilus ducreyi*, un pequeño cocobacilo gramnegativo. Es más frecuente en zonas tropicales y subtropicales y más prevalente en grupos de bajo nivel socioeconómico, especialmente en hombres que tienen contactos regulares con prostitutas. *El chancroide es una de las causas más frecuentes de úlceras genitales en África y en el sudeste asiático*, donde es un importante cofactor en la transmisión de la infección por VIH-1. Probablemente el chancroide está infradiagnosticado en Estados Unidos, porque la mayoría de las clínicas de ETS no tienen medidas para el aislamiento de *H. ducreyi* y las pruebas basadas en PCR no están disponibles de forma generalizada.

Morfología

De 4 a 7 días después de la inoculación, la persona con chancroide presenta una **pápula eritematosa**, dolorosa al tacto, que afecta a los genitales externos. En los hombres, la lesión primaria suele estar en el pene; en las mujeres, la mayoría de las lesiones se presentan en la vagina o en el área periuretral. Al cabo de varios días, la superficie de la lesión primaria se erosiona para producir una **úlcera irregular**, más probablemente dolorosa en hombres que en mujeres. En contraste con el chancro primario de la sífilis, la úlcera del chancroide no es indurada y puede haber múltiples lesiones. La base de la úlcera está cubierta por un exudado amarillo-gris. Los **ganglios linfáticos** regionales, especialmente en la región inguinal, aumentan de tamaño y se vuelven dolorosos en cerca del 50% de los casos entre 1 y 2 semanas después de la inoculación primaria. En casos no tratados, los ganglios inflamados y aumentados de tamaño (bubones) pueden erosionar la piel suprayacente para producir úlceras crónicas, supurativas.

Microscópicamente, la úlcera del chancroide contiene una zona superficial de desechos neutrófilos y de fibrina, con una zona subyacente de tejido de granulación que contiene áreas de necrosis y vasos trombosados. Por debajo de la capa de tejido de granulación hay un denso infiltrado inflamatorio linfoplasmocitario. A veces se pueden observar microorganismos cocobacilares en tinciones argénticas o de Gram, pero a menudo están ocultos por el crecimiento bacteriano mixto de la base de la úlcera. En la mayoría de los casos se puede cultivar *H. ducreyi* de la úlcera cuando se utilizan los medios de cultivo adecuados.

Granuloma inguinal

El granuloma inguinal es una enfermedad inflamatoria crónica causada por *Calymmatobacterium granulomatis*, un diminuto cocobacilo encapsulado relacionado con el género *Klebsiella*. La enfermedad es rara en Estados Unidos y en Europa Occidental, pero endémica en zonas rurales y en determinadas regiones tropicales y subtropicales. Cuando se presenta en ambientes urbanos, la transmisión de *C. granulomatis* se asocia generalmente a promiscuidad sexual. Los casos no tratados se caracterizan por cicatrización extensa, asociada a menudo a obstrucción linfática y linfedema (elefantiasis) de los genitales externos. El cultivo del microorganismo es difícil y las pruebas basadas en la PCR no están disponibles de manera generalizada.

Morfología

El granuloma inguinal comienza como una lesión papular elevada que afecta al húmedo epitelio escamoso estratificado de los genitales. La lesión acaba ulcerándose y se produce abundante tejido de granulación, que se manifiesta macroscópicamente como una masa protuberante, blanda e indolora. A medida que la lesión aumenta de tamaño, sus bordes se elevan y se induran. En casos no tratados, pueden aparecer cicatrices que provocan deformaciones y que, a veces, se asocian a estenosis uretrales, vulvares o anales. Los ganglios linfáticos regionales no suelen verse afectados, o sólo muestran cambios reactivos inespecíficos, en contraste con el chancroide.

El estudio microscópico de las lesiones activas muestra una marcada hiperplasia epitelial en los bordes de la úlcera, a veces parecida a un carcinoma (**hiperplasia seudoepiteliomatosa**). En la base de la úlcera y por debajo del epitelio circundante, hay una mezcla de neutrófilos y células inflamatorias mononucleares. Los microorganismos son visibles en tinciones con Giemsa del exudado como diminutos cocobacilos dentro de vacuolas de los macrófagos (cuerpos de Donovan). También pueden utilizarse tinciones argénticas (p. ej., la de Warthin-Starry) para poner en evidencia el microorganismo.

RESUMEN

Linfogranuloma venéreo, chancroide y granuloma inguinal

- El LGV está causado por serotipos de *C. trachomatis* diferentes de los que causan la UNG. El LGV se asocia a uretritis, lesiones genitales ulcerativas, linfadenopatía y afectación rectal. Las lesiones muestran inflamación aguda y crónica; evolucionan a fibrosis, produciendo linfedema y estenosis rectales.
- La infección por *H. ducreyi* produce una infección genital aguda ulcerativa dolorosa llamada «chancroide». En muchos casos se afectan los ganglios inguinales,

que aumentan de tamaño y se ulceran. Las úlceras presentan una zona superficial de inflamación aguda y necrosis, con una zona subyacente de tejido de granulación e infiltrado mononuclear. El diagnóstico es posible por cultivo del microorganismo.

- El *granuloma inguinal* es una ETS crónica fibrosante causada por *C. granulomatis*. La lesión papular inicial de los genitales se expande, se ulcera y puede producir estenosis uretrales, vulvares o anales. Microscópicamente, hay tejido de granulación y una hiperplasia epitelial intensa que puede parecerse a un carcinoma de células escamosas. Los microorganismos son visibles como pequeños cocobacilos intracelulares en el interior de macrófagos vacuolados (cuerpos de Donovan).

Tricomoniasis

T. vaginalis es un protozoo transmitido sexualmente y una causa frecuente de vaginitis. La forma de trofozoíto se adhiere a la mucosa, causando lesiones superficiales de ésta. En mujeres, la infección por *T. vaginalis* se asocia con frecuencia con la pérdida de los bacilos de Döderlein, productores de ácido. Puede ser asintomática, pero a menudo produce picor y un flujo vaginal amarillo, profuso, espumoso. La colonización uretral puede provocar frecuencia urinaria y disuria. La infección por *T. vaginalis* suele ser asintomática en varones, pero en algunos casos puede causar uretritis no gonocócica. El microorganismo a menudo puede demostrarse en extensiones de frotis vaginales.

Herpes simple genital

La infección por herpes genital, o *herpes genitalis*, es una ETS frecuente que se calcula que afecta a 50 millones de personas en Estados Unidos. Aunque tanto el virus del herpes simple de tipo 1 (VHS-1) como el de tipo 2 (VHS-2) pueden producir infecciones genitales o bucales, la mayoría de los casos de herpes genital están causados por VHS-2. Los estudios actuales muestran que un número creciente de infecciones genitales están causadas por el VHS-1, en parte debido a la práctica cada vez más frecuente del sexo oral. La infección genital por VHS puede darse en cualquier población sexualmente activa. Como en otras ETS, el riesgo de infección está directamente relacionado con el número de contactos sexuales. El VHS se transmite cuando el virus entra en contacto con una superficie mucosa o con una solución de continuidad cutánea en un huésped susceptible. La transmisión necesita contacto directo con una persona infectada, porque el virus es fácilmente inactivado a temperatura ambiente, especialmente si se seca.

Morfología

Las lesiones iniciales de la infección genital por VHS son **vesículas eritematosas, dolorosas**, de la mucosa o de la piel de los genitales externos y de sitios extragenitales adyacentes. El área anorrectal es un sitio especialmente frecuente de infección primaria en varones homosexuales. Los cambios histológicos incluyen la presencia de **vesículas intraepiteliales** acompañadas de restos celulares necróticos, neutrófilos y células con las inclusiones víricas características. La clásica **inclusión de Cowdry de tipo A** tiene el aspecto de una estructura intranuclear homogénea, de color morado ligero, rodeada por un halo claro. Con frecuencia, las células infectadas se fusionan y forman sincitios multinucleados. Las inclusiones tiñen bien con anticuerpos contra el virus, permitiendo un diagnóstico rápido y específico de la infección por VHS en extensiones o en cortes histológicos.

Como se describió anteriormente, tanto VHS-1 como VHS-2 pueden causar infecciones genitales o bucales y ambos pueden producir lesiones mucocutáneas primarias o recurrentes que son indistinguibles clínicamente. Las manifestaciones de la infección por VHS varían considerablemente, dependiendo de si la infección es primaria o recurrente. La infección primaria es, a menudo, levemente sintomática con el VHS-2. En personas que sufren el primer episodio, las lesiones vesiculares localmente dolorosas se suelen asociar a disuria, exudado uretral, linfadenopatía y dolorimiento, y manifestaciones sistémicas, con fiebre, dolores musculares y cefalea. Durante este período, el VHS es liberado activamente y continúa así hasta que las lesiones mucosas han curado por completo. Los signos y síntomas pueden durar varias semanas durante la fase primaria de la enfermedad. Las recurrencias son mucho más frecuentes con el VHS-1 que con el VHS-2 y suelen ser más leves y de menor duración que el episodio primario. Como en el caso de la infección primaria, el VHS es liberado mientras hay lesiones activas.

En pacientes inmunocompetentes el herpes genital no es potencialmente mortal. Sin embargo, el VHS supone una gran amenaza en pacientes inmunocomprometidos, en los que la enfermedad puede evolucionar hacia una forma diseminada mortal. La *infección neonatal por herpes* se da en cerca de la mitad de los recién nacidos por vía vaginal de madres con infección genital por VHS, primaria o recurrente. La infección vírica se contrae durante el paso por el canal del parto. Su incidencia ha aumentado en paralelo al incremento de la infección genital por VHS. Las manifestaciones del herpes neonatal, que suelen presentarse durante la segunda semana de vida, incluyen erupción, encefalitis, neumonitis y necrosis hepática. Aproximadamente el 60% de los neonatos infectados mueren de la enfermedad, y cerca de la mitad de los supervivientes presentan una importante morbilidad. El diagnóstico de laboratorio del herpes genital depende del cultivo del virus. También se dispone de pruebas de diagnóstico molecular, pero se usan principalmente en herpes extragenital, en particular en infecciones del sistema nervioso central.

Infección por el virus del papiloma humano

El virus del papiloma humano (VPH) es la causa de varias proliferaciones escamosas del tracto genital, incluyendo condilomas acuminados, algunas lesiones precancerosas y algunos carcinomas (Capítulo 19). Los *condilomas acuminados*, también llamados verrugas venéreas, están causados por VPH de los tipos 6 y 11. Se presentan en el pene y en los genitales femeninos y no se deben confundir con los condilomas planos que se observan en la sífilis secundaria. La infección por VPH puede transmitirse a recién nacidos durante el parto vaginal. Posteriormente, estos niños pueden presentar papilomas recurrentes y potencialmente mortales de las vías respiratorias superiores.

Morfología

En varones, los condilomas acuminados suelen presentarse en el surco coronal o en la superficie interna del prepucio, donde varían entre pequeñas lesiones sésiles a grandes proliferaciones papilares que miden varios centímetros de diámetro. En mujeres, suelen aparecer en la vulva (ver Fig. 19-2; Capítulo 19). Al microscopio, el aspecto es de una exuberante proliferación de epitelio escamoso estratificado sostenida por papilas fibrovasculares. Las células epiteliales más superficiales contienen núcleos irregulares hipercromáticos rodeados por un característico halo claro perinuclear, un cambio denominado **coilocitosis** (ver Fig. 19-3; Capítulo 19).

RESUMEN

Virus del herpes simple y papilomavirus humano

- El VHS-2 y, con menor frecuencia, el VHS-1 pueden producir infecciones genitales. La infección inicial (primaria) causa vesículas intraepiteliales eritematosas, dolorosas, en la mucosa y en la piel de los genitales externos junto con aumento de tamaño de los ganglios linfáticos regionales. Las lesiones recurrentes son más frecuentes con VSH-1 que con VSH-2 y son más leves.
- Histológicamente, las vesículas contienen células necróticas y células gigantes multinucleadas fusionadas que contienen inclusiones intranucleares púrpura (tipo A de Cowdry) que se tiñen con anticuerpos anti-VHS.
- El herpes neonatal puede ser potencialmente mortal y se presenta en hijos nacidos de madres con herpes genital. Los niños afectados suelen tener herpes generalizado, incluyendo encefalitis, y la consiguiente elevada mortalidad.
- El VPH causa muchas lesiones proliferativas de la mucosa genital, incluyendo condilomas acuminados, carcinoma *in situ* y cánceres manifiestos. Los condilomas son proliferaciones papilares en las que las células superficiales muestran cambios coilocíticos.

BIBLIOGRAFÍA

Andriole G, et al.: Dihydrotestosterone and the prostate: the scientific rationale for 5α-reductase inhibitors in the treatment of benign prostatic hyperplasia. J Urol 172:1399, 2004. *[Revisión de la función de la DHT en la etiología y el tratamiento de la hiperplasia nodular prostática.]*

Barry MJ: Prostate-specific antigen testing for early diagnosis of prostate cancer. N Engl J Med 344:1373, 2001. *[Un excelente resumen del uso clínico del PSA.]*

Blanchard TJ, Maybe DC: Chlamydial infections. Br J Clin Pract 48:201, 1994. *[Revisión del espectro clínico de las infecciones por clamidias, incluyendo su función como patógenos de transmisión sexual.]*

Chapple CR: Pharmacological therapy of benign prostatic hyperplasia/lower urinary tract symptoms: an overview for the practicing clinician. BJU Int 9:738, 2004. *[Revisión de las guías clínicas actuales para el tratamiento de la hiperplasia nodular prostática sintomática.]*

Clyne B, Jerrard DA: Syphilis testing. J Emerg Med 18:361, 2000. *[Revisión actual, amplia, de los métodos de laboratorio utilizados en el diagnostico de la sífilis.]*

Donovan B: Sexually transmitted infections other than HIV. Lancet 363:545, 2004. *[Revisión clínica de las ETS.]*

Frankel S, et al.: Screening for prostate cancer. Lancet 361:1122, 2003. *[Revisión de la utilidad del cribado del cáncer inicial y del PSA.]*

Fredlund H, et al.: Molecular genetic methods for diagnosis and characterization of *C. trachomatis* and *N. gonorrhoeae:* impact on epidemiologic surveillance and interventions. APMIS 112:771, 2004. *[Análisis detallado de las pruebas moleculares y de sus aplicaciones.]*

Gah BT: Syphilis in adults. Sex Transm Infect 81:448, 2005. *[Buena perspectiva general de la sífilis.]*

Gori S, et al.: Germ cell tumours of the testis. Crit Rev Oncol Hematol 53:141, 2005. *[Revisión informativa de los factores predisponentes, características clínicas y tratamiento de las neoplasias testiculares.]*

Han M, et al.: Prostate-specific antigen and screening for prostate cancer. Med Clin North Am 88:245, 2004. *[Revisión de la fisiología, utilidad diagnóstica y mediciones del PSA sérico.]*

Ishihara S, et al.: *Mycoplasma genitalium* uretheritis in men. Int J Antimicrob Agents 245:523, 2004. *[Estudio de la infección por M. genitalium como causa de UNG.]*

Lee KL, Peehl DM: Molecular and cellular pathogenesis of benign prostatic hyperplasia. J Urol 172:1784, 2004. *[Revisión de la comprensión actual de la etiología de la hiperplasia nodular prostática.]*

Lipsky BA: Prostatitis and urinary tract infection in men: what's new; what's true? Am J Med 106:327, 1999. *[Resumen de las características clínicas y del tratamiento de la prostatitis aguda y crónica.]*

Misra S, et al.: Penile carcinoma: a challenge for the developing world. Lancet Oncol. 5:240, 2004. *[Excelente resumen de la epidemiología, fisiopatología, estadificación y tratamiento del carcinoma de pene.]*

Nelson WG, et al.: Prostate cancer. N Engl J Med 349(4):366, 2003. *[Excelente revisión de los conceptos actuales de los mecanismos moleculares de la carcinogénesis prostática.]*

Nickel JC, Moon T: Chronic bacterial prostatitis: an evolving clinical enigma. Urology 66:2, 2005. *[Revisión de la etiología y del tratamiento de la prostatitis crónica.]*

Reuter VE: Origins and molecular biology of testicular germ cell tumors. Mod Pathol 18 (Suppl 2):S51, 2005. *[Revisión de los avances recientes en la patobiología de los tumores de células germinales.]*

Sesterhenn IA, Davis CJ Jr: Pathology of germ cell tumors of the testis. Cancer Control 11:374, 2004. *[Resumen conciso de la clasificación histológica de las neoplasias testiculares, incluyendo análisis de los papeles de la inmunohistoquímica y de los marcadores séricos en su diagnóstico.]*

Sulak PJ: Sexually transmitted diseases. Semin Reprod Med 21:399, 2003. *[Revisión exhaustiva de las ETS.]*

Capítulo 19

Aparato genital femenino y mama

ANTHONY MONTAG, MD*
VINAY KUMAR, MD

*El doctor Christopher Crum y Susan Laster hicieron valiosas contribuciones a este capítulo en la anterior edición. La doctora Suzanne Conzen y Pedram Argani ayudaron eficazmente a la revisión de la sección de enfermedades de la mama de esta edición. Se agradece su ayuda.

Enfermedad trofoblástica gestacional
Mola hidatidiforme: completa y parcial
Mola invasora
Coriocarcinoma
Tumor trofoblástico del lecho de implantación

Preeclampsia/eclampsia (toxemia del embarazo)

MAMA

Cambios fibroquísticos
Cambio no proliferativo
Quistes y fibrosis
Cambio proliferativo
Hiperplasia epitelial
Adenosis esclerosante
Relación de los cambios fibroquísticos con el carcinoma de mama

Inflamaciones

Tumores mamarios
Fibroadenoma
Tumor filodes
Papiloma intraductal
Carcinoma

Mama masculina
Ginecomastia
Carcinoma

VULVA

Las enfermedades vulvares clínicamente importantes no ocupan un lugar preponderante en la práctica ginecológica. Sólo los raros carcinomas son potencialmente mortales. Mucho más frecuentes son los trastornos inflamatorios (vulvitis), que son más molestos que graves. Sólo se describen algunas afecciones: trastornos epiteliales no neoplásicos, que se estudiarán más tarde; los dolorosos quistes de Bartholino, causados por la obstrucción de los conductos excretores de las glándulas; y el himen imperforado en niñas, que obstaculiza las secreciones y, en etapas posteriores de la vida, la menstruación.

VULVITIS

La húmeda piel con vello y la delicada membrana de la vulva son vulnerables a muchas inflamaciones producidas por microbios inespecíficos y a trastornos dermatológicos. El picor intenso (prurito) y el posterior rascado exacerban a menudo el proceso primario. También hay muchas formas específicas de infección vulvar producidas por enfermedades de transmisión sexual. La mayoría se estudian en el Capítulo 18. En Norteamérica, los más frecuentes de esos cinco agentes infecciosos son el virus del papiloma humano (VPH), que produce condilomas acuminados y neoplasia vulvar intraepitelial (ambos se describen con cierto detalle más adelante); el herpes genital (virus del herpes simple [VHS] 1 o 2), que produce una erupción vesicular; la infección supurativa gonocócica de las glándulas vulvovaginales; la sífilis, con su chancro primario en el lugar de la inoculación; y la vulvitis candidiásica.

Dermatitis de contacto

Una de las causas más frecuentes de prurito vulvar es una reacción inflamatoria a un estímulo exógeno, sea un irritante (dermatitis irritativa de contacto) o un alérgeno (dermatitis alérgica de contacto). La dermatitis irritativa se presenta como pápulas y placas supurantes y que forman costras, eritematosas y bien definidas, y puede ser una reacción a orina, jabones, detergentes, antisépticos, desodorantes o alcohol. La dermatitis alérgica tiene un aspecto macroscópico similar y puede deberse a alergia a perfumes y otros aditivos de cremas, lociones y jabones, a tratamientos químicos de la ropa y a otros antígenos. Ambas formas de dermatitis de contacto pueden presentarse como una dermatitis espongiótica aguda o como una dermatitis subaguda con hiperplasia epitelial o dermatitis subaguda (v. Capítulo 22).

TRASTORNOS EPITELIALES NO NEOPLÁSICOS

El epitelio de la mucosa vulvar puede sufrir adelgazamiento atrófico o engrosamiento hiperplásico. A falta de un término mejor, estas alteraciones se denominaban previamente «distrofias», pero actualmente se les llama simplemente trastornos epiteliales no neoplásicos, para diferenciarlos de las lesiones premalignas que se estudian más adelante. Hay dos formas de trastornos epiteliales no neoplásicos: liquen escleroso y liquen simple crónico. Ambos pueden coexistir en diferentes áreas en la misma persona y pueden tener el aspecto macroscópico de lesiones blancas despigmentadas, llamadas *leucoplasia*. También se observan parches o placas blancas similares con: 1) vitíligo (pérdida de pigmento de la piel); 2) diversas dermatosis benignas como la psoriasis y el liquen plano (Capítulo 22); 3) carcinoma in situ; 4) enfermedad de Paget (descrita más adelante), y 5) carcinoma invasor. Por lo tanto, leucoplasia es un término puramente descriptivo que no da indicación acerca de la naturaleza subyacente. Sólo la biopsia y los estudios microscópicos pueden diferenciar entre estas lesiones de aspecto similar.

Liquen escleroso

Esta lesión se caracteriza por el adelgazamiento de la epidermis y la desaparición de las crestas epidérmicas, degeneración hidrópica de las células basales, hiperqueratosis superficial y fibrosis dérmica con un escaso infiltrado perivascular de células inflamatorias mononucleares (Fig. 19-1). Clínicamente, las lesiones tienen el aspecto de placas o pápulas blancas que, con el tiempo, pueden extenderse y confluir. La superficie se alisa

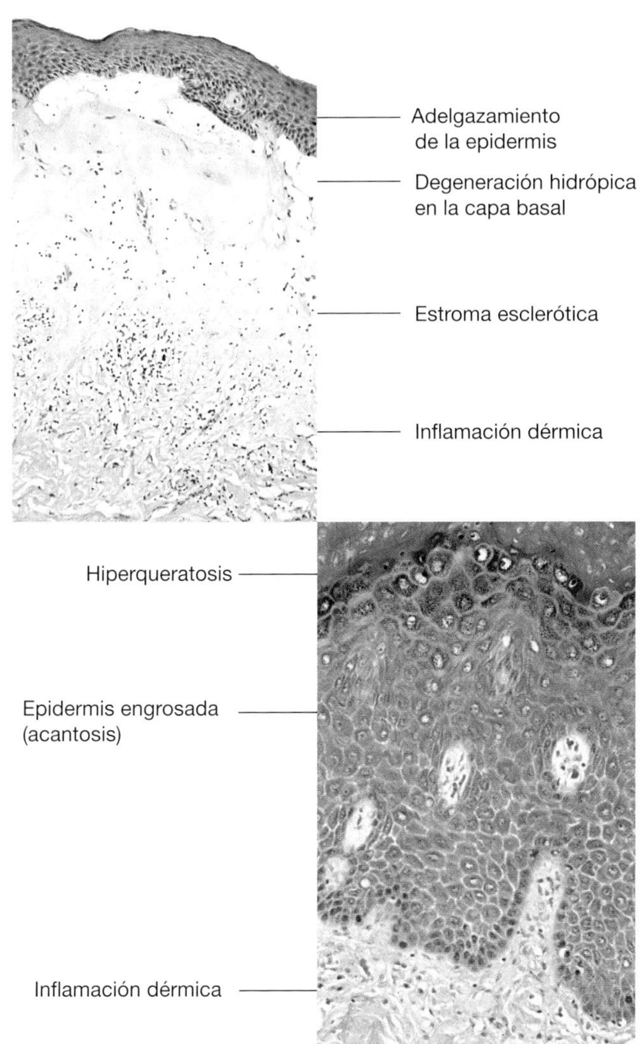

Figura 19-1

Trastornos vulvares inflamatorios. Liquen escleroso (*panel superior*). Liquen simple crónico (*panel inferior*). Las principales características de las lesiones se indican en las figuras.

y a veces parece pergamino. Cuando está afectada toda la vulva, los labios se vuelven un tanto atróficos y rígidos, y el orificio vaginal se estrecha. Se da en todos los grupos de edad, pero es más frecuente en posmenopáusicas. También se puede encontrar en cualquier lugar de la piel. La patogenia está poco clara, pero la presencia de células T activadas en el infiltrado inflamatorio subepitelial y la frecuencia elevada de trastornos autoinmunitarios en estas mujeres sugiere que puede estar implicada una reacción autoinmunitaria. Aunque la lesión del liquen escleroso no es maligna por sí misma, las mujeres con liquen escleroso sintomático tienen una probabilidad de, aproximadamente, el 15% de presentar carcinoma escamoso a lo largo de toda su vida.

Liquen simple crónico

Llamado previamente «distrofia hiperplásica», este trastorno es la etapa terminal de muchas dermatosis inflamatorias y se caracteriza por engrosamiento epitelial, expansión del estrato granuloso y una importante hiperqueratosis superficial. Se presenta clínicamente como un área de leucoplasia. El epitelio puede mostrar un aumento de la actividad mitótica en el estrato basal y en el espinoso. A veces, la infiltración leucocítica de la dermis es marcada. Los cambios epiteliales hiperplásicos no muestran atipias (v. Fig. 19-1). No suele haber una mayor predisposición al cáncer pero, sospechosamente, el liquen simple crónico está presente a menudo en los bordes del cáncer de vulva establecido.

RESUMEN

Trastornos epiteliales no neoplásicos

- El liquen escleroso se caracteriza por epitelio atrófico, generalmente con fibrosis dérmica.
- El liquen escleroso tiene un riesgo aumentado de desarrollar carcinoma de células escamosas.
- El liquen simple crónico se caracteriza por engrosamiento del epitelio, generalmente con un infiltrado inflamatorio.

TUMORES

Condilomas y neoplasia vulvar intraepitelial de bajo grado

Los condilomas son, en esencia, verrugas anogenitales, pero en el ambiente húmedo de la vulva tienden a ser grandes. La mayoría se distribuyen en dos formas biológicas distintas, pero también existen tipos más raros. Los *condilomas planos*, que no se ven con frecuencia actualmente, son lesiones planas, húmedas, mínimamente elevadas, que se presentan en la sífilis secundaria (Capítulo 18). Los *condilomas acuminados*, más frecuentes, pueden ser papilares y claramente elevados o más bien planos y rugosos. Aparecen en cualquier parte de la mucosa anogenital, a veces en solitario pero con mayor frecuencia en múltiples sitios. En la vulva pueden oscilar entre unos pocos milímetros y muchos centímetros de diámetro y son de color rojo rosado a rosa amarronado (Fig. 19-2). El aspecto histológico de estas lesiones fue descrito previamente (Capítulo 18), pero es especialmente importante la morfología celular característica, en particular la vacuolización citoplásmica perinuclear con pleomorfismo nuclear con angulación y coilocitosis (Fig. 19-3). Se considera que esas células son distintivas de la infección por VPH. Además, hay una fuerte asociación con VPH 6 y VPH 11. El VPH puede ser transmitido de forma venérea y en varones se producen lesiones idénticas en el pene y alrededor del ano. Los condilomas vulvares no son precancerosos pero pueden coexistir con focos de neoplasia vulvar intraepitelial (VIN) (VIN de grado I) y en el cuello del útero. Además, según algunos expertos, VIN I y condilomas, causados ambos por VPH con bajo potencial de malignidad, deben ser separados de VIN II y VIN III, que se describen más adelante. Los tipos de VPH aislados de cánceres son diferentes de los encontrados con mayor frecuencia en los condilomas.

Neoplasia intraepitelial vulvar de alto grado y carcinoma de vulva

El carcinoma de vulva representa alrededor del 3% de todos los cánceres del tracto genital femenino y tiene lugar, princi-

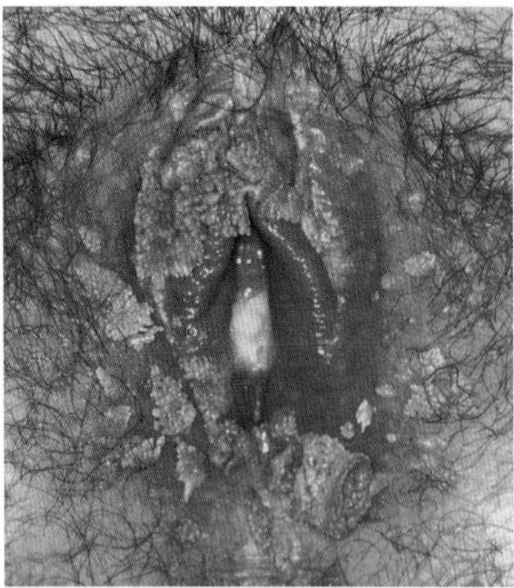

Figura 19-2

Numerosos condilomas vulvares. (Cortesía del doctor Alex Ferenczy, McGill University, Montreal, Quebec, Canadá.)

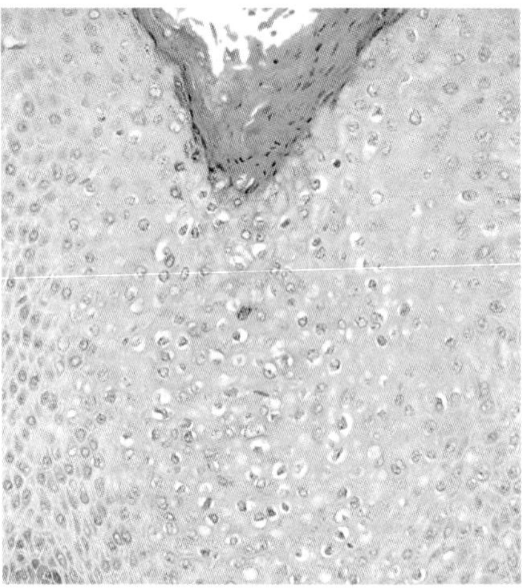

Figura 19-3

Histopatología del condiloma acuminado que muestra acantosis, hiperqueratosis y vacuolización citoplásmica (coilocitosis, *centro*).

palmente, en mujeres mayores de 60 años. Sin embargo, ha habido un aumento de la frecuencia de VIN de alto grado en las últimas décadas, especialmente en mujeres más jóvenes (40-60 años). Para todos los grupos de edad, el 90%, aproximadamente, de los carcinomas son escamosos, y el resto, adenocarcinomas, melanomas o carcinomas de células basales.

Muchos hallazgos sugieren que hay dos formas biológicas de carcinoma vulvar. La más frecuente se observa en pacientes relativamente jóvenes, en particular en fumadoras. El VPH, en especial el tipo 16 y con menor frecuencia otros tipos, está presente entre el 75 y el 90% de los casos; en muchos casos hay un carcinoma, carcinoma in situ o condilomas acuminados coexistentes, en la vagina o el cuello del útero, lo que sugiere un agente causal común, probablemente el VPH. A menudo, en esas mujeres, la aparición del cáncer manifiesto es precedida por cambios cancerosos in situ (es decir, VIN) limitados al epitelio. La VIN puede graduarse como VIN II o VIN III (carcinoma in situ). Puede encontrarse en múltiples focos, aparentemente separados, o coexistir con una lesión invasora. No está claro si la VIN está siempre destinada a convertirse en un cáncer invasor, pero hay pruebas de que, al menos en algunos individuos, la VIN ha estado presente durante años, tal vez décadas. No está claro si la evolución la determinan influencias genéticas, inmunitarias o ambientales (p. ej., consumo de cigarrillos o superinfección con nuevas cepas de VPH).

El otro subgrupo de carcinoma vulvar se presenta en mujeres mayores. No se asocia con VPH pero a menudo va precedido por años de cambios epiteliales no neoplásicos, principalmente liquen escleroso y, en ocasiones, liquen simple crónico. Con frecuencia, el epitelio suprayacente carece de los cambios citológicos típicos de la VIN, pero puede presentar células disqueratósicas, gemación angular y queratinización basal. En ocasiones, los cambios epiteliales de VIN preceden a la aparición de la neoplasia manifiesta. Los tumores tienden a ser bien diferenciados y muy queratinizantes.

Morfología

La VIN y los carcinomas vulvares iniciales se presentan como áreas de **leucoplasia** causadas por el engrosamiento epitelial que afecta a cualquier región de la vulva o de la piel adyacente. En alrededor de una cuarta parte de los casos, las lesiones están pigmentadas con melanina. Con el tiempo, estas áreas se transforman en **tumores exofíticos** o **endofíticos** ulcerativos manifiestos. Los tumores VPH positivos son, con mayor frecuencia, multifocales y tienen un aspecto verrugoso o condilomatoso.

Microscópicamente, los cánceres VPH positivos tienden a ser **carcinomas escamosos** mal diferenciados, mientras que las lesiones VPH negativas, que suelen ser unifocales, tienden a mostrar células escamosas queratinizantes bien diferenciadas. Aunque todos los patrones tienden a seguir limitados a su sitio de origen durante unos pocos años, al final se produce invasión directa con afectación de los ganglios regionales y extensión linfohematógena. El riesgo de tal extensión está relacionado con el tamaño del tumor y la profundidad de la invasión.

Las mujeres con un tumor de menos de 2 cm de diámetro tienen una supervivencia a los 5 años de alrededor del 75% tras la escisión radical, mientras que sólo el 10% de las que tienen lesiones más grandes sobreviven 10 años.

Enfermedad de Paget extramamaria

La enfermedad de Paget de la vulva, como la de la mama, es, en esencia, una forma de carcinoma intraepitelial. A diferencia de la mama, en la que la enfermedad de Paget se asocia casi siempre a un carcinoma subyacente, la mayoría de los casos de enfermedad de Paget de la vulva no tienen un carcinoma subyacente demostrable. En ocasiones, hay un tumor subepitelial o submucoso acompañante que tiene su origen en una estructura anexial, típicamente glándulas sudoríparas. En casos sin primario subyacente, el tumor se produce probablemente por la diferenciación aberrante de células progenitoras epiteliales de la epidermis.

La enfermedad de Paget de la vulva se presenta como una placa roja, escamosa, costrosa, y puede tener el aspecto de una dermatosis inflamatoria. Histológicamente, grandes células epitelioides infiltran el epitelio, aisladamente y en grupos, con abundante citoplasma granular y vesículas citoplásmicas ocasionales (Fig. 19-4) que contienen mucina que se tiñe con

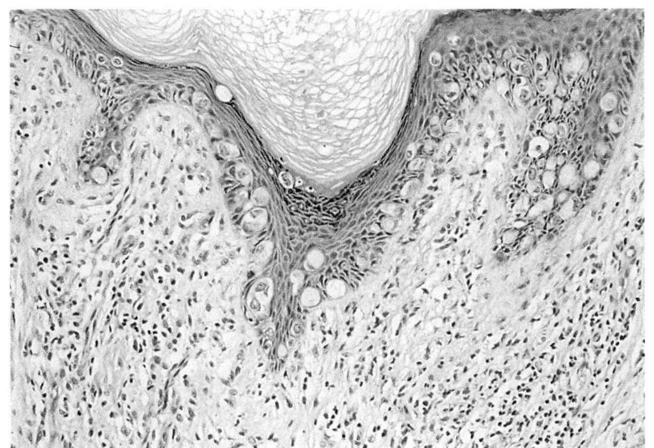

Figura 19-4

Enfermedad de Paget de la vulva, con grandes células claras tumorales dispersas en el epitelio escamoso.

ácido peryódico de Schiff. Cuando las células de Paget están limitadas al epitelio, la lesión puede persistir durante años o incluso décadas sin evidencia de invasión. Sin embargo, en algunos casos, especialmente cuando hay un tumor de los anejos cutáneos asociado, las células de Paget se extienden a los anejos cutáneos, invaden localmente y acaban metastatizando más ampliamente a localizaciones distantes, habitualmente en los primeros 2 a 5 años.

RESUMEN

Carcinoma escamoso de la vulva

- Hasta el 90% de los carcinomas vulvares de células escamosas están relacionados con el VPH, y suelen presentarse como lesiones mal diferenciadas, a veces multifocales. A menudo se desarrollan a partir de VIN.
- El carcinoma vulvar escamoso no relacionado con el VPH se presenta en personas mayores, habitualmente bien diferenciado y unifocal, y se asocia con liquen escleroso o con otros procesos inflamatorios.

Enfermedad de Paget de la vulva

- Placa roja, escamosa, que se caracteriza microscópicamente por la diseminación de células malignas dentro del epitelio, en ocasiones con invasión de la dermis subyacente.
- En una minoría de casos hay un carcinoma subyacente de una glándula vulvar o perineal.

VAGINA

En adultos, la vagina es raramente el sitio de enfermedad primaria. Con mayor frecuencia se afecta secundariamente debido a la extensión de cánceres o de infecciones que se originan en su proximidad inmediata (p. ej., cuello del útero, vulva, vejiga, recto). Los únicos trastornos primarios que se describen son algunas anomalías congénitas, vaginitis y tumores primarios.

Las anomalías congénitas de la vagina son infrecuentes, afortunadamente, e incluyen entidades como la ausencia total de vagina, una vagina doble o tabicada (asociada habitualmente con un cuello de útero tabicado y, a veces, el útero) y pequeños quistes congénitos laterales del conducto de Gartner que tienen su origen en restos embrionarios persistentes.

VAGINITIS

La vaginitis es un problema clínico relativamente frecuente que suele ser transitorio y no importante. Produce una secreción vaginal (leucorrea). Se ha implicado a muchos microorganismos, incluyendo bacterias, hongos y parásitos. Muchos son comensales normales que se vuelven patógenos en enfermedades como diabetes, antibioticoterapia sistémica que altera la flora microbiana normal, tras un aborto o un embarazo o en personas mayores con compromiso de la función inmunitaria y en pacientes con el síndrome de inmunodeficiencia adquirida (sida). En adultos, la infección gonorreica primaria de la vagina es rara. Sin embargo, puede darse en la recién nacida de una madre infectada. Los únicos microorganismos restantes dignos de mención específica, porque son, con frecuencia, agentes causales, son *Candida albicans* y *Trichomonas vaginalis*. La vaginitis candidiásica (moniliásica) produce una secreción blanca espesa. Este microorganismo está presente en, aproximadamente, el 5% de los adultos normales por lo que la aparición de una infección sintomática casi siempre supone influencias predisponentes o la transmisión sexual de una cepa nueva, más agresiva. Las muestras de biopsia, que se obtienen raramente, muestran sólo inflamación submucosa superficial inespecífica. *T. vaginalis* también es un frecuente agente causal, produce una abundante secreción acuosa gris verdosa en la que pueden identificarse los parásitos microscópicamente. Sin embargo, también puede identificarse *Trichomonas* en cerca del 10% de mujeres asintomáticas y, así, la infección activa suele suponer la transmisión sexual de una nueva cepa (Capítulo 18). La reacción inflamatoria está limitada a la mucosa escamosa superficial sin invasión del tejido subyacente.

Puede encontrarse vaginitis atrófica inespecífica en mujeres posmenopáusicas con atrofia y adelgazamiento de la mucosa escamosa vaginal preexistentes.

NEOPLASIA VAGINAL INTRAEPITELIAL Y CARCINOMA ESCAMOSO

Estas lesiones, sumamente raras, se presentan en mujeres mayores de 60 años, con factores de riesgo similares a los del carcinoma de cuello del útero, que se describen más adelante. Con frecuencia hay una neoplasia cervical intraepitelial o un carcinoma de cuello de útero preexistente o concurrente.

La neoplasia vaginal intraepitelial es una lesión precursora asociada con infección por VPH en casi todos los casos. El carcinoma invasor escamoso de la vagina se asocia con la presencia de ADN de VPH en más de la mitad de los casos.

Es de especial interés el adenocarcinoma de células claras de la vagina, que se suele encontrar en mujeres jóvenes al final de la adolescencia o al comienzo de la veintena cuyas madres tomaron dietilestilbestrol durante el embarazo. A veces estos cánceres no aparecen hasta los 30 o 40 años. El riesgo global es inferior a 1 por 1.000 de las expuestas intraútero. En cerca de un tercio de los casos estos cánceres aparecen en el cuello del útero. Con mucha mayor frecuencia, tal vez en un tercio de la población de riesgo, aparecen pequeñas inclusiones glandulares o microquísticas en la mucosa vaginal. Estas lesiones benignas, llamadas *adenosis vaginal*, tienen el aspecto de focos rojos granulares y están tapizados por células columnares ciliadas o secretoras de moco. A partir de esas inclusiones se origina el raro adenocarcinoma de células claras.

SARCOMA BOTRIOIDE

El sarcoma botrioide (rabdomiosarcoma embrionario), que produce masas polipoideas blandas, es otra forma de cáncer primario de vagina, afortunadamente rara. Suele encontrarse en lactantes y en niñas menores de 5 años. Puede darse en otros sitios, como la vejiga urinaria y los conductos biliares. Estas lesiones se describen con más detalle en el Capítulo 21.

CUELLO DEL ÚTERO

El cuello del útero debe servir como una barrera a la entrada de aire y de la microflora del tracto genital normal, aunque debe permitir la salida del flujo menstrual y ser capaz de dilatarse para permitir el parto. A menudo es una localización de enfermedad. Afortunadamente, la mayoría de las lesiones cervicales son inflamaciones relativamente banales (cervicitis), pero también alberga uno de los cánceres más frecuentes en mujeres, el carcinoma escamoso.

CERVICITIS

Durante el desarrollo, el epitelio columnar secretor de moco del endocérvix se encuentra con el epitelio escamoso que cubre el exocérvix en el orificio externo; todo el cuello del útero «expuesto» está recubierto por epitelio escamoso. El epitelio columnar endocervical no es visible a simple vista o por colposcopia. Con el tiempo, en la mayoría de las mujeres jóvenes, hay un crecimiento distal del epitelio columnar que se extiende más allá del orificio cervical externo, una condición llamada ectropión; así, la unión escamocolumnar viene a ser visible en el exocérvix. Este epitelio columnar «expuesto» secretor de moco puede tener un aspecto enrojecido y húmedo y se ha denominado erróneamente «erosión» cervical, pero de hecho es el resultado de cambios normales en mujeres adultas. Se produce un remodelado continuo con regeneración tanto del epitelio escamoso como del columnar. La región en la que esto tiene lugar se llama *zona de transformación* (Fig. 19-5). Con frecuencia, el crecimiento excesivo del epitelio escamoso en regeneración bloquea los orificios de las glándulas endocervicales de la zona de transformación y produce pequeños *quistes de Naboth* recubiertos por epitelio columnar secretor de moco. En la zona de transformación puede haber un infiltrado inflamatorio leve resultado, posiblemente, de cambios del pH vaginal o de la microflora vaginal, siempre presente.

Las inflamaciones del cuello del útero son sumamente frecuentes y se asocian con una secreción vaginal mucopurulenta o purulenta. El estudio citológico de esta secreción revela leucocitos y atipia inflamatoria de las células epiteliales descamadas, así como posibles microorganismos. Estas inflamaciones se han subdividido a veces en cervicitis no infecciosas y cervicitis infecciosas. Como los microorganismos están presentes de manera invariable en la vagina, con o sin cambios inflamatorios asociados al estudio citológico, es difícil diferenciar las cervicitis no infecciosas de las infecciosas. A menudo hay aerobios y anaerobios vaginales endógenos e incidentales, en su mayor parte, estreptococos, estafilococos, enterococos y *Escherichia coli*. Mucho más importantes son *Chlamydia trachomatis*, *Ureaplasma urealyticum*, *T. vaginalis*, el género *Candida*, *Neisseria gonorrhoeae*, herpes simple II (genital) y uno o más tipos de VPH. Muchos de estos microorganismos son transmitidos sexualmente, por lo que la cervicitis puede ser una enfermedad de transmisión sexual. Entre estos patógenos, *C. trachomatis* es, de lejos, el más frecuente y supone hasta el 40% de los casos de cervicitis encontrados en las clínicas de enfermedades de transmisión sexual, por lo que es bastante más frecuente que la gonorrea. Las infecciones herpéticas del cuello del útero son de particular interés porque este microorganismo puede ser transmitido al recién nacido durante el paso por el canal del parto produciéndose, a veces, una infección herpética sistémica grave que en ocasiones es mortal (Capítulo 7).

Morfología

Las cervicitis inespecíficas pueden ser **agudas** o **crónicas**. Excluyendo la infección gonocócica, que causa una forma específica de enfermedad aguda, la relativamente infrecuente **forma inespecífica aguda** está limitada a puérperas y suele estar causada por estafilococos o estreptococos. La forma crónica es una entidad casi ubicua a la que se suele llamar **cervicitis inespecífica**.

Las formas específicas incluyen lesiones ulcerosas por herpesvirus y cambios causados por *C. trachomatis*. La cervicitis crónica no es fácil de definir, pero consta de inflamación y regeneración epitelial frecuentes en todas las mujeres en edad de procreación. El epitelio cervical puede mostrar hiperplasia y cambios reactivos, que pueden producirse tanto en la mucosa escamosa como en la columnar. A la larga, el epitelio columnar sufre metaplasia escamosa o transformación en un epitelio escamoso estratificado.

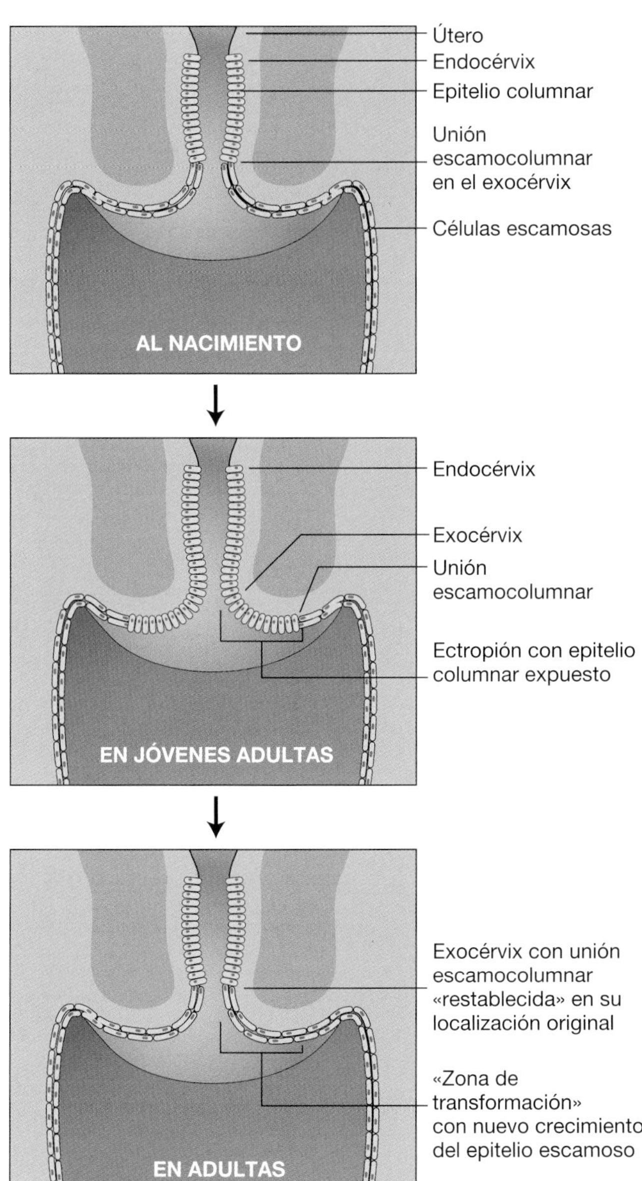

Figura 19-5

Desarrollo de la zona de transformación cervical.

La cervicitis se descubre con frecuencia durante la exploración habitual o debido a leucorrea marcada. El cultivo de la secreción debe ser interpretado con cautela porque casi siempre hay microorganismos comensales presentes. Sólo es útil la identificación de patógenos conocidos. Cuando la lesión es grave, los cambios inflamatorios pueden dificultar la distinción de carcinoma en las preparaciones citológicas e incluso con colposcopia. También puede ser difícil la distinción de los cambios inflamatorios de la displasia premaligna en muestras de biopsia de cuello del útero.

TUMORES DEL CUELLO DEL ÚTERO

A pesar de las espectaculares mejoras del diagnóstico precoz y del tratamiento, el carcinoma de cuello del útero sigue siendo una de las principales causas de mortalidad por cáncer en mujeres, especialmente en los países en vías de desarrollo. El único otro «tumor» digno de mención es el pólipo endocervical.

Neoplasia cervical intraepitelial y carcinoma escamoso

El carcinoma de cuello del útero fue una vez la forma de cáncer más frecuente en mujeres en todo el mundo. Desde la introducción de la tinción de Papanicolaou (Pap) hace 50 años, la incidencia del cáncer de cuello del útero ha caído en picado. La tinción de Papanicolaou sigue siendo la prueba de detección del cáncer con más éxito de la historia. En poblaciones cribadas regularmente, la mortalidad por cáncer de cuello del útero se reduce hasta un 99%. En Estados Unidos, el cribado con la prueba de Papanicolaou ha reducido espectacularmente la incidencia de tumores cervicales invasores hasta unos 10.500 casos nuevos anuales y la mortalidad a unos 3.900 casos por año, ocupando el lugar número 13 de las muertes de mujeres por cáncer. Muchos de los casos de carcinoma cervical se producen actualmente en mujeres que no han sido sometidas a cribado de manera regular. En el mismo período, la incidencia de neoplasia cervical intraepitelial (CIN) precursor ha aumentado (efecto atribuible, en parte, a un mejor hallazgo de casos) hasta su nivel actual de más de 50.000 casos anuales. Esta creciente divergencia es una prueba de la detección de lesiones precursoras por la tinción de Papanicolaou en una etapa inicial, permitiendo el descubrimiento de estas lesiones cuando es posible el tratamiento curativo.

Es importante hacer hincapié en que casi todos los carcinomas cervicales invasores escamosos tienen su origen en cambios epiteliales precursores llamados CIN. Sin embargo, no todos los casos de CIN progresan a cáncer invasor y, así, pueden persistir sin cambios o incluso regresar, como se describe más adelante.

Neoplasia cervical intraepitelial

El estudio citológico puede detectar CIN mucho antes de que pueda observarse ninguna anomalía a simple vista. El seguimiento de esas mujeres ha revelado que los cambios epiteliales precancerosos (CIN) pueden preceder a la aparición de cáncer manifiesto muchos años o, en algunos casos, incluso décadas. Sin embargo, como se ha descrito anteriormente, sólo una parte de los casos de CIN progresan a carcinoma invasor. Los cambios precancerosos denominados CIN pueden comenzar como CIN de bajo grado y progresar a CIN de alto grado, o pueden comenzar de entrada como CIN de alto grado, dependiendo de la localización de la infección por VPH en la zona de transformación, del tipo de VPH (de alto o bajo riesgo) y de otros factores contribuyentes del huésped. Basándose en la anatomía patológica, los cambios precancerosos se clasifican como:

CIN I: displasia leve.
CIN II: displasia moderada.
CIN III: displasia grave y carcinoma in situ.

Sin embargo, en extensiones citológicas, el actual sistema de Bethesda separa las lesiones precancerosas en sólo dos grupos: lesiones escamosas intraepiteliales (SIL, de *squamous intraepithelial lesions*) de bajo y alto grado. Las de bajo grados corresponden a CIN I o a condilomas planos (descritos más adelante) y las de alto grado a CIN II o III. La progresión de bajo a alto grado es evitable. Aunque los estudios varían, con CIN I la probabilidad de regresión es del 50 al 60%; la de persistencia, del 30%, y la de progresión a CIN III, del 20%. Con la progresión, sólo del 1 al 5% se vuelven invasores. Con CIN III, la probabilidad de regresión es de sólo el 33% y la de progresión, del 60 al 74% (en varios estudios). Es evidente que cuanto más alto es el grado de CIN, mayor es la probabilidad de progresión, pero se debe resaltar que, en muchos casos, incluso las lesiones de alto grado no progresan a cáncer.

Epidemiología y patogenia. La edad de la mayor incidencia de CIN es alrededor de 30 años, mientras que la de carcinoma invasor es de unos 45 años. Aunque en ocasiones se observan tumores invasores en mujeres al principio de la década de 1920, los cambios precancerosos suelen tardar varios años, incluso décadas, en evolucionar a carcinomas manifiestos.

Factores de riesgo importantes para la aparición de CIN y de carcinoma invasor son:

- Edad temprana de inicio de relaciones sexuales.
- Múltiples parejas sexuales.
- Pareja masculina con múltiples parejas sexuales previas.
- Infección persistente por papilomavirus de «alto riesgo».

Muchos otros factores de riesgo pueden relacionarse con esos cuatro, incluyendo la mayor incidencia en grupos socioeconómicos pobres, la rareza en vírgenes y la asociación con múltiples embarazos. Todos apuntan a la posibilidad de transmisión sexual de un agente causal, en este caso el VPH. Además, éste puede ser detectado por métodos moleculares en casi todas las lesiones precancerosas y neoplasias invasoras. De manera más específica, algunos tipos de VPH de alto riesgo, como 16, 18, 45 y 31, son responsables de la mayoría de los carcinomas cervicales, con pequeñas contribuciones de VPH 33, 35, 39, 45, 52, 56, 58 y 59. Por el contrario, los condilomas, que son lesiones benignas, se asocian con infección por tipos de VPH de bajo riesgo (es decir, 6, 11, 42 y 44; Fig. 19-6). En estas lesiones benignas, el ADN vírico no se integra en el genoma del huésped y permanece en la forma episómica libre. Por el contrario, los tipos de VPH 16 y 18 suelen integrarse en el genoma del huésped y expresar grandes cantidades de proteínas E6 y E7, que bloquean o inactivan los genes supresores de tumor *p53* y *RB*, respectivamente (capítulo 6). El resultado es un fenotipo celular transformado capaz de crecimiento autónomo y susceptible de adquirir nuevas mutaciones. La vacuna contra el VPH, recientemente introducida, es muy eficaz para la prevención de infecciones por VPH y, por consiguiente, de los cánceres cervicales.

Aunque muchas mujeres son portadoras de estos virus, sólo unas pocas desarrollan cáncer, lo que sugiere otras influencias sobre el riesgo de cáncer. Entre los otros factores de riesgo bien definidos se encuentran el consumo de cigarrillos y la inmunodeficiencia, exógena o endógena. Por ejemplo, la incidencia de carcinoma in situ se multiplica por cinco, aproximadamente, en mujeres infectadas con el VIH en comparación con los controles.

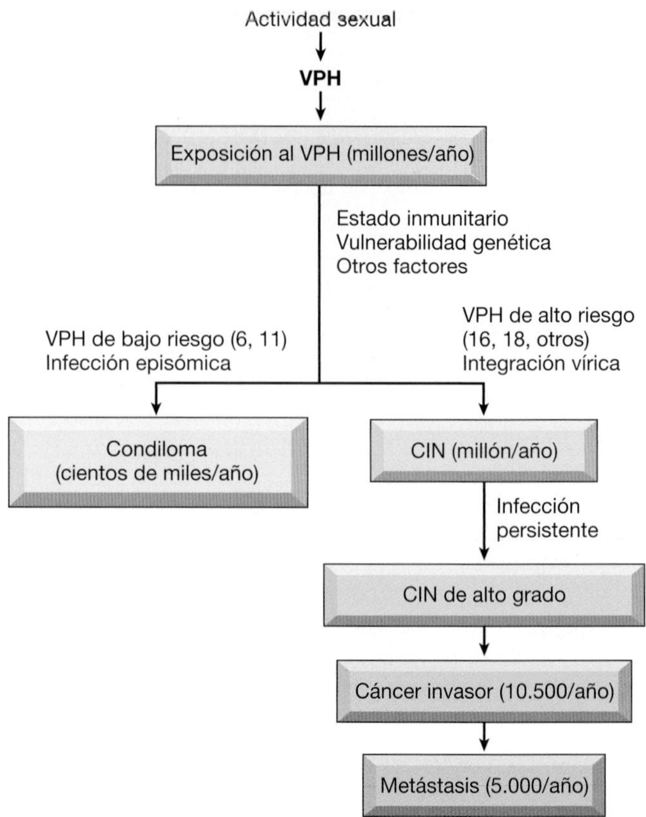

Figura 19-6

Intento de representar la secuencia de acontecimientos que pueden seguir a la infección por virus del papiloma humano (VPH). CIN, neoplasia cervical intraepitelial.

Morfología

Los cambios epiteliales cervicales incluidos en el término **CIN** empiezan con displasia leve, llamada **CIN I** o **condiloma plano**. Esa lesión se caracteriza por cambios coilocíticos, principalmente en las capas superficiales del epitelio. La **coilocitosis**, como podrán recordar de la exposición previa sobre los condilomas acuminados, se compone de hipercromasia y angulación nuclear con vacuolización perinuclear producida por el efecto citopático del VPH. En CIN II la displasia es más intensa, con retraso de la maduración de los queratinocitos en el tercio medio del epitelio. Se asocia a alguna variación del tamaño celular y nuclear, heterogeneidad de la cromatina nuclear y mitosis por encima de la capa basal que se extienden hasta el tercio medio del epitelio. La capa celular superficial muestra alguna diferenciación y, en algunos casos, los cambios coilocíticos descritos. El siguiente nivel de displasia, no siempre bien diferenciado del CIN II, es CIN III, marcado por una variación incluso mayor del tamaño celular y nuclear, marcada heterogeneidad de la cromatina, orientación desordenada de las células y mitosis normales o anómalas; estos cambios pueden afectar prácticamente a todas las capas del epitelio y se caracterizan por falta de maduración. Por lo general, han desaparecido la diferenciación de las células superficiales y los cambios coilocíticos (Figs. 19-7 y 19-8). CIN II y III pueden comenzar como CIN I o surgir *de novo*, dependiendo, en parte, del tipo de VPH asociado. Con el tiempo, los cambios displásicos se hacen más atípicos y pueden extenderse a las glándulas endocervicales, pero **las alteraciones están limitadas a la capa epitelial superficial y a sus glándulas**. Estos cambios constituyen el **carcinoma in situ**. El siguiente estadio, si aparece, es el cáncer invasor. Sin embargo, como se hizo hincapié previamente, esta progresión no es inevitable.

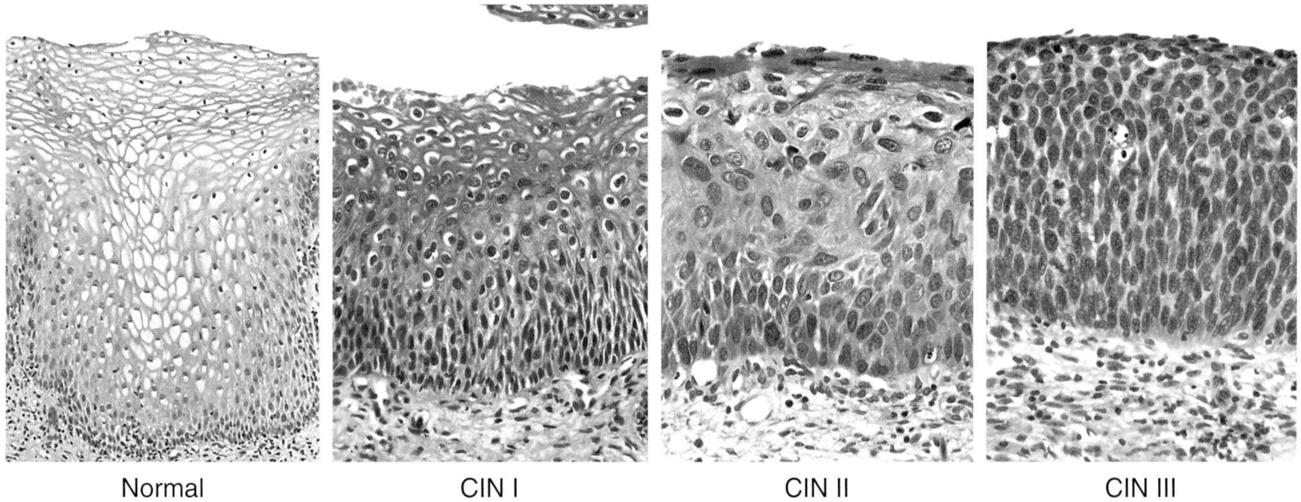

Normal CIN I CIN II CIN III

Figura 19-7

Espectro de CIN: epitelio escamoso normal para comparación; CIN I con atipia coilocítica; CIN II con atipia progresiva en todas las capas del epitelio; CIN III (carcinoma in situ) con atipia difusa y pérdida de maduración.

Las lesiones precancerosas cervicales producen anomalías citológicas que a menudo, pero no siempre, reflejan la gravedad del CIN. Es interesante que la mayoría (> 70%) de las CIN están asociadas con VPH de «alto riesgo». Además, hasta la mitad de las anomalías citológicas «no diagnósticas» (p. ej., células escamosas atípicas de significado incierto) pueden estar asociadas a VPH de alto riesgo, aunque menos del 25% de estas alteraciones irán seguidas de CIN II o CIN III comprobadas por biopsia. Del 10 al 15% de las mujeres con citología normal son portadoras de VPH de alto riesgo y, aproximadamente, el 10% de ellas acabarán presentando una CIN de alto grado.

Aunque el análisis del VPH puede identificar al grupo de mujeres que tienen riesgo de cáncer de cuello del útero, la mayoría de las mujeres sexualmente activas contraen VPH cervical en algún momento de su vida. Esto limita la utilidad del análisis de VPH como instrumento de detección del cáncer de cuello del útero. Por lo tanto, la citología cervical y la exploración del cuello del útero (colposcopia) siguen siendo los puntales de la prevención del cáncer cervical. Sin embargo, las mujeres con resultados negativos del análisis de VPH con sondas moleculares del ADN de VPH tienen *un riesgo sumamente bajo de albergar una CIN*, y se están elaborando las normas sobre la frecuencia del futuro cribado en este grupo de pacientes.

Carcinoma invasor del cuello del útero

Ya se ha destacado la importancia del cáncer cervical como causa de morbilidad y mortalidad en el mundo, especialmente en los países en vías de desarrollo. Los carcinomas cervicales más frecuentes son los carcinomas escamosos (75%), seguidos por los adenocarcinomas y los carcinomas adeno-

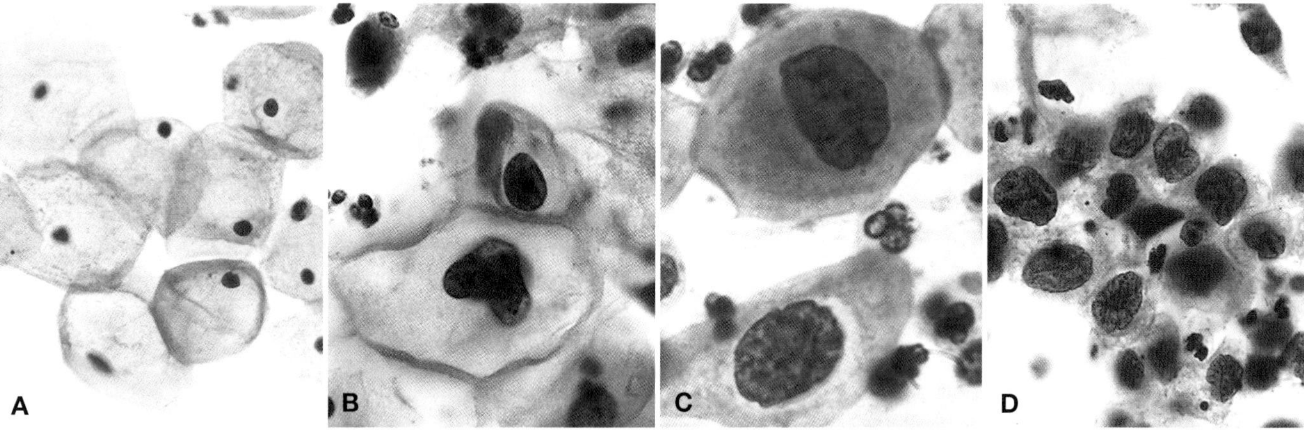

Figura 19-8

Citología de CIN como se observa en la tinción de Papanicolaou. **A-B**, la tinción citoplásmica de las células superficiales puede ser roja o azul. **A**, células epiteliales escamosas superficiales normales exfoliadas. **B**, CIN I. **C**, CIN II. **D**, CIN III. Obsérvese la reducción de citoplasma y el aumento de la relación núcleo-citoplasma a medida que se incrementa el grado de la lesión, lo que refleja la pérdida progresiva de diferenciación celular en la superficie de las lesiones cervicales de las que se exfolian esas células (v. Fig. 19-7). (Cortesía del doctor Edmund S. Cibas, Brigham and Women's Hospital, Boston, Massachusetts.)

escamosos (20%) y los carcinomas neuroendocrinos de células pequeñas (< 5%). Las lesiones de células escamosas están apareciendo, cada vez más, en mujeres más jóvenes, actualmente con una incidencia máxima de alrededor de los 45 años, unos 10 o 15 años después de la aparición de sus precursores. En algunas personas con cambios intraepiteliales especialmente agresivos, el intervalo puede ser considerablemente menor, mientras que en otras pueden persistir los precursores de por vida. Muchas variables, tanto constitucionales como adquiridas, modifican la evolución. La única forma viable de vigilar la evolución de la enfermedad es un seguimiento cuidadoso y biopsias repetidas. La proporción relativa de adenocarcinomas ha ido en aumento en las últimas décadas, las lesiones glandulares no son bien detectadas por la citología (*Pap smear*) ni por otras técnicas de cribado y el carcinoma escamoso invasor se está volviendo menos frecuente.

Morfología

Los carcinomas invasores de cuello del útero se presentan en la región de la zona de transformación y oscilan de focos microscópicos de invasión precoz de la estroma a tumores visibles a simple vista que rodean el orificio cervical (Fig. 19-9). Por lo tanto, estos tumores pueden ser invisibles o exofíticos. Los que rodean el cuello del útero y penetran en la estroma subyacente producen un «cuello en barril» que puede identificarse por palpación. La extensión a los tejidos blandos parametriales puede fijar el útero a las estructuras pélvicas. La extensión a los ganglios linfáticos está determinada por la profundidad tumoral y la presencia de invasión linfático-capilar, que va de menos del 1% en tumores de menos de 3 mm de profundidad a más del 10% una vez la invasión supera los 5 mm. Las metástasis a distancia, incluyendo la afectación de los ganglios paraaórticos, la afectación de órganos remotos o la invasión de estructuras adyacentes, como la vejiga o el recto, se producen tardíamente en el curso de la enfermedad. Con la excepción de los tumores neuroendocrinos, que tienen una conducta uniformemente agresiva, los carcinomas cervicales se clasifican de 1 a 3 basándose en la diferenciación celular y se estadifican de 1 a 4 dependiendo de la extensión clínica.

Evolución clínica. Con la llegada de la prueba de Papanicolaou, se diagnostica una proporción cada vez mayor de carcinomas precozmente en el curso de la enfermedad (estadio 1). La inmensa mayoría de las neoplasias cervicales son diagnosticadas en la fase preinvasora y, por colposcopia, tienen el aspecto de zonas blancas tras la aplicación de ácido acético diluido. Los casos más avanzados se observan de forma invariable en mujeres que nunca se han hecho una citología o que han esperado muchos años desde la anterior. Esos tumores pueden ser sintomáticos, motivando la consulta por sangrado vaginal inesperado, leucorrea, coito doloroso (dispareunia) y disuria. La mortalidad está relacionada más estrechamente con la extensión tumoral y, en algunos casos, como en los tumores neuroendocrinos, con el tipo celular. La detección de los precursores mediante el estudio citológico y su erradicación por vaporización con láser o por conización es el método más eficaz de prevención del cáncer. Sin embargo, una vez se ha presentado el cáncer, el pronóstico depende del estadio, con la siguiente supervivencia a los 5 años: estadio 0 (preinvasor), 100%; estadio 1, 90%; estadio 2, 82%; estadio 3, 35%; y estadio 4, 10%. Como la extensión del tumor es gradual, la supervivencia a los 5 años de las mujeres, incluso con ganglios pélvicos positivos, se aproxima al 50%. La quimioterapia puede mejorar la supervivencia en casos avanzados.

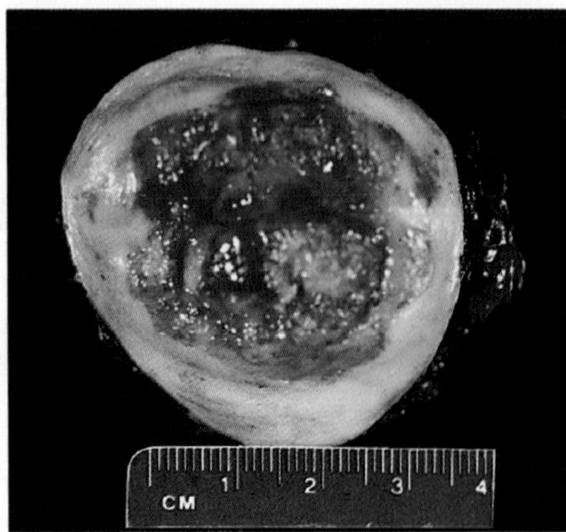

Figura 19-9

Carcinoma de cuello del útero avanzado.

RESUMEN

Neoplasia cervical

- Los factores de riesgo de carcinoma de cuello del útero incluyen edad temprana de inicio de relaciones sexuales, múltiples parejas sexuales, consumo de cigarrillos, inmunodeficiencia e infección por papilomavirus «de alto riesgo».
- Casi todos los carcinomas cervicales están relacionados con el VPH, especialmente con algunos subtipos de VPH (16, 18, 45, 31 y otros). La vacuna del VPH puede impedir la aparición de este cáncer.
- Las proteínas víricas E6 y E7 del VPH producen la inactivación de los genes *p53* y *RB*, respectivamente, causando un aumento de la proliferación celular y supresión de la apoptosis.
- Las displasias de alto grado (CIN II y III) contienen VPH incorporado al genoma celular y, citológicamente, tienen mayores anomalías de la cromatina y aumento de la relación nucleocitoplásmica.
- No todas las infecciones por VPH progresan a CIN III o a carcinoma invasor. La evolución de infección a enfermedad invasora puede tardar 10 años o más.
- La citología (tinción de Papanicolaou) es un instrumento de cribado muy eficaz para la detección de la displasia cervical y del carcinoma y ha reducido la incidencia del carcinoma de cuello del útero.

Pólipo endocervical

Aunque estas lesiones pueden protruir como masas polipoideas (a veces a través del exocérvix), en realidad pueden ser de origen inflamatorio. Pueden llegar a medir algunos centímetros, son blandos y flexibles a la palpación y tienen una superficie lisa, brillante, con espacios subyacentes de dilatación quística llenos de secreción mucinosa. El epitelio superficial y el revestimiento de los quistes subyacentes se compone de las mismas células columnares secretoras de moco que tapizan el canal endocervical. La estroma es edematosa y puede contener células mononucleares dispersas. La inflamación crónica superpuesta puede producir metaplasia escamosa del epitelio de recubrimiento y ulceraciones. Estas lesiones pueden sangrar y ser, así, motivo de preocupación, pero no tienen potencial maligno.

CUERPO UTERINO

El cuerpo del útero con el endometrio como un forro es la principal localización de patología del aparato reproductor femenino. Muchos trastornos de este órgano son frecuentes, a menudo crónicos y recurrentes, y a veces catastróficos. A continuación se describen los más frecuentes e importantes.

ENDOMETRITIS

La inflamación del endometrio se considera una parte del espectro más amplio de la enfermedad inflamatoria pélvica, un proceso con consecuencias sobre la integridad de las trompas de Falopio y la posterior fertilidad, como se describe más adelante. La endometritis puede asociarse con retención de los productos de la concepción posterior a abortos o a parto, o a un cuerpo extraño, como un dispositivo intrauterino. El tejido retenido o el cuerpo extraño actúan como un nido de infección, frecuentemente de flora que asciende de la vagina y del tracto intestinal, y la eliminación del tejido o del cuerpo extraño responsables suele tener como resultado la resolución del problema.

La endometritis se clasifica como aguda o crónica según haya una respuesta predominante neutrofílica o linfoplasmocitaria; sin embargo, en un útero determinado puede haber componentes de ambas. Por lo general, el diagnóstico de endometritis crónica necesita la presencia de células plasmáticas. La endometritis aguda es debida, con frecuencia, a *N. gonorrhoeae* o a *C. trachomatis*. Microscópicamente, el infiltrado neutrofílico del endometrio y glándulas superficiales coexiste con un infiltrado linfoplasmocitario del estroma. En la infección por clamidias se observan con mayor frecuencia folículos linfoides prominentes. Por el contrario, la infección por *Mycoplasma* tiene un discreto infiltrado linfocitario del estroma. Todas las formas de endometritis pueden presentar fiebre, dolor abdominal, anomalías menstruales, infertilidad y embarazo ectópico debido a lesión de las trompas de Falopio (v. más adelante).

En ocasiones, la tuberculosis puede presentarse como una endometritis granulomatosa, frecuentemente con salpingitis y peritonitis tuberculosa. Aunque en Estados Unidos se observa con frecuencia en pacientes inmunodeprimidas, es habitual en otros países en los que la tuberculosis es endémica y debe plantearse en el diagnóstico diferencial de la enfermedad inflamatoria pélvica en mujeres que han emigrado recientemente desde áreas endémicas.

ADENOMIOSIS

Adenomiosis hace referencia al crecimiento de la capa basal del endometrio hacia el miometrio. Se encuentran focos de estroma endometrial, glándulas, o ambos, en la profundidad del miometrio entre los haces musculares. En alguna sección microscópica casual se puede establecer la continuidad entre esos focos y el endometrio suprayacente. La pared uterina está engrosada con frecuencia y el útero es globuloso y está aumentado de tamaño como resultado de la presencia de tejido endometrial y de una hipertrofia reactiva del miometrio. Como estas glándulas proceden del estrato basal del endometrio, no muestran hemorragia cíclica. Sin embargo, la adenomiosis marcada puede producir menorragia, dismenorrea y dolor cíclico premenstrual.

ENDOMETRIOSIS

La endometriosis se caracteriza porque las glándulas y la estroma endometriales se hallan fuera del endomiometrio. Se da en hasta un 10% de las mujeres en edad fértil y en casi la mitad de las infértiles. Es una causa frecuente de dismenorrea y dolor pélvico, y puede presentarse como una masa pélvica llena de sangre en vías de degeneración (quiste de chocolate). Con frecuencia es multifocal y puede afectar a tejidos pélvicos (ovarios, fondo de saco de Douglas, ligamentos uterinos, trompas y tabique rectovaginal), con menor frecuencia a sitios más remotos de la cavidad peritoneal y alrededor del ombligo y, raramente, a ganglios linfáticos, pulmones e incluso al corazón, músculo esquelético o hueso.

Se han sugerido tres posibilidades, que no se excluyen mutuamente, para explicar el origen de estas lesiones dispersas (Fig. 19-10). En primer lugar, la *teoría de la regurgitación*, la más aceptada actualmente, propone el reflujo menstrual por las trompas de Falopio con posterior implante. De hecho, el endometrio menstrual es viable y sobrevive cuando se implanta en la pared abdominal anterior; sin embargo, esta teoría no puede explicar las lesiones de los ganglios linfáticos, el músculo esquelético o los pulmones. En segundo lugar, la *teoría metaplásica* propone la diferenciación endometrial del epitelio celómico, que es el origen del mismo endometrio. Tampoco esta teoría puede explicar las lesiones endometriósicas de los pulmones o de los ganglios linfáticos. En tercer lugar, se ha propuesto la *teoría de la diseminación vascular* o *linfática* para explicar los implantes extrapélvicos o intraganglionares. Cabe la posibilidad de que todas las vías sean válidas en casos concretos.

Morfología

En contraste con la adenomiosis, la **endometriosis** contiene casi siempre **endometrio funcionante**, que sufre hemorragia cíclica. Como se acumula sangre en esos focos aberrantes, suelen tener un aspecto macroscópico como nódulos o implantes

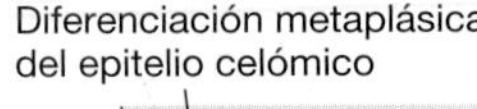

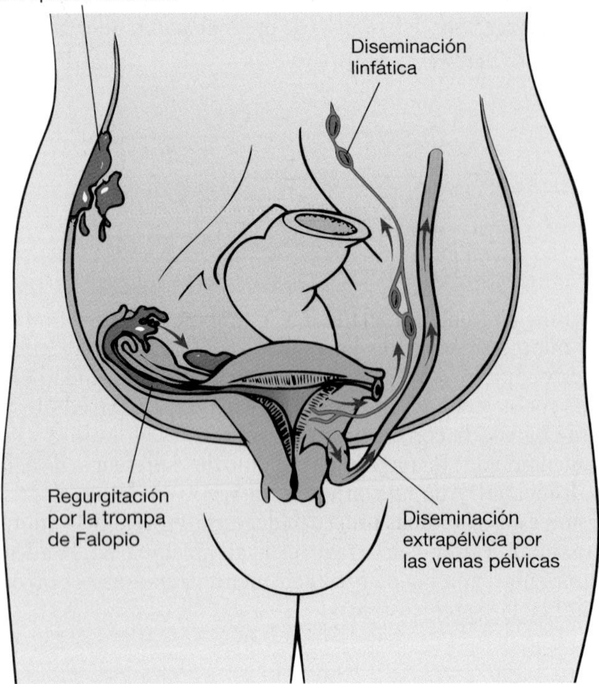

Figura 19-10

Posibles orígenes de los implantes endometriales.

rojo azulados a amarillo amarronados. El tamaño varía de microscópico a un diámetro de 1 a 2 cm y se localizan en o justo por debajo de la superficie serosa afectada. A menudo confluyen las lesiones individuales para formar masas grandes. Cuando están afectados los ovarios, las lesiones pueden formar grandes quistes llenos de sangre que se transforman en los llamados **quistes de chocolate** conforme envejece la sangre (Fig. 19-11). La filtración y la organización de la sangre producen fibrosis extensa, adherencia de las estructuras pélvicas, cierre de los orificios de las fimbrias y distorsión de las trompas y de los ovarios. En todas las localizaciones, el diagnóstico microscópico depende del hallazgo de dos de las tres características siguientes dentro de las lesiones: glándulas endometriales, estroma o pigmento de hemosiderina.

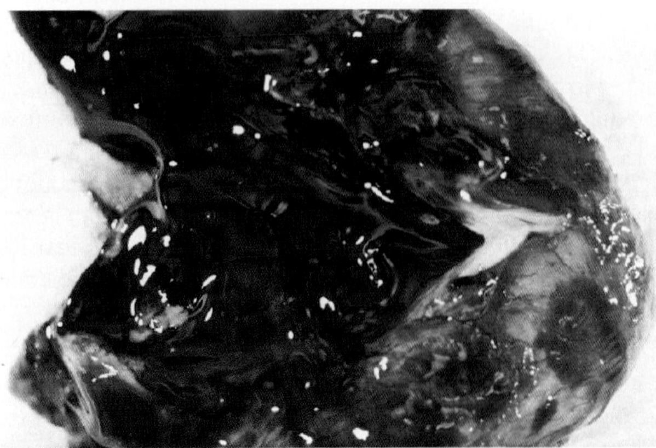

Figura 19-11

Este ovario ha sido seccionado para mostrar un gran quiste endometriósico con sangre degenerada (quiste de «chocolate»).

Las manifestaciones clínicas de la endometriosis dependen de la distribución de las lesiones. La extensa cicatrización de las trompas y de los ovarios produce a menudo molestias en los cuadrantes abdominales inferiores y acaba produciendo esterilidad. El dolor a la defecación refleja la afectación de la pared rectal, y la dispareunia (coito doloroso) y la disuria, la afectación de la serosa uterina y vesical, respectivamente. En casi todos los casos hay dismenorrea intensa y dolor pélvico como resultado del sangrado intrapélvico y de las adherencias periuterinas.

HEMORRAGIA UTERINA DISFUNCIONAL E HIPERPLASIA ENDOMETRIAL

Con diferencia, el problema más frecuente por el que las mujeres buscan asistencia médica es alguna alteración de la función menstrual: *menorragia* (hemorragia profusa o prolongada en el momento de la menstruación), *metrorragia* (hemorragia irregular entre menstruaciones), hemorragia *ovulatoria* (intermenstrual) o hemorragia *posmenopáusica*. Causas frecuentes son pólipos, leiomiomas, carcinoma de endometrio, hiperplasia endometrial y endometritis. La hemorragia vaginal también puede ser debida a lesiones del cuello del útero o de la vagina, como pólipos, cervicitis o carcinoma.

Hemorragia uterina disfuncional

La hemorragia anómala en ausencia de una lesión orgánica bien definida del útero se llama hemorragia uterina disfuncional. La causa probable de hemorragia uterina anómala, disfuncional u orgánica (relacionada con una lesión bien definida), depende, en parte, de la edad de la mujer (Tabla 19-1).

Tabla 19-1 Causas de hemorragia uterina anómala por grupo de edad

Grupo de edad	Causa(s)
Prepuberal	Pubertad precoz (origen hipotalámico, hipofisario u ovárico)
Adolescencia	Ciclo anovulador
Edad reproductiva	Complicaciones del embarazo (aborto, enfermedad trofoblástica, embarazo ectópico) Lesiones orgánicas (leiomiomas, adenomiosis, pólipos, hiperplasia endometrial, carcinoma) Ciclo anovulador Hemorragia disfuncional ovulatoria (p. ej., fase lútea inadecuada)
Perimenopausia	Ciclo anovulador Descamación irregular Lesiones orgánicas (carcinoma, hiperplasia, pólipos)
Posmenopausia	Lesiones orgánicas (carcinoma, hiperplasia, pólipos) Atrofia endometrial

Las distintas causas de hemorragia disfuncional pueden clasificarse en cuatro grupos:

- *Fallo de la ovulación.* Los ciclos anovuladores son muy frecuentes en ambos extremos de la vida reproductiva; con cualquier disfunción del eje hipotálamo-hipofisario, de las suprarrenales o del tiroides; con una lesión ovárica funcionante que produzca un exceso de estrógenos; con malnutrición, obesidad o enfermedad debilitante; y con estrés intenso, emocional o físico. Independientemente del origen del fallo de la ovulación, se produce un exceso de estrógenos en relación con la progesterona. Así, el endometrio pasa por una fase proliferativa que no va seguida de la fase secretora normal. Las glándulas endometriales pueden presentar ligeros cambios quísticos o, en otros sitios, pueden aparecer desordenadamente con una escasez relativa de estroma, que necesita progesterona para mantenerse. El endometrio mal sostenido se derrumba parcialmente, se rompen las arterias espirales y se produce la hemorragia.

- *Fase lútea inadecuada*. El cuerpo lúteo no madura normalmente o puede regresar de forma prematura, produciendo una carencia relativa de progesterona. En esas circunstancias el endometrio muestra un retraso de la aparición de los cambios secretores que se esperan por la fecha de la biopsia.
- *Hemorragia producida por anticonceptivos*. Los antiguos anticonceptivos orales que contenían estrógenos sintéticos y gestágenos, producían diversas respuestas endometriales, por ejemplo una estroma exuberante, tipo decidua, y glándulas inactivas, no secretoras. Las píldoras actuales han corregido esas anomalías.
- *Trastornos endomiometriales*, como endometritis crónica, pólipos endometriales y miomas submucosos.

Hiperplasia endometrial

Un exceso relativo de estrógenos, en relación con la progesterona, producirá una proliferación endometrial exagerada (hiperplasia), que puede ser preneoplásica, si es suficientemente prolongada o marcada. La gravedad de la hiperplasia se clasifica, según la aglomeración arquitectónica y las atipias citológicas, desde hiperplasia simple a compleja y, por último, hiperplasia atípica (Fig. 19-12). Estos tres grupos representan una continuidad que depende del nivel y de la duración del exceso de estrógenos. No es sorprendente que, con el tiempo, la hiperplasia pueda llegar a proliferar de manera autónoma, sin necesidad de influencia estrogénica, y dar origen a un carcinoma. El riesgo de presentar un carcinoma depende de la gravedad de los cambios hiperplásicos y de la atipia celular asociada. La hiperplasia simple tiene un riesgo insignificante, mientras que una persona con hiperplasia atípica con atipia celular tiene un riesgo de desarrollar carcinoma endometrial del 20%. Cualquier exceso de estrógenos puede producir hiperplasia. Entre los posibles factores contribuyentes se encuentran la falta de ovulación, como la que se observa alrededor de la menopausia; la administración prolongada de esteroides estrogénicos sin oposición de gestágenos; lesiones ováricas productoras de estrógenos, como los ovarios poliquísticos (incluyendo el síndrome de Stein-Leventhal); la hiperplasia de la estroma cortical; y los tumores ováricos de la granulosa-teca. Un factor de riesgo común es la obesidad, porque el tejido adiposo transforma los precursores esteroideos en estrógenos. Cuando se descubre una hiperplasia atípica hay que evaluarla detenidamente para descartar la presencia de un cáncer y se debe vigilar mediante biopsias de endometrio repetidas.

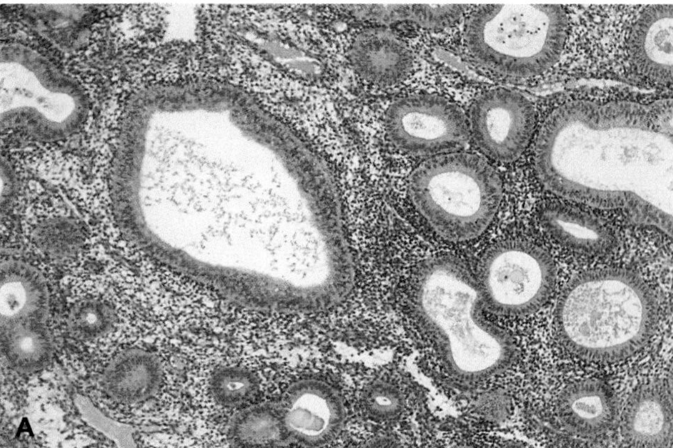

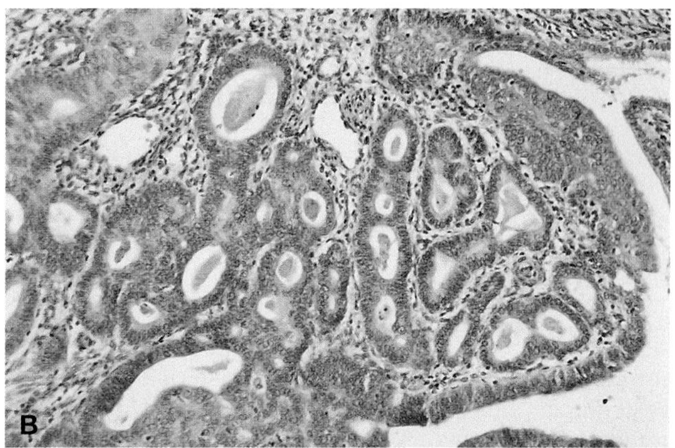

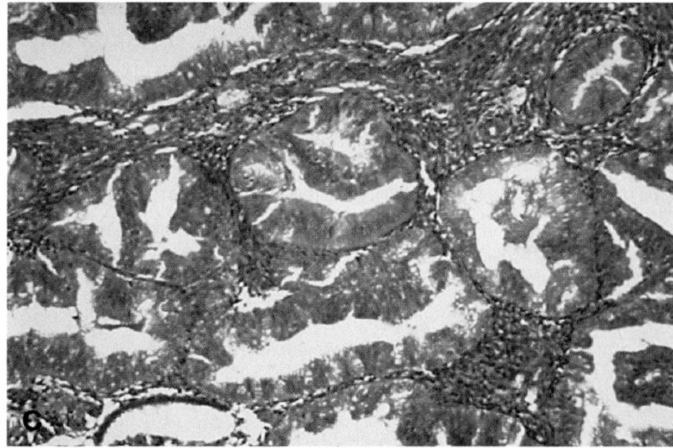

Figura 19-12

A, endometrio anovulador o «alterado» con dilatación de las glándulas. **B**, hiperplasia compleja con un nido de glándulas agrupadas apretadamente. **C**, hiperplasia endometrial atípica con abarrotamiento de las glándulas, desplegamiento de células columnares altas y cierta pérdida de polaridad.

RESUMEN

Trastornos no neoplásicos de endometrio

- La endometriosis se refiere a la localización de glándulas y de estroma endometrial fuera del útero y puede afectar al peritoneo pélvico o abdominal, y a veces a sitios distantes, como ganglios linfáticos y pulmones.
- El endometrio ectópico de la endometriosis sufre hemorragia cíclica y es una causa frecuente de dismenorrea y dolor pélvico.

- La adenomiosis se refiere al crecimiento del endometrio en el miometrio, con aumento de tamaño del útero. A diferencia de la endometriosis, no hay hemorragia cíclica.
- La hiperplasia endometrial se produce por un exceso de estrógenos, endógenos o exógenos.
- Los factores de riesgo de aparición de hiperplasia incluyen ciclos anovuladores, síndrome del ovario poliquístico, tumores ováricos productores de estrógenos, obesidad y consumo de hormonas.
- La gravedad de la hiperplasia se clasifica por criterios arquitectónicos y citológicos. La arquitectura compleja asociada a la atipia citológica tiene un riesgo de desarrollo de carcinoma del 20%.

TUMORES DEL ENDOMETRIO Y DEL MIOMETRIO

Las neoplasias más frecuentes del cuerpo del útero son los pólipos endometriales, los tumores del músculo liso y los carcinomas endometriales. Todos tienden a producir hemorragia uterina como primera manifestación.

Pólipos endometriales

Son lesiones sésiles, generalmente hemisféricas (raramente pediculadas) de 0,5 a 3 cm de diámetro. Los pólipos más grandes pueden proyectarse desde la mucosa endometrial a la cavidad uterina. Microscópicamente, están compuestos por endometrio similar a la capa basal, con frecuencia con pequeñas arterias musculares. Algunos tienen una arquitectura endometrial esencialmente normal, pero con mayor frecuencia tienen glándulas con dilatación quística. Las células de la estroma de la mayoría de los pólipos endometriales son monoclonales y tienen una reordenación en 6p21, lo que explica que son el componente neoplásico del pólipo.

Aunque los pólipos endometriales pueden darse a cualquier edad, son más frecuentes durante la menopausia. Su importancia clínica reside en la producción de hemorragia uterina anómala y, lo que es más importante, en el riesgo (por raro que sea) de dar lugar a un cáncer.

Leiomiomas y leiomiosarcomas

Los tumores benignos que se originan en las células musculares lisas son llamados propiamente *leiomiomas*. Sin embargo, como son firmes, con frecuencia se denominan *fibromas*. Son los tumores benignos más frecuentes en mujeres y se encuentran entre el 30 al 50% de las mujeres en edad reproductiva. Puede estar implicada alguna influencia genética; estos tumores son considerablemente más frecuentes en negras que en blancas. Los estrógenos, y posiblemente los anticonceptivos orales, estimulan su crecimiento; a la inversa, su tamaño se reduce en la posmenopausia. Estos tumores son claramente monoclonales y se encuentran anomalías cromosómicas no aleatorias en alrededor del 40% de ellos.

Morfología

Típicamente, los leiomiomas son masas firmes, **claramente delimitadas** macroscópicamente, de color gris blanquecino con una característica **superficie arremolinada al corte.** Pueden ser únicos, pero más a menudo son tumores múltiples dispersos por el útero, con un tamaño que oscila desde pequeñas semillas a neoplasias masivas que hacen que el útero parezca pequeño (Fig. 19-13). Algunos están incrustados en el miometrio (intramurales), mientras que otros pueden estar debajo del endometrio (submucosos) o directamente por debajo de la serosa (subserosos). Estos últimos pueden desarrollar tallos atenuados e incluso llegar a adherirse a órganos vecinos, de los que reciben un aporte sanguíneo y se liberan posteriormente del útero para convertirse en leioimiomas «parásitos». Los más grandes pueden presentar focos de necrosis isquémica con áreas de hemorragia y reblandecimiento quístico y, tras la menopausia, pueden hacerse densamente colágenos e incluso calcificarse. Microscópicamente, los tumores se caracterizan por **haces en remolinos de células musculares lisas** que reproducen la histología del miometrio normal. Puede haber focos de fibrosis, calcificación, necrosis isquémica, degeneración quística y hemorragia.

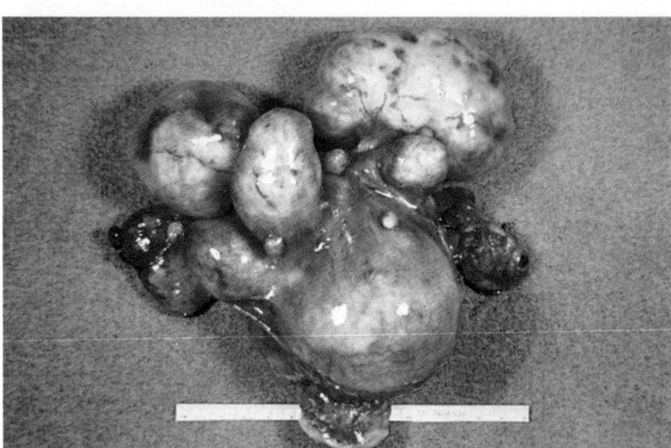

Figura 19-13

Múltiples leiomiomas del útero. Varios tumores grandes, casi pedunculados, sobresalen de la parte superior del fundus. El segmento uterino inferior y el cuello del útero están debajo (*encima de la barra blanca*). (Cortesía del doctor Kyle Molberg, Department of Pathology, University of Texas Southwestern Medical School, Dallas, Texas.)

Los *leiomiomas* del útero pueden ser totalmente asintomáticos y ser descubiertos sólo en una exploración pélvica habitual o durante la autopsia. El síntoma más frecuente, cuando los hay, es la menorragia, con o sin metrorragia. En la región pélvica, se pueden palpar masas grandes o pueden producir una sensación de arrastre. Los leiomiomas benignos raramente se transforman en sarcomas, y la presencia de múltiples lesiones no aumenta el riesgo de cáncer.

Típicamente, los *leiomiosarcomas* se originan de novo a partir de las células mesenquimatosas del miometrio, no de leiomiomas preexistentes. Casi siempre son tumores solitarios, en contraste con los frecuentemente múltiples leiomiomas.

Morfología

Macroscópicamente, los leiomiosarcomas se desarrollan en varios patrones distintos: como masas voluminosas que infiltran la pared uterina, lesiones polipoideas que se proyectan en la cavidad uterina o como tumores inocentemente delimitados que tienen el aspecto de grandes leiomiomas benignos. Son, con frecuencia, blandos, hemorrágicos y necróticos. Microscópicamente, presentan una amplia gama de diferenciación, desde los que se parecen mucho a los leiomiomas hasta los tumores muy anaplásicos. Con esta gama de morfología es comprensible que algunos tumores bien diferenciados estén en el límite entre benignos y malignos, y a veces se les llama tumores musculares lisos de potencial maligno incierto. Las características diagnósticas del leiomiosarcoma incluyen necrosis tumoral, que es diferente de la necrosis degenerativa que se observa con frecuencia en los leiomiomas, atipia citológica y actividad mitótica. Como a veces se observa un aumento de sólo la actividad mitótica en tumores musculares lisos benignos en mujeres jóvenes, para establecer el diagnóstico de malignidad es necesario evaluar las tres características.

Con estos cánceres es frecuente la recurrencia tras la extirpación y muchos pueden metastatizar, habitualmente a los pulmones, lo que da una supervivencia a los 5 años de alrededor del 40%. Comprensiblemente, los tumores más anaplásicos tienen peor pronóstico que las lesiones mejor diferenciadas.

RESUMEN

Neoplasias del músculo liso uterino

- Los tumores musculares lisos benignos, llamados leiomiomas, son frecuentes y, a menudo, múltiples; pueden presentarse como menorragia, como una masa pélvica o como causa de infertilidad.
- Los tumores musculares lisos malignos, llamados leiomiosarcomas, parecen surgir de novo; la presencia de múltiples tumores musculares lisos benignos no aumenta el riesgo de malignidad.
- Los criterios de malignidad incluyen necrosis, atipia citológica y actividad mitótica.

Carcinoma de endometrio

En Estados Unidos y en muchos otros países occidentales, el carcinoma de endometrio es el cáncer más frecuente del aparato genital femenino. Hace algunos años, era mucho menos frecuente que el de cuello del útero. Sin embargo, la detección precoz de la CIN mediante estudios citológicos periódicos y su tratamiento adecuado han reducido de manera espectacular la incidencia del cáncer cervical invasor.

Epidemiología y patogenia. El cáncer de endometrio se presenta con mayor frecuencia entre los 55 y los 65 años, y es claramente infrecuente en mujeres menores de 40 años. Hay dos contextos clínicos en los que se presenta, en mujeres perimenopáusicas con exceso de estrógenos y en mujeres mayores con atrofia endometrial. Estas situaciones se relacionan con diferencias en la anatomía patológica: *carcinoma endometrioide* y *carcinoma seroso* de endometrio, respectivamente.

Existen varios factores de riesgo bien definidos en el carcinoma endometrioide:

- Obesidad: aumento de la síntesis de estrógenos en los depósitos grasos y a partir de precursores suprarrenales y ováricos.
- Diabetes.
- Hipertensión.
- Infertilidad: las mujeres tienden a ser nulíparas, a menudo con ciclos anovuladores.

Estos factores de riesgo apuntan a un *aumento de la estimulación estrogénica* y, además, es bien reconocido que el tratamiento de sustitución estrogénico prolongado y los tumores ováricos productores de estrógenos aumentan el riesgo de esta forma de cáncer. La gran preponderancia de los carcinomas endometriales se produce en el contexto que se acaba de describir. Muchos de estos factores de riesgo son los mismos que los de la hiperplasia endometrial y *el carcinoma de endometrio se presenta con frecuencia en el marco de una hiperplasia endometrial.* Estos tumores son llamados *endometrioides* por su similitud con las glándulas endometriales normales. El carcinoma de mama se presenta en mujeres con cáncer de endometrio (y viceversa) con una frecuencia mayor que la debida al puro azar.

El estudio de la patogenia del carcinoma endometrioide se ve ayudado por el análisis de dos síndromes de cáncer familiar que tienen un mayor riesgo de carcinoma endometrial de tipo endometrioide:

- El carcinoma de endometrio es el segundo cáncer, en frecuencia, que se asocia al *síndrome de cáncer de colon no polipoideo hereditario*, un defecto genético hereditario de un gen de reparación de errores del ADN (*DNA mismatch repair gene*). Casos esporádicos de carcinoma endometrial de tipo endometrioide también tienen una elevada frecuencia de inactivación de estos genes por metilación del promotor y, como consecuencia, tienen genomas relativamente inestables (inestabilidad de microsatélites).
- Las personas con *síndrome de Cowden*, un síndrome de hamartomas múltiples que tiene un aumento del riesgo de carcinoma de mama, tiroides y endometrio, tienen mutaciones del *PTEN*, un gen supresor tumoral. De hecho, tanto el gen de reparación de errores como las mutaciones del *PTEN* son sucesos tempranos de la carcinogénesis endometrial que se producen en la progresión de proliferación anómala a hiperplasia atípica.

El carcinoma seroso de endometrio es fisiopatológicamente distinto. Se presenta habitualmente en un contexto de atrofia, a veces en un pólipo endometrial. Las mutaciones de los genes de reparación de errores del ADN y del *PTEN* son raras en el carcinoma seroso, sin embargo, casi todos los casos tienen mutaciones del gen de supresión tumoral *p53*.

Morfología

Los **carcinomas endometrioides** se parecen mucho al endometrio normal y pueden ser exofíticos o infiltrantes (Fig. 19-14A y B). Con frecuencia exhiben una variedad de patrones que incluyen diferenciación mucinosa, tubárica (ciliada) y escamosa (en ocasiones adenoescamosa). Los tumores tienen su origen en la mucosa y pueden infiltrar el miometrio y entrar en los espacios vasculares, con metástasis a los ganglios linfáticos regionales. En este grupo de tumores la gradación (grados I-III) y la estadificación son análogos al pronóstico: estadio I, limitado al cuerpo; estadio II, afectación del cuello del útero; estadio III, fuera del útero pero dentro de la pelvis verdadera; estadio IV, metástasis a distancia o afectación de otras vísceras. Una excepción son los tumores endometrioides sincrónicos que se originan en el útero y el ovario. Esta situación significa a menudo dos neoplasias primarias separadas más que una enfermedad en estadio III y tiene un pronóstico favorable. El **carcinoma seroso** forma pequeños penachos y papilas en lugar de las glándulas que se observan en el carcinoma endometrioide y tiene mayor atipia citológica. Se comportan como cánceres mal diferenciados y no se gradúan, y son especialmente agresivos (Fig. 19-14C y D).

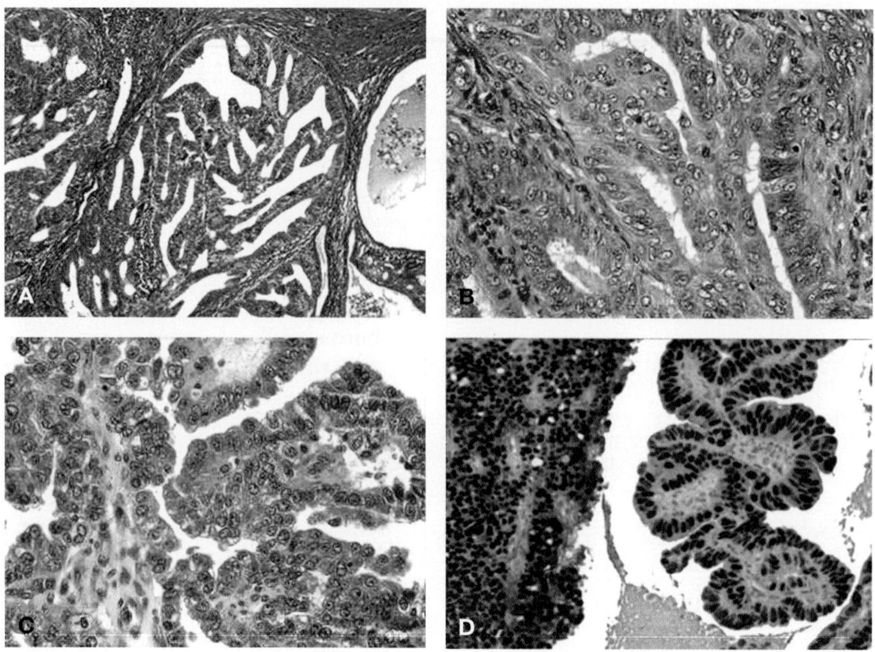

Figura 19-14

Carcinoma endometrial. **A**, tipo endometrioide, que infiltra el miometrio y muestra una arquitectura cribiforme. **B**, a más aumento se observa pérdida de polaridad y atipia nuclear. **C**, carcinoma seroso de endometrio que muestra formación de papilas y marcada atipia citológica. **D**, la tinción inmunohistoquímica de *p53* muestra acumulación de *p53* mutante en el carcinoma seroso.

Evolución clínica. La primera manifestación clínica de todos los carcinomas endometriales es leucorrea marcada y hemorragia irregular. Esto es motivo de preocupación en mujeres posmenopáusicas, ya que refleja la erosión y la ulceración de la superficie del endometrio. Con la progresión, el útero puede estar aumentado palpablemente y, con el tiempo, se fija a las estructuras vecinas por extensión extrauterina del cáncer. Afortunadamente, suelen ser tumores que metastatizan tardíamente, pero acaba produciéndose la diseminación, con afectación de los ganglios regionales y de sitios más distantes. Con tratamiento, el carcinoma en estadio I se asocia a una supervivencia a los 5 años del 90%, que cae al 30-50% en el estadio II y a menos del 20% en los estadios III y IV. El pronóstico de los carcinomas serosos papilares depende, en gran parte, de la extensión del tumor, determinada por el estadio quirúrgico con citología peritoneal. Ésta es esencial, ya que tumores muy pequeños o superficiales pueden, sin embargo, extenderse a través de las trompas de Falopio a la cavidad peritoneal.

RESUMEN

Carcinoma endometrial

- Clínica y molecularmente hay dos tipos principales de carcinoma endometrial.
- *Carcinoma endometrioide*, asociado con exceso de estrógenos e hiperplasia endometrial. Los cambios moleculares precoces incluyen inactivación de los genes de reparación de errores del ADN y del gen *PTEN*.
- *Carcinoma seroso* de endometrio, se da en mujeres mayores, suele asociarse a atrofia endometrial. Las mutaciones del gen *p53* son un suceso temprano.
- El estadio es el principal determinante de la supervivencia. Los tumores serosos tienden a presentarse con mayor frecuencia con extensión extrauterina y, por lo tanto, en un estadio más avanzado.

TROMPAS DE FALOPIO

La enfermedad más frecuente de las trompas de Falopio es la inflamación (salpingitis), casi siempre como un componente de la enfermedad inflamatoria pélvica. Le siguen, en orden descendente, el embarazo ectópico (tubárico), la endometriosis y los raros tumores primarios. A continuación, sólo se describen brevemente la salpingitis y los tumores.

Las *inflamaciones de la trompa* son, casi siempre, de origen microbiano. Con el descenso de la incidencia de la gonorrea, en la actualidad los principales responsables son los organismos no gonocócicos, como *Chlamydia*, *Mycoplasma hominis*, coliformes y (en el puerperio) estreptococos y estafilococos. Los cambios morfológicos producidos por los gonococos se ajustan a los descritos (Capítulo 18). Las infecciones no gonocócicas se diferencian en que son más invasivas, penetran en la pared de las trompas y, por lo tanto, tienden con mayor frecuencia a causar infecciones hematógenas y diseminación a meninges, articulaciones y, a veces, a las válvulas cardíacas. La salpingitis tuberculosa es mucho menos frecuente y casi siempre va asociada a tuberculosis del endometrio. Todas las formas de salpingitis pueden producir fiebre, dolor abdominal bajo o pélvico, y masas pélvicas cuando las trompas se distienden con el exudado o, más tarde, con restos o secreciones inflamatorias (Fig. 19-15). La adherencia de la trompa al ovario y a los tejidos ligamentosos adyacentes tiene como resultado un *absceso tuboovárico* o, cuando la infección remite, un complejo tuboovárico. Aún más grave es la posibilidad de adherencias de las plicas tubáricas, con la creación de fondos de saco luminales y un aumento del riesgo de embarazo ectópico (que se estudia más adelante). La lesión o la obstrucción de las luces tubáricas puede producir esterilidad permanente.

La histología de los *adenocarcinomas primarios* de las trompas de Falopio puede ser serosa papilar o endometrioide. Aunque menos frecuentes que los tumores ováricos, la incidencia de carcinomas tubáricos parece estar aumentada en mujeres con mutaciones de *BRCA*. En estudios de ooforectomía profiláctica realizados en esas mujeres, el 10% tenían focos ocultos de malignidad, repartidos por igual entre ovarios y trompas, en las que solían asentarse en las fimbrias. Como la luz y las fimbrias de las trompas de Falopio tienen acceso a la cavidad peritoneal, los carcinomas tubáricos afectan con frecuencia al omento y a la cavidad peritoneal al ser diagnosticados.

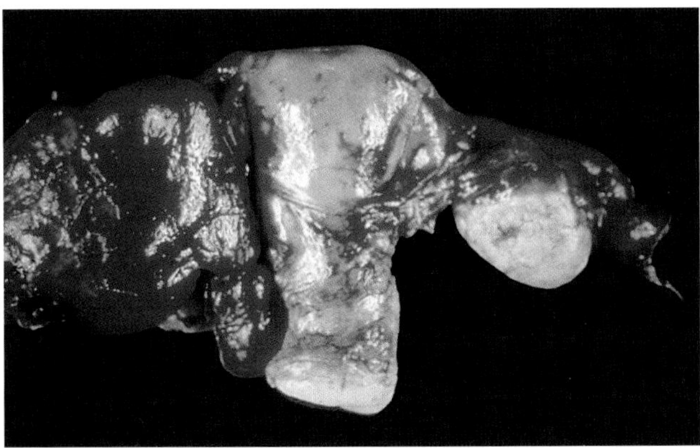

Figura 19-15

Enfermedad inflamatoria pélvica, asimétrica aunque bilateral. El lado izquierdo tiene una gran masa inflamatoria que oculta por completo la trompa y el ovario. El derecho está menos afectado, pero la trompa está muy adherida al ovario, aún reconocible.

RESUMEN

Enfermedades de las trompas de Falopio

- Las salpingitis pueden ser agudas y clínicamente evidentes, como con la gonorrea, o crónicas y subclínicas, como con *Mycoplasma* o *Chlamydia*.
- La salpingitis produce formación de cicatrices en el revestimiento de la trompa de Falopio, aumentando el riesgo de embarazo ectópico. La extensión fuera de las trompas da origen a la enfermedad inflamatoria pélvica.
- Los carcinomas de las trompas de Falopio suelen diagnosticarse en un estadio avanzado, con afectación de la cavidad peritoneal.

OVARIOS

Los ovarios son afectados por los cambios fisiológicos del ciclo menstrual y los relacionados con la edad, así como por diversos tumores que se desarrollan a partir de los tejidos que los componen. En Estados Unidos, los carcinomas de ovario son responsables de más muertes que los cánceres de cuello y de cuerpo del útero juntos. Lo que los hace tan peligrosos no es tanto la frecuencia como su letalidad (debido a su crecimiento silente). Los quistes de ovario son cosa frecuente y, a grandes rasgos, pueden ser divididos en los que proceden del folículo ovárico y los que tienen un revestimiento epitelial.

QUISTES LÚTEOS Y FOLICULARES

Los quistes foliculares y lúteos son tan frecuentes como para casi constituir variantes fisiológicas. Estas lesiones inocuas tienen su origen en los folículos de Graaf íntegros o en aquellos que se han roto y se han sellado enseguida. Estos quistes son, a menudo, múltiples y se desarrollan inmediatamente por debajo del recubrimiento seroso del ovario. Habitualmente son pequeños (de 1 a 1,5 cm de diámetro) y están llenos de líquido seroso claro. En ocasiones alcanzan diámetros de 4 a 5 cm y pueden llegar a ser masas palpables y producir dolor pélvico. Cuando son pequeños, están revestidos por células de la granulosa o lúteas, pero a medida que se acumula el líquido se puede producir la atrofia de estas células. A veces estos quistes se rompen, y producen hemorragia intraperitoneal y síntomas abdominales agudos.

OVARIOS POLIQUÍSTICOS

En mujeres jóvenes (generalmente en chicas después de la menarquia) puede aparecer oligomenorrea, hirsutismo, infertilidad y, a veces, obesidad, secundariamente a la producción excesiva de estrógenos y andrógenos (especialmente de estos últimos) por múltiples folículos quísticos en los ovarios. Esta condición se llama *ovarios poliquísticos* o *síndrome de Stein-Leventhal*.

Los ovarios suelen tener un tamaño el doble de lo normal, son gris blanquecinos con una corteza externa lisa y están tachonados con quistes subcorticales de 0,5 a 1,5 cm de diámetro. Microscópicamente, hay una túnica externa fibrótica engrosada que recubre innumerables quistes tapizados por células de la granulosa, con una teca interna luteinizada hipertrófica e hiperplásica. Hay una llamativa ausencia de cuerpos lúteos.

Las principales anomalías bioquímicas en la mayoría de las pacientes son una producción excesiva de andrógenos, concentraciones elevadas de hormona luteinizante y bajas concentraciones de hormona foliculoestimulante. El origen de estos cambios no es bien comprendido, pero se postula que, en este proceso, los ovarios elaboran un exceso de andrógenos que son convertidos a estrona en los depósitos grasos periféricos y que, a través del hipotálamo, inhiben la secreción de hormona foliculoestimulante por la hipófisis. La base de la secreción excesiva de andrógenos ováricos se desconoce.

TUMORES DE OVARIO

Con más de 23.000 nuevos casos diagnosticados cada año, el cáncer de ovario es el quinto cáncer más frecuente en mujeres en Estados Unidos. También ocupa ese lugar entre las causas de muerte por cáncer en mujeres, unas 14.000 muertes estimadas en 2006. Los tumores de ovario son entidades patológicas increíblemente diversas. Esta diversidad es atribuible a los tres tipos celulares de los que se compone el ovario normal: el epitelio de recubrimiento de superficie multipotencial (celómico), las células germinales totipotenciales y las células multipotenciales de los cordones sexuales/estroma. Cada uno de estos tipos celulares da lugar a una variedad de tumores (Fig. 19-16).

Las neoplasias que se originan en el epitelio superficial son responsables de la mayoría de los tumores ováricos primarios y, en sus formas malignas, del 90% de los cánceres de ovario. Los tumores de las células germinales y de células de los cordones sexuales/estroma son mucho menos frecuentes y, aunque representan del 20 al 30% de los tumores ováricos, son responsables, en conjunto, de menos del 10% de los tumores malignos del ovario.

Patogenia. Se han identificado varios factores de riesgo de los cánceres epiteliales de ovario. Dos de los más importantes son la nuliparidad y los antecedentes familiares. Hay una mayor incidencia de carcinoma en solteras y en mujeres casadas con baja paridad. Es interesante que la toma prolongada de anticonceptivos reduce el riesgo de alguna manera. Aunque sólo del 5 al 10% de los cánceres son familiares, se está aprendiendo mucho de la patogenia molecular de estos cánceres identificando los genes causantes en estos casos. La mayoría de los cánceres de ovario hereditarios parecen ser debidos a mutaciones de los genes *BRCA, BRCA1* y *BRCA2*. Éstos, como se describirá más adelante, también están asociados con el cáncer de mama hereditario. Así, con mutaciones de esos genes existe un aumento del riesgo de cánceres de ovario y de mama. El riesgo medio de por vida de cáncer de ovario se acerca al 30% en portadoras de *BRCA1*, con cifras que oscilan entre el 16 y el 44% en diferentes estudios. El riesgo de las

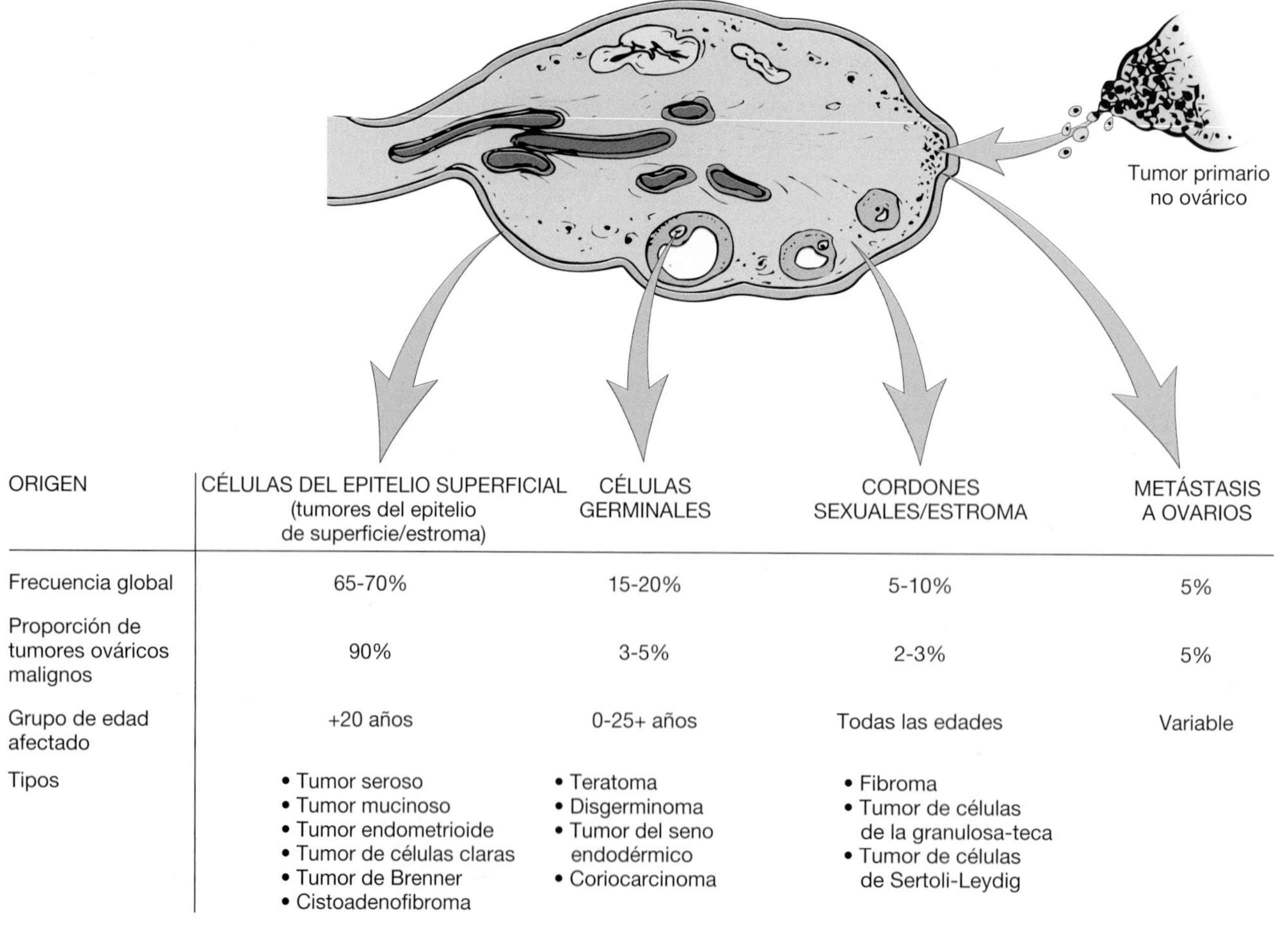

ORIGEN	CÉLULAS DEL EPITELIO SUPERFICIAL (tumores del epitelio de superficie/estroma)	CÉLULAS GERMINALES	CORDONES SEXUALES/ESTROMA	METÁSTASIS A OVARIOS
Frecuencia global	65-70%	15-20%	5-10%	5%
Proporción de tumores ováricos malignos	90%	3-5%	2-3%	5%
Grupo de edad afectado	+20 años	0-25+ años	Todas las edades	Variable
Tipos	• Tumor seroso • Tumor mucinoso • Tumor endometrioide • Tumor de células claras • Tumor de Brenner • Cistoadenofibroma	• Teratoma • Disgerminoma • Tumor del seno endodérmico • Coriocarcinoma	• Fibroma • Tumor de células de la granulosa-teca • Tumor de células de Sertoli-Leydig	

Figura 19-16

Derivación de varias neoplasias ováricas y algunos datos sobre su frecuencia y distribución por edad.

portadoras de *BRCA2* es algo menor. Aunque las mutaciones de los genes *BRCA* están presentes en la mayoría de los casos familiares de cáncer de ovario, sólo se observan en el 8 al 10% de los cánceres de ovario esporádicos. Por lo tanto, debe haber otras vías moleculares para las neoplasias ováricas. Por ejemplo, la proteína HER2/NEU está sobreexpresada en el 35% de los cánceres de ovario y se asocia a un mal pronóstico. La proteína K-RAS está sobreexpresada en hasta un 30% de los tumores, principalmente en cistoadenocarcinomas mucinosos. Como en otros cánceres, *p53* está mutado en alrededor del 50% de los cánceres de ovario.

TUMORES DEL EPITELIO SUPERFICIAL Y DE LA ESTROMA

Estas neoplasias derivan del mesotelio celómico que recubre la superficie del ovario. Con las ovulaciones y la cicatrización repetidas, el epitelio superficial es arrastrado hacia la corteza del ovario, formando pequeños quistes epiteliales. Éstos pueden sufrir metaplasia y transformación neoplásica en los tumores epiteliales de los distintos tipos histológicos. Las lesiones benignas suelen ser quísticas (cistoadenomas) o pueden tener un componente acompañante de la estroma (cistoadenofibromas). Los tumores malignos también pueden ser quísticos (cistoadenocarcinomas) o sólidos (carcinomas). Los tumores del epitelio superficial también tienen una categoría intermedia, límite (*borderline*), denominada actualmente *tumores de bajo potencial maligno*. Parecen ser cánceres de bajo grado con potencial invasor limitado. Por lo tanto, tienen un mejor pronóstico que los carcinomas ováricos totalmente malignos.

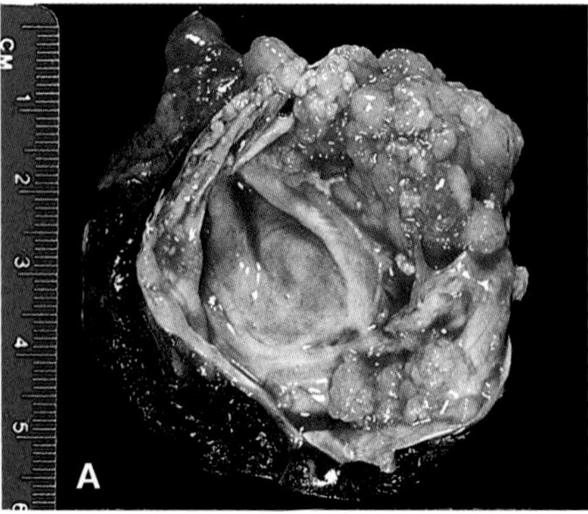

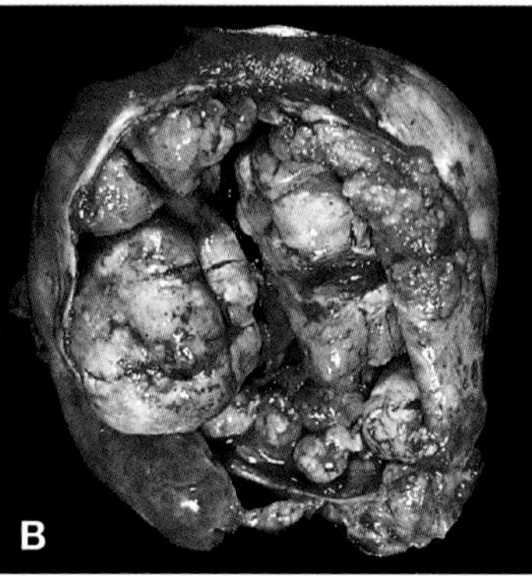

Figura 19-17

A, cistoadenoma seroso fronterizo abierto para mostrar una cavidad quística tapizada por delicados crecimientos tumorales papilares. **B**, cistoadenocarcinoma. El quiste está abierto para mostrar una gran masa tumoral voluminosa. (Cortesía del doctor Christopher Crum, Brigham and Women's Hospital, Boston, Massachusetts.)

Tumores serosos

Son los tumores ováricos más frecuentes. Las lesiones benignas suelen encontrarse entre los 30 y los 40 años, y las malignas se observan con mayor frecuencia entre los 45 y los 65 años. Alrededor del 60% son benignos; el 15%, de bajo potencial maligno y el 25%, malignos. Los tumores serosos *borderline* y malignos, en conjunto, son los tumores ováricos malignos más frecuentes y los responsables de alrededor del 60% de todos los cánceres ováricos.

Morfología

Macroscópicamente, los tumores serosos pueden ser pequeños (5-10 cm de diámetro), pero la mayoría son estructuras quísticas grandes, esféricas u ovoides, de hasta 30 a 40 cm de diámetro. **Alrededor del 25% de las formas benignas son bilaterales**. En la forma benigna, el recubrimiento seroso es liso y brillante. Por el contrario, la superficie de los cistoadenocarcinomas presenta irregularidades nodulares, que representan la penetración del tumor hacia o a través de la serosa. Al corte, el pequeño tumor quístico puede mostrar una cavidad única, pero los mayores suelen estar divididos por múltiples tabiques en una masa multiloculada (Fig. 19-17). Los espacios quísticos suelen estar llenos de un líquido seroso claro, aunque también puede haber una considerable cantidad de moco. Hay proyecciones papilares o polipoides que sobresalen hacia las cavidades quísticas y que resultan más marcadas en los tumores malignos (v. Fig. 19-17).

Microscópicamente, los tumores benignos se caracterizan por una sola capa de **epitelio columnar alto** que recubre el o los quistes. Las células son, en parte, ciliadas y, en parte, células secretoras redondeadas. Los **cuerpos de psamoma** (concreciones calcificadas laminadas de forma concéntrica) son frecuentes en las puntas de las papilas. Cuando se desarrolla un carcinoma manifiesto, hay anaplasia de las células de revestimiento, lo mismo que invasión de la estroma. Las formaciones papilares son complejas y con múltiples capas, con invasión del tejido fibroso axial por nidos o capas de células malignas completamente indiferenciadas. Entre estas formas, claramente benigna y evidentemente maligna, están los **tumores de bajo potencial maligno**, con atipia citológica leve y, habitualmente, poca o ninguna invasión de la estroma. Los tumores de bajo potencial maligno pueden extenderse por el peritoneo, pero los implantes del tumor suelen ser «no invasivos». En ocasiones, los tumores de bajo potencial maligno pueden presentar implantes peritoneales «invasivos» que se comportan como carcinoma. Estudios retrospectivos de estos tumores suelen mostrar un mayor grado de complejidad tumoral y anaplasia celular. Se ha descrito una variedad micropapilar de tumor seroso de bajo potencial maligno que parece tener un peor pronóstico y que evolucionaría a partir de un tumor seroso convencional de bajo potencial maligno. En tumores de esta secuencia son frecuentes las mutaciones de *BRAF* y *K-RAS*. En contraste, los carcinomas serosos de alto grado tienen mutaciones en *p53* y *BRCA1* y suelen carecer de mutaciones de *K-RAS* y *BRAF*.

En general, los tumores serosos malignos se extienden a los ganglios linfáticos regionales, incluyendo los paraaórticos, pero las metástasis linfáticas y hematógenas a distancia son raras.

El pronóstico de la persona con un cistoadenocarcinoma seroso claramente invasivo, después de cirugía, radioterapia y quimioterapia, es malo y depende, en gran parte, del estadio de la enfermedad en el momento del diagnóstico. Si el tumor está limitado al ovario, las personas con lesiones francamente carcinomatosas tienen una supervivencia a los 5 años de alrededor del 70%, mientras que si los tumores son de bajo potencial maligno la supervivencia se acerca al 100%. Con cánceres que han penetrado en la cápsula, la supervivencia a los 10 años es de sólo el 13%. En cuanto a los tumores serosos de bajo potencial maligno en estadio I, la supervivencia a los 5 años es de casi el 100%, e incluso con metástasis peritoneales prácticamente alcanza el 75%, aunque casi el 40% de estas mujeres mueren debido a sus tumores.

Tumores mucinosos

Los tumores mucinosos son análogos a los tumores serosos en la mayoría de los aspectos, pero se diferencian esencialmente en que el epitelio consta de células secretoras de mucina similares a las de la mucosa endocervical. Estos tumores se dan en mujeres del mismo grupo de edad que el de los tumores serosos, pero es mucho menos probable que las lesiones mucinosas sean malignas, y representan el 10% de todos los cánceres ováricos, aproximadamente. Sólo el 10% de los tumores mucinosos son malignos (*cistoadenocarcinomas*), el 10% son de bajo potencial maligno y el 80%, benignos.

Morfología

Sólo el 5% de los tumores mucinosos benignos y el 20% de los malignos son bilaterales, una incidencia mucho menor que la de sus equivalentes serosos. Debe hacerse el diagnóstico diferencial de los tumores mucinosos bilaterales de ovario con los adenocarcinomas metastásicos del tubo digestivo, que pueden presentarse como masas ováricas.

A simple vista, pueden ser indistinguibles de los tumores serosos, excepto por la naturaleza mucinosa del contenido del quiste. Sin embargo, **es más probable que sean grandes y multiloculares, y las formaciones papilares son menos frecuentes (Fig. 19-18A). (A diferencia de sus homólogos serosos, no se encuentran cuerpos de psamoma en las puntas de las papilas.) Una prominente formación de papilas, la penetración de la serosa y la presencia de áreas solidificadas sugieren malignidad.**

Microscópicamente, los tumores mucinosos se clasifican por el tipo de células epiteliales productoras de mucina. Se identifican tres tipos, esencialmente. Los dos primeros, que no siempre se pueden diferenciar, incluyen tumores con epitelios de tipo endocervical e intestinal (Fig. 19-18B). Este último está presente casi siempre en tumores mucinosos de bajo potencial maligno y en carcinomas mucinosos. El tercer tipo es el cistoadenoma mülleriano mucinoso, que suele asociarse a un quiste endometriósico. Este tumor representa, probablemente, un tumor endometrial con diferenciación mucinosa.

La rotura de los tumores mucinosos puede producir depósitos mucinosos en el peritoneo que, sin embargo, no suelen tener como resultado a largo plazo el crecimiento de tumor en el peritoneo. La implantación de células tumorales mucinosas en el peritoneo con producción de abundantes cantidades de mucina se llama ***pseudomyxoma peritonei***. La inmensa mayoría, sino todos los casos de *pseudomyxoma peritonei* están causados por metástasis del tubo digestivo, fundamentalmente del apéndice (Capítulo 15). Las metástasis de tumores mucinosos del tubo digestivo a los ovarios (el llamado **tumor de Krukenberg**) también puede simular un tumor ovárico primario. Claves de la extensión metastásica de un tumor gastrointestinal incluyen afectación ovárica bilateral, infiltración de la estroma por pequeñas glándulas y células individuales, y necrosis «sucia» del tumor (necrosis asociada con residuos celulares).

El pronóstico de los cistoadenocarcinomas es algo mejor que el del equivalente seroso, pero el principal determinante del éxito del tratamiento es el estadio, más que el tipo histológico.

Tumores endometrioides

Estos tumores pueden ser sólidos o quísticos, pero a veces son como una masa que sobresale de la pared de un quiste endometriósico lleno de un líquido de color achocolatado. Micros-

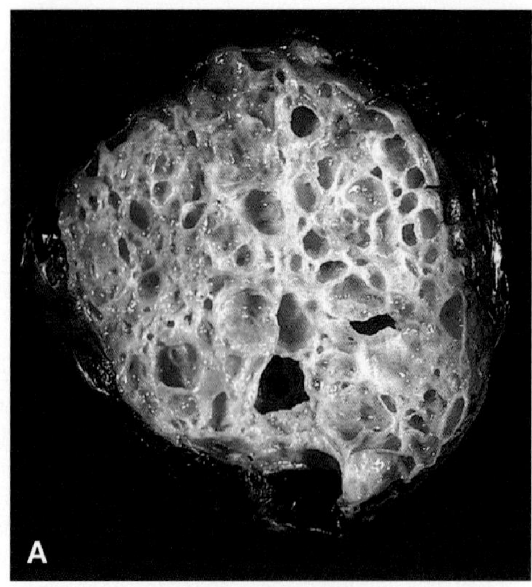

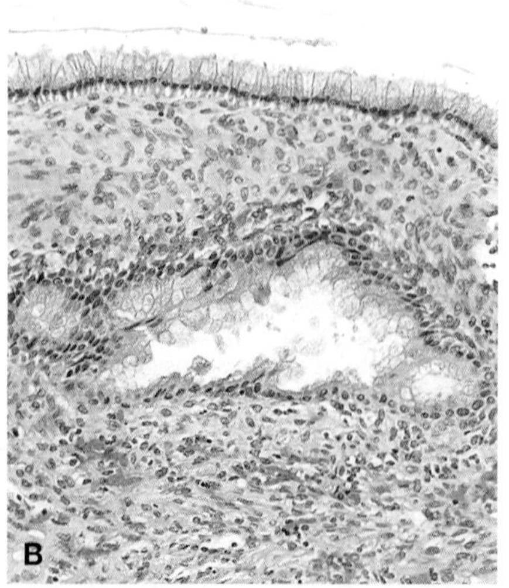

Figura 19-18

A, cistoadenoma mucinoso con su aspecto multiquístico y tabiques delicados. Obsérvese la presencia de mucina brillante dentro de los quistes. **B**, revestimiento de células columnares del cistoadenoma mucinoso.

cópicamente, se diferencian por la formación de glándulas tubulares, similares a las del endometrio, en el revestimiento de los espacios quísticos. Aunque existen formas benignas y limítrofes, los tumores endometrioides suelen ser malignos. Son bilaterales en casi el 30% de los casos, y del 15 al 30% de las mujeres que tienen estos tumores ováricos también tienen un carcinoma endometrial concomitante. De manera similar al cáncer de endometrio, los carcinomas endometrioides tienen mutaciones en el gen supresor *PTEN*.

Tumor de Brenner

El tumor de Brenner es un tumor ovárico raro, sólido, habitualmente unilateral, que consta de una estroma abundante que contiene nidos de epitelio de tipo transicional que se parece al del tracto urinario. En ocasiones, los nidos son quísticos y están revestidos de células columnares secretoras de moco. Los tumores de Brenner suelen tener una cápsula lisa, son de color gris blanquecino al corte y su diámetro oscila entre unos pocos centímetros y 20 cm. Estos tumores pueden tener su origen en el epitelio superficial o en el urogenital atrapado en la cresta germinal. Raramente forman nódulos en la pared de un cistoadenoma mucinoso. Aunque la mayoría son benignos, se han descrito tumores malignos y limítrofes.

OTROS TUMORES OVÁRICOS

Muchos otros tipos de tumores originados en las células germinales o en los cordones sexuales/estroma pueden presentarse en el ovario, pero sólo los teratomas originados en las células germinales son lo suficientemente frecuentes como para ser descritos aquí. La Tabla 19-2 presenta algunas características destacadas de algunas otras neoplasias de células germinales y de cordones sexuales. Es interesante que los testículos, esencialmente una gónada idéntica en el embrión inicial hasta la determinación sexual, tienen un patrón de formación tumoral esencialmente inverso. Los tumores epiteliales son extraordinariamente raros en los testículos, nunca se han observado teratomas quísticos benignos y los tumores malignos de células germinales son los más frecuentes.

Teratomas

Estas neoplasias que tienen su origen en las células germinales constituyen del 15 al 20% de los tumores ováricos. Suelen presentarse en las dos primeras décadas de la vida y cuanto más joven es la paciente, mayor es la probabilidad de malignidad. Sin embargo, más del 90% de estas neoplasias de células germinales son teratomas quísticos maduros. La variedad inmadura maligna es rara.

Teratomas quísticos benignos (maduros)

Casi todas estas neoplasias están marcadas por la diferenciación de células germinales totipotenciales a tejidos maduros que representan las tres capas germinales: ectodermo, endodermo y mesodermo. Generalmente, se forma un quiste tapizado por epidermis reconocible con apéndices cutáneos, de ahí la denominación *quistes dermoides*. La mayoría son descubiertos en mujeres jóvenes como masas ováricas o se encuentran incidentalmente en radiografías u otros estudios de imagen del abdomen porque contienen focos de calcificación producidos por los dientes que contienen. Aproximadamente, el 90% son unilaterales, con mayor frecuencia derechos. Raramente el diámetro supera los 10 cm de diámetro. Al corte, suelen estar llenos de secreción sebácea y de pelo enmarañado que, al ser extraído muestra un recubrimiento epidérmico con pelo (Fig. 19-19). A veces hay una proyección nodular de la que sobresalen dientes, y en ocasiones también hay focos de hueso y cartílago, nidos de epitelio bronquial o gastrointestinal y otras líneas de desarrollo reconocibles.

Por causas desconocidas estas neoplasias a veces producen infertilidad. En cerca del 1% de los casos se produce la transformación maligna de uno de los elementos tisulares, que suele tomar la forma de un carcinoma de células escamosas. También, por causas desconocidas, estos tumores tienen una tendencia a la torsión (del 10 al 15% de los casos), produciendo una urgencia quirúrgica.

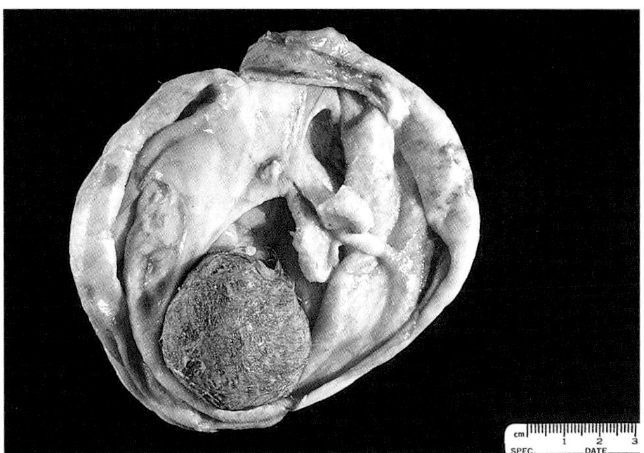

Figura 19-19

Teratoma quístico maduro abierto (quiste dermoide) del ovario. Son evidentes una bola de pelo (*abajo*) y una mezcla de tejidos. (Cortesía del doctor Christopher Crum, Brigham and Women's Hospital, Boston, Massachusetts.)

Teratomas malignos inmaduros

Estas neoplasias aparecen en la juventud, siendo la media de edad de 18 años. Difieren llamativamente de los teratomas benignos maduros porque son, a menudo, voluminosos, predominantemente sólidos o casi sólidos al corte y están puntuados aquí y allá por áreas de necrosis; en raras ocasiones, uno de los focos quísticos puede contener secreción sebácea, pelo y otras características similares a las observadas en los teratomas maduros. Microscópicamente, la característica diferencial es una variedad de zonas inmaduras o apenas reconocibles de diferenciación hacia cartílago, hueso, músculo, nervio y otras estructuras. Son particularmente de mal pronóstico los focos de diferenciación neuroepitelial, ya que la mayoría de estas lesiones son agresivas y metastatizan mucho. Los teratomas inmaduros se clasifican en grados y estadios en un esfuerzo por pronosticar su futuro. Los de grado I, estadio I pueden curarse a menudo con tratamiento adecuado, mientras que el extremo opuesto del espectro tiene un pronóstico mucho más grave.

Tabla 19-2 Neoplasias ováricas seleccionadas

	Incidencia máxima	Localización habitual	Características morfológicas	Conducta
Origen células germinales				
Disgerminoma	Segunda a tercera décadas Se presenta con disgenesia gonadal	80-90% unilaterales	Equivalente del seminoma testicular. Masas sólidas grises grandes o pequeñas. Láminas o cordones de grandes células claras separadas por escasos filamentos fibrosos. La estroma puede contener linfocitos y, ocasionalmente, granulomas	Todos malignos, pero un tercio son agresivos y se extienden; todos radiosensibles con una tasa de curación del 80%
Coriocarcinoma	Primeras tres décadas de vida	Unilateral	Idéntico al tumor placentario. A menudo, pequeños focos hemorrágicos con dos tipos de epitelio, citotrofoblasto y sincitiotrofoblasto	Metastatiza precoz y ampliamente. El foco primario se puede desintegrar dejando sólo metástasis. Al contrario que en los tumores placentarios, los primarios ováricos son resistentes a la quimioterapia
Tumores de los cordones sexuales				
Célula de la granulosa-teca	A cualquier edad, pero la mayoría posmenopáusicas	Unilateral	Puede ser pequeña o grande, de gris a amarillo (con espacios quísticos). Compuesta por una mezcla de células cúbicas de la granulosa en cordones, láminas o filamentos y células tecales fusiformes o gruesas, cargadas de lípidos. Los elementos de la granulosa pueden remedar el folículo ovárico como cuerpos de Call-Exner	Pueden producir grandes cantidades de estrógenos (a partir de elementos tecales) y pueden favorecer así carcinoma de endometrio o de mama. El elemento de la granulosa puede ser maligno (del 5 al 25%)
Tecoma-fibroma	A cualquier edad	Unilateral	Células fibrosas grises sólidas a células tecales amarillas gruesas (cargadas de lípidos)	La mayoría son hormonalmente inactivos. Pocos producen estrógenos. Por razones desconocidas, alrededor del 40% producen ascitis e hidrotórax (síndrome de Meigs). Raramente malignos
Célula de Sertoli-Leydig	A todas las edades	Unilateral	Suele ser pequeña, de gris a amarillo amarronado y sólida. Recuerda el desarrollo de los testículos con túbulos o cordones y células de Sertoli rosas y redondeadas	La mayoría son masculinizantes o desfeminizantes. Raramente. malignos
Metástasis al ovario				
	Edades avanzadas	Principalmente bilateral	Suelen ser masas sólidas, gris-blanco, de hasta 20 cm de diámetro. Células tumorales anaplásicas, cordones, glándulas dispersas por el fondo fibroso. Las células pueden ser «en anillo de sello», secretoras de mucina	Primarias en el tracto gastrointestinal (tumores de Krukenberg), mama y pulmón

Teratomas especializados

Estas curiosidades se mencionan sólo porque tienden a provocar reacciones de tipo «no me lo puedo creer». El *struma ovarii* está compuesto por completo de tejido tiroideo maduro que, curiosamente, puede funcionar excesivamente y producir hipertiroidismo. Estos tumores tienen el aspecto de masas ováricas marrones, unilaterales, sólidas, pequeñas. Igualmente extraño es el carcinoide ovárico que, en raras ocasiones, ¡ha producido el síndrome carcinoide! Si ejercen la medicina durante suficiente tiempo pueden encontrarse con una combinación de *struma ovarii* y carcinoide en el mismo ovario. Aún peor, uno de esos elementos puede malignizarse.

Correlaciones clínicas de todos los tumores ováricos

Todas las neoplasias ováricas plantean enormes dificultades clínicas porque no producen síntomas, ni signos, hasta que están muy avanzadas. La presentación clínica de todos los tumores ováricos es extraordinariamente similar a pesar de su gran diversidad morfológica, excepto los tumores funcionantes que tienen efectos hormonales. Los tumores ováricos que se originan en las células superficiales suelen ser asintomáticos hasta que se hacen lo suficientemente grandes como para causar síntomas de compresión local (p. ej., dolor, molestias gastrointestinales, frecuencia urinaria). Alrededor del 30% de todas las neoplasias ováricas son descubiertas incidentalmente durante una exploración ginecológica habitual. Las masas más grandes, en especial los tumores epiteliales comunes, pueden producir un aumento de la circunferencia abdominal. Las masas más pequeñas, en particular los quistes dermoides, a veces giran sobre sus pedículos (torsión) y producen un intenso dolor abdominal que imita un «abdomen agudo». Los fibromas y los tumores serosos malignos producen ascitis a menudo, que se debe, en el segundo caso, a la siembra metastásica de la cavidad abdominal, de manera que pueden identificarse células tumorales en el líquido ascítico. Los tumores ováricos funcionantes son descubiertos a menudo por las endocrinopatías que causan.

Lamentablemente, el tratamiento de los tumores ováricos sigue siendo insatisfactorio, como lo demuestra el sólo pequeño aumento de la supervivencia conseguido desde mediados de la década de 1970. Se están desarrollando métodos de detección mediante cribado, pero hasta ahora son de valor limitado para el descubrimiento de cánceres de ovario cuando aún son curables. Entre los muchos marcadores estudiados se han descrito elevaciones de la proteína CA-125 en el 75 al 90% de las mujeres con cáncer epitelial de ovario. Sin embargo, esta proteína es indetectable en hasta el 50% de las mujeres con cáncer limitado al ovario y, por otra parte, está presente en concentraciones elevadas en diversos procesos benignos, así como en cánceres no ováricos. Es útil como prueba de cribado en mujeres posmenopáusicas asintomáticas por la escasa incidencia de variables de confusión. Sin embargo, como en el caso del antígeno carcinoembrionario en el cáncer de colon (capítulo 15), las determinaciones de CA-125 tienen el mayor valor en el seguimiento de la respuesta al tratamiento.

RESUMEN

Tumores de ovario

- Pueden originarse tumores a partir de cualquiera de los principales componentes del ovario: epitelio de superficie, estroma ovárica y células de la granulosa que revisten los folículos o células germinales.
- Los tumores epiteliales son los tumores ováricos malignos más frecuentes y más aún en mujeres mayores de 40 años.
- Los principales tipos de tumores epiteliales son seroso, endometrioide y mucinoso, cada uno los cuales tiene un equivalente benigno, maligno y con bajo potencial de malignidad (fronterizo).
- Los tumores de células germinales (teratomas quísticos, la mayoría) son los tumores ováricos más frecuentes en mujeres jóvenes; la mayor parte son benignos.
- Los tumores de células germinales pueden diferenciarse hacia oogonia (disgerminoma), tejido embrionario primitivo (embrionario), saco vitelino (tumor del seno endodérmico), tejido placentario (coriocarcinoma) o tejidos fetales múltiples (teratoma).
- Los tumores de los cordones sexuales/estroma pueden diferenciarse hacia células de la granulosa, de Sertoli, de Leydig o de la estroma ovárica. Según la diferenciación, pueden producir estrógenos o andrógenos.

ENFERMEDADES DEL EMBARAZO

Las enfermedades del embarazo y los procesos patológicos de la placenta son causas importantes de muerte intrauterina o perinatal, parto pretérmino, malformaciones congénitas, retraso del crecimiento intrauterino, muerte materna y de mucha morbilidad para la madre y para el hijo. Sólo describimos un número limitado de trastornos en los que el conocimiento de las lesiones morfológicas contribuye a comprender el problema clínico.

INFLAMACIONES E INFECCIONES PLACENTARIAS

Las infecciones alcanzan la placenta por dos vías: 1) infección ascendente a través del canal del parto, y 2) infección hematógena (transplacentaria).

Las *infecciones ascendentes* son, con mucho, las más frecuentes; en la mayoría de los casos son bacterianas y se asocian a parto pretérmino y rotura prematura de membranas. El amnios y el corion muestran infiltración leucocítica polimorfonuclear con edema y congestión de los vasos (corioamnionitis aguda). Cuando la infección se extiende más allá de las membranas puede afectar al cordón umbilical y a las vellosidades placentarias y causar una vasculitis aguda del cordón. Las infecciones ascendentes están causadas por micoplasmas, *Candida* y las numerosas bacterias de la flora vaginal. Raramente, las infecciones placentarias pueden tener su origen en la *diseminación hematógena* de bacterias y otros microorganismos; anatomopatológicamente, las vellosidades están afectadas con mayor frecuencia (villitis). La villitis placentaria puede estar causada por sífilis, tuberculosis, listeriosis, toxoplasmosis y varios virus (rubéola, citomegalovirus, herpes simple). La infección transplacentaria puede afectar al feto y dar origen al llamado complejo TORCH (toxoplasmosis, rubéola, citomegalovirus, herpes) (Capítulo 7).

EMBARAZO ECTÓPICO

El embarazo ectópico es la implantación del óvulo fertilizado en cualquier sitio que no sea su localización uterina normal; se produce hasta en un 1% de los embarazos. En más del 90% de estos casos, la implantación tiene lugar en las trompas de Falopio (embarazo tubárico); otros sitios incluyen los ovarios, la cavidad abdominal y la porción intrauterina de las trompas de Falopio (embarazo intersticial). Cualquier factor que retrase el paso del óvulo en su trayecto por las trompas hasta el útero predispone a un embarazo ectópico. En la mitad de los casos, aproximadamente, tal obstrucción se debe a cambios inflamatorios crónicos de las trompas, aunque los tumores intrauterinos y la endometriosis también pueden dificultar el paso del óvulo. En aproximadamente el 50% de los embarazos tubáricos, no pueden demostrarse causas anatómicas. Los embarazos ováricos se producen, probablemente, en los raros casos en los que el óvulo es fertilizado dentro de su folículo en el mismo momento de la rotura. La gestación dentro de la cavidad abdominal se produce cuando el óvulo fertilizado cae por el extremo fimbriado de la trompa y se implanta en el peritoneo.

Morfología

En todas las localizaciones, los embarazos ectópicos se caracterizan por un desarrollo inicial del embrión bastante normal, con la formación de tejido placentario, saco amniótico y cambios temporales. En ocasiones, un embarazo abdominal puede llegar a término. Sin embargo, con los embarazos tubáricos, la placenta invasora acaba horadando la pared del oviducto, produciendo **hematoma intratubárico (hematosálpinx), hemorragia intraperitoneal** o ambos. La trompa suele estar distendida localmente hasta 3 o 4 cm por una masa de sangre coagulada recientemente en la que pueden verse fragmentos de tejido placentario gris y partes fetales. El diagnóstico histológico depende de la visualización de las vellosidades placentarias o, raramente, del embrión. Con menor frecuencia, la mala implantación de la placenta en la pared tubárica produce la muerte del embrión, con proteólisis espontánea y absorción de los productos de la concepción.

Hasta que se produce la rotura, un embarazo ectópico puede ser indistinguible de uno normal, con cese de la menstruación y elevación de las hormonas placentarias en suero y en orina. Bajo la influencia de estas hormonas, el endometrio (en prácticamente el 50% de los casos) presenta los cambios hipersecretor y decidual característicos. Sin embargo, la ausencia de concentraciones elevadas de gonadotropinas no excluye el diagnóstico, porque es frecuente la mala implantación de la placenta, con necrosis. La rotura de un embarazo ectópico puede ser catastrófica, con el comienzo repentino de un dolor abdominal intenso y signos de abdomen agudo, a menudo seguido de shock. Es necesaria la intervención quirúrgica inmediata.

RESUMEN

Embarazo ectópico

- Cualquier implantación fuera del cuerpo uterino es ectópica; la localización más frecuente es una trompa de Falopio.
- La salpingitis crónica con cicatrización es un importante factor de riesgo del embarazo ectópico tubárico.
- Aproximadamente un 1% de los embarazos tienen implantación ectópica. La rotura de un embarazo ectópico es una urgencia médica que puede producir exanguinación y muerte.

ENFERMEDAD TROFOBLÁSTICA GESTACIONAL

Tradicionalmente, los tumores trofoblásticos gestacionales se han dividido en tres categorías morfológicas que se solapan: *mola hidatidiforme, mola invasora* y *coriocarcinoma*. Su nivel de agresividad oscila entre las molas hidatidiformes, la mayoría de las cuales son benignas, y los coriocarcinomas muy malignos. Todos producen gonadotropina coriónica humana (hCG), que puede ser detectada en sangre circulante y en orina a concentraciones considerablemente mayores que las que se encuentran durante un embarazo normal; las concentraciones aumentan progresivamente desde la mola hidatidiforme, a la mola invasora y al coriocarcinoma. Además de ayudar al diagnóstico, la caída o (alternativamente) al aumento de la concentración de la hormona en sangre o en orina, puede servir para vigilar la eficacia del tratamiento. Por lo tanto, los médicos prefieren el término *enfermedad trofoblástica gestacional* porque la respuesta al tratamiento, juzgada por los valores hormonales, es significativamente más importante que cualquier segregación anatómica arbitraria entre una lesión y otra. Sin embargo, es necesario comprender sus características individuales para apreciar el espectro de las lesiones.

Mola hidatidiforme: completa y parcial

La típica mola hidatidiforme es una masa voluminosa de vellosidades coriónicas edematosas, a veces con dilatación quística, que tiene el aspecto macroscópico de estructuras como uvas. Las vellosidades edematosas están cubiertas por cantidades variables de epitelio coriónico, de normal a muy atípico. Se han identificado dos subtipos característicos de mola: la *completa* y la *parcial*. La mola hidatidiforme completa no permite la embriogénesis y, por lo tanto, nunca contiene partes fetales. Todas las vellosidades coriónicas son anómalas y las células epiteliales coriónicas son diploides (46,XX o, raramente, 46,XY). La mola hidatidiforme parcial es compatible con la formación inicial de un embrión y, por lo tanto, contiene partes fetales, tiene algunas vellosidades coriónicas normales y es casi siempre triploide (p. ej., 69,XXY; Tabla 19-3). Los dos subtipos son el resultado de una fertilización anómala; en una mola completa un óvulo vacío es fertilizado por dos espermatozoides (o por un espermatozoide diploide), produciendo un

Tabla 19-3 Características de la mola hidatidiforme completa y parcial

Característica	Mola completa	Mola parcial
Cariotipo	46,XX (46,XY)	Triploide (69,XXY)
Edema vellosidades	Todas las vellosidades	Algunas vellosidades
Proliferación trofoblástica	Difusa; circunferencial	Focal; ligera
Atipia	A menudo presente	Ausente
hCG sérica	Elevada	Menos elevada
hCG en tejido	+ + + +	+
Conducta	2% coriocarcinoma	Coriocarcinoma raro

hCG, gonadotrofina coriónica humana.

cariotipo diploide compuesto por completo de genes paternos, mientras que en una mola parcial un óvulo normal es fertilizado por dos espermatozoides (o por un espermatozoide diploide), produciendo un cariotipo triploide con predominio de genes paternos.

La incidencia de molas hidatidiformes completas es de 1 a 1,5 por cada 2.000 embarazos en Estados Unidos y en otros países occidentales. Por razones desconocidas, la incidencia es mucho más elevada en países asiáticos. Las molas son más frecuentes antes de los 20 años y después de los 40 años de edad, y la presencia de antecedentes de esta afección aumenta el riesgo en embarazos posteriores. Aunque tradicionalmente se descubría entre las semanas 12 y 14 por una gestación que era «demasiado grande para la edad gestacional», la vigilancia ecográfica precoz de los embarazos ha reducido la edad gestacional de detección, produciéndose el diagnóstico más frecuente de «mola hidatidiforme completa inicial». En cualquier caso, es típica la elevación de la hCG en sangre materna y la ausencia de partes fetales o de latidos cardíacos.

Morfología

El útero puede ser de tamaño normal (como en las molas iniciales), pero en casos floridos la cavidad uterina está llena de una masa delicada, friable, de estructuras quísticas traslúcidas de paredes finas (Fig 19-20). Las partes fetales se observan raramente en las molas completas, pero son frecuentes en las parciales. Microscópicamente, la **mola completa** muestra tumefacción hidrópica de las vellosidades coriónicas y ausencia virtual de vascularización de las vellosidades. La sustancia central de las vellosidades es una estroma edematosa, mixoide, laxa. El epitelio coriónico casi siempre muestra algún grado de proliferación, tanto del citotrofoblasto como del sincitiotrofoblasto (Fig. 19-21). La proliferación puede ser ligera, pero en muchos casos hay una llamativa hiperplasia circunferencial. La gradación histológica para obtener el pronóstico clínico de las molas ha sido sustituida por el seguimiento atento de las concentraciones de hCG. En las **molas parciales**, el edema de las vellosidades sólo afecta a alguna de ellas, y la proliferación trofoblástica es focal y ligera. Las vellosidades de las molas parciales tienen un borde irregular festoneado característico. En la mayoría de los casos de mola parcial hay evidencia de un embrión o de un feto, que puede ser en forma de hematíes fetales en las vellosidades placentarias o, en algunos casos, de un feto completamente formado que, a pesar del cariotipo triploide, tiene un aspecto morfológicamente casi normal.

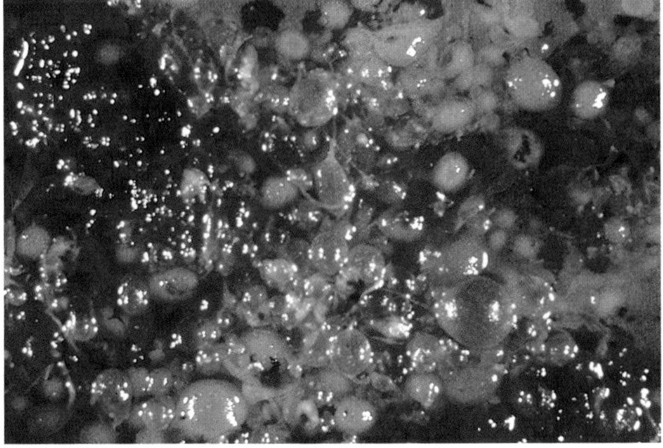

Figura 19-20

Mola hidatidiforme completa suspendida en suero fisiológico mostrando numerosas vellosidades tumefactas (hidrópicas).

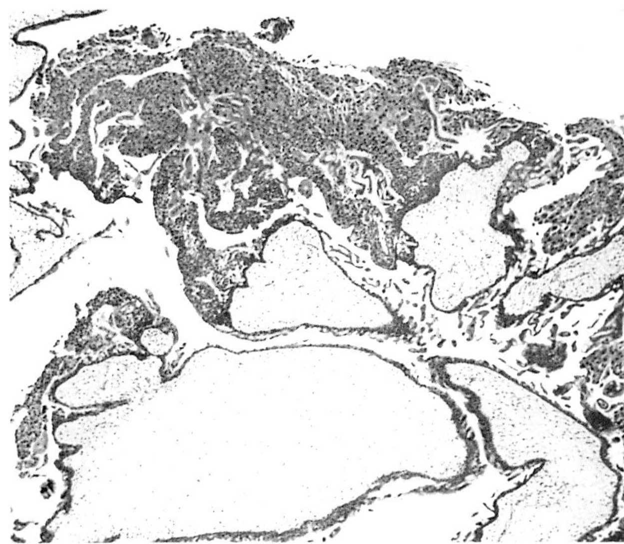

Figura 19-21

Imagen microscópica de una mola completa que muestra vellosidades hidrópicas distendidas (*abajo*) y proliferación del epitelio coriónico (*arriba*). (Cortesía del doctor Kyle Molberg, Department of Pathology, University of Texas Southwestern Medical School, Dallas, Texas.)

En conjunto, del 80 al 90% de las molas no recurren después de un legrado meticuloso; el 10% de las completas son invasoras, pero no más del 2 al 3% dan origen a un coriocarcinoma. Las molas parciales raramente dan origen a coriocarcinomas. Con las molas completas, la vigilancia poslegrado de las concentraciones de hCG en sangre y en orina, especialmente de la más definitiva subunidad β de la hormona, permite la detección de la eliminación incompleta o de una complicación más ominosa, y la instauración del tratamiento adecuado, incluyendo, en algunos casos, la quimioterapia, que es casi siempre curativa.

Mola invasora

Las molas invasoras son molas completas más invasoras localmente, pero sin el potencial metastásico agresivo de un coriocarcinoma.

Una mola invasora tiene vellosidades hidrópicas que penetran profundamente en la pared uterina, causando posiblemente la rotura y, a veces, hemorragia potencialmente mortal. También puede producirse la extensión local al ligamento ancho y a la vagina. Microscópicamente, el epitelio de las vellosidades está marcado por cambios hiperplásicos y atípicos, con proliferación de los componentes cúbicos y sincitiales.

Aunque la marcada invasividad de esta lesión hace que sea técnicamente difícil de extirpar, no hay metástasis. Las vellosidades hidrópicas pueden embolizar a órganos distantes, como pulmones o cerebro, pero esos émbolos no constituyen metástasis verdaderas y, de hecho, pueden regresar espontáneamente. Debido a la gran profundidad de invasión en el miometrio, una mola invasora es difícil de extirpar por completo mediante legrado y, por lo tanto, la hCG sérica puede permanecer elevada. Esto alerta al médico sobre la necesidad de más tratamiento. Afortunadamente, en la mayoría de los casos es posible la curación con quimioterapia.

Coriocarcinoma

Este tumor maligno muy agresivo se origina o bien del epitelio coriónico gestacional o, con menor frecuencia, de las células totipotenciales de las gónadas o de otros sitios. Los coriocarcinomas son raros en el hemisferio occidental y en Estados Unidos se dan en 1 de cada 30.000 embarazos. Son mucho más frecuentes en países asiáticos y africanos, alcanzando una frecuencia de 1 en cada 2.000 embarazos. El riesgo es algo mayor antes de los 20 años y está elevado significativamente después de los 40. Aproximadamente el 50% de los coriocarcinomas se originan en molas hidatidiformes completas; alrededor del 25% lo hacen después de un aborto y la mayoría de los restantes se presentan durante lo que había sido un embarazo normal. Dicho de otra forma, cuanto más anómala sea la concepción, mayor será el riesgo de presentar coriocarcinoma gestacional. La mayoría de los casos se descubren por la aparición de un flujo sanguinolento amarronado, acompañado de unas concentraciones crecientes de hCG, especialmente de la subunidad β, en sangre y orina, y ausencia de aumento marcado de tamaño uterino, como se esperaría en una mola. En general, las concentraciones son mucho más elevadas que las que se asocian a una mola. En los casos posteriores a un aborto o a un embarazo, la correlación positiva entre la edad materna creciente y la mayor frecuencia de esta neoplasia sugiere un origen en un óvulo anómalo más que en epitelio coriónico retenido.

Morfología

Los coriocarcinomas suelen aparecer como masas necróticas, muy hemorrágicas, dentro del útero. A veces la necrosis es tan completa que el diagnóstico anatómico es difícil. Además, la lesión primaria puede autodestruirse y sólo las metástasis indican lo que pasó. Muy precozmente, el tumor se insinúa en el miometrio y en los vasos. **Al contrario que en el caso de las molas hidatidiformes y las invasoras, no se forman vellosidades coriónicas; en su lugar, el tumor es puramente epitelial, compuesto por citotrofoblasto cúbico y sincitiotrofoblasto** (Fig. 19-22).

Cuando se descubren la mayoría de los coriocarcinomas, suele haber diseminación generalizada por vía hemática, más frecuente a los pulmones (50%), vagina (del 30 al 40%), cerebro, hígado y riñones. La invasión linfática es infrecuente.

A pesar de la extrema agresividad de estas neoplasias, uniformemente mortales en el pasado, actualmente la quimioterapia ha conseguido resultados extraordinarios. Pueden curarse casi el 100% de las pacientes, incluso con neoplasias que se han extendido más allá de la pelvis y la vagina hasta los pulmones. Igualmente extraordinarios son los informes de niños sanos nacidos posteriormente de estas supervivientes. Por el contrario, hay una respuesta relativamente mala a la quimioterapia en coriocarcinomas que se originan en las gónadas (ovario o testículo). Esta llamativa diferencia del pronóstico puede estar relacionada con la presencia de antígenos paternos en los coriocarcinomas placentarios, pero no en las lesiones gonadales. Cabe la posibilidad de que una respuesta inmunitaria materna contra los antígenos extraños (paternos) actúe como auxiliar a la quimioterapia.

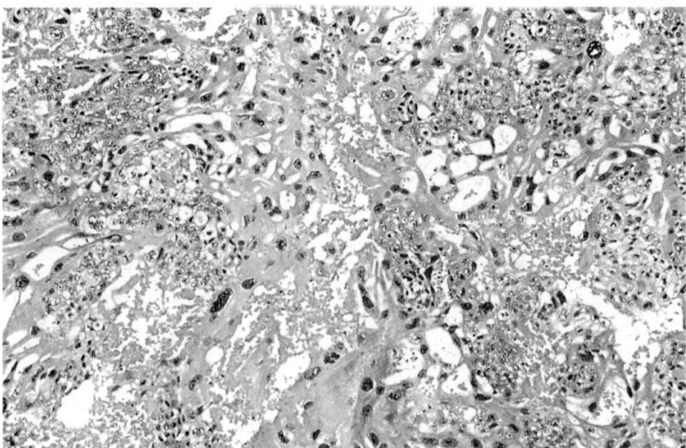

Figura 19-22

Microfotografía de coriocarcinoma que muestra citotrofoblasto y sincitiotrofoblasto neoplásicos. (Cortesía del doctor David R. Genest, Brigham and Women's Hospital, Boston, Massachusetts.)

Tumor trofoblástico del lecho de implantación

Estos tumores infrecuentes son diploides, a menudo tienen un cariotipo XX y se originan en el lecho de implantación o el trofoblasto intermedio. Habitualmente se presentan pocos meses después de un embarazo. Como el trofoblasto intermedio no produce grandes cantidades de hCG, las concentraciones de hCG están elevadas, pero sólo ligeramente. Es más frecuente que estos tumores produzcan lactógeno placentario humano. Son tumores indolentes y suelen tener un desenlace favorable si están limitados al endomiometrio. Sin embargo, no son tan sensibles a la quimioterapia como otros tumores trofoblásticos y el pronóstico es malo cuando se han extendido fuera del útero.

RESUMEN

Enfermedad trofoblástica gestacional

- La enfermedad molar es debida a una contribución anormal de los cromosomas paternos en el embarazo.
- Las molas parciales son triploides y tienen dos conjuntos de cromosomas paternos. Se acompañan, típicamente, de un embrión o de un feto triploide. Hay una tasa baja de enfermedad persistente.
- Las molas completas son diploides o casi diploides y todos los cromosomas son paternos. No hay tejidos embrionarios ni fetales asociados con la mola completa.
- Entre las molas completas, del 10 al 15% tienen enfermedad persistente, generalmente mola invasora. Sólo un 2% de las molas completas evolucionan posteriormente a coriocarcinoma.
- El coriocarcinoma gestacional es un tumor muy invasivo y frecuentemente metastásico que, en contraste con el coriocarcinoma ovárico, es muy sensible a la quimioterapia y curable en la mayoría de los casos.

• El tumor trofoblástico del lecho de implantación es un tumor indolente y, en general, en estadio temprano del trofoblasto intermedio que produce lactógeno placentario humano y que no responde bien a la quimioterapia.

PREECLAMPSIA/ECLAMPSIA (TOXEMIA DEL EMBARAZO)

La aparición de hipertensión, acompañada de proteinuria y edema en el tercer trimestre del embarazo se denomina *preeclampsia*. Este síndrome se presenta en el 5 al 10% de los embarazos, en especial con primeros embarazos en mujeres mayores de 35 años. En casos graves, pueden presentarse convulsiones y, entonces, el complejo sintomático se denomina *eclampsia*. Por precedentes históricos, a la preeclampsia y la eclampsia se les ha llamado *toxemia del embarazo*. Sin embargo, nunca se ha identificado una toxina en sangre, por lo que el término consagrado históricamente (aún en uso) es claramente inexacto. La eclampsia florida puede llevar a coagulación intravascular diseminada, con todas sus lesiones isquémicas orgánicas generalizadas, por lo que la eclampsia es potencialmente mortal. Sin embargo la identificación y el tratamiento precoz de la preeclampsia han hecho que la eclampsia y, en particular, la eclampsia mortal sean raras en la actualidad.

No se conocen los desencadenantes que inician estos síndromes, pero *una característica básica que es común a todos los casos es el flujo sanguíneo materno inapropiado a la placenta debido al desarrollo inadecuado de las arterias espirales* del lecho uteroplacentario. En el tercer trimestre del embarazo, las paredes musculoelásticas de las arterias espirales son sustituidas por material fibrinoso, lo que permite que se dilaten en amplios sinusoides vasculares. En la preeclampsia y la eclampsia, se mantienen las paredes musculoelásticas y los canales siguen siendo estrechos. Estudios recientes sugieren que un desequilibrio entre factores proangiógenos y antiangiógenos precede al comienzo de la preeclampsia. Se han observado aumentos del factor antiangiógeno sFlt1 y una reducción del nivel del factor proangiógeno VEGF (factor de crecimiento endotelial vascular). Aunque sigue sin conocerse la base exacta de las anomalías vasculares, se producen varias consecuencias:

- Hipoperfusión placentaria, con aumento de la predisposición a la aparición de infartos.
- Reducción de la elaboración por el trofoblasto de los vasodilatadores prostaciclina, prostaglandina E_2 y óxido nítrico, que en el embarazo normal se oponen a los efectos de la renina-angiotensina, de ahí la hipertensión de la preeclampsia y la eclampsia.
- La producción de sustancias tromboplásticas, como el factor tisular y el tromboxano, por la placenta isquémica es responsable, probablemente, de la aparición de la coagulación intravascular diseminada.

Morfología

Las alteraciones morfológicas de la preeclampsia/eclampsia son variables y dependen, en parte, de la gravedad del estado toxémico.

Los **cambios placentarios** son más constantes, e incluyen:

- **Infartos**, que son una característica del embarazo normal, son mucho más numerosos en cerca de un tercio de las pacientes con preeclampsia grave/eclampsia. Sin embargo, pueden estar ausentes.
- **Hemorragias retroplacentarias**, presentes en hasta un 15% de las pacientes.
- Las vellosidades placentarias muestran cambios de **envejecimiento prematuro**, con edema de las vellosidades, hipovascularidad y aumento de la producción de nudos epiteliales sincitiales.
- La **aterosis aguda** de las arterias espirales es destacada en la eclampsia avanzada, y se caracteriza por engrosamiento y necrosis fibrinoide de la pared vascular con acumulaciones focales de macrófagos que contienen lípidos. La necrosis de esas células libera lípidos y va seguida por la acumulación de linfocitos y macrófagos dentro de los vasos y a su alrededor. Tales lesiones acentúan la isquemia placentaria.

Puede haber **cambios multiorgánicos** que reflejen la aparición de coagulación intravascular diseminada, que se estudia con más detalle en el Capítulo 12. Aquí sólo se consideran los principales hallazgos. Los riñones se afectan de forma variable, dependiendo de la gravedad de la coagulación intravascular diseminada. Básicamente, las alteraciones consisten en trombos de fibrina dentro de los capilares glomerulares, acompañados por tumefacción del endotelio y, posiblemente, hiperplasia mesangial. Puede producirse a continuación glomerulitis focal. Cuando se afectan numerosos glomérulos, se reduce el aporte sanguíneo a la corteza que, posiblemente, tiene como resultado la necrosis cortical renal, que puede ser bilateral y mortal. También se encuentran trombos microvasculares en el cerebro, hipófisis, corazón y en otras partes, que pueden producir lesiones isquémicas focales acompañadas de microhemorragias.

Características clínicas. La preeclampsia aparece de manera insidiosa en las semanas 24 a 25 de gestación con el desarrollo de edema, proteinuria y elevación de la presión arterial. Si la afección evoluciona a eclampsia, se altera la función renal, aumenta la presión arterial y pueden presentarse convulsiones. El tratamiento rápido al principio de la evolución impide los cambios orgánicos y favorece una rápida resolución de todas las anomalías después del parto o de la cesárea.

RESUMEN

Preeclampsia/eclampsia

- La preeclampsia se caracteriza por edema, proteinuria e hipertensión en el segundo o en el tercer trimestre del embarazo.
- La eclampsia se caracteriza, además, por convulsiones y puede ser mortal cuando va acompañada de coagulación intravascular diseminada y fallo multiorgánico.
- La eclampsia es debida a anomalías del flujo sanguíneo maternoplacentario, con la isquemia y los infartos placentarios resultantes y anomalías de la producción de vasodilatadores.

MAMA

Las lesiones de la mama femenina son mucho más frecuentes que las de la mama masculina que se ve, sorprendentemente, poco afectada. Estas lesiones suelen tomar la forma de nódulos o masas palpables, a veces dolorosos. Afortunadamente, la mayoría son benignos pero, como es bien sabido, el cáncer de mama fue la primera causa de muerte por cáncer en mujeres en Estados Unidos hasta 1986, cuando fue superado por el carcinoma de pulmón. Los procesos que se describirán deben ser contemplados en términos de su posible confusión clínica con un cáncer. Este problema es más importante con el cambio fibroquístico porque es la causa más frecuente de «bultos» mamarios y debido a la continua controversia sobre la asociación de tipos concretos con el carcinoma de mama. Sin embargo, una importante proporción de mujeres tienen la suficiente irregularidad del tejido mamario «normal» para motivar la consulta médica (Fig. 19-23).

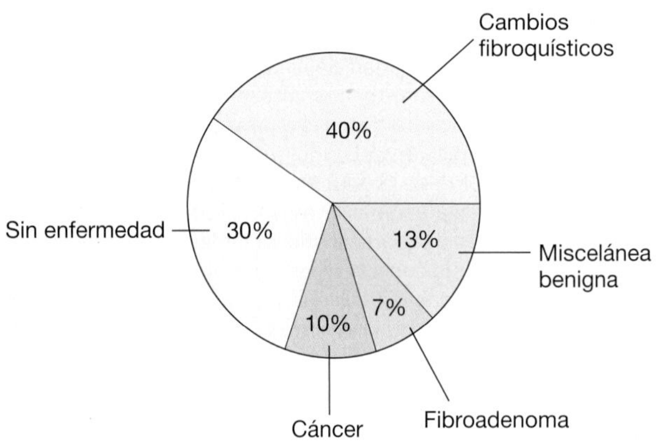

Figura 19-23

Representación de los hallazgos en una serie de mujeres que consultaban para la evaluación de «bultos» mamarios evidentes.

Antes de hablar del sumamente frecuente cambio fibroquístico han de mencionarse varias lesiones relativamente menores. Pueden encontrarse *pezones o mamas supernumerarias* a lo largo de la cresta embrionaria (línea mamaria). Aparte de ser curiosidades, estas anomalías congénitas están sometidas a las mismas enfermedades que afectan a las mamas definitivas. La *inversión congénita del pezón* tiene importancia porque un cáncer subyacente puede producir cambios similares. El *galactocele* es una dilatación quística de un conducto obstruido que se produce durante la lactancia. Además de ser «bultos» dolorosos, los quistes pueden romperse e iniciar una reacción inflamatoria local que puede crear un foco de induración persistente que puede levantar sospechas de malignidad.

CAMBIOS FIBROQUÍSTICOS

Esta designación se aplica a una miscelánea de cambios de la mama femenina que van de los que son inocuos a patrones asociados con un mayor riesgo de carcinoma de mama. Algunas de esas alteraciones (fibrosis de la estroma y microquistes o macroquistes) producen «bultos» palpables. Se acepta ampliamente que esta gama de cambios es la consecuencia de una *exageración y distorsión de los cambios mamarios cíclicos que se producen normalmente en el ciclo menstrual.* El tratamiento con estrógenos y los anticonceptivos orales no parecen aumentar la incidencia de estas alteraciones; de hecho, los anticonceptivos orales pueden *reducir* el riesgo.

Tradicionalmente, estas alteraciones mamarias han sido llamadas *enfermedad fibroquística*; sin embargo, los médicos han expresado un gran desacuerdo con este término. La mayor parte de los cambios que abarca el diagnóstico de enfermedad fibroquística tienen poca importancia clínica, excepto que producen nodularidad; sólo una pequeña minoría supone formas de hiperplasia epitelial clínicamente importantes. Por consiguiente, se prefiere el término *cambios fibroquísticos*, ya que no estigmatiza a la mujer con «una enfermedad». Independientemente de estos aspectos semánticos, los «bultos» producidos por los distintos tipos de cambio fibroquístico deben ser diferenciados del cáncer y la distinción entre las variedades triviales y las no tan triviales puede hacerse mediante el estudio del material obtenido por aspiración con aguja fina o, definitivamente, mediante biopsia y estudio histológico. De manera un tanto arbitraria, se dividen aquí las alteraciones en patrones proliferativos y no proliferativos. Las lesiones no proliferativas incluyen quistes y/o fibrosis *sin* hiperplasia de las células epiteliales, conocidas como *cambio fibroquístico simple*. Las lesiones proliferativas incluyen una gama de hiperplasias de las células epiteliales ductales o ductulares, de inocuas a atípicas, y la *adenosis esclerosante*. Todas tienden a aparecer en el período reproductor de la vida, pero pueden persistir después de la menopausia. Los distintos cambios, especialmente los no proliferativos, son tan frecuentes que se encuentran en autopsias en el 60 al 80% de las mujeres, que casi constituyen variantes fisiológicas.

Cambio no proliferativo

Quistes y fibrosis

El cambio no proliferativo es el tipo de alteración más frecuente. Se caracteriza por un aumento de la estroma fibrosa con dilatación de los conductos y formación de quistes de varios tamaños.

Morfología

Macroscópicamente, puede formarse un solo quiste grande en una mama, pero el trastorno suele ser multifocal y, a menudo, bilateral. Las zonas afectadas muestran aumento difuso y mal definido de la densidad y nodularidades discretas. Los quistes varían de tamaño entre menos de 1 y 5 cm de diámetro. Sin abrir, son de marrones a azulados (**quistes de cúpula azul**) y están llenos de un líquido seroso, turbio (Fig. 19-24). Los productos de secreción de los quistes pueden calcificarse y aparecer en las mamografías como microcalcificaciones. Histológicamente, en los quistes más pequeños el epitelio es más cúbico o columnar y a veces multiestratificado en áreas focales. En quistes grandes puede estar aplanado o incluso completamente atrófico (Fig. 19-25). En ocasiones, una leve prolife-

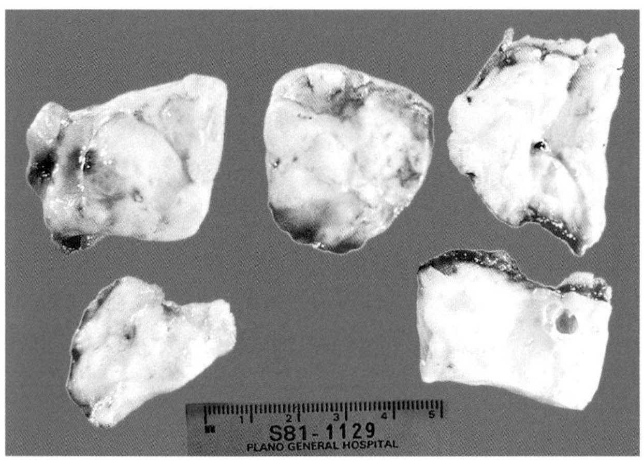

Figura 19-24

Varias muestras de biopsia con cambio fibroquístico de la mama. Las zonas blancas dispersas, mal delimitadas, representan focos de fibrosis. La muestra de biopsia en la parte *inferior derecha* muestra un quiste vacío cortado; las de la izquierda tienen quistes de cúpula azul sin abrir. (Cortesía del doctor Kyle Molberg, Department of Pathology, University of Texas Southwestern Medical School, Dallas, Texas.)

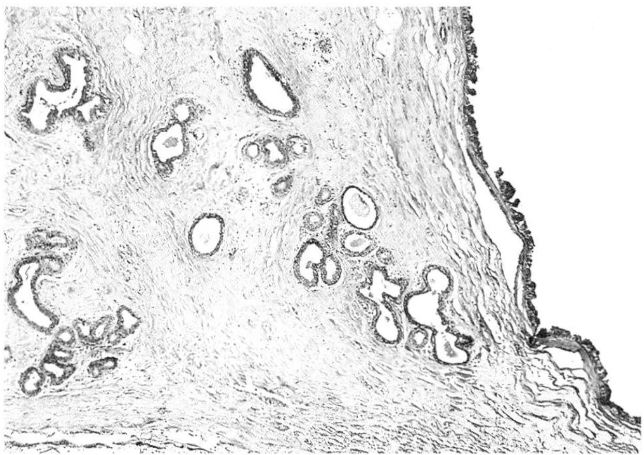

Figura 19-25

Detalle microscópico del cambio fibroquístico de la mama que muestra dilatación de los conductos que produce microquistes y, a la derecha, la pared de un gran quiste con las células de revestimiento epitelial visibles. (Cortesía del doctor Kyle Molberg, Department of Pathology, University of Texas Southwestern Medical School, Dallas, Texas.)

ración epitelial produce masas apiladas o pequeñas excrecencias papilares. Con frecuencia los quistes están revestidos por células poligonales grandes que tienen un citoplasma abundante, granular, eosinófilo, con núcleos pequeños, redondos, hipercromáticos, la llamada **metaplasia apocrina**, que casi siempre es benigna.

La estroma que rodea todos los tipos de quistes suele ser tejido fibroso comprimido que ha perdido su aspecto mixomatoso, delicado, habitual. En esta y en todas las variedades de cambio fibroquístico es frecuente un infiltrado linfocítico de la estroma.

Cambio proliferativo

Hiperplasia epitelial

Los términos *hiperplasia epitelial* y *cambio fibroquístico proliferativo* abarcan una gama de lesiones proliferativas de los conductillos, los conductos terminales y, a veces, los lobulillos mamarios. Algunas de las hiperplasias epiteliales son leves y ordenadas, y tienen poco riesgo de evolucionar hacia carcinoma, pero en el otro extremo del espectro se encuentran las hiperplasias atípicas más floridas, que tienen un riesgo considerablemente mayor, en proporción con la intensidad y atipia de los cambios. Las hiperplasias epiteliales van acompañadas a menudo de otras variantes histológicas de cambio fibroquístico.

Morfología

El aspecto macroscópico de la hiperplasia epitelial no es distintivo y está dominado por los cambios fibrosos o quísticos coexistentes. Microscópicamente hay un espectro casi infinito de alteraciones proliferativas. Los conductos, conductillos o lobulillos pueden estar llenos de células cuboides ordenadas, dentro de las cuales se pueden distinguir pequeños patrones glandulares (llamados **fenestraciones**) (Fig. 19-26). A veces el epitelio proliferativo se proyecta en múltiples excrecencias papilares pequeñas en la luz ductal (**papilomatosis ductal**). El grado de hiperplasia, manifestado en parte por el número de capas de la proliferación epitelial intraductal, puede ser leve, moderado o grave.

En algunos casos, las células hiperplásicas se vuelven monomorfas con complejos patrones arquitectónicos. En resumen, tienen cambios que se acercan a los del carcinoma ductal in situ (descrito más adelante). Esta hiperplasia se llama **atípica**.

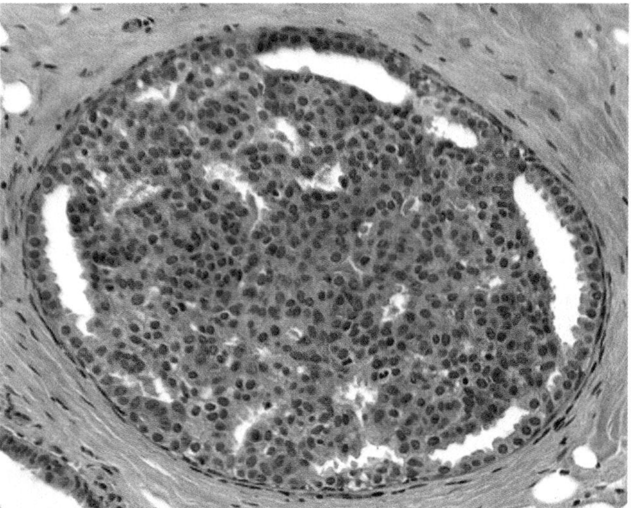

Figura 19-26

Hiperplasia epitelial. La luz está llena de una población heterogénea de células de diferentes morfologías. En la periferia destacan fenestraciones irregulares tipo hendidura.

La línea que separa las hiperplasias epiteliales sin atipia de la hiperplasia atípica es difícil de definir, como también lo es distinguir claramente entre hiperplasia atípica y carcinoma in situ. Sin embargo, estas distinciones son importantes, como pronto se verá.

Hiperplasia lobulillar atípica es el término usado para describir las hiperplasias que se parecen citológicamente al carcinoma lobulillar in situ, pero las células no llenan ni distienden más del 50% de los ácinos de un lobulillo. La hiperplasia lobulillar atípica se asocia con un aumento del riesgo de carcinoma invasor.

La hiperplasia epitelial no causa, por sí misma, una masa mamaria definida. En ocasiones produce microcalcificaciones en la mamografía, siendo motivo de preocupación sobre la presencia de un cáncer. La nodularidad que puede estar presente suele estar relacionada con las otras variantes coexistentes de cambio fibroquístico; sin embargo, la papilomatosis florida puede asociarse con una secreción serosa o serosanguinolenta por el pezón.

Adenosis esclerosante

Esta variante es menos frecuente que los quistes y la hiperplasia, pero es importante porque sus características clínicas y morfológicas pueden ser aparentemente similares a las del carcinoma. Estas lesiones contienen fibrosis intralobulillar marcada y proliferación de los pequeños conductillos y ácinos.

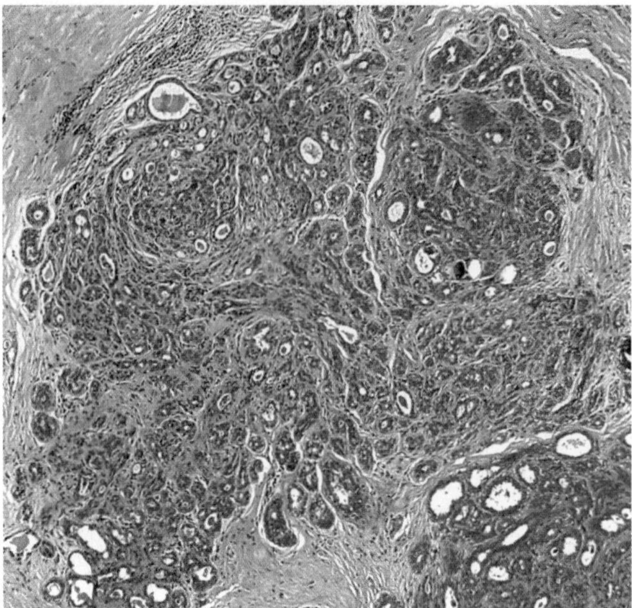

Figura 19-27

Adenosis esclerosante. El conducto terminal afectado de la unidad lobulillar está aumentado de tamaño y los ácinos están comprimidos y distorsionados por el denso estroma que les rodea. A menudo hay calcificaciones en las luces. Aunque esta lesión se confunde frecuentemente con un carcinoma invasor, a diferencia de los carcinomas, los ácinos están dispuestos en un patrón arremolinado y el borde externo suele estar bien circunscrito.

Morfología

Macroscópicamente, la lesión tiene una consistencia dura, gomosa, similar a la del cáncer de mama. Microscópicamente, la adenosis esclerosante se caracteriza por la proliferación de células epiteliales de revestimiento y de células mioepiteliales de los conductos pequeños y de los conductillos, que producen masas de patrones glandulares pequeños dentro de una estroma fibrosa (Fig. 19-27). Los conglomerados de glándulas o de conductillos proliferativos pueden estar prácticamente adosados, estando capas de células únicas o múltiples en contacto una con otra (**adenosis**). La fibrosis marcada de la estroma, que puede comprimir y distorsionar el epitelio proliferativo, siempre se asocia con la adenosis; de ahí la denominación **adenosis esclerosante. Esta proliferación de tejido fibroso puede comprimir por completo la luz de los ácinos y de los conductos, de manera que parezcan cordones de células sólidos**. Este patrón puede ser difícil de distinguir microscópicamente de un carcinoma escirro invasor. La presencia de dobles capas de epitelio y la identificación de elementos mioepiteliales ayuda a sugerir un diagnóstico benigno.

Aunque la adenosis esclerosante es, a veces, difícil de distinguir clínica e histológicamente del carcinoma, sólo se asocia con un mínimo aumento del riesgo de progresión a carcinoma.

Relación de los cambios fibroquísticos con el carcinoma de mama

La relación de los cambios fibroquísticos con el carcinoma de mama es objeto de controversia. Sólo son posibles algunas afirmaciones suscritas razonablemente sostenibles. Clínicamente, aunque algunas características del cambio fibroquístico tienden a distinguirlo del cáncer, la única forma cierta de establecer esta distinción es mediante biopsia y estudio histológico. Con respecto a la relación de los distintos patrones de cambio fibroquístico con el cáncer, las afirmaciones que se hacen a continuación representan en la actualidad la opinión mejor informada:

- *Riesgo mínimo o sin aumento de carcinoma de mama*: fibrosis, cambios quísticos (microscópicos o macroscópicos), metaplasia apocrina, hiperplasia leve, fibroadenoma.
- *Riesgo ligeramente aumentado* (*1,5-2 veces*): hiperplasia de moderada a florida (sin atipia), papilomatosis ductal, adenosis esclerosante.
- *Riesgo aumentado significativamente* (*5 veces*): hiperplasia atípica, ductular o lobulillar (observada en el 15% de las biopsias).
- Las lesiones proliferativas pueden ser multifocales y el riesgo posterior de carcinoma se extiende a ambas mamas.
- *Los antecedentes familiares de cáncer de mama pueden aumentar el riesgo en todas las categorías* (p. ej., hasta aproximadamente 10 veces con hiperplasia atípica).

Afortunadamente, a la mayoría de las mujeres que tienen bultos relacionados con el cambio fibroquístico se les puede tranquilizar acerca de que hay poca predisposición al cáncer o que ésta no está aumentada. La necesidad de distinguir entre las muchas variedades y los motivos de insatisfacción con los términos inapropiados *cambios fibroquísticos* o, incluso peor, *enfermedad fibroquística* son evidentes.

RESUMEN

Cambios fibroquísticos

- Clasificados como lesiones quísticas no proliferativas o lesiones proliferativas.
- Las lesiones proliferativas incluyen proliferaciones epiteliales de conductos y lobulillos, con o sin características de atipia, y adenosis, la proliferación de los conductos terminales a veces asociada con fibrosis (adenosis esclerosante).
- La hiperplasia atípica del epitelio ductular o lobulillar se asocia con un aumento de cinco veces en el riesgo de desarrollo de carcinoma; cuando se asocia con antecedentes familiares de carcinoma de mama, el riesgo se multiplica por 10.

INFLAMACIONES

Las inflamaciones de la mama son raras y durante las etapas agudas suelen producir dolor y sensibilidad en las áreas afectadas. En esta categoría se incluyen varias formas de mastitis y necrosis grasa traumática, ninguna de las cuales se asocia con aumento del riesgo de cáncer.

La mastitis aguda se desarrolla cuando las bacterias acceden al tejido mamario a través de los conductos; cuando hay un espesamiento de las secreciones; a través de fisuras en los pezones, que suelen aparecer en las primeras semanas de la lactancia o por varias formas de dermatitis que afectan al pezón.

Morfología

Las infecciones estafilocócicas producen abscesos únicos o múltiples acompañados por los típicos cambios clínicos inflamatorios agudos. Suelen ser pequeños, pero cuando son suficientemente grandes pueden curar dejando focos residuales de cicatrización que se palpan como áreas localizadas de induración. Las infecciones estreptocócicas suelen extenderse por toda la mama produciendo dolor, tumefacción marcada y sensibilidad mamaria. La resolución de estas infecciones raramente deja áreas residuales de induración.

La ectasia de los conductos mamarios (mastitis periductal o de células plasmáticas) es una inflamación crónica no bacteriana de la mama asociada con espesamiento de las secreciones mamarias en los conductos excretores principales. La dilatación ductal con rotura ductal provoca cambios reactivos en la sustancia mamaria adyacente. Es una afección rara que suele presentarse en mujeres de 40 a 50 años que han tenido hijos.

Morfología

Habitualmente, los cambios inflamatorios están limitados a un área drenada por uno o varios de los conductos excretores principales del pezón. Hay un aumento de la firmeza del tejido y, al corte, son evidentes conductos dilatados con aspecto de cordón de los que se pueden extruir secreciones espesas, como queso. Microscópicamente, los conductos están llenos de desechos granulares que contienen a veces leucocitos, principalmente macrófagos cargados de lípidos. El epitelio de revestimiento suele estar destruido. **Las características más distintivas son la prominencia de un infiltrado linfocítico y de células plasmáticas y granulomas ocasionales en la estroma periductal.**

La ectasia de los conductos mamarios es de importancia fundamental porque produce induración de la sustancia mamaria y, lo más importante, retracción de la piel o del pezón, simulando los cambios causados por algunos carcinomas.

La *necrosis grasa traumática* es una lesión rara e inocua que sólo es importante porque produce una masa. La mayoría de las mujeres con esta afección, pero no todas, refieren algún antecedente traumático en la mama.

Morfología

Durante la etapa inicial de la necrosis grasa traumática la lesión es pequeña, a menudo sensible, raramente mayor de 2 cm de diámetro y bien localizada. Consta de un foco central de células grasas necróticas rodeadas por neutrófilos y macrófagos cargados de grasa, que es encerrado posteriormente por tejido fibroso y leucocitos mononucleares. Al final, el foco es sustituido por tejido cicatricial o los desechos quedan enquistados en la cicatriz. Pueden aparecer calcificaciones en la cicatriz o en la pared del quiste.

TUMORES MAMARIOS

Los tumores son las lesiones más importantes de la mama femenina. Aunque pueden originarse a partir del tejido conectivo o de estructuras epiteliales, estas últimas dan origen a las neoplasias mamarias habituales. Se describirán aquí fibroadenoma, tumor filodes, papiloma y carcinoma papilar y carcinoma de mama.

Fibroadenoma

El fibroadenoma es, con diferencia, la neoplasia benigna más frecuente de la mama femenina. Se cree que un aumento absoluto o relativo de la actividad estrogénica influye en su aparición y, de hecho, pueden aparecer lesiones similares con cambios fibroquísticos (cambios fibroadenomatoides). Los fibrodenomas suelen aparecer en mujeres jóvenes, con una incidencia máxima en la tercera década de la vida.

Morfología

El fibroadenoma se presenta como un nódulo definido, habitualmente solitario, libremente movible, de 1 a 10 cm de diámetro. Raramente, se encuentran tumores múltiples y, también raramente, tienen un diámetro mayor de 10 cm (**fibroadenoma gigante**). Cualquiera que sea su tamaño, suelen ser fácilmente «decapsulados». Macroscópicamente, son firmes, de color blanco-tostado uniforme al corte, punteado por motas blandas amarillo-rosadas que representan las áreas glandulares (Fig. 19-28). Histológicamente, hay una estroma fibroblástica laxa que contiene espacios del tipo de conductos, tapizados por

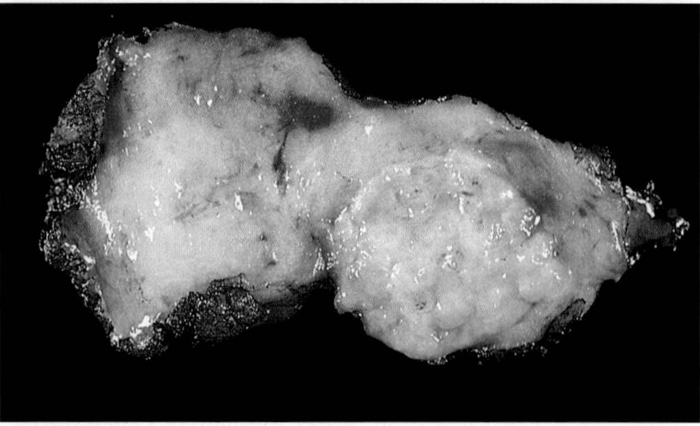

Figura 19-28

Fibroadenoma. Una masa gomosa, blanca, bien circunscrita, destaca claramente del tejido adiposo amarillo que la rodea. El fibroadenoma no contiene tejido adiposo y, por lo tanto, parece más denso en la mamografía que el tejido normal vecino.

epitelio, de varias formas y tamaños. Estos espacios de tipo conductos o glandulares están tapizados con una o múltiples capas de células regulares y que tienen una membrana basal intacta y bien definida. Aunque en algunas lesiones los espacios ductales son abiertos, redondeados u ovales, y bastante regulares (**fibroadenoma pericanalicular**), otros son comprimidos por una extensa proliferación de la estroma, de forma que, al corte, parecen hendiduras o estructuras irregulares de forma estrellada (**fibroadenoma intracanalicular**) (Fig. 19-29).

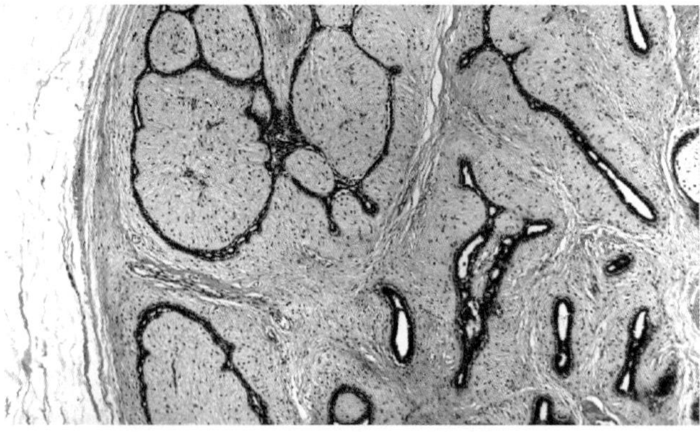

Figura 19-29

Fibroadenoma. La lesión consiste en una proliferación de estroma intralobulillar que rodea y, a menudo, empuja y distorsiona el epitelio asociado. El borde está claramente delimitado del tejido adyacente.

Características clínicas. Clínicamente, los fibroadenomas suelen presentarse como masas móviles, definidas, solitarias. Pueden aumentar de tamaño al final del ciclo menstrual y durante el embarazo. Después de la menopausia, pueden regresar y calcificarse. Estudios citogenéticos muestran que las células de la estroma son monoclonales y representan el elemento neoplásico de estos tumores. La base de la proliferación ductal no está clara; tal vez, las células neoplásicas de la estroma secretan factores de crecimiento que provocan la proliferación de las células epiteliales. Los fibroadenomas no se malignizan casi nunca.

Tumor filodes

Estos tumores son mucho menos frecuentes que los fibroadenomas y se cree que se originan en la estroma periductal y no en fibroadenomas preexistentes. Pueden ser pequeños (3-4 cm de diámetro), pero la mayoría crecen hasta alcanzar un tamaño grande, posiblemente masivo, que distiende la mama. Algunos se hacen lobulados y quísticos; se les ha llamado filodes (en griego «forma de hoja») porque, macroscópicamente, al corte presentan grietas y hendiduras con forma de hoja. En el pasado se les denominó con el trabalenguas de *cystosarcoma phyllodes*, un término desafortunado porque estos tumores suelen ser benignos. El cambio más ominoso es la aparición de un aumento de la celularidad de la estroma, con anaplasia y elevada actividad mitótica, acompañado de un rápido aumento de tamaño, habitualmente con invasión del tejido mamario adyacente por la estroma maligna. La mayoría de estos tumores permanecen localizados y se curan por escisión; las lesiones malignas pueden recurrir, pero también tienden a permanecer localizadas. Sólo las más malignas, alrededor del 15% de los casos, metastatizan a distancia.

Papiloma intraductal

Es un crecimiento neoplásico papilar en un conducto. La mayoría de las lesiones son solitarias y se encuentran en los conductos o en los senos galactóforos principales. Se manifiestan clínicamente como resultado de: 1) la aparición de un exudado seroso o hemático por el pezón; 2) la aparición de un pequeño tumor subareolar de unos pocos milímetros de diámetro, o 3) raramente, retracción del pezón.

Morfología

Los tumores suelen ser solitarios y menores de 1 cm de diámetro, y constan de delicados crecimientos ramificados en el interior de un conducto dilatado o de un quiste. Histológicamente, están compuestos de múltiples papilas, cada una con un eje de tejido conjuntivo cubierto por células epiteliales cúbicas o cilíndricas, frecuentemente con una doble capa, la capa epitelial externa por encima de una capa mioepitelial.

En algunos casos, hay múltiples papilomas en varios conductos o *papilomatosis intraductal*. A veces estas lesiones se malignizan, mientras que el papiloma solitario casi siempre sigue siendo benigno. También se debe descartar un carcinoma papilar; a menudo carece de un componente mioepitelial y muestra atipia citológica grave o un epitelio ductal monótono.

Carcinoma

Ningún cáncer es más temido por las mujeres que el carcinoma de mama, y con razón. La American Cancer Society calculó que, en Estados Unidos, se habrían descubierto 212.920 nuevos cánceres invasores de mama en 2006 y que habría 40.940 muertes, por lo que este azote es la segunda causa de muerte por cáncer en mujeres, después del cáncer de pulmón. Los datos indican claramente que, a pesar de los adelantos diagnósticos y terapéuticos, casi una cuarta parte de las mujeres que presentan estas neoplasias morirán de la enfermedad. Sin embargo, también es importante hacer hincapié en que aunque el riesgo de por vida es de una de cada ocho mujeres en Estados Unidos, el 75% de las mujeres con cáncer de mama son mayores de 50 años. Sólo el 5% tienen menos de 40 años. Por razones desconocidas (posiblemente relacionadas, en parte, con la detección precoz por mamografía), ha habido un aumento de la incidencia de cáncer de mama en todo el mundo. En Estados Unidos, el aumento se mantuvo en el 1% por año, y empezó a aumentar en 1980 entre un 3 y un 4% por año. Afortunadamente, el ritmo se ha estabilizado en alrededor de 111 casos por 100.000 mujeres. Comprensiblemente, ha habido un intenso estudio de los posibles orígenes de esta forma de cáncer y de los medios de diagnosticarla lo suficientemente pronto para permitir su curación.

Epidemiología y factores de riesgo. Se han identificado muchos factores de riesgo que modifican la probabilidad de que una mujer presente este tipo de cáncer. La Tabla 19-4 divide los factores de riesgo en «bien establecidos» y «peor establecidos» e indica, cuando es posible, el riesgo relativo de cada uno. A continuación se describen algunos de los factores de riesgo más importantes.

Variaciones geográficas. Hay sorprendentes diferencias entre países en la incidencia y las tasas de mortalidad del cáncer de mama. El riesgo de este tipo de neoplasia es significativamente mayor en Norteamérica y el norte de Europa que en Asia y África. Por ejemplo, las tasas de incidencia y de mortalidad son cinco veces más altas en Estados Unidos que en Japón. Estas diferencias parecen ser de origen ambiental más que genético, porque las emigrantes de zonas de baja incidencia a otras de alta incidencia tienden a adquirir las tasas de sus países adoptivos, y viceversa. Se cree que están implicados la dieta, los patrones reproductivos y los hábitos de lactancia.

Tabla 19-4 Factores de riesgo del cáncer de mama

Factor	Riesgo relativo
Influencias bien establecidas	
Factores geográficos	Varía en diferentes áreas
Edad	Aumenta después de los 30 años
Antecedentes familiares	
Familiar de primer grado con cáncer de mama	1,2-3,0
Premenopáusica	3,1
Premenopáusica y bilateral	8,5-9,0
Posmenopáusica	1,5
Posmenopáusica y bilateral	4,0-5,4
Antecedentes menstruales	
Edad de la menarquia < 12 años	1,3
Edad de la menopausia > 55 años	1,5-2,0
Embarazo	
Primer nacido vivo entre 25 y 29 años	1,5
Primer nacido vivo después de los 30 años	1,9
Primer nacido vivo después de los 35 años	2,0-3,0
Nulípara	3,0
Mastopatía benigna	
Enfermedad proliferativa sin atipia	1,6
Enfermedad proliferativa con hiperplasia atípica	> 2,0
Carcinoma lobulillar in situ	6,9-12,0
Influencias no tan bien establecidas	
Estrógenos exógenos	
Anticonceptivos orales	
Obesidad	
Dieta rica en grasas	
Consumo de alcohol	
Consumo de cigarrillos	

Muy modificada de Bilimoria MM, Morrow M: The women at increased risk for breast cancer: evaluation and management strategies. CA Cancer J Clin 46:263, 1995.

Edad. El cáncer de mama es raro en mujeres menores de 30 años. Posteriormente, el riesgo aumenta de forma mantenida durante la vida, pero después de la menopausia la pendiente ascendente de la curva casi se aplana.

Genética y antecedentes familiares. Entre el 5 y el 10% de los cánceres de mama están relacionados con mutaciones heredadas específicas. Es más probable que una mujer sea portadora de un gen de susceptibilidad al cáncer de mama si éste se le diagnostica antes de la menopausia, tiene cáncer bilateral, otros cánceres asociados (p. ej., cáncer de ovario), antecedentes familiares importantes (p. ej., múltiples parientes afectadas antes de la menopausia) o pertenece a ciertos grupos étnicos. Casi la mitad de las mujeres con cáncer de mama hereditario tienen mutaciones en el gen *BRCA1* (en el cromosoma 17q21.3) y un tercio más tienen mutaciones en *BRCA2* (en el cromosoma 13q12-13). Son genes grandes, complejos, que no tienen una gran homología entre ellos ni con otros genes conocidos. Aunque aún se está estudiando su función exacta en la carcinogénesis y su especificidad relativa para el cáncer de mama, se cree que ambos genes están involucrados en la reparación del ADN (Capítulo 6). Actúan como genes supresores de tumor, ya que el cáncer se produce cuando ambos alelos son inactivos o defectuosos, uno causado por una mutación de la línea germinal y el segundo por una mutación somática subsiguiente. Se dispone de pruebas genéticas, pero se complican por los cientos de alelos mutantes diferentes, de los cuales sólo algunos conceden la susceptibilidad al cáncer. Con el tipo de mutación pueden variar el grado de penetrancia, la edad de comienzo del cáncer y la asociación con la susceptibilidad a otros tipos de cáncer. Sin embargo, la mayoría de las portadoras presentarán cáncer de mama a los 70 años, en comparación con sólo el 7% de las mujeres que no son portadoras de la mutación. Está menos clara la función de estos genes en el cáncer de mama esporádico, no hereditario, porque las mutaciones que afectan a los genes *BRCA1* y *BRCA2* son infrecuentes en esos tumores. Es posible que otros mecanismos, como la metilación de regiones reguladoras, actúen para inactivar los genes en el cáncer esporádico. Enfermedades genéticas menos frecuentes asociadas con cáncer de mama son el síndrome de Li-Fraumeni (causado por mutaciones en la línea germinal de *p53*; Capítulo 6), la enfermedad de Cowden (causada por mutaciones en la línea germinal de *PTEN*; descrita más adelante y en el Capítulo 15) y portadoras del gen ataxia-telangiectasia (Capítulo 6).

Otros factores de riesgo. *La exposición prolongada a estrógenos exógenos* en la posmenopausia, conocida como tratamiento de sustitución hormonal, evita o retrasa el comienzo de la osteoporosis. Sin embargo, según estudios recientes, el uso a relativamente corto plazo de tratamiento hormonal con estrógenos más gestágenos se asocia a un aumento del riesgo de cáncer de mama, diagnóstico del cáncer de mama en estadios más avanzados y mamografías anómalas. Como el informe de la Women's Health Initiative de 2002 sugirió más daño que beneficio del estrógeno combinado con un gestágeno, ha habido un espectacular descenso de su uso y una seria revaluación del tratamiento de sustitución hormonal.

Anticonceptivos orales. También se ha sospechado que aumentan el riesgo de cáncer de mama. Las pruebas son también contradictorias y las nuevas formulaciones con bajas dosis equilibradas de estrógenos y gestágenos parecen ser seguras. Un gran estudio bien diseñado demuestra que las píldoras anticonceptivas no aumentan el riesgo de cáncer de mama, ni siquiera en mujeres que han tomado la píldora mucho tiempo o en mujeres con antecedentes familiares de cáncer de mama.

Las *radiaciones ionizantes* al tórax aumentan el riesgo de cáncer de mama. La magnitud del riesgo depende de la dosis de radiación, del tiempo desde la exposición y de la edad. Sólo parecen estar afectadas las mujeres irradiadas antes de los 30 años, durante el desarrollo mamario. Por ejemplo, del 20 al 30% de las mujeres irradiadas por linfoma de Hodgkin en la adolescencia y en la década de los 20 a los 29 años desarrollan cáncer de mama, pero el riesgo de las mujeres tratadas más adelante no está elevado. Las bajas dosis de radiación asociadas con el cribado mamográfico tienen poco efecto, si es que tienen alguno, sobre la incidencia del cáncer de mama. Cualquier posible efecto es compensado por el beneficio demostrado de la detección precoz del cáncer de mama.

Muchos otros factores de riesgo peor establecidos, como la obesidad, el consumo de alcohol y una dieta rica en grasas, se han visto implicados en el desarrollo del cáncer de mama por estudios poblacionales. La obesidad es un factor de riesgo reconocido en mujeres posmenopáusicas.

Patogenia. Como pasa con todos los cánceres, la causa del cáncer de mama sigue siendo desconocida. Sin embargo, tres grupos de influencias parecen ser importantes: 1) cambios genéticos; 2) influencias hormonales, y 3) variables ambientales.

Cambios genéticos. Además de los que producen los bien establecidos síndromes familiares mencionados anteriormente, también se han implicado cambios genéticos en la génesis del cáncer de mama esporádico. Como con la mayoría de los demás cánceres, las mutaciones que afectan a los protooncogenes y a los genes supresores de tumor en el epitelio mamario contribuyen al proceso de transformación oncogénica. Entre las mejor caracterizadas están la sobreexpresión del protooncogén *HER2/NEU*, que está amplificado en hasta el 30% de los cánceres de mama invasivos. Este gen es un miembro de la familia del receptor del gen del factor de crecimiento epidérmico, y su sobreexpresión se asocia con un mal pronóstico. De manera análoga, también se ha publicado la amplificación de los genes *RAS* y *MYC* en algunos cánceres de mama humanos. También pueden estar presentes mutaciones de los bien conocidos genes supresores de tumor *RB* y *p53*. Un gran número de genes, como el receptor estrogénico, pueden ser inactivados por hipermetilación del promotor. Lo más probable es que estén implicadas múltiples alteraciones genéticas adquiridas en la transformación secuencial de una célula epitelial normal en una célula cancerosa. Un concepto importante que resulta de los análisis genéticos de cánceres de mama es que son heterogéneos a nivel molecular. La determinación del perfil de la expresión génica puede estratificar el cáncer de mama en cinco subtipos: luminal A (positivo a receptores estrogénicos), luminal B (positivo a receptores estrogénicos), sobreexpresión de *HER2/NEU* (negativo a receptores estrogénicos), tipo basal (negativo a receptores estrogénicos y a *HER2/NEU*) y tipo mama normal. Estos subtipos son reproducibles y se asocian con diferentes desenlaces.

Influencias hormonales. Claramente, el exceso de estrógenos endógenos o, más precisamente, el desequilibrio hormonal, tiene una función importante. Muchos de los factores de riesgo mencionados (vida reproductiva larga, nuliparidad y edad avanzada al nacer el primer hijo) implican una mayor exposición a picos estrogénicos durante el ciclo menstrual (v. Tabla 19-4). Los tumores ováricos funcionantes que elaboran estrógenos se asocian con cáncer de mama en mujeres posmenopáusicas. Los estrógenos estimulan la producción de factores de crecimiento por las células epiteliales mamarias normales y por células cancerosas. Se ha planteado la hipótesis de que los receptores de estrógenos y de progesterona presentes normalmente en el epitelio mamario, y a menudo en las células del cáncer de mama, pueden interaccionar con promotores del crecimiento, como el factor de crecimiento y transformación α, el factor de crecimiento derivado de las plaquetas y el factor de crecimiento de los fibroblastos, elaborados por las células del cáncer de mama humano, para crear un mecanismo autocrino de desarrollo tumoral.

Variables ambientales. Las influencias ambientales son sugeridas por la incidencia variable de cáncer de mama en grupos homogéneos genéticamente y por las diferencias geográficas de prevalencia, como se ha expuesto anteriormente. Otras importantes variables ambientales son la radiación y los estrógenos exógenos, antes descritos.

Morfología

El cáncer de mama afecta a la mama izquierda ligeramente más que a la derecha. Alrededor del 4% de las mujeres con cáncer de mama tienen tumores primarios bilaterales, o tumores secuenciales en la misma mama. Las localizaciones de los tumores dentro de la mama son:

Cuadrante superoexterno	50%
Parte central	20%
Cuadrante inferoexterno	10%
Cuadrante superointerno	10%
Cuadrante inferointerno	10%

Los cánceres de mama se clasifican en los que no han penetrado la membrana basal limitante (no invasores) y los que lo han hecho (invasores). Las principales formas de carcinoma de mama se clasifican de la siguiente manera:

A. No invasores
   1. Carcinoma ductal in situ (CDIS; carcinoma intraductal)
   2. Carcinoma lobulillar in situ (CLIS)
B. Invasores (infiltrantes)
   1. Carcinoma ductal invasivo («no especificado de otra forma»)
   2. Carcinoma lobulillar invasivo
   3. Carcinoma medular
   4. Carcinoma coloide (carcinoma mucinoso)
   5. Carcinoma tubular
   6. Otros tipos

De éstos, el carcinoma ductal invasivo es, de lejos, el más frecuente. Como suele tener una estroma fibrosa abundante, también se llama **carcinoma escirro**.

Carcinoma (in situ) no invasor (incluyendo la enfermedad de Paget). Hay dos tipos de carcinoma de mama no invasor: CDIS y CLIS. Estudios morfológicos han demostrado que ambos suelen originarse en el conducto terminal de la unidad lobulillar. El CDIS tiende a llenar, distorsionar y desplegar los lobulillos afectados, por lo que parece afectar espacios tipo conducto. Por el contrario, el CLIS suele expandirse, pero no altera la arquitectura lobulillar subyacente. Ambos están limitados por una membrana basal y no invaden la estroma ni los canales linfovasculares.

El **CDIS** tiene una amplia variedad de aspectos histológicos. Los patrones arquitectónicos están mezclados a menudo e incluyen tipos sólido, comedo, cribiforme, papilar, micropapilar y *clinging*. La necrosis puede estar presente en cualquiera de esos tipos. El aspecto nuclear tiende a ser uniforme en un caso determinado y oscila entre blando y monótono (bajo grado nuclear) y pleomórfico (alto grado nuclear). El subtipo **comedo** es inconfundible y se caracteriza por células de alto grado nuclear que distienden espacios con extensa necrosis central (Fig. 19-30). El nombre deriva del tejido necrótico con aspecto de pasta de dientes que puede ser extruido de los conductos seccionados con una ligera presión. Las calcificaciones se asocian frecuentemente al CDIS, como resultado de desechos necróticos o de material de secreción calcificados. La incidencia de CDIS aumenta llamativamente de menos del 5% de los cánceres en poblaciones no seleccionadas al 40% de las cribadas con mamografía, debido fundamentalmente a la detección de calcificaciones. En la actualidad, el CDIS sólo se presenta raramente como una masa, palpable o detectable radiológicamente. Si se retrasa la detección, puede aparecer una masa palpable o una secreción por el pezón. Las células de los tumores mejor diferenciados expresan receptores de estrógenos y, con menor frecuencia, de progesterona. El pronóstico del CDIS es excelente, con una supervivencia superior al 97% tras mastectomía simple. Algunas mujeres presentan metástasis a distancia sin recidiva local; esos casos suelen tener CDIS extenso de alto grado nuclear y es probable que tengan pequeñas zonas de invasión no detectadas. Al menos un tercio de las mujeres con pequeñas áreas de CDIS de bajo grado nuclear no tratado acabarán desarrollando un carcinoma invasor. Cuando aparece el carcinoma invasor, suele ser en la misma mama y en el mismo cuadrante que el CDIS previo. Las estrategias terapéuticas actuales tratan de erradicar el CDIS mediante cirugía y radiación. El tratamiento con el antiestrógeno tamoxifeno también puede reducir el riesgo de recidiva. Se está estudiando el tratamiento con inhibidores de la aromatasa en mujeres posmenopáusicas.

La **enfermedad de Paget del pezón** está causada por la extensión de un CDIS por los conductos galactóforos y a la piel contigua del pezón. Las células malignas rompen la barrera epidérmica normal, lo que permite que el líquido extracelular sea secretado a la superficie. El aspecto clínico suele ser el de un exudado costroso sobre el pezón y la piel de la aréola. En cerca de la mitad de los casos también estará presente un carcinoma invasor subyacente. El pronóstico se basa en el carcinoma subyacente y no empeora por la presencia de la enfermedad de Paget.

El **CLIS**, como el CDIS de bajo grado nuclear y a diferencia del CDIS de alto grado nuclear, tiene un aspecto uniforme. Las células son monomorfas, con núcleos blandos, redondeados y se presentan en acúmulos laxamente cohesivos en conductos y lobulillos (Fig.19-31). Son frecuentes las vacuolas intracelulares de mucina (células en anillo de sello). El CLIS es, casi siempre, un hallazgo incidental y, a diferencia del CDIS, no forma masas y sólo raramente se asocia con calcificaciones. Por lo tanto, la incidencia de CLIS casi no cambia en poblaciones cribadas por mamografía. Aproximadamente un tercio de las mujeres con CLIS acabarán teniendo un carcinoma invasor. A diferencia del CDIS, **los carcinomas invasores posteriores aparecen en cualquiera de las mamas con una frecuencia significativa**. Cerca de un tercio de estos cánceres será de tipo lobulillar (en comparación con aproximadamente el 10% de las cánceres en mujeres que presentan carcinoma lobulillar de novo), pero la mayoría no son de ningún tipo especial. Por lo tanto, **el CLIS es tanto un marcador de aumento del riesgo de presentar cáncer en cualquiera de las mamas como un precursor directo de algunos cánceres**. El tratamiento actual requiere un estrecho seguimiento clínico y radiológico de ambas mamas o mastectomía bilateral profiláctica.

Carcinoma invasor (infiltrante). Se presenta primero la morfología de los subtipos de carcinoma invasor y, luego, las características clínicas de todos.

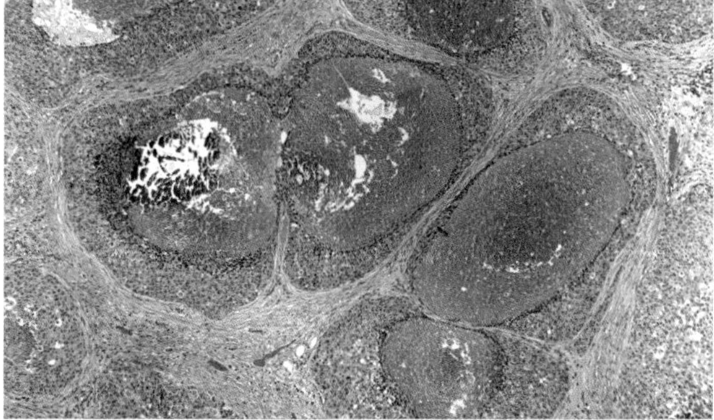

Figura 19-30

Un carcinoma ductal in situ (CDIS) tipo comedo llena varios conductos adyacentes y se caracteriza por grandes zonas centrales de necrosis con desechos calcificados. Este tipo de CDIS es detectado, más frecuentemente, como calcificaciones radiológicas.

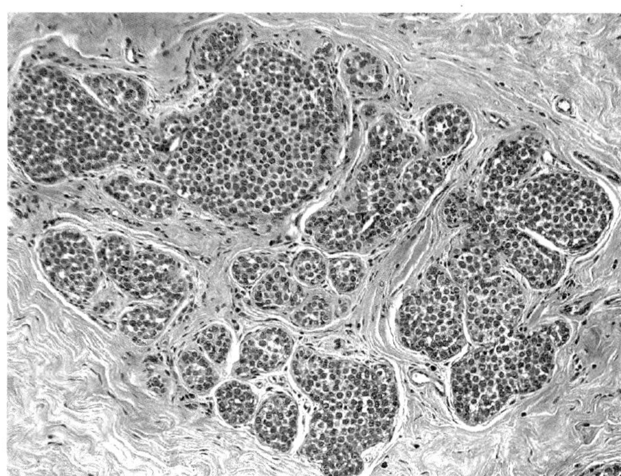

Figura 19-31

Carcinoma lobulillar in situ. Una población monomorfa de pequeñas células redondeadas, laxamente cohesivas, llena y expande los ácinos de un lobulillo. Aún puede reconocerse la arquitectura lobulillar subyacente.

Carcinoma ductal invasor es un término usado para todos los carcinomas que no pueden ser subclasificados en uno de los tipos especializados descritos más adelante y no indica que este tumor se origina específicamente en el sistema ductal. **Carcinomas de «ningún tipo especial» o «no especificados de otra forma» son sinónimos de carcinomas ductales.** La mayoría (del 70 al 80%) de los cánceres caen en este grupo. Este tipo de cáncer suele estar asociado con el CDIS, pero en raras ocasiones hay un CLIS presente. La mayoría de los carcinomas ductales produce una respuesta desmoplásica que sustituye a la grasa mamaria normal (produciendo una densidad mamográfica) y forma una masa dura, palpable (Figs. 19-32 y 19-33). El aspecto microscópico es bastante heterogéneo, y varía de tumores con formación de túbulos bien desarrollada y bajo grado nuclear a tumores que consisten en láminas de células anaplásicas. Los bordes del tumor suelen ser irregulares (Fig. 19-34) pero en ocasiones son expansivos y circunscritos. Puede observarse invasión de los espacios linfoglandulares o a lo largo de los nervios. Los cánceres avanzados pueden causar hoyuelos en la piel, retracción del pezón o fijación a la pared torácica. Alrededor de dos tercios expresan receptores de estrógenos o de progesterona, y cerca de un tercio sobreexpresan *HER2/NEU*.

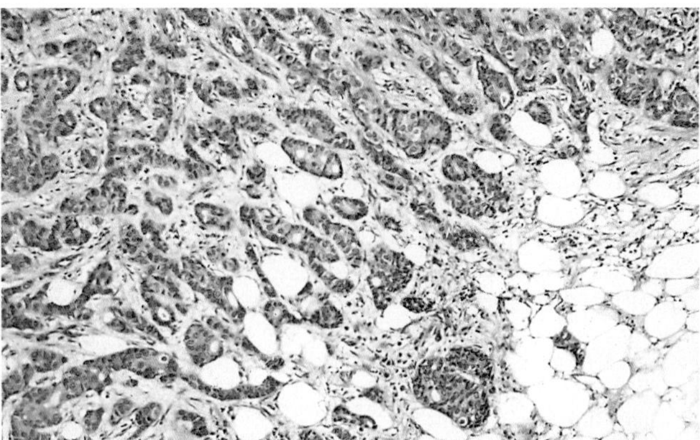

Figura 19-34

Borde de un cáncer de mama que muestra infiltración tumoral del tejido graso adyacente (*derecha*).

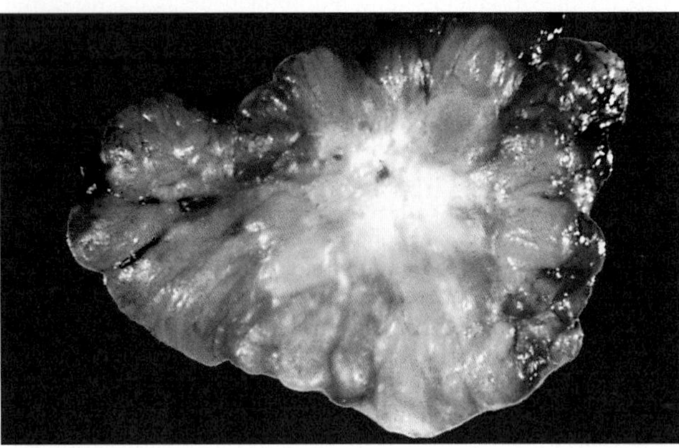

Figura 19-32

Sección de un carcinoma ductal invasor de la mama. La lesión está retraída, infiltrando la sustancia mamaria vecina y tendría una consistencia pétrea a la palpación.

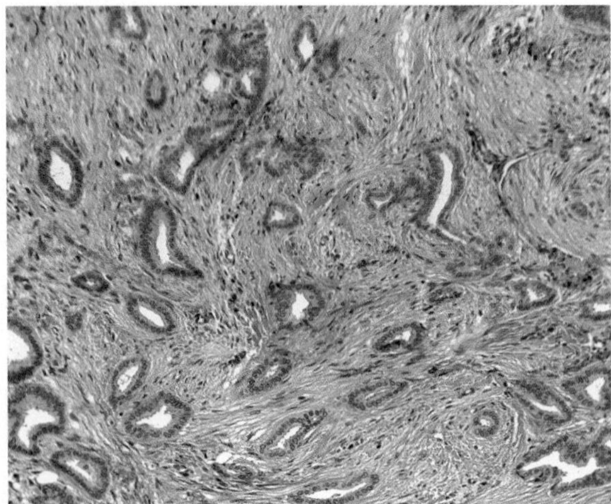

Figura 19-33

Carcinoma invasor bien diferenciado, de ningún tipo especial. Túbulos bien formados y nidos de células con pequeños núcleos monomorfos invaden la estroma con una respuesta desmoplásica a su alrededor.

Carcinoma inflamatorio. Está definido por la presentación clínica de una mama aumentada de tamaño, tumefacta, eritematosa, generalmente sin masa palpable. El carcinoma subyacente suele ser mal diferenciado e invade el parénquima de forma difusa. El bloqueo de numerosos espacios linfáticos dérmicos por el carcinoma produce el aspecto clínico. La inflamación verdadera es mínima o está ausente. La mayoría de estos tumores tienen metástasis a distancia y el pronóstico es muy malo.

Carcinoma lobulillar invasor. Consta de células morfológicamente idénticas a las células del CLIS. Dos tercios de los casos se asocian a un CLIS adyacente. Las células invaden la estroma individualmente y se alinean a menudo en hileras o en cadenas. En ocasiones rodean ácinos o conductos cancerosos o de aspecto normal, creando el llamado patrón en diana. Aunque la mayoría se presentan como masas palpables o densidades mamográficas, un importante subgrupo puede tener un patrón difusamente invasor sin respuesta desmoplásica, y puede estar clínicamente oculto. Los carcinomas lobulillares, con mayor frecuencia que los carcinomas ductales, metastatizan al líquido cefalorraquídeo, superficies serosas, tubo digestivo, ovario y útero, y médula ósea. También son multicéntricos y bilaterales (del 10 al 20%) con mayor frecuencia. Casi todos estos carcinomas expresan receptores hormonales, pero la sobreexpresión de *HER2/NEU* es muy rara o está ausente. Estos tumores comprenden menos del 20% de todos los carcinomas mamarios.

Carcinoma medular. Es un raro subtipo de carcinoma que comprende menos del 1% de los casos. Estos cánceres constan de láminas de grandes células anaplásicas con bordes expansivos bien circunscritos (Fig. 19-35). Clínicamente, pueden ser confundidos con fibroadenomas. De manera invariable, hay un marcado infiltrado linfoplasmocitario. No suele haber CDIS o es mínimo. Los carcinomas medulares, o de tipo medular, se dan con mayor frecuencia en mujeres con mutaciones de *BRCA1*, aunque la mayoría de las mujeres con carcinoma medular no son portadoras. Estos carcinomas carecen uniformemente de receptores hormonales y no sobreexpresan *HER2/NEU*.

Carcinoma coloide (mucinoso). También es un subtipo raro. Las células tumorales producen abundantes cantidades de mucina extracelular que disecciona la estroma circundante (Fig. 19-36). Como los carcinomas medulares, a menudo se

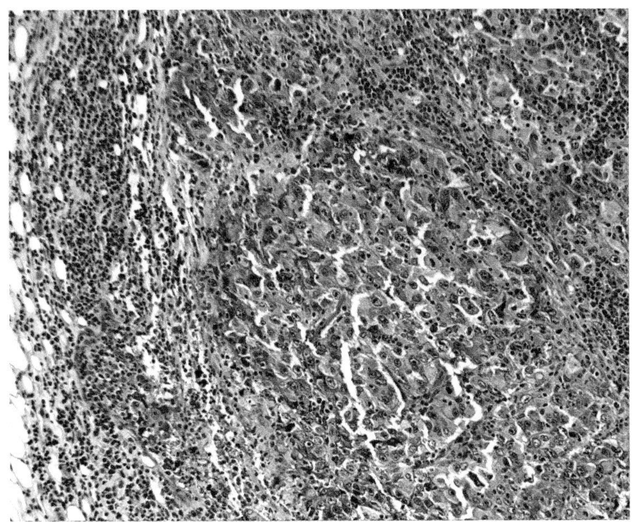

Figura 19-35

Carcinoma medular. Las células son muy pleomórficas, con mitosis frecuentes y crecen como láminas de células cohesivas. Hay un marcado infiltrado linfoplasmocitario.

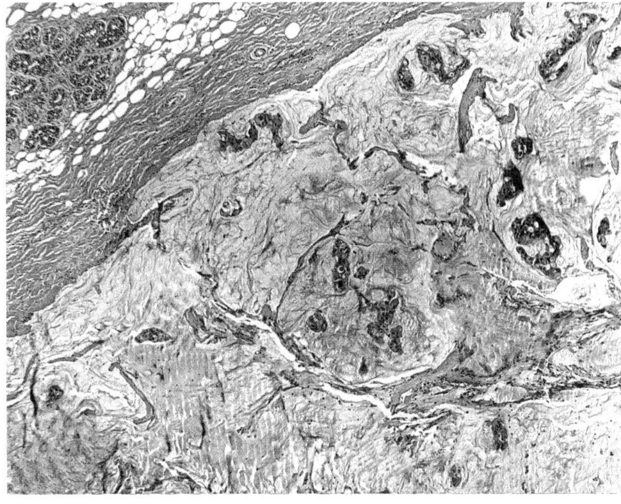

Figura 19-36

Carcinoma mucinoso (coloide). Las células tumorales están presentes como pequeños acúmulos con grandes áreas de mucina. Típicamente, los bordes están bien circunscritos y, a menudo, estos cánceres simulan masas benignas.

presentan como masas bien circunscritas y se les puede confundir con fibroadenomas. Macroscópicamente, los tumores suelen ser blandos y gelatinosos. La mayoría expresan receptores hormonales y raros ejemplos pueden sobreexpresar *HER2/NEU*.

Carcinomas tubulares. Se presentan raramente como masas palpables pero representan el 10% de los carcinomas invasores menores de 1 cm que se descubren en el cribado mamográfico. Suelen estar presentes como densidades mamográficas irregulares. Microscópicamente, consisten en túbulos bien formados con núcleos de bajo grado. Las metástasis a los ganglios linfáticos son raras y el pronóstico es excelente. Casi todos los carcinomas tubulares expresan receptores hormonales, pero la sobreexpresión de *HER2/NEU* es muy rara.

Características comunes a todos los cánceres invasores. En todas las formas de cáncer de mama estudiadas previamente, la progresión de la enfermedad produce ciertas características morfológicas locales, como una tendencia a adherirse a los músculos pectorales o a la fascia profunda de la pared torácica, con la consiguiente fijación de la lesión, así como adherencia a la piel que lo recubre, con retracción o formación de hoyuelos de la piel o del pezón. Este último es un signo importante porque puede ser la primera indicación de la lesión, observada por la misma mujer durante la autoexploración. La afectación de las vías linfáticas puede producir linfedema localizado. En esos casos, la piel se engruesa alrededor de folículos pilosos exagerados, una alteración llamada *peau d'orange* (piel de naranja).

Extensión del cáncer de mama. La extensión acaba produciéndose por canales linfáticos y hematógenos. Hay metástasis a los ganglios linfáticos en alrededor del 40% de los cánceres que se descubren como masas palpables, pero en menos del 15% de los casos encontrados por mamografía. Las lesiones situadas en los cuadrantes externos y centralmente suelen extenderse primero a los ganglios axilares. Las situadas en los cuadrantes internos afectan a menudo a los ganglios que se encuentran a lo largo de las arterias mamarias internas. A veces los ganglios supraclaviculares son el primer sitio al que se extienden, pero suelen estar afectados sólo después de que lo estén los ganglios axilares y mamarios internos. A la larga, se produce diseminación más distante, con afectación metastásica de casi cualquier órgano o tejido del cuerpo. Las localizaciones preferidas son los pulmones, el esqueleto, el hígado y las suprarrenales y (con menor frecuencia) el cerebro, el bazo y la hipófisis. Sin embargo, ningún sitio está libre de peligro. *Las metástasis pueden aparecer muchos años después del aparente control terapéutico de la lesión primaria, a veces 15 años después.* Sin embargo, con cada año que pasa, la situación mejora.

Evolución clínica. El cáncer de mama es descubierto a menudo por la mujer o por su médico como una masa engañosamente delimitada, solitaria, indolora y móvil. En ese momento el carcinoma suele tener un tamaño de 2 a 3 cm, y ya están afectados los ganglios linfáticos regionales (sobre todo axilares) en alrededor de la mitad de las pacientes. Con el cribado mamográfico, los carcinomas pueden detectarse frecuentemente antes de que lleguen a palparse. El carcinoma invasor medio que se encuentra por cribado tiene un tamaño de 1 cm, y sólo el 15% tienen metástasis ganglionares. Además, en muchas mujeres se detecta CDIS antes de la aparición de un carcinoma invasor. A medida que envejece la mujer, el tejido mamario fibroso es sustituido por grasa y el cribado se vuelve más sensible, como resultado de la mayor radiotransparencia de la mama y la mayor incidencia de cáncer. La controversia actual sobre el mejor momento de empezar a hacer el cribado mamográfico debe tener en cuenta el beneficio para algunas mujeres en contraposición a la morbilidad de la mayoría de mujeres en que se demostrará que tienen alteraciones benignas. Se está estudiando la función de la resonancia magnética, como complemento al cribado mamográfico, en pacientes jóvenes de alto riesgo con mamas densas difíciles de visualizar por mamografía.

En el pronóstico influyen las siguientes variables (nótese que las tres primeras son parte del estadio tumoral):

1. *Tamaño del carcinoma primario.* Los carcinomas invasores menores de 1 cm tienen un pronóstico excelente en ausencia de metástasis a los ganglios linfáticos y pueden no necesitar tratamiento sistémico.
2. *Afectación de los ganglios linfáticos y número de ganglios afectados por metástasis.* Sin afectación de los ganglios axilares, la supervivencia a los 5 años se acerca al 90%. La tasa de supervivencia disminuye con cada ganglio afectado y es menor del 50% con 16 ganglios afectados, o más. Se ha introducido la biopsia del ganglio centinela como un procedimiento alternativo, con menos morbilidad, que sustituye a una disección axilar completa. Se identifica el primero o los dos primeros ganglios de drenaje utilizando un colorante, un marcador radiactivo o ambos. Un ganglio centinela negativo es muy predictivo de la ausencia de carcinoma metastásico en los restantes ganglios linfáticos. El ganglio centinela puede ser estudiado con procedimientos más exhaustivos, como cortes seriados o estudios inmunohistoquímicos de células positivas a citoqueratina. Sin embargo, aún se desconoce la importancia clínica del hallazgo de micrometástasis (definidas como depósitos metastásicos que miden menos de 0,2 cm).
3. *Metástasis a distancia.* Las pacientes que presentan extensión hematógena raramente son curables, aunque la quimioterapia pueda prolongar la supervivencia.
4. *Grado del carcinoma.* El sistema de gradación más habitual del cáncer de mama evalúa la formación de túbulos, el grado nuclear y la actividad mitótica para dividir los carcinomas en tres grupos. Los carcinomas bien diferenciados tienen un mejor pronóstico en comparación con los mal diferenciados. Los carcinomas moderadamente diferenciados tienen, inicialmente, un mejor pronóstico, pero la supervivencia a los 20 años se aproxima a la de los mal diferenciados.
5. *Tipo histológico del carcinoma.* Todos los tipos especializados de carcinoma de mama (tubular, medular, cribiforme, adenoide quístico y mucinoso) tienen un pronóstico algo mejor que los carcinomas que no son de ningún tipo especial («carcinomas ductales»).
6. *Presencia o ausencia de receptores de estrógenos y de progesterona.* La presencia de receptores hormonales confiere un pronóstico ligeramente mejor. Sin embargo, el motivo para determinar su presencia es pronosticar la respuesta al tratamiento. La tasa más elevada de respuesta (~ 80%) al tratamiento antiestrogénico (ooforectomía o tamoxifeno) se observa en mujeres cuyos tumores tienen receptores de estrógenos y de progesterona. Si sólo uno de los receptores está presente, se observan menores tasas de respuesta (del 25 al 45%). Si ambos están ausentes, responden muy pocas pacientes (< 10%).
7. *Ritmo de proliferación del cáncer.* Se puede medir la proliferación mediante recuento de mitosis, citometría de flujo o marcadores inmunohistoquímicos de proteínas del ciclo celular. Se incluyen los recuentos de mitosis como parte del sistema de gradación. No se ha determinado el método óptimo para evaluar la proliferación. Ritmos de proliferación elevados se asocian a un peor pronóstico.
8. *Aneuploidía.* Los carcinomas con contenido anómalo de ADN (aneuploidía) tienen un pronóstico ligeramente peor en comparación con carcinomas que tienen un contenido de ADN similar al de las células normales.
9. *Sobreexpresión de HER2/NEU.* La sobreexpresión de esta proteína unida a la membrana se produce casi siempre, por la amplificación del gen. Por lo tanto, se puede determinar la sobreexpresión por inmunohistoquímica (que detecta la proteína en cortes tisulares) o por hibridación in situ con fluorescencia (que detecta el número de copias del gen). La sobreexpresión se asocia a un peor pronóstico. Sin embargo, se evalúa el *HER2/NEU* para realizar el pronóstico de la respuesta a un anticuerpo monoclonal («Herceptin») al producto del gen. Éste es uno de los primeros ejemplos en los que se ha desarrollado un tratamiento con anticuerpos antitumorales a partir de una anomalía génica específica presente en el tumor.

El American Joint Committee on Cancer utiliza los principales factores pronósticos para dividir los carcinomas de mama en los siguientes estadios clínicos:

- Estadio 0. CDIS o CLIS (supervivencia a los 5 años: 92%).
- Estadio I. Carcinoma invasor de diámetro igual o inferior a 2 cm (incluyendo carcinoma in situ con microinvasión) sin afectación de los ganglios (o sólo metástasis de diámetro < 0,02 cm) (supervivencia a los 5 años: 87%).
- Estadio II. Carcinoma invasor de diámetro igual o inferior a 5 cm con hasta tres ganglios axilares afectados o carcinoma invasor mayor de 5 cm sin afectación ganglionar (supervivencia a los 5 años: 75%).
- Estadio III. Carcinoma invasor de diámetro igual o inferior a 5 cm con cuatro o más ganglios axilares afectados; carcinoma invasor de diámetro mayor de 5 cm con afectación ganglionar; carcinoma invasor con 10 o más ganglios axilares afectados; carcinoma invasor con afectación de los ganglios linfáticos mamarios internos homolaterales o carcinoma invasor con afectación cutánea (edema, ulceración o nódulos cutáneos satélite), fijación a la pared torácica o carcinoma inflamatorio clínico (supervivencia a los 5 años: 46%).
- Estadio IV. Cualquier cáncer de mama con metástasis a distancia (supervivencia a los 5 años: 13%).

Por qué algunos cánceres recurren después del tratamiento postoperatorio mientras que otros no lo hacen sigue siendo un misterio. Evidentemente, tumores de aspecto similar tienen sutiles diferencias genéticas que no pueden ser detectadas en la actualidad. Como ya se mencionó, la tecnología con genochips (*microarrays*) permite la comparación de la expresión de miles de genes en cada tumor (Capítulo 6) y estos análisis han revelado diferencias en los tumores mamarios. Esto puede permitir el desarrollo de tratamientos dirigidos a las anomalías genéticas de un tumor determinado. En Estados Unidos se ha autorizado la primera prueba comercial para pronosticar la respuesta a la quimioterapia usando niveles de ARNm de varios genes (usando cortes en parafina). En la actualidad, se están llevando a cabo ensayos clínicos en todo el mundo para determinar si los patrones de expresión con *microarrays* pueden pronosticar la respuesta a la quimioterapia.

RESUMEN

Carcinoma de mama

- En mujeres americanas, el riesgo de presentar cáncer de mama a lo largo de toda la vida es de 1 entre 8.
- La mayoría (75%) de los cánceres de mama se presentan después de los 50 años de edad.
- Los factores de riesgo incluyen el retraso de la maternidad, una larga duración entre menarquia y menopausia, lesiones proliferativas atípicas y antecedentes familiares de cáncer de mama en un familiar de primer grado, especialmente si la enfermedad era multifocal o premenopáusica.
- Sólo entre el 5 y el 10% de todos los cánceres de mama están relacionados con mutaciones heredadas; la mayoría en los genes *BRCA1* y *BRCA2*, con menor frecuencia en los genes *p53*, *PTEN* o *ATM*.
- El carcinoma ductal in situ (CDIS) es un precursor del carcinoma ductal invasor y se suele encontrar en la mamografía como calcificaciones o como una masa. Cuando aparece un carcinoma en una mujer con diagnóstico previo de CDIS, suele ser en la misma mama y de histología ductal.
- El carcinoma lobulillar in situ (CLIS) es, con frecuencia, un hallazgo incidental, y no tiende a producir una masa. Cuando aparece un carcinoma en una mujer con un diagnóstico previo de CLIS, se presenta en la mama afectada o en la no afectada con igual frecuencia y puede ser carcinoma lobulillar o ductal.
- La evolución natural del carcinoma de mama es larga, a veces las metástasis aparecen décadas después del diagnóstico inicial.
- El pronóstico depende del tamaño del tumor, de la afectación de los ganglios linfáticos, de las metástasis a distancia en el momento del diagnóstico, del grado y del tipo histológico del tumor, del ritmo de proliferación, del estado de los receptores estrogénicos, de la aneuploidía y de la sobreexpresión de *HER2/NEU*.

MAMA MASCULINA

La rudimentaria mama masculina está relativamente libre de afectación patológica, sólo dos trastornos se producen con la suficiente frecuencia como para ser tenidos aquí en cuenta: *ginecomastia* y *carcinoma*.

Ginecomastia

Como en las mujeres, las mamas masculinas están sometidas a influencias hormonales, pero son considerablemente menos sensibles que las mamas femeninas. Sin embargo, puede producirse el aumento de tamaño de la mama masculina, o ginecomastia, en respuesta a excesos absolutos o relativos de estrógenos. Por lo tanto, la ginecomastia es el análogo masculino del cambio fibroquístico de la mujer. La causa más importante de tal hiperestronismo en el varón es la cirrosis hepática, con la consiguiente incapacidad del hígado de metabolizar estrógenos. Otras causas incluyen el síndrome de Klinefelter, los tumores secretores de estrógenos, el tratamiento con estrógenos y, en ocasiones, el tratamiento con digital. La ginecomastia fisiológica a menudo se da en la pubertad y en edades muy avanzadas.

Las características morfológicas de la ginecomastia son similares a las de la hiperplasia intraductal. Macroscópicamente, se desarrolla una tumefacción subareolar, como un botón, generalmente en ambas mamas, pero en ocasiones sólo en una.

Carcinoma

Es una entidad poco frecuente, con una relación de frecuencia con el cáncer de mama en la mujer de 1:125. Se presenta a edades avanzadas. Debido a la escasa cantidad de sustancia mamaria en el varón, el tumor infiltra rápidamente la piel suprayacente y la pared torácica subyacente. Estos tumores se asemejan a los carcinomas invasores de la mujer, tanto macroscópica como biológicamente. Por desgracia, cuando son descubiertos casi la mitad se ha extendido a ganglios regionales y a localizaciones más distantes.

BIBLIOGRAFÍA

Bell DA: Origins and molecular pathology of ovarian cancer. Mod Pathol 18 (Suppl 2):S19, 2005. *[Resumen actual de carcinogénesis ovárica, un tema controvertido.]*

Burstein HJ, et al.: Ductal carcinoma in situ of the breast. N Engl J Med 350:1430, 2004. *[Excelente discusión clínica, patológica y molecular.]*

Cannistra S: Cancer of ovary. N Engl J Med 351:2519, 2004. *[Revisión de conjunto.]*

Crum CP: Contemporary theories of cervical carcinogenesis: the virus, the host and the stem cell. Mod Pathol 13:243, 2000. *[Una revisión de la opinión actual sobre la carcinogénesis cervical.]*

DiCristofano A, Ellenson LH: Endometrial carcinoma. Annual Review of Pathology: Mechanisms of Disease, Vol. 2:57, 2007. *[Discusión de conjunto de la patogenia.]*

Ehrmann DA: Polycystic ovary syndrome. N Engl J Med 352:1223, 2004. *[Revisión detallada.]*

Holschneider CH, Berek JS: Ovarian cancer: epidemiology, biology, and prognostic factors. Semin Surg Oncol 19:3, 2000. *[Excelente revisión de la patogenia de los cánceres de ovario.]*

Hui P, et al.: Gestational trophoblastic diseases: recent advances in histopathologic diagnosis and related genetic aspects. Adv Anat Pathol 12:116, 2005. *[Estudio de las molas y del coriocarcinoma con revisión de la genética.]*

Lazo PA: The molecular genetics of cervical carcinoma. Br J Cancer 80:208, 1999. *[Revisión de la carcinogénesis cervical molecular.]*

Matias-Guiu X, et al.: Molecular pathology of endometrial hyperplasia and carcinoma. Hum Pathol 32:569, 2001. *[Revisión exhaustiva de las vías moleculares de la carcinogénesis endometrial.]*

Santen RJ, Mansel R: Benign breast disorders. N Engl J Med 353:275, 2005. *[Buena revisión de las lesiones mamarias benignas y del riesgo de cáncer.]*

Sherman ME: Theories of endometrial carcinogenesis: a multidisciplinary approach. Mod Pathol 13:295, 2000. *[Revisión de las bases moleculares de los cánceres endometriales.]*

Wells M: Recent advances in endometriosis with emphasis on pathogenesis, molecular pathology, and neoplastic transformation. Int J Gynecol Pathol 23:316, 2004. *[Buena revisión de las teorías actuales de la endometriosis.]*

Wilkinson N, Rollason TP: Recent advances in the pathology of smooth muscle tumours of the uterus. Histopathology 39:331, 2001. *[Buena introducción a los tumores del músculo liso.]*

Wooster R, Weber BL: Breast and ovarian cancer. N Engl J Med 348:2339, 2003. *[Discusión de la genética de los cánceres de mama y ovario.]*

Yager JD, Davidson NE: Estrogen carcinogenesis in breast cancer. N Engl J Med 354:273, 2006. *[Función de los estrógenos, incluyendo los utilizados en el tratamiento hormonal sustitutivo, en el cáncer de mama.]*

Capítulo 20

Sistema endocrino

ANIRBAN MAITRA, MBBS

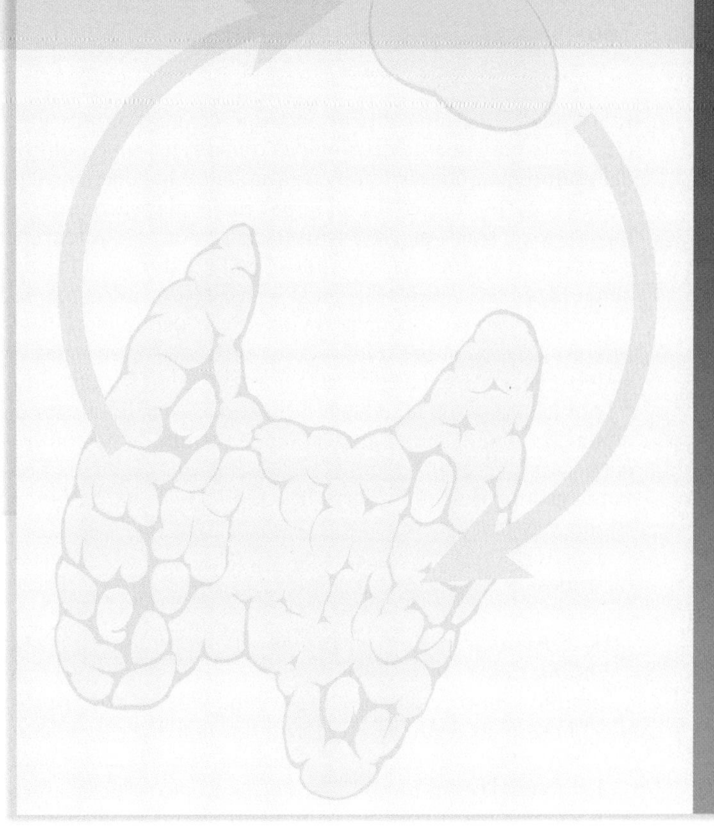

El sistema endocrino contiene un grupo de órganos muy integrados y ampliamente distribuidos que dirigen un equilibrio del estado metabólico u homeostasia, entre los diversos tejidos del cuerpo. La señalización por moléculas secretadas al medio extracelular puede clasificarse en tres tipos: autocrina, paracrina o endocrina, basándose en la distancia a la cual actúa la señal (Capítulo 3). En la señalización endocrina, las moléculas secretadas, que normalmente se denominan «*hormonas*», actúan sobre células diana distantes de su lugar de síntesis. Una hormona endocrina normalmente es transportada por la sangre desde su lugar de liberación hasta su lugar de actuación. La actividad aumentada del tejido diana con frecuencia inhibe la actividad de la glándula que secreta la hormona estimulante, un proceso conocido como «*retroalimentación negativa*».

Las hormonas pueden clasificarse en diversas categorías, basándose en la naturaleza de sus receptores:

- *Hormonas que desencadenan señales bioquímicas tras interactuar con receptores de la superficie celular.* Este amplio grupo de compuestos se subdivide en dos grupos: 1) hormonas peptídicas, como la *hormona de crecimiento* y la *insulina*, y 2) pequeñas moléculas, como la *adrenalina.* La unión de estas hormonas con los receptores de la superficie celular provoca un incremento de las moléculas de señalización intracelulares, denominadas «*segundos mensajeros*», como la adenosina monofosfato cíclica (AMPc); producción de mediadores a partir de los fosfolípidos de membrana (p. ej., inositol 1, 4, 5-trifosfato); y cambios en las concentraciones intracelulares del calcio ionizado. La elevación de las concentraciones de uno o más de éstos puede controlar la proliferación, diferenciación y supervivencia y la actividad funcional de las células, principalmente regulando la expresión de genes específicos.
- *Hormonas que se difunden a través de las membranas plasmáticas e interactúan con los receptores intracelulares.* Muchas hormonas lipídicas solubles difunden a través de la membrana plasmática e interactúan con receptores del citoplasma o del núcleo. El complejo resultante hormona-receptor se une específicamente a un promotor y a elementos potenciadores en el ADN, afectando de esta forma la expresión de genes diana específicos. Las hormonas de este tipo son los *esteroides* (p. ej., estrógenos, progesterona y glucocorticoides) y la *tiroxina.*

Diversos procesos pueden alterar la actividad normal del sistema endocrino, incluyendo alteraciones en la síntesis o en la liberación de hormonas, interacciones anormales entre hormonas y sus tejidos diana y respuestas anormales de los órganos diana a las hormonas. Las enfermedades endocrinas se clasifican, generalmente, como: 1) enfermedades por *hipoproducción* o por *hiperproducción* de hormonas y sus consecuencias bioquímicas y clínicas resultantes, y 2) enfermedades asociadas con el desarrollo de *lesiones tumorales*, que pueden ser no funcionantes o pueden asociarse con una hiperproducción o hipoproducción de hormonas. El estudio de las enfermedades endocrinas requiere de la interacción de los hallazgos morfológicos con las medidas bioquímicas de las concentraciones de hormonas, sus reguladores, y sus metabolitos.

HIPÓFISIS

La hipófisis o glándula pituitaria es una estructura pequeña en forma de haba que reposa en la base del cerebro dentro de los confines de la silla turca. Está íntimamente relacionada con el hipotálamo, con el cual está conectado tanto por un «haz», compuesto de axones procedentes del hipotálamo, como por un rico plexo venoso formando una circulación portal. Junto con el hipotálamo, la hipófisis tiene un papel central en la regulación de la mayoría de las células endocrinas. La hipófisis está compuesta por dos componentes morfológica y funcionalmente diferentes: el lóbulo anterior (adenohipófisis) y el posterior (neurohipófisis). Las enfermedades de la hipófisis, por tanto, pueden dividirse en aquellas que afectan principalmente al lóbulo anterior y aquellas que afectan, sobre todo, al lóbulo posterior.

La *hipófisis anterior,* o adenohipófisis, se compone de células epiteliales derivadas embriológicamente de la cavidad oral en desarrollo. En las secciones histológicas de rutina, se observa un grupo de células coloreadas que contienen citoplasma basófilo, citoplasma eosinófilo o citoplasma con poca tinción («cromófobo») (Fig. 20-1). Los estudios más detallados que utilizan microscopia electrónica e inmunocitoquímica han demostrado que las propiedades de tinción de estas células se relacionan con la presencia de diversas hormonas tróficas en su citoplasma. La liberación de estas hormonas tróficas está, a su vez, controlada por factores producidos por el hipotálamo; mientras que la mayoría de los factores hipotalámicos son estimuladores y promueven la liberación de hormonas hipofisarias, otros (p. ej., somatostatina y dopamina) tienen

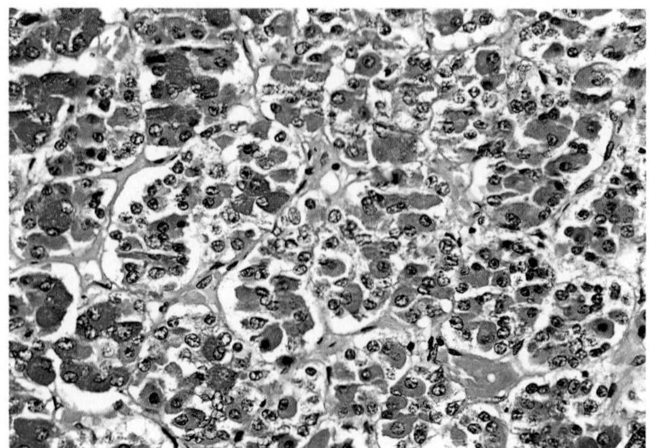

Figura 20-1

Microfotografía de la hipófisis anterior normal. La glándula está compuesta por diversas poblaciones celulares que contienen una diversidad de hormonas estimulantes (tróficas). Cada hormona tiene características tintoriales diferentes, lo que se traduce en una mezcla de tipos celulares en las preparaciones histológicas habituales.

efectos inhibidores (Fig. 20-2). En raras ocasiones, los síntomas de la enfermedad hipofisaria pueden ser producidos por un exceso o ausencia de factores hipotalámicos en lugar de por una anomalía hipofisaria primaria.

Los síntomas de la enfermedad hipofisaria pueden dividirse en los siguientes:

- *Hiperpituitarismo.* Estos trastornos se deben a una secreción excesiva de hormonas tróficas, la mayoría de las veces, a un *adenoma hipofisario anterior*, pero también pueden ser provocados por otras lesiones hipofisarias o extrahipofisarias que se describen más adelante. Los síntomas del hiperpituitarismo se detallan más adelante en el contexto de los tumores.
- *Hipopituitarismo.* Está provocado por una deficiencia de hormonas tróficas y se debe a una diversidad de procesos destructivos que incluyen *trastornos isquémicos, cirugía o radiación y reacciones inflamatorias.* Además, los *adenomas hipofisarios no funcionantes* pueden rodear y destruir el parénquima de la hipófisis anterior y provocar hipopituitarismo.
- *Efecto masa local.* Entre los primeros cambios relacionados con el efecto masa se encuentran las *anomalías radiológicas de la silla turca, incluyendo la expansión de la silla,* la erosión ósea y la disrupción del diafragma selar. Dada la estrecha proximidad de los nervios ópticos y del quiasma a la silla, las lesiones expansivas de la hipófisis comprimen las fibras decusadoras del quiasma óptico. Esto provoca *anomalías del campo visual,* clásicamente en la forma de defectos en los campos visuales laterales (temporal) –la denominada *hemianopsia bitemporal.* Además, una gran variedad de otras anomalías del campo visual puede ser provocada por crecimientos asimétricos de diversos tumores. Como en el caso de cualquier masa expansiva intracraneal, los adenomas hipofisarios pueden producir signos y síntomas de *incremento de la presión intracraneal*, incluyendo cefalea, náuseas y vómitos. Los adenomas hipofisarios que se extienden más allá de la silla turca hacia la base del cerebro (adenomas hipofisarios invasivos) producen *convulsiones* o *hidrocefalia obstructiva*; la afectación de los nervios craneales puede provocar *parálisis de nervios craneales.* Algunas veces, una hemorragia aguda dentro de un adenoma se asocia con una evidencia clínica de crecimiento rápido de la lesión y disminución de conciencia, una situación adecuadamente denominada *apoplejía hipofisaria.* La apoplejía hipofisaria aguda es una urgencia neuroquirúrgica porque puede producir muerte súbita.

HIPERPITUITARISMO Y ADENOMAS HIPOFISARIOS

La causa más frecuente de hiperpituitarismo es un adenoma que surge en el lóbulo anterior. Otras causas menos frecuentes incluyen hiperplasia y carcinomas de la hipófisis anterior, secreción de hormonas por tumores extrahipofisarios y ciertos trastornos hipotalámicos. *Los adenomas hipofisarios se clasifican sobre la base de las hormonas producidas por las células neoplásicas, que se detectan con tinciones inmunohistoquímicas realizadas en secciones tisulares* (Tabla 20-1); rara vez, la exploración ultraestructural puede ser necesaria para determinar el origen específico de la célula neoplásica. Los adenomas hipofisarios pueden ser *funcionales* (es decir, asociados con un exceso hormonal y con las manifestaciones clínicas consecuentes) o *silentes* (es decir, demostración inmunohistoquímica y/o ultraestructural de producción hormonal únicamente a nivel tisular, sin manifestaciones químicas del exceso hormonal). Tanto los adenomas hipofisarios funcionales como los silentes están compuestos, por lo general, de un único tipo celular y producen un único tipo de hormona predominante, aunque también pueden darse excepciones. Algunos tumores hipofisarios pueden secretar dos hormonas (siendo la combinación más frecuente hormona del crecimiento y prolactina); rara vez, los adenomas hipofisarios son plurihormonales. Los adenomas hipofisarios también pueden ser *hormonalmente negativos*, basándose en la ausencia de reactividad inmunohistoquímica y ausencia de demostración ultraestructural de una diferenciación celular específica.

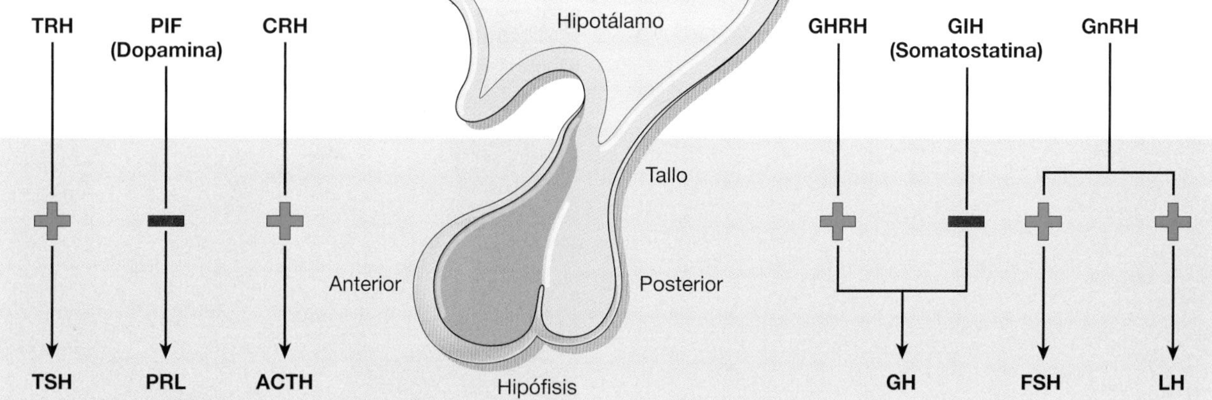

Figura 20-2

La adenohipófisis (hipófisis anterior) libera seis hormonas que, a su vez, están bajo el control de diversos factores hormonales liberadores hipotalámicos estimuladores e inhibidores: ACTH, hormona adrenocorticotropa (corticotropina); FSH, hormona estimulante folicular; GH, hormona del crecimiento (somatotropina); LH, hormona luteinizante; PRL, prolactina, y TSH, hormona estimulante del tiroides (tirotropina). Los factores liberadores estimulantes son CRH (factor liberador de corticotropina); GHRH, factor liberador de hormona del crecimiento); GnRH (factor liberador de gonadotropinas) y TRH (factor liberador de tirotropina). Los factores inhibidores hipotalámicos son el factor inhibidor de la hormona del crecimiento (GIH o somatostatina) y PIF (factor inhibidor de la prolactina o dopamina).

Tabla 20-1 Clasificación de los adenomas hipofisarios*

Adenomas de células productoras de prolactina (lactotropos)
Adenomas de células productoras de hormona del crecimiento (somatotropos)
Adenomas productores de tirotropina (tirotropos)
Adenomas productores de ACTH (corticotropos)
Adenomas de células gonadotropas Los adenomas gonadotropos silentes incluyen los denominados adenomas de células nulas
Adenomas mixtos (plurihormonales) Los más frecuentes son los adenomas mixtos de hormona del crecimiento-prolactina
Adenomas hormona-negativos

ACTH, corticotropina.
*Para cada tipo de células hipofisarias, el adenoma puede ser *funcional* (productor de síntomas por excesos hormonales) o *silente*. La categoría heterogénea de adenomas «no funcionales» incluye los adenomas hipofisarios silentes y los verdaderos adenomas hormona-negativos (infrecuentes).

La mayoría de los adenomas hipofisarios son lesiones únicas. Sin embargo, en alrededor del 3% de los casos, los adenomas se asocian con una neoplasia endocrina múltiple tipo 1 (MEN-1, descrito más adelante). De forma bastante arbitraria, los adenomas hipofisarios se denominan *microadenomas* si miden menos de 1 cm de diámetro y *macroadenomas* si exceden de 1 cm de diámetro. Los adenomas silentes y hormona-negativos probablemente darán manifestaciones clínicas en un estadio tardío en comparación con aquellos asociados con anomalías endocrinológicas que, por tanto, tienen más probabilidad de ser macroadenomas; además, estos adenomas pueden provocar hipopituitarismo dado que invaden y destruyen el parénquima hipofisario anterior adyacente.

Patogenia. Se han realizado varios avances en la comprensión de la patogenia molecular de los adenomas hipofisarios. Las anomalías moleculares mejor caracterizadas en estas neoplasias son las mutaciones de la proteína fijadora de nucleótido guanina (proteína G). Las proteínas G tienen una función crítica en la transducción de señales, transmitiéndolas desde los *receptores de la superficie celular* (p. ej., receptor de la hormona liberadora de hormona del crecimiento) a *efectores intracelulares* (p. ej., adenilato ciclasa), que pueden generar *segundos mensajeros* (p. ej., AMPc). Las proteínas G típicamente se unen a receptores de la superficie celular tras la unión de los ligandos, y se unen a los receptores por diversos adaptadores. La G_s es una proteína G estimuladora que tiene un papel clave en la transducción de señal en diversos órganos endocrinos incluyendo la hipófisis. La subunidad α de la G_s ($G_s\alpha$) es codificada por el gen *GNAS1*, localizado en el cromosoma 20q13. En el estado basal, la G_s existe como una proteína inactiva, con un difosfato de guanosina (GDP) unido al lugar de unión del nucleótido guanina de la subunidad $G_s\alpha$. Al interaccionar con el complejo ligando-receptor de la superficie celular, el GDP se disocia uniendo trifosfato de guanosina (GTP) a la $G_s\alpha$, activando la proteína G. La unión GTP-$G_s\alpha$ interactúa directamente con sus efectores y los activa (como la adenil ciclasa), con un incremento resultante del AMPc intracelular. El AMPc actúa como un estimulante mitogénico potente para una variedad de tipos de células endocrinas, promoviendo la proliferación celular y la síntesis y secreción de hormonas. La activación de $G_s\alpha$ y la producción resultante de AMPc son *transitorias* debido a una actividad intrínseca GTPasa en la subunidad α, que hidroliza el GTP a GDP. *Una mutación en la subunidad α que interfiera con la actividad intrínseca GTPasa provocará, por tanto, una activación constitutiva de* $G_s\alpha$, una producción persistente de AMPc y una proliferación celular descontrolada. Aproximadamente, el 40% de los adenomas de células somatotropas productoras de hormona del crecimiento y una minoría de adenomas de células corticotropas productoras de hormona adrenocorticotropa (ACTH) contienen mutaciones del *GNAS1*. Los adenomas hipofisarios que surgen en el contexto de un síndrome familiar MEN-1 contienen, por definición, mutaciones en el gen *MEN-1* (*menina*) (descrito más adelante). Las anomalías moleculares adicionales presentes en los adenomas hipofisarios agresivos o avanzados incluyen mutaciones activas del oncogén *RAS*, sobreexpresión del oncogén *C-MYC* e inactivación del gen *NM23*, supresor de la metástasis, lo que sugiere que estos sucesos genéticos se relacionan con la progresión de la enfermedad.

Morfología

El adenoma hipofisario habitual es una lesión bien delimitada y blanda que puede, en el caso de los tumores pequeños, estar confinado a la silla turca. Las lesiones mayores típicamente se extienden por la parte superior a través del diafragma de la silla hacia la región supraselar, donde con frecuencia comprimen el quiasma óptico y las estructuras adyacentes (Fig. 20-3). Al expandirse estos adenomas, frecuentemente erosionan la silla turca y la apófisis clinoides anterior. También se puede extender localmente hacia los senos cavernosos y esfenoidales. En casi un 30% de los casos, los adenomas no están encapsulados e infiltran el hueso adyacente, la duramadre y el cerebro (infrecuentemente). Estas lesiones se denominan **adenomas invasivos**. En los adenomas grandes, son frecuentes los focos de hemorragia y/o necrosis.

Microscópicamente, los adenomas hipofisarios se componen de un grupo de células poligonales relativamente unifor-

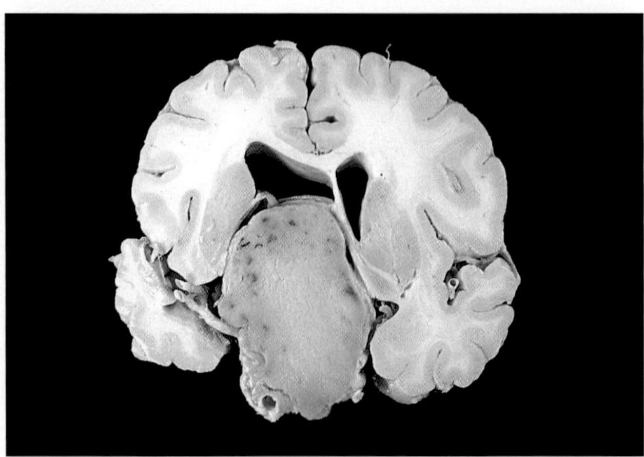

Figura 20-3

Visión macroscópica de un adenoma hipofisario. Este adenoma masivo no funcionante ha crecido más allá de los límites de la silla turca y ha distorsionado el cerebro suprayacente. Los adenomas no funcionales suelen ser mayores en el momento del diagnóstico que los que secretan hormonas.

mes dispuestas en sábana, cordones o papilas. El tejido conectivo de soporte (reticulina) es escaso, siendo responsable de la consistencia blanda y gelatinosa de muchas lesiones. El núcleo de las células neoplásicas puede ser uniforme o pleomórfico. La actividad mitótica generalmente es escasa. El citoplasma de las células constitutivas puede ser acidófilo, basófilo o cromófobo, dependiendo del tipo y la cantidad de producto secretor dentro de las células, pero es bastante uniforme en toda la neoplasia. **Este monomorfismo celular y la ausencia de una trama importante de reticulina distinguen los tumores hipofisarios de otras lesiones parenquimatosas no neoplásicas de la hipófisis anterior** (Fig. 20-4). El estado funcional del adenoma no puede predecirse de forma fiable en función de su aspecto histológico.

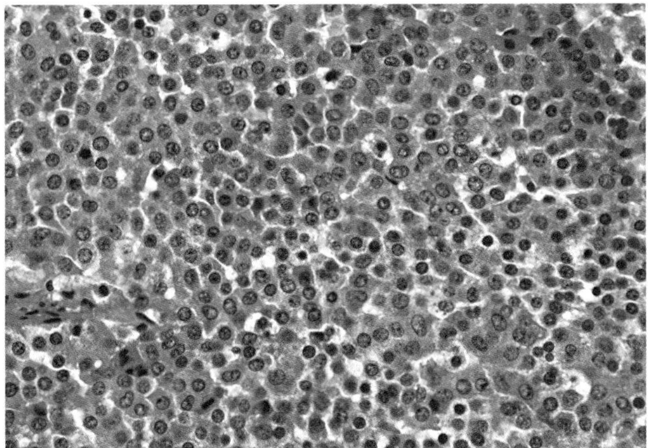

Figura 20-4

Microfotografía de un adenoma hipofisario. El monomorfismo de estas células contrasta de forma importante con la mezcla de células observadas en la hipófisis anterior normal (Fig. 20-1). Obsérvese también la ausencia de trama de reticulina.

Los adenomas hipofisarios clínicamente diagnosticados son responsables de alrededor del 10% de las neoplasias intracraneales. Se descubren de forma incidental en casi el 25% de las autopsias habituales. De hecho, los datos más recientes utilizando tomografía computarizada de alta resolución o resonancia magnética sugieren que aproximadamente el 20% de las glándulas hipofisarias adultas «normales» contienen lesiones fortuitas de tamaño superior o igual a 3 mm de diámetro, generalmente adenomas silentes. Normalmente, los adenomas hipofisarios se encuentran en adultos, con un pico de incidencia entre los 30 y los 50 años.

RESUMEN

Hiperpituitarismo

- La causa más frecuente de hiperpituitarismo es el adenoma hipofisario del lóbulo anterior.
- Los adenomas hipofisarios pueden ser macroadenomas (> 1 cm), o microadenomas (< 1 cm), y clínicamente pueden ser funcionales o silentes.
- La mayoría de los adenomas están compuestos por un tipo celular y producen un tipo de hormona, aunque existen excepciones.
- Las mutaciones del gen *GNAS1*, que producen una activación constitutiva de la proteína G estimuladora, son una de las alteraciones genéticas más frecuentes.
- Las dos características morfológicas distintivas de la mayoría de los adenomas son su monomorfismo celular y la ausencia de trama de reticulina.

Prolactinomas

Los prolactinomas son el tipo de adenoma hipofisario hiperfuncionante más frecuente. Van desde microadenomas de pequeño tamaño a tumores grandes expansivos asociados con un efecto masa muy importante. Se puede demostrar la presencia de prolactina en el citoplasma de las células neoplásicas por técnicas inmunohistoquímicas.

La *hiperprolactinemia* provoca amenorrea, galactorrea, pérdida de la libido e infertilidad. Dado que muchas de estas manifestaciones de la hiperprolactinemia (p. ej., la amenorrea) son más obvias en las mujeres premenopáusicas que en los varones o mujeres posmenopáusicas, los prolactinomas generalmente se diagnostican en una edad temprana en mujeres en edad fértil en comparación con otros individuos. Por el contrario, las manifestaciones hormonales pueden ser bastante sutiles en varones y en mujeres mayores, en los cuales los tumores pueden alcanzar tamaños considerables antes de dar sintomatología clínica. La hiperprolactinemia puede ser producida por otras entidades diferentes a adenomas hipofisarios productores de prolactina, incluyendo el embarazo, los tratamientos con dosis altas de estrógenos, la insuficiencia renal, el hipotiroidismo, las lesiones hipotalámicas y los fármacos inhibidores de dopamina (p. ej., reserpina). Además, cualquier masa en el compartimento supraselar puede alterar la influencia inhibitoria normal del hipotálamo sobre la secreción de prolactina, provocando hiperprolactinemia, conocido como *efecto tallo*. Debe tenerse en cuenta, por tanto, que las elevaciones *leves* de la prolactina sérica (< 200 µg/l) en un individuo con un adenoma hipofisario no necesariamente indican una neoplasia productora de prolactina.

Adenomas productores de hormona del crecimiento

Las neoplasias productoras de hormona del crecimiento (células somatotropas), incluyendo aquellas que producen una mezcla de hormona del crecimiento y otras hormonas (p. ej., prolactina), son el segundo tipo más frecuente de adenomas hipofisarios funcionales. Dado que las manifestaciones clínicas del exceso de hormona del crecimiento pueden ser sutiles, los adenomas de células somatotropas pueden ser bastante grandes en el momento en que provocan manifestaciones clínicas. Microscópicamente, los adenomas productores de hormona del crecimiento se componen de células densas o escasamente granuladas, y las tinciones inmunohistoquímicas demuestran presencia de hormona del crecimiento en el interior del citoplasma de las células neoplásicas. También están presentes con frecuencia pequeñas cantidades de prolactina inmunorreactiva.

La hipersecreción persistente de hormona del crecimiento estimula la secreción hepática de factor I de crecimiento similar a la insulina (somatomedina C) que provoca muchas manifestaciones clínicas. Si un adenoma secretor de hormona del crecimiento surge antes del cierre de las epífisis, como en el caso de niños prepúberes, el exceso de concentración de hormona del crecimiento provoca *gigantismo*. Éste se caracteriza por un incremento generalizado del tamaño corporal, con extremidades superiores e inferiores desproporcionadamente largas. Si las concentraciones elevadas de hormona del crecimiento persisten, o si se mantienen altas después del cierre de las epífisis, los individuos desarrollan *acromegalia*, en la cual el crecimiento se produce sobre todo en tejidos blandos, piel y vísceras y en los huesos de la cara, manos y pies. El crecimiento de la mandíbula provoca su protrusión (prognatismo), con ensanchamiento de la parte inferior de la cara y separación de los dientes. Las manos y los pies crecen con dedos anchos en forma de salchicha. En la práctica, la mayoría de los casos de gigantismo también se acompañan de evidencia de acromegalia. El exceso de hormona del crecimiento también se asocia con una serie de alteraciones, incluyendo tolerancia normal a la glucosa y diabetes mellitus, debilidad muscular generalizada, hipertensión, artritis, osteoporosis e insuficiencia cardíaca congestiva. La prolactina está presente en una serie de adenomas productores de hormona del crecimiento y en algunos casos puede ser liberada en suficientes cantidades para producir signos y síntomas de hiperprolactinemia.

Adenomas de células corticotropas

La mayoría de los adenomas de células corticotropas son pequeños (microadenomas) en el momento del diagnóstico aunque algunos tumores pueden ser bastante grandes. Estos adenomas se tiñen con tinciones de ácido peryódico de Schiff (PAS) como resultado de la acumulación de proteína ACTH glucosilada. Como ocurre con otras hormonas hipofisarias, se pueden detectar los gránulos secretores por métodos inmunohistoquímicos. Con microscopia electrónica, aparecen como gránulos electrodensos unidos a la membrana, de un diámetro medio de 300 nm.

Los adenomas de células corticotropas pueden ser clínicamente silentes o pueden producir *hipercortisolismo* (también conocido como *síndrome de Cushing*) debido al efecto estimulador de la ACTH sobre la corteza suprarrenal. El síndrome de Cushing, descrito en detalle más adelante, junto con otras enfermedades de la glándula suprarrenal, puede ser provocado por una amplia diversidad de enfermedades, además de las neoplasias hipofisarias productoras de ACTH. Cuando el hipercortisolismo se debe a un exceso de producción de ACTH por la hipófisis, el proceso se denomina *enfermedad de Cushing* dado que es el patrón de hipercortisolismo originalmente descrito por el doctor Harvey Cushing. Los adenomas corticotropos grandes y clínicamente agresivos pueden desarrollarse tras una extirpación quirúrgica de las glándulas suprarrenales para el tratamiento del síndrome de Cushing. Esta enfermedad, conocida como el *síndrome de Nelson*, se produce en la mayoría de los casos por la pérdida del efecto inhibidor de los corticoides adrenales sobre un microadenoma corticotropo preexistente. Dado que las glándulas suprarrenales están ausentes en los individuos con síndrome de Nelson, no se desarrolla hipercortisolismo. Por el contrario, los pacientes presentan los efectos masa de un tumor hipofisario. Además, dado que la ACTH se sintetiza como parte de una prohormona mayor que incluye la hormona estimulante de melanocitos (MSH), también puede haber hiperpigmentación.

Otras neoplasias de la hipófisis anterior

- *Los adenomas gonadotropos (productores de hormona luteinizante [LH] y hormona estimulante de folículos [FSH])* pueden ser difíciles de identificar, dado que secretan hormonas de forma ineficiente y variable y los productos secretados generalmente no producen un síndrome clínico reconocible. Los adenomas gonadotropos se encuentran con mayor frecuencia en hombres y mujeres de mediana edad cuando los tumores alcanzan un tamaño lo bastante considerable para producir síntomas neurológicos, como alteraciones de la visión, cefaleas, diplopía o apoplejía hipofisaria. Las células neoplásicas generalmente demuestran inmunorreactividad para la subunidad α de la gonadotropina y las subunidades específicas β-FSH y β-LH; la hormona predominantemente secretada es la FSH. La disponibilidad de inmunoensayos fiables para la subunidad β de la gonadotropina y el reconocimiento de factores de transcripción específicos gonadotropos ha llevado a una reclasificación de diversos adenomas previamente descritos como hormonalmente negativos («adenomas de células nulas»), como adenomas gonadotropos silentes.
- *Los adenomas tirotropos (productores de hormona estimulante del tiroides [TSH])* representan el 1% de los adenomas hipofisarios y rara vez provocan hipertiroidismo.
- *Los adenomas hipofisarios no funcionantes* engloban tanto los adenomas funcionantes clínicamente silentes descritos anteriormente (p. ej., un adenoma gonadotropo silente) como los verdaderos adenomas hormonalmente negativos (de células nulas); estos últimos son bastante infrecuentes y, como se ha descrito anteriormente, muchos de ellos han sido reclasificados utilizando técnicas diagnósticas mejoradas. Los adenomas no funcionantes representan, aproximadamente, el 25% de todos los tumores hipofisarios. Como no es de extrañar, la presentación típica de los adenomas no funcionantes es el efecto masa. Estas lesiones también pueden presionar suficientemente la hipófisis anterior residual y producir hipopituitarismo.
- *Los carcinomas hipofisarios son extremadamente infrecuentes.* Además de la extensión local más allá de la silla turca, estos tumores casi siempre presentan metástasis a distancia.

RESUMEN

Manifestaciones clínicas de los adenomas hipofisarios

- *Prolactinomas*: amenorrea, galactorrea, pérdida de la libido e infertilidad.
- *Adenomas de hormona del crecimiento (células somatotropas)*: gigantismo (niños), acromegalia (adultos), tolerancia alterada a la glucosa y diabetes mellitus.
- *Adenomas de células corticotropas*: síndrome de Cushing, hiperpigmentación.
- Todos los adenomas hipofisarios, sobre todo los no funcionantes, pueden asociarse con síntomas derivados del efecto masa y del hipopituitarismo.

HIPOPITUITARISMO

La hipofunción de la hipófisis anterior puede producirse por una pérdida o ausencia del 75% o más del parénquima hipofisario anterior. Esto puede ser *congénito* (extremadamente raro) o el resultado de una amplia variedad de anomalías *adquiridas* que son intrínsecas a la hipófisis. Menos frecuentemente, trastornos que interfieren con la liberación normal de factores liberadores de hormonas hipofisarias procedentes del hipotálamo, como los tumores hipotalámicos, también pueden producir hipofunción de la hipófisis anterior. *El hipopituitarismo acompañado por una evidencia de disfunción de la hipófisis posterior en forma de diabetes insípida* (ver más adelante) es casi siempre de origen hipotalámico. La mayoría de los casos de hipofunción hipofisaria anterior son producidos por los siguientes:

- Adenomas hipofisarios no funcionantes (descritos anteriormente).
- La necrosis isquémica de la hipófisis anterior es una causa importante de insuficiencia hipofisaria. En general, la hipófisis anterior tolera trastornos isquémicos bastante bien; la pérdida de más de la mitad del parénquima de la hipófisis anterior no tiene consecuencias químicas. Sin embargo, con la destrucción de grandes cantidades de la hipófisis anterior (≥ 75%), se desarrollan signos y síntomas de hipopituitarismo. El *síndrome de Sheehan*, una necrosis posparto de la hipófisis anterior, es la forma clínica más frecuente de necrosis isquémica significativa de la hipófisis anterior. Durante el embarazo, la hipófisis anterior aumenta considerablemente de tamaño, sobre todo por un incremento en el tamaño y en el número de células secretoras de prolactina. Sin embargo, este crecimiento fisiológico de la glándula no se acompaña de un incremento del riego sanguíneo desde el sistema venoso portal de baja presión. Esta glándula engrosada es, por tanto, muy vulnerable a los trastornos isquémicos, especialmente en mujeres que tienen hemorragias importantes e hipotensión durante el período preparto. La hipófisis posterior, dado que recibe el riego sanguíneo directamente de las ramas arteriales, es mucho menos susceptible a los trastornos isquémicos y, generalmente, no se ve afectada. Las necrosis hipofisarias clínicamente significativas también pueden encontrarse en otros trastornos diferentes al embarazo incluyendo coagulación intravascular diseminada, anemia de células falciformes, elevación de la presión intracraneal, trastornos traumáticos y *shock* de cualquier origen. La glándula residual se encoge y cicatriza.
- Ablación de la hipófisis por cirugía o radiación.
- Otras causas menos frecuentes de hipofunción de la hipófisis anterior incluyen lesiones inflamatorias como la sarcoidosis o tuberculosis, el traumatismo y las neoplasias metastásicas que afectan a la hipófisis. Rara vez, las mutaciones que afectan al factor de transcripción hipofisario Pit-1 pueden producir una deficiencia multihormonal.

Las manifestaciones clínicas de la hipofunción hipofisaria anterior dependen de la hormona específica que falta. Los niños pueden desarrollar un retraso de crecimiento (*enanismo hipofisario*) como resultado de una deficiencia de la hormona del crecimiento. Las deficiencias en la gonadotropina o la hormona liberadora de gonadotropina (GnRH) producen amenorrea e infertilidad en mujeres y disminución de la libido, impotencia y pérdida del vello púbico y axilar en varones. Las deficiencias de TSH y ACTH producen síntomas de hipotiroidismo e hipoadrenalismo, respectivamente, y se describen más adelante en el capítulo. Las deficiencias de prolactina producen un fracaso en la lactancia posparto. La hipófisis anterior también es una fuente de MSH, sintetizada del mismo precursor molecular que produce la ACTH. Por tanto, una de las manifestaciones del hipopituitarismo es la palidez debida a la pérdida de los efectos estimuladores de la MSH sobre los melanocitos.

SÍNDROMES DE LA HIPÓFISIS POSTERIOR

La hipófisis posterior, o neurohipófisis, está compuesta de células gliales modificadas (denominadas *pituicitos*) y axones que se extienden desde los cuerpos celulares nerviosos de los núcleos supraóptico y paraventricular del hipotálamo. Las neuronas hipotalámicas producen dos péptidos: hormona antidiurética (ADH) y oxitocina. Se almacenan en terminaciones axónicas en la neurohipófisis y se liberan a la circulación en respuesta a un estímulo adecuado. La oxitocina estimula la contracción del músculo liso del útero gestante y los músculos que rodean los conductos galactíforos de las glándulas mamarias. La síntesis y liberación anormales de oxitocina no se han asociado con anomalías clínicas significativas. Los síndromes clínicamente relevantes de la hipófisis posterior afectan a la producción de ADH. Incluyen *diabetes insípida* y *secreción inadecuada de concentraciones elevadas de ADH*.

La ADH es una hormona no peptídica sintetizada predominantemente en el núcleo supraóptico. En respuesta a diversos estímulos, incluyendo el incremento plasmático de la presión oncótica, la distensión de la aurícula izquierda, el ejercicio y ciertos estados emocionales, se libera ADH desde las terminaciones axónicas de la neurohipófisis hacia la circulación general. La hormona actúa sobre los túbulos colectores del riñón para facilitar la reabsorción de agua libre. La deficiencia de ADH produce *diabetes insípida*, una enfermedad caracterizada por una micción excesiva (poliuria) provocada por la incapacidad del riñón de reabsorber adecuadamente agua de la orina. La diabetes insípida puede ser debida a diversas causas, incluyendo traumatismos craneales, neoplasias, enfermedades inflamatorias del hipotálamo y la hipófisis, y de técnicas quirúrgicas que afectan al hipotálamo o la hipófisis. La enfermedad a veces surge espontáneamente («idiopática») en ausencia de causa subyacente. La diabetes insípida debida a una deficiencia de ADH se denomina *central* para diferenciarla de la diabetes insípida *nefrogénica* como resultado de una falta de respuesta tubular renal a la ADH circulante. Las manifestaciones clínicas de ambas enfermedades son similares e incluyen la excreción de amplios volúmenes de orina diluida con una densidad inadecuadamente baja. Como resultado de la excesiva pérdida renal de agua libre, aumentan el sodio sérico y la osmolalidad provocando sed y polidipsia. Los pacientes que pueden beber agua, generalmente compensan las pérdidas urinarias; los pacientes dependientes, confinados a la cama o limitados de alguna forma en su capacidad de obtener agua, pueden desarrollar una deshidratación con riesgo vital.

En el *síndrome de secreción inadecuada de ADH* (SIADH), el exceso de ADH se produce por diversos trastornos intracraneales y extracraneales. Se produce una reabsorción de cantidades excesivas de agua libre con una hiponatremia consecuente. Las causas más frecuentes del SIADH incluyen la secreción de ADH ectópica por neoplasias malignas (sobre todo carcinomas neuroendocrinos de células pequeñas de pulmón), enfermedades no neoplásicas del pulmón y trastornos locales del hipotálamo y/o la neurohipófisis. Las manifestaciones clínicas del SIADH están dominadas por la hiponatremia, el edema cerebral, y las disfunciones neurológicas consecuentes. Aunque el agua corporal total está incrementada, el volumen sanguíneo sigue siendo normal y no se desarrollan edemas periféricos.

TIROIDES

La glándula tiroides está compuesta por lóbulos laterales voluminosos conectados por un istmo relativamente fino, generalmente localizada por debajo y en la parte anterior de la laringe. La glándula tiroides se desarrolla embriológicamente de una evaginación del epitelio faríngeo en desarrollo que desciende desde el agujero ciego en la base de la lengua a su posición normal en la parte anterior del cuello. El patrón de descenso explica la presencia ocasional de *tejido tiroideo ectópico*, más frecuentemente localizado en la base de la lengua (*tiroides lingual*) o en otras localizaciones normalmente altas en el cuello.

El tiroides se divide en lóbulos, cada uno de ellos compuesto por 20 a 40 folículos. Los folículos varían en su tamaño y están tapizados por un epitelio cuboide a columnar bajo, que está relleno de tiroglobulina, la proteína precursora yodada de la hormona tiroidea activa. En respuesta a los factores tropos procedentes del hipotálamo, la TSH (*tirotropina*) es liberada a la circulación por las células tirotropas de la hipófisis anterior. La unión de la TSH a su receptor en el epitelio folicular tiroideo produce una activación y un cambio conformacional del receptor permitiendo una asociación con la proteína G estimuladora (Fig. 20-5). Por último, la activación de la proteína G produce un incremento de la concentración de AMPc intracelular, que estimula la síntesis de hormona tiroidea y la libera a través de proteincinasas dependientes de AMPc. Las células epiteliales foliculares del tiroides convierten la tiroglobulina en *tiroxina* (T_4) y en menores cantidades de *triyodotironina* (T_3). La T_4 y la T_3 se liberan a la circulación sistémica, donde la mayoría de estos péptidos se unen de forma reversible a proteínas plasmáticas, como la globulina fijadora de T_4, para ser transportada a los tejidos periféricos. Las proteínas de unión sirven para mantener las concentraciones séricas de T_3 y T_4 no unidas («libres») dentro de los límites que aseguren que estas hormonas estén fácilmente disponibles para los tejidos. En la periferia, la mayoría de la T_4 libre se desprende del iodo y se convierte en T_3; esta última se une a los receptores nucleares de hormona tiroidea de las células diana con una afinidad 10 veces superior a la T_4 y una actividad proporcionalmente mayor. *La interacción de la hormona tiroidea con su receptor hormonal tiroideo nuclear (TR) produce la formación de un complejo hormona-receptor que se une a los elementos de respuesta de hormona tiroidea (TRE) en los genes diana, provocando su transcripción.* La hormona tiroidea tiene diversos efectos celulares, incluyendo una regulación positiva del catabolismo de hidratos de carbono y lípidos, y la estimulación de la síntesis de proteínas en un amplio rango de células. El resultado neto de estos procesos es un incremento de la tasa metabólica basal.

Es importante identificar las enfermedades del tiroides, dado que la mayoría tiene tratamiento médico o quirúrgico. Estas enfermedades incluyen afecciones asociadas con un exceso de liberación de hormonas tiroideas (hipertiroidismo), aquellas asociadas con un deficiencia de hormonas tiroideas (hipotiroidismo) y las lesiones tumorales del tiroides. Se describen en primer lugar las consecuencias clínicas de la alteración de la función tiroidea y, después, los trastornos generados por estos problemas.

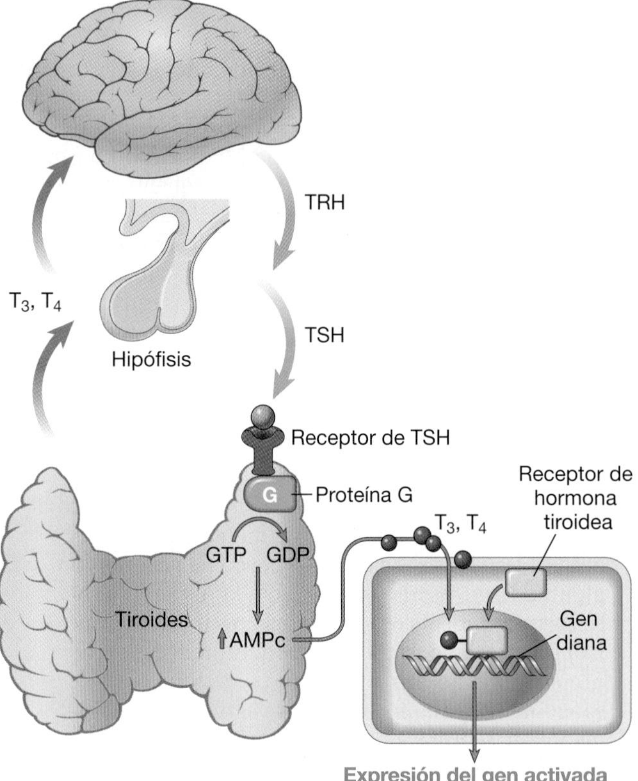

Figura 20-5

Homeostasia del eje hipotálamo-hipofisario-tiroideo y mecanismo de acción de las hormonas tiroideas. La secreción de hormonas tiroideas (T_3 y T_4) está controlada por factores tróficos secretados tanto por el hipotálamo como por la hipófisis anterior. Las concentraciones bajas de T_3 y T_4 estimulan la liberación de hormona liberadora de tirotropina (TRH) desde el hipotálamo y de hormona estimulante del tiroides (TSH) desde la hipófisis anterior provocando un incremento de la concentración de T_3 y T_4. A su vez, las concentraciones altas de T_3 y T_4 suprimen la secreción de ambas, TRH y TSH. Esta relación se denomina *retroalimentación negativa*. La TSH se une al receptor de TSH sobre el epitelio folicular tiroideo, lo que provoca la activación de las proteínas G, liberación de AMP cíclico (AMPc) y síntesis y liberación de hormonas tiroideas mediadas por AMPc (T_3 y T_4). En la periferia, la T_3 y la T_4 interactúan con el receptor de hormonas tiroideas (TR) para formar un complejo hormona-receptor que se trasloca al núcleo y se une a los denominados elementos de respuesta tiroidea (TRE) sobre los genes diana que inician la transcripción.

HIPERTIROIDISMO

La tirotoxicosis es el estado hipermetabólico provocado por concentraciones circulantes elevadas de T_3 y T_4 libre. Dado que en la mayoría de los casos está producida por una hiperfunción de la glándula tiroides, muchas veces se denomina hipertiroidismo. Sin embargo, en algunas situaciones, el exceso se debe a una liberación excesiva de hormona tiroidea preformada (p. ej., en la tiroiditis) o a una fuente extratiroidea, más que a una hiperfunción de la glándula (Tabla 20-2). *Por tanto, hablando estrictamente, el hipertiroidismo es únicamente una categoría (aunque la más frecuente) de la tirotoxicosis.* Con esta aclaración, a partir de aquí se emplean los términos *tirotoxicosis* e *hipertiroidismo* de forma indistinta.

Las manifestaciones clínicas de la tirotoxicosis son verdaderamente variadas e incluyen cambios referidos al estado hipermetabólico inducido por cantidades excesivas de hormonas tiroideas, así como aquellos síntomas relacionados con la hiperactividad del sistema nervioso simpático:

Tabla 20-2 Causas de tirotoxicosis

Asociadas con hipertiroidismo
PRIMARIAS
Hiperplasia tóxica difusa (enfermedad de Graves)
Bocio multinodular hiperfuncionante («tóxico»)
Adenoma hiperfuncionante («tóxico»)
SECUNDARIA
Adenoma hipofisario secretor de TSH (infrecuente)*
No asociada con hipertiroidismo
Tiroiditis granulomatosa subaguda (*dolorosa*)
Tiroiditis linfocítica subaguda (*no dolorosa*)
Estruma ovárico (teratoma ovárico con tiroides)
Tirotoxicosis facticia (ingesta exógena de tiroxina)

TSH, hormona estimulante del tiroides.
*Asociada con incremento de TSH; *el resto de las causas de tirotoxicosis se asocian con un descenso de TSH.*

- *Síntomas constitucionales.* La piel de los individuos tirotóxicos tiende a ser blanda, caliente y enrojecida, la intolerancia al calor y la sudoración excesiva son frecuentes. El incremento de la actividad simpática y el hipermetabolismo producen *pérdida de peso a pesar de un apetito aumentado.*
- *Gastrointestinal.* La estimulación del intestino produce hipermotilidad, malabsorción y diarrea.
- *Cardíaco.* Las palpitaciones y la taquicardia son frecuentes; los pacientes ancianos pueden desarrollar insuficiencia cardíaca congestiva debido a la agravación de una enfermedad cardíaca preexistente.
- *Neuromuscular.* Los pacientes con frecuencia experimentan nerviosismo, temblor e irritabilidad. Casi el 50% desarrolla debilidad muscular proximal (*miopatía tiroidea*).
- *Manifestaciones oculares.* Debido a la hiperestimulación de los músculos elevadores palpebrales superiores, se produce una mirada fija y amplia y una retracción palpebral (Fig. 20-6). Sin embargo, la verdadera *oftalmopatía tiroidea* asociada con proptosis es una característica que sólo se observa en la enfermedad de Graves.

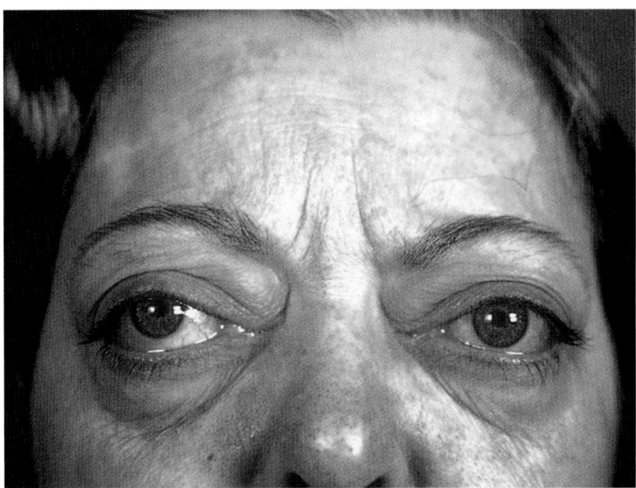

Figura 20-6

Paciente con hipertiroidismo. Una de las características de esta enfermedad es la mirada fija con ojos muy abiertos, debida a hiperactividad del sistema nervioso simpático. En la enfermedad de Graves, una de las causas más importantes de hipertiroidismo, la acumulación de tejido conectivo laxo por detrás de los globos oculares contribuye también al aspecto protruyente de los ojos.

- La *tormenta tiroidea* es un término para designar el comienzo abrupto de un hipertiroidismo grave. Esta entidad ocurre sobre todo en individuos con enfermedad de Graves subyacente (descrita más adelante), probablemente debida a una elevación aguda de la concentración de catecolaminas, como lo que sucede durante el estrés. La tormenta tiroidea es una urgencia médica: un número importante de pacientes no tratados muere por arritmias cardíacas.
- El *hipertiroidismo apático* se refiere a la tirotoxicosis que se produce en pacientes ancianos, en los cuales la edad elevada y las diversas comorbilidades pueden enmascarar las características típicas del exceso de hormonas tiroideas observadas en pacientes más jóvenes. El diagnóstico de tirotoxicosis en estos individuos generalmente se hace mediante estudios de laboratorio solicitados por una pérdida de peso inexplicada o empeoramiento de una enfermedad cardiovascular.

El diagnóstico de hipertiroidismo se basa en las características clínicas y en los datos de laboratorio. La medición de la concentración sérica de TSH utilizando técnicas sensibles aporta una prueba de detección única, muy útil para el hipertiroidismo, dado que la concentración de TSH está disminuida incluso en estadios precoces, cuando la enfermedad puede todavía ser subclínica. En los casos infrecuentes de hipertiroidismo asociado a la hipófisis o el hipotálamo (secundario), la concentración de TSH puede ser normal o estar elevada. Un valor de TSH bajo se asocia generalmente con concentraciones altas de T_4 libre. En personas concretas, el hipertiroidismo se produce predominantemente por un incremento de las concentraciones circulantes de T_3 (toxicosis T_3). En estos casos, la concentración de T_4 libre puede estar disminuida y las medidas directas de T_3 sérica pueden ser útiles. Una vez que se ha confirmado el diagnóstico de tirotoxicosis por una combinación de mediciones de TSH y de hormonas tiroideas libres, con frecuencia resulta útil la medición de la captación de yodo radiactivo por parte de la glándula tiroides para determinar la etiología. Por ejemplo, puede haber un incremento de la captación de forma difusa en toda la glándula (enfermedad de Graves), un incremento de la captación en un nódulo solitario (adenoma tóxico) o un descenso en la captación (tiroiditis).

HIPOTIROIDISMO

El hipotiroidismo se produce por un trastorno estructural o funcional que interfiere con la producción de concentraciones adecuadas de hormona tiroidea. Como en el caso del hipertiroidismo, este trastorno con frecuencia puede dividirse en categorías, primario y secundario, dependiendo de si el hipotiroidismo se debe a una anomalía intrínseca del tiroides o a una enfermedad hipotalámica o hipofisaria (Tabla 20-3).

Tabla 20-3 Causas de hipotiroidismo

Primarias
Postablativas: cirugía, terapia con yodo radiactivo, radiación externa
Tiroiditis de Hashimoto*
Deficiencia de yodo*
Defectos congénitos de biosíntesis (bocio dishormonogénico)*
Fármacos (litio, yodo, ácido *p*-aminosalicílico)*
Anomalías raras del desarrollo del tiroides (disgenesia tiroidea)
Secundaria
Insuficiencia hipofisaria o hipotalámica (infrecuente)

*Asociado con crecimiento del tiroides («hipotiroidismo bocioso»). La tiroiditis de Hashimoto y el hipotiroidismo postablativo son responsables de la mayoría de los casos de hipotiroidismo, sobre todo en regiones con una ingesta dietética adecuada de yodo.

Las manifestaciones clínicas del hipotiroidismo incluyen cretinismo y mixedema. El *cretinismo* se refiere a un hipotiroidismo desarrollado en el período de lactancia o en la infancia precoz. Este trastorno era anteriormente bastante frecuente en zonas del mundo donde eran endémicas las deficiencias dietéticas en yodo incluyendo el Himalaya, China, África y otras zonas montañosas. Hoy en día es menos frecuente por la complementación extensa de yodo en los alimentos. En raras ocasiones, el cretinismo puede también deberse a trastornos innatos del metabolismo (p. ej., deficiencias enzimáticas) que interfieren con la biosíntesis de concentraciones normales de hormonas tiroideas (cretinismo esporádico). Las características clínicas del cretinismo incluyen trastornos del desarrollo del sistema esquelético y del sistema nervioso central, con un retraso mental grave, estatura corta, características faciales típicas como lengua protuberante y hernia umbilical. La gravedad del trastorno mental en el cretinismo parece estar directamente influida por el momento en que se produce el déficit tiroideo en el útero. Normalmente, las hormonas maternas que son críticas para el desarrollo del cerebro fetal son la T_3 y la T_4, que cruzan la placenta. Si existe el déficit tiroideo materno antes del desarrollo de la glándula tiroides fetal, el retraso mental es grave. Por el contrario, la reducción en las hormonas tiroideas maternas en un período más tardío del embarazo, después del desarrollo del tiroides fetal, permite un desarrollo cerebral normal.

El hipotiroidismo que se desarrolla en niños mayores y adultos produce una enfermedad conocida como *mixedema*, o enfermedad de Gull. Fue por primera vez relacionada con una disfunción tiroidea en 1873 por sir William Gull en un artículo que trataba sobre el desarrollo de un «estado cretinoide» en adultos. Las manifestaciones del mixedema incluyen apatía generalizada con lentitud mental que, en estadios precoces de la enfermedad, puede simular una depresión. Los individuos con mixedema son apáticos, intolerantes al frío y, con frecuencia, obesos. Existen acumulaciones de edema rico en mucopolisacáridos en la piel, en el tejido subcutáneo y en diversas vísceras, lo que provoca un ensanchamiento y abotargamiento de las estructuras faciales, con agrandamiento de la lengua y agravamiento de la voz. La motilidad intestinal está disminuida provocando estreñimiento. Los derrames pericárdicos son frecuentes; en estadios posteriores el corazón aumenta de tamaño y puede sobrevenir insuficiencia cardíaca.

Los estudios de laboratorio son esenciales en el diagnóstico de una sospecha de hipotiroidismo dada la naturaleza inespecífica de los síntomas. *La medición de la TSH sérica es la prueba de detección más sensible para este trastorno.* La TSH está aumentada en el hipotiroidismo primario debido a la pérdida de una inhibición de la retroalimentación sobre la hormona liberadora de tirotropina (TRH) y la producción de TSH por el hipotálamo y la hipófisis, respectivamente. La concentración de TSH no está aumentada en personas con hipotiroidismo debido a una enfermedad hipotalámica o hipofisaria primaria. La T_4 sérica está disminuida en individuos con hipotiroidismo de cualquier origen.

TIROIDITIS

La tiroiditis, o inflamación de la glándula tiroides, comprende un amplio grupo de trastornos caracterizados por algún tipo de inflamación tiroidea. Estas enfermedades incluyen afecciones que producen una enfermedad aguda con dolor tiroideo grave (p. ej., tiroiditis infecciosa, tiroiditis granulomatosa subaguda) y trastornos en los cuales hay relativamente poca inflamación, y la enfermedad se manifiesta principalmente por una disfunción tiroidea (tiroiditis linfocítica subaguda [no dolorosa] y fibrosa [Riedel]). Este apartado se centra en los tipos más frecuentes y clínicamente más importantes de tiroiditis: 1) tiroiditis de Hashimoto (o tiroiditis linfocítica crónica); 2) tiroiditis granulomatosa subaguda, y 3) tiroiditis linfocítica subaguda.

Tiroiditis linfocítica crónica (Hashimoto)

La tiroiditis de Hashimoto es la causa más frecuente de hipotiroidismo en zonas del mundo donde las concentraciones de yodo son suficientes. Se caracteriza por una insuficiencia gradual del tiroides debida a una destrucción autoinmunitaria de la glándula. Este trastorno es más probable entre los 45 y 65 años de edad y más frecuente en mujeres que en varones, con un predominio femenino de 10:1 a 20:1. A pesar de que es una enfermedad de mujeres mayores, también puede presentarse en niños y es la causa más frecuente de bocio no endémico en niños.

Patogenia. La tiroiditis de Hashimoto es una enfermedad autoinmunitaria en la cual la característica principal es la depleción progresiva de células epiteliales tiroideas (tirocitos), que son reemplazadas gradualmente por una infiltración celular mononuclear y por fibrosis. Los mecanismos inmunológicos múltiples pueden contribuir a la muerte de los tirocitos (Fig. 20-7), aunque el suceso desencadenante parece ser una sensibilización de los linfocitos T cooperadores CD4+ autorreactivos frente a antígenos tiroideos. Los mecanismos efectores para la muerte de los tirocitos son los siguientes:

- La posible reacción de linfocitos T CD4+ frente a antígenos tiroideos, produciendo citocinas –sobre todo interferón γ (IFN-γ)– que promueve una inflamación y activa los macrófagos, como ocurre en las reacciones de hipersensibilidad retardada. El daño del tiroides se debe a los productos tóxicos de las células inflamatorias.
- Muerte celular mediada por linfocitos T CD8+ citotóxicos: los linfocitos T citotóxicos CD8+ pueden reconocer antígenos de las células tiroideas y matarlas.
- La unión de anticuerpos antitiroideos seguida de una citotoxicidad mediada por células citolíticas naturales (*natural killer*, NK) se ha implicado como otro mecanismo de muerte de los tirocitos, al encontrarse células NK en los infiltrados celulares. Sin embargo, no se ha probado la importancia de este mecanismo.

Existe un importante *componente genético* en la patogenia de esta enfermedad. La tiroiditis de Hashimoto se produce con frecuencia en familiares de primer grado, y otros miembros de la familia no afectados con frecuencia tienen autoanticuerpos tiroideos circulantes. Los estudios de asociación han notificado relaciones entre los alelos HLA-DR3 y HLA-DR5 y la tiroiditis de Hashimoto, aunque estas asociaciones suelen ser débiles. También se han relacionado diversos genes no HLA con la enfermedad tiroidea autoinmunitaria, incluyendo genes que codifican para el receptor inhibidor de linfocitos T CTLA-4 aunque, una vez más, estas asociaciones son débiles y de significado incierto.

Morfología

Macroscópicamente, el tiroides generalmente se agranda de forma difusa y simétrica aunque en algunos casos también se han observado agrandamientos localizados. La cápsula está intacta y la glándula está bien diferenciada en las estructuras adyacentes. La superficie de corte es pálida, de aspecto grisáceo, firme y algo friable. La exploración microscópica muestra una infiltración diseminada del parénquima por un **infiltrado inflamatorio** mononuclear que contiene linfocitos pequeños, células plasmáticas y **centros germinales** bien desarrollados (Fig. 20-8). Los folículos tiroideos están atróficos y recubiertos en muchas áreas por células epiteliales que se distinguen por la presencia de citoplasma abundante eosinófilo y granular, denominadas **células de Hürthle** u **oxifílicas**. Ésta es una respuesta metaplásica del epitelio folicular cuboide bajo frente a un daño continuo; ultraestructuralmente, las células de Hürthle se caracterizan por numerosas mitocondrias prominentes. También está aumentado el tejido conectivo intersticial y puede ser abundante. Con menor frecuencia, el tiroides es pequeño y atrófico como resultado de una fibrosis más extensa (**variante fibrosante**). Contrariamente a lo que ocurre en la tiroiditis de Riedel, la fibrosis no se extiende más allá de la cápsula glandular.

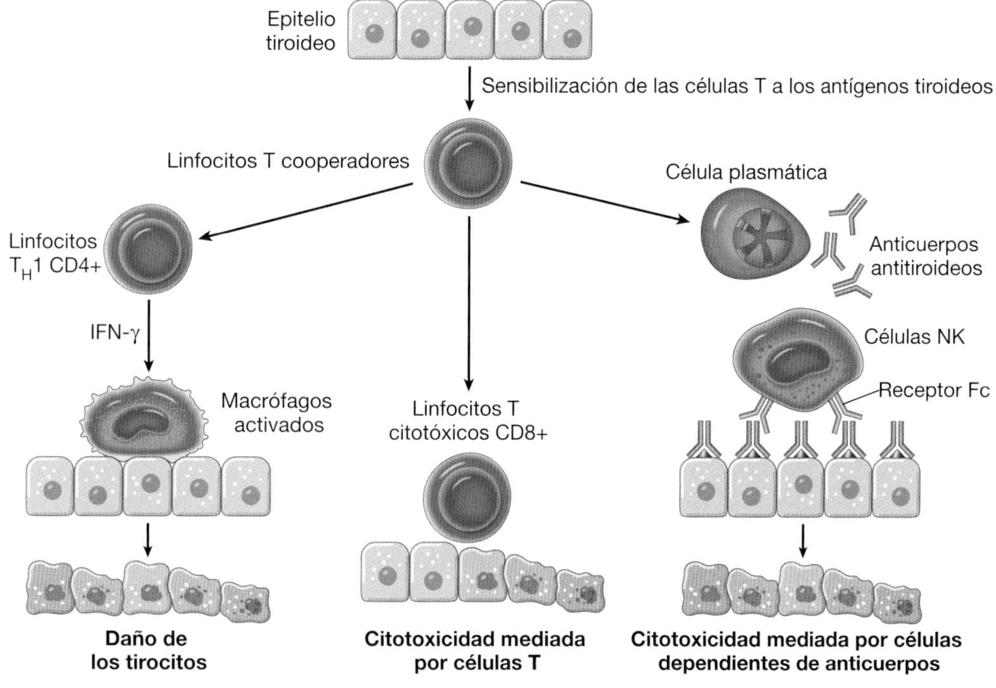

Figura 20-7

Patogenia de la tiroiditis de Hashimoto. La sensibilización de los linfocitos T cooperadores CD4+ autorreactivos frente a antígenos tiroideos parece ser responsable de iniciar los fenómenos de todos los mecanismos propuestos de la muerte celular tiroidea. Los linfocitos T cooperadores CD4+ sensibilizados se diferencian entonces a linfocitos T_H1 que producen reacciones de hipersensibilidad de tipo retardado o estimulan una respuesta de linfocitos T citotóxicos y ayudan a los linfocitos B (no mostrado) a convertirse en células plasmáticas secretoras de anticuerpos.

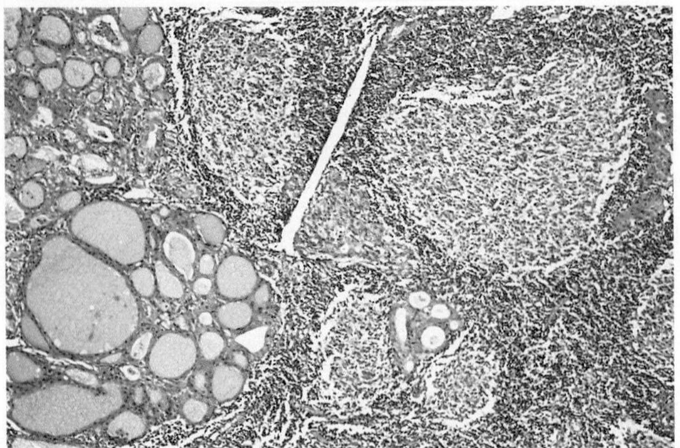

Figura 20-8

Microfotografía de la tiroiditis de Hashimoto. El parénquima tiroideo contiene un infiltrado linfoide denso con centros germinales. También se ven folículos tiroideos residuales tapizados por células de Hürthle intensamente eosinofílicas.

Características clínicas. La tiroiditis de Hashimoto se manifiesta clínicamente como una *tiromegalia no dolorosa, generalmente asociada con cierto grado de hipotiroidismo*, en mujeres de mediana edad. El agrandamiento de la glándula es generalmente simétrico y difuso, pero en algunos casos puede ser lo suficientemente localizado para hacer sospechar una neoplasia. En la evolución clínica habitual, se desarrolla gradualmente un hipotiroidismo. Sin embargo, *en algunos casos, puede estar precedido de una tirotoxicosis transitoria* provocada por una disrupción de los folículos tiroideos, con una liberación secundaria de hormonas tiroideas («Hashitoxicosis»). Durante esta fase, las concentraciones de T_4 y T_3 libres se elevan, y la TSH y la captación de yodo radiactivo disminuyen. Cuando se produce el hipotiroidismo, las concentraciones de T_4 y T_3 caen progresivamente, acompañadas de un incremento compensador de la TSH. Los pacientes con tiroiditis de Hashimoto con frecuencia tienen *otras enfermedades autoinmunitarias* y un *mayor riesgo de desarrollar linfomas no Hodgkin de células B*. Sin embargo, no se ha descrito un riesgo de desarrollar neoplasias epiteliales tiroideas.

Tiroiditis granulomatosa subaguda (de De Quervain)

La tiroiditis granulomatosa subaguda, también conocida como tiroiditis de De Quervain, es mucho menos frecuente que la enfermedad de Hashimoto. Es más frecuente entre los 30 y los 50 años de edad, y al igual que otras formas de tiroiditis, ocurre con mayor frecuencia en mujeres que en varones. Se cree que la tiroiditis subaguda es debida a una *infección vírica* o a un proceso inflamatorio posvírico. La mayoría de los pacientes tiene antecedentes de infección de las vías altas respiratorias justo antes del comienzo de la tiroiditis. En contraste con la enfermedad tiroidea autoinmunitaria, la respuesta inmunológica no se autoperpetúa, con lo cual el proceso es limitado.

Morfología

La glándula es firme, con una cápsula intacta y puede agrandarse de forma unilateral o bilateral. Histológicamente, existe una disrupción de los folículos tiroideos, con extravasación de coloide, lo que provoca un infiltrado polimorfo nuclear que a veces está reemplazado por linfocitos, células plasmáticas y macrófagos. El coloide extravasado provoca una reacción granulomatosa, con células gigantes exuberantes, algunas de ellas con fragmentos de coloide. La curación se produce por una resolución de la inflamación y la fibrosis.

Características clínicas. El comienzo de esta forma de tiroiditis es, con frecuencia, agudo, caracterizado por *dolor* en el cuello (sobre todo al tragar), fiebre, malestar y agrandamiento variable del tiroides. Se puede producir un hipertiroidismo transitorio como en otras causas de tiroiditis, como resultado de la disfunción de los folículos tiroideos y de la liberación excesiva de hormonas tiroideas. Las pruebas de función tiroidea son similares a las encontradas en las tirotoxicosis asociadas con otras formas de tiroiditis. El recuento leucocitario y la velocidad de sedimentación están aumentados. Con la progresión de la enfermedad y de la destrucción glandular puede aparecer una fase de hipotiroidismo transitorio. La afección es habitualmente autolimitada y los pacientes vuelven a un estado eutiroideo en unas 6 u 8 semanas.

Tiroiditis linfocítica subaguda

La tiroiditis linfocítica subaguda también es conocida como tiroiditis «silente» o «indolora»; en un subgrupo de pacientes, el comienzo de la enfermedad ocurre después del embarazo (*tiroiditis posparto*). Esta enfermedad es de etiología probablemente autoinmunitaria, dado que se encuentran autoanticuerpos antitiroideos en la mayoría de los pacientes. Afecta sobre todo a mujeres de mediana edad, que presentan una masa en el cuello *indolora* o características de exceso de hormonas tiroideas. Existe una fase inicial de tirotoxicosis (probablemente secundaria al daño del tejido tiroideo) seguida de una vuelta a un estado eutiroideo en unos pocos meses. Las pacientes con un episodio de tiroiditis posparto tienen mayor riesgo de recurrencia en embarazos ulteriores. En una minoría de los individuos afectados, la enfermedad puede progresar a hipotiroidismo. Exceptuando un agrandamiento simétrico leve de la glándula, el tiroides puede aparecer normal en la inspección macroscópica. Las características histológicas consisten en una infiltración linfocítica e hiperplasia de centros germinales dentro del parénquima tiroideo; contrariamente a la tiroiditis de Hashimoto, no suele observarse una atrofia folicular o una metaplasia con células de Hürthle.

Otras formas de tiroiditis

A continuación se describen dos variantes infrecuentes:

- La *tiroiditis de Riedel* es una enfermedad infrecuente de etiología desconocida, caracterizada por una fibrosis extensa del tiroides y de las estructuras contiguas del cuello. La presencia de una masa tiroidea dura y fija puede simular clínicamente una neoplasia tiroidea. Puede asociarse con una fibrosis idiopática en otros lugares del cuerpo, como en el retroperitoneo. La presencia de autoanticuerpos antitiroideos en la mayoría de los pacientes sugiere una etiología autoinmunitaria.
- La *tiroiditis por palpación*, provocada por una palpación clínica vigorosa de la glándula tiroides, se debe a una

disrupción folicular multifocal asociada con células inflamatorias crónicas y formación ocasional de células gigantes. Contrariamente a la tiroiditis de De Quervain, no están presentes anomalías de la función tiroidea y la tiroiditis por palpación suele ser un hallazgo fortuito en muestras resecadas por otros motivos.

RESUMEN

Tiroiditis

• La tiroiditis linfocítica crónica (Hashimoto) es la causa más frecuente de hipotiroidismo en regiones donde las cantidades dietéticas de yodo son insuficientes.
• La tiroiditis de Hashimoto es una enfermedad autoinmunitaria, caracterizada por una destrucción progresiva del parénquima tiroideo, cambios con «células de Hürthle» e infiltrados mononucleares (linfoplasmocitarios) con o sin fibrosis extensa.
• Múltiples mecanismos autoinmunitarios son responsables de la enfermedad de Hashimoto, incluyendo citotoxicidad mediada por linfocitos T CD8+, citocinas (IFN-γ) y anticuerpos antitiroideos.
• La tiroiditis granulomatosa subaguda (De Quervain) es una enfermedad autolimitada, probablemente secundaria a una infección vírica, y se caracteriza por dolor y la presencia de una inflamación granulomatosa en el tiroides.
• La tiroiditis linfocítica subaguda con frecuencia se produce después del embarazo (tiroiditis posparto), es típicamente dolorosa y se caracteriza por una inflamación linfocítica del tiroides.

ENFERMEDAD DE GRAVES

En 1835, Robert Graves notificó por sus observaciones una enfermedad caracterizada por «palpitaciones violentas y prolongadas en mujeres» asociadas con un agrandamiento de la glándula tiroides. *La enfermedad de Graves es la causa más frecuente de hipertiroidismo endógeno*, y se caracteriza por una tríada de manifestaciones:

• *Tirotoxicosis*, causada por un agrandamiento difuso y un tiroides hiperfuncionante en todos los casos.
• En alrededor del 40% de los pacientes se observa una *oftalmopatía* infiltrativa con el consiguiente exoftalmos.
• En una minoría de los casos se observa una *dermopatía* infiltrativa localizada (a veces denominada *mixedema pretibial*).

La enfermedad de Graves tiene un pico de incidencia entre los 20 y los 40 años, *siendo las mujeres afectadas siete veces más que los varones*. Es una enfermedad muy frecuente, presente en el 1,5 al 2% de las mujeres en Estados Unidos. Los factores genéticos son importantes como causa de la enfermedad de Graves. Los familiares de pacientes afectados tienen una mayor incidencia de esta enfermedad, y la tasa de concordancia en gemelos monocigotos es del 60%. Como ocurre en otros trastornos autoinmunitarios, existe una susceptibilidad genética para la enfermedad de Graves asociada con la presencia de ciertos haplotipos HLA, específicamente HLA-B8 y DR3, y variantes alélicas (polimorfismos) en los genes que codifican para el receptor inhibidor de linfocitos T CTLA-4 y de la fosfatasa de tiroxina PTPN22.

Patogenia. *La enfermedad de Graves es una enfermedad autoinmunitaria* en la que una diversidad de anticuerpos puede estar presente en el suero incluyendo anticuerpos frente al receptor de TSH, de los peroxisomas tiroideos y tiroglobulina. De ellos, los *autoanticuerpos frente al receptor de TSH desempeñan una función central en la patogenia* de la enfermedad, e incluyen:

• *Inmunoglobulina estimulante del tiroides*: anticuerpo IgG que se une al receptor de TSH y simula la acción de la TSH, estimulando la adenil ciclasa, provocando un incremento consiguiente de la liberación de hormonas tiroideas. Casi todas las personas con enfermedad de Graves tienen cantidades detectables de este anticuerpo frente al receptor de TSH. Este receptor es relativamente específico de la enfermedad de Graves, en contraste con los anticuerpos frente a tiroglobulina y peroxidasa tiroidea.
• *Inmunoglobulinas estimulantes del crecimiento tiroideo* (TGI): también dirigidas frente al receptor de TSH, las TGI se han implicado en la proliferación del epitelio folicular del tiroides.
• *Inmunoglobulinas inhibidoras de la unión-TSH* (TBII): estos anticuerpos antirreceptor de TSH impiden la unión normal de TSH a su receptor en las células epiteliales tiroideas. De esta forma, algunas formas de TBII simulan la acción de la TSH, provocando la estimulación de la actividad de las células epiteliales tiroideas, mientras que otros tipos pueden *inhibir* la función de las células tiroideas. No es frecuente encontrar la coexistencia de inmunoglobulinas estimulantes e inhibidoras en el suero del mismo paciente, pero es un hallazgo que podría explicar por qué algunos pacientes con enfermedad de Graves pueden desarrollar espontáneamente episodios de hipotiroidismo.

El desencadenante para el inicio de la reacción autoinmunitaria de la enfermedad de Graves sigue siendo incierto, aunque el mecanismo subyacente parece ser una ruptura en la tolerancia en los linfocitos T cooperadores, provocando la producción de autoanticuerpos anti-TSH. También está implicado un fenómeno autoinmunitario mediado por linfocitos T en el desarrollo de la *oftalmopatía infiltrativa* característica de la enfermedad de Graves. En la oftalmopatía de Graves, el volumen del tejido conectivo retroorbitario y de los músculos extraoculares aumenta como resultado de diversas causas: 1) importante infiltración del espacio retroorbitario por células mononucleares, predominantemente linfocitos T; 2) edema e hinchazón inflamatorio de los músculos extraoculares; 3) acumulación de componentes de la matriz extracelular, especialmente glucosaminoglucanos hidrofílicos como el ácido hialurónico y el condroitín sulfato, y 4) aumento del número de adipocitos (infiltración grasa). Estos cambios desplazan el glóbulo ocular hacia delante y pueden interferir con la función de los músculos extraoculares.

Los trastornos autoinmunitarios del tiroides abarcan un abanico en el cual la enfermedad de Graves, caracterizada por la hiperfunción del tiroides, se encuentra en un extremo y la enfermedad de Hashimoto, manifestándose como hipotiroidismo, en el otro. Algunas veces, el hipertiroidismo puede ocurrir en una tiroiditis de Hashimoto preexistente (*hashitoxicosis*), mientras que otras veces, individuos con enfermedad de Graves pueden desarrollar espontáneamente hipofunción tiroidea; en ocasiones, algunas familias pueden experimentar la coexistencia de enfermedad de Hashimoto y de Graves entre los miembros afectados. Tampoco es sorprendente que existan ciertos elementos de superposición histológica entre los trastornos autoinmunitarios tiroideos (infiltrado prominente de células linfoides intratiroideas con formación de centros germinales). En ambos trastornos, la frecuencia de otras enfermedades autoinmunitarias como el lupus eritematoso sistémico, la anemia perniciosa, la diabetes tipo 1 y la enfermedad de Addison está aumentada.

Morfología

En el caso típico de enfermedad de Graves, la glándula tiroides está agrandada de forma difusa por la presencia de **hipertrofia e hiperplasia difusa** de las células epiteliales foliculares del tiroides. La glándula es generalmente blanda y suave y su cápsula está intacta. Microscópicamente, las células epiteliales foliculares en los casos no tratados son altas, columnares y más numerosas de lo normal. Este apelotonamiento, con frecuencia produce formación de pequeñas papilas que se proyectan hacia la luz folicular (Fig. 20-9). Estas papilas carecen de ejes fibrovasculares, en contraste con los carcinomas papilares. El coloide dentro de la luz folicular es pálido y con bordes festoneados. El intersticio muestra infiltrados linfoides constituidos predominantemente por linfocitos T, con pocos linfocitos B y células plasmáticas maduras; los centros germinales son frecuentes. El tratamiento preoperatorio altera la morfología del tiroides en la enfermedad de Graves. Por ejemplo, la administración preoperatoria de yodo produce involución del epitelio y de la acumulación de coloide al bloquear la secreción de tiroglobulina; con esta administración continuada, se produce una fibrosis de la glándula.

Los cambios de los tejidos extratiroideos incluyen una hiperplasia linfoide generalizada. En individuos con oftalmopatía, los tejidos de la órbita están edematosos, por la presencia de glucosaminoglucanos hidrofílicos. Además, existe una infiltración de linfocitos, la mayoría linfocitos T. Los músculos de la órbita están edematosos inicialmente pero después sufren una fibrosis en la evolución de la enfermedad. La dermopatía, si está presente, se caracteriza por un engrosamiento de la dermis, como resultado del depósito de glucosaminoglucanos e infiltración linfocitaria.

Características clínicas. Las manifestaciones clínicas de la enfermedad de Graves incluyen aquellas de otras formas de tirotoxicosis (comentadas anteriormente) así como las asociadas específicamente con la enfermedad de Graves: *hiperplasia difusa del tiroides, oftalmopatía y dermopatía.* El grado de tirotoxicosis varía de un caso a otro y en ocasiones puede ser menos importante que otras manifestaciones de la enfermedad. El agrandamiento difuso del tiroides está presente en todos los casos de la enfermedad de Graves. La tiromegalia es generalmente blanda y simétrica, aunque puede ser asimétrica. El incremento de flujo de sangre a través de la glándula hiperactiva con frecuencia produce un soplo audible. La hiperactividad simpática produce una mirada fija e intensa característica y una retracción palpebral. La oftalmopatía de Graves provoca una protrusión anormal del globo ocular (exoftalmos). Los músculos extraoculares suelen ser débiles. El exoftalmos puede persistir o progresar independientemente del tratamiento exitoso de la tirotoxicosis, provocando en ocasiones trastornos corneales. La dermopatía infiltrativa, o mixedema pretibial, es más frecuente en la piel de los tobillos, donde se produce un engrosamiento e induración de ésta. Las lesiones cutáneas pueden presentar pápulas ligeramente pigmentadas o nódulos y suelen tener una textura en piel de naranja. Los hallazgos de laboratorio en la enfermedad de Graves incluyen elevación de la T_4 y T_3 libres y disminución de la concentración sérica de TSH. Debido al estímulo continuo de los folículos tiroideos por las inmunoglobulinas antiestimulantes del tiroides, la captación de yodo radiactivo está aumentada y las gammagrafías con yodo marcado muestran una captación *difusa* de éste.

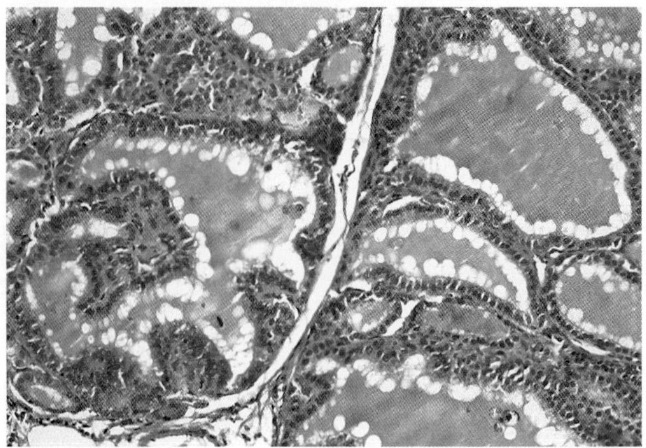

Figura 20-9

Microfotografía de una glándula hiperplásica en el caso de la enfermedad de Graves. Los folículos están tapizados por células epiteliales columnares que se proyectan hacia las luces de los folículos. Estas células reabsorben activamente coloide en el centro de los folículos, provocando un aspecto «festoneado» de los bordes del coloide.

RESUMEN

Enfermedad de Graves

- La enfermedad de Graves, la causa más frecuente de hipertiroidismo endógeno, se caracteriza por la tríada de tirotoxicosis, oftalmopatía y dermopatía.
- La enfermedad de Graves es una enfermedad autoinmunitaria provocada por la activación de células epiteliales tiroideas por autoanticuerpos frente al receptor de TSH, que simulan la acción de la TSH.
- En la enfermedad de Graves, el tiroides se caracteriza por una hipertrofia e hiperplasia difusas de los folículos e infiltrados linfoides; la oftalmopatía y dermopatía se caracterizan por depósito de glucosaminoglucanos e infiltrados linfoides.
- Los hallazgos de laboratorio incluyen elevaciones séricas de T_3 y T_4 libres y descenso sérico de TSH.

BOCIO DIFUSO Y MULTINODULAR

El crecimiento del tiroides, o bocio, es la manifestación más frecuente de la enfermedad tiroidea. *Los bocios difusos y mul-*

tinodulares reflejan una alteración en la síntesis de hormona tiroidea, provocada con frecuencia por un déficit dietético de yodo. Los trastornos de la síntesis de hormona tiroidea provocan un incremento compensador de la TSH sérica que, a su vez, provoca hipertrofia e hiperplasia de las células foliculares tiroideas y, por último, aumento de tamaño de la glándula tiroides. El incremento compensatorio en la masa funcional de la glándula puede compensar el déficit hormonal, asegurando un estado metabólico *eutiroideo* en la gran mayoría de los individuos. Si el trastorno subyacente es lo suficientemente grave (p. ej., trastorno congénito biosintético), las respuestas compensatorias pueden ser inadecuadas para superar el trastorno de la síntesis hormonal provocando un *hipotiroidismo con bocio.* El grado de agrandamiento tiroideo es proporcional al nivel y a la duración del déficit hormonal tiroideo. Los bocios se producen con distribución endémica y esporádica.

El *bocio endémico* se produce en zonas geográficas donde el suelo, el agua y el aporte alimentario contienen pocas cantidades de yodo. El término *endémico* se utiliza cuando el bocio está presente en más del 10% de la población de una zona concreta. Esto es particularmente frecuente en zonas montañosas del mundo, incluyendo el Himalaya y los Andes. Con la mayor disponibilidad de suplementos de yodo en la dieta, la frecuencia y la gravedad de los bocios endémicos han disminuido significativamente. El *bocio esporádico* ocurre con menor frecuencia que el bocio endémico. La enfermedad es más frecuente en mujeres que en varones, con un pico de incidencia en la pubertad o en la etapa de adulto joven, donde existe un incremento fisiológico de demanda de T_4. El bocio esporádico puede deberse a diversas causas, incluyendo la ingestión de sustancias que interfieren con la síntesis de hormonas tiroideas en algún nivel, como un exceso de calcio y de verduras pertenecientes a la familia Brassicaceae (crucíferas) (p. ej., coles, coliflor, coles de Bruselas y nabos). En otros casos, el bocio se debe a defectos hereditarios enzimáticos que interfieren con la síntesis de hormonas tiroideas (*bocio dishormonogénico*). Sin embargo, en la mayoría de los casos, la causa del bocio esporádico no está aclarada.

Morfología

En la mayoría de los casos, la hipertrofia e hiperplasia de las células foliculares tiroideas inducidas por TSH produce inicialmente un agrandamiento difuso y simétrico de la glándula (**bocio difuso**). Los folículos están revestidos por células columnares agrupadas, que pueden formar proyecciones similares a las observadas en la enfermedad de Graves. Si aumenta la ingesta dietética de yodo, o si disminuye la demanda de hormonas tiroideas, el epitelio folicular estimulado involuciona para formar una glándula agrandada rica en coloide (**bocio coloide**). La superficie de corte del tiroides en estos casos es generalmente marrón, algo vidriosa y traslúcida. Microscópicamente, el epitelio folicular puede ser hiperplásico en estadios precoces de la enfermedad o aplanado y cuboide durante períodos de involución. En estos períodos, el coloide es abundante. Con el tiempo, los episodios recurrentes de hiperplasia e involución se combinan para producir un agrandamiento más irregular del tiroides, denominado **bocio multinodular**. Prácticamente, todos los bocios simples de larga duración se convierten en bocios multinodulares. Pueden ser no tóxicos o pueden inducir tirotoxicosis (**bocio tóxico multinodular**). La patogenia de los nódulos en los bocios multinodulares tiene muchas similitudes con los sucesos moleculares implicados en la formación de las neoplasias benignas del tiroides (p. ej., adenomas foliculares). Dado que las células tiroideas normales son heterogéneas en su respuesta frente a la TSH y su capacidad de replicarse, el desarrollo de nódulos puede reflejar la evolución clonal y la emergencia subsiguiente de un clon de células con ventajas proliferativas. En concordancia con este modelo, pueden coexistir nódulos policlonales y monoclonales dentro del mismo bocio multinodular, habiéndose producido este último como resultado de la adquisición de una anomalía genética que favorece el crecimiento. Los bocios multinodulares son glándulas multilobuladas asimétricamente agrandadas, que pueden alcanzar tamaños masivos. Al corte, se encuentran nódulos irregulares que contienen cantidades variables de coloide marrón gelatinoso (Fig. 20-10). Los cambios regresivos son bastante frecuentes, sobre todo en lesiones antiguas, e incluyen áreas de fibrosis, hemorragia, calcificación y cambios quísticos. El aspecto microscópico incluye folículos ricos en coloide revestidos por un epitelio plano inactivo, y zonas de hipertrofia e hiperplasia epitelial folicular acompañadas por los cambios regresivos citados anteriormente.

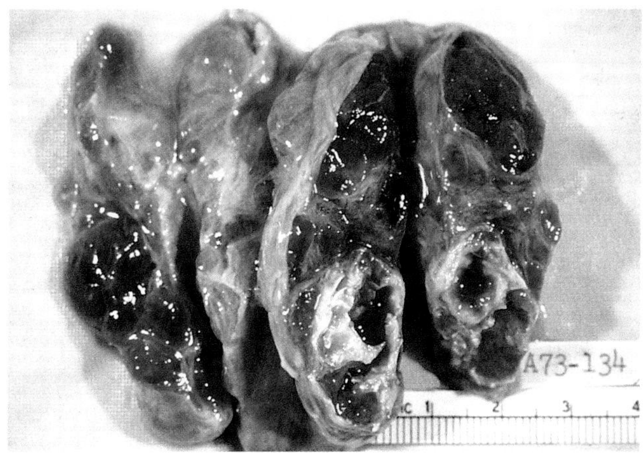

Figura 20-10

Bocio multinodular. La glándula es toscamente nodular y contiene zonas de fibrosis y cambios quísticos. Obsérvese el coloide marrón gelatinoso característico de esta entidad («bocio coloide»).

Características clínicas. Las características clínicas dominantes del bocio son las debidas al *efecto masa* del aumento de tamaño glandular. Además de los problemas cosméticos obvios del agrandamiento de una masa tiroidea, el bocio también puede producir una obstrucción de la vía aérea, disfagia y compresión de los grandes vasos del cuello y de la parte superior de tórax. En una minoría de pacientes, un nódulo hiperfuncionante («tóxico») puede desarrollarse en un bocio de larga duración, provocando un *hipertiroidismo.* Esta entidad, conocida como *síndrome de Plummer* no se acompaña de oftalmopatía infiltrativa, ni de la dermopatía característica de la enfermedad de Graves. Con menor frecuencia, el bocio puede asociarse a una evidencia clínica de *hipotiroidismo.* Los bocios son también clínicamente significativos por su capacidad de enmascarar o simular trastornos neoplásicos del tiroides.

NEOPLASIAS DEL TIROIDES

La glándula tiroides es origen de una diversidad de neoplasias que van desde adenomas benignos circunscritos a carcinomas anaplásicos muy agresivos. Desde un punto de vista clínico, la posibilidad de una enfermedad neoplásica es mayor en individuos que tienen *nódulos tiroideos*. Afortunadamente, la gran mayoría de los nódulos solitarios del tiroides suelen ser lesiones benignas, ya sean adenomas foliculares o enfermedades localizadas no neoplásicas (p. ej., hiperplasia nodular, quiste simple o focos de tiroiditis). Los carcinomas de tiroides, por el contrario, son infrecuentes, representando menos del 1% de los nódulos tiroideos solitarios. Varios criterios clínicos aportan una clave sobre la naturaleza de un nódulo tiroideo concreto:

- Los *nódulos solitarios*, en general, son más probablemente neoplásicos que los nódulos múltiples.
- Los *nódulos en un paciente joven* tienen más probabilidad de ser neoplásicos que en los pacientes ancianos.
- Los *nódulos en varones* tienen más probabilidad de ser neoplásicos que en mujeres.
- Un antecedente de tratamiento con *radiación* de cabeza y cuello se asocia con una incidencia incrementada de neoplasia tiroidea.
- Los nódulos que captan yodo radiactivo en los estudios de imagen (*nódulos calientes*) tienen más probabilidad de ser benignos que malignos.

Sin embargo, estas estadísticas son tendencias generales y son de menor importancia en la valoración de un individuo concreto, en el cual el diagnóstico a tiempo de una neoplasia puede ser vital. Finalmente, la valoración morfológica de un nódulo tiroideo concreto, realizado por punción mediante aspiración con aguja fina y por estudio histológico del parénquima tiroideo resecado quirúrgicamente, aporta la información definitiva sobre su naturaleza. En los siguientes apartados hablaremos de las principales neoplasias tiroideas, incluyendo adenomas y carcinomas de diversos tipos.

Adenomas

Los adenomas de tiroides son neoplasias benignas procedentes del epitelio folicular. Como en el caso de todas las neoplasias tiroideas, los adenomas foliculares suelen ser solitarios. Clínica y morfológicamente pueden ser difíciles de distinguir, por un lado de los nódulos hiperplásicos y, por otro lado, de los carcinomas foliculares, menos frecuentes. Aunque la amplia mayoría de los adenomas son no funcionantes, una pequeña proporción produce hormonas tiroideas (adenomas tóxicos) y provocan tirotoxicosis clínicamente evidente.

Patogenia. *La vía de señalización del receptor de TSH* desempeña una función importante en la patogenia de los adenomas tóxicos. *Mutaciones somáticas activadoras («ganancia de función») en uno de los dos componentes de señalización* –la mayoría de las veces, el propio receptor de TSH y con menor frecuencia la subunidad α de la G_s– conllevan una producción excesiva crónica de AMPc, generando células que tienen una ventaja de crecimiento. Esto provoca una expansión clonal de células epiteliales dentro del adenoma folicular, que puede producir de forma autónoma hormona tiroidea y provocar síntomas de un exceso tiroideo. Alrededor del 20% de los adenomas foliculares tiene mutaciones puntuales en la familia de oncogenes *RAS*, que también han sido identificados en aproximadamente la mitad de los carcinomas foliculares. Este hallazgo ha planteado la posibilidad de que algunos adenomas pueden evolucionar a carcinomas.

Morfología

El adenoma tiroideo típico es una lesión **solitaria**, esférica, que comprime el tiroides adyacente no neoplásico. Las células neoplásicas se desmarcan del parénquima adyacente por una **cápsula intacta bien definida** (Fig. 20-11). **Estas características son importantes para diferenciarlos de los bocios multinodulares**, que contienen múltiples nódulos en su superficie de corte (incluso aunque el paciente tenga características clínicas de un nódulo solitario dominante), no comprimen el parénquima tiroideo adyacente, y no contienen una cápsula bien delimitada. Microscópicamente, las células constituyentes se ordenan en folículos uniformes que contienen coloide (Fig. 20-12). El patrón de crecimiento folicular dentro del adenoma es generalmente bastante distinto del tiroides no neoplásico adyacente y ésta es otra característica diferencial de

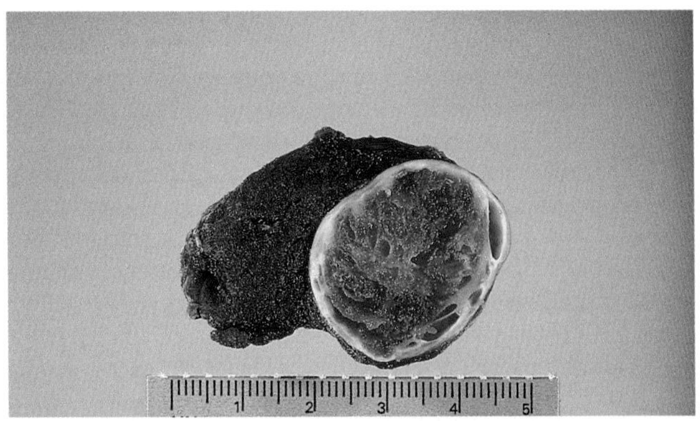

Figura 20-11

Adenoma folicular del tiroides. Se observa un nódulo solitario bien circunscrito.

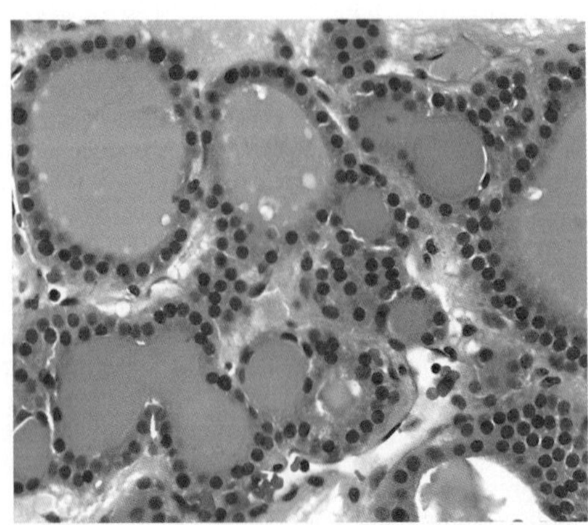

Figura 20-12

Microfotografía de adenoma folicular. Folículos bien diferenciados que recuerdan el parénquima tiroideo normal.

los bocios multinodulares, en los cuales el parénquima tiroideo no afectado y nodular demuestra patrones de crecimiento similares. El cambio papilar no es una característica típica de los adenomas y, si está presente, debería hacer sospechar un carcinoma papilar encapsulado (descrito más adelante). Las células neoplásicas son uniformes, con bordes celulares bien definidos. Ocasionalmente, las células neoplásicas adquieren un citoplasma granular eosinófilo brillante (cambios oxifílicos o células de Hürthle) (Fig. 20-13); la presentación clínica y el comportamiento de un **adenoma de células de Hürthle** no son diferentes de los adenomas convencionales. Al igual que los tumores endocrinos de otras localizaciones anatómicas, los adenomas foliculares benignos pueden, en ocasiones, mostrar pleomorfismo nuclear focal, atipia y nucléolos prominentes (**atipia endocrina**); en sí mismo, esto no constituye una característica de malignidad. La característica principal de todos los adenomas foliculares es la presencia de una cápsula intacta bien formada que rodea el tumor. **La valoración cuidadosa de la integridad de la cápsula es, por tanto, crítica en la diferenciación de los adenomas foliculares frente a los carcinomas foliculares**, que muestran una invasión capsular y/o vascular (ver más adelante).

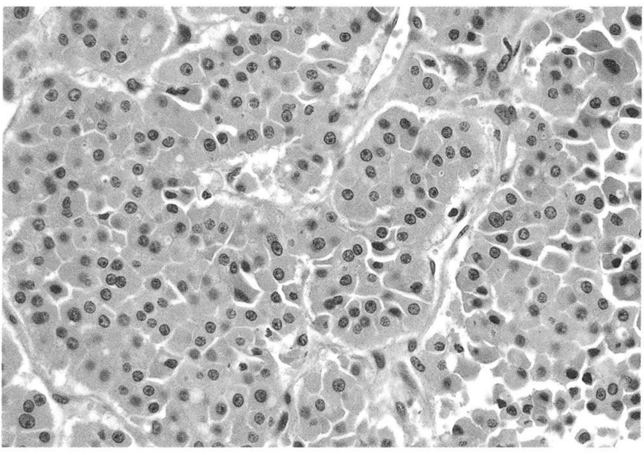

Figura 20-13

Adenoma de células de Hürthle. Una visión de gran aumento muestra que el tumor está compuesto por células con un citoplasma eosinófilo abundante y núcleos regulares pequeños. (Por cortesía de la doctora Mary Sunday, Brigham and Women's Hospital, Boston, Massachusetts.)

Características clínicas. La mayoría de los adenomas del tiroides se presentan como nódulos indoloros, con frecuencia descubiertos por una exploración física habitual. Las grandes masas pueden producir síntomas locales como dificultad para tragar. Como ya se ha descrito anteriormente, los individuos con adenomas tóxicos pueden tener características de tirotoxicosis. Tras la inyección de yodo radiactivo, la mayoría de los adenomas captan yodo con menos avidez que el parénquima tiroideo normal. Por tanto, en la gammagrafía, los adenomas aparecen como nódulos «fríos» en comparación con la glándula tiroides adyacente normal. Sin embargo, los adenomas tóxicos pueden aparecer como nódulos «templados» o «calientes» en la gammagrafía. En alrededor del 10% de los nódulos «fríos» se demuestra malignidad. Por el contrario, la malignidad es prácticamente inexistente en los nódulos calientes. Las técnicas adicionales empleadas en la valoración preoperatoria de los adenomas son la ecografía y la punción aspirativa con aguja fina. Dada la necesidad de valorar la integridad capsular, *el diagnóstico definitivo del adenoma tiroideo sólo puede realizarse con una exploración histológica minuciosa de la muestra resecada.* Por tanto, los adenomas sospechosos del tiroides se extirpan quirúrgicamente para descartar malignidad. Los adenomas tiroideos tienen un pronóstico excelente y no recidivan ni producen metástasis.

Carcinomas

Los carcinomas del tiroides clínicamente significativos son relativamente infrecuentes en Estados Unidos, siendo responsables de menos del 1% de las muertes relacionadas con cáncer; sin embargo, no es infrecuente detectar un tumor microscópico (clínicamente silente) como un hallazgo fortuito en la autopsia. La mayoría de los casos de carcinoma de tiroides se presentan en adultos, aunque algunas formas, particularmente los carcinomas papilares, pueden presentarse en la infancia. Se ha observado un predominio en mujeres entre los pacientes que desarrollan carcinoma de tiroides en la etapa adulta precoz y media, probablemente relacionado con la expresión de receptores estrogénicos en el epitelio tiroideo neoplásico. Por el contrario, los casos que se presentan en la infancia y en la etapa tardía de la edad adulta tienen igual distribución en ambos sexos, probablemente debido a influencias exógenas (ver más adelante). Los principales subtipos de carcinomas de tiroides y sus frecuencias relativas son los siguientes:

- Carcinoma papilar (del 75 al 85% de los casos).
- Carcinoma folicular (del 10 al 20%).
- Carcinoma medular (5%).
- Carcinomas anaplásicos (< 5%).

La mayoría de los carcinomas tiroideos surgen del epitelio folicular, exceptuando los carcinomas medulares; estos últimos proceden de células parafoliculares o C. Debido a las características clínicas y biológicas únicas asociadas con cada variante de carcinoma tiroideo, estos subtipos serán descritos de forma separada después de la descripción de la patogenia.

Patogenia. Se han implicado tanto factores genéticos como ambientales en la patogenia de los cánceres tiroideos.

Variables genéticas. Están implicadas influencias genéticas en formas familiares y no familiares («esporádicas») de los cánceres tiroideos. Los cánceres medulares tiroideos familiares son responsables de la mayoría de los casos hereditarios de cáncer de tiroides, mientras que los cánceres papilares y foliculares son muy infrecuentes. Diferentes genes están implicados en la patogenia de variantes histológicas concretas.

- *Carcinomas papilares de tiroides.* Dos alteraciones genéticas principales están implicadas en la patogenia de los carcinomas papilares tiroideos –reordenamientos cromosómicos y mutaciones puntuales–. Notablemente, estas alteraciones producen la activación de vías oncogénicas similares –la vía de señalización de la proteincinasa activadora mitogénica (MAP)– y, por tanto, se producen en subtipos de tumores no superpuestos. Los reordenamientos cromosómicos que implican al gen *RET* del receptor de la tirosina cinasa (localizado en el cromosoma 10q11) ocurren en aproximadamente la quinta parte de los carcinomas papilares. Estos reordenamientos producen una nueva fusión de genes, conocidos como *ret/PTC* (ret/carcinoma tiroideo papilar), que activan de forma constitutiva el gen *RET* y la vía de señalización de la cinasa MAP. La frecuencia de los reordenamientos ret/PTC es significativamente superior en los cánceres papilares presentes en niños y en los debidos a exposición a radiación. La proteína RET es un receptor tirosina cinasa que desempeña una función esencial en el desarrollo de células neuroendocrinas. El gen *NTRK1* (receptor 1 de la tirosina cinasa neurotropa, localizado en el cromosoma 1q) se reordena de forma similar en, aproximadamente, un 5 a un 10% de los carcinomas papilares. En contraposición a estos reordenamientos cromosómicos, aproximadamente un tercio de todos los carcinomas tiroideos papilares contiene mutaciones puntuales del oncogén *BRAF*, que también activa la vía de señalización MAP cinasa.

- *Carcinomas foliculares de tiroides*. Aproximadamente la mitad de los carcinomas foliculares tiene mutaciones en los oncogenes de la familia *RAS* (*HRAS, NRAS* y *KRAS*). Recientemente se ha descrito una translocación específica entre *PAX-8*, una pareja de genes de homeosecuencia (*homeobox*) importante en el desarrollo del tiroides, y un gen que codifica para el receptor activado del proliferador de peroxisoma γ1 (*PPARγ1*), un receptor nuclear hormonal implicado en la diferenciación terminal de las células. La fusión *PAX8-PPARγ1* ocurre en aproximadamente un tercio de los carcinomas foliculares, específicamente aquellos cánceres con una translocación t(2;3) (q13;p25), que permite la yuxtaposición de porciones de ambos genes. Los carcinomas foliculares parecen surgir de dos patrones moleculares diferentes y prácticamente no solapados: los tumores portan ya sea una mutación *RAS* o una fusión *PAX8-PPARγ1*; rara vez, ambas anomalías genéticas están presentes en el mismo caso.
- *Carcinomas medulares de tiroides*. Los carcinomas medulares surgen de las células parafoliculares C del tiroides. Los carcinomas medulares del tiroides familiares se producen en el contexto de una neoplasia endocrina múltiple tipo 2 (ver más adelante) y se asocian con mutaciones en línea germinal del protooncogén *RET*, provocando una activación constitutiva del receptor. Las mutaciones de *RET* también se observan en cánceres medulares de tiroides no familiares (esporádicos). Los reordenamientos cromosómicos como las translocaciones *ret/PTC*, notificados en los cánceres papilares, no se observan en los carcinomas medulares.
- *Carcinomas anaplásicos*. Estos tumores muy agresivos y letales pueden surgir *de novo* o por «desdiferenciación» de un carcinoma papilar o folicular bien diferenciado. Las mutaciones puntuales que inactivan el gen supresor tumoral *p53* son infrecuentes en los carcinomas de tiroides bien diferenciados pero frecuentes en los tumores anaplásicos.

Variables ambientales. La exposición a radiaciones ionizantes, sobre todo durante las dos primeras décadas de la vida, representa una de las influencias más importantes que predisponen para el desarrollo del cáncer tiroideo. En el pasado, la terapia con radiación se utilizaba de forma habitual en el tratamiento de diversas lesiones de cabeza y cuello en lactantes y niños, incluyendo la hipertrofia amigdalar reactiva, el acné y la tiña del cuero cabelludo. Alrededor del 9% de las personas tratadas de esta forma durante la infancia desarrolló neoplasias tiroideas, generalmente varias décadas después de la exposición. La incidencia de carcinoma de tiroides es sustancialmente mayor, además, entre los supervivientes de las bombas atómicas en Japón y aquellos expuestos a radiaciones ionizantes después del desastre de la central nuclear de Chernóbil. *La mayor parte de los cánceres que han surgido en este contexto son carcinomas papilares de tiroides y casi todos tienen reordenamientos del gen RET.* El bocio multinodular de larga evolución se ha sugerido como factor predisponente ya que las zonas con bocio endémico relacionado con deficiencia de yodo tienen una mayor prevalencia de carcinomas foliculares.

Carcinoma papilar

Como se ha descrito anteriormente, los carcinomas papilares representan la forma más frecuente de cáncer tiroideo. Pueden aparecer a cualquier edad, y representan la mayoría de los carcinomas tiroideos asociados con la exposición previa a radiación ionizante.

Morfología

Los carcinomas papilares pueden presentarse como lesiones solitarias o multifocales dentro del tiroides. En algunos casos, pueden estar bien circunscritos e incluso encapsulados; en otros, infiltran el parénquima adyacente con márgenes mal definidos. Las lesiones pueden contener áreas de fibrosis y calcificación y con frecuencia son quísticas. Al corte, pueden aparecer granulares y a veces contienen focos papilares discernibles microscópicamente (Fig. 20-14A). El diagnóstico definitivo de un carcinoma papilar se realiza únicamente después de la exploración microscópica. Como suele decirse, **el diagnóstico del carcinoma papilar se basa en las características nucleares** incluso en ausencia de arquitectura papilar. Los núcleos de las células del carcinoma papilar contienen cromatina muy finamente dispersa, que produce un aspecto **ópticamente claro**, dando lugar a la denominación de núcleos en «vidrio esmerilado» o en «ojo de la huerfanita Annie» (Fig. 20-14C, D). Además, las invaginaciones del citoplasma dan el aspecto de inclusiones intranucleares (de ahí el término **seudoinclusiones**). En muchos casos, está presente una **arquitectura papilar** (Fig. 20-14B) aunque algunos tumores están compuestos predominante o exclusivamente por folículos; estas **variantes foliculares** siguen comportándose biológicamente como carcinomas papilares si contienen las estructuras nucleares descritas. Cuando están presentes, las papilas del carcinoma papilar se diferencian de las observadas en las áreas de hiperplasia. A diferencia de las lesiones papilares hiperplásicas, las papilas neoplásicas tienen ejes densos fibrovasculares. Con frecuencia están presentes estructuras con calcificación concéntrica, denominadas **cuerpos de psammoma**, dentro de las papilas. También son frecuentes focos de infiltración linfática dentro del tumor, pero la invasión de los vasos sanguíneos es relativamente infrecuente, sobre todo en las lesiones pequeñas. En casi la mitad de los casos se producen metástasis a ganglios linfáticos cervicales adyacentes.

Características clínicas. Los carcinomas papilares son tumores no funcionantes y, por tanto, se presentan con frecuencia como una masa indolora del cuello, ya sea dentro del tiroides o como metástasis en los ganglios linfáticos cervicales. La presencia de una metástasis ganglionar cervical aislada no parece tener una influencia significativa en el pronóstico generalmente bueno de estas lesiones. En una minoría de pacientes,

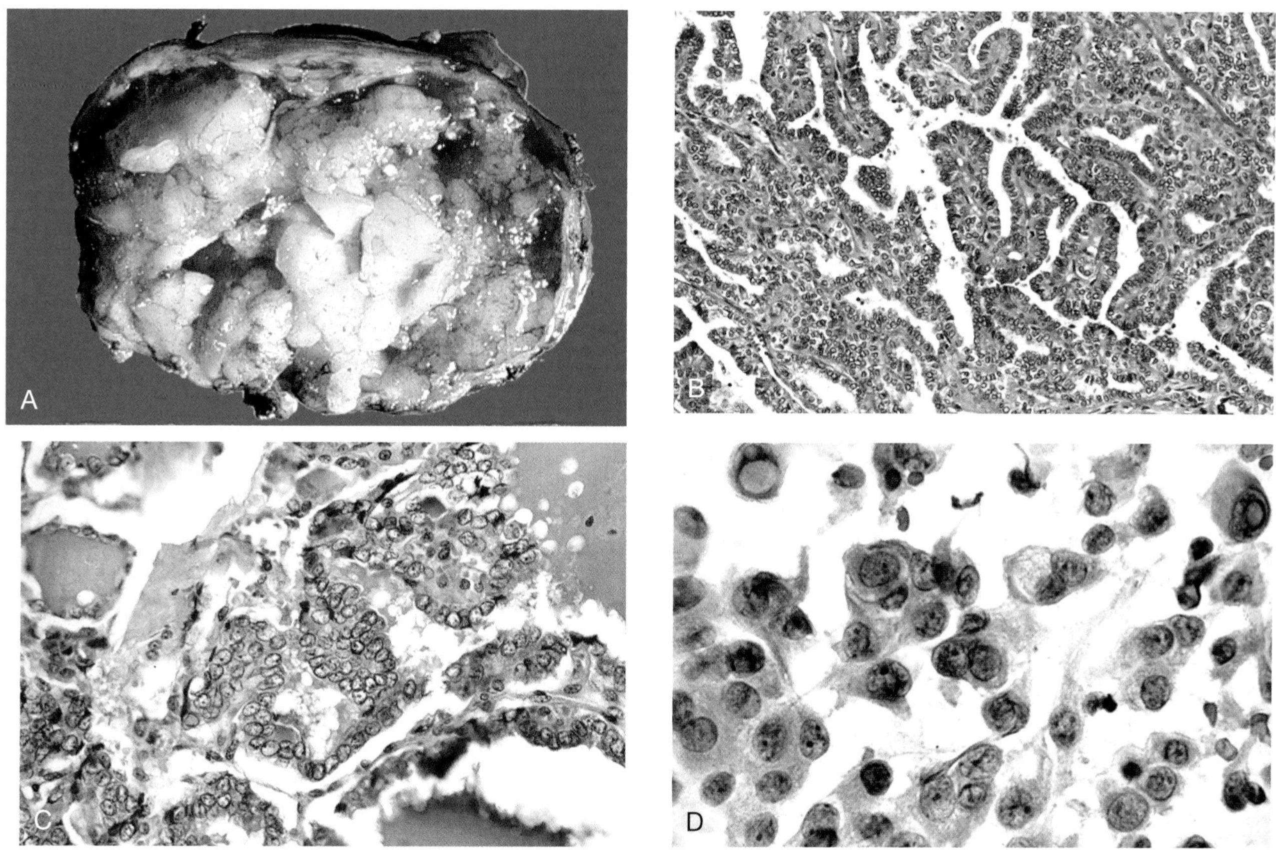

Figura 20-14

Carcinoma papilar del tiroides. **A**, un carcinoma papilar con estructuras papilares microscópicamente visibles. Este ejemplo en particular contiene papilas bien formadas (**B**), tapizadas por células con núcleos característicamente de aspecto vacío, a veces llamado núcleo en «ojos de la huerfanita Annie» (**C**). **D**, células obtenidas por aspiración con aguja fina de carcinoma papilar. Son visibles las inclusiones intranucleares características en algunas de las células aspiradas. (Por cortesía del doctor S. Gokasalan, Department of Pathology, University of Texas, Southwestern Medical School, Dallas, Texas.)

las metástasis hematógenas se encuentran en el momento del diagnóstico, sobre todo en el pulmón. Los carcinomas papilares son lesiones indolentes, con tasas de supervivencia a los 10 años superiores al 95%. En general, el pronóstico es menos favorable entre personas ancianas y en pacientes con invasión de tejidos extratiroideos o con metástasis a distancia.

Carcinoma folicular

Los carcinomas foliculares son la segunda forma más frecuente de cáncer tiroideo. Generalmente aparecen a una edad más avanzada que los carcinomas papilares, con un pico de incidencia en la mitad de la edad adulta. La incidencia del carcinoma folicular aumenta en zonas con deficiencia dietética de yodo, lo que sugiere que, en algunos casos, el bocio nodular puede predisponer al desarrollo de esta neoplasia. La alta frecuencia de mutaciones *RAS* en los adenomas foliculares y en los carcinomas sugiere que pueden ser tumores relacionados.

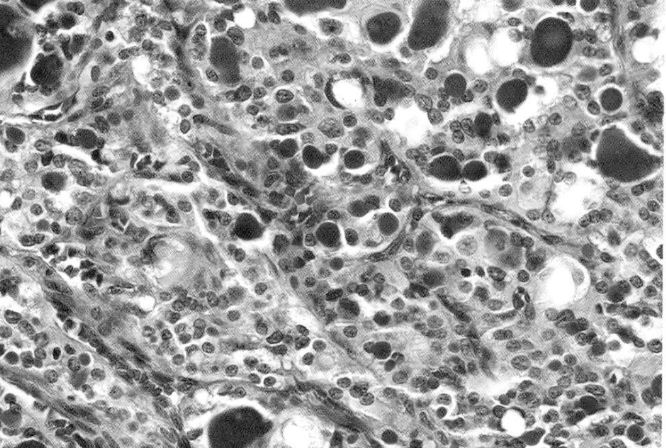

Figura 20-15

Carcinoma folicular de tiroides. Unas pocas luces glandulares contienen coloide reconocible.

Morfología

Microscópicamente, la mayoría de los carcinomas foliculares están compuestos por células bastante uniformes que forman folículos pequeños, que son reminiscencias del tiroides normal (Fig. 20-15); en otros casos, la diferenciación folicular puede ser menos evidente. Al igual que los adenomas foliculares, se pueden observar variantes de células de Hürthle en los carcinomas foliculares. Los carcinomas foliculares pueden ser muy infiltrantes o mínimamente invasivos. Estos últimos son lesiones muy bien delimitadas y puede ser imposible distinguirlos de los adenomas foliculares en la exploración macroscópica. **Esta diferenciación requiere un muestreo histológico amplio de la interfase tumor-cápsula-tiroides para excluir una invasión capsular y/o vascular** (Fig. 20-16). La invasión extensa del parénquima tiroideo adyacente hace obvio el diagnóstico de carcinoma en algunos casos. Como se ha descrito anteriormente, las lesiones foliculares en las cuales los núcleos tienen características típicas del carcinoma papilar deben considerarse carcinomas papilares.

Características clínicas. Los carcinomas foliculares se presentan, la mayoría de las veces, como nódulos «fríos» tiroideos solitarios; en casos raros, hiperfuncionantes. Estas neoplasias tienden a metastatizar por vía hemática hacia los pulmones, los huesos y el hígado. Las metástasis ganglionares regionales son infrecuentes, en contraste con los carcinomas papilares. Los carcinomas foliculares se tratan por escisión quirúrgica. Las metástasis bien diferenciadas pueden responder al yodo radiactivo que puede emplearse para identificar y destruir estas lesiones. Dado que las lesiones mejor diferenciadas pueden ser estimuladas por la TSH, los pacientes son tratados con hormonas tiroideas después de la cirugía para suprimir la TSH endógena.

Carcinoma medular

Los carcinomas medulares del tiroides son neoplasias neuroendocrinas derivadas de las células parafoliculares, o células C del tiroides. Al igual que las células C normales, los carcinomas medulares secretan calcitonina, cuya medición desempeña una función importante en el diagnóstico y el seguimiento postoperatorio de los pacientes. En algunos casos, las células tumorales elaboran hormonas polipeptídicas como somatostatina, serotonina y péptido intestinal vasoactivo (VIP). Los carcinomas medulares surgen *esporádicamente* en alrededor del 80% de los casos. El 20% restante son casos *familiares* que ocurren en el contexto de un síndrome MEN 2A o 2B, o carcinomas tiroideos medulares familiares (CTMF) sin una asociación con el síndrome MEN, como se describe más adelante. Hay que recordar que las formas medulares familiares y esporádicas tienen mutaciones activadoras *RET*. Los carcinomas medulares esporádicos, así como los CTMF, ocurren en adultos con un pico de incidencia en la quinta o sexta décadas. Los casos asociados con MEN 2A o MEN 2B, por el contrario, ocurren en pacientes más jóvenes e incluso en la infancia.

Morfología

Los carcinomas medulares pueden presentarse como nódulos solitarios o como lesiones múltiples que afectan a ambos lóbulos tiroideos. En los casos familiares es particularmente frecuente la **localización multicéntrica**. Las lesiones mayores con frecuencia contienen zonas de necrosis y hemorragia y pueden extenderse a través de la cápsula del tiroides. Microscópicamente, los carcinomas medulares están compuestos por células poligonales, que forman nidos, trabéculas e incluso folículos. Los **depósitos celulares de amiloides**, producidos por moléculas de calcitonina alteradas, están presentes en la estroma en muchos casos (Fig. 20-17) y son la característica distintiva de estos tumores. La calcitonina es claramente demostrable tanto dentro del citoplasma de las células tumorales como en la estroma amiloidea por métodos inmunohistoquímicos. La microscopia electrónica muestra un número variable de gránulos electrodensos unidos a la membrana intracitoplasmática (Fig. 20-18). Una de las características peculiares de los carcinomas medulares familiares es la presencia de **hiperplasia multicéntrica de células C** en el parénquima tiroideo circundante, una característica generalmente ausente en las lesiones esporádicas. Mientras que los criterios precisos para definir lo que constituye una hiperplasia son variables, la presencia de múltiples grupos de células C en el parénquima debe hacer sospechar un tumor familiar, incluso aunque no se disponga de los antecedentes. Los focos de hiperplasia de células C parecen ser las lesiones precursoras de las que surgen los carcinomas medulares.

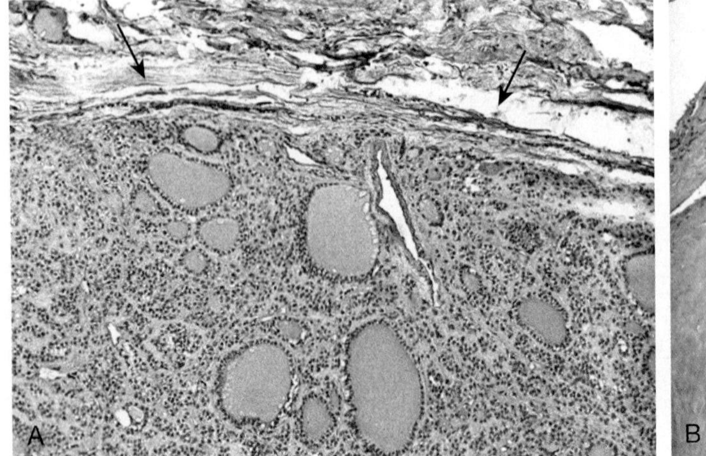

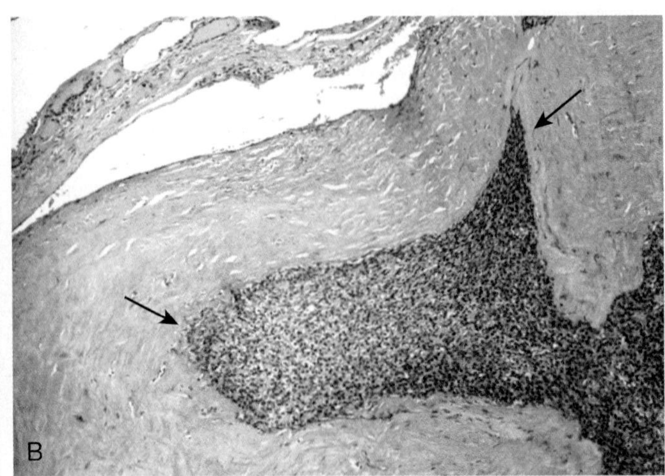

Figura 20-16

Invasión capsular en el carcinoma folicular. La evaluación de la integridad de la cápsula es crítica en la distinción de los adenomas foliculares frente a los carcinomas foliculares. En los adenomas (**A**) una cápsula fibrosa, generalmente delgada pero a veces muy prominente, rodea los folículos neoplásicos y no se observa invasión capsular (*flechas*); generalmente se observa en la parte externa de la cápsula una compresión del parénquima tiroideo normal (*arriba*). **B**, por el contrario, los carcinomas foliculares muestran invasión capsular (*flechas*) que puede ser mínima, como en este caso, o extensa, infiltrando estructuras locales del cuello.

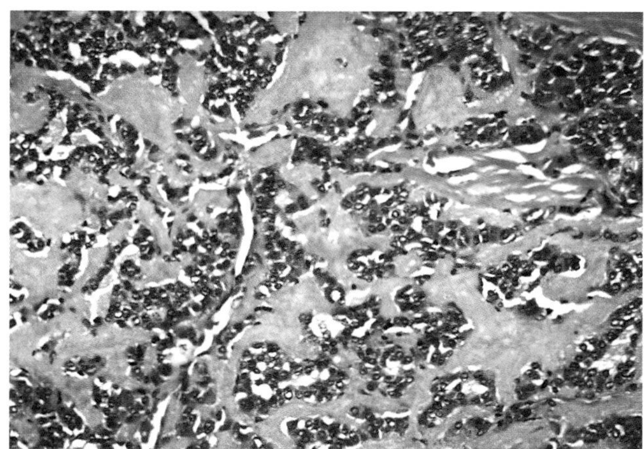

Figura 20-17

Carcinoma medular de tiroides. Estos tumores contienen típicamente amiloide, visible aquí como un material extracelular homogéneo, procedente de moléculas de calcitonina secretadas por las células neoplásicas.

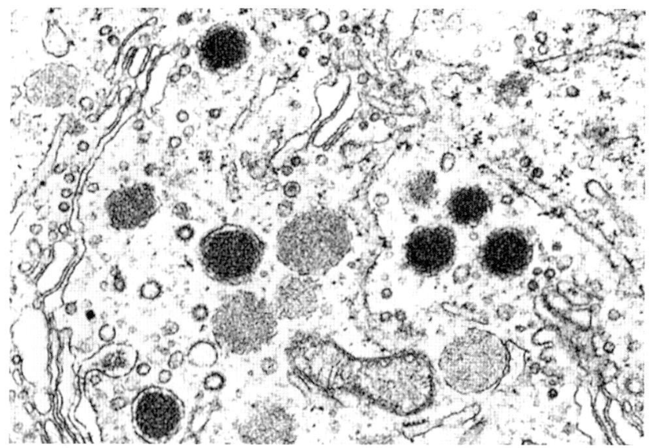

Figura 20-18

Microscopia electrónica de un carcinoma medular de tiroides. Estas células contienen gránulos secretores unidos a la membrana que son lugares de almacenamiento de la calcitonina u otros péptidos (ampliación original × 30.000).

Características clínicas. Los casos esporádicos de carcinoma medular se presentan como una masa en el cuello, algunas veces asociada con efectos de compresión como disfagia o afonía. En algunos casos, las manifestaciones iniciales son provocadas por la secreción de una hormona peptídica (p. ej., diarrea provocada por la secreción de VIP). Hay que destacar que la hipocalcemia no es característica, a pesar de la presencia de niveles elevados de calcitonina. El estudio de los familiares para detectar niveles elevados de calcitonina o mutaciones de *RET* permite la detección precoz de tumores en casos familiares. Como se describe al final de este capítulo, a todos los familiares con MEN-2 que portan mutaciones *RET* se les sugiere la tiroidectomía profiláctica para prevenir el desarrollo de carcinomas medulares; con frecuencia, el único hallazgo histológico del tiroides resecado en estos portadores asintomáticos es la presencia de hiperplasia de células C o pequeños carcinomas «micromedulares» (< 1 cm). Los estudios recientes han demostrado que mutaciones específicas de *RET* se correlacionan con un comportamiento agresivo de los carcinomas medulares.

Carcinomas anaplásicos

Los carcinomas anaplásicos del tiroides se encuentran entre los tumores humanos más agresivos, con una tasa de mortalidad casi uniforme. Los individuos con carcinoma anaplásico son más viejos que aquellos con otros tipos de cánceres tiroideos, con una media de edad de 65 años. Casi la mitad de los pacientes tiene antecedentes de bocio multinodular, mientras que el 20% de los pacientes con estos tumores tiene antecedentes de carcinoma indiferenciado; otro 20 a 30% tiene un tumor tiroideo diferenciado concurrente, con frecuencia un carcinoma papilar. Estos hallazgos han llevado a especular sobre la posibilidad de que el carcinoma anaplásico se desarrolle por una «desdiferenciación» de tumores más diferenciados como resultado de uno o más cambios genéticos, incluyendo la pérdida de función del gen supresor tumoral *p53*.

Morfología

Los carcinomas anaplásicos se presentan como masas abultadas que habitualmente crecen de forma rápida más allá de la cápsula tiroidea hacia las estructuras adyacentes del cuello. Microscópicamente, estas neoplasias están compuestas por células muy anaplásicas, que pueden tener diversos patrones histológicos, incluyendo 1) **células gigantes** grandes pleomórficas; 2) **células fusiformes** con un aspecto sarcomatoso; 3) tumores **mixtos** con células fusiformes y gigantes, y 4) **células pequeñas** similares a las observadas en los carcinomas de células pequeñas de otras localizaciones. Es poco probable que exista un verdadero carcinoma de células pequeñas en el tiroides y la mayoría de los tumores de «células anaplásicas pequeñas» han demostrado ser carcinomas medulares o linfomas. Focos de diferenciación papilar o folicular pueden estar presentes en algunos tumores, lo que sugiere una procedencia de un carcinoma mejor diferenciado.

Características clínicas. Los carcinomas anaplásicos crecen desenfrenadamente con independencia del tratamiento. Son frecuentes las metástasis a distancia pero en la mayoría de los casos la muerte se produce en menos de 1 año como resultado de un crecimiento local agresivo y de una compresión de estructuras vitales del cuello.

RESUMEN

Neoplasias tiroideas

- La mayoría de las neoplasias tiroideas se presentan como nódulos tiroideos solitarios; únicamente el 1% de todos los nódulos tiroideos son neoplásicos.
- Los adenomas foliculares son las neoplasias benignas más frecuentes, mientras que los carcinomas papilares son la neoplasia maligna más frecuente.
- Múltiples patrones genéticos están implicados en la carcinogénesis tiroidea. Alguna de las anomalías genéticas que son exclusivas de los cánceres tiroideos incluyen la fusión *PAX8-PPARγ1* (en el carcinoma folicular), reordenamientos cromosómicos que implican el on-

cogén *RET* (carcinomas papilares) y mutaciones de *RET* (carcinomas medulares).

- Los *adenomas y carcinomas foliculares* están compuestos por células epiteliales foliculares bien diferenciadas y se distinguen por la evidencia de invasión capsular y/o vascular en los últimos.
- Los *carcinomas papilares* se identifican por las características nucleares (núcleos en vidrio esmerilado, seudoinclusiones), incluso en el caso de ausencia de papilas. Los cuerpos de psammoma son una característica de los cánceres papilares; estas neoplasias metastatizan típicamente a la vía linfática pero su pronóstico es excelente.
- Los *cánceres medulares* son neoplasias no epiteliales procedentes de las células C parafoliculares y ocurren en contextos esporádicos (80%) y familiares (20%). Las características de los casos familiares son la distribución multicéntrica y la hiperplasia de las células C. Los depósitos de amiloide son un hallazgo histológico característico.
- Los *carcinomas anaplásicos* parecen surgir de una desdiferenciación de neoplasias más diferenciadas. Son cánceres muy agresivos y uniformemente letales.

GLÁNDULAS PARATIROIDES

Las glándulas paratiroides proceden de las bolsas faríngeas en desarrollo que también dan lugar al timo. Se encuentran normalmente en estrecha proximidad a los polos superior e inferior de cada lóbulo tiroideo, aunque pueden encontrarse en cualquier localización a lo largo de la vía descendente de las bolsas faríngeas, incluyendo el núcleo carotídeo y la parte anterior del mediastino. La mayoría de la glándula está compuesta por *células principales*. Las células principales varían en la tinción con hematoxilina y eosina (H y E), desde un aspecto rosado claro a rosado oscuro, dependiendo del contenido de glucógeno. Contienen gránulos secretores de *hormona paratiroidea* (PTH). *Las células oxifílicas* se encuentran a lo largo de la glándula paratiroidea normal ya sea de forma aislada o en pequeños agregados. Son ligeramente mayores que las células principales, tienen un citoplasma acidófilo y están cargadas de mitocondrias. *La actividad de las glándulas paratiroides se controla por la concentración de calcio libre (ionizado) en el flujo sanguíneo, más que por hormonas tropas secretadas por el hipotálamo y la hipófisis.* Normalmente, la disminución de la concentración de calcio libre estimula la síntesis y secreción de PTH que, a su vez:

- Activa los osteoclastos movilizando el calcio del hueso.
- Aumenta la reabsorción tubular renal de calcio.
- Aumenta la conversión de vitamina D a su forma activa dihidroxi vitamina D en los riñones.
- Aumenta la excreción urinaria de fosfato.
- Aumenta la absorción de calcio gastrointestinal.

El resultado neto de estas actividades es un incremento del nivel de calcio libre, que inhibe la secreción ulterior de PTH. Las anomalías en las glándulas paratiroides incluyen la hiperfunción y la hipofunción. *Los tumores de las glándulas paratiroides, contrariamente a otros tumores tiroideos, generalmente se hacen evidentes por la secreción excesiva de PTH más que por los efectos masa.*

HIPERPARATIROIDISMO

El hiperparatiroidismo se presenta en dos formas principales, *primario* y *secundario*, y con menor frecuencia, como un hiperparatiroidismo *terciario*. La primera entidad representa una hiperproducción autónoma espontánea de PTH, mientras que las dos últimas entidades típicamente se deben a un fenómeno secundario en individuos con insuficiencia renal crónica.

Hiperparatiroidismo primario

El hiperparatiroidismo primario es uno de los trastornos endocrinos más frecuentes, y es una causa importante de *hipercalcemia*. Se ha observado un incremento importante en la detección de casos en la segunda mitad del último siglo, debido sobre todo a la mayor disponibilidad y empleo de analizadores avanzados en la detección de electrólitos séricos. La frecuencia de presentación de las diversas lesiones paratiroideas subyacentes con hiperfunción es la siguiente:

- Adenoma, del 75 al 80%.
- Hiperplasia primaria (difusa o nodular), del 10 al 15%.
- Carcinoma de paratiroides, menos del 5%.

En más del 95% de los casos, el hiperparatiroidismo primario está provocado por adenomas paratiroideos esporádicos o hiperplasia esporádica. Los defectos genéticos identificados en el hiperparatiroidismo primario familiar incluyen síndromes de neoplasia endocrina múltiple, especialmente MEN-1 y MEN-2A (ver más adelante). La hipercalcemia hipocalciúrica familiar es una causa infrecuente de hiperparatiroidismo, provocada por mutaciones que inactivan el gen del receptor sensor de calcio (*CASR*) en las células paratiroideas provocando una secreción mantenida de PTH.

Patogenia molecular de los tumores paratiroideos. A pesar de que la descripción detallada de las alteraciones genéticas de los tumores paratiroideos se encuentra más allá del objetivo de este libro, cabe mencionar dos genes cuyas alteraciones se asocian frecuentemente con estos tumores. El primero, *PRAD 1* (refiriéndose al *gen de adenomatosis paratiroidea 1*), se localiza en el cromosoma 11q. El producto proteico del *PRAD 1* pertenece a la familia de los reguladores del ciclo celular, conocidos como ciclinas (la proteína se denomina ciclina D1). La sobreexpresión de ciclina D1 es frecuente en los tumores paratiroideos (adenomas y carcinomas), así como en la hiperplasia, y presumiblemente contribuye al crecimiento anormal. En el 10 al 20% de los adenomas, la activación del gen de ciclina D1 se produce por una inversión pericentromérica del cromosoma 11 que yuxtapone el *PRAD 1* con la región 5´ reguladora del gen de hormona paratiroidea, provocando de esta forma una sobreexpresión de la ciclina D1 en la glándula paratiroides. La segunda alteración frecuente afecta al gen supresor tumoral *MEN 1* en el cromosoma 11q13; mutaciones en línea germinal son responsables del síndrome *MEN 1*. Aproximadamente del 20 al 30% de los tumores paratiroideos no asociados con el síndrome *MEN 1* también tiene mutaciones demostrables en el gen *MEN 1*.

Morfología

Los cambios morfológicos observados en el hiperparatiroidismo primario incluyen los de las glándulas paratiroides así como los de otros órganos afectados por las concentraciones altas de calcio. En el 75 al 80% de los casos, una de las glándulas paratiroides contiene un **adenoma** solitario que, al igual que las paratiroides normales, se encuentra en estrecha proximidad a la glándula tiroides o en una localización ectópica (p. ej., el mediastino). El adenoma paratiroideo típico es un nódulo blando, bien delimitado, rodeado de una cápsula fina. **Por definición, los adenomas paratiroideos se encuentran casi de forma invariable en una única glándula** (Fig. 20-19) siendo las glándulas restantes de tamaño normal o incluso algo disminuidas de tamaño como resultado de la retroalimentación inhibitoria por las concentraciones elevadas de calcio sérico. La mayoría de los adenomas tiroideos pesan entre 0,5 y 5 g. Microscópicamente, los adenomas paratiroideos se componen predominantemente de células principales (Fig. 20-20). En la mayoría de los casos, también están presentes unos pocos nidos de células oxifílicas. Con frecuencia es visible una banda de tejido paratiroideo comprimido no neoplásico, generalmente separado por una cápsula fibrosa, en el borde del adenoma. Esto constituye un control interno útil, dado que las células principales del adenoma son mayores y muestran un tamaño nuclear mayor que las células principales normales. No es infrecuente encontrar núcleos atípicos y pleomórficos dentro de los adenomas (la denominada atipia endocrina), si bien esto no debe ser usado como un criterio de malignidad. Las figuras de mitosis son infrecuentes. Contrariamente al parénquima paratiroideo normal, el tejido adiposo destaca poco dentro del adenoma.

La hiperplasia paratiroidea es característicamente un proceso multiglandular. Sin embargo, en algunos casos, el aumento de tamaño puede ser sólo aparente en una o dos de las glándulas, complicando la diferenciación entre hiperplasia y adenoma. El peso combinado de todas las glándulas puede exceder 1 g, pero generalmente es menor. Microscópicamente, el patrón más frecuentemente observado es una hiperplasia de las células principales, que afecta a las glándulas de una manera difusa y multinodular. Con menor frecuencia, las células constitutivas contienen abundante citoplasma claro debido a la acumulación de glucógeno, situación denominada hiperplasia de células claras. Como en el caso de los adenomas, la estroma grasa es muy poco evidente dentro de los focos de hiperplasia.

Los **carcinomas paratiroideos** suelen ser tumores firmes y duros, que se adhieren al tejido circundante como resultado de fibrosis o crecimiento infiltrante (intraoperatoriamente, una glándula paratiroidea fibrosa y adherente suele ser la clave para el cirujano para sospechar un carcinoma más que un adenoma). Los carcinomas paratiroideos son mayores que los adenomas, casi siempre pesan más de 5 g y en ocasiones exceden los 10 g. Al igual que sus homólogos adenomatosos, los

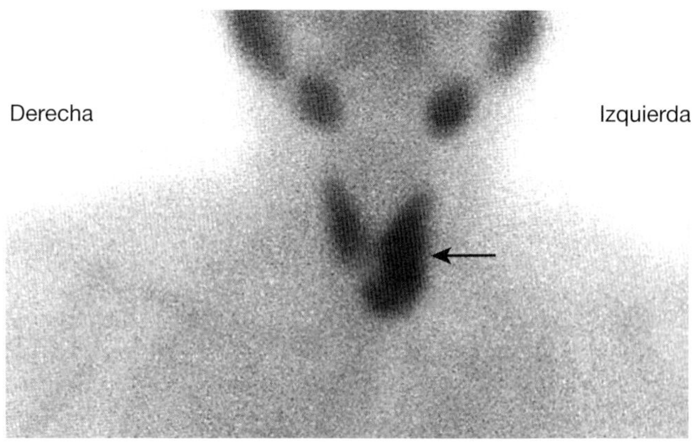

Figura 20-19

Gammagrafía con radio nucleótido tecnecio 99m sestamibi que demuestra un área de mayor captación que corresponde a la glándula paratiroidea inferior izquierda (*flecha*). El paciente tenía un adenoma paratiroideo. La gammagrafía preoperatoria es útil para localizar y distinguir los adenomas de la hiperplasia paratiroidea, en la que más de una glándula tiene una captación aumentada.

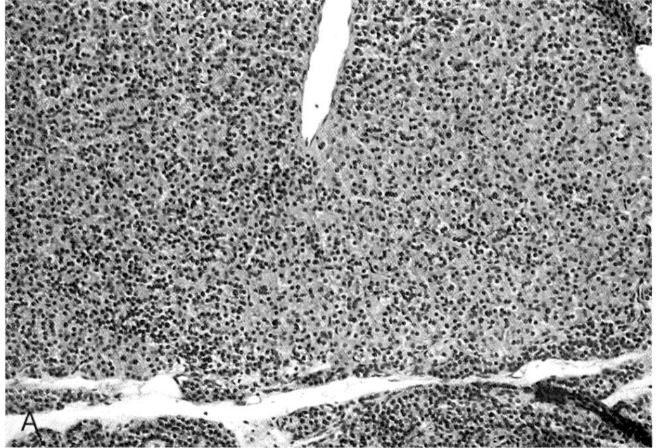

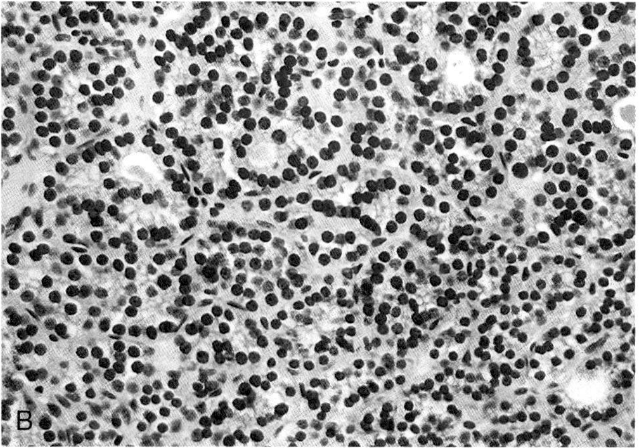

Figura 20-20

A, adenoma paratiroideo solitario de células principales (*visión a bajo aumento*) que muestra una delineación clara con respecto a la glándula residual inferior. **B**, detalle a gran aumento de un adenoma paratiroideo de células principales. Existe una leve variación en el tamaño nuclear y en la tendencia a la formación folicular, pero no anaplasia.

carcinomas paratiroideos son trastornos típicamente de una única glándula y en la mayoría de los casos predominan las células principales. Las características citológicas y la actividad mitótica pueden ser bastante variables, mostrando bastante solapamiento con los adenomas; por tanto, nada puede ser lo suficientemente fiable para diagnosticar los carcinomas paratiroideos. Los dos únicos criterios válidos de malignidad son la invasión de los tejidos circundantes y la diseminación metastásica.

Los cambios morfológicos en otros órganos que merecen mención se encuentran en el esqueleto y en los riñones. **Los cambios esqueléticos** incluyen prominencia de los osteoclastos, que a su vez erosionan la matriz ósea y movilizan las sales de calcio, sobre todo en las metáfisis de los huesos tubulares largos. La resorción ósea se acompaña de una actividad osteoblástica y formación de nuevas trabéculas óseas. En muchos casos, el hueso resultante contiene amplios espacios vacíos, con pequeñas trabéculas parecidas a las observadas en la osteoporosis. En los casos más graves, la corteza se encuentra muy adelgazada y la médula contiene un incremento de tejido fibroso acompañado por focos de hemorragia y formación de quistes (**osteítis fibrosa quística**). Los agregados de osteoclastos, las células gigantes reactivas y los restos hemorrágicos forman, ocasionalmente, masas que pueden confundirse con neoplasias (**tumores pardos** del hiperparatiroidismo). La hipercalcemia inducida por la PTH favorece la formación de cálculos en el tracto urinario (nefrolitiasis) así como calcificación del intersticio y los túbulos renales (nefrocalcinosis). La calcificación metastásica secundaria y la hipercalcemia también puede observarse en otras localizaciones incluyendo el estómago, los pulmones, el miocardio y los vasos sanguíneos.

Características clínicas. El hiperparatiroidismo primario es, generalmente, una enfermedad de adultos y es más frecuente en mujeres que en hombres, con un cociente de casi 3:1. *La manifestación más frecuente del hiperparatiroidismo primario es un incremento sérico del calcio ionizado.* De hecho, el hiperparatiroidismo primario es la causa más frecuente de *hipercalcemia clínicamente silente*. Debe destacarse que otras enfermedades también producen hipercalcemia (Tabla 20-4). Las *neoplasias*, en concreto, son la causa más frecuente de *hipercalcemia clínicamente evidente en adultos* (Capítulo 6). El pronóstico de los individuos con una hipercalcemia asociada a una neoplasia es malo, dado que la mayoría de las veces ocurre en individuos con cánceres avanzados. En personas con

Tabla 20-4 Causas de hipercalcemia

PTH aumentada	PTH disminuida
Hiperparatiroidismo	Hipercalcemia por neoplasia
Primario (adenoma > hiperplasia)*	Metástasis osteolíticas
	Relacionada con PTH-rP
Secundario**	Toxicidad por vitamina D
Terciario**	Inmovilización
Hipercalcemia hipocalciúrica familiar	Fármacos (diuréticos tiazídicos)
	Enfermedades granulomatosas (sarcoidosis)

PTH, hormona paratiroidea; PTH-rP, proteína relacionada con PTH.
*El hiperparatiroidismo primario es la causa más frecuente de hipercalcemia global. Las neoplasias son la causa más frecuente de hipercalcemia *sintomática*. El hiperparatiroidismo primario y las neoplasias son responsables de casi el 90% de los casos de hipercalcemia.
**El hiperparatiroidismo secundario y terciario se presentan con mayor frecuencia asociados a una insuficiencia renal progresiva.

hipercalcemia provocada por una hiperfunción paratiroidea, la concentración sérica de PTH se encuentra inadecuadamente elevada, mientras que la PTH sérica es baja o indetectable en la hipercalcemia provocada por enfermedades no paratiroideas, incluyendo las neoplasias. Otras alteraciones analíticas referidas al exceso de PTH incluyen la hipofosfatemia y un incremento en la excreción urinaria de calcio y fosfato.

El hiperparatiroidismo primario se ha asociado tradicionalmente con una constelación de síntomas que incluyen «dolores óseos, cálculos renales, molestias abdominales y gemidos psíquicos». El dolor, secundario a las fracturas de huesos debilitados por la osteoporosis o la osteítis fibrosa quística y la formación de cálculos renales, con uropatía obstructiva, suele ser una de las manifestaciones más prominentes del hiperparatiroidismo primario. Dado que las concentraciones séricas de calcio se determinan de forma habitual en pacientes que son sometidos a análisis de sangre por diversas situaciones, el hiperparatiroidismo clínicamente silente se detecta precozmente. Por tanto, muchas de las manifestaciones clínicas clásicas, sobre todo las referidas a los huesos y a la enfermedad renal, se observan con mucha menos frecuencia. Otros signos y síntomas que pueden hacer sospechar un hiperparatiroidismo son los siguientes:

- *Trastornos gastrointestinales,* incluyendo estreñimiento, náuseas, úlceras pépticas, pancreatitis y cálculos biliares.
- *Alteraciones del sistema nervioso central,* como depresión, letargo y convulsiones.
- *Anomalías neuromusculares,* incluyendo debilidad e hipotonía.
- *Poliuria* y polidipsia secundaria.

Aunque algunas de estas alteraciones, por ejemplo la poliuria y la debilidad muscular, se relacionan claramente con la hipercalcemia, se desconoce la patogenia de muchas de las otras manifestaciones.

Hiperparatiroidismo secundario

El hiperparatiroidismo secundario está provocado por cualquier enfermedad asociada con descenso crónico de las concentraciones séricas de calcio, dado que las concentraciones bajas de calcio provocan una hiperactividad compensadora de las glándulas paratiroideas. *La insuficiencia renal es, con mucho, la causa más frecuente de hiperparatiroidismo secundario.* Los mecanismos por los cuales la insuficiencia renal crónica induce un hiperparatiroidismo secundario son complejos y no del todo comprendidos. La insuficiencia renal crónica se asocia con una disminución de la excreción de fosfato, que a su vez provoca hiperfosfatemia. Las concentraciones séricas elevadas de fosfato disminuyen directamente las concentraciones séricas de calcio y, por tanto, estimulan la actividad de la glándula paratiroidea. Además, la pérdida renal de sustancias disminuye la disponibilidad de α_1-hidroxilasa necesaria para la síntesis de la forma activa de vitamina D que, a su vez, disminuye la absorción intestinal de calcio (Capítulo 8).

Morfología

Las glándulas paratiroides son hiperplásicas en el hiperparatiroidismo secundario. Al igual que en la hiperplasia primaria, el grado de agrandamiento glandular no es necesariamente simétrico. Microscópicamente, las glándulas hiperplásicas contienen un número aumentado de células principales o células con citoplasma más abundante y claro (**células claras**), con una distribución difusa o multinodular. Los adipocitos se encuentran disminuidos. **Los cambios óseos** son similares a los observados en el hiperparatiroidismo primario y también pueden estar presentes. Puede observarse **calcificación metastásica** en diversos tejidos, incluyendo pulmones, corazón, estómago y vasos sanguíneos.

Características clínicas. Las manifestaciones clínicas del hiperparatiroidismo secundario generalmente se encuentran dominadas por aquellas relacionadas con la insuficiencia renal crónica. Las anomalías óseas (*osteodistrofia renal*) y otros cambios relacionados con el exceso de PTH son, por lo general, menos graves que los observados en el hiperparatiroidismo primario. La concentración sérica de calcio está casi dentro de la normalidad debido a un incremento compensador de la concentración de PTH, que mantiene el calcio sérico. La calcificación metastásica de los vasos sanguíneos (secundaria a la hiperfosfatemia) puede, en ocasiones, producir un daño isquémico importante en la piel u otros órganos, un proceso denominado *calcifilaxis*. En una minoría de los pacientes, la actividad paratiroidea puede volverse autónoma y excesiva, con la consiguiente hipercalcemia, un proceso a veces denominado *hiperparatiroidismo terciario*. A veces es necesario realizar una paratiroidectomía para controlar el hiperparatiroidismo en estos pacientes.

RESUMEN

Hiperparatiroidismo

- El hiperparatiroidismo primario es la causa más frecuente de hipercalcemia asintomática.
- En la mayoría de los casos, el hiperparatiroidismo primario está producido por un adenoma paratiroideo esporádico y, con menor frecuencia, por una hiperplasia paratiroidea.
- Los adenomas paratiroideos son solitarios mientras que la hiperplasia es un proceso típicamente multiglandular.
- Las manifestaciones esqueléticas del hiperparatiroidismo incluyen la reabsorción ósea, la osteítis fibrosa quística y los «tumores pardos».
- Los cambios renales incluyen nefrolitiasis (cálculos y nefrocalcinosis).
- Las manifestaciones clínicas del hipoparatiroidismo pueden resumirse como «dolores óseos, cálculos renales, molestias abdominales y gemidos psíquicos».
- El hiperparatiroidismo secundario está provocado con mayor frecuencia por insuficiencia renal y las glándulas paratiroideas son hiperplásicas.
- Las neoplasias son la causa más importante de hipercalcemia sintomática que se debe a metástasis osteolíticas o a liberación de proteína relacionada con PTH por tumores no paratiroideos.

HIPOPARATIROIDISMO

El hipoparatiroidismo es mucho menos frecuente que el hiperparatiroidismo. Las principales causas de hipoparatiroidismo son las siguientes:

- *Ablación quirúrgica*: extracción inadvertida de las glándulas paratiroideas durante la tiroidectomía.
- *Ausencia congénita*: generalmente se presentan en conjunción con una aplasia tímica y con defectos cardíacos en el síndrome de DiGeorge (Capítulos 5 y 7).
- *Hipoparatiroidismo autoinmunitario*: un síndrome de deficiencia poliglandular hereditario debido a la presencia de autoanticuerpos frente a múltiples órganos endocrinos (glándulas paratiroideas, tiroides, glándulas suprarrenales y páncreas). En estos individuos a veces se observan infecciones fúngicas crónicas de la piel y de las membranas mucosas (candidiasis mucocutánea) lo que sugiere un defecto subyacente en la función de los linfocitos T. Esta afección se describe de forma más amplia en el contexto de la adrenalitis autoinmunitaria.

Las manifestaciones clínicas principales del hipoparatiroidismo se deben a la hipocalcemia e incluyen *irritabilidad neuromuscular aumentada (parestesias, espasmos musculares, gestos faciales y espasmos carpopedales o tetania)*, arritmias cardíacas y, a veces, *aumento de la presión intracraneal y convulsiones*. Los cambios morfológicos son, generalmente, inaparentes pero pueden incluir cataratas, calcificación de los ganglios basales cerebrales y anomalías dentales.

PÁNCREAS ENDOCRINO

El páncreas endocrino se compone de alrededor de 1 millón de grupos microscópicos de células, los islotes de Langerhans, que contienen cuatro tipos celulares principales –células β, α, δ y PP (polipéptido pancreático). Las células pueden diferenciarse morfológicamente por sus propiedades de tinción, por la ultraestructura de sus gránulos y por su contenido hormonal. *Las células β producen insulina,* que es la hormona anabólica conocida más potente, con múltiples efectos sintéticos y promotores del crecimiento; *las células α secretan glucagón*, induciendo hiperglucemia por su actividad glucogenolítica en el hígado; *las células δ contienen somatostatina*, que suprime la liberación tanto de la insulina como del glucagón; y *las células PP contienen un polipéptido pancreático especial* (péptido intestinal vasoactivo, VIP) que ejerce diversos efectos gastrointestinales, como la estimulación de la secreción gástrica y de enzimas intestinales, y la inhibición de la motilidad intestinal.

DIABETES MELLITUS

La diabetes mellitus no es una enfermedad aislada, sino más bien *un conjunto de trastornos metabólicos que comparten la característica subyacente común de la hiperglucemia.* La hiperglucemia en la diabetes se debe a los defectos en la secreción de insulina, la acción de la insulina o, más frecuentemente, a ambas. La hiperglucemia crónica y la desregulación metabólica de la diabetes mellitus pueden asociarse con un daño secundario de múltiples órganos, especialmente los riñones, ojos, nervios y vasos sanguíneos. Se estima que la diabetes afecta a 21 millones de personas en Estados Unidos (o casi el 7% de la población), casi un tercio de los cuales no están diagnosticados. La diabetes es la causa principal que conduce a enfermedad renal terminal, ceguera de inicio en edades adultas y amputaciones no traumáticas de las extremidades inferiores en Estados Unidos, subestimándose el impacto de esta enfermedad en el total de los costes sanitarios. También aumenta enormemente el riesgo de desarrollar enfermedad arterial coronaria y enfermedad cerebrovascular. Junto con los grandes avances tecnológicos, se han producido grandes cambios en el comportamiento humano que facilitan los estilos de vida sedentarios y los hábitos dietéticos erróneos. Esto ha contribuido a una escalada simultánea de la diabetes y la obesidad en todo el mundo, lo que algunos han denominado «diabesidad» epidémica.

Diagnóstico

Normalmente, las concentraciones sanguíneas de glucosa se mantienen en un rango muy estrecho, generalmente entre 70 y 120 mg/dl. El diagnóstico de la diabetes se establece por una elevación de la glucosa sanguínea con uno de los tres criterios siguientes:

1. Una concentración de glucosa sanguínea aleatoria de 200 mg/dl o superior con signos y síntomas clásicos (descritos más adelante).
2. Una concentración de glucosa en ayuno de 126 mg/dl o superior en más de una ocasión.
3. Una prueba anormal de tolerancia oral a la glucosa (PTOG) en la cual la concentración de glucosa es de 200 mg/dl o superior 2 horas después de una sobrecarga estándar de hidratos de carbono (75 g de glucosa).

Las alteraciones en el metabolismo de los hidratos de carbono se producen de forma escalonada. Los individuos con unos valores séricos de glucosa en ayuno inferiores a 110 mg/dl, o menores a 140 mg/dl tras el PTOG, se consideran euglucémicos. Sin embargo, aquellos con glucosa sérica en ayuno superior a 110 pero menor de 126 mg/dl o unos valores de PTOG mayores de 140 pero inferiores a 200 mg/dl se considera que tienen una *tolerancia alterada a la glucosa*. Los individuos con una tolerancia alterada a la glucosa tienen un importante riesgo de evolucionar con el tiempo a una diabetes franca, y del 5 al 10% evolucionan a una diabetes mellitus completa al cabo de 1 año. Además, aquellos con una prueba de tolerancia a la glucosa alterada tienen *riesgo de enfermedad cardiovascular*, debido al metabolismo anormal de los hidratos de carbono y la coexistencia de otros factores de riesgo (ver Capítulo 10).

Clasificación

Aunque todas las formas de diabetes mellitus comparten la hiperglucemia como característica común, las causas subyacentes de ésta son amplias. *La amplia mayoría de los casos de diabetes entran dentro de dos amplios grupos:*

- *Diabetes tipo 1*, que se caracteriza por una deficiencia absoluta en la secreción de insulina provocada por una destrucción de las células β pancreáticas, generalmente debido a un ataque autoinmunitario. La diabetes tipo 1 es responsable de, aproximadamente, el 10% de todos los casos.
- *La diabetes tipo 2* está provocada por una combinación de una resistencia periférica a la acción de la insulina y una respuesta compensadora inadecuada de secreción de insulina por las células β pancreáticas («deficiencia relativa de insulina»). Aproximadamente del 80 al 90% de los pacientes tiene una diabetes de tipo 2.

El resto de las causas de diabetes se debe a una diversidad de causas monogénicas y secundarias (Tabla 20-5). Debe resaltarse que mientras que los principales tipos de diabetes tienen mecanismos patogénicos diferentes, *las complicaciones a largo plazo en los riñones, ojos, nervios y vasos sanguíneos son las mismas, y las principales causas de morbilidad y muerte.*

Fisiología normal de la insulina y homeostasia de la glucosa

Antes de describir la patogenia de los dos principales tipos de diabetes, se revisan brevemente la fisiología normal de la insulina y el metabolismo de la glucosa. *La homeostasia normal de la glucosa está estrechamente regulada por tres procesos interrelacionados*: 1) producción de glucosa en el hígado; 2) captación de glucosa y utilización por tejidos periféricos, principalmente el músculo esquelético, y 3) acciones de la insulina y de su hormona contrarreguladora (glucagón). *La principal función metabólica de la insulina es aumentar la tasa de transporte de glucosa dentro de ciertas células del cuerpo* (Figura 20-21). Éstas son *las células musculares estriadas* (incluyendo las células miocárdicas) y, en menor grado, los *adipocitos,* representando colectivamente casi los dos tercios del peso corporal total. La captación de glucosa en otros tejidos periféricos, más notablemente el cerebro, es dependiente de insulina. En las células musculares, la glucosa se almacena en forma de glucógeno u oxidada para generar adenosintrifosfato (ATP). En el tejido adiposo, la glucosa se almacena principalmente como un lípido. Aparte de promover la síntesis de lípidos (lipogénesis), la insulina también inhibe la degradación de lípidos (lipólisis) en los adipocitos. De forma similar, la insulina promueve la captación de aminoácidos y la síntesis de proteínas a la vez que inhibe la degradación proteica. *Por tanto, los efectos metabólicos de la insulina pueden resumirse como anabólicos, con incremento de la síntesis y disminución de la degradación de glucógeno, lípidos y proteínas.* Además de estos efectos metabólicos, la insulina tiene diversas funciones *mitogénicas,* incluyendo iniciación de la síntesis de ADN de ciertas células y estimulación de su crecimiento y diferenciación.

La insulina reduce la producción de glucosa en el hígado. La insulina y el glucagón tienen efectos reguladores opuestos en la homeostasia de la glucosa. Durante situaciones de ayuno, las concentraciones bajas de insulina y altas de glucagón facilitan la gluconeogénesis y la glucogenólisis (rotura del glucógeno) hepáticas a la vez que disminuye la síntesis de glucógeno, previniendo la hipoglucemia. Por tanto, durante *el*

Tabla 20-5 Clasificación etiológica de la diabetes mellitus

1. Diabetes tipo 1

Destrucción de células β, produce una deficiencia absoluta de insulina

2. Diabetes tipo 2

Resistencia a la insulina con déficit relativo de insulina

3. Defectos genéticos de la función de células β

MODY provocados por mutaciones en:
- HNF-4α (MODY1)
- Glucocinasa (MODY2)
- HNF-1α (MODY3)
- IPF-1 (MODY4)
- HNF-1β (MODY5)
- Neuro D1 (MODY6)

Mutaciones del ADN mitocondrial

4. Defectos genéticos en el procesamiento o la acción de la insulina

Defectos en la conversión de la proinsulina
Mutaciones del gen de la insulina
Mutaciones del receptor de la insulina

5. Defectos pancreáticos exocrinos

Pancreatitis crónica
Pancreatectomía
Neoplasia
Fibrosis quística
Hemocromatosis
Pancreatopatía fibrocalculosa

6. Endocrinopatías

Exceso de hormona de crecimiento (acromegalia)
Síndrome de Cushing
Hipertiroidismo
Feocromocitoma
Glucagonoma

7. Infecciones

Citomegalovirus
Virus Coxsackie B

8. Fármacos

Glucocorticoides
Hormonas tiroideas
Agonistas β-adrenérgicos

9. Síndromes genéticos asociados con diabetes

Síndrome de Down
Síndrome de Klinefelter
Síndrome de Turner

10. Diabetes mellitus gestacional

HNF, factor nuclear de hepatocitos; IPF-1, factor 1 promotor de insulina; MODY, diabetes juvenil de comienzo en la madurez; Neuro D1, factor 1 de diferenciación neurogénica.

Adaptada del Report of the American Diabetes Association (ADA), Expert Committee on the Diagnosis and Classification of Diabetes Mellitus. *Diabetic Care* 25 (Suppl. 1): S5-S20, 2002.

ayuno, la concentración de glucosa plasmática está principalmente determinada por el aporte de glucosa hepática. Después de la ingesta, la concentración de insulina aumenta y la de glucagón disminuye en respuesta a una amplia sobrecarga de glucosa. *El estímulo más importante que desencadena la liberación de insulina es la propia glucosa, que inicia la síntesis de insulina en las células β pancreáticas.* Otros agentes,

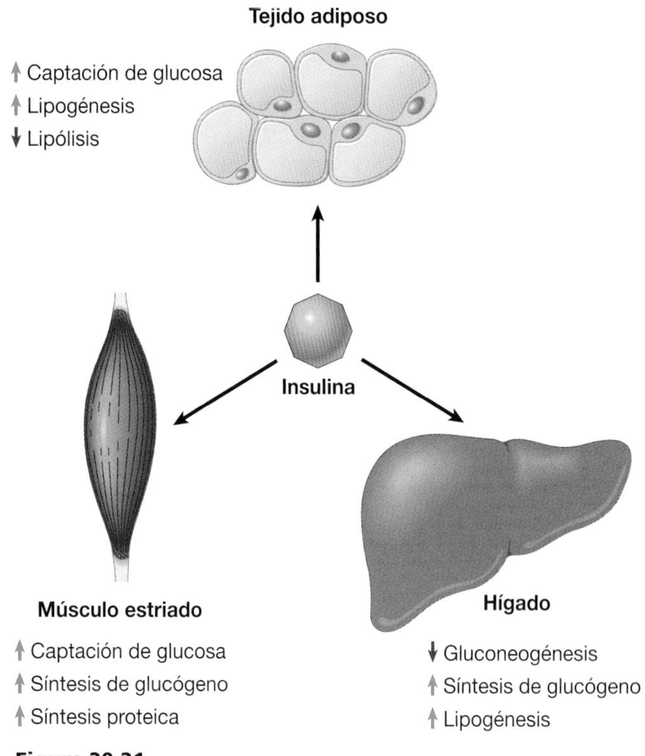

Figura 20-21

Acciones metabólicas de la insulina sobre el músculo estriado, tejido adiposo e hígado.

incluyendo hormonas intestinales y algunos aminoácidos (leucina y arginina), estimulan la liberación de insulina pero no su síntesis. En los tejidos periféricos (el músculo esquelético y el tejido adiposo), la insulina secretada se une al *receptor de insulina* desencadenando una serie de respuestas intracelulares que promueven la captación de glucosa y la utilización de la glucosa posprandial manteniendo de esta forma la homeostasia de la glucosa. Las anomalías en diversos puntos a lo largo de esta compleja cascada de señalización, desde la síntesis hasta la liberación de insulina por las células β, hasta las interacciones con el receptor de insulina en los tejidos periféricos, pueden provocar un fenotipo diabético.

Patogenia de la diabetes mellitus tipo 1

La diabetes tipo 1 es una *enfermedad autoinmunitaria* en la cual la destrucción de los islotes está provocada, principalmente, por linfocitos T que reaccionan frente a antígenos todavía poco definidos de las células β, provocando una reducción de la masa de células β. Los estudios recientes han implicado epítopos inmunológicos de la propia hormona insulina como antígeno diana del daño autoinmunitario, pero todavía no está del todo establecido si éste es un fenómeno universal en todos los casos de diabetes tipo 1 o simplemente un subtipo. Lo que tampoco está claro es cómo se rompe la tolerancia inmunológica en el contexto de la diabetes tipo 1. Como en todas las enfermedades autoinmunitarias, la susceptibilidad genética y las influencias ambientales desempeñan una función importante en la patogenia. La diabetes tipo 1 se desarrolla más frecuentemente en la infancia, se hace evidente en la pubertad y es progresiva con la edad. La mayoría de los individuos con diabetes tipo 1 dependen del aporte de insulina exógena para su supervivencia y, sin insulina, desarrollan complicaciones metabólicas graves, como cetoacidosis aguda y coma.

Aunque el comienzo clínico de la diabetes tipo 1 es abrupto, de hecho la enfermedad se debe a un ataque autoinmunitario crónico sobre las células β que generalmente comienza varios años antes de que la enfermedad sea evidente (Fig. 20-22). Las manifestaciones típicas de la enfermedad (hiperglucemia y cetosis) se producen en un estadio tardío de la evolución, después de que más del 90% de las células β hayan sido destruidas. *Diversos mecanismos contribuyen a la destrucción de las células β, y es probable que muchos de estos mecanismos inmunológicos ocurran en conjunto para producir una pérdida progresiva de las células β,* provocando la diabetes clínica:

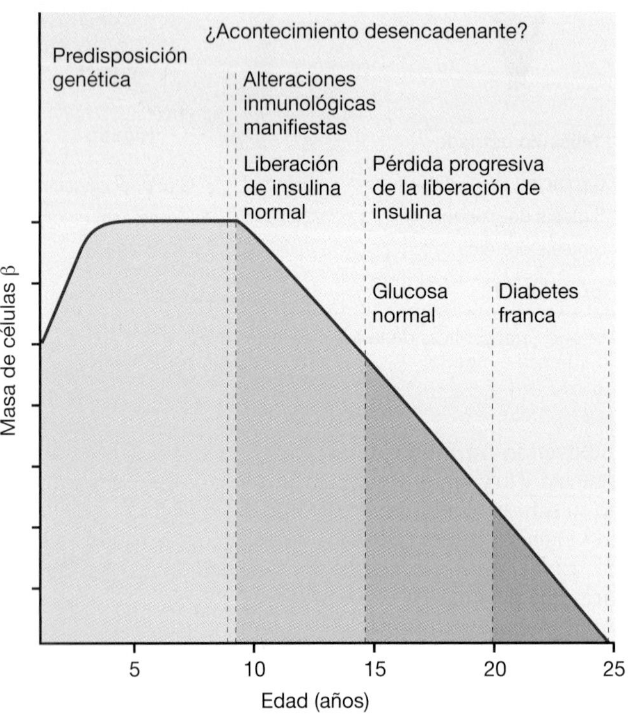

Figura 20-22

Estadios en el desarrollo de la diabetes tipo 1. Los estadios se enumeran de izquierda a derecha; una masa hipotética de células β se calcula en función de la edad. (De Eisenbarth GE: Type 1 diabetes—a chronic autoimmune disease. N Engl J Med 314:1360, 1986.)

- Los *linfocitos T* reaccionan frente a antígenos de las células β y producen daño celular. Estos linfocitos T son CD4+, del subtipo T_H1, que producen daño tisular al activar macrófagos y linfocitos T citotóxicos CD8+, que matan directamente las células β y también secretan citocinas que activan los macrófagos. En raros casos en los que las lesiones pancreáticas han sido examinadas en estadios precoces de la enfermedad, los islotes muestran necrosis celular e infiltración linfocítica. Esta lesión se llama *insulitis*.
- Las *citocinas* producidas localmente dañan las células β. Entre las citocinas implicadas en el daño celular se encuentran el IFN-γ, producido por los linfocitos T, y el factor de necrosis tumoral y la interleucina 1, producidos por los macrófagos que se activan durante la reacción inmunológica.
- Los *autoanticuerpos* frente a diversos antígenos de las células β, incluyendo la insulina y la descarboxilasa del ácido glutámico, también se detectan en el 70 al 80% de los pacientes y pueden contribuir al daño de los islotes.

La diabetes tipo 1 es *un complejo patrón de asociación genética,* y se han identificado al menos 20 regiones cromosómicas con genes de susceptibilidad putativa. Entre ellas, *el principal* locus *de susceptibilidad para la diabetes tipo 1 se encuentra en la región que codifica las moléculas MHC de clase II en el cromosoma 6p21 (HLA-D).* Entre el 90 y el 95% de los caucásicos con diabetes tipo 1 tiene HLA-DR3 o DR4, o ambos, en contraste con cerca del 40% de los individuos normales, y del 40 al 50% de los pacientes son heterocigotos DR3/DR4, en contraste con el 5% de los individuos normales. A pesar del elevado riesgo relativo de diabetes tipo 1 en individuos con alelos concretos de clase II, la mayoría de las personas que heredan estos alelos no desarrolla la enfermedad. Otro gen que parece estar débilmente relacionado con la enfermedad codifica para el receptor inhibidor de la célula T CTLA-4. Los individuos con diabetes tipo I tienen una mayor frecuencia de una variante de entrecruzamiento (*splicing*) que altera la capacidad normal de este receptor para mantener los linfocitos autorreactivos bajo control. Como se ha descrito anteriormente, se desconocen los verdaderos genes y los otros muchos *loci* susceptibles. También existe evidencia que sugiere que *factores ambientales,* especialmente las infecciones, pueden estar implicados en la diabetes tipo 1 y en otras enfermedades autoinmunitarias. Se ha propuesto que los virus puedan ser un factor desencadenante, quizá porque algunos antígenos víricos son antigénicamente similares a los antígenos de las células β (mímica molecular), pero esto no se ha demostrado. La controversia está servida por las evidencias recientes que indican que las infecciones son de hecho protectoras.

Patogenia de la diabetes mellitus tipo 2

A pesar de que, en los últimos años, se han descubierto muchos de los mecanismos de acción, la patogenia de la diabetes tipo 2 sigue siendo enigmática. Las influencias ambientales, como la vida sedentaria y los hábitos dietéticos, tienen una función clara como se demuestra cuando se tiene en cuenta la obesidad. Sin embargo, *los factores genéticos son incluso más importantes que en la diabetes tipo 1,* habiéndose observado una relación demostrable con múltiples genes «diabetógenos». En gemelos idénticos, la tasa de concordancia es del 50 al 90%, mientras que en familiares de primer grado con diabetes tipo 2 (incluyendo hermanos gemelos), el riesgo de desarrollar la enfermedad es del 20 al 40%, en comparación con el 5 al 7% en la población general. Sin embargo, contrariamente a la diabetes tipo 1, la enfermedad no está relacionada con genes implicados en la tolerancia y regulación inmunológica, y no existe evidencia que sugiera una base autoinmunitaria en la diabetes tipo 2. *Los dos defectos metabólicos que caracterizan la diabetes tipo 2 son: 1) una capacidad disminuida de los tejidos periféricos para responder a la insulina (resistencia a la insulina), y 2) una disfunción de las células β que se manifiesta por una secreción inadecuada de insulina en el contexto de una resistencia de insulina e hiperglucemia* (Fig. 20-23). En la mayoría de los casos, la resistencia a la insulina es el principal suceso y se sigue de grados incrementados de disfunción de las células β.

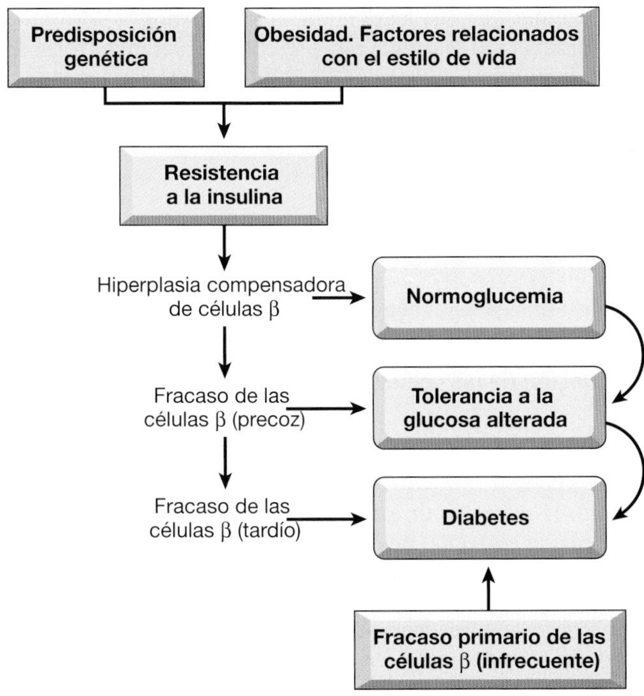

Figura 20-23

Patogenia de la diabetes mellitus tipo 2. La predisposición genética y las influencias ambientales convergen para producir resistencia a la insulina. La hiperplasia compensadora de células β puede mantener la normoglucemia, pero finalmente se produce la disfunción secretora de las células β provocando una tolerancia alterada a la glucosa y, posteriormente, diabetes franca. En raras ocasiones, el fracaso primario de las células β puede producir directamente diabetes tipo 2 sin un estado de resistencia a la insulina.

Resistencia a la insulina

La resistencia a la insulina se define como una resistencia a los efectos a la insulina sobre la captación de glucosa, su metabolismo y su almacenamiento. La resistencia a la insulina es una característica de los individuos con diabetes tipo 2 y es un hallazgo casi universal en individuos diabéticos obesos. La convicción de que la resistencia a la insulina desempeña una función principal en la patogenia de la diabetes tipo 2 se ha evidenciado porque: 1) la resistencia a la insulina se detecta con frecuencia de 10 a 20 años antes del comienzo de la diabetes en individuos predispuestos (p. ej., hijos de diabéticos tipo 2), y 2) en estudios prospectivos, la resistencia a la insulina es el mejor factor predictivo de la progresión ulterior a la diabetes. *Se sabe que la resistencia a la insulina es un fenómeno complejo, influenciado por diversos factores genéticos y ambientales.*

Defectos genéticos del receptor de insulina y de la vía de señalización de la insulina. Las anomalías en la pérdida de función del receptor de insulina o sus moléculas secundarias de señalización son candidatos obvios para mediar la resistencia a la insulina en la diabetes tipo 2. Gran parte de los defectos genéticos en las vías de señalización de la insulina se han dilucidado de la disrupción dirigida de estos genes en modelos de diabetes con ratones desprovistos de ciertos genes (*knock-out*). Desafortunadamente, la extrapolación de estos modelos *knock-out* de genes aislados a la enfermedad humana ha sido poco gratificante, lo que remarca *la etiología multifactorial de la resistencia a la insulina en humanos*. Las mutaciones puntuales del receptor de insulina son relativamente infrecuentes, siendo responsables de no más del 1 al 5% de los pacientes con resistencia a la insulina (ver «Formas monogénicas de diabetes»). Sin embargo, la amplia mayoría de los individuos con diabetes tipo 2 convencional no tiene mutaciones inactivantes ni en el receptor de insulina, ni en otros componentes de la vía de señalización de la insulina.

Obesidad y resistencia a la insulina. La asociación de la obesidad con la diabetes tipo 2 ha sido observada durante décadas, siendo la obesidad visceral más frecuente en la mayoría de los diabéticos tipo 2. La resistencia a la insulina es el *factor que relaciona la obesidad y la diabetes* (Fig. 20-24). El riesgo de diabetes se incrementa al aumentar el índice de masa corporal (como medida del contenido en grasa corporal), lo que sugiere una relación dosis-respuesta entre la grasa corporal y la resistencia a la insulina. Aunque todavía deben aclararse muchos detalles del «eje adiposo-insulina», se han producido nuevos e

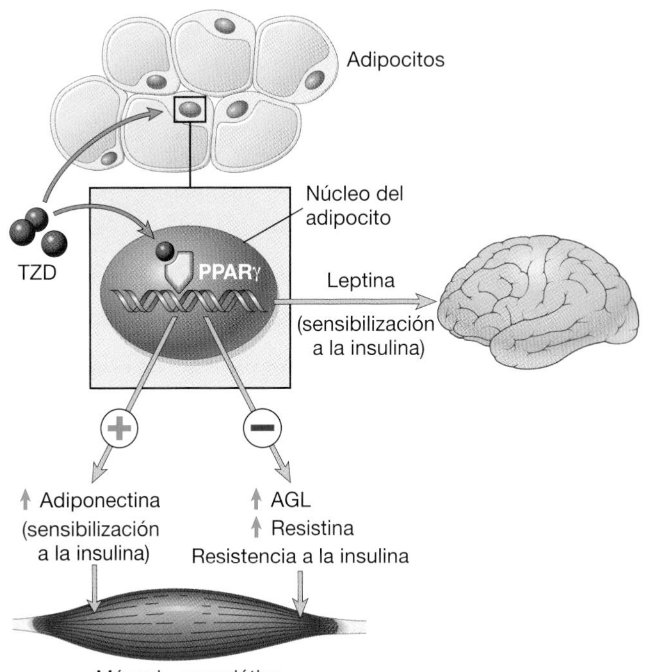

Figura 20-24

Obesidad y resistencia a la insulina: ¿los eslabones perdidos? Los adipocitos liberan una gran variedad de factores (ácidos grasos libres [AGL] y adipocitocinas), que pueden desempeñar una función en la modulación de la resistencia a la insulina en los tejidos periféricos (aquí se ilustra el músculo esquelético). El exceso de AGL y de resistina se asocia con una resistencia a la insulina; por el contrario, la adiponectina, cuyas concentraciones están disminuidas en la obesidad, es una adipocitocina que aumenta la sensibilidad a la insulina. La leptina también es un agente que aumenta la sensibilidad a la insulina, pero actúa a través de receptores centrales (en el hipotálamo). El receptor activador del proliferador del peroxisoma γ (PPARγ) es un receptor nuclear de adipocitos que se activa por un tipo de fármacos que aumentan la sensibilidad a la insulina, denominados tiazolidinedionas (TZD). El mecanismo de acción de las TZD puede estar mediado por la modulación de las adipocitocinas y concentraciones de AGL que favorecen un estado de sensibilidad a la insulina.

importantes descubrimientos en el conocimiento de los patrones putativos que provocan la resistencia a la insulina:

- *Función de los ácidos grasos libres (AGL)*: los estudios transversales han demostrado una correlación inversa entre las concentraciones plasmáticas de AGL en ayunas y la sensibilidad a insulina. La concentración de triglicéridos intracelulares con frecuencia está extremadamente aumentada en los tejidos musculares y hepáticos de individuos obesos, probablemente debido a un exceso de AGL circulantes que se depositan en estos órganos. Los triglicéridos intracelulares y productos del metabolismo de los ácidos grasos son potentes inhibidores de la señalización de insulina y producen una situación adquirida de resistencia a la insulina. Estos efectos «lipotóxicos» de los AGL están probablemente mediados por un descenso en la actividad de las proteínas clave de la señalización de insulina.
- *Función de las adipocitocinas en la resistencia a la insulina*: el tejido adiposo no es únicamente un almacén pasivo de la grasa, sino que puede funcionar como un órgano endocrino, liberando hormonas en respuesta a estímulos extracelulares o a cambios en el estado metabólico. *Se ha identificado una amplia variedad de proteínas liberadas a la circulación sistémica por el tejido adiposo y éstas se denominan colectivamente adipocitocinas.* Entre ellas se encuentran la *leptina,* la *adiponectina* y la *resistina*; los cambios en sus concentraciones se asocian con resistencia a la insulina. Por ejemplo, la concentración de adiponectina se encuentra reducida en situaciones de obesidad y de resistencia a la insulina, lo que sugiere que, en condiciones fisiológicas, esta citocina contribuye a la sensibilidad a insulina en los tejidos periféricos. Del mismo modo, la concentración de resistina se encuentra incrementada en la obesidad y esta citocina contribuye a la resistencia a la insulina.
- *Papel del PPARγ y las tiazolidinedionas* (TZD): las TZD son un tipo de sustancias antidiabéticas que se desarrollaron por primera vez a principios de la década de 1980 como antioxidantes. El receptor diana de las TZD se ha identificado como PPARγ, un receptor nuclear y factor de transcripción. PPARγ se expresa sobre todo en el tejido adiposo, y su activación por las TZD provoca una modulación de la expresión génica en los adipocitos produciendo finalmente la reducción de la resistencia a la insulina. Las dianas de la activación de PPARγ incluyen varias de estas adipocitocinas descritas anteriormente. La activación del PPARγ también reduce las concentraciones de los AGL que, recuérdese, es otro elemento que contribuye a la resistencia a la insulina en la obesidad.
- También se ha implicado en la diabetes una familia de proteínas denominadas *sirtuinas*, identificadas en el proceso de envejecimiento. Las sirtuinas mamíferas mejor estudiadas, denominadas Sirt-1, han demostrado que mejoran la tolerancia a la glucosa, potencian la secreción de insulina por las células β y aumentan la producción de adiponectina. Queda por demostrar si las anomalías de la sirtuina están implicadas en la patogenia de la diabetes tipo 2.

En resumen, la resistencia a la insulina en la diabetes tipo 2 es un fenómeno complejo y multifactorial. Los defectos genéticos en la vía de señalización de insulina no son frecuentes, y cuando están presentes parecen ser más probablemente variaciones sutiles de la función de varios componentes de esta vía más que una lenta mutación inactivadora profunda. La resistencia a la insulina está presente en la gran mayoría de los individuos, y la obesidad es primordial en este fenómeno (ver Fig. 20-24). Se han sugerido diversos factores relacionadores entre la obesidad y la resistencia a la insulina, incluyendo cantidades excesivas de AGL y diversos productos específicos de los adipocitos (adipocitocinas). Las TZD son fármacos que aumentan la sensibilidad a la insulina y que actúan a través del receptor PPARγ, representando uno de los principales avances conseguidos en la mejoría de la resistencia a la insulina en la diabetes.

Disfunción de las células β

La disfunción de las células β en la diabetes tipo 2 refleja la incapacidad de estas células para adaptarse a las demandas a largo plazo de la resistencia periférica a la insulina e incrementar la secreción de ésta. En situaciones de resistencia a la insulina, la secreción de insulina es inicialmente mayor para cada nivel de glucosa que en los individuos control. Este estado hiperinsulinémico es una compensación a la resistencia periférica y con frecuencia puede mantener durante años concentraciones normales de glucosa plasmática. Aunque los datos en humanos son escasos, los estudios realizados en modelos animales de diabetes apoyan la secuencia de sucesos anteriormente descrita, donde la hiperplasia de células β en el estado prediabético se sigue de una disminución de la masa de células β que coincide con la progresión clínica de la diabetes. Sin embargo, finalmente, la compensación por parte de las células β es inadecuada y existe progresión a una diabetes franca. Las bases subyacentes para el fracaso de adaptación de las células β se desconocen, aunque se ha postulado que diversos mecanismos, incluyendo los efectos adversos de las concentraciones circulantes elevadas de AGL («lipotoxicidad») o la hiperglucemia crónica («glucotoxicidad») podrían tener un papel. *La disfunción de las células β en la diabetes tipo 2 comprende aspectos tanto cualitativos como cuantitativos.*

- La disfunción cualitativa de las células β se manifiesta inicialmente como anomalías sutiles, como una pérdida en el patrón normal, pulsátil y oscilante, de la secreción de insulina y una atenuación de la primera fase rápida de secreción de insulina desencadenada por la elevación de la glucosa plasmática. Con el tiempo, la deficiencia secretora progresa para abarcar todas las fases de la secreción de insulina y, aunque persiste cierta secreción de insulina basal en la diabetes tipo 2, es inadecuada para compensar la resistencia a la insulina.
- La disfunción cuantitativa de las células β se manifiesta como *un descenso de la masa de células β, degeneración de los islotes y depósito de amiloide en los islotes.* La proteína amiloidea de los islotes (amilina) es un hallazgo característico en individuos con diabetes tipo 2 y está presente en más del 90% de los islotes de diabéticos examinados. La amiloidosis de los islotes se asocia con un descenso de la masa de células β, aunque no está claro si este amiloide es causa o consecuencia del daño celular de la diabetes tipo 2. En este contexto, es importante aclarar que incluso una masa de células β normal de un individuo diabético puede, de hecho, indicar una reducción relativa en comparación con la hiperplasia necesaria para compensar la resistencia a la insulina.

Formas monogénicas de diabetes

Las diabetes tipo 1 y 2 son genéticamente complejas y a pesar de las asociaciones con múltiples *loci* susceptibles, ningún defecto genético aislado (mutación) puede considerarse responsable de la predisposición a estas enfermedades. Por el contrario, las formas monogénicas de diabetes (Tabla 20-5) son ejemplos infrecuentes de este *fenotipo diabético producido por mutaciones con pérdida de función en un único gen.* Las causas monogénicas de diabetes se deben o bien a un defecto primario en la función de las células β o a un defecto en la señalización insulina-receptor de insulina.

Patogenia de las complicaciones de la diabetes

La mayoría de las evidencias experimentales y clínicas disponibles sugieren que las complicaciones de la diabetes son consecuencia de desarreglos metabólicos, principalmente la hiperglucemia. Al menos tres vías metabólicas diferentes parecen estar implicadas en la patogenia de las complicaciones diabéticas a largo plazo, aunque no se ha establecido la primacía de ninguna de ellas. Estas vías incluyen:

1. *Glucosilación no enzimática.* Éste es el proceso por el cual la glucosa se une químicamente a los grupos amino libres de las proteínas sin ayuda de enzimas. El grado de glucosilación no enzimática se relaciona directamente con la concentración de glucosa sanguínea; por ello, la medida de la concentración de hemoglobina glucosilada en sangre es útil en el manejo de la diabetes mellitus, dado que facilita un índice de las concentraciones medias de glucosa sanguínea a lo largo de los 120 días de vida de los hematíes. La glucosilación precoz de productos del colágeno y otras proteínas de vida larga en los tejidos intersticiales y en los vasos sanguíneos produce una serie de reordenamientos químicos lentos para producir *productos finales de la glucosilación avanzada* (AGE, *advanced glycosylation end products*) irreversibles que se acumulan con el tiempo en la pared de los vasos. Los AGE tienen una serie de propiedades químicas y biológicas que son patogénicas para los componentes de la matriz extracelular y las células diana de las complicaciones diabéticas:

- La formación de AGE sobre proteínas como el colágeno provoca enlaces cruzados entre los polipéptidos; esto, a su vez, puede atrapar proteínas plasmáticas no glucosiladas y proteínas intersticiales. En los grandes vasos, el atrapamiento de lipoproteínas de densidad baja, por ejemplo, retrasa su salida de la pared de los vasos y potencia el depósito de colesterol en la capa íntima, acelerando el proceso de aterogénesis. En los capilares, incluyendo los de los glomérulos renales, las proteínas plasmáticas como la albúmina se unen a la membrana basal glucosilada, siendo responsables, en parte, del engrosamiento de la membrana basal característica de la glomerulopatía diabética.
- Las proteínas plasmáticas circulantes se modifican por la adición de residuos de AGE; estas proteínas, a su vez, se unen a receptores de AGE en diversos tipos celulares (células endoteliales, células mesangiales, macrófagos). Los efectos biológicos de la señalización AGE-receptor incluyen: 1) liberación de citocinas y factores de crecimiento de los macrófagos y las células mesangiales; 2) aumento de la permeabilidad endotelial; 3) aumento de la actividad procoagulante en las células endoteliales y macrófagos, y 4) potenciación de la proliferación y síntesis de matriz extracelular por fibroblastos y células musculares lisas. Todos estos efectos pueden contribuir potencialmente a las complicaciones diabéticas.

2. *Activación de la proteincinasa C.* La activación de la proteincinasa C intracelular (PKC) por iones de calcio y su segundo mensajero, el diacilglicerol (DAG), es una vía de señalización importante en muchos sistemas celulares. La hiperglucemia intracelular puede estimular la síntesis *de novo* de DAG, a partir de sus intermediarios glucolíticos y, de esta forma, provocar la activación de la PKC. Los efectos secundarios de la activación de la PKC son numerosos e incluyen producción de *moléculas proangiogénicas*, como el factor de crecimiento vascular endotelial, implicado en la neovascularización observada en la retinopatía diabética, y moléculas profibrogénicas, como el factor de crecimiento de transformación β, provocando un incremento en el depósito de matriz extracelular y de material en la membrana basal.

3. *La hiperglucemia intracelular con trastornos en las vías poliol.* En algunos tejidos que no requieren insulina para el transporte de glucosa (p. ej., nervios, cristalino, riñones, vasos sanguíneos), la hiperglucemia provoca un incremento de la glucosa intracelular que se metaboliza por la enzima *aldosa reductasa* a sorbitol, un poliol, y finalmente a fructosa. Además de que la acumulación de sorbitol y de fructosa han sido implicados tradicionalmente en el daño celular por un incremento de la osmolaridad intracelular y del aflujo de agua, cada vez existen más evidencias que sugieren consecuencias deletéreas de la vía de la *aldosa reductasa* debidas, principalmente, a un incremento de la susceptibilidad celular al estrés oxidativo. Esto es debido a que las reservas antioxidantes intracelulares están disminuidas en el curso del metabolismo del sorbitol. La importancia de esta vía en la diabetes humana no está clara dado que los ensayos clínicos utilizando un inhibidor de la reductasa de aldosa no han conseguido mejorar de forma significativa el desarrollo de la neuropatía diabética.

RESUMEN

Patogenia de la diabetes mellitus y sus complicaciones a largo plazo

- La diabetes tipo 1 es una enfermedad autoinmunitaria caracterizada por destrucción progresiva de los islotes de células β, provocando una deficiencia absoluta de insulina. Diversos mecanismos inmunológicos contribuyen probablemente al daño de las células β, incluyendo los linfocitos T, las citocinas y los autoanticuerpos.
- La diabetes tipo 2 no tiene base autoinmunitaria. Por el contrario, las características principales de su patogenia son la resistencia a la insulina y la disfunción de las células β, provocando una deficiencia relativa de insulina.
- La obesidad tiene una relación importante con la resistencia a la insulina (y, por tanto, con la diabetes tipo 2) probablemente debido a citocinas liberadas por los tejidos adiposos (adipocitocinas). Otros responsables del «eje adiposo-insulina» son los ácidos grasos libres (que pueden producir «lipotoxicidad») y el receptor PPARγ que modula la concentración de adipocitocinas.
- Las formas monogénicas de diabetes son infrecuentes y están provocadas por defectos en un gen aislado que

provocan una disfunción primaria de las células β (p. ej., mutación de la *glucocinasa*) o provocar anomalías en la señalización insulina-receptor de insulina (p. ej., mutaciones del gen del receptor de la insulina).

- Las complicaciones a largo plazo de la diabetes son similares en ambos tipos e implican tres mecanismos subyacentes: formación de AGE a través de glucosilación no enzimática, activación de la PKC y acumulación de sorbitol intracelular.

Morfología de la diabetes y de sus complicaciones tardías

Los hallazgos patológicos en el páncreas son variables y no necesariamente drásticos. Los cambios morfológicos importantes se relacionan con muchas complicaciones sistémicas tardías de la diabetes. Existe una gran variabilidad entre los pacientes en el momento de comienzo de estas complicaciones, su gravedad y el órgano u órganos afectados. En individuos con un estrecho control de la diabetes, el comienzo puede estar retrasado. Sin embargo, en la mayoría de los pacientes es probable encontrar cambios morfológicos en las arterias (**enfermedad macrovascular**), membranas basales de los pequeños vasos (**microangiopatía**), riñones (**nefropatía diabética**), retina (**retinopatía**), nervios (**neuropatía**) y otros tejidos. Estos cambios se observan tanto en la diabetes tipo 1 como tipo 2 (Fig. 20-25).

Páncreas. Las lesiones en el páncreas son inconstantes y de escaso valor diagnóstico. Los cambios específicos se asocian más frecuentemente con la diabetes tipo 1 que con la tipo 2. Una o más de las siguientes alteraciones pueden estar presentes:

- **Reducción en el número y tamaño de los islotes**, que se observa, sobre todo, en la diabetes tipo 1, particularmente en la enfermedad que evoluciona. La mayoría de los islotes son pequeños, poco aparentes y no fácilmente detectables.
- **Infiltración leucocitaria de los islotes** (insulitis), principalmente constituida por linfocitos T, similar a los modelos animales de diabetes autoinmunitaria (Fig. 20-26A). Esto puede observarse en la diabetes tipo 1 en el momento de la presentación clínica. La distribución de insulitis puede ser sorprendentemente irregular. También pueden encontrarse infiltrados eosinofílicos, sobre todo en las diabetes de lactantes que no suelen sobrevivir al período posnatal inmediato.
- **En la diabetes tipo 2 puede haber una reducción sutil de la masa celular en los islotes**, demostrado únicamente por estudios morfométricos especiales.

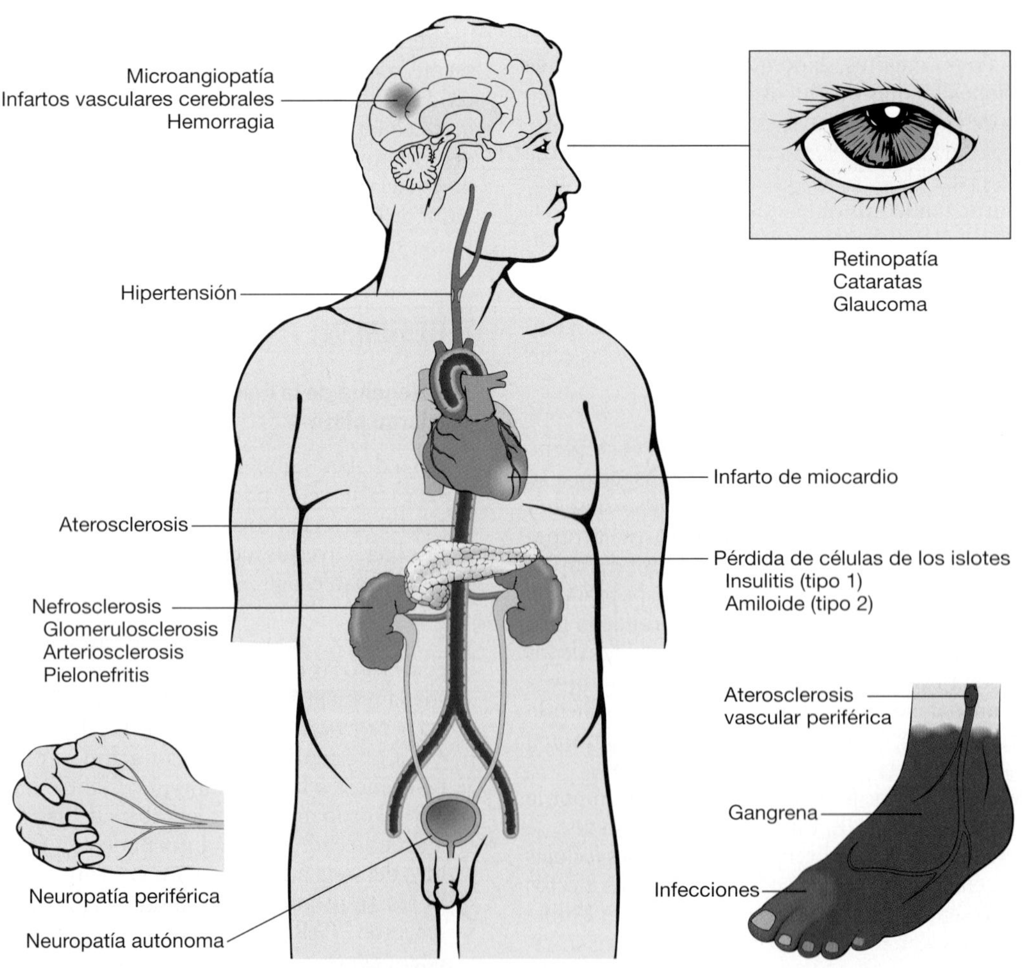

Figura 20-25

Complicaciones tardías de la diabetes.

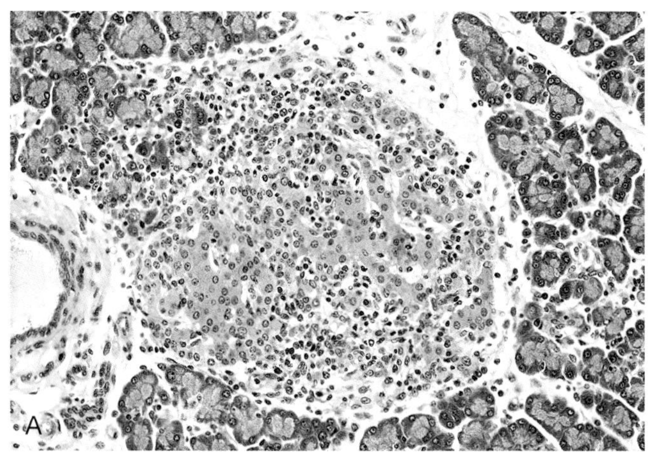

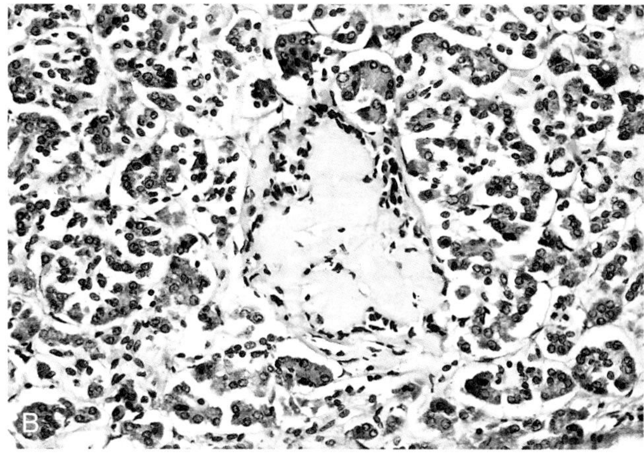

Figura 20-26

A, insulitis, mostrada aquí en un modelo de ratón (BB) de diabetes autoinmunitaria y también observada en la diabetes humana tipo 1. **B**, amiloidosis de los islotes pancreáticos en la diabetes tipo 2. (**A**, por cortesía del doctor Arthur Like, University of Massachusetts, Worchester, Massachusetts.)

- **El depósito de amiloide en los islotes en la diabetes tipo 2 de larga duración** se observa como un depósito de material rosado amorfo que se inicia alrededor de los capilares y entre las células. En estadios avanzados, los islotes pueden estar prácticamente obliterados (Fig. 20-26B); también puede observarse fibrosis. Este cambio se observa con frecuencia en casos de diabetes tipo 2 de larga duración. Lesiones similares pueden encontrarse en pacientes ancianos no diabéticos aparentemente como parte normal del envejecimiento.
- **Un incremento en el número y tamaño de los islotes es especialmente característico de los recién nacidos no diabéticos de madres diabéticas.** Presumiblemente, los islotes fetales sufren una hiperplasia en respuesta a la hiperglucemia materna.

Enfermedad macrovascular diabética. La diabetes representa un peaje elevado para el sistema vascular. El sello de la enfermedad macrovascular diabética es la aterosclerosis acelerada que afecta a la aorta y a las arterias grandes y de tamaño medio. Exceptuando su mayor gravedad y su edad más precoz de comienzo, la aterosclerosis en los diabéticos es indistinguible de la de los no diabéticos (Capítulo 10). El infarto de miocardio, provocado por aterosclerosis de las arterias coronarias, es la causa más frecuente de muerte en los diabéticos. De forma significativa, es casi tan frecuente en mujeres diabéticas como en hombres diabéticos. Por el contrario, el infarto de miocardio es infrecuente en mujeres no diabéticas en edad reproductiva. La gangrena de las extremidades inferiores, como resultado de la enfermedad vascular avanzada, es alrededor de 100 veces más frecuente en los diabéticos que en la población general. Las grandes arterias renales también están afectadas por aterosclerosis grave, pero el efecto más dañino de la diabetes sobre los riñones se encuentra al nivel de los glomérulos y de la microcirculación; se describe más adelante.

La arteriosclerosis hialina, la lesión vascular asociada con la hipertensión (Capítulos 10 y 14), es más prevalente y más grave en diabéticos que en no diabéticos, pero no es específica de la diabetes y también se observa en pacientes ancianos no diabéticos sin hipertensión. Representa un engrosamiento amorfo y hialino de la pared de las arteriolas, que produce estrechamiento de la luz (Fig. 20-27). Como es esperable, en diabéticos se relaciona no sólo con la duración de la enfermedad, sino también con la cifra de presión arterial.

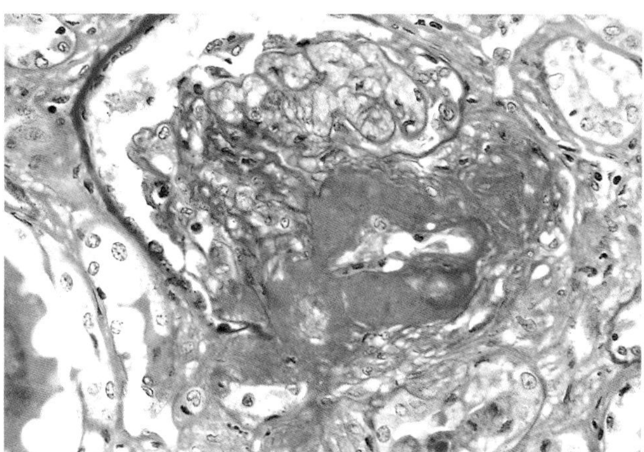

Figura 20-27

Arteriosclerosis hialina renal grave. Obsérvese una arteriola aferente tortuosa y marcadamente engrosada. La naturaleza amorfa del engrosamiento de la pared vascular es evidente. (Tinción PAS; por cortesía del doctor M. A. Venkatachalam, Department of Pathology, University of Texas Health Science Center at San Antonio.)

Microangiopatía diabética. Una de las características morfológicas más compatible con la diabetes es el **engrosamiento difuso de las membranas basales.** El engrosamiento es más evidente en los capilares de la piel, músculo esquelético, retina, glomérulos renales y de la médula renal. Sin embargo, también se observa en estructuras no vasculares, como los túbulos renales, la cápsula de Bowman, los nervios periféricos y la placenta. Tanto por microscopia óptica como por microscopia electrónica, la lámina basal que separa el parénquima de las células endoteliales del tejido circundante se encuentra muy engrosada por capas concéntricas de material hialino compuesto predominantemente por colágeno tipo IV (Fig. 20-28). Debe destacarse que **a pesar del incremento en el grosor de las membranas basales, los capilares diabéticos son más permeables de lo normal a las proteínas plasmáticas. La microangiopatía subyace al desarrollo de la nefropatía, retinopatía y algunas formas de neuropatía diabética**. En pacientes ancianos no diabéticos puede encon-

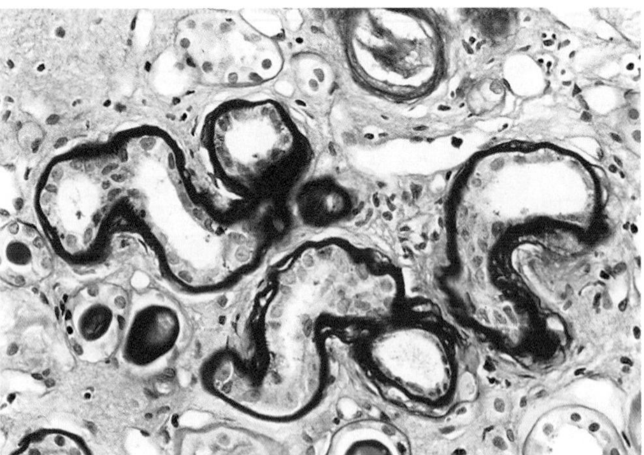

Figura 20-28

Corteza renal que muestra engrosamiento de las membranas basales tubulares en un paciente diabético (tinción PAS).

trarse una microangiopatía indistinguible, pero rara vez llega al grado observado en individuos con diabetes de larga evolución.

Nefropatía diabética. Los riñones son dianas principales de la diabetes (ver también el capítulo 14). La insuficiencia renal es la segunda causa de muerte después del infarto de miocardio en esta enfermedad. Se encuentran tres lesiones: 1) lesiones glomerulares; 2) lesiones vasculares renales, principalmente arteriosclerosis, y 3) pielonefritis, incluyendo papilitis necrosante.

Las lesiones glomerulares más importantes son el engrosamiento de la membrana basal capilar, la esclerosis mesangial difusa y la glomerulosclerosis nodular. Las membranas basales de los capilares glomerulares se encuentran engrosadas en toda su longitud. Este cambio puede observarse por microscopia electrónica en pocos años tras el inicio de la enfermedad, algunas veces sin ningún cambio asociado con la función renal (Fig. 20-29).

La **esclerosis mesangial difusa** consiste en un incremento difuso de la matriz mesangial junto con proliferación de células mesangiales, y siempre se asocia con un engrosamiento de la membrana basal. Se encuentra en la mayoría de los individuos con la enfermedad de más de 10 años de evolución. Cuando la glomerulosclerosis se vuelve importante, los pacientes manifiestan el síndrome nefrótico, caracterizado por proteinuria, hipoalbuminemia y edema (Capítulo 14).

La **glomerulosclerosis nodular** se refiere a una lesión glomerular caracterizada por depósitos en forma de pelota en la matriz laminada situada en la periferia del glomérulo (Fig. 20-30). Estos nódulos son PAS positivos y contienen generalmente células mesangiales atrapadas. Este cambio característico ha sido denominado lesión de Kimmelstiel-Wilson, en honor a los patólogos que la describieron. La glomerulosclerosis nodular se encuentra en, aproximadamente, del 15 al 30% de los diabéticos de larga duración y es la principal causa de morbilidad y mortalidad. La esclerosis mesangial difusa también se observa en asociación con la ancianidad y con la hipertensión; por el contrario, la forma nodular de glomerulosclerosis, una vez descartadas otras formas poco habituales de neuropatías (v. Capítulo 14) es esencialmente patognomónica de la diabetes. Tanto las formas difusa como nodular de glomerulosclerosis inducen suficiente isquemia como para producir cicatrización de los riñones, manifestada por una superficie cortical finamente granular (Fig. 20-31).

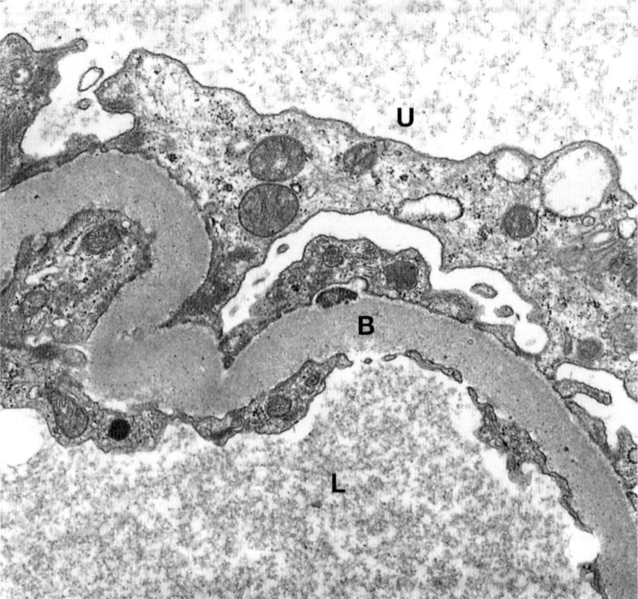

Figura 20-29

Glomérulo renal que muestra un engrosamiento marcado de la membrana basal glomerular (B) en un diabético. L, luz del capilar glomerular; U, espacio urinario. (Por cortesía del doctor Michael Kashgarian, Department of Pathology, Yale University School of Medicine, New Haven, Connecticut.)

La **aterosclerosis y arteriosclerosis renal forman parte de la enfermedad macrovascular en la diabetes**. El riñón es uno de los órganos más frecuente y gravemente afectados; sin embargo, los cambios en las arterias y arteriolas son similares a los encontrados a lo largo de todo el cuerpo. **La arteriosclerosis hialina afecta no sólo a las arteriolas aferentes, sino también a las eferentes**. La arteriosclerosis eferente es muy rara en pacientes que no tienen diabetes.

La pielonefritis es una inflamación aguda o crónica de los riñones que generalmente comienza en el tejido intersticial y se disemina hasta afectar a los túbulos. Tanto las formas agudas como crónicas de esta enfermedad se presentan en individuos no diabéticos, pero son más frecuen-

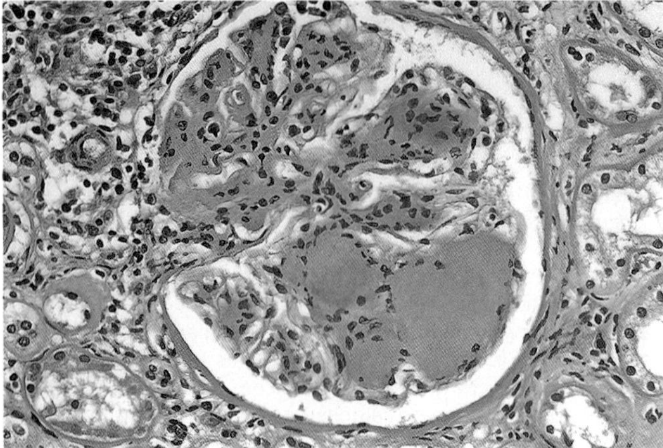

Figura 20-30

Glomerulosclerosis nodular en un paciente con diabetes de larga evolución. (Por cortesía de la doctora Lisa Yerian, Department of Pathology, University of Chicago, Chicago, Illinois.)

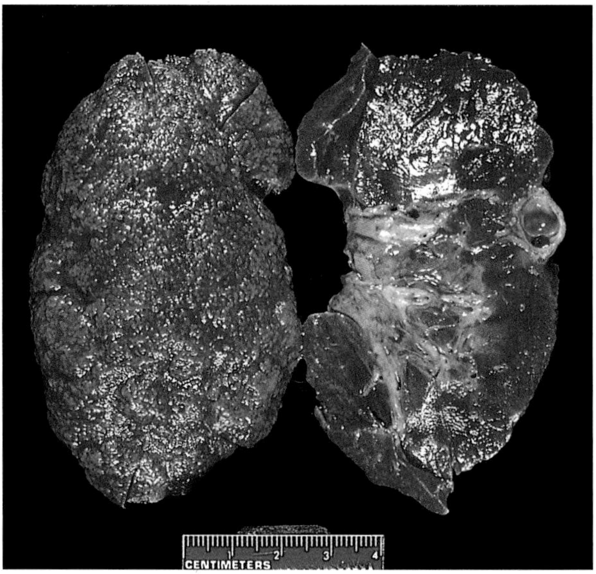

Figura 20-31

Nefrosclerosis en un paciente con diabetes de larga evolución. El riñón ha sido biseccionado para mostrar la transformación granular difusa de la superficie (*izquierda*) y el marcado engrosamiento del tejido cortical (*derecha*). Características adicionales incluyen depresiones irregulares, provocadas por la pielonefritis y un quiste cortical fortuito (*más a la derecha*).

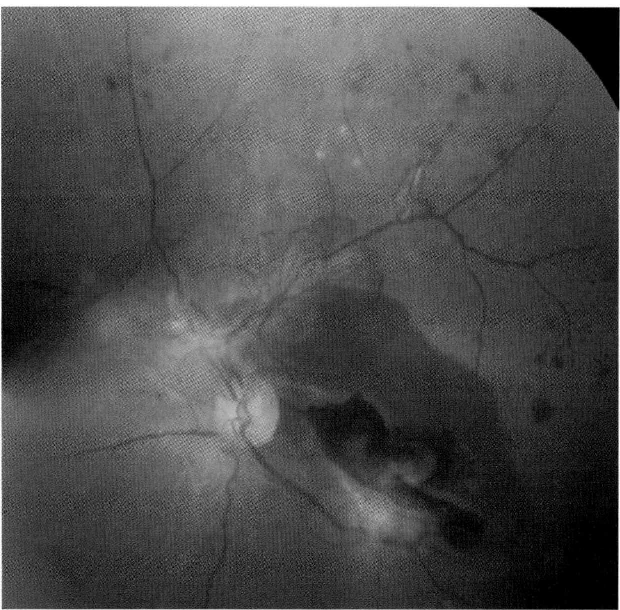

Figura 20-32

Retinopatía diabética, que muestra una retinopatía proliferativa avanzada con hemorragias retinianas, exudados, neovascularización y desprendimiento de retina por tracción en la esquina derecha inferior. (Por cortesía del doctor Rajendra Apte, Washington University School of Medicine, St. Louis, Missouri.)

tes en diabéticos que en la población general y, una vez afectados, los diabéticos suelen tener una afectación más grave. Una característica especial de la pielonefritis aguda, la **papilitis necrosante** (o necrosis papilar), es más prevalente en diabéticos que en no diabéticos.

Complicaciones oculares de la diabetes. Los trastornos visuales, a veces incluso la ceguera total, son una de las consecuencias más temidas de la diabetes de larga duración. **La afectación ocular puede producirse en forma de retinopatía, formación de cataratas o glaucoma**. La retinopatía, la presentación más frecuente, consiste en una constelación de cambios que, juntos, son considerados por los oftalmólogos prácticamente diagnósticos de la enfermedad. **La lesión en la retina tiene dos formas: retinopatía no proliferativa (de fondo) y retinopatía proliferativa**.

La retinopatía no proliferativa incluye hemorragias intrarretinianas o prerretinianas, exudados retinianos, microaneurismas, dilataciones venosas, edema y, lo que es más importante, engrosamiento de los capilares retinianos (microangiopatía). Los exudados retinianos pueden ser «blandos» (microinfartos) o «duros» (depósitos de proteínas plasmáticas y de lípidos) (Fig. 20-32). Los microaneurismas son discretas dilataciones oculares de los capilares coroideos retinianos que se observan con el oftalmoscopio como pequeños puntos rojos. Las dilataciones suelen ser en puntos localizados de adelgazamiento, provocando una pérdida de pericitos. El edema retiniano probablemente se debe a un exceso de permeabilidad capilar. Subyacente a todos estos cambios se encuentra la microangiopatía, que produce una pérdida de los pericitos capilares y, por tanto, un adelgazamiento local de la estructura capilar.

La denominada retinopatía proliferativa es un proceso de neovascularización y fibrosis. Esta lesión conlleva consecuencias graves, incluyendo ceguera, especialmente si afecta a la mácula. Las hemorragias del vítreo pueden proceder de la rotura de capilares de nueva formación; la organización secundaria de la hemorragia puede empujar a la retina fuera de su sustrato (desprendimiento de retina).

Neuropatía diabética. El sistema nervioso central y periférico no se salva de la diabetes. El patrón más frecuente de afectación es una neuropatía periférica simétrica de las extremidades inferiores que afecta la función motriz y sensitiva pero sobre todo esta última. Otras formas incluyen neuropatía periférica, que produce alteraciones en la función del intestino y la vesícula biliar y, a veces, impotencia sexual y mononeuropatía diabética, que se manifiesta por una caída brusca del pie o la cintura o parálisis de nervios craneales aislados. Los cambios neurológicos pueden estar causados por microangiopatía y por incremento de la permeabilidad de los capilares que irrigan los nervios así como por un daño axónico directo debido a alteraciones en el metabolismo del sorbitol (como se ha mencionado).

Características clínicas. Es muy difícil resumir con brevedad las diferentes presentaciones clínicas de la diabetes mellitus. Sólo se describen unos pocos patrones característicos (Tabla 20-6). En los primeros 2 años tras las manifestaciones de una diabetes tipo 1 franca, los requerimientos de insulina exógena pueden ser mínimos o escasos, debido a una secreción de insulina endógena continuada (denominado el «*período de luna de miel*»). Pero, poco después, se agota cualquier reserva residual de células β y las necesidades de insulina aumentan drásticamente. Aunque la destrucción de las células β es un proceso gradual, la transición de una tolerancia alterada a la glucosa a una diabetes franca puede ser brusca, desencadenada por un suceso que incremente los requerimientos de insulina, como una infección. El comienzo está determinado por poliuria, polidipsia y polifagia y, en algunos casos graves, por cetoacidosis, todo ello debido a trastornos metabólicos (Fig. 20-33). Dado que la insulina es una hormona anabóli-

Tabla 20-6 Diabetes tipo 1 frente a diabetes tipo 2

Parámetro	Tipo 1	Tipo 2
Clínica		
	Comienzo < 20 años	Comienzo > 30 años
	Peso normal	Obesidad
	Disminución importante de la insulina sanguínea	Aumento de la insulina en sangre (precoz); descenso normal a moderado de la insulina (tardío)
	Anticuerpos contra las células de los islotes	Ausencia de anticuerpos contra las células de los islotes
	Cetoacidosis frecuente	Cetoacidosis infrecuente; coma hiperosmolar no cetósico
Aspectos genéticos		
	Del 30 al 70% de concordancia en gemelos	Del 50 al 90% de concordancia en gemelos
	Relación con genes HLA del MHC de clase II	Sin relación con HLA
		Relación con genes candidatos «diabetógenos»
Patogenia		
	Destrucción autoinmunitaria de las células β mediada por linfocitos T y mediadores humorales	Resistencia a la insulina en el músculo esquelético, tejido adiposo e hígado
	Déficit absoluto de insulina	Disfunción de las células β y déficit relativo de insulina
Células de los islotes		
	Insulitis precoz	Ausencia de insulitis
	Atrofia y fibrosis marcada	Atrofia focal y depósito de amiloide
	Depleción de células β	Depleción leve de células β

HLA, antígeno leucocitario humano; MHC, complejo mayor de histocompatibilidad.

ca principal del cuerpo, *la deficiencia de insulina produce un estado catabólico que afecta no sólo al metabolismo de la glucosa, sino también al metabolismo de las grasas y las proteínas.* La asimilación de la glucosa en el músculo y en el tejido adiposo está claramente disminuida o abolida. No solamente cesa el almacenamiento de glucógeno en el hígado y en los músculos, sino que también se agotan las reservas por la glucogenólisis. La hiperglucemia resultante excede el umbral renal de reabsorción y se produce glucosuria. Ésta induce una diuresis osmótica y, por tanto, *poliuria* provocando una pérdida importante de agua y electrólitos. La pérdida renal obligatoria de agua combinada con la hiperosmolaridad resultante del incremento de la glucemia tiende a agotar el agua intracelular, estimulando los osmorreceptores de los centros de la sed en el cerebro. De esta forma se produce una sed intensa (*polidipsia*). Con la deficiencia de insulina, la situación varía de un anabolismo promovido por la insulina a un catabolismo de proteínas y grasas. Se produce proteólisis, y los aminoácidos de la gluconeogénesis son utilizados por el hígado para fabricar glucosa. El catabolismo de las proteínas y las grasas tiende a inducir un balance energético negativo, que a su vez produce un incremento del apetito (*polifagia*), completando así la tríada clásica de la diabetes: *poliuria, polidipsia* y *polifagia.* A pesar del incremento del apetito, los efectos catabólicos prevalecen, provocando pérdida de peso y debilidad muscular. La combinación de polifagia y pérdida de peso es paradójica y siempre debería hacer sospechar una diabetes.

En individuos con diabetes tipo 1, las desviaciones de la ingesta dietética normal, la actividad física inusual, la infección y otras formas de estrés pueden influir de forma muy rápida en el tremendamente frágil equilibrio metabólico, predisponiendo a una *cetoacidosis diabética.* La glucosa plasmática se encuentra, generalmente, entre 500 a 700 mg/dl como resultado de un déficit absoluto de insulina y de la ineficacia de las hormonas contrarreguladoras (adrenalina y glucagón). La hiperglucemia marcada produce una diuresis osmótica y la deshidratación es característica del estado de cetoacidosis. El segundo efecto importante es la activación de la maquinaria cetogénica. La deficiencia de insulina produce una activación de la lipoproteinlipasa, con una utilización excesiva secundaria de los almacenes adiposos, provocando un incremento de la concentración de AGL, cuya oxidación por el hígado produce *cuerpos cetónicos.* La cetogénesis es un fenómeno adaptativo en tiempos de hambruna, generando cetonas como fuente de energía para el consumo por órganos vitales (p. ej., cerebro). La tasa de formación de cuerpos cetónicos puede exceder a la tasa de utilización en los tejidos periféricos, provocando *cetonemia* y *cetonuria.* Si la excreción urinaria de cetonas está alterada por la deshidratación, la concentración plasmática de ión hidrógeno aumenta provocando una cetoacidosis metabólica.

La *diabetes mellitus tipo 2* también puede presentarse con poliuria y polidipsia, pero contrariamente a la diabetes tipo 1, los pacientes suelen ser mayores (> 40 años) y frecuentemente obesos. Sin embargo, con el aumento de la obesidad y del estilo de vida sedentario en nuestra sociedad, hoy día puede observarse diabetes tipo 2 en niños y adolescentes con mayor frecuencia. En algunos casos se busca atención médica por debilidad y pérdida de peso inexplicadas. *Sin embargo, la mayor parte de las veces el diagnóstico se hace por un análisis habitual de sangre o de orina en personas asintomáticas.*

En el estado descompensado, los individuos con diabetes tipo 2 pueden desarrollar *coma hiperosmolar no cetósico*, un síndrome provocado por una deshidratación grave secundaria a una diuresis osmótica mantenida en pacientes que no beben suficiente agua para compensar las pérdidas urinarias por hiperglucemia crónica. Habitualmente, la persona es un anciano diabético que está discapacitado por un ictus o una infección y es incapaz de mantener la ingesta adecuada de

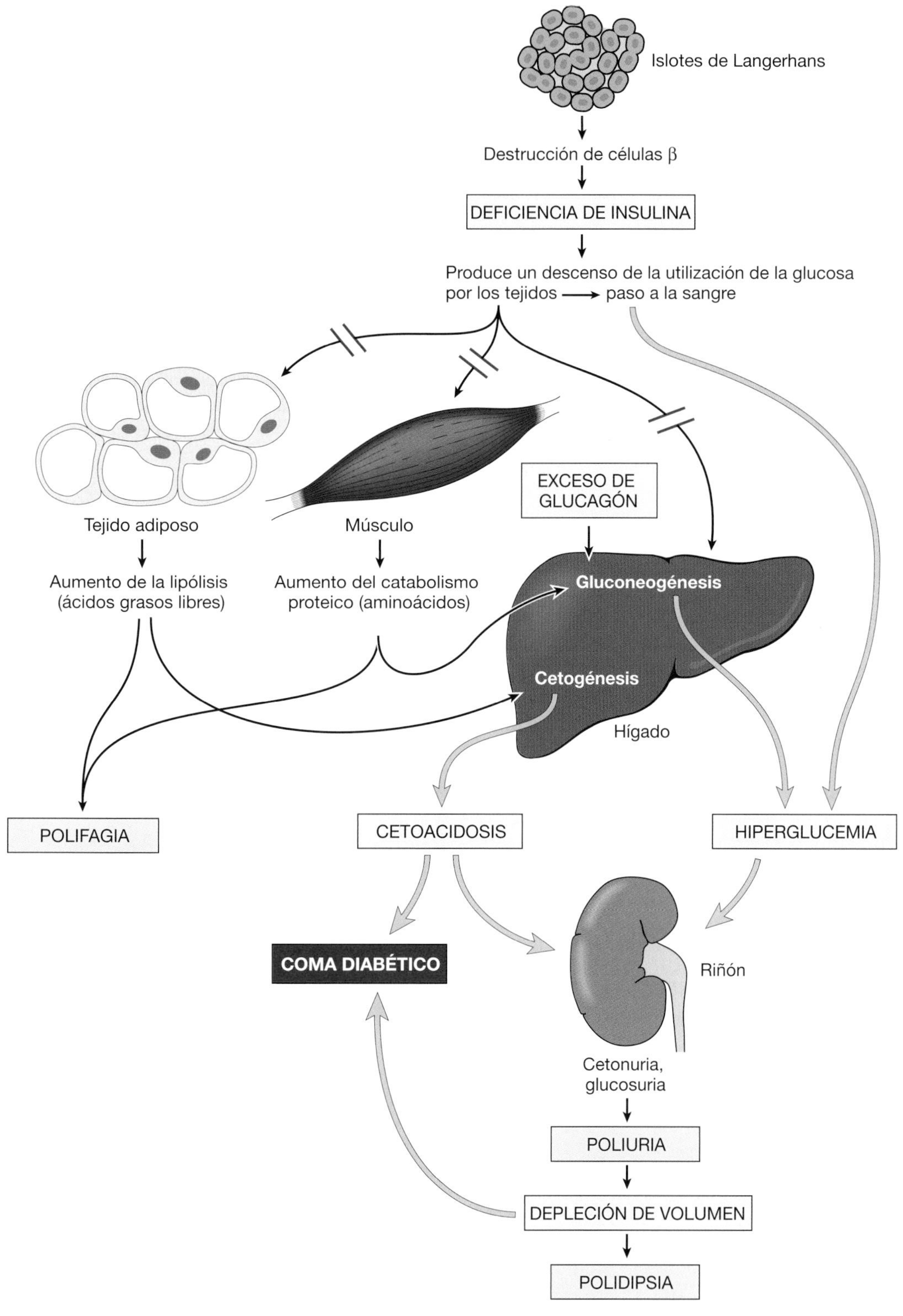

Figura 20-33

Secuencia de alteraciones metabólicas que llevan al coma diabético en la diabetes mellitus tipo 1. Un déficit absoluto de insulina provoca un estado catabólico, desencadenando una cetoacidosis y una depleción grave de volumen. Esto provoca un compromiso del sistema nervioso central lo suficientemente importante como para provocar coma y, finalmente, la muerte, si no se instaura tratamiento.

agua. Además, la ausencia de cetoacidosis y de sus síntomas (náuseas, vómitos, dificultad respiratoria) retrasa la búsqueda de atención médica en estos pacientes hasta que se produce una deshidratación grave o un coma.

Como se ha comentado previamente, son los efectos a largo plazo de la diabetes más que las complicaciones metabólicas agudas los responsables de la morbilidad y mortalidad atribuibles a esta enfermedad. En la mayoría de los casos, estas complicaciones aparecen, aproximadamente, de 15 a 20 años después del comienzo de la hiperglucemia.

- *En ambas formas de diabetes de larga duración, los trastornos cardiovasculares como el infarto de miocardio, la insuficiencia vascular renal y los accidentes cerebrovasculares son las causas más frecuentes de mortalidad.* El impacto de la enfermedad cardiovascular puede estimarse por su implicación en, al menos, el 80% de las muertes de la diabetes tipo 2; de hecho, los diabéticos tienen de 3 a 7,5 veces más incidencia de muerte por causas cardiovasculares que la población no diabética. La característica más importante de la enfermedad cardiovascular es la *aterosclerosis acelerada* de las arterias de medio y gran tamaño (p. ej., enfermedad macrovascular). También se ha descrito la importancia de la *obesidad* en la patogenia de la resistencia a la insulina, pero también es un factor de riesgo independiente para el desarrollo de aterosclerosis.
- La *nefropatía diabética* es una causa importante de enfermedad renal terminal en Estados Unidos. La manifestación más precoz de la nefropatía diabética es la aparición de pequeñas cantidades de albúmina en la orina (> 30 mg/día, pero < 300 mg/día; p. ej., *microalbuminuria*). Sin intervenciones específicas, aproximadamente el 80% de los diabéticos tipo 1 y del 20 al 40% de los diabéticos tipo 2 desarrollará una *nefropatía franca con macroalbuminuria* (> 300 mg/día) en los siguientes 10 a 15 años, generalmente asociada con la aparición de hipertensión. La progresión desde una nefropatía franca a una *enfermedad renal en estadio terminal* puede ser muy variable y se evidencia por una caída progresiva de la tasa de filtración glomerular. Alrededor de 20 años después del diagnóstico, más del 75% de los diabéticos tipo 1 y alrededor del 20% de los diabéticos tipo 2 que muestran nefropatía establecida desarrollará enfermedad renal terminal precisando diálisis o trasplante renal.
- La *afectación visual,* a veces incluso la ceguera total, es una de las consecuencias más temidas de las diabetes de larga duración. Esta enfermedad es actualmente la cuarta causa de ceguera adquirida en Estados Unidos. Aproximadamente del 60 al 80% de los pacientes desarrolla alguna forma de *retinopatía diabética*, aproximadamente de 15 a 20 años después del diagnóstico. Además de la retinopatía, los diabéticos también tienen una mayor propensión al *glaucoma* y a la *formación de cataratas*, contribuyendo ambos a los trastornos visuales de la diabetes.
- La *neuropatía diabética* se manifiesta habitualmente con una disminución de la sensibilidad en las extremidades distales con anomalías motrices menos evidentes (neuropatía sensitivomotora). La pérdida de sensación dolorosa puede desencadenar el desarrollo de úlceras que curan mal y son la principal causa de morbilidad. Hasta el 20-40% de los diabéticos también puede desarrollar una disfunción autónoma con el tiempo, manifestada por alteraciones intestinales y en el control de la vesícula biliar.
- *Los diabéticos se ven afectados por una mayor susceptibilidad a infecciones de la piel, así como tuberculosis, neumonía y pielonefritis.* Estas infecciones provocan la muerte en alrededor del 5% de los diabéticos. En un individuo con neuropatía diabética, una infección trivial del pie puede ser el primer problema de una larga sucesión de complicaciones (gangrena, bacteriemia, neumonía) que finalmente lleven a la muerte.

NEOPLASIAS ENDOCRINAS PANCREÁTICAS

Las *neoplasias endocrinas pancreáticas,* también conocidas como «tumores de células de los islotes», son infrecuentes en comparación con los tumores del páncreas exocrino, responsables de tan sólo el 2% de todas las neoplasias pancreáticas. Son más frecuentes en adultos, pueden ser únicas o múltiples, y benignas o malignas, estas últimas producen metástasis a ganglios linfáticos e hígado. Las neoplasias del páncreas endocrino tienen cierta propensión a producir hormonas pancreáticas, aunque algunas puedan ser totalmente afuncionales. Al igual que cualquier otra neoplasia endocrina, es difícil predecir el comportamiento biológico de la neoplasia endocrina pancreática basándose únicamente en criterios microscópicos. En general, los tumores menores de 2 cm de tamaño suelen comportarse de forma indolente, pero existen importantes excepciones a esta regla. El estado funcional de un tumor también tiene cierta importancia en el pronóstico, dado que aproximadamente el 90% de los insulinomas son benignos, mientras que del 60 al 90% de otras neoplasias endocrinas funcionantes y no funcionantes suelen ser malignas. Afortunadamente, los insulinomas son también el subtipo más frecuente de neoplasias endocrinas pancreáticas.

Insulinomas

Los tumores de células β (insulinomas) son la neoplasia endocrina pancreática más frecuente y pueden ser responsables de la elaboración de suficiente insulina para inducir una hipoglucemia clínicamente significativa. Existe una tríada clínica característica relacionada con estas lesiones pancreáticas: 1) crisis de hipoglucemia con concentraciones de glucosa sanguínea por debajo de 50 mg/dl; 2) se manifiestan principalmente como alteraciones del sistema nervioso central con confusión, estupor y pérdida de conciencia, y 3) están desencadenadas por el ayuno o el ejercicio y se alivian rápidamente con la ingesta o la administración parenteral de glucosa.

Morfología

Los insulinomas se encuentran con mayor frecuencia dentro del páncreas y son generalmente benignos. La mayoría son lesiones solitarias, aunque pueden encontrarse múltiples tumores o tumores ectópicos fuera del páncreas. Los carcinomas auténticos sólo representan el 10% de los casos, y se diagnostican a partir de los criterios de malignidad descritos anteriormente. Los tumores solitarios suelen ser pequeños (generalmente < 2 cm de diámetro) y están encapsulados, formando nódulos pálidos o marronáceos localizados en cualquier parte del páncreas. Histológicamente, estos tumores benignos parecen islotes grandes, con preservación de cordones regulares de células monótonas y su orientación en relación con la vasculatura. Incluso las lesiones malignas no presentan mucha evidencia de anaplasia (Fig. 20-34A) y pueden estar encapsuladas. Por inmunocitoquímica se puede localizar la insulina en las células tumorales (Fig. 20-34B). Con microscopia electrónica, las células β neoplásicas, al igual que sus homólogas normales, muestran unos gránulos redondeados característicos que contienen cristales poligonales o rectangulares densos separados de la membrana circundante por un halo característico. Se debe insistir en que estos gránulos pueden estar presentes en ausencia de actividad hormonal clínicamente significativa.

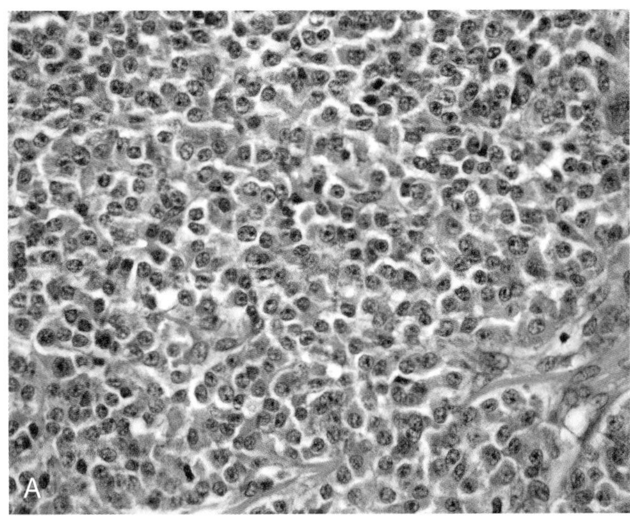

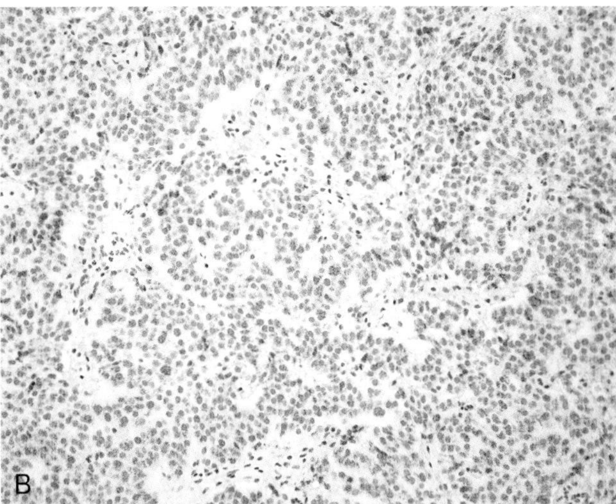

Figura 20-34

Tumor endocrino pancreático («tumor de células de los islotes»). **A**, las células neoplásicas son monótonas y muestran un pleomorfismo o una actividad mitótica mínimos (tinción H&E). **B**, la inmunorreactividad para la insulina confirma que la neoplasia es un insulinoma. Clínicamente, el paciente tiene hipoglucemia episódica.

A pesar de que el 80% de los tumores muestran secreción excesiva de insulina, la hipoglucemia es leve en todos excepto en el 20%, y muchos casos nunca llegan a ser clínicamente evidentes. Los hallazgos analíticos críticos en los insulinomas son las elevadas concentraciones circulantes de insulina y el alto cociente insulina/glucosa. La extirpación quirúrgica de los tumores se sigue generalmente de una rápida mejoría de la hipoglucemia. Es importante destacar que *existen otras muchas causas de hipoglucemia aparte de los insulinomas*, éstas son: enfermedad hepática difusa, secreción de factor de crecimiento tipo insulina-2 (IGF-2) por algunos fibrosarcomas y la autoinyección de insulina.

Gastrinomas

La hipersecreción exagerada de gastrina generalmente se debe a tumores productores de gastrina (*gastrinomas*), que surgen con igual probabilidad en el duodeno y en los tejidos blandos peripancreáticos, al igual que en el páncreas (el denominado «triángulo del gastrinoma»). Zollinger y Ellison fueron los primeros en destacar *la asociación de las lesiones de las células de los islotes pancreáticos con la hipersecreción de ácido gástrico y la úlcera péptica grave*, que se encuentran en el 90 al 95% de los pacientes (síndrome de Zollinger-Ellison).

Morfología

Los gastrinomas pueden surgir en el páncreas, la región peripancreática o la pared del duodeno. **Más de la mitad de los tumores productores de gastrina son localmente invasivos o ya han metastatizado en el momento del diagnóstico**. En aproximadamente el 25% de los pacientes, los gastrinomas surgen junto con otros tumores endocrinos, conformando el síndrome MEN-1 (ver más adelante); los gastrinomas asociados con MEN-1 suelen ser multifocales mientras que los gastrinomas esporádicos suelen ser aislados. Al igual que los tumores secretores de insulina del páncreas, los tumores secretores de gastrina suelen ser histológicamente anodinos y rara vez muestran anaplasia.

En el síndrome de Zollinger-Ellison, la hipergastrinemia debida a tumores pancreáticos o duodenales estimula una secreción exagerada de ácido gástrico, que a su vez produce *ulceración péptica*. Las úlceras gástricas y duodenales suelen ser *múltiples*; aunque son idénticas a las encontradas en la población general, suelen ser *intratables* con los métodos habituales. Además, las úlceras también aparecen en *localizaciones inusuales* como el yeyuno; cuando se encuentran úlceras yeyunales intratables se debe sospechar un síndrome de Zollinger-Ellison. Más del 50% de los pacientes tiene diarrea; en el 30% es el síntoma de presentación.

Otras neoplasias endocrinas pancreáticas infrecuentes

- Los *tumores de células α* (*glucagonomas*) se asocian con concentraciones séricas altas de glucagón y un síndrome caracterizado por diabetes mellitus leve, erupción cutánea característica (*eritema necrolítico migratorio*) y anemia. Se producen con mayor frecuencia en mujeres perimenopáusicas y posmenopáusicas y se caracterizan por concentraciones plasmáticas extremadamente elevadas de glucagón.
- Los *tumores de células δ* (*somatostatinomas*) se asocian con diabetes mellitus, colelitiasis, esteatorrea e hipoclorhidria. Son extremadamente difíciles de localizar preoperatoriamente. Son necesarias concentraciones plasmáticos elevadas de somatostatina para el diagnóstico.
- El *VIPoma (diarrea acuosa, hipopotasemia, aclorhidria o síndrome WDHA [watery diarrhea, hypokalemia, achlorhydria]*) es un tumor endocrino que induce un síndrome característico, provocado por la liberación de VIP por el tumor. Alguno de estos tumores son localmente invasivos y metastáticos.

CORTEZA SUPRARRENAL

Las *glándulas suprarrenales* son dos órganos endocrinos formados por una corteza y una médula que difieren en su desarrollo, estructura y función. La *corteza* está compuesta de tres capas de tipos celulares diferentes. Por debajo de la cápsula de la glándula suprarrenal se encuentra la estrecha capa de la zona glomerular. Otra zona reticular, igualmente estrecha, separa la médula. Entre ellas se encuentra una amplia zona fasciculada que representa alrededor del 75% del total de la corteza. La corteza suprarrenal sintetiza tres tipos diferentes de esteroides: 1) *glucocorticoides* (principalmente cortisol), que se sintetizan principalmente en la zona fasciculada con una pequeña contribución de las zonas reticulares; 2) *mineralcorticoides*, siendo el más importante la aldosterona, que se produce en la zona glomerular, y 3) los *esteroides sexuales* (estrógenos y andrógenos) que se producen ampliamente en las zonas reticulares. La *médula suprarrenal* está compuesta por células cromafines que sintetizan y secretan *catecolaminas*, principalmente adrenalina. Este capítulo trata de los trastornos de la corteza y la médula suprarrenal. Las enfermedades de la corteza suprarrenal pueden dividirse convenientemente en las asociadas a hiperfunción cortical y las caracterizadas por hipofunción cortical.

HIPERFUNCIÓN ADRENOCORTICAL (HIPERADRENALISMO)

Al igual que existen tres tipos básicos de corticoides elaborados por la corteza suprarrenal (glucocorticoides, mineralcorticoides y esteroides sexuales), hay tres síndromes clínicos diferentes de hiperadrenalismo: 1) *síndrome de Cushing*, caracterizado por un exceso de cortisol; 2) *hiperaldosteronismo*, y 3) *síndromes adrenogenitales* o virilizantes, provocados por un exceso de andrógenos. Las características clínicas de alguno de estos síndromes se solapan, en parte, debido a las funciones solapadas de los esteroides suprarrenales.

Hipercortisolismo (síndrome de Cushing)

Esta enfermedad está provocada por cualquier situación que produce una elevación de la concentración de glucocorticoides. *En la práctica clínica, la mayoría de los casos de síndrome de Cushing están provocados por la administración de glucocorticoides exógenos.* Los casos restantes son endógenos y provocados por (Fig. 20-35):

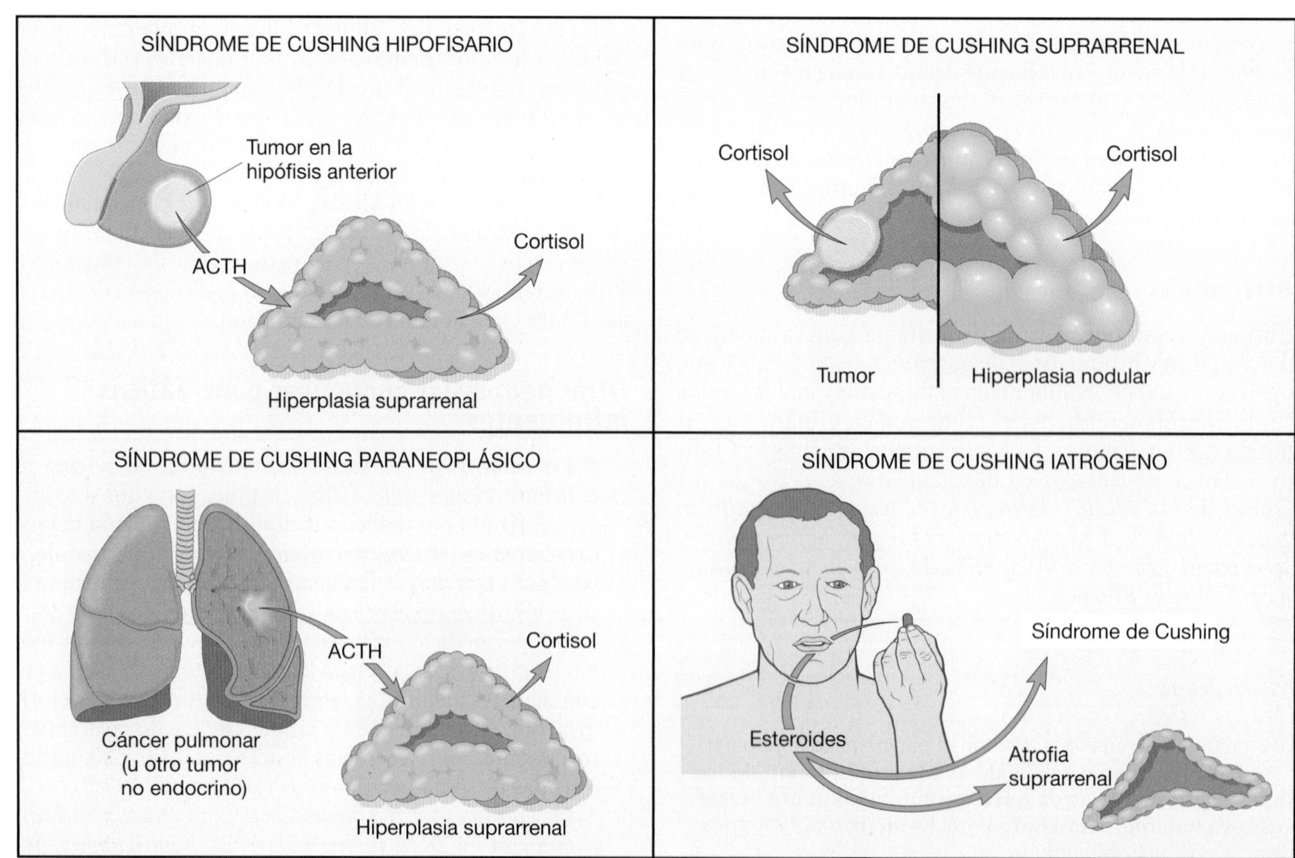

Figura 20-35

Representación esquemática de las diversas formas del síndrome de Cushing, que ilustran las tres formas endógenas, así como la forma más frecuente exógena (iatrógena). ACTH, hormona adrenocorticotropa.

- Enfermedades primarias hipotálamo-hipofisarias asociadas con hipersecreción de ACTH.
- Hiperplasia o neoplasia adrenocortical primaria.
- Secreción ectópica de ACTH por neoplasias no endocrinas.

Las enfermedades hipotálamo-hipofisarias primarias asociadas con la hipersecreción de ACTH, también conocidas como enfermedad de Cushing, son responsables de más de la mitad de los casos espontáneos de síndrome de Cushing endógeno. El trastorno afecta a mujeres en una proporción cinco veces mayor que a hombres, y ocurre más frecuentemente durante la segunda y tercera décadas de la vida. En la amplia mayoría de los casos, *la glándula hipofisaria contiene un microadenoma productor de ACTH* que no produce un efecto masa en el cerebro; algunos tumores corticotrópicos se cualifican como macroadenomas (> 10 mm). En el resto de los pacientes, la hipófisis anterior contiene áreas de hiperplasia de células corticotropas sin un adenoma claro. La hiperplasia de células corticotropas puede ser primaria o secundaria a una estimulación excesiva de liberación de ACTH por un tumor hipotalámico productor de hormona liberadora de corticotropina. Las glándulas suprarrenales en los pacientes con enfermedad de Cushing se caracterizan por diversos grados de hiperplasia cortical nodular bilateral (descrita más adelante), provocados por las concentraciones elevadas de ACTH. A su vez, la hiperplasia cortical es responsable del hipercortisolismo.

Las *neoplasias suprarrenales primarias*, como el adenoma y el carcinoma suprarrenal, y la *hiperplasia cortical primaria*, son responsables de alrededor del 10 al 20% de los casos de síndrome de Cushing endógeno. Esta forma del síndrome de Cushing también se denomina *síndrome de Cushing independiente de ACTH* o síndrome de Cushing suprarrenal, dado que la glándula suprarrenal funciona autónomamente. Característica indispensable del síndrome de Cushing suprarrenal son las concentraciones elevadas de cortisol, con concentraciones séricas bajas de ACTH. En la mayoría de los casos, el síndrome de Cushing suprarrenal está provocado por una neoplasia adrenocortical unilateral, que puede ser benigna (adenoma) o maligna (carcinoma). La hiperplasia bilateral primaria de la corteza suprarrenal es una causa infrecuente de síndrome de Cushing. Existen dos variantes de esta entidad; la primera se presenta como macronódulos (> 3 mm) y la segunda como micromódulos (< 3 mm), que con frecuencia están pigmentados («enfermedad adrenocortical nodular pigmentada primaria»). La variante micronodular es una enfermedad familiar, generalmente asociada con características de hiperactividad de otros órganos endocrinos, como la hipófisis, la glándula tiroides o las gónadas.

La secreción ectópica de ACTH por tumores neuroendocrinos es responsable de la mayoría de los casos restantes de síndrome de Cushing endógeno. Frecuentemente, *el tumor responsable es un carcinoma neuroendocrino de células pequeñas pulmonar* aunque otras neoplasias, incluyendo *los tumores carcinoides, los carcinomas medulares de tiroides y los tumores de células de los islotes del páncreas*, también se han asociado con este síndrome. Además de los tumores que elaboran ACTH ectópica, neoplasias ocasionales producen hormona liberadora de corticotropina ectópica que, a su vez, provoca la secreción de ACTH e hipercortisolismo. Al igual que el síndrome de Cushing asociado con una enfermedad hipotálamo-hipofisaria, la hiperplasia cortical nodular está presente en las glándulas suprarrenales.

Morfología

Las principales lesiones del síndrome de Cushing se encuentran en la hipófisis y las glándulas suprarrenales. En el síndrome de Cushing, la **hipófisis** muestra cambios independientemente de la causa. La alteración más frecuente, debida a las concentraciones elevadas de glucocorticoides endógenos o exógenos, se denomina **cambio hialino de Crooke**. En esta entidad, el citoplasma basófilo granular normal de las células productoras de ACTH en la hipófisis anterior está reemplazado por un material homogéneo ligeramente basófilo. Esta alteración se debe a la acumulación de filamentos intermedios de queratina en el citoplasma.

La morfología de **las glándulas suprarrenales** depende de la causa del hipercortisolismo. Las suprarrenales tienen alguna de las siguientes alteraciones: 1) atrofia cortical; 2) hiperplasia difusa; 3) hiperplasia nodular, y 4) un adenoma, rara vez un carcinoma. En pacientes en los cuales el síndrome se debe a glucocorticoides exógenos, la supresión de la ACTH endógena provoca una **atrofia cortical** bilateral debida a la ausencia de estimulación por la ACTH de las zonas fasciculada y reticular. En estos casos, el grosor de la zona glomerular es normal, debido a que esta porción de la corteza funciona independientemente de la ACTH. En casos de hipercortisolismo endógeno, por el contrario, las glándulas suprarrenales están hiperplásicas o contienen una neoplasia cortical. La **hiperplasia difusa** se encuentra en el 60 al 70% de los casos de síndrome de Cushing endógeno. La corteza suprarrenal se encuentra engrosada de forma difusa y es de color amarillo como resultado del incremento del tamaño y del número de células cargadas de lípidos en las zonas fasciculada y reticular. Es frecuente cierto grado de nodularidad que se ve muy pronunciado en la **hiperplasia nodular** (Fig. 20-36). Ésta aparece como un conjunto de nódulos dispersos amarillentos de 0,5 a 2,00 cm a lo largo del córtex, separados por zonas de corteza ensanchada.

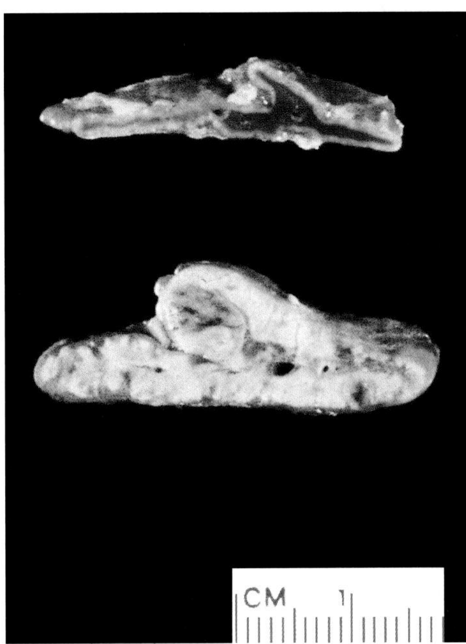

Figura 20-36

Hiperplasia adrenocortical. La corteza suprarrenal (*abajo*) es amarilla, gruesa y multinodular como resultado de la hipertrofia e hiperplasia de las zonas fasciculada y reticular, ricas en lípidos. La parte de arriba muestra una glándula suprarrenal normal para poder comparar.

Las glándulas suprarrenales juntas pueden pesar alrededor de 30 a 50 g. Esta macronodularidad aparece como una extensión de la hiperplasia difusa, dado que la corteza entre los nódulos es exactamente igual a la encontrada en la forma difusa de esta entidad. Las **neoplasias suprarrenales primarias** que provocan el síndrome de Cushing pueden ser malignas o benignas. Los **adenomas** suprarrenales son tumores amarillentos rodeados por una fina cápsula bien desarrollada y suelen pesar menos de 30 g (Fig. 20-37). Su morfología es idéntica a la de los adenomas no funcionantes y a los adenomas asociados con hiperaldosteronismo (ver más adelante). Microscópicamente, están constituidos por células similares a las encontradas en la zona fasciculada normal. Los **carcinomas** asociados con síndrome de Cushing, por el contrario, suelen ser mayores que los adenomas. Estos tumores son masas no encapsuladas que con frecuencia superan los 200 a 300 g de peso, teniendo todos ellos características anaplásicas del cáncer, como se detalla más adelante. Tanto en los tumores benignos como en los malignos, la corteza adrenal adyacente y la de la glándula suprarrenal contralateral están atróficas por la supresión de la ACTH endógena debido a las concentraciones elevadas de cortisol.

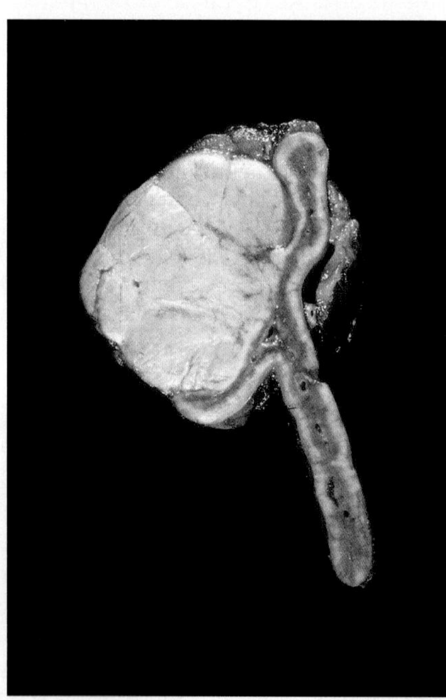

Figura 20-37

Adenoma adrenocortical. El adenoma se distingue de la hiperplasia nodular por su naturaleza solitaria y circunscrita. El estado funcional del adenoma adrenocortical no puede predecirse por su aspecto macroscópico o microscópico.

Características clínicas. Los signos y síntomas del síndrome de Cushing son una exageración de las acciones conocidas de los glucocorticoides. El síndrome de Cushing generalmente se desarrolla de forma gradual, y al igual que muchas otras anomalías endocrinas, puede ser muy sutil en sus estadios precoces. Una excepción importante a este comienzo insidioso es el síndrome de Cushing asociado con el carcinoma de células pequeñas pulmonar, donde la evolución rápida de la enfermedad subyacente provoca el desarrollo de muchas de las características clínicas. Las manifestaciones precoces del síndrome de Cushing incluyen hipertensión y aumento de peso. Con el tiempo, la distribución centrípeta más característica del tejido adiposo se vuelve muy evidente, provocando una obesidad troncal, una «cara de luna llena» y acumulación de grasa en la parte posterior del cuello y la espalda («joroba de búfalo»). El hipercortisolismo produce una atrofia selectiva de las miofibrillas de contracción rápida (tipo II) con un descenso resultante de la masa muscular y una debilidad de las extremidades proximales. Los glucocorticoides inducen gluconeogénesis e inhiben la captación de glucosa por las células, provocando *hiperglucemia, glucosuria y polidipsia*, que simulan una diabetes mellitus. Los efectos catabólicos sobre las proteínas producen una pérdida de colágeno y reabsorción ósea. Por tanto, la piel se vuelve delgada, frágil y se agrieta con facilidad; las *estrías cutáneas* son particularmente frecuentes en la zona abdominal. La reabsorción ósea produce el desarrollo de osteoporosis, con el incremento consiguiente de la susceptibilidad a las fracturas. Dado que los glucocorticoides suprimen la respuesta inmunológica, los pacientes con síndrome de Cushing también tienen un mayor riesgo de desarrollar diversas infecciones. Las manifestaciones clínicas adicionales son *hirsutismo y anomalías menstruales*, así como *trastornos mentales*, incluyendo cambios en el estado de ánimo, depresión y psicosis franca. El síndrome de Cushing extraadrenal provocado por secreción de ACTH hipofisaria o ectópica generalmente se asocia con un aumento de la pigmentación cutánea provocada por la actividad estimulante de los melanocitos de la molécula precursora de ACTH.

RESUMEN

Hipercortisolismo (síndrome de Cushing)

- La causa más frecuente de hipercortisolismo es la administración de corticoides exógenos.
- El hipercortisolismo endógeno se asocia con mayor frecuencia a un microadenoma hipofisario productor de ACTH («enfermedad de Cushing»), seguido de neoplasias suprarrenales primarias (hipercortisolismo «independiente de ACTH») y producción paraneoplásica de ACTH por tumores (p. ej., carcinoma neuroendocrino de células pequeñas pulmonar).
- Las características morfológicas de la glándula suprarrenal incluyen una atrofia cortical bilateral (en la enfermedad inducida por corticoides exógenos), una hiperplasia bilateral difusa o nodular (el hallazgo más frecuente en el síndrome de Cushing endógeno) o una neoplasia adrenocortical.

Hiperaldosteronismo

Las concentraciones excesivas de aldosterona provocan *retención de sodio y excreción de potasio*, con la hipertensión e hipopotasemia resultantes. El hiperaldosteronismo puede ser primario, o secundario a una causa externa de la glándula suprarrenal. En el *hiperaldosteronismo secundario,* la liberación de aldosterona se produce en respuesta a la activación del sistema renina-angiotensina. Se caracteriza por *concentraciones plasmáticas aumentadas de renina* y se encuentra en situaciones asociadas con:

- Disminución de la perfusión renal (nefrosclerosis arteriolar, estenosis de la arteria renal).
- Hipovolemia arterial y edema (insuficiencia cardíaca congestiva, cirrosis, síndrome nefrótico).
- Embarazo (provocado por incrementos en el sustrato plasmático de renina inducidos por estrógenos).

Por el contrario, *el hiperaldosteronismo primario,* indica una sobreproducción autónoma primaria de aldosterona, con la consiguiente supresión del sistema renina-angiotensina y *descenso de la actividad plasmática de renina.* El hiperaldosteronismo primario está provocado bien por una neoplasia suprarrenal productora de aldosterona, generalmente un adenoma, o por una hiperplasia suprarrenal primaria. Algunos casos son idiopáticos; éstos pueden estar causados por una hiperactividad del gen sintasa de aldosterona, *CYP11B2.*

Morfología

En casi el 80% de los casos, el hiperaldosteronismo primario está provocado por un **adenoma secretor de aldosterona** de una glándula suprarrenal, una entidad conocida como **síndrome de Conn**. En la mayoría de los casos, los adenomas son lesiones pequeñas, solitarias y encapsuladas (< 2 cm de diámetro), aunque en algunos pacientes pueden encontrarse adenomas múltiples; son raros los carcinomas como causa de hiperaldosteronismo. Contrariamente a los adenomas corticales asociados con síndrome de Cushing, aquellos asociados con hiperaldosteronismo no suprimen generalmente la secreción de ACTH. Por tanto, la corteza suprarrenal adyacente y la de la glándula contralateral no están atróficas. En la sección transversal, tienen un aspecto amarillo brillante y, de forma sorprendente, están compuestos por un grupo de células corticales que contienen lípidos que se asemejan mucho a las células fasciculadas, más que a las células glomerulares (la fuente normal de la aldosterona). En general, las células suelen ser uniformes en tamaño y forma; en ocasiones, muestran leve pleomorfismo nuclear y celular (Fig. 20-38). Una característica típica de los adenomas productores de aldosterona es la presencia de inclusiones citoplasmáticas laminadas eosinofílicas conocidas como **cuerpos de espironolactona**. Éstos se encuentran típicamente después del tratamiento con el fármaco antihipertensivo espironolactona, que es el de elección en el hiperaldosteronismo primario. En casi el 15% de los casos, el hiperaldosteronismo primario está provocado por una **hiperplasia adrenocortical primaria**, caracterizada por una hiperplasia nodular bilateral de las glándulas suprarrenales, muy parecidas a las encontradas en la hiperplasia nodular del síndrome de Cushing.

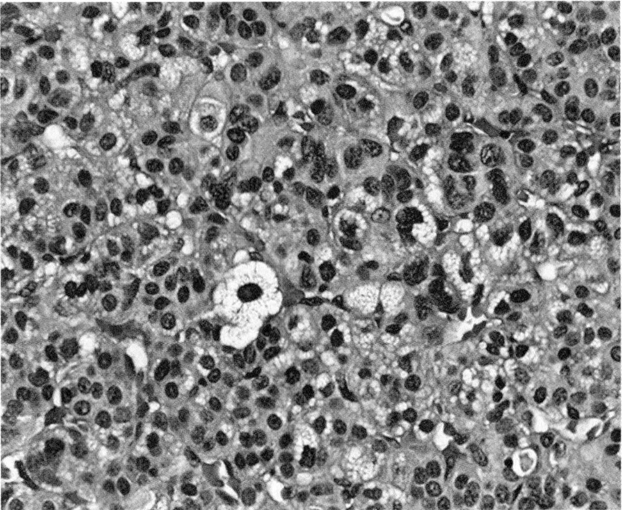

Figura 20-38

Rasgos histológicos de un adenoma cortical suprarrenal. Las células neoplásicas son vacuoladas por la presencia de lípidos intracitoplasmáticos. Existe un pleomorfismo nuclear leve. No se observa actividad mitótica ni necrosis.

Características clínicas. Las manifestaciones clínicas del hiperaldosteronismo primario son las de la hipertensión y la hipopotasemia. Como se ha descrito anteriormente, las concentraciones séricas de renina están bajas. El síndrome de Conn aparece con más frecuencia en la edad media de la etapa adulta y es más frecuente en mujeres que en hombres (2:1). Aunque los adenomas productores de aldosterona son responsables de menos del 1% de los casos de hipertensión, es importante diagnosticarlos dado que producen una forma de hipertensión curable quirúrgicamente. La hiperplasia adrenal primaria asociada con hiperaldosteronismo se presenta con más frecuencia en la infancia y en la etapa de adulto joven que en adultos mayores. La intervención quirúrgica no es muy beneficiosa en estos pacientes, y esta entidad debe tratarse médicamente con un antagonista de la aldosterona como la espironolactona. El tratamiento del hiperaldosteronismo secundario se basa en la corrección de la causa subyacente de estimulación del sistema renina angiotensina.

Síndromes adrenogenitales

El exceso de andrógenos puede estar producido por una diversidad de enfermedades que incluyen trastornos gonadales primarios y trastornos suprarrenales primarios graves. La corteza suprarrenal secreta dos compuestos –dehidroepiandrosterona y androstenediona– que precisan su conversión en los tejidos periféricos a testosterona para sus efectos androgénicos. Contrariamente a los andrógenos gonadales, la formación de andrógenos suprarrenales está regulada por la ACTH; por tanto, la secreción excesiva puede producirse como síndrome «puro» o como componente de una enfermedad de Cushing. Las causas suprarrenales del exceso de andrógenos incluyen *neoplasias suprarrenales* y un grupo infrecuente de trastornos denominados colectivamente *hiperplasia suprarrenal congénita* (HSC). Las neoplasias suprarrenales asociadas con síntomas de exceso de andrógenos (*virilización*) son, con mayor probabilidad, carcinomas que adenomas. Son morfológicamente idénticos a otras neoplasias corticales funcionantes o no funcionantes.

Las HSC representan un grupo de enfermedades autosómicas recesivas, cada una caracterizada por un defecto congénito en una enzima implicada en la biosíntesis de corticoides suprarrenales, en concreto el cortisol. En estas entidades, la disminución de la producción de cortisol produce un incremento compensador en la secreción de ACTH debido a la ausencia de retroalimentación negativa. La hiperplasia suprarrenal consiguiente produce un incremento de la producción de los esteroides precursores de cortisol, que se canalizan entonces para la síntesis de andrógenos con actividad virilizante. Algunos defectos enzimáticos también pueden alterar la secreción de aldosterona, añadiendo la pérdida de sal al síndrome de virilización. El defecto enzimático más frecuente en las HSC es la deficiencia de 21-hidroxilasa que es responsable de más del 90% de los casos. La deficiencia de 21-hidroxilasa varía desde una ausencia total a una pérdida leve, dependiendo de la naturaleza de la mutación subyacente implicando al gen *CYP21B* que codifica la enzima.

Morfología

En todos los casos de HSC, las glándulas suprarrenales están **hiperplásicas de forma bilateral**, a veces aumentando de 10 a 15 veces su peso normal debido a la elevación mantenida de la ACTH. La corteza suprarrenal está engrosada y nodular, y a la sección la corteza ensanchada tiene un aspecto marrón como resultado de la depleción de todos los lípidos. Las células proliferativas son células compactas, eosinofílicas, desprovistas de lípidos, entremezcladas con células claras que contienen lípidos. Además de las anomalías corticales, la **displasia adrenomedular** también ha sido recientemente observada en pacientes con deficiencia de 21-hidroxilasa con pérdida de sal. La displasia medular se caracteriza por una migración incompleta de las células cromafines al centro de la glándula, con nidos de células cromafines y corticales en la periferia. En la mayoría de los pacientes se observa hiperplasia de células corticotropas (productoras de ACTH) en la hipófisis anterior.

Características clínicas. Las manifestaciones clínicas de la HSC están determinadas por la deficiencia específica de la enzima e incluyen anomalías relacionadas con el metabolismo de los andrógenos, homeostasia del sodio y (en casos graves) deficiencia de glucocorticoides. Dependiendo de la naturaleza y la gravedad del defecto enzimático, el comienzo de los síntomas clínicos puede ocurrir en el período perinatal, más adelante en la infancia o (con menor frecuencia) en la etapa adulta.

En la deficiencia de 21-hidroxilasa, *la actividad androgénica exagerada* produce signos de masculinización en mujeres que van desde la hipertrofia del clítoris y el seudohermafroditismo en lactantes hasta la oligomenorrea, hirsutismo y acné en mujeres pospúberes. En varones, el exceso de andrógenos se asocia con un agrandamiento de los genitales externos y otras evidencias de pubertad precoz en pacientes prepúberes y con oligospermia en individuos mayores. En algunas formas de HSC (p. ej., déficit de 11 β-hidroxilasa) los esteroides intermedios acumulados tienen una actividad mineralcorticoide provocando *retención de sodio e hipertensión*. Sin embargo, en otros casos, incluyendo un tercio de personas con deficiencia de 21-hidroxilasa, el defecto enzimático es lo bastante grave para producir deficiencia mineralcorticoide con una *carencia* resultante de *sal* (*sodio*). El déficit de cortisol supone para los individuos con HSC un riesgo de *insuficiencia suprarrenal aguda* (descrito más adelante). La HSC debe sospecharse en cualquier neonato con genitales ambiguos. La deficiencia enzimática grave en la primera infancia puede ser una entidad de riesgo vital, con vómitos, deshidratación y pérdida de sal. En las variantes intermedias, las mujeres pueden presentar, en la menarquia, oligomenorrea o hirsutismo. En todos estos casos, se deben excluir neoplasias ováricas productoras de andrógenos. Los individuos con hiperplasia suprarrenal congénita son tratados con glucocorticoides exógenos, que además de aportar la concentración de glucocorticoides adecuados también suprime la concentración de ACTH y, por tanto, disminuye el exceso de síntesis de hormonas esteroideas responsables de muchas alteraciones clínicas.

RESUMEN

Síndromes adrenogenitales

- La corteza suprarrenal puede secretar exceso de andrógenos en dos situaciones: neoplasias adrenocorticales (generalmente carcinomas «virilizantes») o hiperplasia adrenal congénita (HSC).
- La HSC es un grupo de enfermedades autosómicas recesivas caracterizadas por defectos en la biosíntesis de esteroides, generalmente cortisol; el subtipo más frecuente está provocado por la deficiencia de la enzima 21-hidroxilasa.
- La reducción de la producción de cortisol produce un incremento compensador en la secreción de ACTH que, a su vez, estimula la producción de andrógenos. Éstos tienen efectos virilizantes incluyendo masculinización en mujeres (genitales ambiguos, oligomenorrea, hirsutismo), pubertad precoz en varones y en algunos casos, depleción de sal (sodio) e hipotensión.
- Existe una hiperplasia bilateral de la corteza suprarrenal y en el subtipo de pacientes con deficiencia de 21-hidroxilasa también se observa «displasia adrenomedular».

INSUFICIENCIA SUPRARRENAL

La insuficiencia, o hipofunción, suprarrenal puede estar provocada por una enfermedad suprarrenal primaria (hipoadrenalismo primario) o un descenso en la estimulación de las glándulas suprarrenales por un déficit de ACTH (hipoadrenalismo secundario). Los patrones de insuficiencia adrenocortical son los siguientes: 1) insuficiencia suprarrenal *aguda* primaria (crisis suprarrenal); 2) insuficiencia suprarrenal *crónica* primaria (*enfermedad de Addison*), y 3) insuficiencia suprarrenal secundaria.

Insuficiencia suprarrenal aguda

La insuficiencia suprarrenal aguda se produce con mayor frecuencia en las situaciones clínicas enumeradas en la Tabla 20-7. Los individuos con insuficiencia suprarrenal crónica pueden desarrollar una crisis aguda después de cualquier estrés que limite sus reservas fisiológicas. En pacientes tratados con corticoides exógenos, la depleción rápida de corticoides o la insuficiencia en el incremento de dosis en respuesta a un estrés agudo puede precipitar una crisis suprarrenal, por la incapacidad de las glándulas suprarrenales atróficas de producir hormonas glucocorticoideas.

La *hemorragia suprarrenal masiva* puede destruir la corteza suprarrenal en suficiente proporción como para producir una insuficiencia suprarrenal aguda. Esta entidad puede ocurrir en pacientes tratados con terapia anticoagulante, en pacientes postoperados que desarrollan una coagulación intravascular diseminada, durante el embarazo y en pacientes que sufren una sepsis generalizada (síndrome de Waterhouse-Friderichsen) (Fig. 20-39). Este síndrome catastrófico generalmente se asocia a sepsis por *Neisseria meningitidis* pero

Tabla 20-7 Causas de insuficiencia suprarrenal

Aguda
Síndrome de Waterhouse-Friderichsen
Supresión brusca de un tratamiento largo con corticoides
Estrés en pacientes con insuficiencia suprarrenal crónica subyacente
Crónica
PRINCIPALES CONTRIBUYENTES
Adrenalitis autoinmunitaria
Tuberculosis
Síndrome de inmunodeficiencia adquirida
Enfermedad metastásica
CONTRIBUYENTES SECUNDARIOS
Amiloidosis sistémica
Infecciones fúngicas
Hemocromatosis
Sarcoidosis

también puede estar provocado por otros organismos, incluyendo el género *Pseudomonas,* neumococos y *Haemophilus influenzae*. La patogenia del síndrome de Waterhouse-Friderichsen sigue siendo incierta pero probablemente esté implicado un daño vascular inducido por endotoxina asociado a coagulación intravascular diseminada (capítulo 12).

Insuficiencia suprarrenal crónica (enfermedad de Addison)

La enfermedad de Addison, o insuficiencia suprarrenal crónica, es una enfermedad infrecuente provocada por una destrucción progresiva de la corteza suprarrenal. Más del 90% de todos los casos son atribuibles a uno de estos cuatro trastornos: adrenalitis autoinmunitaria, tuberculosis, síndrome de inmunodeficiencia adquirida (sida) o metástasis neoplásicas (Tabla 20-7).

- *La adrenalitis autoinmunitaria* es responsable del 60 al 70% de los casos y es, con mucho, la causa más frecuente de insuficiencia adrenal primaria en países desarrollados. Como su nombre indica, existe una destrucción autoinmunitaria de las células productoras de esteroides y se han detectado en estos pacientes autoanticuerpos frente a diversas enzimas esteroidogénicas clave. En casi la mitad de los pacientes, la enfermedad autoinmunitaria está aparentemente limitada a las glándulas suprarrenales (*enfermedad de Addison autoinmunitaria aislada*); en los pacientes restantes, coexisten otras enfermedades autoinmunitarias, como la enfermedad de Hashimoto, la anemia perniciosa, la diabetes mellitus tipo 1 y el hipoparatiroidismo (*síndrome de poliendocrinopatía autoinmunitaria*). Un subtipo de síndrome de poliendocrinopatía autoinmunitaria se asocia con mutaciones en el gen regulador autoinmunitario 1 (*AIRE1*) en el cromosoma 21q22.
- *Las infecciones*, en concreto la tuberculosis y las producidas por hongos, también pueden producir insuficiencia suprarrenal crónica primaria. La adrenalitis tuberculosa, que en su día fue responsable de más del 90% de los casos de enfermedad de Addison, es hoy día menos frecuente con el surgimiento de la terapia antituberculosa. Sin embargo, con la reaparición de la tuberculosis en muchos centros urbanos, esta causa de insuficiencia suprarrenal debe ser tenida en cuenta. Cuando está presente, la adrenalitis tuberculosa se asocia generalmente con una infección activa en otras localizaciones, en concreto los pulmones y el tracto genitourinario. Entre los hongos, las infecciones diseminadas provocadas por *Histoplasma capsulatum* y *Coccidioides immitis* también pueden producir insuficiencia suprarrenal crónica. Los pacientes con sida tienen riesgo de desarrollar insuficiencia suprarrenal por diversas infecciones (citomegalovirus, *Mycobacterium avium intracellulare*) y causas no infecciosas (sarcoma de Kaposi).
- *Las neoplasias metastásicas* que afectan a las glándulas suprarrenales son otra causa potencial de insuficiencia suprarrenal. Las glándulas suprarrenales son un lugar muy frecuente para metástasis en personas con carcinomas diseminados. Aunque en la mayoría de los pacientes la función suprarrenal está conservada, las metástasis a veces destruyen suficiente cantidad de corteza suprarrenal para producir un grado de insuficiencia suprarrenal. La fuente más frecuente de metástasis en las glándulas suprarrenales son los carcinomas de pulmón y mama, aunque muchas otras neoplasias, incluyendo carcinomas gastrointestinales, melanomas malignos y neoplasias hematopoyéticas también metastatizan a este órgano.

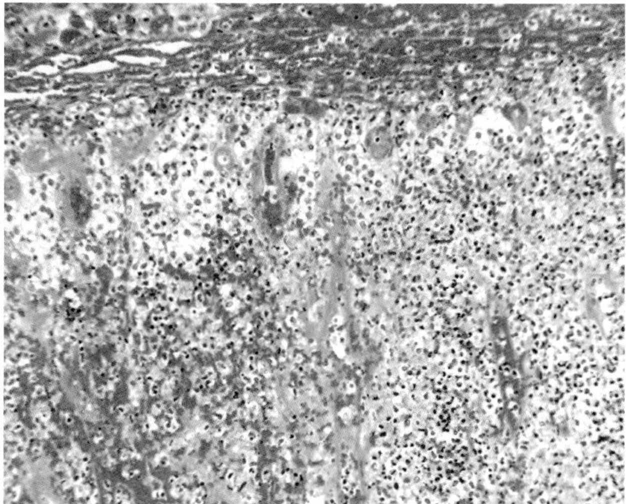

Figura 20-39

Insuficiencia suprarrenal aguda provocada por una hemorragia suprarrenal bilateral grave en un lactante con sepsis masiva (síndrome de Waterhouse-Friderichsen). En la autopsia, las glándulas suprarrenales aparecen macroscópicamente retraídas y hemorrágicas; y microscópicamente, se observa la arquitectura cortical residual.

Insuficiencia suprarrenal secundaria

Cualquier trastorno en el hipotálamo y la hipófisis, como el cáncer metastático, la infección, el infarto o la radiación, que reduzca la cantidad de ACTH como para producir un síndrome de hipoadrenalismo tendrá similitudes con la enfermedad de Addison. En la enfermedad secundaria, no se observa la hiperpigmentación de la enfermedad de Addison primaria debido a que la concentración de hormona melanotrópica es baja. La deficiencia de ACTH puede presentarse de forma aislada, pero en algunos casos es tan sólo una parte de un panhipopituitarismo, asociado con deficiencias múltiples de hormonas atróficas. En pacientes con enfermedad primaria, las concentraciones séricas de ACTH pueden ser normales, pero la destrucción de la corteza suprarrenal no permite una respuesta a la ACTH administrada de forma exógena en forma de aumento del cortisol plasmático. Por el contrario, la insuficiencia suprarrenal secundaria se caracteriza por concentraciones séricas bajas de ACTH y un incremento rápido de la concentración de cortisol plasmático en respuesta a la administración de ACTH.

Morfología

El aspecto de las glándulas suprarrenales varía con la causa de insuficiencia suprarrenal. En el **hipoadrenalismo secundario**, las glándulas suprarrenales están reducidas a estructuras pequeñas y aplanadas que generalmente tienen un color amarillento debido a una pequeña cantidad de lípidos residuales. Un pequeño borde uniforme de corteza atrófica amarillenta rodea una médula central intacta. Histológicamente, existe una atrofia de las células corticales con pérdida de lípidos citoplasmáticos, sobre todo en las zonas fasciculada y reticular. La adrenalitis autoinmunitaria **primaria** se caracteriza por unas glándulas irregularmente contraídas, que pueden ser difíciles de diferenciar del tejido adiposo suprarrenal. Histológicamente, la corteza contiene únicamente escasas células corticales residuales en una red colapsada de tejido conectivo. Suele estar presente un infiltrado linfoide variable en la corteza y puede extenderse hacia la médula adyacente (Fig. 20-40). Por otro lado, la médula está conservada. En los casos de **tuberculosis o enfermedades fúngicas**, la arquitectura suprarrenal está borrada por una reacción inflamatoria granulomatosa idéntica a la que se encuentra en otras localizaciones con infección. La demostración del organismo responsable puede requerir tinciones específicas. Cuando el hipoadrenalismo está provocado por un carcinoma metastático, las glándulas suprarrenales se encuentran agrandadas y su arquitectura normal está alterada por la neoplasia infiltrante.

Características clínicas. En general, las manifestaciones clínicas de la insuficiencia suprarrenal no se hacen evidentes hasta que al menos el 90% de la corteza suprarrenal está afectada.

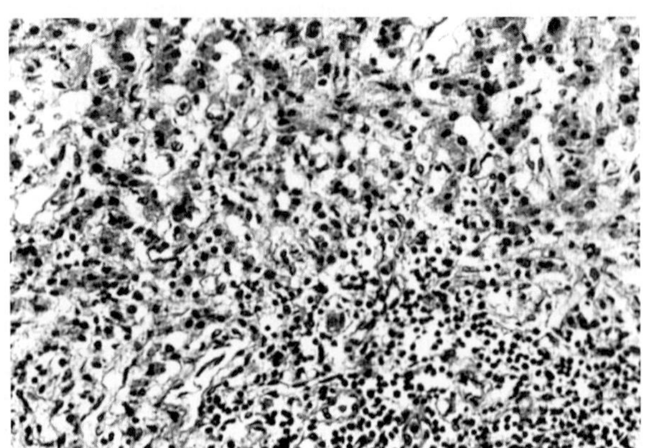

Figura 20-40

Adrenalitis autoinmunitaria. Además de la pérdida de todas las células, exceptuando una fina banda de células corticales, se observa también un extenso infiltrado de células mononucleares.

Las manifestaciones iniciales incluyen con frecuencia debilidad progresiva, astenia fácil, que puede manifestarse como quejas inespecíficas. *Los trastornos gastrointestinales* son frecuentes e incluyen anorexia, náuseas, vómitos, pérdida de peso y diarrea. En los individuos con una enfermedad suprarrenal primaria, el incremento de la concentración de la hormona precursora de ACTH estimula los melanocitos, provocando una *hiperpigmentación* secundaria de la piel y de las superficies mucosas. La cara, las axilas, los pezones, las aréolas y el periné son zonas frecuentes de hiperpigmentación. Por el contrario, la hiperpigmentación no se observa en individuos con una insuficiencia suprarrenal secundaria. El descenso de la actividad de mineralcorticoides (aldosterona) en pacientes con insuficiencia suprarrenal primaria produce retención de potasio y pérdida de sodio con *hiperpotasemia, hiponatremia y depleción de volumen consiguientes e hipotensión*; por el contrario, el hipoadrenalismo secundario se caracteriza por unas concentraciones deficientes de cortisol y andrógenos pero con una síntesis de aldosterona normal o casi normal. En ocasiones, puede producirse hipoglucemia como resultado del déficit de glucocorticoides y de la alteración de la gluconeogénesis. Las situaciones de estrés como las infecciones, los traumatismos o los procedimientos quirúrgicos pueden precipitar una crisis suprarrenal aguda en estos pacientes, manifestada por vómitos incoercibles, dolor abdominal, hipotensión, coma y colapso vascular. Se puede producir la muerte de forma rápida a no ser que se trate de forma inmediata con corticoides.

RESUMEN

Insuficiencia suprarrenal (hipoadrenalismo)

- La insuficiencia suprarrenal primaria puede ser aguda (síndrome de Waterhouse-Friderichsen) o crónica (enfermedad de Addison).
- La insuficiencia suprarrenal crónica en países desarrollados es, con mucha frecuencia, secundaria a la adrenalitis autoinmunitaria, que puede ser una lesión aislada o formar parte de un síndrome poliglandular autoinmunitario.
- Las otras causas de hipoadrenalismo crónico son la tuberculosis y patógenos oportunistas asociados con el virus de la inmunodeficiencia humana y tumores metastáticos en las glándulas suprarrenales.
- Los pacientes habitualmente tienen cansancio, debilidad y trastornos gastrointestinales. La insuficiencia adrenocortical primaria también se caracteriza por concentraciones elevadas de ACTH con pigmentación cutánea asociada.

NEOPLASIAS SUPRARRENALES

Por lo comentado sobre la hiperfunción suprarrenal, es evidente que las neoplasias suprarrenales funcionantes son responsables de cualquiera de las diversas formas de hiperadrenalismo. Mientras que los adenomas funcionales se asocian con mayor frecuencia con hiperaldosteronismo y con síndrome de Cushing, los carcinomas son, con mayor frecuencia, neoplasias virilizantes. Sin embargo, no todas las neoplasias suprarrenales elaboran hormonas esteroideas. La determinación de si una neoplasia cortical es funcionante o no se basa en la valoración clínica y en la medición de sus hormonas y metabolitos en el laboratorio. En otras palabras, *las neoplasias suprarrenales funcionantes y no funcionantes no pueden distinguirse por sus características morfológicas.*

Morfología

Los **adenomas adrenocorticales** fueron descritos en el primer apartado del síndrome de Cushing e hiperaldosteronismo. La mayoría de los adenomas corticales no producen hiperfunción y son hallazgos fortuitos en el momento de la autopsia o mediante técnicas de imagen abdominal por causas no relacionadas. De hecho, la denominación de **«incidentaloma suprarrenal»** se ha mantenido en el léxico médico para describir estos tumores descubiertos incidentalmente. La superficie de corte de los adenomas es, generalmente, de aspecto amarillo o amarillo marronáceo debido a la presencia de lípidos dentro de las células neoplásicas (ver Fig. 20-37). Como norma general, son pequeños, con un diámetro medio de 1 a 2 cm. Microscópicamente, los adenomas están compuestos de células similares a las que pueblan la corteza suprarrenal normal. El núcleo tiende a ser pequeño, con algunos grados de pleomorfismo incluso en las lesiones benignas («atipia endocrina») (ver Fig. 20-38). El citoplasma de las células neoplásicas puede ser eosinofílico o vacuolado, dependiendo de su contenido en lípidos. La actividad mitótica es, generalmente, poco evidente.

Los **carcinomas suprarrenales** son neoplasias infrecuentes que pueden aparecer a cualquier edad, incluso en la infancia. Dos causas raras congénitas de carcinomas corticales suprarrenales son el síndrome de Li-Fraumeni (Capítulo 6) y el síndrome de Beckwith-Wiedemann (Capítulo 7). En la mayoría de los casos, los carcinomas suprarrenales son lesiones grandes invasivas que van más allá de la glándula suprarrenal nativa. A la sección, los carcinomas suprarrenales son lesiones típicamente abigarradas, poco demarcadas, que contienen áreas de necrosis, hemorragia y cambios quísticos (Fig. 20-41). Microscópicamente, los carcinomas suprarrenales pueden estar compuestos por células bien diferenciadas similares a las observadas en los adenomas corticales o células pleomórficas, que pueden ser difíciles de distinguir de las que se observan en los carcinomas metastáticos indiferenciados de la glándula suprarrenal (Fig. 20-42). Los cánceres suprarrenales tienen una gran tendencia a invadir la vena adrenal, la vena cava y los vasos linfáticos. Las metástasis a los ganglios regionales y periaórticos son frecuentes, así como las diseminaciones hematógenas a distancia hacia pulmones u otras vísceras. Las metástasis óseas son infrecuentes. La supervivencia media de los pacientes es de 2 años.

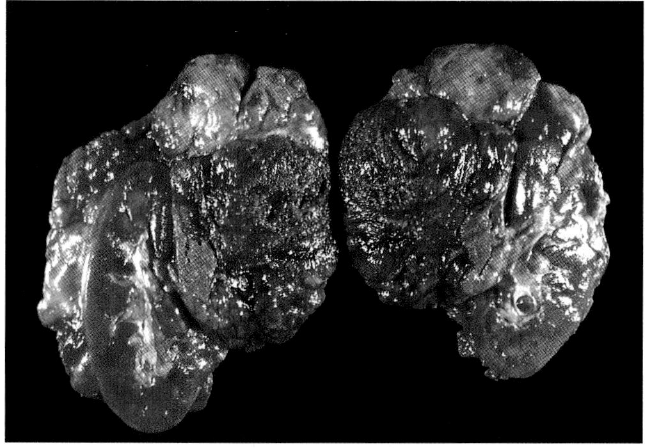

Figura 20-41

Carcinoma suprarrenal. Tumor amarillo, brillante, que presiona y comprime el polo superior del riñón. Es muy hemorrágico y necrótico.

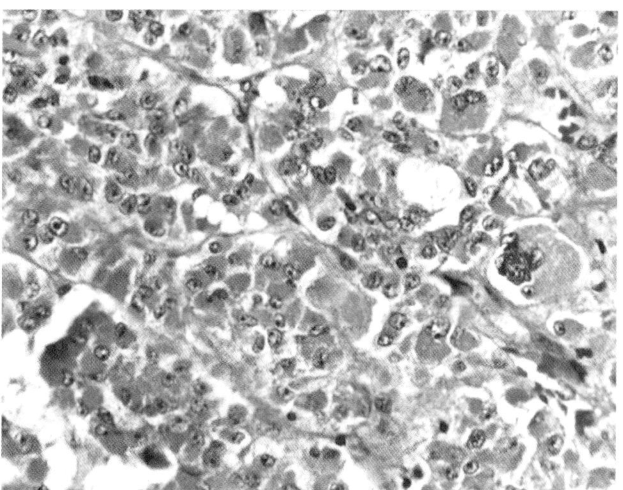

Figura 20-42

Carcinoma suprarrenal con anaplasia importante.

MÉDULA SUPRARRENAL

La médula suprarrenal es embriológica, funcional y estructuralmente diferente a la corteza suprarrenal. Está poblada por células procedentes de la cresta neural (*células cromafines*) y sus células de soporte (sustentaculares). Las células cromafines, así llamadas por su coloración marrón-negra tras su exposición al dicromato potásico, sintetizan y secretan catecolaminas en respuesta a señales procedentes de las fibras nerviosas preganglionares en el sistema nervioso simpático. Similares grupos celulares están distribuidos a lo largo del cuerpo en el sistema paraganglionar extrasuprarrenal. Las enfermedades más importantes de la médula suprarrenal son las neoplasias, que incluyen tanto neoplasias neuronales (incluyendo neuroblastomas y tumores de células maduras ganglionares) como neoplasias compuestas por células cromafines (feocromocitomas).

FEOCROMOCITOMA

Los feocromocitomas son neoplasias compuestas por células cromafines que, como sus homólogas no neoplásicas, sintetizan y liberan catecolaminas y, en algunos casos, otras hormonas peptídicas. Estos tumores son de bastante importancia porque, aunque son infrecuentes, dan lugar a una hipertensión corregible quirúrgicamente (al igual que los adenomas secretores de aldosterona).

Los feocromocitomas generalmente siguen «la regla de los dieces»:

- *El 10% de los feocromocitomas surgen asociados a diversos síndromes familiares*, que incluyen los síndromes MEN-2A y MEN-2B (descritos más adelante), neurofibromatosis tipo 1 (Capítulo 23), enfermedad de von Hippel-Lindau (Capítulos 14 y 23) y síndrome de Sturge-Weber (Capítulo 23).
- *El 10% de los feocromocitomas son extrasuprarrenales* y se presentan en lugares como el órgano de Zuckerkandl y el cuerpo carotídeo, donde generalmente se denominan paragangliomas más que feocromocitomas.
- *El 10% de los feocromocitomas suprarrenales son bilaterales*; esta cifra representa más del 50% de los casos que se asocian con síndromes familiares.
- *El 10% de los feocromocitomas suprarrenales son biológicamente malignos*, aunque la hipertensión asociada representa una complicación grave y potencialmente mortal incluso en los tumores «benignos». La malignidad franca es más frecuente en los tumores que surgen en localizaciones extrasuprarrenales.

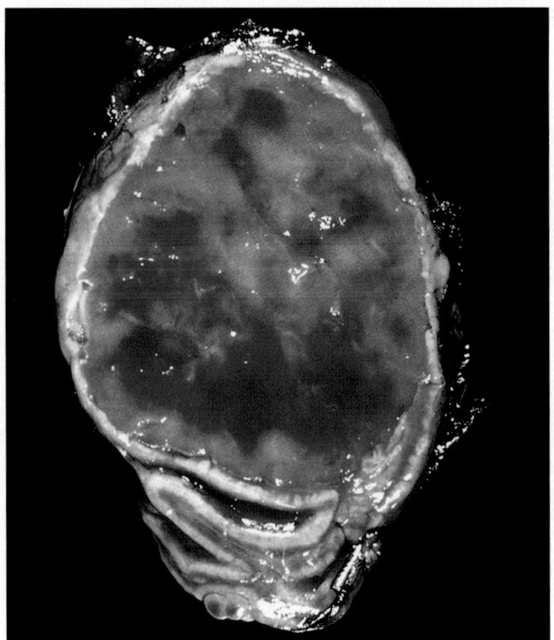

Figura 20-43

Feocromocitoma. El tumor se encuentra rodeado por una corteza adelgazada y muestra áreas de hemorragia. En la parte inferior se observa la glándula suprarrenal residual en forma de coma.

Morfología

Los feocromocitomas varían desde lesiones pequeñas circunscritas limitadas a la glándula suprarrenal a grandes masas hemorrágicas que pesan varios kilos. Al corte, los feocromocitomas pequeños son lesiones bien definidas de coloración amarillenta que comprimen el tejido suprarrenal adyacente (Fig. 20-43). Las lesiones mayores suelen ser hemorrágicas, necróticas y quísticas, y habitualmente sobrepasan la glándula suprarrenal. La incubación del tejido fresco con soluciones de dicromato potásico vuelve al tumor de un color marrón, como se ha descrito anteriormente.

Microscópicamente, los feocromocitomas están compuestos por células cromafines poligonales, fusiformes, y sus células de soporte, compartimentadas en pequeños nidos o «Zellballen» con una red vascular rica (Fig. 20-44). El citoplasma de las células neoplásicas con frecuencia tiene un fino aspecto granular, potenciado por una variedad de tinciones de plata, por la presencia de gránulos que contienen catecolaminas. La microscopia electrónica muestra un número variable de gránulos electrodensos unidos a la membrana que representan catecolaminas y, a veces, otros péptidos. El núcleo de las células neoplásicas con frecuencia es bastante pleomórfico. La invasión capsular y vascular puede estar presente en lesiones benignas y la presencia de figuras mitóticas *per se* no implica malignidad. **Por tanto, el diagnóstico definitivo de malignidad en los feocromocitomas se basa, principalmente, en la presencia de metástasis**. Éstas pueden afectar a los ganglios linfáticos regionales, así como localizaciones más distantes, incluyendo el hígado, pulmón y hueso.

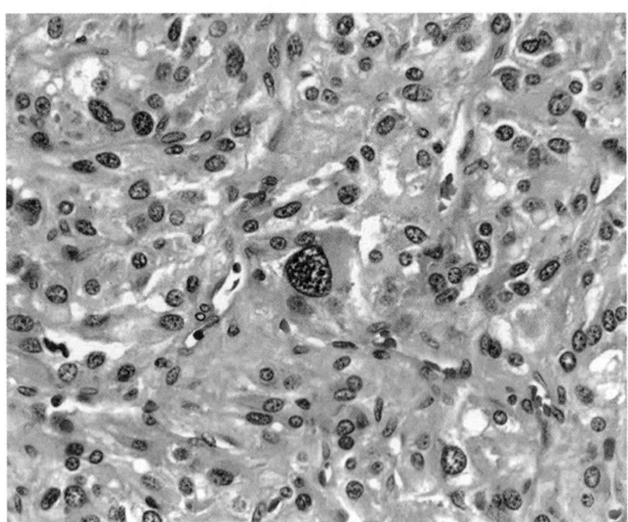

Figura 20-44

Microfotografía de un feocromocitoma que muestra los nidos característicos de células con citoplasma abundante (*Zellballen*). En esta muestra no se ven los gránulos que contienen catecolaminas. No es infrecuente encontrar células pleomórficas, incluso en feocromocitomas biológicamente benignos y este criterio, por sí solo, no debe utilizarse como diagnóstico de malignidad.

Características clínicas. La manifestación clínica dominante del feocromocitoma es la *hipertensión*. Típicamente, se describe como una elevación brusca y precipitada de la presión arterial asociada con taquicardia, palpitaciones, cefalea, sudoración, temblor y sensación de aprehensión. Estos episodios también pueden asociarse con dolor abdominal o torácico, como náuseas y vómitos. En la práctica, *los episodios aislados paroxísticos de hipertensión ocurren únicamente en menos de la mitad de los individuos con feocromocitoma.* En cerca de dos tercios de los pacientes, la hipertensión se presenta en forma de elevación crónica mantenida de la presión arterial, aunque también puede haber hipertensión lábil. Independientemente de que sea mantenida o episódica, la hipertensión se asocia con un incremento del riesgo de isquemia miocárdica, insuficiencia cardíaca, insuficiencia renal y accidentes cerebrovasculares. Se puede producir una muerte súbita cardíaca, probablemente secundaria a la irritabilidad miocárdica inducida por catecolaminas y arritmias ventriculares. En algunos casos, los feocromocitomas secretan otras hormonas, como ACTH y somatostatina, y pueden asociarse con características clínicas relacionadas con la secreción de éstas o de otros péptidos hormonales. El diagnóstico analítico de los feocromocitomas se basa en la demostración de un incremento de la excreción urinaria de catecolaminas libres y sus metabolitos, como el ácido vanilmandélico y metanefrinas. Los feocromocitomas benignos aislados son tratados con extirpación quirúrgica después de medicación preoperatoria e intraoperatoria de los pacientes con agentes bloqueantes adrenérgicos. Las lesiones multifocales pueden precisar tratamiento médico a largo plazo para la hipertensión.

NEUROBLASTOMA Y OTRAS NEOPLASIAS NEURONALES

El neuroblastoma es el tumor sólido extracraneal más frecuente de la infancia. Estas neoplasias se presentan con mayor frecuencia en los primeros 5 años de vida y pueden surgir durante la lactancia.

Los neuroblastomas pueden ocurrir en cualquier localización del sistema nervioso simpático y, ocasionalmente, dentro del cerebro, pero son más frecuentes en el abdomen; la mayoría de los casos surgen en la médula suprarrenal o en los ganglios simpáticos retroperitoneales. La mayoría de los neuroblastomas son esporádicos aunque también pueden presentarse casos familiares. Estos tumores se describen en el Capítulo 7, junto con otras neoplasias pediátricas.

SÍNDROMES DE NEOPLASIAS ENDOCRINAS MÚLTIPLES

Los síndromes MEN (*multiple endocrine neoplasia*) son un grupo de enfermedades congénitas caracterizadas por lesiones proliferativas (hiperplasias, adenomas y carcinomas) en múltiples órganos endocrinos. Al igual que otros trastornos neoplásicos heredados (Capítulo 6), los tumores endocrinos que surgen en el contexto de los síndromes MEN tienen ciertas características diferenciales que contrastan con sus homólogos esporádicos:

- Estos tumores aparecen a una *edad más temprana* que los cánceres esporádicos.
- Surgen en *múltiples órganos endocrinos ya sea de forma sincrónica o metacrónica.*
- Incluso en un órgano, los tumores son, con frecuencia, multifocales.
- Los tumores generalmente vienen precedidos por un *estadio asintomático de hiperplasia endocrina* que afecta a las células de origen del tumor (p. ej., los pacientes con síndrome MEN-1 desarrollan diversos grados de hiperplasia de las células de los islotes, algunas de las cuales evolucionan a tumores pancreáticos).
- Estos tumores, generalmente son más *agresivos y recurrentes* que los casos de tumores endocrinos similares que se presentan de forma esporádica.

Aclarar las bases genéticas de los síndromes MEN y aplicar este conocimiento a la toma de decisiones terapéuticas ha sido uno de los éxitos de la investigación traslacional. A continuación se describen las características más destacables de los síndromes MEN.

NEOPLASIA ENDOCRINA MÚLTIPLE TIPO 1

El MEN tipo 1 es un trastorno hereditario autosómico dominante. El gen (*MEN1*) se localiza en el 11q13 y es un gen supresor tumoral. Por tanto, la inactivación de ambos alelos de este gen es la base de la tumorigénesis. Los órganos habitualmente afectados incluyen la paratiroides (95%), el páncreas (40%) y la glándula pituitaria (30%) –«las tres P».

- *Glándulas paratiroides*: el hiperparatiroidismo primario, que surge del curso de una hiperplasia paratiroidea multiglandular, es la característica más compatible con el MEN-1.
- *Páncreas*: los tumores endocrinos del páncreas son la causa principal de muerte en el síndrome MEN-1. Estos tumores suelen ser agresivos y presentan metástasis o multifocalidad. Los tumores endocrinos pancreáticos suelen ser funcionales (es decir, secretan hormonas). Las manifestaciones endocrinas más frecuentes son el síndrome de Zollinger-Ellison, asociado con gastrinomas, y la hipoglucemia.
- *Glándula pituitaria*: el tumor hipofisario más frecuente en los pacientes con MEN-1 es el macroadenoma productor de prolactina. Algunos individuos desarrollan acromegalia por tumores secretores productores de somatotropina.

NEOPLASIA ENDOCRINA MÚLTIPLE TIPO 2

El MEN tipo 2 es, en realidad, dos grupos diferenciados de trastornos que se han unificado por la presentación de mutaciones activadoras en el protooncogén *RET*. Existe una fuerte *correlación genotipo-fenotipo* entre los síndromes MEN-2 y posiblemente las diferencias en los patrones de mutación son responsables de las variables en los dos subtipos. Los síndromes MEN-2 tienen un patrón de herencia autosómica dominante. El protooncogén *RET* se localiza en el cromosoma 10q11.2.

Neoplasia endocrina múltiple tipo 2A

Los órganos frecuentemente afectados son:

- *Tiroides*: el carcinoma medular del tiroides se desarrolla prácticamente en todos los casos no tratados y los tumores generalmente ocurren en las primeras dos décadas de la vida. Los tumores suelen ser multifocales y se puede encontrar hiperplasia de las células C en el tiroides adyacente.

- *Médula suprarrenal*: el 50% de los pacientes desarrolla feocromocitomas suprarrenales; afortunadamente no más del 10% son malignos.
- *Paratiroides*: aproximadamente un tercio de los pacientes desarrolla hiperplasia de la glándula paratiroides con hiperparatiroidismo primario.

Neoplasia endocrina múltiple tipo 2B

Los órganos frecuentemente afectados incluyen el tiroides y la médula suprarrenal. El espectro de enfermedad tiroidea y suprarrenal es similar al síndrome MEN-2A. *Sin embargo, contrariamente a los pacientes con MEN-2A, los pacientes con MEN-2B*:

- No desarrollan hiperparatiroidismo primario.
- Desarrollan *manifestaciones extraendocrinas*: ganglioneuromas de localizaciones mucosas (tracto gastrointestinal, labios, lengua) y hábito marfanoide.

Antes del desarrollo de las pruebas genéticas, los familiares de los individuos con síndromes MEN-2 eran evaluados con pruebas bioquímicas anuales que, con frecuencia, carecían de sensibilidad. Actualmente, las pruebas genéticas habituales identifican los portadores de la mutación *RET* de forma precoz y más fiable entre los familiares de pacientes con MEN-2; *todas las personas portadoras de mutaciones en la línea germinal RET deberían ser sometidas a una tiroidectomía profiláctica para prevenir el desarrollo de carcinomas medulares.* La intervención quirúrgica basada en los resultados de pruebas genéticas aisladas representa un nuevo paradigma en la práctica de la «medicina molecular».

BIBLIOGRAFÍA

Arighi E, et al.: RET tyrosine kinase signaling in development and cancer. Cytokine Growth Factor Rev 16:441; 2005. *[Una revisión sobre el papel de la disfunción del gen RET de la tirosina cinasa en la enfermedad humana, tanto de las mutaciones con pérdida de función como las observadas en ciertas formas de la enfermedad de Hirschsprung, como de las mutaciones por ganancia de función como las vistas en la neoplasia endocrina.]*

Bartalena L, et al.: Graves ophthalmopathy: state of the art and perspective. J Endocrinol Invest 27:295; 2004. *[Una revisión sobre la fisiopatología de la oftalmopatía de Graves, incluyendo el tipo de células orbitarias implicadas en el proceso morboso y las terapéuticas potenciales.]*

Biddinger SB, Kahn CR: From mice to men: insights into insulin resistance syndromes. Annu Rev Physiol doi:10.1146/annurev.physiol.68.040104.124723 (2005). *[Una revisión fundamental que resume cómo los modelos animales han proporcionado conocimiento en los mecanismos de la resistencia a la insulina y la diabetes tipo 2.]*

Falchetti A, et al.: Lessons from genes mutated in multiple endocrine neoplasia syndromes. Ann Endocrinol (Paris) 66:195, 2005. *[Una revisión sobre la genética de los síndromes MEN, incluyendo el estado actual del conocimiento sobre la MEN-1 y RET.]*

Farnebo LO: Primary hyperparathyroidism. Scand J Surg 93:282, 2005. *[Una revisión de este tema orientada clínicamente.]*

Findling JW, Raff H: Screening and diagnosis of Cushing syndrome. Endocrinol Metab Clin North Am 34:385, 2005. *[Esta revisión comprende algunos aspectos intrincados del diagnóstico diferencial del síndrome de Cushing, incluyendo las pruebas de laboratorio pertinentes que no se trataron específicamente en el capítulo actual.]*

Gumbs AA, et al.: Review of the clinical, histological, and molecular aspects of pancreatic endocrine neoplasms. J Surg Oncol 81:45, 2002. *[Una revisión sobre la anatomía patológica y la genética de las neoplasias endocrinas pancreáticas, incluyendo una clasificación molecular con importancia pronóstica.]*

Heaney AP, Melmed S: Molecular targets in pituitary tumors. Nat Rev Cancer 4:285, 2004. *[Una revisión sobre la genética molecular de las neoplasias pituitarias centrándose en la identificación de dianas terapéuticas.]*

Kasuga M: Insulin resistance and pancreatic beta cell failure. J Clin Invest 7:1756–1760, 2006. *[Una revisión académica de la fisiopatología de la diabetes tipo 2.]*

Kent SC, et al.: Expanded T cells from pancreatic lymph nodes of type 1 diabetic subjects recognize an insulin epitope. Nature 435:151, 2005. *[Un artículo de investigación detallando la identificación de las subpoblaciones de linfocitos T que reconocen un epítopo de la insulina en pacientes con diabetes tipo 1 de larga evolución; no se menciona un artículo comparativo en el mismo número que describe la importancia de epítopos similares de la insulina en modelos murinos de diabetes.]*

Koerner A, et al.: Adipocytokines: leptin—the classical, resistin—the controversial, adiponectin—the promising, and more to come. Best Pract Res Clin Endocrinol Metab 19:525, 2005. *[Una revisión exhaustiva de las adipocitocinas, que cada vez se están implicando más en la patogenia de la diabetes tipo 2 en el contexto de la obesidad.]*

Kroll TG: Molecular events in follicular thyroid tumors. Cancer Treat Res 122:85, 2004. *[Un artículo académico sobre la genética de los carcinomas tiroideos, con énfasis en el paralelismo entre los tumores tiroideos y las neoplasias hematológicas, con un ojo en las dianas terapéuticas potenciales.]*

Marzotti S, Falorni A: Addison's disease. Autoimmunity 37:333, 2004. *[Una revisión sobre la patogenia de la insuficiencia adrenal, particularmente la adrenalitis autoinmunitaria.]*

Merke DP, Bornstein SR: Congenital adrenal hyperplasia. Lancet 365:2125, 2005. *[Este artículo revisa la epidemiología genética, fisiopatología, diagnóstico y tratamiento de la hiperplasia adrenal congénita, y proporciona una panorámica sobre los retos clínicos y tratamientos futuros.]*

Reid JR, Wheeler SF: Hyperthyroidism: diagnosis and management. Am Fam Physician 623, 2005. *[Una revisión con orientación clínica sobre el hipertiroidismo, con un algoritmo diagnóstico para identificar la etiología.]*

Report of the Expert Committee on the Diagnosis and Classification of Diabetes Mellitus. Diabetes Care 25 (Suppl 1):S5, 2002. *[Una declaración consensuada de la American Diabetes Association sobre la clasificación de la diabetes basada en la etiología.]*

Schott M, et al.: Thyrotropin receptor autoantibodies in Graves disease. Trends Endocrinol Metab 16:243, 2005. *[Una revisión sobre el papel de los autoanticuerpos anti-TSHR en la enfermedad de Graves, y los métodos para detectarlos.]*

Stassi G, DeMaria R: Autoimmune thyroid disease: new models of cell death in autoimmunity. Nat Rev Immunol 2:195, 2002. *[Una revisión sobre los trastornos tiroideos autoinmunitarios, particularmente la patogenia de la tiroiditis de Hashimoto y otras.]*

Stumvoll M, et al.: Type 2 diabetes: principles of pathogenesis and therapy. Lancet 365:1333, 2005. *[Una revisión excelente y exquisita sobre un tema complejo, resumiendo el conocimiento actual sobre la obesidad y la resistencia a la insulina, la disfunción de las células β y la genética de la obesidad. Muy recomendada.]*

Vaugh ED Jr: Diseases of the adrenal gland. Med Clin North Am 88:443, 2004. *[Un punto de parada resumiendo las enfermedades adrenales, principalmente desde una perspectiva clínica.]*

Waki H, Tontonoz P: Endocrine functions of adipose tissue. Annual Review of Pathology: Mechanisms of Disease, Vol. 2:31, 2007. *[Una revisión oportuna sobre las adipocinas.]*

Wolford JK, et al.: Genetic basis of type 2 diabetes mellitus: implications for therapy. Treat Endocrinol 3:257, 2004. *[Otra revisión sobre la genética de la diabetes tipo 2, ésta desde el potencial para el tratamiento y la prevención primaria.]*

Xing M: *BRAF* mutation in thyroid cancer. Endocr Relat Cancer 12:245, 2005. *[Una revisión sobre las mutaciones puntuales del BRAF como un acontecimiento oncogénico en los cánceres papilares de tiroides y su utilidad diagnóstica.]*

Capítulo 21

Aparato locomotor*

*Los autores agradecemos las contribuciones del doctor Dennis K. Burns a las ediciones anteriores de este libro.

TUMORES DE PARTES BLANDAS

Tumores adiposos
Lipoma
Liposarcoma

Tumores fibrosos y lesiones seudotumorales
Proliferaciones reactivas
  Fascitis nodular
  Miositis osificante
Fibromatosis
Fibrosarcoma

Tumores fibrohistiocíticos
Histiocitoma fibroso benigno (dermatofibroma)
Histiocitoma fibroso maligno

Tumores del músculo liso
Leiomioma
Leiomiosarcoma

Sarcoma sinovial

El aparato locomotor transmite forma y movimiento al cuerpo humano. Además de proporcionar puntos de apoyo y palancas contra los que se contraen los músculos para permitir que se produzca el movimiento, el esqueleto desempeña una función crítica para la homeostasia mineral (particularmente del calcio) y protege las vísceras proporcionando un ambiente propicio para el desarrollo, tanto de las células madre hematopoyéticas como mesenquimales. El término «*enfermedades osteomusculares*» abarca un gran número de afecciones, que van desde lesiones benignas y localizadas del hueso como el osteocondroma, hasta trastornos generalizados como la osteoporosis, la osteogénesis imperfecta y las distrofias musculares. En este capítulo consideraremos, en primer lugar, algunas de las enfermedades más frecuentes que afectan a los huesos y las articulaciones; a continuación, determinadas enfermedades del músculo esquelético, y para finalizar, un comentario breve acerca de los tumores que tienen su origen en diferentes partes blandas del cuerpo.

HUESOS

ENFERMEDADES CONGÉNITAS DEL HUESO

Las enfermedades congénitas del hueso abarcan desde malformaciones localizadas hasta trastornos hereditarios asociados a anomalías que afectan a la totalidad del aparato locomotor. Las anomalías del desarrollo que se deben a problemas localizados en la migración de las células mesenquimales y en la formación de condensaciones se denominan «*disostosis*». Suelen estar limitadas a estructuras embrionarias definidas y pueden ser consecuencia de mutaciones en genes de homeodominio específicos. Algunas de las lesiones más frecuentes son la *aplasia* (p. ej., ausencia congénita de un dedo o una costilla), la formación de huesos supernumerarios (p. ej., dedos o costillas supernumerarias) y la fusión anormal de los huesos (p. ej., cierre prematuro de las suturas craneales o fusión congénita de las costillas). Tales malformaciones pueden aparecer en forma de lesiones esporádicas y aisladas o bien como componentes de un síndrome más complejo. Las mutaciones que interfieren con el crecimiento óseo o cartilaginoso y con el mantenimiento de los componentes de la matriz normal, o en ambos (p. ej., aquellas que afectan a los factores de crecimiento o a sus receptores) tienen consecuencias más difusas; dichos trastornos reciben el nombre de «*displasias*». El número de tales trastornos (que supera ampliamente los 200) obliga a descubrir en este capítulo únicamente los más frecuentes. Por otra parte, una serie de trastornos metabólicos hereditarios que, en principio, no se consideraban afecciones esqueléticas primarias (p. ej., mucopolisacaridosis como el síndrome de Hurler), también pueden afectar a la matriz ósea; dichas enfermedades se describen brevemente, junto con otros trastornos genéticos, en el Capítulo 7.

Osteogénesis imperfecta

La *osteogénesis imperfecta (OI), conocida también como «enfermedad de huesos frágiles», es en realidad un grupo de trastornos hereditarios cuya causa es una síntesis defectuosa del colágeno tipo I.* Dado que el colágeno tipo I es un componente fundamental de la matriz extracelular en otras partes del cuerpo, existen también numerosas manifestaciones extraesqueléticas (afectando, por ejemplo, a la piel, las articulaciones y los ojos). El trastorno molecular que subyace en la OI consiste, principalmente, en mutaciones génicas en las secuencias de codificación de las cadenas α_1 o α_2 del colágeno tipo I. Para que el colágeno pueda sintetizarse y exportarse fuera de la célula con éxito, se necesita la formación de una triple hélice intacta y completa, de modo que cualquier defecto primario en una cadena del colágeno tiende a desorganizar la totalidad de la estructura, dando lugar a su degradación prematura (un ejemplo de una *mutación negativa dominante*; v. Capítulo 7). Como consecuencia, la mayor parte de los defectos se manifiesta en forma de trastornos autosómicos dominantes y pueden tener un fenotipo desastroso. No obstante, la gravedad de la afección puede ser sumamente variable y las mutaciones que dan lugar a un colágeno cualitativamente normal pero en cantidades inferiores a las normales dan lugar a manifestaciones más leves.

La anomalía fundamental en todas las variantes de OI es una cantidad de hueso sumamente escasa, lo cual trae como consecuencia una fragilidad esquelética. Existen cuatro subtipos fundamentales con cuadros clínicos sumamente variables. Así pues, la afección tipo II es invariablemente mortal antes o inmediatamente después del parto, debido al gran número de fracturas que se producen *intraútero*. Por el contrario, los pacientes con una OI tipo I tienen una esperanza de vida normal, con una propensión a las fracturas ligeramente superior durante la infancia (que disminuye en frecuencia después de la pubertad). El dato clásico de las *escleróticas azules* en la OI tipo I se atribuye a una disminución en el contenido de colágeno en la esclerótica; esto provoca una transparencia relativa que permite visualizar la coroides subyacente. La *pérdida de la audición* puede estar relacionada con defectos de la conducción en los huesos del oído medio e interno, mientras que las *deformidades de los dientes* se deben a un defecto de la dentina.

Acondroplasia

La acondroplasia es una de las causas fundamentales de enanismo. La causa que subyace en esta afección es una mutación puntual en el receptor 3 del factor de crecimiento de los fibroblastos (FGFR3) que da lugar a una activación constitutiva. Desafortunadamente, el FGFR3 activado *inhibe* la proliferación de los condrocitos; como consecuencia, se suprime la expansión de la placa de crecimiento epifisaria normal, con lo que se impide notablemente el crecimiento de los huesos largos. El trastorno es normalmente autosómico dominante, ya que la mutación más frecuente conduce a la activación del FGFR3 con independencia del ligando. Los individuos afectados suelen ser heterocigotos, ya que en los homocigotos se generan anomalías en el desarrollo del tórax que conducen a la muerte por insuficiencia respiratoria al poco de nacer. Merece la pena señalar que cuatro de cada cinco casos representan mutaciones espontáneas nuevas.

La acondroplasia afecta a todos los huesos que se forman a partir de una base cartilaginosa. Los cambios más sobresalientes consisten en un acortamiento notable y desproporcionado de los elementos proximales de las extremidades, piernas arqueadas y postura lordótica (lomo hundido). Las placas de crecimiento del cartílago están desorganizadas e hipoplásicas, a diferencia de las columnas ordenadas y expandidas que se aprecian normalmente en las epífisis.

El *enanismo tanatofórico* es una variante letal del enanismo y afecta a 1 de cada 20.000 nacidos vivos (*tanatofórico* significa «letal»). Esta enfermedad se debe también a mutaciones del FGFR3, pero se producen mutaciones puntuales o de aminoácidos en dominios diferentes de los receptores, distintas de las que se aprecian en la acondroplasia. Los heterocigotos afectados muestran un acortamiento extremo de las extremidades, protrusión frontal del cráneo y un tórax sumamente pequeño que es la causa de la insuficiencia respiratoria mortal en el período perinatal.

Osteopetrosis

La osteopetrosis es un grupo de trastornos genéticos infrecuentes que se caracteriza por una disminución de la resorción ósea mediada por los osteoclastos y, por lo tanto, por una remodelación ósea defectuosa. El término «*osteopetrosis*» (literalmente, «huesos pétreos») es una denominación en apariencia conveniente, ya que el hueso afectado muestra una densidad exagerada y de aspecto pétreo. Paradójicamente, el hueso es estructuralmente imperfecto y se fractura con la misma facilidad que un trozo de yeso. Existen cuatro variantes en función de los datos clínicos y de la forma de herencia con la que se transmite.

La resorción ósea se lleva a cabo mediante una degradación enzimática de la matriz ósea proteinácea impulsada por los osteoclastos. Sin embargo, antes de que se pueda digerir la matriz es preciso que ésta se descalcifique. Esto se logra gracias a la unión firme de los osteoclastos sobre la superficie ósea (en zonas denominadas *lagunas de Howship*), sellando sus bordes para lograr una unión hermética sin fisuras. Este proceso es importante, ya que el espacio extracelular entre los osteoclastos y el hueso adquiere una funcionalidad análoga a la de los lisosomas secundarios. El espacio se acidifica mediante una bomba de protones y la matriz de hidroxiapatita inorgánica se disuelve. El osteoclasto libera, además, una serie de enzimas que degradan la matriz; como parte del proceso de degradación también se liberan y se activan mediadores que previamente se habían depositado en la matriz (principalmente por los osteoblastos).

En la mayoría de los casos, se desconoce la naturaleza precisa de la disfunción de los osteoclastos. No obstante, existe una variante asociada al *déficit de anhidrasa carbónica II* con un sentido patógeno excelente, ya que esta enzima es imprescindible para la excreción de iones hidrógeno por parte de los osteoclastos y, por lo tanto, para la acidificación de la zona de resorción ósea. De este modo, la remodelación ósea defectuosa en estos pacientes es directamente atribuible a la disminución de la desmineralización ósea.

Además de las fracturas, los pacientes con osteopetrosis presentan con frecuencia problemas de algunos pares craneales (por la compresión del hueso circundante) e infecciones recurrentes. Estas últimas se deben a una disminución de la hematopoyesis secundaria a una reducción del espacio medular. De hecho, los pacientes con osteopetrosis desarrollan a menudo una hepatosplenomegalia espectacular secundaria a una hematopoyesis extramedular extensa.

Como los osteoclastos se originan en los precursores de los monocitos medulares, los trasplantes de médula ósea mantienen la promesa de repoblar a los receptores con progenitores capaces de diferenciarse en osteoclastos completamente funcionales. De hecho, muchas de las anomalías esqueléticas parecen revertir una vez que se proporcionan células precursoras normales.

RESUMEN

Enfermedades congénitas del hueso

- Las malformaciones congénitas se denominan «*disostosis*» y pueden dar lugar a ausencia de huesos, huesos supernumerarios o huesos con una fusión inadecuada; todas ellas se deben normalmente a mutaciones en los genes de homeodominio que afectan a la migración localizada y a la condensación de las células mesenquimales primitivas.
- Las anomalías en la organogénesis del hueso se denominan «*displasias*»; pueden deberse a mutaciones en algunas de las diferentes vías de transducción de la señal o en componentes de la matriz extracelular:
  - La acondroplasia (enanismo) se produce como consecuencia de la activación constitutiva del FGFR3 que ocasiona un defecto en la síntesis del cartílago en las placas de crecimiento.
  - La osteogénesis imperfecta (enfermedad de huesos frágiles) es un grupo de trastornos relacionado con una síntesis anormal del colágeno tipo I con la fragilidad ósea consiguiente y propensión al desarrollo de fracturas.

- La osteopetrosis da lugar a un hueso de mayor densidad pero con una arquitectura imperfecta como consecuencia de una remodelación ósea inducida por los osteoclastos defectuosa.

ENFERMEDADES ADQUIRIDAS DEL DESARROLLO DEL HUESO

Numerosas enfermedades nutricionales, endocrinas y generalizadas pueden afectar al aparato locomotor. Entre las carencias nutritivas que dan lugar a osteopatías están el déficit de vitamina C (implicado en la formación de puentes de colágeno; su carencia da lugar a «*escorbuto*») y el de vitamina D (implicado en la captación de calcio; su carencia da lugar a «*raquitismo*» *y* «*osteomalacia*»). Ambas se describen con más detalle, junto con otras enfermedades nutricionales, en el Capítulo 8. El hiperparatiroidismo primario y secundario (descritos en el Capítulo 20) también puede dar lugar a cambios esqueléticos notables que revisaremos brevemente en esta sección. Nos centraremos, fundamentalmente, en la *osteoporosis*, secundaria a una pérdida de la masa ósea, y en la *enfermedad de Paget*, asociada a la pérdida de función de los osteoclastos.

Tabla 21-1 Categorías de osteoporosis generalizada

Primaria	
Posmenopáusica Senil	
Secundaria	
TRASTORNOS ENDOCRINOS	FARMACOLÓGICA
Hiperparatiroidismo Hipotiroidismo o hipertiroidismo Hipogonadismo Tumores hipofisarios Diabetes tipo 1 Enfermedad de Addison	Anticoagulantes Quimioterapia Corticosteroides Antiepilépticos Alcohol
NEOPLASIAS	MISCELÁNEA
Mieloma múltiple Carcinomatosis	Osteogénesis imperfecta Inmovilización Neumopatías Homocistinuria Anemia
TRASTORNOS DIGESTIVOS	
Malnutrición Malabsorción Insuficiencia hepática Déficit de vitaminas C y D Idiopática	

Osteoporosis

La osteoporosis es una enfermedad caracterizada por un aumento de la porosidad del esqueleto secundaria a una disminución de la masa ósea. Se asocia a un aumento de la fragilidad del hueso y a una mayor propensión a las fracturas. El trastorno puede estar confinado a una región o a un hueso determinado, como en la *osteoporosis de una extremidad por desuso,* o bien puede afectar a la totalidad del esqueleto, como manifestación de una *osteopatía metabólica*. La osteoporosis generalizada puede ser primaria, o secundaria a una amplia gama de afecciones (Tabla 21-1).

Las variantes más frecuentes de osteoporosis son la osteoporosis *senil* y la *posmenopáusica*; la osteoporosis senil afecta a todos los individuos que están envejeciendo, mientras que la posmenopáusica afecta, obviamente, sólo a aquellas mujeres que han sobrepasado la menopausia. El valor máximo de masa ósea se alcanza durante la edad adulta, pero al comienzo de la tercera o cuarta décadas de vida en ambos sexos la resorción ósea empieza a superar al depósito de hueso; esta pérdida de hueso relacionada con la edad, con un promedio del 0,7% al año, es un fenómeno biológico normal. Estas pérdidas suelen producirse normalmente en áreas que contienen una gran cantidad de hueso esponjoso (trabecular) y, por lo tanto, son más notorias en la columna y en el cuello femoral. Así pues, estas zonas son más propensas a las fracturas en los individuos con osteoporosis. Es evidente que si la masa ósea desde la que se empieza es mayor, los efectos de la pérdida gradual de hueso se verán demorados. Sin embargo, el ritmo de pérdida con cada ciclo de remodelación puede acelerarse en el período posmenopáusico. Como consecuencia, las mujeres son más vulnerables a la osteoporosis y a sus complicaciones. Independientemente de la causa subyacente, la pérdida progresiva de masa ósea es clínicamente significativa debido al aumento resultante en el riesgo de fracturas. Aproximadamente un millón de norteamericanos experimenta cada año una fractura importante relacionada con la osteoporosis; si tenemos en consideración la morbimortalidad asociada a las fracturas relacionadas con la osteoporosis, los gastos anuales generados por esta afección en Estados Unidos superan los 14.000 millones de dólares.

Morfología

La característica distintiva de la osteoporosis es una pérdida de hueso que tiende a ser **más sobresaliente en zonas del esqueleto que contienen una cantidad abundante de hueso esponjoso o trabecular**. Las trabéculas óseas son más finas y están más separadas entre sí de lo normal, con lo cual aumenta la susceptibilidad a las fracturas (Fig. 21-1). En la

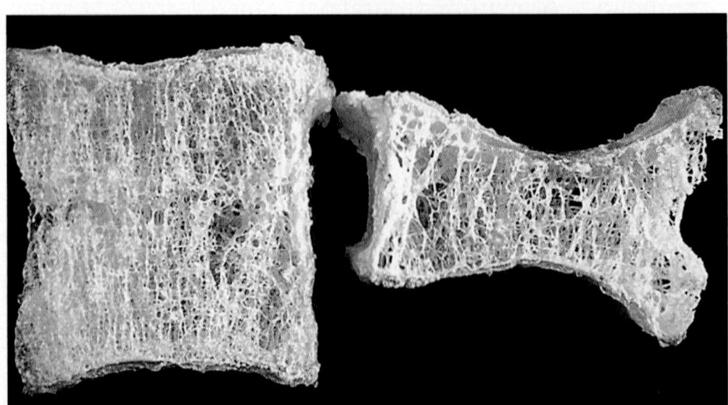

Figura 21-1

Cuerpo vertebral osteoporótico (*derecha*) aplastado por fracturas de compresión comparado con un cuerpo vertebral normal. Obsérvese que la vértebra osteoporótica presenta una pérdida característica de trabéculas horizontales y un engrosamiento de las trabéculas verticales.

osteoporosis posmenopáusica, la pérdida de hueso puede ser especialmente notable en los cuerpos vertebrales, los cuales pueden fracturarse y hundirse. Esta misma pérdida de hueso puede producirse también en huesos de carga, como los cuellos femorales, los cuales constituyen otra localización habitual para las fracturas. Los cambios microscópicos más notables son el adelgazamiento de las trabéculas y el ensanchamiento de los canales de Havers. Existe actividad osteoclástica pero no está aumentada espectacularmente. El contenido mineral del hueso restante es normal, de modo que no se altera la proporción entre minerales y proteínas de la matriz.

Patogenia. En los adultos existe un equilibrio dinámico entre la formación de hueso por parte de los osteoblastos (Fig. 21-2A), el mantenimiento por parte de los osteocitos, y la resorción por parte de los osteoclastos (Fig. 21-2B). La osteoporosis se produce cuando este equilibrio se decanta a favor de la resorción.

Aunque no se conocen a fondo los mecanismos de control subyacentes de la remodelación ósea, existen una serie de perspectivas nuevas y apasionantes. En el centro de ellas está el reconocimiento de que miembros nuevos de la familia del receptor del factor de necrosis tumoral (TNF) influyen en la función osteoclástica (Fig. 21-3). La historia empieza por el RANK, que representa el activador del receptor del factor nuclear κB (*receptor activator for nuclear factor κB*). Esta denominación procede de la capacidad del receptor para activar la vía de transcripción NFκB sobre las células que tienen RANK; entre las células que expresan el RANK están los macrófagos (y, por tanto, los osteoclastos). El RANK se activa por la interacción con el ligando del RANK (un miembro de la familia del TNF de la superficie celular) que se sintetiza y se expresa por células de la estroma ósea y por osteoblastos. Las células de la estroma y los osteoblastos también producen una citocina denominada factor estimulante de las colonias de macrófagos (M-CSF) que se une a un receptor diferente en la superficie del macrófago. El ligando del RANK, junto con el M-CSF, colaboran para convertir los macrófagos en osteoclastos que trituran el hueso. La activación del RANK es, por lo tanto, uno de los estímulos fundamentales de la resorción ósea. La actividad de resorción inducida por la vía del complejo RANK con su ligando está regulada por una molécula

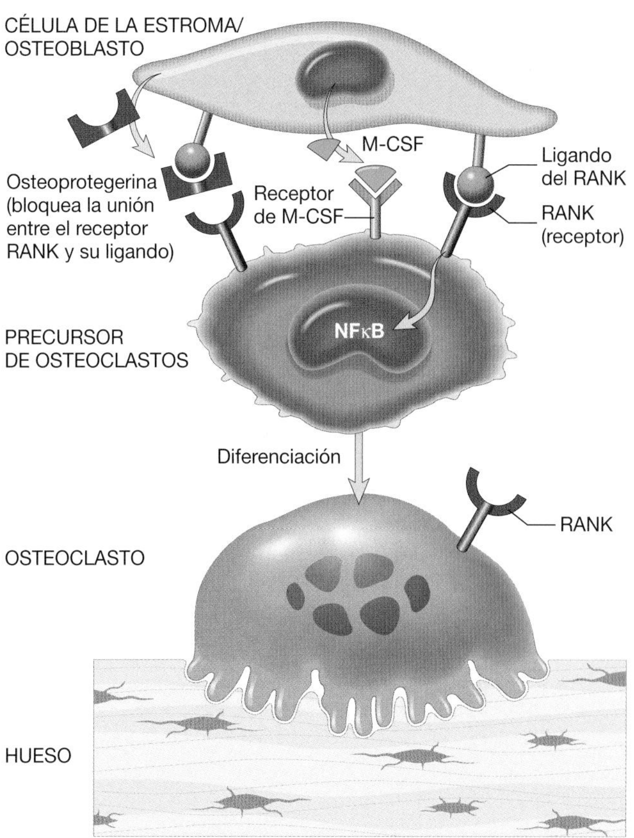

Figura 21-3

Mecanismos paracrinos que regulan la formación y la función de los osteoclastos. Éstos proceden de la misma célula madre de la que derivan los macrófagos. Los receptores RANK (activador del receptor para el factor nuclear κB) en los precursores osteoclásticos se unen al ligando de RANK (RANKL) expresado por los osteoblastos y las células de la estroma medular. Junto con el factor estimulante de las colonias de macrófagos (M-CSF), la interacción del RANK con su ligando impulsa la diferenciación de los osteoclastos funcionales. Las células de la estroma secretan también osteoprotegerina (OPG), que actúa a modo de receptor alternativo para el RANKL, impidiendo que éste se una al receptor RANK sobre los precursores de los osteoclastos. Consecuentemente, la OPG impide la resorción ósea al inhibir la diferenciación de los osteoclastos.

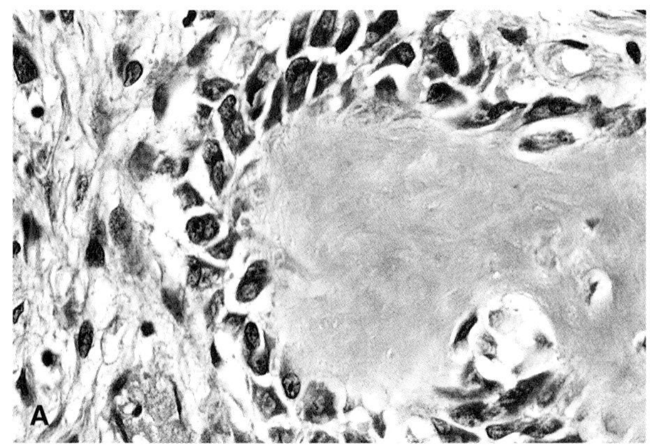

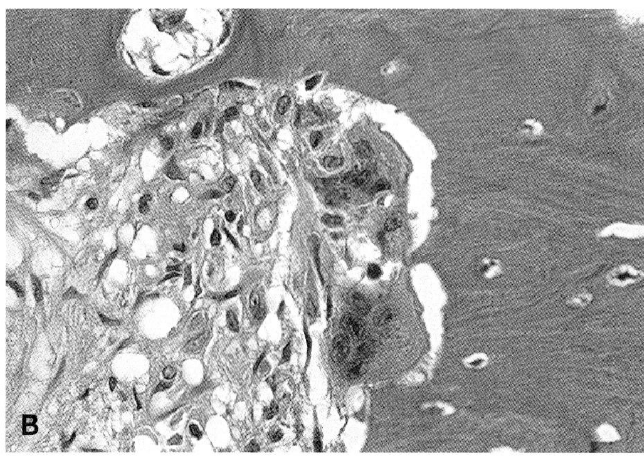

Figura 21-2

Células del hueso. **A**, osteoblastos activos sintetizando proteínas de la matriz ósea. Las células fusiformes que las rodean representan las células osteoprogenitoras. **B**, dos osteoclastos reabsorbiendo hueso. Los núcleos azules más pequeños rodeados por un halo más claro en el hueso laminar de color rosado denso son osteocitos en sus lagunas individuales.

denominada *osteoprotegerina* (OPG), secretada también por los osteoblastos y por las células de la estroma. La OPG es un «falso receptor» que puede unirse al ligando RANK cortocircuitando de este modo su unión con el receptor RANK. La unión del ligando del RANK a la OPG en lugar de hacerlo al receptor RANK reduce la formación de osteoclastos y la actividad de resorción del hueso. La interferencia del proceso de regulación normal de las relaciones entre el RANK, su ligando y la OPG probablemente es uno de los contribuyentes principales en la patogenia de la osteoporosis. Dichos trastornos de regulación pueden producirse por diferentes causas, como el envejecimiento, cambios en el entorno de las citocinas y el déficit de estrógenos (Fig. 21-4 y v. a continuación). Independientemente de las influencias aferentes, la vía común final en la osteoporosis implica un desequilibrio de la formación ósea por los osteoblastos, de la resorción ósea por los osteoclastos y de la regulación de la activación de los osteoclastos por los osteoblastos y las células estromales.

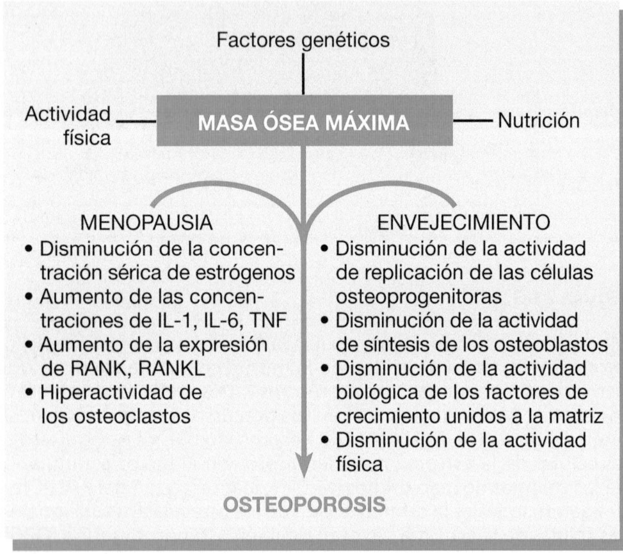

Figura 21-4

Fisiopatología de la osteoporosis senil y posmenopáusica (v. el texto).

- *Cambios relacionados con la edad.* Al envejecer, los osteoblastos se replican y van sintetizando matriz con un entusiasmo progresivamente menor. Los diferentes factores de crecimiento depositados en la MEC tienden a perder potencia con el paso del tiempo. Desafortunadamente, los osteoclastos siguen conservando su vigor juvenil mientras decrece la síntesis de hueso nuevo al envejecer (Fig. 21-4).
- *Influencias hormonales.* El descenso en las concentraciones de estrógenos asociado a la menopausia guarda relación con una reducción anual de hasta un 2% de hueso cortical y del 9% del hueso esponjoso. Esto puede alcanzar hasta un 35% de hueso cortical y un 50% del hueso esponjoso en 30 a 40 años. Por dicha razón, no resulta sorprendente que casi la mitad de las mujeres posmenopáusicas padezca una fractura osteoporótica (comparado con el 2 al 3% de los varones de edad equiparable). *Los efectos hipoestrogénicos son atribuibles, en parte, a una hiperproducción de citocinas* (especialmente de interleucina-1 y TNF). Esto se traduce en un aumento de la actividad del conjunto del receptor RANK con su ligando y una disminución de la OPG (v. Fig. 21-4). A pesar de cierta actividad osteoblástica compensadora, no es suficiente para mantener el ritmo con la resorción ósea osteoclástica. Aunque el tratamiento sustitutivo con estrógenos puede aminorar parte de esta pérdida ósea, cada vez existen más pruebas que apuntan a su relación con otros riesgos cardiovasculares (v. Capítulo 10).
- *Actividad física.* Las fuerzas mecánicas estimulan la remodelación del hueso, por lo que una disminución de la actividad física incrementa la pérdida ósea. Este efecto es obvio en una extremidad inmovilizada, pero también se produce difusamente en los astronautas cuyo aparato locomotor ha sido «descargado» en un ambiente de ingravidez. La disminución de la actividad física en los individuos de mayor edad contribuye también a la osteoporosis senil. El tipo de actividad física realizado también es importante, ya que la magnitud de la carga a la que se somete al esqueleto influye sobre la densidad ósea más que el número de ciclos de carga. Así pues, los ejercicios de potencia, como el entrenamiento a base de pesas, aumentan la masa ósea con mayor eficacia que las actividades de resistencia, como el *jogging*.
- *Factores genéticos.* Los polimorfismos del receptor de la vitamina D son los responsables de, aproximadamente, el 75% del valor máximo de masa ósea que se alcanza en un individuo. Otras variables genéticas pueden influir también sobre la captación de calcio o sobre la síntesis y las respuestas de la hormona paratiroidea (PTH).
- *Estado nutricional del calcio.* En la mayoría de las adolescentes (pero no de los chicos) la ingesta dietética es insuficiente. Desafortunadamente, este déficit de calcio se produce durante un período de crecimiento óseo rápido. Como consecuencia, no alcanzan el valor óseo máximo que deberían lograr y, por lo tanto, muestran propensión a desarrollar una osteoporosis clínicamente significativa a una edad más temprana.
- *Causas secundarias de osteoporosis.* Entre ellas están un tratamiento prolongado con glucocorticoides (aumenta la resorción ósea y disminuye la síntesis de hueso).

Evolución clínica. Las consecuencias clínicas de la osteoporosis dependen de los huesos afectados. Las fracturas vertebrales torácicas y lumbares son sumamente frecuentes y producen una pérdida de altura y diferentes deformidades como cifoscoliosis, que pueden comprometer la función respiratoria. Las embolias pulmonares y las neumonías son complicaciones frecuentes de las fracturas del cuello del fémur, la pelvis o la columna, y son responsables de cerca de 50.000 muertes al año.

La osteoporosis es difícil de diagnosticar ya que permanece asintomática hasta que la fragilidad esquelética se manifiesta en forma de fractura. Además, no puede detectarse con fiabilidad en las radiografías simples hasta que no haya desaparecido entre un 30 y un 40% de la masa ósea; las concentraciones plasmáticas de calcio, fósforo y fosfatasa alcalina carecen de la sensibilidad suficiente. Los avances más recientes para calcular la pérdida ósea consisten en técnicas radiográficas especializadas para valorar la densidad, como la densitometría ósea y la tomografía computarizada cuantitativa.

La prevención y el tratamiento de la osteoporosis comienzan con una ingesta dietética adecuada de calcio, complementos de vitamina D y un régimen de ejercicio regular instaurado antes de los 30 años para incrementar el valor máximo de la densidad ósea. Los complementos de calcio y vitamina D a edades más tardías también pueden reducir la pérdida ósea en cantidades modestas. La administración de bifosfonatos es un elemento importante de la estrategia terapéutica en la osteoporosis por su capacidad para disminuir la resorción ósea. Los agonistas selectivos de los receptores de estrógenos son otro tipo de medicamentos que actúan incrementando la masa ósea (de forma parecida a los estrógenos endógenos) pero sin los efectos adversos asociados a tratamiento con estrógenos. La administración de hormona paratiroidea constituye otra estrategia novedosa que puede aplicarse especialmente en pacientes que no pueden tolerar un tratamiento con estrógenos.

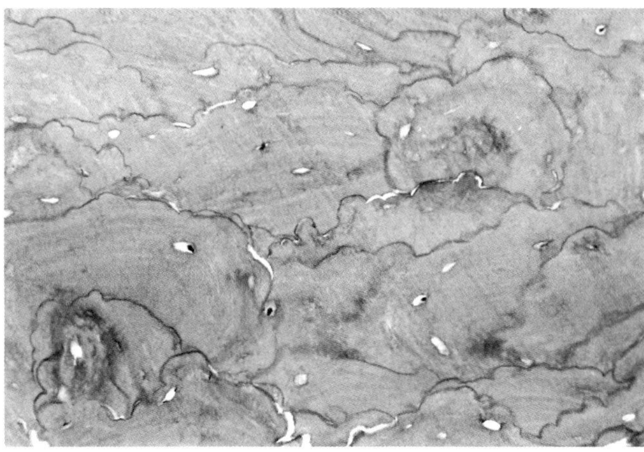

Figura 21-5

Patrón en mosaico de hueso laminar patognomónico de la enfermedad de Paget.

Enfermedad de Paget (osteítis deformante)

Esta enfermedad esquelética incomparable se caracteriza por episodios repetidos de actividad osteoclástica regional y de resorción ósea frenética (*etapa osteolítica*), seguida de una formación ósea exuberante (*etapa mixta osteoclástica-osteoblástica*), para finalizar con un agotamiento aparente de la actividad celular (*etapa osteoesclerótica*). El efecto neto de este proceso es una *ganancia de masa ósea*; sin embargo, el hueso formado está desorganizado y carece de fuerza.

La enfermedad de Paget no suele producirse hasta bien entrada la madurez, pero a partir de dicha edad aumenta progresivamente de frecuencia. Existe una variación notable de la prevalencia en las diferentes poblaciones; es infrecuente en las poblaciones oriundas de Escandinavia, China, Japón y África, mientras que es relativamente frecuente en los individuos de raza blanca de Europa, Australia, Nueva Zelanda y Estados Unidos, llegando a afectar hasta al 10% de la población adulta.

Morfología

La enfermedad de Paget puede debutar como una lesión solitaria (monostótica) o en localizaciones múltiples en el esqueleto (poliostótica), con una variación notable en cada localización. En la **fase lítica** inicial, los osteoclastos (y sus lagunas de Howship asociadas) son numerosos y anormalmente grandes. Los osteoclastos persisten en la **fase mixta**, pero las superficies del hueso están revestidas de osteoblastos prominentes. La médula ósea se ve sustituida por tejido conjuntivo laxo que contiene células osteoprogenitoras así como numerosos vasos sanguíneos imprescindibles para satisfacer las mayores necesidades metabólicas del tejido. El hueso nuevo formado puede ser plexiforme o laminar, pero en último término la totalidad es reemplazada por una caricatura de hueso laminar aumentado. El rasgo histológico patognomónico es un **patrón en mosaico** de hueso laminar (similar a un rompecabezas) debido a las líneas de cemento prominentes que pegan al azar las unidades de hueso laminar (Fig. 21-5). A medida que se consume la actividad osteoblástica, va retrocediendo el tejido fibrovascular perióseo, reemplazándose por médula ósea normal. La cortical resultante engrosada está reblandecida y es propensa a la deformación y a la fractura bajo condiciones de estrés.

Patogenia. La primera vez que describió está enfermedad, sir James Paget atribuyó los cambios esqueléticos a un proceso inflamatorio y le asignó el nombre de «*osteítis deformante*». Irónicamente, después de muchos años y múltiples teorías, finalmente puede estar en lo cierto. Los datos actuales sugieren que una infección por *Paramyxovirus* subyace, en último término, en la enfermedad de Paget. En el interior de los osteoclastos pueden demostrarse antígenos de paramixovirus y partículas que se parecen a ellos. El nexo etiológico es que los paramixovirus pueden inducir la secreción de IL-1 desde las células infectadas, y esta citocina, al igual que el M-CSF, se produce en grandes cantidades en el hueso con esta afección. Como ya se ha mencionado, esto activa poderosamente los osteoclastos. Sin embargo, y a pesar de lo intrigante de estas observaciones, no se han aislado virus infecciosos a partir del tejido afectado. Se han sugerido otros mecanismos patogénicos al observarse que los osteoclastos en la enfermedad de Paget parecen mostrar una hipersensibilidad intrínseca a agentes activadores como la vitamina D y el ligando del receptor RANK.

Evolución clínica. Las manifestaciones clínicas dependen de la magnitud y la localización de la enfermedad. La enfermedad de Paget es *monostótica* (tibia, ilion, fémur, cráneo, vértebra y húmero) en, aproximadamente, el 15% de los casos, y *poliostótica* (pelvis, columna y cráneo) en el resto; el esqueleto axial o la porción proximal del fémur se ven afectados hasta en un 80% de los casos. Sin embargo, es inusual la afectación de las costillas, el peroné y los huesos pequeños de las manos y los pies. La enfermedad de Paget puede dar lugar a una amplia gama de complicaciones esqueléticas, neuromusculares y cardiovasculares, pero la mayoría son de carácter leve y sólo se detectan como datos radiográficos fortuitos. La elevación en las concentraciones de fosfatasa alcalina y el aumento de la excreción urinaria de hidroxiprolina reflejan un recambio óseo exuberante.

En algunos pacientes, las lesiones óseas hipervasculares precoces provocan calor de la piel y el tejido subcutáneo que las recubre. En los pacientes con afección poliostótica extensa, la hipervascularidad puede dar lugar a una insuficiencia cardíaca de gasto alto. En la fase proliferativa de la enfermedad con afectación del cráneo, los síntomas más frecuentes y que pueden atribuirse a la compresión nerviosa consisten en cefalea y trastornos visuales y auditivos. Todas estas manifestaciones se deben a deformidades de los huesos del cráneo y a compresiones sobre los pares craneales. El dolor de espalda es habitual con las lesiones vertebrales y puede asociarse a fracturas discapacitantes y compresión de raíces nerviosas. Los huesos largos afectados en las piernas se deforman a menudo debido a la incapacidad del hueso con enfermedad de Paget para remodelarse convenientemente en respuesta al estrés que supone la carga. En concreto, estos huesos largos frágiles son los más propensos a padecer *fracturas transversales al eje longitudinal del hueso* (fracturas en barra de tiza).

El desarrollo de un sarcoma, junto con lesiones osteoblásticas, es una complicación temida, pero afortunadamente rara, de la enfermedad de Paget que aparece solamente en el 1% de los pacientes. Los sarcomas suelen ser osteógenos, si bien pueden aparecer otras variantes histológicas. Su distribución discurre, por lo general, paralela a la de las lesiones de Paget, con la excepción de los cuerpos vertebrales, que rara vez abrigan malignidad. El pronóstico de los pacientes que desarrollan sarcomas secundarios es sumamente infausto, pero en ausencia de transformación maligna, la enfermedad de Paget suele tener una evolución relativamente benigna. La mayoría de los pacientes presenta síntomas leves, fácilmente controlables con calcitonina o bifosfonatos.

Raquitismo y osteomalacia

Tanto el raquitismo como la osteomalacia son manifestaciones del déficit de vitamina D o de un metabolismo anormal de ésta (y se describen con detalle en el Capítulo 8). El cambio fundamental es una mineralización ósea defectuosa que da lugar a una sobreabundancia de osteoide no mineralizado. En esto se diferencia de la osteoporosis, en la que el contenido de mineral del hueso restante es normal, mientras que la masa ósea total está disminuida. El *raquitismo* hace referencia a un trastorno infantil en el que un crecimiento óseo desordenado da origen a deformidades esqueléticas características. La *osteomalacia* es el equivalente en el adulto; la mineralización del hueso que se forma durante el proceso de remodelación es inferior a la normal, ocasionando osteopenia y predisposición a las fracturas.

Hiperparatiroidismo

Como ya se describió en el Capítulo 20, la PTH desempeña una función crucial en la homeostasia del calcio mediante sus efectos sobre:

- La activación de los osteoclastos, aumentando la resorción ósea y la movilización del calcio. Este efecto está mediado indirectamente por un aumento en la producción de RANKL por parte de los osteoblastos.
- Aumento de la resorción del calcio en los túbulos renales.
- Aumento de la excreción urinaria de fosfatos.
- Aumento de la síntesis de vitamina D activa, 1,25-$(OH)_2$-D, por parte de los riñones, lo cual potencia a su vez la absorción de calcio desde el intestino y moviliza el calcio óseo al inducir al RANKL.

El resultado neto es una elevación en la concentración plasmática de calcio que, en condiciones normales, inhibiría una producción adicional de PTH. Sin embargo, unas concentraciones excesivas o inapropiadas de PTH pueden ser consecuencia de una secreción paratiroidea autónoma («*hiperparatiroidismo primario*») o bien producirse en el contexto de una nefropatía subyacente («*hiperparatiroidismo secundario*»; v. también Capítulo 20).

Sea cual fuere la causa, el *hiperparatiroidismo conduce a cambios esqueléticos significativos relacionados con una actividad osteoclástica constante.* Todo el esqueleto se ve afectado, aunque algunas localizaciones pueden afectarse con más intensidad que otras. La PTH es la responsable directa de los cambios óseos observados en el hiperparatiroidismo primario, pero otra serie de influencias adicionales contribuyen al desarrollo de osteopatías en el hiperparatiroidismo secundario. En la insuficiencia renal crónica, hay una síntesis inadecuada de 1,25-$(OH)_2$-D que afecta, en último término, a la absorción gastrointestinal de calcio. La hiperfosfatemia de la insuficiencia renal suprime la α_1-hidroxilasa renal, deteriorando aún más la síntesis de vitamina D; otras influencias son la acidosis metabólica y el depósito de aluminio en el hueso.

Morfología

El sello que caracteriza el exceso de PTH es el **aumento de la actividad osteoclástica con resorción ósea**. Se pierde hueso cortical y esponjoso que se reemplaza por tejido conjuntivo laxo. La resorción ósea es particularmente notoria en las regiones subperiósticas y da lugar a cambios radiográficos característicos que se aprecian mejor en la cara radial de las segundas falanges en el segundo y el tercer dedos de la mano. Desde el punto de vista microscópico, la hiperactividad de la resorción se manifiesta por la presencia de un **mayor número de osteoclastos con una erosión asociada de superficies óseas** (Fig. 21-6A). El espacio medular contiene una mayor cantidad de tejido conjuntivo laxo. Existen depósitos de hemosiderina que reflejan episodios de hemorragia secundarios a fracturas del hueso debilitado. En algunas circunstancias, colecciones de osteoclastos, células gigantes reactivas y restos hemorrágicos forman una masa característica denominada **tumor pardo del hiperparatiroidismo** (Fig. 21-6B). Los cambios quísticos son frecuentes en dichas lesiones (de ahí el nombre de **osteítis fibrosa quística**) y pueden confundirse con neoplasias óseas primarias.

A medida que decrece la masa ósea, aumenta la susceptibilidad de los pacientes afectados a las fracturas, la deformación ósea y la patología articular. Afortunadamente, la reducción de las concentraciones de PTH puede lograr una regresión completa de la lesión.

RESUMEN

Enfermedades adquiridas del desarrollo del hueso

- Las carencias nutricionales pueden afectar a la integridad del hueso al alterar la calidad de la matriz proteica (p. ej., la vitamina C está implicada en la formación de puentes de colágeno) o al influir sobre la mineralización ósea (p. ej., la vitamina D está implicada en la captación del calcio).
- La osteoporosis se produce como consecuencia de una disminución de la masa ósea y es clínicamente significativa porque predispone el hueso a las fracturas. Aunque la etiología de la osteoporosis es multifactorial, las dos variantes más frecuentes son la *osteoporosis*

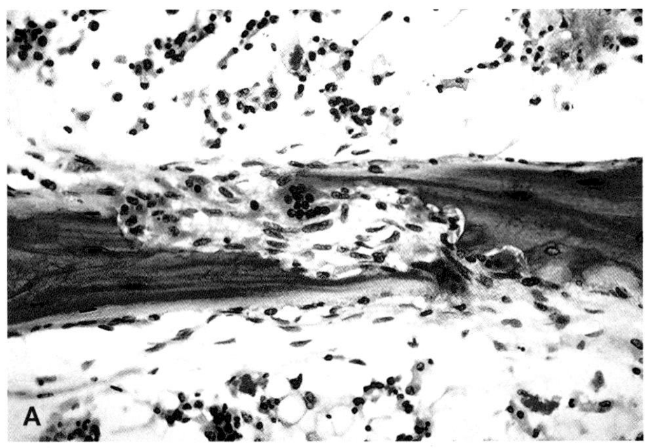

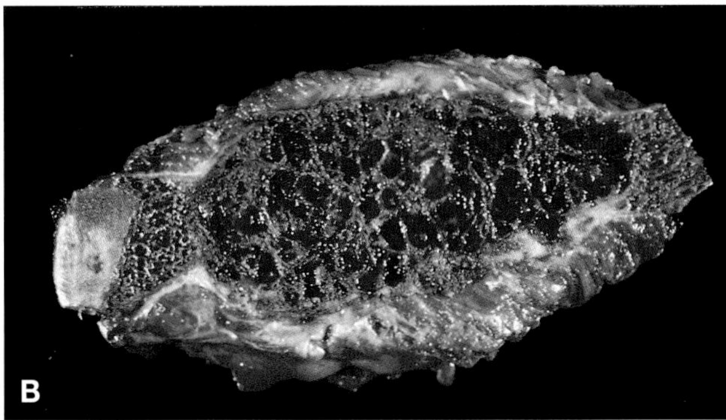

Figura 21-6

Manifestaciones óseas del hiperparatiroidismo. **A**, osteoclastos carcomiendo y desorganizando el hueso laminar. **B**, costilla resecada con una masa quística expansible («tumor pardo»).

senil secundaria a pérdidas de la función de los osteoblastos relacionadas con el envejecimiento, y la *osteoporosis posmenopáusica,* secundaria a una hiperactividad osteoclástica provocada por la ausencia relativa de estrógenos.

- La enfermedad de Paget puede deberse a una infección por paramixovirus y está causada por una actividad osteoclástica aberrante y excesiva, seguida de un depósito de hueso exuberante pero estructuralmente defectuoso por parte de los osteoblastos.
- La hiperproducción primaria o secundaria (secundaria a insuficiencia renal) de PTH (*hiperparatiroidismo*) da lugar a un aumento de la actividad osteoclástica y de la resorción ósea, causando fracturas y deformidades.

FRACTURAS

Las fracturas se sitúan entre las afecciones óseas más comunes. Pueden clasificarse en:

- *Completas* o *incompletas*.
- *Cerradas*, cuando el tejido que las recubre está intacto, o *abiertas* o *compuestas*, cuando la fractura se extiende hacia la piel situada por encima.
- *Conminutas*, cuando el hueso está hecho añicos.
- *Desplazadas*, cuando el hueso fracturado no está alineado.

Si la rotura se produce en la localización de una enfermedad previa (p. ej., un quiste óseo, un tumor maligno o un tumor pardo asociado a una PTH elevada), el resultado es una *fractura patológica*. Las *fracturas de estrés* se desarrollan lentamente a lo largo del tiempo como una colección de microfracturas asociadas a un aumento de actividad física, especialmente con cargas repetitivas sobre el hueso (como sucede en los ejercicios de entrenamientos militares).

En todos los casos, la reparación de una fractura es un proceso sumamente regulado que consta de las siguientes etapas, que se solapan:

- El traumatismo de la fractura ósea rompe los vasos sanguíneos asociados; el coágulo sanguíneo resultante crea una malla de fibrina que sirve de andamiaje para reclutar células inflamatorias, fibroblastos y endotelio. Las plaquetas desgranuladas y las células inflamatorias que merodean liberan subsiguientemente una amplia gama de citocinas (p. ej., factor de crecimiento derivado de las plaquetas y FGF) que activan las células progenitoras óseas y al cabo de 1 semana el tejido afectado queda listo para sintetizar matriz nueva. El *callo de tejido blando* es capaz de mantener juntos los extremos del hueso fracturado, pero se trata de un callo que no está calcificado y es incapaz de soportar carga.
- Los progenitores óseos en la cavidad medular depositan focos nuevos de hueso planiforme y las células mesenquimales activadas en el foco de fractura se diferencian hacia condroblastos sintetizadores de cartílago. En las fracturas no complicadas, este proceso de reparación inicial alcanza su mayor intensidad en cuestión de 2 a 3 semanas. El neocartílago formado actúa a modo de nido para la *osificación endocondral*, recapitulando el proceso de formación ósea en las placas de crecimiento epifisarias. Esto conecta las trabéculas de hueso adyacente. Con la osificación, los extremos fracturados están unidos por un puente de *callo óseo*.
- Aunque en el callo inicial se genera una cantidad excesiva de tejido fibroso, cartílago y hueso, la carga subsiguiente da lugar a resorción del callo desde zonas no sometidas a estrés; al mismo tiempo, hay una fortificación de las regiones que soportan las cargas más intensas. Esta remodelación del callo restablece el tamaño y la forma original del hueso, incluyendo la arquitectura del hueso esponjoso de la cavidad medular.

El proceso de cicatrización de una fractura puede verse alterado por numerosos factores:

- Las fracturas desplazadas y las conminutas dan lugar a menudo a cierta deformidad; los fragmentos desvitalizados del hueso astillado deben reabsorberse, lo que demora la cicatrización, aumenta el tamaño del callo y requiere períodos desproporcionadamente largos de remodelación que puede que nunca se normalicen por completo.
- Una inmovilización inadecuada permite un movimiento constante en el foco de fractura de modo que no se forman los constituyentes normales del callo. En este caso, el foco de cicatrización está compuesto fundamentalmente de tejido fibroso y cartílago, perpetuando la inestabilidad y dando lugar a un retraso de la consolidación o a seudoartrosis.
- Si el movimiento es excesivo a lo largo del foco de la fractura (como en la seudoartrosis), la porción central del

callo sufre una degeneración quística; la superficie de la luz puede revestirse realmente de células seudosinoviales que crean una articulación falsa o *seudoartrosis*. En este contexto, la cicatrización normal sólo puede lograrse si se eliminan las partes blandas interpuestas y se estabiliza el foco de fractura.

- La *infección* (un riesgo en las fracturas conminutas y en las abiertas) es un obstáculo serio para la cicatrización de las fracturas. La infección debe erradicarse para que pueda lograrse una consolidación ósea satisfactoria y que pueda producirse la remodelación.
- La reparación ósea estará, obviamente, deteriorada con concentraciones inadecuadas de calcio o fósforo, carencias vitamínicas, infecciones generalizadas, diabetes e insuficiencia vascular.

Por lo general, con las fracturas no complicadas en los niños y en los adultos jóvenes, la norma es una reconstitución prácticamente perfecta. En los grupos de mayor edad o en las fracturas que se producen con una enfermedad subyacente (p. ej., osteoporosis), la reparación es, con frecuencia, subóptima y normalmente requiere una intervención ortopédica para lograr el mejor resultado.

OSTEONECROSIS (NECROSIS AVASCULAR)

La necrosis isquémica con el infarto óseo asociado es una afección relativamente frecuente. Entre los mecanismos que contribuyen a la isquemia del hueso están:

- Compresión o desorganización vascular (p. ej., después de una fractura).
- Administración de corticoides.
- Enfermedad tromboembólica (p. ej., burbujas de nitrógeno en la enfermedad por descompresión; v. Capítulo 4).
- Vasculopatía primaria (p. ej., vasculitis).

La mayoría de los casos de necrosis ósea se debe a fracturas o bien aparece después del tratamiento con corticoides.

Morfología

Los rasgos anatomopatológicos de la necrosis ósea son los mismos independientemente de la etiología. El hueso muerto con lagunas vacías se entremezcla con áreas de necrosis grasa y jabones de calcio insolubles. La cortical no suele estar afectada gracias a la circulación colateral; en los infartos subcondrales el cartílago articular también permanece viable, ya que el líquido sinovial puede aportar el soporte nutritivo necesario. Con el tiempo, los osteoclastos pueden reabsorber muchas de las trabéculas óseas necróticas; cualquier fragmento de hueso muerto que permanezca puede actuar a modo de andamiaje para la formación de hueso nuevo, un proceso que recibe el nombre de **sustitución progresiva**.

Evolución clínica. Los síntomas dependen del tamaño y la localización de la lesión. Los *infartos subcondrales* debutan inicialmente con dolor durante la actividad física, adquiriendo un carácter más persistente con el paso del tiempo. Los *infartos medulares* suelen ser clínicamente silentes, salvo los de gran tamaño (p. ej., enfermedad de Gaucher, enfermedad por descompresión o drepanocitosis). Los infartos medulares suelen ser estables; sin embargo, los subcondrales a menudo se hunden y pueden dar lugar a una artrosis intensa. Aproximadamente, se realizan 50.000 artroplastias articulares al año en Estados Unidos para tratar específicamente las consecuencias de la osteonecrosis.

OSTEOMIELITIS

El término «*osteomielitis*» designa formalmente la inflamación del hueso y de la cavidad medular; sin embargo, casi siempre se emplea como sinónimo de infección. La osteomielitis puede ser una complicación de una infección generalizada, pero es más frecuente que aparezca como un foco aislado; puede debutar como un proceso agudo o bien como una enfermedad debilitante crónica. Aunque cualquier microorganismo puede causar una osteomielitis, los patógenos causantes más frecuentes son las bacterias purulentas y *Mycobacterium tuberculosis*.

Osteomielitis purulenta

La mayoría de los casos de osteomielitis aguda son ocasionados por bacterias. Los microorganismos llegan al hueso por una de estas tres vías: 1) diseminación hematógena (la más frecuente); 2) extensión desde una infección en una articulación o partes blandas adyacentes, o 3) implantación traumática después de fracturas abiertas o procedimientos ortopédicos. En conjunto, el microorganismo causante más frecuente es *Staphylococcus aureus*; su propensión a infectar el hueso puede estar relacionada con la expresión de proteínas de superficie que permiten su adhesión a la matriz ósea. *Escherichia coli* y los estreptococos del grupo B son causas importantes de osteomielitis aguda en recién nacidos, mientras que *Salmonella* es un microorganismo especialmente frecuente en individuos con drepanocitosis. Las infecciones bacterianas mixtas, incluyendo microorganismos anaerobios, suelen ser las responsables de la osteomielitis que se desarrolla después de traumatismos óseos. En cerca del 50% de los casos no se consigue aislar ningún microorganismo.

Morfología

Los cambios morfológicos en la osteomielitis dependen de la fase (aguda, subaguda o crónica) y de la localización de la infección. Las bacterias causantes proliferan, inducen una reacción inflamatoria aguda y provocan muerte celular. El hueso entrampado sufre una necrosis precoz; el hueso muerto en los focos infectados se denomina **secuestro**. Las bacterias y la inflamación pueden filtrarse a través de los sistemas de Havers para alcanzar el periostio. En los niños, la unión del periostio a la cortical es laxa; por lo tanto, pueden formarse abscesos **subperiósticos** grandes y extenderse a distancia a lo largo de la superficie del hueso. La elevación adicional del periostio deteriora aún más la irrigación de la región afectada y tanto las lesiones purulentas como las isquémicas pueden ocasionar una necrosis ósea segmentaria. La rotura del periostio puede dar lugar a la aparición de abscesos en los tejidos blandos circundantes y a la formación de **fístulas**. En ocasiones, el secuestro disminuye y da lugar a la formación de cuerpos extraños libres que viajan a través del trayecto del seno.

En lactantes (y raras veces en adultos), la infección epifisaria puede diseminarse hacia la articulación adyacente para dar lugar a una artritis purulenta, en ocasiones con destrucción extensa del cartílago articular y la consiguiente discapacidad permanente. Un proceso análogo puede afectar a las vértebras, de modo que la infección va destruyendo los discos intervertebrales, diseminándose hacia las vértebras adyacentes.

Después de la primera semana de infección aumenta el número de células inflamatorias crónicas. La citocina leucocitaria liberada estimula la resorción ósea osteoclástica, el crecimiento de tejido fibroso hacia el interior y la formación de hueso en la periferia. Puede depositarse hueso plexiforme o laminar reactivo; cuando forma una coraza de tejido vivo alrededor de un segmento de hueso desvitalizado recibe el nombre de **involucro** (Fig. 21-7). Los microorganismos viables pueden persistir en el secuestro durante años después de la primoinfección.

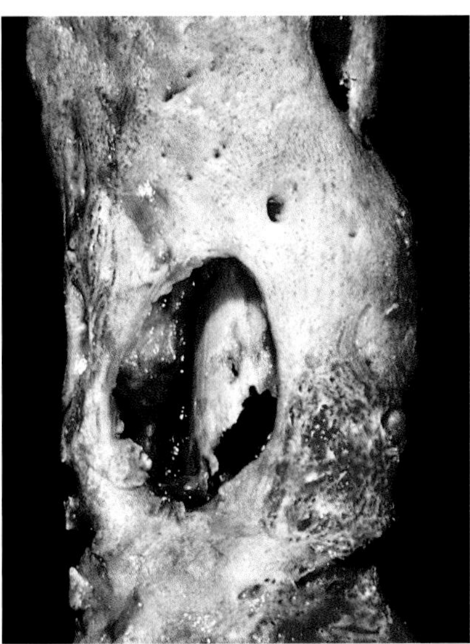

Figura 21-7

Resección femoral en una persona con osteomielitis crónica. Se aprecia hueso necrótico (el secuestro) en el centro del trayecto del seno de drenaje rodeado de un reborde de hueso nuevo (el involucro).

Características clínicas. La osteomielitis se manifiesta clásicamente como una enfermedad generalizada aguda con malestar, fiebre, leucocitosis y dolor pulsátil sobre la región afectada. Los síntomas también pueden ser sutiles, limitándose a fiebre de origen desconocido, en particular en lactantes, o dolor localizado en el adulto. El diagnóstico viene sugerido por los datos radiológicos característicos: un foco lítico destructivo rodeado de un reborde esclerótico. En muchos casos no tratados los hemocultivos son positivos, pero normalmente se necesita una biopsia y cultivos de hueso para identificar al microorganismo causante. Una combinación de antibióticos y drenaje quirúrgico suele ser curativa, pero hasta en un 25% de los casos la infección no se resuelve y permanece en forma de infección crónica. La cronicidad puede desarrollarse cuando se demora el diagnóstico, si la necrosis ósea es extensa, si se acorta el tratamiento antibiótico, si el desbridamiento quirúrgico es inadecuado y si las defensas del huésped están debilitadas. Aparte de los brotes agudos ocasionales, la osteomielitis crónica también se complica por fracturas patológicas, amiloidosis secundaria, endocarditis, sepsis, aparición de carcinoma escamoso en el trayecto fistuloso y rara vez por osteosarcoma.

Osteomielitis tuberculosa

La infección ósea por micobacterias ha sido durante mucho tiempo un problema en los países en vías de desarrollo; con el resurgir de la tuberculosis (secundaria a los patrones de inmigración y al creciente número de huéspedes inmunodeprimidos), también se está convirtiendo en una enfermedad importante en otros países. La infección ósea complica entre un 1 y un 3% de los casos de tuberculosis pulmonar. Los microorganismos suelen alcanzar el hueso por vía hematógena, aunque también puede producirse una diseminación directa desde un foco infeccioso contiguo (p. ej., desde ganglios mediastínicos hasta las vértebras). En la diseminación hematógena, las *localizaciones más frecuentes son los huesos largos y las vértebras.* Las lesiones suelen ser solitarias, aunque también pueden ser múltiples, en particular en pacientes con inmunodeficiencia subyacente. Dado que el bacilo tuberculoso es microaerófilo, la localización más frecuente de la primoinfección es en la sinovial, debido a que sus presiones de oxígeno son más altas. A continuación, la infección se disemina hacia las epífisis adyacentes donde da lugar a una inflamación granulomatosa típica, con necrosis caseosa y destrucción ósea extensa. *La tuberculosis de los cuerpos vertebrales, o enfermedad de Pott, es una variante importante de osteomielitis.* La infección en dicha localización provoca deformidad y hundimiento de las vértebras con defectos neurológicos secundarios. La extensión de la infección a los tejidos blandos adyacentes con el desarrollo de abscesos en el músculo psoas es bastante común en la enfermedad de Pott.

TUMORES ÓSEOS

Los tumores óseos primarios son considerablemente menos frecuentes que las metástasis óseas desde otros focos primarios; la enfermedad metastásica se describe al final de esta sección.

Los tumores óseos primarios muestran una gran diversidad morfológica con comportamientos clínicos variados, desde benignos hasta malignos de gran agresividad. La mayoría se clasifica en función de la célula de origen normal y del patrón de diferenciación aparente; en la Tabla 21-2 se enumeran los rasgos sobresalientes de las neoplasias óseas primarias más frecuentes, excluyendo el mieloma múltiple y otros tumores hematopoyéticos. En conjunto, los tumores fibrosos y los productores de matriz son los más frecuentes, y entre los tumores benignos los más habituales son el osteocondroma y los defectos corticales fibrosos. El osteosarcoma es la neoplasia ósea primaria más frecuente, seguida del condrosarcoma y del sarcoma de Ewing. Los tumores benignos superan ampliamente en número a sus equivalentes malignos, en particular antes de los 40 años; los tumores óseos en los ancianos tienen muchas más probabilidades de ser malignos.

La mayoría de los tumores óseos se desarrollan durante las primeras décadas de vida y tienen propensión a originarse en los huesos largos de las extremidades. Sin embargo, determinados tipos tumorales apuntan a grupos de edad y focos anatómicos específicos; esta información clínica suele ser crítica para que el diagnóstico sea el apropiado. Por ejemplo, la mayor parte de los osteosarcomas aparece durante la adolescencia,

Tabla 21-2 Tumores óseos

Tipo de tumor	Localizaciones habituales	Edad (años)	Morfología
Formadores de hueso			
BENIGNOS			
Osteoma	Huesos de la cara, cráneo	40-50	Excrecencias exofíticas unidas a la superficie ósea; histológicamente similares al hueso normal
Osteoma osteoide	Metáfisis del fémur y la tibia	10-20	Tumores corticales caracterizados por dolor; histológicamente intercalan trabéculas con hueso plexiforme
Osteoblastoma	Columna vertebral	10-20	Surgen en las apófisis vertebrales espinosas y transversas; histológicamente similar al osteoma osteoide
MALIGNOS			
Osteosarcoma primario	Metáfisis distal del fémur, proximal de la tibia y húmero	10-20	Crece hacia fuera, levantando el periostio, y hacia dentro hacia la cavidad medular; microscópicamente, las células malignas forman osteoide; también puede haber cartílago
Osteosarcoma secundario	Fémur, húmero, pelvis	> 40	Complicaciones de la enfermedad de Paget poliostótica; histológicamente similar al osteosarcoma primario
Cartilaginosos			
BENIGNOS			
Osteocondroma	Metáfisis de huesos largos	10-30	Excrecencias óseas con cubierta cartilaginosa; puede ser solitario o múltiple y hereditario
Condroma	Huesos pequeños de las manos y los pies	30-50	Tumores únicos bien delimitados similares al cartílago normal; surgen de la cavidad medular del hueso; raramente son múltiples y hereditarios
MALIGNOS			
Condrosarcoma	Huesos del hombro, pelvis, fémur proximal y costillas	40-60	Surgen en el interior de la cavidad medular y erosionan la cortical; microscópicamente parecidos al cartílago los bien diferenciados o anaplásicos
Miscelánea			
Tumor de células gigantes (normalmente benigno)	Epífisis de huesos largos	20-40	Lesiones líticas que erosionan la cortical; microscópicamente contienen células gigantes parecidas a los osteoclastos y células mononucleares redondeadas o fusiformes; la mayoría son benignos
Tumor de Ewing (maligno)	Diáfisis y metáfisis	10-20	Surgen en la cavidad medular; microscópicamente, láminas de células redondas pequeñas que contienen glucógeno; neoplasia agresiva

situándose la mitad alrededor de la rodilla, bien en la porción distal del fémur o en la proximal de la tibia. Por el contrario, los condrosarcomas suelen desarrollarse en las etapas media y tardía de la madurez y afectan al tronco, las cinturas escapular y pelviana y las porciones proximales de los huesos largos.

La mayoría de los tumores óseos surge sin una causa conocida previa. No obstante, los osteosarcomas se asocian a síndromes genéticos (p. ej., síndromes de Li-Fraumeni y retinoblastoma; v. Capítulo 6), al igual, aunque con menor frecuencia, que los infartos óseos, la osteomielitis crónica, la enfermedad de Paget, la radiación y los dispositivos ortopédicos metálicos.

En cuanto a la presentación clínica, las lesiones benignas son, con frecuencia, asintomáticas y se detectan en forma de hallazgos accidentales. Otros producen dolor o una masa de crecimiento lento. En ocasiones, la primera manifestación es una fractura patológica. La valoración radiológica es de suma importancia para evaluar los tumores óseos; sin embargo, se necesita la biopsia y el estudio histológico para establecer el diagnóstico final.

Tumores formadores de hueso

Las células tumorales en las neoplasias siguientes generan hueso que suele ser plexiforme y con un grado de mineralización variable.

Osteoma

Los *osteomas* son lesiones benignas del hueso que, en muchas ocasiones, representan aberraciones del desarrollo o excrecencias reactivas más que neoplasias verdaderas. Normalmente aparecen en la cabeza y el cuello, incluyendo los senos paranasales, si bien pueden aparecer en cualquier zona, habitualmente durante la edad madura. Los osteomas suelen ser solitarios y se presentan como masas exofíticas, duras, localizadas y de crecimiento lento sobre la superficie ósea. Las lesiones múltiples son una característica del síndrome de Gardner, un trastorno hereditario que se describe más adelante. Desde el punto de vista histológico, los osteomas son una mezcla irregular de hueso plexiforme y laminar. Aunque pueden generar problemas mecánicos locales (p. ej., obstrucción de una cavidad sinusal) y deformidades estéticas, no tienen un carácter invasor y no sufren transformación maligna.

Osteoma osteoide y osteoblastoma

Los *osteomas osteoides* y los *osteoblastomas* son neoplasias benignas con características histológicas muy similares. Ambas lesiones surgen típicamente durante los años de la adolescencia y en la segunda década, con predilección por los varones (relación 2:1 en los osteomas osteoides). Se distinguen fundamentalmente por su tamaño, lugar de origen y aspecto radiológico en forma de lesiones circunscritas que suelen afectar a la cortical y más raramente a la cavidad medular. La zona central del tumor, denomina *nidus*, es característicamente radiotransparente, si bien puede mineralizarse y esclerosarse. Los *osteomas osteoides* surgen con mayor frecuencia en las porciones proximales del fémur y la tibia, y por definición su tamaño es menor de 2 cm, mientras que los osteoblastomas son de mayor tamaño. El dolor localizado es una queja prácticamente universal en los osteomas osteoides y suele aliviarse con ácido acetilsalicílico. Los *osteoblastomas* se originan sobre todo en la columna vertebral; también generan dolor, si bien es mucho más difícil de localizar y no responden al ácido acetilsalicílico. La resección local es el tratamiento de elección; las lesiones resecadas incompletamente pueden recidivar. La transformación maligna es rara *a menos* que la lesión se trate con radiación.

Morfología

Macroscópicamente, las lesiones son masas entre redondeadas y ovales de tejido hemorrágico de color marrón arenoso. En el borde de ambos tipos de tumores hay un reborde de hueso esclerótico; sin embargo, es mucho más prominente en los osteomas osteoides. Microscópicamente, ambas neoplasias están compuestas por trabéculas entrelazadas de hueso plexiforme rodeadas de osteoblastos (Fig. 21-8). La estroma interpuesta es un tejido conjuntivo laxo vascular que contiene un número variable de células gigantes.

Osteosarcoma

El osteosarcoma es un tumor mesenquimal maligno productor de hueso. Aparte del mieloma y el linfoma, el osteosarcoma es la neoplasia ósea maligna primaria más frecuente, siendo el responsable de, aproximadamente, el 20% de los cánceres óseos primarios; anualmente se diagnostican en Estados Unidos algo más de 2.000 casos. Los osteosarcomas pueden aparecer en cualquier grupo de edad, pero un 75% aparecen en menores de 20 años, con un segundo pico de incidencia en ancianos, asociado, por lo general, a otras afecciones, como enfermedad de Paget, infartos óseos y antecedentes de radiación. La incidencia es mayor en varones que en mujeres (1,6:1). Aunque puede verse afectado cualquier hueso, la mayoría surge en la región metafisaria de los huesos largos de las extremidades, con cerca de un 60% en la zona de la rodilla, un 15% alrededor de la cadera, un 10% en el hombro y un 8% en la mandíbula. Se han identificado diversos subtipos de osteosarcoma según la zona de afectación en el interior del hueso (p. ej., medular frente a cortical), el grado de diferenciación, el carácter solitario o multicéntrico, la presencia de una enfermedad subyacente y las variantes histológicas; el tipo más común de osteosarcoma es primario, solitario, intramedular y escasamente diferenciado que produce predominantemente matriz ósea.

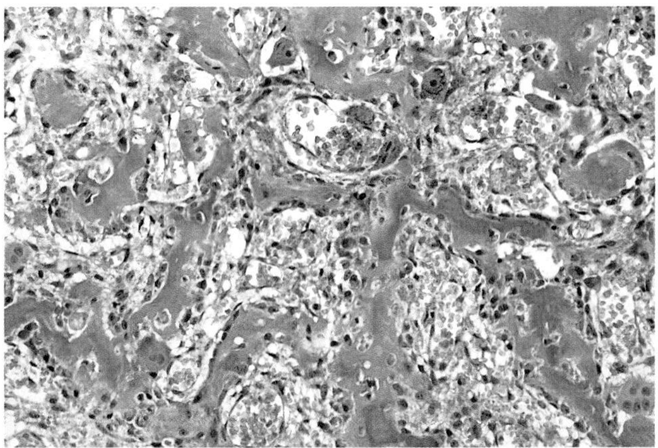

Figura 21-8

Osteoma osteoide en el que se aprecian trabéculas de hueso plexiforme orientadas al azar rodeadas por osteoclastos prominentes. Los espacios entre las trabéculas están rellenos de tejido conjuntivo vascular laxo.

Morfología

Macroscópicamente, los osteosarcomas son tumores de color blanco grisáceo arenoso que a menudo muestran hemorragia y degeneraciones quísticas. Los tumores destruyen con frecuencia las corticales circundantes y producen masas en las partes blandas (Fig. 21-9A). Se diseminan ampliamente en el canal medular infiltrando y reemplazando la médula, pero sólo en pocos casos atraviesan la placa epifisaria o acceden al espacio articular. El tamaño y la configuración de las células tumorales es variable y con frecuencia presentan núcleos hipercromáticos de gran tamaño; las células gigantes tumorales extravagantes son frecuentes, al igual que las mitosis. **La producción de hueso mineralizado o desmineralizado (osteoide) por parte de las células malignas es esencial para diagnosticar osteosarcoma** (Fig. 21-9B). El hueso neoplásico es típicamente burdo y desarrapado pero también puede depositarse en láminas amplias. También puede haber cartílago y tejido fibroso en cantidades variables. Cuando abunda el cartílago maligno el tumor recibe el nombre de **osteosarcoma condroblástico**. La invasión vascular es frecuente, así como la necrosis tumoral espontánea.

Patogenia. Diversas mutaciones genéticas están íntimamente relacionadas con el desarrollo del osteosarcoma. En concreto, las mutaciones del *gen RB* aparecen en el 60 al 70% de los tumores esporádicos y los individuos con retinoblastomas hereditarios (secundarios a mutaciones de la línea germinal en el gen *RB*) tienen un riesgo mil veces mayor de desarrollar osteosarcoma. Los osteosarcomas espontáneos también muestran con frecuencia mutaciones en los genes que regulan el ciclo celular, como el *p53*, las ciclinas, las cinasas dependientes de las ciclinas y los inhibidores de la cinasa. Muchos osteosarcomas se desarrollan en zonas de crecimiento óseo máximo.

Características clínicas. Los osteosarcomas debutan normalmente como masas dolorosas que aumentan de tamaño, si bien el primer síntoma puede ser una fractura patológica. Las radiografías suelen mostrar una masa mixta lítica y blástica, destructiva, de gran tamaño, con márgenes infiltrantes poco definidos. El tumor se rompe con frecuencia a través de la cortical y eleva el periostio, dando lugar a la formación de hueso perióstico reactivo. Una sombra triangular en la radiografía entre la corteza y el periostio elevado (*triángulo de Codman*) es característica de los osteosarcomas. Su diseminación típica es por vía hematógena; en el momento del diagnóstico, entre

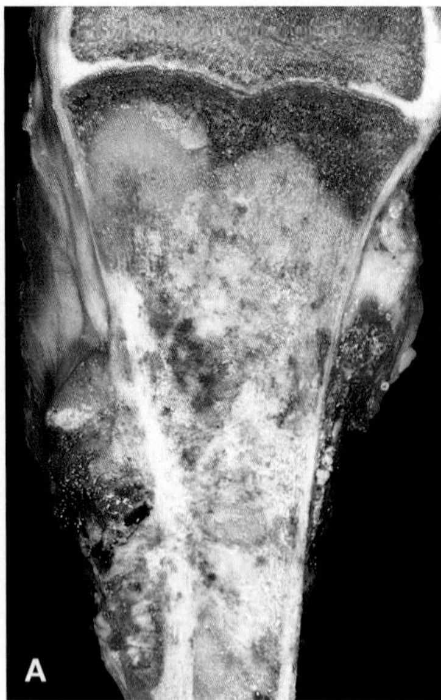

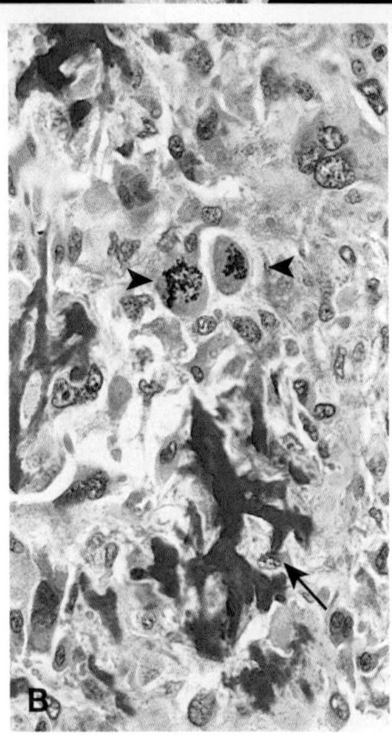

Figura 21-9

Osteosarcoma. **A**, masa que afecta al extremo proximal de la tibia. El tumor de color pardo claro rellena la mayor parte de la cavidad medular de la metáfisis y la diáfisis proximal. Ha infiltrado a través de la cortical, levantado el periostio y formado masas en las partes blandas a ambos lados del hueso. **B**, aspecto histológico con un patrón de encaje tosco de hueso neoplásico (*flecha*) producido por células tumorales anaplásicas. Obsérvense las figuras mitóticas aberrantes (*puntas de flecha*).

un 10 y un 20% de los pacientes tiene metástasis pulmonares demostrables.

A pesar del comportamiento agresivo, el tratamiento estándar con quimioterapia y cirugía con preservación de la extremidad consigue en la actualidad supervivencias entre el 60 y el 70%.

Los osteosarcomas secundarios aparecen en grupos de edad más avanzada que los primarios, y se desarrollan con mayor frecuencia en el contexto de una enfermedad de Paget o de exposición previa a radiación. Los osteosarcomas secundarios son tumores sumamente agresivos que no responden bien al tratamiento.

Tumores formadores de cartílago

Estas neoplasias producen cartílago hialino o mixoide; otros componentes más raros son el fibrocartílago y el cartílago elástico. Al igual que los tumores formadores de hueso, los tumores cartilaginosos abarcan desde excrecencias autolimitadas benignas hasta neoplasias malignas sumamente agresivas; de nuevo, los tumores cartilaginosos benignos son más frecuentes que los malignos. Se describen únicamente los más habituales.

Osteocondroma

Los osteocondromas también reciben el nombre de *exostosis*; son excrecencias benignas recubiertas de cartílago relativamente frecuentes que están unidas por un tallo óseo al esqueleto subyacente. Los osteocondromas solitarios suelen diagnosticarse por primera vez al final de la adolescencia y primeros años de la madurez (proporción entre varones y mujeres de 3:1); los osteocondromas múltiples se manifiestan durante la niñez, apareciendo en forma de *exostosis hereditarias múltiples*, un trastorno autosómico dominante. La inactivación de las dos copias del gen *EXT* en los condrocitos está implicada tanto en los osteocondromas esporádicos como en los hereditarios. Este gen supresor tumoral codifica una serie de glucosiltransferasas esenciales para la polimerización del heparín sulfato, un componente importante del cartílago. Este dato y otros estudios genéticos moleculares respaldan la idea de que los osteocondromas son neoplasias verdaderas y no malformaciones simples.

Los osteocondromas se desarrollan únicamente en huesos de origen endocondral y surgen en las metáfisis, cerca de la placa de crecimiento de los huesos cilíndricos largos, en especial alrededor de la rodilla; tienden a detener su crecimiento una vez que se ha completado el crecimiento normal del esqueleto (Fig. 21-10). En ocasiones se desarrollan desde los huesos de la pelvis, la escápula y las costillas, y en estas localizaciones es habitual que sean fijos. Menos frecuentemente, las exostosis afectan a los huesos cilíndricos cortos de las manos y los pies.

Morfología

El tamaño de los osteocondromas oscila entre 1 y 20 cm. La cubierta es un cartílago hialino benigno que imita una placa de crecimiento desorganizado que sufre una osificación endocondral. La porción interna de la cabeza y el tallo es hueso neoformado, la cortical del tallo se mezcla con la cortical del hueso donde se aloja.

Características clínicas. Los osteocondromas son masas de crecimiento lento que generan dolor cuando comprimen un nervio o si el tallo se fractura. En muchos casos sólo se detectan accidentalmente. En la exostosis hereditaria múltiple, la deformidad del hueso subyacente sugiere un trastorno asociado en el crecimiento epifisario. Los osteocondromas rara vez progresan a condrosarcomas u otros sarcomas, aunque los pacientes con el síndrome hereditario están expuestos a un mayor riesgo de transformación maligna.

Condroma

Los condromas son tumores benignos de cartílago hialino. Cuando surgen en el interior de la médula se denominan *encon-*

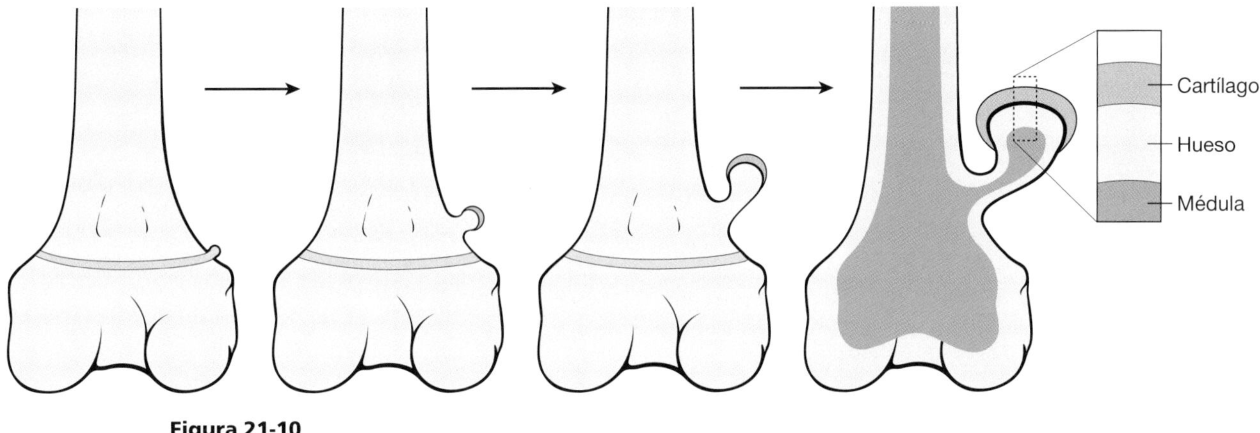

Figura 21-10

Desarrollo de un osteocondroma, que comienza por una excrecencia desde el cartílago epifisario.

dromas; cuando lo hacen sobre la superficie ósea reciben el nombre de *condromas yuxtacorticales*. Los encondromas suelen diagnosticarse en personas de 20 a 50 años; normalmente son lesiones solitarias localizadas en la región metafisaria de los huesos cilíndricos, siendo sus localizaciones predilectas los huesos cilíndricos cortos de las manos y los pies. La *enfermedad de Ollier* se caracteriza por *condromas múltiples* que afectan preferentemente a un lado del cuerpo, mientras que el *síndrome de Maffucci* se caracteriza por *condromas múltiples asociados a angiomas benignos de partes blandas*. Los condromas probablemente se desarrollan a partir de restos lentamente proliferativos de cartílago de la placa de crecimiento.

Morfología

Los encondromas son nódulos traslúcidos de color azul grisáceo con un tamaño que suele ser inferior a 3 cm. Microscópicamente, existe una matriz hialina bien delimitada y condrocitos citológicamente benignos. En la periferia hay osificación endocondral, mientras que el centro suele calcificarse y morir. En las condromatosis múltiples hereditarias, los islotes de cartílago muestran una celularidad mayor y atipia, por lo que resulta difícil distinguirlos de los condrosarcomas.

Características clínicas. La mayoría de los encondromas se detecta accidentalmente; en ocasiones son dolorosos o provocan fracturas patológicas. En la radiografía, los nódulos desmineralizados de cartílago producen transparencias ovales bien delimitadas rodeadas de rebordes finos de hueso radiopaco (*signo del anillo en O*). La matriz calcificada muestra opacidades irregulares. El crecimiento potencial de los condromas es limitado y la mayoría permanece estable, aunque pueden recidivar si la resección es incompleta. Los condromas solitarios rara vez sufren transformación maligna, pero los que se asocian a encondromatosis están expuestos a un riesgo mayor. El síndrome de Maffucci se asocia a un riesgo mayor de desarrollar otros tipos de neoplasias malignas, como carcinomas de ovario y gliomas cerebrales.

Condrosarcoma

Los condrosarcomas abarcan una amplia gama de tumores que comparten la capacidad de producir cartílago neoplásico; se clasifican según la localización (p. ej., *intramedulares* o *yuxtacorticales*) y las variantes histológicas (v. más adelante). Su incidencia es, aproximadamente, la mitad que la de los osteosarcomas; la mayor parte de los pacientes tiene 40 años o más, y los varones se afectan el doble que las mujeres.

Morfología

Los **condrosarcomas convencionales** surgen en el interior de la cavidad medular del hueso para formar una masa reluciente expansiva que a menudo erosiona la cortical (Fig. 21-11A).

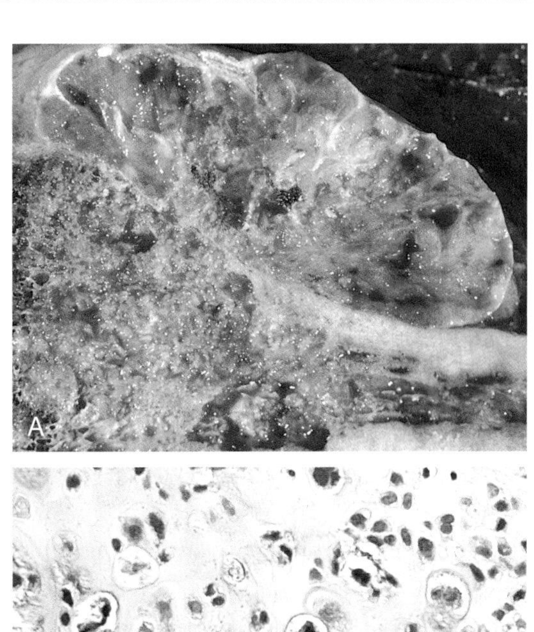

Figura 21-11

Condrosarcoma. **A**, islotes de cartílago hialino y mixoide que expanden la cavidad medular y crecen a través de la corteza para dar lugar a una masa paracortical sésil. **B**, condrocitos anaplásicos en el interior de una matriz condroide.

Muestran cartílago hialino y mixoide maligno. En los **condrosarcomas mixoides**, los tumores son viscosos y gelatinosos, y la matriz protruye sobre la superficie de corte. Es típica la presencia de calcificaciones moteadas, y la necrosis central puede dar lugar a espacios quísticos. La cortical adyacente está engrosada y erosionada y el tumor crece con frentes de avance amplios hacia los espacios medulares y las partes blandas circundantes. El grado tumoral viene determinado por la celularidad, la atipia citológica y la actividad mitótica (Fig. 21-11B). Los tumores de bajo grado imitan al cartílago normal. Las lesiones de grados mayores contienen condrocitos pleomórficos con figuras mitóticas frecuentes. Existen células multinucleadas con lagunas que contienen dos o más condrocitos.

Aproximadamente el 10% de los pacientes con condrosarcomas convencionales de grado bajo tienen un segundo componente de alto grado escasamente diferenciado (**condrosarcomas desdiferenciados**) en los que se incluyen focos de fibrosarcomas u osteosarcomas. Otras variantes histológicas son los **condrosarcomas de células claras y los mesenquimales**.

Características clínicas. Los condrosarcomas surgen normalmente en la pelvis, los hombros y las costillas; a diferencia de los encondromas, los condrosarcomas rara vez afectan a las extremidades distales. Debutan normalmente como masas dolorosas de crecimiento progresivo. Un tumor de bajo grado de crecimiento lento da lugar a un engrosamiento reactivo de la corteza, mientras que una neoplasia de alto grado más agresiva destruye la corteza y da lugar a una masa en el tejido blando; consecuentemente, cuanto más radiotransparente sea el tumor, mayor será la probabilidad de que sea de alto grado. Existe una correlación directa entre el grado y el comportamiento biológico del tumor. Afortunadamente, la mayor parte de los condrosarcomas convencionales son indolentes y de bajo grado, con un índice de supervivencia a los 5 años entre el 80 y el 90% (frente al 43% para los tumores de grado 3); los tumores de grado 1 rara vez metastatizan, mientras que el 70% de los tumores de grado 3 diseminan. El tamaño es otro rasgo pronóstico, de modo que los tumores mayores de 10 cm muestran una agresividad notablemente mayor que los tumores más pequeños. Los condrosarcomas metastatizan por vía hematógena, preferentemente hacia los pulmones y el esqueleto. Los condrosarcomas convencionales se tratan con una resección quirúrgica amplia; a esto se le añade quimioterapia para las variantes mesenquimales y desdiferenciadas debido a la agresividad de su evolución clínica.

Tumores fibrosos y fibroóseos

Los tumores fibrosos del esqueleto son sumamente frecuentes y abarcan una amplia gama de variantes morfológicas.

Defecto cortical fibroso y fibroma no osificante

Los *defectos corticales fibrosos* aparecen en el 30 al 50% de todos los niños mayores de 2 años; probablemente se trate de defectos del desarrollo más que de neoplasias verdaderas. La inmensa mayoría son menores de 0,5 cm y surgen en las metáfisis de la porción distal del fémur o en la proximal de la tibia; prácticamente el 50% son bilaterales o múltiples. Las lesiones más grandes (de 5 a 6 cm) evolucionan a *fibromas no osificantes*.

Morfología

Los defectos corticales fibrosos y los fibromas no osificantes debutan como radiotransparencias bien delimitadas rodeadas de una zona de esclerosis delgada. Macroscópicamente tienen un color entre gris y amarillo marrón, y microscópicamente son lesiones celulares compuestas de fibroblastos citológicamente benignos y macrófagos activados, con formas multinucleadas. Los fibroblastos muestran clásicamente un patrón estoriforme (arremolinado) (Fig. 21-12).

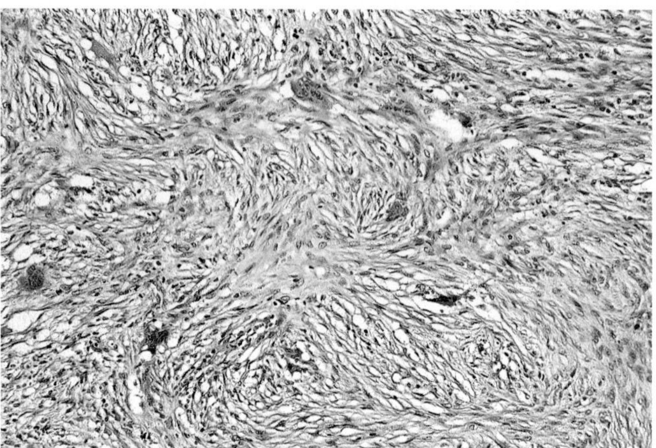

Figura 21-12

Defecto fibroso cortical o fibroma no osificante. Patrón estoriforme característico de células fusiformes intercaladas con células gigantes de tipo osteoclástico dispersas.

Características clínicas. Los defectos corticales fibrosos son asintomáticos y normalmente sólo se detectan como lesiones radiográficas accidentales. La mayoría sufre una diferenciación espontánea hacia hueso cortical normal en unos años y no requieren de biopsia. Los pocos que aumentan de tamaño hacia fibromas no osificantes pueden debutar con fracturas patológicas; en tales casos, es necesario practicar una biopsia para descartar otros tumores.

Displasia fibrosa

La displasia fibrosa es un tumor benigno que probablemente sea mejor etiquetar como una interrupción localizada del desarrollo; están presentes todos los componentes del hueso normal, pero son incapaces de diferenciarse hacia estructuras maduras. La displasia fibrosa puede debutar con tres patrones clínicos: 1) afectación de un solo hueso (monostótica); 2) afectación de varios huesos (poliostótica), y 3) como una enfermedad poliostótica asociada a pigmentaciones café con leche y anomalías endocrinas, y en especial a pubertad precoz (*síndrome de McCune-Albright*). En este último, las lesiones esqueléticas, cutáneas y endocrinas se deben a una mutación embrionaria somática (no hereditaria) que da lugar a una proteína G que activa constitutivamente la adenilciclasa con la sobreproducción resultante de monofosfato de adenosina cíclico e hiperfunción celular.

La *displasia fibrosa monostótica* supone el 70% de los casos. Suele debutar en los primeros años de la adolescencia y cesa con el cierre de las epífisis; no hay predilección por uno de los dos sexos. Las zonas que se afectan en orden de frecuencia descendente son las costillas, el fémur, la tibia, la mandíbula, la calota craneal y el húmero. Las lesiones son asintomáticas y suelen descubrirse accidentalmente. Sin embargo, la displasia fibrosa puede dar lugar a un agrandamiento y una distorsión notables del hueso, de modo que si afecta a la cara o al cráneo, puede desfigurarlos.

La *displasia fibrosa poliostótica sin disfunción endocrina* es la responsable de la mayoría de los casos restantes. Debuta a una edad ligeramente más temprana que la variante monostótica y puede progresar durante la madurez. Las zonas que se afectan, en orden de frecuencia descendente, son el fémur, el cráneo, la tibia y el húmero. La afectación craneofacial está presente en el 50% de los pacientes con afectación esquelética moderada, y en el 100% de los pacientes con afectación esquelética extensa. La variante poliostótica suele afectar a la cintura escapular y pélvica, dando lugar a deformidades notables y fracturas espontáneas.

El *síndrome de McCune-Albright* representa el 3% de los casos. Entre las endocrinopatías asociadas se encuentran la precocidad sexual (más frecuente en las niñas que en los niños), el hipertiroidismo, los adenomas hipofisarios secretores de hormona del crecimiento y la hiperplasia suprarrenal primaria. La gravedad de las manifestaciones depende del número y los tipos celulares que albergan la mutación de la proteína G. Las lesiones óseas son a menudo unilaterales y la pigmentación cutánea suele limitarse al mismo lado del cuerpo. Las máculas cutáneas son, clásicamente, de gran tamaño con una coloración café o marrón claro (café con leche) e irregulares.

Morfología

Macroscópicamente, la displasia fibrosa se caracteriza por lesiones intramedulares bien delimitadas de tamaño variable; las masas grandes se expanden y distorsionan el hueso. El tejido lesionado es de color marfil y arenoso; microscópicamente muestra trabéculas curvadas de hueso plexiforme (que imitan los caracteres chinos), sin reborde de osteoblastos y rodeadas de una proliferación fibroblástica moderadamente celular (Fig. 21-13).

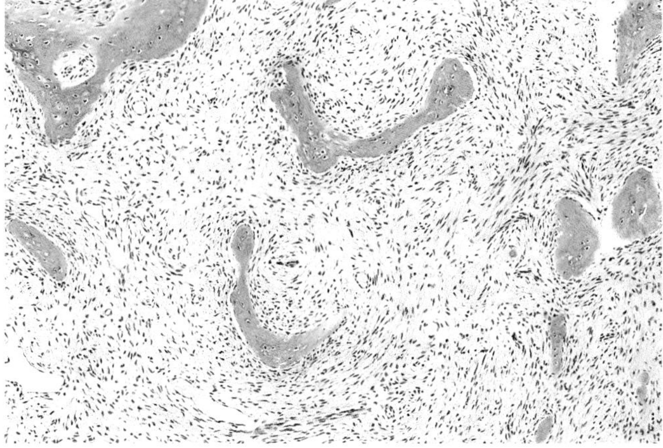

Figura 21-13

Displasia fibrosa. Trabéculas curvadas de hueso plexiforme originadas en un tejido fibroso. Obsérvese la ausencia de osteoblastos delimitando el hueso.

Evolución clínica. La evolución natural depende de la extensión de la afectación esquelética; los que están afectados por la variante monostótica tienen muy pocos síntomas. En la radiografía, las lesiones muestran un aspecto de vidrio esmerilado característico con márgenes bien definidos. Las lesiones sintomáticas se curan rápidamente con cirugía conservadora. La afectación poliostótica se asocia a menudo a una enfermedad progresiva y a más complicaciones esqueléticas (p. ej., fracturas, deformidades de huesos largos y distorsión craneofacial). En raras ocasiones, la enfermedad poliostótica puede desarrollar osteosarcomas, *especialmente después de la radioterapia*.

Otros tumores óseos

Sarcoma de Ewing y tumor neuroectodérmico primitivo

El sarcoma de Ewing y los tumores neuroectodérmicos primitivos (TNEP) son tumores malignos del hueso y de partes blandas de células redondas pequeñas. Como comparten una translocación cromosómica idéntica, deben considerarse como un solo tumor, distinguiéndose únicamente por el grado de diferenciación. Los TNEP muestran una diferenciación nerviosa mientras que los sarcomas de Ewing están indiferenciados por análisis de marcadores tradicionales.

Estas dos neoplasias son las responsables del 6 al 10% de los tumores óseos malignos primarios. Tras los osteosarcomas, constituyen los segundos sarcomas óseos pediátricos más comunes. La mayoría de los pacientes tiene entre 10 y 15 años, y el 80% son menores de 20 años. Los niños tienen una incidencia ligeramente mayor que las niñas, y existe además una predilección racial sorprendente; la raza negra rara vez se ve afectada. La anomalía cromosómica más común es una translocación que da lugar a la fusión del gen *EWS* en el 22q12 con un miembro de la familia *ETS* de factores de transcripción. Los compañeros de fusión más comunes son el gen *FL1* en 11q24 y el gen *ERG* en 21q22. La proteína quimérica resultante funciona como un factor de transcripción constitutivamente activo para estimular la proliferación celular. Con fines prácticos, estas translocaciones tienen importancia diagnóstica. Así pues, aproximadamente el 95% de los pacientes con tumor de Ewing tiene t(11;22) (q24;q12) o t(21;22) (q22;q12).

Morfología

El sarcoma de Ewing y los TNEP surgen en la cavidad medular e invaden la cortical y el periostio para producir una masa en el tejido blando. El tumor es de color marfil, asociándose a menudo a hemorragia y necrosis. Está compuesto de sábanas de células redondas, pequeñas y uniformes, de un tamaño ligeramente mayor que los linfocitos, con pocas mitosis y poco estroma intercalado (Fig. 21-14). Las células tienen un citoplasma escaso rico en glucógeno. La presencia de **rosetas de Homer-Wright** (células tumorales alrededor de un espacio fibrilar central) indica la presencia de diferenciación nerviosa.

Características clínicas. El sarcoma de Ewing y los TNEP debutan típicamente como masas dolorosas de tamaño creciente en las diáfisis de los huesos cilíndricos largos (especialmente en el fémur) y los huesos planos de la pelvis. Algunos pacientes muestran signos y síntomas generalizados con fie-

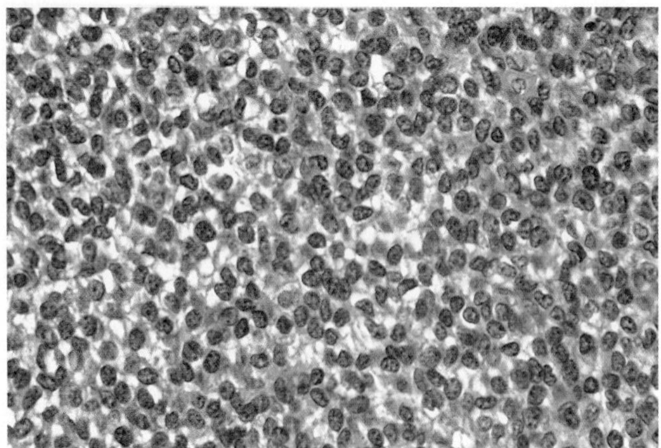

Figura 21-14

Sarcoma de Ewing. Sábanas de células redondas pequeñas con una cantidad escasa de citoplasma claro.

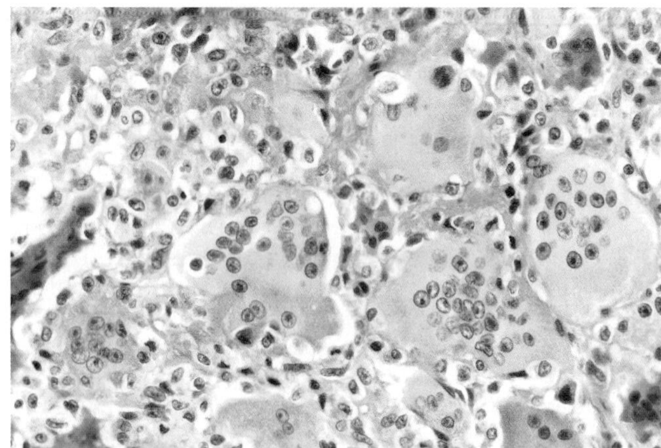

Figura 21-15

Tumor benigno de células gigantes en el que se aprecia una abundancia de células gigantes multinucleadas y un fondo de células mononucleares.

bre, velocidad de sedimentación alta, anemia y leucocitosis parecidos a los de las infecciones. En la radiografía se observa un tumor lítico destructivo con márgenes infiltrantes y que se extiende hacia las partes blandas circundantes. Existe una reacción perióstica característica en la que se deposita hueso a modo de capas de cebolla.

El tratamiento consiste en quimioterapia y resección quirúrgica con o sin radiación. La supervivencia a los 5 años se sitúa actualmente en el 75%, y el 50% logra un índice de remisiones duradero a largo plazo.

Tumor óseo de células gigantes

Los tumores de células gigantes (TCG) están dominados por células gigantes de tipo osteoclástico multinucleadas, y de ahí el sinónimo «*osteoclastoma*». El TCG es relativamente infrecuente; es benigno aunque localmente muestra agresividad, y normalmente surge en individuos de 20 a 40 años. La opinión vigente es que el componente de células gigantes probablemente sea una población de macrófagos reactiva y que las células mononucleares sean neoplásicas. Estas últimas muestran anomalías citogenéticas complejas.

Morfología

Los tumores son grandes y de color marrón rojizo con degeneración quística frecuente. Están compuestos de células mononucleares ovales uniformes con mitosis frecuentes, con células gigantes de tipo osteoclástico dispersas con 100 o más núcleos (Fig. 21-15). También es frecuente la presencia de necrosis, hemorragia y formación ósea reactiva.

Evolución clínica. Aunque puede verse afectado casi cualquier hueso, la mayoría de los TCG surge en la epífisis de los huesos largos alrededor de la rodilla (extremo distal del fémur y proximal de la tibia), causando a menudo síntomas seudoartríticos. En ocasiones debutan como fracturas patológicas. La mayoría son solitarios. Radiográficamente, los TCG son grandes, puramente líticos y excéntricos; la cortical que los recubre está con frecuencia destruida produciendo una masa en el tejido blando que sobresale con una cubierta delgada de hueso reactivo. Aunque los TCG son histológicamente benignos, casi la mitad recidiva después de un legrado simple, y hasta un 4% metastatiza a los pulmones.

Enfermedad metastásica

Los tumores metastásicos son los tumores malignos del hueso más frecuentes. Se diseminan por: 1) extensión directa; 2) diseminación linfática o hematógena, y 3) siembra intraespinal. Cualquier cáncer puede diseminarse al hueso, pero ciertos tumores muestran una predilección esquelética característica. En los adultos, más del 75% de las metástasis esqueléticas se originan en neoplasias de la próstata, las mamas, los riñones y los pulmones. En los niños, los neuroblastomas, el tumor de Wilms, el osteosarcoma, el sarcoma de Ewing y el rabdomiosarcoma son las fuentes más frecuentes de metástasis óseas.

La mayoría de las metástasis afectan al esqueleto axial (columna vertebral, pelvis, costillas, cráneo, esternón), al extremo proximal del fémur y al húmero en orden decreciente. Presumiblemente, la médula roja en estas áreas, rica en circulación capilar, enlentece el flujo sanguíneo y el ambiente nutritivo facilita la implantación y el crecimiento tumoral.

El aspecto radiológico de las metástasis puede ser puramente lítico, sólo blástico o ambos. En las lesiones líticas (p. ej., riñones, pulmón y melanoma), las células metastásicas secretan sustancias como prostaglandinas, interleucinas y PTHRp, que estimula la resorción ósea osteoclástica; las células tumorales no reabsorben directamente el hueso. Del mismo modo, las metástasis que desencadenan una respuesta esclerótica (p. ej., adenocarcinoma de próstata) lo hacen al estimular la formación ósea osteoblástica. La mayoría de las metástasis induce una reacción mixta lítica y blástica.

RESUMEN

Tumores óseos

- Los tumores óseos de origen no hematopoyético tienen aspectos macroscópicos y microscópicos diversos, con comportamientos clínicos que van desde formaciones completamente benignas hasta rápidamente mortales. El diagnóstico se basa en una combinación de presentación clínica (edad, sexo y síntomas), localización de la lesión, aspecto radiológico y características histológicas.

• La mayoría de los tumores óseos se clasifican según la naturaleza de la matriz que producen; las matrices condroides y óseas tienen prácticamente la misma representación. Las lesiones benignas superan con mucho los tumores malignos. Los tumores metastásicos constituyen la variante más común de neoplasias esqueléticas.

• Los tipos tumorales más importantes pueden subdividirse en:

- Desarrollo anormal
  Defectos corticales fibrosos: defectos frecuentes del desarrollo compuestos por fibroblastos citológicamente benignos
  Displasia fibrosa: incapacidad de los elementos del hueso normal para diferenciarse en estructuras maduras
  Osteoma: aberraciones óseas del desarrollo, principalmente de la cabeza y el cuello
- Neoplasias benignas
  Osteoma osteoide: islotes de hueso plexiforme, típicamente en el extremo proximal del fémur o la tibia
  Osteocondroma: excrecencias recubiertas de cartílago en las placas de crecimiento epifisarias
- Neoplasias malignas
  Osteosarcoma: tumor mesenquimal maligno formador de hueso; representa el 20% de los tumores óseos primarios
  Condrosarcoma: tumor mesenquimal maligno formador de cartílago.
  Tumor de Ewing: neoplasia neuroectodérmica agresiva de adolescentes
- Neoplasias de potencial incierto
  Tumor de células gigantes: ocasionalmente maligno (4%) compuesto por una mezcla de células mononucleares neoplásicas y células gigantes reactivas parecidas a osteoclastos que ocupan normalmente las epífisis de los huesos largos

ARTICULACIONES

Las articulaciones están sometidas a una amplia variedad de trastornos como degeneración, infecciones, lesiones de causa inmunitaria, desórdenes metabólicos y neoplasias. En esta sección describimos algunas de las variedades de artritis más frecuentes, como la artropatía degenerativa («*artrosis*»), la gota y la artritis infecciosa, así como los dos tumores articulares benignos más comunes. La artritis reumatoide (AR), otra de las causas importantes y potencialmente devastadoras de las artropatías, se describe con más detalle en el Capítulo 5.

ARTRITIS

Artrosis

La artrosis, o «*artropatía degenerativa*», es el trastorno articular más común. Es un componente frecuente, si no inevitable, del envejecimiento y una causa importante de discapacidad física en individuos mayores de 65 años. *La característica fundamental de la artrosis es la degeneración del cartílago articular*; cualquiera de los cambios estructurales en el hueso subyacente es secundario. Aunque el término inglés «osteoartritis» implica la presencia de una enfermedad inflamatoria y que pueden existir células inflamatorias, la artrosis es, fundamentalmente, un trastorno degenerativo del cartílago articular.

En la mayoría de los casos, la artrosis comienza insidiosamente con la edad y sin una causa precipitante aparente (*artrosis primaria*). En dichos casos, la enfermedad suele ser *oligoarticular* (es decir, afecta solamente a unas pocas articulaciones). En la minoría de casos (menos del 5%) en los que la artrosis incide en la juventud suele haber una afección predisponente como una lesión traumática, una deformidad del desarrollo o una enfermedad generalizada subyacente como diabetes, ocronosis, hemocromatosis o una obesidad llamativa. En estos casos, la enfermedad recibe el nombre de *artrosis secundaria* y a menudo afecta a una o varias articulaciones predispuestas. El sexo tiene cierta influencia; las rodillas y las manos se ven afectadas con mayor frecuencia en las mujeres, mientras que las caderas son las articulaciones que se afectan con mayor frecuencia en los varones. Se calcula que el peaje económico de la artrosis en Estados Unidos supera los 33.000 millones de dólares anuales.

Morfología

Los cambios estructurales más precoces en la artrosis consisten en un agrandamiento, proliferación y desorganización de los condrocitos en la parte superficial del cartílago articular. Este proceso se acompaña de un aumento en el contenido de agua de la matriz con un descenso en la concentración de proteoglucanos (los proteoglucanos proporcionan turgencia y elasticidad). Posteriormente, se produce una **fibrilación y agrietamiento de la matriz** en vertical y horizontal a medida que las capas superficiales del cartílago van degradándose (Fig. 21-16A). El examen macroscópico en esta etapa revela una superficie granular blanda del cartílago articular. Finalmente, se pierde la totalidad del grosor en determinadas porciones, quedando expuesta la placa ósea subcondral. La fricción alisa y pule el hueso expuesto, proporcionándole un aspecto de marfil pulido (**condensación ósea**) (Fig. 21-16B). El hueso esponjoso subyacente se vuelve esclerótico y engrosado. Fracturas pequeñas pueden desencajar trozos de cartílago y de hueso subcondral al interior de la articulación dando lugar a la formación de cuerpos libres (**ratones articulares**). Los huecos de las fracturas permiten que el líquido sinovial se

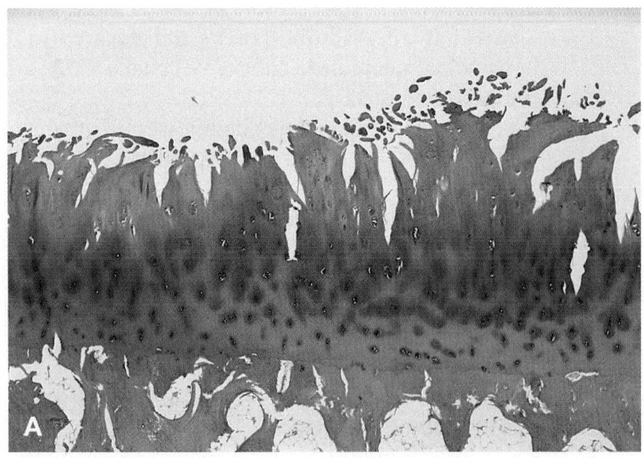

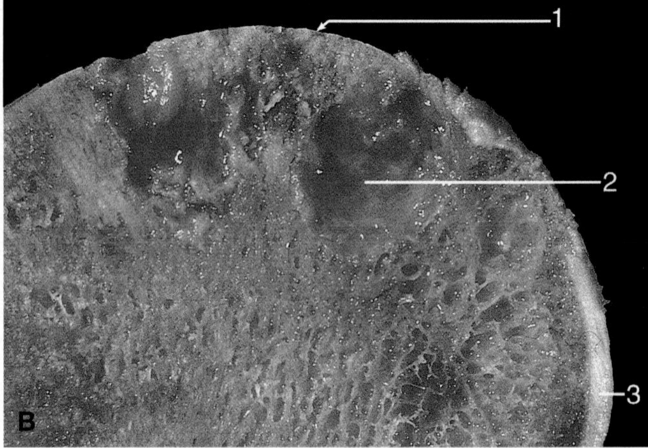

Figura 21-16

Artrosis. **A**, demostración histológica del desflecado característico del cartílago articular. **B**, artrosis grave con: 1, superficie articular pulida dejando expuesto el hueso subcondral; 2, quiste subcondral, y 3, cartílago articular residual.

vea empujado hacia las regiones subcondrales para formar quistes de paredes fibrosas. Los **osteófitos** en forma de setas (excrecencias óseas) se desarrollan en los márgenes de la superficie articular. En los casos más graves, un **tejido de granulación *(pannus)*** sinovial fibroso recubre las porciones periféricas de la superficie articular.

Patogenia. *El cartílago articular soporta el embate de los cambios degenerativos en la artrosis.* El cartílago articular normal desempeña dos funciones: 1) junto con el líquido sinovial, proporciona un movimiento prácticamente sin fricciones en el interior de la articulación, y 2) en las articulaciones de carga, distribuye ésta a lo largo de la superficie articular, de modo que permite que los huesos subyacentes absorban el choque y el peso. Para desempeñar estas funciones es necesario que el cartílago sea elástico (es decir, que recupere su arquitectura normal después de la compresión) y que posea una fuerza de tensión elevada. Estos atributos los proporcionan los proteoglucanos y el colágeno de tipo II, respectivamente, y ambas sustancias son producidas por los condrocitos. Al igual que sucede en el hueso adulto, el cartílago articular sufre constantemente una degradación y una sustitución de la matriz. Para mantener la síntesis y la degradación del cartílago es imprescindible que el condrocito funcione con normalidad; cualquier desequilibrio puede conducir a artrosis.

La función de los condrocitos puede verse afectada por numerosos factores. Aunque la artrosis no es exclusivamente un fenómeno de erosión y desgarro, tanto el estrés mecánico como el envejecimiento desempeñan un papel predominante. Los *factores genéticos* también parecen contribuir a la susceptibilidad a la artrosis, sobre todo en manos y en caderas, pero se desconocen los genes responsables. El riesgo de artrosis también está incrementado cuando aumenta la densidad ósea, así como con concentraciones de estrógenos altas mantenidas.

Independientemente del estímulo precipitante, la artrosis precoz está marcada por un cartílago degenerado que contiene más agua y menos proteoglucanos. El entramado de colágeno también está disminuido, presumiblemente como consecuencia de una reducción de la síntesis local y de un aumento de la degradación; también está aumentada la apoptosis de los condrocitos. En conjunto, la flexibilidad y la elasticidad del cartílago están comprometidas. En respuesta a estos cambios degenerativos, proliferan los condrocitos en las capas más profundas intentando «reparar» el daño con la síntesis de colágeno y proteoglucanos nuevos. Aunque estos cambios reparadores tienen inicialmente la capacidad de mantener el ritmo, finalmente predominan los cambios de la matriz y la pérdida de condrocitos.

Evolución clínica. La artrosis es una enfermedad insidiosa que afecta predominantemente a pacientes de 50 años en adelante. Los síntomas característicos consisten en dolor profundo que se exacerba con el uso, rigidez matutina, crepitación (sensación de rechinamiento o de estallido en la articulación) y limitación del arco de movimiento. El compromiso generado por los osteófitos sobre los agujeros vertebrales puede comprimir las raíces nerviosas provocando dolor radicular, espasmos musculares, atrofia muscular y defectos neurológicos. Las caderas, las rodillas, las vértebras cervicales y lumbares inferiores, las articulaciones interfalángicas proximales y distales de los dedos de las manos, las primeras articulaciones carpometacarpianas y las primeras articulaciones tarsometatarsianas de los pies son las más frecuentemente comprometidas. Los *nódulos de Heberden* en los dedos de las manos, que representan osteófitos prominentes en las articulaciones interfalángicas distales, son característicos en las mujeres. Aparte de la inactividad completa, no hay ninguna forma de prevenir o frenar la progresión de la artrosis primaria; puede estabilizarse durante años, pero por lo general progresa lentamente. Con el tiempo, puede producirse una deformidad notable pero, a diferencia de la artritis reumatoide (Capítulo 5), no se produce fusión. En la Figura 21-17 se comparan características morfológicas importantes de estos dos trastornos.

Gota

La gota es un trastorno causado por la acumulación tisular de cantidades excesivas de *ácido úrico y productos finales del metabolismo de las purinas*. Viene marcada por episodios recurrentes de artritis aguda, a veces acompañada de la forma-

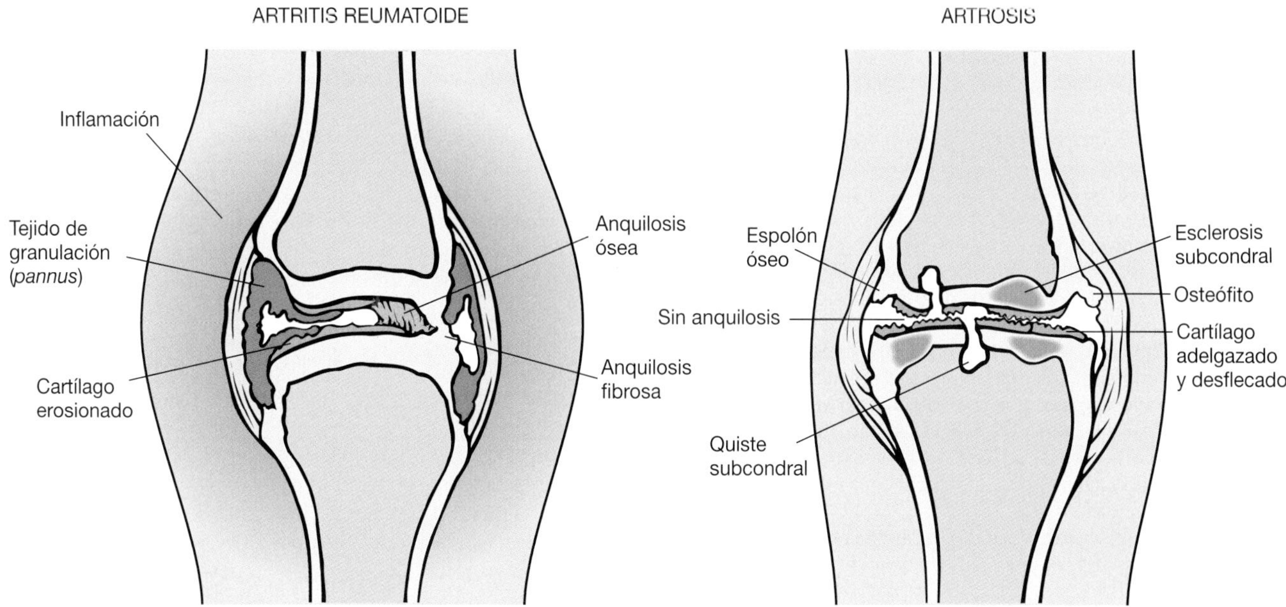

Figura 21-17

Comparación de las características morfológicas de la artritis reumatoide y la artrosis (v. también el Capítulo 5 para una descripción más detallada de la AR).

ción de agregados cristalinos de gran tamaño denominados *tofos*, y de deformidades articulares crónicas. Todo esto se debe a la precipitación de cristales de urato monosódico desde los fluidos corporales hipersaturados. Aunque uno de los componentes esenciales de la gota es una concentración elevada de ácido úrico, no todos estos individuos desarrollan la enfermedad, lo que indica la existencia de otros factores en la patogenia aparte de la hiperuricemia. La gota se divide tradicionalmente en primaria y secundaria, con unos porcentajes del 90 y el 10%, respectivamente (v. Tabla 21-3). La *gota primaria* hace referencia a los casos en los que se desconoce la etiología básica o (con menos frecuencia) cuando se debe a un defecto innato del metabolismo que da lugar a hiperuricemia. En la *gota secundaria* se conoce la causa de la hiperuricemia, pero la gota no es el principal trastorno clínico, ni el dominante.

Morfología

Las manifestaciones morfológicas principales de la gota son artritis aguda, artritis tofácea crónica, tofos en diferentes localizaciones y nefropatía gotosa.

La **artritis aguda** se caracteriza por un infiltrado neutrófilo denso que invade la sinovial y el líquido sinovial. Con frecuencia se aprecian en el citoplasma de los neutrófilos y en la sinovial **cristales de urato monosódico** largos, delgados y con forma de aguja en racimos pequeños. La sinovial está edematosa y congestionada y contiene células inflamatorias mononucleares dispersas. Las crisis remiten cuando cede el episodio de cristalización y los cristales recuperan su solubilidad.

La **artritis tofácea crónica** evoluciona a partir de la precipitación repetitiva de cristales de urato durante las crisis

Tabla 21-3 Clasificación de la gota

Categoría clínica	Defecto metabólico
Gota primaria (90% de los casos)	
Defectos enzimáticos desconocidos (del 85 al 90% de la gota primaria)	• Hiperproducción de ácido úrico Excreción normal (mayoría) Excreción aumentada (minoría) Disminución de la excreción de ácido úrico con una producción normal
Defectos enzimáticos conocidos (p. ej., déficit parcial de HGPRT [raro])	• Hiperproducción de ácido úrico
Gota secundaria (10% de los casos)	
Asociada a un aumento del recambio de los ácidos nucleicos (p. ej., leucemias)	• Hiperproducción de ácido úrico con aumento de la excreción urinaria
Nefropatía crónica	• Disminución de la excreción de ácido úrico con una producción normal
Errores innatos del metabolismo	• Hiperproducción de ácido úrico con aumento de la excreción urinaria (p. ej., déficit completo de HGPRT [síndrome de Lesch-Nyhan])

HGPRT, hipoxantina guanina fosforribosiltransferasa.

agudas. Los uratos pueden incrustarse a fondo en las superficies articulares y formar depósitos visibles en la sinovial (Fig. 21-18A). La sinovial se vuelve hiperplásica, fibrótica y engrosada por células inflamatorias, formando un tejido de granulación que destruye el cartílago subyacente, y da lugar a erosiones óseas yuxtaarticulares. En los casos graves, se sigue de anquilosis fibrosa u ósea, con la pérdida de función articular consiguiente.

Los tofos son la característica patognomónica que define la gota. Están formados por agregados de cristales de urato de gran tamaño rodeados de una reacción inflamatoria intensa de linfocitos, macrófagos y células gigantes de cuerpo extraño que tratan de engullir las masas de cristales (Fig. 21-18B). Los tofos pueden aparecer en el cartílago articular de las articulaciones y en los ligamentos periarticulares, en los tendones y en partes blandas como los pabellones auriculares, los cartílagos nasales y la piel de las yemas de los dedos de las manos. Los tofos superficiales pueden dar lugar a úlceras grandes de la piel que los recubre.

La nefropatía gotosa hace referencia a diversas complicaciones renales diferentes que se asocian al depósito de uratos que forman tofos medulares, precipitaciones intratubulares o cristales de ácido úrico libres o cálculos renales. Pueden producirse complicaciones secundarias como pielonefritis, en especial cuando hay una obstrucción urinaria.

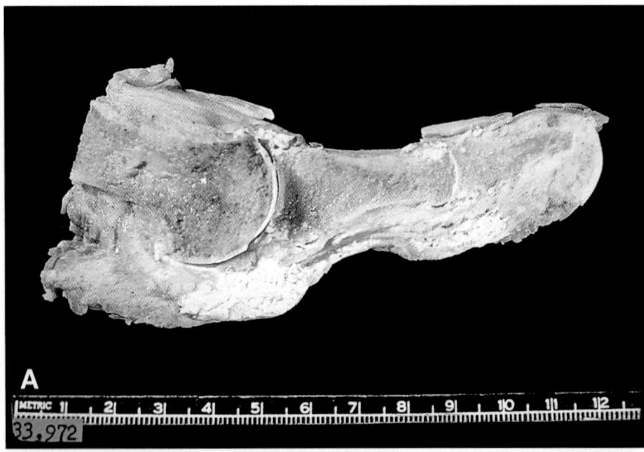

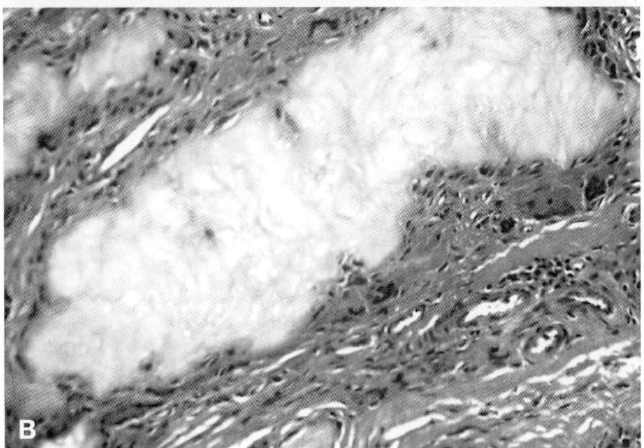

Figura 21-18

A, dedo gordo amputado con tofos blanquecinos que afectan a la articulación y a las partes blandas. **B**, microfotografía de un tofo gotoso. Un agregado de cristales de urato disueltos está rodeado de fibroblastos reactivos, células inflamatorias mononucleares y células gigantes.

Patogenia. La elevación de la concentración de ácido úrico puede deberse a una hiperproducción o a una disminución de la excreción de ácido úrico, o a ambas (v. la Tabla 21-3). La mayoría de los casos de gota se caracteriza por una hiperproducción primaria de ácido úrico. Con menos frecuencia, la producción de ácido úrico se sitúa en valores normales y la hiperuricemia se debe a una disminución de la excreción renal de urato. Para comprender estas influencias está justificado revisar brevemente en qué consisten la síntesis y la excreción normales de ácido úrico.

- *Síntesis de ácido úrico.* El ácido úrico es el producto final del metabolismo de las purinas; consecuentemente, un aumento de la síntesis de urato refleja típicamente cierta anomalía en la producción de nucleótidos de purina. La síntesis de nucleótidos de purina implica dos vías distintas pero conectadas entre sí: la *vía de novo y la de recuperación* (Fig. 21-19).
- La *vía de novo* está implicada en la síntesis de nucleótidos de purina a partir de precursores no purínicos. El sustrato inicial es la ribosa-5-fosfato, la cual se convierte finalmente en ácido inosínico, ácido guanílico y ácido adenílico. De particular importancia en el contexto de la gota es: 1) la regulación negativa de la amidofosforribosiltransferasa (amido-PRT) y la 5-fosforribosil-1-pirofosfato (PRPP) sintasa por los productos finales de la purina, y 2) la activación de la amido-PRT por su sustrato PRPP.
- La *vía de recuperación* está implicada en la síntesis de nucleótidos de purina a partir de bases de purina libres procedentes de la dieta y del catabolismo de los ácidos nucleicos y los nucleótidos de purina. En esta vía, los nucleótidos de purina se forman en una condensación de una sola etapa entre la PRPP y la hipoxantina, la guanina o la adenina. Estas reacciones están catalizadas por dos transferasas: hipoxantina guanina fosforribosiltransferasa (HGPRT) y adenina fosforribosiltransferasa (APRT).
- *Excreción de ácido úrico.* El ácido úrico circulante se filtra libremente en el glomérulo y se absorbe prácticamente por completo en los túbulos proximales renales. Una fracción pequeña del urato reabsorbido es posteriormente secretada por la nefrona distal y excretada en la orina.

En la mayoría de los casos se desconoce la causa de la biosíntesis exagerada de ácido úrico en la *gota primaria*, aunque algunos pacientes presentan defectos enzimáticos identificables. Por ejemplo, la ausencia completa de HGPRT da lugar a la aparición del *síndrome de Lesch-Nyhan*. Este trastorno genético ligado al cromosoma X se caracteriza por una excreción excesiva de ácido úrico, trastornos neurológicos graves con retraso mental y automutilaciones (pero lo que resulta interesante es que en pocas lo son del tipo de la gota). Dada la ausencia casi completa de HGPRT, la síntesis de nucleótidos de purina a través de la vía de recuperación está bloqueada. Esto conlleva dos efectos: una acumulación de PRPP, un sustrato clave para la vía de novo, y una hiperactividad de la amido-PRT (debido a la elevación de PRPP y a una disminución de la inhibición por retroacción desde los nucleótidos de purina). Como consecuencia, está aumentada la biosíntesis de purina por la vía de novo, dando lugar en último término a una producción excesiva de ácido úrico. Defectos menos intensos de HGPRT (*déficit parcial*; v. la Tabla 21-3) dan lugar a una artritis gotosa clínicamente grave, asociada en ocasiones a trastornos neurológicos leves.

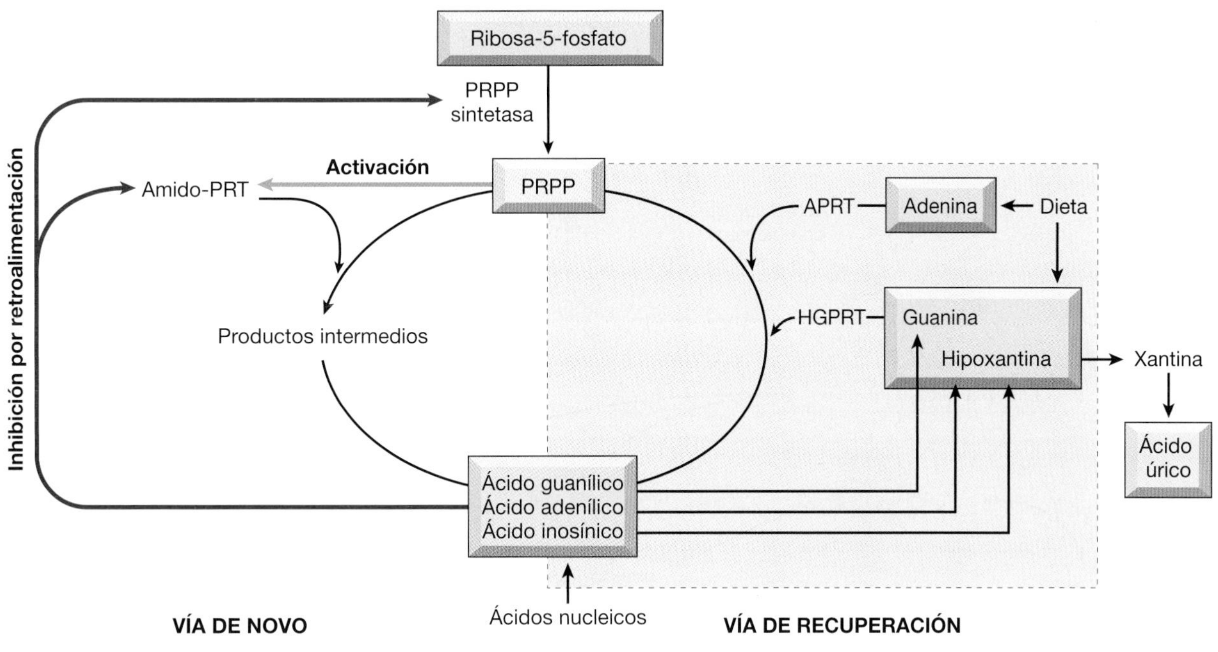

Figura 21-19

Metabolismo de las purinas. La conversión de la PRPP a los nucleótidos de purina se cataliza mediante la amido-PRT en la vía de novo y por la APRT y la HGPRT en la vía de recuperación. APRT, adenosina fosforribosiltransferasa; HGPRT, hipoxantina-guanina fosforribosiltransferasa; PRPP, fosforribosil pirofosfato; PRT, fosforribosiltransferasa.

En la *gota secundaria*, la hiperuricemia puede deberse a una hiperproducción de urato (p. ej., lisis celular rápida durante la quimioterapia para el linfoma o la leucemia) o a una disminución de su excreción (insuficiencia renal crónica), o a ambas. La disminución de la excreción renal puede deberse también a fármacos como diuréticos tiazídicos, debido presumiblemente a los efectos sobre el transporte del ácido úrico en los túbulos renales.

Cualquiera que sea la etiología, el aumento de la concentración de ácido úrico en la sangre y en otros líquidos corporales (p. ej., sinovial) da lugar a la precipitación de cristales de urato monosódico. Esto, a su vez, desencadena una cadena de acontecimientos que culminan en la lesión articular (Fig. 21-20). Los cristales precipitados tienen una actividad quimiotáctica directa y también pueden activar el complemento para generar fragmentos quimiotácticos de C3a y C5a. Esto da lugar a la acumulación local de neutrófilos y macrófagos en las articulaciones y las membranas sinoviales; en un intento por fagocitar a los cristales, estas células se activan, provocando la liberación de una amplia gama de mediadores adicionales como quimiocinas, radicales libres tóxicos y leucotrienos, y más concretamente, de leucotrieno B_4. Los neutrófilos activados liberan también enzimas lisosómicas destructivas. Los macrófagos participan en la artropatía segregando una serie de mediadores proinflamatorios, como IL-1, IL-6 y TNF. A la vez que intensifican la respuesta inflamatoria, estas citocinas también pueden activar directamente las células sinoviales y las cartilaginosas para liberar proteasas (p. ej., colagenasa) que dan lugar a lesiones tisulares. La artritis aguda resultante suele remitir en cuestión de días o semanas, incluso sin tratamiento. Las crisis repetidas, sin embargo, pueden ocasionar lesiones permanentes que se aprecian en la artritis tofácea crónica.

Características clínicas. La gota es más frecuente en varones que en mujeres; no suele ocasionar síntomas antes de los 30 años. Se han descrito clásicamente cuatro etapas: 1) hiperuricemia asintomática; 2) artritis gotosa aguda; 3) gota «intercrítica», y 4) gota tofácea crónica. La *hiperuricemia asintomática* aparece alrededor de la pubertad en los varones y después de la menopausia en las mujeres. Tras un intervalo largo de años aparece la *artritis aguda* con un comienzo súbito de dolor articular intolerable asociado a eritema y calor localizados; los síntomas constitucionales son infrecuentes, salvo posiblemente la aparición de febrícula. La inmensa mayoría de las primeras crisis es monoarticular; el 50% aparece en la primera articulación metatarsofalángica (dedo gordo) y el 90% en el empeine, el tobillo, el talón o la muñeca. Si no se trata, la artritis gotosa aguda puede durar de horas a semanas, pero se resuelve completamente de forma gradual y el paciente entra en el *período intercrítico asintomático*. Algunos individuos no vuelven a padecer otras crisis, pero la mayoría experimenta un segundo episodio en cuestión de meses o de pocos años. En ausencia de tratamiento adecuado, las crisis recurren a intervalos cada vez más cortos y con frecuencia se tornan poliarticulares. Finalmente, al cabo de 10 años más o menos, los síntomas ya no se resuelven por completo después de cada crisis y la enfermedad progresa hacia la *gota tofácea crónica*. En esta etapa, las radiografías muestran una erosión yuxtaarticular característica secundaria a los depósitos de cristales y a la pérdida de espacio articular. La progresión conduce a una lesión incapacitante crónica.

Las manifestaciones renales de la gota pueden debutar como cólicos renales asociados al paso de arenilla y piedras, y puede evolucionar a una nefropatía gotosa crónica. Cerca del 20% de los individuos con gota crónica fallece de insuficiencia renal.

Existen numerosos fármacos para abortar o prevenir las crisis agudas de artritis y movilizar los depósitos tofáceos. Su uso es importante, ya que muchos aspectos de la gota están relacionados con la duración y la intensidad de la hiperurice-

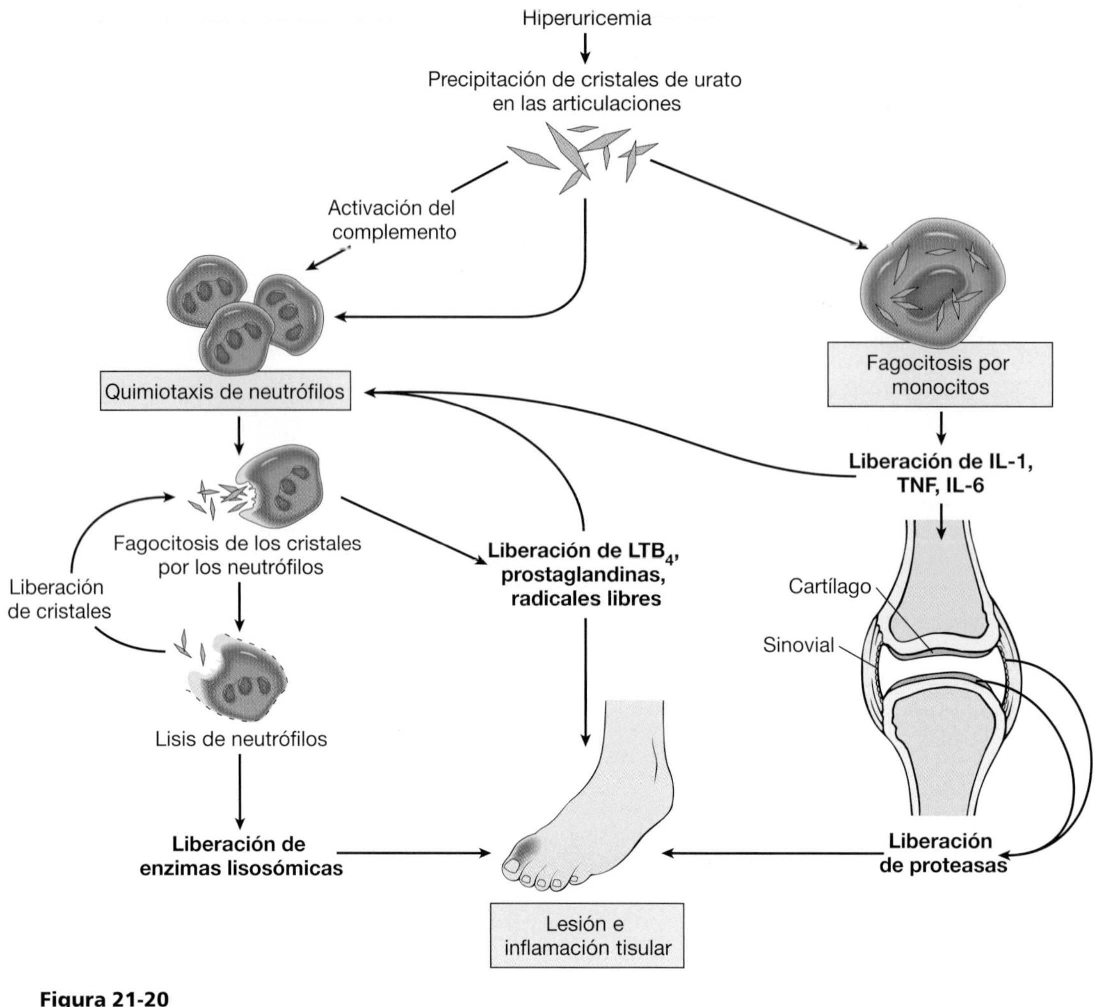

Figura 21-20

Patogenia de la artritis gotosa aguda. IL, interleucina; LTB_4, leucotrieno B_4; TNF, factor de necrosis tumoral.

mia. Por lo general, la gota no acorta materialmente la vida, pero ciertamente deteriora su calidad.

Seudogota

La *seudogota* se conoce también como *condrocalcinosis* o, más formalmente, como una enfermedad por depósito de cristales de pirofosfato cálcico. Debuta típicamente en personas de 50 años o más, aumentando su frecuencia con la edad, y alcanza una incidencia del 30 al 60% en los individuos de 85 o más años. No existe una predilección por sexos o razas.

Aunque no se conocen todas las vías que conducen a la formación de los cristales, lo más probable es que se deba a enzimas que producen o degradan pirofosfatos, lo cual da lugar a su acumulación y, finalmente, a su cristalización con el calcio. En la variante hereditaria con una mutación en el canal de transporte del pirofosfato transmembrana, los cristales se desarrollan relativamente pronto y la artrosis es intensa.

Gran parte de la artropatía subsiguiente en la seudogota implica el reclutamiento y la activación de células inflamatorias, y es una reminiscencia de la gota (v. anteriormente). La afectación articular puede durar varios días o semanas, y puede ser monoarticular o poliarticular; las zonas que con mayor frecuencia se ven afectadas son las rodillas, seguidas de las muñecas, los codos, los hombros y los tobillos. Por último, aproximadamente el 50% de los pacientes experimenta una artropatía importante. El tratamiento es sintomático; no se conocen fármacos que impidan o retrasen la formación de los cristales.

Artritis infecciosa

Cualquier microorganismo puede alojarse en las articulaciones durante la diseminación hematógena. Las estructuras articulares también pueden infectarse por inoculación directa o por diseminación por contigüidad desde una osteomielitis o un absceso de partes blandas. La artritis infecciosa es grave, ya que puede dar lugar a una destrucción articular rápida y a deformidades permanentes.

Artritis purulenta

Las bacterias pueden sembrar las articulaciones durante los episodios de bacteriemia; la infección articular con dichos microorganismos da lugar casi uniformemente a una artritis purulenta. Aunque prácticamente cualquier bacteria puede convertirse en agente etiológico, *Haemophilus influenzae* predomina en niños menores de 2 años, *S. aureus* es el microorganismo predominante en niños mayores y en adultos, y los *gonococos* son los que prevalecen durante los últimos años de la adolescencia y los primeros de la madurez. Los individuos con drepanocitosis son propensos a la infección por *Salmonella* a cualquier edad. Ambos sexos se afectan por igual, salvo en la artritis gonocócica, que aparece, principalmente, en mujeres sexualmente activas. Los individuos con déficit de ciertas proteínas del complemento (C5, C6 y C7) son particularmente propensos a infecciones gonocócicas diseminadas y, por lo tanto, a artritis.

Clásicamente, existe un dolor de comienzo súbito con rubor y tumefacción de la articulación con limitación del movimiento. La fiebre, la leucocitosis y la elevación de la velocidad de sedimentación son frecuentes. En las infecciones gonocócicas, la evolución tiende a ser más subaguda. En el 90% de las artritis supurativas no gonocócicas, la infección afecta a una sola articulación, por lo general la rodilla, seguido en orden de frecuencia por las articulaciones de la cadera, el codo, la muñeca y esternoclavicular. La aspiración articular es típicamente purulenta y permite identificar al microorganismo causante.

Artritis de Lyme

La enfermedad de Lyme se debe a una infección por la espiroqueta *Borrelia burgdorferi*, que se transmite por las garrapatas de los ciervos del complejo *Ixodes ricinus*; recibe el nombre de la ciudad de Connecticut, donde la enfermedad fue reconocida por primera vez en la década de 1970. Con más de 20.000 casos comunicados anualmente, es la enfermedad transmitida por artrópodos más frecuente en Estados Unidos. Al igual que en la sífilis, otra de las principales enfermedades transmitidas por espiroquetas, las manifestaciones clínicas producidas por las espiroquetas de Lyme afectan a numerosos sistemas orgánicos y suelen dividirse en tres etapas. En la *etapa 1* las espiroquetas de *Borrelia* se multiplican en el foco de la mordedura de la garrapata y dan lugar a una zona de enrojecimiento que aumenta de tamaño, acompañada a menudo de una zona central pálida o indurada. Esta lesión cutánea, denominada *eritema crónico migratorio*, puede acompañarse de fiebre y adenopatías, pero suele desaparecer en pocas semanas. En la *etapa 2*, la *etapa diseminada precoz*, las espiroquetas se propagan por vía hematógena y dan lugar a lesiones cutáneas anulares secundarias, adenopatías, dolor articular y muscular migratorio, arritmias cardíacas y meningitis, acompañado a menudo de afectación de pares craneales. Si no se trata, se desarrollan anticuerpos que resultan de gran ayuda para el diagnóstico serológico de la infección por *Borrelia*. Sin embargo, algunas espiroquetas escapan a los anticuerpos y a los linfocitos T del huésped secuestrándose en el sistema nervioso central o bien como formas intracelulares en el interior de las células endoteliales. En la *etapa 3*, o *etapa diseminada tardía*, que aparece entre 2 y 3 años después de la mordedura inicial, la *Borrelia* de la enfermedad de Lyme da lugar a una artritis crónica, a veces con lesiones graves de las articulaciones grandes, y a una encefalitis de carácter leve a debilitante.

La *artritis de Lyme* se desarrolla, aproximadamente, en el 60 al 80% de los pacientes no tratados y es el rasgo dominante de la enfermedad tardía. La artritis puede deberse a las respuestas inmunitarias contra los antígenos de *Borrelia* que muestran una reacción cruzada con proteínas en las articulaciones, aunque sorprendentemente se desconoce gran parte de la patogenia de la artritis de Lyme. La enfermedad tiende a remitir y a migrar, afectando fundamentalmente a las articulaciones de gran tamaño, y más concretamente a las rodillas, hombros, codos y tobillos en orden de frecuencia descendente. Histológicamente, existe una sinovitis papilar crónica con hiperplasia de sinoviocitos, depósitos de fibrina, infiltrados de células mononucleares y engrosamiento de las paredes arteriales a modo de capas de cebolla; en los casos graves, la morfología se parece mucho a la de la artritis reumatoide. Solamente en el 25% de los casos las tinciones de plata ponen de manifiesto microorganismos dispersos, y el diagnóstico formal de la artritis de Lyme puede depender de los antecedentes clínicos y de los estudios serológicos apropiados, o de ambas cosas. Aproximadamente en uno de cada 10 pacientes se desarrolla una artritis crónica con formación de tejido de granulación y deformidades permanentes.

RESUMEN

Artritis

- La *artrosis* (artropatía degenerativa) es, con mucho, la forma más frecuente de patología articular; representa un trastorno degenerativo primario del cartílago articular con una degradación de la matriz que supera la síntesis. La inflamación es secundaria.
- La inmensa mayoría de los casos debuta sin una causa precipitante aparente, salvo la edad avanzada. La artrosis también se asocia a la producción local de citocinas proinflamatorias y otros mediadores (IL-1, TNF, óxido nítrico), aumento de la densidad ósea y concentraciones elevadas y mantenidas de estrógenos.
- *Gota y seudogota.* El aumento de las concentraciones circulantes de ácido úrico (secundario a variaciones en el metabolismo del urato, la disminución de la excreción renal o el aumento del recambio celular; *gota*) o de pirofosfato cálcico (*seudogota*) puede dar lugar al depósito de cristales en el espacio articular. El reclutamiento y la activación resultante de células inflamatorias da lugar a una artropatía por la degradación del cartílago e incita la aparición de fibrosis local.
- Tanto la infección directa de un espacio articular (*artritis purulenta*) como las respuestas inmunitarias cruzadas frente a infecciones generalizadas (p. ej., en algunos casos de *artritis de Lyme*) pueden dar lugar a inflamación y lesión articular.

TUMORES ARTICULARES Y LESIONES SEUDOTUMORALES

Las neoplasias primarias de las articulaciones son infrecuentes; por lo general, son el reflejo de las diversas células y tejidos (membrana sinovial, vasos, tejido fibroso y cartílago) originales de las articulaciones. Los tumores benignos son mucho más frecuentes que sus homólogos malignos. Las neoplasias malignas infrecuentes de estas estructuras se describen más adelante con los tumores de partes blandas. En comparación, las *lesiones seudotumorales reactivas como los ganglios y los quistes sinoviales* son mucho más comunes que las neoplasias; éstas son normalmente el resultado de procesos traumáticos o degenerativos.

Gangliones y quistes sinoviales

Un *ganglión* es un quiste de pequeño tamaño (< 1,5 cm) situado cerca de una cápsula articular o una vaina tendinosa; la localización más frecuente es la muñeca. Las lesiones se manifiestan como nódulos firmes o fluctuantes del tamaño de un guisante. Macroscópicamente, son transparentes y microscópicamente, carecen de un revestimiento celular verdadero, ya que se originan a partir de una degeneración quística del tejido conjuntivo. Las lesiones pueden ser multiloculares debido a la coalescencia de zonas adyacentes de cambio mixoide. El líquido del quiste se parece al líquido sinovial, aunque no hay comunicación con el espacio articular. Los gangliones suelen ser completamente asintomáticos. Clásicamente, se tratan con la «terapia bíblica»; el quiste puede romperse si se le golpea con un objeto pesado, y es inusual que vuelva a acumularse líquido de nuevo.

La herniación de la sinovial a través de la cápsula articular o el agrandamiento masivo de una bolsa sinovial puede dar lugar a un quiste sinovial. Un buen ejemplo es el *quiste de Baker* que aparece en la fosa poplítea.

Tenosinovitis vellonodular pigmentada y tumor de células gigantes de la vaina tendinosa

La *sinovitis vellonodular* es un cajón de sastre que engloba varias neoplasias benignas de la sinovial íntimamente relacionadas. Aunque antiguamente se consideraban proliferaciones reactivas (de ahí la designación de «*sinovitis*»), los estudios citogenéticos muestran cambios cromosómicos constantes que confirman que son proliferaciones clonales neoplásicas. Entre los ejemplos clásicos están la *sinovitis vellonodular pigmentada* (SVNP, que afecta a la sinovial articular), y el *tumor de células gigantes de la vaina tendinosa* (TCG). Mientras que la SVNP suele afectar de forma difusa a las articulaciones, los TCG suelen aparecer como un nódulo único en la vaina tendinosa. Tanto la SVNP como los TCG surgen normalmente en individuos de 20 a 40 años sin predilección por un sexo determinado.

Morfología

Macroscópicamente, la SVNP y los TCG tienen un color marrón rojizo o amarillo anaranjado. En la SVNP, la sinovial articular se convierte en una masa retorcida de pliegues marrón rojizos, proyecciones parecidas a dedos y nódulos (Fig. 21-21A). Por el contrario, los TCG están bien delimitados. Las células tumorales en ambas lesiones se parecen a los sinoviocitos (Fig. 21-21B). En la SVNP se diseminan a lo largo de la superficie e infiltran el compartimento sinovial. En los TCG, las células crecen en un agregado nodular sólido. Otros datos típicos son los depósitos de hemosiderina, los macrófagos espumosos, las células gigantes multinucleadas y las zonas cicatriciales.

La SVNP suele debutar como una artritis monoarticular; afecta a la rodilla en el 80% de los casos, seguida de la cadera y el tobillo. Los pacientes se quejan normalmente de dolor, bloqueo y tumefacción recurrentes. La progresión tumoral limita la movilidad de la articulación. Las lesiones agresivas erosionan los huesos y las partes blandas adyacentes, creando confusión con otros tipos tumorales. Por el contrario, los TCG se manifiestan como una masa solitaria indolora de crecimiento lento que afecta con frecuencia a la muñeca y a las vainas tendinosas de los dedos de las manos; es el tumor de partes blandas de la mano más frecuente. La erosión cortical del hueso adyacente se produce, aproximadamente, en el 15% de los casos. Ambas lesiones pueden resecarse quirúrgicamente, aunque tienden a recidivar localmente.

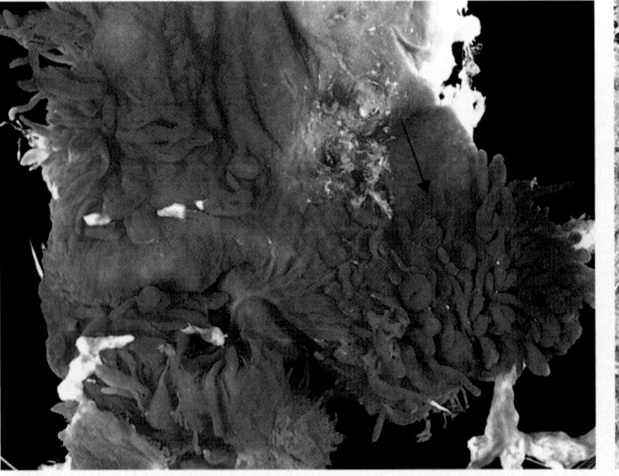
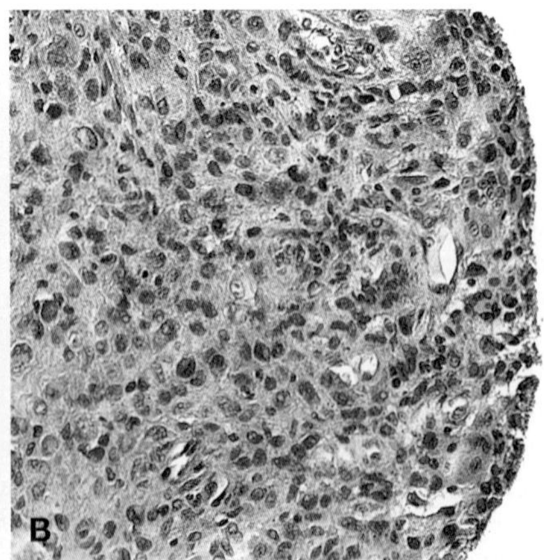

Figura 21-21

Sinovitis vellonodular pigmentada (SVNP). **A**, sinovial resecada con ramificaciones y nódulos típicos de la SVNP (*flecha*). **B**, capas de células proliferativas en la SVNP que sobresalen del revestimiento sinovial.

MÚSCULO ESQUELÉTICO

El desarrollo y la función del músculo esquelético normal dependen fundamentalmente de una integración estrecha con los sistemas nerviosos central y periférico (Capítulo 23). El elemento principal de este sistema integrado se denomina «*unidad motora*». Está compuesta de una motoneurona en el cerebro o la médula espinal, de su axón periférico y la unión neuromuscular distal asociadas y, por último, de las fibras musculares esqueléticas a las que inerva. Dependiendo de la naturaleza de la fibra nerviosa que realiza la inervación, el músculo esquelético asociado se desarrolla en una o dos subpoblaciones principales; las fibras *de tipo I o de «contracción lenta»* o las de *tipo II o de «contracción rápida»*. Las diferentes fibras se distinguen por sus rasgos bioquímicos y metabólicos exclusivos, y pueden identificarse mediante técnicas de tinción específicas. Una sola neurona de «tipo I» o de «tipo II» inervará numerosas fibras musculares, y éstas suelen estar distribuidas al azar, dispersas en un «patrón en tablero de ajedrez» dentro de una zona circunscrita en el interior de un músculo de mayor tamaño (Fig. 21-22A). Una regla mnemotécnica útil para las fibras de tipo I es «una oxidación roja de grasa lenta», que hace referencia a que las fibras de tipo I son de *contracción lenta* y dependen del catabolismo de las *grasas* para obtener energía a través de la fosforilación *oxidativa* mitocondrial; utilizamos el término *rojo* para referirnos a la carne oscura (roja) de los pájaros donde los tipos de fibras se agrupan en músculos diferentes (p. ej., carne del muslo frente a la de la mama) de forma bastante pronunciada. La regla mnemotécnica para las fibras de tipo II («dos anaerobios blancos de glucógeno rápido») no se memoriza con tanta facilidad.

Las enfermedades que afectan al músculo esquelético pueden implicar a cualquier porción de la unidad motora; entre ellas están los trastornos primarios de la motoneurona o el axón, las anomalías de la unión neuromuscular, y una amplia gama de trastornos que afectan principalmente al músculo esquelético propiamente dicho (*miopatías*). Para la descripción que se realiza a continuación se dividirán las enfermedades del músculo esquelético en: 1) trastornos caracterizados por cambios neurógenos o atrofia de miofibrillas; 2) las distrofias musculares más comunes; 3) determinadas miopatías congénitas, tóxicas e infecciosas (las miopatías *inflamatorias* como la *dermatomiositis* se comentan en el Capítulo 5), y 4) los trastornos de la unión neuromuscular. Al final de esta sección también abordaremos brevemente los tumores primarios del músculo esquelético.

ATROFIA MUSCULAR

La atrofia muscular es una respuesta inespecífica en una amplia gama de trastornos musculares. Se caracteriza por miofibrillas anormalmente pequeñas; el tipo de las fibras afectadas por la atrofia, su distribución en el músculo y su morfología específica ayudan a identificar la etiología de los cambios atróficos.

Una pérdida clara de la inervación muscular da lugar a atrofia de las fibras asociadas. Como se describe más adelante de forma más detallada, la atrofia neurógena se caracteriza por la afectación de ambos tipos de fibras y por el agrupamiento de las miofibrillas en grupos de pequeño tamaño. El desuso (p. ej., reposo en cama prolongado, inmovilización para permitir que consolide una fractura ósea, etc.) también puede ocasionar una atrofia intensa. Los glucocorticoides exógenos o el hipercortisolismo endógeno (p. ej., en el síndrome de Cushing) son otras de las causas de atrofia muscular que afectan de forma típica a los grupos musculares proxima-

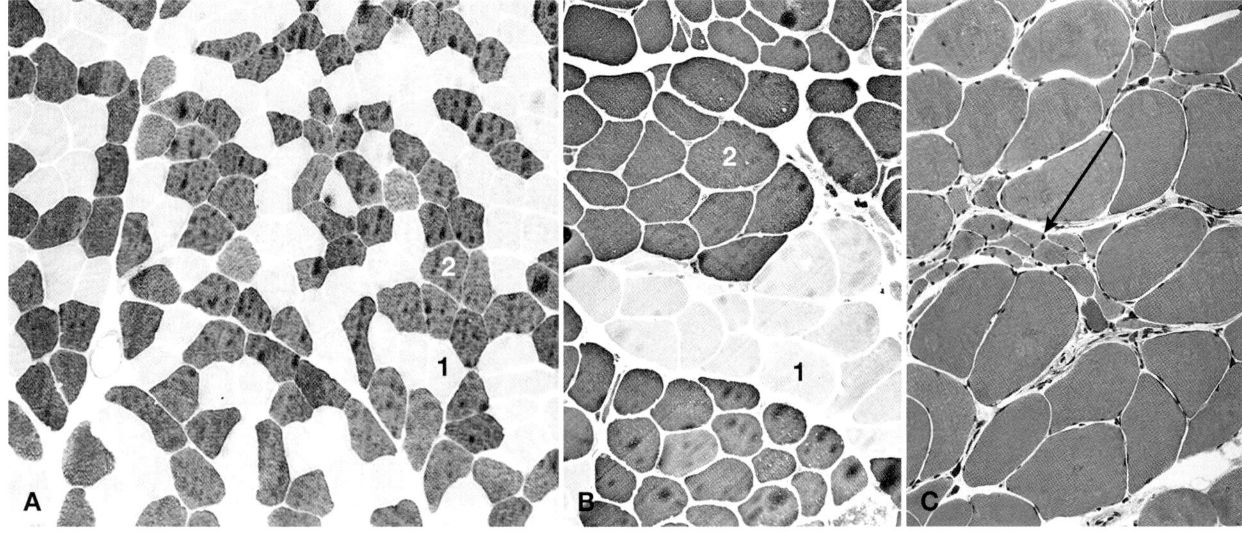

Figura 21-22

A, tinción histoquímica de la ATPasa a pH 9,4 del músculo normal que muestra la distribución en tablero de ajedrez de fibras entremezcladas del tipo 1 (*claras*) y el tipo 2 (*oscuras*). **B**, en contraste, las fibras están agrupadas según las variantes histoquímicas tras la reinervación del músculo. **C**, un conjunto de fibras atróficas (atrofia grupal) en el centro (*flecha*).

les más que a los distales. La atrofia inducida por el desuso y por los corticoides afecta fundamentalmente a las fibras de tipo II y da lugar a que las miofibrillas atróficas muestren una distribución al azar. Por último, las miofibrillas atróficas también se detectan en las miopatías. Como ya se describirá, la presencia de cambios morfológicos adicionales como la degeneración y la regeneración de miofibrillas, la remodelación crónica del tejido o los infiltrados inflamatorios son rasgos que sugieren una etiología miopática.

Atrofia neurógena

Cuando las fibras esqueléticas se ven privadas de su inervación normal sufren una atrofia progresiva. Es importante recordar que la pérdida de una sola neurona afectará a todas las fibras musculares en una unidad motora, de modo que la atrofia tiende a estar dispersa sobre el campo. Sin embargo, después de la reinervación, las neuronas intactas adyacentes emiten brotes para enlazar la unión neuromuscular de las fibras previamente denervadas. Una vez establecida la nueva conexión, estas fibras asumen el tipo de la neurona que las inerva. De este modo, grupos enteros de fibras pueden caer finalmente bajo la influencia de la misma neurona y convertirse en el mismo tipo de fibra (*agrupamientos de tipos de fibras*) (Fig. 21-22B). En este contexto, si la neurona inervadora relevante se lesiona es ese momento, grupos coalescentes bastante grandes de fibras se ven privadas de la estimulación trófica y se marchitan (*atrofia agrupada*; Fig. 21-22C), lo cual caracteriza la atrofia neurógena recurrente.

DISTROFIA MUSCULAR

Las distrofias musculares son un grupo heterogéneo de trastornos congénitos que debutan a menudo en la infancia y que se caracterizan por una degeneración progresiva de las fibras musculares y que dan lugar a debilidad y atrofia muscular. Histológicamente, las fibras musculares son reemplazadas por tejido fibroadiposo en los casos avanzados. Este rasgo histológico distingue las distrofias de las miopatías (descritas más adelante), que también debutan con debilidad muscular.

Distrofia muscular ligada al cromosoma X (distrofias musculares de Duchenne y Becker)

Las dos variantes más frecuentes de distrofias musculares están ligadas al cromosoma X: la *distrofia muscular de Duchenne* (DMD) y la *distrofia muscular de Becker* (DMB). La DMD es la variante de distrofia muscular más grave y frecuente, con una incidencia de, aproximadamente, 1 por cada 3.500 varones nacidos vivos. Comienza a ser clínicamente evidente a los 5 años de vida, con una debilidad progresiva que conduce a una dependencia de la silla de ruedas hacia los 10 o 12 años, y a la muerte alrededor de los 20. El mismo gen está implicado tanto en la DMD como en la DMB, pero la DMB es menos frecuente y menos grave.

Morfología

Los rasgos histológicos de la DMD y la DMB son similares y consisten en una **variación notable del tamaño de las fibras musculares** secundaria a hipertrofia y atrofia concomitante de las miofibrillas. Gran parte de las fibras musculares residuales muestra una amplia gama de **cambios degenerativos** como desdoblamiento y necrosis de las fibras, mientras que otras fibras muestran signos de **regeneración**, como basofilia sarcoplásmica, hipertrofia nuclear y prominencia de los nucléolos. El **tejido conjuntivo está aumentado** en todo el músculo (Fig. 21-23A). El diagnóstico definitivo se basa en la demostración de una **tinción anormal para la distrofina** en las preparaciones inmunohistoquímicas o mediante análisis de Western blot del músculo esquelético. En las últimas etapas de la enfermedad, la mayoría de los grupos musculares muestra una pérdida extensa de fibras e infiltrados de tejido adiposo. Los cambios en el músculo cardíaco, tanto en la DMD como en la DMB, consisten en grados variables de hipertrofia de las fibras y fibrosis intersticial.

Patogenia. La DMD y la DMB se deben a anomalías en el gen de la distrofina localizado en el brazo corto del cromosoma X (Xp21). La distrofina es una proteína grande (427 kD) que se

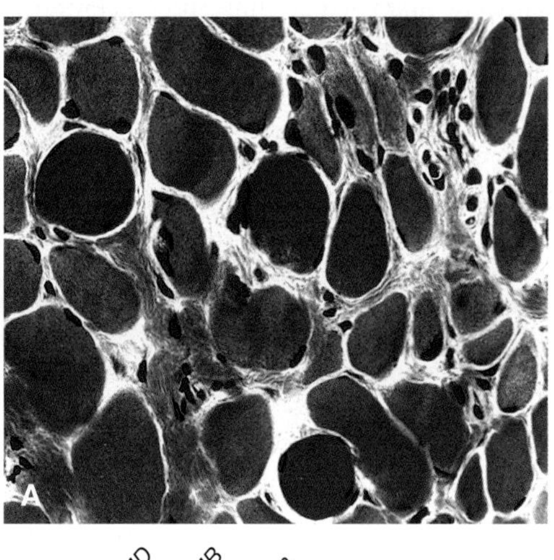

Figura 21-23

A, distrofia muscular de Duchenne (DMD) en la que se muestra una variación en el tamaño de las fibras musculares, un aumento del tejido conjuntivo endomisial y fibras regenerándose (*tono azul*). **B**, análisis de Western blot en el que se muestra la ausencia de distrofina en la DMD y un tamaño de distrofina alterado en la distrofia muscular de Becker (DMB) comparado con el control (Con). (Cortesía del doctor L. Kunkel, Children´s Hospital, Boston, Massachusetts.)

expresa en una amplia gama de tejidos como los músculos de cualquier tipo, el cerebro y los nervios periféricos. Como se muestra esquemáticamente en la Figura 21-24, la distrofina une porciones del sarcómero a la membrana celular, manteniendo la integridad estructural y funcional de los miocitos esqueléticos y cardíacos. El papel de la distrofina en la transferencia de la fuerza de contracción al tejido conjuntivo se ha propuesto como base para la degeneración de los miocitos que se produce con los defectos de distrofina o con los cambios en otras proteínas que interaccionan con la distrofina (Fig. 21-24 y v. más adelante). Las muestras de biopsia muscular procedentes de *individuos con DMD muestran una práctica ausencia de distrofina por tinción inmunohistoquímica o mediante análisis de Western blot, explicando la mayor gravedad de sus manifestaciones* (v. la Fig. 21-23B). En comparación, *los individuos con DMB muestran menores cantidades de una distrofina de un peso molecular anormal*, que refleja mutaciones que permiten, aparentemente, una síntesis limitada de una proteína defectuosa (aunque todavía parcialmente activa).

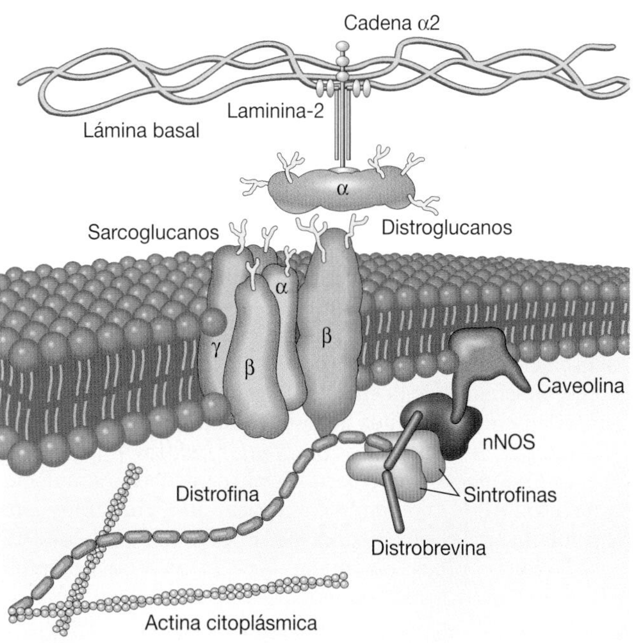

Figura 21-24

Relaciones entre la membrana celular (sarcolema) y las proteínas asociadas al sarcolema. La distrofina, una proteína intracelular, relaciona las proteínas citoesqueléticas con un grupo de proteínas que atraviesan la membrana, los distroglucanos y los sarcoglucanos. Estas proteínas que atraviesan la membrana interaccionan con la MEC, en particular con las proteínas de laminina. Las mutaciones en la distrofina se asocian a las distrofias musculares ligadas al cromosoma X, las mutaciones en la caveolina y en los sarcoglucanos a las distrofias autosómicas de los músculos de las cinturas escapular y pélvica, y las mutaciones en la α_2-laminina (merosina) con una variante de distrofia muscular congénita.

El gen de la distrofina abarca, aproximadamente, 2.400 kilobases (~ 1% del cromosoma X total), convirtiéndolo en uno de los más grandes del genoma humano; su enorme tamaño es una explicación probable a su particular vulnerabilidad a la mutación. Parece que la deleción representa una proporción importante de las anomalías genéticas, mientras las mutaciones puntuales y los cambios del marco de lectura son responsables del resto. Aproximadamente dos tercios de los casos son familiares, mientras que el resto representa mutaciones nuevas. Las mujeres son las portadoras en las familias afectadas; están clínicamente asintomáticas pero a menudo muestran valores elevados de creatincinasa y pueden padecer anomalías histológicas leves en la biopsia muscular. Las portadoras, sin embargo, están expuestas al riesgo de desarrollar una miocardiopatía dilatada.

Características clínicas. Los niños con DMD son normales al nacer y van cumpliendo los hitos motrices a su debido tiempo. No obstante, muestran un retraso para caminar y las primeras indicaciones de debilidad muscular son torpeza e incapacidad para seguir el ritmo de los de su edad. La debilidad comienza en los músculos de la cintura pélvica y a continuación se extiende a los de la cintura escapular. Un dato clínico importante es la hipertrofia de los músculos de la pantorrilla asociada a debilidad, fenómeno que se conoce como *seudohipertrofia*. El aumento del volumen muscular está causado inicialmente por un incremento en el tamaño de las fibras musculares y a continuación, a medida que el músculo va atrofiándose, por un aumento en el tejido adiposo y conjuntivo. Los cambios anatomopatológicos también se aprecian en el corazón y los pacientes pueden desarrollar insuficiencia cardíaca o arritmias. Aunque no hay anomalías estructurales del sistema nervioso central bien definidas, parece que el deterioro cognitivo es uno de los componentes de esta enfermedad, lo suficientemente grave en algunos pacientes como para considerarse retraso mental. Los valores séricos de creatincinasa están elevados durante la primera década de vida, pero recuperan su normalidad en las etapas finales de la enfermedad, a medida que disminuye la masa muscular. La muerte se produce como consecuencia de insuficiencia respiratoria, infecciones pulmonares y descompensaciones cardíacas.

Los niños con DMB desarrollan síntomas a edades más tardías que los de la DMD. Los síntomas comienzan al final de la niñez o durante la adolescencia y el ritmo de progresión suele ser, por lo general, más lento y variable. En estos pacientes son frecuentes las cardiopatías, pero muchos de ellos tienen una esperanza de vida casi normal.

Distrofias musculares autosómicas

Otras variantes de distrofias musculares comparten numerosas características de la DMD y la DMB, pero con características anatomopatológicas y clínicas diferentes. Algunas de estas distrofias musculares afectan a grupos musculares específicos y el diagnóstico formal se basa, principalmente, en el patrón clínico de la debilidad muscular. Varias distrofias musculares autosómicas afectan a la musculatura proximal del tronco y las extremidades (igual que las distrofias musculares ligadas al cromosoma X) y se denominan *distrofias musculares de las cinturas escapular y pelviana*. Estas distrofias pueden ser congénitas, heredándose de forma autosómica dominante o recesiva; se han identificado seis subtipos dominantes y diez subtipos recesivos. Las mutaciones de los *sarcoglucanos del complejo proteico* dan lugar a las variantes recesivas de estas distrofias (v. la Fig. 21-24), asociándose otras formas a otras proteínas del citoesqueleto o la caveolina.

Distrofia miotónica

La *miotonía* es una contracción involuntaria mantenida de un grupo de músculos; el síntoma neuromuscular cardinal en la distrofia miotónica. Los pacientes se quejan a menudo de «rigidez» y tienen dificultades para, por ejemplo, soltar el agarre después de un apretón de manos. La miotonía puede desencadenarse a veces mediante la percusión sobre la eminencia tenar.

La distrofia miotónica se hereda con un rasgo autosómico dominante; se asocia a una expansión repetida del triplete de bases CTG en el cromosoma 19 que afecta al ARNm para la proteincinasa de la miotonía distrófila. En los individuos normales hay menos de 30 repeticiones del triplete CTG; la enfermedad se desarrolla al expandirse este triplete, y en los individuos con afectación intensa pueden haber miles de repeticiones. La expansión del triplete de bases influye sobre la concentración final del producto proteico. Al igual que sucede con otros «trastornos con repetición de trinucleótidos» (p. ej., síndrome del cromosoma X frágil, enfermedad de Huntington; v. Capítulo 7), la distrofia miotónica tiende a aumentar su gravedad y aparece a una edad más temprana en las generaciones posteriores, un fenómeno que recibe el nombre de «*anticipación*». Con cada nueva generación se amplía la repetición de los tripletes de CTG durante la gametogénesis, y parece que esto guarda relación con la característica clínica de la anticipación.

Esta enfermedad debuta a menudo al final de la infancia con trastornos de la marcha achacables a debilidad de los flexores dorsales del pie; progresa hacia una debilidad de los músculos intrínsecos de los extensores de las manos y la muñeca; por último, se produce una atrofia de los músculos faciales con ptosis.

RESUMEN

Distrofia muscular

- Las distrofias musculares son trastornos congénitos que suelen manifestarse en la infancia en forma de debilidad y atrofia de la musculatura esquelética; el músculo cardíaco también puede verse afectado con insuficiencia cardíaca congestiva.
- Las distrofias musculares más frecuentes están ligadas al cromosoma X y guardan relación con una síntesis defectuosa (distrofia muscular de Duchenne) o con formas mutadas (distrofia muscular de Becker) de la *distrofina*. Otras variantes de distrofia muscular pueden implicar a otras proteínas del complejo sarcoglucano; los diagnósticos específicos dependen de los patrones de presentación clínica.
- La distrofia miotónica debuta con debilidad muscular y miotonía; la forma más común es un trastorno con repetición de un trinucleótido que afecta a la síntesis de una proteincinasa intracelular.

MIOPATÍAS

El término «*miopatía*» abarca un grupo heterogéneo de trastornos, tanto morfológica como clínicamente. En esta descripción los separaremos en variantes congénitas y tóxicas (es decir, adquiridas). No es la intención de este texto realizar una revisión exhaustiva de las miopatías, pero es importante reconocerlas para poder plantear un consejo genético o el tratamiento más conveniente de la enfermedad adquirida.

Miopatías congénitas

Entre las subcategorías importantes están los trastornos secundarios a *mutaciones congénitas de los canales iónicos (canalopatías), los errores innatos del metabolismo* (ejemplificados por las enfermedades del almacenamiento de glucógeno y lípidos) *y las anomalías mitocondriales.*

- Las *miopatías de los canales iónicos* son un grupo de enfermedades familiares caracterizado clínicamente por miotonía, episodios recurrentes de parálisis hipotónica (asociados a concentraciones séricas variadamente anormales de potasio), o ambas. Como indica su nombre, estas enfermedades se deben a mutaciones en los genes que codifican los canales iónicos. Así pues, la *parálisis periódica hiperpotasémica* se debe a mutaciones en el gen para la proteína del canal de sodio del músculo esquelético SCN4A, la cual regula la entrada de sodio durante la contracción. La *hipertermia maligna* es un síndrome clínico infrecuente caracterizado por un estado hipermetabólico espectacular (taquicardia, taquipnea, espasmos musculares y, finalmente, hiperpirexia) desencadenado por la anestesia, en el que están implicados normalmente fármacos inhalatorios halogenados y succinilcolina; se han identificado mutaciones en genes que codifican los canales del calcio.
- Entre las *miopatías secundarias a errores innatos del metabolismo* están los trastornos de la síntesis y degradación del glucógeno (v. Capítulo 7) y las anomalías en la distribución de los lípidos. Más específicamente, las anomalías en el sistema de transporte de la carnitina o los defectos en los sistemas de la enzima deshidrogenasa mitocondrial pueden dar lugar a una acumulación notable de lípidos en el interior de los miocitos (*miopatías lipídicas*).
- Las *miopatías mitocondriales* pueden deberse a mutaciones en el ADN mitocondrial o nuclear que codifica los componentes de las mitocondrias. El genoma mitocondrial (ADNmt) codifica una quinta parte de las proteínas implicadas en la fosforilación oxidativa de las mitocondrias, así como de 22 ARNt mitocondriales específicos y 2 especies de ARNr. Las enfermedades en las que está implicado el ADNmt muestran una herencia materna, ya que únicamente el ovocito contribuye a la mitocondria del embrión. Las miopatías mitocondriales debutan típicamente en los primeros años de la madurez con debilidad en los músculos proximales y a veces con afectación intensa de la musculatura ocular (*oftalmoplejía externa*). También puede haber síntomas neurológicos, acidosis láctica y miocardiopatía. Los hallazgos anatomopatológicos más consistentes en el músculo esquelético son la presencia de fibras musculares irregulares y agregados de mitocondrias anormales; estos últimos le dan un aspecto moteado rojizo a la fibra muscular con la tinción tricrómica de Gomori modificada, y de ahí el nombre de *fibras rojas desgarradas* (Fig. 21-25A). El aspecto al microscopio electrónico es a menudo característico: hay un número elevado y anomalías en la forma y el tamaño de las mitocondrias, algunas de las cuales contienen *inclusiones «en plazas de aparcamiento»* paracristalinas o alteraciones en la estructura de las crestas (Fig. 21-25B).

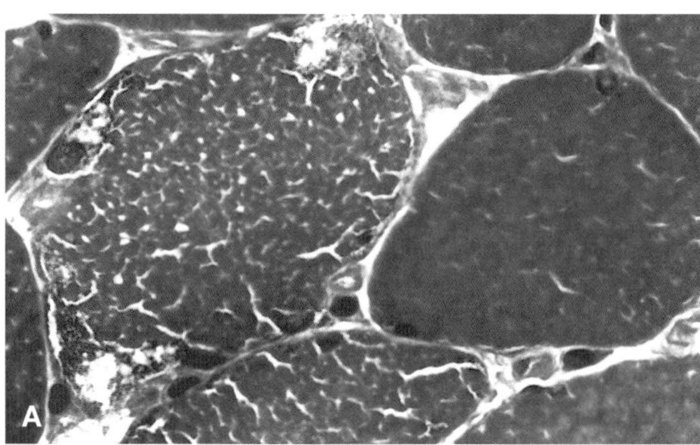

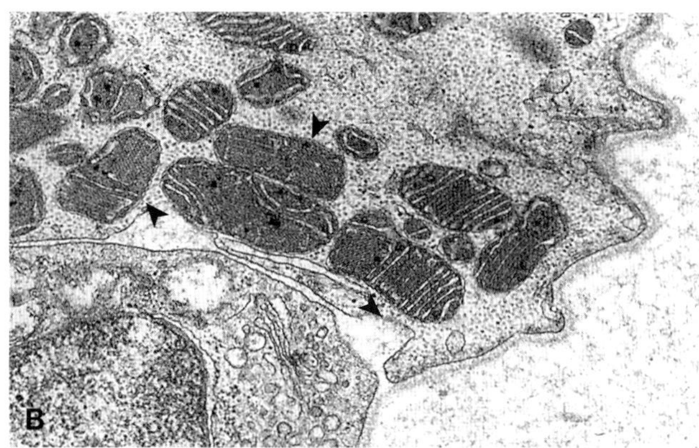

Figura 21-25

A, miopatía mitocondrial en la que se muestra una fibra irregular con colecciones subsarcolémicas de mitocondrias que se tiñen de rojo con la tinción tricrómica de Gomori modificada (*fibra roja rasgada*). **B**, microfotografía electrónica de una mitocondria procedente de una muestra de biopsia de **A** que muestra las inclusiones en «estacionamiento» (*puntas de flecha*).

Miopatías tóxicas

Entre las subcategorías importantes están los trastornos secundarios a exposiciones *intrínsecas* (p. ej., tiroxina) o *extrínsecas* (p. ej., alcohol, fármacos).

- La *miopatía tirotóxica* puede debutar como debilidad de la musculatura proximal aguda o crónica y puede preceder al comienzo de otros signos de disfunción tiroidea. Los signos consisten en necrosis y regeneración de miofibrillas y linfocitos intersticiales.
- La *miopatía por etanol* puede aparecer después de una borrachera al producirse una rabdomiólisis tóxica aguda asociada a mioglobinuria que puede ocasionar insuficiencia renal. Clínicamente, el paciente puede desarrollar un dolor de comienzo agudo que puede ser generalizado o limitado a un solo grupo muscular. En la histología se aprecia tumefacción y necrosis de miocitos, miofagocitosis y regeneración.
- La *cloroquina* también puede dar lugar a miopatía proximal en humanos. El dato más sobresaliente es la vacuolización de los miocitos, y al progresar, la necrosis de los miocitos.

ENFERMEDADES DE LA UNIÓN NEUROMUSCULAR

Miastenia gravis

La *miastenia gravis es un trastorno autoinmunitario de la unión neuromuscular caracterizado por debilidad muscular.* La enfermedad afecta, aproximadamente, a 3 de cada 100.000 personas; puede manifestarse a cualquier edad y muestra predilección por las mujeres. En el 65% de los casos se aprecia una hiperplasia del timo y en el 15% de los casos existe un timoma. En la práctica totalidad de los pacientes hay anticuerpos circulantes contra los receptores de la acetilcolina (AChR) en el músculo esquelético junto con un descenso en su número. La enfermedad puede transmitirse a los animales con el suero de los pacientes afectados, lo que confirma la importancia etiológica de los anticuerpos anti-AChR.

Patogenia. En la mayoría de los casos, los autoanticuerpos contra los AChR dan lugar a la pérdida de AChR funcionales en la unión neuromuscular por: 1) un aumento de la interiorización y la degradación de los receptores, o por 2) el bloqueo de la unión de la acetilcolina (ACh) a su receptor, o por ambas causas. Merece la pena destacar que los autoanticuerpos no parecen ser la causa de la enfermedad por inducción de destrucción muscular. A pesar de la función crítica de los anticuerpos anti-AChR en la patogenia de la enfermedad, no siempre se correlacionan los valores de anticuerpos con el déficit neurológico. Tampoco está claro el nexo entre la autoinmunidad a los AChR y las anomalías del timo. No obstante, la mayoría de los pacientes mejora tras la timectomía.

Características clínicas. Lo típico es que la debilidad se aprecie primero en los músculos extraoculares; la caída de los párpados (*ptosis*) y la visión doble (*diplopía*) obligan al paciente a solicitar una consulta médica. La debilidad muscular generalizada puede fluctuar espectacularmente con alteraciones en el transcurso de días, horas o incluso minutos. La estimulación electrofisiológica repetitiva desencadena típicamente una disminución de la fuerza muscular, y los pacientes muestran una mejoría notable después de administrarles fármacos anticolinesterásicos, ya que estos últimos aumentan presumiblemente las concentraciones de ACh en la sinapsis neuromuscular; ambas maniobras son útiles para el diagnóstico. Las funciones sensitivas y autónomas no están afectadas en la *miastenia gravis*. El compromiso respiratorio era antiguamente una de las causas principales de mortalidad; en la actualidad, el 95% de los pacientes sobrevive más de 5 años después del diagnóstico gracias a los avances terapéuticos (anticolinesterásicos, prednisona, plasmaféresis y resección del timo) y al soporte ventilatorio.

Síndrome miasténico de Lambert-Eaton

El *síndrome miasténico de Lambert-Eaton* se desarrolla característicamente como un proceso paraneoplásico (v. Capítulo 6), y fundamentalmente en el contexto de un carcinoma pulmonar de células pequeñas (60% de los casos); también puede aparecer en ausencia de una neoplasia maligna. Aunque los individuos que padecen este síndrome pueden manifestar también debilidad muscular, el síndrome se diferencia de la *miastenia gravis* en varios aspectos: 1) la administración de anticolinesterásicos no mejora los síntomas; 2) la función autónoma está afectada, y 3) los estudios electrofisiológicos confirman que la estimulación repetida desencadena una fuerza muscular *creciente*. En estos pacientes, el contenido de ACh es normal en las vesículas sinápticas de la unión neuromuscular, y la membrana postsináptica responde normalmente a la ACh, aunque se liberan menos vesículas de las normales en respuesta a cada potencial de acción presináptico. Esto se atribuye a los anticuerpos que reconocen los canales del calcio presinápticos; la transferencia de estos anticuerpos a los animales puede dar lugar a una enfermedad similar.

TUMORES DEL MÚSCULO ESQUELÉTICO

Casi todas las neoplasias del músculo esquelético son malignas. El rabdomioma benigno es infrecuente y no se describe aquí. Los *rabdomiomas cardíacos* son ejemplos de hamartomas.

Rabdomiosarcoma

El rabdomiosarcoma es el sarcoma de partes blandas más común en la infancia y la adolescencia y suele manifestarse antes de los 20 años. Es interesante destacar que aparece sobre todo en la cabeza y el cuello o en el aparato genitourinario, habitualmente en zonas en las que el músculo esquelético es un componente normal escaso o nulo.

En la mayoría de los casos se aprecian translocaciones *cromosómicas*; la más habitual es la translocación t(2;13), la cual fusiona el gen *PAX3* en el cromosoma 2 con el gen *FKHR* en el cromosoma 13. El gen *PAX3* regula los genes que controlan la diferenciación del músculo esquelético, y el desarrollo tumoral probablemente implica una disregulación de la diferenciación muscular por la proteína quimérica PAX3-FKHR.

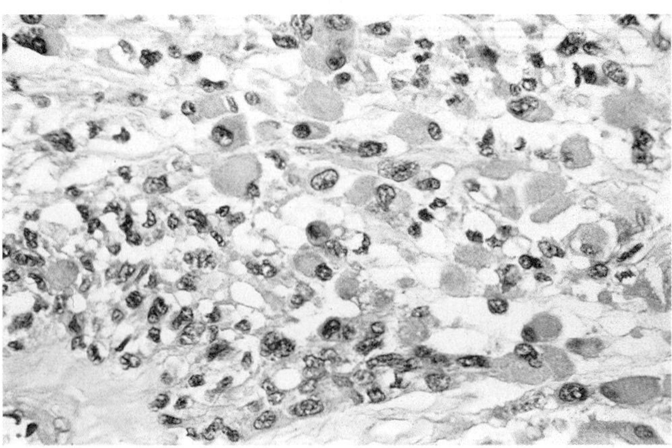

Figura 21-26

Rabdomiosarcoma. Los rabdomioblastos son grandes y redondeados y tienen un citoplasma eosinófilo abundante; en esta muestra no se aprecian estriaciones transversales.

Morfología

El aspecto macroscópico de los rabdomiosarcomas es variable. Algunos tumores, y concretamente los que surgen cerca de las superficies mucosas de la vejiga o la vagina, pueden manifestarse como masas blandas y gelatinosas como racimos de uvas denominadas **sarcoma botrioide**. En otros casos, son masas infiltrantes poco definidas. El rabdomiosarcoma se subclasifica histológicamente en las variantes **embrionaria, alveolar y pleomórfica**. El **rabdomioblasto** es la célula diagnóstica en todos los tipos; muestra un citoplasma eosinófilo granular rico en filamentos gruesos y delgados. Los rabdomioblastos pueden ser redondos o elongados; los últimos se conocen como **células en renacuajo o en cinturón** (Fig. 21-26) y pueden contener estriaciones cruzadas visibles al microscopio óptico. El diagnóstico de rabdomiosarcoma se basa en la demostración de diferenciación de músculo esquelético, bien en la forma de sarcómeros bajo el microscopio electrónico o bien mediante la demostración inmunohistoquímica de antígenos asociados al músculo como la desmina y la actina muscular específica.

Los rabdomiosarcomas son neoplasias agresivas que se tratan con una combinación de cirugía, quimioterapia y radiación. La localización y la variante histológica influyen sobre la supervivencia; el pronóstico empeora progresivamente en las variantes embrionaria, pleomórfica y alveolar. La neoplasia puede curarse en aproximadamente dos tercios de los niños, pero la supervivencia en los adultos es mucho peor.

TUMORES DE PARTES BLANDAS

Por convención, el término *partes blandas* describe tejidos no epiteliales diferentes de los tejidos óseos, cartilaginosos, hematopoyético, linfoide y del SNC. Los tumores de partes blandas se clasifican en función del tipo de tejido afectado, ya sea tejido fibroso, adiposo y neurovascular (Tabla 21-4). Sin embargo, en algunas de ellas no se conoce el equivalente normal correspondiente. Con la excepción de las neoplasias del músculo esquelético (descritas anteriormente), los tumores benignos de partes blandas superan en número a sus equivalentes malignos en una proporción próxima a 100:1. En Estados Unidos se diagnostican anualmente cerca de 8.000 sarcomas de partes blandas, lo que representa menos del 1% de todas las neoplasias invasoras. No obstante, son responsables del 2% de las muertes por cáncer, lo que indica su naturaleza letal.

La mayoría de los tumores de partes blandas surge sin antecedentes conocidos, aunque en casos infrecuentes se han visto implicadas la radiación, las quemaduras o la exposición a toxinas. El sarcoma de Kaposi (capítulo 11) se asocia al herpesvirus humano 8, pero probablemente los virus no sean importantes en la patogenia de la mayoría de los sarcomas. Una pequeña minoría de sarcomas se asocia a síndromes genéticos, y sobre todo la neurofibromatosis tipo 1 (neurofibroma, schwannoma maligno), el síndrome de Gardner (fibromatosis), el síndrome de Li-Fraumeni (sarcoma de par-

Tabla 21-4 Tumores de partes blandas

• Tumores de tejido adiposo
Lipomas Liposarcoma
• Tumores y lesiones seudotumorales del tejido fibroso

Fascitis nodular
Fibromatosis
  Fibromatosis superficiales
  Fibromatosis profundas
Fibrosarcoma

• Tumores fibrohistiocíticos
Histiocitoma fibroso Dermatofibrosarcoma protuberans Histiocitoma fibroso maligno
• Tumores del músculo esquelético
Rabdomioma Rabdomiosarcoma
• Tumores del músculo liso
Leiomioma Tumores del músculo liso de potencial maligno incierto Leiomiosarcoma
• Tumores vasculares
Hemangioma Linfangioma Hemangioendotelioma Hemangiopericitoma Angiosarcoma
• Tumores de los nervios periféricos
Neurofibroma Schwannoma Tumores malignos de las vainas del nervio periférico
• Tumores de histogénesis incierta
Sarcoma sinovial Sarcoma alveolar de partes blandas Sarcoma epitelioide Tumor de células granulares

tes blandas) y el síndrome de Osler-Rendu-Weber (telangiectasia). Determinadas anomalías cromosómicas y desorganizaciones genéticas en estos síndromes aportan pistas importantes sobre la génesis de estas neoplasias. Incluso en los sarcomas de partes blandas esporádicos pueden detectarse anomalías cromosómicas características. Estas anomalías proporcionan indicios sobre la patogenia, además de servir como marcadores diagnósticos. Algunos tumores como el sarcoma de Ewing y el sarcoma sinovial se definen en último término por sus translocaciones.

Los tumores de partes blandas pueden surgir en cualquier localización, aunque aproximadamente el 40% de ellos aparece en las extremidades inferiores, y en especial en el muslo. Por lo general, la incidencia aumenta con la edad, aunque el 15% aparece en niños. Ciertos sarcomas tienden a aparecer en grupos de edad concretos, como por ejemplo los rabdomiosarcomas en los niños, los sarcomas sinoviales en los adultos jóvenes, y los liposarcomas y el histiocitoma fibroso maligno en los adultos de más edad.

Diversas características de los tumores de partes blandas influyen sobre el pronóstico:

- *Es primordial una clasificación histológica precisa.* Aunque la morfología celular y la disposición arquitectónica son importantes, estas características no son a menudo las más convenientes para diferenciar el tipo de sarcoma, en especial aquellos que están poco diferenciados. Consecuentemente, la inmunohistoquímica, la microscopía electrónica, la citogenética y la genética molecular son indispensables para asignar el diagnóstico correcto en algunos casos.
- *El grado del sarcoma es importante para predecir el comportamiento.* La asignación del grado, habitualmente de I a III, se basa en el grado de diferenciación, el promedio de mitosis por campo de gran aumento, la celularidad, el pleomorfismo y un cálculo de la extensión de la necrosis (presumiblemente un reflejo del ritmo de crecimiento). Los factores pronósticos más importantes son los recuentos mitóticos y la necrosis.
- *La estadificación ayuda a establecer el pronóstico.* En los tumores mayores de 20 cm las metástasis aparecen en el 80% de los casos; por el contrario, en los de 5 cm o menos, sólo aparecen en el 30%.
- Por lo general, los tumores que surgen en localizaciones superficiales (p. ej., la piel) tienen un mejor pronóstico que las lesiones asentadas más profundamente; en conjunto, la supervivencia de los sarcomas a los 10 años es de, aproximadamente, el 40%.

Una vez repasadas brevemente las características de fondo, nos centramos en los tumores individuales y en las lesiones seudotumorales; solamente se describen las más frecuentes. Algunos de los tumores de partes blandas se describen en otras secciones de este libro; anteriormente se han descrito algunos de los tumores articulares y del músculo esquelético. Los tumores de los nervios periféricos se incluyen brevemente en el Capítulo 23 y los tumores de origen vascular, como el sarcoma de Kaposi, en el Capítulo 11.

TUMORES ADIPOSOS

Lipoma

Los *lipomas* son tumores benignos del tejido adiposo y son los tumores de partes blandas más frecuentes en los adultos. La mayoría son lesiones solitarias; los lipomas múltiples suelen sugerir la presencia de síndromes autosómicos dominantes infrecuentes. Pueden subclasificarse en función de sus características histológicas (p. ej., convencional, miolipoma, de células fusiformes, mielolipoma, pleomórfico, angiolipoma), por las reordenaciones cromosómicas características, o por todas ellas. La mayoría de los lipomas son masas indoloras, móviles y de crecimiento lento (los angiolipomas pueden manifestarse con dolor local); la resección completa suele ser curativa.

Morfología

Los **lipomas convencionales** (el subtipo más frecuente) son masas blandas, amarillentas, bien encapsuladas, de adipocitos maduros; su tamaño puede ser sumamente variable. Histológicamente, consisten en adipocitos de tipo adulto maduros sin pleomorfismo.

Liposarcoma

Los *liposarcomas* son neoplasias malignas de adipocitos que suelen aparecer con mayor asiduidad a partir de la quinta o sexta décadas de la vida. La mayoría surge en partes blandas profundas o en localizaciones viscerales. El pronóstico de los liposarcomas está notablemente influido por el subtipo histológico; las variantes bien diferenciadas y mixoides tienden a crecer de forma bastante indolente y tienen un pronóstico más favorable que las variantes pleomórficas y de células redondas más agresivas, que tienden a recidivar después de la resección y metastatizan en los pulmones. En los liposarcomas bien diferenciados suele detectarse habitualmente una amplificación de una región del 12q; esta región contiene el gen *MDM2*, cuyo producto se une e inactiva a la proteína p53. Una translocación cromosómica t(12;16) se asocia a los liposarcomas mixoides y a algunos casos de liposarcomas de células redondas; el reordenamiento afecta a un factor de transcripción que desempeña una función importante en la diferenciación de los adipocitos normales.

Morfología

Los liposarcomas se manifiestan como lesiones relativamente bien circunscritas. Se han reconocido varios subtipos histológicos diferentes, incluidas dos variantes de bajo grado, el **liposarcoma bien diferenciado** y el **liposarcoma mixoide**, caracterizado este último por la presencia de una matriz extracelular mucoide abundante. Algunas lesiones bien diferenciadas pueden ser difíciles de distinguir histológicamente de los lipomas, mientras que los tumores escasamente diferenciados pueden parecerse a varias neoplasias de alto grado. En la mayoría de los casos, hay células indicativas de diferenciación grasa. Dichas células se conocen como **lipoblastos**; recuerdan células grasas fetales con vacuolas lipídicas citoplásmicas que festonean el núcleo (Fig. 21-27).

TUMORES FIBROSOS Y LESIONES SEUDOTUMORALES

Las proliferaciones de tejido fibroso son un grupo heterogéneo de lesiones. A un extremo del espectro se sitúa la *fascitis nodular*, que no es un tumor verdadero sino una proliferación reactiva que se resuelve espontáneamente. En el otro extremo están los *fibrosarcomas*, neoplasias sumamente malignas que tienden a recidivar localmente y pueden metastatizar. Las *fibromatosis* caen aproximadamente en la zona media del espectro; se consideran lesiones benignas, aunque no obstante muestran un crecimiento local persistente y pueden desafiar abiertamente a una resección quirúrgica adecuada. Distinguir estas lesiones requiere mucha habilidad y experiencia por parte del anatomopatólogo.

Proliferaciones reactivas

Fascitis nodular

La fascitis nodular es una proliferación fibroblástica reactiva autolimitada que aparece típicamente en los adultos en la cara palmar del antebrazo, seguido en frecuencia del tórax y la espalda. Los pacientes acuden característicamente con una historia de varias semanas de una masa solitaria de crecimiento rápido, en ocasiones dolorosa. En el 10 al 15% de los casos existe un antecedente traumático. Las lesiones de la fascitis nodular rara vez recidivan tras la resección.

Morfología

Característicamente, la lesión tiene varios centímetros de tamaño en su eje más largo y un aspecto nodular con márgenes poco definidos. Histológicamente, muestra una gran celularidad y consta de fibroblastos hinchados de aspecto inmaduro dispuestos al azar en una estroma mixoide abundante (Fig. 21-28). El tamaño y la forma (fusiforme a estrellada) de las células es variable, y muestran nucléolos claramente visibles con numerosas mitosis.

Miositis osificante

La miositis osificante se diferencia de otras proliferaciones fibroblásticas por la presencia de *hueso metaplásico*. Suele desarrollarse en los músculos proximales de las extremidades en adolescentes deportistas y adultos jóvenes después de un

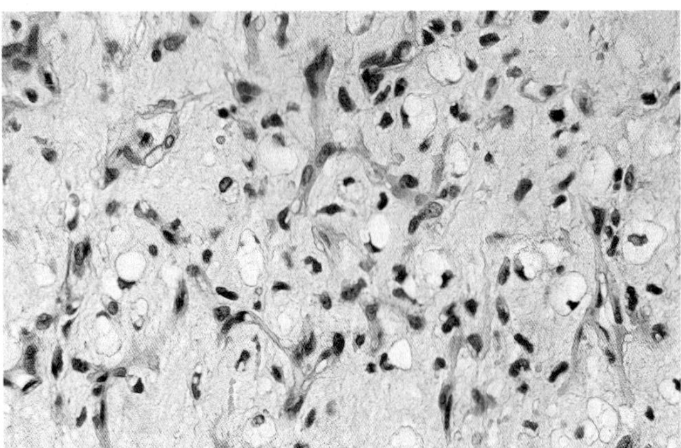

Figura 21-27

Liposarcoma mixoide. Adipocitos de aspecto adulto y otros más primitivos con vacuolas lipídicas (*lipoblastos*) dispersos en una matriz mixoide abundante.

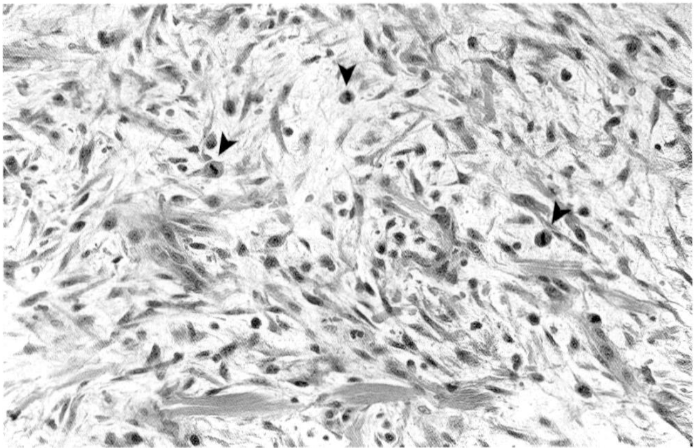

Figura 21-28

Fascitis nodular. Una lesión muy celular compuesta por células fusiformes hinchadas orientadas al azar y rodeadas de estroma mixoide. Obsérvese la actividad mitótica abundante (*puntas de flecha*).

traumatismo. La zona afectada está inicialmente tumefacta y dolorosa, y evoluciona finalmente a una masa indolora y dura bien delimitada. Es de suma importancia distinguir la lesión del osteosarcoma extraesquelético. La resección simple de la miositis osificante suele ser curativa.

Fibromatosis

Las fibromatosis son un grupo de proliferaciones fibroblásticas que se caracterizan por su tendencia a crecer de forma infiltrante y en muchos casos, a recidivar tras la resección quirúrgica. Aunque algunas lesiones muestran un *comportamiento agresivo localmente, no metastatizan*. Las fibromatosis se dividen en dos grupos clinicopatológicos fundamentales: superficiales y profundas.

- Las *fibromatosis superficiales* se desarrollan en las fascias superficiales y abarcan entidades como la fibromatosis palmar (*contractura de Dupuytren*) y la fibromatosis peneana (*enfermedad de Peyronie*). Las lesiones superficiales se distinguen genéticamente de sus parientes de asentamiento profundo y por lo general son más inocuas (pueden asociarse a la trisomía 3 u 8); también llaman la atención antes por la deformidad que ocasionan en la estructura comprometida.
- Las *fibromatosis profundas* corresponden a los denominados *tumores desmoides* que surgen en la pared abdominal y en los músculos del tronco y las extremidades, y en el interior del abdomen (paredes mesentérica y pélvica). Pueden ser lesiones aisladas o bien un componente del *síndrome de Gardner*, un trastorno autosómico dominante en el que se incluyen los pólipos adenomatosos colónicos y los osteomas. En la mayoría de estos tumores suele haber mutaciones en los genes *APC* o de β-catenina. Las fibromatosis profundas tienen tendencia a crecer con agresividad local y recidivan después de la resección.

Morfología

Estos tumores son masas infiltrantes escasamente delimitadas de consistencia firme o elástica y de color blanco grisáceo de 1 a 15 cm en su eje mayor. Histológicamente, las fibromatosis están compuestas de células regordetas dispuestas en fascículos amplios que penetran en los tejidos adyacentes; las mitosis son infrecuentes. Las técnicas inmunohistoquímicas y ultraestructurales confirman que estas células son, probablemente, **miofibroblastos**. Algunas lesiones pueden mostrar una celularidad moderada, sobre todo en las primeras etapas de su evolución, mientras que otras, y en especial las fibromatosis superficiales, contienen una gran cantidad de colágeno denso.

Aparte de causar desfiguración o discapacidad, las fibromatosis provocan dolor en determinados casos. Pueden curarse mediante una resección apropiada, aunque con frecuencia recidivan cuando la resección es incompleta. Algunos tumores responden a tamoxifeno, y en otras ocasiones son eficaces la quimioterapia o la radiación. Los casos inusuales de metástasis probablemente representan diagnósticos erróneos de un fibrosarcoma original.

Fibrosarcoma

Los fibrosarcomas son neoplasias malignas compuestas de fibroblastos. La mayoría aparece en los adultos, y de forma típica en los tejidos profundos del muslo, la rodilla y el espacio retroperitoneal. Tienen tendencia a crecer lentamente y por lo general han estado presentes durante años en el momento del diagnóstico. Al igual que con otros sarcomas, los fibrosarcomas suelen recidivar localmente después de la resección (> 50% de los casos) y pueden metastatizar por vía hematógena (> 25% de los casos), habitualmente a los pulmones.

Morfología

Los fibrosarcomas son masas infiltrantes blandas no encapsuladas que se acompañan a menudo de áreas de hemorragia y necrosis. Las lesiones mejor diferenciadas pueden aparecer engañosamente encapsuladas. El examen histológico pone de relieve todos los grados de diferenciación, desde tumores que se parecen mucho a las fibromatosis, pasando por lesiones densamente empaquetadas con células fusiformes que crecen a modo de espiga (Fig. 21-29), hasta neoplasias de gran celularidad con desarreglo arquitectónico, pleomorfismo, mitosis frecuentes y necrosis.

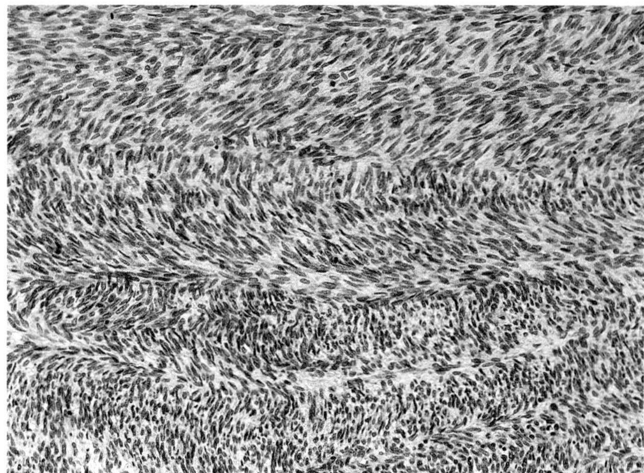

Figura 21-29

Fibrosarcoma. Células fusiformes malignas dispuestas en un patrón en espiga.

TUMORES FIBROHISTIOCÍTICOS

Los tumores fibrohistiocíticos están compuestos por una mezcla de fibroblastos y células fagocíticas cargadas de lípidos que se parecen a macrófagos activados. Lo más probable es que, en muchos casos, las células neoplásicas sean fibroblastos. No obstante, un análisis inmunohistoquímico detallado confirma que un número significativo de dichos tumores deriva realmente de otros tipos celulares. Consecuentemente, el término «*fibrohistiocítico*», en especial en lo que se refiere a las variantes malignas, debe considerarse descriptivo, sin denotar necesariamente un origen celular específico. Estos tumores abarcan una amplia gama de patrones histológicos y de comportamientos biológicos, desde lesiones benignas autolimitadas hasta sarcomas de alto grado.

Histiocitoma fibroso benigno (dermatofibroma)

Los dermatofibromas son lesiones benignas relativamente frecuentes en los adultos que aparecen en forma de nódulos móviles pequeños (< 1 cm) y circunscritos en la dermis o el tejido subcutáneo. Histológicamente consisten en células fusiformes sin atipia entrecruzadas y mezcladas con células seudohistiocíticas espumosas y ricas en lípidos. Los bordes de las lesiones tienden a ser infiltrantes, si bien no se produce una invasión local extensa. Se curan mediante una resección simple. La patogenia de estas lesiones es incierta.

Histiocitoma fibroso maligno

El término «*histiocitoma fibroso maligno*» (HFM) se aplica, en líneas generales, a una variedad de sarcomas de partes blandas caracterizados por un pleomorfismo citológico considerable, por la presencia de células multinucleadas atípicas y por una arquitectura estoriforme (Fig. 21-30). A pesar del nombre, el fenotipo de muchos de estos tumores es fibroblástico y no histiocítico. No obstante, también es importante señalar que varios tumores diagnosticados como HFM muestran en realidad marcadores de células de otro origen (p. ej., células de músculo liso, adipocitos, células de músculo esquelético) y, por lo tanto, es más apropiado clasificarlos como leiomiosarcomas, liposarcomas, etc. Por otra parte, algunos tumores designados como HFM están tan poco diferenciados que no expresan ningún fenotipo precursor discernible. Consecuentemente, cualquier debate de los comportamientos o características «típicas» se confunde por la colección extremadamente heterogénea de tumores que tienen este mismo aspecto histológico general. De hecho, si se puede establecer una célula de origen, los tumores tienden a comportarse de la misma forma que el resto de la misma clase. Una vez dicho esto, los HFM que muestran diferenciación fibroblástica suelen ser masas no encapsuladas de gran tamaño (de 5 a 20 cm) de un color blanco grisáceo que aparecen a menudo engañosamente delimitadas. Suelen aparecer en la musculatura de las extremidades proximales o en el retroperitoneo. La mayoría son sumamente agresivos, recidivan a menos que se resequen ampliamente y su índice de metástasis oscila entre el 30 y el 50%.

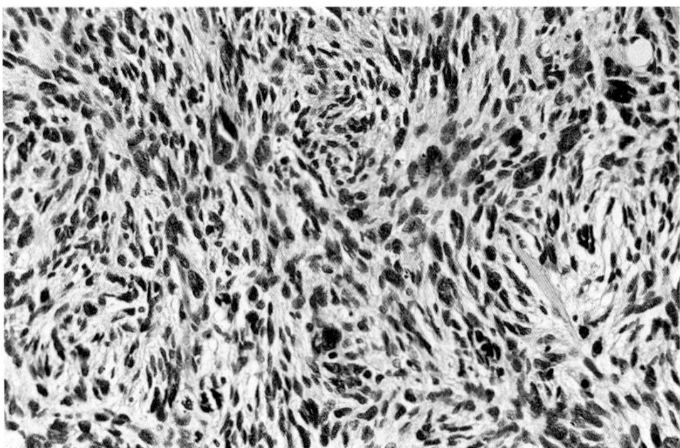

Figura 21-30

Histiocitoma fibroso maligno. Se aprecian fascículos de células fusiformes hinchadas en un patrón arremolinado (estoriforme). (Cortesía del doctor J. Corson, Brigham and Women's Hospital, Boston, Massachusetts.)

TUMORES DEL MÚSCULO LISO

Leiomioma

Los tumores benignos del músculo liso o *leiomiomas* son neoplasias frecuentes bien delimitadas que pueden surgir a partir de células del músculo liso en cualquier parte del cuerpo, pero sobre todo en el útero (v. Capítulo 19).

Leiomiosarcoma

Los leiomiosarcomas abarcan del 10 al 20% de los sarcomas de partes blandas. Aparecen en los adultos y con mayor frecuencia en las mujeres. Las localizaciones más frecuentes son la piel y las partes blandas profundas de las extremidades y el retroperitoneo. Lo más habitual es que aparezcan como masas firmes e indoloras; los tumores retroperitoneales pueden ser de gran tamaño y voluminosos y dan lugar a síntomas abdominales. Histológicamente, muestran células fusiformes con núcleos en forma de cigarro dispuestos en fascículos entrecruzados. El tratamiento depende del tamaño, localización y grado del tumor. Los leiomiosarcomas superficiales o cutáneos suelen ser pequeños y su pronóstico es bueno, mientras que los tumores retroperitoneales son grandes, no pueden resecarse por completo y provocan la muerte por extensión local y diseminación metastásica.

SARCOMA SINOVIAL

Inicialmente se creía que el sarcoma sinovial procedía de la sinovial; sin embargo, no está claro cuál es la célula original, pero lo cierto es que en la mayoría de los casos *no* es un sinoviocito. Menos del 10% de los sarcomas sinoviales son intraarticulares, lo cual refleja su origen extraarticular. Los sarcomas sinoviales son los responsables de, aproximadamente, el 10% de todos los sarcomas de partes blandas, y aparecen típicamente en los individuos de 20 a 40 años. La mayoría se desarrolla en partes blandas profundas alrededor de articulaciones grandes de las extremidades, con un 60 al 70% alrededor de la rodilla; muchos llevan años de evolución en el momento de manifestarse clínicamente. La mayor parte de los sarcomas sinoviales muestra una translocación característica t(X;18) que produce un producto de fusión combinando el gen *SYT* (que codifica un factor de transcripción) con el gen *SSX1 o SSX2* (que codifican inhibidores de la transcripción). El tipo de translocación específico guarda relación con el pronóstico.

Morfología

Histológicamente, los sarcomas sinoviales pueden ser bifásicos o monofásicos. Los sarcomas sinoviales **bifásicos** clásicos muestran diferenciación de las células tumorales tanto hacia células seudoepiteliales como hacia células fusiformes. Las células epiteliales son cúbicas o cilíndricas y forman glándulas o crecen en hileras sólidas o agregados. Las células fusiformes están dispuestas en fascículos densamente celulares que rodean las células epiteliales (Fig. 21-31). Muchos sarcomas sinoviales son **monofásicos**, es decir, compuestos por células fusiformes o, con menor frecuencia, únicamente por células epiteliales. Las lesiones compuestas exclusivamente por célu-

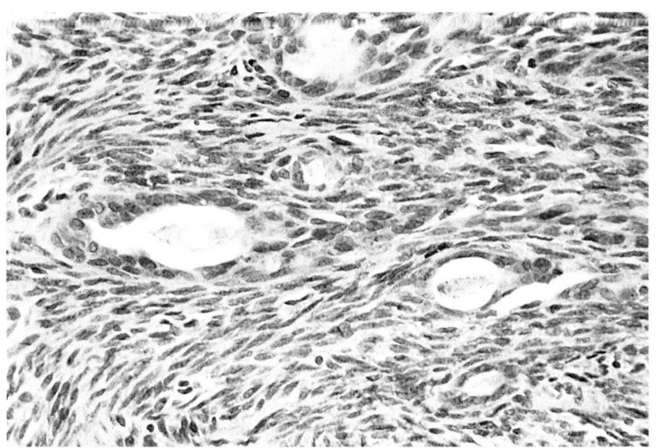

Figura 21-31

Sarcoma sinovial que muestra un patrón bifásico clásico con células fusiformes y un aspecto histológico seudoglandular.

las fusiformes pueden confundirse fácilmente con fibrosarcomas o tumores malignos de la vaina nerviosa periférica. La inmunohistoquímica es de gran ayuda, ya que las células tumorales son positivas para la queratina y el antígeno de membrana epitelial, diferenciándolas de la mayoría del resto de sarcomas.

Los sarcomas sinoviales se tratan radicalmente con cirugía de preservación de la extremidad y quimioterapia. Las localizaciones metastásicas frecuentes son el pulmón, el hueso y los ganglios linfáticos regionales. La supervivencia a los 5 años oscila entre el 25 y el 62%, y únicamente del 10 al 30% vive más de 10 años.

BIBLIOGRAFÍA

Chakkalakal JV, et al: Molecular, cellular, and pharmacological therapies for Duchenne/Becker muscular dystrophies. FASEB J 19:880, 2005. *[Sinopsis amplia y valoración de las alternativas terapéuticas para este tipo de trastornos.]*

Chitnis T, Khoury SJ: Immunologic neuromuscular disorders. J Allergy Clin Immunol 111:S659, 2003. *[Excelente revisión de la patogenia, el diagnóstico y los tratamientos de numerosos trastornos neuromusculares autoinmunitarios como los síndromes miasténicos.]*

DiCaprio MR, Enneking WF: Fibrous dysplasia. Pathophysiology, evaluation, and treatment. J Bone Joint Surg Am 87:1848, 2005. *[Sinopsis reciente de la displasia fibrosa monostótica y poliostótica, incluyendo su patogenia.]*

DiMauro S, Gurgel-Giannetti J: The expanding phenotype of mitochondrial myopathy. Curr Opin Neurol 18:538, 2005. *[Sinopsis preciosa de los avances recientes en el conocimiento de las miopatías mitocondriales.]*

Dos Santos NR, et al: Molecular mechanisms underlying human synovial sarcoma development. Genes Chromosomes Cancer 30:1, 2001. *[Revisión informativa de las aberraciones moleculares asociadas a la translocación cromosómica t(X;18) asociada al sarcoma sinovial y sus relaciones con los patrones histológicos y el comportamiento clínico.]*

Ellman MH, Becker MA: Crystal-induced arthropathies: recent investigative advances. Curr Opin Rheumatol 18:249, 2006. *[Excelente resumen de los avances recientes en los conocimientos de la biología molecular y celular que subyacen en la gota y la seudogota.]*

Felson DT: Risk factors for osteoarthritis: understanding joint vulnerability. Clin Orthop Relat Res 427(Suppl):S16, 2004. *[Resumen de la epidemiología de la artrosis y las funciones que desempeñan la situación hormonal, los factores genéticos, la nutrición y los factores mecánicos en su desarrollo.]*

Fletcher JA: Molecular biology and cytogenetics of soft-tissue sarcomas: relevance for targeted therapies. Cancer Treat Res 120:99, 2004. *[Una buena sinopsis de los tumores de partes blandas.]*

Gatchel JR, Zoghbi HY: Diseases of unstable repeat expansion: mechanisms and common principles. Nat Rev Genet 6:743, 2005. *[Revisión integral de todas estas enfermedades, como la distrofia miotónica.]*

Janknecht R: EWS-ETS oncoproteins: the linchpins of Ewing tumors. Gene 363:1, 2005. *[Excelente resumen de las bases moleculares del sarcoma de Ewing.]*

Lane NE: Epidemiology, etiology, and diagnosis of osteoporosis. Am J Obstet Gynecol 194:S3, 2006. *[Una revisión integral, actualizada, de numerosos aspectos clínicos de la osteoporosis posmenopáusica.]*

Luyten FP: Mesenchymal stem cells in osteoarthritis. Curr Opin Rheumatol 16:599, 2004. *[Revisión sucinta y que invita a la reflexión sobre la función de las células pluripotenciales mesenquimales en la patogenia y el tratamiento de la artrosis.]*

Mankin HJ, Hornicek FJ: Diagnosis, classification, and management of soft tissue sarcomas. Cancer Control 12:5, 2005. *[Sinopsis de un tema extenso; existen libros de texto dedicados por completo a estos tumores relativamente infrecuentes.]*

McNally EM, Pytel P: Muscle diseases: The muscular dystrophies. Annual Review of Pathology: Mechanisms of Disease, Vol. 2:87, 2007.

Millington-Ward S, et al: Emerging therapeutic approaches for osteogenesis imperfecta. Trends Mol Med 11:299, 2005. *[Estimulante sinopsis sobre los tratamientos genéticos más recientes para la osteogénesis imperfecta.]*

Mondry A, et al: Bone and the kidney: a systems biology approach to the molecular mechanisms of renal osteodystrophy. Curr Mol Med 5:489, 2005. *[Descripción bien escrita sobre la interacción del riñón y el hueso en las osteopatías metabólicas.]*

Potts JT: Parathyroid hormone: past and present. J Endocrinol 187:311, 2005. *[Excelente revisión de la hormona paratiroidea y su función en la reabsorción ósea y su potencial para el tratamiento de la osteoporosis.]*

Roodman GD, Windle JJ: Paget disease of bone. J Clin Invest 115:200, 2005. *[Magnífica revisión sobre las vías patógenas virales e inflamatorias en la enfermedad de Paget.]*

Sandberg AA: Cytogenetics and molecular genetics of bone and soft-tissue tumors. Am J Med Genet 115:189, 2002. *[Resumen sucinto de las alteraciones citogenéticas en una serie de tumores de partes blandas.]*

Sandberg AA: Genetics of chondrosarcoma and related tumors. Curr Opin Oncol 16:342, 2004. *[Buena revisión de las anomalías genéticas conocidas en estos tumores.]*

Steere AC, Glickstein L: Elucidation of Lyme arthritis. Nat Rev Immunol 4:143, 2004. *[Actualización del componente de artritis de la enfermedad por la persona que describió originariamente la enfermedad de Lyme.]*

Tolar J, et al: Osteopetrosis. N Engl J Med 351:2839, 2004. *[Revisión del trastorno que merece la pena leer.]*

Uitterlinden AG, et al: Genetics and biology of vitamin D receptor polymorphisms. Gene 338:143, 2004. *[Revisión erudita de los polimorfismos de la vitamina D y sus efectos sobre el metabolismo del hueso.]*

Ulrich-Vinther M, et al: Articular cartilage biology. J Am Acad Orthop Surg 11:421, 2003. *[Revisión orientada clínicamente sobre la biología general del cartílago articular y las estrategias terapéuticas para la artrosis.]*

Wada T, et al: RANKL-RANK signaling in osteoclastogenesis and bone disease. Trends Mol Med 12:17, 2006. *[Buena revisión de los mecanismos de activación de los osteoclastos y la función de dichas vías en la enfermedad.]*

Wang LL: Biology of osteogenic sarcoma. Cancer J 11:294, 2005. *[Generalidades recientes de las bases genéticas y anatomopatológicas del osteosarcoma.]*

Xia SJ, et al: Molecular pathogenesis of rhabdomyosarcoma. Cancer Biol Ther 1:97, 2002. *[Descripción erudita de la translocación genética PAX3-FKHR en los rabdomiosarcomas.]*

Capítulo 22

Piel

ALEXANDER J.F. LAZAR, MD, PhD*

Los trastornos cutáneos son sumamente frecuentes y abarcan desde el acné irritante hasta el melanoma potencialmente mortal. Muchos de estos trastornos cutáneos son intrínsecos de la piel, pero algunos son manifestaciones de una enfermedad generalizada. Dentro de este último grupo están el lupus eritematoso sistémico (LES), el síndrome de inmunodeficiencia adquirida (p. ej., sarcoma de Kaposi) y síndromes genéticos como la neurofibromatosis y el síndrome de Muir-Torre. Así pues, la piel proporciona una ventana de accesibilidad incomparable para el reconocimiento de numerosos y variados trastornos.

La piel no es meramente un manto protector pasivo sino un órgano complejo, el más grande del cuerpo, con una serie de acontecimientos celulares y moleculares que gobiernan las relaciones con el medio externo. Está bañada constantemente por antígenos microbianos y no microbianos que son procesados por células dendríticas de Langerhans derivadas de la médula ósea, las cuales comunican a su vez con el sistema inmunitario, migrando hasta los ganglios linfáticos regionales. Las células escamosas (queratinocitos) ayudan a mantener la homeostasia cutánea gracias a que secretan una plétora de citocinas que no sólo regulan las interacciones entre las células epidérmicas, sino que difunden hacia el microambiente dérmico e influyen en éste. La dermis contiene linfocitos T CD4+ colaboradores y CD8+ citotóxicos; parte de estos linfocitos T se hospedan selectivamente en la piel en virtud de receptores residentes, denominados antígenos linfocitarios cutáneos (ALC). La epidermis contiene linfocitos intraepiteliales, incluyendo linfocitos γ/δ. Todas estas células son fuentes abundantes de citocinas. La respuesta tisular local que concierne a estos linfocitos T y citocinas es la responsable de los patrones microscópicos y de las expresiones clínicas de la enfermedad inflamatoria e infecciosa cutánea. Estos patrones pueden reconocerse e interpretarse a través del microscopio en manos de un observador con experiencia.

*El autor agradece a los profesores Ronald Rapini y Robert Jordan y al Department of Dermatology de la University of Texas Medical School en Houston la gran cantidad de fotografías clínicas aportadas para este capítulo. También agradece las contribuciones del doctor George Murphy a este capítulo en ediciones previas.

Este capítulo se centra en las enfermedades de la piel más frecuentes e ilustrativas. La dermatopatología es una especialidad inigualable por su estrecha relación con los clínicos (en concreto con los dermatólogos, que pasan una cantidad de tiempo considerable estudiando la patología de la piel durante su formación) y su dependencia de la presentación clínica y de los antecedentes para poder establecer un diagnóstico. En efecto, la valoración clínica de la afección de la piel del paciente se lleva a cabo mediante el examen macroscópico que más tarde se relaciona con los datos microscópicos para poder llegar a un diagnóstico. Las enfermedades de la piel pueden resultar desconcertantes, ya que los dermatólogos y los dermatopatólogos comparten una terminología amplia y relativamente específica, infrecuentemente utilizada para describir lesiones en otros tejidos. A continuación definiremos algunos de los términos más comunes, ya que su conocimiento y el de las afecciones dermatológicas constituyen la base para poder comprender y comunicarse con claridad.

Términos macroscópicos

Mácula: área plana, circunscrita, de cualquier tamaño, que se distingue de la piel que la rodea por su coloración.
Pápula: área sólida sobreelevada de un diámetro de 5 mm o menos.
Nódulo: área sólida sobreelevada de un diámetro de 5 mm o más.
Placa: área sobreelevada, aplanada en su parte más alta, cuyo tamaño suele ser mayor de 5 mm.
Vesícula: área sobreelevada rellena de líquido de un diámetro de 5 mm o menos.
Ampolla: área sobreelevada rellena de líquido de un diámetro de 5 mm o más; una vesícula grande.
Los anglosajones utilizan el término ***blister*** para referirse coloquialmente a las vesículas o ampollas.
Pústula: área sobreelevada y discreta rellena de pus.
Escama: excrecencia córnea, seca, parecida a una placa; suele ser el resultado de una queratinización imperfecta.
Liquenificación: piel engrosada y áspera caracterizada por unos márgenes cutáneos prominentes; suele ser el resultado de roces repetidos en personas susceptibles (ver «Liquen simple crónico»).
Excoriación: lesión traumática caracterizada por un resquebrajamiento de la epidermis que da lugar a una zona lineal en carne viva secundaria habitualmente al rascado.

Términos microscópicos

Hiperqueratosis: hiperplasia del estrato córneo, asociada a menudo a una anomalía cualitativa de la queratina.
Paraqueratosis: modos de queratinización caracterizados por la retención de núcleos en el estrato córneo; la paraqueratosis es normal en las membranas mucosas.
Acantosis: hiperplasia epidérmica que afecta preferentemente al estrato espinoso.
Disqueratosis: queratinización anormal prematura que aparece en forma de células individuales o grupos de células por debajo del estrato granuloso.
Acantólisis: pérdida de las conexiones intercelulares que da lugar a una pérdida de cohesión entre los queratinocitos.
Papilomatosis: hiperplasia de la dermis papilar con elongación y/o ensanchamiento de las papilas dérmicas.
Lentiginoso: hace referencia a un patrón lineal de proliferación de melanocitos en el interior de la capa celular basal epidérmica; la hiperplasia melanocítica lentiginosa puede aparecer como un cambio reactivo o como parte de una neoplasia de melanocitos.
Espongiosis: edema intercelular de la epidermis.

DERMATOSIS INFLAMATORIAS AGUDAS

Existen, literalmente, miles de dermatosis inflamatorias específicas, de ahí que las variantes clínicas y la nomenclatura constituyan un reto en cualquiera de las etapas de la formación. Por lo general, las lesiones agudas duran días o semanas y se caracterizan por inflamación (a diferencia de otros tejidos, suelen estar marcadas con células mononucleares en lugar de neutrófilos y se definen como agudas por la evolución limitada de su curso natural), edema y, en ocasiones, lesiones epidérmicas, vasculares o subcutáneas. Algunas lesiones agudas pueden persistir y sufren una transición a una fase crónica, mientras que otras remiten espontáneamente de forma característica y nunca progresan.

Urticaria

La urticaria es un trastorno frecuente mediado por una *desgranulación localizada de mastocitos que da lugar a una hiperpermeabilidad microvascular dérmica*. Como consecuencia aparecen placas eritematosas, edematosas y pruriginosas denominadas *habones*.

Patogenia. En la mayoría de los casos la urticaria se debe a una liberación de mediadores vasoactivos inducida por antígenos desde los gránulos de los mastocitos mediante la sensibilización con anticuerpos de inmunoglobulina E (IgE) específica (hipersensibilidad tipo I; Capítulo 5). Esta desgranulación dependiente de la IgE puede producirse después de la exposición a una serie de antígenos como pólenes, alimentos, fármacos y venenos de insectos. La urticaria independiente de la IgE puede ser secundaria a sustancias que incitan directamente la desgranulación de los mastocitos, como los opioides y ciertos antibióticos. En la inmensa mayoría de los casos no se ha descubierto ninguna causa clínica a pesar de que se ha investigado profusamente. El edema angioneurótico hereditario se debe a un déficit congénito del inhibidor de la esterasa C1 que produce una activación incontrolada de los primeros componentes del sistema del complemento (Capítulo 2). La urticaria resultante afecta a los labios, la garganta, los párpados, los genitales y las zonas distales de las extremidades. La afectación de la laringe puede ser peligrosa, ya que puede comprometerse la permeabilidad de las vías respiratorias.

Morfología

Los rasgos histológicos de la urticaria a menudo son sutiles, con un infiltrado superficial sumamente escaso de células mononucleares alrededor de las vénulas y en raras ocasiones algunos neutrófilos entremezclados. También puede haber eosinófilos dispersos. El edema dérmico superficial da lugar a haces de colágeno ampliamente separados. La desgranulación de los mastocitos, que en condiciones normales se encuentran alrededor de las vénulas dérmicas superficiales, a menudo no es prominente en las tinciones de hematoxilina-eosina habituales, si bien puede destacarse mediante la tinción de Giemsa.

Características clínicas. La urticaria aparece, por lo general, entre los 20 y los 40 años. Las lesiones individuales aparecen y desaparecen en cuestión de horas (habitualmente < 24 horas), pero los episodios pueden persistir durante días o incluso meses. Las lesiones persistentes se deben, a veces, a vasculitis urticarial asociada con daño vascular transitorio. Las lesiones pueden ir desde pápulas pequeñas pruriginosas hasta placas edematosas de gran tamaño con eritema secundarias a una dilatación vascular superficial. El aumento de la permeabilidad vascular conduce a un edema dérmico localizado. Puede aparecer en cualquier área expuesta a presión, como el tronco, las zonas distales de las extremidades y las orejas. Por lo general, esta afección es mucho más irritante y molesta que potencialmente mortal, y en los casos más graves se trata con antihistamínicos o corticoides.

Dermatitis eccematosa aguda

El *eccema* es un término clínico que abarca una serie de afecciones con etiologías subyacentes diferentes que se caracterizan por *lesiones papulovesiculosas exudativas y costrosas* de color rojizo en la fase inicial. El grado de estos cambios varía según el subtipo clínico. Al persistir, las lesiones evolucionan a *placas escamosas* sobreelevadas. Las diferencias clínicas permiten clasificar las dermatitis eccematosas en: 1) dermatitis de contacto alérgico; 2) atópicas; 3) eccematosas relacionadas con fármacos; 4) fotoeccematosas, y 5) irritantes primarias. La mayor parte de estos tipos se resuelven por completo una vez que se elimina el estímulo etiológico o se limita la exposición a él, lo que resalta la importancia que tiene la investigación de la causa subyacente. Aquí comentaremos solamente el tipo más frecuente, la dermatitis de contacto.

Patogenia. Tras la exposición inicial a un agente de contacto sensibilizante ambiental, las proteínas propias modificadas por el agente son procesadas por las células de Langerhans epidérmicas que migran a continuación hasta los ganglios linfáticos de drenaje y presentan el antígeno a los linfocitos T del paciente. Esta sensibilización da lugar a la adquisición de memoria inmunológica; al volver a exponerse al antígeno, los linfocitos CD4+ sensibilizados migran hasta los focos de piel afectados. Aquí liberan citocinas que reclutan otras células inflamatorias, y median el daño epidérmico como en cualquier reacción de hipersensibilidad tardía (Capítulo 5).

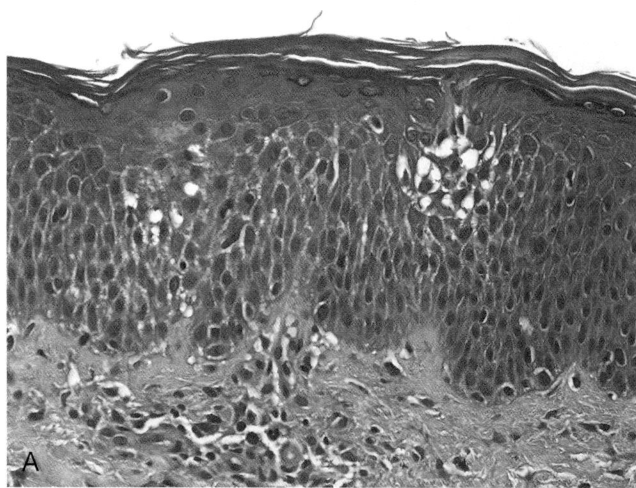

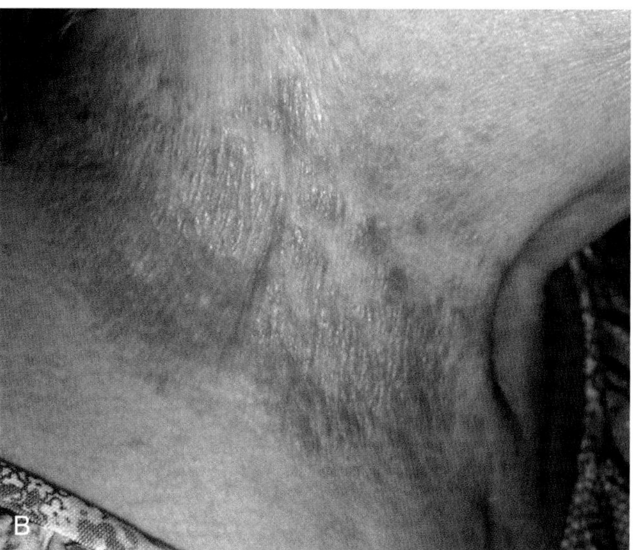

Figura 22-1

Dermatitis eccematosa. **A**, la acumulación de líquido entre las células epidérmicas da lugar a espongiosis, que puede evolucionar a vesículas pequeñas si las conexiones intercelulares se separan hasta que se rompen de ahí el término dermatitis espongiótica. **B**, obsérvese el eritema y las escamas asociados a la dermatitis de contacto por níquel como consecuencia del collar que llevaba esta mujer.

Morfología

Espongiosis. La acumulación de líquido edematoso en el interior de la epidermis caracteriza todas las formas de dermatitis eccematosa aguda, de ahí el nombre de «**dermatitis espongiótica**». El edema se filtra entre los espacios intercelulares de la epidermis separando los queratinocitos. Los puentes intercelulares se estiran y se visualizan mejor, dándole al conjunto un aspecto «esponjoso» (Fig. 22-1A). Esto se acompaña de un infiltrado linfocítico perivascular superficial, edema dérmico papilar y desgranulación de los mastocitos. Puede haber eosinófilos, sobre todo en las erupciones espongióticas provocadas por fármacos, pero en general no hay rasgos específicos para distinguir las diferentes etiologías del eccema, por lo que se requiere una correlación clínica cuidadosa.

Características clínicas. Las lesiones de la dermatitis eccematosa aguda son placas exudativas, pruriginosas (irritantes) y edematosas que a menudo contienen vesículas y ampollas. Cuando persiste la estimulación del antígeno, las lesiones pueden adquirir un aspecto escamoso progresivo (hiperqueratósico) a medida que la epidermis va engrosándose (acantosis) y puede cronificarse. Algunos de estos cambios también se deben al rascado o al roce de la lesión (ver «Liquen simple crónico»). Las causas clínicas del eccema se dividen a veces en problemas «externos» o «internos» –enfermedad secundaria a la aplicación externa de un antígeno (como una sustancia venenosa) o a la reacción ante un antígeno circulante interno (como un alimento ingerido o un fármaco).

La susceptibilidad a la dermatitis atópica a menudo es congénita y esta variedad puede ser más crónica, aunque en ocasiones mejora con la edad. Los individuos atópicos a menudo padecen también de asma (Capítulo 5), siendo quizás otra expresión de un sistema inmunitario irritable e hiperactivo.

Eritema polimorfo o multiforme

El eritema multiforme es un trastorno infrecuente, generalmente de resolución espontánea, que parece ser una *respuesta de hipersensibilidad a ciertas infecciones y fármacos*. Entre los antecedentes infecciosos están aquellos provocados por herpes simple, micoplasmas y hongos como *Histoplasma capsulatum* y *Coccidioides imitis*. Entre los fármacos implicados están sulfamidas, penicilina, salicilatos, hidantoínas y antipalúdicos. Los pacientes desarrollan una gama amplia de *lesiones «polimorfas» como máculas, pápulas, vesículas y ampollas, así como la lesión característica que consiste en una mácula o pápula rojiza con una vesícula pálida o una zona central erosionada* (Fig. 22-2A).

Patogenia. Las lesiones del eritema polimorfo se deben a la acción de linfocitos T citotóxicos cutáneos ACL positivos que se concentran en la porción central de las lesiones, mientras que los linfocitos CD4+ colaboradores y las células de Langerhans predominan más en la periferia eritematosa elevada.

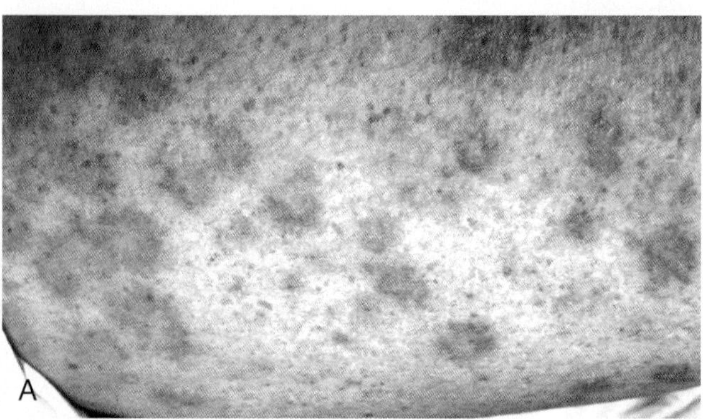

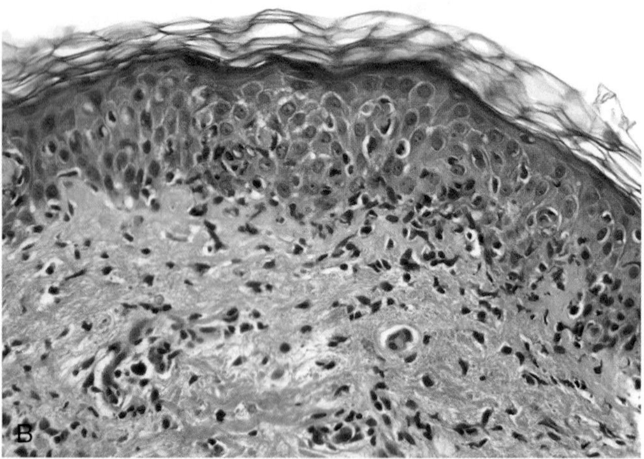

Figura 22–2

Eritema multiforme. **A**, las lesiones muestran una zona central de decoloración rosa oscuro a grisácea que se correlaciona con necrosis epidérmica o formación precoz de ampollas, rodeada de un reborde rosa rojizo que produce el aspecto en diana característico del eritema polimorfo menor. **B**, las lesiones tempranas muestran linfocitos alineados a lo largo de la unión dermoepidérmica con afectación de las células epidérmicas basales como consecuencia de la acción citotóxica. Se trata de una dermatitis de interfase (hay una destrucción de células en la interfase entre la dermis y la epidermis), pero carece de las características crónicas observadas en el liquen plano que se describe más adelante.

Las células citotóxicas dirigidas contra el fármaco o el microbio instigador responden presumiblemente a antígenos de reactividad cruzada de la capa de células basales de la piel y las mucosas y lesionan dichos tejidos.

Morfología

Las primeras lesiones muestran un infiltrado linfocítico perivascular superficial asociado a edema y linfocitos dispuestos a lo largo de la unión dermoepidérmica en íntima asociación con queratinocitos degenerados (Fig. 22-2B). Con el tiempo, aparecen zonas discretas y confluentes de necrosis epidérmica basal con la formación consiguiente de ampollas. En las variantes más raras y graves de la enfermedad, la necrosis epidérmica tóxica, la necrosis se extiende a través de todo el grosor de la epidermis.

Características clínicas. El eritema polimorfo se manifiesta con grados de intensidad sumamente variables. Las variantes asociadas a infección, que sobre todo se deben a virus herpes, a veces se denominan eritema polimorfo menor debido a su presentación clínica menos intensa. Las variantes más graves de la enfermedad se denominan eritema polimorfo mayor, síndrome de Stevens-Johnson y necrólisis epidérmica tóxica. Estas últimas formas de la enfermedad representan un continuo y pueden ser potencialmente mortales, ya que pueden ocasionar una descamación de grandes porciones de la epidermis con la pérdida consiguiente de humedad y de las barreras contra las infecciones. Suelen observarse con mayor frecuencia en forma de reacciones idiopáticas ante fármacos como antibióticos y antiinflamatorios no esteroideos.

DERMATOSIS INFLAMATORIAS CRÓNICAS

Esta categoría se centra en las dermatosis inflamatorias persistentes que muestran sus rasgos característicos a lo largo de varios meses o años, si bien pueden comenzar con una fase aguda. La superficie de la piel en algunas dermatosis inflamatorias crónicas se vuelve áspera como consecuencia de una formación excesiva de escamas y descamación.

Psoriasis

La psoriasis es una dermatosis inflamatoria crónica que afecta entre el 1 y el 2% de los individuos en Estados Unidos. En casos raros se asocia a artritis, miopatía, enteropatía y cardiopatía espondilítica.

Patogenia. La psoriasis es una enfermedad inmunitaria con contribuciones de susceptibilidad genética y factores ambientales. No hay certeza de si los antígenos precipitantes son propios o ambientales. Las poblaciones de linfocitos T sensibilizadas atraviesan la piel, incluidos los linfocitos CD4+ colaboradores y CD8+, y se acumulan en la epidermis. Estos linfocitos secretan citocinas y factores del crecimiento que inducen una hiperproliferación de queratinocitos que da lugar a las lesiones características. Las lesiones psoriásicas pueden inducirse en individuos susceptibles por traumatismos locales, un proceso conocido como *fenómeno de Koebner*. El traumatismo puede inducir una respuesta inflamatoria local que favorece el desarrollo de la lesión. Aunque están reservados para su aplicación en la artritis psoriásica grave, los avances terapéuticos se han aprovechado de los conocimientos sobre la biología de los linfocitos T. Diversos fármacos clínicamente útiles bloquean: 1) la activación y la proliferación de los linfocitos T; 2) el tráfico de linfocitos T y su interacción con los queratinocitos, y 3) la unión del factor de necrosis tumoral a su receptor, inhibiendo de este modo las funciones de los linfocitos T.

Morfología

Existe un engrosamiento notable de la epidermis (**acantosis**) con una elongación regular descendente de las crestas interpapilares (Fig. 22-3A). Este crecimiento hacia abajo se ha comparado con los «tubos de ensayo en su rejilla». El aumento del recambio de células epidérmicas y la falta de maduración da lugar a la **pérdida del estrato granuloso que se recubre de escamas paraqueratósicas extensas**. Existe un adelgazamiento de la capa de células epidérmicas que recubren las puntas de las papilas dérmicas (placas suprapapilares) y los vasos sanguíneos en el interior de las papilas están dilatados y tortuosos. Estos vasos sangran con facilidad cuando se quita la escama, dando lugar a numerosas zonas sangrantes puntiformes (**signo de Auspitz**). Los neutrófilos forman agregados pequeños en el interior de la epidermis superficial espongiótica (**pústulas de Kogoj**) y del estrato córneo paraqueratósico (**microabscesos de Munro**). Cambios similares pueden apreciarse en las infecciones micóticas superficiales, de ahí la importancia de descartar esta posibilidad con tinciones especiales en los diagnósticos nuevos de psoriasis.

Características clínicas. La psoriasis afecta sobre todo a la piel de los codos, rodillas, cuero cabelludo, región lumbosacra, pliegue interglúteo y glande. *La lesión más típica es una placa bien delimitada de color rosa asalmonado recubierta de escamas poco adheridas de color plata blanquecino* (Fig. 22-3B). En el 30% de los casos de psoriasis se aprecian cambios ungueales que consisten en una decoloración marrón-amarillenta con punteado ungueal y uñas engrosadas y granuladas, con separación de la placa ungueal del lecho subyacente (onicólisis). En la mayoría de los casos, la psoriasis muestra una distribución limitada, pero en ocasiones y en los casos graves puede ser extensa. Existen diversos subtipos clínicos de la enfermedad que vienen definidos por su gravedad y por el patrón de afectación.

Liquen plano

Este trastorno de la piel y las mucosas se caracteriza por las «*p*» de «placas y pápulas planas, poligonales, púrpura y pruriginosas». El liquen plano suele resolverse espontáneamente y por lo general tarda entre 1 y 2 años desde su comienzo. Las lesiones orales pueden persistir durante años.

Patogenia. La patogenia es idiopática. La expresión de antígenos alterados en la capa de células basales y la unión dermoepidérmica puede desencadenar una respuesta inmunitaria citotóxica en la que intervienen linfocitos T CD8+. Los antígenos alterados pueden deberse a una infección viral o quizás a un tratamiento farmacológico.

Morfología

El liquen plano, prototipo de la **dermatitis de interfase**, se caracteriza por un infiltrado continuo y denso de linfocitos a lo largo de la unión dermoepidérmica (Fig. 22-4A). Los linfocitos están íntimamente asociados a los queratinocitos basales, que muestran degeneración y necrosis. Así pues, los cambios están en la interfase del epitelio escamoso y la dermis papilar. Como respuesta a la lesión, las células basales se asemejan en tamaño y contorno a células más maduras del estrato espinoso. Este patrón inflamatorio determina que la unión dermoepidérmica asuma un contorno en zigzag, angulado («en dientes de sierra»). En la dermis papilar inflamada se aprecian células basales necróticas anucleadas que se denominan cuerpos coloides o **cuerpos de Civatte**. Aunque estos cambios comparten ciertas semejanzas con los del eritema polimorfo (ya descrito), el liquen plano muestra cambios definidos de cronicidad: hiperplasia epidérmica, hipergranulosis e hiperqueratosis.

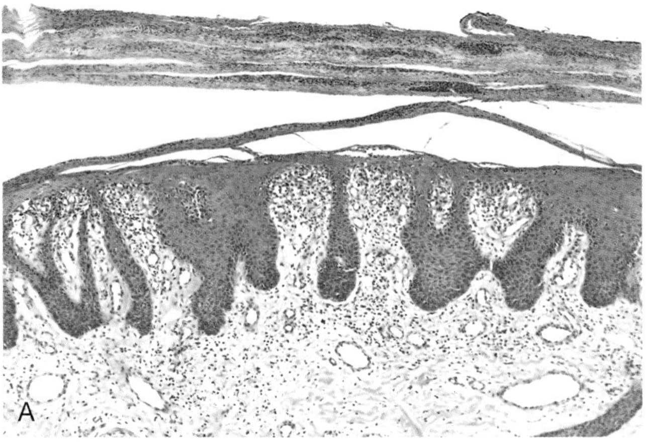

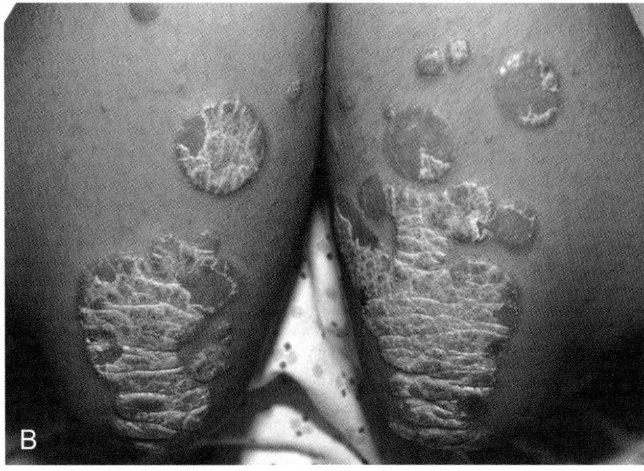

Figura 22–3

Psoriasis. **A**, las placas bien establecidas muestran una hiperplasia epidérmica marcada con una extensión uniforme descendente de las crestas interpapilares (hiperplasia psoriasiforme) así como una escama hiperqueratósica visible infiltrada focalmente por neutrófilos. Las infecciones micóticas superficiales pueden mostrar un patrón epidérmico muy parecido, por lo que es preciso descartar la infección mediante tinciones especiales. **B**, placas crónicas de psoriasis que muestran escamas de color plateado-blanquecino sobre las superficies de las placas eritematosas.

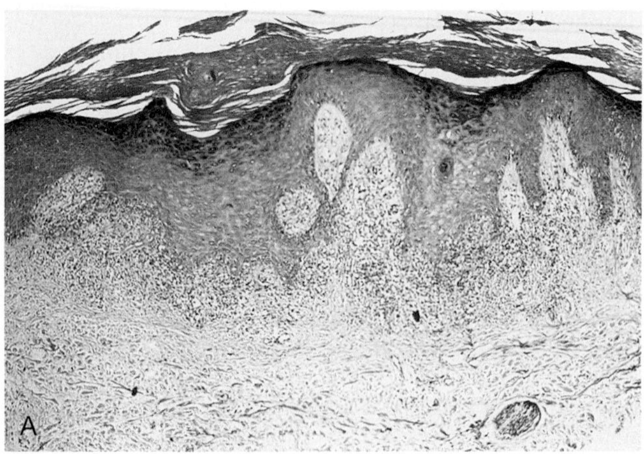

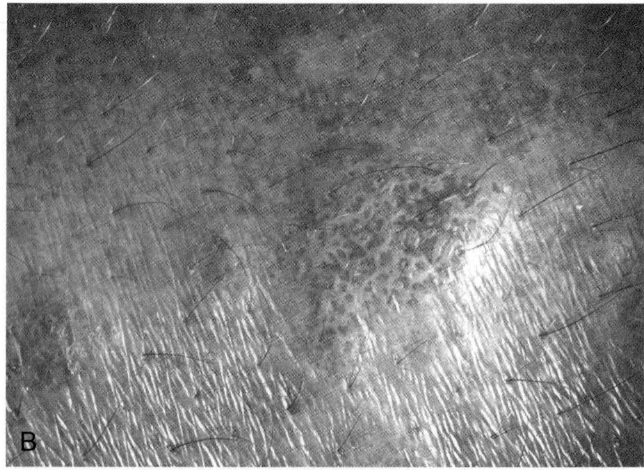

Figura 22-4

Liquen plano. **A**, hay una banda de linfocitos a lo largo de la unión dermoepidérmica y las crestas interpapilares han adquirido una arquitectura afilada o en «dientes de sierra». Se trata también de una dermatitis de interfase, pero el infiltrado tiene un aspecto más en banda (liquenoide) que el que se observa en el eritema polimorfo, y la hiperqueratosis y la hipergranulosis son signos definitivos de cronicidad. **B**, múltiples placas de superficie plana con marcas blancas características en forma de red (estrías de Wickham).

Características clínicas. Las lesiones cutáneas consisten en *pápulas pruriginosas de color violáceo, aplanadas en su parte más alta que pueden unirse focalmente para formar placas* (Fig. 22-4B). Estas pápulas a menudo son realzadas por puntos o líneas blanquecinas denominadas *estrías de Wickham*. La hiperpigmentación puede ser secundaria a la pérdida de melanina hacia la dermis desde la capa de células basales dañada. Las lesiones múltiples muestran una distribución simétrica, sobre todo en las extremidades, situándose a menudo alrededor de las muñecas y los codos y en el glande. En el 70% de los casos existen lesiones orales en forma de áreas blanquecinas y reticuladas en forma de malla que afectan a la mucosa.

Liquen simple crónico

El liquen simple crónico se manifiesta como una aspereza de la piel que adquiere un aspecto similar a los líquenes de un árbol. Es una respuesta a un traumatismo repetitivo local, como el rascado o el roce continuo. Esta afección recibe el nombre de *prurigo nodularis* cuando se localiza en forma de nódulos.

Patogenia. Se desconoce la patogenia del liquen simple crónico, pero es probable que los traumatismos repetitivos induzcan una hiperplasia epitelial en la que finalmente aparecen cicatrices.

Morfología

El liquen simple crónico se caracteriza por **acantosis** con **hiperqueratosis** e **hipergranulosis**. Existe una elongación de las crestas interpapilares y fibrosis de la dermis papilar con un infiltrado inflamatorio crónico (Fig. 22-5). Un hecho interesante es que estas lesiones son similares a la piel normal de las palmas de la mano y las plantas de los pies, otras zonas condicionadas por «traumatismos» constantes, pero en dichas localizaciones los cambios parecen representar una respuesta de adaptación a dichos estímulos.

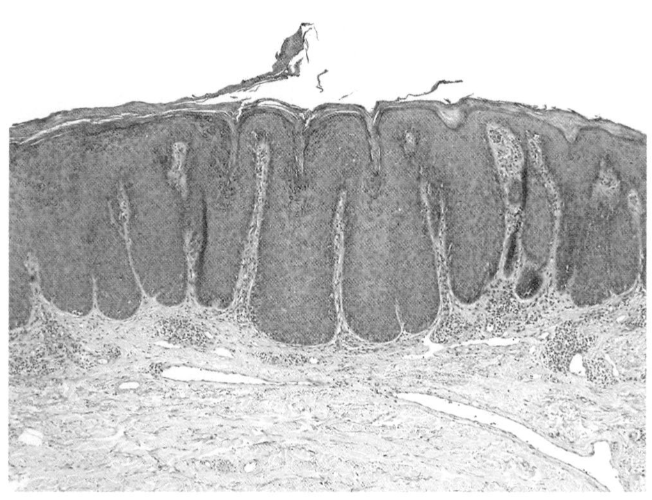

Figura 22-5

Liquen simple crónico. Las acantosis con hiperqueratosis e hipergranulosis son características. También es frecuente la existencia de fibrosis dérmica superficial y ectasia vascular. No existe una atipia citológica obvia, lo que lo distingue del carcinoma escamoso.

Características clínicas. Las lesiones son a menudo elevadas y eritematosas, con una cantidad creciente de escamas y pueden confundirse con neoplasias queratinocíticas. A menudo se superpone un liquen simple crónico que enmascara otras dermatosis (a menudo pruriginosas). Por tanto, es importante descartar una causa subyacente, pero teniendo presente que la lesión puede ser por completo inflingida por uno mismo.

RESUMEN

Dermatosis inflamatorias

- Existen numerosas dermatosis inflamatorias específicas; en su génesis pueden intervenir anticuerpos IgE

(urticaria), linfocitos T específicos del antígeno (eccema, eritema polimorfo y psoriasis) y traumatismos (liquen simple crónico).
• Las características histológicas pueden agruparse en patrones de inflamación como la dermatitis de interfase (p. ej., liquen plano y eritema polimorfo), dermatitis perivascular superficial, y paniculitis (inflamación de tejido adiposo subcutáneo) que proporcionan una visión de los mecanismos y la capacidad para organizar las enfermedades en categorías patógenas.
• Se necesita una correlación clínica cuidadosa para diagnosticar determinadas afecciones cutáneas, ya que dentro de los grupos de patrones histológicos se solapan los rasgos.

DERMATOSIS INFECCIOSAS

Infección bacteriana

En la piel se producen numerosas infecciones bacterianas, que pueden ir desde infecciones superficiales provocadas por especies de *Staphylococcus* y *Streptococcus* conocidas como *impétigo*, hasta abscesos dérmicos más profundos causados por anaerobios como *Pseudomonas aeruginosa* asociados a heridas punzantes. La patogenia es similar a la de otras infecciones microbianas de cualquier otra localización (Capítulo 19).

Morfología

La biopsia de la piel muestra típicamente una epidermis espongiótica con infiltrado neutrofílico. Se puede demostrar la presencia de cocos bacterianos mediante tinción de Gram en la epidermis superficial. Es posible utilizar cultivos microbiológicos con antibiogramas.

Características clínicas. Una de las infecciones bacterianas cutáneas más frecuentes es el *impétigo*, que se observa fundamentalmente en los niños, pero a veces afecta a los adultos. La enfermedad implica un contacto directo, habitualmente con *Staphylococcus aureus*, o menos frecuentemente con *Streptococcus pyogenes*. La enfermedad debuta a menudo como una mácula pequeña única que evoluciona rápidamente a una lesión más grande con una «costra de color miel». Las áreas afectadas con mayor frecuencia son las extremidades, la nariz y la boca (Fig. 22-6). Los individuos colonizados por *S. aureus* o *S. pyogenes* (habitualmente en la nariz o el ano) son los que tienen más probabilidades de sufrir la enfermedad. En los niños puede aparecer una variante ampollosa menos frecuente del impétigo que puede simular un trastorno ampolloso autoinmunitario.

Infecciones micóticas

Las infecciones micóticas son sumamente variadas y pueden ir desde infecciones superficiales con especies de *Candida* hasta infecciones potencialmente mortales en pacientes inmunodeprimidos con especies de *Aspergillus*. Por lo general, una infección micótica puede ser muy superficial (estrato córneo, vello y uñas), profunda, afectando a la dermis o la hipodermis, o bien generalizada, en cuyo caso afecta a la piel por diseminación hematógena (a menudo en un huésped inmunodeprimido).

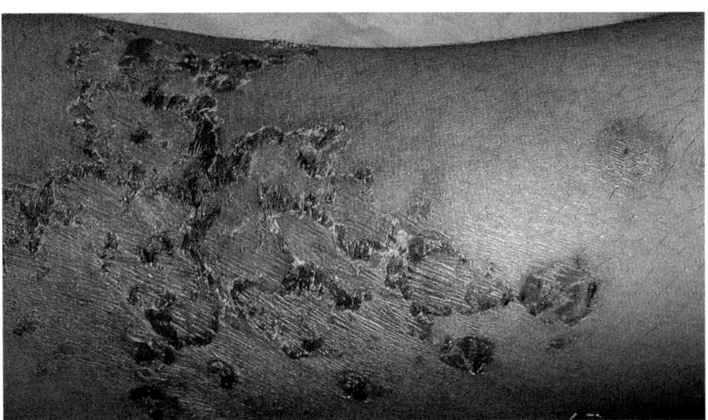

Figura 22–6

Infecciones microbianas. Este brazo de un niño está afectado de impétigo como consecuencia de una infección bacteriana superficial. (Cortesía de la doctora Angela Wyatt, Nueva York, Nueva York.)

Patogenia. Las infecciones superficiales se asocian a menudo a un infiltrado neutrofílico en la epidermis. Las infecciones dérmicas por las bacterias inducen la formación de abscesos ricos en neutrófilos, mientras que las infecciones micóticas dérmicas desencadenan a menudo una respuesta granulomatosa, indicando, quizá, cuáles son las señales procedentes del sistema inmunitario impulsoras de las respuestas. Las infecciones más profundas suelen tener un carácter más destructivo; en concreto, *Aspergillus* puede ser angioinvasor.

Morfología

Las infecciones superficiales por *Candida* inducen a menudo una respuesta clínica que puede simular una psoriasis. Como la psoriasis no se debe a una infección por hongos, dichas infecciones pueden simularla de tal modo que resulta imprescindible realizar una tinción para hongos para descartar la infección cuando se diagnostica un caso nuevo de psoriasis. Esto indica que la hiperplasia psoriasiforme es una respuesta generalizada de la piel a la estimulación por parte del sistema inmunitario. Las infecciones micóticas más profundas son las que generan lesiones más extensas, inducidas probablemente tanto por los propios microbios como por la respuesta inmunitaria enérgica del huésped en su presencia.

Características clínicas. Las infecciones superficiales como las observadas por *Candida* suelen manifestarse en forma de máculas eritematosas con escamas superficiales que pueden ser pruriginosas, mientras que las infecciones más profundas como las observadas con especies de *Aspergillus* en huéspedes inmunodeprimidos son eritematosas, a menudo nodulares y a veces muestran signos de hemorragia local.

Verrugas

Las verrugas son lesiones habituales en niños y adolescentes, aunque pueden detectarse a cualquier edad. Son secundarias al virus del papiloma humano (HPV, *human papillomavirus*). La transmisión suele implicar un contacto directo entre los individuos o la autoinoculación. Por lo general son procesos que se resuelven espontáneamente y suelen regresar en cuestión de 6 meses a 2 años.

Patogenia. Como ya hemos mencionado, las verrugas se deben al HPV. Algunos miembros de la familia de los HPV se asocian a cánceres invasores y preneoplásicos de la región anogenital (Capítulos 18 y 19). Sin embargo, a diferencia de los carcinomas asociados al HPV, la mayoría de las verrugas se deben a tipos de HPV de bajo riesgo diferentes que carecen del potencial para sufrir transformación maligna. Desde el punto de vista mecánico, los virus toman el control del ciclo celular para permitir una proliferación exagerada de las células epiteliales y la producción de nuevos virus. La respuesta inmunitaria normal suele limitar el crecimiento de estos tumores, pero la inmunodeficiencia puede asociarse a un aumento en el número y el tamaño de las verrugas.

Morfología

Los rasgos histológicos comunes a las verrugas consisten en **hiperplasia epidérmica**, que a menudo tiene un carácter ondulante (la denominada hiperplasia epidérmica verrucosa o papilomatosa; Fig. 22-7A, *parte superior*) y la vacuolización citoplásmica (**coilocitosis**), que afecta preferentemente a las capas epidérmicas más superficiales produciendo halos de palidez rodeando a los núcleos infectados. Las células infectadas pueden mostrar también gránulos grandes de queratohialina y agregados proteicos intracitoplásmicos de eosinófilos mellados como consecuencia de un trastorno de la maduración (Fig. 22-7A; *parte inferior*).

Características clínicas. Las verrugas pueden clasificarse en varios tipos en función de su morfología y localización. Además, cada tipo de verruga suele estar causado por un tipo de HPV diferente. La *verruga vulgar* es el tipo de verruga más común, puede aparecer en cualquier localización, pero sobre todo en las manos, y más concretamente en las superficies dorsales y en las zonas ungueales, donde se manifiestan como pápulas planas o convexas de un color blanco grisáceo a marrón claro, de 0,1 a 1 cm de tamaño, con una superficie áspera parecida a un canto rodado (Fig. 22-7B). Las *verrugas planas* son frecuentes en la cara o las superficies dorsales de las manos. Estas verrugas son máculas marrón claro, lisas y planas. Las *verrugas plantares* o *palmares* aparecen en las plantas de los pies o las palmas de las manos, respectivamente, son ásperas y escamosas y pueden alcanzar entre 1 y 2 cm de diámetro, fusionarse y confundirse con callos vulgares. Los *condilomas acuminados* (*verrugas venéreas*) aparecen en el pene, los genitales femeninos, la uretra y la región perianal (Capítulos 18 y 19).

TRASTORNOS AMPOLLOSOS

Aunque las vesículas y las ampollas aparecen como un fenómeno secundario en varios trastornos sin relación aparente (p. ej., infección por herpes virus, dermatitis espongiótica), hay un grupo de trastornos en los que las ampollas constituyen los rasgos primarios y más característicos. Las ampollas pueden manifestarse en diferentes capas de la piel y la valoración de su localización dentro de ella constituye un paso esencial para lograr un diagnóstico histológico preciso (Fig. 22-8).

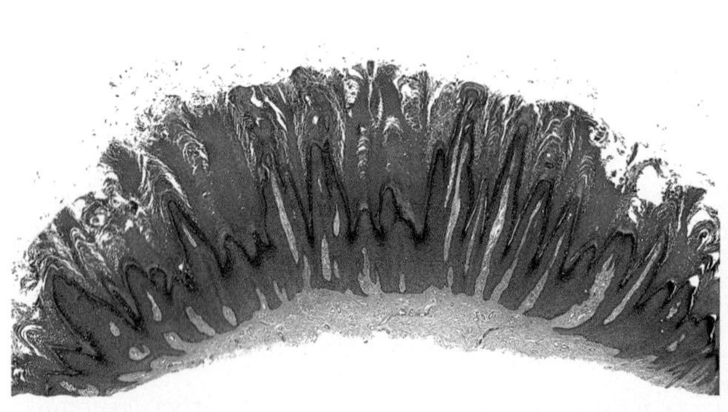

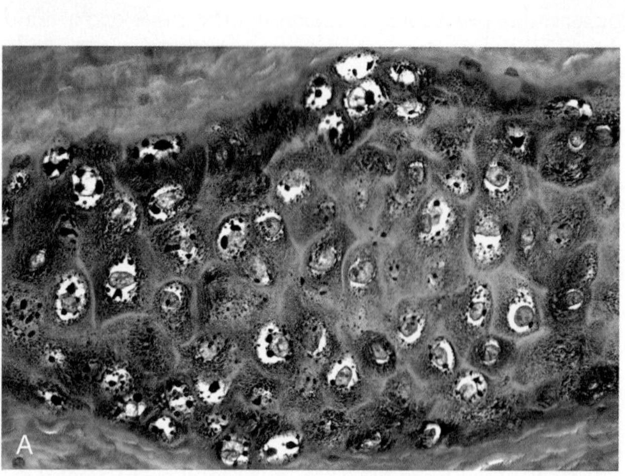

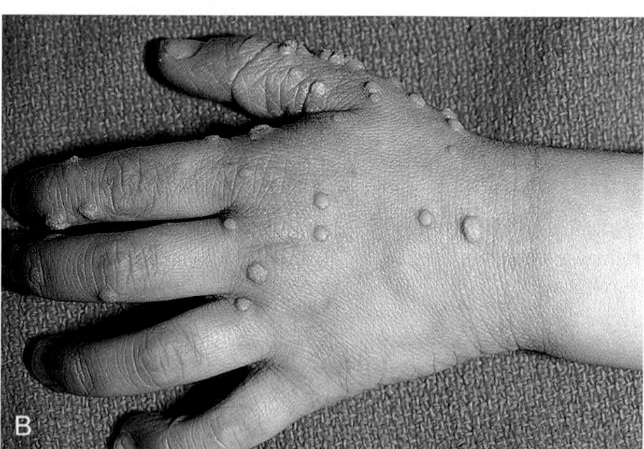

Figura 22-7

Verruga vulgar. **A**, las lesiones están formadas por zonas simétricas de proliferación epidérmica papilar que a menudo irradian simétricamente como las puntas de una corona (*arriba*). La palidez nuclear, los gránulos prominentes de queratohialina y los cambios citopáticos relacionados con virus del papiloma humano se confirman a gran aumento (*abajo*). **B**, múltiples pápulas con superficies rugosas a modo de guijarros en los focos de la infección.

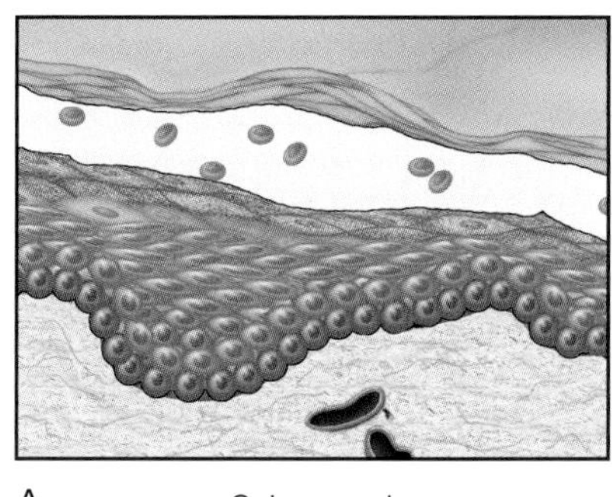

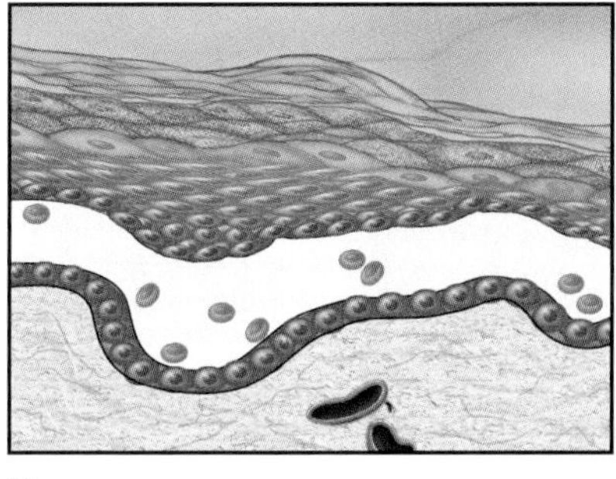

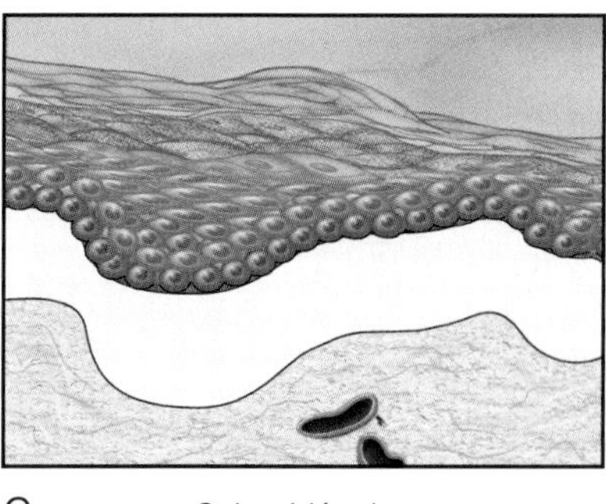

Figura 22-8

Capas de formación de ampollas. **A**, subcorneal (como en el pénfigo foliáceo). **B**, suprabasal (como en el pénfigo vulgar). **C**, subepidérmica (como en el penfigoide ampolloso o la dermatitis herpetiforme). La valoración de los niveles de separación de la epidermis constituye la base del diagnóstico diferencial inicial de estas lesiones.

Pénfigo (vulgar y foliáceo)

El pénfigo es un trastorno ampolloso autoinmunitario secundario a la pérdida de integridad de las uniones intercelulares normales en el interior de la epidermis y el epitelio mucoso. La mayoría de los individuos que desarrollan pénfigo son de mediana edad o de edad avanzada. Existen tres variantes principales: 1) pénfigo vulgar; 2) pénfigo foliáceo, y 3) pénfigo neoplásico. Este último se asocia a neoplasias internas y no se describe aquí.

Patogenia. Tanto el pénfigo vulgar como el pénfigo foliáceo están causados por una reacción de hipersensibilidad de tipo II (anticuerpos dirigidos contra un antígeno tisular fijo; Capítulo 5) y muestran un nexo con tipos de HLA específicos. El suero del paciente contiene anticuerpos IgG patógenos contra proteínas desmosómicas intercelulares (desmogleína 1 y 3) de la piel y las membranas mucosas. La distribución de estas proteínas en el interior de la epidermis determina la localización de las lesiones. Las lesiones muestran, mediante inmunofluorescencia directa, un patrón en malla característico de depósitos de IgG intercelulares (Fig. 22-9). Parece que los anticuerpos funcionan principalmente rompiendo la función adhesiva intercelular de los desmosomas y pueden activar también proteasas intercelulares.

Morfología

El denominador histológico común en todas las variantes de pénfigo es la **acantólisis** (lisis de las zonas de adhesión intercelular) en el interior de una superficie epitelial escamosa. Al desprenderse de sus amarres, las células acantolíticas se redondean. En el pénfigo vulgar, la acantólisis afecta selectivamente a la capa de células situada inmediatamente por encima de la capa de células basal, dando lugar a una **ampolla acantolítica suprabasal** (Fig. 22-10B). En el pénfigo foliáceo, la acantólisis afecta selectivamente a la epidermis superficial a la altura del estrato granuloso (Fig. 22-11B). Todas las variantes de pénfigo se acompañan de una infiltración variable de la dermis superficial por linfocitos, histiocitos y eosinófilos.

Características clínicas. El *pénfigo vulgar* es, con mucho, el tipo más frecuente, afecta a las mucosas y a la piel, y en especial al cuero cabelludo, cara, axilas, ingles, tronco y los puntos de presión. Las lesiones primarias son vesículas y ampollas superficiales que se rompen con facilidad dejando erosiones recubiertas de una costra (Fig. 22-10A). El *pénfigo foliáceo*, una variedad más rara y benigna de pénfigo, da

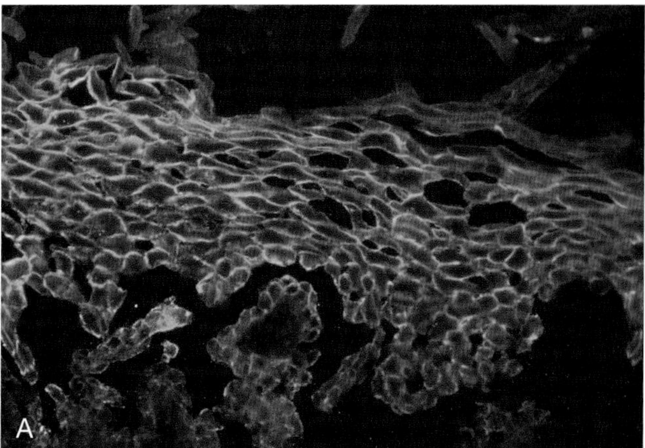

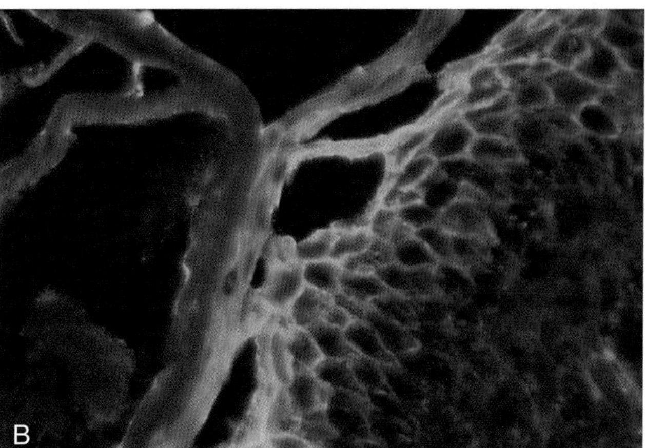

Figura 22-9

A, pénfigo vulgar. Hay un depósito uniforme de inmunoglobulinas y complemento (*verde*) a lo largo de las membranas celulares de queratinocitos, que producen un aspecto característico en «red de pescador». **B**, los depósitos de inmunoglobulinas son más superficiales en el pénfigo foliáceo.

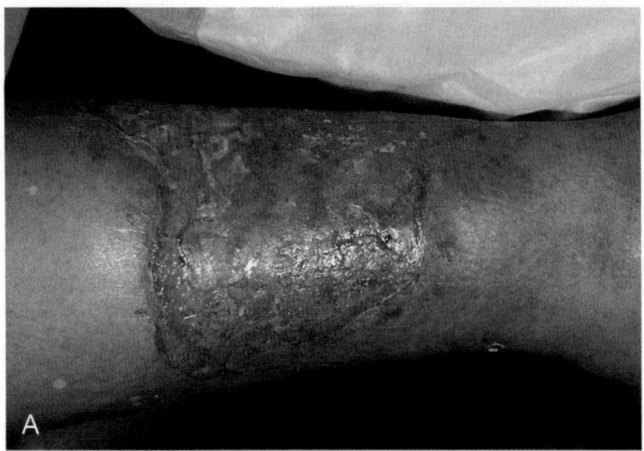

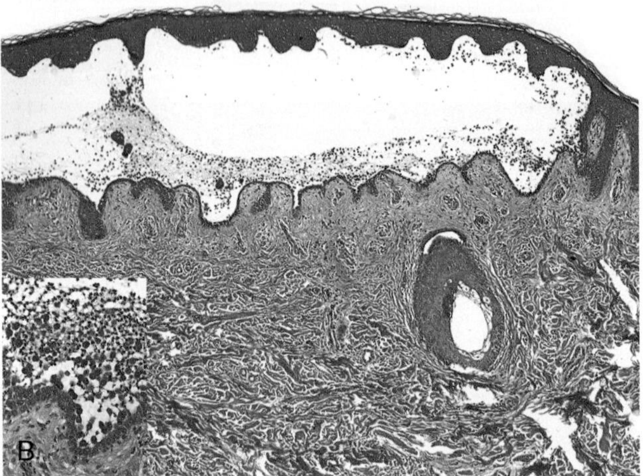

Figura 22-10

Pénfigo vulgar. **A**, esta zona erosionada en la pierna representa ampollas confluentes con pérdida de sus cubiertas. **B**, la acantólisis suprabasal da lugar a una ampolla intraepidérmica que contiene queratinocitos redondeados que están separados de sus vecinos. Inicialmente, sólo está presente una hilera de células basales en el suelo de la ampolla (división suprabasal), pero estas células pueden dividirse y repoblar esta zona con queratinocitos, como se aprecia en este caso (fotografía insertada). Se trata de una fase inicial de la respuesta de cicatrización. También es frecuente la afectación folicular por acantólisis.

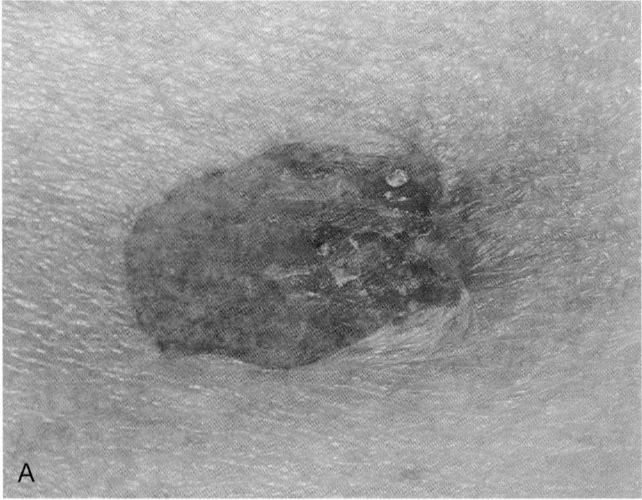

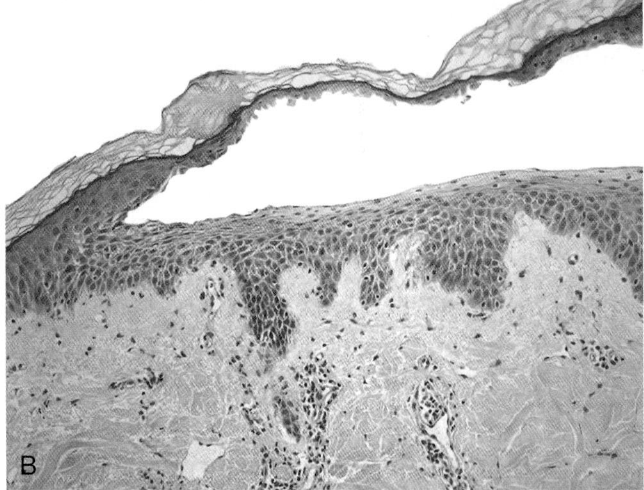

Figura 22-11

Pénfigo foliáceo. **A**, las ampollas son mucho menos erosivas que las que se observan en el pénfigo vulgar, ya que se sitúan más superficialmente (subcorneales). **B**, separación subcorneal del epitelio.

lugar a ampollas confinadas a la piel, mientras que la afectación de las membranas mucosas es infrecuente. Las ampollas son tan superficiales que sólo se detectan zonas de eritema y zonas de costra de ampollas previamente rotas (Fig. 22-11A). En Sudamérica existe una variante epidémica (*fogo selvagem*), que se asocia a un microorganismo infeccioso específico.

Penfigoide ampolloso

El penfigoide ampolloso afecta, por lo general, a individuos de edad avanzada y muestra una amplia gama de presentaciones clínicas en las que, de forma típica, hay lesiones cutáneas generalizadas y afectación de las superficies mucosas.

Patogenia. El penfigoide ampolloso es una enfermedad autoinmunitaria en la que el signo característico es el depósito lineal de anticuerpos IgG y de complemento en la zona de la membrana basal (Fig. 22-12A). También se produce reactividad en las placas de adhesión entre la membrana basal y la capa de células basales (hemidesmosomas), donde se localiza la mayoría del antígeno penfigoide ampolloso (AGPA). Esta proteína está implicada normalmente en la unión dermoepidérmica. Los autoanticuerpos IgG contra los componentes de los hemidesmosomas fijan el complemento con la lesión tisular consiguiente mediante un reclutamiento local de neutrófilos y eosinófilos.

Morfología

El penfigoide ampolloso se caracteriza por una ampolla **subepidérmica no acantolítica**. Las primeras lesiones muestran un infiltrado perivascular de linfocitos y un número variable de eosinófilos, algunos neutrófilos, edema dérmico superficial y vacuolización de la capa basal. La capa de células basales vacuoladas da lugar, finalmente, a una ampolla rellena de líquido (Fig. 22-12B). Como el techo de la ampolla afecta a la totalidad del grosor de la epidermis, es más resistente a la rotura que las ampollas del pénfigo.

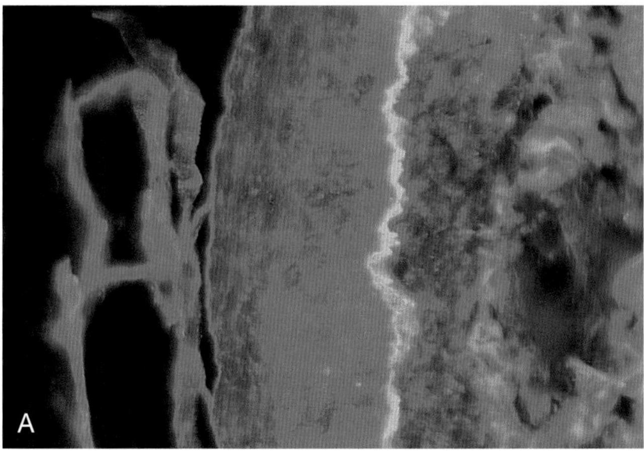

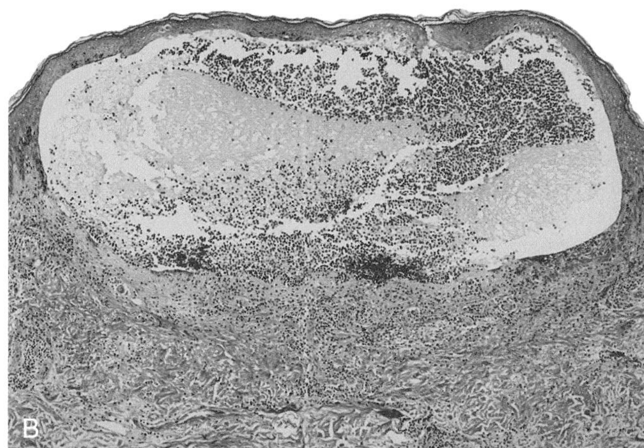

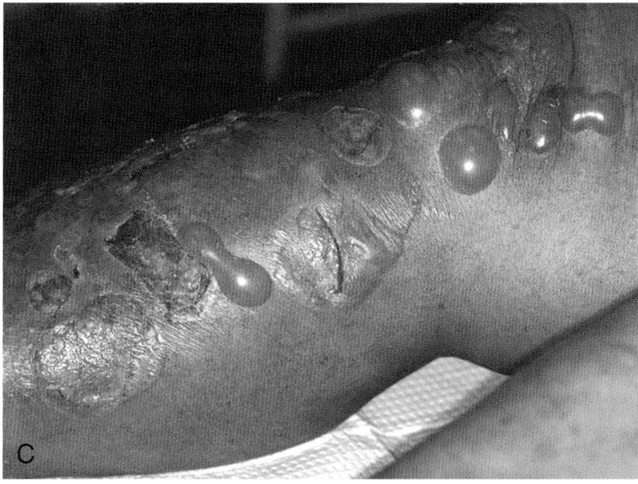

Figura 22–12

Penfigoide ampolloso. **A**, en el penfigoide ampolloso se pueden detectar, mediante inmunofluorescencia directa, tanto anticuerpos IgG como complemento, como una banda lineal que delinea la zona de la membrana basal subepidérmica (la epidermis está en el lado izquierdo de la banda fluorescente). **B**, la vesícula subepidérmica muestra un infiltrado inflamatorio rico en eosinófilos. **C**, ampollas tensas rellenas de líquido como consecuencia de la vacuolización de la capa basal, dando lugar a ampollas subepidérmicas. (**B**, cortesía del doctor Victor G. Prieto, Houston, Texas.)

Características clínicas. Clínicamente, *las lesiones son ampollas tensas rellenas de un líquido claro sobre una piel normal o eritematosa* (Fig. 22-12C). No se rompen tan fácilmente como en el pénfigo y, si no se complican con infecciones, curan sin dejar cicatrices. Suelen localizarse en las caras internas de los muslos, superficies flexoras de los antebrazos, axilas, ingle y región abdominal inferior. Hasta en un tercio de los pacientes se aprecian lesiones orales. El penfigoide gestacional (conocido también como *herpes gestacional*, una denominación errónea ya que la etiología no es viral) aparece al final del segundo trimestre o principios del tercero del embarazo y se resuelve tras el alumbramiento.

Dermatitis herpetiforme

La dermatitis herpetiforme es un trastorno infrecuente caracterizado por *urticaria y vesículas agrupadas*. La enfermedad afecta predominantemente a los hombres, a menudo en la tercera o cuarta décadas de la vida. En algunos casos, se manifiesta junto con la enfermedad celíaca intestinal y responde a una dieta sin gluten (Capítulo 15).

Patogenia. La asociación entre dermatitis herpetiforme y enfermedad celíaca aporta una pista sobre su patogenia. Los individuos genéticamente predispuestos desarrollan anticuerpos IgA frente al gluten de la dieta (procedente de la gliadina, una proteína del trigo). Los anticuerpos desarrollan una reacción cruzada con la reticulina, un componente de las fibras de anclaje que sujetan la membrana basal epidérmica a la dermis superficial. La lesión y la inflamación resultantes dan lugar a una ampolla subepidérmica. Algunas personas con dermatitis herpetiforme y enteropatía sensible al gluten responden a una dieta sin gluten.

Morfología

Uno de los primeros signos consiste en una acumulación selectiva de fibrina y neutrófilos en las **puntas de las papilas dérmicas** formando microabscesos de pequeño tamaño (Fig. 22-13A). Las células basales que recubren estos microabscesos muestran signos de vacuolización y de separación dermoepidérmica focal, que finalmente se fusionan para dar lugar a una **ampolla subepidérmica** verdadera. La dermatitis herpetiforme muestra con inmunofluorescencia directa **depósitos granulares de IgA** discontinuos localizados selectivamente en las puntas de las papilas dérmicas (Fig. 22-13B).

Características clínicas. Las placas y vesículas urticariales de la dermatitis herpetiforme son sumamente *pruriginosas*. Las lesiones son bilaterales, simétricas y agrupadas, y afectan preferentemente a las superficies extensoras, codos, rodillas, parte alta de la espalda y nalgas (Fig. 22-13C).

RESUMEN

Trastornos ampollosos

- Los trastornos ampollosos se clasifican tradicionalmente en función de la capa epidérmica en la que se produce la separación.
- La etiología de este grupo de enfermedades suele deberse a anticuerpos autorreactivos frente a los constituyentes del epitelio o de la membrana basal.
- El pénfigo se asocia a la formación de autoanticuerpos IgG contra las desmogleínas intercelulares, con la consiguiente acantólisis de la epidermis. Esto da lugar

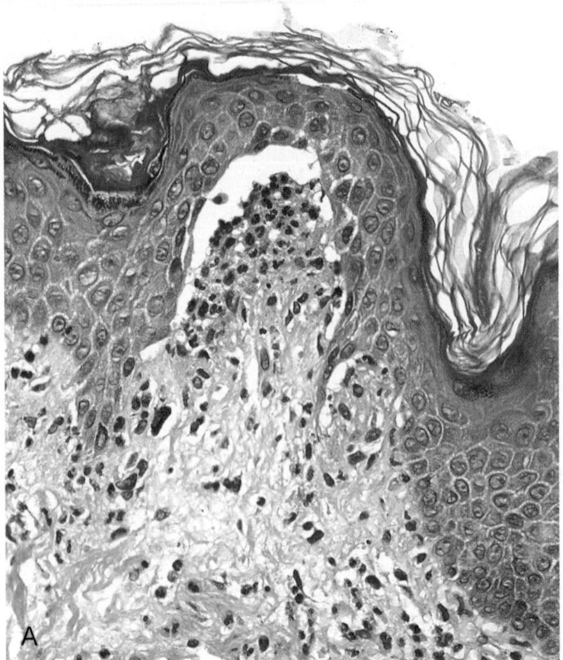

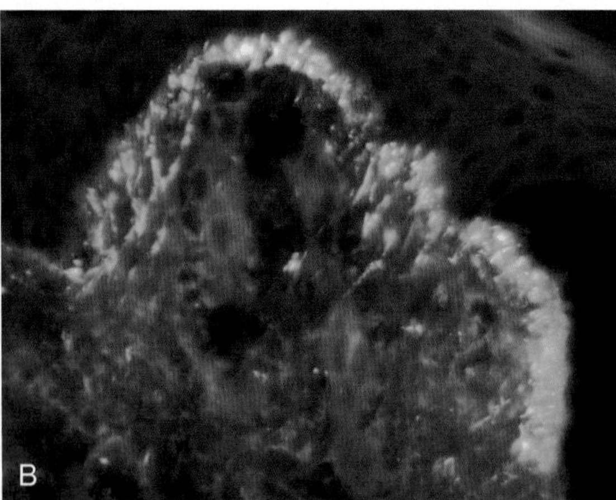

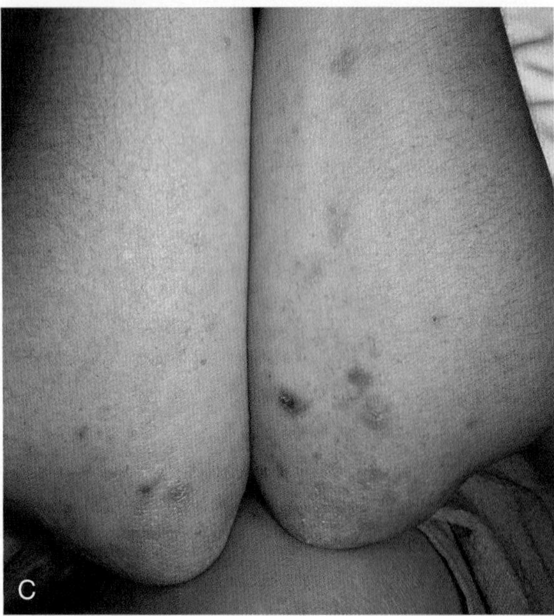

a la aparición de ampollas que son subcorneales (superficiales) en el pénfigo foliáceo, y suprabasales (más profundas) en el pénfigo vulgar.

- El penfigoide ampolloso muestra depósitos de autoanticuerpos IgG contra proteínas de la membrana basal y da lugar a una ampolla subepidérmica.
- La dermatitis herpetiforme se asocia al depósito de autoanticuerpos IgA contra las fibrillas que unen la membrana basal epidérmica a la dermis, produciendo de este modo ampollas subepidérmicas. Esta enfermedad puede asociarse a la enfermedad celíaca.

TUMORES

Lesiones epiteliales benignas y premalignas

Las neoplasias epiteliales benignas son frecuentes y por lo general sin relevancia biológica. Estos tumores proceden probablemente de células madre que residen en la epidermis o los folículos pilosos, que tienden a diferenciarse en células y estructuras en la epidermis y los anejos. La inmensa mayoría de estos tumores muestra un crecimiento limitado y no sufre transformación maligna.

Queratosis seborreica

Estos tumores epidérmicos frecuentes aparecen sobre todo en individuos de mediana edad o de edad avanzada. Surgen espontáneamente y pueden ser muy numerosos en el tronco, aunque también pueden afectar a las extremidades, cabeza y cuello.

Patogenia. Los trabajos recientes han demostrado que una fracción significativa de estos tumores alberga mutaciones activadoras en el *receptor 3 del factor de crecimiento de los fibroblastos (FGF, fibroblast growth factor)*. En casos raros se puede apreciar la aparición súbita de cientos de lesiones en forma de *síndrome paraneoplásico* (signo de Lesser-Trelat). Los pacientes con este tipo de presentación pueden albergar neoplasias internas que generan factores de crecimiento que simulan una proliferación epidérmica.

Morfología

Estas neoplasias son exofíticas y están compuestas de láminas de células pequeñas que simulan células basales monótonas de la epidermis normal (Fig. 22-14A). En el interior de estas células basaloides hay una cantidad variable de melanina, que es la responsable de la coloración marrónacea que clínicamente se aprecia. En la superficie se desarrolla hiperqueratosis

Figura 22–13

Dermatitis herpetiforme. **A**, las ampollas se asocian a una lesión de la capa de células basales causada inicialmente por la acumulación de neutrófilos (microabscesos) en las puntas de las papilas dérmicas. **B**, es característico el depósito selectivo de autoanticuerpos IgA en las puntas de las papilas dérmicas. **C**, las lesiones consisten en ampollas eritematosas intactas y erosionadas (habitualmente rascadas), a menudo agrupadas (aquí se observan en los codos y los brazos). (**B**, cortesía del doctor Victor G. Prieto, Houston, Texas.)

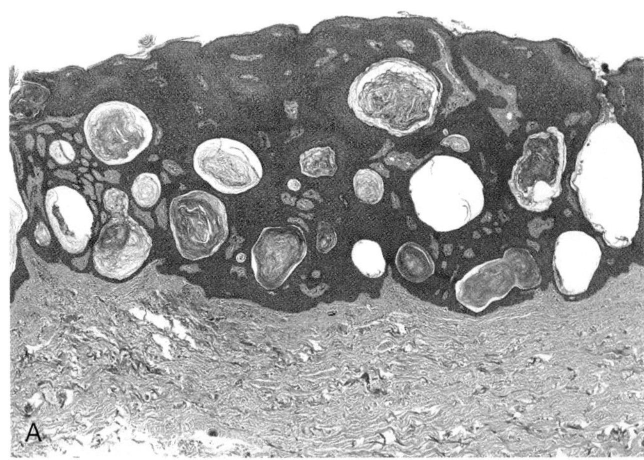

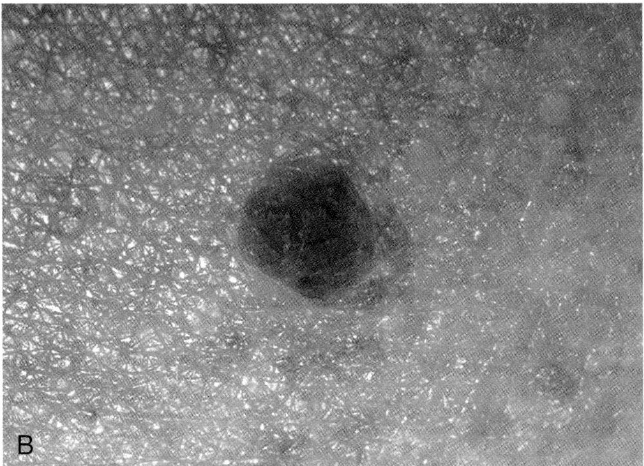

Figura 22–14

Queratosis seborreica. **A**, las lesiones consisten en una proliferación de queratinocitos basaloides benignos y uniformes con tendencia a formar microquistes de queratina (quistes córneos). **B**, esta lesión cerúlea, marrón y rugosa, aparece casi siempre «pegada» a la piel.

y otros rasgos característicos son la presencia de quistes pequeños rellenos de queratina (quistes córneos) y crecimientos de queratina hacia el interior de la masa tumoral principal (seudoquistes córneos).

Características clínicas. Clínicamente, las queratosis seborreicas aparecen en forma de *placas planas y redondeadas parecidas a monedas, de diámetro variable, de milímetros a centímetros* (Fig. 22-14B). Tienen un color marrón, de claro a oscuro, y por lo general muestran una superficie aterciopelada o granular. En ocasiones se inflaman o simulan un melanoma debido a su pigmentación, lo que justifica su extirpación.

Adenoma sebáceo

Los adenomas sebáceos son tumores raros que aparecen principalmente en la región de la cabeza y el cuello en individuos de edad avanzada. Suelen manifestarse como pápulas de color carne y pueden ser marcadores de una neoplasia interna. Conocer esta asociación puede salvar la vida del afectado.

Patogenia. Se ha aprendido mucho acerca de la patogenia de estos tumores por su relación con el síndrome de Muir-Torre. En este trastorno, los tumores pueden ser múltiples o distribuirse fuera de la región de la cabeza y el cuello. Asimismo, pueden coexistir neoplasias internas, sobre todo el carcinoma de colon. Estos casos constituyen un subgrupo del síndrome de carcinoma colorrectal congénito no polipósico (Capítulos 6 y 15). Este síndrome se asocia a una inestabilidad microsatélite secundaria a la pérdida de la proteína reparadora de ADN, MLH1 o MSH2 (Fig. 22-15A).

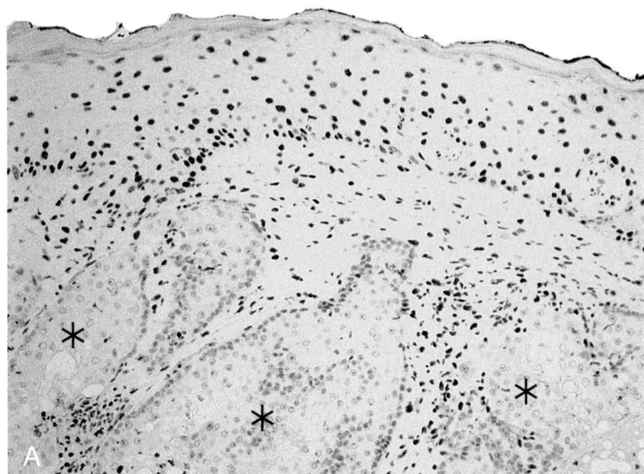

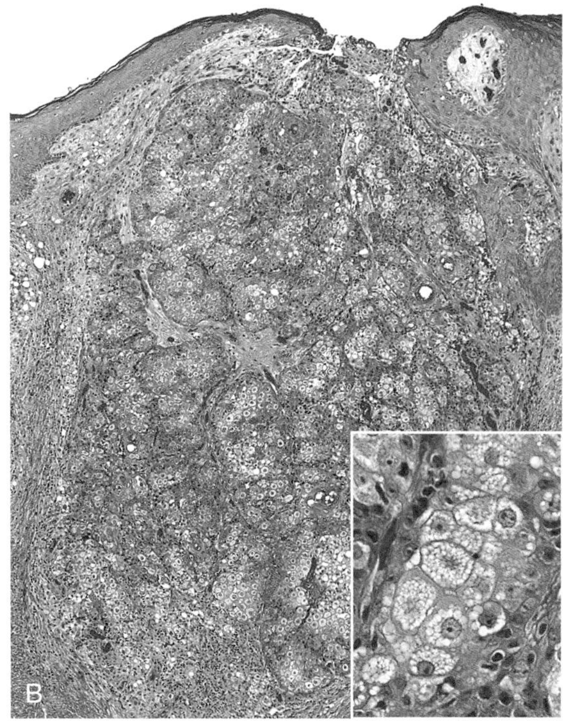

Figura 22–15

Adenoma sebáceo. **A**, la inmunohistoquímica pone de manifiesto la pérdida de la expresión nuclear de la proteína de reparación del ADN MSH2 (*asteriscos*), pero su expresión en la epidermis normal y los linfocitos indica una asociación probable con el síndrome de Muir-Torre. **B**, esta lesión muestra una proliferación lobular de sebocitos, con una población de células basaloides periféricas y sebocitos más maduros en la porción central. El citoplasma vacuolado es característico de los sebocitos maduros (*fotografía insertada, esquina inferior derecha*).

Morfología

Los adenomas sebáceos muestran una proliferación lobular de sebocitos que mantienen una arquitectura organoide (Fig. 22-15B). La capa de células basales tiene normalmente un grosor de dos células, si bien su expansión es variable en los adenomas con maduración a sebocitos maduros en el centro de la lesión. Estas células tienen un citoplasma claro vacuolado por vesículas rellenas de sebo. Los tumores carecen de una atipia citológica intensa y del borde infiltrante característico del carcinoma.

Características clínicas. Los adenomas sebáceos son benignos y su crecimiento suele detenerse espontáneamente. Suelen manifestarse en áreas como la cara, donde en condiciones normales existen numerosas glándulas sebáceas. Clínicamente, pueden estar separados de la hiperplasia sebácea, mucho más común, la cual presenta un centro umbilicado (deprimido) y que consta de glándulas sebáceas hipertróficas que rodean un folículo piloso central.

Queratosis actínica

Antes del desarrollo de una neoplasia maligna de la epidermis se producen una serie de cambios displásicos progresivos. Como esta displasia de la piel suele ser consecuencia de la exposición crónica a la luz solar y se asocia a hiperqueratosis, estas lesiones reciben el nombre de queratosis actínicas (relacionadas con el sol).

Patogenia. Es una conjetura afirmar que todas las queratosis actínicas se transformarán con el tiempo en carcinomas. Muchas lesiones regresan o permanecen estables. Sin embargo, un número suficiente se vuelven malignas como para justificar la erradicación local. Mutaciones del gen *p53* son a menudo uno de los primeros acontecimientos con cambios moleculares sugestivos de lesión producida por la luz ultravioleta.

Morfología

Las porciones inferiores de la epidermis muestran **atipia citológica**, a menudo con hiperplasia de las células basales (Figura 22-16A) o con atrofia precoz que da lugar a un adelgazamiento difuso de la superficie epidérmica de la lesión. La dermis contiene fibras elásticas engrosadas de color azul grisáceo (elastosis solar), como consecuencia de la lesión solar crónica. El estrato córneo está engrosado con núcleos retenidos (paraqueratosis). Algunas lesiones, aunque no todas, progresan hasta una atipia de la totalidad del grosor representando un carcinoma escamoso *in situ* (Fig. 22-16C). Un acrónimo útil para recordar las características histológicas es SPAIN, un país bañado por el sol y perfecto para adquirir este tipo de lesiones, donde S es elastosis *s*olar (lesión solar dérmica), P es *p*araqueratosis, A es *a*tipia (queratinocítica), I es *i*nflamación (linfocitos en la dermis superficial) y N es *no* todo el grosor (atipia). (Acrónimo cortesía del doctor Zeina Tannous, Massachusetts General Hospital, Boston, Massachusetts.)

Características clínicas. Las lesiones de la queratosis actínica, muy frecuentes en los individuos de tez blanca, suelen tener *menos de 1 cm de diámetro; la lesión cutánea es de color rojizo, marrón claro u oscuro; y una consistencia áspera como de lija* (Fig. 22-16B). Como cabría esperar, existe una predilección por las áreas expuestas al sol (cara, brazos, dorso de las manos), y las lesiones se acumulan con la edad y el grado de exposición solar. Las lesiones pueden tratarse con crioterapia local (congelación superficial) o con quimioterapia u otros fármacos por vía tópica.

RESUMEN

Tumores benignos y premalignos

- *Queratosis seborreica*: placas planas redondas constituidas por células basales monótonas proliferativas de

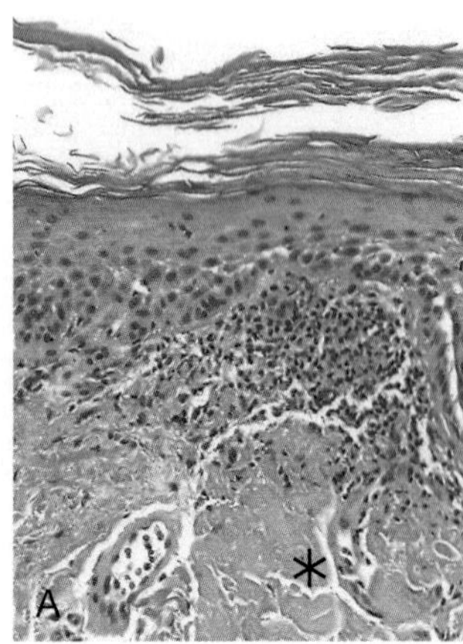

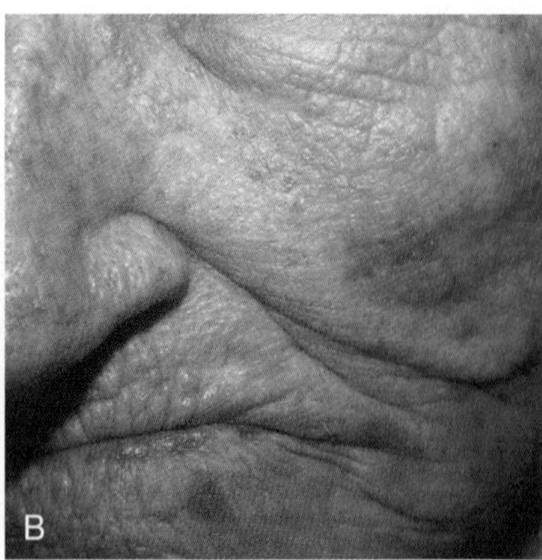

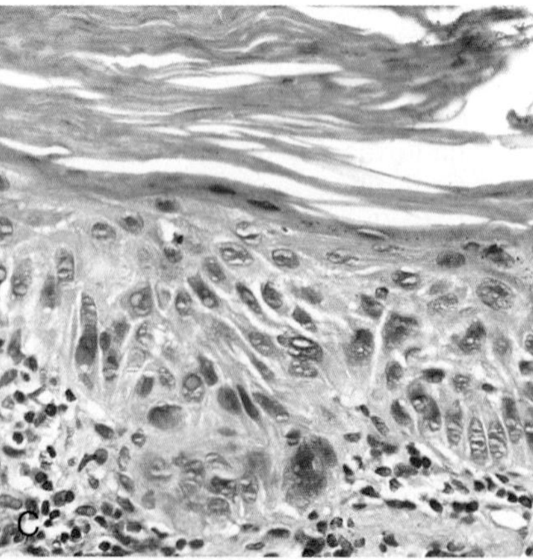

Figura 22–16

Queratosis actínica. **A**, la atipia de las células basales (displasia) se asocia a hiperqueratosis marcada, paraqueratosis y elastosis solar dérmica (*asterisco*). **B**, la mayoría de las lesiones forman zonas sutiles de enrojecimiento o de queratinización tipo lija como las que se pueden apreciar en las lesiones sobre las mejillas, la nariz y la barbilla de esta mujer. **C**, las lesiones más avanzadas muestran una atipia de todo el grosor, calificándose como carcinoma *in situ*.

epidermis que contienen melanina. Hiperqueratosis con quistes característicos rellenos de queratina.
- *Adenoma sebáceo*: múltiples nódulos de color carne en la región de la cabeza y el cuello que surgen a partir de glándulas sebáceas. Pueden ser marcadores de neoplasias malignas con pérdida de genes de reparación de ADN.
- *Queratosis actínica*: presente en la piel expuesta al sol, muestra atipia citológica en las porciones inferiores de la epidermis que infrecuentemente puede progresar hacia carcinoma *in situ*.

Tumores epidérmicos malignos

Carcinoma escamoso

Los carcinomas escamosos son *tumores frecuentes que aparecen en zonas expuestas al sol en personas de edad avanzada.* Excepto en las lesiones en las piernas, estos tumores muestran una incidencia mayor en los hombres que en las mujeres. Además de la luz solar, otros factores predisponentes son los carcinógenos industriales (alquitranes y aceites), las úlceras crónicas, cicatrices de quemaduras antiguas, ingestión de arsénicos y radiación ionizante.

Patogenia. La causa exógena más frecuente del carcinoma epidermoide cutáneo es la exposición a la luz ultravioleta (UV), con la consiguiente afectación de ADN no reparado (Capítulo 6). Los individuos inmunodeprimidos como consecuencia de quimioterapia o trasplante de órganos, o aquellos que padecen *xeroderma pigmentoso*, están expuestos a un riesgo mayor. Además de inducir mutaciones, la luz UV (y concretamente la ultravioleta B) puede tener un efecto inmunodepresor transitorio sobre la piel al alterar la presentación de los antígenos por parte de las células de Langerhans. Esto puede contribuir a la génesis tumoral al debilitar la vigilancia inmunitaria. Los pacientes inmunodeprimidos, y en particular los receptores de trasplantes de órganos, probablemente estén asociados a tipos de HPV de alto riesgo. Las mutaciones del gen *p53* inducidas por radiación UV son frecuentes, así como las mutaciones activadoras de *RAS*. Al igual que sucede con los carcinomas escamosos de otras localizaciones, los que aparecen en la piel pueden ir precedidos de lesiones *in situ*.

Morfología

Los carcinomas escamosos *in situ* se caracterizan por células sumamente atípicas en **todos los niveles** de la epidermis, con amontonamiento y desorganización de los núcleos. La displasia escamosa es amplia y ocupa todo el grosor del epitelio. El proceso adquiere características invasoras cuando estas células se abren paso hacia la membrana basal (Fig. 22-17A). Los carcinomas escamosos invasores muestran una diferenciación variable que va desde tumores formados por células escamosas atípicas dispuestas en lóbulos organizados que muestran zonas amplias de queratinización, hasta neoplasias formadas por células redondas sumamente anaplásicas con focos de necrosis y únicamente queratinización unicelular abortiva (disqueratosis). La morfología es sumamente variable, pero todos los carcinomas escamosos comparten la característica de la queratinización.

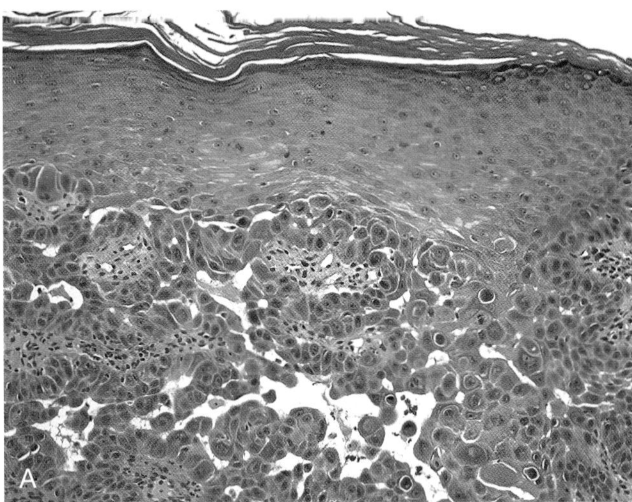

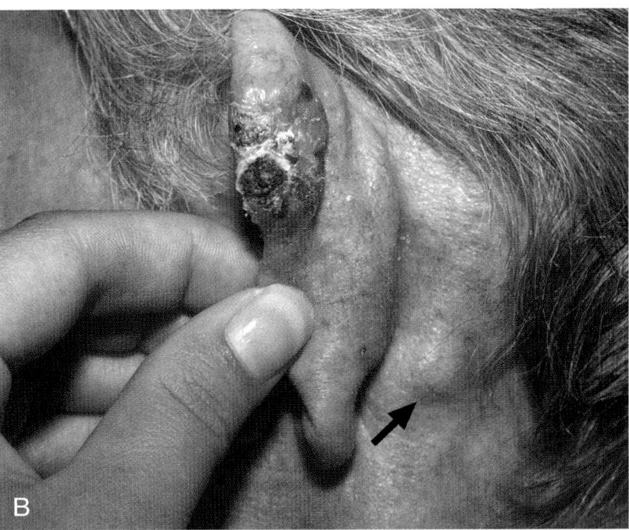

Figura 22-17

Carcinoma escamoso infiltrante. **A**, el carcinoma escamoso invade la dermis en forma de proyecciones irregulares de epitelio escamoso atípico; este caso en concreto es acantolítico (es decir, las células escamosas muestran poca cohesión). **B**, una lesión nodular e hiperqueratósica en la oreja, en la que hay desafortunadamente metástasis precoces en un ganglio linfático postauricular prominente (*flecha*).

Características clínicas. Los carcinomas escamosos *in situ* aparecen como placas escamosas rojizas bien definidas; muchas surgen a partir de queratosis actínicas previas. Las lesiones invasoras más avanzadas son nodulares, muestran una descamación variable y pueden ulcerar (Fig. 22-17B). La probabilidad de metástasis está relacionada con el grosor de la lesión y el grado de invasión hacia la hipodermis. Los tumores que aparecen en el contexto de queratosis actínica pueden comportarse de forma menos agresiva, mientras que los que surgen a partir de cicatrices de quemaduras, úlceras y piel no expuesta al sol tienden a comportarse de formas mucho menos predecibles.

Los carcinomas escamosos invasores de la piel se descubren a menudo a pesar de ser pequeños y resecables; menos del 5% dan lugar a metástasis en los ganglios linfáticos regionales en el momento del diagnóstico. Los carcinomas escamosos de las membranas mucosas (oral, pulmonar, esofágica, etc.) son, por lo general, mucho más agresivos.

Carcinoma basocelular

El carcinoma basocelular, el cáncer humano más frecuente, es un *tumor de crecimiento lento que rara vez metastatiza*. Suele aparecer en áreas sometidas a exposición crónica al sol y en personas pigmentadas sutilmente. Al igual que el carcinoma escamoso, la incidencia de este tipo de cáncer aumenta con la inmunodepresión (aunque no tan notablemente como el carcinoma escamoso) y en individuos con defectos congénitos en la reparación del ADN.

Patogenia. El carcinoma basocelular se ha asociado con trastornos de regulación en la vía de la proteína *sonic hedgehog*, o PTCH. Los defectos congénitos en el gen *PTCH* con la pérdida consiguiente de heterocigosidad en numerosos focos tumorales individuales dan lugar al síndrome de carcinoma basocelular familiar o síndrome de Gorlin. Así pues, el gen *PTCH* funciona como un gen supresor tumoral clásico. Como la vía de *PTCH* también es importante en el desarrollo embrionario, en estos individuos también se aprecian anomalías sutiles del desarrollo. Algún componente de la vía del *PTCH* también está mutado en la gran mayoría de los carcinomas basocelulares esporádicos; también son frecuentes las mutaciones en el gen *p53*.

Morfología

Las células tumorales se parecen a la capa de células basales epidérmica normal de las que proceden. No se encuentran en las superficies mucosas, ya que surgen a partir de la epidermis o a veces del epitelio folicular. Existen dos patrones frecuentes: **crecimiento multifocal** a partir de la epidermis (tipo superficial) o **lesiones nodulares** que crecen en profundidad, hacia la dermis, en forma de cordones o islotes de células basofílicas con núcleos hipercromáticos, rodeados por una matriz fibrosa o mucinosa (Fig. 22-18A). Los núcleos de las células tumorales periféricas se alinean en la capa más externa (en empalizada) separados de la estroma creando una hendidura o un artefacto de separación (Fig. 22-18B).

Características clínicas. Desde el punto de vista clínico, estos tumores se manifiestan en forma de *pápulas anacaradas que a menudo contienen vasos sanguíneos subepidérmicos sumamente dilatados (telangiectasias)* (Fig. 22-18C). Algunos tumores contienen melanina y por esa razón tienen un aspecto parecido a los nevus melanocíticos o melanomas. Las lesiones avanzadas pueden ulcerarse y al cabo de muchos años de desatención pueden extenderse localmente a huesos o senos faciales. Este tipo de tumores suelen tratarse mediante resección local completa, aunque actualmente se están probando también tratamientos inmunomoduladores que dirigen la respuesta inmunitaria innata contra el tumor.

RESUMEN

Tumores epidérmicos malignos

- La incidencia del carcinoma basocelular y del carcinoma escamoso guarda una relación estrecha con el tiempo de exposición a la luz solar.
- El carcinoma basocelular, el tumor maligno más frecuente en todo el mundo, es un tumor localmente agre-

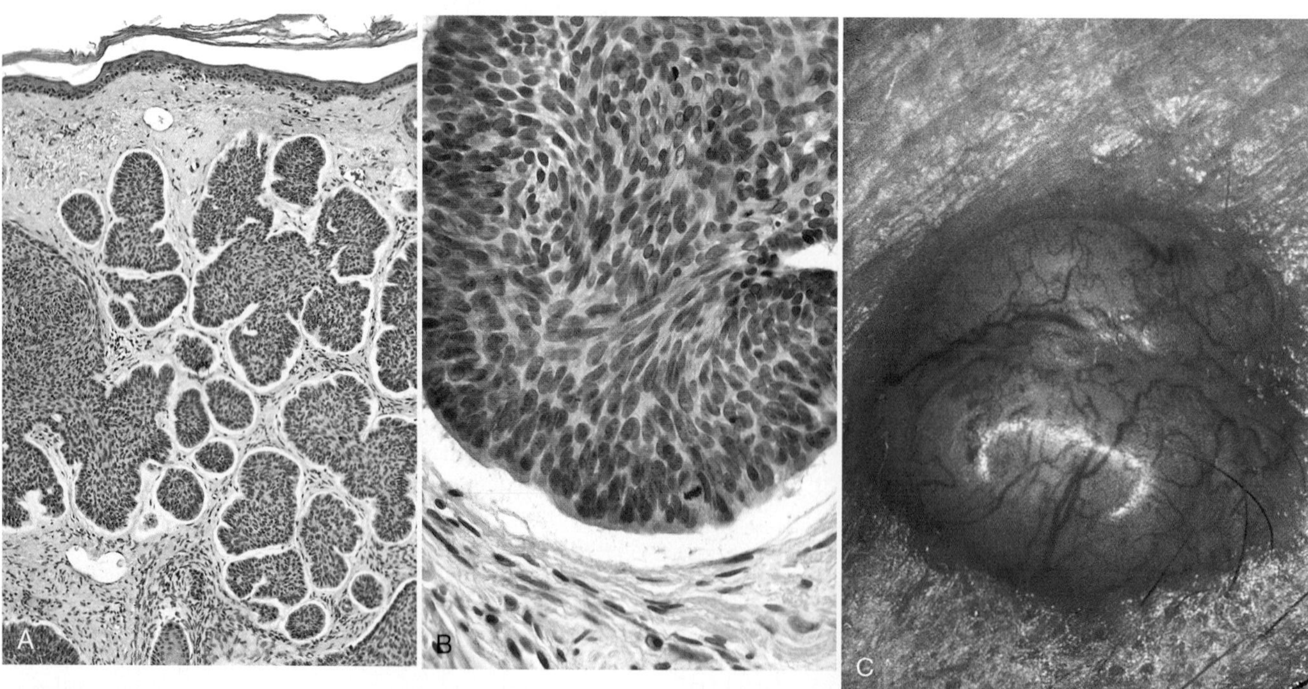

Figura 22–18

Carcinoma basocelular. **A**, la lesión está formada por varios nódulos de células basaloides que infiltran una estroma fibrótica. **B**, las células tienen poco citoplasma, núcleos hipercromáticos pequeños y una empalizada periférica, con una hendidura en la estroma. Obsérvese la similitud de estas células con las células del epitelio normal. **C**, esta es una lesión típica, una pápula de superficie lisa, anacarada, con vasos telangiectásicos asociados.

sivo asociado a mutaciones en la vía del gen *PTCH*. Las metástasis son exquisitamente raras.

- El carcinoma escamoso cutáneo puede progresar a partir de una queratosis actínica, pero en la mayoría de los casos surge a partir de una exposición química, en zonas de quemaduras térmicas, o asociado a una infección por el HPV en el contexto de inmunodepresión.
- El carcinoma escamoso cutáneo puede metastatizar, pero es mucho menos agresivo que el carcinoma escamoso en las membranas mucosas.

Tumores y lesiones seudotumorales de los melanocitos

Nevus melanocíticos

En sentido estricto, el término *nevus* hace referencia a cualquier lesión congénita de la piel. Los nevus *melanocíticos*, sin embargo, se refieren a cualquier neoplasia benigna congénita o adquirida de los melanocitos.

Nevus común

Patogenia. Los nevus melanocíticos proceden de la transformación de melanocitos sumamente dendríticos que, en condiciones normales, están intercalados entre los queratinocitos basales. El crecimiento progresivo de las células del nevus a partir de la unión dermoepidérmica hacia la dermis subyacente se acompaña de *maduración*. Las células superficiales de los nevus son más grandes y menos maduras, tienden a producir melanina y crecen en nidos; las células más profundas son más pequeñas y más maduras, su producción de melanina es escasa o nula y crecen en forma de cordones. Esta secuencia de maduración de las células individuales tiene importancia diagnóstica, ya que los melanomas suelen mostrar una maduración escasa o nula. Se ha confirmado que la mayoría de los nevus benignos albergan una mutación activadora en la proteína BRAF (quue se encuentra por debajo de *RAS*) o menos frecuentemente en *RAS* propiamente dicho. Estas dos mutaciones son mutuamente excluyentes; el crecimiento de los nevus melanocíticos se interrumpe espontáneamente.

Morfología

Los nevus melanocíticos están compuestos, inicialmente, por células redondas u ovales que crecen formando «nidos» localizados a lo largo de la unión dermoepidérmica. Los núcleos son uniformes y redondeados, y contienen nucléolos pequeños con una actividad mitótica escasa o nula. Dichas lesiones se denominan **nevus de la unión** (*nevus juntural*), y se cree que representan una etapa inicial del desarrollo. A la larga, la mayoría de los nevus junturales crecen hacia la dermis subyacente en forma de nidos o cordones de células (**nevus compuestos**) y en las lesiones más antiguas los nidos epidérmicos pueden desaparecer por completo y convertirse en **nevus dérmicos** puros (Fig. 22-19A). Clínicamente, los nevus compuestos son habitualmente más sobreelevados que los nevus de la unión.

Características clínicas. Los nevus melanocíticos comunes son lesiones cutáneas sólidas y sobreelevadas de color marrón oscuro o claro, con una pigmentación uniforme y tamaño pequeño (habitualmente ≤ 5 mm de diámetro) (pápulas) con bordes redondeados bien definidos (Fig. 22-19B). Existen numerosos tipos de nevus melanocíticos con un aspecto clínico variable. Por lo general, estas lesiones sólo tienen importancia estética (a veces incluso se denominan «lunares» y se lucen de forma perceptible en algunas caras de famosas), pero pueden convertirse en lesiones irritadas o simular melanomas, y por ello deben resecarse quirúrgicamente.

Nevus displásico

Los nevus displásicos pueden aparecer *esporádicamente o en una forma familiar*. Estos últimos se heredan de forma autosómica dominante y se les consideran precursores de los melanomas. En la variante esporádica, el riesgo de transformación maligna parece ser muy bajo.

Patogenia. Un subgrupo de nevus displásicos son precursores de los melanomas. En los individuos con antecedentes familiares de melanoma, éste sólo aparece en individuos que desarrollan primero nevus displásicos. En tales casos, el riesgo de desarrollar un melanoma a lo largo de la vida se acerca al

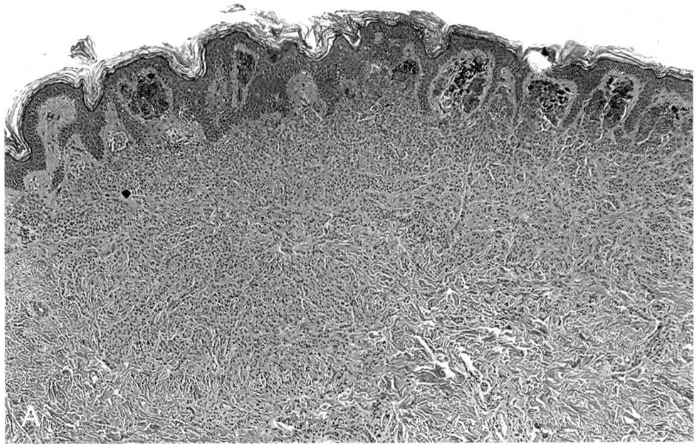

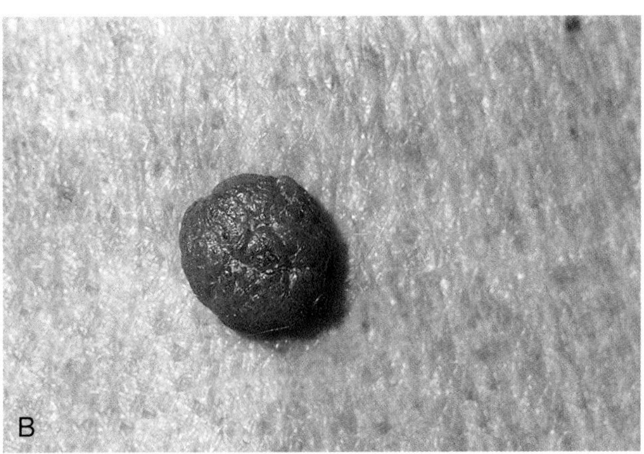

Figura 22-19

Nevus melanocítico. **A**, este nevus dérmico muestra melanocitos redondos que se extienden hacia la dermis, con pérdida de pigmentación y células que se vuelven más pequeñas y más separadas con la profundidad; todos éstos son signos tranquilizadores de una maduración adecuada. **B**, los nevus melanocíticos son relativamente pequeños, simétricos y con una pigmentación uniforme.

100%. El número de nevus displásicos guarda relación con el riesgo de desarrollar melanoma y se ha documentado la transición desde los nevus displásicos hasta los primeros estadios del melanoma, tanto clínica como histológicamente. A pesar de esta evolución documentada de nevus displásico a melanoma, la mayoría de éstos surge *de novo* y no a partir de un nevus previo. Así pues, la probabilidad de que cualquier nevus individual en concreto, displásico o de otro tipo, se transforme en un melanoma es sumamente baja. En consecuencia, estas lesiones deberían considerarse marcadores de riesgo de melanoma. Se han detectado mutaciones que activan los genes *RAS* y *BRAF* en los nevus displásicos y en los melanocíticos; en los melanomas también se producen otras mutaciones complementarias.

Morfología

Los nevus displásicos consisten, fundamentalmente, en nevus compuestos con datos citológicos y arquitectónicos de crecimiento anormal. En este sentido, muestran algunas propiedades histológicas y clínicas que son reminiscencias de los nevus benignos y de los melanomas. **Los nidos de células de nevus en el interior de la epidermis pueden ser de gran tamaño y mostrar una fusión o una coalescencia anormal con los nidos adyacentes. Como parte de este proceso, las células individuales del nevus comienzan a sustituir a la capa de células basales normal a lo largo de la unión dermoepidérmica, dando lugar a la denominada hiperplasia lentiginosa** (v. Fig. 22-22B). Con frecuencia se observa una atipia citológica que consiste en contornos nucleares irregulares, a menudo angulados, e hipercromasia (Fig. 22-20A, B). En la dermis superficial también aparecen alteraciones asociadas, que consisten en infiltrados linfocíticos escasos, pérdida de melanina pigmentada con fagocitosis por parte de los macrófagos dérmicos (incontinencia de melanina) y fibrosis lineal que rodea a los nidos epidérmicos de melanocitos. Todos estos son elementos de la respuesta del huésped a dichas lesiones.

Características clínicas. *Los nevus displásicos suelen ser más grandes que los nevus adquiridos* (a menudo > 5 mm de diámetro) y pueden aparecer como cientos de lesiones sobre la superficie corporal (Fig. 22-20C). Consisten en máculas planas o en placas ligeramente elevadas con una superficie «a modo de cantos rodados». Suelen mostrar un grado de pigmentación variable y bordes irregulares (Fig. 22-20C, fotografía insertada). A diferencia de los nevus comunes, *los nevus displásicos tienen tendencia a aparecer sobre superficies corporales no expuestas al sol*, así como en superficies expuestas. Se ha demostrado la existencia de nevus displásicos en varios miembros de una familia propensa a desarrollar melanomas («síndrome de melanoma familiar»).

Melanoma

El melanoma es menos frecuente pero mucho más letal que el carcinoma escamoso o el basocelular. En la actualidad, gracias a la concienciación de los primeros signos de los melanomas cutáneos, la mayor parte de estas lesiones se cura por medios quirúrgicos. No obstante, su incidencia ha aumentado espectacularmente durante las últimas décadas, en parte como consecuencia de una mayor exposición al sol, por lo que requieren una vigilancia enérgica.

Patogenia. Al igual que ocurre con otras neoplasias malignas cutáneas, la luz solar desempeña una función importante en el desarrollo de los melanomas. La incidencia es máxima en las zonas de piel expuestas al sol y en áreas geográficas como Nueva Zelanda y Australia, donde la exposición al sol es alta

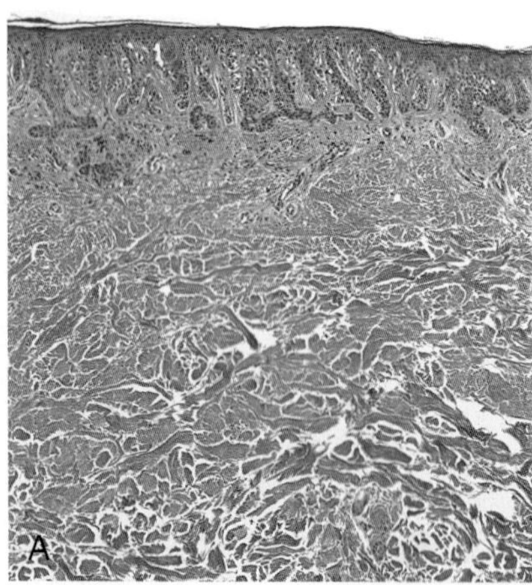

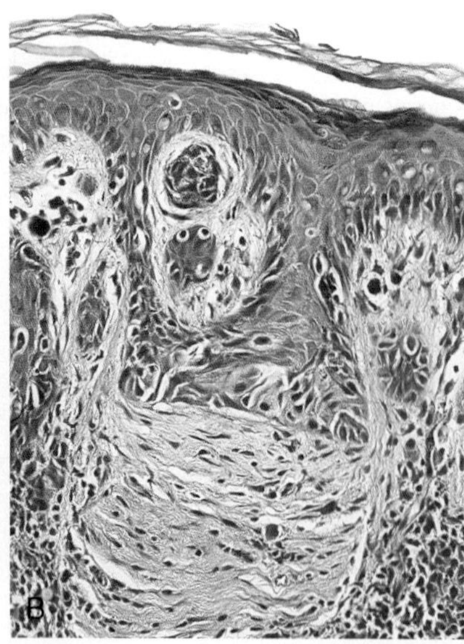

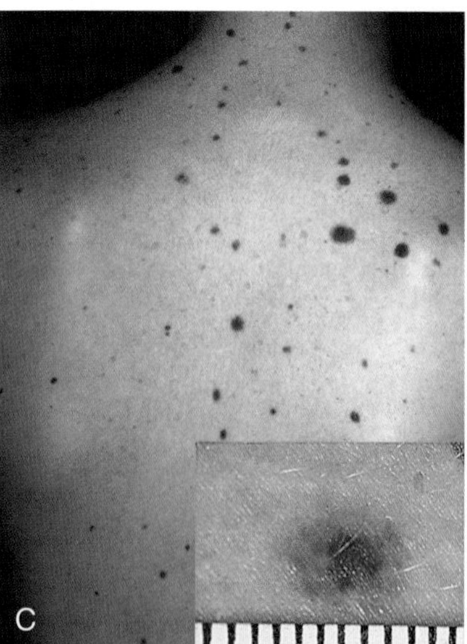

Figura 22-20

Nevus displásico. **A**, nevus displásicos compuestos en los que se aprecia un componente dérmico central con un borde asimétrico de melanocitos exclusivamente junturales (*izquierda*). El primero se correlaciona con la zona central elevada y más pigmentada (ver **C**, fotografía insertada), y el último con un reborde periférico plano menos pigmentado. **B**, un rasgo importante es la presencia de atipia citológica (núcleos irregulares que se tiñen de oscuro). La dermis muestra unas bandas de fibrosis paralelas características que se observan a menudo en los nevus displásicos; constituye parte de la respuesta del huésped a dichas lesiones. **C**, la gran cantidad de nevus irregulares en la espalda de este individuo sugieren un síndrome de nevus displásico; las características clínicas son intermedias con las de los nevus benignos y los melanomas. Estas lesiones suelen ser mayores de 5 mm de diámetro, con bordes irregulares y un grado de pigmentación variable (fotografía insertada).

y el manto protector de melanina, escaso. Una intensa exposición intermitente a una edad temprana es particularmente nociva. Sin embargo, la luz del sol no parece ser el único factor predisponente; la presencia de nevus previos y la predisposición hereditaria también tienen su importancia.

Uno de los aspectos centrales del conocimiento de la compleja histología de los melanomas es el concepto de crecimiento radial y vertical. En términos sencillos, el *crecimiento radial* implica la tendencia inicial de un melanoma a crecer horizontalmente en el interior de la epidermis (*in situ*) y en las capas dérmicas superficiales, a menudo durante un período prolongado (Fig. 22-21A). Durante esta etapa de crecimiento, las células del melanoma carecen de la capacidad para metastatizar y no hay evidencia de angiogénesis. Con el tiempo, el patrón de crecimiento asume un *componente vertical*, y el melanoma crece entonces hacia abajo, hacia las capas dérmicas más profundas como una masa que se expande y carece de maduración celular (Figs. 22-21B y 22-22E). Este hecho viene a menudo precedido clínicamente por el desarrollo de un nódulo, en el contexto de una fase de crecimiento radial relativamente plana, y guarda relación con la aparición de un clon de células con potencial metastásico. La probabilidad de metástasis se predice midiendo la profundidad de invasión (en milímetros) de la fase de crecimiento vertical por debajo de la zona más alta de la capa de células granulares de la epidermis suprayacente (grosor de Breslow). Otros indicadores de potencial metastásico son la densidad linfática, el índice mitótico y la ulceración de la capa superior. *Las metástasis no sólo afectan a los ganglios linfáticos regionales sino también al hígado, los pulmones, el cerebro y a prácticamente cualquier otra localización que pueda sembrarse por vía hematógena.* La biopsia del ganglio linfático centinela (el o los primeros ganglios de drenaje de un melanoma primario) en el momento de la cirugía aporta información adicional sobre la agresividad biológica. En algunos casos, las metástasis pueden aparecer por primera vez muchos años después de una resección quirúrgica completa del tumor primario, lo que sugiere una fase larga de latencia.

La mayoría de los melanomas aparece esporádicamente, pero unos pocos son congénitos (< 5 al 10%). El análisis genético molecular de dichas familias, así como el de los casos esporádicos, ha proporcionado una perspectiva importante de la patogenia del melanoma. Las mutaciones de la línea germinal en el gen *CDKN2A* (localizado en 9p21) se encuentran

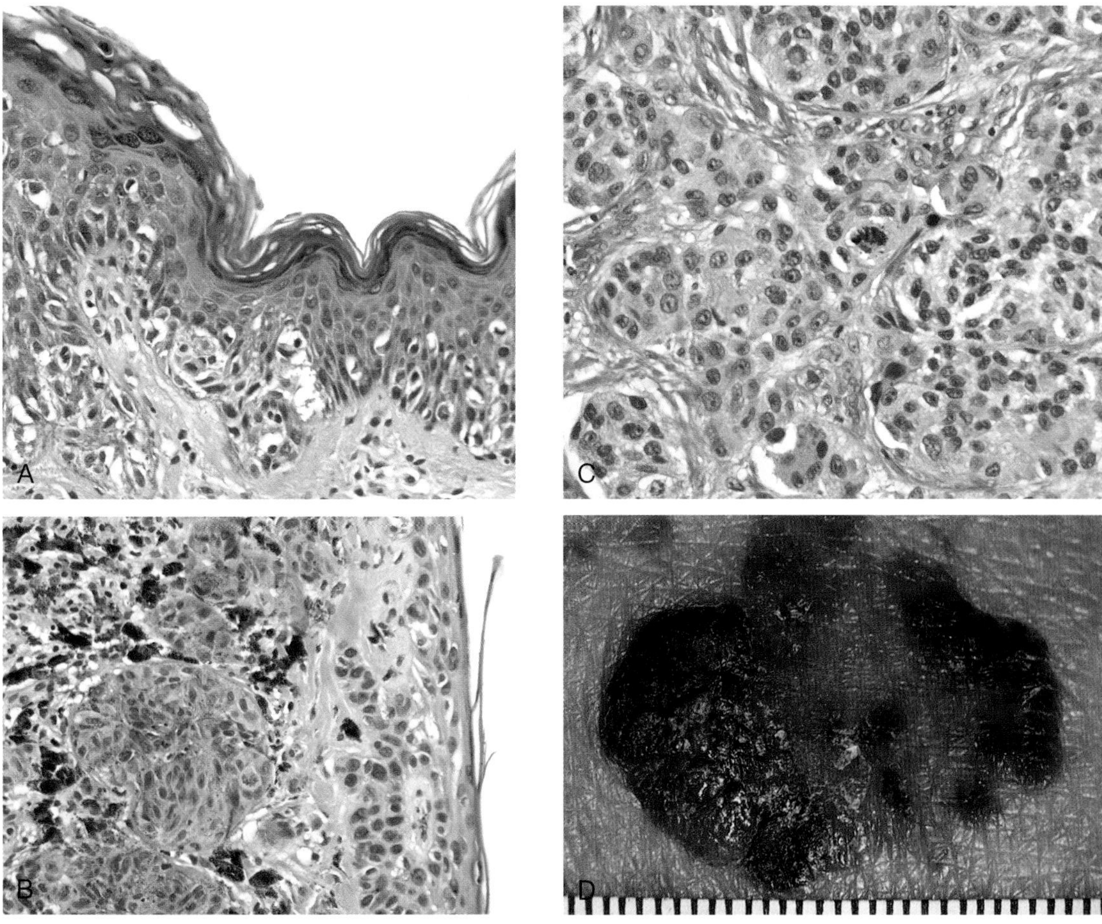

Figura 22–21

Melanoma. **A**, crecimiento radial en el que se muestran en la epidermis nidos irregulares y diseminación de células aisladas del melanoma. **B**, crecimiento vertical en el que se muestran agregados nodulares de células malignas que se extienden en profundidad en el interior de la dermis (la epidermis está a la derecha). **C**, las células del melanoma tienen núcleos hipercromáticos, de tamaño y forma irregulares, con nucléolos prominentes. En el centro de este campo a menudo se aprecian mitosis con formas atípicas. **D**, las lesiones tienden clínicamente a ser más grandes que los nevus, de contornos y pigmentación irregulares. Las áreas maculares representan crecimientos superficiales precoces (radiales) mientras que las zonas elevadas indican a menudo una invasión dérmica (crecimiento vertical).

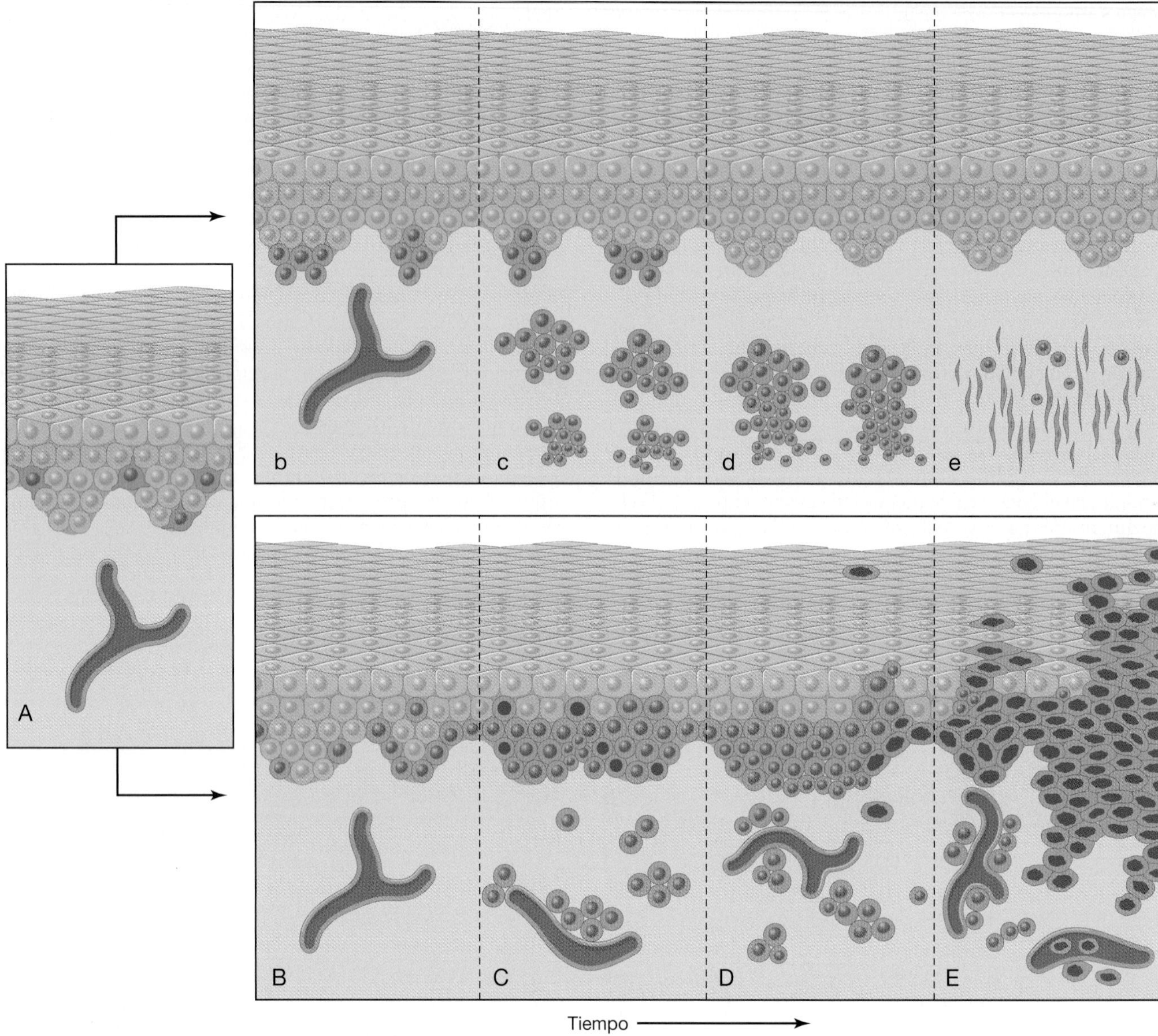

Figura 22–22

Pasos posibles en el desarrollo de los nevus melanocíticos y el melanoma. **A**, la piel normal muestra solamente melanocitos dispersos. *Fila superior*: **b**, nevus juntural. **c**, nevus compuesto. **d**, nevus intradérmico. **e**, nevus intradérmico con neurotización (maduración extrema). *Fila inferior*: **B**, hiperplasia melanocítica lentiginosa. **C**, nevus compuesto lentiginoso con rasgos citológicos y arquitectura anormales (nevus displásico). **D**, fase de crecimiento radial o inicial del melanoma (células grandes oscuras en la epidermis) que surgen en un nevus. **E**, melanoma en fase de crecimiento vertical con potencial metastásico. Obsérvese que, en la mayoría de los casos de melanoma, no se identifica un precursor del nevus melanocítico. Parece que surgen *de novo*, empleando, quizás, la misma vía.

hasta en un 40% de los pocos individuos con melanoma familiar. Este gen codifica la proteína $p16^{INK4A}$, un inhibidor de la cinasa dependiente de la ciclina que regula la transición G1-S del ciclo celular dependiente del retinoblastoma (pRB) (Capítulo 6). El gen *CDNK2A* también puede estar silenciado por metilación. Asimismo, se han detectado mutaciones activadoras esporádicas en *NRAS o BRAF* en una proporción elevada de melanomas, pero por lo general son mutuamente excluyentes, ya que *BRAF* se encuentra por debajo de *RAS*. La supresión del gen *PTEN* en 10q23.3 también se ha detectado en los melanomas primarios, lo que permite la activación de la vía *AKT* que favorece la proliferación celular. Sorprendentemente, y a diferencia de la mayoría de las neoplasias malignas, la deleción de *p53* es bastante infrecuente, debido quizás al solapamiento de las funciones del control del ciclo celular de *CDNK2A* y *p53*. Los polimorfismos en el locus del receptor de la melanocortina-1 (*MC1R*), asociados al pelo rojo, tez clara y facilidad para la aparición de pecas, también son marcadores de susceptibilidad a melanomas. Al igual que sucede con otros tumores, la transformación maligna de los melanocitos es un proceso por etapas con mutaciones activadoras en protooncogenes y pérdidas de genes supresores tumorales. La prevalencia de tales mutaciones varía en cada caso y en función del tipo de melanoma, y la mayor parte de la investigación actual está centrada en encontrar sustancias que puedan dirigirse contra dianas específicas en dichos tumores.

Morfología

Las células de los melanomas suelen ser considerablemente mayores que las células de los nevus. Contienen núcleos grandes con contornos irregulares en los que la cromatina se agrupa característicamente en la periferia de la membrana nuclear y nucléolos prominentes eosinofílicos que se describen a menudo como «rojo cereza» (Fig. 22-21D). Las células malignas crecen en forma de nidos poco organizados o como células individuales en cualquier capa de la epidermis y como nódulos dérmicos constituyen, respectivamente, las fases de crecimiento radial y vertical (v. Figs. 22-21A, B y 22-22D y E).

La naturaleza y extensión de la fase de crecimiento vertical determina el comportamiento biológico de los melanomas, de ahí la importancia que tiene observar y registrar estos parámetros y el índice mitótico. Mediante la aplicación conjunta de éstas y otras variables es posible plantear afirmaciones precisas acerca del diagnóstico.

Características clínicas. Aunque la mayoría de estas lesiones aparecen en la piel, otras localizaciones de origen menos frecuente son las *superficies mucosas oral y anogenital, el esófago, las meninges* y, sobre todo, *los ojos*. Los comentarios siguientes son aplicables a los melanomas cutáneos.

Clínicamente, el melanoma cutáneo suele ser asintomático, aunque el prurito puede ser una de las primeras manifestaciones. *El signo clínico más importante de la enfermedad es un cambio en el color y el tamaño de una lesión pigmentada.* A diferencia de los nevus benignos, los melanomas muestran variaciones sorprendentes en la pigmentación, apareciendo en tonalidades negras, marrones, rojas, azul oscuro y gris (Figura 22-21D). Los bordes de los melanomas son irregulares y a menudo con «muescas». Los signos clínicos principales de alarma de los melanomas son: 1) el aumento de tamaño de un lunar preexistente; 2) la aparición de prurito o dolor en un lunar preexistente; 3) el desarrollo de una lesión pigmentada nueva durante la vida adulta; 4) la irregularidad de los bordes de una lesión pigmentada, y 5) la coloración irregular dentro de una lesión pigmentada. Estos principios se expresan en el denominado ABC de los melanomas: *a*simetría, *b*orde, color, *d*iámetro y *e*volución (cambio de un nevus previo). Es de vital importancia reconocer e intervenir sobre un melanoma lo más rápidamente posible. La inmensa mayoría de las lesiones superficiales se cura por medios quirúrgicos, mientras que los melanomas que metastatizan tienen casi siempre un pronóstico malo, sin que exista un tratamiento eficaz en la mayoría de los casos.

RESUMEN

Lesiones melanocíticas, benignas y malignas

- Los *nevus melanocíticos* tienden a mostrar mutaciones activadoras en un solo gen, habitualmente *BRAF* y menos frecuentemente *NRAS*, pero la inmensa mayoría de ellos nunca sufre transformación maligna.
- La mayoría de los *nevus displásicos* se consideran marcadores de riesgo de melanoma más que lesiones premalignas. Se trata de nevus compuestos con atipia citológica.
- El *melanoma* es una neoplasia maligna sumamente agresiva; los tumores únicamente de unos pocos milímetros de grosor pueden dar lugar a metástasis y, en último término, conducir a la muerte del paciente.
- En la mayoría de los casos, el melanoma progresa desde una forma intraepitelial (*in situ*) hasta otra invasora (*dérmica*). Determinadas características del tumor dérmico, como el grosor y la actividad mitótica, guardan una relación estrecha con la supervivencia.

BIBLIOGRAFÍA

Curtin JA, et al.: Distinct sets of genetic alterations in melanoma. N Engl J Med 353:2135, 2005. *[Clasificación modificada del melanoma basada tanto en características clínicas como genéticas de los tumores. Los esquemas de clasificación molecular de este tipo serán críticos para los avances en la terapia dirigida contra el cáncer.]*

Elder DE: Precursors of melanoma and their mimics: nevi of special sites. Mod Pathol 19(Suppl 2):S4, 2006. *[Se describe de forma equilibrada la histología y la patogenia de los nevus y su relación con el melanoma.]*

Haluska FG, et al.: Genetic alterations in signaling pathways in melanoma. Clin Cancer Res 12(Pt 2): 2301s, 2006. *[Se revisan las vías genéticas relevantes de los melanomas con sugerencias sobre el desarrollo de posibles tratamientos futuros.]*

Kupper TS, Fuhlbrigge RC: Immune surveillance in the skin: Mechanisms and clinical consequences. Nat Rev 4:211, 2004. *[Se revisan los subtipos linfocíticos y las dianas en lo que respecta a éstos y a las enfermedades inflamatorias cutáneas aportando una visión sobre los rasgos patogénicos comunes de esta clase de afecciones cutáneas.]*

Nousari HC, Anhalt GJ: Pemphigus and bullous pemphigoid. Lancet 354:667, 1999. *[Se revisan las características clínicas y patogenia, incluidos los datos inmunológicos, de los trastornos ampollosos y su tratamiento clínico.]*

Ridky TW, Khavari PA: Pathways sufficient to induce epidermal carcinogenesis. Cell Cycle 3:621, 2004. *[En este trabajo se describen los modelos de carcinogénesis epidérmica humana y se señala la necesidad de que existan varias mutaciones en múltiples vías específicas para que se produzca la transformación maligna.]*

Rubin AI, Chen EH, Ratner D: Basal cell carcinoma. N Engl J Med 353:2262, 2005. *[Se revisa la epidemiología, la presentación clínica y las opciones terapéuticas para el carcinoma de células basales.]*

Schon MP, Boehncke WH: Psoriasis. N Engl J Med 352:1899, 2005. *[Se describe la patogenia, las características clínicas y las opciones terapéuticas.]*

Tsai KY, Tsao H: The genetics of skin cancer. Am J Med Genet 131C:82, 2004. *[Se presentan las bases genéticas de las neoplasias malignas cutáneas junto con sus asociaciones con síndromes genéticos humanos que predisponen a su aparición y se aporta una visión sobre su patogenia.]*

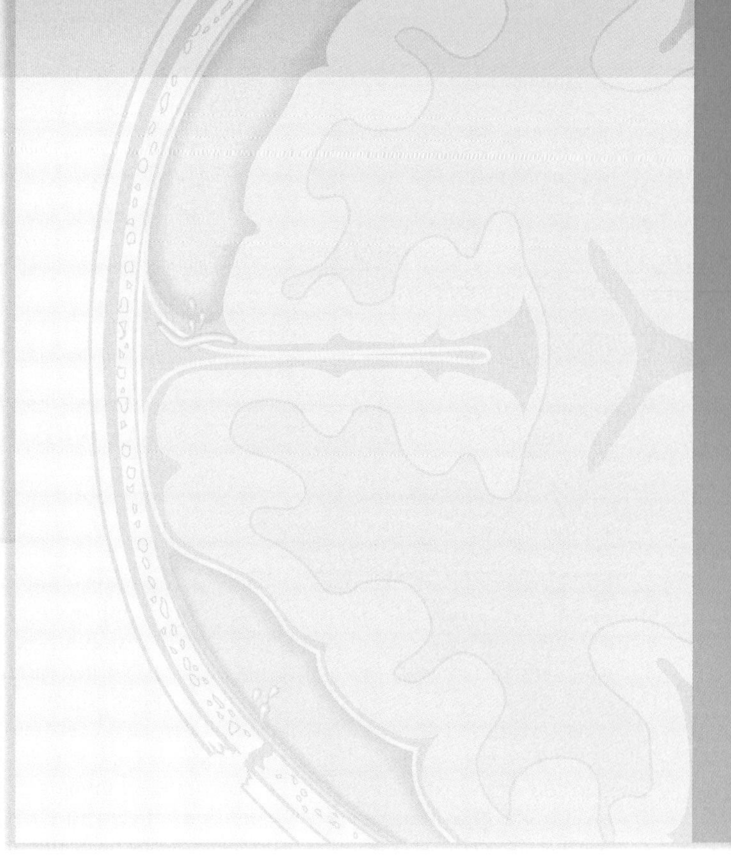

Capítulo 23

Sistema nervioso*

MATTHEW P. FROSCH, MD, PhD

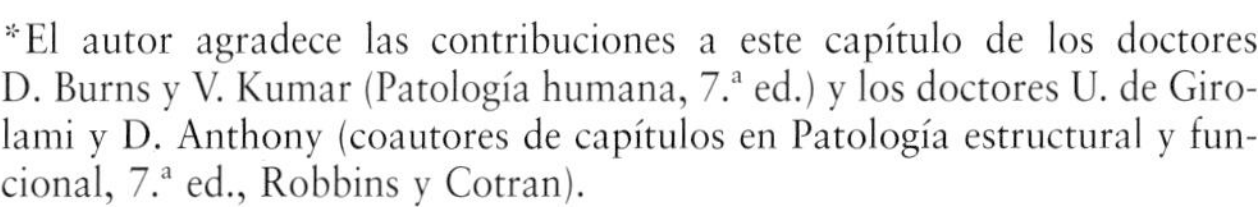

*El autor agradece las contribuciones a este capítulo de los doctores D. Burns y V. Kumar (Patología humana, 7.ª ed.) y los doctores U. de Girolami y D. Anthony (coautores de capítulos en Patología estructural y funcional, 7.ª ed., Robbins y Cotran).

Schwannoma
Neurofibroma
Tumor maligno de la vaina del nervio periférico

Síndromes tumorales familiares
Neurofibromatosis tipo 1
Neurofibromatosis tipo 2
Esclerosis tuberosa
Enfermedad de von Hippel-Lindau

MODELOS DE LESIÓN EN EL SISTEMA NERVIOSO

Los componentes celulares del sistema nervioso responden de diferente manera a los distintos tipos de lesión.

Marcadores de lesión neuronal. Las neuronas y sus prolongaciones (axones y dendritas) muestran algunos cambios cuando sufren una lesión. A las 12 horas de una agresión hipóxica/isquémica irreversible se produce una *lesión neuronal aguda* apreciable con una simple tinción de hematoxilina y eosina (H&E) (Fig. 23-1A). Encontramos retracción del cuerpo celular, picnosis del núcleo, desaparición de los nucléolos, y pérdida de la sustancia de Nissl con eosinofilia intensa del citoplasma (*«neuronas rojas»*). A menudo el núcleo adquiere la forma angulada de la célula retraída. Las zonas de isquemia cerebral pueden progresar a necrosis coagulativa. Los axones lesionados se edematizan e interrumpen el transporte axonal. Estos axones edematosos (*esferoides*) pueden verse con tinción de H&E (Fig. 23-1B) y destacan con tinción de plata o con inmunohistoquímica frente a las proteínas transportadas por el axón, como la proteína precursora amiloide. La lesión axonal hace que la célula aumente de tamaño y se redondee, el núcleo se desplaza a la periferia, el nucléolo aumenta de tamaño, y la sustancia de Nissl se dispersa (del centro de la célula a la periferia, lo que se denomina *cromatólisis central*; Fig. 23-1C).

Muchas enfermedades neurodegenerativas presentan inclusiones intracelulares específicas que pueden ayudar a diagnosticar la enfermedad (p. ej., los cuerpos de Lewy en la enfermedad de Parkinson y los ovillos en la enfermedad de Alzheimer). En algunas enfermedades neurodegenerativas las prolongaciones neuronales se vuelven gruesas y tortuosas; se las denomina *neuritas distróficas*.

Las infecciones víricas pueden producir inclusiones en las neuronas, igual que en otras células del organismo. Con la edad las neuronas acumulan lípidos complejos y lisosomas (*lipofuscina*) en el citoplasma.

Los astrocitos en la lesión y reparación. Los astrocitos son las principales células responsables de la reparación y cicatrización del cerebro, lo que se conoce como *gliosis*. Cuando hay una lesión, los astrocitos sufren hipertrofia e hiperplasia. El núcleo se agranda y se vuelve vesicular, y el nucléolo se hace prominente. El escaso citoplasma se expande y forma una franja irregular, rosa brillante, alrededor del núcleo excéntrico, del que surgen numerosas y fuertes prolongaciones que se ramifican (*astrocito gemistocítico*). Hay un mínimo depósito extracelular de la matriz. A diferencia de la reparación de una lesión en el resto del organismo, los fibroblastos participan muy poco en la curación de la lesión cerebral (normalmente en traumatismos cerebrales penetrantes o alrededor de abscesos). En la gliosis a largo plazo, los astrocitos tienen un citoplasma menos característico y son más fibrilares (*astrocitos fibrilares*). Las *fibras de Rosenthal* son agregados proteicos gruesos, alargados, intensamente eosinofílicos que pueden encontrarse en las prolongaciones de los astrocitos en la gliosis crónica y en algunos gliomas de grado bajo.

Se denomina *cuerpo amiláceo* a la degeneración de los astrocitos y su número se incrementa en edades avanzadas. Consiste en agregados laminados concéntricos de poligluco-

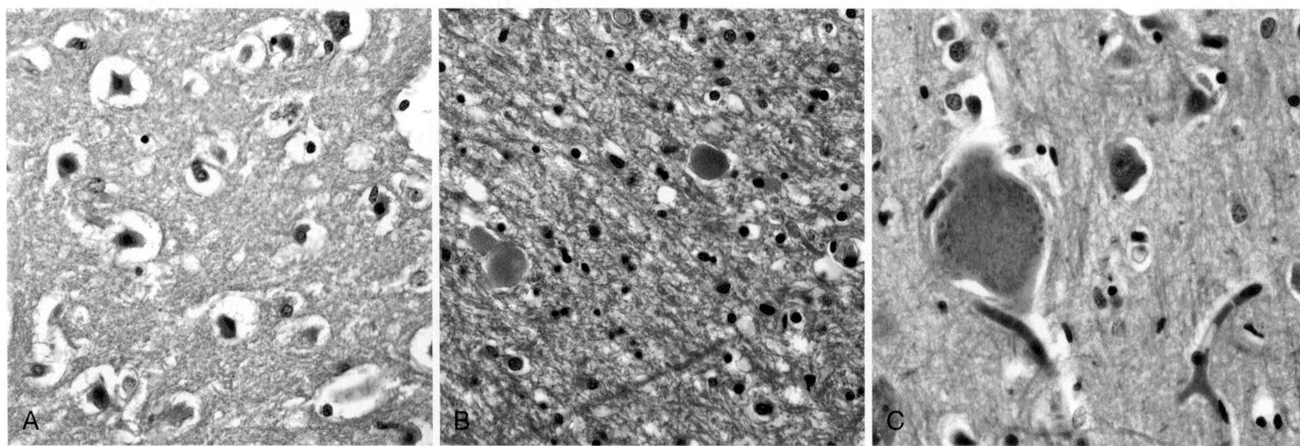

Figura 23-1

Modelos de lesión neuronal. **A**, lesión hipóxica/isquémica aguda en la corteza cerebral, donde los cuerpos celulares y los núcleos están retraídos. Están intensamente teñidas con eosina, lo que les ha valido la denominación de «neuronas rojas» (eosinofílicas). **B**, se observan esferoides axonales en forma de bulbo donde hay interrupción o alteración del transporte axonal (H-E). **C**, en la lesión axonal puede haber edema del cuerpo celular y presencia de sustancia de Nissl en la periferia, lo que se conoce como cromatólisis (H-E).

sanos de entre 5 y 50 μm, redondeados, ligeramente basófilos, ácido peryódico-Schiff (PAS)-positivos, y se localizan donde hay astrocitos en fase terminal, especialmente en el área de la subpiamadre y perivascular.

Otras células. Los *oligodendrocitos* productores de mielina tienen poca variedad de cambios morfológicos aparte de la muerte celular o la lesión de la mielina, como ocurre en la esclerosis múltiple. En la leucoencefalopatía multifocal progresiva pueden encontrarse inclusiones víricas en los oligodendrocitos, con un núcleo grande, difuminado, de aspecto homogéneo.

Las *células ependimarias* bordean el sistema ventricular y se localizan en el canal central obliterado de la médula espinal. La disrupción de células ependimarias suele asociarse con una proliferación local de astrocitos subependimarios que produce pequeñas irregularidades en la superficie ventricular conocidas como *granulaciones ependimarias*. Determinados agentes infecciosos, sobre todo el citomegalovirus (CMV), pueden producir un gran daño ependimario con inclusiones víricas en su interior.

El *plexo coroideo* es responsable de la secreción de líquido cefalorraquídeo (LCR) y es una continuación del epéndimo que se introduce en las cavidades ventriculares. Presenta una capa epitelial especializada con estroma fibrovascular que puede contener células meningoteliales.

La *microglía* está constituida de células derivadas de la médula ósea que ejercen la función de fagocitos del sistema nervioso central (SNC). Se activan con el daño tisular, infección o traumatismo, proliferan y se hacen más evidentes. Pueden reconocerse como macrófagos activados en zonas de desmielinización, infarto en proceso o hemorragia, o desarrollan núcleos alargados (*células en bastón*) en la neurosífilis u otras infecciones. Cuando esta microglía alargada forma agregados en las zonas de lesión tisular, se denominan *nódulos microgliales*. Pueden encontrarse formaciones similares alrededor de las neuronas terminales, lo que se denomina *neuronofagia*.

EDEMA, HERNIA E HIDROCEFALIA

El cerebro y la médula espinal se encuentran dentro de un compartimento rígido delimitado por el cráneo y el canal espinal y bordeado por la duramadre. Los nervios y los vasos sanguíneos atraviesan esta estructura por agujeros específicos, pero el cerebro está confinado en la bóveda craneal. Que el delicado SNC esté protegido por semejante estructura supone una ventaja obvia, aunque estos límites tan rígidos delimiten un espacio demasiado pequeño en enfermedades que conllevan una expansión del parénquima cerebral. Los trastornos que rompen este delicado equilibrio incluyen el edema cerebral generalizado, la hidrocefalia y las lesiones focales con efecto masa.

Edema cerebral

El edema cerebral consiste en una acumulación excesiva de líquido en el parénquima cerebral. Este término debe distinguirse de la hidrocefalia, un aumento del volumen de LCR en parte o en todo el sistema ventricular. Hay dos mecanismos responsables de la formación de edema cerebral que a menudo coinciden, sobre todo cuando existe una lesión generalizada.

- El *edema vasogénico* ocurre cuando se rompe la integridad de la barrera hematoencefálica. El aumento de la permeabilidad vascular permite que el líquido se filtre desde el compartimento vascular a los espacios intercelulares del cerebro. El edema vasogénico puede ser localizado, por permeabilidad vascular anormal en zonas de inflamación o tumores, o generalizado.
- El *edema citotóxico* se produce por un aumento de líquido intracelular secundario a lesión de la membrana celular neuronal, glial o endotelial, como sucede en casos de agresión hipóxica/isquémica generalizada o con la exposición a determinadas toxinas.

Morfología

El cerebro edematoso es más blando que el normal y a menudo parece que rebasa la bóveda craneal. En el edema generalizado, las circunvoluciones están aplanadas, los surcos son más estrechos y las cavidades ventriculares están comprimidas (Fig. 23-2).

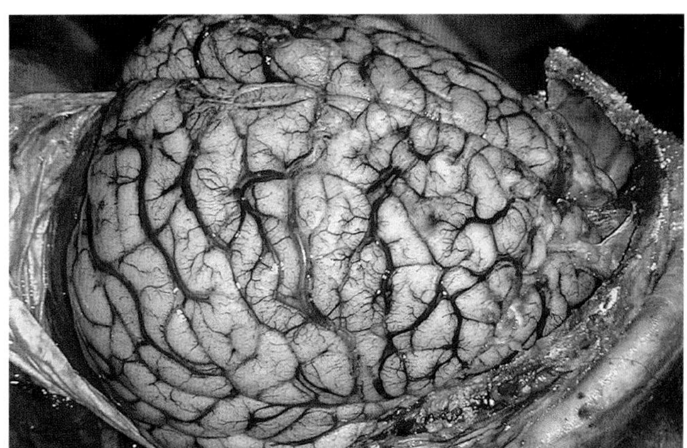

Figura 23-2

Edema cerebral. Las circunvoluciones están aplanadas porque la duramadre y el cráneo comprimen el cerebro en expansión. Estas alteraciones se asocian con aumento de la presión intracraneal.

Hidrocefalia

El LCR se produce en el plexo coroideo de los ventrículos, circula por el sistema ventricular y sale por los agujeros de Luschka y Magendie. El LCR llena el espacio subaracnoideo que rodea el cerebro y la médula espinal, contribuyendo a proteger el sistema nervioso de su envoltura ósea. Las granulaciones aracnoideas son las responsables de la reabsorción del LCR. El equilibrio entre la generación y reabsorción del LCR mantiene estable el volumen de este líquido. La *hidrocefalia* consiste en la acumulación excesiva de LCR en el sistema ventricular. En la mayoría de los casos se debe a alteraciones de la circulación o la reabsorción del LCR, en raras ocasiones (p. ej., tumores del plexo coroideo) la causa es el aumento de producción de LCR. Cuando la hidrocefalia sucede en la infancia antes del cierre de las suturas craneales, la cabeza se deforma. La hidrocefalia posterior a la fusión de suturas, sin embargo, cursa con expansión de los ventrículos y aumento de la presión intracraneal sin cambios en la forma de la cabeza (Fig. 23-3).

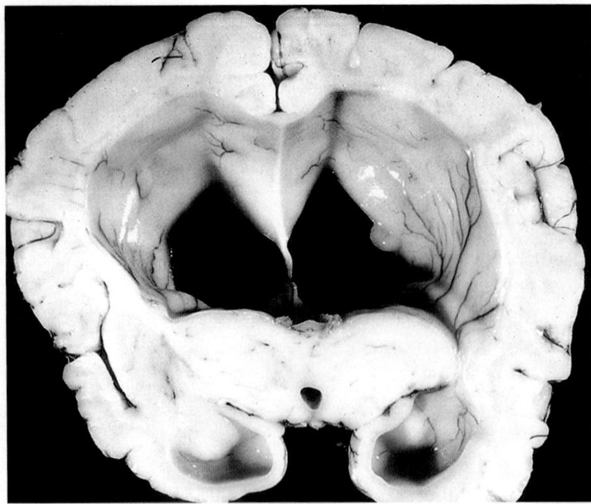

Figura 23-3

Hidrocefalia. Ventrículos laterales dilatados en una sección coronal por el tálamo.

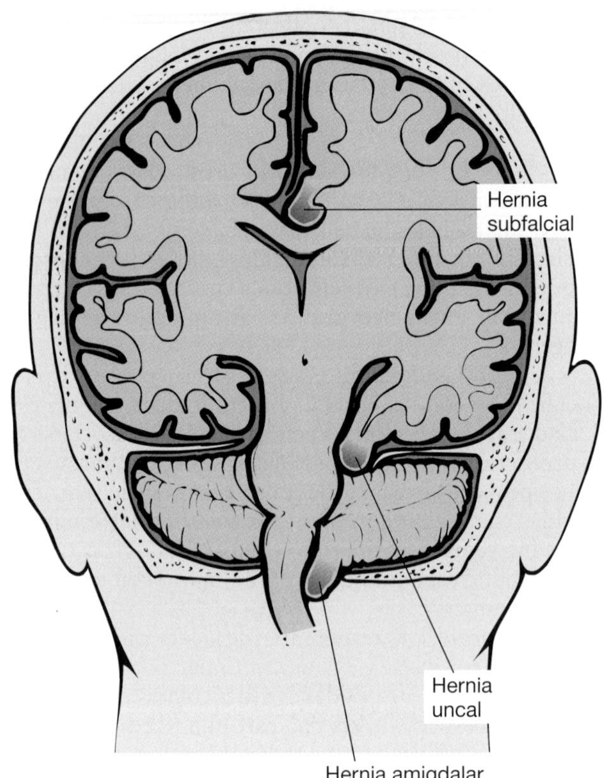

Figura 23-4

Tipos de hernia cerebral: subfalcial (del cíngulo), transtentorial (uncal, mesial temporal), y amigdalar. (Adaptada de Fishman RA: Brain edema. N Engl J Med 293:706, 1975.)

Si hay un obstáculo en la circulación del LCR en el sistema ventricular, parte de los ventrículos se dilata mientras se mantiene el resto. Este modelo se define como *hidrocefalia no comunicante* y suele verse en masas que afectan al agujero de Monroe o al acueducto de Silvio. En la *hidrocefalia comunicante* se deforma todo el sistema ventricular; la causa suele ser una disminución de la reabsorción del LCR.

El término *hidrocefalia ex vacuo* se refiere a la dilatación del sistema ventricular con aumento compensatorio del volumen de LCR secundario a pérdida de parénquima cerebral, como sucede en los infartos o en enfermedades degenerativas.

Hernia

Cuando el volumen del tejido cerebral aumenta más de lo que permiten la compresión venosa y el desplazamiento del LCR, la presión intracraneal puede aumentar. La bóveda craneal está dividida por pliegues rígidos de la duramadre (hoz y tentorio) por lo que una expansión focal del cerebro hace que se desplace con relación a estas divisiones. Si la expansión es muy intensa, se produce la herniación (Fig. 23-4). Las hernias se denominan según la parte del cerebro desplazada o la estructura a través de la que se desplaza. La principal consecuencia de este desplazamiento es el compromiso del aporte sanguíneo en el tejido presionado, lo que produce un infarto. Esto a menudo conlleva edema y aumento de la hernia.

La *hernia subfalcial (del cíngulo)* se produce cuando hay una expansión de un hemisferio cerebral unilateral o asimétrica y la circunvalación del cíngulo se desplaza por debajo de la hoz cerebral. Puede acompañarse de compresión de las ramas de la arteria cerebral anterior.

La *hernia transtentorial (uncal)* se produce cuando se comprime la parte medial del lóbulo temporal contra el borde libre del tentorio. A medida que se desplaza el lóbulo temporal, se comprime el tercer nervio craneal, provocando dilatación pupilar y disminución de la motilidad ocular en el lado de la lesión («pupila detenida»). También puede estar comprimida la arteria cerebral posterior provocando una lesión isquémica en el territorio que riega este vaso, incluyendo la corteza visual primaria. Cuando la hernia es lo suficientemente grande, se comprime el tronco cerebral contralateral, provocando hemiparesia homolateral al lado de la hernia. Las lesiones hemisféricas provocan de forma característica debilidad en el lado contralateral por lo que la hemiparesia homolateral puede falsear la localización de la lesión, ya que sugiere al examinador que el paciente tiene una lesión en el lado opuesto que no está afectado. El tronco presenta, en estos casos, una alteración denominada hendidura de Kernohan. Cuando la hernia transtentorial progresa se acompaña de lesiones hemorrágicas en la zona media del cerebro y el puente, lo que se conoce como *hemorragias de Duret* (Fig. 23-5). Estas lesiones lineales con forma de llama suelen localizarse en la línea media y las zonas paramediales, y parece que se deben a la rotura de arterias y venas penetrantes que nutren el tronco cerebral superior. La presencia de las hemorragias de Duret implica un mal pronóstico.

La hernia amigdalar se produce por desplazamiento de las amígdalas cerebelosas a través del agujero occipital. Este tipo de hernia es de riesgo vital porque produce compresión del tronco cerebral y compromete los centros respiratorio y cardíaco de la médula, que son vitales.

RESUMEN

Edema, hernia e hidrocefalia

- El edema cerebral consiste en la acumulación excesiva de líquido en el parénquima cerebral. La hidrocefalia

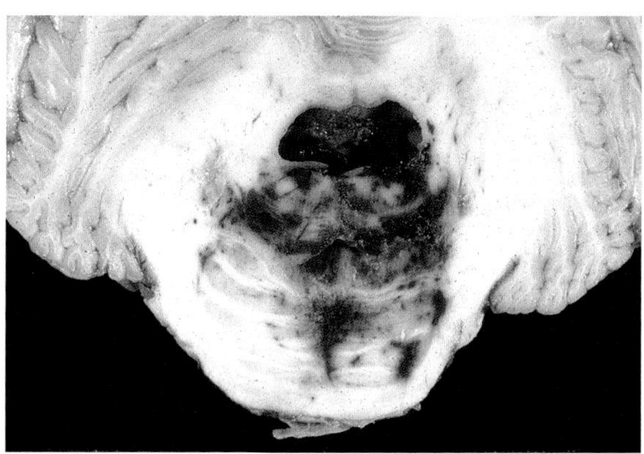

Figura 23-5

Hemorragias de Duret. El efecto masa desplaza al cerebro hacia abajo, por lo que se rompen los vasos que penetran en el puente por la línea media, provocando hemorragia.

es un aumento de volumen del LCR en parte o todo el sistema ventricular.

- El aumento de volumen tisular cerebral (por aumento del volumen del LCR, edema o hemorragia) aumenta la presión intracraneal.
- El aumento de presión puede dañar el cerebro, bien por disminución de la perfusión o por desplazamiento tisular a través de las barreras durales dentro del cráneo o a través de las aberturas del cráneo.

ENFERMEDADES CEREBROVASCULARES

La enfermedad cerebrovascular es la tercera causa de muerte (después de la enfermedad cardíaca y del cáncer) en Estados Unidos; además, es el trastorno neurológico con mayor prevalencia en términos de morbilidad y mortalidad. El término *enfermedad cerebrovascular* implica una alteración cerebral provocada por un proceso patológico que afecta a los vasos sanguíneos. Los tres procesos básicos son: 1) oclusión trombótica de los vasos; 2) oclusión embólica de los vasos, y 3) rotura vascular. Los dos primeros comparten muchas características porque su efecto en el cerebro es el mismo (pérdida de oxígeno y sustratos metabólicos que provocan infarto cerebral). La trombosis y la embolia provocan lesión isquémica o infarto de zonas específicas del cerebro, dependiendo del vaso implicado. Un patrón similar de lesión, pero difuso, ocurre cuando hay una pérdida completa de perfusión (o de distribución de oxígeno y sustrato metabólico). La hemorragia se produce por rotura vascular y provoca lesión tisular directa y lesión isquémica secundaria. La denominación clínica de todos estos procesos es «ictus», sobre todo cuando los síntomas son agudos.

Hipoxia, isquemia e infarto

El cerebro requiere un aporte constante de glucosa y oxígeno de la sangre. Aunque el cerebro constituye sólo del 1 al 2% del peso corporal, recibe el 15% del gasto cardíaco y le corresponde un 20% del consumo total de oxígeno del organismo. El flujo sanguíneo cerebral se mantiene constante a pesar de las variaciones de presión sanguínea e intracraneal por un mecanismo de autorregulación de la resistencia vascular. El cerebro es un tejido muy aeróbico y el oxígeno constituye una sustancia limitante. El cerebro puede verse privado de oxígeno por diversos mecanismos: *hipoxia funcional* por una disminución de la presión parcial de oxígeno; disminución de la capacidad transportadora de oxígeno; inhibición de la utilización tisular del oxígeno; o *isquemia,* bien *transitoria* o *permanente*, por la interrupción del flujo circulatorio normal. La supresión del riego sanguíneo puede producirse por disminución de la presión sanguínea, como en la hipotensión, o secundaria a obstrucción vascular, o por ambos.

Isquemia cerebral global

Esta forma de lesión isquémica/hipóxica difusa se produce por una reducción generalizada de la perfusión cerebral, normalmente por debajo de la presión sistólica o de 50 mmHg, como ocurre en la parada cardíaca, shock e hipotensión grave. La presentación clínica varía con la intensidad de la agresión. Si es leve, puede haber sólo un estado confusional postisquémico transitorio, con recuperación completa. En algunos individuos con lesiones isquémicas globales leves o transitorias puede haber daño irreversible del SNC. Las neuronas son mucho más sensibles a la hipoxia que las células gliales. También hay diferencias en la susceptibilidad de diferentes poblaciones de neuronas en diferentes zonas del SNC; las células piramidales del sector Sommer (CA1) del hipocampo, las células de Purkinje del cerebelo, y las neuronas piramidales del neocórtex son las más susceptibles a la isquemia de corta duración. En la isquemia cerebral global grave, hay una muerte neuronal difusa independientemente de la vulnerabilidad regional. Los individuos que sobreviven a esta situación suelen presentar un daño neurológico importante y un coma profundo (estado vegetativo persistente). Otros pacientes presentan criterios clínicos de «muerte cerebral» con signos de lesión cortical difusa (electroencefalograma isoeléctrico o «plano») y daño del tronco cerebral con ausencia de reflejos y respuesta respiratoria. Cuando los pacientes que sufren esta lesión tan intensa se mantienen con ventilación mecánica, el cerebro sufre progresivamente un proceso autolítico que conduce al denominado «cerebro del respirador».

Morfología

En la isquemia global, el cerebro se vuelve edematoso y presenta circunvoluciones gruesas y surcos estrechos. El corte de la superficie muestra poca diferencia entre la sustancia gris y la blanca. Las alteraciones histopatológicas presentes en la lesión isquémica irreversible (infarto) se agrupan en tres categorías. Las **alteraciones precoces** ocurren entre 12 y 24 horas después de la lesión, con alteraciones neuronales agudas (neuronas rojas; v. Fig. 23-1A) caracterizadas por microvacuolización, seguida de eosinofilia citoplasmática, y picnosis y cariorrexis nuclear tardía. Los astrocitos y la oligodendroglía sufren cambios similares posteriormente. Después comienza la infiltración por neutrófilos en respuesta al daño tisular (Fig. 23-6A). Las **alteraciones subagudas** ocurren entre 24 horas y 2 semanas, con necrosis tisular, afluencia de macrófagos, proliferación vascular y gliosis reactiva (Fig. 23-6B). La **reparación** ocurre después de las 2 semanas y se caracteriza por la eliminación del tejido necrótico, pérdida de la estructura del SNC, y gliosis (Fig. 23-6C). En la corteza cerebral, la pérdida neuronal y la gliosis producen destrucción irregular del neocórtex, preservando algunas capas y afectando a otras –patrón que se conoce como necrosis seudolaminar.

Los **infartos fronterizos** son áreas de infarto con forma de cuña que ocurren en las regiones del cerebro y la médula espinal más distales para la perfusión arterial. En los hemisferios cerebrales la región fronteriza entre la distribución de la arteria cerebral anterior y media es una zona de riesgo. La lesión en esta zona produce una banda de necrosis en la convexidad cerebral a pocos centímetros de la cisura interhemisférica. Los infartos fronterizos suelen observarse en episodios hipotensivos.

Isquemia cerebral focal

La oclusión arterial cerebral provoca isquemia focal y, si se mantiene, infarto del tejido del SNC perfundido por el vaso afectado. El tamaño, localización y forma del infarto, y la extensión del daño tisular dependen de diferentes variables, sobre todo de la presencia de circulación colateral. La principal fuente de circulación colateral es el círculo de Willis. Parte de la circulación colateral proviene de las anastomosis corticoleptomeníngeas de la superficie cerebral. Sin embargo, hay escasa circulación colateral en los vasos penetrantes profundos que perfunden estructuras como el tálamo, los ganglios basales y la sustancia blanca profunda.

La *trombosis in situ* o la *embolia* desde un lugar distante pueden causar enfermedad vascular oclusiva de suficiente intensidad como para provocar un infarto cerebral. Los infartos embólicos son más frecuentes. Con frecuencia, la fuente son los trombos de la pared cardíaca; el infarto de miocardio, la enfermedad valvular y la fibrilación auricular son factores de riesgo importantes. Los émbolos también aparecen en las arterias, sobre todo en placas de ateroma de las arterias carótidas. Otras fuentes de émbolos son la embolia paradójica, en niños con alteraciones cardíacas; los émbolos asociados a la cirugía cardíaca, y los émbolos de otro material (tumor, grasa o aire). El territorio de distribución de la arteria cerebral media, extensión directa de la arteria carótida interna, es el que sufre con más frecuencia infarto embólico; los émbolos suelen localizarse en ramas vasculares o en zonas con estenosis luminal previa.

La mayor parte de las oclusiones trombóticas que provocan infartos cerebrales se deben a *aterosclerosis*; la trombosis primaria ocurre principalmente en la bifurcación carotídea, el origen de la arteria cerebral media, y en cada extremo de la arteria basilar. La estenosis aterosclerótica puede producir trombosis superpuesta, con extensión anterógrada, fragmentación y embolización distal.

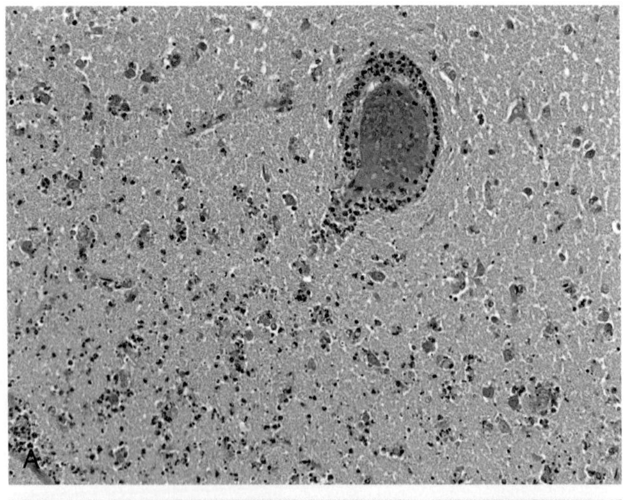

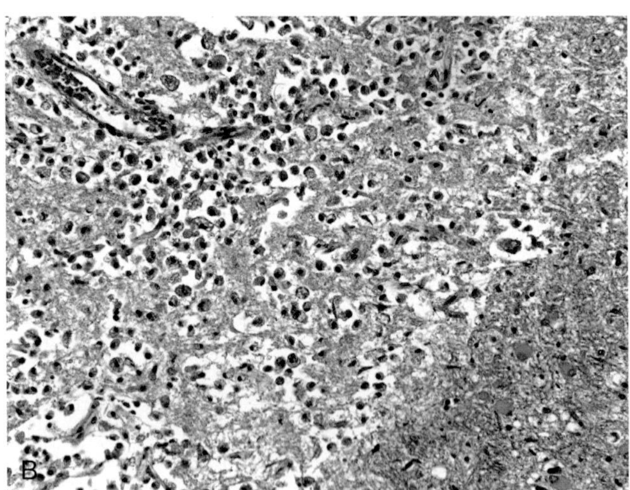

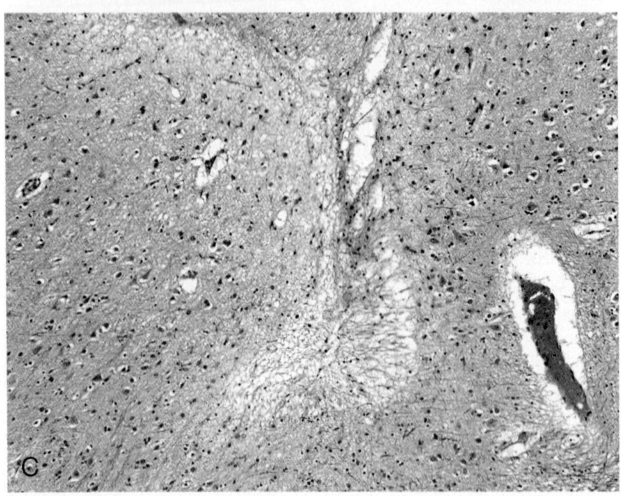

Figura 23-6

Infarto cerebral. **A**, la infiltración por neutrófilos en el infarto cerebral comienza por los bordes de la lesión donde persiste la perfusión vascular. **B**, después de 10 días, el área infartada se caracteriza por la presencia de macrófagos y gliosis reactiva circundante. **C**, se han visto pequeños infartos intracorticales aislados con pérdida tisular y poca gliosis residual.

Los infartos pueden dividirse en dos grandes grupos, según su aspecto macroscópico y radiológico (Fig. 23-7). Los *infartos no hemorrágicos* pueden tratarse con terapias trombolíticas si se identifican pronto tras su presentación clínica. Esta terapia está contraindicada en las lesiones *hemorrágicas*, que presentan múltiples hemorragias petequiales, en ocasiones confluentes (Fig. 23-7A y B). La hemorragia se produce por reperfusión del tejido isquémico; bien mediante colaterales o por disolución de las oclusiones intravasculares.

Morfología

El aspecto macroscópico de un **infarto no hemorrágico** varía con el tiempo. En las primeras 6 horas de la lesión irreversible se aprecian pocos cambios. A las 48 horas, el tejido se vuelve pálido, blando y edematoso, y no puede distinguirse la unión corticomedular. Entre los 2 y 10 días, el cerebro se vuelve gelatinoso y friable, y la frontera mal definida entre tejido sano y enfermo se hace más evidente a medida que se reabsorbe el edema en los tejidos adyacentes supervivientes. Entre los 10 días y las 3 semanas, el tejido se licúa, dejando una cavidad llena de líquido delimitada por un tejido gris oscuro, que se extiende progresivamente según se elimina el tejido muerto (**Fig. 23-7C**).

Microscópicamente, la reacción tisular sigue una secuencia muy característica: **tras las primeras 12 horas** predominan los cambios neuronales isquémicos (neuronas rojas; v. Fig. 23-1A) y el edema citotóxico y vasogénico. Se pierden las características de tinción habituales de las estructuras de las sustancias blanca y gris. Las células endoteliales y gliales, sobre todo los astrocitos, se edematizan, las fibras de mielina comienzan a desintegrarse. **Hasta las 48 horas** hay migración neutrofílica seguida de células mononucleares fagocíticas en las siguientes **2 a 3 semanas**. Durante meses o años pueden encontrarse macrófagos con residuos de mielina o sangre. Según avanza el proceso de fagocitosis y licuación, los astrocitos de los bordes de la lesión se alargan, dividen y desarrollan una importante red de extensiones protoplásmicas.

Después de varios meses desaparecen estas extensiones nucleares y citoplasmáticas de los astrocitos. En la pared de la cavidad, las prolongaciones de los astrocitos forman una red de fibras gliales, mezclada con capilares y fibras perivasculares de tejido conjuntivo. En la corteza cerebral, la cavidad está separada de las meninges y el espacio subaracnoideo por una capa glial de tejido, derivada de la capa molecular de la corteza. La piamadre y la aracnoides no se afectan y no contribuyen al proceso de curación.

La imagen microscópica y la evolución del **infarto hemorrágico** son semejantes al infarto isquémico, añadiendo la extravasación y reabsorción de sangre. En personas con tratamiento anticoagulante, los infartos hemorrágicos pueden acompañarse de grandes hematomas intracerebrales.

Hemorragia intracraneal

La hemorragia intracraneal puede ocurrir en diferentes lugares, y cada localización se asocia a una serie de causas. Las hemorragias intracerebrales pueden producirse por hipertensión u otros tipos de lesión de la pared vascular. También pueden deberse a una lesión específica, como una malformación arteriovenosa o cavernosa o un tumor intraparenquimatoso. Las hemorragias subaracnoideas suelen deberse a aneurismas aunque también ocurren con otras malformaciones vasculares. Las hemorragias asociadas a la duramadre (en el espacio subdural o epidural) suelen deberse a traumatismos.

Hemorragia cerebral parenquimatosa primaria

Las hemorragias intraparenquimatosas espontáneas (no traumáticas) son más frecuentes en personas de mediana edad o mayores, con un pico de incidencia a los 60 años. La mayoría se deben a rotura de un pequeño vaso intraparenquimatoso. La hipertensión es la principal causa desencadenante, la hemorragia cerebral provoca alrededor de un 15% de las muertes de pacientes con hipertensión crónica. Las hemorragias intraparenquimatosas hipertensivas se localizan de forma característica en los ganglios basales, el tálamo, la protuberancia y el cerebelo (Fig. 23-8).

La hemorragia intracerebral puede ser devastadora si afecta a grandes áreas del cerebro e invade el sistema ventricular; en otras ocasiones, puede afectar zonas pequeñas y ser silente. El hematoma se reabsorbe a lo largo de semanas o meses, en ocasiones con gran mejoría clínica. De nuevo, la localización y el tamaño del sangrado son los que determinan las manifestaciones clínicas.

Morfología

Las hemorragias agudas se caracterizan por la extravasación de sangre que comprime el parénquima adyacente. Las hemo-

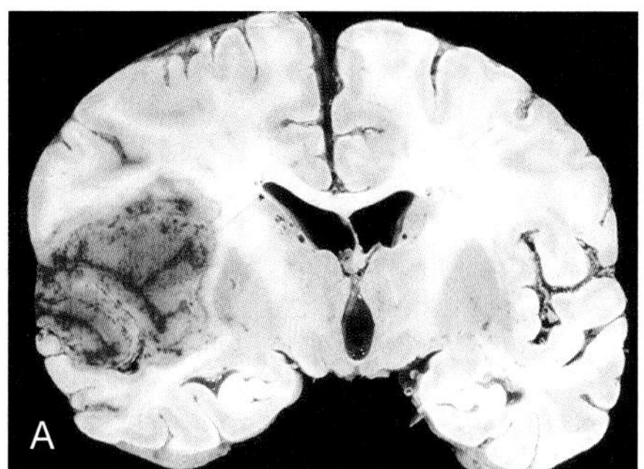

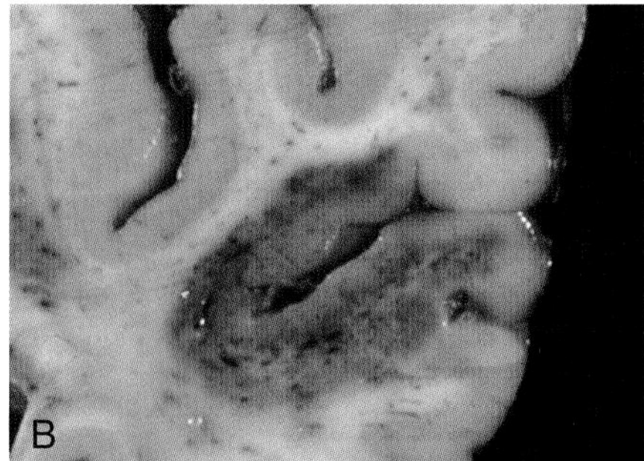

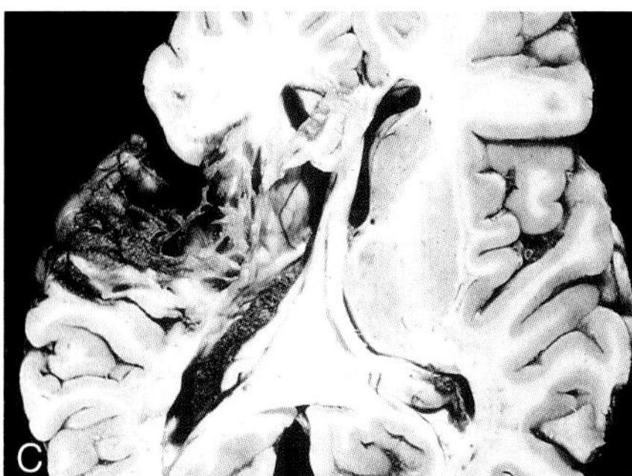

Figura 23-7

Infarto cerebral. **A**, sección del cerebro que muestra una zona hemorrágica, grande, descolorida, en la distribución de la arteria cerebral media izquierda (infarto hemorrágico o rojo). **B**, infarto con hemorragias puntiformes en el lóbulo temporal, que indica lesión por isquemia-reperfusión y se halla en el lóbulo temporal. **C**, infarto quístico antiguo con destrucción de la corteza y gliosis circundante.

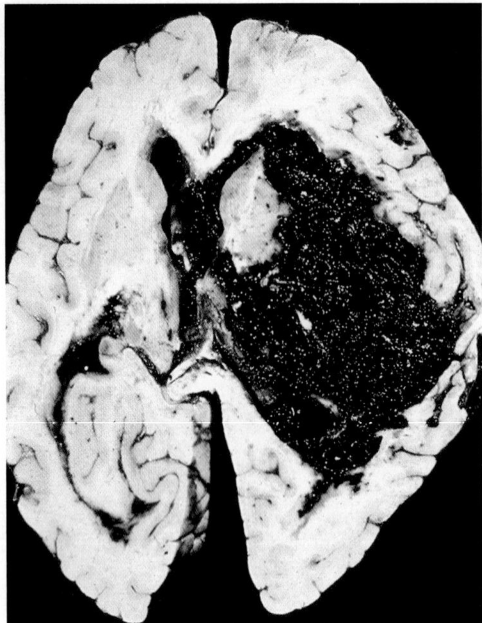

Figura 23-8

Hemorragia cerebral. Hemorragia hipertensiva masiva rota en el ventrículo lateral.

rragias antiguas presentan un área de destrucción cavitaria del cerebro con un borde marrón. En el examen microscópico, la lesión precoz consiste en un núcleo central de sangre coagulada rodeada de un ribete de tejido cerebral con signos de anoxia neuronal y glial, y edema. Según desaparece el edema, aparecen macrófagos cargados de pigmento y lípidos y hay proliferación de astrocitos reactivos en la periferia de la lesión. Las alteraciones celulares siguen el mismo proceso que en el infarto cerebral.

Angiopatía cerebral amiloide

La angiopatía cerebral amiloide (ACA) es una enfermedad en la que péptidos amiloidógenos, los mismos que aparecen en la enfermedad de Alzheimer (v. más adelante), se depositan en las paredes de los vasos meníngeos y corticales de pequeño y mediano calibre. Este depósito debilita la pared vascular y aumenta el riesgo de hemorragia. La ACA se limita a los vasos de las leptomeninges y corticales, respetando la vascularización de la sustancia blanca y las estructuras grises profundas, por lo que las hemorragias producidas en la ACA tienen una distribución diferente a las intraparenquimatosas hipertensivas. Las hemorragias de la ACA se conocen como *hemorragias lobulares* porque suelen afectar a la corteza cerebral. El amiloide de la pared vascular puede identificarse por tinción Rojo Congo igual que en otras localizaciones. Los vasos afectados se vuelven rígidos, con aspecto de tubería.

Hemorragia subaracnoidea y aneurismas saculares

La causa más frecuente de hemorragia subaracnoidea con relevancia clínica es la rotura de un *aneurisma sacular*. La hemorragia subaracnoidea también puede producirse por malformación vascular, traumatismo (en este caso asociado a otros datos del traumatismo), rotura de una hemorragia intracerebral en el sistema ventricular, trastornos hematológicos y tumores.

La rotura puede producirse en cualquier momento, aunque en un tercio de los casos se asocia a aumentos bruscos de la presión intracraneal, como el esfuerzo de defecación o el orgasmo sexual. La sangre sometida a la presión arterial se introduce en el espacio subaracnoideo y los pacientes sufren una cefalea repentina, insoportable (descrita como «el peor dolor de cabeza que he tenido nunca») seguida de pérdida de conocimiento. Entre un 25 y un 50% de los pacientes muere con la primera rotura, aunque los que sobreviven mejoran y recuperan la conciencia en pocos minutos. En los supervivientes son frecuentes los sangrados recurrentes; actualmente no es posible predecir qué pacientes tendrán recurrencia del sangrado. El pronóstico empeora con cada episodio de sangrado.

Un 90% de los aneurismas saculares se localiza en la circulación anterior, cerca de las principales ramas arteriales (Fig. 23-9); en un 20 a un 30% de los casos hay aneurismas múltiples. Aunque muchas veces se les denomina *congénitos*, no están presentes en el recién nacido, se desarrollan posteriormente por defectos de la media vascular. Los trastornos de las proteínas de la matriz extracelular y la enfermedad renal poliquística autosómica dominante se asocian a mayor riesgo de aneurismas.

Los aneurismas tienen una tasa de sangrado de un 1,3 anual. La probabilidad de rotura aumenta con el tamaño de la lesión, de forma que los aneurismas mayores de 10 mm tienen alrededor de un 50% de riesgo anual de sangrado. En la fase precoz de la hemorragia subaracnoidea hay riesgo adicional de lesión isquémica por vasospasmo de otros vasos. En la fase de curación de la hemorragia subaracnoidea hay fibrosis y cicatrización meníngea que puede obstruir la circulación del LCR e interrumpir la reabsorción normal del LCR.

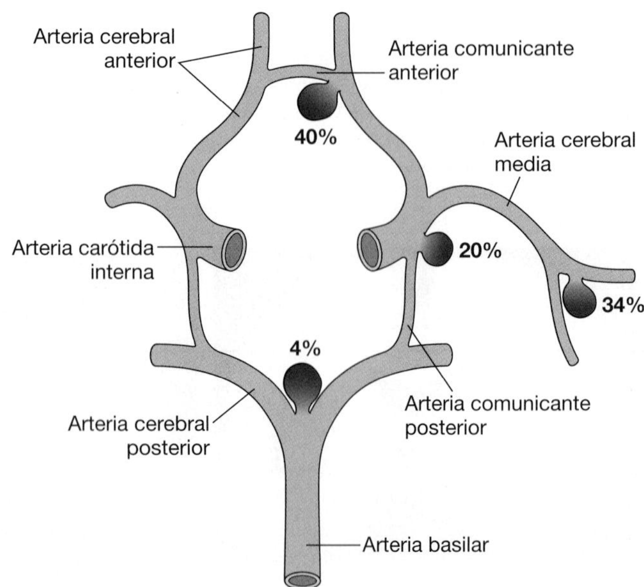

Figura 23-9

Frecuencia relativa de las principales localizaciones del aneurisma sacular en el círculo de Willis.

Morfología

Un aneurisma sacular intacto forma una bolsa en la pared adelgazada de la arteria. En el cuello del aneurisma se interrumpe la pared muscular y la lámina elástica íntima, de forma que no están presentes en el saco aneurismático; el saco está formado por íntima hialinizada engrosada. La adventicia que rodea el saco se continúa con la de la arteria (Fig. 23-10). La rotura suele producirse en el ápice del saco con extravasación de sangre al espacio subaracnoideo, la sustancia cerebral, o ambos.

El aneurisma sacular es el tipo de aneurisma intracraneal más frecuente, otros tipos son el aneurisma aterosclerótico (fusiforme, la mayoría en la arteria basilar), micótico, traumático y disecante. Estos tres últimos son más frecuentes en la circulación anterior, igual que el aneurisma sacular. Suelen producir infarto cerebral por oclusión vascular en lugar de hemorragia subaracnoidea.

Malformaciones vasculares

Las malformaciones vasculares del cerebro se clasifican en cuatro grupos principales según el vaso afectado: *malformaciones arteriovenosas (MAV)* (las más frecuentes), *angiomas cavernosos, telangiectasias capilares, y angiomas venosos.* Las MAV son el doble de frecuentes en hombres que en mujeres; la lesión se presenta clínicamente, con más frecuencia entre los 10 y 30 años, como trastornos convulsivos, hemorragia intracraneal o hemorragia subaracnoidea. Las MAV grandes en recién nacidos pueden provocar insuficiencia cardíaca congestiva por cortocircuito arteriovenoso. Las MAV son la malformación vascular más peligrosa por su riesgo de sangrado.

Morfología

Las **MAV** afectan a vasos del espacio subaracnoideo que se introducen en el parénquima cerebral o pueden ocurrir exclusivamente dentro del cerebro. El aspecto macroscópico recuerda una compleja red de conductos vasculares (Fig. 23-11). Microscópicamente, son vasos sanguíneos alargados separados por tejido gliótico, a menudo con datos de una hemorragia previa. Algunos vasos se presentan como arterias con la lámina elástica interna duplicada y fragmentada, mientras otros presentan la media engrosada o sustituida, en parte, por tejido conjuntivo hialinizado.

Los **hemangiomas cavernosos** son conductos vasculares distendidos, poco organizados, con paredes de colágeno delgadas; sin tejido nervioso interpuesto (lo que los distingue de las telangiectasias capilares). Se localizan con más frecuencia en el cerebelo, protuberancia y regiones subcorticales, y son de bajo flujo sin cortocircuito arteriovenoso. Alrededor de los vasos afectados suelen encontrarse focos de hemorragia antigua, infarto y calcificación.

Las **telangiectasias capilares** son focos microscópicos de conductos dilatados, con paredes delgadas y separados por parénquima cerebral normal, que se localizan con más frecuencia en la protuberancia. Los **angiomas venosos** (varices) son agregados de conductos venosos ectásicos. Estos dos últimos tipos de malformación vascular no suelen sangrar ni dar síntomas y suelen ser hallazgos accidentales.

Otras enfermedades vasculares

Enfermedad cerebrovascular hipertensiva

Los principales efectos de la hipertensión en el cerebro son la hemorragia intracerebral hipertensiva masiva (descrita anteriormente), los infartos lacunares, las hemorragias en hendidura, y la encefalopatía hipertensiva. En las últimas décadas, el umbral para el tratamiento de la hipertensión ha disminuido y ha aumentado el cribado para la enfermedad precoz, lo que ha contribuido a un descenso de estas complicaciones. A pesar de ello, continúan siendo enfermedades importantes en casos de mal cumplimiento terapéutico o seguimiento médico incorrecto.

La hipertensión afecta a las arterias y arteriolas penetrantes profundas que perfunden los ganglios basales y la sustan-

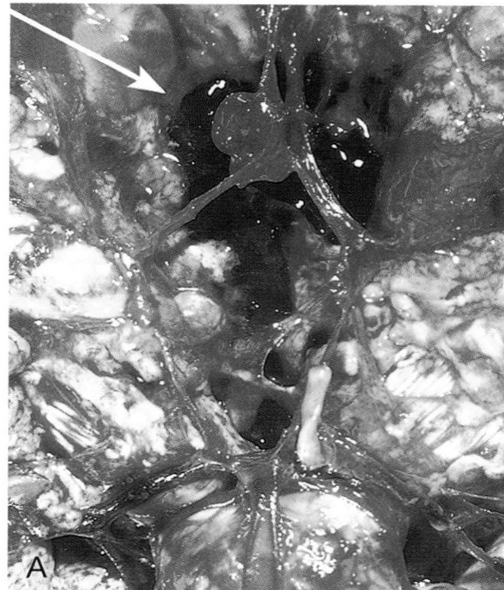

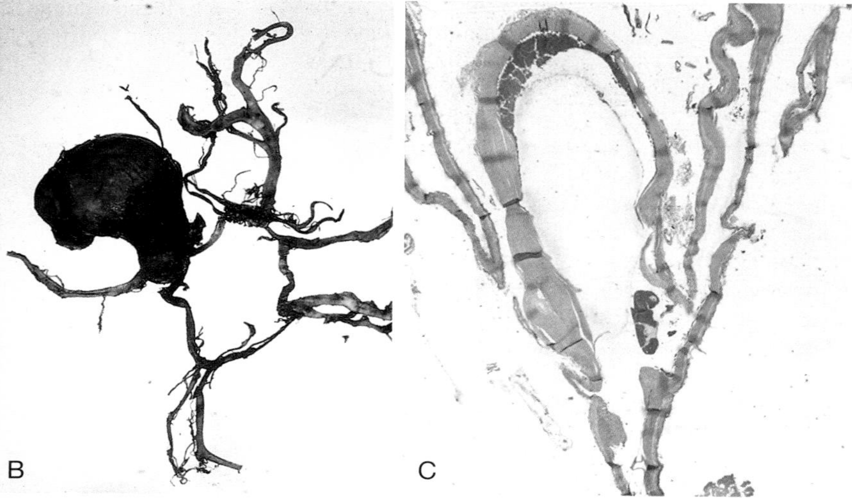

Figura 23-10

Aneurismas saculares. **A**, vista de la base del cerebro, disecada para mostrar el círculo de Willis con un aneurisma de la arteria cerebral anterior (*flecha*). **B**, círculo de Willis disecado con un aneurisma. **C**, sección de un aneurisma sacular con fibras hialinas en la pared vascular (H-E).

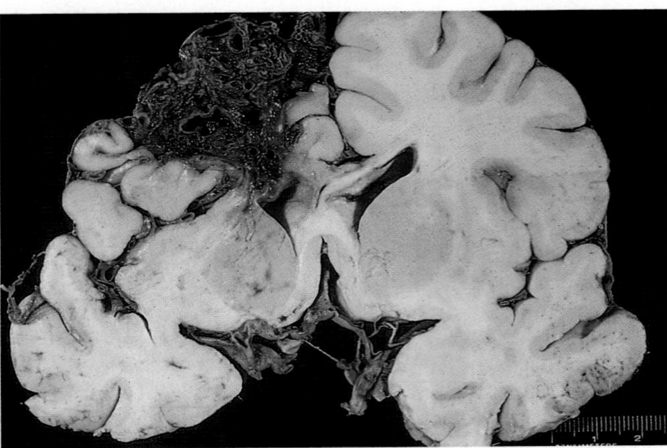

Figura 23-11

Malformación arteriovenosa.

cia blanca hemisférica, así como al tronco cerebral. La hipertensión provoca varias alteraciones como la esclerosis hialina arteriolar. Las paredes de las arteriolas hialinas son más débiles que las de los vasos normales y más susceptibles a la rotura. En algunos casos, la hipertensión crónica se asocia con la aparición de pequeños aneurismas vasculares de menos de 300 µm de diámetro. Estos *microaneurismas de Charcot-Bouchard* pueden romperse.

Una consecuencia clínica y patológica importante de la arteriolosclerosis es el desarrollo de *infartos lacunares*. Estos pequeños infartos cavitados miden pocos milímetros (< 15 mm como definición arbitraria). Suelen localizarse en la sustancia gris profunda (ganglios basales y tálamo), la cápsula interna, la sustancia blanca profunda, y la protuberancia, y son cavidades con pérdida tisular, con macrófagos dispersos cargados de lípidos, y rodeadas de gliosis. Según su localización en el SNC, las lagunas pueden ser silentes o provocar alteraciones neurológicas importantes.

La hipertensión también provoca la rotura de los vasos penetrantes de pequeño calibre y el desarrollo de pequeñas hemorragias. Con el tiempo, estas hemorragias se reabsorben dejando una cavidad en forma de hendidura (*hemorragias en hendidura*) rodeadas de una zona marrón descolorida.

La encefalopatía hipertensiva aguda es un síndrome clínico patológico que se caracteriza por disfunción cerebral difusa, con cefalea, confusión, vómitos y convulsiones y, en ocasiones, coma. Es preciso que haya una intervención terapéutica rápida para disminuir la presión intracraneal que está elevada, ya que el síndrome no mejora espontáneamente. El examen post mórtem de los pacientes muestra un cerebro edematoso, con o sin hernia transtentorial o amigdalar. Microscópicamente, puede verse necrosis petequial y fibrinoide en las arteriolas de las sustancias gris y blanca.

Vasculitis

Hay una serie de procesos inflamatorios que afectan a los vasos sanguíneos y que pueden provocar compromiso luminal e infartos cerebrales. La arteritis infecciosa de pequeños y grandes vasos se ha descrito ya en la sífilis y tuberculosis, y ahora se observa en situaciones de inmunodepresión e infecciones oportunistas (como toxoplasmosis, aspergilosis y encefalitis por CMV). Algunas vasculitis sistémicas, como la panarteritis nudosa, pueden afectar a los vasos cerebrales y provocar infartos cerebrales aislados o múltiples. La *angeítis primaria del SNC* es un trastorno inflamatorio que afecta múltiples vasos parenquimatosos y subaracnoideos de pequeño y mediano tamaño, y se caracteriza por inflamación crónica, células gigantes multinucleadas (con o sin formación de granuloma) y destrucción de la pared vascular. Los pacientes afectados presentan un cuadro clínico de encefalopatía difusa, a menudo con disfunción cognitiva; el tratamiento corticoide e inmunosupresor produce mejoría.

RESUMEN

Enfermedades cerebrovasculares

- Ictus es el término clínico que define una enfermedad con déficit neurológico agudo provocado por lesiones vasculares, bien hemorragia o déficit de aporte sanguíneo.
- El infarto cerebral se produce por la pérdida de aporte sanguíneo y puede ser difuso, focal o afectar a zonas con mala perfusión vascular (infartos fronterizos).
- Los infartos cerebrales focales son, en su mayoría, embólicos; si hay fragmentación de un émbolo, un infarto no hemorrágico puede volverse hemorrágico.
- Las hemorragias intraparenquimatosas primarias se deben a hipertensión (más frecuente en la sustancia blanca, sustancia gris profunda o elementos de la fosa posterior) o a angiopatía amiloide cerebral.
- La hemorragia subaracnoidea espontánea suele deberse a una alteración estructural vascular, como un aneurisma o una malformación arteriovenosa.

TRAUMATISMOS DEL SISTEMA NERVIOSO CENTRAL

Los traumatismos del cerebro y la médula espinal son una causa importante de muerte y discapacidad. La intensidad y localización de la lesión condicionan el resultado: la lesión de unos centímetros cúbicos de parénquima cerebral puede ser clínicamente silente (si se localiza en el lóbulo frontal), muy incapacitante (médula espinal) o fatal (si afecta al tronco cerebral).

El tamaño y la distribución de las lesiones traumáticas del cerebro dependen de la forma del objeto que causa el traumatismo, de la fuerza del impacto, y de si la cabeza se mueve en el momento del impacto. Un golpe en la cabeza puede ser *penetrante* o *contuso*; puede provocar una lesión *abierta* o *cerrada*. Puede haber daño cerebral grave sin signos externos de lesión en la cabeza, y al contrario, laceraciones intensas e incluso fracturas craneales no siempre indican lesión cerebral. Además de fracturas craneales y vertebrales, los traumatismos pueden provocar lesión parenquimatosa y vascular; a menudo combinadas.

Lesiones parenquimatosas traumáticas

Cuando un objeto impacta en la cabeza, la lesión puede derivarse de la colisión del cerebro con el cráneo en el sitio del impacto (lesión por *golpe*) o en el lado opuesto (*contragolpe*).

Ambas lesiones son *contusiones*, con aspecto general y microscópico similares. La contusión se produce por desplazamiento tisular rápido, rotura de los conductos vasculares, y como consecuencia, hemorragia, lesión tisular y edema. La zona más susceptible es el borde de las circunvoluciones ya que es el punto del impacto, mientras que la corteza cerebral de los surcos es la menos vulnerable. Las localizaciones más frecuentes de las contusiones son los lugares más frecuentes de impacto directo y las zonas del cerebro que contactan con una superficie craneal interna rugosa e irregular, como el lóbulo frontal en la circunvolución orbitaria y el lóbulo temporal. Si hay penetración en el cerebro, bien por un proyectil como una bala o por un fragmento de cráneo en una fractura, se produce una *laceración*, con desgarro de tejido, rotura vascular, hemorragia y lesión a lo largo de un trayecto linear.

Morfología

Las contusiones, observadas en corte transversal, tienen forma de cuña, con la base dirigida a la superficie y centrada en el punto del impacto (Fig. 23-12A). El aspecto histológico de las contusiones es independiente del tipo de traumatismo. En las fases precoces, hay edema y hemorragia. En las siguientes horas, hay extravasación de sangre en el tejido afectado, que atraviesa la corteza cerebral y se introduce en la sustancia blanca y el espacio subaracnoideo. Aunque el efecto funcional es precoz, la evidencia morfológica de lesión en el cuerpo celular neuronal (picnosis del núcleo, eosinofilia del citoplasma, desintegración celular) tarda unas 24 horas en aparecer. Hay una respuesta inflamatoria normal en el tejido lesionado, con neutrófilos que preceden a la llegada de macrófagos. A diferencia de las lesiones isquémicas, en las que puede conservarse la capa cortical superficial, el traumatismo afecta a las capas superficiales con más intensidad.

Las lesiones traumáticas antiguas tienen un aspecto macroscópico característico: deprimidas, retraídas, con parches amarillo-marronáceos en los bordes de las circunvoluciones (Fig. 23-12B). Las áreas hemorrágicas grandes en el cerebro traumatizado producen lesiones cavitadas, que pueden recordar infartos antiguos. En las zonas de contusiones antiguas predominan la gliosis y los macrófagos cargados de hemosiderina residual.

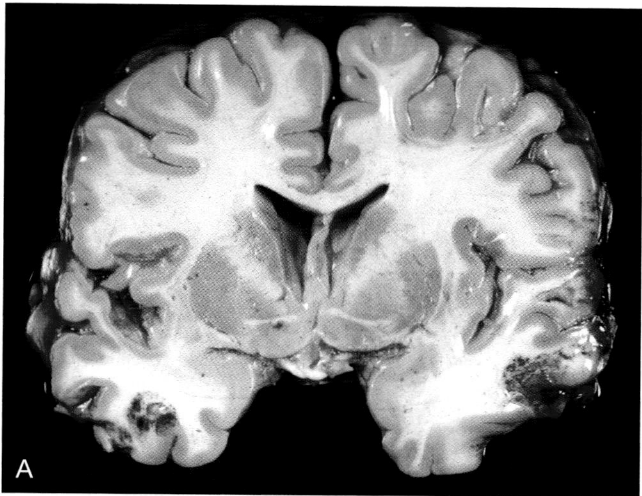

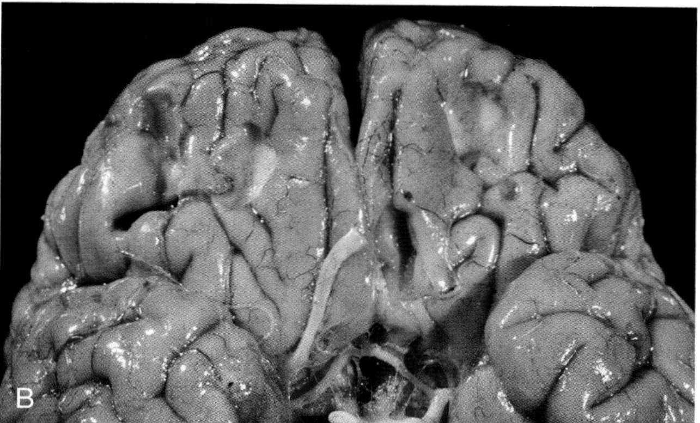

Figura 23-12

Traumatismo cerebral. **A**, contusiones agudas en los lóbulos temporales, con áreas de hemorragia y destrucción tisular. **B**, contusiones aisladas en la superficie frontal inferior del cerebro, con un color amarillento (asociado al término *plaque jaune* [placa amarilla]).

Aunque la lesión de la superficie cerebral es dramática, la lesión difusa de los axones en el cerebro (denominada *lesión axonal difusa*) puede ser aún más devastadora. El movimiento de una zona del cerebro respecto a otra se cree que produce interrupción de la integridad y función axonal. La aceleración angular, sin impacto, puede provocar lesión axonal y hemorragia. Hasta un 50% de los pacientes en coma después de un traumatismo, sin contusión cerebral, se cree que tienen lesión de la sustancia blanca y lesión axonal difusa. Aunque estas alteraciones pueden ser difusas, las lesiones se localizan con más frecuencia cerca de los ángulos de los ventrículos laterales y en el tronco cerebral.

La lesión axonal difusa se caracteriza por edema axonal de distribución amplia y asimétrica, que aparece horas después de la lesión y persiste durante mucho tiempo. Puede ponerse de manifiesto con tinción de plata o inmunohistoquímica frente a las proteínas de los axones.

La *conmoción cerebral* se define como una alteración reversible de la conciencia provocada por un traumatismo en la cabeza sin contusión. El trastorno neurológico característico es transitorio, con pérdida de conocimiento, parada respiratoria temporal, y pérdida de reflejos. La recuperación neurológica es completa aunque persiste amnesia del suceso. La patogenia de la interrupción repentina de la actividad nerviosa es desconocida.

Lesión vascular traumática

La lesión vascular es frecuente en los traumatismos del SNC y se produce por traumatismo directo y rotura de la pared vascular, lo que provoca hemorragia. Según qué vasos se rompan, la hemorragia se localiza en diferentes espacios (a veces en varios de ellos): *epidural, subdural, subaracnoideo e intraparenquimatoso* (Fig. 23-13A). Las hemorragias subaracnoidea e intraparenquimatosa son las más frecuentes en contusiones y laceraciones.

Hematoma epidural

La duramadre está firmemente unida al interior del cráneo, pegada al periostio. Los vasos que pasan por la duramadre, sobre todo la arteria meníngea media, se lesionan con facili-

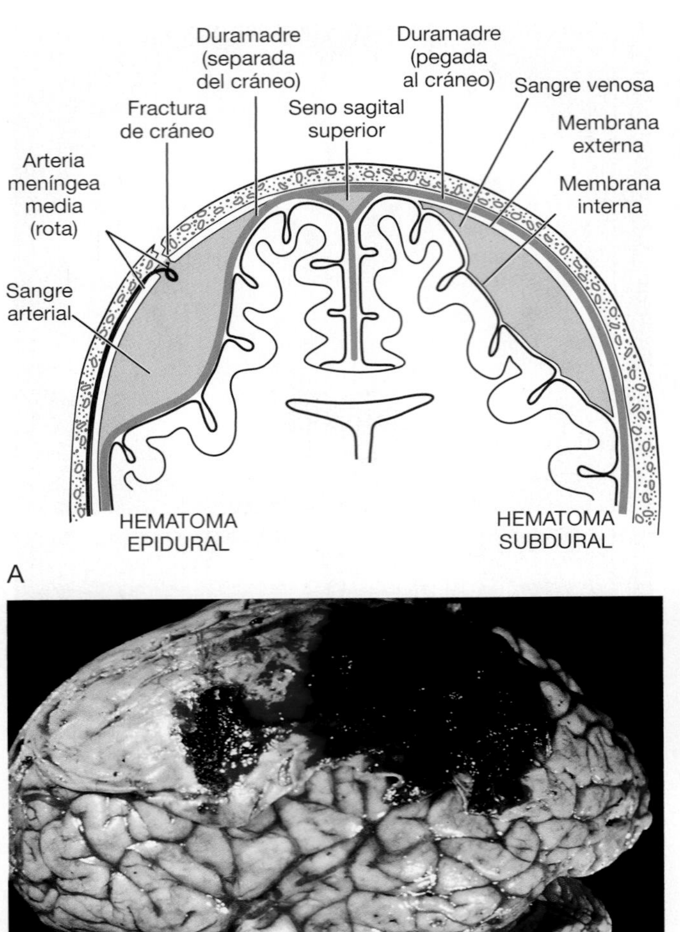

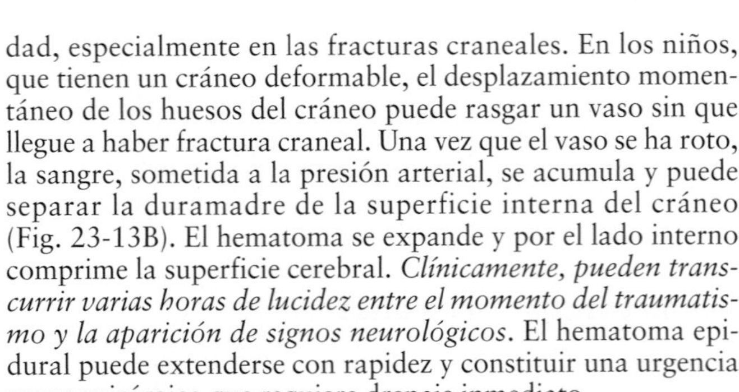

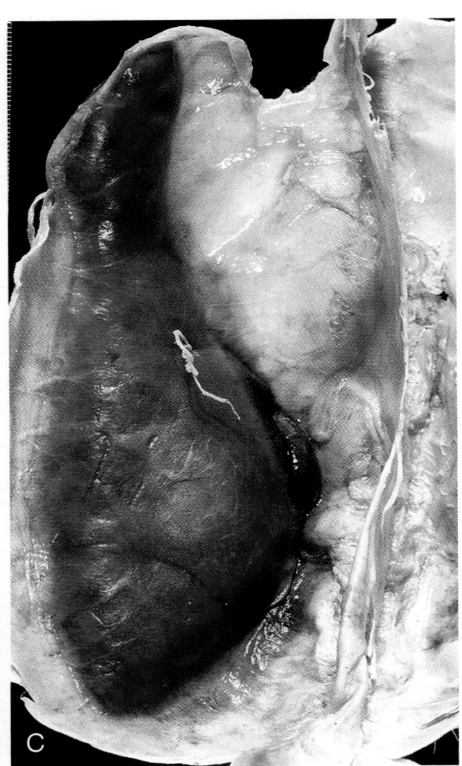

Figura 23-13

Hemorragias intracraneales traumáticas. **A**, hematoma epidural (*izquierda*) en el que la rotura de una arteria meníngea, normalmente por una fractura craneal, produce acumulación de sangre arterial entre la duramadre y el cráneo. En un hematoma subdural (*derecha*), la lesión de las venas puente entre el cerebro y el seno sagital superior produce acumulación de sangre entre la duramadre y la aracnoides. **B**, hematoma epidural cubriendo una parte de la duramadre. **C**, gran hematoma subdural organizado pegado a la duramadre. (**B**, cortesía del doctor Raymond D. Adams, Massachusetts General Hospital, Boston, Massachusetts.)

dad, especialmente en las fracturas craneales. En los niños, que tienen un cráneo deformable, el desplazamiento momentáneo de los huesos del cráneo puede rasgar un vaso sin que llegue a haber fractura craneal. Una vez que el vaso se ha roto, la sangre, sometida a la presión arterial, se acumula y puede separar la duramadre de la superficie interna del cráneo (Fig. 23-13B). El hematoma se expande y por el lado interno comprime la superficie cerebral. *Clínicamente, pueden transcurrir varias horas de lucidez entre el momento del traumatismo y la aparición de signos neurológicos.* El hematoma epidural puede extenderse con rapidez y constituir una urgencia neuroquirúrgica que requiere drenaje inmediato.

Hematoma subdural

Algunos traumatismos provocan un movimiento rápido del cerebro que puede llegar a rasgar las venas puente que van desde los hemisferios cerebrales a los senos durales, atravesando el espacio subaracnoideo y subdural. Estos vasos se pueden desgarrar con facilidad, y cuando se rompen provocan sangrado en el espacio subdural. En pacientes de edad avanzada, con atrofia cerebral, estas venas puente están alargadas y el cerebro tiene más espacio para moverse, lo que explica el alto porcentaje de hematomas subdurales en estos pacientes, aunque sufren traumatismos craneales con menor frecuencia. Los niños también sufren hematomas subdurales con más frecuencia porque las venas puente tienen la pared más delgada.

Los hematomas subdurales suelen aparecer en las primeras 48 horas después del traumatismo. Son más frecuentes en las zonas laterales de los hemisferios cerebrales y en un 10% de los casos son bilaterales. Los signos neurológicos se producen por presión sobre el cerebro adyacente. Puede haber focalidad, aunque a menudo las manifestaciones clínicas son inespecíficas, como cefalea o confusión. El deterioro neurológico suele instaurarse lentamente, la descompensación aguda es poco frecuente.

Morfología

El estudio macroscópico del hematoma subdural agudo revela una colección de sangre recién coagulada que bordea el cerebro, sin entrar en los surcos (Fig. 23-13C). El cerebro está aplanado y el espacio subaracnoideo suele permanecer libre. Es típico que el sangrado venoso se autolimite; el hematoma se organiza al cabo de un tiempo. El hematoma subdural se constituye por lisis de los coágulos (alrededor de 1 semana), crecimiento de fibroblastos desde la superficie dural al hematoma (2 semanas), y aparición precoz de tejido conjuntivo hialinizado (1-3 meses). Los hematomas ya organizados se adhieren a la cara interna de la duramadre pero no a la aracnoides subyacente. La lesión puede retraerse según madura el tejido de granulación hasta que sólo queda una delgada capa de tejido conjuntivo reactivo («membranas subdurales»). Los hematomas subdurales suelen volver a sangrar (**hematomas subdurales crónicos**), probablemente porque los vasos del tejido de granulación tienen una pared muy delgada, y los hallazgos microscópicos muestran diferentes etapas. El tratamiento del hematoma subdural sintomático es eliminar la sangre organizada y el tejido asociado.

RESUMEN

Lesión parenquimatosa traumática

- Puede existir lesión física del cerebro cuando la cara interna del cráneo contacta con fuerza con el cerebro.
- Si la cabeza se mueve, puede haber contacto entre el cráneo y el cerebro, tanto en el punto de contacto original (lesión por golpe) como en el lado opuesto donde el cerebro golpea al cráneo al desplazarse (lesión por contragolpe).
- El desplazamiento rápido de la cabeza y el cerebro puede provocar desgarro de los axones (lesión axonal difusa), lo que produce deficiencias neurológicas graves, poco reversibles y de instauración inmediata.
- El desgarro de los vasos sanguíneos ocasionado por un traumatismo puede provocar acumulación de sangre en tres espacios: hematoma epidural, hematoma subdural o hemorragia subaracnoidea.

MALFORMACIONES CONGÉNITAS Y LESIÓN CEREBRAL PERINATAL

Las malformaciones del SNC que producen retraso mental, parálisis cerebral o defectos del tubo neural, tienen una incidencia de un 1 a 2%. Las malformaciones cerebrales aparecen con más frecuencia junto a otros defectos del nacimiento. Las agresiones prenatales o perinatales pueden provocar defectos del desarrollo del SNC o destrucción tisular. Las diferentes áreas del cerebro se desarrollan en distintos momentos de la gestación (e incluso después), por tanto el momento de la lesión se reflejará en el tipo de malformación. Se desconoce la patogénesis y etiología de muchas malformaciones, aunque los factores genéticos y ambientales desempeñan una función importante. Las mutaciones que afectan a moléculas de desarrollo, migración y conexión neuronal y glial pueden provocar malformaciones del SNC. Además, algunos agentes tóxicos e infecciosos son conocidos por sus efectos teratogénicos.

Malformaciones

Defectos del tubo neural

La formación del tubo neural ocurre en las primeras etapas del desarrollo cerebral, el interior del tubo neural dará lugar al sistema ventricular mientras que su pared dará lugar al cerebro y la médula espinal. Si existe un defecto de cierre en una parte del tubo neural o éste se abre después de haberse cerrado correctamente, pueden aparecer varias malformaciones. Todas se caracterizan por una combinación de alteraciones del tejido neural, meninges, y el hueso o tejidos blandos adyacentes. En conjunto, los defectos del tubo neural son las malformaciones del SNC más frecuentes.

El déficit de folato en las primeras semanas de gestación es un factor de riesgo; las vitaminas prenatales se administran, en parte, para reducir este riesgo. La combinación de ecografía y detección selectiva del aumento de α-fetoproteína en la madre aumenta la detección precoz de defectos del tubo neural. El riesgo de recurrencia global en futuros embarazos es entre un 4 y un 5%.

Los defectos del tubo neural más frecuentes afectan a la médula espinal. Pueden variar desde un defecto óseo asintomático (espina bífida oculta) hasta una malformación grave con aplastamiento y desorganización de la médula espinal, que se encuentra rodeada por un saco meníngeo.

El *mielomeningocele* se produce cuando el SNC penetra en la columna vertebral a través de un defecto en ésta (Fig. 23-14). Suelen aparecer en la región lumbosacra; los pacientes presentan déficit motor y sensorial en las extremidades inferiores y falta de control intestinal y vesical. Estos síntomas están provocados por las alteraciones de la médula espinal en esta zona, y a menudo se acompañan de infecciones originadas en la piel adyacente que está adelgazada o ulcerada.

En el lado opuesto del cerebro en desarrollo, la *anencefalia* es una malformación del extremo anterior del tubo neural que consiste en la ausencia de cerebro y de la parte superior del cráneo. El *encefalocele* es un divertículo de SNC malformado que se introduce por un defecto en el cráneo. Suele afectar con más frecuencia a la región occipital o a la fosa posterior. Si aparece en la región anterior, el tejido cerebral puede penetrar en los senos.

Malformaciones del prosencéfalo

El volumen cerebral puede ser excesivamente grande (*megaloencefalia*) o pequeño (*microencefalia*). Esta última es la más

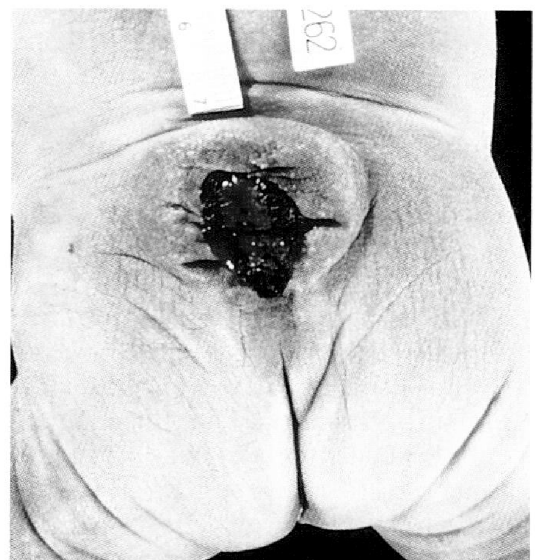

Figura 23-14

Mielomeningocele. Estos defectos se producen por alteraciones del cierre del tubo neural caudal. En el mielomeningocele, hay una estructura quística visible por encima de los glúteos que contiene meninges y parénquima de la médula espinal. Estas lesiones exponen al SNC al entorno por lo que son frecuentes las infecciones.

frecuente de las dos, suele asociarse con disminución del tamaño de la cabeza (microcefalia). Puede observarse en diferentes entidades, como las alteraciones cromosómicas, el síndrome alcohólico fetal y la infección por el virus de la inmunodeficiencia humana 1 (VIH-1) adquirida intraútero. Todas estas causas provocan disminución del número de neuronas destinadas a la corteza cerebral. La interrupción durante el desarrollo de la migración y diferenciación neuronal normal puede provocar la interrupción de la formación de circunvoluciones y de la arquitectura neocortical organizada en seis capas. La *lisencefalia (agiria)* o, en los casos de afectación más irregular, la *paquigiria* se caracterizan por la ausencia de las circunvoluciones habituales y la presencia de una superficie cerebral lisa. La corteza es más gruesa y habitualmente sólo consta de cuatro capas. En algunos casos de lisencefalia, se han encontrado alteraciones genéticas aisladas. La *polimicrogiria* presenta un aumento de las circunvoluciones de morfología irregular, que dan a la superficie cerebral un aspecto adoquinado. Estas alteraciones pueden ser focales o difusas. La arquitectura normal de la corteza puede estar alterada de diferentes maneras y las circunvoluciones adyacentes suelen presentar fusión de la capa molecular superficial. La *holoprosencefalia* se caracteriza por la alteración del patrón habitual de línea media. Las formas leves pueden presentar sólo ausencia de los bulbos olfatorios y estructuras adyacentes (arrinencefalia). En casos graves, el cerebro no está dividido en hemisferios o lóbulos. Las formas graves se suelen asociar con alteraciones de la línea media facial como la ciclopía. La holoprosencefalia y la polimicrogiria pueden deberse a alteraciones del desarrollo adquiridas o determinadas genéticamente. La holoprosencefalia se ha asociado a diversos defectos genéticos, como las mutaciones del gen *sonic hedgehog*.

Alteraciones de la fosa posterior

La malformación más frecuente en esta zona es el desplazamiento o ausencia de cerebelo. Estas alteraciones suelen asociarse a hidrocefalia.

La *malformación de Arnold-Chiari* (malformación de Chiari tipo II) presenta una fosa posterior reducida y un cerebelo deforme en la línea media con un vermis que se introduce por el agujero occipital; se acompaña de hidrocefalia y mielomeningocele lumbar. En la *malformación de Chiari tipo I*, las amígdalas cerebelosas están descendidas y se introducen por el agujero occipital en la base del cráneo. Esto puede producir obstrucción de la circulación del LCR y comprimir la médula provocando cefalea y alteraciones de los nervios craneales. La liberación del espacio mediante neurocirugía puede mejorar los síntomas.

A diferencia de la malformación de Chiari, la *malformación de Dandy-Walker* presenta una fosa posterior de gran tamaño. El vermis cerebelar desaparece o persiste la parte anterior de forma rudimentaria. En su lugar, aparece un gran quiste en la línea media delimitado por el epéndimo y que por fuera se continúa con las leptomeninges. En la malformación de Dandy-Walker es frecuente encontrar displasias de los núcleos del tronco cerebral.

Alteraciones de la médula espinal

Además de los defectos del tubo neural, puede haber alteraciones estructurales de la médula espinal (que no se asocian con alteraciones óseas o cutáneas). Se caracterizan por una dilatación, continua o no, del canal medular ependimario central (*hidromielia*) o por la formación de una cavidad intramedular llena de líquido (*siringomielia*). Esta última también puede aparecer de forma adquirida en cualquier momento de la vida por alteraciones de la circulación del LCR causadas por tumores o traumatismos. Estas lesiones se acompañan de destrucción de las sustancias gris y blanca adyacentes, y presentan una red de gliosis reactiva alrededor. La zona más afectada es la médula espinal cervical.

Lesión cerebral perinatal

Hay varios factores que pueden alterar el desarrollo cerebral. Los que actúan en etapas muy precoces de la gestación destruyen el tejido cerebral sin posibilidad de reacción parenquimatosa, por lo que son difíciles de diferenciar de las malformaciones. La lesión cerebral en el período perinatal es una causa importante de discapacidad neurológica. La *parálisis cerebral* es un término que se aplica a las deficiencias neurológicas motoras no progresivas que presentan espasticidad, distonía, ataxia/atetosis y paresia, y se deben a una lesión ocurrida en el período prenatal y perinatal. Los síntomas y signos a veces no se manifiestan en el momento del nacimiento, sino que aparecen más tarde durante el proceso de desarrollo.

Fundamentalmente hay dos tipos de lesión en el período perinatal: hemorragias y/o infartos. Se diferencian lesiones similares en adultos por su localización y la reacción de los tejidos adyacentes. En niños prematuros hay más riesgo de *hemorragia intraparenquimatosa* en la matriz germinal, cerca de la unión entre el tálamo y el núcleo caudado. Las hemorragias pueden afectar al sistema ventricular y desde aquí al espacio subaracnoideo, provocando hidrocefalia en ocasiones. Los infartos pueden localizarse en la sustancia blanca periventricular supratentorial (*leucomalacia periventricular*), sobre todo en bebés prematuros. Los restos de estos infartos aparecen como placas calcáreas amarillentas con zonas de necrosis y mineralización de la sustancia blanca (Fig. 23-15). En ocasiones hay lesiones quísticas grandes que pueden afectar a las sustancias blanca y gris, y extenderse por los hemisferios, lo que se denomina *encefalopatía multiquística*.

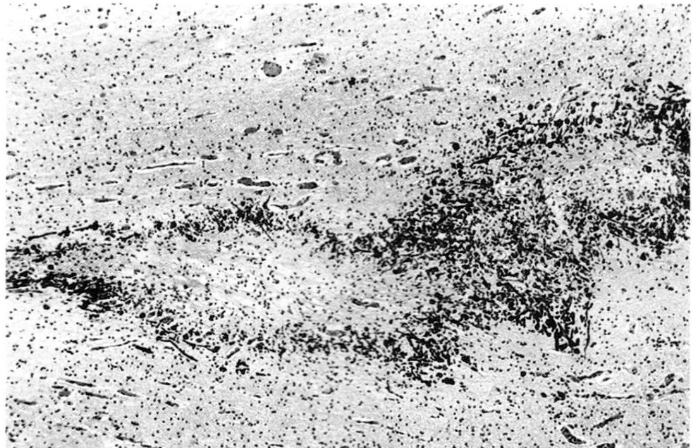

Figura 23-15

Lesión cerebral perinatal. Leucomalacia periventricular: foco central de necrosis de la sustancia blanca con un ribete periférico de prolongaciones axonales mineralizadas (teñidas de *azul*).

RESUMEN

Malformaciones congénitas y lesión cerebral perinatal

- Las malformaciones cerebrales pueden producirse por factores genéticos o agresiones externas.
- El momento de la lesión determinará el tipo de daño, según el proceso que se esté desarrollando en este momento.
- Los tipos de malformación son alteraciones del cierre del tubo neural, de la formación apropiada de las diferentes partes del tejido neural, y de la migración de neuronas al lugar adecuado.
- Las lesiones cerebrales perinatales suelen ser de dos tipos: hemorragia, a menudo en la región de la matriz germinal con riesgo de afectación del sistema ventricular, o lesiones isquémicas, que provocan leucomalacia periventricular.

INFECCIONES DEL SISTEMA NERVIOSO

El cerebro y su envoltura pueden verse afectados por infecciones, como ocurre en otras partes del organismo. Algunos agentes infecciosos tienen predilección relativa o absoluta por el sistema nervioso (como la rabia), mientras que otros pueden afectar al cerebro o a otros órganos (como *Staphylococcus aureus* y otras bacterias). La lesión del tejido nervioso puede deberse a lesión directa de las neuronas o la glía por el agente infeccioso, o de forma indirecta, por toxinas microbianas, por el efecto destructivo de la respuesta inflamatoria o por mecanismos mediados inmunológicamente.

El agente infeccioso puede causar enfermedad en el tejido nervioso a través de diferentes vías de entrada:

- *Diseminación hematógena*, la vía más común de entrada es la sangre arterial. También puede haber diseminación venosa retrógrada, por las anastomosis entre las venas de la cara y de los senos craneales.
- *Implantación directa* de microorganismos, casi siempre es postraumática, por introducción de material extraño. En raras ocasiones es iatrogénica, como con la introducción de microbios en una punción lumbar.
- *Extensión local* de una infección localizada en el cráneo o las vértebras. La infección puede comenzar en un seno aéreo, sobre todo el mastoideo o frontal; en un diente infectado; en un punto quirúrgico del cráneo o vértebras que produce osteomielitis, erosión ósea y propagación de la infección al SNC; o en una malformación congénita como el mielomeningocele.
- Los *nervios periféricos* también pueden ser una vía de entrada para algunos patógenos, en concreto para algunos virus como la rabia o el herpes zóster.

Infección epidural y subdural

Estos espacios pueden sufrir infecciones bacterianas o fúngicas, normalmente por diseminación local directa. Los abscesos epidurales suelen asociarse a osteomielitis, y se originan en un foco adyacente de infección, como la sinusitis, o un procedimiento quirúrgico. Cuando esto ocurre en el espacio epidural espinal, puede provocar compresión de la médula espinal y constituye una emergencia neuroquirúrgica. Las infecciones craneales o sinusales también pueden diseminarse hasta el espacio subdural y provocar empiema subdural. Los espacios aracnoideo y subaracnoideo adyacentes suelen estar respetados, pero el empiema subdural puede producir efecto masa si es grande. Además, puede haber tromboflebitis de las venas puente que atraviesan el espacio subdural, provocando obstrucción venosa e infarto cerebral. Los síntomas son los propios de la fuente de infección. La mayoría de los pacientes presenta fiebre, cefalea y rigidez cervical y, si no se tratan, pueden presentar localidad neurológica, letargia y coma. Con tratamiento, incluido el drenaje quirúrgico, se elimina el empiema del espacio dural; si la recuperación es completa, sólo quedará una duramadre engrosada. Si el tratamiento es precoz, suele haber recuperación completa.

Meningitis

La meningitis es la inflamación de las leptomeninges y el LCR del espacio subaracnoideo. La meningoencefalitis se produce cuando se extiende la infección desde las meninges hasta el cerebro. Suele estar provocada por una infección, aunque también existe la *meningitis química* que se produce por la introducción de un irritante no bacteriano en el espacio subaracnoideo. La meningitis infecciosa se clasifica en *piógena aguda* (normalmente bacteriana), *aséptica* (normalmente vírica), y *crónica* (normalmente tuberculosis, espiroquetas o criptococo), según las características del exudado inflamatorio en el LCR y la evolución clínica de la enfermedad.

Meningitis piógena aguda (meningitis bacteriana)

Hay diversas bacterias que pueden producir meningitis piógena aguda, y existe una relación entre la edad del paciente y el microorganismo más probable. En neonatos, los más frecuentes son *Escherichia coli* y los estreptococos del grupo B; en ancianos son más frecuentes *Streptococcus pneumoniae* y *Listeria monocytogenes*. En adolescentes y adultos jóvenes, el patógeno más frecuente es *Neisseria meningitides*, con brotes ocasionales que representan un problema de salud pública. Independientemente del microorganismo, los pacientes presentan signos sistémicos de infección junto con evidencia clínica de irritación meníngea y deterioro neurológico (cefalea, fotofobia, irritabilidad, disminución de conciencia, y rigidez cervical). La punción lumbar muestra un aumento de presión, neutrófilos abundantes, proteínas elevadas y glucosa reducida. Pueden observarse bacterias en el frotis o en cultivo, incluso horas antes de que se vean neutrófilos. La meningitis bacteriana puede ser mortal si no se trata; sin embargo, el uso de agentes antimicrobianos eficaces reduce mucho la mortalidad.

Morfología

En la meningitis aguda se aprecia un exudado en las leptomeninges de la superficie cerebral (Fig. 23-16A). Los vasos meníngeos son gruesos y prominentes. En las áreas más afectadas puede haber tractos de pus junto a los vasos sanguíneos de la superficie cerebral. En la meningitis fulminante, las células inflamatorias infiltran las paredes de las venas leptomeníngeas y pueden introducirse en el cerebro (cerebritis focal), o la inflamación puede afectar a los ventrículos produciendo ven-

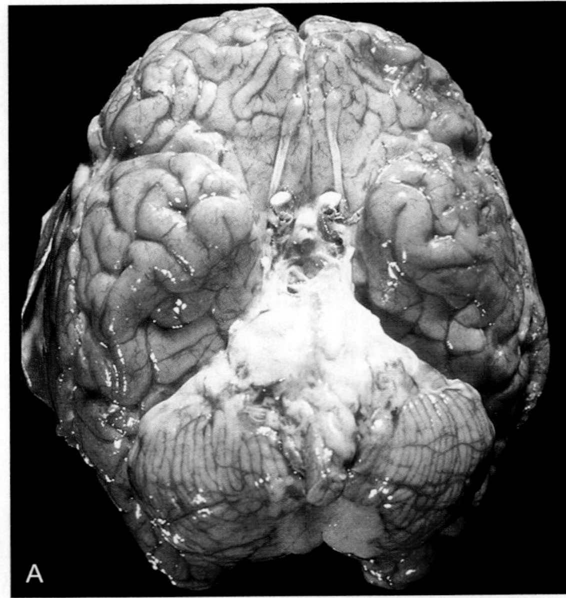

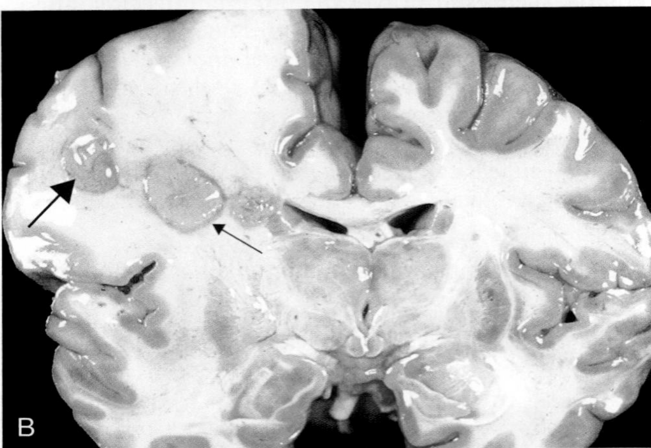

Figura 23-16

Infecciones bacterianas. **A**, meningitis piógena. Una capa gruesa de exudado supurante cubre el tronco cerebral y el cerebelo y afecta también a las leptomeninges. **B**, abscesos cerebrales en la sustancia blanca frontal (*flechas*). (**A**, de Golden JA, Louis DN: Images in clinical medicine: acute bacterial meningitis. N Engl J Med 333:364, 1994. Copyright ©1994 Massachusetts Medical Society. Todos los derechos reservados.)

triculitis. En el examen microscópico, los neutrófilos llenan el espacio subaracnoideo en las zonas más afectadas, o se localizan alrededor de los vasos sanguíneos de la leptomeninge, en casos más leves. En meningitis no tratadas, la tinción de Gram muestra diversos organismos. La meningitis bacteriana puede asociarse a abscesos cerebrales (Fig. 23-16B), que se describen más adelante. La flebitis puede provocar obstrucción venosa e infartos hemorrágicos en el cerebro. Si el tratamiento es precoz, queda poca evidencia de la infección tras su resolución.

Meningitis aséptica (meningitis vírica)

Meningitis aséptica es un término inadecuado; se refiere a una enfermedad que cursa con irritación meníngea, fiebre y alteraciones de la conciencia de instauración relativamente aguda y sin reconocer organismos. El curso clínico es menos fulminante que en las meningitis piógenas, suele ser autolimitado, y sólo requiere tratamiento sintomático. El LCR muestra muchos linfocitos (pleiocitosis), elevación moderada de proteínas, y la glucosa suele ser normal. En el 70% de los casos puede identificarse un patógeno, normalmente un enterovirus. No hay hallazgos macroscópicos característicos, excepto el edema cerebral, que se observa en pocas ocasiones. En el examen microscópico puede no haber alteraciones o haber un infiltrado linfocitario leve o moderado en las leptomeninges.

Meningitis crónica

La meningitis crónica se asocia a diversos patógenos, como las micobacterias y algunas espiroquetas; estos organismos suelen afectar también al parénquima.

Meningitis tuberculosa

La meningitis tuberculosa suele presentarse con síntomas como cefalea, malestar general, confusión y vómitos. Hay un aumento moderado de celularidad en el LCR (pleiocitosis) a expensas de células mononucleares, o una mezcla de células polimorfonucleares y mononucleares; la concentración de proteínas es alta, en ocasiones muy elevada, y la glucosa es normal o está algo disminuida. La infección por *Mycobacterium tuberculosis* también puede producir una masa intraparenquimatosa bien delimitada (*tuberculoma*), que puede asociarse a meningitis. La meningitis tuberculosa crónica puede provocar fibrosis aracnoidea, lo que produce hidrocefalia.

Morfología

El espacio subaracnoideo contiene un exudado gelatinoso o fibrinoso, fundamentalmente en la base del cerebro, con obstrucción de las cisternas y encapsulación de los nervios craneales. Puede haber gránulos blancos dispersos en las leptomeninges. Las arterias del espacio subaracnoideo pueden sufrir **endarteritis obliterante**, con infiltrados inflamatorios en la pared y engrosamiento de la íntima. La infección puede diseminarse por el LCR hasta los plexos coroideos y la superficie ependimaria. En el estudio microscópico hay una mezcla de linfocitos, células plasmáticas y macrófagos. Los casos más floridos presentan granulomas bien formados, a menudo con necrosis caseosa y células gigantes, similares a las lesiones de tuberculosis en otras partes del organismo. Los mismos hallazgos aparecen en los tuberculomas cerebrales.

Neurosífilis

La neurosífilis es el tercer estadio de la sífilis y aparece en un 10% de los individuos no tratados. Una de las principales manifestaciones es la meníngea, denominada neurosífilis meningovascular. Igual que en otras enfermedades crónicas, puede haber afectación del parénquima. La *neurosífilis parética* está causada por invasión cerebral del *Treponema pallidum* y se presenta con una pérdida insidiosa y progresiva de las funciones mentales y físicas, con alteraciones del humor (delirios de grandeza) y, finalmente, demencia grave. La *tabes dorsal* es otra forma de neurosífilis, causada por lesión de los nervios sensitivos de las raíces dorsales, lo que provoca alteraciones en la percepción posicional y ataxia (ataxia locomotora); pérdida de la sensación dolorosa, con lesión cutánea y articular (articulaciones de Charcot); otras alteraciones sensoriales, es característico el «dolor fulgurante»; y ausencia de reflejos tendinosos profundos. Los individuos con infección por el VIH tienen mayor riesgo de neurosífilis, y se acelera la progresión y gravedad de la enfermedad. Estos pacientes pueden tener infección asintomática, meningitis sifilítica aguda o sífilis meningovascular; es mucho menos frecuente la invasión directa del parénquima.

Morfología

La **neurosífilis meningovascular** es una meningitis crónica que afecta a la base cerebral y, a veces, a la convexidad cerebral y a las leptomeninges. Igual que en la meningitis tuberculosa puede encontrarse endarteritis obliterante, con un patrón inflamatorio perivascular diferente rico en células plasmáticas y linfocitos. También puede aparecer **goma cerebral** (masas ricas en células plasmáticas) en las meninges e introducirse en el cerebro. En la neurosífilis parética hay lesión parenquimatosa, sobre todo en el lóbulo frontal, con pérdida neuronal, proliferación de microglía (células en bastón) y gliosis. Es difícil encontrar espiroquetas en las secciones del tejido. En la **tabes dorsal** los hallazgos son pérdida de axones y mielina de las raíces dorsales, con palidez y atrofia de los cordones dorsales de la médula espinal.

La *neuroborreliosis* consiste en la afectación del sistema nervioso por la espiroqueta *Borrelia burgdorferi*, el patógeno de la enfermedad de Lyme. Los síntomas neurológicos son muy variables e incluyen meningitis aséptica, parálisis facial, encefalopatía leve y polineuropatías.

Infecciones parenquimatosas

Todos los microorganismos (desde los virus a los parásitos) pueden infectar el cerebro. Cada patógeno presenta diferentes formas de afectación, aunque no siempre la distinción es clara. En general, las infecciones víricas producen afectación difusa, las bacterias (cuando no se asocian a meningitis) producen afectación localizada, y otros microorganismos tienen patrones mixtos. En pacientes inmunosuprimidos es común la afectación difusa por cualquier agente.

Abscesos cerebrales

Los abscesos cerebrales casi siempre están causados por infecciones bacterianas; pueden surgir por implantación directa del microorganismo, extensión local de focos adyacentes (mastoiditis, sinusitis paranasal) o diseminación hematógena (normalmente de un foco cardíaco, pulmonar, de huesos distales o tras extracción dentaria). Los factores predisponentes son la endocarditis bacteriana aguda, que produce múltiples abscesos; las enfermedades cardíacas congénitas cianóticas, en las que hay cortocircuito derecha-izquierda y pérdida de la filtración pulmonar de organismos; y la sepsis pulmonar crónica, como en las bronquiectasias.

Los abscesos son lesiones destructivas, y clínicamente se presentan como deficiencias focales progresivas junto con signos de aumento de la presión intracraneal. En el LCR los leucocitos y las proteínas están aumentados, pero la glucosa permanece normal. Puede haber síntomas de la infección sistémica o local originaria, o haber cesado los síntomas si el foco era pequeño. El aumento de la presión intracraneal y la hernia progresiva pueden ser mortales, y la rotura del absceso puede provocar ventriculitis, meningitis y trombosis del seno venoso. Con cirugía y antibióticos se reduce la tasa de mortalidad, la intervención precoz da mejores resultados.

Morfología

Los abscesos son lesiones aisladas con necrosis licuefactiva central y una cápsula fibrótica alrededor (Fig. 23-16B). En el examen microscópico se encuentra importante neovascularización alrededor de la necrosis que provoca importante edema y tejido de granulación. Por fuera de la cápsula fibrosa hay una zona con gliosis reactiva.

Encefalitis vírica

La encefalitis vírica es una infección del parénquima cerebral que casi siempre se asocia a inflamación meníngea (por eso es más adecuado el término *meningoencefalitis*). Aunque cada virus produce un diferente tipo de lesión, los hallazgos histológicos típicos son los infiltrados celulares perivasculares y parenquimatosos, los nódulos microgliales y la neurofagia (Fig. 23-17A y B). Algunos virus pueden formar cuerpos de inclusión.

El sistema nervioso es especialmente susceptible a virus como los de la rabia y la polio. Algunos virus infectan células específicas del SNC, mientras otros afectan a determinadas zonas del cerebro (como los lóbulos temporales mediales, el sistema límbico) debido a sus vías de entrada. Además de por infección directa del sistema nervioso, el SNC también puede dañarse por mecanismos inmunológicos después de una infección vírica. La infección vírica intrauterina puede provocar *malformaciones congénitas*, como ocurre con la rubéola.

Arbovirus

Los arbovirus (virus transmitidos por artrópodos: *arthropod-borne virus*) son una causa importante de encefalitis endémica, sobre todo en regiones tropicales del globo, y pueden causar gran morbilidad y mortalidad. Entre los tipos más frecuentes se encuentran la encefalitis equina oriental y occidental y el virus del Nilo occidental. Los huéspedes animales son reservorios de la enfermedad por arbovirus, que se transmite habitualmente a través de mosquitos. Los pacientes presentan síntomas neurológicos generalizados, con convulsiones, confusión, delirio, estupor o coma, y también signos focales, como reflejos asimétricos o parálisis ocular. El LCR suele tener poco color, una presión ligeramente elevada y, en principio, pleiocitosis neutrofílica que rápidamente se transforma en linfocítica; la concentración de proteínas es alta, pero la cantidad de azúcar es normal.

Morfología

Los diferentes tipos de encefalopatía por arbovirus varían en epidemiología y pronóstico, aunque el cuadro histopatológico

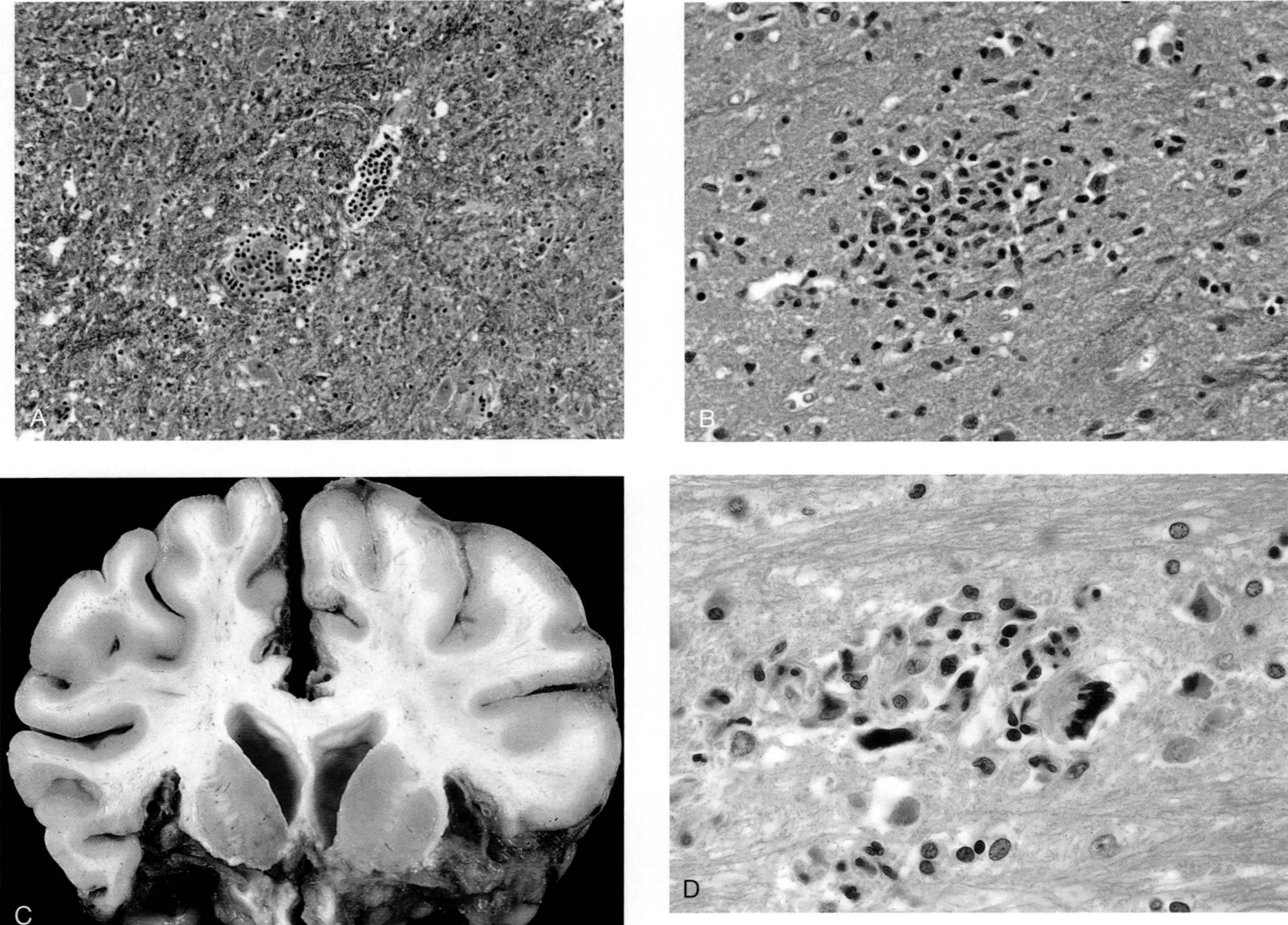

Figura 23-17

Infecciones víricas. Los hallazgos característicos de la meningitis vírica son los agregados linfocitarios perivasculares (**A**) y los nódulos microgliales (**B**). **C**, encefalitis herpética con gran destrucción de los lóbulos temporal anterior y frontal inferior. **D**, encefalitis por VIH. Véanse los nódulos microgliales y las células gigantes multinucleadas. (**C**, cortesía del doctor T.W. Smith, University of Massachusetts Medical School, Worcester.)

es similar, diferenciándose en la gravedad y extensión. De forma característica, aparece una meningoencefalitis linfocitaria (a veces con neutrófilos) con una distribución perivascular que es típica (Fig. 23-17A). Se aprecia necrosis multifocal de las sustancias gris y blanca; aparece necrosis neuronal individual con fagocitosis de los residuos, lo que se denomina neurofagia; a menudo se observan colecciones localizadas de microglía, lo que se conoce como nódulos microgliales (Fig. 23-17B). En casos graves, puede haber vasculitis necrosante con hemorragias focales.

Virus herpes simple tipo 1

El virus herpes simple (VHS) tipo 1 produce encefalitis a cualquier edad aunque es más frecuente en niños y adultos jóvenes. Sólo algunos pacientes tienen lesiones herpéticas orales previas. Los síntomas de presentación más frecuentes son alteraciones del humor, memoria y atención, lo que se debe a afectación de los lóbulos temporal y frontal.

Morfología

La encefalitis por herpes comienza por las zonas inferior y medial del lóbulo temporal y la circunvolución orbitaria del lóbulo frontal, siendo estas zonas las que se afectan con mayor intensidad (Fig. 23-17C). La infección es necrosante y a veces hemorrágica en las zonas con mayor afectación. Suelen encontrarse infiltrados inflamatorios perivasculares, y pueden observarse cuerpos víricos de inclusión intranucleares Cowdry tipo A, tanto en las neuronas como en la glía.

Virus herpes simple tipo 2

El VHS-2 también afecta al sistema nervioso y en adultos suele manifestarse como meningitis. En neonatos nacidos por vía vaginal de mujeres con infección genital por VHS primaria activa puede haber encefalitis grave difusa. La infección se adquiere al pasar por el canal del parto más que por vía placentaria, ya que depende de la forma de parto.

Virus varicela-zóster (herpes zóster)

El virus varicela-zóster (VVZ) es causante de la varicela en la infección primaria, normalmente sin afectación neurológica. El virus se acantona en las neuronas de los ganglios de las raíces dorsales y permanece como infección latente. La reactivación en adultos provoca una erupción cutánea vesicular, dolorosa, en la distribución de uno o varios dermatomas. Suele ser un proceso autolimitado, pero puede persistir dolor en la zona afectada (*neuralgia postherpética*).

El VVZ puede causar arteritis granulomatosa que puede provocar infartos. En pacientes inmunosuprimidos puede haber encefalitis aguda por herpes zóster. Pueden encontrarse cuerpos de inclusión en la glía y las neuronas.

Citomegalovirus

El CMV infecta el sistema nervioso en fetos y personas inmunosuprimidas. El desarrollo de la infección intraútero produce necrosis periventricular y destrucción cerebral intensa con posterior microcefalia y calcificación periventricular. El CMV es un patógeno vírico oportunista en personas con el síndrome de inmunodeficiencia adquirida (sida).

Morfología

El patrón de afectación más común en pacientes inmunosuprimidos es una encefalitis subaguda con células con cuerpos de inclusión por CMV. Puede infectarse cualquier tipo de célula del SNC (neuronas, glía, epéndimo, endotelio), aunque el virus tiende a localizarse en zonas subependimarias paraventriculares del cerebro. Esto produce una ventriculoencefalitis necrosante hemorrágica grave y una plexitis coroidea.

Poliovirus

El virus de la polio es un enterovirus que produce poliomielitis paralítica. Se ha erradicado por vacunación en muchas partes del mundo, aunque todavía en algunas zonas constituye un problema. La infección por virus de la polio suele provocar una gastroenteritis leve o subclínica; en una pequeña parte de los casos invade secundariamente el sistema nervioso y lesiona las neuronas motoras de la médula espinal y el tronco cerebral. La pérdida de neuronas motoras produce una parálisis flácida con atrofia muscular e hiporreflexia en la zona correspondiente. La fase aguda puede ser mortal por parálisis de los músculos respiratorios. El *síndrome pospolio* es una entidad poco conocida que consiste en debilidad progresiva con pérdida de masa muscular y dolor, y aparece de forma típica entre los 25 y 35 años tras la resolución de la enfermedad inicial.

Rabia

La rabia es una encefalitis grave que se transmite al humano por mordedura de un animal rabioso; hay varios animales que son reservorio natural del virus. La exposición a algunos tipos de murciélagos es un factor de riesgo para desarrollar la infección, incluso sin mordedura. El virus se introduce en el SNC ascendiendo por los nervios periféricos desde el sitio de la herida, por lo tanto, el período de incubación depende de la distancia entre la mordedura y el cerebro, y suele ser de varios meses. Los síntomas iniciales son inespecíficos: malestar general, cefalea y fiebre. Según avanza la infección, el paciente presenta excitabilidad del SNC; el más ligero roce es doloroso, con respuestas motoras violentas que progresan a convulsiones. La contractura de la musculatura faríngea provoca aversión a tragar incluso agua (hidrofobia). Después de períodos alternantes de manía y estupor, se progresa a coma y muerte por parálisis del centro respiratorio.

Virus de la inmunodeficiencia humana

El VIH puede tener efecto directo sobre el sistema nervioso y sentar la base para la producción de infecciones oportunistas o tumores que pueden afectar al sistema nervioso (Tabla 23-1).

Tabla 23-1 Trastornos neurológicos primarios asociados al VIH

Sistema nervioso central
Encefalopatías VIH primarias
Encefalitis multinucleada de células gigantes (encefalitis VIH)
Enfermedad de la sustancia blanca asociada a VIH (leucoencefalopatía VIH)
Enfermedad de la sustancia gris/neocortical (poliodistrofia VIH)
Patrones mixtos
Mielopatía vacuolar
Meningitis linfocítica
Meningitis monofásica aguda
Meningitis aséptica crónica
Vasculitis cerebral
Sistema nervioso periférico
Polineuropatía simétrica distal
Neuropatías desmielinizantes inflamatorias
Radiculitis espinal y craneal
Neuropatía vasculítica
Osteomuscular
Miopatía inflamatoria (polimiositis)
Miopatía mitocondrial
Miopatía por nemalina

VIH, virus de la inmunodeficiencia humana.

Hasta un 60% de los pacientes con sida sufre disfunción neurológica durante su enfermedad; en algunos casos domina el cuadro clínico. Las formas de lesión cerebral directa son:

- *Meningitis aséptica por VIH-1*, que se produce en la primera o segunda semana de la seroconversión en un 10% de los pacientes. Se asocia a meningitis linfocítica leve, inflamación perivascular y pérdida de mielina en los hemisferios.
- *Meningoencefalitis por VIH-1 (encefalitis subaguda)*, produce el complejo demencia-sida. La demencia comienza de forma insidiosa con lentitud mental, pérdida de memoria y trastornos del humor, como apatía y depresión. El cerebro de los pacientes con encefalitis por VIH-1 presenta reacción inflamatoria crónica con infiltrados de nódulos microgliales ampliamente distribuidos, con células gigantes multinucleadas derivadas de macrófagos (Fig. 23-17D). Se cree que la lesión neuronal se debe a la secreción de citocinas y quimocinas por las células tipo macrófagos infectadas por el VIH.

• *Mielopatía vacuolar,* afecta a los cordones de la médula espinal y recuerda a la degeneración combinada subaguda, aunque las concentraciones séricas de vitamina B_{12} son normales. Se desconoce la patogenia de la lesión; parece que no está provocada directamente por el VIH-1, y el virus no aparece en las lesiones.

Leucoencefalopatía multifocal progresiva (LMP)

La LMP está causada por el virus JC, un poliomavirus. El virus infecta principalmente a los oligodendrocitos, por lo tanto, su principal efecto patológico es la desmielinización. La enfermedad acontece casi siempre en individuos inmunosuprimidos en distintas situaciones, como las enfermedades linfoproliferativas o mieloproliferativas crónicas, el tratamiento inmunosupresor, o el sida. La mayor parte de los pacientes tiene evidencia serológica de exposición al virus JC en la infancia, y se cree que la LMP se produce por reactivación de este virus por inmunosupresión. Los pacientes tienen signos y síntomas neurológicos focales lentamente progresivos, y los estudios de imagen muestran lesiones extensas, multifocales, en anillo, localizadas en la sustancia blanca hemisférica o cerebelar.

Morfología

Las lesiones consisten en áreas de destrucción irregular de la sustancia blanca que aumentan según progresa la enfermedad y que son diagnósticas (Fig. 23-18). Cada lesión es un área de desmielinización, en cuyo centro hay macrófagos dispersos cargados de lípidos y hay pocos axones. En el borde de la lesión hay oligodendrocitos con un núcleo agrandado cuya cromatina está sustituida por inclusiones víricas cristalinas anfofílicas. El virus también infecta los astrocitos, provocando extrañas células gigantes con múltiples núcleos irregulares, hipercromáticos, que pueden confundirse con un tumor.

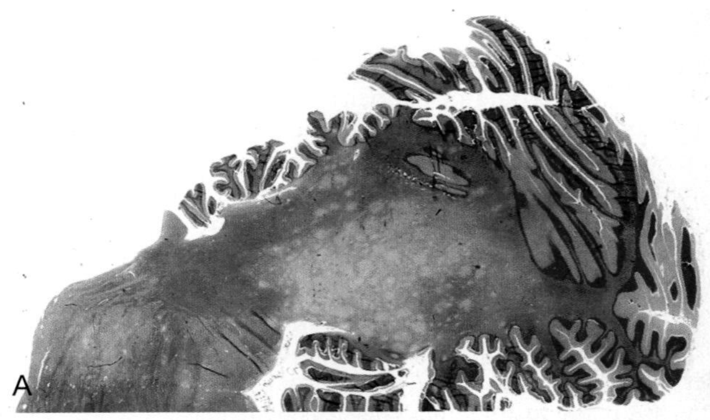

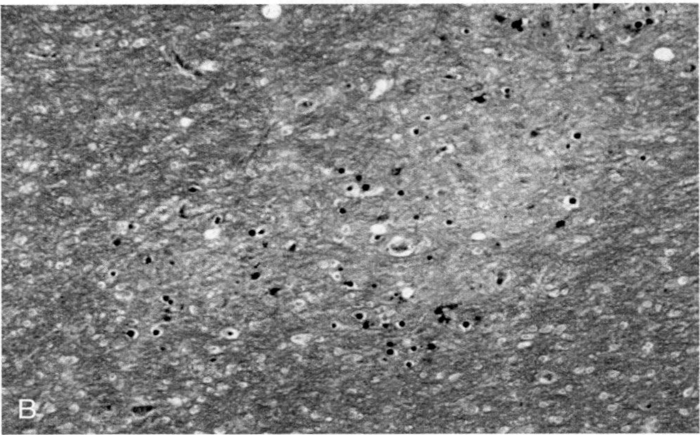

Figura 23-18

Leucoencefalopatía multifocal progresiva. **A**, sección teñida para mielina con áreas de desmielinización irregulares, mal delimitadas, que en algunas zonas confluyen. **B**, núcleos de oligodendrocitos, alargados y teñidos para antígenos víricos, rodeando una zona de pérdida de mielina.

Encefalitis fúngica

Los hongos que con más frecuencia provocan encefalitis son *Candida albicans, Mucor, Aspergillus fumigatus* y *Cryptococcus neoformans*, aunque en áreas endémicas *Histoplasma capsulatum, Coccidioides immitis* y *Blastomyces dermatiditis* también pueden infectar el SNC, sobre todo en pacientes inmunosuprimidos.

La *invasión parenquimatosa,* normalmente como granulomas o abscesos, puede aparecer con la mayoría de los hongos y asociarse a meningitis. *Candida* suele producir microabscesos múltiples, con o sin formación de granulomas. La mayor parte de los hongos invade el cerebro por diseminación hematógena, aunque también puede haber extensión directa, sobre todo por *Mucor*, principalmente en diabéticos con cetoacidosis. El *Aspergillus* produce un patrón característico de infartos sépticos hemorrágicos diseminados por invasión de las paredes de los vasos sanguíneos y posterior trombosis.

La *meningitis y meningoencefalitis por criptococo* a menudo se observan en el sida. Puede ser fulminante y mortal en sólo 2 semanas, o indolente, o puede evolucionar durante meses o años. El LCR tiene pocas células pero muchas proteínas. Las levaduras mucoides encapsuladas pueden observarse en el LCR con tinción India y en secciones de tejido con PAS, mucicarmina y tinción de plata (Fig. 23-19).

Otras meningoencefalitis

Son muchos los organismos que pueden infectar el sistema nervioso y sus cubiertas, por lo que sólo consideraremos tres en esta sección.

Toxoplasmosis cerebral

La toxoplasmosis cerebral, infección por el protozoo *Toxoplasma gondii*, es una de las causas más frecuentes de síntomas neurológicos y morbilidad en personas con sida. Los síntomas son subagudos, se desarrollan en un período de 1 a 2 semanas, y pueden ser focales o difusos. La tomografía computarizada y la resonancia magnética pueden mostrar lesiones múltiples anilladas; sin embargo, esta forma radiológica no es patognomónica.

Morfología

El cerebro presenta abscesos, a menudo múltiples, que afectan a la corteza cerebral (cerca de la unión de la sustancia blanca y gris) y los núcleos grises profundos. Las lesiones agudas consisten en focos centrales de necrosis con petequias rodeadas por inflamación aguda y crónica, infiltrado por macrófagos y proliferación vascular. Pueden verse taquizoítos libres y bradizoítos enquistados en la periferia de los focos necróticos.

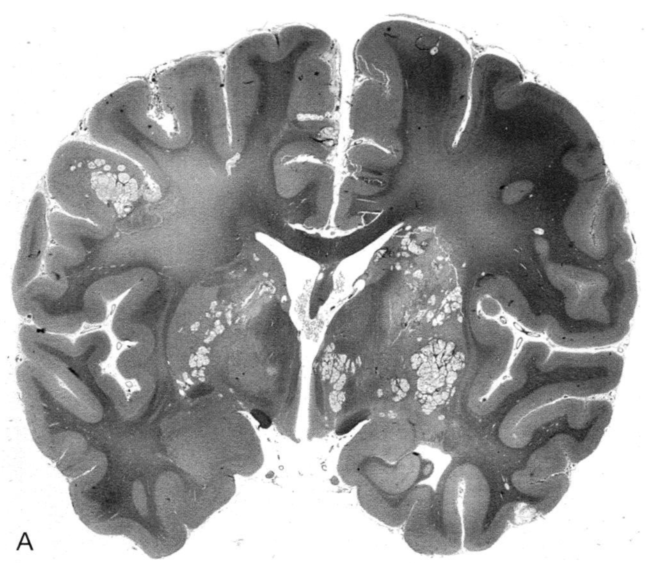

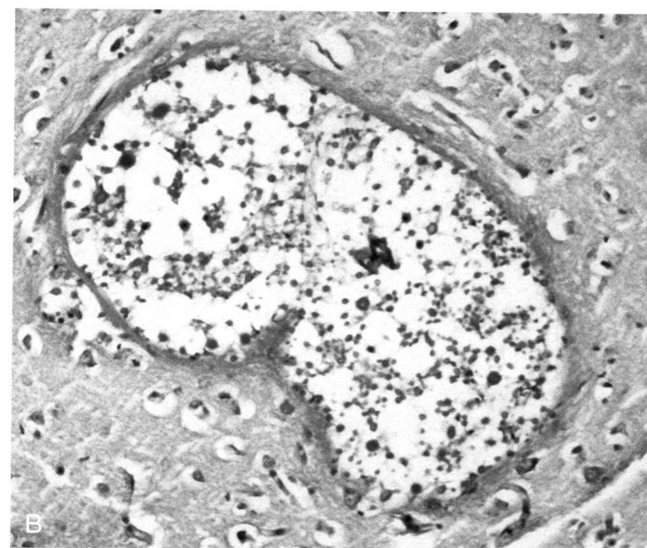

Figura 23-19

Infección por criptococo. **A**, sección cerebral con varias zonas de destrucción tisular por diseminación del organismo a los espacios perivasculares. **B**, con mayor aumento pueden observarse los criptococos en las lesiones.

Cisticercosis

La cisticercosis es el estadio final de la infección por la *Tenia solium*. Los humanos son un huésped accidental (e inadecuado), por eso las larvas se enquistan. Los quistes pueden aparecer en todo el organismo, con más frecuencia en el cerebro y el espacio subaracnoideo. Se presentan como una lesión con efecto masa y pueden provocar convulsiones. Los síntomas pueden aumentar después del tratamiento por muerte de los microorganismos dentro del quiste.

Morfología

El microorganismo queda dentro de un quiste de borde liso; alrededor del quiste suele haber bastante gliosis. Se pueden identificar la pared del organismo y los ganchos de la boca. Si el organismo muere dentro del quiste hay un infiltrado inflamatorio intenso que suele contener eosinófilos.

La *meningoencefalitis por amebas* presenta diferentes modelos de enfermedad según las diferentes especies de parásitos. Las especies de *Naegleria,* asociadas a la natación en aguas tibias estancadas, producen encefalitis necrosante mortal, de evolución rápida. Sin embargo, *Acanthamoeba* produce meningoencefalitis granulomatosa crónica.

Enfermedades por priones

Este grupo de enfermedades incluye diferentes tipos de la enfermedad de Creutzfeldt-Jakob (ECJ), esporádica, familiar, yatrogénica y otros tipos. Se conocen diferentes enfermedades animales de este grupo, como el escrapie de ovejas y gansos, y la encefalopatía espongiforme bovina en el ganado vacuno (enfermedad de las «vacas locas»). Todos estos trastornos se asocian a formas anormales de una proteína celular denominada prión proteico (PrP^{c}). La forma anormal de esta proteína puede actuar como un agente infeccioso, ya que se propaga y lesiona las células que invade. La mayoría de los casos de enfermedades por priones son esporádicos o asociados a mutaciones del gen que codifica el PrP^{c}.

La patogénesis de las enfermedades por priones se debe a cambios en la conformación de la PrP desde su forma PrP^{c} nativa a una configuración anormal denominada PrP^{sc} (de escrapie) o PrP^{res} (de *res*istencia a proteasas) (Fig. 23-20). En su conformación anormal, el prión proteico se hace resistente a la digestión por proteasas. Una vez formado el PrP^{sc} puede iniciar la transformación de otras moléculas PrP^{c}. La naturaleza infecciosa de las proteínas PrP^{sc} proviene de su capacidad para propagar este cambio conformacional patológico. El cambio conformacional puede ser espontáneo en raras ocasiones, lo que provoca casos esporádicos de enfermedad por priones. Si hay mutación del gen que codifica el PrP^{c}, el cambio es más frecuente; lo que provoca formas familiares de la enfermedad por priones.

Parece que la acumulación de PrP^{sc} en el tejido neural es la causa de la lesión celular, pero se desconoce cómo se forman las vacuolas citoplasmáticas y cómo se produce la muerte neuronal.

Enfermedad de Creutzfeldt-Jakob

La ECJ es una enfermedad por priones rara, pero bien definida, que se manifiesta clínicamente con una demencia rápidamente progresiva. En un 85% de los casos es esporádica, con una incidencia anual mundial de 1 por millón; también hay formas familiares. La enfermedad tiene un pico de incidencia en la séptima década. Hay casos bien definidos de transmisión iatrogénica por la implantación profunda de electrodos y preparados de hormona del crecimiento humana contaminados. La clínica comienza con alteraciones leves de la memoria y atención que progresan a demencia. La enfermedad es siempre mortal, con una duración media de sólo 7 meses.

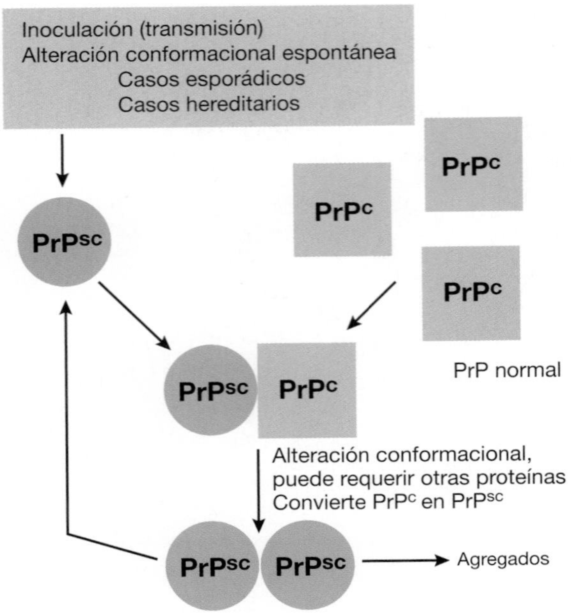

Figura 23-20

Propuesta de mecanismo de conversión del PrP^c por interacción proteína-proteína. La molécula inicial de PrP^{sc} puede surgir por inoculación (como en casos de transmisión directa) o por alteración conformacional espontánea, que son poco frecuentes. El efecto de las mutaciones de PrP^c es aumentar la tasa de alteraciones conformacionales ya que el PrP^c puede reclutar otras moléculas de PrP^c y convertirlas en la forma anómala de la proteína. El modelo está dibujado sin intervención de otras proteínas, aunque es posible que haya otras proteínas importantes en la conversión de PrP^c a PrP^{sc}.

Morfología

La progresión de la demencia de la ECJ es tan rápida que hay poca evidencia macroscópica de atrofia cerebral. En el examen microscópico, el hallazgo patognomónico es la **transformación espongiforme de la corteza cerebral y de las estructuras de la sustancia gris** (caudado, putamen); consiste en un proceso multifocal que produce la formación de vacuolas microscópicas pequeñas, aparentemente vacías, de diversos tamaños, en el neuropilo y pericarión de las neuronas (Fig. 23-21A). En casos avanzados hay pérdida neuronal intensa, gliosis reactiva, y extensión de las zonas vacuoladas a espacios quísticos («estado esponjoso»). No hay infiltrado inflamatorio. En todas las formas de enfermedades por priones la tinción inmunohistoquímica muestra la presencia tisular de PrP^{sc} resistente a la proteinasa K. El Western blot de extractos tisulares tras la digestión parcial por proteasas permite detectar el PrP^{sc} diagnóstico.

Variante de la enfermedad de Creutzfeldt-Jakob

A partir de 1995 se produjeron en Reino Unido una serie de casos con una enfermedad similar a la ECJ. Se diferenciaban de la ECJ típica en varias cosas: la enfermedad afectaba a adultos jóvenes, en los estadios precoces aparecían trastornos de la atención, y el síndrome neurológico evolucionaba con mayor lentitud que otras formas de ECJ. Los hallazgos neuropatológicos y el patrón molecular eran similares a los de la ECJ, lo que indicaba una estrecha relación entre estas dos entidades. Diversas líneas de investigación demuestran que esta nueva enfermedad es consecuencia de la exposición al prión de la enfermedad del ganado bovino, la encefalopatía espongiforme bovina. La vECJ tiene un aspecto patológico similar a otras formas de ECJ, con alteraciones espongiformes y ausencia de inflamación. Sin embargo, en la vECJ hay abundantes placas amiloideas corticales, rodeadas de las alteraciones espongiformes (Fig. 23-21B).

RESUMEN

Infecciones del sistema nervioso

- Diversos patógenos, desde virus a parásitos, pueden infectar el cerebro; además, la enfermedad por priones

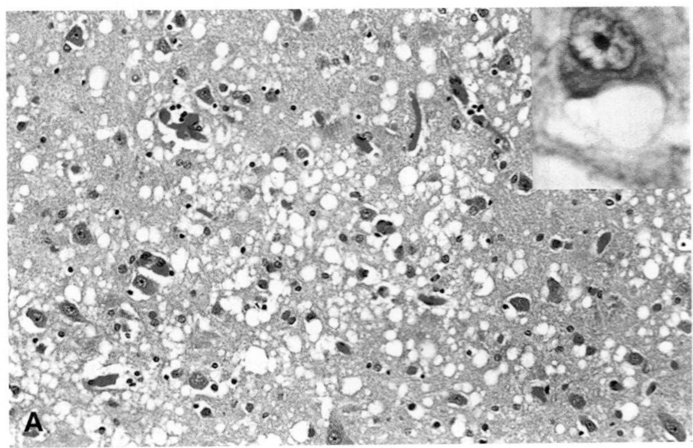

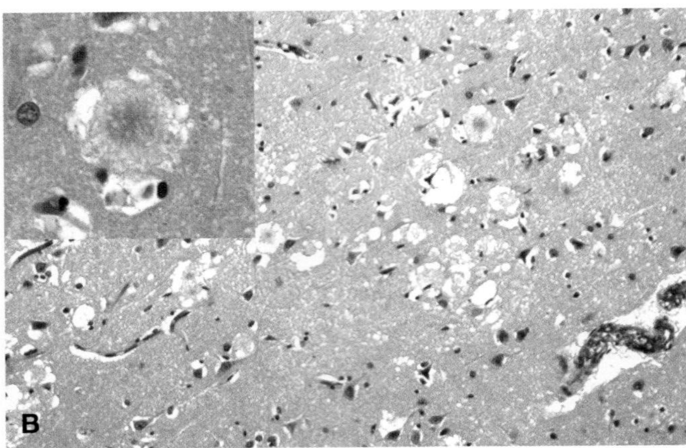

Figura 23-21

Enfermedad por priones. **A**, histología de la ECJ, con alteraciones espongiformes en la corteza cerebral. *Insertado*, magnificación de neurona con vacuolas. **B**, variante de la ECJ (vECJ) caracterizada por placas amiloideas (v. la *inserción*) que asientan en zonas con gran afectación espongiforme.

es un tipo de enfermedad transmisible inducida por proteínas que afecta exclusivamente al sistema nervioso.
- Los diferentes patógenos pueden utilizar distintas vías para llegar al cerebro, y provocarán varios tipos de enfermedad.
- Las infecciones bacterianas pueden provocar meningitis, abscesos cerebrales y meningoencefalitis crónica.
- Las infecciones víricas pueden producir meningitis o meningoencefalitis.
- El VIH puede afectar al cerebro directamente con meningoencefalitis o aumentar el riesgo de otras infecciones oportunistas (toxoplasmosis, CMV) o de linfomas del SNC.
- Las enfermedades por priones se transmiten por una anomalía de una proteína celular normal. Pueden ser esporádicas, transmitidas o hereditarias.

TUMORES

La incidencia anual de tumores del SNC varía entre 10 y 17 por 100.000 personas en tumores intracraneales y 1 y 2 por 100.000 en tumores intraespinales; alrededor de la mitad a tres cuartos son tumores primarios, y el resto son metastásicos. Una gran parte de los tumores de la infancia son del SNC, alcanzando hasta un 20% de todos los tumores. Los tumores del SNC en niños se diferencian de los de adultos en el subtipo histológico y en la localización. En niños, los tumores suelen localizarse en la fosa posterior, mientras que en adultos la mayoría son supratentoriales.

Los tumores del sistema nervioso tienen características diferenciales de las neoplasias de otros lugares del organismo.

- La diferencia histológica entre lesiones benignas y malignas es más sutil que en otros órganos.
- El patrón de crecimiento de las lesiones de grado bajo (bajo índice mitótico, uniformidad celular y crecimiento lento) puede acompañarse de infiltración de zonas amplias del cerebro, con deficiencias clínicas graves y mal pronóstico.
- La localización anatómica de la neoplasia puede tener consecuencias letales, independientemente de la clasificación histológica; por ejemplo, un meningioma benigno, si comprime la médula, puede causar parada cardiorrespiratoria. Además, la posibilidad de resecar una lesión puede verse limitada por su localización.
- El patrón de diseminación de las neoplasias primarias del SNC se diferencia del de otros tumores. A pesar de que incluso los gliomas malignos más agresivos rara vez metastatizan fuera del SNC, el espacio subaracnoideo proporciona una vía de diseminación por el cerebro y la médula espinal.

Gliomas

Los gliomas son tumores del parénquima cerebral que histológicamente recuerdan diferentes tipos de células gliales. Los principales tumores de esta categoría son *astrocitomas, oligodendrogliomas* y *ependimomas.*

Astrocitoma

Se conocen varios tipos de tumores astrocíticos, los más frecuentes son el fibrilar y el pilocítico. Los astrocitomas presentan hallazgos histológicos característicos, igual que la distribución en el cerebro, los grupos de edad afectados y el curso clínico.

Astrocitoma fibrilar

Los astrocitomas fibrilares representan un 80% de los tumores cerebrales primarios en adultos. Son más frecuentes entre la cuarta y sexta décadas, y suelen localizarse en los hemisferios cerebrales. Los signos y síntomas de presentación más frecuentes son convulsiones, cefalea y deficiencias neurológicas focales, según su localización anatómica. Los astrocitomas fibrilares tienen un espectro de diferenciación histológica que se correlaciona con el curso clínico y la evolución. Según el grado de diferenciación, se dividen en tres grupos: astrocitoma, astrocitoma anaplásico y glioblastoma multiforme, el menos diferenciado de los tres.

Los astrocitomas bien diferenciados presentan síntomas estables o de lenta progresión durante años, con una supervivencia media de más de 5 años. En ocasiones, los pacientes presentan una fase de deterioro clínico rápido que se corresponde con la presencia de rasgos anaplásicos y crecimiento rápido del tumor. Muchos pacientes debutan con glioblastoma, sin que evolucione desde otra lesión de grado bajo. Independientemente de la lesión inicial, el pronóstico de los pacientes con glioblastoma es muy malo. La situación actual del tratamiento es una supervivencia de sólo 8 a 10 meses tras resección (cuando es factible) más radioterapia y quimioterapia; menos del 10% de los pacientes sobrevive a los 2 años.

Morfología

El aspecto macroscópico del astrocitoma fibrilar es de un tumor infiltrante, mal definido, gris, que se extiende y distorsiona el cerebro invadido (Fig. 23-22A). Siempre hay infiltración fuera de los límites marcados. La superficie de corte del tumor es firme o blanda y gelatinosa; puede haber degeneración quística. En el glioblastoma, el aspecto macroscópico varía según la zona (Fig. 23-22B). Algunas zonas son firmes y blancas, otras blandas y amarillas (por necrosis tisular), y otras presentan degeneración quística y hemorragia.

Los astrocitomas fibrilares bien diferenciados se caracterizan por un aumento leve o moderado de núcleos de células gliales, algo similar al polimorfismo celular variable, y una red de prolongaciones astrocitarias finas, GFAP-positivas que le dan un aspecto fibrilar. No se distingue la transición entre tejido neoplásico y normal, pueden verse células tumorales en el tejido normal a distancia de la lesión principal. Los astrocitomas anaplásicos presentan zonas con más población celular y mayor pleomorfismo nuclear; suelen verse más mitosis. El tumor de mayor grado, el glioblastoma, tiene un aspecto histológico similar al astrocitoma anaplásico, con **necrosis y proliferación vascular o endotelial y núcleos en empalizada** (Fig. 23-22C). Los astrocitomas de alto grado tienen vasos anómalos «agujereados» que resaltan con contraste en los estudios de imagen.

Astrocitoma pilocítico

Los astrocitomas pilocíticos son tumores relativamente benignos, a menudo quísticos, que aparecen en la infancia y juventud, y suelen estar localizados en el cerebelo, aunque también pueden aparecer en el suelo y las paredes del tercer ventrícu-

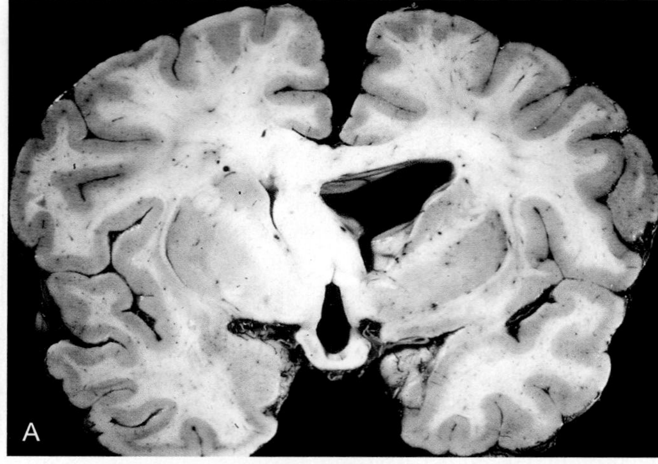

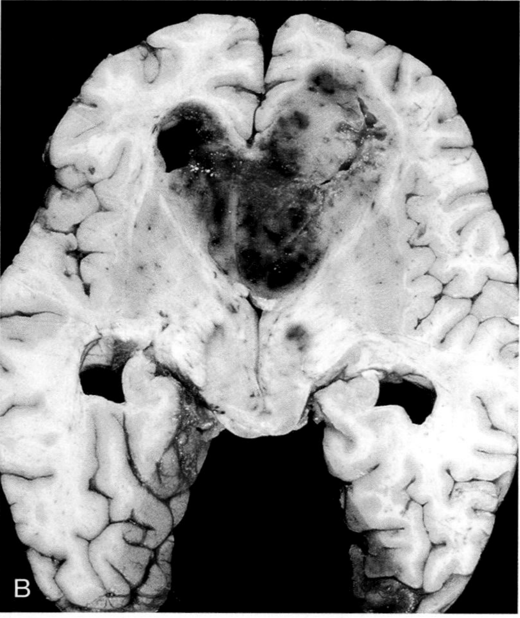

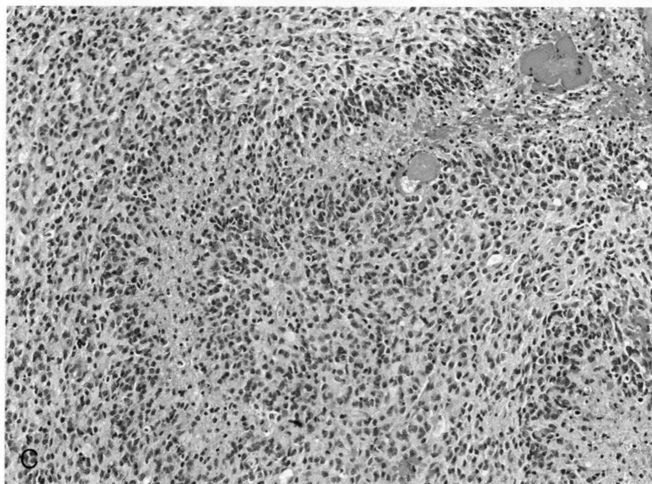

Figura 23-22

Astrocitomas. **A**, astrocitoma de grado bajo que aparenta una expansión de la sustancia blanca en el hemisferio cerebral izquierdo y engrosamiento del cuerpo calloso y el fórnix. **B**, glioblastoma que se presenta como una masa infiltrante, hemorrágica y necrótica. **C**, el glioblastoma es un tumor muy celular con necrosis y núcleos de las células tumorales en empalizada.

lo, los nervios ópticos y, en ocasiones, en los hemisferios cerebrales. La recurrencia de las lesiones resecadas de forma incompleta se asocia con aumento de los quistes más que con incremento del componente sólido. Los tumores localizados en el tracto óptico que se extienden a la región hipotalámica tienen un curso clínico más complicado por su localización.

Morfología

El astrocitoma pilocítico suele ser quístico, con un nódulo mural en la pared del quiste; si es sólido, suele estar bien delimitado. El tumor se compone de áreas de células bipolares con prolongaciones largas, delgadas, «capilares», que son GFAP-positivas. Suelen observarse fibras de Rosenthal, cuerpos granulares eosinófilos y microquistes. No hay necrosis ni mitosis.

Oligodendroglioma

Estos tumores constituyen de un 5 a un 15% de los gliomas y son más frecuentes en la cuarta y quinta décadas. Los pacientes suelen llevar varios años con síntomas neurológicos, como convulsiones. Las lesiones se localizan fundamentalmente en los hemisferios cerebrales, y afectan más a la sustancia blanca.

Los pacientes con oligodendrogliomas tienen mejor pronóstico que aquellos con astrocitomas. El tratamiento con cirugía, quimioterapia y radioterapia consigue una supervivencia media de 5 a 10 años. Los pacientes con oligodendroglioma anaplásico tienen peor pronóstico. Los hallazgos genéticos más frecuentes son pérdida de heterocigosis de los cromosomas 1p y 19q; los tumores con estas alteraciones específicas tienen mejor respuesta a la quimioterapia y radioterapia, y más duradera.

Morfología

Los oligodendrogliomas son tumores infiltrantes que forman masas grises, gelatinosas, que pueden tener quistes, hemorragia focal y calcificación. En el examen microscópico, el tumor se compone de capas de células normales con núcleos esféricos que contienen cromatina fina granular (como los oligodendrocitos) rodeados de un halo citoplasmático (Fig. 23-23A). El tumor presenta una delicada red de anastomosis capilares. La calcificación aparece hasta en un 90% de los tumores, puede ir desde focos microscópicos hasta depósitos masivos. La actividad mitótica es difícil de detectar. El tumor de mayor grado (oligodendroglioma anaplásico) presenta aumento de la densidad celular, anaplasia nuclear, aumento de la actividad mitótica y necrosis.

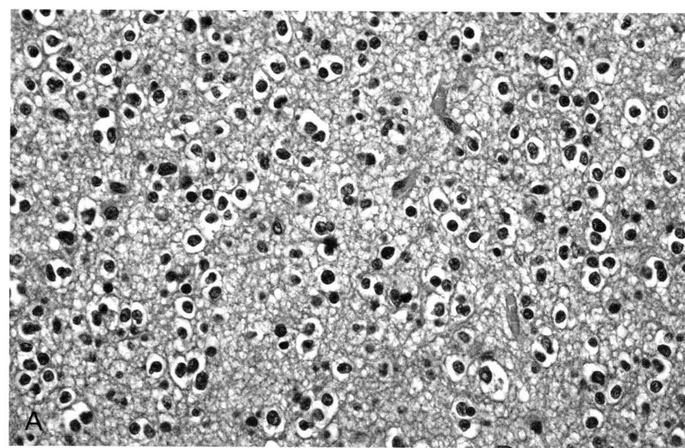

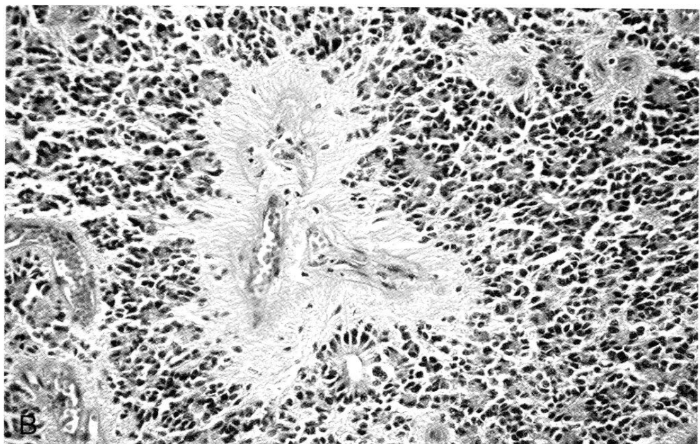

Figura 23-23

Otros gliomas. **A**, las células tumorales del oligodendroglioma presentan núcleos redondeados, con un halo citoplasmático. Los vasos sanguíneos del fondo son delgados y pueden formar un patrón entrelazado. **B**, aspecto microscópico del ependimoma.

Ependimoma

Los ependimomas suelen localizarse cerca del sistema ventricular ependimario, como el canal central de la médula espinal. En las primeras dos décadas de la vida, aparecen cerca del cuarto ventrículo y constituyen del 5 al 10% de los tumores cerebrales primarios en este grupo de edad. En adultos, la localización más frecuente es la médula espinal; en este sitio los tumores suelen formar parte de una neurofibromatosis tipo 2 (v. más adelante). Los ependimomas suelen introducirse en los ventrículos, por lo que se diseminan con frecuencia vía LCR. La respuesta clínica de los ependimomas supratentoriales y medulares intervenidos es mejor que la de los ependimomas de la fosa posterior.

Morfología

Los ependimomas localizados en el cuarto ventrículo son masas sólidas o papilares que se extienden desde el suelo del ventrículo. Estos tumores se componen de células con núcleos regulares, redondeados u ovales, con gran cantidad de cromatina granular. Entre los núcleos hay un fondo fibrilar de densidad variable. Las células tumorales forman estructuras redondeadas o alargadas (**rosetas**, canales) que recuerdan el canal ependimario embrionario, con prolongaciones largas y delicadas que se introducen en la luz (Fig. 23-23B); las **seudorrosetas vasculares** se observan con frecuencia, las células tumorales se sitúan alrededor de los vasos y, en medio, hay prolongaciones ependimarias delgadas que se dirigen a la pared vascular. Los ependimomas anaplásicos presentan mayor densidad celular, mayor índice de mitosis, necrosis y menor diferenciación ependimaria.

Tumores neuronales

El *neurocitoma central* es un tumor neuronal de grado bajo localizado junto al sistema ventricular y en su interior (sobre todo en los ventrículos laterales y el tercer ventrículo), y se caracteriza por núcleos uniformes, redondeados, dispersos y con islas de neuropilos.

Los *gangliogliomas* son tumores con una mezcla de elementos gliales (como el astrocitoma de grado bajo) y neuronas de aspecto maduro. La mayoría de estos tumores tiene un crecimiento lento, pero el componente glial con frecuencia se vuelve anaplásico y la enfermedad progresa entonces con rapidez. Estas lesiones suelen cursar con convulsiones.

El *tumor neuroepitelial disembrioplásico* es un tumor infantil, diferenciado, de grado bajo, que presenta un crecimiento lento y buen pronóstico tras su resección; suele presentarse con convulsiones. Estas lesiones se localizan en la superficie del lóbulo temporal y se componen de pequeñas células redondeadas y neuronas colocadas en columnas alrededor del centro de la lesión. Es típica la formación de nódulos intracorticales múltiples de aspecto mixoide. Hay «neuronas flotantes», bien diferenciadas, que flotan en este líquido mixoide rico en mucopolisacáridos.

Neoplasias poco diferenciadas

Algunos tumores, se cree que de origen neuroectodérmico, expresan pocos marcadores de madurez celular del sistema nervioso. El más frecuente es el meduloblastoma, responsable del 20% de los tumores cerebrales pediátricos.

Meduloblastoma

Este tumor afecta principalmente a niños y exclusivamente al cerebelo. Puede haber marcadores neuronales y gliales, aunque el tumor suele ser indiferenciado. El tumor es maligno, y el pronóstico en los pacientes sin tratamiento es muy sombrío; sin embargo, es muy sensible a la radiación. La escisión total y la radiación consiguen tasas de supervivencia de hasta el 75% a los 5 años. Pueden verse tumores con la misma histología y poco grado de diferenciación en otras partes del sistema nervioso (el denominado tumor neuroectodérmico primitivo del SNC o TNEP SNC).

Morfología

En los niños, los meduloblastomas se localizan en la línea media del cerebelo; los tumores laterales son más frecuentes en adultos. El tumor suele estar bien delimitado, es gris y friable, y puede extenderse a los canales del cerebelo y a las leptomeninges (Fig. 23-24A). Los meduloblastomas están repletos de células, con capas de células anaplásicas (Fig. 23-24B). Las células tumorales son pequeñas, con poco citoplasma y núcleos hipercromáticos; hay muchas mitosis.

Otros tumores parenquimatosos

Linfoma primario del sistema nervioso central

El linfoma primario del SNC representa un 2% de los linfomas extranodales y un 1% de los tumores intracraneales. Es el tumor del SNC más frecuente en individuos inmunosuprimidos (como receptores de transplantes y personas con sida); en estos casos, los linfomas del SNC están casi siempre promovidos por el virus Epstein-Barr. En población no inmunosuprimida, el rango de edad es muy amplio, con mayor incidencia en mayores de 60 años; la mayoría son linfomas grandes, difusos, de células B. Independientemente del contexto clínico, el linfoma cerebral primario es una enfermedad agresiva con escasa respuesta a la quimioterapia comparado con los linfomas periféricos.

Los individuos con linfoma cerebral primario suelen tener el tumor en varias zonas del parénquima cerebral; la afectación ganglionar, de la médula ósea o extraganglionar fuera del SNC, son complicaciones poco frecuentes y tardías. Por el contrario, el linfoma originado fuera del SNC rara vez afecta al parénquima cerebral; cuando esto ocurre, suele haber tumor en el LCR y alrededor de las raíces nerviosas intradurales.

Morfología

Las lesiones suelen afectar a las estructuras grises profundas, así como a la sustancia blanca y a la corteza. Es frecuente la diseminación periventricular. Los tumores aparecen bien delimitados comparado con las neoplasias gliales, aunque menos que las metástasis. Suelen presentar grandes áreas de necrosis central. Los tumores son casi siempre de grado alto, los más frecuentes son los linfomas de células grandes aunque puede haber otros tipos histológicos (Capítulo 12). En las lesiones las células malignas infiltran el parénquima cerebral y se acumulan alrededor de los vasos sanguíneos.

Tumores de células germinales

Los tumores cerebrales primarios de células germinales se localizan en la línea media, sobre todo en la zona pineal y supraselar. Representan entre el 0,2 y el 1% de los tumores cerebrales en europeos y hasta el 10% de los tumores cerebrales en japoneses. Son tumores de la juventud, el 90% aparece en las dos primeras décadas. Los tumores de células germinales de la región pineal son mucho más frecuentes en hombres.

Los tumores de células germinales del cerebro comparten muchas características con los de las gónadas. La clasificación histológica de los tumores de células germinales del cerebro es similar a la que se usa en los testículos (Capítulo 18) aunque el tumor del SNC que se correspondería con el seminoma testicular se denomina germinoma. La afectación del SNC por un tumor de células germinales de las gónadas es muy poco frecuente.

Meningiomas

Los meningiomas son tumores benignos del adulto, normalmente unidos a la duramadre, y originados en la célula meningotelial de la aracnoides. Los meningiomas pueden localizarse en la superficie externa del cerebro y en el sistema ventricular, donde se originan en las células estromales aracnoideas del plexo coroideo. Los síntomas de presentación suelen ser inespecíficos o focales por compresión cerebral. Cuando una persona tiene varios meningiomas, sobre todo si se asocian a schwannomas del octavo par o a tumores gliales, hay que descartar una neurofibromatosis tipo 2 (NF2) (v. más adelante). Alrededor de la mitad de los meningiomas no asociados a NF2 tiene mutaciones en el gen de la NF2 en el brazo largo del cromosoma 22 (22q).

Morfología

Los meningiomas crecen formando masas unidas a la duramadre y bien definidas, que comprimen el cerebro pero están bien separadas de él (Fig. 23-25A). Pueden extenderse hasta el hueso adyacente. Hay diferentes patrones histológicos en los

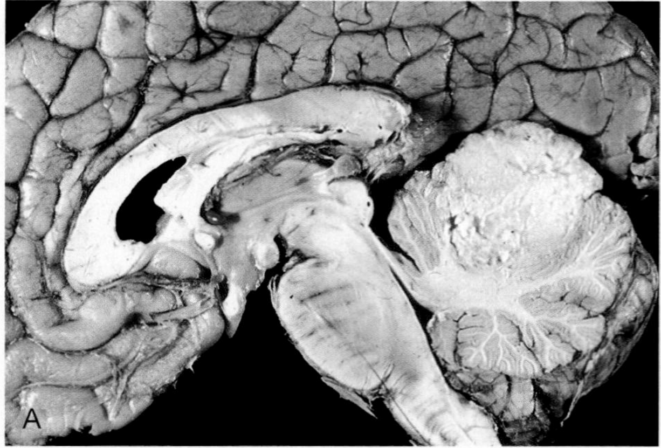

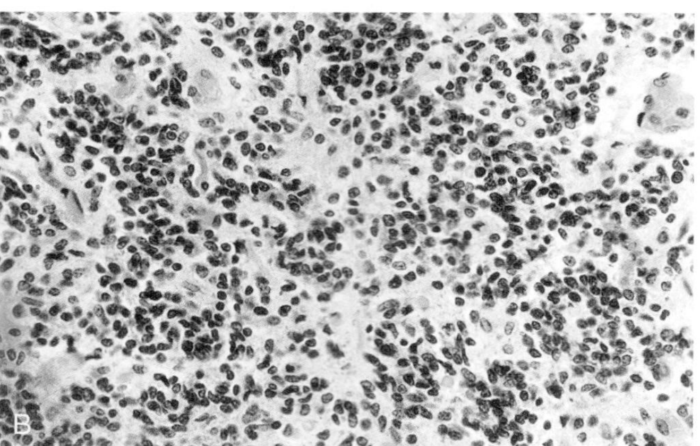

Figura 23-24

Meduloblastoma. **A**, sección sagital del cerebro con un meduloblastoma que destruye la línea media de la parte superior del cerebelo. **B**, aspecto microscópico del meduloblastoma.

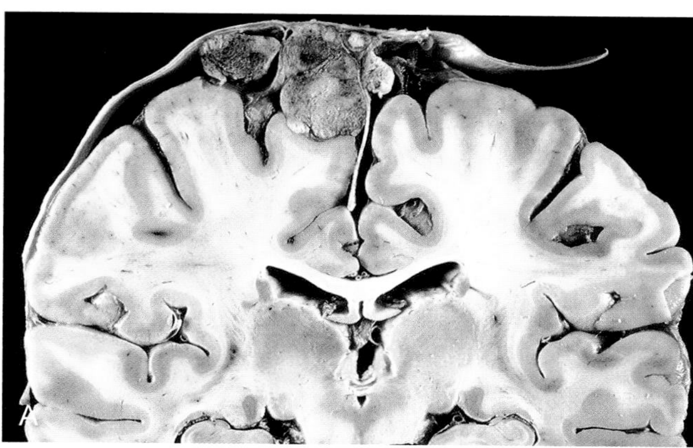

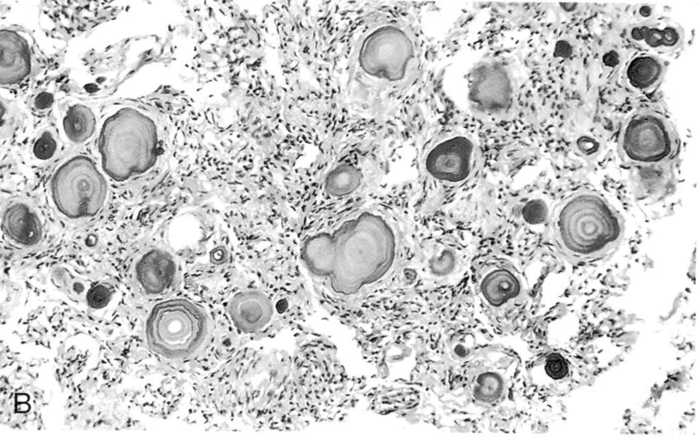

Figura 23-25

Meningioma. **A**, meningioma multilobular parasagital adherido a la duramadre con compresión del cerebro subyacente. **B**, meningioma con un patrón de crecimiento celular en espiral y cuerpos de psamoma.

meningiomas, como: **sincitial**, denominado así por las agrupaciones de células estrechamente unidas sin evidencia de membranas celulares; **fibroblástico**, con células alargadas y depósito importante de colágeno entre ellas; **transicional**, con características del tipo sincitial y fibroblástico; **psamomatoso**, con numerosos cuerpos de psamoma (Fig. 23-25B); **secretor**, con vacuolas intracitoplasmáticas PAS-positivas y luz intracelular al microscopio electrónico; y **microquístico**, de aspecto esponjoso.

Meningiomas atípicos: son lesiones con una tasa elevada de recurrencia, crecimiento local más agresivo, y subsidiarios de tratamiento coadyuvante, además de la cirugía, y tienen varias características histológicas, como una tasa mitótica elevada.

Meningiomas anaplásicos (malignos): son tumores muy agresivos que recuerdan a un sarcoma de grado alto, aunque suele haber algún dato que indica su origen celular meningotelial.

La mayoría de los meningiomas están bien separados del cerebro, aunque algunos llegan a infiltrarlo. La invasión cerebral se asocia a riesgo elevado de recurrencia.

El pronóstico global de los meningiomas depende del tamaño y la localización de la lesión, de su accesibilidad quirúrgica y del grado histológico.

Tumores metastásicos

Las lesiones metastásicas, en su mayoría carcinomas, son responsables de entre un cuarto y la mitad de los tumores intracraneales en pacientes hospitalizados. Los cinco lugares primarios más frecuentes son el pulmón, la mama, la piel (melanoma), el riñón y el tracto gastrointestinal, que son responsables del 80% de las metástasis. Las meninges se afectan con frecuencia en la enfermedad metastásica. En el cerebro, las metástasis forman masas bien delimitadas, a menudo en la unión de las sustancias gris y blanca, rodeadas de edema (Fig. 23-26). El límite microscópico entre el tumor y el parénquima cerebral también está bien definido, con gliosis reactiva alrededor.

Además del efecto directo y localizado de las metástasis, los *síndromes paraneoplásicos* pueden afectar al sistema nervioso periférico y central, a veces antes de identificar la neoplasia maligna. Estos síndromes se asocian con más frecuencia con el carcinoma pulmonar de células pequeñas. Muchos, aunque no todos, de los individuos con síndromes paraneoplásicos tienen anticuerpos frente a antígenos tumorales. Hay varias manifestaciones de los síndromes paraneoplásicos; algunas son:

- *Degeneración cerebelosa subaguda*, que provoca ataxia, con destrucción de las células de Purkinje, gliosis e infiltrado inflamatorio leve.
- *Encefalitis límbica*, que produce demencia subaguda, con infiltrado inflamatorio perivascular, nódulos microgliales, pérdida neuronal y gliosis, todo esto centrado en el lóbulo temporal medial.
- *Neuropatía sensitiva subaguda*, produce trastornos de la sensibilidad dolorosa, pérdida de neuronas sensitivas de los ganglios de las raíces dorsales e inflamación.

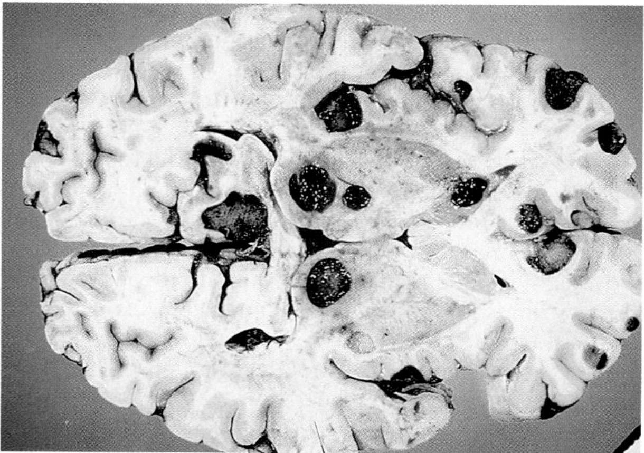

Figura 23-26

Melanoma metastásico. Las lesiones metastásicas se distinguen de los tumores primarios del SNC por sus límites bien delimitados y por ser multicéntricas. El pigmento oscuro en los nódulos tumorales de este caso es característico de los melanomas más agresivos.

RESUMEN

Tumores

- Los tumores del sistema nervioso pueden surgir de células de las envolturas (meningiomas), de células intrínsecas del cerebro (gliomas, tumores neuronales, tumores del plexo coroideo) o de otras poblaciones celulares intracraneales (linfoma primario del SNC, tumores de células germinales) o pueden diseminarse desde otros lugares del organismo (metástasis).
- Incluso los tumores benignos o de grado bajo pueden tener mal pronóstico según en qué lugar del cerebro se sitúen.
- Los tumores gliales se clasifican en astrocitomas, oligodendrogliomas y ependimomas. Los tumores malignos se asocian a anaplasia citológica, aumento de la densidad celular, necrosis y actividad mitótica. El tumor glial más agresivo y peor diferenciado es el glioblastoma; tiene astrocitos anaplásicos y muestra importantes alteraciones vasculares.
- Es poco frecuente la diseminación metastásica de los tumores cerebrales a otras zonas del organismo, pero el cerebro no está tan bien protegido frente a la diseminación de tumores de otras regiones. Los carcinomas provocan más metástasis en el sistema nervioso que los linfomas; los sarcomas rara vez metastatizan en el cerebro.

ENFERMEDADES PRIMARIAS DE LA MIELINA

En el SNC, los axones están rodeados de mielina, que sirve de aislante y permite la propagación rápida de los impulsos eléctricos. La mielina se compone de varias capas de membrana plasmática especializada de los oligodendrocitos, sin incluir el citoplasma. Estas partes de la membrana del oligodendrocito contienen proteínas y lípidos especializados que contribuyen a la organización de las capas. El oligodendrocito extiende sus prolongaciones a diferentes axones y engloba cientos de micras del axón. Cada uno de estos segmentos se denomina *internodo*, y los espacios entre los internodos se denominan *nodos de Ranvier*. Aunque los axones con mielina aparecen en todas las zonas del cerebro, son el componente fundamental de la sustancia blanca; por lo tanto, la mayoría de las enfermedades de la mielina son trastornos de la sustancia blanca.

La mielina de los nervios periféricos es similar a la del SNC pero tiene algunas diferencias importantes: la mielina periférica está hecha con células de Schwann, no con oligodendrocitos; cada célula en el nervio periférico forma un solo internodo, mientras que en el SNC el oligodendrocito produce varios internodos; y las proteínas y lípidos especializados también son diferentes. Por lo tanto, la mayoría de las enfermedades de la mielina del SNC no afecta mucho a los nervios periféricos y viceversa.

Si se interrumpe la mielina que engloba a una serie de axones, hay alteraciones en la capacidad de transmisión axonal. Los síntomas de las enfermedades de la mielina se relacionan con esta interrupción de la comunicación neuronal; los síntomas dependen de la localización (o localizaciones, ya que la mayoría de las enfermedades de la mielina afectan a varias zonas del cerebro simultáneamente) de la interrupción de la mielina. La evolución natural de las enfermedades desmielinizantes viene dada por la incapacidad de regeneración de la mielina en el SNC y por el grado de lesión axonal secundaria que ocurre en el curso de la enfermedad.

En general, las enfermedades que afectan a la mielina se dividen en dos grandes grupos. Las *enfermedades desmielinizantes* del SNC, que son entidades adquiridas que se caracterizan por la lesión de la mielina normal. Las enfermedades de este grupo más frecuentes están mediadas inmunológicamente, como la esclerosis múltiple (EM) y los trastornos asociados. Otras causas de este tipo de enfermedad son la infección vírica de los oligodendrocitos como ocurre en la leucoencefalopatía multifocal progresiva (v. anteriormente), los medicamentos y otros agentes tóxicos.

A diferencia de las anteriores, las enfermedades *desmielinizantes* se producen cuando la mielina no está bien formada o sufre una alteración en su reciclaje. Como cabría esperar, las enfermedades desmielinizantes se asocian a mutaciones que afectan a las proteínas encargadas de la formación de la mielina normal o a mutaciones que afectan a la síntesis o degradación de los lípidos de la mielina. Hay otra denominación para estas enfermedades, *leucodistrofia*.

Esclerosis múltiple

La EM es un trastorno desmielinizante autoinmunitario que se caracteriza por *varios episodios de déficits neurológicos, separados en el tiempo, atribuibles a lesiones de la sustancia blanca separadas en el espacio*. Es la más frecuente de las enfermedades desmielinizantes, con una prevalencia de 1 por cada 1.000 personas en la mayor parte de Estados Unidos y en Europa. La enfermedad puede manifestarse a cualquier edad, aunque es poco frecuente en la infancia y después de los 50 años. Es el doble de frecuente en mujeres que en hombres. En la mayoría de los pacientes, la EM cursa con episodios limitados y recurrentes de deficiencias neurológicas. La frecuencia de recaídas disminuye con el curso de la enfermedad, pero en un subgrupo de pacientes el deterioro neurológico es importante.

Se cree que la EM, al igual que otras enfermedades autoinmunitarias, está provocada por una combinación de factores genéticos y ambientales que provocan pérdida de tolerancia a las proteínas propias (en este caso, los antígenos de la mielina). Se ha propuesto la teoría de un agente transmisible, aunque no se ha podido identificar ninguno. El riesgo de desarrollar EM es 15 veces mayor cuando la enfermedad se presenta en un familiar de primer grado. La tasa de concordancia en gemelos monocigóticos es del 25%, y mucho menor en gemelos dicigóticos; esto indica que los genes desempeñan una función importante aunque no concluyente. Es bien conocida la relación entre la susceptibilidad a padecer EM y el haplotipo HLA-DR2.

La predominancia de células inflamatorias crónicas en las placas de EM y en su entorno hace pensar en mecanismos inmunológicos como causa de la destrucción de mielina, lo que ha sido objeto de investigación. La encefalomielitis alérgica experimental es un modelo de EM en animales en el que la desmielinización y la inflamación se producen mediante inmunización con mielina, proteínas de la mielina, o algunos péptidos proteicos de la mielina. En este modelo, las lesiones están causadas por una reacción de hipersensibilidad retardada mediada por linfocitos T frente a las proteínas de la mielina, y se cree que este mismo mecanismo inmunológico es fundamental en la patogenia de la EM. Ésta se caracteriza por la presencia de desmielinización desproporcionada con la pérdida axonal, por lo que también hay lesión axonal aparte. Los efectos tóxicos de linfocitos, macrófagos y las moléculas que segregan se han implicado en el inicio de la lesión axonal, en ocasiones provocando incluso la muerte neuronal.

Morfología

La EM es una enfermedad de la sustancia blanca; las alteraciones en la superficie cerebral se restringen a las zonas donde los haces de fibras mielinizadas son superficiales (el tronco cerebral y la médula espinal). Las áreas afectadas presentan varias lesiones de bordes irregulares, color grisáceo, cristalinas, ligeramente deprimidas, bien delimitadas, que se denominan **placas** (Fig. 23-27A). Suelen localizarse cerca de los ventrículos. También aparecen en los nervios ópticos y el quiasma, el tronco cerebral, los haces de fibras ascendentes y descendentes, el cerebelo y la médula espinal. A nivel microscópico, las lesiones presentan bordes bien definidos (Fig. 23-27B). En las **placas activas** hay datos de destrucción de la mielina con abundantes macrófagos cargados de residuos de mielina. Hay linfocitos y monocitos, sobre todo a nivel perivascular. Las lesiones activas pequeñas suelen tener en su centro pequeñas venas. Los axones se mantienen aunque pueden disminuir en número. Cuando las placas se vuelven quiescentes (**placas inactivas**), desaparece la mayor parte de la inflamación, y no queda mielina, o queda muy poca. En su lugar hay importante proliferación de astrocitos y gliosis. También pueden encontrarse **placas sombra**, con el límite entre sustancia blanca normal y afectada mal definido. En estas placas pueden verse capas de mielina adelgazada, sobre todo en los bordes externos, lo que sugiere que esta zona presenta pérdida incompleta de mielina o remielinización parcial.

Características clínicas. El curso de la EM es variable, pero normalmente consta de varios episodios de nuevos síntomas (*recaídas*) seguidos de episodios de recuperación (*remisiones*); lo habitual es que la recuperación no sea completa. La consecuencia de este patrón de recaídas-remisiones de la enfermedad es la acumulación gradual, a menudo solapada, de deficiencias neurológicas progresivas. Las lesiones de la EM pueden localizarse en cualquier parte del SNC y, por lo tanto, pueden producir diversas manifestaciones clínicas, aunque suele haber determinados patrones de signos y síntomas neurológicos. El deterioro visual unilateral a lo largo de unos días es una manifestación inicial frecuente en la EM; se debe a la afectación del nervio óptico (*neuritis óptica, neuritis retrobulbar*). Cuando ocurre como primera manifestación, sólo una minoría (del 10 al 50%) desarrolla una EM completa. La afectación del tronco encefálico produce signos de alteración de los nervios craneales y ataxia, y puede alterar los movimientos oculares conjugados.

Las lesiones de la médula espinal provocan deterioro sensitivo y motor del tronco y las extremidades, espasticidad y alteraciones del control voluntario de la vejiga. Puede haber alteraciones de la función cognitiva, pero son menos importantes que las otras manifestaciones. Es difícil predecir cuándo serán las futuras recaídas en cada paciente; la mayoría de los tratamientos están dirigidos a disminuir la tasa y la gravedad de las recaídas más que a recuperar la pérdida funcional.

En los pacientes con EM, el LCR presenta una concentración de proteínas ligeramente elevada y un aumento de la pro-

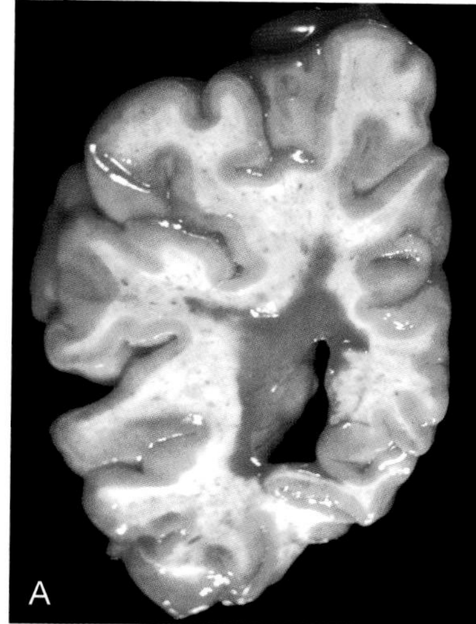

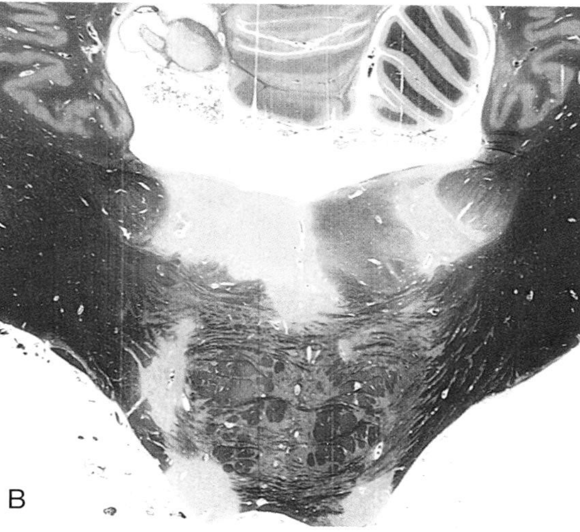

Figura 23-27

Esclerosis múltiple. **A**, sección del cerebro en fresco con una placa alrededor del asta occipital del ventrículo lateral. **B**, zonas de desmielinización sin teñir (placas EM) alrededor del cuarto ventrículo. (Tinción azul rápido Luxol-PAS para mielina.)

porción de γ-globulina; en un tercio de los casos hay pleocitosis moderada. Cuando se analizan las inmunoglobulinas, la mayoría de los pacientes con EM presentan *bandas oligoclonales*, que representan anticuerpos frente a diversos antígenos. Estos anticuerpos son un marcador de la actividad de la enfermedad, aunque no está claro si desempeñan una función importante en el mecanismo de ésta.

La resonancia magnética ha aportado mucha información para entender la EM, ya que muestra la distribución de las lesiones a lo largo del sistema nervioso en la enfermedad activa. Gracias a ella se ha observado que suele haber más lesiones cerebrales en la EM de las que cabría esperar por la exploración clínica, y que las lesiones pueden ir y venir con más frecuencia de lo que se sospechaba.

Otras enfermedades desmielinizantes adquiridas

La desmielinización mediada inmunológicamente puede verse en algunas enfermedades infecciosas sistémicas, incluso en enfermedades víricas relativamente leves. Se cree que no está provocada por diseminación directa de los agentes infecciosos al sistema nervioso, sino que la respuesta inmunitaria a los antígenos del patógeno tiene reacción cruzada con antígenos de la mielina, lo que produce la lesión de ésta.

Hay dos tipos de patología postinfecciosa con reacción autoinmunitaria a la mielina; a diferencia de la EM, son enfermedades monofásicas de instauración brusca. En la *encefalomielitis diseminada aguda* los síntomas se producen entre 1 y 2 semanas tras la infección, y consisten en cefalea, letargia y coma, lo que sugiere afectación cerebral difusa más que focal, como ocurre en la EM. Los síntomas evolucionan con rapidez y hasta un 20% de los casos tiene un desenlace mortal; en el resto de los pacientes la recuperación es completa. La *encefalomielitis hemorrágica necrosante aguda* es un trastorno devastador que afecta de forma característica a adultos jóvenes y a niños.

La *mielinólisis pontina central* es un proceso no inmunológico que se caracteriza por pérdida de la mielina del centro de la protuberancia, y es más frecuente en hiponatremias que se corrigen rápidamente. Se produce en diferentes situaciones, como el alcoholismo y desequilibrios graves de electrólitos o de la osmolaridad. Las lesiones más características se localizan en la protuberancia, aunque pueden aparecer lesiones similares en otras zonas del cerebro. Se afectan las fibras de la protuberancia que transmiten la señal a las neuronas motoras de la médula espinal, por lo que los pacientes con frecuencia presentan tetraplejía de instauración rápida.

Como se describió previamente, la leucoencefalopatía multifocal progresiva es una enfermedad desmielinizante que se produce por la reactivación del virus JC en pacientes inmunosuprimidos.

Leucodistrofias

Las leucodistrofias son enfermedades desmielinizantes hereditarias en las que los síntomas se producen por alteraciones de la síntesis de la mielina o de su regeneración. Algunos de estos trastornos afectan a enzimas lisosómicas mientras que otros afectan a enzimas peroxisómicas; sólo algunos casos se asocian a mutaciones en las proteínas de la mielina. La mayoría son autosómicas recesivas, aunque hay enfermedades ligadas al cromosoma X (Tabla 23-2).

Morfología

La mayor parte de las alteraciones patológicas de las leucodistrofias se encuentran en la sustancia blanca que tiene un aspecto anormal en el color (gris y traslúcido) y en el volumen (disminuido) de forma difusa. Algunas enfermedades presentan afectación parcheada precoz, mientras que otras comienzan por el lóbulo occipital. Sin embargo, al final se afecta casi toda la sustancia blanca. Al perder la sustancia blanca, el cerebro se atrofia, los ventrículos aumentan de tamaño y hay alteraciones secundarias en la sustancia gris. La pérdida de mielina es frecuente en las leucodistrofias, con frecuencia se encuentran macrófagos cargados de lípidos. Algunas de las enfermedades presentan inclusiones específicas producidas por la acumulación de determinados lípidos.

Características clínicas. Cada una de las leucodistrofias tiene una presentación clínica característica, y la mayoría se diagnostica con métodos genéticos o bioquímicos. Aunque los mecanismos subyacentes son diferentes, las leucodistrofias comparten muchas características porque la afectación de la mielina es común a todas. Los niños son normales al nacer pero comienzan con trastornos del desarrollo en la lactancia y niñez. La afectación difusa de la sustancia blanca produce deterioro de la habilidad motora, espasticidad, hipotonía o ataxia. En general, cuanto antes se instaure la enfermedad, más graves serán las deficiencias y el curso clínico.

Tabla 23-2 Leucodistrofias selectivas

Trastorno metabólico	Herencia	Anomalía
Leucodistrofia metacromática	AR	Déficit de arilsulfatasa A
Enfermedad de Krabbe	AR	Déficit de galactocerebrósido β-galactosidasa
Adrenoleucodistrofia	AR, X	Defectos peroxisómicos; aumento de ácidos grasos de cadena muy larga
Enfermedad de Canavan	AR	Déficit de aspartoacilasa
Enfermedad de Pelizaeus-Merzbacher	X	Mutaciones de la proteína proteolipídica
Enfermedad de la sustancia blanca evanescente	AR	Factor de iniciación de la traslación; confuso vínculo con la mielina
Enfermedad de Alexander	AR	Mutaciones en la proteína acídica fibrilar glial

AR, herencia autosómica recesiva; X, herencia ligada a X.

RESUMEN

Enfermedades primarias de la mielina

- La mielina desempeña una función muy importante en la conducción nerviosa, por lo que las enfermedades de la mielina producen deficiencias neurológicas graves y difusas.
- Las enfermedades de la mielina pueden dividirse en *enfermedades desmielinizantes* (en las que la mielina normal se destruye por diferentes motivos, con frecuencia por procesos inflamatorios), y *enfermedades desmielinizantes* (trastornos metabólicos que incluyen las leucodistrofias en los que se altera la estructura de la mielina o su regeneración).
- La esclerosis múltiple es una enfermedad desmielinizante autoinmunitaria que constituye el trastorno más frecuente de la mielina, afecta a adultos jóvenes con un curso de recaídas y remisiones que produce acumulación progresiva de deficiencias neurológicas.
- Otros tipos de desmielinización mediada inmunológicamente son menos frecuentes, como los que se asocian a infecciones que tienen un curso más agudo.

TRASTORNOS TÓXICOS Y METABÓLICOS ADQUIRIDOS

Las enfermedades metabólicas adquiridas y tóxicas son causa frecuente de enfermedad neurológica. Dadas las demandas metabólicas del cerebro, éste es muy vulnerable en las enfermedades nutricionales y en las alteraciones metabólicas. Aunque sería de esperar que las alteraciones metabólicas afectaran al cerebro de forma uniforme, las diferentes zonas anatómicas tienen determinadas características o necesidades por lo que las presentaciones clínicas son muy diferentes.

Enfermedades nutricionales

Déficit de tiamina. Además de las manifestaciones sistémicas del déficit de tiamina (*beriberi*), también puede aparecer confusión de instauración brusca, alteraciones de los movimientos oculares o ataxia, un síndrome que se conoce como *encefalopatía de Wernicke.* En las fases agudas, si no se identifica y se trata, evoluciona a una situación irreversible y prolongada, el *síndrome de Korsakoff*, con importantes alteraciones de la memoria. Los dos síndromes están estrechamente unidos por lo que se utiliza con frecuencia el término síndrome de Wernicke-Korsakoff.

Este síndrome es especialmente frecuente en el alcoholismo crónico pero también en pacientes con déficit de tiamina debido a trastornos gástricos, como el carcinoma, la gastritis crónica o los vómitos persistentes. El tratamiento con tiamina revierte las manifestaciones del síndrome de Wernicke.

Morfología

La encefalopatía de Wernicke se caracteriza por focos de hemorragia y necrosis, sobre todo en los cuerpos mamilares aunque también adyacente a los ventrículos, principalmente el tercer y cuarto ventrículo. Aunque hay necrosis, muchas de las neuronas de estas localizaciones se mantienen. Las lesiones precoces presentan dilatación capilar y células endoteliales prominentes. Los capilares filtran células rojas al intersticio produciendo hemorragias. Según se resuelve la lesión, aparece infiltración de macrófagos y quedan, de forma residual, espacios quísticos con macrófagos cargados de hemosiderina. Las lesiones en los núcleos dorsales mediales del tálamo son las que mejor se relacionan con el trastorno de la memoria del síndrome de Korsakoff.

Déficit de vitamina B_{12}. Además de la anemia perniciosa, el déficit de vitamina B_{12} puede producir deficiencias neurológicas devastadoras por alteraciones en la médula espinal. Afecta a las fibras ascendentes y descendentes de la médula espinal, lo que le ha valido el nombre de *degeneración combinada subaguda de la médula espinal.* Los síntomas aparecen a lo largo de semanas, al principio con ligera ataxia, disminución de sensibilidad y parestesias en las extremidades inferiores, pero progresa rápidamente hasta llegar incluso a debilidad espástica de los miembros inferiores. También puede haber paraplejía completa. Con el tratamiento precoz de aporte de vitaminas, hay mejoría clínica; aunque si se ha llegado a paraplejía completa la recuperación es escasa.

Trastornos metabólicos adquiridos

Los pacientes con trastornos sistémicos graves pueden sufrir disfunción del SNC; sólo se consideran en este apartado los que se asocian a la concentración de glucemia y a la función hepática.

Hipoglucemia. Los efectos celulares del déficit de glucosa son similares a los de la falta de oxígeno (hipoxia), ya que el cerebro necesita la glucosa como sustrato para producir energía. El tipo de lesión es similar al de la hipoxia global, con lesiones más evidentes en el área CA1 del hipocampo. Una diferencia importante es que las células de Purkinje del cerebelo están bastante respetadas en la hipoglucemia. Igual que ocurre en la anoxia, si el grado y duración de la hipoglucemia son suficientemente intensos, puede haber lesión difusa de varias áreas del cerebro.

Hiperglucemia. La hiperglucemia suele aparecer en el contexto de una diabetes mellitus mal controlada y puede asociarse a cetoacidosis o coma hiperosmolar. A nivel sistémico, hay deshidratación; aunque el transporte de glucosa (dependiente de insulina) al interior de las neuronas produce un efecto masa por acumulación osmótica de agua, lo que provoca confusión, estupor y en ocasiones coma. La hiperglucemia debe corregirse gradualmente para evitar el edema cerebral intenso.

Encefalopatía hepática. Los pacientes con disminución de la función hepática presentan disminución del nivel de conciencia que puede llegar al coma. En las fases precoces el paciente presenta un temblor característico denominado «aleteo» (asterixis) cuando extiende los brazos con las palmas mirando al observador. El hígado no puede eliminar el amonio por el ciclo de la urea, y se cree que este producto metabólico es el que produce las alteraciones de la función cerebral, aunque la concentración de amonio en los pacientes es muy variable. Hay varios mecanismos posibles, aunque existen alteraciones de la transmisión sináptica y metabólicas en los astrocitos al intentar desintoxicarse del amonio. La respuesta celular en el SNC es fundamentalmente glial, los astrocitos de la corteza y los ganglios basales presentan núcleos pálidos edematosos (denominadas *células de Alzheimer tipo II*).

Trastornos tóxicos

La lista de toxinas que pueden afectar al cerebro es muy larga. Entre los principales grupos de sustancias tóxicas se encuentran los *metales*, como el plomo (que suele producir encefalopatía difusa), el arsénico y el mercurio; las *sustancias químicas industriales*, como los organofosforados de los pesticidas y el metanol (que causa ceguera por lesión en la retina); y *contaminantes ambientales* como el monóxido de carbono (junto con hipoxia provoca lesión selectiva del globo pálido).

El *etanol* tiene diferentes efectos en el cerebro. Los efectos de la intoxicación aguda por etanol son reversibles, aunque la ingestión excesiva puede producir trastornos metabólicos profundos, como edema cerebral y muerte. La exposición crónica al alcohol produce disfunción del cerebelo en un 1% de los casos, con ataxia troncal, inestabilidad y nistagmo. Se asocia a atrofia del vermis anterior del cerebelo. El cerebro también puede verse afectado por la exposición a alcohol durante el desarrollo (síndrome alcohólico fetal; Capítulo 7).

La administración de quimioterapia para el tratamiento de algunos tumores produce efectos secundarios neurotóxicos. El *metotrexato*, un importante agente antineoplásico, puede producir lesión del SNC, sobre todo en pacientes con tratamiento intratecal o sistémico en altas dosis, junto con radioterapia. Las alteraciones morfológicas producidas por el metotrexato son más marcadas en la sustancia blanca y consisten en necrosis, desmielinización, gliosis y calcificación.

La *radiación ionizante* puede producir síntomas de evolución rápida de una masa intracraneal, como cefaleas, náuseas, vómitos, y edema de papila, incluso después de meses o años de la radiación. Los hallazgos patológicos son amplias zonas de necrosis coagulativa en la sustancia blanca sin edema adyacente. Cerca de la zona de necrosis coagulativa los vasos sanguíneos presentan paredes engrosadas con un material similar a la fibrina intramural.

ENFERMEDADES DEGENERATIVAS Y DEMENCIAS

La demencia, definida como un deterioro cognitivo y de la memoria, conservando el nivel de conciencia, es uno de los principales problemas de salud pública en el mundo industrializado. Hay muchas causas de demencia (Tabla 23-3); independientemente de la etiología, la demencia siempre representa un proceso patológico y no parte del envejecimiento normal.

Las enfermedades comentadas en este apartado se consideran «degenerativas», es decir, presentan una degeneración neuronal cerebral subyacente, aunque no todas las demencias son degenerativas.

Los trastornos vasculares son una causa importante de demencia. Los pacientes con infartos múltiples, bilaterales, de las sustancias gris y blanca (centro semioval) a lo largo de meses y años, desarrollan una demencia denominada *demencia vascular (multiinfarto)*. Si se afectan zonas de la sustancia blanca subcortical con pérdida de mielina y axones, el trastorno se denomina *enfermedad de Biswanger*.

En esta sección se describen las principales causas de demencia, como las enfermedades de Alzheimer, Parkinson y Huntington, y algún otro trastorno seleccionado.

Tabla 23-3 Principales causas de demencia

Trastornos neurodegenerativos primarios
Enfermedad de Alzheimer Enfermedad de Pick y otras degeneraciones frontotemporales Enfermedad de Parkinson y enfermedad de los cuerpos de Lewy difusos Parálisis supranuclear progresiva Enfermedad de Huntington Enfermedad de la neurona motora
Infecciones
Trastornos relacionados con priones (enfermedad de Creutzfeldt-Jakob, insomnio familiar mortal, otros) Encefalopatía VIH (complejo demencia-sida) Leucoencefalopatía multifocal progresiva Miscelánea de encefalitis víricas Neurosífilis Meningitis crónica
Enfermedades vasculares y traumáticas
Demencia multiinfarto y otros trastornos vasculares crónicos Lesión cerebral hipóxico-isquémica global Hematomas subdurales crónicos
Enfermedades metabólicas y nutricionales
Déficit de tiamina (síndrome de Wernicke-Korsakoff) Déficit de vitamina B_{12} Déficit de niacina (pelagra) Enfermedades endocrinas
Otras
Tumores cerebrales Enfermedades de almacenamiento neuronal Lesión tóxica (mercurio, plomo, manganeso, bromuro)

Sida, síndrome de inmunodeficiencia adquirida; VIH, virus de la inmunodeficiencia humana.

Enfermedad de Alzheimer

La enfermedad de Alzheimer es la causa más frecuente de demencia en ancianos. Suele manifestarse con deterioro insidioso de las funciones cerebrales superiores, con alteraciones del humor y la atención. Más tarde aparece desorientación progresiva, pérdida de memoria y afasia, por disfunción cortical intensa, y en los siguientes 5 a 10 años el paciente se vuelve discapacitado, mudo e inmovilizado. La muerte suele producirse por neumonía u otras infecciones intercurrentes. Considerando los grupos de edad, la incidencia de la enfermedad de Alzheimer es del 3% entre los 65 y 74 años, del 19% entre los 75 y 84 años, y del 47% a partir de los 85 años. Este aumento de la incidencia con la edad se traduce en problemas médicos, sociales y económicos en países con gran número de ancianos. Es necesario el estudio anatomopatológico del tejido cerebral para establecer el diagnóstico definitivo de la enfermedad de Alzheimer, aunque la combinación de datos clínicos y técnicas radiológicas modernas permite realizar el diagnóstico en el 80 al 90% de los casos.

La mayoría de los casos son esporádicos, aunque al menos de un 5 a un 10% son familiares. En general, es raro que los pacientes presenten síntomas antes de los 50 años, pero en algunas formas hereditarias puede haber afectación precoz. Las formas familiares de la enfermedad indican que la acumulación de un péptido (β amiloide, o Aβ) en el cerebro inicia una cadena de sucesos que provoca las alteraciones morfológicas de la enfermedad de Alzheimer y la demencia. Este péptido deriva de una proteína principal de la membrana conocida como proteína precursora amiloide (PPA), que se procesa de dos formas (Fig. 23-28). Puede escindirse por dos enzimas, α-secretasa y γ-secretasa, en un proceso que previene la formación de Aβ, o por la enzima que escinde la PPA en el sitio β y la γ-secretasa, produciendo la Aβ. La generación y acumulación de la Aβ se produce lentamente según avanza la edad. Las mutaciones de la PPA o de los componentes de la γ-secretasa (presenilina-1 o presenilina-2) producen la enfermedad de Alzheimer familiar de instauración precoz ya que se acumula más Aβ. La enfermedad de Alzheimer está presente en casi todos los pacientes con trisomía 21 (síndrome de Down), donde se localiza el gen que codifica la PPA, que superan los 45 años de edad (por efecto dosis del gen de la PPA).

La búsqueda de genes asociados a la enfermedad de Alzheimer típica, esporádica, está empezando a identificar asociaciones que podrían aportar nuevas pistas sobre la patogenia de la enfermedad. Un alelo de la apolipoproteína, denominado ε4 (ApoE4), se presenta hasta en un 30% de los casos, y se cree que aumenta el riesgo de instauración de la enfermedad así como disminuye la edad de comienzo. La ApoE4 puede contribuir al depósito de Aβ, pero no se sabe cómo. Otro gen, denominado *SORL1*, se asocia a la enfermedad de Alzheimer de comienzo tardío. El déficit de la proteína SORL1 puede alterar el tráfico intracelular de PPA, dirigiéndola a un compartimento donde se genera el péptido Aβ por escisión enzimática, provocando así el aumento de la producción de este péptido patógeno.

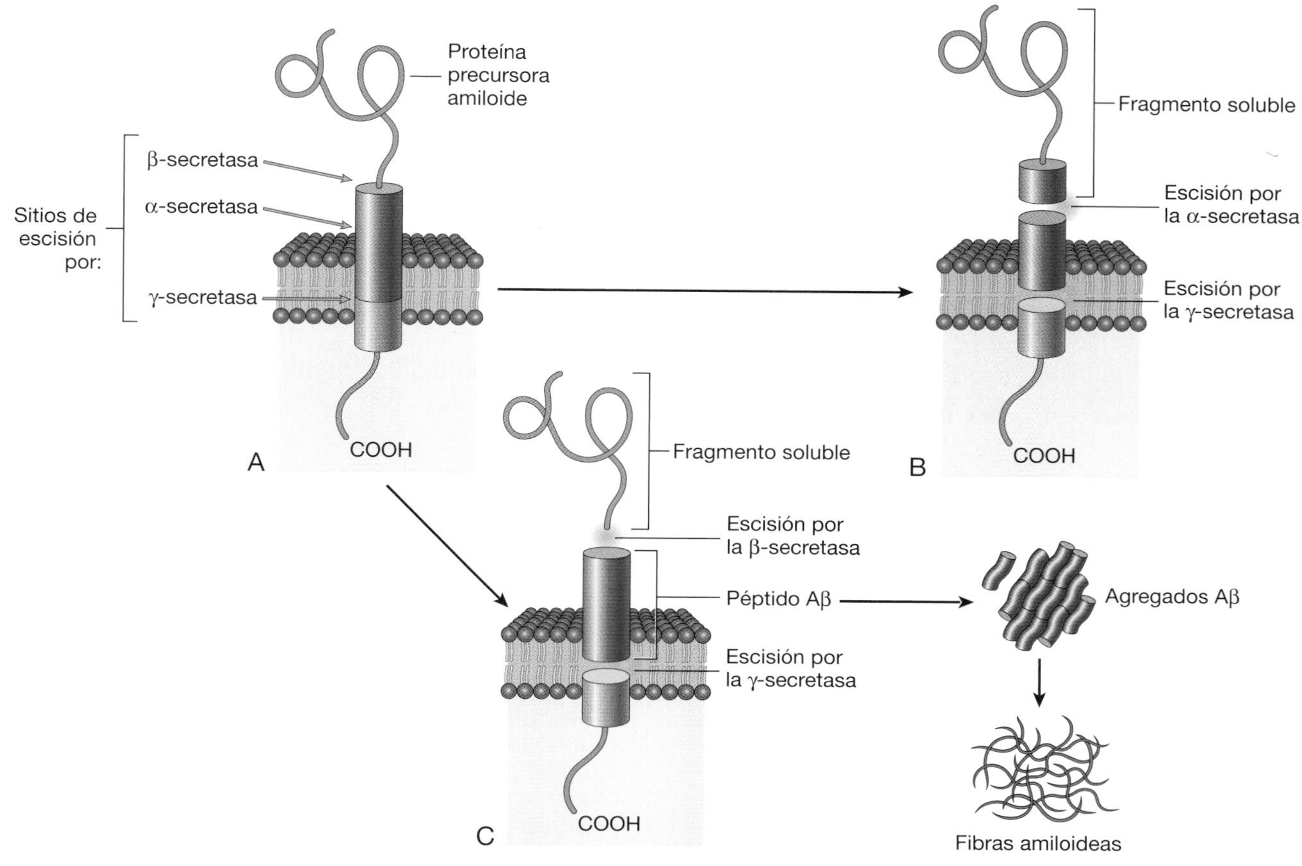

Figura 23-28

La proteína precursora amiloide (PPA) es una proteína transmembrana. **A**, el movimiento celular de la PPA consiste en la síntesis y maduración de PPA en el retículo endoplásmico y el aparato de Golgi, con expresión ocasional en la superficie celular. **B**, la PPA de superficie puede procesarse y generar PPA soluble secretada, por escisión por la α-secretasa, o puede volver a meterse en el compartimento endosómico. **C**, la generación de Aβ por la β y γ-secretasas puede producirse en el compartimento endosómico y en otros. Los fragmentos Aβ forman las fibras amiloideas.

La acumulación de Aβ tiene varios efectos en las neuronas y en la función neuronal. Los agregados pequeños de Aβ pueden alterar la neurotransmisión, y pueden resultar tóxicos para las neuronas y los extremos sinápticos. Si los depósitos son mayores y forman placas, provocan muerte neuronal y una respuesta inflamatoria que puede lesionar las células, y alterar la comunicación interregional por efectos mecánicos en los axones y dendritas. La presencia de Aβ también produce la hiperfosforilación de la proteína de unión tau de los microtúbulos. Con este aumento de fosforilación, tau se redistribuye dentro de la neurona de los axones a las dendritas y el cuerpo celular y forma agregados. Esto provoca disfunción neuronal y muerte celular. La localización anatómica de estas alteraciones, que discurren en paralelo, produce los signos y síntomas clínicos; y se desarrollan mejor según avanza la presentación clínica.

Morfología

El examen macroscópico del cerebro muestra atrofia cortical de grado variable con aumento de los surcos, sobre todo en los lóbulos frontal, temporal y parietal. Cuando la atrofia es importante los ventrículos se dilatan para compensar (hidrocefalia *ex vacuo*). A nivel microscópico, la enfermedad de Alzheimer se caracteriza por la presencia de **placas** (lesión extracelular) y **ovillos neurofibrilares** (lesión intracelular) (Fig. 23-29). No obstante, pueden verse en menor cantidad en cerebros de pacientes ancianos sin demencia, por lo que los criterios actuales de diagnóstico de la enfermedad de Alzheimer se basan en una combinación de datos clínicos y anatomopatológicos. La progresión de la afectación cerebral es constante: los cambios patológicos (placas, ovillos, pérdida neuronal y reacción glial) se localizan, al principio, en la corteza entorrinal, luego afectan al hipocampo y al isocórtex y, finalmente, al neocórtex. La tinción de plata o la inmunohistoquímica son muy útiles para confirmar estos cambios en el cerebro.

Las **placas neuríticas** son colecciones focales y esféricas de prolongaciones neuríticas dilatadas y tortuosas, visibles con tinción de plata (neuritas distróficas), y suelen localizarse alrededor de un núcleo amiloide central (Fig. 23-29). Las placas neuríticas tienen un tamaño entre 20 y 200 μm de diámetro; se observan células microgliales y astrocitos reactivos en la periferia. Las placas pueden localizarse en el hipocampo o la amígdala, así como en el neocórtex, aunque hay pocas en la corteza motora y sensorial primaria hasta que avanza la enfermedad. El núcleo amiloide contiene Aβ (Fig. 23-29B). Los depósitos de Aβ también pueden aparecer sin reacción neurítica alrededor,

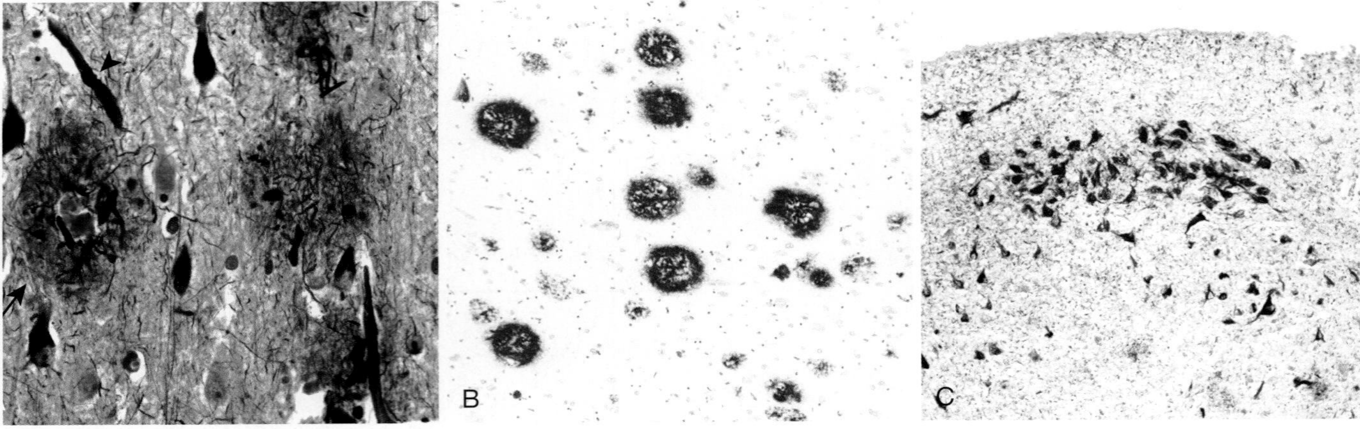

Figura 23-29

Enfermedad de Alzheimer. **A**, placas (*flechas*) con núcleo central de amiloide rodeado de neuritas distróficas y ovillos que son inclusiones intracelulares filamentosas (tinción Bielschowsky). **B**, inmunohistoquímica frente a Aβ, se aprecia el péptido en el núcleo de las placas y en las zonas circundantes. **C**, neuronas con ovillos teñidos con inmunohistoquímica frente a tau.

lo que se denomina *placas difusas*; suelen localizarse en la superficie de la corteza cerebral, en los ganglios basales y en la corteza cerebelosa, y pueden ser un estadio precoz del desarrollo de las placas.

Los **ovillos neurofibrilares** son haces de filamentos helicoidales pareados que se ven como estructuras fibrilares basófilas en el citoplasma de las neuronas, que desplazan o rodean el núcleo (Fig. 23-29C); los ovillos pueden persistir después de la muerte neuronal, convirtiéndose en una forma de patología extracelular. Suelen aparecer en las neuronas corticales, sobre todo en la corteza entorrinal, y en otras localizaciones, como las células piramidales del hipocampo, la amígdala, el lóbulo frontal basal y los núcleos del rafe. El principal componente de los filamentos helicoidales pareados es la proteína **tau** hiperfosforilada (Fig. 23-29C). Los ovillos no son específicos de la enfermedad de Alzheimer, se encuentran también en otras enfermedades degenerativas.

Demencia frontotemporal

Otro gran grupo de patologías que producen demencia lo constituyen las *demencias frontotemporales*; estos trastornos comparten características clínicas (deterioro progresivo del lenguaje y alteraciones de la personalidad) producidas por degeneración y atrofia de los lóbulos frontales y temporales. Estos síntomas suelen preceder a la pérdida de memoria, lo que las diferencia de la enfermedad de Alzheimer y pueden ayudar al diagnóstico clínico. Algunas de estas demencias se producen por mutaciones en el gen que codifica tau, la proteína que aparece en los ovillos. El principal hallazgo macroscópico es la atrofia, que afecta sobre todo a los lóbulos frontales y temporales. Los diferentes subgrupos presentan diferentes inclusiones específicas. En algunos casos, las inclusiones diagnósticas de la enfermedad son acumulaciones anormales de tau.

Enfermedad de Parkinson

El parkinsonismo es un síndrome clínico caracterizado por disminución de la expresión facial (cara en máscara), postura encorvada, lentitud de los movimientos voluntarios, marcha festinante (pasos cortos, acelerados y progresivos), rigidez, y temblor de «contar monedas» (el pulgar y el índice se mueven como enrollando un objeto entre ellos). Este tipo de trastorno motor se puede ver en diferentes entidades que tienen afectadas las neuronas dopaminérgicas de la sustancia negra o sus prolongaciones en el estriado. El parkinsonismo puede producirse por medicamentos que afectan a estas neuronas, sobre todo los antagonistas de la dopamina y las toxinas; una toxina, la MPTP, proporciona un modelo animal para investigar nuevas terapias. Otras enfermedades que presentan parkinsonismo son el parkinsonismo postencefalitis (por el virus de la gripe pandémica), la atrofia multisistémica, la parálisis supranuclear progresiva, la degeneración corticobasal, y algunos casos de enfermedad de Huntington.

La *enfermedad de Parkinson idiopática* es la enfermedad neurodegenerativa que presenta parkinsonismo con más frecuencia; el diagnóstico se hace en pacientes con parkinsonismo progresivo en los que se descartan tóxicos u otras causas conocidas, y que responden al tratamiento con L-dihidroxifenilamina (L-DOPA) (v. más adelante). La enfermedad de Parkinson ha sido objeto de diferentes tratamientos novedosos, como el trasplante, la terapia génica y la inyección de células madre. Actualmente, el abordaje quirúrgico de la enfermedad consiste en actuar sobre el sistema extrapiramidal para compensar la pérdida de función nigroestriada (palidotomía) o en colocar electrodos estimulantes (estimulación cerebral profunda).

La enfermedad de Parkinson suele ser esporádica, aunque hay formas de la enfermedad autosómicas dominantes y recesivas. El análisis genético ha identificado mutaciones específicas. Por ejemplo, las mutaciones de la α-sinucleína producen enfermedad de Parkinson autosómica dominante, con duplicaciones y triplicaciones del gen. Incluso en casos de enfermedad de Parkinson sin mutaciones de este gen, la principal característica de la enfermedad, los cuerpos de Lewy, son inclusiones de α-sinucleína. Es una proteína neuronal de amplia expresión, implicada en la transmisión sináptica y otros procesos celulares. No se sabe con certeza cómo la alteración de la secuencia proteica o de las concentraciones de proteína pueden producir la enfermedad, pero la presencia de α-sinucleína en los cuerpos de Lewy sugiere que podría estar implicado el déficit de degradación de esta proteína en el proteosoma. La identificación de otros *loci* genéticos de la enfermedad de Parkinson apoya esta teoría, ya que implica genes que codifican la parkina (ubiquitina E3 ligasa) y la UCHL-1 (una enzima implicada en la recuperación de la ubiquitina desde las proteínas del proteosoma).

Morfología

En el estudio patológico los hallazgos macroscópicos típicos son la palidez de la sustancia negra (Fig. 23-30A y B) y del *locus ceruleus*. En el examen microscópico hay pérdida de neuronas pigmentadas catecolaminérgicas y gliosis en estas zonas; pueden verse **cuerpos de Lewy** (Fig. 23-30C) en las neuronas que persisten. Estos cuerpos son inclusiones únicas o múltiples, intracitoplasmáticas, eosinofílicas, redondeadas o alargadas, con un centro denso rodeado de un halo claro. A nivel ultraestructural, los cuerpos de Lewy están formados por filamentos finos, agrupados en el centro y más sueltos en la periferia. Estos filamentos están compuestos por α-sinucleína y otras proteínas, como neurofilamentos y ubiquitina. Los cuerpos de Lewy también pueden verse en las células colinérgicas de los núcleos basales de Meynert, y en otros núcleos del tronco cerebral. En las neuronas corticales cerebrales pueden verse inclusiones similares aunque menos características, sobre todo en el cíngulo y la circunvolución parahipocámpica. La presencia de cuerpos de Lewy en las estructuras límbicas y neocorticales se asocia con deterioro neurológico, lo que se conoce como demencia con cuerpos de Lewy, que se describe más adelante.

Características clínicas. El tratamiento con L-DOPA es muy eficaz como tratamiento sintomático, pero no frena la progresión de la enfermedad. Con el tiempo, la L-DOPA es menos eficaz en el control sintomático y comienza a producir por sí misma fluctuaciones en la función motora. La enfermedad progresa durante 10 o 15 años, con lentitud motora grave que puede llegar a la inmovilidad casi total. La muerte se produce por infecciones intercurrentes o traumatismos debidos a las caídas recurrentes producidas por la inestabilidad postural.

Entre un 10 y un 15% de los pacientes con enfermedad de Parkinson desarrolla demencia, y la incidencia aumenta con la edad. Son característicos el curso fluctuante y las alucinaciones. Algunos pacientes tienen evidencia anatomopatológica de enfermedad de Alzheimer, mientras que otros con enfermedad de Parkinson tienen demencia por diseminación de los cuerpos de Lewy por la corteza cerebral.

Enfermedad de Huntington

La enfermedad de Huntington (EH) es un trastorno hereditario autosómico dominante que se caracteriza clínicamente por trastornos progresivos del movimiento y demencia, por degeneración del estriado (caudado y putamen). Los trastornos motores consisten en movimientos bruscos, hipercinéticos, a veces distónicos (corea), en cualquier parte del organismo; los pacientes pueden llegar a desarrollar parkinsonismo con bradicinesia y rigidez. La enfermedad progresa lentamente provocando la muerte después de unos 15 años de enfermedad.

Todos los pacientes con EH *tienen la misma mutación* (*expansión de la repetición de un triplete* en un gen localizado en 4p16.3 que codifica una proteína de gran tamaño, huntingtina). Hay un triplete CAG polimórfico que se repite en el gen, y que codifica un trozo de poliglutamina de la proteína. Los alelos normales tienen entre 11 y 34 copias de la repetición; en los alelos que provocan la enfermedad aumenta el número de repeticiones hasta cientos. Hay una gran relación entre el genotipo y el fenotipo, ya que cuanto mayor es el número de repeticiones, antes se instaura la enfermedad. Sin embargo, cuando comienzan los síntomas, el curso de la enfermedad no depende tanto de la extensión de la repetición.

Las expansiones de la repetición se producen durante la espermatogénesis, y la transmisión paterna se asocia con un comienzo más precoz en la siguiente generación. Las mutaciones *de novo* son poco frecuentes y los casos aparentemente esporádicos suelen deberse a la falta de identificación de la enfermedad en el padre o la muerte de éste antes del comienzo de la enfermedad. Algunos padres no afectados tienen repeticiones expandidas que se expanden más cuando se transmiten a sus hijos. La identificación de pacientes en la fase

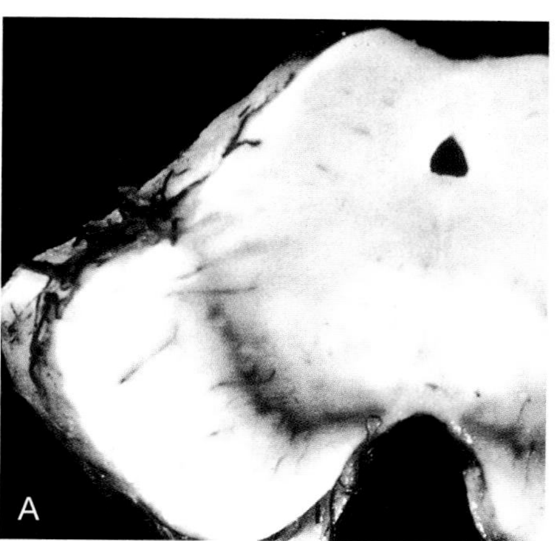

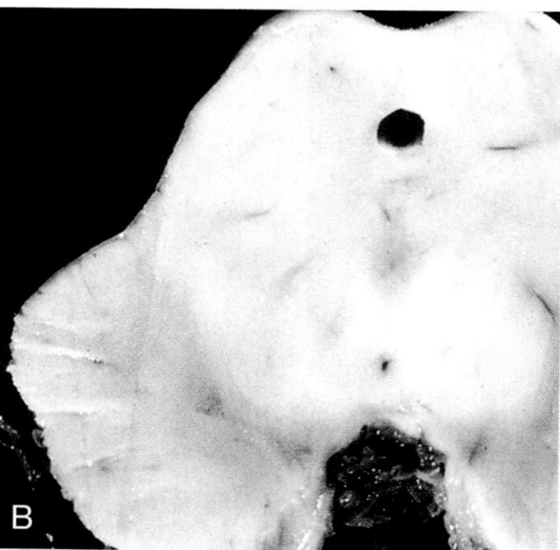

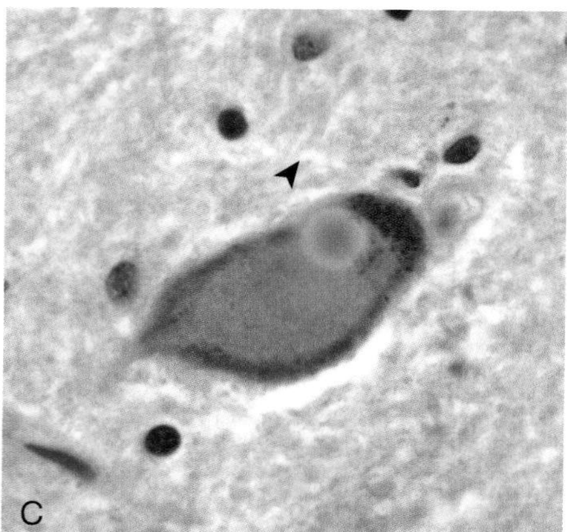

Figura 23-30

Enfermedad de Parkinson. **A**, sustancia negra normal. **B**, sustancia negra despigmentada en la enfermedad de Parkinson idiopática. **C**, cuerpo de Lewy en una neurona de la sustancia negra teñido de rosa (*flecha*).

presintomática debe llevarse a cabo con apoyo psicológico por la carga ética que conlleva.

No se sabe cómo produce la enfermedad la huntingtina con el fragmento de poliglutamina expandido. Una hipótesis es que la huntingtina mutada con la poliglutamina expandida se une a varios factores de transcripción y los secuestra, reduciendo la síntesis de proteínas críticas. Otra posibilidad, no excluyente, es que la huntingtina mutada provoque alteraciones funcionales en la mitocondria y neurodegeneración. Algunas de las alteraciones funcionales pueden explicarse por la disminución de la transcripción y síntesis de proteínas implicadas en el transporte de electrones en la mitocondria y de proteínas antioxidantes. La proteína se distribuye por todo el organismo y no se sabe por qué afecta sólo al cerebro. La huntingtina anómala forma agregados que pueden verse en los tejidos. Es posible que la proteína no se repliegue correctamente y se acumule produciendo apoptosis en algunas neuronas. Sin embargo, este mecanismo no está demostrado.

Morfología

En el examen macroscópico, el cerebro está reducido y presenta atrofia importante del núcleo caudado y, a veces, aunque menos intensa, del putamen (Fig. 23-31). Los cambios patológicos se producen con el curso de la enfermedad desde la zona medial a la lateral del núcleo caudado y de dorsal a ventral en el putamen. El globo pálido puede atrofiarse secundariamente, y el tercer ventrículo y el ventrículo lateral están dilatados. También puede verse atrofia en el lóbulo frontal, menos frecuente en el lóbulo parietal, y rara vez en toda la corteza.

El estudio microscópico muestra pérdida importante de neuronas en estas zonas del estriado. Primero se pierden neuronas pequeñas y luego otras mayores. Se afectan más las neuronas de tamaño medio que utilizan ácido γ-aminobutírico como neurotransmisor, junto con encefalina, dinorfina y sustancia P. Hay gliosis fibrilar más intensa de lo habitual en una pérdida neuronal. Existe una relación directa entre el grado de degeneración del estriado y la gravedad de los síntomas motores, y también, aunque más discreta, entre la pérdida de neuronas corticales y la demencia. En las neuronas que quedan en el estriado y en la corteza se encuentran inclusiones intranucleares que contienen agregados de proteína huntingtina ubiquitinada.

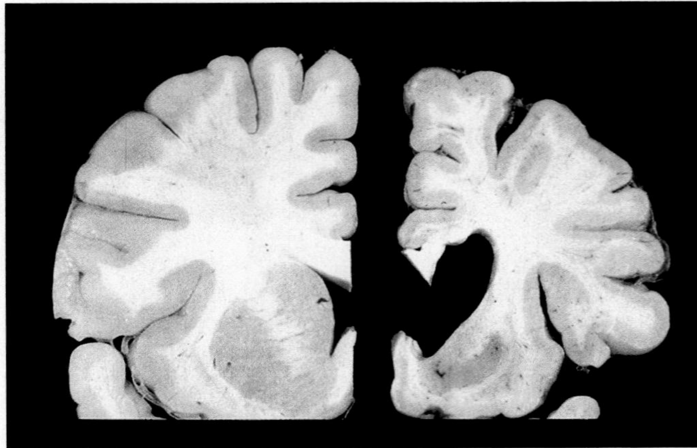

Figura 23-31

Enfermedad de Huntington. Hemisferio normal a la izquierda, comparado con el hemisferio con enfermedad de Huntington a la derecha, que presenta atrofia del estriado y dilatación ventricular. (Cortesía del doctor J.P. Vonsattel, Columbia University, Nueva York, Nueva York.)

Características clínicas. La edad de comienzo suele estar entre la cuarta y quinta décadas y depende de la extensión de la repetición CAG. Cuando es mayor de 70 copias, la enfermedad puede iniciarse en la adolescencia o incluso antes, lo que se conoce como EH juvenil. Los síntomas motores suelen preceder al deterioro cognitivo. Los trastornos motores de la EH son coreiformes, con movimientos bruscos involuntarios y exagerados en cualquier parte del cuerpo; son típicos los movimientos retorcidos de las extremidades. Los primeros síntomas de disfunción cortical superior son alteraciones de la memoria, el pensamiento y la afectividad, y pueden progresar a demencia grave. Los pacientes con EH tienen un riesgo elevado de suicidio, la causa de muerte natural más frecuente son las infecciones intercurrentes.

Degeneración espinocerebelosa

Es un grupo heterogéneo de enfermedades que incluye entidades muy diferentes; que se distinguen por su patrón hereditario, la edad de inicio, y el conjunto de signos y síntomas. Este grupo de enfermedades afecta a la corteza cerebelosa, la médula espinal, otras zonas del cerebro y los nervios periféricos. Por lo tanto, los hallazgos clínicos pueden ser ataxia cerebelosa y sensorial, espasticidad, y neuropatía periférica sensitivomotora. Las zonas afectadas presentan degeneración neuronal, sin cambios histopatológicos característicos, y con discreta gliosis.

Entre los diferentes tipos de ataxia espinocerebelosa (AEC), hay varias (AEC 1-3, 6, 7, 17) causadas por la expansión de la repetición de CAG que codifica un fragmento de poliglutamina, similar a la enfermedad de Huntington. En estas formas de AEC pueden verse inclusiones intranucleares en las neuronas que contienen la proteína anómala, y hay relación entre el grado de expansión de la repetición y la edad de aparición. Otras AEC se producen por expansiones repetidas de nucleótidos en zonas no traducidas.

La *ataxia de Friedreich* es una enfermedad progresiva autosómica recesiva que suele manifestarse en la primera década de la vida con ataxia, seguida de torpeza manual y disartria. Los reflejos tendinosos profundos están disminuidos o ausentes, y hay reflejo plantar extensor positivo (signo de Babinski). Existe un deterioro de la sensibilidad vibratoria y postural y, en ocasiones, pérdida de la sensibilidad dolorosa, térmica y táctil fina. La mayoría de los pacientes tiene pies cavos y cifoescoliosis. Hay una gran incidencia de enfermedad cardíaca y diabetes. La mayor parte de los pacientes acaba en una silla de ruedas a los 5 años del comienzo de la enfermedad; las causas de muerte son infecciones pulmonares intercurrentes y enfermedad cardíaca. En la mayoría de los casos hay expansión de la repetición de un triplete GAA en un gen que codifica una proteína implicada en la concentración de hierro celular. Esta expansión no produce cambios estructurales en la proteína pero sí disminuye su concentración de forma importante.

Enfermedades de la neurona motora

Es un grupo de enfermedades que afectan a las neuronas motoras inferiores de la médula espinal y del tronco cerebral, y las neuronas motoras superiores (células de Betz) de la corteza motora. La pérdida de las neuronas motoras inferiores produce denervación muscular con atrofia muscular, debilidad y fasciculaciones. La pérdida de influencia de las neuronas motoras superiores sobre las inferiores produce paresia, hiperreflexia, espasticidad y signo de Babinski positivo. El sistema sensorial y las funciones cognitivas no suelen afectarse, aunque algunas formas se acompañan de demencia.

Esclerosis lateral amiotrófica (enfermedad de la neurona motora; enfermedad de Lou Gehrig)

Es la forma más frecuente de neurodegeneración del sistema motor. Se caracteriza por atrofia muscular («amiotrofia») e hiperreflexia por pérdida de neuronas motoras superiores e inferiores. La «esclerosis lateral» se refiere a la degeneración de los tractos corticoespinales de la porción lateral de la médula espinal, por pérdida de las neuronas motoras superiores.

La enfermedad es algo más frecuente en hombres que en mujeres y se manifiesta en la quinta década o después. La mayoría de los casos son esporádicos aunque entre un 5 y un 10% son familiares, la mayoría con herencia autosómica dominante. El locus de la enfermedad se localiza en el cromosoma 21, y afecta a un gen que codifica un tipo de superóxido dismutasa, SOD1. Las mutaciones de este gen son responsables de la mitad de los casos familiares de esclerosis lateral amiotrófica. Hay varias mutaciones asociadas a un fenotipo con alteraciones de la motricidad. Como ocurre con la huntingtina, puede haber mal repliegue de la proteína y apoptosis.

Morfología

Las alteraciones macroscópicas más marcadas se localizan en las raíces anteriores de la médula espinal, que aparecen delgadas y grisáceas (en vez de blancas). En casos muy graves, puede verse atrofia de la circunvolución precentral (corteza motora). El estudio microscópico muestra reducción en el número de neuronas del asta anterior a lo largo de la médula espinal con gliosis reactiva y pérdida de las fibras mielinizadas de la raíz anterior. Se encuentran hallazgos similares en los núcleos motores de los nervios craneales, casi siempre se respetan los músculos extraoculares. La muerte de las neuronas motoras superiores, un hallazgo que puede ser difícil de demostrar microscópicamente, produce degeneración de los tractos corticoespinales descendentes. Esto se aprecia con facilidad en la médula espinal. La pérdida de inervación producida por la muerte de las células del asta anterior provoca atrofia muscular neurogénica.

Características clínicas. Los síntomas más precoces son la debilidad asimétrica de las manos, que se manifiesta con caída de los objetos y dificultad para realizar actividades motoras finas, y calambres y espasticidad en brazos y piernas. Según progresa la enfermedad, la masa muscular y la fuerza disminuyen, y aparecen contracciones de unidades motoras individuales que se denominan *fasciculaciones*. En ocasiones la enfermedad afecta a los músculos respiratorios, provocando crisis recurrentes de infecciones pulmonares que son la causa principal de muerte. La intensidad de la afectación de las neuronas motoras superiores e inferiores es variable, aunque la mayoría de los pacientes tiene afectación a ambos niveles. Los casos familiares desarrollan los síntomas antes que los casos esporádicos, aunque el curso clínico es similar, con una supervivencia del 50% a los 5 años. En algunos pacientes, hay degeneración precoz de los núcleos motores craneales del tronco cerebral, que progresa con rapidez y produce una forma de la enfermedad que se denomina *esclerosis lateral amiotrófica bulbar* en la que predominan las alteraciones de la deglución y el habla.

Atrofia bulboespinal (enfermedad de Kennedy)

Esta enfermedad, propia del adulto y ligada a X, afecta a las neuronas motoras inferiores y se caracteriza por amiotrofia distal de las extremidades y signos bulbares, como disfagia, y atrofia y fasciculaciones en la lengua. Los pacientes afectados presentan insensibilidad a andrógenos con ginecomastia, atrofia testicular y oligospermia. Es un trastorno de la repetición de un triplete similar al de la enfermedad de Huntington; en este caso, la repetición de la poliglutamina se produce en el receptor de andrógenos.

Atrofia muscular espinal

Son un grupo de enfermedades de la neurona motora, autosómicas recesivas, que comienzan en la infancia y adolescencia. Hay pérdida de neuronas motoras inferiores y debilidad por atrofia de las fibras musculares que en ocasiones afecta a fascículos enteros (atrofia panfascicular). La forma más frecuente de atrofia muscular espinal, AME-1 (enfermedad de Werdnig-Hoffmann), comienza en el nacimiento o en los primeros 4 meses de vida y suele producir la muerte en los primeros 3 años de vida. Todas las formas de la enfermedad se asocian a mutaciones del mismo gen (*SMN*) en el cromosoma 5.

RESUMEN

Enfermedades degenerativas

- Los síntomas de las enfermedades degenerativas dependen del patrón de afectación cerebral.
- Las enfermedades que afectan de forma primaria a la corteza cerebral (p. ej., enfermedad de Alzheimer) producen con más frecuencia alteraciones cognitivas, de la personalidad y de la memoria. La acumulación del péptido Aβ, derivado de la proteína precursora amiloide, es fundamental en la patogenia de la enfermedad de Alzheimer.
- Las enfermedades que afectan a los ganglios basales (p. ej., enfermedad de Huntington o Parkinson) se presentan fundamentalmente con síntomas motores. La enfermedad de Parkinson se produce por pérdida de neuronas dopaminérgicas y la enfermedad de Huntington por expansiones en la repetición de un triplete en el gen que codifica la huntingtina, produciendo alteraciones de la función motora.
- Las enfermedades que afectan al cerebelo (p. ej., AEC) se presentan con ataxia, entre otros síntomas.
- Las enfermedades que afectan a las neuronas motoras superiores e inferiores (p. ej., esclerosis lateral amiotrófica) se presentan fundamentalmente con debilidad.
- Muchas de estas enfermedades se asocian a alteraciones de la agregación proteica, que produce pérdida funcional o apoptosis. Las formas familiares de estas enfermedades se asocian a mutaciones en los genes que codifican estas proteínas.

ENFERMEDADES DEL SISTEMA NERVIOSO PERIFÉRICO

El sistema nervioso periférico surge a pocos milímetros de la superficie de la piamadre del cerebro y la médula espinal, donde las prolongaciones de las células de Schwann sustituyen a las prolongaciones de los oligodendrocitos en la formación de mielina. La mielina del sistema nervioso periférico tiene similitudes estructurales con la del SNC, pero también tiene proteínas características de los nervios periféricos. Las alteraciones de algunas de estas proteínas estructurales se han implicado en el desarrollo de algunos trastornos hereditarios de los nervios periféricos. Los axones mielinizados de los nervios periféricos están envueltos de láminas concéntricas de citoplasma de las células de Schwann. La vaina de mielina que forma cada célula de Schwann se denomina *internodo de mielina*, y el espacio entre dos nodos adyacentes se denomina *nodo de Ranvier*. Cada internodo está formado por una sola célula de Schwann. Los nervios periféricos normales también tienen axones sin mielina de menor diámetro que se agrupan dentro del citoplasma de una sola célula de Schwann. Grupos de axones con y sin mielina se organizan en fascículos rodeados por *células perineurales* concéntricas. Los axones se aíslan del líquido intersticial por una barrera hemática, similar a la barrera hematoencefálica, formada por fuertes uniones entre las células endoteliales de los pequeños vasos de los nervios periféricos y fuertes uniones entre las células perineurales adyacentes. Los trastornos del sistema nervioso periférico incluyen neuropatías periféricas y neoplasias de las células de Schwann y de otros elementos de la vaina nerviosa.

Modelos de lesión nerviosa

Son varios los procesos que pueden afectar a los nervios (Tabla 23-4). Hay dos tipos de respuesta de los nervios periféricos frente a la lesión, según se afecte la célula de Schwann o el axón. Las enfermedades que afectan a las células de Schwann producen pérdida de mielina, lo que se conoce como *desmielinización segmentaria*. Sin embargo, la afectación de la neurona y su axón produce degeneración axonal. En algunas enfermedades la degeneración axonal puede seguirse de *regeneración axonal*.

Tabla 23-4 Causas y tipos de neuropatías periféricas

Neuropatías metabólicas y nutricionales
Diabetes, déficit de tiamina, déficit de piridoxina, alcoholismo, insuficiencia renal
Neuropatías tóxicas
Plomo, arsénico, cisplatino, vincristina, disolventes orgánicos
Neuropatías inflamatorias
Síndrome de Guillain-Barré, neuropatía desmielinizante inflamatoria crónica, neuropatía vasculítica, lepra, sarcoidosis
Neuropatías hereditarias
Neuropatías sensitivas y motoras hereditarias (enfermedad de Charcot-Marie-Tooth, enfermedad de Refsum, enfermedad de Dejerine-Sottas), neuropatías sensitivas hereditarias, leucodistrofias
Otras
Neuropatía amiloide, neuropatías paraneoplásicas, neuropatías asociadas a alteraciones de las inmunoglobulinas

Desmielinización segmentaria

La desmielinización segmentaria se produce cuando hay disfunción o muerte de la célula de Schwann o lesión de la vaina de mielina; no hay alteraciones primarias del axón. El proceso afecta a algunas células de Schwann y sus correspondientes internodos, mientras que respeta a otras (Fig. 23-32). Las células de Schwann, y posteriormente los macrófagos, engullen la mielina desintegrada. El axón desnudo produce estímulos para la remielinización y una población de células del endoneuro se diferencia para sustituir a las células de Schwann lesionadas. Estas células proliferan, rodean el axón y con el tiempo vuelen a mielinizar la zona afectada. Los internodos remielinizados son más cortos de lo normal y se necesitan varios para cubrir la zona desmielinizada (v. Fig. 23-32). Además de ser más cortos, los internodos remielinizados tienen una capa de mielina más delgada que los internodos normales.

Con los sucesivos ciclos de desmielinización y remielinización se producen acumulaciones de prolongaciones de la célula de Schwann que en la sección transversal se ven como capas concéntricas de citoplasma de célula de Schwann y membranas basales redundantes que rodean un axón escasamente mielinizado (*bulbos de cebolla*) (Fig. 23-33). Con el tiempo, las neuropatías desmielinizantes crónicas provocan lesión axonal.

Degeneración axonal

La degeneración axonal se produce por destrucción primaria del axón con desintegración secundaria de la vaina de mielina. La lesión axonal se puede producir por una alteración focal en algún punto a lo largo del nervio (como traumatismo o isquemia) o una alteración más generalizada que afecte al cuerpo neuronal (*neuronopatía*) o a su axón (*axonopatía*). Cuando hay lesión axonal por afectación focal, como una sección traumática del nervio, la porción distal de la fibra sufre *degeneración Walleriana* (v. Fig. 23-32). En un día, el axón se destruye y las células de Schwann degradan la mielina y engullen fragmentos axonales, produciendo pequeñas formaciones ovales (*ovoides de mielina*). Hay reclutamiento de macrófagos en la zona que participan en la fagocitosis de los residuos axonales y mielínicos. En las neuronopatías o axonopatías de evolución lenta, hay escasa evidencia de destrucción de la mielina porque las fibras se degeneran poco a poco. El extremo proximal del nervio seccionado muestra cambios degenerativos que afectan a los dos o tres internodos más distales y después presenta actividad regeneradora.

El extremo proximal de los axones degenerados puede producir conos de crecimiento según crece el axón. Estos conos utilizan las células de Schwann para guiarse si están bien alineadas con el segmento distal del nervio. Los axones pequeños, agregados y con mielina delgada son indicativos de regeneración (*grupos de regeneración*). El crecimiento de los axones es un proceso lento, alrededor de 1 a 2 mm por día, limitado por la velocidad del transporte axonal, el movimiento de la tubulina, actina y filamentos intermedios. A pesar de su lentitud, la regeneración axonal es responsable de la recuperación funcional en la lesión axonal periférica.

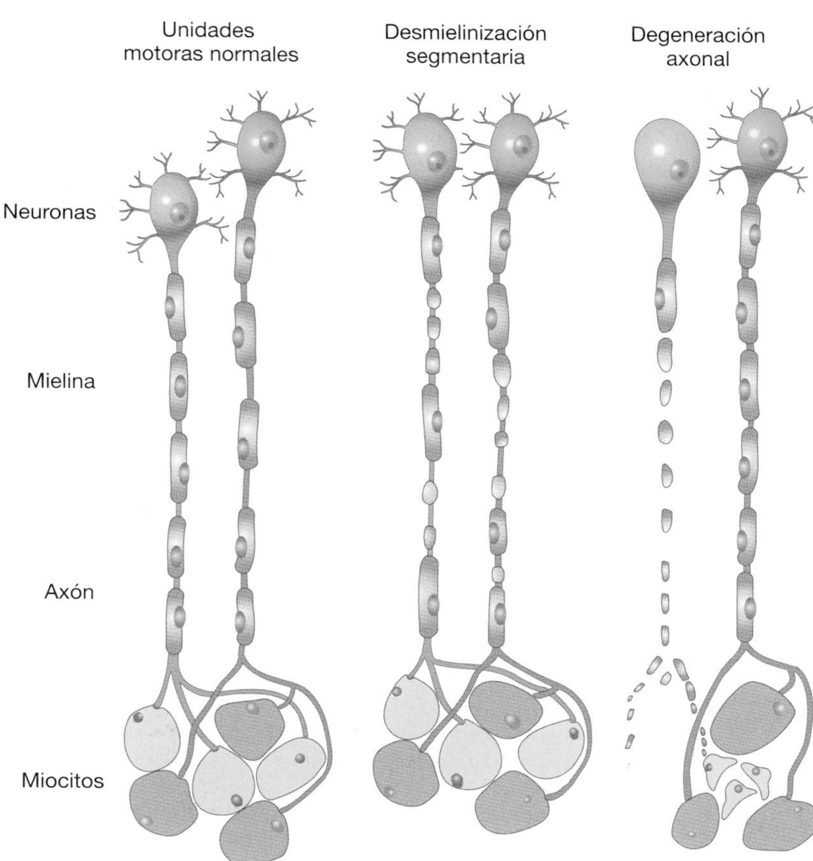

Figura 23-32

Unidades motoras normales y anómalas. *Unidades motoras normales*: se presentan dos unidades motoras adyacentes. *Desmielinización segmentaria*: algunos internodos de mielina están dañados y se vuelven a mielinizar con múltiples células de Schwann, mientras que el axón y los miocitos permanecen intactos. *Degeneración axonal*: el axón y su vaina de mielina sufren degeneración anterógrada (en la neurona *verde*), lo que produce denervación y atrofia de los miocitos de su unidad motora.

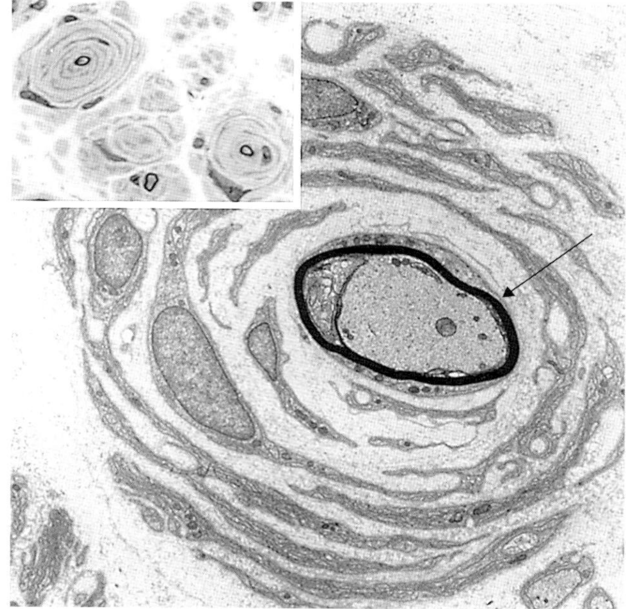

Figura 23-33

Microscopia electrónica de un axón aislado, con mielina delgada (*flecha*), rodeado de células de Schwann concéntricas, formando un bulbo de cebolla. *Insertado*, aspecto microscópico de una neuropatía en bulbo de cebolla, caracterizada por «bulbos de cebolla» rodeando los axones. (De Dickersin DR: Diagnostic Electron Microscopy: A Text-Atlas. Nueva York, Igaku-Shoin Medical Publishers, 2000, p 984.)

Síndrome de Guillain-Barré

Es una de las enfermedades con riesgo vital más frecuentes del sistema nervioso periférico. Puede ser espontánea o surgir tras una infección sistémica (normalmente vírica) u otro desencadenante. Los pacientes con el síndrome de Guillain-Barré presentan debilidad motora de progresión rápida y ascendente, que puede producir la muerte por parada de los músculos respiratorios. La afectación sensitiva es mucho menos importante que la motora. Los principales hallazgos histopatológicos son la desmielinización segmentaria y la escasa infiltración de los nervios periféricos por macrófagos y linfocitos reactivos. El LCR suele presentar elevación de proteínas y mínima reacción celular. Se cree que tiene una base inmunológica por los casos secundarios a infecciones; el tratamiento con plasmaféresis o inmunoglobulina intravenosa puede acortar el curso de la enfermedad. La mayoría de los pacientes se recupera con medidas de soporte.

Neoplasias del sistema nervioso periférico

Estos tumores surgen de las células del nervio periférico, como las células de Schwann y las perineurales, y los fibroblastos. Muchos expresan características de las células de Schwann, como la presencia del antígeno S-100 y el potencial de diferenciación melanocítica. Cuando el nervio sale del cerebro y la médula espinal hay una transición entre la mielinización por oligodendrocitos y la mielinización por células de Schwann. Esto sucede a lo largo de varios milímetros de sustancia cerebral; por eso, estos tumores pueden surgir de los límites de la duramadre además de hacerlo del trayecto del nervio periférico. Cuando es así pueden producir alteraciones en el cerebro o la médula espinal adyacentes.

Schwannoma

Son tumores benignos derivados de la célula de Schwann. Los síntomas se producen por compresión local del nervio afectado o de las estructuras adyacentes (como el tronco cerebral o la médula espinal). Suelen localizarse en la bóveda craneal, en el ángulo cerebelopontino, donde afectan a la rama vestibular del octavo par (Fig. 23-34A). Estos pacientes suelen presentar acúfenos e hipoacusia, y el tumor suele denominarse neurinoma acústico aunque es más correcto llamarlo schwannoma vestibular. En otras partes de la duramadre suelen afectarse más los nervios sensitivos, como las ramas del trigémino y las raíces dorsales. Cuando son extradurales, los schwannomas suelen afectar a los grandes troncos nerviosos con afectación motora y sensitiva. Los schwannomas esporádicos se asocian a mutaciones en el gen *NF2* del cromosoma 22 (v. más adelante).

Morfología

Los schwannomas son masas bien delimitadas, encapsuladas, unidas al nervio pero que pueden separarse de él con facilidad. Los tumores forman masas firmes y grises pero también pueden tener áreas quísticas o xantomatosas. En el estudio microscópico, los tumores presentan una mezcla de dos patrones de crecimiento (Fig. 23-34B). En el patrón Antoni A, se ven células alargadas con prolongaciones citoplasmáticas, que se agrupan en fascículos en zonas de celularidad moderada o alta con poca matriz estromal; las zonas libres de núcleos de las prolongaciones, que se sitúan entre las zonas con núcleos, se denominan cuerpos de Verocay. En el patrón Antoni B, el tumor es menos celular, con una malla de células, microquistes y alteraciones mixoides. En ambas zonas, la citología individual es similar, con un citoplasma alargado y un núcleo oval regular. La lesión desplaza el nervio al crecer, por lo que los axones están, en gran parte, apartados del tumor. Estos tumores suelen ser inmunorreactivos para la proteína S-100.

Neurofibroma

La forma más frecuente del neurofibroma se localiza en la piel (*neurofibroma cutáneo*) o en el nervio periférico (*neurofibroma solitario*). Puede ser esporádico o asociarse a la neurofibromatosis tipo 1 (NF1; v. más adelante). Las lesiones cutáneas se presentan como nódulos, a veces hiperpigmentados; pueden crecer y hacerse pediculados. El riesgo de transformación maligna de estos tumores es muy bajo, y su principal morbilidad es el perjuicio estético.

El segundo tipo es el *neurofibroma plexiforme*, que casi siempre se presenta en pacientes con NF1. Los principales problemas de estos pacientes son la dificultad de resección quirúrgica cuando afecta a grandes troncos nerviosos y la posibilidad de transformación maligna.

Morfología

Neurofibroma cutáneo. Se localiza en la dermis y la grasa subcutánea, como una masa bien delimitada pero no encapsulada, que se compone de células fusiformes. No es invasivo aunque las estructuras adyacentes pueden verse rodeadas por el tumor. El estroma de estos tumores es muy colágeno y tiene escaso material mixoide. Las lesiones de los nervios periféricos tienen el mismo aspecto histológico.

Neurofibroma plexiforme. Estos tumores pueden aparecer en cualquier lugar del nervio aunque los grandes troncos nerviosos suelen ser los más afectados. Suelen ser múltiples. La zona de nervio afectada se expande al ser infiltrada por el tumor. A diferencia de los schwannomas, no se puede separar el tumor del nervio. Los extremos proximal y distal del tumor son irregulares, en forma de dedos, así sus células pueden infiltrarse entre las fibras nerviosas. En el estudio microscópico, la lesión tiene un aspecto mixoide con poca celularidad. Hay varios tipos celulares como las células de Schwann con sus típicos núcleos alargados y prolongaciones de citoplasma rosado, células fibroblásticas multipolares de mayor tamaño, y células inflamatorias aisladas, a menudo con mastocitos.

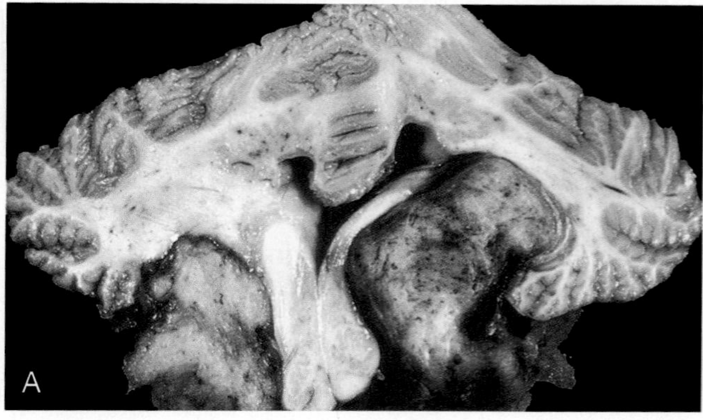

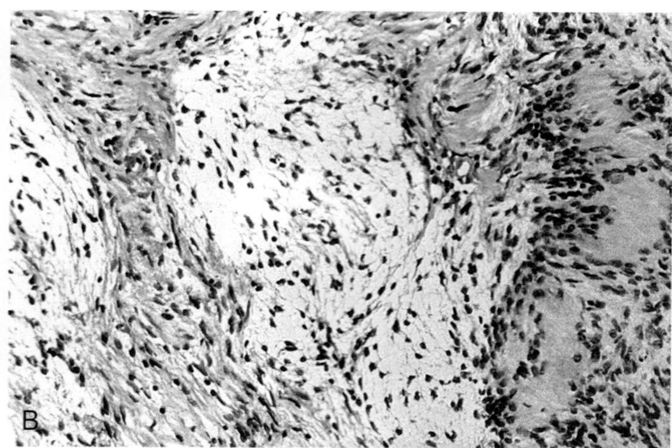

Figura 23-34

Schwannoma. **A**, schwannomas bilaterales del octavo par. **B**, tumor que presenta zonas celulares (Antoni A) con cuerpos de Verocay (*parte derecha*), y zonas mixoides (zonas Antoni B, *centro*). (**A**, cortesía del doctor K.M. Earle.)

Tumor maligno de la vaina del nervio periférico

Son sarcomas malignos que invaden localmente, recurrentes y con posible diseminación metastásica. A pesar de su nombre, no son la transformación maligna del schwannoma. Surgen *de novo* o por transformación de un neurofibroma plexiforme. También pueden aparecer después de radioterapia.

Morfología

Son masas mal definidas que infiltran el eje nervioso e invaden los tejidos blandos adyacentes. Suele haber necrosis. Pueden encontrarse diversos hallazgos histológicos; las células tumorales recuerdan a las células de Schwann, con núcleos alargados y prolongaciones bipolares prominentes. Pueden formarse fascículos. Suele haber mitosis, necrosis y anaplasia nuclear. Algunos de los tumores malignos de la vaina del nervio periférico son inmunorreactivos a la proteína S-100.

SÍNDROMES TUMORALES FAMILIARES

Hay diversos síndromes hereditarios en los que se desarrollan con más frecuencia determinados tumores. Los que se describen en este apartado son enfermedades hereditarias que desarrollan hamartomas y neoplasias en todo el organismo pero con afectación especial del sistema nervioso. Combinan afectación cutánea y neurológica por lo que antes se denominaban «neurofacomatosis». La mayoría de estos síndromes se producen por pérdida de genes supresores tumorales. Los síntomas se relacionan con la localización de los hamartomas o neoplasias; en algunos pacientes hay alteraciones del desarrollo y trastornos convulsivos que pueden producir discapacidad.

Neurofibromatosis tipo 1

Este trastorno autosómico dominante se caracteriza por la presencia de neurofibromas (plexiforme y solitario), gliomas del nervio óptico, nódulos pigmentados en el iris (*nódulos de Lisch*) y máculas cutáneas hiperpigmentadas (*manchas café con leche*). Es uno de los trastornos genéticos más frecuentes, con una frecuencia de 1 de cada 3.000 individuos. Los pacientes con NF1 tienen más posibilidad de malignización de los neurofibromas que la población general. Sobre todo los neurofibromas plexiformes. El gen *NF1* es un gen supresor tumoral. El producto de este gen se cree que interviene en la transducción de señal dependiente de proteína G (Capítulo 6), pero no se sabe cómo se desarrolla el tumor a partir de esta mutación. El curso de la enfermedad es muy variable y no depende de la mutación, ya que algunos individuos portan la mutación pero no tienen síntomas, mientras que otros presentan una enfermedad progresiva con deformidad espinal, lesiones desfigurantes y compresión de estructuras vitales como la médula espinal.

Neurofibromatosis tipo 2

Es un trastorno autosómico dominante en el que los pacientes desarrollan varios tumores, los más frecuentes schwannomas vestibulares (acústicos) bilaterales y meningiomas múltiples. También aparecen gliomas, los más típicos son los ependimomas de la médula espinal. Los pacientes con NF2 también pueden tener lesiones no neoplásicas del sistema nervioso, por la presencia de células de Schwann o células gliales en lugares inapropiados.

Este trastorno es menos frecuente que la NF1, con una frecuencia de 1 de cada 40.000 o 50.000 individuos. A diferencia de la NF1, en la NF2 existe relación entre el tipo de mutación y los síntomas, las mutaciones neutras suelen producir un fenotipo más grave que las mutaciones erróneas. En los meningiomas esporádicos y en los schwannomas también puede haber mutaciones del gen *NF2*.

Esclerosis tuberosa

La esclerosis tuberosa es un síndrome autosómico dominante que se caracteriza por la formación de hamartomas y neoplasias benignas que afectan al cerebro y otros tejidos. Los hamartomas del SNC se presentan como tuberosidades corticales y hamartomas subependimarios. La lesión cortical produce crisis epilépticas, de difícil control con medicamentos antiepilépticos. Las lesiones extracerebrales son angiomiolipomas, hamartomas gliales retinianos, lesiones pulmonares y rabdomiomas cardíacos. Puede haber quistes en hígado, riñones y páncreas entre otros sitios. Las lesiones cutáneas son angiofibromas, rugosidades parcheadas (piel áspera), zonas hipopigmentadas (piel en hoja de fresno), y fibromas subungueales. La esclerosis tuberosa se produce por alteración de los genes supresores tumorales *TSC1*, que codifica para la hamartina, o *TSC2*, que codifica la tuberina. Estas dos proteínas forman dímeros que regulan la señal de la síntesis proteica y la proliferación celular. La alteración de estas proteínas puede modificar la migración, diferenciación y proliferación neuronal.

Morfología

Los hamartomas corticales de la esclerosis tuberosa son formaciones similares a las patatas, por lo que se denominan tuberosidades. Estos hamartomas se componen de neuronas que no siguen la organización laminar normal de la corteza. Estas células presentan características gliales y neuronales, con grandes núcleos vesiculares con nucléolos, que recuerdan a las neuronas, y un citoplasma eosinófilo abundante parecido al de los astrocitos gemistocíticos. Las mismas características aparecen en los nódulos subependimarios, donde se agrupan células similares a los astrocitos cerca de la superficie ventricular.

Enfermedad de von Hippel-Lindau

Es una enfermedad hereditaria autosómica dominante en la que se desarrollan hemangioblastomas en los hemisferios cerebelosos, la retina y, con menos frecuencia, en el tronco cerebral y la médula espinal. Los pacientes también pueden tener quistes en el páncreas, hígado y riñones, y tienen más frecuencia de carcinomas de células renales en el riñón. La frecuencia de la enfermedad es de 1 de cada 30.000 o 40.000 individuos. El tratamiento se dirige a las neoplasias sintomáticas, con resección de los hemangioblastomas cerebelosos y tratamiento con láser de los hemangioblastomas retinianos. Las mutaciones erróneas en el gen supresor tumoral *VHL* producen feocromocitoma adrenal y hemangioblastoma. La proteína VHL controla la angiogénesis, sobre todo en respuesta a la hipoxia (Capítulo 6).

Morfología

El hemangioblastoma capilar cerebeloso, la manifestación neurológica principal de la enfermedad, es una neoplasia muy vascular que se presenta como un nódulo mural con un quiste grande lleno de líquido. En el examen microscópico, la lesión se compone de vasos capilares o algo mayores pero con la pared muy fina, entre ellos aparecen células estromales de citoplasma vacuolado, ligeramente PAS-positivo, y rico en lípidos.

RESUMEN

Neoplasias del sistema nervioso periférico y síndromes tumorales familiares

- Las neoplasias del sistema nervioso periférico pueden derivar de las células de Schwann, las células perineurales y los fibroblastos. Incluyen el schwannoma, el neurofibroma y el tumor maligno de la vaina del nervio periférico.
- Los síndromes tumorales familiares incluyen la neurofibromatosis, la esclerosis tuberosa y la enfermedad de von Hippel-Lindau.
- Se han identificado alteraciones genéticas en algunos síndromes: los genes *NF1* y *NF2* en la neurofibromatosis, los genes *TSC1* y *TSC2* en la esclerosis tuberosa, y defectos del gen *VHL* en la enfermedad de von Hippel-Lindau.

BIBLIOGRAFÍA

Textos generales de neuropatología

Burger PC, et al: Surgical Pathology of the Nervous System and its Coverings. New York, Churchill Livingstone, 2002.

Ellison D, Love S: Neuropathology: A Reference Text of CNS Pathology. London, Mosby, 1998.

Graham DI, Lantos PL: Greenfield's Neuropathology, 7th edition. London, Arnold Press, 2002.

Enfermedad vascular

Kalimo H: Pathology & Genetics. Cerebrovascular Diseases. Basel, ISN Neuropath Press, 2005.

Lesión traumática

McArthur DL, et al.: Moderate and severe traumatic brain injury: epidemiologic, imaging and neuropathologic perspectives. Brain Pathol 14:185, 2004.

Enfermedades congénitas y perinatales

du Plessis AJ, Volpe JJ: Perinatal brain injury in the preterm and term newborn. Curr Opin Neurol 15:151, 2002.

Golden JA, Harding BN: Pathology & Genetics. Developmental Neuropathology. Basel, ISN Neuropath Press, 2004.

Emsley JG, et al: Adult neurogenesis and repair of the adult CNS with neural progenitors, precursors, and stem cells. Prog Neurobiol 75:321, 2005.

Mochida GH, Walsh CA: Genetic basis of developmental malformations of the cerebral cortex. Arch Neurol 61:637, 2004.

Enfermedades infecciosas

Collinge J: Molecular neurology of prion disease. J Neurol Neurosurg Psychiatry 76:906, 2005.

Gray F, Keohane C: The neuropathology of HIV infection in the era of highly active antiretroviral therapy (HAART). Brain Pathol 13:79, 2003.

Neoplasias

Ironside JW, et al: Diagnostic Pathology of Nervous System Tumours. London, Churchill Livingstone, 2002.

Kleihues P, Cavanee WK: Pathology & Genetics. Tumors of the Nervous System. Basel, IARC Press, 2000.

Louis DN: Molecular pathology of malignant gliomas. Annu Rev Pathol: Mech Dis 1:97, 2006.

Enfermedades de la mielina

Morales Y, et al: The pathology of multiple sclerosis: evidence for heterogeneity. Adv Neurol 98:27, 2006.

Weiner HL: Multiple sclerosis is an inflammatory T-cell-mediated autoimmune disease. Arch Neurol 61:1613, 2004.

Trastornos metabólicos

Horster F, et al: Disorders of intermediary metabolism: toxic leukoencephalopathies. J Inherit Metab Dis 28:345, 2005.

Enfermedades neurodegenerativas

Dickson DW: Neurodegeneration: The Molecular Pathology of Dementia and Movement Disorders. Basel, ISN Neuropath Press, 2003.

Gandhi S, Wood NW: Molecular pathogenesis of Parkinson's disease. Hum Mol Genet 14:2749, 2005.

Goedert M, Spillantini MG: A century of Alzheimer's disease. Science 314:777, 2006.

Golde TE: The Aβ hypothesis: leading us to rationally-designed therapeutic strategies for the treatment or prevention of Alzheimer disease. Brain Pathol 15:84, 2005.

Greenamyre JT: Huntington's disease—making connections. N Engl J Med 356:518, 2007.

Hersch SM, Ferrante RJ: Translating therapies for Huntington's disease from genetic animal models to clinical trials. NeuroRx 1:298, 2004.

Selkoe DJ: Defining molecular targets to prevent Alzheimer disease. Arch Neurol 62:192, 2005.

Selkoe DJ: Cell biology of protein misfolding: the examples of Alzheimer's and Parkinson's diseases. Nat Cell Biol 6:1054, 2004.

Shovronsky DM, Lee VM-Y, Trojanowski JQ: Neurodegenerative diseases: new concepts of pathogenesis and their therapeutic implications. Annu Rev Pathol: Mech Dis 1:151, 2006.

Sistema nervioso periférico

Dyck PJ, Thomas PK: Peripheral Neuropathy, 4th edition. Philadelphia, Saunders, 2005.

Engel AG: Myology, 3rd edition. McGraw-Hill, 2004.

Karpati G: Structural Basis of Skeletal Muscle Diseases. Basel, ISN Neuropath Press, 2002.

Síndromes tumorales familiares

Grino PB, Nathanson KL, Henske EP: The tuberous sclerosis complex. N Engl J Med 355:1345, 2006.

Kaelin WG, Jr.: von Hippel-Lindau disease. Annual Review of Pathology: Mechanisms of Disease, Vol. 2:145, 2007.

McClatchey AI: Neurofibromatosis. Annual Review of Pathology: Mechanisms of Disease, Vol. 2:191, 2007.

Yohay KH: The genetic and molecular pathogenesis of NF1 and NF2. Semin Pediatr Neurol 13:21, 2006.

Índice alfabético

Nota: los números de página seguidos de la letra *f* indican figuras y de *t*, tablas.

D

E

G

I

N

P

U

V